现代环境卫生学

第3版

主　　编　杨克敌　鲁文清

副 主 编　崔留欣　郭新彪　浦跃朴

　　　　　王爱国　张志勇　郑玉建

人民卫生出版社

图书在版编目（CIP）数据

现代环境卫生学／杨克敌,鲁文清主编.—3 版
.—北京:人民卫生出版社,2018
ISBN 978-7-117-27765-5

Ⅰ.①现… Ⅱ.①杨…②鲁… Ⅲ.①环境卫生学
Ⅳ.①R12

中国版本图书馆 CIP 数据核字（2018）第 266851 号

| 人卫智网 | www.ipmph.com | 医学教育、学术、考试、健康, 购书智慧智能综合服务平台 |
| 人卫官网 | www.pmph.com | 人卫官方资讯发布平台 |

现代环境卫生学
第 3 版

主　　编：杨克敌　鲁文清
出版发行：人民卫生出版社（中继线 010-59780011）
地　　址：北京市朝阳区潘家园南里 19 号
邮　　编：100021
E - mail：pmph @ pmph.com
购书热线：010-59787592　010-59787584　010-65264830
印　　刷：保定市中画美凯印刷有限公司
经　　销：新华书店
开　　本：787×1092　1/16　印张：92
字　　数：2296 千字
版　　次：1995 年 10 月第 1 版　　2019 年 1 月第 3 版
　　　　　2019 年 1 月第 3 版第 1 次印刷（总第 3 次印刷）
标准书号：ISBN 978-7-117-27765-5
定　　价：298.00 元

打击盗版举报电话：010-59787491　E - mail：WQ @ pmph.com
（凡属印装质量问题请与本社市场营销中心联系退换）

作者单位及作者名单

(按汉语拼音为序)

安徽医科大学	操基玉
北京大学	邓芙蓉　郭新彪　李国星　潘小川　曾　强
东南大学	浦跃朴　尹立红
复旦大学	屈卫东　宋伟民　王　霞
广东药科大学	余日安　钟怡洲
桂林医学院	张志勇
广西医科大学	邹云锋
广州医科大学	蒋义国　吴建军　杨巧媛
哈尔滨医科大学	高彦辉　刘　鹏　苏晓辉　孙殿军　唐玄乐
杭州师范大学	宋　杨
海军军医大学	张天宝
河北医科大学	谭凤珠
湖北省疾病预防控制中心	霍细香
华南理工大学	傅　娟
华中科技大学	陈　军　李　佩　刘爱林　鲁文清　苏艳伟　王爱国 王　琳　吴志刚　徐顺清　杨克敌　袁　晶　周　雪 周郭育　曾　强　张　舜
华中师范大学	杨　旭
吉林大学	叶　琳
空军军医大学	陈景元　杜可军　骆文静
陆军军医大学	舒为群　曾　惠
南京医科大学	王守林

3

山西省环境监测站	樊占春　李晓瑞　盛若虹
山西医科大学	张志红
深圳市疾病预防控制中心	程锦泉　方道奎　刘国红　吕子全　严　燕
石河子大学	李述刚
四川大学	张遵真
天津市疾病预防控制中心	刘宏亮
天津医科大学	孙增荣
武汉科技大学	常　薇
新疆医科大学	马　艳　吴　军　郑玉建
浙江大学	金永堂
浙江省卫生监督所	申屠杭
郑州大学	巴　月　崔留欣
中国疾病预防控制中心	李洪兴　刘开泰　陶　勇　张　琦　张　荣
中国科学院地球化学研究所	冉　勇
中国医科大学	刘　扬　席淑华
中山大学	董光辉　胡立文　胡前胜　杨博逸

学术秘书　周　雪　曾　强　张　舜

前　言

　　《现代环境卫生学》(第1版)自1995年问世十余年后,于2008年修订出版第2版,这两个版本在不同时期都受到了高校相关专业师生及环境卫生和环境科学工作者的普遍欢迎和好评。《现代环境卫生学》作为本专业的大型参考书既全面系统又内容翔实,已成为环境卫生工作者案头必备、经常查阅的工具书,为解决在实际工作中遇到的疑难问题发挥了应有的作用。但是,随着社会经济的发展和科学技术的进步,特别是近十多年来环境卫生学相关学科如环境基因组学、毒理蛋白质组学、暴露组学等及生物信息学的发展,环境与健康问题不断面临新的挑战,环境卫生学的相关概念、理论知识、技术方法取得了不少进展,研究领域不断扩大,使当今的环境卫生学科较十年前有了长足的进步,取得了不少新的成果。为满足高校相关专业学生和中青年教师获取新的理论知识的需要,帮助各级环境卫生工作者提高业务水平及分析和解决问题的能力、适应新时代环境健康工作的要求,通过反复论证并征询相关人员的意见和建议,人民卫生出版社启动了《现代环境卫生学》(第3版)的修订编写工作。

　　《现代环境卫生学》(第3版)的修订是在前两版的基础上进行的,参考国际上现行的《Encyclopedia of Environmental Health》《Casarett&Doull's Toxicology》(7th edition)《Maxy-Rosenau-Last:Public Health & Preventive Medicine》(15th edition)等及国内权威专业书籍,注重吸收当今环境与健康领域的最新研究成果,并紧密结合当今我国环境卫生领域实际工作需要,在理论体系、知识结构、内容安排等方面体现继承发展和与时俱进的精神,力求准确把握本学科现有基本理论和知识体系以及经典理论与科学思维的精髓,洞察学科发展趋势和突破方向。同时继承和发扬老一辈专家教授著书立说的敬业精神、严谨态度和写作风格。有鉴于此,本版试图编写出具有明显时代特征的环境卫生学大型专业参考书,既可作为高校相关专业师生全面深入学习本专业知识的重要书籍,又可作为环境健康实践工作者随时查阅的大型案头工具书,为现实工作中遇到的问题提供解决方案或重要参考。本版仍延续第2版的基本结构框架,共分为四篇:第一篇总论,阐述环境与健康的基本理论,相关学科与环境卫生学的关系等,增加了组学技术在环境卫生研究中的应用、环境质量监测技术与方法及环境污染的疾病负担等;第二篇环境介质与健康,论述各种环境介质对人体健康的影响,并将公共场所卫生单独成章,增加了电子垃圾污染、我国区域性环境污染对健康的影响以及自然灾害中的环境卫生问题等;第三篇环境因素与健康,论述环境因素暴露与人体健康危害的关系,对农药污染的健康危害相关内容作了较大的调整,增加了特定污染源的健康危害问题;第四篇环境相关疾病,在第2版的基础上增加了环境暴露与出生缺陷、环境暴露与儿童健康和疾病两章,重点阐述有关环境暴露与人体健康危害和疾病的关系,揭示环境因素在相关疾病发生发展中的作用。

参加本书编写的有高等医学院校、科研机构、疾病预防控制中心及卫生监督机构等30多个单位,80余名作者。自2016年5月召开本版编写会两年来,不论是承担第2版已有章节还是本版新增章节编写工作的各位作者,都以严谨的态度辛勤耕耘、反复推敲斟酌,出色地完成编写任务。本书在编写过程中,得到第2版一些资深专家的具体指导及出版社编辑的鼎力支持。由于各位作者和出版社同仁的共同努力,密切配合,使得本版书稿的编写修订按时顺利完成,即将付梓出版。值此,对为本书顺利出版做出无私奉献的各位同仁表示由衷的感谢!为了进一步提高本书的质量,以供再版时修改,恳请各使用单位、各位读者批评指正,提出改进意见,使本书日臻完善,以更好地发挥其作用。

杨克敌 鲁文清

2018 年 4 月 18 日

Contents

Introduction

Unit 1　General Principles of Environmental Hygiene

Chapter 1　Environment and Health
Chapter 2　Global Environmental Problems
Chapter 3　Environmental Toxicology
Chapter 4　Genetic Toxicity, Carcinogenicity and Developmental Toxicity of Environmental Pollutants
Chapter 5　Environmental Epidemiology
Chapter 6　Environmental Genomics and Environmental Epigenomics
Chapter 7　Application of Omics Techniques in Environmental Health
Chapter 8　Techniques and Methods of Environmental Quality Monitoring
Chapter 9　City and Village Planning Health
Chapter 10　Standard System of Environment and Health
Chapter 11　Environmental Quality Assessment
Chapter 12　Environmental Health Risk Assessment
Chapter 13　Burden of Disease Attributable to Environmental Pollution
Chapter 14　Legal System of Environmental Health
Chapter 15　Environmental Incidents of Public Health and Emergency Response

Unit 2　Environmental Media and Health

Chapter 16　Atmospheric Pollution and Health
Chapter 17　Residence, Office Place and Health
Chapter 18　Indoor Air Quality and Health
Chapter 19　Health Inspection and Management of Public Place
Chapter 20　Smoking and Health

Chapter 21　Household Chemicals and Health

Chapter 22　Water Pollution and Health

Chapter 23　Environmental Hygiene Problems and Countermeasures
　　　　　　in Hydraulic Engineering

Chapter 24　Drinking Water and Health

Chapter 25　Soil and Health

Chapter 26　Pollution of Electronic Products Wastes and Health

Chapter 27　Regional Environmental Pollution and Health in China

Chapter 28　Environmental Hygiene Problems after Natural Disasters

Unit 3　Environmental Factors and Health

Chapter 29　Microelement and Health

Chapter 30　Hazard of Persistent Organic Pollutants

Chapter 31　Environmental Endocrine Disrupting Chemicals and Health

Chapter 32　Hazard of Pesticide Pollution

Chapter 33　Hazard of Metal Pollution

Chapter 34　Source-specific Pollution and Health

Chapter 35　Pollution of Ionizing and Nonionizing Radiation and Health

Chapter 36　Sound Pollution and Health

Chapter 37　Extreme Environmental Factors and Health

Chapter 38　Hazard of Biological Pollution in Environment

Unit 4　Environment-related Diseases

Chapter 39　Environmental Exposure and Birth Defects

Chapter 40　Environmental Exposure and Children's Health and Diseases

Chapter 41　Environment and Tumor

Chapter 42　Biogeochemical Diseases

Chapter 43　Environment and Diseases of the Respiratory System

Chapter 44　Environment and Diseases of the Nervous System

目　录

绪论 ……………………………………………………………………………………… 1

一、环境卫生学的研究对象 ……………………………………………………… 1

二、环境卫生学的研究内容 ……………………………………………………… 6

三、环境卫生学发展简史及新中国环境卫生工作的主要成就 ……………… 9

四、环境卫生工作和环境卫生学今后的任务 ………………………………… 14

第一篇　总　　论

第一章　环境与健康的关系 ………………………………………………………… 23

第一节　人类的环境 …………………………………………………………… 23

一、环境的概念和类型 ……………………………………………………… 23

二、人类自然环境的构成 …………………………………………………… 24

三、生态系统 ………………………………………………………………… 26

四、原生环境和次生环境 …………………………………………………… 29

第二节　人与环境的辩证统一关系 ………………………………………… 30

一、人与环境在物质上的统一性 …………………………………………… 30

二、人类对环境的适应性 …………………………………………………… 30

三、人与环境的相互作用 …………………………………………………… 31

四、环境因素对健康影响的双重性 ………………………………………… 34

第三节　环境改变与机体反应的基本特征 ………………………………… 35

一、环境介质与环境因素暴露 ……………………………………………… 35

二、暴露特征与效应 ………………………………………………………… 39

三、环境多因素暴露与联合作用 …………………………………………… 41

四、人群健康效应谱与易感人群 …………………………………………… 44

第四节　自然环境与健康 …………………………………………………… 47

一、自然环境物理因素对健康的影响 ……………………………………… 48

二、自然环境化学因素对健康的影响 ……………………………………… 52

三、自然环境生物因素对健康的影响 ……………………………………… 54

第五节　环境污染与健康 …………………………………………………… 57

一、环境污染的急性和慢性危害 …………………………………………… 57

二、环境污染的致癌危害 …………………………………………… 60

三、环境污染的致畸危害 …………………………………………… 61

四、环境污染的生殖危害 …………………………………………… 63

第二章　全球环境问题 ……………………………………………… 65

第一节　全球气候变化 ……………………………………………… 65

一、全球温暖化 ……………………………………………………… 65

二、臭氧层破坏 ……………………………………………………… 73

三、厄尔尼诺 ………………………………………………………… 76

第二节　酸雨 ………………………………………………………… 79

一、酸雨形成机制及污染状况 ……………………………………… 80

二、酸雨对人体健康的主要危害 …………………………………… 81

三、酸雨防治对策 …………………………………………………… 83

第三节　荒漠化 ……………………………………………………… 83

一、荒漠化的形成和演变 …………………………………………… 83

二、荒漠化对环境、社会的影响 …………………………………… 84

三、沙尘暴的健康影响 ……………………………………………… 86

四、荒漠化的应对和防治 …………………………………………… 87

第四节　生物多样性减少 …………………………………………… 87

一、生物多样性减少的概况 ………………………………………… 87

二、生物多样性减少对环境和人类社会的影响 …………………… 89

三、生物多样性减少的评估、预测及应对 ………………………… 90

第三章　环境毒理学 ………………………………………………… 92

第一节　环境化学物在体内的处置 ………………………………… 92

一、环境化学物的穿膜转运 ………………………………………… 93

二、环境化学物的吸收、分布与排泄 ……………………………… 94

三、环境化学物在机体内的生物转化 ……………………………… 99

第二节　环境化学物的毒效应及影响因素 ………………………… 105

一、环境化学物的毒效应 …………………………………………… 105

二、环境化学物的毒作用机制 ……………………………………… 109

三、影响环境化学物毒作用的因素 ………………………………… 113

第三节　环境化学物的毒性评定方法 ……………………………… 118

一、急性毒性试验 …………………………………………………… 118

二、局部毒性试验 …………………………………………………… 120

三、蓄积毒性和耐受性试验 ………………………………………… 121

四、亚慢性和慢性毒性试验 ………………………………………… 123

五、毒性替代试验 …………………………………………………… 124

第四节　环境毒理学的应用 ………………………………………… 128

一、在环境化学物毒理学评价中的应用 …………………………… 128

二、在环境监测中的应用 ……………………………………………… 129

三、在人群健康影响研究中的应用 …………………………………… 131

四、在制定环境卫生基准和多介质环境目标值中的应用 ………… 132

五、在阐明环境疾病病因和发病机制中的应用 …………………… 133

六、在环境风险评价中的应用 ……………………………………… 134

第四章　环境污染物的遗传毒性、致癌性和发育毒性 …………… 136

第一节　环境污染物的遗传毒性 ……………………………………… 136

一、遗传毒性的概念和类型 ………………………………………… 137

二、遗传毒性与健康的关系 ………………………………………… 142

三、遗传毒性的形成机制 …………………………………………… 148

四、遗传毒性的检测方法 …………………………………………… 153

第二节　环境污染物的致癌性 ……………………………………… 160

一、化学致癌物及其分类 …………………………………………… 161

二、化学致癌的机制 ………………………………………………… 166

三、影响化学致癌的因素 …………………………………………… 173

四、化学致癌性的检测方法 ………………………………………… 175

五、化学致癌物的确定和评价 ……………………………………… 178

第三节　环境污染物的发育毒性 …………………………………… 178

一、发育毒性的表现和特点 ………………………………………… 179

二、发育毒性形成机制 ……………………………………………… 181

三、发育毒性的检测方法 …………………………………………… 186

第五章　环境流行病学 ………………………………………………… 197

第一节　环境流行病学概论 ………………………………………… 197

一、基本概念 ………………………………………………………… 197

二、历史沿革 ………………………………………………………… 198

三、优势与局限 ……………………………………………………… 199

四、挑战和机遇 ……………………………………………………… 200

五、环境基因组学与环境流行病学 ………………………………… 201

六、环境流行病学研究的基本思路 ………………………………… 204

第二节　环境暴露的测量与评价 …………………………………… 205

一、环境暴露的概念 ………………………………………………… 205

二、暴露组及暴露组学 ……………………………………………… 206

三、暴露的测量 ……………………………………………………… 209

第三节　人群健康结局的测量和评价 ……………………………… 214

一、健康效应终点的选择 …………………………………………… 214

二、暴露-反应关系 …………………………………………………… 215

三、高危人群 ……………………………………………………………… 215
第四节　建立统计学关联 ………………………………………………… 216
　　一、Logistic 回归 …………………………………………………… 216
　　二、时间序列分析 …………………………………………………… 217
　　三、贝叶斯时空模型 ………………………………………………… 221
第五节　统计学关联的解释 ……………………………………………… 222
　　一、偏倚 ……………………………………………………………… 222
　　二、混杂 ……………………………………………………………… 223
　　三、交互 ……………………………………………………………… 224
第六节　病因推断 ………………………………………………………… 225
第七节　环境流行病学研究设计 ………………………………………… 225
　　一、生态学研究 ……………………………………………………… 226
　　二、病例-对照研究 ………………………………………………… 227
　　三、队列研究 ………………………………………………………… 230
　　四、panel study(定组研究) ……………………………………… 233

第六章　环境基因组学与环境表观基因组学 …………………………… 236
第一节　环境基因组学和毒理基因组学 ………………………………… 236
　　一、环境基因组学与环境基因组计划 ……………………………… 236
　　二、毒理基因组学、系统毒理学及其应用 ………………………… 237
第二节　环境表观基因组学 ……………………………………………… 240
　　一、环境表观遗传作用及机制 ……………………………………… 240
　　二、环境表观遗传不稳定基因及易感窗口 ………………………… 243
　　三、环境表观遗传效应及毒性标记 ………………………………… 245
　　四、环境表观遗传跨代传递效应 …………………………………… 251

第七章　组学技术在环境卫生研究中的应用 …………………………… 253
第一节　组学技术与环境卫生研究 ……………………………………… 253
　　一、基因组学 ………………………………………………………… 253
　　二、转录组学 ………………………………………………………… 257
　　三、蛋白质组学 ……………………………………………………… 260
　　四、代谢组学 ………………………………………………………… 263
　　五、表观基因组学 …………………………………………………… 266
　　六、暴露组学 ………………………………………………………… 270
第二节　毒理蛋白质组学与环境卫生研究 ……………………………… 271
　　一、毒理蛋白质组学概述 …………………………………………… 271
　　二、毒理蛋白质组学在环境与健康研究中的应用 ………………… 274
　　三、毒理蛋白质组学在环境相关疾病研究中的应用 ……………… 276
第三节　营养基因组学与环境健康 ……………………………………… 278

一、营养-基因组交互作用 ··· 280

二、个体化的营养基因组学 ··· 282

第八章　环境质量监测技术与方法 ······································· 285

第一节　环境质量监测概述 ··· 285

第二节　环境空气质量监测 ··· 286

一、环境空气质量监测技术规范 ·· 286

二、环境空气质量监测内容和方法 ··· 290

三、环境空气质量监测数据处理方法 ······································ 291

四、我国环境空气质量监测网络与信息发布 ······························ 292

第三节　地表水环境质量监测 ··· 294

一、我国地表水水质监测范围 ·· 294

二、地表水环境监测技术规范 ·· 295

三、地表水水质监测的内容和方法 ··· 300

四、地表水水质监测结果的评价与发布 ···································· 303

第四节　集中式生活饮用水水源地环境质量监测 ······················ 305

一、概述 ·· 305

二、水源地筛选原则及采样点布设 ··· 305

三、监测现状及分析方法 ··· 306

第五节　土壤环境质量监测 ··· 307

一、土壤环境监测技术规范 ··· 307

二、土壤环境监测的内容和方法 ··· 313

三、我国土壤环境质量现状 ··· 317

四、我国土壤环境质量标准简介 ··· 318

第六节　我国生态环境监测网络建设简介 ································· 319

一、我国生态环境监测网络现状 ··· 319

二、生态环境监测网络建设的基本原则 ···································· 319

三、生态环境监测网络建设的主要目标 ···································· 319

四、生态环境监测网络建设内容 ··· 320

第九章　城乡规划卫生 ·· 322

第一节　概述 ·· 322

一、人居环境概要 ·· 322

二、城乡规划卫生 ·· 323

第二节　城市规划卫生 ·· 324

一、城市问题与健康城市 ··· 324

二、城市规划卫生的原则 ··· 325

三、城市规划卫生的基础资料 ·· 326

四、城市功能分区 ·· 329

五、居住区规划卫生 …………………………………………………… 331

六、城市绿化 …………………………………………………………… 332

七、城市环境噪声与光污染 …………………………………………… 334

八、城市道路与交通 …………………………………………………… 337

九、城市污水和垃圾处理 ……………………………………………… 338

十、城市公共安全与防灾减灾 ………………………………………… 339

第三节　乡村规划卫生 ……………………………………………………… 340

一、乡村人居环境特征 ………………………………………………… 340

二、乡村规划的原则和要求 …………………………………………… 340

三、乡村规划卫生 ……………………………………………………… 341

第十章　环境与健康标准体系 …………………………………………… 344

第一节　概述 ………………………………………………………………… 344

一、标准与标准化 ……………………………………………………… 344

二、基准与标准 ………………………………………………………… 345

三、环境与健康标准体系的构成 ……………………………………… 346

第二节　环境质量标准体系 ………………………………………………… 346

一、环境质量标准 ……………………………………………………… 346

二、污染物排放标准 …………………………………………………… 349

三、其他 ………………………………………………………………… 350

第三节　环境卫生标准体系 ………………………………………………… 350

一、卫生标准体系 ……………………………………………………… 350

二、环境卫生标准体系 ………………………………………………… 351

第四节　制定环境与健康标准的依据、原则和方法 …………………… 352

一、制定依据 …………………………………………………………… 352

二、制定原则 …………………………………………………………… 354

三、环境与健康标准的制定方法 ……………………………………… 355

第十一章　环境质量评价 ………………………………………………… 362

第一节　概述 ………………………………………………………………… 362

一、环境质量评价的目的和种类 ……………………………………… 362

二、环境质量评价的内容和方法 ……………………………………… 364

第二节　环境质量现状评价 ………………………………………………… 365

一、污染源的调查评价 ………………………………………………… 365

二、环境质量评价方法 ………………………………………………… 368

三、环境质量评价方法应用 …………………………………………… 370

四、环境对人群健康影响的评价 ……………………………………… 377

第三节　环境影响评价 ……………………………………………………… 379

一、环境影响评价的概念和作用 ……………………………………… 379

二、环境影响评价的内容和程序 ······································· 380
三、环境影响评价方法 ·· 384
四、环境健康影响评价 ·· 388

第十二章　环境健康危险度评价 ································· 394
第一节　概述 ·· 394
第二节　危害评价 ·· 396
一、基本概念 ·· 396
二、危害评价所依据的资料 ··· 396
第三节　剂量-反应关系评价 ·· 399
一、非致癌物的剂量-反应关系评价 ································ 400
二、致癌物的剂量-反应关系评价 ··································· 400
三、低剂量外推的数理模型 ··· 402
第四节　暴露评价 ·· 404
第五节　危险度特征分析 ·· 405
一、对前三阶段的结果进行综合分析 ····························· 405
二、危险度分析 ·· 406
三、评定结果的书面总结 ··· 407
第六节　环境健康危险度交流和管理 ································· 407
一、环境健康危险度交流 ··· 407
二、环境健康危险度管理 ··· 408
第七节　环境健康危险度评价的新课题 ······························ 409
一、环境健康危险度评价中低剂量暴露的生物效应问题 ········· 409
二、基线剂量法的特点及其应用 ····································· 410
三、儿童的环境健康危险度评价 ····································· 411
四、基因与环境的相互作用对环境健康危险度评价的影响 ······· 412

第十三章　环境污染的疾病负担 ································· 413
第一节　概述 ·· 413
一、疾病负担指标简介 ·· 413
二、环境污染造成的疾病负担 ·· 415
第二节　环境污染所导致的疾病负担 ································· 418
一、空气污染所致的疾病负担 ·· 418
二、水污染所致的疾病负担 ··· 422
三、土壤污染所致的疾病负担 ·· 426
第三节　环境污染所致健康经济损失研究方法 ······················ 428
一、环境污染的经济损失的概念 ····································· 428
二、影响经济损失的主要因素 ·· 430
三、健康经济损失估算 ·· 430

四、世界银行经济损失评估案例 ……………………………………………………………… 431

第十四章　环境健康法律制度 ……………………………………………………… 436

第一节　概述 …………………………………………………………………………… 436

一、生命法学、卫生法学、环境与资源保护法学与环境健康法学 …………………………… 436

二、环境健康法律制度的重要性 ……………………………………………………………… 436

三、我国环境健康法律制度的现状 …………………………………………………………… 437

第二节　环境健康立法 ………………………………………………………………… 438

一、环境健康立法原则 ………………………………………………………………………… 438

二、环境健康立法体制、技术与立法程序 …………………………………………………… 439

第三节　环境卫生行政执法 …………………………………………………………… 439

一、行政执法与环境卫生行政执法 …………………………………………………………… 439

二、环境卫生行政许可 ………………………………………………………………………… 439

三、环境卫生监督执法 ………………………………………………………………………… 440

四、环境卫生监督执法应注意的问题 ………………………………………………………… 441

五、环境卫生法律责任 ………………………………………………………………………… 442

六、环境卫生执法文书与建档 ………………………………………………………………… 442

第四节　环境与资源保护法律制度 …………………………………………………… 443

一、环境与资源保护法的概念 ………………………………………………………………… 443

二、环境与资源保护法律关系 ………………………………………………………………… 444

三、环境与资源保护法的体系 ………………………………………………………………… 444

第五节　饮用水卫生相关法律制度 …………………………………………………… 445

一、我国现行的生活饮用水法律制度 ………………………………………………………… 445

二、我国港澳台与国外饮用水相关卫生法律制度 …………………………………………… 447

三、生活饮用水与涉及饮用水卫生安全产品的卫生监督监测 ……………………………… 448

第六节　空气卫生相关法律制度 ……………………………………………………… 452

一、我国现行的空气卫生法律制度 …………………………………………………………… 452

二、国外空气法律制度 ………………………………………………………………………… 453

三、空气卫生监督监测 ………………………………………………………………………… 453

第七节　公共场所卫生法律制度 ……………………………………………………… 454

一、我国现行的公共场所卫生法律制度 ……………………………………………………… 454

二、国外公共场所法律法规 …………………………………………………………………… 456

三、公共场所卫生监督监测 …………………………………………………………………… 456

第八节　化妆品安全法律制度 ………………………………………………………… 457

一、我国现行的化妆品安全法律制度 ………………………………………………………… 457

二、国外化妆品法律法规 ……………………………………………………………………… 457

三、化妆品安全监督监测 ……………………………………………………………………… 458

第九节　与环境健康有关的国际法 …………………………………………………… 458

一、主要的国际环境法 ………………………………………………………………………… 458

二、其他国际法中有关环境与健康的法律制度 ……………………………………………… 461

三、韩国的环境健康法 ⋯⋯⋯⋯⋯⋯⋯⋯⋯⋯⋯⋯⋯⋯⋯⋯⋯⋯⋯⋯⋯⋯⋯⋯ 461

第十节 与环境健康有关的司法制度 ⋯⋯⋯⋯⋯⋯⋯⋯⋯⋯⋯⋯⋯⋯⋯⋯⋯⋯ 461

一、环境卫生行政复议与诉讼 ⋯⋯⋯⋯⋯⋯⋯⋯⋯⋯⋯⋯⋯⋯⋯⋯⋯⋯⋯⋯ 461

二、典型案例评析 ⋯⋯⋯⋯⋯⋯⋯⋯⋯⋯⋯⋯⋯⋯⋯⋯⋯⋯⋯⋯⋯⋯⋯⋯⋯ 462

第十一节 环境污染健康损害赔偿的法律制度 ⋯⋯⋯⋯⋯⋯⋯⋯⋯⋯⋯⋯⋯ 463

一、我国环境污染健康损害赔偿的制度研究概况 ⋯⋯⋯⋯⋯⋯⋯⋯⋯⋯ 463

二、国外环境污染健康损害赔偿 ⋯⋯⋯⋯⋯⋯⋯⋯⋯⋯⋯⋯⋯⋯⋯⋯⋯⋯ 464

第十五章 突发环境污染事件及其应急处理 ⋯⋯⋯⋯⋯⋯⋯⋯⋯⋯⋯⋯⋯ 466

第一节 概述 ⋯⋯⋯⋯⋯⋯⋯⋯⋯⋯⋯⋯⋯⋯⋯⋯⋯⋯⋯⋯⋯⋯⋯⋯⋯⋯⋯ 466

一、突发环境污染事件的概念 ⋯⋯⋯⋯⋯⋯⋯⋯⋯⋯⋯⋯⋯⋯⋯⋯⋯⋯⋯ 466

二、突发环境污染事件的特点 ⋯⋯⋯⋯⋯⋯⋯⋯⋯⋯⋯⋯⋯⋯⋯⋯⋯⋯⋯ 467

三、突发环境污染事件对人群健康的危害 ⋯⋯⋯⋯⋯⋯⋯⋯⋯⋯⋯⋯⋯ 468

四、突发环境污染事件对社会经济发展的影响 ⋯⋯⋯⋯⋯⋯⋯⋯⋯⋯⋯ 469

第二节 突发环境污染事件的应急准备 ⋯⋯⋯⋯⋯⋯⋯⋯⋯⋯⋯⋯⋯⋯⋯⋯ 469

一、突发环境污染事件的预警体系 ⋯⋯⋯⋯⋯⋯⋯⋯⋯⋯⋯⋯⋯⋯⋯⋯⋯ 469

二、突发环境污染事件的应急准备 ⋯⋯⋯⋯⋯⋯⋯⋯⋯⋯⋯⋯⋯⋯⋯⋯⋯ 471

三、突发环境污染事件的应急响应 ⋯⋯⋯⋯⋯⋯⋯⋯⋯⋯⋯⋯⋯⋯⋯⋯⋯ 472

第三节 突发环境污染事件的应急处理 ⋯⋯⋯⋯⋯⋯⋯⋯⋯⋯⋯⋯⋯⋯⋯⋯ 474

一、突发环境污染事件的应急监测 ⋯⋯⋯⋯⋯⋯⋯⋯⋯⋯⋯⋯⋯⋯⋯⋯⋯ 474

二、突发环境污染事件的泄漏处置 ⋯⋯⋯⋯⋯⋯⋯⋯⋯⋯⋯⋯⋯⋯⋯⋯⋯ 476

三、突发环境污染事件的医疗救助与紧急疏散 ⋯⋯⋯⋯⋯⋯⋯⋯⋯⋯⋯ 477

第四节 突发环境污染事件的善后处理 ⋯⋯⋯⋯⋯⋯⋯⋯⋯⋯⋯⋯⋯⋯⋯⋯ 478

一、突发环境污染事件的应急终止 ⋯⋯⋯⋯⋯⋯⋯⋯⋯⋯⋯⋯⋯⋯⋯⋯⋯ 478

二、突发环境污染事件的灾害评估 ⋯⋯⋯⋯⋯⋯⋯⋯⋯⋯⋯⋯⋯⋯⋯⋯⋯ 478

第二篇 环境介质与健康

第十六章 大气污染与健康 ⋯⋯⋯⋯⋯⋯⋯⋯⋯⋯⋯⋯⋯⋯⋯⋯⋯⋯⋯⋯⋯ 485

第一节 概述 ⋯⋯⋯⋯⋯⋯⋯⋯⋯⋯⋯⋯⋯⋯⋯⋯⋯⋯⋯⋯⋯⋯⋯⋯⋯⋯⋯ 485

一、大气的特征及其卫生学意义 ⋯⋯⋯⋯⋯⋯⋯⋯⋯⋯⋯⋯⋯⋯⋯⋯⋯⋯ 485

二、大气污染及大气污染物的转归 ⋯⋯⋯⋯⋯⋯⋯⋯⋯⋯⋯⋯⋯⋯⋯⋯⋯ 488

三、大气污染对人体健康的影响 ⋯⋯⋯⋯⋯⋯⋯⋯⋯⋯⋯⋯⋯⋯⋯⋯⋯⋯ 490

第二节 呼吸道对大气污染物的防御作用 ⋯⋯⋯⋯⋯⋯⋯⋯⋯⋯⋯⋯⋯⋯⋯ 493

一、非特异性防御作用 ⋯⋯⋯⋯⋯⋯⋯⋯⋯⋯⋯⋯⋯⋯⋯⋯⋯⋯⋯⋯⋯⋯ 493

二、特异性防御作用 ⋯⋯⋯⋯⋯⋯⋯⋯⋯⋯⋯⋯⋯⋯⋯⋯⋯⋯⋯⋯⋯⋯⋯ 494

第三节 大气颗粒污染物对人体健康的影响 ⋯⋯⋯⋯⋯⋯⋯⋯⋯⋯⋯⋯⋯⋯ 494

一、颗粒物的来源、种类 ⋯⋯⋯⋯⋯⋯⋯⋯⋯⋯⋯⋯⋯⋯⋯⋯⋯⋯⋯⋯⋯ 494

二、颗粒物对人体健康的危害 ⋯⋯⋯⋯⋯⋯⋯⋯⋯⋯⋯⋯⋯⋯⋯⋯⋯⋯⋯ 495

三、防控措施 ……………………………………………………………… 498
第四节　大气气态污染物对人体健康的影响 …………………………… 498
　　一、二氧化硫 ………………………………………………………… 498
　　二、氮氧化物 ………………………………………………………… 499
　　三、多环芳烃 ………………………………………………………… 500
　　四、一氧化碳 ………………………………………………………… 501
第五节　机动车尾气对人体健康的影响 ………………………………… 502
　　一、机动车尾气的产生与组成 ……………………………………… 502
　　二、光化学烟雾 ……………………………………………………… 502
　　三、铅 ………………………………………………………………… 505
　　四、防控措施 ………………………………………………………… 505
第六节　大气污染健康影响的调查与监测 ……………………………… 505
　　一、污染源调查 ……………………………………………………… 505
　　二、污染状况调查 …………………………………………………… 506
　　三、人群健康调查 …………………………………………………… 507
第七节　大气污染的卫生防护 …………………………………………… 510
　　一、大气卫生防护的规划和技术措施 ……………………………… 511
　　二、大气环境质量标准 ……………………………………………… 512
　　三、大气卫生监督 …………………………………………………… 514

第十七章　住宅和办公场所与健康 …………………………………… 517
第一节　住宅的卫生学意义和要求 ……………………………………… 517
　　一、住宅的卫生学意义 ……………………………………………… 517
　　二、住宅的基本卫生要求 …………………………………………… 518
　　三、住宅卫生研究的主要任务 ……………………………………… 519
第二节　住宅设计的卫生要求 …………………………………………… 519
　　一、住宅的平面配置 ………………………………………………… 519
　　二、住宅的卫生规模 ………………………………………………… 521
　　三、住宅设计的发展方向 …………………………………………… 522
第三节　住宅小气候对健康的影响及其卫生学要求 …………………… 523
　　一、小气候 …………………………………………………………… 523
　　二、室内小气候对健康的影响 ……………………………………… 524
　　三、小气候的综合评价 ……………………………………………… 530
　　四、住宅小气候的卫生要求 ………………………………………… 534
第四节　室内空气质量评价与污染控制对策 …………………………… 535
　　一、室内空气质量标准 ……………………………………………… 535
　　二、室内空气质量评价 ……………………………………………… 535
　　三、保持室内空气清洁的卫生措施 ………………………………… 536
　　四、室内空气污染控制对策 ………………………………………… 537
第五节　室内空气污染对健康影响的调查 ……………………………… 539

一、室内空气污染对健康影响调查的目的 …………………………………………… 539
二、室内空气污染对健康影响调查的内容与方法 …………………………………… 539
第六节　住宅卫生防护措施和监督 ……………………………………………………… 542
一、住宅卫生防护措施 ……………………………………………………………………… 542
二、住宅卫生监督管理 ……………………………………………………………………… 543
第七节　办公场所卫生 …………………………………………………………………… 544
一、办公场所的概念、分类和卫生要求 ………………………………………………… 544
二、办公场所的卫生学特点 ……………………………………………………………… 545
三、办公场所污染物的分类和危害 ……………………………………………………… 545
四、办公场所室内空气污染所致疾病 …………………………………………………… 547
五、办公场所的卫生管理与卫生监督 …………………………………………………… 548

第十八章　室内空气质量与健康 ……………………………………………………… 550
第一节　室内空气质量的特征和卫生学意义 ………………………………………… 550
第二节　室内空气污染物的来源 ………………………………………………………… 550
一、家庭燃料燃烧 ………………………………………………………………………… 550
二、建筑装饰装修 ………………………………………………………………………… 551
三、人类相关活动 ………………………………………………………………………… 551
四、家庭日用品 …………………………………………………………………………… 551
第三节　室内空气污染物的种类和性状 ……………………………………………… 551
一、化学性污染物 ………………………………………………………………………… 551
二、物理性有害因素 ……………………………………………………………………… 552
三、生物性污染物 ………………………………………………………………………… 552
第四节　室内空气污染对人体健康的危害 …………………………………………… 552
一、常见化学性污染物的健康危害 ……………………………………………………… 552
二、生物性污染物的健康危害 …………………………………………………………… 563
三、辐射性污染物的健康危害 …………………………………………………………… 564
第五节　室内空气质量标准 ……………………………………………………………… 565
一、室内空气质量标准的意义 …………………………………………………………… 565
二、制定室内空气质量标准的目的依据和原则 ……………………………………… 566
三、我国室内空气质量标准的起草过程和方法 ……………………………………… 566
四、室内空气质量的特点和内容 ………………………………………………………… 566

第十九章　公共场所卫生与监督管理 ……………………………………………… 568
第一节　概述 ……………………………………………………………………………… 568
一、公共场所的分类和范畴 ……………………………………………………………… 568
二、公共场所的卫生学特点 ……………………………………………………………… 569
三、公共场所卫生研究的内容 …………………………………………………………… 569
第二节　公共场所环境污染及对人体健康的影响 …………………………………… 569

一、公共场所空气污染 ………………………………………… 570

二、公共场所水污染 …………………………………………… 573

三、集中空调通风系统污染 …………………………………… 574

四、公共用品用具污染 ………………………………………… 574

第三节 公共场所的卫生要求 ……………………………………… 575

一、公共场所的基本卫生要求 ………………………………… 575

二、各类公共场所的具体卫生要求 …………………………… 576

第四节 公共场所的卫生管理与监督 ……………………………… 579

一、公共场所的卫生管理 ……………………………………… 579

二、公共场所的卫生监督 ……………………………………… 580

第二十章 吸烟与健康 ……………………………………………… 584

第一节 烟草的种类与特征 ………………………………………… 584

一、烟草类型 …………………………………………………… 584

二、烟草制品的种类与特征 …………………………………… 585

第二节 烟草烟雾的形成及化学组分 ……………………………… 585

一、烟草烟雾的形成 …………………………………………… 585

二、烟雾的理化特征 …………………………………………… 586

三、烟雾的主要化学成分及毒性 ……………………………… 586

第三节 吸烟与肿瘤关系的研究现况 ……………………………… 589

一、吸烟诱发机体多系统恶性肿瘤 …………………………… 589

二、吸烟致肿瘤的生物学机制 ………………………………… 592

第四节 吸烟的多系统危害 ………………………………………… 596

一、吸烟与心脑血管疾病 ……………………………………… 596

二、吸烟与呼吸系统疾病 ……………………………………… 597

三、吸烟对生殖功能的影响 …………………………………… 598

四、二手烟暴露的健康危害 …………………………………… 599

第五节 烟草控制的策略和措施 …………………………………… 600

一、国际组织的控烟活动 ……………………………………… 600

二、世界无烟日的主题活动 …………………………………… 600

三、烟草控制框架公约 ………………………………………… 601

四、中国控烟状况 ……………………………………………… 601

五、预防吸烟和戒烟 …………………………………………… 602

第二十一章 家用化学品与健康 ………………………………… 605

第一节 概述 ………………………………………………………… 605

一、家用化学品分类 …………………………………………… 605

二、家用化学品的成分 ………………………………………… 606

第二节 家用化学品与环境 ………………………………………… 610

一、家用化学品与室内环境 ……………………………………………… 610

二、家用化学品与室外环境 ……………………………………………… 611

第三节　家用化学品对健康的影响 ……………………………………… 613

一、家用化学品皮肤损害机制 …………………………………………… 613

二、化妆品对健康的影响 ………………………………………………… 614

三、洗涤剂对健康的影响 ………………………………………………… 619

四、黏合剂对健康的影响 ………………………………………………… 621

五、涂料对健康的影响 …………………………………………………… 622

六、家用卫生杀虫剂对健康的影响 ……………………………………… 622

七、个人护理用品对健康的影响 ………………………………………… 624

八、其他家用化学品对健康的影响 ……………………………………… 625

第四节　家用化学品的卫生监督与管理 ………………………………… 626

一、化妆品的卫生法规与管理 …………………………………………… 626

二、洗涤剂的法规与管理 ………………………………………………… 627

三、涂料的相关法规与管理 ……………………………………………… 628

四、其他家用化学品的法规与管理 ……………………………………… 629

五、家用化学品的安全性评价 …………………………………………… 631

第二十二章　水体污染与健康 ………………………………………… 633

第一节　概述 ……………………………………………………………… 633

一、水的生理学意义 ……………………………………………………… 633

二、全球水资源概况 ……………………………………………………… 633

三、中国水资源形势 ……………………………………………………… 635

四、水资源的合理利用和保护 …………………………………………… 636

第二节　水体污染的来源 ………………………………………………… 638

一、工业废水 ……………………………………………………………… 638

二、生活污水 ……………………………………………………………… 639

三、农业污水 ……………………………………………………………… 640

四、医院污水 ……………………………………………………………… 640

五、其他污水 ……………………………………………………………… 641

六、我国水体污染现况 …………………………………………………… 641

第三节　水体污染物及其危害 …………………………………………… 645

一、物理性污染物 ………………………………………………………… 646

二、化学性污染物 ………………………………………………………… 649

三、生物性污染物 ………………………………………………………… 653

第四节　水体卫生防护 …………………………………………………… 656

一、水体卫生的相关法规 ………………………………………………… 656

二、水体卫生的相关标准 ………………………………………………… 658

三、污水处理的相关技术 ………………………………………………… 661

四、水体污染的调查和监测 ……………………………………………… 667

五、水体污染的管理 ……………………………………………………………… 670
第五节　水体污染对人体健康影响的调查研究 …………………………………… 671
一、水环境暴露测量 ……………………………………………………………… 671
二、人群污染物负荷测量 ………………………………………………………… 672
三、人群健康效应测量 …………………………………………………………… 672

第二十三章　水利工程中的环境卫生问题及其对策 …………………………………… 675
第一节　概述 …………………………………………………………………………… 675
一、中国水利开发现状及前景 …………………………………………………… 675
二、环境影响医学评价工作在水利工程中的重要性 …………………………… 676
第二节　水利工程对生态环境和人群健康的影响 ………………………………… 677
一、水利工程对江河生态环境的影响 …………………………………………… 677
二、水利工程对人群健康的影响 ………………………………………………… 678
第三节　水利工程环境医学评价方法 ……………………………………………… 680
一、目的和意义 …………………………………………………………………… 680
二、评价内容、范围和原则 ……………………………………………………… 681
三、现场调查方法 ………………………………………………………………… 681
四、医学评价指标 ………………………………………………………………… 682
五、环境影响医学预测方法 ……………………………………………………… 683
六、环境医学影响评价报告 ……………………………………………………… 684
第四节　水利工程施工区卫生规划及保障 ………………………………………… 685
一、坝区工程特点 ………………………………………………………………… 685
二、施工区健康危害因子及环境医学规划 ……………………………………… 685
三、施工区医疗卫生服务体系的建立 …………………………………………… 686
第五节　水利工程移民安置区的卫生规划 ………………………………………… 687
一、移民健康与合理安置的重要性 ……………………………………………… 687
二、移民安置区环境医学背景调查 ……………………………………………… 688
三、移民安置区卫生规划原则 …………………………………………………… 688
第六节　水库库底卫生清理 ………………………………………………………… 689
一、淹没区卫生清理的意义 ……………………………………………………… 689
二、库底卫生调查及清理对象与方法 …………………………………………… 689

第二十四章　饮用水卫生 ……………………………………………………………… 692
第一节　概述 …………………………………………………………………………… 692
一、饮用水分类 …………………………………………………………………… 692
二、相关卫生要求 ………………………………………………………………… 693
第二节　饮用水与健康 ……………………………………………………………… 694
一、饮用水的卫生学意义 ………………………………………………………… 694
二、生物性污染与介水传染病 …………………………………………………… 695

三、饮水化学性污染对人体健康的影响 ·· 697
四、放射性物质污染对健康的危害 ··· 700
五、娱乐用水卫生安全 ·· 700
第三节　水质净化消毒 ·· 700
一、水源的选择 ··· 700
二、水质净化 ·· 701
三、饮用水消毒 ··· 704
四、水质特殊处理 ·· 706
第四节　饮用水卫生存在的主要问题 ·· 707
一、自来水厂供水中的卫生问题 ··· 707
二、二次供水中的卫生问题 ·· 708
三、分质供水中的卫生标准应用 ··· 709
四、包装饮用水卫生问题 ··· 710
五、农村饮用水卫生问题 ··· 711
六、应急供水卫生问题 ·· 713
第五节　饮用水及涉水产品的卫生监督与管理 ····································· 715
一、饮用水相关的卫生标准 ·· 715
二、饮用水和涉水产品的卫生监督与管理 ·· 718

第二十五章　土壤卫生 ·· 721
第一节　土壤环境特征 ·· 721
一、土壤的组成 ··· 721
二、土壤的物理学特征 ·· 722
三、土壤的化学特征 ··· 722
四、土壤的生物学特征 ·· 725
第二节　土壤的污染、自净及污染物的转归 ·· 725
一、土壤的污染 ··· 725
二、土壤的净化作用 ··· 730
三、污染物的转归 ·· 732
第三节　土壤污染对健康的影响 ·· 733
一、土壤污染引发急性中毒 ·· 733
二、对免疫功能的影响 ·· 734
三、对内分泌和生殖系统的影响 ··· 734
四、致癌、致畸作用 ··· 734
第四节　土壤环境质量标准 ·· 735
一、国外土壤筛选值体系简介 ·· 735
二、我国的土壤环境质量标准 ·· 736
三、我国土壤环境质量标准体系 ··· 738
第五节　土壤卫生防护 ·· 739
一、土壤卫生防护措施 ·· 739

二、污染土壤的修复 ……………………………………………………………… 742
第六节　土壤卫生监督与监测 …………………………………………………… 744
　一、预防性卫生监督 …………………………………………………………… 744
　二、经常性卫生监督 …………………………………………………………… 745
　三、土壤卫生监测 ……………………………………………………………… 745

第二十六章　电器电子产品废弃物污染与健康 ………………………………… 748
第一节　概述 ……………………………………………………………………… 748
　一、电器电子产品的相关定义和分类 ………………………………………… 749
　二、废弃电器电子产品的污染 ………………………………………………… 752
　三、废弃电器电子产品的回收处理和利用 …………………………………… 754
第二节　废弃电器电子产品的环境污染 ………………………………………… 755
　一、废弃电器电子产品的大气污染 …………………………………………… 756
　二、废弃电器电子产品的水污染 ……………………………………………… 757
　三、废弃电器电子产品的土壤污染 …………………………………………… 757
第三节　废弃电器电子产品污染的健康危害 …………………………………… 758
　一、废弃电器电子产品的重金属污染对人群健康的影响 …………………… 759
　二、废弃电器电子产品的有机物污染对人群健康的影响 …………………… 760
第四节　电子废弃物的防控管理 ………………………………………………… 761
　一、电子废弃物的管理法规 …………………………………………………… 761
　二、电子废弃物污染的控制措施 ……………………………………………… 765

第二十七章　我国区域性环境污染与健康 ……………………………………… 767
第一节　概述 ……………………………………………………………………… 767
第二节　珠三角区域环境污染及对健康的影响 ………………………………… 767
　一、大气污染及对居民健康的影响 …………………………………………… 767
　二、水污染及对居民健康的影响 ……………………………………………… 770
　三、土壤污染及对居民健康的影响 …………………………………………… 775
第三节　长三角区域环境污染及其对健康的影响 ……………………………… 777
　一、大气污染及对居民健康的影响 …………………………………………… 778
　二、长三角区域水污染及对居民健康的影响 ………………………………… 779
　三、土壤污染及对居民健康的影响 …………………………………………… 784
第四节　环渤海区域环境污染及其对健康的影响 ……………………………… 787
　一、大气污染及对居民健康的影响 …………………………………………… 787
　二、水污染及对居民健康的影响 ……………………………………………… 789
　三、土壤污染及对居民健康的影响 …………………………………………… 794

第二十八章　自然灾害发生后的环境卫生问题 ………………………………… 798
第一节　概述 ……………………………………………………………………… 798

一、自然灾害的概念 ……………………………………………… 798
二、自然灾害的类型 ……………………………………………… 799
第二节　自然灾害发生后疫病流行问题 ………………………… 800
一、疫病流行的成因 ……………………………………………… 800
二、促成疫病流行的条件 ………………………………………… 801
三、自然灾害发生后常见疾病 …………………………………… 803
第三节　自然灾害的卫生应急措施 ……………………………… 805
一、自然灾害条件下疾病预防控制对策 ………………………… 805
二、灾区饮用水卫生 ……………………………………………… 807
三、灾区临时安置点卫生 ………………………………………… 808
四、灾区尸体处理 ………………………………………………… 809
五、灾区灭蚊灭蝇灭鼠 …………………………………………… 810
六、灾区垃圾粪便的卫生处置 …………………………………… 811
七、灾后环境清理 ………………………………………………… 811

第三篇　环境因素与健康

第二十九章　微量元素与健康 …………………………………… 815
第一节　概述 ……………………………………………………… 815
一、微量元素的定义和分类 ……………………………………… 815
二、微量元素对生命的重要性 …………………………………… 817
三、微量元素研究的现状和展望 ………………………………… 820
第二节　微量元素在环境中的分布 ……………………………… 826
一、微量元素在空气中的分布 …………………………………… 827
二、微量元素在水中的分布 ……………………………………… 827
三、微量元素在土壤中的分布 …………………………………… 829
四、微量元素在动植物中的分布 ………………………………… 830
第三节　微量元素间的相互作用 ………………………………… 833
一、微量元素间的促进作用 ……………………………………… 833
二、微量元素间的拮抗作用 ……………………………………… 835
第四节　微量元素与健康 ………………………………………… 838
一、微量元素与健康的关系 ……………………………………… 838
二、微量元素异常所致特异性疾病 ……………………………… 843
三、微量元素与癌症 ……………………………………………… 847

第三十章　持久性有机污染物的危害 …………………………… 851
第一节　二噁英 …………………………………………………… 852
一、理化性质 ……………………………………………………… 852
二、污染来源和环境分布 ………………………………………… 853

　三、体内代谢和蓄积 ……………………………………………………… 855
　四、毒性和健康效应 ……………………………………………………… 856
第二节　多氯联苯 ………………………………………………………… 863
　一、理化性质 ……………………………………………………………… 863
　二、污染来源和环境分布 ………………………………………………… 864
　三、体内代谢和蓄积 ……………………………………………………… 871
　四、毒性和健康效应 ……………………………………………………… 875
第三节　多溴联苯醚 ……………………………………………………… 884
　一、理化性质 ……………………………………………………………… 884
　二、污染来源和环境分布 ………………………………………………… 885
　三、体内代谢和蓄积 ……………………………………………………… 890
　四、毒性和健康效应 ……………………………………………………… 893
第四节　全氟化合物 ……………………………………………………… 896
　一、理化性质 ……………………………………………………………… 896
　二、污染来源和环境分布 ………………………………………………… 897
　三、体内代谢和蓄积 ……………………………………………………… 900
　四、毒性和健康效应 ……………………………………………………… 902

第三十一章　环境内分泌干扰物与健康 ……………………………… 908
第一节　环境内分泌干扰物及其分类 …………………………………… 908
　一、环境内分泌干扰物概述 ……………………………………………… 908
　二、环境内分泌干扰物分类 ……………………………………………… 911
第二节　环境内分泌干扰物的作用机制 ………………………………… 913
　一、环境雌激素作用机制 ………………………………………………… 914
　二、环境抗雄激素作用机制 ……………………………………………… 916
　三、环境甲状腺激素的作用机制 ………………………………………… 917
　四、其他 …………………………………………………………………… 918
第三节　环境内分泌干扰物与胚胎和胎儿发育 ………………………… 918
　一、孕期环境内分泌干扰物的吸收和分布 ……………………………… 919
　二、环境内分泌干扰物对胚胎着床期的影响 …………………………… 920
　三、环境内分泌干扰物对胚胎发育期的影响 …………………………… 920
　四、环境内分泌干扰物干扰胚胎发育过程中多种基因的表达 ………… 921
　五、环境内分泌干扰物对胎儿出生早期的影响 ………………………… 921
第四节　环境内分泌干扰物与人群健康 ………………………………… 922
　一、对男性生殖系统的影响 ……………………………………………… 922
　二、对女性生殖系统的影响 ……………………………………………… 923
　三、对神经发育的影响 …………………………………………………… 924
　四、对机体免疫功能的影响 ……………………………………………… 924
　五、对机体心血管疾病的影响 …………………………………………… 926
第五节　环境内分泌干扰物与人类癌症 ………………………………… 926

一、与睾丸癌和前列腺癌的关联性 …………………………………… 926
二、与乳腺癌的关系 ………………………………………………… 928
三、与甲状腺癌的关系 ……………………………………………… 929
第六节　几种常见的内分泌干扰物的健康效应 ………………………… 929
一、邻苯二甲酸酯 …………………………………………………… 929
二、双酚 A 和壬基酚 ………………………………………………… 931
三、五氯酚和五氯酚钠 ……………………………………………… 932
四、有机锡 …………………………………………………………… 933
五、三氯生 …………………………………………………………… 935
第七节　环境内分泌干扰物对野生动物种群的影响 …………………… 936
一、种群的概念和特征 ……………………………………………… 936
二、环境内分泌干扰物对野生动物种群的影响 …………………… 937
三、环境内分泌干扰物对野生动物种群影响的特点 ……………… 939

第三十二章　农药污染的危害 …………………………………………… 941
第一节　农药在环境中的污染与残留 …………………………………… 942
一、土壤中农药的来源、污染与残留 ……………………………… 943
二、水体中农药的来源、污染与残留 ……………………………… 944
三、大气中农药的来源、污染与残留 ……………………………… 946
四、人体内农药的来源及危害 ……………………………………… 946
第二节　农药在环境中的转化与降解 …………………………………… 947
一、农药在土壤中的吸附 …………………………………………… 948
二、农药在水环境中的化学降解 …………………………………… 950
三、农药在环境中的光化学降解 …………………………………… 951
四、农药在土壤中的微生物降解 …………………………………… 952
第三节　农药污染与健康危害 …………………………………………… 956
一、农药污染对人群健康的影响 …………………………………… 957
二、有机氯农药污染对生殖健康的影响 …………………………… 959
三、农药暴露对神经发育的影响 …………………………………… 962
四、农药暴露与甲状腺功能异常 …………………………………… 967
五、农药暴露与糖尿病 ……………………………………………… 969
六、农药暴露与癌症 ………………………………………………… 972

第三十三章　金属污染的危害 …………………………………………… 977
第一节　镉污染与健康 …………………………………………………… 977
一、镉的理化性状 …………………………………………………… 977
二、镉污染来源和环境分布 ………………………………………… 978
三、镉的体内代谢 …………………………………………………… 980
四、镉的生物学效应 ………………………………………………… 982

　　　五、镉的毒性和健康效应 ……………………………………………………… 988
　　　六、镉污染防制原则 …………………………………………………… 993
　　第二节　铬污染与健康 ………………………………………………………… 993
　　　一、铬的理化性状 ……………………………………………………… 993
　　　二、铬污染来源和环境分布 ………………………………………………… 993
　　　三、铬的体内代谢 ……………………………………………………… 994
　　　四、铬的健康效应 ……………………………………………………… 995
　　　五、铬污染防制原则 …………………………………………………… 997
　　第三节　铍污染与健康 ………………………………………………………… 998
　　　一、铍的理化性状 ……………………………………………………… 998
　　　二、铍的环境分布 ……………………………………………………… 998
　　　三、铍的体内代谢 ……………………………………………………… 999
　　　四、铍的毒性和健康效应 ………………………………………………… 999
　　　五、铍污染防制原则 …………………………………………………… 1001
　　第四节　铊污染与健康 ………………………………………………………… 1002
　　　一、铊的理化性状 ……………………………………………………… 1002
　　　二、铊在环境中的分布 …………………………………………………… 1002
　　　三、铊在人体内的代谢和蓄积 …………………………………………… 1003
　　　四、铊的毒性和健康效应 ………………………………………………… 1005
　　　五、铊污染防制原则 …………………………………………………… 1009
　　第五节　镍污染与健康 ………………………………………………………… 1009
　　　一、镍的理化性状 ……………………………………………………… 1009
　　　二、镍在环境中的分布 …………………………………………………… 1010
　　　三、镍在人体内的代谢和蓄积 …………………………………………… 1011
　　　四、镍的毒性和健康效应 ………………………………………………… 1012
　　　五、镍污染防制原则 …………………………………………………… 1019
　　第六节　铝污染与健康 ………………………………………………………… 1020
　　　一、理化性质 …………………………………………………………… 1020
　　　二、铝在环境中的分布 …………………………………………………… 1020
　　　三、铝在人体内的代谢和蓄积 …………………………………………… 1022
　　　四、铝的毒性和健康效应 ………………………………………………… 1023
　　　五、铝污染防制原则 …………………………………………………… 1029

第三十四章　特定污染源与健康 ………………………………………………… 1030
　　第一节　航空运输的环境卫生问题 …………………………………………… 1030
　　　一、航空运输对传染病流行的影响 ……………………………………… 1030
　　　二、机舱内空气污染 …………………………………………………… 1031
　　　三、航空造成的空气污染 ………………………………………………… 1031
　　　四、航空噪声 …………………………………………………………… 1032
　　第二节　医疗废物污染与健康 ………………………………………………… 1033

一、医疗废物分类和主要成分 …………………………………………… 1034

二、医疗废物的潜在危害 ………………………………………………… 1035

三、我国医疗废物的处置与管理 ………………………………………… 1036

第三节　固体废物焚烧炉污染与健康 ………………………………………… 1038

一、概述 …………………………………………………………………… 1038

二、固体废物焚烧炉对空气的污染 ……………………………………… 1039

三、固体废物焚烧造成的其他影响 ……………………………………… 1040

第四节　矿物开采、冶炼废弃物与健康 ……………………………………… 1042

一、矿物开采及冶炼对环境的影响 ……………………………………… 1043

二、废弃矿山对周围环境的污染 ………………………………………… 1044

三、金属冶炼废渣对周围环境的污染 …………………………………… 1044

四、矿山环境污染对人群健康的影响 …………………………………… 1045

五、废弃矿山及土壤污染治理 …………………………………………… 1046

第五节　集约化畜禽养殖的环境卫生问题 …………………………………… 1046

一、气态污染物污染 ……………………………………………………… 1047

二、颗粒物与生物气溶胶污染 …………………………………………… 1048

三、畜禽养殖场空气污染物的检测 ……………………………………… 1048

四、畜禽养殖废物造成的水污染 ………………………………………… 1051

五、畜禽养殖废物造成的土壤污染 ……………………………………… 1051

六、传播疾病 ……………………………………………………………… 1052

第三十五章　电离辐射和非电离辐射污染与健康 ………………………… 1054

第一节　电离辐射污染与健康 ………………………………………………… 1054

一、放射性物质的物理特性 ……………………………………………… 1054

二、环境电离辐射的来源 ………………………………………………… 1055

三、放射性污染对机体的生物学效应 …………………………………… 1056

四、切尔诺贝利核电站事故的环境灾难 ………………………………… 1058

五、核设施周围居民的健康风险 ………………………………………… 1062

第二节　非电离辐射污染与健康 ……………………………………………… 1063

一、电磁辐射 ……………………………………………………………… 1063

二、红外线 ………………………………………………………………… 1067

三、可见光 ………………………………………………………………… 1069

四、紫外线 ………………………………………………………………… 1071

五、激光 …………………………………………………………………… 1077

第三十六章　声污染与健康 ………………………………………………… 1081

第一节　环境噪声 ……………………………………………………………… 1081

一、噪声的定义和分类 …………………………………………………… 1081

二、噪声对机体的影响 …………………………………………………… 1082

三、噪声评价与噪声标准 ……………………………………………………………… 1085

四、噪声预防与控制原则 ……………………………………………………………… 1090

第二节　环境次声 …………………………………………………………………………… 1092

一、次声的来源 ………………………………………………………………………… 1092

二、次声的生物效应 …………………………………………………………………… 1093

三、次声的测量与评价 ………………………………………………………………… 1096

四、次声的防护措施 …………………………………………………………………… 1096

第三节　环境超声 …………………………………………………………………………… 1097

一、概念 ………………………………………………………………………………… 1097

二、超声的生物学作用 ………………………………………………………………… 1098

三、超声的卫生防护 …………………………………………………………………… 1102

第三十七章　极端环境因素与健康 …………………………………………………………… 1104

第一节　热环境 ……………………………………………………………………………… 1104

一、炎热气候 …………………………………………………………………………… 1104

二、热环境对机体的影响 ……………………………………………………………… 1106

三、热适应与热习服 …………………………………………………………………… 1107

四、中暑及其预防 ……………………………………………………………………… 1108

第二节　寒冷环境 …………………………………………………………………………… 1110

一、寒冷气候特点 ……………………………………………………………………… 1110

二、寒冷环境对机体的影响 …………………………………………………………… 1111

三、寒冷损伤的危险因素 ……………………………………………………………… 1113

四、冻伤及其防治 ……………………………………………………………………… 1115

第三节　高原环境 …………………………………………………………………………… 1117

一、高原环境的特点 …………………………………………………………………… 1117

二、高原低氧对机体的影响 …………………………………………………………… 1119

三、高原病的分型与救治原则 ………………………………………………………… 1122

四、高原病的预防措施 ………………………………………………………………… 1124

第四节　沙漠戈壁环境 ……………………………………………………………………… 1125

一、沙漠戈壁地域气候特点 …………………………………………………………… 1126

二、沙漠戈壁环境对人体的影响 ……………………………………………………… 1126

三、沙漠戈壁生存 ……………………………………………………………………… 1128

第三十八章　环境生物性污染的危害 ………………………………………………………… 1131

第一节　概述 ………………………………………………………………………………… 1131

一、空气生物性污染与危害 …………………………………………………………… 1131

二、水生物性污染与危害 ……………………………………………………………… 1133

三、土壤生物性污染与危害 …………………………………………………………… 1133

第二节　病毒污染与所致疾病 ………………………………………………………………… 1134

一、禽流感病毒与人感染禽流感 ······················· 1134

二、冠状病毒与传染性非典型肺炎和中东呼吸综合征 ··········· 1137

三、埃博拉病毒与埃博拉出血热 ······················· 1140

四、肝炎病毒与肝炎 ····························· 1142

五、轮状病毒与腹泻 ····························· 1145

第三节　细菌污染与所致疾病 ························· 1147

一、军团菌与军团病 ····························· 1147

二、沙门菌与沙门菌病 ···························· 1149

三、致病性大肠埃希菌与所致疾病 ······················ 1150

四、志贺菌与细菌性痢疾 ··························· 1152

五、小肠结肠耶尔森菌与所致疾病 ······················ 1153

第四节　真菌及其毒素污染对健康的危害 ··················· 1154

一、真菌及其毒素的污染 ··························· 1154

二、真菌毒素概述 ······························ 1155

三、真菌毒素污染的危害 ··························· 1157

第五节　藻类及其毒素污染对健康的危害 ··················· 1158

一、藻类和水体富营养化 ··························· 1158

二、藻类和藻毒素污染的危害 ························· 1158

三、藻类和藻毒素污染的预防与控制 ····················· 1160

第六节　寄生虫污染与所致疾病 ······················· 1161

一、贾第鞭毛虫与贾第鞭毛虫病 ······················· 1161

二、隐孢子虫与隐孢子虫病 ·························· 1163

第七节　医院环境的生物污染与危害 ····················· 1165

一、医院内感染概述 ····························· 1165

二、医院内感染与微生物污染 ························· 1165

三、医院内感染的预防与控制 ························· 1167

第八节　微生物学实验室环境的生物污染危害 ················· 1167

一、实验室环境生物污染的特征 ······················· 1167

二、实验室环境生物污染的危害 ······················· 1168

三、实验室环境生物污染的预防与控制 ···················· 1169

第四篇　环境相关性疾病

第三十九章　环境暴露与出生缺陷 ······················ 1175

第一节　环境化学污染物暴露与出生缺陷 ··················· 1175

一、重金属 ······························· 1176

二、环境内分泌干扰物 ···························· 1177

三、有机溶剂 ······························· 1179

第二节　物理因素暴露与出生缺陷 ······················ 1180

一、放射性照射 …………………………………………………………………… 1180

二、噪声与振动 …………………………………………………………………… 1181

三、电磁辐射 ……………………………………………………………………… 1182

第三节　孕期感染及孕期用药与出生缺陷 ……………………………………… 1183

一、孕期感染与出生缺陷 ………………………………………………………… 1183

二、孕期用药与出生缺陷 ………………………………………………………… 1185

第四节　孕期营养异常与出生缺陷 ……………………………………………… 1187

一、营养因素与出生缺陷 ………………………………………………………… 1187

二、食品污染与出生缺陷 ………………………………………………………… 1188

第五节　不良行为生活方式与出生缺陷 ………………………………………… 1190

一、吸烟 …………………………………………………………………………… 1190

二、酗酒 …………………………………………………………………………… 1191

三、吸毒 …………………………………………………………………………… 1192

第六节　出生缺陷的监测、调查与预防策略 …………………………………… 1193

一、出生缺陷的监测内容与方法 ………………………………………………… 1194

二、出生缺陷监测的分析指标 …………………………………………………… 1196

三、全国出生缺陷监测系统 ……………………………………………………… 1196

四、出生缺陷的流行病学调查 …………………………………………………… 1197

五、出生缺陷的预防策略与措施 ………………………………………………… 1198

第四十章　环境暴露与儿童健康和疾病 ……………………………………… 1200

第一节　概述 ……………………………………………………………………… 1200

一、儿童环境暴露的特点 ………………………………………………………… 1200

二、影响儿童健康的主要环境危险因素 ………………………………………… 1201

三、环境与儿童健康学科发展与研究重点领域 ………………………………… 1204

第二节　儿童发育的关键窗口期及对环境毒物的敏感性 ……………………… 1206

一、儿童发育的关键窗口期 ……………………………………………………… 1206

二、儿童对环境有害因素的特殊易感性 ………………………………………… 1210

第三节　环境暴露对儿童健康的影响 …………………………………………… 1212

一、儿童呼吸系统疾病 …………………………………………………………… 1212

二、儿童铅中毒 …………………………………………………………………… 1216

三、儿童肿瘤 ……………………………………………………………………… 1218

四、水传播疾病 …………………………………………………………………… 1219

第四节　发展中国家儿童环境与健康 …………………………………………… 1220

一、发展中国家儿童健康状况 …………………………………………………… 1220

二、发展中国家环境污染对儿童健康的影响 …………………………………… 1221

三、贫困与营养不良对儿童健康的影响 ………………………………………… 1223

第五节　环境污染对儿童健康影响的防护策略 ………………………………… 1225

一、加强儿童环境健康的法律法规建设 ………………………………………… 1225

二、消除贫困,加强儿童营养 …………………………………………………… 1226

三、保护环境,防止环境污染对儿童健康的影响 ……………………………………… 1227

第四十一章　环境与肿瘤 ………………………………………………………… 1230
第一节　环境化学因素与肿瘤 ……………………………………………………… 1230
　　一、多环芳烃类化合物 ……………………………………………………… 1231
　　二、二噁英 …………………………………………………………………… 1236
　　三、重金属类 ………………………………………………………………… 1241
　　四、石棉 ……………………………………………………………………… 1247
第二节　环境物理因素与肿瘤 ……………………………………………………… 1251
　　一、紫外线 …………………………………………………………………… 1251
　　二、电离辐射 ………………………………………………………………… 1252
　　三、切尔诺贝利核电站事故引起的癌症 …………………………………… 1254
第三节　环境生物因素与肿瘤 ……………………………………………………… 1254
　　一、病毒与肿瘤 ……………………………………………………………… 1255
　　二、细菌与肿瘤 ……………………………………………………………… 1259
　　三、寄生虫与肿瘤 …………………………………………………………… 1260

第四十二章　生物地球化学性疾病 ……………………………………………… 1264
第一节　碘缺乏病与碘过多病 ……………………………………………………… 1264
　　一、碘缺乏病 ………………………………………………………………… 1264
　　二、碘过量 …………………………………………………………………… 1277
第二节　地方性氟中毒 ……………………………………………………………… 1280
　　一、氟的理化特性、环境氟水平和氟的毒性 ……………………………… 1280
　　二、地方性氟中毒流行病学 ………………………………………………… 1282
　　三、地方性氟中毒临床表现与诊断 ………………………………………… 1283
　　四、氟中毒作用机制 ………………………………………………………… 1287
　　五、氟卫生标准 ……………………………………………………………… 1290
　　六、地方性氟中毒防治 ……………………………………………………… 1292
　　七、氟的有益作用 …………………………………………………………… 1294
第三节　地方性砷中毒 ……………………………………………………………… 1296
　　一、概述 ……………………………………………………………………… 1296
　　二、地方性砷中毒流行病学特征 …………………………………………… 1298
　　三、地方性砷中毒发病机制 ………………………………………………… 1301
　　四、地方性砷中毒的临床诊断 ……………………………………………… 1303
　　五、地方性砷中毒的防治 …………………………………………………… 1306
第四节　大骨节病 …………………………………………………………………… 1308
　　一、概述 ……………………………………………………………………… 1308
　　二、大骨节病病因研究 ……………………………………………………… 1308
　　三、大骨节病流行病学特征 ………………………………………………… 1310

四、病理改变 …………………………………………………………… 1311
五、大骨节病临床诊断标准及鉴别诊断 …………………………… 1312
六、大骨节病防治 …………………………………………………… 1315
第五节　地方性硒中毒和硒缺乏 ………………………………………… 1316
一、硒的基本特征及对健康的影响 ………………………………… 1316
二、地方性硒中毒 …………………………………………………… 1319
三、硒缺乏及相关疾病 ……………………………………………… 1322

第四十三章　环境与呼吸系统疾病 ……………………………………… 1324
第一节　支气管哮喘 ……………………………………………………… 1324
一、病因和发病机制 ………………………………………………… 1324
二、支气管哮喘的临床表现 ………………………………………… 1329
三、支气管哮喘的流行病学 ………………………………………… 1330
四、支气管哮喘的防治原则 ………………………………………… 1332
第二节　慢性阻塞性肺疾病 ……………………………………………… 1332
一、病因和发病机制 ………………………………………………… 1333
二、慢性阻塞性肺疾病的临床表现 ………………………………… 1335
三、慢性阻塞性肺疾病的流行病学研究概况 ……………………… 1336
四、慢性阻塞性肺疾病的防治原则 ………………………………… 1336
第三节　肺癌 ……………………………………………………………… 1337
一、肺癌的病因 ……………………………………………………… 1338
二、肺癌的临床表现 ………………………………………………… 1341
三、肺癌的流行病学特点 …………………………………………… 1342
四、肺癌的防治原则 ………………………………………………… 1343
第四节　军团病 …………………………………………………………… 1343
一、军团病的病因和发病机制 ……………………………………… 1344
二、军团病的临床表现 ……………………………………………… 1344
三、军团病的流行概况 ……………………………………………… 1345
四、军团病的防治原则 ……………………………………………… 1345

第四十四章　环境与神经系统疾病 ……………………………………… 1347
第一节　神经系统铅中毒 ………………………………………………… 1347
一、病因与发病机制 ………………………………………………… 1348
二、流行病学特征及影响调查研究结果的因素 …………………… 1351
三、铅暴露人群神经系统不良健康效应 …………………………… 1353
四、防制对策 ………………………………………………………… 1354
第二节　慢性甲基汞中毒 ………………………………………………… 1355
一、病因与发病机制 ………………………………………………… 1356
二、流行病学概况 …………………………………………………… 1357

三、临床表现 ……………………………………………………………… 1358

四、防制对策 ……………………………………………………………… 1359

第三节 阿尔茨海默病 ………………………………………………………… 1360

一、病因与发病机制 ……………………………………………………… 1360

二、流行病学特征 ………………………………………………………… 1366

三、临床表现及其诊断 …………………………………………………… 1367

四、防治对策 ……………………………………………………………… 1368

第四节 帕金森病 ……………………………………………………………… 1369

一、病因与发病机制 ……………………………………………………… 1369

二、发病机制 ……………………………………………………………… 1374

三、流行病学特征 ………………………………………………………… 1374

四、临床表现 ……………………………………………………………… 1375

五、防制对策 ……………………………………………………………… 1375

附录 ……………………………………………………………………………… 1379

附录1 《环境空气质量标准》(GB 3095—2012)(摘录) ………………… 1379

附录2 《地表水环境质量标准》(GB 3838—2002)(摘录) …………… 1380

附录3 《医疗机构水污染物排放标准》(GB 18466—2005)(摘录) …… 1383

附录4 《生活饮用水卫生标准》(GB 5749—2006)(摘录) …………… 1385

附录5 《土壤环境质量 农用地土壤污染风险管控标准(试行)》
(GB 15618—2018)(摘录) ……………………………………… 1390

附录6 《土壤环境质量 建设用地土壤污染风险管控标准(试行)》
(GB 36600—2018)(摘录) ……………………………………… 1391

附录7 《室内空气质量标准》(GB/T 18883—2002)(摘录) ………… 1395

中英文对照索引 ……………………………………………………………… 1396

绪　　论

环境卫生学(environmental hygiene/environmental health)是研究自然环境(natural environment)和生活环境(living environment)与人群健康关系的科学,旨在探索发现环境与人群健康相关问题,揭示环境因素与人群健康关系的内在本质,找出环境因素对人体健康影响的规律及其影响因素,为充分利用环境有益因素和控制环境有害因素提出卫生要求和预防对策,达到维护和提高人群健康水平之目的。环境卫生学是预防医学专业的一门主干学科,也是环境科学不可或缺的重要组成部分。因此,环境卫生学是一门融医学科学与环境科学为一体的交叉学科,是一门实践性很强的应用学科。

一、环境卫生学的研究对象

环境卫生学以人类及其周围的环境为研究对象,阐明人类赖以生存的环境对人体健康的影响及人体对环境作用所产生的反应,即环境与机体间的相互作用(environment-organism interaction),这是环境卫生学的基本任务。

(一)环境介质和环境因素

就人类而言,环境是指环绕人群周围的空间及其中能直接或间接影响人类生存和发展的各种因素的总体,是一个非常复杂的庞大系统,由多种环境介质和环境因素组成。

环境介质(environmental media)是人类赖以生存的物质环境条件,是指自然环境中客观存在的各个独立组成部分中所具有的物质,通常以气态、液态和固态3种物质形态存在,能够容纳和运载各种环境因素。具体来说,环境介质是指空气、水、土壤(岩石)以及包括人体在内的所有生物体。环境介质的3种物质形态(气、液、固)在地球表面环境中通常不会以完全单一介质形式存在,例如水中可含有空气和固态悬浮物,大气中含有水分和固态颗粒物,土壤中含有空气和水分。在一定条件下,环境介质的3种物质形态可以相互转化,其承载的物质也可以相互转移。例如水中的酚、氰可挥发到大气中,土壤中的氰化物既可通过渗漏进入地下水,也可通过挥发释放到大气中。环境介质的运动可携带污染物向远方扩散,例如,土壤和水体中的持久性有机污染物(persistent organic pollutant,POP)可挥发到大气中,随空气流动从温暖地区向寒冷地区迁移。由此可见,人体暴露污染物是通过多种环境介质综合作用的结果。另一方面,环境介质还具有维持自身稳定的特性。虽然长期以来环境曾遭受无数次自然突变事件如地震、火山爆发等及人类活动的严重干扰,但环境介质的整体结构和基本组成仍能保持相对稳定。这表明环境介质对外来的干扰具有相当的缓冲和修复能力。但当外来的干扰作用超出了环境介质本身固有的缓冲修复能力时,可使环境介质的结构、组成甚至功能发生难以恢复的改变,造成环境恶化甚至发生严重破坏。

环境因素(environmental factor)是被环境介质容纳和运载的成分或介质中各种无机和有机的组成成分。它通过环境介质的载体作用或参与环境介质的组成,而直接或间接对人体起作用,无论自然环境还是生活环境,都是由各种环境因素组成的综合体,人体暴露环境污染物是多种环境介质综合作用的结果。需要特别指出的是,各种环境因素中既有对人体健康的有益因素,也有有害因素。

环境卫生学研究的环境通常包括自然环境和生活环境,前者是指地球上固有的大气圈(atmosphere)、水圈(hydrosphere)、土圈(pedosphere)和岩石圈(lithosphere)及生物圈(biosphere);后者主要指人类为更好地生活而建立起来的居住、工作和娱乐环境以及相关生活环境因素如家用化学品等。自然环境和生活环境是人类生存的必要条件,是由各种环境要素构成的综合体,其组分和质量的优劣与人体健康的关系极为密切。不少环境因素对人体健康既可产生有益作用,在某些条件下也可产生有害影响。人类既可发挥主观能动性改善环境,避免或减轻恶劣环境条件对人类的影响,也可破坏环境,给人类带来巨大灾难。因此,人类与环境在历史进程中必须协调发展,构建环境友好型社会,保护好地球这个人类共同的家园。

人与环境之间存在辩证统一关系,主要体现在:①人与环境在物质上的统一性,如机体通过新陈代谢与环境不断进行着物质、能量和信息的交换和转移,使机体与周围环境之间保持着动态平衡。机体通过呼吸、饮食等途径从环境中摄取生命活动所必需的物质后,经同化过程合成细胞和组织的各种成分,同时释放出热量保证生命过程的需要。与之对应的是,机体通过异化过程进行分解代谢,所产生的代谢废物经多种途径排泄至外环境,供其他生物利用,完成生态系统中的物质循环、能量流动和信息传递。②人类对环境的适应性,即机体随外界环境条件的改变而改变自身的特性或生活方式,如心理学和生理学上的感觉适应、光适应、热适应及高原地区由于氧气稀薄刺激机体造血器官生成更多的红细胞等。③人与环境的相互作用,机体生于环境之中受环境因素的影响,同时也能对环境产生适应性反应。除了创伤和少数单基因遗传病之外,人类的健康、疾病、寿命都是外界环境因素与机体内在因素相互作用的结果。环境基因组计划就是重点研究环境暴露与疾病发生的相互关系,揭示人类健康和疾病的发生与环境因素交互作用的内在本质。④环境因素对人体健康影响的双重性,在人类的生存环境中许多环境因素对机体健康的影响可发生质的变化,有益因素可转变为有害因素。例如适当的紫外线照射对维持人体健康是必需的,但过量的紫外线暴露则对人体有害。人与环境之间的辩证统一关系是环境卫生学的基本理论,为开展环境与健康关系的研究提供重要的理论基础。

(二) 环境因素的分类

人类赖以生存的自然环境和生活环境中的各种因素具有多种分类方法。按照环境因素的属性可将其分为物理性、化学性、生物性 3 类。

1. 物理因素　主要包括小气候、噪声、振动、非电离辐射、电离辐射等。小气候(microclimate)是指生活环境中空气的温度、湿度、气流和热辐射等因素,对于机体的热平衡产生明显影响。当前世界范围内每年由于气候变化导致的死亡达 30 多万人。2003 年欧洲经历了500 多年来最严重的热浪,意大利因热浪造成超额死亡 3134 人,而法国死亡 15 000 人,其中大部分为老年人。环境噪声不仅会影响正常的工作、学习及睡眠,还能对听觉等许多生理功能产生明显影响。非电离辐射按波长分为紫外线、可视线、红外线及由微波、广播通讯等设备产生的射频电磁辐射。紫外线具有杀菌、抗佝偻病(维生素 D 缺乏症)和增强机体免疫功能等作用,但过量紫外线暴露则对机体健康有害。红外线的生物学效应主要是致热作用,但强烈的红外辐射可致灼伤。微波辐射可对神经、心血管、生殖等多个系统产生影响。环境中的电离辐射除某些地区的放射性本底较高外,主要是由于核泄漏事故和人为活动排放的放射性废弃物造成的。2011 年 3 月 11 日,日本福岛发生里氏 9.0 级地震引发的严重核泄漏事件达到 7 级,造成了巨大的生命财产损失(2.57 万人死亡,4000 人失踪)和严重的生态灾难。此外,某些建筑材料中含有较高的放射性物质通常是室内放射性污染的主要来源,给居住者健康造成危害。

2. 化学因素 环境中的化学因素成分复杂、种类繁多。大气、水、土壤中含有各种无机和有机化学物质,其中许多成分的含量适宜是人类生存和维持身体健康必不可少的。但是,在人类的生产生活活动中将大量的化学物质排放到环境中可造成严重的环境污染。世界上已知有 1300 多万种合成的或已鉴定的化学物质,常用的有 6.5 万~8.5 万种之多,每年约有上千种新化学物质投放市场。每年约有 3 亿吨有机化学物质排放到环境中,其种类达 10 万种之多。2015 年,我国的废气量:二氧化硫为 1859 万吨,氮氧化物 1851 万吨,烟(粉)尘 1538 万吨,其中工业烟(粉)尘为 1233 万吨、城镇生活烟尘 250 万吨;全国废水排放总量 735.3 亿吨,其中工业废水 199.5 亿吨、城镇生活污水 535.2 亿吨,生活废水有逐年增加的趋势。废水中化学需氧量排放量 2223.5 万吨,氨氮为 229.9 万吨、总氮 461.3 万吨、总磷 54.7 万吨、石油类 15 192 万吨、挥发酚 988.2 万吨。此外,废水还含有 300 多吨的重金属如铅、镉、铬、汞等和类金属砷。2015 年,全国工业固体废物产生量 33.1 亿吨,综合利用量 20.1 亿吨,处置量 7.4 亿吨。至 2017 年 3 月底,全国机动车保有量突破 3 亿辆,其中汽车保有量突破 2 亿辆,私家车总量超过 1.5 亿辆。全国有 49 个城市汽车保有量超过 100 万辆,19 个城市超过 200 万辆,其中北京、成都、重庆、上海、苏州、深圳 6 个城市超过 300 万辆。可见,机动车污染日益严重,其尾气排放已成为中国大中城市空气污染的主要来源之一。2016 年,我国 74 城市的空气质量监测结果显示,已有 8 个城市主要污染物为 O_3,一个城市的主要污染物为 NO_2,其余 65 个城市的空气主要污染物仍为 $PM_{2.5}$ 或 PM_{10}。当前全世界约有 7000 种化学物质经过动物致癌试验,其中 1700 多种为阳性反应。2016 年,国际癌症研究机构(International Agency for Research on Cancer,IARC)对 989 种因素的致癌性评价结果进行分类发现:对人类的确认致癌物(Ⅰ类)118 种,对人类很可能有致癌性(ⅡA 类)79 种,对人类可能有致癌性(ⅡB 类)290 种,对人类致癌性尚不能分类(Ⅲ类)501 种,对人类可能没有致癌性(Ⅳ类)1 种。IARC 还指出,当前全世界有 800 万人死于癌症,新发癌症 1400 多万人。男性以肺癌发生率最高,女性以乳腺癌发生率最高。2013 年,我国新发癌症病例 368 万例,发病率为 186/10 万,死亡率 109/10 万,其中肺癌死亡率居男性和女性恶性肿瘤死亡原因之首。此外,人们还发现,有数十种人类致畸物,千余种神经毒物。2004 年 5 月 17 日正式生效的斯德哥尔摩公约(Stockholm Convention)规定了优先控制或消除的持久性有机污染物(persistent organic pollutant,POP)。目前该公约管控的持久性有机污染物已由首批的 12 种增加至 26 种,且每年仍有大量拟新增列物质在议。此等物质具有持久性、生物蓄积性、迁移性和高毒性等特点,可对人类健康和生态环境造成严重危害。我国已于 2004 年 11 月 11 日正式履行该公约。此外,一些国际组织提出了持久性生物蓄积有毒污染物(persistent bioaccumulativetoxic pollutant,PBT)的概念,试图更加全面确切地反映持久性有毒化学物质的特征,涵盖了包括斯德哥尔摩公约界定的 POP 在内的更多引人关注的有毒化学品,因而更全面地代表了当前国际社会对持久性有毒化学品控制的范畴。联合国环境规划署制定的 PBT 的清单,包括 27 种有毒化学污染物,其中大部分属于持久性有机污染物。近些年来,陆续发现许多环境化学污染物(如有机氯化合物、二噁英、烷基酚、邻苯二甲酸酯等)对维持机体内环境稳态和调节发育过程的体内天然激素的生成、释放、转运、代谢、结合、效应造成严重的影响,被称为环境内分泌干扰(environmental endocrine disruptors, EED)。到目前为止,已知约有 500 种化学物质具有内分泌干扰效应。环境中的化学污染物有的是燃料的燃烧产物,有的存在于废水、废气、废渣中,可通过多种途径在环境中迁移转化。根据化学污染物进入环境后其理化性质是否改变,可将污染物分为一次污染物(primary pollutant)和二次污染物(secondary pollutant)。前者是指从污染源直接排入环境未发生变化的污染物如二氧化硫等;后者是指某些一次污染物进入环境后在物理、化学或生物学作用下,或与其他物质发生反应而形成与初始污染物的理化性质和毒性完全不同的新的污染物。典型的二次污染物如光化学烟雾,主要是由于汽车废气中的氮氧化物(NO_x)和挥发性有机物在强烈太阳紫外线照射下经过一系列化学反应而形成的,其成分复杂,包括臭氧、过氧酰基硝酸酯和醛类等多种复杂化合物成分。再如,环境中的无机汞污染水体后在底泥微生物的作用下生成甲基汞化合物。环境化学物质可通过多种途径影响人体健康,但由于污染物的理化特性、生物学效应、暴露途径、暴露频率和强度及人体的自身状况等不同所产生的危害类型和程度也有所不同。许多环境污染物既可引起急性毒性,也可造成慢性危害,甚至成为公害病的祸根。有些污染物不仅可引起急性、慢性中毒或死亡,而且还具有致癌、致畸、致突变等远期效应,危害当代及后代的健康。人们已发现,即使在同一暴露条件下,不同个体对污染物的反应会有较大差别,这主要受个体自身状况如年龄、性别、营养、遗传特征、健康状况等方面的影响,其中遗传学特征即基因多态性起重要作用。

生物因素主要包括细菌、真菌、病毒、寄生虫和生物性变应原(如植物花粉、真菌孢子、尘螨和动物皮屑)等。在正常情况下,空气、水、土壤中均存在着大量微生物,对维持生态系统平衡具有重要作用。但当环境中的生物种群发生异常变化或环境受生物性污染时,可对人体健康造成直接、间接或潜在的危害。在发达国家生物性污染已不是突出的环境问题,但在发展中国家生物性污染仍广泛存在,并可引起相关疾病的暴发流行。2010 年 1 月 12 日,海地发生里氏 7.0 级地震,除造成 20 余万人死亡、30 余万人受伤外,还发生了传染病暴发流行,共造成 17 万人感染霍乱,其中 3600 多人死亡。2017 年,世界卫生组织(World Health Organization,WHO)指出,全球每年有大约 17 亿儿童患腹泻病,是全球 5 岁以下儿童死因的第二位。当前发展中国家有 10 亿多人受到介水传染病的威胁,每年有 500 多万人死于水传播疾病。2014 年 2 月,非洲暴发埃博拉病毒(Ebola virus)出血热疫情,波及几内亚、利比里亚、塞拉利昂、尼日利亚 4 个国家,至 2014 年 12 月 7 日,埃博拉病毒已导致 6388 人丧生,确诊或疑似感染病例 17 942 人。WHO 报道,自 2007 年 1 月 1 日至 2016 年 9 月 1 日期间,寨卡病毒(Zika virus)在全球 72 个国家和地区出现了传播流行。感染者已达数万例,主要症状有发热、头痛、皮疹、肌肉酸痛等,2015 年寨卡病毒(Zika virus)肆虐南美洲,波及中美洲和南美洲 21 个国家,孕妇感染该病毒后还可影响胎儿的大脑发育,引起小头畸形。2009 年,WHO 指出,居住在潮湿或真菌滋生的公共建筑内的个体罹患呼吸道症状和哮喘的危险度增加 75%。全世界有 3 亿哮喘患者,每年有 10 多万人死于哮喘,西方国家哮喘的发病率为 10%~30%。我国哮喘患者约为 3000 万人,55~64 岁人群哮喘患病率为 2.08%,城市儿童 2 年现患率平均为 2.32%。可见,生物性污染危害及防控的问题仍然是环境卫生学领域中重要的研究任务之一。

（三）原生环境与次生环境

根据环境受人类活动影响的情况,可将其分为原生环境(primary environment)和次生环境(secondary environment)。前者是指天然形成的未受或少受人为因素影响的环境,其中存在大量对人体健康有益的因素,如清洁并含有正常化学成分的空气、水、土壤,充足的阳光和适宜的气候条件,秀丽的风光等都是对人体健康的有益因素。但原生环境中也可能存在某些对人体健康不利的因素,例如,由于地壳表面化学元素分布异常,使某些地区的水和(或)土壤中某些元素过多或过少,当地居民通过饮水、食物等途径摄入这些元素过多或过少而引起某些特异性疾病,称为生物地球化学性疾病(biogeochemical disease)。这类疾病的发生具有明显的地区性,又称之为地方病(endemic disease)。次生环境是指受人为活动影响形成的环境。人类在改造自然环境和开发利用自然资源的过程中,为自身的生存和发展提供了良好物质生活条件。我国古代最著名的水利工程四川都江堰是2000多年前劳动人民改造自然环境为人类造福的最好例证。但人类在改造自然环境的同时也对原生环境施加了一定的影响。随着社会的进步和科学技术的发展,特别是从18世纪工业革命以来,人类开发利用自然资源的能力不断提高,燃料消耗急剧增加,地下矿藏被大量开采和冶炼,化学工业高度发达,促进了工农业的大发展,为人类带来了巨大的财富。同时,由于自然资源遭受不合理的开采及工农业大发展而生产和使用大量农药、化肥和其他化学品,造成大量生产性废弃物(废水、废气、废渣)及生活性废弃物不断进入环境,严重污染大气、水、土壤等自然环境,使正常的生态环境遭受破坏,人们的生活环境质量下降,直接威胁着人类的健康。近百年来,全世界已发生数十起严重环境污染造成的公害事件,如英国伦敦的煤烟型烟雾事件、美国洛杉矶光化学烟雾事件、日本水俣湾的慢性甲基汞中毒(水俣病)和神通川流域的慢性镉中毒(痛痛病)、印度博帕尔毒气泄漏事件、前苏联切尔诺贝利核电站爆炸事件等。此等严重的环境污染危害公众健康所致疾病统称为环境污染性疾病(environmental pollution-related disease)。近30多年来发生的严重环境污染事件就有多起,例如1984年12月3日印度博帕尔(Bhopal)市农药厂异氰酸甲酯毒气泄漏事件造成严重环境污染,有数万人中毒,数千人死亡,并使当地的生态环境遭受严重破坏。1986年4月26日,前苏联的切尔诺贝利核电站爆炸事件,对当地居民的生命和生态环境造成了严重影响,近几十年来因这次事故已造成约6000人死亡。2003年12月23日,重庆开县井喷事故造成243人急性中毒死亡的悲剧。2005年11月13日,中石油吉林石化公司双苯厂发生爆炸,造成松花江及其下游水体严重污染。2013年3月11日,日本福岛发生强地震引发的严重核泄漏事件,除造成严重的生命财产损失外,其生态危害至今仍未消除。2015年8月12日,天津市滨海新区危险品(包括氰化物700余吨)仓库发生爆炸事故,造成173人遇难或失踪,798人受伤,事故区域的废水、海水及周边地下水中检出氰化物。据WHO估计,2012年有700万人因空气污染死亡,其中约330万人死于室内空气污染,260万人死于户外空气污染,这些死亡案例多发生在中低收入国家。我国学者发表于《柳叶刀》的报告称,估计中国每年因室外空气污染导致的早死人数在35万~50万人。2017年国家癌症中心的数据表明,2013年我国城市居民的肺癌死亡率:小城市为40.71/10万、中等城市为47.79/10万、大城市为54.19/10万。肺癌仍为我国癌症发病率和死亡率的第一位,且男性高于女性。值得一提的是,大城市女性乳腺癌发病率高达59.7/10万、甲状腺癌发病率达28.9/10万,且有快速上升趋势。目前,我国每年因环境污染导致的经济损失达1000亿美元,占GDP的5.8%。2015年我国环境污染治理投资总额达

8806.3 亿元人民币。资料显示,2010 年我国北京、上海、广州、西安因 $PM_{2.5}$ 污染分别造成早死人数为 2349 人、2980 人、1715 人、726 人,经济损失分别为 18.6 亿、23.7 亿、13.6 亿、5.8 亿元人民币。

(四) 全球的主要环境问题

在环境污染对人类的健康危害越来越严重、涉及的范围越来越广的情况下,全球性环境问题也日益突出,主要有:①全球气候变暖(global warming),主要是由于人类活动排放大量的温室效应气体如二氧化碳等所致。当今大气中的二氧化碳比 1960 年增加 18%,比 1750 年工业革命开始时增加 31%。有报道指出,近 130 多年来(1880—2012 年),全球平均地表温度升高了 0.85℃,而最近 30 年是自 1850 年以来连续最暖的 3 个 10 年,也是 1400 年来最暖的 30 年。气候变暖除造成冰川积雪融化、海平面升高(近 10 多年每年约 3mm)等生态环境破坏外,在医学方面气温增高可使啮齿动物、病媒昆虫的活动范围扩大、繁殖力增强,导致相关疾病如疟疾、乙型脑炎、流行性出血热等疾病的范围扩大、人群发病率增高。此外,气候变暖还可使酷暑天气日数增加,严重威胁人类健康。②臭氧层破坏(ozone depletion),主要是由于人类大量使用氯氟烃(chlorofluorocarbon,CFC)等造成的,其对健康的危害在于大气中的臭氧受到破坏造成其对太阳紫外线的阻挡作用减弱,而过量的紫外线照射可使人类皮肤癌、白内障的发生率增加。③酸雨(acid rain),主要是由于大气中的成酸物质如硫氧化物、氮氧化物等遇水而形成的,酸雨除对水生和陆生生态系统产生严重危害外,也可对人体健康造成直接危害。④生物多样性减少(reduction of biodiversity),生物多样性是指地球上所有的生物如动物、植物和微生物等有规律地组合所构成的稳定生态综合体。它由生物的遗传(基因)多样性、物种多样性和生态系统多样性 3 部分组成。由于人类活动范围日益扩大,开采和利用自然资源的能力空前提高,对生物施加的影响也逐渐加剧,特别是不合理的滥采滥伐、掠夺性开采、过度捕捞狩猎等使物种灭绝(species extinction)的速度不断加快,加速了大量遗传基因丢失及不同类型的生态系统面积锐减。自 16 世纪以来,已灭绝的物种,哺乳动物 83 种,鸟类 113 种,鱼类 23 种,爬行动物 21 种,非脊椎动物 98 种。2002 年国际自然资源联盟宣布,全世界又增加了 121 种濒临灭绝的野生动物。目前大约 41% 的两栖动物物种和 26% 的哺乳动物物种面临灭绝威胁。随着人类活动迅速扩展给我国本已十分脆弱的生态环境带来更大的压力,例如在清朝初期(1650 年)全国森林覆盖率达 21%,但到 300 年后的 1949 年全国森林覆盖率降至 10% 以下,平均发生自然灾害的频率从每年 0.6 次增加到 3.8 次。若任其发展,人类的生存和发展将面临严峻的挑战。综上所述,尽管人类 100 多年以来在科学技术、社会发展、经济建设诸多领域取得了巨大成就,但同时也引发了全球性环境污染问题。2016 年联合国环境大会指出,全球 1/4 的死亡人数与环境污染有关,缺乏洁净水和卫生设施,导致每年有 84.2 万人死于腹泻病,其中 97% 在发展中国家。2012 年,大约 1260 万人死于环境暴露,占总死亡人数的 23%。环境暴露致死的比例在东南亚和西太平洋地区分别为 28% 和 27%。

二、环境卫生学的研究内容

根据环境卫生学的定义、研究对象及上述各种环境因素,可将环境卫生学的主要研究内容概括为以下几个方面:

(一) 环境与健康关系的基础理论研究

环境与健康关系的基础理论研究至关重要。它是解决环境与健康问题的基石,是环境卫生学的前沿领域。人类的健康、生长发育和疾病状态(除创伤和少数单基因遗传病外)都是机体与环境相互作用的结果,其相互作用的关键位点是基因组和(或)蛋白质组。在人类基因组中,含有传统的遗传学(genetics)信息和表观遗传学(epigenetics)信息。前者是指基于基因序列改变所致基因表达水平变化,如基因突变、基因杂合丢失和微卫星不稳定等;后者是指没有 DNA 序列变化而通过 DNA 甲基化、组蛋白翻译后修饰、染色质重塑等过程造成基因表达改变。人类基因组计划(human genome project,HGP)完成了人类 23 对染色体约 60 亿个核苷酸排列顺序的测定,不断发现人类基因组中所包含的约 3 万个基因中与人的重要生命功能和重要疾病相关的基因。在人类基因组中,某些基因对环境因素的作用会产生特定的反应,称为环境应答基因(environmental response gene)。环境基因组(environmental genome)是指基因组中环境应答基因的总和。环境基因组计划(environmental genome project,EGP)的主要目标是推进有重要功能的环境应答基因多态性研究,确定其引起环境暴露致病危险性差异的遗传因素,并以开展和推动环境-基因相互作用对疾病发生影响的人群流行病学研究为最终目的。近年来开展的国际人类基因组单体型图谱(international haplotype map,HapMap)计划是继人类基因组计划之后又一重大研究计划,其主要目的是构建不同人群的高密度单核苷酸多态性(single nucleotide polymorphism,SNP)图谱,通过分析计算确立单体型及其中 SNP 的连锁性质和标签 SNP。人们可根据此等遗传图谱和所揭示的人类群体的分子遗传机制,为发现复杂性疾病的相关易感基因确定研究方案和选择需要进行分析的标签 SNP。HapMap 的重要价值在于揭示复杂疾病如高血压、肿瘤、糖尿病等的遗传因素,此等复杂性疾病也是人群常见疾病,其发生通常是遗传与环境因素共同作用的结果,而遗传因素往往涉及多个基因和分子通路。此等研究所取得的任何进展和突破,都会对揭示环境因素与机体相互作用的奥秘提供重要的理论基础。近年来,国内外学者采用先进的细胞生物学和分子生物学技术,深入研究环境污染物在细胞水平(如细胞行为和功能、细胞信息传递和调控等)、蛋白质水平(如应激蛋白的形成、蛋白质的功能、代谢酶的多态性等)及基因水平(如基因的应答、损伤、修复与调控、基因的多态性等)上的相互作用,目前已筛查出 600 多个候选环境应答基因。这些成就有助于揭示某些环境相关疾病的发病原因和多种环境因素的致病机制及人群易感性或耐受性的差异,极大地丰富环境卫生学的基础理论知识,对环境卫生学的发展将会起到不可估量的推动作用,为疾病的精准预防奠定了坚实的理论基础。

(二)环境因素与健康关系的确认性研究

在人类的生存环境中,环境因素的种类繁多,作用复杂,其对人体健康影响的模式也各不相同。有些环境因素由于对机体作用的强度和频率不同而呈现出其生物学效应的双重性,在浓度适宜时对健康有益,浓度过高则对健康有害。由于环境污染物对人体健康影响最显著的特点是长期、低剂量、反复作用,应高度关注低剂量环境化学物的生物学效应问题。有人提出了毒物兴奋效应(hormesis)的概念,即某些物质在低剂量时对生物系统有刺激作用,而在高剂量时具有抑制作用。典型的环境污染物如镉、铅、汞、二噁英等都具有类似的毒物兴奋效应。由于环境中的污染物种类繁多,对人体健康的影响极其复杂,且涉及面广,其与人体健康之间的关系远未阐明。在研究污染物对人体健康的影响时,既要重视污染物的急性作用,又要重视其慢性影响;既要揭示污染物的早期效应,又要揭示其远期效应;既要考虑单一环境因素的作用,也要考虑多因素的联合作用。美国学者 Harvey Black 指出,在环境与健康关系研究中除加强化学因素和(或)物理因素之间的联合作用研究外,对病原体与有毒物质之间的相互作用也应给予足够的重视,例如乙型肝炎病毒和黄曲霉毒素均可增加肝癌发生的风险,但同时接触这2种因素所增加的风险远远超过2个独立危险因素的预期影响。再如,人乳头状瘤病毒(human papillomavirus,HPV)感染是宫颈癌发生的必要条件,而吸烟作为协同因素,可增加病毒感染者发生癌症的风险。在确证环境因素与健康的关系时,还应及时发现反映机体接触污染物的暴露生物标志(biomarker of exposure)、反映污染物对机体影响的效应生物标志(biomarker of effect)和反映机体对污染物反应差异的易感性生物标志(biomarker of susceptibility)。这些生物标志对于早期发现和预防污染物的健康危害、保护敏感人群具有重要价值。近年来,诸多研究者发现,胚胎发育窗口期暴露环境有害因素与成年期某些疾病的发生发展有密切关系,提出胚胎源性成人病(fetal origin of adult disease)的概念。研究表明,胎儿期的营养状况及其生长发育情况对成年后心血管疾病的易感性有重要影响,成年人高血压、2型糖尿病、血脂代谢异常等均与低出生体重有关。出生前暴露于环境内分泌干扰物可引起男性睾丸发育异常及成年后生殖障碍,女性发生子宫内膜癌危险性增加。研究证实宫内胎儿或出生后的新生儿暴露双酚A(bisphenol A,BPA),与出生体重过大、乳腺癌和前列腺癌的发病率升高及生殖功能障碍密切相关。因此,努力探索和及时确认极其复杂的环境因素对机体健康的影响、作用模式、相互关系和影响因素等,对于阐明环境因素与健康的关系具有十分重要的意义。

（三）创建和引进适宜于环境卫生学研究的新技术和新方法

环境卫生学传统的研究方法和技术在解决日常环境卫生工作中发挥了重要作用,但随着生命科学和环境科学的发展及环境与健康关系研究的深入,环境卫生学领域内仍有不少方面有待创建和引进诸多新的研究方法。分子生物学中的组学技术以高分辨率、高敏感性和高通量的优势,使人们摆脱了以往逐一研究单个基因、蛋白质、代谢产物的状态,从而向系统化、整合化方向发展。人们可从整体角度考虑研究人类组织细胞结构、基因、蛋白及其分子间相互作用与机体健康的关系,通过整体分析人体组织器官功能和代谢状态,探索环境因素对人类健康和疾病影响的机制。例如,应用基因组学(genomics)、毒理基因组学(toxicogenomics)、表观基因组学(epigenomics)、蛋白质组学(proteomics)、代谢组学(metabolomics)、暴露组学(exposomics)、多肽组学(peptidomics)等的研究策略与方法,揭示环境因素暴露引起机体的基因和蛋白质、多肽成分、功能的改变及其对细胞结构和功能的影响。鉴于环境与健康主要研究环境、个体易感性及机体反应之间的交互作用,而暴露组学对应环境、基因组学和表观遗传学对应个体易感性、蛋白质组学和代谢组学对应机体反应,且组学技术可使三者交叉融合,提示组学技术在环境与健康研究中具有广阔的前景。同时,建立环境污染对人体健康危害的预警体系,对机体内外环境中的环境污染物和病原体的快速、灵敏、准确的检测等,都需要应用新的研究技术和方法,或借助学科间的交叉、渗透才能得以实现。在环境卫生学研究中,应用环境流行病学方法为揭示环境因素与健康的相互关系提供重要的宏观指导,但难以在诸多复杂因素中识别出微量有害因素和远期暴露的潜在健康效应。此时,借助组学技术为基础建立起来的分子流行病学研究方法,对于揭示环境暴露致健康危害的内在本质具有重要价值,可显著提高人们对环境因素与健康关系认识的水平,对环境污染引起的健康危害提出更有效的防控对策。

（四）研究环境健康法律法规和监督体系的理论依据

2015年1月1日起实施的新修订《中华人民共和国环境保护法》总则中提出了"保障公众健康",并新增加了第三十九条,即:国家建立、健全环境与健康监测、调查和风险评估制度;鼓励和组织开展环境质量对公众健康影响的研究,采取措施预防和控制与环境污染有关的疾病等内容。新修订的环境保护法对环境与健康工作提出了明确要求,第一次把环境与健康关系的研究工作在法律上进行明确,为今后环境与健康工作的全面展开、促进环保工作更加注重保障公众健康,提供了充分的法律依据。环境健康监督属于公共卫生行政执法的范畴,由依法委托授权单位的执法人员按照国家的法律、法规、条例、规定、办法、标准等,对辖区内的企业和事业单位、生产经营单位或个人及服务行业等贯彻执行国家环境健康有关法规、条例、办法、标准等情况进行监督和管理,对违反环境卫生法规、危害民众健康的行为依法进行监督管理或行政处罚。尽管环境健康监督属于行政管理和执法工作,但也要求监督执法人员懂得环境与健康相关知识,而环境卫生学则必须为其提供科学的理论依据,如环境与健康法规、环境卫生标准的制定和实施都需要环境卫生学提出具体的卫生要求和环境卫生基准作为监督工作中技术规范的依据,使环境健康监督工作人员真正做到执法有据、判断准确。

三、环境卫生学发展简史及新中国环境卫生工作的主要成就

(一) 环境卫生学的发展简史

我国古代劳动人民早在 2000 多年前就已认识到人与环境之间的辩证统一关系。在《黄帝内经》中提出"人与天地相参、与日月相应"的观点,认为自然界是人类生命的源泉,人与自然界有着密不可分的联系,进而提出"顺四时而知寒暑,服天气而通神明,节阴阳而调刚柔"。早在 4000 多年前,人们就已认识到水源清洁与否、水质好坏与人体健康关系十分密切,并开凿水井而饮用井水,2000 多年前已有定期淘井和清洁井水的措施。《管子》里明确记载"当春三月,……抒井易水,所以去滋毒也"。《吕氏春秋》对水质成分与健康的关系更有深刻的阐述:"轻水所,多秃与瘿人;重水所,多尰与躄人;甘水所,多好与美人;辛水所,多疽与痤人;苦水所,多尪与伛人。"祖国医学上的瘿病主要是指甲状腺肿,现代医学证明,饮水和食物中缺碘可引起单纯性甲状腺肿。所谓尰,即脚肿的疾患,躄是腿瘤,在长期饮用含有某种过量化学物质或不正常的水后,引发身体畸形及骨骼、关节病变,这种病情与当今的大骨节病十分相似。明代李时珍对水源的选择与水质的关系作了精辟的论述:"凡井水有远从地脉来者为上,有近处江湖来者次之,其城市近沟渠杂入者,成碱,用须煎滚,停一时,候碱澄乃用之,否则气味俱恶,不堪入药、食、茶、酒也。"我国古代人民对城市规划布局、住宅与健康的关系也有较深刻的认识。周朝都城采用"左祖右社,前朝后市"的布局,已具有功能分区的概念。河南淮阳发掘的 4000 多年前的古城遗址,发现有陶质排水管道。《左传》载有"土薄水浅,其恶易觏,……土厚水深,居之不疾。"西晋《博物志》指出"居无近绝溪、群冢、狐蛊之所,近此则死气阴匿之处也。"可见当时修建住宅已考虑建筑基地的选址。各地的旧式民居也都结合地区特点适当考虑日照、通风、绿化和防御寒暑等问题。

古希腊医学家希波克拉底(Hippocrates,约前 460 年—前 370 年)也著有《论空气、水和地点》的著作,涉及外界环境因素对人体健康影响和预防疾病的内容。18 世纪末至 19 世纪初,一些国家发生了工业革命,工人的劳动环境和生活环境条件十分恶劣,车间、矿井毒气弥漫,粉尘飞扬,居住拥挤,饮食质量低劣,疾病蔓延,对工人健康有很大危害。而工业化带来的人口聚集、生活条件恶劣、饮水安全无保障而造成传染病流行,也引发了严重的环境卫生问题。1804 年英国用砂滤法净化自来水,1905 年将加氯消毒作为饮水消毒的常规方法。从此水质得到保证,介水传染病发生率大大减少。1848—1854 年,英国著名内科医师 John Snow 对伦敦宽街的霍乱流行及不同供水区居民的死亡率进行了调查分析,首次提出霍乱经

水传播的科学论断,并采取了积极的干预措施成功控制了霍乱的进一步流行。

19世纪末20世纪初,由于社会生产的发展和科学技术的进步,扩大了原料和能源的利用范围,也增加了废气、废水、废渣的排放量,造成明显的环境污染,使环境卫生问题趋于复杂化。1962年,美国海洋生物学家蕾切尔·卡逊(Rachel Carson)出版了标志着人类首次关注环境问题的著作《寂静的春天》。在世界范围内引起人们对野生动物的关注,唤起了人们的环境意识,使环境保护成为各国政府面临的重要议题,促使联合国于1972年6月在斯德哥尔摩召开了"人类环境大会",并由各国签署了"人类环境宣言",开启了全球环境保护事业。1987年通过保护臭氧层的《关于消耗臭氧层物质的蒙特利尔议定书》,1990年通过该议定书的修正案,规定了5类、20种臭氧消耗物质(ozone depleting substances,ODS)为受控物质,并列出了34种含氢氯氟烃类物质为过渡性物质。自20世纪80年代以来,在联合国的组织下多次召开国际会议,讨论全球气候变暖问题,先后形成了《联合国气候变化框架公约》《京都议定书》和《巴黎协定》。《生物多样性公约》(Convention on Biological Diversity)是一项保护地球生物资源的国际性公约,于1992年6月1日由联合国环境规划署发起的政府间谈判委员会第七次会议在内罗毕通过,于1993年12月29日正式生效。2001年5月22日在瑞典斯德哥尔摩通过了《关于持久性有机污染物的斯德哥尔摩公约》,于2004年5月17日生效。2012年6月26日在美国纽约联合国总部成立了国际健康与环境组织。该组织旨在致力于解决影响人类健康的各种因素,如环境恶化、社会不公、不健康生活方式等,创造健康的自然和社会环境,实现人自身的健康发展和人与自然的和谐统一。创造良好的健康环境、提高居民健康水平已成为全球性重大课题和挑战。

WHO制定多项环境安全相关准则等,如:①2005年制定《空气质量准则》,首次提出针对4种主要污染物颗粒物、臭氧、二氧化氮和二氧化硫的全球空气质量标准建议值。②发布《饮用水水质准则》,是世界各国制定本国饮用水水质标准的参考依据。2004年WHO公布了《饮用水水质准则》(第3版)第1卷,该卷提出指示微生物指标8项、具有健康意义的化学指标148项。③2009年制定了针对潮湿与真菌的室内空气质量准则。欧盟的环境与健康战略目标:减少欧盟内由环境因素导致的疾病负担;识别并预防环境因素引起的新的健康威胁;加强欧盟在这一领域的政策制定能力。欧盟的环境立法始终以健康、监测系统和控制威胁人类健康的因素为基础,主要为化学品,如多氯化物、内分泌干扰物、农药、环境污染物等。开展健康立法的行动和计划,包括《污染物疾病控制》《健康保护和监测》等及健康影响评价原则、放射物控制法规等,为民众健康提供完整的法律保障。2004年欧盟制定了《欧洲环境与健康行动计划》(2004—2010),该行动计划制定了3个行动步骤:①改善信息链,增强对污染源及其产生的健康影响之间关系的理解;②加强对环境与健康问题的研究并鉴别突出的问题;③评估政策并加强交流,通过提高认识、风险交流等,给居民提供必要的信息。2008年,韩国颁布了世界上首部"环境与健康法",并于2009年5月生效。这是世界上第一部也是迄今为止唯一的环境与健康法。

近年来,美国学者开展许多环境因素与人群健康关系的大型队列研究。例如,Pope等使用死亡专率研究大气污染对55万人的长期健康效应,Miller等对美国36个大城市地区的65 893名绝经后妇女平均6年的追踪研究,对于保护人群健康具有重要的科学意义和应用价值。在开展环境与健康关系的研究中,时常发现人类对环境暴露的易感性在不同个体中存在遗传背景的差异。1997年,美国科学家Kenneth Olden提出了具有划时代意义的环境基因组计划(environmental genome project,EGP)。该计划的主要目标就是推进有重要功能意义的环境应答基因的多态性研究,确定其引起环境暴露致病危险性差异的遗传因素,并以开展和推动环境-基因相互作用对疾病发生影响的人群流行病学研究为最终目的。

新中国成立以来,曾先后多次召开全国环境卫生学学术会议,及时总结我国不同时期环境卫生工作的经验和成果,不断充实环境卫生学的理论知识,扩展环境卫生事业的领域,使我国环境与健康工作水平不断提高。2005 年 8 月,原卫生部召开全国环境卫生工作座谈会,重点讨论了我国环境与健康领域存在的问题和今后的发展方向;同年 11 月召开了第一次国家环境与健康论坛会议,分析了我国环境与健康形势、当前面临的主要问题和优先研究领域,讨论了国家环境与健康行动计划的基本思路,并初步形成了多部门沟通与协作的机制。2007 年 11 月,国家原卫生部和环境保护部联合举办第三届国家环境与健康论坛暨《国家环境与健康行动计划》启动仪式,该行动计划是由原卫生部、国家环境保护部等 18 个国务院部委局共同制定的我国环境与健康领域的第一个纲领性文件,其目标是控制有害环境因素及其健康影响,减少环境相关性疾病发生,维护公众健康。至 2015 年,针对《国家环境与健康行动计划》设定的主要目标,国家投入巨额资金,由环保部、原国家卫生计生委、水利部等部门组织实施了环境与健康相关的重大科技专项、公益项目、科技支撑计划等研究项目,获得大量空气污染、水污染、土壤污染等方面基础数据和重要成果,基本达到了预期目标。2016 年 10 月 25 日,中共中央、国务院发布了《"健康中国 2030"规划纲要》,充分体现了国家卫生和健康工作的新思路,以提高人民健康水平为核心,把健康摆在优先发展的战略地位,其根本目的是实现全民健康,立足全人群和全生命周期 2 个着力点,实现从胎儿到生命终点的全程健康服务和健康保障,全面维护人民健康。规划纲要的战略目标是到 2020 年我国居民主要健康指标居于中高收入国家前列;到 2030 年主要健康指标进入高收入国家行列。在该规划纲要的"建设健康环境篇"中明确提出,深入开展爱国卫生运动,加强城乡环境卫生综合整治,统筹治理城乡环境卫生问题,全面加强农村垃圾和生活污水治理、大力推广清洁能源,提高农村集中供水率,建立饮水安全保障体系,加快农村无害化卫生厕所建设。广泛开展加快社区、健康村镇等建设,到 2030 年建成一批健康城市、健康村镇的示范城市和村镇。同时,加强影响健康的环境问题治理,深入开展大气、水、土壤等污染防治,努力提高环境质量,切实解决影响人民群众健康的突出环境问题。实施工业污染源全面排放许可和达标排放。建立健全环境与健康监测、调查和风险评估制度,建立覆盖污染源监测、环境质量监测、人群暴露监测和健康效应监测的环境与健康综合监测网络及风险评估体系,实施环境与健康风险管理。《"健康中国 2030"规划纲要》的颁布与实施标志着我国卫生与健康工作步入新阶段,具有重要的里程碑意义。纵观几十年来新中国环境卫生学和环境健康事业的发展,在不同发展阶段均取得了显著成就和长足进展,突出表现在:从 20 世纪 50 年代初期围绕生物性因素的研究扩展转移到对化学性和物理性因素的研究,从最初单纯对环境因素监测、调查扩展到与人群健康相结合的研究;在研究方法上从单纯的宏观流行病学调查转向对人群的宏观调查与实验室微观研究相结合的调查研究,以及运用毒理学的研究方法和现代分子生物学技术开展污染物的远期危害和作用机制研究,并探索多种环境因素的联合作用;在环境暴露上从测量环境浓度转向测量个体实际暴露;环境与健康工作从单纯的学术研究转向社会各界高度关注的热点问题与单纯学术研究并重、学术研究与社会服务并重。环境与健康工作已逐步迈入法制化的轨道,环境与健康事业已经纳入到国家建设与发展的重大战略规划之中。

近年来,随着生命科学和环境科学的发展及分子生物学技术在环境卫生学中的应用,人们得以从分子水平上深入探讨环境与健康的关系,为评价人群罹患环境相关疾病的危险性提供了新的方法。在探讨污染物的毒作用机制中,从过去的整体、器官和系统水平逐步深入到当前采用组学技术研究细胞结构、蛋白质功能、基因表达、代谢异常及其相互联系等。环境基因组计划的实施,旨在探讨环境-基因相互作用,寻找环境因素对机体造成损伤的易感基因(susceptible gene)和环境应答基因(environmental response gene)的多态性在疾病发生发展中的作用。这是环境与健康研究在学术思想上的飞跃和研究方法的更新,为环境卫生学的发展提供新的机遇和活力,并为解决环境相关疾病的发生机制及人群易感性差异提供了新的、更加有效的研究手段。联合国先后提出了"清洁生产"(clean production)的概念和"可持续发展"(sustainable development)战略,旨在促使人们节约能源、减少资源消耗,使自然资源和生态环境持续发展,既能满足当代人的需要,也不会损害子孙后代发展的需要。当今国家"十三五"规划纲要提出"创新、协调、绿色、开放、共享"的发展理念,对于促进经济发展、维护民众健康、保护生态环境可持续发展都具有重要意义。

(二)新中国环境卫生工作的主要成就

新中国成立60多年来,在不同历史时期卫生工作的重点有所侧重,但始终坚持贯彻"预防为主"的卫生工作方针,在各级政府的正确领导下,通过专业技术人员的辛勤工作和广大民众的大力支持,使城乡面貌发生了巨大变化,一些严重危害人民健康的传染病得到有效控制或消灭。中国已具备了一支素质较高的环境卫生工作队伍,建立了较完善的环境卫生监督、监测体系,使环境卫生工作更加全面深入,取得了不少世人瞩目的成就。迄今,全国有百余所高等院校设置了公共卫生学院(或公共卫生系)并开办预防医学专业,而环境卫生学是该专业的重要组成部分和主干学科。不少学校还具有环境卫生学的硕士、博士学位授权点,已培养出大批环境卫生专业的高级专门人才。总之,60多年来我国在环境卫生领域取得了可喜成就,简要归纳为以下几个方面:

1. 城乡环境卫生面貌显著改善　我国通过大力开展爱国卫生运动、创建国家卫生城市和农村改水、改厕、改灶等活动,使城乡环境卫生面貌显著改善。迄今,我国数百个城市和县级城镇、市区被命名为国家卫生城市(镇、区)。城市全部实现集中式供水,生活饮用水合格率达95%以上。至2011年底,全国共有农村供水工程5887万处,受益人口8.12亿人,其中集中式供水工程受益人口5.49亿人,分散式供水工程受益人口2.63亿人。截止到2015年年底,全国农村集中式供水人口比例从2010年的58%提高到82%。饮水水质的显著改善使介水传染病的发病率和死亡率大大降低。全国城乡居民的生活环境条件、室内卫生设施和卫生状况都有了很大改善,特别是在煤烟污染型地方性氟中毒和地方性砷中毒的流行区,家庭炉灶的改建显著降低了室内空气污染的程度。

2. 环境与健康研究取得丰硕成果　近几十年来,我国环境卫生工作者对环境污染的健康效应问题进行了大量的调查研究。我国曾对全国50万以上人口的26个城市进行了大气污染与人群健康关系的大规模调查研究,发现大气污染与城市居民肺癌和慢性阻塞性肺疾病(chronic obstructive pulmonary disease,COPD)具有一定的相关性。自20世纪70年代中期起,还先后多次开展全国居民全死因回顾性调查。目前已将全国死亡原因监测作为疾病预防控制的重要工作内容,发现我国居民肺癌死亡率呈明显的上升态势,如20世纪70年代为7.17/10万、20世纪90年代初为15.19/10万,2006年达30.84/10万,2012年肺癌死亡率更高达42.05/10万,居全国居民恶性肿瘤死亡原因之首,且城市肺癌发病率和死亡率明显高于农村,男性高于女性。在环境相关疾病的病因学研究方面也取得了重大成果。例如,20世纪70年代我国云南省宣威县肺癌标化死亡率高达26.23/10万,经人群调查和实验室研究发现,当地居民生活燃用烟煤导致室内空气中苯并(a)芘等致癌物浓度很高是造成肺癌高发的主要原因。我国南方一些地区流行的煤烟污染型地方性氟中毒和地方性砷中毒的发病类型和发病原因是我国环境卫生工作者首先发现的。后经改良炉灶等措施降低室内空气中污染物的浓度,使当地居民肺癌、地方性氟中毒和砷中毒的发生率都明显下降。饮水中碘含量与甲状腺肿发病关系的 U 型曲线也是我国研究人员最早提出的,经过环境卫生工作者的不懈努力,我国已基本达到消除碘缺乏病的目标。这些研究成果既丰富了环境卫生学的理论知识,也为环境相关疾病防治策略的制定提供了科学依据。

3. 环境监测工作卓有成效　20 世纪 50 年代后期,我国一些大城市如北京、上海、天津、沈阳等率先开展了大气污染调查监测。20 世纪 60 年代以来,各地卫生防疫机构与有关部门合作对全国 200 多条河流、湖泊、水库进行了监测,并对长江、黄河、珠江、松花江等水系和渤海、黄海、南海等海域及主要湖泊、水库的污染状况进行了连续 5 年的调查监测。自 1979 年起,我国还参加了联合国环境规划署和 WHO 主办的全球监测系统的大气监测和水质监测。这些监测结果为掌握我国环境污染状况积累了丰富的资料。近些年来各地相关机构也加大了对化妆品、室内空气污染和公共场所的卫生监测和监督的力度。自 20 世纪 80 年代至今,全国的环境监测网络逐步完善,已将全国 74 个重点城市的空气质量进行实时监测报告、饮用水卫生状况及重要水体的水质状况等作为常规工作进行全面监测,定期发布监测数据和环境质量报告。2005 年 4 月～2013 年 12 月我国开展了首次全国土壤污染状况调查,面积约 630 万 km^2,基本掌握了全国土壤环境质量的总体状况。

4. 环境与健康法律法规标准体系逐步建立和完善　我国从 2007 年发布《国家环境与健康行动计划(2007—2015)》至 2011 年底,先后出台了《环境与健康行动计划》《卫生部国家环保总局环境与健康工作协作机制》《关于成立国家环境与健康工作领导小组的通知》等 7 个环境与健康相关政策性文件。我国于 2014 年新修订的《环境保护法》增加了环境与健康条款,在总则中提出了保障公众健康的相关内容,更加关注环境质量对公众健康的影响,在强调保护环境的同时更加重视预防和控制与环境污染相关疾病的发生。增加第三十九条,国家建立、健全环境与健康监测、调查和风险评估制度;鼓励和组织开展环境质量对公众健康影响的研究,采取措施预防和控制与环境污染有关的疾病。此等法规和政策文件明确提出了我国今后环境与健康工作的主要内容,为今后的环境与健康工作的深入开展提供了重要的法律依据。此外,我国环境与健康标准体系也日臻完善,主要包括:①环境质量标准体系:是以保护人的健康和生存环境,防止生态环境遭受破坏、保证环境资源多方面利用为目的,对污染物或有害因素容许含量或要求而制定的一系列具有法律约束力的技术标准。我国自 1973 年颁布第一个环境标准《工业"三废"排放试行标准》以来,至今在不同领域制定或修订国家级环境质量标准 1300 多项,环境质量标准体系已初具规模。②环境卫生标准体系:是以保护人群身体健康为直接目的,运用环境毒理学和环境流行病学的手段,对环境中与人群健康有关的有害因素以法律形式所规定的限量要求和为实现这些要求所提出的相应措施的技术规定。至 2011 年 9 月,我国现行的环境卫生标准为 8 大类,170 多项标准。如为卫生执法监督服务的标准(公共场所卫生标准类、化妆品卫生标准类、生活饮用水及涉及饮水产品的标准类)及为保护公众健康的卫生标准(室内外空气污染物卫生标准类、各类工业企业卫生防护距离标准类、住宅卫生标准类、环境射频辐射卫生标准类、土壤及固体废弃物卫生标准类等)。此外,国家相关部门还发布了相关的行业标准,如针对室内环境污染对人体健康的危害及针对室内装饰装修引起的环境污染和人体健康威胁,住宅建设部门制定了民用建筑工程室内环境污染控制规范及装饰装修材料中不同有害物质的限量要求等。建设部为保障供水质量和安全,制定了《管道直饮水技术规程》《二次供水技术规程》等。我国环境与健康标准体系的建立和完善为改善人民的生活环境及保证对相关卫生产品的执法监督提供科学和法律的技术依据,为我国的环境与健康监督工作步入法制化、科学化和规范化管理奠定了基础。

四、环境卫生工作和环境卫生学今后的任务

环境卫生学和环境卫生工作既有密切联系,又有明显区别。环境卫生学是研究环境与人群健康关系,以保护和增进人体健康为目的的科学,是预防医学的二级学科和主干课程。它作为一门独立的学科具有完整的理论体系和具体的研究内容。环境卫生工作是环境卫生学理论知识体系指导下的环境卫生实践工作,其目的是防止环境污染、预防疾病、提高人群的健康水平,其内容随社会发展和卫生服务需求而有所变化,因此环境卫生工作的重点具有一定的阶段性和时效性。环境卫生工作能丰富环境卫生学的内容,是环境卫生学理论的具体体现;而环境卫生学是基于环境卫生工作实践对环境与健康理论体系的全面阐释和对环境卫生主要工作内容的高度概括,因而环境卫生学对环境卫生工作实践具有指导作用。当前我国环境污染形势仍十分严峻,传统环境污染危害尚未完全消除,新的环境污染问题已经凸显,环境相关疾病已成为危害人群健康的重要问题。近年启动的《国家环境与健康行动计划(2007—2015)》是我国环境与健康领域的第一个纲领性文件,标志着我国已将环境与健康理念开始融入到经济社会大发展之中。该计划在环境与健康法律法规标准体系、监测网络、应急处置、信息共享服务、技术支撑和健康宣传等6个方面开展了卓有成效的工作并取得显著成绩。例如,在环境与健康技术支撑上开展的工作包括:①全国生活饮用水水质状况调查;②全国人群水性疾病流行情况调查;③儿童哮喘第三次全国流行病学调查;④第二次大气污染与居民死亡情况调查;⑤气候变化对人群健康影响预警系统的建立;⑥中国空气污染导致人群健康影响的经济损失评估;⑦中国人群环境化学污染物体内负荷量评价;⑧环境重点污染物对健康影响的动态研究。2012年国家环保部和原卫生部联合开展"全国重点地区环境与健康专项调查"项目,投入资金17.5亿元,对全国100个重点地区开展摸底调查,包括环境污染调查、人群健康调查、当地人群健康风险评估等。通过环境与健康工作者的不懈努力,我国环境卫生事业取得了令人瞩目的成就。尽管如此,我国环境污染形势依然严峻,环境与健康工作仍面临巨大的挑战。为此,近年来国家又先后发布了大气、水、土壤污染防治行动计划及《"健康中国2030"规划纲要》,为当前环境污染防治、保护民众健康指明了方向,给我国环境卫生事业的发展增添了新的活力和法律保障,也给环境卫生学的发展提供了新的机遇和希望。主要包括:

(一)加强环境因素健康效应的研究

当代环境对健康的危害可分为传统环境危害和现代环境危害,前者包括缺乏安全饮水、环境卫生设施不足、燃煤和传统燃料燃烧造成的室内空气污染、生活垃圾处置不当、自然灾害等对人类健康带来的危害;后者是指人口过度集中、工业化、精细农业造成的水污染,工业化、汽车增多和火力发电等造成的城市大气污染,工业固体废物和有害废弃物的大量聚集,新技术带来的新化学污染和放射性危害,新传染病的出现和老传染病的复萌,生态环境恶化和全球环境问题等带来的健康危害问题。当今,我国正面临着传统环境危害与现代环境危害的双重压力,环境中存在的大量化学、物理、生物因素均可对人群健康产生影响。因此,应

着力研究环境有害因素对机体健康的影响,揭示环境有害因素对人体健康影响及其分子机制。由于环境化学污染物种类繁多、成分复杂、数量巨大、污染范围广,其对人类健康的危害也最大。因此,化学性污染对健康的危害仍是今后研究工作的重点。由于生命早期(包括孕期)是环境有害因素对机体产生终生后果的高敏感期,生命早期和出生后不同发育阶段的环境暴露(综合暴露)会对成年后的健康和疾病产生显著影响。近年来提出了暴露组学(exposomics)的概念,重点关注从妊娠(受精卵)开始贯穿于整个人生的环境暴露全过程,采用全暴露组关联研究(exposome-wide association study,EWAS)方法,检测所有可能的暴露标志,通过分析病例组和对照组差异最显著的暴露标志,再重复验证比较患者和健康受试者暴露组的分析结果,确定有效的生物标志,进而利用此等生物标志来阐明暴露-效应关系、作用机制等。暴露组学关注个体一生中所暴露的测量及此等暴露与疾病之间的联系,它依赖于基因组学、蛋白质组学、脂类组学、糖组学、转录组学、代谢组学、加合物组学等的发展,以全面揭示暴露与疾病之间关系。此外,应加强环境有害因素联合作用研究,特别要重视多因素、低水平暴露下的健康效应问题,以及生物因素与化学因素的联合作用等。当前,可利用多种组学技术研究机体-环境相互作用及其机制,揭示环境污染物对健康危害的生物学本质,并以此为基础进行污染物的剂量-反应关系的评价,寻找特异、敏感、简便易行的生物标志,构建环境污染危害的预警体系,以便及时发现污染危害,采取相应的预防对策,保护人群健康。

(二) 新技术、新方法在环境卫生工作中的应用

在环境卫生工作实践中,倡导创新性思维,要善于借鉴相关学科的理论知识,创建和引进新的研究技术和方法,是提高环境卫生工作质量和研究水平的关键所在。引进细胞生物学、生物化学、分子生物学、分子流行病学等学科相关理论和研究方法,对于深刻揭示环境与健康关系的内在本质至关重要。利用组学技术可鉴别相关个体对环境有害因素的易感性,探索毒作用机制,有望解决某些环境与健康的关键科学问题。例如,全基因组关联研究(genome-wide association study,GWAS)可发现诸多与疾病有关的基因多态性变异;观察环境化学物暴露对 DNA 甲基化、组蛋白修饰或微小 RNA 的干扰作用,可为环境化学物暴露与表观遗传学修饰的关联提供证据;应用代谢组学技术有望解决化学物长期低剂量混合暴露的问题。另外,利用组学技术可高通量筛选毒物,并可预测未知化学物的毒性,从而推动更加快速、廉价、准确的新一代健康风险评估的建立与发展。可见,充分利用组学和组学技术的研究策略和方法,可快速、准确地收集和分析海量数据和相关信息,为阐释环境污染物的作用机制及环境相关疾病的发病机制提供重要的技术支撑。引进分析化学、仪器分析技术有利于快速检测有害物质,可提高对新化学污染物的识别能力,增强处理环境卫生突发事件的应急能力,提高对新化学污染物的识别能力;应用新的微生物检测技术可快速检测环境中的致病性微生物;利用分子杂交技术可确认环境化学污染物的遗传毒性并可用于污染物暴露的危险度评价。

(三) 加强环境与健康法律法规和标准体系建设,保护民众健康

环境与健康的相关法律、法规、标准是从保护人群健康和提高人类生活质量出发,对与人群健康有关的环境因素水平及其管理做出的具有法律效力的规定,是政府实施环境与健康执法监督和环境相关疾病控制、企业自律、民众维护自身权益的法定依据。虽然 2014 年我国新修订的环境保护法中已有"保障公众健康"的论述,并明确提出国家建立和健全环境与健康监测、调查和风险评估制度,组织开展环境质量对公众健康影响的研究,积极采取措施预防和控制与环境污染有关的疾病。但公众对环境污染引起的健康的认识仍有待提高。

此外,我国对于环境与健康的重视程度、管理体制、法律法规、标准体系、技术支撑等方面与发达国家相比仍有不小差距,更没有制定环境健康损害案件的受理、裁决、赔偿等方面的法律法规。长期以来,我国环境与健康管理手段尚显不足,协调仍不够畅通。为有效遏制环境污染日趋严峻的态势,防止民众遭受环境污染的更大危害,促使环境与健康工作逐步驶入法制化的轨道,近年来国家制订了一系列的行动计划,如《大气污染防治行动计划》(2013)、《水污染防治行动计划》(2015)和《土壤污染防治行动计划》(2016)及《"健康中国2030"规划纲要》(2016)。这些行动计划和规划纲要都是以维护和提高民众健康水平为目标,改善生态环境条件,推进生态文明建设,促进社会经济健康发展。国家发布的此等文件明确提出了开展环境污染防治、保护人民群众健康,为深入开展环境与健康调查、监测、健康风险评估及环境相关疾病的深入研究提供了重要的法律支撑。同时,要以环境卫生学的理论知识及相关科学研究所得数据为基础,加快与此等法律法规相配套的环境健康标准体系建设,切实保障各项环境健康的法律法规得到认真贯彻执行。

(四)加强农村环境卫生工作

我国自改革开放以来,农村环境卫生面貌发生了巨大变化,环境卫生质量显著提高。但由于大量乡镇企业的兴起、城市污染企业的转移、滥施农药化肥等造成的污染以及在村镇建设中缺乏合理的整体规划等,给农村环境卫生工作带来诸多新的问题。中共中央、国务院发布的《"健康中国2030"规划纲要》和全国爱国卫生运动委员会印发的《全国城乡环境卫生整洁行动方案》(2015—2020年)均提出,要加大农村人居环境治理力度,全面加强农村垃圾治理,实施生活污水治理工程,大力推广清洁能源,保障农村饮水安全、普及农村无害化卫生厕所等。到2030年努力把我国农村建设成为人居环境干净整洁、适合居民生活养老的美丽家园,实现人与自然和谐发展。可见,加强农村环境卫生工作仍然是当前我国环境健康领域的重要任务。

1. 努力改善农村饮用水的卫生状况　近十多年来,国家投入巨额资金用于解决农村人口的安全饮水问题,仅"十二五"期间,农村饮水安全工程投入资金约1600亿~1700亿元人民币,使农村集中式供水人口比例提高到80%左右,显著改善了我国农村饮用水水质状况。但由于我国地域广阔,各地经济发展不平衡,不少地区饮用水水质尚未达到安全饮水的程度,其主要问题以生物学指标不合格最为常见,应引起人们的高度重视。目前,我国尚有约4000万贫困人口,他们大多生活在边远、贫困山区,其生活条件和饮水安全问题堪忧,仍有少数地区农民的饮用水仍遭受地球化学性和环境化学性污染的威胁。就全国而言,农村饮水的主要卫生问题仍然是生物性污染危害,加强对农村饮用水水源的卫生防护和饮水消毒工作,防止肠道介水传染病的暴发流行仍是当前农村环境卫生工作的重要任务,确保广大农村居民饮水安全。

2. 加强改良厕所和粪便垃圾无害化处理的技术指导工作　2010年底,全国共完成783万户无害化卫生厕所建设,实现了"十一五"规划期间全国农村卫生厕所普及率达到65%的目标。到2015年底,农村卫生厕所普及率提高到75%。但仍有不少农村地区由于卫生厕所覆盖率低,设施简陋或新建厕所的技术措施落实不到位,达不到粪便无害化的要求,造成苍蝇大量孳生,是农村肠道传染病和寄生虫病发生和流行的重要原因。家庭规模化畜禽养殖造成的环境污染也逐渐成为农村突出的环境卫生问题。农民大量使用化肥,而不重视有机肥的施用,导致粪便垃圾不能及时被清理,也是当前农村地区生物性污染较严重的重要原因。因此,提高广大农民的卫生意识,普及卫生知识,加强生活垃圾和污水处理设施建设,对粪便垃圾的收集和无害化处理进行现场指导,及时清理畜禽圈舍,推广新型卫生厕所和沼气池的建造,改变农村环境卫生面貌,是农村环境卫生工作的重要任务。

3. 制定农村环境卫生管理法规,加大环境卫生监督管理力度　农村环境卫生法规和管理制度建设是我国卫生法律法规的重要组成部分,也是有效遏制农村环境污染,为农民创造良好生活环境而开展法制管理的重要依据,为建设社会主义新农村,维护广大农民健康权益提供重要的法律保障。国家应尽早制定和完善农村环境卫生管理的法规、条例、标准等,切实保障农村居民的合法权益。乡镇政府部门也要牢固树立"创新、协调、绿色"的发展理念,合理布局、科学发展,实施乡村振兴战略,促进农村社会经济发展,实现农村和谐美丽。要建设资源节约型和环境友好型社会,强调乡村生态环境建设,坚决杜绝和取缔污染严重的企业,严格禁止城市企业污染向农村转移,促进社会主义新农村建设再上一个新台阶。

(五)重视社会经济发展进程中新的环境与健康问题

在社会经济发展进程中,新的环境与健康问题日渐显现,不断给环境卫生工作和环境卫生学提出新的任务和要求,从事环境卫生工作的各级人员都要不断学习新知识,认识新事物,适应社会发展的需要,为保护人民身体健康开展新的工作内容。

1. 重新认识传统环境化学污染物健康危害　随着科技进步和研究的深入,当初被认为健康危害不大的环境污染物,而今被证实对环境和人体健康有很大危害。DDT 在 20 世纪上半叶为控制农业病虫害、减少蚊蝇传播疾病的流行发挥了重要作用,其急慢性毒性较低。但近年发现,DDT 是一种持久性有机污染物,易经食物链发生生物富集,且有较强激素样作用,可显著干扰机体的内分泌功能。全氟化合物是一类具有重要价值的有机氟化物,其中全氟辛烷磺酸(PFOS)和全氟辛酸(PFOA)是全氟化合物在环境中的最终产物。已发现,大鼠孕期暴露 PFOS 可导致新生仔鼠体重减轻、存活率降低、甲状腺激素水平降低,新生仔鼠发育迟缓等。双酚 A(BPA)是重要的化工原料,污染范围广,人们可通过饮水、食物等接触到BPA。研究发现,人血清中 BPA 浓度为 2.84μg/L,人乳汁中 BPA 浓度为 0.41~1.54μg/L。BPA 毒性很低,但新近发现其可引起生殖内分泌和甲状腺的功能紊乱等,并具有致肥胖作用。三氯生(triclosan,二氯苯氧氯酚)是广泛应用于日常生活用品如肥皂、牙膏等中的化学物质,具有较强的抑菌效果,近期的研究提示该物质具有较强的内分泌干扰作用。可见,曾经认为毒性较低的化学物质,随着研究的深入可能会发现新的健康问题,甚至可能造成灾难性后果。

2. 环境内分泌干扰物的健康危害问题　环境内分泌干扰物(EDC)多达数百种,日常生活中经常使用的广谱杀菌剂三氯生、高效阻燃剂多氯溴苯醚及饮水食品污染物如壬基酚、BPA、PFOS、有机氯化合物等可显著干扰机体的内分泌功能。EDC 的生物学效应特点:①剂量-反应关系的特殊性:某些内分泌干扰物的剂量-反应关系曲线呈倒 U 形,即在一定的低浓度下,可能具有更高的生物效应,当浓度进一步升高时,生物效应又会降低。②作用的复杂性:同一化学物可具有不同的激素活性,通过不同途径和机制干扰内分泌系统。如 DDT 的代谢产物 p,p'-DDE 既具有抗雄激素作用,又具有甲状腺干扰作用。③效应的多样性:EDC可广泛作用于内分泌系统的多个激素信号通路,包括甲状腺激素、孕激素、糖皮质激素、胰岛素等。EDC 的效应终点包括生殖内分泌功能紊乱和癌症、甲状腺功能异常等。④暴露时期的敏感性:在器官发育的重要窗口期,EDC 暴露可通过多种途径干扰胚胎/胎儿发育过程中多种基因的表达,改变机体的某些遗传表型,从而影响整个发育过程。⑤跨代效应:EDC 不仅通过母体暴露作用于 F_1 代,而且发育关键窗口期 EDC 暴露造成的遗传表型改变可通过生殖细胞传递给下一代。

3. 新技术、新材料带来的环境污染问题　随着分子生物学技术的蓬勃兴起,生物技术实验产物污染环境的问题摆在我们面前。当前快速发展的生物技术实验产生了前所未有的特殊废弃物,且大多未经任何处理就排入环境。例如细胞、病毒的 DNA 片段,转基因动物和植物的 DNA 片段、微生物的质粒等,对生态环境特别是水生态和土壤生态环境中生物的负面作用有待阐明。其对生态系统中生物的作用可能产生不利于人类健康的影响,通过转染可能对人体健康构成威胁,例如,致病株、抗药株微生物的 DNA 片段和质粒可造就新的病原体,如果对其没有足够的重视,可能会带来严重后果。近年来,纳米技术为创造新的物质和产品提供了巨大的发展潜力,但当大量纳米材料进入人们的生活环境,由于其物理、化学、生物性能的彻底改变是否会影响人体健康,也值得高度重视。

在当今社会发展过程出现的诸多新的环境健康问题,需要环境卫生工作者不断学习新知识,揭示新问题的内在本质,勇于面对新的挑战,努力提高业务水平,为保护人群健康做出新贡献。总之,各级环境卫生工作者必须适应当前社会发展的新形势,努力学习,开拓创新,以高度的责任感和事业心开创环境卫生工作新局面。

（杨克敌）

参 考 文 献

1. 杨克敌.环境卫生学.第 8 版.北京:人民卫生出版社,2017.

2. 陈学敏,杨克敌.现代环境卫生学.第 2 版.北京:人民卫生出版社,2008.

3. 周宜开.中华医学百科全书 环境卫生学.北京:人民卫生出版社,2017.

4. 段小丽.美国环境健康工作的启示.环境与健康杂志,2008,25(1):2-3.

5. 吴凡,袁东,贾晓东,等.中国的环境与健康:新的挑战、机遇与合作.环境与职业医学,2014,31(10):737-742.

6. Barrett JR.Particulate matter and cardiovascular disease:researchers turn an eye toward micro vascular changes. Environ Health Perspect,2013,121(9):A282.

7. Spehar RL,Brooke LT,Markee TM,et al.Comparative toxicity and bioconcentration of nonylphenol in freshwater organisms.Environmental Toxicology and Chemistry,2010,29(9):2104-2111.

8. Berryman D,Houde F,DeBlois C,et al.Nonylphenolic compounds in drinking and surface waters downstream of treated textile and paper effluents:a survey and preliminary assessment of their potential effects on public health and aquatic life.Chemosphere,2004,56:247-255.

9. Uguz C,Varisli O,Agca C,et al.Effects of nonylphenol on motility and subcellular elements of epididymal rat sperm.Reproductive Toxicology,2009,28:542-549.

10. 任杰,江苏娟.海口市部分市售蔬菜 4-壬基酚、双酚 A 污染情况初步调查研究.现代预防医学,2010,37(3):451-455.

11. Lu YY,Chen ML,Sung FC,et al.Daily intake of 4-nonylphenol in Taiwanese.Environmental International, 2007,33:903-910.

12. Chen ML,Lee HY,Chuang HY,et al.Association between nonylphenol exposure and development of secondary sexual characteristics.Chemosphere,2009,76:927-931.

13. 李祥婷,蔡德培.环境内分泌干扰物的雄性生殖毒性及抗雄激素作用机制.中华预防医学杂志,2012,46(6):567-570.

14. 叶细标,傅华.多溴联苯醚的环境暴露及健康危害.环境与职业医学,2007,24(1):95-101.

15. 李静,滕卫平.环境内分泌干扰物对甲状腺效应的研究新进展.中华内分泌代谢杂志,2012,28(8):

624-626.

16. 孙东东,孙玲.全氟辛烷磺酸的毒理学研究进展.卫生研究,2011,28(3):175-177.

17. Yang G,Wang Y,Zeng Y,et al.Rapid health transition in China,1990-2010:findings from the Global Burden of disease Study 2010.The Lancet,2013,381(9882):1987-2015.

18. Ma Y,Chen R,Pan G,et al.Fine particulate air pollution and daily mortality in Shenyang,China.Sci Total Environ,2011,409:2473-2477.

19. Lepeule J,Laden F,Dockery D,et al.Chronic exposure to fine particles and mortality:an extended follow-up of the Harvard Six Cities study from 1974-2009. Environ Health Perspect,2012,120:965-970.

20. 游燕,白志鹏.大气颗粒物暴露与健康效应研究进展.生态毒理学报,2012,7(2):123-132.

21. Miller KA,Siscovick DS,Sheppard L,et al.Long-term exposure to air pollution and incidence of cardiovascular events in women.The New England Journal of Medicine,2007,365(5):447-458.

22. Yu ITS,Zhang Yh,Tam WWS,et al.Effect of ambient air pollution on daily mortality rates in Guangzhou,China.Atmospheric Environment,2012,46:528-535.

23. Tao Y,Huang W,Huang X,et al.Estimated acute effects of ambient ozone and nitrogen dioxide on mortality in the Pearl River Delta of southern China.Environmental Health Perspective,2012,120(3):393-398.

24. 殷永文,程金平,段玉森,等.上海市霾期间 $PM_{2.5}$、PM_{10} 污染与呼吸科、儿呼吸科门诊人数的相关分析.环境科学,2011,32:1894-1898.

25. 杨章萍,金铨,周标,等.性早熟女童血清中环境内分泌干扰物水平研究.环境与职业医学,2014,31(5):331-335.

26. 黄珍茹,王彩凤,田英.三氯生在环境与人体中的暴露情况研究进展.环境与职业医学,2015,32(8):795-800.

27. 石晶金,袁东,赵卓慧.中国人群哮喘和环境真菌关系的研究进展.卫生研究,2015,44(6):1047-1052.

28. 栾桂杰,李湉湉,殷鹏,等.2010 年北京市高温热浪对居民死亡的影响.环境卫生学杂志,2015,5(6):525-529.

第一篇

总　论

环境与健康是人类永恒的主题。环境卫生学是研究自然环境和生活环境与人群健康的关系,揭示环境因素对人群健康影响的发生、发展规律,为充分利用环境有益因素和控制环境有害因素提出卫生要求和预防对策,增进和保护人群健康的学科,其基本任务是阐明人类赖以生存的环境对人体健康的影响及人体对环境作用所产生的反应。

本篇重点介绍环境卫生学的基本理论和基本知识,共设 15 章。其中保留了第 2 版总论中的各章题目:环境与健康的关系、当代全球环境问题、环境毒理学、污染物的遗传毒性、致癌性和发育毒性、环境流行病学、环境基因组学和环境表观基因组学、城乡规划卫生、环境健康危险度评价、突发环境污染事件应急处理。将环境卫生标准改为环境与健康标准体系(第十章),将环境影响评价改为环境质量评价(第十一章),将环境卫生法律制度改为环境健康法律制度(第十四章),着力体现大健康观。近年来,随着分子生物学技术的快速发展,组学技术在揭示环境因素对健康影响作用机制的研究中发挥了重要作用,得到广泛应用,因而增加了组学技术在环境卫生研究中的应用(第七章)。增加环境质量监测技术与方法(第八章),试图从总体上介绍大气、水体和饮用水水源及土壤质量监测的技术和方法。增加环境污染的疾病负担(第十三章),使读者更好地了解环境污染引起的健康损失和经济损失。

环境卫生学是一门综合性、应用性很强的学科,涉及知识面广泛,且随着社会经济的发展还会出现新的环境卫生问题,使环境卫生学的新概念不断涌现、研究内容不断扩大、研究方法不断更新。因此,环境卫生工作者要不断学习新知识,研究新问题,勇于面对新的挑战,为保护人群健康做出新贡献。

(杨克敌)

第 一 章

环境与健康的关系

　　环境是人类生存和发展的必要条件,人生活于环境之中,人类的一切活动无时无刻不受到环境的影响,也在不断地影响着环境。当今,由于人类大规模的生产和活动对环境施加的巨大影响带来了诸如生态破坏、环境污染、自然资源耗竭等全球性的环境问题,并对人类的生存和健康造成威胁和危害,人类面临着环境和健康问题的重大挑战。

　　环境与健康关系的研究涉及问题十分广泛,既有原生环境问题,又有次生环境问题;既包括环境因素对健康的有益作用,也包括对健康的不良影响;既涉及环境与健康关系的宏观规律,又涉及其作用的微观机制。环境与健康的关系十分复杂,迄今人类远未阐明。环境与健康的关系是环境卫生学研究的核心内容和根本任务,其认识的深化,对促进本学科的发展、解决环境所致的健康问题具有十分重要的意义。

第一节　人类的环境

一、环境的概念和类型

　　环境一词的科学定义在不同的学科中因研究的任务和对象不同而不同。一般而言,人类的环境是指围绕着地球上的人类空间及其中可以直接、间接影响人类生活和发展的各种物质因素及社会因素的总体。环境是人类赖以生存的物质基础,又称为人类的生存环境。

　　环境是一个非常复杂的体系,目前还没有形成统一的分类方法。一般是按照环境的主体、环境要素的属性及特征、环境空间范围等进行分类。在某些情况下,可按实际需要来定义环境的概念。

　　按环境的主体来分类,主要有两种体系:一种是以人作为主体,其他生命和非生命物质被认为是其环境要素,如上"人类的环境"的概念即属于此。通常人们所说的环境,都以人类为主体。另一种是以地球上所有的生物作为主体,其环境则是生物界周围的客观事物之总和。此处的地球生物或生物界包括了人类,人类是处于最高营养级的一种生物,在生态学研究中多用这一定义。

　　按环境要素的属性及特征,可将人类的环境(即人类的生存环境)分为自然环境、人为环境和社会环境。自然环境是自然界中天然形成的环境,如:阳光、大气、陆地、海洋、山川河流、森林、草原、湿地,花卉草木、飞禽走兽等。人为环境是经过人类加工改造,改变了其原有面貌、结构特征的物质环境,例如城市、村镇、园林、农田、矿山、道路、机场、港口、水库、电站等。社会环境则属于非物质环境,是人类通过长期有意识的社会劳动,所创造的物质生产体系、积累的文化等所形成的环境。社会环境由社会的政治、经济、文化、教育、人口、风俗习惯等社会因素构成。这3类环境还可以依其构成要素的属性或特征作进一步分类,如自然环境按构成要素可分为大气环境、水环境、土壤环境等;按生态特征可分为陆生环境、水生环境等;按其化学性质又可分为淡水环境和咸水环境。此外,还可按人类对环境的影响程度,分为原生环境和次生环境。

为了某些实际需要,可赋予一种更为狭义的"环境"定义。例如,我国的环境保护法中明确规定的环境是指大气、水、海洋、土地、矿藏、森林、草原、湿地、野生生物、自然遗迹、人文遗迹、自然保护区、风景名胜区、城市和乡村等。这是一种把环境中应当保护的要素或对象界定为环境的一种工作定义,其目的是从实际工作的需要出发,对环境一词的法律适用对象或适用范围做出规定,以保证法律的准确实施。在世界各国颁布的环境保护法规中,一般都做出类似规定。

生活环境是为满足人类生活需求而建立的、包含各种自然环境、人为环境和社会环境因素的综合体。生活环境的人为成分较多,如建筑物、道路、公共设施、能源和通讯系统等,但仍有许多自然环境因素,如河水、树林等。同时,生活环境是开放的,处在大的自然环境的拥抱之中。生活环境是人群密集、人际交往频繁的地方,是一个活跃的社会。各种社会因素对人的卫生行为,甚至对自然和人为环境均会产生影响。总之,生活环境与人的关系最密切、最为重要,对人类健康的影响也最为直接。

二、人类自然环境的构成

在地球形成和演化的过程中,重力把不同密度的物质分开,密度较小的物质逐渐上浮,聚集于地表;而密度较高的物质,逐渐下沉,向地心聚集,使空气、液态水和岩石以同心的层状排列,构成了大气圈、水圈和土壤岩石圈3个基本圈带。随后,在大气和海洋以及大气和固体陆地表面之间的交接面上产生了生物,生物的长期繁衍形成了生物圈。大气圈、水圈、土壤岩石圈和生物圈共同组成了人类的自然环境。

(一)大气圈

大气圈(atmosphere)主要指围绕地球周围的空气层。按温度垂直变化的特点可划分为对流层、平流层、中间层、热成层和逸散层(外大气层)。在沿地心向上的垂直方向,大气呈不均匀分布,距地面越远密度越低。在50km以上,大气质量不足总质量的0.1%。在360km高度,空气的密度已下降至海平面处空气密度的万亿分之一。在800km以上,气温高,气体分子运动速度极快,地球引力的约束力甚微,气体分子易于逃逸出引力圈进入太空,故800km以上称为逸散层。据测算大气总质量约为5.3×10^{15}吨。对流层的平均厚度仅约12km,约占整个大气层厚度的1%,却集中了整个大气圈质量的75%和几乎全部的水蒸气。人类活动和排放的污染物也都集中在这里,对流层与人类关系最为密切。

大气是一种混合气体。大气气体成分中的氢气除逸散部分外,主要与氧结合为水;氧具负电性,与大多数元素结合形成氧化物,如H_2O、CO_2、SiO_2、SO_2、CaO、FeO等,故其大气层中单质氢和氧极少;氮气则因其惰性,以单质形式存在于大气中,为大气的主要成分。绿色植物的出现,光合作用吸收CO_2放出O_2,不断地提供了氧气来源,使氧气的含量增加,并维持着O_2和CO_2的平衡。自然的干洁空气中,氮、氧和氩气约占总体积的99.9%,其余成分之和不足0.1%。大气的正常组成是数十亿年地球和生物演化的结果,它对保障人类的健康和维持其他生物的生存具有重要的意义。

太阳具有很强的辐射能力,太阳辐射穿过大气层时,大气中的某些成分可选择性地吸收一定波长的辐射能。臭氧几乎能全部吸收 B 段(280~320nm)和 C 段(200~280nm)的紫外线,CO_2 和水蒸气对红外线有较强的吸收作用。在平流层中,强烈的日光辐射使氧发生光化学反应生成臭氧(O_3),O_3 吸收紫外线而被分解为氧原子,氧原子又可与氧分子再生成 O_3。在平流层的上层,形成了特有的臭氧层。由于臭氧层吸收了太阳辐射中具有对生物强烈杀伤力的短波紫外线,从而保护地球表面的生物得以生存。CO_2 和水蒸气能吸收红外线辐射,储存热量,起到了对地球的保温作用。

(二) 水圈

地球上的水以气态、液态和固态 3 种形式存在于空气、地表与地下,成为大气水、海水、陆地水(包括河流、湖泊、地下水和冰雪水),它们共同构成了水圈(hydrosphere)。水圈中各类水的总量估计为 $1.36 \times 10^9 km^3$,其中海水占 97.41%,覆盖了地球表面积的 71%。便于取用的河水、湖水及浅层地下水等淡水仅占水圈总量的 0.2% 左右,其中一部分已遭到较严重的污染而不能供人饮用。水环境污染已成为当今世界的重要环境问题,饮水短缺已成为某些地区的严重危机。

海洋、湖泊、河流、地表及植物茎叶中的水分,经蒸发、蒸腾转化为水蒸气,上升到大气圈内,随气流转移。大气中的水蒸气又以降雨、降雪等形式回到地面及海洋、河流和湖泊,并从地表渗透到地下。水的这种周而复始的运动称为水循环,水循环将各个特征的水联系起来。当某种水体(如河水)受到污染,污染物也将会通过水循环而进入大气、土壤、食物和人体。

(三) 土壤岩石圈

岩石圈通常指地壳,主要由岩浆岩、沉积岩和变质岩 3 类岩石构成。岩浆岩是由地球深处高温熔融的岩浆侵入或喷出地表冷凝而形成的岩石。地表沉积岩的形成多与地质大循环有关。进入海洋的各种可溶的和不可溶的物质,经过漫长的地质变化而形成海洋沉积物;海洋又可能因地壳运动或海陆变迁上升到陆地,使海洋的沉积物成为地表的沉积岩。变质岩是先成的岩石因地质环境的改变经变质而成。岩浆岩、沉积岩和变质岩 3 类岩石中,沉积岩覆盖了地壳表面大陆面积的 75% 和海底的全部,地壳较深处主要为岩浆岩和变质岩。地壳岩石经长期风化作用形成母质,母质经微生物和植物的作用形成了土壤。

土壤是覆盖于地表、具有肥力的疏松层。含矿物质、有机质、微生物、水和空气等成分,能为植物生长、生物活动提供有利的空间和物质。各种自然的和人为的因素会改变土壤的特性及肥力,如人们不合理地利用土壤,可能引起土壤沙化、盐渍化等后果。土壤是联系有机界和无机界的重要环节。当土壤受到污染时,可能通过生物富集、蒸发和渗透等途径使污染物向植物、大气及水体转移。

由于历史不同时期的天文、气候、地理特征、物源的差异,不同时期形成的岩石的组成和溶解度差异很大,它对不同地区成土母质、生物生长和水圈水质(特别是地下水)有很大的影响。例如,当某地区地下水流经含高氟矿床或氟基岩时,地下水含氟量会明显增加,而成为地方性氟病的病因。

(四) 生物圈

生物圈(biosphere)是指地球上所有生命物质及其生存环境的整体。包括大气圈下层、岩石圈上层、整个土壤圈和水圈,从海平面以下约 12km 深度和海平面以上约 10km 高度的范围。绝大多数生物通常生存于海洋洋面之下 100m 和陆地地面之上 100m 的范围内。此范围内,具备生物生存的基本条件,包括:①能获得来自太阳的充足光能,作为生命活动的能量;②含大量可被生物利用的液态水;③适当的温度;④能提供生物所需的各种营养元素。

地球生物是生物圈内的主体,其种类多,数量庞大,结构多样。据估计,可能有500万~1亿种生物生存于地球上,但为科学家确定的仅约200万种。生物的多样性是生物圈最重要的特征。生物多样性系指某一区域内遗传基因的品系、物种和生态系统多样性的总和。它涵盖了种内基因变化的多样性、生物物种的多样性和生态系统的多样性3个层次。

生物圈的形成是生物界与大气圈、水圈和土壤岩石圈长期相互作用的结果。在不同的条件下,环境对生物的繁衍和发展产生不同的影响,形成不同的生物群落类型。同时,生物活动又以各种方式对所生存的环境产生重要影响。

人类是生物圈内对环境影响最大的生物,人类活动对环境强大的干预导致当今环境污染问题的凸显,对地球环境的影响达到了空前的程度。人类对环境的影响并非单向的,人类活动与自然环境一直是相互影响的,人类活动在改变环境的同时,环境变化也影响着人类行为,迫使人类去适应自然变化,改变生活和生产方式,增强抵御自然界不利变化的能力。如此循环往复,人类适应并改善生存环境,造成生存环境变化,又迫使人类去适应变化了的环境,造成生存环境新的变化。鉴于人类活动与地球环境相互作用的这种特征,地球科学界提出人类圈(anthroposphere)的概念,认为现代地球系统不是由4个地球圈层而是由岩石圈、大气圈、水圈、生物圈和人类圈5个地球圈层构成。正像岩石圈、大气圈、水圈和生物圈分别以岩石、大气、水和生物为自然实体一样,将以人类为自然实体的地球圈层称为人类圈,作为一个独立的地球圈层与生物圈并列。在1973年版的《不列颠百科全书》中,"人类圈"被定义为"生物圈中有人类栖居,受人类控制,并因人类活动而发生实质性改变的部分"。人类圈以人类为自然实体,而生物圈则以生物为自然实体;人类圈的基本功能是可自控的、非全闭合的生产和消费循环,而生物圈的基本功能则是近似闭合的生物循环;人类圈的结构是产业体系、需求水平和文化状况3个子系统的关系,而生物圈(狭义)的结构则是植物、动物和微生物三者之间的关系;人类圈的进化实质上是文化进化;而生物圈的进化则是遗传进化;人类圈是由有思维、能制造和使用工具的人构成,因而有自控能力,而生物圈则是在生物本能驱使下发生变化;人类圈是由单个物种构成,而生物圈则是由数百万甚至数千万生物种构成,因而前者远比后者脆弱。

人类圈主要具有下列基本特征:①以人类为自然实体、具有全球规模和影响力的地球圈层;②最新形成的、与岩石圈、大气圈、水圈和生物圈并列的地球圈层;③以地球其他圈层的资源(含能源)-环境为代价,谋求生存和发展的地球圈层;④对不可再生资源的依赖、由单一物种构成的高度脆弱的地球圈层;⑤在改造地球自然界的同时改造人类圈,推动人类与自然协同共进的地球圈层。

人类圈的范围与生物圈、水圈、大气圈和岩石圈的范围重叠或部分重叠。它从地表起(即从人类直接进入的地表以下的深处起),上限随时间而变动。就目前而论,可把载人航天飞机飞行的高度作为它的上界。

三、生态系统

生态系统(ecosystem)是地球的生命支持系统,是人类生存和发展的物质基础。生态系统为人类提供了自然资源和生存环境等方面的多种服务功能,这些服务功能的可持续供给保障了经济、社会的可持续发展。

（一）生态系统的主要特征

生态系统是在一定的空间和时间范围内，由生物群落及其环境组成，借助于各种功能流（物质流、能量流、物种流和信息流）所联结的稳态系统，是生物与环境之间进行能量转换和物质循环的基本功能单位。它具有以下特征：

1. 整体性　任何一个生态系统都是多种成分结合而成的统一体，它的整体性主要体现在：①构成生态系统的各要素按照一定规律组织起来之后，即出现了各要素独立存在时所没有的新质（emergent property），意味着产生了一个崭新的整体，并具有了综合性功能。②生态系统一旦形成，其各要素不能分解成独立的要素而孤立存在。若令其分开，则分解出去的要素就不再具有在系统中的特点和功能。③构成生态系统各要素的性质和行为对系统的整体性都是起作用的，这种作用在各要素的相互作用过程中才表现出来。系统如果失去其中一些关键性的要素，则难以成为完整的形态而发挥其作用。

2. 开放性　生态系统不是孤立的、封闭的。开放性是一切自然生态系统的共同特征。生态系统的开放性主要表现在：①通过各种途径与其外界沟通；②不断地与环境进行物质交换；③生态系统内各要素始终处于动态之中，使各要素间不断交流；④生态系统的开放性决定了系统的动态和变化，给生态系统提供了不断发展的可能。例如，外界气候常常决定着生物群落的分布和外貌，也影响到群落的结构和生产力。无论从长期还是短暂的角度看，气候都成为生态系统发生演替的主要诱发因素。

3. 自调控　生态系统通过自身的运动而不断调整其内在组成和结构，以保持自身的稳定性和增强对外界变化的适应性、忍耐性。生态系统自调控功能主要表现在 3 个方面：①同种生物的种群密度的调控；②异种生物种群之间的数量调控，多见于植物与动物、动物与动物之间，常有食物链关系；③生物与环境之间的相互适应的调控。生物不断地从所在环境中摄取所需物质，环境亦需要对其输出进行及时的补偿，两者进行着输入与输出之间的供需调控。

生态系统这种自身的调控作用，是不断通过反馈系统来完成的。生态系统的生物之间，生物与环境之间都存在着各种反馈。反馈是一个复杂过程，按功能而分为正反馈和负反馈。这两种反馈相互交替、相辅相成维持着生态系统的稳态，使生态系统对干扰具有抵抗和恢复的能力，即生态系统负荷力（carrying capacity）。

在环境卫生工作中，在保证人类生存和生态系统不受损害的前提下，一个生态系统所能容纳的污染物可维持在最大承载量，即环境容量。不同生态系统的自调控能力是不同的，环境容量的大小也不同，污染物的排放，必须与环境容量相适应。生态系统的自调控能力是有限的，当其干扰强度或污染水平超过生态系统负荷力时，则可导致生态环境的破坏。

4. 可持续性　生态系统是不断进行着物质循环和能量流动的一个功能单位，由非生物物质、生产者、多级消费者和分解者组成。生态系统的每一组成部分均在物质循环和能量流动中扮演着重要的、不可替代的角色。生产者（producer）利用太阳光能以简单的无机物制造有机物；消费者（consumer）依赖生产者而生存，并起着对初级生产者加工、再生产的作用；分解者（decomposer）在生态系统中把复杂的有机物分解为简单的无机物，使死亡的生物体以无机物的形式回归到自然环境中。环境中这些无机物又可作为生产者的生产原料，如此形成生态系统的物质循环。生态系统的能量流动推动着各种物质在生物群落与无机环境间循环，而物质流周而复始不间断地进行着，所有植物、动物及它们的"废物"都可以作为别的生物的食物被利用。生态系统中的物质保持着循环，而能量却是耗散的、单向流动的，既不能循环,又不能相互交换。生态系统作为一个整体没有纯粹的废物,所以能一直维持着生态系统的良性循环。这是自然生态系统可持续性发展的原因,也是生态系统的重要特征。人类进入工业时代以来,其生产与消费方式往往背离了自然生态系统的法则,例如为了满足能源需要,人们开采和燃烧煤和石油,然后将燃烧产生的 SO_2、颗粒物、NO_x 等大量排入大气;又如使用人工合成的塑料制品后,直接弃入环境。这些排放物和废弃物,不能再形成煤和石油或成为合成塑料的原料而进入物质循环,因而成为环境污染物和废物。当代经济具有大量生产、大量消费、大量废弃的特征,其模式是线性的,而不是循环的,这正是造成当代环境问题的根源。仿照自然生态,开展循环经济是实现人类可持续发展的根本措施。

(二) 生态系统服务

生态系统给人类社会、经济和文化生活提供了不可替代的资源和条件。这些由自然系统的生境、物种、生物学状态和生态过程所生产的物质及其所维持的良好生活环境对人类的服务性能称为生态系统服务(ecosystem service)。

"联合国千年生态系统评估报告"将生态系统服务定义为生态系统给人类提供的各种产品和给人类提供服务的能力,将生态系统服务分为 4 大类:①提供服务:如提供粮食、淡水、生产原料等;②调节服务:如调节大气成分和气候、调节水循环、净化环境、农作物的生物防治、缓解自然灾害等;③文化服务:主要体现的是人的精神需求,如保持文化的多样性和特有性,产生美学价值和灵感、休闲娱乐价值等;④支持服务:如形成土壤,维持物质循环等。

(三) 生态系统健康

1. 概念　生态系统不仅能为人类提供各类有价值的产品,而且还能提供多种重要的、人为力量不可取代的服务。然而,要实现这些功能,生态系统必须是处于完善的、良好的状态。

20 世纪 90 年代,生态系统管理提到了人类的重要议程上。开始借用人类"健康"的概念来说明这种结构复杂、功能广泛的生态系统状态,强调应用保护人类健康的范例来保护生态系统健康(ecosystem health),根据人类健康的隐喻来建立良好生态的目标。

通常把具有活力、结构稳定和自调节能力的生态系统看作是健康的生态系统。活力指生态系统的功能性,包括维持系统本身复杂特性的功能和为人类服务的功能;结构稳定指具有平衡、完整的生物群落,多样的生物种群;生态系统自调节功能主要靠其反馈作用,通过正、负反馈相互作用和转化,在受胁迫时表现出能维持系统的正常结构和功能,有抵御"疾病"的能力,保证系统达到一定的稳态。一个不健康的,即病态的生态系统,往往处于衰退、逐渐趋向于不可逆的崩溃过程。

2. 生态系统健康影响与评价　为了研究有害因素对生态系统健康的影响,将毒理学的方法应用于生态系统建立了生态毒理学,并应用健康危险度评价的方法对生态系统产生的风险进行评价。生态毒理学的主要研究内容:①调查和研究有毒有害物质在生态环境中的迁移、转归和生物暴露特征;②研究有毒有害物质对生物的毒性,包括毒作用的性质、大小、作用机制;③研究和应用生物标志评价生物对有毒有害物质和因素的暴露剂量、产生的效应及易感性;④根据生态毒理学和其他相关研究的基础资料,建立模型,预测有毒化合物对生态系统产生的效应;⑤对生态系统产生的风险进行评价。

生态系统健康是实现可持续发展的重要前提,健康的生态系统是人类生存和发展的物质基础,也是人类健康的基础。应当重视生态系统健康与人类健康之间的相互联系。生态环境对人类健康的影响更多是间接的,但是也更宏观、更复杂、意义更深远。保持和维护生态系统结构和功能的可持续性,修复生态系统的创伤,重建已破坏的地球生命支持系统,实现生态系统健康是环境工作者和环境管理部门今后的重要使命。

四、原生环境和次生环境

在人类进化和发展的过程中,人和环境之间既相互依存又相互作用。相互作用的趋势是,人类对环境的作用在规模上迅速扩张、在强度上极度提升。其长期作用的结果是使某些自然环境的面貌、构成和特征都发生了深刻的变化。根据人类活动对环境影响的程度,可将环境分为原生环境和次生环境。

(一) 原生环境

原生环境(primary environment)是指天然形成的未受或少受人为活动影响的自然环境。原生环境由天然形成,保持着自然的形态和特征,按照自然的规律运行。从严格意义上来说,原生环境只见于原始森林、荒岛、人迹罕至的冻原地区、大洋中心的环境中。这种环境随着人类活动范围的不断扩大而日趋缩小。原生环境还应当包括那些虽然有人类活动,但是人为影响较少的环境,如仅从事考察活动或以比较原始的方式生产,生产活动有限而无明显的人为干扰和开发的环境。

原生环境中,存在着许多对健康有利的因素,人类生活在其中可以获得清洁和适宜人体需要的正常化学组成的水、空气、土壤,以及太阳辐射、微小气候。人类可以从原生环境得到自然生态系统的各项服务。然而原生环境中也存在许多威胁人类生存、影响人类健康的因素,如:地质灾害、气象灾害和极端天气、地球化学元素不均匀分布、天然有毒有害物质、生物性病原体等。原生环境问题,自古有之。像生物地球化学性疾病这样的原生环境问题,随着社会和经济的发展进步,生活水平的提高,干预措施的采用,已经得到一定程度的控制。而对于地质和气象这样的灾害,人为力量仍然显得很微弱,还没有抵御的能力。

(二) 次生环境

次生环境(secondary environment)是受人类活动影响形成的环境。包括人的生活环境,以及生产开发活动、旅游等其他活动对自然造成干扰的环境。由于原生环境中有某些不利于人类生存的因素存在,同时仅靠自然提供的食物难以保障人口迅速增长的需要。为了最大程度地满足人类的繁衍和物质需求,人类发挥其特有的智慧,有目的地进行创造性的劳动,改造自然环境,开发利用自然资源,为人类自身的生存和发展提供了良好的物质生活条件。中国古代最著名的水利工程四川都江堰就是 2000 多年前中国劳动人民改造自然环境为人类造福的最好例证。

随着社会的进步和科学技术的发展,人类开发和利用自然资源的能力不断提高,燃料消耗急剧增加,地下矿藏大量开采,化学工业高度发达,这些都促进了工农业的大发展,为人类带来了巨大的财富。但人类在改造自然环境的同时也对原生环境施加了一定的影响。更为严重的是,由于人类不合理的开发和利用自然资源,向环境排放大量生产和生活废物,且排放量超过了环境的承载力,造成生态破坏和环境污染。大量生产性废物(废水、废气、废渣)及生活性废物不断进入环境,特别是持久性污染物严重污染大气、水、土壤等自然环境,使正常的生态环境遭受破坏,人的生活环境质量下降,直接威胁着人类的健康。

环境污染导致的问题主要有:①在人群中出现多种公害病;②引起急性和慢性中毒危害;③产生致畸、致癌、致突变的远期危害;④导致诸如全球气候变暖、酸雨或酸沉降、臭氧空洞、生物多样性锐减等全球环境问题。

(鲁文清)

第二节 人与环境的辩证统一关系

人与环境的关系是生物发展史上长期形成的一种既相互对立、相互制约又相互依存、相互转化的辩证统一关系。人与自然界息息相通，密不可分，自然界的变化可以直接或间接影响人体。由于客观环境的多样性和复杂性以及人类特有的改造和利用环境的主观能动性，使环境和人体呈现出极其复杂的关系。人类在不断地适应环境、改造环境，环境为人类提供生命物质和生活、生产场所，在漫长的历史岁月中构成了人类与环境之间的对立统一的关系。

一、人与环境在物质上的统一性

（一）人与环境之间的生态平衡

在人类生态环境中，人和环境之间因不断的物质交换和能量流动，而保持着动态平衡成为不可分割的统一体。人体从环境中摄取空气、水和食物，被机体摄入后经过消化、分解、吸收、同化等代谢过程，组成机体细胞和组织的各种成分并产生能量，维持人体的生命活动，同时机体又将摄入体内不需要的物质和代谢废物，通过多种途径排入环境，在环境中进一步发生变化，作为其他生物（动、植物）的营养物质，通过食物链的传递再被人体所摄取。环境和人体之间进行的物质交换与能量流动以及环境中各种因素（物理性、化学性、生物性因素）对人体的作用，保持着相对的平衡即环境与人体的生态平衡，这种平衡经常处于变动之中。自然界是不断变化的，环境的构成及状态的任何改变（包括自然的或人为的污染），都会不同程度地影响到人体正常生理功能的发挥，人体又利用机体内部的调节机制以及人类特有的改造客观环境的主观能动性，改造客观世界，以适应外界环境的变化并维持着人体与环境之间的平衡，这种平衡的实现是保持人体经常处于健康状态的基本条件。在生物进化过程中，生命体与环境之间既相互适应又相互矛盾，在这种对立统一的法则下，生命不断发展，从低级到高级，从简单到复杂，从单一性到多样性，以致发展到当今多达数百万种生物和谐共存于同一地球环境中。

（二）人与环境在物质上的统一性

在人类的生存环境中，各种物质都是由化学元素组成的。生物体（包括人）通过新陈代谢与外界环境不断地进行着物质交换和能量流动，使得机体的结构组分与环境的物质成分不断保持着动态平衡，并形成了生物与环境之间相互依存、相互联系的复杂统一整体。生物为了生存和发展，不断从环境中摄入某些元素以满足机体完成自身生命活动过程的需要。生物在从低级到高级的进化过程中，对其生存环境中某些至关重要的元素进行选择，以保证其能够顺利向更高级的方向演化，因而这些元素就成了维持生物生存、繁衍等生命过程必不可少的物质成分。人类在地球上生存已有 300 万年以上的历史，在这漫长的过程中，人与环境之间形成了在物质上的统一性。有人研究了人体血液中 60 多种元素与海水、地壳岩石中这些元素含量之间的关系，发现两者之间存在着明显的丰度相关，表明机体与环境之间存在物质上的统一性。

二、人类对环境的适应性

在人类长期进化发展过程中，各种环境条件是经常变动的，人体对环境的变化形成一定的调节功能以适应环境状态的变动。当今人类的行为特征与其形态结构和生理特点一样，都是适应自己特定环境的结果。人体的气候适应、热适应、光适应等都是机体对外界环境适应的最好例证。气候适应是指人在某气候条件下生活和工作一段时间后，机体对这种气候的适应能力，包括生理行为、新陈代谢等方面的适应性变化。反复的炎热暴露可使机体对热环境产生生理适应。热适应后机体的体温调节、汗腺分泌、水盐代谢、心血管系统、神经系统、内分泌功能等都得到相应的改善。人体受到热应激可发生热应激反应（heat stress response），此时体内合成的热休克蛋白（heat shock protein，HSP）表达水平升高，使机体的热适应能力增强。人体在炎热的夏季获得热适应是一种本能的生理反应，是人自身提供的一种自我保护机制，以抗拒外界环境变化带来的伤害。新生儿在娩出时受到低于宫内温度的冷刺激，引起体温丢失，而新生儿具有一定程度恒定体温的能力，冷刺激通过交感神经作用于新生儿特有的褐色脂肪（brown fat）引起内源性产热以维持体温。随着新生儿成长褐色脂肪消失，儿童和成人则以寒战代替产热，这种产热和散热功能可适应气候的变化。机体的解毒排泄功能以清除进入体内的有毒物质，免疫功能以防御有害微生物侵入体内的危害，血脑屏障及胎盘屏障和皮肤黏膜的机械屏障等都具有防止有害物质进入体内的功能，以维持机体的健康。此外，环境的构成和状态的任何改变也会对人体的生理功能产生不同程度的影响。例如，在高原环境下，由于大气中氧含量稀少，人体通过增加呼吸空气量、加快血液循环、增加红细胞数量或血红蛋白含量以提高机体的携氧能力，适应缺氧环境，维持机体正常生理活动。

机体对环境的适应性是人类在长期发展进程中与环境相互作用所形成的遗传特征。但人体对环境变化的适应能力是有限度的，如果环境条件发生剧烈的异常变化（如气象条件的剧变，环境因素作用强度过大或环境中存在大量新的污染物等），超过机体自身的调节能力时，机体的适应机制遭受破坏而出现有害的健康效应。如一条河流受到严重污染时，水中溶解氧降低，水生生物死亡，形成无生物水域，水质恶劣失去利用价值；长期食用受毒物污染的农作物，体内毒物的含量明显超过人体的耐受限度时，可因毒物在体内蓄积而导致中毒。

三、人与环境的相互作用

在地球发展的历史长河中，人类不仅没有退化反而愈加兴旺发达，其根本原因在于人类不是被动地依赖和适应环境的变化，而是能够发挥其聪明才智充分利用环境中的有利因素、避免不利因素，主动地依赖环境、适应环境、改造环境，创造更加美好的环境条件，为人类造福，如都江堰水利工程就是人类改造自然环境的典范。人类与环境的作用是双向的，环境的组成成分和存在状态的改变影响人体的生理功能，促使人类进化逐渐适应新的环境。存在于生态环境中的人类，随着环境的各种自然条件的改变，逐步形成自身的遗传学特征。如生活在北极的人群，为了减少散热，其身材都比较矮小，而四肢特别发达。长期生活在不同地区的人群，对各种异常的外环境有着不同的反应性和适应性，但任何外环境因素的变化只有通过机体内环境的改变才能产生相应的效应。

（一）机体与环境之间的相互作用

人类的健康、疾病、寿命都是环境因素与机体内因（遗传因素）相互作用的结果。环境因素与疾病风险的研究表明，当接触相同条件或暴露相同剂量时，不同个体的发病危险性存在很大差异，其原因就是发病不仅与环境有害因素暴露有关，还与机体的遗传易感性有关。许多复杂疾病，如肿瘤、心血管系统疾病等，在其发生发展过程中，遗传学机制和环境因素均发挥着重要的作用。例如,CYP1A1活性较高的个体在相同环境条件下更易患肺癌;N-乙酰基转移酶基因(NAT2)多态性与芳香胺暴露所致膀胱癌有密切关系。甚至某些遗传性疾病如苯丙酮尿症、葡萄糖-6-磷酸脱氢酶缺乏症等的发病都是由于机体接触到某种环境化学物质所引发的。出生缺陷和生育障碍,几乎都属于复杂性疾病,也是由多个致病或易感因素与环境交互作用产生的遗传物质的结构和功能异常。基因-环境交互作用对先天出生缺陷(如神经管畸形、口唇裂、先天性心脏病等)发病的影响已得到普遍认可。众多研究明确指出,遗传变异和环境因素在胚胎早期发育受阻中起了关键作用。已知能够与发育调控基因交互作用的环境因素包括母亲的营养、健康和行为、母亲暴露药物和环境污染物。研究遗传和环境的交互作用将能更好地理解出生缺陷发病的生物学机制和病变过程,对控制出生缺陷具有重要意义。有鉴于此,人们更加关注环境因素与机体的交互作用在毒理学反应和人类环境暴露相关疾病中的重要性。有人将机体-环境暴露与健康的关系形象地比喻为"环境扣扳机"(environment pulls the trigger)效应,即遗传因素将子弹上膛,环境因素扣动扳机。人们已经认识到,在对环境有害因素的动物实验和人群调查中经常见到的敏感个体,其生物学本质就是由机体内在的遗传特异性基因决定的。可以说,人类发展到今天高度文明的阶段也是环境与机体相互作用的结果。

(二) 机体-环境相互作用的遗传学机制

现已发现,许多疾病的发生都与机体的基因多态性(gene polymorphism)有关。基因多态性是指处于随机婚配的群体中,同一基因位点可存在两种以上的基因型。在人群中,个体间基因的核苷酸序列差异称为基因多态性。基因位点的多态性,可导致个体对环境所致疾病的易感性出现差异,患病风险增加。肿瘤的发生,一般认为是环境因素与遗传因素交互作用的结果。例如,具有Ⅰ相代谢功能的细胞色素P450酶,可代谢多种化学物和药物,并可使之形成具有致癌活性的物质。CPY1A1*2A和CYP1A1*2B纯合型的个体可产生高诱导活性的CYP1A1酶,使致肺癌的多环芳烃类化合物活化速率加快,导致该基因携带者成为肺癌的易患个体。CYP1A1基因的多态性还与膀胱癌、乳腺癌、结肠癌、子宫肌瘤等的易感性有关。具有Ⅱ相代谢功能的谷胱甘肽-S-转移酶(GST),可催化谷胱甘肽(GSH)与亲电子的外来化合物结合,灭活外来化合物,促使其排出体外,其在人群中也呈多态性分布。一般说来,大多数致癌物的形成,首先通过Ⅰ相代谢酶如细胞色素P450酶的活化,而致癌物的灭活主要通过Ⅱ相代谢酶如GST酶进行的。因此,Ⅰ相代谢酶和Ⅱ相代谢酶的多态性往往决定着癌症的发生率和发生类型。CYP2E1是一种能够被乙醇诱导的毒性相关酶,能激活众多化学物使具有细胞毒性或致癌性。CYP2E1基因多态性存在明显的种族差异,c1/c1、c1/c2和c2/c2基因型在欧美人中分别为90%~98%、2%~9%和0~1%,而中国台湾、北京和广东的人群中分别为54%~67%、29%~41%和1%~4%。CYP2E1与环境化学污染物、致癌物及药物等的关系密切,其基因多态性在决定环境污染物的致毒性和致癌性的效应中起关键作用。研究发现,CYP2E1在苯代谢活化引起血液毒性过程中起主要作用。进入体内的苯通过肝脏CYP2E1作用将其转化为环氧化物后生成苯酚,再进一步转化为水溶性的多羟基化合物如氢醌、邻苯二酚等。苯的代谢产物可引起血液毒性和基因毒性。而人体肝微粒体CYP2E1的催化能力有8~19倍的差别,这种差别可能导致部分接触者体内苯代谢过程失衡,使苯的慢性毒性和致癌危险性增加。

在铅危害的流行病学研究中,发现处于相似环境铅暴露水平的儿童血铅水平,有的很高,有的并不增高。而同样血铅水平的儿童有的表现为明显的智能发育障碍,有的不明显。

这说明,除环境暴露因素外,机体的易感性可能也是铅毒性作用的重要决定因素。研究表明,有3个多态性基因影响铅在人体内的生物蓄积和毒性作用:①δ-氨基酮戊酸脱水酶(ALAD)基因,它有两种多态形式,其同工酶可影响人群血铅含量及肾功能;②维生素D受体(VDR)基因,其多态性影响铅在骨骼中的蓄积;③血红蛋白沉着症基因,突变后可导致其纯合子发生血红蛋白沉着症,该基因的多态性还可能影响铅的吸收。但机体对铅毒性的敏感性主要取决于ALAD的一些遗传学特征。*ALAD*基因在人群中有两个等位基因即*ALAD₁*和*ALAD₂*,它们又有3种不同的遗传表现型:ALAD1-1、ALAD1-2和ALAD2-2。儿童和职业性铅暴露人群表现为杂合子ALAD1-2和ALAD2-2纯合子者对铅中毒的易感性增高。此等个体在受到铅暴露时更容易发生高血铅和铅中毒,是铅毒性的易感人群。因此,在高水平铅暴露环境下ALAD1-2和ALAD2-2基因型可能是相对危险的基因型,而携带ALAD2等位基因的个体是铅中毒的高危人群(high risk group)。这可以很好地解释为什么在同等铅暴露条件下有人易发生中毒而另一些人则得以幸免。

众多研究已表明,不良妊娠结局(包括早产、低出生体重和出生缺陷)的发生大部分并不是由单纯的遗传因素决定,而是遗传和环境因素共同作用的结果。国内学者对纺织厂342名女工的现况调查发现,被动吸烟母亲的环氧化物水解酶1基因(*EPHX1*)多态性(*His139Arg/Arg139Arg*基因型)与新生儿低出生体重有关。对1388名纺织厂女工的队列研究进一步发现,*CYP1A1MapI*和*EPHX1 Tyr113His*基因型对被动吸烟的母亲其新生儿的出生体重具有修饰作用。被动吸烟的母亲,如携带*CYP1A1 MspI*变异基因型*C/C6235*或者*EPHX1 Tyr113His*变异基因型*Tyr/His113*或*His/His113*,其新生儿低出生体重发生率明显增加。研究还发现,具有CYP1A1突变型基因(*CYP1A1 Aa/aa*)和GSTT1缺失基因型这一组合的母亲,在怀孕期间吸烟,可显著增加早产和分娩低体重儿的危险性。CPY1A1、GSTT1和EPHX1是人体内参与生物代谢的重要酶类,其编码基因的变异将改变这些代谢酶的活性。CYP1A1是代谢内外源性化合物的重要酶系,其编码的芳烃羟化酶参与致癌物进入体内的第一阶段氧化激活反应,将外源性无活性的前致癌物激活转变为有活性的亲电子化合物,与细胞内大分子DNA或蛋白质结合形成加合物,使DNA发生突变,CYP1A1基因变异可诱导酶的活性增加,其携带者对遗传毒物具有较高的敏感性。GSTT1是主要的解毒酶,具有保护细胞免受亲电子细胞毒物质和致畸物影响的作用,对香烟中乙醇氧化物所形成的血红蛋白加合物的有害作用具有保护作用,GSTT1基因缺失变异使酶活性降低,解毒功能受损,进而增加个体对许多疾病的易感性。微粒体环氧化物水解酶(mEH)是参与解毒过程的关键物质,它催化为数众多的环氧化中间产物(具有高活性和细胞毒性的芳烃氧化物及脂肪族环氧化物)形成毒性低的更易溶于水的反式二氢二醇,mEH被*EPHX1*编码,*EPHX1*基因的多态性可改变环氧化物水解酶的活性,使体内有害物代谢缓慢,致体内有害物质的含量增高。*CPY1A1*、*GSTT1*和*EPHX1*基因多态性均被报道与不良妊娠结局有关。

国外一项大样本的人群病例-对照研究揭示,母亲吸烟使患口唇裂的风险增加2倍,而母亲吸烟(每天10支或以下)和婴儿携带罕见的*TGFα Taq Ⅰ C2*等位基因使患口唇裂的风险增加6倍,如果母亲吸烟每天达10支以上,则交互作用可使口唇裂的风险增加8倍。另一项病例-对照研究显示,母亲在孕期吸烟,其子代携带GSTT1缺失基因型者发生唇腭裂的风险是携带正常基因型者的2.9倍。而子代携带GSTT1和GSTM1联合缺失基因型时,发生唇腭裂的风险是同时携带GSTT1和GSTM1正常基因型者的6.3倍,表明母亲吸烟和GSTT1、GSTM1的交互作用可增加患口唇裂的风险。

越来越多的研究认为男性不育很有可能是基因-环境交互作用引起。国内一项关于邻苯二甲酸酯暴露和 Fas/FasL 遗传变异与育龄男性生殖损害关系的研究表明,邻苯二甲酸酯暴露与男性精液质量下降、精子 DNA 损伤和精子细胞凋亡有关。基因-环境交互作用进一步分析显示,携带 *FasL-rs763110 CT/TT* 基因型的男性在高暴露邻苯二甲酸二丁酯(DBP)时与降低的精子总数有关,携带 *Caspase-rs12108497TC/CC* 基因型的男性在高暴露邻苯二甲酸二(2-乙基己基)酯(DEHP)时与降低的精子总数和正常精子细胞百分比有关。另一项关于酚暴露与代谢酶基因多态性之间的交互作用及与男性不育风险的研究表明,最明显的交互作用存在于暴露对叔辛基酚(4-t-OP)与 *CYP2C94918758* 之间,随着暴露的增加,携带突变型的罹患男性不育的风险呈递增趋势。

环境-遗传因素交互作用使疾病风险增加还体现在表观遗传的变化。表观遗传学是研究除基因序列改变之外,基因功能的可逆、可遗传的改变,主要有 DNA 甲基化、组蛋白乙酰化、微小 RNA 等。环境化学因素、物理因素、生物因素和精神心理以及其他因素引起的表观遗传学改变已被证实与疾病密切相关。已有多项体内和体外毒理学研究表明,多环芳烃暴露可引起 miRNA 表达发生改变,进而调控与细胞分化、凋亡、增殖、DNA 损伤以及修复等过程相关的靶基因,最终导致不同的健康效应或结局。研究显示,职业性多环芳烃(PAH)暴露会影响 miRNA 表达,从而引起脂质过氧化、DNA 断裂和染色体损伤等相应的变化,表达发生改变的 miRNA 有 miR-24-3p、miR-27a-3p、miR-142-5p、miR-28-5p 和 miR-150-5p,这些 miRNA 所调节的靶基因可能参与了外源性刺激的应答反应、酶活性调节以及代谢过程。人群调查表明,在暴露低浓度苯的加油站服务员和交警中,可检出外周血全基因组甲基化水平降低等多项表观遗传学指标的变化。动物实验表明,环境因素包括多种有毒金属、有机毒物、吸烟、无机砷、环境激素、低剂量放射线等都能导致表观遗传机制的改变,这种改变会影响基因的表达和功能,并且呈现发病的隔代效应。表观遗传学已逐渐成为环境污染物致病机制的研究重点。随着人类基因组计划的完成,人类对疾病病因学的研究进入了一个崭新的时期。分子生物学理论和技术的发展,促进了暴露与疾病或健康之间的"黑箱"秘密的解开。基因与疾病关联性研究已成为目前的热点,尤其是基因-基因交互和基因-环境交互的研究日益受到人们的关注。科学家提出的环境基因组计划(environmental genome project,EGP)正在积极探寻多种危害较严重疾病的环境应答基因(environmental response gene)和易感基因(susceptible gene),并试图阐明此等基因在疾病发生发展中的作用及其影响因素等。人类健康与疾病的发生是环境因素与机体相互作用的结果,这一论断将进一步为更多的科学研究结论所证实。

四、环境因素对健康影响的双重性

大量的研究发现,诸多环境因素对机体健康的影响具有有利和有害两方面的特性。例如,紫外线具有杀菌、抗佝偻病和增强机体免疫力等作用,但过量的紫外线照射则具有致红斑作用、使皮肤色素沉着甚至产生致癌效应,并可使人群眼睛白内障发生率增高。适宜的气温对人类生存是必不可少的,但极端气象条件如热浪袭人的酷暑季节可使居民死亡率显著增加,而严寒天气可诱发心血管疾病如冠心病的发生率明显增高。近来的研究发现,即使在传统意义上是有毒物质,在极低剂量下也会表现出对机体的有益效应,也就是所谓的"毒物兴奋效应(hormesis)"的概念,即某些物质在低剂量时对生物系统具有刺激作用,而在高剂量时具有抑制作用。例如,较大量地长期饮酒可增加食管癌、肝癌和肝硬化的危险性,而少量饮酒可减少冠心病和脑卒中的发生率。大量饮酒可增加总死亡率,而少量或中量饮酒可降低总死亡率。低水平的糖精、多种多环芳烃、X线和 γ 射线等都可在某种物种中降低肿瘤的发生率。低剂量 X 线可延长小鼠和豚鼠的寿命,低剂量的乙醇和乙醛可延长果蝇的寿命,类似生物学效应模式的环境化学物质还很多,如镉、铅、汞、二噁英等。关于其作用机制,Cal-abrese 认为,毒物刺激作用显示了一种过度补偿效应,低剂量有害物质刺激机体的有益反应,正常功能得以加强,使机体更好地抵御以后的刺激。也就是说,生物体受到刺激,最初的抑制反应之后会出现一个补偿过程,使有益反应轻微地过度表达,而表现出对机体的某种(某些)有益作用。因此,我们对客观事物的认识包括环境因素对机体的影响,都不能绝对化,都要用辩证统一的思维方法去理解、分析和判别。

（鲁文清）

第三节 环境改变与机体反应的基本特征

环境因素的改变作用于机体,机体会对其作用产生相应的反应。产生的反应可以是轻微的,仅引起正常生理范围内的变化;也可以是严重的,引起有害的健康效应,如功能异常、组织结构损伤等病理改变。是否产生有害效应,既取决于变化的环境因素,也取决于机体状态。在环境卫生学的研究中,其作用的环境因素和受作用的人群及其反应均有许多自身的不同于其他学科的特征。

一、环境介质与环境因素暴露

环境因素特别是环境化学物质的暴露,一般都是通过暴露含有这些物质的环境介质而发生。然而,无论是人为排放的还是天然的环境化学物质,在进入环境以后会在空间位置、形态特征或化学性质等方面发生一系列复杂的变化。这些变化归结起来有两种转归:一种是得到环境自净,逐渐恢复到污染前的状态;另一种是增加人群暴露的机会、增强环境因素对人体的有害性。环境卫生学应特别关注后一种转归,研究环境化学物质在环境中迁移和转化的过程和规律,以及对环境化学物质作用途径、浓度、方式等暴露特征的影响。

(一) 环境物质在环境介质中的迁移

环境物质的迁移是指环境物质在环境中发生的空间位移过程。物质一旦进入环境介质,它会在环境自然力量的作用下发生迁移。首先是在接纳物质(如化学污染物)的单一介质(空气、水或土壤)内迁移,然后可进入包括生物在内的其他环境介质。

1. 单一介质内的迁移

(1)空气:环境物质可通过蒸发、烟囱排放等途径进入空气。在空气中,物质的迁移主要是靠扩散和对流两种方式。环境物质在空气中的扩散速率是介质黏度和实际浓度梯度的函数,介质黏度越低、浓度梯度越大,在空气中的扩散速度越快。在空气中的扩散能力还取决于物质的分子重量、空气温度、碰撞中分子的分离和相互作用的能量以及玻尔兹曼(Boltz-mann)常数。由于空气的黏度较低,物质在空气中的迁移比在水中迅速得多。对于同一种物质,在空气中的扩散速率大约比在水中快 100 倍。空气对流对迁移作用要比扩散作用强大得多。在大气的对流层中,有规则的对流和无规则的湍流直接影响物质的迁移。大气稳定性直接影响湍流量,因此也影响大气中垂直混合的程度。大气的稳定性越差,垂直混合越强烈,迁移速度快;相反,垂直混合微弱,迁移速度慢。

(2)水:环境物质通过直接施用、溢流、干湿沉降等方式进入水体。在水体中化合物的运动是通过扩散、弥散和水流实现的。化合物的运动是靠分子扩散,扩散速率取决于诸如化合物的分子量、水温、黏度等固有特征以及动力学的特征,如物质的浓度梯度。在水中的扩散过程要比在土壤中快得多,速率高出几个数量级。在水中,环境物质的运动更主要的是靠水的湍流,甚至在流速很慢的水里,水仍然在垂直的和水平的方向打着漩涡,不停地运动,这些漩涡是许多小水团,它们不断地生成、消退,并在此过程中移动着环境物质,这种移动模式被定义为涡流扩散。另外,在溪流和河流中,环境物质也通过平流而迅速迁移。在平流中,迁移的速率与水流的速率成正比。比水轻的物质(如原油)可以漂浮于水面,通过扩散、水流、水波等方式迁移。

(3)土壤:化合物可通过与水圈相似的途径进入土壤。由于含砂、黏土和有机物百分比等组成不同,土壤的孔隙变化很大。土壤的孔隙中充满了气体或液体,土壤中的化学物质运动是靠这些液体内的扩散或靠水通过土壤颗粒间空隙的运动实现的。由液体转移的物质通过与色谱法极其相似的过程与土壤固态部分分离。在孔隙水相中化合物的溶解性、在土壤颗粒上的吸附性以及孔隙水相的流动速度影响着迁移的速率。扩散的方向总是从浓度高的区域向浓度低的区域。土壤中的化合物扩散速率取决于分子量、土壤温度、移动路径的长度和浓度梯度的大小等因素。污染物离开土壤是靠介质间的转移或解吸附作用。

2. 不同介质间的迁移 化学物质一经释放,首先进入 4 种环境介质中的任何一种。可以蒸发进入空气,吸附进入土壤,溶解进入水体,通过吸收、吸入、摄食进入生物体。

(1)空气-水:化合物可以通过挥发离开水,反之,空气传送的污染物也可通过吸收进入水。在平衡状态下,挥发和吸收的净速率相等,总的物质转移量为零;在非平衡状态下,化合物从一个介质移动到另一个介质,转移的速率取决于系统离平衡状态的差距,以及总质量转移系数的大小。反过来,该质量转移系数又取决于溶质的物理性质(如蒸气压和溶解度)以及空气和水总体流动的程度。例如,氨在有徐风从垂直方向吹来的急流浅溪中挥发得最快。水-空气界面可能是各种自然的和人为的物质的浓缩地点。

(2)土壤-水:环境物质可以通过解吸附作用离开土壤进入水中,水传送的物质也可吸附在土壤颗粒上。物质转移的速率由污染物的总质量转移系数、通过水-土壤界面的水总体流动速度和土壤理化性质(例如粒径分布的有机物含量)所决定。污染物从水到土壤或沉积物的分配是控制暴露的关键过程之一。

(3)土壤-空气:环境物质也会通过挥发过程离开土壤进入其上面的空气,这个过程由化合物的蒸气压和它与土壤的亲和力所决定。在风速较高时,从受污染的土壤中释放出来的污染物会比较多。

3. 生物性迁移 生物界的物质流是通过食物链和食物网进行的,某些环境化学物质进入生物体内后,可通过食物链和食物网在生物间迁移。在迁移的过程中,化学物质可能在生物体内存贮和蓄积,使体内的含量增加,尤其在高位营养级的生物增加更为明显。在通过食物链和食物网迁移的过程中,生物体内化学物质的浓度随着营养级的提高而逐步增大的现象称为生物放大作用(biomagnification)。

产生生物放大作用需具备 3 个基本条件:①环境化学物质易于被生物吸收;②有生物蓄积(bioaccumulation)作用,生物蓄积指生物体对某种化学物质的摄入量大于排出量,使该物质在体内逐渐积累、含量增加的作用;③在物质积累的过程中对生物不造成致命性伤害。易于产生生物蓄积和放大作用的主要物质是脂溶性有机物,如 DDT 等有机氯农药,有基汞、有机砷等有机金属化合物。

（二）环境化学物在环境介质中的转化

化学物（或污染物）在环境中通过化学或生物学的作用转变成另一物质的过程叫化学物的转化（transformation）。通常把在环境中发生各种反应而转化形成的与原污染物理化性状不同的新污染物称为二次污染物（secondary pollutant），而由污染源直接排入环境的污染物称为一次污染物（primary pollutant）。

1. 化学转化　化学转化指污染物通过各种化学反应过程发生的转化，如光化学反应、氧化-还原反应、水解反应、络合反应等。

在大气中，污染物的转化以光化学氧化和催化氧化为主。大气中的各种碳氢化合物、氮氧化物等污染物（一次污染物）通过光化学氧化作用生成臭氧、过氧乙酰硝酸酯及其他类似的氧化性物质（二次污染物），统称为光化学氧化剂。1946年发生于美国的"洛杉矶光化学烟雾事件"就是一起典型的由光化学反应引起的大气污染公害事件。大气污染物二氧化硫经光化学氧化和三氧化铁等金属氧化物催化氧化后转化为三氧化硫，再溶于大气中的水形成硫酸或硫酸盐，在空气中形成硫酸雾，或产生酸沉降。

在水体中，许多重金属在一定的氧化还原条件下，很容易发生价态的变化，例如三价砷和五价砷、三价铬和六价铬间的转变。在海水中砷的存在形式有砷酸盐、亚砷酸盐、甲基胂酸和二甲基次胂酸等。水体的盐度、pH、温度等的变化，可以引起污染物（尤其是重金属、放射性元素）的化学变化，改变其形态和结构，并决定其进一步迁移的途径。一些元素如 Cr、V、S、Se 等在氧化条件下形成易溶的化合物如铬酸盐、钒酸盐、硫酸盐、硒酸盐等，具有较强的迁移能力；而在还原环境中，这些元素变成难溶的化合物而不能迁移。

2. 生物转化　生物转化指环境化学物通过生物相应酶系统的催化作用所发生的变化过程。化学物质在有关酶系统的催化作用下，可经由各种生物化学反应过程改变其化学结构和化学性质。化学物生物转化的结果，一方面可使大部分物质的毒性降低，另一方面也可以使一部分物质的毒性增强，或形成更难降解的分子结构或更容易被生物吸收和蓄积的物质。

水中的汞多通过沉淀或吸附作用存在于底质内，底质内的无机汞在微生物的参与下能转化成剧毒的甲基汞，转化成的甲基汞不断释放到水体中，被水体中的浮游植物、浮游动物、虾贝类和小鱼、大鱼这样的食物链逐级摄入和蓄积，实现了生物放大。砷在水和土壤中也可生物甲基化。在土壤厌氧条件下，土壤中的砷，如硫化砷的生物甲基化是无机砷转化成有机砷的主要途径，已经发现有多种真菌在酸性和中性条件下可使砷化物进一步甲基化形成三甲基砷。在土壤中的有机砷亦可由微生物分解成 AsH_3，而 AsH_3 可挥发而进入大气。一些土壤微生物可以使芳香环发生二聚化反应，生成更为复杂的多环芳烃类物质，使毒性增强。与水和空气相比，在土壤介质中，由于微生物的密度和多样性的缘故，化学物的转化作用非常广泛。

化学物质在环境中的迁移和转化，往往是相互影响和伴随进行的一个连续的复杂过程。迁移为转化提供了环境条件；而转化形成的新的理化特征又为新的迁移途径提供了基础。因此，迁移和转化的关系十分密切。

（三）环境介质中的迁移和转化对环境因素暴露的影响

环境物质通过在环境介质中的迁移和转化，会改变人群暴露的范围、途径、性质、剂量和产生的危害。

1. 扩大暴露范围 由于迁移的结果,环境中人为污染的或自然存在的化学物质或颗粒物可被环境介质带到很远的地方。有人曾在南极企鹅的肝脏和脂肪组织中检出有机氯农药 DDT 及其代谢产物 DDE。对健康有害物质的迁移,会导致暴露人群范围的扩大,造成更加严重的后果。2005 年 11 月 13 日,吉林石化公司双苯厂发生爆炸事故,事故产生的污染物随事故排出污水进入松花江,7 天后到达肇源的污染水团的硝基苯最大超标倍数仍高达 29.1 倍,导致下游数百公里的居民无法得到安全的饮用水水源,哈尔滨市全面停水,27 日才恢复供水。又如 1986 年 4 月 26 日发生在前苏联的切尔诺贝利核污染事故,核反应器爆炸时放射性尘埃直升高空,进入大气,很快笼罩附近的住宅区,使周围 30km 范围成为"死亡区"。大气扩散范围继续扩大,扩散到乌克兰、白俄罗斯数百万居民区。最后再蔓延到整个欧洲大陆,使瑞典、芬兰、德国、英国、法国、土耳其、意大利、奥地利等国都监测到大气放射性超标。生物圈是一个开放系统,当今我们所面临的环境污染和环境问题已经没有国界。

2. 增加暴露途径 环境中的有害物质可通过多种方式在空气、土壤、水和生物 4 类环境介质之间迁移。因此,一个污染源不仅会造成接纳污染物的单一环境介质的污染,其污染物还可能进入其他环境介质。通过这些介质,人体经呼吸道、经口、经皮肤这 3 种途径暴露。例如,金属汞在其排放地可污染土壤;汞的升华污染大气;随着水循环,土壤和大气中的汞均可进入水体;水中的无机汞在微生物的参与下能转化成甲基汞,甲基汞被水生生物吸收,经食物链生物放大。这样,一个污染源的汞最终可在土壤、空气、水和生物(鱼)体出现。人体可经呼吸道、经口(饮水或吃鱼)、经皮肤 3 种途径暴露污染物汞。事实上,许多环境污染物都是通过多种途径,很少是单一途径暴露的。环境卫生学的暴露评价研究中,必须考虑多种暴露途径,反映总的暴露水平。

3. 改变污染物性质和毒性 环境因素与环境介质的相互作用中,化学的和生物的转化作用都可能改变环境污染物的性质,可以使其毒性增强。如大气中的挥发性有机物、氮氧化物等污染物通过光化学氧化作用会生成强烈刺激性的光化学氧化剂,导致光化学烟雾事件的发生。又如污染物二氧化硫在大气中经氧化转化为三氧化硫,再溶于大气中的水形成硫酸雾,硫酸雾的刺激作用比二氧化硫大 10 倍。再如溶解度很小的硫化砷如 As_2S_2(雄黄)和 As_2S_3(雌黄)毒性很低,在土壤微生物的参与下能转化成有机砷,而有机砷的溶解性和可吸收性显著增加,其危害也明显增大,有机砷亦可由微生物再分解为 AsH_3,AsH_3 的毒性比 As_2O_3(砒霜)更大。

4. 影响暴露剂量 环境污染物在环境介质中的迁移过程往往是稀释过程,使其在环境介质中的浓度降低,所以人群的环境暴露一般是属于低剂量的长期暴露。但是,在生物性迁移过程中,可能产生生物放大作用,使生物体内污染物浓度较之环境介质中高达千倍、万倍,甚至几十万倍,这样环境中含量较低的物质通过食物链可以使含量增高到导致健康危害的程度。例如有人测试水体中有机氯农药 DDT,经过水体内各级水生生物的食物链,在肉食鱼脂肪中的含量比水体中浓度增大了 8.5 万倍。对我国松花江肇源江段的调查发现(表 1-1),江水甲基汞浓度较低,仅为 2.15×10^{-6} mg/L 或 3.10×10^{-6} mg/L,作为水源可能不会产生危害,但该江段所有鱼种甲基汞的含量均大大超过了 WHO 对鱼甲基汞含量的规定标准(0.3mg/kg),鲇鱼对甲基汞的放大倍数(即生物放大系数)甚至达 24 万多倍,食用这种鱼可能会导致健康危害。已发现的水俣病、痛痛病等环境公害病,都与食物链的生物放大作用有关。

表 1-1　松花江肇源江段鱼对甲基汞的生物放大系数

鱼种	江水甲基汞（mg/L）	鱼甲基汞（mg/g）	生物放大系数
鲤鱼	$2.15×10^{-6}$	0.232	107 906
鲇鱼	$2.15×10^{-6}$	0.517	240 465
各种鱼	$3.10×10^{-6}$	0.135	43 548

二、暴露特征与效应

大多数疾病在其发生发展过程中，受基因与环境等多种因素共同影响。科学家认为基因对人类健康（疾病）的影响可能不到10%，英国伦敦皇家学院的 J Nicholson 指出，仅知道基因风险因素是远远不够的，导致人体健康风险的主要因素则是环境暴露。环境暴露是环境因素产生健康有害效应的决定因素，没有环境的暴露，也就没有相应的效应。暴露的途径、强度和时间与其健康效应的产生密切相关。

（一）暴露途径

同一种有害化合物，可以有不同的污染来源。即便是同一污染来源，由于环境介质的物质迁移作用可以在不同的介质之间进行，许多环境污染物进入环境后都会存在于多种介质，通过这些介质，经呼吸道、消化道、皮肤暴露途径进入人体。因此，环境污染物往往通过多种途径，很少是单一途径暴露的。暴露途径与效应产生的关系密切，往往通过下列方式影响有害效应的产生。

1. 影响总暴露量　暴露的途径越多，总暴露量可能越大，产生的效应也越明显。许多环境污染物是通过多种途径暴露的，如铅及其化合物可以通过饮水、食物经口摄入，呼吸室内外空气经呼吸道吸入，暴露尘土或涂料经皮肤吸收。环境卫生学的暴露评价研究中，必须考虑多种暴露途径，反映总的暴露水平。

2. 影响吸收率　不同暴露途径的吸收率不同，吸收率高、吸收量大，产生的效应强、危害大。如金属汞，经口摄入时，由于经消化道吸收的量甚微，危害小；但是以汞蒸气的形式经呼吸道吸入，肺吸收快，毒性也大。极端的亲水或亲脂的物质，是不能透过皮肤的，然而，易于经胃肠吸收。

3. 改变作用靶　进入体内的途径不同，首先到达的器官和组织不同，作用的机制也不同。如硝酸盐经口摄入后在肠道菌的作用下，还原成亚硝酸盐，引起高铁血红蛋白症。而经肝脏解毒的物质，经口摄入毒性更低。

环境暴露的特点是作用的途径多，因素复杂，在研究环境因素与健康效应的关系时，注意暴露途径可能产生的影响是必要的。

（二）暴露剂量

暴露剂量通常指进入机体的有害物质的数量。与机体出现各种有害效应关系最为密切的是有害物质到达机体靶器官或靶组织的量。但是，有害物质在靶器官和靶组织的剂量在测定上尚有许多困难。因而，在环境卫生工作实践中多采用环境外暴露剂量和人体内暴露剂量。外暴露剂量通常是指人群接触的环境介质中的某种环境因素的浓度或含量，根据人体接触的特征（如接触的时间、途径等），估计个体的暴露水平。内暴露剂量是指摄入体内的物质实际上被机体组织吸收的量，通过测定生物样品（如血液、尿液、精液、乳汁等）中污染物或其代谢产物的含量来确定。相对于外暴露剂量,内暴露剂量可以综合反映个体经多介质、多途径暴露的总水平和风险,并能避免由环境外暴露剂量估计暴露水平时因吸收率的个体差异带来的影响,能真实地反映个体的暴露水平。因此,内暴露剂量与其产生的效应间的关系更好。

随着暴露剂量的改变,产生某种反应(定量反应或定性反应)的数量随之改变的相关关系称为剂量-反应关系(dose-response relationship)。在环境卫生学工作和研究中,剂量-反应关系的重要意义在于:①剂量-反应关系的存在是暴露与反应依存性的重要依据,是对暴露与反应间因果关系的有力支持;②剂量-反应关系是对暴露剂量和所产生的反应之间的一种定量描述,根据剂量-反应关系可确定不引起有害效应的最高暴露剂量水平,为制定卫生标准提供科学依据;③剂量-反应关系是环境危险度评价必不可少的科学依据。

(三) 暴露时间

作用剂量不仅与环境介质中物质浓度有关,而且与暴露的时间有关。有害因素的暴露可以是一次短时间的,也可以是多次长期的或者无限期持续性的。对于环境污染物的暴露,往往是在较低的剂量下数月或数年内的重复暴露。重复暴露的时间包括暴露频度和暴露持续期两个要素。暴露频度和持续期与靶器官和靶组织中的剂量(浓度)有关,所以它们是影响有害效应产生的重要因素。对不同生物半减期(biological half-life,$T_{1/2}$,化合物在体内含量减少一半所需的时间)的化合物,暴露频度和暴露期与靶部位浓度间的关系见图 1-1。

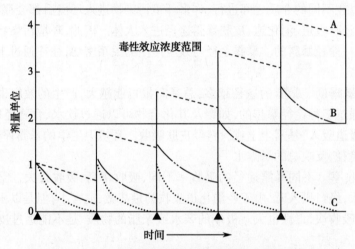

图 1-1 不同 $T_{1/2}$ 化合物暴露频度和暴露期与靶部位浓度

▲:一次暴露时间点

A. $T_{1/2}$ 较长(如 1 年);B. $T_{1/2}$ 中等(如 1~3 天);C:$T_{1/2}$ 较短(如 5 小时)

由图 1-1 可见,体内靶部位化合物的浓度一直处于动态变化之中。在第一次暴露后,靶部位的浓度随之升高,但随后由于机体的排泄等作用浓度逐渐下降。如果其浓度在下降至零以前,有第二次暴露,则靶部位的浓度在原来残留的基础上会有更大的提高。经过如此多次暴露,靶部位的浓度可蓄积到有害作用的水平。暴露频度高(即间隔期短),靶部位的浓度蓄积到有害作用水平的期间越短。相反,暴露间隔期长,靶部位的浓度蓄积到有害作用水平的时间越长,甚至永远蓄积不到有害作用的水平。

除了作用时间以外,影响体内或靶部位蓄积量的重要因素还有化合物的生物半减期和摄入量。在图 1-1 中,生物半减期长的化合物 A 在较短的时间内蓄积量就达到有害作用水平,而生物半减期短的化合物 C,在一定的剂量下长期暴露也不会造成危害。从理论上讲,化学性污染物进入机体经历 6 个生物半减期后,在体内最大可能的蓄积量趋于稳定。此后,摄入量与排出量趋于平衡。摄入量愈大,达到平衡后其最大蓄积量也愈大;摄入量少,则体内最大蓄积量也少。如果摄入量减少到致使体内最大蓄积量低于产生有害效应的水平,长期作用也观察不到对机体的有害效应。

(四) 环境暴露与暴露组学

鉴于环境暴露对健康影响的重要性,人体暴露于外在污染物的研究近年来得到空前重视,一些新技术和方法逐渐引入到该领域中,同时一些新的概念也逐渐为人们所认识。Wild 于 2005 年提出了暴露组(exposome)的概念,大大地拓展了人体暴露科学的内涵和外延。暴露组是指一个人从胚胎至生命终点全过程各种暴露的总和,不仅包括来自于空气、水、食物等外环境的化学物质,也包括机体因炎症、氧化应激、脂质过氧化、感染、肠道菌群等产生的化学物质。暴露组在真正意义上探讨污染暴露、人体健康和疾病发生的内在本质。美国疾病预防控制中心将暴露组定义为一个人一生中的所有暴露以及这些暴露如何与疾病发生联系。随着暴露组概念的提出,相应地出现了暴露组学(exposomics)的概念。Rappaport (2012)将暴露组学定义为研究暴露组以及暴露组对人类疾病过程影响的学问。

既往已有很多利用暴露标志进行疾病病因的研究,但往往只针对单一化学物质或少数几类化学物质。这种研究不能理解暴露的全貌,无法分析众多暴露标志之间的复杂关系。在暴露组学研究中,针对的是所有可能的暴露标志,通过统计学分析发现病例组和对照组差异最大的几种暴露标志,并在更大或多个独立样本中重复测定,最终获得验证后的暴露标志。对于得到验证的暴露标志,可采用动物实验或其他研究方法进一步确证或进行致病机制研究,这类研究称为全暴露组关联研究(exposome-wide association study,EWAS)。人类在生命早期的发育期间特别容易受到环境暴露的影响,因而孕期和生命早期被认为是由于环境破坏而产生终生后果的高敏感期,是研究暴露组学的重要起点。人类生命早期暴露组学(human early-life exposome,HELIX)项目是近期启动的描述欧洲人群的早期暴露以及揭示组学标志物和儿童健康结局关系的首次尝试。HELIX 以欧洲现有的 6 个母婴出生队列研究为基础来估计产前、产后一系列的化学和物理暴露。建立全部队列中总共 32 000 对母亲和儿童的暴露模型,并在一个包含 1200 对母亲和儿童的子队列中测量生物标志。将食品、水、空气污染、杀虫剂、噪声和辐射的外暴露测量和来源于代谢组学、蛋白质组学、转录组学及其他组学研究的分子标志物进行整合。进而,研究者可以估算由于多种环境暴露而产生的儿童疾病负担的情况。生命早期暴露组学的特征是,探索可以重塑生物进程和影响身体发育及正常功能的关键胚胎发育时期,并适时给予干预措施。HELIX 项目将执行 4.5 年,所期待的结果是可以帮助研究者识别未知的健康隐患,有利于更好地建立预防措施和制定政策法规。

三、环境多因素暴露与联合作用

(一) 环境因素作用的多样性

环境有害因素是多样的,包括物理性、化学性和生物性因素。生活环境中,不可避免地暴露于多种环境有害因素,如食品中残留的农药和污染的重金属、水中有机物和氯化消毒副产物、大气污染物和室内空气中的烹调油烟、香烟烟雾等。多种物理、化学和生物因素通过多种环境介质进入人体,造成对健康的联合作用危害。

1952 年伦敦烟雾事件使人们认识到毒物联合作用的重要性,当时大气中 SO_2 平均浓度仅为 $4.85mg/m^3$(SO_2 阈限值为 $14.28mg/m^3$),但出现了广泛的呼吸道损害。进一步研究发现,SO_2 与空气中的铁、锰、钒等可溶性盐形成气溶胶颗粒物,这些气溶胶颗粒再与 SO_2 联合作用于机体造成了更为严重的后果,这就是颗粒物与 SO_2 具有联合作用的最好例证。一项针对环境水平金属暴露与男性人群生殖健康关系的研究发现,镉暴露与血清睾酮无明显相关,而考虑多种金属复合暴露时,发现镉暴露与血清睾酮之间存在显著的剂量-反应正相关,表明金属复合暴露可能会改变单独暴露的生殖损伤效应。对有混苯和噪声暴露的某石化厂工人的调查发现,单纯的混苯或噪声暴露均未对工人脂肪肝发病产生影响,但两者联合暴露却增加了工人罹患脂肪肝的风险,其原因可能是混苯和噪声经共同的毒性通路即氧化应激,致使脂肪代谢紊乱,促进脂肪肝的发生,因此,混苯和噪声两种因素联合暴露可能存在协同作用。

存在于各环境介质中的化学因素是最常见的有害因素。人类在从事许多生产和生活活动中不断地排放出多种污染物,例如污染大气的烟道废气、汽车尾气及污染水源的各种工业废水等都是复杂的混合物。石油化工废气中同时存在丙烯腈、乙腈和氢氰酸等化合物;焦化厂排出的废水含有氰化物、硫化物、焦油、酚类等化合物;饮用水消毒可产生 600 多种消毒副产物;烹调油烟有 200 多种成分;烟草燃烧可产生 3800 多种物质,其中确认的致癌物至少有 44 种。这些物质也都不断地进入各种人类可能暴露的环境介质中。因此,人体吸入的空气、饮用的水、摄入的食物中的污染物都不是单一的,而是多种物质同时存在。这些物质同时存在时对人体的作用与其中任何一种单独存在所产生的效应有所不同,它们在体内往往呈现十分复杂的交互作用,彼此影响生物转运、转化、蛋白结合或排泄过程,使机体的毒性效应加强或减弱。凡两种或两种以上的化学物同时或短期内先后作用于机体所产生的综合毒性作用,称为化学物的联合毒性作用(joint toxic effect/combined toxic effect)。

(二)联合作用的类型

环境中化学物的联合作用是最为常见也是研究最多的联合作用。根据多种化学物同时作用于机体时所产生的毒性反应性质和大小将其分类如下:

1. 相加作用 多种化学物联合作用的强度为各单独作用强度的总和(例如 2+4=6),此种作用称为相加作用(additive effect)。化学结构相近或毒作用靶器官相同、作用机制类似的化学物同时存在时,往往发生相加作用,这是较常见的一类联合作用。如两个有机磷农药同时进入机体时,其抑制胆碱酯酶的作用常是相加作用;大部分刺激性气体的刺激作用,一般也呈相加作用,如一氧化碳和氟利昂、丙烯腈和乙腈、NO_2 和 SO_2 等;大多数碳氢化合物(汽油、乙醇、乙醚等)在麻醉效应方面也表现为相加作用;醛类的诱变性或急性致死毒性都呈相加作用。

2. 协同作用 两种化学物联合作用的强度远远超过各单独作用强度的总和(例如 2+4=20),此种作用称为协同作用(synergism)。例如四氯化碳和乙醇对肝脏均有毒性,当同时进入机体时,其对肝脏所引起的损害远较其单独作用要大。又如暴露石棉可使肺癌危险度增加 5 倍,吸烟可使肺癌危险度增加 11 倍,但是吸烟的石棉工人的患癌率增加了 55 倍。一项长达 27 年的追踪研究发现,不接触石棉的吸烟者肺癌 RR 为 2.6,接触石棉的不吸烟者肺癌 RR 为 12.2,而接触石棉的吸烟者肺癌 RR 高达 32.1,吸烟和石棉的交互作用分析表明,两者暴露的协同指数为 2.2。

还有一种协同作用的类型称为合作协同作用(coalitive synergism),指两种化学物在体内相互作用产生一种新的化学物,从而产生两种化学物单独作用时不会产生的有害效应。如亚硝酸盐和胺类化合物可在胃内生成亚硝胺类化合物,亚硝胺类化合物具有强致癌性。

3. 增强作用 某一化学物本身对机体(某器官或系统)并无毒性,另一化学物对机体有一定毒性,当两者同时进入机体时,前者可使后者的毒性大为增强(例如 0+3=10),此种作用称为增强作用(potentiation)或增效作用。例如异丙醇对肝脏无毒,但当其与四氯化碳同时进入机体时,则可使四氯化碳的毒性大大高于其单独作用。一项体外实验研究表明,多氯联苯 PCB153 和 PCB126 单独作用使Ⅰ相代谢酶 CYP1A1、CYP1A2、CYP2B 的酶活性显著增强,使Ⅱ相代谢酶 GST 活性显著抑制;PCB153/PCB126 与苯并(a)芘联合作用时Ⅰ相代谢酶活性较苯并(a)芘单独作用增高,Ⅱ相代谢酶 GST 较苯并(a)芘单独作用降低。进一步研究发现,苯并(a)芘单独作用可引起微核率增高,并使核分裂指数 NDI 显著降低;而 PCB153 或PCB126 单独作用对微核形成和 NDI 均无影响;PCB153/PCB126 和苯并(a)芘联合作用与苯并(a)芘单独作用相比,微核率则明显增加,而 NDI 显著降低。该研究结果提示,PCB 和苯并(a)芘联合作用时,不仅可以诱导Ⅰ相代谢酶的活性[从而可能增强苯并(a)芘的代谢活化],同时还能有效地抑制Ⅱ相代谢酶的活性[可能阻碍苯并(a)芘的代谢活化产物清除],上述机制在 PCB 增强苯并(a)芘遗传毒性的过程中发挥了重要作用。

4. 拮抗作用 两种化学物同时进入机体后,其中一种化学物可干扰另一种化学物的生物学作用,或两种化学物互相干扰,使其联合作用的强度低于各自单独作用的强度之和[例如 4+6=8;4+(-4)=0;4+0=2],此种作用称为拮抗作用(antagonism)。例如大量口服铁剂可减轻锰的毒作用。二氯甲烷与乙醇之间也存在拮抗作用。化学物的拮抗作用是许多解毒剂作用机制的基础。拮抗作用又可分为以下 4 类:①功能拮抗(functional antagonism):两种化学物在同一生理功能中产生相反的作用,以致彼此抵消了各自的生物学作用,如兴奋剂与镇静剂。②化学拮抗作用(chemical antagonism):或称为灭活作用,是指两种化学物发生了纯粹的化学反应并形成一个低毒产物。例如,二巯基丙醇与砷、汞、铅等金属离子络合,从而减少这些金属毒物的毒性。③配置拮抗(dispositional antagonism):两种化学物共存时,一种物质可使另一物质的配置,即吸收、分布、代谢和排泄过程发生改变,使其在靶器官上的浓度和(或)逗留时间减少,或使其毒性减弱或消失。在实际工作中,可应用相应的化学物以减少另一种化学物的毒性,如用活性炭防止化学物的吸收,以渗透利尿剂增加化学物的排泄。④受体拮抗(receptor antagonism):两种化学物通过相互影响受体结合而降低其毒性的作用,称为受体拮抗作用,即竞争性拮抗,如 CO 中毒时氧气的作用。不作用于同一受体所产生的拮抗作用,称为非竞争性拮抗,如阿托品对胆碱酯酶抑制剂毒性的减弱作用。

联合作用曾普遍称为交互作用,有些学者认为上述 4 种联合作用类型中,相加作用并不含有实质意义上的交互作用,因而把联合作用分为非交互作用(即相加作用和独立作用)的联合作用和交互作用(即协同作用和拮抗作用)的联合作用。

环境中共存的作用因素很多,除化学因素之间存在联合作用外,物理因素之间、生物因素之间、物理和化学因素之间、生物和化学因素之间也有可能产生联合影响。如高浓度的氡可诱发肺癌,并与吸烟具有协同作用。乙型肝炎病毒感染和黄曲霉毒素暴露是肝癌发生的重要病因,两者具有协同致肝癌的作用。多种因素之间交互作用的类型和机制的复杂性可能都远远超过了今天人们的认识水平。某些环境化学物所致的健康效应或疾病,其病因学及联合作用的特征长期不能阐明,如克山病和大骨节病,经过数代人的努力,认为发病都与缺硒有关。然而,这两种地方病的发病区很少重叠,而且在某些低硒区并不发病,这说明必定有其他同时起着重要作用的环境因素存在。不少研究认为克山病和大骨节病的发病,还与某些病毒感染和真菌毒素作用、膳食营养素失衡或饮水有机物危害等有关。

在环境卫生的研究与实际工作中,不论在阐明环境因素对人体健康的影响,还是在制定联合作用时各环境因素的卫生标准或者环境中混合污染物的卫生标准,开展多种有害因素共同作用的危险度评价,以及采取防治对策等方面,多种环境因素联合作用的研究一直是广大学者关注的难点和重点,亟待获取突破性进展。

四、人群健康效应谱与易感人群

(一) 人群健康效应谱

人群健康效应谱(spectrum of health effect)指环境污染引起的健康效应在人群中的分布情况,呈金字塔状。环境有害因素可引起不同程度的健康效应,效应从弱到强可分为 5 级:①污染物经各种途径进入体内发生蓄积,使体内负荷增加,但不引起生理功能和生化代谢的变化。②污染物进入体内的数量或频度增加,或暴露时间延长,引起某些生理功能和生化代谢变化,但是这种变化多为生理代偿性的,对健康无不良影响,属非病理学改变。③体内负荷进一步增加,引起某些生化代谢或生理功能的异常改变,这些改变已能说明对健康有不良影响,具有病理学意义。不过,机体处于病理性的代偿和调节状态,无明显临床症状,可视为准病态(亚临床状态)。④机体功能严重失调,代偿调节机制衰竭,出现临床症状,成为临床性疾病。⑤出现严重中毒,导致死亡。在环境有害因素作用的人群中,由于个体暴露水平、暴露时间存在着差异,不同个体在年龄、性别、生理状态以及对该有害因素的遗传易感性不同,可能出现不同级别的效应。而每一种级别的效应在人群中出现的比例是不同的。最严重的效应是死亡,所占比例很少;而最弱的效应是无效应负荷,所占比例最大,如图1-2。

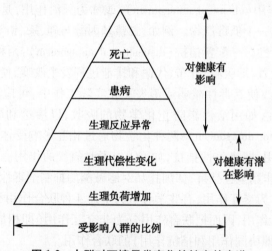

图 1-2 人群对环境异常变化的健康效应谱

健康效应谱有冰山现象之称。临床所见的疾病患者和死亡者只是"冰山之巅",而不是冰山之全貌。预防医学需要了解和掌握"冰山"的全貌,即了解整个人群有害效应的分布,只有查清各种水平的健康效应在人群中出现的频率,才能更加科学地阐释环境有害因素危害的性质、程度与范围,对其危害做出全面的定量评估,为制定预防措施和卫生决策提供可靠的依据。

(二) 易感人群

从人群健康效应谱可以看出,人群对环境异常改变(或环境有害因素作用)的反应存在着差异。尽管多数人在环境有害因素作用下仅有生理负荷增加或出现生理性变化，但仍有少数人产生机体功能严重失调、中毒，甚至死亡。通常把这类对环境有害因素作用的反应更为敏感和强烈的人群称为易感人群（susceptible group）。与普通人群相比，易感人群会在更小的环境因素变化条件（或更低的暴露剂量）下出现有害效应；或者在相同环境因素变化条件下，易感人群中出现某种不良效应的反应率明显增高。

（三）影响人群易感性的因素

影响人群对环境有害因素易感性（susceptibility）的因素很多，主要分为非遗传因素和遗传因素两大类。

1. 影响人群易感性的非遗传因素　环境卫生学研究的对象涉及更广泛的人群群体，因而存在更复杂的影响易感性的非遗传因素，这些因素主要包括：年龄、健康状况、营养状态、生活习惯、暴露史、心理状态、保护性措施等因素。

（1）年龄：不同生命阶段是决定易感性的重要因素。不同年龄段的人易感性可能有较大差异。婴幼儿的免疫系统尚未发育成熟，血清免疫球蛋白水平低，加之个人行为方式（如幼儿爱在地上爬行并将拾到的东西塞进嘴中）、吸收、新陈代谢与成年人有差异从而极易受到环境有害因素的影响；老年人因身体功能老化，生理、生化、免疫等功能降低，DNA 损伤的修复能力降低，防御伤害的能力逐渐减弱。因此，婴幼儿和老人对环境有害因素的作用往往有更高的易感性。在多起急性环境污染事件中，老人和儿童出现病理改变、症状加重或死亡的人数比普通人群多。如 1952 年伦敦烟雾事件期间，年龄在 45 岁以上的居民死亡人数为平时的 3 倍，1 岁以下婴儿死亡数比平时增加了 1 倍。

（2）健康状况：个体健康可影响对环境有害因素的毒性反应和易感性，尤其是当外来化学物选择性损害的靶器官处于病理状态时，机体对该化学物造成的损伤就更加敏感。如慢性心肺疾病患者对二氧化硫等大气污染物特别敏感，1952 年伦敦烟雾事件期间，在 4000 名死亡者中，80% 以上患有心脏或呼吸系统疾患。肾处于病理状态时，主要由肾排泄的外来化学物及其代谢物的半减期延长，影响环境毒物的生物转化及排泄过程，可导致机体对环境毒物的敏感性增加。

（3）营养状态：营养不良可使某些环境污染物的危害加重，患病的风险增加。高血脂、高血糖、低蛋白或维生素 A、C、B_1 和 E 的缺乏都可影响化学物的毒性，加剧某些有害环境因素的作用，如低钙、低铁可增加铅的毒性，低蛋白可增加镉的毒性，低硒对氧化性污染物的损伤更敏感。大量资料也显示营养缺乏与生物地球化学性疾病的患病率增加密切相关。

（4）生活习惯：吸烟、饮酒、膳食和运动等生活习惯均能影响人群对环境有害因素的易感性。吸烟对肿瘤和非肿瘤疾病的发生均有影响，吸烟在全世界都是引起发病率和死亡率增加的主要原因之一。吸烟引起的呼吸道改变、肺功能降低会增加吸烟者对大气污染物暴露的易感性；吸烟对多种致癌因素的致癌性有协同作用。同时不能忽略的是香烟烟雾也会影响到被动吸烟者的易感性。

（5）暴露史：对同一种物质的暴露史，或其他不同物质先前的暴露情况都会影响个体当前的易感性。多种因素联合作用是环境暴露的重要特点，凡是先后接触具有相加作用、协同作用和增强作用化合物者，其易感性都会增加。特定职业人群或某些特定场所的人群属于高暴露人群，他们对环境毒物或有害因素的接触机会增加，罹患相关疾病的概率增大。即使生活在相似的环境中，个体间的暴露水平或者暴露"窗口"可能还是有差异，导致某些个体更易产生不良健康效应。

（6）心理状态：随着医学模式的转变，已有相当多的证据表明心理状态与疾病有关，成为某些疾病发生的重要易感因素。

以上影响易感性的多种因素，对每一个体来说不是一成不变的，如由于不良生活习惯、营养状况和心理状态导致的易感性增高，在得到纠正和调整后其易感性则可恢复到正常人群水平。

2. 影响人群易感性的遗传因素　在年龄、健康状况、营养状态和行为习惯大体相近的普通人群中，对环境有害因素作用的易感性仍有明显的个体差异，这往往是由于遗传因素如性别、种族、遗传缺陷和环境应答基因多态性等所致。

现代分子生物学技术的发展和人类基因组计划的实施，正在从基因和分子水平上不断揭示遗传改变和其表型变化的关系，从本质上认识遗传因素对易感性的影响。人类的某些基因对环境因素的作用可产生特定反应，称为环境应答基因或环境易感基因。环境应答基因的多态性是造成人群易感性差异的重要原因。人体许多功能基因都有可能是环境因素作用的靶，这些基因结构上的多态性导致相应蛋白功能或酶活性的变化，最终表现为应答反应的多样性，产生易感性差异。人类基因组计划发现个体间基因组 99.9% 以上是相同的，不同个体对环境因素应答的差异却源于人类基因组中微小的（0.1%）那部分差异，这种基因的微小变异被称为基因多态性，它是个体对于相同环境暴露产生不同效应的基础。

人类早就注意到，遗传缺陷是某些个体对特定的作用因素易感的原因。如着色性干皮病（XP）、共济失调性毛细血管扩张（AT）和先天性全血细胞减少症（FA），有 DNA 损伤修复缺陷，对紫外线、烷化剂和某些致癌物的作用敏感性增高；先天性缺乏 α_1-抗胰蛋白酶的个体，对刺激性气体非常敏感，易造成肺的损伤；红细胞 6-磷酸葡萄糖脱氢酶缺陷者，对硝基苯类化合物及多种氧化物的损害异常敏感；高铁血红蛋白还原酶缺乏者，对亚硝酸盐、芳香胺和硝基化合物、臭氧和磺胺类药物等所谓高铁血红蛋白形成剂特别敏感。

体内的主要代谢酶，催化外源性化学物生物转化，往往决定着外源化学物作用性质、强度和持续时间，对产生有害效应起关键作用。人体内 I 相代谢酶细胞色素 P450 *CYP* 基因呈现高度多态性。P450 酶可使亲脂性化合物带上某些极性基团，使之更适合于 II 相反应，完成解毒过程；P450 酶也可对前致癌物和前毒物起到活化作用，如 CYP1A1 能活化苯并（a）芘及其他多环芳烃化合物为终致癌物；CYP1A2 能活化 2-乙酰氨基芴、4-氨基联苯、2-氨基芴、2-萘胺等前致癌物；CYP2E1 能活化对乙酰氨基酚、二氯乙烯、苯、丙烯腈、四氯化碳、氯仿等化合物；CYP3A4 能活化 1-硝基芘、黄曲霉素 B_1 和 G_1 杂色曲霉素等。属于 II 相代谢酶的基因多态性，通过影响解毒能力而改变机体对某些环境化学物暴露的易感性。N-乙酰基转移酶（NAT）是最早发现在人群中呈多态性分布的代谢酶，显性慢性乙酰化状态的个体，由于乙酰化作用慢而增加芳香胺化合物诱导膀胱癌发生的危险度。谷胱甘肽转移酶（GST）是重要的 II 相代谢酶，具有解毒功能，由于多态性使 GST 缺乏或活性低下，会导致其个体对有害化合物和致癌物的易感性增高。

国内有关基因多态性与某些疾病发生的易感性已有大量报道。胡志斌等在研究 DNA 修复基因 *XPC Ala499Val*、*Lys939Gln* 多态与肺癌易感性的关系中观察到，与携带 *499 Ala/Ala* 基因型者比较，携带至少 1 个 *499Val* 等位基因者（即 *Ala/Val* 和 *Val/Val* 基因型）肺癌风险增加 1.54 倍，而同时有 499 和 939 两个位点变异等位基因者肺癌风险增加 2.55 倍；*XPC 499Val* 变异基因型与吸烟具有超相乘模型的交互作用，同时有两个位点变异等位基因并吸烟者肺癌风险增加可高达 7.36 倍。说明 *XPC Ala499Val* 和 *Lys939Gln* 多态性可能与中国汉族人群肺癌遗传易感性有关,并可显著增加吸烟对肺癌的危险性。胡俊华等研究了信号转导和转录激活因子6基因多态性与湖北汉族人变应性哮喘的相关性,观察到第一外显子GT二核苷酸串联重复序列多态性中13/14-GT重复序列杂合子基因型和湖北汉族人变应性哮喘相关,并提出在湖北汉族人群中STAT6基因第一外显子微卫星多态性和2964A变异体的联合检测有可能成为预测变应性哮喘的标志。高金明等观察到 *HLA-DQA1 * 0104* 基因和 *HLA-DQB1 * 0201* 基因与我国北方汉族哮喘者易感性相关,并且 *HLA-DQA1 * 0104* 基因为哮喘发病的独立危险因素。

1997年美国国立环境卫生科学研究所(NIEHS)提出的环境基因组计划,其主要目标就是要鉴定对环境因素应答基因中有重要功能基因的多态性并确定它们在环境暴露致病危险度上的差异。环境基因组计划主要研究在美国人群中与7大类疾病有关的10类候选基因的基因多态性。这7大类疾病是:①癌症:肺癌、膀胱癌、乳腺癌及前列腺癌;②呼吸系统疾病:哮喘和囊性纤维化;③退行性神经系统疾病:早老性痴呆、帕金森综合征和肌萎缩侧索硬化;④发育障碍:弱智和注意力缺陷多动症;⑤先天缺陷:颅面裂;⑥生殖系统疾病:不育、纤维瘤、子宫内膜异位症、青春期早熟;⑦自身免疫疾病:全身性红斑狼疮、多发性硬化。10类候选基因包括:DNA修复基因、毒物代谢酶基因、激素代谢酶基因、受体基因、细胞周期基因、信号转导基因、介导免疫和感染反应基因、介导营养因素基因、参与氧化过程的基因和细胞内药物敏感基因。环境基因组计划研究多态性如何改变个体对环境因素的反应,预测特定环境暴露对健康的危险度,帮助政府制定科学合理的能保护携带易感基因个体的环境政策,实施有效的预防措施,因而具有重大的公共卫生意义。

环境应答基因的多态性是造成人群易感性差异的重要原因,环境-基因交互作用已成为各学科研究的热点。涉及环境因素易感性的基因可能非常之多,一种疾病的易感性往往与多种基因的多态性有关。如人类大多数的癌症就是由多基因遗传变异与环境因素共同作用的结果,因此,更系统、更深入地研究是必要的。近年来发展的全基因组关联研究(genome-wide association study, GWAS)可在全基因组范围内发现与复杂疾病或表型关联的遗传因素,为复杂疾病遗传学研究提供了强有力的手段。国内外学者运用全基因组关联研究的方法,对各种常见肿瘤进行了研究,获得了重要成果。如中国医学科学院与国内多家单位合作,在华北、华中、华东和华南地区,开展大样本量的食管癌GWAS,发现了位于5q11、6p21、10q23、12q24和21q22的7个食管癌易感位点,以及位于12q24的3个SNP与吸烟和饮酒有明显的基因-环境交互作用,而位于2q22和13q33的2个SNP和基因-饮酒交互作用方式与食管癌风险增高相关。对食管癌易感性的相关研究还表明,联合 ADH1B 和 ALDH2 基因遗传变异和是否饮酒的分析发现,携带风险基因型者若饮酒,罹患食管癌的风险是不饮酒者的约4倍,表明基因-环境交互作用对食管癌发病的重要性。

人群易感性的研究对深入认识环境暴露与健康危害的关系,开展高危人群的筛查、更经济有效地进行预防工作具有十分重要的意义,是环境卫生学极其重要而又非常前沿的领域。

(鲁文清)

第四节 自然环境与健康

人类生活在地球表面,这里包含一切生命生存、发展、繁衍所必需的各种适宜条件:洁净的空气、丰富的水源、肥沃的土壤、充足的阳光、适宜的气候以及各种自然资源。这些环绕在人类周围自然界中的各种因素综合起来就构成了人类生存的自然环境。自然环境是人类和其他一切生命赖以生存和繁衍的重要条件，环境质量对人类健康至关重要。良好的自然环境因素对控制人体生物节律、维持机体正常代谢、增强免疫功能、促进生长发育等具有十分重要的作用。此外，舒适、优雅的自然环境也有利于人体的心理和精神健康。但是，自然环境不是专为人类设计的"伊甸园"，在自然环境中也存在许多对健康不利的因素，如地质灾害、极端天气、地表化学元素分布不均、天然有害化学物质、动植物毒素、致病微生物等。利用有利的自然环境因素，最大程度地减少和防范不利的环境因素对健康的影响是环境卫生学研究的基本任务之一。

一、自然环境物理因素对健康的影响

（一）地质灾害对人类健康的影响

地质灾害，通常指自然或者人为因素的作用下形成的，对人类生命财产、环境造成破坏和损失的地质作用或现象，包括地震、火山、洪涝、滑坡、崩塌、泥石流、沙尘暴等。由于这些以自然态物理形式的地质灾害一般具有突发性和破坏力巨大的特性，因此往往会危及到人类的生存与健康。在我国，每年由于这些突发性地质灾害造成的损失是巨大的。

1. 地震 地震是由于地球深处地壳运动能量的突然释放造成的，是地球板块之间相互挤压、碰撞，当聚集的应力达到一定程度并超过岩石承受力限度时，岩石就会发生破裂并释放能量，产生冲击波导致地表的震动及地裂，从而造成震动范围内的地表建筑、工程设施的破坏及人员的伤害。

地震经常沿着构造板块边缘发生，地震的强度越大，破坏性越大。地震对人类健康的影响既有直接影响，又有间接影响。直接影响是由于地面强烈的震动引起的地面断裂、变形引起的建筑损坏、倒塌及对人畜造成的伤亡和财产损失等。我国自 1976 年 7 月发生了迄今为止和多年世界地震史上最悲惨的唐山大地震后，又相继发生了多次震级 7.0 以上的大地震（表 1-2）。间接影响是由于地震所引起的海啸、山体崩塌、泥石流、水坝河堤决口造成的水灾，以及震后的流行瘟疫或地震引起的输油、输气管道破裂、爆炸和有毒有害气体的泄漏、核电站放射性物质的泄漏，这些都严重威胁到人类的生存和健康。此外，地震还会给人类心理和精神上带来更严重的伤害，导致一系列心理健康问题，包括急性应激障碍、创伤后应激障碍、抑郁、焦虑等等，这些心理创伤甚至会持续到地震事件后的很长一段时间。

表 1-2 中国 1976—2013 年间发生的 7.0 级以上大地震情况

地点	时间	震级	死亡人数	受伤人数	直接经济损失（人民币,元）
河北唐山	1976 年 7 月 28 日	7.8	242 000	164 000	100 亿
云南澜沧和耿马	1988 年 11 月 6 日	7.6	743	4105	25.11 亿
四川汶川	2008 年 5 月 12 日	8.0	69 197	374 176	8451 亿
青海玉树	2010 年 4 月 14 日	7.1	2220	12 135	6.7 亿
四川雅安	2013 年 4 月 20 日	7.0	196	11470	19.81 亿

2. 火山爆发 火山喷发是在地下深处呈熔融状态的岩浆物质，在高温高压条件下，因地壳运动、岩层发生断裂、岩浆从此处涌向地表。据统计，全球每年约有 50~60 座火山喷发，对人类的生活和健康构成了严重的威胁。从地球上火山分布的规律来看，全球的火山成明

显的带状分布,并可分成4个主要的火山带,即环太平洋火山带、大洋中脊火山带、东非裂谷火山带和阿尔卑斯-喜马拉雅火山带。目前,火山较多的国家有日本、印度尼西亚、意大利、新西兰和美洲各国,中国现今没有火山活动。

火山喷发的物质包括固态、液态和气态三相,固态物质中一般为被爆破碎的岩块、碎屑和火山灰等;喷出的液态物质中有熔岩流、水以及水和固态物质混合形成的泥石流;喷出的气态物质一般有水蒸气和碳、氢、氮、氟、硫等氧化物,其中包括氟化氢(HF)、氯化氢(HCl)、二氧化硫(SO_2)、二氧化碳(CO_2)等有害气体。火山喷发物可对气候造成影响,也可对人群造成直接伤害。1982年,墨西哥的埃尔奇琼火山灰和气体在高空形成3000m的巨大云层,从墨西哥一直延伸到沙特阿拉伯,形成了环绕地球的浓密条带,使到达地面的阳光总量减少5%~10%。1986年8月21日,非洲西部喀麦隆的尼奥斯湖火山爆发产生的火山性气体导致居住在附近1700名村民死亡,并有3000头家畜中毒死亡。瑞典和新西兰某火山地区,因火山喷发土壤砷含量高达10 000mg/kg,使当地居民暴露砷显著增高。

(二)极端天气变化对人类健康的影响

地球的大气系统是脆弱的,它总是处在不稳定的状态,始终从平衡到不平衡状态变化,极端天气实际上就是地球驱离大气平衡态的必然结果。极端天气主要包括台风、龙卷风、洪涝、干旱、低温、雪暴、冰雹、沙尘暴、高温天气等。由极端天气导致的灾害是人类面临的最重大的环境问题之一。据统计,水文气象灾害是影响最广、死亡人数最多的灾害,分别占全球受灾和因灾死亡人数的98%和83%。

1. 台风、龙卷风、焚风　台风是指中心最大风力在12级以上的热带气旋。台风引发的灾害主要表现为暴雨、大风及暴潮、洪水、滑坡等。据统计,全球每年发生热带风暴和台风80余次,造成经济损失60亿~70亿美元和2万人丧生。中国是世界上少数几个受台风影响最严重的国家之一。

龙卷风是一种小尺度的强烈旋涡。它来势凶猛,破坏力巨大,除极大的阵风和气压变化外,还常伴有雷暴、冰雹和强阵雨。龙卷风发生具有季节性,主要集中在春夏两季,尤以7、8月份最多,占总数60%。世界各地受龙卷风危害最频繁和最严重的是美国。据统计,在我国东部有两个龙卷风高发区,一个是自长江三角洲经苏皖北部至黄淮海平原等广大地区,另一个在华南地区。

焚风,最早是指气流越过阿尔卑斯山后在德国、奥地利和瑞士山谷的一种热而干燥的风。焚风可能引起严重的自然灾害,它常造成农作物和林木干枯,也容易引起森林火灾,造成人员伤亡和经济损失。

2. 洪涝和干旱

(1)洪涝:洪涝主要指长期降雨和短期大量降雨导致河流过度积水、洪水泛滥,淹没地势较低的地方,造成灾害。洪涝的形成,受地理位置、地形、降水、植被、土壤等多种地形条件的制约,加之我国幅员辽阔、地形复杂、季风气候影响,洪涝灾害分布具有明显的地域性和时间性。我国最严重的洪涝地区主要有东南沿海地区、湘赣地区、淮河流域,较严重的洪涝地区有长江中下游地区、海河和黄河下游地区、四川盆地、辽河、松花江地区,一般多发生在夏季。据国际红十字会统计,全球每年受洪水影响的人数为6000多万,造成无家可归的为300多万人,死亡1.3万人。1998年是全国受自然灾害最严重的一年,其中洪涝灾害造成的直接经济损失达2551亿元,占当年总损失的85%。

(2)干旱:是由于雨量偏少造成的。严重干旱是持续时间长、影响范围大的自然灾害,也是一种极端的气候灾害。当今世界干旱和半干旱地区约占全球陆地面积的 1/4,大约有 15% 的人生活在这些地区。据统计,在我国 1951—1988 年,平均每年受干旱影响的农田约为 3 亿亩,近 30 年因干旱而损失的粮食达 1532.1 亿 kg。干旱对人类影响最大的是粮食不足,致使人们的抵抗力减弱,易患多种疾病。

3. 天气变化对人类健康的影响

(1)高温天气:在气象上一般以日最高气温≥35℃作为高温天气,"热浪"通常指持续多天 35℃ 以上的高温天气。

在我国长江流域的夏季经常出现≥35℃的高温天气,2003 年 6 月下旬,中国长江南部、华南北部首先出现高温天气,7 月中旬江南北部及长江沿江地区出现持续高温天气,7 月下旬高温范围扩展到黄淮、华北南部一带。在中国南方地区也出现大面积的高温天气,>35℃的高温日数普遍超过了常年同期,其高温地区范围及强度普遍超过历史纪录。持续高温使各地旱情发展迅速,给农业生产造成了巨大影响,造成几百万人饮水困难。此外,高温天气还造成城市用水紧张、电量需求猛增。

近年来世界各国频发高温热浪,每年因高温热浪而致死的人数以千计。印度继 1998 年因热浪而丧生 2500 余人后,2002 年又遭受凶猛的热浪袭击,造成约 1200 余人死亡。2003 年,异常猛烈的热浪袭击了欧洲多国,仅法国因热浪引起的死亡人数就达 15 000 人,其他国家如意大利、西班牙、葡萄牙、英国等因热浪直接致死人数也均在 1000~5000 人之间。持续高温热浪除直接造成人类死亡外,还会使人体感到不适,工作效率降低,中暑、胃肠道疾病、"空调病"、心血管疾病、呼吸系统疾病的患病人数急聚增加,尤其对机体抵抗力较差的老年人和婴幼儿的影响最大。

(2)寒冷天气:按我国气象部门规定,凡使当地 24 小时降温 10℃ 以上或 48 小时降温 12℃ 以上,且最低气温降至 5℃ 以下的强冷空气称为寒潮。寒潮主要是指来自高纬度地区的寒冷空气,在特定的天气形势下迅速加强并向中低纬度地区侵入,造成沿途地区剧烈降温,并常伴有大风、雨雪、冻害等现象。寒潮主要危及农业生产,并对人畜的健康产生较大的影响。

寒流对我国南方的影响主要在 3 个方面:一是低温冷寒,深秋初冬的寒流会对蔬菜类作物造成危害,寒流来得愈早,气温愈低,持续时间愈长,危害愈大;二是扬沙或浮尘,寒流不仅可造成南方地区的沙尘暴天气,还可导致江淮流域甚至长江以南广大地区漫天悬浮尘粒,使大气能见度降低,影响空中运输;三是寒流带来大风雨雪天气,给交通运输、城镇居民生活带来极大的不便,对人体健康产生不利的影响。2008 年 1 月中旬~2 月初,我国南方近 20 个省(自治区、直辖市)遭遇 50 年一遇的大范围低温雨雪冰冻灾害。此次灾害使当地交通运输、能源供应、电力传输、农业及人民群众生活等方面受到极为严重的影响,受灾人口达 1 亿多人,死亡 60 人,农作物受灾面积 7270.8 千公顷,直接经济损失 537.9 亿元。

(3)沙尘暴天气:沙尘暴是强风将地面大量的沙尘吹起,使空气混浊,水平能见度小于 1000m 的灾害天气现象。沙尘暴的出现是强力的风力、丰富的沙尘源和不稳定的空气状态等各种因素综合作用的结果,主要发生在干旱、半干旱及土地沙漠化比较严重的地区。

自 1960 年以来,中国特大沙尘暴发生的次数明显增加。据统计,20 世纪 60 年代特大沙尘暴在我国发生过 8 次,70 年代为 13 次,80 年代 14 次,而 90 年代后发生过 20 多次,且波及的范围愈来愈广,造成的损失愈来愈大。如 1993 年发生在甘肃省金昌市、武威市、民勤县、白银市等地市的强沙尘暴天气,受灾农田 253.55 万亩,损失树木 4.28 万株,死亡 50 人,重伤 153 人,造成直接经济损失达 2.36 亿元。沙尘暴不仅造成生命财产损失,也给人们的健康带来危害。当人暴露于沙尘天气时,含有病菌、病毒以及其他有毒有害成分等的尘土可透过层层防护进入到人体,进而可能引发各种疾病的发生。流行病学研究也报道,急性暴露沙尘暴可引起呼吸系统疾病和心血管疾病门诊人数增加,长期反复多次暴露沙尘可对健康损害造成长期累积效应。

(三)高原特殊地理环境对人类健康的影响

自然环境中,大气压或氧分压受各种因素的影响,如温度、湿度、风速和海拔等方面的改变,其中以海拔的影响最为显著,它与大气压成反比关系。简单地说,海拔每升高 100m,大气压就下降 5mmHg(0.67kPa),氧分压亦随之下降 1mmHg(0.14kPa)左右。青藏高原平均海拔高度在 4000m 左右,享有“世界屋脊”之称,其特点为高海拔导致低大气压、低氧分压的形成,空气稀薄,氧气缺乏。

1. 有利方面　人体有很强的柔韧性,高原低氧环境促使人体调动体内的生理功能活动从而提高心、肺、血液的功能,增强氧利用,改善新陈代谢,提高免疫功能,因此会给健康带来一系列好处。藏族是人类适应高原环境的典范。

2. 不利方面　对于一部分人来说,主要是长期生活在平原的高原移居者,可因高原低氧引起急性高原反应、高原肺水肿、高原脑水肿、红细胞增多症和高原性心脏病等不利于健康的影响。

(四)地球磁场对人类健康的影响

科学家并不确切地知道地球磁场是怎样产生的,从磁场行为上推断地球磁场大约是由于电子沿地核赤道流动而形成,这种流动显然可以加快、减慢或停止,也能以相反的方向流动。目前地球磁场的方向是从南到北,表明目前电子流是逆时针的。正如在地球北极所看到的一样,目前地球的磁极并不是正好就在地质学南北极上,平均 1 万年为一个周期,磁极与地质极正好重合。近年来科学家们已经注意到地球磁场正在减弱,在过去的 500 年内,地球磁场强度已下降 50%。地球磁场的变化可对动物产生不利的影响,因为动物、昆虫和鸟类依地球磁场来定向。

从磁场与人体健康的关系来看,人体本身也是一个小小的磁源。人体生物磁场产生主要有两个原因:一为体内钾、钠、镁离子的活动产生的生物电,有电就有磁场;二是人体内沾染了含铁的灰尘和微小的有机体。现代医学认为,适量的磁场有益于健康。电生理学试验表明,人体的脑、心、肾、脾、胃、肌肉、神经乃至毛囊,都有强弱不等的微弱磁场,约为地球磁场的千万分之一,尤以大脑中的磁场最强。若这种电磁场的平衡变化受到各种因素的干扰(主要是外界磁场的改变,如地球磁场的改变),就会造成人体的种种不适,即磁场缺乏综合征。它有多种表现,在生理上自主神经调节失常、情感失调、新陈代谢紊乱、细胞衰老加速、血脂升高、血黏度升高、动脉的硬化加速等。在临床上出现多种不适症状,如头痛头昏、关节酸痛、眼花、胸闷、腹胀、失眠多梦和肾虚气喘等。由此可见,地球磁场的变化对人体健康能带来的影响是多方面的。

(五)宇宙辐射对人类健康的影响

宇宙辐射来自于银河系的高能粒子和光子,是天然本底辐射的主要来源之一。宇宙辐射可分为初级宇宙线和次级宇宙线。初级宇宙线辐射是从宇宙空间进入地球大气层的高能辐射,大部分起源于太阳系之外,也有来自太阳的太阳宇宙线;次级宇宙线辐射是由初级宇宙线与大气层中的原子核相互作用产生的次级粒子和电磁辐射。地球上的所有生物都会受到宇宙辐射,但随其生活的环境和活动空间不同而异。通常,宇宙辐射随着海拔高度的增加呈指数增强,并随地理纬度的增加而增强。据估算,在 10~12km 的高空所受到的宇宙辐射剂量相当于在海平面的 130 倍。因此,宇宙辐射是高空飞行的重要环境危险因素。

宇宙辐射所致人类的危险性主要是进入高空的旅行人员、航空机组人员、宇航员等。宇宙辐射会引起人体许多生理反应,甚至造成机体损伤。1990 年,国际放射防护委员会(International Commission on Radiological Protection,ICRP)首次将喷气客机机组人员列为职业受照人群。宇宙辐射对人体的健康危害可通过直接和间接两种作用影响机体分子。直接作用是射线直接击中生物大分子如 DNA 而使分子结构破坏;间接作用是通过激活水分子产生活性氧自由基而攻击生物分子如脂质、DNA、蛋白质等,进而使生物分子氧化而结构受损。目前,国外流行病学研究已经发现,飞行人员急性粒细胞性白血病、乳腺癌、恶性黑色素瘤等多种癌症发病率增加,提示宇宙辐射可能与飞行人员肿瘤发病率增高有关。但对于生活在地球上绝大多数的人们来说,由于受到大气层、电离层和磁层的屏蔽保护作用,其受到宇宙线辐射产生的当量剂量就比较小,因而对健康产生的危害也较小。

二、自然环境化学因素对健康的影响

(一)自然环境地域分异导致的各元素差异对健康的影响

地域分异是指自然地理环境各组成要素或自然综合体沿地表按确定方向有规律地发生分化所引起的差异。自然界中地域分异的现象是非常显著的,从赤道到两极,从沿海到内陆,从山麓到高山顶部,甚至在局部地段(如山坡和谷底)都可以观察到不同属性的自然环境规律性变化。

生命的出现、生物的演化和生物的生命过程,都无时不与所生存的地球化学环境相联系、相适应。在地球化学元素中,有许多是与人和其他生物体生命有关的要素,称之为生命元素或生物地球化学元素。生物体的化学组成,必定反映它的生长环境的特定组成。从医学的角度出发,研究这些环境化学因素与人体健康之间的关系,必须首先研究地球化学环境和有机体相互作用的区域分异规律,为某些地方病的病因研究、治疗及预防提供科学的依据,为探讨人类生存的最佳化学环境提供科学的理论基础。

环境中地球化学元素与人体健康密切相关。但是,由于地球表面自然环境化学组成是不均一的,这种差异在某种程度上势必反映到包括人体在内的生命体中来,在一定程度上影响和控制着世界各地区人类和生物界的发展,造成生物生态的区域性差异。当这种地球化学条件超出人类和其他生物所能适应的范围,就会对人体健康产生不同性质和不同程度的影响。一般来说,人类对当今所处的化学环境基本适应,但在有些地区,人对环境化学因素的改变适应性较差,出现某些地球化学性疾病。详见"生物地球化学性疾病"一章。

影响地域分异的基本因素可分为地带性和非地带性两类。地带性是指自然环境各要素在地表近于带状延伸分布,沿一定方向递变的规律性。非地带性是指自然地理环境各组成成分及其相互作用形成的自然综合体不按或偏离地带性规律的特性,或仅指不呈带状分布的地方性差异。非地带性现象主要包括 3 个方面:①不同的岩石分布区具有不同的地球化学特征,因而对人体健康相应产生不同的影响。1979 年,Cannon 对美国一些地质单元的地球化学元素进行研究后指出,一个特殊的地球化学环境往往与特殊的基岩的性质相联系,例如石灰岩中可能缺少的元素有钼、锶、钙、镁,可能过剩的元素有磷和钾。②有些矿藏分布区域可以形成影响人体健康的特异地质环境。以氟中毒为例,我国大小兴安岭、燕山、大青山、秦岭东段等山区,有富氟花岗岩和火山岩分布,其中也广泛分布富氟萤石、磷灰石等,陕南及贵州、湖北一带有富氟煤系地层。由于自然地理过程和人为生产技术条件的影响,往往成为高氟区和地方性氟中毒的高发区。在我国贵州某地蕴藏的砷煤、砷含量达1%以上,造成严重的砷中毒。③由于地质污染作用形成的高氟环境,例如火山活动区往往形成高氟环境,又如,我国福建龙溪县境内地层断裂发育的地区,深层地下水高温水层沿破碎裂带上升过程中,溶解花岗岩和沉积岩中大量的氟,形成高氟环境及氟中毒流行区。

(二)地球化学元素对人体的生物学作用

地球化学元素对生命活动、发育成长、演变和进化、疾病治疗以及许多代谢过程都是必需的。事实表明,人类许多疾病和健康问题与地球化学元素所导致的代谢紊乱有关。

元素的生态循环,基本是通过食物和饮水进入人体的,约占人体元素总量的70%~90%。地球化学环境作用于人体的化学物质的种类和数量,往往取决于地理环境中各地理要素的综合作用和平衡关系。一般来说,环境给人体提供化学元素是处于一种相对平衡状态的,有其阈值范围。在此阈值范围内,机体的调节功能正常。当某个或某些环境条件发生变化时,就会破坏机体正常调节代谢过程范围内所需的化学元素阈浓度的上限和下限,导致体内元素低于下限阈浓度或高于上限阈浓度,造成机体化学元素及其综合作用失去平衡,干扰机体的调节机制,使该元素在机体的吸收、分布、代谢、排泄等发生紊乱,导致功能障碍,严重的可引起器质性病变。

地球生物从原始、低级到复杂、高级的进化过程中,作为生命必需元素的数量也是逐渐增加。在生命开始形成阶段,只有8种元素是绝对需要的,它们是氢、氧、碳、氮、硫、磷、钾、镁。前6种是氨基酸、糖、脂肪、嘌呤、嘧啶、核苷酸分子的主要构成元素,镁是稳定核糖核酸(RNA)和脱氧核糖核酸(DNA)的必需元素,而RNA、DNA是分化和遗传的基础,且对磷酸盐中能量的交换起作用,钾是生命产生的必要阳离子。因此,这8种环境化学元素对原始生命的产生来说,是必要和充足的条件。随着研究的深入,人们不断发现某些新的化学元素是生命必需的。迄今为止,在地球表面发现的92种天然元素,在人体内有81种都能找到,但具有重要营养和生理功能,公认的对于维持生命不可缺少的元素仅26~28种。

近年来,地方病的生态环境研究表明,有时引起地方病的原因并非是环境中某一元素过多或缺乏,在天然地球化学环境条件下,还存在着元素间的联合作用,可能影响到直接与地方病发生有关的主要元素的功能。如某些地区土壤和(或)水体中氟的含量过高,可引起地方性氟中毒,表现出斑釉齿的症状,但是,如果当地同时还有铜、钼等元素的失调,则可能出现膝内翻等一类病症。在我国,由于地球化学环境的差异,在一些特殊的地域,发生了典型的地球化学性疾病,如地方性甲状腺肿、地方性氟病、克山病、大骨节病等,这些地方病的分布模式,除了地球化学环境因素外,还与病因、宿主、环境、生态条件、社会、经济、文化等多方面的因素有关。

在21世纪,人们将更加关注环境化学因素与健康这个全球性问题。环境化学元素,特别是微量元素对人体健康的影响,应从有利、有害两个方面去认识,既要认识其毒性作用,也要理解其抗毒性作用。例如银、汞、铅等化学元素,尽管其是生命所非必需的,但其相关制剂很早已应用于临床作为强效消毒剂。此外,必需和非必需微量元素的划分是根据长期生命科学研究结果做出的,其界限不是固定不变的。随着科学研究的深入,一些目前尚未被认识的非必需元素可能成为必需元素。例如曾经被列为非必需元素的硒,在后来的研究中发现其是谷胱甘肽过氧化物酶的重要辅基而发挥作用后被列为必需元素。

在我国,由于地球化学环境的差异,在一些特殊地域的水和(或)土壤中某些元素存在过多或过少,当地居民通过饮水、食物等途径摄入这些元素过多或过少,而发生了典型的生物地球化学性疾病,如地方性甲状腺肿、地方性氟病、克山病、大骨节病等,这些地方病的分布模式,除地球化学环境因素外,还与病因、宿主、环境、生态条件、社会、经济、文化等因素有关。有关这类生物地球化学性疾病将有专章进行比较全面和详细的阐述。

三、自然环境生物因素对健康的影响

(一)动物与人类健康的关系

目前地球上存在的动物约150万种,人类虽然对这些动物进行了大量的研究和认识,但仍然是很不够的,特别是对无脊椎动物的研究很欠缺,对许多动物的地理分布也了解很少。生存于自然界的动物对人类的生存及健康有着密切的联系,人类虽然已经做出了很大的努力去了解动物与人类生存和健康的关系,但在这方面的认识仍然是非常有限的。例如,3万种原生动物只知道有几十种是人类寄生物,只有其中的少数是病原体。在节肢动物方面情况也是如此,现有80万种节肢动物中,只有几十种在人类传染病和其他疾病发生上起了一定的作用,这些方面的知识也很有限。

1. 人与动物的关系 地球是一个庞大的生态系统,由生物群落及其周围的生存环境共同构成,人类仅仅是这个庞大生态系统中的一个组成部分,人类的生存与生态系统中的各个环节密切相关,一些引起人类疾病的病原体也同样是生态系统中生物群落组成的一员。病原体与媒体和宿主之间以及环境之间形成一定的地理景观,作为一定的生物群落生活和保存下来,它们之间必然维持一定的共生共存关系。一方面,当这个特定的生物群落共生共存的相对平衡被打破时,宿主和媒介的种类和数量减少或完全消灭,病原体的传播也就随之减少或消失。另一方面,病原体在生物进化过程中,通常是与某些特定的生物群落发生联系,形成较为固定的循环,当人类侵入这个生物群落,如工业开发、游泳等,使病原体的自由生活方式改变转而获得适应寄生于人类的这一特定宿主的能力,从而引起人类的感染。

2. 动物毒素 陆生和水生的有毒动物所产生的有毒物质称动物毒素。许多动物毒素的毒性很强,如广西银环蛇蛇毒对小鼠的 LD_{50} 为 0.09mg/kg。动物毒素按毒作用的性质可分为神经毒素、心脏毒素、细胞毒素、凝血毒素和抗凝血毒素等。常见的动物毒素见表1-3。

表1-3 常见的动物毒素及毒性

有毒动物	主要毒素成分	主要毒性
毒蛇	神经毒素、心脏毒素、细胞毒素、凝血毒素、抗凝血毒素和溶血毒素等	阻断运动神经肌接头的突触递质传递,对哺乳动物呼吸肌有高度的选择性,引起呼吸麻痹;使心肌细胞膜发生持久性去极化;导致不同的细胞坏死溶解等
蝎	神经毒素、心脏毒素、溶血毒素以及透明质酸酶、磷脂酶 A 磷酸单酯酶等	阻断乙酰胆碱和去甲肾上腺素的递质传递,干扰神经轴突去极化过程的离子转运和心肌细胞膜的钙离子转运,出现心脏传导阻滞。全身出血、肌细胞变性以及内分泌功能紊乱

有毒动物	主要毒素成分	主要毒性
蜜蜂	主要毒素为分子量较小的短肽，如蜜蜂毒素、蜜蜂神经毒素以及肥大细胞去粒肽等	能促使组胺释放而加剧局部和全身反应。局部红肿灼痛，全身反应有呕吐、心悸、呼吸窘迫。若同时受刺百处以上者往往危及生命
蜘蛛	主要有神经毒，也有细胞毒、溶血毒和透明质酸酶等	局部红肿，全身反应可出现胸腹绞痛，肌肉紧张，可历时1~2天。同时有恶心、呼吸窘迫、盗汗、寒战发热、耳鸣和皮肤麻木感等
蜈蚣	毒素成分不详	咬伤局部除灼痛红肿外，尚可引起被咬肢体的淋巴管炎，但全身反应较轻
刺毒鱼类（鲨、鲶䲢、鳐等）	毒器由毒腺、毒棘和沟管组成。毒素为毒性蛋白，胃液可破坏，煮熟内服无毒性	刺毒鱼类的毒素成分各不相同，受刺局部剧痛、出血、发绀、水肿，甚至裂伤坏死，继发感染。毒素吸收后，可出现全身症状

引自：杨克敌．环境卫生学．第8版．北京：人民卫生出版社，2017

3. 人畜共患疾病　人畜共患病是人和脊椎动物由共同病原体引起的，在流行病学上有关联的传染病，其所涉及的动物范围非常广，包括家畜、野生动物、鸟类、水生动物和节肢动物等。人畜共患病按其病原体的种类通常可以分为以下几种：①病毒性人畜共患病，如森林脑炎、乙型脑炎、狂犬病等；②立克次体性人畜共患病，如鼠型斑疹伤寒、恙虫病、Q热、埃立克体病；③螺旋体性人畜共患病，如钩端螺旋体疾病、回归热、莱姆病等；④细菌性人畜共患病，如鼠疫、布鲁菌病、炭疽等；⑤寄生虫性人畜共患病，如疟疾、血吸虫病、弓形虫病、囊虫病、黑热病；⑥其他人畜共患病，如疯牛病等。此外，人畜共患病的分类还可按病原体的寄生和储存宿主分为以动物为主，以人为主或以人与动物并重的人兽共患病，也可按传染源和病原体的生活史进行分类。

人畜共患病的流行特征：①流行性：人畜共患病的流行过程有一定的广度和强度，可散发、暴发、流行或大流行。但此类疾病在一般情况下多呈散发状态。②季节性：多数有明显的季节性，呈现季节性的主要原因与环境气候、宿主和媒介昆虫的季节性消长有关。③地方性：病原体的宿主及传播媒介均受地区条件、气候条件、人们生活习惯等因素的影响，故其患病往往局限于一定的地区范围内发生。

近些年来，一些新兴人兽共患病，如禽流感、裂谷热、急性呼吸系统综合征（SARS）、中东呼吸综合征（MERS）、西尼罗河病毒、埃博拉和寨卡病毒给人类健康带来严重危害。如2014—2015年发生在非洲几内亚、利比里亚和塞拉利昂的埃博拉造成28 616名确诊病例，11310人死亡。据2016年联合国环境规划署（UNEP）报告，在过去20年内，这些新兴人畜共患病产生的直接成本超过1000亿美元，而如果这些疾病最终成为流行疫情，损失将达数万亿美元。

（二）植物与人类健康的关系

自古以来，植物一直在默默地改善和美化着人类的生活环境，在植物王国里约有7000多种植物可供人类食用，有不少植物具有神奇的治病效果，民间草药约有5000~6000种，现代药物中有40%来自大自然。人类的生存离不开植物，植物与人类和其他动物的健康息息相关。

1. 植物对人类健康有利的方面

(1)植物具有调节气候的作用:植物影响到空气的组成,它能增加大气中的氧气,有益于健康。植树造林不仅有降温作用,且能提高绿化区空气中的相对湿度,从而能改善小气候,形成冬暖夏凉,有利于人类居住的良好环境,有利于人体的健康。

(2)植物能净化空气:植物是天然的吸尘器,植物有过滤空气和吸附粉尘的作用。例如山毛榉,灰尘阻挡率为5.90%,杨树为12.8%,白桦树为10.59%,一般来说阔叶树比针叶树吸尘能力要强。植物还能吸收二氧化碳,吸收氯气,吸收氧化物,例如一公顷柳杉林每月能吸收二氧化硫60kg。

(3)植物对微量元素的浓集作用:在植物参与自然界生物循环过程中,植物依照本身需要从水、土壤中吸取营养。不同的植物群落和不同的植物物种对化学元素的吸收量不同,不同植物有选择性地浓集个别化学元素,如硼、锂、锰、钼、锌、铜、硒等,例如伏地肤硼含量可增加34倍。

(4)植物可抑制噪声的危害:噪声是一类严重的环境公害,对身体健康产生多方面的有害影响。控制或降低噪声的方法很多,其中绿化造林利用植物控制噪声的干扰是一种行之有效的办法。例如40m宽的林带可减低噪声10~15dB,30m宽的林带可吸收6~8dB的噪声。

(5)植物对污水的净化作用:在自然界中,不同的植物对于环境中各种有害的污染物有一定程度的吸收作用。例如,对于环境中的酚类化合物,生长在水边的灯芯草、盐生灯芯草以及水葱等,都能净化污水中的单元酚,对污水起到良好的净化作用。

(6)植物的其他有益作用:植物是人类和动物的食物,在生物-人类食物链中占有主要的地位。例如人类生存所需要的谷类和蔬菜瓜果,以及许多动物性食品,无一不与植物有关。植物还能提供建筑材料或工业原料,作药材用于防病治病。

2. 植物对人类生存的不利影响 植物虽是我们赖以生存的物质环境,但任何事物都具有双重性,它既有很多对人类健康有利的因素,但同时也具有一些对人类生存及健康不利的方面。

(1)有毒植物和植物毒素:地球上有毒植物的分布很广,种类不到2000种。《中国有毒植物》一书,介绍了943种有毒植物,包括可致人过敏、神经中毒、皮肤糜烂、致癌等有毒植物。植物毒素(plant toxins)是指天然存在于植物中对人和动物有毒的化学物质。植物毒素主要包括以下几类:生物碱、糖苷、毒蛋白、多肽、胺类、草酸盐和真菌毒素等。生物碱是一类较为常见的植物毒素,其毒性较强,常见含生物碱的有毒植物有多属豆科、马钱科、石蒜科、天南星科、防己科等。糖苷类中强心苷类对心脏具有强烈作用,多存在于夹竹桃科、百合科、卫矛科等植物中。毒蛋白类在少数植物种子中出现,但毒性极强,如蓖麻毒蛋白就是一种极毒化合物。某些藻类含有天然毒素,如软骨藻酸,具有神经毒性;微囊藻和节球藻毒素具有致癌性。

(2)花粉过敏症:在自然界中植物花粉的传播方式可分为风媒花和虫媒花两类。风媒花由于花粉产量多,体积小,质量轻,容易借风力传播,是造成过敏症的主要花粉。花粉的季节性大致可分为3种类型,即春季型、夏季型和秋季型,如秋季的花粉主要有莠类、蒿属、向日葵、大麻、蓖麻及禾本科等花粉。花粉过敏症是一种危害人体健康的常见病和继发病。花粉过敏症患者的临床表现因人而异,主要表现为流鼻涕、流眼泪、打喷嚏等,严重者会诱发气管炎、支气管炎、哮喘、肺心病等,按其表现症状可划分为3大类:花粉性鼻炎、花粉性哮喘、花粉性结膜炎。

（3）植物致变应性接触性皮炎：某些植物（包括观赏性植物）可引起变应性接触性皮炎，进而影响人们的日常生活和工作。有研究者对 73 例因植物所致变应性接触性皮炎研究结果显示，引起这些皮炎的植物有 19 种，以洒金桃叶珊瑚，变叶木为多，发病与季节和对花及植物的接触有关，春、夏、秋季多见，停止接触阳性致敏植物，皮肤病情逐渐好转痊愈。

（曾　强）

第五节　环境污染与健康

环境污染是指人为因素或自然因素引起的环境质量下降，对人类及其他生物的正常生存产生了直接的、间接的、潜在的有害影响，或者在某种程度上妨碍了各种生物的生活，使环境条件恶化，影响了生态系统的动态平衡，以致影响了人类及生物的健康称为环境污染。环境污染的产生是一个从量变到质变的过程，产生的原因主要是人类活动以及在生产活动中资源的开发和利用过程产生的各种污染物，或者由于自然环境运动（火山爆发、森林火灾等）产生的污染物进入环境所致，尤其人为污染更为重要。由于环境污染物的多样性及其有害作用机制的复杂性，使环境污染的健康危害呈现出明显的多样性。根据环境污染对人体健康损害的性质可分为急性危害、慢性危害和一些特殊危害（包括致癌和生殖发育危害等）。

一、环境污染的急性和慢性危害

（一）急性危害

环境污染物短时间大量进入环境，或加上不利于污染物扩散的环境条件，使局部区域污染物浓度急剧升高，使暴露人群在较短时间内出现不良反应、急性中毒、甚至死亡。环境污染导致的急性中毒事件往往具备以下特点：①污染物的排放急剧增加是引起急性中毒的首要因素，这种情况常常是污染物的事故性排放。②不利于污染物在环境中扩散的气象条件或特殊的地形条件。一些非事故性排放引起的急性中毒事件并不完全取决于污染物排放量，还取决于污染物扩散的条件，如燃煤排放的颗粒物、二氧化硫等引起的烟雾事件。③易感人群，如老、弱、病、残、幼等抵抗力低下的人群或对某一环境污染物敏感的人群。环境污染引起的急性危害主要有以下几种类型：

1. 大气污染引发的烟雾事件　在 20 世纪，由于工业生产的高速发展，大气烟雾污染事件的发生频率较高，其中重大烟雾污染事件包括比利时马斯河谷烟雾事件、英国伦敦烟雾事件、美国洛杉矶光化学烟雾事件和日本四日市哮喘事件等。除此之外，在世界其他国家的许多工业城市，如日本东京、印度孟买以及我国的兰州、北京等地也都发生过不同程度的烟雾污染事件。烟雾事件根据烟雾形成的原因，可分为煤烟型烟雾事件和光化学烟雾事件。

（1）煤烟型烟雾事件：主要是由燃煤产生的大量污染物排入大气，在不良气象条件下不能充分扩散所致。煤烟型烟雾事件引起人群健康危害的主要大气污染物是烟尘、二氧化硫及硫酸雾，主要的健康危害表现为呼吸系统和心血系统疾病患者病情急剧加重，严重者导致死亡。如 1952 年发生的英国伦敦烟雾事件使数千伦敦市民出现胸闷、咳嗽、咽痛、呕吐等症状，1 周内以此病患者为主的死亡人数在 1 周内比往年同期增加 4000 多人，45 岁以上死亡人数为平时的 3 倍，1 岁以内婴儿死亡人数也增加 1 倍。

（2）光化学烟雾事件：是由汽车尾气中的氮氧化合物和挥发性有机物在日光紫外线的照

射下,经过一系列的光化学反应生成的刺激性很强的浅蓝色烟雾所致。光化学烟雾引起的健康危害主要表现为大量居民出现眼和上呼吸道的刺激症状,包括眼结膜炎、流泪、眼睛疼等,严重者可引起呼吸功能障碍,甚至死亡。如1955年发生的美国洛杉矶光化学烟雾事件使当地市民哮喘和支气管炎流行,65岁及以上人群的死亡率升高,平均每天死亡70~317人。

2. 事故引发的污染事件 由于工业设计上的不合理、生产负荷过重、管理上的疏漏或任何意外的原因,使有毒有害物质短时间内大量进入环境,进而导致排放源附近及整个污染区域内的居民发生急性中毒。由事故引发的污染事件在全球屡见不鲜,造成的危害极为严重。

(1)核泄漏事故:人类有史以来最严重的核泄漏事故是1986年4月26日发生在前苏联的切尔诺贝利核电站第4号反应堆爆炸。该事故最终导致20多万km^2的土地受到污染,数千人死亡,数百万人受到核辐射侵害。在其他国家也相继发生过多起核泄漏事故。如1999年,日本东京附近的一座核反应堆发生辐射泄漏,造成2名工人死亡;2011年3月11日,日本本州岛海域发生里氏9.0级地震,导致福岛第一核电站的放射性物质泄漏到外部,造成4人受伤,1名工作人员由于遭受核辐射4年后被确诊为白血病。核泄漏事故释放的放射性物质可引起外照射或内辐射损害,形成放射病,还会增加癌症、畸变、遗传性病变的发生率,影响几代人的健康。

(2)化学物质泄漏事故:1984年12月3日,印度博帕尔市一家农药厂贮气罐发生异氰酸甲酯泄漏,导致3000多人死亡、1000多人双眼失明,20多万人受到严重伤害,67万人健康受损,有人将终生残疾,这是人类历史上最严重的工业化学物质泄漏事故。在我国也发生过多起化学物质泄漏事故,如2003年12月23日,中石油重庆开县天然气井喷,富含剧毒硫化氢的天然气导致243人死亡,900余人受伤,转移安置灾民10余万人;2005年11月13日,吉林石化公司双苯厂硝基苯精馏塔发生爆炸,造成8人死亡,60多人受伤,并造成松花江部分江段污染,导致沿江居民用水发生困难。化学物质泄漏事故所带来的健康危害主要与化学物质的种类、毒性、浓度等有关。

(3)水污染事故:在我国,水污染事故频繁发生,尤其是因企业违法排污和事故而引发的重大水污染事件。2012年监察部统计数据显示中国水污染事件年发1700起以上,发生事件的污染指标涉及重金属、有毒有机污染物等。2004年2月,四川化工股份有限公司在未经省环保局试生产批复的情况下,非法把大量氨氮超标几十倍的工业废水直接排入沱江,造成下游简阳至资中段水生态环境恶化,20万kg鱼死亡,上百万人饮用水困难,直接经济损失2.19亿元。2005年12月,广东韶关冶炼厂在设备检修期间超标排放含镉废水,致使北江韶关段镉浓度最大超标达12.8倍,严重影响到北江下游10万人无法饮用此江水。

3. 生物性污染引发的急性危害 生物性污染引发的急性危害最常见的是介水传染病。一切以水源为传播途径的致病微生物和寄生虫等,如污染饮用水源,可能导致腹泻病、伤寒、霍乱、甲型肝炎等肠道传染病的暴发流行。据WHO的调查报告,在发展中国家每年因介水传染病而死亡的人数达500万人。发达国家也经常报道有介水传染病暴发流行。如1993年在美国威斯康辛星暴发的由隐孢子虫引起的介水传染病,导致40.3万人患病,4000余人住院治疗,112人死亡。

致病微生物也可通过空气传播疾病。人员拥挤、通风不良、阴暗潮湿的室内空气是病原微生物传播的主要途径。例如国内外调查表明,呼吸道感染是人类最常见的疾病,其症状可从隐性感染直到威胁生命。迄今为止,已知的能引起呼吸道感染的病毒就有200种之多,其中绝大部分是通过室内空气传播,常见的经空气传播的传染病有流行性感冒、麻疹、白喉等。据统计,全球因空气污染导致的急性呼吸系统感染,每年便夺去大约400万名儿童的生命。在我国突发的"非典"疫情中,专家分析发现,非典型性肺炎的传播很大可能是以空气为媒介,通过飞沫、飞沫核和尘埃3种方式进行的。

(二)慢性危害

环境中有害物质以低浓度、长时间反复作用于机体所产生的危害,称为慢性危害。慢性危害的产生与污染物的暴露剂量、暴露时间、化学污染物的生物半减期和化学特性、机体的反应特性等有关。慢性危害是由于污染物对机体微小损害的积累(功能积累)或污染物本身在体内的蓄积(物质蓄积)所致。环境污染引起的慢性危害是普遍存在的,严重的可表现为疾病或死亡,但绝大多数影响仅为生理功能的轻微改变和不易被察觉的代偿状态,甚至是心理行为学上的改变。环境污染物所致的慢性危害主要表现为以下几个方面:

1. **非特异性影响** 环境污染物所致的慢性危害,往往不是以某种典型的临床表现方式出现。在环境污染物长时间作用下,机体生理功能、免疫功能、对环境有害因素作用的抵抗力可明显减弱,对生物感染的敏感性显著增加,健康状况逐步下降,表现为人群中患病率、死亡率增加,儿童生长发育受到影响等等。例如长期工作在通风不良的室内,对机体是一种恶性刺激,可使中枢神经系统功能紊乱,降低机体各系统的功能和抵抗力,使居民情绪恶化、生活质量和工作效率下降、患病率和死亡率增高。

2. **引起慢性疾患** 在低剂量环境污染物长期作用下,可直接造成机体某种或多种慢性疾患。如慢性阻塞性肺部疾病(chronic obstructive pulmonary disease, COPD),它是与大气污染物长期作用和气象因素变化有关的一组肺部疾病,包括以气流阻塞为特征的慢性支气管炎和(或)肺气肿。患者的气流阻塞呈进行性发展,但部分有可逆性,伴有高气道反应性。随着大气污染的加重,居民慢性阻塞性肺部疾病在疾病死亡中的比重增加。特别是我国大气细颗粒物(PM$_{2.5}$)污染严重,长期暴露PM$_{2.5}$可诱发呼吸道炎症反应和支气管上皮细胞的增生与纤维化,从而增加COPD的发病率及其发病时的症状,严重时可增加肺癌的发病率。此外需要指出的是,人类在发育过程的早期(包括胎儿、婴儿、儿童时期)暴露某些环境污染物,可能将会影响成年人糖尿病、心血管疾病等慢性疾病的发生,称为"成人疾病的胎儿起源"(fetal origins of adult disease, FOAD)假说,也称为"健康和疾病的发育起源"(developmental origins of health and disease, DOHaD)假说。

3. **持续性蓄积危害** 环境中有些污染物由于具有不易降解、脂溶性强、生物半减期长的特性,进入机体后能较长时间贮存在组织和(或)器官中。尽管这些物质在环境中浓度低,但长期暴露会在人体内持续性蓄积,使受污染的人群体内浓度明显增加,进而造成对机体的损害。此外,机体内这些有毒物质还可能通过胎盘屏障或授乳传递给胚胎或婴儿,对下一代的健康产生危害。

持续性蓄积危害的污染物主要有两类,一类是铅、镉、汞等重金属及其化合物,它们的生物半减期很长,如汞为72天,镉为13.7年。另一类是脂溶性强、不易降解的有机化合物。这类化合物能持久存在于环境中,通过食物链在生物体内持续性蓄积,并对人类健康造成有害影响,称为持久性有机污染物(persistent organic pollutant, POP)。为了共同淘汰和消除POP污染,保护人类健康和环境免受POP的危害,2001年5月在联合国环境规划署的主持下,包括中国在内的127个国家的代表通过了《关于持久性有机污染物的斯德哥尔摩公约》。

首批列入公约受控名单的 12 种 POP 是滴滴涕、氯丹、灭蚁灵、艾氏剂、狄氏剂、异狄氏剂、七氯、毒杀酚、六氯苯和多氯联苯、二噁英（多氯二苯并-p-二噁英）、呋喃（多氯二苯并呋喃）。2009 年新增加 α-六氯环己烷、β-六氯环己烷、林丹、十氯酮、五氯苯、六溴联苯、四溴二苯醚和五溴二苯醚、六溴二苯醚和七溴二苯醚、全氟辛基磺酸及其盐类和全氟辛基磺酰氟等 9 种，2011 年和 2013 年又先后将硫丹、六溴环十二烷列入 POP 名单，使受控物质总数达到 23 种。与常规污染物不同，持久性有机污染物由于在自然环境中滞留时间长，极难降解，毒性极强，并沿着食物链浓缩放大，能导致全球性的传播，因而对人类健康危害更大。目前研究已经证明很多持久性有机污染物不仅具有致癌、致畸、致突变性，而且还具有生殖发育毒性。

环境污染所致的慢性危害往往是非特异性的弱效应，发展呈渐进性，有些胎儿期暴露环境污染物所导致的危害效应甚至在成年期才能显现。因此，出现的有害效应不易被察觉或得不到应有的重视。一旦出现了较为明显的症状，往往已经成为不可逆的损伤，造成严重的健康危害。如何早期评价环境污染对人群健康的慢性危害并及时地采取干预措施加以预防是环境卫生学面临的巨大挑战。

二、环境污染的致癌危害

恶性肿瘤已成为人类死亡构成的重要病因。据 WHO 下属的国际癌症研究中心（IARC）2013 年 12 月公布的有关全球癌症状况最新数据——2012 年全球新增约 1410 万例癌症病例，癌症死亡人数达 820 万。据中国肿瘤登记中心的研究人员估计，2015 年我国新增 429.2 万例癌症病例，癌症死亡人数为 281.4 万，相当于平均每天有超过 7500 人死于癌症。美国癌症协会估计，2017 年美国将出现新发癌症病例 1 688 780 例，癌症死亡病例 600 920 例。随着发病率和死亡率的增加，癌症已经成为中国人群死亡的首要原因和主要的公共健康问题。

目前认为，癌症的发生是宿主与环境之间相互作用的结果，重要的宿主因素包括遗传与健康状况，主要的环境因素包括环境污染物、食物、职业、生活方式、物理和生物因素等。有研究认为 80% 以上的癌症发生与环境因素有关。环境致癌因素根据其性质可分为物理因素、生物因素和化学因素 3 大类：①物理致癌因素：如紫外线照射（波长 100～400nm）、电离辐射、镭-224 及其衰变产物、氡-222 及其衰变产物等；②生物致癌因素：如幽门螺杆菌、乙型肝炎病毒、丙型肝炎病毒、真菌毒素、人乳头状瘤病毒等；③化学致癌因素：如烷化剂类、多环芳烃类、芳香胺类、金属和类金属类、亚硝胺类、食物的热裂解产物等。其中化学致癌因素是环境中最常见的一类致癌物。2016 年，国际癌研究机构（IARC）对 989 种因素的致癌性评价结果进行分类发现：对人类的确认致癌物（Ⅰ类）118 种，对人类很可能有致癌性（ⅡA 类）79 种，对人类可能有致癌性（ⅡB 类）290 种，对人类致癌性尚不能分类（Ⅲ类）501 种，对人类可能没有致癌性（Ⅳ类）1 种。

（一）空气污染与肺癌

研究资料显示，近几十年来我国肺癌死亡率呈显著增加的趋势，已由 1973—1975 年的 7.1/10 万上升至 2012 年的 42.05/10 万，且城市高于农村。2015 年的癌症统计数据估计，肺癌是我国最常见的癌症，也是癌症死亡的首要原因。由于肺癌死亡率高，病因复杂，其高发和持续增长引起了众多学者对肺癌病因的关注，其中空气污染成为一个重要的环境危险因素。受污染的空气中存在多种致癌物，如多环芳烃、亚硝胺、重金属等。

自 20 世纪 70 年代起，欧美发达国家和地区相继开展了空气污染与肺癌的流行病学研究。美国一项肺癌流行病学资料显示,大气中苯并(a)芘[B(a)P]浓度每增加 $0.1\mu g/100m^3$,人群肺癌死亡率就相应升高 5%。美国癌症学会在 1982—1998 年间一项多达 50 万人的队列研究中发现,室外空气中 $PM_{2.5}$ 年均浓度每升高 $10\mu g/m^3$,人群肺癌死亡率上升 8%。欧洲一项涉及 36 个欧洲国家和地区 30 多万人的队列研究也显示,室外空气中 PM_{10} 浓度每升高 $10\mu g/m^3$,人群肺癌死亡率上升 22%。我国一些研究也相继发现,大气中苯并(a)芘、二氧化硫、氮氧化物、总悬浮颗粒物、$PM_{2.5}$ 等暴露与人群肺癌有关。2013 年,IARC 组织全球 24 名环境卫生领域专家,对全世界 1000 多项有关大气污染的人类致癌性进行了全面系统评估,结果发现在校正了包括吸烟在内的可能混杂因素后,空气污染与肺癌风险之间存在显著关联。基于此,2013 年 10 月 17 日 IARC 发布报告,首次确认空气污染为致癌物,其中提到有充足证据显示,暴露于户外空气污染与肺癌有关。

(二) 水污染与肿瘤

水污染与人群肿瘤的关系多年来一直受到人们的高度关注。自 20 世纪 70 年代人们注意到水体受有机化学物污染以来,全世界在水中检测出的有机化学污染物共约 2221 种。美国 EPA 从自来水中检出约 765 种有机物,其中 20 种为确认致癌物,36 种为可疑致癌物,18 种为促癌物,48 种为 Ames 试验致突变物。世界各国饮用水消毒技术中最广泛使用的加氯消毒所产生的氯化消毒副产物如三卤甲烷、卤代酸、卤代酮、亚硝胺等也被广泛证明对实验动物具有致突变性和致癌性。

目前,流行病学报道与水污染有关的人群肿瘤主要包括胃癌、肝癌、食管癌、膀胱癌、结肠和直肠癌等。一项针对西班牙某省 256 个市区饮水中的硝酸盐水平与人群癌症的关系研究显示,随着饮用水硝酸盐摄入的增加,男性和女性人群的胃癌死亡率均呈增加趋势。美国一项有关爱荷华州绝经后妇女的前瞻性队列研究显示,氯化饮用水暴露与结肠癌的发病呈现正相关,并且呈剂量-反应关系。我国一项对黄浦江水突变性与肿瘤关系进行的流行病学调查显示,饮用以黄浦江上游、中游、下游河段为水源的自来水的男性居民胃癌、肝癌标化死亡率呈梯度变化,并与水质致突变性测试结果基本一致。此外,有学者认为饮用水污染是我国河南省林州市食管癌高发区的一个主要因素。经调查发现林州地区居民在 1959—1974 年饮用浊漳河水人数达到 80%,2001—2003 年改水后饮用浊漳河水人数下降到 35%。进一步的队列研究结果显示,改水组 56 万人,食管癌的发病率和死亡率分别为 92.37/10 万、67.94/10 万;而非改水组 30.6 万人的发病率和死亡率分别为 128.29/10 万、110.01/10 万,改水组发病率降低 28.00%,死亡率降低 38.20%,与非改水组相比较存在显著的差别。

三、环境污染的致畸危害

20 世纪 60 年代发生的震惊世界的"反应停"事件使人们越来越关注外来化学物的致畸危害。在许多环境污染事件(如日本的水俣病、米糠油污染事件等)中,也都观察到了由于孕期摄入污染物而引起胎儿畸形发生率明显增加的现象。通过母体影响胚胎、胎儿畸形的环境因素称为致畸物(teratogen)。美国国家职业安全与卫生研究所有毒物质登记处所登记的 37 860 种工业化学物中,585 种注释有致畸性。Shepard(1996)编纂的致畸物分类目录中,动物致畸的阳性化学物在 900 种以上,而能确证对人类有致畸作用的各类致畸因子有 50 种以上。

致畸物作用于胚胎发育的不同阶段可引发多种后果,如胚胎吸收、死亡、流产、胎儿生长受限、结构畸形以及出生后才显现的各种生理和心理缺陷等,对胚胎的这些有害效应总称为胚胎毒性(embryotoxicity)。致畸作用(teratogenesis)是胚胎毒性的一种主要表现形式。化学物质的致畸作用具有如下基本特征:①存在敏感期,不同种属动物(包括人)的致畸敏感期是不同的;②在特定条件下化学物质的致畸作用可呈现一定的剂量-反应关系;③化学物质的致畸作用对不同种属动物可有较大差异;④不同种属动物的胎盘结构差别较大,其对致畸物的屏障作用和转化能力也不相同而影响畸形的发生。鉴定化学物致畸性的方法是动物致畸试验与人群流行病学调查相结合。

(一) 空气污染与致畸

早期的国内外研究均报道在空气污染的工业区,新生儿及婴儿死亡率明显高于对照区,显示空气污染可能与致畸危害之间存在关联。受污染的空气含有大量的致畸物,如多环芳烃、二噁英、多氯联苯、重金属等。目前,毒理学研究已经表明怀孕期暴露高浓度空气污染(如颗粒物)可引起致畸危害,包括胚胎吸收、死产、体重降低以及肝、肺、心血管、神经系统等的病理性损害。

流行病学研究也显示怀孕期暴露于空气污染与不良妊娠结局和出生缺陷之间存在关联。一项美国南加利福尼亚的研究发现,怀孕期第二个月暴露空气中一氧化碳与新生儿心脏室间隔缺损之间存在显著的关联,并且呈剂量-反应关系,其比值比(OR)在第二分位、第三分位和第四分位暴露组分别为 1.62($95\%CI$:1.05~2.48)、2.09($95\%CI$:1.19~3.67)和2.95($95\%CI$:1.44~6.05);同时也发现怀孕期第二个月暴露空气中臭氧与新生儿主动脉和瓣膜的缺陷、肺动脉和瓣膜异常及先天性心脏锥干畸形有关。此外,一些研究也发现怀孕期暴露二氧化硫、二氧化氮、PM_{10}、$PM_{2.5}$等空气污染物与增加的先天性心脏病风险之间存在关联。我国也有研究发现怀孕期暴露二氧化硫、二氧化氮、$PM_{2.5}$等空气污染物与新生儿出生缺陷之间存在关联。

(二) 水污染与致畸

受污染的水体中也含有许多致畸物,如甲基汞、五氯酚钠、藻毒素、消毒副产物等。水污染与致畸危害的最先报道见于日本水俣湾地区的先天性水俣病。该病是由于母亲妊娠期摄入甲基汞,通过胎盘而引起胎儿中枢神经系统发育障碍所致。病儿主要症状有:严重精神反应迟钝、协调障碍、共济失调、步行困难、语言和吞咽困难、生长发育不良、肌肉萎缩、大发作性癫痫、斜视和发笑等。

饮用水中广泛存在的一类污染物——消毒副产物与致畸危害也引起了人们的广泛关注。饮用水中多种消毒副产物如三卤甲烷、卤代乙酸、卤代乙腈、3-氯-4-(二氯甲基)-5-羟基-2(5H)-呋喃酮(MX)已在动物实验中证明具有致畸性,表现为软组织和各种器官(如前脑、颜面和咽弓)发育异常、心血管缺陷、死产、早产、胎吸收增加、低出生体重、生长发育迟滞等。流行病学研究也发现怀孕期饮用水消毒副产物暴露与不良妊娠结局和出生缺陷有关。如美国一项大规模的回顾性队列调查发现,怀孕期暴露饮用水中总三卤甲烷浓度高于100μg/L与低出生体重风险增加有关,暴露总三卤甲烷浓度高于80μg/L与出生缺陷和神经管缺损风险增加有关,孕晚期暴露饮用水中二氯乙酸(≥8μg/L)和三氯乙酸(≥6μg/L)与胎儿生长受限有关,暴露饮用水中二溴乙酸(≥5μg/L)与低出生体重有显著性相关。我国一些研究也发现怀孕期饮用水消毒副产物暴露与不良妊娠结局有关。如一项队列研究采用暴露生物标志物发现孕晚期血液中三氯甲烷和总三卤甲烷与降低的新生儿体重和增加的小于胎龄儿风险有关,血液中溴代三卤甲烷与降低的新生儿出生身长有关。但也有流行病学研究发现饮用水消毒副产物暴露与不良妊娠结局和出生缺陷之间不存在关联。因此,有关水污染与致畸危害需要更进一步的研究。

四、环境污染的生殖危害

环境是人类赖以生存和发展的物质基础,生殖安全则是人类健康繁衍的重要保障。然而,大量流行病学调查显示全球生殖健康状况在过去几十年内呈现下降的趋势。如 Carlsen 等人分析了 1938—1990 年间全球发表的有关男性精液质量文献,结果显示男性精子密度由 1940 年的 $113 \times 10^6 / ml$ 下降到 1990 年的 $66 \times 10^6 / ml$,50 年间精子密度下降了将近 50%;Huyghe 等人分析了 1980—2002 年间全球发表的有关睾丸癌文献,结果显示北美洲、欧洲和大洋洲的工业化国家在过去 30 年内睾丸癌的发生率呈上升趋势。此外,一些调查研究也发现人类生殖系统肿瘤和不孕不育症发生率呈增加趋势。与此同时,人类生活的环境越来越受到各种化学物质的污染,这引发了是否环境污染导致了人类生殖健康状况下降的广泛争论。

早在 1962 年,美国生物学家 Carson 在其出版的《寂静的春天》里就指出农药毒害是引起鸟类生殖异常现象的原因,这引发了全世界的高度关注。排入环境的某些污染物,即使在很低的水平,也能对野生生物及人类的生殖系统产生灾难性的后果,并且能在生命的全过程损伤生殖系统及功能。对野生动物,环境污染物能导致短吻鳄鱼的阴茎萎缩、睾丸畸形;雄性哺乳动物、鸟类及鱼类的雌性化发育;哺乳动物、贝类、鱼类、鸟类及鳄鱼的生育能力下降,鱼类和鸟类性成熟期延迟。越来越多的流行病学调查也表明,全球性日益增加的环境污染物暴露可能与人类多种生殖发育疾病密切相关。据估计,至少有 51 种对生殖功能有毒性作用的化学物质普遍存在于生活环境中,可在胚胎发育、青春期、生育年龄等各个时期对生殖系统造成损害,导致生殖功能异常。

(一)内分泌干扰物与生殖危害

内分泌干扰化学物(endocrine disrupting chemicals,EDC)是环境中一类广泛存在的环境污染物,能对维持机体内环境稳态和调节发育过程的体内天然激素的生成、释放、转运、代谢、结合、效应造成严重的影响,进而导致动物和人体生殖器发育障碍、生殖能力下降、行为异常等危害效应。目前已确认的 EDC 约 500 种,主要包括邻苯二甲酸酯类、多氯联苯类、有机氯杀虫剂、烷基酚类、双酚化合物类、重金属类、植物和真菌激素等。20 世纪 80 年代,研究者就发现 EDC 对野生动物表现出生殖危害,如导致雄性动物雌性化发育,鱼类和鸟类性成熟期延迟,哺乳动物、贝类、鱼类及鸟类生育能力下降等。近 30 多年来,国内外大量调查研究显示 EDC 暴露与生殖损害、发育异常以及某些癌症(如乳腺癌、睾丸癌、卵巢癌等)的发生发展有关。流行病学研究发现 EDC 暴露对人体的可能生殖危害主要有:儿童精神性和行为性异常增加,女孩更早进入青春期,男性精液质量下降,男性生殖道缺陷发病率增加,女性乳腺癌和子宫内膜异位症发生率增加,不孕症患者显著增加,生殖激素发生改变等。

(二)其他环境污染与生殖危害

环境中除了 EDC 外,还有许多其他污染物被发现与生殖危害有关。如饮用水中广泛存在的消毒副产物在毒理学研究中已被证明具有生殖毒性,包括损害生殖器官发育、降低精液质量、改变生殖激素水平等。我国一项以医院为基础的大样本横断面调查采用尿液中三氯乙酸作为暴露生物标志物,在男性人群中也发现经饮水途径暴露消毒副产物与降低的精液质量有关。也发现空气污染与男性精液质量降低、不孕症发生率和乳腺癌风险增加存在关联。如加拿大一项病例-对照研究发现绝经后的女性人群暴露交通尾气中的二氧化氮与乳腺癌有关,空气中二氧化氮每增加 $10\mu g/m^3$,乳腺癌风险增加 1.31 倍(95%CI:1.00~1.71)。美国一项大规模前瞻性队列研究发现,生活在离主干道近的护士发生不育的风险是生活在远离主干道的护士的 1.11 倍(95%CI:1.02~1.20)。另外,也有研究发现烟草烟雾和电子垃圾等环境污染物与生殖危害存在关联。随着研究的不断深入和拓展,可能会发现更多的环境污染物具有生殖危害。

迄今为止,尽管已有大量研究显示环境污染物暴露与生殖危害之间存在关联,但也有一定数量的研究结果与上述结论不一致。不同研究之间人群特点、方法设计、暴露评估方法、样本量大小和混杂因素控制等方面存在的差异,使得不同研究结果之间很难进行比较和整合分析。就目前已有的研究结果,尚不足以提供环境污染物暴露与人类生殖健康损害之间有直接因果联系的坚实论据。

(曾 强)

参 考 文 献

1. 陈学敏,杨克敌.现代环境卫生学.第 2 版.北京:人民卫生出版社,2008.

2. 周宜开.中华医学百科全书环境卫生学.北京:人民卫生出版社,2017.

3. 杨克敌.环境卫生学.第 8 版.北京:人民卫生出版社,2017.

4. Zhu H,Kartiko S,Finnell RH.Importance of gene-environment interactions in the etiology of selected birth defects.Clin Genet,2009,75:409-423.

5. Wu T,Hu Y,Chen C,etal.Passive smoking,metabolic gene polymorphisms,andinfantbirth weightin aprospectivecohort studyof Chinesewomen.Am J Epidemiol,2007,166(3):313-322.

6. Lammer EJ,Shaw GM,Iovannisci DM,et al.Maternal smoking,genetic variation of glutathiones-transferases,and risk for orofacial clefts.Epidemiology,2005,16(5):698-701.

7. Vrijheid M,Slama R,Robinson O,et al.Thehumanearly-lifeexposome(HELIX):project rationale and design.Environ Health Perspect,2014,122(6):535-544.

8. 鲁文清.水污染与健康.武汉:湖北科学技术出版社,2015.

9. 郭新彪,杨旭.空气污染与健康.武汉:湖北科学技术出版社,2015.

10. 邹小农.环境污染与中国常见癌症流行趋势.科技导报,2014,32(26):58-64.

11. 邹文良,张聚敬,马吉英.宇宙线辐射对人类健康的影响.干旱环境监测,2000,14(3):176-180.

12. 陈仁杰,张金良,阚海东.中国大气污染与肺癌关系的流行病学研究回顾.卫生研究,2011,40(2):243-245.

13. Chen W,Zheng R,Baade PD,et al.Cancer statistics in China,2015.Ca Cancer J Clin,2016,66:115-132.

14. Ferlay J,Soerjomataram I,Ervik M,et al.GLOBOCAN 2012 v1.0,Cancer Incidence and Mortality Worldwide:IARC CancerBase No.11.[Internet].Lyon,France:International Agency for Research on Cancer.http://globocan.iarc.fr.(2013).

15. Sharpe RM,Irvine DS.How strong is the evidence of a link between environmental chemicals and adverse effects on human reproductive health? BMJ,2004,328:447-451.

第 二 章

全球环境问题

人类社会在创造物质财富和享受舒适生活的过程中,也给环境和生态造成了破坏,其中有区域性环境问题,也有全球性环境问题。全球环境问题也称国际环境问题,是指超越主权国国界和管辖范围的全球性的环境污染和生态平衡破坏等问题,如生态破坏、环境污染、自然资源耗竭等。其中深受人们关注的全球性环境问题如全球气候变暖、厄尔尼诺现象、臭氧层破坏、酸雨、生物多样性锐减、棕色云团等已成为影响人类健康的重要环境问题。

第一节 全球气候变化

一、全球温暖化

(一)全球气候温暖化及其环境影响

当今人类正面临着的全球气候变化问题主要包括全球变暖、臭氧层破坏和厄尔尼诺等现象。全球气候变暖是全球气候变化中一个主要问题。

全球温暖化是指由于人类活动而造成的大量温室气体向大气中排放,从而引起大气中温室气体浓度不断增加和大气组成成分的改变,进而导致全球平均气温升高以及其他气候要素改变的现象。过去的半个世纪以来,全球平均温度已经改变到了一定程度。这种变化明显不同于历史上所观察到的自然背景变化。过去 50 年的气候变暖几乎是过去 100 年的 2 倍。全球平均气温从 1850—1899 年到 2001—2005 年已经上升了 0.76℃。2012 年之前的 3 个连续 10 年的全球地表平均气温,都比 1850 年以来任何一个 10 年都更高,且可能是过去 1400 年来最热的 30 年。二氧化碳平均浓度从工业革命前的 550mg/m³(280ppm)增加到 2005 年的 780mg/m³(397ppm)。这一浓度远远超过了过去 65 000 年来的自然变化范围。

大气下层的直接热源是水面、陆地植被等下垫面和云层向外发出的长波辐射。由于大气中的某些物质具有允许太阳短波辐射通向地面,而部分吸收地表长波辐射的特性,使它具有与温室中玻璃相类似的"温室效应"。所谓温室效应(green house effect)是指由于地球表面大气层既能让太阳辐射透过而达到地面,同时又能阻止地面辐射的散失,使地表始终维持着一定的温度,出现了适于人类和其他生物生存的环境,形成了大气对地球表面的这种保护作用。如果没有大气层的保护作用,处于辐射平衡时的地球表层气温只有-18℃,然而实际上现在的全球平均温度为 15℃,保障了各种生物得以在一定的温度条件下繁衍。

温室效应气体是指大气中能吸收长波辐射的物质,除了二氧化碳外,还有水汽、甲烷、一氧化二氮、臭氧、氯氟烃、微尘粒等。通常把 CO_2、CH_4、N_2O、O_3 和 CFC 等称为温室效应气体。京都议定书中控制的 6 种温室气体为：二氧化碳（CO_2）、甲烷（CH_4）、氧化亚氮（N_2O）、氢氟碳化合物（HFC）、全氟碳化合物（PFC）、六氟化硫（SF_6）。温室气体的来源包括向大气排放的各种温室气体、气溶胶或温室气体前体物的过程或活动，如燃烧过程、农业生产活动等。这些活动向大气排放了 CO_2、CH_4 等。人类活动排放的温室气体中对气候变化影响最大的是二氧化碳，其产生的增温效应占所有温室气体总增温效应的 63%。就自然因素而言，气候系统的能量基本上来自太阳，太阳辐射的变化是引起气候系统变化的外因，而全球变暖的基本原因是温室气体的大量排放。

近百年来大气中的温室气体含量在急剧增加，与此同时，全球的气候也正在逐渐变暖。由于人类在生产和生活活动中大量地使用了化石燃料，使得大量二氧化碳进入大气层，导致大气中二氧化碳浓度快速增加。从上一个冰期到工业纪元前，地球表面二氧化碳从 $354mg/m^3$（180ppm）上升到了 $550mg/m^3$（280ppm）。这使得地球表面温度平均上升了 4℃。自从工业纪元以来，大气中二氧化碳浓度在 $550mg/m^3$（280ppm）基础上增加了 30%。当今大气中的二氧化碳浓度已达 $760mg/m^3$（387ppm），加上其他温室效应气体，所达到的二氧化碳当量浓度已达 $845mg/m^3$（430ppm）。以 20 世纪 90 年代排放速率估计，到 21 世纪中叶，大气中 CO_2 浓度将达 $1100mg/m^3$（560ppm），为工业革命前的 2 倍。

1750 年以来大气 CO_2 浓度的增加是人为因素起主导作用，导致 20 世纪 50 年代以来 50% 以上的全球气候变暖，其信度超过 95%。预测如果温室气体以目前排放速率持续下去，地球表面的气温有可能以每 10 年上升 0.12℃ 的速度上升，100 年后的全球平均温度将大约增加 2℃（变异范围为 1.3~5.5℃）。

鉴于全球气候变化对人类社会影响巨大，世界气象组织（WMO）和联合国环境规划署（UNEP）于 1998 年联合建立了政府间气候变化专门委员会（IPCC），根据全球气候系统变化情况，对变化的科学基础，产生的影响、适应和脆弱性，以及减缓气候变化等问题进行科学评估，为联合国气候变化框架公约的谈判提供科学依据。1990 年以来，IPCC 先后完成 5 次评估报告，为正确认识气候变化及其影响，采取共同应对行动，奠定了科学基础。

根据 2007 年 IPCC 关于气候变暖的结论，气候变暖的发生是不容置疑的，主要会影响到人类活动。一个变暖的且不稳定的气候将导致更为极端的天气事件、洪水和干旱、水体和空气污染的发生，并进而影响人类的健康。海平面升高会增加沿海洪涝灾害，导致人口迁移。全球 1/2 以上的人口现居住在沿海 60km 范围内。世界气象组织于 2016 年 11 月发表的《全球气候 2011—2015》对过去 5 年全球气候情况做出的评价是：天气炎热，变化无常，来势越发凶猛。2011—2015 年是有记录以来，除非洲以外其他各大洲都被证实为最热的 5 年。2011—2015 年平均气温比 1961—1990 年基准期的数字高 0.57℃。其中 2015 年比工业化前期时代高 1℃。巴黎协定的目标是把升温幅度控制在比工业化前期时代高 2℃。这 5 年间北极冰盖面积比 1981—2010 年平均值缩小了 28%。根据 5 年间在格陵兰岛和南极南部的观察数据，专家认为海平面在迅速上升。据卫星 1993—2015 年捕捉的影像，海平面每年上升 3mm，而 1900—2010 年，每年平均仅上升 1.7mm。

对大陆和海洋的观测表明，许多自然系统受到区域气候变化的影响，主要是温度升高的影响。就积雪、冰和冻土（包括多年冻土层）变化而言，冰川湖泊范围扩大，数量增加，以及多年冻土区土地面积和不稳定状态增大。北极和南极的部分生态系统发生了变化，包括那些海冰生物群落的生态系统以及处于食物链高端的食肉类动物的变化。美国国家冰雪资料中心报道,夏季的北极圈面积正在快速的缩小,即在过去的 30 年中每 10 年缩小 10%。北极冰面已经消融了约 9.8 万 km^2,相当于美国阿拉斯加州的面积。由于浮冰之间的距离变大,北极熊觅食已受到影响,导致它们在海水中游的距离越来越远。

我国气候变暖趋势与全球基本一致。近百年来,我国年平均气温升高 0.5~0.8℃,略高于全球同期增温平均值。近 50 年来气温的增幅尤为明显,年平均地表气温增加了 1.1℃,增温速率为 0.22℃/10 年,高于全球或北半球同期平均增温速率。从地理分布看,西北、华北和东北地区气候变暖明显,而长江以南地区变暖趋势不显著。从季节上看,冬季增温最为显著。1986—2005 年我国连续出现 20 个暖冬。包括 1995—2006 年 12 年中的 11 年,占据了自 1950 年有记录以来最温暖的 12 个年份中的 11 个。对 1961—2007 年我国 47 年逐日温度资料分析表明,春季和夏季提早,秋季和冬季推迟,该现象在 21 世纪初表现最为明显。另外发现,20 世纪 60~90 年代,我国极端低温事件群发区域在不断缩小。在 1960—2005 年的 45 年间,冬季>10℃降温事件呈减少趋势。20 世纪 80 年代以来,发生强寒潮和中等寒潮比例逐渐减少,而发生弱寒潮比例则明显增加。

全球气候变暖已是不争的事实,因此关于大气中 CO_2 浓度翻倍后对气候变化的影响可作以下几个方面的预测:①全球气温将平均升高 1.5~4.5℃,由此会引起一定程度的全球温度带位移;②最低温度的增幅要比最高温度的大,夜晚温度增幅比白天大,冬季温度增幅比夏季的明显;③全球降雨量将有所增加,但不同区域和不同季节会有很大差别;④由于气候变暖会使蒸散的水分远大于降雨量增加的量,因此,在中纬度内陆地区夏季干旱将明显增加。

(二) 全球温暖化对人体健康的主要危害

全球气候变化对自然生态和人类健康产生了巨大的影响。WHO 认为,全球气候变化是 21 世纪人类面临的最大健康挑战。IPCC 最近的大部分报告表明,人类正在受到全球气候变暖的影响,这种影响表现在很多方面。气候变异和变暖正通过自然灾害、热浪、洪水和干旱引起人类的死亡和疾病增加。人类很多重要的疾病对气温和降水是非常敏感的。这些疾病包括常见的虫媒传染病如疟疾和登革热以及营养不良和腹泻等。气候变暖已经影响到了全球疾病负担,预期这一负担在未来还会加重。美国哈佛大学医学院科学家指出,全球气候变化造成的损失可能远远超出人们早先的估计,这是因为气候变化会造成连锁式的破坏。

全球气候变化对人类健康影响的研究始于 20 世纪 80 年代末和 90 年代初,主要关注气候变化与极端气象事件如热浪、寒潮等的关系,以及从热带到南北极,气候和天气对人类生活的直接影响和间接影响。

20 世纪 90 年代,与天气相关的自然灾害在全球范围造成约 60 万人死亡,其中约 95% 发生在贫穷国家。自 1995 年以来,开始逐步关注自然气候变化对传染病年际变化等人体健康的影响,开展不同规模城市的逐日天气变化与死亡率之间关系的研究,运用各种模式进行气候变化对疾病传染影响的模拟研究。2000 年,WHO 估计,气候变化可能导致全球超过 15 万人死亡及 550 万伤残调整生命年的损失,其中 88% 以上都发生于 5 岁以下儿童。

气候变化对健康的主要影响可分为直接影响和间接影响。这些影响包括:高温中暑和机体脱水;心脑血管疾患和呼吸道疾患的死亡率增加;气候变暖加剧大气污染物的反应,增加大气污染危害程度;提高了病媒的传播能力,增加了介水传染病、食源性传染病和虫媒传染病如疟疾等传染病发病和死亡;洪涝风暴等自然灾害导致食品供应短缺,继而引起营养不良等发生增加。

热浪是气候变暖造成健康直接影响具有特征性的因素。热浪是指天气持续地保持过度的炎热,也有可能伴随有很高的湿度。不同国家不同地区对热浪可能有不同的解释,一个对较热气候地区来说是正常的温度,对一个通常较冷的地区来说可能是热浪。热浪可因气温过高而引起死亡,尤其是对老年人。热浪导致心肺相关疾病的死亡率随着当日最高气温或最低气温的升高而增加。天气的短期显著波动也可能对健康产生严重的影响,极端的酷热能引起潜在的致命性疾病,如热紧张以及增加心脏和呼吸道疾病的死亡率。1995年,美国伊利诺斯州发生了一次灾难性热浪。在为期3天天气事件中,24小时平均气温为30.7℃(87.2°F),近700人死于高温,很多人死于心脏病和脱水。研究表明,美国于1987—2005年发生在43个地区的热浪期间与非热浪天气相比,非意外死亡的日平均风险增加3.47%。期间,热浪发生在炎热季节的早期比发生在晚期对于死亡率的影响更甚,早期死亡率增加5.04%,晚期死亡率增加2.56%。

热浪对健康的影响除了与温度有关外,还与气压、日照时数和相对湿度等有关。另外,社会经济、居住环境等对热浪的健康影响也有着重要的影响。日温差(每日最高与最低温度的差值)的改变可以反映全球和区域性的气候变化特征。对日温差与每日死亡率的关系研究发现,日温差升高可以增加居民死亡风险,日温差每增加1℃,总死亡风险增加1.4%,心脏病死亡风险增加1.9%。此外,高温热浪对健康影响还与人对高温的敏感性有关。老年人群或幼儿对这种变化敏感性比较高。有研究表明,年龄>65岁人群对热浪所引起的死亡风险显著高于其他年龄组。说明>65岁的人群是气候变化的脆弱人群。

气候变化不仅是热浪等高温酷暑对机体的影响,与热浪相应的还有寒潮的影响。这种极端气候所造成的健康影响也是属于气候变化的影响之一。一般而言,温度-死亡的关系是非线性关系,而且在不同地区或国家每日温度与日死亡人数的曲线形状不完全相同。研究表明,温度与我国每日居民死亡率之间的关系基本呈V或J形。在较低温度下,死亡风险随温度降低而降低,到达拐点后,死亡风险随温度升高而升高。我国居民发生死亡风险的最低温度范围在20~25℃左右。

全球温暖化对健康的间接影响包括:气候变化对传染病发生的影响、全球温暖化与大气污染物对健康的联合影响以及全球温暖化对环境生态改变所产生的健康影响。

虫媒传染病是气候变暖引起的最主要传染病。与气候变化有关的虫媒传染病主要有疟疾、登革热、黄热病、血吸虫病、莱姆病、脑炎等。疟疾是全球流行最严重的虫媒传染病。气温升高将导致冬季变暖、夏季更热。极地冰川融化使洪水泛滥,海平面上升,携带感染性疾病的昆虫迁移将更适合病原体孳生。自从1970年以来,在热带地区,冰点线的海拔高度上升了50mm,导致地理区域发生位移变化,虫媒传播性疾病增加,如由蚊子传播的疾病如疟疾、登革热、黄热病以及脑炎正随着全球气候变暖在世界范围内流行。随着气温的逐渐升高,蚊子的攻击性变得越来越强。暖冬使冬季温度升高以及导致无霜带范围的扩大也会使病媒昆虫和微生物容易越冬,致其在来年的环境中密度增加,从而加速传染病的流行。高温还会加快病菌的繁殖速度,如在37℃气温下,恶性疟原虫的繁殖周期是26天,而在42.8℃气温下,繁殖周期缩短为13天,所以全球温暖化会加快虫媒传播性疾病在更广泛的范围内流行。

疟疾是全球流行最严重的虫媒传染病。全世界有1/20的人口患有疟疾,每年有3.5亿新病例,约200万人死于该病。气温和降雨量会影响疟疾中间宿主——蚊子的繁殖及蚊体内疟原虫的发育,雨量和湿度增加会扩大蚊子的孳生分布。疟原虫对生活温度要求比较苛刻,低于一定温度不能生长,如恶性疟原虫的最低生长温度是 16~18℃,间日疟原虫的最低生长温度是 14~16℃。据估计,到 21 世纪末,气候变暖将使潜在的疟疾传播区由原来占世界人口 45% 的地域扩大到占世界人口 60% 的地域,即每年将新增病例 5000 万~8000 万。1987 年,洪都拉斯仅有 2 万疟疾病例,而 1993 年仅其北方地区就有 9 万病例。我国于 1988 年在 15 个省、自治区、直辖市中血检 484.8 万居民,发现平均带虫率为 1%,其中恶性疟疾占 14.9%。据 2000 年调查,我国疟疾发病人数达 30 万。海南和云南边境及我国中部以嗜人按蚊为媒介的 1.2 亿人口地区,疟疾的流行仍较严重,同时恶性疟原虫对抗疟药产生抗性的程度还在增加。

西尼罗病毒主要传播媒介为库蚊,通常通过多种蚊虫叮咬传播。在温带地区的春天至初秋,蚊子叮咬带病候鸟后,病毒在蚊体唾液腺内繁殖,10~14 天后可通过蚊子传播给人类。多种环境因素(如气候变暖)可影响西尼罗病毒的扩散。西尼罗病毒广泛分布于非洲、中东、欧洲部分地区,以及前苏联、印度、印度尼西亚等地。在亚洲的热带地区西尼罗病毒的传播也较为普遍。以往人群感染西尼罗病毒虽然非常普遍,但病情一般较轻。近年来,西尼罗病毒在世界一些地区发生严重流行,尤其是老人、慢性病患者和免疫力低下的人群比较严重,往往并发脑炎甚至引起死亡。过去西尼罗病毒仅在东半球传播,但 1999 年 8~10 月却在西半球北美洲的美国纽约市首次暴发西尼罗病毒脑炎流行,共发 62 例,病死率为 11.3%。2000 年西尼罗病毒病逐渐蔓延到纽约邻近的几个州。2001 年病毒开始从美国东海岸向西、南和东北蔓延,到 2002 年 11 月,西尼罗病毒已经扩散到美国 42 个州和加拿大的 4 个省。

登革热和登革出血热是由登革病毒引起的经蚊子传播的传染病,每年全球有 25 万~50 万登革热病例,若得不到及时治疗,病死率可高达 40%~50%。该病主要通过埃及伊蚊和白纹伊蚊传播,流行于热带和亚热带地区。据 WHO 报告,2007 年亚洲登革热疫情来势更加凶猛,其原因是雨季提前到来,而雨季提前到来的主因是全球气候变暖。2007 年前半年,柬埔寨已有近 2 万人感染登革热,造成 182 人死亡;缅甸发现 3000 例登革热病例,30 人死亡;越南发现 3 万多病例,34 人死亡;泰国有近 2 万人感染登革热,18 例死亡。

莱姆病是由伯氏疏螺旋体引起的一种虫媒传染病,该病在世界上分布广泛,与传播媒介蜱的地理分布相一致。全世界 30 多个国家发现此病,主要分布在美国东北部、中西部和西部,加拿大的东南,欧洲的中部及北部,亚洲东部和北非。全世界每年感染及发病人数在 30 万左右,主要分布在北纬 30°~60° 之间。在我国,1987—1996 年血清流行病学调查证实有 17 个省人群均存在莱姆病感染,感染率平均 5.06%。病原学证据表明,这 17 个省均存在莱姆病自然疫源地。该病主要是经蜱叮咬吸血后传染。随着全球气候变暖,适合蜱孳生的地区面积到 2080 年将扩大 2 倍多,莱姆病将更加困扰人类。在英国,冬季气温上升,导致鼠类繁殖期延长,从而使鼠类数量大大增加,引起钩端螺旋体病和由蜱传播的莱姆病流行。

气温可影响血吸虫和钉螺的生长发育、繁殖和死亡。一般在低气温时(9℃以下),血吸虫感染不会发生。其感染几率随气温升高而增加,气温在 24~27℃ 时,血吸虫感染率最高。但气温过高时(39℃或以上),可使得钉螺死亡,血吸虫感染率反而下降。据数学模型预测,到 2050 年,由气候变化而增加的血吸虫病例数可高达 500 万。另外,在我国由于气候变暖可使钉螺向北方地区扩散,进而对我国血吸虫病传播构成潜在影响。对过去 50 年(1950—2000 年间)全国钉螺和日本血吸虫有效积温的波动趋势及预测表明,20 世纪 90 年代起钉螺分布区域出现了明显向北逐渐扩大,这与全国平均气温在 20 世纪 80 年代后期已出现升高趋势一致,表明气温升高可导致全国钉螺分布面积增加。

气候变化与大气污染物存在联合健康效应。环境温度与大气中二次污染物的生成有着密切的关联。气温升高能加剧光化学反应,使光化学氧化剂如臭氧生成增加,进而影响人体健康。全球气温升高在密度和季节性规律方面会影响到空气中飘浮的人为颗粒和天然颗粒,高温热浪与大气颗粒物对居民总死亡、心血管病死亡和心肺疾病死亡的影响存在协同增强效应。环境温度升高还可增加引发哮喘的植物花粉。全球约有 3 亿人患哮喘,2005 年死于该病的例数达 255 000 人。如不采取紧急行动阻止气候变化并防范其后果,今后 10 年内的哮喘死亡人数预计将增加近 20%。另外,极端气候和大气污染对人群不良健康效应上可能存在着协同作用。有研究表明,北京大气颗粒物与气温对健康影响存在交互作用。温度越高,PM_{10} 与温度对人群非意外死亡影响的联合作用越大。同时,气候变化与大气污染的联合效应可能不仅仅局限于表观温度与大气污染之间的交互作用,其他的暴露或气象因素(湿度、气压等)也可能影响大气污染对健康的效应。气候变化对重污染天气的影响主要表现在 3 个方面,其一,大气环流形势的变化影响大气的扩散条件。有分析表明,自 20 世纪 60 年代初以来,在行星尺度大气环流和全球气候变暖的共同影响下,全国性的寒潮事件频次呈明显减少趋势,平均每 10 年减少 0.2 次。此外,登陆我国的台风和热带气旋频数也有减少趋势,从而导致我国南方和东南沿海地区夏秋季的大风天气频率有减少趋势,大气扩散能力下降。其二,气温升高、降水减少、平均风速降低都不利于污染物的扩散。20 世纪 50 年代初以来全球地表气温平均每 10 年升高 0.12℃,而我国地面气温上升速率则明显高于全球平均速率,20 世纪 60 年代初以来全国年平均地面气温每 10 年上升 0.25℃,中国大部分地区降水呈减少趋势,在一定程度上影响到大气污染物的清除。近 30 余年,我国对流层年平均风速下降速率达到每 10 年 0.10~0.17m/s。全国多数地区近地面平均风速减弱,均有利于静稳天气现象的增多,不利于污染物的扩散。其三,一些研究认为,气候变化会增加逆温层出现的频率,而逆温层的出现对局地重污染天气的发生具有重要作用。

(三)全球温暖化对人体健康影响的风险及其风险评价

2014 年 IPCC 报告指出,气候变化对自然生态系统和社会经济系统均会产生深刻的影响,包括可能导致海平面上升、海洋酸化、冰冻圈退缩、水循环紊乱(水短缺等)、极端事件频发、生物多样性受损、食物安全威胁、人体健康损害、灾害加剧等。IPCC 第 5 次评估报告又进一步阐述了迄今为止气候变化产生的更多影响和可能造成的风险,以及为降低风险而采取有效行动的各种可能和机会。

IPCC 第 5 次评估报告评估了气候变化的可能影响和风险对水资源、生态系统等 11 个领域和亚洲、欧洲等 9 大区域自然生态系统与人类活动的影响。

随着温室气体浓度的增加,风险将显著增加,对水资源的影响是气温每增加 1℃,全球受水资源减少影响的人口将增加 7%。全球受水资源减少的影响包括:①对生态系统的风险:21 世纪及以后,叠加其他压力作用,大部分陆地和淡水物种面临更高的灭绝风险。②对粮食生产与粮食安全的风险:如果没有适应,局地温度比 20 世纪后期升高 2℃ 或更高,到 21 世纪末粮食产量每 10 年将减少 0~2%,而预估的粮食需求到 2050 年则每 10 年将增加 14%。气候变化对粮食产量的不利影响比较显著,其中小麦和玉米受气候变化不利影响相对水稻和大豆更大。气候变化导致的小麦和玉米每 10 年平均减产 1.9% 和 1.2%。③对海岸系统和低洼地区的风险:将更多受到海平面上升导致的淹没、海岸洪水和海岸侵蚀影响。④对人体健康的影响:将通过恶化已有的健康问题来影响人类健康,加剧很多地区尤其是低收入发展中国家的不良健康状况。气候变化可能已造成人类健康出现不良状况,但与其他胁迫因子的影响相比,因气候变化引起健康不良状况的负担相对较小。

自然生态系统和人类社会在气候变化所引起的极端天气气候事件,如热浪、干旱、洪水、热带气旋和野火等面前表现出明显的脆弱性。气候灾害可能加剧一些地区原有的冲突和压力,影响生计(特别是贫困人口),并使一些地区的暴力冲突加剧,从而进一步降低当地对气候变化不利影响的适应能力。对全球经济而言,升温2℃左右可能导致全球年经济损失占其收入的0.2%~2.0%。

健康危险度评价在预防控制全球变暖对健康危害和管理决策中具有其重要的作用。但是确定或估算全球环境变化对人类健康的影响是困难的,这是因为全球变暖引起的各种环境因素的改变对机体的作用是多种多样的。也就是说,全球变暖与人类健康的因果关系不是简单的,也不是瞬间显现的,目前这些因素与人体健康的关系远未阐明。

在开展全球变暖对健康影响的研究上,既要研究单一环境因素的作用,也要研究多因素对机体的联合作用。既要注意观察可能出现的局部作用,又不要忽视可能的全身性效应。既要揭示其早期危害,又要揭示其远期效应。既要重视当前的、明显的危害,也要重视其潜在危害。进行健康危险度评价必须依赖于环境科学、毒理学、流行病学、统计学以及监测学等多学科发展的最新成果。

在研究危险度评价的内容上应考虑全球气候变化的机制和基础,应考虑到环境是一个整体,整体中任何要素的改变都会引起整个体系的变化。气候、生态变化涉及到与地球大气物理、化学和生物因素有关的各种疾病。还应考虑到区域范围的环境变化不只是区域本身的问题,也会导致全球范围的环境变化。如大气中CO_2、氯氟烃等温室气体区域性增长,导致全球气温升高、海平面上升等,所有这些将对人类健康和生存带来广泛的负面影响。要利用大气空间分析和空间模拟的优势预测未来全球温暖化的危害及其程度。同时,还应考虑人类活动对环境健康的影响。

全球变暖与健康危险度评估的研究还处于探索阶段,只有全面研讨全球变暖与健康影响的危险性评估理论与技术,寻找适合我国国情的管理策略与措施,才能应对全球变暖给人类健康带来的挑战。

(四) 全球气候变化的应对措施和协调行动

气候变暖是对全球环境的影响,是对人类社会的重大挑战。与气候变暖有关的温室气体是与人类社会的生产和生活密切相关的。IPCC第4次评估报告明确指出,过去50年的气候变化很可能(90%以上概率)归因于人类活动,并由此促成了《巴厘路线图》的诞生。IPCC第5次评估报告指出人类对气候系统的影响是明确的,强调了减缓气候变化、减少温室气体排放的紧迫性。提出大幅减排对升温限制至2℃是必需的,而减少温室气体排放也必须通过国际社会通力合作和联合行动。为了达到将升温幅度控制在2℃以内的目标,到2030年和2050年全球排放应比2010年分别降低39%和72%。最重要的是,在大部分有可能升温不超过2℃的情景下,2100年的温室气体排放都将降为"零甚至为负"(IPCC,2014b),而这就要求逐步彻底消除温室气体排放。人们越来越认识到其威胁具有非线性的和潜在的不可逆性。应对气候变暖的主要行动可以包括减少温室气体的排放和减轻已经发生的或预期会发生的气候变化对健康的影响。

自20世纪80年代末以来,联合国召开了多次国际会议,形成了《联合国气候变化框架公约》和《京都议定书》。在1992年召开的联合国环境与发展大会上,通过了《联合国气候变化框架公约》,有153个主权国家和欧共体正式签字,基本照顾了各方的利益。在1997年底第三次缔约方大会上通过了《京都议定书》，这是一项为发达国家规定的、具有法律约束力和具体消减指标的文件。它明确了 6 种气体应当减排，包括 CO_2、CH_4、N_2O、氯氟碳化物（hydrofluorocarbons，HFC）、全氟化碳（perfluorocarbons，PFC）、六氟化硫（sulphurhexafluoride）。要求缔约国及缔约方应确保其温室气体的排放总量在 2008—2012 年的承诺期内比 1990 年水平至少减少 5%。在此基础上，考虑到各国的经济、社会、环境、历史等具体情况，《京都议定书》还为各发达国家规定了有差别的减排，即在 2008—2012 年期间，发达国家的温室气体排放量要在 1990 年的基础上平均削减 5%，其中美国削减 7%，欧盟 8%，日本 6%，加拿大 6%，东欧各国 5%~8%。《巴黎协定》于 2015 年 12 月 12 日在巴黎气候变化大会上通过，2016 年 4 月 22 日在纽约共有 175 个国家签署了这一协定，创下国际协定开放首日签署国家数量最多的纪录。根据协定，把全球平均气温升幅控制在工业化前水平以上低于 2℃ 之内，并努力将气温升幅限制在工业化前水平以上 1.5℃ 之内。同时认识到，这将大大减少气候变化的风险和影响，提高适应气候变化不利影响的能力，以不威胁粮食生产的方式增强气候抗御力和使温室气体持续低排放；使资金流动符合温室气体低排放和气候适应型发展的路径。《巴黎协定》是迄今最复杂、最敏感也是最全面气候谈判的结果，它的生效体现了世界各国面对气候变化采取全球行动的坚定决心，使得政府、城市、地区、公民、企业和投资者的努力得以具体化，这是人类在战胜气候变化威胁上的一个历史转折。

有效的减缓气候变暖不仅有益于人类，也有益于所有自然界。很多国家正在联合国气候框架规划下努力降低温室效应气体的排放。但是，即便如此，过去和可以预期的将来，在发展和能量的使用上，将会意味着在未来的 10 年里世界将仍然面临气候显著的改变和海平面上升。虽然到目前为止尚无法回答用于减轻温室效应的投资是否能买回减缓的时间，但从公共卫生的观点看，减轻气候变暖是避免全球性健康影响扩大化的前提。

公共卫生在很大程度上取决于安全的饮用水，充足的食品，可靠的住宿，以及良好的社会状况。气候改变很可能影响到所有这些方面。IPCC 对气候变暖影响文献综述指出，气候变暖可能会带来一些局部的利益，如降低冬季的死亡，在某些地区，尤其是高纬度地区，会增加食品的生产。公共卫生服务和高的生活标准将保护一些人群免受一些特殊的影响，如气候变暖将不可能在北欧或北美地区引起疟疾。但迅速的气候变暖产生的健康效应总的来讲可能是负面的，尤其对那些最贫穷的地区，也是对温室效应气体贡献最少的地区。

WHO 对研究减轻气候变暖影响提出了一个议程，该议程推荐了 5 个研究领域：①气候变暖与其他关键健康影响因素的相互作用。其对公共卫生服务的含义是应当努力采取有效措施，加强针对各种环境健康风险的公共卫生系统的作用，协调考虑减轻气候变化与其他因素，如经济发展、能源管理、城市化及水、土壤和其他自然资源的保护等来支持人类生命和福利、社会影响和医疗保健的可及性等。②气候变化的直接和间接健康效应提示由病媒分布、热浪、干旱和洪水灾害等所引起的健康危害。公共卫生服务要考虑这些效应的长期影响，包括水资源管理以及与其相关的旱涝灾害等。③比较短期干预的效益，采用公共卫生方法能够监测各种卫生服务和其他方面的短期干预。从信息的交换和提供的服务与研究人员的协调中可以得到干预建议和评价方法等。④对非卫生部门政策健康影响的评价。非卫生部门在减缓气候变化方面的干预对健康具有各种效益，人们需要对这些效益进行评价。在国家和地区层面需要评价非卫生部门针对气候变化的各种政策决策。⑤加强应对气候变化的公共卫生系统。公共卫生的一般职能，如应对其他卫生问题一样，是应对气候变化健康影响有效干预的基础。

二、臭氧层破坏

臭氧层是指距离地球 20~35km 处臭氧分子相对富集的大气平流层。臭氧层在大气中是极其脆弱的一层气体,如果在零度的温度下,沿着垂直的方向将大气中的臭氧全部压缩到一个大气压,那么臭氧层的总厚度只有 3mm 左右。用从地面到高空垂直柱中臭氧的总层厚来反映大气中臭氧含量的方法称为柱浓度法,采用多布森单位(Dobson unit,DU)来表示,正常大气中臭氧柱浓度约为 300DU。臭氧洞指臭氧的柱浓度小于 200DU,也即臭氧的浓度较臭氧洞发生前减少超过 30%。

20 世纪 80 年代中期,气象组织进行测量发现,每年春天南极上空的平流层臭氧都会发生急剧且大规模的耗损,极地上空臭氧层的中心地带,近 95% 的臭氧遭受破坏。从地面向上观测,高空的臭氧层已极其稀薄,与周围相比像是形成了一个直径达上百万米的"洞","臭氧空洞"因此而得名。这种情况已经持续到现在。臭氧空洞可以用一个三维的结构来描述,即臭氧洞的面积、深度及延续时间。1987 年 10 月,南极上空的臭氧浓度下降到了 1957—1978 年的 1/2,臭氧空洞面积则扩大到足以覆盖整个欧洲大陆。1994 年观测到臭氧空洞曾一度蔓延到了南美洲最南端的上空。1995 年观测到的臭氧洞的天数是 77 天。到 1996 年,臭氧洞发生天数增加到 80 天。1998 年臭氧洞的持续时间超过 100 天,是南极臭氧洞发现以来的最长纪录,而且臭氧洞的面积比 1997 年增大约 15%,几乎相当于 3 个澳大利亚的面积。

(一)臭氧层破坏的机制

臭氧(O_3)是由氧分子分解为氧原子后再和另外的氧分子结合而成的气体,分子量为48。大气中的臭氧主要是在太阳紫外线辐射作用下形成的,有机物的氧化和雷鸣闪电作用也能形成臭氧。臭氧层位于地球表面的平流层内。因平流层空气稀薄,其中氧分子受到日光辐射,特别是短波紫外线照射进行光化学反应而生成臭氧。M 是第三种物质分子,可带走过多能量,保证反应顺式进行。

$$O_2 \xrightarrow[(180-240nm)]{UV} O+O$$

$$O_2+O+M+O_2 \rightarrow O_3+M(激态)$$

臭氧可吸收<340nm 波长的紫外线而又可分解为氧原子和氧分子,其氧原子又可生成O_3。来自太阳的紫外辐射根据波长可分为 3 个区,波长为 315~400nm 的紫外线称为 UV-A区,该区的紫外线不能被臭氧有效吸收,但是也不对地表生物圈造成损害;波长为 280~315nm 的紫外线称为 UV-B 区,该波段的紫外辐射对人类和地球其他生命造成的危害最严重;波长为 200~280nm 的紫外线称为 UV-C 区,该区紫外线能被平流层大气臭氧完全吸收。

平流层臭氧对地球生命具有重要意义。但只是近 30 年来,人们才逐渐认识到平流层大气中的臭氧正在遭受越来越严重的破坏。20 世纪 80 年代,英国和美国南极考察队发现,南极上空出现臭氧层空洞,而联邦德国北极考察队在北极上空也发现类似空洞,而且尚在扩大。臭氧层空洞的发现引起了科学界及整个国际社会的高度重视。尽管臭氧层遭破坏的原因及过程极为复杂,但环境化学污染物的作用是肯定的。越来越多研究证实含氯和含溴的物质是造成臭氧空洞的主要因素。具代表性的是氟氯碳化合物,即氟利昂和溴代氟烃(哈龙,Halons)(bromofluorocarbon)。

1. 氯氟烃类　一组由氯、氟及碳组成的卤代烷,即含氯氟烃(chlorofluorocarbons,CFC),亦称氟利昂。由于其活泼性低、不易燃烧及无毒,因此自 1928 年人工合成后就被广泛使用于日常生活中。氟三氯甲烷（fluorochloromethane，CCl_3F）、二氯二氟甲烷（dichlorodi-fuoromethane，CCl_2F_2）、氯氟碳化合物（chlorofluorocarbons，CFC-11 和 CFC-12）等都是工业上应用的制冷剂、气溶胶喷雾剂、清洁剂、发泡剂、聚凝剂、氟树脂的生产原料。CFC 在对流层中由于其低活跃性、低生物降解性及不溶于水，很难被分解，因此降解缓慢。进入平流层后，由于受到短波紫外线辐射作用，产生光降解而释放出游离氯，游离氯可与 O_3 反应而破坏臭氧。这种破坏是连锁反应，威力很大。一个氯原子可以破坏近 10 万个臭氧分子，从而破坏臭氧层的平衡。此外，氯烃类化合物如四氯化碳（carbon tetrachloride，CCl_4）、三氯乙烷（1，1，1-trichloroethane，CH_3CCl_3）等也可产生游离氯，同样具有消耗臭氧的作用。

2. 溴代氟烃（哈龙，Halons）（bromofluorocarbon） 溴三氟乙烷（bromotrifluoroethane，FC-1301）、溴氯二氟乙烷（bromochlorodifluoroethane，FC-1211）等灭火剂和溴代甲烷（bromomethane，CH_3Br）、二溴乙烷（ethylene dibromide，$CHBr \cdot CHBr$）等熏蒸剂向大气排放时，游离溴离子浓度也将大幅度上升。

3. 其他 工业生产、飞机运行的废气排放和含氮化肥施用等都可以向大气释放氮氧化物。NO 和 NO_2 对臭氧也有破坏作用。

以上这些物质破坏臭氧层的能力不同，人们把这些破坏大气臭氧层的物质统称为"消耗臭氧层物质（ozone depleting substances，ODS）"。为了便于衡量，科学家们以排放到大气中的物质与 CFC-11 在大气中单位质量消耗臭氧量的比值即破坏臭氧层潜能值（ozone-depleting potentials，ODP）来评价其消耗能量的大小。哈龙是破坏臭氧层能力最强的，其次为四氯化碳、氯氟烃、甲基氯仿、甲基溴以及含氢氯氟烃。在哈龙中，FC-1211、FC-1301 的消耗臭氧潜能值为 CFC-11 的 8~9 倍，破坏臭氧能力远远超过 CFC。

根据《2014 年臭氧层消耗科学评估报告》，1987 年消耗臭氧层物质的排放量相当于每年100 亿吨二氧化碳当量，目前此等排放已减少了 90% 以上。氟氯化碳替代物氢氟碳化物虽对臭氧层无害，但包括多种强温室气体效应物质，应该使用其他物质替代。21 世纪下半叶地球臭氧层状况，将很大程度上取决于二氧化碳、甲烷和一氧化二氮这 3 种气体在大气中的浓度。其中二氧化碳和甲烷将增加臭氧含量，一氧化二氮既是强温室气体，也是消耗臭氧层的气体。

（二）臭氧层破坏对人体健康的主要危害

臭氧层能强烈吸收太阳辐射中 UV-C 和 UV-B 的辐射，对保护人群健康和维持生理需要是非常重要的。臭氧层耗损可使太阳光中的紫外线大量辐射到地面，直接使到达地表的 UV-B 辐射增强，导致人类接受过量紫外线辐射的机会大大增加。其潜在的危险包括引发和加剧眼部疾病、皮肤癌。同时，过量的紫外线辐射会破坏人的免疫系统，使人的免疫系统出现障碍，增加呼吸系统传染性疾病的发生。虽然对有些危险如皮肤癌已有定量的评价，但对其他影响如传染病等目前仍存在很大的不确定性。

1. 对眼部的损伤 实验证明紫外线会损伤角膜和眼晶状体，引起白内障、眼球晶状体变形等。据分析，平流层臭氧减少 1%，全球白内障的发病率将增加 0.6%~0.8%，全世界由于白内障而引起失明的人数将增加 10 000~15 000 人；如果不对紫外线的增加采取措施，2000—2075 年，UV-B 辐射的增加将导致大约 1800 万例白内障病例的发生。

2. 对皮肤癌发生率的影响 医学研究已证明，UV-B 辐射的增加能明显诱发人类 3 类皮肤癌即基底细胞癌、鳞状细胞癌和皮肤黑瘤。美国环保局估计臭氧每减少 1%，鳞状细胞癌发生率将增加 2%~3%。另外有人估计，臭氧减少 1%，即 UV-B 增加 2%，则基底细胞癌、鳞状细胞癌、皮肤黑瘤发生率可能将分别增长 4%、6% 和 2%。联合国先前发布报告称,如果各国不采取行动,到 2030 年前,全球每年可能新增 200 万名皮肤癌患者。

3. 对呼吸道的损伤 分解臭氧的光化学氧化剂增加后,加上全球变暖,将加速大气中化学污染物的光化学反应速率。光化学氧化剂对人体呼吸道刺激将会增强,导致呼吸道黏膜刺激性炎症病例增加。

4. 对免疫系统的损伤 动物实验发现,紫外线照射会减轻机体对传染病及其他抗原的免疫反应,进而导致对重复的外界刺激丧失免疫反应。人体研究结果也表明,暴露于 UV-B 中会抑制免疫反应,人体中这种对传染性疾病免疫反应影响的重要性目前还不十分清楚。但在一些传染病对人体健康影响较大的地区以及免疫功能不全的人群中,增加的 UV-B 辐射对免疫反应的抑制影响相当大。已有研究表明,长期暴露于强紫外线的辐射下,会导致细胞内的 DNA 改变,人体免疫系统的功能减退,人体抵抗疾病的能力下降。这将使许多地区的人群原本健康状况较差的状况更加恶化,大量疾病的发病率和严重程度都会增加,尤其是麻疹、水痘、疱疹等病毒性疾病,肺结核、麻风病等细菌感染和真菌感染等疾病,以及疟疾等寄生虫病增加。

5. 导致人类粮食危机 如果臭氧层受严重破坏,过量的紫外线辐射会使植物叶片变小,减少植物进行光合作用面积,影响作物产量。同时,过量紫外线辐射还会影响部分农作物种子的质量,使农作物更易受杂草和病虫害的损害。一项对大豆的初步研究表明,臭氧层厚度减少 25%,大豆将会减产 20%~25%。臭氧层受破坏会导致紫外线辐射的增加,对水生生态系统也有较大的影响,会直接引发浮游植物、浮游动物、幼体鱼类以及整个水生食物链的破坏。臭氧层破坏还会影响全球环境,包括全球气候变暖并由此带来的海平面上升、陆地消失等气候环境变化问题。

(三)保护大气臭氧层的行动

高空逆温的存在使大气臭氧层耗竭物质的垂直扩散受阻,但是在水平方向却扩散得较快。人为排出的废气大约 1 周就能在经向扩散到全球,几个月可在纬向上散布到全球。因此,一国或几国的单独行动不可能解决其上空的臭氧层耗竭问题,而必须依靠国际合作,共同努力。当前,世界各国正在开展广泛的行动来保护臭氧层。1987 年签署的《关于消耗臭氧层物质的蒙特利尔议定书》(简称《蒙特利尔议定书》)规定限制使用氟氯化碳和其他消耗臭氧的化学物质。议定书指出,有关消耗臭氧层物质生产和使用过程中的排放对臭氧层破坏产生直接的作用,因而对人类健康和环境造成了较大的负面影响,国际社会应采取行动淘汰这些物质,加强研究和开发替代品。1990 年通过该议定书的《修正案》。迄今已经签字的缔约国有 165 个。《修正案》规定了 5 类、20 种消耗臭氧层物质为受控物质,并列出了 34 种含氢氯氟烃(HCFC)类物质为过渡性物质。对于 CFC、Halon、CCl₄ 等主要 ODS 物质,发达国家在 1996 年已经停用,发展中国家也在 2010 年前全面禁用。

根据《蒙特利尔议定书》,各国采取行动,正在帮助臭氧层恢复到 1980 年的基准水平。议定书实施以来,破坏臭氧层的氟氯化碳等气体在大气中的丰度逐渐降低。20 世纪 80 年代和 90 年代初,全球大部分地区的空气臭氧含量都有所减少,但 2000 年以来基本保持不变,而近年有迹象表明臭氧层正在逐渐恢复。如果议定书能得到全面执行,中纬度地区和北极上空的臭氧层有望 21 世纪中叶前恢复到该水平,南极部分地区有望晚些时候达到该水平。

三、厄尔尼诺

厄尔尼诺是太平洋赤道带大范围内海洋和大气相互作用后失去平衡而产生的赤道太平洋东部和中部海水温度持续异常升高引起的一种气候现象。其特征是太平洋沿岸的海面水温异常升高,海水水位上涨,并形成一股暖流向南流动。它使原属冷水域的太平洋东部水域变成暖水域,结果引起海啸和暴风骤雨,造成一些地区干旱,另一些地区又降雨过多的异常气候现象。厄尔尼诺发生后,大气环流发生明显改变,使整个世界气候模式发生变化,极大影响了太平洋沿岸各国乃至全球的气候,使南半球气候更加干热、北半球气候更加寒冷潮湿,进而引发一系列自然灾害。正常情况下,从赤道东太平洋流出的海水,靠下层上升涌流补充,使这一地区下层冷水上翻,水温低于四周,形成东西部海温差。热带太平洋区域的季风洋流是从美洲走向亚洲,使太平洋表面保持温暖,给印尼周围带来热带降雨。但该模式每2~7年被打乱一次,使风向和洋流发生逆转,太平洋表层的热流就转而向东走向美洲。一旦赤道东太平洋地区的冷水上翻减少或停止,海水温度就升高,形成大范围的海水温度异常增暖,随之便带走了热带降雨,出现所谓的厄尔尼诺现象。

20世纪60年代,气象学家发现厄尔尼诺和南方涛动密切相关,当气压差减小时,就会出现厄尔尼诺现象。最早发现这一现象的秘鲁居民将一现象称为厄尔尼诺(厄尔尼诺为西班牙文音译,意为圣婴)。厄尔尼诺发生后,由于暖流的增温,使太平洋由东向西流的季风大为减弱,使大气环流发生明显改变,极大影响了太平洋沿岸各国气候,本来湿润的地区干旱,干旱的地区出现洪涝。这时气压差增大,海水温度会异常降低,这种与厄尔尼诺相反的现象被称为"拉尼娜现象"。

厄尔尼诺事件是海洋和大气相互作用的结果。地球表面由71%的海洋和29%的陆地组成,海水表面温度的变化,可使大气环流发生变化。厄尔尼诺事件发生后,会通过热带海-气相互作用等,影响全球天气和气候。厄尔尼诺的发生,改变了整个热带太平洋冷暖水域的正常位置,而海水温度的微小变化,都会对大气产生很大的影响。据估计,100m厚的暖水层降低0.1℃所释放出的热量,足以使其上方的大气温度平均升高6℃。厄尔尼诺发生时,整个东、中太平洋上空的大气状况都被改变,这种大范围的变化必然会打乱正常的秩序,影响到热带其他地区,并通过大气环流影响到高纬度地区。一般又伴有气候异常现象的发生,炎热和干旱等天灾频发,造成多种灾难。因此,厄尔尼诺现象就成了一种始于海洋与气候异常,最终又与灾难联系在一起的过程。

厄尔尼诺给全球气候带来大范围的异常,引发多种自然灾害,主要有暴雨、暴风雪、飓风、洪水、干旱、高温、酷暑、虫灾、低温、寒冬及泥石流等。这种气候异常及由此引发的严重自然灾害,对人类社会生活和世界经济的发展带来严重影响,受影响的领域主要有农业、林业、畜牧业、渔业、交通运输业等,同时也间接影响到工业生产和贸易等方面。

厄尔尼诺发生后,大气环流发生明显改变,使整个世界气候模式发生变化,极大影响了太平洋沿岸各国乃至全球的气候,使南半球气候更加干热,使北半球气候更加寒冷潮湿,进而引发一系列自然灾害。当厄尔尼诺发生时,澳大利亚东北部和东南亚原本夏季高温多雨的地区却出现严重的干旱,同样的情况也发生在欧洲和中美等地。在1997—1998年厄尔尼诺事件时,印尼夏季数月无雨,苏门答腊和加里曼丹岛发生了数千起森林火灾,包括马来西亚、新加坡在内的整个东南亚上空被黑色烟雾笼罩,浓烟使空运中断,海运受到严重威胁,环境遭到严重污染,威胁到东南亚各国人民的安全和健康。发生森林火灾最严重的国家是印度尼西亚、澳大利亚和巴西等国,大火烧毁了至少 500 公顷森林,导致农业减产,饥荒造成至少 800 多人因饥饿而死亡。菲律宾也发生了严重的干旱,1998 年上半年的水稻产量比 1997 年同期减少 15%。印度尼西亚森林大火造成的损失不少于 20 亿美元。受厄尔尼诺现象的影响,一些国家的海洋渔业生产受到很大影响,1997 年世界鱼粉产量也因厄尔尼诺比上一年减少 175 万吨。

厄尔尼诺使一些国家和地区遭受严重干旱和酷暑的同时,也使另外一些国家和地区饱受暴雨之灾。受灾最重的是秘鲁和厄瓜多尔。这里本是干旱少雨的热带沙漠气候区,厄尔尼诺来临时却遭受大雨不断。1997 年,厄尔尼诺使秘鲁中南部因洪水暴发大规模泥石流,致使 150 人失踪、2000 余名居民受灾。厄瓜多尔也因暴雨频发造成百人死亡、近万人流离失所。

由于中国紧邻厄尔尼诺发生区,全球变暖所导致的厄尔尼诺异常现象也会对中国产生很大影响。在厄尔尼诺发生时,由于全球气压场和经向环流的减弱,首先造成冬季北方极地大陆气团南下的势力变弱,经常影响中国的冬季风也就相应变弱,出现暖冬、少雨雪天气。其次是夏季,由于西太平洋副热带高压势力减弱,造成夏季风势力变弱,北上速度变缓,南方江淮等地多雨的可能性增大,可能出现洪涝灾害。再者,由于夏季风所经过的海域为厄尔尼诺造成的西太平洋冷水区,使中国内地气温比正常年份偏低,并且热带风暴形成的机会减少,登陆中国内地的台风也比正常年份偏少。总体看来,在厄尔尼诺发生时,中国的气候将变为暖冬、凉夏型,降水为南多、北少型。

1997 年发生的厄尔尼诺现象被称为 20 世纪最强烈的厄尔尼诺现象。当年厄尔尼诺强大的影响力一直从 1997 年上半年持续至 1998 年上半年。1998 年全球年平均气温达到 14.5℃,同年中国遭遇了历史罕见的特大洪水。1997 年,由于厄尔尼诺事件导致气温升高使坦桑尼亚 40 249 人患霍乱,2231 人死亡;肯尼亚 17 200 人患霍乱,555 人死亡;索马里 6814 人患病,252 人死亡。2014 年 9 月发生的厄尔尼诺事件,是 20 世纪有观测以来最强的一次厄尔尼诺现象。生命史时长、累计强度、峰值强度,这 3 个指标都达到了历史最高,这次过程比之前 1982—1983 年和 1997—1998 年发生的厄尔尼诺都强,形成了百年以来最强的厄尔尼诺事件。受 2014—2016 年超强厄尔尼诺事件的影响,2015 年成为全球有记录以来最暖的一年,各地干旱、洪水等极端天气气候事件频发,数百万人的健康受到影响。WHO 预计,2015—2016 年的厄尔尼诺会对全球约 6000 万人的健康造成影响,导致全球卫生紧急事件剧增。在我国 2016 年有近 80% 的区域年降水量比常年偏多,有 67% 的区域降水量多于 2015 年,特别是我国北方和西部干旱、半干旱区域 2016 年降水偏多。但对干旱区而言,也有利于陆地植被生长。世界气象组织和 WHO 2016 年 1 月联合发布厄尔尼诺-南方涛动(ENSO)与人类健康关系的报告指出,厄尔尼诺给全球多地造成天气气候的变化,引起洪水、干旱、气温上升等,而这些可能导致粮食不安全、营养不良、传染疾病暴发、森林大火、水资源严重短缺等问题。研究证实,在南非、南亚、南美地区肆虐的疟疾和非洲之角的裂谷热均与厄尔尼诺的发生有关。另外,有研究表明,厄尔尼诺导致巴西、印度尼西亚和马来西亚 2015 年森林火灾猛增。巴西国家航天研究所于 2016 年 1 月 5 日公布的报告显示,该国 2015 年有记录的森林火灾多达 23.5 万次,比前一年增加 27.5%。

厄尔尼诺对非洲粮食安全造成了威胁,进而对人类生产生活产生影响。在 1991—1992 年间,厄尔尼诺引发非洲南部干旱,致使近 1 亿人受灾。在所有流行病学研究中,很难评估气候本身对健康状况发生变化所起的作用,通过流行病学研究气候对病因的影响需要有充分的资料,以保证区分气候因素和非气候因素的影响。热带的许多地区缺乏有效的卫生保健设施,由于生态学和气候学环境限制了病原体或昆虫媒介的分布或能力,以昆虫为媒介的疾病传播受到一定限制。天气变化如降雨改变对昆虫或啮齿动物的繁殖和死亡率有显著影响,并最终影响这些病原昆虫的总量,这就需要研究降雨量和昆虫媒介传播疾病之间的关系。与厄尔尼诺等极端气候有关的流行疾病主要有以下几种:

1. 疟疾 在不稳定的疟疾地区,人群缺乏保护性免疫,气候异常有利于传播时就有流行的危险。在疟疾传播的边缘地区,降雨和(或)温度是疟疾传播的主要因素。在地势高的地方,疾病的传播可因厄尔尼诺所致的高温而增加,特别在秋季和冬季。1981—1991年巴基斯坦北部就发生过这种情况,卢旺达和乌干达高地因暴雨伴随高温使疟疾发病率增加。在沙漠边缘地区,通常因太干燥而不利于疟疾传播,但印度西北部半干旱地区在过量的季风雨后常流行疟疾,在拉加斯坦的多数地区和古加雷斯特的某些地区,年降雨量与疟疾发病率之间有显著的关联。在厄尔尼诺发生的次年,疟疾发病和过量的季风雨的危险有望升高,气候非常潮湿的地方,干旱可使河流变为水池,适于昆虫繁殖,这就提供了疟疾流行的条件。经历了两个季风年的斯里兰卡西南部就是这样的地区,1890年和1941年厄尔尼诺期间疟疾流行危险增加了4倍。南美很多地方受厄尔尼诺的影响,1983年玻利维亚、厄瓜多尔和秘鲁的疟疾流行与强烈的厄尔尼诺所致的暴雨有关,厄瓜多尔的疟疾流行因洪水后人群转移而加剧。在东非高地和南非干旱地区的疟疾危险与厄尔尼诺/南方涛动(El Nino/southern oscillation,ENSO)有关。1997—1998年厄尔尼诺致使肯尼亚东北部暴雨、洪水泛滥,正常情况下该地区太干燥不会传播疟疾,但1998年在无免疫力的人群中发生了恶性疟疾的大流行。

2. 登革热 登革热是一种经蚊子传播的病毒性疾病,有明显季节性,常与热而潮湿的天气有关。1998年亚洲许多国家登革热和登革出血热发病率很高,其中有些与厄尔尼诺有关。在某些南太平洋岛国,登革热流行与拉妮娜所致的热而潮湿的天气有明显的相关性。在干旱的印度尼西亚,登革热常在厄尔尼诺次年发生流行。

3. 马里山谷脑炎及流行性多关节炎 ENSO常对澳大利亚的天气有强烈影响。马里山谷脑炎亦称澳大利亚脑炎。该国东部和北部的年降雨量变化与ENSO密切相关,热带地区常有马里山谷脑炎的小流行。然而,在该国东南温带与拉尼娜有关的降雨和洪水之后偶有严重流行。流行性多关节炎是由罗斯河病毒经多种蚊子传播的疾病。其传播环节复杂,中间宿主多。该病分布于澳大利亚及南太平洋的所有国家。尽管它与ENSO的关系低于马里山谷脑炎,但因罗斯河病毒感染的人数多,其人群健康影响更大。在干旱地区,该病毒可能持续在蚊虫卵内,当暴雨或洪水等环境条件有利情况下,虫卵经孵化发育成被感染的蚊子,有可能导致当地疾病的暴发,罗斯河病毒疾病在1928—1998年澳大利亚南部的流行与南方涛动指数(southern oscillation index,SOI)相关。

4. 裂谷热 裂谷热是一种虫媒病毒病,最初感染家畜,在肯尼亚干草地的暴发总量与暴雨期有关。1950—1998年间的暴发与持续降雨呈强相关,与每月ENSO指标和其他参数呈弱相关,可能是被感染的蚊虫卵大量存在于草地的凹处,洪水可使蚊子发育至一定程度而引起流行。家畜裂谷热暴发可影响到人和牛。1997年的厄尔尼诺,使肯尼亚和南索马里雨量过多,造成当地裂谷热的暴发流行,大量牲畜死亡。据估计当地死于裂谷热的人数为20~520人,在肯尼亚的东北部和索马里南部有8900人感染了裂谷热,在坦桑尼亚有广泛的动物感染,这次是有记载以来裂谷热感染动物和人并引起死亡最严重的一次。

5. 汉坦病毒 啮齿动物不管是中间宿主还是节肢动物如蚤和蜱的宿主,都是大量疾病的储存宿主,在温带,温和潮湿的冬天之后啮齿动物数量会增加。啮齿动物是汉坦病毒的储存宿主。人吸入含有啮齿动物排泄物的气溶胶后会受感染。20 世纪 90 年代,美国南部发生的汉坦病毒肺综合征与当地啮齿类动物数量增加有关。美国 4 个偏远地区在 1997—1998 年的厄尔尼诺期间,啮齿动物上升了 10~20 倍,而汉坦病毒肺综合征发病率也显著升高。这表明厄尔尼诺与汉坦病毒综合征发病有联系。

6. 腹泻　腹泻包括霍乱、伤寒、志贺菌病。厄尔尼诺与腹泻的关系主要与水污染和洪水等有关。气温升高导致的干旱可使水表面病原体浓度增加,致使胃肠道感染等与卫生相关的疾病增加。厄尔尼诺还与霍乱及其他流行性腹泻的发生有关。1997 年 9~10 月暴雨和洪水之后,非洲的乍得、几内亚比绍、肯尼亚、索马里和坦桑尼亚等国家都报告霍乱发病人数及因霍乱死亡的人数明显都增加。因而将人们的注意力集中到霍乱与 ENSO 的关系上。对孟加拉国 O1 群霍乱的研究发现,霍乱菌随海水中挠足虫和浮游植物的增加而增加。孟加拉国的霍乱与孟加拉湾海水表面温度有关,厄尔尼诺使海表面温度升高,与这一地区疾病暴发的危险性增高一致。1997 年之后,坦桑尼亚共发生 4 万多例霍乱,死亡 200 多例,而 1996 年仅发生 1000 多例,死亡 35 例。肯尼亚有 1.72 万例,死亡 505 例;索马里有 6800 多例,死亡 205 例。由于洪水的持续,加之当地卫生条件差,又促进了霍乱的蔓延。至 1998 年头 3 个月,乌干达和肯尼亚均报告霍乱病例 10 000 多例,分别死亡 50 多例。

7. 流行性红斑肢痛症　流行性红斑肢痛症是一种以阵发性肢端血管扩张伴烧灼痛、皮温升高、皮色暗红及热重冷轻等症状为主的临床综合征。以青少年多发,女性为主。我国有资料记载的 8 次大流行都与厄尔尼诺有关,二战后的 9 次厄尔尼诺现象中,在我国南部就有 7 次发生了红斑肢痛症流行。厄尔尼诺现象引起红斑肢痛症的机制尚不清楚。一般认为强厄尔尼诺的热气团在冬末春初造成我国的暖冬气候,如遇西伯利亚冷气团南下,使我国南部地区(主要指淮河以南)气温骤降,而寒潮后继续受厄尔尼诺的热气团影响,气温迅速回升,短期内气温的"V"字形变化,造成人体对环境的不适应而使神经、内分泌功能失调,导致外周血管舒缩功能紊乱而出现肢端血管扩张性灼痛。流行病学调查结果也表明,短期内气温的"V"字形变化是造成该病流行的促进因素。

20 世纪 80 年代初,世界气象组织、国际科学理事会和政府间海洋学委员会为研究气候变化而制订了"世界气候研究计划"。在这项计划中的"热带海洋和全球大气"计划的目的是研究厄尔尼诺现象的发生及其对气候的影响,提高对其发生的预测能力。海温和海冰开关的准两年周期和日食-厄尔尼诺系数理论有较好的预测效果。在厄尔尼诺预测中,现在所采用的方法有统计模式、简单动力模式、全球海气耦合模式、统计-动力模式以及集合预报等,但都存在明显的不足,其中美国哥伦比亚大学(Cane 和 Zebiak)的简单海气耦合模式是世界第一个用于厄尔尼诺预测的动力模式。它曾成功地预测出了 1986—1987 年和 1991—1992 年的厄尔尼诺事件。

第二节　酸　雨

酸雨是指 pH<5.6 的降水,是由于人类活动排放的大量成酸物质,主要为硫氧化物和氮氧化物,在大气中遇水形成不易挥发的硫酸和硝酸,随降水而落到地面所形成的。在未受到污染的大气中,可溶于水且含量较大的酸性气体是 CO_2,如果只把 CO_2 作为影响天然降水 pH 的因素,根据全球 CO_2 的平均浓度,考虑其弱酸平衡,计算出天然的未受污染的大气降水

pH 背景值为 5.6,这是国际上判断酸雨的通用界限。但是,由于大气中除 CO_2 外,还存在着其他复杂的化学成分,如有机酸和对酸性物质能起到缓冲作用的各种碱性离子等,因此只考虑一个单一因子 CO_2 是不够全面的。由于世界各地区条件不同,如地质、气象、水文、工业生产等差异,造成各地区降水 pH 的背景不同,因此用 pH 5.6 作为判断酸雨的依据不完全符合实际。

英国化学家 SmithRA 在英格兰调查了酸沉降现象,并在 1872 年叙述了曼彻斯特市郊区降水中含有高浓度硫酸根,首次提出酸雨概念。1972 年,瑞典政府把酸雨作为一个国际性的环境问题向人类环境会议提交了报告。1975 年,第一次国际性酸雨和森林生态系统讨论会在美国举行,会议讨论了酸雨对地表、土壤、森林和植被的严重危害。从此酸雨问题受到了普遍重视。自 20 世纪 40 年代起,酸雨已引起各国学者的普遍关注并开展了大量研究,我国自 20 世纪 70 年代起开始研究酸雨污染问题。

一、酸雨形成机制及污染状况

降雨中主要化学离子一般包括 H^+、Ca、NH_4、Na、K、Mg 等阳离子和 SO_4^{2-}、NO_3^-、Cl^-、F^-、HCO_3^- 等阴离子。在我国降水中总离子浓度很高,相当于欧洲、北美和日本的 3~5 倍,反映出大气污染比较严重。大气酸性降水的关键性成分以硫酸(H_2SO_4)和硝酸(HNO_3)为主,两者对降水酸度的贡献在 20% 以上,盐酸(HCl)及其他有机酸次之。我国降水中 SO_4^{2-} 浓度是 NO_3^- 离子浓度的 5~10 倍,表明降水中的主要成酸物质是 SO_4^{2-},属于硫酸性酸雨。仅硫酸的贡献就有 20%,这主要是由于中国的燃料结构以燃煤为主,而欧美的酸性降水是硫酸-硝酸型,硫酸:硝酸约为 2:1。原煤中一般都含有不低于 1% 的硫,我国有的省份煤含硫量甚至高达 6%。在煤的燃烧过程中,煤中的硫被氧化为 SO_2,大量的 SO_2 排入大气,在合适的氧化剂和催化剂作用下,形成三氧化硫,再转化为硫酸。大气中氮氧化物主要来自于自然源,人为源污染包括机动车、轮船和飞机的排放以及工厂生产过程的排放。排入大气的氮氧化物经过一系列复杂的化学反应转换为硝酸。大气中的硫酸和硝酸被成雨云吸收后降落到地面或被下落的雨滴冲刷吸收就形成了酸雨。

目前认为,SO_2 和 NO_X 在大气中的氧化过程可以归纳为两种过程:均相氧化和多相氧化。Calwert 等的研究认为,在对流层中 SO_2 的氧化主要是通过 $HO\cdot$ 和 $HO_2\cdot$ 参与的下列均相反应完成的。其主要反应式:

$$HO\cdot + SO_2 \rightarrow H\cdot + SO_3$$
$$O_2\cdot + SO_2 \rightarrow HO\cdot + SO_3$$
$$CH_3O_2\cdot + SO_2 \rightarrow CH_3O\cdot + SO_3$$

Willasd 等认为,大气中的 NO_X 均相氧化转变为 HNO_3 的过程,主要是由大气中的自由基和臭氧完成的。其主要反应式:

$$NO + O_3 \rightarrow NO_2 + O_2$$
$$NO + ROO\cdot \rightarrow NO_2 + RO\cdot$$
$$NO + HO_2\cdot \rightarrow NO_2 + OH\cdot$$
$$NO + HO_2\cdot \rightarrow HNO_3$$

在潮湿的大气中,SO_2 转化为硫酸的过程常与云雾的形成同时进行,SO_2 先形成亚硫酸(H_2SO_3),在铁、锰等金属的氧化物和盐的粉尘杂质的催化作用下,H_2SO_3 可迅速被氧化为

H_2SO_4,这是一个多相氧化过程。其主要反应式:

$$SO_2+H_2O \rightarrow H_2SO_3$$
$$H_2SO_3(aq)+O_3 \rightarrow H_2SO_4+O_2$$
$$H_2SO_3(aq)+H_2O_2 \rightarrow H_2SO_4+H_2$$

NO_X 在液相中的多相氧化过程比较复杂,一般认为是先生成 NO、N_2O_3、N_2O_4、HNO_2 等一系列中间产物,最后才能转变为 HNO_3。其实,酸雨的形成除了上述主要的化学反应外,诸多其他因素如大气中其他离子成分等对酸雨的形成也有着重要影响。我国的降水监测数据显示,降水中硫酸根和硝酸根平均浓度之和,在我国北方非酸雨区为 $241.5\mu g/L$,而南方酸雨区则为 $145\mu g/L$,北方是南方的 1.7 倍,这表明降水的酸性并不仅仅取决于酸性离子的浓度。降水酸度除了与降水中的酸性离子有关,还与降水中能对酸性物质起到中和作用的碱性离子有关。大气碱性阳离子中,氨离子浓度南北差别不太大,北方略高于南方,而北方降水钙镁离子浓度 $458.9\mu g/L$,南方则为 $106.3\mu g/L$,北方是南方的 4.3 倍,这表明北方降水中的硫酸、硝酸被大量的碱性离子中和。虽然北方地区降水中酸性离子浓度高,但降水酸度远低于南方。我国降水酸度与 $(SO_4+NO_3)/(NH_4^++Ca^{2+})$ 的浓度比值呈高度正相关。而降水中 H^+ 主要来自我国农田中氮肥的大量使用和农田中氨的挥发损失,Ca^{2+} 则主要是由中国的气候和土壤结构等自然条件所决定的。

目前,一般将酸雨区域划分为五级标准:年均降水 pH 高于 5.65,酸雨率是 0~20%,为非酸雨区;pH 在 5.3~5.6 之间,酸雨率是 10%~40%,为轻酸雨区;pH 在 5.0~5.3 之间,酸雨率是 30%~60%,为中度酸雨区;pH 在 4.7~5.0 之间,酸雨率是 50%~80%,为较重酸雨区;pH<4.7,酸雨率是 70%~100%,为重酸雨区。

就全球而言,主要存在三大酸雨区,分别是西欧、北美、东南亚。我国也存在三大酸雨区,分别是:华中酸雨区,目前已成为全国酸雨污染范围最大,中心强度最高的酸雨污染区;西南酸雨区,是仅次于华中酸雨区的降水污染严重区域,还有华东沿海酸雨区,其污染强度要低于华中、西南酸雨区。

我国酸雨污染问题已受到普遍关注。我国酸雨污染大致经历了两个阶段:第一阶段从 20 世纪 80 年代至 90 年代中期,是酸雨急剧发展期。第二阶段从 20 世纪 90 年代中后期到 21 世纪初,降水年均 pH 在不同地区有升有降,总体是相对稳定期,但酸雨形势仍不乐观,20 世纪 80 年代,我国降水年均 pH<5.6 的地区主要在西南、华南以及东南沿海一带。自 20 世纪 90 年代以来,酸雨面积有所扩大,其中以南昌和长沙等城市为中心的华中酸雨区污染水平超过了西南酸雨区。西南酸雨区虽然酸雨强度有所缓和,但仍处于较严重的水平。华南酸雨区主要分布在珠江三角洲及广西壮族自治区的东部地区。污染格局总体变化不大,华东酸雨区包括长江中下游地区以及南至厦门的沿海地区,小尺度上的污染格局有所波动。目前,我国的酸雨区面积为 72.9 万 km^2,占国土面积的 7.6%。

二、酸雨对人体健康的主要危害

(一)酸雨对生态系统的影响

酸雨可对水生生态系统产生影响,造成江河、湖泊等水体酸化,致使生态系统的结构与功能发生紊乱。酸雨还直接影响水体中浮游生物、大型水生植物、附着藻类的生长发育,改变整个水生生态环境。水体的 pH 降到 5.0 以下时鱼的繁殖和发育会受到严重影响。水体酸化还会导致水生物的组成结构发生变化,耐酸的藻类和真菌增多,有根植物、细菌和浮游动物减少,有机物的分解能力降低。流域土壤和水体底泥中的金属(例如铝)可能被溶解进入水体中而危害鱼类。全球酸雨危害最为严重的北欧、北美等地区,有相当一部分湖泊已遭到不同程度的酸化,造成鱼虾死亡,生态系统破坏。例如,挪威南部5000个湖泊中有近2000个鱼虾绝迹。加拿大的安大略省有4000多个湖泊呈酸性水质,鳟鱼和鲈鱼已不能生存。在我国尚未发现酸雨造成水体酸化或鱼类死亡等事件的明显危害。

土壤酸化是酸雨对农业和生态系统危害的关键环节。酸雨对土壤环境的污染,首先是土壤酸化,还直接影响和危害土壤表层。我国长江以南酸雨多发地区的土壤是 pH 为 5~6 的酸性和强酸性的砖红壤、红壤和黄壤,其基本特点是黏粒矿物以高岭石类为主,所带的负电荷量很少,阳离子交换量较低,对酸的缓冲能力较弱,容易使得土壤酸化。土壤酸化会干扰微生物正常生化活性,森林枯枝落叶的分解和物质再循环受到破坏,进而破坏农业生态和森林生态。弱酸性降水可溶解地面中矿物质,供植物吸收。如酸度过高,pH 降到 5.6 以下时,就会产生严重危害,可直接使大片森林死亡,农作物枯萎,使绝大多数对植物生长有重要作用的细菌无法存活。同时也会抑制土壤中有机物的分解和氮的固定,淋洗与土壤离子结合的钙、镁、钾等营养元素,使土壤贫瘠化;中国重酸雨地区四川盆地受酸雨危害的森林面积达 28 万公顷,死亡面积 1.5 万公顷。同样受酸雨侵袭的贵州省,受危害的森林面积达 14 万公顷。酸雨还可使湖泊、河流酸化,溶解土壤和水体底泥中的重金属,使其进入水中,危害鱼类。酸雨还可加速建筑物的腐蚀和风化。

(二)酸雨对人体健康的影响

酸雨对饮水水质的影响在于酸雨能从流域土壤和配水管道中溶出有毒的铅、镉、汞、铝、铜等金属,从而对人体健康带来威胁。例如,人体摄入过多铝可引起中枢神经损害。关于酸雨、金属溶出与人体健康影响之间,目前尚无定量的因果关系,但支持这种联系的证据正在增多。美国纽约州卫生部调查了 3 起成人和儿童摄入过多铅的事件,查出系由铅质给水管输送腐蚀性的饮水所致。纽约州调查发现,泉水和浅井水 pH 为 5.0~5.5,龙头水中的铅和铜浓度超标,有些给水的铅超标 100 多倍。铝未超过规定饮水标准,但给水中铝浓度高达 1.5μg/L,不适用于作肾渗析。

吸入酸雾可入侵肺部,可刺激皮肤和黏膜,并引起呼吸道和心血管系统危害。据报道,美国和加拿大每年因酸雨引起心脏和肺功能下降而早亡的人数已超过 5 万人。日本对酸雨直接危害人体健康事件的调查表明,1973 年 6 月骏河湾沿岸及山梨县上野原街的市民有 441 人述说雨和雾刺激眼睛和嗓子,当时雨水 pH 在 2.0~3.5 之间,同时也发现小麦、烟叶以及黄瓜等蔬菜都受不同程度的危害。1974 年 7 月 3~4 日,栃木县、茨城县和东京等地区总计 32000 人,尤其是学生,体验到眼睛被雾雨刺激的疼痛感觉。当时雨水的最低 pH 为 2.85。实验室研究表明,酸雨对呼吸道中起主要防御功能的细胞有重要损伤作用,会提高呼吸道感染率和肿瘤的发生率。除了对人体健康直接危害外,酸雨的间接危害也很大。大气酸性降水可以酸化水体、土壤、植物,并对建筑物等造成不良的影响。酸化的土壤使得其中的重金属易于溶出,并进入水体和植物,进而可以通过食物链的富集,使其浓度大大增加,危害水生生物,进而危害人体健康。在土壤大量流失钙镁的情况下,被溶出的铅会顺利地与生物体的细胞蛋白结合,为铅通过食物链进入人体创造了条件。土壤的铝元素,在 pH 为 5.6 时,土壤中的铝稳定,不会溶解,但在 pH 为 4.6 时,其溶解度约增加 1000 倍。许多受酸性降水影响的地区,地下水中的铝、铜、锌、镉、铅等金属离子浓度是正常背景值的 10~100 倍。

三、酸雨防治对策

由于酸雨的人为来源是大气污染,因此控制雨水酸化的根本途径是减少或消除酸沉降的污染源,主要是控制 SO_2 和 NO_x 的排放。由于中国的酸沉降是硫酸型的,因此硫沉降量的控制在中国酸沉降控制中占主导地位。因此要运用技术、经济、法律和其他管理手段及措施来减少其排放。通过完善环境法规和标准,加强监督管理,健全排污许可证制度,实施 SO_2 排放总量控制。同时,调整能源结构,改进燃烧技术。要调整工业布局,淘汰落后燃烧方式,加大清洁能源的使用,并通过脱硫和脱硝技术及改善交通环境,控制汽车尾气以减少二氧化硫和氮氧化物的排放。

第三节 荒漠化

荒漠化是由法国科学家和探险家路易斯·拉瓦登在 1927 年第一次提出的概念。但是这个问题自人类文明社会以来就是一直困扰人类的生态环境问题。荒漠化是当今世界具有局地与全球效应的最为严重的环境问题之一。荒漠化问题首次引起国际社会的关注是在 1968—1974 年撒哈拉地区大旱和饥荒之后。1977 年,"联合国荒漠化大会"(UNCOD)在内罗毕召开,环境规划署首次发布了全球荒漠化评估数据,全球受荒漠化影响的旱地面积至少为 39.7 亿公顷,占全球(除极端干旱地区外)干旱地区土地总面积的 75.1%,受影响国家有 100 多个。全球有 7850 万人生活在受荒漠化影响的地区。会议给荒漠化下的定义为"土地生物学潜力的降低或破坏最终导致的类似沙漠景象的出现"。由于 1984—1985 年非洲撒哈拉地区旱灾和饥荒的重现,使荒漠化问题再次引起了国际社会的重视。1984 年,联合国环境规划署报告指出,土地退化问题在不断加剧,每年有 600 万公顷土地退化为类似荒漠的景象,2000 万~2100 万公顷土地净经济生产力减少到零或负数。受中度荒漠化影响的土地面积达 34.75 亿公顷,13.5 亿农村人口受荒漠化严重影响。

根据 1994 年通过的《联合国关于在发生严重干旱和(或)荒漠化的国家特别是在非洲防治荒漠化的公约》中,荒漠化是指包括气候变异和人类活动在内的种种因素造成的干旱、半干旱和亚湿润干旱地区的土地退化。一般而言,荒漠化指在脆弱的生态系统下,人为过度经济活动,破坏其平衡,使原非沙漠的地区出现了类似沙漠景象的环境变化过程。凡发生沙漠化过程的土地都被称为沙漠化土地。但从人为和自然因素对荒漠化影响而言,荒漠化是指使干旱、半干旱甚至半湿润地区自然环境退化的总过程,包括盐渍化、草场退化、水土流失、土壤沙化、狭义沙漠化、植被荒漠化、历史时期沙丘前移入侵等以某一环境因素为标志的具体的自然环境退化等。

一、荒漠化的形成和演变

1949 年,法国科学家利布维尔在其题为《非洲的气候、森林和荒漠化》的报告中描述了"荒漠化"问题,他提出的相关假说是地表植被变化与降雨量的相互作用理论。即地表植被减少引起气候变干和降雨减少,降雨减少又强化植被退化的过程。即植被退化是导致荒漠化的主要原因。人为因素使植被退化会造成荒漠化不断加重,形成植被减少—降雨减少—植被再减少的恶性循环。但也有人认为,"间冰期气候变化(干燥期)是导致荒漠化的主要原因"。

从国际上荒漠化概念的发展和演变来看,荒漠化主要与干旱联系在一起,通常被用于描述干旱、半干旱区发生的土地退化过程。因此,荒漠化概念和荒漠化类型是紧密联系的。Kharin(2002)在联合国防治荒漠化公约(UNCCD)荒漠化定义的基础上,将中亚地区的土地退化类型分为植被覆盖的退化、风蚀、水蚀和水位下降造成的土壤盐渍化、牧地内涝以及水浇地盐渍化等。中国对荒漠化的描述也主要集中于干旱、半干旱区的土地退化现象,并根据发生因素将其划分为沙质荒漠化、水土流失、土壤盐渍化和冻融荒漠化。在各种荒漠化类型中,由于沙质荒漠化的发生面积及危害最大,因此研究也较为深入。从荒漠化的形成原因看,有自然因素,也有人为因素。一般来讲,自然因素如自然地理条件和气候变异对荒漠化的形成影响比较缓慢,而人为因素加速了荒漠化的进程,是导致荒漠化的主要原因。联合国曾对荒漠化地区 45 个点进行了调查,结果表明由自然变化(如气候变化)引起的占 13%,其余 87% 均属人为因素所致。

人类不合理的生产活动是荒漠化发生和发展的重要因素,比如过度垦植使土地衰竭,过度放牧使地表植被退化,砍伐森林使植被破坏和水土流失等加剧了荒漠化进程。还有不良灌溉方式使土壤板结、盐碱化;水资源的过度利用及水污染等也对荒漠化发生、发展有重要影响。此外,人口增长过快使得粮食需求量增加,造成垦植率增高,植被破坏严重,也加速了荒漠化的形成。

自然因素主要包括异常气候条件所造成的植被退化,风蚀所导致的荒漠化,包括干旱(基本条件)、地表松散物质(物质基础)、大风吹扬(动力)等。在形成的原因上,荒漠化可以有风蚀荒漠化、水蚀荒漠化、冻融荒漠化、盐渍荒漠化以及其他因素形成的荒漠化。以风力为主要侵蚀营力造成的土地退化称为风蚀荒漠化,主要是指在干旱多风的沙质土地,由于人为过度活动,辅以空气动力为主的自然营力,使土壤及细小颗粒被剥离、搬运、沉积、磨蚀,造成地表出现风沙活动(风蚀和风积)为主要标志的土地退化。干旱多风和沙源丰富的沙质地表是产生风蚀沙漠化的自然条件,而人为活动造成植被的破坏为沙漠化的发生提供了可能。中国风蚀荒漠化土地面积约有 160.7 万 km^2,主要分布在于旱、半干旱地区,在各类型荒漠化土地中面积最大、分布最广。其中分布在干旱地区的有 87.6 万 km^2,占风蚀荒漠化土地总面积的 54.5%;分布在半干旱地区 49.2 万 km^2,占 30.6%;在亚湿润干旱地区也有零散分布,总面积仅为 23.9 km^2,占 14.9%。

水蚀荒漠化是指以水力(降水、流水)为主要侵蚀营力的地区,人类不合理的生产生活活动,破坏了地表植被条件,加剧了自然降水、流水对地表的冲刷、侵蚀和破坏,造成地表水土资源破坏,地面裸露或发生破碎,土地生产力下降或丧失的土地退化现象,表现为面状侵蚀、沟状侵蚀、泻溜、陷穴、滑坡、山洪、泥石流等。中国水蚀荒漠化总面积约 20.5 万 km^2。主要分布在黄土高原北部的无定河、窟野河、秃尾河等流域,东北地区主要分布在西辽河的中上游及大凌河的上游。还有因为昼夜或季节性温差较大的地区,岩石或土壤由于剧烈的热胀冷缩造成的结构破坏或质量退化造成的冻融荒漠化。我国冻融荒漠化地的面积约为 36 万 km^2,主要分布于青藏高原。此外,还有在干旱、半干旱条件下,由于不合理灌溉和管理措施产生的可溶性盐类在地表累积造成的土地退化,称为盐渍荒漠化。我国盐渍化土地总面积约 23.3 万 km^2。

二、荒漠化对环境、社会的影响

荒漠化是一个不可逆的自然现象,其对环境和社会等方面都会产生巨大影响。1990—1991 年联合国环境规划署根据联大 1989 年 44/172 号决议要求,对全球荒漠化进行的第 3

次评估,结果表明,全球有 35.9 亿公顷土地受到了荒漠化的影响,占整个干旱区土地的70%,约占全球陆地面积的 1/4,影响了全世界 1/6 人口(约 9 亿人)、100 多个国家和地区。2005 年 6 月 17 日,联合国千年生态系统评估正式发布的《荒漠化报告》,采用了 2003 年Lepers 等的最新评估,认为全球有 10%~20% 的旱地退化,粗略估计有 1%~6% 的旱地人口生活在荒漠化地区。受荒漠化影响的地区面积应在 600 万~1200 万 km^2 之间,与 1991 年底联合国环境规划署得出的全球有 70% 旱地退化也相去甚远。对于以上结果,《联合国千年评估》的观点是由于全球尺度的评估手段、依据和标准不同,因此评估结果不具可比性。

（一）荒漠化与气候的相互影响

气候变化对荒漠化的形成具有重要影响。而以植被破坏和土壤侵蚀为主要特征的陆面变化也会对气候变化产生一定影响。同时,气候变化会加剧原本脆弱的干旱区生态系统更加恶化。根据大多数大气环流模型(GCM)预测,由于大气中 CO_2 含量加倍,干旱区温度将提高 1~3℃,潜在蒸散量(potential evapotranspiration,PET)每年提高 75~225mm。降水没有显著变化,降水和潜在蒸散比值将降低 4%~5%,从而加剧干旱,进而增加了荒漠化发生的潜在危险。荒漠化不仅影响干旱区气候,对全球气候也有一定的影响。Franchito 和 Rao 分别以南北纬 15°为中心各选取一个带,通过改变带内反射率和水分状况来模拟荒漠化气候的影响,结果表明荒漠化使得当地净辐射、土壤湿度、蒸发和降水降低、地表及近地表温度升高,并对非荒漠化区域的温度和降水产生了一定的影响。Rosenfeld 等通过沙尘样品和NASS/TRMM 卫星云图的研究表明,大气中悬浮沙尘具有明显抑制降雨的作用,尽管这种作用比植被燃烧所产生的烟雾要弱,但沙尘暴发生及其影响范围足以使得这一作用具有全球重要性。

沙尘暴天气主要发生在邻近于沙漠的干旱、半干旱地区。而这些地区也是具有荒漠化特征的地区。这些地区地表植被稀疏,沙化、干燥、大风成为沙尘暴的沙尘源区。沙尘导致大气颗粒物污染,空气质量急剧下降。一方面会影响到人们的交通出行、日常生活,同时还会对人类的健康造成影响,使疾病和死亡增加。在 20 世纪 20 年代以前,人们对沙尘暴及其荒漠化的关注还仅局限于它的危害上面,把它作为一种灾害性天气进行研究。但是,如果将沙尘暴纳入复杂的地球系统中,沙尘暴所起的作用就不是那么简单了。大陆沙尘气溶胶因其"阳伞效应""冰核效应"和对海洋生物生长形成的"铁肥料效应"等,阻挡太阳辐射和导致CO_2 下降进而导致全球降温,对区域和全球气候产生重要影响。成为与温室气体相对应的重要制冷剂之一。沙尘暴过程可通过源区的起沙(与岩石圈、生物圈和人类圈有关)、传输(与大气圈有关)和沉降(与水圈、生物圈和人类圈有关)将地球五大圈层有机地联系起来,成为研究全球变化及其环境效应的重要纽带和关键环节之一。

沙尘暴所携带的沙尘粒子具有明显的环境、生态效应。一般而言,沙尘暴颗粒物对源区城市大气环境影响最大,随着传输距离的延伸有逐渐减弱的趋势。沙尘暴颗粒物在传输过程中,一边混合了沿途大量的污染物并携带到下游地区,一边也对一些污染物产生清除、转化和稀释作用。由于颗粒物所具有的长距离传输和沉积特性,因此它可以将两个互不相干地区的环境特征有机联系起来。比如,沙尘的传输对酸雨分布具有很大影响,沙尘粒子是碱性的,通过传输到酸雨区域,可以中和该地区大气的酸性物质。有数据表明,它可以使我国北方地区降水 pH 升高 0.8~2.5,韩国增加 0.5~0.8,日本增加 0.2~0.5。同时,碱性沉降到地面的沙尘还会改变土壤的酸碱度及营养对其他植物(包括农作物)等产生影响。

（二）荒漠化评价

荒漠化评价是对特定气候类型区的土地退化状况进行评估。根据 UNCCD 的定义,干旱、半干旱区的土地退化是荒漠化的直接表现,土地应当是荒漠化评价的对象。荒漠化评价从根本上属于土地资源评价或土地质量评价的范畴。荒漠化作为一种土地退化过程,其实质是土地生产力下降,它至少包含植被退化和土壤退化两个方面。因此,荒漠化评价的潜在指标至少应包括植被指标和土壤指标两大类内容。我国对荒漠化的研究更多体现在对荒漠化地表形态和景观变化的描述,忽视了荒漠化的生态退化过程,即区域生态系统结构和功能的退化。要对荒漠化进行较全面的评价,应在不同尺度上构建不同的荒漠化评价指标体系。在生态系统上,主要评价指标包括植被初级生产力、植被覆盖度、优势种群初级生产力、生物多样性指数、土壤有机质含量和土壤质地等。在景观尺度上,其评价指标有植被覆盖度和裸地占地率等指标。在区域尺度上,除了自然因子指标外,还包括社会经济指标等。不同植被信息指标反映了荒漠化过程的不同方面。当前荒漠化评价指标选取的主要方式,一般是选取若干具有表征意义的植被信息指标加以组合。植被覆盖度是指植被植株冠层或叶面在地面的垂直投影面积占植被区总面积的比例,又称为投影覆盖度。利用遥感图像反演植被覆盖度可以大范围监测植被覆盖度,这也是当前全球及区域气候、生态模型的基础工作。植被覆盖度应用于荒漠化评价中具有独特的优势,但在时间尺度上无法区别植被年际和年内的差异。植被动态变化可以清楚有效地反映区域尺度荒漠化的演化过程,是荒漠化评价研究的重要指示因子。而采用高时间分辨率遥感影像对植被覆盖信息进行时间序列监测,可以为较大尺度的植被覆盖度研究提供新的思路,也能够更加准确地揭示植被的动态演变过程,可以成为荒漠化评价的重要研究工具。

三、沙尘暴的健康影响

与荒漠化有关的沙尘暴的增加,是导致人类在旱季出现呼吸道和眼睛症状(发热、咳嗽以及眼睛胀痛)的一种主要原因。来自东亚和撒哈拉地区的沙尘暴,已对远在北美的居民健康造成了不良影响,导致该地区的呼吸道疾病增加,同时也对加勒比海地区的珊瑚礁产生了不利影响。沙尘暴携带颗粒物污染与传统工业造成的工业污染有本质区别。由于沙尘源的不同,颗粒物中的有害物质也不尽相同。沙尘暴在传输过程中,地面污染物易于附着或与沙尘粒子表面反应。庄国顺等以元素示踪体系来判断沙尘暴来源,发现来源于内蒙古中西部沙漠及黄土高原的传输路径可被看作是"污染"路径,沿此路径传输的沙尘颗粒物携带更多的污染元素。

沙尘天气含有的大量悬浮颗粒物是一种典型的非职业性沙尘。国内外已有报道,在沙尘暴多发地区发现有非职业性尘肺病例。孟紫强等在甘肃省民勤县调查发现该县非职业性尘肺患病率高达 5.33‰。这种尘肺被称为"沙漠尘肺"。颗粒物通过呼吸道进入体内,而不同粒径的大气颗粒物对人体有着不同的影响。这种尘肺是由于长期多次暴露于频发的沙尘天气,吸入高浓度的沙尘颗粒所致。沙尘肺在发病初期并无症状,可能会伴有呼吸急促、胸闷、气短等症状。现有研究表明,沙尘天气可使呼吸道和眼部的刺激症状增加,在儿童中尤为明显,也可引起居民呼吸系统和循环系统等疾病发病率增加。长期反复多次沙尘暴或沙尘天气的暴露对健康具有长期累积效应。沙尘暴频发地区常见的咽喉炎、气管炎、肺炎、肺结核、鼻炎、高血压、贫血、冠心病、关节炎、角膜炎、肝炎、胃炎等 12 种疾病患病率显著增加。降尘被人吸入后,大部分滞留在鼻腔和咽喉部位,若长期吸入含有颗粒状物质的空气,就会使鼻腔黏膜肿胀,发生肥大性鼻炎,此后由于黏膜细胞营养供应不足而使黏膜萎缩,久之逐渐形成萎缩性鼻炎。在这种情况下,呼吸道滤尘功能显著下降,可引起咽炎、喉炎、气管炎和支气管炎等。

颗粒物表面可含有重金属和有机污染物,其中多环芳烃类化合物中有很多致癌物,是引起肺癌的危险因素。另外,还有许多金属元素如铁(Fe)、铍(Be)、锰(Mn)、铅(Pb)、镉(Cd)等可附着在颗粒表面,对人体造成危害。由于可吸入颗粒物长期悬浮于大气中,对太阳光起散射作用,吸收紫外线,使其到达地面的量减少,致使婴儿佝偻病发病率增高。

沙尘暴细颗粒物对呼吸系统疾病的流行病学研究目前尚不够深入,对其健康影响的认识和规律尚处在局部的、小规模的、初步研究的水平上。有关沙尘暴与心血管病的关系以及沙尘暴的毒理学作用也有待深入研究。

四、荒漠化的应对和防治

1973 年,联合国设立了苏丹-撒哈拉办事处,协助西非 9 个容易发生干旱的国家防治荒漠化,后来其工作范围扩展到撒哈拉以南、赤道以北的 22 个国家。1977 年,联合国荒漠化大会根据环境规划署做出的荒漠化评估制订了《防止荒漠化行动计划》。1992 年,世界环发大会应非洲国家为首的发展中国家要求,将荒漠化问题列入《21 世纪议程》,并要求联合国设立政府间谈判委员会,拟订具有法律约束力的文件,来帮助发展中国家进行荒漠化防治。1994 年 6 月 17 日,《联合国关于在发生严重干旱和(或)荒漠化的国家特别是在非洲防治荒漠化的公约》(简称《荒漠化公约》)在巴黎通过。1996 年 12 月 26 日,《荒漠化公约》生效。《荒漠化公约》强调与国家可持续发展和消除贫困相结合的重要性,强调受影响发展中国家通过制定和履行《国家行动方案》与荒漠化作斗争,强调国际合作和建立伙伴关系为履约提供资金支持,重视公众意识,倡导从下到上广泛参与的方式和技术共享。《荒漠化公约》生效后,受影响国家纷纷制订《国家行动方案》。到 2005 年,《荒漠化公约》缔约方达 191 个,有 80 个国家完成了《国家行动方案》的制订。联大还将 6 月 17 日定为世界防治荒漠化和干旱日,每年缔约方都开展相关纪念活动。我国荒漠化防治措施主要分为两个方面,一为工程(机械)防治技术措施,二为生物防治措施。两者有机的结合,防治效果更佳。目前我国土地荒漠化整体得到初步遏制,荒漠化土地持续净减少,荒漠化和沙化程度持续减轻,但局部地区仍在扩展,出现环境继续恶化的现象。

第四节 生物多样性减少

一、生物多样性减少的概况

生物多样性(biodiversity)是一个区域中基因、物种和生态系统的总和,是指所有来源的生物体,包括陆地、海洋和其他水生生态系统及其所构成的生态综合体。它包括物种内部、物种之间和生态系统的多样性。生物多样性包括:①遗传多样性:指种内基因不同,包括物种种群间和群内的遗传变异,构成物种基因序列的遗传信息特征的多样性;②物种多样性:指物种水平的生物多样性,即一个地区内物种的多样化,主要从分类学、系统学和生物地理学角度对一定区域内物种的状况进行研究;③生态系统多样性:指生物圈内生物群落和生态过程的多样化,以及生态系统内生境差异、生态过程变化的多样性。此外,还有以景观生态评价、规划和模拟、景观格局、生态过程和尺度、景观生态保护与生态恢复等为研究内容的景观多样性。生物多样性一般可以用生物多样性指数来描述其水平。

生物多样性是人类生存之本,是地球生命支持系统的核心,为人类提供了生活资源和生存环境。包括数以百万计的动物、植物、微生物及其所拥有的基因以及它们与其生存环境形成的复杂的生态系统。生物多样性是地球生命经过数十亿年进化演变的结果,是人类社会赖以生存的物质基础。从生命存在开始,到 6 亿年前的古细菌、细菌、原生动物和简单的单细胞有机体,到寒武纪大爆发时期多细胞生命有机体的出现,再到 4 亿年前渐具雏形的生物分布规律和趋势,直至近几百万年来生物多样性达到最大,生物多样性经历了 35 亿年的进化过程。地球上究竟有多少物种目前还无法确定,估计有 500 万~3000 万种,但已经描述和定名的物种仅有 140 万种。中国是世界上生物多样性最丰富的国家之一,物种数约占世界的 10%,生物多样性丰富程度列世界第 8 位。此外,中国的特有物种资源也十分丰富,特有植物有 1.5 万~1.8 万种,居世界第 7 位。

生物进化过程中也伴随部分物种死亡、灭绝。人类造成的环境改变对物种灭绝具有重要影响。由于世界人口的持续增长和人类活动范围与强度的不断增加,全球生物多样性遭受到人类社会的影响也越来越大,打破了生物多样性相对平衡。动物栖息地丧失与破碎化、资源过度利用、环境污染等现象已对物种的生存与繁衍构成了严重威胁。当前全球大约有 1/5 的脊椎动物处于濒危和易危状态,每年平均约有 50 个物种会走向下一个濒危等级。2012 年世界自然保护联盟濒危物种红色名录表明,在所有受评估的 6 万多类生物物种里,已经灭绝和受到不同程度威胁的占 32%。其中两栖类最高,约占 41%。而全球物种受威胁最严重的区域主要集中在热带地区,例如印尼、印度、巴西等。据国际组织估计,目前大约有 2 万种植物、350 种鸟类、280 种哺乳动物处于灭绝的边缘。国际自然及自然资源保护联盟(International Union for Conservation of Nature and Natural Resource,IUCN)估计,到 2050 年将有 25% 的物种陷入绝境。总之,生物多样性减少已成为一个重要的全球环境问题。

生物多样性减少的原因是多方面的,受到诸多因素的影响。有资料表明,在以往 400 年内所灭绝的鸟类和哺乳动物中,有 25% 是由于自然的原因,其余为由于人类活动所致。天然林面积不断减少,生态系统脆弱,草场超载放牧,退化严重,物种栖息环境改变和破坏、人类滥捕和动植物资源过度开发,稀有种群或敏感种群消失,均可加速生物多样性减少。此外,环境污染严重和外来物种不当引入以及外来有害生物入侵会严重冲击本地生物多样性,贸易和旅游等也会导致生物栖息地缩小,加速物种灭绝。这些都可能是生物多样性破坏和物种减少的重要原因。其中栖息地丧失与破碎化被认为是造成生物多样性减少的最主要原因,其危害也最大。Fritz 等人的研究发现,体型较大的物种在热带地区具有显著高的灭绝风险,主要是由于人类大范围的土地开发所引起的栖息地面临严重破碎化所引起的。一般而言,处于高营养级的生物往往具有较强的灭绝延迟能力。栖息地破碎化会导致物种生存空间缩小,进而区域内种群动态、繁殖成功率以及遗传变异,导致种群数量下降或灭绝。同时,破碎化还会影响到个体或种群间的交流,形成小种群,进而导致遗传分化和遗传多样性的丧失。除了栖息地丧失外,对生物的过度利用也是一种原因。在全球受威胁的物种中,30% 是由于国际贸易引起的,其中最具代表性的就是犀牛。此外,气候变化、温室效应导致的全球气温上升已经改变许多物种的生存环境,从而影响到种群动态。全球气候变化不同程度上已影响到生物多样性,预计未来将会有更多的物种逐渐消失。估计到 2070 年,全球高达 86% 的陆地系统和 83% 的水生系统都将暴露于恶劣的气候状况下。环境污染对生物多样性减少具有重要影响。当前的环境污染已经严重威胁到许多物种的生存并影响到生态系统服务和资源利用模式。除常见的污染对生物多样性产生威胁外，一些新型污染的影响也在逐渐显现。有研究表明，大熊猫体内发现 2 种新的溴代阻燃剂污染物，而且在睾丸中含量最高。这可能会对大熊猫的生殖产生较大影响。生物入侵也是生物多样性减少的重要因素。一般而言，能够成功入侵的外来物种往往具有较强的竞争能力，容易抑制或排挤本地物种，最终导致入侵地物种多样性及遗传多样性的丧失。动物疫病也会威胁到全球生物多样性的安全。通过对全球真菌引起传染疾病在动植物内的感染情况、全球分布状况以及最近百年间导致的物种灭绝情况分析，发现由真菌引起的传染疾病会导致许多物种种群数量的下降甚至灭绝。这种由病毒和病菌引起的选择压力会促进宿主不断产生快速的协同进化，从而不利于对动物疫病的控制。病原微生物和宿主的共同进化会成为决定生物多样性的重要因素。

二、生物多样性减少对环境和人类社会的影响

生物多样性丧失会对生态系统功能产生重要影响。这一问题也成为生物多样性研究的热点。一般而言，生物多样性水平高，有利于生态系统的稳定。生物多样性高的生态系统内食物链多，食物网更为复杂，这为能量流动提供了多种选择途径，使各营养级间的能量流动更能趋于稳定。有研究表明，本地物种对生态系统的稳定起决定作用，生物多样性尤其是本地物种的丧失将改变生态系统内的生产能力和分解能力，从而破坏生态系统的结构与功能，使生态系统面临巨大压力。

生物多样性具有非常大的价值，包括直接价值和间接价值。直接价值包括消耗性利用价值和生产性利用价值。其中，消耗性利用价值是指消耗性的自然资源产品的价值；生产性利用价值是指通过市场交换而得到利润的那部分价值，是生物资源产品的生产性利用，两者是生物多样性价值的主体。间接价值指不能直接转化为经济效益的价值，包括非消耗性利用价值、选择价值和存在价值，主要涉及生物多样性的环境作用和生态系统功能或服务价值，其价值可能远高于直接价值。生物多样性价值涉及农业价值、人类健康价值、工业与商业价值、休闲娱乐、文化、美学价值等。保持水土，调节气候，固定太阳能、吸收和分解污染物等诸多方面。生物多样性以其多方面的价值与人类的生存和生活息息相关，为人类的生存与发展提供自然基础。生物多样性的丧失对环境、社会的影响将无法估量。复杂多样的物种可降低传染性疾病对生物的威胁，种类繁多的基因也可保证物种的进化和有效繁殖，对外界不利环境因素有很高的抵抗能力，而生物多样性减少会影响到致病微生物对人类的威胁，影响到疾病的发生和免疫能力等。生物多样性为人类提供了丰富的药材资源，而生物多样性减少将会极大影响市场上来源于自然界的动植物、微生物加工制造而成的药物。生物多样性衰减也会影响到全球气候变暖，从而影响到人类健康。此外，生物多样性具有间接支持、保护经济活动和财产的环境调节功能。从区域环境看，生态系统的稳定性与多样性有利于涵养水源，巩固堤岸，降低洪峰，防止土壤侵蚀和退化，改善地方气候等作用。从全球环境看，它有利于维持地球表层的水循环和调节全球气候变化。因此，生物多样性减少会引起生态平衡失调，水土流失，引发诸多自然灾害，加速土壤退化，破坏优良生存环境。

由此可见，生物多样性减少对人类健康的影响主要通过其对生态系统等的影响，改变人类生活生存环境进而影响人类的健康。

三、生物多样性减少的评估、预测及应对

生物多样性减少这一环境问题已成为全球共识。1992 年 6 月 5 日,巴西里约的联合国环境与发展大会上签署《生物多样性公约》,呼吁并要求世界各国采取相应的措施保护生物多样性。该公约在 1993 年 12 月 29 日正式生效。第 55 届联合国大会第 201 号决议,将国际生物多样性日定为每年 5 月 22 日。2011 年,我们国家也通过了《中国生物多样性保护战略与行动计划(2011—2030 年)》,成立了由 25 个部门参加的"中国生物多样性保护国家委员会",通过了"联合国生物多样性十年中国行动方案"。内容涉及生物多样性保护优先区域本底调查、自然保护区建设、重点保护物种与典型生态系统类型保护、外来物种管理、提高应对气候变化的能力、生物遗传资源获取与惠益共享、生物多样性保护政策法律法规体系建设、生物资源可持续利用以及公众参与等方面。到 2012 年底,中国共建立自然保护区 2669 个,占国土面积 14.9%,超过了 12% 的世界平均水平,以自然保护区为主体的生物多样性就地保护网络基本形成。

要做好生物多样性保护,预防生物多样性减少,其基础工作是要开展生物多样性监测与评价,通过对生物多样性信息监测和评估,可以为完善生物多样性保护管理措施提供依据。生物多样性评价的目的是为了监测生物多样性状况,跟踪生物多样性变化,检验科学假说,增进对生态学过程的认识以及为生物多样性管理,提高保护对策和措施的有效性提供服务。联合国《生物多样性公约》强调预测、预防、从源头消除导致生物多样性降低或丧失原因的重要性,并对缔约国开展生物多样性监测与评估提出了具体要求。为满足生物多样性评价工作的需求,亟待建立国家、区域和全球尺度上的生物多样性评价指标体系。《生物多样性公约》第 7 次缔约方大会上提出了生物多样性评价的 7 个方面的内容:①调查生物多样性组成部分的状况与变化趋势,降低生物多样性的丧失速度;②促进生物多样性资源的可持续利用;③消除对生物多样性的主要威胁,如外来入侵物种、污染物排放、气候变化等;④维护生态系统完整性和生态系统产品与服务;⑤保护传统知识、创新与实践;⑥保证公平的获取与分享遗传资源产生的利益;⑦调动资金与技术资源,促进国际间的协作。这 7 个方面涉及生物、人文、社会、经济等方面,突出了生物多样性的影响因素与保护响应措施。关注人类发展及其环境影响已成为生物多样性保护中的重点问题。

我国从 20 世纪 90 年代开始生物多样性评价指标的研究。在生态系统尺度及局域尺度上开展生物多样性评价,从遗传、物种和生态系统 3 个层次,采用多样性、特有性、代表性、稀有性、稳定性和干扰性等指标分析生物多样性的组成与结构。我国在履行《生物多样性公约》的第 4 次国家报告中,从生物多样性组成部分的现状与变化、生态系统的完整性/产品和服务、对生物多样性造成的威胁、可持续利用、遗传资源获取与惠益分享状况、财政资源状况与公众意识等 7 个方面选择了 17 个评价指标,对全国的生物多样性情况进行了综合分析。

（宋伟民）

参 考 文 献

1. 陈学敏,杨克敌.现代环境卫生学.第 2 版.北京:人民卫生出版社,2008.

2. 孟紫强.现代环境毒理学.北京:中国环境科学出版社,2015.

3. 葛全胜,王芳,王绍武,等.对全球变暖认识的七个问题的确定与不确定性.中国人口.资源与环境,2014,24

（1）：1-6.

4. 翟盘茂,余荣,郭艳君,等.2015/2016年强厄尔尼诺过程及其对全球和中国气候的主要影响.气象学报,doi:10.11676/qxxb2016.049.

5. 秦大河.气候变化科学与人类可持续发展.地理科学进展,2014,33(7):874-883.

6. 贾晓霞.全球荒漠化变化态势及《联合国防治荒漠化公约》面临的挑战.世界林业研究,2005,18(6):1-6.

7. 崔向慧,卢琦.中国荒漠化防治标准化发展现状与展望.干旱区研究,2012,29(5):913-919.

8. 吴丹,王式功,尚可政.中国酸雨研究综述.干旱气象,2006,24(2):1-8.

9. 魏辅文,聂永刚,苗海霞,等.生物多样性丧失机制研究进展.科学通报,2014,59(6):430-437.

第三章

环境毒理学

环境毒理学是应用毒理学理论和方法研究环境污染物(或环境毒物)对包括人体在内的生物有机体的损害作用及其机制,为预防其危害提供依据的科学。它既是环境卫生学的一个重要组成部分,又是毒理学的一个分支学科。由于人类可能接触的化学物数量不断增加,在来自空气、水、土壤、食物等污染物对人群健康可能的效应以及对环境影响的定量评价方面,环境毒理学的作用日显重要。根据人体接触环境化学物的方式、条件及其后果,环境毒理学具有下列特点:①研究的对象比较广泛,涉及空气、水、土壤及家用化学物品中的有毒化学物质;②不仅研究环境毒物对机体偶然的急性危害,还重点研究其低浓度、长时间反复作用下对机体产生的慢性危害,包括致突变、致癌、致畸等对机体本身及其后代的潜在影响;③研究环境毒物通过不同途径对人体产生的综合影响。环境毒理学的研究目标是探讨和阐明环境污染物对人体和人群的生物学效应和健康损害及其规律,其主要研究对象是个人和人群,由于以人体为研究对象的局限性,常常采用非人类的实验室模式生物进行毒理学实验,如采用哺乳类实验动物、实验植物及实验微生物等。近年来,随着环境科学、生命科学和医学的飞速发展,人们对环境毒理学的认识也逐渐加深,其在我国环境卫生领域中的应用得到了迅速的发展。在研究内容上涉及环境污染的各个方面,重点研究低浓度环境污染物如金属和稀有金属、石化、农药、烃及多环芳香烃等对机体的危害;在研究方法上除一般毒性研究外,更广泛地开展了遗传毒性、生殖毒性、免疫毒性研究,还开展了整体动物的长期慢性致癌研究以及分子生物学水平上的研究。

环境毒理学资料来自基本的动物毒理学试验、体外细胞/组织培养、流行病学研究、临床接触试验以及事故性急性中毒。虽然替代实验法取得了重大的进展,但动物实验依然是最主要的毒性实验方法,而规范的流行病学研究可以提供最令人信服的环境污染物暴露与疾病之间的因果联系资料。时至 21 世纪初,虽然毒理学研究与实践已快速发展,但依然面临许多挑战。近年来,一些进展较快的毒理学领域受到了广泛关注,包括毒理基因组学、毒物兴奋作用、人道使用实验动物的"3R"原则与替代法实验、预测毒理学和定量构效关系、混合物联合作用研究和化学物危险度评定,这些为环境毒理学的发展带来了重要机遇。

第一节 环境化学物在体内的处置

环境化学物的毒性依赖于其在作用部位的剂量及滞留的时间,但此毒性在某一特定靶器官可因化学物处置上的差异而明显不同。环境化学物在体内的处置可分为 4 个阶段:吸收、分布、代谢(即生物转化)和排泄,即 ADME 过程(图 3-1),吸收、分布和排泄过程也被称为生物转运,这 4 个过程在体内可同时发生并可受多种因素的影响。对环境毒物 ADME 过程随时间变化的定性定量研究称之为毒物代谢动力学。化学物处置的部分或全部过程常用数学模型来描述,基于这些模型的计算结果可获得有关毒物处置的数学特征(如半减期、消除速率常数、组织分布特点等),这些特性对于环境化学物的毒性评价必不可少。

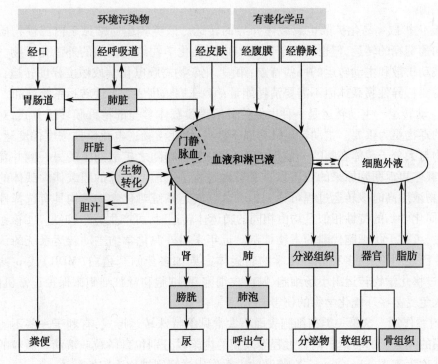

图 3-1 环境化学物的体内处置过程

一、环境化学物的穿膜转运

1. **生物膜和生物转运** 环境化学物在体内的动力学过程通常需穿过各种生物膜。生物膜主要由磷脂和蛋白质组成,磷脂排列成脂双层结构,蛋白质则穿插其间。这些蛋白质结构和功能各异,例如膜转运载体。就毒理学意义而言,生物膜最重要的特征是具有选择通透性,即只有某些物质能够通过生物膜,这取决于其特定的理化特性如脂溶性和极性/荷电性。环境化学物通常以被动扩散、易化扩散、主动转运或内吞作用通过各种生物膜,每种方式均有其一定的条件和特点。

2. **被动扩散** 大多数环境化学物通过简单扩散即被动扩散方式跨膜转运,这可能是环境化学物最重要的吸收途径。影响被动扩散速度的因素包括:①跨膜浓度梯度:化学物顺浓度梯度跨膜,其速度与膜两侧的浓度差成正比;②脂溶性:大多数化学物为具有不同程度脂溶性的较大有机分子,脂溶性越大,溶出度越大,通过脂质细胞膜越多;③非离子型:非荷电型分子最易跨过脂膜,解离型的弱有机酸或有机碱通常脂溶性较低,不易渗过膜脂质部分。相对而言,非解离型脂溶性更高,跨膜扩散速度与其脂溶性成正比。

3. **滤过** 当水流大量渗透到多孔的生物膜时,任何小到足以通过蛋白质膜孔的溶质也随之流过。大量水流通过这些孔隙时产生的流体静压和渗透压可作为化学物的载体。化学物以这种方式通过这些微孔称为滤过。滤过将顺浓度梯度进行,乙醇和尿素等物质可以滤过吸收。各种生物膜之间的主要差别之一在于这些孔道的大小不同。在肾小球,这些微孔(直径约50~100nm)允许小于白蛋白(分子量为69 000)的分子通过,而在大多数细胞这些孔道则小得多(直径约4nm),只允许分子量不超过数百的分子通过。因此,它们可以在血浆和细胞外液之间通过滤过建立浓度平衡,但却不能在细胞外液和细胞内液之间通过滤过达到浓度平衡。

4. 易化扩散 易化扩散也属载体介导的转运。该类转运通常见于内源性物质和正常营养物如葡萄糖的转运,但也可见于转运与内源性化学物结构相似的外源化学物。易化扩散兼有被动扩散和主动转运的一些特点:第一,化学物需顺电化学或浓度梯度转运;第二,易化扩散需要特异性膜载体但不需要消耗能量;第三,高浓度底物可使转运系统饱和。

5. 主动转运 主动转运是一种由促使分子跨膜载体参与的特殊膜转运方式,对于清除已吸收的毒物更为重要。主动转运具有以下特点:①化学物逆电化学或浓度梯度运动,涉及到化学物与大分子载体在膜的一侧形成复合物;复合物随之扩散到膜的另一侧并释放化学物,此后载体再返回到原来的位置以重复转运过程。②需要特殊的膜载体。载体的容量有限,在底物浓度高时该转运过程可达到饱和。③转运系统对化学物结构具有选择性和特异性,当不同化学物的特性相似且均由相同的转运体转运时,可产生竞争抑制。④该系统需要消耗能量,可被干扰细胞代谢的毒物抑制。近年来对外源化学物主动转运系统的认识进展显著。业已表明,存在多种外源化学物转运体家族如多药耐药蛋白(MDR)或p-糖蛋白家族,可通过将化学物转运出小肠细胞、脑内皮细胞、肝细胞和肾脏细胞来保护正常机体,也可保护胎儿免受某些环境化学物的伤害。

6. 内吞作用 这是一类在细胞表面不太常见的特殊转运形式,有利于一些不能以其他机制跨膜的大分子的转运。内吞过程涉及膜的内陷以分别包裹微粒或液滴。微粒的内吞作用过程被称为胞噬(phagocytosis),液滴的内吞作用过程则被称为胞饮(pinocytosis)。这类特殊的转运系统对于从肺泡清除微粒物质和通过网状内皮系统(单核-吞噬细胞系统)从血液中清除某些化学物十分重要。

二、环境化学物的吸收、分布与排泄

(一) 环境化学物的吸收

环境化学物从暴露部位穿过皮肤或黏膜进入体循环的过程称为吸收。环境化学物的吸收途径主要有胃肠道、肺和皮肤,但在毒理学研究中也常用一些特殊的染毒途径如静脉注射、腹腔注射、气管滴注、肌内注射和皮下注射等。环境化学物吸收的部位和吸收的速度均可成为影响化学物的实际毒性的重要因素。

1. 胃肠道吸收 胃肠道可看作是一条贯穿人体的管道,虽然它位于体内,却可认为其内容物是在人体外部。因此,除非毒物具有腐蚀性或刺激性,胃肠道内的毒物在被吸收前一般不会产生全身性的损害。从毒理学意义上说,胃肠道是化学物吸收的最重要部位之一,许多化学物可以伴随食物和饮水或单独进入胃肠道。化学物的吸收可在整个消化道进行。口服的物质首先与口腔的黏膜(口腔)接触,再经胃和小肠吸收。小肠血液供应丰富,因肠黏膜的折叠及肠绒毛的存在而表面积很大,大多数环境化学物因小肠表面积巨大而在小肠吸收。多种因素影响化学物经消化道吸收,吸收的程度主要取决于消化道内的pH和化学物的脂溶性。与水溶性物质相比,脂溶性物质吸收更迅速、更彻底。如果化学物为有机酸或有机碱,则该化学物倾向于在其脂溶性(非电离)形式最高的胃肠道部位通过单纯扩散吸收。显然，弱酸应在 pH 较低的胃内吸收较为迅速彻底，而弱碱则更易在小肠而不是胃部吸收。化学物经胃肠道的吸收还有赖于其物理特性如溶出度的大小，混悬剂因溶出度较低可成为吸收的限速过程。其他生理学因素，如食物的存在、胃排空时间、肠内滞留时间、肠道菌群和血流速度等，都可对那些以原形吸收的化学物在吸收速率和吸收量方面产生限制作用。有些环境化学物在经胃肠道吸收进入体循环前可先在胃肠壁或肝脏代谢，这种化学物在进入体循环之前被机体清除的现象称为首过效应(first pass effect)。

2. 呼吸道吸收　肺因其肺泡膜薄且表面积大、血供丰富和对化学物的代谢能力有限而对化学物的屏障作用较差，因此成为经肺吸收的化学物进入机体的非常有效和快捷的途径。环境化学物在呼吸道吸收的主要部位是肺泡，尤其对一氧化碳、氮氧化物、二氧化硫这类气体和苯及四氯化碳这类挥发性液体的蒸气吸收更是如此。当气体吸入肺后，气体分子从肺泡腔扩散进入血液并溶解，直到血液和肺泡腔内的气体分子达到平衡为止。平衡时血液中化学物的浓度与其在肺泡气中的浓度之比为常数，此溶解比率被称为血-气分配系数，每种气体都有其特定的血-气分配系数。除气体和蒸气外，液体气溶胶和大气中的微粒也可经肺吸收。气溶胶暴露后影响其吸收的主要因素是气溶胶颗粒的大小和气溶胶中化学物的水溶性。$0.01 \sim 10 \mu m$ 直径范围的颗粒物可沉积在呼吸道的不同部位；$5 \mu m$ 或更大的颗粒通常沉积于鼻咽部并通过擦鼻子、擤鼻涕或打喷嚏清除，可溶性颗粒可溶解于黏液中被带到咽喉部或通过鼻腔上皮吸收入血；直径 $2 \sim 5 \mu m$ 的颗粒主要沉积于肺的气管支气管部位，从那里通过呼吸道纤毛上黏液层的逆行运动所清除，这些颗粒最终可被吞咽并经胃肠道吸收；直径 $1 \mu m$ 及更小的颗粒可直接穿透肺泡壁，可被吸收入血或被肺泡的巨噬细胞捕获后经淋巴系统清除；极小的颗粒($<0.01 \mu m$)则多被呼出。肺泡主要通过 3 种机制清除或吸收颗粒物质。首先，颗粒可通过物理过程从肺泡清除；其次，颗粒可通过单核-吞噬细胞即巨噬细胞的吞噬作用从肺泡清除；最后，尽管某些颗粒可在淋巴组织存留很长时间，但也可通过淋巴系统清除。据粗略估计，吸入肺的颗粒中 25% 被呼出，50% 沉积于上呼吸道，25% 沉积于下呼吸道。肺泡内颗粒物的总体清除效率相对较低，第 1 天只有 20% 的颗粒物被清除，超过 24 小时以后清除非常缓慢。

3. 皮肤吸收　皮肤总是不断地接触各种环境化学物，如气体、溶剂及有毒溶液等，因此经皮肤吸收有时也是一个重要的途径。虽然皮肤的吸收面积很大，但因外层有一层死细胞、血液供应差、上皮细胞表面覆盖着一层角蛋白等，对环境化学物往往起到良好的屏障作用。尽管如此，某些化学物仍可经皮吸收足够多的量而产生全身毒性。化学物经皮肤吸收必须穿过几层表皮细胞才能进入真皮中的毛细血管和淋巴管。经皮吸收的第 1 阶段是毒物扩散穿过表皮，表皮尤其是表皮的角质层是最重要的屏障，人体皮肤角质层的结构和化学成分可因身体部位不同而有很大差别，因而对化学物的通透性也有很大差异，例如化学物容易透过阴囊皮肤，也较易透过腹部皮肤，却很难穿过手掌或足底皮肤。透过皮肤吸收的第 2 阶段是化学物扩散通过真皮层。真皮层含有疏松的非选择性亲水性扩散环境，因此其屏障作用远不如角质层，且皮肤破损或去除角质层均可明显增加经皮吸收。酸碱类化学物及芥子气可通过损伤皮肤屏障而增加经皮吸收，某些溶剂特别是二甲亚砜(DMSO)还可增加皮肤的通透性而增加吸收。

(二) 环境化学物的体内分布

环境化学物吸收入血后随即经历分布过程。分布就是外源化学物从血液转运到组织的过程。环境化学物的最终分布主要取决于器官/组织的血流量以及化学物对各种组织/细胞的相对亲和力。化学物通常以可逆性的、可饱和的方式与一些特异组织如血浆蛋白、肝脏、肾脏、脂肪组织和骨骼相结合。环境化学物在那些可能是其作用部位的组织器官(潜在的靶器官)的分布具有特别重要的毒理学意义。

1. 环境化学物在组织中的贮存 化学物的贮存意味着其可在某些组织器官富集至相对较高的浓度。化学物聚集的组织器官可被认为是贮存库。这些贮存库中的化学物常与血浆中的游离化学物保持动态平衡。随着化学物在体内进行生物转化或从体内排泄,更多化学物从贮存部位释放出来,因此贮存的化学物的生物半减期可以大大延长。化学物在体内的贮存场所主要包括血浆蛋白、肝脏、肾脏、脂肪组织和骨骼。

(1)与血浆蛋白结合:血液中含有多种转运蛋白,主要功能是转运一些特殊的内源化学物。这些血浆蛋白包括白蛋白、转铁蛋白、性激素结合球蛋白和脂蛋白等。白蛋白在血浆中含量最丰富,同时也作为许多内源性和外源性化学物的贮库及转运蛋白。化学物的分布可因与血浆蛋白结合而受到限制,所以,与血浆蛋白结合的那部分化学物因其分子量增大而不能通过毛细血管壁迅速分布到血管外,也不能为肾脏所滤过。然而,随着游离化学物扩散到毛细血管外,结合型的化学物可从血浆蛋白解离直至血管内外的游离化学物达到平衡。这种结合是可逆且可饱和的,也易被其他化学物所置换。如果某一外源化学物或内源化学物被另一物质从血浆蛋白所置换,可因血浆游离部分的化学物增加而产生严重的毒性反应。

(2)贮于肝脏和肾脏:肝脏和肾脏作为贮存库与多种化学物结合的容量较大,能比其他器官结合更多的化学物,此特性与其代谢和排泄功能有关。已鉴定出肝肾中有一些具特异结合特性的蛋白质如金属硫蛋白,它是肝脏和肾脏与镉结合的重要组分,还可能参与镉从肝转运至肾。某些物质的结合可迅速增加其在靶器官的浓度,例如给动物单次染毒铅,30分钟后肝脏中的铅浓度较血浆浓度高50倍。

(3)贮于脂肪:脂肪组织是脂溶性物质的重要贮存库。许多高亲脂性化学物如DDT、狄氏剂、多氯联苯(PCB)、多溴联苯醚(PBDE)等通过单纯扩散分布、浓集和贮存于体脂。脂肪贮存能降低靶器官中的化学物浓度,所以可以预计亲脂性化学物对肥胖者比对消瘦者的毒性要低一些。但同样存在因饥饿后体脂大量动员导致储存于脂肪的物质进入循环导致血浆浓度迅速增加的可能性。

(4)贮于骨骼:骨组织是氟化物、铅、锶这类化学物的主要储存部位。骨骼摄取外源化学物本质上是一种表面化学现象,即骨骼表面的羟磷灰石结晶与其接触的细胞外液间发生物质交换。例如,由于大小与电荷相似,F^-可以迅速置换OH^-,钙也可被铅、镉或锶置换。这些贮存的物质可被离子交换和由破骨活动造成的骨骼结晶的解离所释放。化学物在骨骼的沉积和可逆储存处于动态过程,对机体可能有害,也可能没有害。铅对骨骼没有毒性,但氟化物可致氟骨症,放射性锶可引起骨肉瘤等。

2. 机体屏障 研究发现,机体内特定部位的生物膜具有特殊形态学结构和生理功能,可阻止或延缓某些化学物的进入,具有明显的屏障作用。这是机体阻止或减少外源化学物由血液进入重要器官组织的生物保护机制。机体较为重要的生物屏障包括血脑屏障、胎盘屏障、血睾屏障等。

(1)血脑屏障:虽然血脑屏障对于有毒化学物进入中枢神经系统并不是完全的屏障,但它相对于机体其他部位对化学物的通透性要小得多,这由其毛细血管和星状胶质细胞的性质决定。但血脑屏障在人刚出生时发育尚不成熟,这就是环境有毒化学物对新生儿的神经毒性比成年人更强的原因之一。血脑屏障主要有 4 个解剖学和生理学方面的特点:①中枢神经系统的毛细血管内皮细胞有紧密连接,细胞与细胞之间没有或仅有很小的空隙;②脑的毛细血管内皮细胞含有一种 ATP 依赖性多药耐受蛋白,能把化学物从内皮细胞转运回血液从而降低其在脑中的浓度;③中枢神经系统的毛细血管大部分被神经胶质细胞的细胞突起(星状胶质细胞)所包绕,可阻止毒物轻易地进入中枢神经系统;④中枢神经系统脑脊液的蛋白质浓度比其他体液中的蛋白浓度都要低得多,因此与蛋白结合并不是有毒化学物从血液转运到脑的主要机制。环境有毒化学物进入脑部的速度主要取决于它们的脂溶性。脂溶性增加可加快化学物渗入中枢神经系统的速度,而离子化却明显减低此速度。例如甲基汞,它能轻易进入大脑,因而其主要毒性是作用于中枢神经系统。相反,非脂溶性的无机汞化合物不能轻易进入大脑,因此它们的主要毒性不是作用于脑部而是作用于肾脏。这就是日本水俣病主要表现为神经和精神异常的重要原因之一。

(2)胎盘屏障:是由位于胎儿与母体循环之间的多层细胞组成,不同物种动物的胎盘屏障的解剖学特征也各不相同,某些物种的胎盘屏障由 6 层细胞构成,而在另一些物种却只有 1 层细胞。而且,细胞的层数可随妊娠过程而变化。许多外源化学物可以通过胎盘。胎盘也含有主动转运系统和生物转化酶类,可保护胎儿免受外源化学物的伤害。然而,脂溶性的甲基汞可在某些胎儿器官如脑部达到较高的浓度,这是因为胎儿的血脑屏障发育尚未成熟、屏障作用较弱。

(3)其他屏障:有些生物屏障也存在于眼和睾丸这样的重要器官,相应地称之为血眼屏障和血睾屏障。某些有毒化学物可以直接作用于屏障细胞,使器官/组织中的浓度增加而导致毒性增强,例如全氟辛烷磺酸盐(perfluorooctane sulfonate,PFOS)可以直接作用于睾丸的支持细胞而导致血睾屏障的破坏,引起雄性生殖毒性。

(三)环境化学物的排泄

有效消除环境有毒化学物的能力对物种生存至关重要。降低血液循环中环境有毒化学物浓度的机制包括代谢解毒和排泄两种。有毒化学物经机体吸收、分布后可或快或慢地以原形、代谢产物和(或)其结合物形式被排泄。大多数化学物最重要的排泄途径是经肾脏通过尿液排泄,其他途径还有经胆汁排泄、蒸气和气态化学物经呼出气从肺排泄。此外,还有几种重要性较小的排泄途径如经乳汁、汗液和其他体液排泄。

1. 经尿排泄 肾脏是通过可逆滤过过程从血中清除水溶性化学物的重要器官。但肾单位可浓缩有毒化学物而增加其暴露水平,所以肾脏也是化学物毒性的最常见靶器官之一。化学物能否通过肾脏消除取决于该物质的分子量和水溶性。分子量相对较小的水溶性化学物易从血液经肾脏随尿液排泄;蛋白质类的大分子物质不能通过完整的肾小球,脂溶性分子如胆红素则会从肾小管重吸收。肾脏清除体内有毒化学物和机体清除体内正常代谢终产物的机制相同,即肾小球滤过、肾小管重吸收和肾小管分泌。肾小球毛细血管的孔隙较大(50~100nm),大多数有毒化学物都可经肾小球滤过。只有游离的化学物才会经被动扩散从肾小管排泄到尿液中,因此,血液中含量越高其消除速率越大,而化学物与血浆蛋白的结合可减少其经被动扩散排泄,尤其是那些与血浆蛋白结合紧密或结合率高的化学物。肾小管重吸收可影响已滤过的化学物重返血浆的量。一旦化学物进入肾小球滤过液,脂/水分配系数高的化学物就可被动重吸收通过肾小管细胞,极性化学物则仍然留在肾小管腔内而排泄。脂溶性化学物易从肾小管被动扩散回到血液中。尿液 pH 可影响有毒化学物的排泄,使用氯化铵(降低 pH)和碳酸氢钠(升高 pH)可改变尿液 pH,因此较易通过改变外源化学物在肾小管管腔和血浆之间的 pH 分配比而改变其经尿消除速率。此外，许多酸、碱性化学物及其代谢产物（特别是 Ⅱ 相反应结合产物如葡萄糖醛酸和硫酸结合物）能够在近曲小管细胞通过有机阴离子或阳离子载体过程逆浓度梯度分泌进入肾小管。但是主动转运介导的排泄需特殊载体参与，其消除速度是恒定的，载体分子可为大量的化学物所饱和，且这种方式的特异性相对较低，性质相似的化学物可竞争同一转运系统，延长有毒化学物的作用时间，可能具有重要的毒理学意义。

2. 胆汁排泄和肠-肝循环　肝脏是内源性和外源性亲脂性化学物的主要代谢器官，通过生物转化将环境有毒化学物代谢为低毒和极性高的衍生物排入胆汁，通过肠道经粪排出。胆汁排泄可以看作是经尿排泄的补充途径，因而成为多种外源化学物结合产物如谷胱甘肽和葡萄糖醛酸结合物等排泄的主要途径，但胆汁排泄是一个主动过程并可饱和。一般而言，许多有机化合物在排入胆汁前在肝脏形成结合物。一旦这些在肝脏经历了结合反应的极性化学物进入胆汁，就不再重吸收入血并经粪排出。然而肠道菌群可代谢某些化学物如葡萄糖醛酸结合物，并将其转化为脂溶性更高的游离化学物，此等化学物可从小肠重吸收，通过门静脉进入肝脏，即肠-肝循环，该循环可增加化学物在体内的存留时间和毒性。

3. 经肺排出　肺可作为消除挥发性化学物和外源化学物的气态代谢产物的主要器官。例如，苯染毒后约有 50%～60% 通过呼出气排出。有毒化学物经肺排出通过单纯扩散穿过细胞膜而完成。对于脂溶性化合物而言这是一条非常有效的途径，因为肺毛细血管壁和肺泡膜很薄且紧密相连，很容易通过呼吸进行正常的气体交换。化学物经肺排泄的速度大致与其被吸收的速度成反比。所以血液溶解度低的气体如乙烯会很快被排出，而血液溶解度高的气体如氯仿等经肺排出缓慢。由于血液中气体或蒸汽迅速经肺去除以及肺部血流快，因此在血液和肺泡气之间将形成持续的浓度梯度，这种现象常常在某些有毒气体如一氧化碳中毒救治时被采用。

（四）毒物动力学

毒物动力学是指建立模型并用数学方法来描述外源化学物在整个生物体内配置（吸收、分布、代谢和排泄）的时间过程。通过测定一定时间内不同组织和体液中外源化学物的浓度来进行毒物动力学的研究。毒物动力学是极为重要的工具，有助于毒理学家了解机体是如何处置外源化学物的。如果能阐明化学物暴露和化学物在不同组织器官中浓度随时间变化关系的规律，就能够更好地解释或预测化学物的毒性和程度。在经典毒物动力学模型中，外源化学物的消除遵循零级或一级速率过程。房室是指转运和转化速率相似的组织、器官和体液。房室模型由一室模型和二室模型组成。血浆浓度对应时间曲线可以定量反映外源化学物在组织中的变化，同样的化学物其暴露途径不同，则血浆浓度对应时间曲线也不同。经典毒物动力学的基本参数包括曲线下面积（AUC）、表观分布容积（Vd）、消除速度常数（Ke）、半减期（$t_{1/2}$）、清除率（CL）、生物利用度（F）。当体内化学物的浓度高于 K_M（相当于最大代谢能力 V_{max} 一半时的化学物质浓度）时，清除速率不再与剂量成正比，由一级速率过程转变为零级速率过程。这通常被称为非线性动力学。基于生理学的毒物动力学（PBTK）是用一系列质量平衡方程式来代表机体，它们从生理学的角度对每个器官或组织做出描述。其优势在于：①这些模型能够提供外源化学物在任何器官或组织的时间-分布过程；②能够估计生理参数改变对其组织浓度的影响；③通过对动物生命周期的等比例缩放，用相同的模型可预测化学物在不同种属动物体内的毒物动力学过程；④适用于复杂的给药方式以及代谢、结合这样的饱和过程。生理模型的基本单位是彼此连接的室，室由 3 个单独的但连接良好的亚室构成,它们对应着器官或组织的特定生理部位。生理模型中最常见的参数类型,或所需要的数据主要来自解剖学、生理学、热力学和转运等方面。

毒理学工作需要考虑实验结果外推的问题——从实验动物到人、从高剂量到低剂量、从间断接触到连续接触、从实验阶段的有限时间暴露到实际环境中的长期甚至终生暴露、从单一物质到多种物质构成的混合物等。由于生理模型中的动力学常数代表可测量的生物学或化学过程,故由此建立的生理模型能够把观察数据外推到预定的状况。随着毒理学评价技术与方法的不断完善和发展,生理模型构建的领域正在得到迅速地扩大。如外源化学物在鱼体内转运和蒸气在啮齿类动物鼻内转运的三维图像模型,母体有毒化学物与其活性代谢产物之间关联的生理模型,描述化学物之间联合作用或交互作用的模型,以及对组织进行更为真实的生物学描述的模型等。最后,以生理学为基础的毒物动力学模型与以生物学为基础的毒效动力学模型结合起来模拟暴露-剂量-反应模式的全过程,有利于客观评价环境化学物的毒效应,也是毒理学相关限值制定的重要基础。

三、环境化学物在机体内的生物转化

生物转化是指内源性和外源性化合物代谢转化为水溶性更强的化合物的过程。一般来说,是将亲脂性化合物代谢为亲水性化合物,从而有利于经尿液及粪便排出体外。生物转化和代谢是同义的,两者常互用。肝脏是多数环境有毒化学物的代谢场所,化学物在肝脏中经历1个或2个代谢过程,即Ⅰ相反应和Ⅱ相反应,两者都是由相关代谢酶介导的。在Ⅰ相反应过程中,极性基团被引入到化合物分子中,使其成为Ⅱ相酶合适的底物。通常,涉及Ⅰ相反应的代谢酶有细胞色素P450单加氧酶(CYP)、黄素单加氧酶(FMO)、乙醇和乙醛脱氢酶、单胺氧化酶(MAO)、环加氧酶、还原酶类和水解酶等。在Ⅱ相反应中,Ⅱ相酶介导的催化涉及与Ⅰ相反应中引入的极性基团以及内源性的取代基如糖、硫酸盐或氨基酸类化合物的结合,它们可使外源化合物的水溶性显著增加而更易排泄。Ⅱ相酶通常包括葡糖醛酸糖苷酶、磺基转移酶类、甲基转移酶类、谷胱甘肽转移酶和乙酰基转移酶等。环境化学物在体内的持续时间及对机体毒效应往往取决于其可被代谢和排泄的程度。一般来说,Ⅰ相反应更易生成具有亲电性的活性中间产物,其毒性比其母体更强,能与大分子上的亲核取代基结合,从而产生毒效应,故通常理解为是一个增毒过程。而Ⅱ相反应可增加环境化学物的水溶性,使其在生物体内的半减期缩短,因此通常被理解为是一个解毒过程。

(一)Ⅰ相反应

Ⅰ相反应包括氧化、还原、水解3种反应,其中氧化反应包括微粒体单加氧化、细胞质和线粒体氧化、前列腺素合成酶反应的共氧化和环氧化反应等。除了还原反应,大多数的Ⅰ相反应,可以向分子中引入极性基团,使它们能够被Ⅱ相酶催化。Ⅰ相反应多为相关的代谢酶介导。

1. 氧化反应催化氧化反应的生物转化酶主要包括以下几种:

(1)细胞色素P450酶(CYP):是机体最重要的代谢酶之一,在催化多功能性化合物、介导代谢活化、解毒方面发挥重要作用。CYP酶几乎存在于所有的组织中,但肝脏内质网(微粒体)中丰度最高。肝脏以外的器官/组织表达的CYP酶常被称为肝外代谢酶,它们常常介导环境化学物在特定器官中的代谢,改变其毒效应,往往被认为是环境化学物导致靶器官毒效应的重要原因之一。人类由几乎涵盖全部常染色体上的基因簇编码CYP酶系的57个功能基因和58个假基因。根据氨基酸序列的相似度,人类的CYP酶可分为18个家族和44个亚家族,每个亚家族又可分为多种 CYP 亚型。一般而言,大多 CYP 酶具有内源性代谢功能,如合成代谢类固醇激素、前列腺素、胆汁酸等,只有属于 CYP 家族 1、2、3 的十几种酶参与了环境化学物的主要代谢过程。尽管这些酶的代谢底物范围广泛且多有重叠,但大多数的环境化学物只被一种或少量几种 CYP 酶代谢。如多环芳烃类化学物可被 CYP1A1 代谢,与其代表性化学物苯并(a)芘的致癌有关;黄曲霉毒素 B_1(AFB_1)可被 CYP1A2、CYP3A4 代谢,与 AFB1 的代谢活化及致癌有关;CYP2A13 是香烟烟雾化学物尼古丁和前致癌物 N-亚硝基烟碱[4-(甲基亚硝胺)-1-(3-吡啶基)-1-丁酮](NNK)的特异代谢酶,与香烟烟雾成瘾(尼古丁)及致癌(NNK)有关。CYP 酶是一类含血红蛋白的蛋白质,底物与 CYP 酶结合后,酶中的铁原子被 NADPH 还原,释放 2 个氧原子,其中一个氧原子与底物结合而发生氧化反应,另一个氧原子则被还原成水。CYP 酶主要催化以下几种氧化反应类型:①脂肪族或芳香族碳的羟基化;②双键环氧化;③杂原子(S-/N-/I-)氧合作用和 N-羟基化;④杂原子(O-/S-/N-/Si-)脱烷基化;⑤氧化基团转移;⑥酯裂解;⑦脱氢。所有的哺乳动物肝微粒都含有大量 P450 酶,具有催化各种反应的潜在能力。如图 3-2 所示,催化循环的第一步是氧的活化,最后一步则是底物氧化,一个氧原子被氢还原,底物结合另一个氧原子而被氧化。底物与 CYP 酶结合后,血红蛋白铁从高铁(Fe^{3+})状态还原到亚铁(Fe^{2+})状态。底物氧化后,再与 CYP 分离,使 CYP 返回到初始状态,如此循化。如果催化循环被中断,氧原子将形成超氧阴离子(O_2^-)或过氧化氢(H_2O_2),从而产生毒效应。CYP 酶常受到环境和(或)遗传因素的影响,且每种 CYP 酶的表达水平和活性也会存在个体差异。导致 CYP 酶活性降低的原因主要有:①基因突变阻碍 CYP 酶合成或导致无活性或不稳定酶的合成;②机体的应激状态(如感染性疾病或炎症过程)可抑制 CYP 酶表达;③环境化学物抑制或灭活 CYP 酶,通过影响另一种化学物的生物转化而改变其毒效应。CYP 酶活性增加的原因主要有:①基因复制导致 CYP 酶过表达;②外源性化合物诱导 CYP 酶合成;③已经存在的异生酶的刺激。

(2)黄素单加氧酶:肝、肾、肠、脑和肺含有一种或多种含 FAD-单加氧酶(FMO),可氧化多种外源化学物的亲核氮、硫、磷杂原子。哺乳动物 FMO 家族包含 5 种微粒体酶类,其催化反应也需要 NADPH 和 O_2,而且许多通过 FMO 催化的反应也可被 CYP 酶催化。FAD 被 NADPH 还原为 $FADH_2$ 后,氧化的 $NADP^+$ 仍然结合在酶上。$FADH_2$ 再与氧结合,产生一个相对稳定的过氧化物。催化循环中的最后一步包括 FAD 恢复到它的氧化态以及 $NADP^+$ 的释放,最后一步通常是限速步骤,且出现在底物氧化之后。

(3)单胺氧化酶(MAO):主要分布在整个大脑,也可分布在肝、肾、肠以及血小板的线粒体外膜上,参与伯胺、仲胺和叔胺的氧化脱氨作用,包括 5-羟色胺和许多外源化合物。伯胺的氧化脱氨作用产生了氨和醛,而仲胺的氧化脱氨产生了伯胺和醛,由 MAO 形成的醛通常将被其他酶进一步氧化成相应的羧酸。

(4)乙醇和乙醛脱氢酶:乙醇脱氢酶(ADH)是一个存在于多种组织中的细胞质酶,包括肝脏、肾脏、肺和胃黏膜,其中肝脏中含量最高。ADH 主要分为 5 类,第 1 类 ADH 同工酶(α-ADH、β-ADH 和 γ-ADH)负责氧化乙醇和其他小分子脂肪醇;第 2 类 ADH(π-ADH)主要在肝脏表达,负责氧化分子量较大的脂肪醇和芳香醇;第 3 类(X-ADH)主要氧化长链醇类(戊醇或者更长)和芳香醇类物质;第 4 类 ADH(σ-或 μ-ADH)不在肝脏中表达,是中链 ADH 中氧化维生素 A 最活跃的酶;第 5 类 ADH 没有亚基命名。乙醛脱氢酶(ALDH)以 NAD^+ 为辅基将醛氧化成羧酸,它同时具有酯酶活性。已经被鉴定的 19 个 ALDH,其一级氨基酸序列和四级结构各不相同。ALDH1Al 和 ALDH2 能特异性被 NAD^+ 还原,而 ALDH3Al 既能被

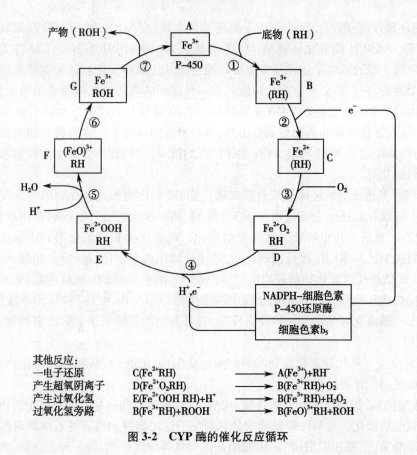

其他反应：

一电子还原	$C(Fe^{2+}RH)$	$\longrightarrow A(Fe^{3+})+RH^-$
产生超氧阴离子	$D(Fe^{2+}O_2RH)$	$\longrightarrow B(Fe^{3+}RH)+O_2^-$
产生过氧化氢	$E(Fe^{2+}OOH\ RH)+H^+$	$\longrightarrow B(Fe^{3+}RH)+H_2O_2$
过氧化氢旁路	$B(Fe^{3+}RH)+ROOH$	$\longrightarrow B(FeO)^{3+}RH+ROH$

图 3-2　CYP 酶的催化反应循环

NAD^+还原，也能被 $NADP^+$还原。ALDH2 存在于线粒体内，由于它的高亲和力，主要负责氧化结构简单的醛类，如乙醛。ALDH 遗传缺陷通常会降低其对醛类的代谢。

（5）醛-酮还原酶（AKR）：AKR 超家族包括二氢二醇脱氢酶、钼羟化酶（MH）、黄嘌呤氧化还原酶（XD）、醛氧化酶（AO）、过氧化物酶依赖的共氧化（PC）。AKR 超家族包括若干个类型的 AKR，它们存在于细胞质，需要 NADPH 氧化还原酶类参与，可将不同的多环芳烃类氧化成潜在的有毒代谢产物。

2. 还原反应　一些金属以及含有醛基、酮基、硫醚基、亚砜基、醌类、N-氧化物、烯烃、偶氮基或硝基的环境化学物可在体内被还原。还原反应可以分为酶促和非酶促反应，后者是底物直接和还原剂（如谷胱甘肽的还原形式、FAD、FMN 和 NADP）结合。根据底物和反应条件的不同，有些酶如醇脱氢酶（ADH）、醛氧化酶和 CYP 酶既可以催化还原反应，也可以催化氧化反应。

（1）偶氮和硝基还原反应：偶氮和硝基还原反应是在肠道菌群和特定条件下（如低氧），由 CYP 酶和 NADPH-醌氧化还原酶（也称为 DT-心肌黄酶）催化下发生的。该反应需要 NADPH 参与，可被氧抑制。胃肠道下部的厌氧环境非常适合偶氮和硝基还原反应。

（2）羰基反应：羰基反应可将某些醛类还原成伯醇、将某些酮类还原成仲醇。参与的酶主要为 NAD（P）H-依赖性还原酶，包括醛-酮还原酶（AKR）和短链脱氢酶/还原酶（SDR）。AKR 是一种表达于细胞质的超家族酶，可催化外源性和内源性化合物。SDR 羰基还原酶是单体酶，存在于血液和组织的细胞内。肝羰基还原酶主要存在于细胞质部分，在微粒体中存在的是另外一种不同的羰基还原酶。

（3）醌还原反应：醌可由两个存在于胞膜的黄素蛋白（NQO1和NQO2）在无氧条件下被还原成氢醌。NADPH-醌氧化还原酶-1（DT-心肌黄酶）和ADPH-醌氧化还原酶-2具有不同的底物特异性。醌的双电子还原反应也可以通过羰基还原酶催化。这种途径的醌还原反应基本上是无毒的，并且不会产生氧化应激。另一种途径的醌还原反应属于单电子还原，可以通过微粒体NADPH-细胞素P450还原酶形成含有自由基的半醌。半醌自由基可以产生超氧阴离子、过氧化氢和其他活性氧自由基，具有极强的毒性。在含有醌类物质的代谢过程中，氢醌的性质决定了NQO功能，即作为保护性的抗氧化剂，或作为产生活性氧和活性半醌自由基的促氧化剂。

（4）其他：其他重要的还原反应包括二硫化物、硫氧化物和氮氧化物的还原反应以及脱卤反应等。谷胱甘肽还原二硫化物包括3个步骤，第一步由谷胱甘肽-S-转移酶催化，也可以是非酶促反应，最后一步由谷胱甘肽还原酶催化。硫氧化物和氮氧化物的还原是由肝和肾细胞质中的硫氧还原蛋白依赖性酶催化的，可使硫氧化物发生还原反应。在低氧时，肝微粒体中NADPH依赖性氮氧化物的还原反应，可被CYP酶或NADPH-细胞素P450还原酶催化。脱卤反应指从脂肪族的外源化合物中脱去卤素（F、Cl、Br和I），包括还原脱卤、氧化脱卤和双脱卤。脱卤化氢是另外一种脱卤反应，它可去除相邻碳原子上的卤素和氢，以形成一个碳-碳双键。

3. 水解反应 催化外源化学物水解的酶包括酯酶、酰胺酶、肽酶和环氧化物水化酶，广泛存在于血浆、肝、肾等组织。

（1）羧酸酯酶、胆碱酯酶和对氧磷酶：羧酸酯类、酰胺类和硫酯类的水解主要由羧酸酯酶和两种胆碱酯酶催化。这两种胆碱酯酶分别为位于红细胞膜上的真性乙酰胆碱酯酶和血清中的拟胆碱酯酶（丁酰胆碱酯酶）。磷酸酯是由对氧磷酶水解的，是一种血清酶，也称芳二烷基磷酸酶。磷酸酐是由相关的有机磷酸酯酶水解。血清和组织中的羧酸酯酶和血清胆碱酯酶共同决定了某些有毒化学物作用的持续时间和作用靶点。一般情况下，酰胺类的酶解作用比酯类要慢。人体内、外源性酯类和酰胺类物质的水解作用，主要由两种羧酸酯酶（hCE1和hCE2）来完成的。羧酸酯酶是一种糖蛋白，存在于血清和大多数组织中，可以使外源化合物转化为毒性化学物和致癌性的代谢产物。胆碱酯酶在抑制有机磷酸酯类物质的毒性中发挥了重要作用，可通过抑制乙酰胆碱酯酶来终止乙酰胆碱的作用。降低酯酶活性可能会增加有机磷酸酯的毒性作用，而增加丝氨酸酯酶活性则有利于保护作用。对氧磷酶是含有巯基的钙依赖性酶，可以催化水解包括内酯类在内的多种有机化合物。

（2）环氧化物水解酶：可催化水与烯烃环氧化物和芳烃氧化物的反式加成作用，几乎存在于所有组织中。亲电环氧化物可结合蛋白质和核酸，导致细胞毒性和基因突变，而环氧化物水解酶可以对此类亲电环氧化物起到解毒作用。环氧化物水解酶在哺乳动物体内有5种不同的形式：微粒体环氧化物水解酶（mEH）、可溶性环氧化物水解酶（sEH）、胆固醇环氧化物水解酶、LTA4水解酶和肝氧蛋白水解酶。后3种酶几乎可水解所有的内源性环氧化物，但不能解毒外源化学物。与胆固醇、LTA4和肝氧蛋白水解酶类的底物高度特异性相比，mEH和sHE可以水解许多烯烃环氧化物和芳烃氧化物。环氧化物水解酶和CYP酶往往可以产生有毒的环氧化物，它们具有相似的细胞内定位，推测可能与烯烃环氧化物和芳烃氧化物等代谢产物的迅速解毒有关。

（二）Ⅱ相反应

Ⅰ相反应的产物和含有官能基团如羟基、氨基、羧基、环氧基、卤素或其他外源化合物可与内源性代谢物进行共轭作用,这些共轭作用被统称为 II 相反应(结合反应)。内源性代谢物包括糖、氨基酸、谷胱甘肽、硫酸根等。结合反应的产物大多极性更强、毒性更小,比其母体化合物更易排出体外。结合反应包括葡糖醛酸化、磺化(通常称为硫酸化)、乙酰化、甲基化、与谷胱甘肽结合(巯基乙酸合成)、与氨基酸(如甘氨酸、牛磺酸和谷氨酸)结合等。这类反应的共同底物可与一些官能基团发生反应,这些官能团可以是外源化学物本身,或者是 I 相反应(氧化、还原、水解)过程中引入或者暴露的。除甲基化和乙酰化反应外,结合反应使得外源化学物的亲水性更强,极大地促进了外源化学物的排泄。葡萄糖醛酸化、硫酸化、乙酰化和甲基化涉及与活化或"高能量"协同底物的反应,而与氨基酸或谷胱甘肽的共轭反应则是与活化的外源性化学物的反应。除葡萄糖醛酸转移酶外,大多数结合酶主要分布在细胞质中。

1. 葡萄糖醛酸化 葡萄糖醛酸化需要辅助底物 UDP-葡糖醛酸的参与,并由 UDP-葡萄糖醛酸转移酶来催化。葡萄糖醛酸化的位点通常是一个富电子的亲核杂原子(O、N 或 S)。外源化合物的葡糖苷酸结合物是一类极性的、溶于水的代谢物。葡糖苷酸是否从体内通过胆汁或尿排出体外,则依赖于糖苷配基(母体化合物或非结合代谢物)的大小。环境化学物中的葡糖醛酸是存在于肠道菌群中的 β-葡糖苷酸酶的底物。肠道酶可以释放糖苷配基,进而经过肠肝循环延迟外源化学物的消除。大鼠肝微粒体中的转移酶属于两个基因家族(UGT1 和 UGT2),每个家族都包含几个亚型与许多同类成员。基因家族 2 的成员除了 UGT2A1 和 UGT2A2 外,都含有 6 个外显子。与此相反,家族 1 的成员是由一个单一基因通过第一个外显子的多个拷贝形成的,其中每一个都可以与一组共同的外显子以暗盒的方式连接。

2. 磺化(硫酸化) 许多外源化合物和内源性底物都要进行磺化作用。硫酸盐共轭作用是由硫酸基转移酶催化的,它是产生高水溶性硫酸酯的多基因酶家族,该反应的共同底物是 3′-磷酸腺苷-5′-磷酸硫酸(PAPS)。硫酸盐共轭作用是指磺酸盐(SO_3^-)而不是硫酸根(SO_4^-),由 PAPS 转移到外源化学物中。多数外源化学物是由于在氧化或水解过程中暴露或者引入了一个羟基后被磺化的。外源化合物的硫酸盐结合物主要经尿液排出。内质网和溶酶体的硫酸酯酶类主要水解内源性化合物的硫酸盐,一些硫酸盐结合物也可进一步发生生物转化。所有哺乳动物物种体内都存在多种硫酸基转移酶,主要包括两类:高尔基复合体的膜结合酶和细胞质中的可溶性酶。硫酸基转移酶也是一种基因家族(SULT1~SULT5),其氨基酸序列同源性超过 45%,又可被细分成若干个亚家族。每个家族可能是通过与一个特定的官能基团(如酚类、醇类、胺类)来发挥主要作用。

3. 乙酰化 N-乙酰化作用是含有芳香胺(R-NH$_2$)或肼基(R-NH-NH$_2$)的外源化学物代谢的主要途径,这些基团分别被转换为芳香酰胺(R-NH-COCH$_3$)和酰肼类(R-NH-NH-COCH$_3$)。N-乙酰化作用可以通过非电离基团来掩盖住一个胺分子,从而使许多 N-乙酰化代谢物具有较弱的水溶性。然而,某些外源化学物的 N-乙酰化作用(如异烟肼)则有利于其经尿排出。环境有毒化学物的 N-乙酰化作用可以被胞质中的氮乙酰转移酶催化,该过程需要协同底物乙酰辅酶 A(乙酰 CoA)的辅助作用。人类的两种乙酰转移酶(NAT1 和 NAT2)具有 79%~95% 的相似氨基酸序列,同时在 N-末端区域具有活性半胱氨酸残基位点。NAT1 可在体内大多数组织中表达,而 NAT2 仅在肝和肠中表达,两者的底物虽存在各自特异性,但也存在部分重叠。

4. 谷胱甘肽结合 谷胱甘肽结合反应是指亲电子化学物或被代谢为亲电体的代谢产

物同谷胱甘肽结合的过程。谷胱甘肽由甘氨酸、半胱氨酸和谷氨酸组成,其结合物是硫醚类,通过谷胱甘肽硫醇盐阴离子(GS$^-$)对外源化合物亲电子的碳、氧、氮或硫原子进行亲核攻击。这种结合反应在大多数组织中由谷胱甘肽硫转移酶(GST)家族催化,该酶定位于细胞质(>95%)和内质网(<5%)。GST 的底物通常是疏水性的,包含一个亲电子原子,能以一定速率和谷胱甘肽发生非酶促反应。GSH 到 GS$^-$ 的去质子化是 GST 增加谷胱甘肽结合速率的重要机制。肝脏的谷胱甘肽浓度极高(5~10mM),对于某些外源化合物与谷胱甘肽的非酶结合比较重要。谷胱甘肽还可以与具有一个亲电子杂原子(O、N 和 S)的外源化合物结合。谷胱甘肽同杂原子间形成的初始结合可被谷胱甘肽分子的第 2 个分子分开以形成氧化谷胱甘肽(GSSG)。最初的反应被 GST 催化,而二次反应(导致 GSSG 形成)通常不需酶的催化。在肝脏形成的谷胱甘肽结合物能进入胆汁和血液中,可在肾脏被转换成硫醇尿酸随尿液排出。和谷胱甘肽一样,GST 本身是含量丰富的细胞成分,占细胞总蛋白的 10%。这些酶结合、存储和(或)输送许多非谷胱甘肽结合底物的化合物。GST 是由相同的单体组成的二聚体,但也有一些是异二聚体。每个单体包含 199~244 个氨基酸和 1 个催化位点。许多亚单位已被克隆、测序并可通过底物特异性、组织定位、细胞定位进行区分。同谷胱甘肽结合是一个重要的解毒反应,因为亲电子物质是一种重要的毒物,可以同亲核物质如蛋白质、核酸结合,导致细胞损伤和基因突变。谷胱甘肽同时也是谷胱甘肽过氧化物酶的一个辅助因子,后者保护细胞免受脂质和血红蛋白过氧化反应的损伤。

5. 氨基酸结合 外源化学物同氨基酸的结合主要有两种途径:①含有羧基基团的外源化学物与氨基酸的氨基结合,如甘氨酸、谷氨酰胺、牛磺酸,通过同辅酶 A 结合活化外源化学物后,脂酰辅酶 A 硫醚同氨基酸的氨基基团反应形成一个酰胺键。②结合发生在含有芳香羟胺的氨基酸羧酸基团,如丝氨酸和脯氨酸,这个途径包括通过氨酰基转移核糖核酸合成酶对氨基酸的活化,该酶同芳香羟胺反应生成活性 N-酯。氨基酸结合底物仅限于某些脂肪族、芳香族、杂环原子、含苯乙烯基的和芳基乙酸的物质。环境化学物同氨基酸结合的能力取决于羧酸基团的位阻现象,通过在芳香环或脂肪族侧链上进行取代,氨基酸结合物主要通过尿液排出。结合时的受体氨基酸具有物种和物质依赖性。N-羧基芳香胺(羟胺)的氨基酸结合是一种产生 N-酯的活性反应,后者可降解形成亲电子成氮鎓离子和阳碳离子。羟胺同氨基酸的结合由细胞质氨酰基转移核糖核酸合成酶催化,需要消耗 ATP。

环境化学物的代谢能被许多内源性以及外源性因素所调节,这些因素可能会导致这类化学物毒性的改变。动物实验表明,化学、营养、生理等因素均可能影响外源化合物毒性。因为物种、品系、个别器官和细胞类型之间存在代谢酶类型和表达量的差异,因此一种化学物可能在不同的情况下呈现不同的效应。外源化学物既可以是代谢酶的底物,也可以是其诱导剂或抑制剂,这些化学物的联合使用可能会带来比其单独应用更为严重的后果。内源性因素,如发育阶段、营养状态、健康或生理状态、应激或环境因素都可影响代谢酶,从而影响其毒性。众所周知,多种代谢酶可能代谢一种外源化学物,而这些代谢酶却共存于同一个体,且通常在同一个亚细胞器中。不同代谢酶的生化性质和分子遗传特点可以阐释其在不同种族、个体、器官、性别、发育阶段的差异。此外,外源化学物的生物转化可改变其生物学特性和毒性。虽然多数情况下可使其毒性降低(解毒),但有时会使其毒性增加(活化)。活化与解毒的平衡是环境化学物毒性的决定因素,也是器官和物种毒性差异的基础,这个平衡通常由外源化学物调节。当然,决定外源化学物的活化或解毒的因素也非常复杂。

总之,环境化学物引起的毒性反应主要受该化学物在体内处置速度和性质的影响。化学物在生物体的处置可分为4个阶段:通过膜吸收进入机体;分布于机体;在机体代谢和从机体排泄。根据化学物结构和理化性质不同会产生许多过程中的一种:经膜孔滤过、被动扩散、主动转运、易化扩散或胞饮(胞噬)。被动扩散是外源化学物通过生物膜的最重要转运方式。吸收是指化学物从暴露位置(通常为人体外表面或内表面)转移进入体循环的过程。毒物可通过胃肠道、肺和(或)皮肤吸收。之后会经过多种途径从血液分布到全身,包括其产生损害的部位,即靶器官或靶组织。机体也具有清除这些化合物的能力。有毒化学物可通过生物转化和排泄从体循环消除,有时也会贮存在人体内不同部位。肝脏是有毒化学物生物转化活性最高的器官,可把外源化学物转化成各种衍生物。排泄是外源化学物从血中排出并返回至外部环境的过程。肾脏在大多数环境化学物的排泄中起主要作用,其次是肺和肝脏。然而,当吸收速度超过消除速度时,有毒化学物会在靶点达到危险的浓度,随之产生毒性。环境化学物在体内的生物转运和生物转化对于阐述其毒效应具有十分重要的意义。

第二节 环境化学物的毒效应及影响因素

一、环境化学物的毒效应

(一)环境化学物和毒性

毒理学中常用的外源化学物是指在人类生活的外界环境中存在、可能与机体接触并进入机体,在体内呈现一定生物学作用的一些化学物质,环境有毒化学物皆属于这一类。与外源化学物相对是内源化学物,是指机体内原已存在的以及代谢过程中形成的产物或中间产物。毒理学研究外源化学物和内源化学物对机体的有害作用,而不是有益作用(如营养作用、治疗作用等)。

毒性是指物质引起生物体有害作用的固有能力。毒性是物质的一种内在不变的生物学性质,取决于物质的化学结构。化学物对生物体健康引起的有害作用称为毒效应。毒性和毒效应的概念是有区别的,毒性是化学物固有的生物学性质,不能改变,而毒效应是化学物毒性在某些条件下引起机体健康有害作用的表现,改变条件就可能影响毒效应。环境化学物进入生物体内,首先经历毒物动力学过程,有一部分外源化学物或其活性代谢产物分布到靶器官中发挥损害作用,引起毒效应。生物体还有一系列的抗损害作用。外源化学物对生物体的损害作用和机体抗损害作用,这两个过程也是同时存在的。当外源化学物的作用强度超过生物体的抗损害能力后,生物体就可能出现一系列中毒的症状及体征,甚至导致死亡。中毒是生物体受到有毒化学物作用而引起功能性或器质性改变后出现的疾病状态。根据病变发生的快慢,中毒可分为急性中毒和慢性中毒。在慢性中毒过程中有时可出现急性发作。

任何一种化学物只要到达一定的剂量,在一定条件下都可能对机体产生有害作用。化学物的毒效应总是与一定的剂量联系在一起的。通常用化学物引起一组实验动物半数死亡的剂量(LD_{50})来表示某化学物的毒性,是经特定统计学方法计算得到的数值,常用于表示急性毒性的大小。不同化学物的LD_{50}值差异很大,往往相差数个数量级,每一个数量级都有代表性化学物,很难划定一个水平作为毒物和非毒物的界限。就同一种化学物而言,由于动物种属、给药途径等不同,其LD_{50}也存在明显差异,所以采用LD_{50}描述化学物毒性时,常常需要标明实验动物类型和给药方式。毒物是指在较低的剂量下可导致生物体损伤的物质。实际上,毒物是法规管理的名词,对于急性毒性规定在某个剂量下可引起生物体有害作用的物质为毒物;而对其他毒性则以证据的充分性(证据权重)来确定为人或动物的致癌物、致畸物、致突变物及特定靶器官毒。

（二）损害作用与非损害作用

环境化学物在生物体内可引起一定的生物学效应,其中包括损害作用和非损害作用。损害作用是外源化学物毒性的具体表现。毒理学的主要研究对象是外源化学物的损害作用。因此必须明确损害作用的概念,并与非损害作用加以区别。

环境有毒化学物对机体的损害作用,是指影响生物体行为的生物化学改变、功能紊乱或病理损害或者降低对外界环境应激的反应能力。在实验中观察到的效应,是否为有害效应,主要依赖于该效应的性质,需要由毒理学专家做出判断。例如,环境化学物引起的肝重量增加,若为可逆性的,则可能是适应性反应,而不是毒效应,但需要进行辅助实验予以阐明。环境化学物对生物体的非损害作用中,机体发生的生物学变化应在生物体适应代偿能力范围之内、对其他外界不利因素影响的易感性也不应增高。应该指出,在健康和疾病状态之间没有一个决然的分界,在亚临床状态阶段,有时难以判断外源化学物引起的生物学作用是非损害作用还是损害作用。随着生命科学的发展,过去认为是非损害作用的,可能会重新判断为损害作用。

（三）选择性毒性

选择性毒性是指环境化学物具有的损伤一种生物体而不危害另一种生物体的特性。受损害的生物称为非经济型(或非期望型)生物,而受到保护的生物称为经济型(或期望型)生物。非经济型和经济型生物可彼此共存或关联,如寄生虫与宿主或同一生物体内的两种组织。因而利用这种生物性差异,可开发能杀灭非经济型物种而不伤害其他物种的药物。选择性毒性是毒作用的普遍特点,可发生在物种之间、群体内(易感人群)和个体内(靶器官)等。环境化学物之所以有选择性毒性,可能有以下几方面原因:①化学物对经济型与非经济型细胞毒性相近,但主要蓄积在非经济型细胞内,因而其差异在于不同组织内终毒物蓄积量以及不同组织将化学物转化成终毒物能力的差别;②化学物仅对某一细胞或生物化学特征性过程产生影响,而这种特征在经济型细胞不存在或不起重要作用;③不同类型细胞生物化学方面存在差异,例如,细菌可利用对-氨基苯甲酸、谷氨酸和蝶啶来合成叶酸,而哺乳动物则不能,只能从膳食中获取,因而磺胺类化学物对细菌有选择性毒性,而对人基本无毒性。

毒理学的基本准则之一是严格合理设计的动物实验结果可外推到人类,但不同物种之间对毒物的反应可能存在很大差异。尤其不同物种之间的毒物代谢动力学和毒效学的差异可导致不同物种的选择毒性。即使一些在物种形成上关系密切的动物(如大鼠、小鼠、豚鼠和仓鼠)之间,在对环境化学物的反应上仍存在较大差异。例如,二噁英(TCDD)对豚鼠和仓鼠的半数致死量(LD_{50})相差 1000 倍以上。不仅如此,TCDD 损害的特殊靶器官也明显不同。因而,不同物种对化学物反应的差异在危险度评价及管理方面是目前存在的主要问题之一。因而全面阐述不同物种对化学物反应差异的基本机制和原理是毒理学研究的重要课题,只有深入了解这些差异,才能确定动物资料与人类反应关联的性质与程度。通过物种对化学物反应的物种差异进行统计学分析,了解不同物种差异的大小,描述对特定的化学物实验动物毒效应与人体的关联性。对此,国际化学品安全规划署发展了以癌和非癌终点作用模式为基础的评价化学物的动物实验结果与人类关联性框架,并出版了相关的指南文件,这些举措将更好地促进毒作用从动物外推到人类,评价与人类的相关性和指导健康危险评定。

（四）毒物兴奋效应

毒物兴奋效应（hormesis）是以双相剂量-效应关系曲线为特征的适应性反应。即在低剂量条件下表现为适当的刺激（兴奋）反应，而在高剂量条件下表现为抑制作用。这种剂量-反应关系曲线关于刺激反应的幅度、刺激域的范围具有相似的定量特征，它是生物过程直接诱发或是对生物过程的代偿，最终引起内环境稳态的紊乱。另外，毒物兴奋效应也包括高剂量下具刺激作用而低剂量下却具抑制效应的现象。毒物兴奋效应是生物长期进化过程中为顺应自然选择，提高在各种低水平胁迫下的存活率而形成的生理机制，其意义在于当生物体自稳状态受到破坏后能够迅速恢复。毒物兴奋效应自然界广泛存在，几乎涵盖了包括重金属化合物、氰化物、多环芳烃、多氯联苯、有机砷化物和农药及一些抗生素在内的所有环境有毒化学物。

剂量-效应关系是毒理学的基本问题。通常，化学物与生物机体（离体和活体）相互作用的关系可以用两类剂量-效应关系来描述，即线性响应和非线性响应。在非线性响应中，已经观察到的效应随剂量变化的类型包括效应随剂量单调/非线性递增或递减、抛物线结构、S形曲线、口形曲线、U形曲线等。剂量-效应关系存在两种模型，即阈值模型和无阈值线性模型，它们是传统毒物风险评估中应用最多的两种模型。前者主要应用于非致癌物及非遗传毒性致癌物的健康风险评估中，后者主要应用于遗传毒性致癌物的健康风险评估与毒物生态风险评估中。依据所检测的终点不同，毒物兴奋效应型剂量-反应曲线可以呈U形（J形）或β形（倒U形）两种（图3-3），即当检测终点为生长情况或存活情况时呈β形（倒U形）曲线；当检测终点为发病率时则呈U形（J形）曲线。其中U形（J形）曲线通常被称为毒物兴奋性剂量-反应关系曲线，即在低剂量条件下表现为适当的刺激（兴奋）反应，而在高剂量条件下表现为抑制作用。

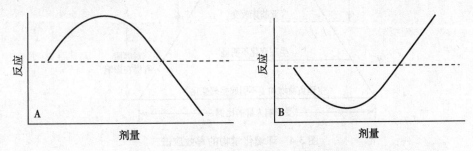

图3-3　描述毒物兴奋效应假想的剂量-反应曲线

毒物兴奋效应的作用机制理论主要包括以下3个方面：①比较公认的理论就是受体机制，其认为机体应具有两种不同激动剂亲和力的受体亚型，通过这两种受体亚型要么引起兴奋效应，要么引起抑制效应。②斯特宾（Stebbing）的矫正过度控制理论，其认为由于所有的有毒化学物质在高浓度时都抑制生物的生长，毒物兴奋效应可能是生物体对于低剂量抑制的反应，也就是说由抑制生长所造成的生长刺激作用是生物体对抑制的中和或反抗，或者说是生物体的自我矫正。任何通过这样的控制机制对抑制的矫正过度都会导致毒物兴奋效应现象。③卡拉布雷泽提出过度补偿效应理论，其认为过度补偿效应是对体内平衡达到瓦解地步的响应，即生物体受到刺激，经过最初的抑制反应之后会出现一个补偿行为，此补偿行为会逐渐超过控制行为，从而导致一个净刺激效应，也就是通常所提及的毒物兴奋效应。

毒物兴奋效应型剂量-反应关系是一种更为普遍的、更适用的剂量-反应关系模型。对毒物兴奋效应的全面认识将会影响毒理学各个领域,包括毒理学实验设计和观察、动物模型的选择、危险度评定和管理等多个方面,并进一步提高对生物的适应性反应、危险度评价和临床医学的认识以及在更广的生物学范畴加深对细胞和机体水平调控机制的理解。这一理论的应用将重新审视毒理学中心法则,并将引起环境、医学、公共卫生等众多领域发生广泛变革。

(五) 毒效应谱

当环境化学物经吸收进入生物体内的作用强度较小(剂量或浓度较低,作用时间较短),机体的生理适应和抗损伤过程相对较大时,机体保持相对稳定,仅有负荷增加或生理意义不明确的一些改变,不出现损害作用。生物体的自稳机制是有限的,如果环境有毒化学物的作用较强(即剂量或浓度较高,作用时间较长),引起损害作用,机体进行病理性适应,病理性适应是可逆的,包括组织改建、代偿性肥大和增生、化生等。当环境有毒化学物作用强度进一步增加时,机体的病理性适应和代偿失调进而出现一系列较特异的中毒症状和体征,甚至导致死亡(图 3-4)。因此,环境化学物作用于生物体的毒效应谱,随剂量增加可以表现为:①生物体对外源化学物的负荷增加;②意义不明的生理和生化改变;③亚临床改变;④临床中毒;⑤死亡。生物体负荷是指在体内化学物和(或)其代谢物的量及分布。亚临床改变、临床中毒、死亡属于损害作用(毒效应),毒效应谱还包括致癌、致突变和致畸作用等。

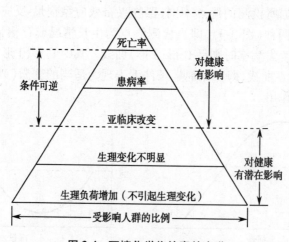

图 3-4 环境化学物的毒效应谱

适应是生物体对环境条件改变的反应,此反应不会出现不可逆的紊乱和超出正常的稳态。如果超过稳态范围,则可成为病理性反应并导致疾病(损害作用)。耐受是早先的暴露导致对该化学物毒作用反应性降低的状态。适应是导致耐受的过程。引起耐受的主要机制可能是由于到达毒作用靶部位的毒物量降低(处置性耐受)或某组织对该化学物的反应性降低。如四氯化碳预处理可使肝损伤的活性代谢物($Cl_3C \cdot$)生成减少,而引起对四氯化碳的耐受。抗性和耐受相关,但含义不同。抗性用于一个群体对于应激原化学物反应的遗传学改变,以至与未暴露的群体相比有更多的个体对该化学物不易感。因此抗性的产生必须有化学物的选择及随后的繁殖遗传。

(六) 毒效应分类

1. 速发或迟发性作用 某些外源化学物在一次暴露后的短时间内所引起的即刻毒作用称为速发性毒作用或急性毒性作用,如氰化钾和硫化氢等引起的急性中毒。一般说来,暴露有毒化学物后迅速中毒,说明其吸收、分布快,作用直接;反之则说明吸收缓慢或需经代谢活化。中毒后迅速恢复,说明毒物能很快排出或解毒;反之则说明解毒或排泄效率低,或已产生的病理性损害难以恢复。在一次或多次暴露某种环境化学物后,虽然机体脱离了接触或经治疗后毒性症状缓解或消失,但经一定时间间隔后出现的毒作用称为迟发性毒作用。例如,某些具有迟发性神经毒作用的有机磷类化合物。

2. 亚慢性、慢性毒作用或蓄积作用　在日常生活和工作中,人类对环境化学物的接触方式主要为长期低剂量反复接触,很少情况会发生大剂量急性中毒,多表现为亚慢性或慢性毒效应。亚慢性毒性指人或实验动物连续较长时间(一般少于生命期的10%)接触较大剂量的化学毒物所出现的中毒效应。慢性毒性指人或实验动物长期反复接触低剂量化学毒物所产生的毒性效应,这种毒性效应一般是不可逆的。如化学致癌物,人类一般要在初次暴露后10~20年才能出现肿瘤。蓄积作用指环境或者食物中外源化学物进入机体,其吸收速度超过代谢转化排出的速度时,化学物质就有可能在体内逐渐增加并贮留,这种现象称为化学物的蓄积作用。蓄积作用常常是亚慢性或慢性毒作用的重要前提。

3. 局部或全身作用　局部毒作用是指某些环境有毒化学物在生物体暴露部位直接造成的损害作用。如酸碱所造成的皮肤损伤,吸入刺激性气体引起的呼吸道损伤等。全身毒作用是指外源化学物被机体吸收并分布至靶器官或全身后所产生的损害作用,例如一氧化碳引起机体的全身性缺氧。除一些活性很高的物质外,大多数化学物可产生全身毒作用,有些化学物两种作用兼而有之。例如四乙基铅可作用于皮肤的吸收部位,然后分布至全身对中枢神经系统和其他器官产生毒作用。

4. 可逆或不可逆作用　环境有毒化学物的可逆作用是指停止暴露后可逐渐消失的毒作用。不可逆作用是指在停止暴露外源化学物后其毒作用继续存在,甚至对机体造成的损害作用可进一步发展。例如,环境化学物引起的肝硬化、肿瘤等就是不可逆的。化学物的毒作用是否可逆,很大程度上取决于所受损伤组织的修复和再生能力。

5. 超敏反应　是机体对环境有毒化学物产生的一种病理性免疫反应。引起这种超敏反应的环境化学物称为致敏原,致敏原可以是完全抗原,也可以是半抗原。环境化学物可作为半抗原,进入机体后与内源性蛋白质结合形成抗原,然后再进一步激发免疫系统。再次暴露即可产生超敏反应。超敏反应可分为Ⅰ~Ⅳ型。Ⅰ型超敏反应也称之为变态反应,难以发现典型的S型剂量-效应关系曲线。但对特定的个体来说,变态反应可与剂量有关。例如一个经花粉致敏的人,其过敏反应强度与空气中花粉的浓度有关。

6. 特异质反应　通常是指机体对环境化学物的一种遗传性异常的反应性(过强或过弱的反应性),主要与基因多态性有关,而与免疫性超敏反应无关。例如,体内缺乏NADH高铁血红蛋白还原酶的个体,对亚硝酸盐及其他能引起高铁血红蛋白症的环境化学物易感。研究表明,遗传变异可通过改变蛋白质的表达或活性而达到影响人群对某些环境化学物所致健康危害的易感性。如CYP1A1的变异可能与苯并(a)芘致人群肺癌患病的差异有关,而CYP1A2的变异可能与多环芳烃致膀胱癌的差异有关。超敏反应和特异质反应的发生主要取决于机体因素,因此在群体中仅少数人有反应,效应与暴露剂量无相关性,在实验动物中难以复制。

二、环境化学物的毒作用机制

了解环境化学物的有害效应和潜在危害的毒性机制具有重要意义,通过定性与定量的特征描述和持续的研究,阐明毒性机制,对于毒效应的估计、评价、解释和预防都是必不可少的。由于环境化学物种类繁多,数量巨大,可能受损害的生物学结构和功能复杂,因而也存在大量可能的毒性效应。通常情况下,当环境化学物转运到靶部位并与靶分子反应时,所引起的细胞功能丧失本身就是毒性的表现,但有时环境化学物不与特定的靶分子反应,而是对生物学环境(微环境)产生不利影响,引起分子、细胞器、细胞或器官等的功能失调而导致有害效应。一般而言,环境化学物的毒效应途径涉及更多阶段:①终毒物的形成并转运到靶部位;②终毒物与内源靶分子的交互作用;③细胞功能和结构紊乱的触发;④启动分子、细胞和组织水平的修复机制。如果紊乱超过修复能力或修复不全就会出现毒效应。

(一) 终毒物的形成

终毒物是指直接与内源性靶分子(如受体、酶、DNA、微丝蛋白、脂质)反应或严重地改变生物学(微)环境、启动结构性和功能性改变(其结果表现为毒性)的化学物。理论上,毒效应的强度主要取决于终毒物在其作用部位的浓度及持续时间。而靶分子部位终毒物的浓度取决于毒物在靶部位浓度增加或减少等诸多过程。

机体所接触的化学物原形(即母体化合物)通常是终毒物。而母体化合物的代谢产物或有毒化学物在生物转化过程中产生的活性氧或活性氮自由基(ROS 或 RNS)可作为终毒物。许多外源化学物,如强酸和强碱、尼古丁(烟碱)、氨基糖苷类、环氧乙烷、甲基异氰酸盐、重金属离子、HCN、CO 等具有直接毒性作用。而另外一些有毒化学物,其毒性主要是由代谢产物引起的。由生物转化产生的有害产物的过程称为增毒或代谢活化,其代谢产物常包括亲电物、自由基、亲核物或氧化还原活性反应物。

亲电物的形成涉及许多化学物的增毒作用。亲电物是指含有一个缺电子原子的分子,带有部分或全部正电荷,能通过与亲核物中的富电子原子共享电子对而发生反应。对于一些非离子亲电物,其反应产物常常是通过插入一个氧原子而产生,该氧原子从其附着的原子中抽取一个电子。例如醛、酮、环氧化物、芳烃氧化物、亚砜类、亚硝基化合物、磷酸盐和酰基卤类的形成。对于其他非离子亲电物,由 CYP 酶催化形成共轭双键,即通过氧的去电子作用而被极化,使双键碳中的一个碳发生电子缺失。例如 α、β-不饱和醛和酮以及醌和醌亚胺的形成。阳离子亲电物是通过键异裂作用而形成,包括碳鎓离子、氮鎓离子、锍离子和金属离子等。自由基是在其外层轨道中含有一个或更多不成对电子的分子或分子片段。化学物通过接受一个电子、丢失一个电子或共价键均裂形成自由基。常包括以下几种类型:环境化学物从还原酶接受一个电子而形成自由基;亲核性外源化学物在由过氧化物酶所催化的反应中,易丢失一个电子并形成自由基;自由基也可由电子向分子转移而引起键均裂(还原裂解)形成。亲核物的形成是毒物活化作用较少见的一种机制。例如,从苦杏仁、丙烯腈和硝普钠形成的氰化物、二卤甲烷经过氧化脱卤形成的有毒代谢产物 CO、亚硒酸盐与谷胱甘肽或其他巯基反应生成的硒化氢。此外,还存在着特殊的产生氧化还原活性反应物的机制。例如从硝酸盐形成诱导高铁血红蛋白产生的亚硝酸盐、氨苯砜羟胺和 5-羟伯氨喹啉通过协同氧化作用产生高铁血红蛋白等。

(二) 解毒

解毒是指有毒化学物经过物理、化学或生物学过程转化降解成无毒的物质或毒性未变但失去毒作用的现象。无功能基团毒物的解毒一般通过 I 相和 II 相反应两个阶段,常常被解毒为失去活性的、高度亲水的、可以排泄的有机酸等终代谢产物,例如苯和甲苯。亲核物一般通过在亲核功能基团上的结合反应来解毒,防止转变为自由基或生物转化为亲电物。

例如,羟化的化合物通过硫酸化作用、葡萄糖醛酸化作用、偶尔也通过甲基化作用来结合;而巯基化合物则被甲基化或葡萄糖醛酸化。亲电性毒物一般通过与巯基亲核物谷胱甘肽结合而解毒,该反应自发地或由谷胱甘肽-S-转移酶(GST)催化。金属离子,如 Ag^+、Cd^{2+}、Hg^{2+} 和 CH_3Hg^+ 离子易与谷胱甘肽反应而被解毒。由于氧自由基(O_2^-)能转变为许多反应活性更高的化合物,因此它的清除是一种重要的解毒机制,通常由超氧化物歧化酶(SOD)将 O_2^- 转变为 H_2O_2,再被胞质中的谷胱甘肽过氧化物酶(GSH-Px)或过氧化氢酶(CAT)还原为水而解毒。

造成解毒不充分或解毒失败的原因有多种:①终毒物的蓄积:由于有毒化学物抑制了解毒过程,引起解毒酶耗竭、共底物消耗或细胞抗氧化剂的缺失;②解毒酶失活:偶尔可见某种具有反应活性的毒物(如 $ONOO^-$)使解毒酶失活;③某些结合反应可被逆转:例如,α-萘胺、异氰酸盐和异硫氰酸盐的结合物被重分布和再生;④潜在的有害副产物的产生:有时解毒过程产生潜在的有害副产物,例如在自由基解毒过程中产生谷胱甘肽自由基和谷胱甘肽二硫化物。

(三)终毒物与靶分子的反应

毒性大多是由终毒物与靶分子的反应所产生的,随后发生一系列的生化反应,导致生物体在不同组织结构水平(如靶分子本身、细胞器、细胞、组织和器官,甚至整个机体)上的功能异常与结构损伤。

1. 靶分子 所有内源化合物都可能是毒物潜在的靶分子。体内生物大分子是最为普遍且在毒理学上相关的靶标,如核酸(特别是 DNA)和蛋白质;而在小分子中,膜脂质常被涉及,但辅因子如辅酶 A 和吡哆醛较少被涉及。内源性分子作为一个靶分子必须具有合适的反应性和(或)空间构型,以容许终毒物进行共价或非共价反应。要发生这些反应,靶分子必须能接触到足够高浓度的终毒物。因此,处于反应活性化学物邻近或接近其形成部位的内源性分子常是靶分子。具有反应活性代谢物的第一个靶分子常是催化这类代谢物形成的酶或邻近的细胞内结构;并非所有靶部位经化学物作用都发生有害效应。因此,为了最终确认引起毒性的靶分子,就必须证实:①终毒物与靶标反应并对其功能产生不良影响;②终毒物在靶部位达到有效浓度;③终毒物以某种机制上与所观察的毒性相关的方式改变靶分子。

2. 反应类型 终毒物可能以非共价或共价的形式与靶分子结合,也可能通过去氢反应、电子转移或酶促反应而改变靶分子。非共价结合可以归结为非极性交互作用或氢键与离子键的形成。其中,具有代表性的是涉及有毒化学物与膜受体、细胞内受体、离子通道以及某些酶等靶分子的交互作用。非共价结合通常是可逆的,因为这种结合的键能相对较低。共价结合实际上是不可逆的,而且由于这种结合持久地改变内源性分子,因此具有重要的毒理学意义。共价加合物的形成常见于亲电毒物,如非离子和阳电子亲电物以及自由基阳离子。这些毒物与生物大分子如蛋白质和核酸中的亲核原子反应。亲电原子对亲核原子表现出某些选择性,这取决于它们的电荷/半径比。亲电物的反应性决定了哪种内源性亲核物能与之反应并成为其靶分子。去氢反应是指反应中形成的中性自由基可迅速从内源化合物去除氢原子,将这些化合物转变为自由基的过程。自由基能从游离氨基酸或蛋白质氨基酸残基的 CH_2 基除去氢,转变为羰基化合物,后者与胺类反应,形成与 DNA 或其他蛋白质的交联。从 DNA 分子中的脱氧核糖去除氢产生 C-4'-自由基,这是 DNA 断裂的最初步骤。从脂肪酸去除氢产生脂质自由基并启动脂质过氧化。一些化学物可通过电子交换反应(电子转移)使其他分子氧化还原,产生有害产物。例如,化学物能将血红蛋白中的 Fe(Ⅱ)氧化为

Fe(Ⅲ),形成高铁血红蛋白血症。此外,一些毒素通过酶促反应作用于特定靶蛋白上。例如,蓖麻蛋白诱发核糖体的水解断裂,阻断蛋白质的合成。总之,大多数终毒物借助于其化学反应性作用于内源分子上,具有一种类型以上反应性的有毒化学物可以通过不同机制与不同的靶分子反应。

(四) 毒物对靶分子的影响

1. **靶分子的功能失调** 某些有毒化学物可模拟内源性配体,激活靶蛋白分子。例如:吗啡激活鸦片受体;佛波酯和铅离子激活蛋白激酶C(PKC)。更为普遍的是,多种外源化学物可抑制靶分子的功能。例如,环境化学物可导致神经递质受体或离子转运子的阻断、膜离子通道的开放或关闭、酶的抑制、细胞骨架蛋白的组装或拆解。许多蛋白质都有关键部位,特别是巯基,这对于酶的催化活性的维持是必需的。当蛋白质与化学物相互作用后,蛋白质的构型或结构改变,功能即丧失。外源化学物如巯基反应性化学物与蛋白质关键部位发生共价结合或氧化修饰,蛋白质的活性损害,引起信号转导异常,损害细胞能量和代谢稳态的维持。此外,环境有毒化学物与DNA的共价结合可干扰DNA的模板功能和引起DNA复制过程中核苷酸错配。例如,黄曲霉毒素B_1的8,9-环氧化物与DNA共价结合导致不正确密码的形成,多柔比星通过读码框移位引起DNA模板功能的错误。

2. **靶分子的结构破坏** 化学物还可与生物分子结合,发生交联和断裂,从而改变内源分子的初级结构,造成生物分子功能受限。例如,双功能的亲电物(如二硫化碳、丙烯醛和氮芥烷化剂)以及羟基自由基等与蛋白质和(或)DNA发生交联。某些靶分子在化学物攻击后易于发生自发性降解。例如,自由基(如$Cl_3COO\cdot$和$HO\cdot$)可引起脂肪酸脱氢而启动脂质的过氧化降解。环境化学物还可引起多种形式的DNA断裂。例如,多种羟自由基可攻击长度较短的DNA引起双链断裂而导致细胞的致死效应。

3. **新抗原形成** 终毒物与内源性蛋白分子反应可使其结构改变而成为外源异蛋白,变化的蛋白质在某些个体能激发免疫系统做出反应(免疫应答)。某些化学物(如硝基氯苯、青霉素、镍)可能具有足够高的反应性而与蛋白质自发结合。另外一些化学物则通过自氧化为醌类(如漆酚),或通过酶促生物转化而获得反应性,才能与蛋白质结合而形成抗原。

4. **非靶分子反应** 所致毒性环境化学物并非与特定内源性靶分子交互作用,而是通过改变生物学微环境而导致毒性。包括:①改变生物水相中的H^+离子浓度;②物理/化学性地改变细胞膜脂质相,以及破坏细胞功能所必需的跨膜溶质梯度;③仅通过占据位点或空间引起危害。

5. **细胞功能障碍** 有毒化学物与靶分子的反应可导致细胞功能损害。化学物所引起的最初细胞功能障碍(但不一定是最终的后果)取决于受靶分子在细胞中所起的作用。如果受影响靶分子参与细胞调节(即信号通路)过程,首先发生的是基因表达的调节障碍和(或)瞬时性细胞功能的调节障碍。然而,如果受影响靶分子主要参与细胞的内部维持,所导致的功能障碍可能最终威胁到细胞的存活;如果与有毒化学物反应的是行使外部功能的靶分子,则可能影响其他细胞和整个器官系统的功能。

(五) 修复或修复不全

许多有毒化学物会使生物大分子改变。如果不能被修复,这些生物学改变会引起机体较高水平的生物学层次上的损害。因此,修复影响着毒性损害的进展。基于在分子、细胞和组织水平的不同状况,修复机制可分为以下几种类型:

1. **分子修复** 受损伤的分子可以不同的方式修复,某些化学变化如蛋白质巯基氧化和

DNA 甲基化是可逆的。在某些情况下,受损害的分子被完全降解并重新合成,如有机磷中毒后胆碱酯酶再生。

(1)蛋白质修复:蛋白疏基氧化可以通过内源性的还原剂(如硫氧还蛋白和谷氧还蛋白)的酶促还原而被逆转。氧化的血红蛋白(高铁血红蛋白)的修复借助于来自细胞色素 b5 的电子转移来实现,然后通过 NADH 依赖的细胞色素 b5 还原酶(也称高铁血红蛋白还原酶)而再生。受损害或突变的蛋白质也可通过 ATP/泛素依赖的蛋白质水解系统水解而排除。此外,HO·引起的变性蛋白质可被红细胞中不依赖 ATP 的非溶酶体的蛋白水解酶迅速而有选择性地降解。

(2)脂质的修复:过氧化脂质的修复是通过一系列还原剂、谷胱甘肽过氧化物酶、谷胱甘肽还原酶等协同参与的复杂过程来完成的。这个过程中被氧化的还原剂需要 NADPH 才能再生。

(3)DNA 的修复:已知有多种修复机制来纠正 DNA 的改变以稳定核内 DNA。DNA 分子极易与亲电子剂和自由基反应,但核 DNA 还是相当稳定的。部分原因是它被包裹在染色质内,而且还有一些修复机制(直接修复、切除修复、重组修复)可以纠正其改变。然而线粒体 DNA 缺少核蛋白的保护和有效的修复机制,因而更易受到外源化学物的损害。

2. 细胞修复　在大多数组织,受损伤的细胞死亡可以由存活细胞的分裂来取代。但神经组织例外,因为成熟的神经元细胞失去增殖能力。在哺乳动物神经组织中,当外周神经轴索损伤时,修复需要巨噬细胞与施万细胞的参与;但在中枢神经系统中,由于轴索的再生被阻抑,因此中枢神经元的损伤是不可逆的。这部分丢失的神经元的功能可部分地由大量储备的神经细胞来代偿。

3. 组织修复　对于有再生能力的组织来说,可通过凋亡或坏死清除受损细胞,并通过细胞增殖再生使组织得以修复。由细胞损伤而启动的凋亡被认为是组织修复的过程之一。但是,只有那些不断更新细胞或一定条件下可分裂细胞组成的组织,凋亡作为组织修复策略才具有实际价值。相反,在含不可再生细胞组成的组织器官中(如神经元、心肌细胞、雌性生殖细胞),凋亡对组织修复的意义显然不大。损伤组织的修复不仅涉及丢失细胞和细胞外基质的替代,而且也涉及一些新生成分的重新整合连接。损伤细胞释放的化学介质启动了再生过程,然后这些化学信号被感受到并产生大量继发的信号分子、细胞因子和生长因子,这些因子可以促进和传播再生过程。

4. 修复不全或修复失效　修复机制通常未能提供对损伤的保护作用。修复失效有多种不同的原因:①修复机制的保真性并非绝对的,某些损伤的修复可能被遗漏;②损伤超过修复的能力时,或是当必需的酶或辅因子被消耗时可能耗竭修复能力;③有时有毒化学物诱发的损害可对修复本身造成不良的影响;④某些类型毒性损害不能被有效地修复。

三、影响环境化学物毒作用的因素

环境化学物的暴露剂量、途径和持续时间是影响毒效应的关键因素,但即使对这些因素进行了严格的控制,群体中的不同个体对某一化学物的反应仍然可能会呈现很大的差异。这些差异有些可能是由于化学物的吸收、分布、代谢和排泄等因素不同所致。影响环境化学物毒作用的因素主要包括毒物、宿主、暴露、外界环境以及化学物的联合作用等。

(一)毒物因素

1. 化学结构　物质的化学结构是化学物内在固有的特性,决定了其在体内发生的代谢转化等过程及与机体交互作用的特征。

(1)分子结构:每种化学物的生物学作用各异,是由其固有的特性决定的。化学物的特异作用依赖于对决定化学物活性的化学结构以及化学物作用的生物靶部位。化学物结构上的细微改变可能导致生物学效应的显著变化。例如,对氧磷和对硫磷均为有机磷杀虫剂,当对硫磷氧化成对氧磷时,其毒性增强。分子结构可以给某些化学物的危害认定提供有用的信息。结构-活性关系(SAR)是指药物或毒物对动物、植或环境的影响与其分子结构之间的联系。通过运用神经网络等智能软件,分析大量的毒理学数据后,可建立分子的结构和生物学活性之间的联系。如果将此类联系以公式表示出来则成为定量结构-活性关系(QSAR),它对化学物的生物学活性具有一定的预测能力。

(2)异构体和立体构型:很多环境化学物可能含有一个或多个手性中心,因此存在两种镜像分子,即立体异构体或对映体。一些具有手性结构的环境化学物在进行生物转化时存在立体选择性,即一种立体异构体的生物转化速度较其对映体要快。手性外源化学物对代谢酶的抑制作用也存在立体选择性。例如,苯并(a)芘经代谢可形成多种代谢产物,只有(+)-苯并(a)芘 7,8-二醇-9,10-环氧化物-2 有明显的致癌性。实际上一些多环芳烃经过代谢后都会形成二醇环氧化物的"湾区"结构,也就是多环芳烃代谢的终致癌物形式。

(3)与其他化学物结构相似:某些有毒化学物与通过主动转运吸收的化学物质(如营养素)有相似的结构,机体将增加对这些毒物的吸收。一些化学物质能够通过载体介导的过程进入脑组织。例如甲基汞与半胱氨酸结合后形成与蛋氨酸结构相似的复合物,该复合物能被毛细血管上皮的中性氨基酸载体接受。

(4)化合价:铬能形成从 Cr^{2+} 到 Cr^{6+} 多种价态的氧化物,但是只有 Cr^{+3} 和 Cr^{6+} 这两种价态的化合物具有生物学效应。Cr^{6+} 化合物不溶于水,因此 Cr^{3+} 更容易通过细胞膜。在体内,Cr^{6+} 还原成 Cr^{3+} 后能与细胞内的大分子物质形成复合物引起毒作用。Cr^{6+} 致肺癌的机制就是因为它还原为 Cr^{3+},并且形成具有活性的中间产物,导致支气管癌变。

2. 理化性质 环境化学物的蒸气压是影响其经呼吸道暴露的重要因素。吸入染毒实验的设计受到实验条件下固体或液体受试物蒸发情况的影响。蒸气压大的物质在研究其经口毒性时会引起技术性的问题,因为该物质与动物的饲料混合后,由于沸点较低可能出现不可逆的损失。溶解度是一个极重要的物理性质,它是化学物在生物体内吸收和分布的决定因素之一。例如,化学物在脂质中的溶解度和分散率将影响到其在胃肠道中的吸收。固体化学物在胃肠道中的溶解度较低,其与胃肠道黏膜的接触有限,因此其吸收率也较低。颗粒物的大小(分散度)对气溶胶吸入毒性的解释有重要意义,因其对毒物的沉积部位及其呼吸道清除的机制和速率有显著的影响。一般来说,颗粒物的溶解度与其粒径成反比,因此颗粒物越大越难以吸收。这就是金属汞经口摄入所致毒作用较小,而粉末状的砷化物较颗粒状的砷化物毒性大的原因。电离度是影响毒效应的另一因素。很多化学物是弱的有机酸或有机碱,在溶液中以非电离或电离的形式存在。通常它们需在不带电荷或称非电离态时才能以被动扩散的方式通过生物膜。环境 pH 改变,可能使化学物的电离程度增加,或使非电离态的含量减少,从而影响化学物的跨膜转运。化学物呈解离状态时,通常脂溶性较低,难以通过细胞膜的脂质双分子层。此外,大部分化学物通过单纯扩散的方式通过膜。亲水的小分子(分子量<600)可能通过亲水性孔道通过膜,而疏水性分子则通过膜的脂质部分扩散。亲水分子越小,越容易通过亲水性孔道以简单扩散方式通过膜。因此,乙醇可以从胃和小肠快速吸收,同样可以通过简单扩散从血液快速扩散到所有的组织而分布到全身。

3. 不纯物或杂质污染 对某化学物的毒性研究中,所用样品的化学成分肯定会影响到这种化学物的毒性。其中存在的杂质或污染物的毒性可能与受试物的毒性相差很大,并可对受试生物体系的反应产生影响。例如,在 2,4,5-T 的生产过程中,可能产生痕量的杂质 TCDD,其毒性极高。因此,TCDD 作为杂质的含量即使低于 0.5mg/kg,也是 2,4,5-T 化学物质毒性作用的重要原因,而非 2,4,5-T 自身。

(二)机体因素

1. 物种和品系差异 不同种属和品系的动物,其遗传因素决定了外源化学物的代谢转化方式和转化速率的差异,从而影响该物质的毒性。

(1)解剖和形态结构的差异:解剖结构上的差异可能是不同种属动物经小肠吸收差异的原因之一。例如,反刍动物和杂食性动物,其小肠的长度和功能相差甚远。因为大多数外源化学物都是以被动扩散的方式通过肠黏膜,而这种转运过程又存在(吸收)面积和(吸收)部位依赖性,因此认为这些因素导致某些情况下出现种属差异的原因。

(2)代谢差异:即使在种系发生上亲缘关系接近的物种,对某有毒化学物的反应也会出现明显的质或量的差别。不仅是致死剂量在不同物种间相差很大,而且作用的特异靶器官也不相同。不同物种间对有毒化学物易感性的差异可用代谢速率和方式的不同来解释。

(3)遗传差异:个体之间微小的遗传差异,即使在同一物种之间,不同个体对化学物反应也有可能存在明显的差异。如人群中单基因遗传差异的发生率超过 1%,则称为遗传多态现象。这可能就是化学物特应性反应的原因。研究表明,一个抑癌基因的等位基因发生突变后,肿瘤发生率大大增加。例如,视网膜母细胞瘤在很大程度上属于遗传性肿瘤,它是由于一对抑癌基因(Rb 基因)功能缺失所致。

2. 性别 同一种属品系的雄性或雌性动物对有毒化学物的易感性通常只有细微的差别。但也有一些例外。性别差异始于青春期,并且贯穿整个成年期。性激素对酶促生物转化产生影响是导致毒性反应出现性别差异的原因。例如,三氯甲烷对人和小鼠有很强的肾脏毒性。同一株动物中的雌性个体暴露于三氯甲烷后可能观察不到什么反应,但是雄性个体可能会出现死亡现象。阉割或给予雄性动物雌激素可减轻雄性动物的毒性反应,而用雄激素处理雌性动物后,易感性增加。显然,肾脏中存在的雄激素受体使机体对三氯甲烷诱导的肾脏毒性敏感性增加。

3. 年龄 哺乳动物对外源化学物的敏感性具有年龄依赖性。总的来说,年轻动物较成年动物敏感。然而,某些中枢神经兴奋剂之类的化学物对新生儿的毒性较小。老年动物和人也会对某些化学物较为敏感,有证据表明老年患者通常对很多药物较为敏感。许多个体差异可以用新生和成年动物在解毒过程的差别来解释。例如,在胎儿体内很多底物的葡萄糖醛酸结合反应很少发生,甚至检测不出,但是,葡萄糖醛酸结合反应却随着年龄的增长而增加。除了生物转化的差异外,其他一些因素也是导致年龄差异的原因。例如,幼年大鼠受体的易感性较低是导致其对 DDT 不敏感的原因。

4. 生理状态 在怀孕期间,环境有毒化学物可通过简单扩散进入胎盘,进入胎儿体内化学物的量依赖于其脂溶性、电离度和分子量。胎儿靶组织暴露于化学物的数量受胎盘和胎儿肝脏代谢的影响。胎儿暴露于化学物的结局更多的时候是弊大于利,哺乳的母亲可能是新生儿暴露环境化学物的来源。很多环境化学物可以从乳汁中检出,有些食物或营养品也由于哺乳期暴露而对婴儿产生不良影响。膳食因素可通过几种途径影响化学物的毒性。

毒物的配方成分与食物混合会造成毒物灭活,也可形成毒性更大的物质。此外,膳食因素还可引起身体组成、生理生化功能以及机体营养状况的变化而影响化学物的毒性。低蛋白饮食常能降低黄曲霉毒素和二甲基亚硝胺等化合物的致癌性。膳食中缺乏亚油酸或其他不饱和脂肪酸往往导致大鼠 CYP 酶和单加氧酶的活性下降。高脂饮食导致的动物乳腺癌和结肠癌发病率增加主要与肿瘤的促长阶段有关,而与致癌物的代谢活化关系较小。一般来说,维生素的缺乏可导致单加氧酶活性下降。缺乏维生素 A 和维生素 E 使得单加氧酶活性下降,而维生素 B_1 缺乏却使之增加。矿物质的改变也会影响到单加氧酶的活性,未成年大鼠缺乏钙或镁可使单加氧酶活性降低,而缺铁却使之增强。

5. 疾病　肝脏是外源化学物在体内代谢最重要的场所,因此对肝脏的影响可对机体的整体功能产生影响。急性肝炎患者对药物的氧化能力常常减弱,致使药物在血浆中的半减期延长。慢性肝炎和肝硬化患者对药物的氧化代谢能力也减弱。虽然个别情况下,癌变的肝脏整体代谢能力不比正常组织低,但是一般认为其对药物的代谢能力还是要低于正常。与此同时,对其他器官的影响,也会对机体产生严重后果。肾脏疾病也会影响机体处理外源化学物的整体能力,因为它是外源化学物及其代谢产物的主要排泄途径之一。由于肾脏功能减弱,甲苯磺丁脲和氯霉素等药物在患者体内的半减期均延长。

(三)与暴露有关的因素

1. 暴露的途径和部位　有毒化学物进入机体的途径主要包括消化道、肺、皮肤等。一般情况下,当毒物通过静脉途径直接进入血流时,其作用是最强烈的,而机体的反应也最快。经其他途径染毒时,按照毒效应从小到大的顺序排列,分别是经皮肤、经口、皮内、肌肉、皮下、腹腔和吸入。此外,染毒途径对毒性也会产生影响。例如,毒物经口染毒后,经肝脏的解毒作用,其毒性要小于通过体循环(呼吸)染毒产生的毒性。此外,染毒途径可能影响到化学物的毒性。例如,经口染毒后,毒物经门静脉进入肝脏后被解毒,其毒性小于经吸入染毒后毒物直接进入血液循环时引起的毒性。

2. 染毒期限和频率　对很多化学物而言,单次染毒与多次重复染毒所引起的毒作用是不同的。例如,苯初次急性毒性为中枢神经系统的抑制作用,而反复暴露则对骨髓产生危害,并加大患白血病的危险性。另一个重要的时间相关因素是暴露的频率。若某化学物的半减期约等于给药的时间间隔,单次染毒能产生很严重毒性作用,但是,如果将相同的剂量分成多次染毒,则可能不会产生任何毒作用。若某化学物的清除时间要比给药的间隔时间长得多,则该物质只需几次给药就能达到理论毒作用浓度。相反,若化学物质的半减期要比重复给药的时间间隔短得多,无论给药多少次,也不能达到引起毒作用的浓度。当然,即使化学物质无蓄积作用,仍然会对组织或细胞产生损伤,重要的是受损的组织或细胞能否在两次给药的间隙得到修复。如果化学物质能在生物系统中蓄积,且能产生不可逆的毒作用,或者生物系统的损伤在染毒间隔中得不到恢复则可能引起慢性毒性。

3. 溶剂或载体　化学物进入机体时,其溶剂或载体不同可能对其毒作用产生影响。某些溶剂能明显改变化学物在经口摄入、吸入或局部暴露后吸收的情况。水是常见的化学溶剂,对皮肤的通透性发挥重要作用。在正常情况下,角质层含有少量水分,其含水量约为7%。过量接触水后,角质层由于吸收水分,其重量可能增加 3~5 倍,其通透性可能随之增加 2~3 倍。皮肤表面被织物、面霜、药膏或软膏覆盖后,可因为增加了表皮的水分而使某些毒物的吸收增加。

4. 化学效应　人类和其他生物可能同时从不同的接触途径、以不同的作用方式和代谢途径同时接触大量的化学物。外源化学物除了可以作为酶的底物外,还可能是酶的抑制剂或诱导剂。很多化学物对微粒体单加氧酶等酶可能先起抑制剂的作用,而后有可能起诱导剂的作用。实际情形更为复杂,因为有些化学物虽然具有毒性,但在体内却被解毒;而另外一些化学物虽然本身并无毒性,但是经过代谢活化后成为毒性较大的物质。

（四）外界环境因素

1. 气温　动物具有体温调节机制,当外界温度变化不大时对外源性化学物在体内的代谢影响较小。但是,环境温度变化明显时,作为一种应激因素可引起激素的相互作用而干扰体内代谢。因此,不论环境温度升高或降低,对动物或人的毒性反应都有一定影响。很多化学物也可直接影响代谢或体温调节过程而改变机体在冷热环境中的毒性反应。此外,高气温可使皮肤血管扩张,促进化学物经皮吸收。高温可使机体代谢增强促进毒物吸收,使毒性增高,温度下降可使毒性反应减轻。

2. 气压　一些环境化学物或药物的作用可受到大气压的影响。例如,当氧分压被控制在和地面相当水平时,吗啡对大鼠的毒性减弱。对氯丙嗪、安非他明和杜冷丁(哌替啶)的研究也获得了相似的结果。急剧的压力变化很容易引起不同程度的应激,从而影响毒性反应。

3. 季节和昼夜节律　生物体对有毒化学物易感性的变化和给予化学物的时间,如在一天内、一年各季节乃至更长的时期(数年、数十年等)的具体时间是有关系的。多数毒性反应的昼夜变化可能受到动物内在因素的影响或与实验动物的摄食及睡眠习惯有关。一些与环境化学物代谢有关的酶呈现出昼夜节律,这种节律主要是受光照周期的影响,而不受光照强度的影响。大鼠和小鼠体内 CYP 酶和微粒体单加氧酶系统也显示出昼夜节律,在黑暗期开始前,其活性达到最高。

（五）化学物的联合作用

人的一生中可通过工作场所、环境和家庭同时接触到多种来源的化学物。因此,人类接触的是混合物。这里的混合物是指两种或两种以上成分的化学物,多种物质共存可能影响到人们对化学物的反应。

描述混合物的毒理学作用可使用两个基本的概念:简单作用和交互作用。在评价混合物的毒性作用时,往往都假定各化学物组分以相加方式发生作用为出发点。简单作用(相加作用)是指混合物的毒作用可以通过混合物的各个组分接触剂量的总和或者是生物学效应的总和直接推算。而当混合物的毒效应与依据各个化学物组分的剂量-效应关系推算所得的相加效应不符合,有偏差时,则称为交互作用。

1. 简单作用(相加作用)　根据其性质可分为简单同型作用和简单异型作用。

(1)简单同型作用:即剂量相加作用。简单同型作用属于非交互作用,即混合物中的各种化学物的毒性彼此互不影响。混合物中的每种化学物都按照各自的剂量比例参与总毒性。混合物中的所有化学物都以同样的方式、同样的机制产生作用,仅仅效力不同而已。例如,同时给予几种有机磷农药,其对胆碱酯酶的抑制作用常常是简单同型作用。两种化学物同时给予时,相加作用是最常见的联合作用形式。

(2)简单异型作用:即反应相加作用。在这一模式中,混合物中各种化学物的毒性不产生相互影响。混合物的各个组分的毒作用方式、作用的性质和部位都可能不同。对于反应相加,混合物中每个单一的化学物都有反应阈剂量,只有达到阈剂量才会出现反应。反应相加可定义为混合物的毒性等于混合物中各化学物单独反应的总和。

2. 交互作用　化学物之间可发生相互作用,从而改变毒效应的强度和性质。交互作用导致毒性增强(放大作用)或减弱(拮抗作用),大于或小于各个单一的化学物的毒效应。

(1)协同作用:指混合物的毒效应大于依据各单一化合物的剂量-效关系推算所得的相加效应。例如,石棉和吸烟均对肺部产生损害,但当两者同时作用于机体时,对肺部的损害作用要大于两者独立作用之和。暴露于石棉可使工人的肺癌发病率增加5倍,吸烟使肺癌的发病率提高11倍,但是接触石棉且吸烟的工人,其肺癌发病率上升55倍。

(2)增强作用:是指一种物质本身无毒作用,但当其与另一种化学物同时给予时,可使另一种物质的毒性加强。例如,异丙醇不具有肝脏毒性,但是当它和四氯化碳同时给予受试对象时,四氯化碳的肝脏毒性作用较其单独染毒时强得多。

(3)拮抗作用:是指混合物的毒效应小于依据各单一化合物的剂量-效应关系推算所得的相加效应。化学物质的拮抗作用常是人们所需的一种化学物作用方式,是很多解毒剂的作用原理。拮抗作用可分为4种形式:①功能拮抗作用:指两种化学物作用于同一生理功能产生相反效应,其毒作用彼此抵消;②化学拮抗作用或称为灭活作用:指两种化学物发生了纯粹的化学反应并形成一个低毒产物;③处置或动力学拮抗作用:指一种化学物干扰另一种化学物处置过程,即改变化学物在体内的吸收、生物转化、分布或排泄过程,使化学物在靶器官的浓度和(或)存留时间减少;④受体拮抗作用:指两种化学物与同一受体结合,若同时给予则因竞争作用而使其毒效应减弱。受体拮抗剂常被称为阻断剂。

3. 交互作用的机制 交互作用表明一种化学物能改变另一种化学物的毒代动力学和毒效动力学。毒代动力学影响一种化学物吸收、分布、生物转化或排泄过程,对其剂量-反应关系有明显的影响。毒效动力学水平的变化可能会影响到化学物间对靶部位,如受体结合部位的竞争,以及信号转导通路、细胞周期调控等过程。某些化学物还会干扰复杂的组织修复动力学,因而毒性损伤持续进展,最终形成器官衰竭、造成死亡。此类机制影响毒物及其活化形式在体内的浓度以及组织对有毒化学物的反应。

第三节 环境化学物的毒性评定方法

研究环境化学物在一定剂量、一定接触时间和一定接触方式下对实验动物产生的综合毒效应的试验称为一般毒性试验,是毒理学评价所依赖的主要资料来源。此外,一般毒性试验还有助于阐明毒作用靶器官及特殊毒性作用。根据不同的染毒时间,通常将一般毒性分为急性毒性、亚慢性毒性和慢性毒性。

1. 急性毒性试验指受试化学物的一次染毒或24小时内的多次染毒。

2. 亚慢性毒性试验是指多次重复的染毒,通常每天1次,或每周5次,持续染毒的期限长达寿命期的10%,一般大鼠为3个月,狗为1~2年。

3. 慢性毒性试验是指在受试动物的终生或大部分生命期内反复染毒,例如小鼠为18个月,大鼠为24个月,狗和猴为7~10年。

一、急性毒性试验

急性毒性试验是毒理学研究中最基础的工作,是了解环境化学物对机体产生的急性毒性的根本依据。急性毒性是指机体一次接触或24小时内多次接触外来化学物后在短期内(一般为14天)所引起的中毒效应,包括一般行为、外观改变以及死亡效应等。

急性暴露是指暴露时间在 24 小时以内,常见的暴露途径为经口、经呼吸道和经皮。急性暴露多通过一次给药完成,而"多次"的概念是指当环境化学物毒性很低时,即使一次给予实验动物最大染毒容量还观察不到毒性作用,同时该容量还未达到规定的限制剂量时,便需要在 24 小时内多次染毒,从而达到规定的限制剂量。对于上述定义中的"一次"接触在经呼吸道染毒时,指在一个规定的期间内使实验动物持续接触化学物的过程,一般常为 4 小时。

实验动物在接触化学物后,因受试物的化学结构、理化特性、剂量以及动物种属、品系等的不同,所引起的中毒效应在时间和程度上会存在明显差异。所以急性毒效应应有足够长的观察时间,以全面观察毒性效应,最长为 14 天。

（一）试验目的与常用参数

1. 实验目的　急性毒性试验在于:①获得化学物各种急性毒性参数,如 LD_{50}（半数致死剂量）或 LC_{50}（半数致死浓度）,以便和其他物质进行比较;②观察动物中毒表现和死亡情况,初步评价受试物对机体的毒作用性质、可能的靶器官和致死原因;③确定损害是否可逆,为亚慢性、慢性毒性研究及其他毒理试验剂量的设计和观察指标的选择提供依据。

2. 常用参数　LD_{50} 是最常用的急性毒性试验参数,是指"用统计学方法计算的一种受试物一次染毒后预期引起半数受试动物死亡的剂量",以 mg/kg 体重表示,并具有可信限。LD_{50} 是评价化学物急性毒性大小最重要的参数。如果有经呼吸道大量接触化学物的可能,就应该进行吸入染毒急性毒性试验。这种情况下,一般测定 LC_{50}。LD_{50} 受多种因素的影响,如实验动物的品系、性别、年龄、动物饲养条件、禁食时间、给药方式、受试物浓度及溶剂的性质以及染毒时间等。因此,通常在计算 LD_{50} 时,同时要求算出 95%可信限。

（二）急性毒性试验设计

1. 实验动物　一般要求能选择两个种属的动物进行试验,包括啮齿类和非啮齿类动物。实际应用中以啮齿类动物为主。急性吸入毒性试验和经口急性毒性多选用大鼠和小鼠,优先选用大鼠。急性经皮毒性试验则优先选用白色家兔。应采用成年健康的动物进行试验,动物须经检疫 5 天及适应环境后进行分组。对于啮齿类动物,要求雌雄各半,每组每个性别至少 5 只。其中雌性动物必须未经产、未受孕。

2. 染毒途径　试验染毒途径的选择要求尽可能与人的实际接触途径相同。常见的接触途径为经口、经呼吸道和经皮 3 个途径。经口染毒是急性毒性试验中最常用的染毒途径,常用于环境中食物和水的污染物方面的研究。具体的染毒方式可以通过将受试物掺入动物饲料或饮水中供实验动物自行摄入、灌胃和吞咽胶囊等方法。若在试验中对受试物使用溶剂或赋形剂,阴性对照组应给予相应剂量的溶剂或赋形剂。吸入染毒通常在染毒柜进行,可分为静式吸入染毒和动式吸入染毒两种方式。经皮肤染毒主要用于研究可能通过皮肤接触而吸收的环境化学物,也可用于观察皮肤刺激性和光致敏作用。当进行毒作用机制、代谢动力学和急救药物筛选等研究时,根据具体情况,可选用腹腔、静脉、肌内、皮下和皮内注射等染毒途径。

3. 染毒剂量与分组　为精确确定 LD_{50},至少需选择 3 个剂量:一个剂量引起约半数动物死亡,另一个剂量引起死亡的动物数超过半数（最好<90%）,第三个剂量动物死亡数小于半数（最好>10%）。然而,实际工作中常使用 4 个或更多的剂量组,以期至少有 3 个剂量落在适合的范围内。增加每个剂量组的动物数和减小两个相邻剂量之间的比值可提高 LD_{50} 的精确度。通常使用 40~50 只动物,选用 1.2~1.5 的组间比值。也有学者建议每个剂量组使用 4 只动物,两个相邻剂量间的比值为 2.0。近年来还有学者提出仅用 6~9 只实验动物的简便实验方法。另一方面,如果需要更精确地测定 LD_{50},则应使用较小的组距以得到更精确的结果。

4. 观察和检查 给予受试物后通常观察 2 周,但观察时间不是固定的,而是根据毒性反应、中毒情况和恢复时间长短决定是否延长观察。毒性作用出现、消失及动物发生死亡的时间在有可能出现迟发死亡时尤为重要。实验期间,每天应对动物进行仔细观察并详细记录各种毒性反应出现和消失的时间。观察记录的内容包括皮毛改变、眼睛和黏膜、呼吸、循环、中枢神经系统、自主活动状态及行为表现等,特别要注意有无震颤、惊厥、腹泻、嗜睡、昏迷等现象。尽量准确记录动物的死亡时间。实验期内,所有死亡动物均应进行尸检。必要时在实验结束后对存活动物也应进行大体解剖。

(三) 急性毒性评价

评价化学物的毒性特点,首先要了解环境化学物的急性毒性作用。总的来说,现行的各种急性毒性分级标准均以 LD_{50} 值为基础划分。例如,我国食品卫生国家标准《食品安全性毒理学评价程序和方法》(GB 15193—2003)提出急性毒性分级 6 级标准,农药毒性分级标准按照《农药登记毒理学试验方法》(GB 15670—1995)将农药分为 4 级。

由于不同国家和国际组织其分级标准有所不同,从而导致同一种化学物具有不同的标签或者材料安全数据单。为使世界各国不同的危险化学品分类方法统一,最大限度地减少危险化学品对健康和环境造成的危害,近年来,国际权威组织均致力于推动化学品分类和标签的一致化进程。例如,《全球化学品统一分类和标签制度》对于急性毒性分级是以 LD_{50}/LC_{50} 值(近似)为依据划分的,其急性毒性危险分为 5 类。

二、局部毒性试验

局部毒性研究用于评价机体接触化学物的局部如皮肤、眼睛等所出现的损伤作用。局部毒性反应往往发生在全身毒作用之前,因此,研究局部毒性有助于早期脱离接触,及时处理,从而避免全身毒作用的发生。

(一) 皮肤刺激试验

皮肤刺激性指皮肤涂敷受试物后局部产生的可逆性炎症变化。皮肤腐蚀性指皮肤涂敷受试物后局部引起的不可逆性组织损伤。

在下列 3 种情况下,可以不再进行皮肤刺激试验:①强酸或强碱性化学物(pH≤2 或 pH≥11.5);②已知受试化学物具有很强的经皮吸收毒性,经皮 $LD_{50}<200mg/kg$;③在急性经皮毒性试验中染毒剂量达 2000mg/kg 时仍未出现皮肤刺激体征的化学物。

皮肤刺激试验首选白色家兔。试验前约 24 小时,将实验动物背部脊柱两侧毛剪掉,面积约 $5cm^2$。试验时,取受试物 0.5ml(g)直接涂在皮肤上,用纱布覆盖,再加以固定,涂敷时间一般为 4 小时。另一侧皮肤作为对照。于清除受试物后的 30~60 分钟、24 小时、48 小时和 72 小时观察涂抹部位皮肤红斑和水肿情况。观察时间的确定应足以观察到可逆或不可逆刺激作用的全过程,一般不超过 14 天。

(二) 皮肤致敏试验

皮肤致敏试验用于评价化学物诱发的免疫源性皮肤反应,这种过敏反应可由低浓度激发,且反应更为严重。皮肤致敏试验有使用佐剂和不使用佐剂两种方式。我国常用的皮肤致敏试验是 Buehler 试验和豚鼠最大值试验。试验首选豚鼠,选用健康的成年雄性或雌性豚鼠,雌性动物应选用未经产、未受孕的豚鼠。试验组动物 20 只,对照组 10 只。试验前动物随机分配到各组后去毛。

在诱导接触中,将受试物约 0.2ml(g)涂在或皮内注射于实验动物去毛区皮肤上,并加以固定。在末次诱导接触后 2~3 周,用非刺激浓度进行激发接触。在激发接触后观察皮肤反应,按特定评分标准进行评分。

(三) 眼刺激试验

目的是确定和评价化学物对动物眼睛是否有刺激作用或腐蚀作用及其程度。眼刺激性指眼睛表面接触受试物后眼睛产生的可逆性炎症变化。眼腐蚀性指眼睛表面接触受试物后眼睛产生的不可逆性组织损伤。当受试物为强酸或强碱(pH≤2 或≥11.5),或已证明对皮肤有腐蚀性或强刺激性时,可以免做眼刺激性试验。

实验动物首选健康成年白色家兔。每个受试物使用 3 只家兔。将受试物 0.1ml(g)滴(涂)入动物的一侧眼结膜囊内。以另一侧眼睛作为自身对照。滴入受试物后 30 秒或者 24 小时冲洗眼睛。

在滴入受试物后 1 小时、24 小时、48 小时、72 小时以及第 4 天和第 7 天观察动物眼睛结膜(充血和水肿)、角膜(混浊)和虹膜(充血和出血)的反应。如果 3 天未出现刺激反应,即可终止试验。如果发现累及角膜或有其他眼刺激作用,7 天内不恢复者,为确定该损害的可逆性或不可逆性需延长观察时间,但一般不超过 21 天。根据眼损害的评分标准对观察结果进行评分。

三、蓄积毒性和耐受性试验

(一) 蓄积毒性试验

蓄积作用指环境或者食物中的外源化学物进入机体,而且吸收速度超过代谢转化排出的速度时,化学物就有可能在体内逐渐增加并贮留,这种现象称为化学物的蓄积作用。蓄积毒性试验的目的是了解受试环境化学物蓄积毒性的强弱,为慢性毒性试验及其他毒性试验的剂量选择提供参考。一般而言,当大鼠经口 LD_{50}>5000mg/kg,或已做过代谢试验并有半减期($t_{1/2}$)数据的,可免做蓄积毒性试验。

1. 试验动物及染毒方法　选用刚成年的大鼠或小鼠,雌雄各半。无经口 LD_{50} 数据者,需先测其经口 LD_{50}。染毒方式为经口给予。为了准确掌握给药剂量,须采用灌胃法。

2. 实验方法

(1)剂量固定的 20 天蓄积法:实验动物随机分成四个剂量组,低剂量为 1/20 LD_{50},顺次为 1/10 LD_{50}、1/5 LD_{50} 和 1/2 LD_{50} 4 个剂量组,另设 1 个阴性(不给药)对照组,每组动物为 10 只,雌雄各半。剂量组动物每天一次定时给药,连续给药 20 天,对照组除不给试验化学品外,其他条件均与剂量组相同。染毒结束后,观察各剂量组雌雄合计的动物死亡数量。结果评定:各剂量组均无死亡,为蓄积性不明显;如仅高剂量(1/2 LD_{50})组有死亡,其他组均无死亡,则为弱蓄积性;如低剂量组无死亡,其他各组间死亡数有剂量-反应关系时,则为中等蓄积性;如低剂量组有死亡,且有剂量-反应关系,则为强蓄积性。

(2)剂量递增蓄积系数法:将实验动物分成雌雄两组,每组 20 只。给药时间及剂量以 4 天为一期,连续给药。第一期每只动物给药剂量为 0.1 LD_{50},以后各期顺次递增 50%,即第二期为 0.15 LD_{50},第三期为 0.225 LD_{50},依此类推,直至雌雄两组合计死亡一半(20 只),或继续给药至累计剂量达 5.0 LD_{50} 以上(20 天)为止(表 3-1)。

表3-1　定期递增染毒计量表

染毒期限（天）	1~4	5~8	9~12	13~16	17~20	21~24	25~28
每天染毒剂量（LD_{50}）	0.1	0.15	0.22	0.34	0.50	0.75	1.12
每4天染毒总剂量（LD_{50}）	0.4	0.60	0.90	1.35	2.00	3.00	4.48
累计染毒总剂量（LD_{50}）	0.4	1.00	1.90	3.26	5.26	8.26	12.74

给药期间每期（4天）须按实测动物体重，计算给药绝对量。结果计算停止给药后按下式计算蓄积系数 K，$K = LD_{50}(n) / LD_{50}(1)$，其中 $LD_{50}(n)$ 为试验动物在给药期间每只动物共摄入受试物相当的 LD_{50} 数；$LD_{50}(1)$ 为受试物对本试验动物的经口 LD_{50} 剂量。结果评定按下列标准评定被检化学品蓄积毒性的强弱：$K < 1$，高度蓄积；$1 \leqslant K < 3$，明显蓄积；$3 \leqslant K < 5$，中度蓄积；$K \geqslant 5$，轻度蓄积。

（二）耐受性试验（啮齿类动物单次给药的毒性试验）

1. 实验条件

（1）动物品系：常用健康的小鼠、大鼠。选用其他动物应说明原因。年龄一般为 7~9 周龄。同批试验中，小鼠或大鼠的初始体重不应超过或低于所用动物平均体重的 20%。实验前至少饲养观察 1 周，记录动物的行为活动、饮食、体重及精神状况。

（2）饲养管理：动物饲料应符合动物的营养标准。若用自行配制的饲料，应提供配方及营养成分含量的检测报告；若是购买的饲料，应注明生产单位。应写明动物饲养室内环境因素的控制情况。

（3）受试化学品：应注明受试化学品的名称、批号、来源、纯度、保存条件及配制方法。

2. 实验方法　由于受试化学品的化学结构、活性成分的含量、药理、毒理学特点各异，毒性也不同，有的很难观察到毒性反应，实验者可根据受试物的特点，由下列几种实验方法中选择一种进行急性毒性试验：①伴随测定半数致死量（LD_{50}）的急性毒性试验方法；②最大耐受剂量（MTD）试验方法，是引起动物出现明显的中毒反应而不产生死亡的实验方法；③最大受试物剂量试验方法，即在合理的浓度及合理的容量条件下，用最大的剂量给予实验动物，观察动物的反应；④单次经口固定剂量方法（fixed-dose procedure），选择 5mg/kg、50mg/kg、500mg/kg 和 2000mg/kg 4 个固定剂量。

实验动物首选大鼠，给药前禁食 6~12 小时，给受试物后再禁食 3~4 小时。如无资料证明雄性动物对受试物更敏感，则采用雌性动物进行预试验。根据受试物的有关资料，由上述 4 个剂量中选择一个作为初始剂量，若无有关资料做参考，可用 500mg/kg 作初始剂量进行预试，如无毒性反应，则用 2000mg/kg 进行预试，此剂量如无死亡发生即可结束预试验。如初始剂量出现严重的毒性反应，则采用下一个档次的剂量进行预试验，如该动物存活，可在此两个固定剂量之间选择 1 个中间剂量试验。每个剂量给一只动物，预试验一般不超过 5 只动物。每个剂量试验之间至少应间隔 24 小时。给受试物后的观察期至少 7 天，如动物的毒性反应到第 7 天仍然存在，尚应继续再观察 7 天。

在上述预试验的基础上进行正式实验。每个剂量最少用 10 只动物，雌雄各半。根据预试验的结果，由前面所述的 4 种剂量中选出可能产生明显毒性但又不引起死亡的剂量；如预试验结果表明，50mg/kg 引起死亡，则降低一个剂量档次实验。

3. 实验观察　给受试物后至少应观察 2 周，根据毒性反应的具体特点可适当延长。对每只动物均应仔细观察和详细记录各种毒性反应出现和消失的时间。给受试物当天至少应观察记录 2 次,以后可每天 1 次。观察记录的内容包括皮肤、黏膜、毛色、眼睛、呼吸、循环、自主及中枢神经系统行为表现等。动物死亡时间的记录要准确。给受试物前后 1 周、动物死亡及试验结束时应称取动物的体重。所有动物包括死亡或处死的动物均应进行尸检,尸检异常的器官应作病理组织学检查。固定剂量试验法所获得的结果,参考表 3-2 标准进行评价。

表 3-2　单次口服固定剂量试验法的结果评价

剂量 (mg/kg)	试验结果		
	存活数<100%	100%存活,毒性表现明显	100%存活,无明显中毒表现
5.0	高毒($LD_{50} \leqslant 25mg/kg$)	有毒($LD_{50} = 25 \sim 200mg/kg$)	用 50mg/kg 试验
50.0	有毒或高毒,用 5mg/kg 进行试验	有害($LD_{50} = 200 \sim 2000mg/kg$)	用 500mg/kg 试验
500.0	有毒或有害,用 50mg/kg 试验	$LD_{50} > 2000mg/kg$	用 2000mg/kg 试验
2000.0	用 500mg/kg 试验	该化学物未见毒性	

四、亚慢性和慢性毒性试验

在日常生活和工作中,人类对环境化学物的暴露方式主要为长期低剂量反复接触,很少情况会发生大剂量急性中毒。为了评价在这种长期低剂量的实际接触情况下的毒作用性质,需进行亚慢性与慢性毒性研究。亚慢性毒性指人或实验动物连续较长时间(一般少于生命期的 10%)接触较大剂量的化学物所出现的中毒效应。慢性毒性指人或实验动物长期反复接触低剂量化学物所产生的毒性效应,这种毒性效应一般是不可逆的。

(一)试验目的与常用参数

亚慢性毒性试验主要目的在于观察亚慢性毒作用特点以及毒作用的特异靶器官,确定未观察到损害作用的最大剂量(NOAEL)和观察到有害作用的最低剂量(LOAEL),为慢性毒性试验剂量设计和观察指标选择提供依据。

慢性毒性试验主要目的在于通过一定途径长期、反复给予试验动物不同剂量的化学物,观察试验动物的慢性毒性作用特点,并通过剂量-反应关系确定无损害作用的最大剂量,为进行危险度评定提供毒理学依据。

(二)亚慢性毒性试验设计

1. 实验动物　一般选用大鼠和狗。大鼠每组每性别 10~20 只,狗 4~6 只。若试验要求在试验中期处死部分动物进行病理学观察,则每组动物数要相应增加。由于亚慢性试验周期较长,所以一般选择刚断乳的健康动物,大鼠不超过 6 周龄,狗不超过 9 月龄。动物经检疫后随机分配到各剂量组。

2. 染毒途径和期限　染毒途径应与人类实际使用和接触的途径相同。水和食品污染物首选经口染毒,空气污染物首选吸入染毒,农药可考虑经皮肤涂抹。经口染毒是大部分化学物最常见的摄入途径,可将受试物混入饲料或饮用水,也可灌胃给予。如果经灌胃染毒,则染毒时间尽量固定。如需多次给予受试物,则要间隔 6 小时以上。亚慢性毒性试验的期限不是固定的,可根据具体试验要求进行调整。一般大鼠为 3 个月,狗为 1~2 年。

3. 染毒剂量和分组 染毒剂量的选择应根据受试物毒性来决定。试验要求至少设 3 个剂量组和 1 个阴性对照组。最高剂量组应使试验动物产生明显的中毒症状,但不引起动物死亡,或者引起少量动物死亡(少于 10% 的动物数)。最低剂量组要求动物应无中毒反应。在高、低剂量组间设置 1 个中间剂量组。

4. 观察指标 染毒期间,每天应对实验动物进行 1 次以上的观察,包括体重变化、食物消耗、被毛改变、呼吸或循环障碍、运动或行为异常等。每周称重并记录摄食量。血常规和血液生化检查一般在染毒前、中期和染毒结束时检测。血常规检查包括血红蛋白定量、血细胞比容、红细胞计数、白细胞计数和分类、血小板计数等。血液生化检查有血糖、尿素氮、谷丙转移酶、谷草转移酶、肌酐、甘油三酯、胆固醇、白蛋白、球蛋白和总蛋白等。此外,还应进行病理学检查,对所有动物进行大体观察,包括外观、头颅、胸腹部及其脏器。对动物的脏器如肾上腺、脑、附睾、心脏、肾、肝、脾、睾丸、甲状腺、甲状旁腺、胸腺、卵巢和子宫等进行称重。对照组和高剂量组动物脏器要进行组织病理学检查,如果观察到剂量-反应关系,则所有剂量组动物均需进行组织病理学检查。

（三）慢性毒性试验设计

1. 实验动物 慢性毒性试验选择动物的条件与亚慢性毒性试验相同,应使用 2 种哺乳类动物。目前啮齿类动物首选大鼠,非啮齿类动物多选择狗或猴。啮齿类动物每组每性别最少 20 只,非啮齿类动物 4~6 只。如在试验过程中需要分批处死部分动物时,则应适当增加每组的动物数,啮齿类动物一般不少于 10 只。

2. 染毒途径和期限 染毒途径的选择与亚慢性试验相同。用大鼠进行慢性毒性试验时,期限通常为 2 年,狗一般为 7~10 年。

3. 染毒剂量和分组 慢性毒性试验要求至少设 3 个剂量组和 1 个阴性对照组。高剂量组应产生明显的中毒症状,但不引起太多动物死亡。低剂量不能引起任何毒性反应。中剂量应介于高剂量和低剂量之间,可以产生轻微的毒性,如血清酶水平的改变,或体重的轻度下降。

4. 观察指标 观察指标的选择应以亚慢性毒性试验结果为主要参考依据,包括体重、食物利用率、一般情况、实验室检查和病理学检查,并重点观察在亚慢性毒性试验中呈阳性结果的指标。

（四）亚慢性、慢性毒作用评价

在亚慢性和慢性毒性评价过程中,必须认真收集并分析试验期间的全部观察和检测结果,包括受试物剂量、行为异常、肉眼损害、靶器官、体重改变和死亡情况,并结合其他的一般毒性及特殊毒性作用,进行全面的综合分析。

通过亚慢性、慢性毒性试验可以确定靶器官及其受损情况,了解剂量-效应和剂量-反应关系,为进一步实验提供依据。亚慢性、慢性毒性试验主要是根据试验所获得的 NOAEL 来进行毒作用评价。另外,以 NOAEL 为基础,同时结合急性毒性试验、遗传毒性试验和繁殖试验等结果,可制定外源化学物的每日容许摄入量(ADI)和最高容许浓度(MAC)。

五、毒性替代试验

随着生物医学实验中 3R 原则(Reduction—减少,Refinement—优化,Replacement—替代)的倡导和实施,以及生物医学研究模式的转变,整体动物实验面临严峻挑战。替代整体动物实验的体外模型研究已成为毒理学发展的重要方向,它不仅是动物权益保护的需要,也是科学进步、社会经济发展的需要。

替代法是能够替代实验动物,减少动物使用数量或优化实验动物使用、减少动物痛苦的生物(如体外细胞、低等生物等)或非生物(如芯片、计算机模型等)技术方法。近年来,毒理学试验替代法研究十分迅速,体外替代试验已经涵盖一般毒性、特殊毒性、器官毒性等多种毒性终点,研究手段也从一般的细胞、组织培养延伸到基因组学、蛋白质组学、代谢组学以及计算机模拟辅助评价系统。在广泛研究的毒理学试验替代方法中,有些已通过相关权威机构的验证并被有关管理机构接受应用。

(一)急性毒性试验替代方法

在急性毒性研究领域中,经济合作与发展组织(OECD)已颁布了几种急性毒性试验替代方法的实验指南,包括:固定剂量法、急性毒性分级法和上-下移动法。固定剂量法和急性毒性分级法的结果可用于毒性分级,而上-下移动法可以估算 LD_{50} 及其可信区间,因而具有更广泛的用途。

1. 固定剂量法 固定剂量法的正式试验仅选择适当的剂量进行正式试验,而且不以死亡作为试验终点。试验分两个阶段,先进行预试验,选择 5mg/kg、50mg/kg、300mg/kg 和 2000mg/kg 4 个固定剂量,特殊情况下可增加 5000mg/kg 剂量。采用单性别 1 只动物循序进行,根据受试物的有关资料,从上述 4 个剂量中选择一个作为初始剂量;若无有关资料可作参考时,可用 300mg/kg 作为初始剂量进行预试验。其后,根据预试验结果选择一个能产生明显毒性效应但不引起死亡的剂量来进行正式试验。一般只需一个剂量,每个性别 5 只动物。实验结果依据《全球化学品统一分类和标签制度》(GHS)(第 1 版修订)进行急性毒性评价(表 3-3)。

表 3-3 急性毒性危险类别和定义各个类别的急性毒性估计值

接触途径	第 1 类	第 2 类	第 3 类	第 4 类	第 5 类
经口[mg/(kg·bw)]	5	50	300	2000	5000
经皮[mg/(kg·bw)]	50	200	1000	2000	
气体(ppm,V)	100	500	2500	5000	
蒸气(mg/L)	0.5	2.0	10	20	
粉尘与烟雾(mg/L)	0.05	0.5	1.0	5	

2. 急性毒性分级法 急性毒性分级法是分阶段试验法,每一阶段每性别仅使用 3 只动物(雌性,或更敏感的性别)。选择 5mg/kg、50mg/kg、300mg/kg 和 2000mg/kg 4 个固定剂量,特殊情况下可增加 5000mg/kg 剂量。根据死亡动物数,决定下一阶段以相同、较高或较低的剂量水平进行。平均经 2~4 阶段即可判定急性毒性。急性毒性分级法根据在某一染毒剂量下死亡发生的数量,通过生物统计学方法判定大致的 LD_{50} 值范围,依据《全球化学品统一分类和标签制度》(第 1 版修订)评价化学物的急性毒性及进行毒性分级。

3. 上-下移动法 上-下移动法应用序列剂量,每一步采用 1 只动物循序进行,根据第 1 只动物染毒后的反应决定第 2 只动物接受化学物的剂量。上-下移动法可用于估算 < 5000mg/kg 的致死剂量及其可信区间。该法根据动物的反应有不同的观察终点。所用剂量应从以下序列中选择:1.75mg/kg、5.5mg/kg、17.5mg/kg、55mg/kg、175mg/kg、550mg/kg、2000mg/kg 或 5000mg/kg,每一剂量通常为上一剂量的 3.2 倍。初始给药剂量应低于 LD_{50} 估计值。如果没有 LD_{50} 的相关资料,应从 175mg/kg 开始。美国环保局(Environmental Protection

Agency,EPA)还开发了相应的计算软件,使试验过程及 LD_{50} 的计算更为简化。

（二）皮肤刺激/腐蚀性替代方法

皮肤腐蚀是环境化学物作用于皮肤局部后引起的不可逆组织损伤,表现为表皮到真皮的可见性坏死。经 ECVAM 验证并被 OECD 正式列入化学物测试方法指南的替代试验包括以下 3 种:体外皮肤腐蚀—透皮电阻试验、体外皮肤腐蚀—人类皮肤模型试验和皮肤腐蚀的体外膜屏障试验。

1. **体外皮肤腐蚀—透皮电阻试验（TER）** 是一种评价环境化学物皮肤腐蚀作用的体外替代试验。采用 28~30 天大鼠分离的皮瓣建立两室测试系统,具有腐蚀特性的化学物会破坏正常皮肤的角质层完整性,并影响其屏障功能。如果角质层破坏,皮肤的电阻就会减小,通过对大量已知化学物的测定确定一个电阻界值（5kΩ）,以此判断受试物是否具有腐蚀特性。由于有些非腐蚀性的化学物可以改变角质层的离子通透性使电阻降低,因此,可通过染料结合步骤来确定离子通透性增加是否为角质层的物理屏障破坏所致。

TER 可有效区分皮肤腐蚀剂和非腐蚀剂。若受试物的平均 TER>5kΩ,或平均 TER≤5kΩ 且皮瓣未见明显损伤,平均染料含量明显低于阳性物（10mol/L HCl）处理后的含量,则可判定为非腐蚀物;若受试物的平均 TER≤5kΩ 且皮瓣可见明显损伤,或若受试物的平均 TER≤5kΩ,皮瓣未见明显损伤,但平均染料含量明显高于阳性物（10mol/L HCl）处理后的含量,则可判定为腐蚀物。

2. **体外皮肤腐蚀—人类皮肤模型试验** 是基于腐蚀性化学物能够通过扩散或者侵蚀穿过角质层,并对下层的细胞层具有细胞毒性的假设。人类皮肤模型可以自己建立,也可以直接购买商品化的产品。将受试物局部涂抹在至少由含有功能的角质层的在建表皮组成的三维人皮肤模型上,通过观察受试物在特定暴露期、特定的阈值水平下减少细胞活力的强弱来判断是否为腐蚀物。细胞存活率可以用 MTT、MTS、CCK-8 等实验测定。若 3 分钟暴露后,细胞存活率<50%,或 3 分钟暴露后细胞存活率≥50%,但 1 小时暴露后存活率<15%,则判定为腐蚀物;若 3 分钟暴露后,细胞存活率≥50%,且 1 小时暴露后存活率≥15%,则判定为非腐蚀物。

3. **皮肤腐蚀的体外膜屏障试验** 体外膜屏障试验系统由两部分组成:合成的高分子生物屏障和化学检测系统（CDS）。对膜屏障的破坏主要是通过屏障两侧的 pH 指示剂颜色的变化或其他指示剂某些特性的改变来确定,指示剂穿透的时间也是进行鉴定和分类的基础。膜屏障由蛋白质性质的高分子水性凝胶和具有渗透能力的支持膜两部分组成,常用的蛋白质凝胶由角蛋白、胶原或者蛋白质混合物形成凝胶基质,整个支持膜上的凝胶基质应该厚度一致、质地均匀。指示剂溶液应该与匹配试验中选择的一致,对于受试物具有检测能力。那些可以在受试物或者其他类型的化学和电化学反应存在时表现出颜色变化的 pH 指示染料或者混合染料（酚红和甲基橙）常用于检测系统。测量系统可以是视觉的,也可以是电子的。在测试过程中,选择与受试物同类或者同系的目前已知分级的化学物作为参比,通过观察记录腐蚀作用的时间后进行综合评价。

（三）皮肤吸收替代试验—皮肤吸收:体外方法

皮肤吸收的测试方法有体内试验和体外试验。体内方法可提供动物种属的化学物毒理学信息。体外方法可以应用无活性的皮肤或新鲜具有代谢活性的皮肤。无活性的皮肤仅能评价化学物的透皮扩散情况。新鲜制备的皮肤通常有代谢活性,不仅可用于评价化学物的皮肤渗透扩散情况,还可以研究化学物经皮代谢情况。这些方法可用于比较不同配方中化学物吸收进入皮肤或通过皮肤吸收的能力,也可作为评价人体经皮吸收的模型。

皮肤模型可来源于多种哺乳动物(包括人类的皮肤)。皮肤从机体切下后,其通透性仍可维持。将受试物(可放射标记)涂于皮肤样品表面,皮肤样品将扩散池的两室分开。化学物在皮肤上于特定条件下保持一定时间,之后用适当的清洗方法去除,在不同的试验时间点从接受液中取样测定受试物和(或)代谢物。受试物在皮肤上的残留也视为吸收,除非通过接受液的值单独能确定吸收。通过对其他部分(皮肤清洗物和残留在皮肤层中的)的分析可开展进一步评价,包括总的受试物清除和回收率。

结果分析时,应说明接受液的分析结果、受试物在试验系统的分布、随时间的吸收过程。当使用有限剂量暴露时,应计算皮肤清洗下的量和皮肤有关的量(如有分析时,还要有不同皮肤层的量)和接受液的量。皮肤吸收有时也可单独用接受液中的量表示。但当在研究结束时皮肤中若有受试物残留,需计算在总的吸收量中。

(四)皮肤致敏试验替代方法

致敏性的环境化学物刺激机体时,可引起局部引流淋巴结淋巴细胞增殖,因此可通过局部引流淋巴结淋巴细胞增殖情况来判断环境化学物的致敏性强弱。局部淋巴结试验周期仅需1周,且每组只需4只实验动物,是一种满足动物福利的皮肤致敏性试验替代方法。目前常用的有局部淋巴结试验—DA法和局部淋巴结试验—BrdU-ELISA法。

1. 局部淋巴结试验—DA法 淋巴结细胞的增殖情况与淋巴结细胞ATP总量成正比,而ATP与荧光素在荧光素酶的催化下可以发光,因此,可以通过测定化学物作用后淋巴结细胞生物发光强度来反映淋巴细胞的增殖情况,从而评价该化学物的致敏性。

试验推荐使用8~12周的雌性CBA/JN小鼠,每组至少4只。在第1~3天每天在小鼠耳背涂抹1%的十二烷基磷酸钠4~5次,再涂抹受试物,观察3天,第7天重复涂抹,于第8天末次涂抹后处死小鼠,采用发光法检测淋巴细胞ATP含量。采用刺激指数(SI)评价受试物的致敏性。SI为实验组和阳性组相对发光单位(RLU)与溶剂对照RLU的比值。SI≥1.8即表示致敏阳性,也可以进一步分析剂量-反应关系。同时测量双耳厚度评价皮肤刺激性,耳厚度增加不应超过25%。

2. 局部淋巴结试验—BrdU-ELISA法 BrdU具有胸腺嘧啶相似的结构,可代替胸腺嘧啶掺入到S期细胞新合成的DNA链内,是体内外细胞增殖的良好的标记物,通过定量测定细胞BrdU掺入,可以分析小鼠皮肤局部涂抹化学物后相应部位引流淋巴结淋巴细胞的增殖情况,从而评价化学物的致敏性。该方法采用了灵敏的ELISA检测技术,提高了实验的灵敏度,并可避免[3]H-TdR掺入法中的放射性污染。

试验推荐使用8~12周的雌性CBA/JN小鼠,每组至少4只。在第1~3天每天在小鼠耳背涂抹受试物,观察第4天,第6天腹腔注射BrdU溶液,24小时后处死小鼠,分离耳后淋巴结细胞,采用ELISA测定吸光度。采用SI评价受试物的致敏性。SI为实验组BrdU标记指数与溶剂对照BrdU标记指数的比值。BrdU标记指数为实验孔吸光度与空白孔吸光度的差值。SI≥1.6即表示致敏阳性,也可以进一步分析剂量-反应关系。同时测量双耳厚度评价皮肤刺激性,耳厚度增加不应超过25%。

(五)眼刺激试验替代方法

经ECVAM验证并被OECD正式列入化学物测试方法指南的眼刺激试验替代试验主要包括牛角膜混浊和通透性试验及离体鸡眼试验。这两种方法被推荐用于眼刺激性管理分类和标签管理的阶段测试策略的一部分,但不能完全有效替代兔眼刺激试验。

1. 牛角膜混浊和通透性试验 是一个在体外短期维持生理和生化功能的牛角膜的器官模型,利用从新鲜宰杀的牛眼分离的角膜,通过测定诱发离体牛角膜混浊和渗透性增加来评价受试物的眼腐蚀性和严重刺激性。小心采集健康食用牛的眼角膜,并仔细检查是否有缺陷或损伤。角膜经固定后,给予受试物处理。液态及表面活性剂一般与角膜接触 10 分钟,非表面活性剂的固体一般以 20%的溶液或混悬液进行试验,特殊情况下,固体可以直接涂于角膜表面,接触时间为 4 小时。暴露结束后,测定每个角膜的混浊度和渗透性。混浊度以穿透角膜的光的量来表示,可借助于混浊度测定仪来定量测定,可测得混浊度值。渗透性以荧光素钠染料渗透所有角膜细胞层的量来表示,通常用紫外/可见分光光度计定量测定。采用体外刺激得分(IVIS)来评价,IVIS=平均混浊度值+(15×平均渗透性 OD_{490} 值)。IVIS ≥ 55.1 的受试物确定为腐蚀或严重刺激。

2. 离体鸡眼试验 离体鸡眼试验(ICE)是一个在体外短期维持的鸡眼的器官模型,采用离体鸡眼角膜作为实验材料,根据角膜接触受试物的毒性效应来评价受试物对眼的腐蚀性和严重刺激性。

小心采集健康食用鸡的眼球,并仔细检查角膜是否有缺陷或损伤。眼球经固定后,给予受试物处理。液态受试物应保证角膜表面均匀与受试物接触,标准体积为 0.03ml;固体受试物经研磨成粉剂后均匀与角膜接触,标准量为 0.03g。短暂接触(一般为 10 秒)立即用等渗盐水清洗眼睛。与处理前、处理后清洗 30 分钟、75 分钟、120 分钟、180 分钟、240 分钟后测定角膜混浊度、水肿、荧光残留和形态学效应。按照相关标准,分别评价每一终点的 ICE 分类,然后再综合各终点的 ICE 分类对受试物进行刺激性分类。

第四节 环境毒理学的应用

环境毒理学是毒理学、环境科学、环境卫生学等学科的交叉学科,侧重研究环境化学物的体内过程(吸收、分布、代谢、蓄积、排泄)、毒效应性质和强度、毒作用靶点/靶器官/靶组织、毒作用机制等,为环境化学物的安全性评价、危险度评定和管理、卫生限值制定等提供基础数据,结合环境科学、环境流行病学等研究结果,为环境相关疾病及健康危害、环境监测、污染物防治等提供理论依据和技术支撑,具有广阔的应用前景。

一、在环境化学物毒理学评价中的应用

对环境化学物的毒性评定和安全性评价是环境毒理学研究的内容之一。环境毒理学可为环境化学物的毒性(一般毒性和特殊毒性)进行评价,明确化学物的体内动力学、毒效应性质及强度、靶毒性及其毒作用机制,并在此基础上进行环境化学物的毒理学安全性评价、危险度评定和危险性管理与交流。

1. 毒理学安全性评价 主要通过体内、体外试验,结合人群暴露资料,阐明受试物的毒性和潜在危害,决定其能否进入市场,达到确保人群健康的目的。随着环境中新型污染物的不断涌现,安全性评价日显重要。由于外源化学物的种类、用途、使用方式、暴露途径及程度等的不同,安全性评价的程序与内容也有所侧重,通常遵循分层或分阶段试验、成组或组合试验的原则。为筛检化学物对特定系统毒作用及其终点效应时,也可选择专用实验方案。在对受试物鉴定,了解其理化特性,进行文献复习和构-效关系评定的基础上,进行第一阶段试验:急性毒性试验、局部毒性试验(如皮肤、眼和黏膜刺激试验等)和短期重复剂量毒性试

验(如28天喂养试验等)。第一阶段试验结束后可直接进入第二阶段试验:亚慢性毒性试验(如90天喂养试验等);亦可通过遗传毒性试验:Ames试验、哺乳动物细胞基因突变试验、染色体畸变试验、微核试验、显性致死试验、程序外DNA合成试验、姐妹染色单体交换试验(SCE)、转基因动物致突变试验等后,再进行亚慢性毒性试验,其中遗传毒性试验常需3~4个试验成组进行;也可通过代谢试验/毒物代谢动力学试验再进行亚慢性毒性试验。第一阶段、第二阶段试验结束后,根据试验结果、受试物种类和用途、人群可能的暴露途径和水平等,决定是否进行第三阶段试验:生殖毒性试验、致畸(发育毒性)试验、慢性(长期)毒性试验以及致癌试验。通过系列毒性试验,根据受试物的毒作用性质、特点、剂量-反应关系,尽可能结合人群暴露监测、环境流行病学调查、中毒事故调查及志愿者试验等资料,通过综合分析确定其安全性。

2. 危险度评定　通过毒理学研究和毒性试验,结合流行病学调查资料,系统、科学地表征环境化学物暴露对人类和生态的潜在危害作用,并对产生这种危害作用的证据强度或充分性进行评定,对与风险评估相关的不确定性进行评价。危险度评定已成为管理毒理学的重点和核心,其基本原理和方法已被许多国家和国际组织机构广泛采用,主要包括4个步骤:危害识别、剂量-反应评定、暴露评定/接触评估和危险度表征。危害识别是危险度评定的定性阶段。主要依据构-效关系(structure activity relationship,SAR)分析、体外和短期毒性试验、整体动物实验、现场监测和人群流行病学资料,确定环境化学物暴露对人群健康是否产生损害作用。剂量-反应评定是危险度评定的定量阶段。主要依据阈值法、非阈值法、生物剂量-反应关系模型(biologically based dose responsemodels,BBDR)和生理毒物代谢动力学模型(physiologically based toxicokinetics,PBTK)研究资料,阐明环境化学物暴露水平与人群中有害效应发生率之间的关系。暴露评定是通过对现场和个体采样监测,定性定量评定外源化学物暴露来源、类型、途径、水平、频率、持续时间和内剂量(到达靶组织的量)。危险度表征是对危害识别、剂量-反应评定、暴露评定的综合分析与结论,明确外源化学物暴露对人群健康产生损害作用的方式、性质、程度、发生率、易感人群特征以及所有证据的充分性。

3. 危险性管理与交流　通过安全性评价和危险度评定,依据公共卫生、经济、社会、政治、文化等各方面因素进行利弊分析和综合评价,提出或发展适宜的外源化学物危险性管理措施,包括制定相应的法令、法规和条例等。2003年,WHO公布了《全球化学品统一分类和标签制度》(GHS);2007年,欧盟推出《关于化学品注册、评估、许可和限制制度》(REACH);中国也先后颁布了《环境保护法》《农药管理条例》等;为执行WHO的GHS制度,2006年,国家质检总局发布了"化学品分类、警示标签和警示性说明安全规范"系列标准(GB 20576—2006~GB 20602—2006)。危险性管理的内容主要包括管理措施的决策与实施、必要的监控和周期性评定。危险性交流旨在宣传贯彻有毒物质管理不追求零风险,而是通过风险最小化达到效益和风险比最优化的理念,是在危险度评定者、危险性管理者、接触人群和其他有关各方之间进行外源化学物危险性以及与危险性相关的信息和观点交流的过程。危险性交流贯穿危险性分析的各个阶段,是明确危险性问题,制定、理解和实施最佳危险性管理措施的必要而关键的途径。

二、在环境监测中的应用

环境监测的传统方法主要是采用化学分析方法和物理分析方法直接测定环境介质中污染物的含量和强度,从而了解环境是否受污染及污染的水平。这类方法在掌握环境污染状况上无疑具有重要意义,但在了解对人群健康可能造成的近期和远期影响方面只能间接判断,不能直接给出污染引起的生物学效应。近年来,运用毒理学研究成果和方法建立了一些生物监测方法,已逐步成为环境监测和人群健康影响评价的重要方法,将成为今后环境监测的重要发展方向。环境毒理学在环境监测中的应用主要可分为以下两类:

1. 现场生物监测,以评价环境污染状况 主要通过对环境的植物、动物或微生物进行细胞遗传学或分子毒理学的直接检测:①植物细胞遗传学监测:国际组织推荐采用紫露草四分体微核试验、紫露草雄蕊毛突变试验、蚕豆根尖细胞有丝分裂染色体畸变试验,建立全球性的生物监测网以监测大气和水体的污染。这些方法经济、简便、快速、测试结果有效可靠,可直接用于现场测试。②水生生物的生物毒性监测:水体污染物的富集会对水生生态系统造成影响,有些毒性物质在很低浓度水平时即可显示出对生物体强烈的毒害作用,因此,以水生生物为受试对象的生物毒性测试能弥补理化检测方面的不足。传统的生物毒性监测以水蚤、藻类或鱼类等为受试对象,可以反映环境化学毒物对生物的直接影响,因此,在水污染研究中,它已成为监测和评价水体环境的重要手段之一。近年来,随着微生物固化技术的发展,微生物传感器检测生物毒性已显示出诱人的前景。目前大多数传感器都是利用单一微生物作为生物识别元件,其优点是生物量容易控制,不同实验室间的检测结果容易比较,但是检测污染物范围相对狭窄,难以反映污染物毒性的真实情况,今后的研究重点是开发微生物传感器的复合应用功能,即采用混合菌株(如活性污泥)或通过修饰微生物遗传物质,引入报告基因系统,使同一细胞具备多种污染物功能的菌株作为传感器的敏感材料。近些年,陆续建立了一些新的生物模型或生物指示剂,用于初步评价环境污染,如基于污染物对代谢酶(如细胞色素 P450 酶)的诱导和抑制效应的原理,采用带有 GFP 的转基因斑马鱼,依据荧光强弱来评价水体的污染,不失为一种有效手段。③污染土壤微生物的分子生物学监测:土壤中含有大量的微生物,这些微生物往往对土壤的污染较为敏感,可以通过监测土壤中的微生物反应,如微生物数量、细菌谱、对有机物代谢酶活性等来评价土壤污染。

2. 环境样品的生物测试 收集空气、水和固体废弃物等环境样品进行生物测试,以了解环境是否受污染。环境样品的收集和制备方法,视不同地区、污染程度、污染物的特征及环境介质等的差异,经浓缩、萃取等不同处理,既可对环境样品的混合物进行测试,也可分离成单个污染物后进行测试。生物监测的基本任务包括以下 4 个方面:①对环境中各种生物指标进行定期的或临时的监测,了解污染对生物的直接危害、潜在影响及其发展趋势,掌握其综合污染效应,鉴别和测定污染的类型和程度,特别是致癌、致畸、致突变等;②对排入环境的各种污染物进行监视性监测,为污染源治理和排污收费以及国际交流等提供科学依据;③通过对自然水体及污染水体长期累积的监测资料及趋势分析,为政府部门执行各项环境法规、制定和修订标准、开展科学研究及环境管理工作提供依据;④开展生物监测技术研究,为农村生态、城市生态研究及国土整治、净化环境等宏观决策服务。

环境样品的生物测试方法很多,涵盖了毒理学的各种方法,包括整体动物、体外培养细胞和器官等都可用于测试,测试的重点包括一般毒性、免疫毒性、"三致"性、生殖和发育毒性或其他特异器官的毒性等。目前多采用遗传毒理学方法进行测试,包括 Ames 试验、人体外周血淋巴细胞 SCE 和染色体畸变分析、小鼠骨髓微核试验和染色体畸变分析、果蝇伴性隐性致死试验等。我国不少地区都对水源水和饮用水的致突变性进行了监测和研究,积累了大量资料,有的已为水源水的治理、三致物(致癌物、致畸物、致突变物)的去除等预防措施提供了重要依据,如黄浦江中有机物的检测,通过监测水中混合有机物致突变性来评价其致癌危险性。运用毒理学的生物测试方法监测和评价大气环境质量已在国内外广泛开展。如发现空气悬浮颗粒物中有机提取物的致突变和致癌性的强弱和污染程度明显相关,这些提取物可诱发小鼠皮肤癌并在小鼠皮肤、肝、肾中检测出 DNA 加合物,为空气颗粒物的危害评估和控制提供了重要依据。

彗星试验是一种检测真核细胞 DNA 损伤的技术,快速、低成本、适用于几乎所有真核细胞,因此常应用于遗传毒理学、辐射生物学、肿瘤细胞学、毒性检测等方面。在水环境毒性监测中更具意义的是应用于废水的检测,尤其是对工业废水的监测。随着现代工业的迅速发展,实际水体和排放水体中的致癌物、难降解物质、重金属等有毒化学物的种类和含量大大增加,对环境影响很大。逐一检测各个污染物的毒性和含量相当繁琐且没有必要。综合毒性的测量手段应运而生,又以敏感度高、灵活快速的彗星试验应用广泛。植物彗星试验是彗星试验的另一重要分支,凭借更高的敏感性、样本的选择性更强、应用规模更广的特点同样得到了研究者的青睐,大量应用于土壤环境的毒性检测。

斑马鱼是一个相对"年轻"的模式生物,应用于生态毒理学研究及环境监测领域,具有节约费用、易于饲养、节约空间等诸多优点。斑马鱼的急性毒性试验通常用于评价环境污染物包括工业废水、农药、杀虫剂、除草剂、洗涤剂等物质的风险,被很多国家用作常规的废水检测模型。由于其胚胎和成鱼的急性毒性结果一致性很好,胚胎在毒性试验中的应用更能节约试验时间及成本,德国废水收费法案中已要求把鱼类急性毒性试验替换成斑马鱼胚胎毒性试验(FET)。斑马鱼作为慢性毒性试验模型具有显著优势,由于其繁殖量大及周期短等优点能有效地节约试验成本及时间,更重要的是化学物在流水暴露条件下更贴近于真实水体环境。因此,在水体无机物重金属离子、有机污染物、环境类雌激素等有毒物质低浓度、长时间暴露试验中备受关注。OECD 还专门制定了关于鱼类 14 天延长毒性试验的标准试验方法和观察化学物干扰鱼类内分泌系统的 21 天鱼类试验方法。近年来,随着转基因斑马鱼品系的建立,用于环境监测的优越性日益体现出来。转基因斑马鱼用于环境监测比野生型的更加快速、灵敏、方便,能够反映不同污染类型。在不久的将来,转基因斑马鱼将会成为环境和水质监测的"哨兵"生物。

三、在人群健康影响研究中的应用

环境毒理学和环境流行病学无疑是研究环境污染物对人群健康影响的重要方法,两者互为补充、互为验证,可为环境污染物的健康危害提供科学有力的证据。环境与健康的研究常采用宏观和微观相结合的研究方法,宏观研究应用环境流行病学的方法,而微观研究则基于环境毒理学的研究策略。由于环境作用因素的多样性、作用方式和作用机制的复杂性,仅靠环境流行病学研究尚不能达到研究目标,必须通过环境毒理学的研究来阐明污染物在体内的动态变化、代谢途径及对机体的作用特点和机制等。环境毒理学的研究方法具有多种可以弥补环境流行病学方法局限性的优点:①可根据研究目的和要求,人为地控制暴露水平和强度(包括污染浓度和暴露时间),并能使研究因素单一、准确,避免了人群调查研究中存在的众多干扰因素;②效应观察指标不受限制,能利用实验动物的任何组织和器官,从分子到整体动物水平来观察各种效应,以便了解机体内的靶点及作用机制;③可应用特殊基因型的细胞、转基因动物等实验材料,引入相关学科的新技术,更有利于研究的深入。由于这些优点,许多环境卫生标准和环境危险度评价的剂量-反应关系的资料及作用机制的解释都是由毒理学研究提供的。但环境毒理学方法的缺点也是显而易见的,主要是实验动物和人体在代谢和反应性上的差异,应用时必须谨慎,如"反应停"和砷对常用实验动物的致畸性和致癌性分别为阴性结果,但不能认为其对人无致畸性和致癌性。由于环境流行病学和环境毒理学研究方法的互补性,因此必须联合应用,相互补充。

基于环境毒理学的研究优势,其在环境与健康研究中的应用日趋广泛,主要有以下几个方面:①确认常见环境污染物的健康危害效应:对于在环境流行病学研究中观察到的污染物对人群健康危害的现象或线索,可以通过环境毒理学研究予以验证和确认,其中剂量-反应关系、剂量-效应关系是核心。②预测新的环境污染物的毒性效应或发现常见污染物新的毒效应类型:对于新上市的环境化学物或环境中的新型污染物,可以通过环境毒理学研究,获得一系列毒性资料,对其在环境中所致人群健康的潜在危害进行预测和评估,有利于该类污染物危害的防治;此外,随着现代毒理学理论和技术的不断发展,通过环境毒理学研究可以发现常见污染物新的毒效应,特别是致畸、致癌、致突变效应,完善这些污染物的毒性资料并为污染控制提供依据。③完善污染物的体内动力学数据:通过环境毒理学研究,可以有效阐明环境污染物在体内的过程,特别是在体内的生物转化、体内蓄积、靶分布等,发现一系列生物标志,为环境污染物的毒效应机制和健康风险评估提供依据。④有利于阐明环境污染物的联合效应及环境-遗传交互作用:环境中的污染物种类繁多、作用复杂,无法通过环境流行病学研究予以阐明,但通过环境毒理学采用联合暴露结合计算毒理学(如 QSAR)等技术,可以有效地明确污染物的联合作用类型及强度;此外,基于分子生物学和组学技术的环境毒理学研究,通过研究环境暴露与基因/蛋白的调控、表达以及功能研究,可以明确环境污染物与遗传/表遗传的交互作用及其对健康的影响;还可以通过基因变异的功能研究,验证人群健康危害的遗传易感性,为精准预防提供线索。⑤环境毒理学可以为环境与健康研究提供新的技术、模型和指标:包括基因芯片、DNA 微阵列、芯片实验室、蛋白芯片、组织芯片、细胞芯片、表型芯片等的生物芯片技术;蛋白质组技术平台、代谢组技术平台、发光技术、干细胞培养技术等;此外,各种模式动物和转基因动物模型也被不断地应用到环境毒理学的研究中;这些技术、方法、模型将为环境毒理学的应用提供更多手段,不断开辟新的研究领域;通过这些技术和方法,可以有效发现敏感、特异的生物标志,为环境污染物的早期健康危害监测和预防提供了重要手段。

四、在制定环境卫生基准和多介质环境目标值中的应用

环境卫生基准是一个基于不同保护对象的多目标函数或一个范围值,是制定环境卫生标准的科学依据。环境卫生标准规定的污染物容许剂量或浓度原则上应小于或等于相应的基准值。毒理学试验是研制环境中有害物质卫生标准的基本方法之一。特别是对于一种尚未进入或新进入环境中的化学物,由于缺乏人群流行病学资料,毒理学研究资料就成为制定最高容许浓度的主要参考依据。通常,制定环境污染物质最高容许浓度较完整的毒性试验包括急性毒性、亚慢性毒性、代谢情况、慢性毒性和特殊毒性(包括致突变、致癌、致畸作用、生殖毒性等),根据上述毒理学资料,以最敏感指标确定的最大无作用浓度(或阈剂量)作为外推到人体暴露安全剂量的基础,再根据受试物的毒作用性质和特点,按一定的方法外推,换算成不同环境介质中的浓度,提出环境中污染物最高容许浓度的基准值,供管理部门作为制定卫生标准的依据。我国以往制定的环境卫生标准中以毒理学研究资料作为主要依据的占有相当大的比例,这些环境卫生标准在卫生监督执法和卫生管理上发挥着关键作用。

环境卫生基准的核心是剂量-效应关系,其推导过程是利用污染物在环境中的分布水

平、对生态环境和人体健康的效应,在大量毒性数据的基础上,利用风险评估的方法获得基准值。传统的毒理学研究对象主要针对生物个体,缺乏从种群、群落以及生态系统等宏观尺度水平上研究污染物的生物效应机制,而环境基准的保护目标是整个生态系统,因此从研究污染物对单物种的毒理效应,上升到污染物对种群、群落乃至整个生态系统的毒理效应,是环境基准发展的必然要求。此外,传统的环境污染物毒性评价一般使用脊椎动物、哺乳动物或藻类等动植物进行急性和慢性毒性试验来研究,这些方法一般耗时较长,而且得出的实验结果往往不够精确,不能说明污染物的作用机制和原理。随着对毒性机制认识的不断深入,一些现代技术方法如基因探针、分子生物标志等将逐渐被采用,通过快速检测污染物与生物靶分子 DNA、RNA 以及细胞和器官的变异特征指标来研究污染物的毒性效应将是毒理效应研究的必然手段。另外,基于动物福利的要求以及 3R 原则,采用体内外模型进行毒性数值预测的方式也是基准研究的重要手段之一。

环境系统中存在着复杂的物理、化学及生物联合作用和反应过程,排放到环境中的污染物会在多种环境介质之间进行分配,同化学污染物有关的各种环境影响因素与这些污染物在不同环境介质单元中的浓度水平和停留时间关系密切。由于多介质环境的存在,在进行环境质量评价、污染物的危险评估及对生物体的暴露分析时,需要关注污染物排放到多介质环境中对人体及生态环境的影响。美国 EPA 已公布了 600 多种化学物在各种环境介质(空气、水、土壤)中的含量及排放量的限定值,并已在美国环境影响评价中广泛应用。该限定值被称为多介质环境目标值(multimedia environmental goal, MEG)。环境化学物含量低于 MEG 时,被认为不会对人类及生态系统产生有害影响。

MEG 包括周围环境目标值(ambient multimedia environmental goal, AMEG)和排放环境目标值(dischargemultimedia environmental goal, DMEG)。其中,AMEG 表示化学物环境介质中可以容许的最大浓度,生物体与这种浓度的化学物终生接触都不会受到有害影响;DMEG 是指生物体与排放流短期接触时,排放流中的化学物最高容许浓度,这种浓度的污染物不会对人体或生态系统产生不可逆转的有害影响,也称最小急性毒性作用排放值。MEG 值分别由阈限值、推荐值以及经验数据确定,此 3 种值互为补充,取其较小的保守值。多介质环境目标值是以最基础的毒性数据为依据,而且数据来源均为国际公认权威机构公布,在某些化学物的环境质量标准未建立之前,可对大量环境数据做分析评估,作为综合环境评价依据的替代值,是一种经济适用、合理的评价依据及可选方法。然而在运用多介质环境目标值评价复杂的混合物时,尚未考虑协同及拮抗作用,对其安全系数也还需进一步探讨,所以上述推荐值还有待于在实践过程中不断修正和完善。

五、在阐明环境疾病病因和发病机制中的应用

环境污染物被机体吸收后在全身各组织中分布,同时发生代谢转化、排泄,最后在靶器官中达到一定剂量的化学物与该器官相互作用以后,才出现毒性反应。研究污染物的毒性反应和中毒机制有助于了解环境污染物对人类或非人类造成损伤的原因,从而针对性地提出预防和控制措施。20 世纪的公害事件,如水俣病、痛痛病等,多是基于环境毒理学结合环境流行病学研究进行病因推断的。我国科研工作者在对云南省宣威地区居民肺癌高发原因研究中,应用环境毒理学研究方法对当地燃煤烟尘和燃柴烟尘进行了长时间(10 余年)的系列研究,采用了一整套毒理学的实验方法,包括对当地燃煤和燃柴的烟尘、可吸入尘和不同粒径(1.1~7.0μm)颗粒物分别进行了致突变性试验(Ames 试验、CHO-SCE 试验)、两阶段小

鼠皮肤致癌试验、整体动物长期致癌试验(小鼠皮下注射致癌试验、大鼠气管染毒致癌试验和动物现场吸入暴露试验以及小鼠肺组织现场吸入暴露试验),以及小鼠肺组织 B(a)P-DNA 加合物等试验,明确了当地燃煤烟尘具有很强的致突变性和致癌性,为探寻宣威肺癌高发的病因提供了重要的实验证据。再结合环境流行病学研究以及环境化学分析,最后阐明了宣威燃煤空气污染是当地居民肺癌高发的主要原因。该项研究成果在国内外产生了相当大的影响。

机制毒理学是毒理学的重要组成部分,机制研究在阐明环境污染物所致健康危害的机制中发挥了至关重要的作用。机制信息为解释描述性毒性资料、评估环境污染物引起的有害效应、确定预防和拮抗毒性效应的方法、设计危害程度较小的化学物以及开发对靶生物具有良好选择毒性的杀虫剂等方面提供了合理基础。环境污染物引起的机体危害取决于污染物的暴露剂量和途径。污染物引起的有害作用可发生在毒动学和毒效学的过程中,并且机体还有一系列的抗损害作用,这两个过程往往同时存在。由于存在多种潜在的污染物以及许多可能受损害的生物学结构和过程,因而也存在各种可能的毒效应,相应地存在各种不同毒作用机制。常见的过程是当转运到靶部位的化学毒物与靶分子反应时,所引起的细胞功能失调本身就是毒性的表现。有时一种环境污染物并不是与特定的靶分子反应,而是对生物学环境(微环境)产生有害的影响,引起分子、细胞器、细胞或器官等不同水平的功能失调,导致毒效应。复杂的毒性途径涉及更多阶段,包括污染物转运至一个或多个靶部位、污染物与内源靶分子交互作用、引起细胞功能和(或)结构紊乱、启动分子、细胞和(或)组织水平的修复机制,当污染物引起的紊乱超过修复能力或修复功能低下时,就会出现毒性效应。机制毒理学的研究有利于阐明环境污染物对机体损害的机制,并为环境相关疾病的病因提供科学依据。在此基础上,发现一系列接触性、效应性和易感性生物标志,为环境所致健康危害的评价及防治奠定基础。生物标志可以揭示环境样品和生物体内污染物的浓度与毒效应的关系,提供污染物的暴露与效应检测最灵敏的指标。此外,还可以用于环境健康的风险评价,作为污染物长期毒效应的早期预警。理想的生物标志应具备化学特异性、微量鉴定、试验费用低、检验快速,与环境样品中的污染物存在量的相关性等。因此,寻找理想的生物标志是环境毒理学、环境监测、环境卫生及环境医学领域研究的热点之一。

随着工农业发展,越来越多的人工合成化合物进入环境,这些化合物经过复杂的迁移、转化、归趋过程,最终达到一定的暴露浓度,对生物圈(包括人类)产生各种各样的毒效应。通过实验方法对化学物进行全面的危险性评价是一个费钱耗时的过程,而定量结构-活性关系(QSAR)既可对化学物的暴露水平做出预测,又可对其毒效应做出评价,为化学物危险性评价提供了一种简便实用的方法。QSAR 定量描述有机物的分子结构与其活性(反应活性和生物活性)之间的关系,不仅可以预测有机物的化学行为,而且使计算机辅助设计合成具有特定生物活性的有机分子成为可能。QSAR 的研究也进一步促进了分子结构研究的深入,取得了一系列重要的突破。QSAR 法用于环境化学和环境毒理学领域只是最近几十年的事,却取得了引人瞩目的成绩。有机污染物在环境中的行为,尤其在生物体内的富集和致毒是环境化学和环境毒理学的主要研究方向之一。QSAR 法可以从已有的海量资料中最大限度地提取环境污染物结构-活性关系的相关信息,有望成为阐明环境相关疾病病因及其机制的重要手段,具有广阔的发展前景和巨大的应用价值。

六、在环境风险评价中的应用

随着环境化学、环境医学、环境毒理学和生态毒理学的发展,研究污染物对人体健康和生态环境的危害逐渐为人们所重视,环境风险评价的研究内容和方法随着这些基础学科的发展而不断发展,环境毒理学在其中的应用日显重要。

1. 在建设项目环境风险评价中的应用　建设项目环境风险评价是指对某建设项目的兴建、运转,或是区域开发行为所引发的或面临的环境问题对人体健康、社会经济发展、生态系统等所造成的不确定性的风险可能带来的损失进行评估,并提出减少环境风险的方案和决策。目前,建设项目环境风险评价的重点集中在与经济开发项目相关的各种危害,包括有毒有害化学物质、放射性物质、易燃易爆物质、危及生命财产的机械设备故障、大型构筑物故障(如水坝)和生态危害(如富营养化)等方面。其中有毒有害化学物的环境毒理学和生态毒理学数据是用来作为评价的重要依据。例如,有毒有害化学物对人类和环境生物(包括水生、陆生动植物)通过不同途径(经口、经呼吸道、经皮)毒性大小,其对环境影响程度,是否存在遗传毒性及遗传毒性后果如何等。

2. 在污染物的环境风险评价中的应用　污染物的环境风险评价是确定某种化学物从生产、运输、消耗到最终进入环境的整个过程中,乃至进入环境后,对人体健康、生态系统造成危害的可能性及其后果。对化学物进行环境风险评价,不仅要从化学物的生产技术及产量、化学物的毒性等方面进行考虑,而且应考虑人体健康效应、生态效应以及环境效应。例如,油轮在海上行驶过程中由于石油泄漏造成海水污染,通过这一污染事件对海洋生物如鱼、虾、贝等的生态毒理学研究,以及石油污染对哺乳类实验动物的遗传损伤等环境毒理学研究,以探讨这一污染事件是否能够直接或间接地对人群造成遗传损伤。

目前的建设项目环境风险评价尚处于研究和发展阶段,还没有形成统一、完善的理论体系,评价方法和内容不全面、深度不够,相关的研究实例及经验较少。此外,我国环境风险评价制度本身还不完善,大多数环境影响报告书只是关注有毒化学物或放射性引发癌症的风险,而忽略了其他重要的因素,如发病率、致死风险、累积影响、代际影响和更大范围内决定健康的因素等。目前,我国新化学物及农药申报登记制度要求必须在国内开展环境毒理学和生态毒理学的数据资料,但还没有将化学物及农药的环境风险评价纳入到申报必备环节。将风险评价从概念性的研究转化为可供管理决策部门使用的手段,将会是环境毒理学和生态毒理学研究的重要任务之一。

（王守林）

参 考 文 献

1. 黄吉武,童建.毒理学基础.第 2 版.北京:人民卫生出版社,2016.

2. 李永峰,王岩,赵平.基础环境毒理学.哈尔滨:哈尔滨工业大学出版社,2013.

3. 孙志伟.毒理学基础.第 7 版.北京:人民卫生出版社,2017.

4. 王心如.毒理学实验方法与技术.第 3 版.北京:人民卫生出版社,2012.

5. 彭双清,郝卫东,伍一军.毒理学替代法.北京:军事医学出版社,2009.

6. 彭双清,保罗·卡迈克尔.21 世纪毒性测试策略:理论与实践.北京:军事医学出版社,2016.

7. Klaassen CD.Casarett & Doull's Toxicology-The Basic Science of Poisons(7th Edition).New York:McGraw-Hill Medical,2008.

第 四 章

环境污染物的遗传毒性、
致癌性和发育毒性

环境污染物的致突变性、致癌性和致畸性是对人类和其他生物的严重危害。首先,这类毒性后果严重,且通常是不可逆的;其次,与急性和慢性毒性不同,它具有特异性,如无此类作用的污染物即使剂量再高通常也不会引起这类毒性。因此,此类作用又称为"特殊毒性"和"三致作用",一直受到人们的高度关注,也是污染物危害防治研究的重点。

第一节 环境污染物的遗传毒性

目前已知,无论是由环境污染所致生态平衡破坏,还是对人体健康的直接危害都与遗传物质的改变有密切关系,因为遗传的稳定是生态平衡和人类健康的基础。因此,阐明环境污染对遗传物质的影响及其机制,已成为揭示其对生态平衡和人类健康影响的重要切入点,成为评价环境污染对生物的有害作用、防治效果和为防治措施提供科学依据的重要内容。

一切生物本身都具有遗传和变异的特性。遗传使物种保持相对稳定;变异则使物种的进化成为可能,其实质是在环境因素的作用下,机体在各种形态、生理等各方面获得了某些并非来自亲代的一些新的特征;如果没有遗传现象,世界上的各个物种就不可能一代一代地连续下去;同样,若没有变异现象的存在,地球上的生命只能永远停留在最原始的类型,也不可能构成形形色色的生物界,更不可能有人类进化的历史。所以说遗传与变异的矛盾是生物发展和变化的主要矛盾,在生物进化过程中起决定作用。荷兰植物生理学家和遗传学家窦佛里斯(de Vries,Hugo 1848—1935)根据在 1886—1899 年所进行的红杆月见草的杂交试验结果,在 1901 年发表了突变学说《Die Mutations theorie,1901》,首次提出突变(mutation)这一术语和生物的进化是因突变产生的理论。1927 年,遗传学家缪勒(Müller)发现 X 射线可以造成"基因"突变,并且确定了这些突变发生在染色体上,而且可以遗传给后代;他还提出了"突变率"的概念,发明了用果蝇进行检测的方法。为此,将缪勒的发现作为诱发突变(induced mutation)研究起始的标志。1942 年,Auerbach 和 Robson 首次发现芥子气(烷化剂)可以对果蝇产生诱变作用,由此开始了化学物诱变作用的研究。随着日常接触的环境理化因素以及药物中具有诱变作用的化学诱变物不断被发现,肿瘤和先天畸形等疾病与理化因素关系的揭示,环境因素的诱变作用受到人们关注。20 世纪 70 年代初,Millers 和他的同事发现化学致癌物可在体内和体外与 DNA、RNA 和蛋白质反应形成稳定的共价结合,并建立了一种基于啮齿动物的肝微粒体酶制剂(S_9)体外代谢系统(Malling 和 Frantz,1973);1973 年,AmesBN 首创一种用细菌的回复突变作为观察指标的快速简便的检测诱变物质的方法,并发现当时已知的动物致癌物大约90%具有诱变作用。由于上述两个事件,进一步为检测和评价化学物的致突变性和预测筛选致癌性奠定了可靠的基础,并使检测化学物的致突变和筛选致癌性变得简便可行,为评价化学物致突变性和致癌性的应用成为可能,加之当时人们认识到工业发达后某些物质的扩散是对人类遗传的潜在危害,于是迅速形成一个研究环境因素对机体遗传物质损伤及其后果的分支学科,即遗传毒理学(genetic toxicology)。1973 年 5 月,国际环境诱变剂学会联合会(International Association of Environmental Mutagen Societies,IAEMS)成立,标志着遗传毒理学科的诞生。2013 年更名为国际环境致突变作用和基因组学学会联合会(International Association of Environmental Mutagenesis and Genomics Societies,IAE-MGS)。此后,诱变作用开始纳入各国管理机构对各类新化学品的安全性或危险性评价中。

目前已知突变(mutation)是一种遗传状态,是可以通过复制而遗传的 DNA 结构的永久性改变。突变是以一定概率发生的偶发事件,任一生物的任一个体都以一定的突变率发生某种突变;高等生物中基因的自发突变率大约为几个至几十个/百万个配子,V_{79}细胞的自发突变率为 $3.5/10^3 \sim 8.4/10^6$,MNNG 0.5mg/ml 诱发突变率染毒当天为 $17.1/10^6$,染毒第 6 天为 $399/10^6$。突变的发生率可受内外环境中诱变剂和抗诱变剂的影响。突变可通过回复突变、突变细胞死亡、流产等方式恢复或消除。突变具有可遗传性,可通过复制遗传给子细胞,生殖细胞的突变可传递给子代。由于目前人们尚不能在短时间内判断环境因素所致的某种变异对人类或其他生物是有利还是有害,也无法控制环境因素所致的遗传物质的改变只向有利的方向发展,而且在多数情况下对大多数生物个体而言,短期内过高频率的遗传物质改变往往是有害的。因此,通常将环境污染物对生物遗传物质改变看作是有害作用。目前已知体细胞突变可能引起肿瘤、遗传病、衰老、免疫功能异常、心血管疾病、神经退行性疾病等;生殖细胞突变可能引起自发性流产、不孕不育、子代甚至后代可遗传损伤等。

近年的研究发现,环境因素既可以通过基因组的可遗传变异产生危害,也可通过改变表观遗传状态产生各种危害。与基因突变一样,表观遗传修饰的异常也会引起细胞、组织、器官,乃至整个机体的结构和功能改变,甚至导致疾病的发生。现已知晓,许多心脑血管疾病和代谢性疾病、神经性疾病、多种恶性肿瘤,以及发育异常和老年性疾病的发生、发展都与表观遗传修饰的异常密切相关。

现代医学研究证明,人类疾病都直接或间接地与基因有关。从这个意义上,人类所有疾病都可视为"基因病"。这个概念现已越来越被人们所接受。疾病的发生可能是基因结构的改变,如点突变、基因的缺失、扩增、多态性等,还包括染色体移位、大片段 DNA 的丢失或扩增、基因融合、基因插入等;也可能在遗传结构未改变的情况下通过遗传信息的改变引起基因表达水平的改变所致,如表突变导致基因表达过量或表达量不足。人类的大多数疾病是环境因素与机体基因组相互作用的结果,只不过环境因素与遗传因素在不同疾病发生中的相对重要性不同。

一、遗传毒性的概念和类型

遗传毒性(genetic toxicity/genotoxicity)是指外源性因素与遗传物质(DNA)相互作用,引起核酸或其组分改变,导致其失活和(或)其结构修饰和(或)其功能修饰的毒性。具体指的是外源性因素损伤 DNA 和(或)细胞组分,诸如纺锤体、拓扑异构酶、DNA 修复系统和 DNA

聚合酶,导致基因组保真性和包括所有对遗传信息有害效应的能力。因此,遗传毒理学的主要目的是鉴定和评价物理、化学和生物因素与核酸特定的相互作用或具有改变基因组信息表达能力的遗传危害性,这种遗传危害性被归类为遗传毒性。上述遗传毒性的概念与以前的概念有明显不同,其变化主要体现在两方面,一是将遗传损伤明确分为两类,即对 DNA 和细胞组分,因为前者的损伤理论上是无阈值的,而后者是有阈值的;二是不但指结构改变,还包括功能/遗传信息改变。遗传毒物的特征包括:基因的核苷酸序列改变所致的突变(mutation),染色体结构改变所致的致断裂性(clastogenicity),染色体数目所致的非整倍性(aneuploidy),在缺乏任何可鉴定的 DNA 序列变化情况下基因表达改变所致的表观遗传效应(epigenetic effect)。

如上所述,环境因素既可以通过基因组的可遗传的变异导致有害表型改变,也可直接或间接改变甲基化模式等表观遗传状态,导致功能基因表达改变,引起表型的改变。表突变(epimutation)是指基因被非正常沉默的表观遗传沉默,或正常沉默基因的表观遗传激活。表突变能被遗传,并具有重要的表型效应,它有不同于基因突变的特点:①表突变及其回复突变的频率高于基因突变及其回复突变;②表突变常是可逆的;③表突变多发生于启动子区,而遗传突变多发生在编码区等。

需要指出的是,广义的遗传毒性可分为 DNA 损伤、基因突变、染色体结构改变和染色体数目改变、表观遗传效应 4 类。狭义的遗传毒性仅指 DNA 损伤。致突变性(mutagenicity)是指对 DNA 或染色体结构(或数目)的损伤并能传递给子细胞的作用。显然,遗传毒性比致突变性覆盖了更广的终点谱,如非程序 DNA 合成、姐妹染色单体交换及 DNA 链断裂属遗传毒性而非致突变性,因为它们本身不是从细胞到细胞或代与代之间的可传递事件;此外,非整倍性和多倍性这类遗传毒性效应不是由于损伤 DNA 所致,而是对染色体移动蛋白和由改变基因表达模式的损伤造成形态细胞转化所致。区别基因突变和染色体畸变与非整倍体和多倍体的诱变是有意义的,因为其作用的靶部位不同。区别遗传毒性与致突变性也是有意义的,因为证明一个物质是致突变物比证明一个物质是遗传毒物更有意义。表观遗传效应的特征是没有 DNA 序列的改变;可在细胞或个体世代间遗传;可逆性的基因表达调节。但近几年有宽泛化的趋势,因为发现很多由染色质修饰调控的基因表达变化发生在终末分化和未分裂的细胞,由 DNA 修复、细胞周期或转录因子结合导致的组蛋白乙酰化和甲基化出现短暂改变。因此,有些人提出可将表观遗传变化更广泛地定义为在遗传序列不变的情况下,任何时间点染色质结构和生化的改变。据此,表观遗传学不仅仅是指可遗传的染色质状态,也包括那些短暂的或发生在未分裂细胞的改变。

(一)DNA 损伤的类型

DNA 损伤(DNA damage),是指在遗传毒物作用下,DNA 结构和功能发生改变,阻碍了 DNA 的复制与转录或复制与转录产物发生改变。具体指 DNA 分子一级结构的任何异常改变,包括脱氧核糖、磷酸和碱基的损伤;DNA 分子二级结构、三级结构及其构象的异常改变。目前的研究主要集中于对碱基的损伤和 DNA 序列改变,这是因为碱基的损伤最为常见,而且对生物个体而言后果也最严重,因为碱基顺序决定了 DNA 编码的正确性。DNA 损伤的类型从发生机制上可分为碱基类似物的取代、碱基烷化和共价结合、嵌入、DNA 链断裂、DNA 修饰、交联、表观遗传改变等。另外,从损伤来源可分为 DNA 自发性损伤和外源性 DNA 损伤。从 DNA 分子损伤改变可分为碱基变化、脱氧核糖变化、DNA 交联等类型(图 4-1)。

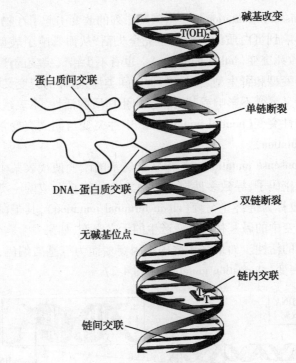

图4-1 DNA 损伤的常见类型

（二）基因突变的类型

基因突变是指基因在结构上发生了碱基对组成和排列序列的改变。根据不同的方法可将基因突变分为不同的类型。

1. 根据基因结构的改变分类

（1）碱基对替换（base-pair substitution）：指 DNA 分子中一个或几个碱基对被另一个或几个碱基对替换。碱基对替换可以分为两类，一类称为转换（transition），即嘌呤到嘌呤或嘧啶到嘧啶的变化；另一类为颠换（transversion），即嘌呤到嘧啶或嘧啶到嘌呤的变化。

（2）移码突变或移码框突变（frameshift mutation）：指基因内插入、缺失一个或多个碱基，或扁平的碱基染料分子嵌合所引起的突变。移码突变不但改变了产物的氨基酸组成，而且可能使蛋白质合成过早的终止。如果移码突变发生在必需碱基上，则发生此类突变的细胞或早期发育阶段的生物体常常是致死的。如果插入或缺失 3 个碱基，若阅读框架不变，其产物常常有活性或有部分活性。

（3）大段损伤（large fragment damage）：亦称 DNA 重排，指 DNA 序列上有较长的一段序列的重排分布，包括大段（一个碱基至数千个碱基）的插入、缺失、取代、复制、放大和倒位。这类损伤有时可波及两个基因甚至数个基因。目前发现引起遗传后的 DNA 重排，以缺失最常见。因缺失的片段远远小于光学显微镜所见的染色体缺失，故又称小缺失（small deletion）。它往往是 DNA 链断裂后重接的结果，有时在减数分裂过程发生错误联会和不等交换也可造成小缺失。

2. 根据对遗传信息的改变分类

（1）同义突变（synonymous mutation）：是指没有改变基因产物氨基酸序列的改变，这是由于密码子兼并性的缘故。

（2）错义突变（missense mutation）：是指碱基序列的改变引起了产物氨基酸序列的改变。有些错义突变严重影响到蛋白质的活性甚至完全失活，从而影响了表型。如果该基因是必需基因，则该突变为致死突变（lethal mutation）。也有不少错义突变的产物仍然有部分活性，使表型介于完全的突变型和野生型之间的某种中间类型，这样的突变又称为渗漏突变（leaky mutation）。有一些错义突变不影响或基本不影响蛋白质的活性，不表现出明显的性状变化，这种突变常被称为中性突变（neutral mutation）。中性突变与同义突变常被统称为无声突变或沉默突变（silent mutation）。

（3）无义突变（nonsense mutation）：是指某个碱基的改变使代表某个氨基酸的密码子变为蛋白质合成的终止密码子，导致多肽链在成熟之前须终止合成的一类突变。无义突变使肽链过早终止，因此也称为链终止突变（chain terminal mutation），其蛋白质产物一般是没有活性的。但是由点突变中的碱基替代突变产生的无义突变，如果发生在靠近3′末端处，所产生的多肽链常有一定的活性。如果终止密码子因突变而为氨基酸编码，结果产生过长的肽链的现象，称为延长突变（elongation mutation）（图4-2）。

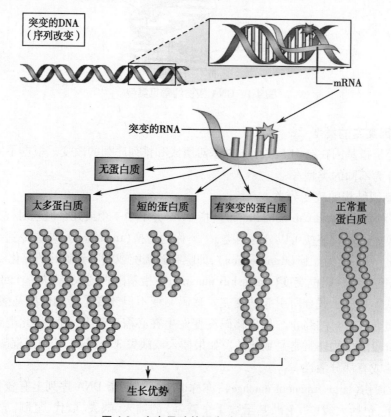

图4-2 突变导致基因表达产物的改变

3. 根据突变效应方向分类

（1）正向突变（forward mutation）：是指改变了野生型性状的突变。

（2）回复突变（back mutation/reverse mutation）：指突变体所失去的野生型性状可以通过第二次突变恢复，这种第二次突变就称为回复突变。真正的原位恢复突变很少（即恢复到野生型的DNA序列），而大多数是第二点的突变，即原来的突变位点依然存在，而它的表型效应被基因组第二位点的突变所抑制，因而又称为抑制突变（suppressor mutation）。抑制突变可以发生在正向突变的基因之中,称为基因内抑制突变(intragenic suppressor mutation);也可以发生在其他基因之中,称为基因间抑制突变(intergenic suppressor mutation)。根据野生表型恢复作用的性质还可分为直接抑制突变(direct suppressor mutation)和间接抑制突变(indirect suppressor mutation)。直接抑制突变是指通过恢复或部分恢复突变体原突变基因(即野生型基因)蛋白质产物的功能而使表型恢复到野生型状态。所有基因内抑制突变的作用都是直接的,一些改变翻译性质的基因间抑制突变的作用也是直接的。间接抑制突变不恢复正向突变基因的蛋白质的功能,而是通过其他蛋白质的性状或表达水平而补偿原先突变造成的缺陷,从而使野生表型得以恢复。

4. 根据表观遗传改变分类

(1)DNA 甲基化(DNA methylation):是指在 DNA 甲基转移酶(DNA methyltransferase,DNMT)的催化下,CpG 二核苷酸中的胞嘧啶被选择性地添加甲基,形成 5-甲基胞嘧啶。DNA 甲基转移酶有两种,其中 DNMT1 主要起维持甲基化的作用,能使半甲基化的 DNA 双链分子上与甲基胞嘧啶相对应的胞嘧啶甲基化,可参与 DNA 复制双链中新合成链的甲基化;而 DNMT3a 和 DNMT3b 主要起形成甲基化的作用,能在未发生甲基化的 DNA 双链上进行甲基化。DNA 甲基化一般与基因沉默相关,DNA 去甲基化则与基因活化相关。

(2)组蛋白修饰/染色质重塑组蛋白修饰(histone modification):是指组蛋白的基础氨基末端尾部突出于核小体,常在转录后发生变化,包括甲基化、乙酰化、磷酸化和泛素化等翻译后的修饰,这些修饰构成了丰富的"组蛋白密码"(histone code),能影响染色质的压缩松紧程度,因此在基因表达中起重要的调节作用。其中甲基化是组蛋白重要的修饰方式,多发生于组蛋白 H3、H4 的赖氨酸(K)和精氨酸(A)残基上,组蛋白赖氨酸甲基化既可导致激活,也可导致抑制,通常取决于它所位于的残基情况。如 H3K9、H3K27 和 H4K20 甲基化一般与异染色质形成有关,是大家熟知的重要的"失活"标志物(hallmark),而"活性"标志物则包括 H3K4 及 H3K36 的甲基化。染色质重塑(chromatin remodeling)是指基因表达的复制和重组等过程中,染色质的包装状态、核小体中组蛋白以及对应 DNA 分子会发生改变的分子机制。染色质的结构和活动受多个分子机制的表观遗传调控,包括 DNA 和胞嘧啶残基与甲基和一碳基团的修饰,不同的组蛋白修饰,ATP 驱动的染色质重塑,与组蛋白变体的交换,并与非编码 RNA 的相互作用等。染色质重塑可导致核小体位置和结构的变化,引起染色质变化。ATP 依赖的染色质重塑因子可重新定位核小体,改变核小体结构,共价修饰组蛋白。重塑包括多种变化,一般指染色质特定区域对核酶稳定性的变化。

(3)非编码 RNA(non-coding RNA)的表达改变:是指不能翻译为蛋白的功能性 RNA 分子,分为看家非编码 RNA(housekeeping non-coding RNA)和调控非编码 RNA(regulatory non-coding RNA),其中具有调控作用的非编码 RNA 按其大小主要分为两类:短链非编码 RNA(包括 siRNA、miRNA、piRNA)和长链非编码 RNA(long non-coding RNA,lncRNA)。这些 RNA 的共同特点是都能从基因组上转录而来,但是不翻译成蛋白,在 RNA 水平上即可行使各自的生物学功能。

(三)染色体畸变的类型

由于染色体或染色单体断裂,造成染色体或染色单体缺失,或引起各种重排,从而出现染色体结构异常的称为染色体畸变或染色体结构畸变。染色体畸变意味着染色体物质(即遗传信息)丢失、重排在同一或不同染色体的不同部位、存在过量(扩增),所以很多染色体畸变可以导致细胞死亡。断裂或交换的部位通常不是随机分布于染色体上。在断裂点,分离的断片之间可以发生融合。凡能引起染色体断裂的物质称为断裂剂(clastogen),这种作用的发生或过程即为断裂作用。在断裂剂的作用下可能发生整个染色体的断裂或复制染色体两条染色单体的某一条断裂,故染色体畸变又可分为染色体型畸变(chromosome-type aberrations)和染色单体型突变(chromatid-type aberrations)。根据染色体畸变的方式,又可分为稳定性染色体畸变(stabilizing chromosome aberration)和非稳定性染色体畸变(non-stabilizing chromosome aberration),前者指带有裂隙、缺失、对称性互换、臂间倒位等畸变的染色体,由于仍具有与正常染色体一样的着丝点,能进行有丝分裂,因而细胞的复制不受影响,故畸变继续留在体内。后者指带有双着丝点、环、无着丝点断片等畸变染色体,在细胞分裂过程中,很容易丢失而导致细胞死亡。

断裂作用的关键是诱发 DNA 断裂。大多数化学断裂剂像紫外线一样,只能诱发 DNA 单链断裂,故称拟紫外线断裂剂。DNA 单链断裂需经 S 期进行复制,才能在中期相细胞出现染色单体型畸变,所以又称为 S 期依赖断裂剂(S-dependent clastogen)。少数化学断裂剂像电离辐射那样可诱发 DNA 双链断裂,故称为拟放射断裂剂。所以,如在 S 期已发生复制之后或 G_2 期发生作用都可在中期相呈现染色单体型畸变;而在 G_0 和 G_1 期作用,则经 S 期复制,就会在中期相呈染色体型畸变。由于拟放射性断裂剂能在细胞周期任一时期发生作用,并在随即到来的中期相观察到不需经过 S 期的染色体结构改变,故又称为 S 期不依赖断裂剂(S-independent clastogen)。

(四) 染色体数目异常的类型

染色体数目异常或染色体数目畸变,也称基因组突变(genome mutation),主要指染色体的数目发生了改变。染色体数目异常通常是以动物正常染色体数目 2n 为基准进行命名的。染色体分离异常可以出现整倍体(euploidy)改变和非整倍体(aneuploidy)改变。整倍体改变可有单倍体(monoploid)、三倍体(triploid)和四倍体(tetraploid)。超过二倍体的整倍性改变也统称为多倍体(polyploid)。非整倍性改变为二倍体丢失或增多一个或多个染色体。当染色体数目在细胞群体中的总数接近二倍体时称为近二倍体(2n, near diploid),总数比二倍体稍少则称亚二倍体($2n^-$, hupodiloid),总数比二倍体稍多则称超二倍体($2n^+$, hyperdiploid)。在人类常见的非整倍体改变为单体(monosome,某号染色体丢失了 1 个),三体(trisome,某号染色体多了 1 个)和四体(tetrasome,某号染色体为 4 个)。如果某号染色体一对均缺,就叫缺体(nullisome)。无论是整倍性或非整倍性染色体数目异常的细胞或个体部分都称为异倍体(heteroploid)。

二、遗传毒性与健康的关系

(一) 遗传损伤所致生物学效应的类型

遗传损伤对生物产生的效应归纳起来可以有以下 4 种类型。

1. 致死性 又称为致死突变,包括出现于原核生物细胞或真核生物细胞单倍体时期的 DNA 双链断裂等。由于 DNA 双链断裂通常可以从根本上破坏 DNA 分子的存在状态,所以直接的影响就是基因组的完整性受到威胁,以致细胞因为其内的基因组遭到破坏而死亡。当 DNA 双链断裂出现之后,会被细胞中大量的 DNA 内切酶和外切酶进一步水解,因此等 DNA 双链断裂是一种致死性的 DNA 损伤;与此类似的是一些能够和 DNA 分子产生加合反应的化学物质,或者 DNA 分子上出现的嘧啶二聚体或 6,4-光聚合产物等损伤也是致死性的。如果这些 DNA 损伤不能被及时清除就会影响 DNA 合成或 RNA 转录,并有可能进一步转化成 DNA 双链断裂损伤。

2. 部分功能丧失　细胞中出现的有些 DNA 损伤可以造成所在部位的 DNA 分子出现缺失、重复等突变；或者位于基因表达或处于结构基因中的关键位点，如蛋白质中的催化位点或结合位点可以使该 DNA 分子所编码的蛋白质和 RNA 产物的功能丧失。这种突变影响面较窄，一般所导致的效应需要经过单个的功能分子表现出来。

3. 隐性突变　这类突变就是通常所说的"无义"突变。尽管突变确实已经发生了，但是细胞最终所造成的生物学影响还要看这些突变究竟出现在什么部位。由于基因并不完全等同于 DNA 分子，所以发生在某些部位的突变可以不影响所编码的基因产物。因此这些突变的性状是隐蔽的，或者说这类突变只改变基因型（genotype）而不改变表型（phenotype）。

4. 有益突变　这类基因突变的发生对生物的生存有利。如某些生物为了适应逆境而发生的适应性突变（adaptive mutation）。应该说某些致病微生物所出现的抗性突变也是一种有益突变。

遗传损伤的效应最终需要从个体的表型上反映出来，当损伤发生在体细胞时，其影响仅能在直接接触该物质的亲代身上表现出来，而不可能遗传到子代；当损伤靶细胞为生殖细胞时，其影响可能遗传到子代。发生在生殖细胞中的基因突变可以对后代产生致死性和非致死性两种。其中致死性影响又有两种可能的类型，即显性致死和隐性致死。显性致死只需要父母一方的生殖细胞带有致死性基因突变就可能发生，而且通常出现在胚胎发育的早期；隐性致死需要父母双方的生殖细胞携带有同样的基因突变，也就是说只有当受精卵中某些基因突变呈纯合子或者半合子才能出现死亡效应。另一方面，如果生殖细胞突变表现为非致死性表型时，就可能使后代出现这样或那样的显性或隐性遗传病，包括先天性畸形等一大类疾病。而当人群中遗传性疾病出现的频率和种类因为某些原因而增加时，那么基因突变和染色体畸变将会增加人类基因库负荷。所谓基因库是指一个物种的群体内生殖细胞中所有能传给后代的基因总和；而遗传负荷（genetic load）则是指一个物种群体中每一个体携带的可遗传给后代的有害基因的水平（图 4-3）。

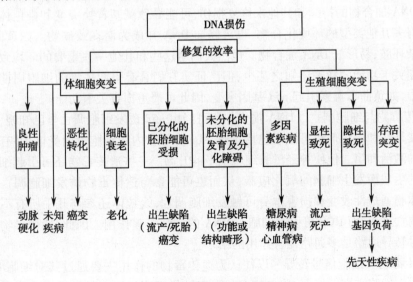

图 4-3　遗传毒性的后果

（二）遗传损伤所致生物学后果的形成机制

1. 遗传毒物对细胞周期的影响　细胞维持基因组稳定性的能力，对细胞生存和增殖都是至关重要的。遗传毒性物质由于对机体细胞基因组 DNA 的完整性造成了损害，从而导致细胞周期异常，影响细胞增殖。

（1）细胞周期监控机制的破坏：在正常环境下，细胞周期无干扰地进行着。然而，当发生损伤时，绝大多数正常细胞有停滞增殖在 G_1、S 和 G_2 期的能力，直到损伤修复后继续增殖。作为选择的是，细胞也可在有或无生长停滞情况下经历细胞凋亡，或进入不可逆的 G_0 样状态。细胞对于断裂 DNA 的反应非常敏感，甚至单一的双链 DNA 断裂都可以引起人成纤维细胞的细胞周期停滞。监测早期细胞周期事件的顺利完成和细胞的完整性，并在细胞周期进展过程中对 DNA 损伤和其他事件产生延迟反应的细胞监控系统称为细胞关卡（checkpoints）。许多遗传毒物可启动细胞周期关卡反应，并对细胞周期施加不同的作用。细胞在 G_1 早期暴露于遗传毒物可停滞在 G_1 中期，而在 G_1 晚期或 S 期暴露于遗传毒物将滞后 DNA 合成的启动。如此相似的是，G_2 早期至中期暴露于 DNA 损伤剂可使细胞延迟在 G_2 中期，而 G_2 晚期或 M 早期暴露则可延迟有丝分裂。因此，细胞关卡似乎在整个细胞周期的所有时相都发挥作用，关卡功能通常涉及某一特殊的 cyclin/CDK 复合体的激活或失活。

（2）细胞周期驱动机制的破坏：细胞周期关卡功能的减弱，导致突变基因的积累（遗传不稳定性的积累）和正常细胞的进化，只有当这些累积的突变基因，破坏了细胞周期驱动机制，细胞才能进入失控性生长如癌变。环境中的大多数遗传毒性物质具有共价修饰 DNA 分子的能力。这类物质如顺铂、氮芥子气。在机体暴露后，显示出对所致的 DNA 损伤产生强烈的细胞周期关卡反应。也有一些物质如甲基磺酸甲酯和 N-甲基-N'-硝基-N-亚硝基胍（MNNG）可将甲基或乙基运送到 DNA 碱基。据报道，暴露于甲基化化合物可引起细胞周期关卡延迟，尤其那些有某一方面 DNA 修复能力缺陷的细胞。

多环芳烃（PAH）是一个对 DNA 有严重损伤修饰作用的化合物家族。暴露于苯并（a）芘和其他多环芳烃致癌物产生大量 DNA 加合物和脱嘌呤位点，进而使 DNA 链断裂，引起 DNA 合成抑制和诱导 S 相细胞周期的阻滞。在 DNA 复制过程中，暴露于苯并（a）芘后产生的 BPDE-DNA 加合物的持续和其他未修复损伤，可能导致碱基置换突变和染色体畸变的发生。已知许多其他类型的环境化合物，也可修饰 DNA 并成为潜在致癌物。如黄曲霉毒素、芳香胺和杂环胺，易形成 DNA 加合物。虽然人们对这些和其他一些重要的环境致突变毒物对细胞周期关卡功能的影响还知之甚少，但已证实它们具有引起关键的细胞周期调控基因突变的能力，如黄曲霉毒素引起 *p53* 基因突变，因此可严重损害关卡功能。

2. 遗传毒物与细胞凋亡　DNA 损伤作用可经由 *p53* 诱发细胞凋亡早已知晓，但近年来已经证明紫外线和烷化剂都可激活包括 TNF 和 Fas 等在内的细胞表面受体，并有细胞应激信号通路的激活和第二信使神经酰胺细胞水平的升高。一些遗传毒物还可引起细胞内活性氧（ROS）的生成而发生细胞的氧化应激，从而也可能参与遗传毒物诱发细胞凋亡的发生过程。线粒体膜通透性改变和损害本身可触发细胞凋亡，线粒体还参与几乎所有不同原因诱发的细胞凋亡进程，而 ROS 可引起细胞 mtDNA 的广泛粉碎作用。因此，遗传毒物诱发细胞凋亡的信号转导通路是多通路复合作用的结果。

3. 遗传毒物与细胞信号转导　以往认为遗传毒物的作用主要通过其对细胞 DNA 的攻击而最终诱发细胞突变。然而，越来越多的研究结果证明细胞信号转导也是许多遗传毒物作用的切入点。现已知，不仅 DNA 损伤本身就是激活有关细胞信号转导通路的信号，而且突变并非全部起源于直接的 DNA 损伤。体细胞超突变就是通过细胞表面免疫球蛋白构成的受体而驱动基因突变的一个最明确的例子。即使在 DNA 受攻击过的细胞(包括细菌)中,突变还可发生在未直接受攻击的碱基部位(非定标性突变,non-targeted mutation)。业已证明它的发生依赖于由细胞信号转导通路介导的基因表达改变。可见,细胞信号转导通路与遗传毒物作用的关系非常密切。

(三) 遗传损伤对人体健康的危害

现已证明,人类疾病都直接或间接地与基因有关。而环境医学科学家们也已达成共识,即人类的大多数疾病都是环境与机体交互作用的结果,只不过环境因素与遗传因素在不同疾病发生中的相对重要性不同。因为从环境与机体统一的观点来看,疾病是环境因素(外因)与机体(内因)相互作用而形成的一种特殊的生命过程,伴有组织器官形态、代谢和功能的改变,而遗传因素是内因中的主要因素。在具体的疾病发生中,一般可分为 3 种情况:第一类是环境因素起主要作用的疾病;第二类是遗传因素起主要作用的疾病;第三类是环境因素和遗传因素都很重要,即遗传因素提供了产生疾病必要的遗传背景,环境因素促使疾病表现出相应的症状和体征。

中国科学院一项关于我国环境与健康的研究报告显示,在癌症、心脑血管疾病、糖尿病等高危病种的发病因素中,因环境污染而患病的占 75%。目前已知很多环境因素可导致遗传物质的改变,很多疾病的发生发展可能与环境污染有关。如已知一些慢性非传染性疾病与环境污染有关,水污染状况与消化道肿瘤高度相关,大气污染状况与肺癌发生率高度相关;已知肿瘤、动脉粥样硬化等与化学物的基因突变关系密切,疾病的易感性与某些基因的突变有关。另一方面,由于人类基因组计划的动因是从根本上解决复杂性状疾病的发病机制,因此在后基因组时代,疾病基因组学研究则将成为"主旋律"。因此,环境医学不仅要研究环境污染直接引起的一些严重疾病和人类遗传物质的损害对下一代的影响,还要积极进入基因组学研究的"主战场",研究严重影响人类健康的重大疾病,如心脑血管病、糖尿病、老年性疾病、精神疾患和遗传病等与环境污染的关系,为保护人体健康做出更大贡献。

1. 体细胞突变后果　　目前人们比较关注的体细胞突变后果主要有肿瘤、老化、动脉粥样硬化和致畸等。

(1)肿瘤:目前认为,肿瘤的发生是一种宿主与环境之间复杂的、动态的相互作用过程。重要的宿主因素有遗传构成和健康状况,主要的环境因素有食物、环境污染、职业和生活方式等。一般估计,80%~90% 的人类肿瘤与环境有关,其中主要是化学因素。从本质上说,肿瘤是一种遗传物质改变导致的疾病。大多数环境因素的致癌作用都是通过影响遗传基因起作用的。由致癌物诱致的遗传学改变包括基因突变、基因扩增、染色体重排和非整倍性等,现已在不同肿瘤中发现上述遗传物质改变的明确例子(详见第二节)。

(2)动脉粥样硬化:动脉粥样硬化(atherosclerosis)是心血管疾病的一个主要病理生理过程。1973 年,Benditt 等根据有关动脉粥样硬化斑内细胞是单克隆性的发现,提出了一种假说,即动脉粥样硬化斑可被看作动脉壁的一种单克隆的良性赘生物。该假说认为动脉粥样硬化起始于某一突变或病毒感染,然后转化单一、分离的平滑肌细胞成为增殖克隆的祖细胞。1980 年,Trosko 和 Chang 提出了一个类似的假设,认为体细胞突变不仅涉及肿瘤的病因学,而且也涉及动脉粥样硬化和糖尿病的病因学。

研究表明,致动脉粥样硬化作用与致突变和致癌作用有关。实验研究显示,大鼠动脉平滑肌细胞在暴露于苯并(a)芘后 *C-H-ras* 原癌基因过量表达;在经历了冠状血管成形术伴有肌细胞增殖增强(称为再狭窄)的某些患者的平滑肌细胞中有 P53 蛋白的积累。家兔动脉粥样硬化斑组织中,*p53* 基因有甲基化改变。对人动脉粥样硬化斑块中抑癌基因 *p53* 的序列测定证明,其基因第 8 外显子中第 272 位密码子由正常的 GTG 变为 GCG;免疫组化显示斑块组织中突变 P53 蛋白的表达。

流行病学研究表明,某些致癌物包括氯乙烯单体(VCM)和含多环芳烃的工业燃烧排放物都有致动脉粥样硬化效应。暴露于砷和二噁英人群的肿瘤以及动脉粥样硬化相关疾病的死亡率明显增加。暴露于电离辐射可能与过早和局部严重的斑块形成有关。

Penn 等和 Parkes 等的研究显示,动脉粥样硬化组织中存在 DNA 改变,并认为这在该病的致病过程中起基础作用。如从平滑肌细胞提取的 DNA 样品,当转染 3T3 细胞时具有转化能力,转化细胞在裸小鼠中可诱发肿瘤。现已从微卫星序列中获得动脉粥样硬化损伤中特异分子改变的重要证据。由短的、高度重复性 DNA 序列组成的微卫星有复制错误的倾向,特别是移码突变。在部分人体肿瘤主要是散发性肿瘤中,错配碱基修复缺陷导致突变率增加和随之发生普遍的微卫星不稳定性。近年的研究发现,有心血管粥样硬化损伤的患者中,其微卫星序列的突变率增加。人体动脉粥样硬化斑中微卫星的不稳定性,提示基因组的去稳定作用(genomic destabilization),而这也可能影响其他基因,可导致细胞失调而隐匿这些突变并可能在动脉粥样硬化发生机制中起关键作用。某一有微卫星不稳定性的细胞克隆可获得增殖优势,引起对动脉粥样硬化斑特异的平滑肌生长。McCaffrey 等于 1997 年报道,原发性和继发性再狭窄粥样硬化斑都有转化生长因子(TGF-1)受体基因中微卫星序列的突变。这种突变的效应是受体转录和翻译提前终止,肽链截短,使受体结构存在缺陷导致正常细胞经 TGF-1 的生长抑制作用丧失。这些突变的平滑肌细胞将获得比正常组织更强的生长优势。值得注意的是,动脉粥样硬化组织中微卫星序列发生了突变,而同一患者正常血管组织中却未发生突变。采自不同患者和实验动物动脉粥样硬化斑组织细胞分析发现,两者具有共同的微卫星序列的突变模式。这类突变事件通常是罕见的,并对克隆扩增负责。

分子和细胞遗传学研究表明,与动脉粥样硬化损伤有关的各种紊乱和病理生理学状态中涉及染色体畸变。来自动脉粥样硬化斑的平滑肌细胞,在体外培养中发现染色体畸变率增高,特别是非整倍性。人体动脉粥样硬化斑细胞原代培养显示,有染色体改变的细胞呈单克隆扩增,这些染色体改变中以 y 染色体丢失和 7 号染色体三体性最常见。7 号染色体上一条额外突变染色体的存在可能与血小板衍生的生长因子(PDGF)A 链基因的过量表达相关,该基因的过量表达还将导致平滑肌细胞的增殖活性。而且,在老年受试者的主动脉内皮细胞以及动脉粥样硬化患者都发现非整倍体发生率增高。令人感兴趣的是,这些非整倍体细胞与内皮下细胞相同,LDL 胆固醇吸收都增加。

综上所述,Benditt 关于动脉粥样硬化斑可被看作是动脉壁的单克隆良性肿瘤的假设,目前已得到一些间接证据的支持。对致癌作用和致动脉粥样硬化作用共同具有的致病特征的认识,还需要对动脉粥样硬化斑组织中的 DNA 损伤作更多研究。

(3)衰老:衰老机制复杂。目前有遗传基因说、体细胞突变说、差错积累说等多种学说,尚未形成共识。衰老的体细胞突变理论,最初是根据动物的晚期辐射损伤的观察提出的,衰老的变化类似于一般的组织萎缩症和肿瘤,而这两种病变是由于体细胞基因组中的突变累积以及功能丧失增加所致。由于已知放射线可诱发突变,因而提出衰老可能是长期暴露于低剂量、天然本底水平放射线和其他可能引起 DNA 损伤的环境物质所致。支持体细胞突变和衰老两者之间因果关系的一个主要论据是 DNA 作为主要信息生物分子的作用和突变的不可逆性,即序列信息的改变。目前认为体细胞的突变累积主要由于内外环境的各种因素引起。与年龄有关的内源性 DNA 损伤的一个主要来源可能是氧化磷酸化和其他生物或生理过程中产生的副产物——氧自由基;而外源性的主要因素可能是紫外线、电离辐射、各种环境化学物等。内外环境因素引起的 DNA 损伤通过 DNA 复制、修复和重组,最终产生突变。而突变的累积可能导致细胞死亡、细胞转化和细胞衰老,从而构成生物体衰老各种表现的基础。

(4)出生缺陷:许多人类先天畸形的发生机制是遗传物质的突变,包括基因突变和染色体异常。遗传毒性是化学物诱发致畸或其他发育毒性的重要机制之一。很多致畸物具有遗传毒性,化学物的致畸性与致突变性两者之间有良好的相关性。业已发现,某些致畸物可引起不同阶段胚胎细胞的突变(见第三节)。

2. 生殖细胞突变导致的后果　生殖细胞突变导致的后果主要有增加人类基因库负荷、先天畸形、遗传病、生殖健康的危害等。

(1)增加人类基因库负荷:基因库是指各种各样的基因型在人群中的分布。在一定的人口中,存在着一部分有害或致病的基因。当代人的全部基因是从上几代人类基因库获得的,当代人传给其后代的基因又构成下一代的基因库。当代人遗传负荷的大小直接影响到下一代或几代人的健康。人类所以有如此多遗传性疾病,就是因为在每一世代的基因库中都存在一定数量的、由各种原因引起的突变基因或有害基因。据估计,目前每人平均携带 5~6 个有害基因。遗传负荷的确切原因尚不清楚。已知环境诱发基因突变和自然选择(某一基因在随机配对人口中生存下来)等影响人类的基因库。

基因突变对遗传负荷的影响,即对后代增加危险性的程度,常分为 3 类。第一类为显性致死突变,引起受精卵或胚胎发生变化,受精卵或胚胎在胎儿成熟前死亡,对基因库不会有影响。第二类为显性存活突变,这类突变不会引起胚胎死亡,可在子代表现出来,也就是通常所说的显性遗传,如多趾(指)病、先天性成骨不全、遗传性舞蹈病等。均按显性遗传方式传递,一般连续几代,每代都出现患者,亲代中一方患病率为 1/2,男女双方患病几率相等。这类突变可传给后代,能影响基因库。第三类为隐性突变,也就是通常说的隐性遗传,即在杂合子不能表现出来,必须在纯合子时才能出现疾病。所以必须是隐性基因在群体中散发开来,双亲都带有隐性致病基因时,才有纯合子患儿出现的可能性。此双亲表现型是健康人,其子代 1/4 将发生畸形(纯合子),2/4 为杂合子(携带者),另 1/4 为正常人。这类遗传病数量很多,有白化病、半乳糖血症、全色盲、先天性聋哑等。如其隐性基因病患者(aa),同正常人(AA)婚配,子女全部是正常表型,但 AA 与 Aa 各占 1/2,大大增加人群中致病基因的携带者。将增加遗传负荷,影响人类基因库。

(2)先天畸形:基因突变和染色体异常引起的先天畸形,可以由亲代生殖细胞突变遗传而来,也可能源自胚胎发育过程中新发生的体细胞突变。由生殖细胞突变引起的遗传性先天畸形主要通过 3 种方式影响子代:①隐性突变:这些突变主要来自亲代的遗传,而不是在子代胚胎发育过程中发生新的突变。如纤维囊肿、苯酮尿症、Tay-Sachs 病(旧名是家族性黑蒙性痴呆)等。除这些明显的病例外,很多隐性突变并不一定完全不表达,而可能在某些杂合体中有不同程度的表达。例如,在隐性遗传的运动失调性毛细血管扩张症的杂合子人群中,儿童与青年期肿瘤的发生率达到 10%,明显高于正常人群,被认为是隐性突变不完全表达的结果。②显性遗传:完全外显的显性突变的第一代即完全表达,严重的显性遗传性先天畸形,常影响患者存活,导致胚胎或发育期内死亡。因此,显性遗传性先天畸形,尤其是严重影响健康和存活的畸形,一般不易继续遗传,所发生的遗传危害主要是由于发生新的突变所致。③伴性遗传:包括显性伴性遗传或隐性伴性遗传引起的先天畸形,基因突变都起着重要作用。

（3）生殖健康的危害:环境污染对生殖健康的危害性在增加,其中化学污染物的作用尤为严重。我国有关课题组通过对 1981—1996 年 16 年间公开发表地来源于北京、上海等 39个市县,256 份文献共 11 726 人数据的分析,显示我国成年有生育力的男性,精子数目降低18.6%,精子活动率降低 10.4%,正常形态精子百分率降低 8.4%,每次排精总数降低26.2%,精液量降低 10.3%。分析结果显示我国男性精液质量呈下降趋势,与大部分国家的报告相一致。最近,由 Hagai Levine 教授领衔的一个国际研究组根据一项针对全球高收入国家开展的大规模历史医学调查数据分析,结果发现在部分高收入国家,包括北美地区、澳大利亚、新西兰和欧洲的部分国家,1973—2011 年期间,这些地区的男性精液精子含量下降了52%,从每 ml 精液含有大约 9900 万个精子,下降到大约每 ml 精液 4700 万个精子;男性每次射精排出的精子数量也下降了大约 59%,从 1973 年的大约 3.375 亿个,下降到 2011 年的大约 1.375 亿个。据美国的研究报告,美国 15~44 岁育龄妇女的生殖率在 1960—2002 年期间下降了 44%;雌性生殖异常如早青春期、月经周期紊乱、子宫内膜异位、卵巢衰退提前、多囊卵巢等发生率增加,生殖异常增长率与环境中 EDC 污染的增加呈平行趋势。女性生殖相关疾病的病因学研究提示,环境中大量的环境类激素污染物可能是造成东方女性生殖系统相关疾病与肿瘤发病率升高的主要原因。此外,男性暴露污染物可诱导发育毒性如自发性流产、死产、未成熟儿、低体重儿、早产,先天性畸形,儿童肿瘤等的发生。

三、遗传毒性的形成机制

（一）DNA 损伤的形成机制

DNA 损伤从来源可分为 DNA 自发性损伤和外源性 DNA 损伤。

1. DNA 自发性损伤　自发性损伤起因于细胞内的正常代谢所形成的微环境,比如酸碱性的改变;代谢废物的累积,如细胞在有氧代谢中所形成的活性氧自由基等;以及 DNA 复制过程中所发生的错误、修复、遗传重组过程中所造成的 DNA 链的断裂损伤等。除碱基异构化、脱氨基、脱碱基、水解和非酶催化的甲基化之外,活性氧对 DNA 的损伤是一个非常主要的来源。在生理状态下,细胞呼吸的副产物氧自由基（O_2^-）、过氧化氢（H_2O_2）、羟自由基（OH^-）和后继生成的过氧化物自由基等会造成 DNA 损伤。其中尤以羟基自由基的破坏性最大,可以与 DNA 上的糖骨架发生氧化反应,引起 DNA 的断裂、碱基缺失、芳杂环的破坏等多种 DNA 损伤。例如 OH^- 可以攻击胸腺嘧啶芳杂环上的 C^5-C^6 双键,形成 6-羟基胸腺嘧啶游离基中间体,并进一步和氧反应产生胸腺嘧啶甘油醇（胸腺嘧啶乙二醇）、羟甲基尿嘧啶等碱基修饰物。这些可以引起 DNA 复制的终止。类似的反应还可以发生在酰嘌呤和鸟嘌呤芳杂环的第八位碳原子上,分别生成 4,6-二氨基-5-甲酰氨基嘧啶和 2,6-二氨基-4-羟-5 甲酰氨基嘧啶。此外,活性氧自由基还可能引起 DNA 单链断裂等损伤。据估计,每个哺乳类动物细胞每天 DNA 单链断裂发生的频率约为 5 万次,因为活性氧自由基导致的断裂约占 2 万次。在生物活细胞中,活性氧自由基可以源源不断地产生,其中细胞内和线粒体的有氧呼吸是主要来源。在某些病理情况下,比如出现炎症时也会产生大量的活性氧自由基。必须指出,活性氧自由基具有多种作用,并不尽然是细胞代谢的副产物。有些活性氧自由基还可以作为细胞信号转导的第二信使,比如细胞质膜氧化酶在针对生长因子和细胞激动素所进行应答时产生的活性氧自由基就是属于这种情况。因此,在某些生理条件下产生的活性氧自由基与信号转导和基因表达的调控有关。由于 DNA 聚合酶具有很高的保真性,以 DNA 为模板按碱基配对进行 DNA 复制是一个严格而精确的事件,但也不是完全不发生错误。在正常情况下,碱基配对的错误频率约为 $10^{-2} \sim 10^{-1}$,在 DNA 复制酶的作用下碱基错配频率降到约 $10^{-6} \sim 10^{-5}$,复制过程中如有错误的碱基掺入,DNA 聚合酶还会暂停催化反应,以其 3′-5′ 外切核酸酶的活性切除错误接上的核苷酸,然后再继续正确的复制。这种校正作用广泛存在于原核和真核的 DNA 聚合酶催化反应过程中,对 DNA 复制错误的修复起着至关重要的作用。尽管如此,DNA 复制经过这样的校正后的错配率仍约在 10^{-10} 左右,即每复制 10^{10} 个核苷酸大概会有 1 个碱基的错误。研究发现,DNA 复制过程中经常出现的错误是子链 DNA 和亲代 DNA 之间发生的碱基错配。

2. 外源性 DNA 损伤　外源性 DNA 损伤是源于外界环境中各种辐射、化学物质与组成 DNA 的碱基、五碳糖骨架等化学反应等。这些发生在染色体或基因之上的变异能够改变一个生物体个体的基因组的稳定性,引起众多的遗传效应。

物理因素中以射线引起的 DNA 损伤最引人注意。生活环境中存在着各种各样的辐射源,生物无时无刻不面对着辐射可能带来的损伤。以人为例,有资料显示,人体所受到的辐射有 14% 来自外太空;17% 来自人体和食物;19% 来自土壤;37% 来自空气中的气体和建筑物;11.5% 来自 X 射线;1.5% 来自核工业。其中来自太阳的紫外线辐射、电离辐射等会对 DNA 分子造成多种多样的损伤。

紫外线对细胞内 DNA 的损伤,在不同波长范围内会产生不同的效果。通常根据紫外线对 DNA 损伤的效果分为 UV-C $320 \sim 400nm$、UV-B $280 \sim 320nm$ 和 UV-C $200 \sim 280nm$。其中,UV-C 对 DNA 所造成的损伤最为严重。UV-B/C 处理 DNA 可以产生大约 12 种不同的光聚合物。其中环丁基嘧啶二聚体(CPDS)和嘧啶酮(6-40PDS)最为常见,分别占 75% 和 25% 左右。DNA 受到最易被吸收波长(260nm)的紫外线照射时,主要是使同一条 DNA 链上相邻的嘧啶以共价交联或 2 个 C 或 C 与 T 之间都可以通过环丁基环连成二聚体,其中最容易形成的是 TT 二聚体。对于紫外线造成的 DNA 损伤的修复主要是核苷切除,这条途径出现问题可导致人类至少患 3 种疾病,包括着色性干皮病(XP)、Cockayne 综合征和毛发中硫代谢营养失调综合征。

电离辐射或离子辐射损伤 DNA 有直接和间接两种方式。直接的方式就是 DNA 直接吸收射线能量而遭损伤。间接的方式是指细胞内的其他分子,主要是水分子,吸收离子射线(电离)能产生具有很高反应活性的自由基,并进而损伤 DNA。这一过程所产生的活性氧自由基与细胞有氧代谢条件下产生的活性氧自由基相同,所不同的是这种活性氧自由基产生的方式稍有差异。当细胞遭电离辐射时,细胞内的水分子先是失去电子形成正水离子,这种正水离子可引发其他水分子发生游离基反应,生成一分子的羟基游离基和另一个 H_3O^+ 中间体。2 个羟基游离基结合生成过氧化氢(H_2O_2)。电离过程中还同时生成氧游离基。氧游离基可以对细胞内生物大分子产生多种多样的损伤。有人估计,每个人每个细胞内约有高达 2 万个 DNA 损伤是由氧游离基造成的。

其次是化学因素引起的 DNA 损伤。根据国际癌症研究机构(IARC)和美国环保局(EPA)的研究,以下几大类化学物质可以对 DNA 造成明确的损伤。烷化剂:芥子气、环氧乙烷、氯乙烯、苯、烷化抗癌药物等;多环芳烃:苯并(a)芘、甲基胆蒽、沥青、煤焦油等;芳香胺:联苯胺、硝基联苯、乙萘胺等;亚硝胺:二乙基亚硝胺、甲基辛基亚硝胺等;金属元素:镍、铬、砷等;矿物类:某些石棉纤维等;药物:某些激素、某些抗癌药物等;生活嗜好物:香烟、槟榔等。环境中致癌物质的来源甚广,有的来自自然界,也有来自人工合成。自然界存在的致癌物质可来自植物,如苏铁苷、黄樟素;细菌,如大肠埃希菌可合成乙硫氨酸、肠道菌群在某些条件下可合成亚硝胺类化合物;真菌,如黄曲霉毒素、镰刀菌素等。但更多是来自人工合成,如多环芳香烃、胺类化合物、抗癌药物等;工业产物,如某些化工原料、染料、农药、药物等;或日常生活环境,如香烟烟雾、食品烹调的热裂解产物中都含有多种致癌物质。烷化剂是一类亲电子的化合物,很容易与生物体中大分子的亲核位点起反应,导致这些生物分子出现各种各样的损伤,其中发生在 DNA 分子上同样会出现各种类型的损伤。

(1)碱基损伤:包括以下几种类型:①碱基烷基化:烷化剂很容易将烷基加到 DNA 链中嘌呤或嘧啶的 N 或 O 上,其中鸟嘌呤的 N^7 和腺嘌呤的 N^3 最容易受攻击,烷基化的嘌呤碱基配对会发生变化,例如鸟嘌呤 N^7 被烷化后就不再与胞嘧啶配对,而改与胸腺嘧啶配对,结果会使 G-C 转变成 A-T。常见的烷基化化学试剂为磺酸二甲酯(dimethylsulfate)、甲基亚硝胺(methylnitrosamine)、甲基亚硝酰胺(methylnitrosamide)等。此外,细胞内的 S-腺苷-L-蛋氨酸也会对碱基进行甲基化修饰。②碱基脱落:烷化鸟嘌呤的糖苷键不稳定,容易脱落形成 DNA 上脱嘌呤(AP)位点,复制时可以插入任何核苷酸,造成序列的改变。③碱基类似物、修饰剂对 DNA 的损伤:很多人工合成的碱基类似物常被用作抗癌药物,如 5-溴尿嘧啶(5-BrU)、5-氟尿嘧啶(5-FU)、2-氨基腺嘌呤(2-AP)等。由于其分子结构与生物自身拥有的碱基十分相似,因此当它们进入细胞之后能替代正常的碱基掺入到 DNA 链中,从而干扰 DNA 复制合成,例如 5-BrU 的结构与胸腺嘧啶十分相似,它的酮式结构可以与 A 配对,却又更易成为烯醇式结构与 G 配对,这样就可在 DNA 复制时导致 A-T 转换为 G-C。

一些人工合成或环境中存在的化学物质能专一修饰 DNA 链上的碱基或通过影响 DNA 复制而改变碱基序列,例如亚硝酸盐能使 C 脱氨变成 U,经过复制就可使 DNA 上的 G-C 变成 A-T 对;羟胺能使 T 变成 C,结果是 A-T 改成 C-G 对;氯乙烯和马兜铃酸使 A-T→T-A;黄曲霉毒素 B_1 也能专一攻击 DNA 上的碱基导致序列的变化。

(2)DNA 断裂:DNA 断裂损伤有以下机制:①烷化剂:DNA 链磷酸二酯键上的氧也容易被烷化,结果形成不稳定的磷酸三酯键,易在糖与磷酸间发生水解,使 DNA 链断裂。DNA 链断裂可以分为 DNA 的单链断裂和双链断裂两类。双链中一条链断裂称单链断裂(single strand break),而 DNA 双链在同一处或相近处断裂称为双链断裂(double strand break)。单链断裂发生频率为双链断裂的 10~20 倍,但比较容易得到修复;对单倍体细胞(如细菌)而言,任何 DNA 双链断裂都可能导致细胞的死亡,因此在单倍体细胞中 DNA 双链断裂是致死事件。②脱氧核糖变化:脱氧核糖上的每个碳原子和羟基上的氢都能与羟基反应,导致脱氧核糖分解,最后会引起 DNA 链断裂。③DNA 损伤修复过程中产生的 DNA 损伤,在正常的 DNA 代谢过程中会出现一类 DNA 损伤。比如复制过程中出现的 DNA 双链断裂、DNA 损伤修复过程中出现的单链空缺和 DNA 双链断裂等。

(3)交联:交联损伤可以是 DNA 链之间交联和(或)DNA-蛋白质交联。同一条 DNA 链上或两条 DNA 链上的碱基间可以共价键结合,DNA 与蛋白质之间也会以共价键相连,组蛋白、染色质中的非组蛋白、调控蛋白等都可以彼此或(和)细胞内的 DNA 分子形成共价键连接。常见的烷化剂有两类,一类是单功能基烷化剂,如甲基甲烷碘酸,这类烷化剂一般只含有一个活性基团,因此只能在一个位点处进行烷基化反应,形成单位点和烷基化试剂之间的交联。而有些烷基化试剂却含有一个以上的活性基团,如某些抗癌药物(如环磷酰胺、苯丁酸氮芥、丝裂霉素 C 等)以及某些致癌物质(如二乙基亚硝胺等)。这些多功能基团的烷基化试剂可以把 DNA 和蛋白质分子间、DNA 链内、DNA 链间、蛋白质与蛋白质分子间以及同一蛋白质分子不同残基间发生交联。因此这类烷基化试剂可以造成更为复杂的损伤。

(4)DNA 折叠所导致的 DNA 损伤:随着研究的不断深入,最近发现有些基因组中的 DNA 序列可以在单链或双链的情况下发生折叠。这种 DNA 折叠改变了 DNA 通常具有的构象,因此在 DNA 合成、修复或重组等过程中可以导致 DNA 突变,通常可见的是 DNA 的缺失和重复。虽然这类 DNA 的突变并不直接源于 DNA 的可见损伤,但是它所造成的影响确实与某些源于 DNA 损伤的效果是相同的。习惯上称这类 DNA 为具有基因毒性的 DNA 分子或 DNA 序列。

(5)表观遗传改变:化学物诱导表观基因组改变引起的表观遗传修饰的 3 种主要机制:即 DNA 甲基化、组蛋白修饰/染色质重塑和非编码 RNA 的表达改变。3 种机制可以协调、单独或拮抗的方式影响基因表达。

(二) DNA 损伤的修复

在细胞内 DNA 遭到损害之后,细胞为了维护基因组的完整性和遗传信息的稳定性,一般要对这些 DNA 损伤进行应答,即细胞对 DNA 损伤的应激。DNA 修复是细胞对 DNA 受损的一种直接反应,具体是指从 DNA 链上除去被修饰的碱基、核苷酸或基团,在错误碱基或基团除去后,通过各种修复机制重新插入。这种反应可使受损的 DNA 结构得以校正,并恢复到损伤以前的程度以保证 DNA 原先所负载的遗传信息不发生改变,或者避免因剧烈的 DNA 损伤而使细胞死亡。只是使细胞能够耐受 DNA 的损伤而继续生存以及未能完全修复而留下的损伤会在适合的条件下显示出来,如细胞的癌变等。对不同的 DNA 损伤,细胞可以有不同的修复策略。可以针对不同的损伤启动相应的修复机制。

一般而言,DNA 修复的结果有 3 种:一种是可以把损伤完全修复,一种是只能部分修复,另一种为不修复。通常可根据修复效果分为 3 大类:①DNA 损伤的逆转:这一类反应指 DNA 损伤直接恢复到原来的状态,类似于化学反应中的可逆反应。主要包括:光依赖的酶修复、O^6-烷基胸腺嘧啶和烷基磷酸三酯等烷基化的修复、DNA 链断裂重接。②DNA 损伤的切除修复:这一类反应是利用内切酶和外切酶活性,切除含有损伤的 DNA 组分,之后利用 DNA 聚合酶和脱氧核糖核苷酸重新合成切除的部分。主要包括碱基的切除(BER)、核苷酸切除(NER)和错配修复(MMR)。③DNA 损伤的耐受:这一类反应不直接修复 DNA 损伤,而是在 DNA 合成过程中,形成空缺,而后利用重组的机制修复空缺,原先所含的 DNA 损伤依然被保留。这种修复不是经典意义上的修复,而是"冲淡"损伤。此外,DNA 合成也属于此类,这是一种"容错"的修复机制。

目前,已知哺乳动物 DNA 修复有以下特点:①DNA 修复有组织和种属特异性,如人体的修复能力约比小鼠大 10 倍;②DNA 修复在涉及转录的基因中增加,如染色体环;③DNA 加合物有不同的修复效率,如大的加合物修复效率大于小的加合物;④DNA 修复的效应与细胞应激和凋亡关系密切,如低周期的应激细胞系有更高的错误率。核苷酸切除修复和碱基切除修复是化学损伤的主要修复机制。其中碱基切除修复(BER)主要针对由内源性因子引起的一些常见的修饰,核苷酸切除修复(NER)则主要针对由环境诱变剂引起的螺旋变形性损伤的修复。更为复杂的和不常见的 DNA 损伤则只能由一些看来十分粗糙而易发生差错的过程来处理。常见化学物所致不同 DNA 损伤的修复见图 4-4。

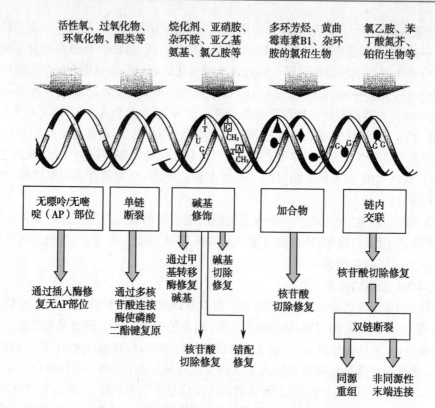

图 4-4 常见化学物所致不同 DNA 损伤的修复

（三）DNA 损伤与突变的关系

目前比较公认的致突变机制是 DNA 损伤-修复-突变模式，即任何 DNA 损伤，只要修复无误，突变就不会发生；如果修复错误或未经修复，损伤就固定下来，于是发生突变。

1. DNA 损伤和基因突变 研究发现，DNA 损伤能否最终转化成基因突变有赖于 DNA 损伤之后是否经过 DNA 的合成。一个事实是，处于静止状态的细胞中 DNA 损伤并不能诱发基因突变，而那些较为活跃增殖的细胞中 DNA 损伤才会出现基因突变。因此 DNA 损伤必须经过细胞的增殖才能最终形成突变。细胞的增殖可以把部分 DNA 损伤转化成真正的基因突变，同时又可以部分地修复某些 DNA 损伤。这种发现对理解 DNA 损伤和基因突变的相互关系是十分有意义的。

从 DNA 损伤和最终出现基因突变的关系来看，DNA 损伤在最终形成基因突变之前，需要经过 DNA 损伤的修复，这种 DNA 的修饰完全或者部分地对所出现的 DNA 损伤加以修复，如果是完全修复，就不会导致基因的突变；如果部分修复，其余的 DNA 损伤能否导致基因突变还要看负载这些 DNA 损伤的细胞的生理状态，如果细胞处于静止期，那么尽管细胞内携带有损伤的 DNA，但是并不会最终形成基因突变，而只有那些处于活跃的增殖期而且又携带有不能完全修复的 DNA 损伤的细胞才会出现基因突变。目前对真核细胞的 DNA 修复的反应类型、参与修复的酶类和修复机制尚未完全明确，但 DNA 损伤修复与细胞突变、寿命、衰老、肿瘤发生、辐射效应、某些毒物的作用都有密切的关系。已发现人类遗传性疾病有6000 多种，其中绝大多数与 DNA 修复缺陷有关，这些 DNA 修复缺陷细胞表现出对辐射和致癌剂的敏感性增加。例如着色性干皮病（xeroderma pigmentosum）就是第一个发现的 DNA 修复缺陷性遗传病，患者的皮肤和眼睛对太阳光特别是紫外线十分敏感，身体曝光部位的皮肤干燥脱屑、色素沉着、对嘧啶二聚体和烷基化产物的清除能力降低。

2. DNA 损伤　在染色体和 DNA 一级序列上的体现随着技术的发展,现在已经能够分析 DNA 分子水平上的损伤情况,包括在染色体水平上的结构改变和 DNA 分子水平上的改变。现今发现的所谓 DNA 损伤既包括 DNA 分子自身结构的变化,也包括拓扑学结构的变化。这些改变体现在染色体方面的有:细胞内出现非整倍性染色体(aneuploidy);染色体之内或之间出现移位(translocation);染色体出现缺失(deletion);姐妹染色单体之间出现重组(sister chromatin recombination)包括交联(crossover);染色体上出现显微镜下可见的脆性位点(fragile site)特征;染色体上出现染色均一部位(homogeneously stained region,HSR);以及出现小染色体和环形染色体等畸形染色体。这些“非常”染色体形式的出现可以作为 DNA 损伤的指标。在实践中可以利用这些染色体形态的改变作为指标,对环境中各种潜在的和明确的导致 DNA 损伤的物理、化学和生物来源的遗传毒性物质加以检测。

由于染色体实际上是遗传物质 DNA 的载体,因此任何发生在染色体水平上的改变都会直接或间接地反映 DNA 上可能出现的损伤。但是,由于染色体形式是 DNA 和多种蛋白质相互作用所形成的更高一级遗传物质的组织形式,所以细胞中染色体形态上的改变有时并不与 DNA 损伤有直接关系。比如,当染色体水平出现显微镜下可见的脆性位点时,可能只是由于 DNA 二级或三级结构出现了异常,而影响了 DNA 和组蛋白形成核小体所致。这方面的例子有人类群体中出现的脆性 X 染色体综合征。在脆性 X 染色体综合征患者的细胞中,X 染色体上可以出现“脆性”部位,但更多的是与扩增后的 CCG·CCG 重复序列影响核小体和 DNA 的相互作用有关。

四、遗传毒性的检测方法

遗传毒性效应的生物检测的方法已超过 200 种。根据遗传毒性效应检测方法所涉及的终点,可将其分为 3 大类:第一类检测基因突变;第二类检测染色体畸变,包括染色体结构和(或)数目的异常改变;第三类测定 DNA 的损伤如 DNA 损伤修复的激发、DNA 加合物的形成、姐妹染色单体交换、体细胞重组以及 DNA 链断裂等。目前 OECD 颁布的遗传毒性测试指南见表 4-1。

表 4-1　OECD 颁布的遗传毒性测试指南

TG	指南名称	生效时间	修订情况	删除
473	体外哺乳动物细胞染色体畸变试验	1983	1997/2014	
474	哺乳动物红细胞细胞微核试验	1983	1997/2014	
475	哺乳动物骨髓染色体畸变试验	1984	1997/2014	
476	体外哺乳动物细胞基因突变试验	1984	1997/2015	
478	啮齿类动物显性致死试验	1984	2015	
483	哺乳动物精原细胞染色体畸变试验	1986	1997/2015	
487	体外哺乳动物细胞微核试验	2010	2014	
488	转基因动物体细胞与精子细胞基因突变试验	2011	2013	
489	哺乳动物体内碱性彗星试验	2014		

续表

TG	指南名称	生效时间	修订情况	删除
490	体外 *TK* 基因突变试验	2015		
472	遗传毒理学:大肠埃希菌回复试验	1983		1997
477	果蝇伴性隐性致死试验	1984		2014
479	体外哺乳动物细胞姐妹染色单体交换试验	1986		2014
480	酵母基因突变试验	1986		2014
481	酵母有丝分裂重组试验	1986		2014
482	哺乳动物细胞非程序性 DNA 合成	1986		2014
484	小鼠斑点试验	1986		2014

(一) 基因突变检测方法

基因突变的检测主要方法有两类。一类是根据正向突变改变了野生型基因,使得有关基因失活而表现出可检测表型变异的方法。另一类是根据回复突变使原突变子中失活基因功能恢复,从而表现野生型表型检测方法。

1. 鼠伤寒沙门菌/组氨酸回复突变试验　由 Ames 于 1975 年建立,利用若干不同基因型的组氨酸缺陷型菌株,每个菌株具有其独特的回复突变"靶点"顺序,可以由不同类型的碱基置换和移码诱变剂诱发回复突变。该菌株在无外源性组氨酸供给的情况下不能生长繁殖,但当发生回复突变时则可在无外源性组氨酸供给的情况下生长繁殖。菌株中除了组氨酸缺陷基因被引为检测诱发突变发生的靶标外,还含有一些提高细菌对致突变剂敏感性的基因及质粒。由于一些外源化学物需经体内代谢活化才具有诱变活性或经代谢而解毒,为了模拟哺乳动物对外源物质的体内代谢活化过程,提高测试的准确性,通常在 Ames 试验和其他体外测试系统中添加哺乳动物肝微粒体酶制剂(S9)作为外源物质代谢活化系统。一般采用具有广谱诱导作用的 Aroclor1254(PCB)诱导大鼠肝微粒体酶产生,适合于检测大多数遗传毒物。为了克服 S9 制备上的困难和不稳定性,目前已将 N-乙酰转移酶、硝基还原酶、细胞色素 P450 等代谢基因导入细菌或酵母致突变实验菌株,使测试菌株的相关代谢酶超表达,提高了对诱变剂的敏感性,如 YG1024、YG1029 由于引入了乙酰转移酶基因,对硝基芳烃和芳香胺的敏感性比来源菌株高 100 倍以上,在检测复杂混合物中的诱变剂时十分有价值。

2. 哺乳动物细胞突变试验　常用的体外哺乳动物细胞基因突变测试系统,一般利用中国仓鼠或人淋巴细胞次黄嘌呤-鸟嘌呤磷酸核糖转移酶(*HGPRT*)和胸腺嘧啶核苷激酶(*TK*)基因突变分析,*HGPRT* 为 X 连锁的功能性单倍体基因,所以在二倍体中若发生突变即可检出。在 CHO 和 V79 细胞中 *HGPRT* 位点若出现大的缺失,可能导致其相邻的与细胞存活相关的基因缺失而出现致死效应,所以该系统一般仅可检出点突变和一些微小缺失;此外,该系统常因低 pH、高渗透压等实验因素而导致实验结果的偏差。*TK* 基因位于常染色体上,故用于检测的细胞株应该构建为 *TK*$^{+/-}$ 杂合子。小鼠淋巴瘤细胞株 L5178Y 就是这类杂合子。在正常的 *TK*$^{+/-}$ 杂合子中,包括 *TK* 基因在内的大的缺失并不一定导致细胞死亡,其同源染色体上等位基因能提供相应的功能。试验利用 *TK*、*HGPRT* 在生化代谢中的作用,即在含次黄嘌呤、甲氨蝶呤核胸腺嘧啶核苷(HAT)的选择培养基上,正常生物合成途径被阻断,细胞若出现 *HGPRT* 或 *TK* 基因突变便不能存活的原理,将野生型细胞用受试物处理,随后由选择培养基培养,选择性杀死野生型细胞并留下突变细胞,后者在随后的培养中形成克隆。由此可计算突变率并进一步分析诱发突变的特性。上述测试手段能检出碱基置换和移码诱变剂。乌本苷(Ou)位点的基因突变试验,通过细胞是否出现乌本苷抗性(OuR)突变来检出移码诱变剂。由于乌本苷抗性的表达需要完整蛋白质存在,而移码突变剂常导致转录过早中断,当基因产物全部或部分丧失时,移码突变效应为致死效应。该系统不适宜于常规诱变检测。需指出的是,上述测试中发现的突变子,均可以用分子生物学手段进一步分析诱变的类型和特性。

Pig-a 基因突变试验是近年来发展起来并受到广泛关注的一个新方法。细胞表面许多分化抗原通过糖基磷脂酰肌醇聚糖(GPI)锚连接在细胞表面,磷脂酰肌醇聚糖 A(phosphatidyl inositol glycan class A,Pig-a)基因是 GPI 锚的编码基因,位于 X 染色体上,单次突变即可导致该细胞 GPI 锚缺陷和表面相应抗原缺失,因此将 Pig-a 基因用做一个"报告基因",就可以通过检测细胞表型来考察发生基因突变的细胞比例,进而计算基因突变频率,评价受试物的致突变性。2008 年启动了大鼠体内 Pig-a 基因突变试验的国际联合验证,同年 HESI 成立 Pig-a 工作小组,致力于方法学进一步优化和实验室间联合验证,并探讨成为管理毒理学评价方法的可能性。到 2015 年为止,由多个国家共同参与、分 3 个阶段进行的国际联合验证研究已在动物实验上考察了约 40 个致癌物,基本证明了该方法的灵敏性、有效性和可重复性,到 2016 年已完成 70 余个化合物。与外周血红细胞相比,外周血网织红细胞 Pig-a 基因突变试验(PIGRET 试验)可以更快、更灵敏地检测到致癌物给药后 Pig-a 基因突变频率的升高,2016 年日本环境诱变剂学会的 MMS/JEMS 组织牵头完成了一项大鼠 PIGRET 联合验证试验,由 16 个实验室参与,验证了 24 个化合物,初步验证了 PIGRET 试验作为短期体内遗传毒性试验的有效性。目前,国际上正在讨论将该方法列入相关法规和指南。

3. 哺乳动物突变试验 整体动物突变试验的敏感性一般不及体外试验,而且较为昂贵,但整体动物实验能够体现整体动物对受试物的吸收、分布、代谢、受试物及其代谢物的排泄状况,反映机体的 DNA 修复和药物动力学特征,因此更能体现受试物在整体动物中的真实效应。一般分为体细胞突变试验和生殖细胞突变试验。在一些成套测试中,也经常使用体细胞突变试验,但生殖细胞突变试验主要用于遗传危险度的评定中。表 4-2 总结了常用检测小鼠生殖细胞突变的测试方法。

表 4-2 常用哺乳动物生殖细胞突变检测方法

生物分析	技术
小鼠特异位点试验	分析受处理小鼠 F_1 代的可见隐性突变。利用包括 7 个以上隐性位点的多标记小鼠测试品系检测可见的常染色体隐性突变
小鼠白内障突变分析	用裂隙灯对受处理小鼠 F_1 代 3 周龄小鼠眼睛进行生物显微测试观察可见的显性突变。对小鼠无特殊品系要求。这一手段在大鼠可以直接计算诱发突变
小鼠骨骼突变分析	检测影响小鼠骨骼系统的可见显性突变。需要对骨发育缺陷进行认真的分析
小鼠遗传易位试验	对受处理雄性 F_1 代进行育性分析并以细胞遗传学分析证实
小鼠隐性致死试验	受处理小鼠 F_2 代回交,分析胚胎死亡率
小鼠生化特异位点试验	分析受处理小鼠 F_1 代的蛋白电泳图谱以了解生殖细胞突变
小鼠酶活性分析	分析受处理小鼠 F_1 代特异性酶活改变

转基因动物突变试验常见的转基因动物品系如 Big Blue 是以大肠埃希菌的 lacI 作为诱变的靶基因,Muta Mouse 则以大肠埃希菌 lacZ 作为靶基因。动物在暴露受试物之后,*Lac* 基因可很容易从动物细胞中重新获得并包装到 λ 噬菌体中,进而感染大肠埃希菌,裂解后根据噬菌斑的表型及数目可以发现突变子并计算突变频率。转基因动物可在整体状态下检测基因突变,比较不同组织的突变率,确定靶器官,对诱发的遗传改变作精确分析,既可分析体细胞突变,又可分析生殖细胞突变等;2013 年 OECD 已正式列入指南中(TG488)。近年来发展了扩展的简单串联重复试验(the expanded simple tandem repeat assay),可通过 PCR 分析雄性生殖细胞或 F_1 代是否发生串联重复突变,用于整体动物生殖细胞突变的评价。该试验较表 4-2 中的方法简便,而且所用动物数少,因而受到关注。

(二) 染色体畸变测试

1. 哺乳动物体外细胞遗传学分析　　原则上所有体外培养的哺乳动物细胞均可检测,但通常选择具有稳定的易于分辨的核型、较短的增殖周期、较少且较大染色体的细胞。因而,最常用的是中国仓鼠卵巢细胞株 CHO 和中国仓鼠肺成纤维细胞株 CHL。人体外周血淋巴细胞也是常用的细胞之一。由于中期染色体结构分析是一项耗费时间的工作,同时需要分析人员具有娴熟的分析技能,因而一些权威研究均倾向用体外微核分析代替离体染色体畸变分析,以扩大检测的范围并提高测试的准确性。

微核(micronucleus)是染色体片段或者整条染色体在细胞分裂过程中未按正常程序进入细胞核而滞留在细胞质中的染色质小体。微核通常作为染色体结构损伤以及染色体分离异常的标志。体外微核分析可以在人类外周血淋巴细胞和现有的哺乳动物细胞株如 CHL、CHO、V79 和 L5178Y 中进行,这类方法通常在细胞染毒的培养后期添加适量的质裂阻断剂——细胞松弛素 B,微核的观察计数应在双核细胞中进行以保证细胞在染毒后经历了一个完整的分裂周期。近年来,胞质分裂阻滞微核细胞组学试验(cytokinesis-block micronucleus cytome assays,CBMN Cytassay)作为检测染色体不稳定性的细胞组学试验,它可分析 Ⅰ 和 Ⅱ 型微核、核质桥、核芽等多个遗传终点,涵盖了染色体断裂和丢失、DNA 错误修复、染色体重组或端粒末端融合和基因扩增和(或)基因量改变等多种损伤机制,既可用于实验室研究,也可用于人群研究,受到人们的关注和应用。

2. 哺乳动物细胞遗传学分析　　整体动物染色体畸变试验,在给动物暴露受试物后,收集那些分裂旺盛、易于获得和制备的细胞进行细胞遗传学分析。例如大鼠、小鼠或中国仓鼠的骨髓细胞以及精原细胞、精母细胞、卵母细胞等。通过人类精子与仓鼠卵融合,也可以分析人类精子原核中的染色体畸变。

通常认为,显性致死效应绝大多数是染色体结构或数目变化的结果,因而啮齿类显性致死测试可以作为染色体畸变的间接证据。当然,显性致死测试中的终点包括染色体结构和数目畸变两种类型,小鼠遗传易位分析是检测可遗传的染色体畸变的方法之一,其对受处理雄性的 F_1 代进行育性分析并以细胞遗传学分析证实遗传易位的存在。

微核测试是更为方便和可靠的染色体畸变分析的选择手段。这类测试通常在啮齿类骨髓嗜多染红细胞(polychromatic erythrocyte)或外周血细胞中进行。啮齿类早期精细胞微核分析可以分析减数分裂过程中的染色体损伤,染毒与取样之间的间隔时段应与拟分析的受暴露靶细胞发育为早期精细胞所需要的时间相当。此外,目前已建立了啮齿类皮肤、脾脏、肾脏、胃和肝脏细胞微核分析方法。

鉴于微核可以由染色体诱裂剂导致的染色体无着丝粒片段所构成,也可以由非整倍体诱发剂所导致的落后染色体形成,所以,鉴别微核起源是了解遗传毒性物质作用方式的重要环节。理论上讲,具有着丝粒的微核是由落后染色体所形成,通常可以利用 C-分带技术、着丝粒探针的 FISH 技术、着丝点蛋白的 CREST 抗体免疫技术等鉴别微核是否含有着丝粒 DNA 或着丝点蛋白。

PinkelD 于 1986 年率先利用荧光原位杂交技术(FISH)进行细胞遗传学分析,该方法显著提高了染色体结构畸变分析的能力和精确度。在染色体畸变形成机制的研究和复杂染色体畸变检测中具有重要意义。利用一系列诸如由 DNA 重复顺序、寡核苷酸片段构成的探针以及从染色体文库中构建的涂染探针(painting probe),可以识别中期和间期细胞中的特异染色体区域。在染色体精细结构分析中最为有效的探针是涂染探针,其通常是由流式细胞仪分选构建的染色体文库中的染色体或对已分带的中期染色体做不同程度的微切割,再经 PCR 技术扩增而直接获得的染色体特异性甚至区域性探针。利用不同荧光物质标记的涂染探针进行多色 FISH,对人类中期染色体易位的分析速度比常规手段高 50 倍,在分析间期细胞甚至精子中的染色体结构异常方面也独具优势。

3. 染色体数目改变的检测　由环境因素诱发的染色体整倍性改变往往表现为多倍体,非整倍性改变则产生非整倍体。多倍体是植物进化的动力,但在动物中,其对进化的作用很小,相反,除了少数昆虫、鱼类和两栖类外,多倍体动物有机体通常只能生存一代,人类胚胎约有 $1\%\sim2\%$ 的完全或部分多倍体。目前认为诱发多倍体不是一种重要的遗传损伤,通常是在药物剂量高于治疗剂量时,才可能诱发多倍体,所以环境中类似化学物质对人类没有显著的危害效应,多倍体的检测在遗传毒理学中实际意义很小。

非整倍体检测系统包括微生物、果蝇、哺乳动物细胞、哺乳动物和植物系统。鉴于非整倍体的发生可以与中心粒成熟、复制与分离,着丝粒复制分离,纺锤体结构与功能,微管蛋白组装与解聚,细胞膜及某些膜受体的功能,细胞信号传递系统,拓扑异构酶 II 的功能抑制等相关,所以非整倍体的检测系统不仅涉及如纺锤体形态、微管蛋白多聚等指标,也涉及其他相关的细胞靶标。比较成熟的方法主要集中于染色体计数、检测微核是否含有着丝粒或着丝点蛋白、通过染色体-纺锤体的分化染色分析异常纺锤体等。

(三) DNA 损伤的测试

DNA 损伤的检测,可通过 DNA 链断裂和体细胞重组等试验检测能直接产生基因突变和细胞死亡的遗传和细胞毒性效应,也可通过 DNA 加合物、UDS 和 SCE 的测试间接反映 DNA 损伤。

1. DNA 链断裂　DNA 链断裂是一类直接的 DNA 损伤指标。DNA 链断裂的检测通常使用碱洗脱(alkaline elution)、单细胞凝胶电泳(single-cell gel electrophoresis,SCGE 或 Comet)和脉冲场凝胶电泳(pulsed-field gel electrophoresis,PFEG)等技术,适用于任何细胞。碱洗脱技术用于检测 DNA 单链断裂,但该技术已逐渐由 Comet 技术所代替。Comet 可用于检测单个细胞的 DNA 单链断裂,较前者简便、快速、灵敏,可检出 0.1 个断裂/10^9 道尔顿,广泛应用于受试物对哺乳动物细胞 DNA 损伤和修复的检测。其原理主要是在核蛋白被抽提后的细胞核中如果存在 DNA 断裂,就会在核外形成一个 DNA 晕轮,由于断裂引起的超螺旋松散,在电泳时 DNA 断片向阳极伸展,形成彗星状拖尾。拖尾越严重则 DNA 断裂越多。PFEG 多用于检测 DNA 双链断裂,该方法的横断场电泳条件对测试 DNA 片段大小的分辨率以及对诱发链断裂因素的敏感性有重要影响。近年来彗星试验受到关注,开展了体内、体外和人体检测的大量研究,特别是哺乳动物体内试验经国际联合验证了多种组织的测试方法,

OECD 于 2014 年正式颁布了哺乳动物体内碱性彗星试验(TG489)。

γ-H2AX 试验也是近年来应用较多的一个方法。DNA 双链断裂可以激活细胞的 DNA 损伤应答机制,由 ATM 和 ATR 等激酶使组蛋白 H2AX 的 C-末端 Ser-139 残基磷酸化(γ-H2AX)。随后,γ-H2AX 聚集在双链断裂处,形成由大量 γ-H2AX 聚集成的灶点(foci)。检测细胞中的 γ-H2AX Foci 数目就可以用于评价 DNA 双链断裂情况,实验可通过免疫荧光染色结合荧光显微镜分析方法、ELISA、流式细胞术或蛋白质印迹(Western blotting)方法来进行。

2. 体细胞重组效应分析　　体细胞重组效应也是一类 DNA 损伤的直接指标,体细胞重组过程是由有丝分裂过程中交互型有丝分裂交换和非交互型的有丝分裂基因转变所组成。最理想的重组事件分析方法是在酵母 D7 菌株中同时检测有丝分裂交换和有丝分裂基因转换。体细胞重组过程使杂合的体细胞产生纯合子,导致在体细胞处于杂合状态(+/-)的隐性基因在子代得以表达,隐性性状的出现证实体细胞重组事件的发生。在细菌、真菌、果蝇、哺乳动物细胞和小鼠中均可以进行体细胞重组效应分析。

3. DNA 加合物的检测　　检测方法主要有免疫法和 ^{32}P 后标记法(^{32}P-postlabeling)。免疫法在分离和识别 DNA 加合物的基础上,利用多克隆或单克隆抗体识别 DNA 加合物,该方法较敏感,可检测 $1/10^7$ 核苷酸加合物,并可在体外培养细胞如淋巴细胞中进行。^{32}P 后标记法可以在未知加合物构型的情况下检出加合物,其敏感性高,可检出 $1/10^{10}$ 核苷酸加合物。该方法将 DNA 提纯并消化,随即用磷酸酶 P1 选择性地使核苷酸 3′端去磷酸化,带有加合物的核苷酸不发生该反应并可被 γ^{32}P ATP 标记,将样本进行薄层层析和放射自显影,可将加合物定量并分离。由于其灵敏度高,是目前广泛用于比较不同暴露和不同组织加合物谱的重要手段。

加合物位点特异性诱变(adduct site-specific mutagenesis)在研究 DNA 加合物与突变之间的关系、DNA 加合物类型与所引起的基因突变谱、不同的烷化碱基引起突变的效率等问题上可提供大量信息。该研究通常合成一段含有已知位置和结构的加合物寡核苷酸,将其构建于可自我复制的单链或双链载体上,继而把该重组载体转入宿主完成其生物学过程,对其后代进行离体分析了解所发生突变的本质。现已进行的大量研究从不同角度探讨了 DNA 加合物与其诱发突变、突变谱之间的联系(表 4-3)。

表 4-3　DNA 加合物测定方法的比较

方法	优点	缺点
免疫学方法	敏感、容易	有交叉反应,需与各种加合物变化水平对照,制备抗体费时
^{32}P 后标记法	最敏感、仅需少量 DNA	有实验室差别,不同加合物及水平有不同的标价效率,费时
荧光法	特异,相对容易	限制在特殊的加合物,需大量的 DNA
电化学测定法	敏感、价廉、相对容易	限制在特殊的加合物,DNA 提取存在污染问题
GC-M$_3$	特异	设备昂贵,需大量的 DNA,可能需衍生反应
原子法	特异、敏感	限制在特殊的加合物,DNA 提取存在污染问题
ADAM	较 ^{32}P 后标记标记率更稳定,能扩大检测范围	新方法,应用检测的加合物较少,需进一步验证

4. DNA 修复的检测　根据 DNA 修复的启动可判断是否有 DNA 损伤发生。最常用的是非程序性 DNA 合成(unscheduled DNA synthesis,UDS)试验。该试验可以在啮齿类原代肝细胞中进行,也可在活体啮齿类肝细胞中进行,但以原代肝细胞培养物作靶细胞为首选。当 DNA 受到损伤时,受损 DNA 可以通过切除修复机制而复原,这个过程中可发生相应的 DNA 合成,相对于正常的 DNA 合成,这个过程被称为非程序性 DNA 合成。评价 UDS 反应主要以靶细胞 DNA 非程序合成过程中掺入 ^{3}H-TdR 后,放射自显影出现在细胞核内银粒数为依据。某些不掺入新核苷酸的 DNA 损伤修复类型,用 UDS 就无法测出相关损伤。

SOS 反应通常指 DNA 受到多方面的损伤时的一种求救式的损伤修复,是一种容易产生错误的损伤修复。在细菌,SOS 反应表现在一系列基因如 *LexA*、*RecA*、*uvrABC*、*umuDC* 等基因的表达,修复活性和诱导活性增加,原噬菌体诱导终止等各个方面。从大肠埃希菌 E. coli4436 构建的一系列含 *sfiA*∶*lacZ* 融合基因的菌株可用于 SOS 反应的检测,当 DNA 受损后,*sfiA*∶*lacZ* 融合基因表达,产生大量 β-半乳糖苷酶,使含有 X-gel 的培养基呈现蓝色。该手段称为 SOS 显色试验(SOS chromotest)。Quilardet P 等人于 1985 年首创了该方法,并已经做了大量的改进。

近年来,由于分子生物学的发展和技术的进步,产生了许多新的遗传毒性测试方法,为在细胞和分子水平研究受试物质的遗传毒性和作用机制提供了新的思路和技术手段,并构成了遗传毒性物质成套测试中的重要组成部分。尽管基因突变检测的"金标准"是直接 DNA 测序,而且自动 DNA 测序能力也有长足的进展,但测序仍然是一个比较烦琐、费用高、需要昂贵设备的工作,不适合大范围筛查基因组中 DNA 突变。迄今,根据不同原理,快速筛查突变的方法主要有 2 类,一是发生在 DNA 片段中的突变常常在不同条件下导致该片段构型改变,这种构型改变可以通过电泳时的迁移率变化来测知。如单链构象多态性分析、变性梯度凝胶电泳、变性-高效液相色谱分析等。这类方法有很多局限:并非所有携有突变的片段尤其是 DNA 大片段都会发生构型改变;构型检测法不能提供突变性质和位置的信息;不同的 DNA 片段构型改变检测需要不同的条件。第二类是利用蛋白质或化学物质修饰异源双链 DNA 中错配碱基的能力检测突变,这一类手段可以提供突变发生位置的有关信息。相关方法如化学裂解错配碱基法、酶错配切割法和切割酶片段长度多态性分析等。此外,还有大量根据不同原理设计的基因突变检测的分子生物学方法。如 DNA 芯片或 DNA 微阵列(DNA chip 或 gene chip 或 microarray)方法。从理论上讲,只要建立一个标准的 DNA 顺序模板便可检测基因组中任何位点的所有突变。

由于没有单独一个遗传毒性实验方法可检测所有的遗传毒性终点,因此,遗传毒性的评价大多均采用组合试验的方法。一个试验组合的基本要求是:①能对 DNA 损伤和损伤固定的危害性做出鉴定;②根据不同的测试对象和目的选择试验组合。对化学物是否具有遗传毒性或致突变性,通常在检出任一遗传学终点的生物学试验中呈现阳性反应的物质,即可确定其具有遗传毒性或致突变性。而要确定某化学物为非遗传毒物或非致突变物,则需在检测五种遗传学终点的一系列试验中,经充分的试验均为阴性。如要确定其对人的遗传毒性或致突变性,还需做流行病学调查相互印证。

美国 EPA2002 年提出的遗传毒性测试方案可供参考。该方案分 4 个水平:

水平 1　细菌基因突变;体外哺乳动物细胞基因突变,如 MLA(Y5178 小鼠淋巴瘤细胞);体外染色体畸变。

水平 2　体内微核或染色体畸变;可能的其他体内试验(如 ^{32}P 后标记、彗星,UDS,与

DNA 的共价结合,转基因动物)。

水平 3 体内生殖和代间的效应,如 UDS、AE(碱洗脱试验)、SCE、CA、RDL(显性致死试验)。

水平 4 暴露亲代的子代效应,如生化或可见的小鼠特异位点、可遗传易位试验,加定量危险度评价。

随着计算毒理学的发展,遗传毒性的预测开始受到人们的关注。公认的基于专家规则和统计学规则的两种 QSAR 目前已经开始被广泛应用。近期,由日本 NIHS 牵头在进行一项三阶段的验证研究。NIHS 提供约 12 000 个新化学物的 Ames 试验数据(根据 OECD TG471 指南进行的 GLP 实验)用于验证不同 QSAR 系统。共有包括美国、英国、意大利、西班牙等国家在内的 QSAR 开发商参与了该项验证,涵盖了常用的如 DEREK、CASE、TOXTREE、ADMEWORKS、CASE Ultra rule 等基于专家原则或统计学原则的 12 种 QSAR 系统。NIHS 在每阶段提供致突变作用被分成不同等级的 4000 种化合物给参与者,根据预测结果来评价相应 QSAR 系统的敏感性及特异性等指标。在前面阶段中,QSAR 参与者不被告知 Ames 试验结果进行预测,在后面阶段中,整合实验结果以调整预测能力。截至 2016 年 10 月,第一阶段(3902 化合物)和第二阶段(3829 化合物)已完成,敏感性为 39%～70%(第一阶段)和 42%～68%(第二阶段);特异性由 65%～92%(第一阶段)提高至 78%～93%(第二阶段)。

(四) 表观遗传效应的测试

表观遗传学改变检测方法主要有 DNA 甲基化的检测、组蛋白修饰和非编码 RNA 的检测等。DNA 甲基化检测方法包括甲基化特异性 PCR、针对特定基因甲基化检测的亚硫酸氢钠联合限制性内切酶分析法、简化表观亚硫酸氢盐测序法和全基因组亚硫酸氢盐测序法、甲基化 DNA 免疫共沉淀技术和利用质谱技术分析全局甲基化水平;组蛋白修饰的检测通常用抗体检测,如免疫共沉淀技术结合芯片分析,PCR 或测序识别基因特异性的组蛋白标记富集情况,或利用 Western blotting 和质谱技术分析全局组蛋白修饰水平;非编码 RNA 研究通常对目标 miRNA 或 lncRNA 进行实时荧光定量 PCR 或芯片分析,或对样品中的所有小 RNA 进行测序分析。但目前尚未对如何测试评价表观遗传效应达成共识。

第二节 环境污染物的致癌性

肿瘤(neoplasm,tumor)是机体在各种致瘤因素作用下,局部组织的细胞在基因水平上失掉了对其生长的正常调控,导致克隆性异常增生而形成的新生物。肿瘤是一类严重影响人类健康和生命的疾病,已成为人类死亡的第一位或第二位原因,而且肿瘤发病率近几十年来一直呈增长趋势。我国肿瘤死亡率在各种死因中居首位,每年因肿瘤死亡人数为 160 万人,每年新增肿瘤 220 万人,特别严重的是肿瘤是我国劳动年龄人口尤其是最佳劳动人口的首要死亡原因,在 35～59 岁年龄人口中,所有年龄组的第一位死因都是肿瘤,只有到了 60 岁以后脑血管或心血管疾病才上升为第一位死亡原因。目前已有约 1700 多种化学物经动物实验发现对动物有致癌性,确定对人类致癌性的有 110 余种。一般认为,80%～90% 人类癌症和环境因素有关,其中主要是化学因素。由于人类肿瘤主要与化学因素有关,要降低肿瘤的发生率,首先必须识别、鉴定化学致癌因素和有害的生活方式,阐明其作用机制,然后采取措施加以防治。因此,研究化学致癌具有重要意义。

一、化学致癌物及其分类

早在 18 世纪 Hill 首先发现使用鼻烟可致鼻癌,特别是英国外科医师 Pott 提出煤烟和煤焦油是引起烟囱清扫工发生阴囊癌的病因。19 世纪德国外科医师 Rehn 又发现苯胺染料生产车间工人的膀胱癌发生率高。1915 年,日本人市川和山极(K Yamagiwa,K Ichikawa)用煤焦油涂抹兔耳成功诱发出皮肤癌,从此开始了实验性化学致癌的研究。1938 年,美国人 Heupper 使用苯胺染料生产工人接触的 β-萘胺和联苯胺诱发狗膀胱癌获得成功。至此,化学物致癌的概念得以确立。但化学致癌问题直到 20 世纪中期才引起人们的注意。特别是 Higginson 在 20 世纪 70 年代初提出两个著名的论断后,即人类的肿瘤 90% 是由于环境因素所致,而其中 90% 是由于环境化学因素所致,化学致癌问题开始受到广泛的重视(表 4-4)。

表 4-4 化学致癌研究中的重要历史发现

年代	发现者	事件
1761	J Hill	提出使用鼻烟可能会诱发鼻咽癌
1775	P Pott	提出扫烟囱男童阴囊癌的发生与致癌性的煤烟过度暴露有关
1879	FH Haerting,W Hesse	描述铀矿工人中肺癌的发生情况,这是将人体内脏肿瘤与环境致癌因素暴露相联系的首例报道
1895	Ludwig Rehn	首次报道从事苯胺染料生产的工人会发生膀胱癌
1914	T Boveri	提出恶性肿瘤起源于存在染色体异常的单个细胞(这就是著名的癌症体细胞突变理论和肿瘤单细胞克隆起源学说)
1915	K Yamagiwa,K Ichikawa	通过长期给兔耳涂煤焦油成功地诱发出皮肤癌(这是试验性化学致癌研究的开端)
1918	H Tsutsui	建立小鼠皮肤致癌试验
1921	B Bloch & W Drefuss	用煤焦油成功地诱发出转移皮肤癌
1925—1932	EL Kennaway 等	从煤焦油中分离出多种多环芳烃,其中有些对实验动物有致癌性
1932	A Lacassagne	发现给雄性小鼠注射雌激素能诱发乳腺癌
1933—1935	T Yoshida	通过慢性饲喂偶氮染料 O-氨基偶氮甲苯,成功地诱发出大鼠肝癌
1935	E Boyland& A Levi	发现三环芳烃蒽在体内被羟化
1936	R Kinosita	发现一致肝癌作用更强的偶氮染料 4-二甲基偶氮苯
1938	WC Heupper	使用 β-萘胺诱发狗膀胱癌成功
1941	RH Wilson 等	发现农药 2-乙酰氨基芴为强烈的大鼠致癌剂
1941	I Berenblum	发现巴豆油有促进小鼠皮肤癌发生的作用
1941—1944	P Rous 等	发现刺激能引发兔耳皮肤癌的发生,首次提出启动(initiation)和促进(promotion)的概念

161

续表

年代	发现者	事件
1944	JC Mottram	根据多次使用巴豆油能促进小剂量苯并(a)芘诱发大量小鼠皮肤癌这一现象,提出小鼠皮肤癌两阶段致癌模型
1947	I Berenblum,P Shubik	完善 JC Mottram 提出的小鼠皮肤癌两阶段致癌理论
1947	EC Miller,JA Miller	发现肝脏致癌剂氨基偶氮染料能与大鼠肝脏蛋白共价结合,注意到致癌性化学物质能与细胞生物大分子起化学反应
1948	GC Mueller & JA Miller	在无细胞系统中发现微粒体催化 4-二甲基偶氮苯的生物转化作用
1949	L Foulds	提出肿瘤演变(progression)的重要概念
1950—1959		大量流行病学研究表明人类肺癌与吸烟之间的重要相关关系
1956	AH Conney 等	发现多环芳烃可诱导大鼠体内肝脏代谢酶
1956	PN Magee,JM Bames	发现二甲基亚硝胺为大鼠肝脏致癌物
1958—1964	J Miller 等	明确 2-乙酰氨基芴及其类似物的化学反应和代谢过程,发现在大鼠体内该化合物的 N-羟基化反应是其活化过程的第一步
1960	JW Cramer 等	发现芳香胺/酰胺的 N-羟基化反应,首次证实环氧化物是多环芳烃生物转化的中间代谢物
1962	T Omuea& R Sato	在肝微粒体中发现细胞色素 P450
1960—1965		发现人类不常见恶性肿瘤间皮瘤的发生与暴露于石棉有关
1961		发现黄曲霉毒素
1962—1968		发现 DNA 和 RNA 是致癌性化学代谢产物牢固结合的靶分子
1964	P Brookes & PD Lawley	发现 DNA 共价结合的水平与 6 种多环芳烃的致癌性相关
1965	Y Berwald,L Sachs	第一次利用化学致癌物使离体培养的哺乳类胚胎细胞恶性转化成功
1965—1968	E Hecker,BL Duuren 等	分别从巴豆油中分离鉴定出促癌物法钡酯,包括 TPA(十四烷酰法钡醋酸酯)
1966	MB Sporn,C Dingman	发现 2-乙酰氨基芴与大鼠肝 DNA 的共价结合
1968—1969	JE Cleaver,RB Setlow 等	前者首先发现着色性干皮病患者的皮肤成纤维细胞存在 DNA 修复缺陷,后者进一步揭示是紫外线照射后形成的嘧啶二聚体的切除修复缺陷
1970—1971		首次报道怀孕时期服用过己烯雌酚的母亲,其女儿成年后易患阴道透明细胞腺癌
1974	P Sims 等	发现苯并(a)芘通过其代谢物 BPDE 与 DNA 共价结合

年代	发现者	事件
1971—1981	C Peraino 等	发现小鼠皮肤癌发生的两阶段致癌理论同样适用于大鼠肝癌的发生情况;随后建立了适用于各种脏器肿瘤的多阶段癌变理论
1984	A Balmain,I Guerrero 等	前者首次报道在化学致癌物诱发的小鼠皮肤良性乳头状瘤中的 *c-Ha-ras* 基因被激活;后者发现在 γ-射线诱发的小鼠淋巴瘤中 *c-Ki-ras* 基因被激活;随后发现多种致癌物可使不同的癌基因活化和抑癌基因失活
1988	SW Baertschi 等	发现外-8,9-环氧化物是黄曲霉毒素 B_1 与 DNA 共价结合的代谢物
1996	PM Fernandez-Salguero 等	发现 Ah 受体缺陷小鼠可免遭 TCDD 介导的致癌性
1996	MF Denissenko 等	发现苯并(a)芘代谢物 BPDE 在肺上皮细胞 *TP53* 中 DNA 的共价结合特征与人肺癌突变热点一致
2000	Y Dhimizu 等	发现 Ah 受体缺陷小鼠可免遭多环芳烃诱导的皮肤致癌作用

化学致癌物(chemical carcinogen)是指能引起或增进正常细胞发生恶性转化并发展成为肿瘤(使肿瘤发生率或死亡率增加)的化学物质。据报道,经研究的 7000 多种化学物中大约有 1700 多种对动物有致癌作用。化学致癌物种类繁多,因此分类方法也各异。常见分类方法有以下几种:

(一) 根据致癌物在体内发挥作用的方式分类

1. 直接致癌物(direct acting carcinogen)　是指进入机体后能与体内细胞直接作用,不需代谢活化就能诱导正常细胞癌变的化学致癌物。这类化学致癌物的致癌力较强、致癌作用快速。大多数是人工合成的有机物,如烷化剂、酰化剂、内酯类、烯化环氧化物、活性卤代烃类、氮芥;以及金属如镉、铬、镍、钛、砷或其盐类。

2. 间接致癌物(indirect acting carcinogen)　是指进入体内后需经代谢活化才具有致癌活性的化学致癌物。这类致癌物往往不在接触的局部致癌,而在其发生代谢活化的组织中致癌。常见致癌物如多环芳烃、芳香胺类及黄曲霉素等均为间接致癌物。

间接致癌物在其活化前称为前致癌物(procarcinogen),经过代谢活化后的产物称为终致癌物(ultimate carcinogen),在活化过程中接近终致癌物的中间产物称为近致癌物(proximate carcinogen)。

(二) 按致癌物的作用机制分类

根据化学致癌的作用机制,化学致癌物可分为遗传毒性致癌物、非遗传毒性致癌物。遗传毒性致癌物的特点:①遗传毒性试验显示具有致突变性;②致癌性有剂量依赖性;③理论上无阈值。非遗传毒性致癌物的特点:①遗传毒性试验显示无致突变性;②致癌性有剂量依赖性;③有阈值和可逆性;④可作用于肿瘤促长阶段;⑤不直接引起 DNA 损伤;⑥有物种、品系、组织特异性。

1. 遗传毒性致癌物直接以 DNA 为作用靶,属于遗传毒性致癌物有以下几类:

(1)直接致癌物:烷基和芳香基环氧化物、亚硝酰胺、亚硝基脲、内酯、硫酸酯等。

(2)间接致癌物:多环芳烃类、芳香胺类、亚硝胺类、硝基杂环类、偶氮化合物、黄曲霉毒素 B_1 等。

(3)无机致癌物:钴、镭、氡可能由于其放射性而致癌。镍、铬、铅、铍及其某些盐类均可在一定条件下致癌。

2. 非遗传毒性致癌物不是直接以 DNA 为作用靶,但可能间接地影响 DNA 并改变基因组导致细胞癌变,或通过促长作用,或通过增强作用导致癌的发展。主要有以下几类:

(1)促长剂:促长剂本身不能诱发肿瘤,但能导致引发细胞发生克隆扩增。已知的促长剂有苯巴比妥、灭蚁灵、DDT、氯丹、丁基羟甲苯、四氯二苯并对二噁英(TCDD)、雌激素、胆酸、巴豆油中提取的 12-邻十四烷酰大戟二萜醇-13-乙酸酯(TPA)等。

(2)激素:激素稳态机制紊乱打破了内分泌系统平衡,可引起细胞分化异常,起促长剂作用。已知雌二醇和己烯雌酚可诱发动物和人肿瘤;己烯雌酚还具有经胎盘的致癌作用。抑制甲状腺激素合成或分泌的物质可使体内促甲状腺激素水平升高并导致宿主甲状腺瘤,如长期大剂量使用抗甲状腺物质(如硫脲、某些磺胺类药物)可诱发肿瘤。

(3)细胞毒性剂:可通过引起细胞死亡,导致细胞代偿性增殖活跃而诱发肿瘤。如氮川三乙酸(nitrilotriaceticacid,NTA)可引发大鼠和小鼠肾癌及膀胱癌,初步发现其作用机制是将血液中的锌带入肾小管超滤液,并被肾小管上皮重吸收。由于锌对这些细胞具有毒性,可造成损伤并导致细胞死亡,从而引起增生和肾肿瘤形成。在尿液中 NTA 还与钙络合,使钙由肾盂和膀胱的移行上皮渗出,以致刺激细胞增殖,并形成肿瘤。

(4)过氧化物酶体增殖剂:具有使啮齿动物肝脏中的过氧化物酶体增生的各种物质都可诱发肝肿瘤,如降血脂药物氯贝丁酯,增塑剂二(2-乙基己基)邻苯二甲酸酯、二(2-乙基己基)己二酯,某些卤代烃化合物如三氯乙烯、全氟乙烯及分支链烷烃 2,2,4-甲基戊烷等。目前认为,肝过氧化物酶体及 H_2O_2 增多,可导致活性氧增多,造成 DNA 损伤并启动致癌过程。

(5)免疫抑制剂:免疫抑制过程从多方面影响肿瘤形成。如咪唑硫嘌呤、巯嘌呤和环孢素 A 可诱发人或动物的白血病或淋巴瘤等。

(6)固态物质:各种化学物质的薄片可导致肿瘤形成,其化学成分并不重要,关键是大小和形状,而且光滑者比粗糙者更有效,有孔的比无孔的效果差。其作用机制可能是固态物质对上皮成纤维细胞增殖提供基底。另外,石棉和其他矿物粉尘,如铀矿或赤铁矿粉尘,可增强吸烟致肺癌的作用。

还有一些化学物致癌方式尚未完全阐明,例如四氯化碳、氯仿、某些多氯烷烃和烯烃等。这些物质在致突变试验中为阴性或可疑,体内和体外研究也未显示出能转化为活性亲电子性代谢产物。硫脲、硫乙酰胺、硫脲嘧啶和相似的硫酰胺类都有致癌性,其靶器官是甲状腺,有时也可能是肝脏。抗组织胺药噻吡二胺(methapyrine)能诱发大鼠肝癌。

此外,还有一类助癌物(cocarcinogen),本身没有致癌性,但在接触致癌物之前或与致癌物同时接触,助癌物可增加肿瘤发生。如芘在苯并(a)芘致皮肤肿瘤中起助癌作用,纸烟烟雾中的儿茶酚等酚类兼具助癌物和促长剂的作用。助癌作用的机制可能涉及增强致癌物的吸收、增强间接致癌物的代谢活化或抑制致癌物的代谢解毒、耗竭内源性结合底物(如谷胱甘肽等)、抑制 DNA 修复以及促进细胞增殖等。

近年,根据对致癌机制的认识也有将致癌物分为:①DNA 反应性致癌物(DNA-reactive carcinogen):包括依赖活化和不依赖活化的致癌物;②表观遗传致癌物(epigenetic carcinogen):指不依赖化学反应性,不形成 DNA 加合物,而产生致癌性组织的靶细胞或间接导致肿瘤转化或增强从原因不明性转化细胞发展为肿瘤,包括促癌剂、内分泌调节剂、免疫抑制剂、细胞毒素和过氧化物酶体增殖剂等;③矿物和金属。

(三) 根据对人和动物的致癌性分类

1. IARC 的分类　WHO 国际癌症研究机构(IARC)根据对人类和对实验动物致癌性资料,以及在实验系统和人类其他有关的资料(包括癌前病变、肿瘤病理、遗传毒性、结构-活性关系、代谢和动力学、理化参数及同类的生物因子)进行综合评价,将环境因子和类别、混合物及暴露环境与人类癌症的关系分为下列 4 类:

1 类,人类致癌物。对人类致癌性证据充分。

2 类,人类很可能或可能致癌物,又分为 2A 和 2B 两类。

2A 类,人类很可能(probably)致癌物,指对人类致癌性证据有限,对实验动物致癌性证据充分。

2B 类,人类可能(possible)致癌物,指对人类致癌性证据有限,对实验动物致癌性证据并不充分;或对人类致癌性证据不足,对实验动物致癌性证据充分。

3 类,现有的证据不能对人类致癌性进行分类。

4 类,对人类可能是非致癌物。

截止到 2017 年,IARC 评价的结果:1 类致癌物 116 种,2A 类致癌物 71 种,2B 类致癌物 286 种,3 类致癌物 499 种,4 类致癌物 1 种。

2. 联合国的全球化学品统一分类和标签制度(the Globally Harmonized System of Classification and Labelling of Chemicals,GHS))　将致癌物分为两类:

第 1 类:已知或假定的人类致癌物。可根据流行病学和(或)动物数据将化学品划为第 1 类。个别化学品可进行进一步的区分:

第 1A 类:已知对人类有致癌可能;对化学品的分类主要根据人类证据。

第 1B 类:假定对人类有致癌可能;对化学品的分类主要根据动物证据。

第 2 类:可疑的人类致癌物。可根据人类和(或)动物研究得到的证据将一种化学品划为第 2 类,但前提是这些证据不能令人信服地将该化学品划为第 1 类。根据证据的充分程度和附加考虑事项,这样的证据可来自人类研究中有限的致癌性证据,也可来自动物研究中有限的致癌性证据。

还有一些机构或国家针对人和动物的致癌性提出不同的分类方法,如美国 NTP 将致癌物分为两类:第 1 类为已知或假定的人类致癌物,第 2 类为可疑的人类致癌物;美国政府工业卫生学者协会(ACGIH):将致癌物分为确认的人类致癌物、可疑的人类致癌物、确认的动物致癌物、与人类关系不详的致癌物、未分类的人类致癌物、未疑为人类致癌物 5 类;欧盟(EU)将致癌物分为已知人类致癌物、应视为人类致癌物和引起关注的物质 3 类(表 4-5)。

表 4-5　化学致癌物不同分类方法之间的近似等同性

IARC	GHS	NTP	ACGIH	EU
1 类	1A 类	已知人类致癌物有合理	A1	1 类
2A 类	1B 类	证据证明的可疑人类致	A2	2 类
2B 类	2 类	癌物	A3	3 类
3 类			A4	
4 类			A5	

（四）其他分类方法

根据人工合成还是自然产生分为人工合成致癌物和自然致癌物；根据是否能够引起人类肿瘤分为人类致癌物和动物致癌物；根据致癌物作用的靶器官分为肝脏致癌物、肾脏致癌物等。根据化学物的结构或类型可分为烷化剂、多环芳烃类、芳香胺类、氨基偶氮染料、亚硝胺类化合物、植物毒素和金属致癌物等类。

二、化学致癌的机制

（一）代谢活化

致癌物通过不同途径进入人体后，有些可直接与靶分子起作用，有些需经过代谢，所产生的代谢产物才有致癌活性（代谢活化）。各种有活性的致癌物再经历不同的代谢过程成为致癌性减弱、极性增高的产物排出体外（代谢灭活）。不同致癌物代谢活化与代谢灭活的过程不一，但都受一系列Ⅰ相和Ⅱ相酶所催化。

一般将未经代谢活化、不活泼的间接致癌物称为前致癌物；经过体内代谢转变为化学性质活泼、寿命极短的致癌物称为近致癌物。近致癌物进一步转变为带正电荷的亲电子剂（electrophilic reagent），称为终致癌物。终致癌物与 DNA、RNA、蛋白质等生物大分子共价结合而导致其损伤，从而引起细胞癌变。其中 DNA 是终致癌物攻击的主要目标。终致癌物与 DNA 结合导致 DNA 的化学修饰，形成致癌物-DNA 加合物。在间接致癌物的代谢过程中涉及一系列的酶类，其中最重要的活化酶是混合功能氧化酶系统，包括细胞色素 P450 和 P448。如苯并(a)芘本身无致癌活性，必须在体内经混合功能氧化酶（细胞色素 P450 单加氧酶如 CYP1A1、CYP1A2）代谢活化后才呈现致癌作用。其代谢活化过程一般为：①被 CYP450 氧化在 7,8 碳位上形成环氧化物，即 7,8-环氧苯并(a)芘；②7,8-环氧苯并(a)芘经环氧化物水解酶作用生成 7,8-二氢二醇苯并(a)芘；③经 CYP1A1 进一步氧化成二氢二醇环氧苯并(a)芘[benzo(a)pyrene-trans-7,8-dihydrodiol-9,10-epoxide，BPDE]、反式二氢二醇环氧苯并(a)芘(anti-benzo(a)pyrene trans-7,8-dihydrodiol-9,10-epoxide，anti-BPDE)。BPDE 和 anti-BPDE 为终致癌物。几种经典致癌物的代谢见表 4-6。

表 4-6 几种经典致癌物的代谢

致癌物	代谢反应	代谢产物
黄曲霉毒素 B_1	脱甲基 羟化	羟化代谢产物：与谷胱甘肽、葡萄糖醛酸、硫酸结合，由尿和胆汁排出
	环氧化反应	环氧化反应产物：终致癌物黄曲霉毒素 B_1-2,3-环氧化物，可与 DNA 脱氧鸟嘌呤第 7 位 N 结合形成加合物
苯并(a)芘	羟化	羟化代谢：产物与谷胱甘肽结合排出
	环氧化反应	环氧化反应：主要终致癌物 7,8-二羟-9,10-环氧苯并(a)芘可与 DNA 结合
二甲基亚硝胺	脱甲基	脱亚硝基代谢：P450 催化下生成醛和胺
	脱亚硝基反应	脱甲基代谢：终致癌物甲基碳鎓离子，可使核酸和蛋白质的亲核部位甲基化

化学致癌物的一般代谢特点：①以氧化过程为主，形成的终致癌物具有亲电子性（图 4-5）能与 DNA 结合；②可在多种组织、器官中进行，具有组织器官特异性，主要以肝脏为主；③人

和动物对化学致癌物的代谢在种属、品系、家族和个体上的差异与遗传因素决定的代谢酶系的多态性有关,致癌物代谢酶的活性因人而异,个体间可相差30~100倍,个别的甚至可以达到1000倍。

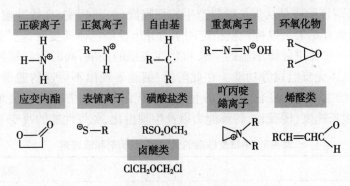

图4-5 常见的亲电子剂

(二)化学致癌机制

近50多年来,癌变的体细胞突变理论占主导地位,认为肿瘤是从单个体细胞经突变积累的多阶段过程而形成;每一个癌细胞均有形成新肿瘤的能力。实验证明,多数肿瘤是单细胞克隆起源,如许多肿瘤细胞群都具有相同的染色体畸变和同工酶,就是肿瘤发生的单克隆学说的证据。但近年来该理论暴露的问题越来越多,且在其指导下肿瘤临床治疗未能取得重大突破,随着不符合体细胞突变理论事实的增加,近年来一些学者提出了不同的癌变机制。

1. 多阶段致癌过程 目前较公认的学说是化学致癌作用至少包括3个阶段:引发(或启动)阶段(initiation)、促长阶段(promotion)和进展阶段(progression)。该学说已在动物实验模型中得到证实,而在人体中也得到间接证据(表4-7和表4-8)。

(1)引发阶段:该阶段是一相对迅速的过程,是指化学致癌物或其活性代谢物与DNA作用,导致体细胞突变成引发细胞的阶段。在引发过程中至少有3个细胞功能是重要的,即致癌物的代谢、DNA修复和细胞增殖。通常化学致癌物对靶细胞DNA产生损伤作用,如果细胞中原有修复机制对DNA损伤不能修复或修而不复,那么这些DNA损伤经细胞分裂增殖固定下来,造成单个或少量细胞发生永久性不可逆转的遗传性改变,成为引发细胞。在此阶段,可使原癌基因活化或抑癌基因失活,使细胞发展成为具有肿瘤潜能的引发细胞。具有引发作用的因素称为引发剂,引发剂没有阈值。

(2)促长阶段:此阶段是引发细胞增殖成为癌前病变或良性肿瘤的过程。由于引发细胞改变了遗传信息的表达,加上各种因素的作用,引发细胞以相对于周围正常细胞的选择优势进行克隆扩增,形成镜下或肉眼可见的细胞群,即良性肿瘤(如乳头状瘤或腺瘤)。促长剂可致引发细胞的增殖,导致良性局灶性病理损害,因此,促长阶段癌细胞的表型发生变化,恶性肿瘤细胞的各种性状得以表达。

促癌剂的作用机制主要有以下几个方面:①通过细胞毒性或激素作用刺激细胞增殖。如高脂肪饮食可使乳腺癌的发病率增高,原因是高脂肪饮食可使催乳素分泌增多,而催乳素对乳腺癌的发生有促进作用;②抑制细胞间的信息互通,从而解除细胞生长的接触抑制,使启动了的细胞能逃脱周围正常细胞的抑制,出现增殖失控;③免疫抑制,免疫受到抑制后,机体的免疫机制便不能对肿瘤细胞进行免疫监视。

促长剂单独使用不具致癌性,存在阈剂量和最大效应。促长阶段历时较长,早期有可逆性,晚期为不可逆的,必须持续给以促长剂时才能使肿瘤得以发展。具有促长作用的巴豆油中的有效成分佛波醇酯(TPA)为经典的促长剂。

(3)进展阶段:该阶段是从促长阶段产生的细胞群(癌前病变、良性肿瘤)转变成恶性肿瘤的过程。当细胞开始失去维持核型稳定的能力并出现染色体畸变时,它们即进入进展期。核型不稳定性进一步促进肿瘤细胞的生长和恶性表型的发展,同时引起细胞代谢调节功能的改变,且逃避机体免疫监视等功能。在此阶段,细胞表现出不可逆的遗传学改变,其标志为遗传不稳定性增加和恶性变化,在形态上或功能代谢和行为方面逐渐表现出恶性肿瘤的生物学特征,如生长速度、侵袭性、转移能力以及生理生化、免疫性能的改变等。

表 4-7 小鼠皮肤癌的引发剂、促长剂和演进剂

引发剂	促长剂	演进剂
氨基甲酸乙酯	TPA	氨基甲酸乙酯
MNNG	过氧化苯酰	MNNG
4-NQO	杀鱼菌素	4-NQO
DMBA	密执菌素	过氧化苯酰
β-丙内酯	驱虫豆素	过氧化氢
苯并(a)芘	冈田酸	ENU
	污秽毒素	电离辐射
	外伤	顺铂
		苯并(a)芘

表 4-8 在人类中多阶段致癌的例子

启动期	促进期	癌前病变	进展期	癌症类型
吸烟	吸烟	上皮异型增生,原位癌	吸烟	膀胱、食管、肺癌等
吸烟	吸烟	异型增生,原位癌	石棉	支气管源性肺癌
吸烟	乙醇(酒精)	白斑,原位癌	吸烟	口腔癌
紫外线 B	雌激素	痣	紫外线 B	黑素瘤,表皮样癌

2. 基因与癌变 从本质上说,肿瘤是一种遗传物质改变导致的体细胞遗传病。大多数环境因素的致癌作用都是通过影响遗传基因起作用的,肿瘤是细胞中多种基因突变累积的结果。已知致癌作用的启动主要导致细胞基因组的突变或表观遗传的改变,而其靶基因主要是癌基因和抑癌基因,以及细胞信号转导、细胞周期和凋亡调控基因。

(1)癌基因:癌基因(oncogene),亦称为致癌基因,是一类会引起细胞癌变的基因,参与细胞从正常生长状态到肿瘤的过程。存在于正常细胞中未被激活的癌基因,称为原癌基因(proto-oncogene)。当原癌基因被激活后才能转变为癌基因。癌基因可分为两大类:一类称病毒癌基因,是逆转录病毒中能够使细胞发生恶性转化的基因;另一类称细胞转化基因,它存在于细胞中,能使正常细胞转化为肿瘤细胞。细胞转化基因实质上就是由一类原癌基因突变而来的。按原癌基因产物的功能,可以把癌基因分为生长因子与生长因子受体类、蛋白

激酶类、G 蛋白功能类和核内蛋白类等 4 类。癌基因属于调控基因,其产物与细胞内的信号传递、蛋白质活化、酶的激活、转录的启动和调节、细胞分裂与分化过程等各个环节相关。

原癌基因的激活方式无非是基因本身或其调控区发生了变异。原癌基因激活后,导致基因的过度表达,或产物蛋白活性增强,使细胞过度增殖而形成肿瘤,如在肝癌中 $cyclinA$ 过度表达,在乳腺癌中常有 $cyclinA$、B、$D1$、E 等过度表达。通常情况下,原癌基因的激活有以下几种方式:①点突变:如 Ras 基因家族,均以点突变为主,如膀胱癌细胞中克隆出来的 $c\text{-}Ha\text{-}RAS$ 基因与正常细胞的相比仅有一个核苷酸的差异。②DNA 重排:原癌基因在正常情况下表达水平较低,但当发生染色体的易位或倒位时,处于活跃转录基因强启动子的下游而产生过度表达。如 Burkitt 淋巴瘤细胞的染色体易位,使 $C\text{-}MYC$ 与免疫球蛋白 IG 重链基因的调控区为邻,由于 IG 的启动子为强启动子,且在 CH-VH 之间还有增强子区,因此,该基因表达十分活跃,可以使 $C\text{-}MYC$ 过度表达;另外,在良性甲状旁腺肿瘤患者的染色体中,$CYCLIN\ D1$ 基因倒位处于甲状旁腺素基因启动子的下游而过度表达,使细胞出现异常增殖。染色体易位的主要原因是人类染色体存在着脆性位点,而染色体重排的断裂热点多位于脆性位点。恶性肿瘤的染色体重排是获得性的体细胞的变化,而非发生在生殖细胞的变化。③插入激活:某些不含 v-onc 的弱转化逆转录病毒,其前病毒 DNA 可以插入宿主 DNA 中,引起插入突变。如逆转录病毒 MoSV 感染鼠类成纤维细胞后,病毒两端各有一个相同的冗长末端重复序列(LTR),该重复序列不能编码蛋白质,但是含有启动子、增强子等调控成分;当病毒基因组的 LTR 整合到细胞癌基因 $c\text{-}Mos$ 邻近位置时,$c\text{-}Mos$ 处于 LTR 的强启动子和增强子作用之下而被激活,导致成纤维细胞转化为肉瘤细胞。再如鸟类白血病病毒 ALV 不含 v-onc,但可以插入 $c\text{-}myc$ 的上游,导致该基因的过度表达。④基因扩增:在某些造血系统恶性肿瘤中,癌基因扩增是一个极常见的特征,如前髓细胞性白血病细胞系和这类患者的白血病细胞中,$C\text{-}MYC$ 扩增 8~32 倍。癌基因扩增往往导致染色体结构异常,常出现双微体(double minute chromosomes,DM)、均染区(homogenously stained region,HSR)、姊妹染色单体非均等交换(unequal sister chromatid exchange,USCE)等。其中 DM 和 HSR 是最常见的类型,在具有 DM 或 HSR 的直肠癌患者中 $C\text{-}MYC$mRNA 含量是正常人的 30 倍。

(2)抑癌基因:抑癌基因也称为抗癌基因,是一类抑制细胞过度生长、增殖从而遏制肿瘤形成的基因。抑癌基因的产物是抑制细胞增殖,促进细胞分化和抑制细胞迁移,因此起负调控作用。对于正常细胞,调控生长的基因(如原癌基因等)和调控抑制生长的基因(如抑癌基因等)的协调表达是调控细胞生长的重要分子机制之一。两类基因相互制约,维持正负调节信号的相对稳定,当细胞生长到一定程度时,会自动产生反馈抑制,这时抑制性基因高表达,调控生长的基因则不表达或低表达。

通常认为抑癌基因的突变是隐性的。抑癌基因产物主要包括:①转录调节因子,如 RB、P53;②负调控转录因子,如 WT;③周期蛋白依赖性激酶抑制因子(CKI),如 P15,P16,P21;④信号通路的抑制因子,如 RAS GTP 酶活化蛋白(NF-1)、磷脂酶(PTEN);⑤DNA 修复因子,如 BRCA1、BRCA2;⑥与发育和干细胞增殖相关的信号途径组分,如:APC、AXIN 等。

抑癌基因失活的途径有:①等位基因隐性作用:失活的抑癌基因中的等位基因在细胞中起隐性作用,即一个拷贝失活,另一个拷贝仍以野生型存在,细胞呈正常表型,只有当另一个拷贝失活后才导致肿瘤发生,如 RB 基因。②抑癌基因的显性负作用(dominant negative):抑癌基因突变的拷贝在另一野生型拷贝存在并表达的情况下,仍可使细胞出现恶性表型和癌变,并使野生型拷贝功能失活。如近年来证实突变型 P53 和 APC 蛋白分别能与野生型蛋白结合而使其失活,进而转化细胞。③单倍体不足假说(haplo-insufficiency):某些抗癌基因的表达水平十分重要,如果一个拷贝失活,另一个拷贝就可能不足以维持正常的细胞功能,从而导致肿瘤发生。如 *DCC* 基因一个拷贝缺失就可能使细胞黏附功能明显降低,进而丧失细胞接触抑制,使细胞克隆扩展或呈恶性表型。

3. 细胞增殖、死亡与致癌　在恶性肿瘤和癌前病变中通常存在细胞增殖(CP)与凋亡的动态平衡失调。细胞增殖可通过多种途径影响致癌过程,包括启动、促癌、进展以及转移等过程。引发过程中,受致癌物损伤的 DNA 分子在修复前进行复制,这种复制使 DNA 分子的损伤得以固定,从而在新合成的 DNA 中增加核苷酸序列改变的机会。在此基础上,经过细胞分裂才可能出现各种形式的基因突变、染色体畸变,可见细胞增殖是影响致癌过程的重要因素。若细胞暂停进入细胞分裂周期,细胞 DNA 就会有较充足的时间进行修复,突变就可能不出现。即使有引发细胞出现,没有 CP,启动细胞的数目亦不会增加。受损细胞的数目愈多,得到下次遗传性损害的机会亦愈大,发展成可见肿瘤的机会亦愈大。

促癌和进展阶段中 CP 的作用更为明显,其机制也更为复杂,大致与以下几种机制有关:①端粒调控与细胞永生化;②生长因子及其受体的异常表达;③细胞周期的异常分子调控;④癌基因激活和抑癌基因失活。

永生化(immortalization)指体外培养细胞自发或受外界因素的影响从增殖衰老危机中逃离,从而具有无限增殖能力的过程。端粒(telomere)是真核细胞线形染色体末端的一种特殊结构,由端粒 DNA 和端粒蛋白质构成,端粒 DNA 是富含 G 的高度保守的重复核苷酸序列。端粒酶是一种能够催化延长端粒末端的核糖核蛋白(RNP),由 RNA 和相关蛋白组成,含有引物特异识别位点,它能够以自身携带的 RNA 为模板,逆转录合成端粒 DNA 并添加于染色体末端,从而维持了端粒长度的稳定。Harley 等提出的"端粒假说"认为,在细胞分裂的过程中,端粒序列会不断丢失,导致端粒长度缩短;当细胞分裂一定次数后,端粒缩短到一定长度,细胞进入第一死亡期(M1)。如果某些抑癌基因(如 *p53*、*Rb*)发生突变,或细胞被某些病毒转化(如 SV40T 抗原),细胞便越过 M1 期继续分裂,端粒便继续缩短,最终达到第二死亡期(M2),此时大部分细胞由于寿命达到极限而死亡,但有少数细胞在此阶段激活了端粒酶,端粒功能得以恢复,从而逃避 M2 危机,获得永生化。发生永生化的细胞往往是致病细胞,即癌细胞。

生长因子是一类对细胞生长有高效调节作用的多肽物质,是导致细胞生长的信息分子,一般通过与细胞膜上特异受体结合而产生效应。生长因子还具有调节细胞分化及一些与细胞生长无关的功能。一种生长因子受体可以与不同生长因子结合,一个细胞上亦有多种生长因子受体存在。生长因子通过多种途径把细胞生长增殖信息传到核内,使相关基因转录加强,从而产生细胞生长增殖效应。因此,生长因子直接或间接参与了细胞生长的生理、病理过程,在组织再生、创伤愈合、炎症反应、肿瘤等过程中起着重要作用。许多生长因子和生长因子受体往往是原癌基因编码的产物,它们促进机体不同发育阶段的细胞生长增殖,但当原癌基因发生突变或激活,生成或过量表达癌基因产物,将导致细胞生长增殖失控,引起肿瘤。

细胞周期是细胞生命活动的基本过程,指从细胞分裂结束开始到下一次细胞分裂结束为止的过程。细胞在细胞周期中依次经过 G_1 期、S 期(DNA 合成期)、G_2 期、M 期(有丝分裂期),完成其增殖过程。已发现的与细胞周期调控有关的分子很多,包括细胞周期蛋白(cyclin)、细胞周期蛋白依赖性激酶(cyclin dependent kinase,CDK)、细胞周期蛋白依赖性激酶抑制因子(CDK inhibitor，CKI)。细胞周期调控是一个极其复杂的过程，一方面，细胞正常分裂生长需要 cyclin 的合成与累积，需要 CDK 的催化作用；另一方面又需要 P53、P16 等参与细胞周期的监控。细胞周期的调控紊乱是许多肿瘤发生的机制之一。*cyclin* 和 *CDK* 是原癌基因，其表达失调可能导致癌变，*CKI* 则是肿瘤抑制基因，其功能失活也会导致细胞的无限制生长，成为肿瘤形成的原因。

大量无控制的细胞增殖固然是致癌过程不可缺少的条件，而细胞死亡调控的失调亦是导致肿瘤形成的一个重要(甚至可以说是必要)的条件。细胞凋亡广泛存在于正常组织的不同形态发生、生长与发育阶段，它在肿瘤的发生过程中也有重要作用，如果凋亡相关基因表达活跃，可以使细胞的凋亡增加；通过细胞凋亡，机体及时清除体内过多、受损的细胞如癌前细胞和癌细胞。如果凋亡受到抑制，则可能导致细胞的异常增生，从而引发肿瘤的形成。

4. 非遗传机制与致癌　传统上将致癌过程中致癌因素对于 DNA 所引起的一系列启动作用列为遗传机制，而对于 DNA 以外的靶所起的作用称为非遗传或非遗传毒性机制。这类机制，涉及的因素很多，如表观遗传变异、免疫监视和免疫编辑、内分泌失衡等。

近年来，表观遗传学(epigenetics)研究取得了突破性进展。发现在肿瘤发生过程中，最为显著的特点是全基因组低甲基化和部分基因启动子高甲基化，这种甲基化状态的紊乱是基因表达异常和基因组不稳定性的分子基础。在正常情况下，基因组散在的 CpG 二核苷酸序列处于甲基化状态，但在肿瘤发生过程中散发的 CpG 二核苷酸序列普遍发生低甲基化，这种改变一方面可以影响基因组 Alu 序列、微卫星 DNA、反转录转座子等，导致染色体的断裂、易位、丢失、突变等。比如微卫星序列 *Sat2* 低甲基化与染色体 1q12 断裂有关；另一方面则可以导致部分原癌基因(proto-oncogene)的激活。比如，*IGF2* 低甲基化高表达与 Wilms 瘤和卵巢癌发生有关。局部 DNA 高甲基化主要发生在抑癌基因(tumor suppressor gene，TSG)启动子区，抑癌基因的启动子 CpG 岛 DNA 发生高甲基化造成相关基因的表达失活，从而失去对细胞生长的调控，导致肿瘤的发生。目前，已有发现抑癌基因甲基化失活是肿瘤发生的普遍现象，涉及到细胞周期调控、细胞凋亡、DNA 修复、细胞黏附等多条信号通道。这些抑癌基因甲基化改变是肿瘤发生的关键机制之一。除甲基化改变外，化学致癌物可以通过干扰组蛋白修饰，导致基因表达的变化，从而诱发肿瘤。在化学致癌过程中，组蛋白修饰的变化主要是通过化学致癌物对相应酶的表达或活力的影响来实现。如镍暴露引起的组蛋白高甲基化源于 Ni^{2+} 替代 H3K9 去甲基化酶催化活性中心的 Fe^{2+} 而产生的直接抑制作用。发现多种环境污染物，包括致癌重金属(镉、铬、砷等)、有机氯杀虫剂等农药、多环芳烃等持久性有机污染物均可通过组蛋白修饰参与染色质重塑引起表观遗传学的改变。染色质重塑相关基因的突变将引起表达产物功能异常，致使癌细胞出现局部组蛋白修饰和染色质构象等表观遗传学特征紊乱，导致细胞增殖和凋亡等生物学行为改变，进而导致肿瘤发生。在多种肿瘤中都已检测到染色质重塑相关基因的高频突变。表观遗传改变的第三种机制是非编码 RNA 的表达改变，如苯并(a)芘代谢终致癌物诱导转化的人支气管上皮细胞中，54 个 miRNA 显著异常表达，其中 45 个表达上调，9 个表达下调。苯并(a)芘暴露的小鼠肝中 lncRNA-p21 水平升高。

1970 年，Burnet 提出了"肿瘤免疫监视"(cancer immunosurveillance)这一理论假说，该理论的核心是"机体胸腺来源的哨兵细胞会持续不断地监视新生的转化细胞"，即：正常细胞癌变的过程在基因组发生变化的同时，还会发生一系列表型的改变，如表达一些正常细胞没有的肿瘤抗原，癌细胞的肿瘤抗原可以被免疫系统识别，启动免疫应答机制将其清除掉。后来的研究发现,该理论有较大的局限性,按照此理论,肿瘤可以很好地被机体的免疫功能控制,而事实则是肿瘤不断地出现。2002 年,Schreiber 等在肿瘤免疫监视理论的基础上提出了肿瘤的"免疫编辑(cancer immunoediting)"学说,也即"3E 学说"。该学说认为,在肿瘤发生初期,肿瘤细胞被免疫系统清除(elimination);之后出现肿瘤生长与免疫清除的平衡(equilibrium);而在后期,肿瘤细胞则逃逸(escape)出免疫监视机制,最终发展成为临床可见的肿瘤块。

内分泌激素致癌的研究成果主要来自动物实验;在人类,因所需剂量大、潜伏期长,且人类的遗传体质和环境因素特别复杂,累积的资料主要来自流行病学调查和临床观察。女性乳腺癌更年期前发病者被认为与雌激素刺激有关,在欧美乳腺癌远较我国和日本为多见。有人认为与雌激素中不同成分的比例有关,雌酮(E_1)和雌二醇(E_2)有促癌作用,而雌三醇(E_3)能起竞争抑制作用,与 E_1 及 E_2 相互对抗。激素在人类癌症的发病中不占主要地位,但不能忽视其在某些激素感应组织肿瘤的病因中有一定的作用。动物实验的资料虽不能生搬硬套到人类的肿瘤,但其阳性实验结果仍然值得借鉴。激素的促癌作用主要限于能促进靶细胞生长的激素,如雌激素、FSH、雄激素、促甲状腺激素等,激素的促癌作用还与其化学结构有关。

内分泌干扰化学物(endocrine disrupting chemicals,EDC)可能是通过改变激素依赖细胞的 DNA 一级结构和功能,表现出遗传不稳定性,如出现染色体断裂、DNA 加合物、原癌基因突变以及抑癌基因表达受阻等。流行病学研究表明,生产多氯联苯类(PCB)的工人,其肿瘤患病率和死亡率显著高于正常人;PCB 和 DDT 与乳腺癌的关系已在许多研究中得到证实;二噁英是 PCB 的一类,其中的 2,3,7,8-TCDD 对动物有极强的致癌性。

另外,研究得比较多的还有细胞间隙连接通讯、信号转导系统,其中特别是蛋白激酶 C 作用、激素作用等方面的因素,在不同方面不同程度上参与了多阶段的致癌过程。对于某些致癌因素来说,非遗传机制对于其诱导致癌过程所起的关键作用不容忽视。

近年来慢性炎症假说受到关注,研究发现多数高发肿瘤都与一种病原微生物有关,往往并发某一类型的慢性炎症或增生性病变。而去除导致慢性炎症的致病因素是预防肿瘤发生的关键。因而,提出了肿瘤的慢性炎症假说。人们注意到,在社会发展过程中,饮食结构和生活方式与肿瘤的发生有密切关系,在食品匮乏时期消化道肿瘤高发,而进入富裕阶段则下消化道肿瘤发病率急剧增加。前者可能主要与组织器官的损伤和食物的新鲜度、质量有关,表现为组织细胞损伤和慢性炎症;后者可能主要与食物的结构、摄入量和肠道微生态有关,表现为代谢异常的炎症性病变。近年来的研究还发现除已确定的癌基因和抑癌基因外,一些参与细胞基本代谢的基因也与肿瘤的发生有关,如叶酸受体基因在多种肿瘤中有改变,四氢叶酸还原酶基因多态性与食管癌发生的易感性有关。提示有更多的基因和蛋白参与细胞癌变和肿瘤的发生发展过程,同时也提示肿瘤的发生发展可能是一种由全身代谢障碍导致的慢性代谢性炎症性疾病。目前将这一类炎症称为非可控性炎症(non-resolving inflammation)或代谢性炎症。

5. 癌干细胞理论 癌症干细胞(cancer stem cell,CSC),又称癌干细胞、肿瘤干细胞,是指具有干细胞性质的癌细胞,也就是具有"自我复制"(self-renewal)以及"具有多细胞分化"等能力。通常这类的细胞被认为有形成肿瘤、发展成癌症的潜力,特别是随着癌症转移出去后,产生新型癌症的来源。

癌干细胞理论主要有以下两个重要内容:①癌干细胞起源于类似组织干细胞的、具有自我更新能力的一小群细胞,通过遗传和表观遗传的改变而获得了致癌性;也可能是增殖祖细胞(progenitor)通过遗传和表观遗传的改变获得了自我更新和致癌性而成为癌干细胞。以上两种机制都可能起作用,因器官的位置不同而机制不同。癌变过程早期,因自我更新调节过程的失控而导致干细胞的扩增,是其关键事件。②只有很少量的癌干细胞才具有自我更新能力、参与肿瘤维持和转移,而其余的大部分癌细胞不具备这种能力。与组织干细胞一样,癌干细胞除可通过对称分裂和不对称分裂来扩增和维持癌干细胞库、产生不同分化程度的癌细胞外;还可通过对称分裂产生2个祖细胞,这些祖细胞的产生可致癌干细胞耗尽,因此,促进这类分裂有望成为新的肿瘤治疗策略(图4-6)。

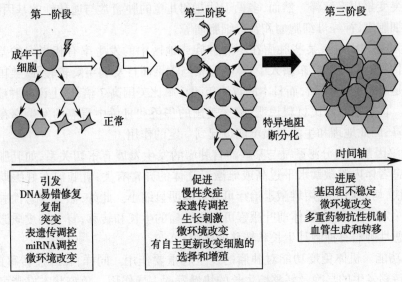

图4-6　基于干细胞的致癌模型

三、影响化学致癌的因素

(一)营养因素

1. 蛋白质　如蛋白质含量高于50%时,可减少肿瘤发生;如低于正常,对偶氮染料致癌性的易感程度增高;完全缺乏蛋白质可减少某些致癌物诱发特异器官肿瘤的可能性。

2. 脂肪　动物实验证实,食物脂类可影响肿瘤生成力,特别在乳腺和结肠。其机制可能为:①微粒体单氧酶可能受动物食物中脂肪的种类和量的影响;②食物脂肪可影响肠道内菌群,使胆汁酸和中性类固醇发生代谢变化,并将其转化成可能冲击癌生成过程的化合物;③食物脂肪可能转化成反应性和诱变性过氧化物;④食物脂肪可能改变正常激素平衡的稳定性。人群流行病学研究证实,食物脂肪与癌发生率相关联,尤其在乳腺。

3. 碳水化合物　人类结肠癌的发生与低渣易消化食物有关。动物实验证实,高溶解度的碳水化合物可增加饲料中致癌物的吸收;麦麸、米糠和果胶能降低某些大肠致癌物的致癌性。

4. 矿物质与维生素　许多矿物质与维生素是体内一些酶的辅酶或辅因子,缺乏时可对机体产生影响,使之对致癌物反应异常。如硒有抗氧化作用,有研究表明硒能降低肿瘤发生率。维生素 B_2 对偶氮染料诱发大鼠肝癌有影响,还与口腔的肿瘤诱发过程有关。维生素 C 和 E 能防止亚硝胺和亚硝酰胺形成,可降低肝、呼吸道和上消化道的肿瘤形成。维生素 A 摄入不足使人类易患宫颈癌或膀胱癌,维生素 E 和其他合成抗氧化剂可减轻某些致癌物对一些靶器官诱发肿瘤。

(二)宿主因素

1. 性别和年龄因素 不少肿瘤的发生存在性别差异,除乳腺癌和生殖器官肿瘤在女性明显多于男性外,甲状腺、胆囊、膀胱等器官的肿瘤也是女性多于男性;而鼻咽癌、食管癌、肺癌、胃癌、肝癌和结肠癌等则以男性为多见。性别上的这种差异,除一部分与雌激素有关外,还可能与性染色体的不同和某一性别较多地接受某种致癌因子的作用有关。

年龄在肿瘤的发病上也有一定的意义,一般来说,肿瘤的发生随年龄的增大而增加,这可用体细胞突变累积来解释。然而,多见于幼儿和儿童的肿瘤常与遗传性的基因损害有关,如视网膜母细胞瘤、神经母细胞瘤和肾母细胞瘤等。

2. 种族和地理因素 某些肿瘤在不同种族或地区中的发生率有相当大的差别。在我国广东、四川、香港等地的广东籍人中,鼻咽癌相当常见而且发病年龄较轻;欧美国家的乳腺癌年死亡率是日本的4~5倍,而日本的胃癌年死亡率比美国高7倍;以上说明肿瘤与种族有一定的关系。但是也有移民材料说明,移居美国的华侨和日侨中胃癌的发生率在第3代已有明显的下降,因此地理和生活习惯可能也起到一定的作用。

3. 内分泌因素 内分泌紊乱与某些器官肿瘤的发生发展有密切关系,如乳腺癌的发生发展可能与患者体内雌激素水平过高或雌激素受体的异常有关;乳腺癌在妊娠期和哺乳期发展得特别快,切除卵巢或用雌激素治疗可使肿瘤明显缩小。此外,激素与恶性肿瘤的转移及扩散也有一定的关系,如垂体前叶激素可促进肿瘤的生长和转移;肾上腺皮质激素对某些造血系统的恶性肿瘤有抑制其生长和转移的作用。

4. 免疫功能 机体免疫功能对肿瘤的发生起重要作用。同样,在肿瘤转移的过程中,免疫状态对转移发生的早晚及转移瘤生长的快慢发挥主导作用。免疫状态好者可抑制肿瘤转移,使肿瘤长时间的稳定而处于自限状态,而若机体免疫系统抗御肿瘤的能力降低时则可出现早期转移。

(三)联合作用

除促癌剂可增强致癌作用外,在实际情况下,可同时或先后暴露两种或两种以上的致癌物,或致癌物和辅致癌物,或致癌物和抗致癌物等,因此可呈现多种类型的联合作用。

1. 协同致癌作用 两种物质致癌物同时作用或先后作用时则会显著增强诱发肿瘤的作用。如乙肝病毒和黄曲霉毒素都可分别诱发肝癌,同时接触则肝癌发生率相对增高。这种情况成为协同致癌作用(syn-carcinogenesis)。

2. 辅致癌作用或称助致癌作用 辅致癌剂在接触致癌物之前或同时接触的情况下增强整个致癌过程。有些化学物质既非引发剂,也非促长剂,本身并不致癌,但能增强引发剂和促长剂的作用,即能加速致癌作用的过程,此种物质称为辅致癌物(cocarcinogen)。比较常见的辅致癌物有二氧化硫、乙醇、儿茶酚、芘和十二烷等;具有促长作用的巴豆醇二酯同时也是一种辅致癌物。辅致癌物与促长剂不同,促长剂只能促进已发生癌变细胞的增殖,对引发剂并无影响;而辅致癌物对与其同时接触机体引发剂和促长剂都具有增强促进作用。辅致癌剂的机制可能有:①增强致癌物的吸收;②增强遗传毒性致癌物的代谢活化或使其解毒减弱;③抑制 DNA 修复;④选择性增强 DNA 受损细胞的增殖等。

3. 抗致癌作用或致癌抑制作用 非致癌物和致癌物共同存在时往往出现相互拮抗的现象,导致致癌活性减弱或消失,称为抗致癌作用(anticarconigenesis)。这种作用多发生于非致癌物的化学结构与致癌物相似的情况下,特别是前者的剂量远较后者为高时更易发生。如多环芳烃经部分羟化后失去致癌活性,再与原先完整的芳烃结构物质同时存在时,将抑制后者的致癌性。拮抗作用的机制可能是:①在靶器官中发生竞争性的取代;②活化作用酶系统活力发生改变;③全身作用使解毒效果和受体比例发生改变。

四、化学致癌性的检测方法

(一)哺乳动物长期致癌试验

哺乳动物长期致癌试验是目前最可靠的鉴定化学致癌物的方法。可用于确定受试物对实验动物的致癌性、剂量-反应关系及诱发肿瘤的靶器官等。试验设计中的几个关键问题是:

1. 受试物准备　试验前应掌握受试物的结构-活性关系及其理化性质,建立溶剂和生物材料中受试物(如可能应包括主要杂质)的定性、定量分析方法并确定受试物的成分及主要杂质。

2. 动物选择　对活性不明的化学物使用两种动物实验,应优先选择大鼠和小鼠,因为它们的生命期相对较短,饲养成本低,对诱发肿瘤较敏感,并较易获得纯系或已掌握其特性的品系。在选择品系时应充分了解实验动物的特异敏感性。应使用两种性别、刚断乳不久的年幼动物,以便在其大部分生命期中观察肿瘤的发生,且保证观察期与染毒期一致。

3. 动物数量　应保证在试验结束时,每个剂量组和相应的对照组至少有雌雄各 50 只。若计划在试验过程中处死一些动物,则应在试验开始时将此数量考虑进去。

4. 染毒剂量　除对照组外,应设 2~3 个剂量组。最高剂量组应是引起最低毒性表现,但又不致产生由非肿瘤因素造成的正常生命期限的明显改变。最低剂量应不影响动物的正常生长、发育和寿命,最好相当于或低于人类实际可能接触的剂量。

5. 染毒方法　其选择取决于受试物的理化性质和人的主要接触方式,还需考虑技术上的可行性。通常只要证明受试物可经胃肠道吸收即应首选经口途径。

6. 试验期限　一般情况下,小鼠和仓鼠 18 个月,大鼠 24 个月。当较低剂量组或对照组的存活动物数达 25% 时可以结束试验。对于有明显性别差异时,不同性别动物可在不同时间结束试验。如仅高剂量动物因明显的毒性作用过早死亡时,不应结束试验。对合格阴性对照组的判别标准是:任何组因组织自溶、自食或管理问题造成的动物损害不超过 10%;小鼠和仓鼠试验第 18 个月,大鼠的第 24 个月各级动物存活不能少于 50%。

7. 致癌试验阳性的判定标准　WHO(1969)提出:①与对照组相比,试验组同类型肿瘤发生率增加;②试验组中出现对照组中没有的肿瘤类型;③试验组肿瘤发生早于对照组;④与对照组比较,试验组每个动物的平均肿瘤数增加。试验组与对照组进行统计学比较;上述 4 条中任何一条其差异有统计学意义均可认为是动物致癌物。

(二)体外短期筛检试验

1. 以遗传毒性试验作为致癌物筛检　由于诱变性与致癌性有一定的相关性,因此可用这类试验进行致癌物质的筛选。由于长期致癌试验周期长,花费大,远不能适应化学物质快速增长的需要。遗传毒性试验主要目的是用于对化学物的致癌性进行筛选,以减少需进行长期致癌试验的化学物数量;也可对致癌机制进行研究。

现行的大多数短期试验用原核生物、低等真核生物、哺乳动物细胞和低等小动物中明确的遗传毒性标志为其终点。按其所用终点可将这些短期试验分为 3 类(IARC,1986)。

第一类为 DNA 损伤试验,包括与 DNA 的共价结合、诱致 DNA 的断裂或修复等。

第二类为基因突变试验,测量表型或遗传型的可遗传改变,包括检出一个基因产物的丢失或改变,检出生物功能由于正向或逆向突变而致的改变,以及检出基因的重组或改变(包括核基因组、线粒体基因组和含有病毒或质粒的基因组)。

第三类为染色体效应试验,包括检出染色体数目和结构改变、姐妹染色单体互换(SCE)、微核和显性致死突变等。

利用遗传毒性试验来筛检致癌物存在不肯定性,如果按遗传毒性和致癌性进行分类,化学物质可分为遗传毒性致癌物、非遗传毒性致癌物、遗传毒性非致癌物及非遗传毒性非致癌物4类。遗传毒性试验适合于检测遗传毒性致癌物及遗传毒性非致癌物,故存在一定的假阴性(非遗传毒性致癌物)及假阳性(遗传毒性非致癌物)。另一方面,各种致癌物可以不同方式影响生物体的遗传物质;很可能在某项验中结果为阴性,而在另一项试验中结果为阳性。

因此,应针对不同测试对象和目的,选择一组试验进行检测。如何组成一组最佳方案,不同机构和学者提出了多种方案,尚无一致的意见。一般根据单个试验敏感性、特异性、准确性和预测值(predictive value),从每一遗传学终点选择一个试验加以组合。

2. 细胞转化试验 细胞转化是指外源因素对培养细胞所诱发的恶性表型改变。此种表型改变是因致癌物所致核型改变的结果,包括细胞形态、细胞生长能力、染色体畸变、生化表型,以及移植于动物体内形成肿瘤的能力等的变化。恶性转化试验可按所用的细胞分为3类:①原代或早代细胞转化试验:常用叙利亚仓鼠胚胎细胞(SHE 细胞)、人类成纤维细胞、小鼠皮肤或大鼠支气管上皮细胞等;②细胞系转化试验:常用 BALB/C-3T3、C3H10T1/2 和 BHK-21;③病毒感染细胞转化试验:常用 RLV/RE 细胞即劳舍尔白血病病毒感染的 Fisher 大鼠胚胎细胞和 SAT/SHE 细胞即猿猴腺病毒感染的 SHE 细胞。目前已通过欧洲替代方法验证中心(ECVAM)验证的方法有 BALB/c 3T3 细胞系、SHE 细胞(pH 6.7)、SHE 细胞(pH 7.0)的转化试验。

进行恶性转化试验的目的在于,揭示体外培养细胞接触受试物后细胞生长自控能力丧失的某些机制。细胞生长自控能力表现为接触抑制,在液体培养基中的细胞贴壁后,正常克隆为单层且排列有序的细胞,而转化克隆往往为多层且排列紊乱。恶性转化细胞往往偏大且大小不等、核大而畸形、核浆比例倒置、核膜粗厚、核仁增生而肥大、染色质深染而粗糙。核仁和胞质均由于 RNA 增多而偏酸性,故呈嗜碱性染色而偏蓝,核分裂多见。

本试的观察终点是细胞的恶性变,如将此种细胞移植于动物体内可形成肿瘤。因此,其可靠性超过致突变试验,但仍存在假阳性和假阴性问题。

近年受到关注的一个方法是 Bhas 42 细胞转化试验,它是一个体外两阶段转化试验,可不必经过引发剂的预处理及其随后的表达期的培养过程即可检测非遗传毒性致癌物,实验周期比其他体外细胞转化试验周期(4~6 周)短,仅需 2.5~3 周,而且转化效率高,采用 6 孔板、96 孔板即可,大大降低了人力物力。OECD 已撰写了指南草案。

(三)哺乳动物中期致癌试验

这组试验主要为已有有限遗传毒性证据的化学物质提供进一步证据,包括致癌性、助癌性和促长作用等,这类试验又称为有限动物试验(limited in vivo bioassay),即在有限的短时间内完成而不是终生,又指观察的靶器官限定为一个而不是全部器官和组织。现推荐4个试验供选择:①啮齿动物肝脏转变灶诱发试验;②小鼠肺肿瘤诱发试验;③小鼠皮肤肿瘤诱发试验;

④Sprague-Dawley 雌性大鼠乳腺癌诱发试验。这 4 类试验不是成组试验,应根据受试物的特征选择使用。进行这些试验时,除特定要求外,应遵从长期动物致癌试验的一般要求。

由于肺和肝是最常见的发生肿瘤器官,也是许多致癌物的靶器官,因此①②试验应用较广。至于小鼠皮肤肿瘤与 SD 大鼠乳腺癌两种试验,仅适用于部分类型的化学物质。进行这些试验时,除特定要求外,应遵从长期动物致癌试验的一般要求。上述任一试验的阳性结果,其意义与长期动物致癌试验相当,可作为该受试物致癌性的明确定性证据。由于实验期短,又未检查其他器官和系统,特别是皮肤肿瘤和乳腺癌的诱发试验似乎仅适用于较小范围的化学物质类型,所以哺乳动物短期致癌试验阴性结果的意义较差,体内中期致癌试验阴性结果不能作为非致癌性的证据。

(四) 促长剂的测试

这类试验的目的是确定受试物有无肿瘤促长活性。在体外实验中可选择细胞间间隙连接通讯(gap-junctional intercellular communication, GJIC)抑制试验、非整倍性分析和 SCE 试验、细胞恶性转化试验等。在体内实验中可采用小鼠两阶段皮肤致癌试验,也可在缺乏引发作用的情况下,观察对 DOC 基因产物的诱发作用。前述哺乳动物中期致癌试验的 4 种方法中,除大鼠乳腺癌诱发试验外,其余 3 种都适用于促癌剂的检测。具体方法是选用适当的启动剂,启动后 1~2 周开始用受试物染毒。对于启动剂,在小鼠皮肤肿瘤诱发试验中可用多环芳烃,在小鼠肺肿瘤诱发试验中可用氨基甲酸乙酯;在大鼠肝转变灶诱发试验中可用二甲苯并蒽,启动剂的剂量应较低,单独使用时不应引起或仅引起很少肿瘤形成。

(五) 转基因动物和新生鼠致癌试验

目前被一些管理机构采用的转基因动物模型有:过量表达(原)癌基因的转基因动物,如:①表达"v-ras"原癌基因突变的"TG. AC"小鼠;②在不同组织表达人"c-Ha-ras"原癌基因突变和扩增的"Tg-rasH2"小鼠。缺失某些基因的转基因动物(基因敲除动物),如表达 P53 "肿瘤抑制基因"杂合性失活的"P53+/−"小鼠等。

TG. AC 转基因小鼠致癌试验,采用 8~9 周龄小鼠,设 3 个剂量组和阴性、阳性对照组,每个组、每种性别 15 只;试验期限为 26 周。P53+/−基因敲除小鼠致癌试验,采用 6~10 周龄小鼠,设 3 个剂量组和阴性、阳性对照组,另外设 2 个野生型小鼠组,分别给予阴性对照物和高剂量的受试物;每个组、每种性别 15 只;试验期限为 18~24 周。

新生鼠致癌试验从 20 世纪 50 年代末开始研究,与成年鼠相比其优点有:①对致癌物的测试有较高的敏感性和特异性,尤其是对遗传毒性致癌物;②肿瘤自发率低;③可缩短试验周期、减少动物数,因而降低了成本。目前已被 ICH 和美国、日本的管理机构采用。试验采用 8~15 日龄的 CD-1 小鼠,设 3~4 个剂量组和阴性、阳性对照组;每组、每种性别 24 只小鼠;试验期限为 12 个月。

(六) 肿瘤流行病学调查

肿瘤流行病学调查是确定人类致癌物唯一的手段,而且只有分析性流行性病学调查才适用。进行分析流行病学调查时,一般是先通过动物肿瘤诱发试验,根据阳性结果检出潜在的人类致癌物,或先进行描述性流行病学调查或临床观察发现怀疑人类致癌物后才进行。可按不同情况酌情选用定群调查(或称为队列调查)和病例-对照调查。

肿瘤流行病学调查的结果为阳性时,如能重复,即另一同样调查也得出阳性结果并有剂量-反应关系,又可得到动物实验的验证,则意义较大。但调查结果如为阴性,也不能完全确定受试物为非致癌物,仅能认为未观察到致癌作用的接触条件(剂量和时间)的上限。因此,当接触年限较短或剂量较低时,流行病学调查的阴性结果不能否定对同一受试物进行另一调查的阳性结果。

五、化学致癌物的确定和评价

对外源性化学物的化学结构分析或致突变性测试,仅能达到确定何种受试物应优先进行动物致癌试验,其结果并不能作为受试物是否具有致癌作用的依据。

由于通过动物致癌试验确定的致癌物,迄今只有极少量经肿瘤流行病学调查证实并在国际上得到公认为对人类致癌物。所以,确定致癌物时应分为人类致癌物和动物致癌物。

关于如何确定人类致癌物的问题,各国认识比较统一。主要根据为:①有能够重复的流行病学调查结果;②有剂量-反应关系;③有动物致癌试验阳性结果支持。

对于动物致癌物的确定,不同机构的认定标准尚不完全一致。IARC 提出的致癌性证据充分的条件,即确定了受试物与肿瘤发生率的增加有因果关系,同时:①见于两种或两种以上种系动物;②一种种属但经两次或多次独立的试验(包括不同时间或不同实验室或在不同实验方案条件下);③一种种属一种试验,但恶性肿瘤发生率、出现肿瘤的部位、肿瘤类型或出现肿瘤的时间等方面极为明显突出。致癌性证据有限(limited evidence)是指资料提示有致癌作用,但对于做出明确的评价还有限:①致癌性证据限于单一试验;②在设计、实施或结果解释的恰当性方面存在不可解决的疑问;③仅引起良性肿瘤、不确定致癌性的潜在损伤发生增加,或在该种系动物中此肿瘤的自发率较高。致癌性证据不足是指资料由于重要的定性或定量上的限制,不足以证明致癌作用的存在与否,或没有实验动物致癌性的资料。证据提示不具致癌性(lack of carcinogenecity)是指在至少两种种系的足够研究中证明在所进行试验的范围内因子或化合物无致癌性。

第三节 环境污染物的发育毒性

发育毒性(developmental toxicity)是指外源化学物对发育生物体从受精卵到出生后性功能成熟整个发育过程产生的生存、生长发育、形态结构、行为功能的有害影响,包括胚胎毒性(embryotoxicity)、胎儿毒性(fetotoxicity)、致畸性(teratogenicity)和行为致畸作用(behavioral teratogenesis)。发育功能障碍是严重影响人体健康的主要公共卫生问题之一。先天畸形已成为婴儿死亡、儿童/成人残疾的主要原因之一。在我国婴幼儿死亡原因中,先天畸形占第二位,而在发达国家和我国的一些大城市已占首位;而且其发病率近几十年来一直呈升高态势。在人类疾病谱中,先天缺陷致寿命缩短分别是肿瘤和心血管病的 8 倍和 5 倍;先天畸形给家庭和社会带来沉重的精神、经济负担。更为严重的是目前已知的动物致畸物约 1500种,但已肯定的人类致畸物只有 40 余种,先天畸形的发生原因多不明确。

先天畸形(congenital malformation)指胎儿出生后,整个身体或某一部分的外形或内脏具有解剖学上形态结构的异常。通常不包括显微镜下细微结构的异常,生化代谢性缺陷、单纯功能异常(如精神缺陷、智力缺陷),也不包括分娩过程中各种因素造成的缺陷。出生缺陷(birth defect)指任何解剖学的和功能的异常。既包括形态结构的异常(大体的和细微的),也包括功能、代谢、行为的异常。变异(variation)指同一种属的子代与亲代之间或子代个体之间,有时会出现不完全相同的现象。一般不影响正常生理功能更不危及生命。致畸作用(teratogenesis)是指环境因素干扰胚胎或胎儿正常的生长发育过程,以致胎儿在出生时,具有形态结构异常（即先天畸形）的作用。凡能通过母体干扰胚胎或胎儿正常发育，使其出生时具有畸形的化学物称为化学致畸物（chemical teratogen）。

在过去的半个多世纪中，人类疾病谱正发生着变化，不孕不育、出生缺陷、流产、早产、哮喘、儿童注意缺陷多动障碍综合征（attention deficit hyperactivity disorder，ADHD）、孤独症、肥胖、糖尿病等代谢综合征及心脑血管疾病和各种肿瘤等的发病率呈逐步升高趋势。越来越多的证据表明，以上所述很多疾病都与生命早期暴露于环境危险因素有关。20世纪80年代后期，英国南安普敦大学Barker等开展一系列流行病学研究，证明心脑血管等成人疾病与胚胎时期的发育受限有重大联系，进而提出"成人疾病的胎源说"，即"Barker学说"：认为宫内营养不良或不平衡时，处于发育敏感期的胎儿组织器官（如肾、胰腺、肌肉、血管、肝等）在结构和功能上会发生永久性或程序性改变，胎儿各激素轴系统重新设置，这些变化改变子代出生后的发育轨迹，大大增加其出生后对各种慢性病的易感性。如肾单位数在出生后不再增加，低体重儿肾单位数明显少于正常儿，并与成人后高血压相关；再如胰岛β细胞分裂80%在孕期完成，孕期糖代谢紊乱明显影响胚胎胰发育，并致成人后糖尿病。2001年2月，在印度召开的第一届全球"成人疾病来源于胎儿期"学术会议上确认低出生体重儿成年后易患心脏病和糖尿病的研究结果，从而使这一医学假说得到了证实。根据表观遗传学的观点，宫内失衡环境通过DNA的甲基化和染色质组蛋白的乙酰基化等途径影响胎儿的基因表达，进而影响其组织器官的分化发育，这种差异可持续影响其终生，更值得重视的是这些基因表达的修饰可遗传至第2代。以往认为源于父母的等位基因的修饰变化在减数分裂时被擦掉，但有证据表明无论父系还是母系的表观遗传改变在配子发生或胚胎发生时仍然存在，并遗传至下一代。有关胎源下丘脑-垂体-内分泌轴重塑与成人疾病关系成为近年研究热点。成人疾病的胎源说的名称也改为健康和疾病的发育起源说（developmental origins of health and disease，DOHaD）或成人疾病的发育和环境起源说（developmental & environmental origins of adult disease）。国际上成立了国际健康和疾病的发育起源学会（International Society for Developmental Origins of Health and Disease），并创建了专门的杂志。近年来在环境卫生领域，已发现发育早期暴露某些环境内分泌干扰物和持久性有机污染物与人体多种慢性病的发生发展有密切关系，成为当前一个重点研究内容。

近年来，发育毒性的研究发生了重要变化，发育缺陷谱由大体形态的先天畸形扩展到细胞/结构缺陷，到分子改变；由研究结构改变的以出生缺陷为主畸胎学向出生前"编程"的功能畸胎学（functional teratology）扩展；在发病机制研究上，既要观察外源化学物对胎儿基因的影响，也要观察对宫内环境改变的影响；建立不同发育窗的研究模型；研究环境因素的异常编程作用及其与成年疾病的关系。

一、发育毒性的表现和特点

（一）发育毒性的表现

外源化学物对发育的毒性后果包括以下4类：

1. 发育生物体死亡指受精卵未发育即死亡，或胚泡未着床即死亡，或着床后生长发育到一定阶段死亡，可表现为吸收胎或自发性流产、死胎和死产，即发育生物体死亡（death of the developing organism）。

2. 影响发育体的生长通常指生长发育迟缓（growth and development retardation），即胎儿的大小、胎儿的体重和骨骼骨化程度等均比正常差，一般以胎儿的生长发育指标比正常值低

2个标准差作为生长发育迟缓。啮齿动物发育毒性试验中,胎鼠胸骨和枕骨的骨化迟缓及低出生体重等是较敏感的生长发育迟缓指标。

3. 结构异常指胎儿形态结构(包括器官)异常,即畸形(malformation)。

4. 行为功能异常即新生儿在生化、生理、免疫功能、神经行为等方面的异常。有的功能缺陷(functional deficits)往往要在出生后经过一定时间才能诊断,例如视力缺陷刚出生时不易被发现,需要相当长的一段时间才能发现。目前已知或高度怀疑的人体行为致畸物有乙醇、海洛因、美沙酮、可卡因、铅、甲基汞、多氯联苯、苯妥因以及X射线等。

(二)致畸作用的毒理学特点

1. **种属、种间差异的明显性** 任何外源化学物的毒性作用都存在种属、种间和个体差异,但致畸作用更为明显。从形态发生看哺乳动物间的差异并不明显,但对致畸物敏感性的差异却很大。同一致畸物在不同动物并不一定都致畸,而且引起的畸形类型也可能不一致。例如杀虫剂西维因(carbaryl)对豚鼠具有致畸作用,对家兔和仓鼠并不致畸。反应停对人类和其他灵长类动物有强烈致畸作用,而家兔和小鼠则需较大剂量才能诱发轻度畸形;其他大多数哺乳动物(包括大鼠)则不易感。同一种属的不同品系其致畸易感性也有很大差异。如同一剂量的可的松分别给予A及C57BL两种品系小鼠,结果A系胎鼠100%出现腭裂,而C57BL品系胎鼠仅16%~20%。偶氮染料台盼蓝(trypan blue)引起3种品系小鼠胎鼠的露脑畸形率分别为17%、50%和97%。同样,个体之间致畸作用也存在明显差异。如人胎儿酒精综合征(fetal alcohol syndrome,FAS)大约仅出现于酗酒妇女1/3的后代,除饮酒量外,与母体对酒精的反应性有关。在实验中,一胎多仔的动物,有时只出现一个或两个胚胎畸形。

上述差异的原因主要是由于基因型的差异即遗传先决因素的不同。因而导致毒代动力学和代谢过程等的不同。如肝细胞色素P450酶系的基因型、Cyp2C亚族是大鼠肝脏表达的主要形式(约占总P450含量的1/2),而Cyp3A亚族是人体肝脏表达的主要形式(也约占总P450的1/2);除了Cyp2C和Cyp3A的催化活性不同外,3A亚族的表达在人胎儿中出现的妊娠阶段比大鼠胎儿早得多。另外,由于致畸物主要通过母体胎盘作用于胚胎,而不同种属动物胎盘构造也不相同。因此,致畸效应的发生及其敏感性是与胚胎基因类型及环境因素相互作用的结果。

2. **致畸效应对胚胎所处发育阶段的依赖性** 外源化学物的致畸发生率和畸形类型与胚胎所处发育阶段有密切关系。从受精卵到新生儿的发育要经历着床前期、胚胎期、胎儿期和新生儿期等不同阶段。从致畸发生率的敏感期而言,胎儿期大多数器官业已形成,只有中枢神经系统和泌尿生殖系统等尚未完成,因此这一阶段接触致畸物一般不再引起大体形态结构畸形。主要影响组织和功能的成熟。从发育过程来看,着床后的胚胎期是器官发生和形成期,此期细胞分裂、分化旺盛,发育基因和调控基因表达频繁,因而对外源性因素敏感,易于影响发育调控基因及其他细胞功能。因此,胚胎期对致畸作用敏感,长期以来被称为致畸敏感期、危险期、关键期等。而着床前期胚胎长期以来一直被认为是一个致畸作用的不敏感期,主要引起胚胎死亡和影响着床。但近年来的研究进展表明,着床前胚胎仍是一个易感期,已发现一些化学物在着床前染毒可诱发胎儿畸形,推测此期的致畸作用可能主要是诱发了发育基因的突变等遗传损伤所致。

就畸形类型的敏感期而言,由于各器官、系统形成的日期不同,形成的时间长短也不一致,因而都有各自的敏感期。由于器官发生和形成需要一定时间过程,不同器官的形成期可能出现重叠。因此,当某个时间点染毒动物时,可能诱发多种畸形。

3. 剂量-反应关系复杂性 首先是剂量-反应模式较复杂。Neubert 曾以不致引起母体严重毒性和仅在器官形成期中的一天染毒(不是在全过程染毒,目的是避免因胚胎死亡过多而掩盖致畸作用)进行发育毒性剂量-反应关系的研究,结果发现 3 种模式。

模式 A 在低于胚胎致死的剂量下即可出现致畸,甚至全窝致畸。畸形胎儿常有生长迟缓。因此生长迟缓曲线常与畸形曲线平行,但稍偏右,即需稍大一点的剂量才能使生长迟缓发生率与致畸率一致。当剂量增加到远远超过全窝畸形时才出现胚胎死亡,后者的剂量范围常与明显的母体毒性剂量范围相重叠,也即伴随母体毒性而发生。这种模式表示受试物有高度致畸作用,较少见。

模式 B 较常见。除在较高的几乎全窝胚胎死亡的剂量外,一窝中有正常胎、畸胎、生长迟缓和吸收胎/死胎同时出现。在较低的作用剂量范围可能是畸胎或吸收胎之一种较多。对于有较强致畸性的物质,畸胎曲线可左移较远,但仍与胚胎致死曲线的作用剂量范围有重叠。

模式 C 没有畸胎。生长迟缓首先出现,曲线较平缓。较大剂量才出现胚胎死亡,其曲线较陡。

3 种模式的存在说明,有时致畸和胚胎致死可能是同一主要损害的结果(模式 B);有时则反映本质的差异,一些损害即使达到胚胎死亡也不出现畸形(模式 C)或即使全窝或几乎全窝畸胎也不出现胚胎死亡(模式 A)。

除剂量-反应的模式不同外,剂量-反应曲线较陡,最大无作用剂量与 100% 致畸剂量之间距离较小,一般相差 1 倍;曲线斜率也较大,从最大无作用剂量到胚胎 100% 死亡的剂量也仅相差 2~4 倍。如剂量为 5~10mg/kg 体重的环磷酰胺给予受孕小鼠不表现致畸作用,但增加到 40mg/kg 体重时,可引起 100% 胚胎死亡,从最大无作用剂量到胚胎死亡之间存在着剂量带,称为致畸带。致畸带宽的毒物比致畸带窄的致畸危险性大。

二、发育毒性形成机制

(一) 发育缺陷的发生方式

受精卵含有构造个体的全部信息,发育涉及储存在 DNA 内遗传信息的逐步表达,由此产生各种细胞、组织的分化,各具不同的代谢、形态结构和功能。这一过程由许多不同的调节机制控制,同时亦受环境因素以及邻近组织(诱导者)诱导作用的影响。故在正常胚胎发育过程中,所有细胞、组织和器官的分化,都按严格的步骤、相互作用和精确的规律进行,通过细胞的分裂增殖、分化、迁移、局部生长或吸收等不同方式,有条不紊地形成各个器官的原基,其中某一环节或步骤发生差错或受到干扰,均可导致畸形。Patten 曾提出 6 种引起先天畸形的方式:①生长过少;②吸收过少;③吸收过多;④在错误部位的吸收;⑤在异常位置的正常生长;⑥组织或结构的局部过度生长。

另外亦有许多学者把这种畸形的发生方式归纳为如下几种:

1. 不发育(agenesis) 由于某些重要的原基组织(primordial tissue)不存在,或缺乏相邻组织或前体组织的正常诱导作用而使原基组织不发生,结果某个器官和躯体发生部分或完全缺失。如无肾、无臂或短肢畸形。

2. 发育不全(hypoplasia) 这种畸形常在该名词前冠以"小"字,如小头、小眼、小颌等。此外,如软骨发育不全、成骨不全、髋臼发育不全等。

3. 发育受阻 某器官或结构发育至半途时受阻而停滞,可再分为下列几类:①不合并(non-fusion):如唇裂、腭裂、无脑、脊柱裂、室间隔缺损等;②不分裂(non-division):如动脉干永存(persistence)及某些并指症等;③抑制迁移(suppression migration):如睾丸不全下降、低位耳、肾异位等;④暂时性结构的保存(persistence of transitory structure):一些在胚胎发育过程中暂时出现的结构没有萎缩,继续保留,如肛膜(肛门闭锁)、腹膜鞘突、副乳头(accessory nipple)、Meckle 憩室等。

4. 原基分离异常 相邻原基粘连(如马蹄肾、某些并指或趾)或原基的分裂(如分裂输尿管)。

5. 生长过度(overgrowth) 常由于一个器官原基分为两个或更多所致。如多指(趾)和超数齿等,另一型过度生长为巨人症、巨指(趾)和先天性角化过度症(即先天性鱼鳞藓,congenital ichthyosis)等。

6. 错位(misplacement) 如内脏错位、错颌等。

7. 错误迁移(incorrect migration) 如卵巢迁移到外生殖器、甲状腺迁移到胸部、合并的耳等。

8. 不典型分化(atypical differentiation) 包括先天性肿瘤的形成、异位和化生组织的出现等。

9. 返祖(atavism) 祖先器官的重现,如肺的奇叶(似四足兽)、锁骨的提举基(似攀缘性灵长类)、多毛症等。

(二)发育缺陷的形成机制

发育缺陷有一个发生的过程:即由于亚细胞或分子水平引发的变化后,引起细胞的过量死亡、生物合成障碍或组织损伤,以致影响细胞形成或功能的成熟,引起生长分化的失调,而最终出现异常胚胎。

Wilson 和 Fraser 将引发机制归纳为以下 9 个方面并提出了发育缺陷的原则,即:①对致畸作用的易感性取决于受精卵的基因型及基因型与环境因素作用的方式;②对致畸原的易感性随着暴露时胚胎发育阶段的不同而异;③致畸原通过特异机制作用于发育中的细胞和组织,从而开始形成异常胚胎;④异常发育的最终表现有畸形、生长迟缓、功能障碍或死亡;⑤有害环境影响到达发育中组织的途径,随影响的性质而定;⑥异常发育的表现随着剂量增加可以从无作用到全致死水平;⑦机体的吸收、扩散、排泄及遗传修复能力也起到控制外源性物质改变遗传的作用。Wilson 等所提出的原则是基于大部分发育缺陷具有共同途径这一假说(表4-9)。

表4-9 Wilson 和 Fraser 提出的发育缺陷的引发机制

致畸原	突变(基因突变)
	染色体断裂
	干扰有丝分裂
	核酸完整性或功能改变
	前体或基底缺失
机制-与致畸作用有关的原始改变	能源改变
	膜特性改变
	膜的容积渗透性改变
	酶抑制

致病-某些机制所致异常发育	细胞相互作用过度或减少
	细胞无相互作用
	生物合成减少
	形态发生受阻
	组织物理断裂
共同途径	细胞或细胞产物太少而影响局部形态或功能成熟
	生长与分化方面的其他不平衡
发育缺陷的最终表现	畸形
	生长迟缓
	功能障碍
	死亡

也有人将发育毒性的机制归纳为 8 类,包括有丝分裂干扰、改变膜功能/信号转导、改变能量来源、酶抑制、改变核酸合成和突变、干扰基因表达和程序性细胞死亡(表 4-10)。发育毒性可由于上述机制中的一种或多种所致。

表 4-10　某些物质产生发育毒性机制的例子

一般机制	潜在活性	举例
有丝分裂干扰	抑制 DNA 合成	羟基脲、arabinoside、阿糖胞苷、5-氟尿嘧啶
	染色体不稳定性、单链断裂、双链断裂、DNA-蛋白质交联、有丝分裂延迟	放射线
	干扰有丝分裂纺锤体导致细胞周期阻滞、非整倍体、改变细胞分裂率和(或)细胞死亡	微管蛋白抑制剂如苯并咪唑氨基甲酸酯、秋水仙碱
	抑制细胞周期	甲基汞
改变膜功能/信号转导	指令诱导或容许诱导	低剂量铅、甲基汞
改变能量来源	改变线粒体功能	核黄素(维生素 B_2)缺乏、铁缺乏、苯妥英、氯霉素、苯巴比妥钠、可卡因
酶抑制	细胞生长和增殖关键酶的抑制	甲氨蝶呤、5-氟尿嘧啶、洛伐他汀
核酸的相互作用	干扰 DNA 和 RNA 的正常合成和功能	羟基脲、阿糖胞苷、arabinoside
突变	DNA 核苷酸序列的改变	电离辐射、烷化剂、芳香胺
改变基因表达	转导的诱导或表达	视黄酸、二噁英、可卡因、苯妥英
程序性细胞死亡	正常细胞凋亡的改变	视黄酸、二噁英、DNA 损伤剂

1. 细胞的直接毒性作用　许多致畸物包括烷化剂、抗肿瘤药物和某些诱变剂,主要作用于复制时的细胞并且改变细胞的复制、转录、翻译或细胞的分裂。胚胎或发育组织对这类

致畸物毒性反应的一个基本特征是,靶器官或靶组织细胞出现过度的细胞死亡,胚体不能予以代偿和修复,继而形成先天性畸形。这类致畸物引起的胚胎细胞死亡,总是选择性地发生在某些器官和组织。这类致畸物在较小剂量时可以引起胚体生长迟缓,较大剂量可以引起胚体畸形,更大剂量则会导致胚体死亡。畸形出现的部位和类型与细胞坏死的部位和程度呈定量关系。

发育过程中几乎所有组织都要发生程序性细胞死亡(PCD),或细胞凋亡(apoptosis),PCD 是保证个体发育成熟的必需过程,其受到一系列基因和包括处于严格时空调控下的细胞间信号的短期过程的调节。但 PCD 又是一易受到致畸物干扰的过程,致畸物可诱导抑制PCD,造成靶细胞的缺失、发育不良、生长过度等不良后果。致畸物可以通过许多途径干扰细胞凋亡而对胚胎具有致畸作用,包括通过改变引发细胞凋亡的生理信号转导或特殊分子被特异化为凋亡信号以及其作用于细胞的直接毒性,影响细胞相关基因的表达及改变反应细胞对内源性或外源性信号的敏感性,由亚致死性细胞损伤导致的基因表达改变主要涉及凋亡级联中的上游事件。如用 4-氢过氧化环磷酰胺处理妊娠母体导致胚胎 G_2、M 细胞周期的抑制、细胞凋亡水平的上升和胚胎毒性的出现。目前认为,化学物诱导的细胞凋亡是胚胎畸形中细胞死亡的主要方式,过度的细胞凋亡可能是出现畸形的重要原因。凋亡相关基因功能的改变可影响细胞对特异受体、配体的反应进而影响凋亡信号转导,或激活病理过程和通过凋亡的效应器影响正在进行凋亡的细胞。因此,细胞凋亡是致畸因素导致胚胎异常发育的重要形式。

2. 突变 许多人类先天畸形的发生机制是遗传物质的突变,包括基因突变和染色体异常。不论是遗传原因,还是由于外源化学物的损害,都可能引起子代发育的异常。

基因突变和染色体异常引起的先天畸形,可由亲代生殖细胞突变遗传而来,也可能源自胚胎发育过程中发生的新的突变。由生殖细胞突变引起的遗传性先天畸形主要通过隐性突变、显性遗传和伴性遗传 3 种方式影响子代。

遗传毒性是化学物诱发致畸或其他发育毒性的重要机制之一。很多致畸物具有遗传毒性,化学物的致畸性与致突变性两者之间也有良好的相关性。业已发现,某些致畸物可引起不同阶段胚胎细胞的突变。近年来的研究发现,诱发发育基因和发育调控基因的损伤可导致胚胎/胎仔死亡和胎仔畸形。通过转基因和基因敲除等方法诱发不同基因表达或损伤可引起不同阶段小鼠胚胎和胎儿的死亡。如在卵裂期间可由于胚胎携带 C25H 白化体缺失突变而致死;桑葚胚阶段 *Om*、*Os*、*Ts* 和 *E-cadherin* 基因失效的小鼠胚胎可致死,有更大范围遗传异常的胚胎如常染色体单体性,也可使着床前胚胎死亡;*Ay*、*Ax*、*E-cadherin*、*Eevx-1*、*Fug1*、*Gpi-1s*^{am1H} 等基因损伤可导致围着床小鼠胚胎死亡;*Tek*、*Mash-2*、*Fibronectin*、*Brachyury*、*Fu*^{k1}、*Notch1*、*Magat-1* 等基因失效导致着床后小鼠胚胎死亡;而 *Wt-1*、*Wnt-3a*、*Keratin8*、*Sp*、*Rb*、*C-myb*、*S1*、*W*^{s} 等基因损伤或失效可导致中晚期胚胎或胎仔死亡。同样也发现某些发育基因和发育调控基因的损伤可导致畸形。如 *Pax-3* 和 *Pax-6* 基因突变,导致小鼠眼和人类眼无虹膜;*HoxC8*(*Hox-3.1*)定点突变,使小鼠肋骨异常;有 *Lp*、*Ct* 和 *Xt* 突变的胚胎引起中枢神经系统异常;*Ld*、*Lg1* 的插入突变胎仔发生肢体缺陷;*Ret* 基因敲除小鼠和携带 *Sd* 突变小鼠的胎儿出现无肾畸形等。

3. 致畸物干扰正常胚胎分化的作用 有些致畸物的致畸作用机制是干扰或破坏了胚胎发育的某些特异性分化过程所致。这类致畸物的共同特点是,胚胎接触后可诱发各种不同类型的先天畸形,通常在胚胎器官形成期的短暂接触后,即可诱发明显的结构畸形,或某些表现独特的畸形综合征。目前已知这类致畸物的致畸作用机制各不相同，每种致畸物都趋向于按照本身独有的作用模型引起胚胎发育异常。如肾上腺皮质激素在药理剂量下，可诱发实验动物腭裂畸形，但不会同时出现胚胎死亡或整个胚胎生长发育迟缓，腭裂畸形发生过程中也不存在广泛的细胞死亡。目前认为，糖皮质激素诱发腭裂畸形与动物胚胎上颌间质细胞受体的水平有关，胚胎颅面区这类受体蛋白的浓度，明显高于胚胎的其他部位。

4. 母体和胚胎自稳态功能紊乱　母体妊娠期间一般营养不良，如热量不足、蛋白质缺乏等，可能引起胚胎或胎儿严重的生长迟缓，先天性甲状腺疾病以及神经系统发育不全等，这些先天畸形一旦发生，即使在新生儿期加强营养也不可逆转。孕妇饮食中某些特异性营养成分如维生素 A、锌、叶酸等缺乏，还会引起子代先天畸形、生长迟缓甚至胚胎死亡。另外，如果孕妇接受某些药物治疗，也可能减少胚胎对某些营养成分的利用度，其结果是产生与这些基本营养成分缺乏相同的先天畸形。

某些引起胎盘功能障碍的因素如母体疾病、服用外源性药物等，可减少母体到胚胎的营养运送从而间接地影响胚胎发育，造成先天畸形。例如，台盼蓝的致畸作用就是由于干扰了胚胎从卵黄囊摄取组织营养所致。子宫胎盘血流的改变可能是致畸间接作用的一个重要原因。例如，高血压妇女的子宫-胎盘血流减少，可能是子代出生时生长迟缓的主要原因之一。一些作用于血管的药物如 5-羟色胺、肾上腺素、麦角胺等诱发的先天畸形，胚胎死亡和生长迟缓等发育异常，可能都是通过子宫胎盘血流的改变引起的。

5. 非特异性的胚胎和发育毒性　由于在胚胎发育期间，组织细胞的增殖速度极快，短时间内需要消耗大量的能量，因而如果能量代谢的某一环节（如三羧酸循环）受到破坏，则可能由于这种非特异性胚胎和发育毒性作用而引起胚胎发育异常，如氯霉素和甲砜霉素。这些致畸原的特点是：对胚胎和发育个体的作用将是一系列非特异性影响，即不是引起胚胎某个器官的某种畸形表现或影响，而是整个胚胎的生长迟缓和死亡。这些由于早期胚胎中不存在对这类致畸物特别敏感的靶器官或组织，因而这些致畸物对所有器官组织的影响程度也趋于一致。当早期胚胎细胞的基本活动受到这类致畸原干扰时，其发育异常表现是胚胎整体的生长迟缓；如干扰作用继续加剧，乃至超过细胞能量衰竭的阈值时，就会引起胚胎死亡。

6. 其他机制　如：①干扰生物合成所需的前体物包括某些必需氨基酸、维生素和微量元素等的供给或代谢，如敌枯唑的致畸机制就是由于它是烟酰胺的竞争性抑制剂，进入体内后与辅酶Ⅰ中的烟酰胺拮抗，干扰 NAD 的生物合成和利用，从而影响细胞内 DNA 和 RNA 的生物合成，导致畸形。②干扰胚胎组织发育过程的协调，胚胎正常组织器官的发育依赖于多种细胞和多种组织在增殖、分化和生长速度上的高度协调。某种细胞或某种组织的生长发育过程改变，可造成各细胞和组织之间的时间和空间关系的紊乱，进而导致特定的组织、器官甚至某一系统的畸形。即便是损伤后的修复生长，也可能是一种非协调的过程。这种非协调的修复生长过程加重了胚胎各组织之间的相互反应，最终造成胚胎发育异常。例如，无眼或小眼畸形就是由于眼杯向覆盖在上面的外胚层生长延迟造成的。

先天畸形的发生是一个非常复杂的过程，一方面某一致畸物可引起多种类型的先天畸形，另一方面某种畸形表现又可以由多种病因所致。因此，目前认为大多数先天畸形的发生可能并不是某种单一机制的作用，而是多种机制相互作用或联合作用的结果。

三、发育毒性的检测方法

(一)整体动物试验

可采用的整体动物发育毒性研究模型有线虫、果蝇、斑马鱼、啮齿动物等(表 4-11)。大鼠、小鼠和兔是传统的动物研究模型。斑马鱼由于具有体积小,易于养殖;产卵力强;性成熟期短;易于遗传操作;体外受精和发育,易于观察;基因组序列已全部测出等优点受到人们关注,成为发育毒性测试或研究的常用模型。

目前最常用于评价化学物发育毒性仍是大鼠、小鼠和兔的标准致畸试验(Ⅱ段试验,表 4-12 和表 4-13),围生期和哺乳期毒性试验(Ⅲ段试验,表 4-14)。简化的致畸试验(Chernoff/Kavlock 试验,简称 CK 试验)被作为发育毒性的筛选试验。此外,还有很多针对特殊发育毒性效应的测试或研究方法,如出生后行为功能的测试系统(行为畸胎学试验)、经胎盘的遗传毒性和致癌性试验等。

表 4-11 发育毒性研究动物模型的比较

动物	成年大小(cm)	基因组(Mb)	器官形成(天数)	周数
线虫	0.1	97	0.2~0.4	0.4
果蝇	0.4	180	0.5~1	2
斑马鱼	3	1700	1~4	12
小鼠	6	3000	6~15	10
人类	170	3500	14~60	1400(27 年)

表 4-12 Ⅱ段—致畸性试验

方案细节	相同点	不同点
动物种属	大鼠(或小鼠)和兔	—
每组动物数	大鼠 20 只;兔 12 只	日本:药物每剂量 30 只啮齿动物
给药期限	大小鼠妊娠第 6~15 天,兔 6~18 天,可延迟至分娩前 1 天	日本:大鼠妊娠第 7~17 天,小鼠 6~15 天
给药途径	与人相同或经口	—
除对照组外试验组数	3 个	美国 EPA 和 OECD:当单次给药剂量在 1g/kg 为阴性时设 1 个组
体重	啮齿动物:妊娠第 1、6~16 天、处死时;兔:妊娠第 0 天、6~8 天、22 天、26 天和 29 天	—
食物消耗	药物:每天农用化学品和食物添加剂:每周	英国(农用化学品):每天
水消耗	—	
临床表现和死亡	每天至少 2 次	

续表

方案细节	相同点	不同点
处死时间	大鼠:妊娠第 20 天;小鼠:妊娠第 19 天;兔:妊娠第 29 天	日本(药物):2/3 在妊娠第 19 天(小鼠)或 20 天(大鼠),其余分娩。检查后代数、存活率、体重、测试生理、功能和生殖发育情况
黄体、着床和吸收胎	确定其数目	—
胎盘重量	非必需	—
胎儿:存活、死亡、性别、体重和外观异常	要确定	
骨髓检查	药物:啮齿动物每窝 2/3,兔全部仔兔 农用化学品和添加剂:啮齿动物每窝 1/3~1/2 大鼠,兔全部仔兔	日本:啮齿动物每窝 1/2 英国:啮齿动物每窝 1/2,兔每窝 2/3
内脏检查	药物:啮齿动物每窝 1/3,兔全部仔兔 农用化学品和添加剂:啮齿动物每窝 1/2~1/3,兔全部仔兔	日本:啮齿动物每窝 1/2 英国:啮齿动物每窝 1/2,兔每窝 1/3

表 4-13　一些机构与组织颁布的发育毒性试验指南比较

	FDA(1993)	EPA(1996)	OECD(1996)	ICH(1994)
动物种属和品系	大鼠、小鼠、仓鼠、兔首选:大鼠和兔,根据药代动力学差异选择	最相近的种属,通常使用出生前发育毒性试验所用种属和品系	同 EPA 啮齿动物首选:大鼠 非啮齿动物:家兔	同 EPA 通常使用 2 种种属,有理由时可仅用 1 种 啮齿动物首选:大鼠 非啮齿动物:家兔
年龄和性别	年轻、成熟、大小和年龄一致的妊娠雌性动物	使用年轻、未产过的成年雌性动物	使用年轻的成年动物,体重和年龄应一致,以前未接受过试验	使用年轻成熟的雌性动物
动物管理	除交配外单笼饲养,食物和水不限制,食物应满足营养要求。动物管理应满足实验动物资源研究所的要求	动物管理应满足 DHHS/PHS-NIH Pub # 86-23(1985)的要求	应有温度、湿度、光亮、饮食、水的详细资料。笼子应适合于交配。交配后动物应分笼饲养	
动物数	每组至少 20 只怀孕的动物	每一试验组和对照组至少应有 20 只在尸检时有着床位点的怀孕动物	同 EPA	每组应有 16~20 窝

187

	FDA(1993)	EPA(1996)	OECD(1996)	ICH(1994)
剂量水平	3个剂量水平和1个对照组 高剂量组:明显的发育毒性或<10%的母体毒性。非营养添加剂的饮食≤5% 低剂量组:无效应,期望提供最低安全限度的水平 中剂量水平:在高和低剂量之间呈算术或几何级数差,期望有最小效应	3个剂量水平和1个对照组 剂量水平应保留产生毒性效应等级空间 高剂量组:<10%的母体毒性;通常经口或经皮<1000mg/(kg·d)或吸入2mg/L,除非人体可能暴露更高剂量	同EPA 同EPA 同EPA 低剂量水平:无母体或发育毒性 中剂量水平:最小可观察的毒性效应,最佳间隔剂量2~4倍	高剂量水平应根据所获得的所有资料确定。较低剂量应降阶选择,剂量间隔应满足揭示可能存在的剂量相关趋势
对照组	当受试物通过某种赋形剂给予时,该赋形剂应单独给予对照动物,如果对赋形剂的毒性资料不充分,应使用假性处理对照组	同时的对照应假处理或赋形剂对照	同EPA	同EPA
给药途径	类似人体暴露途径(饮食或饮水)或喂饲	通常经口,如果有理由可选用其他途径	同EPA	类似人体打算暴露的途径
给药日期	最小限度:从着床到分娩前1天,或整个妊娠期(如果是生殖试验的部分)	最小限度:从着床到分娩或从受精到分娩	从着床到预期分娩前1天	从着床到硬腭封闭(15~18天)
母体动物观察	每天至少2次,记录明显的毒性表现	每天至少1次,记录明显的毒性表现	同EPA	同EPA
母体动物的体重	第1次给药前到处死每周1次(处死时应称重),如经口给药每天或每3天1次	妊娠第0天和试验终止之日,给药期间至少3天1次	同EPA	记录体重,至少每周2次
食物和水的消耗	最少:每周1次食物消耗测量,适当测量水的消耗量	食物消耗和体重在同1天记录	同EPA	至少每周1次测量食物消耗量
尸检	所有死亡的成年动物都尸检,显示有流产或早产症状的任何母体动物都应被尸检	所有死亡的成年动物尸检,显示有流产或早产症状应处死,并做大体检查	同EPA	所有死亡的成年动物尸检

续表

	FDA(1993)	EPA(1996)	OECD(1996)	ICH(1994)
剖宫产检查	取出完整子宫并称重,母体动物用盲法评价	母体动物用盲法评价	大体检查母体动物可能已影响妊娠的结构异常和病理改变	保存大体检查有异常的器官做病理组织学检查
子宫和胎盘的检查	死胎和活胎数的检查,确定黄体数用硫化铵检查子宫着床位点,称取整个子宫重量	取出子宫并确定妊娠状态,用硫化铵检查未妊娠的子宫,称取妊娠子宫重量,确定黄体数,检查子宫内胚胎或死胎和活胎	同EPA	计数黄体、活和死的着床数,以及胎盘的大体评价
胎仔的检查	称重和确定性别,检查每只胎仔有无外观畸形,一半胎仔作骨骼检查,另一半胎仔做内脏检查,对于兔子,每个胎仔都应检查骨骼和内脏畸形	同EPA	同EPA	称重和确定性别,检查每个胎仔有无外观异常,对啮齿动物一半胎仔检查内脏,一半检查骨骼;对于兔子,每个胎仔都应检查骨骼和内脏畸形,如果高剂量组动物中未观察到效应不需要检查低剂量组
试验报告	种属、品系、体重和体重变化、食物和水消耗量、临床观察、尸检结果、黄体数、着床资料、活胎、死胎、每窝异常胎仔(外观、内脏、骨骼)发生率,做充分的统计学处理	种属、品系、母体毒性反应资料、体重和体重变化、食物和水消耗量、尸检结果、黄体数、着床资料、发育终点、活胎数、性比例、胎仔重量、外观、内脏、骨骼变化,做充分的统计学处理	同EPA	以简明扼要、清晰的方式制表记录每个动物的各个数值,体重、食物和水消耗量、窝数、临床表现、尸检数、异常性

表4-14　Ⅲ段-出生前后(围生期和哺乳期)毒性试验

方案	相同点	不同点
动物种属	大鼠	日本:大鼠或小鼠
给药:途径、频率、期限	与人拟使用途径相似,从妊娠第16天至F1代断乳每天给药	日本:大鼠妊娠第17天或小鼠第15天至断乳

续表

方案	相同点	不同点
除对照组外试验组数	3 个	美国:至少 2 组
每组母鼠数	20 只	EEC:至少 12 只
F0 代母鼠处死时间	F1 代断乳时	
F0 代母鼠的资料		
1. 体重和食物的摄入量	每周 1 次	—
2. 毒性表现和死亡	每天观察	
3. 生殖力和妊娠与哺乳的时期	计算组间差异	
F1 代妊娠的资料		
1. 数目、性别、存活率和哺乳	计算组间差异	日本:如果需要在出生后第 4 天将每窝仔鼠数调整淘汰到 8 只(雌雄各半)
2. 体重	出生后 1、4、12 和 21 天的体重	日本:从断乳到交配每周称重 1 次
3. 功能评价	评价各种功能	美国:不评价
4. 生殖功能	可以被评价	日本:至少每窝有 1 只雌仔和 1 只雄仔被评价

对行为致畸作用或功能发育毒性作用测试,比较一致的意见是对下列几类化学物应进行测试:引起 CNS 畸形的物质、有精神活性的药物或化学物、神经毒物及激素活性物质、肽和氨基酸等。应测试的内容包括:感觉功能、神经发育功能、运动功能、学习和记忆、反应性和(或)驯化、生殖行为及生理发育和成熟程度的标志等。

WHO 建议分两阶段进行:第一阶段对化学物进行初试或引发试验,目的在于确保各种行为改变不被漏检,故评价的功能类型应是广泛和综合性的。为节省时间、成本和工作量,也便于将毒性研究的资料用于行为实验结果的解释,可与致畸试验联合进行。第二阶段是对已观察到行为改变的致畸物,或人体资料提示或结构-活性关系分析提示有行为或神经生物学改变的化学物,应采用更复杂、更具特异性的方法单独进行行为致畸试验。

当前美国正在进行的发育神经毒性研究,基于出生前发育毒性研究中所观察到的中枢神经系统畸形、成年神经毒性/神经病理学、两代研究中脑重量的改变或潜在发育神经毒性的其他指标,认为应将发育神经毒性试验作为发育毒性测试的一个标准部分进行,可作为一个独立的试验,也可与出生前发育毒性试验相结合;或与两代生殖实验中的第二代结合。作为独立研究,受孕的动物(通常是大鼠)至少应该在妊娠第 6 天给药,直到出生后第 10 天或断奶,在出生后不同的时间称重子代、检查临床体征,发育标志(如阴道开口、包皮分离)及评价行为,包括出生后 13 天、17 天、21 天和 60 天的运动行为,断奶和出生后 60 天时的听觉惊愕反射,断奶和出生后 60 天时的脑重量,并应做一个包括简单形态分析的神经病理学检查。

(二)体外发育毒性试验

20 世纪 70 年代后期,由于组织、细胞培养技术的进展,化学致癌和致突变体外测试方法的发展及阶段Ⅱ试验耗时、费力，不能满足化学物增长速度的要求。于是，体外测试方法很快兴起，其中以 New 等建立大鼠着床后全胚胎培养方法，并在其他科学家的共同努力下成为较完善的发育毒性体外测试系统，作为这一阶段兴起的标志，并由此带动了一系列实验方法的出现（表4-15）。目前常用的方法主要有以下几种：

1. 着床后全胚胎培养（whole embryo culture，WEC）方法　该方法起源于20世纪30年代美国 Nicholas 和 Rudnick 及法国 Jolly 和 Lieure 提出并进行实验，20世纪60年代早期由 Denis New 成功设计出大鼠 WEC 技术，WEC 的优点是：①培养的胚胎处于器官形成的关键阶段（相当于人胚胎发育的3~4周），对致畸物的作用高度敏感；②培养期短，48小时即可获得结果；③可通过测定生长情况、不同器官系统的形态学（包括影像）等多个终点加以评价。2001年通过欧洲替代方法验证中心（ECVAM）验证，结果显示其对受试物的正确分类率为80%。由于其良好的体内/体外一致性，能排除母体干扰，能从多水平研究作用机制，以及能够评价广泛的受试物等优点备受关注。大、小鼠着床后全胚胎培养方法已广泛用于发育毒物的研究。近年来，国内外又成功建立完善了兔体外全胚胎培养方法，使之与整体动物发育毒性评价方法相匹配。

2. 大鼠胚胎原代细胞微团培养法　该法采用正在分化的肢芽细胞或中脑细胞，经高密度培养，分散的细胞可组织成分离的细胞团并增殖，最终分化为软骨细胞或神经元细胞的集落。细胞分化的抑制剂能使微团培养中的细胞集落数明显减少。这样，可根据微团培养中的细胞集落数的变化，判断化学物的致畸性。已知某些致畸物可能通过抑制胚胎形成过程中细胞间通讯、黏附及细胞的增殖、分化等机制而导致发育异常。先后建立了鸡、小鼠或大鼠肢芽细胞和中脑细胞微团培养方法（micromass cultures）。其中大鼠肢芽细胞和中脑细胞微团培养方法已通过欧洲替代方法验证中心（ECVAM）的验证。

3. 体外胚胎干细胞实验方法　胚胎干细胞（embryonic stem cells，ESC）体外培养试验的主要目的是观察化学物对成纤维细胞的活性和胚胎干细胞的活性和分化能力的影响。胚胎干细胞在体外的分化途径和机制与体内胚胎细胞的分化途径和机制不完全相同，但在分子水平上有许多相似之处，而且不同哺乳动物种属中着床前胚胎发育形态学及某些生化参数极其相似。因此，可用胚胎干细胞实验检测化学物对胚胎干细胞生长及分化的影响，同时检测其对已分化成纤维细胞活力的影响作为对比，从而预测其发育毒性，检测其胚胎毒性和致畸性。目前已建立 D3、J1、R1、E14TG2a、E14.1、DBA/1lacZ 等胚胎干细胞系的测试系统，其中 D3 细胞系的测试方法已通过欧洲替代方法验证中心（ECVAM）的验证。D3 细胞系是小鼠胚胎干细胞，已商品化。滋养层细胞主要是 BALB/c 3T3，在培养条件下分化为心肌细胞。通过胚胎干细胞和 3T3 细胞毒性试验获取 IC_{50} 3T3 和 IC_{50} D3，胚胎干细胞分化抑制试验获取相对抑制50%细胞分化的化学物浓度即 ID_{50} 来表示其抑制分化毒性，将 IC_{50} 3T3、IC_{50} D3 和 ID_{50} 带入建立的线性判别式，对受试物发育毒性进行评级，分为1级无胚胎毒性，2级弱胚胎毒性，3级强胚胎毒性。近年来，采用人胚胎干细胞（hESC）发育毒性试验成为研究热点，主要优点是可解决种间差异问题，目前处于方法改进和验证阶段。

4. 非哺乳动物胚胎体外培养　目前已广泛用于作为研究发育的模型或生态毒理学监测以及检测化学物潜在致畸性的有水螅、鱼、蛙、蟋蟀、果蝇、蓝水褐虾、黏菌等。其中爪蛙胚胎致畸试验（FETAX）由于成本低、快速、易于饲养，验证结果显示预测价值相对较高，因而被推荐为发育毒性研究的替代试验。另外鸟类胚胎也被广泛用于作为发育生物学的模型，但很少用于胚胎毒性的测试。由 Jelink 等建立的鸡胚胎毒性筛选试验（CHEST）可测试生长迟

表 4-15 体外致畸测试模型系统

全胚胎培养测试系统	
模型系统	生物学检测终点
大小鼠着床前全胚胎培养	死亡、发育迟缓、形态变异、生化功能改变
大小鼠着床后全胚胎培养	死亡、发育迟缓、畸形、酶活性、细胞死亡
兔全胚胎培养	生长发育、形态分化
鸡胚培养	死/活胚胎、发育畸形和胚胎代谢能力
鱼胚培养	生长发育、形态分化、死胎率、卵黄囊吸收延迟
蛙胚培养	死亡、能动力、色素沉着、生长发育和致畸指数
水螅培养	细胞团再聚合、死亡及分化异常
器官培养测试系统	
人：	
指趾培养	生长发育和形态分化
晶状体培养	形态分化
肝组织培养	酶诱导
大小鼠：	
肢芽培养	形态分化,软骨和肌肉形成,细胞死亡
腭棚培养	生长分化、骨融合及转动
牙蕾培养	牙发育和形态分化
肝、肾、卵黄囊、肺、胰、性器官培养	形态发生、生化功能
兔：	
肢芽、腭棚、性器官培养	同上各器官培养
鸡：	
肢芽	软骨形态分化,缺损和再生,生化功能
心组织培养	生长发育、细胞形态及功能
细胞培养测试系统	
人：	
肝组织培养	生长和形态
腭间质细胞培养	生长和抑制
大小鼠：	
中脑细胞培养	生长分化、生化功能
肢芽细胞培养	同上
肺芽细胞培养	垂直生长、形态分化
兔：	
软骨细胞、肢芽细胞	生长分化、生化功能
鸡：	
肢芽细胞	生长分化、生化功能
视网膜细胞培养	生长分化、生化功能

缓、畸形和死亡等终点,可观察剂量-反应和阶段-反应关系、畸形谱,并已测试了 130 余种化合物,效果较好。但该试验目前仅在 Jelink 自己的试验室开展,另外该试验不能区别一般毒性和特异的发育效应。

(三)发育毒性的评价

1. **生长、生存能力和结构改变评价** 一些生长、生存能力和结构改变的终点可以用来评价发育毒性。根据研究方案不同,出生前和出生后的终点都可用。因为在这些研究中,雌性往往是单个处理,数据通常是以影响子代的发生率或每窝受影响的着床数发生率来计算,但也可用具有特殊终点的窝数和百分率来表达。如果幼仔直接暴露,它们可以作为统计单元,但应考虑窝对后果的影响。

当孕体死亡时吸收胎和晚死胎的发生率可提供某些指示,非存活着床数的发生率则是前两者之和。由于本底发生,有吸收胎、晚死胎、非存活着床数量和百分率可能不比这些反应的每窝发生率更有用。窝之间非成活着床(着床后丢失)的每窝发生率有差异,如果变化出现不寻常的高或低,则应该和历史对照资料进行比较。当幼仔允许同笼饲养时,也应记下死产的数目,但该变化由于某些种类的幼仔有同类相残的习性。每窝影响着床的发生率(非存活着床+畸形后代)有时能更好地反映剂量-反应关系。此外,还应该评估孕期胎仔和出生后一定间隔期新生仔的生存能力,对照组动物在出生前后 4 天最易发生死亡,暴露外源因素可使这种模式加剧,或随动物年龄增加死亡率增加。也应评价幼仔出生后选择不同间期明显的临床毒性指征。

检查每窝幼仔的性别比可判定某性别受有害因素的影响。性别比的改变并不常见,但已有少数例子显示有此效应,如乙酰唑胺、甲基汞、烯菌酮、甲氧滴滴涕和己烯雌酚。

每窝子代动物平均体重的变化是发育毒性的一个敏感指标,部分原因是它是一个连续的变量。在某些情况,子代体重低可能是唯一的或最敏感的发育毒性指标。尽管对短时间的胎仔或新生仔体重改变长期后果了解得不多,但低出生体重儿常对其他发育延迟有较大危险度。另外,低出生体重与成年后心血管疾病、糖尿病、肥胖症及其他健康效应的发生率上升有关,而且 Hattersley 和 Tooke 认为胎儿体重降低和成年后糖尿病、心血管疾病均有遗传基础。

几种其他因素可影响体重、生长以及这些终点的解释。在对 DNP 有关出生前发育毒性资料的分析,Schwetz 注意到胎儿体重作为最敏感效应有明显的种属差异,并推测这可能是由于家兔比大鼠和小鼠有更长的终止前的处理后期、可允许代偿性胎仔生长所致。Marrl 等的数据支持这个结果,显示大鼠在妊娠 6~19 天处理比 6~15 天处理对胎仔重量和生存能力有更大的影响。

通常从外表、内脏、骨骼畸形和变异几方面检查活胎。剂量相关的胎儿畸形发生率或同窝仔有畸形胎仔率上升构成有害作用,但阐述变异方面剂量相关的上升更困难。阐述变异发生率的上升应根据许多因素,如对照组某终点的变异、观察时的发育阶段(如骨骼骨化)和剂量-反应关系。

哺乳动物的胚胎或胎仔受母体的影响。因为除物理因素外,所有的外源性化学物在到达发育中的胚胎或胎仔之前,均要通过母体系统和胎盘。因此,代谢、储存和分泌可明显改变化学物到达胚胎或胎仔的传递过程,甚至物理因素也能被母体系统改变,如体外过高的热量可以被有效的母体体内平衡控制系统驱散。而且,暴露物可以破坏母体系统的完整性,间接导致发育效应。母亲的年龄、生理状态、健康和营养状态自然会对子宫中胚胎或胎儿的发育有明显影响,甚至在出生以后,如果是母乳喂养,新生儿可能继续依赖母体营养,并通过同一途径接触到毒性物质或其变异物。

当母体和幼仔都出现毒性时,由于发育中的哺乳动物对母体环境的依赖性,使得很难判定发育效应是与母体效应有关还是无关。因而当存在母体毒性时不应忽略发育毒性或被简单地认为是继发于母体毒性。Daston 评价了已知或可疑因素与发育毒性的母体系统效应的资料。发现对怀孕动物的毒性可能比未孕动物更大或更小。因此,任何母体毒性都应与成年动物的其他毒性形式相比较。

2. 发育毒性的功能终点　发育毒性的功能终点包括受试物对任何发育器官功能的效应。有关功能效应的某些信息可以从两代试验中获得,但这些资料通常限于生长、生存能力、毒性的明显体征、生殖发育和 F1 代的功能,广泛评价功能效应的标准测试方法尚未建立。大概除生殖系统外,对发育神经系统功能效应的探索比其他任何发育器官都多。

如前所述,美国 EPA 的发育神经毒性检测指南包括:身体和反射发育的观察、运动功能、一般感觉功能、学习和记忆的测试,以及包括脑重量和脑形态测量的神经病理学。尽管该指南为神经毒性的危险度评定提供了某些指导,但尚未对这些研究资料进行详细评价。

由于缺乏有关发育神经毒性毒理学机制及其意义的知识,使发育神经毒性直接外推到人受到限制。但是,对有限的已知可致人体发育神经毒性作用因素的评价显示,这些因素在人体和动物产生类似的发育神经毒性。Stanton 和 Spear 指出,在功能分类的基础上对比时,对人体的效应和动物研究中的这类效应有高度相关性。这个结论为使用实验动物来评价人体发育神经毒性的潜在危险而提供了强有力的支持,是支撑发育毒性危险度评定的主要假设之一。

除两代试验中的 F1 代的生殖功能外,其他的功能发育终点极少作为化学物常规评价的内容。但是,从发育的观点来看,在这个方案中,对评价生殖功能有不少限制。例如,暴露是持续的,发育期所致的效应和以后的年龄段所致的效应并不可能分开。因为雄性和雌性均受暴露,主要影响哪一性别并不清楚,除非通过单个性别或对照组与试验组交叉配对加以阐明。

啮齿类暴露作用因素后可观察到的对生殖系统的影响包括:生殖器(包括肛殖距)的改变,抑制(雌性)或隐留(雄性)乳头发育,性行为减弱,青春期起始延迟或提前,生育率降低。直到青春期才能观察到包括异常性行为或影响正常配子生成能力等效应。发育期间,肝脏内胆固醇代谢的酶系统受到损害可能影响雄性动物睾丸从腹腔降落到阴囊可能延迟或不发生。通常,效应的类型可能不同,这取决于暴露起始时发育的阶段。

对雌性大鼠和小鼠,阴道开口的年龄是青春期最常用的标志。这是由于血中雌二醇水平的增高所致。雌性在阴道涂片第一次角质化(动情期)和第一次动情间期时的年龄和体重以及阴道周期的起始也用作青春期起始的终点。雄性动物,包皮分离,或挤出的尿中有精子,或射精可作为青春期的标志。青春期体重可以把青春期特异的发育迟缓与那些一般发育迟缓区分开来。可能影响分化的物质可影响与青春期起始有关的终点,因此获取一个以上标志的信息是有用的。

青春期可以由于外源性因素作用加速(提前)或延迟,两种类型的作用可能都是有害的。例如,阴道开口提前可能与动情周期起始延迟、无生育力、生育年龄提前有关。啮齿类青春发育期延迟通常与下丘脑-垂体轴功能成熟延迟或抑制有关。对雌性的有害作用包括影响乳头发育、阴道开口年龄、动情周期性开始阴道涂片的起始、月经起始(初潮)、与发情或月经周期一致的内分泌或行为模式的起始等。对雄性的有害作用包括:睾丸下降延迟或不下降、包皮分离年龄延迟、射精或挤出尿中出现精子的年龄延迟。

对其他器官或系统功能发育毒性的研究,尽管已有不少报道,有许多化合物可影响心、肺或肾等的功能发育,但由于缺乏统一的测试方案和测试指标。尚不能得出可靠的结论和合理的解释。值得注意的是,有人报道人体出生时低体重和 65 岁以后的心脏病有关,妊娠期糖尿病或低蛋白饮食与子代干扰糖耐量的危险度增加有关,表明出生前的作用因素在成年后的系统功能上起重要作用。因而应考虑到发育因素在其他疾病因子中的作用,不要直到成年或老年才认识到。

3. 对化学致畸物的分类标准 由于人群流行病学调查难度很大,不易得到可靠的结论,目前主要通过动物致畸试验进行评价。如果致畸试验设计合理并良好实施,在无明显母体毒性下引起畸形发生率增高,就可判定为动物致畸物。但要确定对人的致畸性,必须经人群流行病学调查证实。现介绍欧洲、加拿大和美国等组成的专家工作组对化学致畸物的分类标准供参考:①1 类:已知对人类致畸的化学物质;②2 类:应当被认为对人确有致畸作用的化学物;③3 类:依据现有资料不能分类的化学物质。

分类判断标准分别是:1 类是指有充足证据确定人接触某种化学物质与子代的非遗传性出生缺陷有因果联系。即已确定在妊娠期间孕妇接触某种化学物与特有结构畸形发生率增高有明确肯定的关系。所需证据由正规和有效的流行病学研究提供。2 类是指有足够证据可有力推测出接触这类化学物质可引起子代非遗传性的出生缺陷;证据一般包括合理的动物实验及其他有关的资料;合理的动物(哺乳类)实验至少符合下列标准:①应采用与人相应的接触途径,对于工业化学物质应采用经皮、吸入或经口;②只在妊娠和(或)器官发生时期接触化学物;③只有在化学物的接触水平对母体未发生明显的毒性(如母体体重下降)情况下,才能认为结构畸形是致畸的指征;④与对照组相比,实验组动物的结构畸形发生率的增高必须有统计学意义,而畸形本身必须有生物学意义;⑤使用的动物种属应有良好的历史背景数据,而且数据是得自同一实验室的同窝品系,通常选用的是大鼠和家兔;⑥每组的动物数足够,如啮齿动物每组应有 20 窝,兔每组应有 12 窝;⑦剂量或处理应能说明这种非罕见缺陷的发生;⑧对胎仔畸形的评定和数据的评价应采用认可的实验室和统计学方法。"其他有关资料"是指发育毒理学研究、构效关系、行为致畸及体内外筛检试验等方面的资料。3 类是指不符合上述 1、2 两类标准的化学物质。

欧共体(EEC)和经济合作与发展组织(OECD)提出了致畸物分级标准的建议:1 级为已确定人类母体接触后可引起子代先天性缺陷;2A 级为对动物肯定致畸,但对人类致畸作用尚未确定因果关系;2B 级为动物实验结果肯定致畸,但无人类致畸资料;3 级为尚无结论性肯定致畸证据或资料不足;4 级为动物实验阴性,人群中调查结果未发现致畸。国际生命科学研究所(ILSI)1989 年根据动物实验中发育毒性效应的类型、严重性和发生率将化学物分为 4 类,并规定各类型的不同的安全系数范围,用于评价待测物发育毒性的危险性(表 4-16)。

表 4-16 发育毒物的分类

基准	A 类	B 类		C 类	D 类
1. 最小母体中毒剂量与最小致畸剂量之比值	远大于 1	大于 1 或两剂量间有很大重叠	小于 1		母体中毒时无致畸

续表

基准	A类	B类	C类	D类
2. 畸胎率	高,与剂量有关	高,与剂量有关	低,但与剂量有关	—
3. 较低剂量时畸形的类型	有特定的器官系统	一般为多发性,也可能有特定的特点	无特异性,广泛多发	—
4. 靶细胞	特定细胞	特定细胞	泛化,无特定细胞	不详
5. 安全系数范围	~400	~300	~250	~100

(张天宝)

参 考 文 献

1. Klaassen CD.Casarett & Doull's Toxicology-The Basic Science of Poisons(7th Edition).New York:McGraw-Hill Medical,2008.

2. 孟紫强.现代环境毒理学.北京:中国环境科学出版社,2015.

3. Klaassen CD,Watkins III JB.Casarett & Doull's Essentials of Toxicology.3rd Edition.New York:The McGraw-Hill Companies,Inc,2015:79-176.

4. Parry JM,Parry EM.Genetic Toxicology:Principles and Methods.London:Humana Press,2012:1-17.

5. Levine H,Jørgensen N,Martino-Andrade A,et al.Temporal trends in sperm count:a systematic review and meta-regression analysis.Hum Reprod Update,2017,23:646-659.

6. Cartus A,Schrenk D.Current methods in risk assessment of genotoxic chemicals.Food Chem Toxicol,2017,106:574-582.

7. Kang SW.Epigenetics,Environment,and Genes.Canada:Apple Academic Press,Inc,2013:2-15.

8. Ho SM,Cheong A,AdgentMA,et al.Environmental factors,epigenetics,and developmental origin of reproductive disorders.Reprod Toxicol,2017,68:85-104.

9. Faqi AS.Developmental and Reproductive Toxicology.New York:Humana Press,2017:17-58.

10. DeSesso JM.Future of developmental toxicity testing.Cur Opin Toxicol,2017,3:1-5.

11. Penning TM.Chemical Carcinogenesis.New York:Humana Press,2011:1-46.

第 五 章

环境流行病学

第一节　环境流行病学概论

近一百多年来,流行病学方法曾在控制传染病流行、预防人群疾病的传播方面发挥了非常重要的作用。随着近几十年世界经济的迅速发展,环境污染及其对人群健康产生的不良影响和长期危害问题日益引起社会、公众和各国政府的广泛关注,流行病学的研究方法也逐步扩展应用到研究自然环境的化学和物理因素对人群健康可能的不良健康效应,在公共卫生的实践中形成了一门交叉学科,即环境流行病学。

一、基本概念

环境流行病学是流行病学研究方法在环境与健康研究领域中应用和发展而形成的一门交叉学科,其基本思路就是运用流行病学的研究方法,研究各种环境因素与人体健康的关系及其相互影响,并以人群为研究对象进行直接的观察、对比和统计分析,从而阐明并揭示环境因素暴露与人群健康效应之间的相关性及其因果联系,从而减少疾病的发生,提高人群的健康水平。1991 年,美国科学院对环境流行病学的定义为:对广义的外环境中物理、生物和化学因素导致的人群健康效应开展研究,并通过监测特殊人群和社区对外周环境因素的暴露,寻求阐明各种物理、生物和化学因素与人群健康的关联性。

环境流行病学是一门有着百年发展历史的综合应用学科,也是一门方法学,涵盖的内容十分广泛,因此在公共卫生学的研究与实践领域都起着非常重要的作用。环境流行病学可以提示哪些环境因素可能引起人类损伤和疾病,尽管其致病机制尚不清楚;当某种环境因素的毒性机制已知,环境流行病学能够测定其对暴露人群的健康效应是否可以预防或被降低到可接受的水平。如果环境因素的健康危害已经被确认和控制,环境流行病学可以用于监测这整个过程的实施。简言之,环境流行病学是对环境有害因素所致健康效应的测量和评价。需要指出的是,现代环境流行病学方法,并不能用来证明某种已知环境因素造成了某种已知的人类疾病或健康效应的因果关系,它至多能够提示某种已知的环境因素与一种或多种特异的健康效应有联系(relationship)或存在关联(association)。

环境流行病学是一门正在发展中的应用科学,概念和原理还在不断更新,内涵也在不断地扩大和延伸。现代环境流行病学的发展趋势是以"暴露为中心",这与传统流行病学以"疾病为中心"的观念明显不同。当今人类生存所面对的是一个日益纷繁多样,复杂易变的自然环境,各种环境因素在时间和空间上综合集成作用于人体,造成对人群健康的危害,对环境流行病学也提出了愈来愈严峻的挑战。当今环境流行病学的发展有如下几个特点:

1. 研究人群选择的多样性 环境流行病学的研究人群异常广泛,可以是某个城市的全部人群,如在进行多城市时间序列分析时;也可以是很小的特殊敏感人群,如对哮喘患者及邻居小样本的室内暴露评价研究。这关键决定于研究的目的。研究人群选择不合适,会造成研究结果出现很大的偏差。因此,选择合适的研究人群,是环境流行病学研究成功与否的重要环节之一。

2. 低应答率 与职业暴露人群或有组织的学校儿童不同,环境暴露社区的一般人群,对参与填写调查表或进行某些一般的体格检查的积极性会低很多。当今社会文明逐步发展,在社会伦理学及知情同意原则被普遍认同的情况下,这种低应答率的出现难以避免,这给环境流行病学研究结果带来了不确定性,也使环境流行病学的数据分析和解释面临巨大挑战。

3. 健康数据质量的缺陷和较长的健康效应潜伏期 环境流行病学的大量研究显示,由于健康相关数据(特别是历史健康数据)的不完整或缺乏,有些数据因某些特殊原因不能在研究同行中共享,会严重影响到研究结果的可信度和准确性。这在国内开展的类似研究中体会尤甚。另一方面,由于环境对健康的危害常常有较长的潜伏期,给我们进行准确的健康效应终点的观察带来不少困难。

4. 常常缺乏环境暴露与健康效应之间合适的暴露-反应关系评价 由于环境暴露一般是低水平、长期、反复作用于人群,从现有收集的环境和健康数据中,一般难以获得暴露-反应关系的类型、反应曲线的形态等精准数据,因此对因果关系研究的分析和解释则常常要非常慎重。

5. 经常面临"阴性结果"的解释 由于环境流行病学的上述特点,人群样本数据的统计学处理必须遵循"否证论",在样本量小、因素变异较大时统计学处理常常因不能"否定"研究的检验假设,而出现所谓"阴性结果",对这类结果的合理解释也是环境流行病学的重要研究课题之一。需要特别指出的是,近年来环境流行病学家正面临媒体和舆论愈来愈大的压力:当报告"阳性"研究结果时后者便响应热烈,而一旦出现"阴性"的研究报告,常常不受欢迎,甚至产生怀疑,误导广大公众对环境与健康问题的正确认识;这实际上对科学、客观地评价环境流行病学的研究结果,正确指导政府的相关决策、真正科学合理地保护公众的健康利益和权益是很不利的。

二、历史沿革

环境流行病学最初在19世纪作为一种寻找传染病病因的工具而发展起来。常常被认为是流行病学研究先驱和创始者的英国医师 John Snow 在 1848—1854 年进行的关于伦敦宽街霍乱流行的经典调查,也同样被认为是一个非常典型的环境流行病学调查的早期案例之一,学者指出 Snow 的研究中体现了环境流行病学的基本特点:

1. 指出了环境暴露即饮水供应源和霍乱流行之间的关联。

2. 提出了推论假设 饮水源受排放物污染是疾病传播的特异性因素。

3. 收集数据证实了这个假设 即在某一个供水公司供水的若干小区中发现了明显的暴露与疾病关联。

4. 考虑到对这种关联的可能的其他解释(混杂) 社会阶层和居住地的不同可能影响该疾病传播。

5. 采用方法控制了混杂 比较了小区内和邻居家庭之间的霍乱发生率,而不仅仅比较邻居之间。

6. 有效地避免了偏倚和错误信息的收集　因为大多数居民并不在意为他们供水的公司名称，也不清楚是否对水质进行了检验。

上述原则实际上也是当今环境流行病学所使用的一些基本研究方法和手段。在 20 世纪前半叶，随着世界工业经济的迅速发展，为调查和发现职业劳动环境与人体健康之间的因果联系的职业流行病学获得了更多的机会，得到了更加迅猛的发展，而环境流行病学的研究则发展相对缓慢。最近 30 多年，为适应全球生态环境变化和环境污染给社会发展和人类健康带来的巨大影响的现实，环境流行病学研究和评价正处在一个学科覆盖迅速扩展、研究水平日益深入的良好发展态势。当今的环境流行病学，在原理、方法和应用方面都获得了很大发展。

近年来，环境流行病学的研究内容主要涉及环境暴露因素（大气、水、危险废弃物、重金属、农药和辐射等）、健康效应（癌症、心血管疾病、神经系统损伤和生殖危害等）、方法学（生物标志、生态学调查、实验设计、暴露/剂量评价、Meta 分析、风险评估和生物统计学等）、环境与基因的交互作用及伦理和法律等方面。近 10 多年来，在国际环境流行病学学会（International Society for Environmental Epidemiology，ISEE）年会及国际暴露科学学会（International Society for Exposure Science，ISES）、国际室内空气质量与小气候学会（International Society for Indoor Air Quality and Climate，ISIAQ）会议上不断展示当今环境流行病学研究的发展动向和趋势，会议论文内容从大气污染、气候变化到儿童期暴露的长期效应研究；从生物标志暴露分析到多城市大气污染与人群健康的时间序列和时空分析技术；从环境与遗传的相关分析到暴露-反应关系评价的统计学模型拟合；职业健康和膳食暴露评价；环境健康风险评价和决策分析工具等。这充分说明当今环境流行病学的研究内容不断扩展、深入，交叉纵横，非常密切地体现出相关学科间的交叉和互补。总体来说，环境流行病学将与遗传流行病学一起对于深入揭示环境与健康关系的内在本质发挥极为重要的作用。

三、优势与局限

环境流行病学的一大优势在于其研究对象是最广泛、最实际和真实的一般人群，所研究的暴露是实际存在的外环境暴露水平。环境流行病学的目标是要建立环境暴露与人群健康效应之间的定性关联，如果可能，则建立起定量的暴露-反应关系，以评价环境暴露对人群健康的不良效应。与其他学科相比，环境流行病学研究具有如下的有利条件：①研究结果可直接应用于人群，避免了动物实验结果外推带来的不确定性；②暴露水平是实际测量的环境一般暴露，避免了采用职业高暴露研究结果需要外推的误差；③研究对象可以选择各种可能的高危险人群，如老人、儿童、失业者，甚至监狱犯人，选择的余地大，代表性好；④环境暴露人群的样本量相对较大，容易选择足够的样本使统计分析的可信度增加；⑤暴露水平的数据可从常规的监测分析工作中获得（如大气污染物每日浓度水平），研究成本相对较低；⑥健康效应终点的数据，也可从卫生管理部门获得较为长期的资料（后两点在欧美发达国家很普遍，但在中国目前的现实状况下还存在一定困难，有时反而成为研究的限制因素）。

环境流行病学另一重要优势是可供研究选择的环境暴露情景和人群健康效应结局的广泛性。环境流行病学研究的暴露因素可包括化学物质、放射性因素、噪声、振动、心理压力等；人群健康结局包括明显的临床症状、亚临床的人群生理学指标的测定、人体生物标志的采样测定、某种医疗和护理措施的采用以及死亡报告和肿瘤登记等。其中某些环境暴露条件在实验室中难以模拟和重复(例如突发环境污染事件对人群健康的影响,心理因素的环境健康影响);某些人群健康效应终点没有可适用的动物实验模型(如砷的致癌效应观察);这使环境流行病学方法有时成为公共卫生学研究和评价中唯一可采用的方法,显示了该方法的重要作用。

环境流行病学的主要局限就是其本身仍属于"观察的科学"。因为在现实观察中,要寻找到除拟研究的暴露因素外,其他因素都完全相同的两个对比人群几乎是不可能的。自然人群之间在遗传背景、社会条件、职业因素和心理素质等各方面存在各种各样的差异,与毒理学相比不可避免地会出现方法学的局限性:难以从均匀的目标人群中完全随机地选择研究样本;难以对每个研究对象进行定期的、长期完整的个体暴露水平监测和健康监测;不可能在研究过程中进行人体组织器官的采样活检;难以对研究对象在研究期间除研究因素以外的其他活动进行限制和干预等。上述这些局限性对环境流行病学方法应用的影响是显而易见的。因而应尽量减少和降低此等局限性对环境流行病学研究方法可靠性和研究结果解释合理性的影响,这也正是近代环境流行病学家们在环境流行病学的研究设计、资料收集技术及偏倚和混杂控制技术方面不断发展和创新的内在学术动力。

四、挑战和机遇

1. 暴露评价的复杂性和多样性　　暴露评价是环境流行病学中非常重要而又往往较为薄弱的环节。要准确、定量地检测各种环境因素的变化,收集暴露人群对外环境因素的实际暴露水平和暴露时间的信息,对环境流行病学工作者来说是一个非常困难的事情,有时甚至是不可能的。而准确的暴露信息对于流行病学评价相关人群健康效应终点,又是至关重要的。

人类所处的环境因素极其复杂,既有化学因素(各种化学污染物),又有物理因素(噪声、振动、微波等)和生物因素(细菌、病毒、致敏原),既有自然环境因素,又有人为环境因素(如住宅、汽车等)。在人类所处的环境中往往是多种环境因素共存对人体产生影响。例如在研究大气污染对人群健康影响的暴露-反应关系时,又必须考虑室内空气污染的影响,因为人们在室内活动的时间常常超过室外;在考虑大气颗粒物的健康效应时,需要排除大气中同时存在的其他污染物,如 SO_2、O_3 等混杂因素的影响。而一个重要的事实是人体对各种污染物的混合暴露。因此,如何评价各种污染物之间对人体的综合作用和污染物之间的交互影响,如何评价和比较人群对实际环境因素的综合、终生的暴露水平就成为一个十分复杂的难题(图 5-1)。

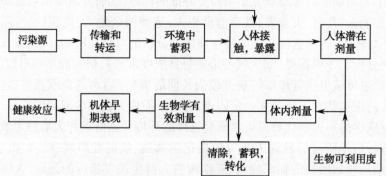

图 5-1　环境暴露与人体反应关系的路线图

人类在环境中的活动是多种多样的，不同的人群工作和生活方式、活动规律、日常喜好等都不尽相同，对同一环境因素的实际暴露水平和暴露时间也不一致，例如老人和儿童在居室内的活动时间多，暴露室内污染物的机会大，而职业人群的健康影响就必须考虑在职业场所的暴露情况，与前者有明显差别。如何选择合适的暴露人群，进行准确的暴露测量和评价，也是一个难题。

人类对环境因素的监测手段是有限的。近年来，随着分子生物学技术和痕量分析化学技术的发展，使得人们对外环境中某些微量污染物与人体健康关系的环境流行病学（包括分子流行病学）研究得以进行，生物标志研究突飞猛进，使人们对环境与健康关系的认识大大提高。环境分析手段和方法的进展至关重要。但在目前阶段，人们对可能威胁人类健康的环境因素实际暴露的种类和水平仍知之甚少。已知人类疾病至少70%与环境因素有关，人类很多癌症的发生可能也与环境污染有关，但人群实际暴露水平的准确测量及环境流行病学的暴露-反应关系证据尚不明确。另外，对暴露资料的回顾性收集方式、既往数据严重缺失等都对暴露评价的准确性和可靠性带来影响。这是环境流行病学所面临的巨大挑战。

2. 健康效应终点　环境流行病学研究设计和实施过程中面临的另一个重要的挑战是健康效应终点的选择。早期对健康终点的选择主要是某种可疑的化学或物理因素对暴露人群造成的特异性死亡率或发病率的增加作为观察终点；随后"致癌、致畸、致突变"的潜在作用，特别是潜在的致癌效应成为众多环境流行病学研究的效应标志，反映人们对环境污染物长期、慢性效应的关注。目前在很多发达国家，无论政府官员或普通公众，则把提高生活质量作为人群健康效应的重要标志。因此，健康效应终点的选择在环境流行病学研究中是个很复杂的问题，往往与社会经济、文化发展、人民的生活质量和水平等密切相关。选择健康效应终点时需要考虑很多影响因素，如污染物在体内的靶器官、健康效应本身的正常生理范围、健康效应出现的时间和体内变化特点等。

健康效应终点的测量也是个重要的问题。任何健康效应测量必须有标准的测量方法，因效应测量方法的不一致导致很多类似的环境流行病学研究结果缺乏可比性和可信性，致使研究效力明显下降。因此，如何改善健康效应的选择设计和测量技术，使研究结果有更大的效力和可靠性，是环境流行病学当前面临的重大难题。

3. 偏倚　偏倚的存在及其对研究结果的影响无疑是环境流行病学面临的又一个重大的挑战。由于环境因素与人群健康的关系常常是潜在的、不易被发现，在环境流行病学设计时应注意：选择的研究因素和研究人群的代表性如何、一般人群中环境暴露和非暴露的差别、病例和对照之间对研究的反应敏感度和主观配合度问题、不同的环境因素之间的交互作用等。这些问题都会使最后的估计结果与真实情况有一定偏差，造成各种偏倚（bias）。可以说，环境流行病学研究中要完全消除偏性的影响非常困难。关键是要探索尽量减少偏倚对研究结果的影响，估计偏倚对研究结果可能产生影响的基本方向和程度。

五、环境基因组学与环境流行病学

近年来，大量研究显示，单独由环境因素或遗传因素引起的疾病甚少，人类健康状态和疾病的发生绝大多数是环境因素和遗传因素共同作用的结果。人类的健康或疾病，不仅与其暴露的外环境因素，也同时与其自身的遗传背景（遗传易感性）有关，最终则取决于这两者复杂的相互作用。因此，环境流行病学家在探讨和建立环境因素与人类环境和疾病的因果联系和暴露-反应关系时，需要同时考虑遗传因素即暴露人群遗传易感性的影响，以及环境因素与遗传因素的相互作用问题。近十多年在该领域的最新研究前沿就是环境基因组和环境基因组学的提出和发展。

（一）环境基因组学与基因多态性

环境基因组（environmental genome）是在人类基因组（human genome）基础上对功能基因组研究内容的扩展与延伸，指人体内对环境因素的作用会产生特定反应的一组基因，又称为环境应答基因（environmental response gene）。环境基因组学（environmental genomics）的宗旨是研究环境有害因素作用于人体时，机体内这些特殊的功能基因组的反应差异（基因多态性）对人类健康和疾病的影响，并在病因学研究中探讨基因与环境的相互作用。环境应答基因可以分为：细胞周期基因、DNA 修复基因、细胞分化基因、细胞信号转导基因、细胞结构基因、表达基因、凋亡基因和代谢基因等 8 大类。

地球生命在长期的进化发展过程中，主要通过自然选择和基因变异两种方式实现生命种群不断的自然淘汰和优化。这实质上是地球环境与生命过程不断相互作用和相互适应的过程。其结果是当今人类的不同人群中的遗传物质 DNA 序列有各种各样的差异。目前已知人类大约有 35 000 个基因和 29.1 亿个碱基对，当比较任意两个个体的 DNA 序列时，每 1250 个碱基对中就会出现一个不同，即人类的全部基因之间共有约 230 万个碱基对的差异。这些碱基对差异又称为单核苷酸多态性（single nucleotide polymorphism，SNP）。其中约有 1% 的 SNP 可以导致由基因编码决定的、用于蛋白质合成的氨基酸发生改变。因此，大多数的 SNP 并不会直接影响蛋白质的功能。研究发现，人类的基因变异大多数为 SNP 的变异，在不同种族或不同人群之间某些特征性 SNP 频率分布的差异，可能代表着该种族或人群的遗传易感性差异。因此，SNP 的概念能较好揭示环境流行病学研究中相同环境暴露条件下不同人群、个体间对疾病的易感性，健康效应会有不同反应和表现，这已成为环境流行病学和遗传流行病学重要的研究交叉点之一。

（二）环境基因组计划

1997 年，美国国立环境卫生科学研究所（NIEHS）发起了一项 6000 万美元预算的环境基因组计划（environmental genome project，EGP），旨在阐明基因与环境之间纷繁复杂的相互作用。1998 年 2 月 4 日，美国国家环境卫生科学咨询委员会（NAEHSC）批准了该项目，并定名为"环境反应基因及其对人类健康的影响"，为环境与健康研究领域开创了一个崭新的局面。

该计划主要目标是促进环境应答基因多态性的研究，并在疾病病因学研究中探索基因-环境的交互作用。目前研究涉及 10 大类基因，包括：毒物代谢酶基因、激素代谢酶基因、受体基因、DNA 修复基因、细胞周期基因、细胞死亡控制（包括细胞凋亡）基因、介导免疫反应基因、涉及营养途径和营养物如维生素和矿物质的代谢的基因、参与氧化过程基因和信号转导基因。涉及的疾病包括肿瘤、肺部疾病、神经退行性疾病、发育障碍、出生缺陷、生殖障碍和自身免疫性疾病 7 大类。该计划的第一期工作是利用人类基因组（HGP）的高通量技术迅速收集核心遗传学数据并进行再测序，以便掌握整个美国人群和不同人种中这些"环境疾病"基因的等位基因变异和频率。第二期工作为鉴定多态功能上的意义，并实施与等位基因、暴露和疾病发生率有关的人群研究。第三期工作是改进危险度评价和环境暴露控制法规，对高危人群进行目标疾病的筛查，更好地保护易感人群。在此基础上修订的指导准则、预防策略和医学对策将随之付诸实施。

EGP 是一个多学科和多单位的协作计划，除了 NIEHS 外，其他的 NIH 研究所和能源部（DOE）以及其他联邦政府机构、大学也参与了该计划的实施。目前，与该计划相关的课题已达百余个,包括以下方面:①生物统计学和生物信息学(biostatistics/bioinformatics):前者主要发展分析基因与环境相互作用的统计学方法,后者主要发展生物大分子(如 DNA、RNA、蛋白质)计算机分析数据库,也包括发展网络应用在内的计算机资源。②DNA 测序(DNA sequencing):包括测定 DNA 序列和序列分析,人群队列遗传变异的再测序(re-sequencing)。同源性测定,载体结构,侧翼序列和内含子/外显子范围分析,以及增强子和其他调节区带的分析。③相关伦理、法律和社会意义的研究(ethical,legal and bocial implications):是指对环境基因组研究中涉及的伦理、法律和社会意义方面的研究活动。④功能分析(functional a-nalysis):是环境基因组计划的重点研究内容,包括结构功能研究、酶学、细胞定位、蛋白质折叠、组织器官特异的基因表达方式,功能基因组学、转基因和其他动物模型系统,以及离体细胞学方法等。⑤小鼠中心(mouse center):指环境基因组计划成立的小鼠基因组比较学中心联盟[Comparative Mouse Genomics Centers Consortium,(CMGCC)],专门研究和发展以人类环境应答基因中的 DNA 序列变异为基础目标的转基因小鼠模型和敲基因小鼠模型(knockout mouse models)。⑥人群研究(population-based epidemiology):包括环境和分子流行病学研究、生物标志、遗传易感性和基因/环境相互作用等。以环境基因组为基础引入分子流行病学和生物标志及遗传易感性研究,大大扩展了环境流行病学的研究视野和领域,对后者的发展将起到重要的推动作用。⑦技术开发(technology development):开发基因/蛋白质功能研究的高通量技术,包括 DNA 微阵列(DNA microarray)技术的开发和验证,质谱、毛细管电泳、变性 HPLC 等技术,以及全细胞蛋白质含量分析的方法等。

环境基因组计划启动 10 多年来,已经取得丰富的研究成果。前 3 年的研究工作已经确认了人体内的 554 个环境应答基因并对其中 123 个基因进行了再测序功能分析,在这些基因中发现了超过 1700 个 SNP 位点。2001—2004 年的第二阶段的目标是对其中约 200 个基因的编码区和非编码区进行再测序,重点是 DNA 修复基因和细胞周期控制基因的 SNP 位点分析,同时兼顾代谢基因、信号转导基因和细胞凋亡基因等。目前对环境应答基因的 SNP 位点测序的研究工作在持续进行,截至 2007 年 1 月已经有超过 600 个基因的 SNP 位点完成再测序。

(三)基因多态性与环境流行病学

人类环境应答基因的多态性研究成果为现代环境流行病学的发展提供了重大机遇,主要表现在几个方面:

1. 深化了环境流行病学对疾病病因学的认识　传统环境流行病学往往强调环境因素对人群健康和疾病的影响,重视环境因素之间的交互作用或对人体的联合效应等。基因多态性的研究说明,与环境因素一样,遗传基因对人群的健康和疾病状态有着同等重要的地位。以往认为,80%~90%的人类疾病与环境暴露因素有关,基因多态性的研究说明,同样80%~90%的人类疾病也与人类自身的遗传基因(遗传易感性)有关;人类的大多数疾病是环境因素和遗传易感性(基因多态性)及暴露时间/年龄因素共同决定的,单独由于其中任何一个因素决定的疾病都非常少见。因此,在环境流行病学研究中,需要考虑环境因素与遗传因素的相互作用,人群遗传易感性差异应该成为病因推断时的重要原则之一。

2. 提高环境流行病学的研究效率和准确度　环境流行病学的研究对象选择一般是根据人群的环境暴露因素和外在人口学特征如年龄、性别、职业等,不考虑其不同的遗传学背景特征。但由于人群的遗传易感性不同,对同样的环境暴露的反应自然会不同,进而导致病因关联或暴露-反应关系的研究中环境暴露与人群健康效应之间常常显示很低的关联强度(相对危险度小于2）。基因多态性的研究说明,在暴露与健康效应之间,除了环境因素暴露不同外,实质上还存在一个"遗传背景暴露"的不同,环境因素暴露和"遗传背景暴露"共同决定了人群的健康效应。因此,在研究对象的选择上,如果能考虑人群的不同遗传背景(易感性)进行分层处理,就可以显著提高环境流行病学研究效率和准确度,获得更加真实的研究结果。

3. 促进环境流行病学与遗传流行病学的交叉融合 随着基因多态性研究的发展和深入,对环境-基因相互作用的机制有了更深入的认识。人类的健康与环境暴露和遗传基因均有关系,但单一基因决定一种疾病的观念显然不能解释人类大量复杂的慢性疾病,多数疾病应该是多基因遗传因素和多因素环境暴露共同作用的结果。为了深入揭示人类疾病的本质和相关危险因素,需要综合利用现代环境流行病学和遗传流行病学的各种研究方法和手段,进一步促进在分子和基因水平上对环境-机体相互作用机制的深入探讨,促进环境-基因交互作用对人群健康效应影响的研究,促进环境和遗传流行病学的深入交叉和融合。

4. 扩展环境流行病学的研究思路和手段 基因多态性研究的深入和发展,使环境流行病学的人群现场调查需要更多地利用生物标志作为环境暴露、健康效应以及人群易感性的观察指标和研究终点。综合环境监测、生物监测、分子遗传和环境基因组学的先进技术和学科优势,可更准确可靠地提出环境暴露与健康效应的暴露-反应关系和病因推断。

六、环境流行病学研究的基本思路

环境流行病学学科多年来结合环境暴露因素的特点与暴露人群的不同特征,逐步深化扩展,基本形成了比较完整的学科体系,其基本研究思路可以归纳为以下几个方面:①环境与健康问题的提出:指发现和提出环境因素对人群健康不良影响的科学问题;②环境暴露的测量和评价:指对人群暴露于相关环境因素的性质、种类、水平及影响因素的数据收集和评价;③人群健康效应的测量和评价:指与环境暴露相关的人群健康效应数据的收集和评价;④环境与健康数据之间的统计学关联:指用统计学方法和工具发现和建立环境暴露因素与人群健康效应之间的统计学关联;⑤对关联的解释和分析:指对已经建立的统计学关联剔除偏倚、混杂和交互作用的干扰和影响,得出科学合理的统计学推论;⑥病因推断:指在上述统计学推论基础上做出流行病学病因推断;⑦预防对策和措施:指对上述病因的人群预防提出相应对策和措施的建议,进而完成一次环境流行病学的研究循环。

可以看出,环境流行病学的研究框架中各个部分的内容既相互独立,又相互关联,形成一个比较完整的研究体系和思路。其中,环境暴露与人群健康相关科学问题的提出,是开展环境流行病学研究及工作思路的起点。环境与健康相关的科学问题产生于环境因素和人群健康研究和实际工作实践中的方方面面。任何科学问题都是具体的,在人类社会发展的不同时期、不同的科学技术知识背景下,科学问题也有不同的内涵。对环境与健康科学问题的提出,应有如下基本共识:①环境与健康问题的产生是一定历史时期和科学知识背景下的产物;②知识背景决定着科学问题的内涵深度和解答途径;③非科学问题可以随着社会经济和科技水平的发展变化而转化为科学问题。

随着公共卫生学的发展,下级学科划分越来越细致,对各个学科的认知也越来越系统、越来越深入。近年来有些科学问题得到了很好的解决,有些则依然没有解决好。可以说,只要有社会和人群存在,有环境流行病学家的存在,环境流行病学的科学问题是永远解决不完的。科学问题要求用科学的方法和手段来解答。科学问题的提出是环境流行病学研究非常关键的一步。

第二节　环境暴露的测量与评价

随着环境监测技术和人体生物标志相关检测技术等的迅速发展,如何准确、灵敏和客观地定量测定和评价人群对环境因素的实际暴露水平,对准确评估暴露-反应关系,确认病因推断并定量评价人群的健康效应具有重要意义。近年来,暴露数据的收集和评价技术已成为环境流行病学研究中十分活跃的领域。

一、环境暴露的概念

根据 WHO 推荐的定义,暴露是指一种及一种以上的生物、化学或物理因子与人体在时间和空间上的接触。暴露评价就是对人群中发生或预期要发生的暴露进行确认与说明。人体对环境的暴露,即外环境因素与人体的相互作用关系可表现为 3 个方面:环境浓度、暴露水平和体内剂量。

环境浓度(environmental concentration)指污染物在某种环境介质(大气、水、土壤等)中的存在形态和数量,例如大气中二氧化硫的浓度,水体中汞的浓度等。这些也是一般环境监测工作的主要内容,可以通过仪器和采样分析技术获得。

暴露水平(exposure level)指上述环境介质中的污染物与人体表面(如皮肤、消化道或呼吸道上皮)接触(包括接触方式、接触量及影响因素)的程度,例如人体每天呼吸进入体内的空气中可吸入颗粒物(PM_{10})的水平,每天饮水进入体内的氟的含量等。这类数据常常需要附加上问卷、现场观察及时间-活动模式的调查等手段才能准确获得。

体内剂量(internal dose)则是指通过多种途径进入人体内的污染物含量。一般指进入人体血液循环的污染物的水平或其代谢产物的含量,例如人体的血铅含量,尿中黏康酸的水平或血中 HbCO 的含量等。

环境浓度、暴露水平和体内剂量这 3 个方面相互联系、密不可分,实际上反映了人体环境暴露的不同阶段和暴露评价的不同层次。构成了环境暴露评价的主要内容和全过程。

环境对人体健康的影响过程可用图 5-2 示。其中的名词概念释义如下:

暴露来源(exposure sources):指产生环境因子(污染物)的地点或区域。其中初级来源可分为点源或面源;固定的或移动的;人为的或自然的。次级来源包括蒸气凝集成颗粒物、光化学反应的产物等。

暴露途径(exposure pathway):指某种环境介质中的物质从暴露来源转移到人体接触面的物理过程。例如沙尘暴颗粒物从源区经大气传输到远端城市大气中的过程。

暴露浓度(exposure concentration):指人体接触面上某种环境介质中的有害物质浓度。实际上这个浓度并不代表真正进入人体内的物质浓度。

摄入路径(exposure route):指环境物质进入机体内的途径。一般有经皮肤、经消化道和(或)经呼吸道。

摄入(intake/uptake):指外环境物质穿过机体界面进入体内的过程。

潜在剂量(potential/administered dose):指被呼吸道、消化道或皮肤摄入体内的剂量或动物实验的处理剂量。

应用剂量(applied dose):指直接与机体的各种吸收界面(如呼吸道黏膜)接触的剂量。这种剂量实际上极少真正得到,一般是通过潜在剂量与生物利用度等参数计算获得。

内(吸收)剂量[internal(absorbed)dose]:指实际被机体吸收的剂量。这部分物质真正参与体内的代谢、转运、储存或清除过程。

送达剂量(delivered dose):即实际通过体内转运到达靶组织的内剂量部分。

生物学有效剂量(biologically effective/target dose):送达剂量中实际到达毒作用部位的剂量。

在环境流行病学研究中,暴露评价方法首先是用于识别和确定不同的暴露人群组。同时,暴露评价方法整合了环境监测、个人问卷和时间-活动日记的资料,对于准确估计不同污染水平、不同污染地区、不同行为模式和不同污染接触时间的人群暴露差异提供了一个非常重要的研究工具和手段。特别应该注意的是,环境暴露具有低剂量、长期性的特点,流行病学意义的相对危险度(RR)常常低于2,而我国的一般环境污染背景相对较高,在缺乏环境意义上真正的"非暴露组"(清洁对照)情况下,如何准确、科学和全面地描述和评价人群对外环境因素的暴露水平和暴露时间,对环境流行病学研究的结果具有至关重要的意义(图 5-2)。

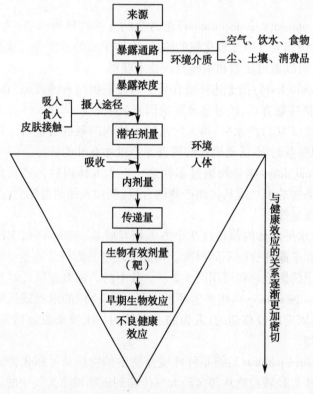

图 5-2 外来物质暴露量在环境健康危害中的作用

二、暴露组及暴露组学

2005 年,美国学者 Wild 首次提出暴露组的概念,对暴露与人群健康相关的研究及暴露评价在病因学研究中的作用提出新的见解,为推动暴露与健康的相关研究起着非常重要的作用。暴露组(exposome)是指一个人从胚胎到生命终点一生中各种暴露,包括内暴露和外暴露的总和。此概念包含两方面的含义:①人的一生中通过各种方式暴露于各类复杂的化学、物理和社会环境中,并与之相互作用,都可能与人的健康相关。②人的整个生命过程中都存在暴露,不同时期暴露特征不同:如婴幼儿时期母乳是许多污染物的主要暴露途径;幼年时期玩具和室内灰尘可能是相关污染物的主要暴露载体;成年期职业暴露可能是影响人体健康的关键因素;而老年时期居室环境则是影响人体健康的重要因子。人群暴露的动态特征也是暴露组的重要特点。在研究个体暴露过程中,可通过无数次某一时刻定量的暴露组成,建立一个累计的时效暴露组。人生不同阶段的暴露组成也随职业、生活方式、外界环境等的改变而改变,形成个人终生暴露组。另一方面,暴露组的概念把暴露细分为内暴露、外暴露和社会暴露。暴露组所指的内暴露包含从外界摄入的物质在体内残留的痕迹(内剂量),以及自身机体的变化过程如体内循环的激素、体型变化、体内微生物、感染、脂肪过氧化、氧化应激以及老化过程等。外暴露可分为广义外暴露和狭义外暴露。广义的外暴露是指实际存在于环境中有害因子的量,通常的环境监测即是监测这种暴露。狭义的外暴露是指外环境中的暴露因子进入体内的量,即实际摄入量。通常是测定人群接触的环境介质中某种环境因素的浓度或含量,根据人体接触的特征(如接触的时间、途径等),估计个体的暴露水平。社会暴露主要是指个人所处的社会环境、经济状况等所带来的人群健康效应,如社会能力、教育程度、经济状况、精神压力、气候等因素对人体的影响。因此,暴露组的概念包括一个人终生接受到所有暴露的总和,为科学家们提供一种新思路去观察环境因素与人群健康的关系。随着人们对暴露组研究的深入,每个人的暴露组会与疾病人群和健康人群形成对照,通过流行病学研究,可以据此找出并确认、减少或消除有害暴露。暴露组的概念是以既往对暴露科学(exposure science)和环境基因组(environmental genome)研究为基础而提出的。

Rappaport 将暴露组学(exposomics)定义为:研究暴露组以及暴露组对人类疾病过程影响的学科。同时提出两种通用的方法来描述暴露组学,见图 5-3。

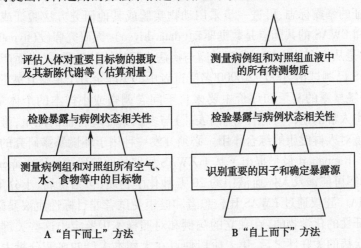

图 5-3 对暴露组学的两种描述方法

第一种方法是"自下而上"法("bottom-up" strategy)。该方法基于暴露科学研究主要从外界环境关注人体健康,如空气、水、食物等的污染强度,以及与人体接触的途径(呼吸、摄食以及皮肤接触),来评价人体可能受到的影响,或者估算此等过程的暴露剂量,或者比较暴露人群之间的健康指标。第二种方法为"自上而下"法("top-down" strategy),是利用近年来分子生物学和分子流行病学发现的生物标志,来表征机体各组织内污染物的残留或代谢产物的含量。这种通过探讨人体暴露后在机体组织中留下的生物标志,来确定主要暴露过程的研究方法类似内暴露的测量。总体来看,"自下而上"法更关注于外暴露,通过监测外环境中各类污染物(包括大气、水、日常饮食、辐射和生活方式等)的污染强度,估算个人暴露组。这一研究思路可通过长期监测同一环境介质中污染物浓度,更好地了解和认识个体暴露的主要过程和途径,但此方法要求观测各种环境介质中大量未知污染物,同时还缺少内暴露的相关信息,也难以与健康效应之间建立直接关联。而"自上至下"法则是应用生物监测的方法测定人体生物材料中的暴露特征,根据这些特征寻找暴露途径和污染物来源。有学者认为,应用各种基因组、蛋白质组和代谢组学的方法去测定生物标志中暴露组特征,用生物标志的体内水平去评价内暴露程度,这种方法更有利于研究疾病或健康人群中的组学特点,对照全基因组关联分析(GWAS),便于探讨内暴露过程及其与人群疾病的关联性。

暴露组学研究的基本条件:①影响个体和人群健康的大量具体和系列的暴露数据可以测量和识别;②可通过高通量分析技术建立明确的暴露生物标志;③有确定的内外暴露源。新技术的不断涌现推动了更多组学标志的测量,可进行更深入的数据解释。但也要充分认识和考虑到:①由于个体年龄和经历不同,内暴露的生物标志是多变和动态的;②由于基因差异,健康效应存在个体间差异;③简单组分和复合组分的作用;④慢性暴露和急性暴露的差别。

从全基因组关联研究(genome-wide association study,GWAS)到全暴露组关联研究(exposome-wide association study,EWAS)过程中,前者注重在人类基因组范围内找出存在的序列变异,从而筛选出与疾病相关的SNP。而后者的研究重点,并非针对单一或少数几种暴露因素,而是要检测所有可能的暴露标志,通过统计学分析发现病例组和对照组差异最显著且有统计学意义的暴露标志,再在个人或多个独立样本中重复测定,最终获得验证后的暴露标志。对得到验证的暴露标志,可进一步采用动物实验或其他研究方法验证或进行致病机制研究。GWAS和EWAS的共同点是数据驱动(data driven)、无研究假设(hypothesis free)或无明确研究假设,是从众多的比较中发现暴露与疾病之间的统计学联系,进而产生病因假设。

目前GWAS已测试出2000~20 000名受试者中的100余万个单核苷酸的多态性。相比之下,既往对环境暴露的测量和评价主要来自于问卷调查或小样本的个体暴露监测数据。缺乏对于大样本人群的遗传易感性(基因表征)与多因素环境特征的测量,难以使人们深入研究基因与环境对人群健康的综合作用。必须开发一种用于环境暴露研究的数据导向分析的技术和方法。Rappaport最早提出了基于EWAS思路的两阶段法。Rappaport指出,在第一阶段,完整的暴露可能涉及人体血液中约20万种化学物质,包括金属、小分子化合物、蛋白质和外源性DNA。建议通过EWAS比较患者和健康受试者非目标性血液暴露的分析结果,来查明具有特征性的化学物质,在独立的病例和对照样本中鉴定出这些关键化学物质。在验证了它们与疾病的关联性之后,第二阶段便可在大样本人群的血液分析中将这些化学物质用作暴露或疾病恶化的目标生物标志。因此,在大量环境暴露的原始数据基础上对有害暴露进行导向性筛选分析,进而发现有特征意义的生物标志,再通过相关聚类分析,利用这些生物标志来阐明暴露-反应关系、人群暴露动态特征以及人群健康效应的作用机制的策略,是构成暴露组学研究的基本方法。而将基因与环境暴露进行综合分析,开展全基因全环境交互作用(gene-environment-wide interaction study,GEWIS)研究或全基因全环境关联分析(gene environment-wide association study,GEWAS),可以更全面揭示产生健康效应的暴露因素和机制。

三、暴露的测量

近年的研究认为,随着环境监测和分析技术及分子生物学的迅速发展,对人群暴露的定量测量及评估应用成为暴露评价研究的中心环节和主要内容。环境流行病学的暴露定量评估可以分为两大方面:一是直接测量,即包括对暴露接触点上污染物浓度的测量和人体暴露生物标志的采样和测量;二是间接评价,指通过环境污染物浓度监测、人群暴露模型推算和问卷调查分析等方法来估计实际暴露量。环境暴露的测量有 3 种基本的方法:①"接触点(the point of contact)测量":即直接采样测定人体与环境介质(大气或饮水)接触点上的暴露浓度和接触时间,并对数据进行整理评价;②"模拟情景评估"(scenario evaluation):通过模型假设估计人群在不同情景下的暴露浓度和接触时间,进行模拟推算;③"暴露重建测量"(exposure reconstruction):通过测量人体暴露生物标志估计已经进入人体的内剂量。

暴露的测量方法有以下几种:

1. 接触点测量(point-of-contact measurement) 个体暴露测量时进行环境监测的工作量是相当大的。即使如此,测出的数值与人体界面上的实际暴露水平仍会有很大差别。而个体暴露量测量是对环境介质(空气、饮水等)贴近人体接触面的采样和测定,同时考虑暴露时间的因素,则可以减少采样测定的不确定系数,获得较为准确的人体暴露数据。这种方法测量的是人群正在发生的环境暴露的现况。例如被研究者携带主动式个体颗粒物采样器连续采样 24 小时,可以采集和测定其每天实际接触的空气(包括室外大气和室内空气)中 PM_{10} 或 $PM_{2.5}$ 的平均浓度或总暴露量,又如交通警察携带个体采样器可以分别连续采样测定其在道路值勤时和其他时间对 NOx 和 CO(汽车尾气污染物)的不同暴露水平,结合时间-活动模式问卷,就可较准确地评价其当时对 NOx 和 CO 的暴露情况。

常用的个体采样方法有以下几种:①气体个体采样器:是一类小型气体采样器,进气口靠近人体鼻孔旁,可采集到真正进入人体呼吸道的空气质量;②膳食调查:可采集特定人群实际的膳食摄入的种类和数量;③饮用水量实际调查:跟踪记录并采集特定人群在饮水时的水质和水量;④皮肤涂抹采样:在皮肤表层一定的面积内涂抹采样。

这种测量方法的优点是直接测量暴露水平并可以准确给出一定时间内仪器测量的暴露定量数值。但另一方面,接触点测量的成本常常较高,而且并不是所有环境污染因素都有相应的测量技术和仪器;较短的采样时间和采样间隔能否反映真实的人群暴露(尤其是长期暴露),以及从测量结果难以判断污染来源等,均为该方法的局限性。

2. 情景评估方法-时间活动模式+环境监测/统计模型 情景评估方法(scenario evaluation method)是指在研究者预先设定的环境暴露情景下,对个体或人群暴露与特定时间、特定环境污染物浓度下的环境暴露进行估算或预测。这是对人群将来或今后预计要发生的环境暴露的测量。在实际应用时,又分为几种情况:①根据设定人群的"时间活动情景",结合"情景"要求地点的环境监测数据,评价人群暴露状况。例如,设定某地区小学生每天 24 小时的活动模式为家庭室内、住宅区室外、学校教室室内、校园室外和其他室外等活动场所分别的不同时间段,再结合上述地点相应时间段环境空气 PM_{10} 的浓度实际监测数据,就可以对该地区小学生每天接触空气 PM_{10} 的暴露水平及暴露量进行不同权重比例的综合定量推算和评价。②根据实际调查的某个人群既往的时间活动模式问卷数据,结合预设的某种(或某几种)环境介质中污染物浓度水平和分布情景,或利用既往的污染物扩散稀释和排放模型,整合上述综合信息估算人群的暴露量。③前两种方法相结合,即都使用预设的人群时间活动模式和污染物地点、时间的浓度情景或模型,计算一定情景下的人群暴露量。上述3种方法实质上都是对预期的特定人群暴露量(浓度和时间)进行评价和预测,应用中都需要利用"时间-活动模式"的概念和方法。这也是目前国内外环境流行病学领域应用日益广泛的方法学之一。情景评估方法测量的是人群预期或将来可能发生的暴露。

所谓"时间-活动模式"(time-activity pattern)的资料,是指某一特定人群每天日常活动的内容、方式、类型和时间分布规律的问卷调查数据或人为设定的某种"时间-活动情景"。越来越多的研究显示,研究对象每天的日常活动内容、方式及时间安排的规律等资料对其实际的环境暴露水平影响很大。不同的人群日常在不同的室内和室外场所从事不同的活动时,由于环境污染物在室内外的浓度可能不同、人们在室内外的活动时间不同、人们的活动性质不同(例如睡眠或体育运动等)可能导致其对外环境污染物的摄入量不同等,造成不同人群对环境污染物的实际暴露水平会有很大差别。为准确收集上述这类人群暴露信息,"时间-活动模式"的调查方法应运而生,并在近年来的国内外环境流行病学研究中取得很大进展。这类资料的收集和分析在环境流行病学中的重要作用已引起国内外学者的日益关注。

在以往的暴露评价研究中,通常把个别环境监测点的某种环境介质中的污染物浓度作为人群对污染物的实际暴露水平,而不考虑暴露人群的日常生活方式、饮食习惯、职业特征、社交及业余爱好等因素对其实际的环境暴露水平的作用和影响。这实际上混淆了人群暴露与环境浓度的不同概念和含义。近年的国内外暴露评价研究普遍认为,在适当的质量保证下,通过问卷、日记、访视、观察和某些技术手段获得的"时间-活动"模式资料,对于建立准确合理的人群暴露模型、分析人群暴露特征及其与人群健康结局的关系等具有非常重要的意义。

(1)用于暴露评价的"时间-活动"模式资料包括3个方面:①各种日常活动的时间分布资料,又称为时间分配参数。时间分配参数包括进行一项活动需要花费的时间量(每年、每周或每天接触的时间量)和预期个体或人群从事该项活动的频率。对时间-活动模式的空间分布类型,则要根据污染物、传播介质、位置和排放源的不同特征来描述;②影响日常活动及活动场所污染程度的相关因素的资料,称为微环境参数;③进行各项活动的暴露接触强度资料,可称为强度参数。

(2)在暴露评价中,"时间-活动"模式资料具有下面几方面的作用和优势:①在个体暴露监测(个体采样)研究时,收集和分析"时间-活动"模式资料可有助于确定影响个体暴露水平的主要因素。例如有学者在CO和NOx的个体暴露评价研究中发现,交通条件、工作状态、烹调燃料类型、季节、居住位置和条件、周末或工作日等因素对不同个体或人群组的实际暴露水平有不同的影响。在室内挥发性有机物(VOC)的研究中,室内吸烟、与汽车相关的活动(汽车尾气、加油站、地下停车场等)、居室装修、去干洗店、某些特殊职业等均对实际暴露水平有重要的影响。②对于某些个体采样监测技术上难以进行或非常昂贵或多种途径的混合暴露评价时,利用"时间-活动"模式资料结合暴露地点的环境监测浓度资料,可以对个体或人群组的实际暴露进行模拟分析,建立暴露模型,实现对人群暴露水平的客观和定量评价。③作为某种特殊暴露的代表性指标,如人们在室内与吸烟者在一起的时间可以作为环境香烟烟雾暴露的指标。④弥补某些环境监测数据的缺陷和不足,例如交通路口处的CO含量监测数据,只有结合交通警察的上岗时间和活动规律数据,才可能对其实际CO暴露水平进行客观测量和评价。⑤分析影响暴露测量水平的混杂和干扰因素,例如研究大气污染与肺癌的关系时,需要收集相关的"时间-活动"模式资料,考虑和排除环境香烟烟雾暴露对研究结果的混杂干扰。⑥在环境暴露与人群不良健康结局的研究中分析不同影响因素之间的交互作用,例如对不同"时间-活动"模式的亚人群组之间健康效应类型和程度的差异进行比较。⑦"时间-活动"模式资料可用于对不同人群组的行为和社会学特征的分析和研究,通过人群在不同微小环境和不同种类场所的活动频率的数据资料,可了解这些不同的环境和活动场所对人群总暴露量贡献率的大小,进而掌握这些活动场所对人群暴露量的影响。

(3)"时间-活动模式"资料的局限性:尽管"时间-活动模式"资料对环境流行病学的暴露评价和测量有很重要的作用,但由于其方法本身增加了研究对象的负担,如一段时间内每天需要花费精力和时间按时记日记,要记住每天各种活动的内容、活动时间、活动地点等。而对研究者来说,在访视特殊研究对象如儿童、患者时常常难以按照设计要求完成问卷,且由于参与研究活动本身可能影响其原来正常的时间活动模式等,这些因素都会对"时间-活动模式"资料的可靠性和准确性提出挑战。其主要局限包括:①数据的代表性(选择偏倚):时间-活动模式调查原本是要了解人群的不同活动方式和时间分布对其环境暴露的影响,但由于设计本身要求受调查者能够稳定地按照设计方案接受访视、填写问卷或记日记,必然要排除一些在规定时间不在家(如要出外旅游、探视子女等)的对象,而这些对象可能正是具有某种环境暴露特点的人群,如欧盟近年的一项环境暴露评价研究发现,瑞士巴塞尔市分析的研究对象多来自于交通不大方便的社区,交通方便的社区对象要么因经常出外活动不能参加研究而被排除,要么因中途有临时外出活动而退出(失访),结果造成这项研究分析对人群交通暴露量的估计出现很大的偏倚,低估了研究人群对交通尾气的真实暴露水平。另一方面,由于时间-活动模式调查经历的时间较长、问卷内容相对复杂、花费精力较大,则参与者可能多为感觉受污染暴露影响大、愿意忍受调查负担的人,使其代表性降低,而整个调查期间的失访也对结果影响较大,带来的偏倚不可低估。②准确性和可靠性:由于时间-活动模式调查常需要受调查者自己填写问卷、回忆每天的活动,问卷填写的培训质量、对问卷项目要求理解的一致性、填写的认真程度等都会对问卷的准确和可能程度产生很大影响。因此也对时间-活动模式问卷的设计和现场的培训质量等调查质量控制提出挑战。③个体差异:由于不同特征人群、不同个体在每天的日常活动的地点、方式、程度和时间上均可能有很大差异,在问卷资料中不同人群、不同个体和相同个体的不同时间段之间均可出现很大的数据变异。如何处理调查资料中的数据差异,真实反映时间活动模式的变化,同样对环境流行病学研究者提出很大挑战。

总之,"时间-活动"模式资料还需要结合暴露环境的监测资料和统计模型的数据,才可比较客观、准确和定量地评价人群的实际环境暴露水平。

3. 生物监测和生物标志 近年来,对内剂量的测量已成为环境流行病学研究的重要前沿。要准确评价人群对环境因素的实际暴露水平,生物标志的应用具有特殊的意义。随着微量分析方法和分子生物学技术的迅速发展和应用,生物监测和生物标志的概念在环境流行病学领域得到广泛应用,对环境暴露评价方法的发展也发挥着重要的推动作用。

(1)生物监测(biological monitoring)是指通过测定环境暴露人群体内的生物材料(包括血、尿、发等)中环境污染物及其体内代谢产物的含量和反映机体生物学效应指标的水平,来评价和推算人群的实际环境暴露水平和由此产生的健康影响。生物监测技术是环境流行病学重要的研究手段之一。

(2)生物标志(biomarker)是近年来环境暴露与健康效应之间关系的一个重要研究前沿。根据1993年WHO出版的环境卫生基准中的概念,生物标志指由外源性化合物引起的机体内出现的细胞学、生物化学及分子水平的变化,这种变化在生物材料中如人体组织、细胞或体液中可定量测定。生物标志可在相应的靶细胞(组织)中测定,亦可在非靶组织中测定。20世纪80年代美国国家科学理事会(NRC)提出将生物标志分为暴露标志、效应标志和易感性标志3大类。暴露生物标志(biomarker of exposure)一般指机体生物材料中外源性化合物(环境污染物)和(或)其代谢产物与体内生物大分子相互作用产物的含量,又可分为内剂量(internal dose)和生物有效剂量(biologically effective dose)。效应生物标志(biomarker of effect)指机体内可以定量测出的生理、生化、行为等变化的指标,又可分为早期生物效应(early biological effect)、结构/功能改变(altered structure/function)及疾病(disease)3类指标。而早期生物效应标志对环境流行病学具有更为重要的意义。易感性生物标志(biomarker of susceptibility)指机体先天具有或后天获得的对暴露外源性化学物质产生反应的敏感性指标。一般多指遗传易感性(genetic susceptibility)。生物监测技术的核心就是生物标志的采集、测定和评价。由于生物标志作为人群暴露水平的测定指标,其应用可明显提高环境暴露测定的精确性和环境暴露与健康结局之间暴露-反应关系推断的合理性,在暴露评价研究中也正在得到越来越广泛的应用。

根据此分类,暴露的生物标志又可分成两种:内剂量标志和生物有效剂量标志。这一概念比以往的内暴露概念又深入了一步,即包括了从机体的吸收(内暴露)和靶器官、靶组织(细胞)的生物有效剂量(器官暴露),见表5-1。

表5-1 环境暴露的生物标志示例

内剂量标志	环境暴露因素	生物材料
1-羟基芘	多环芳烃	尿
可铁宁(cotinine)	香烟中的尼古丁	体液
铅	环境中的铅	血、尿和组织(发、甲和牙)
DDT	DDT	脂肪组织
黏康酸(tt-MA),呼出气苯	环境中的苯	尿,呼出气
2,5-己二酮	正己烷	尿
生物有效剂量标志		
DNA加合物	苯并(a)芘	淋巴细胞
蛋白质加合物(Hb)	环氧乙烷	RBC
蛋白质加合物(血清白蛋白)	AFB1	血清

1)内剂量生物标志测定:生物标志测定必须选择合适的生物材料。不同的化学物质,作为生物标志的生物材料是不一样的。例如铅、镉等重金属以血作为生物材料能较好地反映体内的稳定水平;苯则以尿或呼出气的测定为宜。

生物标志评价时应考虑不同暴露途径吸收率的差异。相同外环境污染物经不同途径进入体内时其吸收率不同,例如汞蒸气经呼吸道吸收达60%~70%,但经胃肠道以无机汞吸收仅7%左右。在推算不同的暴露来源时应予以考虑。

生物标志的体内代谢动力学参数对生物标志的意义也有很大影响。目前对人体生物标志的代谢动力学研究资料尚少,这就对生物标志的测定和结果的解释带来困难。某些毒物,如CO,相同暴露浓度但不同的暴露时间,其体内COHb的饱和度也不同,产生的效应也会有差异,因此在评价血中COHb的水平时必须慎重。如以尿中黏康酸水平观察指标,在机体内何时到达峰值? 苯的生物半减期代谢动力学决定了苯暴露后尿样采集时间,如何评价其测定结果及结果的可比性均需认真考虑。

2)生物有效剂量生物标志测定:目前研究较多的是大分子加合物。主要有两类:一是DNA加合物,二是蛋白质加合物(主要是血红蛋白加合物或血清蛋白加合物)。血红蛋白加合物在体内形成较多,也易于检出。一旦形成,在体内可长期存在。一般与血红蛋白的更新时间相一致(大约120天)。虽然它有时并非是靶分子,但可作为靶分子的替代物,反映靶分子的暴露剂量。

对DNA加合物而言,目前研究发现其既可作为暴露标志,又可作为效应标志。但多数意见认为主要作为暴露生物标志更合适。目前可在人体内检测到的DNA加合物有几十种。但作为生物有效剂量的生物标志,由于一般都需要采集人体的血液或组织,对人体有一定的损伤性,且一般与效应生物标志联系密切,在环境流行病学研究中应用较少,或常常与效应评价结合进行。

3)生物标志在暴露评价中的意义:①与传统方法如环境监测数据、常规疾病统计报告和调查问卷相比,通过生物监测方法对内剂量标志和生物有效剂量标志的测定可提供更为精确、个体暴露更为特异的测定数据。这是由于生物标志直接反映了人体对环境污染物的实际暴露和体内吸收。另外,生物有效剂量标志则可进一步提供对靶器官(细胞)暴露剂量的估计值,从而对环境暴露与特异性的健康效应之间定量暴露-反应关系的确定提供了科学基础。②暴露生物标志的应用对人群个体环境暴露的长期定量监测提供了必要的条件,减少了由于研究对象主观情绪影响、调查员误差、数据不完整等产生的研究偏倚。③通过生物监测,暴露生物标志可获得人群对不同外源化学物的总负荷和暴露量的资料,这是通过一般的环境监测或问卷资料难以得到的。④暴露生物标志可用于比对和校正传统暴露测定方法的不确定性和误差。

4)方法的局限性:如上所述,用生物监测的方法通过测定体内的生物标志水平来反映人群既往对环境污染物的暴露量,具有很多优势,正在成为环境流行病学发展最迅速的分支之一。但同时也应看到,用生物标志来评价人群对环境因素的暴露水平仍有很多局限。其原因在于,并非所有外源性环境因素的暴露都能在人体内找到生物标志,例如物理因素,噪声、电磁辐射等,就很难在体内找到所谓暴露的生物标志;很多化合物在人体内的代谢过程复杂,找不到能够定量测定的反映暴露的生物标志或不存在定量关系,例如甲醛。事实上,目前大多数的环境有害因素并没有合适的生物标志可以应用;同时,生物标志应用的过程中涉及的研究成本高、有一定创伤性,而且产生的社会伦理学等问题还需要进一步的深入研究和探讨。由于人体生物标志的测定实际是人群暴露环境因素后进入体内的剂量,所反映的实际上是人群既往已经发生过的暴露,所以该方法测量的是既往暴露,在暴露科学上也称之暴露重建(exposure reconstruction)。

总之,非常重要的是一个好的暴露评价研究首先要有好的研究设计,包括明确的调查目的和对象及相应的方法学,包括样本采集、测定、数据统计分析和质量控制措施要求等,以及人群对环境污染因素的暴露量、暴露持续时间,人群暴露时间模式等数据的收集和分析,进而决定采用直接或间接的暴露测量方法和人群样本选择的流行病学原则等。

第三节 人群健康结局的测量和评价

健康效应资料的收集是环境流行病学的重要内容,对获得准确的暴露-反应关系及病因推断意义重大。

一、健康效应终点的选择

环境污染及各种外环境因素对人体健康可造成各种各样的损害,从机体环境负荷的增加、亚临床改变,到机体一系列器质性病变的发生,直至死亡。可以说,各种环境因素对人体造成的疾病谱(疾病金字塔)是非常复杂的。在选择具体的健康效应终点(health endpoint)时,应该根据研究目的具体分析。一般来说,特异性、敏感性和可接受性仍然是应该遵循的基本原则。

常用的健康结局按照对环境的不同反应可以分为:

1. 主观不良反应发生率 由于环境污染物的种类复杂,浓度一般都比较低,对人体健康的影响通常是长期而缓慢的。健康结局出现的早期,人群的反应不会立刻出现明显的疾病状态或明显的临床症状,而是以轻度的机体不良反应表现出来。这时就难以采用疾病或临床症状的指标,而需要结合污染物的种类,采用问卷方法收集人群不良反应的发生率作为健康结局。例如不良建筑物综合征(sick building syndrome,SBS)的评价,主要就是根据人体的一系列主观不良反应来进行的。美国环境保护局(USEPA)推荐的与SBS不良反应有关的反应有流泪、眼疼、眼痒、眼干、咳嗽、咽干、咽痛、气喘、失眠、皮肤发痒、皮疹、嗜睡、食欲下降等32种,多为不典型的表现。只有进行综合评价才有较高的价值。

2. 临床症状和体征 环境污染物和有害因素可以长期作用于人体,造成机体各个器官系统出现一系列的临床症状和体征。收集人群中各类症状和体征的发生率可作为评价环境污染健康效应的重要标志。例如室内装修造成的甲醛污染可使暴露人群早期出现眼痒、眼干、嗜睡、记忆力减退等,长期暴露后可出现咽部疼痛、急性或慢性咽炎、喉炎、眼结膜炎、失眠等,还可出现过敏性皮炎、哮喘等的症状和体征。

3. 相关疾病的发生率 如果环境污染物不能得到有效控制而使人群长期暴露于污染环境中,就可引起暴露人群发生各种相关的疾病,造成对人群健康的严重危害。如目前的研究认为,城市人群中过敏性哮喘、过敏性鼻炎等疾病的发生,与室内空气污染有密切关系。室内苯污染与儿童白血病的关系问题,也是近期公众十分关注的问题。收集人群中此类疾病的发生率、患病率或死亡率,与相应的环境有害因素进行相关分析,从而发现危险因素、探索病因,是环境流行病学的重要研究内容。

4. 生物标志 近年来,采用人体生物标志反映环境污染对人群健康的危害在环境流行病学研究中得到越来越多的应用。生物标志将成为评价环境污染健康效应的重要手段和工具。很多环境污染物对健康的影响,早期由于暴露剂量低,人群的不良反应和临床表现不明显,不易被察觉。这时采用效应生物标志,对环境污染造成的人群健康效应及暴露-反应关系的确定,有很多优越性。

从流行病学统计分析的角度,可以把健康结局资料分为3类:绝对效应(absolute effect)资料、相对效应(relative effect)资料和危险度(risk)资料。环境流行病学研究中,根据不同的研究目标,可以选择不同类型的健康结局资料进行统计和分析。一般来说,综合分析不同类型的健康结局可以获得更为可靠和有力的研究证据和更为科学的结论。

二、暴露-反应关系

暴露-反应关系(exposure-response relationship)指人群的环境暴露水平与相应人群中发生某种健康效应的人数比例之间的定量关系。在环境流行病学中,由于常常难以真正获得人群暴露水平的真实资料,而多以环境的监测浓度作为替代,又经常称为浓度-反应关系(concentration-response relationship)。暴露-反应关系是环境流行病学的一个非常重要的概念,对于定量评估环境因素的人群健康影响,确认环境病因,制定环境卫生标准和预防措施,都具有重要作用。人群对外环境因素的反应总体上呈正态分布,此时的暴露-反应关系曲线一般呈S形,即低暴露水平时的代偿适应期、高暴露水平时的敏感反应期和过高暴露时的饱和适应期3个反应阶段(图5-4)。

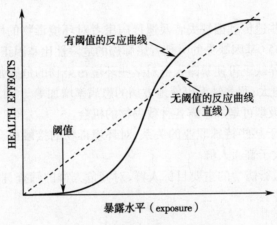

图5-4　暴露-反应关系曲线

现代环境流行病学认为,环境有害因素对人群健康影响的暴露-反应关系类型可以分为两种,即有阈值的暴露-反应曲线和无阈值的暴露-反应曲线。后者一般指致癌物的暴露-反应关系。目前有关致癌作用机制的研究认为,大量遗传毒性致癌物是无阈值的,即该物质高于零以上的任何剂量都可以产生致癌效应。因此,采用美国环境保护局提出的并在国际上通行的致癌强度系数法来推算致癌物的暴露-反应关系,在环境流行病学领域已得到广泛应用。如图5-4所示,其暴露-反应曲线就是一条过原点的简单直线。

对大量有阈值外环境物质,其暴露-反应关系一般遵循S型曲线。其含义如前所述,关键是承认外环境物质对人群健康的影响有个"阈值",理论上低于此阈值浓度的暴露,不会对暴露人群的健康产生有显著意义的不良效应。阈值的大小及范围则决定于暴露人群的易感性和环境因素本身的特性。当人群暴露于外环境因素时,暴露人群中每个个体的反应可有很大差异,即反应的"阈值"各有不同。表现为不同的亚人群对环境变化的易感性(susceptibility)有所不同。一般把对环境暴露的健康效应出现较早、效应较显著、易感性高的亚人群又称为"高敏感人群"。

三、高危人群

高危人群(high risk group)也可称为高风险人群,顾名思义就是更容易受到环境暴露影响的亚人群。一般应包括高暴露人群(对某种环境因素有较高的接触概率,如职业暴露人群和特殊暴露人群)和前述的高敏感人群。前者强调相同人群遗传背景特征下的高暴露水平;后者则强调相同环境暴露水平下的高敏感的人群遗传背景。对高危人群的暴露监测和疾病预防具有重要的环境流行病学意义:一是高危人群的暴露-反应关系曲线一般比较陡而灵敏,是最早出现健康效应的人群,关注该人群对于全人群健康效应的早发现、早预防有很大帮助;二是高危人群的健康效应比其他人群会更为复杂和严重,对该人群的早期保护就是对全人群的保护,可以获得最大的流行病学和卫生经济学效率,是最佳的环境流行病学策略之所在。因此,高危险人群的发现和监测,是环境流行病学的重要任务之一。高危人群的形成一般与下列因素有关:

1. 年龄和性别　儿童和老人由于其体内的免疫系统功能或未发育成熟,或已经逐步老化、衰退,对环境有害因素的反应就会比较敏感;很多环境毒物对女性有特殊的危害,与女性的生理特点有关。

2. 遗传基因　某些遗传基因缺失者及遗传病患者对环境毒物的敏感性会显著增加,如近年的研究显示体内 $p53$ 基因缺失的吸烟者患肺癌的危险性比基因正常者大。

3. 营养状态　营养缺乏可使暴露人群对某些环境污染物的危害加重,如缺铁性贫血儿童对铅的吸收和危害更大;营养缺乏也使地方病的患病率增加等。

4. 生活习惯　如吸烟可增加暴露各种致癌物的机会。

5. 职业暴露　由于某些特殊职业的关系,对环境毒物的接触机会大大增加,如采煤工人患矽肺的机会显著大于普通人群。

高危人群是环境流行病学的主要目标人群,对高危人群的筛查、监测和研究,始终是环境流行病学的重要任务。

第四节　建立统计学关联

环境流行病学研究和实际工作中会遇到大量的各种数据,从流行病学的角度可大致分为两类:环境暴露数据和人群健康效应数据。环境流行病学研究的首要目标就是要验证环境暴露数据与相应的人群健康数据之间存在的统计学关联性。因此,如前所述,收集评价环境暴露和人群健康效应两部分数据后,其研究的关键就是发现这两类数据之间的统计学关联性,统计学上称为建立定量的暴露-反应关系曲线。

如何采用合适的统计学方法和模型,定量描述两者之间的暴露-反应关系,是环境流行病学研究的重要内容,也是环境流行病学研究的关键环节之一。可以说,熟练地掌握生物统计学的基本原理、各种统计学工具和模型以及相关的统计软件的应用技巧,是环境流行病学研究者的基本功。限于篇幅,这里仅介绍几种目前在环境流行病学研究分析中常用的统计模型和方法。

一、Logistic 回归

在环境流行病学研究中常用 Logistic 回归分析方法,探索与某疾病相关的诸多环境危险因素,找出其中主要的危险因素。并根据主要危险因素来初步预测某疾病或健康效应发生的概率等。例如,欲探讨儿童哮喘发生的环境危险因素,可以选择医院确诊的哮喘儿童作为病例组,非哮喘儿童为对照组,问卷分别询问儿童和家长两组人群在家庭生活环境、学校学习环境及生活方式、饮食习惯等各类环境危险因素的暴露情况,都可以作为研究变量带入模型分析。这里的因变量是二分类变量及二元变量,即"是"或"否"为哮喘患儿,自变量就可包括很多因素,例如年龄、性别、饮食习惯、每日学校上学的情况,也可测定家中居室 $PM_{2.5}$ 水平和室内甲醛的水平等等,自变量既可以是连续的,也可以是分类等级变量,有比较大的适应性,比较适合环境危险因素复杂多样的特点。通过 Logistic 回归模型的分析,就可以大致了解哪些因素是儿童哮喘的危险因素。Logistic 回归的因变量一般是二分类的,但也可以是多分类的。但是二分类的更为常用,也更加容易解释。所以实际中最为常用的就是二分类的 Logistic 回归。

Logistic 回归与多元线性回归有很多相同之处,而最大的区别就在于它们的因变量不同,前者多为二分类变量,是不连续变量,而后者则要求是连续变量,正是因为如此,这两种回归可以归于同一个家族,即广义线性模型(generalized linear model)。这一家族中的模型形式基本上都差不多,如果是连续的,就是多重线性回归;如果是二项分布,就是 Logistic 回归;如果是 Poisson 分布,就是 Poisson 回归等。此时应注意区分它们的因变量。

Logistics 回归的主要用途可以归纳为 3 方面:一是筛选主要环境危险因素,通过 Logistic 模型分析,可以依据不同自变量的偏回归系数的大小,在一定程度上找出对因变量影响比较大的危险因素,有实际的流行病学意义。二是建立暴露-反应关系模型,评价和预测不同环境危险因素变化时因变量(健康效应)的发生概率的大小。三是在预测的基础上对某种健康效应发生的概率进行分级判别。

这是 Logistic 回归最常用的 3 个用途,由于 Logistic 回归对数据类型的要求比较宽松,模型曲线的形态近似 S 型,很类似人体对外环境变化的反应曲线形态。在实际工作中,Logistic 回归的应用非常广泛,是流行病学和医学统计中最常用的分析方法之一。

二、时间序列分析

时间序列分析是随机数学的一个重要的应用分支,是用概率论和数理统计方法研究随机时间序列的一门科学理论。最早的时间序列分析可以追溯到 7000 年前的古埃及,当时人们把尼罗河涨落的情况逐天记录下来,就构成了所谓的时间序列。对这个时间序列的长期观察,发现尼罗河的涨落非常有规律。在掌握了尼罗河泛滥的规律后,古埃及的农业得以迅速发展,从而创建了埃及灿烂的史前文明。所谓时间序列,即是随时间变化的、前后相互关联的动态数据序列,简称为时间序列。对时间序列进行观察、研究,找寻其变化发展规律,预测其将来的走势就是时间序列分析。20 世纪 70 年代开始,时间序列分析方法的应用渗透到交通运输、智能控制、神经网络模拟、生物、水文、气象、经济学、空间科学等自然科学与社会领域。其中,时间序列分析方法用于公共卫生学领域是最近 10 多年的事。在环境流行病学中,会遇到多种类型的时间序列数据,如医院的门急诊就诊人次、住院人次、发病率、死亡率等;大气污染物如二氧化硫、氮氧化物、颗粒物随时间变化的浓度值等。这类数据的处理和分析不能用一般处理随机数据的统计学方法,而应采用一系列专门的统计学模型来分析。目前,时间序列分析方法在环境流行病学中已经得到较大发展,且正在环境流行病学中暴露-反应关系的建立及环境污染短期危害评价方面发挥重要作用。

时间序列是被观测到的依时间次序排列的动态数据序列,是在连续的等间隔时间点上对客观事物进行动态观察获得的一系列观测值。每个观测值代表对观测的个体一个或多个变量的测量值。时间序列数据最主要的特点是不同观测之间不是相互独立的,它们之间存在着自相关关系。

　　时间序列分析是对所观测到的有序的时间序列数据进行处理和分析的一种数理统计方法。时间序列分析的研究内容包括时域分析与频域分析,其中包括建立时间序列模型,参数估计,最佳预测和控制以及谱分析等理论与方法,特别对自回归模型、滑动平均模型、自回归及滑动平均模型,有一系列较完整的统计分析方法。

　　时间序列分析方法是专门用于分析有明显时间先后顺序的一系列观测值(如空气污染物的日均值水平、每天发病数、每天死亡数等)的数理统计分析方法。由于环境监测数据多为非平稳时间序列,通过建立数学模型,提取时间序列数据所包含的长期趋势项、季节周期项、随机变动项,转化为平稳时间序列后,再对考察变量进行相关回归分析。该分析方法多用于研究环境污染物的急性损害效应。

　　时间序列分析的手段很多,大致可分为数据图法、指标法和模型法3种。前两种方法获得信息简单、肤浅,主观成分较重。而模型法利用数理方法,拟合最优模型,有明显的优越性。借助于计算机技术的飞速发展和广泛应用,模型拟合分析是时间序列分析中的主流。以下简单介绍时间序列的建模过程:

　　1. 时间序列的预处理

　　(1)缺失值及其处理:在采集时间序列时,有时会由于仪器故障、操作失误或观测条件等原因,引起在某些观测点上未能记录下观测值,这种缺少的观测值称为缺失值。当序列中存在缺失值时,就破坏了系统的连续性,违背了时间序列"顺序的重要性"原则。而分析的序列又必须是完整的,因此需要对序列的缺失值进行处理,补足缺失部分。

　　(2)突发事件引起的异常值的处理:由于突发事件使得序列某一时段的数值大大偏离了序列的正常轨迹,而异常值依其偏离程度将对序列产生不同程度的影响。当序列中包含了大量异常时,序列的观测将是不准确的,因此在建模前还需要分析序列中的异常值并对这些数据进行处理。

　　2. 检验序列是否平稳　时间序列分析主要采用 Box 和 Jenkins 于 1970 年提出的 ARIMA 模型(也称为 Box-Jenkins 模型),该模型的前提为序列是一个平稳的过程。平稳过程就是统计特性不随时间的平移而变化的过程,在不同时刻的分步函数是完全一致的,放宽一些来讲是指其一二阶阶矩与时间的变化无关。判断序列是否平稳有多种方法:

　　(1)数据图检验法:在平面直角坐标系中将所研究的时间序列绘成图,观察其是否存在周期性或趋势性。若周期性和趋势性均不明显,即认为序列是平稳的。该方法简单、直观、方便,但是结论会因人而异。

　　(2)自相关、偏自相关函数检验法:一个零均值平稳序列的自相关函数和偏相关函数是截尾或是拖尾;如果一个序列的自相关函数和偏相关函数既不截尾也不拖尾,则该序列是非平稳的。

　　(3)其他方法:特征根检验法、参数检验法、逆序检验法、游程检验法等。

　　为了使序列平稳,经常在建模前需要对序列进行差分,获得差分序列,即由序列中的每一个观测值与其前一个观测值相减获得的。

　　3. 模型拟合　由于时间序列的不同观测之间存在着相关性,因此其分析的重点就在于该相关性的特点。传统的时间序列中讨论的常见模型有3种:

　　AR(p),即 p 阶自回归模型(auto regression model)。

　　MA(q),即 q 阶滑动平均模型(moving average model)。

　　ARMA(p,q),即 p 阶自回归 q 阶滑动平均模型(auto regression moving average model)。

识别出模型的类型后,要具体确定 p,q 的阶。定阶的方法较为实用的为吴贤铭等提出的逐步探索的方法。定阶后估计模型中的参数。整个过程,可以用 SAS 中 PROC ARIMA 过程进行模型拟合,该过程有 3 个阶段:

(1)"识别"阶段:使用 IDENTIFY 语句来指定响应序列并且识别候选的 ARIMA 模型,它可能对序列进行差分,然后计算出自相关函数、逆自相关函数、偏相关函数和互相关函数,通常该阶段还会建议一个或多个可拟合的 ARIMA 模型。

(2)"估计和诊断检测"阶段:拟合 IDENTIFY 中指定的变量并估计该模型的参数。ESTIMATE语句也会生成诊断统计量从而帮助判断该模型的适用性。

(3)"预测"阶段:使用 FORCAST 语句来预测时间序列的未来值,并对这些来自于前面 ESTIMATE 语句生成的 ARIMA 模型的预测值产生置信区间。

ARIMA 模型(差分自回归滑动平均模型)是对一个序列自身进行的模拟,仅用于对序列自身趋势的预测,研究同一时段不同变量之间的相互关系,可以使用 ARIMAX 模型(传递函数模型),但是其中参数的确定和模型的检验将更为复杂。

20 世纪 80 年代开始,在环境流行病学领域,尤其在环境健康效应的定量评价研究中,时间序列方法得到了广泛的应用。该方法通过对同一研究人群反复观察暴露条件改变后的人群健康效应,因此与时间变化相关的一些变量,如年龄改变、吸烟等,就不再成为一个潜在的混杂因素。这是时间序列方法的一个关键优点。由于环境监测数据多为非平稳时间序列,通过建立数学模型,提取时间序列数据所包含的长期趋势项、季节周期项、随机变动项,转化为平稳时间序列后,再对考察变量进行相关回归分析。因此近年来,一些复杂的统计模型,如广义相加模型(generalized additive model,GAM)也被陆续引入研究。

时间序列的广义相加模型(GAM)是由美国学者 Schwartz 首次提出的,目前已成为环境流行病学中研究大气污染的标准方法之一。该模型是对传统广义对数线性模型的进一步拓展,模型中除拟合普通的线性项外,还可将一些与因变量之间存在复杂非线性关系的变量以不同函数加和的形式拟合入模型。其一般形式如下:

$$E(Y_t) = \exp\{\beta_0 + \beta X_{t-l} + S(time, \lambda_1) + S(temp, \lambda_2) + \gamma \times DOW\} \qquad (式 5-1)$$

Y_t 指观察日 t 当天的死亡人数;$E(Y_t)$ 是指观察日 t 日死亡数的预期值;X_t 是指观察日 t 日的污染物日平均浓度;l 为空气污染物暴露的滞后日,滞后日是时间序列分析中常用的概念,其含义是,用今日的健康效应指标与前面若干日的气象或大气污染物浓度值进行回归分析,从而研究前几日的气象情况或大气污染对以后健康效应的影响;β 是通过回归模型估计的指示变量系数,它表示污染物浓度每变化一个单位,人群中日死亡数自然对数的相对改变量;$S(time, \lambda_1)$、$S(temp, \lambda_2)$ 为非参数平滑函数,用以控制时间序列资料中的长期趋势、季节、气象因素和其他一些与时间长期变异有关的混杂因素;DOW 为一周日亚元变量,用以控制短期波动的影响,这种影响是指一周里不同的日子会对人群健康效应产生一定影响,如星期一人群的发病有增高的趋势,周末人群发病则有所降低。

近年来,广义相加混合效应模型(generalized additivemixed model,GAMM)在环境流行病学领域逐渐得到应用。它是在广义相加模型(generalized additivemodel,GAM)的基础上引入随机效应项:

$$\text{Log}[E(Y_t)] = \alpha + (\beta + \vartheta)x_{t-l} + S(time_t, df) + S(temperature_{-14t}, df)$$
$$+ S(relativehumidity_{-14t}, df) + Dow_t + Holiday_t + Randomeffect + \varepsilon \qquad (式 5-2)$$

Y_t 指观察日 t 的死亡人数;$E(Y_t)$ 是指观察日 t 死亡人数的预期值;x_t 是指观察日 t 日的

污染物日平均浓度;l 为空气污染物暴露的滞后日,滞后日是时间序列分析中常用的概念,其含义是,用今日健康效应指标与前面若干日 $PM_{2.5}$ 浓度值进行回归分析,从而研究前几日的 $PM_{2.5}$ 对之后健康效应的影响。

$β$ 是通过回归模型估计的指示变量系数,它表示污染物浓度每变化一个单位,人群死亡自然对数的相对改变量;$S(\dots)$ 是非参数平滑函数,用以控制时间序列资料的长期趋势、季节和气象因素的混杂因素,其中根据文献报道温度对心血管疾病和呼吸系统疾病的滞后效应可长达 14 天,因此该模型研究中采用温度和相对湿度的 14 日平均放入模型中。Dow_t 和 $Holiday_t$ 是指时间 t 日的星期几和节假日亚变量,用以控制短期波动的影响。

当然,时间序列分析作为一种统计方法总是存在其自身的缺陷性,对广义相加模型的运用也尚存在一定的争议。目前还发展了多水平模型(hierarchical Model)、空间时间序列模型(spatial time-series model)等多种复杂模型来替代解决一些争论的问题。

时间序列分析的常用软件多为国外的专利软件,包括 S-plus、Matlab、R 和 SAS 等。

4. 时间序列分析应用 时间序列分析应用范围非常广泛,深入到工农业生产和自然科学研究的多个领域。一般来说,时间序列分析的应用主要有以下 4 个方面:

(1)预报分析:根据对某个变化量的一般观测数据建立统计预测模型从而预报该变化量在未来时刻的取值问题即为预报问题。例如预报明日、下周某支股票股价,预报下年水产品总产量,明天的日平均气温,下月臭氧每小时读数、月平均值等等。

(2)控制分析:根据若干变量观测结果的分析,建立适当的统计控制模型,寻求对某些量进行优化控制,属于控制分析内容或最佳控制设计内容。例如由记录的过去若干小时用电负荷量数据,可以分析得出供电系统和发电系统的某种最优控制方法。

(3)诊断分析:根据两个时间序列的记录值,建立统计模型分析判断其是否具有相同属性,或根据一个时间序列的记录值分析判断其是否具有某些指定的属性,称为诊断分析,亦称为识别诊断。例如分析地下水位的变化量,为了预报地震的发生情况,则需从地下水位时间序列数据中分析是否存在异常现象,是否处于正常状态。又如,了解人的两次脉搏之间时间间隔的时间序列数据,是为了诊断此人心跳是否正常,对身体有无损害。

(4)频谱分析:对时间序列的周期谐波分量或频率特性进行统计分析称为频谱分析。例如,某机械的振动中会有周期分量,就需要对其进行频谱分析。

在实际应用中,涉及一个时间序列的统计分析称为一元时间序列分析,涉及各个时间序列的联合统计分析,则称为多元时间序列分析。

5. 时间序列数据分析中应注意的几个问题 时间序列分析的一个优点是,由于时间序列自身包含了各种因素的综合信息,通过对时间序列自身变化规律的研究和模拟即可对序列的未来情况做出预测,不需要了解具体影响序列变化的因素以及影响序列的程度。例如,通过了解过去 3 年的 SO_2 月平均浓度变化情况,即可以对未来 1 年的 SO_2 月平均浓度做出预测,而不需要了解都有哪些因素可能影响到 SO_2 月平均浓度的变化。在空气污染的健康效应研究中,由于资料的易得性、随访时间短以及主要在人群水平上对暴露及健康效应进行测量,使研究简便易行也是时间序列分析方法在这一领域得到广泛应用的原因。另外,采用时间序列分析方法也可通过多元模型来研究不同变量之间的关系,但是多元模型的建立和选择将更为复杂。

时间序列的统计预测是通过对过去、现在的观测资料进行分析,对未来进行统计推断,以便提高工作的预见性和主动性,克服盲目性,为科学决策提供依据。例如对医院未来的门诊、急诊以及住院的人次进行预测,可以对医务人员和医疗器械设备做出相应调整。对库存物资的预测可以做到减少库存积压同时又保障供应。但是预测的准确性依赖于过去的发展规律、趋势、速度是否在未来保持稳定。处理数据前应首先注意以下几点:

(1)尽可能多地收集数据:采样的时间间隔太大或者观测的次数太少会影响时间序列预测的准确性,使时间序列出现伪趋势。因此尽可能多地收集数据能尽可能减少分析的误差。

(2)了解所研究时间序列的特征:在对时间序列进行建模前需要了解时间序列的基本特征,观测之间是否为等时间间隔,时间序列的排列以及序列中是否存在缺失以及是否存在突发事件影响下的异常值等。

(3)重视时间序列的顺序:由于时间序列记录的是随时间发生的一系列观测值,因此每一观测代表相应的时间点上的测量,该顺序中包含了时间序列需要分析的大量信息,因此观测的顺序对于时间序列是非常重要的。

三、贝叶斯时空模型

贝叶斯时空模型最初是应用在传染病的防制中,包括疾病制图、小地域健康数据分析、疾病率时空分析等。随着模型的发展,空间模型、半参数时空模型、时空生存模型、离散事件生存模型等不断应用在医学实践工作中。Bayesian 时空模型的基本思想是基于 Bayes 理论蒙特卡洛马尔卡夫链抽样,即结合样本信息与先验分布对后验分布参数做出估计。对于人口基数大、疾病发生较少的区域,最常用的模型是泊松模型。通常 Y_i 表示疾病发生例数,服从期望为 λ_i 的 Possion 分布,其似然函数为:

$$Y_{it} = Poisson(\lambda_{it}); \lambda_{it} = E_{it} * \rho_{it}; \tag{式5-3}$$
$$\log(\rho_{it}) = b_0 + \mu_i + \vartheta_i + temporal_i + \beta_1 PM_{it} + \beta_2 temp_{it} + \beta_3 RH_{it}$$

如公式 5 所示,函数由两部分组成,第一部分是背景人口效应,是由标准化的人口疾病发生率和局部期望发生率的比较估计得到的。因此公式中 E_i 是第 i 个区域在时间 t 的期望发病人数,ρ_i 是第 i 个区域在时间 t 的相对危险度,这也是研究所关心的指标。表 5-2 为贝叶斯模型的选择过程。

表 5-2　贝叶斯时空模型的选择

模型	模型结构	DIC 值
UH	$\theta_{ij} = \exp(\alpha_0 + \vartheta_i)$	7999.369
UH+g	$\theta_{ij} = \exp(\alpha_0 + \vartheta_i + g_j)$	5463.580
UH+Timetrend	$\theta_{ij} = \exp(\alpha_0 + a_1 t_j + \vartheta_i + g_j)$	5463.330
CH	$\theta_{ij} = \exp(\alpha_0 + a_1 * t_j + u_i + g_j)$	4958.210
CH+UH	$\theta_{ij} = \exp(\alpha_0 + a_1 * t_j + u_i + \vartheta_i + g_j)$	4957.540
CH+UH+psi	$\theta_{ij} = \exp(\alpha_0 + a_1 * t_j + u_i + \vartheta_i + g_j + psi_{ij})$	2052.100

表中 i 表示第 i 个区县,j 表示第 j 个时间点,θ_{ij} 是疾病死亡的相对危险度;α_0 是截距;ϑ_i 表示不相关空间异质效应,是由非空间因素引起的随机效应;u_i 表示相关空间异质效应,是由空间因素引起的效应;g_i 表示自回归时间效应;t_j 表示时间趋势效应;a_1 表示时间效应的系数;psi_{ij} 表示时间交互效应。

UH 表示 uncorrelated heterogeneity models 模型，即空间不相关异质模型，用模型中的 ϑ_i 表示，其先验分布选择正态分布。CH 表示 correlated heterogeneity models 模型，即空间相关异质效应，用模型中的 u_j 表示，其先验分布采用应用最广泛的 CAR 模型，即条件自回归模型（conditional autoregressive model）。通过表 5-2 中的偏差信息准则（deviance information criterion，DIC）可以看出 UH+CH+psi 的 DIC 值最小，因此在本研究中选用结合时间、空间和时空交互作用的贝叶斯时空模型分析大气 $PM_{2.5}$ 浓度对人群死亡的累积效应。关于空间领域相关性的构建如图 5-5 所示，根据两两区县的相邻关系构建，即如果两个区县相邻，则权重赋值为 1；反之，赋值为 0。模型参数的先验分布选择正态分布。

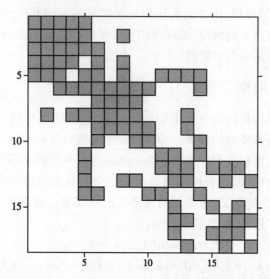

图 5-5　北京市 18 个区县空间领域构建关系

采用 WINBUGS 运行贝叶斯时空模型具体步骤如下：定义模型→导入数据→连接模型和数据→导入先验值→迭代抽样→定义参数值→判断模型稳定性。为降低初始值的影响，舍去（burn in）前 20 000 次的资料，继续迭代 10 000 次，由抽样动态轨迹图（dynamic trace plot）显示达到基本平稳，对估计的参数画出光滑的核密度估计（density），各参数估计值趋于稳定，迭代过程基本收敛。

第五节　统计学关联的解释

如上所述，当一项环境流行病学研究经过：提出问题→暴露测量和评价→健康效应测量和评价→建立统计学关联的几个研究步骤，在初步确定了环境暴露因素与相应人群健康效应之间的相关具有统计学意义（显著性水平为 $P<0.05$）之后，还需要对该统计学关联的真实性和可靠性进行深入的分析和解读。至少应包括如下分析解释：

一、偏倚

医学研究中的偏倚（bias）是指从研究设计、实施到数据处理和分析的各个环节中产生的有方向性的系统误差和错误，以及结果解释、推论中的片面性，导致研究结果与真实情况之间出现倾向性的差异，从而错误地描述和解释了环境暴露与人群健康效应之间的联系。

流行病学研究中误差的来源可以分为两类：一类是随机误差（random error）；一类是系统误差（systematic error）。随机误差是对总体的抽样误差所引起的，是抽样过程自然产生的，其大小可以用统计学方法进行估计，但没有方向性，这种误差的存在对研究结果的影响大小和方向也是随机的，或大于或小于真值。一般环境流行病学研究暴露与健康效应之间的关联具有统计学意义就意味着该结果排除了随机误差的影响（$P<0.05$，置信区间95%）。

系统误差即偏倚（bias）是指研究结果系统地偏离了真实情况。与随机误差不同，偏倚的存在总是造成研究结果或高于真值或低于真值，具有方向性。当偏倚使研究结果高于真值时，称为正偏倚；偏倚使研究结果低于真值时，称为负偏倚。由于在研究工作中定量估计偏倚的大小很困难，要在研究工作中完全避免偏倚几乎是不可能的，但可以在流行病学研究工作的各个环节中尽量加以控制和减小偏倚对结果的影响，使研究结论尽可能符合实际情况。虽然偏倚的大小很难估计，但掌握偏倚的方向相对容易，环境流行病学研究和工作的实践经验对估计偏倚的方向和大小都是非常重要的。一般把偏倚分为两类：选择偏倚和信息偏倚。

1. 选择偏倚　　出现于研究设计阶段，指由于研究对象选择不当而使研究结果偏离真实情况而产生偏倚。主要来自两方面，一是研究人群的选择不能很好地代表目标人群，主要表现为抽样随机化不够，选择的样本量不足或观察的健康效应指标发生频率太低，使研究结果出现偏倚。二是研究对象的失访，失访会使原来设计的研究对象的完整性缺失，代表性下降，所得结果自然难以代表目标人群的真实情况。

2. 信息偏倚　　又称观察偏倚、测量偏倚，是指研究过程中进行信息收集时产生的系统误差。如测量儿童体重的秤不准确，每次测量后只能回到大于零点的位置，则用该体重秤测量的儿童体重测量值都会比实际体重高，出现正偏倚。另外，测量方法的缺陷，诊断标准不明确或资料的缺失遗漏等都是信息偏倚的来源。

由于自然环境因素十分复杂，研究对象的选择又非常广泛，偏倚是环境流行病学研究中普遍存在的问题，要完全杜绝是不现实的，只能尽量减小和控制。

控制偏倚的措施包括：①严格遵照随机抽样的原则和要求，确保随机化原则的完全实施；②样本量的确定要适当增加，留有余地，保证统计学分析的显著性；③选择合适可行的健康效应终点，保证其暴露反应的频率达到统计学的基本要求；④正确选择测量工具和检测方法，包括调查表的设计要合理可行，能保证获得准确的信息等；⑤调查员一定要经过培训，统一标准和认识，减少测量误差。

二、混杂

环境流行病学研究中，由于一个或多个外来因素的存在，掩盖或夸大了暴露因素与健康效应的联系，从而部分或全部地歪曲了两者间的真实联系，称之为混杂（confounding）。引起混杂的因素称为混杂因子（confounder）。

混杂因子必须与所研究的暴露因素和所研究的疾病（健康效应）都有联系，因此又称为第三因子。然而，要成为一个混杂因子，仅有这些联系是不够的，拥有这种联系的因子并不一定就是混杂因子，还必须满足两个条件：一是混杂因子必须是外来的独立危险因素；二是一定不是研究因素与所研究疾病因果链上的中间变量。最常见的如大气污染物中的致癌性多环芳烃类，其致癌的过程已知需要在体内经混合功能氧化酶的氧化后先生成二氢二醇环氧衍生物等中间代谢产物，再形成终致癌物，诱发人类癌症。其在体内形成的代谢产物是其致癌机制和过程的一个环节,就不是混杂因子。再如:吸烟→高血压→心脏病;吸烟→COPD→肺癌。

上述高血压与COPD都不是外来危险因子,它们是导致心脏病及肺癌过程即病因链中的因子。混杂在环境流行病学研究中也极为常见,因为环境因素在自然界中广泛存在,大多数情况下都是同时作用于人群健康,在解释统计学关联时必须认真分析是否存在其他混杂因子的干扰,而产生错误的、不准确的统计学显著性。

混杂的测量一般可用如下公式表示:

1. 若cRR=aRR(f) 则f无混杂作用,cRR不存在f的混杂偏倚。

2. 若cRR≠aRR(f) 则f有混杂作用,cRR存在f的混杂偏倚。

3. 若cRR>aRR(f) 为正混杂(positive confounding),亦称阳性混杂,即由于f的混杂作用,使cRR高估了研究因素与研究疾病之间的联系。

4. 若cRR<aRR(f) 为负混杂(negative confounding),亦称阴性混杂,即由于f的混杂作用,使cRR低估了环境因素与研究疾病之间的联系。

在某些流行病学书籍中或研究实践中,也有学者把混杂作为第三种偏倚,即混杂偏倚。因为其对研究结果的作用与偏倚相同,都可使研究结果偏离正确的方向。但这里把混杂单独分出来介绍是因为混杂的干扰作用一般可以在收集数据后通过统计学方法处理,对混杂的效应进行调整和分析,缩小其影响。而前两种偏倚都要求在研究设计阶段必须注意防止,一旦研究开始,数据收集回来后偏倚已经产生,就不能调整了。

控制混杂的措施包括:①限制:针对某个或某些可能的混杂因素,在设计时对研究对象的入选条件予以限制;②配比:指的是对照选择时,使其针对一个或多个潜在的混杂因素与研究对象尽量相同或接近;③随机化(randomization):尽量随机的选择研究对象;④采用分层或多元分析技术,在数据处理时把混杂因素调整掉。

三、交互

流行病学的交互作用(interaction)是指两个或多个因素相互依赖发生作用而产生的一种效应。若交互作用存在,当两个或两个以上的因子共同作用于某一事件时,其效应大于或小于两因子或多因子单独作用的效应。

在统计学中,统计学交互作用与效应修正(effect modification,EM)的概念是一致的。效应修正指某种效应的大小依据某些第三因子的值而变化。此第三因子称为效应修饰因子(effect modifier,EF)。EM不是需要控制的偏倚,但必须加以描述与报告。例如大气细颗粒物对人群健康的影响研究,应该同时考虑大气气象因素,如大气温度、相对湿度、风向、降雨等与大气细颗粒物对健康效应的交互作用影响。因为气温等因素对健康的影响已有证实,不同气温条件下,大气细颗粒物对人群健康效应的影响也会有所不同,模型上就表现为一种统计学的效应修正作用。这两种因素的交互作用与大气细颗粒物或气温对健康效应分别的单独作用是不同的,应该在统计学模型中体现出来。

因此,在对环境流行病学建立的统计学关联进行解释和分析时,剔除了偏倚的干扰,再剔除了混杂的影响,还需要对该关联中可能包含的因素间交互作用及效应修饰因子进行描述和分析。所以,在初步建立的环境暴露与健康效应的统计学关联中,需要分别剔除偏倚、混杂和交互这3种因素对统计学结果的干扰和破坏,观察有显著意义的统计学关联是否还能存在?如果不存在,则不能证伪,说明之前建立的统计学关联是"伪关联";如果关联仍然存在,则有较大把握提示,该环境暴露与健康效应的关联真实存在,可以进行下一步的病因推断。

第六节 病 因 推 断

在上述环境流行病学研究的各个环节都完成以后,通常可依据一定的原则对建立的有显著意义的统计学关联进行病因推断。

流行病学对病因的定义目前还没有很明确和公认的描述。不同的流行病学家对病因的定义有不同的描述,但基本概念应该说是一致的:

1. 能使人群发病概率升高的因素,其中某个或多个因素不存在时,人群疾病频率就会下降,这类因素就是病因。

2. 因果关联实际上可定义为针对事件或特征的类别之间的一种关联,改变某一类别(X)的频率或特性,就会引起另一类别(Y)的频率或特性的改变,这样 X 就是 Y 的原因。

3. 流行病学层次的病因一般称为危险因素(risk factor),其含义为使疾病发生概率或风险(risk)升高的因素。

上述关于病因的概念同样适用于环境流行病学。在进行环境流行病学的病因推断时,一般也应用流行病学教科书中介绍的基本原则。常用的因果推断标准:

1. 关联的时间顺序 前因后果。

2. 关联的强度 强度越大,因果的可能性越大。包括:①OR,RR;②剂量反应关系;③生态学相关。

3. 关联的可重复性 不同人群、地区、时间再现的概率。

4. 关联的合理性。

5. 研究的因果论证强度。

应该注意的是,环境流行病学由于其环境暴露因素的特点,在病因推断的判定上与一般流行病学方法还是有所不同或有其不同的特点。例如,用关联的时间顺序判定前因后果,对于大多数的自然环境致病因素,导致人群产生健康效应都是单向性的,即是不可逆的。一般只有自然环境的变化导致人类疾病,不可能人类患病导致自然环境变化。例如大气细颗粒物可导致暴露人群的肺癌或心血管疾病发病增加,统计学关联是成立的,可应用生态学研究、横断面研究,或病例-对照研究等方法。虽然根据流行病学的传统定义,生态学或病例-对照研究在时间上不能确定关联因素的前后关系,统计学逻辑上也不能确定因果,但实际上一般常识都知道,只可能是大气细颗粒物增加引起人患肺癌,不可能人患肺癌导致大气细颗粒物增加,对心血管病亦如此。因此,这类环境流行病学研究中只要统计学关联成立,其因果联系基本可以确定,不必机械地照搬传统判定标准,那样只会造成大量科研资源的浪费和实际工作的失误以及人群健康不必要的实际损失。

第七节 环境流行病学研究设计

环境流行病学研究方法来自传统流行病学研究,因此也有与传统流行病学相同的设计类型。不同设计类型,其研究结果的因果论证强度亦不同。但环境流行病学在多年的研究实践基础上,也逐步发展形成了自己较为特殊的一些研究设计,现重点介绍如下。

一、生态学研究

生态学研究（ecological study）亦称聚集研究（aggregation study），是在群体水平上研究环境暴露因素与疾病（或其他生命相关事件）之间的关系，是描述性流行病学的一种。以群体为单位进行观察、描述与分析是其最基本的特征。生态学研究可以分为生态比较研究与生态趋势研究，两者的用途有所不同，前者主要用于寻找病因线索，后者可以检验前者的假设，也可以用于公共卫生监测等。

（一）生态学研究的主要应用

1. 产生和探索病因假说 生态学研究通过对人群中某种不良健康效应的发生频率与环境暴露因素的研究，分析该因素与效应之间在分布上的统计学关联，进而提出某种病因学假设。例如早期通过生态学研究分析显示发达国家的烟草消费量与肺癌的死亡率呈正相关关系，促使学者提出吸烟引发肺癌的假设。

2. 描述和估计环境因素对健康影响的变化趋势 在环境流行病学研究中，生态学研究常用来估计某种环境因素对人群健康危害的长期动态变化，为疾病预防与环境保护对策和措施的制定提供依据。如 Hatch 等在 1975—1985 年间对某核工业基地附近 69 个地区 γ 射线水平和儿童癌症发病率的关系进行了生态学研究，显示两者的变化趋势相一致。对控制该地区的放射性污染提供了重要的科学依据。

3. 评价人群干预试验和现场试验效果 生态学研究可用于评价人群干预试验或现场试验的效果。例如中国近 10 年来在农村氟病区陆续开展了改水工程后，生态学分析显示暴露人群的氟中毒发病显著下降，两者有明显的关联。说明改水工程对改善病区的饮水条件，降低氟中毒的发病，有很好效果。

（二）生态学研究方法

1. 生态学比较研究（ecological comparison study） 通过比较分析不同人群中某种健康效应的发生率与环境因素相关性的差别，提示该环境因素与人群健康效应之间是否存在某种环境流行病学意义的关联。例如收集不同地区大气颗粒物污染浓度、成分分析和人群肺癌死亡率的资料，分析其生态学相关，可以初步提示大气污染与人群肺癌的相关关系，为进一步深入研究提供线索。生态学比较研究在为相关政策制定、决策评估等方面起一定作用。

2. 生态趋势研究（ecological trend study） 长期连续观察某人群在某种环境因素作用下人群健康效应的变化趋势。如美国和欧盟在 20 世纪最后 20 年以来陆续开展的大气污染与人群死亡率的时间序列分析和生态趋势分析，对揭示大气污染的人群健康效应提供了重要线索。

（三）生态学研究的优势

生态学研究具有多方面的优势：①应用常规资料或现成资料（如数据库），能节省时间、人力和物力，得到结果比较快。②当所研究的环境暴露因素不明、病因尚不清楚时，生态学研究能提供病因线索以便深入研究。③对于某些问题的研究，采用生态学研究优于其他研究方法，甚至目前还有些只能用生态学研究方法进行。例如，研究肺癌与大气污染的相关关系，由于目前还没有办法有效地测量每个个体吸入污染空气的量，因此对该问题一般只能做生态学研究。又如，比较不同环境、不同地区饮用水的污染水平与肝癌的关系，水中不同污染物的个体累积暴露量难于测量，此时选择生态学的研究方法更有效。④在某些情况下，不一定需要环境对人群健康影响的个体水平进行评价，而只需要做出群体水平的评价，此时更适于应用生态学研究方法。例如对环境干预措施实施前后的比较及对干预方案的效果评价。

（四）生态学研究的缺陷

1. 生态学谬误　为病因研究提供线索的生态学研究是以群体为单位的研究,因此,提供的信息是不全面的,生态学谬误也难以避免。生态学研究结果与事实不相符称为生态学谬误,又称生态学偏倚(ecological bias),是生态学研究的最大缺点。主要是由于生态学研究以群体为研究单位,缺乏个体信息,而这些群体往往由不同情况的个体组成(不同质),在此基础上的推断常常偏离真实结论,甚至相反。一般情况下生态学谬误难以避免,因此,生态学研究的结论与推论要慎重。出现生态学谬误的原因有:

(1)生态学研究不能将环境暴露和健康效应在个体水平上联系起来:在生态学研究中,研究者只知道每个研究人群内的暴露人数和非暴露人数,人群中的不良环境效应发生率,但不知道在暴露者和非暴露者中各有多少人出现了健康效应。例如,有人研究 1950—1956 年间,宫颈癌死亡率的减少与每年进行巴氏涂片筛检的妇女百分比的相关情况,结果发现妇女进行筛检的百分比越高,宫颈癌死亡率的减少越大,两者之间有统计学意义。因而他们认为,定期筛检可能导致宫颈癌死亡率下降。但是,仅仅根据这些资料是不能决定经过筛检的妇女死亡危险是否确实下降,因为不能断定因宫颈癌死亡或没有死亡的每个妇女到底是否都进行过筛检。

(2)生态学研究难以控制混杂因素:例如,曾有生态学研究显示,平均每人每天的猪肉摄入量和乳腺癌死亡率之间有很强的正相关,提示猪肉摄入与乳腺癌死亡之间可能有联系。然而,增加猪肉消耗量可能仅仅是与乳腺癌危险增加有关的其他因素的一个标志,如相应该时期饮食结构的改变、蔬菜摄入的减少等都可能与健康结局相关。而仅有人群的有关资料是不能把这些混杂因素的影响和干扰区分开的。生态学相关的存在并不一定表明真实联系的存在,相反生态学研究缺乏相关,并不一定表明缺乏真实的联系。当然,在研究设计时注意考虑收集相关的混杂因素数据,通过分层或者多因素分析进行数据处理,对避免这类生态学谬误还是有效的。

(3)生态学研究的环境暴露水平:通常是较大范围的测定平均值或人群的平均暴露浓度,而不是暴露人群中每个个体的实际暴露水平,而这种暴露与效应的生态学相关,有时并不能完全解释环境暴露的变化与不良健康效应的发生率或死亡率之间的关系,甚至可能掩盖真实的暴露与健康间的复杂关系。

2. 多重环境因素彼此相关　在进行生态学分析时,环境暴露因素间常彼此相关,即存在多重共线性问题,影响环境与健康效应间关系的正确判断。

3. 环境暴露与健康效应的关系复杂　在非时间趋势的生态学研究中,群体的环境暴露和健康效应之间的时间关系比较模糊,不易确定。这直接影响流行病学因果关系的判定。

4. 使用二手资料增大研究的不确定性　由于一般是用第二手的常规环境监测数据和健康统计资料,健康或暴露水平测量的准确性也相对较低,研究的不确定性比较大。

二、病例-对照研究

病例-对照研究(case-control study)是环境流行病学最基本的研究类型之一,是探索病因常用的一种流行病学方法。它是以现已确诊的一组患有某种疾病(或不良健康效应)的人作为病例,以一组或几组未患这种病的人作为对照,调查其过去对某个或某些可疑环境病因

（通称研究因子或研究变量）的暴露有无和程度轻重，并通过对病例组与对照组的比较，推断研究因子作为病因的可能性，如果病例组有暴露史者的比例显著高于对照组，则可认为这种暴露与患病存在联系。

由于病例-对照研究是一种在疾病或健康结局发生之后，追溯其可能的病因或有关危险因素的方法，也是环境流行病学最常用的方法之一。其原理是从某种疾病（健康结局）出发，探讨可能的病因，即从"果"求"因"，在时间顺序上是逆向的，所以又称回顾性调查。因为病例-对照研究需要的调查对象数目少，人力、物力都较节省，获得结果较快，对于罕见病的病因研究，病例-对照研究常为唯一可用的方法。在环境流行病学中，病例-对照设计中所谓的暴露，常常指外环境暴露因素，如大气污染物等。其基本原理如图5-6所示。

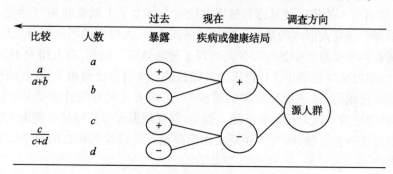

图5-6 病例-对照研究基本原理示意图

（一）病例-对照研究设计

病例-对照研究通常采用匹配设计和非匹配设计两种方法；在非匹配设计中，要从所规定的病例和对照人群中分别抽取一定数量的研究对象，一般对照数目应等于或大于病例人数。此外没有其他任何限制与规定。在匹配设计中，匹配或称配比（matching），是选择对照的一种方法，即应用特殊的限制方法，来强制对照与病例在某些环境或健康特征上相互保持一致，以排除比较时匹配因素对研究结果的混杂和干扰。匹配可分为频数匹配（frequency matching）和个体匹配（individual matching）两种。

（二）病例-对照研究设计的衍生类型

近年来，随着环境流行病学的发展和需要，在传统流行病学方法基础上陆续扩展了许多新的病例-对照研究设计类型。例如巢式病例-对照研究、病例交叉研究、病例队列研究、单纯病例研究等，这些新方法一般都具有设计效率高、研究花费少、适用范围广泛的特点，在环境与健康研究领域，很多方面是传统方法所无法代替的。在此对这些新的研究设计方法做简要介绍。

1. **巢式病例-对照研究** 巢式病例-对照研究（nested case-control study）也称为套叠式病例-对照研究，是将病例-对照研究与队列研究的设计思路结合而成的一种研究方法。其设计思路为：首先根据队列研究设计确定研究人群，收集队列中每个成员的暴露信息和相关混杂因素的数据信息（包括生物标志），并对该队列成员随访一段事先规定好的时间；由随访期内发生的全部病例（研究设计的健康结局）形成病例组，在同一队列中选取一定数量的研究对象作为对照组，按病例-对照研究（一般是匹配病例-对照研究）的分析方法进行资料的统计分析和推论。

巢式病例-对照研究的人群可以是固定人群抑或动态人群。该方法的优点：①病例与对照的暴露资料均在发病或死亡前获得,暴露与疾病的先后顺序清楚,而且不存在回忆偏倚;②与病例对照研究相比,巢式病例-对照研究中病例与对照均是从已明确的队列人群中产生,因此产生选择偏倚的机会减少,可比性好;③可提高统计效率和检验效率,因为队列成员的暴露率较高,而且队列成员都有共同的开始暴露时间,有暴露的时间段,而一般病例-对照研究只取整个暴露期的一个横断面;④研究样本较队列研究小,节约人力、物力,适合分子流行病学研究。

2. 病例-队列研究　病例-队列研究(case-cohort study)也是一种将队列设计和病例-对照研究结合而成的设计类型。其基本设计方法为,先确定某个人群作为所研究的队列(全队列);再用随机抽样方法或者分层随机抽样法从该队列抽取"一个样本(即子队列)"作为对照组,观察期内全队列中所发生的全部病例组成病例组;最后比较分析两组资料,以探索影响疾病发生的环境暴露及其影响因素。

病例-队列设计的主要优点:①节约样本数,节省人力、物力和财力;②设计的效率高,可以同时研究几种疾病,不同疾病构成不同的病例组,而对照组都是同一队列的随机样本;③对照是随机选取的,不与病例匹配,选择比较简单。

病例-队列研究的缺陷是病例和对照组的重叠,即对照组中可能发生部分研究健康结局的病例;因此,如果要达到相同的统计效率,病例-队列研究需要比同样例数的病例-对照研究选择更多的对照。然而,如果病例-队列研究的健康结局是不常见的,所需要的额外对照数就很少。

3. 单纯病例研究　单纯病例研究(case-only study)是近年来逐渐被应用于环境流行病学的研究方法,特别是对基因与环境因素交互作用的研究。该研究的假设前提一般是人群的基因型(或其他分型)与研究的环境暴露相互独立,或不影响环境因素的暴露,同时要求所研究的健康结局较为少见(此时可以 OR 值估计 RR 值)。

(1)单纯病例研究的基本设计为:选择某患病人群作为研究对象(无需正常对照组),收集每一成员的环境暴露资料、一般情况、相关混杂因素和其他相关的宏观资料,采集患者的生物标本做基因型检测,以具有某种基因型的病例作为研究的病例组、以无该基因型的病例作为研究的对照组(当展出型别较多时,也可以分成亚组),调整其他协变量(如年龄、性别、种族、职业等)之后,根据基因型和环境暴露情况,采用分层分析或非条件 Logistic 回归模型等估计基因与环境暴露在健康结局发生中的交互作用和影响因素。

(2)单纯病例研究的主要优点:①特别适合肿瘤及罕见慢性病的研究;②所需样本量仅为病例对照研究样本量的1/2;③因无对照组,从而避免了对照选择所引起的偏倚;④节省人力、物力、时间,并较易组织实施。

(3)单纯病例研究的主要缺点有:①只可估计遗传与环境因素相乘模式下的交互作用,无法计算两者各自的主效应;②不适用于基因外显率高的疾病研究;③可能存在因不同亚人群暴露率和基因型频率不一致所引起的偏倚。

4. 病例-交叉研究　病例-交叉研究(case-crossover study)的基本思路是把病例在暴露危险时间段与病例在疾病发生前的另一时间段的暴露分布进行比较,以判断暴露危险因素与某病(或事件)有无联系。这种研究设计是把最接近疾病(或事件)发生的一个短时间段作为暴露危险时间阶段(risk period),把疾病发生前的一个或多个时间段作为与病例配比的"对照"时间段(control period),即把在此阶段中病例的暴露作为与病例配比的"对照"的暴露。分析比较病例在危险时间段和对照时间段的暴露频率差异,即获得估计的相对危险度(OR)。

病例-交叉研究在环境流行病学领域应用日益广泛。该设计思路的前提是假设在整个观察期内相关的混杂因子不发生变化;暴露必须有变化,而且断续发生;健康效应必须在暴露后的短时间内产生(急性效应)。即效应是由时间上接近的暴露接触产生,并可以被测量。无滞后效应,即避免将既往的暴露作为此疾病发生的原因。

(1)病例-交叉研究的主要优点:①特别适用于罕见的急性事件,如车祸、伤害、心血管意外、支气管哮喘发作等病因的研究;②不需另设对照组,从而避免了因选择对照而产生的偏倚,减少了病例和对照在许多特征(如年龄、智力、遗传、社会经济状态等)的不一致;③统计分析时效率较高,避免了一些复杂的数学模型,便于计算;④节约样本量,节省人力、物力、财力,便于组织实施。

(2)病例-交叉研究的缺点:①由于研究的是急性事件,并且要求无滞后效应,因此病例-交叉研究不能用于评价干预措施所引起的累积效应或者慢性效应;②有时难以避免信息偏倚和暴露的时间趋势所带来的混杂偏倚等。

三、队列研究

队列研究(cohort study)又称群组研究、前瞻性研究(perspective study)、随访研究(follow up study)、发病率研究(incidence study)、暴露对照研究(exposure control study)等,队列研究的这五种别称,从不同侧面反映了它的特性。队列研究是进行病因研究常用的一种环境流行病学方法,主要用于研究环境暴露因素与健康结局的关系,从而验证疾病病因假说等。

队列(cohort)亦称群组,泛指共同暴露于某一类因素(如大气污染物、吸烟)或具有某种共同特征(如某种饮食习惯、生理学特征)的一组人群。队列可分为两类:一类称为固定队列(fixed cohort),亦称定群。一般有3种情况:①作为研究的人群都是在某一固定时间或一个短时间内进入群组,并接受观测随访直至观测期终止,在观测期间不再加入新的研究成员;②特定事件发生时的所有人员作为一个队列,如日本广岛原子弹爆炸时的幸存者组成的队列;③一个相对稳定的人群或相对大的人群。另一类队列称为动态队列(dynamic cohort),相对于固定队列而言,是可以随时增减成员的观察人群,在一定时间内,可能有对象离开研究队列(失访),但也有新的对象不断进入队列,保持队列的样本量变化不大。

队列研究是通过随访观察,比较两组或多组的健康结局发生率或死亡率的差异。假如暴露组(或大剂量组)的发病率或死亡率高于非暴露组(或小剂量组),且经统计学检验差异有统计学意义,则可以结合专业知识判断该暴露因素或特征与研究的健康结局是否有联系,并可进一步分析其联系的强度,即计算暴露于该因素或特征的相对危险度、特异危险度等;结合专业知识判断其是否为病因或危险因素。

根据研究时健康结局是否出现,队列研究可分为两种类型:前瞻性队列研究(perspective cohort study)和回顾性队列研究(retrospective cohort study)。在前瞻性队列研究中,首先收集队列中研究对象的相关环境暴露资料,并据此区分暴露组和非暴露组;然后随访观察暴露组和非暴露组的健康结局发生情况。在回顾性队列研究中,研究者根据既往的暴露记录和资料来确定研究对象的暴露分组,并确定研究对象从过去某个时间起直到现在这段时间内暴露组和非暴露组的健康结局发生情况。这两类队列研究方法的主要区别有:①研究对象的确定和分组是根据研究开始时的资料(前瞻性)还是历史性资料(回顾性);②研究对象的健康结局是发生在研究开始之前(回顾性)还是在研究开始之后(前瞻性);③前瞻性研究所需时间较长、成本高、回顾性研究则可在较短的时间内完成,节省人力、物力和财力;④前瞻性研究资料可靠性较强、偏倚较小、确证力较强,而回顾性研究需要有暴露与效应的详细资料,否则研究的可靠性和真实性较差。把这两种研究类型结合起来,即先进行回顾性队列研究,再对同一队列随后进行前瞻性队列观察,这种研究设计综合了两种设计的优势,又称为双向性队列研究。

1. 队列研究的目的　包括以下几个方面:

(1)验证病因假说:队列研究属于验证假说(hypothesis testing)的研究,可以确定与某种(些)健康结局的发生或死亡有关联的危险因素。

(2)描述疾病的自然史:队列研究可以描述人群疾病的自然发展过程,包括疾病的易感期、潜伏期(病理发生期)、临床前期、临床期到自然结局的全过程,称为疾病的自然史。

(3)研究暴露与健康的动态变化:观察某种环境暴露与健康结局发生和相关的长期变动趋势,为制定环境保护规划和预防措施等提供依据。

(4)评价干预措施的效果:干预措施是"因",观察结局是否改变是"果",因而可以做出因果关系的评价。例如评价食盐加碘预防地方性甲状腺肿的效果,就可用队列研究的方法观察加碘后地方性甲状腺肿的发病率是否下降。

2. 队列研究的基本模式　四格表的模式可用于计算发病率或死亡率之比,即相对危险度及其95%可信限,进行两组差别的显著性检验等,见表5-3。

表 5-3　队列研究的四格表模式

队列	随访观察		合计	发病率
	发病	不发病		
暴露组	a	b	a+b	a/a+b
非暴露组	c	d	c+d	c/c+d

如表5-3所示,研究对象分为暴露组(a+b)和非暴露组(c+d)。在暴露人群中 a 个人发病,b 个人不发病,那么暴露组的发病率为:$a/(a+b)$。在非暴露组的研究对象中 c 个人发病,d 个人不发病,那么非暴露组的发病率为:$c/(c+d)$。当研究结果出现:$a/(a+b)>c/(c+d)$,并具有统计学意义时,则认为研究的暴露因素与结局有关联。

3. 研究人群的选择　首先要明确队列人群的特征,包括性别、年龄、职业、地区等,还须考虑人口稳定,易于合作、便于随访、有较高的人群暴露率和发病率。有时为了某种研究目的选择特殊暴露人群,例如某职业人群。为了节省人力物力或者便于组织,可以选择一些特别便于研究的人群,例如 Doll 和 Hill 所做的关于吸烟与肺癌关系的前瞻性研究,是以 1951 年英国登记的全体医师(59 600 人有答复实际可用的为 40 710 人)作为调查对象。

4. 对照组的选择　在队列研究中,对照组(非暴露组)的选择直接影响到分析结果,历来受到高度重视。对照的目的是为了比较,因此在选择对照组时,要注意可比性,即对照人群除未暴露于所研究的因素外,其他各种特征(如年龄、性别、职业、文化程度、民族等)都应尽可能与暴露组相似。

(1)内对照:当调查者对某个人群进行抽样并对研究对象按照所测定的暴露状况进行分类时,来自同一样本但没有暴露因素的人群自然地构成对照组;这种对照较为理想,因为除了暴露因素外,其他特征在两组间的可比性较强。采用内对照,不仅可以增加暴露组与对照组的可比性(因两组均来自同一人群),而且因两组通常接受相同的随访方式,因而具有同等的发现健康效应的机会,信息偏倚小。

(2)外对照:在一些采用特殊人群的队列研究中,由于不存在内对照,故需在该人群之外寻找。对照组应是无暴露或暴露程度低,其他条件与研究组相似的人群。外对照的选择可有两种情况:

一是选择特定的非暴露人群。对照组除不暴露于待研究的暴露因素或特殊环境外,其他人口学等特征与暴露组相似。如以放射科医师作为研究放射线(X射线)致病的暴露人群,则可用不接触射线或接触放射线极少的五官科医师为外对照。

二是采用该暴露组所对应的总人口。环境流行病学研究中常采用此类对照。做比较时,应注意:①总人口与暴露组应在相同的地区(地理可比),即使用暴露群组所在地区的总人口资料较好;②应与对暴露组随访观察的时期相同(时间可比)。在那些评价职业暴露危险性的研究中,应注意所谓健康工人效应,故一般不宜采用总人口作对照组。有时为了避免采用一种对照方法进行比较可能带来的偏倚,可采用上述多种对照形式,即多重对照。

不论采用何种对照方法,在对研究结果下结论之前,都必须仔细评价暴露组与对照组在其他可能影响疾病发病率或死亡率的因素或者特征方面具有可比性。

5. 样本大小的确定 估计样本量需要知道:①非暴露组发病率的估计值;②暴露组发病率的估计值;③第一类错误概率(α);④第二类错误概率(β)和把握度($1-\beta$);⑤单侧检验或双侧检验。然后根据以下公式估计样本量。

样本大小可用以下公式进行推算:

$$N = \frac{\left(u_\alpha \sqrt{2\overline{PQ}} + u_\beta \sqrt{P_0 Q_0 + P_1 Q_1}\right)^2}{(P_1 - P_0)^2}$$ (式 5-4)

P_1 为暴露组的发病率,P_0 为非暴露组的发病率,$Q_1 = 1 - P_1$,$Q_0 = 1 - P_0$。

$\overline{P} = \dfrac{P_0 + P_1}{2}$,$\overline{Q} = 1 - \overline{P}$,如已知 P_0 与估计的相对危险度(RR),则 $P_1 = RR \times P_0$。

6. 资料的收集

(1)暴露资料的收集:包括历史记录,如职业暴露史和医疗记录等;问卷的相应项目如个人的生活方式,包括吸烟、饮酒和饮食习惯等;环境监测的数据如室内外污染物的浓度;生物标志的数据如血铅、尿尼古丁含量或发中汞含量等。

(2)健康结局资料:根据研究目的,可以收集从人群死亡率直到基因多态性分布水平的一系列人群健康结局资料。

(3)随访:在确定研究队列和收集了研究对象的基本资料和环境暴露资料后,对每个研究对象的随访(follow up)就是资料收集的主要步骤之一。随访的目的有3个:①确定研究对象是否处于观察控制之中,即确定分母信息;②确定研究人群中健康结局事件和情况,确定分子信息;③同步收集有关暴露和混杂因素的资料,以备日后的统计分析。

随访中应注意的要点:①随访期:对每个研究对象开始随访和结束随访的时间要确定,因为随访时间的长短直接影响到队列研究的效率和结果的准确。首先应明确所观察的健康结局的诱导期和潜伏期,理论上随访要在效应的最短诱导期和潜伏期后进行,这两个因素也决定了随访的时间长短,同时也取决于暴露因素的作用强度,暴露的作用越强,随访时间可以越短。②失访:研究对象因各种原因离开观察的队列就是失访。研究对象失访过多,会造成结果出现失访偏倚,研究的准确性会受到影响,所以应尽量避免。③观察的效应终点(endpoint):即研究对象的预期结局。研究设计时就应明确,只有在设计的观察期间全部研究对象都达到了效应终点,研究才应该结束。如果在此之前研究对象死亡或发生其他健康结局而终止,都是失访,而不能认为是达到终点。

7. 结果分析

(1)两队列的均衡性检验:为了确定研究组和对照组是否有可比性,在人群选择时是否控制了混杂因子,如年龄、性别等。

(2)计算:①发病率或死亡率、健康指标的检出率或异常率等,与对照组或全人群率比较。②显著性水平检验。③相对危险度(RR)和超额危险度(AR)。④时间-暴露-反应关系。⑤人年的计算:队列研究由于随访时间长,观察人数不可避免处于经常变动之中,有时队列成员开始受观察的时间也不一致,因此每一成员受观察的时间不同;另外,研究对象的年龄不断增加,各年龄组的人数也处在变动之中,暴露水平也可能有变化。因此,在分析结果时必须把这些变动尽可能估计在内。用观察的人年数作为计算率的分母,就是解决此等问题的一种方法。观察期不长而人数较稳定的队列研究则不必计算人年。

四、panel study(定组研究)

panel study 至今没有统一的中文译名,简明英汉词典中译成"定组研究",似乎与一般"队列"的别称"群组"或"定群"有所区别,在此姑且用之。panel study(定组研究)近年来不断出现在欧美发达国家的环境流行病学研究论文或报告中,正在逐步成为环境流行病学研究中一个新的研究设计类型。在此作一简单介绍。

定组研究(panel study)通常指在不同时间点对同一组研究对象(同一样本)进行连续的观测并进行分析的方法。环境流行病学中的定组研究则指选择一组研究对象(通常样本量较小),在一个时间段(例如1个月)的不同时间点对该组研究对象的多项健康结局指标进行反复的观测并同时收集相关的环境暴露指标数据后进行综合分析,获得结果的研究方法。

定组研究与趋势研究不同,它可同时展示出研究变量的净变化和总变化情况,还可展示研究对象的动态心理过程和行为模式随时间的变化情况,这在其他研究方法中通常是被忽视的。根据研究目的的不同,研究者可以选择使用连续的定组(研究对象)定期地报告其健康效应的变化信息或进行定期的健康指标监测,例如要求定组中冠心病患者每周记录血压、心率和脉搏的数据和服药的记录;也可以选择不定期的定组(研究对象)只在有需要时或有事件发生时才报告或记录某些信息,如上述患者出现心绞痛发作时、被迫加大硝酸甘油服用量时或到急症室打点滴时;一般情况下,定组研究所得的数据适合用传统的统计学方法来进行分析,并可用于预测因果联系。

以往的定组研究在社会学领域对预测社会学或经济学的长期变化或累积效应方面作用显著。典型案例研究或横断面研究通常难以做到。近年来,在环境与健康研究领域,多用于短期环境因素变化与相应人群健康效应变化的动态相关分析。例如韩国学者2003年分别在7月、10月和11月的前半个月观察了首尔141名小学生鼻炎、哮喘、咳嗽等呼吸道症状的每日发生率及与同时间大气颗粒物浓度变化的动态相关关系,在有效控制其他影响因素的干扰后,发现大气颗粒物的暴露与儿童呼吸道症状的发生关系密切。

定组研究尤其适用于解释人群健康效应短期变化与环境暴露因素的动态相关关系。首先由于观察期相对较短而控制了研究对象长期既往的历史性暴露对健康效应的干扰和混杂;其次因短期内观察频率相对较高,使对某些急性健康效应如心肌梗死、脑出血等与环境诱因的动态相关和因果联系方面研究的敏感性和准确性大大提高。因此定组研究应该是流行病学确认此类疾病的环境诱因的唯一可靠方法;另外,由于在设计上相当于短期的随访,因果时间链合理,研究效率更高;最后,由于样本较小,观察期较短,在有限的研究资源下可以同时观察更多指标,掌握因素而有较好的质量保证,使定组研究在病因推断上具有更好的准确性和可信性。

然而,由于人们通常不愿意多次重复填写问卷、接受检查或采集生物样本,定组研究的参与者往往难以募集。而一旦样本形成,另一个问题——失访又出现了,一些参与者可能遇到这样或那样的问题进而停止参与,使研究效率下降。定组研究的效能依赖于在不同时间对一个样本的重复观测,当样本量减少,效能也随之下降。

与之相关的另一个问题是研究设计的内部有效性。之前提到定组设计可以提示不同变量间的因果联系,确定因果联系一般需要满足 3 个必要的条件:其一是时间顺序,原因变量必须在效应变量之前出现;其二,原因变量变化时,结果变量必随之改变;其三,其他可能导致结果变量变化的原因都可以排除。

由于在队列研究中的变量要根据时间顺序被多次测量,因而研究的效力较高,这一点在横断面研究中很难做到。但是这种情况只有满足两个必要条件,即时间顺序和协同变量关系(covariation)时才会成立。由于还有其他的可能变量或者因素会产生相应协同效果,所以如果定组中的失访率较高,余下的研究成员间将会因为他们的协变量关系不同而使结果出现偏倚。

另一个问题是研究设计本身的脆弱和不稳定,由于研究对象要经过多次的重复测定和调查,可能对测试和询问内容产生了适应,因此导致样本的代表性降低,使信息偏倚增加。

最后还应指出,定组研究的结果受指标监测仪器和方法的影响很大。在整个观察期应保证检测仪器和方法的稳定和一致,如果在研究对象的反复监测中使用了不同的仪器或方法,监测本身的可比性就受到破坏而会使研究结果出现偏性。

总之,环境流行病学研究的设计类型与一般流行病学研究既有共同之处,又有自身特点,需要在环境流行病学的研究实践中不断加以总结与发展,体现学科的特色。一个好的环境流行病学研究设计,需要综合考虑环境暴露和健康效应相关的多个方面。一般来说,环境流行病学研究设计的基本要素至少包括以下几个方面:①研究背景和目的;②研究设计类型;③研究对象;④对照人群;⑤资料收集程序;⑥数据整理与分析;⑦结果解释;⑧参考文献。

一般的环境流行病学研究设计都应在满足上述基本要素的基础上,根据具体的研究目的和条件进行适当调整而成。

(潘小川)

参 考 文 献

1. 蔡宏道.现代环境卫生学.北京:人民卫生出版社,1995.

2. 李立明.流行病学.第 4 版.北京:人民卫生出版社,1999.

3. Dade W Moeller.Environmental Health(revised edition).Harvard University Press,1997.

4. BassettWH.Clay's Handbook of Environmental Health(18th edition).London and New York,Taylor & Francis Group,2003.

5. 栾荣生.流行病学研究原理和方法.成都:四川大学出版社,2005.

6. 姜庆五.流行病学基础.上海:复旦大学出版社,2003.

7. 郭新彪.环境健康学.北京:北京大学医学出版社,2006.

8. 沈惠麒,顾组维,吴宜群.生物监测和生物标志物.北京:北京大学医学出版社,2006.

9. Douglas L Weed.Environmental epidemiology Basics and proof of cause-effect.Toxicology,2002,181-182(24):399-403.

10. Aldrich TE.Environmental epidemiology forward.Chemosphere,2000,41:59-67.

11. Wild CP.Complementing the genome with an "exposome":Theoutstanding challenge of environmental exposure measurement inmolecular epidemiology. Cancer Epidemiology Biomarkers &Prevention, 2005, 14 (8): 1847-1850.

12. Wild CP.The exposome:from concept to utility.InternationalJournal of Epidemiology,2012,41(1):24-32.

13. 白志鹏,陈莉,韩斌.暴露组学的概念与应用.环境与健康杂志,2015,32(1):1-9.

第 六 章

环境基因组学与环境表观基因组学

毒物对细胞及大分子的作用和损害(如不造成细胞死亡)的信息可通过细胞信号通路传递给细胞基因组,细胞基因组通过编码各种功能蛋白对环境因子所造成的应激(environmental stress)作出应答(environmental responses)或表达,以适应和代偿环境因素对细胞或机体的不利影响,使细胞得以恢复。但是这种适应是有限度的,如果细胞对环境因素的负荷超越适应的限度,细胞就会由代偿状态进入失代偿状态,引起细胞损伤、衰老或死亡;同时,细胞也可能作出错误的应答或表达,导致细胞周期调控失常、异常增殖或细胞永生化,引起肿瘤的发生,出现疾病的表型。由此可见,对环境相关疾病的研究必须遵循环境-基因-表型的思路进行,对外针对环境物质本身的特性、作用水平(剂量和时间)和作用方式,研究其作用机制,评价其危险性;对内针对基因/基因组,识别、分析基因多态性,了解个体对环境物质易感性的遗传差异。基因组学技术的发展与不断完善推动了环境卫生学和毒理学的发展。广义的基因组学技术包括转录组、蛋白质组和代谢组以及表观遗传组技术,通过这些技术检测化学物作用下生物体内的 mRNA、蛋白质和代谢物表达谱的变化以及表观遗传变异,利用生物信息学和系统生物学的原理与方法,将表达谱和表型的变化进行系统性整合,这些就是环境基因组学、毒理基因组学和表观遗传组学研究的范畴。该类毒理学正逐渐演变成系统毒理学,以至能够描述在一个生物系统内发生的所有毒性作用。然而,环境因素诱导的疾病并非都由遗传物质的改变所致,环境表观基因组学在基因组水平上研究环境因素的表观遗传修饰,揭示环境因素的非遗传毒性,目前已成为环境卫生学的研究热点之一。

第一节　环境基因组学和毒理基因组学

随着人类基因组计划(human genome project,HGP)的顺利完成,生命科学的研究发生了翻天覆地的变化,已从结构基因组学研究时代进入了功能基因组(后基因组)时代,也为环境医学和毒理学研究开辟了更广阔的空间。其中环境基因组学和毒理基因组学等就是功能基因组学的重要组成部分。两者密切相关,前者着重关注环境应答基因遗传多态性对环境因素的个体易感性的影响;而后者则更关注环境有害物质在多基因/多因素作用模式下的损伤机制和表达谱的研究。

一、环境基因组学与环境基因组计划

(一) 环境基因组学的基本概念

人类对环境暴露的易感性在不同个体中存在遗传背景的差异。在人类基因组中,某些

基因对环境因素的作用会产生特定的反应,称为环境应答基因(environmental response gene)。环境基因组(environmental genome)即指基因组中环境应答基因的总和。环境基因组学(environmental genomics)是后基因组时代功能基因组研究的一个重要内容,由基因组学和环境科学交叉融合而成,是基因组学技术和成果在环境医学中的应用,以深入探讨环境-基因、基因-基因间的交互作用。其目标是研究遗传变异如何影响机体对环境因素作用的反应,包括发掘环境应答基因的单核苷酸多态性(single nucleotide polymorphism,SNP)及单倍型(haplotype),评价这些多态性的功能及其与患病风险的关系。过去对遗传变异的发现是由表型发现引导的,即首先识别具有异常表型的个体,然后采用各种遗传学方法筛选、确认与表型产生有关的基因和变异。随着 DNA 微阵列、二代测序技术等基因组高通量技术平台的建立,目前能够在大量候选基因中寻找出序列差异,继而再分析这些多态性与环境相关疾病的联系,从而大大加快了对环境应答基因多态性的识别能力。

(二) 环境基因组计划的启动与目标

1997 年 10 月 17~18 日,在美国国立环境卫生科学研究所(National Institute of Environmental Health Sciences,NIEHS)所长 Kenneth Olden 博士号召下,在马里兰的 Bethesda 举行了一个名为"环境基因组计划(environmental genome project,EGP)"的历史性会议。这次研讨会探索了环境基因组计划的必要性,并就其可行性展开了激烈的讨论。全世界有 275 名科学家参与,尽管会上争议很大,但最终几乎所有人都一致认为该计划是有远见的、重要的和应该进行的。1998 年 2 月 4 日,国家环境卫生科学咨询委员会(National Advisory Environmental Health Sciences Council,NAEHSC)批准了该项目并定名为"环境应答基因及其对人类健康的影响"。该计划的两个主要目标是:①推进有重要功能意义的环境应答基因的多态性的研究,确定其引起环境暴露致病危险性方面的差异;②通过改进基因分析技术、优化研究设计、开发样品库来推进基因-环境交互作用在疾病病因学中的流行病学研究,提出常见基因多态性研究成果相关的社会、法律和伦理学意义。这次会议的主题及后续会议对人类遗传学研究产生了深远的影响,为研究基因-环境相互作用和其他领域人类基因组变异的大规模项目奠定了基础。

(三) 环境基因组计划的研究进展

华盛顿大学测序专家 Deborah Nickerson 博士领导的研究小组已完成 647 个候选环境应答基因的重测序工作,并从 15.3Mb 基线序列中鉴定出 92 486 个 SNPs。测序区域包含所有启动子、内含子和外显子,候选应答基因涉及细胞凋亡、细胞周期、DNA 修复、药物代谢和氧化应激等重要信号通路。前期的测序数据来源于 NIH 提供的 90 个美国人 DNA 样本,包括非裔、亚裔、高加索、西班牙裔和本土美国人,另一部分数据来源于 95 个美国人样本,包括非裔、约鲁巴、高加索、西班牙裔和亚裔美国人。该团队进一步使用二代测序技术对 95 人样本的外显子进行测序。这无疑为基因型-表型-环境相互作用的关联性基因定位提供了宝贵的资源。此外,这些资料对特定功能多态性小鼠模型的建立、探索基因变异与疾病的关系、发掘环境相关性疾病遗传易感性研究的伦理、法律和社会问题以及建立新的研究工具、提出新的观点和策略,从而提高对环境因素易感性遗传变异的认识有很大的促进作用。

二、毒理基因组学、系统毒理学及其应用

(一) 毒理基因组学的概念与发展

毒理基因组学(toxicogenomics)是继 HGP 和 EGP 之后出现的毒理学新领域,是 EGP 的

重要组成部分,其诞生的标志为 NIEHS 在 2001 年启动的毒理基因组学协作研究计划。毒理基因组学研究基因组(广义上包括转录组、蛋白质组和代谢组以及表观遗传组等)在外源化学物诱导机体的毒性和疾病中的作用。毒理基因组学分别从调控生命过程的不同层面进行研究,包括(但不限于)基因组(如 SNP 微阵列、CGH 微阵列和二代测序技术)、转录组(如芯片技术、RNA-seq、RT-PCR、RNAi 和 SAGE 分析)、蛋白质组(如基于 MS 的蛋白质组学、抗原分析和细胞因子阵列)、代谢组(如 GC-MS、LC-MS 和 NMR)和表观基因组(如 ChIP-seq 和重亚硫酸盐测序)。目前,DNA 微阵列技术已经比较成熟,基于该技术的毒理基因组学依然是主要的应用。DNA 微阵列技术同时检测数以万计基因的表达水平,可评估不同化学物诱导的基因表达谱的改变。由于毒性机制不仅涉及一个或几个基因的改变,而且是许多基因及其表达产物相互作用的结果,因此,可以通过这种分析手段全面研究外源化学物的毒性作用机制,预测化学物的毒性,发现新的生物标志。全球的毒理基因组学数据已被多个数据库包括 GEO、ArrayExpress、ArrayTrack 和 CEBS 等收录。

2003 年,美国国立毒理基因组学研究中心(National Center for Toxicogenomics,NCT)在开发第一个毒理基因组学信息资源库时提出了"系统毒理学(systems toxicology)"的概念。系统毒理学整合传统毒理学实验数据,构建细胞、分子、组织、器官多层次上的分子和功能信号网络的计算预测模型,系统研究外源性化学物与机体的相互作用。系统毒理学研究结合化学、计算机科学、工程、数学、物理等学科的基础理论和分子、细胞、器官、组织和人群多层次的研究数据,表征和评估潜在风险与机体之间的作用关系,旨在阐明毒物作用机制,定量和动态揭示毒理学过程,准确模拟并预测复杂的不良结局。该方法为体内和体外实验研究外推至人类或生态系统提供了依据。因此,系统毒理学可将早期的、高度敏感的、可量化的分子和细胞事件外推至中长期的机体水平,可作为一种新的风险评估方法。通俗地说,系统毒理学是将毒理基因组学、传统毒理学和生物信息学融合在一起而形成的一个体系。毒理基因组学正在着手将从转录组学、蛋白质组学以及代谢组学获得的多种数据流与传统毒理学和组织病理学终点评估整合起来。这样的整合可以扩展我们对毒理学后果与分子遗传学之间联系的理解。系统毒理学使毒理学由描述式的科学转变为定量描述和分析的预测科学。

(二)毒理基因组学与系统毒理学的应用

1. 化学物毒性作用机制研究 应用毒理基因组学方法研究毒性作用的分子机制已得到广泛认可。毒理学的首要任务之一是研究毒物的作用方式和机制。传统毒理学实验几乎只对重要的毒性作用,如致癌、致突变等进行单独检测,存在耗时、工作量大、难以解释毒作用机制及覆盖所有毒性检测等缺点。通过检测细胞整体基因表达和细胞内容物的变化,把特定基因表达、蛋白质表达或某种代谢物变化的特征作为一种特定指纹来判断毒物作用机制,可以弥补传统研究方法的不足。毒物所特有的分子标志或基因指纹(fingerprints)是阐明毒作用机制的关键指标。单基因的检测分析能力有限,不具备单独作为基因指纹的特性,并且毒物所诱导基因表型的变化绝不是单一基因功能改变的结果,而是基因表达网络、多个细胞生物效应的综合结果。因此,对毒作用"基因指纹"的识别只有通过高通量的 DNA 微阵列等技术,通过基因表达网络分析以阐明毒作用终点和毒作用机制。毒理基因组以全基因组基因表达变化为检测终点,能够在基因水平上解释毒作用机制。通过表型锚定,即将特定的基因图谱改变与特定剂量或时间条件下的毒性损害相联系,就可以从各类化学物特征图谱中的变化基因得知细胞哪些功能发生了改变,从而间接地解释毒作用机制。

2. 化学物毒性及安全性预测 除了阐释作用机制外,毒理基因组学正在着手从转录组学、蛋白质组学以及代谢组学获得的多种数据流与传统毒理学和组织病理学终点评估整合起来,将对基因、RNA、蛋白质、代谢物的整体分析应用于毒性反应的预测,扩展对毒理学后果与分子遗传学之间联系的理解,使毒理学由描述式的科学转变为定量描述和分析的预测科学。相近作用机制的化学物质可诱导产生相似的基因、蛋白质、代谢物的表达谱,不同的表达谱可区别不同机制的化学物质。应用 DNA 微阵列技术确定特殊化学物产生的特征基因表达谱,利用质谱或磁共振技术分析蛋白质和代谢物表达谱,并比对具有相同生物学作用终点的已知标准参照物的表达图谱,预测其毒作用类型;使用 Cluster、GeneCluster 和 Sybil 等软件对未知化学物表达谱进行聚类分析,即将群体中相似的个体组合起来,再根据个体之间的相似程度分成多个亚类,分析两类毒物的基因表达模式的差异,从而预测未知化学物毒性效应。

传统毒理学依赖大量动物实验来研究化学物毒性,如采用两年期致癌动物实验评估化学物对动物的潜在致癌性和人类相关风险,但由于时间、工作量、化合物合成、动物使用等原因使其成本十分昂贵。基于 DNA 微阵列技术的毒理基因组学在采用动物实验替代方法、减少动物使用、缩短实验时间、减少工作量和化合物使用等方面具有更显著的优势。经实验发现,急性毒理基因组学研究与 28 天常规动物实验一样能够准确评价化学物毒性,采用 14 天毒理基因组实验替代两年期致癌实验识别"基因指纹"能够鉴别遗传毒性致癌物和非遗传性致癌物。

3. 鉴定生物标志　目前的生物标志多为毒物代谢物、DNA 加合物、组织病理以及生化改变,数量有限且不一定具备足够的敏感性和特异性。基因组技术为毒理学研究提供了大量可供筛选的生物信息分子,结合生物信息学分析技术,有望筛选出更加敏感和特异的生物标志。例如,常规肝功能检查如血清转氨酶升高对药物诱导的肝脏损伤的灵敏度较低,通过毒理基因组学可鉴别更可靠、更敏感的肝脏损伤生物标志。传统指标(例如表型改变或临床化学指标)一般在较高剂量水平上才能观察到,而在低剂量时无法识别,毒理基因组学技术则能够在分子水平上筛选"低毒性剂量"的生物标志。此外,环境应答基因多态性研究能提供大量的个体易感性分子生物标志,可以帮助阐明个体对不同环境因素的易感机制,筛选和确定易感人群,预测敏感个体。

4. 比较毒理学研究　动物实验结果外推到人类是困扰毒理学领域的一个难题,但毒理基因组学的应用将有利于该问题的解决。毒性研究首先在动物模型上进行是考虑到人和某些实验动物在药物吸收、代谢、作用和排泄方面具有一定的相似性,以尽量减少对人的健康危害。但毕竟实验动物和人具有本质上的差别,这就有可能因为实验动物对某一药物具有更大的耐受性或缺乏相关的毒物作用靶点而掩盖了化学物毒性结果的出现。因此,这一领域亟待发现与损伤相关的桥梁生物标志(bridging biomarker),即能够在不同物种间进行毒性比较的生物标志物,桥梁生物标志用于比较不同种属间毒性反应的差别,特别是显示某一损伤即将出现的生物标志,从而可在安全允许的范围内进行人体试验。通过一系列剂量下细胞内相关分子变化的检测,对比动物模型或细胞模型与人之间反应的异同,尤其是关键基因表达的相似程度,来选择合适的模型进行安全性评价,以更好地反映药物在人体内可能出现的情况。如果在人体内基因-蛋白-代谢物变化模式与实验模型不同,可以认为两者在某些方面缺乏相关的毒性机制,不适宜进行相关化学物的安全性评价。相反,这些细胞构成的变化相似程度越高,就越易于根据标志性基因/蛋白质/代谢物的变化进行毒性反应的外推。

组学技术的发展大大推动了毒理基因组学的研究和应用,然而,目前毒理基因组学仍存在许多问题,如成本昂贵、无统一规范的实验设计和数据处理方法、跨平台微阵列数据的可重复问题、缺乏数据挖掘工具、数据质量控制措施和标准不完善及缺乏有效的数据共享和报告等,这些问题的解决将对毒理基因组学的应用和发展带来重大影响。与 DNA 微阵列技术相比,基于二代测序技术的全转录组测序如 RNA-seq 大大增加了检测的灵敏度和精度。RNA-seq 的信号背景非常低,对于定量分析没有上限,可检测到高达 9000 倍以上的转录水平变化,其结果具有高度的重复性。RNA-seq 具备的这些优势使其能够鉴定更敏感的生物标志物和新型生物标志物(如选择性剪接、突变、异构体特异表达和非编码 RNA 等)。因此,随着 RNA-Seq 测序成本的下降,该技术将更加普及,它最终可能取代 DNA 微阵列技术进一步推动毒理基因组学的发展。另一个有前景的研究技术是外显子组测序(ExomeSeq),该方法可使用冷冻、甲醛固定或石蜡包埋的组织,外显子富集的 DNA 通过 DNA-seq 和基因组排列识别基因突变、插入或缺失以及其他与遗传异常相关的疾病。此外,代谢组学是一个很有前景的毒理基因组学研究领域,因为相对于基因表达的变化,它能够阐明化学物质如何影响细胞内的代谢。

第二节　环境表观基因组学

人类基因组计划(human genome project,HGP)圆满完成之后,2003 年英、德科学家启动了人类表观基因组计划(human epigenome project,HEP),旨在绘制 DNA 上所有的甲基化位点,建立控制基因表达的主要化学变化图谱。之后,美、日等国家的科学家开展了组蛋白修饰的研究,尤其是不同组织或疾病状态下表观基因组的差异。遗传学(genetics)与表观遗传学(epigenetics)信息是人类基因组所含的两类信息。前者指基于基因序列改变所致基因表达水平变化,如基因突变、基因杂合丢失和微卫星不稳定等;后者主要是基于非基因序列改变所致基因表达水平变化。而且,表观遗传是指没有 DNA 序列变化的、可在细胞和世代间传递的基因表达改变,如 DNA 甲基化、组蛋白修饰、染色质重塑以及 microRNA、siRNA 等。在基因组水平研究表观遗传效应及其变化规律的学科称为表观基因组学(epigenomics)。表突变(epimutation),即核酸或(和)组蛋白某位点的表观遗传变化。环境因素可通过表突变机制改变基因表达,导致多种人类疾病如肿瘤、衰老、免疫疾病及神经与精神发育紊乱。由于表观遗传改变具有可逆性特征,因此改善环境、适当补充营养和其他针对性的干预措施,可以缓和与控制表观遗传变化造成的有害健康效应。这为环境相关疾病的预防、早期诊断和治疗提供了重要途径。相对传统遗传认知,表观遗传的可逆性与可遗传性更有助于探讨和阐明环境、基因与疾病之间的联系。不仅具有临床医学意义,而且具有预防医学意义。

环境表观基因组学(environmental epigenomics),作为多个组学中的一员,是在基因组水平探讨环境因素的表观遗传效应,以及所致表观遗传变化对基因表达影响的学科。从环境-基因交互作用的角度看,它是环境基因组计划的延伸和深入。环境表观基因组学是一个日益受到关注的研究领域,亟待阐明的核心问题是环境因素导致哪些人类基因发生什么样的表观遗传变化,从而增加或降低人类疾病的易感性。早期表观遗传生物标志的建立和检测技术,是环境因素早期危害预警、防治疾病、促进健康的重要科学基础。

一、环境表观遗传作用及机制

大部分人都会有这样的想法:似乎什么都是由遗传决定的。比如眼睛的颜色是由基因组中特异的 DNA 序列决定的。但并非都是如此简单,比如遗传上相同的双胞胎,一位是正常的而另一位是自闭症患者。因此我们就不能基于遗传 DNA 相同来解释这种情况,肯定还有其他因素在起作用。这就是基因的化学修饰,可以从亲代传到子代,影响基因表达但并不改变 DNA 序列。表观遗传修饰能够影响 DNA 本身或者染色质中包裹 DNA 的蛋白质。这些修饰就像开关一样控制着基因组中基因的激活(表达)或失活(不表达)。这些修饰是表观遗传学研究的领域,而表观基因组学研究全基因组中的这些修饰。与基因组 DNA 序列不同的是,每个有机体有多个表观基因组,如不同细胞在环境因素影响下可能发生表观基因组变化。这奠定了环境表观基因组学的基础。

(一) DNA 甲基化

DNA 甲基化(DNA methylation)是第一个被发现的表观遗传标志。DNA 甲基化是哺乳动物细胞贮存表观遗传学信息的主要形式。DNA 上成簇的 CpG 区称为 CpG 岛,主要分布于基因的启动子。哺乳动物所有的甲基化几乎都发生在 CpG 岛,在 DNA 甲基转移酶(DNA methyltransferase,DNMT)作用下,把活性甲基从 S-腺苷蛋氨酸转移至 5-胞嘧啶上,形成 5-甲基胞嘧啶(5-methylcytosine,5-MC)。哺乳动物细胞整体的 DNA 甲基化至少要在 3 种 DNA 甲基转移酶参与下完成。一是在受精后去甲基化,至植入后需重新甲基化的胚胎细胞中,DNA 甲基转移酶 DNMT3A 和 DNMT3B 使没有甲基化的 DNA 重新开始甲基化,由此产生的细胞具有更大的发育潜能;二是根据亲本链的甲基位点,在复制链对称回文结构相应的胞嘧啶上,维持甲基化的 DNA 甲基转移酶 DNMT1 使复制后形成的半甲基化 DNA 发生甲基化反应,这样就获得了与亲本 DNA 完全相同的甲基化形式,结果导致表观遗传学信息在细胞和个体世代间传递。DNA 甲基化作为基因表达调控的重要方式,参与胚胎发育、衰老、肿瘤发生等诸多生理和病理过程。DNA 甲基化影响基因转录活性的可能途径有:①DNA 甲基化直接参与干扰特异转录因子与启动子上各自识别位点的结合,AP2、cMyc/Myn、CREB、E2F、NF-kB 等几种转录因子,识别含有 CpG 残基的序列,每一种因子的结合都可被甲基化抑制。②直接使特异的转录阻遏物与甲基化的 DNA 结合。如 MeCP1 和 MeCP2(甲基胞嘧啶结合蛋白1和2)可与基因序列中任何甲基化 CpG 残基结合,从而阻止转录因子的结合,抑制转录。③甲基化的 CpG 二核苷酸可被甲基结合蛋白家族(MBD)所识别,从而招募组蛋白去乙酰化酶(HDAC)、组蛋白甲基转移酶(HMT)和 ATP 依赖的核小体重塑酶等促使染色质结构和活性发生改变,间接影响基因转录。

(二) 组蛋白修饰

组蛋白是一组等电点>10 的碱性蛋白质,进化上十分保守。组蛋白八聚体(2 个拷贝的 H2A、H2B、H3、H4)及缠绕其外周的 DNA 组成核小体。现在人们发现核小体在基因遗传的几乎各个方面都发挥着重要作用。在核小体表面,暴露的核心组蛋白的 N-端尾部可发生共价修饰,常见的修饰方式有:甲基化、乙酰化、磷酸化、泛素化、多聚 ADP 糖基化、小泛素相关修饰物(small ubiquitin-related modifier,SUMO)化等。组蛋白修饰(histone modification)影响组蛋白与 DNA 双链的亲和性,即改变染色质的疏松或凝集状态(染色质重塑),或影响其他转录因子与结构基因启动子的亲和性,从而对基因表达发挥调控作用。

1. 组蛋白乙酰化与基因调控　组蛋白乙酰化是最早被发现的与转录有关的基因调控方式。在组蛋白乙酰转移酶(histone acetyltransferase,HAT)及组蛋白去乙酰化酶(histone deacetylase,HDAC)催化作用下,组蛋白乙酰化与去乙酰化维持一种动态平衡状态。乙酰化主要发生在组蛋白 H3 和 H4 的 N-端尾部的赖氨酸(Lys)残基上。一般来讲,松散的常染色质区域组蛋白高乙酰化,凝集的异染色质区组蛋白低乙酰化,组蛋白乙酰化状态与基因转录激活密切相关。有人认为,组蛋白尾部 Lys 残基的乙酰化可能使组蛋白携带正电荷量减少,使其与带负电荷 DNA 链的亲和性降低,促进了转录调控相关因子与 DNA 结合,进而发挥基因调控作用。

2. 组蛋白甲基化与基因调控 组蛋白甲基化位点主要在赖氨酸(Lys)、精氨酸(Arg)侧链 N 原子上。在组蛋白甲基转移酶(histone methyltransferase,HMT)催化下,Lys 位点可发生单甲基化、双甲基化和三甲基化,而 Arg 位点仅发生单甲基化和双甲基化(对称或不对称)。常见位点:H3 的第 4、9、27、36 位及 H4 的第 20 位 Lys;H3 的第 2、17、26 位及 H4 的第 3 位 Arg。研究发现核内胺氧化酶同源蛋白 LSD1 能使组蛋白 H3 的第 4 位 Lys 甲基化位点去甲基化,显示出组蛋白甲基化也是一个由组蛋白甲基转移酶和去甲基化酶动态调节的过程。不同位点的甲基化由不同的酶负责。不同位点的甲基化生物学作用不尽相同,如组蛋白 H3 的 Lys4 甲基化可使基因激活,而组蛋白 H3 的 Lys9 和 Lys27 甲基化常与基因失活有关。另外,组蛋白 H3 的 Lys9 不但可以发生甲基化,而且可以发生乙酰化,该位点的竞争性修饰或许有助于精密调控基因转录。

3. 组蛋白磷酸化、泛素化与基因调控 组蛋白磷酸化是另一种受到关注的组蛋白修饰,常与有丝分裂、减数分裂、细胞凋亡和 DNA 损伤过程中的染色质凝集有关。染色体凝集和转录起始都会出现染色质形态结构的变化。组蛋白磷酸化导致的这些变化在调控基因转录的过程中,扮演了一个重要的角色。组蛋白泛素化常发生在组蛋白的 H2A 和 H2B 的特定的 Lys 上。有人研究认为 H2B 的 Lys123 泛素化可介导组蛋白 H3 的 Lys4 甲基化并影响下游转录。而组蛋白 H2A 的 Lys119 的泛素化广泛存在于真核细胞中,约占 H2A 的 5%~15%。大约 50% 的激活基因的序列处于泛素化的核小体中,这一现象在基因调控中的作用有待进一步研究。

总之,不同的组蛋白修饰可以动态地调控转录状态。这些被修饰的组蛋白通过其修饰的类型和位点,表现其特定的功能,从而将其所携带的信息传递给 DNA,对基因表达产生一种类似 DNA 密码的影响。这些具有特异作用的组蛋白修饰,人们称之为"组蛋白密码(histone code)"。实际上,它是各种修饰间相互联系、相互影响的基因调控复杂系统。

(三)染色质重塑

组蛋白规律性地结合遗传物质,形成以核小体为基本单元的染色质。染色质由核小体高度有序排列而成。染色质紧密的超螺旋结构抑制了真核细胞基因的转录过程。基因活化和转录需要染色质包装状态、核小体和组蛋白及对应的 DNA 分子发生一系列构象变化,就是通常所说的染色质重塑(chromatin remodeling)。染色质重塑复合体主要有 3 类即 SWI2/SNF2、ISWI 和 Mi-2/CHD。如染色质去凝集时,核小体结构变得疏松而开放,转录因子等更易接近并结合核小体 DNA,基因易被激活,反之亦然。染色质重塑主要类型:①物理修饰:ATP 水解释放的能量使组蛋白和 DNA 的构象发生局部改变;②化学修饰:指组蛋白末端"尾巴"发生的乙酰化、磷酸化、甲基化和泛素化等。

(四)RNA 干扰

RNA 干扰(RNA interference,RNAi)是一种细胞内不涉及 DNA 序列变化而由与靶基因序列同源的双链 RNA(dsRNA)所诱导的转录后基因沉默(post-transcriptional gene silencing,PTGS)机制,能特异性地调控靶基因的表达。RNAi 广泛存在于各种生物中。大量研究表明,在调控动植物生长发育、抵抗病原性微生物等方面,RNAi 发挥了重要作用。它也成为人们在基因治疗和基因工程产品的研制等方面的重要研究手段。人们关注的小 RNA 主要包括两类：小干扰 RNA（short interfering RNA，siRNA）和微小 RNA（microRNA，miRNA）。它们都是在转录后发挥基因表达的调控作用。人们认为 miRNA 是内源性的，而 siRNA 可能是内源性或外源性的。它们在生长发育、新陈代谢、细胞增殖与分化、细胞凋亡、肿瘤发生和发展过程中发挥重要作用。

二、环境表观遗传不稳定基因及易感窗口

环境暴露包括社会心理因素、营养因素、化学与物理因素，通过修饰表观基因组，改变基因表达和疾病易感性。表观遗传不稳定基因（epigenetically labile gene）对环境诱导的表观遗传变异尤其敏感。主要包括亚稳态表等位基因（metastable epialleles）和印记基因（imprinted genes）。这些基因组的靶标含丰富的 CpG 二核苷酸序列，它们具有不同的表观遗传修饰状态。这些状态决定着基因表达的水平，如人类抑癌基因和癌基因的启动子区域 DNA 甲基化和组蛋白修饰所发生的显著改变。

（一）亚稳态表观等位基因

亚稳态表观等位基因是指能以可变和可逆的方式发生表观遗传修饰的基因位点，这些修饰导致遗传上完全相同的细胞出现不同的表型分布。亚稳态表观等位基因的高度可变的表达，产生于表观基因组中随机等位基因改变而不是基因组中的突变。大部分研究集中在少数几种亚稳态表观等位基因，包括小鼠的 A^{vy}（agouti viable yellow）基因、$Axin^{Fu}$（axin-fused）基因和 $Cabp^{IAP}$（CDK5 activator-binding protein-IAP）基因。A^{vy} 鼠拥有一个亚稳态 Agouti 基因，基因上游约 100kb 处插有逆转录病毒池内 A 颗粒（retroviral intracisternal A particle，IAP）。IAP 近端隐藏启动子部位，IAP 的甲基化程度在同基因的 A^{vy} 鼠中变化极大，导致毛色分布广泛，从棕色（即甲基化的）到黄色（即非甲基化的）；斑点状的 A^{vy} 鼠表观遗传为马赛克。这个另类启动子的低甲基化导致整个 A^{vy} 鼠不恰当的 Agouti 基因表达。这不仅导致了黄毛色，而且对下丘脑中黑皮质素 4 受体（MC4R）产生了拮抗作用，引起动物过度进食而肥胖，最终糖尿病和癌症高发。相反，当启动子高甲基化时，这些疾病在棕色假刺鼠（pseudoagouti）后代中发生率明显减少。发育阶段 Agouti 基因的表达仅表现在毛色上，使得 A^{vy} 鼠成为优秀且精致的敏感的生物传感器，以鉴别早期环境暴露通过修饰表观基因组而不是发生突变的基因组对成年疾病易感性的影响。

刺豚鼠（agouti mice）的 A^{vy} 等位基因的研究，通常被用作环境因素通过表观遗传机制影响基因表达和表型分布的范本。该等位基因的表达与其启动子区关联的转座子（transposon）的表观遗传状态相关。大多数转座元件（transposable elements）通过 CpG 甲基化而沉默，而那些亚稳态的转座元件，则以随机的方式低甲基化或超甲基化。这种变动的表观遗传状态可影响邻近基因的表达，形成细胞间表型的多元性，使遗传学上完全相同的个体细胞出现表型变异。A^{vy}（A）编码一种旁分泌信号分子，促进毛囊黑色素细胞产生导致黄色的棕黑素而不是黑色的真黑素。转录正常启动 A^{vy} 等位基因的第二外显子中调控毛发发育周期的特定启动子。A^{vy} 等位基因的转录正常表现在皮肤上，而毛发生长的特定阶段，A^{vy} 等位基因在毛囊的短暂表达导致每根黑色毛干顶部形成黄色带，使野生型小鼠的皮色变成棕色。A^{vy} IAP 近端隐藏着的启动子促使结构上异位的 A^{vy} 转录，导致黄色的皮毛、糖尿病、肥胖症和肿瘤。IAP 甲基化的程度在各个同基因的 A^{vy}/a 小鼠之间明显地不同，引起皮色分布变化，从黄色（未甲基化）向棕色（甲基化）衍变。母体食物中提供叶酸、维生素 B_{12}、胆碱和甜

菜碱等甲基供体可使子代毛色分布转变为棕色假刺鼠表型。研究证实甲基供体诱发的毛色分布转变是上游 IAP 转座元件 CpG 部位 DNA 甲基化增加的结果。因此,母亲妊娠期间食物对其后代的影响首次直接与表观基因组中 DNA 甲基化改变相关。充分显示早期发育期间环境表观基因组改变在成人疾病病因学中的作用。从外胚层(脑和尾)、内胚层(肝)和中胚层(肾)谱系分化的组织中,这些 IAP CpG 位点的甲基化谱均有很高的相关性,表明其甲基化谱的建立应在胚胎干细胞分化之前。支持成年疾病起源于早期发育阶段的多哈假说(developmental origins of health and disease,DOHaD)。另外,第 21 天的动物组织甲基化的数量与第 100 天的动物十分接近,表明这些表观遗传改变是稳定的。母体甲基供体补充对 A^{vy} 后代毛色分布的影响也能通过生殖细胞的表观遗传修饰遗传给 F2 代。母体妊娠期间暴露于含植物雌激素三羟异黄酮(genistein),可使 A^{vy} 等位基因中的 IAP 超甲基化,也能使存活的黄色 A^{vy}/a 后代的毛色分布转变为棕色。同时超甲基化能够使 A^{vy}/a 后代成年后肥胖。这些发现的意义在于超甲基化食物的补充,能减少基于 DNA 低甲基化的环境毒作用,从而保护表观基因组避免其变化所导致的有害作用。

(二)印记基因

绝大多数的常染色体基因是双亲本等位基因表达,然而,印记基因是指仅一方亲本来源的同源基因表达,而来自另一亲本的不表达。大约 1% 的常染色体基因被印记。印记是一典型基因对中的两个等位基因之一,由于甲基化或乙酰化作用而停止表达。如果表达的等位基因受到破坏,使机体对环境有害因素的易感性发生变异,就会产生疾病及相关问题。1991年首次证实小鼠中的 *Igf2r* 和 *Igf2* 是分别来源于母本和父本的印记基因。接着又证明了 *H19* 在人类被印记。目前已知鼠和人类的印记基因分别为 100 个和 70 个。印记基因可能具有特异性,人类的印记基因数目要少于鼠类。

父方和母方的等位基因通过精子和卵子传递给子代时,发生了 DNA 甲基化、组蛋白乙酰化与甲基化等修饰,形成基因组印记。在生殖细胞形成早期,父方和母方的印记均被消除,父、母方等位基因修饰模式分别在精子、卵子发生时形成,但父方和母方的等位基因具有不同的修饰模式。目前认为印记基因大约 80% 成簇,受同一条链上的顺式作用位点调控,该位点被称作印记中心(imprinting center,IC)。印记基因异常表达不仅对胚胎和胎儿出生后的生长发育有重要作用,而且对行为和大脑的功能也有很大的影响,印记基因的异常也与包括癌症在内的许多人类疾病相关。许多人类发育相关疾病如 Beckwith-Wiedemann 综合征和 Silver-Russell 综合征,不仅是因为基因组突变,而且与印记基因的表观遗传失调有关。有趣的是,Silver-Russell 综合征,其特征是先天性生长迟缓,就是第一个显示表观遗传印记缺陷影响两个不同染色体所引起的人类疾病。10% 的患者出现母亲 7 号染色体单亲遗传,40%~65% 的患者在 11p15.5 的 *H19* 上游印记控制区(imprint control region,ICR)出现低甲基化。另外,*H19* ICR 低甲基化的 Silver-Russell 综合征患者,在其他印记位点出现不同的 DNA 甲基化,显示出受精后印记建立和(或)维持能力的缺陷。相反,*H19* ICR 低甲基化,同时出现 *IGF2* 双等位基因表达,则会出现过度生长的疾病。因此这两个发育综合征在临床与表观遗传上是相反的病。全基因组关联研究(genome-wide association study,GWAS)和拷贝数变异(copy-number variation,CNV)研究证实了复杂疾病与基因组位点有关,如自闭症、双相情感障碍、精神分裂症和抽动秽语综合征(tourette's syndrom),具有亲本来源的遗传倾向,显示了这些疾病病因与印记基因有关。最近,自闭症和精神分裂症的发病过程中有 2 个印记基因被证实,一个是位于神经细胞中突触后致密物的膜相关鸟苷酸激酶 *DLGAP2*,另一个是与脑中几种不同配体相互作用的支架蛋白 *MAGI2*。涉及自闭症和精神分裂症的潜在印记基因与 Badcock 和 Crespi 提出的印记脑理论一致。子宫内暴露于饥饿环境时增加发生心血管疾病、肥胖和糖尿病的风险,人们也怀疑精神分裂症发病增加。因此,怀孕时营养缺乏显著增加精神病的发生。相反,热量丰富的西式饮食估计会增加自闭症发病,同时伴随精神分裂症发病率的下降。这是在西方国家出现的一种有趣的现象。机制上最好的理解是环境影响神经性疾病的产生,显然需要阐明印记基因在人类神经及行为正常发育过程中的作用。然而,由于脑特异表达谱不能在活体中测定,确定印记基因在正常和异常行为发育过程中的调节作用,具有明显的局限性。这意味着疾病状态与脑组织中异常印记基因表达间相关关系不易确定。鉴于双亲在印记控制元件建立表观遗传标记的一致性,表观遗传异常应该在外周组织中可检测和易分析的。因此,即使缺乏表达数据,筛查出印记调节元件表观遗传紊乱的个体应该具有丰富信息、确定基因组印记在精神疾病中所发挥的作用。因为印记基因如此整体参与调节早期生长与发育,体细胞中其失调也会增加癌症风险。对印记肿瘤抑制基因来讲,因为一个等位基因由于印记而失活,致使单一突变或表观遗传异常就可使基因失活。因此,一个印记基因沉默的等位基因等同于 Knudson 提出的癌症发生二次攻击模型中的第一次攻击。印记致癌基因也可能通过印记丢失(loss of imprinting,LOI)而激活后在体细胞过度表达。这表明印记基因也是潜在的人类癌症易感位点。已知有 30% 的印记基因与癌症的发生有关。为了更好理解人类疾病和神经系统疾病的病因,完整的印记基因谱及其调节元件即印记组(imprintome)必须明确。确定动物印记组学也很重要,如牛和猪,因为它们的繁殖力、肌肉质量和脂肪沉积部分依赖于印记基因表达。

印记组的概念第一次出现在 2009 年,是指人类基因组中环境不稳定的顺式作用印记调控元素。由于基因组印记是表观遗传调节的直接结果,故印记组应该归于表观基因组而不是基因组或转录组。印记组的重要性在于代表了哺乳类进化的显著进步。印记组对于发育和生长是非常重要的,有助于理解人类许多复杂疾病与印记基因及印记调节间的关系。同样,对于区分起源于亲源依赖性单等位基因表达与非亲源依赖的其他单等位基因表达间差别也是重要的。通过一致性与保真度,印记组可以区别与表观基因组的差别。在小的空间、时间和个体差别上,总是显示亲本特异表观遗传标记。已经证明,物种特异性差别存在于印记建立和调节过程中,所以认识人类印记组是非常必要的。资料表明鼠类和人类印记基因约有 30% 是重叠的,这对于建立人类系统或复杂疾病包括印记基因的研究模型是个警示性信息。由于表观基因组的可塑性,在某种程度上物种间表观遗传变异比遗传变异更快,范围更广。如果表观遗传变化,特异的印记调节就随之变化,从而推动哺乳动物进化和物种变异。因此,减小了任何模式有机体印记组与人类印记组的关联性。大、小鼠的遗传差异是人类与猕猴差异的 20 倍,但大、小鼠有相似的脑商(相对于身体大小,实际脑大小与预期脑大小之比),而人类脑商至少是猕猴的 6 倍。因此,阐明人类印记组才能更全面认识神经性疾病的发病机制。

三、环境表观遗传效应及毒性标记

发育环境日益用来预测后期生命表型及疾病风险。"健康与疾病的发育起源"学说(多哈学说)认为生命早期基因-环境交互作用造成了持续影响,并且表观遗传是其首要机制。表观遗传研究基因表达变化,这种变化在细胞间遗传,甚至可以从亲代传给子代、再传给子代的子代。人们日益认识到影响表观基因组的早期环境因素多种多样,包括:饮食因素(总热量摄入、特异营养素水平、植物化学物质），物理因素（行为、温度、物种密度、压力），化学因素（毒素、内分泌干扰、药物），其他因素（随机效应）。因为早期发育阶段表观遗传修饰，如 DNA 甲基化，对这些因素最为敏感，所以环境毒理学与表观遗传基因调节相结合是特别重要的。

（一）饮食营养

供给孕期母鼠富含甲基供体的饮食，会永久改变携带 A^{vy} 等位基因仔鼠的毛色类型，增加肺组织中 $Runx3$ 基因甲基化并抑制其转录。同样饮食中补充三羟异黄酮，这是大豆中植物雌激素，与甲基供体路径相作用，也会改变 A^{vy} 鼠的毛色。这已经成为宫内影响胎儿表观基因组的生物传感器。在怀孕和哺乳期，饮食缺乏叶酸的动物会出现全基因组低甲基化。比如鼠类，出生后早期缺乏甲基供体的食物会减少印记基因 $Igf2$ 的甲基化。事实上，啮齿类动物宫内缺乏营养不仅直接影响到几个基因的表达和甲基化，如糖皮质受体基因 $Nr3c1$，以及过氧化物酶体增殖物激活受体基因 $PPARa$，而且影响到新生儿对瘦素的反应。甚至，生命后期这些表观遗传效应持续存在，最终成人表现肥胖。基于表观遗传，人类也受到早期营养状况的影响，人类寿命也与食物丰富程度有关。尽管直接的表观遗传机制不清，整个表观基因组的分析对环境表观基因组学来讲是非常重要的，特别是从鼠类转变至人类的研究。

（二）行为与压力

从昆虫到哺乳类动物，行为和压力诱导的变化同样广泛存在。沙漠蝗（schistocerca gregaria）在拥挤条件下饲养时就会产生更多群居表型的子代。同样，出生后第一周，由于母鼠高水平呵护与低水平呵护相比，鼠的海马组织中显示了糖皮质激素受体基因和其他位点的持久性甲基化改变。在行为和压力两方面，生命早期受到虐待的人，其海马中 $NR3C1$ 糖皮质激素受体基因启动子的甲基化也增加。压力诱导多种动物表观遗传控制的表型发生变化。无论是物种间还是物种内，昆虫显示了广泛不同的基因组甲基化水平变化。表明了甲基化在基因-环境交互作用的重要性。豌豆蚜（acyrthosiphon pisum）有一功能性 DNA 甲基化体系，在拥挤或捕食者的压力下，将产生更多有翼的子代。受到拥挤的母蚜表达更多的 DNMT 酶，且有翼的子代增加了 $ApJHBP$ 位点的甲基化。这说明了在信息水平和随 DNA 甲基化翻译一致变化的重要性。现有证据也表明表观遗传标记的调节作用，与太平洋牡蛎和基础脊索动物玻璃海鞘所受压力程度和环境反应基因有关。而且，鼠接近猫之后，表现出创伤后综合征症状，伴随海马中 $Bdnf$ 基因甲基化增加。有趣的是人类自杀者中同样基因的甲基化也增加。对鼠来说，生命早期的压力所造成的成鼠脑中精氨酸加压素蛋白表达增加，与神经元中 Avp 基因甲基化增加有关。母婴分离带来的压力造成抑郁行为时还有许多基因的甲基化的增加与减少。有趣的是，此等鼠可能会通过雄性生殖细胞遗传这些 DNA 甲基化类型和表型。人类早期生命压力也与某种 5-羟色胺受体基因多态性所造成的基因表达变化有关。

（三）化学有毒物质

化学毒素广泛存在且显示出对表观遗传的影响。在烯菌酮（一种杀真菌剂和内分泌干扰物）存在的环境中饲养，水跳蚤（daphnia magna）的全基因组 DNA 甲基化降低。怀孕期间暴露于烯菌酮的雌鼠会生产精子中许多基因甲基化变异的雄性子鼠，而雌性子鼠有更高的肿瘤发病率、出现更多的妊娠异常。某些情况下可通过精子持续传代。对于这些变化，全表观基因组会提供一个更完整的认识。因为 F1 和 F2 的生殖细胞产生于受到暴露的怀孕母鼠，它们在早期发育阶段就暴露于烯菌酮。因此，对表观基因组的影响能遗传给后代。除了农药外,许多化学物质对表观基因组都有影响。如双酚 A(biphenol A,BPA),一种得到广泛研究的内分泌干扰物,在我们的环境中普遍存在,研究反复证明影响多个啮齿类组织如肝脏和脑组织的 DNA 甲基化。对灵长类动物来讲,早期暴露于金属铅(Pb),即使是暴露 23 年后,脑组织中 DNA 转移酶活性也会降低。再次突显了甲基化相关信息水平的重要性。

(四)暴露剂量与时间依赖性

表观遗传变异是环境因素急性和慢性暴露效应的敏感指标。然而,这些反应常常是非线性的且依赖于不同的生命阶段。如果急性低剂量暴露发生于胎儿发育的易感窗口,就可能产生比成人高剂量暴露更大的影响。比如,当脐带血中多环芳烃(PAH)DNA 加合物浓度增加时,脐带血的全基因组 DNA 出现高甲基化。显示胎儿表观基因组可能受多环芳烃暴露影响而发生改变。更重要的是,估计胎儿暴露于多环芳烃的剂量至少比母亲低 10 倍,表明胎儿比成人更加敏感。同时,对于急性高剂量暴露来说,低剂量慢性暴露在某种程度上结果相同甚或相反。镉(Cd)暴露对 DNA 甲基化影响的研究结果表明,Cd 诱导 DNA 高甲基化还是低甲基化取决于暴露的时间。急性低剂量或高剂量非竞争性地抑制 DNMT 活性,结果造成鼠肝细胞中 DNA 甲基水平降低。然而,慢性长期低剂量暴露于 Cd 有相反的影响,导致 DNMT 活性增强、DNA 高甲基化,从而增加细胞增殖与转化。就整个动物而言,需要考虑的另一个问题是不同器官敏感性的差异。而一些组织如鼠类子宫,可能以单一方式对内分泌干扰化学物作出反应,并且在引起甲基化的高剂量(20mg/kg)时,其他组织如胎鼠前列腺却显示出低剂量效应。在这种情况下,新生鼠暴露于 10μg/kg 的 BPA,产生与人类经常暴露水平相似的内部暴露,导致基因启动子的异常甲基化,并且致成年期发生前列腺肿瘤前期损伤。这与广泛存在的低剂量效应和 EDC 的多种反应相一致。

(五)疾病相关环境因素的表观遗传效应

环境因素以暴露和(或)疾病相关方式诱导表观遗传变异。相关复杂疾病众多,如癌症、心血管疾病、呼吸道疾病、肥胖、脑卒中和神经退行性疾病。另外,这些疾病的发生发展过程依赖于早期表观遗传编程,以及疾病发生前后成年期的表观遗传变化。一些表观遗传标记可能成为暴露生物标志或疾病风险及发生的预测标志,而另外一方面可能提供了环境因素作用的模式。表观遗传变异可能是环境相关疾病的病因机制,有助于建立和完善疾病的预防战略。与疾病相关的典型环境因素的表观遗传效应如下:

1. 吸烟 通过 DNA 损伤、氧化应激和炎症反应,吸烟产生许多不良健康效应,包括癌症、心血管疾病和呼吸道疾病。吸烟在各种疾病中的表观遗传效应知之尚少且研究结果不一致。吸烟导致的表观遗传类型与特异基因高甲基化有关。在肺癌动物模型中已经阐释得比较清楚,且可能成为这个疾病的生物标志。在非小细胞肺癌发病过程中,吸烟引起 *p16* 基因启动子的高甲基化,明显与吸烟年包数和时间有关。其他抑癌基因也有同样的关系,如 *APC*、*RASSF1A* 和 *MTHFR*。然而,高甲基化并非吸烟对基因仅有的影响。吸烟能引起特异癌症的全基因组低甲基化,如结直肠腺瘤和癌症。在肺癌细胞中,通过启动子 CpG 岛去甲基化和 *DNMT3B* 表达抑制,烟草提取物诱导转移前的癌基因 γ-突触核蛋白基因(*SNCG*)异常表达。这些是表观遗传修饰对环境因素暴露产生的反应,对疾病和基因的特异性,需要有更多研究。吸烟也能干扰组蛋白功能。通过募集多梳抑制复合体(*SIRT1*、*EZH2*、*SUZI2*、*BMI-1*)抑制 *Dickkopf-1* 基因,A549 和 Calu-6 肺癌细胞暴露于烟草浓集物增加裸鼠肿瘤的发生。在不发生高甲基化的启动子区域内,*H4K16ac* 水平增加而 *H3K27me3* 水平下降。吸烟也可诱发 COPD,它与前炎症状态有关,部分由于炎症因子的表观遗传重编程引起。鼠肺暴露于吸烟,增加 H3 的磷酸乙酰化和 H4 的乙酰化,但降低组蛋白去乙酰化酶 2 的活性,导致前炎症基因转录增加。另外,吸烟诱导 IκB 激酶-α(*IKKα*)活性,且在 *IL-6* 和 *MIP-2* 基因启动子 *ser10* 磷酸化及 *H3K9* 乙酰化,还有使 C57BL/6J 鼠肺的 *lys310RelA/p65* 乙酰化。吸烟也是哮喘的重要危险因素。哮喘发病过程中有一些表观遗传的作用,包括肺泡巨噬细胞中染色质重塑、*HAT* 与 *HDAC* 平衡、吸烟者外周血单核细胞 *MAOB* 的 DNA 低甲基化和特异基因启动子出现甲基化如 *p16*、*CYP1A1* 和 *FHIT*。然而,某些表观遗传变化是由于吸烟引起的还是由于疾病相关病理变化引起的,尚不清楚。出生前吸烟暴露可能诱发生命后期哮喘、肺病及心血管疾病。除了 DNA 甲基化和组蛋白修饰外,母亲怀孕期吸烟会导致胎盘中 miR-16、miR-21、miR-146a 降低。宫内这些表观遗传变化可能增加生命后期各种疾病的风险,这些对疾病预防有非常重要的意义。

2. 内分泌干扰物　内分泌干扰化学物(endocrine disrupting chemicals,EDC)是指外源化学物,通过激素的兴奋或拮抗、干扰激素信号或产物,从而模仿内分泌系统的作用。内分泌干扰物可能来源于人为污染、动物和植物,对动物和人具有内分泌干扰作用。EDC 的表观遗传影响与环境相关疾病的关系,尤其是早期发育期暴露于 EDC 一直受到人们的关注,因为它可通过表观遗传重新编程引起持续的基因表达的改变,这些改变可发生在体细胞、生殖细胞且可跨代遗传。

广泛用于牛和其他牲畜饲养业的外源性雌激素 DES(diethylstilbestrol),对多个种群均是内分泌干扰物。鼠生命早期暴露于 DES 增加子宫癌的危险,伴有鼠宫内雌激素反应基因乳铁蛋白(lactoferrin)基因的去甲基化。鼠宫内暴露 DES 引发同源异型盒 A10 的高甲基化,参与生命后期子宫增生与肿瘤形成。核小体结合蛋白 1(*Nsbp1* 或 *Hmgn5*)的高甲基化,作为新生儿 DES 暴露后隐藏着的子宫表观遗传标记,仅出现在暴露鼠的性成熟期,而不会出现在青春发动期前去卵巢的动物。鼠发育期暴露 DES 也存在跨代效应,促进 F2 代 *c-fos* 表达、特异外显子 CpG 岛低甲基化,增加肿瘤易感性。显示出怀孕期暴露 DES 导致的表观遗传重编程,可造成多种异常结局,包括女性生殖器官异常、生殖道肿瘤及男性泌尿生殖道疾病。这些不利影响可能殃及此等女性的后代。双酚 A(bisphenol A,BPA)是另外一种常见的外源性雌激素。刺豚鼠宫内暴露于 BPA,诱发子代的 *Agouti* 基因上游脑池 A 颗粒反转录转座子低甲基化。植物雌激素的甲基供体,能够反转其表观遗传影响。甚至,新生儿暴露于 BPA 能够改变关键基因(*Pde4d4*、*Nsbp1*、*Hpcal1*)的甲基化状态,这些基因的甲基化状态与鼠前列腺癌变过程的转录变化相关。在这个模型中,EDC 也可诱导 *DNMT3B* 和 *MBD2* 的持久性异常表达。除了产生肿瘤外,发现鼠宫内暴露 BPA,通过前脑特异基因甲基化,改变基因转录,并诱导子代的异常行为。这支持 EDC 暴露影响神经内分泌系统和行为的观点。研究表明,EDC 与人类糖尿病和代谢紊乱有关,但其是否通过表观遗传机制来实现的,尚待进一步研究。最具跨代表观遗传效应的 EDC 是杀菌剂烯菌酮,其诱导的表观遗传改变可以通过精子遗传。怀孕大鼠一次短暂暴露烯菌酮后,三代雄性子鼠出现许多疾病,包括雄性不育、加速衰老、行为异常及前列腺疾病,伴有表观遗传、转录组学、遗传变化等,并可持续存在于三代之中。另外还发现,从 F1 至 F3 代不同的 EDC 导致不同的性腺异常及特征性 DNA 甲基化改变。这些表观突变如何在不同代际间传递是今后有待阐明的问题。作为一种表观基因组的修饰物,植物雌激素发挥内分泌干扰物的作用,特别是内分泌相关的癌症。人群研究证实了三羟异黄酮(genistein),大豆的主要成分,依赖明显的表观遗传作用,对前列腺癌有保护性影响。在乳腺癌细胞中,二羟异黄酮(daidzein)和三羟异黄酮可以反转 DNA 高甲基化,从而恢复肿瘤抑制基因 *BRCA1* 和 *BRCA2* 的表达。这两种植物雌激素对前列腺癌中的 *BRCA1*、*GSTP1* 和 *EPHB2* 基因发挥了同样的作用。此外,三羟异黄酮具有 DNMT 抑制和组蛋白修饰两种作用,发现它可重新激活前列腺癌细胞中肿瘤抑制基因(tumor suppressor gene)如 *p21*、*p16* 和 *BTG3*。新生儿暴露三羟异黄酮,在鼠子宫内通过低甲基化诱导 *Nsbp1* 表达。而香豆雌酚(coumestrol)和雌马酚(equol)通过鼠胰腺中基因启动子高甲基化,使 *H-ras* 表达沉默。同样,出生前后通过饮食暴露于植物雌激素造成性早熟,诱导肌动蛋白-a(*Acta1*)、雌激素受体-α 和 *c-fos* 基因启动子异常甲基化。

3. 多环芳烃　多环芳烃是环境中广泛存在的污染物。多环芳烃存在于煤、原油和焦油中,也可来源于化石燃料的燃烧、森林大火及火山爆发。人类暴露来源还包括汽车尾气排放、吸烟、饮食中脂肪、烹调用油、煤焦厂、铝冶炼厂和都市垃圾焚烧厂的工业暴露。大量资料表明,慢性暴露于多环芳烃与许多疾病相关,包括癌症如肺癌和膀胱癌、哮喘、COPD、缺血性心脏病、先天性缺陷和胎儿宫内生长异常。

多环芳烃暴露最敏感期之一是早期胚胎发育期。700 个儿童组成的队列研究了经胎盘暴露于交通相关污染的表观遗传效应,母亲多环芳烃暴露造成 *ACSL3* 基因的高甲基化,与 5 岁儿童哮喘发病成正相关。出生前暴露于多环芳烃与脐带血 DNA 全基因组甲基化及多环芳烃加合物累积相关。*INF-r* 启动子高甲基化与暴露母亲所生子女的脐带血中多环芳烃水平有关。长分散核元件(long interspersed nuclear element-1, LINE-1)在胚胎发育早期高表达而在细胞起始期沉默。然而,HeLa 细胞暴露苯并(a)芘导致早期染色质重塑 *H3K4me3* 和 *H3K9ac*,以及通过 *DNMT1* 表达的减少使 *LINE-1* 启动子的 CpG 岛低甲基化。已知多环芳烃暴露诱导 PAH-DNA 加合物,且在特异细胞中累积,促进特异部位的表观遗传修饰。在乳腺癌 MCF-7 细胞中,苯并(a)芘诱导 DNA 加合物产生并使 CpG 岛异常甲基化。不仅如此,PAH-DNA 加合物和黄曲霉毒素 B_1 可能与肝细胞癌中 *RASSF1A* 基因高甲基化有关。长期慢性暴露于 PAH 焦炉工的 *Alu* 和 *LINE-1* 甲基化水平增加且 *p53* 基因启动子出现异常甲基化,这些均与多环芳烃暴露有关。消防员日常工作中暴露于不完全燃烧产物如多环芳烃,血液中有较高水平的 *DUSP22* 启动子低甲基化。而且,职业暴露相关 *DUSP22* 启动子低甲基化与工作年限有关,但与年龄无关,显示累积暴露所造成的表观遗传影响。由于人类广泛暴露于多环芳烃,包括室内和室外暴露、呼吸道与消化道进入、皮肤吸收接触。这类物质成分复杂,未来要阐明其在不同环境中混合物如多环芳烃的表观遗传效应。

4. 感染性病原体　作为常见的对有害环境暴露作出反应的因素之一,炎症和氧化应激常常发挥表观遗传间接调节作用。暴露于感染性病原体,特别是细菌和病毒,引起炎症和氧化应激,继而使宿主细胞或器官产生表观遗传异常。幽门螺杆菌感染是胃癌的高危险因素,与胃黏膜的特异 CpG 岛的高度甲基化有关,与胃癌中看到的异常 DNA 甲基化标记一致。而且,显示幽门螺杆菌诱导了 E-钙黏蛋白(E-cadherin)和 *RUNX3* 基因启动子的 DNA 高度甲基化,前者是与肿瘤发病和转移有关的黏附分子,后者是潜在的肿瘤抑制基因。已知病毒诱导各种癌症,一些是通过表观遗传机制来调节的。乙型肝炎病毒与肝癌间的关系几十年前被确认,现已明确其发生是通过多个步骤进行的,大部分表观遗传变化发生在较早阶段。许多表观遗传改变发生在乙型肝炎病毒 X 蛋白诱导癌症发生时期,包括 *p16* 基因的高度甲基化、E-cadherin、*RASSF1A* 和 *GSTP1* 启动子的异常甲基化、组蛋白去乙酰化和 miRNA-373 水平下调。人乳头瘤病毒与宫颈癌、头颈部癌、皮肤癌和其他癌症发病相关。几十年来,已知人乳头瘤病毒与 DNA 高度甲基化有关,表明其可能是癌症有用的生物标志。除了甲基化外,人乳头瘤病毒能够调节 DNMT1 酶的活性并且干扰染色质的重塑,如影响组蛋白去乙酰化酶活性、组蛋白乙酰化酶活性和乙酰转移酶的 pCAF 区域。与 EB 病毒相关的肿瘤包括鼻咽癌、伯基特淋巴瘤、霍奇金病和淋巴组织增生性肿瘤。EB 病毒的表观遗传修饰包括 DNA 甲基化、组蛋白重塑和 miRNA 的异常表达。EB 病毒编码的癌基因蛋白 LMP1 上调 DNMT1、DN-MT3a 和 DNMT3b,造成幽门螺杆菌相似的表型,伴有 *E-cadherin* 启动子高度甲基化。除了细菌与病毒外,原生生物、真菌和古生菌也被认为通过表观遗传调节参与疾病的发生发展,但这方面知之甚少。

基于对微生物的认识,Toll 样受体(toll-like receptors,TLR)启动免疫反应,造成炎症基因表达增加,且上调许多特异的 miRNA 如 miRNA-21、miRNA-146 和 miRNA-155。miRNA 是先天和后天免疫的重要成分。正常情况下,鼠自然杀伤细胞和 T 细胞中 miRNA-29 直接以 *INF-r* mRNA 为目标抑制 *INF-r*。但细菌一旦感染了李斯特菌(listeria monocytogene)或牛型结核菌(mycobacterium bovis)卡介苗(BCG),这种 miRNA 就下调。miRNA 的异常或慢性调节与慢性炎症、自身免疫和癌症密切相关。除宿主 miRNA 外,发现病毒含有自己的一套 miRNA,包括 EB 病毒和其他的疱疹病毒、猿猴病毒-40 和人类腺病毒。它们通过下调特异防御型基因,潜在影响着人类的免疫反应。认识微生物诱导的表观遗传修饰有助于治疗和预防疾病。

5. 重金属 重金属暴露与神经疾病、癌症、糖尿病、心血管疾病等密切相关。传统观点认为,DNA 损伤是金属影响疾病发生的重要途径并且得到了广泛研究。然而,流行病学和实验研究表明,重金属暴露可能引起表观基因组改变并且这种影响是持续存在的。一些重金属的表观遗传作用靶标得到证实。镉暴露诱发 DNA 高甲基化或低甲基化,取决于暴露时间。暴露于铬、砷、镍、甲基汞、铅、有机锡诱发全基因组或单个基因的 DNA 甲基化改变。而且,重金属暴露造成组蛋白密码改变,影响组蛋白甲基化、乙酰化、泛素化和磷酸化。镍、铜、砷和有机锡可引起全基因组组蛋白修饰。不同的植物种群或哺乳类癌细胞暴露于镉、砷和汞,可导致 miRNA 表达改变。总之,重金属能够通过表观遗传修饰激活或抑制基因表达,此等变化可持续终生。

6. 空气污染 空气污染相关的不利健康效应包括哮喘、慢性呼吸道疾病、心血管疾病、2 型糖尿病、中枢神经系统疾病如神经发育疾病、阿尔兹海默病和帕金森病。

越来越多的证据表明,空气污染能够引起表观遗传改变,包括 DNA 甲基化和 miRNA 的上调或下调。PM$_{2.5}$ 和 PM$_{10}$ 暴露不仅与血中白细胞和黏膜细胞中的 *Alu* 和 *LINE-1* 的低甲基化有关,而且与氮氧化物产生相关的 *NOS2A* 基因 DNA 甲基化异常有关。在重污染城市生活者与调节 T 细胞的 *FOXP3* 高甲基化相关,而新生儿出生前多环芳烃暴露使脐带血白细胞中 *ACSL3* 基因高度甲基化。值得注意的是此等基因涉及哮喘病因机制。多环芳烃与 *Alu* 和 *LINE-1* 的高度甲基化有关。还有证据表明空气污染与 miRNA 表达异常相关,且空气污染有害组分的影响涉及 miRNA 处理过程的不同基因。除此以外,空气污染对重要的炎症生物标志产生影响,如纤维原、C-反应蛋白、ICAM-1 和 VCAM-1 等;二氧化氮与黑炭暴露增加血液中纤维原 ICAM-1 和 VCAM-1 的水平;而臭氧暴露与 C-反应蛋白和 ICAM-1 的水平密切相关。*Alu* 高甲基化及 *LINE-1* 低甲基化、组织因子或 *TLP-2* 甲基化的患者中,空气污染影响较大,显示表观遗传在空气污染影响过程中发挥关键作用。进一步表明空气污染诱导的表观遗传变化,通过血栓形成、系统性细胞因子诱导炎症和内皮功能退化,最终可能诱导心血管疾病的发生。

7. 电离辐射　一般认为电离辐射损伤 DNA(如缺失或点突变)而引发疾病,但辐射也可通过表观遗传变异诱发疾病。暴露钚诱发鼠肺癌中 CDKN2A 基因沉默。在人类的肺腺癌中,CDKN2A 基因常常发生甲基化并且与辐射暴露剂量间存在剂量-反应关系。CDKN2A 基因甲基化也与辐射暴露诱发的氧化应激有关。辐射诱发淋巴瘤的鼠模型,也证明 CDKN2A 基因高度甲基化。判断表观遗传变化在旁路效应、跨代效应及辐射适应性的作用是非常重要的,因为 20 世纪以来无论是环境还是医疗暴露,人类暴露于辐射的机会都在显著增加。尽管低辐射剂量引起的辐射适应性具有积极影响,但高剂量相关的低甲基化及基因组不稳定性可能产生有害作用。因此,认识辐射诱发的分子变化,有助于完善辐射风险评价、采取有效措施改善辐射对基因组的有害影响。

四、环境表观遗传跨代传递效应

表型传代特异性最好的例子是通过 DNA 甲基化判定刺豚鼠(agouti mice)毛色和其他特性如肥胖、糖尿病和肿瘤的发生。携带亚稳态 A^{vy} 表观等位基因的母鼠(显示刺豚鼠本身毛色)更可能生产刺豚鼠子代,而没有携带亚稳态 A^{vy} 表观等位基因的母鼠(自身毛色为黄色)更可能生产毛黄色的子代。毛色变化谱与 A^{vy} 表观等位基因的显性有关,部分是由母鼠饮食中所含甲基供体食物决定的。植物雌激素三羟异黄酮可以连续几代使这个等位基因的表观遗传状态发生改变。另外,孕鼠暴露于内分泌干扰物(如双酚 A、烯菌酮)导致雄性繁殖力、体重和癌症风险变化,可连续四代都发生这些变化。然而,特异表观遗传标记是否决定了这些跨代表型还存有争议。据报道,在瑞典北部,外祖父暴露于饥饿与孙子辈死亡率相关,而外祖母的食物状态与孙女辈死亡率有关。另外,荷兰饥荒对出生体重影响持续了两代。除此以外,南加利福尼亚儿童健康研究结果表明,外祖母怀孕时吸烟会增加其孙辈的哮喘风险。青春期前的父亲吸烟影响儿子的 BMI 而不影响女儿。尽管表观遗传可能是这些现象发生的机制,但 DNA 突变本身也是可能的。几十年前宫内暴露 DES 可使其男性后代泌尿生殖器畸形率增加,包括尿道下裂。而母亲怀孕期暴露 DES 会增加宫内不暴露 DES 者雄性尿道下裂的发生率。这一结果可能与雄性受体基因的表观遗传改变有关。女性暴露 DES 时,胎儿生殖系统形成时原始生殖细胞会发生这一表观遗传变化。其跨代遗传影响下一代(儿子)和下一代的下一代(孙子),其分子机制尚不清楚。

一般认为,暴露个体的整个生命过程中体细胞的表观遗传标记能够传给子细胞,而生殖细胞中建立的标记能够传给后代。然而,表观遗传是否参与这一调节,仍然存有争议。表观遗传机制参与跨代效应,需要根据暴露后至少三代的表型来判断。以暴露的怀孕母体为 F0,需要观察 F1~F3 代,还需要排除暴露对 F1 代的体细胞或产生 F2 代的精母细胞两方面的直接影响,因为这两类细胞出现在暴露的怀孕期。怀孕能力的选择可能影响与表观遗传相关基因的分布。

(金永堂　周　雪)

参 考 文 献

1. Christensen BC, Marsit CJ. Epigenomics in Environmental Health. Frontiers in Genetics, 2011, 2:84. (https://doi.org/10.3389/fgene.2011.00084)

2. Ho SM, Johnson A, Tarapore P, et al. Environmental Epigenetics and Its Implication on Disease Risk and Health Outcomes. ILAR Journal, 2012, 53(3-4):289-305.

3. Burris HH, Baccarelli AA. Environmental epigenetics: from novelty to scientific discipline. Journal of applied toxicology, 2014, 34(2): 113-116.

4. Cortessis VK, Thomas DC, Levine AJ, et al. Environmental epigenetics: prospects for studying epigenetic mediation of exposure-response relationships. Human genetics, 2012, 131(10): 1565-1589.

5. Skinner MK. Environmental epigenomics and disease susceptibility. EMBO reports, 2011, 12(7): 620-622.

6. Flanagan JM. Epigenome-Wide Association Studies (EWAS): Past, Present, and Future//Cancer Epigenetics: Risk Assessment, Diagnosis, Treatment, and Prognosis. M Verma, Editor. Springer New York: New York, NY, 2015: 51-63.

7. 薛京伦. 表观遗传学. 上海: 上海科学技术出版社, 2006.

8. Jirtle RL, Tyson FL. Environmental Epigenomics in Health and Disease. 1st edition. New York: Springer Verlag Berlin Heidelberg, 2013.

9. NIEHS SNPs. NIEHS Environmental Genome Project, University of Washington, Seattle, WA (URL: http://egp. gs.washington.edu)[date (03,2017) accessed]

10. Chen M, Zhang M, Borlak J, et al. A decade of toxicogenomic research and its contribution to toxicological science. Toxicological sciences, 2012, 130(2): 217-228.

11. Plant NJ. An introduction to systems toxicology. Toxicology Research, 2015, 4(1): 9-22.

12. Sturla SJ, Boobis AR, FitzGerald RE, et al. Systems toxicology: from basic research to risk assessment. Chemical research in toxicology, 2014, 27(3): 314-329.

13. Wilson VS, Keshava N, Hester S, et al. Utilizing toxicogenomic data to understand chemical mechanism of action in risk assessment. Toxicology and applied pharmacology, 2013, 271(3): 299-308.

第 七 章

组学技术在环境卫生研究中的应用

第一节 组学技术与环境卫生研究

随着计算机生物学和系统生物学等新兴学科的不断涌现,生命科学大综合和大发展的时期已经来临。由于复杂系统理论和非线性科学的发展,生命科学研究正从局部观向整体观转变,从线性单向思维走向复杂性思维,从单一学科为主转变为多学科的交叉融合。在此过程中,"组学"(-omics)的概念应运而生。

"组学"通常是针对生物学中生物分子集合进行系统性的研究,这些研究对象的集合称之为组,它代表了对怎样思考生物学和生物体系工作方式的重新定位。本节主要从基因组学(genomics)、转录组学(transcriptomics)、蛋白质组学(proteomics)、代谢组学(metabolomics)、表观基因组学(epigenomics)和暴露组学(exposomics)等方面概述组学技术及其在环境与健康研究领域的应用。

一、基因组学

(一)基因组学概况

1. 基因组　基因组(genome)一词系由德国汉堡大学 H. Winkles 教授于 1920 年首创。最初是由 GENe 和 chromosOME 组成为"genome",用于表示一个细胞或者生物体所携带的一套完整的单倍体序列,包括全套基因和间隔序列。可是基因组测序的结果发现,基因编码序列只占整个基因组序列的很小一部分,如人类基因组中的核基因组大约有 28.5 亿个碱基对,2 万~2.5 万个蛋白编码基因,这些编码区仅占整个基因组很少一部分(不到 3%),而大部分为非编码区。因此,基因组应该指单倍体细胞中包括编码序列和非编码序列在内的全部 DNA 分子。基因组的结构主要是指核酸分子中不同的基因功能区域各自的分布和排列情况,其功能是储存及表达遗传信息。不同种类生物储存的遗传信息量迥异,其基因组的结构和组织形式也不同。

(1)真核生物基因组:包括:①核基因组:细胞核内所有遗传物质的总和;②线粒体基因组:线粒体携带遗传物质的总和;③叶绿体基因组:叶绿体携带遗传物质的总和。

(2)原核生物基因组:包括:①染色体:是原核细胞内的主要遗传物质;②质粒:是独立于细菌染色体的自主复制的环状双链 DNA 分子。能稳定地独立于染色体外,并传递到子代,一般不整合到宿主染色体上,通常编码毒素和耐药性等相关基因。

(3)病毒基因组:是指病毒颗粒携带的遗传物质。

2. 基因组学 基因组学(genomics)是指在基因水平上研究基因组结构和功能的科学，是对所有基因进行基因作图、核苷酸序列分析、基因定位和基因功能分析的一门科学。该学科提供基因组信息以及相关数据系统利用，对于解决生物、医学和工业领域的重大问题具有重要意义。基因组学的概念是由美国科学家 Thomas Roderick 于 1986 年首次提出，但对基因组开始真正有系统地研究是在 1990 年人类基因组计划启动以后，并且"后基因组计划"的实施进一步推动了基因组的发展。基因组学是从整体上研究各个基因之间的结构与功能关系，从整个基因组的水平来阐明所有基因在染色体组上的位置、结构、基因产物的功能以及基因与基因之间的关系，具有鲜明的"整体性"。

根据基因组学的定义，基因组学包括结构基因组学、功能基因组学和比较基因组学。

(1)结构基因组学：结构基因组学(structural genomics)是以全基因组测序为目标，通过基因组作图、核苷酸序列分析，确定基因组的组织结构、基因组成及基因定位的学科。结构基因组学的研究内容主要包括基因组测序与基因组作图。

(2)功能基因组学：功能基因组学(functional genomics)又被称为后基因组学(post-genomics)，它利用结构基因组所提供的信息和产物，发展和应用新的实验手段，在基因组或系统水平上全面分析基因功能的科学。功能基因组学研究内容主要包括基因功能发现、基因表达分析及突变检测。基因的功能主要有：生物学功能，如作为蛋白质激酶对特异蛋白质进行磷酸化修饰；细胞学功能，如参与细胞间和细胞内信号转导途径；发育上功能，如参与形态建成等。

(3)比较基因组学：比较基因组学(comparative genomics)是基于基因组图谱和测序基础上，对不同生物、不同物种之间的基因组结构和功能方面的亲缘关系及其联系进行比较分析。比较基因组学的主要研究内容：①通过研究不同生物、不同物种基因组结构和功能上的相似及差异，画出系统进化树，根据进化过程中最主要的变化所发生的时间及特点，追溯物种的起源和分支路径；②分析了解同源基因的功能；③有助于认识大自然生物多样性的产生基础。

(二)基因组学研究技术

基因组学研究新技术包括生物芯片技术及高通量测序技术。

1. 微阵列芯片 基因芯片(gene chip)也叫 DNA 芯片(DNA chip)，是指固相载体(玻璃、硅等)上有序、高密度地排列固定了大量的靶基因或寡核苷酸，也叫探针。这些被固定的分子探针在基质上形成高密度的 DNA 微阵列，因此，DNA 芯片也叫 DNA 微阵列(DNA microarray)。

(1)基因芯片的原理：基因芯片技术是建立在 Southern blot 基础之上的，可以认为它是 Southern blot 的改进和发展，其基本原理是：变性 DNA 加入探针后，在一定温度下退火，同源片段之间通过碱基互补形成双链杂交分子。详细来讲，就是将数以万计的探针(包括特定的寡核苷酸片段或 cDNA 基因片段)，按照一定规律，有序地排列在芯片表面上，通过 PCR 扩增、体外转录等技术将样品分子(DNA 或 RNA)掺入荧光标记分子或放射性核素，然后与芯片上的探针进行杂交，利用荧光或放射性核素检测系统扫描芯片，再由计算机系统对探针上的信号进行比较和检测，从而得出待测样品中大量的基因表达和序列相关信息。基因芯片对反应条件的控制很精准，最佳的杂交条件可提高基因检测的灵敏度，减少错配率，增加信噪比。信号检测和结果分析：杂交反应后，根据芯片上各反应点上所形成的强弱程度不同的光信号图像，利用芯片扫描技术及相应软件加以综合分析，便可得到相关的生物信息。若采用放射性核素标记对应靶基因，则相应的信号检测为放射自显影；若用荧光标记，则需要一套荧光扫描及分析系统,对相应探针阵列上的荧光强度进行分析比较,得到待测样品的相应信息。

(2)基因芯片的基本操作流程:基因芯片技术主要包括 4 个基本要点:芯片方阵的构建、样品的制备、生物分子反应和信号检测。

1)芯片制备:目前制备芯片主要以玻璃片或硅片为载体,采用原位合成和微矩阵的方法将寡核苷酸片段或 cDNA 作为探针按顺序排列在载体上。依据芯片上的探针类型不同,基因芯片可分为两种类型即 cDNA 芯片和寡核苷酸(oligo)芯片。

2)样品制备:样品制备是基因芯片实验流程的十分重要的环节,生物样品通常为复杂的生物大分子混合物,除个别特殊样品外,一般不直接与芯片反应。所以,在探针与靶基因结合杂交之前,样品必须要先进行分离、扩增,获取其中的蛋白质或 DNA、RNA,然后用荧光标记,以提高检测的灵敏度。

3)杂交反应:杂交反应即样品与芯片上探针进行的反应并产生一系列信号的过程。杂交过程与通常的分子杂交过程原理大致相同,但基因芯片杂交反应的条件要依据靶基因或探针的长度不同以及标记元素的种类和芯片类型的不同而需要进行优化。针对基因表达水平的检测,则需要较长的杂交时间,对样品浓度要求也相对较高,降低杂交温度,则有利于提高基因检测的特异性和低拷贝基因的灵敏度;针对多态性分析、基因测序或突变检测,则要求每个核苷酸或突变位点都必须显现出来,因此,对杂交温度和时间控制相对更为严格。基因芯片的杂交反应一般为特制放射自显影;若采用荧光标记,则需利用荧光扫描技术及相应分析系统。对于收集到的图像信号,可采用的分析系统有落射荧光显微镜(epifluorescence microscope)、电荷偶联装置照相机(charge-coupled device camera)、共聚焦激光扫描仪(confocal laser scanner)等。目前,用于芯片结果的检测还有许多其他方法,例如质谱法、化学发光法、滚环复制法、光导纤维荧光检测法等。

2. 高通量测序技术　基因测序(gene sequencing)又称 DNA 测序(DNA sequencing),是对 DNA 分子的核苷酸排列顺序进行测定的一门技术,即测定 DNA 分子中 A、G、C、T 四种碱基的排列顺序。基因测序技术在分子生物学研究中应用十分广泛。目前,基因测序技术已迅速发展成第一代、第二代、第三代基因测序技术。

(三) 基因组学在环境与健康研究中的应用

1. 基因组学在人类疾病基因研究上的应用　基因组学研究是疾病的遗传学研究基础,有助于疾病的预防、诊断、治疗等,并且人类基因组计划的直接动因就是要解决包括肿瘤在内的人类疾病遗传学基础问题。基因组学的研究对于单基因疾病基因研究(如血友病等)具有重要意义:①人类基因组计划使我们了解基因组序列;②采用定位候选克隆方法,极大地提高了发现疾病基因的效率;③定位候选克隆,通过遗传分析方法将疾病基因定位到染色体区段上;④对人类基因组图上该区段内的基因进行功能分析,并筛选出疾病基因,为这些疾病的基因诊断和基因治疗奠定了基础。然而,多基因疾病基因研究(如心脏病、糖尿病、癌症等)比单基因病研究困难得多,是目前疾病基因研究的重点和难点。不过,多基因疾病基因研究可以通过比较基因表达谱的方法来识别疾病状态下基因的激活或抑制。

2. 基因组学在毒理学研究中的应用　当组学技术应用于毒理学研究领域时,便产生了毒理基因组学。经过 10 多年的发展,毒理基因组学的研究不仅包括了基因组的改变,还包括转录组学、蛋白质组学、代谢组学和生物信息学数据的整合。由于外源性化学物对机体作用是复杂多样的,通过组学技术从不同角度揭示化学物作用下基因不同层次的改变至毒性表型的过程和机制,将单个基因水平、蛋白质水平上的相互作用、各种代谢途径和作用通路整合起来完整地阐述毒作用机制。相比传统毒理学研究只关注一个或几个基因、蛋白或酶,毒理基因组学则关注整个基因组在多种水平上的改变,能在传统观察终点之前便监测到基因的表达改变,比传统毒理学指标更敏感,特异性更强,提高了从动物模型外推到人的预测效率,能更准确反映毒理学终点的特异性基因表达谱。

3. 基因组学在中药研究中的应用　随着后基因组学时代的到来,基因组学提供了许多新的药物靶标,同时产生了一系列与中药研究相关的新技术,如基因芯片技术、药物基因组学等。基因芯片技术主要应用于基因表达谱分析、新基因发现、基因突变、多态性分析及监测基因组整体转录表达情况,为探索中药作用靶点与作用机制、确定中药有效部位、药物筛选、中药成分鉴定、道地药材鉴别等现代中药研究开辟了崭新的领域。中药基因组学的产生,将从根本上改变中药基础研究的现状,有助于了解特定中药成分的确切治疗靶位和一些天然药物的开发,越来越多中药或复方作用机制的阐明将使中药的现代化发展得到进一步的推进。

4. 基因组学在食品工业中的应用　近年来,基因组学在食品工业中的应用也受到广泛关注。基因组学从基因的角度,研究生物体营养物质的合成和功能性物质发挥的内部调节机制,力求开发方便、健康、美味、安全而且价格合理的食品。随着消费者眼界的拓宽和选择性的增加,人们开始不断从原料和加工工艺方面出发,以获得优质食品来满足人类生活的需要。关于基因组学在食品营养中的应用主要有两个方面:①在改良作物种植和开发中运用基因组研究和生物技术,有助于工业用植物品种的分类、种植过程中关键质量特性的快速鉴定以及具有良好加工特性作物的转基因;②食品发酵用高级微生物的开发,改善食品风味、功能特性。

5. 基因组学在营养物质研究中的应用　营养素对机体代谢的调节机制极为复杂,可直接影响基因的表达,同时也可涉及其中间代谢产物的作用。机体的营养状况可能影响与功能发育有关的基因程序的启动和表达。营养基因组学采用分子生物学方法,对生物样品中DNA、mRNA 和表达的蛋白质进行分析,发现与营养有关疾病早期调节失控与基因型的关系,它将改变传统对营养素作用的研究模式。营养基因组学研究有助于通过营养手段减缓与防治营养性疾病,增强对营养素及其他功能因子在生物体功能基因表达中作用的全面认识,确定营养性疾病诊断的生物标志,开发新的营养补充剂与治疗方法,从而更为有效地改善人与动物的健康。

6. 环境基因组学和环境基因组计划　环境基因组学(environmental genomics)和环境基因组计划(environmental genome project, EGP)是在人类基因组(HGP)基础上发展的功能基因组内容之一。分子遗传学的快速发展使人们认识到不同个体对环境暴露的易感性存在着遗传背景上的差异。对环境因素的作用产生特定反应的基因称为环境应答基因(environmental response gene)。而环境基因组(environmental genome)即为基因组中环境应答基因的总和。环境基因组计划着重于研究环境与人类疾病的关系。环境基因组计划是研究与环境因素相关疾病的遗传易感性,寻找对环境因素损伤易感的基因,从而区别易感人群,进一步研究易感基因产物及其对环境暴露的遗传性反应的分子机制。环境基因组计划有两个主要目标:①推进有重要功能意义的环境应答基因的多态性研究,确定其引起环境暴露致病危险性差异的遗传因素;②改进基因分析方法,优化研究设计等,推动环境-基因相互作用对疾病发生影响的人群流行病学研究。

列入 EGP 的候选基因包括:外源化学物代谢和解毒基因、激素代谢基因(基因受不同环境激素的影响)、受体基因、DNA 修复基因、细胞周期相关基因、细胞凋亡控制基因、参与免疫和感染反应的基因、参与营养的基因、参与氧化过程基因、信号转化基因和其他更多的新的易感性基因。EGP 涉及的疾病有肿瘤、肺部疾病、神经退行性变疾病、出生缺陷、发育障碍和生殖障碍、内分泌和代谢性疾病、自身免疫性疾病等。

人类疾病多是遗传因素与环境因素共同作用的结果,但两者是如何相互作用的,具体机制尚未明确。虽然已有一整套相对健全的评价体系用于外源化学物(xenobiotics)暴露的危险度评价,但这些评价的暴露资料和实验数据都是以一般人群为基础的,未将个体的实际耐受力以及个体基因多态性对暴露危险度的影响考虑在内。因此,只有明确了易感环境应答基因的特点、意义及分布,才能准确分析个体暴露危险性。通过研究遗传易感性对环境因素的反应差异,更精确地识别导致疾病的环境因素和暴露的危险度,对有效预防疾病、提高公众健康有着直接的促进作用。从表面上看,环境基因组学所研究的关于环境暴露的人群易感性问题,似乎又把疾病的预防从群体预防转向个体预防。但在医学发展的螺旋式上升过程中,这种个体预防的意义已与早期个体摄生预防的意义完全不同。这种个体预防是建立在全社会人口素质提高的基础之上,以提高全人类健康水平为最终目标的。通过环境基因组学筛选易感个体,采取有力的医学和行为干预措施,制订有效的预防方案,从而能更好地保护易感人群,以实现精准预防。

二、转录组学

(一)转录组学概念

自 20 世纪 90 年代中期以来,随着微阵列技术被用于大规模的基因表达水平研究,转录组学作为一门新技术开始在生物学前沿研究中崭露头角并逐渐成为生命科学研究的热点。转录组学(transcriptomics)是功能基因组学研究的重要组成部分,是在整体水平上研究细胞中的基因转录情况以及转录调控规律的一门学科。转录组学是研究细胞表型和功能的重要手段之一,其研究对象是转录组(transcriptome)。狭义的转录组是指所有参与翻译蛋白质的mRNA 总和,广义的转录组则是指某个细胞或者组织在特定生长阶段或生长条件下转录出来的所有 RNA 的总和,由编码蛋白质的 mRNA 和包括 rRNA、tRNA、snoRNA、snRNA、microR-NA、lncRNA、piRNA、circRNA 等在内的各种非编码 RNA 组成。转录组具有时空特异性,这与基因组不同。相同的组织和(或)细胞在不同的生长条件和阶段,它们的转录组是不同的。

近年来,转录组学的研究范畴进一步扩大,如新型的宏转录组学,就是一门在整体水平上研究某一特定环境、特定时期群体生物全部基因组转录情况以及转录调控规律的学科。

(二)转录组学技术

组学发展早期,由于测序价格昂贵、基因测序数目有限,研究者只能对少量基因的结构、功能和表达进行分析研究。近十几年,分子生物学技术的高速发展使高通量分析成为可能,为真正意义上的转录组学的研究奠定了基础。转录组学相关的高通量研究方法主要分两类:①基于杂交的方法,主要包括微阵列技术(microarray technology);②基于测序的方法,包括 4 类:表达序列标签技术(expression sequence tags technology)、基因表达系列分析(serial analysis of gene expression,SAGE)技术、大规模平行信号测序(massively parallel signature sequencing,MPSS)技术、RNA 测序(RNA sequencing,RNA-seq)技术。

1. 微阵列技术 基因微阵列技术,又称为基因芯片、DNA 芯片技术。利用碱基互补配对原理,将已知序列信息的探针固定在玻璃或尼龙膜表面,然后与样品进行分子杂交,当溶液中带有荧光标记的核酸序列与探针序列互补匹配时,形成 DNA 互补双链(根据已知探针序列反推出靶核酸的序列),再通过杂交荧光信号的强弱,就可以定量目的基因的表达丰度。

目前,用于转录组学研究的表达谱芯片,按研究目的和芯片点样分类,可分为两种:①高通量的全基因组表达谱芯片;②低通量的功能分类表达谱芯片。

高通量的表达谱芯片的探针数量可以从几千到数百万不等,可以检测全基因组水平基因表达谱的改变。但也存在缺点,如检测成本较高,较大量的起始模板及较高的假阳性率。功能分类基因表达谱芯片的研制和应用,是当人们对某一基因及其生物学通路或病理过程相当明确时,对相关基因进行有目的的筛选与分类组合,从而设计出仅针对某一生物学通路或病理过程研究的表达谱芯片,探针数目仅有几十到数百,因而杂交条件易于优化,具有灵敏度高、准确可靠和重复性好等优点。例如,肿瘤与血管的发生密切相关,而与血管发生相关的基因已经有了一定的研究基础,我们就可以将已知的与血管发生相关的基因集合起来,设计出监测血管发生的功能表达谱芯片,用于监测肿瘤的发生发展。

2. 表达序列标签技术 基因表达序列标签(expression sequence tags,EST)是长约 200~800bp 的 cDNA 部分序列。最早是 1991 年 Adms 利用 EST 技术,得到人脑组织 cDNA EST。目前,EST 技术已成为发现新基因的强有力的生物信息工具。

EST 分析基因表达丰度的原理:基因 x 的高水平表达将导致 x-mRNA 的高水平合成,与 x-mRNA 相对应的 cDNA 在 cDNA 文库中的含量也会很丰富。所以,在对 cDNA 文库中的大量克隆进行随机测序后,统计与基因 x 的 mRNA 相对应的 EST 数目,就可以估计原先 mRNA 群体中的 mRNAx 的丰度。而且,以与 mRNAx 相对应的 EST 数目除以所得到的 EST 总数,就可以得到 mRNAx 绝对丰度的估计值。

EST 构建的技术路线:①提取样品的总 RNA(或带有 polyA 的 mRNA);②构建 cDNA 文库,随机挑取大量克隆进行 EST 测序;③对测得的 EST 序列进行组装、拼接;④对网上已有的 EST 数据进行同源性比较;⑤确定 EST 代表的是已知基因还是未知基因;⑥对基因进行定位、结构、功能检测分析。

3. 基因表达系列分析技术 基因表达系列分析(serial analysis of gene expression,SAGE)技术是以 Sanger 测序为基础用来分析基因群体表达状态的一项技术。SAGE 利用每个转录本 3′末端特定位置的单一序列标签(9~14 个碱基对)为识别标记,代表一种基因,通过酶切分离每个转录本的序列标签,随后将这些短序列连接、克隆和测序,根据特定序列标签出现的次数估计基因表达的丰度。由于每个 SAGE 测序克隆中都含有几十个序列标签,因此,其单位测序成本所获得的信息量高。

SAGE 技术流程为:①提取实验样品中 RNA 并反转录成 cDNA;②随后用锚定酶(anchoring enzyme)切割双链 cDNA;③接着将切割的 cDNA 片段与不同的接头连接,通过标签酶酶切处理并获得 SAGE 标签;④然后 PCR 扩增链接 SAGE 标签形成的标签二聚体;⑤最后通过锚定酶切除接头序列,以形成标签二聚体的多聚体并对其测序(关于 SAGE 方法细致的介绍请参考网站 http://www.sagenet.org)。SAGE 可以在组织和细胞中定量分析相关基因表达水平。在差异表达谱的研究中,SAGE 可以获得完整的转录组学图谱以及发现新的基因并鉴定其功能、作用机制和通路等。

4. 大规模平行信号测序系统 大规模平行信号测序(massively parallel signature sequencing,MPSS)系统,是 SAGE 的改进版,在 cDNA 上增加了通用接头,是新一代测序发展的先驱。MPSS 技术流程为：①提取实验样品 RNA 并反转录为 cDNA；②将获得的 cDNA 克隆至具有各种 adaptor 的载体库中，并 PCR 扩增克隆至载体库中的不同 cDNA 片段；③在 T4 DNA 聚合酶和 dGTP 的作用下将 PCR 产物转换成单链文库；④最后通过杂交将其结合在带有 Anti-adaptor 的载体上进行测序。MPSS 技术对于功能基因组研究卓有成效，能在短时间内捕获细胞或组织内全部基因的表达特征。

5. 基于新一代高通量测序技术的 RNA 测序　新一代测序技术 RNA 测序（RNA-Sequence，RNA-Seq）是对传统测序方法的一次革命性变革，具有高通量、低成本、快速、准确的特点。通过一次运行可以获得 0.45~200Gb 数据，因此，过去使用 Sanger 测序法耗费几年完成的数据现在几天甚至几小时就能够完成。RNA-Seq 是最近发展起来的利用新一代测序技术进行转录组分析的技术，可以全面快速地获得特定细胞或组织在某一状态下几乎所有转录本的序列信息和表达信息，包括编码蛋白质的 mRNA 和各种非编码 RNA，因基因选择性剪接产生的不同转录本的表达丰度等。在分析转录本的结构和表达水平的同时，还能发现未知转录本和稀有转录本，从而准确地分析基因表达差异、基因结构变异、筛选分子标记等生命科学的重要问题。

RNA-Seq 技术流程为：①提取样本总 RNA；②根据检测 RNA 的种类（编码或非编码 RNA）进行分离纯化，进而片段化为所用测序平台所需的长度（或反转录后片段化）；③连接测序接头；④接着利用 PCR 扩增达到一定丰度后上机测序；⑤所得序列通过生物信息学方法与参考基因组（已有测序数据）比对或从头组装（没有测序数据可参考），形成全基因组范围的转录谱。

相对于传统的测序技术和芯片杂交技术，RNA-Seq 无需烦琐的亚克隆过程，无需预先针对已知序列设计探针，即可对任意物种的整体转录活动进行监测，提供更精确的数字化信号、更高的检测通量以及更广泛的检测范围，是目前深入研究转录组学的强大工具，已广泛应用于生物学和医学基础研究、临床诊断和药物研发等领域。

（三）转录组学技术在环境与健康研究中的应用

转录组学在环境与健康研究中已有广泛应用，可用于识别环境应答基因的表达特征与调控机制，阐明环境与疾病的因果关联。如根据转录组谱所提供的基因表达的信息，可推断感兴趣的基因的功能，揭示其调节基因的作用机制。此外，通过转录组谱的分子标签，能够识别细胞的表型，用于疾病诊断。例如阿尔茨海默病（Alzheimer's diseases，AD），大脑神经细胞基因表达谱中出现神经原纤维缠结（neurofibrillary tangles），不同于正常神经元，病理形态学观察未出现纤维缠结时，此时的表达谱差异即可用作 AD 诊断的直接分子标志。同样对那些临床表现不明显或者缺乏诊断金标准的疾病也具有诊断意义，如自闭症。转录组还可应用于疾病的分型，尤其是对原发恶性肿瘤，通过建立转录组差异的表达谱，描绘出详细的患者生存期以及对药物的反应等。

1. 表达差异的研究　Schena 等用了 48 个 PCR 扩增的 cDNA 探针点制的微阵列片分析了野生型和转基因的拟南芥中基因表达差异，并与 Northern blot 做了比较。发现 Microarray 能很好地检测到基因表达水平上的差异，并且能够在同一张玻片上使用不同的荧光染料同步进行差异比较。近年来，研究多集中于突变型与野生型、环境胁迫与正常生长型、激素处理与未处理或者不同组织器官之间的比较。

2. 寻找可能致病基因或疾病相关基因　Moch 等利用肿瘤微阵列芯片（5184 个 cDNA）发现了肾细胞癌的肿瘤标志物基因，并与正常细胞进行比较。在 532 份标本中检测到与胞质纤维表达有关的一类基因阳性率为 51%~61%,命名为 vimentin。

3. 基因组物理图谱绘制 通过已知的 EST 序列设计引物,对基因组 BAC 文库进行 PCR 时能产生扩增条带的那个克隆,就是 EST 在染色体上的位置。这个 EST 就可以被定位在几号染色体上,进而亚定位至染色体的某个区段。另外也可以用 EST 序列提供的探针与基因组 BAC 文库杂交,同样能将某个已知 EST 在染色体上定位和亚定位。EST 与 STS(特定序列位点)在基因组作图上有相同的作用,而且 EST 位点还直接与一个表达的基因位置相对应。

三、蛋白质组学

(一)蛋白质组学概况

蛋白质组(proteome)是 1994 年由澳大利亚 Macquaie 大学 Wilkins 和 Williams 首次提出,意指"一种基因组所表达的全部蛋白质"。从广义上讲,蛋白质组的含义为"一种细胞、组织或有机体所表达的全部蛋白质"。它是对应于基因组的全部蛋白质所构成的整体,并非局限于某一个或几个蛋白质。蛋白质组在本质上是指大规模研究蛋白质在表达水平、翻译后修饰以及蛋白之间相互作用等特征的基础上,全面认识在蛋白质水平上与疾病发生、细胞代谢等有关的生命过程。其主要的研究策略包括两种,一种是"竭泽法",即应用高通量的蛋白质组研究技术来尽可能多地发现生物体内接近全部的蛋白质。另一种策略称为"功能法",即通过分析不同时期或不同环境下,细胞蛋白质组成的差异表达变化情况,从而发现具有显著差异的不同种类的蛋白质。蛋白质组学研究范围包括两个方面:一是完全蛋白质组学或表达蛋白质组学主要研究蛋白质的种类和数量,在此基础上可以进一步分析细胞、组织、个体或某一特定状态下的蛋白质表达特征。二是"差异"蛋白质组学或功能蛋白质组学,通过分析不同种类和状态下样品间蛋白质组的变化来筛选和鉴定与细胞功能相关的蛋白质,进而可以更全面识别蛋白质的功能与疾病之间的关系。另外,由于影响蛋白质表达的因素很多,同一细胞在不同的发育阶段或不同的生理条件下,甚至不同的环境条件下,蛋白质的存在状态也会不同,因此,蛋白质组学是在空间和时间上不断变化的一个整体。在研究蛋白质组学的时候必须以全部蛋白质作为整体研究对象,才能更全面地分析并探索蛋白质水平与疾病发生的机制、细胞模式和功能联系。

随着后基因组时代的到来,蛋白质组学研究越来越受到国内外科学工作者的密切关注,并以其特有的思维方法和技术手段在解决生物学和医学重大问题上显示出强大的威力。近年来,基于组学技术(基因组学、蛋白质组学和代谢组学)的发展,尤其是蛋白质组学技术的迅猛发展,蛋白质组学已广泛应用于生物学、医学和生命科学等多个领域的研究,相信伴随着蛋白质组研究的不断深入,它在揭示生长、发育、凋亡、分化、信号转导和代谢调控等生命活动的规律上将会有新的突破,对探讨重大疾病的发生机制、疾病诊断与防治及新药开发将提供重要的理论基础。目前,蛋白质组学技术作为后基因组时代重要的研究工具,已在多个学科包括环境卫生学中得到广泛应用。

(二)蛋白质组学主要技术

蛋白质组学的研究手段主要依赖于分离技术、质谱技术和生物信息学的发展。分离技术要求达到高分辨率和高重复率,质谱技术主要包括 MALDI-TOF、Q-TOF 与 MS/MS 等质谱设备以及样品的预处理,生物信息学则基于算法的改进和数据库查询比对的完善,进而提高对数据结果的判断。

1. 蛋白质组学的分离技术 目前蛋白质组学研究广泛采用的是双向电泳（two dimensional electrophoresis，2-DE）技术。双向电泳具有对实验要求低、操作便捷、高通量性等优点，特别适合大规模的蛋白质组学研究。尽管目前关于蛋白质的分离技术很多，但至今仍没有一种技术可以彻底取代双向电泳技术。双向电泳是 1975 年由 O'Farrells 等提出，其原理是将蛋白质在第一向等电聚焦中按照等电点不同进行分离，在第二向聚丙烯酰胺凝胶电泳中按照分子量的不同进行二次分离。目前常用的等电聚焦技术是固相 pH 梯度（immobilized pH gradient，IPG）聚焦，其优点为固定的 pH 梯度更稳定，可显著提高等电聚焦分离的分辨率。

2. 蛋白质组学的质谱技术 为了鉴定电泳得到的蛋白，质谱（mass spectrum，MS）技术被广泛应用于蛋白质组学中。基本原理是将样品分子离子化后，根据不同离子间的质荷比（m/z）在真空系统中飞行速度的差异来分离并确定其分子量。它可以在数秒内打断肽段，并保持极高的灵敏度，且操作非常简单。离子化技术的方法主要有两种，均为软离子法，一是采用基质辅助的激光解吸离子化（matrix assisted laser desorptionionization，MALDI），即样品分子电离时，保留整个分子的完整性，不会形成碎片离子。MALDI 结合时间飞行检测器（time of flight，TOF）成为 MALDI-TOF，是生物质谱技术的常用方法，通常被称为肽质量指纹图谱（PMF）。另一种为电喷雾离子化（electrospray ionization，ESI），此法由离子谱推得多肽的氨基酸序列，并根据这些氨基酸序列进行蛋白质鉴定，因此较肽质量指纹分析鉴定更为准确、可靠。20 世纪 90 年代末期在以上离子化技术基础上，将两个或更多的质量分析仪组合起来，如 MALDI-Q-TOF、MALDI-TOF-TOF、MALDI/nano-LC-Q-TOF 的出现，使得质谱技术得到更好的质量精度、分辨率和灵敏度。

3. 蛋白质组学的生物信息学发展 基因组计划的实施实现了对人及多种模式动物的整体基因序列及大部分功能基因序列的了解。这极大丰富了人们对生命本质问题的认识，同时也促进了大规模国际生物信息数据库的出现和发展。分子生物信息数据库的种类繁多，可归纳为 4 类：基因组数据库、核酸和蛋白质一级结构序列数据库、生物大分子三维空间结构数据库以及由前 3 类数据库和文献资料为基础构建的二次数据库。目前主要的国际数据库包括美国的 Genbank、欧洲的 EMBL、日本的 DDBJ 和瑞士的蛋白质序列数据库 SwissProt，分别由美国国家生物技术信息中心（NCBI）、英国剑桥欧洲生物信息学研究所（EBI）、日本国家遗传学研究院（NIG）和瑞士生物信息研究所（SIB）负责管理、维护和运行。除了核酸序列数据库外，前 3 个信息中心同时负责管理和维护蛋白质序列、蛋白质结构及生物医学文献等各种数据库，为世界各国的科学家提供生物信息资源服务。我国北京大学生物信息中心，负责欧洲分子生物学网络组织中中国节点的建设、运行和管理以及对生物信息的研究、开发和利用。生物学数据库除了在种类和数量上的急剧增长外，其复杂程度也在不断增加，但数据库的管理和使用却越来越简捷。现在大多数数据库能实现自动投送数据、在线查询、在线计算和空间结构的可视化浏览等多种功能。

如何对这些数据库加以利用是生物信息学的另一个方面，这主要是通过开发出各种计算机应用程序，通过日益发展的互联网对数据库信息进行分析处理。数据库的主要应用可分为数据库查询和数据库搜索两个方面：前者指对序列、结构以及各种二次数据库中的注释信息进行关键词匹配查找；后者指通过特定的序列相似性比对算法，找出核酸或蛋白质序列数据库中与检测序列具有一定程度相似性的序列。数据库查询系统主要有 NCBI 的 Entrez 和 SRS，它们为生物学研究提供了一个重要工具，在实际工作中经常使用。而在前面提及的肽质量指纹谱(peptide mass fingerprinting,PMF)检索及肽序列信息最终都是通过对数据库的搜索才能得到鉴定结果。此外,通过数据库的搜索,还可以对蛋白质的功能、蛋白质的分子结构、蛋白质的分布、物种间的亲缘进化关系等多个方面进行研究。数据库搜索的基础是序列的相似性比对,BLAST是目前常用的数据库搜索程序。

(三) 蛋白质组学技术在环境与健康中的应用

1. 生物标志的发现与鉴定　人类肿瘤发生与环境危险因素的暴露关系密切,寻找灵敏、可靠的生物标志对于预防肿瘤的发生,降低癌症的发病率和死亡率具有重要意义。蛋白质组学技术作为后基因组时代的重要研究工具,能够快速筛选、鉴定出许多与癌症相关的生物标志指纹,可大大提高环境相关肿瘤的早期检测水平。目前,蛋白质组学技术如SELDI质谱芯片已经应用于血清生物标志的筛选与鉴定,该芯片可以将蛋白质的样品制备、生化反应以及检测分析集中在芯片上完成,可快速鉴定出与癌症特异性密切相关的生物标志(biomarker)。该方法的原理是将血清中的蛋白质与芯片上的活性表面相匹配,然后结合MALDI-TOP质谱仪进行快速扫描,从而获得优于凝胶电泳所得到的蛋白图谱。此外,近年来,放射性核素标记相对和绝对定量(iTRAQ)联合液相色谱串联质谱(LC-MS/MS)的技术手段成为一种筛选生物标志的新的蛋白质组学定量技术。目前,用于筛选生物学标志的样本有血清、血浆、唾液和尿液等生物样本,蛋白质组学技术已成为快速筛检环境相关疾病生物标志的重要研究工具和手段。

2. 环境化学物毒作用机制识别　DNA加合物在致癌过程中发挥着关键作用,是评价环境危险因素暴露的重要分子生物标志。蛋白加合物除了可与DNA结合,还能与某些有机化合物的活性代谢产物相结合。因此,蛋白加合物可用来评估DNA加合物的负荷,并作为DNA结合和损伤的标志。应用蛋白质组学方法可以鉴定出靶蛋白和绘制蛋白质修饰物图谱,从而研究共价修饰影响细胞功能的机制。目前,有关环境化学物毒作用机制的研究可分两方面,一方面是探讨新的基因产物与蛋白质相互作用及对细胞功能的影响,虽然蛋白质组学方法具有一定的限制,但在复合蛋白质混合物、亚细胞器及大规模蛋白质与蛋白质间相互作用的筛选等方面,效果非常显著。另一方面,蛋白质组学技术可应用于蛋白修饰物对信号通路的调节影响。最新研究发现,某些蛋白的氧化修饰和烷基化修饰可以诱导许多信号的改变,从而影响基因应激和基因型的改变。蛋白质组学研究能够阐明环境化学物暴露后产生的新的基因产物对信号通路、细胞代谢的影响以及疾病的发生发展,以便及时采取相应的干预措施来阻断疾病的进展。

3. 疾病诊断与高危人群筛检　蛋白质组学在其高通量的技术基础上,可以在应用大规模人群研究的蛋白质分析识别正常人与疾病患者的体液后,筛选出在蛋白质种类、数量上的差别进行比对,进而发现具有诊断价值的蛋白质分子,从而达到诊断疾病的目的。目前,在肿瘤的诊断研究上应用蛋白质组学的方法较为广泛,因为应用蛋白质组学分析技术可以有效地鉴定出肿瘤特异性标志或特异性抗原,特别是在与肿瘤相关的低丰度蛋白中,可以发现大量的标志,且联合应用这些标志可以大大提高肿瘤筛检的特异性和敏感性。此外,蛋白质组学的开展与研究也为高危人群的筛检开辟了一个全新的分子诊断前景。

4. 环境监测　人类在某些特定的环境中所特有的整体蛋白质表达特征(protein expression signature,PES)能够确定环境中有害因素的不良效应。这种PES可以反映机体的应激情况,并且能够显示机体受损伤的严重程度。通过分析PES进行环境生物监测,识别环境应激物和导致功能变化的关键蛋白质。随着环境蛋白质组学的发展,当前蛋白质组学技术可用于有机溶剂、纳米材料、重金属、药物等环境危险因素的监测。

四、代谢组学

代谢组学(metabonomics)是 20 世纪 80 年代中期发展起来的新兴学科。代谢组学是从代谢物的整体水平上认识生物,是基因组学、转录组学、蛋白质组学等学科发展的必然要求。代谢组学以生物体内源性代谢物整体及变化规律为主要研究对象,通过生物体生理病理状态揭示代谢网络之间的关联,从而使人们更加系统地认识生物体。代谢物的研究意义和应用价值逐渐被重视,在疾病诊断、药物研发、毒理学、环境学、植物与微生物学等领域得到广泛的应用。

(一)代谢组学概念

代谢组学最初是利用磁共振技术(magnetic resonance,MR)检测体液,结合复杂的数学模型和多变量统计分析技术进行的研究。最早的代谢组学概念是由 Jeremy Nicholson 教授等人在 1999 年提出,"对生物系统进行的整体和动态的认识",健康与疾病研究主要应用磁共振技术,主要研究人或动物的样品,其目的在于检测生物系统对生理和病理刺激或基因调控的完整的、动态的代谢应答,了解随时间而发生的多细胞系统中整体化的复杂改变。2001年,Oliver Fiehn 等提出了"metabonomics"的概念,即"全面、定量分析体系中的所有代谢物"的科学,是对复杂生物样本的分析性描述,通过色质联用等分析技术在植物和微生物领域,探究样本中所有小分子的功能和数量上的特征。两种概念在方法和应用领域存在差异,理念上却是相互统一的。

代谢组是指某一生物或细胞所有的代谢产物。目前认为,代谢组是一个细胞、组织或器官中所有代谢物的集合,是基因组的下游产物,主要指一系列参与生物体新陈代谢、维持生物体生长发育的相对分子量<1000Da 的内源性小分子(肽、碳水化合物、脂类、核酸以及异源物质的催化产物等)。代谢组学以参与生物体代谢过程中的小分子为研究对象,通过高通量的分析技术和系统化的数据处理策略,实现基于特征性代谢指标(群)的信息建模和多组学的系统整合。

代谢组学的出现与发展弥补了基因组学与蛋白质组学在生命科学研究中的缺点与不足。由于代谢组学主要研究人体或动物体的所有代谢产物,基因和蛋白表达的细微变化都可以在相应的代谢物水平得到放大,实现了从微观基因到宏观代谢物的转化;代谢组变化揭示的是系列关联生物标志的综合差异,因此要比传统依赖单一标志的诊断方法具有更高的准确性;与核酸和蛋白质等大分子相比,其检测技术更为多样化,而且小分子代谢物的数量以及空间结构的复杂性较小,为相应的生物标志的快速准确定位和代谢表型与功能基因组研究提供了极大的便利;生物体液的代谢物分析可反映机体系统的生理和病理状态,通过代谢组学研究发现生物体在受到各种内外环境扰动后的应答以外,还可区分同种不同个体之间的表型差异。

(二)代谢组学分析策略与技术

分析方法上的理论和技术是进行代谢组学研究首要解决的问题。常规的代谢组分析流程由生物分析和数据分析两大部分组成,生物分析主要是为了产生数据,主要包括生物样品收集、生物反应灭活、预处理以及运用先进分析技术的代谢物整体性化学分析(如代谢谱或代谢指纹分析)等步骤;数据分析通过数据采集、原始数据前处理以及通过现代化学信息学和生物统计学领域的新方法对获得的多维复杂数据进行降维和信息挖掘,其目的是揭示出反映样品内在机制的、整体性差异的关键性生物标志。代谢组学还要通过对生物标志的功能分析和确认,进而进行整体认知和系统解析生化反应机制和生命现象。

代谢组学研究包括代谢组数据的采集、数据预处理、多变量数据分析、标志物识别和途径分析等步骤。生物样品(如尿液、血液、组织、细胞和培养液等)采集后首先进行生物反应灭活、预处理,运用磁共振、质谱或色谱等检测其中代谢物的种类、含量、状态及其变化,得到代谢谱或代谢指纹,而后使用多变量数据分析方法对其进行分析,并研究相关代谢途径和变化规律,结合生物信息学分析,阐述生物体对相应刺激的响应机制、发现生物标志。

1. 代谢指纹图谱分析

(1)磁共振技术:由于磁共振(NMR)具备快速、动态、非偏向、非破坏、多参数检测以及无需样品前处理等优点,特别是新发展的高分辨魔角旋转(HR-MAS)、活体磁共振波谱(MRS)和磁共振成像(MRI)等技术,能够无创、整体、快速地获得机体某一指定活体部位的NMR谱,直接鉴别和解析其中的化学成分,氢核磁共振(^1H NMR)和LC/NMR一直成为代谢组学研究领域最主要的分析技术之一。

(2)气相色谱-质谱联用技术:在代谢组学的研究中,气相色谱-质谱(GC/MS)联用技术在植物代谢组学、诊断代谢组学、药物毒理等领域有广泛的应用。GC-MS在植物代谢组学的研究中最为广泛。它的优势在于能够提供较高的分辨率和检测灵敏度,并且有可供参考、比较的标准谱图库,可以方便地得到待分析代谢组分的定性结果。局限性表现在GC只能对其中的挥发性组分实现直接分析,从而得不到体系中难挥发的大多数代谢组分的信息。

(3)液相色谱-质谱联用技术:代谢组学研究所用到的三大分析技术中,液相色谱-质谱(LC-MS)联用技术可以说是最晚在代谢组学领域得到开发与利用的,由于LC-MS联用技术本身的强大优势及其与NMR技术和GC-MS联用技术的互补性,虽然起步较晚,但它的发展速度及应用频率正在大大提高中。相对于NMR灵敏度低、检测动态范围窄等弱点,现代质谱(MS)技术的优势是具有很高的灵敏度和专属性,可以实现对多个化合物的同时快速分析与鉴定;而且液相色谱-质谱(LC/MS)避免了气相色谱-质谱(GC/MS)中繁杂的样品前处理,能鉴别和分析各类化合物及其在复杂生物样品基质中含量极低的代谢物类型,现已成为生物分析中的首选方法。最近几年,随着质谱及其联用技术的发展,新一代MS也开始在代谢组学研究和代谢通量分析中备受青睐。

2. 内源性代谢物变化特征分析 用代谢组学方法揭示生物体系整体的代谢动力学变化,与传统手段的测定结果相结合,更有利于分析外源化学物作用的生物化学物质基础和作用机制的探索。代谢组学通过对与毒性作用靶位和作用机制密切相关的生物体液中内源性代谢产物浓度的特征性变化分析,确定毒性靶组织、毒作用过程以及生物标志,并进行毒性作用机制研究或化合物毒性评价。通过无伤害性动态检测代谢谱的变化,代谢组学技术较常规方法体现了更大的优势。

3. 代谢标志功能分析 利用代谢组学研究外源化学物的毒性对机体的影响机制,寻找敏感的生物标志成为一种趋势,在寻找外源化学物毒性标志方面具有巨大潜力。通过对低分子量代谢产物进行分析,对比分析代谢图谱的改变,找到可以反映或代表机体代谢改变的生物标志,再反向探索其代谢途径,研究外源化学物毒性作用机制。既可以观测生物标志的变化、监测机体毒性损害进程,又可以探究代谢途径及研究外源化学物毒性作用代谢机制。

(三)代谢组学在环境与健康研究中的应用

代谢组学不仅在宏观方面弥补了基因组学、蛋白质组学等微观研究中的缺点,而且随着分析手段和数据分析方面的不断完善,代谢组学研究技术得到不断发展和成熟,拓宽了代谢组学的应用范围。目前代谢组学在环境化学物的毒作用机制研究、疾病的生物标志、毒性评价等方面都取得了一定进展。

1. 在环境化学物毒作用机制研究中的应用　环境化学物的多样性、生物学结构的复杂性以及个体差异等因素的存在,加大了环境化学物毒作用机制的研究难度。传统的毒理学实验时间长,且难以确定毒作用机制,组学的发展极大地促进了环境化学物毒性的研究进展,基因组学、转录组学和蛋白质组学等可以直接或间接反映外源化学物的毒性作用。

正常细胞在外源性化学物的毒性作用下其结构功能发生变化,使代谢途径中内源性代谢物的稳态发生改变,直接间接地导致细胞体液成分发生变化。代谢组学在毒作用机制研究的应用,就是通过分析与毒作用靶标和作用机制密切相关的生物体内内源性代谢产物浓度的特征性变化,确定靶组织以及毒性作用过程。

(1)器官代谢组学:代谢组学可以通过分析内源性代谢物的变化对损伤靶器官进行识别。在毒理学评价中,外源化学物主要通过肝脏代谢,通过肾脏排泄。传统的肝毒性研究是以动物模型为基础,检测生化指标和组织病理结果,但是这些指标灵敏度低,描述性指标较多。因此,代谢组学的应用具有很大优势,代谢组学的方法能够将毒作用前后的肝组织及其提取液、血浆以及尿液的代谢图谱的变化进行对比,动态地反映肝脏的代谢状况。Lu 等研究环境内分泌干扰物质多氯联苯与二噁英(单独或联合给药)对大鼠代谢组学的影响时取大鼠尿液进行[1]HNMR 检测和主成分分析,发现单独和联合给药后葡萄糖、乳酸、牛磺酸、肌酸水平显著增加,2-酮戊二酸、枸橼酸、琥珀酸、马尿酸盐的浓度下降,而联合给药组的趋势更明显,提示肝毒性可能是由于多氯联苯与二噁英联合暴露出现线粒体功能障碍和脂肪酸的代谢紊乱。

肾脏是环境化学物的另一个常见靶器官。传统的常规指标多仅能识别肾脏毒性大体特征,无法分辨肾损伤的具体机制。代谢组学通过对血液、尿液、肾组织提取液等的代谢物分析,可以对早期肾毒性进行评价;其高通量的在体分析策略,使得代谢组学在肾毒性评价中展现更高的检测效率和实时、快速的明显优势。赵剑宇等结合血液生化分析和肾组织病理学检查,运用代谢组学方法研究了纳米二氧化钛(TiO_2)对大鼠肾功能的影响,各纳米 TiO_2染毒组大鼠的尿素氮(BUN)和肌酐(CREA)水平明显升高,两者都是主要通过肾小球滤过后排出体外,提示肾小球滤过功能紊乱,代谢谱图显示的变化与传统指标改变相一致。

(2)细胞代谢组学:作为新兴发展的一个领域,细胞代谢组学是通过对胞内调控的最终产物——内源性小分子的研究,不仅可揭示活细胞中不同信号通路之间的联系,还可反映与评价健康和病理机体之间的生化差异。糖代谢、蛋白质和核酸等生物大分子的代谢特征分析,是毒性作用机制研究的重要组成部分。糖代谢的研究中,丙酮酸和乳酸的代谢异常提示疾病可能与糖酵解途径的紊乱有关;三羧酸循环底物的代谢异常则提示机体能量代谢途径可能发生紊乱,进而影响线粒体的功能。脂质代谢的研究中,脂肪酸的代谢异常提示疾病可能与能量代谢的紊乱有关;类脂是细胞膜的重要组成部分,主要在细胞内质网合成,当类脂尤其是磷脂等构成细胞膜的脂质发生代谢紊乱时,可能会使细胞膜破坏引起溶血或细胞坏死。生理状态下蛋白质的合成与分解处在动态平衡的状态,当机体糖类与脂肪摄入不足,蛋白质的分解增加。而核酸的代谢异常可直接影响 DNA 和 RNA 的转录翻译活动。

(3)信号转导通路的代谢组学研究:细胞信号转导通路中的信号分子是代谢组学研究中识别的参与生命活动过程的重要小分子代谢物。信号转导通路中的某个或者某些关键信号分子的分泌或生成发生紊乱时,细胞间和细胞内调控信号的正常传递过程受到干扰,信号转导异常,最终将影响细胞的正常生命活动。

2. 在生物标志研究中的应用 生物标志是机体与环境因素(物理、化学或生物的)相互作用所致的任何可测定的改变,包括环境因素在体内的变化,以及机体在整体、器官、细胞、亚细胞和分子水平上各种生理、生化改变。体内、体外实验研究和人群流行病学研究对各种组织液检测而构建的代谢谱,与传统毒理学相结合,便于发现特异生物标志,从而了解外源化学物对人体影响的作用机制。传统方法很难在疾病发生初期作出诊断,而代谢谱的明显改变及动态变化可协助医师对患者进行及时有效的早期干预,改善疾病状态。

恶性肿瘤是一种多因素参与、造成机体各系统功能平衡紊乱的复杂疾病。机体的基础代谢在肿瘤的发生发展过程中会发生相应的改变,小分子代谢物的种类和浓度也随之变化,从而引起与正常个体代谢谱之间的差异。代谢组学从机体的动态代谢途径中寻找出具有特异性诊断价值的肿瘤生物标志,在诊断方面具有独特优势。肿瘤的代谢组学研究只需要采集机体的体液,便于取材便于动态观察。癌细胞的产生与肿瘤宿主微环境密切相关,调控癌细胞生长所必需的各种氨基酸、肽类、脂肪酸、小分子代谢物及细胞分裂产物在组织液中的浓度远大于细胞内。

3. 在环境化学物毒性评价中的应用 环境化学物的毒理学评价主要是为了确定环境化学物的安全剂量范围和识别环境化学物的毒性表现及毒性作用部位。传统的毒理学评价以实验动物为模型,评估指标为是否出现急慢性毒性以及致癌致畸效应,但是具有周期长、耗资大、灵敏度低的缺点,很难阐明环境化学物的代谢途径及其与机体之间的相互作用方式。代谢组学技术通过对环境化学物中间代谢物和生物标志的监测,更好地了解毒作用靶器官及毒作用特征,发现潜在毒性;对毒物毒性的评价在高灵敏、无偏性的 MR、GC-MS、LC-MS 等技术平台的基础上,对整体代谢物轮廓进行模式识别和建模,从而更快更准确地发现毒物的毒性规律。代谢分子对毒物的反应敏感,代谢产物的复杂性小于基因和蛋白质,且代谢物较基因和蛋白更容易体现毒性作用,使得代谢组学研究具有较高的可行性。代谢组学通过与基因组学、蛋白质组学、转录组学数据库相互衔接,形成的系统生物学数据,为毒物毒性评价提供指导。

五、表观基因组学

(一)表观遗传学与表观基因组学概述

遗传学与表观遗传学是相对应的概念。遗传学(genetics)改变是指基于基因序列改变所致基因表达水平变化,如基因突变、基因杂合丢失和微卫星不稳定等;而表观遗传学(epigenetics)改变则是指基于非基因序列改变所致基因表达水平变化,如 DNA 甲基化、组蛋白修饰与 miRNA 表达的调控等。在基因组水平上研究表观遗传改变规律及其效应的学科领域称为表观基因组学(epigenomics)。

1999 年,法国、英国和德国科学家成立了人类表观基因组协会(Human Epigenome Consortium,HEC)。HEC 确定实施人类表观基因组计划(human epigenome project,HEP),其目标是绘制人类基因组甲基化可变位点(methylation variable positions,MVP),建立控制基因活性的主要化学变化图谱。MVP 图谱即不同组织类型或疾病状态下,基因组 DNA 序列中甲基化胞嘧啶的分布和发生频率。它是在表观基因组水平上精确定量分析 DNA 甲基化的表观遗传学标记(epigenetic marker),系统地研究 DNA 甲基化在人类表观遗传、胚胎发育、基因组印记及肿瘤发生中的重要作用,对于提高人类对疾病的认识具有重要的实用价值。2003年,继人类基因组计划圆满完成之后,"人类表观基因组计划(human epigenome project,HEP)"正式启动。这是世界上首项针对控制人类基因"开"和"关"的主要成分进行图谱绘制的工作,将帮助科学家建立人类遗传、疾病与环境之间的关键联系。HEP的提出和实施,标志着与人类发育和肿瘤疾病密切相关的表观遗传学和表观基因组学研究又跨上了一个新台阶。2004年欧洲又成立了表观遗传学研究的国际性协作组织(Epigenome Network of Excellence,EpigenomeNoE),旨在为科学家和研究者提供大量的表观遗传学信息资源,世界许多著名大学也相继建立起专门研究表观遗传学的研究中心。世界范围内表观基因组学研究热潮的到来,使得人类对基因表达调控的理解,以及正常和疾病状态下不同基因相互作用的关系研究更加深入,为肿瘤等疾病及环境因素、营养、衰老研究提供新的方法和依据,为发掘新的药物研发靶点提供方向。

(二)研究内容

表观基因组学是后基因组时代的一个重要研究领域,涉及DNA甲基化、组蛋白翻译后修饰、染色质重塑以及microRNA、siRNA等方面。

1. DNA甲基化 甲基化是指生物分子在特定酶系统催化下加上甲基($-CH_3$)的生物化学反应,是普遍存在于原核生物和真核生物中的DNA修饰作用。甲基化不改变DNA序列和遗传密码,但可改变基因转录调节。在哺乳类动物细胞中,甲基化位点主要是5'-CpG-3'中胞嘧啶5'碳原子。在甲基转移酶的催化下,DNA的CG两个核苷酸的胞嘧啶被选择性地添加甲基,形成5-甲基胞嘧啶。DNA复制后,甲基化酶可将新合成的未甲基化的位点进行甲基化,因此甲基化位点可随DNA的复制而遗传。

在基因组中富含CpG位点的区域称为CpG岛,约60%的人基因与CpG岛关联。CpG岛通常与基因表达的启动序列区域相关,CpG是否甲基化在基因表达中起重要作用。在脊椎动物中,基因的甲基化状态有3种:①高度甲基化:如女性两条X染色体中的一条处于失活状态;②持续的低甲基化:如某些管家基因一直处于活性转录状态;③去甲基化状态:如某种原先处于甲基化状态的基因,可以被诱导去除甲基化,而出现转录活性。健康人基因组中,CpG岛中的CpG位点通常是处于非甲基化状态,而在CpG岛外的CpG位点则通常是甲基化的。在肿瘤的发生、发展过程中普遍存在全基因组低甲基化和正常非甲基化CpG岛的高甲基化现象。一般说来,DNA甲基化能造成基因表达的沉默,去甲基化则可诱导基因的重新活化和表达。

2. 组蛋白修饰 组蛋白是真核生物染色体的基本结构蛋白,是一类小分子碱性蛋白质,有6种类型:H1、H2A、H2B、H3、H4及古细菌组蛋白。组蛋白修饰是指组蛋白在相关酶作用下发生甲基化、乙酰化、磷酸化、腺苷酸化、泛素化、ADP核糖基化等修饰的过程。这些修饰称为组蛋白印记(histone imprints),现在也称为"组蛋白密码"(histone code)。组蛋白密码通过影响组蛋白与DNA双链的亲和性而改变染色质的疏松或凝集状态,也可通过影响其他转录因子与结构基因启动子的亲和性来发挥基因调控作用。

组蛋白甲基化是由组蛋白甲基转移酶(histone methyltransferase,HMT)完成的,甲基化可发生在组蛋白的赖氨酸和精氨酸残基上,甲基化个数与基因沉默和激活的程度相关。组蛋白乙酰化主要发生在H3、H4的N端比较保守的赖氨酸位置上,由组蛋白乙酰转移酶和组蛋白去乙酰化酶协调进行,通过对组蛋白电荷以及相互作用蛋白的影响来调节基因转录。相对来说,组蛋白的甲基化修饰方式是最稳定的,而乙酰化修饰具有较高的动态,另外还有其他不稳定的修饰方式,如磷酸化、腺苷酸化、泛素化、ADP核糖基化等,这些修饰更为灵活地影响染色质的结构与功能,通过多种修饰方式的组合发挥其调控功能。

3. 染色质重塑　染色质是由DNA双螺旋分子缠绕组蛋白八聚体形成核小体,再由核小体高度有序地排列而成。染色质紧密的超螺旋结构限制了转录因子对DNA的接近与结合,从而抑制真核细胞基因的转录过程。基因活化和转录需要染色质发生一系列重要的变化,如染色质去凝集、核小体变成开放式的疏松结构,使转录因子等更易接近并结合核小体DNA,染色质这种结构的变化就是通常所说的染色质重塑。染色质重塑主要有两种类型:一种是依赖ATP的物理修饰,ATP水解释放的能量使组蛋白和DNA的构象发生局部改变;另一种是染色质共价化学修饰,多发生在组蛋白末端"尾巴",包括乙酰化、磷酸化、甲基化和泛素化等。

4. RNA干扰　RNA干扰(RNA interference,RNAi)是一种细胞内不涉及DNA序列变化而由与靶基因序列同源的双链RNA(dsRNA)所诱导的转录后基因沉默(post-transcriptional gene silencing,PTGS)机制,能特异性地阻断靶基因的表达。近年来,有关RNAi研究取得许多新进展,目前人们关注最多的是小RNA(small RNA),包括小干扰RNA(short interfering RNA,siRNA)和微小RNA(microRNA,miRNA),两者都是在转录后水平调控基因表达。siRNA来源于dsRNA,能特异地结合于RNA诱导的沉默复合物(RNA-induced silencing complex,RISC),在ATP依赖型RNA解旋酶作用下,双链打开,其中反义链引导RISC到达靶基因mRNA的相应位点并执行切割功能,最终mRNA发生降解。miRNA调控基因表达的方式有两种:当miRNA与靶基因mRNA序列不完全互补时,miRNA与miRNA蛋白复合物结合并进一步整合在核糖体上,阻抑蛋白的翻译;当miRNA与靶基因作用序列完全互补时,则与RISC结合,发挥与siRNA介导的RNAi相同的效应。

(三)研究技术

1. 亚硫酸氢盐测序法　亚硫酸氢盐DNA测序法(bisulfite DNA sequencing)是检测基因组DNA甲基化的金指标,可以对给定区域内的CpG位点的甲基化状态和频率进行检测。原理是:亚硫酸氢盐使DNA中未发生甲基化的胞嘧啶脱氨基转变成尿嘧啶,而甲基化的胞嘧啶保持不变,在所研究的CpG位点两侧设计引物进行PCR扩增,通过对PCR产物测序可获得样品DNA中特定序列的全部甲基化信息。该技术应用广泛,可靠性及精确度高,但是需要大量的PCR和测序,较为繁琐、昂贵。

2. 染色质免疫沉淀结合基因芯片技术　近些年发展起来的染色质免疫沉淀结合基因芯片(ChIP on Chip)的技术方法促进了在基因组水平上高通量研究DNA和蛋白质的相互作用,可用于筛选重要的转录因子靶位点、分析基因组范围内的甲基化和组蛋白修饰。过程为经甲基化DNA免疫共沉淀后富集的DNA片段和对照DNA产物分别用Cy5和Cy3荧光标记,用于与含有整个基因组的DNA芯片进行杂交,通过比较两种荧光信号的强度筛选出目的蛋白可能的结合序列,在基因组的水平上绘制出目的蛋白的分布图谱。该方法可同时检测整个基因组和特定位点的甲基化状态,但价格昂贵。

3. 差异甲基化杂交　基于甲基化敏感性限制性酶切和Linker-PCR技术,差异甲基化杂交(DMH)法能够快速简捷地富集高甲基化的CpG岛。主要过程如下:由排列于覆盖有亲和性基质的玻片表面上的许多短CpG岛片段组成矩阵"探针",目标组织和细胞基因组DNA经甲基化敏感酶处理后与Linker连接,进行Linker-PCR,待比较的两个样本分别标记Cy3和Cy5,与微矩阵进行杂交,通过扫描仪可检测到结合DNA所发出的红绿荧光信号,从而分析比较待研究基因组的甲基化模式及水平。该方法可用于多样本、多位点甲基化的检测,样本需要量少,适于临床样本,但存在假阳性问题,需进行后续鉴定。

(四)表观基因组学技术在环境与健康研究中的应用

由于环境因素可通过表观遗传机制改变基因的表达,新兴的研究领域——环境表观基因组学(environmental epigenomics)正是在基因组水平探讨环境因素的表观遗传效应及其对基因表达影响的学科。其最重要的核心问题是在受到环境因素作用时,人类的哪些基因出现表遗传失调而可能提高人类疾病的易感性。此外,还包括环境因素的剂量与表观基因组改变的关系、表观基因组在生殖发育和疾病病因学中的作用、营养补充能否减少化学和物理因素对表观基因组的损害作用、用于检测早期阶段的疾病的表观遗传标志的鉴定等方面。

1. DNA 甲基化、组蛋白修饰作为生物标志用于疾病的诊断与治疗　目前分子标志研究和应用最多的是异常 DNA 甲基化现象。抑癌基因启动子 CpG 岛高甲基化状态发生在细胞转化的早期,区别于正常细胞,因此可作为灵敏的标志用于肿瘤早期检测。此外,甲基化特异性 PCR(MSP)和高效液相色谱(HPLC)为检测提供了快速、灵敏的工具。因此 DNA 甲基化模式改变在肿瘤的早期检测及诊断中将会发挥越来越重要的作用。目前已取得一些成果,如前列腺癌患者血液中谷胱甘肽硫转移酶 P1(glutathione S transferase P1,GSTP1)甲基化状态检测对于前列腺癌的诊断具有较高的敏感性和特异性。

有研究证实 DNA 启动子区 CpG 岛高甲基化具有作为预后标志物的潜能。如原发性肺癌和纵隔淋巴结中细胞周期蛋白依赖性激酶抑制剂 2A(CDKN2A/p16)、H-cadherin 高甲基化的特性可用于预测早期肺癌的复发风险。另有研究指出,全基因组组蛋白修饰水平与非小细胞肺癌患者的预后相关,非小细胞肺癌患者 H4K16 和 H3K9 乙酰化水平低,H3K4 和 H3K27 高甲基化、H3K9 低乙酰化的患者存活率较高。

与遗传改变不同,表观遗传改变是可逆转的。利用这一性质可进行靶向治疗。通过诱导 DNA 去甲基化及组蛋白乙酰化等逆转肿瘤抑制基因沉默的表观遗传效应,使沉默的肿瘤抑制基因重新活化,起到治疗作用。目前已在实体瘤和造血系统肿瘤及增强化疗药物敏感性方面取得一定的功效。此外,抑制 DNA 甲基转移酶(DNA methyltransferase,DNMT)活性也成为新的防治肿瘤的研究思路。DNA 甲基酶抑制剂可分为核苷类和非核苷类。核苷类抑制剂可整合到 DNA 内,与 DNMT 的活性位点结合形成复合物,共价捕获 DNA 甲基转移酶,消耗这些活性酶类,经过几次细胞分裂后 DNA 发生去甲基化。但核苷类抑制剂毒性大,会导致细胞凋亡。与核苷类药物相比,非核苷类药物的优势在于其并不整合到 DNA 中,因此可避免核苷类药物的非特异性作用。目前大多数 DNMT 抑制剂特异性不高,有可能会产生毒性作用,针对特定 DNMT 的新型药物尚处于研发过程中。

2. DNA 甲基化和组蛋白修饰用于环境化学物的毒性评价　DNA 甲基化不仅涉及外源化学物毒性作用的表观遗传调控,而且 DNA 甲基化状态的评价还可作为外源化学物毒性评价的一个组成部分。DNA 甲基化评价结合最初体外基础毒性试验,可为外源化学物提供更有价值的毒性潜能的初期评价。有研究报道,氟尿嘧啶、鱼藤酮通过应用 DNA 甲基化结合细胞致死试验和遗传毒性资料可评价其相对毒性潜能。DNA 甲基化评价的目的总体表现在 3 个方面:增强基于遗传毒性评定的有效性;提供比单独用细胞致死试验和遗传毒性资料更全面的潜在毒性指征;提示一些外源化学物,特别是能改变 DNA 甲基化的非遗传毒性化学物,在非细胞致死条件下潜在的毒性。

快速而特异的组蛋白翻译后修饰与细胞对某些毒物所确定的反应密切相关,这一结果提示它们可作为有用的环境化学物毒性标志。例如,一旦发生 DNA 双链断裂(DNA double-strandbreak,DSB),H2A. X 会快速磷酸化,因此可作为这种类型的细胞损伤敏感而特异的标志。特异性识别 H2A. X S139 磷酸化的抗体已商品化,并被应用于检测由于 DNA 损伤引起的 DSB,而且同样的抗体能应用于检测凋亡,在凋亡过程中 H2A. X 磷酸化发生于形态改变之前。因此,H2A. X 磷酸化的免疫染色是凋亡发生的一个敏感标志。

现已明确,表观遗传调控在介导生理和毒性刺激反应中具有重要作用,在毒物暴露最快速反应当中,染色质结构和修饰状态的改变引人关注。大量人类疾病与控制染色质结构的缺陷机制相关,这进一步突出了染色质介导的表观遗传修饰在维持细胞稳态中的重要性。染色质本身是某些毒物的直接靶点,毒物诱导的染色质结构紊乱可能是某些毒物毒性作用的主要机制。因此,表观遗传学调控所涉及的染色质变化将来可能作为一种毒性标志,应用于环境安全性评价和危险度评估。

六、暴露组学

(一)暴露组概念

由于传统学科的划分,研究环境暴露时往往关注于空气、水、职业、饮食、肥胖、应激、行为和感染等中的某一方面,致使对疾病发生的原因缺乏全面认识。因此,Wild 于 2005 年提出了暴露组(exposome)的概念,强调环境暴露应涵盖个体在一生当中所有化学暴露的总和,包括外源性(食物、污染物、电离辐射、药物、生活方式和感染等)和内源性(人和微生物群的新陈代谢、氧化应激、脂质过氧化、传染病和已存在的疾病等)两种来源。Wild 进一步在 2012 年发表的论文中提出了暴露组学的细化内容。暴露组学(exposomics)是研究暴露组以及暴露组对人类疾病过程影响的学科。区别于传统研究对单一环境污染物或单一环境介质的暴露研究,暴露组学聚焦于生命全程中环境影响和相关生物反应的累积测量,包括来自环境、饮食、行为和内生过程的暴露。具体涵盖 3 个基本特点:①贯穿人整个一生;②着重强调环境因素;③深入研究混合暴露的影响。20 世纪暴露组及暴露组学的提出为环境相关疾病的复杂病因研究提供了新途径。目前国内环境状况严峻,又缺乏系统的环境研究成果。为此,制定适应我国的环境健康研究路线蓝图至关重要。暴露组学是解决环境问题的重要环节,国内可以借助暴露组学的技术大力推动环境健康研究工作,并制定合理的环境标准和干预措施。

(二)暴露组学研究方法

暴露组学有两个通用的研究方法,分别是"自下而上"法和"自上而下"法。

"自下而上"的方法通过测量所有环境介质中的外暴露,估算个体的暴露水平,分析暴露与疾病状态的关联。这一方法可以分析众多暴露标志之间的关系。初期的暴露评价方法有个体暴露量法、方案评价法、内部剂量反推法等。"自下而上"的方法需要评估海量的暴露数据,尤其对行为生活方式、心理因素等方面暴露的量化表征还需要进一步细化。

"自上而下"的方法揭示了疾病中未知的暴露源,研究目的是通过代谢组学的方法来测定人体血液或其他体液中目标物质的种类和含量,利用各物质与疾病间的统计学关联来确定引起疾病的物质种类和来源,从而反推出暴露剂量。暴露源大多来自体外,并随着时间的推移和自身的原因产生很大的变化。该方法可通过非目标的方法来测量生物体液中的暴露特征。因此,研究暴露的学者更倾向于"自上而下"的方法,继而发现潜在的暴露并估算暴露水平。

（三）测量暴露组的技术手段

准确地测量暴露组是当今研究不可避免的难题，单一的分析手段难以完成暴露组的测量，为此将多种分析技术有效地结合起来才能完整地测量个人的暴露组。

1. 遥感技术　人体的暴露存在空间显著性，目前依赖的遥感技术主要是地理信息技术（RS、GPS 以及 GIS），它为暴露评价提供了全面及时的信息。但目前该技术只适用于特定暴露，无法推广到公共人群的健康管理中。

2. 分子技术　分子技术是通过有目标的技术手段实现暴露组成分的分子特征分析，目前这一技术发展较为成熟，并广泛应用于研究暴露对人体健康的影响和疾病病因的探究。

3. 组学技术　即借助高通量技术来捕捉人体内表征细胞和组织中暴露组的水平，进而全面地记录暴露过程中机体的全部改变。

（四）暴露组学在环境与健康研究中的应用

在暴露组学的应用方面，Wang 等运用全暴露组关联研究在 2000 多个被调查出的结果中发现了 18 个与心血管疾病有关的化学特征，其中 3 个特征确定为胆碱及其代谢物、甜菜碱和氧化三甲胺，氧化三甲胺在后续研究中表现出了较强的疾病风险。Patel 等在 2 型糖尿病的暴露组分析中，第一阶段共识别 37 种暴露标志与 2 型糖尿病风险有统计学意义；第二阶段的 4 个人群验证发现，环氧七氯、维生素 E 和多氯联苯-170 为 2 型糖尿病的危险因素，而 β-胡萝卜素为 2 型糖尿病的保护因素。

全暴露组关联研究（exposome-wide association study，EWAS）是近年来提出的环境相关疾病的重要研究策略。EWAS 并不针对单一或少数几种暴露物，而是检测所有可能的暴露物，比较病例组和对照组暴露因素的差别，进而分析暴露是否和疾病存在统计学关联。再将"可疑"的暴露因素纳入到更大的人群中进行验证或进行毒理学评价，以确定其与疾病的关联，最终明确疾病相关的暴露标志。其中，HELIX（Human Early-Life Exposome）项目是由欧洲 13 个科研机构共同承担，基于 6 个生活在西班牙、法国、英国、挪威、希腊和立陶宛的欧洲母婴出生队列，通过测量 32 000 对母婴的环境暴露，分析孕期和生命早期的环境暴露对儿童成长、发育、健康的影响及其机制。此项目未来的结果可以帮助研究者发现潜在的安全隐患，并建立相应的预防手段。NBP（National Bio-monitoring Program）项目是由美国主导的、旨在评估环境中有毒有害物质在人群中的暴露水平。该项目主要侧重评估人体内 300 多种与环境有关的化学物质和营养素的指标。

JECS（The Japan Environment and Children's Study）是由日本在 2011 年发起的、针对日本环境和儿童健康发育开展的一个为期 20 年的队列研究，主要目的是通过队列的样本来建立暴露测量的准则。目前该项目征召了 10 万名孕妇，就怀孕期间生活环境和出生后婴儿的健康状态走向进行全面的追踪调查。

（尹立红）

第二节　毒理蛋白质组学与环境卫生研究

一、毒理蛋白质组学概述

人类基因组计划的实施导致了基因组学的诞生，并促使功能基因组计划的开展。蛋白质组学（proteomics）很快成为了一门新兴学科并得到迅猛发展，被称为后基因组计划。紧接着基于基因组学和蛋白质组学的边缘与交叉学科纷纷产生,毒理基因组学(toxicogenomics)和毒理蛋白质组学(toxicoprotenomics)就是在基因组计划和后基因组计划的开展中相继诞生和发展起来的,并得到了毒理学家和相关学科研究者以及各国政府的重视。

蛋白质组学技术在毒理学研究中的应用形成了毒理蛋白质组学。毒理蛋白质组学是广义毒理基因组学的一部分,旨在以组织细胞与体液中动态变化的蛋白表达情况为基础,通过比较、鉴定与分析手段,识别外源性化学物作用于生物系统产生毒效应靶蛋白及其可能的毒作用机制。概括地讲,蛋白质组学技术在毒理学研究中的应用包含两个方面,一是机制研究,即从蛋白质角度研究外源性化学物对机体可能的毒作用机制;二是筛选与预测毒作用靶标,即筛选特定的蛋白质作为外源性化学物危险性评价的生物标志。两个方面相互联系,相互促进,形成毒理蛋白质组学的统一体。

(一)毒理蛋白质组学的产生

毒理学(toxicology)是研究外源性因素(化学、物理和生物因素)对机体的有害作用的应用学科,是一门研究化学物质对生物体的毒性反应、严重程度、发生频率和毒性作用机制的科学,也是对毒性作用进行定性和定量评价的科学。内容包括确认和描述外源性因素对生物系统可能产生的有害作用和阐明其作用机制以及建立理论设想和预测评定外源性因素有害作用的危险度。在传统的毒理学研究中,对一种新的外源性因素有害作用的研究通常以动物模型为基础,开展包括组织病理学和生物化学在内的技术研究,对其危险性评价则基于一般人群接触外源性因素的平均实验数据和相关资料。虽然这些研究技术有的已比较成熟,但费时费力并缺乏高灵敏性,并且没有考虑个体的具体差异,因此在实际应用中有一定的局限性。

蛋白质组(proteome)指某种细胞、组织或器官在特定时刻的所有蛋白质。蛋白质组学就是研究蛋白质组的科学,包括蛋白质的分离、性质分析和功能鉴定,蛋白质翻译后的修饰,蛋白质的相互作用以及特定时刻(如接触某种外源性因素和发生某种疾病)蛋白质表达量和翻译后修饰的变化,因此蛋白质组学可谓为一门综合的蛋白质科学。

毒理蛋白质组学是毒理学和蛋白质组学的交叉融合学科,是蛋白质组学在毒理学中的应用。尽管蛋白质组学和毒理基因组学自身还未得到充分发展,但毒理蛋白质组学可以认为是它们两者的融合产物。如同基因组学和蛋白质组学的关系一样,毒理蛋白质组学是在毒理基因组学的基础上发展而来,是毒理基因组学的延伸和拓展,也可以看作是毒理基因组学的重要研究内容。美国国家毒理基因组学中心(National Center for Toxicogenomics,NCT)的研究目标之一,就是发展和应用基因表达和蛋白质组学的技术来研究化学物质和药物的生物效应。

(二)毒理蛋白质组学的研究内容

毒理蛋白质组学的研究包括两大部分:①从蛋白质角度研究外源因素对机体的毒害机制;②筛选特定的蛋白质作为外源因素危险性评价的生物标志。这两个研究领域是相互影响和相互统一的,前者是后者的基础,后者是前者的目的,其共同目标是促进人类的健康发展。虽然毒理蛋白质组学应用的是蛋白质组研究的策略和技术,但是它必须遵循毒理学的研究原则和方法来进行实验。此外,也需要全面综合而又仔细地分析结果,因此将蛋白质组学的方法与传统的毒理学技术进行比较研究同样重要。

(三)毒理蛋白质组学的主要技术

1. 双向电泳技术 双向电泳(two dimensional electrophoresis,2-DE)技术是等电聚焦电

泳和聚丙烯酰胺凝胶电泳（polyacrylamide gelelectrophoresis，SDS-PAGE）的组合，是目前蛋白质分离的主要技术。第一向电泳利用固相 pH 梯度（immobilized pH gradient，IPG）胶条进行等电点聚焦电泳，将不同等电点的蛋白质分离；第二向在第一向的垂直方向进行 SDS-PAGE，从而根据蛋白质等电点和相对分子质量的差异在凝胶上将其分离成独立的蛋白质点。为避免不同凝胶之间的差异对结果分析带来的困难，发展了差异凝胶电泳技术（differential in-gelelectrophoresis），将不同蛋白样品用不同激发波长的荧光标记后，在同一块胶上进行分离，保证了实验条件的一致性，有利于差异表达点的筛选。

2. 质谱技术　质谱（mass spectrum，MS）技术是毒理蛋白质组学的核心技术。将目标蛋白质点从凝胶上切下后，进行胶内酶切，将蛋白质降解为多肽片段，通过基质辅助激光解吸电离（matrix-assisted laser desorption/ionization，MALDI）或电喷雾电离（electrospray ionization，ESI）技术使样品分子离子化，根据不同离子间的质荷比（m/z）的差异来分离并确定相对分子质量。在毒理蛋白质组学中，目前最为常用的质谱分析系统包括两大类，即以单一质谱为基础的质谱分析系统和以串联质谱为基础的质谱分析系统。以单一质谱为基础的质谱分析系统以飞行时间质谱（MALDI-TOF MS）为代表，串联质谱以电喷雾电离质谱（ESI-MS）为代表。

MALDI-TOF MS 是将作为离子源的 MALDI 和分析检测飞行时间质谱连用。用一定波长的激光打在样品上，使样品离子化，然后在电场力作用下飞行，通过检测离子的飞行时间计算出其质量电荷比，从而得到一系列酶解肽段的分子质量或部分肽序列等数据，最后通过相应的数据库搜索来鉴定蛋白质。该技术精度高、分析时间短，可同时处理多个样品，是高通量鉴定的首选方法，常用于蛋白质的肽质量指纹谱（peptide mass fingerprinting，PMF）鉴定。ESI-MS/MS 是在喷射过程中利用电场完成多肽样品的离子化，离子化的肽段转移进入质量分析仪，根据不同离子的质荷比差异分离，并确定分子质量。用此法分析肽混合物、鉴定蛋白质时，可对每一肽段进行序列分析，综合 MS 数据鉴定蛋白质，大大提高了鉴定的准确度。ESI-MS/MS 可检测出飞摩尔（fmol）数量级的样品，精确度可达 0.005%。质谱还可用于翻译后修饰分析，如磷酸化、糖基化等。

3. 生物信息学　生物信息学（bioinformatics）是生物学与计算机技术、应用数学、网络技术等相结合建构起来的一门新兴学科。它将大量系统的生物学数据与数学和计算机科学的分析理论和实用工具联系起来，通过对生物学实验数据的获取、加工、存储、检索与分析，达到解释数据所蕴含的生物学意义之目的。生物信息学在蛋白质组学研究中的作用主要有两个方面：一是分析和构建双向电泳数据库、蛋白质质谱分析数据；二是搜索与构建蛋白质组数据库。随着蛋白质组研究的推广，全球建立的与蛋白质相关的数据越来越多。已经建立的如 Medline、PDB 等数据库，包括了人血浆、尿液、脑脊液、正常组织和肿瘤组织及各种微生物的蛋白质图谱。生物信息学是蛋白质组学技术的重要组成部分，Swissprot 是世界上使用最广泛的蛋白质序列数据库，能提供多种蛋白质数据，如蛋白质功能、结构域结构、翻译后修饰等。质谱鉴定得到的有关蛋白质数据，可以通过软件在数据库中查找匹配的可能蛋白质。

目前，蛋白质组研究主要是对蛋白质进行分离和鉴定，而很少涉及蛋白质的翻译后修饰以及蛋白质的相互作用。对蛋白质的分离是通过双向电泳进行的，可以同时在一次电泳中分离并显示出数千个蛋白质，然后通过质谱、氨基酸序列以及氨基酸组成分析进行蛋白质鉴定。这种对蛋白质的分离和鉴定显然是高通量和高效率的，不同于常规的蛋白质研究方法，一次可以对多个蛋白质进行分离和鉴定。应用蛋白质组学技术进行外源性因素毒性研究的策略是通过比较特定细胞、组织或器官在接触不同外源性因素的条件下蛋白质所发生的变化,然后对发生变化的蛋白质进行鉴定。

应用蛋白质组学技术研究毒性机制尚处于对发生变化的蛋白质分离和鉴定阶段,这是受蛋白质组学自身的研究技术限制的。当前应用蛋白质组学技术研究外源化学物的毒性主要涉及治疗性药物。也有人对环境化学物质开展了一些研究,例如采用邻苯二甲酸二乙基己基酯(diethylhexylphthalate,DEHP)处理正常小鼠和过氧化物酶体增殖体激活 α 受体(peroxisome proliferator-activated receptor α,PPARα)基因敲除小鼠之后,通过蛋白质组研究鉴定了 49 种依赖于过氧化物酶体增殖体和 PPARα 的蛋白质,这些蛋白质不仅参与机体的脂代谢、氨基酸代谢和糖代谢,而且也参加线粒体能量生成和应激反应。另外还发现了 6 种不依靠 PPARα 的蛋白质,这些蛋白将有助于发现非遗传毒性诱导的肝癌发生早期的标志。在培养细胞中,柔毛霉素(daunorubicin)引起了休克热蛋白 60、70、90 表达的增强,而相应的 mRNA 没有明显变化,这表明这些蛋白表达水平的改变可能发生在转录后的翻译或蛋白质稳定水平上。虽然在实验中会发现多个蛋白质发生改变,通过对它们的分离和鉴定,可以知道这些蛋白质在毒性机制中扮演一定的角色,可以根据推测形成一定的理论假说,但要真正完全清楚毒性机制,必须进一步阐明这些蛋白质的相互关系。

毒理蛋白质组学作为一门新兴的交叉学科,在研究技术和发展上都处于起步阶段。毒理蛋白质组学作为毒理基因组学的发展和延伸,还处在落后于毒理基因组学的发展时期。由于基因组技术的完善与成熟及其研究相对较为容易,将基因组研究技术和蛋白质组研究技术结合起来,将会加速毒理蛋白质组学的发展。毒理蛋白质组研究不仅可以更深层次地阐明毒性发生机制,而且可以作为新的生物标志更为合理地进行危险性评价。毒理蛋白质组学的发展不但可以推动毒理学自身的发展,而且可以促进相关学科(如药理学、病理学)以及药物毒性的安全评价与管理的发展,更好地为人类健康服务。

二、毒理蛋白质组学在环境与健康研究中的应用

蛋白质组学技术应用于毒理学研究而发展起来的毒理蛋白质组学,包括机制性研究与生物标志研究两方面的内容。近年来,毒理蛋白质组学发展迅速,正逐渐应用于环境与健康领域。毒理蛋白质组学通过建立正确的实验方案,比较各组蛋白质表达情况,筛选出差异蛋白质组,并结合病理学特征与生化特点从蛋白质水平上探讨外源化学物可能的毒作用机制。毒理蛋白质组学技术不仅可以对某一机制性假说进行验证,也可以从研究中发现新的毒性相关蛋白质,从而为预测和探索新的毒性机制提供理论基础。

毒理蛋白质组学研究技术在环境卫生学领域的应用前景有以下几个方面:

(一)在整体蛋白质水平上研究环境污染物的毒作用机制

环境有害因素作用于机体后,可改变机体蛋白质组的表达,导致疾病发生。研究环境有害因素作用于机体后蛋白质组的变化有助于了解环境有害因素对人类或其他生物造成损伤的原因,从而有针对性地提出预防和控制措施。

毒理蛋白质组学是从整体的蛋白质水平上,探讨生物在同毒物接触或环境胁迫下,细胞蛋白质的存在及其活动方式(蛋白质谱)的变化。2D-凝胶电泳技术将蛋白质混合物在二维平面上充分展开,而 MALDI-TOF MS 和生物信息学相结合用于确定目标蛋白斑点的性质特征,是目前毒理蛋白质组学研究中最常用的方法。将蛋白质组学的相关技术应用到毒理学中,可在蛋白质水平上认识环境污染物的毒作用及其机制。例如,利用 Swiss-Webster 小鼠模

拟军事职业 JP-8 喷气式飞机燃料暴露后对整个肺组织细胞质的蛋白质组进行分析。肺蛋白细胞质样品被溶解并经大规模高分辨率 2-DE 分离后，发现肺细胞质蛋白发生了显著的定量和定性的改变。发生改变的蛋白中有几个通过肽质量指纹图法得到识别，未被识别的经序列标签分析被鉴定。被识别蛋白的改变与喷气式燃料毒性作用的 4 个方面有关：①与受损害的蛋白合成机制有关；②与毒物/代谢应激和解毒系统有关；③与超微结构损害有关；④与对 CO_2 处理、酸碱平衡和体液分泌的功能反应有关。这些结果显示，JP-8 喷气式燃料对蛋白表达的作用并证实了以前形态学和生化上的证据。肺的整个组织匀浆和其他细胞部分如线粒体、微粒体、细胞核和其他靶的蛋白质组分析可为推测毒作用机制提供证据。还有人研究斑马鱼胚胎在不同种类（雌二醇和壬基酚）和浓度（1.0mg/L 和 0.1mg/L）内分泌干扰物暴露时的蛋白质谱变化。结果发现，1.0mg/L 的雌二醇暴露引起 9+31 种蛋白质受抑制，诱导产生 27+23 种新的蛋白质，其中 36(27+9) 种蛋白质是专一性的诱导和抑制；而 1.0mg/L 的壬基酚暴露导致 14+31 种蛋白质受抑制，诱导产生 32+23 种新的蛋白质；46(32+14) 种蛋白质属于专一性的诱导和抑制。可见不同浓度雌二醇和壬基酚暴露的蛋白表达谱明显不同。在雌二醇和壬基酚暴露诱导产生的蛋白质中，1.0mg/L 条件下 28% 的蛋白质是相同的，而在 0.1mg/L 条件下只有 7% 的蛋白质是相同的，说明两种化合物的反应路径不同。以上这些研究结果均证明毒理蛋白质组学技术在环境卫生学研究中是非常有用的研究工具。

（二）发现环境污染物毒作用的蛋白标志

应用蛋白质组研究技术不仅可以高通量地发现外源性化学物引起变化的蛋白质，为阐明其毒性机制奠定基础，而且可以筛选出特异性蛋白作为毒性预测和安全评价的生物标志。蛋白质作为细胞结构的组成部分和生命功能的执行者，用其作为生物标志有着 DNA 和 mRNA 不可替代的优越性。同时，由于许多蛋白质在特定生理状态下直接分泌到体液中，因此可以直接对血液或尿液进行测试，这样就可以直接方便地获取试验样品，可以大量进行蛋白质分析而不需要费时费力地收集生物解剖标本。

生物对污染物暴露或环境胁迫具有独特的反应，不同环境污染物诱导的蛋白质表达方式的细微差别体现了化学物专一暴露的特征。采用 2D-凝胶电泳技术研究环境污染物暴露所致特征性蛋白质谱的改变，以这些特征性改变为生物标志，可判断生物体生存环境的变化。现阶段由于不了解环境污染物作用的早期反应及真正靶位，难以对污染物的环境影响做出准确的预测或早期预警，而以特定环境污染物所致生物体表达谱的改变作为其专一暴露的生物标志，能更敏感、更准确地实现对环境污染物的早期预警。应用毒理蛋白质组学研究同一生物对不同类型环境污染物、不同生物对相同或相似环境污染物的表达谱的专一性，以及生物毒性随时间变化的差异性等，最终可实现根据应答"指纹"而快速、准确地确定环境污染物性质的目标。应用毒理蛋白质组学比较对照样本和有毒物质暴露所致模式生物蛋白质谱改变，可预测新的环境污染物的毒性，并对其毒性进行分类。研究者对铅暴露致大鼠肾皮质和髓质蛋白质组的变化进行了研究。大鼠经醋酸铅腹膜内注射后，其肾的细胞溶质经 2-DE 分离，发现几个蛋白质在肾皮质和髓质的表达发生显著改变，皮质 76 个蛋白的峰度发生改变，髓质 13 个蛋白的峰度发生改变。这些改变的蛋白中 11 个通过 MALDI-TOF MS 或电 ESI-MS 等最终被识别。受铅影响而改变的肾皮质蛋白中有几个在髓质中没有改变，其他几个有改变，但改变得较少。这些观察反映了铅的肾毒性的复杂性，也支持了毒理蛋白质组学在发现各种毒物毒理作用的生物标志上的应用。

（三）寻找临床诊断的蛋白标志物和药物治疗靶标

将蛋白质作为毒性预测和危险评价的生物标志，必须建立在对大量蛋白质进行分析的基础上，从中筛选到特异性蛋白。对环孢素A（cyclosporine A）介导的肾中毒进行蛋白质组表达图谱分析，发现肾钙结合蛋白D28的表达明显下降，认为其可以作为环孢素A介导的肾中毒的标志。研究者认为，蛋白质将在肝、肾、心血管系统毒性以及癌症发生中成为重要的生物标志，毒理蛋白质组学有望成为一种新的临床诊断工具，并可为新药物的发现提供线索。

研究者用十二烷基硫酸钠（sodium lauryl sulphate，SLS）刺激被切离的人类皮肤后，分析其蛋白质组的变化。SLS处理过的皮肤样本经双向电泳和质谱鉴定后，识别了7个蛋白作为皮肤刺激潜在的新的表皮标志，这7个蛋白中，27kDa的热休克蛋白（heat shock protein，HSP）是上调最多的蛋白。他们认为HSP27可以作为皮肤刺激的敏感标志，并且最终可在临床上作为一种检测患者对刺激物敏感性的新工具。

（四）研究环境复合污染暴露的毒性效应

在现实环境中往往不是仅一种环境污染物独立存在，而是多种环境污染物共同或协同发挥作用。应用毒理蛋白质组学的技术，在对单一环境污染物暴露表达谱变化及毒性效应充分认识的基础上，开展复合环境污染物的联合毒性效应及分子机制方面的研究，从而实现对复合环境污染物联合毒性效应评价。例如，有研究者将虹鳟暴露于壬基酚、地亚农（diazinon）和烯虫磷（propetamphos）3种污染物，以污水厂排放口和排放口上游为参考点，21天后取样分析虹鳟鳃的蛋白质谱变化。结果显示，虹鳟暴露3种污染物后鳃蛋白质谱中10%~30%的蛋白出现在污水厂排放口暴露的蛋白质谱中。此等结果为混合污染暴露监测提供了可能。

虽然蛋白质比DNA和mRNA作为危险性评价的生物标志更为优越，但蛋白质在基本组成上更为明显多变，更易发生次级修饰（糖基化和磷酸化），这些异质性给研究蛋白质带来了比研究核酸更多的技术难题。尽管如此，蛋白质作为新的标志将比以往的标志更为灵敏，更具预测性，更适合新的环境污染物毒性预测和潜在危险性评价。尽管毒理蛋白质组学的技术体系还有许多不完善的地方，但其发展迅速，在环境与健康研究领域必将发挥越来越重要的作用。

三、毒理蛋白质组学在环境相关疾病研究中的应用

环境相关疾病（environmental related disease），即由各种环境因素导致的一系列疾病的总称，病因如微量元素代谢障碍、空气与水源污染、生态破坏等，如地方性甲状腺肿、氟中毒、水俣病、痛痛病等；此外，还包括由于人们生活方式、行为变化而引发的疾病。环境相关疾病是环境因素与遗传因素相互作用的结果。随着蛋白质组学的发展，出现的由毒理学和蛋白质组学两门学科交叉形成的毒理蛋白质组学，主要在蛋白质组水平上研究机体对环境因子的应答反应，探索在环境因素致病过程中的遗传-环境交互作用的机制。毒理蛋白质组学的发展对于环境疾病的研究非常重要，其对蛋白质结构和功能的研究将直接阐明环境疾病在生理或病理条件下的变化机制。目前，毒理蛋白质组学研究技术在环境相关疾病研究中的应用主要有以下几个方面：

（一）在上呼吸道感染疾病研究中的应用

多环芳烃（polycyclic aromatic hydrocarbon，PAH）是重要的环境和食品污染物，对人类健

康和生态环境具有极大的潜在危害。其中的苯并(a)芘[benzo(a)pyrene,B(a)P]是目前公认的最强致癌物之一,具有分布广泛、性质稳定的特点,通常将苯并(a)芘作为多环芳烃的指示物。人们可通过研究苯并(a)芘在环境中的产生、迁移、转化、降解及毒理作用来判断多环芳烃的污染情况,苯并(a)芘已成为国内外环境监测的重要指标之一。在过去的数十年,大量关于苯并(a)芘的研究显示其对生物体具有广泛的毒性作用。人的气道上皮细胞是接触外界有毒粒子的第一道防线,故苯并(a)芘对气道上皮细胞的损伤在其毒理作用中扮演重要角色,但具体的毒理学机制尚不完全清楚。毒理蛋白质组学的出现,为探讨多环芳烃类物质诱导的毒理学机制奠定了基础。

研究者应用 2-DE 分离苯并(a)芘处理组[B(a)P-A549]、对照组(DMSO-A549)的总蛋白质,图像分析识别差异表达的蛋白质点,MALDI-TOF-MS 鉴定差异蛋白质点,Western blot 验证差异蛋白热激蛋白 27(HSP 27)以及锰超氧化物歧化酶(Mn superoxide dismutase,Mn-SOD)的表达,使用不同浓度的苯并(a)芘处理 A549 细胞,应用 Western blot 及 RT-PCR 检测各组细胞中 MnSOD 的表达,测各组细胞中总抗氧化活性(total antioxidant capacity)、总 SOD 活性(total activity of SOD)、过氧化氢酶活性(catalase activity)、谷胱甘肽还原酶(glutathione reductase,Gr)活性。质谱鉴定了 23 个差异蛋白质,Western blot 证实 HSP 27 及 Mn SOD 的表达水平在苯并(a)芘处理组中较对照组明显下调;使用不同浓度苯并(a)芘处理 A549 细胞后,发现随着苯并(a)芘的浓度升高,虽然 Mn SOD 的表达及 SOD 活性出现先诱导后抑制的现象,但 CAT 及 Gr 活性的增高依然提高了机体的总抗氧化活性。结果提示,HSP 27 及 Mn SOD 与苯并(a)芘在气道细胞诱导的毒理作用相关,CAT 及 Gr 在对抗苯并(a)芘造成的氧化损伤方面可能具有十分重要的作用。

(二)毒理蛋白质组学技术在胰腺疾病研究中的应用

胰腺疾病的发生是机体正常细胞在多因素、多基因作用下发生转变的结果。在这一病变过程中,环境因素或遗传因素通过基因及其相应的蛋白质发挥作用。在人类基因组计划的推动下,人们在基因水平对胰腺疾病的发生发展进行了广泛研究,但基因的功能活动最终靠蛋白质体现。蛋白质组学在胰腺疾病研究中常用的样品为胰腺组织、胰液及血清。样品处理的好坏是双向电泳及质谱分析成功与否的关键,也是影响分辨率及重复性的主要因素。胰腺是体内含各种蛋白酶最丰富的组织,因此,胰腺组织中的蛋白质组分比其他组织更容易被蛋白酶降解,样品处理涉及到溶解、变性和还原,从而能去除蛋白质之间的相互作用。标本的采集从活体到离体的时间应尽量短,然后立即置于液氮中或含有蛋白酶抑制剂的缓冲液中。蛋白酶对蛋白质的降解作用很强,并能够对蛋白质进行化学修饰,易使图谱中蛋白质点的数量和位置发生改变,因此使用足够的蛋白酶抑制剂,可使蛋白酶对蛋白质的水解作用的影响减小到最低程度,蛋白酶抑制剂含量比处理其他组织略多,这是保证胰腺蛋白质组分稳定的关键步骤。采用 2-DE 和 MALDI-TOF MS 测定人体正常胰腺组织蛋白质,共检测出 302 种蛋白质,其中 27% 为具有催化活性与代谢相关的酶类,19% 是结构和细胞骨架蛋白,11% 是与氧化应激相关的蛋白质,还包括 5% 热激蛋白、5% 核功能蛋白和 4% 信号转导相关蛋白等。其中胰石蛋白、胰腺炎相关蛋白(PAP)仅在胰腺组织中表达,前者的功能与胰腺结石形成有关,PAP 的功能不明。另外,通过对信号转导系统蛋白的分析,胰腺的主要信号转导可能与 GTP 酶、穿膜受体蛋白、细胞间 G 蛋白、酪氨酸激酶系统等有关。对正常胰腺 2-DE 蛋白质谱分析,可对胰腺组织蛋白分析的条件进行优化,同时也为胰腺疾病的蛋白质组学研究提供一定的基础。

作为一种全新的研究手段,毒理蛋白质组学为全面探讨胰腺疾病的发病机制和治疗策略,为胰腺疾病的早期诊断和有效治疗提供有力的理论依据和新思路。但是,目前的研究方法还有不足之处,如低丰度蛋白质检测的局限性、血清样品大分子蛋白质的有效去除、质谱和数据搜索引擎尚不能完整考虑氨基酸的修饰以及检测费用昂贵等,这对毒理蛋白质研究提出了新的挑战。

(三) 在其他环境相关疾病研究中的应用

蛋白质组学方法已经促进了临床上对更可靠、更灵敏、更特异的疾病诊断生物标志的研究。荷兰研究者用毒理蛋白质组学方法分析了药物所致肝毒性的机制和生物标志。日本学者应用表面增强激光解吸离子化飞行时间质谱(SELDI-TOP MS)技术研究了烟雾病(Moyamoya disease)患者和正常患者脑脊液的蛋白质分析,初步筛选了 6 个候选标志蛋白,鉴定了 2 个差异蛋白可以作为烟雾病患者的脑脊液标志。我国学者用 SELDI-TOP MS 技术筛选了肺癌相关的血清标志,发现了伴侣蛋白(chaperonin, M9725)、血红蛋白亚单位 β(hemoglobin subunit beta, M15335)、血清淀粉样蛋白 A(serum amyloid A, M11548)和一个未知的蛋白可能作为肺癌早期诊断的血清标志。我国张莹等研究者应用质谱成像技术研究了来自 3 位患者的 10 对肺癌/癌旁组织进行研究,发现癌组织 M/Z 在 3000~3500 有特征性簇峰出现,为临床诊断肺癌提供了一定参考。美国研究者则以尿液为研究材料,研究了川崎病(Kawasaki disease, KD)早期诊断的标志物,发现细丝蛋白 C 和甲基多巴 A 在患者尿液中的水平升高,并运用 Western Blot 等方法加以验证。除此之外,德国研究者运用二维凝胶差异电泳技术(two-dimensional gel difference electrophoresis, DIGE)结合定量蛋白质组学策略,研究了肝癌与正常组织的差异蛋白,筛选出主要穹隆蛋白(major vault protein, MVP)和甜菜碱-同型半胱氨酸 S-甲基转移酶 1(BHMT)作为肝癌早期诊断的共同标志,比单一标志具有更高的灵敏性和选择性。

毒理蛋白质组学以其深入揭示环境相关疾病状态下机体内所有蛋白质表达规律的优势,在阐明环境相关疾病的特异抗原、抗体和分子机制研究方面表现出极大的潜力。随着毒理蛋白质组学研究技术的日趋完善,现行的结构蛋白质组学必然向功能蛋白质组学过渡,为环境相关疾病的早期诊断、新药研发及疾病治疗康复提供新的思路。

(董光辉)

第三节　营养基因组学与环境健康

随着基因组学、生物信息学等的迅猛发展及其在生命科学研究领域的应用,营养基因组学应运而生,并迅速成为营养学研究的新前沿。营养基因组学(nutrigenomics 或 nutritional genomics),又称营养遗传学(nutrigenetics),是研究食物化学物质和营养素对人体基因的转录、翻译、表达以及代谢机制的科学。它主要从分子水平和人群水平研究膳食营养与基因的交互作用及其对人类健康的影响。其可能的应用范围包括营养素作用的分子机制、营养素的人体需要量、个体食谱的制定以及食品安全等。通过研究,将建立基于个体基因组结构特征的膳食干预方法和营养保健手段,提出更具个体化的营养政策,进而使营养学研究的成果能够更有效地应用于疾病的预防,促进人类健康。营养基因组学涉及营养学、分子生物学、基因组学、生物化学、生物信息学等,是一门基于多学科的边缘学科。

2002 年第一届国际营养基因组学会议在荷兰召开,表明遗传因素目前已经成为营养学研究中不可忽略的一个重要组成部分。营养基因组学将涉及营养学研究的各个领域,与传统意义上营养学的区别在于,其研究将充分结合及利用日益扩展的基因学领域的知识和技术。营养基因组学的一个显著特征是将能够监测极大数目的分子表达、基因变异等基因组技术和生物信息学技术在营养学研究中得到广泛应用。可以说,没有此等功能强大的"全局性"的生物检测技术及其与利用计算机技术的生物统计、大规模数据处理等信息学方法相结合,营养基因组学就不可能成为真正意义上的一门学科。营养基因组学研究将关注整个机体、整个系统或整个生物功能分子水平上通路的轮廓变化,而非单个或几个孤立生物学标志的改变。

营养基因组学研究的基本目标如下:①鉴定作为营养素感受器的转录因子及其调节靶基因;②阐明主要营养素的信号通路和信号特征;③测定和验证宏量营养素和微量营养素代谢的细胞和器官专一性的基因表达特征;④阐明营养素相关调节通路与促炎信号通路之间的相互作用;⑤明确发生膳食相关疾病风险因子的基因型,并量化其作用效果;⑥利用营养系统生物学手段揭示由于饮食引起的早期代谢调节异常和易感性(应激标签)的生物标志。

目前认为,营养基因组学研究有可能在以下3个方面产生重要影响:

1. 揭示营养素的作用机制或毒性作用　通过基因表达的变化可以研究能量限制、微量营养素缺乏、糖代谢等问题;应用分子生物学技术,能够测定单一营养素对某种细胞或组织基因表达谱的影响;采用基因组学技术,可以检测营养素对整个细胞、组织或系统及作用通路上所有已知和未知分子的影响。因此,这种高通量、大规模的检测无疑将使人们能够真正了解营养素的作用机制。此外,基因组学技术也将为饲料安全性评价、病原菌检测、掺杂使假的甄别提供强有力的手段。

2. 阐明人体营养需要量的分子生物标志　应用含有人体全部基因的 cDNA 芯片研究在营养素缺乏、适宜和过剩条件下的基因表达图谱,将发现更多能用于评价营养状况的分子标志。现有的营养需要量并非根据基因表达确定的,仅有极少数依据生化指标而定。今后,借助于功能基因组学技术,可通过从 DNA、RNA 到蛋白质等不同层次的研究来寻找、发现适宜的分子标志,作为评价营养素状况的新指标,进而更准确合理地确定人体对营养素的需要量,从而彻底改变传统的剂量-功能反应的营养素需要量研究模式。

3. 使个性营养成为可能　目前的营养需要量均系针对群体而言,并未考虑个体之间的基因差异。如人的基因上约有 140 万～200 万个单核苷酸多态性(single nucleotide polymorphism,SNP),其中 6 万多个存在于外显子中,这可能是人体对营养素需求及产生反应差异的重要分子基础。因此,未来将有可能应用基因组学技术阐明与营养有关的 SNP,并用来研究人体对营养素需求的个体差异,通过基因组成以及代谢的鉴定,确定个体的营养需要量,使个体营养成为可能,即根据人体的遗传潜力进行个体干预,这就是"基因干预"。此外,应用基因组技术也将有助于开发某些针对性强、功效明显的动物源性功能食品。

未来营养基因组学研究的重点主要有以下几个方面:①与人类健康相关的食物中某些成分的功能与安全性;②食物健康效应的分子机制;③基因表型对营养与人体健康的影响;④用于食品功效与危险性评价的生物标志等。

营养基因组学的出现,并不意味着要完全推翻一个世纪以来人类社会提供饮食建议的价值,而是要帮助人们从最基本的层面了解健康是如何受到基因和营养物质相互作用的影响。

一、营养-基因组交互作用

近年来,在基因组学、生物信息学及生物技术等领域取得的巨大进展为营养学领域膳食与基因交互作用的研究创造了良好条件。早先科学家认为基因是亘古不变的数字信息,基因简单地编译蛋白质并进一步决定一个生命体的结构和功能。然而,事实证明基因的表达对环境的改变极其敏感且深受其影响。基因会对环境做出简单应答,因为环境自身可有效干预基因表达进而改变个体的健康状况。

从临床角度看,改变饮食是改变基因-环境平衡和促进个体健康的主要方法。食物不仅提供机体必需的蛋白质、碳水化合物、脂肪以及矿物元素和维生素,而且,一些食源性微量营养素或食品功能因子在机体代谢过程中起着重要的调节作用。食物中的蛋白质除了提供机体增长与代谢所需的氨基酸外,其潜在的多种生物活性肽也具有广泛的生理功能,如乳源性蛋白含有免疫、抗菌、降压等作用,活性肽残基具有促进矿物质、微量元素吸收等作用,而且碳水化合物和脂类的生物活性作用也远远超出了简单的能量供给。随着人们对维生素 C、维生素 E 与 β_2-胡萝卜素的抗氧化特性及其对降低某些癌症与心血管疾病可能作用的认识,深入研究营养素的生物功能,特别是其在基因表达控制中的作用,以获得更好地评定营养素状况是非常有必要的。

(一)营养素对基因组稳定性的影响

许多生物活性成分(如硒、锌、维生素 A、维生素 B_6、叶酸、胆碱、多酚、染料木黄酮)都会影响 DNA 甲基化作用。一些生物活性成分影响 DNA 甲基化的具体部位如表 7-1 所示,而这些基因编码的改变与肿瘤发生有关。如叶酸/甲基缺乏的膳食会影响 p53 基因编码区的甲基化状态,进而改变 p53 基因的转录,从而诱导肝癌的发生。

表 7-1 某些生物活性食品成分对 DNA 甲基化的影响

基因	甲基化改变	原因	部位
c-myc	低甲基化	胆碱缺乏	启动子
c-myc	低甲基化	砷暴露	启动子
c-myc	低甲基化	甲基缺乏	编码区
P16INK4A	超甲基化	叶酸缺乏	启动子
H-钙黏蛋白	超甲基化	叶酸缺乏	5′序列
p53	低甲基化	叶酸/甲基缺乏	编码区
p53	低甲基化	硒缺乏	启动子
c-fos	低甲基化	甲基缺乏	编码区
c-Ha-ras	低甲基化	甲基缺乏	编码区
ER	超甲基化	纤维不足	启动子

某些生物活性成分除能影响 DNA 甲基化外,还能通过其他方式影响基因组稳定性。例如,维生素 C 和维生素 E 的缺乏可造成 DNA 氧化和染色体损伤。维生素 C 抑制鸟嘌呤核苷碱基的氧化修饰。维生素 E 是有效的脂质过氧化自由基清除剂,抑制活性氧族(ROS)导致 DNA 单链断裂。烟酸对 DNA 修复起重要作用,对维持基因组的完整性具有重要作用。维生

素 D 能通过抑制脂质体铁离子依赖的脂质过氧化反应,防止 DNA 双链断裂。另外,维生素 D 的补充可减少二乙基亚硝胺诱导的大鼠肝细胞染色体畸变。草莓类植物成分(如黄酮类和花青素)能预防致癌途径中某些点的基因组不稳定性,是潜在的抗癌剂。

(二) 营养素对基因表达的影响

某些营养素成分(如脂肪酸、蛋白质、维生素、黄酮类、吲哚、异硫氰酸盐、β-葡聚糖、香菇多糖、丁酸及胃肠道菌群发酵形成的其他化合物)还能直接影响特异基因的表达。所以某些营养素缺乏都能通过改变基因表达导致慢性疾病或肿瘤(如心血管疾病、糖尿病、肥胖症、肝癌、肺癌)的发生。例如,银杏叶是一种常见的处方草药,可以促进外周微循环并具有强大的抗氧化作用。银杏叶也常被用作防治年龄增长所致的记忆力减退和神经功能损伤。利用基因芯片技术,研究者通过细胞提取物来观察信使 RNA 水平的改变,该水平是评价基因活力的准确指标。利用人膀胱细胞进行的体外试验发现,银杏叶提取物培养细胞可以使 16 个基因的转录水平受到超过 50% 的抑制,139 个基因受诱导程度超过 100%。添加银杏叶能使编码线粒体功能提高及抗氧化的基因活化。体外鼠类细胞培养实验显示,超过 12 000 个基因的活性尤其是脑内的基因优先得到活化。皮层内 43 个基因和海马区域的 13 个基因的诱导程度超过 200%。这些基因包括促进神经元细胞增长、分化、调控和功能的基因,以及增加线粒体活力和抗氧化的基因。上述研究增加了人们对草药或其他特殊营养素可改变机体生理功能的理解,同时也有助于解释特殊的草药或营养素对特殊组织或器官系统的作用存在差异的原因。不仅银杏叶可以改变基因的转录,每一种草药、营养素、食物和药物都有可能改变基因的转录。这些化合物不仅对机体的生理功能产生影响,而且会实质性地改变基因的表达。

(三) 基因多态性对营养素的影响

人类个体间的基因差异主要归结于 SNP,现已发现有 140 万个以上的 SNP,其中一些基因表达的改变与一部分疾病的发生有关。因此,SNP 可能是人们认识遗传与环境交互作用的重要途径。SNP 会影响营养素的吸收、代谢和作用位点(分子靶)。携带特异营养素敏感基因 SNP 的个体可能对某些营养素有特别的需求,其可能对膳食营养素过度敏感或过度不敏感,使个体更易罹患或抵抗某些疾病的发生,即营养-基因组对某些疾病的发生风险可能存在交互作用,个体基因间的差别很可能导致不同的营养需要。例如,流行病学研究已经证实谷胱甘肽硫转移酶(GST)基因多态性和癌的高发存在关联。尽管 GST 在体内有许多亚型,但是 μ 亚型 GSTM1 是肝脏中最主要的一个。GSTM1 基因突变广泛存在,突变频率在人群中高达 50%。由于 GST 其他亚型和其他解毒途径的存在,通过摄取抗氧化食物等外源性途径来提高抗氧化保护作用是有可能的。有研究发现缺乏 GSTM1 基因型的男性和女性通过每周食用 3~4 次十字花科类蔬菜就可使他们的谷胱甘肽水平分别增加 16% 和 38%,其他谷胱甘肽硫转移酶水平分别升高 6% 和 8%。但是,研究者发现拥有 GSTM1 亚型的人群所获得的益处不如该基因缺乏的人群。类似地,GSTM1 基因缺乏的吸烟者规律性地食用十字花科类蔬菜会使结肠癌和肺癌的发病风险分别下降 53% 和 70%。这表明 GST 基因多态性与十字花科类蔬菜对某些癌症的发病风险可能存在交互作用。

PPAR-r(过氧化物酶活化增生受体-r)是一种激素受体,可以调控许多细胞功能,例如营养代谢、细胞增殖以及对膳食营养素(尤其是碳水化合物和脂肪)应答的细胞分化。PPAR-r 整合了细胞对能量、脂类和糖类平衡的调控。这种通过增加膳食脂肪和糖类摄入造成的细胞功能活化是营养-基因组相互作用的一个很好例证。编码 PPAR-r 基因存在一个常见的多态性,即第 12 位密码子的脯氨酸被替换为丙氨酸(PPAR-r P→12A)。携带有 12A 的个体对高脂肪饮食的代谢耐受程度增加,因此该个体摄入典型西方国家的饮食时,罹患胰岛素抵抗、2 型糖尿病、冠心病以及向心性肥胖的风险显著降低。反之,携带 12P 的个体对过量食用饱和脂肪的有害效应更加易感,这表明针对 P 等位基因携带者的饮食治疗策略可以预防肥胖、糖尿病和心脏病。除此之外,表明营养-基因组交互作用影响疾病发生风险的又一个突出的例子就是携带 5,10-亚甲基四氢叶酸还原酶(5,10-methylenetetrahydrofolate reductase,MTHFR)不同基因型的个体对叶酸的需求量。在体内叶酸的正常代谢过程中,5,10-亚甲基四氢叶酸还原为 5-甲基四氢叶酸时需要 MTHFR 的催化,编码 MTHFR 最常见的突变是 677 位点的 C→T 突变。突变可导致 MTHFR 活性降低,影响机体对叶酸的需要量。当机体叶酸摄入不足时,会导致神经管缺陷、唐氏综合征、心血管疾病和癌症发病的危险性增加;而叶酸摄入充足时可降低个体罹患结肠癌的风险。

由此可见,探索基因多态性和不同表型的关系,既能确定标志,又可探寻 SNP 与疾病发生关系的机制。通过 SNP 确定病理机制,有利于预测个体发病风险,通过改变膳食结构和生活方式来减少患病风险。同时,根据 SNP 产物的结构特点,有助于寻找和确定其可能作用的受体及调控靶基因。对其进行生物活性检测,有效地筛选食物中新的功能成分,在防治慢性疾病和辅助治疗上发挥更积极的作用。

综上所述,营养素对机体代谢具有极为复杂的调节机制,既直接影响基因的表达,也涉及其中间代谢产物的作用。甚至胚胎期或幼龄个体的营养状况,也会影响成长及成年后的身高、智力发育,甚至某些疾病(如糖尿病、心血管疾病、高血压、肥胖等)的发生。营养基因组学不仅可以解释特殊营养素对基因组的效应,而且可以揭示营养素作用于机体的机制。当今的营养学研究已达到基因水平,使得基因重组技术和基因组学成为人们理解营养性疾病和营养治疗原理及作用机制不可或缺的重要组成部分。营养基因组学正在促使人们重新思考机体对食物所产生的应答方式,以及对未来基于个体基因组基础上提出的营养干预措施以及个体化治疗策略具有重要而深远的意义。

二、个体化的营养基因组学

营养基因组学涵盖了一个广泛的领域,它研究营养素与基因表达的相互影响。基因组营养学的关键作用之一在于探讨特殊基因多态性与营养素个体化反应之间的联系。随着对人类单核苷酸多态性认识的不断深入,其目标就是对个体进行基因检测后,再基于不同个体基因型的检测报告,查看其易感基因以及位点,探索营养素对基因位点的作用机制,再提供合理的基于个体的个性化膳食营养建议,达到基因治疗的目的。营养基因组学的目的不是改变用于消费的各种食品以提高它们的营养成分,而在于知晓食用哪些食品才能更适宜于机体携带基因型,改变基因的作用和结构。同时,根据每个人自己的基因特点制定食谱,补充特定的营养成分,以弥补由于基因变异造成的对健康的影响。有时还可以防止某些基因突变或改变基因的活性情况,从而达到预防疾病、延缓衰老、促进健康的目的。

应用基因组学技术将阐明与营养相关的 SNP,并用来研究人体对某些疾病易感性以及对营养素(食物)需求的个体间差异。营养素的推荐膳食供给量或膳食参考摄入量都是对群体而言的,然而人与人之间的基因多态性是有很大差别的。已证实,人类的基因组中约有 140 万~200 万个 SNP,这可能是人体对营养素需求及响应差异的重要分子基础。因此,今后的营养学研究将日趋向个体化发展,通过对基因构成以及代谢型的鉴定,给出每个人的最佳食谱。目前,基于预防为目的的基因组学研究表明,已有足够的临床信息针对约 100 个基因多态性进行个体化营养推荐。这些信息是非常有用的,但是对于开展全面的营养和临床推荐还远远不够。

目前,个体化的营养基因组学已经开始应用于某些疾病的防治。

(一)营养基因组学在2型糖尿病中的应用

高迁移率A1(HMGA1)蛋白是胰岛素受体蛋白的关键调节因子,有研究显示,HMGA1蛋白缺失影响胰岛素受体β(IRβ)信使RNA的表达,p-PKC(磷酸化蛋白激酶C)可引起HMGA1蛋白缺失。阿魏酸可以阻碍PKC的活性,并且诱导HMGA1蛋白激活胰岛素受体β的启动子进而改善胰岛素受体表达缺陷的情况。阿魏酸存在于一些谷类,如米糠、麸皮及一些蔬菜水果中,如甘蓝菜、芹菜、茄子、甜椒、番茄等。因此,经常食用以上食物可能会在一定程度上降低2型糖尿病的患病风险。

SIRT1(sirtuin type 1)是依赖于烟酰胺腺嘌呤二核苷酸(NAD$^+$)的组蛋白脱乙酰酶,为Sirtuins家族成员之一,与细胞增殖、分化、衰老、凋亡和代谢密切相关。有报道显示,*SIRT1*基因可保护细胞免受氧化应激和老化的影响,其突变可影响2型糖尿病患者的生存率,而*SIRT1*基因的活性可受叶酸摄入量的调节,并与叶酸的摄入量存在交互作用,表明对于叶酸缺乏的2型糖尿病患者来说,改善叶酸缺乏的状态可以调节*SIRT1*基因进而延长糖尿病患者的寿命。所以在叶酸缺乏的2型糖尿病患者的日常饮食中,应多食用叶酸含量高的食物,如莴笋、菠菜等绿色蔬菜。

(二)营养基因组学在动脉硬化中的应用

有研究表明,基因突变与动脉硬化有关,携带5-脂氧合酶(5-lipoxygenase,ALOX5)突变体的个体罹患动脉硬化的风险较高。洛杉矶加利福尼亚大学动脉硬化研究的参与者中有5%的人体内发现有ALOX5突变体。这种基因突变体的作用会因摄入ω-6多不饱和脂肪酸而增强,但摄入含ω-3多不饱和脂肪酸则可使其作用受阻。因此,对携带ALOX5突变体的人应少食含有ω-6多不饱和脂肪酸的肉类和植物油,多食用富含ω-3不饱和脂肪酸的鱼类如鲑鱼,还可适当补充富含二十碳五烯酸(eicosapentaenoic acid,EPA)和二十二碳六烯酸(docosahexaenoic acid,DHA)的深海鱼油制品和维生素E。

(三)营养基因组学在出生缺陷研究中的应用

叶酸代谢是近年来医学、遗传学和营养学研究的热点之一,主要是因为人们发现叶酸与神经管畸形和某些肿瘤的发生有关。亚甲基四氢叶酸还原酶(MTHFR)是同型半胱氨酸代谢中的关键酶之一,常见的MTHFR C677T和A1298C基因多态性导致这种酶的活性和热稳定性降低,进而引起机体内同型半胱氨酸水平升高。尤其是在叶酸摄入量不足的情况,易引发高同型半胱氨酸血症,增加了神经管缺陷的危险性。而实验和临床资料表明,大剂量补充叶酸可以增加体内5-甲基四氢叶酸生成,从而降低血浆同型半胱氨酸水平,减少神经管畸形儿的出生率。因此,研究者们认为*MTHFR*基因突变的个体对叶酸的需求量高于正常的个体。除此之外,目前的研究也证明,同型半胱氨酸和心血管疾病发生风险存在显著关联,某些干预研究发现,对*MTHFR*基因突变的个体补充叶酸等B族维生素,还可降低心血管疾病的发生风险。

(四)营养基因组学在竞技体育"个体化"营养战略中的应用

基因多态性战略在竞技体育中的研究主要集中在优秀运动员基因选材,这其中包括与耐力、速度、力量相关的基因多态性研究,基因型个性化运动处方研究和运动性疾病的基因诊断,而基于基因多态性的个体化营养的研究目前尚未开展。因此,目前应从开展基因多态性与运动损伤、疾病的关系研究入手,如在与运动项目直接相关的损伤,网球肘、运动性关节不稳、劳损等方面,研究运动性疾病与基因多态性的关系,从而实施营养学预防方案。除预防其自身遗传学易感性疾病外,需研究由于运动本身对机体产生的不利影响所致的相关疾病。基于基因多态性战略的营养基因组学的出现,为真正实施"个体化"饮食战略提供切实可行的研究思路。

目前,营养基因组学的研究正在不断发展,有关不同种族基因特点的资料库的建立和记录人类基因组信息的人类基因组芯片的出现,不仅为科学家和医师们进行疾病研究,而且也为促进人体健康的基因营养提供依据,并将为营养基因组学开拓更加广阔的应用前景。

营养基因组学不仅有助于人们更好地理解个体由于基因差异而对各种食物成分以及饮食方式所产生的不同反应,而且相关的营养基因组数据也会为特定人群研制有效的食疗方案打下扎实的基础。营养基因组学的未来发展有望像药物基因组学打造"个性化药物"那样,为人们量身定做出能满足个体需求的"个性化食品"。在揭示人类遗传密码顺序的人类基因组图谱绘制成功之后,一项以基因组为基础的营养学研究将给疾病治疗带来一场革命。届时,人们可以根据各自的基因图谱制订一份个性化的饮食方案,以此防治疾病。

(董光辉)

参 考 文 献

1. 陈学敏,杨克敌.现代环境卫生学.第 2 版.北京:人民卫生出版社,2008.

2. 杨克敌.环境卫生学.第 8 版.北京:人民卫生出版社,2017.

3. 宋方洲.基因组学.北京:军事医学科学出版社,2011.

4. LeskA,著.基因组学概论.第 2 版.薛庆中,胡松年,等译.北京:科学出版社,2016.

5. 许国旺,路鑫,杨胜利.代谢组学研究进展.中国医学科学院学报,2007,06:701-711.

6. LioyPJ,Smith KR.A discussion of exposure science in the 21st century:a vision and a strategy.Environmental Health Perspectives,2013,121(4):405-409.

7. LioyPJ.Exposure science:a view of the past and milestones for the future.Environmental Health Perspectives,2010,118(8):1081.

8. 段小丽.环境保护部.中国人群环境暴露行为模式研究报告(成人卷).北京:中国环境出版社,2013.

9. 任爱国.暴露组与暴露组学.中华流行病学杂志,2012,33(9):973-976.

10. 常平安,伍一军.毒理蛋白质组学.中华预防医学杂志,2003,37(6):455-457.

11. Bandara LR,Kennedy S.Toxicoproteomics-a new preclinical tool.Drug Discov Today,2002,7:411-418.

12. 林虹君,张爱红,李高伟,等.蛋白质组学在疾病研究中的应用.生物技术通讯,2014,25(3):425-428.

13. Giorgio A,Celine F,Cecilia H,et al.Comparison of MS/MS methods for protein identification from 2D-PAGE.J Proteome Res,2006,5(9):2294-2300.

14. 叶丹丹,樊萌萌,关琼,等.宏基因组研究的生物信息学平台现状.动物学研究,2012,33(6):574-585.

15. Olden K.New opportunities in toxicology in the post-genomicera.Drug Discov Today,2002,7:273-276.

16. 陈琴,王文君,上官新晨,等.营养基因组学的研究进展.遗传,2008,30(2):129-134.

17. Trayhurn P.Proteomics and nutrition-a science for the first decade of the new millennium.Br J Nutr,2000,83(1):1-2.

18. Gogoi B,Chatterjee P,Mukherjee S,et al.A polyphenol rescues lipid induced insulin resistance in skeletal muscle cells and adipocytes.Biochem Biophys Res Commun,2014,452(3):382-388.

19. 谌小立,赵国华.从营养基因组学看膳食与健康.中国食物与营养,2008,6:56-58.

20. Joseph E.PizzornoJr.ND,Michael T.Murray ND.Textbook of Natural Medicine.4thed.Churchill Livingstone,2012.

第 八 章

环境质量监测技术与方法

本章介绍了我国生态环境监测网建设概况及环境质量监测的主要内容和技术要求。通过本章学习,使读者基本掌握我国环境空气质量监测、水环境质量监测和土壤环境质量监测的主要监测内容、点位布设要求、样品采集及分析方法、质量保证与控制、监测结果评价指标及评价方法等相关技术要求,并初步了解目前我国生态环境监测网络建设原则、建设机制、建设制度、建设内容和建设目标要求。

第一节　环境质量监测概述

环境质量(environmental quality)是在一个具体的环境内,环境的总体或环境的某些要素对人群的生存和繁衍以及社会经济发展的适宜程度,是反映人类的具体要求而形成的对环境评定的一种概念。20 世纪 60 年代,随着对环境问题的关注,开始采用定性和定量的方法来描述环境系统所处状态,判断环境遭受污染的程度,评价环境质量的水平。

环境质量监测(environmental quality monitoring)是指通过对影响环境质量因素代表值的测定,了解环境质量状况,分析其形成的原因和预测其未来的发展变化趋势,最终为评价资源和社会影响、控制污染、管理环境、保护公众健康和保全自然资源提供科学依据。环境质量监测是政府履行环境保护职能、开展环境管理工作的重要组成部分,是政府监视环境状况变化、考核环境保护工作成效、实施环境质量监督的重要基础,是国民经济和社会发展的基础性公益事业。组织开展环境质量监测工作,是政府提供基本公共服务、保障公众环境知情权的重要内容,是政府环境保护主管部门的法定职责。

我国环境质量监测起步于 20 世纪 70 年代末,经过几十年的发展,环境质量监测工作有了长足的进步。全国环境质量监测网络在"六五"和"七五"期间国家投资建设的 64 个重点监测站的基础上,历经"十一五""十二五"的快速发展,现已初步形成了覆盖全国的国家环境质量监测网(environmental quality monitoring network),包括由覆盖全国主要水体的 2767 个地表水监测断面(河流断面 2424 个、湖库点位 343 个)和 149 个水质自动监测站点组成的地表水环境质量监测网;由 338 个地级以上城市共 1436 个空气自动监测站点、82 个沙尘暴监测点位和 985 个酸雨监测点位组成的环境空气质量监测网;由 301 个监测点位组成的近岸海域环境监测网;同时,已基本建成 15 个国家空气背景站、31 个农村区域站、31 个温室气体监测站和 3 个温室气体区域监测站等,目前已基本形成了国控、省控、市控三级为主的环境质量监测网。国务院办公厅于 2015 年 8 月 12 日印发《生态环境监测网络建设方案》,提出到 2020 年,初步建成陆海统筹、天地一体、上下协同、信息共享的生态环境监测网络。

第二节 环境空气质量监测

一、环境空气质量监测技术规范

环境空气质量监测网络设计以及监测点位的布设是环境空气质量监测的基础工作,监测网络和监测点位的设置是否科学,直接决定了监测结果的可信度。

(一)环境空气质量监测网络设计原则

环境空气质量监测网的设计,首先应考虑所设监测点位的代表性。应能客观反映环境空气污染对人类生活环境的影响,并以各地区多年的环境空气质量状况及变化趋势、产业和能源结构特点、人口分布情况、地形和气象条件等因素为依据,按照监测目的确定监测网的布点。常规环境空气质量监测点位可分为污染监控点位、空气质量评价点位、空气质量对照点位和空气质量背景点位 4 类。

(二)环境空气质量监测网络目的

我国《环境空气质量监测规范(试行)》(国家环境保护总局公告 2007 年第 4 号文)对国家环境空气质量监测网和地方环境空气质量监测网的建设以及点位设置均提出了具体要求,是我国环境空气质量监测网络建设和点位设置的技术依据。

1. 国家环境空气质量监测网络的监测目的 包括:①确定全国城市区域环境空气质量变化趋势,反映城市区域环境空气质量总体水平;②确定全国环境空气质量背景水平以及区域空气质量状况;③判定全国及各地方的环境空气质量是否满足环境空气质量标准的要求;④为制定全国大气污染防治规划和对策提供依据。

2. 地方环境空气质量监测网络的监测目的 主要体现在:①确定监测网覆盖区域内空气污染物可能出现的高浓度值;②确定监测网覆盖区域内各环境质量功能区空气污染物的代表浓度,判定其环境空气质量是否满足环境空气质量标准的要求;③确定监测网覆盖区域内重要污染源对环境空气质量的影响;④确定监测网覆盖区域内环境空气质量的背景水平;⑤确定监测网覆盖区域内环境空气质量的变化趋势;⑥为制定地方大气污染防治规划和对策提供依据。

国家环境空气质量监测网的设置主要是从国家的宏观层面需求考虑,与地方的监测网络设置目的有所不同。对于国家城市环境空气质量监测网而言,其监测点位主要是从所在城市的地方环境空气质量监测点位中进行优化和筛选而确定,但对于各城市来讲,为实现地方环境空气质量监测网络的目标,仅设置国家网环境空气质量监测点位是不够的,还需要根据自身实际情况补充其他功能监测点位,如交通环境空气质量监测点位、工业区环境空气质量监测点位、环境空气质量敏感位置的信息发布点位等。

(三)监测点位设计初期调查方法

监测点位设计初期调查是监测网络设计的基础,各种基本资料的精确度和可靠性在很大程度上决定了监测网络设计和点位优化结果的精确度和可靠性。在设计初期调查阶段,主要考虑以下诸方面的因素:

1. 区域面积及地形地貌 区域面积大小直接决定了环境空气质量监测点位数量要求。一般情况下,城市建成区的面积越大,所需要的环境空气质量监测点位的数量就越多。另外,区域地形地貌也会对环境空气质量监测点位的布设产生明显的影响,如山地城市与平原城市的监测点位设置就有很大的区别。

2. 人口数量及分布　环境空气质量监测的最主要目的是保护人体健康,因此大多数监测点位都是位于人口聚集区附近。在一定的地域范围内,监测点位的需求量与人口密度成正比。这是由于人口密度越大表明经济活动强度越大,污染物排放量也较高,需要更多的监测点位以代表空间分布的非均匀性。

3. 污染源分布及排放特征　调查区域内、外污染源的分布和排放量对于环境空气质量监测点位布设有重要影响。摸清排放源是掌握污染物时空分布规律的基础条件,是布设环境空气质量监测点位的重要考虑因素。一般来说,为保证监测点位具有较好的空间代表性,监测点位应离开污染源一定距离,而一些污染监控点则必须位于受污染源影响的位置,距离排放源不能过远。

4. 气象条件　气象条件调查主要关注调查区内的气候环流特征和季节性主导风向,由于大气运动是污染物传输的动力条件,因而气象条件调查是分析污染物浓度分布特征的先决条件。在布设监测点位时必须要考虑调查区的主导风向和大气环流特征。

5. 空气质量及污染物浓度空间分布特征　环境空气质量监测点位的布设除了需要考虑人口密度等因素外,还需要考虑污染物空间分布特征,特别是当监测点位用于捕捉区域内污染物浓度峰值或人群暴露峰值浓度时。掌握污染物空间分布特征,有利于确定监测点位的空间分布格局。一般来说,污染物浓度变化剧烈的地方,如排放源附近地区监测点的代表性较小,而浓度分布较为均匀的地区,其监测点位的代表性较大。

6. 城市功能区划及未来建设规划　在设计环境空气质量监测网络和监测点位时,应尽量保证监测点位的长期稳定运行,这有利于监测网络的延续性和监测数据的可比性。因此应根据城市建设规划,在土地使用状况较稳定的地区开展监测,并同时考虑监测网络的未来规划和布局。

（四）监测点位数量要求

确定环境空气质量监测点位的数量是监测网络设计的重要环节,直接决定了环境空气质量监测网络的规模和建设投入。为便于环境空气质量监测网络的设计,往往依据建成区面积和人口数量规定最少的点位数量要求,实际的监测点位数量可能会超出许多。

我国的环境空气质量监测技术规范根据建成区面积和人口数量对环境空气质量评价点位的最少数量进行了规定。建成区城市人口数量小于 10 万人,面积小于 20km^2 时,最少布设 1 个监测点位;建成区城市人口数量在 10 万~50 万人之间,面积在 20~50km^2 时,最少布设 2 个监测点位;建成区城市人口数量在 50 万~100 万人之间,面积在 50~100km^2 时,最少布设 4 个监测点位;建成区城市人口数量在 100 万~200 万人之间,面积在 100~150km^2 时,最少布设 6 个监测点位;建成区城市人口数量在 200 万~300 万人之间,面积在 150~200km^2 时,最少布设 8 个监测点位;建成区城市人口数量>300 万人,面积>200km^2 时,按每 25~30km^2 建成区面积设 1 个监测点位,并且不少于 8 个点位。

（五）监测点位布设要求

1. 城市环境空气质量监测点位布设　城市环境空气质量监测点位布设在满足监测目的和监测点位数量设置要求的前提下,通常有多个布设方案可供选择。为了使不同城市间的监测网络和监测数据具有可比性,我国城市点位设置具体要求为:①位于各城市建成区内,并相对均匀分布,覆盖全部建成区。②用全部空气质量评价点的污染物浓度计算出的算术平均值应代表所在城市建成区污染物浓度的区域总体平均值。区域总体平均值可用该区域加密网格点(单个网格应不>2km×2km)实测或模拟计算的算术平均值作为其估计值,用全部空气质量评价点在同一时期测得的污染物浓度计算出的平均值与该估计值相对误差应在10%以内。③用该区域加密网格点(单个网格应不>2km×2km)实测或模拟计算的算术平均值作为区域总体计算出30、50、80和90百分位数的估计值;用全部空气质量评价点在同一时期的污染物浓度计算出的30、50、80和90百分位数与这些估计值比较时,各百分位数的相对误差在15%以内。

2. 环境空气质量评价区域点和背景点点位布设 对于环境空气质量评价区域点和背景点,应满足以下要求:①区域点和背景点应远离城市建成区和主要污染源,以反映区域及国家尺度的空气质量本底水平。区域点原则上应离开主要污染源及城市建成区20km以上;背景点原则上应离开主要污染源及城市建成区50km以上。②区域点应根据我国的大气环流特征设置在区域大气污染传输的主要通道上,反映区域间和区域内污染物输送的相互影响。③区域点和背景点的海拔高度应合适。在山区应位于局部高点,避免受到局地空气污染物的干扰和近地面逆温层等局地气象条件的影响;在平缓地区应保持在开阔地点的相对高地,避免空气沉积的凹地。

3. 污染监控点位布设 对于污染监控点位,应满足以下要求:①原则上应设在可能对人体健康造成影响的污染物高浓度区域以及主要固定污染源和移动污染源对环境空气质量产生明显影响的区域;②污染监控点依据排放源的强度和主要污染指标而定,固定污染源应设置在主导风向和第二主导风向下风向的最大落地浓度区内,一般在上风向布设1或2个监测点位,下风向采用同心圆布点法或扇形布点法布设;③对于线性污染源,一般应在行车道的下风侧,根据车流量的大小、车道两侧的地形、建筑物的分布情况等确定交通点的位置;④地方环境保护行政主管部门可根据监测目的确定点位布设原则,增设污染监控点位,并实时发布监测信息。

(六)监测点位周围环境要求

监测点位周围环境要求是指在监测点位大体位置和空间代表尺度确定后,对其周边环境因素提出的要求。

1. 监测点位周围环境要求 应考虑以下诸多方面:①监测点位周围50m范围内不应有污染源。②点式监测仪器采样口周围,监测光束附近或开放光程监测仪器发射光源到监测光束接收端之间不能有阻碍环境空气流通的高大建筑物、树木或其他障碍物。从采样口或监测光束到附近最高障碍物之间的水平距离,应为该障碍物与采样口或监测光束高度差的2倍以上。③采样口周围水平面应保证270°以上的捕集空间,如果采样口一边靠近建筑物,采样口周围水平面应有180°以上的自由空间。④监测点位周围环境状况相对稳定,安全和防火措施有保障。⑤监测点位附近无强大的电磁干扰,周围有稳定可靠的电力供应,通信线路容易安装和检修。⑥监测点位周围应有合适的车辆通道。

2. 采样口位置要求 ①对于手工间断采样,其采样口离地面的高度应在1.5~15m范围内;对于自动监测,其采样口或监测光束离地面的高度应在3~15m范围内。②针对道路交通的污染监控点,其采样口离地面的高度应在2~5m范围内。③在保证监测点位具有空间代表性的前提下,若所选点位周围半径300~500m范围内建筑物平均高度在20m以上,无法按满足①条的高度要求设置时,其采样口高度可以在15~25m范围内选取。④在建筑物上安装监测仪器时,监测仪器的采样口离建筑物墙壁、屋顶等支撑物表面的距离应>1m。⑤使用开放光程监测仪器进行空气质量监测时,在监测光束能完全通过的情况下,允许监测光束从日平均机动车流量少于 10 000 辆的道路上空、对监测结果影响不大的小污染源和少量未达到间隔距离要求的树木或建筑物上空穿过,穿过的合计距离,不能超过监测光束总光程长度的 10%。⑥当某监测点位需设置多个采样口时,为防止其他采样口干扰颗粒物样品的采集,颗粒物采样口与其他采样口之间的直线距离应>1m。若使用大流量总悬浮颗粒物(TSP)采样装置进行并行监测,其他采样口与颗粒物采样口的直线距离应>2m。⑦对于空气质量评价点,应避免车辆尾气或其他污染源直接对监测结果产生干扰。⑧污染监控点的具体设置原则根据监测目的由地方环境保护行政主管部门确定。针对道路交通的污染监控点位,采样口距道路边缘距离不得超过 20m。⑨开放光程监测仪器的监测光程长度的测绘误差应在±3m 内(当监测光程长度<200m 时,光程长度的测绘误差应小于实际光程的±1.5%)。⑩开放光程监测仪器发射端到接收端之间的监测光束仰角不应超过 15°。

(七)监测点位的管理要求

1. 监测点位基本信息管理　对于已经布设的环境空气质量监测点位,必须建立工作档案对点位布设和选址的详细过程进行记录和资料整理,一方面便于保证工作的延续性,另一方面为将来的点位评估提供工作基础。主要基本信息包括:监测点位名称、点位编码、点位具体位置和经纬度坐标、点位八方位图、点位选址说明、点位建设时期和调整情况、监测项目、仪器设备类型及型号等。

2. 监测点位置调整　环境空气质量监测网络建设后,每隔几年应对监测网络进行重新评估,对不符合监测点位选址要求的进行适当的调整。就我国的 5 类环境空气质量监测点位来说,空气质量评价点位、空气质量区域点位和空气质量背景点位原则上不得进行较大的变更调整,特别是国家空气质量评价点位的调整必须得到环保部的批复,因此各城市应采取措施保证监测点位附近 100m 内的土地使用状况相对稳定。对于污染监控点位、空气质量交通点位,在未纳入国家网以前,各城市可根据环境管理和公众信息发布的需要进行增加、变更和撤销。

国家环境空气质量评价点因城市建成区面积扩大或行政区划变动,导致现有监测点位已不能全面反映城市建成区总体空气质量状况的情况下,可申请增设国家网评价点位;当因城市建成区建筑发生较大变化,导致现有监测点位采样空间缩小或采样高度提升而不符合本规范要求时,可申请变更国家网评价点位。如果变更点位附近没有符合选址要求的位置,可申请撤销该监测点位,但须满足最少点位数量要求且该点位撤销对城市整体空气质量浓度评价的影响在 5% 以内。具体点位调整要求如下:

增设监测点位应遵守下列要求:①新建或扩展的城市建成区与原城区不相连,且面积>10km² 时,可在新建或扩展区按照独立监测网布设监测点位,再与现有监测点位共同组成城市环境空气质量监测网;面积<10km² 的新、扩建成区原则上不增设监测点位。②新建或扩展的城市建成区与原城区相连成片,且面积>25km² 或大于原监测点位平均覆盖面积的,可在新建或扩展区增设监测点位,再与现有监测点位共同组成城市环境空气质量监测网。③按照现有城市监测网布设时的建成区面积计算,平均每个点位覆盖面积>25km² 的,可在原建成区及新、扩建成区增设监测点位。新增点位要结合现有监测网点一并进行技术论证。

点位变更时应就近移动点位,但点位移动的直线距离不应超过 1000m。变更点位应遵守下列具体要求:①变更后的监测点位与原监测点位应位于同一类功能区;②变更后的监测点位与原监测点位平均浓度偏差应<15%。

二、环境空气质量监测内容和方法

(一)监测内容

环境空气质量监测涉及的常规监测项目有 10 种,其中基本监测项目有二氧化硫(SO_2)、二氧化氮(NO_2)、一氧化碳(CO)、臭氧(O_3)、可吸入颗粒物(PM_{10})和细颗粒物($PM_{2.5}$)6 种,其他监测项目有总悬浮颗粒物(TSP)、铅(Pb)、氟化物(F)和苯并(a)芘[$B(a)P$]4 种。

(二)监测方法

按表 8-1 规定的相应监测方法,监测环境空气中各项污染物的浓度。

表 8-1 环境空气质量污染物监测方法

序号	污染物项目	手工监测方法		自动监测方法
		监测方法	标准编号	
1	二氧化硫(SO_2)	环境空气二氧化硫的测定甲醛吸收-副玫瑰苯胺分光光度法	HJ 482	紫外荧光法、差分吸收光谱分析法
		环境空气二氧化硫的测定四氯汞盐吸收-副玫瑰苯胺分光光度法	HJ 483	
2	二氧化氮(NO_2)	环境空气氮氧化物(一氧化氮和二氧化氮)的测定盐酸萘乙二胺分光光度法	HJ 479	化学发光法、差分吸收光谱分析法
3	一氧化碳(CO)	空气质量一氧化碳的测定非分散红外法	GB 9801	气体滤波相关红外吸收法、非分散红外吸收法
4	臭氧(O_3)	环境空气臭氧的测定靛蓝二磺酸钠分光光度法	HJ 504	紫外荧光法、差分吸收光谱分析法
		环境空气臭氧的测定紫外分光光度法	HJ 590	
5	可吸入颗粒物(PM_{10})	环境空气 PM_{10} 和 $PM_{2.5}$ 的测定重量法	HJ 618	微量振荡天平法、β 射线法
6	细颗粒物($PM_{2.5}$)	环境空气 PM_{10} 和 $PM_{2.5}$ 的测定重量法	HJ 618	微量振荡天平法、β 射线法
7	总悬浮颗粒物(TSP)	环境空气总悬浮颗粒物的测定重量法	GB/T 15432	—
8	氮氧化物(NO_X)	环境空气氮氧化物(一氧化氮和二氧化氮)的测定盐酸萘乙二胺分光光度法	HJ 479	化学发光法、差分吸收光谱分析法
9	铅(Pb)	环境空气铅的测定石墨炉原子吸收分光光度法(暂行)	HJ 539	—
		环境空气铅的测定火焰原子吸收分光光度法	GB/T 15264	—
10	苯并(a)芘[$B(a)P$]	空气质量飘尘中苯并(a)芘的测定乙酰化滤纸层析荧光分光光度法	GB 8971	—
		环境空气苯并(a)芘的测定高效液相色谱法	GB/T 15439	—

三、环境空气质量监测数据处理方法

（一）监测结果表示及计算

环境空气污染物监测结果，通常以标准状况下的质量浓度（mg/m^3 或 $\mu g/m^3$）表示。

$$C = W/Vnd$$

式中：C——污染物浓度，mg/m^3 或 $\mu g/m^3$。

　　　Vnd——标准状况下采样体积，m^3。

　　　W——在相应采样体积中污染物的含量，mg 或 μg。

在实际工作时，有时也用空气中的体积分数（$\times 10^{-6}$）表示气体污染物浓度。两种单位的换算公式如下：

$$C = (M/22.4) \cdot X$$

式中：C——污染物的质量浓度，mg/m^3（或 $\mu g/m^3$）。

　　　M——污染物的摩尔质量，g/mol。

　　　X——污染物的体积分数，$\times 10^{-6}$。

　　　22.4——标准状态下，1 摩尔分子气体污染物的体积，L/mol。

（二）监测数据平均值计算

1. 某一监测点位（某一污染物）监测数据　在 $i = 1, 2, \cdots, n$ 时段的平均值计算。

$$\overline{C}_j = \frac{1}{n} \sum_{i=1}^{n} C_{ij}$$

式中：$\overline{C}_j$——第 j 监测点位在 $i = 1, 2, \cdots, n$ 时段的平均值。

　　　C_{ij}——第 j 监测点位在第 i 个时段的监测数据。

　　　N——监测时段的总数。

若样品浓度低于监测方法检出限时，则该监测数据应标明未检出，并以 1/2 最低检出限报出，同时用该数值参加统计计算。

2. 多个监测点位监测数据　在 $i = 1, 2, \cdots, n$ 时段的平均值计算。

$$\overline{C} = \frac{1}{n} \sum_{i=1}^{n} \left(\frac{1}{m} \sum_{j=1}^{m} C_{ij} \right)$$

式中：C_{ij}——第 j 监测点位在第 i 个时段的监测数据。

　　　$\overline{C}$——m 个监测点位在 $i = 1, 2, \cdots, n$ 时段的监测数据平均值。

　　　M——监测点位数目。

　　　N——监测时段的总数。

（三）超标倍数的计算

$$r = \frac{C - C_0}{C_0}$$

式中：r——超标倍数。

　　　C——监测数据浓度值。

　　　C_0——相应的环境空气质量标准值。

四、我国环境空气质量监测网络与信息发布

(一) 环境空气质量监测网络基本概念

环境空气质量监测网络是指依据一定的监测目的而建立的由多个环境空气质量监测点位组成并在统一的技术规则框架下运行的系统。建立环境空气质量监测网络是掌握环境空气质量状况的重要手段,是政府制定大气环境管理决策的重要基础,也是满足公众环境知情权和监督权的主要途径,同时可为大气领域的科学研究和有关国际合作提供技术支持。

环境空气质量监测网络按照级别不同,分为地方环境空气质量监测网络和国家环境空气质量网络。其中,地方环境空气质量监测网络是指地方环境保护主管部门在辖区内选取具有代表性的监测点位组成的网络,可进一步分为省级监测网络和市级监测网络。国家环境空气质量监测网络由国家环境保护主管部门组建,地理范围涵盖了全国不同的省、自治区和直辖市。

按照监测要素和监测目的不同,环境空气质量监测网络可分为不同的专项监测网络,无论是国家环境空气质量监测网络还是地方环境空气质量监测网络都包括多种性质不同的监测点位,这些监测点位分属于不同的专项监测网络。根据监测要素不同,环境空气监测网络可分为监测多指标的综合性空气质量监测网络和监测特定污染物项目的专项监测网络。常见的综合性监测网络包括城市空气质量监测网络、区域空气质量监测网络、国家大气背景监测网络。专项监测网络包括沙尘天气影响空气质量监测网络、重金属监测网络以及有毒化学物监测网络等。监测目的决定监测网络的属性,是确定点位设置方案、优化监测网络以及选取监测指标的根本依据,也是不同监测网络间的区别所在。

为使空间上相互独立的监测点位构成协调统一的有机整体,网络管理者需要给出统一的技术规则框架,使得所有监测点位按照统一的原则开展监测,这是空气质量监测网络与分散监测点位的重要区别。统一的技术规则框架包括点位选址要求、站房建设要求、监测设备指标要求、安装调试要求、监测方法要求、质量保障和质量控制措施要求等一系列技术规范。

(二) 我国环境空气质量监测网概况

经过几十年的不断努力和探索,我国的环境空气质量监测网络从无到有,监测网络的覆盖和功能也不断提高,目前已经形成了目标明确、层次分明、功能齐全的国家和地方环境质量空气监测网络体系,并制定了相应的标准、技术规范和指导文件。我国的国家环境空气质量监测网络框架主要包括:国家城市环境空气质量监测网络、国家区域空气质量监测网络、国家大气背景监测网络、沙尘天气影响空气质量监测网络、酸雨监测网络以及其他特殊目的的监测网络等。

1. 国家城市空气质量监测网络 国家城市环境空气质量监测网络用于监测城市建成区范围或不同功能区内的综合环境空气质量状况,其主要目的是用于评价城市建成区内的整体空气质量状况和空气质量达标情况,反映人口密集地区的污染物暴露情况,为环境管理和公众信息服务提供技术支持。国家城市环境空气质量监测网络是我国环境空气质量监测网络的主体,已有几十年的发展历史。

20 世纪 70 年代中期,北京、沈阳等一些技术水平较好的城市最早开展了空气监测工作,建立了自身的地方监测网,此时国家监测网尚未成型。到 80 年代,随着全国城市监测站的发展壮大,国家以各城市监测站为基础,建立了最早的国家城市环境空气质量监测网络,监测项目主要是 SO_2、NO_x 和 TSP。当时大部分城市采用的还是采样-实验室分析的手工监测

方法,只有少部分大城市建立了空气自动监测系统。至90年代,经过大规模建设及二次调整和优化后,各城市加大了空气质量自动监测系统的建设力度,初步建立了一个由103个城市空气监测站组成的全国城市空气质量监测网络。

从2000年开始,我国的环境空气质量监测技术逐步向自动监测技术发展,进一步促进了国家和地方空气质量监测网络的建设,监测项目逐步转变为SO_2、NO_2和PM_{10},并实现了42个环境保护重点城市的日报。从2005年开始,国家环境空气质量监测网涵盖了全国113个环保重点城市的661个监测点位。同时,全国300多个地级以上城市建立了各自的地方空气质量监测网络。

2011年开始,为进一步拓宽国家城市环境空气质量监测网络的覆盖范围,环境保护部组织了"十二五"城市环境空气质量监测点位调整工作,使得国家城市环境空气质量监测网络涵盖全国338个地级以上城市(含部分州、盟首府所在地的县级市)的1436个监测点位。

2. 国家区域空气质量监测网络　区域空气质量监测网络基于区域环境空气质量自动监测站,旨在对区域范围内的环境空气质量进行监测。区域环境空气质量自动监测站的主要功能是分析跨行政区的区域内、区域间和跨国界大气污染物的浓度水平、输送过程和变化趋势,掌握大尺度范围内环境空气质量状况,研判区域大气污染发生发展趋势,为区域重污染天气预报预警、大气污染联防联控工作等环境管理和公共服务提供技术支撑。区域监测至少应覆盖30~50km的尺度范围,能够代表区域范围内的污染物浓度水平。

2015年前,我国已建立了31个国家区域环境空气质量自动监测站。2015年后在重要省界、国界和大气环流通道上又增设65个区域环境空气质量自动监测站,组成我国区域环境空气质量监测网络。

3. 国家大气背景监测网络　国家大气背景监测网络在国家环境空气质量监测体系中具有重要的战略意义:一方面,背景站能够反映出我国大尺度区域的空气质量状况,弥补城市点位和区域点位的不足;并能够了解我国污染物的本底浓度和变化趋势,为评估大气污染防治的成效提供技术支撑。另一方面,大气背景监测具有重要的科研价值,有利于促进我国与其他国家的环境监测国际合作,提升我国环境监测工作的国际地位。

4. 沙尘天气影响空气质量监测网络　为了解沙尘天气对我国城市空气质量的影响,2000年开始,我国在沙尘源地、传输路径及影响区域组建了沙尘天气影响空气质量监测网络,该网由82个环境空气质量自动监测站组成,覆盖我国北方14个省、自治区和直辖市,覆盖面积约330多万平方千米。主要监测TSP和PM_{10}。该监测网络能够实现自动监测数据的实时联网与传输,对准确掌握沙尘天气的传输过程,分析其来源、影响范围和程度发挥了重要作用。

5. 酸雨监测网络　我国酸雨监测始于20世纪70年代末期,起初仅北京、上海、南京、重庆和贵阳等少数城市开展降水pH监测。80年代后,全国降水pH及化学组分监测发展较快,到1992年初步形成全国酸雨监测网络。经过近十年的发展,2000年酸雨监测网络覆盖范围达100个城市260个监测点位。2002—2005年开展的全国酸雨普查工作使酸雨监测能力大幅提高,截至2014年,全国有470个市(县)共985个监测点位开展了酸雨监测,主要监测指标为pH、电导率、降雨量和SO_4^{2-}、NO_3^-、F^-、Cl^-、NH_4^+、Ca^{2+}、Mg^{2+}、Na^+、K^+等9种离子成分,监测频次为逢雨(雪)必测。为及时了解酸雨污染现状和发展趋势、确定酸雨污染区域和污染程度、控制酸雨污染提供依据。

6. 其他特殊目的监测网络　随着空气中污染物排放量及种类的增多,空气污染的特征和发生机制有了较大变化,对于一些特定地区,常规监测因子无法全面反映真实的空气质量状况和污染危害,因此有必要对其他有害物开展监测,包括重金属以及有毒有害化学品等。例如,在我国的空气环境质量标准中制定了铅和苯并(a)芘的标准浓度限值。由于监测成本和监测技术的限制,我国尚未建立重金属和其他有毒有害化学品的监测网络,但已在个别城市进行了一定的试点监测。根据试点监测的结果,未来考虑在有必要的地区组建这些项目的专项监测网络。

为了加强对京津冀及周边区域重污染天气的应对,开展大气污染成因分析和应急措施效果的评估,国家环境保护部于 2016 年启动了环境空气组分网超级空气监测站的建设,组分网不仅可以测量 $PM_{2.5}$ 浓度,还能测定污染物中的成分,有助于污染成因的分析,为科学评判灰霾成因、实现城市环境空气质量精细化预警预报提供技术支撑。目前,已经建成组分网监测点位 70 多个,覆盖北京、天津、石家庄、郑州、济南等 20 个城市。

(三)我国环境空气质量信息发布

2012 年,环境保护部修订并发布了《环境空气质量标准》(GB 3095—2012),并分阶段开展了全国空气质量新标准监测实施工作。2013 年 1 月 1 日起,在环境保护部网站和中国环境监测总站网站,通过"全国城市空气质量实时发布平台",实时发布 74 个重点城市 $PM_{2.5}$、PM_{10}、SO_2、NO_2、CO 和 O_3 6 项污染物浓度和环境空气质量指数(AQI)等信息;2014 年 1 月 1 日起,实时发布的城市增加到 161 个地级及以上城市 884 个点位和 29 个县级环保模范城市 61 个点位。2015 年 1 月 1 日起,全国 338 个地级及以上城市共 1436 个点位全部开展空气质量新标准监测并实时发布空气质量信息。

自 2013 年起,环境保护部通过网络和主要新闻媒体,按每月、每季度、每半年和全年对外公布京津冀、长三角、珠三角等重点区域和直辖市、省会城市及计划单列市共 74 个城市的空气质量状况,以及空气质量相对较差的 10 个城市和相对较好的 10 个城市名单。

第三节　地表水环境质量监测

一、我国地表水水质监测范围

我国地表水水环境质量监测是根据所监测地表水环境质量状况、污染物时空分布和变化规律,同时考虑社会发展、监测工作的实际状况和需要(要具有相对的长远性),来确定监测断面布设的位置和数量。我国地表水环境监测范围覆盖全国主要河流干流及重要的一级、二级支流,兼顾重点区域的三级和四级支流,重点湖泊、水库等。其中,对主要水系的干流、流域面积在 1000km² 以上的重要一级和二级支流、重点区域的三级和四级支流、重要的国界河流、省界河流、大型水利设施所在水体等规定,干流断面间隔距离在 50km 左右设置一个断面,一级支流设置两个断面,二级及以下支流设置一个断面;面积在 100km²(或储水量在 10 亿 m³ 以上)的重要湖泊、库容在 10 亿 m³ 以上的重要水库以及重要跨国界湖库等,每 50~100km² 设置一个监测点位,要求空间分布需具有代表性;同时考虑到我国南、北方水资源的不均衡性,北方地区流域面积或库容较小的重要河流或湖库酌情设置断面(点位)。设定的断面(点位)具有区域空间代表性,能代表所在水系或区域的水环境质量状况,全面、真实、客观地反映所在水系或区域的水环境质量和污染物的时空分布状况及特征。

目前,全国地表水国控断面(点位)为 2767 个,包括 7 大流域(长江、黄河、珠江、松花江、淮河、海河和辽河)、浙闽片河流、西北诸河和西南诸河,以及太湖、滇池和巢湖的环湖河流等共 1366 条河流的 2424 个断面,此外还包括太湖、滇池和巢湖等 139 座湖库的 343 个点位。设置跨界断面 952 个;其中,国界断面 93 个,省界断面 299 个,市界断面 401 个,县界断面 160 个。

我国的地表水环境质量监测,目前主要采用网络的组织管理方式,分为国家级、省级和地市级水环境质量监测网络体系。现行的国家级水环境监测网络主要有长江流域国家水环境监测网络、黄河流域国家水环境监测网络、珠江流域国家水环境监测网络、松花江流域国家水环境监测网络、淮河流域国家水环境监测网络、海河流域国家水环境监测网络、辽河流域国家水环境监测网络、太湖流域国家水环境监测网络、巢湖流域国家水环境监测网络、滇池流域国家水环境监测网络等 10 个。省级和地市级水环境质量监测网络主要由辖区内的各级水环境监测自动站组成。国家级水环境监测网络内各成员单位在统一规划下,按照水环境及污染源监测技术规范的要求,协同开展流域内各水系、主要河流、湖库、入河排污口等定期监测工作。

二、地表水环境监测技术规范

(一) 监测断面的布设

监测断面是指为反映水系或所在区域的水环境质量状况而设置的监测位置。监测断面要以最少的设置数量尽可能获取足够的有代表性的环境信息,其具体位置要能反映所在区域环境的污染特征,同时还要考虑实际采样时的可行性和方便性。流经省、自治区和直辖市的主要河流干流以及一、二级支流的交界断面是环境保护管理的重点断面。

1. 监测断面设置原则

(1)河流水系的断面设置原则:河流上的监测位置通常称为监测断面。流域或水系要设立背景断面、控制断面和入海口断面。水系的较大支流汇入前的河口处,以及湖泊、水库、主要河流的出、入口应设置监测断面。对流程较长的重要河流,为了解水质、水量变化情况,经适当距离后应设置监测断面。水网地区流向不定的河流,应根据常年主导流向设置监测断面。对水网地区应视实际情况设置若干控制断面,其控制的纳污量不应小于该河段总纳污量的 80%。

(2)湖泊水库监测点位设置原则:湖泊、水库通常设置监测点位/垂线,如有特殊情况可参照河流的有关规定设置监测断面。湖泊、水库的不同水域,如进水区、出水区、深水区、浅水区、湖心区、岸边区,按水体类别设置监测点位/垂线。湖泊、水库若无明显功能区别,可用网格法均匀设置监测垂线。监测垂线上采样点的布设一般与河流的规定相同,但当有可能出现温度分层现象时,应作水温、溶解氧的探索性试验后确定。

(3)行政区域的监测布点原则:对行政区域可设入境断面(对照断面、背景断面)、控制断面和出境断面(入海断面)。在各控制断面下游,如果河段有足够长度(至少 10km),还应设消减断面。国际河流出、入国境的交界处应设置出境断面和入境断面。国家环保行政主管部门统一设置省(自治区、直辖市)交界断面。各省(自治区、直辖市)环境保护行政主管部门统一设置市、县交界断面。

(4)水功能区的监测布点原则:根据水体功能区设置控制监测断面,同一水体功能区至少要设置 1 个监测断面。

(5)其他监测断面:根据污染状况和环境管理需要还可设置应急监测断面和考核监测断面。

2. 监测断面(点位)设置方法

(1)背景断面:应能反映水系未受污染时的背景值。因此要求基本上不受人类活动的影响,远离城市居民区、工业区、农药化肥施放区及主要交通路线。原则上应设在水系源头处或未受污染的上游河段,如选定断面处于地球化学异常区,则要在异常区的上、下游分别设置。如有较严重的水土流失情况,则设在水土流失区的上游。

(2)入境断面:即对照断面,用来反映水系进入某行政区域时的水质状况,因此应设置在水系进入本区域且尚未受到本区域污染源影响处。

(3)控制断面:用来反映某排污区(口)排放的污水对水质的影响。因此应设置在排污区(口)的下游,污水与河水基本混匀处。控制断面的数量、控制断面与排污区(口)的距离可根据以下因素决定:主要污染区的数量及其间的距离、各污染源的实际情况、主要污染物的迁移转化规律和其他水文特征等。此外,还应考虑对纳污量的控制程度,即由各控制断面所控制的纳污量不应小于该河段总纳污量的80%。如某河段的各控制断面均有5年以上的监测资料,可用这些资料进行优化,用优化结论来确定控制断面的位置和数量。

(4)出境断面:用来反映水系进入下一行政区域前的水质。因此应设置在本区域最后的污水排放口下游,污水与河水已基本混匀并尽可能靠近水系出境处。如在此行政区域内,河流有足够长度,则应设消减断面。消减断面主要反映河流对污染物的稀释净化情况,应设置在控制断面下游,主要污染物浓度有显著下降处。

3. 监测断面(点位)设置要求 监测断面(点位)位置应避开死水区、回水区、排污口处,尽量选择顺直河段、河床稳定、水流平稳、水面宽阔、无急流、无浅滩处。监测断面力求与水文测流断面一致,以便利用其水文参数,实现水质监测与水量监测的结合。监测断面(点位)的布设应考虑社会经济发展,监测工作的实际状况和需要,要具有相对的长远性。入海河口断面要设置在能反映入海河水水质并邻近入海的位置。有水工建筑物并受人工控制的河段,视情况分别在闸(坝、堰)上、下设置断面。如水质无明显差别,可只在闸(坝、堰)上设置监测断面。设有防潮桥闸的潮汐河流,根据需要在桥闸的上、下游分别设置断面。根据潮汐河流的水文特征,潮汐河流的对照断面一般设在潮区界以上。若潮河段潮区界在该城市管辖的区域之外,则在城市河段的上游设置一个对照断面。潮汐河流的消减断面,一般应设在近入海口处。若入海口处于城市管辖区域外,则设在城市河段的下游。

4. 采样点位的确定 在一个监测断面上设置的采样垂线数与各垂线上的采样点数和湖(库)监测垂线上的采样点的布设应符合表8-2~表8-4的要求。

表 8-2 采样垂线数的设置

水面宽	垂线数	说明
≤50m	1 条(中泓)	1. 垂线布设应避开污染带,要测污染带应另加垂线
50~100m	2 条(近左、右岸有明显水流处)	2. 确能证明该断面水质均匀时,可仅设中泓垂线
>100m	3 条(左、中、右)	3. 凡在该断面要计算污染物通量时,必须按本表设置垂线

表 8-3　采样垂线上的采样点数的设置

水深	采样点数	说明
≤5m	上层 1 点	1. 上层指水面下 0.5m 处,水深不到 0.5m 时,在水深 1/2 处
5~10m	上、下层 2 点	2. 下层指河底以上 0.5m 处 3. 中层指 1/2 水深处 4. 封冻时在冰下 0.5m 处采样,水深不到 0.5m 处时,在水深 1/2 处采样
>10m	上、中、下三层 3 点	5. 凡在该断面要计算污染物通量时,必须按本表设置采样点位

表 8-4　湖(库)监测垂线采样点的设置

水深	分层情况	采样点数	说明
≤5m	—	一点(水面下 0.5m 处)	1. 分层是指湖水温度分层状况
5~10m	不分层	二点(水面下 0.5m,水底上 0.5m)	2. 水深不足 1m,在 1/2 处设置采样点位
5~10m	分层	三点(水面下 0.5m,1/2 斜温层,水底上 0.5m 处)	3. 有充分数据证实垂线水质均匀时,可酌情减少采样点位
>10m	—	除水面下 0.5m,水底上 0.5m 处外,按每一斜温分层 1/2 处设置	—

(二) 水样的类别

为了说明水质,要在规定的时间、地点或特定的时间间隔内测定水的某些参数,如无机物、溶解性矿物质、溶解有机物、溶解气体、悬浮物或底部沉积物的浓度等。

水质采集方法主要有瞬时采样、混合采样、综合水样等,要随具体情况而定。有些情况只需在某点瞬时采集样品,而有些情况要用复杂的采样设备进行采样。静态水体和流动水体的采样方法不同,瞬时采样和混合采样均适用于静态水体和流动水体,混合采样更适用于静态水体;周期采样和连续采样只适用于流动水体。

1. 瞬时水样　从水体中不连续地随机采集的样品称为瞬时水样。对于组分较稳定的水体,或水体的组分在相当长的时间和相当大的空间范围变化不大时,采集的瞬时样品具有较好的代表性。当水体的组分随时间发生变化,则要在适当的时间间隔内进行瞬时采样,分别进行分析,测出水质的变化程度、频率和周期。

下列情况适用地表水瞬时采样:①流量不固定、所测参数不恒定时(如采用混合样,会因个别样品之间的相互反应而掩盖了它们之间的差别);②水的特性相对稳定;③需要考察可能存在的污染物,或要确定污染物出现的时间;④需要污染物最高值、最低值或变化的数据时;⑤需要根据较短一段时间内的数据确定水质的变化规律时;⑥在制订较大范围的采样方案前;⑦测定某些不稳定的参数,例如溶解气体、余氯、可溶性硫化物、微生物、油类、有机物和 pH 等。

2. 混合水样　在同一采样点上以流量、时间、体积或是以流量为基础,按照已知比例(间歇的或连续的)混合在一起的样品,此样品称为混合样品。混合样品混合了几个单独样品,可减少监测分析工作量,节约时间,降低试剂损耗。混合水样是提供组分的平均值,为确保混合后数据的正确性;测试成分在水样储存过程中易发生明显变化,则不适用混合水样法,如测定挥发酚、硫化物等。

3. 综合水样 把从不同采样点位同时采集的瞬时水样混合为一个样品,称为综合水样。综合水样的采集包括两种情况:在特定位置采集一系列不同深度的水样(纵断面样品);在特定深度采集一系列不同位置的水样(横截面样品)。综合水样在各点的采样时间虽然不能同步进行,但越接近越好,以便得到可以对比的资料。综合水样是获得平均浓度的重要方式。

除以上几种水样类型外,还有周期水样、连续水样、大体积水样。

(三) 样品采集

1. 采样点位

(1)河流:在对开阔河流的采样时,应考虑下列几个方面:①用水地点的采样;②污水流入河流后,对充分混合的地点及流入前的地点采样;③支流合流后,对充分混合的地点及混合前的主流与支流地点的采样;④主流分流后地点的选择;⑤根据其他需要设定的采样地点。各采样点原则上应在河流横向及垂向的不同位置采集样品。采样时间一般选择在采样前至少连续 2 天晴天,水质较稳定的时间(特殊需要除外)。

(2)水库和湖泊:水库和湖泊的采样,由于采样地点和温度的分层现象可引起水质很大的差异。在调查水质状况时,应考虑到成层期与循环期的水质明显不同。了解循环期水质,可布设和采集表层水样;了解成层期水质,应按深度布设及分层采样。在调查水域污染状况时,需要进行综合分析判断,获取有代表性的水样。如在废水流入前、流入后充分混合的地点、用水地点、流出地点等。

2. 水样采集

(1)采样器材:采样器材主要包括采样器和水样容器。采样器包括聚乙烯塑料桶、单层采水瓶、直立式采水器、自动采样器等。水样容器包括聚乙烯瓶(桶)、硬质玻璃瓶和聚四氟乙烯瓶等。选择样品容器时应考虑组分之间的相互作用、光分解等因素,还应考虑生物活性。最常遇到的问题是样品容器清洗不当、容器自身材料对样品的污染和容器壁上的吸附作用等。因此应注意:①一般的玻璃瓶在贮存水样时可溶出钠、钙、镁、硅、硼等元素,在测定这些项目时,避免使用玻璃容器。②容器的化学和生物性质应该是惰性的,以防止容器与样品组分发生反应。如测定氟时,水样不能贮存在玻璃瓶中,因为玻璃与氟发生反应。③对光敏物质可使用棕色玻璃瓶。④一般玻璃瓶用于有机物和生物品种,塑料容器适用于含玻璃主要成分的元素的水样。⑤待测物吸附在样品容器上也会引起误差,尤其是测定痕量金属;其他待测物如洗涤剂、农药、磷酸盐也因吸附引起误差。

(2)采样方法:在可以直接汲水的场合,可用适当的采样器采样,如在桥上等地方用系着绳子的水桶投入水中汲水,要注意不能混入漂浮于水面上的物质;在采集一定深度的水时,可用直立或有机玻璃采水器。

(3)采样注意事项:①采样时应保证采样点的位置准确,必要时用定位仪(GPS)定位。②采样时不可搅动水底的沉积物。③采集油类水样时,采样前先破坏可能存在的油膜,用直立式采水器把玻璃容器安装在采水器的支架中,将其放到 300mm 深度,边采水边向上提升,在到达水面时剩余适当空间(避开油膜),必须单独采集,且全部用于测定,采样瓶不得用采集水样冲洗。④测定溶解氧、生化需氧量和有机污染物等项目时,水样必须注满容器,不留空间,并用水封口。⑤如果水样中含沉降性固体,如泥沙(黄河)等,应分离除去。分离方法:将所采水样摇匀后倒入筒形玻璃容器,静置 30 分钟,将不含降尘性固体但含有悬浮性固体的水样移入盛样容器,并加入保存剂,测定总悬浮物和油类除外。⑥测定湖库水的化学耗氧量、高锰酸盐指数、叶绿素 a、总氮、总磷时的水样,静置 30 分钟后,用吸管一次或几次移取水样,吸管进水尖嘴应插至水样表层 50mm 以下位置。⑦测定油类、五日生化需氧量(BOD$_5$)、溶解氧(DO)、硫化物、余氯、粪大肠菌群、悬浮物、挥发性有机物、放射性等项目要单独采样。⑧对地表水的采集通常采集瞬时水样,应考虑重复测定和质量控制需要的量,并留有余地。⑨降雨与融雪期间地表径流的变化,是影响水质的因素,在采样时应予以注意并做好采样记录。⑩采样结束前,核对采样方案和水样是否正确,并认真填写采样记录表。

3. 采样记录　样品注入样品瓶后,按照《水质采样样品的保存和管理技术规定》(HJ493—2009)中有关规定执行。现场记录应从采样到结束分析的过程,其中始终伴随着样品。采样资料至少应该包括:测定项目、水体名称、地点位置、采样点、采样方式、水位或水流量、气象条件、水温、保存方法、样品的表现(悬浮物质、沉降物质、颜色等)、有无臭气、采样日期、采样时间、采样人名称等信息。

(四) 样品保存与运输

1. 样品变化　其原因是从水体中取出代表性的样品到实验室分析测定的时间间隔中,原来的各种平衡可能遭到破坏。贮存在容器中的水样,会在以下 3 种因素作用下影响测定效果。

(1)物理作用:光照、温度、静置或震动,敞露或密封等保存条件以及容器的材料都会影响水样的性质。如温度升高或强震动会使得易挥发成分,如氰化物及汞等挥发损失;样品容器内壁能不可逆地吸收一些有机物或金属化合物等;待测成分从器壁上、悬浮物上溶解出来,导致成分浓度的改变。

(2)化学作用:水样及水样各组分可能发生化学反应,从而改变某些组分的含量与性质。例如空气中的氧能使 Fe^{2+}、S^{2-}、CN^-、Mn^{2+} 等氧化,Cr^{6+} 被还原等;水样从空气中吸收了 CO_2、SO_2、酸性或碱性气体使水样 pH 发生改变,其结果可能使某些待测成分发生水解、聚合,或沉淀物的溶解、解聚、络合作用。

(3)生物作用:细菌、藻类及其他生物体的新陈代谢会消耗水样中的某些组分,产生一些新的组分,改变一些组分的性质。生物作用会对样品中待测物质如溶解氧、含氮化合物、磷等的含量及浓度产生影响;硝化菌的硝化和反硝化作用,致使水样中氨氮、亚硝酸盐氮和硝酸盐氮发生相互转化。

2. 水样保存　在水样采入或装入容器中后,应按规范要求加入保存剂。

(1)控制溶液 pH:测定金属离子的水样常用硝酸酸化,既可以防止重金属的水解沉淀,又可以防止金属在器壁表面上的吸附,同时还能抑制生物活动;测定氰化物的水样需加氢氧化钠,这是由于多数氰化物活性很强而不稳定,当水样偏酸性时,可产生氰化氢而逸出。

(2)加入抑制剂:在测定挥发酚的水样中加入硫酸铜可控制苯酚分解菌的活动。

(3)加入氧化剂:例如水样中痕量汞易被还原,引起汞的挥发性损失,加入硝酸-重铬酸钾溶液可使汞维持在高氧化态,汞的稳定性大为改善。

(4)加入还原剂:例如测定硫化物的水样,加入还原剂抗坏血酸可防止硫化物被氧化。

所加入的保存剂有可能改变水中组分的化学或物理性质,因此选用保存剂要考虑对测定项目的影响,如待测项目是溶解态物质,酸化会引起胶体组分和固体的溶解,则必须在过滤后再酸化保存。

3. 保存方法

(1)充满容器或单独采样:采样时使样品充满容器,并用瓶盖拧紧,使样品上方没有空隙,减小 Fe^{2+} 被氧化以及氰、氨及挥发性有机物的挥发损失。对悬浮物等应定容采样保存,并全部用于分析,可防止样品分层或吸附在瓶壁上而影响测定结果。

(2)冷藏或冰冻:在大多数情况下,从采集样品后到运输再到实验室期间,在 1~5℃冷藏并暗处保存。冷藏并不适用长期保存,废水则保存时间更短。

(3)过滤:采样后,用滤器(聚四氟乙烯滤器、玻璃滤器)过滤样品可以除去其中的悬浮物、沉淀、藻类及其他微生物。滤器的选择要注意与分析方法相匹配,用前应清洗并避免吸附、吸收损失。因为各种重金属化合物、有机物容易吸附在滤器表面,滤器中的溶解性化合物如表面活性剂会滤到样品中。一般测有机物项目时选用砂芯漏斗和玻璃纤维漏斗,而在测定无机项目时常用 0.45μm 有机滤膜过滤。

4. 有效保存期水样 有效保存期的长短依赖于以下各因素:

(1)待测物的物理化学性质:稳定性好的成分,保存期长,如钾、钠、钙、镁、硫酸盐、氯化物、氟化物等;不稳定的成分,水样保存期就短,甚至不能保存,需取样后立即分析或现场测定,如 pH、电导率、色度应在现场测定,BOD$_5$、COD、氨氮、硝酸盐氮、挥发酚、氰化物、有机污染物等应尽快分析。

(2)待测物的浓度:一般来说,待测物的浓度高,保存时间长,否则保存时间短。大多数成分在 10^{-9} 级的溶液中通常是很不稳定的。

(3)水样的化学组成:清洁水样保存期长些,而复杂的生活污水和工业废水保存时间就短。

5. 水样的运输 水样采集后,除现场测定项目外,应立即送回实验室。运输前,将容器的盖子盖紧,同一采样点的样品应装在同一包装箱内,如需分装在两个或几个箱子中时,则需在每个箱内放入相同的现场采样记录表。每个水样瓶需贴上标签,内容有采样点编号、采样日期和时间、测定项目、保存方法及保存剂名称。在运输途中如果水样超出了保质期,样品管理员应对水样进行判别。

三、地表水水质监测的内容和方法

(一) 监测内容

地表水国控断面每月监测一次,监测项目为《地表水环境质量标准》(GB 3838—2002)中规定的基本项目。其中,河流监测项目为水温、pH、电导率、溶解氧、高锰酸盐指数、化学需氧量、五日生化需氧量、氨氮、总磷、铜、锌、氟化物、硒、砷、汞、镉、铬(六价)、铅、氰化物、挥发酚、石油类、阴离子表面活性剂、硫化物、粪大肠菌群和流量,共 25 项。湖库监测项目在河流监测项目的基础上增加了总氮、透明度和叶绿素 a,共 28 项。

(二) 分析方法

按照监测方法所依据的原理,水质监测常用的方法有化学法、电化学法、原子吸收分光光度法、离子色谱法、气相色谱法、等离子体发射光谱法等。正确选择监测分析方法,是获得准确结果的关键因素之一。选择分析方法应遵循的原则是:灵敏度能满足定量要求;方法成熟、准确;操作简便,易于普及;抗干扰能力好。我国对各类水体中不同污染物质的分析方法主要有以下 3 个层次,它们相互补充,构成完整的监测分析方法体系。

　　1. 国家标准分析方法　环境监测方法标准具有规范性、强制性、严格制定程序和显著的技术性和时限性,这些方法比较经典、准确度较高,是环境污染纠纷法定的仲裁方法,也是用于评价其他分析方法的基准方法。

　　2. 统一分析方法　有些项目的监测方法尚不够成熟,没有形成国家标准,但经过研究可以作为公认权威的统一方法予以推广,在使用中积累经验,不断完善,为上升为国家标准方法创造条件。

　　3. 等效方法　与前两类方法的灵敏度、准确度具有可比性的分析方法,等效方法必须经过方法验证和对比实验,证明其与标准方法或统一方法等效时才能使用。

　　在实施监测活动中,应按照相关标准或技术规范要求选择能满足监测工作需求和质量要求的方法。原则上优先选择国家环境保护标准和其他的国家标准方法,也可采用公认权威的统一分析方法、国际标准或国外标准方法。地表水国控断面监测项目常用分析方法见表 8-5。

表 8-5　地表水国控断面监测项目分析方法

序号	监测项目	分析方法标准名称及编号
1	水温	水温的测定温度计或颠倒温度计测定法(GB/T 13195)
2	pH	水质 pH 值的测定玻璃电极法(GB/T 6920)
3	电导率	电导率电导仪法《水和废水监测分析方法(第四版)》原国家环境保护总局(2002)
4	溶解氧	水质溶解氧的测定碘量法(GB 7489) 水质溶解氧的测定电化学探头法(HJ 506)
5	高锰酸盐指数	水质高锰酸盐指数的测定(GB 11892)
6	化学需氧量	水质化学需氧量的测定重铬酸盐法(GB/T 11914) 水质化学需氧量的测定快速消解分光光度法(HJ/T 399)
7	生化需氧量	水质五日生化需氧量(BOD_5)的测定稀释与接种法(HJ 505) 水质生化需氧量(BOD)的测定微生物传感器快速测定法(HJ/T 86)
8	氨氮	水质氨氮的测定纳氏试剂分光光度法(HJ 535) 水质氨氮的测定水杨酸分光光度法(HJ 536) 水质氨氮的测定蒸馏-中和滴定法(HJ 537) 水质氨氮的测定气相分子吸收光谱法(HJ/T 195)
9	总磷	水质总磷的测定钼酸铵分光光度法(GB 11893)
10	总氮	水质总氮的测定碱性过硫酸钾消解紫外分光光度法(HJ 636) 水质总氮的测定气相分子吸收光谱法(HJ/T 199)
11	铜	水质铜、锌、铅、镉的测定原子吸收分光光度法(GB/T 7475) 水质 32 种元素的测定电感耦合等离子体发射光谱法(HJ 776) 水质 65 种元素的测定电感耦合等离子体质谱法(HJ 700)
12	锌	水质铜、锌、铅、镉的测定原子吸收光光度法(GB/T 7475) 水质 32 种元素的测定电感耦合等离子体发射光谱法(HJ 776) 水质 65 种元素的测定电感耦合等离子体质谱法(HJ 700)

序号	监测项目	分析方法标准名称及编号
13	氟化物	水质氟化物的测定 离子选择电极法（GB/T 7484） 水质氟化物的测定 氟试剂分光光度法（HJ 488）
14	硒	水质硒的测定 石墨炉原子吸收分光光度法（GB/T 15505） 水质汞、砷、硒、铋和锑的测定 原子荧光法（HJ694） 金属指标（硒 电感耦合等离子体发射光谱法）生活饮用水标准检验方法（GB/T 5750.6） 金属指标（硒 电感耦合等离子体质谱法）生活饮用水标准检验方法（GB/T 5750.6）
15	砷	水质总砷的测定 二乙基二硫代氨基甲酸银分光光度法（GB/T 7485） 水质汞、砷、硒、铋和锑的测定 原子荧光法（HJ 694） 金属指标（砷 电感耦合等离子体发射光谱法）生活饮用水标准检验方法（GB/T 5750.6） 金属指标（砷 电感耦合等离子体质谱法）生活饮用水标准检验方法（GB/T 5750.6）
16	汞	水质总汞的测定 冷原子吸收分光光度法（HJ 597） 水质汞、砷、硒、铋和锑的测定 原子荧光法（HJ694） 金属指标（汞 电感耦合等离子体质谱法）生活饮用水标准检验方法（GB/T 5750.6）
17	镉	水质铜、锌、铅、镉的测定 原子吸收分光光度法（GB/T 7475） 生活饮用水标准检验方法金属指标 9.1 无火焰原子吸收分光光度法（GB/T 5750.6） 水质 32 种元素的测定 电感耦合等离子体发射光谱法（HJ 776） 水质 65 种元素的测定 电感耦合等离子体质谱法（HJ 700）
18	铬（六价）	水质六价铬的测定 二苯碳酰二肼分光光度法（GB/T 7467）
19	铅	水质铜、锌、铅、镉的测定 原子吸收分光光度法（GB/T 7475） 生活饮用水标准检验方法金属指标 9.1 无火焰原子吸收分光光度法（GB/T 5750.6） 水质 32 种元素的测定 电感耦合等离子体发射光谱法（HJ 776） 水质 65 种元素的测定 电感耦合等离子体质谱法（HJ 700）
20	氰化物	水质氰化物的测定 容量法和分光光度法（异烟酸-吡唑啉酮比色法）（HJ 484） 水质氰化物的测定 容量法和分光光度法（吡啶-巴比妥酸光度法）（HJ 484）
21	挥发酚	水质挥发酚的测定 4-氨基安替比林分光光度法（HJ 503） 水质挥发酚的测定 溴化容量法（HJ 502）
22	石油类	水质石油类和动植物油类的测定 红外分光光度法（HJ 637）
23	阴离子表面活性剂	水质阴离子表面活性剂的测定 亚甲蓝分光光度法（GB/T 7494）

序号	监测项目	分析方法标准名称及编号
24	硫化物	水质硫化物的测定亚甲基蓝分光光度法（GB/T 16489） 水质硫化物的测定气相分子吸收光谱法（GB/T 200） 无机非金属指标（硫化物 N,N-二乙基对苯二胺分光光度法）生活饮用水标准检验方法（GB/T 5750.6）
25	粪大肠菌群	水质粪大肠菌群的测定多管发酵和滤膜法（试行）（HJ/T 347）
26	透明度	透明度铅字法《水和废水监测分析方法（第四版）》原国家环境保护总局（2002） 透明度塞氏圆盘法《水和废水监测分析方法（第四版）》原国家环境保护总局（2002） 透明度十字法《水和废水监测分析方法（第四版）》原国家环境保护总局（2002）
27	叶绿素 a	叶绿素 a 分光光度法《水和废水监测分析方法（第四版）》原国家环境保护总局（2002）

四、地表水水质监测结果的评价与发布

（一）监测结果评价

在对地表水水质监测结果进行评价时，包括对水质现状的描述和空间或时间变化趋势的描述。

1. 水质现状的描述　水质现状描述的方式包括定性描述和定量描述。定性描述主要是描述水体的水质状况是"优""良好""轻度污染""中度污染"或是"重度污染"等。定量描述包括各类水质类别所占的百分比、重要污染指标的浓度值等。按照《地表水环境质量标准》（GB 3838—2002），依据地表水水环境功能和保护目标，我国水质按功能依次分为 5 类，断面水质类别与水质定性评价分级的对应关系见表 8-6 和表 8-7。

表 8-6　断面水质类别与水质定性评价分级的对应关系

水质类别	水质状况	表征颜色	水质功能类别
Ⅰ～Ⅱ类水质	优	蓝色	饮用水源地一级保护区、珍稀水生生物栖息地、鱼虾类产卵场、仔稚幼鱼的索饵场等
Ⅲ类水质	良好	绿色	饮用水源地二级保护区、鱼虾类越冬场、洄游通道、水产养殖区、游泳区
Ⅳ类水质	轻度污染	黄色	一般工业用水和人体非直接接触的娱乐用水
Ⅴ类水质	中度污染	橙色	农业用水及一般景观用水
劣Ⅴ类水质	重度污染	红色	除调节局部气候外，使用功能较差

表 8-7 河流、流域(水系)水质类别比例与水质定性评价分级的对应关系

水质类别比例	水质状况	表征颜色
Ⅰ~Ⅲ类水质比例≥90%	优	蓝色
75%≤Ⅰ~Ⅲ类水质比例<90%	良好	绿色
Ⅰ~Ⅲ类水质比例<75%,且劣Ⅴ类比例<20%	轻度污染	黄色
Ⅰ~Ⅲ类水质比例<75%,且20%≤劣Ⅴ类比例<40%	中度污染	橙色
Ⅰ~Ⅲ类水质比例<60%,且劣Ⅴ类比例≥40%	重度污染	红色

另外在描述水质状况时,如水体劣于"轻度污染",需要指明主要污染指标,确定方法为:

(1)断面(点位)主要污染指标的确定方法:评价时段内,断面(点位)水质为"优"或"良好"时,不评价主要污染指标。断面(点位)水质超过Ⅲ类标准时,先按照不同指标对应的水质类别的优劣,选择水质类别最差的前3项指标作为主要污染指标。当不同指标对应的水质类别相同时,计算超标倍数,将超标指标按其超标倍数大小排列,取超标倍数最大的前3项为主要污染指标。当氰化物或铅、铬等重金属超标时,也作为主要污染指标列入。确定了主要污染指标的同时,应在指标后标注该指标浓度超过Ⅲ类水质标准的倍数,即超标倍数。对于水温、pH和溶解氧等项目不计算超标倍数。

$$超标倍数 = \frac{某指标的浓度值-该指标的Ⅲ类水质标准}{该指标的Ⅲ类水质标准}$$

(2)河流、流域(水系)主要污染指标的确定方法:将水质超过Ⅲ类标准的指标按其断面超标率大小排列,整个流域取断面超标率最大的前5项为主要污染指标,河流水系取断面超标率最大的前3项为主要污染指标;对于断面数少于5个的河流、流域(水系),按"(1)断面主要污染指标的确定方法"确定每个断面的主要污染指标。

$$断面超标率 = \frac{某评价指标超过Ⅲ类标准的断面(点位)个数}{断面(点位)总数} \times 100\%$$

2. 空间或时间变化趋势的描述 对于空间变化趋势的描述通常为对河流沿程不同断面的水质变化分析和对湖(库)不同湖(库)区的水质变化分析。对于时间变化趋势的描述以断面(点位)的水质类别或河流、流域(水系)、全国及行政区内水质类别比例的变化为依据,按下述方法评价。

(1)按水质状况等级变化评价:①当水质状况等级不变时,则评价为无明显变化;②当水质状况等级发生一级变化时,则评价为有所变化(好转或变差、下降);③当水质状况等级发生两级以上(含两级)变化时,则评价为明显变化(好转或变差、下降、恶化)。

(2)按组合类别比例法评价:设 ΔG 为后时段与前时段 Ⅰ~Ⅲ类水质百分点之差:$\Delta G = G_2 - G_1$,ΔD 为后时段与前时段劣Ⅴ类水质百分点之差:$\Delta D = D_2 - D_1$。①当 $\Delta G - \Delta D > 0$ 时,水质变好;当 $\Delta G - \Delta D < 0$ 时,水质变差。②当 $|\Delta G - \Delta D| \leq 10$ 时,则评价为无明显变化。③当 $10 < |\Delta G - \Delta D| \leq 20$ 时,则评价有所变化(好转或变差、下降)。④当 $|\Delta G - \Delta D| > 20$ 时,则评价为明显变化(好转或变差、下降、恶化)。

(二)监测结果发布

国家环境保护部建立了国家地表水水质自动监测实时数据发布系统,在国家环境保护部、中国环境监测总站官方网站实时发布全国主要水系131个重点断面水质自动监测站4

项指标(pH、溶解氧、高锰酸盐指数和氨氮)的监测数据。

　　环境保护部、中国环境监测总站官方网站每周发布《全国主要流域重点断面水质自动监测周报》,公布全国主要水系 131 个重点断面水质自动监测站 8 项指标(水温、pH、浊度、溶解氧、电导率、高锰酸盐指数、氨氮和总有机碳)的监测结果。每月在中国环境监测总站网站上发布《全国地表水水质月报》。每 6 个在环境保护部网站上发布一次重点流域水环境质量状况公告。每年"六·五世界环境日"前,发布上一年度《中国环境状况公报》及《中国环境质量报告》,主要内容包括上一年度全国地表水总体情况、主要河流和湖泊水质状况等信息。

第四节　集中式生活饮用水水源地环境质量监测

一、概述

　　保障饮用水安全是维护人民群众根本利益的基本要求。2015 年 4 月,国务院发布的《水污染防治行动计划》提出,从水源到水龙头全过程监管饮用水安全。地方各级人民政府及供水单位应定期监测和评估本行政区域内饮用水水源、供水厂出水和用户水龙头水质等饮水安全状况,地级及以上城市自 2016 年起每季度向社会公开。自 2018 年起,所有县级及以上城市饮水安全状况信息都要向社会公开。

　　饮用水水源分为地表水和地下水两种类型,其中地表水水源又包括河流型和湖泊、水库型。我国水资源分布不均衡,南方地表水资源丰富,主要由地表水水源供水,而北方水资源短缺,部分地区主要依靠地下水水源供水。从饮用水水源、经水厂处理、通过供水管网到水龙头出水的全过程涉及环保、建设和卫生等多个政府部门职责。环保部门负责饮用水水源环境监管,主要包括水源水质监测、保护区划分及污染防治等。水源水需经过自来水厂处理后,由管网输送到各个用户。

二、水源地筛选原则及采样点布设

(一) 水源地筛选原则

　　1. 地级(含地级)以上城市水源地　是指行政级别为地级的自治州、盟、地区和行署及以上的城市的集中式供水水源地。

　　2. 县级行政单位所在城镇水源地　是指向县级城市(包括县、旗)主城区(所在地)范围供水的所有集中式饮用水水源。

　　3. 集中式饮用水水源　只统计在用水源,规划各备用水源不纳入。

　　4. 水源地取水量　各城市(城镇)集中式生活饮用水水源地的年取水总量需大于该城市年生活用水总量的 80%。

(二) 采样点位布设

　　1. 河流　在水厂取水口上游 100m 附近处设置监测断面;水厂在同一河流有多个取水口,可在最上游 100m 处设置监测断面。采样深度为水面下 0.5m 处。

　　2. 湖泊、水库　原则上按常规监测点位采样,在每个水源地取水口周边 100m 处设置 1 个监测点位进行采样。采样深度为水面下 0.5m 处。

　　3. 地下水　具备采样条件的,在抽水井采样。如不具备采样条件,在自来水厂的汇水区(加氯前)采样。

（三）监测范围

全国 31 个省(自治区、直辖市)辖区内 338 个地级(含地级)以上城市及全国县级行政单位所在城镇,其中,地级(含地级以上)城市监测 861 个集中式饮用水源地。

三、监测现状及分析方法

（一）监测内容

地级及以上城市环境监测站每月对地表水饮用水源地按照《地表水环境质量标准》(GB 3838—2002)中表 1 地表水环境质量基本项目(除化学需氧量)、表 2 地表水源地补充项目和表 3 地表水源地特定项目的前 35 项,共 63 项,地下水饮用水源地每月监测《地下水质量标准》(GB/T 14848—1993)中 23 项,并统计取水量,县级城镇环境监测站每季度监测一次。

地级及以上城市环境监测站每年对地表水饮用水源地按照《地表水环境质量标准》(GB 3838—2002)进行一次 109 项全分析,地下水饮用水源地每年按照《地下水质量标准》(GB/T 14848—1993)进行一次 39 项全分析,县级城镇环境监测站每 2 年监测一次。

根据历年全析结果,集中式生活饮用水水源地凡连续 2 年检出的有毒有害物质和存在潜在污染风险的指标,应作为特征污染物开展监测(表 8-8)。

表 8-8　集中式饮用水源地监测项目表

监测类别		监测项目
常规监测	地表水	水温(℃)、pH(无量纲)、溶解氧、高锰酸盐指数、五日化需氧量、氨氮、总磷、总氮、铜、锌、氟化物、硒、砷、汞、镉、铬(六价)、铅、氰化物、挥发酚、石油类、阴离子表面性剂、硫化物、粪大肠菌群(个/L)、硫酸盐、氯化物、硝酸盐、铁、锰、三氯甲烷、四氯化碳、三氯乙烯、四氯乙烯、苯乙烯、甲醛、苯、甲苯、乙苯、二甲苯①、异丙苯、氯苯、1,2-二氯、1,4-二氯苯、三氯苯②、硝基苯、二硝基苯④、硝基氯苯⑤、邻苯二甲酸二丁酯、邻苯二甲酸二(2-乙基己基)酯、滴滴涕、林丹、阿特拉津、苯并(a)芘、钼、钴、铍、硼、锑、镍、钡、钒、铊,共 61 项
	地下水	pH、总硬度、硫酸盐、氯化物、高锰酸盐指数、氨氮、氟化物、大肠菌群、挥发酚、铜、锌、硒、砷、汞、铅、镉、铬(六价)、氰化物、阴离子合成洗涤剂、硝酸盐(以氮计)、亚硝酸盐(以氮计)、铁、锰,共 23 项
全分析	地表水	除常规监测的 61 项指标外,地表水增加化学需氧量、三溴甲烷、二氯甲烷、1,2-二氯乙烷、环氧丙烷、氯乙烯、1,1-二氯乙烯、1,2-二氯乙烯、氯丁二烯、六氯丁二烯、乙醛、丙烯醛、三氯乙醛、四氯苯③、六氯、2,4-二硝基甲苯、2,4,6-三硝基甲苯、2,4-二硝基氯苯、2,4-二氯苯酚、2,4,6-三氯苯酚、五氯酚、苯胺、联苯胺、丙烯酰胺、丙烯腈、水合肼、四乙基铅、吡啶、松节油、苦味酸、丁基黄原酸、活性氯、环氧七氯、对硫磷、甲基硫磷、马拉硫磷、乐果、敌敌畏、敌百虫、内吸磷、百菌、甲萘威、溴氰菊酯、甲基汞、多氯联苯⑥、微囊藻毒素-LR、黄磷、钛,共 109 项
	地下水	除常规监测的 23 项指标外,地下水增加色(度)、嗅和味、浑浊度(度)、钼、钴、碘化物、铍、钡、镍、六六六、滴滴涕、总α放射性、总β放射性、肉眼可见物、溶解性总固体、细菌总数,共 39 项

注:①二甲苯:指对-二甲苯、间-二甲苯、邻-二甲苯;②三氯苯:指 1,2,3-三氯苯、1,2,4-三氯苯、1,3,5-三氯苯;③四氯苯:指 1,2,3,4-四氯苯、1,2,3,5-四氯苯、1,2,4,5-四氯苯;④二硝基苯:指对-二硝基苯、间-二硝基苯、邻-二硝基苯;⑤硝基氯苯:指对-硝基氯苯、间-硝基氯苯、邻-硝基氯苯;⑥多氯联苯:指 PCB 1016、PCB 1221、PCB 1232、PCB 1242、PCB 1248、PCB 1254、PCB 1260

（二）分析方法

地表水可按《地表水环境质量标准》（GB 3838—2002）要求的方法，地下水可按国家标准《生活饮用水卫生标准检验方法》（GB 5750—2006）执行。

（三）结果发布

自 2016 年第 1 季度起，环境保护部组织全国各省、自治区和直辖市开展辖区内地级及以上城市集中式饮用水水源水质监测信息公开工作，相关信息可于当地环保部门网站查询。

第五节　土壤环境质量监测

一、土壤环境监测技术规范

（一）概述

对土壤中各种无机元素、有机物质及病原生物的背景含量、外源污染、迁移途径、质量状况等进行监测的过程称为土壤环境监测。

（二）监测的类型

土壤环境监测的目的是通过多种技术方法测定土壤中的环境指标，确定土壤环境质量，为预防和控制土壤环境污染提供依据。土壤环境监测按其目的可分为：

1. 土壤环境质量监测　是对指定的有关项目进行定期的、长时间的监测，以确定环境质量及污染状况，评价控制措施的效果，衡量环境标准实施情况和环境保护工作的进展，包括对污染源的监督性监测（这是监测工作中工作量最大、涉及面最广的工作）。

2. 土壤背景值监测　是以掌握土壤的自然本底值，以为环境保护、环境区划、环境影响评价及制定土壤环境质量标准等提供依据为目的。土壤背景值是指区域内在很少受（或基本不受）人类活动破坏与影响的情况下，土壤固有的化学组成和元素含量水平。就土壤背景值时间和空间来说，具有相对性和统计性，是代表一定环境单元统计量的特征值。

3. 应急监测　是在发生污染事故时以分析主要污染物种类、污染来源、确定污染物扩散方向、速度和危及范围，为环保主管部门控制污染、制定正确的防控政策提供科学依据。

4. 研究性监测　是针对特定目的科学研究而进行的高层次的监测。例如有毒有害物质对从业人员的影响研究、为监测工作本身所服务的科研工作的监测，这类研究往往要求多学科合作进行。

5. 特定项目监测　主要包括仲裁监测、建设项目环境影响评价监测、项目竣工验收监测、咨询服务监测和考核验证监测等。

土壤是一个开放的体系，土壤中的污染物来自自然界的各个环境要素，而这些污染物也会由土壤迁移至其他环境要素中去，所以在对土壤进行监测时要注意与水、大气等环境要素的监测相结合，这样才能客观地反映实际情况。

（三）采样点的布设

为获取有代表性的土壤样品，土壤采样布点必须遵循随机和等量的原则。样品是由总体中随机采集的一些个体所组成，个体之间存在变异。因此样品与总体之间，既存在同质的"亲缘"关系，样品可作为总体的代表，但同时也存在着一定程度的异质性，差异愈小，样品的代表性愈好，反之亦然。为了使采集的土壤样品具有好的代表性，必须避免一切主观因素，使组成总体的个体有同样的机会被选入样品，即组成样品的个体应当是随机地取自总体。

另一方面,一组需要相互之间进行比较的样品应当有同样的个体组成,否则样本大的个体所组成的样品,其代表性会大于样本少的个体组成的样品。所以"随机"和"等量"是决定样品是否具有同等代表性的重要条件。

1. 布点原则 土壤监测点位布设方法和布设数量是根据其目的和要求,并结合现场勘查结果确定该区域内土壤监测点位。同时必须遵循以下原则:

(1)全面性:布设的点位要全面覆盖不同类型调查监测单元区域。

(2)代表性:针对不同调查监测单元区域土壤的污染状况和污染空间分布特征采用不同布点方法,布设的点位要能够代表调查监测区域内土壤环境质量状况。

(3)客观性:具体采样点选取应遵循"随机"和"等量"原则,避免一切主观因素,使组成总体的个体有同样的机会被选入样品,同级别样品应当有相似的等量个体组成,保证相同的代表性。

(4)可行性:布点应兼顾采样现场的实际情况,考虑交通、安全等方面情况;保证样品代表性最大化、最大限度节约人力和实验室资源。

(5)连续性:布点在满足监测要求的基础上,应兼顾以往土壤调查监测布设的点位情况,并考虑长期连续调查监测的要求。

2. 布点方法

(1)简单随机:将监测单元分成网格,每个网格编上号码,决定采样点样品数后,随机抽取规定的样品数的样品,其样本号码对应的网格号,即为采样点。随机号码的获得可以利用抽签的方法。简单随机布点是一种完全不带主观限制条件的布点方法。

(2)分块随机:根据收集的资料,如果监测区域内的土壤有明显的几种类型,则可将区域分成几块,每块内污染物较均匀,块间的差异较明显。将每块作为一个监测单元,在每个监测单元内再随机布点。在正确分块的前提下,分块布点的代表性比简单随机布点好,如果分块不正确,分块布点的效果则会相反。

(3)系统随机:将监测区域分成面积相等的几部分(网格划分),每网格内布设一采样点,这种布点称为系统随机布点。如果区域内土壤污染物含量变化较大,系统随机布点比简单随机布点所采样品的代表性要好。

3. 基础样品数量

(1)由均方差和绝对偏差计算样品数:

用下列公式可计算所需的样品数:

$$N = t^2 s^2 / D^2$$

式中:N——样品数。

t——选定置信水平(土壤环境监测一般选定为95%)一定自由度下的 t 值。

s——均方差,可从先前的其他研究或者从极差 R[$s^2 = (R/4)^2$]估计。

D——可接受的绝对偏差。

(2)由变异系数和相对偏差计算样品数:

$$N = t^2 s^2 / D^2 \text{ 可变为}:N = t^2 Cv^2 / m^2$$

式中:N——样品数。

t——选定置信水平(土壤环境监测一般选定为95%)一定自由度下的 t 值。

Cv——变异系数(%),可从先前的其他研究资料中估计。

m——可接受的相对偏差(%),土壤环境监测一般限定为 20% ~ 30%。

对于没有历史资料的地区和土壤变异程度不太大的地区,变异系数一般可用 10%～30% 进行粗略估计。实际工作中土壤布点数量还要根据调查目的、调查精度和调查区域环境状况等因素确定。一般要求每个监测单元最少设 3 个点。

4. 布点数量　土壤监测的布点数量要满足样本容量的基本要求。上述由均方差和绝对偏差、变异系数和相对偏差计算样品数是样品数的下限数值,实际工作中土壤布点数量还要根据调查目的、调查精度和调查区域环境状况等因素确定。

一般要求每个监测单元最少设 3 个点。区域土壤环境调查按调查的精度不同可从 2.5km、5km、10km、20km、40km 中选择网距网格布点,区域内的网格结点数即为土壤采样点数量。

5. 布点注意事项

(1)布点验证:点位布设未能最终确定前,可进行现场调查及预采样相结合,根据背景资料与现场考察结果,采集一定数量的样品分析测定,用于初步验证污染物空间分异性和判断土壤污染程度,为布点方式作适当的验证。

(2)补充布点:正式采样、监测结束后,若发现布设的监测点位未能满足调查目的,则要增设采样点补充采样。

(3)点位布设:经现场勘查,遇到下列几种情形的,应予以调整:①当采样区落在大面积为水面河(湖、库)区域时,应取消该区域点位;网格内部分区域为河(湖、库)区内时,应将点位平移至网格区内的最近距离的非河(湖、库)区选择备采点。②当采样区以农田土壤为主,采样点落在公路带时,在公路两侧 300m 以外分别选取一个点作为备采点采样。③当采样区落在高原区,区域受人类生产活动影响较小,可适当缩减区域内监测点位,在适合采样地布设点位,使监测结果基本可代表高原区域内所有土壤环境质量。④避免在山林(草、沙)区中心地带选点。⑤坡脚、洼地等具有从属景观特征的地点不设采样点。⑥城镇、住宅、道路、沟渠、粪坑、坟墓附近等处人为干扰大,失去土壤的代表性,不宜设采样点。⑦尽量避开多种土类、多种母质母岩交错分布的地区布设采样点。

(四) 土壤样品的采集

1. 采样准备

(1)组织准备:由具有野外调查经验且掌握土壤采样技术规程的专业技术人员组成采样组,采样前学习有关技术文件,了解监测技术规范。

(2)资料收集:包括:①监测区域的交通图、土壤图、地质图、大比例尺地形图等资料,供制作采样工作图和标注采样点位用;②监测区域土类、成土母质等土壤信息资料;③工程建设或生产过程对土壤造成影响的环境研究资料;④造成土壤污染事故的主要污染物的毒性、稳定性以及如何消除等资料;⑤土壤历史资料和相应的法律(法规);⑥监测区域工、农业生产及排污、污灌、化肥农药施用情况资料;⑦监测区域气候资料(温度、降水量和蒸发量)、水文资料;⑧监测区域遥感与土壤利用及其演变过程方面的资料等。

(3)现场调查:现场探勘,将调查得到的信息进行整理和利用,丰富采样工作图的内容。

(4)采样器具准备:包括以下几个方面:①工具类:铁锹、铁铲、圆状取土钻、螺旋取土钻、竹片以及适合特殊采样要求的工具等。②器材类:GPS、罗盘、照相机、胶卷、卷尺、铝盒、样品袋、样品箱等。③文具类:样品标签、采样记录表、铅笔、资料夹等。④安全防护用品:工作服、工作鞋、安全帽、药品箱等。

2. 样品采集方法　采样可分为采集表层土壤样品和采集土壤剖面样品。

（1）采集表层土壤：一般土壤环境监测只需采集表层土壤，可用采样铲挖取 0~20cm 的土壤，采集表层土壤可以采集单独样品，也可以采集混合样品（监测有机物的样品除外）。种植一般农作物的土壤采 0~20cm，种植果林类农作物的土壤采 0~60cm。为了保证样品的代表性，降低监测费用，可采取采集混合样的方案（监测有机物的样品除外）。每个土壤单元设 3~7 个采样区，单个采样区可以是自然分割的一个田块，也可以由多个田块所构成，其范围以 200m×200m 左右为宜。每个采样区的样品为农田土壤混合样。混合样的采集主要有 4 种方法：①对角线法：适用于污灌农田土壤，对角线分 5 等份，以等分点为采样分点。②梅花点法：适用于面积较小、地势平坦、土壤组成和受污染程度相对比较均匀的地块，设分点 5 个左右。③棋盘式法：适宜中等面积、地势平坦、土壤不够均匀的地块，设分点 10 个左右；受污泥、垃圾等固体废物污染的土壤，分点应在 20 个以上。④蛇形法：适宜于面积较大、土壤不够均匀且地势不平坦的地块，设分点 15 个左右，多用于农业污染型土壤。各分点混匀后用四分法最终获取至少 1kg 土样装入样品袋，多余部分弃去。

（2）采集土壤剖面：特殊要求的监测（土壤背景、环评、污染事故等）必要时选择部分采样点采集剖面样品。剖面的规格一般为长 1.5m，宽 0.8m，深 1.2m。挖掘土壤剖面要使观察面向阳，表土和底土分两侧放置。一般典型的自然土壤剖面分为 A 层（表层，腐殖质淋溶层）、B 层（亚层、淀积层）、C 层（风化母岩层、母岩层）和底岩层。地下水位较高时，剖面挖至地下水出露时为止；山地丘陵土层较薄时，剖面挖至风化层。对 B 层发育不完整（不发育）的山地土壤，只采 A、C 两层。干旱地区剖面发育不完善的土壤，在表层 5~20cm、心土层 50cm、底土层 100cm 左右采样。水稻土按照 A 耕作层、P 犁底层、C 母质层（或 G 潜育层、W 潴育层）分层采样，对 P 层太薄的剖面，只采 A、C 两层（或 A、G 层或 A、W 层）。根据土壤剖面的颜色、结构、质地、松紧度、温度、植物根系分布等划分土层，并进行仔细观察；将剖面形态、特征自上而下逐一记录。随后在各层最典型的中部自下而上逐层采样，在各层内分别用小土铲切取一片土壤样，每个采样点的取土深度和取样量应一致。用于重金属分析的样品，应将与金属采样器接触部分的土样弃去。

3. 采样时期 为了解土壤污染状况，可随时采集样品进行测定。如需同时掌握在土壤上生长的作物受污染状况，可依据季节或作物收获时期采样。一般在秋季作物收获后或春季播种施肥前采集土壤样品，果园在果实采摘后的第一次施肥前采集。面积较小的土壤污染调查和突发性土壤污染事故调查可直接采样。样品采集一般按 3 个阶段进行：

（1）前期采样：根据背景资料与现场考察结果，采集一定数量的样品分析测定，用于初步验证污染物空间分异性和判断土壤污染程度，为制订监测方案（选择布点方式和确定监测项目及样品数量）提供依据，前期采样可与现场调查同时进行。

（2）正式采样：按照监测方案，实施现场采样。

（3）补充采样：正式采样测试后，发现布设的样点不能满足需要，则要增设采样点补充采样。

4. 采样量 土壤样品一般采样量为 1~3kg，对混合样品需反复按四分法弃取，最后留下所需的土样量，装入采样布袋内。

5. 采样记录 采样时对样品进行编号及填写采样记录、样品标签。现场必须认真填写采样记录表，拍摄数码相片，用 GPS 卫星定位记录采样点经纬度。采样记录包括对样品的简单描述（如土壤质地、干湿程度、颜色、植物根系和异物量等），采样点周围情况及土地利用历史等内容。现场填写标签两张，一张放入样品袋内，一张扎在样品袋外。采样结束，需逐项检查土壤样品和样袋标签、采样记录，如有缺项和错误，及时补齐更正。将现场采样点的具体情况，如土壤剖面形态特征等做详细记录。

6. 采样注意事项

(1)采样点不宜设在田边、沟边、路边或肥堆边；采样时要首先清除表层的枯枝落叶，有植物生长的点位要首先除去植物及其根系。采样现场要剔除砾石等异物。要注意及时清洁采样工具，避免交叉污染。

(2)每个采样点的取土深度及采样量应均匀一致，土壤上层与下层的比例要相同。取样器应垂直于地面入土，深度相同。用取土铲取样应先铲出一个耕层断面，再平行于断面下铲取土。

(3)测定微量元素的样品必须用不锈钢取土器采样。

(4)测定重金属的样品，尽量用竹铲、竹片直接采取样品，或用铁铲、土钻挖掘后，用竹片刮去与金属采样器接触的部分，再用竹片采取样品。对于污染土壤的样品，要根据污染物的性质采取相应的防护措施，避免与人身体的直接接触。

(5)采集挥发性、半挥发性有机物样品时，要防止待测物质挥发，注意样品满瓶不留空隙，低温运输和保存。

(五) 样品流转

1. 样品装运前核对相关信息 在采样现场样品必须逐件与样品登记表、样品标签和采样记录进行核对，核对无误后分类装箱。

2. 样品运输中要防止损污 运输过程中严防样品的损失、混淆和沾污。对光敏感的样品应有避光外包装。

3. 样品交接 由专人将土壤样品送到实验室，送样者和接样者双方同时清点核实样品，并在样品交接单上签字确认，样品交接单由双方各存一份备查。

(六) 样品制备

1. 制样工作室 要求分设风干室和磨样室。风干室朝南(严防阳光直射土样)，通风良好，整洁，无尘，无易挥发性化学物质。

2. 制样工具及容器 土壤样品风干用白色搪瓷盘及木盘；粗粉碎用木槌、木滚、木棒、有机玻璃棒、有机玻璃板、硬质木板、无色聚乙烯薄膜；磨样用玛瑙研磨机(球磨机)或玛瑙研钵、白色瓷研钵；过筛用尼龙筛，规格按照分析方法标准要求确定；装样用具塞磨口玻璃瓶，具塞无色聚乙烯塑料瓶，其规格视量而定。

3. 制样程序 制样者与样品管理员应同时核实清点，交接土壤样品，在样品交接单上双方签字确认。

(1)风干：在风干室将土样放置于风干盘中，摊成 2~3cm 的薄层，适时地压碎、翻动，拣出碎石、沙砾、植物残体。

(2)样品粗磨：在磨样室将风干的土壤样品倒在有机玻璃板上，用木槌敲打，用木滚、木棒或有机玻璃棒再次压碎，拣出杂质，混匀，并用四分法取压碎样，过孔径 20 目尼龙筛。过筛后的样品全部置无色聚乙烯薄膜上，并充分搅拌混匀，再采用四分法取其两份，一份交样品库存放，另一份作样品的细磨用。粗磨样可直接用于土壤 pH、阳离子交换量、元素有效态含量等项目的分析。

(3)细磨样品：用于细磨的样品再用四分法分成两份，一份研磨到全部过孔径 60 目筛，用于农药或土壤有机质、土壤全氮量等项目分析；另一份研磨到全部过孔径 100 目筛，用于土壤元素全量分析。

（4）样品分装：研磨混匀后的样品，分别装于样品袋或样品瓶，填写土壤标签一式两份，瓶内或袋内一份，瓶外或袋外贴一份。

（5）注意事项：制样过程中，采样时的土壤标签与土壤始终放在一起，防止混错，样品名称和编码始终不变；制样工具每处理一份样后擦抹（洗）干净，严防交叉污染；分析挥发性、半挥发性有机物或可萃取有机物无需上述制样，用新鲜样按特定的方法进行样品前处理。

（七）样品保存

按样品名称、编号和粒径分类保存。

1. 新鲜样品的保存　对于易分解或易挥发等不稳定组分的样品要采取低温保存的运输方法，并尽快送到实验室分析测试。测试项目需要新鲜样品的土样，采集后用可密封的聚乙烯或玻璃容器在4℃以下避光保存，样品要充满容器。避免用含有待测组分或对测试有干扰的材料制成的容器盛装保存样品，测定有机污染物用的土壤样品要选用玻璃容器保存（表8-9）。

表8-9　新鲜样品的保存条件和保存时间

测试项目	容器材质	温度（℃）	可保存时间（d）	备注
金属（汞和六价铬除外）	聚乙烯、玻璃	<4	180	
汞	玻璃	<4	28	
砷	聚乙烯、玻璃	<4	180	
六价铬	聚乙烯、玻璃	<4	1	
氰化物	聚乙烯、玻璃	<4	2	
挥发性有机物	玻璃（棕色）	<4	7	采样瓶装满装实并密封
半挥发性有机物	玻璃（棕色）	<4	10	采样瓶装满装实并密封
难挥发性有机物	玻璃（棕色）	<4	14	

2. 预留样品的保存　预留样品在样品库造册保存。

3. 分析取用后剩余样品的保存　分析取用后的剩余样品，待测定全部完成数据报出后，也移交样品库保存。

4. 保存时间　分析取用后的剩余样品一般保留6个月，预留样品一般保留2年。特殊、珍稀、仲裁、有争议样品一般要永久保存。

5. 样品库　样品库要求保持干燥、通风、无阳光直射、无污染；要定期清理样品，防止霉变、鼠害及标签脱落。样品入库、领用和清理均需记录。

（八）土壤样品库的建设与管理

土壤样品库主要收纳土壤环境质量调查、土壤例行监测、土壤背景值调查与监测、土壤污染科研及重特大土壤污染事故分析等项目所采集的土壤样品、河流湖泊的底泥样品等，是长期存放土壤样品的场所。土壤样品承载着丰富的环境特征信息，通过对土壤样品的分析可不定期获取不同历史年代的有效数据，可为开展土壤污染防治、制定环境政策、确立土地利用规划、开展土壤环境科学技术研究提供科学依据。

1. 土壤样品库使用功能 土壤样品库主要使用功能为长期储存和科学利用土壤样品及样品信息。因此,土壤样品库库房环境要保持干燥、通风、无阳光直射、无污染;具备防霉变、防鼠害设施。土壤样品库除保证对土壤样品的有效存储、利用和展示外,对土壤样品的原始信息和土壤样品存储位置信息规范化管理,实现多种途径方便快捷地获取土壤样品信息也是十分必要的。

土壤样品库建设和管理以安全、准确、便捷为基本原则。其中安全包括样品性质安全、样品信息安全、设备运行安全;准确包括样品信息准确、样品存取位置准确、技术支持(人为操作)准确;便捷包括工作流程便捷、系统操作便捷、信息交流便捷。

2. 土壤样品库与设施 土壤样品库一般应包括样品处理室、无机样品保存室、有机样品保存室、监控和配电室等,其中样品陈列室要求房间开阔,便于展示和管理,为避免阳光直射样品,朝阳面可设参观走廊。样品库地面(楼板)承重为一般在 $800kg/m^2$ 以上,最好设在一层。土壤样品库基本设施有动力照明系统、暖通空调系统、冷热水系统、消防系统、电话电视系统、信息系统及监控系统等。

3. 土壤样品出入库管理

(1)土壤样品的使用:土壤样品库收藏的各类土壤样品主要供环保系统内部单位的土壤环境质量、土壤环境污染、土壤资源保护等调查对比、安全规划、科研分析、展览回顾等项目使用。

(2)土壤样品的取用:环保系统内部单位及职工因工作需要使用土壤样品时,需经环保主管部门的审批,并签订保密协议。环保系统以外单位使用土壤样品时,须持有所属单位上一级部门的信函,并做应用范围详细书面说明,经环保主管部门批准后方可出库。

(3)土壤样品的入库管理:土壤样品出入库时,需由土壤样品管理人员与送取样人员办理土壤样品交接手续。清点样品数量,检查样品重量及样品相关信息,并分别在土壤样品交接单和出入库登记表上签字,建立档案。

(4)借用土壤样品的规定:借用国家或省级土壤样品参加各类展览时,需办理借用登记手续,归还时,管理人员应认真检查,保证无破损、无遗失,并办理归还手续。

(5)责任追究:当发现土壤样品损坏、遗失时,要及时报告上级领导和有关部门,并按有关规定追究责任者的责任。

二、土壤环境监测的内容和方法

(一)监测内容

为进一步强化土壤环境保护和综合治理,大力加强土壤环境质量监测工作,根据国家环境保护部印发的《关于开展国家土壤环境质量监测国控点位布设工作的通知》要求,2015 年初开始在全国范围内开展土壤环境质量监测国控点布设工作。国控点位原则上在"六五""七五"土壤背景值调查,"十一五"土壤污染状况调查、2011—2014 年例行监测试点工作布设的监测点位基础上,通过筛选、优化、新建的方式选取。在国控点布设的基础上,各省可根据各自实际情况布设省控点作为补充,重点关注行政区内特征性、敏感性区域,完善监测网络覆盖的科学性、代表性、完整性。

(二)监测频次和项目

依据近期工作与远期目标相结合的原则,设定 1 年、5 年、10 年的监测周期。每年选取国控点 20% 的点位(不含背景点位)开展土壤环境质量例行监测,5 年完成一次所有国控点位的监测工作。背景点位每年监测 1 次。每 10 年针对所有国控点位和省控点开展一次普查性的土壤环境质量监测。土壤环境质量例行监测的重点是重金属、有机污染物以及特征污染物的含量。同时各省可以根据自身实际,在必测项目的基础上有针对性地增加特征污染物监测,使监测方案在保证规范化的同时,兼顾地域化、个性化,更好地掌握行政区内的土壤环境质量。土壤环境质量主要监测项目见表 8-10。

表 8-10　土壤环境质量主要监测项目

监测点位		主要监测指标 (必测项目)	特征污染物 (选测项目)
基础点位	耕地	pH、阳离子交换量、镉、汞、砷、铅、铬、铜、锌、镍、锰、有机氯农药	钴、钒、银、铊、锑、多环芳烃等
	林草地		
特定点位	饮用水水源地	pH、阳离子交换量、镉、汞、砷、铅、铬、铜、锌、镍、锰、有机氯农药、多环芳烃	钴、钒、银、铊、锑、邻苯二甲酸酯等
	蔬菜和果树种植基地		
	畜禽养殖场及污水灌溉区		
	污染企业及周边地区	pH、阳离子交换量、镉、汞、砷、铅、铬、铜、锌、镍、锰、钴、钒、银、铊和锑、多氯联苯、多环芳烃、石油烃总量	铁、钡、镁、钛、钨、铝、铊、锶、铯;有机锡、溴、有机氯;二噁英等
	固废填埋、堆放、焚烧处理处置场及周边地区		
	采矿区及周边地区		
	大型交通干线两侧	pH、铅、镉、汞、砷、锌、多环芳烃	—
	重点信访区域	pH、汞、砷、镉、铅、铜、锌、铬、镍等	多氯联苯、多环芳烃、石油烃、挥发性有机物、农药等
背景点位		pH、有机质、颗粒物组成、阳离子交换量、砷、镉、钴、铬、铜、氟、汞、锰、镍、铅、硒、钒、锌;锂、钠、钾、铷、铯、银、铍、镁、钙、锶、钡、硼、铝、镓、铟、铊、钪、钇、镧、铈、镨、钕、钷、钐、铕、钆、铽、镝、钬、铒、铥、镱、镥、钛、铀、锗、锡、钛、锆、铪、锑、铋、钽、碲、钼、钨、溴、碘、铁	有机氯农药、多环芳烃、邻苯二甲酸酯、多氯联苯等

(三)分析方法

由于历史条件及研究数据缺乏等原因,目前我国土壤环境监测标准体系尚不成熟,分析方法也不完善,评价标准已不能满足新时期土壤保护治理工作的要求。对于监测项目已有标准的,原则上首选国家、环境保护行业标准分析方法,对于尚无标准方法的监测项目,可以选用国际标准分析方法。

1. 前处理方法　根据各单位实际情况,选择技术稳定、平行性较好和自动化程度高的前处理方法。无机项目:汞和砷用王水水浴消解或微波消解;其他重金属使用酸消解体系达全消解。有机项目:选用索式提取法或加压溶剂萃取(ASE)法。

2. 分析方法　优先选择国家标准或行业标准。土壤常规监测指标分析方法见表 8-11。

表 8-11 土壤常规监测指标分析方法

项目	分析方法及名称
pH	土壤检测第 2 部分：土壤 pH 的测定（NY/T 1121.2）
	《土壤元素近代分析测试方法》
有机质	土壤检测第六部分：土壤有机质的测定（NY/T 1121.6）
阳离子交换量	森林土壤阳离子交换量的测定（LY/T 1243）
镉	土壤质量铅、镉的测定石墨炉原子吸收分光光度法（GB/T 17141）
汞	土壤质量总汞总砷总铅的测定原子荧光法（GB/T 22105.1）
	土壤和沉积物汞、砷、硒、铋、锑的测定微波消解/原子荧光法（HJ 680）
砷	土壤质量总汞总砷总铅的测定原子荧光法（GB/T 22105.2）
	土壤和沉积物汞、砷、硒、铋、锑的测定微波消解/原子荧光法（HJ 680）
	土壤和沉积物无机元素的测定波长色散 X 射线荧光光谱法（HJ 780）
铜	土壤质量铜、锌的测定火焰原子吸收分光光度法（GB/T 17138）
	土壤和沉积物无机元素的测定波长色散 X 射线荧光光谱法（HJ 780）
铅	土壤质量铅、镉的测定石墨炉原子吸收分光光度法（GB/T 17141）
	土壤和沉积物无机元素的测定波长色散 X 射线荧光光谱法（HJ 780）
铬	土壤总铬的测定火焰原子吸收分光光度法（HJ 491）
	土壤和沉积物无机元素的测定波长色散 X 射线荧光光谱法（HJ 780）
锌	土壤质量铜、锌的测定火焰原子吸收分光光度法（GB/T 17138）
	土壤和沉积物无机元素的测定波长色散 X 射线荧光光谱法（HJ 780）
镍	土壤质量镍的测定火焰原子吸收分光光度法（GB/T 17139）
	土壤和沉积物无机元素的测定波长色散 X 射线荧光光谱法（HJ 780）
六六六	土壤中六六六和滴滴涕测定的气相色谱法（GB/T14550）
滴滴涕	土壤中六六六和滴滴涕测定的气相色谱法（GB/T14550）
多环芳烃	土壤和沉积物多环芳烃的测定高效液相色谱法（HJ 784）
	高效液相色谱法《全国土壤污染状况调查分析测试技术规定》
	气相色谱-质谱法（GC-MS 法）
钒	土壤和沉积物无机元素的测定波长色散 X 射线荧光光谱法（HJ 780）
锰	土壤和沉积物无机元素的测定波长色散 X 射线荧光光谱法（HJ 780）
钴	土壤和沉积物无机元素的测定波长色散 X 射线荧光光谱法（HJ 780）
锑	土壤和沉积物汞、砷、硒、铋、锑的测定微波消解/原子荧光法（HJ 680）

（四）评价标准和方法

土壤环境质量评价涉及评价因子、评价标准和评价模式。评价因子数量与项目类型取决于监测的目的和现实的经济和技术条件。评价标准常采用国家土壤环境质量标准、区域土壤背景值或部门（专业）土壤质量标准。评价模式常用污染指数法或者与其有关的评价方法。

1. 污染指数、超标率(倍数)评价 土壤环境质量评价一般以单项污染指数为主,指数小污染轻,指数大污染则重。当区域内土壤环境质量作为一个整体与外区域进行比较或与历史资料进行比较时除用单项污染指数外,还常用综合污染指数。土壤由于地区背景差异较大,用土壤污染累积指数更能反映土壤的人为污染程度。土壤污染物分担率可评价确定土壤的主要污染项目,污染物分担率由大到小排序,污染物主次也同此序。除此之外,土壤污染超标倍数、样本超标率等统计量也能反映土壤的环境状况。污染指数和超标率等计算公式如下:

土壤单项污染指数=土壤污染物实测值/土壤污染物质量标准

土壤污染累积指数=土壤污染物实测值/污染物背景值

土壤污染物分担率(%)=(土壤某项污染指数/各项污染指数之和)×100%

土壤污染超标倍数=(土壤某污染物实测值−某污染物质量标准)/某污染物质量标准

土壤污染样本超标率(%)=(土壤样本超标总数/监测样本总数)×100%

2. 内梅罗污染指数评价 内梅罗污染指数兼顾了平均单项污染指数和最大单项污染指数,并可据此划分土壤污染等级。

$$内梅罗污染指数(PN)=\{[(PI_{均}^2)+(PI_{最大}^2)]/2\}^{1/2}$$

式中 $PI_{均}$ 和 $PI_{最大}$ 分别是平均单项污染指数和最大单项污染指数。

内梅罗指数反映了各污染物对土壤的作用,同时突出了高浓度污染物对土壤环境质量的影响,可按内梅罗污染指数,划定污染等级。内梅罗指数土壤污染评价标准见表8-12。

表 8-12 土壤内梅罗污染指数评价标准

等级	内梅罗污染指数	污染等级
I	$P_N \leq 0.7$	清洁(安全)
II	$0.7 < P_N \leq 1.0$	尚清洁(警戒限)
III	$1.0 < P_N \leq 2.0$	轻度污染
IV	$2.0 < P_N \leq 3.0$	中度污染
V	$P_N > 3.0$	重污染

3. 背景值及标准偏差评价 用区域土壤环境背景值(x)95%置信度的范围(x±2s)来评价:

若土壤某元素监测值 $x_I < x-2s$,则该元素缺乏或属于低背景土壤。

若土壤某元素监测值在 x±2s,则该元素含量正常。

若土壤某元素监测值 $x_I > x+2s$,则土壤已受该元素污染,或属于高背景土壤。

4. 综合污染指数法 综合污染指数(comprehensive pollution index, CPI)包含了土壤元素背景值、土壤元素标准尺度因素和价态效应综合影响。其表达式为:

$$CPI = X \cdot (1+RPE) + Y \cdot DDMB/(Z \cdot DDSB)$$

式中 CPI 为综合污染指数,X、Y 分别为测量值超过标准值和背景值的数目,RPE 为相对污染当量,DDMB 为元素测定浓度偏离背景值的程度,DDSB 为土壤标准偏离背景值的程度,Z 为用作标准元素的数目。主要有下列计算过程:

(1)计算相对污染当量(RPE):

$$RPE = [\sum_{i=1}^{N}(C_i/C_{is})^{1/n}]/N$$

式中 N 是测定元素的数目, C_i 是测定元素 i 的浓度, C_{is} 是测定元素 i 的土壤标准值, n 为测定元素 i 的氧化数。对于变价元素, 应考虑价态与毒性的关系, 在不同价态共存并同时用于评价时, 应在计算中注意高低毒性价态的相互转换, 以体现由价态不同所构成的风险差异性。

(2)计算元素测定浓度偏离背景值的程度(DDMB):

$$DDMB = \left[\sum_{i=1}^{N} C_i / C_{iB} \right]^{1/n} / N$$

式中 C_{iB} 是元素 i 的背景值, 其余符号同上。

(3)计算土壤标准偏离背景值的程度(DDSB):

$$DDSB = \left[\sum_{i=1}^{Z} C_{iS} / C_{iB} \right]^{1/n} / Z$$

(4)评价:用 CPI 评价土壤环境质量指标体系见表 8-13。

表 8-13　综合污染指数(CPI)评价表

X	Y	CPI	评价
0	0	0	背景状态
0	⩾1	0<CPI<1	未污染状态, 数值大小表示偏离背景值相对程度
⩾1	⩾1	⩾1	污染状态, 数值越大表示污染程度相对越严重

(5)污染表征:

$$_N T_{CPI}^X (a, b, c, \cdots)$$

式中, X 是超过土壤标准的元素数目, a、b、c 等是超标污染元素的名称, N 是测定元素的数目, CPI 为综合污染指数。

三、我国土壤环境质量现状

我国作为一个农业大国, 早期的土壤调查监测工作始于对耕地的肥力监测。随着工业化、城镇化、农业规模化的迅速发展, 土壤污染逐渐加剧, 污染类型多样复杂且相互叠加, 表现出很强的地域性。根据我国土壤环境的变化, 国家逐步加强了对土壤环境的监测和调查工作。自 1958 年以来, 我国先后开展了 2 次大规模的土壤普查工作, 汇总编制了大量的土壤系列图件和科技论文, 并形成了我国土壤分类的基本构架, 建立了全国土壤环境背景样品库;"十五"期间, 中国环境监测总站组织对全国 52 个"菜篮子"基地、13 个污灌区及 22 个有机食品生产基地进行了土壤环境质量专项调查;"十一五"期间, 环境保护部组织开展了全国首次大规模和系统性的土壤污染状况调查工作, 力求摸清全国土壤环境质量现状;"十二五"期间, 国家开始着眼于开展全国性的土壤环境质量例行监测工作, 2011 年、2012 年、2013 年中国环境监测总站分别组织了对全国企业周边土壤、农田区及蔬菜种植基地的土壤环境质量例行试点监测;到"十二五"末, 完成全国土壤环境质量监测国控点的布设工作, 并逐步构建国家土壤环境质量例行监测体系。

2006 年, 我国启动了全国土壤污染状况调查, 是中国首次组织开展的大规模和系统性土壤环境质量综合调查。调查工作历时 6 年, 范围覆盖中华人民共和国境内(未含香港特别行政区、澳门特别行政区和中国台湾地区)的陆地国土, 调查面积约为 630 万 km²。调查点位包括全部耕地、草地、未利用地和建设用地, 采用统一的方法、标准进行评价。2014 年 4 月 17 日, 环境保护部和国土资源部发布了《全国土壤污染状况调查公报》, 对调查主要数据成果予以公布。《公报》显示,我国土壤环境状况总体不容乐观,全国土壤总的超标率为16.1%,其中耕地点位超标率为19.4%,重污染企业及周边土壤超标点位为36.3%。污染类型主要为无机型污染,有机型次之,复合型污染比重较小,其中无机物污染物超标点位数占全部超标点位的82.8%,表明我国重金属污染形势严峻。造成土壤污染或指标超标的主要原因仍然是工矿业、农业等人为活动,同时土壤环境背景值高也是造成考核指标超标的另一原因。通过全国土壤污染状况调查,基本能摸清我国土壤环境质量总体状况、重点地区污染状况和污染成因。然而,由于客观条件限制,此次调查仍然属于初步调查,要想掌握土壤污染的详细情况及空间分布、明确土壤污染变化趋势,仍需依靠构建国家土壤环境质量监测网络,建立土壤环境例行监测制度及详细调查制度,将例行监测与详细调查、专项调查相结合。

四、我国土壤环境质量标准简介

1995年,在已获得土壤环境背景值、土壤环境容量、土壤环境基准值等大量研究成果的基础上,正式发布《土壤环境质量标准》(GB 15618—1995),为全国土壤污染研究、土壤环境质量评价和预测等提供了科学依据,促进了土壤资源的保护、管理与监督,对提高土壤环境质量起到了积极作用。但是,现行的《土壤环境质量标准》(GB 15618—1995)也存在一些不足,表现在以下几方面:①由于土壤系统的复杂性和标准制定时科研工作的不足,1995年制定的国家土壤环境质量标准仅包括 As、Cd、Cr、Hg、Cu、Pb、Ni、Zn 等8种重金属元素以及六六六和滴滴涕2种难降解的有机污染物指标,许多重要的土壤污染物未涉及。随着经济社会发展和土壤污染不断加剧,污染物种类、数量不断增多,土壤环境质量标准已不适应新形势下土壤环境状况的需求。②标准所规定的10类污染物质的指标值多是根据这些物质在土壤中的平均本底含量来确定的。中国土壤类型众多,土壤性质复杂,同一元素在不同区域、不同类型土壤中的本底含量存在较大差异,有的甚至相差4个数量级。因此,依据不同地区、不同类型土壤背景值的统计量定出一个全国通行的土壤环境质量标准,在实际应用中必然会出现偏差。③土壤环境质量标准对一些重金属标准的定值还可能存在过保护或保护不足的问题。在近年来国内开展的土壤监测研究的基础上,通过对比国外土壤环境标准,发现土壤环境质量标准中 Cd 的阈值过低,而 Pb 的阈值过高。④现行土壤环境质量标准中的重金属元素均以总量为指标,并未考虑其在不同类型土壤中的毒性差异,也未考虑重金属元素在土壤中的赋存形态。实际上,真正造成土壤污染的是可提取态重金属。所以,现行标准无法准确判定土壤痕量元素的真实污染情况。⑤土壤环境质量标准是从总体上对土壤环境进行评价和管理,并没有针对具体农作物,也就是说不能满足中国不同种类农作物安全生产的需要,由此产生的农业环境和食品安全问题不容忽视。

因此,完善土壤质量标准,尽快制定适合中国国情的土壤环境质量标准,已经成为当前土壤环境研究的迫切需求。2018年6月,生态环境部、国家市场监督管理总局发布了两项新的土壤环境质量标准,一是《土壤环境质量 农用地土壤风险管控标准(试行)》(GB 15618—2018),规定了农用地土壤污染风险筛选值和管制值以及监测、实施与监督要求,该标准替代了《土壤环境质量标准》(GB 15618—1995)。二是《土壤环境质量 建设用地土壤污染风险管控标准(试行)》(GB 36600—2018),规定了保护人体健康的建设用地土壤污染风险筛选值和管制值,以及监测、实施与监督要求。上述两个标准的出台,将为开展农用地分类管理和建设用地准入管理提供技术支撑,对于保障农产品质量和人居住环境安全具有重要意义。

第六节 我国生态环境监测网络建设简介

一、我国生态环境监测网络现状

我国环境监测工作经过近 40 年的发展建设,建成了较为完善的生态环境监测网络并及时向人民群众发布各类监测信息。当前,全国环保系统按照空气质量新标准建成了发展中国家最大的空气质量监测网,所有地级以上城市都按照新的空气质量标准开展了包含 $PM_{2.5}$ 在内的 6 项主要空气污染物监测,并实时发布监测信息。同时,水环境监测网络不断完善,县域生态环境质量监测取得重大进展,完成了土壤环境背景值调查和土壤环境质量专项调查,空气质量预报预警和颗粒物源解析工作全面开展。2012 年成功发射环境一号 C 星,与环境一号 A/B 星 3 星组网,形成了环境卫星"2+1"星座,实现了 2~3 天对全国覆盖一次的遥感监测能力,初步建成了天地一体化监测系统。环境监测工作实现了从手工到自动,从粗放到精准,从分散封闭到集成联动,从现状监测到预测预警的全面而深刻的转变,为生态文明建设和环境保护工作提供了强有力的支撑。此外,国务院水利、国土、海洋、农业、气象、林业等部门也根据各自管理需要建立了相应的监测网络,开展了地表水、地下水、海水、土壤、生态等领域的监测。

但是,面对当前生态文明建设的新形势和新要求,我国生态环境监测事业发展还存在网络范围和要素覆盖不全,建设规划、标准规范与信息发布不统一,信息化水平和共享程度不高,监测与监管结合不紧密,监测数据质量有待提高等突出问题,难以满足生态文明建设需要,影响了监测的科学性、权威性和政府的公信力。为此,必须加快推进生态环境监测网络建设改革,紧紧围绕影响生态环境监测网络建设的突出问题,强化监测质量监管,落实政府、企业、社会的责任和权利。要依靠科技创新和技术进步,提高生态环境监测立体化、自动化、智能化水平,推进全国生态环境监测数据联网共享,实现生态环境监测和监管有效联动。

二、生态环境监测网络建设的基本原则

1. 明晰事权、落实责任 依法明确各方生态环境监测事权,推进部门分工合作,强化监测质量监管,落实政府、企业、社会责任和权利。

2. 健全制度、统筹规划 健全生态环境监测法律法规、标准和技术规范体系,统一规划布局监测网络。

3. 科学监测、创新驱动 依靠科技创新与技术进步,加强监测科研和综合分析,强化卫星遥感等高新技术、先进装备与系统的应用,提高生态环境监测立体化、自动化、智能化水平。

4. 综合集成、测管协同 推进全国生态环境监测数据联网和共享,开展监测大数据分析,实现生态环境监测与监管有效联动。

三、生态环境监测网络建设的主要目标

按照环境保护部生态环境监测网络建设要求,到 2020 年,全国生态环境监测网络要基本实现环境质量、重点污染源、生态状况监测全覆盖,各级各类监测数据系统互联共享,监测预报预警、信息化能力和保障水平明显提升,监测与监管协同联动,初步建成陆海统筹、天地

一体、上下协同、信息共享的生态环境监测网络,使生态环境监测能力与生态文明建设要求相适应。

四、生态环境监测网络建设内容

1. 全面设点,完善生态环境监测网络　建立统一的环境质量监测网络。统一规划、整合优化环境质量监测点位,建设涵盖大气、水、土壤、噪声、辐射等要素,布局合理、功能完善的全国环境质量监测网络,按照统一的标准规范开展监测和评价,客观、准确反映环境质量状况。

2. 健全重点污染源监测制度　各级环境保护部门确定的重点排污单位落实污染物排放自行监测及信息公开的法定责任,严格执行排放标准和相关法律法规的监测要求。国家重点监控排污单位要建设稳定运行的污染物排放在线监测系统。各级环境保护部门要依法开展监督性监测,组织开展面源、移动源等监测与统计工作。

3. 加强生态监测系统建设　建立天地一体化的生态遥感监测系统,研制、发射系列化的大气环境监测卫星和环境卫星后续星并组网运行;加强无人机遥感监测和地面生态监测,实现对重要生态功能区、自然保护区等大范围、全天候监测。

4. 全国联网,实现生态环境监测信息集成共享

(1)建立生态环境监测数据集成共享机制:各级环境保护部门以及国土资源、住房城乡建设、交通运输、水利、农业、卫生、林业、气象、海洋等部门和单位获取的环境质量、污染源、生态状况监测数据要实现有效集成、互联共享。国家和地方建立重点污染源监测数据共享与发布机制,重点排污单位要按照环境保护部门要求将自行监测结果及时上传。

(2)构建生态环境监测大数据平台:加快生态环境监测信息传输网络与大数据平台建设,加强生态环境监测数据资源开发与应用,开展大数据关联分析,为生态环境保护决策、管理和执法提供数据支持。

5. 统一发布生态环境监测信息　依法建立统一的生态环境监测信息发布机制,规范发布内容、流程、权限、渠道等,及时准确发布全国环境质量、重点污染源及生态状况监测信息,提高政府环境信息发布的权威性和公信力,保障公众知情权。

6. 自动预警,科学引导环境管理与风险防范

(1)加强环境质量监测预报预警:提高空气质量预报和污染预警水平,强化污染源追踪与解析。加强重要水体、水源地、源头区、水源涵养区等水质监测与预报预警。加强土壤中持久性、生物富集性和对人体健康危害大的污染物监测。同时提高辐射自动监测预警能力。

(2)严密监控企业污染排:放完善重点排污单位污染排放自动监测与异常报警机制,提高污染物超标排放、在线监测设备运行和重要核设施流出物异常等信息追踪、捕获与报警能力以及企业排污状况智能化监控水平。增强工业园区环境风险预警与处置能力。

(3)提升生态环境风险监测评估与预警能力:定期开展全国生态状况调查与评估,建立生态保护红线监管平台,对重要生态功能区人类干扰、生态破坏等活动进行监测、评估与预警。

(4)加强环境健康危害因素监测:开展化学品、持久性有机污染物、新型特征污染物及危险废物等环境健康危害因素监测,提高环境风险防控和突发事件应急监测能力。

7. 依法追责,建立生态环境监测与监管联动机制

(1)为考核问责提供技术支撑:完善生态环境质量监测与评估指标体系,利用监测与评

价结果,为考核问责地方政府落实本行政区域环境质量改善、污染防治、主要污染物排放总量控制、生态保护、核与辐射安全监管等职责任务提供科学依据和技术支撑。

(2)实现生态环境监测与执法同步:各级环境保护部门依法履行对排污单位的环境监管职责,依托污染源监测开展监管执法,建立监测与监管执法联动快速响应机制,根据污染物排放和自动报警信息,实施现场同步监测与执法。

8. 健全生态环境监测制度与保障体系

(1)健全生态环境监测法律法规及标准规范体系:研究制定环境监测条例、生态环境质量监测网络管理办法、生态环境监测信息发布管理规定等法规、规章。统一大气、地表水、地下水、土壤、海洋、生态、污染源、噪声、振动、辐射等监测布点、监测和评价技术标准规范,并根据工作需要及时修订完善。增强各部门生态环境监测数据的可比性,确保排污单位、各类监测机构的监测活动执行统一的技术标准规范。

(2)明确生态环境监测事权:各级环境保护部门主要承担生态环境质量监测、重点污染源监督性监测、环境执法监测、环境应急监测与预报预警等职能。环境保护部适度上收生态环境质量监测事权,准确掌握、客观评价全国生态环境质量总体状况。重点污染源监督性监测和监管重心下移,加强对地方重点污染源监督性监测的管理。地方各级环境保护部门相应上收生态环境质量监测事权,逐级承担重点污染源监督性监测及环境应急监测等职能。

(3)积极培育生态环境监测市场:开放服务性监测市场,鼓励社会环境监测机构参与排污单位污染源自行监测、污染源自动监测设施运行维护、生态环境损害评估监测、环境影响评价现状监测、清洁生产审核、企事业单位自主调查等环境监测活动。在基础公益性监测领域积极推进政府购买服务,包括环境质量自动监测站运行维护等。环境保护部要制定相关政策和办法,有序推进环境监测服务社会化、制度化、规范化。

(4)强化监测科技创新能力:推进环境监测新技术和新方法研究,健全生态环境监测技术体系,促进和鼓励高科技产品与技术手段在环境监测领域的推广应用,提升我国监测技术创新能力。

(5)提升生态环境监测能力建设:完善与生态环境监测网络发展需求相适应的人才、财政保障机制,重点加强生态环境质量监测、监测数据质量控制、卫星和无人机遥感监测、环境应急监测、核与辐射监测等能力建设,提高样品采集、实验室测试分析及现场快速分析测试能力。

(樊占春　盛若虹　李晓瑞)

参 考 文 献

1. 国家环境保护部,国家质量监督检验检疫总局. 环境空气质量标准(GB 3095—2012). 北京:中国环境科学出版社,2012.
2. 中国环境监测总站. 环境空气质量监测技术. 北京:中国环境出版社,2013.
3. 国家环境保护总局. 地表水和污水监测技术规范(HJ/T 91—2002). 中国环境科学出版社,2002.
4. 中国环境监测总站. 水环境监测技术. 北京:中国环境出版社,2014.
5. 国家环境保护总局. 土壤环境质量标准(GB 15618—1995). 北京:中国环境科学出版社,1995.
6. 中国环境监测总站. 土壤环境监测技术. 北京:中国环境出版社,2014.
7. 国务院办公厅.《关于印发生态环境监测网络建设方案的通知》(国办发〔2015〕56号). 2015.

第 九 章

城乡规划卫生

　　城乡,包括城市和乡村。城市是历史上形成的具有一定规模的非农业人口聚居的地域单元,是国家或者地区的政治、经济、文化中心,包括国家按行政建制设立的直辖市、市、建制镇。乡村是指除城市规划区域以外的其他地区,如村庄和集镇等。城乡是基于自然环境创建的次生环境。随着小康社会的建设,我国的城乡建设也得到迅速发展。实践证明,要把城市和乡村建设好、管理好,首先必须规划好。科学的城乡规划和设计是重建人类与自然环境的和谐关系、构造适宜于人类居住的环境、保护居民健康的重要保障。

　　城乡规划是指为了实现一定时期内城市、村庄和集镇的经济和社会发展目标,确定城市、村庄和集镇的性质、规模和发展方向,合理利用城乡土地,协调城乡空间布局和各项建设的综合部署和具体安排。《中华人民共和国城乡规划法》对我国城乡科学合理的建设和发展提供了法律保障,是国家通过立法手段,加强城乡规划管理,协调城乡空间布局,改善人居环境,促进城乡经济社会全面协调可持续发展的重要举措。城乡规划包括城镇体系规划、城市规划、镇规划、乡规划和村庄规划。预防医学从保护人群健康,为居民创造美丽舒适、有益健康的生活居住环境的角度,参与城乡规划。

第一节　概　述

　　城市和乡村是人类生活的家园,为人类的生存繁衍提供重要的生活环境,为人们的聚居、交往和精神需求提供社会、人文环境,其健康安全是人类文明得以发展和延续的基础。

一、人居环境概要

　　聚居是人类生存的需要。为了实现聚居,一是要有"蔽风雨,御寒暑"的庇护所,二是要有适宜群居生活的聚居地。前者发展为构建房屋(如住宅、办公场所、公共场所等),后者发展为建设人居环境。人居环境(human settlement environment)是人类聚居、生活的环境,包括城市、村庄和集镇,是人类文明发展到一定阶段的产物。人居环境是与人类生存活动密切相关的地表空间,是人类工作劳动、生活居住、休息娱乐和社会交往的空间场所,是人类在大自然中赖以生存、繁衍、发展的基础。人居环境科学(science of human settlement)是以区域、城市、集镇、村庄等人类聚居环境为研究对象,探讨人与环境之间相互关系的科学。人居环境科学把人类聚居作为一个整体,从政治、社会、文化、技术等方面进行研究,其目的是要了解、掌握人类聚居发生、发展的客观规律,从而更好地建设符合于人类理想的聚居环境。

人居环境作为次生环境,由自然环境和人文环境两方面的要素构成,可分为5个系统:①人类系统:指人在人居环境中与自然环境相联系,开展社会活动,人居环境由人类创建,又对人类产生影响;②居住系统:指住宅、社区设施(如办公场所)、城市中心(如公共场所)等;③自然系统:指气候、水土、动植物种类、地理资源等,是聚居产生并发挥功能的基础;④社会系统:指公共管理和法律、社会关系、人口趋势、文化特征、经济发展、卫生服务和政策等;⑤支撑系统:为人类活动提供支持的、服务于聚落并将聚落联为整体的所有人工和自然的联系系统、技术支持保障系统,如公共服务设施、交通通讯系统、物质环境规划等。

人居环境的核心是人,人类建设人居环境的目的是满足人类聚居的需要,住有所居是社会和谐稳定的物质基础。人居环境建设的目标是充分运用规划手段,建设可持续发展的、宜人的居住环境,使人类达到作为生物的人在生物圈内生存的多种条件的满足,即生态环境的满足,以及作为社会人在社会文化环境中多种需求的满足,即人文环境的满足。

人居环境建设原则包括:①生态原则:正视生态困境,增强生态意识;②经济原则:人居环境建设与经济建设良性互动;③技术原则:发展科学技术,推动社会发展;④社会原则:关怀广大居民,重视社会整体利益;⑤文化原则:科学追求与艺术创造相结合。

中国传统文化十分重视人类的聚居环境,"左祖右社,前朝后市"的古代城市建设已有功能分区的概念。古人对于城市、村庄、宅院的选址注重环境优美,且都遵循具有生态学意义的"后靠青山,前有流水"的典型环境模式;并强调"天地人合一",建盖房屋非常注重对环境的保护。"人之居处,宜以大地山河为主","村乡之有树木,犹如人之有衣服,稀薄则怯寒,过厚则苦热"等,都表明了自然环境对村落、民居的重要性。中国传统文化的鲜明特点是"天人合一"和"天地生"相联系的整体思维,例如中国古老的风水学说是追求人与大自然和谐的哲学思想,强调崇尚自然、尊重环境、天地人和谐、创造诗画境界的生态建筑环境观,蕴含着古人对构建优美自然的人类居住环境的智慧,千百年来建造了无数人与自然环境和谐统一的栖居地,被誉为是"通过对空间和时间的最佳选择,使人与大地和谐相处,并可获得最大效益、取得安宁与繁荣的艺术"。

二、城乡规划卫生

城乡规划是集社会科学和自然科学为一体的综合科学。城乡规划的宗旨是规划设计适宜于人类居住的环境,改善人居环境。根据人居环境建设的目标要求,城乡规划已不再局限于建设规划或者设计,应当将人类发展和城乡发展放在生物圈的广阔范畴内加以考虑,不但要遵循人居环境建设的基本原则,而且要注重环境与社会、经济、人口、资源的相互协调,还应该注重历史和文化的传承。只有使环境、生态、文化三者有机结合起来,才能保证城市和乡村的可持续发展。城乡规划应遵循生态学原理和人居环境建设原则,对各项开发和建设做出科学合理的决策,从而积极调控人与环境的关系,从生态环境和人文环境两方面去创造人与自然和谐的人居环境。从方法学上来看,城乡规划是人居环境科学学科体系的核心技术之一,也是环境卫生学在建设生活环境的过程中贯彻预防医学思想的重要手段。

城乡规划卫生(urban and rural planning health)是在城乡规划中贯彻可持续发展战略和以人为本的指导思想,利用各种自然环境信息、人口信息、社会文化经济信息,以维持和恢复生态系统为宗旨,以人类与自然环境的和谐共处为目标,建立优良的人居环境,以获得人类生存所需的最佳环境质量。城乡规划卫生是人居环境科学与环境卫生学相互结合的结果,是环境卫生学在城乡规划中的应用与实践,是人居环境建设的健康保障。城乡规划卫生要考虑到与自然的生态平衡、人居环境的改善和提高、社会生态的合理和生存环境的相互适应,促使城乡生态环境向着良性循环发展,创造既满足居民生理、心理、社会、人文等多层次的需求,又安全、便捷、舒适、健康的人居环境,达到预防疾病、促进健康、延长寿命、提高生活质量的目的。

第二节 城市规划卫生

城市是以人为主体,利用地表空间和自然环境,以集聚经济效益为目的,集约人口、经济、科学技术和文化的空间地域系统,是国民经济、社会文化、自然环境和居民生活等各种成分组成的综合复杂体系。概括地说,城市是政治、经济、文化、交通、人们交往和生活的中心。

一、城市问题与健康城市

(一) 城市问题

城市是人、环境、资源三者复合而成的因素众多、结构复杂、功能综合的人工生态系统。城市生态系统(urban ecosystem)是在城市区域内,由生物群落及其生存环境共同组成的动态系统。城市生态系统具有自然生态系统的某些共性,同时又具有人为性、不完整性、复杂性和脆弱性等独特的个性。与自然生态系统相比,城市中自然环境因素如其他生物种类、植被、水源、光照、清洁空气、能源、土地等均呈不同程度的稀缺状态。在城市生态系统中,生产者已从绿色植物转变为人类,消费者也是人类,而分解者组分的稀缺以及部分代替分解者职能的处理设施的不足,使城市运转过程中产生的废物不能得到有效分解,这和自然生态系统明显不同。城市生态系统通过高度密集的物质流、能量流、信息流相互联系,物质和能量流通量大、运转快,又高度开放,加上人口、文化、信息、建筑、交通高度密集,使人工控制和人为作用对城市生态系统的存在与发展起着决定性作用。所以,城市生态系统的特征是稀缺性与聚集性共存。

城市化是人类社会发展不可避免的趋势。根据联合国人类聚落研究中心的报告,1990年全球城市化水平为45%,有约24亿人口居住在世界的城市地区;2000年全球城市化水平达到51%,2010年增加为55%左右,2025年将增加至65%,将有55亿人口居住在城市。在世界范围内,居住在城市中的人口超过居住在乡村中的人口。另一方面,从20世纪70年代起,发展中国家的城市人口数开始超过发达国家,到2020年两者之比将为3.5∶1,表明发展中国家的城市化已构成当今世界城市化的主体。2011年12月,中国城镇人口占总人口比重达到51.27%,标志着中国城市化首次突破50%,城镇人口数量已超过农村。

城市化进程的加快、城市的快速扩张、人口密集使城市资源和环境面临着巨大的压力,住房拥挤、交通堵塞、水源短缺、空气污染、土地紧张等成为全球面临的城市问题。人口增长使地球生态不堪重负,环境污染严重破坏人居环境,物种灭绝危及整个生物圈。因此,贯彻人居环境科学和环境卫生学的理念,改善和保护城市生态系统,建设健康城市,是人类在城市规划和发展中应当高度重视的现实问题。

(二) 健康城市

为了解决全球快速城市化带来的城市问题,WHO 提出了"健康城市"的理念及行动战略。WHO 提出的健康城市,是不断创造和改善自然环境、社会环境,不断扩大社区资源,使人们在享受生命和充分发挥潜能方面能够相互支持的城市。WHO 提出的健康城市建设的目的在于,通过提高认识,动员市民与地方政府和社会机构合作,形成有效的环境支持和健康服务,从而改善市民的健康状况和城市的人居环境。因此,健康城市(health city)是在城市规划、建设、管理、服务等各个方面都以健康为中心,营造高质量的自然环境和更加舒适的生活环境,保障市民健康的生活和工作,成为健康人群、健康环境和健康社会有机结合的人类社会发展整体。

WHO 提出的健康城市需具备以下 10 项标准:①为市民提供清洁安全的环境;②为市民提供可靠和持久的食品、饮水、能源供应,具有有效的垃圾清除系统;③通过富有活力和创造性的各种经济手段,保证市民在营养、饮水、住房、收入、安全和工作方面的基本需求;④拥有相互帮助的市民群体,其中各种不同的组织能够为改善城市而协调工作;⑤市民参与制定涉及日常生活、特别是健康和福利的各种政策;⑥提供各种娱乐和休闲场所,方便市民之间的沟通和联系;⑦保护文化遗产并尊重所有居民;⑧把保护健康视为公共决策的组成部分,赋予市民选择有利于健康行为的权力;⑨努力改善健康服务质量,并能使更多市民享受健康服务;⑩能使人们更健康长久地生活。

人居环境对居民健康影响的因素复杂而多样,而控制这些因素也超越了规划部门和卫生部门的责任和能力。因此,要采取有效措施解决城市的健康问题,必须充分理解健康城市的基本特征:①和谐性:人与自然、人与人的和谐;②整体性:兼顾社会、经济和环境三者的整体利益,不仅重视经济发展与生态环境,更注重人类生活质量的提高;③持续性:以可持续发展思想为指导,合理配置资源,公平地满足现代与后代在发展和环境方面的需要;④高效性:提高一切资源的利用效率,物质和能量得到多层次分级利用,废弃物循环再生;⑤区域性:健康城市作为城乡统一体,必须考虑城乡之间的相互联系和相互制约,但表现出明显的区域特征;⑥参与性:强调政府承诺、部门合作和社区居民的共同参与;⑦独特性:WHO 虽然制定了10 条标准,但每个城市要针对自身情况制定目标,因此,每个健康城市都有其特征。

健康城市追求人与人的和谐、人与自然环境的和谐、自然生态系统的和谐。健康城市是目前及今后相当长时期内全球城市发展的最佳选择,是必然趋势和根本出路。

二、城市规划卫生的原则

健康城市的建设需要通过城市规划的设计、实施和评价来实现。城市规划卫生的目标就是要建设和发展健康城市。城市规划卫生必须以系统化原则统筹环境、社会与人这三大要素,充分考虑城市发展的环境承载力、历史沿革影响、居民人文背景以及区域地理特点和城市形象定位,进行综合整体的规划,创造真正的可持续发展的城市人居环境,全面实现健康城市的建设目标。城市规划卫生应遵循以下基本原则:

(一)确定城市性质,控制城市规模

城市性质取决于其在政治、经济、文化中所担负的功能,决定和影响着城市人群活动的方式、特点。根据国民经济和社会发展计划,全面分析当地的自然环境、资源条件、历史背景和现状特点,确定城市的产业结构,拟定城市发展的主导要素,作为城市规划布局和发展的依据。城市规模过于庞大时,往往集中过多的人口和工业,消耗大量原料和能源,增加交通运输、住宅建设、城市基础设施和公共服务设施的压力,加重环境污染。

(二)远期规划与近期规划相结合,总体规划与详细规划相结合

远期规划一般以 20 年为规划期限,近期规划一般以 5 年为期限。城市规划要有预见性和超前性,以确定城市在一定时期内的发展远景。城市规划分总体规划和详细规划。总体规划的主要任务是:确定城市性质、规模、容量和发展形态,统筹安排各项建设用地,合理配置城市基础设施和公共服务设施,制定旧城区的改造规划,制定给水排水、供电供气、道路交通、通讯电信、环境保护等各项专业规划,落实规划实施步骤等。详细规划是总体规划的具体化,对近期建设用地、各项专业规划和工程项目做出详细和具体的安排。

(三)保护城市生态环境

城市规划应当将可持续发展战略作为首要目标,运用生态学的理念进行综合规划,合理开发和保护自然资源,保护和改善城市生态环境,保持生物多样性,防止污染和其他公害,保护现有植被,提高城市绿化水平,妥善处理城市废物,提高人居环境质量。

(四)维护城市文脉,改善景观环境

城市真实、客观地记录了人类文明的进程,是人类文化和科学技术的结晶。城市规划要注意保持人类文明和文化的可持续发展,保护历史文化遗产和风景名胜,维护城市传统风貌、地方特色和自然景观,充分体现城市各自的特色。

(五)加强安全防患,促进人际交往

城市安全是人居环境规划和建设的重要内容,要考虑城市的交通安全、公共安全、防灾减灾能力,以保障公众利益。交往是人的基本社会属性。当前人际交往方式发生了根本的变化,现代信息技术使人们在交往过程中跨越了时间和空间的限制,使交往范围更加广阔。城市规划应该通过物质环境的建设来促进人们面对面的交往,以降低信息技术带来的负面影响,保持人类社会生活的和谐。

三、城市规划卫生的基础资料

(一)城市规划的基础资料

编制城市规划应当具备有关区域和城市的社会、经济、自然环境、资源条件、历史情况和现状等基础资料。规划、城建、卫生、环保、水文、气象、地质、工业、交通、通讯、公用事业和房地产等部门应分别进行实地调查研究,搜集下列基础资料:

1. 自然条件 地理位置、地形、水文、地质、气象等资料。

2. 技术经济资料 自然资源、能源、人口等资料;城市现有功能分区及土地利用资料;各种厂矿、对外交通运输、仓库的用地现状和发展计划;高等院校、非市属机关团体、科研等单位的发展计划。

3. 城市建设现状 城市现有住宅和公共建筑的用地面积及其分布,现有给水排水、污水处理、道路交通、电讯、煤气等市政公用设施,绿地、名胜古迹、风景区现状以及城市发展史料等。

4. 城市环境保护资料 大气、水、土壤等环境要素的质量,工农业、交通运输、市政服务、居民生活等产生的废气、污水、固体废弃物的种类和数量及其收集、运输和处理情况等。

5. 公共卫生资料 卫生部门应收集城市人口的年龄构成、自然增长情况,居民健康状况指标,各种传染病、生物地球化学性疾病、慢性病、肿瘤、伤害的发生率和死亡率等资料;有关环境质量与居民健康关系的资料;办公场所和公共场所的卫生条件,医疗卫生服务设施的现状和发展计划等资料。

(二)自然环境因素在城市规划中的卫生学意义

城市规划应分析当地的气候、地形、水文、土壤、绿化等自然因素,以便充分利用对健康有益的良好自然因素,并尽量采取措施,改造自然环境,消除或减弱其不良影响,创造与自然

和谐的有利于居民健康的人居环境。

1. 气候 气候条件是重要的城市环境要素,对城市规划和建设有着多方面的影响。城市内由于人口密集、大量能量释放等原因,往往形成与周围地区大自然气候不同的城市小气候。例如城市气候的特征之一是城市热岛效应(heat island effect),即城市气温高于郊区气温的现象。因此,了解城市气候特点,掌握城市的太阳辐射、温度、湿度、风、降水等气候要素的时空分布规律,对于合理进行城市规划,避免和减轻大气污染,改善城市生态环境有重要意义。对城市规划影响较大的气象因素主要有:

(1)太阳辐射:太阳辐射的强度与日照率,在不同纬度的地区存在着差异。在冬季寒冷地区,太阳辐射是天然热源;在夏季炎热地区,则可引起酷暑。分析城市所在地区的太阳辐射强度和日照率,对确定建筑物的间距、朝向、遮阳等设计,提供重要的规划依据。

(2)风:多年平均的风向和风速资料,对城市规划中配置工业区与居住区的相互位置非常重要。城市街道的走向、宽窄和绿化情况,建筑物的高度及布局形式都会影响城市的风向和风速。由于城市中整齐划一的建筑物的影响,在楼间距密集的狭窄地带形成类似峡谷的气流运动,即"城市峡谷效应"。由峡谷效应而增大的风,称为城市峡谷风(urban canyon wind)。规划时应综合考虑各风向的频率和风速,将工业区设在常年主导风向的下风侧,避免形成城市峡谷风。在盆地、峡谷以及静风和微风频率较大的地区,布置工业区位置尤应慎重考虑。有台风和风沙的地区,应在城市周围设防风林。冬季有寒风和暴风雪的地区,城市用地应选择受冬季主导风向影响小的地区,并在城市用地上风侧建造防风林。

(3)温度:气温对城市规划与建设也有影响。根据气温条件,在工业配置时,考虑工业生产工艺的适应性与经济性问题;在生活居住方面,考虑生活居住区的降温或采暖设备的设置等问题。北方寒冷地区,规划时在不影响日照条件下,可适当提高建筑密度。南方炎热季节比较长,规划时应注意加强城市和居住区的通风,适当降低建筑密度。应考虑城市热岛效应,为降低炎热季节的市区温度,可增设大面积水体和绿地,加强对气温的调节。

(4)降水与湿度:城市小气候的改善、绿化、建筑物防潮和城市排水系统等问题,都需结合降水量考虑。我国不少地区夏秋季多暴雨,降水强度、持续时间和频率等资料,是规划和设计城市排水系统的依据。湿度的高低与降水有密切关系,又随地区和季节不同而异。城市因人工建筑物与构筑物覆盖,相对湿度比郊区要低。湿度的大小对城市某些生产工艺有所影响,也与居住环境是否舒适有关。

2. 地形 不同的地形条件,对城市规划布局、道路的走向和线型、各项基础设施的建设、建筑群体的布置、城市的形态与形象等均会产生一定影响。可根据地形采取适当的规划措施,增添城市景观。

(1)地形坡度:地形坡度太陡,将对建筑物的布置、市内交通和居民生活带来困难。地形完全平坦,则不利于排除雨雪水。地形若有0.3%左右的坡度则比较适合地表径流汇集和排除。

(2)地形对风的影响:滨海城市有海陆风,山谷凹地有山谷风,都是地形产生的局部空气环流。盆地、谷地等低凹地区,风速小,易形成地形逆温,大气污染物不易扩散。高岗能降低风速,保护位于下风侧的居住区免受强风侵袭。山地背风面会产生机械湍流,若上风侧有污染源,山地背后处于下风侧的居住区大气污染会增强。

(3)地形对气温的影响:地形倾斜面朝南向或东南向,气温较暖;地形倾斜面朝北向则较冷。

3. 水体

（1）城市水体的作用：江河湖泊等地表水体，不但可作为城市水源，还在水路运输、改善气候、稀释污水以及美化环境等方面发挥作用。优质的深层地下水可作饮用水水源；地表水可作给水水源，其下游可接纳经处理后的城市污水。

（2）城市水体的防护与利用：卫生部门应特别重视饮用水水源的卫生防护，在城市规划中要建立水源卫生防护带，制定防止水源污染的措施。城市规划时应尽量把地表水组织到城市用地内，结合绿化和风景点建设形成河（湖、海）滨公园。城市建设也可能造成对原有水系的破坏，如过量取水、排放大量污水、改变水道等。因此，在城市规划时，需对水体的流量、流速、水位、水质等水文资料进行调查分析，研究规划对策。

4. 土壤

（1）地下水位：城市规划应选择地下水位低的地区。地下水位较高以及沼泽地区的湿土壤和不易渗水的土壤，易积水和孳生蚊子，并使建筑物受潮。

（2）土壤质量：曾被有机物污染而无机化过程尚未终结的土壤，放射性本底高的地区，均不能用作居住区用地。特别是曾用于堆置或存放有毒有害污染物的土地，在卫生学上是最危险的土地，不能用作种植粮食蔬菜的用地，也不能用于居住用地。

（三）城市规模

城市规模（city size）是以城市人口和城市用地总量所表示的城市的大小，包括城市人口规模和用地规模。由于用地规模随人口规模而变，所以城市规模通常以人口规模来表示。城市人口规模就是城市人口总数，是城市实际居住人口之和。城市人口规模是编制城市规划的一项重要基础指标。

1. 城市规模划分标准 2014年国务院发布了新的城市规模划分标准，以城区常住人口为统计口径，我国将城市划分为5类7档：①小城市：城区常住人口50万以下的城市，其中20万以上50万以下的城市为Ⅰ型小城市，20万以下的城市为Ⅱ型小城市；②中等城市：城区常住人口50万以上100万以下的城市为中等城市；③大城市：城区常住人口100万以上500万以下的城市为大城市，其中300万以上500万以下的城市为Ⅰ型大城市，100万以上300万以下的城市为Ⅱ型大城市；④特大城市：城区常住人口500万以上1000万以下的城市为特大城市；⑤超大城市：城区常住人口1000万以上的城市为超大城市。

2. 城市人口构成及变化 城市人口的状态是不断变化的，可以分析一定时期内城市人口的性别、年龄、寿命、家庭、婚姻、劳动、职业、文化程度、健康状况等方面的构成情况，反映城市人口的特征。在城市总体规划中，需要研究的主要有年龄、性别、家庭、劳动、职业等构成情况。如了解城市人口的年龄构成，是制定医疗保健、中小学、托幼机构和养老院等规划指标的依据，分析育龄妇女的年龄和数量是推算人口自然增长的重要依据。我国人口已呈老龄化状态，城市规划要适应老龄化社会的需求并制定相应的规划标准。

城市人口始终处于变化之中，主要受到自然增长和机械增长的影响。考虑到城市的性质和公共服务设施的发展水平以及就业条件，并参考人口现状调查资料，确定基本人口所占的百分比后可推算出城市人口规模，还应结合自然增长率和机械增长率来加以预测。人口机械增长（mechanical growth of population）是在一定时期内（通常为1年），由于人口迁入和迁出而引起的人口数量变化。分为零增长、正增长和负增长。随着市场经济的发展，城市流动人口数量迅速增加，流动人口已成为城市人口的组成部分。流动人口对城市公共设施、道路交通等都产生了压力，在城市规划中必须将流动人口列为影响城市规模的重要因素。

3. 城市环境容量　城市的用地规模,住宅建筑和公共服务、市政公用设施的组成和规模,交通运输以及绿地、广场等规划,都需要以城市人口规模为依据。在城市扩张时代,人口、城市规模、建设用地功能是在不断变化的,而由土地上的河流山川、绿地森林、水系湿地所构成的生态基础条件则永远为城市所必需,是恒常不变的。因此,在城市规划中,应高度重视城市环境容量。城市环境容量(city environmental capacity)是指环境对于城市规模以及人类活动提出的限度,是在一定的经济技术和安全卫生要求前提下,在满足城市经济、社会等各种活动正常进行的前提下,通过城市的自然条件、现状条件、经济条件、社会文化历史条件等的共同作用,对城市建设发展规模以及人们在城市中各项活动的状况可承受的容许限度。

四、城市功能分区

城市功能分区(city functional district)是将城市中各种物质要素,如住宅、工厂、公共设施、道路、绿地等按不同功能进行分区布置,组成一个相互联系的有机整体。在城市规划中将城市用地按不同功能进行分区,使之配置合理,从而最大限度地消除和防止环境污染对人群健康的影响。

城市用地分为:①居住用地:住宅用地、公共建筑用地、绿地用地和道路用地;②公共设施用地:行政办公、商业、金融业、文化体育、医疗卫生和教育科研用地;③工业用地:工厂企业用地;④仓储用地;⑤对外交通用地:铁路及铁路专用线、公路、客货运车站、港口、码头、机场等;⑥道路广场用地;⑦市政公共服务设施用地:水电气暖供应、交通通讯、环境卫生设施、消防站、火葬场、墓地等;⑧绿化用地;⑨特殊用地。

(一)城市功能分区的原则

从卫生学角度城市功能分区应考虑下列原则:

1. 合理配置各功能区　城市一般设居住区、工业区、对外交通运输和仓储区、郊区。根据具体情况还可设文教区、高科技区、风景游览区、金融贸易区等。各功能区应结合自然条件和功能特点合理配置,避免相互交叉干扰和混杂分布。

2. 居住用地选择　居住用地应选择城市中卫生条件最好的地段。要求远离沼泽,地势高燥,不受洪水淹没威胁,土壤清洁或受污染后已经完全无害化,靠近清洁的地表水或大片绿地。地形稍向南或东南方倾斜,以获得充足的日照。对冬季寒风和夏季台风,最好能通过地形和绿化布置来减轻其影响。

3. 工业用地选择　工业用地应按当地主导风向配置在生活居住用地的下风侧、河流的下游。工业用地与生活居住用地之间应保持适当距离,中间配置绿化防护带。

4. 预留发展余地　保证在到达规划期时,各功能分区仍有进一步扩展的余地,并保证城市各部分用地协调发展。在卫生上不允许工业区发展到包围生活居住区,或铁路包围城市。

5. 各功能分区选择同时进行　为了保证生活居住用地的卫生条件,各功能分区的用地选择应同时进行。改建、扩建的城市在选择新区用地时,应考虑旧城的改造利用及与新区的关系。

(二)城市各功能分区的卫生学要求

1. 居住区　居住区(residential district)是由城市主要道路或自然界线所围合,设有与其居住人口规模相应的、能满足居民物质与文化生活所需公共服务设施的相对独立的生活聚居地区。居住区环境质量的优劣直接影响到居民的健康,应选择日照良好、风景优美、环境宁静和清洁的地段作为居住区用地。居住区必须有足够的面积,使建筑密度和人口密度不致过高,并保证有充足的绿地。城市中一般可设若干个居住区,各个居住区的人口规模在 5 万左右。可利用地形、河流或干道,将各个居住区隔开。每个居住区内应配置成套的文化、教育、商业等生活服务设施。

2. 工业区 工业区(industrial district)是城市中工业企业比较集中的地区,其规划布局直接影响着城市环境质量。根据城市规模、工业企业的数量和性质,城市内可设一个或几个工业区。每个工业区内可相对集中地布置若干个工业企业,使各厂之间便于组织生产协作、原材料和三废的综合利用。布置工业用地时,必须严格遵守各项安全和卫生上的要求,并执行国家对建设项目环境保护规定的各种制度。工业区与居住区之间,应根据国家有关标准设置卫生防护距离。

卫生防护距离(sanitary protective zone)是指产生有害因素车间的边界至居住区边界的最小距离。卫生防护距离范围内应尽量绿化,也可设置消防站、车库、浴室等非居住性建筑物,但不得修建公园、体育场、学校和住宅建筑。可将危害最大、要求防护距离最远的工厂设在离居住区最远的地段,然后由远及近配置危害由大到小的工厂。

按照工厂对环境的影响程度,可分为:①消耗能源多、污染严重、运输量大的工业,如大型冶炼、石油化工、火力发电、水泥、化工以及有易燃易爆危险的工厂,应设在远郊;②污染较轻、运输量中等的工业,可布置在城市边缘;③污染轻微或无污染及运输量不大的工业,可设在居住区内的独立地段,用城市道路或绿化与住宅建筑群隔开。

盆地和谷地不宜布置排放有害气体的工业,以免引起严重大气污染。有河流的城市,工业区必须位于居住区的下游。特别是在城市饮用水水源的上游水源保护区内,要严禁设置排放有害废水的工厂。配置工业区时,可考虑集中布置废水性质近似的工厂,以便统一处理。也应考虑工业垃圾综合利用的配套项目。对暂时无法综合利用的垃圾,应考虑合适的堆置场地,并防止废渣飞扬或对水源和土壤造成污染。

旧城市有许多工厂与居民住宅犬牙交错,布局混乱,对卫生、消防、交通和城市发展都带来负面影响。应通过技术改造、工艺改革和设备更新等措施,消除三废和噪声对周围居民的危害。对环境污染严重,或有引起火灾、爆炸危险的工厂,应尽早迁至远郊,否则应改为无污染、无危险性的工艺,或转产甚至停产。

3. 对外交通运输和仓储区 城市是交通运输的枢纽。在城市总体规划中,应尽量减轻对外交通运输设施对城市环境的影响。铁路不应将城市包围或分割,并尽量不要穿越市区,否则应采取立体交叉道路或地铁方式。对外过境公路应从城市外围通过,或利用环城路作为过境交通干道。长途汽车站可设在市区边缘,与市内交通干道、铁路客运站、客运码头等有便捷的交通联系。

港口的客运和货运码头应分开设置。石油、危险品以及水泥、煤炭、矿石、石灰等散发粉尘的港口作业区应设在城市主导风向下风侧和河流的下游。飞机场应布置在郊区,从机场到市区的距离以乘机动车辆需时 30 分钟左右为宜。

仓储区(warehouse district)是城市中为储藏生产生活资料而集中布置仓库、储料棚或储存场地的独立地区或地段,应设置在铁路、公路或码头附近。石油、煤炭、危险品、易燃品仓库,应设在城市主导风向下风侧的远郊区,并与居住建筑之间有一定隔离地带。屠宰厂、皮毛加工厂的仓库以及禽畜宰前的圈舍,均需设在下风侧的市郊,并防止对水源的污染。

4. 郊区　城市郊区包括市辖郊县、卫星城镇等,对提高城市环境质量有重要意义。郊区的绿地和卫生防护带,对改善城市小气候和防风有良好的作用,村庄、水系或风景点,则为城市提供旅游休息的场所。城市的给水水源、污水处理厂、垃圾处理厂和填埋场、火葬场、墓地、机场、铁路编组站、仓库等一般均设在郊区。占地面积大、污染严重的工业,应设在远郊,加上配套的居住区和生活服务设施,形成相对独立的卫星城镇。

城市活动概括起来主要有工作、居住、游憩、交通4个方面。城市功能分区,有的相互联系,有的相互依赖,有的相互干扰,有的相互矛盾,需要在城市规划中按各功能分区的要求和各区之间的关系加以组织,使城市成为健康城市,成为人类理想的人居环境。

五、居住区规划卫生

居住区是组成城市的基础,居住区规划直接关系到居民的生活质量和城市的环境质量。规划时应满足居民对环境的需求,创造交通便捷、居住安全、生活方便、清洁美观、与自然和谐的环境。

居住区用地由住宅用地、公共服务设施用地、道路用地、绿化用地组成。一个完整的居住区由住宅、公共服务设施、绿地、建筑小品、道路交通设施、市政工程设施等实体和空间经过综合规划后而形成。居住区可分为3级:①居住区:指被城市干道或自然分界线所围合的居住生活聚居地,人口规模3万～5万;②居住小区:指被居住区级道路或自然分界线所围合的生活居住单元,人口规模1万~1.5万;③居住组团:是居住区的基本居住单位,由若干幢住宅组成,人口规模1000~3000人。

(一)居住区环境质量评价指标

居住区规划中有几个技术指标,对评价居住区环境质量具有重要意义。

1. 容积率(plot ratio,floor area ratio)　是指居住区总建筑面积与建筑用地面积的比值,这个比值越小,则居住区容纳的建筑总量越少。

2. 居住建筑密度(density of residential building)　是居住用地内,各类建筑的基底总面积与居住区用地面积的比率。居住建筑密度过高则院落空地相对减少,影响绿化和居民室外休息场地,房屋的间距、日照、通风也将不能保证。

3. 居住区人口密度　单位居住用地上居住的人口数量,称为人口毛密度(residential density)。单位住宅用地上居住的人口数量,称为人口净密度(net residential density)。从卫生学角度出发,城市规划应采用较低的人口净密度。因为人口净密度增高,则人均居住建筑用地面积和居住面积减少,人群密集,使传染病易于流行;且建筑密度提高后,室外空地减少,影响住宅的通风和日照。

上述指标是从技术角度,结合经济条件和居住水平等因素考虑的。从城市建设投资出发,生活居住用地布置宜紧凑,以节省水、电、煤气、通讯等管网和道路的修建费用。从环境卫生学角度,需要根据居住用地面积、建筑物的日照和通风、绿化、小气候、公共服务设施等方面情况,结合居民健康状况、患病率、死亡率等统计资料,研究制定能保证居住区良好卫生条件的用地定额、建筑密度和人口密度标准。

(二)居住区规划布局与空间环境

居住区规划布局应综合考虑周边环境、路网结构、公共建筑与住宅布局、群体组合、绿地系统及空间环境等的内在联系,构成一个完善的、相对独立的有机整体。

1. 居住区规划的原则　应包括:①自然环境优良,注重自身和周边环境污染影响;②方便居民生活,有与居住人口规模相对应的公共活动中心,方便使用和社会化服务;③合理组织人流、车流,有利安全防卫和物业管理;④留有发展余地,构思新颖,体现特色。

2. 居住区规划的布局 应考虑以下几种情况:①集中布置:当城市规模不大,有足够的用地且在用地范围内无自然或人为障碍,可以成片紧凑地组织用地时,居住区采用集中布置可以节约城市市政建设投资,密切城市各区在空间上的联系,便利交通,减少能耗时耗;②分散布置:当城市用地受到地形等自然条件的限制,或因城市的产业分布和道路交通设施的影响,居住区可采取分散布置;③轴向布置:当城市用地以中心地区为核心,沿着多条由中心向外围放射的交通干线发展时,居住区可依托交通干线进行轴向布置。

住宅建筑的规划设计,应综合考虑用地条件、户型、朝向、间距、绿地、层数与密度、布置方式、群体组合和空间环境等因素确定。住宅建筑群可充分利用太阳的方位角变化,采用多种布局形式,但要保证各居住单元的主要房间有充足的日照和良好的通风条件。

(三) 居住区的公共服务设施

公共服务设施承担着具体的社会服务,其设置数量、设施水平、服务内容决定了居住区的生活环境质量。在居住区规划中,要遵循方便生活、有利管理、美化环境的原则,分门别类地安排好各项公共设施,满足居民多种生活需求。

1. 主要公共服务设施 居住区公共服务设施应包括:教育、医疗卫生、文化体育、商业服务、金融邮电、社区服务、市政公用和行政管理。其配置水平必须与居住人口规模相适应,并根据公共建筑的性质和居民使用频率的关系,通过分级布置便于居民直接使用。居住区规划还应考虑当前城市人口老龄化的问题,配置相应的老年文化娱乐、卫生服务设施。

2. 公共服务设施服务半径 居住组团级公共建筑只为组团居民服务,服务半径不超过150m;居住小区级公共建筑是居民日常使用的,服务半径不超过300m;居住区级公共建筑应配置比较完整的、经常使用的公共服务设施,服务半径不宜超过500m;偶然性使用的公共建筑,如百货商店、专业商店、影剧院、医院、药房等,可相对集中以形成文化娱乐和商业服务中心,服务半径一般为800~1000m。

3. 合理布置公共服务设施 根据各种公共建筑的不同性质和功能,进行合理布置。在利用住宅建筑的底层布置公共建筑时,不宜把产生噪声、烟尘、气味的商店如菜场、餐馆等设在住宅建筑底层,以免影响楼上居民的卫生条件。中小学宜设在居住小区边缘次要道路,不受城市干道交通噪声干扰的地点,并有足够的运动场地。为全市服务和规模较大的公共建筑,如大型购物中心、大剧院、大型体育馆、博物馆、市级行政经济机构等,应设在专门的地段形成城市中心或几个区中心。全市性或分区性的医疗卫生设施如各级医院和诊所,宜设在环境卫生优良、交通方便、安静而接近居民区的地段。传染病医院应设在城市郊区。

六、城市绿化

城市绿化(urban afforestation)是在城市中栽种植物和利用自然条件以改善城市生态、保护环境、为居民提供游憩场地和美化城市景观的活动。绿色植物是生态系统中的生产者,是生命之源。

(一) 城市绿化的卫生学意义

1. 调节和改善小气候 植物能不断吸收热量,使其附近气温下降;树冠能减弱到达地面的太阳辐射,视树冠大小和树叶疏密而异,透过树荫的太阳辐射一般仅 5%~40%。植物叶面大量蒸发水分,有调节湿度的作用。成片的树林能减低风速,防止强风侵袭。树林减弱风速的影响范围,约为树高的 10~20 倍,甚至 40 倍。城市绿化冬季挡风、夏季遮阴,分散并减弱城市热岛效应,降低采暖和制冷的能耗。

2. 净化空气,降低噪声 绿色植物能吸收大量二氧化碳,有些植物能吸收空气中的二氧化硫、氟化氢、氯、臭氧等有害气体。绿色植物对空气中的尘埃有阻挡、过滤和吸附作用,如生长茂盛的野牛草的叶面积是其占地面积的 19 倍,可大量吸附空气中的颗粒物。许多植物的分泌物有杀菌作用,如树脂、香胶等能杀死葡萄球菌。研究表明,树林、灌木、草坪对空气微生物均有明显的净化效果,其中树林的净化效果最好。树木还具有反射和吸收噪声的作用,并可以阻隔放射性物质和辐射的传播,故绿化可阻隔和降低噪声,过滤和吸收辐射及放射性物质。

3. 对人类有良好的生理和心理作用 ①绿化带的小气候对机体热平衡的调节具有良好作用;②绿色环境能调节视神经的紧张度;③绿色植物可增加空气中的阴离子含量,通过光合作用维持生态系统中的氧平衡;④绿色环境能使人产生满足、安逸、活力、舒适等心理效应;⑤绿化能丰富景观,绿地是人们接近自然的良好休憩场所,可丰富生活,陶冶情操,使人精神焕发,祛除疲劳,创造宜人的城市生活情调。因此,绿化通过生理和心理作用,有益于居民身心健康。

此外,绿化可减少地表径流,减缓暴雨积水,涵养水源,蓄水防洪。绿化还具有减灾功能,如减轻雪崩、滑坡、泥石流等灾害。绿化有利于水土保持。绿化的上述有益作用具有间接的卫生学意义。

(二)绿地系统

城市绿地(urban greenbelt,urban green space)是指以自然和人工植被为地表主要存在形态的城市用地。城市绿地系统(urban green space system)是城市中各种类型和规模的绿化用地组成的整体。城市绿地系统按主要功能分为 5 大类。

1. 公园绿地 是向公众开放,以游憩为主要功能,兼具生态、美化、防灾等作用的绿地。包括综合公园、社区公园、专类公园(动物园、植物园、游乐公园等)、带状公园、街旁绿地等。

2. 生产绿地 为城市绿化提供苗木、花草、种子的苗圃、花圃、草圃等生产园地。

3. 防护绿地 城市中具有卫生、隔离和安全防护功能的林带及绿化用地。防护绿地(green buffer)包括卫生隔离带、道路防护绿地、防风林、城市组团隔离带等。

4. 附属绿地 城市建设用地中除公园绿地、生产绿地、防护绿地之外的各类用地中的附属绿化用地,包括居住绿地、公共设施绿地、道路绿地等。居住绿地是城市居住用地内社区公园以外的绿地,包括组团、宅旁绿地、配套公建绿地、小区道路绿地等。

5. 其他绿地 对城市生态环境质量、居民休闲生活、城市景观和生物多样性保护有直接影响的绿地,包括风景名胜区、水源保护区、郊野公园、森林公园、野生动植物园、湿地、垃圾填埋场恢复绿地等。

绿地面积的计算:包括各类绿地(公园绿地、生产绿地、防护绿地以及附属绿地)的实际绿化种植覆盖面积(含被绿化种植包围的水面)、屋顶绿化覆盖面积以及零散树木的覆盖面积。我国《城市用地分类与规划建设用地标准》(GB 50137—2011)规定,人均绿地面积标准为 ≥10.0m²/人(其中公园绿地≥8.0m²/人)。

另一个反映城市绿化水平的基本指标是绿地率。绿地率(greening rate)是指城市一定地区内各类绿化用地总面积占该地区总面积的比例。绿地率新区建设应不低于 30%,旧区改建不宜低于 25%。

（三）绿地布置

城市绿地系统规划布局的总体目标是保持城市生态系统的平衡,满足城市居民的户外游憩需求,满足卫生和安全防护、防灾、城市景观要求。

1. 绿地系统规划布局 应遵循以下原则:①整体原则:各种绿地互相连成网络,充分发挥绿地的生态环境功能;②均匀分布原则:各级公园按各自的有效服务半径均匀分布,不同级别、类型的公园一般不互相代替;③自然原则:重视土地使用现状和地形、史迹等条件,规划尽量结合山脉、河湖、坡地、荒滩、林地及优美景观地带;④地方性原则:乡土树种和古树名木代表了自然选择或社会历史选择的结果,规划中要反映地方植物生长的特性。

2. 绿地系统的结构和布局 应点、线、面结合,保持绿化空间的连续性。点是指市级、区级各类公园和居住区公园;线是指林荫道、街道绿地、河(湖、海)滨绿地;面是指广泛分布于居住小区内的组团绿地和宅间绿地。同时应发展立体绿化,如在墙面、屋顶、阳台绿化,不仅可以提高绿地覆盖率,而且可以增加景观和生态效应。

3. 居住区绿地分级 划分为4级:①居住区公园:可与文化中心结合布置,居民步行到居住区公园的距离宜为800~1000m;②居住小区公园:是居民休憩和儿童游戏的主要场地,可设简单游乐、休憩和文化设施,服务半径不超过400~500m;③组团绿地:是宅间绿地的扩大和延伸,绿化要以低矮的灌木、绿篱和花草为主;④宅间绿地:同居民关系最密切、使用最频繁的绿地,布置应多考虑老人和儿童的室外活动。

（四）构建生态基础设施

城市绿化应以生态学原理为指导,保护和恢复城市生物多样性,建设结构优化、功能高效、布局合理的绿地系统,合理配置乔木、灌木、草本和藤本植物,种群间相互协调,有复合的层次和相宜的季相色彩,使具有不同生态特性的植物各得其所,能充分利用阳光、空气、土地空间等,构成一个稳定的、和谐有序的群落。城市绿化植物选择标准应是能抗污吸污、抗旱耐寒、耐贫瘠、抗病虫害等的植物。为了满足居民的生态需求,城市应规划建立多功能、立体化的绿化系统,形成点线面结合、高低错落有致的绿化网络,充分发挥绿化调节城市生态平衡、美化景观和提供娱乐休闲场所的功效。绿化是重要的生态基础设施。

生态基础设施(ecological infrastructure,EI)是城市所依赖的自然系统,是城市及其居民能持续地获得自然生态服务的基础,可提供新鲜的空气、清洁的水源、安全的食物、健康的出行方式、娱乐休闲的场所。生态基础设施不仅包括城市绿地系统,而且包含一切能够提供自然服务的林业及农业系统、河流水系、湿地系统和自然保护地系统。生态基础设施建设是健康城市的基本要求,是人居环境科学理论的具体实践。城市规划应构建一套生态基础设施来保障生态过程的安全和健康,保护地域特色和文化身份,保障城市和居民能够安全健康地生存。

七、城市环境噪声与光污染

（一）城市环境噪声

环境噪声污染是指环境噪声超过国家规定的环境噪声限定标准并干扰他人正常生活、工作和学习的现象。

1. 城市环境噪声的来源

(1)交通噪声:机动车辆、铁路机车、机动船舶及航空运输器等交通运输工具在运行中产生的噪声。交通噪声是城市噪声污染的主要来源,在城市中分布广泛、危害较大。交通噪声随时间而变化,是一种非稳态噪声,其强度与交通工具种类、数量、行驶速度和行驶状况等交通参数有关,也与城市规划布局、路面宽窄和平整度、地物地貌以及绿化等条件有关。

(2)工业噪声:工矿企业在生产过程中机械设备运转产生的噪声。

(3)建筑施工噪声:建筑施工现场各种不同性能的动力机械产生的噪声。其声源多种多样且经常变换,具有突发性、冲击性、不连续性等特点,特别容易引起人们的烦恼。

(4)社会生活噪声:人为活动产生的噪声。包括文化娱乐场所和商业经营活动中使用的设备、设施产生的噪声,建筑物配套的服务设施产生的噪声,街道、广场等公共活动场所产生的噪声以及家庭生活活动产生的噪声等。

2. 城市环境噪声的评价指标

(1)A声级:用A计权网络测得的声压级,用 L_A 表示,单位为 dB(A)。A声级比较接近人听觉器官的感觉,故被用作噪声评价的主要指标。

(2)等效连续A声级:简称为等效声级,指在规定测量时间(T)内A声级的能量平均值,用 $L_{Aeq,T}$ 表示,简写为 L_{eq},单位 dB(A)。

我国采用等效声级评价环境噪声,《声环境质量标准》(GB 3096—2008)规定了5类声环境功能区在昼间和夜间时段的环境噪声限值(表9-1)。

表9-1　各类声环境功能区环境噪声限值[L_{eq},单位:dB(A)]

类别		昼间	夜间	适用区域
0		50	40	康复疗养区等特别需要安静的区域
1		55	45	以居民住宅、医疗卫生、文化教育、科研设计、行政办公为主要功能,需要保持安静的区域
2		60	50	以商业金融、集市贸易为主要功能,或者居住、商业、工业混杂,需要维护住宅安静的区域
3		65	55	以工业生产、仓储物流为主要功能,需要防止工业噪声对周围环境产生严重影响的区域
4	4a	70	55	为高速公路、一级公路、二级公路、城市快速路、城市主干路、城市次干路、城市轨道交通(地面段)、内河航道两侧区域
	4b	70	60	为铁路干线两侧区域

3. 城市环境噪声的控制措施

(1)规划措施:合理的规划是控制城市噪声的有效措施。城乡规划应考虑国家声环境质量标准要求,各地在编制城乡建设、区域开发、交通发展和其他专项规划时,应将声环境影响评价纳入到规划环境影响评价中,合理安排功能区和建设布局,并采取有利于声环境保护的经济、技术政策和措施,最大限度地减轻环境噪声污染。例如将工业区、交通运输区、居住区的相互位置安排好;按当地主导风向把居住区安排在噪声源的上风侧或最小风向频率的下风侧,并设置绿化防护带;合理规划城市道路交通系统,合理安排地面交通设施与邻近建筑物布局,住宅、医院、学校、机关、科研单位等需要保持安静的噪声敏感建筑物(noise-sensitive buildings)与地面交通设施之间应间隔一定的距离,避免其受到地面交通噪声的干扰。铁路编组站、机场宜设在远离市区边缘的地点等。

(2)工程技术措施:通过提高车辆、机械的设计及制造水平降低噪声排放;在交通干道、高速公路、高架桥旁边修筑声屏障,对噪声敏感建筑物进行重点保护,也可合理利用地物地貌、绿化带等作为隔声屏障;新建城市轨道交通线路在穿越城市中心区时宜选择地下通行方式,城市在交通干道两侧平行布置高层建筑时,交通噪声可在对峙建筑物之间来回反射,形成"声廊",导致噪声级增高,可采用混合布置的方法来避免声廊的形成。

(3)管理措施:城市环保部门应会同有关部门加强对交通、建筑施工、工业和社会生活等领域噪声污染的监督管理,严格执行有关的噪声排放标准,确保噪声排放达标;为减少交通噪声污染,在噪声敏感建筑物集中区域和敏感时段采取禁鸣、限行、限速等措施,合理控制道路交通参数(车流量、车速、车型等)。采用自动信号管理以减少车辆鸣笛的次数和鸣笛持续时间。路政部门应对道路进行经常性维护,提高路面平整度,降低道路交通噪声。

(二)城市光污染

过量的光辐射对人体健康和人类生存环境造成的不良影响称为光污染(light pollution)。光污染包括可见光、红外线和紫外线等造成的污染。

1. 光污染来源及其危害

(1)白亮污染:指白天阳光照射强烈时,城市建筑物表面的玻璃幕墙、釉面砖墙、磨光大理石和各种涂料等反射光线引起的光污染。白亮污染强烈的反射眩光可使人感到刺眼,引起眼睛酸痛、流泪,降低行人和司机的视觉功能,从而诱发交通事故。夏季,建筑物的玻璃幕墙将强烈的太阳光反射到居民楼内,使室内温度增高,有些半圆形的玻璃幕墙,反射光汇聚还容易引起火灾。

(2)人工白昼:城市中的夜景照明、霓虹灯、灯箱广告等的强光直刺天空,使夜间如同白日,称为人工白昼。这种光污染可影响地面天文台的空间观测;可干扰人体正常的生物节律,造成入睡困难或失眠;影响动物对方向的辨认并对其行为产生误导,从而影响它们觅食、繁殖、迁徙和信息交流等行为习性;破坏植物的生物钟节律,对植物的生长造成不同程度的影响。

(3)彩光污染:歌舞厅、夜总会安装的黑光灯、旋转灯、荧光灯以及闪烁的彩色光源构成了彩光污染。黑光灯所产生的紫外线强度高于太阳光中的紫外线,人如果长期接受这种照射,可诱发流鼻血、脱牙、白内障,甚至可导致白血病和皮肤癌等癌变。彩色光源让人眼花缭乱,对眼睛有害,还可干扰大脑中枢神经,出现头晕目眩、恶心呕吐、失眠、注意力不集中等症状。

(4)其他:室内装修采用镜面、瓷砖和白粉墙,电脑、雪白的书本纸张等,这些物体表面对光的反射系数特别高,比草地、森林或毛面装饰物高10倍左右,超过了人体所能承受的生理适应范围,对人的角膜和虹膜造成损伤,抑制视网膜感光功能的发挥,引起视觉疲劳和视力下降,还可使人出现头昏、失眠、食欲下降、情绪低落、乏力等症状。

2. 光污染的防制措施 城市光污染的控制,应采取以防为主、防治结合的措施。在城市规划和建设时应预防光污染的发生:①建筑物外墙尽量不用玻璃、大理石、铝合金等材料,涂料也要选择反射系数低的材料。对已经产生光污染的玻璃幕墙,可采取一些补救方法,如用新型的亚光外墙建筑材料置换或对受光污染影响的地方增加隔光措施。②在规划设计城市夜景照明时应注意防止光污染,如合理选择光源、灯具和布置方案,少用大功率强光源,尽量使用光束发散角小的灯具,并在灯具上采取加遮光罩或隔片的措施等;加强对灯箱广告和霓虹灯的控制和管理。③绿色植物可以将反射光转变为漫射光,从而达到防制光污染的目的。因此,加强城市绿地景观规划设计,扩大绿地面积,改平面绿化为立体绿化,可以减少城市光污染。④室内装修要合理分布光源,注意色彩的协调、避免眩光、光线照射方向和强弱要适宜,避免直射人的眼睛,以利于消除眼睛疲劳,保护视力。⑤建立和健全光污染防控监管机制,加强对光污染的监管。相关部门应制定光污染环境影响评价指标体系,对于新建和改扩建项目、市政工程以及夜景照明工程等有可能引起光污染问题的项目进行光污染环境影响评价,对于不合格的项目,不予审批。

八、城市道路与交通

城市道路交通是城市的动脉,是城市发展的重要基础设施。城市道路交通规划布局的是否合理,不仅直接关系到城市经济、社会的发展,也将对人们的生产生活环境、生活方式、公共安全及公众健康产生长远的影响。

(一) 城市道路系统

1. 城市道路系统的组成 城市道路系统(urban road system)是城市中各种道路所组成的交通网络和有关的设施,是城市基础建设的重要组成部分。城市道路系统由车行道、人行道、广场、停车场、隔离带、各种桥梁、地下通道等构筑物及地上、地下的管线、设施等组成。城市道路系统是城市骨架,把城市各个组成部分联结成一个有机的整体,承载着城市的交通运输、公共空间、防灾救灾和引导城市布局的功能。

城市道路分为快速路、主干路、次干路和支路4类。①快速路:是指在城市内修建的、具有单向双车道或以上的多车道的城市道路,中央采用分隔带完全隔离,控制出入口的间距及形式,并实现道路连续流通的交通设施,是城市中大运量、快速的交通干道,并设有配套的交通安全与管理设施。快速路两侧不应设置吸引车流、人流的公共建筑物的进出口,两侧一般建筑物的进出口应加以控制。②主干路:是连接城市各主要分区的干路,以交通功能为主,主干路上的机动车与非机动车应分道行驶。主干路沿线不宜设置吸引大量人流的公共建筑(特别是在交叉口附近),必须设置时,建筑物应后退,让出停车和人流疏散场地。③次干路:相当于城市地区级或居住区级的道路,配合主干路组成道路网,起联系城市各部分和集散交通的作用,兼有服务功能。次干路两侧可设置公共建筑物,并可设置机动车和非机动车停车场、公共交通站点。④支路:为联系次干路或供区域内部使用的道路,以服务功能为主。支路上不宜通行过境交通,只允许通行为地区服务的交通,支路应满足公共交通线路的正常通行的要求。此外,根据城市的不同情况,还可以规划自行车专用道、商业步行街、货运道路等。

2. 城市道路系统规划的卫生学要求 城市道路系统规划一方面要考虑交通方便、安全、快速的要求,也应考虑城市安全、城市环境及美化城市景观等方面的要求。从卫生学角度,城市道路规划应考虑以下要求:

(1)保证居住区安全和安静:规划城市道路网时,地面交通线路宜合理避让城市的噪声敏感建筑物区域,以保证居住区的安全和安静。为满足人行交通与车行交通分离、机动车与非机动交通分道的要求,应该为居民提供安全、舒适的步行环境,在商业繁华地区开辟步行街区,在居住区规划独立的步行道系统和自行车专用道。

(2)有利于改善城市小气候:城市道路的走向应有利于城市通风和临街建筑物获得良好的日照。应按照当地气象部门提供的气象资料,科学合理地确定城市骨干道路的走向。南方城市的道路和夏季主导风向平行有利于城市通风,北方城市道路和冬季主导风向成一定的角度可以有效抵御冬季寒风的侵袭。

（3）有利于城市排水和地下管道的埋设：为了地面排水和地下管道埋设的需要，城市道路要有适宜的纵坡，道路的最小纵坡一般不小于0.3%～0.5%，考虑到自行车的爬行能力，最大纵坡一般不宜超过3%。道路下面通常敷设给水、排水、供电、供热、通讯、煤气等管线，其埋设应符合有关工程技术要求。

（4）有适宜的照度：为保证夜间交通和行人安全，车行道和人行道在夜间应有足够照度，照明器沿街道均衡分布，在道路交叉口、广场和交通频繁路段，应增加灯具和提高照度，路面照度应均匀、避免眩光。

（5）有利于城市防灾救灾：城市道路是防灾、救灾的重要通道，也可作为避难场所。规划避震疏散通道的城市道路，需要考虑道路宽度与道路两侧建筑高度的关系，重要通道应该满足在两侧建筑坍塌后仍有一定宽度的路面可供行使的要求。敷设主干管线的道路不能作为防灾救灾的主要通道，以防在开掘路面进行管线施工或维修时严重影响救灾交通运输。

（二）城市交通

城市交通（urban transportation）是城市范围内采用各种运输方式运送人和货物的运输活动以及行人的流动，是城市综合功能的重要组成部分。

城市交通作为城市的重要基础设施，其发展和完善是城市社会经济发展的必要条件。城市交通规划是城市规划与建设的重要组成部分，它与城市人口、规模、城市布局、土地使用规划、各种市政公用设施、城市环境等都有着直接的关系。同时，城市交通也影响着城市规划各个方面的功能和发展。

随着我国城市化、机动化进程的加快，城市交通拥堵、环境污染、能源紧缺、交通事故频发等问题日益严峻，交通需求快速增长与资源环境约束矛盾更加突出。作为解决城市交通问题的对策，城市交通规划应遵循可持续发展的原则，在满足社会经济发展对城市交通需求的同时，将资源优化利用、环境保护引入城市交通规划过程，构建"畅通、高效、安全、绿色"的城市交通体系。

城市交通规划要体现绿色交通的理念。绿色交通主要表现为减轻交通拥挤、降低环境污染、以人为本、以较低的成本最大限度地实现人和物的流动，如大力发展公共交通，减少个人机动车辆的使用，提倡步行与自行车交通，提倡使用清洁燃料等。在交通规划中应提高公共交通线网覆盖率，在大城市优先发展城市轨道交通，在部分路段规划公交专用车道，保证公交优先通行，以逐步缩小个人机动车辆在城市交通中所占的比重；倡导以自行车和步行为主体的慢行交通方式，在交通规划中应留出方便居民生活、工作、出行和休闲的步行道、人行过街设施和非机动车绿色通道，创建安全、舒适、宜人的慢行交通环境；在规划各种城市交通设施时，要防止汽车废气和交通噪声对居民的影响。

九、城市污水和垃圾处理

城市排水系统主要是对城市各类污水、废水和雨水的综合排除和处理。应结合城镇总体规划和当地的自然条件，制定城市排水系统规划，并根据城市工业企业的分布、人口规模来规划污水处理厂，使城镇排水管网建设和污水处理厂同步协调发展。在规划污水处理厂时，可结合污水回收利用的需要建立污水深度处理系统和再生水回用系统，将符合相应水质标准的再生水作为低质给水水源，用作不与人体直接接触的市政用水，如绿化浇灌、消防、车辆和道路冲洗等，以充分利用废水资源，缓解城市供水紧张。污泥无害化处理处置应作为城市污水处理系统的重要组成部分与城市污水处理同步进行，污泥处理以稳定化为主要途径，稳定化的污泥以填埋为主要处置方式,符合相关标准的稳定化污泥,也可进行综合利用。

城市垃圾是城市居民的生活垃圾、商业垃圾、市政维护和管理中产生的垃圾,其处理目标是"无害化、减量化和资源化"。在编制城市规划时,要根据城市规模与垃圾产量建设城市垃圾处理设施。首先要考虑减少垃圾产量,然后是尽可能回收、综合利用、资源化,暂时不能利用的再进行处理。在规划垃圾处理设施时,应避免垃圾处理过程造成的二次环境污染。

十、城市公共安全与防灾减灾

(一) 城市公共安全

城市公共安全(urban public safety)是指城市在生态环境、经济、社会、文化、人群健康、资源供给等方面保持的一种动态稳定与协调状态,以及对自然灾害和社会经济异常或突发事件干扰的一种抵御能力。城市公共安全是由政府和社会提供的预防和控制各种重大事件、事故和灾害的发生,减少社会和经济损失、维护居民健康的基础保障。随着我国工业化水平的不断提高和城市规模的不断扩张,城市复杂的生产、生活保障系统如供水、供气、供电、交通、通讯等生命线工程的相互依赖性越来越强,城市基础设施的承载能力越来越受到挑战,自然灾害与人为灾害的关联性越来越高,灾害连锁反应增强,城市潜在的危险越来越多,由此带来的城市公共安全问题日益突出。近年来,我国重大公共安全事故频发,除直接导致大量的人员伤亡和巨额的财产损失,还造成严重的环境污染和生态破坏,严重影响和制约城市可持续发展和社会稳定。为防御和减少各种重大灾害和事故对城市的破坏,保护人民生命财产安全,减少社会危害和经济损失,在制定城市发展规划的同时必须制定城市公共安全与防灾规划。

城市公共安全事件主要分4类:①自然灾害:包括风灾、水灾、火灾、雪灾、地震、泥石流、海啸等;②事故灾难:包括各类生产安全事故,如交通运输事故、公共设施事故、环境污染、核事故等;③公共卫生事件:包括食物中毒、传染病流行事件等;④社会安全事件:包括恐怖袭击、信息安全、金融安全、经济安全、群体性事件等。

城市公共安全规划(urban public safety planning)是通过对城市风险进行分析研究,为最大化地降低突发事件对城市的不利影响,而对城市用地、设施以及人类活动进行的空间和时间上的安排。城市公共安全规划的目的是建立健全城市安全保障体系,控制和降低城市风险,实现城市灾害和事故的预防、预警、应急救援、灾后处理等系统化的安全管理模式。城市公共安全规划的对象包括:城市工业危险源、重要机构和公共场所、公共基础设施、自然灾害、道路交通、突发公共卫生事件、恐怖袭击破坏、应急救援力量及应急救援设备设施等。

(二) 城市防灾减灾

城市防灾(urban disaster prevention)是为抵御和减轻各种自然灾害、人为灾害以及由此引起的次生灾害,对城市工程设施、居民生命财产可能造成的危害和损失所采取的各种预防措施。在编制城市规划时就应纳入防灾思想与措施,规划防灾救灾环境,加强城市防灾能力,尤其是各类重要生命线工程(道路、通讯、电力、供水、煤气等)自身的防灾救灾能力,使城市有一个良好的防灾支持环境,以实现防灾行为的可控性、物流运转的顺达便捷与防灾减灾的技术保障。

城市公共安全规划与防灾减灾规划的关系:两者都是为了预防和应对城市灾害、保障城市安全而编制的规划,又各有侧重。从内容上来看,公共安全规划比防灾减灾规划的范围更广。传统的防灾减灾规划一般只注重单一灾害防治或由单灾种的规划整合而成,特别是自然灾害如抗震减灾规划、防洪规划、地质灾害防治规划等,而对于事故灾难、公共卫生事件和社会安全突发事件研究较少。城市安全规划不仅研究各种灾害,还将风险评估、应急管理、灾害救援等诸多与城市安全相关的因素纳入进来,使得城市规划从传统的防灾减灾体系转向城市公共安全综合保障体系的建设。

第三节　乡村规划卫生

乡村(rural area)是指除城市规划区域以外的其他地区,如村庄、集镇等。乡村是一个相对于城市的概念,是包括村庄和集镇等各种规模不同的居民点的一个总的社会区域,由于它主要是农业生产者居住和从事农业生产的地方,所以又通称为农村;村庄是指农村村民居住和从事各种生产活动的聚居点;集镇是指乡政府所在地和经县级人民政府确认由集市发展而成的作为农村一定区域经济、文化和生活服务中心的聚居环境(非建制镇)。

人类文明起源于农业文明,村庄是人类聚落发展的起源。我国是一个历史悠久的农业大国,农村地域广阔,人口众多。农村是我国重要的社会区域、经济区域,也是各种自然资源、自然生态系统集中的地方,很多乡村都保留着地方自然地理特征和传统文化特征。然而,由于我国土地辽阔、城乡及区域发展水平不同,很多农村地区存在村庄空间布局散乱、基础设施不足、环境治理滞后等问题。同时,随着农村产业化、城镇化进程的加速,也带来了许多不利于乡村人居环境可持续发展的问题,如耕地荒废、环境污染、生态破坏、乡村传统的历史文化特征逐渐失落等。随着社会经济发展,进入 21 世纪以来,我国将农村发展纳入整个现代化进程,实施乡村振兴战略,使农村建设与工业化、城镇化同步推进,城乡发展进入一体化时代。为协调城乡空间布局、改善乡村人居环境、建成美丽宜居村镇,促进乡村社会、经济、生态的可持续发展,需要对乡村的建设做出科学合理的规划。

一、乡村人居环境特征

构成乡村人居环境的要素包括由住宅、基础设施和公共服务设施所构成的建筑环境以及由人、建筑环境和自然环境叠加在一起而产生的人文环境。乡村人居环境具有如下主要特征:①乡村空间基本保存着原有自然地理形态和多样性的相互联系,土地和空间的非农业化会对生态循环链产生影响;②乡村生活与生产在土地与空间使用上混合,乡村生活生产都十分依赖自然环境,乡村居民点所在区域对乡村居民的资源供应能力和废物吸收能力是确定的;③乡村具有鲜明的自然文化特征和地域文化特征。上述这些特征必须在乡村规划中给予充分考虑。

乡村规划要注意农村发展的多样性、复杂性,除了考虑空间因素,还必须综合考虑经济、土地、产业、地域、生态、自然和人文特色、村庄原有的社会伦理格局、农民生产和生活等诸多的影响因素,并将其逐项落实到空间布局、功能结构、交通组织、绿化景观、公共服务设施等各个方面,规划出与自然和谐的、具有地域特色、传承历史文脉并呈现现代文明的乡村人居环境。

二、乡村规划的原则和要求

(一) 乡村规划的原则

乡村规划应当从农村实际出发,尊重村民意愿,体现地方和农村特色,做到全面规划、合理布局、节约用地、统筹安排、有利于可持续发展。

（二）乡村规划的要求

1. 节约土地和资源　根据乡村的地理、生态、资源条件，依据不同自然要素的属性并结合当地的优势和特点合理利用自然资源，维持自然生态过程的完整性和持续性。通过区域空间调整，提高土地利用的合理性，通过适当的能源和废物管理，保护区域生态环境，保护生物多样性，使人类在谋求自我利益的同时，保护自然过程和格局的完整性，做到与自然和谐发展。

2. 因地制宜，统筹城乡协调发展　村庄经济发展应当建立在区域经济发展的基础上，注重家庭生产与集体经济发展相结合。因地制宜进行山水田林路综合治理，建立高效、低耗、低污染的生产体系，提高产业发展规模效益，促进村庄社会、经济、文化、环境、生产、生活的可持续发展。要做好城市建设用地与农村建设用地的统筹安排，促进城乡用地结构和布局进一步优化。

3. 满足居民社会需求，保障安全卫生的生存环境　乡村规划应从技术、社会、环境上满足农村居民的日常需要，做到环境舒适、生活方便、各项社会服务设施配套；具备基础卫生设施，提供安全的饮用水、建立生活垃圾和生活废水处理设施并保证正常运行，促进资源再生和循环，提高清洁能源的使用率、降低资源和能源的消耗，防止环境污染，具有抵御和防止自然与人为灾害发生的能力。

4. 村民共同参与乡村规划设计　村民是乡村规划的主体，在规划中应尊重村民意愿并调动村民积极参与农村社区可持续发展的规划设计，引导村民合理进行建设，改善乡村生产、生活条件。

5. 延续乡村地域和人文特色　农村是地方民族特色和地域文化的发源地和载体。在村庄规划中，应根据不同地域特色、民族差异、生活习惯、民风民俗等进行风格各异的规划设计，保持传统村落原有的自然和地域特色，突出农村特点和地方风格，创造具有特定景观及文化内涵的村落空间。住宅设计考虑当地原有的生活习惯和生活方式，并把保护自然环境作为重要内容。

6. 留有发展余地　乡村规划应具有较高的起点和长远的战略眼光。考虑到今后较长时期发展的需要，特别是向城市化、现代化发展，在区域布局、生态保护、环境美化、基础设施建设等方面留有充分的余地。

三、乡村规划卫生

乡村规划要根据国民经济发展计划、当地的自然资源条件、区域概况及社会经济资料合理规划村庄发展布局，对住宅、道路、供水、排水、供电、垃圾收集、畜禽养殖场所等农村生产、生活服务设施、公益事业等各项建设的用地布局及建设做出统一规划；对耕地等自然资源和历史文化遗产保护、防灾减灾等做出具体安排。

（一）乡村规划的基础资料

乡村规划前需要收集的基础资料，除可参考本章第二节外，应着重调查农业（包括林、牧、副、渔业）、工业、贸易、交通运输等经济发展计划，并收集农民对居民点分布和规划的要求。

乡政府所在镇的人口数可按当地自然增长率并根据各部门发展计划预测拟迁进或迁出的人口数来推算。村庄居民点的人口数可结合居民点分布和并迁规划，按照自然增长率推算。由于城市化的影响,农村人口向城市流动,导致一些村庄人口减少,人口年龄构成改变,乡村规划应注意这一特点。

(二)乡村的规模与用地选择

编制乡村规划首先要确定乡村的性质和发展规模。乡村的性质是指在一定区域内乡村在政治、经济和文化等方面所担负的任务和作用,即乡村的个性、特点、作用和发展方向。乡村规模是指乡村人口规模和用地规模,受乡村性质与经济结构、人口规模、自然地理条件和乡村布局特点等影响。作为全乡政治、经济和文化中心的集镇,其形成和发展往往有历史、交通、资源、商业等方面的原因和条件,规划时一般都利用旧镇进行适当改建和扩建,还应配置公共建筑、道路交通、电信工程、给水排水、生活垃圾处理等卫生设施。

乡村用地的选择受到多种因素的影响,应根据乡村规划布局和各项设施对用地环境的要求,对用地的自然环境条件、建设条件等进行用地的适用性的分析与评定,还要对乡村用地所涉及的其他方面,如社会政治关系、文化关系及地域生态等方面的条件进行分析,在用地综合评价的基础上对用地进行选择。乡村用地选择应满足如下要求:①应考虑各类用地的相互关系,为合理布局创造条件。②要节约用地,尽量不占用耕地。③选择乡村发展用地,应尽可能与现状或规划的对外交通相结合,同时应尽可能避免铁路与公路对乡村的穿插分割和干扰。④要符合安全和卫生的要求:村庄用地应避开地方病高发地区和严重的自然疫源地;避开强风、山洪、泥石流、地震断裂带等易受自然灾害影响的地段,远离沼泽、不受洪水淹没和潮汐侵袭;地势较高、地下水位较低(1.5m 以下);土壤未受污染,禁止将村庄建在过去的墓地、牲畜掩埋场、用有机垃圾及有毒废弃物填平的地段上;地形背风向阳,最好向南或东南倾斜,地势平坦,略有一定坡度;有水质良好的水源,尽可能选择靠近地表水体的地段,以利微小气候调节,美化环境;环境优美,便于组织大片绿地和旅游点等。

(三)乡村功能分区的卫生学要求

1. 乡村功能分区的原则 乡村规划用地的布局要根据其功能进行合理的功能分区;公共建筑应按照各自的功能合理布置;功能接近的建筑要尽量集中,避免功能不同的建筑混杂布置。

2. 乡村各功能分区的卫生学要求

(1)居住区:包括各户住宅基地、院落、公共建筑、绿地和各户间通道,应布置在乡村自然条件和卫生条件最好的地段。居住区与产生有害因素的乡镇企业、农副业、饲养业、交通运输、农贸市场及医院等场所之间应设立一定的卫生防护距离,其标准参照《村镇规划卫生规范》(GB 18055—2012),在严重污染源的卫生防护距离内应设置防护绿化带。

(2)工业副业区:指各种工厂、农副产品加工和副业生产用地。对环境影响较大、易燃易爆和排放三废的工厂应设在专门的工业区内,并位于当地主导风向的下风侧、河流的下游。对排放的污染物应采取必要的治理措施。为农业服务的农机修配等厂,可设在居民点边缘靠近农田的地点;为农副产品加工的工业,如榨油、碾米、面粉等厂应靠近农产品仓库;为居民生活服务的工业,如食品加工、修配、服装厂等,可分设在居住区内。

(3)饲养区:家禽、家畜和奶牛等饲养场应配置在居民点外围,居住区下风侧和河流下游。禽畜粪便应有综合利用和处理措施,例如堆肥或用于发生沼气等。

(4)农业生产区:各种农用仓库、打谷场、役用牲畜棚、拖拉机站和运输车辆车库等的用地。在兼顾方便农业生产与生活的同时,农业生产区与居住区应该有适当的分隔距离,避免各种农业生产用地及其附属设施对居住区以及学校、医院等区域造成干扰,应避免农业生产过程造成的环境污染。

（四）乡村规划的其他卫生问题

乡村规划应考虑建设能源利用（太阳能、沼气）、给水排水、粪便垃圾的无害化处理等关系农村生存环境的基础设施。生活饮用水应尽量采用水质符合卫生标准、水量充足、水源易于防护的地下水源，并采用集中式供水并用管道供水到户。以地表水为水源的集中式给水，必须对原水进行净化处理和消毒。应建立和完善适宜的排水设施，工厂和农副业生产场所的污水要进行处理，符合国家有关标准后才能排放；乡镇卫生院的污水必须进行处理和消毒。要结合当地条件，建造便于清除粪便、防蝇、防臭、防渗漏的卫生厕所，根据当地的用肥习惯，采用沼气池、高温堆肥等多种形式对粪便进行无害化处理。在接近农田的独立地段，合理安排粪便和垃圾处理用地。

居住区内应有一定数量的公共绿地面积和基本卫生设施，绿地布置要均衡分布，把宅旁、路旁的绿地与村旁的果园和田地等连接起来。机动车道应避免穿越住宅区，以保证住宅区交通安全、不受噪声和废气污染。农村住宅的特点是每户有一个院落，以满足农民日常生活和家庭副业的需要，应规划出不同于城市小区的院落特色，并做到人畜分离。

乡村公共建筑设施，要根据居民点的性质和规模，配置行政管理、文化教育、医疗卫生、商业服务、公用事业、污水与垃圾处理等设施，并按照各自的功能合理布置。学校应设于居民点边缘比较安静的地段，并有足够的运动场地。托儿所、幼儿园应靠近居住区，并有独立的院落和相应的设施，同时远离河、湖、池塘，应各有分隔的空地并进行绿化，供儿童户外活动之用。卫生院应设在靠近交通道路的独立地段上。

我国乡村防灾基础薄弱，配套设施建设滞后，缺乏可靠的技术支持，一旦发生灾害，会给乡村人民生命和财产带来巨大损失。因此，乡村规划应包含防灾减灾规划。乡村防灾减灾规划应贯彻"预防为主，防、抗、避、救相结合"的方针，根据乡村灾害的特点和防灾减灾需要，以人为本、因地制宜、统筹规划。乡村防灾减灾规划主要包括消防、防洪、抗震规划等。

（孙增荣　余日安）

参 考 文 献

1. 杨克敌.环境卫生学.第8版.北京:人民卫生出版社,2017.
2. 陈学敏,杨克敌.现代环境卫生学.第2版.北京:人民卫生出版社,2008.
3. 吴良镛.人居环境科学导论.北京:中国建筑工业出版社,2001.
4. 吴良镛.人居环境科学研究进展.北京:中国建筑工业出版社,2011.
5. Howard Frumkin.ENVIRONMENTAL HEALTH.San Francisco,USA:Jossey-Bass,2006.

第 十 章

环境与健康标准体系

环境与健康标准体系是为保护人民健康,促进生态良性循环,实现社会经济发展目标服务,在环境相关工作中统一的一系列技术规范和技术要求的总称。它是根据国家的政策和法规,在综合考虑本国自然环境特征、社会经济条件等的基础上,规定不同环境介质中污染物的容许含量和不同污染源的污染物排放量、浓度、时间、速度以及监测方法、标准、规范其对健康损害的评定方法和其他有关技术体系。我国的环境与健康标准体系可分为由环境保护部门牵头制定的环境保护标准体系和由卫生部门牵头制定的环境卫生标准体系,对控制环境污染、保护生态环境以及人群健康具有十分重要的意义。环境保护标准体系是以保护人的健康和生存环境,防止生态环境遭受破坏、保证环境资源多方面利用为目的,对污染物或有害因素容许含量或要求而制定的一系列具有法律约束力的技术标准。环境卫生标准体系以保护人群身体健康为直接目的,运用环境毒理学和环境流行病学的手段,对环境中与人群健康有关的各种有害因素以法律形式所规定的限量要求和为实现这些要求所提出的相应措施的技术规定。环境保护标准体系和环境卫生标准体系是环境与健康标准体系中既相对独立又紧密联系的有机整体,即一旦产生健康效应后,对于环境污染的健康损害判定类标准等工作应当属于卫生标准体系中的内容,而环境保护标准体系中的环境与健康标准范畴只是对环境健康风险的预测、评价和管理。

第一节 概 述

一、标准与标准化

标准和标准化的概念是标准化科学特有的、最基本的概念,是人们从事标准化活动经验的理论总结,也是对标准化本质特征的概括,更是理解标准化科学中其他概念的基础。对于研究卫生标准化问题,更是一个重要前提,对环境与健康标准的建立和发展,以及开展环境与健康标准化活动具有重要的指导意义。

(一) 标准的定义

标准(standard)是对重复性事物和概念所做的统一规定。它以科学、技术和实践经验的综合成果为基础,经有关方面协商一致,由主管机构批准,以特定形式发布,作为共同遵守的准则和依据。该定义包含以下几个方面的含义:

1. 标准的本质属性是一种统一规定 这种统一规定是作为有关各方"共同遵守的准则

和依据"。根据中华人民共和国标准化法规定,我国标准分为强制性标准和推荐性标准两类。强制性标准必须严格执行,做到全国统一。推荐性标准属于国家鼓励企业自愿采用的标准。但推荐性标准如经协商,并计入经济合同或企业向用户做出明示担保,有关各方则必须执行,做到统一。

2. 标准制定的对象是重复性事物和概念 这里讲的"重复性"指的是同一事物或概念反复多次出现的性质,例如大气质量在不同实验室不同批次重复检验等;实践中反复出现的同一概念的术语、符号、代号等。只有当事物或概念具有重复出现的特性并处于相对稳定时才有制定标准的必要,使标准作为今后实践的依据,以最大限度地减少不必要的重复劳动,又能扩大"标准"重复利用范围,创造经济效果。

3. 标准产生的客观基础是科学技术和实践经验的综合成果 标准既是科学技术成果,又是实践经验的总结,且这些成果和经验是在分析比较、综合验证基础上,加以规范化。

4. 制定标准过程要经有关方面协商 制定标准要发扬技术民主,与有关方面协商一致,由科研、检验、卫生、环境管理等部门共同讨论,达成一致意见。

5. 标准文件有特定格式和颁布程序 标准的编写、印刷、幅面格式、编号以及发布必须统一格式和操作流程。这样既保证标准的质量,又体现了标准文件的严肃性和权威性。所以,标准必须由主管机构批准,以特定形式发布,具有法律约束力。

(二)标准化

标准化(standardization)是指在经济、技术、科学和管理等社会实践中,对重复性的事物和概念,通过制定、发布和实施标准达到统一,以获得最佳秩序和社会效益。其含义如下:

1. 标准化是一项活动过程 标准化过程由3个关联环节组成,即制定、发布和实施。该环节已作为标准化工作任务列入《中华人民共和国标准化法》的条文中。《标准化法》第三条规定:"标准化工作的任务是制定标准、组织实施标准和对标准的实施进行监督"。

2. 标准化过程是一个动态过程 其深度和广度是永无止境的,需要全社会、各级政府部门和各行各业共同完成。标准的制定和实施,应随着科学技术进步循环往复、不断提升。及时对原标准进行总结、修订、再实施,每循环一次,标准就上升到一个新的水平。

3. 标准的内容应不断扩展 过去仅制定环境质量标准、技术标准仅为不同类型的环境介质中污染物浓度和污染源排放规定限制及相应的监测方法等,当今环境保护标准体系中增加制定了环境健康相关标准的内容;过去标准化仅关注环境保护,而目前已扩展至健康领域。

4. 标准化的目的是获得最佳秩序和社会效益 最佳秩序和社会效益是从整个国家和社会层面衡量的,而不是从某个部门、地区、单位来考虑的。在标准化工作过程中,贯彻某项标准对国家会产生巨大经济社会效益,而对某单位企业而言,则可能会造成一定的经济损失。

二、基准与标准

在环境与健康标准体系中,基准(criteria)是指"污染物对特定保护对象不产生任何不良影响的最大剂量或浓度";是根据实验研究或现场调查所获数据推导而来,可作为环境质量评价的科学依据。而标准则是在基准的基础上,考虑社会、经济、技术条件等因素,并经国家批准发布,具有法律强制性和约束力的技术要求。基准与标准之间既有联系又有区别,表现为:①基准是根据物质与特定对象之间的剂量-效应关系而确定的,是自然科学的研究结果,它不考虑社会、政治、经济等因素,也不具有法律效力。标准则是以基准为依据,并考虑社会、经济、技术条件。标准是由国家立法机关或政府部门等权威机构批准发布,具有法律效力,因此它属于上层建筑的范畴,制定标准实际上是一个立法的过程。②基准和标准虽属两个不同的概念范畴,但是它们之间的关系是紧密联系的。基准是标准的核心,是制定标准的科学依据,基准的数值决定了标准的基本水平。在一般情况下,标准值与基准值是一致的。由于政治、社会、经济、技术和人们的较高要求等因素,有时标准值也可严于基准值。

三、环境与健康标准体系的构成

体系是指在一定系统范围内具有内在联系的有机整体。环境与健康标准体系是指各种不同环境与健康相关标准依其性质功能及其客观的内在联系,相互依存、相互衔接、相互补充、相互制约所构成的一个有机整体。环境与健康标准体系包括环境卫生标准体系和环境保护标准体系,其中环境卫生标准的制定基于保护人群的健康,而环境保护标准体系包括环境质量标准和污染物排放标准及相关技术规范等,则更多关注保护环境,防治环境污染和生态破坏。随着社会的发展,人们逐渐意识到不论是环境卫生标准还是环境保护标准,其最终目的都是为了维护人的环境权利,特别是人的生命健康权,因此将健康价值理念引入其中,以健康理念引领环保工作,形成了今天的环境与健康标准体系。环境与健康标准体系中的"环境卫生基准"是一个纯卫生学概念。它是根据环境中有害物质(污染物)和机体之间的剂量-反应关系,考虑敏感人群和暴露时间,确定的对人体健康不产生有害影响的安全剂量(浓度)。它不包含社会、政治、经济和技术可行性等因素,也不具备法律效力。而"环境卫生标准"是在环境卫生基准的基础上,考虑社会、经济、技术条件等因素,按照设定的程序和技术路线制定,报经国家主管部门批准颁布实施,具有法律强制性和约束力。

第二节 环境质量标准体系

环境质量标准体系是为了保护人体健康、防治环境污染、促使生态良性循环,依据环境保护法和有关政策,对环境中污染物浓度及排放量规定的限值和技术规范。该体系包含两大核心内容,即环境质量标准和污染物排放标准。

一、环境质量标准

环境质量标准指在一定时间和空间范围内,对大气、水和土壤等环境介质中有害物质和因素所规定的容许限值和相关技术要求等。环境质量标准是衡量环境是否受到污染的尺度,同时也是进行环境管理和制定污染排放标准的依据。

环境质量标准分为国家环境标准、地方环境标准和环境保护部标准。国家环境质量标准是为了保障人群健康、维护生态环境和保障社会物质财富,并考虑技术、经济条件,对环境中有害物质和因素所做的限制性规定。国家环境质量标准是一定时期内衡量环境优劣程度的标准,从某种意义上讲是环境质量的目标标准。地方环境质量标准则是针对国家环境质量标准中未做出规定的项目,由省、自治区、直辖市人民政府根据实际情况制定的报国务院行政主管部门备案的环境质量标准,是对国家环境质量标准的补充和完善。

近年来为控制环境质量的恶化趋势,一些地方已经将污染物排放总量控制指标纳入地方环境标准。

环境质量标准也是国家环境保护法规的重要组成部分。我国环境质量标准具有法规约束性,这是我国环境保护法规所赋予的。如在《中华人民共和国环境保护法》《中华人民共和国大气污染防治法》《中华人民共和国水污染防治法》《中华人民共和国海洋环境保护法》《中华人民共和国环境噪声污染防治法》《中华人民共和国固体废物污染环境防治法》等法律法规中,都规定了实施环境质量标准的条款,说明环境标准已成为环境保护执法必不可少的依据。

(一)空气环境质量标准

现行的空气质量标准包括《环境空气质量标准》(GB 3095—2012)和《室内空气质量标准》(GB/T 18883—2002)。它规定了环境空气功能区分类、标准分级、污染物项目、平均时间及浓度限值、监测方法、数据统计的有效性规定及实施与监督等内容,适用于环境空气质量的评价与管理。

1. 环境空气功能区分类 一类区为自然保护区、风景名胜区和其他需要特殊保护的区域;二类区为居住区、商业交通居民混合区、文化区、工业区和农村地区。

2. 环境质量标准分级 环境质量标准分为两级。一类区适用环境空气污染物一级浓度限值;二类区适用环境空气污染物二级浓度限值。

3. 污染物的项目和浓度限值见表 10-1。

表 10-1 环境空气污染物基本项目浓度限值

序号	污染物项目	平均时间	浓度限值		单位
			一级标准	二级标准	
1	二氧化硫(SO$_2$)	年平均	20	60	$\mu g/m^3$
		24 小时平均	50	150	
		1 小时平均	150	500	
2	二氧化氮(NO$_2$)	年平均	40	40	$\mu g/m^3$
		24 小时平均	80	80	
		1 小时平均	200	200	
3	一氧化碳(CO)	24 小时平均	4	4	mg/m^3
		1 小时平均	10	10	
4	臭氧(O$_3$)	日最大 8 小时平均	100	160	$\mu g/m^3$
		1 小时平均	160	200	
5	颗粒物(粒径≤10μm)(PM$_{10}$)	年平均	40	70	$\mu g/m^3$
		24 小时平均	50	150	
6	颗粒物(粒径≤2.5μm)(PM$_{2.5}$)	年平均	15	35	$\mu g/m^3$
		24 小时平均	35	75	

（二）水环境质量标准

主要包括《地表水环境质量标准》（GB 3838—2002）《海水水质标准》（GB 3097—1997）《渔业水质标准》（GB 11607—1989）《农田灌溉水质标准》（GB 5084—2005）《地下水质量标准》（GB/T 14848—2017）等。

1. 地表水环境质量标准 《地表水环境质量标准》（GB 3838—2002）规定了地表水的基本项目标准限值 24 项；集中式生活饮用水地表水源地的补充项目标准限值 5 项；集中式生活饮用水地表水源地的特殊项目标准限值 80 项，共计 109 项。依据地表水水域环境功能和保护目标，按功能等级依次分为 5 类：Ⅰ类适用于源头水、国家自然保护区。Ⅱ类适用于集中式生活饮用水、地表水源地一级保护区，珍稀水生生物栖息地、鱼虾类产卵场、仔稚幼鱼的索饵场等。Ⅲ类适用于集中式生活饮用水地表水源地二级保护区、鱼虾类越冬场、洄游通道，水产养殖区等渔业水域及游泳区。Ⅳ类适用于一般工业用水区及人体非直接接触的娱乐用水区。Ⅴ类适用于农业用水区及一般景观要求的水域。对应地表水上述 5 类水域功能，将地表水环境质量标准基本项目标准值分为 5 类，不同功能类别分别执行相应类别的标准值。水域功能类别高的标准值严于水域功能类别低的标准值，同一水域兼有多类使用功能的，执行最高功能类别对应的标准值。

2. 地下水质量标准 《地下水质量标准》（GB/T 14848—2017）规定了地下水的质量分类，地下水质量监测、评价方法和地下水质量保护。地下水质量标准依据我国地下水水质现状和人体健康风险，参照生活饮用水、工业、农业等用水质量要求，将地下水质量划分为 5 类：Ⅰ类：地下水化学组分含量低，适用于各种用途。Ⅱ类：地下水化学组分含量较低，适用于各种用途。Ⅲ类：地下水化学组分含量中等，以《生活饮用水卫生标准》（GB 5749—2006）为依据，主要适用于集中式生活饮用水水源及工、农业用水。Ⅳ类：地下水化学组分含量较高，以农业和工业用水质量要求以及一定水平的人体健康风险为依据，适用于农业和部分工业用水，适当处理后可作生活饮用水。Ⅴ类：地下水化学组分含量高，不宜作为生活饮用水水源，其他用水可根据使用目的选用。该标准于 2017 年 10 月发布，将于 2018 年 5 月 1 日起正式实施。

（三）土壤环境质量标准

我国新发布的土壤环境质量标准《土壤环境质量 农用地土壤污染风险管控标准（试行）》（GB 15618—2018）替代《土壤环境质量标准》（GB 15618—1995）。新的土壤环境质量标准规定了农用地土壤污染风险筛选值和管制值，以及监测、实施与监督要求。其中包括风险筛选值 11 项（基本项目 8 项，其它项目 3 项）、风险管制值 5 项。农用地土壤中污染物含量等于或者低于风险筛选值的，对农产品质量安全、农作物生长或土壤生态环境的风险低，一般情况下可以忽略。超过该值的，对农产品质量安全、农作物生长或土壤生态环境可能存在风险，应当加强土壤和农产品的协同监测，原则上应采取安全利用措施。农用地土壤中污染物含量超过风险管制值的，食用农产品不符合质量安全标准等农用地土壤污染风险高，原则上应当采取严格管控措施。同时我国还首次发布了建设用地的土壤环境质量标准，即《土壤环境质量 建设用地土壤污染风险管控标准（试行）》（GB 36600—2018），标准规定了保护人体健康的建设用地土壤污染风险筛选值和管制值，以及监测、实施与监督要求，对建设用地进行风险筛查和风险管制。

（四）声环境质量标准

《声环境质量标准》（GB 3096—2008）规定了 5 类声环境功能区的环境噪声限值及测量

方法。0类声环境功能区:指康复疗养区等特别需要安静的区域;1类声环境功能区:指以居民住宅、医疗卫生、文化教育、科研设计、行政办公为主要功能需要保持安静的区域;2类声环境功能区:指以商业金融、集市贸易为主要功能,或者居住、商业、工业混杂,需要维护住宅安静的区域;3类声环境功能区:指以工业生产、仓储物流为主要功能,需要防止工业噪声对周围环境产生严重影响的区域;4类声环境功能区:指交通干线两侧一定距离之内,需要防止交通噪声对周围环境产生严重影响的区域,包括4a类和4b类两种类型。4a类为高速公路、一级公路、二级公路、市快速路、市主干路、市次干路、市轨道交通(地面段)、内河航道两侧区域;4b类为铁路干线两侧区域。

对应声环境5类功能区,将环境噪声标准值分为5类,不同功能类别分别执行相应类别的标准值。噪声功能类别高的区域(如居住区)执行的标准值严于噪声功能类别低的区域(如工业区)。

（五）电磁环境质量标准

《电磁环境控制限值》(GB 8702—2014)规定了电磁环境中控制公众暴露的电场、磁场、电磁场(1Hz~300GHz)的场量限值、评价方法。根据频率范围分为了十一级,分别对应相应电场、磁场、电磁场的场量限值。

二、污染物排放标准

国家污染物排放标准(或控制标准)是根据国家环境质量标准,以及适用的污染控制技术,并考虑经济承受能力,对排入环境的有害物质和产生污染的各种因素所做的限制性规定,是对污染源控制的标准。

地方污染物排放(控制)标准主要是针对国家污染物排放标准中未做规定的项目,而制定的地方性的污染物排放标准。国家污染物排放标准已规定的项目,可以制定严于国家污染物排放标准的地方污染物排放标准。省、自治区、直辖市人民政府制定机动车船大气污染物地方排放标准严于国家排放标准的,须报经国务院批准。

通常,对于水、气污染物排放标准,大部分是分级别的,分别对应于相应的环境功能区,处在高功能区的污染源执行严格的排放限值,处在低功能区的污染源执行宽松的排放限值。目前,污染物排放标准的制定思路如下:

首先,排放标准限值建立在经济可行的控制技术基础上,不分级别。制定国家排放标准时,明确以技术为依据,采用"污染物达标技术",即现有源以现阶段所能达到的经济可行的最佳实用控制技术为标准的制定依据。国家排放标准不分级别,不再根据污染源所在地区环境功能不同而不同,而是根据不同工业行业的工艺技术、污染物产生量水平、清洁生产水平、处理技术等因素确定各种污染物排放限值。排放标准以减少单位产品或单位原料消耗量的污染物排放量为目标,根据行业工艺的进步和污染治理技术的发展,适时对排放标准进行修订,逐步达到减少污染物排放总量,以实现改善环境质量的目标。

其次,国家排放标准与环境质量功能区逐步脱离对应关系,由地方根据具体需要进行补充制定排入特殊保护区的排放标准。逐步改变目前国家排放标准与环境质量功能区对应的关系,超前时间段不分级别,现时间段可以维持,以便管理部门的逐步过渡。排放标准的作用对象是污染源,污染源排污量水平与生产工艺和处理技术密切相关。而目前这种根据环境质量功能区类别来制定相应级别的污染物排放标准过于勉强,因为单个排放源与环境质量不具有一一对应的因果关系,一个地方的环境质量受到诸如污染源数量、种类、分布、人口密度、经济水平、环境背景及环境容量等众多因素的制约，必须采取综合整治措施才能达到环境质量标准。但地方可以根据具体情况和管理需要，对位于特殊功能区的污染源制定更为严格的控制标准。现行的污染物排放标准包括大气污染物排放标准 32 项、水污染物排放标准 62 项；环境噪声排放标准 6 项、固体废物污染控制标准 7 项。

三、其他

环境质量标准体系还包括在环境保护工作中对需要统一的技术要求所制定的标准包括执行各项环境管理制度、监测技术、环境区划、规划的技术要求、规范、导则等，如环境影响评价技术导则、环境方法标准、环境标准样品标准、清洁生产标准、环保验收技术规范等。

第三节　环境卫生标准体系

一、卫生标准体系

卫生标准是指为实施国家卫生法律法规和有关卫生政策，保护人体健康，在预防医学和临床医学研究与实践的基础上，对涉及人体健康和医疗卫生服务事项制定的各类技术规定（原卫生部《卫生标准管理办法》，2006 年）。简单讲，卫生标准就是对涉及公众健康的某一事物或行为的卫生要求。通过科学研究，以定量或定性的方式对各项卫生要求进行具体的、明晰的规定，是形成卫生标准的基本过程。所以，卫生标准是科学研究的产物，技术性是卫生标准的主要特征。

（一）我国卫生标准的主要内容与分类

1. 按组织制定与批准机关以及适用范围的不同分类

（1）国家标准：由国务院卫生行政部门组织制定和批准的、适用于全国范围内的卫生标准。

（2）地方标准：当某一管理事项尚无国家标准时，省级卫生行政部门可制定和批准地方标准，此类标准仅适用于该地区。

（3）行业标准：由国务院卫生行政部门组织制定和批准的、仅适用于卫生行业内部的卫生标准。

2. 按标准内容的表现形式分类

（1）限量标准：即以量值形式对管理事项做出规定的一类标准，如某一管理事项不得低于或大于规定的量值。

（2）行为标准：对与疾病的预防或治疗相关的行为做出的规定，如生产或服务条件、方法、管理措施等的卫生要求。

（3）方法标准：对检验、检测、评价过程相关的条件、方法以及采样、数据处理与计算、结果判定等所作的规定。

（4）诊断标准：是一类比较特殊的卫生标准，此类标准所涉及的疾病主要有地方病、传染病、寄生虫病、职业病以及中毒类疾病等。诊断标准的主要作用与意义在于：监测重大疾病的发病情况，以便做出防御对策；评价公共卫生政策的有效性；客观鉴定和判定管理相对人的行为是否造成健康损害。

3. 按使用性质分类

(1)强制性标准:卫生法律法规要求必须执行的卫生标准属强制性标准。

(2)推荐性标准:法律法规虽然尚未做出强制执行的要求,但为了疾病预防或诊疗管理的需要而建议遵守的卫生标准。

4. 按卫生标准产生健康保护作用的专业领域分类

(1)疾病预防类标准:此类标准主要控制各种致病因素在人群中的暴露量,从而减少疾病的发生。所以,有人形象地将这类卫生标准比喻为"防病大处方"。在我国,疾病预防类标准数量较大。

(2)诊疗规范类标准:这是一类以规范诊疗服务行为为主要内容的卫生标准,如医疗机构建设标准、临床检验规程与方法标准、院内感染控制标准、医疗护理规范等,这类卫生标准在保证医疗服务质量、提高疾病诊疗水平方面发挥着重要的作用。

(二)现行卫生标准体系构成

卫生标准的制定与实施作为我国卫生工作的重要任务,通过不断努力和完善,目前已基本形成了一个涉及疾病预防和诊疗管理两大领域的数十个专业,防治兼顾、全面发展的卫生标准体系。包括以下 10 个方面内容:①食品、化妆品、生活饮用水以及涉及饮用水卫生安全的产品、消毒产品、卫生防护用品,其他各种与健康相关或含有毒有害因素产品的卫生及相关技术要求;上述产品生产、包装、贮存、运输、销售和使用过程中的卫生技术要求。②职业活动、职业病防治的卫生技术要求。③生活环境、工作场所、学校和公共场所的卫生技术要求。④卫生与健康评价的技术规程与方法。⑤卫生信息技术要求。⑥与疾病预防控制有关的卫生技术要求。⑦与医疗卫生服务质量和安全以及医疗机构管理有关的卫生技术要求。⑧与血液采集、制备、临床应用过程及与血液安全有关的卫生技术要求。⑨与保证卫生技术要求相配套的检测检验方法和评价方法。⑩其他与保护国民健康相关的卫生技术要求。

现行的卫生标准体系涉及食品卫生标准、环境卫生标准、职业卫生标准、传染病诊断与防控标准、地方病标准、寄生虫病标准、消毒标准、放射防护卫生标准、放射性疾病诊断标准、学校卫生标准、临床检验标准、血液标准等领域。

二、环境卫生标准体系

环境卫生标准体系是卫生标准体系的重要组成部分,根据环境卫生标准对象、性质和适用范围的不同,环境卫生标准体系可分为专业基础标准和各类环境卫生专业标准(包括相应检验方法)。

(一)环境卫生(专业)基础标准

环境卫生(专业)基础标准是制定各种环境卫生标准的基础。包括环境卫生名词、术语、代号等的标准化规定;环境污染物毒理学评价程序(包括一般毒性、遗传毒性、毒物动力学等);制定环境介质中污染物卫生标准的原则与方法;环境污染物生物材料监测规范;快速估算环境中新有害物质卫生标准的原则与方法;环境污染物所致健康危害判定标准的原则;环境医学影响评价的原则与方法等。

(二)环境卫生专业标准

环境卫生专业标准是以保障人群身体健康为直接目的,对环境中有害物质(因素)所作出的 16 类限制性规定。

1. 空气污染物卫生标准及检验方法 其目的是科学的评价室内外空气是否被污染,污染程度以及评价各种防护措施的效果。

2. 生活饮用水卫生标准 是保证饮用水水质适于饮用的标准,是开展饮水卫生工作和评价水质净化消毒效果的依据。

3. 涉及饮用水卫生安全的产品卫生标准及检验方法 包括饮用水输配水管材及有关产品的卫生标准,饮用水供水系统防护材料卫生标准,饮用水化学处理剂卫生标准,净水设备卫生标准及二次供水的卫生要求等。

4. 饮用水水源水卫生标准及检验方法 是指保证水源水自净和生活饮用水水源水质的卫生标准及其具体卫生要求的实现。

5. 公共场所卫生标准及检验方法 是使公共场所的各个功能部位符合卫生学要求,不对环境增加污染负荷,减少或防止疾病的传播。

6. 日用化学品卫生标准及检验方法 包括洗涤剂、防(驱)虫剂、室内装潢材料、喷涂材料、油漆等卫生标准。

7. 土壤及固体废弃物卫生标准及检验方法 其目的在于防止土壤中有害物质因迁移到邻近环境(大气、水、植物)而危害人体健康,并保证土壤自净作用的正常进行。

8. 住宅与规划卫生标准 保证城乡建设和规划以及住宅区选址、设计等符合卫生学要求。

9. 工业企业卫生防护距离标准 是一项包括建设规划、工业建设总平面布置、环境卫生、卫生工程的综合性标准,其目的是保证国家工业建设项目投产后产生的污染物不致影响居民身体健康。

10. 医院污水排放标准及检验方法。

11. 环境污染健康损害评价与判定标准。

12. 环境射频辐射卫生标准。

13. 环境污染健康影响监测标准。

14. 环境健康影响评价与风险评估标准。

15. 环境污染物与健康影响指标检测标准。

16. 其他包括保健用品卫生标准等。

卫生方法标准也是与上述各类环境卫生标准相配套的检验方法标准,是保证各类环境卫生标准正确执行的重要手段,其目的是科学地获取数据,使之具有可靠性、统一性和可比性。

目前环境质量标准中越来越多地纳入了健康基准指标,如在现行的地下水环境质量标准中,将生活饮用水水源水质标准纳入其体系中,对应Ⅲ类以上地表水即可作为生活饮用水水源;地表水环境质量标准也同样如此。环境卫生标准体系与环境质量标准体系不断融合,形成更合理、高效的环境与健康标准体系。

第四节 制定环境与健康标准的依据、原则和方法

一、制定依据

(一)法律法规依据

国家有关的法律法规是制定环境与健康标准的主要依据。现行的相关法律法规(包括

新修订者)主要包括《中华人民共和国宪法(环境保护条款)》《中华人民共和国标准化法》(自2018年1月1日起施行)《中华人民共和国环境保护法》(自2015年1月1日起施行)《中华人民共和国环境影响评价法》(自2016年9月1日起施行)《中华人民共和国大气污染防治法》(自2016年1月1日起施行)《中华人民共和国水污染防治法》(自2008年6月1日起施行)《中华人民共和国固体废物污染环境防治法》(自2015年4月24日起施行)《中华人民共和国放射性污染防治法》(自2003年10月1日起施行)《中华人民共和国水法》(自2002年10月1日起施行)《中华人民共和国环境噪声污染防治法》(自1997年3月1日起施行)《中华人民共和国海洋环境保护法》(自2000年4月1日起施行)《中华人民共和国传染病防治法》(自2013年6月29日起施行)等。

上述法律大部分是在原法律文本基础上随着科学研究的深入和技术水平的提高而修订的,体现了国家对保护环境、保障公众健康及疾病预防控制的高度重视,为环境与健康标准体系的制定与实施提供了强有力的法律依据。例如,在《环境保护法》总则中提出了"保障公众健康",并新增加了第三十九条,即:国家建立、健全环境与健康监测、调查和风险评估制度;鼓励和组织开展环境质量对公众健康影响的研究,采取措施预防和控制与环境污染有关的疾病等内容。第四十二条中规定:排放污染物的企业事业单位和其他生产经营者,应当采取措施,防治在生产建设或者其他活动中产生的废气、废水、废渣、医疗废物、粉尘、恶臭气体、放射性物质以及噪声、振动、光辐射、电磁辐射等对环境的污染和危害。排放污染物的企业事业单位,应当建立环境保护责任制度,明确单位负责人和相关人员的责任。重点排污单位应当按照国家有关规定和监测规范安装使用监测设备,保证监测设备正常运行,保存原始监测记录。严禁通过暗管、渗井、渗坑、灌注或者篡改、伪造监测数据,或者不正常运行防治污染设施等逃避监管的方式违法排放污染物。在第四十一条中规定:建设项目中防治污染的设施,应当与主体工程同时设计、同时施工、同时投产使用。防治污染的设施应当符合经批准的环境影响评价文件的要求,不得擅自拆除或者闲置。

《水污染防治法》第五十六条中规定:国家建立饮用水水源保护区制度。饮用水水源保护区分为一级保护区和二级保护区;必要时,可以在饮用水水源保护区外围划定一定的区域作为准保护区。

《水污染防治法实施细则》第十八条中规定:环境保护部门和海事、渔政管理机构进行现场检查时,根据需要,可以要求被检查单位提供下列情况和资料:污染物排放情况、污染物治理设施及其运行管理情况、监测仪器仪表设备的型号和规格以及检定校验情况、采用的监测分析方法和监测记录、限期治理进展情况、事故情况及有关记录、与污染有关的生产工艺、原材料使用资料、与水污染防治有关的其他情况和资料。在第十九条规定:企业事业单位造成水污染事故时,必须立即采取措施,停止或者减少排污,并在事故发生后48小时内,向当地环境保护部门作出事故发生的时间、地点、类型和排放污染物的种类、数量、经济损失、人员受害及应急措施等情况的初步报告;事故查清后,应当向当地环境保护部门作出事故发生的原因、过程、危害、采取的措施、处理结果以及事故潜在危害或者间接危害、社会影响、遗留问题和防范措施等情况的书面报告,并附有关证明文件。

《传染病防治法》第二十九条规定:用于传染病防治的消毒产品、饮用水供水单位供应的饮用水和涉及饮用水卫生安全的产品,应当符合国家卫生标准和卫生规范。饮用水供水单位从事生产或者供应活动,应当依法取得卫生许可证。国务院发布的《公共场所卫生管理条例》(2016年修正本)和国家卫生和计划生育委员会发布的《公共场所卫生管理条例实施细则》《化妆品卫生监督条例》和《化妆品卫生监督条例实施细则》(2015年修正本),以及住房城乡建设部、原国家卫生计生委联合发布的《生活饮用水卫生监督管理办法》(2016年6月1日起施行)等都是制定环境卫生标准的法律法规依据。

(二)科学技术依据

环境与健康标准是科学技术研究和生产生活经验总结的产物,在标准制定过程中,首先,应当尊重科学、尊重客观规律,应保证标准的真实性;其次,重视其可行性,使标准既保障人群健康,又经济合理、切实可行。例如,WHO出版的空气质量导则、饮水水质准则以及国际化学品安全规划署(IPCS)出版的环境卫生基准(environmental health criteria,EHC)系列文献资料、农药残留联席会议(Joint meeting of pesticide residues,JMPR)、食品添加剂专家委员会(Joint FAO/WHO expert committee on food additives,JECFA)和IARC发布的相关化学物质风险评估报告等资料可作为制定、修订标准的重要科学依据。

二、制定原则

(一)应遵循的基本原则

尽管各类环境与健康相关标准的内容不同,但制定标准的出发点和目的是相同的。为了使每个标准制定都既有科学依据又符合我国经济发展水平,需遵循以下基本原则:①以国家环境保护方针、政策、法律、法规为依据,以保护人体健康和改善环境质量为目标,促进环境效益、经济效益、社会效益的统一;②有利于合理利用国家资源和持续发展,推广科学技术成果;③从实际出发,切实可行,各类环境标准之间协调配套;④标准应便于实施与监督;⑤借鉴适合我国国情的国际标准和其他国家的标准。

(二)应满足的基本要求

根据制定标准的目的不同,其具体制定所遵循原则又有其自身特点。就保障健康而言,健康相关环境标准的制定至少需要满足以下几个基本要求:

1. 保障居民不发生急性中毒、慢性危害及潜在性远期危害 空气和饮用水、土壤等卫生标准制定,应保证居民不发生急性中毒和慢性危害或潜在性的危害(包括致突变、致畸形和致癌作用)。还应特别考虑保护的居民中包括老、幼、病、弱等敏感人群以及接触环境介质的方式和特点(如昼夜呼吸空气和饮水长期性)等。

2. 对主观感觉和感官性状无不良影响 一些物质可引起环境介质的感观性状变化,可有两类情况:一类物质虽能导致环境介质出现异色、异臭、异味,但这类物质并不会引起健康危害,如铁细菌在含有亚铁和二价锰盐的水中,铁细菌可使亚铁离子氧化导致铁锈色沉积物进入水中,会使水的颜色发生改变,虽对健康影响不大,但会影响水质的可接受性。第二类物质可能源于环境污染物,如空气中硫化氢嗅阈值为0.012~0.030mg/m³,当可闻及臭鸡蛋气味时,可能提示有硫化氢的污染。因此可作为潜在有害物质存在的一个指示因子。因此标准限值应低于引起眼睛、口腔、上呼吸道黏膜的刺激作用,在此种浓度下,人们感觉不到明显的异臭、异味、异色和刺激性。

3. 对人体健康无间接危害 环境污染物能使生活环境条件变坏,而对机体产生间接的危害(例如颗粒物污染能降低大气透明度,减弱照度和紫外线强度,导致佝偻病发病增加和机体免疫力下降;同时还会危害植物生长,影响绿化和植物对大气的自净作用等)。因此标准限值应低于引起生活条件恶化和对机体造成间接危害的阈浓度。

4. 选用最敏感指标的原则 在判定有害物质对健康危害时,根据现有资料确定各种健康效应的阈浓度值,从中选出具有重要卫生学意义的关键性健康效应阈浓度值,作为制定标准限值的依据。如选出的关键健康效应终点为一种以上时,取其中最敏感指标作为制定标准限值的依据,如空气中臭氧暴露随浓度的变化可能导致的健康结局有死亡、呼吸系统疾病、心血管疾病、短暂的肺功能改变和轻微炎症这四种情况时,可以轻微炎症为关键健康效应终点作为制定标准限值的依据。

5. 设置不确定系数　受现有知识水平和资料库的限制,制定标准时,还存在一些不确定性的因素,因而设置不确定系数(uncertainty factor,UF)。不确定性包括变异性(variability)和不确定性(uncertainty)两方面。前者是客观存在,如个体之间存在的差异;后者如因缺乏未观察到有害效应水平(no-observed adverse effect level,NOAEL),而由最低观察到有害效应水平(lowest observed adverse effect level,LOAEL)向 NOAEL 外推所设置的不确定系数。

6. 经济合理和技术可行的原则　环境与健康标准制定的越严格,对人群健康的保护水平就越高,由于现实的技术水平和经济水平的限制,可能很难达到这一标准,如砷,目前的证据表明水中砷含量越低越好,但现有的水质处理技术很难让水中砷含量低于 $10\mu g/L$ 以下,因此目前 WHO 及我国的标准中都以 $10\mu g/L$ 作为限值。再比如水中放射性物质氡,地下水中可能存在较高的氡,而经由饮用水摄入的氡会给胃等器官造成辐射,但 2000 年联合国辐射效应科学委员会(UNSCER)的评估报告指出,氡 90% 的辐射剂量来自吸入,而不是经饮水摄入。另外总 α 和总 β 活度值包括了氡子体产生的部分,因此为饮用水中的氡制定标准限值的实际意义不大。因此,制定标准应该在考虑健康水平为主体的前提下,又要考虑经济技术能达到的水平和环境可持续发展的关系,即费用-效应关系和技术发展的水平及合理性。

7. 积极引进国际标准或国外先进标准　采用国际标准和国外先进标准是我国一项重要的技术经济政策。在制定环境健康相关卫生标准时,应当充分利用国际组织和其他国家已有的卫生限值,特别是制定限值时所选用的关键健康效应终点、剂量-反应曲线和由此确定的"安全剂量",再结合本国的环境浓度和人群暴露情况,作出暴露评价,确定我国人群通过环境介质摄入该物质的比例。最后,提出我国的环境卫生标准,这样既有充分的科学依据,又可节约大量人力、物力和财力。

三、环境与健康标准的制定方法

制定环境相关标准时的方法,可根据制定的目的将其分为 3 类:第一类是基于人体健康风险评估制定,目的是保护人体健康安全;第二类是基于生态风险评估制定,目的是保护环境介质的生态功能;第三类是基于污染介质的环境风险制定,目的是保护与该介质相邻的环境介质不受污染。环境与健康相关标准的制定主要基于第一类方法,即健康风险评估法。这种方法通过污染物的理化特性、现场卫生学调查和人群健康状况资料为依据,通过安全性评价,以危险性评估程序,得出剂量-效应关系和剂量-反应关系。同时,考虑所存在的不确定性因素,进行合理的外推,最后提出环境与健康标准的建议值。

(一) 化学物质环境与健康标准的制定

环境中的化学物质种类繁多,不可能对每一种化学物质都制定健康标准,因此是否对某种特定的化学物质制定标准值,必须满足以下条件之一:①具有可信的证据证明该化学物质存在于特定环境介质中,且具有实际或潜在毒性;②该化学物质在国际上受到极大关注;③该化学物质正在考虑列入或已被列入世界卫生组织农药评估计划(WHOPES)。

1. 化学物质理化性质及毒理学资料收集　包括化学物质的结构、在特定环境介质中的存在形式、人类的主要暴露途径及毒性资料。毒性资料主要来自毒理学实验和环境流行病学调查。

（1）毒理学实验：制定标准值的毒性资料来源应首选对人群的研究结果。如为了防止有害物质对人们感觉器官的刺激作用，需要测定这些物质对眼睛、口腔、上呼吸道的刺激作用的阈浓度和在环境介质中产生异常感观性状变化的阈浓度如嗅阈。但是，因为对人类进行毒理学实验存在伦理学问题，且往往缺少人群暴露于某一物质特定浓度或同时暴露于其他物质的定量资料，在进行感官性状测试时，其测试结果要比动物实验意义更大。

在实际工作中，动物毒理学试验是研究环境与健康基准的基本方法之一，也是制定标准值的主要参考依据。毒理学研究的优点是：可根据研究的目的和要求，人为控制化学物的暴露水平和强度（包括毒物浓度和染毒时间长短等），能使研究的因素单一化，即避免混合暴露，使环境和饲养条件标准化。这一点在现场流行病学调查中是难以完成的；能通过活体组织检查和组织病理学观察来评价和确定化学物的各种毒作用。另一方面，也应看到动物实验存在的不足，如因动物年龄、性别及种属差异，对有害物质的敏感性可能会有很大差异；难以从动物实验中获取某些感官反应的资料；人与动物对某些化学物质的代谢途径及损害类型可能存在较大差异。动物实验往往使用的剂量比较高，这些研究所获得的结果，与人体健康之间的关系存在不确定性。

毒理学实验包括急性毒性试验、亚急性或亚慢性毒性试验、慢性毒性试验。对疑有特殊毒作用的物质，还需进行致突变、致畸和致癌试验等。

在进行动物实验设计时应考虑暴露化学物质的纯度和理化特性，实验动物的种类和性别，实验分组（包括对照组的设立）和每组动物数，暴露途径和期限，测定健康效应的指标及方法以及资料的统计分析方法。动物实验的设计、实施、结果分析和报告都十分重要。根据可靠的动物实验结果可以推测估算对人群健康的可能影响。动物实验应尽量遵循国际公认的标准实验指南并按良好实验室操作规范（good laboratory practice，GLP）要求进行。经济合作和发展组织（Organization of Economic Cooperation &Development，OECD）通过国际专家合作发布了一系列有关急性、短期、亚慢性、慢性、生殖和发育毒性、免疫毒性和致癌性等的实验指南。OECD 实验指南得到各国的公认。只有按照 OECD 实验指南并符合 GLP 要求进行的动物毒理实验才能被国际组织机构承认，其结果才会被应用于化学品的国际危险度评价。通过毒理学实验最终获得化学物对动物的 NOAEL、LOAEL 及基准剂量（benchmark dose，BMD）等毒性资料。

由于动物与人的种属不同，对化学物质的敏感性也不同，因此由动物实验得出的 NOAEL 直接外推到人时应持慎重态度。应该根据有害物质的特性将最大无作用剂量或浓度缩小一定的倍数（即除以一定的不确定系数），而得出其毒性作用方面的限制浓度。

（2）环境流行病学调查方法：环境流行病学调查包括污染源调查和人群健康效应调查。通过对某一污染源的调查，了解污染物的种类、浓度及其排放量等，掌握危害大、排放量多的有害物质，可为制定或修订有害化学物质限值指标提供依据。环境污染的流行病学调查，其目的是探索环境污染物水平以及在此环境下人群的健康状况。

首先应收集被调查的环境介质（空气、水、土壤及其他环境）中污染物浓度资料（包括浓度的波动、不同浓度的持续时间、季节的影响），及其他污染源的影响。同时，要收集对照地区浓度水平。然后，收集当地人群（包括对照人群）健康状况资料，根据污染物作用的特征，有针对性地选择观察指标，包括生物材料或代谢产物的检测。还要收集暴露途径、不同环境介质的污染物摄入分配系数,居民健康状况、患病率、死亡率等调查材料,通过分析研究,可以查明环境污染物与当地居民健康状况、患病率、死亡率之间是否存在有一定的联系,即暴露-反应的关系。有害物质有些可能引起机体的某种功能改变,有些虽然不一定引起有关的特殊疾病,但可能表现为使一些常见病(如呼吸、心血管和神经系统疾病)患病率增高或病情加剧。通过环境流行病学调查资料分析,确定暴露-效应关系和暴露-反应关系,为制定环境与健康相关标准提供科学依据。

2. 标准值的估算　可根据化学物质是否有阈值存在而采用不同的估算方法。一般来说,除致癌物外基本都属于有阈化学物,而致癌物中遗传毒性致癌物是能与 DNA 反应,引起 DNA 损伤而致癌的化学致癌物。其初始过程是诱发体细胞的遗传物质突变,这在任何暴露水平下(即无阈值)在理论上都具有健康风险。而有的致癌物虽可致实验动物或人发生肿瘤,但不具有遗传毒性,并且是通过间接机制起作用称为非遗传毒性致癌物。一般认为非遗传毒性致癌物有确定的阈值剂量。在制定致癌物质的标准值时,选择应用有阈值方法还是无阈值方法时,应考虑致癌物质可能的致癌机制。

(1)有阈值的化学物质:对于有阈值的化学物质,一般认为存在一个阈值,低于该剂量就不会发生健康风险,这类物质可通过计算每日可耐受摄入量(tolerable daily intake,TDI)来估算标准值(standard value,SV)或基准值,计算公式如下:

$$TDI = \frac{NOAEL \text{ 或 } LOAEL \text{ 或 } BMDL}{UF \text{ 或 } CSAF}$$

（式 10-1）

式中:

NOAEL:未观察到有害效应水平。

LOAEL:最低观察到有害效应水平。

BMDL:基准剂量下限值。

UF:不确定系数。

CSAF:化学特异性调节因子。

$$SV = \frac{TDI \times bw \times P}{C}$$

（式 10-2）

式中:

bw:体重(kg)。

P:通过该环境介质摄入部分占 TDI 的比例。

C:每日通过该环境介质的摄入或接触量。

需要注意的是 NOAEL 要以长期的、与所制定标准的环境介质一致的暴露方式的试验作为基础,如果没有或缺乏 NOAEL 资料,可以使用 LOAEL 计算,但通常需要另加 UF 进行修正。当某种有毒化学物质的剂量-效应模型有足够的、合适的数据支持时,BMDL 可用于代替 NOAEL 计算以健康为基础的标准值。不需要考虑另加 UF 修正由 LOAEL 带来的影响。BMDL 是指用一定的统计学模型求得的受试物引起一定比例(定量资料为 10%,定性资料为 5%)出现不良反应剂量的置信区间下限值,是依据临界效应的剂量-效应关系的全部数据得出,相比单剂量的 NOAEL 以及 LOAEL 可靠性和准确性均较高。

UF 旨在用于调整动物与人之间存在的种属感受性差异、人群中易感性的差异以及小样本动物实验应用于可能接触的大量人群时所存在的问题。确定 UF 要求有专家的判断,并对可用的科学资料审慎地加以论证。涉及一般人群的接触剂量时,以动物实验临界效应得出的 NOAEL 和 BMD 或 BMDL 通常要除以 100 的系数。计算时还存在两个 10 倍的 UF,其一是物种间差异,另一个是人群中的个体间差异。当毒理学数据资料不足或健康损害非常严重和(或)存在不可逆性时,则需另加 UF。当物种间有差异时,例如,人对该化学毒物质没有实验动物敏感时,可用<10 的系数。不充分的试验或数据,包括用 LOAEL 替代 NOAEL 时、试验时间比实际预期时间要短时,都需要用 UF 修正。如被测定污染物毒性极严重,且有致癌性,则 UF 甚至可为 1000。选择和应用 UF 对确定化学物质的标准值具有重要意义;UF 的微小变化就会使标准值产生明显改变。对于那些有足够的可信数据的污染物,标准值的确定应采用较小的 UF。但对于大多数污染物而言,一般都具有较大的科学不确定性,需要使用相对较大的 UF。

目前在计算 TDI 或 ADI 时,为了减少对 UF 默认值的依赖程度(如种间差异和种内差异 UF 均为 10),常用化学特异性调节因子(chemical-specific adjustment factors,CASF)替代 UF,调整外推种间和种内差异(IPCS,2005)。比较成熟的 CASF 法主要是利用基于生理学基础的药代动力学模型替代原本用于调节种间差异以及接触途径差异(如吸入和经口)的默认值。

在进行标准值的估算时,应充分考虑各环境介质的"暴露相对分配"。一般来说,化学物质的暴露途径不是唯一的,因此制定各项基准值或标准值和危险性管理策略时需要考虑 ADI 或 TDI 分配给不同环境介质来源的容许值比例。以保证每天各种来源的总摄入量不会超过 ADI 或 TDI。在确定标准值时,只要条件允许,都需采用通常以食物、空气和饮用水平均量为基础,估算经由空气、食物和饮用水摄入的比例。这一系数需根据不同地区人群的实际情况确定。

(2)无阈值化合物:对于无阈值化合物,其标准值的制定有以下 3 种方法:①完全禁止法:即以 0mg/kg 或 mg/m³ 为评价暴露量的依据,要求完全禁止无阈化学物质(如致癌物)的生产或向环境中释放。这是评价致癌物最早,也是最安全、保守的方法,如美国最初对糖精的评价就是用此方法。其缺点是理论依据不足、经济技术上不合理、不适用于环境中天然存在的一些致癌物(如砷等)。但由于此法高度安全可靠,有些国家在进行人造化学致癌物的环境管理时仍依据此法制定标准值。②采用有阈剂量-反应关系评定中的不确定性系数法,即用最大未观察到致癌效应的剂量和 UF 求出用以评价敏感人群危险度的参考剂量。由于是针对致癌效应,因此可用较大的 UF,如 5000。但由于确定 NOAEL 或 BMD 方法本身的局限性,目前仅用于无人类致癌证据、与 DNA 无直接毒性作用、有某些可能的机制或理由说明其剂量-反应关系是非线性时。③数学外推模型法:即当实验剂量范围以下的剂量-反应关系的真实曲线图形,难以从实验资料中确定,就必须靠假设来确定在所要推测的亚实验剂量范围内的剂量-反应关系曲线特征,并用数学模型表示。这些模型在某个特定暴露水平计算风险估计值,同时计算其置信区间的上限值与下限值,在下限值中可包括零值。标准值保守的作为在饮用水中的浓度超过终生癌症风险的上限估计值 10^{-5}(即饮用含该浓度物质的饮用水 70 年,每 10 万人中会增加一个癌症病例),这是在考虑到大量不确定因素后的最大潜在致癌风险水平。很可能实际致癌风险水平比最大潜在致癌风险水平低,甚至低至无风险,但低暴露水平时的风险程度无法由实验验证。由于化学物质致癌作用的机制尚未完全清楚,如化学物质在引发癌症过程中的作用以及生物自解毒和自修复的可能性,都可能导致致癌风险接近于零。用于确定无阈值化学物质标准值的数学模型无法通过实验证实,且这些模型通常不考虑药代动力学、代谢性解毒、DNA 修复或免疫系统的保护作用等生物学机制。

而且从实验动物极高剂量暴露到人类极低剂量暴露时，也假定线性外推法有效。因此其精度不足。

（3）其他研究方法包括：①人类受控试验（志愿者试验）：主要从总体上了解大气污染等对人体生理和健康的影响，试图获得人群暴露于污染环境时所承受的危险水平，从而建立限制这些危险性的更为可靠的环境卫生标准；②人体负荷量测定：直接对人体的血、尿、痰液、粪便、呼气、毛发、指甲、乳汁、脂肪等生物材料中一种或多种有害物质或其代谢产物的含量进行测定，并与该物质在环境中的含量进行相关分析，从而对环境卫生标准进行补充；③混合污染物质的容许水平研究：现行环境卫生标准多是针对单一物质的，而环境污染却常常是以混合物形式作用于人体或靶器官，这些物质对人体的作用部位可能各不相同，产生的危害性也各异，因此，需要考虑它们的联合作用问题；④数学计算方法：通过分析环境污染物的生物学活性与该物质的分子结构、某些理化参数、急性和亚急性毒性以及感官性状等之间的相关性，借以预测新化学物质的毒性和最高容许浓度的范围，以满足日常环境卫生工作的急切需要。

在制定环境卫生标准时，还应充分借鉴国际组织和其他国家已有的环境卫生标准，特别是制定限值时所选用的关键健康效应终点、剂量-反应曲线和由此确定的"安全剂量"，然后结合我国的环境浓度和人群暴露特点，确定我国人群通过环境介质摄入该物质的比例，最终提出我国的环境卫生标准。

（二）微生物指标及其环境与健康标准的制定

微生物指标的健康标准制定方法同样应以健康风险为基础，但由于微生物指标的一些特殊性与化学物的健康风险评价存在一定的差异，在制定健康标准时应考虑以下因素：①在环境中存在形态的差异：如病原微生物在环境介质中不是均质的，病原体常成群结团，或吸附于水中的固体物质上，因此其平均浓度不能用以预测感染剂量。微生物检测方法较一般化学物的敏感度较低，单个病原微生物就能引起感染导致疾病，但检测水体中低浓度病原微生物的分析方法（如：1/1000L）不可靠。与化学污染物相比，病原微生物在环境介质中的浓度很低。②指标特性的差异：因病原微生物具有生物活性，在其传播、侵入、感染的各个阶段，都需要根据环境因子及生物特性，考虑其在环境介质中浓度的衰减或增加。微生物是活体生物，即便是同种属的微生物其生存能力、致病能力、繁殖能力等在个体间也存在明显差异，因此定量微生物风险评价要比其他风险评价更复杂。③暴露路径的差异：对于某些化学物质皮肤暴露可能是其主要途径，但对于微生物风险评估来说，皮肤暴露几乎可忽略。病原微生物进入新的宿主后，宿主可能成为新的传染源，因此还应将人-人、人-环境-人的传播纳入考虑范围。④暴露时间的差异：化学风险的暴露研究包括急性暴露和长期暴露的影响，慢性暴露可能考查的是长达70年的日均暴露，而对于微生物风险的研究，常常考虑的是单次暴露，且很少考虑暴露风险引起的后遗症。⑤暴露人群特性的差异：化学风险评估中往往会考虑年龄、体重、新陈代谢能力等个体间的差异，但微生物风险评估更需要考虑宿主的免疫能力与易感染性。

目前，微生物指标的健康标准制定常用的方法是定量微生物风险评估（quantitative microbial risk assessment，QMRA）。QMRA以微生物污染为风险源，以人体健康为风险受体，根据危害毒理学特性或感染性和中毒性作用特征以及其他资料，确定微生物的摄入量及其对人体产生不良作用概率之间关系的数学描述。根据这一方法制定的微生物指标参考标准根据健康目标设定的不同，可采用年感染概率（或感染风险）P_{ann}及疾病负担计算法,即伤残调整生命年(disability adjusted life year, DALY)估算卫生标准值。P_{ann}表征年感染风险的计算可表示为:

$$P_{ann} = 1 - \prod_{i=1}^{n}(1-P_{inf})_i \qquad \text{(式 10-3)}$$

其中,n 为 1 年内的暴露次数,P_{inf}表示 1 次暴露感染病原微生物的概率。但是并非所有感染个体都会出现临床症状,大多数病原体常常引起无症状感染。出现临床症状人群的百分比取决于病原体,也取决于其他因素如宿主的免疫状况。年患病风险可用感染率乘上感染后患病的概率 P_{ill} 来表示。如通过饮水发生弯曲杆菌病的风险是 2.2×10^{-4}/年,表明平均每 4600 名摄入该饮用水的消费者中会有一人患病。

DALY 可用于评估公共卫生优先级以及与环境暴露相关的疾病负担,尤其是微生物危害。其关键优势在于它综合了对生命质量和数量的不同影响,着眼于实际的结果而不是潜在的风险。因此,为了反映出微生物感染所导致健康问题的严重程度,在微生物指标标准制定时越来越多地使用 DALY 作为推算基础。其表达式为:

$$DALY = P_{ann} \times P(ill|in) \times \sum_{i=1}^{n} P(outcome_i|ill) \times D'_i \times S_i \qquad \text{(式 10-4)}$$

$P(ill|in)$ 为已感染个体得病的风险;D'_i 为第 i 次生病持续的时间(以年为单位);S_i 为疾病严重程度的权重系数(数字越大疾病危害越大,0 代表身体健康,1 代表疾病严重导致死亡)。DALY 不仅能识别急性病的风险(如腹泻),也能识别出更严重的疾病风险(如弯曲杆菌引起的吉兰-巴雷综合征,即急性感染性多发神经炎),且便于与其他风险评估类型的结果横向对比。WHO 推荐介水传播病原微生物风险阈值为 10^{-6}DALY。可根据 10^{-6}DALY 所对应的水中微生物的个数对标准值进行推算,也可根据所在地区经济情况,选择 10^{-4} 或 10^{-5} DALY 计算。如上述弯曲杆菌病其疾病负担为 10^{-6}DALY 时,其对应的浓度为 100 个/L。

(三)放射性指标

放射性指标的估算可直接采用国际放射防护委员会(International Commission on Radiological Protection, ICRP)的公众辐照剂量 1mSv/年,根据辐照来源分配比例,采用健康风险评价法估算。

放射性污染物的年健康风险表达式为:

$$R = (r_1 + r_2)H_E/70 \qquad \text{(式 10-5)}$$

式中 r_1 和 r_2 分别对应相对于致死性癌症与寿命损失等效死亡的辐射危险度因子,分别等于 5.0×10^{-2}/Sv 和 0.93×10^{-2}/Sv,H_E 为有效剂量(Sv)。

在公众环境暴露时,有效剂量可通过剂量转换因子、核素在环境介质中的浓度及环境利用因子乘积求得:$H_E = \sum_i R\bar{C}_i g_{Aj} f_1$,$R$ 为成人年污染物摄入量,$\bar{C}_i$ 为核素 i 在环境介质中年均浓度;g_{Aj} 为核素 j 的剂量转换因子(Sv/Bq);f_1 为肠转移因子。假设水中总 α 射线的活度由 ^{238}U 产生,R 为 730L/年;^{238}Ug_{Aj} 为 4.5×10^{-8}(Sv/Bq),按照公众辐照剂量不超过 1Sv,则可估算其年平均浓度应不超过 3044Bq/L,用剂量约束值的 10%,估算参考标准值,即水总 α 射线的活度不超过 304.4Bq/L。当然,放射性指标的推算应为所有可产生的放射性指标的总剂量年均不超过 0.1Sv,而非单个指标。

随着现代科学技术的发展和国际间经济、文化交流日益频繁以及我国对外贸易的扩大,采用国际标准和国外先进标准,充分利用资源,为我所用,是发展我国标准化事业的大势所趋。在制定环境与健康相关标准时,应该充分考虑和利用国际组织和其他国家已有的指导值及其依据,然后,结合我国的环境浓度和人群暴露特点及经济水平,制定本土化的标准,这样既有充分科学依据,又可节省大量人力、物力,便于与国际标准或国外先进标准接轨。

（马　艳　郑玉建）

参 考 文 献

1. 晁春艳.环境影响评价技术导则与标准.天津:天津大学出版社,2014.

2. Rezvanfar MA.Chemical-Specific Adjustment Factor(CSAF).Encyclopedia of Toxicology.3rdEdition.Oxford:Academic Press,2014.

3. World Health Organization.Air quality guidelines.World Health Organization Press,2006.

4. 张红振,骆永明,夏家淇,等.基于风险的土壤环境质量标准国际比较与启示.环境科学,2011,32(3):795-802.

5. 张振兴,王江权,郑祥.水体病原微生物定量风险评价:历史、现状与发展趋势.环境科学学报,2016,36(1):2-15.

6. 肖国生,王兆丹,陈林,等.微生物定量风险评价.环境科学与技术,2013,36(8):59-64.

7. 张宝莹,刘凡,白雪涛.病原微生物气溶胶对人群健康风险评价研究进展.环境卫生学杂志,2015(3):287-292.

8. 卫生部,环保总局,发展改革委,等.国家环境与健康行动计划(2007—2015).环境保护,2007,24(22):4-8.

9. 国际放射防护委员会.国际放射防护委员会 2007 年建议书.北京:原子能出版社,2008:94-100.

10. 陈学敏,杨克敌.现代环境卫生学.第 2 版.北京:人民卫生出版社,2008.

第十一章

环境质量评价

第一节 概 述

环境质量评价最早始于20世纪60年代在美国开展的大气和水体环境质量评价的研究,1965年R.P.Iorton提出质量指数(QI),随后R.M.Brown提出了水质质量指数(WQI),1966年Green提出了大气污染综合指数(GCAPI)。1969年美国制定了《国家环境政策法》,成为世界上首个将环境影响评价制度确定为国家政策的国家。我国的环境质量评价工作开始于20世纪70年代初期,于1979年9月13日颁布实施《中华人民共和国环境保护法(试行)》。1989年12月26日第七届全国人大常委会第十一次会议通过了修订的《中华人民共和国环境保护法》,将建设项目的环境影响评价纳入制度化管理,并总结了10年的试行的经验,新修订的《中华人民共和国环境保护法》是我国环境保护的基本法律,其第十三条规定:"建设污染环境的项目,必须遵守国家有关建设项目环境保护管理的规定。建设项目的环境影响报告书必须对建设项目产生的污染和对环境的影响做出评价,规定防治措施,经项目主管部门预审并依照规定的程序报环境保护行政主管部门审批。环境影响报告书经批准后,计划部门方可批准建设项目设计任务书。"2002年10月28日,我国颁布《中华人民共和国环境影响评价法》,并于2003年1月1日起实施。在总结30余年环境保护工作经验的基础上,该法对环境影响评价的定义、评价范围与分类、评价原则、评价对象和内容、评价程序以及法律责任做出了全面规范,为我国环境影响评价在新世纪内开创新局面奠定了良好基础。随着我国工业发展和城市人口的增加,环境保护事业越来越被重视。作为其重要措施之一的环境质量评价也得到了相应的发展,现已成为环境科学的一个重要分支。

一、环境质量评价的目的和种类

环境质量(environmental quality)是指在一个具体的环境内,环境总体或环境的某些要素,对人群的生存和繁衍以及社会经济发展的适宜程度,是反映人类具体要求而形成的对环境评定的一种概念,其优劣是根据人类的某种要求而定。环境质量可分为自然环境质量和社会环境质量。自然环境质量包括物理、化学及生物环境质量,按环境要素可分为大气、水、土壤、生物等环境质量。社会环境质量包括社会经济、文化和环境美学质量。各地区由于政治、经济、文化发展程度不同,社会环境质量有明显差异。当前,我国环境科学研究中所述环境质量,通常是指因工农业生产发展带来污染所造成环境质量的下降,即污染环境质量。

环境质量评价(environmental quality assessment)是从环境卫生学角度对环境要素优劣的定量或定性的描述,即按照一定的评价标准和方法对一定区域范围内的环境质量进行说明、评定和预测。环境质量评价是认识和研究环境的一种科学方法。一般来说,环境质量评价是在对所研究区域的自然环境与社会环境状况进行调查了解的基础上,通过对污染源调查、分析和评价,从而对环境质量的现状和发展趋势做出评估,分析环境污染对生态和人类健康的影响和危害程度,并运用系统分析和综合的方法,提出对区域环境质量变化、发展趋势的意见,以及改善环境质量的对策和建议。根据评价对象、目的和任务的不同,其评价内容也有所差别。

环境质量评价的根本目的是为各级政府和相关部门制定经济发展计划及能源政策,为大型工程项目及区域规划提供环境保护的依据,并为环境保护部门制定环境规划,贯彻以管促治的方针,实现全面、科学的环境管理服务。因此,环境质量评价是促使区域经济和环境协调发展的积极有效措施,也是强化环境管理的有效手段。通过环境质量评价,弄清区域环境质量变化发展的规律,为制订区域环境综合防治方案,实施区域环境质量管理和区域环境规划,达到区域环境质量目标提供科学依据。因此,环境质量评价是区域污染综合防治的前提和基础。其具体目的主要包括:掌握和比较环境质量状况及其变化趋势;寻找污染治理重点;为环境综合整治和城市规划及环境规划提供依据;研究环境质量与人群健康的关系;预测和评价规划或建设项目对周围环境可能产生的影响。

环境质量评价按评价因素分为单要素环境质量评价和综合环境质量评价。前者反映大气、水、土壤等各单项环境因素的综合质量,如大气质量评价、水质评价、土壤质量评价和噪声质量评价等;后者反映若干环境因素构成的综合质量。对单项环境因素进行的质量评价,通常都用多个指标(或污染物参数)表达其质量。所以评价单项环境因素质量时,通常考虑几种污染物的综合影响。例如在水质综合评价时,通常考虑水体中 COD、BOD、溶解氧等参数的综合影响。将若干个环境要素综合起来进行评价就形成了对该地区"总环境质量"做出综合环境质量评价。

按评价时间可以分为回顾性评价、环境质量现状评价(简称"环境质量评价")和环境影响评价。回顾性评价是对评价区域内过去某阶段环境质量变化的评价,并预测其发展趋势;环境质量现状评价是对现时环境质量的评价,为当前的环境决策提供依据;环境影响评价是对拟建中的建设和工程项目等活动可能对环境产生的影响进行评价,体现了对源头污染的早期预防。

按评价区域可分为局地的、区域的、流域的以及全球环境质量评价等。既可以是地理区域的评价如水系、城市区域、居住生活区、农田生态、海域等环境质量评价,也可以是行政区域的环境质量评价,如上海市环境质量评价等。

目前我国已经逐步完善了环境质量评价的法规体系,在评价方法和理论方面也取得了很大的进展,其主要表现在:①由单要素环境质量评价发展到综合环境质量评价;②由污染环境质量评价发展到自然与社会相结合的农业生态环境、风景旅游区与自然保护区环境、工业生产区、道路交通区、高科技开发区等多领域的环境质量评价;③由以环境现状评价为主发展到以经济损益分析、风险评价、公众参与等新内容的环境影响评价为主;④在评价理论和方法上,已不局限于单纯的指数评价,还在主客观相结合的卫生学评价、生物学评价、社会学评价等方面进行了广泛的探索。

二、环境质量评价的内容和方法

环境质量评价的内容取决于评价种类和目的,一般应包括对污染源、环境质量和环境效应3部分的评价,并在此基础上做出环境质量综合评价,提出环境污染综合防治方案。例如,水系环境质量评价,需要评价水体污染来源、水体环境包括水质、底质和水生生物等的质量、水质污染对生态系统以及居民健康的影响,在上述评价基础上提出水污染综合防治方案。

下面以城市区域的环境质量评价为例加以阐述。比较全面的城市区域环境质量评价,包括对污染源、环境质量和环境效应的评价,并在此基础上做出环境质量综合评价,提出环境污染综合防治方案,为环境污染治理、环境规划制定和环境管理提供参考。以期逐步改善环境质量,达到环境卫生标准或环境质量标准的要求和保障人群健康的目的(图 11-1)。

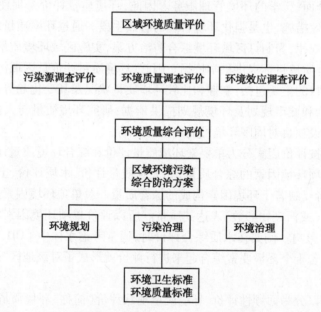

图 11-1 区域环境质量评价内容及其与环境污染综合防治的关系

对污染源进行调查和评价是为了查清污染源的类型、数量、分布和所排放的主要污染物,找出造成区域环境污染的主要根源。污染源一般有工业污染源、农业污染源、生活污染源和交通污染源等。通过污染源评价可以查明污染源产生污染物途径、污染物的种类、性质、浓度、绝对数量。在摸清各污染源排放各种污染物的数量后,通过数学计算做出科学的、合理的评价并确定该区域主要污染源和主要污染物,以便有效控制污染源,为环境污染治理提出综合防治方案。

环境质量调查评价是城市区域环境质量评价的核心内容,是在对该区域内较重要的几项环境因素进行调查和监测的基础上,确定环境质量评价参数并对反映环境质量的一些参数进行监测,获得大量监测数据后,通过数理统计方法分析整理,然后对照环境卫生标准或环境质量标准进行评价(数理统计法);也可以通过环境质量指数法或评分法进行评价。数理统计方法只能对监测项目逐个分别进行评价,难以同时考虑几种污染物的联合作用。环境质量指数法和评分法既可对各单项环境因素(含若干个监测指标)的质量做出评价,还可以对综合环境因素诸如大气、水体、土壤、城市噪声等因素进行总环境质量评价。

环境效应评价包括环境质量对生物群落、人群健康、社会经济等方面的影响,其中环境质量对人群健康影响尤为重要,是环境卫生学研究的核心问题。环境质量健康效应评价可采用环境流行病学调查和环境健康危险度评价的方法,对人群暴露状况、污染物的健康危害、污染水平与人群效应的相关性等做出评价。

城市区域的环境质量综合评价是指对一定区域的环境质量做出综合的定量描述,是一项多学科、多部门参加的较为复杂的系统工程,要对大气、地表水、地下水、土壤、生物、噪声等多项环境要素,以及人群健康效应和社会经济等做出评价。

在进行区域环境质量评价时,通常先进行污染源调查,再对环境因素和污染物进行监测,收集足够的监测数据,在此基础上进行环境质量评价,同时开展环境对健康、生态等危害的调查分析,做出环境效应的评价,并分析和评价其经济损失等。根据上述调查评价结果,写出报告,最后编制区域环境质量综合评价总体报告。

此外,还有预测和评价拟建项目建成后或发展政策实施后对其周围区域环境可能产生的影响,这种评价属于环境影响评价。对于有些项目还需作环境健康影响评价。评价工作是在收集足够的现状资料,掌握建设区域的环境质量现状的条件下采用有关专业的模型计算等方法预测拟建项目等可能产生的环境影响。

第二节　环境质量现状评价

环境质量现状评价是依据国家颁布的环境质量标准和评价方法,对一个区域内当前的环境质量进行调查、监测与评价。其内容主要包括污染源的调查评价、环境质量现状评价方法和环境效应评价。

一、污染源的调查评价

污染源是指向环境排放或释放对环境和人体有害物质的场所、设备和装置。通常分为自然污染源和人为污染源两大类。

自然污染源包括生物污染源和非生物污染源。鼠、蚊、蝇、病原体等为生物污染源。火山、地震、泥石流、矿泉、特殊成分的矿物质和岩石等属于非生物污染源。

人为污染源分为生产性和生活性两个部分。生产性污染源是指工农业生产、交通运输以及科学研究中排放的污染物。生活性污染源是指各类住宅、学校、医院及商业等场所排放的污染物。根据污染源对不同环境要素的影响,也可分为大气、水体、土壤、生物和噪声污染源。按其存在形态又可分为点源、线源和面源。

污染源调查是污染源评价的基础,也是环境质量评价的一个重要环节。通过对污染源的调查,可以弄清污染物产生的途径、数量、种类和位置,以便有效地控制污染源,保护环境。现以工业污染源的调查为例,污染源调查内容包括:①工业企业的生产和管理,包括概况、生产工艺、能源及原材料、水源、生产布局和生产管理。②污染物的排放与治理,包括污染物产生、排放和治理情况。③污染危害及事故,包括危害对象、程度、原因、历史、损失、赔偿,职工的职业病及普通居民的常见病、多发病、自觉症状,癌症死亡率、疾病与污染物的相关分析、代谢产物有毒成分分析。重大事故发生时间、原因、危害程度与处理情况。④生产发展计划,包括生产发展方向、规模、布局、指标,污染治理计划及预期效果等。

对污染源及其污染物评价的目的是筛选出主要污染源和主要污染物,以此作为该区域环境治理的重点对象,同时还可评价污染防治的措施和治理的效果。污染源的评价是建立在污染源调查的基础上,污染源调查是查清评价区域内的污染源的数量、类型、分布以及污染物种类和排放量。污染物排放量可以采用实地调查监测或物料平衡推算两种方法:①污染源实地调查监测包括掌握污染源的规模、位置、管理及污染物治理等情况,掌握其排放污染物的种类、理化及生物学特征,排放方式及排放规律,并计算其排放量和排放强度;②物料平衡推算则是根据其生产过程中使用的燃料、物料及其单位时间内消耗的量,以及产物和副产物中的有关成分含量,推算出转化为污染物的量。这两种方法可同时采用,互为补充。在对污染源、污染物调查的基础上,对污染源和污染物的潜在污染能力做出评价。

污染源评价可以是单项污染物的评价,也可以是综合性的评价。

(一) 对单一污染物的评价

1. **标准差法** 采用污染物排放的相对含量(排放浓度)、绝对含量(排放体积和质量)、超标率(超过排放标准率)、超标倍数、检出率、标准差等来评价污染物和污染源的强度。当实测浓度大于排放标准时,标准差可以反映污染源排放强度,其值越大,表示排放越严重。标准差的计算如式 11-1 所示。

$$\delta = \sqrt{\frac{\sum (\rho_i - \rho_{oi})^2}{n-1}} \qquad (式 11-1)$$

δ 为实测值离排放标准的标准差。

ρ_i 为污染物排放实测浓度,mg/m^3 或 mg/L。

ρ_{oi} 为污染物排放浓度标准,mg/m^3 或 mg/L。

n 为某污染物排放浓度的监测次数。

2. **物料衡算法** 根据质量守恒定律,在生产过程中投入的物料量总和 $\sum G_I$ 等于产品质量总和 $\sum G_C$ 及物料流失量总和 $\sum G_O$,即:

$$\sum G_I = \sum G_C + \sum G_O \qquad (式 11-2)$$

例 某工厂电镀车间每年使用铬酸酐 2.5t,其中 15.2% 的铬沉积在镀件上,24.8% 的铬以铬酸雾的形式排入大气,48.5% 的铬从废水中流失,其余的损耗在镀槽上,求全年排入大气和从废水中排放的六价铬为多少?

解:铬酸酐含六价铬的比例为

$$\frac{Cr}{CrO_3} \times 100\% = \frac{52}{52+16\times3} \times 100\% = 52\%$$

全年排入大气的六价铬为 $G_{Cr^{6+}} = 2.5 \times 24.8\% \times 52\% = 0.32(t)$

全年从废水中排放的六价铬为 $G_{Cr^{6+}} = 2.5 \times 48.5\% \times 52\% = 0.63(t)$

3. **排污系数法** 根据单位产品排出污染物的数量估计总排放量,即:

$$G_i = K_j W / 1000 \qquad (式 11-3)$$

式中:G_i-某污染物的排放量(t)

K_j-单位产品的经验排放系数(kg/t)

W-某产品的年产量(t)

4. **实测法** 通过实地测定某单位或某车间外排废水、废气中污染物的浓度及废水、废气流量,然后计算其中污染物的绝对排放量,即:

$$G_i = Q C_i \qquad (式 11-4)$$

式中:G_i-某污染物的绝对排放量(t/a)

　　　C_i-某污染物实测算术平均浓度(mg/L 或 mg/Nm^3)

　　　Q-废水或废气总排放量(t/a 或 Nm^3/a)

(二)污染源综合评价

对污染源综合评价一般可采用等标污染负荷、排毒系数等方法。

1. 等标污染负荷　其物理概念是把 i 污染物的排放量稀释到其相应排放标准时所需的介质量。用以评价各污染源和各污染物的相对危害程度,其计算式为:

$$P_i = \frac{m_i}{C_i} \tag{式11-5}$$

式中:P_i 为 i 污染物的等标污染负荷。

m_i 为 i 污染物的排放量,kg/d。

C_i 为 i 污染物浓度的排放标准,mg/L 或 mg/m^3。

某工厂几种污染物的等标污染负荷之和即为该厂的总等标污染负荷。同理,若评价区域内有若干个污染源(工厂等),则该区域总等标污染负荷为所有污染源的等标污染负荷之和。

此外,还可以计算污染物或污染源的等标污染负荷比。污染物等标污染负荷比是某污染物的等标污染负荷占该厂或该区域所有污染物总等标污染负荷的百分比。等标污染负荷比值最高的污染物,即为最主要的污染物(式11-6)。

污染物占工厂的等标污染负荷比

$$K = P_i / \sum P_i = P_i / P_n \tag{式11-6}$$

污染源占区域的等标污染负荷比

$$K_n = P_n / \sum P_n \tag{式11-7}$$

同理,某工厂的总等标污染负荷占该区域所有工厂总等标污染负荷的百分比为该厂等标污染负荷比(式11-7)。等标污染负荷比最高的工厂,即为该区域内最主要的污染源。所谓最主要的污染物和污染源,意味着该污染物和该污染源对评价区域环境污染的相对危害程度最大,应列为环境治理的重点。按等标污染负荷比的大小顺序排列各污染源和各污染物,即可列出环境污染治理的优先顺序。

2. "排毒系数"法　"排毒系数"是表示某种污染物的排放量及其毒性对人群健康慢性危害程度的相对指标,计算式为:

$$F_i = \frac{m_i}{d_i} \tag{式11-8}$$

式中:F_i 为 i 污染物的排毒系数。

m_i 为 i 污染物的排放量,kg/d。

d_i 为 i 污染物的评价标准。

很多污染物对人体健康的危害可呈现为慢性中毒,故计算排毒系数的评价标准可选用污染物慢性毒作用的阈剂量(或阈浓度):

对废水 d_i=i 污染物的慢性毒作用阈剂量(mg/kg)×成人平均体重(55kg)。

对废气 d_i=i 污染物的慢性毒作用阈浓度(mg/m^3)×成人每日呼吸空气量(10m^3/d)。

排毒系数计算时所用的评价标准与等标污染负荷评价标准不同,根据计算式,排毒系数可解释为:假设每日排放的 i 污染物数量长期全部被人们吸入或摄入时,可引起呈现慢性中毒效应的人数。由于污染源评价的目的,仅在于比较各污染源和各种污染物的相对危害程度,故采用上述假设是允许的。采用排毒系数同样可以计算区域内各污染源或各污染物的排毒系数及其占全区域总排毒系数的分担率,其计算原理与等标污染负荷比的计算相似。通过分担率大小的排序也可以确定应列为环境污染治理重点对象的主要污染源和主要污染物。

二、环境质量评价方法

国内外目前常用的评价方法有数理统计法、环境质量指数法、模糊综合评判法、灰色聚类法、密切值法等。其中最常用的、最经典的是数理统计法和环境质量指数法。

环境质量评价方法基本原理是选择一定数量的评价参数,在环境监测和调查的基础上,对监测资料进行统计分析,按照一定的评价标准进行评价,或在综合加权的基础上转换成环境质量指数进行评价。

(一)环境质量评价方法的基本要素

环境质量的评价方法一般需具备监测数据、评价参数、评价标准、权重以及评价模式等。

1. 监测数据 监测数据是环境质量评价的基础。要取得准确、足够而有代表性的监测数据,必须通过周密的计划和布点对环境要素中有代表性的监测指标进行监测。

2. 评价参数 即监测指标。环境要素是由监测指标来反映的。在环境质量综合评价方法中应该根据评价目的选择最常见、有代表性、常规监测的污染物作为评价参数。实际工作中除了考虑评价参数的代表性、全面性外,也要考虑监测技术、工作量及费用等问题。一般除了常规监测指标外,可针对评价区域的污染源和污染物的排放实际情况,增加某些评价参数。此外,还要考虑评价参数的可比性,譬如不同时间、不同地点所选用的评价参数和监测技术应该尽量一致。常用评价参数如表 11-1 所示。

表 11-1 常用环境质量评价参数

评价类型	评价参数	备注
大气质量评价	(1)颗粒物,包括总悬浮微粒(TSP)、可吸入性颗粒物(PM_{10})细颗粒物($PM_{2.5}$)等 (2)有害气体,包括二氧化硫、氮氧化物、一氧化碳、臭氧等 (3)有害元素,如氟、铅、汞、砷等 (4)有机物,如苯并(a)芘、碳氢化合物等	一般多选用二氧化硫、氮氧化物,对象视具体情况而定
水体质量评价	(1)感官性状,如嗅、味、颜色、pH、透明度、浑浊度、悬浮物、总固体等 (2)氧平衡,如溶解氧、化学需氧量、生化需氧量、总有机碳、总耗氧量等 (3)营养盐类,如硝酸盐、氨盐、磷酸盐等 (4)毒物,如酚、氰化物、砷、汞、铬、铅、镉、有机氯等 (5)微生物,如大肠菌群等	一般选择 10 项左右,如 pH、溶解氧、化学需氧量、生化需氧量、酚、氰化物、砷、汞、铬、大肠菌群等,应根据评价对象特点具体选定
土壤质量评价	(1)重金属及其它无机毒物,如汞、镉、铅、铬、镍、砷、氟、氰化物等 (2)有机毒物,如酚、石油、苯并(a)芘、农药等 (3)酸碱度、总氮、总磷等	

3. 评价标准　评价标准是评判环境质量优劣程度的依据,也是评价环境质量对健康影响的依据。通常采用环境卫生标准或环境质量标准作为评价标准。

4. 评价权重　由于各评价参数或评价的环境要素对健康影响程度、对环境质量的影响程度以及对社会产生的反应均不相同,因此在评价中需要对各评价参数或环境要素给予不同的权重以体现其在环境质量中的重要性。可以采用评价标准的倒数、权重系数等加权方法,权重大小还可以根据公众意见或专家建议等。

5. 环境质量评价模型　可以分为指数模型、分级模型等。指数模型可以是对某一环境因子的监测指标计算得到,也可以由多个环境因子的监测指标综合算出。环境质量的分级模型是对观察和分析所得到的定量数值综合归类,明确其所赋予的环境质量等级,以此来反映该环境的健康效应或生态效应。

(二)数理统计法

数理统计方法是环境质量评价的最基本方法。通过对原始监测数据的整理分析,可以获得环境质量的空间分布及其变化趋势,所得到的统计值可作为其他评价方法的基础资料。因此,一般来讲其作用是不可取代的。数理统计方法是对环境监测数据进行统计分析,求出有代表性的统计值,然后对照卫生标准或环境质量标准,做出环境质量评价。

数理统计方法得出的统计值可以反映各污染物的平均水平及其离散程度、超标倍数和频率、浓度的时空变化等。

平均值表示一组监测数据的平均水平,是常用的统计值之一。当监测数据呈正态分布时,采用算术均数较合理。如监测数据呈对数正态分布,则宜用几何均数表示。当监测数据呈偏态分布,则宜用中位数。此外,还可计算算术标准差或几何标准差、百分位数以及监测浓度超过卫生标准的频率(超标样品百分率)等统计指标。监测数据经统计整理后可绘制监测浓度频数分布直方图,各季、各月或一天中各小时浓度变化曲线,各城市(或各监测点)各时期(年、季、月、日)的监测数据统计值的比较等图。例如,合肥市城区 2015 年大气污染检测数据经统计处理后见表 11-2。

表 11-2　2015 年合肥市城区气象和大气污染指标

项目	监测天数	均数	标准差	百分位数(%)				
				min	25	50	75	max
气象指标								
气温(℃)	365	16.8	8.6	-0.3	8.4	19.2	24.4	32.6
气湿(%)	365	75.7	12.6	41.0	68.0	76.0	85.0	100.0
气压(kPa)	365	101.4	0.9	99.7	100.5	101.4	102.1	103.4
风速(m/s)	365	1.9	0.8	0.5	1.4	1.8	2.3	5.5
大气污染指标								
$PM_{10}\mu g/m^3$	365	90.2	42.3	12.2	61.9	83.5	112.1	240.9
$PM_{2.5}\mu g/m^3$	365	65.5	38.4	7.8	41.2	57.9	80.0	244.9
$SO_2\mu g/m^3$	365	16.5	8.2	4.6	9.5	15.0	21.75	43.5
$NO_2\mu g/m^3$	365	32.6	11.9	11.7	23.4	31.0	38.9	88.4
$O_3\mu g/m^3$	365	67.5	29.9	45.3	61.1	91.2	45.5	177.6

注:O_3 的浓度为 8 小时平均浓度

上述用数理统计法评价大气环境质量的原理,同样适用于评价水质、土壤等其他环境要素中污染物的环境质量。

(三) 环境质量指数法

环境质量指数(environmental quality index)是将大量监测数据经统计处理后求得其代表值,以环境卫生标准(或环境质量标准)作为评价标准,把它们代入专门设计的计算式,换算成定量和客观地评价环境质量的无量纲数值,这种数量指标就叫环境质量指数。

环境质量指数的设计原则是指数应与待评价对象(因素)相关,是可比的,可加和的,而且是直观易懂的。

环境质量指数可分为单要素的环境质量指数和总环境质量指数两大类。单要素的环境质量指数有空气质量指数(air quality index, AQI)、水质指数(water quality index)、土壤质量指数(soil quality index)等。它们或是由若干个用单独某一个污染物或参数反映环境质量的"分指数",或是用该要素若干污染物或参数按一定原理合并构成反映几个污染物共同存在下的"综合质量指数"。若干个单要素环境质量指数按一定原理可以综合成"总环境质量指数",用于评价这几个主要环境要素作用下形成的"总环境质量"。

环境质量指数法的特点,是能适应综合评价某个环境要素乃至几个环境要素总环境质量的需要。此外,大量监测数据经过简单的数学公式加以综合整理,计算成几个环境质量指数后,可提纲挈领地表达环境质量的总体水平,既综合概括,又简明扼要。环境质量指数可用于评价区域环境质量时间和空间的变化情况,以及比较环境治理前后环境质量的改变即考核治理效果。也可通过依据各分指数(污染物指标)大小进行排序,确定主要污染物。同时也适用于向管理部门和社会公众提供关于环境质量状况的信息。

在建立综合环境质量指数时,要按照各污染物对人体健康或环境的危害性对各参数加权。最简单和常用的加权方法,是将 i 污染物平均监测浓度 C_i 除以 i 污染物的评价标准(环境卫生标准或环境质量标准)S_i,这样把 S_i 的倒数看作权重系数。这种无量纲的 C_i/S_i 比值,可称为 i 污染物的分指数,它是多种环境质量指数计算式的基本构成单元。各参数的权重系数,还可通过专家判断、征询较多学者和群众意见或用更复杂的数学计算来确定。

环境质量指数的计算,有比值法和评分法两种。比值法是以 C_i/S_i 的形式作为各污染物的分指数。评分法是将各污染物参数按其监测值大小定出评分,应用时根据污染物实测的数据就可求得其评分。从比值法和评分法得到的若干个分指数可以构成一个综合质量指数,常用的构成方法有简单叠加法,即将各分指数叠加成一个综合指数。此外,还有算术均数和加权平均等方法。

在选择应用综合指数时,一般要考虑该综合指数应具有较好的可比性和通用性。不受纳入指标种类和个数的影响,应能反映环境中各污染物的超标情况。同时综合指数应计算简便、表达直观易行、便于推广使用。

三、环境质量评价方法应用

(一) 大气质量评价

目前应用最多的评价方法是大气质量指数法,主要包括比值算术均数型大气质量指数、I_1 大气质量指数(该指数是兼顾最高分指数和平均分指数的环境质量指数)、I_2 大气污染超标指数、普适指数(采用 S 型曲线表示空气污染物对环境空气质量的危害程度,并用遗传算法对公式中的参数进行优化,得出一个对多种空气污染物通用的环境空气质量评价的普适指数公式)、分段线性函数型大气质量指数等。下面重点介绍分段线性函数型大气质量指数。

1. 分段线性函数型 大气质量指数这类指数的各分指数与其实测浓度呈分段线性函数关系,指数的表示也以各分指数分别表示或选择最高的表示,并赋予其健康效应含义和应采取的措施。最早报道且最有代表性的是 1976 年美国的"污染物标准指数(pollutant standard index,PSI)"。美国自 1979 年起将其作为大气质量评价的统一方法。

PSI 指数的参数包含 SO_2、NO_2、CO、O_3、颗粒物,以及颗粒物与 SO_2 的乘积。各分指数与其实测浓度呈分段线性函数关系,该指数分为 100、200、300、400、500 等界限面(即各分段线性函数的折点)分别代表以美国现行的大气质量标准、大气污染事件基准值(分为警戒、警报和紧急 3 级水平),以及显著危害等不同大气污染水平。界限面之间各污染物的 PSI 值与其实测浓度呈线性函数关系,可绘制各污染物浓度与其 PSI 分段线性关系图,并建立分段的线性函数。污染物实测浓度相当于其大气质量标准时,它的 PSI 分指数定为 100;随着实测浓度的增高而其分指数也随之增高。并注明与各级 PSI 值相对应的各污染物浓度、大气质量分级、对健康的影响以及要求采取的措施(表 11-3)。

每日根据各污染物的实测浓度,可分别通过计算或查图求得其 PSI 值。由 6 项污染物参数求得 6 个 PSI 值后不再综合,选择其中最高一个 PSI 作为该日的 PSI,向公众发布。还可分析一年内逐日的 PSI 值的频数分布。由于各地的 PSI 值所选用的参数是一致的,因此可以用 PSI 比较各地的大气污染状况。

表 11-3 美国污染物标准指数(PSI)与各污染物浓度的关系及 PSI 的分级

PSI	大气污染浓度水平及其影响和采取措施③	污染物浓度($\mu g/m^3$)						大气质量分级
		颗粒物质(24 小时)	SO_2(24 小时)	CO(8 小时)	O_3(1 小时)	NO_2(1 小时)	$SO_2×$颗粒物质	
500	显著危害水平	1000	2620	57.5	1200	3750	490 000	危险
400	紧急水平	1875	2100	46.0	1000	3000	393 000	
300	警报水平	625	1600	34.0	800	2260	261 000	很不健康
200	警戒水平	375	800	17.0	400	1130	65 000	不健康
100	大气质量标准	260	365	10	240	①	①	中等
50	大气质量标准 50%	75②	80②	5.0	120			良好
0		0	0	0	0			

注:①浓度低于警戒水平时,不报告此分指数;②一级标准年平均浓度;③对健康的一般影响及要求采取的措施

显著危害水平:患者和老年人提前死亡,健康人出现不良症状,影响正常活动。全体人群应停留在室内,关闭门窗。所有的人均应尽量减少体力消耗,避免交通堵塞。

紧急水平:健康人除明显加剧症状、降低运动耐受力外,提前出现某些疾病,老年人和患者应停留在室内,避免体力消耗,一般人群应避免户外活动。

警报水平:心脏病和肺病患者症状显著加剧,运动耐受力降低,健康人群中普遍出现症状,老年人和心脏病、肺病患者应停留在室内,并减少体力活动。

警戒水平:易感的人症状有轻度加剧,健康人群出现刺激症状,心脏病和呼吸系统疾病患者应减少体力消耗和户外活动

我国目前使用的环境空气质量指数（air quality index，AQI）也是按照 PSI 原理建立的每天或者每时向社会报告的空气质量指数，因此也被称为我国城市空气质量日报或时报。该指数所选用的参数为 PM_{10}、$PM_{2.5}$、SO_2、NO_2、CO、O_3。对各项目的评价执行《环境空气质量标准》（GB 3095—2012）中的二级标准，具体指数的分级及浓度限值见表 11-4。表 11-4 中各参数的浓度限值为：必测参数的日均值是日报报告周期内各小时浓度的平均值；SO_2、NO_2、CO、O_3 的小时均值是指日报报告周期内小时浓度最大值。

表 11-4　我国空气污染指数对应的污染物浓度限值

| 空气质量分指数（IAQI） | 污染物项目浓度限值（mg/m³） | | | | | | | | | |
	二氧化硫（SO_2）24 小时平均	二氧化硫（SO_2）1 小时平均[1]	二氧化氮（NO_2）24 小时平均	二氧化氮（NO_2）1 小时平均[1]	颗粒物（≤10μm）24 小时平均	一氧化碳（CO）24 小时平均	一氧化碳（CO）1 小时平均[1]	臭氧（O_3）8 小时平均	臭氧（O_3）1 小时平均[1]	颗粒物（≤2.5μm）24 小时平均
0	0	0	0	0	0	0	0	0	0	0
50	0.050	0.150	0.040	0.100	0.050	2	5	0.160	0.100	0.035
100	0.150	0.500	0.080	0.200	0.150	4	10	0.200	0.160	0.075
150	0.475	0.650	0.180	0.700	0.250	14	35	0.300	0.215	0.115
200	0.800	0.800	0.280	1.200	0.350	24	60	0.400	0.265	0.150
300	1.600	[2]	0.565	2.340	0.420	36	90	0.800	0.800	0.250
400	2.100	[2]	0.750	3.090	0.500	48	120	1.000	[3]	0.350
500	2.620	[2]	0.940	3.840	0.600	60	150	1.200	[3]	0.500

说明：[1]二氧化硫（SO_2）、二氧化氮（NO_2）和一氧化碳（CO）的 1 小时平均浓度限值仅用于实时报，在日报中需使用相应污染物的 24 小时平均浓度限值。

[2]二氧化硫（SO_2）1 小时平均浓度值高于 0.800mg/m³ 的，不再进行其空气质量分指数计算，二氧化硫（SO_2）空气质量分指数按 24 小时平均浓度计算的分指数报告。

[3]臭氧（O_3）8 小时平均浓度值高于 0.800mg/m³ 的，不再进行其空气质量分指数计算，臭氧（O_3）空气质量分指数按 1 小时平均浓度计算的分指数报告

AQI 各分指数（P）的计算方法是：将污染物实测浓度的日均值或小时均值代入分段线性方程进行计算，AQI 空气污染指数分为 6 段，每段间为一个折点，如表 11-4 中的 AQI（50～500）。对应于每个折点均有各污染物相应的浓度限值。对于第 P 种污染物的第 L 个折点的分指数值和相应的浓度限值，可查表 11-4 确定。污染物项目 P 的空气质量分指数（individual air quality index，IAQI），按式 11-9 计算。

$$IAQI_P = \frac{IAQI_{Hi} - IAQI_{Lo}}{BP_{Hi} - BP_{Lo}}(C_P - BP_{Lo}) + IAQI_{Lo} \qquad （式 11-9）$$

式中：$IAQI_P$——污染物项目 P 的空气质量分指数。

C_P——污染物项目 P 的质量浓度值。

BP_{Hi}——表 11-4 中与 C_P 相近的污染物浓度限值的高位值。

BP_{Lo}——表 11-4 中与 C_P 相近的污染物浓度限值的低位值。

$IAQI_{Hi}$——表 11-4 中与 BP_{Hi} 对应的空气质量分指数。

$IAQI_{Lo}$——表 11-4 中与 BP_{Lo} 对应的空气质量分指数。

例如，SO_2 的空气监测浓度为 24 小时平均为 0.9mg/m³，查表 11-4 得到 SO_2 的浓度限值

$BP_{Lo}=0.800$(因为 $0.9mg/m^3<1.600mg/m^3$ 而$>0.800mg/m^3$,故取 $0.800mg/m^3$)。与其对应的 AQI 折点 $IAQI_{Lo}$ 为 200,该折点的上一个折点的分指数值 $IAQI_{Hi}$ 为 300,其对应的浓度限值 BP_{Hi} 为 1.60,代入式 11-9,计算得到 SO_2 的污染分指数($IAQI_P$)为 212.5。

取各种污染物污染分指数中的最大者为该区域或城市的空气质量指数 AQI,该项污染物即为该区域或城市空气中的首要污染物。

$$AQI=MAX\{IAQI_1,IAQI_2,IAQI_3,\cdots,IAQI_n\} \qquad (式 11-10)$$

式中:IAQI——空气质量分指数;n——污染物项目。

环境空气质量指数及空气质量分指数的计算结果应全部进位取整数,不保留小数。

首要污染物及超标污染物的确定方法:当 AQI>50 时,IAQI 最大的污染物为首要污染物,若 IAQI 最大的污染物为两项或两项以上时,并列为首要污染物。IAQI>100 的污染物为超标污染物。污染物浓度评价结果符合《环境空气质量标准》(GB 3095—2012)和《环境空气质量评价技术规范》(试行 HJ 663—2013)规定的,即为达标。其中,污染物年评价达标是指该污染物年平均浓度(CO 和 O_3 除外)和特定百分位数浓度(SO_2、NO_2 日均值的第 98 百分位数,CO、PM_{10}、$PM_{2.5}$ 日均值的第 95 百分位数,O_3 的日最大 8 小时滑动平均值的第 90 百分位数)同时达标。该空气污染指数所反映的空气质量状况及其可能对健康的影响和建议采取的措施如表 11-5 所示。

表 11-5 空气污染指数范围及相应的空气质量类别

空气质量指数	空气质量指数级别	空气质量指数类别及表示颜色		对健康影响情况	建议采取的措施
0~50	一级	优	绿色	空气质量令人满意,基本无空气污染	各类人群可正常活动
51~100	二级	良	黄色	空气质量可接受,但某些污染物可能对极少数异常敏感人群健康有较弱影响	极少数异常敏感人群应较少户外活动
101~150	三级	轻度污染	橙色	易感人群症状有轻度加剧,健康人群出现刺激症状	儿童、老年人及心脏病、呼吸系统疾病患者应减少长时间、高强度的户外锻炼
151~200	四级	中度污染	红色	进一步加剧易感人群症状,可能对健康人群心脏、呼吸系统有影响	儿童、老年人及心脏病、呼吸系统疾病患者避免长时间、高强度的户外锻炼,一般人群适量减少户外运动
201~300	五级	重度污染	紫色	心脏病和肺病患者症状显著加剧,运动耐受力降低,健康人群普遍出现症状	儿童、老年人和心脏病、肺病患者应停留在室内,停止户外运动,一般人群减少户外运动
>300	六级	严重污染	褐红色	健康人群运动耐受力降低,有明显强烈症状,提前出现某些疾病	儿童、老年人和患者应当留在室内,避免体力消耗,一般人群应避免户外活动

空气质量监测点位日报和实时报的发布内容包括评价时段、监测点位置、各污染物的浓度及空气质量分指数、空气质量指数、首要污染物及空气质量级别,报告时说明监测指标和缺项指标。日报和实时报由地级以上(含地级)环境保护行政主管部门或其授权的环境监测站发布。

日报时间周期为 24 小时,时段为当日零点前 24 小时。日报的指标包括二氧化硫(SO_2)、二氧化氮(NO_2)、颗粒物(粒径$\leqslant 10\mu m$)、颗粒物(粒径$\leqslant 2.5\mu m$)、一氧化碳(CO)的24 小时平均值,以及臭氧(O_3)的日最大 1 小时平均值、臭氧(O_3)的日最大 8 小时滑动平均值(指以一天中最大的连续 8 小时臭氧浓度均值作为评价这一天臭氧污染水平的标准),共计 7 个指标。

实时报时间周期为 1 小时,每一整点时刻后即可发布各监测点位的实时报,滞后时间不应超过 1 小时。实时报的指标包括二氧化硫(SO_2)、二氧化氮(NO_2)、臭氧(O_3)、一氧化碳(CO)、颗粒物(粒径$\leqslant 10\mu m$)和颗粒物(粒径$\leqslant 2.5\mu m$)的 1 小时平均值,以及臭氧(O_3)8 小时滑动平均和颗粒物(粒径$\leqslant 10\mu m$)、颗粒物(粒径$\leqslant 2.5\mu m$)的 24 小时滑动平均值,共计 9 个指标。

实时报及日报数据仅为当天参考值,应在次月上旬将上月数据根据完整的审核程序进行修订和确认。

从上述公式中可以看出,AQI 突出了当日单个污染物的作用,便于发现城市空气首要污染物及其污染程度和对健康的影响。同时该指数表述直观明了,AQI 的年变化可以反映城市空气质量的年变化趋势。

2. 空气质量预报　空气质量预报是对未来某一区域空气质量的预测,它是建立在区域内目前的环境空气质量状况和未来该区域的污染物排放状况、地形条件、气象因子以及周边地区有关影响区域内空气质量因素分析基础上的。所谓预报,一般是对未来 24~36 小时污染物浓度的定量预报。城市空气污染预报一般是对 200km 以内空气污染的时空分布预报。其水平影响范围可>3000km,其垂直尺度必须考虑到整个对流层。空气污染预报是一项复杂的系统工程,是以完善的大气质量模式作为其理论基础。该模式应当较全面地考虑污染物在大气中的物理、化学和生态过程,反映污染物在大气中的演变规律。大气质量模式一般包括气象模式和化学物质浓度模式。对于前者来讲,需要建立一个能正确预报复杂下垫面(是指与大气下层直接接触的地球表面)条件下的风场、温度场、湿度场及其降水量的气象模式。对于后者,则需要掌握区域内及周围地区污染物排放量、主要污染物及其浓度,并全面整理分析历年监测资料,掌握其变化规律。目前国内外作预报的污染物一般为 SO_2、NO_2、CO 及 TSP 或 PM_{10}。某一时间段内地形条件和排放状况是相对稳定的,此时影响大气质量的主要是气象因子如风速、雾、雨、相对湿度等。因此,通过气象因子和污染物浓度、天气状况与污染事件发生频率间的相关关系以及地理地形的分析就可以建立大气污染潜势预报模式,经过全面科学地综合得出预报结果。

在建立初步的统计预报模式后需要在实际预报过程中不断完善提高预报准确率。我国上海自 1999 年 6 月 5 日起每天发布空气质量预报。该空气质量预报是根据综合当日的污染物实际浓度和次日的气象条件,经计算机综合分析后产生的。它将空气质量按空气污染指数分成优、良、轻度污染、中度污染和重度污染 5 个级别。有关部门可根据空气质量预报,来控制大气污染物的排放以减轻空气污染,居民可采取少出门或避开重污染区域等自我防护措施以减少其危害。

（二）水环境质量评价

水环境质量评价主要分为指数法和评分法等，其中指数法有比值简单叠加型的水质指数、算术均数型的水质指数、污染断面的综合污染指数。评分法有评分加权征询法、Ross 水质指数、综合营养指数即反映淡水水体（主要为湖泊和水库）水质富营养化程度，以及水体的生物学评价（首先对生物学个体与种群进行监测），掌握水体中某断面、某水期或全年的水生生物的种属数、生物密度（单位面积中水生生物的个体总数）、优势种属占总数百分比，然后根据评价目的采用适当的评价方法加以评价）。

目前我国水质评价除了运用综合污染指数评价外，还采用国家环境保护部颁发的《地表水环境质量评价办法（试行）》（环办〔2011〕22 号文）对水质类别进行判定，该办法依据《地表水环境质量标准》（GB 3838—2002）和有关技术规范，主要用于评价全国地表水环境质量状况，以及按功能区划分的地表水环境功能区达标评价。该方法按河流、流域（水系）、湖泊、水库以及全国及区域水质评价进行分类，采用实测值与国家环境水质标准相比较，从而确定水质的类别。其内涵是当水体中有一项污染指标的浓度超过水质标准值时，就表明不支持该水质类别的使用。最后，以水体中达到某一类别的监测指标占所有监测指标的百分比，来判定该水质状况。

（三）室内环境质量评价

这里以太原市公共场所室内环境质量为例，介绍室内环境质量评价采用的指数综合评价法。该方法按分段直线方向计算分指数，然后再在考虑了平均分指数和指数标准差的基础上计算综合指数。由于公共场所指标方向性复杂，有正向、逆向和双向指标，容易对分级指标上、下限理解发生混乱。计算时确定评价指标，建立分级标准，统一指标方向性，使其均成为逆向指标。

$$C_i = |X_i - Z_i| \qquad\qquad (式 11-11)$$

式中 C_i：方向统一后的 i 指标值；X_i：i 指标实测值；Z_i：i 指标优限值，其中逆向指标 $Z_i = 0$，正向指标 $Z_i =$ 优限值，双向指标 $Z_i =$ 第一分级指标中间值。当 X_i 超出优限值时，按优限值计，X_i 超出劣限值时，按劣限值计。分级标准同理进行方向性统一。计算分指数 I_i，分指数为分段直线方向计算。

$$I_i = I_{j\min} + \frac{0.5(C_i - S_{ij(1)})}{S_{ij(2)} - S_{ij(1)}} \qquad\qquad (式 11-12)$$

式中：I_i 为 i 指标的分指数；$I_{j\min}$ 为 j 等级分指数最小值（$I_{1\min} = 0.0$，$I_{2\min} = 0.5$，$I_{3\min} = 1.0$，$I_{4\min} = 1.5$）。$S_{ij(1)}$、$S_{ij(2)}$ 分别为 I 指标 j 等级分级标准调整方向后的上限值、下限值，即该等级分级标准上限值、下限值代替 X_i 代入式 $C_i = |X_i - Z_i|$ 所得结果。

综合指数计算见公式：

$$P = \sqrt{I_{av}(I_{av} + kS)} \qquad\qquad (式 11-13)$$

式中：P 为综合指数；I_{av} 为分指数的平均数；S 为分指数的标准差；k 为常数，$k = 1.645\sqrt{(n-1)/n}$。式中 n 为评价指标的个数。

确定卫生质量等级和综合指数范围（表 11-6）：①一级（很好）：$0 \leqslant P_i < 0.5$；②二级（较好）：$0.5 \leqslant P_i < 1.0$；③三级（较差）：$1 \leqslant P_i < 1.5$；④四级（很差）：$P_i \geqslant 1.5$。

表 11-6 文化娱乐场所评价分级标准参考值

等级	温度(℃)	湿度(%)	风速(m/s)	噪声[dB(A)]	CO₂(%)	细菌总数(个/皿)
优限值	22~24	50	0.00	0	0.00	0
一级	≥20 或 ≤26	45~60	≤0.15	≤80	≤0.01	≤35
二级	≥18 或 ≤28	≥40 或 ≤65	≤0.30	≤85	≤0.15	≤40
三级	≥16 或 ≤30	≥35 或 ≤70	≤0.35	≤90	≤0.18	≤70
四级	<16 或>30	<35 或>70	>0.35	>90	>0.18	>70
劣限值	12 或 34	30 或 75	0.40	95	0.20	145

（四）土壤环境质量评价

土壤环境质量评价所选择评价因子一般有重金属类毒物包括汞、镉、铅、铜、铬、镍、砷等及氰、酚、DDT、六六六、苯并（a）芘、多氯联苯等有机毒物，也可以根据评价目的选择评价因子。土壤环境质量评价方法上有采用生物法，即根据土壤中生物反映评价土壤污染，比如用植物叶片、长势和产品来判断土壤污染状况。也有用毒理法来评价，即根据土壤、作物及人体摄入量的关系来评价土壤污染。如当水田土壤的 HCl 浸提液中镉浓度为 3.08mg/kg 时，大米中镉为 1.09mg/kg，人体镉摄入量为 0.3mg/d 时为重污染区。在综合评价土壤环境质量时多采用土壤污染指数（根据土壤中污染物浓度及作物污染程度的关系分级计算污染指数）。大气和水质指数的思路都适合做土壤质量的评价。环境保护部和国土资源部根据国务院决定，于 2005 年 4 月~2013 年 12 月，开展了首次全国土壤污染状况调查。调查范围为中华人民共和国境内（未含香港特别行政区、澳门特别行政区和中国台湾）的陆地国土，调查点位覆盖全部耕地，部分林地、草地、未利用地和建设用地，实际调查面积约 630 万 km²。调查采用统一的方法、标准，基本掌握了全国土壤环境质量的总体状况。公报中采用点位超标率（是指土壤超标点位的数量占调查点位总数量的比例）及按照土壤污染程度分级（共分 5 级）来评价土壤污染现状。土壤污染程度的 5 级别包括：污染物含量未超过评价标准的，为无污染；超过标准在 1~2 倍（含）之间的，为轻微污染；2~3 倍（含）之间的，为轻度污染；3~5 倍（含）之间的，为中度污染；5 倍以上的，为重度污染。

（五）生态环境质量评价

生态环境质量评价是对生态环境优劣度及动态变化状况进行的评价。为贯彻《中华人民共和国环境保护法》，加强生态环境保护，评价我国生态环境状况及变化趋势，国家环境保护部于 2015 年 3 月 13 日批准实施《生态环境状况评价技术规范》（HJ 192—2015），规定了生态环境状况评价指标体系和各指标计算方法。同时规定了该规范适用于县域、省域和生态区的生态环境状况及变化趋势评价，生态区包括生态功能区、城市/城市群和自然保护区。该规范于 2006 年首次发布，本次为第一次修订。修订的主要内容包括：①优化生态环境状况和各分指数的评价指标和计算方法；②新增生态功能分区、城市/城市群和自然保护区等专题生态区生态环境评价指标和计算方法。从综合评价我国生态环境状况及变化趋势目的出发，对评价内容和评价方法做出了明确的阐述规定。

评价内容一般包括：生物丰度，即被评价区域内生物多样性的丰贫程度；植被覆盖，包括被评价区域内林地、草地及农田 3 种类型的面积占被评价区域面积的比重等；水网密度，如包括被评价区域内河流总长度、水域面积和水资源量及其占被评价区域面积的比重等;土地退化情况,如风蚀、水蚀、重力侵蚀、冻融侵蚀和工程侵蚀的面积及其占被评价区域面积的比重;此外还有污染负荷情况,如单位面积上担负的污染物的量等。

(六) 综合叠加型总环境质量指数

区域环境质量所涉及的环境要素一般包括大气、水体、土壤、生物以及噪声等。由于存在于诸要素中的污染物可以通过转化、迁移而导致多个要素乃至对"全环境"造成影响。因此,除了要对各要素分别作评价外,还有必要进行多个要素的综合评价。设计和计算好总环境质量指数的关键是合理地选择环境因素、采用适当的评价标准和对各参数适当加权。要选择对人群健康和生活影响较大的环境要素和污染物作为参数,并根据各要素在区域环境中的重要程度进行加权。此外,为了能合理地综合各环境要素,各要素的质量指数计算方法应统一使用比值法或评分法。总环境质量指数只是从大体上表达区域总环境质量的某种相对而近似的指标。必须采用包含参数、假设条件、评价标准以及计算方法都完全一致的总环境质量指数,才有可能比较同一地区不同时期或同一时期不同地区的总环境质量。

四、环境对人群健康影响的评价

环境的人群健康效应评价是环境质量评价的一项重要内容,对阐明环境与人群健康的关系有着非常重要的意义,人群健康效应评价是卫生工作者的重要职责,也是环境卫生学的重要研究内容。环境健康效应评价中,国内外广泛应用环境流行病学调查方法,研究环境质量与人群健康效应的关系。近年来较多采用危险度评定的方法对环境污染的健康影响作定性及定量的评价。

人群效应评价首先应做好人群环境污染暴露评价工作。因此暴露评价的正确与否对阐明人群健康效应的量效关系正确性是至关重要的。关于暴露评价内容与方法详见本书其他章节相关内容,本章不再赘述。

(一) 人群健康效应评价的一般内容与方法

人群健康效应指标应具有代表性、可比性和可靠性。人群健康效应评价首先应选择好暴露人群和对照人群。为了保证对人群健康效应测量的可靠性,应严格选定不同暴露水平的人群和对照人群,由于大多环境因素对人群健康影响是低浓度和弱效应,因此采用敏感和高危人群,如儿童、老人等作为调查人群容易观察到不良效应。在调查设计上应保证随机和数量足够。暴露人群和对照人群,除暴露程度可有所差异外,其经济条件、生活水平和生活习惯应尽量相似,并考虑调查对象在当地的居住年限,排除吸烟和职业性暴露等混杂因素,并尽量防止统计分析中的偏差,尽可能地控制混杂及干扰因素。

人群健康效应指标可以是敏感的生理、生化及免疫指标,也可以采用疾病或死亡作为反映环境污染的效应指标。前者可以采用各种特异性和非特异性生物学效应指标,以及疾病前期亚临床的健康效应指标,研究和采用适宜的生物效应标志来反映环境污染的健康效应。后者可以采用一般疾病以及与环境污染有关疾病的发病率、患病率、死亡率、疾病构成比、死因构成比等资料。人群健康效应评价上应注意观察人群的遗传背景、年龄、性别、营养状况、生理状况(怀孕或哺乳期)、一般健康状况以及先前的暴露(如职业暴露等)情况。因为这些情况对环境因素的健康影响敏感性很有关系。此外,还要注意经济条件、生活习惯如吸烟等。应尽量避免这些因素的干扰,同时还要了解从暴露到产生健康效应之间的潜伏期。

在分析和评价环境污染的效应时,可以采用横断面调查、病例-对照研究或队列研究的方法。一般应根据研究目的选择不同的研究类型及分析方法。比如在研究大气污染短时间暴露的健康效应时,可采用时间序列分析的方法。而对污染物低浓度长期作用以及多种污染物联合作用的健康效应分析研究可以采用大规模人群的队列研究,或多元回归分析方法,也可以根据目前已有的文献资料进行 Meta 分析。总之,应分析环境质量及人群的暴露与健康效应之间是否存在内在的联系,是否有暴露-反应关系。

利用人群健康危险度评价方法评价环境污染的健康效应是近 20 年来国内外逐步进入环境评价领域的一项工作。譬如,评价大气 SO_2 污染对城市人群死亡率的影响,要在掌握城市大气 SO_2 年日均浓度以及人口死亡率和疾病死亡专率的基础上,结合大气污染物 SO_2 每增加一个单位所产生的健康影响(如死亡率等)进行定量评估。可以以 WHO 推荐值作为对健康不产生危害的大气质量水平,将该地区大气 SO_2 的年日均浓度与 WHO 推荐值(SO_2 对健康不产生危害的年日均浓度 $50\mu g/m^3$)进行比较。并采用式 11-14 进行估算,可以得到由于大气 SO_2 所造成的超死亡人数和超病例数。

$$X = X_0 \times (1 + R_L \text{ 或 } R_U) \qquad (\text{式 } 11\text{-}14)$$

式中: X 为一个社区中的实际死亡数或病例数; X_0 为该社区中没有 SO_2 污染影响时的死亡数或病例数; R_L 或 R_U 为在一定 SO_2 污染暴露水平下总死亡人数或某病死亡人数增加的下限或上限。

在某时间段内的超死亡数或超病例数可按下式估算:超死亡数或超病例数 = $X - X_0$ = {(该时间段内的总死亡率或疾病死亡专率或患病率)×(社区中暴露人口数)} - X_0 。

(二)环境污染健康影响评价

环境污染健康影响评价是对现有的环境污染包括长时间污染物排放或突发性事故引起的环境污染对健康造成影响的评价。此名称有别于环境健康影响评价(第三节)。它是一个有着比较系统的评价方法和程序,并正趋于逐步完善,得到国际公认的科学评价体系。我国原卫生部于 2001 年 6 月颁布了《环境污染健康影响评价规范(试行)》,对于科学、正确、公正地评价环境污染对人群健康的损害和环境污染的健康影响事件,维护人民大众健康权益,解决排污单位和受污染人群的争议和纠纷有了统一的规范。

环境污染健康影响评价方法包括健康危害评价方法和健康危险度评价方法两种,这里仅对健康危害评价方法作一介绍。

1. 现场初步调查 调查内容包括环境污染健康危害的事实经过、性质、起因和特点。高危人群的范围、暴露特征,患者的临床特征和分布特征。污染源、污染物、污染途径及暴露水平。做好人证和物证的收集取证。初步确定主要污染源和污染物。

2. 健康效应评价 包括健康危害确认,做好人群调查,提出可疑环境因素,选择好对照人群和生物标志。

3. 暴露评价 收集环境背景资料,详细描述污染发生的时间、地点、影响范围。污染物的排放量、排放方式和途径,其在环境中的稳定性,是否造成二次污染。暴露的测量方法可采取问卷调查、环境监测或个体采样、生物监测等方式,并描述和分析主要污染源、污染物、暴露水平、时间、途径与严重程度等,做好综合暴露的评定。

4. 病因推断及因果关系 判断根据 7 项标准对病因做出综合评价:①关联的时间顺序;②关联的强度;③关联的剂量-反应关系;④暴露与疾病分布的一致性;⑤关联可重复性;⑥生物学合理性;⑦终止效应等。

病因判定要求研究结果在满足前四条中的任何三条及后三条中的任何一条时,可判定因果关系。通过因果取证,对可疑污染物环境污染健康影响做出定性评价,对环境污染健康影响做出定量评价。

(三) 健康经济损失评价

在评价环境污染造成的健康经济损失时,通常考虑两方面的损失即医疗费用和由疾病和死亡所造成的工资损失。目前国内外对健康损失的估算通常采用人力资本法(human capital,HC)和支付意愿法(willing to pay,WTP)。前者是国内目前通常采用的方法。人力资本法是计算由于环境污染造成的死亡或疾病而产生的经济损失,包括工资损失与医疗费支出。

支付意愿法测量的是人们对提高自己和其他人的安全(如环境质量改善而导致的个体死亡/发病风险降低)而愿意付出的货币数值。其主要优点在于反映了被测量人群的个人观点和意愿,较好地符合福利经济学的原理,因此在欧美发达国家得到广泛应用。测量人的支付意愿,一般有劳动力市场研究法、调查评估法以及其他基于市场交换的方法。

(操基玉)

第三节 环境影响评价

一、环境影响评价的概念和作用

人类在实施战略目标和从事经济活动的过程中,有可能对自然环境造成不良的影响。环境影响评价(environmental impact assessment,EIA)即是对规划和建设项目实施后可能造成的环境影响进行分析、预测和评估,提出预防或者减轻不良环境影响的对策和措施,进行跟踪监测的方法与制度,以期达到促进经济、社会和环境协调发展的目的。

根据评价对象,环境影响评价可分为战略环境影响评价、规划环境影响评价、区域环境影响评价和建设项目环境影响评价。根据环境要素,环境影响评价又可分为大气环境影响评价、水环境影响评价、噪声环境影响评价、生态环境影响评价、固体废物环境影响评价等。根据时间顺序,环境影响评价还可分为环境质量现状评价、环境影响预测评价和环境影响后评价。

《中华人民共和国环境保护法》和其他环境保护法律法规规定:"建设项目防治污染的设施,必须与主体工程同时设计,同时施工,同时投产使用。防治污染的设施必须经原审批环境影响报告书的环境保护行政主管部门验收合格后,该建设项目方可投入生产或者使用。"同时设计、同时施工、同时投产使用的"三同时"制度和环境保护设施竣工验收是对环境影响评价中提出的预防和减轻不良环境影响对策和措施的具体落实和监督,是环境影响评价的延续。从广义上讲,也属于环境影响评价范畴。

不同于环境质量评价,环境影响评价包括区域的全部环境要素,是开发建设活动对环境影响的分析、预测和评估,采用侧重表示动态过程、适于预测的评价方法。同时,环境影响评价作为开发活动决策的一部分,直接与开发建设活动的经济效益联系在一起。因此,开发活动中环境保护对策与措施的环境效益评价构成了环境影响评价工作的核心。

(一) 战略环境影响评价

战略环境影响评价是指对政策、规划、计划及其替代方案的环境影响分析、预测和评估。其意义在于它能把环境保护各项目标渗透到经济发展战略中,从规划和计划阶段就参与决策过程,以保证国民经济发展规划和计划不仅满足发展生产、完善经济结构的要求,同时也体现保护环境和资源的要求。战略环境影响评价是实现可持续发展的重要手段,对解决全球环境问题也有重要作用。

(二)规划环境影响评价

规划环境影响评价是指对规划实施后可能造成的环境影响分析、预测和评估,它是战略环境影响评价的一部分。

我国环境影响评价法明确规定,国务院有关部门、设区的市级以上地方人民政府及其有关部门,对其组织编制的土地利用有关规划,区域、流域、海域的建设、开发利用规划,工业、农业、畜牧业、林业、能源、水利、交通、城市建设、旅游、自然资源开发的有关专项规划,均应在规划编制过程中组织进行环境影响评价,编写该规划有关环境影响的篇章、说明或环境影响报告书,并作为决策的重要依据。

(三)区域环境影响评价

区域环境影响评价是在一定区域内,用动态、整体的观点,综合考虑拟开发活动可能引起的环境变化。例如综合工业基地、大型水利工程或流域、城市建设,新兴经济小区开发和老工业区的改造,特别是农村城镇的建设,均需对各种原发、继发、短期、长期、可逆、不可逆、可恢复和不可恢复的影响进行分析、比较,使之标准化和定量化,然后综合起来进行评估。其目的是探讨区域内待建项目的布局、结构和时序,提出对区域环境影响最小的整体优化方案和防治对策,为区域人口、环境与开发建设的协调发展提供依据。

(四)建设项目环境影响评价

建设项目环境影响评价是指对厂矿企业、事业单位建设项目实施后可能造成的环境影响进行分析、预测和评估,其目的是综合考虑建设项目实施后,各种环境因素及其所构成的生态系统可能发生的变化,提出环境污染防治措施,为有关部门决策提供科学依据。

《中华人民共和国环境影响评价法》所指环境影响评价,目前仅仅是规划和建设项目的环境影响评价。

二、环境影响评价的内容和程序

(一)战略环境影响评价

1. 战略环境影响评价的内容　战略环境影响评价是对可能或已经对生态环境产生重大影响的战略进行评价。根据我国具体情况,评价对象的确定应坚持有效性和可行性相结合的原则,目前大致可分为3个层次:①宏观战略:如宪法中的部分条款,宏观经济政策,全国各个时期的五年规划和发展远景规划目标纲要等;②中观战略:包括部门法规、政策或省级综合性法规、政策、规划和计划;③微观战略:包括调节微观经济行为主体关系的法规、政策、规划和计划等,如收入政策、消费政策、行业发展规划或地区级以下的发展政策等。

与建设项目环境影响评价比较,战略环境影响评价包括规划环境影响评价有如下特点:

(1)可对战略进行选择与调整:建设项目环境影响评价只能对具体建设项目表示认可或否决,它不能指导发展计划朝着有利于环境恢复能力和远离敏感区的方向去建设。由于战略环境影响评价参与规划和计划制订的整个过程,因而能充分考虑与环境有关的各种问题,并可对战略进行选择和调整,制定出符合时代要求的可持续发展战略。

(2)可充分考虑协同效应和累积影响:由于建设项目环境影响评价往往缺乏对整体发展计划的了解,也难以对其他开发项目进行控制,因而容易忽略具体开发项目与过去、现在、将来的其他开发行为所产生的协同效应和累积影响。战略环境影响评价则可考虑多个项目的协同效应和累积影响。例如某一项目排放氮氧化物,另一项目排放碳氢化合物,在阳光作用下,两者反应可形成光化学烟雾,因而对环境的影响将大大超过每个项目的单独影响之和。

(3)可充分考虑替代方案:开展建设项目环境影响评价时,建设地点、类型和规模一般已经确定,此时要考虑替代方案往往受到限制。战略环境影响评价可在规划阶段充分考虑替代方案,并进行多方案比较。

(4)综合性强:战略环境影响评价要求资料多、信息广,评价范围大,时间长,包含的项目多,影响面广,所以综合性强。

2. 战略环境影响评价的程序　战略环境影响评价工作程序如下:

(1)明确评价对象,确定评价范围:根据战略内容,首先明确评价对象,并对评价对象进行分析,确定评价范围和评价力度,建立评价指标体系,确定评价原则,包括政策、法规、质量标准,环境承载力标准和可持续性原则标准。然后按既定的评价方法与步骤进行评价。

(2)开展调查研究,全面收集资料:具体评价时,首先应开展广泛的调查研究,全面收集有关战略内容、实施过程的第一手资料及当时的社会、经济、环境中与评价对象相关的资料,然后进行系统的整理、分类、统计和处理分析。通常采用多变量统计分析方法对各类数据进行系统研究。

(3)开展一些评价,给出相关结论:在数据处理分析的基础上,利用战略环境影响评价的预测模式和损害函数的评价模式,对各环境要素及影响因子进行预测和评估,并给出评价结论。评价结论一般有以下几种:①可以接受或继续实施该战略方案;②修改该战略方案或制定环境保护建议和措施;③接受一个或几个替代方案;④否定或终止该战略。

(4)编制影响评价文书:编制战略环境影响篇章、说明或环境影响报告书,作为战略环境影响评价文件。

3. 战略环境影响评价的方法　战略环境影响评价方法大致可分为以下3类:

(1)传统的环境影响评价方法:传统的环境影响评价方法包括定性分析、数学模型、系统模型、综合评价等方法,具体应用可根据评价对象及要求确定。

(2)政策评价方法:可应用的政策评价方法包括成本效益分析法、统计抽样分析法等。

(3)新方法的研究和应用:由于战略环境影响评价在国内尚未普遍展开,有关评价方法目前正在进行研究。新方法的基本思路应该是:定性与定量相结合,要素与整体相结合,环境、经济、社会效益相结合。但任何一种新的具体评价方法,都有待通过实践去确认。

(二) 区域环境影响评价

1. 区域环境影响评价的内容　区域环境影响评价着眼于一个区域内如何合理规划和建设,强调的是把整个区域作为一个整体来考虑。评价的重点在于论证区域内建设项目的布局、结构和时序,对区域的开发规划提出建议,并为建设项目的环境影响评价提供依据。主要内容包括:①区域开发活动环境影响预测与评价;②开发区的选址合理性分析;③开发区的总体布局合理性分析;④开发区规模与区域环境承载力分析;⑤区域开发土地利用与生态适宜度分析;⑥拟定开发区环境管理体系规划。

2. 区域环境影响评价的原则　区域环境影响评价具有整体性的特点,是一项综合性很强的工作。开展区域环境影响评价应遵循以下基本原则:

(1)区域环境容量有限,环境功能组合应最优:在任一区域内,环境容量主要取决于区域环境功能、环境标准、环境敏感程度、污染物种类、环境污染现状和自净能力,故其大小是有限的。为获得该区域最佳的总体功能,应根据环境特征进行环境功能分区,并使环境功能组合最优化。

(2)环境污染影响应最小:要求区域内各建设项目实现清洁生产,强调循环经济。对环境污染的治理应力求彻底。

(3)环境标准和总量控制应适宜:为保证区域环境质量符合环境功能要求,环境标准和总量控制应恰到好处,既不能放宽,也不是越严越好。

(4)区域社会、经济、环境应协调发展:区域社会进步、经济发展与环境保护应作为一个整体,同时、全面、综合评价,统一、协调发展。

3. 区域环境影响评价程序和方法

(1)评价程序:以区域社会、经济和环境发展规划为依据,按下述程序进行区域环境影响评价:①确定评价范围;②确定区域总体功能和功能分区;③确定环境保护目标(包括环境保护敏感目标)和标准;④进行区域环境现状监测和环境质量评价;⑤根据区域发展规划进行区域环境影响分析、预测和评价,包括各开发项目的单独影响、协同效应和累积影响;⑥进行区域环境社会经济损益分析;⑦提出环境保护对策;⑧编写污染物排放总量控制规划;⑨提出区域环境管理和监测系统的建议;⑩编写区域环境影响报告书。

(2)评价方法:区域环境影响评价方法大致可分为以下 3 类:①传统的环境影响评价方法:建设项目环境影响评价目前使用较多的有数学模式法、物理模式法、类比调查法和专业判断法,这些方法在区域环境影响评价中亦可应用;②系统动力学方法:该方法利用系统的整体性、层次性和历时性以及系统结构、功能与行为的辩证关系,并根据系统行为主要依赖反馈结构的原理,建立系统动力学模型,一般用结构框图和系统流程图表示,并用专门的系统动力学语言编程,然后进行动态仿真,最终获得所需的预测结果;③新方法的研究和应用:与战略环境影响评价一样,区域环境影响评价目前也没有统一的规范化方法,故开展新方法的研究和应用是有必要的。

(三)建设项目环境影响评价

1. 建设项目环境影响评价的内容 建设项目环境影响评价主要内容有:

(1)工程分析:工程分析对象为工艺过程,资源和能源的储运,交通运输,厂地的开发利用,生产运行阶段的开车、停车、检修,一般性事故和泄漏时可能出现的污染物非正常排放及其他情况。工程分析以工艺过程为重点,对污染物的非正常排放亦不可忽视。其余内容是否分析及分析的深度,则应视工程、环境特点及评价工作等级确定。目前,工程分析多采用类比分析法和物料衡算法。

(2)环境现状调查:首先根据建设项目所在地区的环境特点,结合各单项评价工作等级,确定各环境要素的现状调查范围,并筛选出应调查的有关参数。调查时应尽量搜集现有资料,然后根据需要进行现场调查和监测。

现状调查内容包括地理位置、地质、地形地貌、气候与气象、地表水环境、地下水环境、大气环境质量、土壤与水土流失、动植物与生态、噪声、社会经济、文物与“珍贵”景观、人群健康状况等。

(3)环境影响预测:对已确定的评价项目,都应预测建设项目对其产生的影响。预测范围、时段、内容及方法均应根据其评价工作等级、工程与环境特性、当地的环保要求而定。预测环境影响应尽量选择通用、成熟、简便并能满足准确度要求的方法。目前使用较多的有数学模式法、物理模型法、类比调查法和专业判断法。建设项目的环境影响,应按建设期、生产运行期和服务期满后3个阶段逐项进行预测。在生产运行阶段,还应对正常排放和非正常排放两种情况进行影响分析。

(4)环境影响评价:环境影响评价分为单项和多项评价:①单项评价用于评定与估价各评价项目的单个质量参数的环境影响。单项评价应有重点,对影响较重的环境质量参数,应尽量评价影响的特性、范围、大小及重要程度,影响较轻的环境质量参数则可较为简略。②多项评价用于各评价项目中多个质量参数的综合评价。采用多项评价时,不一定包括该项目已预测环境影响的所有质量参数,可以有重点地选择适当的质量参数进行评价。

2. 建设项目环境影响评价的程序　建设项目环境影响评价工作可分为3个阶段:

(1)准备阶段:首先由建设单位将建设计划提交环境保护部门并提出环境影响评价申请。环境保护部门确定对该项目的评价要求,并由建设单位委托有评价资质的单位承担评价任务。承担评价任务的单位应先研究有关文件,并进行初步工程分析和环境现状调查,筛选重点评价项目,确定各单项环境影响评价的工作等级,编制评价大纲。

(2)评价阶段:主要工作为进一步做好工程分析和环境现状调查,并进行环境影响分析、预测和评估。

(3)报告书编制阶段:主要工作为汇总、分析第二阶段工作所得的各种资料、数据,给出结论,完成环境影响报告书的编制。

在进行建设项目环境影响评价时,如需进行多个厂址的优选,则应对各个厂址分别进行分析、预测和评估。

3. 建设项目环境影响评价工作等级划分和分类管理

(1)划分环境影响评价工作等级的依据:①建设项目的工程特点,主要有工程性质与规模,能源、资源的使用量及类型,污染物排放量、排放方式与去向,主要污染物种类、性质、排放浓度等;②建设项目所在地区的环境特征,主要包括自然环境特点、环境敏感程度、环境质量现状及社会经济环境状况等;③有关法规和标准。

(2)环境影响评价工作等级:建设项目的环境影响评价通常按环境要素划分为3个等级,其中一级评价最详细,二级次之,三级较简略。各单项环境影响评价工作等级划分的详细规定,可参阅相应的导则。对于单项环境影响评价工作等级均低于第三级的建设项目,不需编制环境影响报告书,可根据具体情况编制环境影响报告表或填报环境影响登记表。

(3)环境影响评价分类管理:根据建设项目对环境的影响程度,以及国家对建设项目的环境影响评价实行分类管理:①建设项目对环境可能造成重大影响的,应当编制环境影响报告书,对建设项目产生的污染和对环境的影响进行全面、详细的评价。主要为:原料、产品或生产过程中涉及的污染物种类多、数量大或毒性大、难以在环境中降解的建设项目;可能造成生态系统结构重大变化、重要生态功能改变或生物多样性明显减少的建设项目;可能对脆弱生态系统产生较大影响或可能引发和加剧自然灾害的建设项目;容易引起跨行政区环境影响纠纷的建设项目;所有流域开发、开发区建设、城市新区建设和旧区改建等区域性开发活动或建设项目。②建设项目对环境可能造成轻度影响的,应当编制环境影响报告表,对建设项目产生的污染和对环境的影响进行分析或者专项评价。包括:污染因素单一,而且污染物种类少、产生量小或毒性较低的项目;对地形、地貌、水文、土壤、生物多样性等有一定影响,但不改变生态系统结构和功能的建设项目;基本不对环境敏感区造成影响的小型建设项目。③建设项目对环境影响小,不需要进行环境影响评价的,应当填报环境影响登记表。主要内容包括:基本不产生废水、废气、废渣、粉尘、恶臭、噪声、震动、热污染、放射性、电磁波等不利环境影响的建设项目;基本不改变地形、地貌、水文、土壤、生物多样性,不改变生态系统结构和功能的建设项目;不对环境敏感区造成影响的小型建设项目。

不同类别、不同规模建设项目对环境影响评价文件的具体要求,可参阅国家环境保护总局发布的《建设项目环境保护分类管理名录》。

三、环境影响评价方法

(一)大气环境影响评价

大气环境影响评价主要是分析研究污染物在大气中的输送、扩散机制和规律,以确定污染物浓度的时空分布,控制污染源的排放量,保护大气环境。

1. 大气环境现状调查 大气环境现状调查包括:评价区及其界外区地形图的收集,自然环境与社会环境概况、大气污染源与大气环境质量状况的调查。

(1)大气污染源调查:在污染源调查中,应根据评价项目的特点和当地大气污染状况对污染因子进行筛选。为此,首先应计算污染物的等标排放量 P_i(式 11-5),其中,P_i 较大的污染物即为主要污染因子。此外,在评价区内已造成严重污染的污染物亦应选为污染因子。污染因子一般不宜多于 5 个。对某些排放大气污染物数目较多的企业,如钢铁企业,其污染因子可适当增加。

大气环境影响评价工作等级不同,污染源调查对象亦有所不同。对于一、二级评价项目,应包括拟建项目污染源(改扩建工程应包括新、老污染源)及评价区内工业和民用污染源;对于三级评价项目,一般只调查拟建项目工业污染源。

一级评价项目污染源调查内容包括:按生产工艺流程绘制污染流程图,逐一统计各有组织排放源和无组织排放源的主要污染物排放量,毒性较大的污染物非正常排放量,污染物排放方式,与点源、面源相关的详细数据和资料等。二级、三级评价项目污染源调查内容可适当从简。

(2)大气环境质量状况调查:收集评价区内及其界外区各例行大气监测点的近 3 年监测资料,统计分析各点各季主要污染物的浓度值、超标量和变化趋势;根据需要,按规范对主要污染因子进行现场监测。最后给出各点各期各主要污染物浓度范围,包括一次最高值、日均浓度波动范围、季日均浓度值。一次值及日均值超标率,不同功能区浓度变化特点及平均超标率;浓度日变化及季节变化规律;浓度与地面风向、风速的相关特点等。

2. 烟尘在大气中的扩散 经过净化后的烟气,通常都通过排气筒或烟囱排入大气。由烟囱排出的烟气都具有一定的速度和温度。在动力及浮力的作用下,烟气在离开烟囱口之后,仍然要向上冲出一定的高度,然后再沿风的方向扩散。烟气抬升高度和烟囱本身的高度之和即为污染物通过烟囱排放时烟囱的有效排出高度(effective height of emission)。显然,抬升高度是影响烟气在大气中扩散的主要因素。而扩散能力和抬升高度又均与烟囱的高度、烟气温度、烟囱排放量有关,还与当地的气象因素如风向、风力、湍动涡流和大气竖向温度结构等有关。

(1)风流的影响:风向和风力是影响烟囱大气扩散的主要因素之一。处于地球上的主风流是由大规模的气压变化引起的,但在某一局部地区,它还受到当地各种因素的影响。例如地表面的"粗糙度"使风向改变,风速降低,湍流增加。在城市地表面的粗糙度较大,而在农村则较为平坦。由于地面的摩擦和阻滞引起了风的切变,风流越接近地面,地面越粗糙,风速越低,风向向上起翘的程度也越大。在距离地面某一高度以上(一般为 500~700m),风流不受地表面的影响,其方向几乎平行于等压线。风速主要取决于水平压力梯度,因而被称为"梯度风"。

关于排气筒或烟囱排出口处平均风速 V_a 的计算方法较多,我国技术规范规定:

$$\text{当 } Z_2 \leqslant 200m, V_a = V_1\left(\frac{Z_2}{Z_1}\right)^m \qquad (\text{式 11-15})$$

$$Z_2 > 200m, V_a = V_1\left(\frac{200}{Z_1}\right)^m \qquad (\text{式 11-16})$$

式中:V_1 为邻近气象台(站)Z_1 高度五年平均风速(m/s);Z_1 为相应气象台(站)测风仪所在的高度(m);Z_2 为烟囱出口处高度(与 Z_1 有相同高度基准)(m);m 为各种稳定条件下的风廓线幂指数值。

(2)大气稳定度:大气稳定度是指大气中某一高度上的一团空气在垂直方向上的相对稳定程度,它取决于大气层中沿高度方向温度的变化,是影响烟尘在大气中扩散的极为重要的因素。

大气稳定度的确定一般采用修订的 Pasquill 方法,即按 10m 高地面平均风速、白天三类日照强度和夜间二类云量分为强不稳定类 A、不稳定类 B、弱不稳定类 C、中性 D、弱稳定类 E、稳定类 F 共 6 级。具体的方法为:先计算太阳高度角,由太阳高度角与云量查表得出太阳辐射等级,最后由太阳辐射等级与地面风速查表可得稳定度等级。

(3)有效高度 H_e 的确定:排气筒有效高度为排气筒距地面几何高度 H 与烟羽抬升高度 ΔH 之和,即

$$H_e = H + \Delta H \qquad (\text{式 11-17})$$

对于一定的排放源,H 为定值,若超过 240m,则按 240m 计算。因此,只要确定烟羽抬升高度,便可知有效高度。

假定烟气因动量上升的高度为 H_m。因温差产生的浮力使烟气上升的高度为 H_t,则烟羽抬升高度为

$$\Delta H = H_m + H_t \qquad (\text{式 11-18})$$

显然,ΔH 与排气速度、排气筒直径、平均风速、大气稳定度、减温率、烟气温度、大气温度等有关。由于烟气抬升高度在大气扩散中的重要作用,且影响因素较多,曾有不少学者进行过研究,现已提出多种计算公式。我国标准对其计算方法已作了规定。

(4)地面最大浓度及其距离的计算:由排气筒排出的烟尘被周围大气所稀释,并随风流向下风侧扩散。对稀释后下风侧任一点位烟尘浓度的预测,可利用数学模式和必要的模拟试验。

3. 有害气体无组织排放及卫生防护距离　凡不通过排气筒或通过 15m 以下高度排气筒的有害气体排放,均属无组织排放。无组织排放的有害气体进入呼吸带空气中时,其浓度如超过《环境空气质量标准》规定的浓度限值,则无组织排放源所在的生产单元与居住区之间应设置卫生防护距离。其值可按式 11-19 计算:

$$\frac{Q_e}{C_m} = \frac{1}{A}(BL^c + 0.25r^2)^{0.50}L^D \qquad (\text{式 11-19})$$

式中:C_m 为标准浓度限值(mg/m_N^3);L 为工业企业所需卫生防护距离(m);γ 为有害气体无组织排放源所在生产单元的等效半径(m),按生产单元占地面积 $S(m^2)$ 计算,$r = (s/\pi)^{0.5}$;Q_e 为工业企业有害气体无组织排放量(kg/h);A、B、C、D 为卫生防护距离计算系数

（无因次），根据工业企业所在地区近五年平均风速及工业企业大气污染源构成类别从表11-7查取。

表 11-7 卫生防护距离计算系数

计算系数	工业企业所在地区近五年平均风速(m/s)	卫生防护距离 L(m)								
		L≤1000			1000<L≤2000			L>2000		
		工业企业大气污染源构成类别								
		I	II	III	I	II	III	I	II	III
A	<2	400	400	400	400	400	400	80	80	80
	2~4	700	470	350	700	470	350	380	250	190
	>4	530	350	260	530	350	260	290	190	110
B	<2		0.01			0.015			0.015	
	>2		0.021			0.036			0.036	
C	<2		1.85			1.79			1.79	
	>2		1.85			1.77			1.77	
D	<2		0.78			0.78			0.57	
	>2		0.84			0.84			0.76	

工业企业大气污染源构成分为3类。I类：与无组织排放源共存的排放同种有害气体的排气筒的排放量,大于标准规定的允许排放量的1/3者;II类：共存的排气筒的排放量小于允许排放量的1/3,或虽无排放同种大气污染物之排气筒共存,但无组织排放的有害物质的容许浓度指标是按急性反应指标确定的;III类：无排放同种有害物质的排气筒与无组织排放源共存,且无组织排放的有害物质的容许浓度是按慢性反应指标确定的。

Q_e 可取同类企业正常运行时的无组织排放量。若按式11-19计算的L值在两级之间,则取偏宽的一级。卫生防护距离在100m以内,级差为50m;超过100m、≤1000m时,级差为100m;超过1000m以上,级差为200m。排放多种有害气体的工业企业,按 Q_e/C_m 的最大值计算卫生防护距离;若按两种或两种以上有害气体的 Q_e/C_m 值计算所得卫生防护距离在同一级别时,该类工业企业的卫生防护距离应提高一级。地形条件复杂的工业企业,其卫生防护距离需经建设单位、卫生、环境保护主管部门根据环境影响报告书共同确定。

（二）地表水环境影响评价

地表水环境影响评价主要是分析研究污染物在天然水体中的自净规律,从保护地表水环境的角度控制污染物的排放量,确定拟建项目实施的可行性。凡可进行建设的项目,还应提出保护水环境的对策与措施。

1. 地表水环境现状调查 地表水环境现状调查主要包括:地表水调查范围和时间及地表水污染源调查。

（1）调查范围和时间:环境现状的调查范围,应包括建设项目对周围地表水环境影响较显著的区域。在确定某项工程的具体调查范围时,应根据污水排放量和受纳水体情况,参考评价技术导则确定。

根据建设项目污水排放量、污水水质复杂程度,各种受纳水体的规模以及水质要求,地表水环境影响评价工作亦分为3级。评价等级不同,对各类水域调查时期的要求也不同。

若评价等级为一级,一般需要调查一个水文年的丰水期、平水期和枯水期,因时间不够,至少也应调查平水期和枯水期;评价等级为二级,一般应调查枯水期和平水期,若评价时间不够,可只调查枯水期;评价等级为三级,一般情况可只在枯水期调查。对海湾水质调查,各评价等级一般均应调查大潮期和小潮期。

(2)污染源调查:污染源包括点源和面源。点源调查内容包括排放口位置、排放形式及排放方向;现有排放量、排放速度、浓度及其变化;取水量、用水量、循环水量及排水总量;废水处理设备、效率、处理水量及事故状况等。面源调查包括原料、燃料、废料、废弃物的堆放位置、堆放面积与形式、堆放点的地面铺装及其保洁程度、堆放物的遮盖方式;排放方式、去向与处理情况,即应说明是有组织的汇集还是无组织的漫流,集中后直接排放还是处理后排放,单独排放还是与生产废水或生活污水共同排放;主要水质参数以及有关排放季节、时期、排放量、浓度及其变化等。

污染源调查水质参数的选择包括常规水质参数和特征水质参数两类。常规水质参数通常有 pH、溶解氧、高锰酸盐指数、五日生化需氧量、氨氮、酚、氰化物、砷、汞、铬(六价)、总磷、水温等,可根据水域类别、评价等级、污染源状况适当删减;特征水质参数可根据建设项目特点、水域类别及评价等级选定。

单项水质参数评价可采用标准指数法。多项水质参数的综合评价可采用幂指数法、加权平均法、向量模法和算数平均法。

2. 扩散、稀释作用及允许负荷量的计算 难降解有机污染物、可溶性盐类和悬浮固体在水体中的自净主要属物理过程,只考虑其扩散、稀释作用。

(1)污染物在水体中的扩散与稀释:废水排入水体后,立即在水体中扩散,为水体所稀释。其稀释过程取决于两者的总量及混合程度,据此可引出"稀释比"与"混合系数"的概念。

所谓稀释比,即参与稀释、混合的水体总水量与排入的废水总量之比。如果水体为河水,可用河水流量 Q_h 与排入的废水流量 Q_p 之比表示:

$$N = \frac{Q_h}{Q_p} \qquad \text{(式 11-20)}$$

但式 11-20 给出的稀释比是可能获得的最大稀释程度。实际上,废水排入天然水体后,需要一定时间或经过一段距离才能达到充分的混合。在一个流动的水体中,废水从排入到完全混合,必然是在下游的某一个断面。该断面到废水排放口之间的河段称为混合过程段,其间任何断面的稀释比均小于式 11-20 给出的数值。令 γ 为混合过程段的稀释比,显然:

$$\gamma = M \cdot \frac{Q_h}{Q_p} \qquad \text{(式 11-21)}$$

M 定义为混合系数,它是参与稀释的河水流量与总流量之比值。

影响混合系数 M 的因素很多,如:河水与废水的流量比,废水排放的位置和形式,河流的弯曲程度及水文条件,废水特性,从排放口到计算断面的距离等。混合系数的数值可通过实测求得,也可据经验公式近似计算。

(2)水体最大容许负荷量及最大容许排放浓度:负荷量是指在一定自然条件下,按水质标准要求,水体能够承受污染物的最大数量。它随供水目的、水质要求、水体水量和自净能力而变化。最大容许负荷量 E_m(g/s)的计算公式为:

$$E_m = Q_h C_s \qquad \text{(式 11-22)}$$

式中：Q_h 为水体水量(m^3/s)；C_s 为水质标准规定的污染物浓度(mg/L)。

根据 E_m 和污染物最大容许排放量的等量关系，并考虑混合系数的影响，可得最大容许排放浓度 $C_m(mg/L)$ 的计算公式：

$$C_m = (M \cdot \frac{Q_h}{Q_p} + 1)C_s - \frac{Q_0}{Q_p}C_0 \qquad (式11-23)$$

式中：Q_0 为废水排放口上断面河水流量(m^3/s)；C_0 为废水排放口上断面污染物浓度(mg/L)；其余符号意义同前。

(3)完全混合河段水质模型：假定污染物在下游某一断面完全均匀混合，此时混合系数 M 为 1，据式(11-23)，可得下断面水质预测模型：

$$C = \frac{C_p Q_p + Q_0 C_0}{Q_p + Q_0} \qquad (式11-24)$$

式中：C_p 为污染物排放浓度(mg/L)；Q_p 为废水排放量(m^3/s)；C_0、C 为上、下断面污染物浓度(mg/L)；Q_0 意义同前。

四、环境健康影响评价

(一)环境健康影响评价与建设项目职业病危害预评价

保护环境的目的是合理利用环境与资源、防止环境污染与生态破坏，保护公众健康，促进社会经济可持续发展，促进人类与环境的和谐共处。人类社会经济活动所造成的环境因素变化，势必影响人类的生活和工作环境，直接或间接地涉及人类健康。因此，以保护人群健康为直接目的，根据环境质量信息和环境流行病学调查资料来预测区域环境质量变化对人群健康的影响并提供对策的环境健康影响评价就显得更为重要。

环境健康影响评价与建设项目职业病危害预评价虽有密切的关系，但其工作内容并不相同。职业病危害预评价是对可能产生职业病危害的建设项目，在可行性论证阶段，对建设项目可能产生的职业病危害因素、危害程度、对劳动者健康影响、防护措施等进行预测性卫生学分析与评价，确定建设项目在职业病防治方面的可行性，为职业病危害分类管理提供科学依据。其根本目的是从源头控制和消除职业病危害，防治职业病，保护劳动者健康。

(二)环境健康影响评价内容

环境健康影响评价一般用于大中型建设项目，主要评价内容为：

1. 拟建项目选址 拟建项目选址是否属于自然疫源地、地方病流行区、逆温天气多发区和其他环境性疾病高发区是首先应考虑的问题。许多疾病常在某一个地区的人群中发生和流行，呈现明显的区域特点。任何工程项目的建设，首先涉及的是选址和缺乏某种自然免疫力人群的流动和集中，因此，保护人群健康往往成为最突出的问题。选址应尽可能回避下列地区：

(1)自然疫源地：是具有自然感染和传播某些生物性地方病的流行区，是由致病因子、易感脊椎动物和传病媒介组成的特殊生态系统。严格说来，自然疫源性疾病是野生动物间的传染病，目前已知 200 余种，其中半数可以传染给人类。另有 100 多种寄生虫病，人类和牲畜可以互相感染。这种具有自然地理景观特点的生物种群关系是在生物进化过程中，相互依存或制约而形成和发展起来的。在不同自然景观条件下，生存着不同的生物种群，构成特定的生态系统，表现出特殊的生物性地方病性状。目前，我国常见的自然疫源性疾病有流行性出血热、钩端螺旋体病、鼠疫、黑热病、疟疾、丝虫病、乙型脑炎、血吸虫病、肺吸虫病、绦虫病等。

自然疫源地在空间上具有暴发点或策源地的性质。一般情况下,已被消灭的疫源地与具有相似景观条件的邻接区,当病原体从外地传入时,可重新成为疫源地。自然疫源性疾病的流行常呈季节性和周期性。如河谷地区自然疫源地,当洪水泛滥时,某些带有病原体的动物为了躲避洪水或寒冷的威胁,从河滩或低洼地带栖息场所迁出或借助水力外输到新的居住点建立新的疫源地。待洪水消退后,一部分带有病原体的动物又可能返回原地,使新老疫源地连接起来,扩大疫区的范围,增加疾病流行的机会。人类生产活动可改变自然疫源地的生态条件,既有抑制也有增加自然疫源性疾病的可能性。

(2)化学性地方病流行区:它是在一定生物地球化学条件下,水源和土壤中某些化学元素含量与生理需要量之间不平衡,饮水和食物的化学元素组成比例失调,这种不能满足机体需要或超过机体负荷而引起的疾病称为化学性地方病。一般该地方病流行的特点是:凡接触该环境的人群,其发病率比未接触该环境对照区的人群要高,并随居住该地区的年限增加而上升。外来的健康人到达该地区一定时间后也可发病,其发病率与当地居民相似或略高。迁离该地区的居民其发病率下降,已患该病的如果病理变化是可逆的,临床症状也会缓慢减轻或者自然痊愈。我国常见且分布面广的化学性地方病有地方性甲状腺肿、地方性氟病、克山病、大骨节病等。

(3)"逆温"天气多发区:"逆温"严重妨碍烟气扩散,造成烟雾事件,对人群健康带来极大的危害。因此,对废气排放量较大的厂矿企业,其选址必须回避"逆温"天气多发区。

(4)其他环境性疾病高发区:环境流行病学调查发现,某些肿瘤有一定的地理分布特点,有的遍及全世界,有的只在某些地区特别集中高发。各种肿瘤在不同地区间也存在着明显的差别,且与环境条件有关。某些地区存在着高放射性本底,或因岩层自然风化和人为开采,使某些有害元素积存于土壤,溶解于水中,直接影响人体健康。总之,在环境健康影响评价中,要注意各种环境性疾病发生的可能性,选址时切实回避各种环境性疾病的高发区。

2. 建设项目对人群健康影响的预评价 建设项目对人群健康的影响是多方面的,不同企业也有所不同。例如某些项目可能影响局部地区的气候和地下水文条件,促使某些疾病的流行。兴建水利设施,因浇灌面积扩大,软体动物、蚊、鼠类等病媒动物的生态环境得到改善,因而有可能导致血吸虫、疟疾等的蔓延和饮用水质变差。工程项目投产后,饮用水源污染是常见现象。特别是一些毒性强、有致癌作用的污染物,必须引起高度的重视。

(三)环境健康影响评价程序

根据建设项目拟建区域的特点和对环境影响的性质,环境健康影响评价亦可分为初步评价和详细评价两个阶段。

在初评阶段,应着重搜集环境健康影响的历史和现状资料,论证项目的可行性,得出选址、环境容量和人体污染负荷的定性结论。就地域而言,在城区或郊区兴建企业时,一般可先通过当地卫生防疫、军事医学、户籍、环境监测等部门索取有关自然疫源地、地方病流行区的人口变动,传染病、地方病等的发病率、死亡率、畸胎发生率,按时间、地区和人群特征的描述性疫情材料,以及有关监测资料,然后与邻近地区的相应资料进行对比,分析有无异常现象。

大型骨干企业、特殊项目以及处女地的开发应进行详评。此时必须开展专题研究,并注意搜集流行强度较低、危害较大的疾病资料。确定环境危险因素,进行健康影响识别,开展人体健康影响评价,计算并评价危险度。通过时间、地区和人群之间的综合分析,编制医学地理图,为规划、设计以及防治措施提供依据。

(四)环境健康影响评价指标

开展环境健康影响评价,首先需确定环境危险因素,环境危害因素的识别主要是通过待评建设项目的工程分析,将对人体健康危害严重的物质,例如具有明确致癌作用,有较强遗传、生殖或者神经毒性的环境危险因素,纳入健康影响评价。

1. 自然疫源地的调查与评价　自然疫源地的调查内容为动物的种群、数量(密度)、活动时间、带菌(虫)情况,孳生地类型、范围及强度,雨量、温度、日照等气象因子及地形、地貌、土质、植被等景观条件,兽类疾病类型及强度,社会经济状况及其演变速度和规模。需要明确的问题有疾病性质及流行史,哪些动物是自然疫源地的宿主,在什么样的条件下将自然疫源性疾病传给人类,应采取何种对策,当前或未来有无适合或诱发某些疾病疫源地复苏或建立的媒介动物生存、繁殖的生态条件等。

2. 化学性地方疾病的调查与评价　化学性地方病的致病因子相当复杂,评价方法有下列几种:

(1)总接触量评价法:通过膳食、饮水、呼吸量及皮肤接触的检测,估算人体的接触总量及污染物在体内的蓄积速度和程度,与毒理学测定的阈值进行比较,分析机体负荷情况。

(2)主要侵入途径评价法:从保护高危险人群出发,对主要途径所接受的剂量做出评价。常见主要途径有:空气-人,空气(或水、土)-农作物-人,水-鱼类-人等。这种评价方法工作量小,时间短,节省人力、物力。

(3)至适限量评价法:环境质量的高低取决于环境诸要素中处于“最低或最高状态”的那个要素,且不能用其他处于优良状态的要素去代替和弥补。生物体的正常生命活动对环境化学元素有一定的数量和品种要求,为保证机体代谢功能的调节,土壤、水、食物中各元素的含量也有其适宜的范围。如果超出或低于此范围,机体的调节过程就会受到干扰,生理功能可出现紊乱,表现为地方性疾病。这种评价方法适用于环境中的生命活动必需营养素和微量元素的评价。

(4)“比标”评价法:与质量指数评价法类似,在此采用超标倍数的概念,即:

$$D = \frac{C_i}{C_{si}}$$

（式 11-25）

式中:D 为超标倍数;C_i 为实测浓度;C_{si} 为标准规定浓度。

3. 环境污染对健康影响评价指标和方法

(1)健康状况评价指标:常用评价指标主要有:

1)发病率:一定人群在特定时间内发生的新病例数与同期暴露人群平均数之比,一般以每 10 万人口中的新发病例数表示。它适用于急性或病程较短疾病的预防和病因探讨,发病率升高常见于高危险人群。例如某工厂周围观察范围内的年平均人口数为 20 993 人,肺癌 5 年累计病例数为 7 例,则年平均发病率为:

$$\frac{7}{20\ 993 \times 5} \times 100\ 000/10\ \text{万} = 6.7/10\ \text{万}$$

2)感染率:在某一短时间(月,周,日)内某一受检人群中感染或感染过某种病原者的频率,即:

$$感染率 = \frac{感染人数}{检查人数} \times 100\%$$

3）现患率：一群人在某一时期新发和已发未愈的病例数与同期暴露人数之比。通常以10万人口中的病例数表示。依观察时间长短又可分为期间现患率和时点现患率。前者指较长时间内发生的新病例及上一时期留下来的未愈病例总数的现患率；后者用于较短时间内（如一日、一周或一旬）即在某一时点内存在新老病例的现患率。

4）病死率：死于某种疾病的人数与患该种疾病人数之比，通常以百分率表示。常用于评价一定时期内急性疾病的危害水平。

5）死亡率：特定人群在一年内总死亡人数与同年中期即6月30日或7月1日人口数之比，通常以每1000人口中的死亡数表示。死亡率是研究人群健康状况、生活水平和医疗条件等的主要综合指标之一。为使不同地区得到的资料更具有可比性，必须消除地区之间年龄、性别构成比例上的差别，即采用一个共同的内部构成比例标准对死亡率进行校正，使比较对象年龄、性别构成一致，这种校正后的死亡率称为标化死亡率。

6）流产率：某一年度内每1000名年龄为15~44岁妇女流产的估计数。

7）新生儿死亡率：某一年度内出生的每1000名活产婴儿中寿命在28天内的婴儿死亡数。

8）期望寿命值：评价人群健康状况的综合指标。

9）影响遗传的指标：如性别比，死产、死胎、先天性畸形发生率，不孕数等。

为了比较不同接触剂量水平下的发病危险性，分析发病危险性与有害环境因素之间的关系，环境健康影响评价还需采用一些特殊的统计分析指标，目前主要有：①相对危险度：某地区在观察期间人群中共发现某种疾病的例数与该地区据此疾病发病资料计算的预期发病例数之比。②特异危险度：接触组与对照组的发病率或死亡率之间的绝对差。它反映危险因素引起发病率或死亡率改变的具体幅度。③病因危险度：接触有害因素所产生的新病例在全部新病例中所占的比例。如果消除了该有害因素的影响，可期望减少这种新病例。④比例死亡率：按全人口中死因比率与居民死亡人数相乘计算的预期死亡人数与观察死亡人数之比。当生命统计资料不全，缺乏人群年龄、性别分布资料，但有完整的疾病、死亡记载时，可采用比例死亡率评价。

（2）环境污染对健康影响评价方法：环境污染对健康影响评价的基本思路是：根据污染区和对照区的环境监测、评价数据和人群健康状况调查、检测结果，采用直接对比分析的方法，将环境污染因子与健康评价指标联系起来，或运用卫生统计学与模糊数学的方法，在控制混杂因素的影响之后，建立健康评价指标与环境污染物浓度之间的剂量-反应关系或模糊对应关系，并据此预测环境污染对人群健康的影响。但是绝大多数的环境污染对人群健康的影响呈现出低剂量、长时间、综合性、广泛性和潜隐性的特点，常常是随着污染物浓度增加和接触时间的延长，才逐渐引起非特异性危害，因此，往往被忽视或不明其原因，识别和判断也比较困难。

1983年，美国科学院（NAS）提出健康风险评价（health risk assessment, HRA）的概念，并定义："健康风险评价是描述人类暴露于环境危害因素之后，出现不良健康效应的特征。它包括若干个要素：以毒理学、流行病学、环境监测和临床资料为基础，决定潜在的不良健康效应的性质；在特定暴露条件下，对不良健康效应的类型和严重程度做出估计和外推；对不同暴露强度和时间条件下受影响的人群数量和特征给出判断；以及对所存在的公共卫生问题进行综合分析。"

简言之，健康风险评价是利用现有的毒理学、流行病学及实验研究等最新成果，按一定准则,对有害环境因素作用于特定人群的有害健康效应(伤、残、病、出生缺陷、死亡等)进行综合定性与定量评价的过程。从而判断环境污染物与人群健康危害之间的关系及危害程度,以便为相关部门对环境污染采取相应政策和措施提供理论依据等。

目前,健康风险评价常见方法有 NAS 四步法、生命周期分析、MES 法等。

1)NAS 四步法:由美国国家科学院(NAS)和美国环境保护局(EPA)出版的红皮书《联邦政府风险评价管理》,已成为健康风险评估的指导性文件。该书将健康风险评价概述为四个步骤,即 NAS 四步法:①暴露评定:确定是否存在暴露及暴露的程度;②危害鉴定:确定是否发生健康危害及不良健康效应的类型和特点;③剂量-反应(或效应)关系评定:是在②的基础上,定量评价其危害性;④风险特征分析:是对①②③提供的资料,估计可能产生健康危害的程度。目前已被世界各国和国际组织普遍采用,该方法已广泛应用于由于事故、空气、水和土壤等环境介质污染造成的人体健康风险评价。此方法主要适用于污染物质对人体长期慢性危害的风险评估,不适用于环境污染突发事故的风险评估,如微生物、放射性物质污染等的风险评估。

2)MES 法:"风险"是指特定危害性事件发生的可能性(L)和后果(S)的结合,然后用两者的乘积反映风险程度 R 的大小,即 R=L·S。人身伤害事故发生的可能性(L)主要取决于人体暴露于危险环境的频繁程度即时间(E)和控制措施状态(M)。MES 法是从此两方面考虑人身伤害发生的风险程度,即 R=MES。按暴露时间长短和暴露频率可将 E 分为各种级别,每种级别赋予相应的分数值,如将暴露时间分为连续暴露、工作时间内暴露、每周暴露一次和每月暴露一次 4 种情况,每种情况的分数值分别为 10、6、3 和 2。按照同样的方法,可将控制措施 M 按有无控制措施和控制措施的完整程度分为多个级别。将事故发生后果 S 根据疾病的发生率、伤亡人数或设备财产损失分为多个级别,同样赋予一定的分数值,这样既可以计算危害发生的风险,并根据风险值的大小,评价风险发生的可能性。

3)生命周期分析:生命周期分析(life cycle analysis,LCA)指对产品系统的环境行为从原材料开采到废弃物的最终处置进行全面的环境影响分析和评价,是一种重要的决策和可持续发展支持工具,已被纳入 ISO14000 环境管理标准体系。国际环境毒理学和化学学会给出的定义为:"LCA 是对某种产品系统或行为相关的环境负荷进行量化评价的过程。它首先通过辨识和量化所使用的物质、能量和对环境的排放,然后评价这些使用和排放的影响。评价包括产品或行为的整个生命周期,即包括原材料的采集和加工、产品制造、产品营销、使用、回收、维护、循环利用和最终处理,以及涉及的所有运输过程。它关注的环境影响包括生态系统健康、人类健康和能源消耗 3 个领域,不关注经济或社会效益。"近年来,越来越多的学者开始将其用于局域性的人体健康影响评价。利用污染物生命周期分析方法,通过归宿分析-效应分析-危害分析,研究排放物通过不同介质和途径对人体健康的影响,定量计算污染物对人体健康的危害。

4)其他健康风险评级模型:健康风险评估主要应用传统统计学模型和生理药物代谢动力学(physiologically based pharmacokinetic,PBPK)模型。传统的统计学模型是根据流行病学调查和动物实验得到的污染物剂量-反应关系而建立的。药物代谢动力学方法是建立在化学毒物在组织、器官中的分布和时间变化过程研究的基础上。在进行环境污染物暴露人群健康风险评估时,通用的 NAS 四步法也是在这两种模型基础上建立起来的。健康风险评估还可以利用其他已成熟的模型进行评估,这样的模型常常较为便利、简单、易于操作,但往往有一定的局限性,例如以下模型。

①IEUBK 模型:综合暴露吸收生物动力学模型(integrated exposure uptake biokinetic model,IEUBK)是美国 EPA 在 1994 年发布的儿童血铅预测模型。该模型由暴露、摄入、生物动力学及变异性 4 个模块组成。其首先假设儿童(0~7 岁)血铅近似几何正态分布,根据收集到的儿童环境铅暴露信息,如空气、土壤、饮用水、食物等,结合铅在体内各系统的生物动力学过程,预测儿童或儿童群体的血铅水平几何均值,进而估算血铅水平超过某一临界浓度(100μg/L)的概率。

IEUBK 模型在世界范围内应用十分广泛,美国各州、欧洲、澳洲、中国台湾等地均有成功的案例报道。它不仅可以用来预测一个地区的儿童血铅水平,还可以用来评价一个地区的控铅措施是否有效。在我国内地也有相关文献报道,但由于 IEUBK 模型以欧美国家儿童的生理参数为基础而构建,我国儿童在暴露和代谢参数上可能有所差异,若将该模型在我国大量应用,可能还需进行参数的调整和校正。

②ICRP 模型:是国际放射防护委员会(International Commission on Radiological Protection,ICRP)推荐的用于评价环境中大气污染物经吸入途径产生人体危害的生物动力学模型。ICRP 在 1994 年发布该模型时仅给出了与评价辐射危害相关的有关部位参数,而没有化学致癌物和非致癌物的相关参数,因此在应用 ICRP 模型评价健康风险时,需要采用美国 EPA 提供的相关参数。有研究显示 ICRP 模型在形态学、生理学参数、适用人群及适用的颗粒物性质等方面都可以兼容美国 EPA 的参数。

ICRP 模型常用于评价急剧或间歇吸入暴露后短期内的污染物健康风险,可适用于不同年龄段的人群,并考虑了颗粒物的生物动力学直径、人群的平均体重、各种条件下的换气率等情况。Khoury 等人曾应用该模型评价冶炼厂排放的大气对儿童血铅的影响,但由于 ICRP 模型只能评价吸入途径下污染物对人体的健康风险,没有考虑其他暴露途径,因此在评价污染物综合风险时应用有限。

③HHRE 模型:即人类健康风险评价(human health risk evaluation,HHRE)模型,是欧盟为应对在土地的规划利用时,重金属可能会对人类产生健康风险而提出评价模型。该模型可评价人类在接触潜在的重金属污染源时可能受到的健康风险。它采用基于风险来源-途径-受体相联系的框架,评价过程包括污染物浓度分析、确认暴露途径和各暴露途径的评价摄入浓度。

HHRE 模型主要考虑人类长期接触土壤重金属所带来的健康风险,并将土地风险使用系数(LURc)引入到健康风险评价中来,该系数代表了不同的土地利用方式对接触人群的健康危害程度。在暴露途径的选择上,HHRE 模型只考虑了直接摄入土壤或灰尘时重金属对人体的健康风险,并没有考虑皮肤接触或吸入等暴露途径。

(王　琳)

参 考 文 献

1. 陈学敏,杨克敌.现代环境卫生学.第 2 版.北京:人民卫生出版社,2008.
2. 周宜开,王琳.土壤污染与健康.武汉:湖北科学技术出版社,2015.
3. 杨克敌.环境卫生学.第 8 版.北京:人民卫生出版社,2017.

第十二章

环境健康危险度评价

第一节 概　　述

人们在日常生活中自觉或不自觉地通过食物、空气和水等接触各种物理性、化学性或生物性有害因子。因此，很想知道这些因子是否会对健康造成危害？如果有危害，其严重性和发生的概率如何？环境健康危险度评价就是为满足人们的这些需求而产生的。环境健康危险度评价（environmental health risk assessment）是指通过分析和汇总各种科学信息，判断某种环境因素所致的危害是否存在，以及这种危害对人体健康产生影响的可能性和程度的综合过程。

人类很早就认识到环境受到污染后可能影响到健康，但真正开始注意到有害因素与健康效应之间的关系是在资本主义工业发展萌芽的 16~18 世纪。这一时期概率论也得到了一定的发展，可以说初步奠定了现代环境健康危险度评价的基础。20 世纪初暴发的产业革命，在推动大工业化进程的同时，带来了一系列的职业卫生问题。之后，欧美各国开始重视采取措施保护人群免遭生活和生产环境中有害物质的危害。20 世纪 30 年代，人们认识到污染物的毒性和暴露程度与人群的健康效应有密切的关系，并据此提出可接受浓度的概念，开始制定作业环境的容许浓度。第二次世界大战结束后，石油、化工工业发展迅猛，环境化学物质污染及其健康危害的问题日益突出。20 世纪 50 年代，健康危险度评价的安全系数法首次提出，即用动物实验求得未观察到效应水平（no-observed effect level，NOEL）或未观察到有害效应水平（no-observed adverse effect level，NOAEL），将这些值除以安全系数（safety factor），估计人的可接受摄入量。20 世纪 60 年代以后，关于致癌物有无阈值以及致癌物的危险度评价方法成为研究者们关注的课题。一些学者提出用实际安全剂量（virtually safe doses，VSD）来估计致癌物的实际危险度。以后，人们逐渐使用一些数学模型在动物实验剂量-反应关系曲线的基础上估计人终生患癌的超额危险度。利用模型预测患癌的超额危险度是环境健康危险评价的一个重要转折点。

进入 20 世纪 80 年代后，随着毒理学及相关学科研究的深入，对化学物质危害的评价逐渐由定性向定量发展，环境健康危险度评价作为联系环境毒理学、环境流行病学与卫生政策以及科学家与卫生管理者之间纽带的作用日益受到重视。美国国会指示美国食品和药物管理局与独立的第三方机构美国国家科学院合作，研究保护公众免受化学物质危害以及为危险管理提供重要科学依据的健康危险度评价方法。1983 年，美国国家科学院关联的非政府组织国家研究委员会发布名为"联邦政府的危险度评价模式"红皮报告书，提出了健康危险度定量评价的危害评价、剂量-反应关系评价、暴露评价和危险特征分析四步模式(图 12-1)。

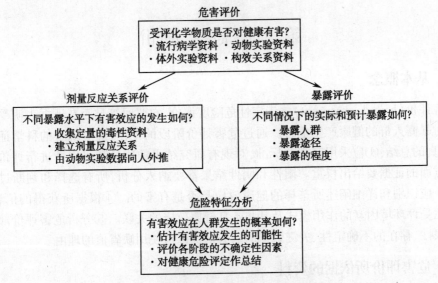

图 12-1　环境健康危险度评价的基本模式

　　然而,由于各国制定有关危险度管理的法律规定不同,一些国际组织制定的环境健康危险度评价原则又有所差异,导致不同国家或国际组织采用的环境健康危险度评价方法仍存在有一定的差别。为此,1992 年在巴西里约热内卢召开的联合国环境与发展大会(UNCED)的政府首脑会议后提出的 21 世纪行动日程的第 19 章中,特别指出环境健康危险度评价方法的国际标准化是实施化学物质有效安全管理的必要措施。之后,美国环境保护局(USEPA)、欧洲化学品署(ECHA)、欧洲食品安全署(EFSA)、经济合作与发展组织(OECD)、国际化学品安全机构(IPCS)等召开了许多专门会议,探讨健康危险度评价方法及其国际标准化问题。目前已达成共识,上述美国国家研究委员会提出的四步模式构成国际标准化的基本框架。同时指出,一个良好的环境健康危险度评价应满足以下要求:①有明确的评价理由和目的;②应清楚地阐述评价的范围、关注的危害种类、受影响的人群范围、相关的暴露特征以及在暴露范围的剂量-反应关系;③应定性、定量地提供危险度的特征,危险度特征的定量描述应包括危险度的范围估计;④应依据可获得的信息,对危险度作出科学、客观的评价,尽可能避免夸大和低估实际的危险度;⑤应解释评价中某些关键假定的依据,可能的话,应同时定量地比较几种不同合理假定下的危险度;⑥应在阐述评价结果的同时,对评价的局限性和不确定性进行说明。

　　我国的环境健康危险度评价工作实际上是在新中国才得以起步。当时我们借鉴前苏联的经验,制定了一系列的环境卫生标准,为以后的环境健康危险度评价工作打下了良好的基础。改革开放以来,随着国际交往的增多,我国的环境健康危险度评价工作也逐步朝着与国际接轨的方向发展。20 世纪 80 年代之后,一些大学、科研院所陆续组织翻译和编写了一些介绍健康危险度评价的书籍,对推动我国的健康危险度评价工作起了重要的作用。近年来,一些学者实际应用健康危险度评价方法对严重危害人民健康的环境化学物质的危害进行了定量评估,取得了良好的成果,部分还为政府有关部门的决策提供了可靠的科学依据。环境健康危险度评价工作的综合性很强,需要有各类专业和管理人员的参与。我国的现代环境健康危险度评价工作的实际应用还有待进一步发展。随着我国环境危险管理制度规范化进程的加速,环境健康危险度评价将会在国民经济建设中发挥更大的作用。

第二节 危害评价

一、基本概念

危害评价(hazard assessment)属于定性危险度评价,它要回答是否有证据表明受评环境因素会对暴露人群的健康产生危害。通过危害评价阶段的工作,应对现有的科学证据进行系统、认真的总结:①应采用客观的标准,对现有研究结果的质量和可用性进行评价。②对来自各方面的证据要给出权重。阳性和阴性结果都要纳入分析,所有选择和判断过程都要透明。③应识别和详细阐述所选择的健康效应是否是有害的。④根据所获得的信息,应尽可能考虑受评环境因素的作用模式及其与不良健康效应的关联。⑤分析危害评价部分的优点和局限性、存在的不确定性、关键数据的缺失情况以及使用缺省值的理由。

二、危害评价所依据的资料

流行病学研究、病例报告、临床研究以及动物实验研究可提供用于危害评价的信息。暴露于不同剂量的环境因素后,机体会出现从死亡到轻微的生化、生理或病理改变等不同程度、类型的毒性反应。在进行定性危险度评价时,应重点评价能给出最低 NOAEL 的效应,但对受评环境因素的所有毒性数据都应予以考虑。

流行病学研究的资料可直接反映人群暴露后所产生的有害影响特征,不需要进行不同种属间以及实验剂量向人群实际暴露水平的外推,同时能考虑日常生活方式对暴露结局的影响,因而是危害评价中最有说服力的证据。

理想的流行病学研究应具备如下特征:有明确的研究目的或假说;不同比较对象如暴露人群与非暴露人群、病例与对照人群的特征清楚且选择恰当;有足够的暴露特征描述;对疾病发生过程有足够长的追踪时间;有效确定健康效应发生的原因;充分考虑偏倚和混杂因素的影响;有能够检出效应的足够研究对象人数;采用适当的方法进行数据收集和分析且对其过程进行清楚的描述;足够强的效应以及对缺失数据的合理处理方法;对研究结果的完整和清晰描述。

然而,实际的流行病学研究很难同时满足以上要求。首先,流行病学研究很难得到准确的暴露信息,如化学物质的种类、实际浓度等。当混合暴露存在时,它很难从中确定原因物质。其次,现有的资料往往来源于职业流行病学的研究,所得的结果有时很难用于预测一般人群的影响。职业流行病学的研究对象多数为成年男性,他们对污染物的反应差异比一般人群要小得多。例如,现已证明铅在相对较低的暴露下就能对儿童的神经行为功能产生影响。因此,以往关于铅暴露对职业人群外周神经功能影响的流行病学研究结果会低估铅暴露对儿童的影响。相反,成人对一些化学物质的某些效应可能更为敏感。有研究表明,与儿童和老人相比,成人在氟和汞暴露后更易产生肾脏损害。此外,由于流行病学研究作出判断一般需要在发病率等有 2 倍以上的增加,因而对于一些发病率很低的疾病,常常需要调查大样本的人群或采用其他研究设计完成。

与流行病学研究资料相比,动物实验研究可较好地控制暴露情况、暴露对象以及效应的测定等。对于一些缺乏流行病学研究资料的化学物质或尚未投入市场的新型化学物质,动物实验研究的资料就成了唯一的选择。所以,在当前很难获得较理想的流行病学资料的情况下,大部分健康危险度评价是依据动物实验研究的资料。在选择动物实验资料时,应注意其暴露途径要尽可能地与人群实际的暴露一致。此外,还应考虑到所有的化学物质在不同剂量时会显示不同的靶器官毒性以及在同一剂量时可能产生不同类型的毒效应。理想的动物实验资料应具备以下几点:受试动物的种属能较好地代表人的效应;对实验动物的各种情况(品系、年龄、性别、数量等)以及染毒条件应有明确的说明;效应指标明确并有可靠的定量方法;对照组有可比性,有足够的剂量分组等。当然,动物实验研究也存在着一些局限性,如由于种属差异而向人外推和由高剂量向人群实际暴露水平外推时产生的不确定性,实验动物的饲养环境和固有的遗传因素造成动物实验研究结果的差异可能明显小于人群中实际出现的差异等。

(一) 评价环境化学物质的致癌危害

评价一个环境化学物质是否有致癌性,除了考虑上述流行病学和长期动物实验的资料外,该物质的理化特性和构效关系资料,遗传毒性、非遗传毒性和药代动力学的体外实验结果等也有重要的参考价值。尽管具体的分类方法有所差异,不同国家或国际组织的机构也都是主要根据环境因素的致癌性证据,以及它们的暴露与人类癌症发生关系的密切程度对环境致癌因素进行分类。USEPA 将环境致癌因素分为以下 5 类:

1. 对人有致癌性 满足以下条件之一的可归为此类环境致癌因素:

(1)有充分的流行病学证据表明该环境因素暴露与人群癌症发生之间有因果关系。

(2)流行病学证据不很充分,但同时满足以下条件:①该环境因素暴露与人群癌症发生或癌前关键性生物学改变之间有明显的关联;②该环境因素对实验动物的致癌性证据充分;③该环境因素对动物致癌作用模式及其关键机制明确;④依据目前的科学资料,有充分的证据表明该环境因素引起癌症发生的关键机制在动物和人是相同的。

2. 很可能对人有致癌性 此类环境致癌因素可以有以下几种情形:①该环境因素暴露与人群癌症发生之间有很强的关联,且有生物学或其他实验证据支持这种关联;②该环境因素对实验动物的致癌性在一个以上物种、性别、品系、部位或暴露途径得到证实;③有动物实验表明该环境因素引起的肿瘤恶性度高或潜伏期短;④有动物实验表明该环境因素有致癌性且该结果与其对人的致癌性关系密切;⑤有动物实验研究表明该环境因素有致癌性,且有其他的支持证据如人群暴露与癌症发生有关联、该环境因素或其重要的代谢产物可引起与肿瘤发生有关的生物学改变。

3. 有证据提示对人有致癌性 此类环境致癌因素可以有以下几种情形:①在一个动物实验或人群研究中观察到该环境因素暴露可引起肿瘤发生的轻微增加,也许这种增加没有统计学意义。此外,其他研究没有得出相矛盾的结论。②动物实验表明该环境因素可引起肿瘤发生的轻微增加,但肿瘤的本底发生率也较高,且有证据显示环境因子引起的肿瘤发生增加可能与实验动物本身的因素有关。③尽管研究得出了阳性结果,但由于统计学检验功效、研究设计或实施等方面的原因,难以得出该环境因素有致癌性的结论。但是,一些其他证据支持该环境因素的致癌性。④动物实验发现仅在一个剂量组观察到有统计学意义的肿瘤发生增加。

4. 评价致癌性的资料不足 此类环境致癌因素可以有以下几种情形:①几乎没有相关的资料;②研究证据相互矛盾,相反的结果出现在使用同样性别和品系实验动物且具有同样质量的不同研究中;③实验结果为阴性,但又难以划归为"不可能对人有致癌性"。

5. 不可能对人有致癌性　此类环境致癌因素可以有以下几种情形:①在雌雄性别以及至少涉及两个物种的动物实验未观察到致癌效应,也没有其他研究提示该环境因素的致癌性;②大量的研究证据表明,该环境因素的致癌性只能在实验动物观察到,且对实验动物的致癌性与人类癌症的发生无关;③有充分的证据表明,该环境因素通过某一暴露途径不可能引起癌症;④有充分的证据表明,该环境因素在某一剂量范围以下不可能引起癌症。

对于某一环境因素,根据其剂量或暴露途径的不同,可划分为上述不同类别。例如,某一环境因素通过某一暴露途径是"对人有致癌性",但在另一暴露途径由于不能被机体吸收可以是"不可能对人有致癌性"。表 12-1 为国际癌症研究机构(IARC)与欧洲经济共同体(EEC)对环境致癌因子分类的比较。

表 12-1　IARC 与 EEC 的环境致癌因子分类比较

机构	分级	定义	说明
IARC	1	对人有致癌性	流行病学证据充分
	2A	很可能对人有致癌性	动物实验证据充分而流行病学证据有限
	2B	可能对人有致癌性	动物实验证据充分而流行病学证据不足或流行病学证据有限但动物实验证据不足
	3	难以分级	致癌性的证据不足
	4	无致癌性	无致癌证据
EEC	1	对人有致癌性	流行病学证据充分
	2	可能对人有致癌性	动物实验证据充分
	3	对人的致癌性可疑	致癌性的证据不足

一般来说,当一个受评环境因素在定性分析中被认为是对人有致癌性或很可能对人有致癌性时,才对其进行剂量-反应关系评价以及危险特征分析等定量危险度评价。对于仅有证据提示对人有致癌性的环境因子,要根据实际情况确定是否进行定量危险度评价。

(二)评价环境化学物质的生殖和发育危害

虽然有时可得到足以描述某危害的人体资料,但环境化学物质的生殖和发育危害评价多数还是来自于动物实验的资料。在进行评价时,往往要考虑以下几个方面:

1. 内定假设　解释毒性资料的过程包括大量科学判断。当可获得特异的机制性的资料时,可用于确定适当的生物学的外推方法。在缺乏这样的数据时,便要内定假设(default assumption)。生殖和发育毒性的一般内定假设如下:

(1)假设对某种动物的生殖效应可预测人体的潜在生殖效应,尽管准确的表现不大可能是相同的。这一假设是基于已知可致人体生殖和发育毒性物质资料的比较而提出的。

(2)在缺乏最合适动物种属的资料时,假设最敏感的动物种属是最适合的,因为已知对大多数能导致人体生殖毒性的物质而言,人体与那些最敏感的动物一样敏感,甚至比这些动物更敏感。这是基于以空气中的浓度或体重确定的剂量研究而提出的。

(3)在缺乏对两个性别动物特异作用的资料时,假设某化学物对某一性别性功能和生育力的影响对另一性别有类似的效应。这个假设基于以下事实:①对多数物质而言,由于所能测试的性质和可获得的资料是有限的,如果对两个性别和其子代进行同等的检测将降低对毒性潜力把握;②调控雌性和雄性动物重要生殖系统功能的很多机制是相似的,因此其对相同受试物都易感。如有特异的资料证实,两性别之间在机制有不同或在充分测试后显示对一种性别无效应时可否定此假设。

（4）通常,假设在生殖毒性剂量-反应关系曲线中有一阈值或非线性的剂量-反应关系。这是基于在毒性终点表现之前,已知内稳态的、代偿的或适应性机制被破坏,并认为生殖系统的细胞和器官以及发育生物体对损伤有一定的修复能力。然而,在某一人群中,毒物因素的本底水平和预先存在条件可能增加某些个体的敏感性。因此,暴露于某毒物可以使某一人群中某些个体而非全部个体的有害作用的危险度增加。尽管生殖毒性终点可能存在一个阈值,但通常不易凭经验区别真实阈值和非线性关系。

2. 动物实验的资料　　在危害评价过程中,除按标准指南进行的动物实验的资料外,还应考虑文献报道和以基础研究为目的的动物实验资料。

（1）成年雌性和雄性毒性终点:包括怀孕和授乳期间母体动物毒性终点,也应作为发育毒性终点进行评价。成年和子代的效应可能是相互依赖的,应作为一个整体而非单个终点来评价。生育力和与生殖后果有关的终点通常来自雄性和雌性均暴露的研究,不能区别性别特异的效应。评价这些效应时,非常重要的是应同时考虑雌雄的效应。

（2）出生前毒性和发育神经毒性研究:通常涉及孕体暴露和子代出生时或出生后直到成年的评价。两代生殖毒性试验通常应包括雄性和雌性交配前暴露于毒物,雌性在孕期以及子代经母乳的暴露。如果母体在授乳期通过食物或饮水暴露毒物,子代则可能经母乳暴露,也可能在大约出生后14天开始直接暴露毒物,因为此时它们可以接近母体的饲料和水。

（3）评定暴露对生殖和发育的危险性:一些其他类型毒性的资料是重要的补充资料。这些数据可为化学物进一步研究的优先顺序或理解受试物的作用模式、物种对反应的相似性和不同性别的基础提供资料;内剂量检测是比外给剂量或暴露浓度更精确的暴露反应。在某些情况下,当可能获得受试物的有关数据时,结构相似化合物的资料对预测毒性或指导研究是可能有用的。

（三）评价环境化学物质的遗传损伤危害

遗传危险度评定(genetic risk assessment)通常指人类暴露于有害因素而引起的可遗传性遗传损伤效应(heritable genetic effects)的特性评定。虽然人们认识到环境中的某些物理、化学因素可以诱发生物的遗传改变这一事实已经70多年,美国EPA也于1986年发表了第一个人类突变危险度评定的正式指南,但是由于各类测试方法的局限性、实验动物与人类基因组之间结构及功能上的差异、人群暴露于电离辐射或化学物质后,其后代中突变频率的增幅无法确切评定、生殖细胞的遗传损伤与遗传疾病之间的明确对应关系的资料匮乏等各方面的原因,目前仍然没有一套比较完善的遗传危险度评价手段。

第三节　剂量-反应关系评价

剂量-反应关系(dose-response relationship)评价是通过人群研究或动物实验的资料,确定适合于人的剂量-反应曲线,并由此计算出评估危险人群在某种暴露剂量下的危险度的基准值。非致癌物,包括非遗传毒性致癌物的剂量-反应关系评价,一般采用NOAEL法推导出参考剂量或可接受的日摄入量,而致癌物,主要是遗传毒性致癌物的剂量-反应关系评价的关键是通过一些数学模型外推低剂量范围内的剂量-反应关系,并由此推算出终生暴露于一个单位剂量的化学物质导致的超额危险度。

在剂量-反应关系评价部分,应特别注意以下几点:①用于评价的效应终点应与不良健康效应有密切的关联;②应选择多个效应终点进行评价,对其剂量-反应曲线和危害值加以比较和分析;③受评环境因素的体内生成量和自然本底水平应加以考虑;④评价时应考虑暴露和易感的关键窗,以及毒代动力学和毒效动力学的数据。

一、非致癌物的剂量-反应关系评价

非致癌物的剂量-反应关系评价,一般采用不确定系数法推导出可接受的安全水平(acceptable safety level,ASL)。因管理目的和内容的不同,ASL 在不同的管理部门被称作参考剂量(reference dose,R_fD)、实际安全剂量、可接受的日摄入量(acceptable daily intake,ADI)、最大容许浓度(maximum allowable concentration,MAC)或估计的人群效应阈值(estimated population threshold for human,EPT-H)等。美国 EPA 将 R_fD 定义为:人群(包括敏感亚群)终生暴露后不会产生可预测的有害效应的日平均暴露水平估计值。R_fD 的推导过程一般可分为两个步骤:首先,在充分收集现有的动物实验研究和人群流行病学研究资料的基础上,选择可用于剂量-反应关系评价的关键性研究(critical study)。从该研究中得出关键效应(critical effect)及其 NOAEL 或最低观察到有害效应水平(lowest observed adverse effect level,LOAEL)。然后,将这些值除以相应的不确定系数(uncertainty factor,UF),即可计算出 R_fD。R_fD 的计算公式如下:

$$R_fD = NOAEL \text{ 或 } LOAEL/UF$$

UF 包括的内容有:①人群中的个体差异,一般取 10;②动物长期试验的资料向人的外推,一般取 10;③由亚慢性试验资料推导慢性试验结果,一般取 10;④用 LOAEL 代替 NOAEL 时,一般取 10;⑤实验资料不完整时,一般取 10。修正系数(modifying factor,MF)用于毒性试验的资料存在有严重缺陷,会增加外推的不确定性时,取值最大为 10。

对必需微量元素的非致癌毒性进行评价时,如果选用的不确定系数过大,结果会限制必需微量元素的摄入量,不能满足机体生理功能的需求而造成微量元素缺乏。因此,对于必需微量元素的健康危险度评价,必须综合考虑摄入过量和摄入不足可能带来的危害。必需微量元素一般都有人群资料,因此种间变异的不确定系数采用 1,总的不确定系数常采用 10 或小于 10。

由于许多情况下可利用的人群流行病学资料不足或缺乏,因而用于计算 R_fD 的关键研究常常是动物实验研究。在这些研究中使用的动物应在一定程度上代表人的实际情况或是对受评化学物质最敏感的种属。从关键研究的数据应能导出引起统计学或生物学上有意义的有害效应增加的最低暴露水平,而且这种有害效应是最敏感的并有可能在人群中发生。R_fD 作为一个参考点去估计化学物质在其他剂量时可能产生的效应。通常,低于 R_fD 的暴露剂量产生有害效应的可能性很小。而当暴露剂量超过 R_fD 时,在人群中产生有害效应的概率就会增加。但是,不应绝对地认为低于 R_fD 的剂量是可接受的或无危险的。相反,高于 R_fD 的剂量也不是不可接受的或一定会产生有害效应。

二、致癌物的剂量-反应关系评价

美国 EPA 于 1976 年发布了采用致癌物危险度评价暂行指南,并于 1986 年发布了该指南的正式版。1996 年,美国 EPA 对致癌物危险度评价指南进行修订。之后,又于 2003 年提出了指南的修订草案并同时提出评价生命早期暴露致癌物所致患癌易感性的补充指南。

2005 年,修订后的致癌物危险度评价指南以及上述新制定的补充指南正式发布。

致癌物的剂量-反应关系评价一般包括两个方面:①根据流行病学和动物实验的数据,分析环境因素在研究观察范围的剂量-反应关系。根据不同来源的数据,使用数学模型拟合出范围较宽的剂量-反应关系曲线,确定低剂量外推的起始点(point of departure,POD)。②利用外推模型进行低剂量外推。应注意根据作用模式的不同选择线性或非线性外推模型,同时充分考虑由于暴露方式不同以及易感人群存在对剂量-反应关系的影响。

在剂量-反应关系资料的选择上,除了要求资料的数据本身有较高的可信度外,还应注意尽可能地选择人群流行病学的资料。人群资料缺乏时,可首选与人在一些生物反应如代谢等最接近的动物的实验资料。获得这类资料困难时,可选择对该物质最敏感的种属、种系或性别的动物资料。动物实验的染毒途径应尽可能地与人的实际暴露相近,否则应对其可能产生的不确定性加以说明。如果动物的肿瘤发生是多部位的话,应按带瘤动物数计算反应率。此外,良性肿瘤如无可解释的理由也按癌瘤计算。

一般认为,致癌物在低剂量范围的剂量-反应关系曲线可能有 3 种类型,即线形(linear)、超线形(supralinear)和次线形(sublinear)。由高剂量向低剂量外推的模型很多,但这些模型大多对同一实验所得的数据组的拟合度很好,但在外推低剂量时所得到的值有时差别很大,甚至可达几个数量级(表 12-2)。因此,在选择外推模型时,应依据致癌机制等生物学证据和统计方面的证据,而不是根据模型对实验剂量-反应数据的拟合程度。如有致癌机制等方面的生物学证据,则应选用与该证据一致的模型。如果机制不明且现有的资料类型适合时,可首选多阶段模型。如有纵向研究肿瘤的资料时,可选用肿瘤出现时间模型。

表 12-2　利用不同模型从一组假定的数据估计的危险度比较

模型	估计的危险度
一次打击模型(one-hit model)	$6 \times 10^{-5} (1/17000)$
多阶段模型(multistage model)	$6 \times 10^{-6} (1/167000)$
多次打击模型(multi-hit model)	$4.4 \times 10^{-7} (1/2.3 \times 10^{6})$
威布尔模型(Weibull model)	$1.7 \times 10^{-8} (1/59 \times 10^{6})$

致癌物的危险度估计值可以单位危险度、相对应于某一危险度的环境浓度值、个体危险度以及人群危险度等方式表示。美国 EPA 的致癌物剂量-反应关系评定过程中的一个重要参数是致癌强度系数(carcinogenic potency factor),或称斜率系数(slope factor,SF)。它实际上是指长期日摄入量[chronic daily intakes,CDI;$mg/(kg \cdot d)$]为 $1mg/(kg \cdot d)$ 时患癌的危险度,单位为 $[mg/(kg \cdot d)]^{-1}$,见式 12-1:

$$致癌强度系数 = \frac{终生患癌的危险度}{CDI[mg/(kg \cdot d)]} \qquad (式 12-1)$$

此值越大,则单位剂量致癌物的致癌概率越高。式中的长期日摄入量可从式 12-2 中得出:

$$CDI = \frac{终生日摄入量的平均值(mg/d)}{体重(kg)} \qquad (式 12-2)$$

美国 EPA 已对数百种致癌物进行了评估,其致癌强度系数可从 EPA 的综合危险信息系统(integrated risk information system,IRIS)数据库中查到。其中所列的斜率系数是指零剂量时的致癌危险度可信上限与产生1%超额危险度可信上限的剂量间直线的斜率。需要指出的是,致癌强度系数可因其暴露途径不同而异,选用或参考时应加以注意。表12-3列出了一些化学致癌物的斜率系数。

表 12-3　一些化学致癌物的斜率系数比较

化学致癌物	斜率系数(经口) $[mg/(kg \cdot d)]^{-1}$	斜率系数(经呼吸道) $[mg/(kg \cdot d)]^{-1}$
苯并(a)芘	11.50	6.11
氯乙烯	2.30	0.295
砷	1.75	50
四氯乙烯	5.1×10^{-2}	$(1.0 \sim 3.3) \times 10^{-3}$
苯	2.9×10^{-2}	2.9×10^{-2}
三氯乙烯	1.1×10^{-2}	1.3×10^{-2}
二氯甲烷	7.5×10^{-3}	1.4×10^{-2}
三氯甲烷	6.1×10^{-3}	8.1×10^{-2}

如果是以动物实验资料为基础进行外推,那么还需计算在相应剂量时人的危险度估计值。美国EPA采用的假定是如果单位体表面积吸收同样剂量的话,不同物种对化学物质毒效应的敏感程度是一样的。由于体表面积不易测量,且它与体重的2/3次方成正比,因此实际上体表面积通过与体重换算而得。

三、低剂量外推的数理模型

如上所述,致癌物的评定需要由高剂量向低剂量外推。下面就其中的代表性的模型作一简单介绍:

(一)威布尔模型

此模型假设效应发生的点频率(point frequency)是剂量对数的函数并呈威布尔分布,可用式12-3表示:

$$P(d) = 1 - \exp^{-\beta dm}$$ （式12-3）

式中:$P(d)$为某暴露剂量(d)下,预期效应的发生概率;d为暴露剂量;β和m为曲线拟合参数,均>0。$\beta=1$时,低剂量下的剂量-反应关系曲线为线形;$\beta>1$时,为次线形;$\beta<1$时,为超线形。此模型适用于在实验剂量范围内的剂量-反应关系曲线特征为低、中剂量段呈线形,高剂量段呈向下弯曲形。

(二)一次打击模型

此模型假定一个靶细胞于一定时间内受到一次生物学有效剂量单位的打击后,即可诱发肿瘤。肿瘤发生的数目与总剂量有关而与暴露的类型无关。计算公式如式12-4:

$$P(d) = 1 - \exp^{-\beta d}$$ （式12-4）

式中β为仅有的曲线拟合参数,其值>0。低剂量下的剂量-反应关系曲线呈线形。与其他模型相比,一次打击模型估计的危险度最高,即此模型最为保守。

(三)多次打击模型

此模型是一次打击模型的扩展,它假设靶细胞必须经过至少k>1次打击后才能诱发一

次反应,可用式 12-5 表示:

$$P(d) = \int_0^{\beta d} (u^{k-1}e^{-u}/\gamma(k))du \qquad (式 12-5)$$

式中:$\gamma(k)$ 为 γ 函数;k 为打击次数,>0;u 为预测的打击次数;e 为自然常数;β 和 d 同前。

$k=1$ 时,低剂量下的剂量-反应关系曲线为线形;$k>1$ 时,为超线形;$k<1$ 时,为次线形。因为有两个参数,与一次打击模型相比,此模型更容易与数据拟合,其适用的实验剂量范围内的剂量-反应关系曲线特征同威布尔模型。与后述的多阶段模型相比,此模型在应用于剂量-反应关系曲线在低剂量段呈线形,高剂量段为向上弯曲形的数据时有一定的局限性。

(四) 多阶段模型

此模型是假设癌症的发生是许多($k>1$) 不同的随机发生的生物学过程的结果,计算式如式 12-6:

$$P(d) = 1-\exp- \sum_{i=1}^{k} \alpha_i d^i \qquad (式 12-6)$$

式中的 α_i 为曲线拟合参数,>0;$i=1 \rightarrow k$;k 值通常是根据经验任意选定的。该模型几乎可以拟合任何随剂量增加,反应也增加的剂量-反应关系数据,即剂量-反应关系曲线在低剂量段呈线形,高剂量段为向上弯曲形。这类数据是最常见的,因而此模型的适用范围广,是美国 EPA 自 1977 年以来一直应用的外推模型。

(五) 生理药代动力学模型

生理药代动力学模型(physiologically based pharmacokinetic model),简称 PB-PK 模型,也属于一种机制性模型。它考虑了化学物质染毒部位的解剖、生理特点,化学物质本身的理化特性,不同染毒途径吸收过程的差异,组织脏器的血流和药物代谢酶分布特征等,通过综合分析影响化学物质在体内转运和转化的因素,预测该化学物质在靶组织或器官的生物有效剂量(biologically effective dose)。PB-PK 模型由不同容量、分配系数和代谢率的房室组成,通过几个平衡式反映化学物质的体内动态,即以化学物质的血中浓度和组织的血流量表示该物质到达各组织的量,以分配系数表示化学物质实际进入组织的量,以化学物质在组织中的浓度和组织的血流量估计该物质的清除率等。一个经呼吸道进入体内的化学物质的 PB-PK 模型应包括 5 个房室,即肺、肝、脂肪、快灌流组织和慢灌流组织。肺室又进一步分出一个气体交换区域。化学物质通过吸入首先进入肺部,然后经血流分布到其他房室。它也可在肺、肝代谢后或通过呼气排出体外。PB-PK 模型的参数主要有 3 类:①分配系数:表示化学物质在不同组织的相对溶解性;②生理常数:如反映血流量、组织容积等的常数;③生化常数:表示化学物质在体内的不同代谢情况。

PB-PK 模型已经在健康危险度评价中应用了许多年,尤其是在化学物质的致癌危险度评价中,使用 PB-PK 模型预测的生物有效剂量更能有效地反映剂量与肿瘤发生率之间的关系,降低了致癌危险度评价中的不确定性。一般动物实验中采用的染毒剂量远远高于人在职业或生活环境中的实际暴露量。在由高剂量向低剂量外推时,常常遇到由于机体的代谢机制出现饱和而使化学物质暴露量与靶器官剂量之间出现非线性关系的问题。这样当一种化学物质需要在体内进行代谢激活时,常规的直线外推法会大大低估该物质产生有害效应的概率。PB-PK 模型通过引进一些非线性参数可较好地解决上述问题。

除了有助于解决低剂量外推时的一些问题外,PB-PK 模型还有助于阐明健康危险度评价中由于物种/品系外推和不同暴露途径外推时产生的一些不确定因素。实验动物和人在各方面存在很大的差别,如机体的大小、组织的容量、呼吸率等。在代谢率等方面还存在着一些细微的差别。此外,实验动物还有一些人体所没有的器官。PB-PK 模型假定种属间在代谢、生理(血流量、组织的容量、呼吸率等)等方面的差别决定某一化学物质在不同种属产生同等效应时的剂量或暴露量有所差异。因此,通过使用人的一些代谢和生理参数,可以从动物实验得出的剂量估计值推算人的等价剂量。另一方面,动物实验中采用的染毒途径常常与人实际的暴露情况不一样。例如,人实际上经呼吸道或皮肤暴露的一些化学物质的动物毒性数据往往来自灌胃染毒的实验。在 PB-PK 模型中可以增加一些特殊暴露途径的参数以达到不同暴露途径外推的目的。PB-PK 模型还可用于间断性暴露的研究。例如,在进行职业化学物质暴露的效应评价时,在 PB-PK 模型中可将工作时间以外的污染物浓度设定为零,这样评价的结果就能更好地反映实际情况。

尽管 PB-PK 模型仍存在着一些局限性,但它可使人们在低剂量化学物质的危险预测中获得更多的生物学信息,降低或阐明致癌危险度评定中的一些不确定性因素。美国 EPA 等机构最近在致癌危险度评价中也逐渐使用 PB-PK 模型。

第四节 暴露评价

如果没有暴露的话,化学物质即使有毒也不会对人产生危害。因此,人群的暴露评价(exposure assessment)是健康危险度评价中的关键步骤。通过暴露评价可以测量或估计人群对某一化学物质暴露的强度、频率和持续时间,也可以预测新型化学物质进入环境后可能造成的暴露水平。一般可通过测定环境中有害物质的水平即外暴露量初步了解人群的暴露情况。在暴露评价中,应特别注意了解暴露的开始时间和持续时间,它们与毒性效应的潜伏期有很大的关系。暴露评价可估计每种暴露途径在总暴露量中所占的比例。由于往往对于既往环境中化学物质的水平、实际暴露情况的变异不很了解,使得暴露评价中的不确定因素影响到整个健康危险度评价。为降低评价中的一些不确定因素,较准确地对暴露水平作出判断,可通过测量内暴露剂量和生物有效剂量,如分析血、尿、头发或其他生物材料中的化学物质或其代谢产物,掌握有害物质实际进入或作用于人体的量。这些指标的最大优点是它们可减少在估计不同途径暴露时的许多假定因素,消除不同环境介质对生物利用度的影响。另外,在暴露评价中还常常使用一些参考数据估算人体从各种环境介质中的摄入量。

估计污染物经呼吸道进入人体的量时,首先要了解其在空气中的浓度。确定空气中污染物浓度的直接方法是进行实际测定,但有时往往得不到实际的资料而要进行估算。如果污染物来源于土壤而其本身是相对易挥发的物质如三氯甲烷、氯乙烷等氯代烃时,可通过其在土壤中的浓度、挥发速度、被大气混合的程度以及实际的暴露高度等推算其在大气中的浓度。另一方面,土壤中的一些非挥发性污染物如重金属、二噁英类主要通过附着在颗粒物上进入大气。一般来说,粒径≤10μm 的颗粒物可以进入呼吸道,而不同粒径的颗粒物滞留在呼吸道的部位不同。因此,应了解空气中不同粒径颗粒物的分布以及各种颗粒物上所吸附污染物的浓度。在估计吸入暴露时,呼吸率是一个重要的参数。据估计,体重为 70kg 的成人在休息状态下的空气吸入量为 $5m^3/8h$,在中等体力劳动时为 $10m^3/8h$。此外,污染物在肺泡的吸收程度显著影响实际的吸入暴露量。挥发性污染物在大气中的浓度虽然很低,但几乎 100% 被肺泡吸收。附着在颗粒物上的污染物的吸收取决于污染物和颗粒物的理化特性及其在呼吸道的滞留部位。

估计污染物经消化道的吸收量时,应考虑污染物在各种介质中的含量,每日食品、水的摄入量以及消化道实际的吸收系数。每日食品摄入量可采用营养调查的有关数据。每日饮水量成人（70kg 体重）为 1.4L/d，儿童（10kg 体重）为 1L/d。在进行固体废弃物的健康危险度评价时，应注意学龄前儿童通过手-口方式摄入污染的土壤。据估计，一个 7 岁以下的儿童每天平均的土壤摄入量为 0.2g。

为了估计污染物经皮肤的吸收量，需要了解污染物在土壤或灰尘中的浓度、暴露皮肤的面积、皮肤的吸收系数以及暴露的期间等。挥发性的溶剂可以从皮肤吸收，但吸收量很少，一般小于经呼吸道吸入的 1%。对于吸附于土壤颗粒的污染物，影响其吸收的重要参数是生物利用度。污染物以及土壤的理化特性、污染物与土壤接触时间的长短以及被污染的土壤与皮肤的接触时间等都可影响污染物的生物利用度。

有关暴露评价的详细介绍请参见本书的第五章。

第五节　危险度特征分析

危险度特征分析（risk characterization）是定量危险度评价的最后步骤，也是危险管理的第一步。它通过综合暴露评价和剂量-反应关系评定的结果，分析判断人群发生某种危害的可能性大小，并对其可信程度或不确定性加以阐述，最终以正规的文件形式提供给危险管理人员，作为管理决策的依据。危险特征分析可包括对前三阶段的结果进行综合分析、危险度分析以及评定结果的书面总结等步骤。

一、对前三阶段的结果进行综合分析

对前三阶段的结果进行综合分析并作出判断是危险特征分析的第一步。危险度评价者应判断各阶段的实验动物资料与人有无关联，各阶段之间是否协调一致，有无矛盾之处。还应对危害鉴定、剂量-反应关系评价和暴露评价阶段得出的许多估计值的假设进行总结和讨论。健康危险度评价每一阶段可信度的大小直接关系到最终评价结果的可信程度。表 12-4 列出了环境健康危险度评价前三个阶段存在的一些问题，在整个危险度评价过程中应对这些进行充分的分析和考虑。一项高质量的健康危险度评价工作，应以人和动物两方面的资料为基础，并以受评化学物质多种效应终点的剂量-反应关系资料为依据。在分析过程中，应注意一些重要资料或数据是否充足，依据是否可靠，如观察到的效应性质以及发生这些效应的条件、毒性资料剂量-反应关系曲线的形状和斜率的资料，确定 R_fD 的依据，人暴露的途径、持续时间和类型，有关的毒代动力学资料以及暴露人群的数量和特点等。

表 12-4　环境健康危险度评价前三个阶段存在的问题

评价阶段	存在的问题
危害评价	潜在的健康影响不容易被发现
	进入环境的许多化学物质缺乏必要的毒性或人群影响数据
	环境因素的联合作用考虑得不够
剂量-反应关系评价	环境内分泌干扰物等非致癌物有独特的剂量反应曲线，在某种阈值以下对健康没有影响的假设有时很难成立
	低剂量外推过程中的不确定因素很多

评价阶段	存在的问题
剂量-反应关系评价	一般假定人是最敏感的物种,因此可能高估实际的危险度
	实验结果由动物向人外推存在不确定性
	易感人群的反应考虑得不够
	不同剂量-反应关系模型得出的结果可相差几个数量级
	环境因素的联合作用考虑得不够
暴露评价	使用标准的暴露参数会低估对易感人群的实际危险度,而过分考虑易感人群会高估人群整体的危险度
	使用模型或实际测量都不能完全反映实际的暴露情况
	一般危险度评价时往往只针对一种暴露因子,很少考虑同时存在的其他暴露因子
	关注一种暴露途径的同时,可能忽略其他途径
	累积暴露的问题考虑不够
	不同人文环境下暴露的差异考虑不够

二、危险度分析

定量危险度分析可以针对一种或多种化学物质进行,有时还需要对暴露人群总的危险作出评估。在致癌物的危险度评价中,常常要将不同长短的暴露期间转换为终生暴露时间后再进行评估。对于非致癌物的短期暴露影响,可采用将短期暴露量与 R_fD 进行比较的方法。如果两者的比值<1,可以认为该化学物质的危险度较小。对于化学物质某种途径暴露的危险度评价,一般最好采用来源于同一暴露途径的资料。如果受评化学物质是系统毒物且不同途径的吸收是可比的,那么不同途径的外推也是可行的。

致癌危险度一般表示为人一生中得癌的超额危险度。美国 EPA 采用的多阶段模型中假定斜率系数在低剂量段呈线形,这样致癌危险度直接与受评化学物质的摄入量有关。一个人一生中得癌的概率是通过斜率系数和长期日摄入量来估计。由于采用了斜率系数的上限估计值,因此这种估计是相当保守的,实际的危险性可能更小。当计算的致癌危险度超过 10^{-2} 时,可采用下面的方程式估计致癌危险度:

$$致癌危险度 = 1 - e^{(-CDI \times SF)} \qquad (式12-7)$$

对于非致癌物,假定低于 R_fD 的暴露水平不会产生有害的效应,这样可将实际的暴露量与相应的 R_fD 比较,得出一个危险商值(hazard quotient, HQ)来估计危险度。具体计算公式如式12-8:

$$HQ = \frac{暴露期间的日平均摄入量[mg/(kg \cdot d)]}{R_fD} \qquad (式12-8)$$

当 HQ<1 时,可以认为有意义的危险度并不存在。而 HQ>1 时,可以认为有一定的危险度存在。

人在生活或工作中常常同时暴露于多种化学物质。目前对于多种化学物质的综合危险度评估,一般采用的是将每种化学物质的危险度相加的简单方法。

致癌物与非致癌物的评价方法有所不同。致癌物的作用被认为是相互独立的。因此，多种致癌物综合危险度就是每个致癌物危险度的简单相加，而不考虑种属差异、癌症类型以及致癌机制等。

非致癌物的评价一般假定同时暴露于阈下浓度的几种化学物质可导致一种有害效应，其大小与各物质的 HQ 的和成比例，计算得出的称为危害指数（hazard index, HI），如式 12-9 所示：

$$HI = HQ_1 + HQ_2 + \cdots \qquad\qquad （式12-9）$$

当 HI>1 时，可以认为有一定的危险度存在。

上述简单的方法有严重的局限性和不确定性。各个 R_fD 的精确度不同且可能不是基于同一的毒效应，因而各部分相加得出的 HI 也许反映的是不同毒理意义的效应之和。实际上，剂量相加的方法只适用于通过相同的机制引起同样毒效应的多种化学物质的综合危险度评估。对于有不同机制或产生不同毒效应的化学物质，应根据毒效应和作用器官进行分类，每一类的 HQ 相加得出一个初步的 HI 值。在有关机制和联合作用的资料具备后再计算出更为科学的 HI。

三、评定结果的书面总结

环境健康危险度评价的结果最终以书面报告的形式交给危险管理者。在书面报告中，特别要对做出估计的依据及有关材料进行详细的分析，并指出评估中的不足之处。在报告中还可采用一些危险度的表示方法以便于危险管理者作出判断。例如，可将通过实测或计算得到的估计暴露量（estimated exposure dose, EED）与 R_fD 进行比较。当 EED<R_fD 时，说明危险人群发生某种特定有害效应的可能性很小，因此危险管理的必要性也就很小。也可采用暴露界限值（margin of exposure, MOE）进行分析。MOE 是 NOAEL 与 EED 的比值，即 MOE=NOAEL/EED。在报告 MOE 时，应同时注明导出各有关值所依据的资料的特点，如毒性和暴露资料的完整性、实验用动物种类、剂量-反应关系、暴露途径等。对 MOE 值的判断，一般以推导 R_fD 时所用的不确定系数×修正系数来衡量。MOE≥不确定系数×修正系数，则说明危险人群发生某种特定有害效应的可能性很小。对于已知或可疑的致癌物，美国 EPA 提出终生得癌的超额危险度为 $10^{-4} \sim 10^{-6}$ 时的浓度或剂量为可接受的暴露水平。超额危险度低于 10^{-6} 时，通常危险管理的必要性不大。而当其大于 10^{-4} 时，就必须采取必要的危险管理措施。有大量文献为依据且经周密分析的总结报告将有助于危险管理者做出更为正确的决策，使最终的管理措施在可行有效的同时，又有好的公众可接受性。

第六节　环境健康危险度交流和管理

一、环境健康危险度交流

（一）危险度交流的目的和作用

环境健康危险度交流（environmental health risk communication）是指在个人、团体以及机构之间进行有关危险度信息和观点交换的综合过程。通过有效的危险度交流，可使相关者对环境危险度以及针对其采取的措施有进一步的理解，同时从可获得的信息中掌握相关的知识。危险度交流的目的可视具体情况有所不同。一些情况下其主要目的是向相关者通告危险度的信息,而另一些情况下则主要是通过交换危险度的信息,使相关者之间达成某种共识。但是,不论是何种情形,危险度交流的最终目的是使知识与理解、信任与信用以及合作与对话之间完美结合。有效的危险度交流可向公众提供及时、准确、清晰、客观、连续和完整的危险度信息。它还可培养公众的主动参与意识、解决问题的思路及合作精神。通过危险度交流,人们对危险度有了客观的认识,这样就可以在日常生活中采取适宜的行为活动应对环境危险度。因此,危险度交流对于建设和谐社会有重要的意义。

有效的危险度交流是对环境危险度进行有效管理的关键。它可建立公众对各级机构应对危险度能力的信任。政策制定者、媒体以及公众都期望得到及时和有效的危险度信息,因此危险度管理者的关键职责之一就是进行有效的危险度交流。

危险度交流在突发事件管理时尤为重要。危险度交流不当会使公众变得情绪化,逐渐失去人们的信任。相反,在突发事件发生时进行有效的危险度交流可获得公众的支持,克服人们不必要的惊惶,提供所需的信息和指导人们采取适当的行为活动。危险度交流是预防控制突发事件措施的重要环节之一。

(二)促进环境健康危险度交流的方式

环境健康危险度交流的发展概括起来可划分为 3 个阶段:

1. 技术数据提供阶段　只是提供技术数据,并从专业角度进行说明,一般很难被理解,当然也很难被接受。

2. 信息提供阶段　除提供信息外,在信息的解释和宣传上下功夫。但是,由于没有考虑信息接受方的意见,结果信息流动只是单向的,而且往往是按照信息提供方的意愿进行。

3. 相互交流阶段　不只是提供信息,而且注意倾听对方的意见,认真讨论,从而起到真正交流的目的。

环境健康危险度交流只有发展到相互交流阶段,才能真正起到其应有的作用。尽管环境健康危险度交流受社会、经济和文化等因素的影响,但采取一些科学的方式和方法可以有效地促进其进一步发展。培养从事环境健康危险度交流的专门人才,或者针对有关人员,特别是从事危险度管理的人员进行环境健康危险度交流方法和技术的培训,对于提高环境健康危险度交流的水平有重要意义。此外,打破部门间的分割,共同从事环境健康危险度交流的工作;设立为公众咨询有关环境健康危险度问题的常设机构或部门;在政策起草过程中,不断地与各有关方面进行交流和沟通;与新闻媒体密切配合,坚持信息公开,不断进行信息交流等都是有效改善环境健康危险度交流的重要方式。

在进行环境健康危险度交流时,召开不同规模的交流会是重要的方式之一。如果会议主要是对某项新的措施和政策进行说明和解释,可召集较多的人参加。针对个别或具体问题的讨论,应采取小型会议的形式,使参加者都有发言的机会。根据讨论的内容,有时可召开来自各个方面的少数几人参加的会议,对问题进行深入的讨论。互联网络的普及,使双向的信息交流变得越来越方便。使用互联网络进行环境健康危险度交流将会有很好的应用前景。

二、环境健康危险度管理

环境健康危险度管理(environmental health risk management)是指鉴别、评价、选择和采取措施,降低环境健康危险度的过程。其目的是在充分考虑社会、文化、伦理、政治以及法律等方面因素的情况下,采取科学和高效的综合措施降低或预防环境因素的健康风险。

这里谈到的环境健康危险度管理不同于具体企业等所从事的健康危险度管理,是指总的环境健康危险度。它是由来自不同污染源的污染物作用于一般人群所致的健康危险度。政府相关部门是环境健康危险度管理的主体,主要是通过制定相关标准、政策和法规来实现管理的目的。它的基本过程如下:①确定要关注的环境问题;②分析环境问题的健康危险度;③研究对健康危险度进行表述的主要事项;④确定实施环境健康危险度管理的主要事项;⑤具体实施环境健康危险度管理;⑥评价环境健康危险度管理的结果。

环境健康危险度管理也存在许多亟需解决的问题。如何科学地确定可接受的危险度?如何做到合理的成本效益分析?如何在来自政治和社会的压力中做出符合大多数人利益的决断?这些问题如不能妥善解决,不仅会影响环境健康危险度管理本身的效果,而且可能影响到政府决策机构在公众中的威信。

第七节 环境健康危险度评价的新课题

一、环境健康危险度评价中低剂量暴露的生物效应问题

低剂量暴露的生物效应(biological effects of low-level exposures,BELLE),特别是低剂量暴露的毒物兴奋效应(hormesis)是长期以来人们关注的一个话题。hormesis 是指某些化学、物理因素在低剂量时对生物群体产生兴奋效应(保护效应)而在高剂量时产生抑制效应(损害效应)的现象。在许多环境化学物质都观察到了 hormesis 现象(表 12-5)。因此,在环境健康危险度评价中如何评价 hormesis 的影响是最近研究探讨的热点。

表 12-5 观察到 hormesis 现象的环境化学物质

化学物	实验体系	效应终点
甲基汞	大鼠	母鼠体重、仔鼠附着能力
铅	大鼠	大脑皮质生长、操作行为、迷宫试验
	猴	识别能力
	人(男性)	血清尿素、尿酸盐
	儿童	体重、身高
氯化镉	大鼠	睾丸癌
三乙基铅	大鼠	运动能力
三甲基锡	大鼠	膜大分子合成
酒精	大鼠	体温
	人	血脂、血压、死亡率、脑卒中、冠心病
阿霉素	细胞株、胎鼠心脏	存活率、细胞数目、DNA 合成、蛋白合成
氯化镉	小鼠	植入数、活胎数、母体体重
敌螨普	小鼠	植入数、母体体重
TCDD	大鼠	细胞免疫反应、肿瘤发生、肝脏癌前变异细胞灶
	人	卵巢癌,乳腺癌
己烯雌酚	小鼠	子代雄鼠的前列腺重量

续表

化学物	实验体系	效应终点
双酚 A	小鼠	子代雄鼠的前列腺重量
甲苯	大鼠	运动能力
Krystanol	雄性小鼠	精子数目
3-甲基胆蒽	小鼠	肺癌
糖精	大鼠	膀胱细胞增生
苯乙烯	人	染色体畸变
咖啡	人	胰腺癌
N-甲基-N'-硝基-N-亚硝基胍(MNNG)	角朊细胞	DNA 损伤
苯巴比妥	大鼠	肝脏癌前变异细胞灶

具有 hormesis 现象的化学物质,其生物作用往往呈倒 U 型或 J 型的剂量-反应曲线。倒 U 型曲线反映一类化学物质在低剂量时对某些有益的生物学反应终点如生长率、寿命、生殖等产生促进作用而在高剂量时则显示抑制作用。有研究发现,暴露低剂量的镉可明显促进怀孕母鼠的体重增长以及增加所产子鼠的数目。J 型曲线代表某些化学物质在低剂量时可降低某些有害反应如致突变、致癌、出生缺陷等的发生率,而在高剂量时增加这些有害效应的发生。动物研究表明,促癌剂苯巴比妥和 TCDD 在低剂量时可抑制亚硝胺诱发的大鼠肝脏癌前病变的发生。传统的危险度评价方法常采用剂量-反应关系的线性外推模式,未充分考虑剂量-反应关系的多样性及其可能对环境健康危险度评价结果造成的影响。因此,上述 hormesis 现象已引起各国和有关国际组织健康危险度评价部门的高度重视。

为了客观地反映 hormesis 的影响,今后在环境健康危险度评价过程中应注意以下几点:①建立能够反映 hormesis 现象的剂量-反应关系模型,尤其是同一化学物质的不同生物效应可能呈现不同的剂量-反应关系。例如,在动物实验中,TCDD 的促癌作用呈 J 型剂量-反应曲线,而对 CYP1A1 型 P450 药物代谢酶的诱导则表现为直线型的剂量-反应关系。②在流行病学和毒理学研究实验设计中合理地选择剂量范围,考虑 hormesis 的影响。③改进现行的化学物致癌性试验方法,以便能够观察到受试物 hormesis 作用,如采用短期动物致癌模型试验等。④根据具体情况,判断 hormesis 的意义,合理地进行健康危险度评价和管理。有时还需要结合实际的暴露水平对 hormesis 现象的意义作出判断。例如,一些实验表明极微量的铅可能对动物是必需的,而实际上的暴露水平远远高于这些可能产生有益作用的水平。在另一些情况下,化学物质在某一低暴露水平可同时产生有益和有害的效应。例如,适当饮酒可降低心血管疾病的发病率,但会增加其他疾病如乳腺癌的发生。

二、基线剂量法的特点及其应用

在非致癌物的健康危险度评价中长期使用 NOAEL 法推导参考剂量。在其应用过程中,人们逐渐发现此方法在许多方面存在有局限性。NOAEL 值是一个实验剂量值,该值的确定在一定程度上依赖专家的主观判断。NOAEL 值还受实验中所用动物数的影响。动物数较少会得出较大的 NOAEL,据此计算出的 R_tD 值也较大。此外,NOAEL 法在确定关键效应时未充分考虑剂量-反应关系的斜率,不同的剂量间隔选择可影响 NOAEL 的数值。鉴于以上理由,目前在非致癌物的健康危险度评价中逐渐提倡使用基线剂量(benchmark dose,BMD)法推导 R_fD。BMD 是指与本底相比,引起发生一定基线反应(benchmark response,BMR;通常为 1%～10%)的 95%可信区间的下限值。用此值代替 NOAEL,除以不确定系数即可推导出 R_fD。BMD 法的主要步骤见表 12-6。在这里关键的一步是采用统计学方法将剂量-反应关系模型与实验数据拟合。目前已有许多剂量-反应关系模型,可用于从计数资料或计量资料估计 BMD。

表 12-6　BMD 法的主要步骤

步骤	内容
1 选择用于计算 BMD 的反应	选择可用的实验资料及反应
2 计算 BMD	数据的转化、模型的选择、曲线拟合、确定 BMR、计算可信限等
3 决定 R_fD	选择用于计算 R_fD 的 BMD、选择不确定系数

与 NOAEL 相比,BMD 受实验设计的影响较小,它利用实验中剂量-反应关系的全部数据,而不是依据一个点值,因此所得的结果可靠性、准确性好。BMD 采用了 95%可信区间下限值,因而可反映实验本身的变异程度。当实验本身质量较差(如动物数过少、观察指标变异较大等)时,可信区间较宽,导出的 BMD 较小。在 BMD 法中采用统一的 BMR 推算 R_fD 还便于对不同研究结果进行比较。此外,在未直接观察到 NOAEL 的数据组,也可通过计算推出 BMD。

BMD 法已广泛用于非致癌物的危险度评价,特别是发育毒性和生殖毒性物质。在对许多发育毒性物质进行评价后发现,使着床率或每窝受影响的子代危险度超过对照组 5%的 BMDL 相当于 NOAEL。窝效应资料计算的 BMDL,即受影响的窝数,按平均其危险度超过对照组 10%,更接近 NOAEL。

BMD 法在致癌物的危险度评价中也开始使用。美国 EPA 在最新的致癌物危险度评价指南草案中明确建议,非遗传毒性致癌物的危险度评价中应采用基线剂量法。随着 BMD 法的广泛应用和完善,它将作为 NOAEL 法的重要补充,在环境健康危险度评价中发挥更大的作用。

三、儿童的环境健康危险度评价

由于有关资料的缺乏,现行的环境健康危险度评价在暴露评价、剂量-反应关系确定过程中往往未能从生理特点、暴露特征上充分考虑儿童的具体情况。

由于生物膜、受体以及药物代谢酶等的特性在生长发育过程中都会有所变化,因而在暴露环境化学物质之后,婴幼儿、儿童可能表现出与成人截然不同的反应。例如,苯巴比妥对成人起镇静作用,而在儿童表现为兴奋作用。相反,利他林对儿童有镇静作用,而在成人则作用相反。

儿童的一些正在发育的组织和器官可能对化学物质更为敏感。有调查显示,吸烟开始年龄在 16 岁前与 20 岁后相比,乳腺癌的致死危险度明显增高。实验表明,动物在围生期暴露一些致癌物如氯乙烯、二乙基亚硝胺、滴滴涕等会出现较高的肿瘤发生率。目前认为,婴幼儿如果在 2 岁前有遗传毒性致癌物的暴露,那么终生患癌的危险度将增加约 10 倍;在 2～15 岁之间有暴露,危险度将增加约 3 倍。

婴幼儿和儿童单位体重的进食、饮水和呼吸量与成人有明显差别。不同活动状态下儿童每小时的呼吸量接近甚至高于成人。婴幼儿和儿童还可能通过一些独特的途径如手-口方式摄入污染物，或者以独特的方式如在地上玩耍等接触污染物。由此可见，在同样的外暴露情况下，内暴露水平在婴幼儿和儿童与成人会有很大差别。

鉴于儿童环境健康危险度评价的重要性以及环境因素对生命全周期影响理念的广泛认可，近年来国际上从以下几个方面进行了探索，以完善环境健康危险度评价，使其能够反映儿童期暴露的特点和风险贡献：①建立更加关注生命早期暴露风险的环境危险度评价框架图；②改进现有安全性评价方法，充分考虑幼年期和成年期在毒代动力学和毒效动力学方面的差异；③在流行病学研究设计中充分考虑儿童期暴露的早期影响与潜在长期影响的差异，改进信息收集和分析手段。

四、基因与环境的相互作用对环境健康危险度评价的影响

大量的研究表明，人类的健康或疾病状态主要是遗传因素与环境因素相互作用的结果。在同样的环境因素暴露情况下，不同个体之间的反应可以差别很大，而这种差异往往与人群中遗传多态性（genetic polymorphism）有关。由于遗传多态性导致受体、受体的信号转导系统、酶等蛋白的多态性，因此可对环境污染物的有害作用造成差异，如转运蛋白多态性可影响化学物的吸收（肠道）、分布（血脑屏障）、消除（肝胆管），代谢酶多态性影响化学物的代谢（消除或活化），受体的多态性可影响化学物毒作用，修复酶的多态性可影响 DNA 修复等。例如，N-乙酰转移酶 1（*NAT1*）和 N-乙酰转移酶 2（*NAT2*）的变异同时存在时，吸烟者患癌的危险度将大大增高。

目前的环境健康危险度评价通常是基于一般人群的平均暴露资料及效应数据，对人群中的个体差异，特别是遗传多态性的影响没有客观的判定依据。为此，在人类基因组计划的基础上逐渐发展形成环境基因组学（environmental genomics）。美国国立环境卫生科学研究院于 1998 年启动的环境基因组计划（environmental genome project，EGP），标志着人类开始系统地对环境与基因相互作用所产生的健康影响进行深入的探讨。在环境健康危险度评价中考虑环境与基因的相互作用，将减少一些不确定因素，有助于评估对环境因素反应的个体差异，从而实施精准环境健康危险度评价。

（郭新彪 张天宝）

参 考 文 献

1. 陈学敏，杨克敌.现代环境卫生学.第 2 版.北京：人民卫生出版社，2008.
2. 孟紫强.现代环境毒理学.北京：中国环境科学出版社，2015.
3. Brebbia C A，Popov V，Fayzieva D.Environmental Health Risk III.Billerica MA：WIT Press，2005.
4. Klaassen CD.Casarett & Doull's Toxicology-The Basic Science of Poisons（7th Edition）.New York：McGraw-Hill Medical，2008.
5. Cote I，Anastas PT，Birnbaum LS，et al.Advancing the Next Generation of Health Risk Assessment.Environmental Health Perspectives，2012，120（11）：1499-1502.

第十三章

环境污染的疾病负担

第一节 概　　述

环境与健康是公共卫生领域最重要的研究内容之一，环境污染危害的人群范围广泛，且防护困难，近年来已成为人们关注的焦点。国内外大量研究已证实环境污染会对暴露人群健康造成不良影响。目前有关环境污染对人群死亡影响的流行病学研究较多，美国科学促进会（American Association for the Advancement of Science，AAAS）的一份研究报告称，全球每年有超过 550 万人因空气污染而死亡，其中超过半数案例发生在发展中国家。2015 年 WHO 数据显示，各种环境危险因素，例如空气、水和土壤污染，接触化学品，气候变化，紫外线辐射等，可导致 100 多种疾病和损伤，对暴露人群的健康产生严重的疾病负担，其中东南亚区域和西太平洋区域低收入和中等收入国家承担的环境相关疾病负担最重。因此，环境污染引起的人群疾病负担研究，对于全面评估环境污染的人群健康影响，为政府有关部门制定科学、合理、有效的环境保护及疾病预防对策，具有很重要的科学价值和意义。

一、疾病负担指标简介

（一）疾病负担的定义

世界银行在《1993 年世界发展报告—投资与健康》中使用了"全球疾病负担"（global burden of disease，GBD）这一概念，并用此概念研究世界各国，尤其是发展中国家和中等收入国家在控制疾病优先侧重点领域和确定基本卫生服务保障的策略。广义的疾病负担（burden of disease，BOD）是指疾病、伤残及早死对整个社会经济和健康的压力以及造成的损失和影响，包括流行病学负担和经济负担，其研究指标被相应地分为公共卫生指标和经济指标两类。而狭义的疾病负担仅指流行病学负担。目前，WHO 评估疾病负担多采用流行病学负担，用于量化国家和地区人群健康寿命年损失。

（二）疾病负担指标的发展历程

疾病负担是在传统健康状况描述的基础上逐步形成和发展起来的，不同的疾病对人群健康的危害性质和特点不同，多维的健康结局要求建立一个多维测量的综合性指标，因此疾病负担的研究发展经历了不同思路、方法和指标的运用过程，大致可分为 4 个阶段。

第一阶段：疾病负担以传统的健康状况如死亡率、发病率、病死率等进行描述。该方法以流行病学调查为基础，以死亡、残疾等疾病结局为测量指标。这些指标易于调查，计算分析简便，而且统计结果直观，可揭示人群中某疾病的发生强度，一定程度上反映了人群受疾病影响的程度。但这类指标描述角度单一、敏感性差、只能从频数上反映疾病危害的大小，从疾病、死亡等侧面评价人群健康，难以反映疾病所致伤残，忽视了死亡年龄所带来的重要信息，综合描述疾病负担存在明显不足，无法适应社会医学和卫生经济学的发展需要。

第二阶段：疾病负担以潜在寿命损失年（potential years of life lost，PYLL）进行描述。PYLL 最早由学者 Marry Dempsey 在 1947 年提出，Romeder 等建议将 PYLL 作为早死顺位统计指标。PYLL 被学者认可和运用源于 20 世纪 80 年代美国疾病预防控制中心，主要用于死亡原因顺位统计和年度间早死所致负担比较。该指标运用疾病所致的寿命损失评价疾病负担大小，考虑疾病所致死亡引起个体或人群寿命的减少，是量化疾病负担的雏形。但也存在一些缺陷，如对于超过期望寿命的死亡难以评价，应用前提要求同龄个体的社会、经济价值等同；只考虑死亡而忽略了失能的负担等。

第三阶段：疾病负担以伤残调整生命年（disability adjusted life year，DALY）进行描述。20 世纪 90 年代初，WHO、美国哈佛大学公共卫生学院、世界银行的专家合作开展全球疾病负担评价研究，强化了疾病负担的概念。GBD 综合考虑了疾病所致的两种健康结局：死亡和失能，首次量化处理了非死亡性结果，运用 DALY 对世界不同地区的疾病与危险因素的疾病负担进行了分析，并建立了疾病负担评价方法和标准化比较单位。1994 年，哈佛大学 Murray 教授在 WHO 公报发文介绍了 DALY 的计算方法。同时出现的疾病负担指标还有 1998 年 Hyder 等提出的健康寿命年（healthy life years，HeaLY）、质量调整生命年（quality adjusted life years，QALY）、伤残调整期望寿命（disability adjusted life expectancy，DALE）等。目前，DALY 是其中应用最多、最具有代表性的评价指标，它由寿命损失年（years of life lost，YLL）和伤残寿命损失年（years lived with disability，YLD）组成，该指标综合考虑了疾病造成的早死和失能对人群健康的危害，同时也考虑了年龄权重、疾病严重程度及贴现率等多种因素，将疾病造成的损失分为两部分：因早死所致的寿命损失年（YLL）和疾病所致伤残引起的健康寿命损失年（YLD）。能够在同一尺度下比较致命和非致命健康结局的严重性，有较好的公平性。同时，Gold 等也指出了这类指标的局限性：首先，QALY 和 DALY 并未优先考虑每种疾病的严重程度；其次，老年人和那些患有严重残疾失能却无有效治疗方法的人群会被看作是"最没有医疗投入价值"的群体，这在一定程度上造成了卫生资源分配的歧视；最后这类指标由于仅考虑患病和死亡的总人数而无法对各种健康结局进行定性评价。

第四阶段：疾病负担综合评价。医学模式已由生物医学模式向生物-心理-社会医学模式转变（现代医学模式）。健康包括身体健康和心理健康，仅考虑死亡和失能是不全面的，应包括全部消极后果和影响。目前疾病负担研究已经转向心理学和行为医学等更深层次。此外，传统流行病学和卫生经济学以外的问题，如患者的护理负担问题、医药费比较研究问题等也日益受到重视，使得疾病负担研究不断深入发展。疾病综合负担（comprehensive burden of disease，CBOD）指标整合了生物、心理和社会等因素，系统分析了疾病给个人、家庭和社会造成的多层次负担。但该指标在运用过程中较为复杂，尤其是权重系数受人为因素的影响，使该指标运用十分有限。

（三）归因疾病负担

归因疾病负担（attributable burden of disease）是指将总的疾病负担按照不同的部分、不同病因和危险因素进行分解，以探讨各部分对健康影响的方法。Murray 和 Lopez 在 1999 年提出了可比较风险评估（comparative risk assessment，CRA）来对疾病负担进行评估，并且在 GBD1990、2000、2010 中均运用了比较风险估计的方法。Mathers 等人提出比较风险评估的过程中可使用两种归因方法,即分类归因(categorical attribution)和反事实分析(counterfactual analysis)。前者一般用于某事件的发生全部归因于某一因素(或一组病因),如职业粉尘接触导致硅肺、酒后驾车导致公交事故,但该方法忽视了某些疾病的多病因特征。在1990年的全球疾病负担研究中首次使用反事实分析的方法,先进行病因归因,然后再按危险因素归因的方法进行,但是还没有形成理论概念。到了GBD 2000,已经系统地提出了反事实分析的概念,并将对照风险进行分类。反事实分析是人群中某个或某些危险因素从目前的暴露水平转变成一种可替代或参考暴露场景的期望暴露水平后,分析和比较人群发病死亡以及失能情况变化的一种方法。反事实理论可用于研究不同危险因素的归因疾病负担,其最基本的统计基础就是人群归因分值(population attributable fraction,PAF)。

计算公式如下(2004):

$$PAF = \frac{\int_{x=0}^{m} RR(x)P(x) - \int_{x=0}^{m} RR(x)P'(x)}{\int_{x=0}^{m} RR(x)P(x)} \qquad \text{(式 13-1)}$$

式中:$RR(x)$指暴露水平 x 下的相对危险度;$P(x)$指人群暴露水平;$P'(x)$指理论最小暴露分布;m 指最高暴露水平。

二、环境污染造成的疾病负担

WHO通过大规模调查后宣布,人的健康与长寿60%取决于自己的身心卫生、饮食结构,25%取决于环境、社会因素,只有10%取决于遗传。科学研究证实,影响人类生命健康的是各种疾病,无疾而终只占极少数。联合国环境规划署(United Nations Environment Programme,UNEP)认为,80%以上的癌症都与环境因素有关。

(一)环境污染导致的疾病负担现状

环境污染对人体的作用一般具有低剂量、长期性、影响范围广、污染因素复杂等特点,容易被人们所忽视。大量调查研究表明,癌症等多种疾病的疾病负担加重都与环境污染有关。环境风险导致疾病负担指标的出现,使人们更直接地认识到保护环境对人群健康的重要性,并可针对性地对不良环境影响因素进行管理。在2015年WHO发布的全球疾病负担统计报告中指出,41.2%的全球DALY可归因于明确的危险因素,其95%的不确定区间(uncertainty interval,UI)为39.8~42.8,而58.8%的全球疾病负担不能明确归因于特定风险因素(95%UI为57.2~60.2)。在所有导致疾病负担(DALY)的危险因素中,行为危险因素占30.3%(95% UI为28.6~32.0)其次是代谢性疾病15.5%(95% UI为14.7~16.3)。接下来是环境或职业危险因素13.0%(95%UI为11.9~14.0)。2015年总的疾病负担归因情况显示,其中环境危险因素所导致的疾病负担位居第四位,在发展中国家所占比例大于发达国家。

环境造成全球疾病负担主要是非传染性疾病(820万人死亡),其次是传染性疾病、寄生虫、新生儿和营养性疾病(250万人死亡),最后是伤害(200万人死亡)。由于环境导致的传染性和非传染性疾病中:传染病和寄生虫病、新生儿营养不良以及伤害造成DALY所致的经济损失分别为2.76亿、2.02亿和1.18亿。研究显示,可归因于环境的总体疾病负担在儿童和50~75岁的成年人中达到顶峰,表明这两个年龄组对环境具有敏感性。据统计疾病负担的环境归因的变化趋势:传染病和寄生虫病、新生儿营养不良从2002年的31%降低到2012年的20%;非传染性疾病从2002年的17%增加到2012年的22%;而受伤从37%增加到2012

年的38%。可见,疾病负担环境比例从2002年的23.3%减少到2012年的22.7%。2002—2012年间环境疾病负担从传染病转向非传染性疾病。若按国民总收入计算每10万人口的环境相关死亡人数,结果发现环境导致的死亡人数随着收入的增加而减少。在收入较高时,死亡率没有差别,大多数国家每100 000人死亡约50人。

(二)环境污染所导致疾病负担的评估方法

环境污染导致疾病负担的评估包括两部分,一部分是基本过程(实线部分),类似于健康风险评估中的危害识别、剂量-反应关系评定以及暴露评价。然而,不同的是,评估的结局指标不再仅仅是"风险"的量度,而是发病率、死亡率等疾病负担第一阶段评价的指标。第二部分是DALY计算过程(虚线框部分),分析失能死亡的结果分别计算YLD和YLL,最后可以得出疾病负担评价的第三阶段指标DALY。流程如图13-1:

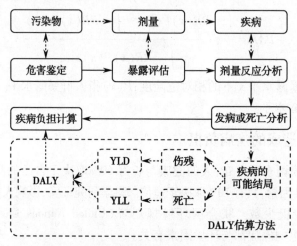

图13-1 环境污染导致疾病负担评估方法

归因于环境污染物的疾病负担研究的具体步骤为:①确定研究地区的环境污染物和所关心的疾病;②确定代表其污染物的指标;③获得该污染物在该地区历年污染的监测数据;④获得该污染物在该地区的污染分布;⑤估计该污染物在该地区的累积污染水平;⑥获得累积污染水平与人群间的剂量-反应关系;⑦估计该地区或其他地区的人群归因分值;⑧估算研究地区有关疾病的疾病负担;⑨根据前步获得归因疾病负担估计。

暴露评估包括暴露途径测定和暴露剂量计算。对某一环境污染导致的疾病负担进行评估,必须明确以下4个环节:①该种环境危险因素的存在形式;②其进入人体的途径;③其能引起哪些健康效应;④产生这些健康损害的定量评估方法。暴露途径分析通常基于对污染地的现场调查,涉及4个基本要素,即污染源、污染物的传播介质、暴露位点和污染物与人体的接触途径。然后可以根据污染物侵入人体的不同阶段计算暴露剂量,获得4种不同的剂量,即潜在剂量为污染物可能被人体吸收的量,实际剂量为污染物实际到达靶器官或组织的量,内剂量作为污染物进入血液的量,有效剂量为通过血液到达人类细胞或器官的污染物的量。

在环境疾病负担研究中,内剂量或吸收剂量一般采用直接测量、生物标志方法或模型估算的方式。污染物直接暴露量和污染物浓度的测量通常由于许多环境因素的影响而不准确,而通过生物标志物间接评估暴露的方法,无法有效区分不同环境危险因素暴露的途径和媒介载体。与这两种方法相比,剂量估计模型需要考虑污染物的排放浓度、迁移和转化及暴露群体生理等方面的特征,因此使用合适剂量估计模型的方式可以更便捷准确地对剂量进行估计。目前应用最广泛的模型是平均每日剂量(average daily dose,ADD)模型,适用于非致癌性污染物。计算公式如式13-2:

$$ADD = 吸收剂量/(体重×平均时间) \qquad (式13-2)$$

式中:吸收剂量为特定污染物人均吸收剂量;体重为成年人平均体重,通常为70kg;平均时间为暴露天数。

另外一种广泛使用的模型是终生日平均剂量(lifetime average daily dose,LADD)模型,适合致癌性污染物的评估,计算公式如下:

$$LADD = 吸收剂量/(体重×寿命) \qquad (式13-3)$$

式中:通常寿命一般取值70年,并需要换算成天数。

剂量-效应分析是估计暴露剂量和健康风险之间关联性概率的过程。某些环境健康指标是连续变量,且机体健康剂量-效应关系有可靠的流行病学资料支持,如研究证明血铅对智商(intelligence quotient,IQ)的影响是一种线性剂量-效应关系。即在血铅为 $0.24 \sim 0.97\mu mol/L(5\sim20\mu g/dl)$ 的范围内,每增加 $0.22\mu mol/L(5\mu g/dl)$,IQ降低1.3;$>0.97\mu mol/L$,IQ降低3.5。这种情况下通过人群血铅水平分布结合上述血铅对IQ影响剂量-效应关系来评估铅对人群总体IQ影响,再计算因IQ损失疾病负担。然而,由于暴露信息的限制,在大多数情况下需使用数学模型对暴露进行估计。已经发现适用于评估致癌风险的剂量-反应模型有对数正态模型、Weibull模型、one-hit模型、多阶段模型等。其中Weibull模型和多阶段模型常应用于低剂量污染暴露的健康风险评定中。对于微生物导致的疾病负担常用指数模型和Beta泊松模型。

人群对于某个环境危险因素暴露通常是一个持续性的过程,单纯把人群分为暴露和非暴露是不妥的。这种情况下,通常经暴露分为不同水平(或浓度),每个水平相对于非暴露人群有其各自相对危险度(relative risk,RR)。例如,归因于饮水及卫生条件所致腹泻的疾病负担,暴露人群可分为以下3个层次:①改善饮水供应和改善卫生条件;②改善饮水供应和未改善卫生条件;③未改善饮水供应和卫生条件差。对照组为其他因素致腹泻的人群。暴露人群的3个暴露层次相对于非暴露人群,腹泻发生分别有不同的RR值,可以通过各层的RR值来估计环境因素的影响分值(impact fraction,IF)。

$$IF = (\Sigma P_i RR_i - \Sigma P_i' RR_i)/\Sigma P_i RR_i \qquad (式13-4)$$

$$IF = (\Sigma P_i RR_i - 1)/\Sigma P_i RR_i \qquad (式13-5)$$

式中:P_i:f层暴露人口比例;P_i':f层采取干预措施或发生暴露改变的人口比例;RR_i:j层暴露相对于参考水平的RR。

式(13-4)可应用于任何人群暴露于不同水平或层次环境因素影响分值的计算,也可用于暴露分布受干预发生变化影响分值的估计。还能用于相对于其他暴露水平甚至目前尚难达到理想暴露水平的影响分值估计。如果危险因素暴露可完全消除,则相对于非暴露水平的环境危险因素影响分值以式(13-5)计算。

归因疾病负担估计如下:

归因疾病负担$_{年龄,性别}$(Attributable burden$_{age,sex}$)= IF×疾病的总负担$_{年龄,性别}$(total burden$_{age,sex}$)

YLL的计算公式为:

$$YLL = N×L \qquad (式13-6)$$

式中 N 为各年龄组、各性别的死亡人数，而 L 为相应的期望寿命。在这里，对 YLL 的计算没有考虑年龄权重、时间偏好（贴现）等问题，如果考虑这些问题，那么公式则变为：

$$YLL = \frac{KCe^{ra}}{(r+\beta)^2}\{e^{-(r+\beta)(L+a)}[-(r+\beta)(L+a)-1]-e^{-(r+\beta)a}[-(r+\beta)a-1]\}+\frac{1-K}{r}(1-e^{-rL})$$

（式 13-7）

与寿命损失年（YLL）计算相似，将某种疾病平均病程乘以某个反映疾病危险程度的权重（0-1），即可估计某一特定时期内危险因素造成的寿命损失年（YLL）。计算公式为：

$$YLD = I \times DW \times L$$

（式 13-8）

式中：I 是该疾病的发病人数，L 是研究对象从患病到失访或死亡的平均病程，DW 是残疾权重，用于衡量不同疾病导致的伤残对健康可能造成的最大影响。同样，如考虑时间偏好、年龄权重等问题，公式变为：

$$YLD = DW\left\{\frac{KCe^{ra}}{(r+\beta)^2}\{e^{-(r+\beta)(L+a)}[-(r+\beta)(L+a)-1]-e^{-(r+\beta)a}[-(r+\beta)a-1]\}+\frac{1-K}{r}(1-e^{-rL})\right\}$$

（式 13-9）

但是在 GBD 2000 以后，WHO 不再推荐使用上面这两个复杂的公式，而是仅仅考虑时间偏好问题，随着年龄增加，YLD 和 YLL 的残疾权重应每年减少 3%，如在折扣率（discount rate）一般定为 3%。其公式相应变为：

$$YLL = \frac{N}{r}(1-e^{-rL}) \text{ 和 } YLD = \frac{I \times DW \times L(1-e^{-rL})}{r}$$

（式 13-10）

式中 r 为折扣率。

同时，YLD 也可以使用患病率来计算，此时的计算公式变为：

$$YLD = P \times DW$$

（式 13-11）

式中 P 为患病人数。

健康调整寿命年（DALY）可以作为一个测算当前卫生状况与理想状况（即人们无疾病无残疾状态下的生存时间）差距的健康寿命损失和疾病负担。计算公式为：DALY = YLL + LYD。

（三）环境污染导致疾病负担评估的意义

环境因素对人群健康的影响一直是令全球关注的严重公共卫生问题之一，环境导致的疾病负担评估意义在于：①对造成人类健康影响的诸多环境因素进行估评与分析，找出对人类健康影响较大的环境因素；②研究各种环境因素所导致的疾病负担在人群中的分布；③对环境危险因素的健康影响进行监测，对当前政策的实施提供评价，例如美国健康效应研究所提出的问责制研究对影响空气质量的政策或行动进行健康评估，直接评价环境暴露改变所引起的健康效应变化；④作为对环境因素采取干预措施的依据；⑤对干预措施进行成本-效果分析；⑥为卫生行政和环保部门制定相应的政策提供依据。

第二节　环境污染所导致的疾病负担

一、空气污染所致的疾病负担

（一）大气污染所导致的疾病负担

1. 大气污染现状及危害　大气污染通常是指由于人类活动或自然过程引起某些物质

进入大气中，呈现出足够的浓度，达到足够的时间，并因此危害了人类的舒适、健康和福利或环境的现象。空气污染源可分为自然的和人为的两大类。自然污染源是由于自然原因(如火山爆发、森林火灾等)而形成，人为污染源是由于人们从事生产和生活活动而形成。已有的流行病学研究证实，大气污染可增加人群死亡风险，死亡的病因包括脑血管疾病、缺血性心脏病(ischemic heart disease，IHD)、急性下呼吸道感染(acute lower respiratory tract infection，ALRTI)、慢性阻塞性肺疾病(chronic obstructive pulmonary disease，COPD)以及肺癌等。近期的研究表明，室外空气污染尤其是室外 $PM_{2.5}$ 污染可导致全球每年约 330 万人早死，其 95% 可信区间(confidence interval，CI)为 161 万~481 万，尤其是在亚洲地区，该影响更为严重，可见大气污染已成为威胁人群健康重要的环境危险因素之一。

2. 大气污染对人群死亡影响　1952 年英国伦敦烟雾事件致当地暴露人群死亡人数超过 12000 人，随后有关大气污染对人群健康效应的研究逐步开展起来。目前已有大量的流行病学研究证实大气污染可导致人群的发病率和死亡率增加。

2004 年，WHO 对大气污染与人群死亡率关系进行了 Meta 分析，该研究对 286 个时间序列研究和 124 个定组研究结果进行分析，利用相对危险度及其 95%CI 评价大气污染物对每日死亡的影响，结果发现可吸入颗粒物(inhalable particle，IP)、黑炭(black carbon，BC)和臭氧(ozone，O_3)与总死亡率的增加相关。除 WHO 外，国外还开展了一些大气污染对每日死亡影响的多城市研究，如美国大气污染物与发病率和死亡率关系研究、欧洲大气污染与健康关系研究等。这些研究中均发现大气污染物浓度的增加能明显增加人群死亡率。美国环境保护局的研究采用 Meta 分析方法对美国的大气污染与人群死亡率的相关性进行研究，发现美国 90 个城市范围内，PM_{10} 的浓度每增加 $10\mu g/m^3$，可导致人群总死亡率增加 0.21%(95%CI：0.09%~0.33%)，PM_{10} 浓度的增加($10\mu g/m^3$)还分别与呼吸系统及心血管系统疾病的死亡率的增加相关，RR 值分别为 1.013(95%CI：1.005~1.020)和 1.009(95%CI：1.005~1.013)，BC 和 O_3 的浓度增加($10\mu g/m^3$)仅与心血管系统的死亡率增加相关，RR 值分别为 1.004(95%CI：1.002~1.007)和 1.004(95%CI：1.003~1.005)，与呼吸系统疾病死亡率的相关性则无统计学意义。欧洲大气污染与健康的研究不但发现颗粒物浓度的增加与人群死亡率的增加相关，同时还发现气态污染物如一氧化碳、二氧化硫和二氧化氮也与人群死亡率的增加相关。

国内学者针对大气污染对人群死亡率的影响也进行了较多研究，如亚洲大气污染与公众健康关系研究中对武汉、上海和中国香港 3 个城市大气污染进行了观察分析，结果发现 PM_{10}、SO_2、NO_2 和 O_3 的浓度每增加 $10\mu g/m^3$，可导致人群总死亡率分别增加 0.26%(95%CI：0.14%~0.37%)、0.95%(95%CI：0.62%~1.28%)、0.97%(95%CI：0.66%~1.27%)和 0.31%(95%CI：0.04%~0.58%)。此外，有人对我国包括北京、上海等在内的 16 个城市大气污染与人群死亡率的相关关系进行了研究，结果也发现 PM_{10} 浓度的增加与人群死亡率的增加相关，其中 PM_{10} 的浓度每增加 $10\mu g/m^3$，可导致人群总死亡率、心血管疾病死亡率和呼吸系统疾病死亡率分别增加 0.35%(95%CI：0.18%~0.52%)、0.44%(95%CI：0.23%~0.64%)和 0.56%(95%CI：0.31%~0.81%)，且女性、老年和低教育人群对颗粒物污染更敏感。郭玉明等通过对 1990—2009 年中国国家癌症登记的 75 个社区人群肺癌死亡率情况与 $PM_{2.5}$ 的污染情况，利用时空模型估计了 $PM_{2.5}$ 与肺癌的关系，并估计其导致的肺癌死亡负担，研究发现 $PM_{2.5}$ 与肺癌死亡率的关系是非线性的，阈值为 $40\mu g/m^3$。2005 年，$PM_{2.5}$ 造成 51 219 例(95%CI：45 745~56 512 例)肺癌死亡，总归因分数(AF)为 13.7%(95%CI：12.23%~

15.11%），并且女性的归因分数大于男性，老年人高于年轻人。

3. 大气污染对人群 YLL 或 DALY 影响　大气污染对人群健康的影响不仅包括死亡或疾病，还包括失能等，因此，应采用一个能够全面反映大气污染对健康影响的综合指标，DALY 指标就是在此基础上发展起来的。DALY 包括 YLL 和 YLD 两方面，这个指标综合考虑了疾病造成的早死和失能对人群健康的危害，同时也考虑了年龄权重、疾病权重及贴现率等多种因素，是以年龄权重和时间贴现作为加权调整后的综合计算，能把所有环境污染相关的健康效应归结于一个整体。此指标克服了传统指标无法量化、信息缺失等缺点，可比较不同环境污染物的人群健康效应，可在一定程度上综合评价疾病和健康危险因素的危害程度。

国外多个研究采用 DALY 指标（包括 YLL 和 YLD）对大气颗粒物所导致的疾病负担进行了评估，如欧洲环境疾病负担研究项目对德国、法国、意大利、比利时、荷兰和芬兰 6 个国家的 $PM_{2.5}$ 污染、铅、交通噪声等 9 个危险因素造成的疾病负担进行了测算，研究显示：$PM_{2.5}$ 污染是造成欧洲人群 DALY 损失的最重要环境因素，占总 DALY 的 68%。上述 6 个国家，$PM_{2.5}$ 共造成 180 万的 DALY 损失，其中 YLL 损失约 130 万，$PM_{2.5}$ 污染暴露引发的健康效应中有 73% 归因于死亡，每年每百万人因 $PM_{2.5}$ 暴露损失的 DALY 为 6000~10 000。南非对包括室外颗粒物污染在内的 4 种环境因素的疾病负担进行了评估，结果发现 2000 年南非的 PM_{10} 和 $PM_{2.5}$ 的年均浓度分别为 $46.9\mu g/m^3$ 和 $26.6\mu g/m^3$，暴露于颗粒物污染导致的死亡约占全部死亡的 0.9%（$95\%CI$：0.3%~1.5%），导致 DALY 损失约为 42 219（$95\%CI$：15 395~70 591）。在瑞典的估算结果表明，2000 年，PM_{10} 浓度每增加 $10\mu g/m^3$，将导致 42 400 YLL 损失。

瑞典交通相关的大气污染对人群 YLL 影响的研究发现，2010 年，瑞典 PM_{10} 的人群暴露浓度为 $19.4\mu g/m^3$，交通相关的大气污染与人群 YLL 具有正相关关系，导致 YLL 损失约为 14 000（$95\%CI$：8800~18 000）。此外，在波兰首都华沙有人对交通相关大气污染对人群疾病负担的研究也发现类似结果。该研究采用生命周期影响评价（life cycle impact assessment，LCIA）的方法，以排放量为依据对交通相关的大气污染对华沙 170 万居民的疾病负担进行了估算，结果发现交通相关的 1kg 颗粒物（PM_{10}）的排放导致健康损失为 0.00026DALY，相当于交通相关的 PM_{10} 及 NO_x 排放可导致 170 万居民每年损失约 1604DALY。

美国学者也采用 LCIA 方法对美国 63 个地区排放的 $PM_{2.5}$ 暴露的疾病负担进行了估算，结果发现，该地区 2005 年 $PM_{2.5}$ 的平均浓度为 $21.2\mu g/m^3$，该地区年摄入 $PM_{2.5}$ 约为 38000kg，由此测算该研究地区 $PM_{2.5}$ 所导致的疾病负担为 200 万 DALY，若 $PM_{2.5}$ 的摄入浓度降低 $10\mu g/m^3$，可使人群期望寿命增加 0.33 年。此外，希腊雅典研究发现，该地区居民每日摄入 PM_{10} 约 1.25~2.78\mu g，由此测算在雅典地区平均每年损失 9000DALY，相当于每人每年损失 0.0018DALY，相当于每人一生损失 0.135DALY。

英国也对本国基于 $PM_{2.5}$ 的疾病负担进行了测算，并估计减少相应浓度的污染可获得的健康寿命年，该研究是各国目前的研究中比较系统的，为其他区域的大气污染测算提供了典范。据英国空气污染物医学效应委员会（Committee on the Medical Effects of Air Pollutants，COMEAP）估计，在现实情况下，消除人为颗粒物污染，多年后英国将获得超过 3650 万 DALY 收益，平均每人增加期望寿命 6 个月。在韩国的研究也发现相似的结果，该研究在 2004—2007 年对包括大气污染在内的多种环境因素对人群的疾病负担进行了研究，该研究以 PM_{10} 作为大气标志性污染物对人群疾病负担进行了评估，结果发现，大气污染（包括室内和室外大气污染）造成的 DALY 损失约为 9.80/1000 人，占全部环境因素疾病负担的 1/2 以上。

PM$_{2.5}$污染已成为中国最为严重的大气污染之一。GBD2010 报道,在中国,大气颗粒物污染在所有危险因子中排第四位,仅排在"饮食结构不合理""高血压"和"吸烟"之后。2010年,中国的大气颗粒物污染导致约 120 万人早死以及约 2500 万 DALY 的损失。Chen 等估计中国每年因 PM$_{2.5}$污染导致的早死人数在 35 万~50 万人,低于 GBD2010 的研究结果,可能与研究对象、暴露水平与研究方法等不同有关。可见大气污染已对中国公众健康造成了比较严重的疾病负担。

显然,大气污染不仅仅导致早死,更多的是造成人群健康寿命年的损失,综合考虑上述两方面才能准确评价大气污染所致的疾病负担。

(二)室内空气污染所导致的疾病负担

1. 室内空气污染现状与危害 除了室外大气污染,室内空气污染所导致的疾病负担不容忽视。室内空气污染物包括悬浮颗粒物和气态污染物。主要来源于室内装修材料及装饰材料、家用电器及办公设备、建筑物自身的污染、室外大气的污染、燃烧产物造成的室内空气污染。国内外室内空气质量研究表明,建筑中使用的大量材料包括建筑结构材料和装饰材料是污染的主要释放源。人类至少 80%以上的时间在室内度过,而城市人口在室内度过的时间超过了 90%,尤其是婴幼儿和老弱残疾者在室内的时间更长。但是室内空气污染物的浓度一般是室外污染物浓度的 2~5 倍,在某些情况下是室外污染物的几十甚至上百倍。由于材料的巨大表面积和人群长时间的空气暴露,室内空气污染会在很大程度上增加人们的健康危险度。20 世纪 70 年代以来,在发达国家出现了所谓的"不良建筑物综合征",就是室内空气污染潜在问题的表现。室内空气污染是中低收入国家引起健康损失和疾病负担的重要危险因素。WHO 估计,全球 30 亿室内空气污染暴露者中,有约 50%在中国和印度。

2. 室内空气污染对人群死亡影响 20 世纪 70 年代云南省宣威县,具有极高的肺癌死亡率,成为国内外室内空气污染研究的重点对象。室内燃煤污染可能是宣威肺癌高发的"主凶"。宣威地区烟煤储量丰富,当地农村居民长年习惯在家里烧烟煤来取暖做饭,但烧煤的火塘没有进风口和烟囱,燃煤产生的煤烟积聚在室内,造成空气污染。调查资料显示,1973—1975 年,宣威肺癌死亡率为 23.1/10 万,男、女死亡率分别为全国平均水平的 4 倍和 8 倍。2004—2005 年,该地区肺癌死亡率达 91.1/10 万,男、女死亡率分别为全国平均水平的 3 倍和 6 倍,较当地 70 年代死亡率增长近 4 倍。

根据一项室内空气污染和癌症的 Meta 分析研究,室内空气污染与消化系统癌症以及宫颈癌的发生均有关,尤其在控制吸烟的干扰条件下,其相关性增加。Chafe 等人的研究表明,2010 年烹饪时使用固体燃料暴露 PM$_{2.5}$造成全球 37 万人死亡和 990 万残疾调整生命年的损失。印度的一项研究表明由于烹饪时使用固体燃料造成的室内空气污染与多种疾病相关,慢性支气管炎的 OR 为 2.37($95\%CI$:1.59~3.54),肺结核的 OR 为 2.33($95\%CI$:1.65~3.28),白内障的 OR 为 2.16($95\%CI$:1.42~3.26)和死胎的 OR 为 1.26($95\%CI$:1.12~1.43)。Meta 分析显示,暴露于燃料导致的室内空气污染的妇女中,死胎的风险增加了 26%($OR=1.26,95\%CI$:1.12~1.43)。在农村地区,可归因于燃料导致的室内空气污染的死胎占 18%($95\%CI$:9%~26%),在城市地区占 5%($95\%CI$:2%~7%)。

3. 室内空气污染对人群 YLL 或 DALY 影响 WHO 统计数据,2012 年室内空气污染造成430 万人过早死亡,主要是呼吸道和心血管疾病和癌症。据了解,全世界有半数以上人口依靠家畜粪、木柴、庄稼秸秆或煤来满足其最基本的能源需求,在通风不良的住所,室内烟雾微小颗粒含量超室外 100 倍,容易导致肺炎和其他急性下呼吸道感染、慢性阻塞性肺病、肺癌等疾病。室内空气污染占全球疾病负担 DALY 的约 5%,成为全球重要的环境风险因素。近30 年,世界大部分地区以固体燃料作为主要染料的比例有所下降,但在撒哈拉以南非洲地区,这一比例增加了约 77%。因此,撒哈拉以南非洲地区是室内空气污染负担最高的地区。

殷鹏等人对 2013 年全球疾病负担进行研究,中国的研究数据与 1990 年的数据相比,2013 年我国 5 岁以下儿童下呼吸道感染中有 14.9% 是由室内空气污染造成的,32.5% 的慢性阻塞性肺部疾病(COPD)、12.0% 的缺血性卒中、14.2% 的出血性卒中、10.9% 的缺血性心脏病和 13.7% 的肺癌归因于室内空气污染。2013 年,室内空气污染导致的死亡为 80.7 万例,其中 COPD 为 29.6 万例,出血性卒中 16.9 万例,缺血性心脏病 15.2 万例,缺血性卒中8.8 万例,肺癌 7.5 万例,5 岁以下儿童下呼吸道感染 2.8 万例。与 1990 年(158.8/10 万)相比,2013 年(64.6/10 万)中国归因于室内空气污染的标化死亡率下降 59.3%,所有省份的归因于室内空气污染的标化死亡率均有下降,上海的下降幅度最大(96.3%),新疆的下降幅度最小(39.9%)。2013 年我国归因于室内空气污染的标化 DALY 率最高的省份为贵州(2233.0/10 万),最低的为上海(27.0/10 万)。2013 年 70 岁以上年龄组的 DALY 率最高(7006.0/10 万),与 1990 年相比,不同年龄组归因于室内空气污染的死亡率和 DALY 率均出现明显下降,下降幅度最大的为 5 岁以下年龄组(分别下降 91.9% 和 91.8%)。与 1990 年相比,2013 年我国室内空气污染导致的疾病负担明显下降,但在部分西部省份,室内空气污染仍然造成较大的死亡和 DALY 损失。

二、水污染所致的疾病负担

(一) 水污染与健康

1992 年在巴西里约热内卢召开的联合国可持续发展大会以来,提出了多个水安全的定义,但是没有一个被普遍接受。各种不同的定义导致出现许多基于不同标准的指标,这使生成趋势数据极为困难。《海牙部长宣言》将水安全广泛地定义为包括保护和改善淡水和海洋生态系统、可持续性发展和政治稳定性,确保人人都能够得到并有能力支付足够安全的水来过上健康和幸福的生活,且确保易遭受影响的人群能够得到保护以避免遭受与水有关的危险。著名学术刊物 Lancet 于 2012 年指出,2010 年归因于不良的饮水和卫生条件的疾病负担占全部疾病负担的 0.9%,这一数字在 1990 年为 2.1%。GBD2010 中报告,水性疾病负担造成了 11 126 人早死,损失的 DALY 为 7 775 000;在 GBD1990 报告中,这一数据分别为 288 007 人早死,损失的 DALY 为 21 172 000。水性疾病负担在全部 67 个危险因素中的顺位从 1990 年的22 位下降至 2010 年的 33 位。

水体污染物主要分为两大类:一是生物性污染物,包括甲肝病毒、大肠埃希菌等各类细菌和病毒;二是化学性污染物,包括无机汞、铅、砷、氟和酚类等有机化合物。水体受到生物性污染后,最常见的危害是通过饮用、接触等途径而引起包括霍乱、病毒性肝炎、伤寒等介水传染病的传播。而受到化学性污染后,主要的危害是消化系统癌症,包括肝癌、胃癌、食管癌、结肠癌、膀胱癌等恶性肿瘤。全世界约有 80% 的人群生活在饮水安全面临高度危险的地区,水污染威胁着 34 亿人,而这些人大部分居住在发展中国家。我国环保部发布的《2012年中国环境状况公报》显示,在 198 个地市级监测点开展地下水水质监测,超过 1/2(57.3%)的水质较差或极差。较差-极差级别水的比例已经超过了优良-良好-较好级别的水。中国是全球水污染最严重的国家之一,境内 70% 的河流、湖泊和水库都遭受不同程度的污染。据了解,长江委水保局近年来调查了 21 个城市江段,参与评价河长 797.2km,其中污染带达到

560km,占70%。而另一项统计显示,中国水污染事故年发1700起以上。

在19~20世纪间,曾发生多起严重水污染事件。如1832—1886年英国泰晤士河因被病菌污染,使伦敦发生4次霍乱大流行,1849年的一次霍乱流行死亡在14 000人以上。1892年德国汉堡饮水受传染病菌污染,使16 000人生病,7500人死亡。1965年春天,美国加利福尼亚的一个小镇,因饮水受病菌污染,发生18 000多人患病,5人死亡。

(二)水污染对人群死亡的影响

WHO资料显示,全球有12亿人因饮用受污染的水而患上各种疾病,患病率高达20%,每年有300万~400万人死于与水污染有关的疾病;而死于霍乱、痢疾和疟疾等因水污染引发的疾病人数超过500万。全球80%的疾病是由于饮用水被污染造成的,50%的癌症与饮用水不洁有关,每天因饮用水卫生状况恶劣而死亡的少年儿童更是多达6000名,每小时就会有400名儿童死于与水污染相关的疾病。近年来对饮用水中有毒物质的研究表明,在水中已经检测到的化学品有10 000多种,其中致癌与可能致癌物就多达100多种。

多项队列研究及病例-对照研究的结果显示,污染水源是消化道肿瘤的危险因素。并已发现其与膀胱癌、结直肠癌的发生有关。一项16年的回顾性调查研究发现,我国福建省长乐县胃癌高发与当地水质中有机物污染超标,及铅、汞等重金属污染物含量过高有关。在山东省肥城县、四川省盐亭县等多个肿瘤高发现场均发现饮用池塘水或河水等污染水源会增加消化道肿瘤的患病风险。在西班牙、匈牙利等国家20世纪末也有类似的研究报道。捷克斯洛伐克的一项10年的回顾性研究发现,饮用水中亚硝酸盐的指标,铅、汞等重金属和有机氯等污染物的含量,与胃癌、结直肠癌的发生风险呈正相关。

戊型肝炎的暴发流行是重要的公共卫生问题,尤其在发展中国家占据重要的地位。戊型肝炎病毒(HEV)是一种粪-口途径传播的急性肠道传染病,水污染是其暴发流行的主要原因。在1955年,印度新德里发生世界上首次戊肝暴发流行,其原因是自来水系统被污染,在这次流行期间,报告了约29 000例疑似病例,发病率为2.05%。之后,在印度、尼泊尔、苏丹、前苏联吉尔吉斯及我国新疆等地一再报告HEV的大流行,影响数百到数千人。戊肝的病死率相对较低,在1%和3%之间。目前报告的戊肝人群病死率最高发生在1978—1979年印度克什米尔山谷的流行,发生275例,病死率达3.6%,孕妇的戊肝病死率较高。

(三)水污染对人群YLL或DALY的影响

《世界卫生组织饮用水质量指南》(第4版)针对所有类型的水污染(微生物、化学和放射性污染物)提出与水有关的健康风险评价通常以特定的健康结果(例如癌症、腹泻等)来表示,对可能造成水性疾病负担的指标进行了详细评估。该准则评估了9种致病菌、7种病毒、11种致病原虫(寄生虫)、187种化学物及饮用水中常见核素。在准则中,允许的疾病负担为每人每年10^{-6}DALY(上限)。这个DALY约等于10^{-5}的额外癌症终生风险(连续70年日常摄入该饮水,每10万人中增加1例癌症案例)。由于不同类型的水污染所致健康危害的种类以及严重性各不相同,如水中氟污染可引起胃肠功能紊乱如轻度腹泻到慢性氟中毒,甚至引起到儿童死亡。因此,使用伤残调整寿命年(DALY)作为公共卫生评价方法,可以对水污染进行准确的风险评估,并对不同类型污染所导致风险的结果提供有力的证据支持。

应用DALY指标对水污染健康风险评价,首先对水污染的危害鉴定,通过水污染的暴露途径、暴露量以及剂量-反应关系计算出水污染引发的各种疾病发生和死亡专率,即健康风险评价阶段;然后利用各种疾病发生的概率和各年龄段、各性别人口资料得到不同年龄段和不同性别的发病人数,并确定不同疾病的伤残权重、年龄权数和贴现率等参数指标,将不同年龄段和不同性别的发病人数以及各项参数代入 DALY 的计算公式,从而得到水污染可引发不同疾病的疾病负担(DALY),为客观评价水污染对人体的健康风险提供依据。DALY 在水污染健康风险评价中应用技术路线如图 13-2 所示。

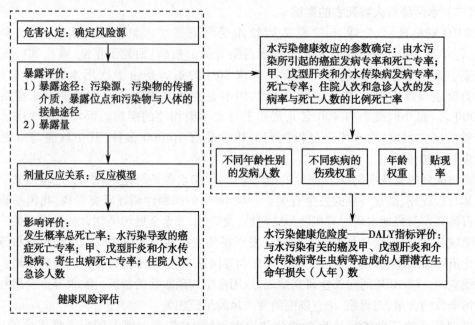

图 13-2　DALY 在水污染健康风险评价中应用的技术路线

　　饮用水受污染的主要途径包括:水源污染、制水污染以及供水污染 3 个方面。在加纳,由于大多数居民生活在拥挤地区,管道供水有限,是人们通过饮水暴露微生物的健康风险增大。人们可通过定量微生物风险评估(quantitative microbialrisk assessment,QMRA)来预测当地人群的健康风险。QMRA 是一种用于估计由致病因素单独引起的疾病负担而不是所有危险因素健康影响的方法。QMRA 的主要任务包括暴露评价、剂量-反应分析和危险度特征性分析。调查得到的疾病负担主要来自大肠埃希菌 O157:H7(78%)、隐孢子虫(0.01%)、弯曲杆菌(16%)、轮状病毒(5%)和蛔虫(0.3%)。这些病原体的疾病负担的总和 DALY 为每人每年 0.5,比 WHO 参考水平高得多。涉水活动导致的胃肠道疾病与水中微生物的数目存在密切的关系。据德国一项研究表明在鲁尔氏河沐浴而感染轮状病毒引起肠炎等胃肠道疾病的 DALY 为 0.64/1000,而对于诸如病毒性肠炎的 DALY 为 0.94/1000。对于原生动物如蓝氏贾第鞭毛虫导致的胃肠道疾病的疾病负担为 DALY 为 0.0028/1000,对于隐孢子虫病引起的 DALY 为 0.0048/1000。在一项对 145 个国家的低收入和中等收入地区水导致的腹泻的疾病负担回顾性研究中发现:2012 年,由于水和卫生设施不足造成的死亡达 68.5 万人,其中约有 50 万人死于腹泻。

　　2004 年,在淮河一带涌现了大批所谓的"癌症村"和"肿瘤村",这引起了公众对地方经济发展带来的健康危害的关注。随后中国疾病预防控制中心启动了淮河流域重点地区人群恶性肿瘤和相关危险因素调查研究,确定水污染为其中的一项危险因素,之后又进行了淮河流域重点地区恶性肿瘤相关性的研究,研究发现水污染的累积水平与消化道恶性肿瘤的疾病负担有一定的关系,即随着污染水平增高,疾病负担加重。水污染与消化道恶性肿瘤的疾病负担之间的关系强度,在男性中显得比较明确,但在女性中值得怀疑。使用作为水污染指标来度量水污染与消化道肿瘤间的剂量-反应关系,氨氮对于男性人群似乎并不适合。女性的指标尚需进一步研究。

(四) 水性疾病负担的控制

改善饮用水水源、提升饮用水卫生质量是控制水性疾病负担最直接、最有效的方法。此外,WHO 对"改善的"饮用水水源给出了明确的定义:指防止水受到外部污染(尤其是粪便污染)的设施或输送点,包括进入住宅、庭院的自来水、公用水栓、管井或钻井、受保护的泉水以及雨水收集设施。这一措施得到了国际社会的广泛认可。

2000 年,联合国制定了千年发展目标(Millennium Development Goals,MDG),该目标中关于饮用水的内容是在 2015 年前让88%的人口持续获得改善的饮用水水源,这一目标在我国已于 2010 年实现并超越。期间,WHO/联合国儿童基金会供水与环境卫生联合监测项目监测了整个进展。

据报道,自 1990 年以来已有约 26 亿人获得了改善的饮用水水源,目前91%的全球人口已经享有改善的饮用水,而且这一比例还在不断上升。在 2000 年以前,每天有超过 2000 名5 岁以下儿童死于由不良饮水、较差的环境卫生设施和个人卫生习惯不良导致的腹泻,目前这一数字已下降至每天 1000 名以下。

此外,WHO 还发布了《饮用水水质准则》第 4 版,推荐"水安全计划"用于饮用水管理的实践,该计划借鉴了许多其他风险管理方法中的原理和概念,特别是多级屏障方法和已应用于食品工业中的危险评估与临界控制点(hazard analysis critical control point,HACCP)方法。

(五) 存在的问题及挑战

从 GBD2010 的研究成果看,在世界范围内归因于不良饮水和卫生条件的疾病负担依然较重,占全部死亡人数的 4.0%、全部 DALY 的 5.7%,但是这一估计值仍然严重低估了水性疾病负担。

首先,在 GBD 研究中,水性疾病负担的估计主要基于干预研究,研究内容考虑到腹泻病、血吸虫病、沙眼、蛔虫病、鞭毛虫、钩虫病,即与微生物、原虫、寄生虫导致的相关疾病数据为主,并未将饮用水中全部的危险因素纳入,更多地考虑公共卫生政策的优先事项。其次,由于研究方法不同、数据的缺失、环境条件的影响,多种客观因素对估算相应疾病的归因危险度带来较大困难,测算水性疾病负担存在较大的难度。再次,世界范围内的疾病负担从环境风险向行为和代谢风险转变,不易区分此类健康风险造成的疾病负担。随着研究技术的发展,越来越多的危险因素被纳入水性疾病负担的研究范围,其研究结果和结论愈发引起国际社会和各国学者的关注。

区域性的水性疾病负担目前已经成为国际社会关注的热点。在一些国家和地区,由于地质条件的差异、工农业和生活污染的结构不同,水性疾病负担的来源因此存在一定的差异。比较典型的有水砷污染造成的疾病负担,包括孟加拉国、印度、中国等国家和地区,地下水中含有较高浓度的砷,仅在孟加拉国,2009 年就有 4500 万人饮用水砷浓度超过WHO 指导值(10μg/L)的饮水,2000 万人饮用水砷浓度超过 50μg/L 的饮水。据计算,该浓度的水砷每年直接造成 9136 人死亡和高达 174 174DALY,约占该国总体疾病负担的 0.3%。

此外,地下水中的氟化物、碘化物超标造成的疾病负担也不容忽视。据报告,我国饮用高氟水的人口高达数千万之多,部分地区存在高水氟、高水碘共存的现象,引发氟斑牙、氟骨症、智力损伤等症状,人群疾病负担较为严重。控制该类危险因素带来的健康危害较为有效的方式是改善饮用水水源、采取必要的消毒处理措施,最直接的方法是建立集中式供水水厂、配套相应的水处理工艺。与消毒剂的消毒副产物的健康危害相比,必要的消毒措施带来的健康收益更大。

三、土壤污染所致的疾病负担

(一)土壤污染现状

我国土壤污染形势严峻,存在的主要问题:一是耕地受农药、化肥污染的面积不断扩大,大量氮素进入土壤导致农产品硝酸盐、亚硝酸盐污染。同时,由于农业的面源污染导致土壤多种生态环境问题,如残留农膜恶化土壤物理性状,影响农业产量和农产品质量问题已日益凸显。二是部分地区土壤重金属污染严重,少数地区农产品因重金属含量超标而造成一定经济损失。三是工矿场地污染问题突出。四是流域性和区域性土壤污染问题突显,成为制约环境质量改善的主要瓶颈。

1955—1972年,由于工业厂矿将含镉废水排放到神通川,导致日本富山县发生严重的镉中毒事件。而此次土壤污染后的治理耗时33年,花费407亿日元,直到2012年3月才告完成。1970年,受"痛痛病"事件的影响,日本在《公害对策基本法》(现为《环境基本法》)中增加了有关土壤污染的内容,并在当年12月25日公布了《农用地污染防治法》,1971年6月5日开始实施。目前全球每年进入土壤的镉总量为66万kg左右,其中经施用化肥进入的比例高达55%左右。对土地的"掠夺式"开发更加剧了重金属进入土壤的步伐。2014年4月,中国环境保护部和国土资源部在一份国家土壤调查的基础上发布了一份报告,其中显示中国16.1%的土壤和19.4%的农田受到了污染,工业和农业活动则是主要的污染源,其中镉、镍和砷是最常见的污染物。

土壤污染综合指数(comprehensive index of soil pollution)是评价土壤受多种污染物污染综合效应的环境质量指数。常以土壤中各污染物污染指数的迭加作为土壤污染综合指数。以单因子表示土壤污染程度或土壤环境质量的等级为单项污染指数(P_i),也称分指数。数学表达式是土壤污染的实测值(C_i)与评价标准(S_i)之比。$P_i = C_i \div S_i$。$P_i \leq 1$时,表示土壤未受污染;$P_i > 1$时,表示土壤受到污染。直接反映超标倍数和污染程度,是确定土壤环境管理时的重要依据。综合污染指数(P)由单项污染指数综合而成。在简单处理时,一般采用单项污染指数相加或相加后再平均的方法。

内梅罗综合指数法评价结果分级标准等级划分:①$P_n < 0.7$安全;②$0.7 < P_n \leq 1$警戒线;③$1 < P_n \leq 2$轻度污染;④$2 < P_n \leq 3$中度污染;⑤$P_n > 3$重度污染。

(二)土壤污染所致的疾病负担

由于土壤污染首先通过食物链对农作物造成影响,人体摄入食物后对人体造成危害,因此直接由土壤污染造成的死亡尚未见报道。因此,评价土壤污染对人群的影响,通常选择DALY指标。图13-3为土壤污染健康风险评价的流程图,分为疾病负担评估和经济负担两部分。

一般用模型确定土壤污染物暴露的风险,并评估土壤中各种标准的制定情况。主要的风险评估工具如表13-1所示。

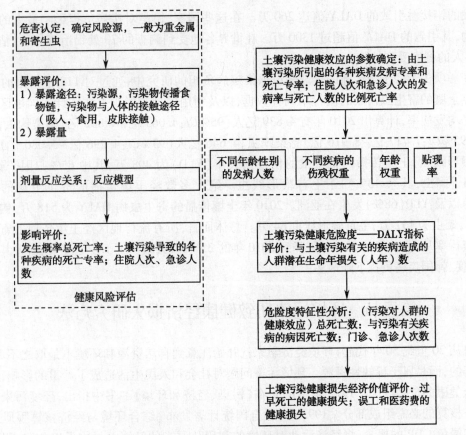

图 13-3 土壤污染的健康风险评价流程

表 13-1 土壤风险评估工具（CP and RP 2008）

风险评估工具	应用对象	应用	方法
CLER	人	制定英国土壤指南值	编辑软件
SNIFFER	人	制定具体场地评估标准	电子表格和纸质表格
RBCA	人和地下水	确定特定地点的评估标准	编程的电子表格
BP RISC	人和地下水	确定特定地点的评估标准	软件计算概率和确定性

重金属污染是土壤污染的一个重要来源。布莱克史密斯研究所在 49 个国家中的统计表明,铅是对 DALY 值影响最大的单一污染物,铅酸蓄电池回收行业引致的 DALY 值接近 500 万。酸蓄电池非正规回收的有害性已获得世界范围的认可,将电池从发达国家运往最不发达国家进行处理的行为应当受到严格管制或禁止。1989 年,联合国通过了控制有害废弃物越境转移的"巴塞尔公约",对发达国家为寻找廉价处理方案而运输有害物质的行为作出了限制。作为一项国际协定,巴塞尔公约于 1992 年生效,但美国一直没有批准该条约。在塞内加尔首都达喀尔,主要的经济活动就是废旧铅酸蓄电池的非正规回收。回收行为不受监管,往往在露天环境中进行,使大约 4 万人接触到铅尘。2008 年 3 月,布莱克史密斯研究所发现附近地区有 18 名 5 岁以下儿童死亡。他们都因经常接触空气、土壤和水中的铅尘而死于急性铅中毒。450 万人的健康受到铅冶炼的潜在威胁。在受调查的 49 个国家中,由

此引发的铅接触引致的 DALY 值达 260 万。在这些国家，铅是对疾病负担影响最大的单一污染物，其引致的 DALY 值超过 1300 万。在世界各地受到调查的 70 处铅冶炼场所，估计有250 万人的健康受到威胁。

在一项关于经土壤传播的全球蠕虫感染疾病负担的研究中，通过对 118 个国家的 6091个地点土壤的寄生虫污染的流行率调查数据，以及利用模型和经验方法估计不同地区年龄分层平均发病率，计算出 2010 年有 4.839 亿人（95%CI:4.063 亿~4.802 亿）感染钩虫，8.19亿人（95%CI:7.717 亿~8.916 亿）感染蛔虫，4.646 亿人（95%CI:4.296 亿~5.080 亿）感染毛首鞭形线虫，土壤传播的寄生虫的伤残损失年（YLD）为 498 万，其中 65%归因于钩虫，22%归于蛔虫，其余 13%归于毛首鞭形线虫。绝大多数经土壤传播的寄生虫病的感染（67%）以及 YLD（68%）发生在亚洲。2010 年土壤传播的寄生虫病 DALY 为 518 万，钩虫为323 万，蛔虫为 131 万，毛首鞭形线虫 64 万。总体而言，所有流行地区经土壤传播的寄生虫病的流行率从 1990 年的 38.6%下降到 2010 年的 25.7%，共减少了 1.4 亿感染者，尤其是中国、印度、韩国疾病负担下降最多。

第三节 环境污染所致健康经济损失研究方法

自从 20 世纪 50 年代起，环境经济学家就开始注意到自然资源和环境不是取之不尽，用之不竭的，而是属于稀缺性资源。环境污染问题对社会和人民生活造成了严重的影响，尤其对公众健康的危害巨大。1972 年，Victor 在《污染、经济和环境》一书中指出，环境污染损失是经济核算的必需组成部分。1993 年，联合国统计署发布《综合环境与经济核算手册》，首次提出绿色 GDP 的概念：将经济活动对环境的利用从原有的经济总量中予以扣除，得到绿色国内生产总值。

一、环境污染的经济损失的概念

所谓环境污染所致经济损失，就是货币化了的环境损失。2007 年，世界银行花费数年时间与中国专家合作完成了《中国污染代价》（Cost of Pollution in China）。这份报告称，2003年中国因大气污染导致的经济损失占 GDP 的 3.8%，水污染导致的经济损失占到了 GDP 的1.9%。北京大学潘小川等评估北京、上海、广州、西安 4 个城市 2010 年因细颗粒物急性危害造成的过早死亡经济损失共计 61.7 亿元。穆泉等对我国 2001—2013 年细颗粒物对人群健康的影响和相应的经济损失进行研究，发现 2013 年因 $PM_{2.5}$ 重污染导致过早死亡 6.5 万例，健康损失 281 亿元，占 2001—2013 年间健康损失总和的 54%。

对环境污染治理的成本效益评估，以货币化形式和体现各种损害程度，是环境治理科学决策的重要一环。本节主要集中于污染造成的健康相关经济损失评价，以下简称经济损失。

评估经济损失可以从不同的角度，比如从患者的角度、政府的视角以及社会及保险机构的角度进行。角度不同，健康经济损失所涉及的内容和范围也有所区别。常用的方法可以分为 3 类：疾病成本法、人力资本法和意愿调查评估法。

（一）疾病成本法

疾病成本法（cost-of-illness，COI）是一种评价环境污染对人体健康和劳动能力损害所消耗的经济资源。该方法包括所有由疾病引起的成本。例如，由于生病在医院就诊和住院等的费用，在药店购买药品的费用以及生病缺勤损失的工资收入等。国内患病/发病健康结局货币化评估多采用疾病成本法。通常包括治疗疾病的医疗费用和误工导致的收入损失。其基本的计算公式为：

$$C_i = (C_{ni} + PCG_n * T_i) * \Delta I_i \qquad \text{（式 13-12）}$$

上式中，C_i 为污染物导致疾病的总成本；C_{ni} 为该疾病的单位病例医疗成本；PCG_n 为 n 区人均 GDP 的日均值；T_i 为该疾病的误工天数；ΔI_i 为污染导致的健康结局的变化量。

疾病成本法是包括疾病发病及治疗过程中的经济损失，主要包括医疗费用加上由于不能工作而损失的收入，其特点是研究所需数据容易采集、节约资金和时间，但仅能反映部分疾病负担，无法评价间接健康经济损失及疾病带来的隐性损失。

（二）人力资本法

环境质量变化对人类健康有多方面的影响。该影响不仅表现为因劳动者的发病率与死亡率增加而导致医疗费用增加，而且还包括人们因过早患病或者死亡造成的收入损失等。人力资本法（human capital method）或收入损失法是评估因环境质量的变化而导致的发病、伤残和过早死亡对患者本人和社会带来的经济损失，主要是个人收入损失，相当于环境污染对劳动者预期寿命和工作年限的影响与劳动者预期收入的乘积。早死造成的经济损失计算公式如下：

$$E_{hca} = \sum_i^n N_i * A_e * YLL * p \qquad \text{（式 13-13）}$$

式中：E_{hca} 代表人力资本法经济损失；N_i 代表某年龄层的早死人数；A_e 为城镇居民可支配收入；p 为生产力权重（各年龄组生产力不同，需不同赋值：0~14 岁权重为 0.15，15~44 岁权重为 0.75，45~59 岁权重为 0.8，60 岁以上权重为 0.10）。

人力资本法是将个人视为为社会生产产品和提供服务的人力资本的基本单位，以评价一般物质资本的标准来度量生命和健康的损失。实质上是以人死亡/发病而引起的未来工资收入（贴现后）来衡量人的价值。该方法虽能较全面地反映由于疾病造成的失能或死亡的经济损失，综合反映健康经济损失。但仍无法衡量疾病的隐性成本负担。

（三）条件价值法

条件价值法（contingent valuation method，CVM），又称虚拟市场法，其核心是直接调查人们对于环境资源的支付意愿，并以支付意愿来反映环境资源的经济价值。该方法适用于评估生态系统、环境保护等不存在市场交易的物品、服务。该方法的最大优点就是用调查的方法模拟一个市场，来评估非市场商品的经济价值。条件价值法先通过调查获得公众对于环境效益的支付意愿，得到能代表大多数公众意愿的环境决策，是"多数人赞同"原则在环境领域的运用和发展。

基于支付意愿（willingness to pay）的条件价值法是目前国际上应用最多的环境污染对健康经济损失的评价方法。它是人们为避免特定疾病所愿意付给的货币值，是个人情愿支付多少金钱来替换降低危险因素或死亡的可能性估计。理论上，这种方法所得到的结果应该最接近环境质量的货币价值，它综合了个人避免危险因素的偏好、对痛苦和悲哀的评估、延迟死亡的偏好和通过金钱来减少生命与健康危险因素的理解。缺点是要取得可靠和正确的研究结果，需要花费大量的人力物力，并且该方法所评估的是调查对象本人宣称的意愿，而非调查对象根据自己的意愿所采取的实际行动，因此调查结果存在产生各种偏差的可能性。

基于人们为降低特定数量的死亡风险而愿意支付的货币，可获得统计生命价值（value of statistical life，VSL），用于评价环境污染对于死亡的影响。近年来我国已经开展多项关于 CVM 的研究，评估区域多为城市。在对不同省份、不同年份 VSL 的计算中，可采用其他研究中的相似结果进行价值估算,在经济学上称之为"成果参照法(benefit transfer approach)"。该方法可通过单位收入或者购买力评价法(purchase power parity method)进行转换。

根据收入转换计算公式如下:

$$VSL_n = VSL_b * (I_n/I_b)^\beta \tag{式 13-14}$$

式中:VSL_n 和 VSL_b 分别为 n 区和基准地区的 VSL;I_n 和 I_b 分别为 n 区和基准地区的可支配收入,β 为弹性系数,一般多取 1。

根据购买力法转换计算公式如下:

$$VSL_n = VSL_b * (1+\%\Delta P+\%\Delta Y)^\beta \tag{式 13-15}$$

式中:$\%\Delta P$ 为消费价格的变化百分比,通过居民消费价格指数来衡量,反映了通货膨胀的程度。$\%\Delta Y$ 为人均实际国民生产总值的变化百分比。如果基准 VSL 来自于不同的国家,还需利用两国的人均 GDP 进行校正。

二、影响经济损失的主要因素

(一)污染物的健康效应

在对污染物导致的健康损失进行评估时,环境暴露、相关健康结局及其之间的定量关系是最基本的研究内容。环境污染物的来源包括水、空气和土壤等环境介质,可通过呼吸道、消化道、皮肤等直接接触路径或胎盘血液等间接路径进入人体,产生有害效应。污染物暴露浓度的估计包括环境暴露、内暴露和生物有效暴露浓度等。在暴露的评估中,应该结合多种暴露途径,尽可能准确地评估暴露浓度。随着污染物暴露浓度,持续时间的不同,可出现从功能性的改变到疾病、死亡等不同水平的效应。在污染相关健康结局中常用的指标包括发病率、患病率、死亡率、各种疾病的专率等。污染物和相关健康结局的定量评价是健康损失评估的重要一环。它们之间定量关系的确定需要基于大量的流行病学研究。

(二)人口学因素

从群体的角度,包括人口的分布密度和人口的构成等因素会影响经济损失估算。而从个体的角度,包括不同年龄、性别、教育水平、婚姻状况等因素也会影响经济损失估算。比如不同年龄的人群对社会的贡献不同,死亡或者失能所造成的损失也不同。一般情况下,人们认为 70 岁老人的死亡造成的损失比 40 岁的人死亡造成的损失要小。因此,对不同年龄组应赋值不同的生产力权重。

(三)其他因素

其他因素包括当地的经济发展水平、医疗保障水平、人们健康和疾病观念变化等因素也可影响经济损失。

三、健康经济损失估算

健康经济损失评估的基本流程如图 13-4 所示,主要包括污染的健康影响和损失界定及经济损失评估。

(一)污染的健康影响与损失界定

在对污染物导致健康损失的评估中,重点在于解决两个问题:一是污染物浓度变化和人群健康结局之间的关系;二是将该健康结局的变化与等值的货币相联系。当前国际上的研究一般均采取分别处理两种联系,即先后得到污染物浓度变化与健康结局之间的关系以及健康结局变化的经济价值,然后将两者结合起来,来计算最终环境污染损害。按照评估思路,可建立如下模型：

$$L = \sum_{i=1}^{N} Li = \sum_{i=1}^{N} Ei * Lpi \qquad (式\ 13\text{-}16)$$

式 13-16 中：L 为污染物所致的健康经济损失总和；Li 为健康结局 i 相应的经济损失；Ei 为健康结局 i 对应的健康损失；Lpi 为健康结局 i 的单位健康损失对应的价值。其中 Ei 和 Lpi 分别需要通过污染健康影响和经济损失评估获得。

其中,环境污染物的健康影响评估通常利用流行病学得到污染物暴露浓度与健康结局之间的暴露反应关系来计算其健康影响。

$$E = P * I * PAF \qquad (式\ 13\text{-}17)$$

式 13-17 中：E 为健康结局对应的健康损失；P 为暴露人群；I 为发病率或死亡率；PAF 为人群归因比值,即人群中可以归因于该污染物的健康结局的比值。

(二) 经济损失的估算

环境污染影响的健康结局一般可分为过早死亡、疾病发生和患病,常用的经济损失评估方法为支付意愿法、人力资本法和疾病成本法。支付意愿法可以相对全面地反映由于疾病或过早死亡给个人带来的经济损失、痛苦、悲哀等。

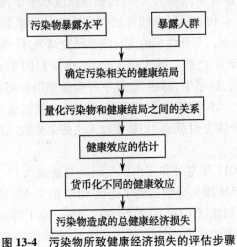

图 13-4　污染物所致健康经济损失的评估步骤

四、世界银行经济损失评估案例

空气污染可以导致各种心肺疾病,包括心脏病、肺癌、脑卒中、慢性阻塞性肺部疾病等,已经成为全球第 4 大致病风险因子。全球约有 87% 的人生活区域空气质量超过 WHO 推荐的标准。空气污染的健康危害问题及其带来的经济损失已受到了广泛的关注。2017 年,世界银行联合华盛顿大学的健康指标和评估研究所(Institute for Health Metrics and Evaluation, IHME)发布了《大气污染成本》报告。该报告指出,2013 年大气污染造成的全球福利损失高达 511 亿美元。

(一) 评价方法

全球疾病负担(2013)选择细颗粒物为指示性空气污染物,估计了 1990—2013 年 188 个国家归因于空气污染的疾病负担。

1. 大气污染物暴露水平的估计　目前环境流行病学家已经认识到,仅仅基于本地大气监测站的实际监测浓度表征居民暴露水平会导致暴露测量偏倚。同时全球大部分地区没有细颗粒物监测数据。此外,还存在测量标准不统一的问题,例如美国、加拿大、欧盟膜称重法要求的湿度分别为 35%、40% 和 50%。因此,GBD2013 将地面监测数据与卫星监测数据气溶胶光学厚度相结合,运用经典的全球大气化学模式建立全球 $PM_{2.5}$ 预测模型。其预测精度可以达到 $10km \times 10km$ 网格水平。

2. 室内污染物暴露水平的估计 室内 $PM_{2.5}$ 的暴露水平定义为利用固体燃料如煤炭、木材、秸秆等进行烹饪所产生的细颗粒物,其水平是指 24 小时暴露浓度均值。在研究中,首先根据来自 148 个国家的数据估计不同区域使用固体燃料的家庭比例,然后利用 16 个国家的 66 项研究,通过线性混合效应模型和时空高斯过程回归估计厨房的 24 小时污染物浓度均值。此外,考虑不同人群实践活动模式的差异,分别估计男性、女性和 5 岁以下儿童的暴露浓度。

3. 暴露反应关系曲线的确定 与 GBD2010 相同,GBD2013 建立了一套综合的暴露反应关系模型。模型如下:

$$z < z_{cf}, RR_{IER}(z) = 1$$
$$z \geqslant z_{cf}, \quad RR_{IER}(z) = 1 + \alpha \{ 1 - \exp[-\gamma(z - z_{cf})^{\delta}] \} \qquad (式\ 13\text{-}18)$$

式中:z 代表颗粒物暴露浓度($\mu m/m^3$);z_{cf} 代表该浓度水平下污染物没有不良效应;RR_{IER} 代表综合的相对危险度;α、γ 和 δ 通过非线性回归方法估计的系数。依据主动吸烟、二手烟、室内固体燃料燃烧生成的 $PM_{2.5}$ 与死亡率的流行病学研究结果,得到 $PM_{2.5}$ 的相对危险度。

4. 计算 $PM_{2.5}$ 污染所致死亡数 基于以上信息,计算归因于 $PM_{2.5}$ 污染的超额死亡数,包括缺血性心脏病、冠心病、脑卒中、肺癌、急性下呼吸道感染和肺炎。

5. 健康效应的货币化 本研究中,采用两种方法对大气污染造成的早死进行了经济损失评估:①基于福利法的个体支付意愿;②基于收入法的未来收入的现值。

（二）主要结果

基于福利法货币化,2013 年室外和室内空气污染共造成 5.11 万亿美元的损失。其中南亚、东亚及太平洋地区的经济损失分别占到了地区 GDP 的 7.4% 和 7.5%。即使在损失较小的地区,中东和北美,也占到该区 GDP 的 2.2% 和 2.8%。除了南亚和撒哈拉以南的非洲,室外空气污染是空气污染危害的主要来源。收入损失法计算结果较福利法低很多,主要对年轻成人较多的区域影响大。2013 年南亚国家的收入损失为 660 亿美元,占该地 GDP 的 1%。全国来看,工资收入损失总额为 2250 亿美元。

儿童和老年人群仍然是易感人群。2013 年,5 岁以下儿童的 5%,50 岁以上成年人的 10% 死亡归因于大气污染,而 5~50 岁之间人群仅占 1%。男性较女性更为敏感。

此外,国内有其他研究在全国/区域范围内评估了我国大气污染的疾病负担和经济损失。结果如表 13-2 所示。

表 13-2 我国大气污染的疾病负担和经济损失情况表

范围	时间	暴露评价	健康结局	经济损失
111 个环保城市	2004	PM_{10}	早死 28 万人;COPD、呼吸道疾病住院、心血管疾病住院、内科门诊、儿科门诊、急性支气管炎、哮喘人数分别为 68 万、7 万、10 万、304 万、67 万、210 万和 266 万例	292 亿美元

续表

范围	时间	暴露评价	健康结局	经济损失
659 个城市	2004	PM$_{10}$	死亡,住院	1703 亿元
113 个环保城市	2006	PM$_{10}$	早死 30 万人,COPD、内科门诊、心血管疾病门诊、呼吸道疾病住院分别为 9 万、762 万、17 万、9 万例	3414 亿元
珠三角	2004—2013	PM$_{2.5}$(估计死亡);PM$_{10}$(估计入院)	2012 年死亡数最高,达到 45 000 人;入院人数在 2013 年最高,达到 91 000 人	2012 年损失最大,为 460 亿美元,约占当地 GDP 的 6.1%

（李国星　曾　强　潘小川）

参 考 文 献

1. GBD 2013 Mortality and Causes of Death Collaborators.2015.Global,regional,and national age-sex specific all-cause and cause-specific mortality for 240 causes of death,1990-2013:a systematic analysis for the Global Burden of Disease Study Lancet,2013,385(9963):117-171.

2. GBD 2013 Risk Factors Collaborators.Global,regional,and national incidence,prevalence,and years lived with disability for 301 acute and chronic diseases and injuries in 188 countries,1990-2013:a systematic analysis for the Global Burden of Disease Study 2013.Lancet,2015,386(9995):743-800.

3. Bentayeb M,Simoni M,Baiz N,et al.Adverse respiratory effects of outdoor air pollution in the elderly.Int J Tuberc Lung Dis,2012,16(9):1149-1161.

4. Cakmak S,Dales RE,Rubio MA,et al.The risk of dying on days of higher air pollution among the socially disadvantaged elderly.Environ Res,2011,111(3):388-393.

5. Gao T,Wang XC,Chen R,et al.Disability adjusted life year(DALY):a useful tool for quantitative assessment of environmental pollution.Sci Total Environ,2015,511:268-287.

6. Gehlhaus MR,Gift JS,Hogan KA,et al.Approaches to cancer assessment in EPA's Integrated Risk Information System.Toxicol Appl Pharmacol,2011,254(2):170-180.

7. Gronlund CJ,Humbert S,Shaked S,et al.Characterizing the burden of disease of particulate matter for life cycle impact assessment.Air Qual Atmos Health,2015,8(1):29-46.

8. Hanninen O,Knol AB,Jantunen M,et al.Environmental burden of disease in Europe:assessing nine risk factors in six countries.Environ Health Perspect,2014,122(5):439-446.

9. Jerrett M.Atmospheric science:The death toll from air-pollution sources.Nature,2015,525(7569):330-331.

10. Kan H,Chen B,Zhao N,et al.Part 1.A time-series study of ambient air pollution and daily mortality in Shanghai,China.Res Rep Health Eff Inst,2010,154:17-78.

11. Kassomenos PA,Dimitriou K,Paschalidou AK.Human health damage caused by particulate matter PM10 and ozone in urban environments:the case of Athens,Greece.Environ Monit Assess,2013,185(8):6933-6942.

12. Katsouyanni K,Samet JM,Anderson HR,et al.Air pollution and health:a European and North American approach(APHENA).Res Rep Health Eff Inst,2009,142:5-90.

13. Lee BJ,Kim B,Lee K.Air pollution exposure and cardiovascular disease.Toxicol Res,2014,30(2):71-75.

14. Lelieveld J,Evans JS,Fnais M,et al.The contribution of outdoor air pollution sources to premature mortality on a global scale.Nature,2015,525(7569):367-371.

15. Li P,Xin J,Wang Y,et al.Association between particulate matter and its chemical constituents of urban air pol-

lution and daily mortality or morbidity in Beijing City.Environ Sci Pollut Res Int,2015,22(1):358-368.

16. Lu X,Lin C,Li,Y,et al.Assessment of health burden caused by particulate matter in southern China using high-resolution satellite observation.Environment international,2017,98:160-170.

17. Machdar E,van der Steen NP,Raschid-Sally L,et al.Application of Quantitative Microbial Risk Assessment to analyze the public health risk from poor drinking water quality in a low income area in Accra,Ghana.Sci Total Environ,2013,449:134-142.

18. Norman R,Bradshaw D,Lewin S,et al.Estimating the burden of disease attributable to four selected environmental risk factors in South Africa.Rev Environ Health,2010,25(2):87-119.

19. Pruss-Ustun A,Bartram J,Clasen T,et al.Burden of disease from inadequate water,sanitation and hygiene in low- and middle-income settings:a retrospective analysis of data from 145 countries.Trop Med Int Health,2014,19(8):894-905.

20. Romieu I,Gouveia N,Cifuentes LA,et al.Multicity study of air pollution and mortality in Latin America(the ESCALA study).Res Rep Health Eff Inst,2012,171:5-86.

21. Samoli E,Peng R,Ramsay T,et al.Acute effects of ambient particulate matter on mortality in Europe and North America:results from the APHENA study.Environ Health Perspect,2008,116(11):1480-1486.

22. Sehgal M,Rizwan SA,Krishnan A.Disease burden due to biomass cooking-fuel-related household air pollution among women in India.Glob Health Action,2014,7:25326.

23. Shang Y,Sun Z,Cao J,et al.Systematic review of Chinese studies of short-term exposure to air pollution and daily mortality.Environ Int,2013,54:100-111.

24. Shi L,Zanobetti A,Kloog I,et al.Low-Concentration PM2.5 and Mortality:Estimating Acute and Chronic Effects in a Population-Based Study.Environ Health Perspect,2016,124(1):46-52.

25. Simoni M,Baldacci S,Maio S,et al.Adverse effects of outdoor pollution in the elderly.J ThoracDis,2015,7(1):34-45.

26. Stylianou M,Nicolich MJ.Cumulative effects and threshold levels in air pollution mortality:data analysis of nine large US cities using the NMMAPS dataset.Environ Pollut,2009,157(8-9):2216-2223.

27. Timm C,Luther S,Jurzik L,et al.Applying QMRA and DALY to assess health risks from river bathing.Int J Hyg Environ Health,2016,219(7 Pt B):681-692.

28. Vienneau D,Perez L,Schindler C,et al.Years of life lost and morbidity cases attributable to transportation noise and air pollution:A comparative health risk assessment for Switzerland in 2010.Int J Hyg Environ Health,2015,218(6):514-521.

29. Wang Y,Ying Q,Hu J,et al.Spatial and temporal variations of six criteria air pollutants in 31 provincial capital cities in China during 2013-2014.Environ Int,2014,73:413-422.

30. Yoon SJ,Kim HS,Ha J,et al.Measuring the Environmental Burden of Disease in South Korea:A Population-Based Study.Int J Environ Res Public Health,2015,12(7):7938-7948.

31. Zhang M,Song Y,Cai X,et al.Economic assessment of the health effects related to particulate matter pollution in 111 Chinese cities by using economic burden of disease analysis.Journal of environmental management,2008,88:947-954.

32. 吴金贵,王祖兵.环境相关疾病负担评估方法.环境与职业医学,2008,25(1):87-89.

33. 徐张燕,张敏,崔亚萍,等.疾病负担研究的发展与应用.中国肿瘤,2013,08:638-643.

34. 殷鹏,蔡玥,刘江美,等.1990 与 2013 年中国归因于室内空气污染的疾病负担分析.中华预防医学杂志,2017,51(1):53-57.

35. 陈仁杰,陈秉衡,阚海东.我国 113 个城市大气颗粒物污染的健康经济学评价.中国环境科学,2010,30(3):410-415.

36. 穆泉,张世秋.中国 2001—2013 年 $PM_{2.5}$ 重污染的历史变化与健康影响的经济损失评估.北京大学学报

（自然科学版）,2015,51：694-706.

37. 潘小川,李国星,高婷.危险的呼吸：$PM_{2.5}$的健康危害和经济损失评估研究,北京：中国环境科学出版社,2012.

38. 於方,过孝民,张衍燊,等.2004 年中国大气污染造成的健康经济损失评估.环境与健康杂志,2007,24（12）:999-1003.

第十四章

环境健康法律制度

第一节 概　述

一、生命法学、卫生法学、环境与资源保护法学与环境健康法学

生命法学(science of life law)是研究生命法这一特定社会现象及其发展规律的部门法学。其核心是生命关系的法律调节理论。卫生法学(science of health law)是指在调整和保护人体生命健康活动中形成的各种社会关系的法律规范的总称,是研究卫生法及其发展规律的法律科学,是医学、卫生学、药物学等自然科学和法学相结合的一门新兴的交叉学科。狭义的卫生法是指由全国人民代表大会及其常务委员会所制定的各种卫生法律,广义的卫生法是指卫生法律、被授权的其他国家机关制定和颁布的从属于卫生法律的法规和规章、宪法和其他部门法中有关卫生的内容、卫生标准与规范、有关规范性文件等。环境卫生(环境保护部门通称环境健康或环境与健康)法律制度是生命法和卫生法的组成部分。

环境与资源保护法学(science of environmental and natural resources law)是以研究环境法与自然资源法为主要对象的法学学科,同时又是与环境科学、自然资源科学、管理学、生态学、伦理学等有密切联系,用法学方法研究人与自然关系的部门法学。环境卫生法律制度是环境与资源保护法的组成部分。

环境健康法学(science of environmental health law)就是以环境卫生法律关系为研究对象,以生态环境和人体健康为背景的一门法学分支学科,是研究环境卫生法规的制定、实施及其发展规律的科学,是当代自然科学和社会科学相互作用、相互渗透、高度综合的一门新兴的边缘学科,是预防医学、环境科学与卫生法学、生命法学和环境与资源保护法学的交叉学科。其基本任务是:科学地阐述环境卫生法产生、发展及其社会效应;研究环境卫生法在国家法制建设及整个法律体系中的地位和作用;研究国家制定的环境或环境卫生标准与规范如何在环境卫生执法中保证得到公正切实的执行,正确运用法律手段,切实解决公共卫生问题,维护和改善生态环境;研究如何加强环境或卫生法制教育,提高全社会的法制意识,使公民更好地运用法律武器,维护自己的健康和生命安全。

二、环境健康法律制度的重要性

建立和完善环境健康法律制度是依法治国,建设社会主义法治国家的需要,是卫生事业

改革发展的需要,是提高环境卫生行政执法水平的需要,是保护公民身体健康的需要。环境健康法律制度对于调整各种环境健康法律关系,协调环境卫生资源配置、维护环境与公共卫生秩序,加强环境卫生监督执法管理发挥越来越大的作用。

三、我国环境健康法律制度的现状

法律制度属于上层建筑,与国家经济社会发展的进程紧密相连。同时,法律制度建设又是社会主义法制建设的重要组成部分,与国家法制建设进程紧密相连。新中国建立以来,我国环境健康法律制度建设与我国法制建设一样,大体上经历了3个阶段。

第一阶段,新中国成立初期至"文革"开始。这一阶段,可以称之为我国环境健康法律制度建设的探索阶段。第二阶段是"文革"十年时期,是我国卫生法律制度建设的停滞阶段。环境健康领域不仅没有制定新的法律、法规,已有法律、法规也无法很好地执行。第三阶段,"文革"结束至今。这一阶段,是我国环境健康法律制度建设的快速发展阶段。1982年宪法第二十一条规定:"国家发展医疗卫生事业,发展现代医药和我国传统医药,鼓励和支持农村集体经济组织、国家企业事业组织和街道组织举办各种医疗卫生设施,开展群众性的卫生活动,保护人民健康。"第二十六条规定:"国家保护和改善生活环境和生态环境,防治污染和其他公害。"新宪法为新时期卫生法制建设指明了方向。随着我国社会主义市场经济体制的逐步建立和发展,卫生体制改革的不断深化,环境健康法律制度建设取得了长足发展。从1984年到2017年12月底,全国人大及其常委会制定颁布和(或)修订了《环境保护法》《大气污染防治法》《水污染防治法》《环境噪声污染防治法》《固体废物污染环境防治法》《海洋环境保护法》《放射性污染防治法》《环境影响评价法》《环境保护税法》《森林法》《草原法》《渔业法》《矿产资源法》《水法》《野生动物保护法》《水土保持法》《气象法》《传染病防治法》等法律;国务院制定了《公共场所卫生管理条例》《化妆品卫生监督条例》《建设项目环境保护条例》《放射性废物安全管理条例》等行政法规;国家卫生计生委(原卫生部)、国家环境保护部等部门制定了多件部门规章;省、自治区、直辖市和较大的市制定了一系列有关环境卫生方面的地方性法规、规章。我国的环境卫生领域初步做到了有法可依,环境卫生事业逐步走上了法制化的轨道,为保障公民身体健康和生命安全、为环境保护和卫生事业的发展提供了有效的法律基础。2007年11月,原卫生部、环境保护总局等18个部委联合发布的《国家环境与健康行动计划(2007—2015年)》提出:完善环境影响评价法律法规建设,将环境对健康的影响作为环境影响评价的必要内容,加强对健康危害的预防与控制。着手饮用水卫生安全法规的研究起草工作,切实保障饮用水安全。制定发布环境污染健康影响评价、室内空气卫生管理、突发环境污染公共事件应急处置等规章,推动和规范相关工作的开展。2017年2月,环境保护部印发《国家环境保护"十三五"环境与健康工作规划》,明确了5项重点任务:①推进调查与监测,包括强化重点地区、重点行业环境与健康调查,探索构建环境健康风险监测网络;②强化技术支撑,包括建立环境与健康基准、标准体系,完善环境与健康信息系统,推进环境与健康重点实验室建设,加强环境与健康专业人才队伍建设;③加大科研力度,包括强化环境基准和环境质量标准基础理论及技术方法研究,开展环境与健康暴露评价、风险评估研究,开展环境与健康管理政策研究;④加快制度建设,包括建立环境与健康监测、调查和风险评估制度;⑤加强宣传教育,包括开展环境与健康素养监测和评估,普及环境与健康科学知识。

第二节 环境健康立法

一、环境健康立法原则

法的制定简称立法,是指国家机关依照其职权范围通过一定程序制定(包括修改或废止)法律规范的活动。既包括拥有立法权的国家机关的立法活动,也包括被授权的其他国家机关制定从属于法律的规范性法律文件的活动。我国及大陆法系国家的法律形式是指成文法律、行政法规、地方性法规、自治条例和单行条例、规章、法律解释、条约与协定等;英美法系国家除成文法外还包括判例。

立法应遵循合宪性与合法性原则、实事求是、从实际出发原则、民主立法原则、原则性与灵活性相结合原则。行政立法基本原则是行政立法的指导思想和价值追求。行政法的基本理念和行政立法的性质和特点直接影响行政立法的基本原则。行政立法的基本原则有:依法立法原则、利益平衡原则、民主公开原则、成本效益比较原则。环境健康立法趋势是逐步从单一到综合,我国环境健康立法原则并没有形成,国际上逐步采纳从强制到推荐,溯及既往,惩罚性赔偿原则,严格责任制原则,公众参与原则。具体应按照《立法法》、国务院《行政法规制定程序条例》《规章制定程序条例》等法律法规规定来制定。按照《立法法》等规定,法律、行政法规、地方性法规、自治条例和单行条例、规章的制定的主体不同,规定的事项不同,制定的程序不同,发布后效力不同和适用区域不同。

我国卫生法以保障公民健康为宗旨,以《宪法》为依据,以《中共中央、国务院关于卫生改革与发展的决定》等政策为基础,在社会主义市场经济的环境下,从我国国情出发,按照卫生事业发展规律来制定。我国卫生立法的基本原则是:保护公民健康的原则;预防为主的原则;中西医协调发展的原则;国家卫生监督的原则、依靠科技进步原则、全社会参与原则等。

我国环境与资源保护法的立法宗旨是:保护和改善生活环境与生态环境,防治环境污染和其他公害,保障人体健康,促进经济和社会可持续发展。环境立法(包括环境健康立法)的基本原则是指为环境法所遵循、确认和体现并贯穿于整个环境法之中,具有普遍指导意义的环境保护基本方针、政策,是对环境保护实行法律调整的基本准则,是环境法本质的集中体现。环境法的基本原则有:

1. 环境保护与经济、社会协调发展的原则 简称协调发展原则,是指环境保护与经济建设和社会发展统筹规划、协调发展,正确处理环境、社会、经济发展之间的相互依存、相互促进、相互制约的关系,在发展中保护;在保护中发展,坚持经济建设、城乡建设、环境建设同步规划、同步实施、同步发展,实现经济、社会、环境效益的统一。

2. 预防为主、防治结合、综合治理的原则 简称预防为主原则,是指预先采取防范措施,防止环境问题及环境损害的发生,或者把环境污染和破坏控制在能够维持生态平衡、保护人体健康和社会物质财富及保障经济、社会持续发展的限度内;在预防为主的同时,对已经形成的环境污染和破坏进行积极治理;用较小的投入取得较大的效益而采取多种方式、多种途径相结合的办法,对环境污染和破坏进行整治,以提高治理效果。如合理规划、调整工业布局、加强企业管理、开发综合利用等。

3. 环境责任原则 即污染者付费、利用者补偿、开发者保护、破坏者恢复的原则,是指基于对环境和资源的利用,或对环境造成破坏、对自然和资源造成减损,就应承担法律责任。

4. 依靠公众保护环境的原则　也称环境保护的民主原则,是指公众都有权利和义务参与环境保护和环境管理,进行群众性环境监督的原则。

二、环境健康立法体制、技术与立法程序

立法体制,主要是指立法权限划分的制度。具体来讲,包括两方面:一是中央与地方立法权限的划分;二是中央各国家机关之间立法权限的划分。由于各国的政治制度、经济发展状况、历史文化传统、民族状况等情况不同,因此,各国对立法权限的划分也不尽相同。我国现行立法体制是中央统一领导和一定程度分权的,多级并存、多类结合的立法权限划分体制。我国立法包括全国人大及其常委会立法、国务院及其部门立法、一般地方立法、民族自治地方立法、经济特区和特别行政区立法。

立法技术是关于立法活动的规程和方法的总称。具体包括:①由什么国家机关或统治者个人行使立法权;②行使立法权的程序;③法律规范的逻辑结构和文字表达的规格。立法技术是立法实践经验的总结,具有科学性。立法技术的总体要求应当是:备而不繁,逻辑严密,条文明确、具体,用语准确、简洁,具有可操作性。

立法程序是指中央和地方的国家权力机关和行政机关制定宪法、法律、法令和行政命令的程序。但是,立法程序的基本意义,是指中央立法机关行使其立法权的程序,即中央立法机关在制定、修改或废除法律方面的活动程序。立法机关在行使其立法权时,要实施许多连续的行为,因此,立法程序可以分为几个阶段。各国的立法程序不尽相同,但大致上可以分为4个阶段:①提出法律草案;②讨论法律草案;③通过法律;④公布法律。环境健康法的修订程序与立法程序相同。

第三节　环境卫生行政执法

一、行政执法与环境卫生行政执法

行政执法是指行政机关实施的行政管理活动或公共管理活动。具体包括行政许可、行政监督、行政处罚、行政强制、行政确认、行政征收、行政给付、行政指导、行政裁决、行政合同等。环境卫生行政执法是指环境或卫生计生行政机关实施的保护人体健康为目的的行政管理活动。主要涉及环境与资源保护法律关系和卫生法律关系。环境与资源保护法律关系由主体、内容和客体3个要素组成。环境与资源保护法律关系是指环境与资源保护法主体之间,在利用、保护和改善环境与资源的活动中形成的,由环境与资源保护法规范所确认的具有权利、义务内容的社会关系。卫生法律关系是指国家机关、企事业单位、社会团体、公民在卫生管理和医药卫生预防保健服务过程中,依据卫生法所形成的权利和义务关系。卫生法律关系主体包括:①卫生计生行政机关;②企事业单位和社会团体;③自然人(公民)或是卫生服务活动中提供服务的一方出现或是作为相对人、服务对象的普通公民;④特殊自然人、外国公民和无国籍人。

二、环境卫生行政许可

环境卫生行政许可是环境或卫生计生行政部门根据公民、法人或者其他组织的申请,按照环境或卫生法律、法规、规章和环境或卫生标准、规范进行审查,准予其从事与环境卫生管

理有关的特定活动的行为。环境卫生行政许可依据法律、行政法规、国务院决定、地方性法规,环境卫生行政许可申请与受理、审查与决定、听证、变更与延续、监督检查按照《行政许可法》、原卫生部《卫生行政许可管理办法》等规定的程序进行。

我国环境卫生行政许可主要有公共场所卫生许可、供水单位卫生许可、化妆品卫生许可、涉水产品卫生许可、环境影响评价行政许可,建设项目竣工验收环境保护行政许可,排污行政许可、环境影响评价机构资格行政许可等。行政许可主要有普通许可、特许、认可、核准和登记 5 类。

三、环境卫生监督执法

行政检查,又称行政监督检查,是行政主体为实现管理职能,对相对人是否遵守法律和具体行政决定的事实所进行的单方面强制了解的行政行为。行政检查的特征包括:①行政检查是行政主体的行为;②行政检查是单方面行政行为,无须征得相对人同意;③行政检查具有强制性,相对人不服从或不协助,将会承担相应的法律责任;④行政检查必须有直接的法律依据才可进行。行政检查应遵守:行政强制法定原则;说服教育和强制相结合原则;及时、准确、手段正当原则;执行标的有限原则;强制和预防相结合原则;保护当事人合法权益原则;协助执行原则。除了上述基本原则外,国际上主要考虑基本人权原则,与基本人权相关的制度是有限调查制度,有限强制制度,保障个人隐私权制度,"充分考虑"制度和推迟生效制度。目前在卫生计生行政部门,环境卫生监督主要涉及公共场所卫生、生活饮用水与涉水产品卫生执法检查。卫生监督检查一般分预防性卫生监督与经常性卫生监督。在环境保护行政部门,监督检查主要涉及工业污染防治的监督管理、城市环境综合整治的考核和管理、生态环境保护的监督管理、核安全与辐射保护的监督管理等。

调查是指为了了解情况进行考察。行政调查主要是指行政机关为收集信息,为以后可能做出的行政行为准备资料。行政检查主要是为了发现问题,防患于未然,预防违法或者消除危险。行政调查则具有更强的针对性和目的性。行政调查与行政检查的区别主要是:①行政检查具有直接性特点,即直接涉及相对方的行为或物品;调查具有间接性,并不直接妨碍相对人的行为或物品,大多数是从第三人处了解。②检查可以事先进行,也可事后进行;调查只能事后进行。③行政检查必须经法律特别授权;调查权是管理权中的一项内容,凡是有管理权都有调查权。④检查属于行政管理处理行为,直接产生法律后果;调查属于准行政行为,并不直接产生法律后果。

行政调查行为是指行政机关在做出一定行政行为之前,为达到特定的行政目的,或依照法律、法规等规定的职责范围,向行政管理相对人进行的收集与一定行政行为有关或能证明一定的客观事实的信息了解、情报收集活动。从广义角度而言,凡行政机关在行政职权范围内所做出的行为都是行政行为,那么行政调查行为也应当是行政行为。但并不是所有的行政行为都是可诉的行政行为。行政调查行为根据行政调查机关在行政区调查关系中的地位不同,可以分为职权主义调查和处理主义调查。职权主义调查是指行政主体有义务依据职权采取一定的调查方法来调查事实真相,不受当事人陈述的约束。职权主义调查存在于双方法律关系之中。处理主义调查存在于三方法律关系之中,调查主体在双方当事人之间处于第三者或中立的地位,调查的对象范围仅限于双方当事人在辩论过程中所涉及的事实。

四、环境卫生监督执法应注意的问题

在执法中常常遇到如何依法检查的问题,其中主要的困惑是行政检查权的范围。环境卫生行政检查的对象是行政相对人,可以是处于被管理者地位的任何公民法人或者其他组织,包括处于我国领域内的外国人、无国籍人或者外国组织。但是在没有违法证据的情况下,行政执法机关一般只能进入公共场所进行检查,而不能进入私人住宅进行检查。《宪法》第三十九条规定,公民的住宅不受侵犯。禁止非法搜查或者非法侵入公民的住宅。行政机关有理由进入私人住宅进行检查时,应该向公安机关申请行政协助,并应该出示搜查证。如在住宅中无证生产化妆品或者开办公共场所营业,卫生计生(或食品药品)行政部门应该向当地公安机关申请行政协助,检查前除表明身份、说明理由外还应出示搜查证。根据行政检查协助执行的原则,当事人应有义务配合检查,不能以私人隐私为由拒绝检查营业场所内密封物和上锁物品,但个人物品除外,如手提包和个人衣服,注意检查与搜查的界限。卫生监督员不能进行人身检查。邮政法律法规规定只有公安和海关可以拦截、检查、扣押带有邮政专用标志的车辆和邮件。对军车的检查,一律由军队或武警部队军车管理部门组织实施,其他任何单位和部门不得擅自检查和随意扣留正常行驶、停放的军车。政府有关部门发现涉嫌假冒军车或涉及案件需要检查、扣留军车时,应通知当地警备区、武警支队或省军区司令部、省武警部队警备指挥部共同查处。军车违反交通、市政管理法规时,公安交警有权检查纠正,视情节轻重,给予登记号牌或依法扣留证件,并及时通报和移交当地警备区、武警支队或省军区司令部、省武警部队警备指挥部,由军队或武警部队军车管理部门负责查处,查处结果必须通报公安交警部门。因此,邮政车辆或军车运输无证化妆品卫生计生(或食品药品)行政机关无权检查,只有协助有权机关进行检查。一般情况下环境卫生监督检查人员应该事先拟订年度监督计划,推行"双随机"检查。检查计划应该包括检查依据、检查时间、检查对象、检查事项等内容,应该事先获得单位领导或者部门负责人的同意,但有理由或者证据认为某单位或者自然人存在违法行为或者违法嫌疑,可以不事先请示同意后进行。行政机关检查可以不受白天工作时间的限制,一般以方便相对人为原则。

行政证据无论取证手段是否合法,都需要在法庭上质证才能确认。检查或者调查中,监督检查人员应该在事先告知或者明示当事人,可采用摄影、录音、录像等方式调查取证,同时在法律文书中描述记载。当然没有告知当事人的摄影或录音,只要能够形成证据链,没有侵犯个人隐私,在法庭上也能够确认为证据。检查或者调查中,监督检查人员可对被检查人的计算机系统储存资料进行检查。对计算机系统进行检查一般由被检查人根据检查人员的要求进行操作;需要检查人员亲自操作的,应取得被检查人的同意并有被检查人在场。计算机系统储存的资料,必须以打印或摘抄形式形成书证材料。可以签名的证据最好请被检查人签名或者第三人签名。根据行政处罚法规定、不能以行政处罚代替刑事处罚,否则将依照《刑法》第四百零二条的规定,追究责任人的违法责任,所以切不可因贪图部门利益而违法办事。

在实施行政执法中,行政执法人员一定要有自我保护意识,要熟悉行政处罚法、行政复议法、行政诉讼法、国家赔偿法等中对于行政执法人员责任的规定,执法办案中不滥用职权、玩忽职守、徇私舞弊、索受贿赂,以权谋私(包括为单位利益),严格使用规定的法律文书,依照实体法和程序法办事。如根据《刑法》符合下列条件之一,就可以追究生产、销售不符合标准的化妆品罪:①造成被害人重伤、3人以上轻伤的;②导致被害人精神失常、自杀的;③具有其他严重后果的。环境、卫生计生、药监、工商等行政执法机关对达到刑事立案标准的案件须及时移送司法机关,拒不移送者将被追究行政乃至刑事责任。行政法的转致包括监督主体转致、处罚主体转致、监督依据转致、处罚依据转致等等。有些法律法规具有明确的转致指引,例如《化妆品卫生监督条例》第二十九条规定,行政处罚的主体是县级以上卫生(食品药品)行政部门,但对于违法广告,工商行政管理部门则是处罚主体。这种转致是最好处理的,但关键是执法者需要知道有这种规定。

五、环境卫生法律责任

环境卫生法律责任(legal liability)是指环境卫生法律关系主体由于违反环境卫生法律规范规定的义务或约定义务,所应承担的带有强制性的法律后果。环境卫生法律责任指行政责任、民事责任和刑事责任。行政责任是指环境卫生法律关系主体双方的任何一方违反卫生行政法律规范,但尚未构成犯罪所应承担的法律后果。主要包括行政处罚和行政处分两种形式。环境卫生民事责任是指医疗卫生机构、环境或卫生工作人员和从事生产经营危害健康的管理相对人及其他主体违反了法律规定,侵害公民的健康权利时,所应承担的损害赔偿责任。如违反公共场所卫生法规,造成严重危害公民健康的事故或中毒事故发生的单位和个人,应对其造成的损害进行赔偿。刑事责任是指行政机关工作人员、医疗卫生工作人员及生产、经营者违反环境或卫生法律法规,实施了刑法所禁止的犯罪行为而应承担的法律后果。

六、环境卫生执法文书与建档

(一) 概念

卫生执法文书是指适用于监督检查、监督抽检、行政强制、行政处罚等卫生行政执法活动的文书。2012 年 6 月 7 日,原卫生部颁布了《卫生行政执法文书规范》。规定除本规范规定的文书样式外,省级卫生行政机关可以根据工作需要增加相应文书,并报原卫生部备案。2014 年 12 月 23 日,原国家卫生计生委办公厅下发了《关于规范机构改革过渡期间卫生行政执法文书使用工作的通知》(国卫办监督函〔2014〕1191 号),要求各地应按照卫生计生机构改革的进展情况,对文书的落款"卫生行政机关名称并盖章"进行相应的调整和修改。将文书的制定单位由"中华人民共和国卫生部"修改为"中华人民共和国国家卫生和计划生育委员会",已印制的印有"中华人民共和国卫生部制定"的文书可使用至 2015 年 6 月 30 日。自2015 年 7 月 1 日起统一启用印有"中华人民共和国国家卫生和计划生育委员会制定"的文书。

档案是国家机构、社会团体及个人在进行各种社会活动过程中形成的客观事实以文字、图像、声音及其他形式进行分类保存、备考的原始记录的统称。档案的中心意思是:原始的历史记录。环境卫生监督档案,是指各级环境卫生监督执行机构在环境或卫生监督、监测(卫生质量抽检)、环境或卫生计生行政稽查、环境或卫生计生行政许可、环境或卫生行政处罚、宣传教育、科研培训及党政管理等活动中直接形成的,对国家和社会、本单位工作具有查考、利用保存价值的文字、图表、声像等各种载体、各种门类的历史记录。环境或卫生监督的档案工作是环境或卫生监督工作的重要组成部分,是提高环境或卫生监督工作质量和科学管理水平、加强规范化建设的必备条件。

环境卫生执法档案是指在依法实施环境卫生监督中形成各种社会关系的客观卫生监督

档案,保管期限一般分为永久、长期、短期 3 种。各单位应按照有关规定制定本单位的档案保管期限表,作为划分档案保管期限的依据。

（二）归档要求

1. 归档文件整理　一般由文件材料形成处(科)室承担文件整理工作,档案管理人员负责指导和协助。综合性会议文件和跨部门联合承办的文件应由办公室及牵头部门负责整理。

2. 归档文件必须是原件　归档文件必须是原件(外来复印件除外),做到完整、齐全、系统、准确,底稿与印件一并归档。已破损的文件应予修整,字迹模糊或易褪变的文件应予复制。纸张质量符合要求,用纸尺寸须采用国际标准 A4 纸规格。书写必须使用碳素墨水、蓝黑墨水等符合归档要求的耐久字迹材料,不得使用铅笔、圆珠笔、彩笔、签字笔、纯蓝墨水、红墨水及复写纸等不耐久材料;传真件应与复印件一起保存归档;不得使用涂改液。归档文件上有金属物的,应去掉,重新缝(黏)合。一式数份的发票、检验报告、鉴定证书及报表等,如必须使用复写纸,应当使用标有"DA"的圆珠笔芯及档案用复写纸。

3. 归档文件的要求　归档文件应排列、编号、编目规范有序,编制准确,按件号装盒。归档文件目录、归档章、档案盒封面、盒脊、备考表等项目的填写应采用计算机打印或符合档案保护要求的字迹材料,禁止使用不耐久的书写材料进行填写。

4. 归档文件的审定　归档文件必须经形成部门负责人审定,并在盒内备考表检查人栏签字。

5. 档案室的规范管理　单位内各部门应按综合档案室统一规定编写全宗号、进行排列、编号和编制必要的检索工具。在向综合档案室移交档案时,应按目录点清后,双方在移交目录上签字。

第四节　环境与资源保护法律制度

一、环境与资源保护法的概念

（一）基本概念

环境与资源保护法是由国家制定或认可,并由国家强制保证执行的关于保护与改善环境合理开发利用与保护自然资源、防治污染和其他公害,保护人体健康,促进经济和社会可持续发展而产生的各种社会关系的法律规范的总和。

（二）环境与资源保护法的目的、任务与特征

1. 环境与资源保护法的目的　在《环境保护法》第一条明确的规定:"为保护和改善环境,防治污染和其他公害,保障公众健康,推进生态文明建设,促进经济社会可持续发展,制定本法。"

2. 环境与资源保护法的特征

(1)综合性:从保护对象的广泛性和保护方法的多样性上看,环境与资源保护法是一个极其综合化的法律门类;从空间和地域上看,环境保护的范围和对象比任何法律门类都更加广泛;从它所调整的社会关系上看,涉及生产、流通、生活各个领域,并与开发、利用、保护环境和资源的广泛社会活动有关,比其他法律门类更为复杂。

(2)技术性:环境与资源保护法不是单纯调整人与人之间的社会关系,而是通过调整一定领域的社会关系来协调人与自然的关系。这就决定了其必须体现自然规律特别是生态学规律的要求。具体来看,环境保护需要采取各种工程的、技术的措施。环境与资源保护法必须把大量的技术规范、操作规程、环境标准、控制污染的各种要求等包括在法律体系当中,使其成为一个技术性很强的法律门类。

(3)社会性:环境与资源保护法主要是解决人类与自然的矛盾。环境保护的利益与全社会的利益是一致的,因而具有广泛的社会性和公益性特征。

(4)共同性:当代的环境问题已不再局限于某一地区,许多都已超越国界成为全球性的问题。在环境与资源保护法所调整的社会关系中,较多地涉及经济发展、生产管理、资源利用和科学技术方面的问题。因此,与其他法律相比,各国的环境法中都有较多可以相互借鉴的内容。

二、环境与资源保护法律关系

环境与资源保护法律关系是指环境与资源保护法主体之间,在利用、保护和改善环境与资源的活动中形成的,由环境与资源保护法规范所确认的具有权利、义务内容的社会关系。环境与资源保护法律关系由主体、内容和客体3个要素组成。

(一)环境与资源保护法律关系的主体

环境与资源保护法律关系的主体是指享有权利和承担义务的环境与资源保护法律关系的参加者,又称"权义主体"或"权利主体"。在我国,包括国家、国家机关、企业事业单位、其他社会组织和公民。在环境法律关系中,国家是法律关系的主体;在国家的环境管理活动中,国家机关特别是环境保护行政主管机关也是主体;与环境保护有关的工业企业或其他组织,是环境与资源保护法律关系的主要参加者。公民个人,既有享受良好环境的权利,又有保护环境的义务,但通常没有权利能力的限制,因此,公民也是环境与资源保护法律关系广泛参加者。

(二)环境与资源保护法律关系的内容

环境法律关系的内容是指环境法律关系的主体依照环境法的规定所享有的权利、承担的义务以及在不履行其法律义务时所应承担的强制性环境法律责任。国家机关作为环境与资源保护法律关系的主体,其所享有的权利是与"职权""职责"相同的,也就是依法从事职权范围内的活动,因此,主体享有的权利同时也可以看作是应尽的义务。而主体承担的义务则是指必须履行某种责任,它表现为必须做出某种行为或不能做出某种行为。

(三)环境与资源保护法律关系的客体

环境与资源保护法律关系的客体是环境法律关系中权利、义务所共同指向的对象。一般而言,空气、水体、土壤、矿产、森林、草原、野生动植物等环境要素,工程设施、机械设备等污染源,各种污染物质,各种环境保护装置、设施等是环境与资源保护法律关系中的"物质"客体,而与环境资源的开发、利用、保护与改善有关的行为等则是环境与资源保护法律关系中的"行为"客体。

三、环境与资源保护法的体系

(一)环境与资源保护法体系的概念与分类

环境与资源保护法体系是指由国家制定的开发利用自然资源、保护改善环境的各种法律规范所组成的相互联系、互相补充、内部协调一致的统一整体。

环境与资源保护法体系的类型,可以从不同角度加以划分。按国别分为中国环境法和外国环境法;按法律规范的主要功能分为环境预防法、环境行政管制法和环境纠纷处理法;按传统法律部门分为环境行政法、环境刑法(或称公害罪法)、环境民法(主要是环境侵权法和环境相邻关系法)等;按中央和地方的关系为国家级环境法和地方性环境法等。

（二）我国国家级环境与资源保护法体系的基本内容

我国的国家级环境与资源保护法体系主要包括下列几个组成部分:宪法关于保护环境资源的规定、环境与资源保护基本法、环境资源单行法、环境标准及其他部门法中关于保护环境资源的法律规范。此外,我国缔结或参加的有关保护环境资源的国际条约、国际公约也是我国环境法体系的有机组成部分。

1. 宪法关于保护环境资源的规定 宪法关于保护环境资源的规定在整个环境与资源法体系中具有最高法律地位和权威,是环境立法的基础和根本依据。宪法第二十六条规定:"国家保护和改善生活环境与生态环境,防治污染与其他公害";第九条规定:"矿藏、水流、森林、山岭、草原、荒地、滩涂等自然资源,都属于国家所有,即全民所有;由法律规定属于集体所有的森林和山岭、草原、荒地、滩涂除外。国家保障自然资源的合理利用,保护珍贵的动物和植物。禁止任何组织或个人用任何手段侵占或者破坏自然资源"。

2. 环境与资源保护基本法 环境与资源保护基本法是对环境与资源保护方面的重大问题做出规定和调整的综合性立法,具有仅次于宪法的最高法律地位和效力。我国的环境与资源保护基本法是 1989 年 12 月 26 日颁布实施的《环境保护法》,2014 年 4 月 24 日第十二届全国人民代表大会常务委员会第八次会议修订,自 2015 年 1 月 1 日起施行。

3. 环境与资源保护单行法规 环境资源单行法是针对某一特定的环境要素或特定的环境社会关系进行调整的专门性法律法规,具有量多面广的特点,是环境法的主体部分,主要由以下几个方面的立法构成:土地利用规划法、环境污染和其他公害防治法、自然资源保护法、自然保护法、环境标准、其他部门法中有关环境与资源保护的法律规范、我国缔结或参加的环境与资源保护的国际条约、国际公约。

第五节 饮用水卫生相关法律制度

一、我国现行的生活饮用水法律制度

（一）法的渊源

我国生活饮用水法律法规的渊源,主要是《宪法》和《传染病防治法》。宪法第二十一条规定:"国家发展医疗卫生事业,发展现代医药和我国传统医药,鼓励和支持农村集体经济组织、国家企业事业组织和街道组织举办各种医疗卫生设施,开展群众性的卫生活动,保护人民健康。"明确了公民的健康权。宪法第二十六条规定:"国家保护和改善生活环境和生态环境,防治污染和其他公害。"明确了公民的环境权。宪法第三十三条规定:"国家尊重和保障人权。"公民的健康权和环境权都是基本人权。

生活饮用水法律法规除依据国内法外,还必须受国际环境法和国际卫生法的约束。如我国政府批准加入的《里约环境与发展宣言》《21 世纪议程》《关于持久性有机污染物的斯德哥尔摩公约》《国际卫生条例》等。

（二）我国现行的生活饮用水法律法规

我国大陆目前没有制定卫生法典或者水法典,有关水安全的法律规定主要散见于环境、水利、住建与卫生等法律法规中。目前饮用水有关的法律法规和规范性文件有:《环境保护法》《水法》《水污染防治法》《传染病防治法》《固体废物污染环境防治法》《水污染防治法实施细则》《城市供水条例》《生活饮用水卫生监督管理办法》《饮用水水源保护区污染防治管理规定》等。环境与水资源法主要涉及饮用水水源的保护;住建部门执行的饮用水法律法规局限于城市供水水源、制水和供水,没有考虑广大农村饮用水管理。因此,水安全法律体系缺乏一个系统完整的法学理论指导,法律法规之间内容不配套,分段管理,交叉重复多。

我国现行的饮用水法律法规的内容分散。目前我国有关生活饮用水卫生最重要的法律是 2004 年 8 月 28 日第十届全国人民代表大会常务委员会第十一次会议修订的《传染病防治法》,该法第二十九条规定:"饮用水供水单位供应的饮用水和涉及饮用水卫生安全的产品,应当符合国家卫生标准和卫生规范。""饮用水供水单位从事生产或者供应活动,应当依法取得卫生许可证。"除法律、法规、规章、法律解释外,有关饮用水的标准和规范也是饮用水法律制度的组成部分。

1996 年建设部、原卫生部联合发布的 1997 年 1 月 1 日开始实施的《生活饮用水卫生监督管理办法》(以下简称《办法》)是我国第一部饮用水卫生行政规章,共五章三十一条。2016 年 4 月 17 日中华人民共和国住房和城乡建设部、国家卫生和计划生育委员会令第 31 号修订。该《办法》基本上体现了供水各环节的一体化法制管理,但随着《行政许可法》的颁布和《传染病防治法》的修订,其中的一些内容发生变化,应注意正确运用。该《办法》也是执行生活饮用水卫生监督的主要法律依据。

《水污染防治法》根据 2017 年 6 月 27 日第十二届全国人民代表大会常务委员会第二十八次会议《关于修改〈中华人民共和国水污染防治法〉的决定》第二次修正,有关卫生的规定共有 6 条:第一条:"为了保护和改善环境,防治水污染,保护水生态,保障饮用水安全,维护公众健康,推进生态文明建设,促进经济社会可持续发展,制定本法。"第九条:"县级以上人民政府环境保护主管部门对水污染防治实施统一监督管理。交通主管部门的海事管理机构对船舶污染水域的防治实施监督管理。县级以上人民政府水行政、国土资源、卫生、建设、农业、渔业等部门以及重要江河、湖泊的流域水资源保护机构,在各自的职责范围内,对有关水污染防治实施监督管理。"第三十二条:"国务院环境保护主管部门应当会同国务院卫生主管部门,根据对公众健康和生态环境的危害和影响程度,公布有毒有害水污染物名录,实行风险管理。"第六十三条:"国家建立饮用水水源保护区制度。饮用水水源保护区分为一级保护区和二级保护区;必要时,可以在饮用水水源保护区外围划定一定的区域作为准保护区。饮用水水源保护区的划定,由有关市、县人民政府提出划定方案,报省、自治区、直辖市人民政府批准;跨市、县饮用水水源保护区的划定,由有关市、县人民政府协商提出划定方案,报省、自治区、直辖市人民政府批准;协商不成的,由省、自治区、直辖市人民政府环境保护主管部门会同同级水行政、国土资源、卫生、建设等部门提出划定方案,征求同级有关部门的意见后,报省、自治区、直辖市人民政府批准。跨省、自治区、直辖市的饮用水水源保护区,由有关省、自治区、直辖市人民政府协商有关流域管理机构划定;协商不成的,由国务院环境保护主管部门会同同级水行政、国土资源、卫生、建设等部门提出划定方案,征求国务院有关部门的意见后,报国务院批准。国务院和省、自治区、直辖市人民政府可以根据保护饮用水水源的实际需要,调整饮用水水源保护区的范围,确保饮用水安全。有关地方人民政府应当在饮用水水源保护区的边界设立明确的地理界标和明显的警示标志。"第六十九条第二款:"饮用水水源受到污染可能威胁供水安全的,环境保护主管部门应当责令有关企业事业单位和其他生产经营者采取停止排放水污染物等措施,并通报饮用水供水单位和供水、卫生、水行政等部门;跨行政区域的,还应当通报相关地方人民政府。"第七十一条:"饮用水供水单位应当做好取水口和出水口的水质检测工作。发现取水口水质不符合饮用水水源水质标准或者出水口水质不符合饮用水卫生标准的,应当及时采取相应措施,并向所在地市、县级人民政府供水主管部门报告。供水主管部门接到报告后,应当通报环境保护、卫生、水行政等部门。饮用水供水单位应当对供水水质负责,确保供水设施安全可靠运行,保证供水水质符合国家有关标准。"

二、我国港澳台与国外饮用水相关卫生法律制度

(一) 中国台湾地区饮用水法律制度

中国台湾地区《饮用水管理条例》1972 年 11 月 10 日首次公布,2006 年 1 月 27 日修正公布第 3、6~9、12、13、15、16、19、23、24、29 条条文;增订第 15-1 条条文;删除第 17、27 条条文。条例分总则、水源管理、设备管理、水质管理、罚则和附则六章。立法目的是确保饮用水水源水质,提升公众饮用水品质,维护国民健康。饮用水的"中央主管机关"是"行政院环境保护署";在直辖市为直辖市政府;在县市为县(市)政府。调整对象是供人饮用之水,水源为自来水、地表水体、地下水体和其他经"中央机关"指定之水。饮用水设备必须是依中国台湾地区《自来水法》规定之设备,社区自设公共给水设备、公私场所供公众之连续供水固定设备必须是"中央主管机关"指定公告之设备。饮用水处理所用的药剂,以经"中央主管机关"指定公告为限。水源管理实行饮用水水源水质保护区制度。水源水质和饮用水水质标准由"中央主管机关"定之。要求定期进行水质检验并公布检验结果。因不可抗力造成水源和水质恶化的,应立即进行水质监测并通过新闻媒体(报纸、电视、电台、沿街广播、张贴公告等)发布信息。罚则包括刑罚,如供水单位申报不实、提供虚假或者伪造文书或者检验报告的处 3 年以下有期徒刑。条例中罚则有 13 条,接近法条的 1/2,罚款的幅度在 1 万~60 万元(新台币)之间。

(二) 我国香港与澳门特别行政区饮用水法律制度

中国香港饮用水由香港特别行政区水务署主管,饮水质量执行 WHO 标准。没有专门的饮用水卫生监督法律法规,散见于《水务设施条例》《检疫及防疫条例》《建筑物条例》《公众卫生与市政条例》。《水务设施条例》主要对供水设施的建设做了具体规定。《检疫及防疫条例》规定任何人不得向任何船只供应任何水,亦不得从任何货运码头供应饮用水,除非所有用作供应的饮用水并且与供应该饮用水相关而使用的柜、喉管、软管、泵以及其他配件、装置及用具均已获卫生署署长认可。卫生署署长及其指派的人员和卫生主任有权检查饮用水的情况和采集水样。要求供应充足的符合卫生要求的饮用水。《公众卫生与市政条例》中《水井及贮水(市政局)附例》2000 年 1 月 1 日废止。

中国澳门饮用水主要法律为《澳门民法典》《澳门供排水规章》《延长澳门特别行政区供水公共服务批给公证合同》《澳门消防条例》等。其中《澳门供排水规章》主要内容为公共排水技术规定、公共配水技术规定、屋宇配水技术规定、屋宇排水技术规定、营运人员之安全卫生。也包含了自来水水质标准和污水排放标准等。

（三）国外饮用水安全的法律制度概况

目前世界上主要的发达国家从 20 世纪 70 年代开始都陆续制定了饮用水安全法或者条例,有的 20 世纪初已有相关立法。欧盟成员国的饮用水法律法规内容上基本类似,一般以德国为蓝本,饮用水水质主要依据欧盟饮用水规程(EC Drinking Water Directive,98/83/EC),但立法思想已从 20 世纪 70~80 年代的单纯保护人体健康过渡到兼顾生态平衡和可持续发展。如德国饮用水条例(German Drinking Water Ordinance,2013 年 12 月 1 日修订后重新颁布实施)是执行欧盟饮用水规程,立法思想是严格的环境主义思想,预防与谨慎性相结合的原则,条例是依据德国传染病防治法和食品法制定的,规定了饮用水水质和食品生产用水和饮用水处理厂的基本要求,规定了饮水的消毒方法,也包括明确了由卫生部门负责监督饮用水水质和供水设施的职责等。英格兰和威尔士 2000 年 12 月采用欧盟饮用水规程修订了水安全法规。加拿大、澳大利亚、新西兰和美国不仅制定了联邦饮用水安全法,州或省也制定了地方饮用水安全法规。加拿大、澳大利亚、新西兰同时将饮用水安全法纳入卫生法典。加拿大安全饮用水法主要包括名词解释、水处理设施的建造、健康危害、运行的许可、水质标准、地表水消毒、紧急供水计划及罚则 8 个部分。

美国 1974 年制定了饮用水安全法(Safe Drinking Water Act,1986 年和 1996 年二次修订),其主要内容是标准的制定、法规的贯彻执行、预防计划、法的依从与强制执行 4 个部分,核心是饮用水标准与地下水保护。标准的制定包括:确定各部门的职责,国家环境保护局(EPA)负责制定饮用水标准,州政府负责执行标准,公共供水机构负责水质监测和消费者负责支付费用;确定全国一级和二级饮用水标准的制定程序;定期对危害物质进行评估。州政府法规的贯彻执行是指,实施公共供水监督计划、实施饮用水州政府循环资助计划、每 4 年实施一次饮用水基础建设需要情况调查和每年公布一次饮用水消费者信心报告。预防计划是指实施污染预防计划、实施源水评价和保护计划、实施地下水回灌计划和其他饮用水水源流域保护计划等。法的依从是指石油工业必须服从饮用水安全法的要求,油井的开采和建设应符合相应的要求;公共供水机构提供水质监测资料。法的强制执行是指州政府对饮用水违法行为有行政强制权、紧急状况的处置权和对违法行为的公告权。

日本 1955 年 6 月 15 日制定的《水道(自来水)法》。厚生劳动省根据《水道法》第四条规定制定了《关于水质标准的省令》。现行日本《饮用水水质标准》实施于 2015 年 4 月 1 日。日本饮用水水质标准规定了 124 项指标,由三部分组成:第一部分是水质基准项目(法定项目),共 51 项,是根据日本自来水法第 4 条规定要求必须达到的标准;第二部分是水质目标管理项目,共 26 项,是可能在自来水中检出,水质管理上需要留意的项目;第三部分共 47 项,这些指标的毒性评价还未确定,或者自来水中的存在水平还不大清楚。

三、生活饮用水与涉及饮用水卫生安全产品的卫生监督监测

（一）行政执法主体

《生活饮用水卫生监督管理办法》(以下简称办法)首次明确各级卫生计生主管部门是饮用水卫生监督机关;住房城乡建设部是城市饮用水的管理机关。国务院卫生计生委主管全国饮用水卫生监督工作。县级以上地方人民政府卫生计生部门主管本行政区域内饮用水卫生监督工作。国务院住房城乡建设部主管全国城市饮用水卫生管理工作。县级以上地方人民政府住房城乡建设部门主管本行政区域内城镇饮用水卫生管理工作。

（二）卫生监督的主要内容

《办法》第三章为卫生监督,共9条。对饮用水卫生监督中的管辖、职责、对象以及卫生监督员的要求做了明确的规定。

第十六条规定:县级以上人民政府卫生计生主管部门负责本行政区域内饮用水卫生监督监测工作。供水单位的供水范围在本行政区域内的,由该行政区人民政府卫生计生主管部门负责其饮用水卫生监督监测工作。供水单位的供水范围超出其所在行政区域的,由供水单位所在行政区域的上一级人民政府卫生计生主管部门负责其饮用水卫生监督监测工作;供水单位的供水范围超出其所在省、自治区、直辖市的,由该供水单位所在省、自治区、直辖市人民政府卫生计生主管部门负责其饮用水卫生监督监测工作。铁道、交通、民航行政主管部门设立的卫生监督机构,行使国务院卫生计生主管部门会同国务院有关部门规定的饮用水卫生监督职责。

第十七条规定:新建、改建、扩建集中式供水项目时,当地人民政府卫生计生部门应做好预防性卫生监督工作,并负责本行政区域内饮用水的水源水质监测和评价。

第十八条规定:医疗单位发现因饮用水污染出现介水传染病或化学中毒病例时有及时报告的义务。

第十九条规定:县级以上地方人民政府卫生计生部门负责本行政区域内饮用水污染事故对人体健康影响的调查。当发现饮用水污染危及人体健康,须停止使用时,对二次供水单位应责令其立即停止供水;对集中式供水单位应当会同住房城乡建设部门报同级人民政府批准后停止供水。

第二十条规定:供水单位卫生许可证由县级以上人民政府卫生计生部门按照本办法第十六条规定的管理范围发放,有效期4年,有效期满前6个月重新提出申请换发新证(根据《行政许可法》调整为有效期满前1个月)。

第二十一条和第二十二条对涉及饮用水的卫生许可和卫生监督进行了规定。

第二十三条和第二十四条对饮用水卫生监督员和检查员进行了规定。第二十三条规定:县级以上人民政府卫生计生部门设饮用水卫生监督员,负责饮用水卫生监督工作。县级人民政府卫生计生部门可聘任饮用水卫生检查员,负责乡、镇饮用水卫生检查工作。饮用水卫生监督员由县级以上人民政府卫生计生部门发给证书,饮用水卫生检查员由县级人民政府卫生计生部门发给证书。铁道、交通、民航的饮用水卫生监督员,由其上级行政主管部门发给证书。第二十四条:饮用水卫生监督员应秉公执法,忠于职守,不得利用职权谋取私利。

（三）实行两个卫生许可制度

《办法》第四条规定国家对供水单位和涉水产品实行卫生许可制度。根据2004年7月1日实施的《行政许可法》,许可项目必须由法律和行政法规明确规定,行政规章无权规定许可。2004年6月29日《国务院对确需保留的行政审批项目设定许可的决定》(国务院第412号令)决定对供水单位和涉及饮用水卫生安全产品的卫生许可予以保留。2004年修订后的传染病防治法第二十九条规定对供水单位卫生许可。因此,我国继续对供水单位、涉水产品继续实行卫生许可制度。

分质供水属于供水单位卫生许可范围,2005年5月25日原卫生部下发的卫监督发(2005)191号文件明确"分质供水是集中供水的一种形式,应当属于供水单位卫生许可范围。"目前,可依据《生活饮用水集中式供水单位卫生规范》(2001)和其他相关法律、法规,对符合要求的分质供水单位发放供水单位卫生许可证。

（四）饮用水水源的规定

《办法》第十三条规定饮用水水源地必须设置水源保护区。保护区内严禁修建任何可能危害水源水质卫生的设施及一切有碍水源水质卫生的行为。第十七条规定新建、改建、扩建集中式供水项目做好预防性卫生监督和饮用水水源监测评价。第二十六条规定了违反水源保护的法律责任。

（五）对集中式供水单位的要求

第二章为卫生管理篇章,共 10 条。规定了对供水单位的职责,适用标准,饮用水卫生许可证制度,新建、改建、扩建的供水工程建设项目的规划选址、设计审查、竣工验收,水源卫生防护、制水及管水人员体检、卫生知识培训以及涉及饮用水卫生安全产品的卫生质量管理都做了明确规定。

第六条规定:供水单位供应的饮用水必须符合国家生活饮用水卫生标准。使饮用水卫生标准成为法律法规的组成部分,对于明确饮用水监督执法的目标和提高饮用水卫生质量具有重要意义。

第七条规定:集中式供水单位取得工商行政管理部门颁发的营业执照后,还应当取得县级以上地方人民政府卫生计生部门颁发的卫生许可证,方可供水。因此集中式供水单位开业前或者供水前必须取得卫生许可证方可供水。

第八条规定:供水单位新建、改建、扩建的饮用水供水工程项目,应当符合卫生要求,选址和设计审查和竣工验收必须有住房城乡建设、卫生计生部门参加。新建、改建、扩建的城市公共饮用水供水工程项目由住房城乡建设部门负责组织选址和设计审查和竣工验收,卫生计生部门参加。

第九条规定:供水单位应建立饮用水卫生管理规章制度,配备专职或兼职人员,负责饮用水卫生管理工作。

第十条规定:集中式供水单位必须有水质净化消毒设施及必要的水质检验仪器、设备和人员,对水质进行日常性检验,并向当地人民政府卫生计生部门和住房城乡建设部门报送检测资料。城市自来水供水企业和自建设施对外供水的企业,其生产管理制度的建立和执行、人员上岗的资格和水质日常检测工作由住房城乡建设部门负责管理。

第十一条规定:直接从事供水、管水的人员必须取得体检合格证后方可上岗工作,并每年进行一次健康检查。凡患有痢疾、伤寒、病毒性肝炎、活动性肺结核、化脓性或渗出性皮肤病及其他有碍饮用水卫生的疾病和病原携带者,不得直接从事供水、管水工作。直接从事供水、管水的人员,未经卫生知识培训不得上岗工作。

（六）二次供水的卫生要求

《办法》第十四条规定二次供水设施选址、设计、施工及所用材料,应保证不使饮用水水质受到污染,并有利于清洗和消毒,各类蓄水设施要加强卫生防护,定期清洗和消毒。具体管理办法由省、自治区、直辖市根据本地区情况另行规定。从事二次供水设施清洗消毒的单位必须取得当地人民政府卫生计生行政部门的卫生许可后,方可从事清洗消毒工作。清洗消毒人员,必须经卫生知识培训和健康检查,取得体检合格证后方可上岗。根据 2004 年 6 月经国务院清理行政许可项目的决定,取消二次供水设施清洗消毒单位的卫生许可。二次供水单位的卫生要求除按照办法规定外还应遵守《二次供水设施卫生规范》(GB 17051—1997)。

我国许多省市制定了二次供水的地方法规和政府规章,各地卫生计生行政部门应依法实施。

（七）涉及饮用水卫生安全产品

《办法》第十二条规定：生产涉及饮用水卫生安全产品的单位和个人，必须按规定向政府卫生行政部门申请办理产品卫生许可批准文件，取得批准文件后，方可生产和销售。任何单位和个人不得生产、销售、使用无批准文件的涉水产品。第二十一条规定："涉及饮用水卫生安全的产品，应当按照有关规定进行卫生安全性评价，符合卫生标准和卫生规范要求。""利用新材料、新工艺和新化学物质生产的涉及饮用水卫生安全产品应当取得国务院卫生计生主管部门颁发的卫生许可批准文件；除利用新材料、新工艺和新化学物质外生产的其他涉及饮用水卫生安全产品应当取得省级人民政府卫生计生主管部门颁发的卫生许可批准文件。""涉及饮用水卫生安全产品的卫生许可批准文件的有效期为4年。"目前省级涉水产品行政许可按照国家卫生计生委《省级涉及饮用水卫生安全产品卫生行政许可规定》等有关规定实施。

第二十二条规定：凡取得卫生许可证的单位或个人，以及取得卫生许可批准文件的饮用水卫生安全的产品，经日常监督检查，发现已不符合卫生许可颁发条件或不符合卫生许可批准文件颁发要求的，原批准机关有权收回有关证件或批准文件。第二十七条规定了生产或销售无卫生许可批件涉水产品的法律责任。

（八）饮用水污染事故

《办法》第十五条规定当饮用水被污染，可能危及人体健康时，有关单位或责任人应立即采取措施，消除污染，并向当地人民政府卫生计生部门和住房城乡建设部门报告。第十八条规定医疗单位发现因饮用水污染出现的介水传染病或化学中毒病例时，应及时向当地人民政府卫生计生部门和疾病预防控制机构报告。第十九条规定县级以上地方人民政府卫生计生部门负责本行政区域内饮用水污染事故对人体健康影响的调查。当发现饮用水污染危及人体健康，须停止使用时，对二次供水单位应责令其立即停止供水，对集中式供水单位应当会同住房城乡建设部门报同级人民政府批准后停止供水。

（九）供水、管水人员的卫生要求

供水、管水人员是指供水单位直接从事供水、管水的人员，包括从事净水、取样、检验、二次供水卫生管理及水池、水箱清洗消毒人员。对这些人员进行预防性健康检查和提出卫生要求的目的是防止饮用水受到污染引起介水传染病的发生和流行，保障居民身体健康。

《办法》第十一条规定直接从事供水、管水的人员必须每年进行一次健康检查，取得预防性健康体检合格证（现在统一为预防性健康体检合格证明），有痢疾（细菌性痢疾和阿米巴痢疾）、伤寒、病毒性肝炎、活动性肺结核、化脓性或渗出性皮肤病及其他有碍生活饮用水卫生的疾病或病原携带者，不得直接从事供水、管水工作。

直接从事供水、管水的人员，上岗前须进行卫生知识培训，上岗后每年进行一次卫生知识培训，未经卫生知识培训或培训不合格者不得上岗工作。集中式供水单位从业人员应保持良好的个人卫生习惯和行为，不得在生产场所吸烟，不得进行有碍生活饮用水卫生的活动。

经健康检查确诊的传染病及病原携带者由卫生监督机构向患者所在单位发出"职业禁忌人员调离通知书"，供水单位应将患者立即调离直接供水、管水的工作岗位，并于接到"职业禁忌人员调离通知书"之日起10日内，将患者原"健康合格证"及调离通知书回执送交卫生监督机构。

（十）法律责任

《办法》第四章为罚则,共4条。规定了行政管理相对人的行政法律责任。

第二十五条规定:集中式供水单位安排未取得体检合格证的人员从事直接供水、管水工作或安排患有有碍饮用水卫生疾病的或病原携带者从事直接供水、管水工作的,县级以上地方人民政府卫生计生部门应当责令限期改进,并可对供水单位处以20元以上1000元以下的罚款。目前饮用水从业人员体检合格证可由健康证明所取代。

第二十六条规定:违反本办法规定,有下列情形之一的,县级以上地方人民政府卫生计生部门应当责令限期改进,并可处以20元以上5000元以下的罚款:①在饮用水水源保护区修建危害水源水质卫生的设施或进行有碍水源水质卫生的作业的;②新建、改建、扩建的饮用水供水项目未经卫生计生部门参加选址、设计审查和竣工验收而擅自供水的;③供水单位未取得卫生许可证而擅自供水的;④供水单位供应的饮用水不符合国家规定的生活饮用水卫生标准的。

第二十七条规定:违反本办法规定,生产或者销售无卫生许可批准文件的涉及饮用水卫生安全的产品的,县级以上地方人民政府卫生计生主管部门应当责令改进,并可处以违法所得3倍以下的罚款,但最高不超过30 000元,或处以500元以上10 000元以下的罚款。

第二十八条规定:城市自来水供水企业和自建设施对外供水的企业,有下列行为之一的,由住房城乡建设部门责令限期改进,并可处以违法所得3倍以下的罚款,但最高不超过30 000元,没有违法所得的可处以10 000元以下罚款:①新建、改建、扩建的饮用水供水工程项目未经住房城乡建设部门设计审查和竣工验收而擅自建设并投入使用的;②未按规定进行日常性水质检验工作的。

《办法》规定的是行政主体、行政相对人的行政法律责任,其中部分行政法律责任可根据《传染病防治法》执行。民事法律责任可按照我国民事法律法规的规定执行。刑事法律责任可按照我国刑法和刑事法规规定执行。

行政主体或卫生监督员在行政调查和行政处罚中发现行政相对人有违反刑事法律情况的,有义务移送和报告公安或检查部门处理。

第六节　空气卫生相关法律制度

一、我国现行的空气卫生法律制度

室内空气污染不仅破坏人们的生活和工作环境,还直接威胁着人们的身体健康,因此从保护人体健康的角度来看,防治室内空气污染更为重要。这主要是因为:①人们每天大约有80%~90%的时间是在室内度过的,所呼吸的空气主要来自于室内,与室内污染物接触的机会和时间均多于室外;②室内存在污染源,并且随生活现代化的进程,室内污染物种类和浓度急剧增加,造成室内空气污染程度更为严重;③现代建筑物的密闭化,使得室内污染物不能及时排出室外,造成室内空气质量的进一步下降;④室内各种污染物的作用及不良通风是导致不良建筑物综合征(SBS)的主要原因。

原卫生部从1999年开始组织开展了室内空气卫生监督管理的立法调研工作。具体委托中国预防医学科学院环境卫生监测所牵头,在广泛收集整理国内外有关室内空气质量卫生监督管理方面背景资料和案例,并在进行必要调查研究的基础上提出规范和加强该领域工作的思路,协助原卫生部卫生法制与监督司完成"室内空气卫生监督管理办法"(初稿)的起草及其配套工作(卫法监卫便发〔1999〕第 112 号文件)。经过几个月的文献调研和对有关部门专家的走访,中国预防医学科学院环境卫生监测所提出了"室内空气卫生监督管理办法"(初稿)的讨论稿,并于 1999 年 7 月召开了"室内空气卫生监督管理办法"起草工作会议。经过认真讨论,提出了许多修改意见,形成了《室内空气卫生监督管理办法》的征求意见稿。

我国现行的《大气污染防治法》2015 年 8 月 29 日第十二届全国人民代表大会常务委员会第十六次会议第二次修订,有关卫生的规定共有 4 条:第一条:"为保护和改善环境,防治大气污染,保障公众健康,推进生态文明建设,促进经济社会可持续发展,制定本法。"第八条:"国务院环境保护主管部门或者省、自治区、直辖市人民政府制定大气环境质量标准,应当以保障公众健康和保护生态环境为宗旨,与经济社会发展相适应,做到科学合理。"第七十八条:"国务院环境保护主管部门应当会同国务院卫生行政部门,根据大气污染物对公众健康和生态环境的危害和影响程度,公布有毒有害大气污染物名录,实行风险管理。""排放前款规定名录中所列有毒有害大气污染物的企业事业单位,应当按照国家有关规定建设环境风险预警体系,对排放口和周边环境进行定期监测,评估环境风险,排查环境安全隐患,并采取有效措施防范环境风险。"第九十五条:"省、自治区、直辖市、设区的市人民政府环境保护主管部门应当会同气象主管机构建立会商机制,进行大气环境质量预报。可能发生重污染天气的,应当及时向本级人民政府报告。省、自治区、直辖市、设区的市人民政府依据重污染天气预报信息,进行综合研判,确定预警等级并及时发出预警。预警等级根据情况变化及时调整。任何单位和个人不得擅自向社会发布重污染天气预报预警信息。""预警信息发布后,人民政府及其有关部门应当通过电视、广播、网络、短信等途径告知公众采取健康防护措施,指导公众出行和调整其他相关社会活动。"

二、国外空气法律制度

室内空气质量问题可以追溯到远古时代,以原始人类将火种引入洞穴,引起洞穴烟尘污染为标志。采用科学的办法对待室内空气问题的历史至少可以追溯到 20 世纪上半叶,1939 年美国成立了工业卫生协会(AIHA),这标志着生产环境对人体健康的影响已受到社会关注。对非生产场所,如住宅、办公室、会议室、教室、医院、旅馆、图书馆、候车(机、船)厅等室内空气的关注始于 20 世纪 60 年代的北欧和北美。1970 年的第一届地球日活动后,美国通过了一系列重大联邦立法,比如 1970 年成立美国环境保护局,1972 年出台《清洁空气法》(The Clean Air Act)和《清洁水法》(The Clean Water Act)等。1990 年美国对《清洁空气法》进行再次修正,进一步强调要改善空气质量,特别是对那些臭氧和一氧化碳浓度较高的大城市。《清洁空气法》确立了一系列行之有效的原则,包括国家空气质量标准原则、州政府独立实施原则、新源控制原则、视觉可视性原则等。1999 年,美国环境保护局颁布了《区域霾条例》,强调在区域范围开展颗粒物污染控制,鼓励各州之间开展合作,采取措施共同减少 $PM_{2.5}$ 和其他降低能见度的污染物的排放。1995 年英国环境法的第四部分规定了空气质量要求。

三、空气卫生监督监测

自 2013 年开始,原国家卫生计生委组织开展空气污染人群健康影响监测项目,进行空气污染物对人群健康风险的长期连续监测和风险评估,为制定相关政策和预防干预措施提供依据。为强化科技支撑,原国家卫生计生委于 2014 年设立了空气污染健康影响预测、预警和干预技术研究项目。目前空气污染人群健康影响监测项目已覆盖全国 31 个省份 63 个城市,设立了 126 个监测点。

根据现有的法律、法规,环境与卫生计生部门应争取政府部门支持,宣传室内空气污染的严重性,起草制定大气卫生、居住区空气或室内空气方面的法规、技术规范和标准。继续开展全国性的空气污染影响健康调查和监测,积累数据和收集空气危害健康的案例,为制定法律法规规范和标准提供依据。

重点加强空气污染对人群健康影响监测、预警和风险评估工作;做好重污染天气医疗机构诊疗指导工作;继续加强宣传引导和健康教育;加强重污染天气健康影响方面的科学研究;加强科学防护措施,特别是针对个人防护、室内防护、重点人群、特殊公共场所的防护指导;加强对健康防护产品的标准、标识的规范指导。

第七节 公共场所卫生法律制度

一、我国现行的公共场所卫生法律制度

目前,公共场所卫生法律法规规章有《传染病防治法》《公共场所卫生管理条例》(以下简称《条例》)《艾滋病防治条例》《突发公共卫生事件应急条例》和《公共场所卫生管理条例实施细则》(2011 年)等。这些法律法规的发布和实施,对规范公共场所卫生管理,预防和控制疾病流行,创造良好的公共场所卫生条件,保障人民群众的健康,促进社会和经济协调发展发挥了积极的作用。特别是《条例》实施以来,全国各类公共场所的卫生状况大为改善,卫生质量逐年提高,卫生监督监测工作逐步程序化、规范化和科学化。《条例》的实施,为预防和控制疾病流行,维护社会正常卫生秩序,保护人民身体健康发挥了积极作用,促进了各地社会、经济和文化的发展。

(一)《条例》的主要内容

《条例》共分 5 章 19 条。主要内容如下:

第一章总则:本章有 4 条,规定了《条例》制定目的、适用范围、国家卫生标准和要求的项目以及公共场所实行卫生许可证制度。第一条:《条例》制定目的即:"创造良好的公共场所卫生条件,预防疾病,保障人体健康"。这是公共场所主管部门及其经营单位、卫生监督机构的共同目标。第二条:《条例》的适用范围为 7 类 28 种公共场所,是卫生行政部门实施许可和监督的范围。第三条:规定了公共场所的 5 个方面应符合国家卫生标准和要求,即:空气和微小气候、水质、采光和照明、噪声、顾客用具和卫生设施。这 5 个方面是公共场所经营单位自身管理的重点,其卫生标准和要求是卫生监督机构实施监督的主要依据。第四条:国家对公共场所的建设和经营实施卫生许可证制度。规定新建、改建、扩建公共场所的选址和设计应当实行卫生许可。许可实施机关为县级以上卫生行政部门。

第二章卫生管理:本章共有 5 条,规定了公共场所的主管部门和经营单位在自身卫生管理工作中应当履行的职责。加强自身卫生管理是贯彻《条例》的保障,也是提高企业服务质量的重要手段。第五条:规定了公共场所主管部门在卫生管理中的职责。第六条:规定了公共场所经营单位在卫生管理中的职责。第七条:规定了公共场所直接为顾客服务的从业人

员的健康要求。第八条:规定了公共场所经营单位必须取得卫生许可证后,方可开业经营。是第一章第四条规定的细化。第九条:规定了公共场所经营单位发生危害健康事故,应妥善处理,并及时报告。

第三章卫生监督:本章共有4条,"卫生监督"是指《条例》授权的卫生监督机构按照规定,履行职责的行政活动,即卫生行政执法。本章规定了对公共场所实施卫生监督的体制和卫生监督机构的职责。第十条:规定了对公共场所实施卫生监督的体制。各级卫生部门负责管辖范围内的公共场所卫生监督。民航、铁路、交通及工矿企业负责管辖范围内公共场所的监督,并接受卫生部门的业务指导。第十一条:规定了卫生监督员证由同级人民政府发放。民航、铁路、交通及工矿企业的监督员证由其上级主管部门发放。第十二条:规定了卫生监督部门的职责:一是对公共场所进行卫生监测和卫生技术指导;二是监督从业人员健康检查,指导卫生培训;三是对新建、改建、扩建公共场所进行卫生审查和竣工验收。第十三条:规定了卫生监督员履行监督职责的权利和义务,以及在执法时应遵守的行为规范。

第四章罚则:本章共4条,规定了违反《条例》的处罚内容,包括违法者所应承担的法律责任,应给予行政处罚的违法情节,行政处罚的形式,以及管理相对人对行政处罚的权利和义务。第十四条:规定了行政处罚的种类和形式,违法的情节与事实,罚款的处理。行政处罚分为3类4种:申诫罚(警告),财产罚(罚款),行为罚(停业整顿,吊销"卫生许可证");违法的情节和事实分为4种:卫生质量不合格而继续营业;从业人员未取得"健康合格证",而从事直接为顾客服务的工作;拒绝卫生监督;未取得"卫生许可证"擅自营业。罚款一律上缴国库。第十五条:规定了违反《条例》造成严重后果的应负法律责任。造成严重危害公民健康的事故,对受害人赋有民事赔偿责任。使人致残、致死构成犯罪的,由司法机关追究责任人的刑事责任。第十六条,规定了管理相对人的权利和义务。对行政处罚不服的,可以向人民法院起诉;对卫生监督机构做出的卫生质量控制决定应立即执行;对行政处罚不履行,逾期又不起诉的,由人民法院强制执行。第十七条,规定了卫生监督机构和卫生监督员违法或渎职行为的处置原则。对玩忽职守,滥用职权,收受贿赂的给予直接责任人行政处分;构成犯罪的,追究责任人刑事责任。

第五章附则:本章2条,第十八条、第十九条:规定了《公共场所卫生管理条例》的最高执法主体和施行日期。

根据2012年9月23日《国务院关于第六批取消和调整行政审批项目的决定》第58项已经取消体育场(馆)、公园、公共交通工具3种公共场所的卫生行政许可。2016年2月6日《国务院关于修改部分行政法规的决定》将《公共场所卫生管理条例》第八条修改为:"除公园、体育场(馆)、公共交通工具外的公共场所,经营单位应当及时向卫生计生行政部门申请办理'卫生许可证'。'卫生许可证'两年复核一次。"根据2016年2月3日《国务院关于整合调整餐饮服务场所的公共场所卫生许可证和食品经营许可证的决定》(国发〔2016〕12号)、《食品药品监管总局国家卫生计生委关于整合调整餐饮服务场所的公共场所卫生许可证和食品经营许可证有关事项的通知》(食药监食监二〔2016〕29号)文件要求,停止对饭馆、咖啡馆、酒吧、茶座4种场所卫生许可证的核发。

(二)《公共场所卫生管理条例实施细则》

《公共场所卫生管理条例实施细则》于2011年2月14日经原卫生部部务会议审议通过,自2011年5月1日起施行,共分总则、卫生管理、卫生监督、法律责任、附则等共5章43条。《细则》是在总结以往公共场所卫生监管情况、认真听取和采纳地方及公众意见的基础上制定的,体现了预防为主、科学管理、明确责任的监管原则,强化了公共场所经营者的责任,完善了卫生监管要求,加大了对违法行为的处罚力度,为全面加强公共场所卫生监管提供法律保障。《细则》还新增了公共场所集中空调通风系统卫生管理要求,公共场所禁止吸烟的规定等,完善了公共场所卫生监督管理要求。对建立完善公共场所卫生管理相关制度和公共场所的卫生设施设备、室内空气、饮用水、采光照明、噪声、装饰装修等提出更加规范的要求,促进公共场所经营者不断提高卫生管理意识和水平。2016 年 1 月 19 日根据《国家卫生计生委关于修改〈外国医师来华短期行医暂行管理办法〉等 8 件部门规章的决定》(中华人民共和国国家卫生和计划生育委员会令第 8 号)对《公共场所卫生管理条例实施细则》(2011)进行了修订,将该实施细则中的"卫生部"统一修改为:"国家卫生计生委",将"卫生行政部门"统一修改为:"卫生计生行政部门"。

二、国外公共场所法律法规

联邦制国家一般没有全国性的公共场所卫生立法,国外公共场所的法律法规主要是规定了旅店和游泳场所的许可和监督管理,内容不局限在卫生安全,一般包括建设要求、消防和安全等,也包括雇员和税费等方面的规定。国外有关公共场所卫生管理的主要内容是禁止吸烟的法律。WHO 制定了《烟草控制框架公约》,2006 年 1 月 9 日《公约》在我国生效。

三、公共场所卫生监督监测

(一)公共场所卫生监督主要内容

公共场所卫生监督是各级卫生计生行政部门依法对辖区内公共场所执行《公共场所卫生管理条例》《公共场所卫生管理条例实施细则》以及有关国家卫生法律法规标准情况进行督促和检查,并对违反相关法律法规的单位和个人追究法律责任的行政执法活动。主要内容有:①开展公共场所以及新建、改建、扩建的公共场所的选址和设计卫生审查和竣工验收;②开展公共场所卫生许可、卫生监督管理、卫生抽检等工作;③对违反公共场所相关卫生法律法规的公共场所经营者依法进行处理;④开展公共场所相关卫生法律法规和知识宣传、培训和指导;⑤对公共场所危害健康事故进行调查处理;⑥开展公共场所重大活动卫生监督;⑦开展公共场所卫生监督信息的收集、核实和上报;⑧承担卫生计生行政部门或上级卫生计生监督机构交办的其他公共场所卫生监督事项。

(二)公共场所卫生监督监测

依照《条例》和《细则》的规定,以及公共场所卫生标准的要求,卫生计生部门要对公共场所的卫生状况实施卫生监督监测,以确保公共场所的卫生质量,保障人体健康。

卫生监督监测是指卫生计生部门,为履行职责,在现场选择若干有代表性的监测点,收集样品,采用科学方法,定量测定某种污染物的实际浓度,以阐明和揭示污染物的性质、可能对人体健康产生危害及其程度。卫生监测是实施卫生监督、制定控制和消除污染危害的卫生防护措施及评价改进措施效果的科学依据。卫生监测旨在确定污染物的浓度,揭示污染物对人体健康可能产生的不良影响的性质和程度,为预防、控制和消除污染危害提供科学依据。卫生监测通常采用现场与实验室相结合的方法进行,应根据现场的实际情况,确定卫生监测指标,设置监测点;按照监测指标规定的时间和方法采集样品;应采用先进的检验方法定量测定污染物的含量。卫生监测的任务和监测的频率由卫生计生部门按有关卫生法规的规定和卫生防病的需要来确定。公共场所卫生监测,是依据《条例》《细则》和监测规范的规定,对公共场所的不同功能部位,采用物理的、化学的和生物的方法,准确确定所检测污染物的水平,并按《标准》所规定的限值进行卫生评价,提出实施卫生监督的具体措施。公共场所卫生监测采取定期与不定期方式进行,由卫生计生部门根据具体情况确定。

第八节　化妆品安全法律制度

一、我国现行的化妆品安全法律制度

目前我国化妆品监督管理法规体系主要包括法规、部门规章、规范性文件和技术标准等部分。

1. 法规　主要有《化妆品卫生监督条例》,1989 年 9 月 26 日由国务院批准,1990 年 1 月 1 日起实施。

2. 部门规章　主要有《化妆品卫生监督条例实施细则》(1991 年 3 月 27 日卫生部令第 13 号),国家质量监督检验检疫总局《进出口化妆品检验检疫监督管理办法》(总局令第 143 号)、《化妆品标识管理规定》(2007 年 7 月 24 日国家质量监督检验检疫总局第 100 号令)、《化妆品广告管理办法》(1993 年 7 月 13 日国家工商行政管理局令第 12 号)。

3. 规范性文件　主要有《化妆品安全技术规范》(2015 年版)、《关于印发化妆品行政许可申报受理规定的通知》(国食药监许〔2009〕856 号)、《关于印发化妆品命名规定和命名指南的通知》(国食药监许〔2010〕72 号)、《关于印发化妆品行政许可检验管理办法的通知》(国食药监许〔2010〕82 号)、《关于印发化妆品生产经营日常监督现场检查工作指南的通知》(国食药监许〔2010〕89 号)、《关于印发化妆品技术审评要点和化妆品技术审评指南的通知》(国食药监许〔2010〕393 号)、《关于印发国际化妆品原料标准中文名称和目录(2010 年版)的通知》(国食药监许〔2010〕479 号)、《关于印发国产非特殊用途化妆品备案管理办法的通知》(国食药监许〔2011〕181 号)、《关于印发化妆品新原料申报与审评指南的通知》(国食药监许〔2011〕207 号)等。

4. 技术标准　技术标准可分为通用基础标准、卫生标准、方法标准、产品标准和原料标准几大类。

二、国外化妆品法律法规

美国涉及化妆品管理的主要法律法规有《联邦食品、药品和化妆品法》和《商品包装和标签法》,所涉及的主要政府管理部门是美国食品和药物管理局(FDA),其基本职能是禁止伪劣的和错误标识的化妆品在市场上流通。《联邦食品、药品和化妆品法》禁止伪劣的或错误标识的化妆品销售,FDA 只有在这些化妆品用于商业用途后才能对其行使法律权力。生产商无需经过上市前的审批程序。美国化妆品的相关立法具有历史较长、法规相对单一的特点,其《食品、药品、化妆品法》(简称 FDCA)和《良好包装和标签法》(简称 FPLA),对于美国市场准入化妆品进行了明确的阐述。由于立法时间较长,该套法规经过长期实践和多次修订补充,已颇为完善,加之美国提倡法规与最新科技成果的迅速匹配,因而其法规的修订程序简单而快速。

美国化妆品管理机构和管理模式可以概括为单一机构、集中管理模式。在美国,隶属于卫生及公共服务部的美国食品和药物管理局(FDA),是集审批、监督、执法于一体的政府机构,也是化妆品行业的单一管理机构。FDA对化妆品的管理权限包括:颁布化妆品相关法规,对化妆品产品进行检查和调查,对化妆品生产厂进行检查,阻止任何劣质或标签不符合要求的化妆品产品进口,取缔劣质或标签不符合要求的化妆品产品。由于FDA高度集权,因此,在化妆品管理方面,FDA可以根据行业实际情况迅速下达各种管理规定,以确保较高的管理效率和良好的管理效果。食品安全与营养中心(CFSAN)是FDA下设6个中心之一,是FDA对食品、化妆品行使监督管理的职能机构。食品安全与营养中心设有化妆品和色素办公室,具体负责化妆品管理工作。FDA对普通化妆品实行上市后监督管理,色素则要经FDA批准后方可使用,对具有功效的化妆品则纳入非处方药进行管理。

欧盟化妆品法规一体化最早开始于1964年,促成因素主要是各成员国的法规阻碍了化妆品的贸易,影响了统一市场的功能。《欧盟化妆品指令》1976年7月27日发布,2009年12月22日欧盟正式颁布《欧盟化妆品法规》取代《欧盟化妆品指令》及相应的修订文件,并于2013年7月1日起在欧盟成员国实施。《欧盟化妆品法规》由10章40个条款以及10个附录组成。尽管各国的法规体系仍保留着各自的特点,但同一个化妆品安全法规确保了各成员国的法规体系能够彼此相容。欧盟化妆品行业的监管机制是由欧盟委员会和各成员国政府共同构成的。欧盟委员会负责制定规程以及指导性文件,各国政府则负责贯彻欧盟委员会的规定并对本国化妆品行业进行监管。欧盟化妆品导则中规定了政府的两项责任,一是对引起政府关注的与安全性有关的问题进行调查;二是日常的稽查。

在日本,化妆品无论是制造、销售或进口都必须遵循《药事法》的规定,并取得厚生劳动大臣的承认和许可。《药事法》于1960年由日本厚生劳动省制定,后经过多次修订。此外,涉及化妆品的法律还有很多,从化妆品的开发、制造、进口、销售、流通、售后使用等,所有业务都必须遵守法规制度。如化妆品的制造及品质管理自主基准(化妆品GMP)、关于化妆品使用上的注意事项标识自主基准、防晒指数(sun protection factor,SPF)测定基准等,自2001年4月1日起取消了对化妆品的审批。日本对化妆品不实行审批制,企业按照政府的有关规定自行规范自己的生产行为,企业对产品的质量和安全性负责。但是,企业在生产任何新产品之前,必须向当地卫生部门备案(仅备案产品名称),进口商进口新化妆品则要求进口商向当地卫生部门备案。

三、化妆品安全监督监测

2008年9月1日起,我国食品药品监督管理总局取代原卫生部负责化妆品的监督管理。国家对化妆品实行卫生安全监督制度:①对化妆品生产企业实行许可证制度;②对直接从事化妆品生产的人员,实行健康检查制度;③对生产化妆品所需的原料、辅料以及直接接触化妆品的容器和包装材料,实行卫生或安全标准管理制度;④对进口化妆品、特殊用途的化妆品和化妆品新原料进行安全性评审制度。

第九节 与环境健康有关的国际法

一、主要的国际环境法

(一)《联合国气候变化框架公约》及《京都议定书》和《巴黎协定》

全球气候变化是国际环境与发展领域的热点和焦点问题。国际社会先后通过了《联合国气候变化框架公约》及《京都议定书》(以下简称"公约"和"议定书"),为国际合作应对气候变化特别是对健康的影响提供了基本框架。《公约》于1992年5月9日通过,于1994年3月21日生效,目前已有197个国家成为公约缔约方,中国于1993年1月5日交存了批准书。

《议定书》于1997年12月11日通过,《议定书》于2005年2月16日生效,目前共有192个缔约方。我国于1998年5月29日签署并于2002年8月30日核准《议定书》,《议定书》于2005年2月16日起对中国生效。2012年多哈会议通过包含部分发达国家第二承诺期量化减限排指标的《〈京都议定书〉多哈修正案》。第二承诺期为期8年,于2013年1月1日起实施,至2020年12月31日结束。2014年6月2日,中国常驻联合国副代表王民大使向联合国秘书长交存了中国政府接受《〈京都议定书〉多哈修正案》的接受书。《多哈修正案》尚未生效。

2011年,气候变化德班会议设立"加强行动德班平台特设工作组",即"德班平台",负责在《公约》下制定适用于所有缔约方的议定书、其他法律文书或具有法律约束力的成果。德班会议同时决定,相关谈判须于2015年结束,谈判成果将自2020年起开始实施。2015年11月30日至12月12日,《公约》第21次缔约方大会暨《议定书》第11次缔约方大会(气候变化巴黎大会)在法国巴黎举行。巴黎大会最终达成《巴黎协定》,对2020年后应对气候变化国际机制作出安排,标志着全球应对气候变化进入新阶段。中国于2016年4月22日签署《巴黎协定》,并于2016年9月G20杭州峰会宣布批准《巴黎协定》。

(二)《联合国防治荒漠化公约》

《联合国防治荒漠化公约》于1994年6月17日通过,1996年12月26日生效。公约的宗旨是:在发生严重干旱和(或)荒漠化的国家,特别是在非洲防治荒漠化,缓解干旱影响,以期协助受影响地区实现可持续发展。中国于1994年10月14日签署,并于1997年2月18日交存批准书,公约于1997年5月9日对中国生效。

(三)生物多样性保护

《生物多样性公约》(下称"公约")于1992年在联合国环境与发展会议上通过,1993年12月29日生效。公约为保护生物多样性、持续利用自然资源、公平获益和分享遗传资源提供了一个综合而全面的法律框架。中国于1992年6月11日签署公约,1993年12月29日公约对中国生效。公约要求各缔约方制定一项议定书,以规范生物多样性及其组成可能造成负面影响的改性活生物体(living modified organisms,LMO)/遗传饰变生物(genetically modified organisms,GMO)的运输、处置及使用行为。2001年1月28日,《卡塔赫纳生物安全议定书》("议定书")获通过,2003年9月11日生效。中国于2000年8月8日签署批准书。

作为公约缔约方和生物资源极其丰富的国家,中国高度重视并认真履行公约,积极致力于生物多样性保护工作,于1993年发布并实施了《中国生物多样性保护行动计划》。中国政府认为议定书体现了公约的宗旨,即在充分肯定现代生物技术对提高人类生存质量的巨大潜力的同时,力求确立适当的程序确保其安全性,避免其对环境和人类健康造成危害。中国政府认为只有重视广大发展中国家的能力建设,提高其履约能力,才能保证议定书上述宗旨得以实现。

(四)化学品管理

1.《关于持久性有机污染物的斯德哥尔摩公约》 《关于持久性有机污染物(英文简称POP)的斯德哥尔摩公约》(下称"公约")于2001年5月22日在瑞典斯德哥尔摩召开的公约全权代表会议上通过。2004年5月17日,公约正式生效。2004年6月25日,经第十届全国人民代表大会常务委员会第十次会议审议通过,正式批准我国加入《斯德哥尔摩公约》,并于2004年11月11日对我国正式生效。

2.《关于在国际贸易中对某些危险化学品和农药采用事先知情同意程序的鹿特丹公约》 该公约英文简称 PIC 公约,以下简称鹿特丹公约。鹿特丹公约是由联合国环境规划署和联合国粮农组织组织各国政府谈判于1998年9月通过的,并于2004年2月24日生效。截至2015年,该公约共有154个缔约方。鹿特丹公约的核心是要求缔约方在国际贸易中对受本公约管制的化学品执行事先知情同意程序,并不禁止缔约方对列入公约管制清单(以下简称"PIC 清单")的化学品进行国际贸易,由各缔约方政府根据本国国情决定是否对列入PIC 清单的化学品采取诸如禁止生产、使用、进出口等管制行动。PIC 清单是开放性的,公约通过时列有27种化学品,目前已增至47种。中国政府于1999年8月24日签署了鹿特丹公约。2004年12月29日,十届全国人大常委会第十三次会议正式批准了鹿特丹公约,于2005年6月20日对中国生效,并适用于中国澳门特区。2008年8月8日,国务院批准同意公约适用于中国香港特区。

3.《保护臭氧层维也纳公约》和《关于消耗臭氧层物质的蒙特利尔议定书》 为使人类避免受到因臭氧层破坏而带来的不利影响,并采取适当的国际合作与行动,国际社会于1985年3月22日在维也纳通过了《保护臭氧层维也纳公约》,并于1987年9月16日通过《关于消耗臭氧层物质的蒙特利尔议定书》,公约和议定书分别于1989年9月和1990年1月生效。目前,所有联合国成员均为公约和议定书的缔约方,已召开10次公约缔约方大会和26次议定书缔约方会议,联合国197个成员国全部加入了议定书,成为"全球普遍参与"的第一个多边环境条约。《关于消耗臭氧层物质的蒙特利尔议定书》1990年、1992年、1997年、1999年分别通过了议定书的《伦敦修正案》《哥本哈根修正案》《蒙特利尔修改案》和《北京修正案》,对议定书内容进行实质性的补充。

（五）《烟草控制框架公约》

经过4年6轮谈判,制定《烟草控制框架公约》的工作于2003年3月1日凌晨在日内瓦完成。2003年5月21日,第56届世界卫生大会以协商一致方式通过了这部公约。这是WHO 主持制定的第一部公约,在人类公共卫生历史上具有里程碑意义。

中国是世界上最大的烟草生产和消费国,也是一个低收入的发展中国家,烟草业对中国的财政收入和劳动就业具有重要的影响。因此,中国主张公约应致力于为各国提供一个烟草控制的国际法律框架,其内容应平衡、务实,兼顾公共卫生和经济利益。中国政府高度重视烟草带来的健康危害和控烟工作,在公约制定过程中发挥了建设性的作用。中国对公约的通过表示欢迎,将在公约的框架下继续加强与各国的控烟合作。2003年11月10日,中国常驻联合国代表王光亚在纽约联合国总部签署了该公约,中国成为第77个签约国。

（六）《防止倾倒废物和其他物质污染海洋公约》及其《1996年议定书》

《防止倾倒废物和其他物质污染海洋公约》(下称"公约")于1972年12月29日由80个国家的政府代表签署,1975年8月30日生效。中国于1985年11月15日加入该公约,同年12月15日公约对中国生效。中国香港为公约联系成员。除通过正式条文确立缔约国的义务外,公约还列明了3个附件分别对"禁止向海洋倾倒的物质""需经特别许可才能倾倒的物质"和"需经一般许可即能倾倒的物质"作了详细规定。公约的《1996年议定书》("议定书")是对公约的补充和修订。议定书的管辖范围选择性地扩大到内水,倾倒的定义包括了近海石油平台的弃置和推倒;倾废管理更加严格,采纳了"反列名单"的方法和废物评价框架的体系。

(七)《关于汞的水俣公约》

2013年10月,汞公约外交全权代表大会通过了《关于汞的水俣公约》公约文本和大会最后文件。到目前为止,来自128个国家以及欧盟的代表签署了公约。汞公约由35条正文和5个附件组成,正文规定了各缔约方控制汞生产、使用、流通及处置的相关义务,添汞产品、用汞工艺限控及其增列、汞的大气排放和水土释放、资金和技术援助等内容。各附件则主要就各国淘汰添汞产品(禁止其生产和进出口,而非使用)、用汞工艺的限控时间表及其他要求、小规模土法炼金规范行动、大气排放控制点源以及争端仲裁和调解条款等内容做出了规定。

二、其他国际法中有关环境与健康的法律制度

在有关健康权的国际宣言和国际条约中,以《世界卫生组织宪章》《普遍人权宣言》《经济、社会和文化权利国际公约》《儿童权利公约》最有代表性。1851年在巴黎举行的第一次国际卫生会议上,签署了第一个地区性的《国际卫生公约》。1948年WHO成立,其宗旨是"使全世界人民获得可能的最高水平的健康"。1948年4月7日《世界卫生组织宪章》正式生效。《普遍人权宣言》承认:人人有权享受为维持本人和家属的健康和福利所需的生活水准,包括食物、衣着、住房、医疗和必要的社会服务;在遭到失业、疾病、残疾、守寡、衰老或在其他不能控制的情况下丧失谋生能力时,有权享受保障。母亲和儿童有权享受特别照顾和协助。一切儿童,无论婚生或非婚生,都应享受同样的社会保护。《经济、社会和文化权利国际公约》要求改善环境卫生与工业卫生的各个方面。2005年8月3日联合国《保护与使用越境水道和国际湖泊公约》的《水与健康议定书》于次日生效。《水与健康议定书》倡导缔约国向民众提供健康的饮用水和足够的水卫生设施,并保护水源区域的环境,以预防和减少与水有关的疾病的发生和蔓延。

三、韩国的环境健康法

目前,世界各国在环境与健康领域单独立法较为少见,2008年3月韩国颁布了《环境健康法》,对环境与健康管理的政府职责进行了规定,2014年1月进行了修订。韩国《环境健康法》共6章33条,规定了政府与企业在环境与健康风险管理上的主要义务。第一章总则:立法目的是调查、查明、监测环境污染和有害化学物质对公众健康和生态系统的影响及损害,制定预防措施,维持国民健康,保护生态环境。第二章危害性评价;第三章与环境相关的健康损害、预防与管理;第四章儿童健康保护;第五章附则。韩国《环境健康法》主要特点是以公众健康为核心,规定公众健康基础性调查由环境部每3年开展1次,设立直属环境部长官的环境健康委员会,关注儿童等易感人群环境健康风险,加强新技术和新物质的环境健康管理,规定了徒刑在内的罚则。

第十节 与环境健康有关的司法制度

一、环境卫生行政复议与诉讼

卫生行政复议是指公民、法人和其他组织认为具体行政行为侵犯其合法权益向卫生行

政部门提出行政复议申请,卫生行政部门受理行政复议申请、做出行政复议决定的活动。环境卫生行政复议按《行政复议法》等有关规定进行。

我国目前尚未对环境卫生纠纷行政处理作专门立法,国外如澳大利亚有《环境犯罪与惩治法》(1989 年第 150 号)。目前根据《环境保护法》第 64 条:"因污染环境和破坏生态造成损害的,应当依照《中华人民共和国侵权责任法》的有关规定承担侵权责任。"第 66 条:"提起环境损害赔偿诉讼的时效期间为 3 年,从当事人知道或者应当知道其受到损害时起计算。"

行政官司就是行政诉讼,即通常说的民告官的活动,是在公民、法人或者其他组织认为行政机关和行政机关工作人员的具体行政行为侵犯其合法权益时,依照行政诉讼法向人民法院提起诉讼,由人民法院进行审理并做出裁决。我国行政诉讼只限于"具体行政行为",而不是抽象的行政行为和内部行政行为。具体行政行为就是行政机关为了行使管理权,对特定的、具体的公民、法人或者其他组织所采取的公务行为。如公安机关的拘留,行政机关的罚款等。行政诉讼的被告一定是国家行政机关,被告不是行政机关的诉讼,不是行政诉讼。但不能认为只要被告是行政机关就是行政诉讼,有时行政机关也可能成为民事诉讼中的被告。美国清洁空气法中有著名的"公民诉讼条款"规定:任何人都可以自己的名义依法对违法排放污染者或未履行法定义务的联邦环保局提起诉讼。

行政诉讼的内容是因为行政法律关系引起的行政争议,而不是与行政机关因民事法律关系发生的争议。行政诉讼实行"不告不理"的原则,即公民不起诉,法院不主动受理。公民提起行政诉讼必须具备以下条件:①属于人民法院受理案件的范围。②在法定的诉讼时效内,一般诉讼时效为 15 日;特殊诉讼时效有 5 日、30 日、3 个月 3 种。直接向人民法院起诉的,一般诉讼时效为 3 个月(即从应当知道具体行政行为起 3 个月内,特殊时效为 15 日和 30 日两种)。③原告是认为具体行政行为侵犯其合法权益的公民、法人或其他组织。④有明确的被告,明确指出是什么行政机关作了何种侵犯其合法权益的具体行政行为。⑤有具体的诉讼请求和事实根据,如拘留、罚款等。

二、典型案例评析

1998 年,消费者陈先生以 95 716 元的总价请北京工美天成装饰公司装修新家。工程竣工入住后,陈先生感觉不适,经医院检查,查出"喉乳头状瘤",并在北京协和医院进行了手术。这时陈先生委托室内环境检测部门进行了实地检测,发现居室内的刺鼻气味是装修材料所挥发出的游离甲醛所致,室内空气中甲醛浓度平均超过当时的国家卫生标准 25 倍。陈先生在多次请求装饰公司"停止侵害、恢复原状、赔偿损失"始终未得到答复的情况下,将装饰公司告上了法庭。2001 年 6 月 19 日上午 10 点 20 分,北京昌平区人民法院开庭宣判了陈颖室内环境污染伤害案,原告一审胜诉,法庭判决北京工美天成装饰公司赔偿原告拆除损失费、检测费、医疗补偿费、房租费共计 89 000 元,并在 10 日内清除污染的装饰材料。此案被选中为 2001 年北京法院十大媒体焦点案件之一。

问题 1 环境污染影响健康的因果关系如何确定?

环境污染影响健康的因果关系前提是对人体健康损害是否追究法律责任做出了法律规定,对室内环境卫生目前国家没有制定行政法律法规,因此不承担相应的行政责任;但目前国家在装修污染方面已经制定了相当多的环境卫生标准与规范,从 2001 年颁布的《民用建筑工程室内环境污染控制规范》到 2002 年的《室内空气质量标准》,以及建筑材料有害物质限量10项标准,共有10多个标准颁布,根据民事法律规定应承担民事责任。我国《民法通则》《环境保护法》和其他有关污染防治的法律、法规都有规定,造成环境污染损害的,加害人有责任排除,并对直接受到损害的单位和个人赔偿损失。同时环境污染损害是一种特殊侵权损害,《最高人民法院关于民事诉讼证据的若干规定》明确规定:"因环境污染引起的损害赔偿诉讼,由加害人就法律规定的免责事由及其行为与损害结果之间不存在因果关系承担举证责任。"也就是举证责任倒置,即由装修公司进行免责举证,出具交房时室内环境不存在污染的证明。若举证不能或举证不足,则应承担相应的民事赔偿责任。

环境污染影响健康的因素比较复杂,目前我国卫生计生部门环境污染影响健康卫生学评价可以按原卫生部《环境污染影响健康评价规范》(2001年6月18日颁布)来进行。

问题2　环境污染影响健康的赔偿原则是什么?

因为我国相关立法对环境民事责任采取了无过错责任原则,因此不论加害人主观上有无过错,只要其行为给他人的健康带来危害,就应当承当相应的民事责任。我国司法实践中,对环境侵权的受害人所受财产损失只赔偿受害人所遭受的直接损失。

第十一节　环境污染健康损害赔偿的法律制度

一、我国环境污染健康损害赔偿的制度研究概况

我国目前开展环境污染损害鉴定评估、损害赔偿与环境修复,除面临法律法规标准体系不健全、监管权责划分不清、评估技术与标准制度设计存在空白和盲区、社会公众力量作用发挥不足等问题外,赔偿与修复恢复资金保障机制的缺失也是开展这项工作的一个障碍。中国目前处于快速工业化和城镇化的关键时期,近年来环境污染事件频繁发生,公众的人身健康与财产安全受到威胁,私益损害不能得到足额赔偿,由此引发的环境纠纷成为影响社会稳定的重要因素。

《民法通则》第124条规定:"违反国家保护环境防止污染的规定,污染环境造成他人损害的,应当依法承担民事责任。"根据《环境保护法》《海洋环境保护法》和《水污染防治法》以及其他单行法规的有关规定,对因污染环境造成他人损害的,实行的是无过错责任。受害人只需证明自己的损害,不论污染单位有无过错,都应对其污染造成的损害结果承担民事责任。完全由于战争行为、不可抗力引起的,而已经过及时采取合理措施仍然不能避免的污染损害,污染单位免予承担赔偿责任;完全由于第三人的故意或过失造成污染损害的,由第三人承担民事责任。

环境污染健康损害案例的特点是:①损害对象有时是具体的个体,但更多的时候是群发性的,即损害的是国家利益和公众利益;②多数企业存在违法行为,通常以"违法"为前提;③从法律途径解决较困难,目前以政府介入积极赔偿和处理为主要途径。

我国现行的《环境保护法》虽然确立了环境污染损害的赔偿制度,但这一法律制度没有制定相应的实施细则,界定什么是环境污染损害、损害程度的判断标准及认定、污染损害赔偿的原则、程序、如何计量等。因此,在实践中无论是双方当事人协商、环保部门及相关部门处理,还是人民法院判决,都没有相应的原则、程序、标准可循,使得环境污染损害赔偿制度在一定程度上难以保证有效实施。《环境保护法》规定只对环境污染造成的直接损失赔偿,并不是对所有的环境污染损害都进行赔偿,间接的或潜在的损失是否赔偿,法律未做规定。

然而环境污染损害除了表现为直接的人体健康或财物损害外,往往还会造成间接的、潜在的或长期的、不能即时表现出来的环境或人体健康损害。这种环境污染损害既难以估量,又无法准确预测或推算,并要在很多年以后才能显现出来。现行环境法律制度规定只对直接损害赔偿,而环境污染造成的间接的、潜在的、远期的影响就得不到赔偿。这不但损害了受损人的环境权益,又使环境污染者逃避了应负的环境责任。《环境保护法》虽然规定了环境污染受损人可以就污染损害赔偿事项向人民法院起诉,要求得到赔偿。但是环境污染的损害对象有时是具体的个体,更多的时候损害对象是群体性的,即损害的是国家利益和公众利益。对国家和公众的环境权益损害,目前还没有一个具体的主体作为公众或国家环境权益的代表,承担国家或公众环境权益损害赔偿向人民法院起诉的权利和义务,现行的有关法律对此也没有明确的规定。因此,在实践中当环境污染造成群体性的公众环境权益损害或国家环境权益损害时,没有一个人或单位能够代表受损的公众或国家向人民法院提起环境污染赔偿诉讼,在一定程度上不利于公众或国家环境权益得到有效的法律保障。

多年来的实践已经表明,由于我国环境污染损害赔偿制度的不完善,与《环境保护法》配套的环境污染损害赔偿制度实施方面的法律法规缺失,加之在一些地方仍然存在"有法不依、执法不严"的现象,以致环境污染损害赔偿制度的全面实施大打折扣。进一步建立和完善我国环境污染损害(包括直接的和间接的物质损害等)赔偿的法律法规,特别是建立涉及对公众和国家环境权益损害赔偿的诉讼制度,既是保障公众和国家环境权益的要求,同时也是制裁环境违法行为的要求,应成为我们今后保护环境维护公众权益的一项重要任务。

为解决环境污染健康损害诉讼中评价指标这一关键问题,夏彬等提出构建环境污染健康损害评价指标体系。依健康的定义将健康损害评价分为生理评价和心理评价两部分,其中生理评价指标分为暴露指标、效应指标和易感性指标3大类。暴露指标则分为摄入量指标和暴露标志指标两个方面,效应指标又分为一般人群健康指标和效应标志指标两个方面。为了提高指标体系的可操作性,补充了5类主要器官健康损害生物标志。

随着我国工业发展和城市化的进程加快,人民生活水平不断提高,但是环境污染事件,特别是恶性污染事件日益增多,会严重损害人民的身体健康,而紧随而来的环境污染纠纷与事故迫切需要解决,解决的关键和难点就在于对环境污染损害因果关系的判定。针对环境污染引起的慢性健康损害的因果关系判定问题,依次介绍其因果关系判定特点、基本依据及相关判定程序,探索出环境污染致慢性健康损害的因果关系判定理论。

二、国外环境污染健康损害赔偿

美国尚未制定专门的环境健康损害赔偿立法。由环境保护法律中的相关规定、涉及环境侵权赔偿或者补偿的相关立法以及环境健康损害赔偿典型判例构成的法规体系,为环境健康保护提供了重要的法律依据。从《超级基金法》《詹姆斯·扎德加9.11健康与赔偿法案》《联邦侵权赔偿法》和《联邦雇员补偿法》等立法以及Sterling诉Velsicol化学公司案、普莱斯诉美国海军案等判例中总结的美国经验主要包括:适时制定专门立法;建立损害赔偿社会化机制;适用惩罚性赔偿机制;科学确定赔偿范围和数额;明确公职人员的法律责任。环境健康损害赔偿法律机制的最主要内容是赔偿范围和赔偿额度。美国的成文法和司法判例将人身伤害、精神损害、医疗费用、收入损失等纳入环境健康损害赔偿范围,在确定赔偿额度时主要考虑赔偿比例、赔偿限额和惩罚性赔偿等因素,其中一些经验值得我国借鉴。借鉴美国经验,在环境健康损害赔偿中考虑亲权损失、现值减少、通货膨胀等因素实为必要,但可能需要假以时日。

2004 年欧盟出台了《关于预防和补救环境损害的环境责任 2004/35/CE 号指令》,建立了环境责任制度。欧盟环境责任并不是字面意义上的环境法律责任,而是欧盟针对环境损害建立起来的一种以恢复环境为主要救济手段的行政责任机制。而环境损害仅仅指环境本体的损害,具体包括保护物种和自然栖息地损害、水体损害、土壤损害,排除了传统的人身损害和财产损害。这种特殊责任机制的确立并非欧盟的本意,欧盟原本是希望建立一个涵盖人身损害、财产损害和环境损害的民事责任机制,但是来自企业界和成员国的阻力过大,使得欧盟被迫转变了立法思路和目的。欧盟的环境责任制度只适用于环境损害,且不适用于大气污染等分散性损害。欧盟环境责任机制提供了两种归责原则,对于明确列举的危险活动造成的环境损害规定了严格责任,而对于未列举的行为造成的保护物种和自然栖息地损害适用过错责任。

(申屠杭)

参 考 文 献

1. 毛应淮,刘定慧.工业污染源现场检查执法指南.北京:中国环境科学出版社,2003.

2. 林灿铃.国际环境法.北京:人民出版社,2004.

3. 张梓太.环境法律责任研究.北京:商务印书馆,2004.

4. 倪正茂,陆庆胜.生命法学引论.武汉:武汉大学出版社,2005.

5. 吴崇其.卫生法学.北京:法律出版社,2005.

6. [美]斯科特·伯,申卫星,主编.中国卫生法前沿问题研究.北京:北京大学出版社,2005.

7. 陈永祥.公共场所、化妆品、饮用水卫生监督分册(卫生监督培训系列教材).北京:法律出版社,2007.

8. 陈学敏,杨克敌.现代环境卫生学.第 2 版.北京:人民卫生出版社,2008.

9. 夏彬,陈建伟,罗启芳,等.环境污染健康损害评价指标体系探索.中国社会医学杂志,2009,26(4):245-248.

10. 於方,刘倩,齐霁,等.借他山之石完善我国环境污染损害鉴定评估与赔偿制度.环境经济,2013(11):38-47.

11. 左甜甜,邢书霞,张庆生,等.欧盟化妆品法规跟踪.中国卫生检验杂志,2015,25(12):2057-2061.

12. 徐永俊,富贵,石莹,等.韩国《环境健康法》及对我国相关立法工作的启示.环境与健康杂志,2016,33(2):169-171.

第十五章

突发环境污染事件及其应急处理

突发环境污染事件不同于一般的环境污染，具有发生突然、扩散迅速、危害严重、污染物质不明及处理任务艰巨、恢复重建困难等特点。近几年来，突发环境污染事件屡有发生，对我国经济发展、生态环境及人民生命财产造成了一定影响。关于突发环境污染事件的防范与处置，目前存在问题很多，例如法律意识淡薄，重视程度不够，应急准备不足，相关知识缺乏等。因此，当突发环境污染事件发生或即将发生时，往往缺少有力、有效的应急处置举措，从而造成次生灾害发生和危害范围扩大。

有鉴于此，本章节在概要介绍突发环境污染事件概念、特点及其危害的基础上，重点阐述突发环境污染事件应急准备、应急响应、应急处理的相关法规条例和具体环节；并通过案例分析，强化应急处理的基本要领。上述内容安排，旨在为各级政府、厂矿、企业突发环境污染事件的一线防控、应急人员和相关学科同仁，提供指导和借鉴。

（崔留欣）

第一节 概　　述

一、突发环境污染事件的概念

环境污染事件属于突发事件的一种特殊类型，它隶属于突发环境事件研究范畴。关于突发环境污染事件的概念，目前学术界尚未准确界定，且在不同语境下常常被赋予不同含义。为了准确界定突发环境污染事件的概念，首先必须了解"突发事件"及"突发环境事件"的定义。

《中华人民共和国突发事件应对法》第3条规定，突发事件（emergency）是指突然发生，造成或者可能造成严重社会危害，需要采取应急处置措施予以应对的自然灾害、事故灾难、公共卫生事件和社会安全事件。

2014年12月，依据《中华人民共和国环境保护法》《中华人民共和国突发事件应对法》《中华人民共和国放射性污染防治法》《国家突发公共事件总体应急预案》及相关法律法规，我国制定了最新版本《国家突发环境事件应急预案》，并对突发环境事件作了新的表述。突发环境事件（environment emergency accident）是指由于污染物排放或自然灾害、生产安全事故等因素，导致污染物或放射性物质等有毒有害物质进入大气、水体、土壤等环境介质，突然造成或可能造成环境质量下降，危及公众身体健康和财产安全，或造成生态环境破坏，或造成重大社会影响,需要采取紧急措施予以应对的事件,主要包括大气污染、水体污染、土壤污染等突发性环境污染事件和辐射污染事件。

通过上述两个文件的学习,以及对相关概念的解读,可以认为:突发环境污染事件(abrupt environmental pollution accidents)是指社会生产和人民生活中所使用的化学品、易燃易爆危险品、放射性物品,在生产、运输、贮存、使用和处置等环节中,由于操作不当、交通肇事或人为破坏而造成的爆炸、泄漏,从而造成环境污染和人民群众健康危害的恶性事故。

对于上述概念,有以下两点需要说明:其一,辐射污染事件的应急处理,除了执行《国家突发环境事件应急预案》外,还应按照《中华人民共和国放射性污染防治法》以及2016年版"辐射事故管理规定"执行。其二,城市重污染天气,例如污染指数短时间急剧增高、雾霾加重。虽然属于突发环境污染事件范畴,但由于发生过程相对较缓,其信息发布、预警级别、应急响应,均须按照国务院2013年9月颁布的《大气污染防治行动计划》等有关规定执行,同时亦可参照突发环境污染事件相关规定。

与许多发达国家发展历程相似,随着社会经济快速发展,我国已进入突发环境污染事件高发期。突发环境污染事件一旦发生,将对社会经济、生态环境及人民健康产生重大影响和危害。因此,加强突发环境污染事件的预防和应急管理,构建科学合理的应急体系,增强社会公众风险防范意识,提高预警预测和应急响应能力,已经成为一个重大公共卫生问题,同时也是全球学术界共同关注的前沿热点研究课题。

二、突发环境污染事件的特点

(一)发生时间的突然性

突发环境污染事件多在一瞬间发生,往往造成现场人员及周围群众重大伤亡。由于有毒有害物质迅速扩散,其污染空间很快向下风侧或河流下游扩散,使人群伤亡和生态环境破坏范围迅速扩大。例如,2010年4月20日晚10点,美国路易斯安那州沿海的"深水地平线"石油钻井平台突然起火爆炸。平台上126名工作人员伤害严重,纷纷跳下30m高的钻井塔台逃生,共造成7人重伤、至少11人失踪。此次爆炸及原油泄漏事件是美国历史上最严重的生态灾难,其经济损失高达9.3亿美元。

(二)污染范围的不定性

由于造成突发环境污染事件的原因、规模及污染物种类具有很大未知性,故对大气、水域、土壤、森林、绿地、农田等环境介质的污染范围带有很大的不确定性。一个小型化工厂有毒气体贮存罐突然爆炸,可能仅造成工厂周围的几平方公里内厂区、居民区空气污染。但如果是海上油轮泄漏或爆炸事故,其污染将会迅速扩散,甚至污染整个海域。2010年7月16日晚8时,中国石油集团公司大连大孤山新港码头一储油罐输油管起火爆炸,引起1500吨原油泄漏,溢油范围达到$183km^2$,其中严重污染面积达$50km^2$。

(三)负面影响的多重性

突发环境污染事件对社会稳定、经济发展、生态环境、人群健康产生诸多影响,且事件级别越高,危害越严重,恢复重建越困难。2011年3月,日本福岛核电站反应堆爆炸,辐射性物质向日本各地、中国大陆和中国台湾、俄罗斯地区扩散,致使我国25个省(自治区、直辖市)环境中出现微量放射性物质。重庆开县天然气井喷事件,由于污染范围迅速扩大,紧急疏散、转移群众达65 000余人。该事件给人们心理造成一定压力;对当地社会稳定、经济发展带来重大影响,直接经济损失高达6432余万元。

（四）健康危害的复杂性

突发环境污染事件可对现场及周围居民产生严重的健康危害，其表现形式与事故的原因、规模、发生形式、污染物种类及理化性质有关。事故发生后的瞬间，可迅速造成人群急性中毒、急性刺激的作用。一些具有慢性毒作用、环境中降解消除很慢的持久性污染物，则可对人群产生慢性危害和远期潜在效应。

三、突发环境污染事件对人群健康的危害

（一）急性刺激作用

1. 皮肤黏膜、眼睛急性炎症反应 突发环境污染事件如系刺激性气体所致，例如 SO_2、SO_3、氯气、光气、硫酸二甲酯、氟化氢、氨气、氮氧化物等，可对事故现场人员和周围人群产生较强的急性刺激作用。轻者可引起接触部位皮肤黏膜、眼睛局灶性急性炎症，表现为急性眼结膜、角膜充血红肿、流泪，严重者可出现眼角膜腐蚀脱落、皮肤化学性灼伤等表现。

2. 呼吸道刺激反应 刺激性气体和挥发性液体物质可引起化学性支气管炎，诱发剧咳、咯痰、胸闷、气促等症状，严重者可因喉头痉挛而窒息。某些水溶性较小的刺激性气体，对上呼吸道刺激作用相对较轻，但对毛细支气管、肺泡有较强刺激、腐蚀作用，从而引起急性中毒性肺水肿。

（二）引起急性中毒和死亡

突发环境污染事件若为窒息性气体或其他有毒化学品所致，可造成现场工作人员或近距离暴露居民群体性中毒、死亡。例如，高浓度一氧化碳、硫化氢、甲基异氢酸酯、氨气、氟化氢、苯类化合物、酚类、醛类等。在窒息性有毒气体中，以硫化氢毒性最强，作用最快，可使暴露人群出现意识不清、昏迷、抽搐、死亡。甲基异氢酸酯是印度博帕尔农药厂泄漏事故的剧毒物质，在事故发生的几天时间内，相继有 20 多万人因中毒、受伤、眼损害住院治疗；2500 余人死亡。

（三）突发环境污染事件对暴露人群的慢性、潜在性健康危害

某些有毒有害危险化学品，由于污染范围较大、缺少有效的后期处置和净化手段，其危害可持续很久。此类物质多属于具有较强蓄积作用的持久性环境污染物，例如重金属汞、镉、铊、铅、砷；某些放射性核素，如镭、钴、铀、铯等。由于这些污染物在环境中被彻底的降解破坏往往需要几年、几十年，且可进入食物链，表现出明显的生物富集作用。因此，暴露人群的健康效应多以慢性、潜在性危害为主要表现。例如，前苏联切尔诺贝利核电站爆炸事件发生以后，由于放射性物质衰减较慢，对居民健康的危害一直持续至今。经调查监测发现，在污染区超过 20 万 km^2 的范围内，当地成年人癌症患者、儿童甲状腺癌患者人数明显高于非污染区。

（四）突发环境污染事件对人群心理的影响

突发环境污染事件可对污染区及周边地区居民心理造成不同程度的影响。灾难的突然降临，使亲人死难、家庭破碎，均严重刺激着人们的心灵。调查表明：灾难过后，许多人产生焦虑、抑郁、神经衰弱等神经精神症状，常被诊断为"创伤后应激障碍"（post-traumatic stress disorder，PTSD）。另外，由于心理受到刺激，可使原来患有的某些心身疾病加重或恶化，如原发性高血压、糖尿病、消化性溃疡、抑郁症、精神病等。

四、突发环境污染事件对社会经济发展的影响

(一) 突发环境污染事件对社会稳定的影响

突发环境污染事件发生后,可不同程度地影响社会稳定。亲人伤亡、房屋损毁,将对家庭结构和功能产生巨大影响,同时可加大医疗救助、人身保险、社会保障等行业的支出。人群紧急疏散,可导致交通拥堵或交通肇事。另外,人们在对事件原因、严重性、波及范围不了解的情况下,可能会听信传言、加重恐慌,甚至酿成过激行为。商店、银行、旅店、餐饮等公共服务设施功能的丧失,可加重居民生活困难。

(二) 突发环境污染事件对经济发展的影响

突发环境污染事件可对地区经济造成不同程度影响,较大事件可影响整个国家及周边地区经济可持续发展。建筑物及公共设施的损毁,灾后重建需投入巨额资金。人员伤病救治,可消耗大量的医疗卫生经费。事故发生后的相当一段时间内,其贸易、旅游、餐饮等行业将受到不同程度的影响。发生在 20 世纪 80 年代的切尔诺贝利核电站爆炸事件,其直接、间接损失高达 120 亿美元。2015 年 8 月 12 日,发生在天津滨海新区危险品仓库特别重大火灾爆炸案,直接经济损失高达 68.66 亿元。

(崔留欣)

第二节　突发环境污染事件的应急准备

应急准备(emergency preparation)是指一个国家和地区针对突发性事件的预防、预警、紧急处置和恢复重建所制订的一系列工作计划。突发环境污染事件的应急准备涉及多系统、多部门、多学科,是环境应急体系的重要组成部分和必要前期工作。应急准备的计划、督导、落实,可大大增强国家对突发环境污染事件的应急处理和善后处理能力。

美国、欧盟等发达国家和国际组织已将应急准备提升为"预防、保护、响应、恢复"之外的基础性、全过程的行动,包括:计划、组织、装备、培训、演练、评估和改进等关键环节。我国对应急准备组成部分的预案、培训、演练、组织指挥系统、物资储备与调配、应急能力评估等的单项研究较多。应急准备应是各级政府乃至全社会的共同使命。制定预警、准备、响应、处理和恢复的具体任务,有助于提高应急能力。

一、突发环境污染事件的预警体系

坚持预防为主,构建功能完善、反应快速的预警体系是应对突发环境污染事件的根本举措。根据我国《国家突发性环境事件应急预案》的要求,应扎实做好以下具体工作:

(一) 加强监督监测,及时风险预警

加强预防工作、消除事故隐患可以从源头减少突发事件发生。突发环境污染事件应急工作首先应当遵循应急预警与准备常备不懈的方针,预防与应急相结合的原则。这是减少此类事件的保证和有效应对的前提。

1. 基线资料收集　卫生部门要按照国家规定和要求,结合突发事件危险源,主动监测,收集与分析本地区健康基线资料,开展生活环境因素对人群健康影响的调查研究;掌握辖区内环境因素的卫生特征和人群健康状况;有利于事件前后比较,以评估应急准备、处理与善后的效果。

具体工作包括有计划、有重点地开展生活饮用水、公共场所及城区空气质量、辖区土壤及食品安全的卫生监测;通过环境流行病学调查,持续开展生活环境对人群健康效应的监测和调研,提出改善生活环境质量,保护人群健康的措施和对策,并及时报告有关部门。

2. 确定危险源　应有组织地对本地区可能发生自然灾害和突发污染事件的危险源、危险区域进行调查、登记、风险评估,定期检查、监测,并采取安全防范措施。调查具有污染事故隐患的厂矿和企业;查清各种化学品仓库、油品库及燃气库的危险品、有毒化学品的类型、数量及危害程度;掌握事故隐患源所处的位置与分布;监督相应的管理措施和污染事故防患措施的实施等。

疾病预防控制部门及环境卫生人员在日常监督和监测中,应特别关注以下异常事件:

(1)媒体报道异常排污事件,如爆炸或油箱泄漏等。

(2)公众举报环境异常,如颜色、气味,眼睛刺激等现象。

(3)卫生监测与监督或重点疾病的医院哨点监测报告出现异常事件。

(4)日常环境监测数据或现场抽检某种污染物异常增高。

(5)临床医师或中毒中心反映出现不寻常的健康问题。

(6)居民健康、疾病及死亡监测与历年同期平均水平出现较大差异等。

3. 风险评价　基于监督监测资料,进行风险评价(risk assessment)是预防、预测突发环境污染事件发生的重要技术手段之一。风险评价方法包括危害鉴定、剂量-效应评价、暴露评价、风险表征分析4个步骤。评价过程中,通过对潜在的事故进行定性、定量预测和分析,决策者可根据评价结果选择应对方案和管理对策。

美国国家环境评估中心(NCEA)发布了正式的健康风险评价导则,包括技术文件、数据库和模型软件等一套完善的健康风险评价技术体系。我国健康风险评价体系尚不完善。2001年原卫生部颁布的《环境污染健康影响评价规范(试行)》,2007年环境保护部、原卫生部等联合发布的《国家环境与健康行动计划(2007—2015年)》,是我国学者开展中国人群暴露参数调查与健康风险评价的指南。

4. 预警　根据风险评价资料,当突发环境污染事件已经发生或即将发生时,应即刻做出相应级别的预警(warning)。按照突发事件的严重性、紧急程度和可能波及的范围,预警系统分为4个级别,由低到高分别为Ⅰ、Ⅱ、Ⅲ、Ⅳ级,其颜色依次为蓝色、黄色、橙色、红色。当预警系统启动后,根据事态的发展和控制效果,预警颜色可以升级、降级或解除。

5. 分析判断及信息发布　当预警系统紧急启动后,应组织有关部门、机构、专业技术人员及专家,及时对预警信息进行分析研判,预估突发环境污染事件可能影响的范围和危害程度。

基于科学的研判,应及时向本级人民政府提出预警信息发布建议,同时通报各级部门和单位。地方人民政府或应急部门,应按照预警级别要求,及时通过电视、广播、报纸、互联网、手机短信、当面告知等渠道或方式向本地区公众发布预警信息,并通报可能影响的地区。

6. 预警级别调整和解除　发布突发环境污染事件预警信息后,应根据事态发展情况和预防措施效果适时调整预警级别;当判断不可能发生突发事件或者危险已经消除时,宣布解除预警,适时终止相关措施。

(二)构建应急处置组织指挥协调体系与机构

在突发环境污染事件的应急处理中,组建机构健全、层次分明、反应敏捷的高效能指挥协调体系至关重要。该体系在应急响应中统揽全局,指挥各子系统有条不紊地展开紧急救援、应急监测、快速处置,而且能在最短时间内调配大批应急处理所需的人力、物资、信息等。

1. 国家层面机构 环境保护部负责重特大突发环境污染事件应对的指导协调和环境应急的日常监督管理工作。必要时,成立国家环境应急指挥部,统一领导、组织和指挥应急处置工作。

2. 地方层面机构 县级以上地方人民政府负责本地区的突发环境污染事件应对工作,明确相应组织指挥机构。地方有关部门按照职责分工,密切配合,共同做好突发事件应对工作。

3. 现场机构 事发地人民政府根据需要成立现场指挥部,负责现场组织指挥。参与现场处置的有关单位和人员,应服从现场指挥部的统一指挥。

4. 应急处理专家组 根据《国家突发环境事件应急预案》组建突发环境污染事件专家组,具体承担突发事件相关咨询工作。

二、突发环境污染事件的应急准备

(一)编制应急预案

为了有效遏制和应对突发环境污染事件,2006年1月24日,我国《国家突发环境污染事件应急预案》正式发布实施;2014年,又组织专家对该预案进行了修订。各部门及单位,根据各自行业特点和职能,需分别制定本系统、本部门应急预案。应急预案的制定、落实,标志着我国对突发环境污染事件的应急处理走向了一个崭新的科学化、规范化管理阶段。

1. 应急预案的主要内容 应急预案应当根据《国家环境保护法》和其他有关法律、法规的规定,针对突发事件的性质、特点和可能造成的社会危害,具体规定突发环境污染事件应急管理的组织指挥体系与职责、突发事件的预防与预警机制、处置程序、应急保障措施以及事后恢复与重建措施等内容。

2. 应急预案的管理 制订联合应急预案的演习规划,开展环境卫生人员参与突发环境污染事件应急响应的全面培训,以防止在事件突发时因无知而忙乱或发生不必要的伤害。预案编制后,组织机构要会同有关部门组织预案宣传、培训和演练,并根据当地实际情况,适时组织评估和修订应急预案。

3. 实战演练 应结合应急预案,采取定期和不定期相结合的形式,组织开展突发环境污染事件的应急处理演练。以检验、改善和强化应急准备、协调和应急响应能力,并对演练结果进行总结和评估,有利于完善应急预案。

(二)应急准备的主要内容

1. 应急技术准备 为保障应急处理工作顺利开展,需广泛开展各项应急技术准备。国家建立突发环境事件处理指挥系统的信息、技术平台,承担突发事件及相关信息收集、处理、分析、发布和传递等工作。在充分利用现有资源的基础上,还需建设医疗救治信息网络,实现卫生计生委、医疗救治机构、疾病预防控制机构之间的信息共享。

要加快疾病预防控制机构和基层预防组织建设,强化责任;建立功能完善、反应迅速、运转协调的突发环境事件应急机制;健全覆盖城乡、灵敏高效、快速畅通的信息网络;改善疾病预防控制机构基础设施和实验室设备条件;加强疾病预防控制专业队伍建设,提高流行病学调查、现场处置和实验室检测检验能力。建立统一的卫生执法监督体系,加强队伍建设,规范执法监督。

建立并完善突发环境污染事件应急救治队伍的管理与培训。根据服务人口和医疗救治需求,建立一个相应规模的紧急救援中心,建立紧急救援机构和急救网络。加强中毒类疾病与不明原因疾病的诊断与治疗。建立完善化学中毒与核辐射医疗救治基地。

2. 应急物资准备 根据突发环境污染事件的特点和污染源类型及性质,制定突发环境污染事件预防技术标准,提出卫生应急物资储备目录。各部门要加强沟通、协调配合,建立应急处理的物资和生产准备。卫生部门提出卫生应急物资准备计划,发展改革部门负责组织、落实物资储备,财政部门保障物资储备经费。物资储备种类包括:药品、医疗卫生设备和器材、快速检验检测设备和试剂、卫生防护用品和应急设施等。环境保护部门要加强对当地应急物资储备信息的动态管理。发生突发环境污染事件时,卫生部门根据应急处理需要,调用相关准备物资。卫生应急物资使用后要及时补充。

3. 社会公众的宣传教育 县级以上人民政府组织有关部门利用广播、影视、报刊、互联网、手册等多种形式对社会公众广泛开展突发环境污染事件应急知识的普及教育,宣传卫生科普知识,指导群众以科学的行为和方式对待突发事件。要充分发挥有关社会团体在普及卫生应急、防护科普中的作用。

4. 卫生部门应急准备重点

(1)参与应急响应预案制订,评价应急响应及预案的合理性。制订本部门与其他部门协调一致的应急响应预案、应急程序及应急响应指南;制订可行的应急响应目标。

(2)应确保本部门应急响应的工作人员包括环境卫生工作者和志愿者接受过相关的安全培训和实战演习,使其熟悉应急预案、应急程序、管理系统和应急响应机制。

(3)与各部门建立密切合作联系,并签订互助协议,如医疗救助急救中心、人道主义援助机构、大专院校及其他相关部门等。

(4)完成基本卫生救治所需卫生资源及各项应急技术与物资准备。

(5)对本辖区内卫生资源及邻近卫生资源进行评估,收集各项基线资料。

(6)建立基本的公共卫生监测和登记,包括一般疾病及不明原因的群体性疾病和重大中毒事件、心理疾病/行为疾病、死亡等。

(7)参与当地的危险源及灾害评估。

三、突发环境污染事件的应急响应

应急响应(emergency response)是指在环境污染事件突发,预警系统紧急启动后,在应急准备的基础上,采取的所有应对措施。包括核实信息报告中突发环境污染事件,启动应急预案,根据不同事件的严重程度与级别,做出不同的分级响应等。突发事件的应急响应,应坚持统一领导、分级负责、反应及时、措施果断、依靠科学、加强合作的原则。

(一)应急响应的分级

按突发环境污染事件的严重程度和影响范围及可控性,应急响应分为特别重大(Ⅰ级响应)、重大(Ⅱ级响应)、较大(Ⅲ级响应)、一般(Ⅳ级响应)4个级别。超出本级应急处理能力时,应及时请求上一级应急指挥协调机构启动上一级应急预案。

环境污染事件突发时,应按照分级响应的原则,做出相应级别应急响应。初判发生特别重大、重大突发环境事件,分别启动Ⅰ级、Ⅱ级应急响应,由事发地省级人民政府负责应对;初判发生较大突发环境事件,启动Ⅲ级应急响应,由事发地区的市级人民政府负责应对;初判发生一般突发环境事件,启动Ⅳ级应急响应,由事发地县级人民政府负责应对。

（二）应急响应的程序

1. 开通与突发环境污染事件所在地"省级应急指挥机构、现场应急指挥部、相关专业应急指挥机构"的通信联系,随时掌握事件进展。

2. 立即向国家环境保护部领导报告,必要时成立环境应急指挥部。

3. 及时向国务院报告突发环境污染事件的基本情况和应急处理进展。

4. 通知有关专家组成专家组,分析情况,并提出建议。

5. 根据专家的建议,通知相关应急救援力量随时待命,为地方或相关专业应急指挥机构提供技术支持。

6. 派出相关应急力量和专家赶赴现场,参与指导现场应急处理与救援,必要时调集邻近卫生资源实施增援。

（三）应急响应中的信息报告与处理

1. 报告时限和程序

（1）突发环境污染事件的责任单位、责任人以及负有监管责任的单位,在事件发生后1小时内上报,并立即组织进行现场调查。

（2）负责调查确认事件的单位,在确认重大（Ⅱ级）突发事件后,应在1小时内报告,特别重大（Ⅰ级）突发事件立即向国务院报告。

（3）国务院有关部门在接到重大（Ⅱ级）、特别重大（Ⅰ级）突发环境污染事件报告后,应立即向"国务院办公厅"或"主要领导"报告。

2. 报告方式和内容　突发环境污染事件的报告分为初报、续报和处理结果报告3类。初报从发现事件后1小时内上报;续报在查清有关基本情况后随时上报;处理结果报告在事件处理完毕后立即上报。

初报可用电话直接报告,主要内容包括:突发事件的类型、发生时间、地点、污染源、主要污染物质、人员受害情况、受害面积及程度、事件潜在危害及程度、趋势等初步情况。

续报可通过网络或书面报告。在初报的基础上报告:确切数据、事件起因、过程、进展及采取的应急措施等。

处理结果报告采用书面报告。在初报和续报的基础上报告:事件应急处理措施、过程和结果、事件潜在或间接危害、社会影响、遗留问题、参加应急处理的部门职责和工作内容、最终危害与损失等。

（四）应急响应中卫生部门的具体工作

1. 结合应急响应目标,制订具体的环境卫生行动方案;指派专人与应急响应中心保持联系。

2. 联系环境卫生系统的关键人员,如行政主管、专家、技术人员等,参与现场污染物的处理。

3. 拟定流行病学调查方案,包括调查事件原因及可能涉及的范围、受影响的人群等实施方案;开展突发事件初期的快速评估、在应急处理中的进程评估。

4. 现场环境样品的采集、封存及送检;整理并分析实验室检验数据。

5. 指导和协助开展受污染人员的去污洗消工作,提出保护公众健康的措施建议。指导现场人员选配并熟悉个人防护设备（PPE）等应急装备的使用。

6. 正确评估突发事件的局势,包括卫生资源、人力资源、可能健康危害、是否需要外援等。

7. 依据现场事件进展、卫生状况、污染程度、易出现的人群健康危害及防控措施编发事件简报。

8. 迅速组织当地医疗卫生资源,对伤病员进行诊断治疗,加强救治重症伤病员。视情况增派医疗卫生专家和卫生应急队伍、调配急需医药物资,支持事发地卫生救援工作。做好受影响人员的心理援助。

9. 加强大气、水体、土壤等应急监测工作,为突发环境污染事件应急决策提供依据。加强对重要生活必需品的卫生监督。禁止或限制受污染食品和饮用水的生产、加工、流通和食用,防范因突发事件造成的集体中毒等。

（五）应急响应中的流行病学调查

流行病学调查在突发环境污染事件应急中起着十分关键的作用,是突发事件的性质鉴定及相应预案的启动基础,是应急管理部门决策的重要依据。最终目的是要对事件及时进行评估,为突发事件的应急处理提供技术支持。突发事件的评估应包括在突发事件初期的快速评估、在应急处理中的进程评估及在突发事件终止后的灾害评估。

在突发事件初期,流行病学调查人员应立即赶赴现场,快速收集突发事件的原因、污染物性质、事件规模、事件波及范围、受影响人群健康影响程度、现场公共卫生条件等基本信息。汇总和核实上述信息后,对突发事件的性质和级别加以初步判定。为管理部门提供关于人员疏散、停水或捕杀动物等建议;提供现场污染处理、洗消措施、人员救治原则及个体防护设备的选配及环境样品采集建议;向政府部门提供对公众宣传教育的内容提案等。

（吴 军）

第三节　突发环境污染事件的应急处理

一、突发环境污染事件的应急监测

对突发环境污染事件发生地区的大气、水、土壤等环境介质进行紧急采样送检或现场快速测定,称为应急监测(emergency monitoring)。通过应急监测,可确定造成环境污染的主要污染物种类、性状、污染程度、波及范围以及削减情况等。

（一）应急监测采样点的布设原则和方法

应急监测采样点设置以污染事件的发生地为中心,向四周扩展以便了解污染物扩散范围;应考虑人群生活环境如村庄、居民小区、饮用水源地等;要设置控制点、削减点和对照点。

1. 大气污染应急监测　以突发环境污染事件发生地为中心设点,在下风侧按一定间隔距离扇形或四周圆形布点;同时在上风侧适当位置布设对照点;采样过程中应依据风向调整采样点位置;在可能受到污染的居民区或人群活动区等必须设置采样点。

2. 水环境污染应急监测　对江河水系进行应急监测时,应在突发环境污染事件发生断面处设置控制段面(controlling section),同时应在事故发生断面的上游、下游分别布设对照断面(comparison section)和消减断面(decreasing section)。对水库、湖泊应急监测,应以突发环境污染事件发生地为中心,按水流方向在一定间隔水域以扇形或同心圆形布点,并采集不同深度、底质样品,同时在上游适当位置布设对照断面。对地下水污染事故应急监测,应以突发事件发生地点为中心,根据本地区地下水流向,采用网格法或辐射法布设监测采样井,进行垂直采样监测;同时在地下水主要补给来源的上游方向,布设对照采样井。

3. 土壤环境应急监测 以突发环境污染事件发生地或污染物堆放地为中心,按一定间隔空间圆形布点采样,并根据污染物的特性在不同深度采集样品。应在另一无污染农田设置对照点,必要时采集污染农田、对照农田和附近农田的农作物样品,测定其污染物含量。

4. 采样频次 依照不同的环境区域功能和突发环境污染事件发生地的实际情况,按以下原则决定采样频次:力求以最低的采样频次,求得最有代表性的样品;既能确切反映污染程度、范围、消减情况,又切实可行;在事故刚发生时,采样频次宜密,待摸清变化、消减规律后,可减少采样频次。

(二) 现场监测分析

在突发环境污染事件的应急监测中,有许多项目应在现场测定分析,仅有一少部分样品送达实验室,在最短时间进行检测并出具报告。因此,现场监测分析应有以下几点原则和要求。

1. 现场监测仪器设备的选择、确定原则 在突发环境污染事件的应急监测中应以尽快鉴定、鉴别污染物的种类;并能做出定性或半定量结果为原则。因此,应该选择那些直接读数、操作便捷、易于携带、对样品前处理要求简单的仪器。

2. 现场监测仪器设备的准备 各级环境监测部门可根据应急预案要求,配置常用的现场监测仪器设备,如检测试剂、试纸、快速检测管、便携式(直读)测定仪等快速应急监测仪器设备,并定期检查、校验,以保持其功能状态完好。

3. 现场监测的平行双样 凡具备快速测定条件的检测项目,应尽量进行现场测定。现场要采平行双样,一份在现场快速测定,另一份(必要时)送实验室分析测定,以便进一步确认现场定性、半定量分析结果的准确性。

4. 现场监测记录 现场监测记录是应急监测结果的重要依据,应按正规格式规范记录,以确保信息完整。内容包括:采样地点、样品名称、分析项目、分析方法、分析日期、仪器名称、仪器型号、仪器编号、测定结果、监测断面(点位)示意图。另外,应同时记录气象条件;如系水质监测,还应记录水流方向、流速等水文信息。记录完毕后分析人员、校对人员、审核人员均应亲笔签名。

(三) 未知污染物种类的初步判断和应急检测程序

突发环境污染事件由于发生突然,大多情况不知污染物种类,这给应急检测和进一步处置带来极大困难。因此,可按照以下步骤进行判断和检测。

1. 从污染征候判断 苯、有机磷农药等一些油状液体毒物,泄漏后常漂浮在水面或流淌到低洼处。因此,可根据这些典型污染特征判断泄漏毒物。

2. 从气味判断 氢氰酸呈现苦杏仁味,可嗅质量浓度为 $1.0\mu g/L$;光气散发出烂干草味,可嗅质量浓度为 $4.4\mu g/L$;氯化氢有强烈刺激性,可嗅质量浓度为 $2.5\mu g/L$;硫化氢气体则具有独特的"臭鸡蛋味"。

3. 从人员或动物中毒症状判断 由于毒物所产生的毒作用不同,可根据人员或动物中毒后表现的特殊症状,大致判断出毒物的种类。

4. 用 pH 试纸初步判断 借助 pH 试纸,检测污染空气或水中毒物酸碱度,可大致判断出待测物属于酸性还是碱性。

5. 从危险品数据库查明毒物种类 在事故发生地,可紧急查阅辖区内企事业单位有毒有害危险品、辐射性物品普查登记数据库或者企业提供的化学品安全说明书,以便准确判定毒物名称、理化形状、毒性、中毒表现及处理、处置手段。

6. 正确选择检测点 在检测有毒气体时,一是要迎风检测;二是选择毒物飘移云团经过的路径;三是对掩体、低洼地等位置实施检测。在检测地面毒物时,要找到存在明显毒物的地域。

7. 灵活选用检测器材和检测方法 如事故危险区无明显的有毒液体,则要重点检测气态毒物;如发现有明显的有毒液体,则可实施多手段同时检测。尽可能使用便携式检测仪器,现场判断污染物种类。

8. 综合分析得出结论 将判断过程中收集的各种迹象和现场检测结果,结合平时积累的经验加以系统分析,尽快得出正确的结论。

二、突发环境污染事件的泄漏处置

在突发环境污染事件的应急处理过程中,泄漏物理化性质、毒性、易燃易爆程度差异很大。因此,要求参与事故现场处置的工作人员,必须具备坚实的专业知识和精湛的处置技术。现将常见的几类化学物质的处置原则介绍如下。

(一)易泄漏化学物质的分类

1. 无机化学物质 常见的易泄漏无机化学物质包括:氨、氢氧化钠、硫酸、硝酸、盐酸等强酸、强碱类物质,以及硫化氢、氰化氢、氟化氢、砷化氢、氟、氯、汞、砷、重铬酸钾等。此类物质刺激性、腐蚀性、毒性较强,许多物质具易燃易爆特点。

2. 有机化学物质 常见的易泄漏有机化学物质包括:苯、甲苯、二甲苯、苯胺、苯酚、硝基苯、甲醇、甲醛、丁醛、光气、氯乙烯、三氯甲烷、四氯化碳等。此类物质多在石油化工工业中生产、使用,易在贮存、运输过程中发生泄漏,或由爆炸事故而引发突发环境污染事件。

3. 农药类有毒物质 目前针对突发环境泄漏事件,建立有效处理、处置手段的农药品种有倍硫磷、对硫磷、甲基对硫磷、乐果、敌敌畏、六六六、五氯酚、莠去津等。

4. 消毒剂 消毒剂因自身氧化性、腐蚀性较强,故在贮存、运输过程中易发生容器破损,从而引发泄漏。例如,过氧化氢、过氧乙酸、二氧化氯、次氯酸钠、臭氧、乙醇、环氧乙烷、戊二醛、苯扎溴铵、甲基苯酚、氯乙啶等十几个品种。

(二)泄漏化学物质的处置原则

1. 隔离与警示 当界定突发环境污染事件现场后,应迅速将现场及周围人员紧急转移、疏散至安全地带,并禁止无关人员进入污染区;同时应在事故现场周围设立明显警示标志。

2. 监测处置人员安全进入现场 当认定自身防护措施(防毒面具、自给式呼吸器、防护服装、防酸碱胶靴、防护手套等)确实安全、有效后,采样监测与应急处置人员方可进入事故现场。对易燃易爆危险化学物品的处置,处理现场绝对禁火;所有人员服装不能产生静电;所有监测仪器须配备防火防爆装置;现场外围一定距离处应设置禁火标志。

3. 小规模气态化学物泄漏的处置 对压力容器(如钢瓶)内气态物质泄漏,应立即在确保安全的情况下关闭阀门;如阀门损坏可将装满气态化学物钢瓶倒置在水中;如钢瓶表面温度较高,应采用细水流喷淋降温,以防爆炸。

4. 较大爆炸事故所致泄漏的处置 工厂大型贮存罐、管道等设施爆炸所引发气态化学物泄漏,由于泄漏量较大、扩散范围较广,暂时缺少有效处置手段。首先应该关闭、切断气源,同时紧急转移、疏散人群,抢救中毒伤亡人员。

5. 对逸散于空气中气态化学物的处置 气态化学物若泄漏于室内空气,可加强通风、排气措施;如泄漏于室外,且气象条件不利于扩散,可采用多台鼓风机强力吹风,以促使其尽快扩散、削减。如果该气态化学物水溶性强,可采用大面积喷雾,以促使其转化、降解。

6. 对液态化学物散落于地面的处置 少量液态化学物若散落于地面,可立即采用沙土、干石灰混合覆盖,以便吸附和减少挥发。事后依据情况可对覆盖物做进一步处理。若大量液态化学物散落于地面,可立即采用包围、堵流措施,然后用防爆泵抽吸、回收至另外容器;对地面残留化学物,仍可采用覆盖、吸附和减少挥发等方法做进一步处理。

7. 化学物泄漏于地表水体的处置 大量固态、液态化学物泄漏于地表水体后,应尽快堵塞污染源,以阻止泄漏继续。化学物泄漏于地表水体的量不论大小,均应加大上游来水量,以便尽快稀释降低浓度。若系小支流污染,可采取截流、围堵措施,以防止污染泄漏于干流江河;如无截流、围堵条件,亦可加大上游来水量,或引来其他水源水,以便充分混合稀释,达到自净目的。

8. 固态化学物散落于地面的处置 对于散落于地表(如公路)的固态颗粒或结晶状化学物,应尽快小心扫拢,能收集者尽可能回收。应强调的是,清扫时动作要轻、避免扬尘,尤其是毒性较大的物质。

三、突发环境污染事件的医疗救助与紧急疏散

在突发环境污染事件发生后的最短时间内,对事故现场中毒、伤亡人员实施紧急医疗救助,以及紧急疏散、妥善安置周围群众是应急处理的核心内容之一。

(一)现场紧急医疗救助

在突发环境污染事件发生后的最初几小时内,最紧迫的任务是实施现场紧急医疗救助。面对大量的伤亡人员,医务人员和营救人员应首先根据伤亡人员伤势轻重、受伤类型及可能的预后进行初步分类,并分别在死亡、重伤、中度伤、轻伤人员的手臂上围黑色、红色、黄色和绿色纱布,以便醒目地辨认和进行检伤分类处理。在事故发生后的最短时间内,营救队员和医务人员要完成搜寻、营救及急救治疗3个阶段的紧急救助工作,如果这些工作任务量太大,可请求跨地区增援,甚至请求国际红十字会等机构共同协助。

首先应在现场周围或附近医疗机构建立现场急救站,进行就地治疗;对于伤亡人员的基本处理原则是抢救危重;防止继发损伤;简单处置;尽快转移。根据伤亡人员具体状况,可分别进行以下处理、处置。

1. 抢救生命垂危和多发性复合伤患者 对于由中毒、外伤所致的心跳、呼吸骤停或即将停止的患者,应紧急实施现场心肺复苏术。对于多发性复合损伤患者,医务人员一定要仔细进行体格检查,不放过任何一处不易发现的损伤。对于高度怀疑有内脏破裂、出血患者,应立即转入附近有手术条件的医院,以便开展进一步处理。对于开放性损伤患者,应急行清创术;如有骨折、出血,可在现场实施简单固定、止血后,急转附近有手术条件的医院治疗。

2. 紧急抢救中毒患者 不论何种毒物中毒,均应将患者迅速抬离事故现场;并立即脱去受污染的衣服;对于毛发、指甲等处残留毒物应予以彻底清洗。对已知毒物可尽快运用特效解毒剂。另外,对于各种原因引起的昏迷、危重患者,应即刻创造有效的吸氧条件,以及时纠正低氧血症,从而减轻神经组织损害。

3. 紧急处理眼睛损伤 对于眼睛损伤、烧灼伤患者,应首先采用细水流轻轻冲洗眼睛,然后急转有条件的医院进一步处理。应有选择性地使用洗眼液:碱类物质烧灼伤,可用2%硼酸溶液冲洗;酸类物质烧灼伤,可用3%碳酸氢钠溶液冲洗。

(二) 紧急疏散周围群众

在应急处理过程中,快速有效地组织安全疏散,可以把人员伤亡危害降到最小程度。在突发环境污染事件发生后,应由现场救援指挥部具体负责做好以下工作:①根据突发环境污染事件的性质、特点、危害,明确告知群众,并协助采取必要的安全防护措施;②根据事故发生时的气象、地理地形、人员居住状况等因素,确定安全疏散、转移的方向、地点以及距离;③快速召集群众向安全地点疏散、转移,此时应动用一切可能利用的交通工具,争分夺秒地快速疏散、转移;④在安全地带妥善安置疏散、转移的群众,必要时可利用救灾帐篷、临时简易房等建立紧急避难所;⑤为疏散、转移人员提供基本生活保障,如食品、饮用水、衣服、被褥、药品等物品。

(崔留欣)

第四节　突发环境污染事件的善后处理

一、突发环境污染事件的应急终止

应急处理后,应及时组织专家(包括环境卫生专家)分析论证突发环境污染事件应急响应的终止。

(一) 终止条件

应急响应的终止需符合以下条件:

1. 应急处理工作结束后,经现场检测,确认隐患或相关危险因素已经消除,各方面因素已经达到规定的安全条件,生产、生活恢复正常。

2. 在突发事件处理过程中,为防止次生灾害的发生而关停的水、气、电力及交通管制等恢复正常。

3. 由突发事件应急指挥部下达终止应急预案的指令,通知相关部门及地方政府应急响应解除。

(二) 终止后工作

1. 责任追究　在突发环境污染事件的预防、报告、调查、控制和处理过程中,有玩忽职守、失职、渎职等行为的,依据《中华人民共和国环境保护法》《中华人民共和国突发事件应对法》《国家突发环境事件应急预案》及《突发环境事件应急管理办法》等有关法律法规,追究当事人责任。

在突发环境污染事件信息报告工作中迟报、谎报、瞒报、漏报有关信息的,给予通报批评;造成后果的,对直接负责的主管人员和其他直接责任人员依法依纪给予处分;构成犯罪的,移送司法机关依法追究刑事责任。

2. 灾害流行病学调查　当突发环境污染事件结束后,需通过流行病学调查评估灾害程度或应急处理效果。流行病学调查资料的准确与否关系到应急响应管理部门能否为专家评估团提供可靠的第一手资料,是评估突发事件的核心资料。

二、突发环境污染事件的灾害评估

突发环境污染事件终止后,需采用灾害流行病学方法评估突发事件的处理情况。评估内容主要包括事件现况、现场应急处理成效、患者救治情况、所采取措施的效果评价、应急处理过程中存在的问题、取得的经验及改进建议。评估报告上报本级人民政府和上级卫生部门。

1. 灾害评估原则

(1)现场调查要采取边调查、边处理、边总结、边上报的方式,为应急处理提供动态数据。

(2)评估灾害程度或应急处理效果时,需与突发事件发生前的基线资料比较。

(3)根据突发环境污染事件处理结果及事件级别,调整相关专业人员的应急状态,协调安排好实验室采样检测、现场问卷、个人防护、现场干预与急救、交通等现场应急与调查工作。

2. 流行病学调查

(1)准备工作:接到突发环境污染事件的报告后,公共卫生机构要按工作规定立即启动现场调查处理工作预案,成立突发事件现场调查小组,并确定现场调查小组负责人和参与现场调查工作的成员,明确调查目的和具体任务。调查小组负责人应负责整个调查过程的业务决策和质量控制,其职责主要是调查思路的确定,设计、修改和审核突发环境污染事件调查问卷或登记表,病例的确定,样品采集种类和检验项目的确定,检验结果的探讨,统计分析结果的验证和调查报告的分析等。现场调查组由相应的专业人员组成,一般包括流行病学、环境卫生学、临床医学、实验室检测等。调查组人员各司其职、各负其责,互相协作。赴现场前应清点现场应急装备清单(如:现场工作装备、现场检测、检验装备、现场生活及后勤保障装备等)。

(2)调查方案:现场流行病学调查的主要目的是查清事件的性质或现况,健康危害程度,提出必要的干预措施;评估应急干预等的处理效果。为使调查准备工作条理清晰,便于督导和检查调查进度和完成情况,在制订现场调查方案时,可参考现场流行病学调查计划表(表 15-1)。

表 15-1　现场流行病学调查计划表

调查计划项目	内容
调查目的	评价应急处理效果、评估灾害程度等
调查方法	描述法、分析法(病例-对照或队列研究)
调查地区	事件波及的范围
调查对象、样本	暴露人群,样本量大小(抽样或普查)
调查时间、组织	调查起止时间,应急指挥中心确定的工作职责
调查项目	现场问卷或问询项目,实验室监测
实验室	采样方法、理化分析、微生物分离与鉴定
统计方法	收集整理资料、统计分析方法、应用软件
提交调查报告	报告对象、形式、内容(包括干预及效果等)
调查费用	各项费用计划与支出
人员组成	人员分工、联系方式

(3)调查内容:调查人员应当利用突发事件初步调查及人群健康资料快速判断事件规模,并依据现场污染物性质、排放特点、污染规模判断可能的波及区域;依据现场的公共卫生

状况及人群分布,判断发生更大规模人群危害的可能性及人员疏散的必要性,判断控制污染物与人群现场控制的可能干预等。还需收集基线资料,用于现场处理效果的评价。现场流行病学调查的主要内容应包括:①突发事件的报告人(单位)及其联系方式。②突发事件的时间、地点;突发事件的起因及事件经过;突发事件的规模及可能的发展趋势。③事件当地的污染物来源及人群密集程度。④调查污染物种类和性质:现场污染物及可能的二次污染物的理化性质及减毒方法等;判断事件类型:化学、微生物或放射性污染;⑤受影响的人群特征,共同的暴露经历等。⑥病例集中出现的潜伏期及其临床特征。⑦收集人员伤亡情况、卫生设施情况:暴露人数、发病人数、发病严重程度、死亡人数及紧急疏散人数等;受伤人员是否已接受医疗救护、受救护比例及救护医疗记录;可利用的卫生设施的使用情况等。⑧环境及生物样本采集情况、实验室检测方案、实验结果报告时间等。⑨受影响人群的安置地点及其环境卫生问题。⑩根据上述信息,提出人群、动物、物资等的撤离和人群预防性服药及干预建议。实施受影响人群的干预措施并调查其效果,如污染物现场清理与消杀、现场人群疏散、防护措施、驱毒干预措施等。

(4)现场采样:突发事件的环境采样十分重要,科学的采样有助于对突发事件的正确评估。但是突发事件环境采样必须由配戴全部护具的救火人员或穿戴防护服的环境卫生工作人员进入污染现场采样,上述采样人员必须事先经过特殊培训,以便能够有效地完成任务并避免自身伤害。

根据污染物的特点采集环境及生物样本(包括血、尿、吐泄物等)。样本的采集遵守以下原则:①特别重大及重大突发事件时环境卫生工作人员应当佩戴 A 级防护服或请求消防部门辅助采集环境样本;②样本的采集必须兼顾环境样本的及时性及代表性,应当尽可能早地采集突发事件样本;③突发事件中环境样本的采集应采集 3 份同样的样本以满足现场检测、实验室检测及样本封存的要求;④每份样本的采集容器上应贴上标签,说明样品的名称、采集时间、采样地点、送检目的、保存条件及采样人的名字等基本信息;⑤无论是环境样本还是生物样本在送检时,应同时送检与盛放样本同一批号的同种容器以扣除背景干扰。

(5)实验室检测:环境样本的检测应当根据污染物的理化性质及其环境转归特征,确定不同时间段环境样品的检测项目;生物样本的监测应监测生物材料中污染物的含量,还应根据污染物的毒理学特征检测其在体内的代谢物浓度。有时,还需检测生物样本中微生物的量。

对于污染源的监测应一直持续到泄漏"得到控制"后相当一段时间。对污染的环境介质应当进行定期监测或常规监测,并应当对污染地区的受影响人群进行个体监测,依据不同人员日常活动特点确定人群实际暴露水平。

(6)流行病学调查报告:流行病学调查报告应包括下列内容:①标题:简明醒目,包含事件发生地点、性质的内容。②摘要:主要污染及危害情况,包括简单基本情况、事件概况、现场调查与实验室检测结果、处理措施等。③基本情况:事发地自然、社会等基本情况。包括地理位置、行政区域、面积、人口(数量、常居、流动,如在集体性单位发生的,还要有该集体的人员情况)、交通状况、当地医疗卫生组织的情况。④事件概况:事件发生经过、事故原因、污染物性质、毒性、波及范围等环境污染情况及人群暴露与发病情况和其他生物学影响等。⑤环境污染情况:环境污染物浓度、持续时间等。⑥健康影响情况:人群暴露、发病情况,人群特点(年龄、性别、职业、民族等),主要临床表现(症状、体征等),医学实验室检查结果诊断,病程(发病高峰时间、潜伏期等),转归(痊愈、死亡、后遗症等)。⑦事件处理经过、采取的防制措施及效果:简述对事件的调查、控制经过,已经实施了哪些防制措施(包括对患者的救治、预防和环境污染控制的措施),以及实施后的效果如何等内容。⑧主要原因分析及结论:依据调查结果,对导致本次事件进行综合分析,并对本起事件进行评价。⑨存在问题与困难及今后的工作建议等。

(吴 军)

附:案例分析

案例1 天津滨海新区集装箱码头爆炸事件

1. 事件经过 2015年8月12日23:30,天津滨海新区集装箱码头发生易燃易爆物品爆炸,事故现场火光冲天,十多米灰白色蘑菇云瞬间腾起。在第一次爆炸发生30秒后又发生第二次爆炸。测定结果显示,第一次爆炸相当于3吨2,4,6-三硝基甲苯(2,4,6-Trinitrotoluene,TNT)炸药,第二次爆炸相当于21吨TNT炸药。事故发生后,经紧急消防救援,大火被暂时扑灭。8月15日上午,事故现场再次着火。事故现场被爆炸力炸出巨大的深坑,附近多处建筑物受到冲击波致门窗等掉落,至少致数百人受伤。经调查确认,爆炸地点系滨海新区某公司危险品仓库,违规存放化学危险品、易燃易爆物品。

2. 应急处理 天津消防总队接到报警后,迅速派出35辆消防车和港务局码头的3个消防专职队赶赴现场扑救。8月13日,北京军区某防化团、国家核生化应急救援队火速赶往事故现场。几乎同时,天津市环保部门紧急启动应急监测,布设环境空气监测点位17个、水和废水监测点位5个。8月13日凌晨3:40,通过在爆炸点下风向进行特征污染物检测,初步确定刺激性气味气体主要为甲苯、三氯甲烷、环氧乙烷。8月15日,公安部从北京、河北、江苏、辽宁调集3个消防支队以及消防车、核生化多功能侦检车现场紧急增援。

8月16日上午,已经确定氰化物的分布位置,初步判断有几百吨。针对氰化物,事故现场指挥部成立专门处置小组,按照"前面堵、后面封、中间处理"的原则,紧急采取设置围堰、危险废物集中处置等5项措施,确保事故区域污染不外泄。包装相对完整的氰化钠等化学物品被完整运出,对散落的氰化钠进行"砌墙围堵、双氧水强氧化"处理。经过20余天的应急抢险,爆炸核心区化学残留物得到了合理处置,爆炸所致的深坑已被填平,堆积如山的损毁集装箱和其他杂物基本清理完毕。伤亡人员得到妥善处理和身份确认。

3. 事件影响 经统计,此次爆炸事故共导致165人死亡、8人失联、798人住院治疗,直接经济损失达68.66亿元。

通过对该案例的解读,值得思考以下问题:

(1)天津滨海新区集装箱码头为什么会发生爆炸事故?

(2)该事件所造成的影响有哪些方面?

(3)在事件处理过程中,采取了哪些切实可行的应急处理措施?

(崔留欣)

案例2 美国弗林特市供水铅污染事件

1. 事件经过 2015年9月,儿科医师莫娜发现弗林特市有许多儿童血铅水平超标。2015年10月,当地又有几十名儿童被检出血铅超标。后经调查发现:弗林特市为节约成本,降低水价,弃用底特律市供水,将弗林特河作为水源水。该河水水质欠佳,腐蚀了原有市政管道"含铅"水管,导致老化管道"铅溶出"。2016年5月,美国政府承认此次水污染危机系人为所致;弗林特水污染危机(Flint water crisis)被称为美国公共卫生领域近几十年来面临的最严重危机之一。

2. 应急处理 2016 年 1 月,在宣布紧急状态后 7 天,国民警卫队到弗林特巡逻并分发水。除设立水站每天免费派发瓶装水,还为每户免费提供自来水过滤设备。2016 年 2 月,3000 万美元用于赔偿弗林特市居民支付的含铅水费。美国密歇根州政府还两次拨款共计3700 万美元,用于提供瓶装水及治疗受害儿童。280 万美元用于诊断性测试、受灾民众的康复治疗、学校及日托中心废旧设备的更新和水管检查。美国政府期后顺应民意,恢复使用底特律市供水。美国环境保护局正在修订 1991 年公布的水体《铅铜条例》,预计近期公布相关草案。美国须继续评估公共健康相关问题,并加强监管,确保各州落实条例。

3. 事件影响 弗林特市老社区饮用水中铅含量高达 13 200μg/L,远超联邦标准(15μg/L)。同时,水中检测出大肠埃希菌、病毒以及"可能导致肝肾损伤"的化学复合物。铅污染受害人群总数约 8000 人;总计经济损失达 3.95 亿美元。仅 6 岁以下铅中毒儿童后续医疗救助,竟达 5800 万美元。

2013 年 4 月~2015 年 10 月,弗林特居民一直饮用"铅水"。居民频繁出现皮疹、脱发、记忆力减退和焦虑、高血压等症状;儿童出现学习障碍及行为问题。2015 年 9 月底,弗林特5 岁以下儿童的血铅超标率自从换水后增加了 1 倍。至 2015 年 10 月,已有 8000 人诊断为早期铅中毒。粗略估计,当地铅中毒潜在人群达 6000~12 000 人。

通过上述案例,请思考:

(1)该事件的发生原因有哪些?哪些应急响应措施可以有效避免其发生?

(2)该事件所造成的健康影响有哪些?如何调查当地人群的远期健康效应?

(3)在该事件善后处理中,应采取哪些切实可行的应急处理措施?

(4)该事件给我们哪些启示?

(吴 军)

参 考 文 献

1. 陈学敏,杨克敌.现代环境卫生学.第 2 版.北京:人民卫生出版社,2008.

2. 杨克敌.环境卫生学(第 8 版).北京:人民卫生出版社,2017.

3. 梁庆香.健康风险评价国内外研究进展.中外健康文摘,2011,8(31):327-328.

4. 国办函(2014)119 号.关于印发国家突发环境事件应急预案的通知-国家突发环境事件应急预案,北京:国务院办公厅,2014.

5. 中华人民共和国主席令(第六十九号),中华人民共和国突发事件应对法,北京:第十届全国人民代表大会常务委员会第二十九次会议,2007.

6. 刘铁民,王浩,王永明."12.31"事件警示环境污染突发事件已触及公共安全底线.中国安全生产科学技术,2013,9(7):5-12.

7. Stevens JB. Awareness and preparedness for emergencies at local level-UNEP's APELL programme, Disaster Prevention & Management,2013,7(5):406-412.

8. United Nations Environment Programme Staff. Awareness and preparedness for emergencies at local level (UNEP's APELL handbook)-a process for improving community awareness and preparedness for technological hazards and environmental emergencies(2nd edition), United Nations Environment Programme - Headquarters (UNEP),2015,8:1-104.
http://www. unep. org/resourceefficiency/Business/CleanerSaferProduction/SaferProduction/APELL/tabid/78881/Default. aspx.

第二篇

环境介质与健康

　　环境介质是人类赖以生存的物质环境条件,通常是指空气、水、土壤(岩石)以及包括人体在内的所有生物体。环境介质能够容纳和运载各种环境因素,环境中的有害因素通过环境介质的运载作用发生扩散、迁移,造成环境污染和环境恶化,进而破坏生态平衡并可能对人体健康产生危害。同时,不同形态的环境介质在一定条件下可以相互转化,其承载的物质也可以相互转移,在开展相关研究中应充分考虑此等问题。本篇共 13 章,论述各种环境介质与健康的关系,包括大气、水和土壤介质的组成,典型污染物的来源、性质、对人体健康影响的特点及其相应的预防措施等,重点阐述不同环境介质中的有害因素对机体健康的影响。与此同时,考虑到人们所处的环境通常为多种环境介质共存、多因素复合暴露,因而仅从单一环境介质的角度论述环境介质与健康的关系显然不够全面。因此,本篇还特别关注多种环境介质、多种环境因素共存时有害物质对健康的影响。本篇通过住宅和办公场所与健康、公共场所卫生、吸烟与健康、家用化学品与健康、水利工程环境卫生问题、电子电器产品废弃物污染与健康、我国区域性环境污染与健康以及自然灾害环境卫生问题等章,阐述多介质、多因素混合型污染的来源和污染特点、对健康的影响及其评价等。使读者充分认识到,在通常情况下,人们的环境暴露往往是多介质、多因素的复合暴露,在开展环境与健康研究时要特别注意多介质、多因素联合作用的复杂性。本篇中"公共场所卫生"单独成章,试图强化人们对公共场所中的有害因素所致健康危害重要性的认识。新增加"电子电器产品废弃物污染与健康""我国区域性环境污染与健康"两章,试图紧密结合我国在经济快速发展的过程中新出现的环境污染实际,提高人们对我国经济发展较快的"珠三角""长三角"和"环渤海"区域的环境与健康问题的认识,高度重视此等区域环境污染对居民健康的潜在危害,以更好地保护公众健康。

（杨克敌）

第十六章

大气污染与健康

第一节 概　述

地球表面包围着很厚的并受引力作用随地球旋转的大气,称为大气圈(atmosphere),其厚度约为2000~3000km以上,没有明显的上界。大气是以氧、氮为主的多成分混合气体,在标准状况下重约1.293g/L。大气总质量约5.3×10^{18} kg,约占地球总质量的1/100万,其中99.9%集中在距地面48km以下。大气是人类赖以生存的外界环境因素之一。人体通过呼吸与外界环境进行着气体交换,摄取氧气,呼出二氧化碳,以保持生命活动的正常进行。因此,大气质量与人类健康的关系十分密切。

一、大气的特征及其卫生学意义

(一)大气的垂直结构

随着距地面高度的不同,大气的卫生学特性也随之改变,按气温的垂直变化特点可划分为五层。

1. 对流层　对流层(troposphere)是大气圈中最靠近地表且密度最大的一层,其厚度随地球纬度不同而异。赤道处约为16km,两极处为8km。夏季较厚,冬季较薄。该层的温度随高度而递减,此现象称为气温递减。这是由于太阳辐射主要加热地面,地面的热量通过传导、对流、湍流、辐射等方式再传递给大气,因而接近地面的大气温度较高,远离地面的大气温度较低。距地面高度每增加100m气温下降的度数,称为气温垂直递减率。地球表面平均气温垂直递减率为0.65℃/100m。这种大气温度递减的特性,有利于自然空气的垂直流动,也就有利于大气污染物的扩散。但该层也可出现逆温现象,即大气温度随高度升高而上升,形成上层气温高于下层气温的现象,此时不利于大气污染物的扩散。对流层集中了空气总量的3/4以上,并以垂直运动为主,风雨雷电等气象变化也发生在此层。排入大气的污染物绝大多数聚集在此层内,故对流层与人类生命活动的关系最为密切。

2. 平流层　平流层(stratosphere)位于对流层之上,上界高度在50km左右,该层空气稀薄,水汽很少,空气以水平运动为主,没有垂直对流。因此大气污染物进入平流层后,能长期存在。约在25~35km处,有一厚度约为20km的臭氧层,能够吸收宇宙射线和太阳辐射中对生命有害的短波紫外线等,因此对人类免受太阳辐射和宇宙辐射的伤害有着十分重要的保护作用。近年来,由于人类活动向大气排放大量的氯氟烃等化合物,导致局部臭氧层被销蚀成洞,太阳及宇宙辐射可直接穿过"臭氧层空洞",给地球上的生物造成危害。因此,保护臭氧层已成为全球共同关注的问题。臭氧层直接吸收太阳紫外辐射也导致了平流层内的温度随高度的增加而增高,其中上半部增高得多,下半部增高得少。约在22km以下,层内温度基本恒定在-60~-50℃,故该亚层又称为同温层。

3. 中间层　中间层(mesosphere)位于平流层之上,其上界高达80km左右,空气更稀薄。由于该层中没有臭氧这一类可直接吸收太阳辐射能量的组分,因此其温度随高度的增加而迅速降低,其顶部气温可降至-92℃。中间层底部的空气通过热传导接受了平流层传递的热量,因而温度最高。这种温度分布下高上低的特点,使得中间层空气再次出现强烈的垂直对流运动。

4. 热层或热成层　热层/热成层(thermosphere)位于中间层之上,上界可达500km左右。这一层空气密度很小,气体在宇宙射线作用下处于电离状态。由于电离后的氧能强烈地吸收太阳的短波辐射,使空气迅速升温,因此在这一层中气温的分布是随高度的增加而增高。层内温度极高,昼夜变化很大。该层顶部的温度可达200~1700℃。该层能反射无线电波,对无线电通讯有重要意义。

5. 逸散层或外大气层　逸散层/外大气层(exosphere)从500km高度往上,没有明显上界,是大气圈的最外层。该层大气稀薄,气温高,地球对气体分子的吸引力小。大气粒子很少互相碰撞,中性粒子基本上按抛物线轨迹运动。有些速度较大的中性粒子,能克服地球引力而逸入星际空间。

此外,大气圈垂直结构按电磁特性可分为中性层、电离层和磁层。由地表向上到60km高度为中性层。距地表60km到500~1000km高度为电离层。距地表500~1000km以上为磁层。电离层能反射无线电波,对电波通信极为重要。磁层是地球大气的最外层。

大气圈垂直结构还可按组分状况分为匀和层及非匀和层。距地表约85km高度以下为匀和层,层内的大气组分比例相似。约110km高度以上为非匀和层,层内大气组分按重力分离后,轻的在上,重的在下。离地表85~110km为匀和层到非匀和层的过渡层。

(二) 大气化学组成及其卫生学意义

清洁大气是无色、无臭、无味的混合气体。其化学组成见表16-1。

表16-1　清洁大气的化学组成(标准状态下)

空气组成	体积百分比	重量百分比
氮	78.09	75.51
氧	20.95	23.15
氩	0.93	1.28
二氧化碳	0.03	0.046
氢、氖、氦、氙、臭氧等	微量	微量

如表16-1所述,地球大气的组分以氮、氧、氩为主,约占大气总体积的99.97%。其他气体含量甚微,有二氧化碳、氢、氖、氦、氙、臭氧、一氧化碳、甲烷、氡、水汽等。大气中还悬浮着水滴、冰晶、尘埃、孢子、花粉等液态、固态微粒。地球大气中的氧气,是人类赖以生存的物质基础,氧气的出现及其含量的变化,同地球的形成过程和生物演化过程密切相关。大气中的水汽来自江河、湖泊和海洋表面的蒸发、植物的蒸腾,以及其他含水物质的蒸发。夏季湿热处(如高温的洋面或森林),大气中水汽含量的体积比可达4%,而冬季干寒处(如极地),则

低于0.01%。水汽随大气温度发生相变,成云致雨。水的相变和水文循环过程不仅把大气圈同水圈、岩石圈、生物圈紧密地联系在一起,而且对大气运动的能量转换有重要影响。

通常情况下,大气的化学组成是较为恒定的。自20世纪以来,工农业生产的飞速发展,矿物燃料的大量使用,导致大气中二氧化碳含量持续升高。同时,人类的生产、生活活动,还向大气中大量排放非固有的气体、蒸气及颗粒物,当大气自净能力不能消除这些污染物时,就会引起空气质量的下降,导致空气污染,影响人体健康。

(三)大气物理因素及其卫生学意义

在大气的许多物理状态中,以太阳辐射、空气离子化及气象因素与人类健康的关系最为密切。

1. 太阳辐射 当太阳辐射通过大气层时,由于大气层中灰尘、雾、水汽等能吸收太阳辐射,因此,一般来讲仅有40%左右的能量到达地面。太阳光谱由红外线(波长760~30 000nm)、可见光线(波长400~760nm)、紫外线(波长4~400nm)组成。其中波长<290nm的紫外线,在大气圈平流层已几乎全部被臭氧层吸收。

紫外线根据波长可分为3段,A段(UV-A)波长为320~400nm,又称为长波紫外线,B段(UV-B)波长为275~320nm,又称为中波紫外线,C段(UV-C)波长为200~275nm,又称为短波紫外线。紫外线主要有下述几种生物学效应:①色素沉着作用:UV-A可以使人皮肤细胞中的黑色素原通过氧化酶的作用,转变成黑色素而沉着于其中,它可防止短波紫外线渗透皮肤组织,保护皮肤使其不致过热。②红斑作用:皮肤被紫外线照射后,局部出现皮肤潮红现象叫红斑作用。这是人体对UV-B段紫外线的特异反应。③抗佝偻病作用:皮肤和皮下组织中的麦角固醇和7-脱氢胆固醇在UV-B段紫外线作用下可形成维生素D_2和维生素D_3,从而维持人体的正常钙磷代谢和骨骼生长发育。故在用维生素D预防佝偻病时,还需接受紫外线的照射才能获得良好的效果。这也就是为何佝偻病患病率与太阳紫外辐射的季节变化是一致的,春季最高,秋季最低。④杀菌作用:UV-C紫外线具有杀菌作用。

紫外线虽然对人体健康有重要意义,但过多过强的紫外线能引起光照性皮炎、眼炎甚至皮肤癌等疾病。

红外线对机体的作用主要是热效应。过量照射后,可引起皮肤烧伤、体温升高,还可引起热射病、日射病、红外线白内障、红外线视网膜灼伤等。

2. 空气离子化 空气离子是指空气中带有阳电荷或阴电荷的离子。在宇宙射线、紫外线的作用下,或在雷电、瀑布、海浪冲击等情况下,组成空气的各种气体的分子或原子失去外层电子,成为带有正电荷的正离子(阳离子)。与此同时,游离的电子则与另一个中性分子相结合,成为带负电荷的负离子(阴离子)。使空气形成正、负离子的上述过程,称空气离子化(air ionization)。

空气离子的形成是阴、阳离子成对出现的。一部分离子相互中和,又成为中性气体分子。一部分离子则可将周围多个中性气体分子吸附到一起,形成质量较轻、直径较大的离子,称为轻离子(light ion)。一部分轻离子与空气中的灰尘、烟雾等结合,形成重离子(heavy ion)。空气中的离子浓度及重、轻离子的比值可作为衡量空气清洁程度的指标。清洁空气的重离子总数与轻离子总数之比<50。

一般认为,空气中的阴离子能对机体产生镇静、催眠、镇痛、止痒、增进食欲、降低血压、集中注意力、提高工作效率等有利作用。阳离子则对机体产生某些不利作用。

3. 气象因素 气温、气流、气湿和气压等气象因素,能够综合调节机体的冷热感觉、体温、心脑血管功能、神经系统功能、免疫功能等多种生理活动,尤其对心脑血管疾病患者和65岁以上的老年人的影响最为明显。同时,气象因素对大气中污染物的扩散也具有极为重要的意义。

二、大气污染及大气污染物的转归

随着工农业生产、交通运输事业的发展及煤炭、石油等能源利用的不断增加,各种废气排放量明显增多,大气中颗粒物和各种有害物质的浓度急剧升高,大气环境受到了严重污染,所造成的大气污染事件频频发生。目前,全世界每年约有6亿吨左右的污染物排放入大气中,而且排放量仍在逐年增加。

污染物进入大气后,在环境物理、化学和生物因素的作用下,逐步消除或使污染物浓度降低到无害程度的过程称为大气自净(atmospheric self-purification)。但是,大气的自净能力是有限的,当空气接纳污染物的量超过其自净能力,导致污染物浓度升高,对机体健康造成直接、间接甚至潜在的影响或危害时称为大气污染(atmospheric pollution)。

(一)大气污染的来源

大气污染可来自火山爆发、森林火灾等自然原因,但人类的生产、生活活动,特别是煤和石油燃烧造成的大气污染更为突出。人类活动中较为重要的空气污染源有以下几类:

1. 工业企业　工业企业是大气污染的主要来源。一方面来自燃料的燃烧,另一方面来自生产过程。随着工业的发展,所产生的空气污染物的种类、数量不断增多。同时,由于工业的性质、规模、工艺流程、原料和产品的不同,排出物对大气污染的程度也不同。工业企业排出的空气污染物主要有颗粒物、二氧化硫、氮氧化物、一氧化碳、二氧化碳、各种烃类以及金属氧化物等(表16-2)。排放空气污染物严重的企业主要有电力、冶金、化工、造纸、建材等行业。

表16-2　各种工业企业排出的主要大气污染物

工业部门	企业名称	排出的主要大气污染物
电力	火力发电厂	烟尘、二氧化硫、二氧化碳、氮氧化物、多环芳烃
冶金	钢铁厂	烟尘、二氧化硫、一氧化碳、氧化铁粉尘、氧化钙粉尘、锰
	焦化厂	烟尘、二氧化硫、一氧化碳、酚、苯、萘、硫化氢、烃类
	有色金属冶炼厂	烟尘(含有各种金属如铅、锌、镉、铜等)、二氧化硫、汞蒸气
	铝厂	氟化氢、氟尘、氧化铝
化工	石油化工厂	二氧化硫、硫化氢、氰化物、烃类、氮氧化物、氯化物
	氮肥厂	氮氧化物、一氧化碳、硫酸气溶胶、氨、烟尘
	磷肥厂	烟尘、氟化氢、硫酸气溶胶
	硫酸厂	二氧化硫、氮氧化物、砷、硫酸气溶胶
	氯碱工厂	氯化氢、氯气
	化学纤维厂	硫化氢、二氧化碳、甲醇、丙酮、氨、烟尘、二氯甲烷
	合成橡胶厂	丁间二烯、苯乙烯、乙烯、异戊二烯、二氯乙烷、二氯乙醚、乙硫醇、氯代甲烷
	农药厂	砷、汞、氯
	冰晶石工厂	氟化氢

工业部门	企业名称	排出的主要大气污染物
轻工	造纸厂	烟尘、硫醇、硫化氢、臭气
	仪器仪表厂	汞、氧化物、铬酸
	灯泡厂	汞、烟尘
机械	机械加工厂	烟尘
建材	水泥厂	水泥、烟尘
	砖瓦厂	氟化氢、二氧化硫
	玻璃厂	氟化氢、二氧化硅、硼
	沥青油毡厂	油烟、苯并(a)芘、石棉、一氧化碳

2. 交通运输 主要指汽车、飞机、火车、拖拉机、摩托等机动交通运输工具。这些交通运输工具绝大多数使用汽油、柴油等液体燃料,均为石油制品。部分发动机燃油不完全,排出大量废气,特别是在堵车减速行驶或空挡停车时排出废气更多。

汽车尾气成分复杂,据报道含有上千种化合物。气态物质包括 CO、NO_x、HC、SO_2 等。目前,从汽车尾气颗粒物及气态物质冷凝物中已分离鉴定出 300 多种多环芳烃化合物,主要成分有蒽、萘蒽、苯并(a)芘、苯并萘蒽等。

这类污染源是流动污染源,其污染范围与流动路线有关。交通频繁地区和交通灯管制的交叉口,污染更为严重。

3. 生活炉灶和采暖锅炉 生活炉灶主要使用煤,其次是液化石油气、煤气和天然气。采暖锅炉一般也用煤作燃料。大量炉灶和锅炉集中在居住区,由于燃点分散、燃烧设备效率低、燃烧不完全、烟囱低矮或无烟囱,大量燃烧产物低空排放,尤其采暖季节,用煤量成倍增加,成为居住区主要的大气污染源。

4. 其他 近年来沙尘暴频发,对大气质量的影响十分严重。地面尘、垃圾等可随风将化学性污染物和生物性污染物转入大气中。火葬场、垃圾焚烧炉、各种污物焚烧炉燃烧排放出的废气均可对周围大气质量造成影响。水体和土壤中的挥发性化合物也很容易进入大气,危害人体健康。某些意外事故,例如工厂爆炸、火灾、核战争、化学战争等,虽然这类情况仅为偶然发生,但一旦发生造成的危害很严重。

（二）大气污染物的转归

1. 自净 大气的自净是指大气中的污染物在物理、化学和生物学作用下,逐渐减少到无害程度或者消失的过程,主要有以下几种方式:

（1）扩散和沉降:扩散和沉降是大气污染物净化的主要方式。扩散一方面能将污染物稀释,另一方面可以将部分污染物转移出去。污染物也可依靠本身的重力,从空气中逐渐降落到水、土壤等环境介质中。

（2）发生氧化和中和反应:例如,CO 可以被氧化为 CO_2,SO_2 可以与氨或其他碱性灰尘发生中和反应。

（3）被植物吸附和吸收:有些植物能吸收大气污染物,从而净化空气。例如,每平方米的樱树叶片可吸收 180mg NO_2;樟树叶片对氟的富集可达 2636mg/kg。

2. 转移

（1）向下风侧更远的方向转移。

（2）向平流层转移：氯氟烃、甲烷、NO 和 CO_2 等气体可以垂直上升至平流层，还可以被超音速飞机直接带入平流层。

（3）向其他环境介质中转移：例如酸雨可以直接降落到土壤和地表水体。

3. 形成二次污染和二次污染物　有些大气污染物转移到其他环境介质后，在某些条件下仍可回到大气环境，造成二次污染。例如，由汽车尾气排入大气的铅可随尘土降落在公路两旁，遇大风天时，铅尘可被刮起，再次进入大气。大气中的一次污染物还可以转化成二次污染物。例如，SO_2 和 NO_2 转化为硫酸雾和硝酸雾，挥发性有机物和 NO_2 转化为光化学烟雾。

三、大气污染对人体健康的影响

（一）大气污染对健康的直接危害

1. 急性危害　当大气污染物的浓度在短期内急剧增高，使周围人群大量吸入污染物可造成急性危害。急性危害主要是由烟雾事件和生产事故引起的。

（1）烟雾事件：是大气污染造成急性中毒的主要类型。根据烟雾形成的原因，又可分为煤烟型烟雾事件和光化学型烟雾事件（表 16-3）。

表 16-3　煤烟型烟雾事件与光化学型烟雾事件的比较

	煤烟型烟雾事件	光化学型烟雾事件
污染来源	煤制品燃烧和工业废气排放	石油制品燃烧
主要污染物	颗粒物、SO_2、硫酸雾	HC、NOx、O_3、SO_2、CO、PAN
发生季节	冬季	夏秋季
发生时间	早晨	中午或午后
气象条件	气温低（1~4℃）、气压高、风速很低	气温高（24~33℃）、风速很低、湿度 70% 以下
	湿度 85% 以上、有雾	天气晴朗、紫外线强烈
逆温类型	辐射逆温	下沉逆温
地理条件	河谷或盆地易发生	南北纬度 60° 以下地区易发生
症状	咳嗽、喉痛、胸痛、呼吸困难，伴有恶心、呕吐、发绀等，死亡原因多为支气管炎、肺炎和心脏病	眼睛红肿流泪、咽喉痛、咳嗽、喘息、呼吸困难、头痛、胸痛、疲劳感和皮肤潮红等，严重者可出现心肺功能障碍或衰竭
易感人群	老年人、婴幼儿以及心、肺疾病患者	心、肺疾病患者

煤烟型烟雾事件主要是由于煤烟和工业废气大量排入大气且得不到充分扩散而引起的。主要污染物为 SO_2 和烟尘。受害者最早出现呼吸道刺激症状，咳嗽、胸痛、呼吸困难，并有头疼、呕吐、发绀。对老年人、婴幼儿、患有慢性呼吸道疾病和心血管疾病等的人群，影响尤为严重。造成死亡的原因多为气管炎、支气管炎、心脏病等。从 19 世纪末开始，全世界先后发生过 20 多起烟雾事件。比较严重的有比利时马斯河谷烟雾事件、美国多诺拉烟雾事件、英国伦敦烟雾事件等。

光化学型烟雾事件主要是由汽车尾气中 NO_x 和烃类化合物在强烈阳光作用下,经过一系列光化学反应产生具有强烈刺激作用的光化学烟雾所引起。受害者症状主要是眼睛红肿、流泪、咽喉痛、喘息、咳嗽、呼吸困难、头疼、胸闷、皮肤潮红、心脏功能障碍、肺功能衰竭。尤其是患有心脏病和肺部疾患的人群受害最为严重。光化学烟雾事件除美国洛杉矶多次发生外,美国的纽约、日本的东京、大阪、川崎、澳大利亚的悉尼、印度的孟买、智利的圣地亚哥等城市均发生过。

1)伦敦烟雾事件:近百年来,英国曾先后发生十多次煤烟型烟雾事件,其中以 1952 年发生在伦敦的烟雾事件最为严重。1952 年 12 月 5～9 日,英国许多地区被浓雾覆盖,大气呈逆温状态,逆温层在 40～150m 的低空。伦敦的情况尤为严重,气温在 −3～4℃ 之间,空气静止,浓雾不散,并且持续了 4～5 天。空气中的污染物浓度不断增高,烟尘浓度最高达 4.46mg/m³,为平时的 10 倍。SO_2 的最高浓度达到 1.34mg/m³,为平时的 6 倍。数千市民出现胸闷、咳嗽、咽痛、呕吐等症状,以此病患者为主的死亡人数骤增。12 月 7～13 日这一周内,死亡人数猛增为 4703 人,与 1947—1951 年同期相比多死亡了 2851 人。之后的第二周内,死亡人数为3138 人,仍较平时成倍增加。死亡者中死于呼吸道疾病和心血管疾病的人占超额死亡人数的 81%。其中,支气管炎死亡为前一周的 9.3 倍;冠心病死亡为前一周的 2.4 倍;心脏衰竭死亡为前一周的 2.8 倍;肺结核死亡为前一周的 5.5 倍。此外,肺炎、肺癌、流感及其他呼吸道疾病患者的死亡率都成倍增加。在其后的 2 个月内,还陆续有 8000 余人死亡。该次烟雾事件造成的超额死亡人数高达 12 000 人。

2)洛杉矶光化学烟雾事件:是 20 世纪 40 年代初期发生在美国洛杉矶市、主要由汽车尾气排放造成的烟雾事件。洛杉矶市当时是美国的第三大城市,拥有飞机制造、军工、炼油、化工等工业,各种汽车多达 250 多万辆,这些汽车每天要消耗汽油约 1600 吨,排出碳氢化合物1000 多吨,氮氧化合物 300 多吨,一氧化碳 700 多吨等大量污染物。加上汽车漏油、汽油挥发、汽车汽化器效率低下、汽油燃烧不充分等因素,以及炼油、化工企业等的废气排放,造成了严重的城市大气污染。这些排放物,经太阳光能的作用发生光化学反应,形成淡蓝色的刺激性烟雾,烟雾在市区内流动缓慢。加之洛杉矶市三面环山的地形,持续性反气旋等特殊气象条件导致的逆温,使得光化学烟雾扩散不开,停滞在上空,形成严重污染。造成洛杉矶地区众多居民眼睛发红、视力下降、鼻炎、喉炎、呼吸憋闷、头昏、头痛,因呼吸系统衰竭死亡的65 岁以上老人 400 余人。甚至远离城市 100km 以外的海拔 2000m 高山上的大片松林也因此枯死,柑橘减产。

(2)生产事故所致急性中毒事件:生产事故所致急性中毒事件虽不常常发生,但此类事件一旦发生,其危害极为严重。

1)印度博帕尔毒气泄漏事件:博帕尔是印度中央邦的首府,人口 80 多万。美国联合碳化物公司博帕尔农药厂建在该市的北部人口稠密区,工厂设备年久失修。1984 年 12 月 2 日深夜和 3 日凌晨,该厂的一个储料罐进水,罐中的化学原料发生剧烈的化学反应,储料罐爆炸,41 吨异氰酸甲酯泄漏到居民区,酿成迄今世界上最大的化学污染事件。毒气泄漏时,微风自东北吹向西南,白色的烟雾顺着风向弥漫在博帕尔市区狭长地带的上空,烟雾 2 小时后才逐渐消散。在这次惨剧中,有 521 262 人暴露于毒气,其中严重暴露的有 32 477 人,中度暴露的有 71 917 人,轻度暴露的有 416 868 人,2500 人因急性中毒死亡。该事件导致的各种后遗症、并发症不计其数,给当地居民的健康和社会政治经济造成无法弥补的损失。暴露者的急性中毒症状主要有咳嗽、呼吸困难、呼吸道分泌物增多、眼结膜分泌物增多、视力减退,严重者出现失明、肺水肿、窒息和死亡。事件发生后当地的流产和死产率明显增加。事件发生后 10 年的调查显示,当年暴露人群的慢性呼吸道疾病患病率高、呼吸功能降低、免疫功能降低。暴露者中神经精神系统症状如失眠、头痛、头晕、记忆力降低、动作协调能力差、精神抑郁等的发生率高。

2) 切尔诺贝利核电站爆炸事件:1986 年 4 月 26 日凌晨 1 时许,前苏联切尔诺贝利核电站发生爆炸,造成自 1945 年日本广岛、长崎遭原子弹袭击以来世界上最为严重的核污染。反应堆放出的核裂变产物主要有 ^{131}I、^{103}Ru、^{60}S 以及少量的 ^{60}Co。周围环境中的放射剂量达 20Gy/h,为人体允许剂量的 2 万倍。此次核事故造成 13 万居民急性放射性暴露,31 人死亡,233 人受伤,经济损失达 35 亿美元。这些放射性污染物随着当时的东南风飘向北欧上空,污染北欧各国大气,继而扩散范围更广。3 年后的调查发现,距核电站 80km 的地区,皮肤癌、舌癌、口腔癌及其他癌症患者增多,儿童甲状腺病患者剧增,畸形家畜也增多。在事故发生时的下风向,受害人群更多、更严重。

2. 慢性危害 大气污染物的长期刺激作用,可致眼和呼吸系统慢性炎症,如结膜炎、咽喉炎、气管炎等,严重的引起慢性阻塞性肺部疾病,进而可导致肺心病。

大气污染可引起机体免疫功能下降,在大气污染严重的地区,居民唾液溶菌酶和分泌型 IgA 的含量均明显下降,其他免疫指标也有所下降。大气某些污染物如甲醛、某些石油制品的分解产物、某些洗涤剂等具有致敏作用,使机体发生变态反应。

大气污染物中常常含有苯并(a)芘、砷、石棉等致癌物,大量调查资料显示大气污染是肺癌发生的重要原因之一。

(二) 大气污染对健康的间接危害

1. 影响太阳辐射和微小气候 大气污染物中的烟尘能促使云雾形成,吸收太阳的直射光和散射光,减弱太阳辐射强度和紫外辐射,降低能见度。在大气污染严重地区,儿童佝偻病患病率升高,某些通过空气传播的疾病易于流行。

2. 产生温室效应 温室效应(greenhouse effect)是地球表面大气中 CO_2 和 CH_4、N_2O、O_3、CFC 等含量增加时,导致气温升高的现象。温室效应使两极冰川融化,海平面升高,不仅会淹没沿海低洼地带,侵蚀海滩,改变海洋水文特征,减少陆地面积,而且会增加洪涝灾害和风暴潮。气候变暖有利于病原体和传染病媒介生物的迅速繁殖,促使脑炎、狂犬病、登革热、黄热病等传染病、寄生虫病、生物性地方病发病率上升。

3. 破坏臭氧层 由于人类生产、生活活动,大量使用氯氟烃(chlorofluorocarbon,CFC)、溴氟烃等消耗臭氧层物质(ozone depleting substances,ODA),导致了臭氧层的破坏。有人提出飞机飞行和工业生产排放的氮氧化物以及氮肥使用的增加等也可以破坏臭氧层。

臭氧层被破坏,甚至形成空洞,对短波紫外线的遮挡吸收减弱,当地球表面短波紫外线辐射增强到一定程度,就会对人体健康产生不良影响,人群皮肤癌和白内障等疾病的发病率可能上升。相关资料显示,大气层中的臭氧含量每减少 1%,地面受太阳紫外线的辐射量就增加 2%,皮肤癌患者就会增加 5%~7%。过量的紫外线辐射还可使农作物叶片受损,抑制其光合作用,导致减产,或改变细胞基因和再生能力,使农产品质量劣化。

4. 形成酸雨 酸雨(acid rain)是由于空气中二氧化硫和氮氧化物等污染物引起的 pH<5.6 的酸性降水。出现酸雨时,空气中酸雾增多,可对人体健康造成直接或间接危害,主要包括:①通过食物链促使汞、铅等重金属进入人体,诱发癌症和老年痴呆;②酸雾侵入肺部,诱发肺水肿或导致死亡;③长期生活在含酸沉降物的环境中,诱使产生过多氧化脂,导致动

脉硬化、心肌梗死等疾病的发生概率增加。酸雨对水生与陆地生态系统的危害包括：①改变营养物和有毒物的循环，使有毒金属溶解到水中，并进入食物链，使物种减少和生产力下降；②抑制有机物的分解和氮的固定，淋洗钙、镁、钾等营养元素，使土壤贫瘠化；③损害新生的叶芽，影响其生长发育，导致森林生态系统的退化。此外，酸雨还能腐蚀建筑物、文物和其他设施。

第二节　呼吸道对大气污染物的防御作用

大气污染物进入人体的主要途径是呼吸道。人体每天吸入的空气超过 10 000 L，呼吸作用使多种大气污染物及病原菌进入人体成为可能。然而，从鼻道的曲状骨道到肺泡巨噬细胞，呼吸系统形成了排出、灭活及清除的持续性防御屏障，避免了外来有害物质侵入肺脏。呼吸系统的防御作用包括非特异性防御和特异性防御。但是防御作用是有限度的，当吸入的有害因子过多或作用过强，或呼吸系统的防御功能降低时，就可能导致疾病发生。

一、非特异性防御作用

（一）固体悬浮物的清除

粒径>10μm 的颗粒物 95%可被鼻毛阻拦在鼻前庭。颗粒沉积的部位与颗粒的大小、形状和重量等有关。粒径>5μm 的颗粒物多沉积在上呼吸道，尤其是鼻咽部，通过咳嗽或随鼻腔的分泌物排出体外，也可被吞咽入消化道或进入淋巴管和淋巴结以及肺部的血管系统后在体内进行再分布。更小的颗粒物，尤以粒径为 1~5μm 者，多沉积在气体流速较慢的小支气管，颗粒物可因重力作用而沉积并黏着于管壁。<1μm 者，可进入肺泡黏着于肺泡壁。肺泡对颗粒物的清除作用主要由肺巨噬细胞完成。颗粒物可被巨噬细胞吞噬后经黏液-纤毛系统排出或进入淋巴系统。一些细小的颗粒可直接穿过肺泡上皮进入肺组织间质，最后进入血液或淋巴系统。某些生理或病理因素可影响颗粒物在呼吸道的沉积。例如，运动时呼吸的量和速度都明显增加，这样将大大增加颗粒物通过沉降、惯性冲击或扩散在呼吸道的沉积。慢性支气管炎患者的呼吸道黏膜层增厚，会造成气道的部分阻塞，有利于颗粒物的沉积。一些刺激性的气体如香烟烟气等可引起支气管平滑肌收缩，使颗粒物在气管、支气管更易于沉积。

气管、支气管上皮具有黏液与纤毛。人类呼吸道每个纤毛细胞约有 200 支纤毛。黏液-纤毛系统的清除过程较为迅速，沉积于下呼吸道的颗粒物在正常情况下 24~48 小时内即可被清除掉。环境污染物可使呼吸道黏膜的分泌性和易感性增强，影响纤毛运动，导致黏液-纤毛清除机制受阻。纤毛向喉部方向快速摆动，慢速回摆，如此将黏液向咽部运送。纤毛上面的黏液分两层，内层为溶胶，随纤毛摆动而运动，外层为不吸水的凝胶，具有防止内层液体蒸发的作用。黏着在气道黏膜上的颗粒通过黏液-纤毛系统运送至咽部后被吞咽或咳出。运送的速度，在气管内为 5~20mm/min，在小气管为 0.5~1mm/min。

进入肺泡的颗粒物的清除主要靠肺泡巨噬细胞。肺泡巨噬细胞将异物吞噬后，可通过溶酶体酶将其分解清除。有的颗粒物非但不被消化，反而对细胞能产生致死效应。带有未被消化的颗粒的巨噬细胞可能移行到具有纤毛的细支气管，再由黏液-纤毛运动向外输送。输送至咽部的颗粒或巨噬细胞多被吞咽入胃。部分带有吞噬颗粒的肺泡巨噬细胞进入肺泡间隔，有的又移行入终末细支气管，由黏液-纤毛运动排出。有的进入淋巴管，输送至淋巴结,有的甚至进入血液。通常输入肺门淋巴结的巨噬细胞是极少的。肺泡巨噬细胞除具有上述"清洁工"的功能外,还能合成补体、干扰素、趋化因子、肿瘤坏死因子、花生四烯酸,代谢产生血小板活化因子、成纤维细胞激活因子等。呼吸道除具有物理屏障作用以外,还有化学性屏障功能。呼吸道分泌物中含有溶菌酶、补体等非特异性免疫因子,可杀灭吸入的微生物;α_1-抗胰蛋白酶则可减少蛋白酶对组织的损害。

(二)有害气体的清除

刺激性气体和固体悬浮物均可刺激呼吸道黏膜,反射性地引起喷嚏、咳嗽,将之排出。水溶性化学污染物易被呼吸道黏膜吸收,如低浓度的二氧化硫可由鼻黏膜全部吸收。氮氧化物等溶解度低的物质在呼吸道吸收较少,吸入肺泡后可大量被吸收。有毒气体的吸收可造成细胞损伤,甚至全身性中毒,例如 SO_2、NH_3 和 Cl_2 等气体的吸入可引起支气管炎和肺水肿。

二、特异性防御作用

抗原作用于呼吸道数小时即可引起呼吸道局部的免疫反应,抗原量大时可引起全身性免疫反应。在上呼吸道形成的免疫球蛋白主要是分泌型 IgA,具有中和病毒与毒素、凝集微生物以及减少细菌与上皮表面附着等作用。支气管肺泡洗出液中的免疫球蛋白与血清中免疫球蛋白成分相仿,主要是 IgG。呼吸系统作用于微生物的主要效应细胞是巨噬细胞,肺泡巨噬细胞是呼吸系统中重要的免疫细胞,对外来物非常敏感,能将其吞噬并分解。特异性防御机制中巨噬细胞的作用是将抗原(胸腺依赖性抗原)吞噬并进行处理后,将抗原信息传递给 T 细胞,从而引发特异性免疫反应。T 细胞产生的淋巴因子又能吸引和激活巨噬细胞,被激活的巨噬细胞杀菌能力增强是非特异性的,对其他细菌的作用也增强,从而提高呼吸道的免疫功能。

第三节 大气颗粒污染物对人体健康的影响

2015 年中国环境状况公报的资料显示,颗粒物仍是我国大多数城市大气中的首要污染物,在空气质量指数(air quality index,AQI)>50 时,空气质量分指数最大。$PM_{2.5}$ 年均浓度范围为 $11\sim125\mu g/m^3$,平均为 $50\mu g/m^3$(超过国家二级标准 0.43 倍);日均值超标天数占监测天数的比例为 17.5%;达标城市比例为 22.5%。PM_{10} 年均浓度范围为 $24\sim357\mu g/m^3$,平均为 $87\mu g/m^3$(超过国家二级标准 0.24 倍),比 2014 年下降 7.4%;日均值超标天数占监测天数的比例为 12.1%;达标城市比例为 34.6%。我国以可吸入颗粒物(PM_{10})、细颗粒物($PM_{2.5}$)为特征污染物的区域性大气环境问题日益突出。

一、颗粒物的来源、种类

(一)颗粒物的来源

大气中颗粒物按其来源可分为两类:自然来源和人为来源。自然来源是指由于自然因素所产生的颗粒,如火山爆发、森林火灾、风沙尘土、宇宙灰尘、海盐溅溅以及土壤颗粒;人为来源是指由于人类的生产、生活活动所产生的颗粒。在我国,煤炭、液化石油气、煤气、天然气和石油的燃烧构成了大气颗粒物的重要来源。钢铁厂、有色金属冶炼厂、水泥厂和石油化工厂等的工业生产过程也会造成颗粒物的严重污染。公路扬尘、建筑扬尘也是我国一些城市大气中颗粒物的重要来源之一。近年来,机动车排放对城市空气中细颗粒物等污染物的影响凸显,其中$PM_{2.5}$是对我国当前区域性复合大气污染影响最大的污染物。$PM_{2.5}$来源解析明确了我国大气污染治理的主攻方向,也成为监管相关行业污染源排放的重要依据。北京市全年$PM_{2.5}$来源中区域传输贡献约占28%~36%,本地污染排放贡献占64%~72%。在本地污染贡献中,机动车、燃煤、工业生产、扬尘为主要来源。

上海$PM_{2.5}$来源中本地污染排放占64%~84%,区域影响16%~36%;本地排放源中,流动源占29.2%,工业生产28.9%,燃煤13.5%。广州市$PM_{2.5}$的主要来源中工业源占比为32.1%(其中燃煤源占20.6%,工业工艺源占11.5%);其次是机动车尾气源,占比为21.7%;扬尘源占比为10.4%;生活面源、生物质燃烧源和农业面源的占比相当,分别为8.6%、8.2%和7.8%;自然源和其他源占5.1%和6.1%。

(二) 颗粒物的种类

大气颗粒物有固体和液体两种形态。目前对颗粒物尚无统一的分类方法。根据颗粒物的形成特点可分为一次颗粒物和二次颗粒物。一次颗粒物是污染源释放到大气中直接造成污染的颗粒物,如土壤粒子、燃烧烟尘等。二次颗粒物是由大气中某些污染组分(如二氧化硫、氮氧化物、碳氢化合物等)之间,或这些组分与大气中的正常组分(如氧气等)之间通过光化学氧化反应、催化氧化反应或其他化学反应转化生成的颗粒物,如硫酸盐、硝酸盐等。

在实际工作中常使用空气动力学等效直径(Dp)直接表达出颗粒物在空气中的停留时间、沉降速度、进入呼吸道的可能性以及在呼吸道的沉积部位等。在气流中,如果所研究的颗粒物与一个有单位密度的球形颗粒物的空气动力学效应相同,则这个球形颗粒物的直径就定义为所研究颗粒物的Dp。换言之,Dp指密度为$1g/cm^3$且和颗粒具有相同沉降速度的球体直径。动力学直径为$0.001~100\mu m$的颗粒物,由于粒子比气态分子大而比粗尘颗粒小,因而它们不像气态分子那样服从气体分子运动规律,但也不会受地心引力作用而沉降,具有胶体的性质,又称为气溶胶(aerosol)。粒径$\leqslant 2.5\mu m$颗粒称为细颗粒物(fine particulate matter,$PM_{2.5}$)或细粒子(particle matter,$PM_{2.5}$),粒径$\leqslant 0.1\mu m$(100nm)的颗粒物质称为超细颗粒物(ultrafine particle,UFP)。近年来较为关注的纳米颗粒安全性问题,就是属于超细颗粒物的粒径范畴。

根据颗粒物在重力作用下的沉降特性可分为降尘和可吸入颗粒物,粒径$>10\mu m$的颗粒,能较快地沉降,因此称为降尘。粒径$\leqslant 10\mu m$的颗粒可进入人体呼吸道,称为可吸入颗粒物(inhalable particle,IP),因其能长期飘浮在空中,又称为飘尘。对大气中粒径$\leqslant 100\mu m$,包括液体、固体或者液体和固体结合存在的颗粒物统称为总悬浮颗粒物(total suspended particulates,TSP)。

二、颗粒物对人体健康的危害

(一) 生物学特点

1. 颗粒物的粒径　粒径是颗粒物最重要的性质。不同粒径的颗粒物进入人体呼吸道后的沉积部位不同。$>5\mu m$的多沉积在上呼吸道,通过纤毛运动可将这些颗粒物推移至咽部,或被吞咽至胃,或随咳嗽和打喷嚏而排出。$<5\mu m$的颗粒物多沉积在细支气管和肺泡。$2.5\mu m$以下的颗粒物75%在肺泡内沉积,但$<0.4\mu m$的颗粒物可以较自由地出入肺泡并随呼吸排出体外,因此在呼吸道的沉积较少。有时颗粒物的大小在进入呼吸道的过程中会发生改变,吸水性的物质可在深部呼吸道温暖、湿润的空气中吸收水分而变大。

颗粒物的粒径不同,其有害物质的含量也有所不同。研究发现,60%~90%的有害物质存在于PM_{10}中。一些元素如Pb、Cd、Ni、Mn、V、Br、Zn以及多环芳烃等主要附着在$2\mu m$以下的颗粒物上。$PM_{2.5}$粒径小,具有较大的比表面积,为大气中的化学反应提供了良好的反应床,使气态物质进一步氧化生成更多的细颗粒物。同时细颗粒物也可作为其他污染物的载体,吸附空气中有毒重金属、酸性氧化物、有机污染物、细菌和病毒等多种化学组分随呼吸进入人体,并能使毒性物质有更高的反应和溶解速度,这些物质一旦进入到肺泡,可直接影响肺的通气功能,使机体容易处在缺氧状态,并吸附在肺泡壁上很难掉落,这种吸附往往是不可逆转的。

另外,气溶胶颗粒因具有胶体性质,特别是粒径在$0.1~1\mu m$的颗粒物对可见光有很强的散射作用,是造成大气能见度降低的主要原因。此外,气溶胶颗粒在气体介质中作布朗运动,不因重力作用而沉降,在大气动力作用下能够迁移到很远的地方,因此可波及很大区域。

对大气颗粒污染物中超细颗粒物的多项研究结果显示,超细颗粒物具有特殊生物作用机制,不仅在肺组织中的沉积效率很高,而且可以直接作用于心脏,同时增加血黏度或血的凝固能力,导致心血管疾病的发生。有关研究结果显示,超细颗粒物的大小与较大蛋白质的尺寸相当,提示超细颗粒物可能容易侵入人体和其他生物的自然防御系统,进入细胞并影响细胞的功能。由于超细颗粒物出现的一些特殊的物理化学性质,可以预测即使化学组成相同,纳米尺寸污染物的生物毒性可能不同于微米尺寸以上的污染物。超细颗粒物的上述特性提示我们,随着纳米工业的发展,与大气超细颗粒物相同尺寸的工业纳米颗粒对环境的污染及其危害应该引起高度重视。

2. 颗粒物的成分 颗粒物的化学成分十分复杂,而且变动很大,可分为有机和无机两大类。颗粒物的毒性与其化学成分密切相关。颗粒物上还可吸附细菌、病毒等病原微生物。

颗粒物的无机成分主要包括元素及其他无机化合物,如金属、金属氧化物、无机离子等。一般来说,自然来源的颗粒物(例如地壳风化和火山爆发等)所含无机成分较多。此外,不同来源的颗粒物表面所含的元素不同。来自土壤的颗粒主要含Si、Al、Fe等;燃煤颗粒主要含Si、Al、S、Se、F、As等;燃油颗粒主要含Si、Pb、S、V、Ni等;汽车尾气颗粒主要含Pb、Br、Ba等;冶金工业排放的颗粒物主要含Mn、Al、Fe等。

颗粒物的有机成分包括碳氢化合物、羟基化合物、有机金属化合物、有机卤素以及含氮、含氧、含硫有机物等。来自煤和石油燃料的燃烧,以及焦化、石油等工业的颗粒物,其有机成分含量较高。有机成分中以多环芳烃最受关注,研究发现颗粒物中能检出多种硝基多环芳烃,它们可能是大气中的多环芳烃和氮氧化物反应生成的,也可能是在燃烧过程中直接生成的。

颗粒物可作为其他污染物如SO_2、NO_x、酸雾和甲醛等的载体,这些有毒物质都可以吸附在颗粒物上进入肺脏深部,加重对肺的损害。颗粒物上的一些金属成分还有催化作用,可以使大气中的其他污染物转化为毒性更大的二次污染物。例如,SO_2转化为SO_3,亚硫酸盐转化为硫酸盐。此外,颗粒物上的多种化学成分还可以有联合毒作用。

(二)对健康的影响

颗粒物进入呼吸道后,由于粒径不同,沉积部位不同。颗粒物本身含有多种有毒有害物质,又是其他污染物的载体,所以颗粒物对人的危害是多方面的,有的可呈现全身毒性,有的仅出现局部刺激症状。

据WHO《空气质量准则》估计,如果将目前许多发展中城市常见的年平均每立方米颗粒物质浓度（PM_{10}）从 $70\mu g/m^3$ 降到 WHO 的指导水平 $20\mu g/m^3$，则可使与空气污染有关的死亡减少约 15%。然而，即使在欧盟，就算其中许多城市的颗粒物质浓度符合指导水平，据估计因暴露于人类活动产生的颗粒物质，平均期望寿命仍会减少 8.6 个月。随着颗粒物健康危害证据的积累，近年来越来越多的国家在空气质量标准中都增加和修订了 $PM_{2.5}$ 指标。

1. 颗粒物引起相关疾病发病率和死亡率上升　大量的颗粒物进入肺部对局部组织有堵塞作用，可使局部支气管的通气功能下降，细支气管和肺泡的换气功能丧失。吸附有害气体的颗粒物可以刺激或腐蚀肺泡壁，长期作用可使呼吸道防御功能受到损害，发生支气管炎、肺气肿和支气管哮喘等。

$PM_{2.5}$ 对健康的影响更加令人关注。相关研究结果显示，$PM_{2.5}$ 主要对呼吸系统和心血管系统造成伤害。进入肺泡的 $PM_{2.5}$ 可迅速被吸收，不经过肝脏解毒直接进入血液循环分布到全身。如果颗粒物吸附的有害物质得以释放，对人体健康的伤害更大。长期生活在 $PM_{2.5}$ 浓度较高的空气中，可能引发心脏病、肺病、呼吸道疾病，降低肺功能等。会增加肺癌发生率和死亡率以及其他心肺病的危险。因此，对于老人、儿童和已患心肺病者等敏感人群，危害性将更大。国内外越来越多的流行病学资料表明，长期暴露于大气可吸入颗粒物，尤其是 $PM_{2.5}$ 可导致心肺系统的患病率、死亡率及人群总死亡率升高。美国国家环境卫生研究院和美国环境保护局对美国 1150 万登记注册医疗保险的人群进行了调查，历时 4 年的研究结果显示，65 岁以上的人群中，如果短期暴露在空气细颗粒物中，罹患心血管和呼吸道疾病的风险呈显著增长；导致心力衰竭等心血管疾病和呼吸系统疾病住院人数增加。北京市大气 $PM_{2.5}$ 浓度的升高与人群心血管疾病发病危险性和急诊率的增加有关。沈阳市和广州市的研究发现，$PM_{2.5}$ 污染与人群总死亡率、呼吸系统疾病及心血管系统疾病死亡率均呈正相关，在 65 岁以上的老年人群和女性人群中更为明显。

多项研究显示，居民长期居住在颗粒物污染严重的地区，可出现肺活量降低、呼气时间延长，对感染的抵抗力下降，居民的呼吸道疾病的患病率及呼吸道疾病有关症状如咳嗽、咳痰、气急的发生率增加。相关的队列研究显示，长期暴露于大气颗粒物是人群呼吸道疾病发生的危险因素，在儿童和呼吸系统疾病患者等易感人群中更为明显。北京市对近 6000 名儿童呼吸系统症状和疾病与大气污染的关系进行研究后发现，污染严重地区儿童的各种呼吸系统疾病和症状的发生率均显著高于大气质量较好的对照区。成人期暴露可促进慢性阻塞性肺疾病的发生和进展，导致其发病和死亡率增加。

含有细菌、病毒、真菌等微生物的气溶胶形成生物气溶胶颗粒物，它有别于其他来源的气溶胶，除具有一般气溶胶的危害外，还能引起疾病的传播流行，在呼吸系统传染病的传播中具有重要意义。产生的影响主要有：①传播疾病：如人类与动物的共患病类鼻疽就与携带假单胞菌的气溶胶有关，发现此种疾病的国家已超过 30 个。危害性极强的埃博拉病毒经呼吸道飞沫传染，也属于生物气溶胶传播。②引发过敏性疾病：据美国的调查发现，室内生物气溶胶是造成过敏性鼻炎及哮喘的主凶，大约 3%~5% 的人群有此症状。而对大多数澳洲人来说，生物气溶胶导致的哮喘是影响健康的主要问题。近年来，其患病率及死亡率较过去十年高出很多，且明显分布在大都市及其近郊。另外，气溶胶还会引发过敏性鼻炎，导致混合性鼻塞、鼻痒及鼻分泌物过多。

2. 颗粒物的致癌作用　国内外的大量研究表明，大气颗粒污染物的有机提取物具有致突变性，且以移码突变为主；还可引起多种细胞的染色体畸变、姐妹染色单体交换以及微核率增高、诱发程序外 DNA 合成，甚至导致细胞发生恶性转化。一些研究表明，大气颗粒污染物的无机提取物也有遗传毒性。颗粒物中含有多种致癌物和促癌物。采用不同染毒方式（皮肤涂抹、皮下注射、气管内注入、吸入染毒）进行的研究发现，颗粒物提取物可在大鼠、小鼠诱发皮下肉瘤、皮肤癌以及肺癌等。颗粒物的致癌活性与其多环芳烃含量有关，流行病学研究表明，城市大气颗粒污染物中的多环芳烃含量与居民肺癌发病率和死亡率存在相关关系。

3. 颗粒物对健康的其他影响 颗粒物能吸收和散射太阳辐射，以致减少太阳辐射尤其是紫外线的辐射强度。因此，在大气污染严重地区，儿童佝偻病发病率增加，一些呼吸道传染病发病率增高。

近年来采用时间序列分析方法的一些研究发现，大气颗粒物污染对人群死亡率有影响。大气 $PM_{2.5}$、PM_{10} 浓度每增加 $10\mu g/m^3$，引起总死亡率增加的 RR 分别为 1.07~1.14 和 1.10。美国的研究表明，大气 PM_{10} 浓度每增加 $10\mu g/m^3$，人群总死亡率上升 0.5%，65 岁以上人群因 COPD 和心血管疾病的入院率分别增加 1.5% 和 1.1%。

三、防控措施

（一）控制污染

1. 改善我国以燃煤为主的能源结构，发展水电、风能、太阳能、核能等清洁能源。

2. 改革生产工艺，采用新型的除尘设备，倡导清洁生产的理念。

3. 重视细颗粒物和超细颗粒物的污染问题。传统的除尘器捕集<$1\mu m$ 的粒子的效率是很低的。在目前常规的除尘方法中，采用惯性、旋风方法，对于细颗粒物的脱除效率仅在 20%~40%。对细颗粒物脱除比较有效的是电除尘、文丘里除尘器和袋式除尘器。

对燃煤烟气中细颗粒物和超细颗粒物的控制，目前国内外尚无成熟的技术，因此开发实用的燃煤烟气中细颗粒物和超细颗粒物脱除技术，是国内外正待加强研究的课题，我国作为燃煤大国，则更显紧迫。

4. 采取有效措施控制汽车尾气排放。

5. 发展集中供暖，提高能源使用效率。

（二）加强监测

加强环境监测和人群健康监测，掌握大气颗粒物，尤其是细颗粒物的污染状况，进一步关注细颗粒物和超细颗粒物的健康危害，不断完善我国大气颗粒物环境质量标准。

（三）加强绿化

植物对颗粒物的阻挡和吸附作用，能有效降低大气中的颗粒物含量，对改善空气质量十分有效。

第四节 大气气态污染物对人体健康的影响

一、二氧化硫

（一）来源

二氧化硫是大气中最常见的污染物，一切含硫燃料的燃烧都能产生二氧化硫（sulfur dioxide，SO_2）。大气中的 SO_2 约70%来自火力发电厂等的燃煤污染，约26%来自有色金属冶炼、钢铁、化工、炼油和硫酸厂等生产过程，其他来源仅占4%左右。小型取暖锅炉和生活炉灶是地面低空 SO_2 污染的主要来源。我国大气中87%的二氧化硫来自烧煤。我国煤炭中含硫量较高,西南地区尤甚,一般都在 1%~2%,有的高达 6%。这是导致西南地区酸雨污染历时最久、危害最大的主要原因。

SO_2 在大气中可被氧化成 SO_3,再溶于水汽中形成硫酸雾。SO_2 还可先溶于水汽中生成亚硫酸雾然后再氧化成硫酸雾。硫酸雾是 SO_2 的二次污染物,对呼吸道的附着和刺激作用更强。硫酸雾等可凝成大颗粒,形成酸雨。

2015 年中国环境状况公报资料表明,SO_2 年均浓度范围 $3 \sim 87\mu g/m^3$,平均为 $25\mu g/m^3$(达到国家二级标准)。2015 年酸雨频率平均为 14.0%,出现酸雨的城市比例为 40.4%,酸雨总体类型仍为硫酸型。

(二)对健康的影响

1. 刺激作用　SO_2 具有很强的刺激作用,对眼结膜和鼻咽部黏膜产生刺激作用。

2. 对呼吸系统的影响　SO_2 是水溶性刺激性气体,易被上呼吸道和支气管黏膜的富水性黏液所吸收,造成局部损伤,SO_2 急性中毒时可因此而导致窒息死亡。SO_2 主要作用于上呼吸道和支气管以上的气道,可刺激呼吸道平滑肌内的末梢神经感受器,使气管或支气管收缩,气道阻力和分泌物增加。因此,人体长期吸入含较高浓度 SO_2 的空气可引发 COPD。当空气中 SO_2 浓度达到 $10mg/m^3$ 以上时可闻到刺鼻的硫臭味。个体对 SO_2 的耐受能力差异较大,敏感个体吸入含 $3mg/m^3$ 的 SO_2 空气即可出现呼吸道阻力增加。通常,哮喘患者对 SO_2 比较敏感。空气中 SO_2 浓度达 $300mg/m^3$ 以上时,可导致较严重的健康危害,甚至发生声门水肿或肺水肿以及呼吸道麻痹,造成死亡。

3. 协同作用　吸附 SO_2 的细颗粒物进入深部呼吸道,可因协同作用导致更加严重的健康损害。伦敦烟雾事件是 SO_2 和颗粒物协同作用的典型实例。

估算结果显示,若大气中二氧化硫浓度每增加 1 倍,则总死亡率增加 11%;若总悬浮颗粒物浓度每增加 1 倍,则总死亡率增加 4%。对致死原因所作的分析表明,总悬浮颗粒物浓度增加 1 倍,则慢性阻塞性呼吸道疾病死亡率增加 38%、肺心病死亡率增加 8%。1992 年,研究人员对沈阳大气污染与每日死亡率的关系做了研究,结果表明,二氧化硫和总悬浮颗粒物浓度每增加 $100\mu g/m^3$,总死亡率分别增加 2.4% 和 1.7%。

SO_2 和苯并(a)芘的联合作用研究显示,SO_2 在苯并(a)芘致肺癌过程中具有一定的促癌作用。

4. 其他作用　SO_2 可降低机体对感染的抵抗力,损害巨噬细胞参与的杀菌过程。SO_2 吸收后能与维生素 B_1 结合,影响正常情况下维生素 B_1 和维生素 C 结合,使体内维生素 C 平衡失调。

(三)防控措施

1. 减少排放　提倡使用低硫煤,推广排烟脱硫、燃料脱硫等 SO_2 污染防治技术;淘汰落后的生产工艺,实施密闭化生产工艺,有效减少 SO_2 的排放量。

2. 加强监督管理　加强环境 SO_2 的日常监测工作,特别是"两控区"的监测工作不能松懈。

二、氮氧化物

(一)来源

大气中的氮氧化物(nitrogen oxides,NO_x)主要指二氧化氮(nitrogen dioxide,NO_2)和一氧

化氮(nitrogen monoxide,NO)。大气中的氮受雷电或高温作用,易合成 NO_x。火山爆发、森林火灾以及土壤微生物分解含氮有机物都会向环境释放 NO_x。人类活动排放的 NO_x,主要来自各种矿物燃料的燃烧过程和汽车尾气。火力发电、石油化工以及硝酸、氮肥、炸药、染料等生产过程排出的废气也是大气中 NO_x 的重要来源。随着机动车数量的增加,我国一些大城市的大气 NO_x 污染水平呈明显的上升趋势。NO_x 是光化学烟雾形成的重要前体物质,与烃类共存时,在强烈的阳光照射下发生光化学反应,可以形成光化学烟雾。洛杉矶烟雾事件是光化学污染的典型例子。

(二)对健康的影响

NO_x 较难溶于水,因此能侵入呼吸道深部细支气管和肺部,并缓慢地溶于肺泡表面的水分中,形成亚硝酸、硝酸,对肺组织产生强烈的刺激和腐蚀作用,引起肺水肿。形成的亚硝酸盐进入血液后,与血红蛋白结合生成高铁血红蛋白,引起组织缺氧。NO_2 的毒性比 NO 高 4~5 倍。一般来说,污染物以 NO_2 为主时,对肺的损害比较明显;污染物以 NO 为主时,对中枢神经损害较明显。

NO_x 引起肺泡表面活性物质的过氧化,是导致肺损伤的重要基础。慢性毒作用主要表现为神经衰弱综合征,个别严重的病例可导致肺部纤维化。此外,NO_2 与支气管哮喘的发病有关,对心、肝、肾以及造血组织等都有一定的影响。

(三)防控措施

1. 控制和减少污染源的 NO_x 排放,尤其要重视汽车尾气的排放。

2. 加强环境监测和预报工作,预防光化学烟雾的形成。

三、多环芳烃

(一)来源

大气中的多环芳烃(polycyclic aromatic hydrocarbons,PAH)主要来源于各种含碳有机物的热解和不完全燃烧,如煤、木柴、烟草、石油产品的燃烧,烹调油烟以及各种有机废物的焚烧等。多环芳烃来源广泛,大气中的大多数多环芳烃吸附在颗粒物表面,尤其是细颗粒物上。危害性较大的是稠环芳烃类,特别是 4~6 环的多环芳烃。

(二)对健康的影响

多环芳烃的健康危害主要是致癌作用。苯并(a)芘是第一个被发现的环境化学致癌物,具有很强的致癌性,故常以其作为多环芳烃的代表。苯并(a)芘占大气中致癌性多环芳烃的 1%~20%。研究表明,一些多环芳烃还有免疫毒性、生殖和发育毒性。

苯并(a)芘需要在体内经代谢活化后才能产生致癌作用。目前认为,苯并(a)芘进入体内后,只有少部分以原形从尿或经胆汁随粪便排出体外。大部分苯并(a)芘被肝、肺细胞微粒体中的 P450 酶系氧化成数十种代谢产物,其中 7,8-环氧化物继续代谢产生 7,8-二氢二醇-9,10 环氧化物,该物质有可能成为终致癌物,与细胞大分子 DNA 的亲核基团发生不可逆的共价结合,启动致癌过程。

空气中苯并(a)芘水平与皮肤癌和肺癌发生密切相关。动物实验结果表明,苯并(a)芘可以诱发皮肤癌和肺癌。流行病学研究也显示,肺癌的死亡率与空气中苯并(a)芘水平呈显著的正相关。美国焦炉工人肺癌高发,与工人暴露于高浓度多环芳烃的作业场所有关。大气中多环芳烃浓度较高的地区,居民中肺癌发生率也较高。我国云南宣威肺癌高发的主要危险因素是燃烧烟煤所致的室内空气苯并(a)芘污染。有研究显示,大气中苯并(a)芘浓度

每增加 $0.1\mu g/100m^3$ 时,肺癌死亡率相应升高 5%。

我国现行环境空气质量标准中对存在于颗粒物(粒径≤10μm)中苯并(a)芘的日平均浓度限值是 $0.0025\mu g/m^3$。

四、一氧化碳

(一)来源

大气中一氧化碳(carbon monoxide,CO)的来源包括自然因素和人为因素两方面。森林火灾、火山爆发等自然因素可引起大气 CO 显著增高。但是,从大气 CO 的污染现状来看,人类的生产生活活动是 CO 更为重要的污染来源。主要来源于机动车尾气、炼钢、炼铁、焦炉,煤气发生站、采暖锅炉、民用炉灶、固体废弃物焚烧排出的废气是含碳物质不完全燃烧的产物。CO 是排放量最大的大气污染物,据估计,全球每年人为排放 CO 总量为 3 亿~4 亿吨,其中 1/2 以上来自汽车废气。近年来,随着我国一些大城市机动车数量的急剧增加,机动车尾气排放的 CO 对大气 CO 污染的分担率明显增加。

(二)对健康的影响

CO 对健康的危害通常发生在局部地区 CO 浓度增高的情况下,如特殊的作业环境、因取暖不当造成室内 CO 浓度过高等。CO 很容易通过肺泡、毛细血管以及胎盘屏障。吸收入血以后,80%~90%的 CO 与血红蛋白结合形成碳氧血红蛋白(carboxyhaemoglobin,COHb)。CO 与血红蛋白的亲和力比氧大 200~250 倍,形成 COHb 后其解离速度比氧合血红蛋白慢 3600 倍,从而影响血液的携氧能力。同时,COHb 还影响氧合血红蛋白的解离,阻碍氧的释放,加重组织缺氧。正常人的 COHb 饱和度为 0.4%~2.0%,贫血者略高。

急性 CO 中毒以神经系统症状为主,其严重程度与血中 COHb 含量呈现出明显的剂量-反应关系。吸入的 CO 浓度越高,COHb 的饱和度也越高,达到饱和时间就越短。COHb 饱和度>50%时,将会出现意识不清、休克,甚至死亡。

长期接触低浓度 CO 对健康的影响主要表现在以下方面:①对心血管系统的影响:当血液中碳氧血红蛋白的饱和度为 8%时,静脉血氧张力降低,从而引起心肌摄取氧量减少和促使某些细胞内氧化酶系统停止活动。当血中碳氧血红蛋白达 15%时,能促使大血管内膜对胆固醇的摄入量增加并促进胆固醇沉积,加重原有动脉硬化,从而影响心肌功能。流行病学研究发现,CO 暴露与人群心血管疾病的发病率和死亡率增加有关。低浓度 CO 暴露还可诱发冠心病患者出现心律不齐、心电图异常等。②对神经系统的影响:脑组织对 CO 的吸收能力明显高于心、肺、肝、肾等,一氧化碳进入人体后,大脑皮层和苍白球受害最为严重。缺氧还会引起细胞呼吸内窒息,发生软化和坏死,出现视野缩小、听力丧失等;轻者也会出现头痛、头晕、记忆力降低等神经衰弱综合征,并兼有心前区紧迫感和针刺样疼痛。③造成低氧血症,出现红细胞、血红蛋白等代偿性增加,其症状与缺氧引起的病理变化相似。④妊娠妇女吸烟可引起胎儿血中 COHb 浓度上升至 2%~10%,导致低体重儿、围生期死亡增高以及婴幼儿的神经行为障碍。

(三)防控措施

1. 改进城市交通运输工具,减少机动车尾气排放,积极推行机动车尾气达标上路的政策。

2. 改革工业生产工艺,提倡区域性集中供暖,改进燃煤设备,提高燃料燃烧效率,推广使用天然气,降低一氧化碳的排放。

3. 扩大绿地面积,提高大气自净能力。

第五节　机动车尾气对人体健康的影响

目前,全世界的汽车保有量已超过 6 亿多辆。2012 年底中国的汽车保有量已超过 1.2 亿辆,以每年 10% 以上的速度增加。随着汽车保有量的增加,以汽车尾气为主的机动车尾气污染已成为国内外大气污染的主要污染源。

美国 50% 以上的大气污染由汽车尾气造成。目前我国汽车使用量和工业发达国家相比要小些,但由于缺乏有效的防治净化排放污染物的措施,排放污染形势严峻,排放污染水平是日本的 10~20 倍,美国的 1~8 倍。另外,我国城市街道面积约为国外的 1/5,行驶车辆中货车和大客车的比例约为国外的 2~3 倍。因此,汽车尾气对城市大气污染超过了国外的程度,已成为我国大城市大气环境污染公害之一,城市大气污染正从煤烟型转向机动车尾气型。

一、机动车尾气的产生与组成

世界上使用最广泛的汽车是以内燃机为动力。汽车废气中主要含有 150~200 种不同的化合物,其主要有害成分包括:未燃烧或燃烧不完全的碳氢化合物、氮氧化物、一氧化碳、二氧化碳、二氧化硫、硫化氢以及微量的醛、酚、过氧化物、有机酸和含铅、磷汽油所形成的铅、磷污染等。其中对人危害较大的有一氧化碳、碳氢化合物、氮氧化物、铅的化合物及颗粒物,其中以一氧化碳和氮氧化合物排放量最大,有害气体扩散到大气中造成大气污染。另外,碳氢化合物和氮氧化物在强烈阳光照射下,会产生光化学烟雾,严重影响大气质量。

机动车保有量的高速增长是导致城市机动车污染加重的直接原因。近年的城市环境空气质量监测结果显示,北京、上海、广州等大城市大气污染物中机动车排放的一氧化碳、碳氢化合物、氮氧化物、细颗粒物所占平均比例分别为 80%、75%、68% 和 50%,已成为这些城市空气污染的第一大污染源。截至 2016 年底,全国机动车保有量达 2.9 亿辆。汽车占机动车的比率持续提高,近 5 年占比从 50.39% 提高到 65.97%。由于中国机动车污染控制水平较低,同比排放量较欧美等发达国家高几倍到十几倍,机动车带来的污染已经成为城市空气污染中的主要矛盾,极大影响了城市环境空气质量。

二、光化学烟雾

排入大气中的碳氢化合物(HC)和氮氧化物(NO_x)等一次污染物在阳光中紫外线照射下发生光化学反应生成一些氧化性很强的 O_3、醛类、过氧乙酰硝酸酯(PAN)等二次污染物。通常把参与光化学反应过程的一次污染物和二次污染物的混合物所形成的烟雾,称为光化学烟雾(photochemical smog)。光化学烟雾的特征是烟雾呈蓝色,具有强氧化性。20 世纪 40 年代,美国洛杉矶首次出现了光化学烟雾;50 年代以来,光化学烟雾污染事件在美国其他城市和世界各地相继出现,如日本的东京、大阪,英国的伦敦以及澳大利亚、德国等的大城市。近年来,我国不少大城市的交通枢纽地区已出现了发生光化学烟雾的先兆。

(一) 光化学烟雾的形成

洛杉矶光化学烟雾事件发生后,不少学者对洛杉矶污染大气成分的变化规律进行了实际测定和人工模拟实验,以研究光化学烟雾形成的机制。20 世纪 50 年代初,美国加州大学的 Haggen Smit 初次提出了有关光化学烟雾形成的机制,认为洛杉矶光化学烟雾是由汽车排放尾气中的氮氧化物(NO_x)和碳氢化合物(HC)在强太阳光作用下,发生光化学反应而形成的;确定空气中的刺激性气体为臭氧。臭氧浓度升高是光化学烟雾污染的标志。WHO 和美国、日本等许多国家均把臭氧或光化学氧化剂(O_3、NO_2、PAN 等)的水平作为判断大气质量的标准之一,并据此来发布光化学烟雾的警报。

汽车尾气是形成光化学烟雾的主要污染物,因此,可以预料在某种程度上污染水平应当与交通量有关。经调查发现,在洛杉矶市 1965 年 7 月 19 日一天之内,某些一次及二次污染物的浓度变化与交通量和日照等气象条件有密切联系。CO 和 NO 的浓度最大值出现在上午 7 时左右,即一天中车辆来往最频繁时刻,碳氢化合物的浓度也有类似的变化。NO_2 的峰值要比 NO、CO 的峰值推迟 3 小时,而 O_3 峰值推迟 5 小时出现,同时 NO 和 CO 的浓度随之相应降低。说明 NO_2 和 O_3 并非一次污染物,而是日光照射下光化学作用产生的二次污染物。傍晚车辆虽然也较频繁,但由于阳光太弱,NO_2 和 O_3 值不出现明显峰值,不足以发生光化学反应而生成烟雾。

实际光化学烟雾的形成反应要比模拟实验中的反应复杂得多。仅汽车尾气排放出的碳氢化合物就有一百多种,每一种都有一系列链式反应,其反应总数是惊人的。据报道,已研究过的反应达 300 个以上。但通过光化学烟雾模拟实验,已经初步明确在碳氢化合物和氮氧化物相互作用方面主要有以下基本反应:

1. NO_2 的光解是光化学烟雾形成的主要起始反应,并生成 O_3:

$$NO_2 + h\nu \rightarrow NO + O \tag{1}$$

$$O + O_2 + M \rightarrow O_3 + M \tag{2}$$

$$O_3 + NO \rightarrow NO_2 + O_2 \tag{3}$$

该过程所产生的 O_3 要消耗在 NO 的氧化上而无剩余,所以要产生光化学烟雾必须有碳氢化合物存在。

2. 碳氢化合物(HC)被·OH、O 和 O_3 氧化,产生醛、酮、醇、酸等产物以及中间产物 RO_2·、HO_2·、RC·O 等重要的自由基:

$$RH + O \rightarrow RO_2· \tag{4}$$

$$RH + O_3 \rightarrow RO_2· + O \tag{5}$$

$$RH + ·OH \rightarrow RO_2· + H_2O \tag{6}$$

RCHO 与·OH 反应如下:

$$RCHO + ·OH \rightarrow RC·O(酰基) + H_2O$$

$$RC·O + O_2 \rightarrow RC(O)O_2·(过氧酰基)$$

丙烯的氧化反应为:

$$CH_3CH=CH_2 \begin{cases} \xrightarrow{O} ·CH_3CH_2CHO \ 和CH_3CH_2· + ·CHO \\ \xrightarrow{O_3} CH_3·CHOO· + HCHO \\ \xrightarrow{·OH} CH_3CH(OH)CH_2· \longrightarrow CH_3CH(OH)CH_2O_2· \end{cases}$$

3. 过氧自由基引起 NO 向 NO_2 转化,并导致 O_3 和 PAN 等氧化剂的生成(自由基传递形成稳定的最终产物,使自由基消除而终止反应):

$$RO_2· + NO \rightarrow NO_2 + RO·(RO_2· 包括 HO_2·) \tag{7}$$

$$\cdot OH + NO \rightarrow HNO_2 \quad\quad\quad (8)$$

$$\cdot OH + NO_2 \rightarrow HNO_3 \quad\quad\quad (9)$$

$$RC(O)O_2 \cdot + NO_2 \rightarrow RC(O)O_2NO_2 \quad\quad\quad (10)$$

由于反应(7)使 NO 快速氧化成 NO_2，从而加速 NO_2 光解，使二次产物 O_3 净增。同时 $RO_2 \cdot$（如丙烯与 O_3 反应生成的双自由基 $CH_3C \cdot HOO \cdot$）与 O_2 和 NO_2 相继反应产生过氧乙酰硝酸酯(PAN)类物质。

$$CH_3C \cdot HOO \cdot + O_2 \rightarrow CH_3C(O)OO \cdot + \cdot OH$$

$$CH_3C(O)OO \cdot + NO_2 \rightarrow CH_3C(O)OONO_2(PAN)$$

随着对光化学烟雾形成机制认识的深入，近几年来有人提出了涉及上百个反应、数十种化学物质的机制，如特定光化学机制和归纳化学机制等。1990 年 McKeen 等人发现在美国东部的 O_3 区域中涉及 35 个化学物种、93 个化学反应(其中 15 个为光化学反应)，用三维中度气象欧拉模式进行模拟和预测，获得了在 60km×60km 和 1800m 高度以下范围内非甲烷烃和 NO_x 生成的 O_3 浓度分布及迁移变化的结果，为今后进一步研究 O_3 的形成条件、分布规律和浓度预测打下了模式模拟的基础。

应当指出，大气中含有碳氢化物和氮氧化物是产生光化学烟雾的必要条件，而有机物的反应活性对光化学烟雾的形成有很大的影响。有机化合物的反应活性大致顺序为：有内双键的烯烃>二烷基或三烷基芳烃和外双键烯烃>乙烯>单烷基芳烃>C5 和 C5 以上烷烃>C2~C5 烷烃。另外，氮氧化物和碳氢化合物的初始浓度大小，可影响 O_3 的生成量和生成速率。当 C_{MNHC}/C_{NO_x} 高时，NO_x 少，O_3 的生成受 NO_x 量的限制，因此 NO_x 对 O_3 生成非常灵敏；当 C_{MNHC}/C_{NO_x} 低时，O_3 的生成不受 NO_x 量的限制，而受制于光照时间和 O_3 的形成速率。可见，大气中 C_{MNHC}/C_{NO_x} 值对于 O_3 的生成量，即在大气环境中对 O_3 的浓度有控制作用。

自 20 世纪 50 年代至今，对光化学烟雾的发生源、发生条件、反应机制及模型、对生物体的毒性、监测和控制等方面，开展了大量的工作，并取得了较好的效果。

由于光化学烟雾的频繁发生及其所造成的危害，如何控制其形成已成为引人注目的研究课题。最好的方案当然是控制碳氢化合物、氮氧化物及 CO 的排放；另一方案是在大气中喷洒控制自由基形成的阻化剂，以清除自由基，使链式反应终止。这类研究目前主要停留在实验室阶段，是否可以实际应用还有争议。光化学烟雾的形成条件是大气中有氮氧化物和碳氢化合物存在，大气湿度较低，而且有强的阳光照射。这样在大气中就会发生一系列复杂的反应，生成一些二次污染物，如 O_3、醛、PAN、H_2O_2 等。光化学烟雾一般发生在大气湿度较低、气温为 24~32℃ 的夏秋季晴天，污染高峰出现在中午或稍后。光化学烟雾是一种循环过程，白天生成，傍晚消失。

据 2005 年欧洲航天局公布的卫星图像显示，北京及与之毗邻的东北是世界上二氧化氮污染最严重地区，这些二氧化氮来自几乎未经过滤的汽车尾气。北京市近几年 NO_x 浓度稳步上升的趋势非常明显。据统计，中国的 NOx 水平最近 10 年上升了 50%。北京、上海等大城市的空气污染已经由煤烟型污染转变为机动车尾气型污染。如果不采取措施，机动车带来的污染问题将会进一步显现和恶化。

（二）对健康的影响

光化学烟雾的强氧化性使其具有强烈的刺激性，造成居民发生眼、鼻、咽喉及呼吸道的刺激症状，表现为眼结膜充血、流泪、眼痛、喉痛、喘息、咳嗽，甚至呼吸困难，严重时对患有心血管系统、呼吸系统慢性疾病的人可引起旧病复发。其刺激物浓度的高峰在中午或午后；污染区域往往在污染的下风向几十至几百 km 处。光化学烟雾中所含的臭氧、PAN、甲醛等物质,使其表现出一定的致突变、致敏作用,相关结果还有待在人群中进一步证实。

三、铅

现代工业的发展,已使大气铅污染遍及全球,而且日益严重。全球大气铅污染状况显示,机动车废气是最严重的铅污染源,据估计,有 98% 的大气铅污染是由含铅汽油带来的。机动车废气中的烷基铅主要来自汽油添加剂,20 世纪 20 年代车用汽油就开始用四乙基铅作为防爆剂,四乙基铅的毒性比无机铅大 100 倍。监测结果表明,机动车尾气中 50% 的铅降落在公路两侧数百米的范围内,其余部分则以极细的颗粒形态向远处扩散。汽车行驶中,汽油中的四乙基铅有 25%~75% 排入空气。因此,已有许多国家禁止或限制添加四乙基铅作为汽油防爆剂。我国已于 2000 年开始使用无铅汽油,相应的四乙基铅已被甲基叔丁基醚(MTBE)、芳香烃类、三乙基丁醚、三戊基甲醚、羰基锰(MMT)、醇类等一系列新型汽油防爆剂所取代。在我国,无铅汽油是指含铅量在 0.013g/L 以下的汽油。所以说无铅汽油并非铅含量为零的汽油,因此,机动车尾气中仍然含有少量的铅。

四、防控措施

1. 对污染源头采取有效措施,实行新车的环保申报审核制度,控制新车污染排放,不达标车型不准进入市场销售。

2. 大力加强在用车的检查/维护(I/M),推行可操作性强的在用车 I/M 制度,使车辆经常处于良好的技术状态,从而减少污染物排放。

3. 加快车辆废气排放净化器的研制和应用研究,有助于尾气排放达标。

4. 建立和完善科学的尾气监测技术和方法,对机动车尾气排放加强监控力度。

5. 加强人群健康监测,重视儿童铅污染危害的防护措施,特别是慢性低浓度铅暴露(血铅<45μg/L)所引起的亚临床影响,减少机动车尾气的健康危害。监测铅暴露的早期指标是血铅含量,而骨铅能反映长期暴露情况。

第六节　大气污染健康影响的调查与监测

大气污染对健康影响的调查及监测包括查明大气污染来源、污染状况和对居民健康造成的各种危害。

一、污染源调查

通过调查掌握各类大气污染源排放的主要污染物、排放量以及排放特点;对有关单位执行环境保护法规和废气排放标准的情况及废气回收利用和净化的效果进行评价;系统分析相关污染源对大气污染的贡献和对居民健康可能造成的危害。

污染源可分为点源、面源和线源 3 种类型。

(一)点源污染

即开展一个工厂或一座烟囱对周围大气影响的调查,主要调查内容包括:①地理位置及其与周围居住区及公共建筑物的距离;②生产性质、生产规模、投产年份、排放有害物质的车间和工序、生产工艺过程、操作制度和生产设备等;③废气中污染物的种类、排放量、排放方式、排放规律、排放高度；④废气净化处理设备及其效果，废气的回收利用情况；⑤锅炉型号、燃料的品种、产地和用量，燃烧方式，烟囱高度和净化设备等；⑥车间内外无组织排放的情况。

（二）面源污染

即对整个城市或工业区的大气污染源进行调查，主要调查内容包括：①该地区的地形、地理位置和气象条件；②功能分区以及工厂和锅炉烟囱等污染源的分布；③人口密度、建筑密度以及人口构成；④民用燃料种类和用量，炉具的种类和型号，排烟方式，取暖方式等；⑤交通干线分布，机动车种类、流量和使用燃料种类；⑥路面铺设和绿化情况。

（三）线源污染

除上述面源中包括的线源以外，还有许多跨地区的线源，主要调查该线路上交通工具的种类、流量和行驶状态，燃料的种类和燃烧情况，废气的成分等。

以上资料可以通过城建、规划、环保、工业生产、气象、公安和街道办事处等有关部门收集，也可以进行实际调查获得。

二、污染状况调查

（一）采样点的选择

采样点的选择和布置与调查监测的目的和污染源的类型有关。一般有以下几种方式：

1. 点源污染监测　一般以污染源为中心，在其周围不同方位和不同距离的地点设置采样点，主要依据工厂的规模、生产性质、有害物质的排放量和排放高度、当地气象条件和地理环境，并参考烟波扩散范围、污染源与周围住宅的距离和植物生长情况来布置采样点。可选用的布点方式有 3 种。

（1）四周布点：以污染源为中心，划 8 个方位，在不同距离的同心圆上布点，并在更远的距离或其他方位设置对照点。

（2）扇型布点：在污染源常年或季节主导方向的下风侧，划 3~5 个方位，在不同距离上设置采样点，在上风侧适当距离设置对照点。

（3）捕捉烟波布点：随烟波变动的方向，在烟波下方不同距离采样，同时在上风侧适当距离设置对照点。此方法采样点不固定，随烟波方向变动，可以每半天确定一次烟波方向。

2. 面源污染监测　采样点的设置通常有 3 种方法：①按城市功能分区布点，选择具有代表性的地区布点，每个类型的区域内一般设置 2~3 个采样点，应设置清洁对照点；②几何状布点，将整个监测区划分为若干个方形或三角形小格，在交叉点和小格内布点；③根据污染源和人口分布以及城市地形地貌等因素设置采样点。

3. 线源污染监测　针对道路交通污染的采样点，其采样设备采样口离地面的高度应在 2~5m 范围内，距道路边缘距离不得超过 20m。

（二）采样时间

应结合气象条件的变化特征，尽量在污染物出现高、中、低浓度的时间内采集。日平均浓度的测定，每天至少有 12~18 小时的采样时间，这样测定结果能较好地反映大气污染的实际情况。如果条件不容许，每天也至少应采样 3 次，包括大气稳定的夜间、不稳定的中午和中等稳定的早晨或黄昏。如计算年平均浓度，根据污染物不同，每月至少有分布均匀的 5~12 个日均值，每天的采样时间与测定日平均浓度时相同。

一次最大浓度应在污染最严重时采样，即在生产负荷最大，气象条件最不利于污染物扩散时,在污染源的下风侧采样。当风向改变时应停止采样,采样时间一般为 10~20 分钟。

（三）监测指标

对点源进行监测时,选择所排放的主要污染物为监测指标。对一个区域进行监测时,一般应测定 SO_2、PM_{10}、NO_2、CO 和 O_3,还可以加测监测区域内的其他主要污染物。对线源进行监测时,一般应测定 $PM_{2.5}$、NO_2 和 CO。

（四）采样记录

采样时应作好记录,包括采样地点、采样时间、采气量、周围环境,以及天气状况和气象条件(包括采样时的气压和采样点的气温)。

（五）监测结果的分析与评价

1. 分别计算 1 小时平均浓度、日平均浓度和年平均浓度的均值(多计算几何均数)或中位数及标准差或 95% 可信限。

2. 分别比较 1 小时平均浓度、日平均浓度和年平均浓度的最大值和最低值,并计算最大值的超标倍数。

3. 分别计算 1 小时平均浓度和日平均浓度的超标率。

4. 运用统计学方法,比较各地区和各个时期的污染状态。

5. 计算大气环境质量指数,对环境质量进行综合评价,找出主要污染源和主要污染物。

6. 查明影响范围和污染规律。

三、人群健康调查

人群调查的目的在于,探讨当地某些不明原因疾病或可疑症状与大气污染的关系,研究暴露于不同类型的大气污染环境中的人群健康受影响的类型和危害程度,从而对大气质量作进一步的评价。根据不同的调查目的和大气质量资料,制订出具有针对性的调查计划,包括调查内容、现场要求、研究范围、调查对象、研究方法、测定指标、资料整理和分析方法等。

应根据大气调查监测结果及有关资料来选定调查现场。暴露现场的条件应符合调查目的,尽可能避免各种混杂因子,以保证调查结果的准确性,同时也必须重视对照区的选择。必须尽可能查实对照区内不存在排放该污染物的大气污染源,也不宜有来自其他环境介质(水、土等)的同类污染物存在。应了解该地区既往存在的污染源情况,以免某些污染物的慢性有害作用而干扰调查结果。

应选择暴露机会多的人群作为调查对象,甚至可选择老人、儿童等易感人群。应避免职业暴露、服用药物、吸烟和饮酒等嗜好、室内空气污染等混杂因子的干扰。对照人群也必须同样按上述要求严格选定,而且在性别、年龄、居住年限、职业种类、生活居住条件、生活习惯、经济水平等均应大致相同。

如果人群调查研究工作涉及伦理学问题,应该在开展工作前获得所在机构或上级伦理委员会的批准。申请伦理批准时一般需要填写详细的申请书,需具体说明研究目的、研究设计、研究所涉及的伦理学问题(如个人的隐私权等)。在研究中,有时会涉及被研究对象的姓名、年龄、家庭住址等隐私问题,如何保密成为一个重要的伦理学问题。在进行调查时,征得被研究对象的同意也是非常重要的,应该向被研究对象详细说明研究过程及可能的危害(如果有的话),并获得他们的书面同意,即填写知情同意书。

（一）暴露评价

获得大气污染物暴露的手段很多,如通过当地的大气监测数据、问卷调查、直接测量、个体暴露测定以及生物材料监测等。每种方法都有各自的优缺点,因此在人群健康调查研究中常同时采用多种暴露评价方法。

1. **大气监测资料** 大气污染监测在一定程度上能反映出人群的暴露水平,但不一定能很好地反映人实际对空气污染物的暴露情况。研究显示,人对空气颗粒物的实际暴露程度与大气颗粒物,尤其是 $PM_{2.5}$ 的监测结果有很好的相关关系,而气态污染物的实际暴露与大气监测结果之间的关系则不很一致。

2. **调查问卷** 可采用直接询问或被调查者自行填写的方法。直接询问通过面对面的交谈获得研究对象的暴露史。该方法的优点是比较直观、快速地收集到所需信息,缺点是调查费用比较高。自填式问卷的优点是节约费用,缺点是应答率可能比较低,而漏答率较高,可能需要多次返回给被调查者。自填式调查表的设计很重要,应本着简洁、先易后难、敏感问题放在最后面的原则。

3. **个体暴露测定** 近年来该方面的技术手段进步很快。常用徽章式或小管式个体采样器固定在衣领或胸前等靠近鼻孔的部位,以便采集到较确切的吸入空气量和其中所含的污染物浓度。目前用于 SO_2、NO_2、CO、甲醛、可吸入颗粒物等测定的个体采样器已商品化。这些采样器的动力可以是被动式,也可以连接小型抽气泵进行主动式采样。

4. **生物材料监测** 污染物在生物材料中的含量可以反映该污染物被吸收到体内的实际含量,即内暴露水平。在实际工作中可测量不同生物材料(如头发、血液、尿液)中污染物的浓度,污染物在该生物材料中代谢转化物的浓度以及人体与该污染物接触后产生的生物学效应等。不同类型大气污染物的内暴露监测指标见表 16-4。

表 16-4　不同类型大气污染物的内暴露监测指标

污染物	标志物
NOx	血 NO 血红蛋白
SO_2	血 S-SO_3
CO	血碳氧血红蛋白
VOC	呼气中的浓度、尿中代谢产物、血中蛋白加合物和 DNA 加合物
氟	尿氟
铅	血铅

生物材料监测比较客观,具有定量测量的特异性与敏感性,但在实际应用时,应考虑到接触的来源可能是多途径的。该方法的主要缺点是受试者要提供生物标本(采血、采尿),须事先做到知情同意。生物材料监测的质量控制非常重要,应建立标准的采样步骤和质量控制程序等。

(二)健康效应测定

健康效应测定的方法也很多,应注意所选方法或指标尽可能的简便易行,适应现场受检人数多工作量大的特点。

1. **疾病资料** 包括原始资料和二次资料。前者是指为某些特定研究目的而专门收集的资料,如通过调查问卷或医学检查获得的资料,后者是从现存的记录中而得来的资料,包括医院记录、疾病登记、出生缺陷登记、医院出入院患者访问记录、儿童诊所登记等。疾病资

料收集的方法是多种多样的,主要包括:

(1)死亡和发病率资料收集:主要通过查阅死亡登记记录、疾病报告和医院病历记录来获得。

(2)调查问卷:使用调查表来获取信息是大气污染健康影响调查的基本手段。通过调查表可以获取环境暴露的信息、人口学信息、遗传学信息、个体和家庭健康信息及其他一些信息。

调查大气污染对呼吸系统的影响,调查问卷(questionnaire)是最为方便的基本工具。

用于呼吸系统疾病研究的标准调查问卷有多种。最早的标准调查问卷在20世纪60年代开始使用,那时调查的重点疾病是一般人群的慢性支气管炎、肺气肿以及职业人群的肺尘埃沉着症。之后,哮喘引起了人们的普遍关注,调查问卷中涉及哮喘的项目逐渐增多。最近,世界各地变应性鼻炎的患病率普遍上升,问卷中有关上呼吸道疾患的内容也相应增加。早期的问卷中有关呼吸系统疾病危险因素的内容主要集中在吸烟和职业暴露。目前使用的问卷中还包括大气污染、室内空气污染、饮食习惯以及与儿童期健康状况和其他环境有关的问题。表16-5将一些研究呼吸系统疾病的标准调查问卷进行了比较。

表 16-5　研究呼吸系统疾病的标准调查问卷比较

问卷名称	主要适用的疾病	简介
BMRC调查问卷	慢性支气管炎、呼吸困难、哮喘、呼吸道感染以及变应性鼻炎	1960年由英国医学研究委员会(British Medical Research Council,BMRC)发布,是呼吸系统疾病流行病学历史的一个重要里程碑。该问卷在1966年、1976年以及1986年进行了3次修订
ECSC问卷	同上	1962年由欧共体发布的用于煤矿和钢铁工人呼吸系统疾病的调查问卷,其内容是基于BMRC标准调查问卷,补充了一些有关疾病史和职业史的内容。该问卷于1987年进行了修订
ATS-DLD-78调查问卷	同上	由美国胸科学会(American Thoracic Society,ATS)与美国国立心脏、肺脏和血液研究所肺部疾病部(Division of Lung Disease,National Heart,Lung,Blood Institute)于1974年联合研制。该问卷分成人和儿童用两部分,也可由被调查者自行填写完成
IUATLD支气管症状调查问卷	哮喘	1984年由国际防痨与肺病联合会(IUATLD)研制。该问卷通过最佳的症状组合判断哮喘
ECRHS调查问卷	哮喘、变应性鼻炎	1994年由欧共体呼吸健康调查(ECRHS)研制,用于成人哮喘的调查
ISAAC调查问卷	同上	1995年由国际儿童哮喘及过敏性疾病研究协会(International Study of Asthma and Allergies in Childhood,ISAAC)发布。用于儿童哮喘及过敏性疾病的调查。问卷中首次增加了调查哮喘严重程度的问题

2. 体检　针对某一人群的健康检查能获得该人群的有关健康效应信息,体检前要制订方案,统一标准,并要对结果进行认真的核查。对于儿童,体检内容可包括体格发育和智力发育,常用的指标有身高、体重、胸围、智商等。研究大气污染对健康影响时,还常进行肺功

能测定。常用的指标有 FVC、FEV_1、$FEV_1\%$（1秒率，其值等于 FEV_1 与 FVC 的百分比）、PEF、MMEF（最大呼气中段流速）等。

3. 生物材料监测 生物材料监测是评价健康效应的重要手段，考虑到不同监测人员及监测仪器（试剂）之间可能带来的偏差，标准化是十分必要的。进行生物学监测时应考虑监测方法能否被受试人群所接受以及所获资料的准确性和可信性。大气污染对健康影响的研究中可利用的一些生物效应指标见表 16-6。

表 16-6 大气污染物的生物效应指标

生物材料	指标	意义
血液	溶菌酶增高	慢性支气管炎
	II型原胶原氨基端前肽	肺纤维化
	淋巴细胞染色体畸变、姐妹染色单体交换增加	遗传损伤
	嗜酸性细胞、IgE 增加	哮喘、过敏性炎症
呼出气	NO 增加	哮喘、慢性支气管炎
诱导痰	细胞因子、嗜酸性细胞阳离子蛋白（ECP）、硝酸盐和亚硝酸盐增高	哮喘、COPD
支气管肺泡灌洗液	细胞学改变	各种类型的炎症
	组胺酸增高	过敏性炎症
	细胞因子和自由基分泌增加	肺纤维化
肺组织	细胞间质蛋白的 mRNA 增加	肺纤维化
	TNF 的 mRNA 增加	肺纤维化
DNA	*K-ras* 激活	细胞转化
	p53 突变	肿瘤抑制活性减弱

（三）资料统计

可根据卫生统计学和流行病学的方法进行统计分析。根据资料的主要项目按不同地区分类进行统计，比较分析污染区与对照区之间有无显著性差异；要用相关、回归与多因素分析方法找出大气污染程度与居民健康（各项指标和疾病）调查结果之间相关关系；要区别和分清大气污染对居民健康影响的主因和辅因；初步估计是否有危害健康的可能性；为深入探索和提出防治措施打下基础。当前，多因素分析除经典的逐步回归方法以外，常采用条件或非条件 Logistic 回归模型进行多因素分析，测出相关因素。例如大气污染与肺癌、心血管疾病等关系，均可使用此法。在研究大气污染对健康的急性影响时，近些年来许多研究使用时间序列分析方法，把每天的环境监测资料和死亡（或医院住院）资料联系起来，这样就可监测该地区大气污染是否对健康构成危害。随着大数据时代的到来，将有力推动人群队列研究获得数据的价值挖掘，提高环境和健康监测资料的应用价值。

第七节 大气污染的卫生防护

大气污染已成为当今世界各国面临的重要环境问题之一，受到各国政府高度重视。自

20世纪70年代以来,我国政府加强了对环保工作的力度,颁布并采取了一些大气污染政策和措施,收到一定的效果,但从总体来看,环境污染和破坏尚未得到完全控制,特别是我国城市大气污染形势依然十分严峻。全国参加全球大气污染监测的北京、沈阳、西安、上海、广州5个城市的总悬浮颗粒物年平均浓度超过WHO规定标准的3~9倍,5个城市被列入世界最严重的10个污染城市之中。这5个城市在我国属于中等污染。中国已是世界少数大气污染最严重的国家之一,治理任务艰巨。

一个地区的大气污染程度受该地区的能源结构、交通管理、人口密度、气象条件、地形、植被面积等自然因素和社会因素所影响。可见,大气污染的防治具有区域性、整体性和综合性的特点。因此,必须结合国情,制订有效控制大气污染源的方案,坚持"标本兼治"的原则,推行清洁生产的理念,完善相关的法规建设,使大气污染防治工作得以落到实处。只有采取包括技术、管理等多环节的综合措施,才能改变当前工农业生产普遍存在的高投入、高成本、高污染的现象,实现预防大气污染的目标。

一、大气卫生防护的规划和技术措施

(一)规划措施

1. 合理安排工业布局和城镇功能分区　结合城镇规划,全面考虑工业布局;功能分区应统一规划,合理配置;工业区应配置在当地最大频率风向的下风侧;在工业区与生活区之间应设置一定距离的卫生防护带。

2. 加强对居住区内局部污染源的管理　对居住区内饭店的烟囱、公共浴室的烟囱、集中供暖锅炉的烟囱、废品堆放处、垃圾箱、公共厕所等污染源要加强监督管理。

3. 加强绿化　植物具有连续调节气候,阻挡、滤除和吸附灰尘,吸收大气中有害气体、调节二氧化碳和氧气比例等重要功能,是天然的空调器,应将绿地面积作为地区性生态环境建设的主要内容。建立绿化带是成本较低,且行之有效的生物防治措施,在我国应该积极推行。

(二)工艺措施

1. 控制燃煤污染　改革燃煤结构,发展清洁能源;集中供热;改造锅炉;合理选用燃料;原煤脱硫;适当增加烟囱高度。目前我国主要工业品能耗比先进国家高出20%~60%,能源效率仅为34%,比先进国家低10个百分点。我国实施的西气东输工程将在改善中国生态环境方面产生积极作用,每年可供长江三角洲地区100亿 m^3 天然气,可替代900万吨标准煤,每年减少烟尘排放27万吨。

2. 控制机动车尾气污染　通过发动机改进、燃料改进与替代以及采取机内、机外净化措施,从根本上控制废气的排放。

3. 加强工艺措施　改革工艺过程,实行密闭化生产,鼓励生产企业引进新技术;加强生产管理,加大企业环保投入,杜绝和减少跑、冒、滴、漏现象和事故性排放;大力发展综合利用,倡导废物回收利用。最大限度地降低污染物的排放量和毒害程度。

(三)净化措施

针对大气污染物的特性采取积极的净化措施,坚持净化设备与生产企业建设同时设计、同时施工、同时使用的"三同时"方针,减少污染物的排放。

大气颗粒物的控制与电除尘器、袋式除尘器等的普及应用关系很大。在最近15年间,我国火电装机容量增加了4倍多,但火电厂的粉尘排放量仍然能够控制在400万吨/年以下,这也是电除尘器在火电厂的污染治理中发挥的重要作用。有效控制颗粒物特别是微细颗粒物污染,仍然是今后我国城市大气污染防治的重点,其主要技术手段就是普及使用电除尘器、袋式除尘器。

对于不同性质有害气体的控制技术各异,如目前烟气脱硫主要采用湿法,而近年发展的除尘脱硫一体化技术是今后大气污染治理的发展方向,它强调在除尘的同时必须进行脱硫,在烟气排放达标的前提下,实行二氧化硫污染物总量控制。

二、大气环境质量标准

环境质量标准是随着环境问题的产生而出现的,大气环境质量标准的产生也是如此。英国于1863年制定的《碱业法》中对工厂排放的硫酸雾、二氧化碳、氢化氰等大气污染物的排放量作了规定,是世界上第一个制定大气环境质量标准的国家。1963年WHO和世界气象组织(WMO)提出飘尘、二氧化硫、氮氧化物、氧化剂和一氧化碳5种主要大气污染物的环境标准。1997年WHO发布了新的《空气质量准则》(Air Quality Guidelines,AQG),2005年又发布了修订更新版。近年来,很多发达国家和地区根据WHO新的准则成果以及各自的环境空气污染特征和社会经济技术水平等实际情况,对其环境空气质量标准进行了新一轮的修订。

(一) 大气环境质量标准

大气环境质量标准是对大气中污染物或其他物质的最大容许浓度所作的规定。

1. 制定大气环境质量标准的依据和原则 目前,各国在制定大气卫生标准时,一方面考虑本国的大气污染状况,同时也将WHO把大气质量标准定成四级的要求作为基本依据,WHO建议各国应力争以第一级水平作为标准。

第一级:在小于此种浓度和接触时间内,根据现有的知识,不会观察到直接或间接的反应(包括反射或保护性反应)。

第二级:在大于此种浓度和接触时间时,对人感觉器官有刺激,对某些植物有损害或对环境产生其他有害作用。

第三级:在大于此种浓度和接触时间时,可使人的生理功能发生障碍或衰退,引起慢性疾病和缩短寿命。

第四级:在大于此种浓度和接触时间时,可使对污染的敏感者发生急性中毒或死亡。

我国在制定大气环境质量标准时,充分遵循以下原则:

(1)最高浓度限值应低于污染物的急性和慢性毒作用阈,不引起急性或慢性中毒及潜在的远期危害。标准的制定应考虑大气污染物通常是低浓度、长期暴露于人群的特点,以保护包括老、幼、病、弱在内的整个人群的健康安全。

(2)最高浓度限值应低于嗅觉阈及眼睛和上呼吸道的刺激作用阈,对主观感觉无不良影响。

(3)最高浓度限值应低于可以降低大气透明度、影响开窗换气、危害植物生长、腐蚀材料等引起生活卫生条件恶化和对人体健康发生间接危害的阈浓度。

(4)根据现有知识,选择各种阈浓度中的最敏感指标,作为确定基准值的依据。一般情况下,根据物质的特性可依次从以下5个方面选择最敏感指标:①气味;②刺激作用;③毒作用;④气味和毒作用;⑤影响大气透明度。

(5)经济合理、技术可行,使标准能够尽快实施。

2. 制定大气环境质量标准的方法

（1）环境流行病学研究方法：通过现场调查大气污染程度，收集有关居民健康状况、患病率、某些疾病死亡率等调查统计资料，了解大气污染对人群影响的程度。流行病学调查结果能直接反映人体健康的效应，但现场情况复杂，混杂因素很多，常难以得出确切的结果。因此，实际工作中多结合实验研究结果，使结论更加科学合理。

（2）大气中有害物质嗅觉阈和刺激作用阈的测定：在确保安全的条件下，对正常的健康人进行实验后确定。以嗅觉阈测定为例，其测定过程是：选择嗅觉功能正常的健康人进入实验，在实验室内用嗅筒以及其他嗅觉阈测定装置对嗅觉功能正常的健康人做实验后确定。确定最低可嗅浓度、最高不可嗅浓度，如果某一浓度在 3 次中有 2 次被正确判断，该浓度就是此受试者的可嗅浓度。也可应用上述方法进行刺激作用的测定。

（3）卫生毒理学实验：是要通过动物实验来研究环境中有害物质在实验动物体内的转归、毒性效应、毒作用机制以及所呈现的剂量-反应特征，从而探讨该物质对实验动物无害剂量（或浓度），为制定该物质在环境中的卫生学标准提供科学依据。

（4）大气卫生标准的快速计算方法：该类方法可根据有害物质的理化特性、构效关系以及已有的生产环境资料、毒性实验资料等进行初步推算，只能做出粗略判断，不能代替常规的制定方法。

（5）健康危险度评价方法：集合某化学物质的理化特征、毒理学、流行病学等相关研究资料，从毒性鉴定、暴露评定、剂量-反应关系评定、危险性评定等方面开展研究，提出有害物质的可接受水平。

（二）我国的大气环境质量标准

1. 发展历程　新中国成立后，在前苏联《苏联工厂设计卫生标准》的基础上，于 1956 年制定了《工业企业设计暂行卫生标准》。该标准是我国第一部涉及大气环境质量的国家标准，规定了居住区大气中有害物质最高容许浓度 19 项。经试用、修改后于 1962 年正式颁布《工业企业设计卫生标准》。

1979 年，我国对《工业企业设计卫生标准》进行了修订，将居住区大气中有害物质最高容许浓度项目增加到了 34 项。

1982 年，我国提出了《大气环境质量标准》，该标准对总悬浮颗粒物、飘尘、SO_2、NO_x、CO、光化学氧化剂（O_3）制定了浓度限值，且每个污染物的标准均分为三级。

1987 年和 1989 年，我国分别修订了《工业企业设计卫生标准》中大气中铅和飘尘的卫生标准。铅的日平均最高容许浓度修订为 $0.0015mg/m^3$，飘尘改为可吸入颗粒物（PM_{10}），大气中的日平均最高容许浓度修订为 $0.15mg/m^3$。

1996 年，我国对《大气环境质量标准》进行了修订。修订后的标准改称《环境空气质量标准》（GB 3095—1996）。在原有 6 种污染物限值的基础上，增加了二氧化氮、铅、苯并（a）芘、氟化物的浓度限值，并将飘尘改为可吸入颗粒物，光化学氧化剂改为臭氧。

2000 年，我国修订了《环境空气质量标准》（GB 3095—1996），取消了氮氧化物指标，同时对 NO_2 和 O_3 的浓度限值进行了修订。

2002 年，我国修订了《工业企业设计卫生标准》，原标准中涉及的环境卫生标准部分不再进行规定。

2. 中国现行的大气环境质量标准　现行大气环境质量标准是《环境空气质量标准》（GB 3095—2012）。该标准于 2012 年 2 月 29 日发布，2016 年 6 月 1 日起实施。环境空气功能区分为二类:一类区:自然保护区、风景名胜区和其他需要特殊保护的区域;二类区为居住区、商业交通居民混合区、文化区、工业区和农村地区。一类区适用一级浓度限值,二类区适用二级浓度限值。

大气中有害物质的浓度受生产周期、排放方式、气象条件等因素的影响而经常变动,各种有害物质对机体产生的有害作用类型也各不相同。因此,我国《环境空气质量标准》(GB 3095—2012)规定了不同形式的浓度限值,如1小时平均浓度限值、日平均浓度限值、年平均浓度限值等。2015年全国338个地级以上城市全部按照空气质量新标准进行监测。

1小时平均浓度限值是指任何1小时内平均浓度的最高浓度限值。对于能使人或动植物在短期内出现刺激、过敏或中毒等急性危害的物质,都制定了1小时平均浓度限值。这是确保接触者在短期内吸入该物质不至于产生上述任何一种急性危害的上限值。

日平均浓度限值是指任何一天内多次测定的平均浓度的最高容许值。对一些有慢性作用的物质都应制定此值,亦即经过长时间(数月、数年)的持续作用也不致引起最敏感对象发生慢性中毒或蓄积现象以及远期效应的日平均上限值,在任何24小时内均不应超过,以达到防止污染物慢性和潜在性危害的目的。对既能产生急性危害又能产生慢性危害的物质,制定了1小时平均浓度限值和日平均浓度限值。

2005年WHO对原《空气质量准则》进行了修订,其中涉及 PM_{10}、$PM_{2.5}$、O_3、SO_2、NO_2。WHO推荐的空气质量标准比较严格,总体要求明显高于我国。例如,$PM_{2.5}$年平均浓度为 $10\mu g/m^3$,24小时平均浓度为 $25\mu g/m^3$;PM_{10}年平均浓度为 $20\mu g/m^3$,24小时平均浓度为 $50\mu g/m^3$。WHO《空气质量准则》指出,对发展中国家来说,$PM_{2.5}$ 与 PM_{10} 的比值定为0.5有代表性;根据 PM_{10} 的准则值,可修订 $PM_{2.5}$ 的准则值。WHO将年平均暴露浓度 $10\mu g/m^3$ 作为 $PM_{2.5}$ 长期暴露的准则值;这一浓度是美国癌症协会(ACS)研究观察到“对生存率产生显著影响的浓度范围下限”。WHO指出,不论是发达国家还是发展中国家,空气颗粒物及其对公众健康影响的证据都是一致的。

三、大气卫生监督

(一)预防性卫生监督

预防性卫生监督管理是监督尚处在规划设计阶段的卫生问题。卫生部门应与有关部门密切配合,相互协作,反复讨论。要审阅有关设计图纸,收集有关基础资料,以有关的卫生标准为依据,对未来的大气环境质量进行预测,从而对设计方案进行监督,使整个规划符合卫生要求。把污染环境及危害人群健康的一切因素,清除在工程建设项目投入使用之前,同时充分利用对人群健康有益的自然环境因素,保护人民身体健康,是控制疾病的一种投入少、收效大、效果佳的防治手段。

1. 参与规划 在新建城镇或改建旧城镇的规划阶段,必须掌握该城镇的发展规模。除了解功能分区,街道分区,污染源的种类、数量和布局,居住区的位置,人口密度,建筑密度,绿地分布等情况外,还要掌握当地的气象和地形资料。应尽可能取得当地的大气质量资料,必要时可在冬、夏两个季节各进行一次大气监测,同时收集当地居民的人口资料和健康资料,如呼吸系统疾病、心脑血管疾病、肿瘤和出生缺陷等的发病率和死亡率。在日常工作中应建立大气质量和人群健康状况的档案,为日后进行动态观察提供必要的本底资料。

2. 审查图纸 对于拟新建的工厂,应了解厂址选择与居民区的相对方位和距离是否合适;生产中使用的燃料种类和使用量,原料、副产品和产品的种类,工艺过程;烟气中的有害物质成分和浓度,烟气的排放量、排放方式、排放高度;当地气象条件和地形特点;卫生防护距离的设计方案;净化设备效率等。此外,还应审查各项防护措施是否均能有效地落实。对于其他点源,例如垃圾焚烧站、火葬场等,也应按照上述原则予以管理。

对拟新建的交通流量大的线源,要掌握其路线分布、交通运输工具的种类和数量、燃料种类和使用量、沿线两侧建筑物的类型和分布是否有利于废气扩散等。在评价中要尽可能收集沿线的大气质量和人群健康状况的本底资料。

新建居民区的附近,不应有大气污染源和局部的空气污染源。建筑物之间应有适当的间距和绿化面积,有利于净化空气。居住区内的生活炉灶和采暖锅炉,应尽量利用管道煤气和工业余热,以减轻居住区的局部污染。

(二) 经常性卫生监督

根据卫生监督检查程序开展经常性的大气卫生监督工作,充分做好现场检查准备,在现场检查职权、现场检查内容、现场检查要求等方面工作都应严格规范进行。对不符合相关要求者实施行政强制措施程序。

现场监督检测、采样工作程序包括:检测目的;采样工作要求;现场监督检测工作要求;检验结果的公布与处理和用语解释等方面。

1. 环境监测 加强局部污染源的管理,经常检查,尽早清除,应定期进行大气质量监测,积累各种相关资料,进行动态观察。

按照我国环境保护局的规定,北京、上海、天津、重庆、广州、南京、杭州、西安、沈阳、武汉10个重点城市和大连、厦门、珠海3个沿海城市,从1997年6月5日起开展环境空气质量周报工作,对空气污染情况做出预报,并从1998年开始,开展环境空气质量日报工作。所谓空气污染预报(air pollution forecasting),即根据城市污染物排放情况以及第二天的气象条件、大气扩散情况、地理地貌等因素,来预测次日该地区的空气污染程度以及对公众日常活动的影响和危害,并像气象预报一样每天公布,让公众每天在了解天气变化的同时也了解空气质量的状况。所谓预报,一般是对未来24~36小时污染物浓度的定量预报。空气污染预报是指根据气象条件(风、稳定度、降水及天气形势等)和污染源排放情况对某个区域未来的污染浓度及空间分布做出估计。

2. 健康监测 发展以社区为中心的健康信息平台,建立和完善健康档案,内容包括人口统计资料、个人健康记录、出生登记、死亡登记、传染病、慢性病的发病率和患病率、大气污染记录等。

3. 建立危险品档案 建立危险品档案是提高及时、正确处理意外大气污染事件的重要措施之一。一个单位或一个地区的管理部门,对具有潜在危险的化学品都应该严密监督,采取切实可行的措施消除事故隐患。危险品档案的内容包括危险化学品的种类、保有量、存放位置、潜在危险性、防范措施、事故处理预案、信息来源等。

4. 信息与决策 建立和完善各级信息上报网络系统;经常收集国内外卫生、环保的科技信息,定期总结工作经验;针对居民和政府部门进行环保和卫生知识的宣传和普及;及时向政府部门通报监督的情况,以便政府及时做出正确的决策。

(浦跃朴 尹立红)

参 考 文 献

1. 陈学敏,杨克敌.现代环境卫生学.第2版.北京:人民卫生出版社,2008.

2. 杨克敌.环境卫生学.第 8 版.北京：人民卫生出版社,2017.

3. 中华人民共和国环境保护部.2016 中国环境状况公报.2017.

4. You M.Addition of PM2.5 into the National Ambient Air Quality Standards of China and the Contribution to Air Pollution Control：The Case Study of Wuhan,China.SciWorld J,2014,2014：76840.

5. Kuvarega AT,Taru P.Ambiental dust speciation and metal content variation in TSP,PM10 and PM2.5 in urban atmospheric air of Harare(Zimbabwe).Environ Monit Assess,2008,144(1-3)：1-14.

6. Brook RD,Rajagopalan S,Pope CA,et al.Particulate matter air pollution and cardiovascular disease：An update to the scientific statement from the American Heart Association.Circulation,2010,121(21)：2331-2378.

7. Bhatnagar A.Environmental cardiology：studying mechanistic links between pollution and heart disease.Circulation research,2006,99(7)：692-705.

8. Jia X,Hao Y,Guo X.Ultrafine carbon black disturbs heart rate variability in mice.Toxicol Lett,2012,211：274-280.

9. Wu S,Deng F,Huang J,et al.Blood pressure changes and chemical constituents of particulate air pollution：results from the healthy volunteer natural relocation(HVNR)study.Environ Health Perspect,2013,121：66-72.

10. Samet JM,Dominici F,Curriero FC,et al.Fine particulate air pollution and mortality in 20 U.S.cities,1987-1994.N Engl J Med,2000,343：1742-1749.

11. 王少利,郭新彪,张金良.北京市大气污染对学龄儿童呼吸系统疾病和症状的影响.环境与健康杂志,2004,21：41-44.

12. Rich DQ,Liu K,Zhang J.Differences in birth weight associated with the 2008 Beijing Olympics air pollution reduction：results from a natural experiment.Environ Health Perspect,2015,123(9)：880-887.

13. Fleischer NL1,Merialdi M,van Donkelaar A,et al.Outdoor air pollution,preterm birth,and low birth weight：analysis of the World Health Organization global survey on maternal and perinatal health.Environ Health Perspect,2014,122(4)：425-430.

14. Nachman RM,Mao G,Zhang X,et al.Intrauterine inflammation and maternal exposure to ambient PM2.5 during preconception and specific periods of pregnancy：the Boston birth cohort.Environ Health Perspect,2016,124：1608-1615.

第十七章

住宅和办公场所与健康

第一节 住宅的卫生学意义和要求

住宅(residential building)是人们生活环境的重要组成部分,是人类充分利用自然环境和人为环境因素中的有利作用、防止不良因素影响而创造的生活居住环境。住宅卫生状况与居民健康、儿童生长发育以及人均寿命等都有密切关系。随着现代科学技术的发展和社会进步,住宅的功能正由过去人们的单一生活起居场所逐渐演变成为人们生活活动、文体娱乐、学习和家庭办公等多功能的场所。住宅功能的转变,为人类的生存与发展注入了新的活力。随着我国国民经济的发展和人民生活水平的提高,人们对住宅设计、装修和装饰的要求越来越高,同时对住宅环境质量特别是室内空气质量也极为重视。住宅环境与健康已成为全球公共卫生热点问题之一。

一、住宅的卫生学意义

住宅是人们生活、居住、学习、工作的重要环境。在人的一生中有 2/3 以上的时间是在住宅室内度过的,尤其是婴幼儿、儿童、青少年和老弱病残者在住宅中生活的时间更长。有研究表明,我国居民平均室内活动时间,春秋季、夏季和冬季分别为 1200 分钟/天、1160 分钟/天和 1263 分钟/天。城市居民室内活动时间长于农村居民。近年来,随着知识经济发展和网络信息技术的普及,在住宅中办公的现象日趋普遍。因此,住宅卫生的意义也发生了巨大的变化,不再局限于对人们的生活居住方面的影响,而是对学习、工作和娱乐等方面都会产生重要影响。住宅内的环境因素包括小气候、日照、采光、噪声、绿化和空气清洁状况等。住宅内各种环境因素对人体健康的影响一般呈现长期慢性作用。住宅室内环境不仅受室外环境的影响,也受住宅内人工处理的影响,包括住宅的用地和建筑材料、设计、建造工艺等都会影响住宅室内环境质量,进而可能影响居住者的健康。其卫生学意义主要包括以下几个方面:

(一)良好的住宅环境有利于人体健康

小气候适宜、空气清洁、明亮宽敞、安静整洁的住宅环境,对机体是一种良性刺激,从而使机体精神焕发,提高机体各系统的生理功能,增强机体免疫功能,防止疾病的传播,降低人群患病率和死亡率,达到增强体质、延长寿命的作用。

(二)不良住宅环境有害人体健康

炎热、拥挤、寒冷、潮湿、阴暗、空气污浊、噪声、含有病原体或有毒有害物质的住宅室内环境,对机体是一种恶性刺激,长期作用可使中枢神经系统功能发生异常改变,从而影响全身各系统的功能,降低机体的抵抗力,使居民情绪恶化,健康水平、生活质量和工作效率下降,患病率和死亡率增高。

(三)住宅室内卫生状况的健康影响持久

家庭住宅通常可使用几十年,甚至上百年。因此,住宅的卫生状况通常可影响到一个家庭几代人的健康。加之人口的流动以及住房条件的改善,使同一住宅居住的家庭成员不断变更,因此住宅的卫生状况可对新迁入居住的家庭成员的健康产生影响。如果原住宅中存在传染性疾病的病原体,则可引起新迁入居住的家庭成员感染而患病。

(四)住宅室内环境对健康影响的特点

住宅室内环境对健康的影响具有长期性和复杂性。一般情况下,住宅内单一污染物的室内浓度并不太高,对人体健康的影响不易显现,因而其影响往往表现为慢性、潜在性和功能上的不良影响。同时住宅内往往存在多种环境因素,常对人体健康产生联合作用,因而这些因素之间的关系及其与人体健康间的关系是十分复杂的。"不良建筑物综合征(sick building syndrome,SBS)"就是现代住宅中多种环境因素联合作用对健康产生影响所引起的一种综合征。

二、住宅的基本卫生要求

(一)制定住宅卫生要求的基本原则

为了保证住宅室内具有良好的生活居住环境条件,为儿童、青少年生长发育和老年人的健康等提供良好条件,在制定住宅的卫生要求时要以人的健康为核心,遵循以下基本原则:

1. 保护和提高机体各系统的正常功能　考虑家庭成员的组成和民族风俗习惯的需要,结合当地的气候条件和地理环境,住宅的配置应能够满足人体生理需要以及各系统功能正常活动的卫生条件。

2. 有利于儿童、青少年生长发育和老年人身心健康　除满足一般成年人的居住要求外,更要重视儿童、老年人、残疾人的特殊卫生要求。儿童期是机体生长发育、智力发育和学习知识的重要阶段,老年人和残疾人机体某些部位功能衰退,尤其要考虑提供其方便和有益身心健康的卫生条件。

3. 控制疾病的传播机会　既要防止住宅室外有毒有害物质及病原体入侵室内,又要防止室内成员间或各家庭间疾病及有害物的相互传播。

4. 提高学习和工作效率　住宅室内环境不仅要在生活居住方面实用、舒适、方便,还要考虑提供学习和工作的方便和有利条件。对住宅区来说,还应考虑外出学习和工作上的便利。

(二)住宅的基本卫生要求

良好的住宅环境,在建筑上应采取各种措施满足下列各项基本卫生要求:

1. 住宅组成和平面配置适当　住宅应有主室和辅室,适宜于家庭成员的团聚,避免拥挤并保证家庭生活方便。

2. 小气候适宜　室内有适宜的小气候,冬暖夏凉,干燥,防止潮湿,必要时应有通风、采暖、防寒、隔热、降温等设备。

3. 采光照明良好　白天充分利用阳光采光,晚间照明适当。

4. 空气清洁卫生　应避免室内外各种污染源对室内空气的污染。

5. 环境安静整洁　应保证休息、睡眠、学习和工作。

6. 卫生设施齐全　应有上、下水道和其他卫生设施,以保持室内清洁卫生。

7. 防止疾病传播　要有能防止昆虫、动物以及兽类侵扰和隔离病原体传播的设施。

8. 有足够的绿化园地　住宅小区应有花园、游廊和水池等,使住宅环境尽可能与大自然接近。

三、住宅卫生研究的主要任务

人类在经历了"煤烟型""光化学烟雾型"污染后,目前已步入以室内空气污染为标志的第三污染期。有调查显示,目前人体所患疾病中68%源于室内空气污染,室内污染的空气中可检出500多种挥发性有机物,室内有害气体浓度可高出室外数十倍。为此,住宅卫生研究,特别是住宅室内空气污染及其对健康影响的研究,已成为环境卫生领域研究热点之一。住宅卫生研究的主要任务有以下内容:

1. 研究住宅对居民健康的影响　结合各地气候、地理等自然条件和当地居民生活习惯研究住宅对居民健康的影响,尤其是建筑、装饰和装修材料中有毒、有害物质对居民健康的影响,阐明危害健康的主要因素,为提出适宜的卫生要求和修订、补充和完善卫生标准提供科学依据。

2. 加强住宅室内环境多种有害因素联合作用研究　当今室内环境中往往同时存在多种类型的环境有害因素,如物理性、化学性和生物性因素。每一种类型的有害因素又包含多种污染因素,例如室内空气中可同时存在多种低水平的化学污染物,此等化学污染物即可直接影响人体健康,也可与物理因素和(或)生物因素联合作用于机体,从而产生更加复杂的健康效应,因此高度重视对多因素、低水平暴露联合作用的研究具有重要的理论意义和应用价值。

3. 研究住宅室内空气有害物质和微生物的检测方法　开展住宅室内空气有害物质和微生物检测方法的研究,使实验室检验分析技术不断改进、测试分析灵敏度不断提高,对于住宅室内空气有害物质和微生物的快速、准确检测,确定住宅室内空气污染的程度具有重要的意义。

4. 研究住宅室内空气污染的控制技术　开展住宅室内空气污染控制方法的研究,包括开发绿色环保建筑、装饰和装修材料和研究室内低浓度污染物净化技术等,这对于减少住宅室内空气污染,提高住宅室内空气质量将会起到巨大的推动作用。

5. 研究对住宅的有效卫生监督　对拟建的住宅进行预防性卫生监督,并研究审查和评价是否符合卫生学要求;对建成的住宅进行现场卫生学审查和评价,并研究如何有效地进行经常性监督,在此基础上提出进一步改善住宅卫生条件的措施。

第二节　住宅设计的卫生要求

一、住宅的平面配置

住宅的平面配置主要包括住宅的朝向、住宅的间距和住宅中各类房间的配置等,在住宅平面配置中要注意贯彻住宅的卫生标准和要求。

(一) 住宅的朝向

住宅朝向(direction of building)是指住宅建筑物主室窗户所面对的方向,它对住宅的日照、采光、通风、小气候和空气清洁程度等都能产生影响。因此,应根据当地各季节的太阳高度、日照时数、各季节的风向频率和风速,以及地理环境和建筑用地等情况,选择住宅的最佳朝向。

住宅朝向的选择原则:在节约用地的前提下,使居室能满足在冬季得到尽量多的日照,夏季能避免过多的日照和有利于自然通风的要求。

1. 朝向与日照　住宅的日照情况随其所在地的地理纬度、一年中的不同季节、一天中的不同时间和建筑物本身的朝向而定。若地理条件一致,朝向与日照的关系与太阳在不同季节各个时间的方位角和高度角有关。太阳方位角是指日出后各个时间观测点与太阳连线在水平面上的投影线与正南方向所成的水平夹角,正午时太阳方位角为零。太阳高度角是指一天内各个时间观测点与太阳连线和地平线之间所夹的仰角。正午时太阳高度角最大,不同纬度、不同季节、一天中不同时间太阳的方位角和高度角可以在天文年历或建筑日照等专业书籍中查出或根据公式计算。我国位于北半球,全国各地一天之中的中午,冬季太阳高度角比夏季太阳高度角要低得多,这使南向房屋冬季日光射入室内较多而夏季射入室内较少。在同一时间,北回归线以北,纬度越低,太阳高度角越高,这可使低纬度的南方地区南向房屋日光射入室内较少,而在高纬度的北方地区则射入室内的日光较多。太阳的方位角随季节与一天中的不同时间而变化,在我国南方的北回归线地带,冬季日出东南方向,日落西南方向;夏季日出东北方向,日落西北方向;春分和秋分时日出正东方向,日落正西方向。不论什么季节,中午太阳均在正南方,这使南向房屋在冬季获得较多日照时间,夏季获得日照时间较少。由此可见,太阳高度角和太阳方位角是造成住宅南向冬暖夏凉的主要因素。

从日照和得到太阳辐射热量来看,我国绝大部分地区在北纬45°以南,居室最适宜的朝向是南向,即住宅楼的长轴应采用东西走向,也就是使住宅主要房间朝南,而将辅助房间放在北面。住宅南北朝向的设计,使居室能满足在冬季得到尽量多的日照,夏季能避免过多的日照和有利于自然通风的要求。

2. 朝向与通风　在夏季较炎热的地区,住宅的自然通风很重要,要充分利用自然风来加强住宅的通风,建筑物的长轴走向要与炎热季节的主导风向垂直。在寒冷地区则要避免与寒风的主导风向垂直,将建筑物长轴与寒风的主导风向排列成<45°角的位置。

(二) 住宅间距

住宅间距(distance of building)指在满足日照要求的基础上,综合考虑采光、通风、消防、防灾、管线埋设、视觉卫生等要求的前后相邻两排建筑物之间应保持的最小间隔距离。

1. 间距与日照　按照日照的卫生要求确定两栋住宅的间距要随纬度、住宅朝向、建筑物高度和长度及建筑用地的地形等因素而决定。一般可根据住宅室内在冬至日应不少于1小时的满窗日照时间的要求来推算。我国建设部制定的《住宅建筑规范》(GB 50368—2005)规定,北方大城市的大寒日日照时数不少于2小时;北方中小城市和南方大城市大寒日日照时数不少于3小时;南方中小城市和西南地区冬至日不少于1小时;老年人住宅不应低于冬至日日照2小时的标准;旧区改建的项目内新建住宅日照标准可酌情降低,但不应低于大寒日日照1小时的标准。

2. 间距与通风　根据夏季通风的需要来确定间距时,主要应考虑住宅中的主室要面向炎热季节的主导风向,当建筑物长轴与此主导风向垂直时通风量最大,但也可允许房屋的长轴与主导风向成不小于30°的角。在住宅群建筑区,使建筑物长轴与主导风向成60°角时,在相同间距情况下,要比建筑物长轴与主导风向垂直更有利于对其下风向的建筑物的通风。

（三）住宅中房间的配置

在住宅中,每户居室应由主室(客厅、卧室、书房等)和辅室(厨房、卫生间、贮藏室等)组成。各居室之间的设计应合理,主室应与其他辅室充分隔开,两个卧室之间也要充分隔离,卧室应配置最好的朝向;主室和厨房应有直接采光,厨房和卫生间应有良好的通风。国内住宅以二室一厅或三室一厅为多见,目前正在向二室二厅二卫、三室二厅二卫和四室二厅二卫的配置发展。

二、住宅的卫生规模

住宅的卫生规模是指根据卫生要求提出的住宅居室容积、净高、面积和进深等应有的规模。

（一）居室容积

居室容积(volume of living room)是指每个居住者所占有居室的空间容积。居室容积与居住者的生活方便、舒适以及室内小气候和空气清洁度有关。因此,居室容积是评定住宅卫生状况的重要指标之一。

住宅室内空气中二氧化碳的含量是用作评价空气清洁度的一个重要指标,也是其作为居室容积是否符合卫生要求的重要指标之一。空气中 CO_2 浓度达到 0.07% 时,敏感的人可感知。据此,居室中二氧化碳浓度的卫生学要求不应超过 0.07%,即不应超过 $0.7L/m^3$。以室外空气中二氧化碳浓度为 0.04%(即 $0.4L/m^3$)、每人每小时呼出二氧化碳 22.6L 计算,每人每小时的换气为 $22.6/(0.7-0.4) = 75.3m^3/h$。按室内自然换气次数为每小时 2.5～3.0 次计算,则居室容积为 25～30m^3/人,室内空气中二氧化碳浓度即可符合卫生学需求。我国《住宅居室容积卫生标准》(GB 11721—1989)规定,全国城镇住宅居室容积的卫生标准为 $20m^3$/人。

（二）居室净高

居室净高(net storey height)是指室内地板到天花板之间的高度。在房间面积相同的情况下,居室净高越高,居室容积就越大,越有利于采光、通风和改善室内小气候。居室净高较低的房间,冬季有利于保暖。但净高过低时,会使人产生压抑感,而且不利于通风换气和散热。居室净高一般在炎热地区应高些,在寒冷地区可以低些。我国《住宅建筑规范》(GB 50368—2005)以及《住宅设计规范》(GB 50096—2011)规定,居室净高不应低于 2.40m,局部净高不应低于 2.10m,且局部净高的室内面积不应大于室内使用面积的 1/3。

（三）居室面积

居室面积(room area)又称居住面积。为了保证居室内空气清洁、安放必要的家具、有足够的活动范围、避免过分拥挤和减少传染病的传播机会,每人在居室中应有一定的面积。根据每人平均所占有的居室容积和居室净高,可计算出每人应有的居住面积。如每人平均居住容积以 $20m^3$ 计,居室净高 2.8m 时,每人的居住面积应为 $7.14m^2$。目前我国大多数地区的人均居住面积已超过 $20m^2$,达到小康水平。

（四）居室进深

居室进深(depth of living room)指开设窗户的外墙内表面至对面墙壁内表面的距离。居室进深与室内日照、采光、通风和换气有关。居室进深大,远离外墙处的室内空气滞留,换气困难。一般居室进深与居室宽度之比不宜大于 2：1,以 3：2 较为适宜。居室进深与地板至窗上缘高度之比称室深系数。室深系数在一侧采光的居室不应超过 2～2.5,在两侧采光的居室不应超过 4~5。住宅室内的日照、采光和照明均与居室进深有着密切的关系。

1. 进深与日照 室内日照是指通过门窗进入室内的直接阳光照射。室内阳光的照射，可增强机体的免疫力、组织再生能力和新陈代谢、促进机体发育，并使人有舒适感、精神振奋、心情舒畅、提高劳动能力。阳光中紫外线有抗佝偻病和杀菌作用。一层清洁的玻璃窗可透过波长 318~320nm 的紫外线，但 60%~65% 的紫外线被玻璃反射和吸收。同时随着阳光射入室内深度的加大，紫外线量逐渐减少，距窗口 4m 处仅为室外紫外线的 1/60~1/50，但这样的直射光和散射光仍有一定的杀菌作用和抗佝偻病作用。我国《住宅建筑规范》（GB 50368—2005）规定，住宅应充分利用外部环境提供的日照条件，每套住宅至少应有一个居住空间能获得冬季日照。

2. 进深与采光照明 阳光和人工光源光谱中的可视部分（400~760μm），对机体卫生状况有良好作用，使视功能和神经系统处于舒适状态。光线不足，不仅对全身一般生理状态有不良影响，同时可使视功能过度紧张而全身疲劳。长期在光线不良条件下工作，可促成近视。居室内的自然照度至少需要 75lx 才能基本满足视觉功能的生理需要。室内自然采光状况，常用窗地面积比值、投射角、开角和采光系数来表示。

(1)窗地面积比值（Ac/Ad）:指直接天然采光口的窗玻璃的面积与室内地面面积之比。我国《住宅建筑规范》（GB 50368—2005）规定，卧室、起居室（厅）、厨房应设置外窗，窗地面积比不应小于 1/7。

(2)投射角与开角:投射角是指室内工作点与采光口上缘的连线和水平线所成的夹角。投射角不应小于 27°。若采光口附近有遮光物时，还需规定开角的要求。开角是室内工作点与对侧室外遮光物上端的连线和工作点与采光口上缘连线之间的夹角。开角不应小于 4°。

(3)采光系数:是指室内工作水平面上（或距窗 1m 处）散射光的照度与同时室外空旷无遮光物地方接受整个天空散射光（全阴天，见不到太阳，但不是雾天）的水平面上照度的百分比（%）。采光系数（daylight factor）能反映当地光气候、采光口大小、位置、朝向的情况，以及室外遮光物等有关影响因素，所以是比较全面的客观指标。一般要求主室内最低值不应低于 1.0%，楼梯间不应低于 0.5%。

室内采光在靠近窗户处的照度最大，离窗 2.0~2.5m 处照度显著降低。窗户越高，即窗户的上缘距天花板越近，直射光和散射光越容易深入室内。窗户的有效采光面积和房间地面面积之比应不少于 1:1.5。在夜间或白天，天然光线不足时，须利用人工光源的直射光或散射光进行照明。人工照明的照度标准，应按视力、工作精密程度和持续时间而规定，在阅读或从事缝纫等较精细工作时，一般应达到 100lx 左右，居室只作卧室时，则可以低些，但不应低于 30lx，卫生间、楼梯间应不低于 15lx。

三、住宅设计的发展方向

住宅观念经历了 3 个发展阶段:节能环保、生态绿化和舒适健康。目前，我国正处于工业化、城镇化加速发展时期，住宅建设也同样处于快速发展阶段，全国现有建筑总面积 400 多亿 m²，预计到 2020 年还将新增建筑面积约 300 亿 m²。住宅建设应遵循节省资源、经济适用、符合卫生要求、方便生活和美观的原则。住宅设计的发展方向是健康住宅和绿色生态住宅。

(一) 健康住宅

健康住宅（health residence）是指在符合住宅基本要求的基础上，突出健康要素，以人类居住健康的可持续发展的理念,满足居住者生理、心理和社会多层次的需求,为居住者创造一个健康、安全、舒适和环保的高品质住宅和社区。

WHO 建议的健康住宅标准包括:①尽可能不使用有毒的建筑材料装修房屋,如含高挥发性有机物、甲醛、放射性的材料;②室内二氧化碳浓度低于 0.10%,颗粒物浓度低于 0.15mg/m³;③室内气温保持在 17~27℃,湿度全年保持在 40%~70%;④噪声强度<50dB(A);⑤一天的日照要确保在 3 小时以上;⑥有足够亮度的照明设备和良好的换气设备;⑦有足够的人均建筑面积;⑧有足够的抗自然灾害的能力;⑨便于护理老人和残疾人。

(二) 绿色生态住宅

绿色生态住宅(green ecosystem residence)是指消耗最少的资源和能源,产生最少废弃物的住宅和居住小区。绿色生态住宅应以人为本,遵循自然,回归自然,注重人与自然的和谐共生,关注环境保护和废弃物的回收和再利用。贯彻的是资源节约和治理污染的方针,强调的是可持续发展原则,是宏观的、长期的国策。

绿色生态住宅的基本特征:①绿色生态住宅在材料方面总是选择无毒、无害、隔音降噪、无污染环境的绿色建筑材料,在户型设计上注重自然通风。并且小区建立废弃物管理与处理系统;使生活垃圾全部收集,密闭存放,收集率高达 100%。使室内外空气保持清洁,有利于居住者的身体健康。②住宅的绿化系统应同时具备生态环境功能、休闲活动功能、景观文化功能,且尽量利用自然地段,保护历史人文景观,使居住者身心健康,精神愉快。③绿色生态住宅采用的材料可隔热保暖,使居住者少用空调设备,尽量将排水、雨水等处理后重复利用,并推行节水用具等。总之,绿色生态住宅应体现舒适、健康、高效、美观的特点。

2014 年 4 月 15 日国家住房和城乡建设部发布了《绿色建筑评估标准》(GB/T 50378—2014),并于 2015 年 1 月 1 日开始施行,同时废止了《绿色建筑评估标准》(GB/T 50378—2006)。绿色建筑是指:在建筑的全寿命周期内,最大限度地节约资源、保护环境和减少污染,为人们提供健康、适用和高效的使用空间,与自然和谐共生的建筑。绿色建筑将成为未来建筑的主导趋势,从人与自然和谐发展,节约能源,有效利用资源和保护环境的角度,提出发展"节能省地型住宅和公共建筑",遵循因地制宜的原则,结合建筑所在地域的气候、环境、资源、经济及文化等特点,主要内容包括节能、节地、节水、节材与环境保护,注重以人为本,强调可持续发展。该标准的发布实施对于积极引导社会大力发展绿色建筑,促进节能省地型建筑的发展具有重要的意义。在我国发展绿色建筑,是一项意义重大而十分迫切的任务。

第三节 住宅小气候对健康的影响及其卫生学要求

小气候(microclimate)又称为微小气候,指小范围区域或建筑物内的气候。它是由气温、气湿、气流和热辐射等 4 个气象因素组成。住宅的室内由于屋顶、地板、门窗和墙壁等围护结构以及室内的人工空气调节设备等综合作用,形成了与室外不同的室内气候,称为室内小气候(indoor microclimate)。组成小气候的这些因素同时存在并综合作用于人体,对人体健康产生重要影响。

一、小气候

(一) 气温

小气候的气温主要取决于太阳辐射和大气温度,同时也受生活环境中各种热源的影响。

大气温度可直接影响室内温度,在室内自然通风良好的情况下,室内温度可略高于室外气温。微小气候各要素中,气温对体温调节起主导作用。通常气温以干球温度(dry-bulb temperature)表示,人可以耐受的室内温度,冬季下限为 8~10℃;夏季上限为 28~30℃。在地面高度、穿单衣、静坐、风速很小、无明显辐射热的温度环境中,舒适的气温约为(23.5±2)℃。夏、冬季由于服装隔热和室内外温差作用可使舒适气温分别提高或降低 2.0~2.5℃。

(二) 气湿

气湿即空气中含水量,一般以相对湿度(水蒸气分压)表示。相对湿度>80%为高气湿,<30%为低气湿。相对湿度随气温升高而降低,但由于我国东南沿海夏季受季风气候影响,使海洋气团带入大量水蒸气,故使我国东南沿海地带夏季湿度增高,甚至可达 90%以上。城市由于植被面积小和城市热岛效应,使市区相对湿度比郊区低。相对湿度每天也有变化,最高值为黎明前后,最低值在午后。气湿主要影响人体蒸发散热。一般在低温环境下,气湿对人体热平衡影响较小,随气温升高,蒸发散热占人体总散热量的比例增加,气湿的影响也随之增加。在高气温时,气湿过高将阻碍蒸发散热;而低气温时,气湿增高可增加机体散热和衣服导热性,使机体寒冷感增加。气湿的非温度性作用主要是湿度过低可引起皮肤黏膜干燥,甚至引起鼻出血。一般相对湿度在 40%~70%为适宜。

(三) 气流

小气候的气流(风速)除受大自然风力影响外,还与局部区域热源及通风设备有关。不同季节气流对人体有不同影响,夏季气流能明显影响机体的对流和蒸发散热。但如气温高于皮肤温度,则气流可促使体表从周围环境中吸收热量而不利于体温调节。冬季,气流可使体热散发加快,尤其是在低温、高湿环境,则更为明显。如气流过大,会带来不舒服的吹风感,使精力分散并影响工作效率。在室内环境中,舒适温度的气流为 0.15~0.25m/s。

(四) 热辐射

小气候的热辐射由太阳辐射及人体与周围环境物体之间通过辐射形式的热交换组成。两种不同温度的物体之间均有热辐射存在。由温度较高的物体向温度较低的物体辐射散热,直至两物体温度相等为止。物体温度高于人体体表温度时,则物体向人体辐射热流。使人受热,为正辐射,反之为负辐射。人体皮肤对正辐射敏感,而对负辐射的反射性调节不敏感,故寒冷季节容易因负辐射丧失热能使机体受凉。

小气候 4 种物理因素综合作用于人体,决定了人是否感到舒适,如机体处于无体温调节性活动(无寒战和分泌汗液等)、外周血流量适中时,即达到热舒适(thermal comfort)状态。

二、室内小气候对健康的影响

良好的小气候是机体维持热平衡,使体温调节处于正常状态的必要条件。相反,不良的小气候则可影响人体热平衡,使体温调节处于紧张状态,并可影响机体其他系统的功能,长期处于不良小气候中还可使机体抵抗力下降,引发多种疾病。

(一) 人体与室内小气候的相互关系

1. 人体与外界环境的热交换　小气候对人体健康的影响反映在热代谢过程中。人体在代谢过程中产生热,同时也不断地通过传导、对流、辐射和蒸发等方式与外界环境进行热交换。通常情况下,机体通过与外界环境的热交换达到热平衡。热交换可用式 17-1 表示:

$$S = M \pm C \pm R - E \qquad \text{(式 17-1)}$$

式中:S—人体蓄热状况;M—代谢产热量,成人约 2000kcal/d;C—传导、对流吸收或放散的热量;R—辐射散热或吸收的热量,当气温或人体周围物体表面温度高于人体皮温时,C 或 R 为"+"值,反之为"-"值;E—蒸发散热量,当汗液蒸发时(不是汗珠的滴下),蒸发汗液 1g,相当于放出潜热 2.448kJ,蒸发时 E 为"-"值。

当机体产热和散热量相等时 S=0;产热多于散热时,S>0,造成热蓄积,体温上升;当散热多于产热时,S<0,导致体温下降。

在适宜微小气候(气温 25℃、相对湿度 50%)条件下,处于安静状态的机体,体内产生的热量约 15% 从汗腺通过皮肤蒸发散失,7% 通过呼吸道蒸发散失,约 3% 由大小便、唾液等带出体外;其余约 75% 是以辐射、传导和对流方式通过体表散失。由此可见,以辐射、对流和蒸发方式进行的热交换是通过机体体表与环境之间进行的。体表在热交换过程中起重要作用。机体与环境之间的热交换,主要取决于体表温度与周围环境温度的温度差,两者差值愈大,机体散热或获热就愈快。机体产热和散热的速率处于基本平衡状态,主观感觉良好,称为热平衡状况。影响机体与环境热交换的因素见表 17-1。

表 17-1　影响机体与环境热交换的因素

热交换方式	机体方面因素	环境方面因素
辐射	体表平均辐射温度	平均辐射温度
	有效辐射表面积与辐射系数	太阳辐射与周围环境的反射
对流	体表温度	空气温度
	有效对流表面积	气流速度与方向
	曲率半径与表面状况	
传导	体表温度	地板温度
	有效接触表面积	固体材料的导热性能与热容量
蒸发	体表温度	湿度
	皮肤潮湿度	气流速度与方向
	皮肤蒸发面积	

引自:陈学敏,杨克敌.现代环境卫生学.第 2 版.北京:人民卫生出版社,2008

正常情况下,机体产热与散热平衡时,热通过体表向环境散失。根据热流物理学定律,身体接近表面部位的热流一定比体心部位低。在体心到体表形成与体表垂直的轴向温度梯度,有利于热的散失。如成年人着轻装时,在 20℃ 环境温度下,测得其大腿内侧部位的皮肤温度为 35℃,小腿部为 33℃,脚中心为 27~28℃,而直肠温度则为 37℃。由外环境温度变动而引起近体表处和四肢末端处的体温变动较大,身体内部体温变动则较小。故可根据身体不同部位体温随气温变动的程度不同而区分出一个"变温的体壳"和一个"恒温的体心"。体壳温度随气温而变化对维持体心温度的稳定起重要的缓冲作用,以维持身体正常的生理功能。

2. 体温调节　体温调节是指机体具有将体内温度稳定在(37±0.2)℃ 的狭小范围内的能力。人的体温相当稳定,这是由于人体有一套完善的温度调节机制,使机体的产热和散热始终保持在动态平衡状态。人体对产热和散热的调节根据其机制可分为生理性体温调节和行为性体温调节两大类。

（1）生理性体温调节：通过体内体温调节系统，使体温维持在相对稳定状态。体温调节系统主要由体温调节中枢、感受器和效应器3部分组成：①体温调节中枢由下丘脑前部的散热中枢（感受体温升高使身体加速散热）和下丘脑后部的产热中枢（感受体温下降使身体加速产热）组成。体温中枢对体温变化极为敏感，体温变化0.01℃即可刺激中枢引起一系列反射性调节反应。体温调节的最高中枢则是大脑皮层。②感受器包括皮肤感受器和内部感受器，接受浅层和深层温度梯度变化的刺激，并向中枢传递信息。皮肤温度感受器由感受温热刺激的鲁菲尼小体（Ruffini's corpuscle）和感受寒冷刺激的克劳泽小体（Krause's corpuscle）组成，位于身体皮肤深部和部分黏膜组织中。内部温度感受器包括下丘脑、脑垂体和脑干网状结构和脊髓中的温感神经细胞和内脏、血管中分布的温度感受器。外周温度感受器主要感受寒冷刺激，内部温度感受器则主要感受温热刺激。③效应器包括血管、汗腺（散热器官）和骨骼肌、内脏（产热器官）。血管的舒缩运动是首要的效应机制，它可改变核心-体表和体表-环境之间的热传递速率，在冷和热的温度环境下起双向调节作用。

生理性体温调节的环境温度上限为+50℃，下限为0℃。因此，仅通过生理性体温调节，人类对环境温度的适应性受到极大的限制，为此还需要用体温的行为性调节机制加以补充。

（2）行为性体温调节：通过体外调节来改变外环境对机体生理的应激作用，经常采用的方式有衣着的增减，采用通风、空调和采暖等措施，使体温维持在正常范围。

机体在正常状态时，上述两种体温调节方式同时起作用，而首先是采取行为性调节。当机体处于疾病状态、受内源性热刺激时，则以生理性调节为主。但体温的生理性调节是最基本的调节，任何行为性调节均须遵循生理性调节规律。各种温控设施、调温设计等均应符合体温调节的内在规律，充分利用血管的舒缩效应和排汗功能，避免产生寒战。机体通过行为性体温调节，不断扩大机体对外界环境温度的适应范围，从而使人类能在更广阔的环境空间进行活动。

（二）反映小气候对人体影响常用的生理指标

反映小气候对人体影响的生理指标，对于研究小气候对人体的影响、评价环境作用于机体的热负荷和制定小气候的卫生标准等都十分必要。此等人体生理指标要能够灵敏地反映机体对小气候的反应，测定方法应简便、准确和重复性好。常用的指标有：

1. 皮肤温度（皮温）　由于皮温测定方法简便，并与人的温热感觉、脉搏变化基本平行，因此是评价小气候对人体影响的常用生理指标。当气温为18~20℃时，皮肤温度基本没有变化，表明在此温度范围内机体与外界环境维持良好的热平衡。哈尔滨医科大学研究显示，当室温在17~22℃时，胸部皮肤温度很稳定（波动在34.5~34.7℃之间）；当室温<17℃以下时，胸部皮肤温度逐渐下降；室温>22℃时，胸部皮肤温度逐渐上升；手背的皮肤温度则随气温变化而变化。这表明当室温降至17℃以下或升至22℃以上时，机体的体温调节逐渐开始紧张。人体在着装轻度活动时，舒适的平均皮温为32~32.5℃。由于衣着不同、局部毛细血管分布和汗腺分泌不同、离心脏的距离不同等，身体各部位皮温各不相同。故需要测定有代表性部位的皮温来计算全身平均皮温。反映全身的平均皮肤温度（weighted mean skin temperature，WMST）的测定方法，有3~10点法，计算公式如下：

3点法：$WMST \approx 0.50T_{胸} + 0.36T_{小腿} + 0.14T_{上臂}$。

4点法：$WMST \approx 0.34T_{胸} + 0.33T_{股} + 0.18T_{大腿} + 0.15T_{上臂}$。

6点法：$WMST \approx 0.14T_{颊} + 0.19T_{胸} + 0.19T_{背} + 0.32T_{股} + 0.11T_{前臂} + 0.05T_{手掌}$。

7点法：$WMST \approx 0.07T_{前额} + 0.35T_{胸} + 0.19T_{股} + 0.13T_{小腿} + 0.07T_{脚底} + 0.14T_{前臂} + 0.05T_{手掌}$。

8 点 法：$WMST \approx 0.07T_{头} + 0.175T_{胸} + 0.175T_{背} + 0.07T_{上臂} + 0.07T_{前臂} + 0.05T_{手} + 0.19T_{大腿} + 0.20T_{小腿}$。

10 点法：$WMST \approx 0.050T_{足背} + 0.150T_{小腿} + 0.125T_{侧股} + 0.125T_{中股} + 0.125T_{背} + 0.125T_{胸} + 0.07T_{上臂} + 0.070T_{前臂} + 0.06T_{手} + 0.100T_{颊}$。

人体的皮肤温度除了受小气候的影响外,还受其他因素影响。例如,皮下组织的脂肪层厚,皮肤温度就低;脂肪层薄,皮肤温度就高。性别对皮肤温度有一定影响,通常男性高于女性。

2. **体温**　是判断机体热平衡是否受到破坏的最直接指标。由于人体具有较强的体温调节能力,除在极端情况下,机体的热平衡一般不易受到破坏,因此体温通常变化不大。

3. **脉搏**　气温对机体的热调节起着主要的作用。在气温升高时,机体首先表现出适应性反应,皮肤末梢毛细血管扩张,此时由增加脉搏来满足血液供应。因此,在高温条件下脉搏是一种简单而灵敏的指标。有报道,气温在35℃以上脉搏可增加60%。

4. **出汗量**　人体在任何气温下,皮肤表面均有汗液蒸发。但在气温较低时,出汗量少,自己感觉不到,即为不知觉出汗。在安静情况下,若相对湿度为22%时,气温达30℃时,开始知觉出汗。知觉出汗是反映体温调节过程紧张的一项指标。休息时人的最大出汗量为1800g/h,劳动时最大出汗量约为3900g/h,出汗量可通过观察出汗前后体重变化求得。

5. **温热感**　温热感是一种主观感觉,反映机体在小气候作用下皮肤、鼻腔、口腔、咽喉黏膜等外感受器所感受的热和冷的综合感觉。一般当成人裸露部位和遮盖部位的皮肤温度差<1.8℃时,人体感觉"热";当皮肤温度差在3~5℃,则感觉"好(或适宜)";当皮肤温度差>6℃时,则感觉"冷"。在进行小气候对机体生理影响的测定时,应考虑到有时主观感觉可能与体内发生的客观变化不一致。这与人主观因素有关,而且与皮肤供血变化、中枢神经的反应性、对气象条件的适应能力等个体情况有关。因此询问时对冷、适宜(凉快、舒服、暖和)、热的分级标准应有统一规定、耐心询问并严格避免暗示。

6. **热平衡测定**　是了解机体在小气候作用下生理反应的一种重要方法(见小气候综合评价)。

(三) 不良小气候对健康的影响

环境温度过高或过低,可使机体热平衡受到破坏而处于温度应激状态下。机体可通过体温调节增加产热或散热,达到新的热平衡。如温度应激超过机体的代偿功能,即可引起机体一系列生理变化,称温度紧张或温度反应,包括热紧张(thermal stress)和冷紧张(cold stress)。根据环境温度对人体体温调节影响、工作能力影响、主观感觉变化等特点,可将温度紧张度按冷、热环境各分为6个温度区(表17-2)。

表 17-2　温度紧张度分区

分区	生理调节特点	温度负荷	主观感觉	工作能力	可持续时间(小时)
舒适	正常调节:无温度性反应,维持热平衡	无	良好	最佳工效	>6
相对舒适	有效代偿:通过调节达到新的热平衡	低	温或凉爽	基本维持	4
轻度耐受	部分代偿:热平衡被破坏,调节功能逐渐被抑制	中	热或冷	一定变化	2

续表

分区	生理调节特点	温度负荷	主观感觉	工作能力	可持续时间(小时)
重度耐受	代偿障碍:调节机制进一步被抑制	高	很热或很冷	显著下降	1
耐受极限	代偿无力:调节功能几乎完全被抑制,体温变化急速加快	极度	极热或极冷	严重受损	<0.5
病变损伤	代偿丧失:调节功能完全丧失,体温呈被动式变化			完全丧失	

引自:陈学敏,杨克敌.现代环境卫生学.第2版.北京:人民卫生出版社,2008

1. 高温对机体健康的影响　在高温环境下,皮肤温度随周围环境温度升高而迅速升高,而深部体温对环境温度反应则较慢,这主要决定于人体蓄热状况。环境温度高于体表温度时,机体只能通过蒸发散热,大量出汗可致失水,出汗过多还可能发生水盐代谢障碍。高温环境还可使心输出量增大,使外周血管扩张,血流从内脏转移到皮肤和肌肉,从而使内脏血液供应减少,进而引起消化系统、泌尿系统、神经内分泌系统以致生化和免疫系统功能改变。长时间环境热暴露如超过生理耐受限度,可引起疾病。这种由热作用所引起的疾病统称热致疾病或热病(heat illness),包括全身性疾病如中暑;由于循环血量、体液、盐或汗不足引起的热衰竭;皮肤疾病(痱子、晒斑)和精神障碍(慢性热疲劳)等。

在热带、亚热带甚至温带地区,当突然遇到热浪袭击时,往往可引起热病流行,当环境温度(湿球温度)高于33.3℃时,环境热病危险性明显增高,热病发生与每天的最低气温的关系比与最高气温更加密切,即发病率随最低气温增高而增加。热作用除引起热病外,还可使某些疾病病情加重,这种作用称为热促疾病(heat-aggravated diseases),后者使某些疾病死亡率增高,如心血管疾病、脑血管疾病、糖尿病、慢性酒精中毒等。有报道指出,近130多年来(1880—2012),全球平均地表温度升高0.85℃,最近30年是自1850年以来连续最暖的3个十年,也是近1400年来最暖的30年。在全球气候变暖的背景下,高温热浪频繁发生,强度和范围都有增加。中国、非洲和美国的研究表明,每年因高温热浪致死人数增加数千例;2003年法国高温热浪期间的超额死亡人数为11 435人。研究表明,高温热浪引起人群死亡率增加,特别是老年人以及心血管疾病和呼吸系统疾病等慢性疾病患者的急性发作或死亡率显著增加,且随着最高气温的升高和地面气压的降低而死亡人数显著增加。其原因可能由于:①高温热浪期间,温度高,人体的活动和代谢增加,血液循环加快,身体耗氧量增加,导致心脑血管疾病患者发病;②气压降低时,人体呼吸困难,吸入的氧气减少,导致心脏和大脑供氧量不足,从而诱发心脑血管疾病发作,甚至死亡;③夏季出现高温低压时多为强对流天气过程,持续一段时间的高温突然骤降,导致心血管系统调节障碍,也易引起慢性疾病的急性发作。

2. 寒冷对机体健康的影响　机体在低温环境下,首先引起外周血管收缩以减少散热,骨骼肌发生不随意、持续收缩(寒战)以增加产热,裸体而不活动的人在10℃环境下持续30分钟即可发生寒战。低温环境下人体代谢率增高、心血管系统发生相应变化:心率增加、心搏出量增加,呼吸频率和肺换气量增加。有研究表明,寒潮和低温天气会增加居民多种死因的超额死亡人数,包括非意外死亡、心脑血管疾病和呼吸系统疾病所致死亡。温度降幅过大且伴有高气压的寒潮可能会造成心脑血管疾病死亡风险升高。如环境温度过低(<9℃),体心温度即开始下降,表明机体的体温调节已失去代偿能力。严重寒冷时,可发生代谢紊乱和血液循环障碍,最终导致组织坏死。寒冷环境下肛温降至34℃以下时,可致中枢神经系统功

能障碍;肛温降至 27℃ 以下时,随意运动消失、瞳孔反射、深部腱反射和皮肤反射均消失,机体濒临死亡。低温可通过各种途径影响细胞功能,抑制细胞对葡萄糖的摄入和高能化合物的合成与利用,改变酶结构,最终导致细胞变性、坏死、裂解。

机体在 2~5℃ 低温环境中暴露 3 小时,可引起血液中血浆肾上腺皮质醇增加,表明垂体-肾上腺皮质系统对低温环境反应很敏感,但其生理意义未明。较长时间在 0℃ 以下气温环境中停留,可引起局部组织冻伤,发生冻疮或组织坏死。寒冷刺激还可使肢端温度下降,引起肢体疼痛、麻木,反射性致鼻黏膜血管痉挛,下鼻甲温度下降,从而破坏了上呼吸道屏障功能,使病毒和细菌容易侵入机体。因此,寒冷刺激可成为某些疾病的诱因,如荨麻疹、肌关节疾病、风湿性疾病、化脓性疾病、呼吸道疾病和消化道疾病等。

研究发现,低气温也可使妊娠期高血压疾病(hypertensive disorder complicating pregnancy,HDCP)包括妊娠期高血压、子痫前期、子痫,以及慢性高血压并发子痫前期和慢性高血压合并妊娠的风险明显增高。其发生的可能机制:在气温较低的冬季,HDCP 患者中枢神经系统及交感神经系统和肾素-血管紧张素系统明显激活,分泌更多的促肾上腺皮质激素释放激素(CRH)和肾上腺素、去甲肾上腺素,组织与血浆中血管紧张素 II 水平升高,血管壁对血管紧张素 II 的敏感性增强,使血管收缩加强,减少胎盘的血流灌注,造成局部缺血、缺氧,进一步诱发广泛的血管内皮细胞损伤。此外,寒冷天气还可造成孕妇血细胞比容、血黏滞度比值明显升高、血液浓缩,使得孕产妇更易出现血管痉挛和缺血的现象。

有关冷刺激对健康影响的机制研究表明,在冷应激作用下,引发机体产生一系列级联反应,神经内分泌系统发生一系列变化,包括:①对蓝斑-去甲肾上腺素能神经元-交感-肾上腺髓质系统的刺激作用:机体对冷刺激的感知可导致交感神经的活化,刺激下丘脑神经元释放促肾上腺皮质激素释放激素(CRH)和神经垂体加压素。CRH 可激活蓝斑核中去甲肾上腺素能神经元,冲动从脑桥、延髓再经各个内脏大神经传向肾上腺髓质,促使去甲肾上腺素、肾上腺素等儿茶酚胺类激素分泌,后者依次对靶器官发挥作用。在寒冷刺激下,儿茶酚胺类物质与皮肤血管上的受体结合,使血管平滑肌收缩,以减少机体散热;儿茶酚胺与骨骼肌和褐色脂肪的受体结合,产生非寒战性产热。②对下丘脑-腺垂体-肾上腺皮质系统(HPA)的影响:在冷应激发生时,HPA 轴的激活使 CRH、ACTH 和肾上腺皮质激素水平的升高,促进相应的代谢水平明显增强。③下丘脑-腺垂体-甲状腺轴:动物对冷刺激的一个重要反应是引起 HPT 功能的改变,而 HPT 轴在介导能量代谢方面起着关键作用。当急性寒冷刺激作用于皮肤感受器,通过神经将寒冷刺激信息传到下丘脑,使得 TRH 分泌增加,引起 TSH 分泌增加,导致甲状腺激素分泌增加,而甲状腺激素能促进糖原异生和肝糖原的合成,使机体产热增加以对抗外界寒冷刺激。④其他:与冷应激相关的激素包括胰岛素、胰高血糖素、5-羟色胺、神经垂体加压素等,均可影响机体的糖、蛋白质和脂肪的分解与合成等代谢活动。总之,冷应激发生时人体神经内分泌系统在机体保持自身稳态中发挥非常重要的作用。

3. 气湿对机体健康的影响 空气中含有一定量的水分,对维持机体的健康和舒适度是必不可少的。一般认为,空气相对湿度在 40%~70% 时人们普遍感觉身体爽快舒适,当空气相对湿度<30% 时为低气湿,>80% 时为高气湿。湿度过小时,蒸发加快,干燥的空气容易夺走人体的水分,使皮肤干燥、鼻腔黏膜受到刺激,所以在秋冬季干冷空气侵入时,极易诱发呼吸系统病症。再者,空气湿度过小,上呼吸道黏膜的水分大量丧失,人感觉口干舌燥,甚至出现咽喉肿痛、声音嘶哑和鼻出血,并诱发感冒。冬天,湿度增大时,则会使热传导加快约 20 倍,使人觉得更加阴冷、抑郁。关节炎患者由于患病部位关节滑膜及周围组织损伤,抵抗外部刺激的能力减弱,无法适应激烈的降温,使病情加重或酸痛加剧。

由于全球气候的影响,我国中东部大部及内蒙古、新疆等地区,夏季都先后出现了高温天气,气温高于 35~40℃,相对湿度较高有时甚至可达 90%以上。由于高温高湿的双重作用,地表蒸发的水汽无法扩散,只能滞留在地面附近,随着温度的升高,蒸发加剧,雾气更加浓重,闷热难熬,形成了典型的"桑拿天"。而桑拿天气中最常见的问题是"热射病",即人体在湿热无风的环境中,体热释放能力下降,体液不能正常代谢,导致身体发热、口干、呼吸困难等中暑症状。如果再加上运动不当,会使体温升到 40 多度,严重影响人的正常生理活动。因此,夏季防暑降温对于保护健康显得尤为重要。除气湿对健康的直接影响之外,高气湿还是住宅室内重要的健康危险因素。大量研究表明,室内潮湿是诱发或加重哮喘及过敏性疾病的重要因素,特别是诱发儿童哮喘的问题尤为引人关注。但其确切机制尚未完全明确,但可从以下几个方面来考虑:①室内潮湿为微生物特别是真菌和屋尘螨的孳生创造了条件,而真菌的碎片、孢子及其释放的致敏性蛋白质和屋尘螨释放的毒素、刺激性物质均可通过致敏反应而诱发或加重哮喘;②潮湿会造成建筑物内挥发性化学物质如甲醛等的释放加快,并通过炎症反应诱发或加重哮喘;③儿童气道相对狭窄,免疫功能弱,对室内潮湿产生或促发的有害物质更为敏感,也更易引发哮喘或相应的过敏性疾病。

室内真菌的生长和繁殖均需要适宜的温度和水分,气传真菌孢子的飘散数量与室内小气候及室外的气温、气压、相对湿度、降水量等因素密切相关。有研究发现,室内环境中的真菌污染源为芽枝菌属、曲霉属、交链孢属、镰刀霉属、青霉属等。在室内潮湿、结露的地方或易受水浸渍之处,如厨房、浴室和卫生间,或环境相对湿度高达 90%~100%时,室内的建筑材料和设备等的表面均易孳生细菌和真菌等微生物。中国台湾的研究发现,患过敏性哮喘儿童的家庭环境中芽枝状枝孢属的孢子数量高于健康家庭。上海市对 6551 例 4~17 岁儿童和青少年的研究表明,室内潮湿、室内霉斑与儿童和青少年呼吸道疾病风险增加有关,而改变居室环境因素和地理位置可以预防或减少儿童和青少年罹患呼吸道疾病。国外的研究也表明,建筑物潮湿问题也会增加儿童患病(如咳嗽、哮喘、过敏等)的概率,不同建筑类型发生潮湿问题的概率不同。目前我国很多建筑中都存在门窗结露和室内漏水等导致的真菌孳生问题,应予以高度关注。

三、小气候的综合评价

小气候的气温、气湿、气流和热辐射对机体的体温调节和舒适感起重要作用。如低气温引起的冷感可被热辐射产生的升温作用所抵消,高气温产生的闷热感可通过降低气温或气湿而减弱;热辐射温度过低可通过增高气温而达到热舒适。因此,在评价小气候时,不能仅以气温等一两个因素来作出全面的评价,应当采用包括气温、气湿、气流和热辐射 4 种因素的综合指标来评价。小气候的综合评价指标可分为 4 类:

第一类是根据环境因素的测定而制定的,如湿球温度、黑球温度等。湿球温度表示气温和气湿综合作用的结果;黑球温度表示气温、热辐射和气流综合作用的结果。

第二类是根据主观感觉结合环境因素测定而制定的,如:有效温度、校正有效温度、风冷指数和不适指数等。

第三类是根据生理反应结合环境因素测定而制定的,如湿球黑球温度指数等。

第四类是根据机体与环境之间热交换情况而制定的,如热强度指数、热平衡指数等。

下面分别介绍小气候综合评价指标。

1. 有效温度　有效温度(effective temperature,ET)是在不同温度、湿度和风速的综合作用下,人体产生的冷热感觉指标。以风速为 0m/s,相对湿度为 100%,气温为 17.7℃时产生的温热感作为评价标准,将其他不同气温、气湿和风速组成的小气候与之比较而得出的有效温度值。例如:气温为 22.4℃,相对湿度为 70%,风速为 0.5m/s 时的热感觉与气温为 17.7℃,相对湿度为 100%,风速为 0m/s 时的热感觉相同,这时的有效温度就以 17.7℃来表示。有效温度是根据受试者进入各种不同气温、不同相对湿度、不同气流风速的室内环境后立即产生的温热感觉而制定的,可通过查有效温度图获得(图 17-1)。如干球温度为 22℃、湿球温度为 15.5℃,风速为 0.5m/s,在有效温度图上将这两个温度点连一直线,此直线与风速为 0.5m/s 的曲线交于一点,根据此点在有效温度曲线上的位置,即可求得有效温度为 19℃。

在室温范围内,有效温度与人的温热感觉,以及皮肤温度、氧的消耗量、体重减轻率等生理指标相关性较好,在一定程度上能够反映小气候的综合作用。因此,有效温度仅适用于评价气温适中的气象条件。

2. 校正有效温度　校正有效温度(corrected effective temperature,CET)是指在有效温度基础上,综合考虑热辐射对机体的影响,将干球温度(气温)改用黑球温度,所得的有效温度称为 CET。在图 17-1 中,黑球温度代替干球温度,通过查阅该图即可求出 CET。

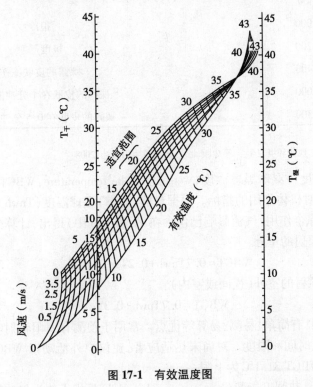

图 17-1　有效温度图

3. 不适指数　不适指数(discomfort index,DI)是指在不同干、湿球温度下人感觉不舒服的一种指标。该指数未对风速和辐射给予足够的考虑。可按式 17-2 计算:

$$DI = 0.72(Ta+Twb)+40.6 \qquad (式 17-2)$$

式中:Ta——空气温度(℃);Twb——湿球温度(℃)。

不同人群因民族、习惯、衣着等不同,不适指数反映的不适程度也有差别。有的地区,当不适指数为 75 时,有 9% 的人感觉不适;77 时有 65% 的人感觉不适;85 时有 93% 的人感觉不适。而另一些地区,则不适指数为 70 时,约有 10% 的人感觉不适;75 时有 50% 的人感觉不适;80 时 100% 的人感觉不适。因此,应根据当地的具体情况确定相应的不适指数。

4. **风冷指数** 风冷指数(wind chill index,WCI)是综合反映寒冷气候下空气温度和风速对人体温热感影响的指标。当有风、空气温度低于皮肤温度时,人体体表单位面积(m^2)、单位时间(h)散失的热量(kJ)即为风冷指数[$kJ/(m^2 \cdot h)$]。通常是用 1kg 水在 33℃ 时的冷却率表示,用以说明环境温度和风速对人体的综合影响。适用于户外寒冷气候的评价。以人体平均皮肤温度为 33℃ 时,人体体表面积散热量可按下面公式计算:

$$WCI = \{(100V)^{1/2}+10.45-V\}(33-Ta) \qquad (式17-3)$$

式中:V—风速(m/s);Ta—空气温度(℃)。

WCI 与人的主观感觉和皮肤反应的关系见表 17-3,不同的风冷指数与人体反应关系可查阅图 17-2 求得。

表 17-3 风冷指数与人体主观感觉和皮肤反应

风冷指数[$kcal/(m^2 \cdot h)$]	人体主观感觉和皮肤反应
600	很凉
800	冷
1000	很冷
1200	极度严寒
1400	裸露的皮肤冻伤
2000	裸露的皮肤在 1 分钟内冻伤
2300	裸露的皮肤在 0.5 分钟内冻伤

注:1kcal = 4.18585kJ

引自:陈学敏,杨克敌.现代环境卫生学.第 2 版.北京:人民卫生出版社,2008

5. **湿球黑球温度** 湿球黑球温度(wet-bulb globe temperature,WBGT)是综合反映微小气候 4 种物理因素对机体作用的指标。根据自然(静态)湿球温度(Tnwb)、黑球温度(Tg)和干球温度(Tdb)的综合作用(气流影响已包含在 Tg 和 Tdb 中)得出,计算公式如下:

(1)在有阳光照射的室外:

$$WBGT = 0.7Tnwb+0.2Tg+0.1Tdb \qquad (式17-4)$$

(2)在无阳光照射的室外(夜间或室内):

$$WBGT = 0.7Tnwb+0.3Tg \qquad (式17-5)$$

湿球黑球温度具有简单、易测、易算等优点。常用于预测有太阳辐射时或高温环境中人体适应工作的能力、时间和限度。对尚未热适应者,建议户外活动以 WBGT 29.4℃ 为上限;对已热适应者,以 WBGT 31.1℃ 为上限。

6. **热强度指数** 热强度指数(heat stress index,HSI)是指人体为保持热平衡所需蒸发散热量(Ereq,kJ/h)与机体所处环境条件下最大可能蒸发散热量(Emax,kJ/h)之比的百分数值,是衡量热环境对人体处于不同活动量时的热作用指标。公式如下:

$$HSI = (Ereq/Emax)\times100\% \qquad (式17-6)$$

HSI 把气温、气湿、气流和热辐射均加以综合考虑,以机体可能产生的生理反应作为计算依据。常用于评价气温和热辐射温度高于人体体表温度时的气象条件。在此情况下,人

体主要通过蒸发散热以维持热平衡,可按下式计算 Ereq:

$$Ereq = M \pm R \pm C \qquad\qquad (式17-7)$$

式中:M—代谢产热量;R—辐射热;C—传导对流热。

M(kcal/h) = 吸入氧量(L/h)×该呼吸商时每升氧热价(kcal/L)

人体在不同条件下的代谢产热量,可通过测定机体每小时吸入氧与呼出二氧化碳量,计算呼吸商(CO_2/O_2),按表17-4求不同呼吸商的氧热价。

表 17-4　不同呼吸商时的氧热价

呼吸商	0.71	0.75	0.80	0.85	0.90	0.95	1.00
氧热价(kcal/L)	4.686	4.739	4.801	4.862	4.924	4.985	5.074

引自:陈学敏,杨克敌.现代环境卫生学.第2版.北京:人民卫生出版社,2008

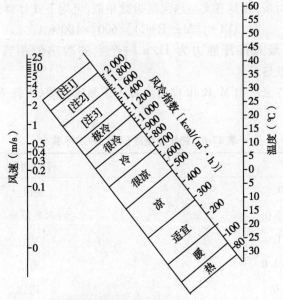

[注1]裸露的皮肤在30秒内冻伤
[注2]裸露的皮肤在1分钟内冻伤
[注3]暴露的皮肤冻伤

图 17-2　风冷指数贯线图

在气温接近或等于墙壁温度时,辐射热(R)和传导对流热(C)可查表17-5得出 R 和 C。

表 17-5　不同气温下(风速 V=0.95m/s)人体安静状态时的 R 和 C 值(kJ/min)

气温=墙温(℃)	体表平均温度(℃)	R	C
10	19.4	−1.14	−0.87
18	24.9	−0.28	−0.62
28	31.0	−0.36	−0.28
35	34.8	+0.02	+0.02
45	37.6	+0.78	+0.95

引自:陈学敏,杨克敌.现代环境卫生学.第2版.北京:人民卫生出版社,2008

机体最大可能蒸发散热量（Emax）与体表面积（A）、风速（V）及生理饱和差（Ps-Pa）有关,可按下式计算 Emax:

$$Emax = 9.8A \cdot V^{0.37}(Ps-Pa) \qquad （式17-8）$$

式中:Ps——在该皮温下水蒸气分压（kPa）;Pa——空气中水蒸气分压（kPa）。

也可按下式求 Emax:

$$Emax = 0.25(Ps-Pa)(0.5+V^{1/2}) \qquad （式17-9）$$

根据实验,HSI 采用的 Emax 上限值为 2510kJ/h 或 600kcal/h,即相当于最大蒸发量为1L/h 出汗量,故 HSI 也可用下式计算:

$$HSI = (Ereq/2510) \times 100\% \qquad （式17-10）$$

一般认为 HSI=0 时,表示机体无热应激;HSI>100 时,体温即开始上升。

7. 热平衡指数　热平衡指数（thermal equilibrium index, TEI）是根据热平衡基本公式（M±C±R-E=S）推算而来,故其意义与热强度指数相似,可用下式计算:

$$TEI = \{[M\pm(R+C)]/600\} \times 100\% \qquad （式17-11）$$

式中:600 指人体最大排汗能力为 1L/h 时产生的散热值相当于 600kcal/h（1cal=4.184J）,即最大蒸发散热量。

可根据 HSI 计算方法求出 M、R 和 C 值。对 TEI 测定结果,可按表 17-6 评定标准进行评价。

表 17-6　热平衡指数（TEI）评定标准

TEI	舒适水平
<-5.0	热债[1]
-5.0～-3.0	冷(冬)、凉爽(夏)
-3.0～-1.0	适宜
-1.0～0～1.0	舒适
1.0～3.0	适宜
3.0～5.0	热
>5.0	冷债[2]

引自:陈学敏,杨克敌.现代环境卫生学.第 2 版.北京:人民卫生出版社,2008.

注:(1)热债:表示热损失过多;(2)冷债:表示热存储过多

TEI 用于评价居室微小气候时较为合理,能较准确反映居室微小气候对机体热调节的影响。

四、住宅小气候的卫生要求

住宅小气候的卫生要求是为了保证居民机体的热平衡,有良好的温热感觉,各项生理指标处于正常范围,以及正常的学习、工作、休息和睡眠效率。因此,小气候的各个因素必须在时间、空间上保持相对稳定。

由于各地区的气候条件、居住条件（建筑结构,通风和采暖方式等）、生活习惯（服装、饮食、起居习惯等）等各有不同,居民对气候的适应能力也有差别。气温变化既是影响体温调节的主要因素,又较易受外界气象因素的影响,所以制定室内小气候标准应以气温为主。住宅室温标准一般指气湿、气流、热辐射在正常范围时,居室中央距地板 1.5m 高处的气温。由于冬夏两季室内外温差较大,因此制定住宅小气候标准应以冬夏两季为主。我国《室内空气质量标准》(GB/T 18883—2002)规定,夏季空调室温 22~28℃、相对湿度 40%~80%、空气流速≤0.3m/s;冬季采暖室温 16~24℃、相对湿度 30%~60%、空气流速≤0.2m/s。

第四节　室内空气质量评价与污染控制对策

20 世纪 90 年代以来,随着我国住房制度改革和人民生活水平的提高,特别是建材企业的高速发展,装饰装修材料造成的污染成为室内空气污染的主要来源。尤其是居家空调的使用,要求建筑结构具有良好的密闭性能,也易造成室内空气质量恶化。有资料显示,我国每年由室内空气污染引起的超额死亡人数达 11.1 万人,超额门诊数 22 万人次,超额急诊数 430 万人次。

"室内"主要指住宅居室内部环境,但从广义上已经包括了各种室内公共场所和室内办公场所。室内空气污染是由于室内存在能释放有害物质的污染源、室内环境通风不良而导致室内空气中有害物质的种类和数量明显增加,并引起人体一系列不适症状。

室内空气污染物包括化学性、物理性、生物性和放射性 4 大类。这 4 大类污染物往往相互有关、共同存在。例如,室内烹调时,即可产生化学性污染物,又可使室温升高或产生电磁波(使用微波炉或电炉时)引起物理性污染。烹调用的食物和水,以及烹调时使用空调等过程中还可给室内引入生物性污染物。含镭建筑材料的使用,可造成室内氡污染。有关室内空气污染物的种类、来源、特点和危害见第十八章《室内空气质量与健康》。

一、室内空气质量标准

室内空气质量标准是保证室内空气安全、维护人体健康、预防和控制室内空气污染的一项标准,是卫生部门开展室内空气卫生工作,监测和评价室内空气质量的依据。随着社会经济发展和人民生活水平的提高及我国城乡居民住宅建设的迅猛发展,人们对住宅室内空气质量要求越来越高。为此,国家质量监督检验检疫总局、原卫生部、国家环境保护部于 2002 年 11 月 19 日发布了《室内空气质量标准》(GB/T 18883—2002),并于 2003 年 3 月 1 日实施。该标准规定了室内空气质量参数及检验方法,其适用范围包括住宅和办公建筑物,其他室内环境可参照本标准执行。标准制定的原则和方法见第十八章《室内空气质量与健康》。

二、室内空气质量评价

室内空气中污染物的种类繁多,因此评价室内空气质量的指标也很多,其中颗粒物、氮氧化物等评价指标与第十六章大气污染与健康中所述内容基本一致,只是室内污染有其特点,故在此仅对其中一些指标进行适当补充说明。

(一)二氧化碳

室内二氧化碳(CO_2)主要来自人的呼吸和燃料的燃烧。一般住宅的室内空气与室外空气不断进行交换,室内空气中 CO_2 浓度不会超过 0.3%。CO_2 浓度达到 0.3% 时对人体仍然无害,人的肺泡内 CO_2 浓度经常在 4% 左右。若室内空气不含其他有害成分,CO_2 浓度升高到 5% 以上时,人们才开始有发闷、不舒适的感觉。但是人们在呼出 CO_2 的同时,也呼出二甲基胺、硫化氢、醋酸、丙酮、酚、氮氧化物、二乙胺、二乙醇胺、甲醇、氧化乙烯、丁烷、丁烯、丁二烯、氨、一氧化碳、甲基乙基酮等数十种有毒物质。人体其他部位也不断排出有害物质,如汗液中的分解产物和其他挥发性不良气味等。此等有害物质随室内 CO_2 浓度的增加而增加,当 CO_2 浓度达 0.07% 时,空气的其他性状也发生变化,敏感个体能感知不良气味并产生不适的感觉。当 CO_2 浓度达 0.1% 时,空气的性状开始恶化,出现显著的不良气味,人们普遍感觉不舒适。因此,室内 CO_2 浓度可反映出室内有害气体的综合水平,也可以反映出室内通风换气的实际效果,在一定程度上可作为居室内空气清洁程度的一个指标。我国《室内空气质量标准》(GB/T 18883—2002)规定要求,居室内 CO_2 浓度日平均值 ≤ 0.1%。

(二) 一氧化碳

在用煤炉或煤气灶烹饪以及人们在室内吸烟时,室内一氧化碳(CO)浓度常高于室外。人血液中碳氧血红蛋白在 2.5% 以下时,人处于正常生理状态,当空气中 CO 浓度在 $10mg/m^3$ 以下时,血液中碳氧血红蛋白可维持在此水平。空气中 CO 浓度超过 $10mg/m^3$ 时会对心肺病患者的活动有不良影响,可加重心血管患者的缺血症状。我国《室内空气质量标准》(GB/T 18883—2002)规定要求,室内 CO 浓度 1 小时均值 ≤ $10mg/m^3$。

(三) 二氧化硫

室内用煤炉或煤气灶取暖或烹饪时,室内二氧化硫(SO_2)浓度常高于室外。SO_2 与水结合形成亚硫酸,并可氧化成硫酸,刺激眼和鼻黏膜,并具有腐蚀性。SO_2 的水溶性强,在组织液中的溶解度高,吸入的 SO_2 很快在上呼吸道溶解,造成呼吸道黏膜损伤。我国《室内空气质量标准》(GB/T 18883—2002)规定要求,室内 SO_2 浓度 1 小时均值 ≤ $0.50mg/m^3$。

(四) 微生物和悬浮颗粒

室内空气中微生物(细菌、病毒等)主要来自人们在室内日常生活活动。特别是当室内居住有溶血性链球菌、结核分枝杆菌、白喉杆菌、肺炎球菌、金黄色葡萄球菌、流感病毒等感染者时,此等致病微生物可随飞沫和悬浮颗粒物飘浮于空气中。此类致病微生物在室内空气湿度大、通风不良、阳光不足的情况下,可在空气中保持较长的生存时间和致病性。因此,应该对室内微生物和悬浮颗粒物的污染程度作出数量上的限制。由于室内空气中可生存的致病微生物种类繁多,以病原体作为直接评价的指标在技术上还有一定的困难,目前仍以细菌总数作为最常用的居室空气细菌学的评价指标。我国《室内空气质量标准》(GB/T 18883—2002)规定要求,室内细菌总数 ≤ $2500CFU/m^3$。

室内可吸入颗粒物浓度与房间结构、卫生条件、通风方式、居住人口多少和居住者活动情况有关,同时还与室内外的风速和湿度有关。我国《室内空气质量标准》(GB/T 18883—2002)规定要求,室内可吸入颗粒物 PM_{10} 浓度日平均值 ≤ $0.15mg/m^3$。

(五) 其他评价参数

我国《室内空气质量标准》(GB/T 18883—2002)规定:夏季空调室内温度为 22 ~ 28℃,相对湿度为 40% ~ 80%,空气流速 ≤ 0.3m/s;冬季采暖室内温度为 16 ~ 24℃,相对湿度为 30% ~ 60%,空气流速 ≤ 0.2m/s。新风量(fresh wind capacity) ≥ $30m^3/(h \cdot p)$。室内 NO_2 浓度 1 小时均值 ≤ $0.24mg/m^3$;室内甲醛浓度 1 小时均值 ≤ $0.10mg/m^3$;室内苯并(a)芘浓度日平均值 ≤ $1.0ng/m^3$;室内 TVOC 浓度 8 小时均值 ≤ $0.60mg/m^3$;氡 ^{222}Rn 浓度年平均值(行动水平) ≤ $400Bq/m^3$。

三、保持室内空气清洁的卫生措施

室内空气中污染物种类较多,来源广泛。保证居室空气清洁的措施除立法机构、政府和

相关企业共同努力防治室内外空气污染外,还要针对住宅卫生要求和特点考虑以下几方面的问题:

1. **住宅的地段良好**　住宅地段应为大气清洁、日照通风良好、周围无污染源、绿化良好,与闹市、工业区和交通要道隔离的地段。

2. **建筑材料和装饰材料选择**　为减少和避免建筑材料中氡的逸出,除注意选材外,可在建筑材料表面刷上涂料,阻挡氡的逸出,降低室内氡浓度。为减少室内甲醛及其他挥发性有机物的浓度,选用低 TVOC 的建筑材料和装饰材料,或者选用已在空旷处放置一段时间,充分释放甲醛后的出厂产品。要选择符合《室内装饰装修材料有害物质限量》国家标准的装饰装修材料。为减少室内积尘和尘螨,室内尽量避免使用毛制的地毯或挂毯等装饰品。另外,严格按照《住宅装饰装修工程施工规范》(GB 50327—2001)、《住宅室内装饰装修管理办法》(建设部令〔2002〕第110号)进行施工、管理,尽可能减少室内空气污染。

3. **住宅平面配置合理**　住宅平面配置要防止厨房产生的煤烟和烹调油烟吹入居室;防止厕所的不良气味进入起居室;避免各室间互相干扰等。

4. **住宅卫生规模适宜**　住宅内各室的容积、室高、面积应足够;朝向要合乎卫生要求,有利于日照、采光和通风换气。

5. **改善空气质量的措施**　厨房应尽可能使用煤气或电热烹饪设施;厨房应安装排气扇或排油烟机。厨房使用天然气或煤气时必须注意排气通风,避免室内氧气不足而使人感到不适,同时氧气不足还会发生燃烧不完全,从而造成一氧化碳中毒事故。

6. **改变不良卫生习惯**　改变烹调习惯,减少油炸、油煎,烹调时减低用油温度,减少油烟逸散。提倡不吸烟,禁止室内吸烟。坚持合理清扫制度,养成良好卫生习惯。

7. **合理使用和保养卫生设施**　设有空调装置的室内,应保证空调使用后能进入一定的新风量,空调过滤装置应定期清洗或更换。对排油烟机等各种卫生设施也都要定期清洗、及时维修,以保证其效率,保证清洁空气循环进入室内,使室内空气成分接近室外大气。

8. **加强卫生宣传教育和健全卫生法制**　以消除吸烟危害为例,全世界每年约有300万人死于吸烟危害。WHO 已将每年5月31日定为"世界无烟日"。法国于2007年2月1日开始在公共场所禁烟。中国香港于2007年1月1日正式实施《吸烟(公众卫生)(修订)条例》,自2015年6月1日实施的《北京市控制吸烟条例》是目前中国最严格的一部地方性控烟法规;截至2015年11月底,北京市公共场所吸烟人数比例由11.3%下降到3.8%。2017年3月1日起新的《上海市公共场所控制吸烟条例》正式实施。条例规定,上海的室内公共场所、室内工作场所、公共交通工具内都将全面禁止吸烟,取消现存所有吸烟室和室内吸烟区,以消除和减少烟草烟雾的危害,保障公众身体健康,创造良好的公共场所卫生环境,提高城市文明水平。目前,中国烟民约3.5亿,每年约有100万人死于与吸烟相关的各种疾病,吸烟已成为"中国最大死亡危害"。但目前中国尚未颁布全国性的无烟环境相关法律。因此,加强我国的卫生宣传教育和法律、法规建设显得尤为重要,特别要制定和严格执行严禁青少年吸烟、严禁向青少年销售香烟以及严禁在公共场所吸烟的有关条例和法律。

四、室内空气污染控制对策

(一)建立健全室内空气质量标准

为控制室内空气污染,保证室内空气清洁,保护居民健康,国家先后制定了"室内空气中污染物卫生标准",包括室内空气中细菌总数、二氧化碳、可吸入颗粒物、氮氧化物、二氧化硫的卫生标准。"室内空气质量卫生规范""民用建筑工程室内环境污染控制规范"以及"室内空气质量标准(GB/T 18883—2002)"等。而"室内装饰装修材料有害物质限量"标准,规定了多种室内装饰装修材料中有害物质的限值(表 17-7)。总体来看,我国已基本形成控制室内环境污染的技术标准体系。

表 17-7　"室内装饰装修材料有害物质限量"标准

标准号	标准名称
GB 18580—2001	室内装饰装修材料人造板及其制品中甲醛释放量
GB 18581—2001	室内装饰装修材料溶剂型木器涂料中有害物质限量
GB 18582—2001	室内装饰装修材料内墙涂料中有害物质限量
GB 18583—2001	室内装饰装修材料胶黏剂中有害物质限量
GB 18584—2001	室内装饰装修材料木家具中有害物质限量
GB 18585—2001	室内装饰装修材料壁纸中有害物质限量
GB 18586—2001	室内装饰装修材料聚氯乙烯卷材地板中有害物质限量
GB 18587—2001	室内装饰装修材料地毯、地毯衬垫及地毯胶黏剂中有害物质限量
GB 18588—2001	混凝土外加剂中释放氨的限量
GB 6566—2001	建筑材料放射性核素限量

（二）加强建筑施工工程室内环境质量管理

1. 在勘察设计和施工过程中严格执行《民用建筑工程室内环境污染控制规范》。在工程勘察、室内换气通风、装饰装修设计中应充分考虑室内环境污染控制。施工单位和监理单位要做好建筑施工材料的验收工作,不得使用有害物质含量超标的建筑材料。

2. 建立民用建筑工程室内环境竣工验收检测制度。建筑工程竣工时,建设单位要对室内环境质量进行检查验收,委托具有检测资质的机构对建筑工程室内氡、甲醛、苯、氨、总挥发性有机物(TVOC)等进行检测。对于检测指标不符合"民用建筑工程室内环境污染控制规范"规定的,不得投入使用。

（三）加强能源利用的管理

1. 改变能源结构,提高居民天然气、液化石油气的使用比重,大力发展集中供暖系统。同时,增加太阳能和风能的利用率。

2. 合理选用炉具、灶具,提高抽油烟机的排污效果,对于节省能源、防止室内空气污染具有重要意义。

（四）合理使用空调设备

设有空调装置的室内,应保证空调使用后能进入足够的新风量,空调过滤装置应定期清洗或更换,及时维修,以保证其效率,保证清洁空气循环进入室内,使室内空气成分接近正常的室外大气。

（五）加强卫生宣传教育

加强保持室内卫生重要性的宣传教育工作,增强卫生意识,养成保持室内清洁卫生的良好习惯,纠正个人不良卫生习惯,提倡不吸烟,禁止室内吸烟。

第五节　室内空气污染对健康影响的调查

为保证室内空气安全,保障人体健康,我国先后制定了《民用建筑工程室内环境污染控制规范》《室内装饰装修材料有害物质限量》和《室内空气质量标准》等规范和标准,这些规范、标准的颁布和实施,对控制住宅、办公场所室内空气污染起到了积极的作用。卫生部门应根据相关的规范、标准,开展室内空气污染对健康影响的调查,参与住宅、办公场所的新建、改建、扩建工程建设项目的选址、设计审查和竣工验收等工作。

室内空气污染对健康影响的研究主要包括两个方面:一是污染物暴露水平;二是人群健康危害。在已知室内暴露因素时,研究其对健康的危害;在未知室内暴露因素时,探讨引起健康危害的暴露因素,即病因研究。

一、室内空气污染对健康影响调查的目的

(一) 查明室内空气污染的来源与污染状况

由于住宅、办公场所的地理位置、建筑与装饰装修使用的材料不同,加之人们的生活方式和生活习惯的差异,使得住宅、办公场所室内空气污染的来源和种类,以及污染状况均有所不同。掌握室内空气污染的来源、种类和污染状况是调查工作的重要目的之一。

(二) 查明室内空气污染对人体健康的危害

由于室内空气污染物的种类不同、污染的程度不同,以及个体敏感性的差异等,使其对健康危害也明显不同,如急性和慢性危害等。掌握室内空气污染暴露与人体健康影响的反应关系,阐明其对人体健康危害的特点,为进一步研究室内空气污染对人体健康影响提供资料。

(三) 提出预防控制室内空气污染的对策与措施

室内风速、气温、气湿等小气候对室内空气污染物的浓度有明显的影响。针对室内空气污染物的特征和污染物对健康影响的特点,结合已有的室内空气污染控制技术,充分利用国家的法律、法规、卫生标准、规范等,制定合理、可行、具有可操作性的室内污染控制对策和措施。

二、室内空气污染对健康影响调查的内容与方法

(一) 室内空气污染来源调查

根据住宅、办公场所室内空气污染来源的不同,将其分为室外污染来源和室内污染来源。

1. 室外污染来源调查　大气污染源排出的污染物不仅对环境空气造成污染,而且污染物可通过门、窗和管道的缝隙等途径进入室内,造成室内空气污染。在对以室外污染源污染为主的室内空气污染来源调查时,应按照大气污染调查的方法进行。具体调查内容与方法见第十六章大气污染与健康。

2. 室内污染来源调查　引起室内空气污染的室内污染源多,且持续存在。因此,在开展室内污染来源调查时,应对污染来源的特点,污染物的种类、成分、数量和释放的形式等因素加以综合考虑。主要调查内容包括:①生活燃料:包括固体燃料(煤、焦炭)和气体燃料(煤气、液化石油气、天然气)等;②室内建筑装饰材料:包括油漆、涂料、胶合板、刨花板、泡沫

填料、塑料贴面材料,以及建筑材料砖块、石板等;③家用化学品;④室内吸烟;⑤办公与家用电器:包括计算机、打印机、复印机、传真机、电视机、组合音响、微波炉、电热毯、空调机等电器设备;⑥室内人的活动:包括办公环境、家庭人数;⑦其他:包括室内卫生状况、家养宠物等。

(二)室内空气污染状况调查

主要内容包括采样点的选择、采样时间和频率、检测指标、采样方法和仪器、质量保证措施、测试结果和评价。

1. 采样点

(1)采样点的数量:为了客观反映室内空气污染物的水平,采样点的数量应根据调查室内(住宅和办公建筑物)面积大小和现场情况而确定。采样点确定的基本原则:①室内面积 $<50m^2$ 的房间,设 1~3 个采样点;②室内面积在 50~100 m^2 的房间,设 3~5 个采样点;③室内面积在 100 m^2 以上的房间,至少设 5 个采样点。

(2)采样点的分布:采样点设在房间的对角线上或呈梅花式均匀分布,且应避开通风口,距墙壁的距离应 $>0.5m$。

(3)采样点的高度:原则上与人的呼吸带高度相一致。相对高度在 0.5~1.5m 之间。

2. 采样时间和频率

(1)年平均浓度:至少采样 3 个月。

(2)日平均浓度:至少采样 18 小时。

(3)8 小时平均浓度:至少采样 6 小时。

(4)1 小时平均浓度:至少采样 45 分钟。

特别注意,在采样时应包括通风最差的时间段。

3. 检测指标与检验方法

(1)检测指标:根据住宅、办公场所的地理位置、建筑与装饰装修使用的材料,以及生活习惯等因素,确定检测指标。常见的检测指标:①物理指标:温度、相对湿度、空气流速、新风量等;②污染指标:二氧化硫、二氧化氮、一氧化碳、二氧化碳、甲醛、苯、TVOC、菌落总数、氡(^{222}Rn)等;③特殊污染指标:在燃煤污染型砷、氟中毒病区,应检测空气中的砷、氟含量。

(2)检验方法:室内空气中各种参数的检验方法按相关国家标准执行。

4. 采样方法和采样仪器

(1)采样方法的要求:根据污染物在室内空气中存在状态和特点,选用合适的采样方法。如:筛选法采样:采样前关闭门窗 12 小时,采样时关闭门窗,至少采样 45 分钟。当采用筛选法采样达不到本标准要求时,必须采用累积法采样,即按照年平均、日平均、8 小时平均值的要求采样。具体采样方法应按各个污染物检验方法中规定的方法和操作步骤进行。

(2)采样仪器的要求:用于室内的采样器的噪声应 $<50dB(A)$。

5. 质量保证措施

(1)气密性检查:动力采样器在采样前应对采样系统气密性进行检查,不得漏气。

(2)流量校准:采样系统流量要能保持恒定,采样前和采样后要用一级皂膜计校准采样系统进气流量,误差不超过 5%。

(3)空白检验:在一批现场采样中,应留有两个采样管不采样,并按其他样品管一样对待,作为采样过程中空白检验,若空白检验超过控制范围,则这批样品作废。

(4)采样仪器:在仪器使用前,应按仪器说明书对仪器进行检验和标定。

（5）采样体积计算：在计算浓度时，应将实际采样体积换算成标准状态下的采样体积。

（6）平行样品：每次检测平行样品的测定之差与平均值比较的相对偏差不超过 20%。

6. 记录

（1）采样现场记录：在采样时，应对采样日期、时间、地点、布点方式、现场情况、各种污染源、数量，以及采样者签字等做出的详细记录，随样品一同送到实验室。特别要记录采样时的气压和气温，以便换算出采样的标准体积。

（2）样品检验记录：在检验时，应对检验日期、实验室、仪器和编号、分析方法、检验依据、实验条件、原始数据、测试人、校核人等做出详细记录。

7. 检测结果的分析和评价 测试结果以平均值表示，化学性、生物性和放射性指标平均值符合标准值的要求时，为符合本标准。如果有一项检验结果未达到本标准要求时，为不符合本标准。检测指标的年平均、日平均、8 小时平均值的参数，可以先做筛选采样方法检验。若检验结果符合标准值要求，为符合本标准。若筛选采样方法检验结果不符合标准值要求，必须按检测指标的年平均值、日平均值、8 小时平均值的要求，用累积采样方法检验结果评价。

（三）人群健康调查

住宅、办公场所人群健康调查资料是反映住宅、办公场所室内环境质量对人体健康影响最直接的科学依据。由于室内污染具有来源广泛、污染物持久存在、人群长期暴露等特点，使得室内空气污染与人群健康关系错综复杂。加之，室内空气污染物的检测技术与方法有待改进、更新，人群接触污染物的暴露标志、效应标志和易感性标志的确认性研究尚未取得突破性进展。因此，不断探索新技术、新方法，开展污染物暴露效应研究，对提高预防和控制室内空气污染的危害水平具有重要意义。

根据住宅、办公场所人群健康调查目的，制订具有针对性的调查方案。明确调查范围、调查对象、研究方法、观察指标、资料整理分析方法等。

1. 确定调查范围 由于不同住宅室内可能存在不同类型的污染物，因此，对人群健康危害呈现不同的形式。根据造成人群健康不良影响、危害的住宅环境，确定住宅调查范围。同时，以未产生人群健康不良影响、危害的，结构和类型相近的住宅作为对照组，尽可能避免混杂因素的干扰，以保证调查结果的科学性、准确性。

2. 确定调查对象 必须来自于对健康产生不良影响、危害的住宅内的人群，该人群即为调查对象。同时，应避免职业暴露、服用药物、吸烟、饮酒等嗜好，以及非室内空气污染等混杂因素的干扰。对照人群应来自上述对照组居住的人群，而且在性别、年龄、职业种类、生活饮食习惯、经济水平等基本相同。

另外，在进行调查时，应向被调查对象说明调查的目的、意义，以及调查的内容和方法，并征得被调查对象的同意（填写知情同意书）。

3. 确定观察指标

（1）污染物暴露检测：反映人体污染物暴露水平常用的方法有两类：①个体采样：将微型个体采样器固定在衣领或胸前等靠近鼻孔的部位，以便采集到较确切的吸入空气量和其中所含的污染物浓度。目前 SO_2、NO_2、CO、甲醛等的测定均可以采用该法。②生物材料检测：生物材料中污染物的含量可以反映该污染物被吸收到体内的实际含量。常用的指标有：血液 COHb、血铅、尿铅、尿氟、尿汞、呼出气中的 CO、苯、甲苯、二甲苯等。

（2）健康效应测定：反映健康效应的指标很多。常用的有：①疾病资料：死亡率、患病率和发病率。②儿童生长发育资料:最常用的指标有身高、体重、胸围、智商等。③生化指标:可以反映某些代谢酶的活性、代谢产物的种类和含量、代谢动力学特性等。④生理功能指标:室内空气污染对健康影响最常用的是肺功能测定,常用的指标有 FVC、FEV$_1$、FEV$_1$%、PEF、MMEF 等。目前也常用神经行为指标如智能量表、视觉反应时值、视觉保留记忆测试等。还可以测定脑电图、肌电图、指血流图、心电图等指标。⑤免疫指标:常进行唾液溶菌酶、唾液 SIgA(分泌型免疫球蛋白 A)、血清免疫球蛋白(IgG、IgM、IgA)等含量测定及 T 淋巴细胞转化试验等指标。⑥遗传毒性试验:常用外周血淋巴细胞转化试验、外周淋巴细胞 SCE(姊妹染色单体交换)试验、尿液 Ames 试验等。

4. 资料统计分析 根据卫生统计学和流行病学的方法对资料进行统计分析。根据资料的主要项目按室内污染程度分类进行统计,比较分析室内空气污染组与对照组之间有无显著性差异;采用相关、回归与多因素分析方法找出室内空气污染程度与居民健康调查结果之间相关关系;甄别室内空气污染对居民健康影响的主因和辅因;初步估计室内空气污染对健康危害的可能性;为深入探索和提出防治措施打下基础。

第六节 住宅卫生防护措施和监督

一、住宅卫生防护措施

(一) 住宅设计中的主要卫生防护措施

建筑物的围护结构包括建筑物的墙壁、屋顶、门窗、地板等。在住宅设计中采用符合卫生要求的建筑材料和合理的构筑方式筑成的围护结构,再通过住宅设计中主要的卫生防护措施,可以使住宅有较好的防寒、防暑、隔热、隔潮和隔声等性能,使室内免受或减轻外界不良的气候条件和噪声等的影响。

1. 保温与隔热 建筑材料的导热性越低,建筑物的保温与隔热性能越好,越有利于住宅的御寒防暑。因此,应尽可能选择导热系数较小(即导热性较低)的建筑材料,在冬季寒冷地区,如建筑材料导热系数过大,可考虑加大围护结构的厚度。在夏季炎热地区,则不宜加厚围护结构,而必须采用导热系数小的建筑材料或在围护结构中间用导热性小的充填层或构成中空的空气层,以加大其热阻值。

2. 遮阳与采暖

(1)遮阳:遮阳能避免室内过热,避免产生眩光,也有防雨侵入室内的作用,遮阳措施应能最大限度地挡住夏季的直射阳光,同时仍应有足够而均匀的照度,而且应尽量减少其对室内通风的影响。遮阳的措施主要有两类:①绿化遮阳:即建筑物利用爬墙或攀架植物作为遮阳物,并借植物蒸腾等作用减少太阳照射于墙面的辐射热,这些植物在冬季落叶后又不致影响冬季室内对太阳辐射热的吸收。这类植物有:蔷薇、紫藤、爬山虎、葡萄、山葡萄、金银藤、五味子、丝瓜、扁豆等。②结合建筑设置各种遮阳物:如我国各地有不同形式的固定式出檐、悬挂式的遮阳竹帘、百叶板、百叶窗等都有良好的遮阳效果。

(2)采暖:我国北方冬季寒冷,昼夜平均温度低于 5℃的时间很长。在北纬 45°左右地区,冬季严寒,昼夜平均温度可达到零下 25℃,这些地区每年约有 6 个月需要采暖。采暖方式和设备主要分两类:①分散式采暖:常用的设备有火炉、炕、火墙;②集中式采暖:这类采暖便于集中管理、热效率高、较易调节、室内空气不致污染、占地面积小、可布置在适当地点、室内气温较均匀。

3. 通风换气　居室必须有适当的通风换气以改善室内小气候、减少室内空气中二氧化碳和室内来源的有害气体的浓度,减少病原微生物和灰尘的数量,以及促进氡等有害物质的排出。按通风的动力源可分为依靠风压和温差的自然通风和依靠机械力的机械通风;按空气在室内流动的方向可分为送入式和吸出式;按空气在室内的流动范围可分为局部通风和全面通风。按通风的作用或功能可分为一般单纯通风换气、调温调湿的空气调节系统和兼有除去有害物质的净化空气调节系统等3种。

住宅通常应首选充分利用自然通风。如建筑密度过高或难以利用主导风向、门窗面积过小或门窗等安排不当时,可采用机械通风,在卫生间可采用排气扇,在厨房炉灶上方可安装排油烟机。在夏季室外气温很高,或在冬季室外气温很低而又没有采暖设备的住宅,可以安装空气调节设备以保证室内良好的环境。

4. 噪声控制　控制住宅噪声的根本性措施在于居住区地段无明显的噪声源,应与工业区、商业区、交通干线、机场、火车站等隔离。而采取有效的立法、技术和管理措施是治理噪声污染的关键。控制环境噪声的技术措施主要有:①控制声源和声传播的工艺技术措施;②采用吸声、隔声、隔振等技术以及安装消声器等以控制声源的辐射。为了有效地隔声,住宅在建筑上要在选用的材料、隔墙及门窗的厚度和构造等方面采取有效措施。

(二) 住宅装饰中的主要卫生防护措施

住宅装饰中主要的卫生防护措施有:①材料选择:要注意选用不含或少含甲醛及其他VOC、氡及其子体、铅等的装饰材料,并注意选用表面光滑、耐用、易于清洁的材料。严格执行国家《室内装饰装修材料有害物质限量》标准,督促生产厂家改进工艺,生产出合格的对居民健康无害的产品。②减少释放:如某些有氡及其子体的装饰材料表面可涂上涂料,以防止或减少其释放,含甲醛及其他VOC的装饰材料可选用已在室外放置过一段时间的产品,以减少室内释放量。③加强排出:即应用上述通风换气措施,有效地及时排出其中的有害物质。

二、住宅卫生监督管理

(一) 住宅卫生监督

1. 预防性卫生监督　住宅选址和设计图纸应经卫生部门审查,对住宅的地段选择、平面配置、卫生规模、采光照明、围护结构的保温隔热性能、遮阳、通风、采暖、隔声、防潮、供水排水、室内装饰等设计项目,根据国家、地方或行业颁布的有关标准、条例或卫生要求,逐项进行审查,评价其是否符合要求,并针对存在的问题要求设计部门修改设计图纸。修改后的设计资料经卫生机构认可后才能施工。住宅完工后卫生部门应参与竣工验收,并对未按批准图纸施工的部分要求限期改正。

2. 经常性卫生监督　卫生主管部门应选择不同类型住宅,进行卫生学调查,评价平面配置是否适当,使用是否方便,各类空气质量能否达标,居室小气候是否符合卫生要求,隔声与防潮措施效果能否达标,室内供水的质量是否良好,排水和污物处理是否通畅可行,所用建材和装饰材料是否符合卫生要求等。对设计不当造成的卫生缺陷,应与住宅主管部门联系,给予适当改造或补充必要的设施。对设计上存在的普遍问题,应在今后设计工作中改进。

（二）住宅卫生管理

1. 住宅的物业管理 住宅的物业管理应从居住环境的健康性、对自然的亲和性、居住区环境保护等方面来进行。保障充足的阳光、自然风、水源和植被保护，避免噪声污染，防止室内空气污染，并有防火救灾措施，从而提高住宅使用效率和管理的质量。住宅小区内居委会和（或）物业公司应组织开展卫生活动和互助活动，对住宅小区进行绿化、美化，并对污水进行有效管理，对生活垃圾和其他废物应及时清运，保持住宅小区的清洁和整洁。

2. 住宅的卫生部门管理 卫生部门通过预防性卫生监督和经常性卫生监督工作来参与住宅的卫生管理，为居民提供健康、安全和舒适的居住环境。

第七节 办公场所卫生

一、办公场所的概念、分类和卫生要求

（一）办公场所的概念

办公场所（working place）是指管理或专业技术人员处理（或办理）某种特定事务的室内工作场所。如公职人员、商务职员和企事业单位专业技术或管理人员履行职责的工作场所。

办公场所是根据人们社会活动的需要，由人工建造的具有服务功能和一定围护结构的建筑设施，供数量相对稳定的固定人群以及数量不等的流动人群工作、学习、交流、交际、交易等活动的场所。办公场所是以相对固定人群为主的室内工作环境。在这种环境中，工作人员停留时间长、流动性小。由此可见，办公场所环境卫生质量与所在环境的工作人员健康状况密切相关。

办公场所卫生，就是应用现代环境卫生学的理论、方法和技术，研究各种办公场所存在的环境卫生问题，阐明其对人群影响的性质、程度和规律；提出利用有利环境因素和控制不利环境因素的对策，为制定办公场所卫生标准和实施卫生监督提供科学依据，创造良好的办公场所卫生条件，预防疾病，保障人群健康。办公场所卫生既是一项专业技术工作，又是一项卫生管理工作。办公场所卫生作为环境卫生学的一个组成部分，日益引起人们的普遍关注，其存在的问题涉及大气卫生、小气候卫生、采光与照明卫生以及通风、采暖、噪声等卫生问题。

（二）办公场所的分类

根据办公场所的性质、规模和特点，我国的办公场所大致可分为以下5类：

1. 行政管理办公场所 行政管理公职人员办公室、会议室、接待室、资料档案室等。

2. 商务、律师办公场所（写字楼） 商务职员、律师办公室、会议室、接待室等。

3. 文化、教育事业单位办公场所 文化、教育事业单位管理和专业技术人员办公室、会议室、接待室、资料档案室等。

4. 企业单位办公场所 企业单位管理和专业技术人员办公室、会议室、接待室、资料档案室等。

5. 商业服务、金融邮电、社区服务等部门办公场所 商业服务、金融邮电、社区服务等部门工作人员办公室、会议室、接待室、资料档案室等。

随着科学技术的进步与发展，特别是信息产业的快速发展，脑力劳动成分的比重增加，劳动工具的计算机化，如编辑、写作、绘画、美术、音乐作曲、教案准备以及多媒体制作、网上

交流等都以计算机作为主要办公手段,在家庭办公室完成。

（三）办公场所的基本卫生要求

1. 办公场所的用地选择　对新建办公场所选址,应符合城乡总体规划要求,合理布局。行政机关、写字楼、文化教育等办公场所应远离有"三废"污染源和贮存有剧毒、易燃、易爆物品的仓库;工业、企业办公场所应与生产区、车间保持一定的距离。

2. 采光照明良好　要充分利用自然光线。在自然采光不足的办公场所,要保证人工照明的充足,但要避免眩光。

3. 小气候适宜　要充分利用自然或机械通风设备以及冷暖空调、加湿器等装置,调节办公场所的温度、湿度等,达到适宜的小气候。

4. 空气质量良好　避免办公场所室内外污染物对室内空气的污染,禁止室内抽烟。

5. 环境宽松　应保证适宜的办公场所面积(空间),安放必要的办公室设备,避免拥挤,防止相互干扰,保持安静的办公环境。

二、办公场所的卫生学特点

（一）办公人员相对集中,流动性较小

办公人员主要在各自的办公室(区)工作,工作任务相对独立,业务交流往往是在办公区内完成。表现为办公场所人员较固定,涉外人员流动性较小。接纳的涉外流动人员较少是与公共场所的主要区别点。

（二）办公人员滞留时间长,活动范围小

办公人员平均每天 1/3 的时间是在办公室内度过,许多职员整天都待在办公室,有的甚至固定在一个座位上,活动范围很小,连午餐、午休也"足不出楼"。

（三）办公场所分布范围广泛,基本条件和卫生状况相差较大

行政管理、商务、律师、文化、教育、商业服务、金融邮电、社区服务等办公场所主要集中在城市(或乡镇)的商业区、教育区、居住区等,而企业单位的办公场所则主要集中在工业区,其办公场所室内的空气质量与企业的生产性质、规模等有密切的关系。

（四）办公场所中存在许多影响人体健康的不利因素

由于办公设备的现代化,办公场所内可能出现空气污染、噪声污染,电磁波、静电干扰等,同时还有建筑材料和装饰装修材料中有害物质造成的污染(如:放射性污染物氡;化学性污染物甲醛、苯、甲苯、二甲苯等)。这些污染也会对健康产生明显影响。

三、办公场所污染物的分类和危害

办公场所中的污染物种类繁多,按其属性可分为物理性、化学性、生物性和放射性污染物 4 大类。此等污染物往往同时存在,对机体产生不良影响和危害。

（一）物理性污染物

主要包括气温、气湿、气流、辐射、采光、照明、噪声等。办公场所环境中此等因素异常,可造成室内环境质量下降,影响人体神经、消化、呼吸、循环、皮肤等系统功能,导致疾病发生。有研究显示,不同功能区办公场所噪声强度与办公人员亚临床状态率呈正相关。20 世纪 70 年代能源危机之后,一些发达国家开始重视室内空气质量(indoor air quality,IAQ),考虑到节约能源建筑物的密闭性大大提高,由此造成室内通风率不足,致使室内空气污染事件频频发生。空调的广泛使用增加了人们工作和生活的舒适程度,但由于空气流通不畅,环境得不到改善,人们会出现鼻塞、头昏、打喷嚏、耳鸣、乏力、记忆力减退等症状,以及一些皮肤过敏的症状,如皮肤发紧发干、易过敏、皮肤变差等,尤其是在高档写字楼、办公楼中长期工作的人,会出现病态生理性反应,即所谓的"空调病"。研究表明,许多空调系统的新风量不足,是造成室内空气质量下降,导致人群处于亚临床状态的主要原因。国家《室内空气质量标准》(适用于住宅和办公建筑物)规定要求,新风量≥30m³/(h·p)。从卫生学的角度来看,空调系统不仅要保证舒适,更要保证健康,不能以健康为代价来换取舒适。因此,清除空调通风系统内积存的污垢、灰尘、细菌和其他污染物,是改善室内空气质量的一项重要措施。

(二)化学性污染物

主要包括颗粒物(尘、烟、雾)、一氧化碳、二氧化碳、臭氧、氨、甲醛、挥发性有机物(VOC)等。办公场所环境中的各种化学性因素不仅污染空气,影响环境质量,而且能够对人体呼吸、循环、神经、消化等系统造成不良影响。室内空气中可检出300多种污染物,有68%的疾病发生与室内空气污染有关。国内外对现代办公场所空气质量调查表明,办公场所室内甲醛、氨、二氧化碳、臭氧等污染物水平存在明显超标现象。造成甲醛室内浓度超标的原因主要是建筑材料、室内装饰材料和香烟的不完全燃烧。造成室内氨浓度超标的原因主要是室内装饰材料和建筑物施工防冻剂。建筑物冬季施工过程中加入尿素作为防冻剂,在建筑物交工使用后,随着气温、气湿等环境因素的变化,氨从墙体中缓慢释放出来,导致室内空气中氨的浓度升高。造成二氧化碳室内浓度超标的原因是办公场所工作人员比较密集、人均工作使用面积(空间)较小、建筑物密封性好和通风换气不足。造成臭氧室内浓度超标的原因是紫外线的照射和办公设备(如:复印机、传真机、电脑等)的使用。此外,办公室内经常使用的打印机,特别是激光打印机对办公场所造成的污染危害已引起人们的重视。激光打印机采用电晕放电的原理,让硒鼓带电,吸附墨粉成像,在此过程中高压电荷电离空气中的氧气产生臭氧。墨粉定影过程中,高温促使油墨和纸张中的有机成分挥发,产生总挥发性有机化合物(total volatile organic compound,TVOC)污染和由挥发性有机物凝结成的细小颗粒物。由于办公室面积狭小,空气不流通,办公人员与打印机距离较近等原因,打印机在使用过程中产生的污染物易在室内蓄积,对办公人员的身体健康造成一定的威胁。暴露于打印机释放出的污染物,可能导致眼睛、鼻子、喉咙和下呼吸道的刺激症状,同时还会造成精神倦怠、头痛、皮肤反应等。

国外20世纪70年代对办公场所工作人群开展的流行病学调查表明,在现代办公场所工作的职员普遍出现眼、上呼吸道刺激症以及头晕、头痛、恶心、皮肤干燥、注意力不集中、记忆力减退等症状。一些过敏体质的人还会诱发过敏性哮喘和过敏性鼻炎等病症。WHO将其称为"不良建筑物综合征(sick building syndrome,SBS)",并已将其解释为:SBS为在非工业区主诉具有急性非特异性综合征(眼、鼻和咽喉、上呼吸道刺激症、头痛、疲劳、全身不适)的建筑物室内活动者的频数增多的情况。这些症状在离开该建筑物之后能得到改善。中国近年来,对北京、上海等大城市办公场所的研究中发现,有60%~70%的职员会出现SBS。进一步研究证实,SBS主要是由于室内空气污染,造成室内空气质量下降所致。

(三)生物性污染物

主要包括细菌、病毒、真菌、病媒生物(苍蝇、蚊子、尘螨、蟑螂等)、致敏植物花粉等。办公场所存在的生物性致病因素是引发职员疾病的重要因素之一。1976年,在美国退伍军人大会上暴发了一种以发热、头痛、咳嗽、呼吸困难等肺部感染症状为主要表现的疾病。研究证实该病是由细菌感染引起,但因当时发病原因不明,针对发病者多为退伍军人,因此将引起该病的细菌命名为军团菌(legionella),该病命名为军团病(legionnaires disease)。军团菌主要是通过空调冷却塔的冷却水、加湿器、水龙头、淋浴器等污染室内空气。在英国、西班牙、澳大利亚、美国等国家都曾多次暴发由于室内空气军团菌污染引起的军团病。中国多地也曾暴发军团病。2003年8月,北京市通州区某工业园区发生军团病暴发,是由于员工宿舍热水淋浴系统污染导致住集体宿舍的570名员工中有76人发病,发病率为13.3%。巴黎对现代办公场所空气质量的研究发现,职员的急性喉部刺激症状与空气中的细菌含量有关,急性偏头痛与金黄色葡萄球菌含量有关,咽部症状与细菌或金黄色葡萄球菌含量有关,注意力不集中和工作相关的偏头痛与真菌致病原有关。在写字楼密集的办公场所,患过敏性鼻炎、皮炎的职员占很大比例。这主要是由于在办公场所内,人体、房间和空调机形成一个封闭的系统,使尘螨易于孳生,导致人体接触尘螨及其排泄物(变应原)的机会增加,从而引起过敏性鼻炎、皮炎。

(四) 放射性污染物

办公场所室内放射性污染主要来自于建筑物的建筑材料,其对健康的危害主要是引起肺癌。国家《室内空气质量标准》(适用于住宅和办公建筑物)规定,要求氡(^{222}Rn) ≤ 400Bq/m³。建筑物室内氡的来源:①建筑材料中的^{226}Ra含量,氡及其子体从建筑材料中的析出;②建筑物地基土壤。此外,人们的生活习惯、室内通风条件也与室内放射性污染物水平有关。我国室内氡浓度调查结果表明,煤渣砖建筑物中有85.9%和97.7%的房间中氡的浓度低于200Bq/m³和400Bq/m³。因此,办公场所建筑材料放射性核素比活度(Bq/kg)应符合《建筑材料放射性核素限量》(GB 6566—2001)标准的规定。

四、办公场所室内空气污染所致疾病

室内空气污染对健康的影响多种多样,可大致概括为3种类型,即不良建筑物综合征、建筑物相关疾病和化学物质过敏症。

(一) 不良建筑物综合征

不良建筑物综合征(SBS)是现代住宅室内多种环境因素(如物理因素、化学因素)综合作用于机体而引起的一种健康危害,其确切原因尚不十分清楚。

现代建筑物的建筑材料和室内装饰、装修材料、室内的家具、家用化学品以及烹调、吸烟等都会产生有害物质,造成室内空气污染。由于气候的原因,许多地区为保暖或防暑降温,节约能源,使建筑物保持良好的密闭性,造成通风换气的性能较差,导致室内空气污染物浓度升高,室内空气质量明显下降。可见,这种综合征是由于建筑物内空气污染、通风换气不足,致使在该建筑物内活动的人群产生一系列非特异症状。美国环境保护局总结出不良建筑物综合征的症状有30多种,主要包括眼、鼻和咽喉、上呼吸道刺激症状、头痛、疲劳、精力不足、健忘、嗜睡、全身不适和工作效率低下等。

SBS的特点:①发病快;②患病人数多;③病因很难鉴别确认;④患者一旦离开污染的建筑物后,症状即可缓解或消失。

(二) 建筑物相关疾病

建筑物相关疾病(building related illness,BRI)是由于人体暴露于建筑物内的有害因素(如:细菌、真菌、尘螨、氡、一氧化碳、甲醛等)引起的疾病。这类疾病包括呼吸道感染、哮喘、过敏性皮炎、军团病、心血管病、肺癌等。BRI与SBS的明显不同之处主要有:①患者的症状在临床上可以明确诊断;②病因可以鉴别确认,可以直接找到致病的空气污染物,乃至污染源;③患者即使离开发病现场,症状也不会很快消失,必须进行治疗才能恢复健康。军团菌引起的军团病、氡及其子体引起的肺癌、室内变应原引起的哮喘等,均属于 BRI。

(三) 多化学物质过敏症

多化学物质过敏症(multiple chemical sensitivity,MCS)是由于多种化学物质作用于人体器官系统,引起多种症状的疾病。室内即使仅有微量的化学污染存在,人们长期在此环境中生活工作,也可引起神经系统、呼吸系统、消化系统、循环系统、生殖系统和免疫系统的功能障碍,出现眼刺激感、鼻咽喉痛、易疲劳、运动失调、失眠、恶心、哮喘、皮炎等症状。

该病症具有复发性、症状呈慢性过程、由低浓度化学污染物质引发的特点。患者对多种化学物质过敏,多种器官同时发病,在致病因素排除后症状将会改善或消退。MCS 的一大特征是很难找到具体单一的对应致病原,且家庭不同成员虽居于同一环境,但其症状轻重程度却可有明显差别,如有的可很快发病,症状很重,而有的却需很长时间才会出现轻度不适。

五、办公场所的卫生管理与卫生监督

(一) 办公场所的卫生管理

办公场所环境质量的改善和提高,不仅要依靠卫生管理部门,而且要调动办公场所主管部门和使用单位的积极性,加强自身管理,提高主管部门和办公场所使用单位工作人员的素质,人人具有卫生和健康意识。同时,积极开展办公场所卫生质量监督和评价工作,建立考核评价指标体系;积极开展卫生宣传工作,增强法律、法规意识,将办公场所卫生的行政管理变为办公场所的法制化管理。随着我国的社会经济的快速发展,对现代化办公场所的需求量大大增加、办公场所硬件设施、卫生设施不断更新,更应重视办公场所的卫生问题。我国现有的卫生标准,涉及办公场所的很少,为此国家环保部、原卫生部于 2002 年制定了《室内环境质量标准》,该标准主要适用于住宅居室和办公场所室内环境质量评价。我国《室内环境质量标准》的颁布和实施将极大地推动办公场所卫生管理工作的开展,为建立良好舒适的办公环境创造条件。

1. 办公场所主管部门的职责　办公场所主管部门应配备专职或兼职卫生管理人员,加强所属单位的卫生管理工作。根据国家卫生标准对办公场所的卫生要求,结合办公场所的特点,不断研究改善办公环境卫生质量的措施。坚持对所属单位的办公场所卫生质量,以及工作人员体检、卫生知识培训等情况的检查,及时了解办公场所存在的主要卫生问题,并督促和协助解决。

2. 办公场所使用单位的职责　办公场所使用单位负责本单位的卫生管理工作。应配备专职或兼职卫生管理人员,实行岗位责任制;办公场所工作人员应定期体检和卫生知识培训,使工作人员充分认识办公场所环境污染对健康危害的重要性,增强自我保护意识;积极创造条件,改善办公场所的卫生状况,使其达到国家卫生标准的要求;对办公场所发生的危害健康事件应妥善处理,采取有效预防措施,并及时向当地疾病预防控制中心报告。

(二) 办公场所的卫生监督

卫生监督是指卫生监督机构,依照国家有关卫生法规的规定和疾病控制的需要,为消除或减轻影响人体健康的污染负荷,强制推行保障人体健康的卫生防护措施和卫生管理办法的手段。其目的是预防和控制疾病,保护和增进人体健康。

在国家制定和发布"办公场所卫生管理"的相关法律、法规之前,办公场所卫生监督可参照《公共场所卫生管理条例》和《公共场所卫生管理条例实施细则》的相关规定执行。办公场所卫生监督可采用现场卫生学调查、卫生检测以及现场记录和行政处罚等方式实施。

　　办公场所卫生监督的职责,由国家行政机关认定的卫生监督机构和卫生监督员履行。被监督的办公场所使用单位不得以任何借口和手段妨碍或拖延卫生监督机构和卫生监督员履行卫生监督职责。

　　办公场所卫生监督的主要内容:①对办公场所进行卫生监督、检查和监测,对发现的卫生问题,责令其制定限期改进措施,并迅速贯彻落实。对情节严重的给予行政处罚。②监督办公场所工作人员进行健康检查。③宣传卫生知识,指导和协助有关部门进行卫生知识教育和培训。④对办公场所发生的危害健康事故进行调查处理。⑤对新建、扩建和改建办公场所的设计和选址进行卫生审查,并参加竣工验收。

(苏艳伟　刘开泰)

参 考 文 献

1. 李湉湉,杜艳君,莫杨,等.基于脆弱性的高温热浪人群健康风险评估研究进展.环境与健康杂志,2014,31(6):547-550.

2. 吴凡,景元书,李雪源,等.南京地区高温热浪对心血管疾病日死亡人数的影响.环境卫生学杂志,2013,3(4):288-292.

3. 栾桂杰,李湉湉,殷鹏,等.2010年北京市高温热浪对居民死亡的影响.环境卫生学杂志,2015,5(6):525-529.

4. 钟堃,刘玲,张金良.北京市寒潮天气对居民心脑血管疾病死亡影响的病例交叉研究.环境与健康杂志,2010,27(2):100-104.

5. 钟其梅,赵天鑫,王岚.气象因素与妊娠高血压疾病相关性的研究进展.环境与社会医学,2017,34(1):79-82.

6. 计红,柳巨雄,杨焕民,等.冷应激对动物神经内分泌系统影响的研究进展.环境与健康杂志,2012,29(5):470-472.

7. 林之靖,王婷婷,赵卓慧.乌鲁木齐市住宅室内潮湿表征与儿童哮喘及过敏性疾病的相关性.环境与职业医学,2015,32(2):97-103.

8. 石晶金,袁东,赵卓慧.中国人群哮喘和环境真菌关系的研究进展.卫生研究,2015,44(6)1047-1052.

9. 郑晓红,沈红萍,钱华,等.住宅室内空气品质感知和加湿器使用与儿童过敏性症状及疾病的关系.环境与健康杂志,2012,29(12)1101-1104.

10. Tang T,Hurraβ J,Gminski R,et al.Fine and ultrafine particles emitted from laser printers as indoor air contaminants in German offices.Environ Sci Pollut Res,2012,19(19):3840-3849.

11. Wang H,He CR,Morawska L,et al.Ozone-initiated particle formation,particle aging,and precursors in a laser printer.Environ Sci Technol,2012,46(2):704-712.

第十八章

室内空气质量与健康

第一节 室内空气质量的特征和卫生学意义

室内环境的质量主要是指居室环境的质量,从广义上讲是指建筑物内和交通工具内的环境,包括:办公室、教室、会议室等,也包括宾馆饭店、医院、图书馆、候车室等公共场所,以及汽车、飞机、火车、轮船等交通工具。室内空气质量(indoor air quality,IAQ)指室内场所中与人体健康和舒适程度相关的一系列室内空气参数测量值的综合水平。所谓"良好"的室内空气质量,通常指的是各类环境参数均达到了质量标准的要求,对人体健康无影响,并使人体感到舒适;所谓"不好"的室内空气质量,通常指的是部分环境参数没有达到质量标准的要求,对人体健康产生不良影响,或使人体感到不舒适。

WHO 报道,室内空气污染是导致人类死亡顺位改变的第五位原因。因此,室内空气污染对健康的影响已经引起世界各国政府和公众的高度关注。近些年来,中国国家科技部、国家自然科学基金委员会相继资助了一批项目,有力地推动了该领域的基础研究和应用研究。国家标准的相继出台,规范了民用建筑、室内装饰装修的验收以及相关产品的市场准入,提升了监督监测水平,使室内空气质量有法可依,对保障人民群众的身体健康发挥了重要作用。

第二节 室内空气污染物的来源

室内空气污染物具有来源多样、成分复杂、暴露水平低、作用时间长、多因素联合暴露等特点。由于上述特点,加大了室内空气污染与健康关系研究的复杂性、长期性和艰巨性。借助现代物理、现代分析化学、分子流行病学和分子毒理学的新技术方法,加强基础与应用研究,阐明室内空气污染的健康危害及其机制,从而为制定健康危险度评价标准及其干预措施提供科学依据。

一、家庭燃料燃烧

家用燃料包括炊事燃料和采暖燃料。中国城市地区家用炊事燃料主要为燃气;农村地区主要为煤、柴、沼气等。目前,家庭采暖方式有集中供暖和家庭分散取暖,其中集中供暖和家用电力取暖很少产生室内空气污染物。

家用燃气主要包括人工煤气、液化石油气和天然气 3 种。其中人工煤气供应量经过1990 年的大幅增长后,由于污染严重、毒性较强等缺点,目前处于较为缓慢的增长阶段。液化石油气受到石油价格上涨的影响,供应量维持稳定。天然气具有价格便宜、清洁环保等优点,故供应量增长较明显。不论哪一种家用燃气,均可产生多种室内空气污染物,例如一氧化碳、二氧化碳、二氧化氮、颗粒物等。

采用煤作为家用炊事燃料的家庭,室内空气污染问题往往会比较严重,家庭燃煤所产生的空气污染物主要有二氧化硫、二氧化氮、颗粒物、多环芳烃等。

此外,用高温油煎技术进行烹调,使得烹调油烟问题成为一种较为突出的室内空气污染问题。烹调油烟是一类常见的燃烧型化学性室内空气污染物,是食用油加热后的产物,其成分复杂,约有 200 余种组分。

二、建筑装饰装修

20 世纪 80 年代以前,中国城镇人均住房面积只有 $7.2m^2$,农村人均住房面积 $8.4m^2$。2011 年底数据显示,中国城镇人均住房建筑面积 $32.7m^2$,农村人均住房面积 $36.2m^2$,分别为改革开放前的 4.5 倍和 4.3 倍,已成为世界上建房数量最多的国家。经济水平的提高与物质文化需求的改变,居民住房装饰装修已经成为时尚。相对于家用燃料燃烧,建筑装饰装修造成的室内空气污染更为严重。

造成室内空气污染的装饰装修材料主要包括人造板材、黏胶、家具、油漆和涂料、塑料等。人造板材、黏胶和家具释放的空气污染物主要为甲醛(formaldehyde)和挥发性有机化合物(volatile organic compound,VOC);油漆和涂料释放的空气污染物主要为 VOC,特别是其中的苯系物;塑料制品,例如塑料地板、塑料窗帘等,释放的空气污染物主要为半挥发性有机化合物(semi-volatile organic compound,SVOC),其中又以邻苯二甲酸酯类增塑剂为主。

建筑砖石材料(瓷砖和大理石)相关的室内污染物主要为放射性氡气。自然界有 3 种氡的放射性核素:^{222}Rn、^{223}Rn 和 ^{219}Rn,由于后两种的半衰期很短,故危及人体健康的机会较少。通常情况下,将从铀系中的镭(^{226}Ra)衰变而生成的 ^{222}Rn 称为氡(radon,Rn)。由于中国大多数地区地层中镭(^{226}Ra)含量较低,故整体来看室内氡污染问题并不严重。

三、人类相关活动

与人类活动相关的室内化学性空气污染物主要包括二氧化碳和氨气(人类代谢产物)、环境烟草烟雾(environmental tobacco smoke,ETS)、烹调油烟等。人类患感染性疾病还可以带来室内病原微生物污染和传播,例如感冒病毒、流感(包括禽流感)病毒、SAS 病毒、溶血性链球菌、肺炎双球菌和真菌等。

四、家庭日用品

家庭日用品,例如喷雾剂(例如香水和杀虫剂)可以导致 VOC 或 SVOC 污染;电视机、复印机、激光印刷机、负离子发生器、紫外线灯等还可能造成室内的臭氧(ozone,O_3)污染;空调使用不当,可导致军团菌污染和军团病发生。

第三节 室内空气污染物的种类和性状

一、化学性污染物

室内空气中各种化学性污染物品种繁多,其污染及其对健康的影响是当前较为活跃的研究热点。来自家用燃料燃烧的化学性污染物包括:二氧化硫、二氧化氮、一氧化碳、二氧化碳、多环芳烃如苯并(a)芘、颗粒物(PM_{10}和$PM_{2.5}$)、烹调油烟;来自建筑装饰装修的化学性污染物包括:甲醛、VOC、苯系物、SVOC 等;来自人类相关活动的化学性污染物包括:二氧化碳、氨气、ETS、喷雾剂、臭氧等。在室内化学性空气污染物中以一氧化碳、甲醛、多环芳烃、ETS、颗粒物对健康的影响最为明显。

二、物理性有害因素

室内环境中物理性有害因素主要包括不适的室内小气候因素(温度、湿度、空气流速、新风量)和有害的辐射性因素。室内小气候因素及其与健康的关系已经在第十七章进行了详细的讨论,本章就不再赘述。

有害的辐射性因素包括放射性氡气和室内电磁辐射。放射性氡气(^{222}Rn)是一种常见的由建筑材料释放的室内空气污染物。以放射性惰性气体为存在形式,且易扩散,能溶于水。室外空气中氡的年平均浓度在 $0.1 \sim 10Bq/m^3$ 之间,室内空气中氡的年平均浓度一般在 $5 \sim 100Bq/m^3$ 之间。在我国某些以煤渣砖为建材的房屋中,可以高达 $300Bq/m^3$ 以上,而在地下建筑中则可高达 $400Bq/m^3$ 以上。

室内电磁辐射来源于各种家用电器,例如手机、电脑、电视机、电冰箱、微波炉和电热毯等。但是室内环境水平的电磁辐射污染对健康的影响至今还没有明确的结论。

三、生物性污染物

由于室内温度和湿度较高,以及密闭性好、通风不良、使用空调等因素,故极易导致室内微生物的孳生和传播。最常见的室内病原微生物包括:感冒病毒、流感(包括禽流感)病毒、SARS 病毒、军团菌、溶血性链球菌、肺炎双球菌和真菌等。这些病原微生物可以引起人类相关疾病,甚至大范围的传播和流行。此外,某些室内小型动物,如蟑螂、尘螨以及某些生物的代谢产物,如动物毛发和皮屑也具有生物活性,可以成为过敏原,引起人体发生过敏反应。

第四节 室内空气污染对人体健康的危害

一、常见化学性污染物的健康危害

依据《室内空气质量标准》(GB/T 18883—2002),列入室内空气污染物的化学性物质包括二氧化硫、二氧化氮、一氧化碳、二氧化碳、氨、臭氧、甲醛、苯、甲苯、二甲苯、苯并(a)芘、可吸入颗粒(PM_{10})、挥发性有机化合物等 13 种。按污染来源划分的室内空气污染物包括室内燃煤污染、烹调油烟污染、环境烟草烟雾等。近年来,室内半挥发性有机化合物(邻苯二甲酸酯、多溴联苯醚、双酚 A、多环芳烃等)以及细颗粒物($PM_{2.5}$)受到广泛关注。

(一)列入室内空气质量标准的化学污染物危害

1. 二氧化硫 室内二氧化硫污染是指二氧化硫浓度超过 $0.5mg/m^3$。二氧化硫又叫亚硫酸酐,常温下为无色气体,分子量 64.06,标准状况下气态密度为 2.551g/L,溶解度 9.4g/ml,熔点-72.4℃,沸点-10℃。煤炭燃烧、硫磺燃烧及硫化氢燃烧时,均可生成二氧化硫。

二氧化硫具有刺激性,主要作用于上呼吸道,使气管和支气管腔变窄,黏液腺增生、肥大,造成慢性气道阻塞,易引起感染性肺疾患。长期的二氧化硫作用可使机体发生慢性鼻炎、咽炎、慢性支气管炎、支气管哮喘、肺气肿,严重者甚至发生肺水肿。在二氧化硫污染的同时一般均存在有一氧化碳或二氧化氮、颗粒物、有机化合物等其他污染物,其相互联合作用比单独危害作用大得多。二氧化硫吸附在颗粒物上,可进入肺深部,毒性作用明显增强,并可引起支气管哮喘发作;二氧化硫与一氧化碳或二氧化氮协同作用可降低二氧化硫出现有害作用的阈值;二氧化硫与多环芳烃联合作用可增强多环芳烃的致癌作用。在燃煤污染中,二氧化硫和颗粒物对人体呼吸道疾病发病和人群死亡率影响较大。有研究报道指出,二氧化硫质量浓度在 $0.3mg/m^3$ 时,颗粒物所导致的死亡率会增加,增加的原因中80%由颗粒物引起,20%由二氧化硫引起。

室内二氧化硫主要来自室外大气和室内燃煤,民用煤炉排出的烟雾中含有 $0.05\% \sim 0.25\%$ 的二氧化硫。冬季里,用煤炉做饭、取暖的地区居室中二氧化硫最高日平均质量浓度为 $0.6 \sim 0.9mg/m^3$,严冬无风的天气比平日高50%左右,最高达 $1.5mg/m^3$。

2. 二氧化氮 室内二氧化氮污染是指二氧化氮浓度超过 $0.24mg/m^3$。二氧化氮为红褐色气体,难溶于水,有刺激性,在标准状态下每升重量为 2.0565g。

二氧化氮主要作用于下呼吸道,侵入细支气管和肺泡,从而引起肺组织损伤、免疫功能下降及肺泡功能改变等。此外,二氧化氮还可危害中枢神经系统和心血管系统。二氧化氮对机体产生各种危害作用的阈值浓度见表18-1。

表18-1 二氧化氮对机体产生危害的作用阈值

损伤作用类型	阈值浓度(mg/m^3)
产生嗅觉	0.4
呼吸道上皮受损,产生病理学改变	0.8~1.0
对抗其他危险因素的能力下降	1.0
短期暴露使健康成人肺功能改变	2.0~4.0
短期暴露使敏感人群肺功能改变	0.3~0.6
致肺脏和呼吸道系统生化功能改变	0.6
暴露人群呼吸系统患病率增加	0.2
WHO建议对机体产生损伤作用	0.94

二氧化氮的来源可分为自然来源和人为来源。自然来源包括火山爆发、雷电和细菌活动等;人为来源主要是工业、交通运输业各种燃料的燃烧。另外,硝酸、氮肥、炸药、燃料等的生产过程排出的废气中也含有大量的二氧化氮。室内空气中二氧化氮的污染来源主要是采暖或烹调时燃气的燃烧、吸烟以及室外大气中二氧化氮的进入等。

3. 一氧化碳 室内一氧化碳污染是指一氧化碳浓度超过 $10mg/m^3$。一氧化碳在通常状况下是无色、无臭、无味、有毒的气体,熔点-199℃,沸点-191.5℃,标准状况下气体密度为 1.25g/L。居室和公共场所空气中的一氧化碳水平一般较低;若使用煤炉、燃气灶或者燃烧型取暖设备,其浓度就会急剧升高。吸烟也可造成室内一氧化碳浓度升高。如同时室内通风不良,一氧化碳浓度可以高达 $10 \sim 50mg/m^3$,甚至更高。

一氧化碳污染对人体健康的影响主要分为急性中毒和慢性中毒两个方面。急性中毒主要由家庭燃煤时通风不良或者煤气泄漏所致,室内空气中短时间出现极高浓度的一氧化碳。

吸入一氧化碳后，一氧化碳立即与血液红细胞中的血红蛋白结合，血红蛋白转化为碳氧血红蛋白之后，不能与氧结合，形成严重的缺氧症，妨碍了机体组织的内呼吸功能，对中枢神经系统有强烈的毒害作用。当一氧化碳浓度达到 $500mg/m^3$ 时，出现头疼、疲倦、恶心、头晕等；$750mg/m^3$ 时，心悸伴有虚脱危险；$1250mg/m^3$ 时，出现昏睡、痉挛乃至死亡。慢性中毒主要由主动吸烟所致。烟草烟雾中存在大量的一氧化碳，而人体心血管系统对缺氧症非常敏感。慢性中毒的早期表现包括心脏病患者胸疼的发作频率的增高。长期吸烟所致慢性一氧化碳中毒可诱发心血管疾病，甚至心肌梗死。室内一氧化碳低水平暴露还可造成各种慢性毒效应，对胚胎、神经行为、冠心病或慢性肺疾病患者活动量等都有一定影响。

4. 二氧化碳　室内二氧化碳污染是指二氧化碳浓度超过 0.1%。二氧化碳是空气的正常组分，但其浓度超过 0.1%，即可对人体健康产生一定的影响。二氧化碳是一种常见的室内空气污染物，为无色无臭的气体，分子量为 44.01，沸点 $-78.5℃$（升华），相对密度 1.524，标准状况下 1L 纯二氧化碳质量为 1.977g。

室内和公共场所的二氧化碳含量升高常常伴随有人员密集、气温和气湿升高、负离子降低、尘粒和细菌增加等情况。因此，二氧化碳已成为室内空气污浊程度的指示污染物，其含量的高低可以反映出室内有害气体的综合水平。毒理学和流行病学研究结果表明，室内空气二氧化碳浓度在 0.07% 时，人体感觉良好；二氧化碳浓度达到 0.10% 时，个别敏感者有不舒适感，人们长期居住在这样的室内，就会感到难受、精神不振，甚至影响健康，二氧化碳浓度达到 0.15% 时不舒适感明显，至 0.20% 时室内卫生状况明显恶化。人体对室内空气中二氧化碳的个体敏感性差异很大，健康人对二氧化碳的敏感范围会比较宽，而哮喘患者和一些对空气质量要求高的工作人员（飞行控制人员、核电厂人员等）对二氧化碳的敏感性高。如果以一般健康人群为基础，其理想范围约为 $900\sim1800mg/m^3$（$0.046\%\sim0.09\%$）。

室内空气中二氧化碳主要来自于人体呼出气、吸烟和燃料的燃烧等，而通风换气不良则是导致室内含量升高的重要原因。自然界空气的二氧化碳含量为 0.03%～0.04%（体积比），人呼出气中二氧化碳含量达 4%～5%，室内二氧化碳含量一般不超过 0.3%。室内二氧化碳浓度受居室容积、吸烟和燃料燃烧等因素影响，与室内通风和人员的密集程度密切相关，常用来表征室内新鲜空气多少或通风程度强弱，同时也反映了室内可能存在的其他有毒有害污染物的水平。随着经济的发展和人民生活水平的提高，居民人均居住面积普遍提高，居室燃料结构也发生了一定变化，但住宅密闭化程度增加可导致室内二氧化碳浓度增加。

5. 氨　室内氨污染是指氨浓度超过 $0.2mg/m^3$。液态氨比重为 0.5，呈碱性，易溶于水，具有强烈的挥发性；气态氨是一种无色、有强烈刺激性的气体。人对氨气的嗅阈值为 0.5～$1.0mg/m^3$。

氨主要以蒸气形式被吸入，导致呼吸道刺激症状。直接接触含氨的水溶液，对皮肤有腐蚀和刺激作用。可以吸收皮肤组织中的水分，使组织蛋白变性，并使组织脂肪皂化，破坏细胞膜结构。短期内吸入大量氨气后，可能会引起急性中毒，表现为流泪、咽痛、声音嘶哑、咳嗽、痰中带血、呼吸困难，严重者可以出现肺水肿、成人呼吸窘迫综合征，甚至死亡。上述情况通常发生在职业场所中。室内长时间低浓度氨气污染，可引起轻度中毒，使人出现咳嗽、胸闷、鼻炎、咽炎、气管炎和支气管炎，这种情况大多发生在使用含氨的混凝土防冻剂的建筑物中。

室内空气中氨污染主要来源：①混凝土防冻剂：中国北方冬季建筑施工，为防止混凝土结冻并加快凝固速度，常在混凝土拌制过程中人为加入防冻剂。氨是传统的建筑混凝土防冻剂的主要成分,应用此类混凝土防冻剂的建筑物在建好之后,墙体中的混凝土会缓慢释放出氨气,造成室内氨污染。建设部已有规定禁止在新建建筑物施工过程中使用含氨防冻剂,但是旧建筑中往往还遗留有氨污染的问题。②脲醛树脂的降解:家具和装饰用人造板材在加工成型过程中需要使用大量的黏合剂,最常用的是脲醛树脂。脲醛树脂是由尿素和甲醛聚合而成的一种具有防水性能高强度的黏合剂,且造价低廉,在室温条件下易于降解,释放出气态氨和甲醛。③人体代谢产物:人尿、粪、汗液中含有氨,如不及时清除,可增加室内氨污染水平。

6. 臭氧　室内臭氧污染是指臭氧浓度超过 $0.16mg/m^3$。臭氧是常见的室内空气污染物之一,分子量48,具强氧化性,无色,有特殊腥臭味。其沸点$-112℃$,熔点$-251℃$,相对密度1.65。在常温、常压下每升臭氧重2.14g。

臭氧在建筑物室内存在形式为气态,人体主要暴露途径为经呼吸道吸入和皮肤黏膜组织的暴露。臭氧具有强烈的刺激作用,当浓度为 $0.023\sim0.03mg/m^3$ 时,可感觉到特殊气味;当浓度为 $0.1mg/m^3$ 时,眼部和上呼吸道有刺激感觉;当浓度为 $0.13\sim1.1mg/m^3$ 时,视觉敏感度和暗适应能力下降;当浓度为 $0.63\sim1.1mg/m^3$ 时,可引起呼吸道阻力增加、咳嗽、头痛、思维能力下降。臭氧还具有对深部呼吸道和肺组织强烈的氧化损伤作用。它的氧化性可使细胞膜磷脂、蛋白质大分子等直接氧化、破坏;也可以产生自由基(RO·或ROO·)使脂肪酸氧化为有毒的过氧化物,从而损害膜的功能和结构,导致组织细胞的损伤。当浓度为 $0.43\sim0.6mg/m^3$ 时,可以引起呼吸道纤毛细胞受损;吸入 $1.9mg/m^3$ 的臭氧 $6\sim12$ 小时,就可以导致肺纤毛细胞坏死。臭氧引起的肺组织损伤主要表现为支气管上皮纤毛丧失及肺泡上皮细胞的坏死和脱落,具有恶化哮喘的作用。

室内臭氧主要来自室外光化学烟雾,正常大气中仅含有极微量的臭氧,但是随着大气中汽车尾气污染的日益加剧,光化学烟雾的生成数量大大增加,形成大气臭氧污染。此外,室内的电视机、复印机、激光印刷机、负离子发生器、紫外线灯等在使用过程中也能产生臭氧。

7. 甲醛　室内甲醛污染是指甲醛浓度超过 $0.1mg/m^3$ 所致室内空气污染。甲醛是一种常见的装修型化学性室内空气污染物,室内甲醛污染是中国最常见的室内空气污染。甲醛的沸点为$-21℃$、溶点为$-91℃$。按照 WHO 分类,甲醛属极易挥发性有机化合物(very volatile organic compound,VVOC),而不是普通的 VOC。国际上建筑领域学者将 VVOC 和 VOC 均作为 VOC 类化合物,因此甲醛也可属于 VOC。

甲醛是不良建筑物综合征(sick building syndrome,SBS)明确的危险因素之一,其存在形式为气态。暴露途径为呼吸道,但也不排除某些含有甲醛的溶液,例如油漆、含水涂料、黏合剂、化妆品等以皮肤污染的形式进入人体。与其他室内有机污染物相比,甲醛具有污染范围广、水平高、持续时间长,生物作用种类多、毒性大的特点,故引起广泛的重视。甲醛对人体健康的影响有以下几个方面:

(1)刺激作用:对皮肤黏膜的刺激作用是通过初级感觉神经末梢上存在的痛觉感受器介导而产生的;刺激作用分为两个方面,中枢神经系统出现的刺激感觉和皮肤黏膜局部出现的神经源性炎症。吸入高浓度的甲醛可以导致眼刺激、呼吸道严重的刺激和水肿(表18-2)。

(2)致敏作用:皮肤直接接触甲醛可以引起过敏性皮炎、色斑、坏死,吸入高浓度甲醛时可以诱发支气管哮喘、过敏性鼻炎等。

(3)致突变作用:甲醛可引起 DNA 的损伤和交联,实验室高浓度慢性吸入,可以引起实验动物鼻咽肿瘤和白血病。2004 年 6 月 15 日 WHO 已将甲醛正式确定为人类致癌物,2014

年美国国家科学院已将甲醛正式确定为白血病致病原。

（4）组织器官氧化损伤：甲醛本身是一种氧化剂；可抑制 SOD 酶，间接造成组织器官氧化损伤，例如肝、肾、脑、肺等。

（5）神经毒性：长期接触甲醛可以引起神经衰弱症状、严重者出现精神抑郁症。

表 18-2　人体甲醛暴露的急性刺激作用

人体健康效应	甲醛浓度水平（mg/m³）	
	范围	中位数
嗅阈	0.06~1.2	0.1
眼刺激阈	0.01~1.9	0.5
咽刺激阈	0.1~3.1	0.6
眼刺激感	2.5~3.7	3.1
流泪（30 分钟暴露）	5.0~6.2	5.6
强烈流泪（1 小时暴露）	12~25	17.8
危及生命：水肿、炎症、肺炎	37~60	37.5
死亡	60~125	125

新建楼房室内甲醛的污染水平一般波动于 $0.1mg/m^3$（WHO 推荐的室内指导限值）上下，但是在使用劣质木质人造板和劣质脲醛树脂隔热材料的房间，甲醛浓度往往超过 $0.5mg/m^3$（中国的职业卫生标准）。一般而言，当室内甲醛的浓度超过 $0.1mg/m^3$ 可认定为室内甲醛污染。

自然界中的甲醛是甲烷循环中的一个中间产物，背景值很低。城市空气中的年平均浓度大约为 $0.005~0.01mg/m^3$，一般不超过 $0.03mg/m^3$。室内甲醛有多种来源，可以来自室外工业废气、汽车尾气、光化学烟雾等。室内来源主要有两方面：①建筑装饰材料：以脲醛树脂为黏合剂的各种人造板（胶合板、纤维板、刨花板等）、脲醛树脂隔热材料（urea-formaldehyde foam insulation，UFFI）、含醛类消毒防腐剂的水溶性涂料；②家庭日用品：化妆品、清洁剂、防腐剂、油墨、纺织纤维等，以及家用燃料和烟叶的不完全燃烧。

8. 苯系化合物

（1）苯：室内苯污染是指苯浓度超过 $0.11mg/m^3$。苯（benzene）属于芳烃类化合物，是室内挥发性有机化合物重要组分之一。苯是一种无色、具特殊芳香气味的气体，挥发性大，常温下易扩散于室内外空气。

室内苯主要暴露方式为呼吸道吸入。吸烟者苯暴露量主要来源于香烟的主流烟雾，其体内苯负荷为不吸烟者的 6~10 倍。文献报道，美国居民苯总暴露量的 1/2 是由吸烟者造成的。此外，液态苯可以皮肤吸收，因此在使用含苯的涂料和油漆时，需要防止皮肤直接与这些涂料和油漆接触。

长期低浓度接触苯可引起骨髓造血系统损害，使红细胞、白细胞、血小板数量减少、染色体畸变；敏感个体可罹患再生障碍性贫血、白血病。苯已经被 WHO 确定为人类致癌物，可引起白血病和再生障碍性贫血也被医学界公认。苯可以在肝脏和骨髓中进行代谢，而骨髓是红细胞、白细胞和血小板的生成部位，苯进入体内后可在造血组织形成具有血液毒性的代谢产物。室内苯污染对女性的危害比对男性更大,育龄妇女长期吸入苯会导致月经失调,孕期的妇女接触苯时,妊娠并发症的发病率会显著增高,甚至会导致胎儿先天性缺陷。皮肤接触苯会产生干燥、皲裂和红肿。

短期内吸入大量的苯可能发生急性苯中毒,出现兴奋或酒醉感,伴有黏膜刺激症状。轻则头晕、头痛、恶心、呕吐、步态不稳;重则昏迷、抽搐及循环衰竭直至死亡;短期内吸入较高浓度苯后可发生亚急性苯中毒,出现头昏、头痛、乏力、失眠、月经紊乱等症状。

室内苯污染主要来自建筑装饰材料中化工原材料,油漆、胶水、涂料和黏合剂等,其含量往往超过国家标准数百倍。一旦这些材料用于室内装修,将对房屋造成长时间的苯污染。不恰当工艺也是造成苯污染的重要原因,例如在施工中采用油漆代替墙面胶封闭墙面,可显著增加室内空气中苯的浓度。另外,在油漆和做防水时,施工工艺不规范,使得室内空气中苯含量大大增高,而且会短时间内产生高浓度的苯。这种空气中的高浓度苯十分危险,不但使人中毒,还很容易发生爆炸和火灾。

(2)甲苯:室内甲苯污染是指甲苯浓度超过 0.20mg/m³。甲苯(toluene)是室内最常见的苯系物之一,属于 VOC 类污染物。甲苯污染的原因主要是在室内使用以甲苯为溶剂的油漆和涂料。甲苯分子式 C_7H_8,分子量 92.1,沸点 110.8℃,凝固点为 -95℃,密度为 0.866g/cm³,为无色透明液体,有类似苯的芳香气味。不溶于水,可混溶于苯、醇、醚等多数有机溶剂。甲苯为一级易燃物,其蒸气与空气可形成爆炸性混合物,遇到明火或者高热极易爆炸;与氧化剂能发生强烈反应,流速过快,容易产生和积聚静电。

甲苯对人体的毒性小于苯,但刺激症状比苯严重,吸入可出现咽喉刺痛感、发痒和灼烧感;刺激眼黏膜,可引起流泪、发红、充血;溅在皮肤上局部可出现发红、刺痛及疱疹等。重度甲苯中毒后,或呈兴奋状、躁动不安、哭笑无常;或呈压抑状、嗜睡、木僵等,严重的会出现虚脱、昏迷。长期慢性甲苯暴露有可能导致人体的血液毒性,诱发再生障碍性贫血。

甲苯是重要的化工原料,也是燃料的重要组分。使用甲苯的工厂、加油站,汽车尾气是甲苯的主要污染来源。室内空气中的甲苯主要来源于一些溶剂、香水、洗涤剂、墙纸、黏合剂、油漆等,在室内环境中吸烟产生的甲苯量也是十分可观的。据美国环境保护局的数据显示,1 支无过滤嘴香烟,主流烟中甲苯含量大约 100~200μg,侧/主流烟甲苯浓度比值为 1∶3。

(3)二甲苯:室内二甲苯污染是指二甲苯浓度超过 0.20mg/m³。与苯和甲苯一样,二甲苯(xylene)也属芳香烃,是室内最常见的苯系物之一,也是室内挥发性有机化合物的主要组分之一。通常所说的二甲苯为邻位、间位和对位三种异构体组成的混合物,又称为混合二甲苯(xylol)。邻二甲苯(o-xylene)是混合二甲苯中重要的组分,分子式 C_8H_{10},分子量 106.16,沸点 144.4℃,密度为 0.8801g/cm³。邻二甲苯一般不从混合二甲苯中分离出,常被异构化为对二甲苯。三种异构体理化性质相近,均为无色透明液体,有类似甲苯的芳香气味,极易燃烧。不溶于水,可混溶于苯、乙醇、乙醚、氯仿、丙酮等多种有机溶剂。

由于苯和甲苯都有致癌危害,已被限制使用,二甲苯是苯和甲苯较为安全的替代品。室内产生二甲苯污染的原因主要是在室内使用以二甲苯为溶剂的油漆和涂料。二甲苯的侵入途径为吸入、摄入、经皮吸收。二甲苯对健康的危害包括:对眼及呼吸道有刺激作用及高浓度时对中枢神经有麻醉作用。二甲苯急性中毒:短期内吸入较高浓度可引起眼及上呼吸道明显的刺激症状、眼结膜及咽充血、头晕、恶心、呕吐、胸闷、四肢无力、意识模糊、步态蹒跚。重者可有躁动、抽搐或昏迷,有的呈癫症样发作。二甲苯慢性影响:长期接触可引起神经衰弱综合征,女性月经异常,工人常出现皮肤干燥、皲裂、皮炎。

9. 苯并(a)芘　室内苯并(a)芘污染是指苯并(a)芘浓度超过 1.0ng/m³。苯并(a)芘化学式为 $C_{20}H_{12}$,是一种五环多环芳香烃类,结晶为黄色固体。苯并(a)芘是在 300~600℃ 之间的不完全燃烧状态下产生的。室内苯并(a)芘污染可以来源于室内煤、燃气和烟草等不完全燃烧过程,也可以来源于室外大气中苯并(a)芘的渗入。苯并(a)芘大量存在于煤焦油中,而煤焦油可见于汽车废气(尤其是柴油引擎)、烟草与木材燃烧产生的烟,以及炭烤食物中。

苯并(a)芘是公认的强致癌物,被认为是高活性致癌剂,但并非直接致癌物,必须经细胞微粒体中的混合功能氧化酶激活才具有致癌性。苯并(a)芘进入机体后,除少部分以原形随粪便排出外,一部分经肝、肺细胞微粒体中混合功能氧化酶激活而转化为数十种代谢产物,包括转化为羟基化合物或醌类化合物,属于解毒反应;转化为环氧化物者,特别是转化成 7,8-环氧化物,则是一种活化反应,7,8-环氧化物再代谢产生 7,8-二氢二羟基-9,10-环氧化物,便可能是最终致癌物。这种最终致癌物有 4 种异构体,其中的 (+)-BP-7β,8α-二醇体-9α,10α-环氧化物-苯并(a)芘,已证明致癌性最强,它与 DNA 形成共价键结合,造成 DNA 损伤,如果 DNA 不能修复或修而不复,细胞就可能发生癌变。其他 3 种异构体也有致癌作用。动物实验包括经口、经皮、吸入、腹腔注射、皮下注射等均可致癌。许多国家相继用 9 种动物进行实验,采用多种给药途径,结果都得到了诱发癌的阳性结果。在多环芳烃中,苯并(a)芘污染最广、致癌性最强。苯并(a)芘不仅在环境中广泛存在,也较稳定,而且与其他多环芳烃的含量有一定的相关性,所以,一般都把苯并(a)芘作为大气致癌物的代表。

10. 可吸入颗粒物　室内可吸入颗粒物污染是指室内 PM_{10} 浓度超过 0.15mg/m³。可吸入颗粒物(PM_{10})是指空气动力学直径 ≤10μm 的颗粒物,也称可吸入颗粒物或飘尘。PM_{10} 是可以到达咽喉的临界值,所以,PM_{10} 以下的微粒被称为"可吸入颗粒物"。咽喉是 PM_{10} 的终点站,咽喉表面分泌的黏液会黏附此等颗粒,PM_{10} 积累于咽喉所在的上呼吸道,积累越多,分泌的黏液也越多。积累到一定程度,可以吐痰方式排出体外,另外部分也会被鼻腔内部的绒毛阻挡,因此相较 $PM_{2.5}$,PM_{10} 的危害性会小一些。

PM_{10} 可在环境空气中持续的时间很长。一部分颗粒物来自污染源的直接排放,比如未铺沥青、水泥的路面上行使的机动车、材料的破碎碾磨处理过程以及被风扬起的尘土等。另一些则是由室内外环境空气中硫氧化物、氮氧化物、挥发性有机化合物及其他化合物互相作用形成的细小颗粒物,它们的化学和物理组成依地点、气候、一年中的季节不同而变化很大。

可吸入颗粒物被人吸入后,会累积在呼吸系统中,引发许多疾病。粗颗粒物可侵害呼吸系统,诱发哮喘病。细颗粒物可能引发心脏病、肺病、呼吸道疾病,降低肺功能等。因此,对于老人、儿童和已患心肺病者等敏感人群,风险是较大的。越细小的颗粒物对人体危害越大,粒径超过 10μm 的颗粒物可被鼻毛吸留,也可通过咳嗽排出人体,而粒径<10μm 的可吸入颗粒物可随人的呼吸沉积肺部,甚至可以进入肺泡、血液。在肺部沉积率最高的是粒径为 1μm 左右的颗粒物。这些颗粒物在肺泡上沉积下来,损伤肺泡和黏膜,引起肺组织的慢性纤维化,导致肺心病,加重哮喘病,引起慢性鼻咽炎、慢性支气管炎等一系列病变,严重的可危及生命。颗粒物对儿童和老年人的危害尤为显著。

11. 总挥发性有机化合物　根据 WHO 的定义,挥发性有机物指沸点为 50~260℃ 的有机化合物。室内总挥发性有机化合物(total volatile organic compound, TVOC)污染是指其质量浓度超过 0.6mg/m³ 所致的室内空气污染,是一种常见的装修型化学性室内空气污染。室内挥发性有机物按其化学结构,可以进一步细分为 8 小类:烷类、芳烃类、烯类、卤烃类、酯类、醛类、酮类、其他。

挥发性有机化合物在室内存在的形式主要为气态,进入人体的主要途径为呼吸道吸入。但是这并不排除某些挥发性有机溶液,例如油漆、含水涂料、黏合剂、化妆品等以皮肤污染的形式进入人体。人类对室内挥发性有机物的健康效应的研究远不及甲醛清楚。主要由于:①室内挥发性有机物并非单一的化合物,各化合物之间的协同作用(相加、相乘、拮抗和独立作用)关系较难了解;②各国、各地、不同时间地点所测的室内挥发性有机物的组分也不相同。这些问题给室内挥发性有机物的健康效应研究带来了一系列的困难。室内挥发性有机物的危害主要包括 5 个方面:臭味不舒适;感觉性刺激;局部组织炎症反应;过敏反应;神经毒性作用。目前认为,室内 TVOC 与 SBS 之间存在因果联系,但与人类肿瘤之间因果联系尚无充分证据。

非工业性室内环境中,可以监测出 50～300 种室内 VOC。一般而言,当室内 TVOC)超过 $0.6mg/m^3$,则可认为出现了室内挥发性有机物污染。污染特点为:以微量和痕量水平出现,每种化合物很少超过 $50\mu g/m^3$ 的水平。通常这样的水平低于这些化合物的职业阈限值(threshold limit value,TLV)100～1000 倍。在正常情况下,室内挥发性有机物的总质量浓度低于 $1mg/m^3$,此水平仅为美国的甲苯职业阈限值 $180mg/m^3$ 的 0.55%。室内挥发性有机物的来源与室内甲醛类似,但更为广泛。常见来源有建筑材料、室内装饰材料和生活及办公用品,例如:有机溶液如油漆、含水涂料、黏合剂、化妆品、洗涤剂、捻缝胶等;建筑材料如人造板、泡沫隔热材料、塑料板材等;室内装饰材料如壁纸、其他装饰品等;纤维材料如地毯、挂毯和化纤窗帘;办公用品如油墨、复印机、打印机等。家用燃料和烟叶的不完全燃烧,人体排泄物及室外的工业废气、汽车尾气、光化学烟雾等都可成为室内挥发性有机物的来源。

(二) 按来源分类的室内空气污染物危害

1. 室内燃煤空气污染　由于家庭燃煤产生的煤烟所形成的空气污染称为室内燃煤空气污染。煤烟的污染成分既包括各种化学性气体,例如一氧化碳、二氧化硫、二氧化氮、二氧化碳等,也包括颗粒物,例如降尘、飘尘、可吸入颗粒物(PM_{10})和细颗粒物($PM_{2.5}$),特别是这些颗粒物中以苯并(a)芘为代表的致癌性多环芳烃的污染,可以引起肺癌。

煤烟在建筑物室内存在的形式为空气污染物,人体接触的主要途径为呼吸道吸入和皮肤黏膜组织的暴露。在我国部分农村和边远地区,还遗留采用火塘或无通风烟道煤灶做饭的不卫生生活方式,可以导致当地人群严重的室内煤烟暴露。室内煤烟污染可导致一氧化碳急性中毒、慢性阻塞性肺部疾病、肺癌。自 20 世纪 70 年代以来,中国疾病预防控制中心以云南宣威县为研究基地,针对室内燃煤污染与肺癌关系等问题开展了多学科综合性研究。描述性、横断面、病例-对照、回顾性队列、暴露-反应关系、肺癌流行病学等方法所得结果表明,室内燃煤与肺癌发病之间具有较强的关联性。

室内煤烟主要来自室内燃煤,主要包括烹调燃煤和采暖燃煤两种主要形式。在我国一些北方城市,冬季的集中供暖往往是依靠各种类型的锅炉燃煤提供热源,在燃烧过程中产生的煤烟也可以通过室外空气的传播,进入室内造成室内煤烟污染。

2. 室内烹调油烟污染　食用油和食物高温加热后产生的油烟。高温烹调是我国独特的烹饪习惯,因而在高温烹调过程中形成的厨房油烟已成为我国室内生活环境中主要的空气污染物之一。烹调油烟(cooking fume)的主要成分是醛、酮、烃、脂肪酸、醇、芳香族化合物、酮、内酯、杂环化合物等,约有 220 余种组分。其中包括多环芳烃类的苯并(a)芘、挥发性亚硝胺、杂环胺类化合物等已知致突变、致癌物。

烹调油烟的毒性主要有：①呼吸毒性：吸入烹调油烟气可引起大鼠肺部炎症和组织细胞损伤。大鼠吸入烹调油烟后肺组织细胞周期异常和凋亡率降低可能是导致大鼠肺癌作用机制之一。②免疫毒性：烹调油烟能影响机体的细胞免疫、巨噬细胞功能、抗肿瘤效应、免疫监视功能，从而使机体的免疫功能下降。③致突变性：烹调油烟中存在着能引起基因突变、DNA 损伤、染色体损伤等不同生物学效应的遗传毒性物质。烹调油烟的致突变性受烹调温度、方法和时间的影响。不同加热温度收集的菜油油烟凝聚物，其致突变性有随温度升高而增强的趋势，油温加热到 230℃收集的油烟开始有致变性，280℃时的致变性大于 230℃。从家庭厨房中收集煎炸次数多的油烟样品比煎炸次数少的油烟样品有更强的致突变性。食用油中亚麻酸、亚油酸等不饱和脂肪酸的含量，也影响油烟气的致突变性。未经加热的菜油本身并没有致突变性，油烟冷凝物的致突变性来自加热过程中产生的新的化学物质。菜油中有一定量的亚麻酸、亚油酸等不饱和脂肪酸，在加热过程中会导致双键打开、链烃断裂、新物质合成等十分复杂的化学反应，菜油、豆油等不饱和脂肪酸含量高的食用油的油烟有致突变性，而猪油、花生油等不饱和脂肪酸含量低的食用油的油烟无致突变性。研究结果提示，厨房油烟中致突变物可能来自不饱和脂肪酸的高温分解，而不饱和脂肪酸的氢化或加入抗氧化剂可以阻断其油烟的致突变性。④致癌性：厨房空气颗粒物中含有较高比例的苯并（a）芘，而苯并（a）芘是已知的强致癌物。此外，食物烤制过程中产生的杂环胺类化合物可致动物肝、肠、胃、皮肤、血管等器官和部位的肿瘤。用厨房油烟诱发 BALB/c 小鼠的肺癌主要为肺腺癌，癌变率达到 18.95%。应用人胚肺二倍体细胞转化系统，检测油烟冷凝物对细胞的转化作用以及转化细胞的生物学特性，结果显示，各剂量油烟冷凝物均可诱导细胞产生典型转化灶，表现出恶性细胞特征，并具有明显的剂量-反应关系，表明烹调油烟对人体具有潜在致癌危险性。⑤生殖毒性：烹调油烟对大鼠睾丸组织有不同程度的异常病理变化，并有随染毒时间增加而逐渐加重的趋势。厨房油烟的冷凝物对雄性果蝇的生殖系统也有一定的影响，可导致不育。其对果蝇生殖细胞的影响主要是在影响果蝇成熟精子的活性。

综上所述，烹调油烟含有多种有毒化学成分，对机体具有遗传毒性、免疫毒性、肺脏毒性以及潜在致癌性。烹调油烟污染及其对人体的健康效应是值得重视的室内环境问题。应进一步开展对烹调油烟暴露人群（厨师、家庭妇女）的长期追踪调查，研究其暴露生物标志和效应标志；分离鉴定油烟中的致突变物；建立切实可行的烹调油烟气排放标准和标准分析方法；研制经济有效的防止烹调油烟污染的措施，以保障人群健康。

近年来，随着人民生活水平的提高和餐饮业的发展，食用油消耗量不断增加，烹调油烟对健康的危害愈来愈受到重视。据分析，油烟的致突变性与食用油的品种、加工精制技术、变质程度、加热温度、加热容器的材料、加热的燃料种类、烹调物的种类和质量等因素有关。中国人喜好用高温油煎技术烹调食物，使得烹调油烟及其污染在中国和国外华裔人群集中居住的地区成为较为突出的室内空气污染问题。

3. 室内烟草烟雾污染　环境烟草烟雾（environmental tobacco smoke, ETS）又叫二次烟雾，主要来源于燃着的香烟、雪茄和吸烟者呼出的烟雾。吸烟过程是香烟在不完全燃烧过程中，发生的一系列热分解与热化合的化学反应过程。在一支香烟燃烧时放出的烟雾中，其中92%为气体，主要有氮、氧、CO_2、CO 及氢化氰类、挥发性亚硝胺、烃类、氨、挥发性硫化物、酚类等；另外 8%为颗粒物，主要有烟焦油和烟碱（尼古丁）。二次烟雾是一种混合物，包含有4000 多种有害物质，其中可计量有 1200 多种，包含目前公认的 40 余种致癌物质。

吸烟时,大约有10%的烟雾进入吸烟者体内,经气管、支气管到达肺部,一小部分与唾液一起进入消化道,最终均被吸收进入血液循环,引起各系统、组织、器官发生病变。大量的调查研究证实,吸烟是引起肺癌的主要原因之一,此外,还可引起喉癌、咽癌、口腔癌、食管癌等。吸烟还是冠心病的3种主要致病因素之一。被动吸烟又称间接吸烟或非自愿吸烟或偶然吸烟,它是指当不吸烟的人和吸烟的人在一起时,由于暴露于充满香烟烟雾的环境中而被迫吸进香烟烟雾。研究表明,非吸烟者患肺癌死亡人数中的半数以上是为被动吸烟所致。其主要原因是室内吸烟可产生大量的氡,导致被动吸烟者大量吸入氡及其子体,该作用比烟草烟雾中的其他化学化合物的致癌性大得多。烟雾中有害物质的含量如表18-3所示。

表18-3　烟草烟雾的成分

组成成分	每支香烟的含量(μg)		组成成分	每支香烟的含量(μg)	
	主流烟雾	二次烟雾		主流烟雾	二次烟雾
燃过的烟草	350	400	二氧化碳	60	80
全部颗粒	20	45	二氧化氮	0.01	0.08
尼古丁	1	1.7	丙烯醛	0.08	—
一氧化碳	20	80	产生烟雾时间	20s	550s

(三) 近年来广泛关注的室内新型化学性污染物

1. 室内半挥发性有机化合物污染　目前国内外对半挥发性有机物尚无统一定义,因其与挥发性有机物并无明确界限,在具体采样和实验室分析过程中对其区分也有所差异。本书中采用1989年WHO基于沸点的划分方式:半挥发性有机化合物(semi-volatile organic compound,SVOC)是指沸点在240~260℃到380~400℃范围内,饱和蒸气压较小且其挥发性较低的一大类有机化合物质。SVOC在室内空气中主要以气溶胶和气态两种形态存在。

2014年4月15日,中国最新环境保护标准(HJ 691—2014)指出"半挥发性有机物主要包括以下物质:二噁英类、多环芳烃类、有机农药类、氯代苯类、多氯联苯类、吡啶类、喹啉类、硝基苯类、邻苯二甲酸酯类、亚硝基胺类、苯胺类、苯酚类、多氯萘类和多溴联苯醚类等化合物"。现代生活中SVOC的污染源普遍存在于室内,中国SVOC的主要来源包括为改善材料性能而添加到材料中的各种助剂(如增塑剂和阻燃剂)、化学工业生产所需单体原料(如双酚A和烷基酚)、吸烟和烹饪等活动产生的不完全燃烧产物(如多环芳烃)以及家用卫生杀虫剂等。其中主要化学成分的人体健康效应举例如下:

(1)增塑剂:邻苯二甲酸酯(PAE)又称酞酸酯,工业制备中将萘或二甲苯氯代为邻苯二甲酸酐,再由邻苯二甲酸酐与相应的醇类通过Fisher酯化反应生成PAE。在空气中可呈气溶胶和气态,人体以吸入、食入和皮肤接触的方式暴露。邻苯二甲酸酯是典型的内分泌干扰素。国内外流行病学研究发现,PAE暴露与男性生殖系统肿瘤及生殖畸形发病率升高现象显著相关。2005年美国研究人员对134名2~36月龄男性婴儿进行流行病学研究,结果显示胎儿期PAE暴露可引起男婴肛门生殖器距离(AGD)缩短、阴茎短小、睾丸发育不全等现象,说明孕妇若在产前接触较高浓度水平PAE,可能使男婴生殖系统发生畸形。此外,邻苯二甲酸酯还具有免疫佐剂作用。瑞典学者的一项流行病学研究表明,居室内邻苯二甲酸酯暴露可导致"儿童持久性过敏症"。"儿童持久性过敏症"的执行定义为:①在初次问卷调查中,同时具有湿疹、哮喘、鼻炎3项症状中两项症状者;②在1.5年后的再次问卷调查中,同时具有湿疹、哮喘、鼻炎3项症状中两项症状者。PAE室温下为无色透明的油状黏稠液体,略带微弱特殊气味,沸点较高,凝固点低,难溶于水,易溶于甲醇、乙醇、乙醚等有机溶剂。聚合物地板、泡垫、塑料制品及化妆品等建筑材料和生活用品都会向室内空气中释放PAE。

(2)阻燃剂:多溴联苯醚(PBDE)由二苯醚在催化剂的作用下溴化生成,化学通式为$C_{12}H_{10-n}Br_nO(1 \leqslant n \leqslant 10)$。根据溴原子的数量及取代位置不同,PBDE可分成10个同系组(称为"一溴联苯醚"至"十溴联苯醚"),总共209种同系物。PBDE易于与颗粒物质结合,具有亲脂性和生物累积性等特点,能在生物体内的脂肪和蛋白质中蓄积,并通过食物链放大,对高营养级的生物造成影响。脂肪中蓄积PBDE,其在生物体内的蓄积作用与其溴化程度呈负相关,这是由于随着溴原子的增加,显现出较强的亲脂疏水性,更易于在生物脂肪中蓄积。工业化PBDE产物主要有3类:十溴联苯醚、八溴联苯醚和五溴联苯醚,均为多种单体组成的混合体,其中以十溴联苯醚的应用最广泛,产量最高(约占PBDE总产量的80%)。

(3)化工单体原料:双酚A(bisphenol A,BPA)又称双酚基丙烷,是由两个不饱和酚环组成的单体,结构类似于二乙基己烯雌酚(diethylstilbestrol,DES),工业上由2分子苯酚和1分子丙酮缩合制备而成。纯品为白色粉末或片状晶体,可燃,微带苯酚气味。BPA在常温下的辛醇-空气分配系数很大,分散到环境中的BPA很快吸附到颗粒物的表面,而BPA气-水分配系数却很小,经水进入空气的量极少。除了吸入之外,双酚A还可以通过食入和皮肤接触而暴露。

(4)不完全燃烧产物:多环芳烃(polycyclic aromatic hydrocarbons,PAH)是煤、石油、木材、烟草、有机高分子化合物等不完全燃烧时产生的半挥发性有机化合物,是重要的环境和食品污染物。迄今已发现有200多种多环芳烃,其中有相当部分具有致癌性,如苯并(a)芘、苯并(a)蒽等。多环芳烃广泛分布于环境中,任何有有机物加工、废弃、燃烧或使用的地方都有可能产生多环芳烃。多环芳烃大部分是无色或淡黄色的结晶,个别具深色,熔点及沸点较高,蒸气压很小,大多不溶于水,易溶于苯类芳香性溶剂中,微溶于其他有机溶剂中,辛醇-水分配系数比较高。多环芳烃大多具有大的共轭体系,因此其溶液具有一定荧光。一般说来,随多环芳烃分子量增加,熔沸点升高,蒸气压减小。多环芳烃的颜色、荧光性和溶解性主要与多环芳烃的共扼体系和分子苯环的排列方式有关。IARC曾列出的94种对实验动物致癌的化合物,其中15种属于多环芳烃。由于苯并(a)芘是第一个被发现的环境化学致癌物,而且致癌性很强,故常以苯并(a)芘作为多环芳烃的代表,它占全部致癌性多环芳烃的1%~20%。在已知的500多种致癌物中,有200多种属于多环芳烃,已成为化学致癌物的代名词。

2. 室内细颗粒物污染　细颗粒物也称为$PM_{2.5}$,是指空气动力学直径$\leqslant 2.5\mu m$的颗粒物。$PM_{2.5}$是造成雾霾的主要原因,已经成为最为严重的城市环境污染问题,也是环境与健康领域最为棘手需要解决的问题。$PM_{2.5}$污染不但存在于室外大气环境,也存在于室内空气之中。室内$PM_{2.5}$污染的来源可以分为两大类,一是室外$PM_{2.5}$污染向室内环境的传输,二是室内$PM_{2.5}$污染源的释放,两者共同作用决定了室内$PM_{2.5}$的浓度和组成。室内外来源的$PM_{2.5}$在组成上有很大的差别,由两者共同构成的室内$PM_{2.5}$污染,除具有室外$PM_{2.5}$所致健康危害外,还具室内污染特有的毒理学特征和健康改变。

(1)室内来源:$PM_{2.5}$的室内来源主要包括以下几个方面:①室内吸烟:室内吸烟常常是室内环境中$PM_{2.5}$的主要来源,吸烟所产生的颗粒物直径大部分都$<2.5\mu m$,一支香烟的燃烧可以释放$(14\pm4)mg$的$PM_{2.5}$。在有吸烟者的家庭,香烟烟雾粒子占室内$PM_{2.5}$的54%,其他室内污染源占16%,室外来源的只占30%。②厨房烹饪:烹饪时除了所使用的燃料燃烧释放

$PM_{2.5}$外,烹饪方法也可使室内 $PM_{2.5}$ 浓度增加。美国的一项研究表明,烹饪过程中室内 $PM_{2.5}$ 的数量增加(1.7 ± 0.6)mg/min,同时发现油炸和烧烤使室内 $PM_{2.5}$ 增加最多。③采暖:在室内以煤为燃料取暖时,$PM_{2.5}$ 浓度可以达到 $200\mu g/m^3$;以液化气为燃料时,室内 $PM_{2.5}$ 浓度可以达到 $71\mu g/m^3$;以木材为燃料的家庭其室内 $PM_{2.5}$ 的浓度可以高达 $212\mu g/m^3$。④熏香、蚊香:研究表明,在教室中使用熏香,$PM_{2.5}$ 的释放量可以达到 $9.8\sim2160$mg/h。⑤打扫卫生:卫生除尘可引起室内 $PM_{2.5}$ 的二次悬浮,使 $PM_{2.5}$ 浓度瞬时增加。⑥打印机使用:打印机使用状态和通电闲置状态下均可产生 $PM_{2.5}$。

(2)室外来源:大气中颗粒物的来源分为两大类:一类是自然散发的,另一类是人的生产和生活活动产生的。人为活动产生的颗粒物主要来自工农业生产、建筑施工以及交通运输过程等。

WHO 指出,不论是发达国家还是发展中国家,城市人群 $PM_{2.5}$ 暴露都会对健康产生有害作用,致病机制包括引起肺部炎症及全身性氧化损伤,引发系统炎症反应及神经调节改变,从而造成呼吸系统、心血管系统和中枢神经系统等的不良影响。流行病学研究表明,心律失常、心肌梗死、心力衰竭、动脉硬化、冠心病等都与 $PM_{2.5}$ 的暴露有关。研究还表明,颗粒物的健康危害与其浓度、化学特性、生物学特性、粒径大小和溶解性有关。$10\mu m$ 的颗粒物可以进入鼻腔,$7\mu m$ 的颗粒物可以进入咽喉,而 $<2.5\mu m$ 的颗粒物则可以抵达肺泡并沉积,甚至可以通过肺泡间质进入血液循环,对人体全身造成危害。

二、生物性污染物的健康危害

室内空气生物污染可引发呼吸道传染病、哮喘、不良建筑物综合征等疾病流行。室内生物性污染因子主要有细菌、病毒、真菌、尘螨等;目前中国室内空气质量标准仅规定了细菌总数安全限值。

(一) 室内细菌污染

1. 室内空气常见致病菌 室内空气检测发现,常见的致病菌包括溶血性链球菌、绿色链球菌、肺炎双球菌、结核分枝杆菌、白喉杆菌、脑膜炎球菌等。这些细菌可依附于空气尘埃(颗粒直径 $<5\mu m$ 的尘埃可较长时间地停留在空气中)进行传播。人们说话、咳嗽、喷嚏,可将口腔、鼻咽、气管、肺部的病原微生物通过飞沫及飞沫核传播于空气。

2. 军团菌 军团菌属于革兰阴性杆菌,可在天然淡水、室内给水管道、水龙头、空调冷凝器等环境生存,适宜生存温度为 $35^\circ C$,pH 为 $6.9\sim7.0$。该细菌抵抗力较强,在自然环境中(例如自来水中)至少可以存活 1 年以上,在蒸馏水中也能存活 100 天左右。

2000 年以来,军团菌污染引起的严重感染引起高度关注。军团菌易感人群为老年人、吸烟者和有慢性肺部疾病者。人感染军团菌病后,出现类流感样症状,表现为寒战、高热、肌肉酸痛、头昏、头痛、烦躁等全身症状。军团菌具有特殊嗜肺性,患者可出现咳嗽、咳痰、胸痛、呼吸困难等类肺炎症状,重症患者可发生感染中毒性休克、肝肾衰竭。

美国学者调查发现,半数被检测的淡水样品都含有军团菌,如冷却塔水、冷凝器的冷凝水、加湿器的水、温水水箱水、温水游泳池水、浴池水、水龙头水、淋浴喷头水、医用喷雾器水等处都检出了军团菌,而空调系统(主要是冷却塔水)带菌则是造成军团病暴发流行的最主要原因。军团病暴发时间一般在仲夏和初秋,且易发生在封闭式中央空调房间内。

3. 真菌 室内空气中含毒素真菌包括葡萄穗霉、曲霉菌、灰黄青霉和镰刀菌类;致病真菌包括烟曲霉菌、组织胞浆菌和隐球酵母菌。真菌需要养分、水分和真菌孢子,方可大量繁殖。真菌可以从普通建筑材料和建筑表面的污垢中汲取养分和水分;也可从室内空气中获取孢子,特别是分枝孢子和交链孢子。

室内真菌孳生最常见原因是没有适当隔热的通风管,地毡受水损坏,建筑密封不够以至建筑表面产生积聚水。若长期接触,大部分真菌可诱发过敏性皮肤病、过敏性哮喘;含毒素真菌则可引起"病态建筑综合征"。当真菌大量繁殖,会产生挥发性有机化合物,通常带有明显的发霉气味。

(二)室内病毒污染

过滤性病毒不能在机械通风和空调系统内长期生存,亦不能够在该系统内自我繁殖,例如流行性感冒病毒通常通过体液的气悬体在人与人之间进行传播。在设有空调的建筑里,通风系统内的水分或冷凝物可成为有害物的孳生地,所产生的有害细菌会透过通风管道再散布到室内。

闭路循环式中央空调系统是室内病原体重要来源,主要是由于:①中央空调结构所致:外置水冷式水塔,因日晒雨淋,积聚污物,易于孳生病原体;冷气机进风口多设在隐蔽之处,清洗不易,布满污垢垃圾,易于孳生病原体。冷气机抽入这种被污染的空气后,细菌、病毒被输送入室内。②鼠类传播:楼宇中开设食堂,容易引来老鼠,出入或藏匿于空调管道,携带病原体借助空调向外扩散。③室外空气输入:中央空调把"含病原体"的室外空气抽进并送入冷凝系统处理,再传送至大楼各个房间。

(三)室内尘螨污染

尘螨(dust mite)是一种肉眼不易看清的微型害虫,归属节肢动物门蜘蛛纲。尘螨普遍存在于人居、工作环境中,尤其在温暖潮湿的沿海地带特别多。尘螨种类很多,室内最常见的是屋尘螨。屋尘螨的大小约为 $0.2\sim0.3mm$,能在室温 $20\sim30℃$ 环境中生存,其适宜湿度为 $75\%\sim85\%$,空气流通大的地方,尘螨极易死亡。尘螨在阴暗潮湿的环境中能够大量地繁殖,夏季是一年中的繁殖高峰。现代医学对螨进行深入的研究,证明尘螨(包括其脱下的皮壳、分泌物、排泄物、虫尸碎片等)对人体是一种强过敏原,可诱发各种过敏性疾病,如过敏性哮喘、过敏性鼻炎、支气管炎、肾炎和过敏性皮炎等。这些物质随着人们的卫生活动(如铺床叠被)飞入空中后被吸入肺内,过敏体质者在这些过敏原的刺激下,就会产生特异性的致敏抗体,引起变态反应,即患上各种变态反应性疾病。居室内的尘螨主要孳生于卧室中,多见于地毯、沙发、被褥、坐垫、枕头和不常洗涤的衣服中。另外,空调机也是尘螨孳生的场所。

三、辐射性污染物的健康危害

室内辐射污染主要包括室内放射性氡气污染和电磁辐射污染。前者属于电离辐射,后者属于非电离辐射。我国室内空气质量标准仅限定了放射性氡气的安全限值。

(一)室内放射性氡污染

室内放射性氡污染是指 ^{222}Rn 浓度超过 $400Bq/m^3$ 所致室内空气污染。氡(radon,Rn)是一种化学元素,以放射性惰性气体的形式存在于自然界,通过各种途径进入建筑物室内后,就可以形成室内氡污染。自然界有 3 种氡的放射性核素: ^{222}Rn、^{223}Rn 和 ^{219}Rn,由于后两种的半衰期很短,危及人体健康的机会较少,故一般所谓的室内氡污染指的是 ^{222}Rn 的污染。

氡经呼吸道吸入,附着于呼吸道黏膜,造成肺组织的伤害。氡亦可经过饮水进入人体,此外用含氡量较高的自来水淋浴,可以大大提高人体对放射性氡的接触水平,但最受人关注的是经呼吸道吸入氡及其子体所引起的肺癌。据统计,室内氡气导致欧盟每年2万人死于肺癌,大约是欧盟死于肺癌总人数的9%;美国每年因氡而致肺癌死亡人数高达3万;英国5%的肺癌是由于室内氡造成的;中国每年因氡导致肺癌的病例在5万例以上。WHO已把氡列为19种主要的环境致癌物质之一;氡已成为除吸烟以外引发肺癌的第二大因素。氡在进入人体呼吸道之后,在未衰变前,一部分仍然可以随呼吸活动排出体外,另一部分即黏附在呼吸道上被人体吸收。在体内氡可以进一步衰变为子体,又返还为固体状态。短寿子体 ^{218}Po、^{214}Pb、^{214}Bi、^{214}Po 主要沉积于呼吸道和肺部,然后释放大量的 α、β、γ 射线。这些射线是造成氡源性肺癌的主要原因。

室内氡的来源主要有:①房基土壤中析出:地层深处含有铀、镭、钍的土壤,岩石中可以发现高浓度的氡;氡通过地层断裂带,进入土壤和大气层;建在地质断裂带上面的房屋室内氡浓度较高。因此,《民用建筑工程室内环境污染控制标准》要求,建房工程必须进行"地基氡检测"。②不合格建筑装饰装修材料:天然石材、煤渣砖、轻型发泡混凝土、瓷砖等材料,如本底放射性超标,则可导致室内氡浓度增高。研究发现,新建别墅等独立小型住宅,由于地下车库、管道、地漏直接与地基相连,很容易将土壤中的氡吸到室内。另外,室内氡浓度与房屋的结构、通风状况等因素有关。一般室内氡浓度比室外高,地下室和底层房间氡浓度比上层的高,越往上层,氡浓度逐渐降低。一些全封闭式的建筑物、超大型写字楼和冬季北方寒冷地区的家庭,如果通风不良,也会导致室内氡浓度增高。

（二）电磁辐射

电视机、音响、微波炉、电热毯等多种家用电热器的使用,使得各种频率的不同能量的电磁波充斥于人们生活空间。对于人体而言,电磁波不可避免地会构成一定程度的健康影响。

1. 热效应　人体70%以上是水,水分子受到电磁波辐射后相互摩擦,引起机体升温,从而影响组织器官的生理功能。

2. 非热效应　人体组织器官存在着"稳定有序"的微弱电磁场,一旦受到外界电磁场干扰,将会改变这种稳定秩序,从而产生不良健康效应。

3. 累积效应　热效应和非热效应作用于人体,对人体的伤害尚未得到自我修复之前,再次受到电磁波辐射,其伤害程度就会发生累积,久之会成为永久性病态,损害人体健康。对于长期接触电磁波辐射的群体,即使功率很小,频率很低,也可能会诱发想不到的病变,应引起警惕。

一般来说,雷达系统、电视和广播发射系统、射频感应及介质加热设备、射频及微波医疗设备、各种电加工设备、通信发射台站、卫星地球通信站、大型电力发电站、输变电设备、高压及超高压输电线、地铁列车及电气火车以及大多数家用电器等都可产生各种形式、不同频率、不同强度的电磁辐射。

第五节　室内空气质量标准

一、室内空气质量标准的意义

2000年以来,室内空气污染及其健康影响已经成为重大公共卫生问题。人口不断增加,生活水平不断提高,各种装饰装修材料、家具、日用化学品,以及家用电器大量进入室内;烹调、取暖和烟草燃烧所致的空气污染,以及现代建筑密闭性提高、新风量相对不足,使得室内空气污染问题变得非常突出,严重地威胁了城市居民的身体健康。于是,中国国家质量监督检验检疫总局、原卫生部、环境保护总局,2002年11月19日联合发布《室内空气质量标准》(GB/T 18883—2002),并于2003年3月1日起正式实施。

《室内空气质量标准》的颁布与实施,为室内空气质量评价提供了科学依据。对控制室内空气污染,提高室内空气质量,保护人群健康具有重要的意义。切实贯彻执行《室内空气质量标准》,可减少决策盲目性,增加科学性,规范市场监督,带动行业发展,为室内空气质量监测提供技术导则和规范。

目前,《室内空气质量标准》(GB/T 18883—2002)已执行14年。随着室内新型环境污染问题的凸显,例如$PM_{2.5}$、半挥发性有机化合物、变异微生物等,修订现行《室内空气质量标准》的工作已势在必行。

二、制定室内空气质量标准的目的依据和原则

制定室内空气质量标准的目的是为了保护人群健康。任何标准的制定,均需要对室内空气中各种污染因素进行"限制值"规定,以及为实现"限制值"而制定相关技术规范。"限制值"规定了室内空气中化学污染物最大容许浓度和物理因素的适量值,是室内空气质量标准的核心内容。

室内空气中各种污染物"限制值"制定依据是:在小于规定的浓度和接触时间时,根据现有知识,不会观察到任何直接和间接的有害反应,包括反射性和保护性反应。对于室内空气中各种物理因素定值的依据是:人体的舒适性和节省能源的要求。

制定室内空气质量标准的原则是:①保护人群健康,特别是敏感人群(妇女、老人、儿童、病弱者)的健康;②保证其不发生主观感觉不适,不发生急性、慢性或潜在性危害;③选择对人群最敏感的指标来判断污染物对人体健康危害阈值;④在保护人群健康前提下,适当考虑经济技术发展水平的合理性和可行性。

三、我国室内空气质量标准的起草过程和方法

2002—2003年,制定《室内空气质量标准》(GB/T 18883—2002)时,采用了现场流行病学调查和实验室研究相结合的方法。通过人群流行病调查、职业人群暴露水平调查、动物毒理学实验,以及控制暴露人体试验等确定人群剂量反应曲线,并由此得出污染物在室内环境中的最高容许浓度。

此外,还根据"等效采用"的技术路线,查阅大量参考文献和国内外相关标准,在借鉴国内外相关标准或指导限值的基础上,结合我国实际情况制定了《室内空气质量标准》各项标准限值和条文。

四、室内空气质量的特点和内容

在《室内空气质量标准》(GB/T 18883—2002)中,引用的室内空气质量参数主要包括两类:①与人体舒适感觉相关的参数:又称室内微小气候,主要包括温度、相对湿度、空气流速、新风量等;②与人体健康相关的参数:即室内空气污染物,包括化学性、生物性和放射性的参数。化学性参数包括二氧化硫、二氧化氮、一氧化碳、二氧化碳、氨、臭氧、甲醛、苯、甲苯、二甲苯、苯并(a)芘、可吸入颗粒、TVOC;生物性参数为菌落总数。在这个标准中,把氡从"物理性参数"中分离出来,单独分类为"放射性参数",见表18-4。

表 18-4　室内空气质量标准（GB/T18883—2002）

序号	参数类别	参数	单位	标准值	备注
1	物理性	温度	℃	22~28	夏季空调
				16~24	冬季采暖
2		相对湿度	%	40~80	夏季空调
				30~60	冬季采暖
3		空气流速	m/s	0.3	夏季空调
				0.2	冬季采暖
4		新风量	$m^3/(h \cdot 人)$	30[a]	
5	化学性	二氧化硫 SO_2	mg/m^3	0.5	1 小时均值
6		二氧化氮 NO_2	mg/m^3	0.24	1 小时均值
7		一氧化碳 CO	mg/m^3	10	1 小时均值
8		二氧化碳 CO_2	%	0.10	日平均值
9		氨 NH_3	mg/m^3	0.20	1 小时均值
10		臭氧 O_3	mg/m^3	0.16	1 小时均值
11		甲醛 HCHO	mg/m^3	0.10	1 小时均值
12		苯 C_6H_6	mg/m^3	0.11	1 小时均值
13		甲苯 C_7H_8	mg/m^3	0.20	1 小时均值
14		二甲苯 C_8H_{10}	mg/m^3	0.20	1 小时均值
15		苯并(a)芘 B(a)P	ng/m^3	1.0	日平均值
16		可吸入颗粒 PM_{10}	mg/m^3	0.15	日平均值
17		总挥发性有机物 TVOC	mg/m^3	0.60	8 小时均值
18	生物性	细菌总数	cfu/m^3	2500	依据仪器定[b]
19	放射型	氡^{222}Rn	Bq/m^3	400	年平均值（行动水平[c]）

a　新风量要求不小于标准值,除温度、相对湿度外的其他参数要求不大于标准值。

b　见附录 D。

c　行动水平即达到此水平,建议采取干预行动以降低室内氡浓度

（杨　旭）

参考文献

1. 蔡宏道.现代环境卫生学.北京:人民卫生出版社,1995.
2. 金银龙.GB/T 18883—2002《室内空气质量标准》实施指南.北京:中国标准出版社,2003.
3. 陈学敏.环境卫生学.北京:人民卫生出版社,2004.
4. 陈学敏 杨克敌.现代环境卫生学.第 2 版.北京:人民卫生出版社,2008.
5. 孟紫强.现代环境毒理学.北京:中国环境出版社,2015.
6. 郭新彪,杨旭.空气污染与健康.武汉:湖北科学技术出版社,2015.

第十九章

公共场所卫生与监督管理

第一节 概　　述

公共场所(public place)是根据公众生活活动和社会活动的需要,人工建成的具有多种服务功能的公共建筑设施,供公众学习、工作、休息、运动、娱乐、参观、旅游、交流、交际、购物、美容等活动之用。对公众来说,它是人为的生活环境(某些场所如公园、休闲度假胜地等也有自然环境的属性),而对公共场所的从业人员来说,它又属于职业环境。

随着社会经济发展和物质文化需求水平的提高,人们的生活娱乐方式多种多样,活动于公共场所的时间也越来越多。由于公共场所人群密集,流动性大,人员结构复杂,一旦出现环境污染,涉及的范围广,人数多,有时可导致严重的公共卫生事件发生,危害人们的健康。因此,公共场所卫生及监督管理十分重要。

一、公共场所的分类和范畴

公共场所种类繁多,按建筑类型可分为封闭式(如宾馆、展览馆、电影院等)、开放式(如公园、体育场等)和移动式(如飞机、高铁、动车等)。如按其用途可分为4类:生活服务设施类,如宾馆、饭店、咖啡馆、公共浴室、美容店、银行和邮政营业厅、商城(集市)、书店、候诊室等;体育设施类,如体育场(馆)、游泳场(馆)、健身房等;公共文化设施类,如展览馆、博物馆、美术馆、影剧院、音乐厅、公园等;公共交通设施类,如候车(机、船)室、公共交通工具(汽车、火车、飞机和轮船)等。

根据国务院1987年4月1日颁布的《公共场所卫生管理条例》(以下简称《条例》)规定,能依法进行卫生监督的公共场所共7类28种,由于体育场馆、公园和交通工具卫生问题相对较少,且可以采用事后监督的方式管理,2012年《国务院第六批关于取消和调整行政审批项目的决定》取消了这3类场所的卫生许可,因此目前能依法进行卫生监督的公共场所共7类25种。

第一类为住宿与交际场所(8种):宾馆、饭馆、旅馆、招待所、车马店、咖啡馆、酒吧、茶座。第二类为洗浴与美容场所(3种):公共浴室、理发店、美容店。第三类为文化娱乐场所(5种):影剧院、录像厅(室)、游艺厅(室)、舞厅、音乐厅。第四类为体育与游乐场所(3种):体育场(馆)、游泳场(馆)、公园。第五类为文化交流场所(4种):展览馆、博物馆、美术馆、图书馆。第六类为购物场所(2种):商场(店)、书店。第七类为就诊与交通场所(3种):候诊室、候车(机、船)室、公共交通工具(汽车、火车、飞机和轮船)。

近20多年来，由于中国经济和社会的快速发展，公众生活娱乐方式改变，上述有的公共场所已逐渐趋于消失，如车马店、录像厅(室)等，但总的来说公共场所的种类不断增多，如证券交易厅、会展中心、网吧、KTV歌厅、按摩店、足浴室、棋牌室、保龄球馆、斯诺克室、老年人活动中心、高铁列车、地铁列车、动车、娱乐城、儿童乐园、温泉度假村、高尔夫球场、旅游景点等，都是近20多年来出现的，在未来的《条例》修订中应当会考虑逐步列入依法卫生监督行列，目前各省市已陆续将一些新的常见的公共场所列入地方法规监督的范畴。

此外，中国幅员辽阔、民族风俗习惯各异、社会经济发展水平参差不齐，即便是同一地区或城市，不同阶层人群的经济收入、消费需求、生活方式也差异很大，各种公共场所的档次也很悬殊，特色和品味各有不同，这些全国各地各色各样的民众聚集之地从广义上也被认可为公共场所，也应当逐步列入依法卫生监督的范畴，但在卫生学上的要求不能千篇一律。

二、公共场所的卫生学特点

与居住、办公等场所比较起来，公共场所有其特点，主要是：①人群密集，流动性大。公共场所常在一定的空间和时间内接纳众多人群，不同性别、不同年龄、不同职业、不同身体状况(健康和非健康)的人员密切接触，给疾病传播提供了机会。此外，由于人群多为短期停留，流动性大，保洁意识差，也给卫生管理带来难度。②设备及物品易被污染。由于公共场所的设备和物品供公众长期反复使用，极易造成致病微生物污染，如不消毒或消毒不彻底，可通过交叉污染危害人群健康。③涉及面广。无论城乡，只要是有人群居住的地方，都会有大小不一、数量不等、建筑各异及功能不同的公共场所，因而涉及面广。④从业人员流动性大，素质参差不齐。随着社会经济的不断发展，公共场所不断增多，从业人员数量也随之增加，这些人员素质参差不齐，流动性大，给卫生制度的落实和卫生监督工作的开展带来一定的困难。⑤保持清洁的难度大。公共场所人群流动大，设备和物品使用人次多，保洁人员难以做到时时清洁消毒，加上保洁人员素质不一，工作质量不一，因此难以确保公共场所的清洁。⑥不同的公共场所常具有不同的污染特点。由于不同公共场所服务人群的内容和方式不同，所以污染的特点也各异，例如家具市场是以空气污染为主，游泳馆是以水污染为主，美容院是以生物性污染为主。

三、公共场所卫生研究的内容

公共场所卫生就是研究公共场所的卫生学特点以及主要污染物、污染来源、污染方式等，阐明各类有害因素对公众健康产生影响的程度、时间、范围和远期效应，从而进一步研究预防和改善公共场所卫生的措施，提出相应的卫生要求，达到预防和控制疾病、促进健康的目的，为制定公共场所卫生标准，实现公共场所的卫生监督和管理提供科学依据。公共场所卫生涉及环境卫生学的许多领域，包括大气卫生、饮用水卫生、室内空气卫生以及噪声、采暖、采光、照明、公共用品污染等卫生问题。

第二节　公共场所环境污染及对人体健康的影响

公共场所卫生工作的核心是创造良好、方便、舒适和卫生的环境。公共场所属于生活环境，大多数具有围护结构，因而许多环境因素与居室、办公场所相似，但也有其特点。例如公共场所环境污染物种类繁多，涉及的污染物卫生监督部门监测项目就多达数十项，因而对人体健康的影响也很复杂,它对人群的作用是一个长期低剂量暴露的过程,短期很难找到暴露剂量与健康效应的关系;且人群流动性大,可以从一个地区迁移到另一个地区,不仅暴露在室外空气环境中,也暴露在不同的室内环境中,其暴露剂量水平难于定量测定。这些都是未来研究的重要领域。总的来说,公共场所主要有如下种类的环境污染存在,并可能对人体健康造成危害。

一、公共场所空气污染

空气污染是公共场所的主要卫生问题。公共场所空气中可能存在物理性、化学性、生物性及放射性污染,其中以化学性和生物性污染更为重要。

(一)物理性污染

适宜的微小气候、舒适的采光和照明、安静的环境可以使人身心愉悦,有利于健康。反过来,公共场所异常的物理因素如高温、高湿、不良采光和照明、噪声等会使人心情烦躁,影响人体的体温调节及消化、呼吸、循环等系统的功能,导致一些亚健康状态的发生甚至引起中暑等疾病。例如一些露天游泳池、桑拿室可出现高温和高湿的情况;简陋的小剧院、网吧、KTV 包厢、商场等如果管理不够完善,可出现光线过强或过弱、噪声刺耳、视距视角不合理等现象;图书馆、博物馆、美术馆、展览馆是人们进行学习、文化交流的场所,如果条件不合适,不仅影响人们的观看效果,而且对健康有害,例如照度过低,易发生视觉疲劳,甚至引起视力下降。

(二)化学性污染

公共场所可产生大量化学性污染物,如甲醛、细颗粒物、苯系物、挥发性有机物、CO_2、CO 等。下面主要介绍几个重要污染物。

1. 甲醛　公共场所空气中的甲醛主要来自各类人造板及其制品、墙纸、化纤地毯、油漆涂料以及各种胶黏剂、防腐防潮剂等装修材料。在综合商场内,化纤服饰、鞋帽等也是甲醛污染的主要来源。此外,有研究表明,吸烟也可导致室内甲醛升高。目前我国公共场所甲醛污染仍较为严重,靳曙光等对北方某市 5 类 36 家公共场所 117 个检测点的室内空气甲醛浓度进行测定,结果显示装饰材料市场、家具商场超标率最高,分别为 68.42% 和 61.54%。俞捷等对南方某市 132 个公共场所室内空气中甲醛的监测结果显示,甲醛超标率为 52.3%,超标的场所主要集中在酒吧、美发店、旅社。张金萍等对家具市场、综合商场和服装批发市场 3 类公共场所不同功能区的室内甲醛进行监测则发现,服装批发市场和家具市场室内甲醛污染水平较为严重,对人体具有潜在的健康风险。郑弘等在 2013 年的报道亦表明,家具市场室内空气污染严重,甲醛是主要污染物。

在常温条件下,甲醛是一种无色刺激性气体,WHO 已将其确定为可疑致癌物和致畸物,可对人体多个系统产生危害。甲醛对人体健康产生的影响主要有以下几个方面:①对呼吸系统的影响:甲醛对呼吸系统的影响主要表现为上呼吸道症状,急性刺激情况下,甲醛可引起喷嚏、咳嗽、鼻炎、呼吸困难等。长期低浓度接触条件下,甲醛则是一种引起哮喘的重要空气污染物。Roda C 等研究认为甲醛会使婴儿下呼吸道感染发病率增加。②对神经系统的影响:甲醛具有神经毒性作用,可引起头痛、衰弱、焦虑、睡眠障碍、记忆力下降等症状。郑弘等对某市 8 家规模较大的家具市场空气进行检测和对 185 名从业人员健康状况进行调查,结果显示 8 个家具市场室内空气污染物主要是甲醛,185 名从业人员中,上班时胸闷、恶心、头晕,下班后症状减轻的占 44.3%。③对皮肤、免疫系统以及内分泌系统的影响:根据文献报道,甲醛是一种环境致敏原,皮肤直接接触甲醛可以引起过敏性皮炎、色斑,甚至坏死。吸入一定浓度的甲醛,可诱发过敏性鼻炎、支气管哮喘。甲醛是一种半抗原物质,与体内蛋白质大分子结合之后可以致人体发生Ⅰ型超敏反应,导致哮喘。接触甲醛对作业工人有一定程度的免疫抑制作用,可能会造成作业工人自身稳态的免疫系统、神经系统和内分泌系统网络动态平衡的破坏,从而使得暴露人群的肿瘤发生率增加。甲醛接触者可出现手颤、眼颤、手掌多汗、肢体麻木和指端触觉降低。④致癌作用:国内有学者对公共场所甲醛污染进行健康风险评价,认为甲醛污染对公共场所从业人员存在较大致癌风险。相关文献指出,甲醛暴露者胃癌风险是非暴露者的2.9倍,且其发病与暴露浓度、暴露年限呈正相关,表明甲醛可能是引起胃癌发病的危险因素之一。动物实验发现,甲醛暴露可以引起骨癌、口腔病变、鼻咽癌等。还有许多相关报道认为甲醛是白血病的危险因素,但目前尚存在争议。

2. 细颗粒物　细颗粒物($PM_{2.5}$)是空气污染的主要污染物之一。研究表明,中国许多城市的公共场所室内存在较严重的$PM_{2.5}$污染。室内$PM_{2.5}$主要来源于室外空气中$PM_{2.5}$进入室内、香烟燃烧、人群带入的尘埃以及走动引起的扬尘。由于$PM_{2.5}$比表面积大,可以富集重金属、吸附有机物以及作为微生物的载体,将有毒有害物质带入体内;亦可长时间停留于空气中,经呼吸道进入细支气管和肺泡以及进入血液循环。$PM_{2.5}$对人体健康的影响有以下几方面:

(1)对呼吸系统的影响:进入呼吸道的细颗粒物可以刺激支气管和肺泡壁,滞留在终末细支气管和肺泡中,引起咳嗽、咳痰、喘息等症状,可导致慢性支气管炎、肺气肿、支气管哮喘等疾病发病率增加。崔国权等在2009—2011年对某市呼吸系统门诊量的研究发现,当$PM_{2.5}$浓度升高$24\mu g/m^3$、$35\mu g/m^3$、$60\mu g/m^3$时,呼吸系统疾病就诊人数分别增加11.6%、18.9%、35.8%。国外文献亦有报道,$PM_{2.5}$浓度每升高$10\mu g/m^3$,呼吸系统患病率和就诊率分别增加2.07%和8%。

$PM_{2.5}$污染对老年人、孕妇、青少年、婴儿、心血管疾病患者等易感人群的影响更为明显,儿童暴露于浓度较高的空气颗粒物下,出现慢性阻塞性肺疾病症状的时间将会提前,呼吸系统疾病的发病率高于成年人。法国一项在6个城市5000多名10岁左右的小学生中进行的有关哮喘及过敏症状发生的调查发现,在$PM_{2.5}$高污染区,运动诱发支气管炎、遗传性过敏性皮炎、哮喘、遗传性过敏性哮喘的患病率均明显高于低浓度区。$PM_{2.5}$与呼吸系统疾病的死亡率有关,美国一项长达16年(1982—1998年)的队列研究跟踪随访了50万名研究对象,发现$PM_{2.5}$日平均浓度升高$10\mu g/m^3$,肺癌死亡率可增加8%(95%CI:1%~16%);美国另一项队列研究对120万成人进行了26年(1982—2008年)的随访,发现$PM_{2.5}$浓度每升高$10\mu g/m^3$,肺癌死亡率升高15%~27%。

(2)对心血管系统的影响:$PM_{2.5}$污染引起心血管疾病发病率和死亡率增高的心血管事件主要涉及心率变异性改变、心肌缺血、心肌梗死、心律失常、动脉粥样硬化等。上述健康危害在易感人群中更为明显,例如老年人和心血管疾病患者等。加拿大一项大型队列研究对210万名成人进行10年(1991—2001年)的追踪随访,使用Cox比例生存模型(cox proportional survival models)和巢式空间随机效应生存模型(nested spatial random-effects survival models)进行统计分析,发现$PM_{2.5}$浓度每升高$10\mu g/m^3$,死于缺血性心脏病的风险比分别为1.31(95% CI:1.27~1.35)、1.30(95%CI:1.18~1.43)。此外,中国香港一项队列研究发现,$PM_{2.5}$污染与老年人心血管疾病的死亡率有关。$PM_{2.5}$导致不良心血管事件的发生可能是通过氧化应激、局部和系统炎症作用、自主神经功能改变、血液循环状态改变、血管生理状况改变及直接毒性作用等机制引起的。

（3）对其他系统的影响：$PM_{2.5}$和超细颗粒物可通过血脑屏障、嗅神经等途径进入中枢神经系统，与缺血性脑血管病、认知功能损害等中枢神经系统疾病和（或）损害有关。颗粒物对免疫系统具有一定抑制作用，可能降低机体对病原微生物免疫反应，导致感染性疾病的发生率增加。

（4）与癌症和出生缺陷的发生有关：$PM_{2.5}$成分复杂，含有多种致突变物和致癌物（如砷、苯、多环芳烃类化合物等），可损害遗传物质和干扰细胞正常分裂，同时破坏机体的免疫监视功能，引起癌症和畸形的发生，对生殖系统遗传物质的损伤可引起胎儿畸形等。相关研究发现，颗粒物可引起生殖细胞的 DNA 损伤，并可遗传至下一代。

3. 苯系物　苯系物（BTEX）也是公共场所主要的空气污染物之一，主要来源于油漆、涂料、装修装饰材料以及人的活动，如吸烟，公共场所内烹饪燃烧燃料的副产物等。近年来，各类公共场所的装修越来越豪华，大量使用装修装饰材料，从而使苯系物污染程度和几率增加。张平等对某市商场、超市、影院、车站候车室等公共场所室内空气中的 BTEX 进行检测，结果显示商场污染最为严重；候车室 BTEX 污染主要受室外污染源影响；其他公共场所室内污染源占主导地位；鞋用胶黏剂是商场 BTEX 的主要污染来源；商场空气中苯污染，对男女员工致癌风险均超过美国 EPA 制定的人体致癌风险值（$1×10^{-6}$）。李万伟等对某市娱乐场所空气污染状况进行调查，结果显示苯的超标率最大可达 52%；装修材料可能是影响娱乐场所空气质量的重要因素。郑弘等对十堰市家具市场室内空气污染状况进行调查，冬、夏季苯浓度合格率分别为 63.33% 和 72.5%。

苯可经呼吸道、皮肤、消化道吸收进入机体，引起人体急、慢性中毒。轻度慢性苯中毒者出现头晕、头痛、恶心、胸闷、乏力、失眠或多梦、性格改变、记忆力减退等，重度慢性苯中毒引起多发性神经病、脊髓炎、球后视神经炎、癫痫及精神失常，造成血液系统和神经系统危害。育龄妇女长期吸入苯会导致月经失调，孕期的妇女妊娠并发症的发病率会显著增高，甚至会导致流产或胎儿先天缺陷。苯是人类确认致癌物，高浓度长时间暴露下，较为公认的观点是可导致急性骨髓性白血病。虽然有许多研究报道苯与其他类型的白血病、淋巴瘤和多发性骨髓瘤等疾病的发病有关，但目前的证据尚不充分。长期接触甲苯、二甲苯可引起慢性中毒，对中枢神经系统造成损害，出现头痛、失眠、精神萎靡、记忆力减退等症状。二甲苯还可导致皮肤干燥、皲裂、红肿等。

4. 半挥发性有机化合物　半挥发性有机化合物（semi-volatile organic compound，SVOC）是一大类有机物的总称，主要包括：多环芳烃（PAH）、酞酸酯类、多氯联苯类、硝基苯类、苯酚类、苯胺类、有机氯及有机磷农药等。SVOC 分子量大，沸点高，饱和蒸气压低，因此在环境中较挥发性有机化合物（VOC）如苯，甲醛等更难降解，存在的时间会更长。而且它们能吸附在颗粒物上容易被人体吸入。SVOC 大多具有致癌、致畸、致突变特征，主要来源于助剂（如增塑剂、阻燃剂）、室内化学日用品（如卫生杀虫剂、化妆品）以及燃烧产物等。

（三）生物性污染

空气中生物性污染是公共场所卫生的一个重要问题，污染物包括细菌、病毒、真菌、病媒生物（蚊子、苍蝇、蟑螂、尘螨等）、植物花粉等。空气微生物主要以气溶胶形式存在，可以长时间停留在空中；致病性微生物主要来源于人说话、咳嗽、喷嚏产生的飞沫。因此，当有流行性感冒、百日咳、流行性脑脊髓膜炎、肺结核、严重急性呼吸道综合征（SARS）等呼吸道传染病流行时，密闭拥挤的公共场所将成为危险之地。如医院候诊室往往是患者在门诊就医过程中停留时间最长的场所,空气质量常可因候诊人数众多而恶化。候诊者多为患病者,大都抵抗力低下,加之心理承受能力也较差,再与具有传染性疾病的患者近距离接触,易发生交叉感染。尽管目前医院重视通风和定时开展空气消毒,但是室内空气仍易受污染。杨士永等对天津市某区内各级各类医院室内空气消毒效果的检测结果显示,不合格率为11.50%~14.94%之间。学生宿舍卫生研究较少,但它是学生活动时间相对较长的场所,其空气质量与学生身体健康息息相关。李亚杰等对某高校学生宿舍进行空气细菌总数监测,男生宿舍的细菌总数超标率为27.08%,女生宿舍超标率为8.33%。

(四)放射性污染

公共场所中也可能存在放射性污染如氡及其子体,主要来源于建筑物的地基和建筑材料,这与其他室内空气放射污染的来源一致。长期接触高浓度的氡及其子体可以引起肺癌。王春红等对全国17个城市的2029间房屋进行了检测,均发现氡的存在,浓度范围在5.3~183.0Bq/m³之间,该研究还提示,加强房屋换气可有效降低室内氡的浓度,基本可达到室外环境水平。

二、公共场所水污染

随着生活水平的日益提高,我国居民可选择的休闲娱乐方式越来越多,许多居民选择温泉、游泳馆、足浴馆、主题乐园等公共场所进行休闲活动。随着健康意识提高,人们对涉水公共场所的卫生安全也愈加关注,例如公共浴池水质污染问题。在我国一些地区池浴仍是人们主要洗浴方式,随着开放时间的延长,池浴水中细菌总数和大肠菌群明显增多。不论是定时更换的池水,还是循环供水的池水,其水质都会大大超过游泳池水质卫生标准。从一些检测结果来看,泳池、婴幼儿沐浴场所、足浴馆等也存在一定程度水污染问题。涉水公共场所水质污染可引起急性传染性结膜炎、病毒性胃肠炎等疾病的流行或暴发。黄永等报道的一起腺病毒引起的咽结膜热暴发流行就是由于被污染的游泳池水引起的。被污染的游泳池水还可能引起支原体肺炎的暴发。在海滨浴场接触不符合标准的泳池水也与人群眼睛发炎有关。此外,在游泳过程中,水质质量下降、水质污染程度随着游泳者人数的增多而加重。游泳者汗液、尿液的排出和皮肤污垢进入池水,导致水中尿素含量超标。由于游泳池水质受到污染,可引起脚癣、游泳池咽炎、流行性出血性眼结膜炎、传染性软疣、中耳炎等。

通常认为,温泉水具有消毒或抑菌作用,但温泉水却有利于细菌的滋生繁殖。有人检测22份未消毒的温泉水样,细菌总数最小值为79 000CFU/ml,其中15份样品无法计数;总大肠菌群最小值为9200CFU/L,17份>16 000个/L。这反映温泉池水细菌学指标安全性较差,如不定期消毒和科学管理,会成为接触传播和介水传播疾病的隐患,引起皮肤癣、阴道滴虫病、肠道传染病、寄生虫病和性病的传播和流行。

许多公共场所如宾馆、饭店等都有二次供水系统。开放式水塔易被空气中尘埃和病原微生物污染;空调系统冷却水和冷凝水易受军团菌污染。黄建林等报道,某市大型宾馆(酒店)、商场(超市)等单位的空调冷却水军团菌阳性率为11.11%;朱佩云等的研究显示,某地地铁空调冷却塔水军团菌检出率达45.1%。军团菌在自然界广泛存在,如进入水温适宜的冷却水系统,且无定期清洗消毒措施,则可在其中蓄积繁殖,并在一定条件下对人体健康造成影响。此外,如果水池箱的内壁涂料、填充剂、水管密封剂等不符合国家卫生标准,会释放一些有害物质,危害人体健康。一些公共场所饮用水不洁可引起介水传染病流行及其他胃肠道疾患。

三、集中空调通风系统污染

现代大型公共场所的密闭化程度越来越高,主要依靠集中空调通风系统进行通风换气。集中空调通风系统可使房间温度、湿度、清洁度和气流等参数达到既定的要求,从而为室内人员营造舒适环境。但是,集中空调通风系统特有的适宜温度、湿度、气流,可为病原微生物的生长、繁殖提供环境条件。因此,集中空调通风系统的卫生状况直接决定了它所调节的室内环境的空气质量;长期运行且清洁不当,可导致公共场所室内空气污染。例如,风道内灰尘堆积、存有垃圾、疏于清理,可致空气细菌总数和真菌总数超标,并可检出致病微生物。邹梅等调查某市公共场所集中空调通风管道系统污染情况,回风管道、送风管道和主管道过滤网等处平均积尘量达 $23.6g/m^2$。空调系统空气一般是由新风和回风组合的混合空气,这使得空调系统内的污染物既来自室外,也来自室内,包含悬浮颗粒物(粉尘、微生物、花粉、气溶胶)及各类有机和无机化合物。王芳等研究某市地铁车站集中空调通风系统送风口空气中细菌总数、真菌总数及 PM_{10} 等指标,结果发现样本中细菌总数最大值达到 $2078CFU/m^3$,超标率为 17.3%;真菌总数最大值达到 $1802CFU/m^3$,超标率为 9.8%;PM_{10} 最大值达到 $0.33mg/m^3$,超标率65.4%。

空调系统收集空气,经处理后又把空气送回到室内。在运行过程中可能把空气中及空调系统本身的污染物扩散到房间。因此,加强集中空调通风系统的卫生管理,可有效阻断"以空气为介质的传染病"在公共场所传播蔓延。此外,送风口空气质量不佳还可引起不良建筑综合征及各类过敏症。如果送风量不足或送风口配置不合理,还可致大型室内公共场所新风量不足,CO_2 浓度升高。如前所述,空调冷却水和冷凝水主要是易受军团菌污染,在一定条件下危害人体健康。

四、公共用品用具污染

公共场所是人群聚集的地方,由于人群密集流动性大,设备及物品供公众重复使用,健康和非健康个体混杂,容易造成疾病特别是传染病的传播。一些传染病患者或处于潜伏期的患者混杂在公共场所人群中,病原体通过公共用品用具这个载体而引起疾病,对消费者健康构成威胁。公共用品用具的污染主要是微生物的污染。例如宾馆、旅店、招待所的床单、枕套、被套、毛巾、浴巾、浴衣等各种棉纺织品和杯具、洁具、卫生间等不清洁,均可传播性病、皮肤病。有文献报道,旅店浴盆检查出致病菌;高档旅店业公共用具合格率较高,中低档旅店业相对较低。

随着经济水平的提升,高铁和动车已成为人们出行的主要交通工具。车厢作为公共场所,人群密集、流动性大、人们经常使用的公共设施及用品容易受到交叉污染。张亮对 15 对动车组列车公共设施及公共用品微生物污染状况进行调查,结果显示,列车上公共设施及公共用品细菌菌落总数平均值为(2823±246)$CFU/25cm^2$,大肠菌群检出率21.4%,真菌检出率9.7%,金黄色葡萄球菌检出率 5.0%,溶血性链球菌检出率 1.4%。其中厕所内扶手细菌菌落总数和大肠菌群较高,公共刊物最少。上述结果提示,动车组列车公共设施及公共用品微生物污染严重,是一种潜在的疾病传播媒介,相关部门应加强此等公共设施的清洁卫生和消毒工作。此外,地毯等不经常清洁,可因尘螨孳生而导致过敏症。

理发除修剪和整理头发外,还包括修剪胡须;美容包括化妆、文眉、文唇线、穿耳以及做双眼皮、隆鼻、隆胸、拉皮除皱等项目。在上述行业中,如化妆品使用不当,可致皮炎、过敏和色素沉着；美容美发用具不洁，可引起头癣、化脓性球菌感染、急性出血性眼结膜炎等。操作不慎造成创面，可传播乙型肝炎、丙型肝炎和艾滋病等。

医院候诊室的厕所除供患者便溺外，还供患者留取粪、尿标本，就诊者通过门把手和水栓受感染的机会较多。此外，扶梯、座椅、窗台等都可能造成疾病交叉感染。根据文献报道，餐饮类场所、健身房器械把手、公共场所中拖鞋等都检出致病菌。

第三节　公共场所的卫生要求

公共场所种类繁多、功能各异，因此，应有不同的卫生要求。但是，有一些基本卫生要求对各类场所都是适用的，现予以分别叙述。

一、公共场所的基本卫生要求

（一）选址、设计和装修要求

公共场所的设置，通常应根据市政建设总体规划由市政建设部门统一安排设计。但是，公共场所从选址、设计、施工到竣工验收，根据《条例》规定均应在卫生行政部门会同有关部门的监督指导下进行，以防止公共场所建成后，因不符合国家规定的卫生要求而返工。设计上的不合理，往往会造成公共场所卫生无法补救的困难局面。所以，无论哪类公共场所，在选址设计时都必须接受卫生监督部门预防性设计卫生审查。

1. 选址的基本原则　公共场所位置的选择，除按城市建设部门的统一规划外，还应考虑要有合理的服务半径、地势高而不潮湿、环境安静优雅、周围无较大污染源、交通便利，同时，还要根据公共场所的性质，考虑是否影响周围居民的生活。

2. 平面布置的基本要求　平面布置与公共场所的性质有密切关系，主要应做到布局和工艺流程合理，容量应与服务半径相适应，避免拥挤和人群过密频繁接触。布局上应有利于微小气候的调节，具有夏可防暑热、冬可防风寒的效果。同时，还应考虑有利于维持环境卫生和预防传染病的传播。

3. 内部结构的基本要求　公共场所的内部结构应以满足卫生学要求为前提，以有利于群众健康为目的。一般的公共场所，鉴于人数众多，使用时间集中，容易受到污染，所以在建筑物的进深、净高、采光、照明、通风和基本卫生设施等方面，应根据场所性质充分满足卫生标准的要求。

4. 装修的基本要求　公共场所内部装修要注意选用绿色环保的材料，并且耐用、表面光滑、易于清洁。严格执行国家《室内装饰装修材料有害物质限量》标准，含甲醛及其他挥发性有机物的装修材料可选用已在室外放置了一段时间的产品。加强通风换气，以便有效地及时排出有害物质。开业前应达到国家《室内空气质量标准》的要求。

（二）基本卫生要求

1. 良好的环境　公共场所是人们休息、娱乐和强身健体的地方，所以应该有良好的环境条件。首先，地理位置要好，周围绿化美观大方，空气清洁新鲜，并有良好的采光及照明。其次，场所布置典雅、颜色协调，使人感到精神愉快、心旷神怡。另外，公共场所建筑物应美观大方，地面、墙壁、天花板、门窗等应使用便于清洗保洁无毒无害的材料建造，以保证室内清洁卫生。

2. 良好的微小气候　通常公共场所适宜的微小气候是通过合理的通风、防暑降温、供暖防寒和正常的采光照明措施而获得。由于各类公共场所性质不同,设备条件和服务功能各异,所处地理位置也有极大差别,所以必须根据具体情况创造和改善微小气候。例如,在南方炎热季节,公共场所必须有完善的防暑降温和通风换气设备。相反,在北方的冬季,公共场所应有适当的防寒保暖和适宜的采暖设施。无论哪类和哪些地区的公共场所,都要根据自己的特点和条件,适当调节温度、湿度、风速,以保证适宜的微小气候。

3. 良好的空气质量　公共场所大多具有围护结构,有的密闭性较强,因而保持良好的空气质量非常重要。空气中的新风量、二氧化碳、一氧化碳、可吸入颗粒物、细菌总数、甲醛等浓度都要符合相应公共场所卫生标准的要求;集中空调通风系统运转正常,各项监测指标和技术参数应符合相关卫生规范要求。

4. 公共用品用具清洁卫生　无论是旅店业、洗浴业还是理发美容业以及其他多种公共场所,都要备足餐具、茶具、浴巾、面巾、床上用品、拖鞋等公共用品。由于这些用品反复使用,难免带有病原微生物,应按相关要求进行灭菌消毒,以保证用品清洁卫生。另外,为保证各种卫生设施正常使用,应建立定期维护检测制度。

5. 从业人员身体健康并具备基本卫生知识　公共场所各类从业人员直接为顾客服务,为防止交叉感染传播疾病,必须进行就业前体检和定期体检;获得卫生部门颁发的健康证后,方能从业。同时,公共场所从业人员应具备基本卫生知识和技能,以便更好地开展服务工作和卫生管理。因此,从业人员上岗前及工作中必须经过必要的卫生知识培训。必须衣着整齐,应根据工作性质和岗位不同,穿不同工作服和鞋帽。要注意个人卫生,勤剪指甲、勤理发、勤洗换工作服。

二、各类公共场所的具体卫生要求

为加强对公共场所卫生监督,创造良好的公共场所卫生环境,防止疾病的传播,保障人民健康,国务院 1987 年 4 月 1 日颁布了《公共场所卫生管理条例》(以下简称《条例》)规定,能依法进行卫生监督的公共场所共 7 类 28 种。1996 年,原卫生部又发布了与《条例》相配套的一系列《公共场所卫生标准》。这些标准包括《旅店业卫生标准》(GB 9663—1996)、《文化娱乐场所卫生标准》(GB 9664—1996)等共 12 项,对相应公共场所的经常性卫生要求、设计卫生要求、监测指标及限值都做了具体规定。

(一)住宿与交际场所

中国原卫生部发布的《旅店业卫生标准》(GB 9663—1996)对 3 类旅店分别规定了微小气候、一氧化碳、二氧化碳、可吸入颗粒物、细菌总数、照度、噪声、新风量、床位面积等指标的限值。以第一类的 3~5 星级宾馆为例,要求客房每床位占有面积最低不少于 7m^2,在采暖季节室温不低于 20℃,相对湿度在 40%~65% 之间,新风量达到 30m^3/(h·人),甲醛浓度不超过 0.12mg/m^3,照度应>100lx,噪声夜间不超过 45dB(A),二氧化碳不超过 0.07%。一氧化碳少于 5mg/m^3,可吸入颗粒物不超过 0.15mg/m^3,空气细菌总数少于 1000CFU/m^3 等。第二类旅店即 1~2 星级宾馆和第三类旅店即普通旅店、招待所一些指标的限值比第一类稍为宽松。该《标准》对旅店公共用具的消毒、空调器安装与过滤材料定期清洗、内部装饰、床上用具的质地及定期清洗、防蚊蝇鼠等措施、旅客废弃物的处理、自备水源水质、二次供水、蓄水池防护设施等提出了具体的卫生学要求。例如茶具、毛巾和床上卧具均不得检出大肠菌群和致病菌;旅店内无卫生间的客房,每床各配备单人用脸盆等。该《标准》还对旅店卫生间、消毒间、内部装修等作了设计上的卫生要求。

《饭店（餐厅）卫生标准》（GB 16153—1996）规定了饭馆（餐厅）的微小气候、空气质量、通风等指标限值。温度 18~22℃，相对湿度在 40%~80%之间，新风量≥20m³/（h·人），甲醛浓度≤0.12mg/m³，照度应>50lx，二氧化碳≤0.15%，一氧化碳≤10mg/m³，可吸入颗粒物≤0.15mg/m³，空气细菌总数≤4000CFU/m³，并提出了其他卫生要求，如要求餐厅内外应保持清洁、整齐，清扫时应采用湿式作业；供水应符合《生活饮用水卫生标准》规定；餐具应执行《食（饮）具消毒卫生标准》规定，餐厅应有防虫、防蝇、防蟑螂和防鼠害的措施。其他交际场所的卫生要求按《文化娱乐所卫生标准》执行。

（二）洗浴与美容场所

中国原卫生部发布的《公共浴池卫生标准》（GB 9665—1996）对公共浴池的微小气候、空气质量、池水温度与浑浊度等都提出了卫生要求。更衣室的气温以 25℃为宜，浴室内温度以 30~50℃为宜。浴室保持良好通风，二氧化碳浓度不应>0.10%（浴室）或 0.15%（更衣室），一氧化碳≤10mg/m³。规定公共浴室应以淋浴为主，池浴室中应有淋浴喷头。禁止患有性病和各种传染性皮肤病（如疥疮、化脓性皮肤病、广泛性皮肤霉菌病等）的顾客就浴。浴池业卫生应将工具用品的消毒放在首位，在消毒方法或药剂选择上以消灭真菌为主。浴池水应每天更换，且一天中还要补充新水 2 次，每次补充新水的量应不少于池水总量的 20%，浴池水浊度不超过 30 度。浴室内不设公用脸巾、浴巾等。《理发店、美容店卫生标准》（GB 9666—1996）规定，理发刀具、胡须刷、毛巾不得检出大肠菌群和金黄色葡萄球菌。毛巾细菌总数不得超过 200CFU/25cm²。理发店应备有专供患头癣等皮肤传染病顾客单独用的理发用具，用后应及时消毒。美容师应经过专门训练，所使用的化妆品应符合《化妆品卫生标准》（GB 7916—1987），修面时应戴口罩。《理发店、美容店卫生标准》（GB 9666—1996）还对各级理发和美容店的微小气候、空气质量等方面的指标值做了具体规定：甲醛浓度≤0.12mg/m³，二氧化碳≤0.10%，一氧化碳≤10mg/m³，可吸入颗粒物≤0.15mg/m³（美容院）和≤0.20mg/m³（理发店），空气细菌总数≤4000CFU/m³，氨≤0.5mg/m³。此外，理发店和美容店的平面布置也要符合卫生要求。

（三）文化娱乐场所

中国原卫生部发布的《文化娱乐所卫生标准》（GB 9664—1996）适用于影剧院、音乐厅、录像厅（室）、游艺厅、舞厅、酒吧、茶座和咖啡厅。规定了这些文化娱乐场所的微小气候、空气质量、照度、噪声、通风等指标限值，并提出了有关建筑设计和经常性的卫生要求。该《标准》要求空气相对湿度在 40%~65%之间，二氧化碳含量不超过 0.15%，甲醛含量不超过0.12mg/m³，细菌总数不应超过 4000CFU/m³，可吸入颗粒物≤0.20mg/m³，动态噪声不应超过 85dB（A），静态噪声不应超过 55dB（A）。影剧院场次的间隔时间不应少于 30 分钟，其中空场时间不少于 10 分钟，换场时应加强通风换气。新风量在影剧院不应低于 20m³/（h·人），在歌舞厅不应低于 30m³/（h·人），在酒吧、茶座和咖啡厅不应低于 30m³/（h·人）。场内严禁吸烟、使用有害观众健康的烟雾剂及杀菌波长的紫外线灯和滑石粉。在呼吸道传染病流行期间，应对室内空气和地面进行消毒。

（四）体育与游乐场所

中国原卫生部发布的《体育馆卫生标准》（GB 9668—1996）规定了有关微小气候、空气质量、通风等卫生要求。如空气中二氧化碳不超过 0.15%，细菌总数不超过 4000CFU/m³，甲醛含量不超过 0.12mg/m³，可吸入颗粒物不超过 0.25mg/m³ 等。馆内要有机械通风装置，禁止吸烟，及时清除垃圾，湿式清扫。《游泳场所卫生标准》（GB 9668—1996）对人工游泳池水质做出了具体规定,pH 应为 6.5~8.5,浑浊度不应>5 度,尿素不得超过 3.5mg/L,游离性余氯应为 0.3~0.5mg/L,细菌总数不应超过 1000 个/ml,总大肠菌群不应超过 18 个/L 等。游泳池要按规定设置更衣间、淋浴间和净脚池,开放日内每天定时补充新水,严禁患有肝炎、心脏病、皮肤癣疹(包括脚癣)、重症沙眼、急性结膜炎、中耳炎、肠道传染病、精神病等患者及酗酒者进入人工游泳池游泳。该标准也制定了游泳馆内空气卫生指标限值,如二氧化碳、空气细菌总数等,具体值与《体育馆卫生标准》近似。《游泳场所卫生标准》要求天然游泳场的水质为:pH 6.0~9.0,透明度不低于 30cm,水面不得出现油膜,无明显漂浮物,水底应平坦无淤泥,不应有礁石、树枝树桩等障碍物,附近无污染源等。游泳场所应有急救人员及急救设备。

（五）文化交流场所

中国原卫生部发布的《图书馆、博物馆、美术馆、展览馆卫生标准》(GB 9669—1996)规定了这些场所的微小气候、空气质量、噪声、照度等指标限值及卫生要求。空气中的二氧化碳含量不超过 0.1%(图书馆、博物馆、美术馆)和 0.15%(展览馆),甲醛含量不超过 0.12mg/m³,噪声不应超过 50dB(A)(图书馆、博物馆、美术馆)和 60dB(A)(展览馆),台面照度不小于 100lx 等。要求馆内禁止吸烟,应采用湿式清扫,厅内自然采光系数不小于 1/6,人工照明应达到光线均匀、不眩目等。

（六）购物场所

中国原卫生部发布的《商场(店)、书店卫生标准》(GB 9670—1996)规定了城市营业面积 300m² 以上和县、乡、镇营业面积 200m² 以上的室内商场(店)、书店适用的卫生要求。该《标准》对微小气候、空气质量、噪声、照度等都做了具体规定。例如:采暖区冬季气温不应低于 16℃,空气二氧化碳含量不超过 0.15%,甲醛含量不超过 0.12mg/m³,细菌总数不应超过 7000CFU/m³,噪声应低于 60dB(A),照度应≥100lx 等。此外,有空调设备的商场和书店,新风量不低于 20m³/(h·人),店内禁止吸烟,采用湿式清扫,垃圾日产日清,保持全店清洁整齐。

（七）就诊与交通场所

中国原卫生部发布的《医院候诊室卫生标准》(GB 9671—1996)规定了医院候诊室微小气候、空气质量、照度等卫生标准。标准适用于区、县级及其以上的医院的候诊室(包括挂号、取药等候室),要求室内空气新鲜,在采暖地区冬季室内温度不低于 16℃,风速不应超过 0.5m/s,一氧化碳不应超过 5mg/m³,二氧化碳不应超过 0.10%,可吸入颗粒物不应超过 0.15mg/m³,细菌总数不超过 4000CFU/m³,噪声不超过 55dB(A),照度不低于 50lx。候诊室应保持安静、清洁、舒适、光线柔和。应采用湿式清扫,易污染部位(窗台、扶手、门把手、水栓等)应每天至少消毒 1 次。应设痰盂及污物桶,并及时加以清除和消毒。综合医院应设立相对独立的传染病候诊室和急诊室,不得在候诊室内出售商品和食物。

中国原卫生部发布的《公共交通等候室卫生标准》(GB 9672—1996)规定了公共交通等候室的微小气候、空气质量、噪声、照度等卫生标准。其中细菌总数不应超过 7000CFU/m³(候车和候船室)、4000CFU/m³(候机室),可吸入颗粒物≤0.25mg/m³(候车和候船室)或≤0.15mg/m³(候机室)。禁止吸烟,应有防虫、防鼠等设施。标准适用于特等和一、二等站的火车候车室和二等以上的航运港口、民航机场和长途公共汽车的等候室。《公共交通工具卫生标准》(GB 9672—1996)规定了旅客列车车厢、轮船和飞机客舱内的微小气候、空气质量、噪声、照度的卫生标准。如风速不应>0.5m/s,二氧化碳不应超过 0.15%,一氧化碳不应超

过 $10mg/m^3$ 等。《标准》还对卫生管理制度,防治病媒昆虫、粪便垃圾处理、供水设备、卧具更换、卫生清扫等事项都做了具体规定。

第四节　公共场所的卫生管理与监督

一、公共场所的卫生管理

2011 年 5 月,中国原卫生部颁布了新的《公共场所卫生管理条例实施细则》(以下简称《细则》),明确规定公共场所经营单位的法人或负责人是卫生安全的第一负责人。公共场所卫生管理是指公共场所经营者依照国家有关卫生法律法规规定,对公共场所进行预防疾病、保障公众健康的卫生管理工作。主要有如下方面的责任:

(一) 成立卫生管理机构,配备卫生管理人员

各类公共场所要从保护群众的身体健康出发,本着《条例》及 2011 年原卫生部颁布的《细则》基本精神,成立卫生管理机构(组织),配备专职或兼职的卫生管理人员。经营者的卫生管理是国家法律法规赋予的法定义务,同时也是公共场所日常经营管理的重要组成部分。卫生状况的好坏,也反映了一个场所的整体经营管理水平。

(二) 建立卫生管理制度和卫生管理档案

建立健全卫生管理制度,提出做好卫生工作的具体要求,把卫生服务纳入整个服务工作的考核内容中,促使单位全面达到《公共场所卫生标准》规定的各项卫生要求。建立卫生管理档案,内容应该包括卫生管理部门、人员设置情况及卫生管理制度,空气、微小气候(湿度、温度、风速)、水质、采光、照明、噪声的检测情况,顾客用品用具的清洗、消毒、更换及检测情况,卫生设施的使用、维护、检查情况,集中空调通风系统的清洗、消毒情况,安排从业人员健康体检情况和培训考核情况,公共卫生用品进货索证管理情况,公共场所危害健康事故应急预案或者方案等。卫生管理档案应当有专人管理,分类记录,至少保存 2 年。

(三) 建立卫生培训制度和从业人员健康检查制度

公共场所从业人员必须学习和掌握《公共场所卫生标准》《条例》和《细则》的内容及一些卫生法律知识。通过学习培训,从业人员必须熟悉有关其本职岗位上的卫生工作,掌握必要的卫生操作技能和常用的消毒方法,了解常见传染病的传播途径和预防措施,了解常见突发事故的现场救护方法;经考核合格后方可从事本职工作。公共场所的经营者应负责组织本单位从业人员的健康检查工作,获得有效健康证方可上岗,患有甲型病毒性肝炎、戊型病毒性肝炎、细菌性痢疾、伤寒、活动性肺结核、化脓性或渗出性皮肤病等疾病的从业人员,在治愈前不得从事直接为顾客服务的工作。

(四) 配备健全卫生设施设备及维护制度

公共场所经营者应当根据经营规模、项目设置清洗、消毒、保洁、盥洗等设施设备和公共卫生间。建立卫生设施设备维护制度,定期检查,确保其正常运行,不得擅自拆除、改造或者挪作他用。公共场所设置的卫生间,应当有单独通风排气设施,保持清洁无异味。应当配备安全、有效的预防控制蚊、蝇、蟑螂、鼠和其他病媒生物的设施设备及废弃物存放专用设施设备,并保证相关设施设备的正常使用,及时清运废弃物。

(五) 加强公共场所控烟管理

国家将逐步通过立法来禁止公共场所吸烟,目前部分省市已通过并实施相关法规,如北京市于 2015 年 6 月已正式施行《北京市控制吸烟条例》。控制吸烟条例一般要界定禁止吸烟场所的范围,规定室内公共场所全面禁止吸烟,室外公共场所设置的吸烟区不得位于行人必经的通道上;加大宣传教育和戒烟服务力度,如要求国家机关工作人员、教师和医务人员等社会示范人群带头控烟,要求经营者在室内公共场所设置醒目的禁止吸烟警语和标志,公共场所不得设置自动售烟机;开展吸烟危害健康的宣传,配备专(兼)职人员对吸烟者进行劝阻;禁止向未成年人销售烟草制品,学校有义务对学生进行烟草危害的宣传,预防未成年人吸烟。2017 年 3 月 1 日起,新的《上海市公共场所控制吸烟条例》正式实施,条例规定,上海的室内公共场所、室内工作场所、公共交通工具内都将全面禁止吸烟,取消现存所有吸烟室和室内吸烟区。

(六)定期开展卫生检测

公共场所经营者应当按照卫生标准、规范的要求,对公共场所的空气、微小气候、水质、采光、照明、噪声、顾客用品用具等进行卫生检测,每年不得少于一次。检测结果不符合卫生标准、规范要求的,应及时整改。经营者不具备检测能力的,可以委托检测。必须强调的是,应当在醒目位置如实公示检测结果。

(七)制定危害健康事故预案

公共场所危害健康事故指公共场所内发生的传染病疫情或者因空气质量、水质不符合卫生标准、用品用具或者设施受到污染导致的危害公众健康事故,常见于:①因微小气候或空气质量不符合卫生标准所致的虚脱或休克;②饮水受到污染而发生介水传染病流行或水源性中毒;③放射性物质污染公共设施或场所造成的内照射或外照射健康损害;④公共用具、卫生设施被污染所致的传染性疾病暴发和流行;⑤意外事故造成的一氧化碳、氨气、氯气、消毒杀虫剂等中毒。公共场所经营者应当制定公共场所危害健康事故应急预案或者方案,定期检查各项制度、措施的落实情况,及时消除危害公众健康的隐患,并有一定的应急物资储备。发生危害健康事故时,应立即启动预案,防止危害扩大,并及时向县级人民政府卫生行政部门报告,不得隐瞒、缓报、谎报。

二、公共场所的卫生监督

公共场所卫生监督是指卫生行政部门依照国家有关卫生法规的规定,对公共场所进行预防疾病、保障健康的卫生监督检查工作。国家卫生健康委员会主管全国公共场所卫生监督管理工作。各地县级以上地方各级人民政府卫生行政部门,负责本行政区域的公共场所卫生监督管理工作;根据公共场所卫生监督管理需要,建立健全公共场所卫生监督队伍和公共场所卫生监测体系,制订公共场所卫生监督计划并组织实施。国境口岸及出入境交通工具、铁道部门所属的公共场所,应由这些部门(系统)的卫生行政部门负责监督管理。公共场所卫生监督分为预防性卫生监督和经常性卫生监督两大类。

(一)预防性卫生监督

公共场所预防性卫生监督是指卫生行政部门对新建、改建和扩建公共场所的选址、设计和竣工验收实施的预防性卫生监督活动。通过对建筑项目进行环境卫生的预防性卫生监督,把影响人体健康的因素和可能出现的卫生问题消除在规划实施、项目设计过程中,它是卫生监督最积极、最有效的预防措施,并为公共场所经常性卫生监督奠定工作基础。预防性卫生监督与建设项目同步进行,即在设计、施工、竣工验收 3 个阶段,进行公共场所预防性卫生监督。

1. 公共场所设计审查 凡受周围环境质量影响和有职业危害以及对周围人群健康有影响的公共场所建设项目，必须执行建设项目卫生评价报告书制度。在向卫生行政部门呈报卫生审查申请书时，同时应提交以下相关材料：项目一般情况、建筑物地址的地理和周围环境状况、设计说明书及设计图纸、卫生专篇（根据建设工程的性质，从卫生学角度提供的包括设计依据、主要卫生问题、卫生设施、措施及其预防效果等的报告）及卫生行政部门要求提供的其他相关材料。在进行技术审查论证和综合分析后，卫生行政部门对审查同意的建设项目发给"建设项目卫生许可证"。

2. 施工监督 在工程建设过程中，卫生监督员应深入施工现场对卫生防护设施的施工情况进行监督。发现有违背原审定设计方案的行为，应该及时制止，责令按原定设计方案进行施工，必要时有权要求停止施工。

3. 建设竣工的卫生验收 公共场所建筑项目竣工进行试营业，卫生防护设施须同时投入运行使用。卫生行政部门应根据建设工程的性质和卫生标准进行审查和监测，对工程设计的卫生质量做出全面评价，写出卫生评价报告书。对于符合卫生要求的，卫生行政部门应向被监督单位发出"建设项目竣工卫生验收认可书"。在此基础上，该公共场所建筑可以交付使用，同时可向卫生行政部门申请"卫生许可证"。

（二）经常性卫生监督

经常性卫生监督是指卫生行政部门对公共场所卫生有计划地进行定期或不定期检查、指导、监督和监测。主要有如下方面的工作：

1. 贯彻执行卫生行政许可制度 卫生行政部门对公共场所实行卫生许可管理制度，对验收合格者，予以发放"卫生许可证"。卫生许可证是在开业之前、预防性卫生监督验收之后，经营项目符合卫生要求，而制发的卫生准入证明。任何未取得卫生许可证的经营机构，不得擅自营业。

公共场所经营者申请卫生许可证应当提交下列资料：卫生许可证申请表；法定代表人或者负责人身份证明；公共场所地址方位示意图；平面图和卫生设施平面布局图；公共场所卫生检测或者评价报告；公共场所卫生管理制度。使用集中空调通风系统的，还应当提供集中空调通风系统卫生检测或者评价报告。县级以上地方人民政府卫生行政部门应当自受理公共场所卫生许可申请之日起20日内，对申报资料进行审查，对现场进行审核，符合规定条件的，做出准予公共场所卫生许可的决定；对不符合规定条件的，做出不予行政许可的决定并书面说明理由。公共场所卫生许可证有效期限为4年，每2年复核一次。变更经营项目、经营场所地址的，应重新申请卫生许可证。对已经开业需要复核卫生许可证的，如有不合格者，卫生行政部门应给予技术指导并限期改进或停业整顿。对在短期内无法改进或拒不改进者，停发"卫生许可证"，已有工商营业执照的，可通知工商部门吊销其营业执照。公共场所卫生许可证应当在经营场所醒目位置公示。

2. 开展公共场所健康危害因素监测 卫生行政部门指定县级以上疾病预防控制机构，对公共场所的健康危害因素进行监测、分析，为制定法律法规、卫生标准和实施监督管理提供科学依据。

3. 实施量化分级管理 卫生行政部门应当根据卫生监督量化评价的结果，确定公共场所的卫生信誉度等级和日常监督频次。信誉度等级分为A、B、C、D 4个等级；A 等每年监测1次，B 等每年监测2次，C 等每年监测3次，D 等属于不符合卫生要求的公共场所，应限期改进或停业整顿。以量化分级促进公共场所自身卫生管理，增强卫生监督信息透明度；卫生信誉度等级应当在公共场所醒目位置公示。

4. 处理危害健康事故 卫生行政部门对发生的公共场所危害健康事故,可以依法采取封闭场所、封存相关物品等临时控制措施。经检验,属于被污染的场所、物品,应当进行消毒或者销毁;对未被污染的场所、物品或者经消毒后可以使用的物品,应当解除控制措施。

5. 处罚公共场所卫生问题 卫生行政部门采取现场卫生监测、采样、查阅和复制文件、询问等方式,检查监督公共场所执行《条例》的情况;对违反《条例》的经营者依据《细则》进行处罚。出现下列情况的,根据情节轻重,分别给予警告、罚款、停业整顿、吊销卫生许可证等处罚:①未依法取得公共场所卫生许可证,擅自营业或未办理公共场所卫生许可证复核手续。②未对公共场所进行卫生检测、未对顾客用品用具进行清洗、消毒、保洁,或者重复使用一次性用品用具的。③未建立卫生管理制度、未设立卫生管理部门、未配备专(兼)职卫生管理人员,或者未建立卫生管理档案。④未组织从业人员进行相关卫生法律知识和公共场所卫生知识培训或者安排未经相关卫生法律知识和公共场所卫生知识培训考核的从业人员上岗;或安排未获得有效健康合格证明的从业人员从事直接为顾客服务工作。⑤未设置与其经营规模、项目相适应卫生设施、擅自停止使用、拆除卫生设施设备或者挪作他用;或未配备预防控制鼠、蚊、蝇、蟑螂和其他病媒生物的设施设备以及废弃物存放专用设施设备,或者擅自停止使用、拆除预防控制鼠、蚊、蝇、蟑螂和其他病媒生物的设施设备以及废弃物存放专用设施设备。⑥未索取公共卫生用品检验合格证明和其他相关资料。⑦未对公共场所新建、改建、扩建项目办理预防性卫生审查手续。⑧公共场所集中空调通风系统未经卫生检测或者评价不合格而投入使用。⑨未公示公共场所卫生许可证、卫生检测结果和卫生信誉度等级。⑩对发生的危害健康事故未立即采取处置措施,导致危害扩大,或者隐瞒、缓报、谎报等,构成犯罪的,依法追究刑事责任。经营者违反其他卫生法律、行政法规规定,应当给予行政处罚的,按照有关卫生法律、行政法规规定进行处罚。同时卫生行政部门及其工作人员玩忽职守、滥用职权、收取贿赂的,由有关部门对单位负责人、直接负责的主管人员和其他责任人员依法给予行政处分。构成犯罪的,依法追究刑事责任。

(张志勇)

参 考 文 献

1. 杨克敌.环境卫生学(第8版).北京:人民卫生出版社,2017.

2. 俞捷,张镖,梁大仙,等.遵义市公共场所室内空气可吸入颗粒物甲醛监测结果分析.环境卫生学杂志,2014,6:527-529.

3. 刘凤云,孙铮,肖运迎,等.室内装修污染对儿童健康影响的调查.环境与健康杂志,2010,27(12):1077-1079.

4. Roda C,Kousignian I,Guihenneuc-Jouyaux C,et al.Formaldehyde exposure and lower respiratory infections in infants:findings from the PARIS cohort study.Environmental Health Perspectives,2011,119(11):1653-1666.

5. Turner MC,Krewski D,Rd PC,et al.Long-term ambient fine particulate matter air pollution and lung cancer in a large cohort of never-smokers.American Journal of Respiratory & Critical Care Medicine,2011,184(12):1374-1381.

6. Ma Y,Chen R,Pan G,et al.Fine particulate air pollution and daily mortality in Shenyang,China.Science of the Total Environment,2011,409(13):2473-2487.

7. 郭新彪,魏红英.大气 PM$_{2.5}$对健康影响的研究进展.科学通报,2013(13):1171-1177.

8. Dan LC,Peters PA,Donkelaar AV,et al.Risk of Nonaccidental and Cardiovascular Mortality in Relation to Long-term Exposure to Low Concentrations of Fine Particulate Matter：A Canadian National-Level Cohort Study.Environmental Health Perspectives,2012,120(5):708-714.

9. Wong CM,Lai HK,Tsang H,et al.Satellite-Based Estimates of Long-Term Exposure to Fine Particles and Association with Mortality in Elderly Hong Kong Residents.Environmental Health Perspectives,2015,123(11):1167-1172.

第二十章

吸烟与健康

烟草原产于热带、亚热带地区。人类大规模的吸食机制卷烟是从 19 世纪末期开始,距今已有 100 多年历史。迄今,烟草行业已发展成为一个非常庞大的产业,全球 120 多个国家和地区种植烟草,种植面积达到 380 万公顷。据 WHO 统计,目前全球约有 11 亿吸烟者,占全世界 15 岁以上人口的 1/3 左右,其中 8 亿在发展中国家。青少年吸烟率上升、发达国家吸烟率稳步下降、受教育程度低、经济收入少的人群吸烟率高等成为当前全球吸烟流行的特点。中国是全世界最大的卷烟生产国和消费国。调查结果显示,中国 15 岁及以上成人现在吸烟率为 27.7%,男性为 52.1%,女性为 2.7%。按照 2014 年底全国人口数据进行推算,中国 15 岁及以上现在吸烟者约为 3.16 亿。

吸烟可引起多种健康危害。研究显示,吸烟与机体多系统肿瘤发生有关,也可对心脑血管系统、呼吸系统、生殖系统等产生不良影响。2011 年全球烟草流行概况调查显示,烟草使用所致疾病仍是"全球可预防死亡"的首要死因。2003 年,中国政府签署了 WHO《烟草控制框架公约》,成为第 77 个签约国。该公约于 2006 年正式生效,然而履约以来控烟效果微弱。按照该公约指标评估,中国控烟综合得分仅为 37.3 分。有鉴于此,持续深入开展宣传教育,强化控烟系列措施,降低吸烟相关疾病发生率,提高国民健康素质,已经成为重大公共卫生举措。

第一节　烟草的种类与特征

一、烟草类型

烟草为一年生草本植物,在植物分类学上属于双子叶植物纲(*Dicotyledoneae*)、管花目(*Tubiflorae*)、茄科(*Solanaceae*)和烟草属(*Nicotiana*)。目前已发现的烟草属植物有黄花烟、普通烟和碧冬烟 3 个亚属,但可供栽培的烟草只有普通烟草(*N. rustica L.*)和黄花烟草(*N. tabacum L.*)。不同类型烟草的烟叶在外观、化学成分、烟气特性以及工艺用途等方面都有所不同。烟草工业正是根据其品质特点的不同,进行适当调配,制成满足不同要求和风味的烟制品。到目前为止,尽管划分烟草类型的方法很多,但国内外尚无统一、完善的标准。联合国粮农组织统计烟草产量时将其分为烤烟、深色晾晒烟、淡色晾烟、白肋烟、香料烟、深色晾晒烟、雪茄烟和明火烤烟。我国则按烟草的品种特点、生物学性状、栽培条件和调制方法等将烟叶分为烤烟、晒烟、晾烟、白肋烟、香料烟和黄花烟 6 大类型。

二、烟草制品的种类与特征

烟草制品指全部或部分由烟叶作为原材料生产的供抽吸、吸吮、咀嚼或鼻吸的制品。烟草制品种类繁多,按照吸食过程中是否产生烟草燃烧烟雾可分为可燃吸烟制品及非燃吸烟制品两大类。同时,根据烟制品的原料及加工方法的不同,可燃吸烟制品又分为卷烟、雪茄烟、斗烟、水烟,非燃吸烟制品有鼻烟、嚼烟等;其中纸卷烟是主要的烟制品类型,雪茄烟属卷烟类,但因其主要用烟叶片卷制加工而成,吸味风格与纸卷烟有较大差别,因此,单独列为一类。

（一）可燃吸烟制品

1. 卷烟　按原料配方成分卷烟分为烤烟型、混合型、晒烟型、香料型、外香型、薄荷型、雪茄型 7 种类型。不同类型卷烟具不同的香气特征,例如烤烟型纯正、浓馥;混合型醇厚、饱满;晒烟型刺激、浓烈;香料型香气芬芳、柔和。

2. 雪茄　雪茄烟属叶卷烟,主要原料是晾烟。烟气浓郁,劲头大,烟气呈碱性,所含的有害物质比卷烟多。氨气比香烟含量大 20 倍,金属镉是香烟的 5~10 倍。

3. 斗烟　斗烟是专供烟斗使用的烟草制品,主要原料是晒烟、晾烟和烤烟混合后掺入少量的香料或植物油。香味浓烈,可燃性好。

4. 水烟　水烟是一种起源于中东地区的烟草制品,又称皮丝烟、条丝烟;通常使用烟草与蜂蜜或者水果制成,并用水烟袋吸食。烟气通过水可滤去一些水溶性有害物质。水烟在明朝时传入中国,后生成兰州水烟、陕西水烟等品种,但由于市场萎缩,已经几乎消失。水烟常被很多商人出于商业目的宣传为无毒、无害,不会上瘾,是香烟的可替代产品,但是根据WHO 发布的研究报告等显示,水烟的危害可能比香烟更大。

5. 电子烟　电子烟是一种模仿卷烟的电子产品,有着与卷烟一样的外观、烟雾、味道和感觉。它是通过雾化等手段,将尼古丁等变成蒸气后,让用户吸食的一种产品。电子烟的属性定位有烟草制品、医药产品或普通消费品 3 种。2010 年,《烟草控制框架公约》乌拉圭会议首次提请将电子烟视为烟草制品;WHO 专门对电子烟进行了研究,并得出了明确的结论:电子烟有害公共健康,它更不是戒烟手段,必须加强对其进行管制,杜绝对青少年和非吸烟者产生危害。

（二）非燃吸烟制品

1. 鼻烟　鼻烟是一种直接将粉末状的烟末涂抹在鼻孔内嗅吸的烟制品,属于无烟烟草制品,清朝年间由意大利传入中国。鼻烟分干鼻烟和湿鼻烟,应用时不用烟具,可直接涂于鼻孔。

2. 嚼烟　嚼烟也叫嘴烟,是一种直接把制好的烟叶或烟块放进口腔中咀嚼,通过吸收汁液中的尼古丁(烟碱)和其他成分以满足刺激性需要的烟制品。嚼烟香气浓、味甘甜,供人们在不能以火点燃的场所使用。

第二节　烟草烟雾的形成及化学组分

一、烟草烟雾的形成

（一）烟草烟雾的气相与粒相

烟草烟雾中含有 7000 余种化学成分,分布于空气之中,从而形成烟雾气溶胶。根据化学物在气溶胶中分布的形态,将烟草烟雾分为气相物质和粒相物质。

烟草烟雾中能够通过滤片的气体和蒸汽成分称为"气相"(在标准吸烟试验中可以通过"剑桥滤片"的烟气),而其他存留在滤片上颗粒物成分称为"粒相"(在标准吸烟试验中保留在"剑桥滤片"上的颗粒物)。

气相化学成分包括氮气、氧气、二氧化碳、一氧化碳、醛、烷、烃、酮等;粒相包括羧酸、苯酚、水、尼古丁、萜类、亚硝胺类及稠环芳烃等。这些化合物的液态颗粒在蒸气冷至 350℃ 以下时,则可形成烟气微粒。

(二) 主流烟雾、侧流烟雾和环境烟草烟雾

在吸烟者抽吸的过程中,根据气流形成的不同方式可以将烟草烟气分为主流烟草烟雾(mainstream smoke,MS)和侧流烟草烟雾(sidestream smoke,SS)。MS 是指吸烟者抽吸卷烟时从卷烟嘴端吸入的烟雾;SS 是指两次抽吸间隙从燃烧端释放出来及透过卷烟纸扩散的烟雾。

吸烟者呼出的 MS、SS 与周围空气混合,形成环境烟草烟雾(environmental tobacco smoke,ETS),即人们常说的二手烟(second hand smoke,SHS)。MS 和 SS 所含的化学成分大致相同,但由于吸燃期和阴燃期的氧气供给量、燃烧温度、燃烧的程度、抽吸的特点不同,两种烟雾化学组成的比例和数量、特别是致癌性化学物的组成和量都有所不同。

二、烟雾的理化特征

(一) 主流烟雾理化特征

MS 为高度浓集的、极稠密的、不断变化的气溶胶系统,其气相部分和粒相部分含有大量对健康有害的化学毒物。MS 的相对湿度是 60%～70%,抽吸一支香烟可产生 MS 400～500mg,按质量百分比计,其中空气(氮气、氧气、氩气)占 75.9%,气相物质(CO、CO_2、H_2O_2、CH_4 等)占 19.6%,粒相物质(烟碱、酚类、烷烃类、酯类等)占 4.5%。

(二) 侧流烟雾理化特征

SS 是在温度低于 600℃、不抽吸情况下自燃产生的烟雾。由于卷烟在自燃时温度低、供氧不充分、燃烧不完全,故 SS 所含有害物质远高于 MS。其形成的颗粒物量多且直径小,粒相部分含有害物质多于 MS。粒径分布为 0.08～1.0μm,平均直径为 0.15μm。SS 产生的数量也比 MS 多 3 倍,烟支静燃时每秒钟产生 $6.3×10^9$ 个粒子。SS 粒子带电荷情况基本同MS。SS 含焦油比 MS 高出 1 倍,尼古丁高出 1 倍,氨高出 40～170 倍,NOx 高出 4～10 倍,苯高出 10 倍,亚硝胺高出 6～10 倍,苯胺高出 30 倍。SS 基本上呈碱性。

(三) 环境烟草烟雾理化特征

ETS 中的化学物种类为 MS 和 SS 之和,其中 SS 是 ETS 的主要来源。SS 提供了 ETS 中 60%～85% 的粒相物和 87%～99% 的气相物。ETS 中有害物质的含量远远低于 MS,也低于 SS。ETS 的化学成分有 100 多种,但只有 50 种成分有定量数据。当室内有人吸烟时,ETS 水平上升,随后由于空气循环、房间通风及建筑材料和家具的吸附而下降。室内 ETS 各组分的消减速率不同:烟碱>总粒子>挥发性有机化合物≈NO>CO_2=CO>NO_2。

三、烟雾的主要化学成分及毒性

(一) 烟碱

烟草中含有大量的生物碱,其中含量最多的是尼古丁(nicotine),占烟叶干重的 1%～

3%。尼古丁化学名：甲基吡啶基吡咯烷或 1-甲基-2-（3-吡啶基）吡咯烷 [1-methyl-2-（3-pyridyl）pyrolidine]，分子式：C_{10}-H_{14}-N_2，分子量：162.23，比重：1.0092（20℃），熔点 -79℃、沸点：247.3℃（分解），蒸气压：1mmHg（61.8℃），蒸气密度：5.61，急性毒性：大鼠经口 LD_{50}：50mg/kg，小鼠经口 LD_{50}：3.34mg/kg，对人的一次致死量仅为 50～70mg。毒性分级：剧毒。职业卫生标准：TLV-TWA 0.5mg/m³。

烟碱可经口腔黏膜、呼吸道和消化道吸收，其中 90% 在肺部吸收，吸收进入血液的烟碱 6 秒内即可进入大脑，对大脑皮层产生兴奋作用。烟碱是很活泼的化学物质，在人体内能很快代谢，80%～90% 在肝脏代谢，少量经肺和肾脏代谢，终末半减期为 12～30 分钟，目前在人体器官或各种组织中尚未发现有烟碱的蓄积。烟碱及其代谢产物主要从尿液排出，尿中烟碱原物约占 10%～20%，在人体代谢的主要中间体是可替宁（cotinine），可替宁几乎无毒性。从吸烟者尿液中可以检测到烟碱的代谢物，可替宁常作为烟草烟雾接触者的一种生物标志，用来判断受试者有无吸烟或被动吸烟状况。烟碱代谢产物 1-N-氧化物在大肠内可经细菌 N-氧化还原酶还原成烟碱，进入肝肠循环再度被肝脏代谢。从烟碱的分子结构来看，其化学性质不稳定，在中性或偏碱性条件下即可发生各种变化。

（二）烟焦油

卷烟烟气中的有害成分主要集中在焦油（empyreumatic oil），现已从烟焦油中鉴定出 500 多种多环芳烃（polycyclic aromatic hydrocarbon，PAH）。焦油中还含有促癌物——酚类化合物，生产香烟时掺入糖越多，燃烧时产生的酚类化合物就越多。为减少烟草对人体健康危害，全世界都在设法降低卷烟焦油含量，如推广低焦油烟叶品种，改进烟草栽培技术，改进烟叶的烘烤和制作技术，改进卷烟配方，改善香烟滤嘴性能等。但是，大量流行病学研究证实，"低焦油卷烟"与普通卷烟一样会对人体健康造成危害。2010 年，《美国卫生总监报告》明确指出，在过去 50 年间烟草产品设计的改变，包括增加过滤嘴、"低焦油"及"淡味"等，并没有降低吸烟者的整体疾病风险。

（三）挥发性气体

烟草烟雾中含有多种挥发性气体（volatile gas），主要包括氧、一氧化碳、二氧化碳、氮氧化物、含硫气体、氢气、甲烷、乙烷、丙烷、乙烯、丙烯、乙炔等。其中含量较高、对健康危害较大的是一氧化碳（CO）。

一氧化碳是一种窒息性气体，CO 与血红蛋白的亲和力比 O_2 与血红蛋白的亲和力大 240 倍，吸入体内的一氧化碳约 40% 很快与血液中的血红蛋白结合形成碳氧血红蛋白（COHb），而形成的碳氧血红蛋白离解速度比氧合血红蛋白（HbO_2）慢 3600 倍，因而使血液携氧能力降低，影响组织细胞供氧。CO 与肌红蛋白结合，影响氧从毛细血管弥散到细胞的线粒体，损害线粒体功能。CO 还能与细胞色素 a_3 结合，与氧竞争细胞色素氧化酶，阻断电子传递链，抑制组织呼吸，造成细胞窒息。CO 能透过胎盘屏障，因此，若孕妇吸烟，烟草烟雾中的 CO 会导致胎儿缺氧，进而影响胎儿发育，甚至造成胎儿死亡。CO 与尼古丁联合作用被视为心血管疾病的主要危险因素。

烟草烟雾中的氮氧化物由烟叶中的含氮氨基酸及蛋白质通过燃烧转化而来，主要包括一氧化氮、二氧化氮和一氧化二氮等。氮氧化物具有很强的氧化作用，可对呼吸系统造成损害。烟草烟雾中的含硫气体主要是具有很强刺激作用的硫化氢，可引起气道黏膜刺激症状。此外，烟草燃烧过程中产生约 500 余种挥发性有机化合物（volatile organic compound，VOC）。主要包括芳香族烃、羰基化合物、脂肪族烃和腈类。挥发性有机物的产生量与烟草燃烧生成的焦油含量有关。烃类是烟草烟雾中含量最多的挥发性有机物;羰基类化合物主要包括酮类和醛类化合物,其中甲醛具有很强的致癌作用;腈类物质中最重要的是具有强氧化活性的氰化氢,长期接触可引起呼吸道损伤。

(四)自由基

卷烟烟雾自由基(free radical)有两种类型,存在于粒相中的长寿命自由基和存在于气相中的短寿命自由基。每克焦油中约有$1×10^{17}$个自由基,每口烟气中含有约$4×10^{14}$个自由基。烟气气相自由基的主要成分是烷自由基(R·)、烷氧自由基(RO·)和氯自由基(Cl·),还包括一些中性分子,如NO·自由基、NO_2·自由基等。其中烷氧自由基约占60%~70%。粒相自由基主要是醌和氢醌基团相关的半醌自由基多聚物。

自由基可使生物体产生脂质过氧化导致氧化性损伤,可对蛋白质造成氧化损害导致酶活性的诱导或抑制,还可直接或间接攻击细胞的遗传物质,导致DNA单链断裂、双链断裂、交联形成等。自由基在吸烟导致肺癌的诱癌和促癌过程中均起一定的作用。

(五)致癌物与促癌物

烟草中有40余种致癌物已经WHO下属的国际癌症研究机构(International Agency for Research on Cancer,IARC)评定并认为对实验动物或人类具有致癌性,已经确定的肺致癌物包括多环芳烃、烟草特异性亚硝胺(NNK)、1,3-丁二烯、氨基甲酸乙酯、镍、铬、镉、钋^{210}、砷和联胺等。

1. 多环芳烃　烟草烟气中含有500种以上稠环芳烃,现已鉴定出大约30多种有致癌作用的多环芳烃(动物致癌物或人类致癌物),其中主要的有苯并(a)芘[B(a)P],二苯并(a,h)蒽、苯并(b)萤蒽等稠环芳烃。烟气中的多环芳烃主要经呼吸道吸收进入血液,然后分布至全身。多环芳烃及其代谢产物可通过肝肠循环再吸收,所以胃肠道中多环芳烃及其代谢产物浓度较高。多环芳烃可以通过胎盘屏障作用于胎儿,对胎儿产生损伤。

2. N-亚硝胺　由于烟草本身含有较多的硝酸盐、含氮有机物和胺类前体物质,致使烟气中含较多的N-亚硝胺。每天吸20支香烟者至少可吸入$10\mu g$亚硝胺。N-亚硝胺是导致人体口腔癌、肺癌、食管癌、胰腺癌、肝癌、鼻咽癌和膀胱癌的病因。

3. 杂环胺　杂环胺是指至少含有一个环烃和一个胺取代的化合物,是在卷烟抽吸过程中由含氮化合物和含氧化合物燃烧、裂解而产生的。杂环胺在MS中的释放量虽然较低,但生物活性非常强,多具有致癌或致突变作用,对人体健康危害较大。

4. 放射性物质　烟草对土壤中放射性元素有很强的浓集作用,烟叶中放射性元素的含量要比在同一土壤里种植的一般农作物高出100倍以上。放射性物质主要吸收在烟叶的茸毛;烟草燃烧时,茸毛成为不熔性物质而被吸入肺内组织。香烟中的^{210}Po有12%随烟雾吸入肺部,18%扩散在空气中,70%残留在烟蒂和烟灰中。放射性元素一旦进入体内,则长期或终生滞留体内,从而形成内照射,使DNA链断裂,最终可诱发癌症。

5. 苯　卷烟烟气的芳香族碳氢化合物是在烟丝燃烧时形成的,其中苯是最简单的芳香族碳氢化合物,它有可能来自烟草中含芳环的成分,如木质素、多酚以及某些氨基酸。它们的碎片趋向于形成热稳性较好的芳环系统。一般MS含苯$12~48\mu g$/支,IARC已确认苯是一种人类致癌物,主要引起白血病。

6. 氯代烃烟叶中含少量的氯(<1.0%)能改善烟叶的燃烧性,而含大量的氯则降低燃烧性。烟气中氯代烃的含量受烟草中氯含量的影响。在烟气气相中已鉴定出有氯代甲烷和氯乙烯。氯代甲烷是一个可疑的致癌物,而氯乙烯的毒性则比较明确,长期接触高浓度氯乙烯

的工人,容易诱发肝血管肉瘤。

7. 重金属镉　烟叶镉含量为 1300~1600ng/g;卷烟平均含镉量 1.03~1.61μg/g;MS 含镉 41~62ng/支。WHO 报道各国卷烟含镉量为 0.9~2.3μg/g。我国 5 个主要产烟区烟草镉含量平均 1.48mg/kg,而镉污染区平均含镉可达 8.60mg/kg。

第三节　吸烟与肿瘤关系的研究现况

一、吸烟诱发机体多系统恶性肿瘤

(一) 吸烟与肺癌

肺癌是人类最常见恶性肿瘤之一。业已证实,吸烟是肺癌发生的首要危险因素。早在 20 世纪初,随着肺癌发病率和死亡率大幅上升,人们逐渐认识到吸烟与肺癌发生的内在关系。1912 年,Adler 最早提出吸烟与肺癌有关;此后,关于吸烟与肺癌关系的报道逐渐引起重视。1939 年,Muller 通过回顾性调查发现重度吸烟可能是肺癌发病的重要原因;1941 年,Ochsner 和 Debakey 发现吸烟人数增加趋势与肺癌发病率增高的趋势一致;1949 年,Wynder 和 Graham 在美国全国癌症会议上报道了吸烟与肺癌发病关系密切。但直到 1950 年,美国学者 Wynder 和 Graham 及英国学者 Doll 和 Hill,分别在美国医学会杂志(The Journal of theAmerican Medical Association,JAMA)和英国医学杂志(British Medical Journal,BMJ)的两篇报道,通过对癌症患者吸烟史的调查和谨慎的分析,最终确认了吸烟和肺癌之间有因果联系。其中英国学者 Doll 和 Hill 针对 3 万余名英国男性医生开展的一项长达 50 年的前瞻性队列研究最为著名,该研究分别于 1954 年、1956 年、1976 年进行了多次阶段小结,并于 2004 年报道了最终结果,以确凿的数据表明吸烟与肺癌之间存在明确的因果关系:吸烟者比不吸烟者更易发生肺癌,吸烟量愈大、吸入肺部愈深,患肺癌的危险性愈大。随后很多国家在不同地区作了类似研究,结果均显示吸烟可导致肺癌发病率和死亡率增高,并存在量效关系。

国外在不同时期开展的大量流行病学研究证实,尽管不同国家研究发现吸烟增加肺癌发病风险的倍数不同,吸烟会显著增加肺癌发病风险的结论一致,且存在剂量-反应关系。Gandini 等对 1961—2003 年发表的 254 篇有关吸烟与肿瘤关系的研究进行了 Meta 分析,结果显示吸烟者患肺癌的风险是非吸烟者的 8.96 倍;日本学者的 Meta 分析结果也显示,正在吸烟男性患肺癌的风险是从不吸烟男性的 4.39 倍,正在吸烟女性患肺癌的风险是从不吸烟女性的 2.79 倍;瑞典一项随访 26 年的前瞻性队列研究结果表明,正在吸烟男性患肺癌的风险是从不吸烟男性患肺癌风险的 8.4 倍,正在吸烟女性患肺癌的风险是从不吸烟女性的 4.7 倍;吸烟量越大,患肺癌的风险越高;年吸烟包数多少与患肺癌风险呈剂量-反应关系,当年吸烟包数 ≤5 时,吸烟男性患肺癌风险是从不吸烟男性的 1.6 倍;而年吸烟包数 ≥26 包数,吸烟男性患肺癌的风险是从不吸烟男性的 17.9 倍;女性人群也表现出相似的结果。此外,吸烟还可增加肺癌发病年龄提前的风险;2010 年,日本报道了一项基于人群的前瞻性队列研究结果,该研究以 40897 名 40~69 岁有吸烟史但无癌症病史的人群为研究对象进行了 14 年随访,发现开始吸烟年龄越小,肺癌发病风险越高,初始吸烟年龄<17 岁者,其罹患肺癌的发病风险高于初始吸烟年龄>20 岁者;初始吸烟年龄 ≥23 岁的吸烟者与 20 岁开始吸烟者相比,其罹患肺癌的危险性大大降低,其风险比(hazard ratio,HR)为 0.63。

20 世纪 80 年代,中国医学科学院肿瘤研究所开展了中国城乡居民百万人群死因回顾性调查,该项研究被认为是在发展中国家进行的第一项针对吸烟危害的全国性调查。研究结果显示,与非吸烟者相比,城市和农村男女性 35 岁以上各年龄组吸烟者的肺癌死亡风险均显著增高;35～69 岁成年男性吸烟者死于肺癌的相对风险为 3.0(95%CI:2.9～3.1),超额死亡率为 53.0%,城乡 35～69 岁因吸烟死于肺癌损失的期望寿命平均分别为 18.5 年和 17.7 年;女性吸烟者死于肺癌的相对风险为 3.0(95%CI:2.9～3.1),超额死亡率为 26.0%,城乡 35～69 岁因吸烟死于肺癌损失的期望寿命平均分别为 13.0 年和 20.4 年。两项 Meta 分析(1981—1990,1990—2001)结果也显示,吸烟者患肺癌的风险分别是不吸烟的 2.19 倍和 3.04 倍,吸烟者每天吸烟量越多、吸烟年限越长、开始吸烟年龄越早,患肺癌的风险越高。此外,中国医学科学院关于中国城市女性吸烟与原发性肺癌死亡率关系的研究结果也显示,1986—1988 年中国 27 个城市 35～59 岁女性生前吸烟者比例与该年龄组肺癌死亡率呈正相关;中国城市女性开始吸烟的年龄、每日吸烟量、累计吸烟年限和生前吸烟是肺癌发生的重要危险因素。

戒烟可以降低肺癌的发病风险和肺癌的死亡率。发表在 BMJ 上的一项 Meta 分析综合了 10 项研究以分析诊断肺癌后戒烟对预后的影响。结果显示,早期诊断出肺癌的患者继续吸烟可使其因肺癌死亡的危险性增加 2.94 倍,且复发的风险增高 1.86 倍;研究 65 岁早期肺癌患者继续吸烟和戒烟者的 5 年生存率分别为 33% 和 70%。Wong 等一项关于亚洲人群的队列研究显示,在调整了纳入队列时年龄、性别、受教育程度、基线 BMI、饮酒、随访年限等因素后,戒烟时间越早,肺癌发病风险降低越多。

(二)吸烟与口腔和鼻咽喉部恶性肿瘤

口腔癌(包括舌癌、牙龈癌和颊癌)和鼻咽癌、喉癌等都属于头颈部肿瘤。IARC 和美国关于烟草问题的《美国卫生总监报告》均证实吸烟与口腔和咽喉部恶性肿瘤存在因果关系。大量队列研究和病例-对照研究数据也支持该结论。2004 年,《美国卫生总监报告》对涉及口腔癌和咽癌的 9 项队列研究和 10 项病例-对照研究的分析结果显示,口腔癌和咽喉癌的发病率和死亡率随每日吸烟量的增加而增加,随戒烟年数的增加而减少,且使用任何烟草制品(如卷烟、烟斗、雪茄等)的吸烟者口腔癌和咽喉癌具有相似的死亡率。中国学者也针对中国人群吸烟与口腔癌、咽喉癌等进行了大量研究。饶远生等对 1990—2013 年国内 19 项研究(1 项队列研究,18 项病例-对照研究)的 Meta 分析结果显示,吸烟者相对不吸烟者发生口腔癌的风险为 3.87(95% CI:2.60～5.76)。吸烟年份长(>15 年)相对吸烟年份短(≤15 年)的吸烟者发生口腔癌的风险为 2.19(95% CI:1.10～4.35);每天吸烟支数多(>20 支/天)相对于每天吸烟支数少(≤20 支/天)的吸烟者发生口腔癌风险为 2.61(95%CI:1.34～5.09)。郜隽对 1992—2011 年发表的 16 篇病例-对照研究的 Meta 分析结果也显示,吸烟会显著增加喉癌的发病风险,而且随着吸烟量的增加,喉癌的风险可能更高。

(三)吸烟与消化道恶性肿瘤

国外多项研究证实,吸烟可增加食管癌的发病风险。来自国际癌症研究机构和美国卫生部门的报告显示,吸烟可增加食管鳞癌和腺癌的发病风险。Cook 等对 12 项研究(10 项病例-对照研究和 2 项队列研究)的 Meta 分析结果显示,非西班牙裔人群有吸烟史者患食管腺癌和胃食管连接处腺癌的风险增加,且吸烟与食管癌的发病风险呈剂量-反应关系。日本、韩国等的前瞻性队列研究结果也显示,当前仍吸烟的人群患食管癌的风险是非吸烟人群的 3～4 倍。中国的相关研究结果也支持吸烟是男性食管癌发病的危险因素。中国医学科学院刘伯齐等通过死因回顾性调查,对中国 24 个大中城市及 79 个农村地区进行了吸烟与食管癌风险的病例-对照研究,结果显示吸烟为食管癌的重要危险因素,归因危险百分比在农村地区为 13.4%~21.1%,大中城市为 27.6%~31.3%。廖振华等对 1993—2008 年发表的 2 项队列研究和 23 项病例-对照研究进行了 Meta 分析,结果显示男女吸烟者患食管癌的发病风险分别是非吸烟者的 2.0 倍(95% CI:1.58~2.53)和 2.24 倍(95% CI:1.19~4.24),且每日吸烟量、吸烟年数与食管癌发病呈剂量-反应关系。已有研究表明,戒烟有助于降低食管癌的发病风险,戒烟 5 年以上者发生食管癌的风险明显降低。

已有充分证据表明,吸烟是胃癌、肝癌和胰腺癌的发病危险因素,且与吸烟量、吸烟年限和开始吸烟年龄密切相关。Ladeiras-Lopes 等对 1958—2007 年发表的 42 项研究的 Meta 分析结果显示,男女吸烟者患胃癌风险分别是非吸烟者的 1.62 倍(95% CI:1.50~1.75)和 1.20 倍(95% CI:1.01~1.43),且随吸烟者吸烟量的增加和吸烟年限的增长,胃癌的发病风险增高。日本学者的研究结果也显示,当前仍吸烟的男性和女性患胃癌的风险分别是不吸烟者的 1.79 倍(95% CI:1.51~2.12)和 1.22 倍(95% CI:1.07~1.38)。国内多项研究结果也支持吸烟增加胃癌患病风险。孙小东等对 1988—2007 年发表的 51 项关于吸烟与胃癌关系的研究进行了 Meta 分析,结果显示吸烟者患胃癌的风险是非吸烟者的 1.66 倍(95% CI:1.47~1.87),其中男性吸烟人群患胃癌的风险是非吸烟人群的 1.93 倍(95% CI:1.35~2.76)。

国内外大量关于吸烟与肝癌关系的队列研究和病例-对照研究也证实,吸烟与肝癌存在因果关系,且大多数研究发现两者存在剂量-反应关系。Lee 等针对 1981—2008 年发表的 38 项队列研究及 58 项病例-对照研究进行了 Meta 分析,发现现在仍吸烟者发生肝癌的风险是非吸烟人群的 1.51 倍(95% CI:1.37~1.67);前瞻性队列研究还发现,吸烟可增加肝癌的死亡风险。Hsing 等对 25 万美国退伍军人随访 25 年的前瞻性队列研究发现,吸烟可增加肝癌的死亡风险,当前仍吸烟人群死于肝癌的风险是非吸烟人群的 2.4 倍(95% CI:1.60~3.50)。日本学者 Tanaka 对 12 项病例-对照和 11 项队列研究的 Meta 分析结果提示,当前仍吸烟的男性患肝癌的风险是从不吸烟男性的 2.62 倍(95% CI:1.18~5.84);中国学者进行的相关研究也得出了相似的结论。曾运红等对国内 1987—2002 年报道的吸烟与肝癌发病风险的 15 项研究进行 Meta 分析,结果显示吸烟是中国人群肝癌发病的危险因素,吸烟人群患肝癌的风险是非吸烟人群的 1.37 倍(95% CI:1.03~3.63)。针对中国人群进行的多项前瞻性队列研究和病例-对照研究结果也显示,吸烟可增加肝癌的死亡风险。

胰腺癌也是消化系统常见恶性肿瘤。国内外研究结果均证实,吸烟会增加胰腺癌的发病风险,且与吸烟量和吸烟年限密切相关。国外 Iodice 等对 1950—2007 年报道的 82 项关于吸烟与胰腺癌关系的研究进行了 Meta 分析,结果显示当前仍吸烟人群罹患胰腺癌的风险是非吸烟人群的 1.74 倍(95% CI:1.61~1.87)。国内的队列研究和病例-对照研究结果也支持吸烟可增加胰腺癌发病风险的结论。

（四）吸烟与泌尿系统恶性肿瘤

肾癌和膀胱癌是泌尿系统两种主要的恶性肿瘤。大量流行病学研究证据表明,吸烟会增加肾癌和膀胱癌的发病风险,且两者存在剂量-反应关系,而戒烟则可以降低肾癌和膀胱癌的发病风险。对美国 25 万退伍军人 26 年随访的前瞻性队列研究结果显示,现在仍吸烟人群患肾癌的风险是非吸烟人群的 1.47 倍(95% CI:1.20~1.80)。Hunt 等对 5 项队列研究和 19 项病例-对照研究的 Meta 分析显示,吸烟量越大,患肾癌的风险越高;在有吸烟史的男性中,吸烟量为 1~9 支/天、10~20 支/天和>20 支/天的 3 组人群,罹患肾癌的风险分别是非吸烟人群的 1.60 倍(95% CI:1.21~2.12)、1.83 倍(95% CI:1.30~2.57)和 2.03 倍(95% CI:1.51~2.74)。Zeegers 等对 43 项在欧洲人群开展的膀胱癌发病危险因素的研究进行了 Meta 分析,结果显示,调整年龄和性别因素后,当前仍吸烟者患膀胱癌的风险是非吸烟人群的 3.33 倍(95% CI:2.63~4.21),且每日吸烟量越大、吸烟年限越长、开始吸烟年龄越小,发生肾癌和膀胱癌的风险越大。中国学者的相关研究也得出相似的结论。韩瑞发等对 23 项关于中国人群膀胱癌发病危险因素研究的 Meta 分析结果显示,吸烟人群罹患膀胱癌的发病风险是非吸烟人群的 1.38 倍(95% CI:1.30~2.77)。

(五)吸烟与宫颈癌

宫颈癌在全球女性肿瘤发病率中仅次于乳腺癌而位居第二。国内外多项队列研究和病例-对照研究结果均显示,吸烟可增加宫颈癌的发病风险。一项对 26 000 名瑞典女性的前瞻性队列研究结果发现,当前吸烟的女性患浸润性宫颈癌的风险是非吸烟女性的 2.54 倍(95% CI:1.60~2.60);Appleby 等对 23 项病例-对照研究结果综合分析后也发现,吸烟女性患宫颈鳞癌的风险是非吸烟女性的 1.60 倍(95% CI:1.48~1.73);而人乳头状瘤病毒(human papillomavirus,HPV)阳性的女性中,吸烟者患宫颈鳞癌的风险是非吸烟者的 1.95 倍(95% CI:1.43~2.65)。国内相关研究结果也支持吸烟是宫颈癌发病危险因素的结论。何林、周权、张宏彦等人针对不同时期发表的有关吸烟与宫颈癌发病风险的文章进行 Meta 分析,其结果均表明,吸烟女性患宫颈癌的风险是非吸烟女性的 2 倍左右。此外,国内外研究结果均显示,女性吸烟量越大,吸烟时间越长,宫颈癌的发病风险越高,而戒烟则可降低宫颈癌的发病风险。

除上述肿瘤外,多项国内外研究还提示,吸烟可能与结直肠癌、男性前列腺癌、女性卵巢癌和乳腺癌、脑部恶性肿瘤、急性白血病等发病风险的增高有关。

二、吸烟致肿瘤的生物学机制

(一)烟草中致癌物的暴露与代谢活化

烟草烟雾中含有数千种化学物质。包括粒相中的多环芳烃、N-亚硝胺、芳香胺类、重金属及气相中的苯、苯乙烯、甲醛、N-亚硝基二甲胺等挥发性有机物均在吸烟诱发肿瘤中发挥重要作用。

1. 多环芳烃 多环芳烃是指由 2 个或 2 个以上苯环组成,并以稠环形式相连接的一类芳香族化合物,主要是含碳有机物的热解和不完全燃烧的产物。常见的具有致癌作用的多环芳烃多为 4~6 环的稠环化合物。含有 5 个苯环的苯并(a)芘是多环芳烃中毒性最大的一种强致癌物,在动物模型中,依据动物种属和暴露途径不同,可致机体多部位肿瘤。苯并(a)芘进入机体后,除少部分以原形从尿或经胆汁随粪便排出外,大部分经肝、肺细胞微粒体中 P450 激活而转化为数十种代谢产物,其中转化为羟基化合物或醌类者,是一种解毒反应;转化为环氧化物者,特别是转化成 7,8-环氧化物,则是一种活化反应。7,8-环氧化物在环氧化物水化酶的作用下,水解生成 7,8-二羟-苯并(a)芘,后者在 P450 作用下,进行二次环氧化生成 7,8-二氢二羟基-9,10-环氧苯并(a)芘,称之为"终致癌物"。其中反式右旋 7,8-二氢二羟基-9,10-环氧苯并(a)芘的化学反应活性最高,可与细胞大分子 DNA 发生共价结合,形成 DNA 加合物(adduct)或 DNA-DNA 交联(DNA-DNA crosslink)/DNA-蛋白质交联(DNA-protein crosslink),从而启动致癌过程。

2. N-亚硝胺类　N-亚硝胺类化合物是一大类化学致癌物,也是烟草和烟气中重要的致癌成分。其可以诱发动物包括人类在内的多种肿瘤。N-亚硝胺类化合物结构类型众多,致癌活性具有很大差异,且肿瘤发生部位也具有特异性。烟草和烟气中主要存在着 4 种形式的 N-亚硝胺:挥发性亚硝胺(volatile N-nitrosamines,VNA)、非挥发性亚硝胺(non-volatile nitrosamines,NVNA)、烟草特异性亚硝胺(tobacco specific nitrosamine,TSNA)和亚硝基-氨基酸(nitrosamino acid)。烟草中的 VNA 一般是在烟草调制和加工过程中产生的。其中烟草烟雾中含有 2 种烟草特有的亚硝胺,即 4-甲基亚硝胺-1-(3-吡啶基)-1-丁酮(NNK)和 N'-亚硝基降烟碱(NNN)。N-亚硝胺类化合物结构本身较为稳定,但进入体内经过细胞色素 P450 的代谢活化后,其代谢产物表现出明显的致癌活性。研究表明,N-亚硝胺进入机体后,在细胞色素 P450 酶的催化下,与氮原子紧密相连的碳原子首先羟基化,生成具有致癌活性的致癌产物 α-羟基烷基亚硝胺,该产物在生理条件下,迅速自发地分解成醛和羟基偶氮化合物,羟基偶氮化合物进一步离解成羟基重氮化合物,羟基重氮化合物及其相关产物具有很高的亲电性,一部分可与水反应生成醇;也可与 DNA 作用,使 DNA 碱基烷基化而产生多种 DNA 的加合物,最终导致肿瘤的产生。

3. 芳香胺类　烟草中的芳香胺大多数是与苯胺相关的化合物,包括在苯环上取代的和在 N 原子上取代的化合物,取代基一般为烷基、甲氧基和苯基。进入机体的芳香胺类和杂环芳香胺类化学物可在 P450 的催化下活化,成为活泼的亲电子代谢物,这些代谢物可与 DNA 结合成为 DNA 加合物,进而启动致癌过程。也有研究认为芳香胺类物质经代谢活化后产生多种自由基,称为活性氧(ROS),而 ROS 可攻击 DNA 造成 DNA 氧化损伤,并产生烷基化合物,从而使 DNA 分裂时碱基配对受到影响,造成 DNA 突变。

4. 挥发性有机化合物　苯、1,3-丁二烯(1,3-butadiene,BD)是烟草烟雾中最常见的挥发性有机物。1992 年,IARC 就将 BD 列为第 2A 类致癌物。BD 是一种多位点、多系统致癌物,可累及造血系统、乳腺、肺、心血管系统、前胃、肝、肾等;BD 进入机体后,经 P450 酶系和环氧化物水解酶(epoxide hydrolase,EH)的代谢活化,产生一系列活化产物直接烷化 DNA 而发生致癌作用。BD 代谢的中间产物 EB、EBC、DEB 等属亲电化合物,能够与细胞大分子结合,形成 DNA、蛋白加合物,这些加合物尤其是 DNA 加合物一旦逃过细胞修复功能,即可造成遗传物质损伤,从而触发 BD 致癌作用模式的一系列事件。苯进入体内后,其代谢主要发生在肝脏、肺和骨髓。其中肝脏为苯的主要代谢场所,骨髓主要完成苯的二级代谢。代谢过程中形成的苯醌等亲电子化合物可与细胞中的多肽和蛋白质反应,干扰细胞功能,通过影响 DNA 修复、引起基因突变、干扰干细胞巢中的造血信号功能等诱发白血病。

(二) 基因组学改变

1. 加合物形成及 DNA 损伤修复　烟草中的致癌物主要通过 DNA 加合物的形成而引起基因突变,导致细胞生长、分化、增殖、凋亡等过程失调从而诱发肿瘤。已有许多学者对人体组织中的 DNA 加合物进行定量分析,在吸烟者肺组织 DNA 中已检出特异性的 DNA 加合物;且苯并(a)芘的加合物 BPDE-N^2-dG 存在肺组织 DNA 样品已被众多研究证实。7-甲基嘌呤、7-羟基乙基鸟嘌呤、C-8 加合物和 NNK-DNA 加合物也在肺组织和其他组织 DNA 中被检出,且吸烟者肺中明显高于非吸烟者。

机体自身强大的细胞修复系统可以清除 DNA 加合物并维持 DNA 正常结构。这一系统包括一系列对 DNA 损伤具有修复作用的酶,如可对 DNA 碱基损伤直接修复的烷基转移酶,移除受损 DNA 的碱基切除修复酶和核酸切除修复酶、DNA 错配修复酶及双链 DNA 断裂修复酶等。如果 DNA 损伤过于严重或由于其他原因导致 DNA 修复酶无法发挥有效作用，DNA 加合物极可能存留。存留的 DNA 加合物在 DNA 复制过程中可被 DNA 聚合酶错误地处理，导致编码错误，从而增加体细胞突变的可能性。

2. 基因突变　烟草烟雾中致癌物导致肿瘤发生涉及多个基因突变及功能改变。由 DNA 损伤导致的基因突变可引起原癌基因的激活和抑癌基因的失活。研究发现，吸烟所致肺癌患者有多种原癌基因和抑癌基因发生突变。其中研究最多的癌基因是 ras 基因，还有 myc、erb-b 及抑癌基因 p53、fhit、rb 等。ras 基因族由 K-ras、H-ras 和 N-ras 组成，ras 基因编码的蛋白质将细胞表面信号传达到细胞核而调节细胞增殖。通过基因扩增、缺失和点突变等方式均可激活 ras 基因，ras 基因第 12、13 或 61 密码子单一氨基酸的点突变都将影响 GTP 酶的活性而使 ras 基因被激活，从而激活 RAF/MAPK 通路，导致细胞持续性增殖和癌变。肺癌中最常见的 ras 基因突变为 K-ras，通常为 12 密码子上 G→T 的点突变，K-ras 突变主要见于吸烟的肺腺癌和非小细胞肺癌患者，K-ras 密码子 12 可能是烟草致癌物的特定作用位点。吸烟肺癌患者 K-ras 基因突变明显高于非吸烟者，且预后不佳。在 5%~15% 的小细胞肺癌组织中发现 myc 基因扩增，非小细胞肺癌组织中则有 8% 出现 myc 基因扩增，约 50% 的非小细胞肺癌组织检测出 myc 的高表达。

3. 抑癌基因突变　在肺癌发生过程中有多种抑癌基因发生突变而失活，其中最主要的抑癌基因为 p53、fhit 和 rb 基因。p53 基因位于 17 号染色体短臂上，编码分子量为 53kDa 的核磷酸化蛋白，目前认为 p53 基因是基因组的守护神，在细胞周期监测过程中起着决定性作用。p53 突变的热点部位是 157、158、245 和 273 密码子，DNA 加合物也常在这些部位密码子的鸟嘌呤上。p53 基因突变在肺癌中甚为常见，90% 的小细胞肺癌和 40%~70% 的非小细胞肺癌出现 p53 突变。肺癌中 p53 突变主要为 G→T 颠换，G→T 颠换被认为是吸烟导致肺癌的特征性改变，吸烟致肺癌的患者发生 G→T 颠换的频率远远高于非吸烟所致肺癌。p53 突变还和组织学类型有关，G→T 颠换在肺腺癌患者中的频率是 31.4%，在肺鳞癌患者中是 27.1%，在大细胞肺癌和小细胞肺癌中发生频率分别为 34.7% 和 27.5%。

p53 突变同样发生在其他吸烟相关的肿瘤中，有研究发现喉鳞状细胞癌与肺癌相似，存在较高的 G→T 突变（25.9%），而且突变常常发生在多环芳烃作用的靶密码子上。在口腔癌患者中，p53 突变与吸烟程度有关，严重吸烟者 p53 突变频率比非吸烟人群高 4 倍。IARC 数据库显示，膀胱癌在非 CpG 位点显示出非常高的 G→A 突变。这些突变并非随机分布，其特异的突变热点多见于 p53 基因的 280 和 285 密码子；这两种密码子有着相同的主要序列（5′ AGAG），提示其可能是膀胱癌发生机制的重要靶点。然而，香烟烟气中与膀胱癌发生有关的芳香胺类物质，则主要引起 p53 的 G→T 突变。

fhit 基因是近年新发现的基因，大多数学者认为 fhit 基因是一个抑癌基因。吸烟组 fhit 基因缺失率为 66.7%，显著高于非吸烟组 23.1%（P<0.05），吸烟组鳞癌 fhit 基因缺失率为 73.3%，吸烟组腺癌 fhit 基因缺失率 33.3%。Gabriella 等研究发现，吸烟患肺癌者中有 80% 显示 fhit 基因至少一个部位存在杂合缺失，而不吸烟肺癌患者仅有 9 例显示杂合缺失（P = 0.0001）。Ⅰ 期非小细胞肺癌中有 73% 肿瘤不表达 fhit，说明非小细胞肺癌中 fhit 表达缺失是一种常见现象。众多的研究提示，吸烟与肺鳞癌中较高的 fhit 基因缺失相关，fhit 基因可能是烟草烟气致癌作用的标靶。几乎所有的小细胞肺癌均出现 Rb 改变，而非小细胞肺癌中 Rb 蛋白的表达缺失相对少见（15%~30%）。

4. 生长控制失调　正常情况下，细胞信号受严格调控并通过膜受体开始信号转导。这种信号通过一系列胞内蛋白传递,从而调控包括细胞增殖和凋亡在内的细胞进程。在肺癌细胞中,吸烟或其他原因引起大量信号通路的分子 DNA 损伤突变,使得该进程失去调控,凋亡和抑制凋亡的平衡被打破,因此对肿瘤的生长产生非常重要的影响。

细胞凋亡的诱导可抑制肿瘤细胞的恶性增殖,因此,凋亡调控机制的失衡是大多数肿瘤细胞的显著特点。烟草烟气通过激活抗凋亡蛋白和(或)抑制促凋亡蛋白及肿瘤抑制蛋白而对抗细胞凋亡。其中包括促凋亡蛋白 BCL-2 家族蛋白、P53 蛋白、RB 蛋白和抗凋亡蛋白 EGFR 家族蛋白、RAS/MAPK 途径相关蛋白、PI-3K 相关蛋白、NF-kB 蛋白等。

此外,烟草烟气中的致癌物(如尼古丁、NNK)还可与肿瘤细胞表面受体,如尼古丁-乙酰胆碱受体(nicotinic acetylcholine receptors, nAChR)、β-肾上腺素能受体(β-adrenergic receptors)和其他相关受体结合,激活蛋白激酶 B(AKT 或 PKB)、蛋白激酶 A(PKA)及其他与细胞生长相关的关键信号通路的激活,进而对细胞增殖和转化过程发挥重要作用。

5. 基因启动子区过甲基化 基因启动子区过甲基化是一种与启动子区 CpG 岛 5′碳原子广泛甲基化有关的表观遗传改变,这种改变常常延伸到调控基因的第一个外显子上。这一过程最终可导致基因转录失活和基因功能沉默。肿瘤抑制基因 p16 编码序列突变在肺癌中较少见,然而,在肺腺癌和小细胞肺癌中,p16 过甲基化导致的基因失活可分别达到 60% 和 70%。p16 基因的甲基化与吸烟年包数之间具有显著相关性。此外,其他基因的甲基化在罹患多种肿瘤的吸烟者中也经常出现。在肺癌中已发现超过 50 种基因由于启动子区过甲基化导致失活,随着研究的深入,通过基因组筛选的方法不断发现新的相关基因(表 20-1)。

表 20-1 启动子甲基化通过基因沉默改变信号通路

通路	基因	甲基化率(%)	
		非小细胞肺癌	小细胞肺癌
细胞周期	P16	26~70	0
	PAX5α	64~74	ND
	PAX5β	52~61	ND
	CHFR	10~19	ND
DNA 修复	AGT	27~47	0~19
凋亡	DAPK	24~48	33
	CASPASE-8	0	35~52
	FAS	ND	40
	TRAIL-R1	ND	40
	FHIT	38~45	ND
RAS 信号	RASSF1A	30	100
	RASSF4	20	20
	NORE1A	24	0

通路	基因	甲基化率(%)	
		非小细胞肺癌	小细胞肺癌
侵袭/浸润	*E-CADHERIN*	16~19	ND
	H-CADHERIN	43	ND
	TIMP3	19~24	ND
	LAMA3	27~58	65
	LAMB3	20~32	77
	LAMC2	13~32	58
	MYO18B	31	45

摘自：Suzuki H,等.Nature Genetics,2002

（三）遗传易感性

随着环境基因组计划(environmental genetic plan,EGP)的开展,有关吸烟致肺癌遗传易感性的研究引起了广泛关注。研究发现,致癌物代谢酶基因多态性是个体肿瘤易感性的重要基础。大量流行病学研究证实,机体Ⅰ相酶和Ⅱ相酶的多态性与吸烟相关肿瘤的发病风险密切相关。微粒体混合功能氧化酶系是体内毒物和致癌物代谢的重要代谢酶体系,其中细胞色素 *P450(CYP)1A1* 基因中已发现多个多态性位点与肺癌患病风险的增高显著相关。吸烟和Ⅱ相酶 *GSTM1* 基因缺陷也是导致肺癌的危险因素, *GSTM1* 缺陷者吸烟更易患肺癌,是肺癌的高危人群。

第四节　吸烟的多系统危害

一、吸烟与心脑血管疾病

全球心脑血管疾病(cardiovascular/cerebrovascular disease,CVD)发病率不断上升,成为当代人类的主要死亡原因。在许多国家,特别是发达国家,CVD 已成为第一或第二位死亡原因。近 30 年来,在发展中国家,尤其是经济快速增长的国家,CVD 死亡率也明显上升。烟草烟气中的尼古丁/一氧化碳和氧化物是心脑血管疾病的潜在促发因素;也有研究报道烟气中多环芳烃、颗粒物和其他组分也可对 CVD 产生病理生理学作用。病因学分析表明,吸烟是 CVD 最重要的危险因素之一。

（一）吸烟与心血管疾病

吸烟者发生 CVD 的危险性是不吸烟者的 2~4 倍。吸烟与冠心病(coronary heart disease,CHD)发生存在明显的量-效关系,如果以不吸烟者 *OR* 值定为 1.00,每天吸烟<10 支、10~19 支和≥20 支的人群其发生 CHD 的危险性(*OR* 值)分别是 1.76、2.11 和 3.87。而停止吸烟后 CHD 的发病率和死亡率逐渐缓慢下降,在停止吸烟后 2~3 年,CHD 的死亡率出现下降趋势并持续存在,大约在 10~14 年左右减少到从未吸烟者的水平。Palmer 等对美国 65 岁以下首次发生心肌梗死的女性患者进行病例-对照研究显示,吸低焦油/尼古丁烟草制

品的女性发生非致死性心肌梗死的风险与吸高焦油/尼古丁烟草制品的女性相比无显著差异,被动吸烟也可增加患 CHD 的危险。

研究还发现,吸烟可通过与其他冠心病危险因素协同作用导致冠心病的发生。Nakamura 等对来自亚太地区 34 项队列中 3298 名新发 CHD 患者进行回顾性分析发现,现在吸烟的 CHD 患者血总胆固醇含量增加的风险及高密度脂蛋白(high density lipoprotein,HDL)减少的风险均高于非吸烟人群。何耀等在中国人群中进行的研究也发现,吸烟与高血压、代谢综合征等心脑血管危险因素之间有较明确的发病风险增加的联合作用。

戒烟可以降低 CHD 的发病和死亡风险。Meta 分析发现,戒烟可使 CHD 患者的远期死亡率降低 36%;而使用阿司匹林、β 受体阻断剂、血管紧张素转化酶抑制剂(angiotension converting enzyme inhibitor,ACEI)类药物、他汀类药物仅可使 CHD 患者的死亡率分别降低 29%、23%、23%、15%,提示戒烟是比 CHD 二级预防药物更为有效的治疗措施。

烟气中的烟碱刺激机体释放儿茶酚胺等缩血管物质,使血管收缩、心跳加快、血压升高,加重心脏负荷;烟气中有几种毒物可促进血小板的聚集和血栓形成,促进血管壁的损伤,诱发心肌梗死、脑梗死;烟气中一些有害物质可致血脂代谢紊乱,高密度脂蛋白水平下降,总胆固醇水平升高,TC/HDL-C、LDL-C/HDL-C 升高及 apoA-I/apoB 降低,促进冠状动脉粥样硬化;吸烟可明显增加血液中无核内皮细胞残骸的数量,这些残骸可启动动脉粥样硬化的病理过程;吸烟时吸入 CO,使碳氧血红蛋白(COHb)含量增高,导致组织缺氧、血管壁缺氧及营养障碍,损伤冠状动脉并加速动脉粥样硬化的发生发展。研究表明,吸烟者冠状动脉纤维增厚程度、动脉粥样硬化发展程度以及钙化程度均远远高于非吸烟者,并且吸烟量越大,严重程度越高,而戒烟可以显著降低冠状动脉粥样硬化的风险。吸烟增加 CHD 发病是通过多个作用点、多种途径的综合作用。

(二) 吸烟与脑血管病

长期吸烟可增加脑卒中的危险度。吸烟者吸烟量越大、吸烟年限越长,脑卒中的发病风险越高。据 WHO 统计,2008 年全球死于心脑血管疾病的人数约为 1730 万,占全球死亡人数的 30%,其中 620 万人死于脑卒中。2010 年统计结果显示,中国有脑卒中患者超过 700 万人。不健康饮食、缺乏身体锻炼、吸烟和过量饮酒是脑卒中重要的行为危险因素。

香烟烟雾中的烟碱等有害物质可致脑血管舒缩功能障碍,还可加速动脉粥样硬化,当脑动脉出现硬化后,脑血流量减少,患者出现头昏、头痛、失眠、记忆力减退等。严重者出现脑血栓形成、脑栓塞、脑梗死、脑出血、蛛网膜下腔出血等。亚太队列研究协作组对亚太地区 50 万余人开展的队列研究还发现,高血压与吸烟对脑卒中的发病具有协同作用。戒烟可以降低脑卒中的发病风险。Wood 等对 40 项队列研究数据综合分析后发现,戒烟者发生脑卒中的风险明显降低。2004 年关于烟草问题的《美国卫生总监报告》也指出,戒烟后脑卒中的发病风险逐渐降低,吸烟者在戒烟 5~15 年后发生脑卒中的风险接近从不吸烟者。

二、吸烟与呼吸系统疾病

呼吸系统是吸烟最直接损害的靶器官。吸烟与呼吸系统感染、慢性阻塞性肺疾病(chronic obstructive pulmonary disease,COPD)、支气管哮喘、肺结核等多种呼吸系统损害有关。

(一) 一般呼吸道疾病

MS 主要通过口腔进入上呼吸道直达肺泡。由于烟气的高温及烟气中的烟碱等各种有害物质长期作用,致使吸烟者呼吸道黏膜充血、水肿、炎性细胞浸润、细菌感染,导致慢性咽喉炎、鼻炎、气管炎、支气管炎、牙周炎等。呼吸道长期慢性炎症,使得机体免疫功能下降,吸烟者极易产生上呼吸道和肺部感染,所以吸烟人群中流感、肺结核、肺炎发病率高于不吸烟者。世界 8 次大型前瞻性调查显示,吸烟者气管炎、哮喘、肺结核、流感和肺炎死亡率与不吸烟者比较,这些疾病的死亡率之比均>1,有的国家甚至超过 10 或达 20 以上。中国 35~69 岁呼吸道疾病死亡中 17.2%归因于吸烟。

(二)慢性阻塞性肺部疾患

近几十年的研究结果表明,吸烟和 α_1-抗胰蛋白酶缺乏是导致 COPD 发病的直接原因。进入呼吸道的烟草烟气可干扰黏液纤毛运载系统,降低气道对黏液的清除能力,导致管腔黏液增多,同时也可破坏上皮细胞屏障,增加感染的可能性,从而促进局部的炎症反应。

呼吸道(特别是小气道)慢性炎症,可使气道反应性增高、支气管平滑肌痉挛。反复炎性病变可致肺血管床减少、肺泡表面活性物质破坏、肺通气量下降。通气功能障碍导致哮喘,长期哮喘引起肺气肿,即形成了 COPD。此外,氧化应激在烟草烟气造成的肺损伤中也发挥重要作用。氧化应激可通过多种方式造成蛋白酶-抗胰蛋白酶比例失调,从而在吸烟导致 COPD 发病中起重要作用。

三、吸烟对生殖功能的影响

(一)吸烟对男性生殖功能的影响

有证据显示,吸烟可导致男性勃起功能障碍。吸烟量越大、吸烟时间越长,勃起障碍发病风险越高。尼古丁可直接抑制睾酮合成酶的活性,致睾酮生成量减少,造成性欲降低、阴茎勃起功能障碍、阳痿,但戒烟后绝大多数人都可以在短期内恢复正常。吸烟男性的精液量、精子数量、精液浓度、精子活力、精子存活率均低于不吸烟者。长期大量吸烟者,血液经常处于高浓度儿茶酚胺(去甲基肾上腺素和肾上腺素的分解产物)作用之下,易引起精索静脉曲张、睾丸和附睾组织内静脉血淤积,使精子生成和成熟过程障碍,精子数目减少、精子畸形、精子活动力低下及无上行运动能力等,导致男性不育。精子质量和数量的改变与吸烟者的烟龄、吸烟量显著相关。也有研究者持不同意见,Hughes 等研究认为男性吸烟与精子质量无关联,对生殖力影响不显著。

(二)吸烟对女性生殖功能的影响

1. 影响妇女内分泌功能,导致生育力下降　吸烟可能通过影响激素功能降低生育能力,并对其他生殖相关因素造成影响。吸烟会使女性月经初潮推迟、经期紊乱、痛经、绝经期提前。早在 1949 年,有学者对 458 名吸烟妇女和 5000 名不吸烟妇女观察 20 年,吸烟者经期紊乱发生率比不吸烟者约高 2 倍,发生过早绝经的风险高达 10 倍以上。女性吸烟还会导致输卵管功能减弱,导致卵巢功能下降,卵巢储卵量下降,总受精率降低,从而导致女性不育。黄江涛等对 18 893 对广东地区新婚夫妇进行的调查研究发现,吸烟女性患不孕症的风险是非吸烟女性的 1.6 倍($OR=1.6,95\%CI:1.033~2.564$)。如果夫妻双方都吸烟,则患不孕症的危险性更高。

2. 影响妊娠和妊娠结局　女性特别是在孕期吸烟,妨碍胚胎、胎儿的正常生长发育,引起习惯性流产、早产、娩出低体重儿、胎儿畸形或死胎等。有研究发现,孕妇吸烟可导致异位妊娠,并且吸烟量越大,异位妊娠的发病风险越高。Handler 等开展的一项病例-对照研究发现,调整年龄和种族等因素后,吸烟女性发生异位妊娠的风险是从不吸烟女性的 2.5 倍;每天吸烟≤10 支的女性发生异位妊娠的风险是不吸烟者的 1.4 倍,而每天吸烟≥30 支的女性发生异位妊娠的风险是不吸烟者的 5.0 倍。吸烟也可使孕妇发生自然流产的风险升高,且和吸烟量有关。美国研究纽约市妇女吸烟时,发现吸烟妇女比不吸烟妇女流产率高 80%。此外,吸烟还可对胎儿发育产生影响。Honein 分析了美国 45 个州和纽约市、哥伦比亚特区 1997—1998 年间具有国家标准化出生证明资料者,结果发现母亲吸烟与先天性脑积水、小头症、腹裂/脐疝、唇裂、腭裂、畸形足、多指/趾畸形、并指/趾畸形等出生缺陷发生率增高有关。吸烟还可导致新生儿低出生体重,增加新生儿及婴儿死亡风险。有充分证据说明女性妊娠期吸烟可导致胎儿生长受限和新生儿低出生体重。吸烟的妇女其婴儿死亡率远远高于不吸烟的妇女。孕期母亲吸烟可影响婴儿智力,吸烟母亲的后代出现大脑麻痹、癫痫、多动症、注意力涣散、脑电图不正常的概率增高。

3. 诱发妊娠期合并症 多项研究表明,孕妇在妊娠期吸烟是导致胎膜早破、早产的危险因素之一。孕妇吸烟还是发生妊娠水肿、先兆子痫、孕期出血、胎盘早期剥离 4 种妊娠合并症发生的危险因素。

四、二手烟暴露的健康危害

二手烟暴露也称被动吸烟(passive smoking),指不吸烟者每周中有 1 天以上,吸入环境烟草烟气时间长于 15min/d(WHO 定义)。被动吸烟又称"强迫吸烟""间接吸烟"。1985 年,来自各国的 60 位科学家纷纷指出:"环境烟草烟气是人类致癌的一个原因,可导致不吸烟的健康者患肺癌"。1987 年 11 月,在东京召开的第六届世界"吸烟与健康"大会上,环境烟草烟气被列为吸烟与健康问题研究的十大主题之一。

(一) 二手烟暴露现况

据估计全球约有 40%的青少年、33%的男性和 35%的女性不吸烟者遭受二手烟暴露的危害。自 20 世纪 90 年代,中国 154 个城市制定了公共场所禁止吸烟的地方性法规、规章。但多数地方所制定的法规与《公约》的要求有很大差距,且执行欠佳。2010 年第 3 次全国调查结果显示人群二手烟暴露持续增高,72.4%的不吸烟者暴露于二手烟,男性 74.1%、女性 71.5%;城市 70.5%、农村 74.2%。公共场所二手烟暴露率最高,其次是家庭和工作场所。在被调查的各类室内公共场所中,出现吸烟现象比例最高的是餐厅(88.5%),其次是政府办公楼(58.4%);医疗卫生机构、学校、公共交通工具二手烟暴露率分别为 37.9%、36.9%和 34.1%。与 2010 年相比,2015 年调查结果显示二手烟暴露情况有所降低。5 年间,政府大楼、医疗机构和中小学校二手烟暴露情况显著降低,分别下降到 38.1%、26.9%和 17.2%。而其他室内场所,包括工作场所、公共交通工具、餐馆和家庭中的二手烟暴露情况也有所下降。

(二) 二手烟暴露的健康危害

环境烟草烟气中部分有害物质含量高于 MS 水平,烟碱等有害物质可抑制被动吸烟者吞噬细胞的功能,使细胞免疫活性下降,机体非特异性免疫功能降低,免疫监视功能减弱或丧失,加之烟气中一些有毒物质和致癌物质直接作用,因而导致一些疾病和肿瘤的发生。

长期暴露在 ETS 环境可导致多种疾病发生,已确定与被动吸烟有因果关系的疾病有:肺癌、鼻咽癌、心血管疾病、胎儿生长受限、婴儿猝死综合征、儿童支气管炎及肺炎、诱发和加重婴幼儿哮喘、儿童中耳炎。需扩大样本有待进一步积累证据的健康损害包括:流产、婴幼儿认知和行为发育障碍、诱发成人哮喘、促发肺纤维化、肺功能下降和头颈部肿瘤。

另外,对被动吸烟是否可致神经管发育畸形、男性精子活性下降、妇女肥胖、不孕和提早闭经、罕见的儿童肿瘤、乳腺癌、胃癌、脑瘤、造血和淋巴系统肿瘤也正在研究中。美国每年因二手烟暴露死于肺癌的约为 3000~4000 例,死于心脏病 35 000~62 000 例,同时会发生 1900~2700 例新生儿猝死,8000~26 000 例儿童哮喘和 150 000~300 000 例儿童支气管炎或肺炎。

目前我国尚无类似系统研究资料,但估计远远超出上述数据。被动吸烟致肺癌的研究也有大量的报道,一些与吸烟者共同生活的女性,患肺癌的几率比常人大 6 倍。成人被动吸烟患肺癌的危险性增加 1.3 倍,儿童期间被动吸烟患肺癌的危险性增加 3.63 倍。在广东,非吸烟女性肺癌的 54% 可归因于丈夫吸烟。

第五节　烟草控制的策略和措施

一、国际组织的控烟活动

WHO、世界银行、联合国儿童基金会、联合国粮农组织、国际抗癌联盟等一些国际组织都积极支持全球控烟运动,倡导禁烟,组织控烟研究,提供控烟信息,呼吁各国政府采取措施,减少烟草危害。WHO 在历届世界卫生大会(World Health Assembly,WHA)上和在日常工作中,都积极提倡和支持各国做好控烟工作,在历年的重要决议或有关文件中要求:采取改进烟草产品措施,减少香烟有害成分对人体的危害;保护不吸烟者权利,禁止在公共场所和公共交通工具内吸烟;保护妇女和儿童免受烟害,禁止向未成年人出售香烟;要求烟草产品生产者在香烟包装上印有“烟草有害健康”的标记;逐步做到部分禁止或全面禁止烟草广告;提高烟草消费税。

1995 年,联合国粮农组织呼吁发展中国家弃烟种粮,逐步做到停止种植烟草,将土地用来生产粮食作物。1998 年,WHO 新任总干事布伦特兰博士提出无烟倡议行动(tobacco free initiative,TFI),作为她的两大内阁新项目之一,并将制定《烟草控制框架公约》作为任期目标。

自 1969 年以来,从认识烟草危害到着手缔结烟草控制框架公约,WHO 为控制烟草在全球的蔓延奋斗了 40 多年。在所有国家和人群中降低吸烟率和减少烟草消费量,减少烟草所导致的疾病负担,这是全球控烟的重要目标。WHO 预计,若达到此目标,尚须数十年努力。

二、世界无烟日的主题活动

1969 年,泛美健康组织及欧美地区委员会就通过了一项控烟决议。1970 年,第 23 届 WHA 通过了 WHO 23.32 号决议,首次提出全面控烟。此后,WHA 先后通过了 17 项关于烟草问题的决议。1974 年,WHO 第 27 届 WHA 上成立了“吸烟对健康影响专家委员会”,提出了 12 条具体控烟措施。1982 年,在日内瓦召开“吸烟与健康委员会”制定了发展中国家反烟策略。

1988 年 4 月 7 日是 WHO 成立 40 周年纪念日。因此,在 1987 年日本东京召开的吸烟与健康国际会议上,建议把每年的 4 月 7 日定位世界无烟日。从 1989 年起,“世界无烟日”改为每年的 5 月 31 日。WHO 所有成员国都在每年的无烟日举行不同形式的宣传活动,新闻媒介进行大量的报道;即使在烟草控制活动开展不够的国家也是这样。越来越多的人接受并达成共识:"世界无烟日"成为控烟运动一面鲜明的旗帜。世界无烟日的确定,对于促进全球禁烟、提高人类生活质量,起到了积极的推动作用。

三、烟草控制框架公约

为了推动烟草控制全球化,从 1999 年起,WHO 开始推动制定《烟草控制框架公约》(Framework Conventionon Tobacco Control,FCTC),其宗旨是限制烟草在全世界的蔓延,尤其是在发展中国家的蔓延。该《公约》的基本思路是通过采取综合性措施以减少烟草的需求和供应,从而实现控烟目标。《公约》共 11 个部分 38 个条款,在烟草价格、税收、广告、赞助、标签、烟草走私和被动吸烟等方面提出了一系列要求,确定了控烟工作的重点和方向。它不仅仅是烟草控制工作全球化的开始,更是全球第一个针对烟草制定的国际性法律。

为了严格执行《烟草控制框架公约》,WHO 还出台了 6 项有效的减少烟草使用的控烟措施。这些措施被称为 MPOWER(即英文词汇 monitor、protect、offer、warn、enforce 和 raise 的缩写语)系列措施。即:监测烟草使用与预防政策;保护人们免受烟草烟雾危害;提供戒烟帮助;警示烟草危害;禁止烟草广告、促销和赞助活动并提高烟税。

《公约》的出台使得控烟浪潮席卷全球,自 2005 年 2 月正式生效以来,《公约》已经得到 176 个国家的批准,覆盖了世界近 90% 的人口。在此影响下,世界各国卷烟消费量大多呈逐年下降状态。2013 年,在全球卷烟销量排名前 10 位的国家中,俄罗斯、美国、日本、土耳其、韩国、菲律宾、乌克兰等 7 个国家全年卷烟销量同比下降。

四、中国控烟状况

(一)建立系列控烟组织机构

1990 年 2 月,经民政部批准成立了"中国吸烟与健康协会",同时在全国组建了若干控烟专业委员会。截至 1997 年止,全国 31 个省、自治区和直辖市都建立了控烟组织机构,分支机构也逐步建立和健全。2004 年 6 月,中国吸烟与健康协会更名为中国控制吸烟协会(Chinese Association on Tobacco Control,CATC)。各级控烟组织积极与有关部门配合,加强协调,在组织发动广大群众参与控烟活动方面发挥了重要作用。

(二)积极开展群众性控烟宣传教育

健康教育部门与媒体配合,利用各种形式开展控烟宣传教育,尤其在每年世界无烟日前后,学校、机关、城市、媒体等结合无烟日主题,对吸烟危害、国内外控烟工作进展、戒烟方法和控烟先进典型等进行了大量宣传报道,使群众性控烟活动不断出现新局面。组织策划和参与控烟主题大会、开展戒烟竞赛、吸烟与健康有奖知识竞赛活动。全国协会坚持开展对控烟先进集体、个人和作品进行表彰和奖励活动,促进了控烟健康教育和控烟工作持续发展。2015 年,中国成人烟草调查结果显示,调查对象在电视或报纸、杂志上看到控烟信息的比例为 61.1%;与 2010 年相比有所增加。城市人群看到控烟信息的比例(65.5%)高于农村(56.5%)。另外,教师、医务人员和政府/事业单位工作人员看到控烟信息的比例高于其他职业人群。调查对象在电视上看到过控烟信息的比例从 2010 年的 46.2% 增长到 2015 年的 58.0%。在报纸/杂志上看到过控烟信息的比例从 24.6% 增长到 25.9%,表明我国控烟的宣传力度大幅增加。

(三)重点抓好青少年控烟

青少年是我国控烟行动的重点人群。预防青少年吸烟必须有学校、家庭和社区的联合行动。几十年来,在全国范围内和一些省市分别开展了创建和评选无吸烟单位、无吸烟家庭等活动,这些群众性控烟活动的开展大大推动了青少年控烟工作。与此同时,许多大专院校也开展"无烟大学"创建活动,把控制吸烟作为校园精神文明建设的重要内容。

(四) 积极开展一些控烟科学研究

积极开展人群吸烟流行率调查,分析影响吸烟的危险因素、吸烟的危害及吸烟对社会的影响和社区干预措施等。到 2015 年,全国已先后开展 5 次大规模的全国性吸烟调查,取得了丰硕的成果。积极举办、参与国内外控烟学术交流活动。自 20 世纪 90 年代以来,已召开了十几届全国吸烟与健康学术研讨会。

(五) 制定控烟法规

国家颁布的《烟草专卖法》《未成年人保护法》《广告法》和《预防未成年人犯罪法》等法律中都有控烟条款。此外,国务院及有关部委还颁布了有关控烟的法规、条例、通知等达数十个。除此之外,地方也出台了各类控烟法规。截至 2015 年年底,全国共有 18 个城市在《公约》生效后制定实施了控烟相关立法,对室内公共场所禁止吸烟做出规定。2014—2015 年,北京、西宁、深圳、兰州、长春、唐山、福州 7 个城市出台了新的控烟立法。

自 2015 年 6 月 1 日实施的《北京市控制吸烟条例》是目前中国最严格的一部地方性控烟法规;截至 2015 年 11 月底,北京市公共场所吸烟人数比例由 11.3% 下降到 3.8%。此外,深圳市自 2017 年 1 月 1 日起,歌舞娱乐场所和休闲服务场所两类限制吸烟场所实施全面禁烟。2017 年 3 月 1 日起,新的《上海市公共场所控制吸烟条例》正式实施,条例规定,上海的室内公共场所、室内工作场所、公共交通工具内都将全面禁止吸烟,取消现存所有吸烟室和室内吸烟区,以消除和减少烟草烟雾的危害,保障公众身体健康,创造良好的公共场所卫生环境,提高城市文明水平。

五、预防吸烟和戒烟

(一) 预防青少年人群吸烟

1. 国家尽快制定禁止向未成年人售烟法规,禁止向 18 岁以下青少年售烟法规,从而有效限制青少年获得烟草、抑制青少年烟草消费。

2. 在禁止烟草广告的同时,增加禁止或减少影视人物吸烟镜头,禁止烟草企业参与各种文体赞助活动,以减少烟草对青少年的诱惑。

3. 在青少年活动区域创立无烟环境,并明确规定无烟范围,树立无烟标志。禁止教师在学校、办公室、教室吸烟,将教师不吸烟纳入《师德公约》进行规范。倡导父母、教师戒烟及不在孩子面前吸烟。禁止校内及邻近街区零售香烟。原卫生部颁发的《全国健康教育与健康促进工作规划纲要》明确规定控制烟草危害与成瘾行为的目标,即到 2010 年,90% 的中小学校、90% 的医院要成为无烟场所。

4. 健康教育是预防青少年吸烟的根本措施。为此,教育部规定:中小学需开设健康教育课,将吸烟有害健康作为主要内容。

(二) 积极劝告戒烟

1. 劝告戒烟　医师是帮助吸烟者戒烟的最佳人选,患者就医时如果得到对吸烟危害有深刻认识的医师提出的简短戒烟忠告,就有可能完全改变其以后的吸烟行为。有数据显示,在吸烟患者就医时,医师即使给予 3 分钟以下的简短戒烟建议,都会使戒烟率明显提高。2015 年中国成人烟草调查报告显示,医务人员向现在吸烟者提供戒烟建议的比例比 2010 年大大增加,从 33.2% 上升至 58.2%。而在过去 12 个月内尝试过戒烟的人中,得到医师戒烟建议的比例为 64.9%。

此外,对于所有吸烟者均可使用国际通用的"5A"方案进行戒烟干预。"5A"包括询问(ask)吸烟情况、建议(advise)戒烟、评估(assess)戒烟意见、提供戒烟帮助(assist)和安排(arrange)随访。对于有戒烟意愿的吸烟者,应提供帮助;对于尚无戒烟意愿的吸烟者,应激发其戒烟动机,并鼓励他们尝试戒烟。

2. 戒烟咨询和戒烟热线　戒烟咨询是一种有效的戒烟方法,无论是单独使用还是与其他方法联合使用,都会明显提高戒烟效率。戒烟专业人员的咨询可增强吸烟者戒烟的决心,有效帮助吸烟者处理戒烟过程中出现的问题,并指导吸烟者按照正确的方法最终成功戒烟。戒烟热线具有方便易及、服务对象广泛等优点,值得大力推广。1985 年,澳大利亚开通了全球第一家戒烟服务热线。2004 年,WHO 烟草或健康合作中心,在北京开通了内地首条戒烟热线;2010 年 4 月,国家控烟办公室同时开通电话、短信和邮件 3 种联系方式,烟民及其家属可联系控烟专家,进行烟草相关知识咨询。

3. 戒烟药物治疗　在充分认识到吸烟对健康的危害后,多数吸烟者都有戒烟的意愿,但往往因为存在不同程度的烟草依赖而难以成功戒烟,因此对于有戒烟意愿的吸烟者可给予戒烟药物治疗(存在药物禁忌证、孕妇、哺乳期妇女及青少年除外),以提高成功率。常用的方法有尼古丁替代疗法(nicotine replacement therapy,NRT)、盐酸安非他酮缓释剂、伐尼克兰等。

(巴　月　崔留欣)

参 考 文 献

1. 杨焱,南奕,屠梦吴,等.《2015 中国成人烟草调查报告》概要.中华健康管理学杂志,2016,10(2):85-87.

2. 中华人民共和国卫生部.中国吸烟危害健康报告.北京:人民卫生出版社,2012.

3. Oberg M,Jaakkola MS,Woodward A,et al.Worldwide burden of disease from exposure to second-hand smoke:a retrospective analysis of data from 192 countries.Lancet,2011,377(9760):139-146.

4. WHO.The Global Burden of Disease.http://who.int/healthinfo/global_burden_disease/cn/,2011-09-28.

5. Gandini S,Botteri E,Iodice S,et al.Tobacco smoking and cancer:a meta-analysis.Int J Cancer,2008,122(1):155-164.

6. Freedman ND,Abnet CC,Leitzmann MF,et al.A Prospective Study of Tobacco,Alcohol,and the Risk of Esophageal and Gastric Cancer Subtypes.American Journal of Epidemiology,2007,165(12):1424-1433.

7. Ishiguro S,Sasazuki S,Inoue M,et al.Effect of alcohol consumption,cigarette smoking and flushing response on esophageal cancer risk:a population-based cohort study(JPHC study).Cancer Letters,2009,275(2):240-246.

8. Cook MB,Kamangar F,Whiteman DC,et al.Cigarette smoking and adenocarcinomas of the esophagus and esophagogastric junction:a pooled analysis from the international BEACON consortium.J Natl Cancer Inst,2010,102(17):1344-1353.

9. 饶远生,郭永丽,黄育北,等.中国人群吸烟与口腔癌关系的系统综述及 Meta 分析.中国耳鼻咽喉头颈外科,2014,21(10):505-510.

10. 孙晓东,黄育北,王波,等.中国人群吸烟与胃癌发病关系的 Meta 分析.中国慢性病预防与控制,2009,17(3):247-251.

11. Iodice S,Gandini S,Maisonneuve P,et al.Lifestyle factors and pancreatic cancer:a review and meta analysis.Langenbecks Arch Surg,2008,393(4):535-545.

12. 周权,黄民主,黄霜,等.中国已婚妇女宫颈癌发病影响因素 Meta 分析.中国癌症杂志,2011,21(2):125-129.

13. 张宏彦,占瑾琼,曹玉广,等.中国妇女行为危险因素与子宫颈癌发病关系的 Meta 分析.中华肿瘤防治杂志,2011,18(3):165-169.

14. 程学美,单宝德,夏昭林.1,3-丁二烯代谢及其遗传损伤易感性的研究进展.中华预防医学杂志,2013,47(5):470-472.

15. 中国心血管病报告 2010.北京:中国大百科全书出版社,2011.

16. Nakamura K,Barzi F,Huxley R,et al.Does cigarette smoking exacerbate the effect of total cholesterol and high-density lipoprotein cholesterol on the risk of cardiovascular diseases?.Heart,2009,95(11):909-916.

17. He Y,Lam TH,Jiang B,et al.Combined effects of tobacco smoke exposure and metabolic syndrome on cardio-vascular risk in older residents of China.Am Coll Cardiol,2009,53(4):363-371.

18. Almeida OP,Garrido GJ,Alfonso H,et al.24-month effect of smoking cessation on cognitive function and brain structure in later life.Neuroimage,2011,55(4):1480-1489.

19. 中华人民共和国统计局.2010 中国人口和就业统计年鉴.北京:中国统计出版社,2010.

20. Wang JB,Jiang Y,Wei WQ,et al.Estimation of cancer incidence and mortality attributable to smoking in China.Cancer Causes Control,2010,21(6):59-965.

21. 世界卫生组织.2008 年世界卫生组织全球烟草流行报告-MPOWER 系列政策.日内瓦,2008.

第二十一章

家用化学品与健康

第一节 概　述

家用化学品（household chemicals）泛指所有进入家庭生活和居住环境的日用化学品。随着经济的发展和人们物质文化需求水平的提高，家用化学品的门类、品种数量越来越多，仅就化妆品而言，其品种已达 25 000 多种。

家用化学品具有品种繁多、使用量大、接触人群广泛、使用时间较长等特点，与室内环境污染、人体健康效应关系极为密切。因此，自 20 世纪 80 年代以来，家用化学品的卫生安全问题已经成为公共卫生领域关注的热点，相关卫生监督管理及健康风险评价已成为环境卫生工作的重要内容。

一、家用化学品分类

（一）化妆品

以涂抹、喷洒或其他类似方法，施于人体表面任何部位（皮肤、毛发、指/趾甲、口唇黏膜等），以达到清洁、消除不良气味、护肤、美容和修饰目的的产品通称为化妆品（cosmetics）。

化妆品目前国际上尚无统一分类方法。中国化妆品根据《中华人民共和国国家标准》（GB/T 18670—2002），分类原则按产品功能、使用部位区分为清洁类、护理类和美容/修饰类化妆品。对多功能、多使用部位的化妆品，则按产品主要功能和主要使用部位来划分。

1. 清洁类化妆品　具有清洁卫生、消除不良气味功能的化妆品，如用于毛发的洗发液、洗发膏、剃须膏等；用于皮肤的洗面奶、清洁霜、卸妆水、沐浴液、面膜、花露水等；用于指/趾甲的指甲液等；用于口唇的唇用卸妆水等。

2. 护理类化妆品　具有保养作用的化妆品，如用于毛发的护发素、发乳、焗油膏等；用于皮肤的护肤膏/霜或乳液、化妆水；用于指甲的指甲硬化剂；用于口唇的润唇膏等。

3. 美容/修饰类化妆品　具有美容、修饰、增加美感作用的化妆品，如用于毛发的染发剂、烫发剂、定型摩丝、发胶、生发剂、脱毛剂、睫毛膏等；用于皮肤的粉饼、胭脂、眼影、眉笔、眼线笔、香水、古龙水等；用于指甲的指甲油；用于口唇的唇膏、唇影、唇线笔。

中国《化妆品卫生监督条例》（1989 年）中，将用于育发、染发、烫发、脱毛、美乳、健美、除臭、祛斑、防晒的化妆品列为特殊用途化妆品，这类化妆品往往含药物成分并有一定毒副作用。我国规定，须经国务院卫生行政部门批准，取得批准文号后方可生产。

4. 口腔卫生用品　以清洁口腔、防止和控制口腔疾病为主要目的的卫生用品，包括：牙膏、牙粉、漱口剂、爽口液、刷牙液、牙齿增白剂和假牙清洁剂等,以牙膏最为普遍。目前虽尚未纳入化妆品管理范围,但按其功能属性也属化妆品定义范畴。

(二)洗涤剂

以去污为目的而设计的配方制品。包括肥皂和合成洗涤剂(synthetic detergent)两大类。

1. 肥皂 指含 8 个碳原子的脂肪酸或混合脂肪酸的碱性盐类。家庭用肥皂可分为洗衣皂、香皂、特种皂等;根据其阳离子不同可分两种:

(1)碱性皂:包括钠皂、钾皂、铵皂、有机碱皂。

(2)非碱金属盐皂。

2. 合成洗涤剂 家用合成洗涤剂按功能分为以下 4 类:

(1)服装用洗涤剂:洗涤棉、麻、丝、毛、化纤等织物。

(2)厨房用洗涤剂:洗涤餐具、灶具、水果、蔬菜等。

(3)硬表面用洗涤剂:洗涤木质家具、玻璃制品、塑料制品、瓷砖、地板、墙壁、金属制品。

(4)洗发沐浴用洗涤剂:沐浴液、香波等。

(三)黏合剂

能黏合两种或两种以上相同或不同材料的物质称之为黏合剂(adhesive)。

按原料来源分,黏合剂分为两大类:天然黏合剂(动物胶水、天然橡胶胶水、酪蛋白黏合剂、大豆黏合剂)和合成黏合剂(合成橡胶胶水、尿素、环氧树脂、酚醛树脂等)。家庭中使用量较大的黏合剂有:壁纸黏合剂和塑料地板黏合剂。

(四)涂料

涂布于物体表面使之能结成坚韧薄膜而起保护、装潢或其他特殊功能(绝缘、防锈、防霉、耐热等)的物质。家用涂料的种类有:地板涂料、墙壁涂料、木器家具用涂料、防锈涂料等。

(五)家用杀虫剂

用于灭鼠、灭蟑螂、灭蚊蝇、防蚊驱蚊、防蛀虫等。包括:杀虫剂、除草剂、杀鼠剂、化肥、农药等。

(六)其他

衣物类化学制品、家用塑料制品、橡胶制品、家用芳香剂、皮革保护剂等。

二、家用化学品的成分

(一)化妆品

化妆品(cosmetics)生产过程一般是由各种原料经配方加工混合,不需要经化学反应而制成的一种复杂混合物,其功能主要取决于原料和配方技术。化妆品原料大致分 3 类:基质原料、辅助原料和功效性原料。

1. 基质原料 是化妆品的主要原料,包括以下几类:

(1)油质类原料:起护肤、滋润皮肤作用。主要有天然动植物油(如橄榄油、杏仁油、茶树油、霍霍巴油、羊毛脂、水貂油、蛇油、蜂蜡等);天然矿物油蜡(如液状石蜡、凡士林、石蜡、地蜡)和合成油脂(高级脂肪酸、高级脂肪醇等)。

(2)粉质原料:具有遮盖、滑爽、吸收、吸附和摩擦作用。常用的有滑石粉、高岭土、膨润土、云母粉、钛白粉、锌白粉、硬脂酸盐、硫酸盐、改性淀粉等。

(3)胶质原料:起黏合、增稠、悬浮、助乳化、分散、保湿、稳泡等作用。主要有水溶性高分子化合物、天然动植物胶质(植物树脂、淀粉、动物明胶)和纤维素衍生物(半合成或合成的高分子化合物)。

(4)表面活性剂:是化妆品重要原料。主要起乳化、分散、润湿、去污、增溶、增泡、稳泡、柔软、抗静电、杀菌、调理等作用。

2. 辅助原料　赋予化妆品特定的香气、色调并保证产品的卫生安全。

(1)香精:由数种至数十种香料按一定比例调制而成,因此香精又称调合香料。用于化妆品的香精有膏霜类香精、香水类香精和香波香精。香精中不宜有刺激性、强挥发性、易溶性和有色或变色的香料。质量低劣的香精可能导致皮肤刺激和过敏。

(2)着色剂:赋予化妆品悦目的颜色。包括合成染料(偶氮染料、硝基染料、亚硝基染料)、有机颜料(偶氮颜料、酞菁颜料、还原颜料)和天然色素(胭脂虫红、紫草素、β-胡萝卜素、叶绿素、指甲花红等)。中国《化妆品卫生标准》(GB 7916—1987)规定暂用着色素有 67种。中国《化妆品卫生规范》(1999 年 12 月)中规定化妆品组分中限用着色素有 157 种。美国 FDA 对允许应用的色素,分以下 3 个等级:①FD&C(Food Drug & Cosmetics):表示该等级可用于食品、药品和化妆品;②D&C(Drug & Cosmetics):表示该等级只能用于药品和化妆品;③Ext D&C(External Drug & Cosmetics):表示该等级只能用于外用药品和化妆品且不可用于接触黏膜的化妆品。

(3)防腐剂与抗氧化剂:防腐剂起抑制化妆品中微生物繁殖作用。用于化妆品的防腐剂应无色无臭、安全无毒,在使用浓度(0.001%~1.0%)范围内对皮肤无刺激、广谱高效、不影响化妆品品质(黏度、pH 等)。常采用 2~3 种防腐剂配合使用,以获得广谱抑菌效果。常用的防腐剂有苯甲酸及其盐类、山梨酸及其甲盐、水杨酸及其盐类、对羟基苯甲酸酯类、苯酚、甲酚和间苯二酚、氯二甲苯酚等。中国化妆品卫生规范中,规定了 55 种化妆品组分中限用防腐剂。抗氧化剂抑制化妆品中油脂的氧化,常用的有二丁基羟基甲苯(butylatedhydroxytoluene,BHT)、丁基羟基茴香醚(butylated hydroxyanisole,BHA)、叔丁基对苯二酚(tert-butylhydroquinone,TBHQ)等。

3. 功效性原料　赋予化妆品特殊功效(防晒、除臭、脱毛、烫发、染发等)或强化化妆品对皮肤生理作用(保湿、抗皱)。可将上述原料归纳为以下 3 类:

(1)生物技术产品:改善皮肤组织结构或特定功效的生物制品,代表性物质有表皮生长因子(epidermal growth factor,EFG)、透明质酸(hyaluronic acid,HA)、熊果苷(arbutin)、果酸(alpha-hydroxy acid,AHA)、脱氧核糖核酸(deoxyribonucleic acid,DNA)、超氧化物歧化酶(superoxide dismutase,SOD)、胶原蛋白等。

(2)天然植物萃取物:如人参提取物(防皮肤衰老、防脱发、抗炎、镇痛等);芦荟提取物(保湿、抗过敏、抗菌、消炎、防晒等);其他如葡萄籽、银杏、绿茶、栎树皮、小麦胚芽等提取物,具有清除自由基、抗皮肤衰老作用。

(3)特殊用途添加剂:用于防晒的有紫外线吸收剂(我国化妆品卫生规范中规定限用紫外线吸收剂共 22 种)和紫外线屏蔽剂;用于美发的有染发剂、烫发剂、育发剂;用于形体健美的有健美剂、脱毛剂、美乳剂、除臭剂、美白祛斑剂。

4. 牙膏主要成分

(1)粉质摩擦剂:是牙膏的主体原料,协助牙刷去除污屑和黏附物。有钙盐(碳酸钙、磷酸氢钙、磷酸三钙)、碳酸镁、氢氧化铝等。

(2)表面活性剂:增加牙膏泡沫力和去污作用。常用有桂醇硫酸钠、月桂酰甲胺乙酸钠、乙酸基二烷基磺酸钠等无毒、无味、无刺激的表面活性剂。

（3）胶合剂：常用的有海藻酸钠、羧甲基纤维素钠、硅酸铝镁等。

（4）保湿剂：防止牙膏水分逸出，增加牙膏的耐寒性。有甘油、山梨醇、丙二醇等。

（5）香精和染料：用以遮盖部分药物的气味和颜色。香型有水果香型、留兰香型、薄荷香型、茴香香型等。

（6）防腐剂和甜味剂：抑制微生物生长，使牙膏具有甜味，以掩盖不良气味。常用的有山梨酸及其钾盐、苯甲酸及其钠盐、对羟基苯甲酸及其酯类和溴氯苯酚等。甜味剂有糖精、环己胺磺酸钠。

（7）特种活性添加剂：赋予牙膏预防各种牙病特性，如氟化物（氟化钠、氟化亚锡、单氟磷酸钠），药物活性成分（如田七皂苷、叶绿素），抗生素（冰片、叶绿素衍生物、1,6-双-[N-对氯苯缩二胍]己烷、氯己定、氨甲环酸、过氧化氢、过硼酸钠），酶制剂（蛋白酶、葡聚糖酶、淀粉酶、脂肪酶、溶菌酶等），抗结石剂（枸橼酸锌、季铵盐、聚磷酸钠等），脱敏剂（氯化锶、丹皮酚、硝酸钾等）。

5. 化妆品的基本特性　化妆品与人体接触频率高，影响持久，除应满足有关的化妆品法规要求外，还应具备其一定的安全性、功能性与稳定性。

（1）安全性：化妆品属无化学反应的配方产品，其安全性很大程度上取决于化妆品各组分的安全性。化妆品应无任何毒副作用，不得对施用部位产生刺激或致敏作用，且无感染性。通用的化妆品基质原料，均已通过毒理学试验和人体安全性试验（人体斑贴试验、人体试用试验），只要使用合格的原料、生产环境、生产过程无微生物污染，则不必进行全部的安全试验。

新原料或加药物的化妆品，须按要求进行部分或全部安全性评价试验，以确保化妆品的安全性。我国《化妆品卫生规范》（卫发监发〔1999〕第 577 号）规定了化妆品安全性评价程序和方法。

（2）功能性：任何化妆品均应具有一定的功能（效），不同之处在于功能是否明显。其功能主要表现在使用效果上，如皮肤化妆品应具有收敛皮肤、保护皮肤生理功能作用；清洁类化妆品应具洗净毛发及化妆残迹的作用；美容化妆品应使皮肤色彩达到化妆要求；特殊用途化妆品其功效因品种各异，应兼有美容和保健效果。

为对消费者负责，必须对产品进行功效性评价。如防晒产品判定防晒效果；育发产品判定育发效果；除臭产品判定除臭效果等。近年已研制出一些用于评价化妆品功效的专用测试仪器和试验方法，以客观地评价特殊功能化妆品的功效。如使用张力仪测量头发的拉伸性质和梳理功效、头发拉伸疲劳试验等，可用以评价烫发剂对头发的损伤程度；用卷发效率试验方法和卷发保持率检验方法评价烫发剂的效果；用高频电导装置测定皮肤角质层水分含量。用皮肤水分散失测试方法，通过测定水分经皮肤散失量（transepidermal water loss，TEWL）对保湿类化妆品进行保湿性（moisture retention）功效评价；用紫外分光光度计或防晒指数（sun protection factor，SPF）测试仪测试防晒化妆品的防晒效果等。近年来，随着化妆品品种和功效趋于多样化，化妆品功效评价也日益受到重视。

（3）稳定性：化妆品在保质期内，在储存、使用过程中，在炎热或寒冷环境中，均能保持其原有性状，不论香气、颜色、形态均不发生变化。化妆品大多属胶体分散系，具有热力学不稳定性，一般要求化妆品应具有 2~3 年稳定期（保质期）。影响化妆品稳定性另一因素是微生物污染，化妆品生产过程受微生物污染称一次（级）污染、贮存、运输或使用过程中受微生物污染称二次(级)污染。

(二) 合成洗涤剂

合成洗涤剂由活性成分和辅助成分构成,前者为表面活性剂(surfactant),后者为助剂(添加剂)。辅助成分的作用是增强和提高洗涤剂的各种功能,故又称洗涤剂的强化剂或去污增强剂。

1. 表面活性剂　是洗涤剂的活性组分和主要原料,分子中含亲水性和疏水性两种基团。按其亲水基的离子性可分为两类:能解离为离子的离子型表面活性剂和不能解离为离子的非离子型表面活性剂。前者按其在水中生成活性离子不同,又可分为阴离子、阳离子和两性离子表面活性剂。各种离子型、非离子型表面活性剂又可按其亲水基种类再进行分类。

合成洗涤剂中使用量最大的是阴离子型表面活性剂烷基苯磺酸盐,其典型代表是直链 $C_{11} \sim C_{13}$ 的线性烷基苯磺酸钠(linear alkylbenzene sulfonates,LAS),具有溶解性高、泡沫丰富、洗涤效果好等优点。LAS 与各种助剂复配,兼容性好、成本低、生物降解性强而被广泛应用于各种类型洗涤剂、擦净剂、清洁剂中。近年由于家用洗涤剂对低泡、无磷和生物降解性能要求的提高,使非离子表面活性剂产量迅速增长。

2. 洗涤助剂　助剂主要功能有:①对金属离子起螯合作用或离子交换作用使硬水软化;②起碱性缓冲作用,使洗涤液保持一定碱度,保证去污效果;③具有润湿、乳化、悬浮、分散作用。助剂分无机和有机两大类,主要的有:三聚磷酸钠(STPP),又称五钠,是洗涤剂用量最大的含磷无机助剂。常用而重要的含磷无机助剂还有:焦磷酸钠、焦磷酸钾、三偏磷酸钠、六偏磷酸钠、磷酸三钠等。近年因水污染,藻类大量繁殖而使磷的用量受到限制并寻求磷的代用品,但至今尚无在性能、价格等各方面可完全取代磷酸盐的助剂。无磷洗涤剂的主要助剂有碳酸盐(碳酸钠、碳酸氢钠、倍半碳酸钠、碳酸钾)、硅酸盐(偏硅酸钠、水玻璃)和4A 分子筛等。其他助剂有:漂白助剂(过硼酸钠、过酸钠荧光增白剂)、络合剂(与硬水中的钙、镁离子螯合,形成溶解性络合物而被清除)、水溶助长剂、抗污垢再沉淀剂、溶剂、防腐剂等。

合成洗涤剂的安全性包括对人体和对环境两方面。合成洗涤剂的毒性主要取决于其表面活性剂的成分,急性毒性研究表明,表面活性剂对大鼠经口 LD_{50} 范围为 $1000 \sim 5000 mg/kg$,属低毒性级。其毒性大小顺序为:阳离子表面活性剂>阴离子表面活性剂>两性离子表面活性剂>非离子表面活性剂。对环境的安全性,主要应考虑表面活性剂的生物降解性。研究表明,合成洗涤剂或表面活性剂的生物降解性随品种不同而异,常用的表面活性剂如 LAS、AS、AES、AOS、AEO 等品种,均可达到生物降解指标的要求。

(三) 黏合剂

溶剂型黏合剂使用的溶剂有醇类(甲醇、乙醇)、正己烷、环己烷、甲苯、乙酸乙酯及其他酯类、甲基乙基酮、丙酮、其他脂肪族烃、芳香族酯类等。这些溶剂易挥发,可造成室内污染。

黏合剂组分包括:基料树脂(热塑性树脂如聚乙酸乙烯、丙烯酸酯、聚乙烯基醚、聚氯乙烯、聚乙烯基吡咯烷酮、聚苯乙烯、聚酰胺、饱和聚酯树脂等;热固性树脂如酚醛树脂、间苯二酚树脂、呋喃树脂、二甲苯树脂、环氧树脂、聚氨酯、不饱和聚酯等)和橡胶类聚合物(如天然橡胶、改性橡胶、合成橡胶),其他组分有软化剂、增强剂、抗氧剂、增黏剂、交联剂和填料。乳液型(树脂)和乳胶型(橡胶)黏合剂是将上述聚合物分散于水中形成乳液或乳胶。无溶剂型黏合剂不含溶剂,家庭中常用的有环氧树脂,商品是将树脂和固化剂(二胺类)分别包装,使用前混合,固化剂有挥发性和毒性。

（四）涂料

涂料（paints）由成膜物质（油脂、纤维素衍生物、天然树脂和合成树脂）、次要成膜物质（增塑剂、催干剂、颜料分散剂、防霉剂、防污剂）、溶剂（矿油精、煤油、甲苯、二甲苯、醇类、醚类、醚醇类、酯类、醚酯类、酮类和其他溶剂）和颜料组成。

黏合剂和涂料使用的各种有机溶剂是室内空气中挥发性有机物（volatile organic compound，VOC）污染的重要来源。涂料中的各种着色颜料，可能含有可溶性重金属铅、镉、铬、汞等有毒污染物。

（五）家用杀虫剂

灭蚊灭蝇剂有敌百虫、敌敌畏、天然拟除虫菊酯和人工合成拟除虫菊酯；防蚊驱蚊剂有酞酸丁酯、甲苯二乙胺、天然香料（香茅油、熏衣草油、桉树油）；灭鼠剂有安妥、磷化锌、敌鼠、灭鼠灵、杀鼠灵等；灭蟑螂剂有硼砂、敌百虫、倍硫磷；防蛀、防霉剂有樟脑、对二氯苯等。这些预防、消灭或控制蚊、蝇、鼠和其他有害生物的家用杀虫剂制品均属于农药，对人体有一定毒性。

（六）其他

1. 家用除臭剂 含吸附剂（如沸石）、吸湿剂（氯化镁）、吸湿抑制剂（氧化镁）和防腐剂（苯甲酸）。

2. 家用擦光剂 家具上光蜡（含聚硅酮、氧化微晶石蜡、矿物油）；地板抛光剂（含聚丙烯酸衍生物、润湿剂、消泡剂、二乙二醇、甲基醚、三丁氨基乙基磷酸酯、防腐剂、乳化剂）。

3. 皮革光亮剂 含聚氨酯乳液、硼砂、酪素、氨水、苯酚、防腐剂、香精、乳化蜡液。

4. 擦亮去污剂 汽车擦亮去污剂含乙醇胺、矿物油、油酸、硅藻土、水；皮鞋油含石蜡、巴西蜡、蜂蜡、松节油、煤油、肥皂等成分。

第二节 家用化学品与环境

家用化学品的应用，很大程度上改善了人们生活条件和生活品位，但也可影响生活环境中的化学组成。因此，正确认识这些化学品，识别利弊、扬长避短及科学使用是环境卫生工作者必须关注的问题。

一、家用化学品与室内环境

（一）装饰装修材料

随着住宅高档、豪华、密闭化的发展，装饰装修材料的使用已成为室内环境污染的重要来源。就室内化学污染源而言，油漆涂料和木质人造板材是使用最为广泛的两大类材料。涂料溶剂和板材黏合剂的挥发可给室内环境带来大量的挥发性有机物，其中的苯系物、甲醛、胺类等的浓度可大幅度增高。

木质人造板材（木地板、木质人造板家具）甲醛释放量与制造时使用尿醛树脂黏合剂有关。如使用量大且未经高压高温处理的板材，装修后甲醛释放量较大。虽然甲醛浓度随装修后时间的延长而下降，但一些木芯板（细木工板）的甲醛浓度在数月内仍较稳定。

油漆和涂料含甲醛、苯、酚、重金属等，在涂装后挥发可在局部形成高浓度环境，对施工者构成危害。而在工程完成后的相当一段时间内，涂装表面仍可释放出挥发性有机化合物（volatile organic compound，VOC）：如油漆、含水涂料、黏合剂等。内墙涂料由于涂装面积大，涂料的使用量大其挥发量也大，根据不同类型的涂料可含有挥发性有机化合物、游离甲醛、铅、镉、铬和汞等重金属，导致室内空气污染。

化学物质可分为极易挥发性有机化合物(very volatile organic compound, VVOC)、挥发性有机化合物(volatile organic compound, VOC)、半挥发性有机化合物(semi-volatile organic compound, SVOC)、微粒物质(particulate matter, PM)。其中 VVOC 沸点在 0℃ 以下，如甲醛；VOC 的沸点在 50~100℃ 之间。

(二) 杀/驱虫剂

家用杀虫剂大多是气雾剂制剂，主要成分是菊酯类化合物，如胺菊酯、氯菊酯、二氯苯醚菊酯等和增效剂煤油、酒精等配制而成，推进剂则可用丙烷、丁烷或二甲醚。在使用雾化制剂的过程中，可在局部形成较高浓度，易被使用者吸入。以气溶胶形式散布的这类物质，在呼吸道和肺泡表面有较高的吸收率。在施用后相当一段时间内，室内空气均可维持一定的浓度，因而增加了吸入暴露的时间。

目前，家用杀虫剂大多以拟除虫菊酯类为主成分，该类物质多为内分泌干扰物，长期低浓度暴露对敏感个体可能具有慢性潜在性远期危害。市售昆虫驱避剂的有效成分多为二乙基甲苯酰胺(N,N-diethyl-m-toluamide)，又称避蚊胺。该化学物为一种广谱昆虫驱避剂，对多种昆虫都有驱避作用，但其浓度需>6% 方有效，而这一浓度对婴幼儿皮肤有刺激作用。

(三) 空气清新剂与香水

气雾型的空气清新剂是以香精、乙醇和雾化剂配制而成，大多以丁烷、氟利昂(四氟化碳)这类低沸点物质为原料。使用过程中可迅速将有效成分以气溶胶的形式扩散到空气中，这样就增加了在室内暴露 VOC 的机会。清新剂中的成分(如香精)对于某些人有致敏作用，则可诱发不同类型的变态反应。

(四) 消毒剂与卫生杀虫剂

过氧乙酸是酸性的强氧化剂，使用时与空气接触迅速形成烟雾，尤其是高浓度时，对室内物品有强烈的腐蚀性，同时对人体皮肤和呼吸道也具有强刺激。此外，过氧乙酸具有可爆、可燃和强氧化特性，储存和使用不当可能造成严重事故。

一些劣质家用蚊香、灭蚊液或喷雾剂等产品，多以氨基甲酸酯类农药作为有效成分，其毒性相对较大；室内近距离接触可能对使用者，尤其是对老年人和婴幼儿造成急慢性健康危害。出于卫生安全考虑，国外卫生评价机构不主张在家庭或室内使用该类产品。

(五) 其他化学品

液化气燃烧时，可向室内空气中释放一氧化碳，可能导致居住者健康危害。从事烹饪的家庭主妇或家政人员，有相对较多的暴露风险。

另外，衣物干洗剂常用毒性较大的四氯乙烯为溶剂，若干洗后衣物残留，可经皮肤吸收或诱发接触性皮炎。经皮肤吸收的四氯乙烯，具有损害肝脏作用，长期低剂量接触可诱发肝血管瘤。

二、家用化学品与室外环境

家用化学品使用后，大多以原形或分解产物释放到周围环境中。此类物质在外环境中很稳定，或与其他物质结合，形成难分解的新化学物质，从而增加环境负荷。例如，用氟利昂作为家用化学品(空气清新剂、喷发胶等)的推进剂，可增加氯氟烃的排放。

(一) 合成洗涤剂

合成洗涤剂中的磷酸盐、次氯酸盐、甲醇、酚、松节油、表面活性剂、烷基化合物等，均可对外环境造成污染。合成洗涤剂用量大且分散使用,污染后治理难度较大。专业洗涤机构虽然不属家用范畴,但洗涤剂用量大、种类复杂,对水环境的污染威胁不容忽视。合成洗涤剂对环境的影响,主要有以下几个方面:

1. 水体富营养化 在水体受生活污水污染严重的情况下,含磷合成洗涤剂的使用为藻类生长提供了合适的养分。在阳光充足时,水体中藻类大量繁殖而发生富营养化。

2. 影响水体自净能力 富营养化的水体中溶解氧、酸碱度等理化性状均发生了变化,正常的自净能力受到影响。另外,洗涤剂中的表面活性剂对水体中参与自净的微生物会产生抑制,从而影响其自净能力。

3. 对生活饮用水水质的影响 洗涤剂使用与污染物排放,势必影响地表水或浅层地下水。限于技术和工艺水平,常规净化处理技术很难去除水源水中低浓度污染物。2010 年以来,许多大中城市自来水生产企业,在传统的沉淀、过滤、消毒的基础上,增加了深度处理技术,旨在去除水中低浓度有机污染物。

(二)杀/驱虫剂

卫生杀虫剂属农药,在使用过程中对外环境的污染与农药有着许多相同之处。卫生杀虫剂的使用对周围环境造成的污染更接近人群,因而危害更严重。家用杀(驱)虫剂主要成分是拟除虫菊酯类,属环境内分泌干扰物。另外,这类产品有可能被掺入了有机磷或有机氯农药。

(三)消毒剂

含氯消毒剂在我国的医疗机构和家庭的应用相当普遍,在水中分解形成次氯酸。次氯酸可与水中含碳有机物发生卤代反应,生成三氯甲烷、四氯化碳等有毒有害物质。此类卤代烷烃物质被称为"氯化消毒副产物",可对环境及人体健康产生诸多危害。

无论是哪种消毒剂,在突发公共卫生事件发生时,其使用范围和使用量均较平时增加了许多倍。此时,残留的消毒剂会挥发至室内外空气,亦会随下水系统排入江河湖海等地表水。一些毒性大的消毒剂可直接危害水生生态,杀灭与水体自净有关的微生物。

(四)家用药品

通常药品的使用量是有限的,以原型或代谢产物排出一般对环境影响不大。但当一种药物使用相当普遍且长期使用时就有可能对环境构成威胁。典型的例子当属避孕药物的使用及其对环境的影响。在大城市由于人口聚集,每天排出的生活污水中含有一定量的激素类药物,尤其是性激素类(如避孕药)。调查发现,在伦敦泰晤士河里出现有雌雄两种生殖器的变性鱼,尤其是在污水流入处变性鱼比率较高。据分析,可能与当地居民经常服用"避孕药中雌激素"有关。

近来,有学者监测了上海、江苏和浙江的 1000 多名 8~11 岁在校儿童人群的尿液,发现儿童体内含有低剂量的抗生素成分。研究结果显示,有 58% 儿童检出 1 种抗生素,25% 的儿童检出超过 2 种抗生素,个别样本甚至含有 6 种抗生素。这表明我国儿童普遍暴露于低剂量抗生素。如果这些成分长期存在于体内,将对儿童的健康和生长发育造成不良影响。此外,人用或兽用抗生素药物滥用,将使环境中的病原微生物产生抗药性。2010 年以来,在农田土壤、城市污水中发现许多携带抗生素抗性基因的变异菌株。由于抗菌药物滥用,使微生物抗药性产生,于是研发使用新抗生素,再次导致微生物抗药性形成。上述过程已成循环往复,从而加剧环境污染和微生物变异。

第三节 家用化学品对健康的影响

家用化学品对健康影响包括有利和有害两方面。有害作用的产生,多因使用不当、使用过量或使用不合格产品而引起的。本节主要讨论家用化学品对健康的不利影响。

一、家用化学品皮肤损害机制

家用化学品在使用过程中,主要接触途径是皮肤,偶可接触黏膜。皮肤接触化学品时,某些成分可通过皮肤吸收而对全身健康产生影响。

(一)家用化学品经皮肤吸收的机制

家用化学物与皮肤接触,可经 3 种机制而透过皮肤吸收:①跨细胞扩散:化学物直接穿过角质细胞和细胞间质,在水/脂相中交替扩散;②细胞间扩散:化学物绕过角质细胞,在细胞间质中弯曲扩散;③旁路扩散:通过毛囊、皮脂腺、汗腺直接扩散至真皮。

角质层是皮肤吸收的最重要途径。实验证明,仅有少量化学物是通过毛囊皮脂腺和汗腺管侧壁弥散至真皮。化学物经皮肤吸收遵循 Fick 定律,即在低浓度时,单位时间、单位面积内物质的通透率与其浓度成正比。化学物的理化性质如溶解度、挥发性、电解性等也影响化学物的渗透率。一般分子量>300 的物质,较难透过皮肤。脂溶性强的物质被角质层吸收,透过真皮层后,水溶性大者易进入血液循环。脂/水兼溶性物质最易透过皮肤。分子状态物质透过率>离子状态物质。极性物质可经角质层蛋白微丝扩散,非极性物质经蛋白微丝间隙通过。

角质层作为化学物渗透的限速屏障,对完整皮肤起重要作用。角质层在皮肤表面形成一个完整的半透膜,角质层中角质细胞的胞质、细胞膜和细胞间隙中的物质都对化学物质具有屏障作用。

化学物与皮肤接触可致以下结果:①皮肤对化学物形成不通透性屏障,化学物不引起任何作用;②化学物与皮肤细胞起反应,导致皮肤刺激,引起皮肤炎症;③化学物与皮肤局部蛋白结合,导致接触致敏;④化学物渗入皮肤进一步分布,引起全身反应。

(二)家用化学品致皮肤损伤的机制

1. 原发刺激反应　化学物具有潜在刺激性,即对组织细胞的直接刺激作用,若刺激强度超过皮肤耐受阈,即可发生炎性反应,且发病不涉及免疫机制。化学物刺激性越强引起炎性反应通常越强烈,而刺激性弱的化学物则须较长时间接触方可引发炎性反应,引起接触性皮炎(contact dermatitis)。其严重程度与接触方式、刺激物的化学性质、浓度及接触时间有关。

2. 变态/超敏反应　多属第Ⅳ型迟发型超敏反应,偶有Ⅰ型速发型超敏反应。化学物中含有的抗原物质被吸附渗入皮肤,被皮肤中的朗格汉斯细胞、巨噬细胞摄取、加工并呈递给 T 淋巴细胞(Th),携至局部淋巴结,在淋巴结内增殖、分化为成熟的 T 效应细胞和记忆细胞。前者移至血液循环和皮肤内,使机体呈致敏状态,当抗原信号再次刺激机体时,致敏淋巴细胞释放淋巴因子,激发炎症反应,引起单核细胞浸润和炎性介质释放。致敏细胞还发挥细胞毒作用,杀伤携带抗原信号的组织细胞,引起红斑浸润等湿疹样皮炎反应。

Ⅰ型超敏反应则属体液免疫反应,抗原直接刺激或经 T 细胞刺激 B 淋巴细胞,后者分泌 IgE 并吸附于肥大细胞、嗜碱性粒细胞上。当相应抗原再次进入机体时,即与 IgE 特异结合起抗原抗体反应,导致细胞脱粒,释出 5-羟色胺、组胺、缓激肽等炎性介质,使血管扩张、组织水肿。化学物应具有较大分子量、胶体性和一定的空间构型,方可成为完全抗原。分子量小的化学物质属半抗原,须与载体蛋白、脂类等大分子物质结合成抗原物质。某些新型化妆品掺入多种动物性营养成分如珍珠、蜂王浆、胎盘提取液等,均具有明显抗原性。除化学物抗原性外,机体敏感性也是发病的重要因素之一。

3. 光毒性反应 其机制尚不十分清楚。可能是化学品含光感物质,吸收 290~320nm 的中波紫外线后,发生能量传递而致组织细胞损伤。可分为氧依赖性与非氧依赖性,前者需氧参与。激活态氧与 DNA 内交联结合而发生反应,如防腐剂、染料类物质引起的光毒性反应(phototoxic reaction);后者在缺氧条件下引发自由基产生而致光毒性反应,如某些药物(呋塞米、氯丙嗪等)。目前认为光毒作用的靶点是细胞膜、细胞器和 DNA,补体也有重要作用。

4. 光敏反应 化学品中含光敏物质,吸收 320~400nm 长波紫外线后,发生结构改变,从而成为抗原或半抗原,再使机体产生抗体和细胞免疫反应。光敏反应有致敏期,经多次照射后致敏期会缩短。常见的光敏物质如含共轭结构的防晒剂及其衍生物、荧光增白剂、柠檬油、檀香油、六氯酚、含香豆素类的某些中草药等。

5. 色素沉着反应 研究表明,炎性反应和日晒对色素沉着起重要作用。已证实炎症产生的某些炎症介质,如花生四烯酸、前列腺素 D2、白三烯 B4、白三烯 C4 是促黑素细胞分裂剂。炎症使角朊细胞增生,后者分泌的成纤维细胞生长因子(fibroblast growth factors,FGF)、内皮素(endothelin,ET)等,是黑素细胞的促分裂原,可刺激黑素细胞生长分化和合成黑素。紫外线可刺激角质细胞释放一种细胞分裂素,后者被黑素细胞受体接受后即刺激黑素细胞增殖、分化并激活酪氨酸酶,提高黑素合成量。化学品中某些偶氮染料如立索尔红和 11 号黄、甲苯胺红也可直接刺激黑素细胞增殖。

6. 痤疮样反应 化学品某些成分引起皮脂腺和汗腺毛囊孔阻塞,影响皮脂腺及其代谢产物的排泄而积聚在毛囊口,形成乳酪样物质,继而发生痤疮样皮损。

二、化妆品对健康的影响

(一)化妆品对皮肤健康的影响

化妆品直接施用于皮肤,因此化妆品皮肤病是最常见的不良影响。化妆品对皮肤损害的程度主要取决于下列因素:①皮肤接触程度:施用润肤膏霜、清洁霜、祛臭剂、止汗剂等化妆品,能较持久停留在皮肤上,作用时间长,易引起皮肤反应;②皮肤接触部位:不同部位皮肤对化妆品敏感性不同,如眼部周围皮肤比其他部位皮肤敏感,因此,眼部化妆品容易引起皮肤不良反应;③化妆品酸碱度(pH):高碱性化妆品如脱毛剂和直发剂,其 pH>12,易引起皮肤损伤;④化妆品易挥发组分含量:包括化妆品中水、乙醇、气溶胶推进剂等,施于皮肤后容易蒸发,使停留在皮肤上的其他组分浓度增高,从而增强其对皮肤不良作用,如配方不当的护肤霜、祛臭剂、止汗剂等。

化妆品引起皮肤不良反应有多种类型,据国内统计资料表明,各种皮肤不良反应中以变应性接触性皮炎(占 83.18%)和刺激性接触性皮炎(占 8.56%)最为常见。

化妆品皮肤损伤是指由于使用化妆品而引起正常皮肤生理状态下的异常变化,是一组有不同发病机制和不同表现的临床综合征。中国国家技术监督局和原卫生部联合发布《化妆品皮肤病诊断标准及处理原则》(GB 1714 9.1—1997~GB 1749.7—1997)共 7 项强制性国家标准,于 1998 年 12 月 1 日起实施。现按诊断标准予以分类介绍。

1. 化妆品接触性皮炎　皮肤黏膜接触化妆品后,接触部位发生的炎症反应,是化妆品皮肤损伤中最常见的一种。按发病机制不同分为以下几类:

(1)刺激性接触性皮炎(irritant contact dermatitis):无变应原存在,因化妆品理化刺激作用而诱发。化妆品中一种或多种化学物质反复接触,直接作用所致皮肤渗出性炎症反应。其严重程度与接触物的化学性质、浓度、接触时间长短以及个体易感性有关。通常,由护肤品引起的症状较轻;由染发剂、脱毛剂、祛斑霜引起的则较重。

(2)变应性接触性皮炎(allergic contact dermatitis):皮肤黏膜多次接触同一化妆品或含相同成分的化妆品后,在接触部位或非接触部位缓慢发生的湿疹样改变。症状随刺激的次数增多而逐渐加重,偶可导致全身致敏。一旦对某一种化妆品过敏,常可导致对多种化妆品过敏,其严重程度与个体因素(遗传、年龄、皮肤状态等)和变应原性质、浓度有关。防腐剂、香料和乳化剂是最易引起变态反应的3类原料,引起变应性接触性皮炎的主要化妆品及其组分见表21-1,以护肤膏/霜、香水、胭脂、染发剂、冷烫液为多见。该类皮炎做皮肤斑贴试验可获阳性结果。过敏性皮炎与原发性刺激性皮炎临床表现相似,两者不易区别,鉴别要点可参见表21-2。

表 21-1　引起变应性接触性皮炎的主要化妆品及其组分

化妆品	变应原
香水类	香料:杏仁油、芫荽、牦牛儿醇、天芥菜精、羟基香矛、茉莉、沉香醇、薰衣草、柠檬、柠檬草、三叶草油、薄荷、冬青、肉桂醇、肉桂醛、丁子香酚、异丁子香酚、牛至油
防腐剂	2-溴-2硝基-1,3丙二醇(2-bromo-2-nitro-1,3-propanediol)、咪唑烷基脲、Kathon CG、氯烯丙基六胺氧化物(chloroprene propyl hexamine oxide)
染发剂	对苯二胺(p-phenylene diamine)、偶氮染料、蓝光酸性紫、水溶性苯胺黑、碳酸铵,含镍、钴、铬、铅金属的染发剂
冷烫剂	甘油单硫甘醇酯、硫甘醇铵
直发剂	香料
喷发剂	虫胶、阿拉伯树胶、合成树脂、羊毛脂
脱毛剂	树脂
润发剂、香乳	金鸡钠树皮酊、间苯二酚、硫酸奎宁、桂香水
指甲油	氨磺酰甲醛树脂
指甲坚膜剂	甲醛和甲醛释放剂
口红	持久性染料中的二溴、四溴荧光素(曙红)、香料
眼部化妆品	防腐剂、原蜡、香料
皮肤漂白剂	氢醌
防晒剂	对氨基苯甲酸及其酯类、双樟酰三油酸盐、肉桂酸盐类、二苯甲酮类、氢醌、二甲苯酰甲烷类、氨茴酸酯类、水杨酸酯类、樟脑类、鳄梨油
祛斑霜	氨基氯化汞

表 21-2 刺激性皮炎与致敏性皮炎鉴别要点

	刺激性皮炎	变应性皮炎
发病	急、使用后 24 小时内出现	慢、多次使用后缓慢出现
病程	短、停止接触后皮损减轻	长、停止接触后皮损可持续
病因	可疑刺激物	可疑变应原
临床表现	皮疹边界清楚,仅限于接触部位,有痛感	皮疹边界不清、形态多样,可超出接触部位,痒感明显
发病机制	毒性刺激作用	Ⅳ型变态反应多见

为确定化妆品致皮肤损伤的品种及其中致病成分,确保化妆品安全性,皮肤斑贴试验是一种有效的监测方法。该试验是将装有一定量化妆品(抗原)的特制斑试小室(finn chamber)贴敷予受试者前臂内侧,24~48 小时后除去;于 24 小时、48 小时、72 小时观察斑试局部皮肤变化。中国化妆品安全评价推荐用二次斑贴试验。因该试验属抗原抗体反应试验,对化妆品接触致敏性皮炎起辅助诊断作用,对化妆品致皮肤色素沉着、毛囊皮脂腺炎症则无确证意义。

2. 化妆品光感性皮炎 使用化妆品后,经日晒或紫外线照射而引起的皮肤炎症反应。该病由光的间接作用而诱发,有刺激和敏化两种类型。

(1)光毒性皮炎(phototoxic dermatitis):限于直接曝光部位,常于暴晒后数小时发生,多为边缘清楚的水肿性红斑,间有水疱或结膜充血,自觉灼热或灼痛。停止接触与避光后,皮疹消失较快,常有色素沉着。

(2)光变应性皮炎(photoallergic dermatitis):主要发生于光线暴露部位,重时可累及未暴露的部位。初发时常有数天或更长潜伏期,皮疹呈湿疹样,伴瘙痒,病程可持续较久,可反复发作。发病需具备两个条件:一是化妆品含变应原;二是皮肤受到一定时间的光线照射。含有光变应原的化妆品主要有防晒剂(含光变应原西诺沙星盐、二培酰三油酸盐、甘油基对氨基苯酸盐、对甲氨基肉桂酸-2-乙氧基乙酸、2-羟-4-甲氧基二苯甲酮、对甲氧基-异戊基肉桂酸盐、mexenone、2-苯基苯并咪唑)、焦油染料(亮湖红、赤藓红、永固橙、立索红、甲苯胺红)、焦油衍生物(吖啶、蒽、苯并芘、萤蒽、菲)和香料(肉桂醛、葵子广麝香)。

3. 化妆品痤疮 具油性皮肤者或已患有青春期痤疮者更易诱发化妆品痤疮(acne induced by cosmetics)。涂擦含油脂丰富化妆品,导致皮肤毛囊阻塞,影响皮脂排泄所致。一般在连续涂擦一段时间后发生,其表现与青春期痤疮相似,但以炎性毛囊性丘疹及白头粉刺较多见,黑头粉刺较少见,一般无自觉症状或稍有痒感。停用化妆品后可逐渐减轻或消退。如原患有青春期痤疮,使用某些化妆品后,常使原有痤疮加重。

4. 化妆品色素沉着症 因美容或皮肤化妆品引起的色素沉着大多局限于涂擦化妆品的面颈部,尤以眼睑及颧颊部常见。多伴有潮红、丘疹等炎症现象,少数色素斑发生前无明显皮炎发作史,光照常可使病情加重。引起化妆品色素沉着的主要成分是化妆品中含焦油染料,尤以偶氮染料、香料多见。

5. 化妆品接触性唇炎 因施用唇用化妆品(唇膏、唇线笔、油彩等)引起的唇部损伤。损害限于唇红部位,也可波及唇红邻近皮肤。皮疹表现为水肿性红斑和疱疹,反复发作可变为干燥、脱屑、裂纹等唇部异常。自觉瘙痒、干绷、灼痛。

6. 化妆品毛发损伤　因使用毛发化妆品(洗发剂、发胶、染发剂、烫发剂、眉笔、眉胶、睫毛油等)而引起的毛发损伤。可发生在毛干,表现为毛发脱脂干燥、枯黄、分叉甚至断发;也可发生在毛囊,引起毛发营养不良、毛囊角化性疾病和不同程度脱发。

7. 化妆品甲损伤　由甲用化妆品(甲油、甲清洁剂等)引起的指甲损伤,包括甲质损害和甲周围皮肤损害。甲质损害可由于甲用化妆品的溶角质和脱脂作用而导致甲板变形、表面粗糙、甲质脆弱、断裂、增厚等形态异常;也可表现为由于甲床受到破坏导致甲生长不良、甲分离甚至甲脱落。甲周围皮肤损害主要是刺激性皮炎和脱脂作用引起干燥、角化。

8. 化妆品对眼睛的损害　由化妆品引起的眼部伤害,有将其统称为"化妆品伤眼症"或"化妆品眼病"。

(1)眼睑和眶骨区接触性皮炎:施用于头发、面部或指甲的化妆品,尤其头发染料和指甲擦光剂是常见原因。面部膏霜、美容化妆用品(粉底香乳和粉底)和红彩引起的变应性和刺激性反应只限于眼睑部位。胭脂或眉笔的笔芯有变应原性质,可引起变应性睑缘炎,较严重者可引起眼睑皮肤坏死和溃疡,愈后留有瘢痕。这种皮炎如处理不当或继续使用化妆品,可转为慢性,眼睑皮肤呈粗糙、增厚和色素沉着。其他可引起接触性皮炎的有香水、香味化妆品、浸渍含有氯化苯烃铵或甲醛的湿擦面薄纸、家用喷雾剂、睫毛卷曲器上的橡胶沿和其内的镍。

(2)结膜炎和结膜色素沉着:施用扑香粉、胭脂或眉笔或涂擦香膏、香水时误入眼内,引起结膜和角膜刺激反应;施用眼线膏涂抹在眼睑的结膜侧面,可引起结膜色素沉着,因其位于睑板结膜上沿,只在外翻上眼睑时才能发现。大多数患者无自觉症状,或主诉眼睛不适、流泪和发痒。

(3)角膜灼伤:施用具有强碱性的冷烫液及其定型粉时,如不慎溅入眼内,可引起角膜灼伤,严重者可致角膜混浊和白斑,影响视力甚至可引起角膜穿孔。含苯胺类化学物的染发水,误入眼内不仅可损伤眼球表面组织,还可渗入深层,进而损害眼内组织,如不及时处理,渗入晶体可引起白内障。

(4)角膜真菌病:国外研究表明,睫毛笔中常发现茄病镰刀菌污染。新的睫毛笔使用前污染率约1.5%,使用过程中可使污染率急剧上升为60%左右。茄病镰刀菌容易引起角膜真菌病,严重者可导致双目失明。

(二) 牙膏对健康影响

由于防治牙病与洁牙目的相结合,导致药物牙膏在牙膏产品中比重越来越大,在使用不当或具过敏体质的个体中,会对健康产生不利影响。

1. 口腔炎、唇炎　使用含 G-4 混合物的牙膏(2 周~2 年),出现口唇干燥皲裂、鳞状病变、舌部不适和口角炎,停止使用这种牙膏并用维生素 B 治疗,症状消失。后查明 G-4 混合物主要成分是双-(5-氯-2-羟基苯基)甲烷和 2,2'-亚甲基双-(4-氯酚)。

2. 痤疮样皮疹　因使用含氟化物牙膏导致口角和下颌部出现痤疮样皮疹,有人先后观察到 65 例患者,其中约半数人接受劝告,不再使用这种牙膏,在 2~4 周内恢复健康,而继续使用这种牙膏的人,病变依然存在。

3. 支气管痉挛　某些对阿司匹林和非类固醇类消炎药敏感者,使用含酒石酸氢锌为防腐剂的牙膏后,会引发支气管痉挛,出现喘息、呼吸困难和干咳等症状。Spurlock 等人报道 1 例不吸烟有哮喘病史妇女,每当使用糊状型牙膏后,在 10 分钟内即出现喘息、呼吸困难等症状;而改用凝胶型牙膏则无此症状出现。两种牙膏均出自同一公司,经核查,糊状型牙膏含防腐剂酒石酸氢锌,凝胶型牙膏则无。进一步询问病史,该患者对阿司匹林和非类固醇消炎药过敏。

(三)化妆品有毒化学物质的潜在危害

化妆品含有毒化学物质主要指未进行安全性评价的劣质化妆品或掺假的伪劣化妆品。这些化妆品由于生产中使用不合格原料、使用禁用化学物质或超量使用限量化学物质,也可因生产过程或流通过程中管理不善,受有害化学物质污染所致。这些化学物质如超过限量,经皮肤或黏膜吸收或呼吸道吸入,可对机体健康产生潜在危害。现将化妆品有毒化学物质污染和危害的报道简述如下:

1. 金属与重金属 主要有铅、汞、砷、镉、镍、钕等,尤以铅和汞较为突出。例如,劣质香粉含铅白(碱式醋酸铅),祛斑霜含白降汞(氯化铵汞)。长期使用毒性金属含量高的化妆品可使体内蓄积量增加,从而导致潜在危险性。国外有报道,怀孕期和哺乳期妇女因施用含无机汞化妆品而致婴儿患肾功能紊乱。也有报道婴儿因舔食母亲面部含铅脂粉,而引起急性铅中毒。

2. 溶剂类物质 化妆品溶剂一般属低毒或微毒物质。研究表明,用乙二醇-甲基醚、二甲基乙酰胺、二甲基亚砜、二甲替甲酰胺、酞酸二甲酯、丙二醇等作涂抹试验,每天一次,共 3~4 周,结果发现,受试者无临床症状,但除丙二醇外,均出现器官毒性,表现为白细胞增多(二甲基亚砜);血清谷草转氨酶、碱性磷酸酶升高(二甲替-甲酰胺);红细胞减少(酞酸二甲酯)。

3. 其他物质 粉状化妆品含滑石粉。国外有报道,儿童因大量吸入"含滑石粉的粉状化妆品"而致肺水肿,且有个别病例死亡。成人使用含卤烷(2-溴-2-氯-1,1,1-三氯乙烷)的喷发剂,导致吸入中毒,出现室性心律不齐、心室颤动、个别病例突发死亡。还有报道,儿童因误服科隆香水、剃须润肤香水,引起乙醇中毒。

4. 致癌、致突和致畸物质 国外报道,化妆品含过量致癌物亚硝基二乙醇胺;染发剂含致癌物 2,4-二氨基苯甲酰。动物实验表明,染发剂组分 4-硝基-邻苯二胺(4-nitro-1,2-phenylenediamine,4-NOPD)和 2-硝基-对苯二胺(2-nitro-1,4-benzenediamine,2-NPPD)能损害中国仓鼠细胞的染色体;涂皮试验组动物,尿液出现诱变活性物质。动物实验还表明,化妆品润湿剂丙二醇有致畸胎作用;染发剂二 2,5-甲苯二胺可致仔鼠骨骼畸形。有学者调查美容院发现,美容师尿液 Ames 试验,直接致突变性出现频率明显增加。有关化妆品组分或污染物中含"三致"物质时,其远期效应有待进一步研究。

(四)化妆品微生物污染的危害

化妆品微生物污染是指化妆品被检出超过标准规定的微生物数目,或检出致病性微生物。中国化妆品微生物标准和标准检查方法协作组曾对全国部分省、市生产的化妆品进行微生物污染调查,共检验 483 份样品,检出微生物的样本计 228 份,占 47.2%,最高值达 17×10^4 个/g;其中粪大肠菌群检出率为 35%;真菌为 20.6%;铜绿假单胞菌为 2.3%;个别样品检出荧光假单胞杆菌和变形杆菌。

化妆品微生物污染除一般细菌和真菌外,还可污染致病性铜绿假单胞菌、金黄色葡萄球菌和致病性大肠埃希菌。一般膏霜类化妆品易被铜绿假单胞菌、产气杆菌、金黄色葡萄球菌、链球菌、黑曲霉菌等污染;发乳、洗发膏、香波等发用化妆品易受芽胞杆菌、铜绿假单胞菌、金黄色葡萄球菌、产气杆菌、假单胞菌等污染;美容类化妆品如唇膏、化妆水、粉饼等易受葡萄球菌、白喉杆菌、链球菌、芽胞杆菌和黄曲霉菌等污染。化妆品受微生物污染后,微生物繁殖可导致化妆品变质、腐败,其代谢产物和活性酶可使化妆品理化性质改变,表现为膨胀、产生气泡、酸败(pH 下降)、色泽改变、霉斑、剂型破坏、异味等。化妆品微生物污染的主要危害如下：

1. 致病菌感染　葡萄球菌、链球菌经化妆品感染皮肤，可致毛囊炎、脓疱疮等化脓性皮肤病；真菌污染可致皮肤癣病。文献报道，爽身粉中的滑石粉被破伤风杆菌污染，引起新生儿破伤风；使用污染口红和唇膏，引起性病传播等。化妆品污染危害最大的是眼部化妆品污染，尤其是铜绿假单胞菌污染，可引起角膜化脓性溃疡、大片坏死、穿孔，痊愈后留下瘢痕、角膜葡萄肿、白斑。严重感染病例，可发展成全眼球化脓。临床观察报告，化妆品腐皮镰刀菌污染，亦会引起角膜炎和溃疡。

2. 微生物或其代谢产物的毒性危害　微生物成分或其代谢产物可对机体产生毒害作用，如黄曲霉菌产生致癌物黄曲霉毒素；某些代谢产物或微生物(如真菌)还可成为致敏原，导致变应性反应。

3. 变质成分的毒性危害　变质化妆品可直接刺激皮肤，导致接触性皮炎。

4. 改变皮肤微生物生态　皮肤存在正常微生物群，常见的有：表皮葡萄球菌、类白喉杆菌、厌气性丙酸杆菌、铜绿假单胞菌、非致病性分枝杆菌、需氧芽胞菌、厌氧芽胞菌、大肠埃希菌、变形杆菌、枝形芽胞杆菌、棒杆菌、新型隐球菌、皮癣菌、糠秕孢子菌。菌群间保持动态平衡并相互制约，正常情况下不致病；长期使用化妆品对皮肤菌群可造成一定影响。有学者对使用化妆品 2 年以上的妇女，观察其皮肤表皮葡萄球菌、金黄色葡萄球菌、革兰阴性杆菌、类白喉杆菌、真菌、溶血性链球菌的变化。结果发现，长期使用粉蜜类化妆品的妇女，皮肤表面革兰阴性杆菌检出率增高、细菌总数亦增加。上述结果表明，使用化妆品可改变皮肤菌群数量，但其生物学意义有待进一步阐明。

三、洗涤剂对健康的影响

洗涤剂属低毒和微毒类化合物。其毒性主要取决于表面活性剂的成分，几种重要的表面活性剂的 LD_{50} 列于表 21-3。

表 21-3　几种不同类型表面活性剂急性口服毒性的 LD_{50}(大鼠)比较

阴离子表面活性剂		阳离子表面活性剂		非离子表面活性剂	
种类	LD_{50}(mg/kg)	种类	LD_{50}(mg/kg)	种类	LD_{50}(mg/kg)
十二烷基苯磺酸盐	1260	氯化烷基二甲基二氯苯基胺	730	聚氧乙烯十二烷基醚	4150
烷基硫酸盐(C12)	2640	溴化烯基二甲基乙基铵	500	聚氧乙烯壬基苯基醚	2600
十二烷基醚硫酸盐	1820	氯化烷基二甲基苄铵	234	聚氧乙烯-(8)-单硬脂酸酯	12 000 (兔)(64ml)
四丙烯苯磺酸盐	1220	溴化十二烷基异喹啉	230	去水山梨醇单硬脂酸酯	37 000
肉豆蔻酸肥皂	>10 000	氯化四癸基甲基吡啶	250	聚氧乙烯(20)去水山梨醇单硬脂酸酯	720(ml)
棕榈酸肥皂	>10 000			聚氧乙烯-(40)-单脂酸酯	>20 000

动物实验表明,合成洗涤剂口服急性中毒表现为中枢神经系统和胃肠道症状;慢性毒性轻微;其毒性与所含表面活性剂慢性毒性有关。对常用的阴离子和非离子型表面活性剂作动物长期毒性试验(90 天~2 年),结果表明多数无毒作用、无致癌作用。

表面活性剂对生物膜有吸附作用,可使红细胞溶解,可致动物红细胞、血红蛋白、白细胞减少。经皮或经口对肝脏有一定毒性,表面活性剂支链烷基苯磺酸钠浓度在 $0.2\mu g/ml$ 以下,即可致肝细胞线粒体活性抑制;用含 0.1%十二烷基苯磺酸盐的饲料喂养大鼠 2 年,后期出现中毒性肝大;用含磺基苯磺酸的合成洗衣粉(2.7g 和 13.3g)做大鼠肝脏灌注试验,可见胆固醇/磷脂系数明显降低,游离胆固醇增高而脂化胆固醇则降低,但灌注液中的顺丁烯二醛和二烯结合物无明显改变。上述结果表明,合成洗涤剂对肝细胞损害,不影响脂质过氧化,而是使肝细胞排出大量磷脂,降低肝细胞脂化胆固醇能力。合成洗涤剂对免疫系统有抑制作用,主要是抑制动物体内抗体形成和分泌,但对细胞免疫无影响。合成洗涤剂亦可引起免疫反应性增高而出现变应性反应。合成洗涤剂对健康影响,可归纳以下几个方面:

(一)洗涤剂对皮肤的损伤

1. 洗涤剂对皮肤屏障功能的影响　洗涤剂中的主要成分表面活性剂是引起皮肤损害的主要因素。表面活性剂能增加皮肤通透性,降低皮肤屏障功能,其机制尚未完全清楚。

洗涤剂作用于角质细胞膜,损害膜稳定性,引起游离脂肪酸升高和多烯脂肪酸沉积,从而有利于维特细胞和组织正常功能的自由基活化;自由基氧化中间产物聚集,使膜通透性增高,破坏膜脂质稳定性而影响其结构与功能。另有学者认为,表面活性剂渗入角质细胞使"脂质溶解增加、渗入基层与角蛋白丝带相互作用",从而导致角蛋白结构改变。

洗涤剂对皮肤屏障的损害,其结果使经皮水分丧失量(transepidermal water loss,TEWL)增高。日常使用浓度的洗衣粉对皮肤屏障功能无影响,皮肤有损伤时,表面活性剂可穿透皮肤裂缝,引起皮肤刺激作用。

2. 洗涤剂致接触性刺激性皮炎　可引起原发性刺激反应,特点是皮肤湿疹,因常见于家庭主妇中,亦称之为"家庭妇女湿疹"。自动洗碗机用洗涤剂含有碱性助洗剂,皮肤接触可致腐蚀性损伤,阴离子表面活性剂月桂基硫酸钠对皮肤有明显刺激作用。香皂中含铬的氢氧化物可引起色素沉着性接触性皮炎。

3. 洗涤剂致变应性接触性皮炎　洗涤剂中某些化学成分如肥皂中的香料、羊毛脂、松香、杀菌剂,可引起皮肤变应性皮炎;含吡硫酮锌的洗发香波,可诱发头皮和面部皮肤变应性皮炎;接触含卤素水杨酰替苯胺的肥皂,可引起光变应性皮炎;含硫双二氯酚的香波,可诱发光变应性接触性皮炎。曾有报道,尿布残留支链烷基苯磺酸钠(ABS)洗涤剂为 15mg 时,可引起婴儿臀部皮肤接触部位出现变应性反应。表面活性剂烷基苯磺酸盐和磺基硫酸盐在生产车间,粉尘浓度处于容许浓度范围内时,可致作业工人皮肤出现变应性皮炎。

(二)洗涤剂致全身中毒反应

家庭中使用洗涤剂,可能经皮、经口或经呼吸道进入体内。洗涤剂吸收入体内主要引起肝脏损害。日本学者报道,某生活服务区 6 名 20 岁青年,连续 2 年每天午间用 ABS 洗涤剂洗餐具,其中 6 人面部出现对称性色素沉着(称肝斑),尿胆元反应呈强阳性,其中 3 人主诉有剧烈腹痛。另有调查发现,经常洗衣服的家庭妇女、营养士、理发员中,皮肤也出现肝斑现象,接触经 ABS 洗涤尿布的婴儿,也出现肝功能障碍。研究表明,ABS 可影响肝线粒体功能,使氧化酶活性受抑制,皮肤中的黑色素易受过氧化物酶作用变为黑褐素。

洗涤剂残留是人体接触的重要途径。有资料报道,洗涮不彻底的餐具壁上残留的洗涤

剂浓度为 $0.03\sim0.06mg/L$。日本曾对中、小学校,幼儿园、茶馆、各种小吃店、集体食堂等单位的 369 件餐具进行洗涤剂残留量测定,以 $30\mu g/100cm^2$ 为参考卫生标准,合格件仅占 53%,残留量 $100\mu g/100cm^2$ 以上占 17%,最高残留达 $882\mu g/100cm^2$。测定发现,旧餐具残留超标率高于新餐具。

洗涤剂在衣服表面残留量可达 $20mg/cm^2$,内衣上的表面活性剂可向皮肤迁移。有试验表明,用烷基苯磺酸盐洗涤剂洗涤的内衣,发现内衣上的阴离子表面活性剂在穿着过程中逐渐减少,其中以紧贴背部皮肤处织物上表面活性剂减少最明显〔穿着前为 $(15.0\pm1.7)\mu g/cm^2$,穿后 4 天降至 $(9.8\pm1.0)\mu g/cm^2$〕;与此同时,背部皮肤表面活性剂增加〔穿着前为 $(0.13\pm0.06)\mu g/cm^2$,穿后 4 天增至 $(0.28\pm0.1)\mu g/cm^2$〕。

(三)洗涤剂误服中毒

国外有关报道,洗涤剂误服中毒常见于儿童,死亡率约 5%。误服洗涤剂的病例中,76.2% 不出现症状,18.1% 有轻度症状,5.7% 有明显症状。主要表现为口腔烧灼感、大量流涎、恶心、呕吐、口腔黏膜红肿和胃痛。吞食家用肥皂和去垢剂时,引起的胃肠道症状比全身症状明显,可引起胃肠道溃疡、穿孔或瘢痕狭窄。

去垢剂成分磷酸盐、皂类、碳酸钠、硅酸钠可引起中度灼伤;非磷酸盐去垢剂和电动洗碟机用去垢剂其 $pH=10.5\sim12$,有引起胃肠道组织坏死而致死亡的报道。洗涤剂中的表面活性剂在低浓度下即可与蛋白质结合引起蛋白质变性,破坏胃黏膜,增加肠壁上皮的渗透性,从而使胃肠道黏膜发生溃疡。

四、黏合剂对健康的影响

黏合剂在使用过程中常因徒手操作而与皮肤密切接触,如使用不当,其中某些成分可对人体产生有害作用,以下仅就家庭中常用的合成黏合剂毒性和对人体危害作简要介绍。

天然黏合剂含大量蛋白质,因而有轻微致敏作用;含防腐剂(甲醛)的黏合剂淀粉浆糊,手指长时间接触可引起肿胀。合成黏合剂按其成分不同,可对皮肤黏膜产生刺激作用或致敏作用。

1. 环氧树脂黏合剂 皮肤接触可发生皮疹、瘙痒、鳞屑,眼周围红肿、结膜充血,残留的单体环氧氯丙烷可致呼吸道刺激引起咳嗽、流涕,甚至头痛、恶心、呕吐等症状。

2. 酚醛树脂黏合剂 酚醛树脂是变应原物质,如缩合不完全可能含游离酚和甲醛,对皮肤有强刺激作用。

3. 聚氨酯黏合剂 未完全固化的聚氨酯,含有对人体有害的二异氰酸甲苯酯,后者可引起咽部干燥、发痒、咳嗽等。因具有高活性强致敏作用,可致过敏性哮喘,使用时应避免与皮肤直接接触或溅入眼内。

4. 脲醛树脂黏合剂 由尿素与甲醛缩合而成。因此,用脲醛树脂黏合剂制作的装饰材料或家具能释出甲醛、氨等有害气体,可引起上呼吸道刺激症状,导致鼻炎、鼻黏膜溃疡。若经皮肤接触,可致刺激性皮炎或变应性皮炎。

5. 聚醋酸乙烯黏合剂 残留物含有醋酸乙烯酯单体,可能对皮肤、黏膜产生刺激作用。在受热过程中可能释出热解产物(一氧化碳、氨、不饱和脂肪酸酯类化合物),因而对人体产生有害作用。

6. 氰基丙烯酸酯黏合剂 主要成分为 α-氰基丙烯酸单体,能与被粘物体上微量水分作用而瞬间聚合、固化,故又称瞬干黏合剂。使用中如污染皮肤或黏膜,可引起刺激作用,或致变应性皮炎、眼睑炎、甲周湿疹等,严重者可致甲萎缩,危及眼睛引起角膜损伤。

7. 氯丁橡胶黏合剂　以氯丁二烯为单体,经乳液聚合而成。如残留单体时,常温下为液体,有较强的黏膜刺激作用和催泪作用。皮肤接触可引起皮炎,由针尖至绿豆大红色丘疹,消退后有色素沉着,指甲呈灰褐色,可引起毛发脱落,严重者可引起秃发,眉毛、睫毛、腋毛和阴毛也会脱落。氯丁二烯属于致突变剂,并疑有致癌作用。

一般橡胶黏合剂又分溶液型与乳液型两大类,前者含有机溶剂如汽油、丙酮、醋酸乙酯等,对人体有一定毒害。对皮肤有去脂作用,长期接触可致皮肤皲裂,引起急性皮炎或慢性湿疹,还可损害指甲引起甲沟炎、指甲变形和下凹。

五、涂料对健康的影响

涂料组分除少数是天然物质外,大多是人工合成化学物质。其毒性除与理化性质、浓度、接触时间有关外,还受使用现场环境条件(通风、温度、湿度等)的影响。涂料中的基质与溶剂在干燥过程中可挥发至空气中,经呼吸道吸入或皮肤接触可致机体损伤。涂料中主要有毒物质及其危害有以下几方面:

1. 成膜物质　成膜基质中的二异氰酸甲苯酯(聚氨酯涂料)、甲醛(酚醛树脂涂料)、漆酚(天然生漆)均为变应原物质,可引起皮肤、黏膜刺激作用和致敏作用;二异氰酸甲苯酯反复接触可引起过敏性哮喘。甲醛对皮肤黏膜有强刺激性,亦属于诱变剂和弱致癌作用引发剂。

2. 有机溶剂　由挥发性有机溶剂组成,有烃类(脂肪烃、芳香烃)、醇类、醚类、酮类和酯类。常用的如苯、甲苯、二甲苯;乙酸酯类和汽油等溶剂。其共同特点是易挥发,主要经呼吸道和皮肤接触。多作用于神经系统,具有麻醉作用。皮肤接触可致皮炎、皮肤干燥等。其中苯慢性作用可引起造血系统损伤,严重者致骨髓造血障碍和白血病。

3. 颜料和染料　颜料有铅基颜料(如红丹、黄丹、铅白、铅铬绿)、铬颜料(铬黄、铬绿)、镉颜料(镉黄);有机染料如偶氮染料、油溶黄 AB、油溶橙等。含重金属颜料如进入体内,可增加人体负荷,在体内蓄积可能引起中毒。家庭中含铅涂料导致铅污染而引起儿童铅中毒的报道较多,尤其在家具翻新,内墙、地板漆膜打磨去除等,脱落的漆粉、漆膜可经呼吸道、消化道进入儿童体内。美国一项调查 47 例 18~30 个月婴幼儿铅中毒资料表明,其中有 41 例是由于食入含铅漆片引起。

4. 涂料添加剂　涂料防霉剂如双三丁锡氧化物(ditributylene oxide,TBTO),可致室内产生恶臭味,可使居住者产生不适感,引起头痛、咳嗽、上呼吸道烧灼感、鼻出血、恶心呕吐等症状。用含防腐剂醋酸汞的乳胶漆装饰居室内墙,可增加体内汞负荷。有报道表明,最近使用含汞乳胶漆装饰房屋的 19 户 74 名居民与最近未使用涂料装饰者 10 户 28 名居民相比较,前者居室空气中汞浓度为 $10nmol/m^3$,后者居室空气则未检出汞;前者人群尿汞也高于后者。另有报道,因用含 0.036%丙酸苯汞涂料装饰居室而导致 5 岁男孩发生肢体疼痛,尿汞达 0.09mg/L。

中国已制定 9 种常用涂料中有害物质的限量值,如室内装饰、装饰用硝基漆类、聚氨酯漆类和醇酸漆类等;还制定了《木器涂料中有害物质限量值》(GB 18581—2001)、《内墙涂料中有害物质限量值》(GB 18582—2001)等相关卫生标准。

六、家用卫生杀虫剂对健康的影响

卫生杀虫剂是家庭中用于杀灭蚊、蝇、蟑螂、鼠类等虫害的一类化学品。如使用不当,可对人、畜造成伤害。至1993年,中国已注册登记的家用杀虫剂达150多种,有效成分近30种。主要有效成分为拟除虫菊酯类,其活性成分有胺菊酯、氯菊酯、丙烯菊酯、氯氰菊酯和溴氰菊酯。毒性分级属低毒或中等毒性(表21-4),主要影响神经行为功能和皮肤感觉异常。动物实验表明,急性中毒出现兴奋、震颤、共济失调和抽搐等症状。其他卫生杀虫剂有杀螟硫磷(有机磷杀虫剂),将其与胺菊酯混合可用于防治蚊、蝇、蟑螂等家庭害虫;残杀威(氨基甲酸酯类杀虫剂),用于防治蚊、蝇、蟑螂等害虫。

表21-4 几种拟除虫菊酯对大鼠的急性毒性(LD_{50},mg/kg)

成分	LD_{50}(mg/kg,经口)
丙烯菊酯	920
苄呋菊酯	3000
苯醚菊酯	>5000
氯菊酯	>5000
氯氰菊酯	300~4123(经皮)
溴氰菊酯	120~139
氰戊菊酯	451
天然除虫菊酯	900

1. 灭蚊驱蚊剂 有杀蚊气雾剂、蚊香、电热蚊香片、电热液体蚊香等。

(1)蚊香:主要成分为拟除虫菊酯。对健康不良影响包括:①不快感:由于散发各种气味引起;②皮肤黏膜刺激症状:如流泪、打喷嚏、面部发痒或烧灼感,皮肤粟粒样红色丘疹;③头晕、头痛、恶心、呕吐等症状,多在通风不良情况下引起;④其他:蚊香燃烧时,其中所含重金属(铬、镉、铅)在点燃香头上(温度达700℃)被气化,散发至空气中,长期使用蚊香而又通风较差时,可能对人体造成危害。据报道,蚊香燃烧后,重金属在空气中逸散的百分比为:镉82.66%、铬73.26%、铅78.34%。

(2)驱蚊剂:含有驱蚊作用的天然香料或合成香料以及各种辅助原料。使用过程中可能产生的不良影响有:①不快感:某些天然香料如香茅油,气味浓郁,使部分使用者感觉不快;配方中的酒精和膏剂,皮肤有不同程度灼热感和油腻感,使人不快。②接触性皮炎:驱蚊香精、除虫菊酯可导致过敏性湿疹样皮炎。Mitchell报道,过敏者除虫菊酯斑贴试验呈强阳性,认为其中的γ-内酯基团是除虫菊酯的主要致敏成分。③潜在性危害:驱蚊剂某些化学成分经皮肤吸收,有一定毒性,如广谱驱蚊剂N,N-二乙基间甲苯甲酰胺(N,N-diethyl-m-toluamide,DEET),经皮吸收可形成高铁血红蛋白,引起溶血和肝肾功能损害,长期使用对健康可能造成损害。

2. 杀鼠剂 家庭中常用灭鼠剂以有机合成杀鼠剂(缓效杀鼠剂)为首选,如安妥(α-萘硫脲)、杀鼠灵、敌鼠、杀鼠酮(茚满二酮类)等。其特点是对人畜家禽毒性低;可因污染或误服引起人畜中毒。

(1)安妥:褐家鼠经口LD_{50}为7~250mg/kg,毒性随种系和季节而不同。人中毒时呼吸系统先受抑制,大剂量可增强肺毛细血管通透性而致肺水肿。人误服后,应先洗胃,注意防止肺水肿,可给半胱氨酸和硫代硫酸钠。

（2）敌鼠：小鼠经口 LD_{50} 约为 119.5mg/kg，为抗凝血类杀鼠剂，鼠染毒后血液中凝血酶原活性受抑制，导致鼠体内及皮下出血而致死。人中毒时诉背痛、腹痛、呕吐，皮肤、黏膜、肌肉和内脏出血，可因贫血、虚脱而死亡。凝血指标是重要诊断依据。治疗以注射维生素 K 为主，重症者需连续治疗数天或输血。

（3）磷化锌：大鼠经口 LD_{50} 为 45mg/kg，小鼠为 3~5mg/kg。人摄入 2~3g 可能致死。摄入后在胃酸作用下形成磷化氢和氯化锌，前者可损害中枢神经系统、呼吸系统、心血管系统和肝肾功能，后者对胃黏膜有刺激作用。中毒症状与吸入磷化氢中毒相似，应先用 0.5% 硫酸铜洗胃，使形成不溶性磷化铜；再以 0.05% 高锰酸钾洗胃，使形成无毒的磷酸酐；而后服液状石蜡使磷不被吸收；并以硫酸钠导泻。忌用硫酸镁，以避免镁离子不良作用。

3. 防蛀剂　用于防蛀、防霉的卫生球中含萘（$C_{10}H_8$），可通过呼吸道、消化道和皮肤吸收。有刺激作用，高浓度可致溶血性贫血、肝肾损害、视神经炎和晶状体混浊。皮肤长期接触可引起皮炎和湿疹样表现。

七、个人护理用品对健康的影响

个人护理用品（personal care products，PCP）是指以涂擦、喷洒或者其他类似的方法，散布于人体表面任何部位（皮肤、毛发、指甲、口唇），以达到清洁、消除不良气味、护肤、美容和修饰目的的日用化学品；以及各类辅助性工具用品（洗护品，护肤品，彩妆品，化妆工具，修饰工具，仪器等）。

通常，个人护理用品分为化妆品、美容美体器材、化妆配件及个人清洁用具 4 大类。不同种类的个人护理用品，使用后达到的作用也不相同。个人护理用品的作用可分为：①清洁作用：去除面部、体表、毛发的污垢，如清洁霜（蜜、水、面膜）、磨面膏、香波、护发素、洗面奶等；②保养作用：保养面部、体表，保持皮肤角质层的含水量，使皮肤柔润光滑，延缓皮肤衰老，如各种润肤膏、霜、蜜、香脂以及添加氨基酸、维生素、微量元素、生物活性物质等各种添加剂与化妆品的各种营养霜；③美化作用：用来美化面部、体表及毛发，或散发香气的日用化学品，如香粉、粉饼、胭脂、眉笔、唇膏、眼线笔、眼影粉饼、睫毛膏、指甲油、香水、焗油、摩丝、喷雾发胶、染发剂等；④特殊作用：具有特殊功效，介于药品和普通化妆品之间的产品，如祛斑霜、除臭剂；⑤个人护理配件工具：如睫毛夹、专业刷、眼影刷、修眉刀和手足修指工具组等。

个人护理用品中的多数成分对环境及生物体具有负面效应。随着个人护理用品生产量、使用量、排放量的不断扩大，导致环境中的个人护理品表现出"持久性"污染现象。20 世纪 90 年代末以来，药品与个人护理用品（pharmaceutical and personal care products，PPCP）污染问题被正式提出，正日益受到人们的关注。欧美等国家相继开始对该类污染物进行系统的研究。随着研究的深入，个人护理用品的毒副作用多次被提出，其潜在的环境与生态风险研究也逐渐受到重视。近年来，环境中个人防护用品残留及其健康风险评价已经成为研究热点。

个人护理用品所涉及到的化学及天然组分繁杂，每年世界范围内数以万吨的个人护理用品，随着废水或废弃物排入环境。如此庞大的数量和种类，对人类健康的影响尚难估计。美国环境工作组（American environmental working group，EWG）的研究人员，对 20 位（14~19 岁）女孩调查检测，发现有 16 种化妆品相关危险化学物质在体内残留；主要有尼泊金酯类（甲酯和丙酯）、合成麝香、邻苯二甲酸盐和三氯新等。

目前针对个人护理用品组分中污染物的研究主要包括：防腐剂类、合成香精香料类（可能含有二噁英）、颜料染料类（可能含有引发皮肤刺激的物质）、其他激素干扰剂或者致癌物质等。其中研究得较多的是个人护理用品中含有性激素样活性的物质。

1. 尼泊金酯类　常见的有羟基苯甲酸甲酯、对羟基苯甲酸乙酯、对羟基苯甲酸丙酯、对羟基苯甲酸丁酯。据统计,超过80%的免洗型个人护理产品(护肤霜、护体霜、免洗护发素)都含有此类防腐剂。大量的体内和体外实验证明,尼泊金酯类及其代谢产物具有类雌激素作用,且随结构的链长增加,雌激素样作用增加。研究认为,尼泊金酯类及其代谢物能抑制皮肤中雌激素磺化转移酶活性,从而提高体内雌激素水平。由于该物质具有较强的雌激素样作用,故学术界高度关注其不良健康效应(增加乳腺癌风险、干扰男性生殖功能、诱发恶性黑色素瘤生长)。

2. 邻苯二甲酸盐　在塑料制品及洗发水等多种日用产品中,广泛存在邻苯二甲酸盐类。该类物质属于激素干扰剂,并可通过污染乳汁而损害肾脏、肝脏、肺以及生殖器官。其中,邻苯二甲酸二乙酯(diethyl phthalate,DEP)广泛用于香精和其他个人护理用品中。2002年发表在EHP上的一项研究发现,在目前暴露水平下,DEP会损害成年男子的精子DNA,导致不育、流产、出生缺陷,甚至会引起下一代不育和癌症。

3. 壬基酚　具有洗涤清洁功能,大量用于剃须膏、洗发水、染发剂、指甲油中。个人护理用品中某些组分降解也可产生壬基酚。壬基酚在环境中持久存在,是一种类激素物质,表现出雌激素样作用。动物实验显示,壬基酚能导致雄性大鼠生精功能障碍和生殖器官癌症。流行病学调查认为,壬基酚与乳腺癌发生具有重要相关关系。

4. 二噁英　个人护理用品中常用组分如聚乙二醇、聚山梨醇、月桂醇盐类,在其生产过程中,都可能产生二噁英。另外,广泛用于个人防护用品起防腐作用的三氯生在自来水中游离氯作用下,所形成的中间产物经紫外线照射后,可大部分转化为二噁英。二噁英是目前已知环境类激素中毒性最大的一种,可造成男性精子数量减少、精子质量下降、睾丸发育中断、永久性性功能障碍、性别自我认知障碍等;亦可造成女性子宫癌变、畸形、乳腺癌等。

5. 3-(4-甲苯基亚甲基)-d-1樟脑　3-(4-甲苯基亚甲基)-d-1樟脑(4-methylbenzylidene camphor,4-MBC)作为紫外防晒剂,广泛应用于化妆品、护发品、织物处理剂洗涤剂中。有报道,4-MBC具有一定的雌激素效应,影响机体正常的内分泌功能。4-MBC与乳腺癌发生是否存在关联,目前尚有待于深入研究。

八、其他家用化学品对健康的影响

1. 纺织品　在某些特殊用途的纺织品中,常见化学物有:防蛀剂(如狄氏剂)、防霉剂(如三苯基锡化合物、三丁基锡化合物、有机汞化合物)、阻燃剂(如双-2,3-二溴丙基磷酸盐、三[1-氮杂环丙烯基]-2-三氟甲基苯并咪唑)、干洗剂(1,1,1-三氯乙烷)、整理剂(含甲醛)、增塑剂(含磷苯二甲酸盐)等。这些化学物有一定毒性,如使用不当、误用、滥用即可造成危害。为保证消费者安全,许多国家制定了相应法规,对其使用范围和限量制定了严格的控制标准。

2. 家用气溶胶产品　此类产品包括:立体喷射产品(杀虫剂、室内消毒剂)、平面喷射产品(发用油膏、香水、芳香喷雾剂)、粉末产品(香粉、粉末灭火器)、泡沫产品(剃须膏等)、溢流产品(乳膏、牙膏)、除臭剂(氟利昂)等。因含有可燃性喷射物质,应按易燃易爆物质和高压气体安全操作规程使用。

3. 橡胶制品　乳胶手套、橡胶拖鞋、橡胶手套等制品,含有硫代氨基甲酸锌、秋兰姆、α-巯基苯并噻唑等化合物,可引起变应性接触性皮炎和湿疹。

4. 首饰和金属制品　以含镍金属制品引起的变应性接触性皮炎和湿疹多见。

第四节　家用化学品的卫生监督与管理

家用化学品的种类繁多、发展迅速,相比之下监督管理显得滞后。一方面,政府各部门的监督管理权属界定不清,既存在多头管理,又存在真空地带。一些产品没有相应的国家标准或行业标准,依靠企业自定的企业标准组织生产,缺乏有效的监督。在对产品进行卫生监督管理时,存在"无法律法规可依"现象。目前,国家正努力打破多头监管、条块分隔格局,优化标准体系,精简、合并、统一标准,使家用化学品质量监督、卫生监督有机结合,建立健全相关标准体系,从而确保产品质量合格、消费者安全使用。

一、化妆品的卫生法规与管理

(一)中国化妆品卫生监督体系

1. 国家卫生行政机构卫生监督职责　审批化妆品新原料的使用、审批特殊用途化妆品的生产(复审)、审批首次进口的化妆品、化妆品安全性评价单位资格认证。

2. 省、自治区、直辖市卫生行政部门卫生监督职责　化妆品生产的预防性卫生监督、化妆品生产企业卫生许可证发放、特殊用途化妆品生产的初审。

3. 县以上卫生行政部门卫生监督职责　对取得化妆品生产许可证的企业及化妆品经营者组织定期和不定期检查;指定化妆品卫生检验机构;聘任各级化妆品卫生监督员;对化妆品从业人员进行健康检查。

目前,上述职责已由国家食品药品监督管理总局接管,全面负责化妆品安全管理法律法规的起草、化妆品安全管理相关政策与规划的制定、化妆品安全检测与评价。各省、自治区、直辖市卫生行政部门的监管职责也逐步向各级食品药品监督管理部门交接过渡。

(二)相关的法规与标准

1987 年,中华人民共和国《化妆品卫生标准》颁布实施,对化妆品的化学、微生物学的卫生质量进行了规定,对化妆品组分中的禁用物质、限制使用的色素、防腐剂、紫外线吸收剂等也做了规定;同时颁布的还有与化妆品卫生标准实施相对应的微生物和有毒有害物质的标准检验方法。

1989 年,中华人民共和国《化妆品卫生监督条例》颁布实施;1991 年,中华人民共和国《化妆品卫生监督条例实施细则》颁布实施。1996 年,国家原卫生部颁布了《化妆品生产企业卫生规范》;2001 年,对规范的部分条文进行了修订;1999 年,根据 1998 年 10 月版欧盟化妆品规程,颁布实施了具中国特色的《化妆品卫生规范》。

2007 年,根据最新版本的欧盟化妆品规程(The Cosmetics Directive of the Council European Communities,Dir. 76/768/EEC,21 November 2005 amending),修订并颁布了《化妆品卫生规范》。本次修订的规范共分 5 个部分,包括:总则、毒理学试验方法、化妆品卫生化学检验方法、化妆品微生物检验方法、人体安全性和功效评价检验方法。总则规定了化妆品原料及化妆品最终产品,包括在我国境内销售的化妆品的卫生要求。规范将化妆品定义为以涂抹、喷洒或其他类似方法,施用于人体表面任何部位(皮肤、毛发、指甲、口唇、口腔黏膜等),以达到清洁、消除不良气味、护肤、美容和修饰目的的产品。

中国国家食品药品监督管理总局也于 2015 年发布了《化妆品安全技术规范(2015 年版)》。对化妆品的基本卫生要求为,化妆品不得对施用部位产生明显刺激和损伤;化妆品必须使用安全,且无感染性。对化妆品产品的微生物要求:眼部和口唇等黏膜用以及婴儿和儿童用化妆品菌落总数不得大于 500CFU/g 或 500CFU/ml。其他化妆品菌落总数不得大于 1000CFU/g 或 1000CFU/ml。同时增加了对化妆品中有毒物质如汞(≤1mg/kg)、铅(≤40mg/kg)、砷(≤10mg/kg)、甲醇(≤2000mg/kg)的限制。

对化妆品生产原料的要求:规定了化妆品中禁止使用的化学物质有 1208 种;禁止使用具有毒性、麻醉作用和精神药物作用的植物及其提取物或制品 78 种;限制使用的物质 73 种(适用范围及允许使用浓度);限制使用的防腐剂 56 种;限制使用的防晒剂 28 种;限制使用的着色剂 156 种(允许使用的范围);规定了暂时允许使用的 93 种染发剂。对化妆品包装的要求为:化妆品的直接容器材料必须无毒,不得含有或释放可能对使用者造成伤害的有毒物质。毒理学试验方法规定了化妆品原料及其产品安全性评价的毒理学检测项目和要求。

至此,中国化妆品相关法规与标准已日臻完善,基本实现了与国际接轨。依据相关法规与标准,许多省份逐步建立独立机构,专门从事化妆品安全性评价、化妆品常规项目的检测、化妆品中限量与禁用成分的检测及化妆品中生物有效成分检测。这些机构经卫生行政部门认定资质后,可面向社会开展各种化妆品质量检测、分析和鉴定等技术服务。

二、洗涤剂的法规与管理

洗涤剂属日用化工产品,由于其应用与人群健康的关系均属间接,因此主要是通过产品的质量控制达到维护健康保护环境的目的。洗涤剂属轻工产品,其质量由质量技术监督机构负责监管。但用于餐具的洗涤剂与人体直接相关,国家有特定的标准对其中的有毒有害物质加以限制。

与洗涤剂产品安全相关的国家标准主要见于与食品有关的洗涤剂,如《手洗餐具用洗涤剂》(GB 9985—2000),并替代了《餐具洗涤剂》(GB 9985—1988)。该标准规定了餐具洗涤剂的技术要求、试验方法、检验规则和标志、包装、运输、贮存。标准是针对由表面活性剂和某些助剂配制而成的洗涤蔬菜、水果、餐具等的餐具洗涤剂。"标准"对餐具洗涤剂的物理化学指标作出了具体要求,包括外观:液体产品不分层,无悬浮物或沉淀;粉状产品不结团;气味:加香产品应符合规定香型,不得有其他异味;液体产品稳定性应达到在一定范围的低温环境下 24 小时无结晶,无沉淀;表面活性剂含量≥15%,pH(25℃,1%溶液)范围在 4~10.5;不得检出荧光增白剂,甲醇含量≤1mg/g,甲醛含量≤0.1mg/g,砷含量≤0.05mg/g,重金属含量(以铅计)≤1mg/kg;细菌总数和大肠菌群应符合 GB 14930.1 的要求。

《食品工具、设备用洗涤消毒剂卫生标准》(GB 14930.2—1994)等。针对用于餐具、蔬菜和水果表面的洗涤剂提出的卫生要求,其中包括一些有毒有害物质(如甲醛、细菌总数、大肠菌群等)的限值,见表 21-5。

表 21-5 用于食具的洗涤剂中有毒有害物质的限制(GB 14930.2—1994)

项目	指标
砷(1%溶液中以 As 计),mg/kg	≤0.05
重金属(1%溶液中以 Pb 计),mg/kg	≤1
防腐剂	准用剂型和用量按 GB 2760 规定
着色剂	准用剂型和用量按 GB 2760 规定

续表

项目	指标
荧光增白剂	不得检出
细菌总数,个/g	≤1000
大肠菌群,个/100g	≤3

注:《食品添加剂使用卫生标准》(GB 2760—1996)(2002 增补)

另外,在洗涤剂中对洗衣粉国家有相应的标准 GB/T 13171—1997 和 GB 14930.1—2015。标准规定了洗衣粉的产品分类、技术要求。为限制洗衣粉的使用对环境造成的危害,规定了各类型洗衣粉应使用生物降解度不低于 90%的表面活性剂,不得使用四聚丙烯烷基苯磺酸盐、烷基酚聚氧乙烯醚。洗衣粉分为含磷(HL 类)和无磷(WL 类)两类,每类又分为普通型(A 型)和浓缩型(B 型),无磷酸盐洗衣粉,总磷酸盐(以 P_2O_5 计)不大于 1.1%。无磷洗衣粉是一类不加三聚磷酸钠为助剂的新型洗衣粉。由于不含磷,对水生态环境影响较小。

三、涂料的相关法规与管理

涂料属建筑装饰材料,除质量监督部门通过制定相应的质量标准对这类产品加以控制外,建设部作为建筑和工程的管理机构也可以通过工程的招标、监理、竣工验收等环节规范涂料的使用,从而控制由于涂料中有毒有害物质导致的健康危害。国外对涂料中有毒有害物质也有相应的标准,如美国环保局的建筑涂料挥发性有机化合物释放标准(1998),英国涂料联合会(BCF)也提出了关于限定挥发性有机化合物释放量的建议标准,旨在限制产品的挥发性有机化合物释放量防止室内环境污染。

《室内装饰装修材料溶剂型木器涂料中有害物质限量》(GB 18581—2001)。限量物质包括:挥发性有机物、苯、甲苯和二甲苯、游离甲苯二异氰酸酯、重金属(可溶性铅、镉、铬、汞)。《室内装饰装修材料内墙涂料中有害物质限量》(GB 18582—2001),限量物质包括:挥发性有机物、游离甲醛,重金属:可溶性铅、镉、铬、汞。从控制室内污染的角度,国家原卫生部于 2001 年发布了《室内用涂料卫生规范》,重点限制涂料中的有害物质如 TVOC、苯系物、重金属和游离 TDI 等的含量,避免涂装后由于这些物质的挥发而损害健康。

除国家标准外,一些省、直辖市和自治区还制定了相关的地方标准以便适应产品发展的要求。例如,1998 年上海市颁布实施了《健康型建筑内墙涂料(DB 31/T15—1998),规定的健康型建筑内墙涂料指标包括:TVOC,VOC 的空气残留,重金属含量,皮肤刺激反应等;强调涂料生产和配置过程中不得使用甲醛、卤代烃和芳烃,不得使用含汞化合物和铅、镉、铬系颜料。上述标准与欧共体的生态标准接轨。北京市针对建筑内墙涂料安全健康质量,提出了地方评价规则,规定了产品的健康安全技术要求,对 VOC、苯系物、游离甲醛、重金属和甲苯二异氰酸酯(TDI)等有害物质提出了最高容许限值;并对内墙涂料安全性评价结果判定做出规定:产品毒性试验应包括急性吸入毒性试验、急性经皮毒性试验,其结果均应为低毒级;皮肤急性刺激试验结果应无刺激性、急性眼结膜刺激试验结果亦应无刺激性;致突变试验和致敏试验结果均应为阴性。

2002 年 1 月 1 日,国家发布实施"室内装修用涂料强制性安全标准",规定从当年 7 月 1 日起对国内生产涂料进行抽样检验,并对所有进口内墙涂料和木器涂料产品均须按此标准进行检验。这些标准的实施,对生产者来说是组织生产、控制质量的指标,对质量监督部门而言是执法的依据,而对于使用者则是判断产品是否安全的准绳。

四、其他家用化学品的法规与管理

(一)胶黏剂

通常在家居装修过程会较为大量地使用胶黏剂,因此国家质量监督部门对用于室内环境装修的产品做出规定。《室内装饰装修材料胶黏剂中有害物质限量》(GB 18583—2001)对产品中游离甲醛、苯、甲苯和二甲苯、甲苯二异氰酸酯、总挥发性有机物等物质的含量提出了限量要求,以避免由于含量过高而通过挥发对暴露者造成危害。《苯乙烯-丁二烯-苯乙烯嵌段共聚物(SBS)胶黏剂》(GB/T 27561—2011)中对胶黏剂相关物质做了规定。

(二)消毒剂和杀虫剂

消毒剂与杀虫剂既是医疗卫生机构必须使用的药剂,又是农业和日用化学品。因此,卫生部门从消毒或杀虫效果及使用安全的角度开展监督和管理,而质量监督部门则根据相关的质量标准通过检测各种有效成分的含量判断其产品质量。作为医院、疾病预防控制机构常用的药剂,其质量直接与健康相关。因此,对消毒剂产品的规定有原卫生部于2002年3月发布的经修订的《消毒管理办法》,并通过颁布《消毒技术规范》(2002年版)具体规定了对消毒剂产品的毒理学安全性评价的程序、方法和毒性试验判定标准等。其他与消毒剂有关的规定还有《皮肤黏膜消毒剂中部分成分限量值的通知》《关于规范消毒产品监督管理有关问题的通知》等。此外还有《食品工具、设备用洗涤消毒剂卫生标准》(GB 14930.2—1994)。2003年5月发布的为保证消毒效果而制定的质量标准《过氧乙酸 GB 19104—2003》和次氯酸钠溶液》(GB 19106—2003)。消毒剂的杀菌效果是关键指标,此外标签标识的规范化也是消毒产品监督的重点。

国际上,WHO对用于气雾型杀虫剂中有效成分的含量有相应的推荐含量并给出危害分级,是这类产品的生产和使用中的参考依据(表21-6)。另外,仲丁威等含氨基甲酸酯类农药的蚊香、液体蚊香、灭蚊喷雾剂等用于家用卫生灭蚊产品在我国也有生产使用。基于安全考虑,2000年我国农业部已发出通知对这类农药用于卫生杀虫加以限制(登记),旨在逐步减少使用量,并最终达到停止使用的目的。而在增效剂中如八氯二丙醚也因其毒性较大而被禁止在家用杀虫剂中使用。

表21-6　WHO推荐使用在杀虫气雾剂中的有效成分及浓度范围

有效成分	浓度范围(%)	危害等级
右旋丙烯菊酯(d-allethrin)	0.1~0.5	
右旋反式丙烯菊酯(d-transallethrin)	0.1~0.5	
S-生物丙烯菊酯(S-bioallethrin)	0.04~0.7	
生物苄呋菊酯(bioresmethrin)	0.04~0.2	正常使用不至出现危害
毒死蜱(chlorpyrifos)	0.1~1.0	中等危害
氟氯氰菊酯(cyfluthrin)	0.01~0.1	中等危害
氯氰菊酯(cypermethrin)	0.1~0.35	中等危害

续表

有效成分	浓度范围(%)	危害等级
右旋苯醚氰菊酯(d-cyphenothrin)	0.1~0.5	中等危害
溴氰菊酯(deltamethrin)	0.005~0.025	中等危害
四氟甲醚菊酯(dimefluthrin)	0.002~0.05	缺乏数据
醚菊酯(etofenprox)	0.5~1.0	正常使用不至出现危害
氰戊菊酯(fenvalerate)	0.05~0.3	中等危害
炔醚菊酯(imiprothrin)	0.04~0.3	缺乏数据
甲氧苄氟菊酯(metofluthrin)	0.002~0.05	缺乏数据
氯菊酯(permethrin)	0.05~1	中等危害
右旋苯醚菊酯(d-phenothrin)	0.05~1.0	正常使用不至出现危害
甲基嘧啶磷(pirimiphosmethyl)	0.5~2	轻度危害
炔丙菊酯(prallethrin)	0.05~0.4	中等危害
残杀威(propoxur)	0.5~2	中等危害
除虫菊素(pyrethrins)	0.1~1.0	中等危害
胺菊酯(tetramethrin)	0.03~0.6	正常使用不至出现危害
右旋胺菊酯(d-tetramethrin)	0.05~0.3	

注:有效成分中黑体的是我国主要品牌中常用的成分

目前我国在家用卫生杀虫剂的监督管理上,主要由农业部批准登记后给予登记号,并获取生产许可证后方可生产。2011 年,国家原卫生部和国家标委会颁布了《卫生杀虫剂安全使用准则拟除虫菊酯类》(GB/T 27779—2011),自 2012 年 4 月 1 日实施。但对于这类产品在使用过程中(室内)空气中的浓度、残留时间等尚无监测和安全性评价的规范化文件。

(三)室内装饰装修材料

装饰装修材料属建筑材料,管理归属中华人民共和国建设部。2002 年 5 月建设部发布了《住宅室内装饰装修管理办法》并施行。该"办法"规定住宅室内装饰装修工程使用的材料必须符合国家标准,有质量检验合格证明和有中文标识的产品名称、规格、型号、生产厂厂名、厂址等。并规定住宅室内装饰装修工程竣工后,空气质量应当符合国家有关标准。装修人可以委托有资格的检测单位对空气质量进行检测。检测不合格的,装饰装修企业应当返工,并由责任人承担相应损失。

用于室内装饰装修材料中可造成室内污染的有毒有害化学物质国家已有标准,从保护接触者健康的角度对其中的有害物质进行了限制,这些标准包括:《室内装饰装修材料壁纸中有害物质限量》(GB 1858—2001),限量物质:重金属(钡、镉、铬、铅、砷、汞、硒、锑)、氯乙烯单体、甲醛。《室内装饰装修材料聚氯乙烯卷材地板中有害物质限量》(GB 18586—2001),限量物质:氯乙烯单体、重金属(铅、镉)、挥发物。《室内装饰装修材料地毯、地毯衬垫及地毯胶粘剂有害物质释放限量》(GB 18587—2001),对其中的总挥发性有机物(TVOC)、甲醛、苯乙烯、4-苯基环己烯、丁基羟基甲苯、2-乙基己醇的含量限制。2015 年颁布了《室内氡及其子体控制要求》(GB/T 16146—2015)。

（四）染料

可分解芳香胺染料属被禁用的偶氮染料,因色泽多样、制造工艺简单、生产成本低而常被中小纺织服装生产企业用在面料的制作。这种染料染色的服装与人体皮肤长期接触会产生还原反应形成致癌的芳香胺化合物,被人体吸收而成为癌变的诱因。2005年我国《国家纺织产品基本安全技术规范》正式施行,首次以国家强制性标准的形式对纺织品的安全、环保提出了具体要求,将一些可致癌的有毒有害物质列入了监控目标,规定禁止生产、销售、进口含有可分解芳香胺染料的纺织产品,以保证产品的使用安全。

五、家用化学品的安全性评价

目前尚未有规定毒性鉴定程序的家用化学品,一般参照原卫生部于2000年发布的《化学品毒性鉴定管理规范》进行毒性鉴定。内容包括:化学品毒性鉴定管理规范的目的;化学品的定义系指工业用和民用的化学原料、中间体、产品等单分子化合物、聚合物以及不同化学物组成的混合剂与产品;毒性鉴定机构应当经资质认证并取得《化学品毒性鉴定机构资格证书》;对实验室设备、技术人员、实验动物环境设施、动物实验技术人员资格及技术和质量管理制度等。

化学品毒性鉴定程序:

第一阶段为急性毒性试验:①急性吸入、经皮或经口毒性试验;②眼黏膜刺激试验;③皮肤局部刺激试验;④皮肤致敏作用试验。

第二阶段为致突变试验和亚急性毒性试验包括:①细菌回变试验;②体外哺乳动物细胞染色体畸变检测;③哺乳动物骨髓细胞染色体畸变检测;④哺乳动物骨髓细胞微核检测;⑤小鼠睾丸染色体畸变或小鼠精子畸形检测;⑥小鼠或大鼠显性致死试验;⑦免疫毒性检测;⑧亚急性吸入、经皮或经口毒性试验。

第三阶段为亚慢性毒性试验、致畸试验、生殖毒性试验和迟发性神经毒性试验包括:①亚慢性吸入、经皮或经口毒性试验;②致畸试验;③繁殖毒性试验;④迟发性神经毒性试验。

第四阶段为慢性毒性试验、致癌试验、代谢试验和接触人群的观察:①慢性吸入、经皮或经口毒性试验;②致癌试验;③代谢试验:主要进行吸收、分布和排泄试验,按需要与可能进行体内生物转化试验;④有条件时对接触人群进行调查和观察。

2005年7月,原卫生部制定了《化学品毒性鉴定技术规范》,并于同年10月1日起实施。明确规定了"规范"中所指的化学品,系指工业用和民用的化学原料、中间体、产品等单分子化合物、聚合物以及不同化学物组成的混合剂与产品。不包括法律、法规已有规定的食品、食品添加剂、化妆品、药品等。这一毒性鉴定技术规范一定程度上补充了上述提到的法律、法规未规定的化工产品。"规范"对化学品毒性鉴定项目的选择原则、受试样品的规定、对动物试验结果的客观评价及对化学品毒性鉴定的机构及实验动物和实验室的要求乃至鉴定报告做出了具体的规定。这些家用化学品标准的发布实施对家用化学品的产品设计、生产、使用、质量检测及市场管理等都有重要的现实意义。因此,完善家用化学品的卫生标准将是环境卫生工作者的任务和职责。

（胡前胜）

参 考 文 献

1. Borowska S, Brzoska MM. Metals in cosmetics: implications for human health. J Appl Toxicol, 2015, 35(6):

551-72.

2. Briassoulis G, Narlioglou M, and Hatzis T. Toxic encephalopathy associated with use of DEET insect repellents: a case analysis of its toxicity in children. Hum Exp Toxicol, 2001, 20(1): 8-14.

3. Cometto-Muniz JE, Abraham MH. Compilation and analysis of types and concentrations of airborne chemicals measured in various indoor and outdoor human environments. Chemosphere, 2015, 127: 70-86.

4. de Groot A. Contact Allergy to(Ingredients of) toothpastes. Dermatitis, 2017, 28(2): 95-114.

5. Glegg GA, Richards JP. Chemicals in household products: problems with solutions. Environ Manage, 2007, 40 (6): 889-901.

6. Harvey PW, Darbre P. Endocrine disrupters and human health: Could oestrogenic chemicals in body care cosmetics adversely affect breast cancer incidence in women? A review of evidence and call for further research. Journal of Applied Toxicology, 2004, 24(3): 167-176.

7. Kezic S, JB Nielsen. Absorption of chemicals through compromised skin. Int Arch Occup Environ Health, 2009, 82 (6): 677-88.

8. Konduracka E, Krzemieniecki K, Gajos G. Relationship between everyday use cosmetics and female breast cancer. Pol Arch Med Wewn, 2014, 124(5): 264-269.

9. Pauwels M, Rogiers V. Human health safety evaluation of cosmetics in the EU: a legally imposed challenge to science. Toxicol Appl Pharmacol, 2010, 243(2): 260-274.

10. Plosnik A, J Zupan, M Vracko. Evaluation of toxic endpoints for a set of cosmetic ingredients with CAESAR models. Chemosphere, 2015, 120: 492-499.

11. Pratt IS. Global harmonisation of classification and labelling of hazardous chemicals. Toxicol Lett, 2002, 128(1-3): 5-15.

12. Trueb RM. The value of hair cosmetics and pharmaceuticals. Dermatology, 2001, 202(4): 275-282.

13. Woodruff TJ, Zota AR, Schwartz JM. Environmental Chemicals in Pregnant Women in the United States: NHANES 2003-2004. Environmental Health Perspectives, 2011, 119(6): 878-885.

14. Wright GD. Antibiotic resistance in the environment: a link to the clinic? Curr Opin Microbiol, 2010, 13(5): 589-594.

第二十二章

水体污染与健康

第一节 概　述

一、水的生理学意义

水是机体中含量最多的组成成分,同样也是维持人体正常生理活动的重要物质。成人体液总量约占体重的 60%,新生儿可达 80%。这也就是说,体重中的 60%~80% 是由水和溶解在水中的电解质、低分子化合物和蛋白质所组成的。当机体水分丢失达 20% 时,就会有生命危险。

人体中水的生理功能很多,主要可归纳为以下 4 个方面:①起介质作用:水是体内一切生理过程的生物化学变化必不可少的,离开水一切生化反应都无法进行。②运输功能:以水为主要成分的血液和组织液是人体内的"运输工具",能将从食物吸收的各种营养素运送到身体各个部位,同时将细胞代谢产生的废物运送到肾脏和肺,经尿液和呼气排出体外。③调节体温作用:水的汽化热很大,汗液中每克水蒸发汽化时要吸收约 580cal 热。当气温升高或剧烈运动身体产热过多时,通过汗液蒸发可散发大量热量,从而避免体温过度升高。④润滑功能:水以体液的形式在身体需要活动的部位,起着润滑剂的作用。例如,泪液可减轻眼球与眼睑间的摩擦及防止眼角膜干燥,唾液可湿润咽喉,关节液可减轻骨端间的摩擦,胸、腹浆液可减轻胸腔和腹腔中内脏与胸及腹壁间的摩擦。

每天所需要的水量,随年龄、气候和劳动强度等因素的不同而有差异。为维持体内水的恒定,摄入的水量必须能够补偿经呼吸、皮肤蒸发和尿粪等途径排出的水量,以保持水平衡。健康成年人在一般条件下每天约需水 2500~4000ml。这部分水有 3 个来源:饮水(包括茶水、汤和其他液体)是人体水的主要来源,约占总需水量的 1/2。当气候和劳动对水的需要量变动时,通过饮水可予调节;食物水,即各种食物中所含的水,约占总需水量的 1/4;代谢水是由碳水化合物、蛋白质、脂肪在体内氧化分解时产生的水,变动范围较小,约占总需水量的 1/4。

二、全球水资源概况

当今世界面临着人口、资源与环境三大问题,水资源是各种资源中不可替代的一种重要资源。水资源与环境密切相关,也与人口间接有关,因此水资源问题已成为举世瞩目的重要问题之一。

地球表面约有 70% 以上为水所覆盖,其余约占地球表面 30% 的陆地也含有水。地球总水量为 1.386×10^{10} 亿 m^3,其中淡水储量为 3.5×10^8 亿 m^3,占总储量的 2.53%。由于开发困难或技术经济的限制,到目前为止,海水、深层地下水、冰雪固态淡水等还很少被直接利用。比较容易开发利用的、与人类生产生活关系最为密切的湖泊、河流和浅层地下淡水资源,只占淡水总储量的 0.34%,为 1.046×10^6 亿 m^3,不到全球水总储量的 1/10 000。通常所说的水资源主要指这部分可供使用的、逐年可以恢复更新的淡水资源。尽管水是一种可再生资源,但是它的数量和再生速度都是有限的。况且这部分水分布极不均匀。随着经济的发展和人口的增加,世界用水量在逐年增加。

目前全球人均供水量比 1970 年减少了 1/3,因为在这期间地球上又增加了 18 亿人口。按照水文学家的估算,年人均拥有水量为 $1000 \sim 2000 m^3$ 的国家可定为水紧张的国家,当该数字下降为不到 $1000 m^3$ 时,那么就可定为缺水国家。目前共有 2.32 亿人口所在的 26 个国家被列为缺水国家,其中不少国家人口增长率非常高,所以它们的水问题也日益加深。

中东 14 个国家中有 9 个已面临缺水困境,是世界上缺水国家最集中的地区。其中 6 个国家的人口预计在 25 年内增加 1 倍,所以供水紧张局面的加剧是不可避免的。还有一些水紧张国家及部分水资源总量比较丰富的国家,水问题也在加剧。主要表现为淡水在年内或地区间分配不均衡。这种国家中一个最普遍的问题是地下水的使用超出了天然补给而造成地下水位下降。目前地下水过度开采现象在中国、印度、墨西哥、泰国、美国西部、北非和中东等国家和地区的部分地方普遍存在。

淡水资源的缺乏不是个别国家所独有的问题,而是全球发展中面临的问题。1972 年联合国人类环境会议、1977 年联合国水事会议都提出水危机不久将成为继石油危机之后另一项严重的社会危机。世界银行的调查报告曾指出,占世界人口 40% 的 80 个国家正面临着水危机,发展中国家约有 10 亿人喝不到清洁的水,17 亿人没有良好的卫生设施,每年约有2500 万人死于饮用不清洁的水。1992 年里约热内卢联合国环境与发展大会通过的《21 世纪议程》中指出,水不仅为维持地球一切生命所必需,而且对一切经济问题都有生死攸关的重要意义。

联合国教科文组织公布的《世界水资源开发报告》指出,全球用水量在 20 世纪增加了 6倍,其增长速度是人口增速的 2 倍。报告提出以下 9 个值得重视的问题:

1. 水资源的管理、制度建设、基础设施建设均不足　地球淡水资源尽管分布不均,也还说得上充足。但是,管理不善、资源匮乏、环境变化及基础设施投入不足使得全球约有 1/5的人无法获得安全的饮用水,40% 的人缺乏基本卫生设施。

2. 水质差导致生活贫困和卫生状况不佳　2002 年,全球约有 310 万人死于腹泻和疟疾,其中近 90% 的死者是不满 5 岁的儿童。每年约 160 万人的生命原本都是可以通过提供安全的饮用水和卫生设施来挽救的。

3. 大部分地区的水质在下降　有证据表明,淡水物种和生态系统的多样性正在迅速衰退,其退化速度往往快于陆地和海洋生态系统。报告指出,生命赖以生存的水循环需要健康的开发与运行环境。

4. 90% 的自然灾害与水有关　许多自然灾害都是土地使用不当造成的恶果。日益严重的东非旱灾就是一个沉痛的实例,当地人大量砍伐森林用来生产木炭和燃料,使得水土流失,湖泊消失。由于周围过度开发,湖面积已经缩小了近 90%。报告指出,水资源的萎缩会引发各类恶劣自然反应。

5. 农业用水供需矛盾更加紧张　到 2030 年,全球粮食需求将提高 55%。这意味着需要更多的灌溉用水,而这部分用水已经占到全球人类淡水消耗的近 70%。

6. 城市用水紧张　到2007年，全球1/2人口将居住在城镇。到2030年，城镇人口比例会增加到近2/3，从而造成城市用水需求激增。报告估计将有20亿人口居住在棚户区和贫民窟。缺乏清洁用水和卫生设施对此等贫民的打击最严重。

7. 水力资源开发不足　发展中国家有20多亿人得不到可靠的能源，而水是创造能源的重要资源。欧洲开发利用了75%的水力资源。然而在非洲，60%的人还用不上电，水力资源开发率很低。

8. 水资源浪费严重　世界许多地方因管道和渠沟泄漏及非法连接，有多达30%~40%，甚至更多水被浪费掉。

9. 用于水资源的财政投入滞后　报告指出，近年来用于水务部门的官方发展援助平均每年约为30亿美元，世界银行等金融机构还会提供15亿美元非减让性贷款，但只有12%的资金用在了最需要帮助的人，而用于制定水资源政策、规划和方案的援助资金仅占10%。此外，私营水务部门投资呈下降趋势，这增加了改善水资源利用率的难度。

三、中国水资源形势

中国是一个干旱缺水严重的国家。中国的淡水资源总量为28 000亿 m^3，占全球水资源的6%，仅次于巴西、俄罗斯和加拿大，名列世界第四位。但是，我国的人均水资源量只有2300m^3，仅为世界平均水平的1/4，是全球人均水资源最贫乏的国家之一。同时，中国又是世界上用水量最多的国家。2014年全国用水总量达到6095亿 m^3，呈逐年上升趋势。缺水已成为全面告急的重大战略资源问题。中国从20世纪70年代起出现水荒，80年代以来，中国的水荒由局部逐渐蔓延至全国，情势越来越严重，对农业和国民经济带来严重影响。据统计，我国目前缺水总量估计为400亿 m^3，每年受旱面积200万~260万 km^2，影响粮食产量150亿~200亿 kg，影响工业产值2000多亿元，全国还有7000万人饮水困难。缺水对环境和人的身心健康都会产生严重影响。

我国水资源紧张具体表现在如下几个方面：

1. 北方资源性缺水　从人口和水资源分布统计数据来看，中国水资源南北分配的差异非常明显。长江流域及其以南地区人口占全国人口的54%，但是水资源却占81%。北方人口占46%，水资源只有19%。专家指出，由于自然环境以及高强度的人类活动的影响，北方水资源进一步减少，南方水资源进一步增加。这个趋势在最近20年尤其明显，加重了我国北方水资源短缺和南北水资源的不平衡。最近几年，北方连年干旱，加重了北方资源性缺水。

2. 全国水质性缺水，南方尤为严重　南方地区由于不注意污水的处理，把未经处理的污水大量排到天然河道，污染了水体，影响水资源的可利用性，形成水质性缺水的严重状况。2015年，全国废水排放总量735.3亿吨。其中化学需氧量排放量2223.5万吨，氨氮排放量229.9万吨。废水大部分未经处理直接排入江河湖海。以长江流域为例，在废污水排放中，工业废水和生活污水分别占75%和25%左右，在流域涉及的18个省、直辖市和自治区中，四川、湖北、湖南、江苏、上海和江西6省市的废污水排放量占流域总量的84.6%，是废污水的主要产生地。主要污染物为悬浮物、有机物、石油类、挥发酚、氰化物、硫化物、汞、镉、铬、铅、砷等。在21个干流城市中，上海市排放的废污水量约占21个城市排放总量的30.7%，武汉市占18.1%，南京市占15.8%，重庆市占8.8%；四大城市合计占73.4%，是长江最主要的污染源。由于污染严重，长江岸边形成许多污染带，在干流21个城市中，重庆、岳阳、武汉、南京、镇江、上海6市累计形成了近600km的污染带，长度占长江干流污染带总长的73%。

3. 中西部工程性缺水 水资源在时间和空间上分配的不均匀性,使中西部地区需要依靠水库来调节。新中国成立以来,我国兴建大量水库,但由于水源工程建设投资额大,投资回报率不高,难以吸引更多建设资金。中国是发展中国家,政府投入有限,由工程滞后原因造成的工程型缺水在中部和西部地区尤为明显。

4. 日益严重的自然灾害影响 受大陆季风气候的影响,中国水资源在季节上分布极不均匀,总是连枯连涝。这种时空上不均匀的水资源变化严重影响有限水资源的合理利用。长江1998年、1991年、1954年、1935年大洪水,松花江1998年特大洪水,黄河1958年、1933年、1840年特大洪水,淮河1975年特大洪水,海河1963年特大洪水,造成每年平均损失上千亿美元。1998年长江大洪水非常严重,而黄河下游开封水位高出市区地面8m,一旦洪水下泄不了,冲溃堤防会造成极大损失。

面临干旱缺水、洪涝灾害、水污染和水土流失等严峻的水资源形势,我国在水资源问题上形成了日益突出的矛盾。

一是水资源短缺与经济社会发展对水资源需求不断增长的矛盾。我国人均水资源贫乏,部分流域和地区水资源开发利用程度已接近或超过水资源和水环境的承载能力。随着社会经济发展和人民生活水平提高,对水资源的需求呈增长趋势,而水资源开发利用和江河治理的难度越来越大,水资源短缺问题将不断加剧。

二是江河综合防洪体系薄弱与保障人民生命财产安全的矛盾突出。多数大江大河重要支流和中小河流尚未得到有效治理,蓄滞洪区建设滞后,山洪、泥石流等灾害的监测与防御能力较低。

三是水污染严重、水土流失与可持续发展的矛盾。全国污水排放总量逐年上升,河湖污染有加重之势,水环境总体状况尚未根本好转。水土流失、生态恶化的趋势没有得到根本遏制,地下水严重超采,一些地区出现河道断流、湖泊干涸、湿地萎缩、绿洲消失,严重影响经济社会的可持续发展。这些问题需要引起人们的高度重视并逐步加以解决。

四是农村水利发展滞后与推进社会主义新农村建设的矛盾。农村水利基础设施薄弱,全国灌溉面积中有1/3是中低产田,大型灌区的不少骨干建筑物损坏,大型排灌泵站老化,损坏率较高。农业生产仍然没有摆脱"靠天收"的被动局面。农村的高氟水、高砷水、苦咸水等还严重威胁农民的健康,还有数亿农民没有喝上安全的水。

应当指出,人多水少,水资源时空分布不均,水土资源与经济社会发展布局不相匹配,是我国的基本水情。而长期粗放的经济增长方式则加剧了我国水资源问题的严重程度,也加大了这些问题的解决难度。从根本上说,干旱缺水、洪涝灾害、水污染和水土流失等问题,既暴露出水利不适应经济社会可持续发展的需要,也暴露出长期粗放的经济增长方式不适应水资源和水环境条件。这两个不适应是我们对当前水资源问题的基本判断。

四、水资源的合理利用和保护

我国水资源严重缺乏,要达到基本满足经济社会可持续发展和生态环境保护的需要,任务还十分艰巨,难度也非常大,需要全社会长期艰苦的努力。当前和今后一个时期,在水资源的合理利用和保护方面需要进一步完善法制、改革体制、创新机制,继续加大投入,重点开展以下工作。

(一)科学编制水资源规划

我国水资源条件十分复杂,改革开放以来,水资源和经济社会状况都发生了很大的变化,编制新时期水资源规划,为经济社会可持续发展和水资源的节约、保护、合理利用提供科学依据,是一项十分重要而急迫的任务。编制水资源规划要坚持以人为本、人水和谐的理念,充分尊重自然规律;坚持节流优先、治污为本、多渠道开源、重视非传统水源的开发;统筹经济社会发展与水资源的开发利用和保护;协调好生产、生活和生态用水。

(二) 全面推进节水型社会建设

建设节水型社会是解决我国水资源供需矛盾的最根本、最有效的战略举措。节水型社会建设主要通过制度建设,达到节水增效的目的,提高资源利用效率,改善生态环境,增强可持续发展能力,实现人与自然的和谐相处。当前要以水权、水市场理论为指导,完善水资源管理体制,逐步建立政府调控、市场引导、公众参与的节水机制。通过制定水资源规划,要逐级明晰初始用水权,确定水资源的宏观控制指标和微观定额指标,明确各地区、各行业、各部门,乃至各单位的水资源使用权指标。确定产品生产或服务的科学用水定额。健全水权转让的政策法规,建立有利于促进节约用水和水资源合理利用的水价形成机制。积极推广先进实用的节水灌溉技术,大力开发和推广节水器具和节水生产技术。继续推进节水型社会建设试点工作,积累经验,逐步推广。

(三) 加强污染治理,做好水资源保护

全面推进水功能区划制度的实施,合理确定河流水体的纳污总量,对污染物排放进行有效的总量控制。重点加强行政区界、主要江河湖库引排水口、入河排污口和地下水的水量、水质统一监测,对用水和排污进行有效监控,加强对江河湖泊入河排污口的管理。依法划定生活饮用水水源保护区,严格限制保护区内的各项开发活动,严禁一切排污行为,确保城乡居民饮用水安全。建立河流生态健康指标,制订不同阶段的生态保护和修复目标,建立和完善生态补水应急机制,逐步修复水生态系统。要加强地下水管理和保护,启动地下水超采区生态治理保护工程,控制超采、防止污染。加强城市河湖水系综合整治,搞好水生态建设,美化城镇人居环境。

保护好水资源,控制污染是关键。要大力发展循环经济,调整产业结构,从根本上解决由于产业结构不合理带来的污染问题。加强对污染源的控制,从传统的末端治理转变为源头防治。在重点流域和地区,实行最严格的排污总量控制措施,逐年削减排污总量,不断提高工业企业污染防治水平。全面推行排污许可制度,工业企业实行达标排放。逐步提高城镇污水处理费征收标准,加快城镇污水收集管网和处理设施建设,提高深度处理能力。加强农业农村污染治理,大力发展生态农业,减少农药和化肥施用量,严格控制畜禽养殖污染。推进农村环境综合整治,积极改水改厕,加快沼气等可再生能源的推广应用。因地制宜地处理农村生活污水和垃圾,开展示范工程建设。

(四) 合理开发利用水资源

按照科学的水资源规划,进一步加强供水工程建设,提高对水资源在时间和空间上的调控能力。当前要把确保人群饮水安全作为首要任务,重点解决高氟水、高砷水、苦咸水、污染水等饮水水质不合格问题,以及局部地区饮用水严重不足问题,维护人群的身体健康和生命安全。鼓励非传统水源的开发利用。加强流域和区域的水资源统一调度,保障湿地、河流和改善水环境的生态用水。继续加快防洪体系建设,确保大江大河、大型水库、大中城市和重要设施的防洪安全,提高雨洪资源利用能力。对已建水利工程进行生态环境调查评价,调整一些功能差、效益低、对生态环境影响较大的工程设施。新建项目要从立项、规划、建设全过程重视生态环境保护,科学选址,慎重决策,降低不利影响。加强水土保持生态建设,控制人

为造成的水土流失。加强农业节水灌溉、人畜饮水、农村水电、水土保持、牧区水利和预防传染病项目等农村水利基础设施建设,保护和提高农业特别是粮食生产能力,促进农民增收。

(五)依法治水,加强水资源统一管理

加快水资源节约、保护和合理利用的法规体系建设,抓紧开展节约用水、流域管理、水资源保护等方面的法律起草和《水污染防治法》等法律的修订工作。完善《水法》《防洪法》《水土保持法》等法律的配套法规体系,按照《水污染防治行动计划》尽快完善取水许可和水资源费征收使用管理办法等行政法规。强化行政执法体系建设,重点加强省际水事矛盾预防和协调,完善突发性水事应急机制。坚决关闭威胁饮用水源地安全的严重污染企业,严格监督城镇污水和垃圾处理场的污染排放,积极化解由于水环境污染而损害人群健康的突出矛盾。健全监督机制,加大对浪费水资源、破坏水环境行为的查处力度。

第二节 水体污染的来源

水体污染(water pollution)是指人类活动排放的污染物进入水体,其数量超过了水体的自净能力,使水和水体底质的理化特性和水环境中的生物特性、组成等发生改变,从而影响水的使用价值,造成水质恶化,乃至危害人体健康或破坏生态环境的现象。造成水体污染的原因是多方面的,本节涉及的水体污染物来自人类的生产或生活活动,其主要来源有以下几方面:

一、工业废水

(一)工业废水的污染来源

工业废水(industry wastewater)是指在工业生产中,因热交换、产品输送、产品清洗和管理、选矿、除渣、生产反应等过程而产生的大量废水。2015年国家环保部的数据显示,全国工业废水排放量为199.5亿吨,其中,化学需氧量排放量293.5万吨,氨氮排放量为21.7万吨。

不同工业企业,其工业废水的污染物是不同的。表22-1列举了常见工业企业废水的污染物。

表22-1 主要工业废水中的有害物质

工厂种类	废水中的主要有害物质
钢铁厂	酚、氰化物、吡啶
石油化工厂	油、氰化物、砷、酸、碱、吡啶、酮类、芳烃
电镀厂	氰化物、铬、锌、铜、镉、镍
电池厂	汞、锌、酚、焦油、甲苯、锰、氰化物
氮肥厂	硫酸、砷化物、硫化物、氰化物、酚
农药厂	乐果、有机磷、无机磷、硫化物、苯、氯仿、氯苯
人造纤维厂	二硫化碳、硫化氢、硫酸、硫化钠
造纸厂	木质素、纤维素、酸、碱、二硫化碳、硫化氢
制革厂	大量畜毛皮屑、硫化物、砷化物

引自:陈学敏、杨克敌.现代环境卫生学.第2版.北京:人民卫生出版社,2008

面对如此严重的污染,若不采取强有力的措施,让其污染趋势发展下去,我国的淡水资源将受到严重污染而不能直接使用。

(二)工业废水的污染特点

1. 工业废水污染量大,而且排放集中,易形成公害事件。2005 年 11 月 13 日,中国石油吉林石化公司双苯厂苯胺装置发生严重爆炸,致使苯、苯胺和硝基苯等有机物流入松花江,造成松花江流域重大水污染。该事件不仅造成包括哈尔滨在内的松花江流域城市停水,而且污染物险些造成邻国俄罗斯的水体污染。2005 年 12 月 15 日,韶关冶炼厂设备检修期间,超过 1000 吨的高浓度含镉污水直接排入北江,造成北江下游韶关、清远、英德 3 个城市的饮用水受到威胁,部分城市自来水供应停止。自 2007 年开发区建设以来,内蒙古联邦制药等公司将污水排入 200 多公里外中国八大淡水湖之一的乌梁素海。2013 年 5 月,环保部通报了山东 14 家企业利用渗井、渗坑或无防渗漏措施的沟渠、坑塘排放、输送或者存贮污水,导致难于净化的地下水污染。2014 年,内蒙古腾格里工业园和宁夏中卫工业园区的大量化工企业,将未经处理的污水排入沙漠,造成沙漠的土壤污染。

2. 工业废水的水质和水量因生产品种、工艺和生产规模等的不同而有很大差别。即使在同一工厂,各车间废水的数量和性质也会有很大差异;生产同类产品的工业企业,其废水的质和量也因工艺过程、原料、药剂、生产用水的质量等条件不同而相差很大。因此,对于工业废水的治理,需要针对不同企业采取相应措施。

3. 工业废水多为点污染,易于开展污染控制。工业废水的排放一定是通过排污口完成的,因此,控制住企业的排污口,就能有效控制工业废水的污染。国家已相继出台了多项法律、法规,政府有专业的执行机构,在控制工业废水污染领域取得了长足的进步。目前,我国工业废水的排放量已低于生活污水的排放量。

二、生活污水

(一)生活污水的污染来源

生活污水(domestic sewage)是指人们日常生活的洗涤废水和粪尿污水等,水中含有大量的磷、氮化合物和有机物如纤维素、淀粉、糖类、脂肪、蛋白质等,以及生物污染物包括肠道病原菌、病毒、寄生虫卵等。2015 年国家环境保护部的数据显示,全国城镇生活污水排放量 535.2 亿吨,其中,化学需氧量排放量为 846.9 万吨,氨氮排放量为 134.1 万吨。

生活污水主要来源于城市。我国城市人口密度不断增加,城市范围不断扩大,生活污水的排放量逐渐增加,而相应的生活污水处理设施却远远不能满足需要,导致城市生活污水成为水污染的一个重要来源。目前,我国城市生活污水平均只有 50% 得到处理,其原因为污水处理能力有限、污水处理经费不足或市政污水收集管网建设滞后。

农村生活污水的污染也开始引起人们的关注。农村大量生活污水的无序排放,已成为农村重要的污染源,而污水处理率又极低,带来的严重后果是地表水质严重下降,危害人身健康,破坏生态平衡。目前,我国农村及集镇基本没有污水集中处理设施,许多人畜粪便污水、厨房产生的生活污水基本上不作处理,直接排入江河、池塘,严重污染了水源和环境。

(二)生活污水的污染特点

1. 生活污水排放量超过工业废水 工业废水的污染虽然排放量大且集中,但由于人们的高度重视,国家也配套有相关法律和法规予以控制。而就生活污水而言,在思想认识和实际措施都存在很大差距。当今,我国生活污水的排放量已超过工业废水,生活污水污染的严重危害已开始凸显。

2. 水体富营养化污染治理困难　近年来,由于大量使用合成洗涤剂,其中磷酸盐含量高达 30%~60%,使污水中磷含量显著增加,为水生植物提供了充足的营养物质。水体受含磷、氮等污水污染是造成水体富营养化的主要原因。2015 年,我国城镇生活污水氨氮排放量为 134.1 万吨,超过污水总氨氮排放量 229.9 万吨的 1/2 以上。目前,我国内陆湖泊都存在不同程度的富营养化,沿海海域也多次出现赤潮,水体的功能正在逐渐退化。有鉴于此,我国已开始限制洗涤剂中磷的使用量。

3. 人畜粪便污染　生活污水中人畜粪便所致生物污染,容易造成介水传染病的流行。在经济落后地区,管网质量差或饮用水未经消毒,此种情况仍然严重。

三、农业污水

(一)农业污水的污染来源

农田水的径流和渗透形成了农业污水。我国广大农村习惯使用未经处理的人畜粪便、尿液浇灌农作物,形成以生物污染为主要污染物的传统水体污染。近几十年来,化肥、农药的用量正在迅速增加,土壤经施肥或使用农药后,通过雨水或灌溉用水的冲刷及土壤的渗透作用,使残存的肥料及农药通过农田的径流进入地表水,形成了现代农业以化肥、农药及其分解产物为主要污染物的水体污染。

化肥以氮、磷、钾等为主要成分,容易形成水体富营养化污染。农药的种类很多,性质各异,故毒性大小也不相同。有的农药无毒或毒性小,有的可引起急慢性中毒,有的则具有致癌、致突变和致畸作用,有的还可能对生殖和免疫功能产生不良影响。

(二)农业污水的污染特点

1. 农药造成水体的全球性污染,意义深远　20 世纪 60~70 年代,农业上大量使用有机氯农药如 DDT、六六六,由于有机氯农药的化学稳定性,导致此类农药的污染已遍及全球。在南北极极地的积雪,珠穆朗玛峰顶的积雪,以及几乎全球高等动物的脂肪组织中,都检测到有机氯农药。有机氯农药污染对人类健康造成了深远影响。目前,高残留有机氯农药已被低残留、低毒性农药取代。

2. 水体中农药的残留正在危害人群健康　农业上使用的很多农药对人群健康都有不良影响,有些属于内分泌干扰物,如五氯酚钠、有机氯农药等,长期接触和使用上述污染水源的人群已在流行病学上呈现出发病率上升的后果。

3. 农业污水中化学需氧量和氨氮含量高　2015 年,农业源化学需氧量排放量为 1068.6 万吨,氨氮排放量为 72.6 万吨。

四、医院污水

(一)医院污水的污染来源

医院污水(hospital sewage)主要由医院在治疗患者时产生的医疗污水和生活污水两大部分。由于医院污水容易引起人群疾病流行,因此,国家对医院污水的排放有专门的规定。

(二)医院污水的污染特点

1. 医院污水中富含致病性生物　一般综合性医院、传染病医院、结核病医院等排出的污水含有大量的病原微生物,如伤寒杆菌、痢疾杆菌、结核分枝杆菌、肠道病毒、肝炎病毒、钩蚴虫卵等。这些病原菌在外环境中往往可生存较长时间。因此,医院污水污染水体或土壤后,能在较长时间内通过饮水或食物传播疾病。受害人群通常表现出与致病微生物一致的疾病,如肠道疾病、结核病等。

2. 医院污水中可能存在放射性污染物 由于医疗技术的发展,很多医院都采用放射性物质进行疾病的诊断和治疗,如放射性核素技术、放疗等,相应科室的污水中会含有放射性污染物质,一旦有人群接触和饮用,会呈现出放射性损伤。国家法律规定医院放射性污水应该处理后,专用管网排放。

五、其他污水

除了上述来源明确、污染物排放量较大污染源外,还有一些其他污水也不容忽视。

废物堆放、掩埋和倾倒、垃圾处理等间接引起水体污染。一些暂时堆放于露天的废物可以因雨水淋浸或刮风等原因被带入水中,一些废弃物被人为地倒入水中,这都会直接污染水环境。另一些难于处置的废弃物被人们掩埋在地下,又未经处理,也会影响周围的地质环境,然后再经风雨作用就可能污染水体。

航运量激增带来大量船舶污染。长江是横贯我国东西的水上运输大动脉,航运业十分发达,常年在水上运营的船舶有 21 万艘,这些船舶每年向长江排放的含油废水和生活污水达 3.6 亿吨,排放生活垃圾 7.5 万吨。另外,因海损事故造成的油品、化学品污染事件也时有发生,对水环境构成了极大威胁。

六、我国水体污染现况

2015 年,国务院对生态文明建设和环境保护做出一系列重大决策部署,出台实施《水污染防治行动计划》。制定落实目标责任书,将任务分解落实到各省(自治区、直辖市)1940 个考核断面,建立全国及重点区域水污染防治协作机制。积极推进流域水生态环境功能分区管理,明确控制单元水质目标。开通城市黑臭水体整治监管平台,各地排查确认近 2000 个城市黑臭水体。实施国家地下水监测工程。围绕"一控两减三基本"目标。

2015 年,全国废水排放总量 735.3 亿吨。其中,工业废水排放量 199.5 亿吨、城镇生活污水排放量 535.2 亿吨。废水中化学需氧量排放量为 2223.5 万吨,其中,工业源化学需氧量排放量为 293.5 万吨、农业源为 1068.6 万吨、城镇生活为 846.9 万吨。废水中氨氮排放量 229.9 万吨。其中,工业源氨氮排放量为 21.7 万吨、农业源为 72.6 万吨、城镇生活为 134.1 万吨。

2015 年,全国 967 个地表水国控断面(点位)开展了水质监测,Ⅰ~Ⅲ类、Ⅳ~Ⅴ类和劣Ⅴ类水质断面分别占 64.5%、26.7% 和 8.8%。5118 个地下水水质监测点中,水质为优良级的监测点比例为 9.1%,良好级的监测点比例为 25.0%,较好级的监测点比例为 4.6%,较差级的监测点比例为 42.5%,极差级的监测点比例为 18.8%。338 个地级以上城市开展了集中式饮用水水源地水质监测,取水总量为 355.43 亿吨,达标取水量为 345.06 亿吨,占 97.1%。

(一)地表水

覆盖了七大流域、浙闽片河流、西北诸河、西南诸河及太湖、滇池和巢湖的环湖河流共423 条河流,以及太湖、滇池和巢湖等 62 个重点湖泊(水库)的监测数据表明:Ⅰ类水质断面(点位)占 2.8%,比 2014 年下降 0.6 个百分点;Ⅱ类占 31.4%,比 2014 年上升 1.0 个百分点;Ⅲ类占 30.3%,比 2014 年上升 1.0 个百分点;Ⅳ类占 21.1%,比 2014 年上升 0.2 个百分点；Ⅴ类占 5.6%，比 2014 年下降 1.2 个百分点；劣Ⅴ类占 8.8%，比 2014 年下降 0.4 个百分点。

1. 流域　2015 年，长江、黄河、珠江、松花江、淮河、海河、辽河等七大流域和浙闽片河流、西北诸河、西南诸河的 700 个国控断面中，Ⅰ类水质断面占 2.7%，比 2014 年下降 0.1 个百分点；Ⅱ类占 38.1%，比 2014 年上升 1.2 个百分点；Ⅲ类占 31.3%，比 2014 年下降 0.2 个百分点；Ⅳ类占 14.3%，比 2014 年下降 0.7 个百分点；Ⅴ类占 4.7%，比 2014 年下降 0.1 个百分点；劣Ⅴ类占 8.9%，主要集中在海河、淮河、辽河和黄河流域，比 2014 年下降 0.1 个百分点。

（1）长江流域：160 个国控断面中，Ⅰ类水质断面占 3.8%，比 2014 年下降 0.6 个百分点；Ⅱ类占 55.0%，比 2014 年上升 4.1 个百分点；Ⅲ类占 30.6%，比 2014 年下降 2.1 个百分点；Ⅳ类占 6.2%，比 2014 年下降 0.7 个百分点；Ⅴ类占 1.2%，比 2014 年下降 0.7 个百分点；劣Ⅴ类占 3.1%，与 2014 年持平。

（2）黄河流域：62 个国控断面中，Ⅰ类水质断面占 1.6%，与 2014 年持平；Ⅱ类占 30.6%，比 2014 年下降 3.3 个百分点；Ⅲ类占 29.0%，比 2014 年上升 4.8 个百分点；Ⅳ类占 21.0%，比 2014 年上升 1.6 个百分点；Ⅴ类占 4.8%，比 2014 年下降 3.3 个百分点；劣Ⅴ类占 12.9%，与 2014 年持平。

（3）珠江流域：54 个国控断面中，Ⅰ类水质断面占 3.7%，比 2014 年下降 1.9 个百分点；Ⅱ类占 74.1%，与 2014 年持平；Ⅲ类占 16.7%，比 2014 年上升 1.9 个百分点；Ⅳ类占 1.8%，无Ⅴ类水质断面，劣Ⅴ类占 3.7%，均与 2014 年持平。

（4）海南岛流域：岛内 10 个国控断面中，无Ⅰ类、Ⅳ类、Ⅴ类和劣Ⅴ类水质断面，Ⅱ类占 70.0%，Ⅲ类占 30.0%，均与 2014 年持平。

（5）松花江流域：86 个国控断面中，无Ⅰ类水质断面，与 2014 年持平；Ⅱ类占 8.1%，比 2014 年上升 1.2 个百分点；Ⅲ类占 57.0%，比 2014 年上升 1.8 个百分点；Ⅳ类占 26.7%，比 2014 年下降 2.0 个百分点；Ⅴ类占 2.3%，比 2014 年下降 2.3 个百分点；劣Ⅴ类占 5.8%，比 2014 年上升 1.2 个百分点。

（6）黑龙江水系：21 个国控断面中，无Ⅰ类和劣Ⅴ类水质断面，与 2014 年持平；Ⅱ类占 4.8%，比 2014 年上升 0.3 个百分点；Ⅲ类占 52.4%，比 2014 年上升 6.9 个百分点；Ⅳ类占 42.9%，比 2014 年下降 2.6 个百分点；无Ⅴ类水质断面，比 2014 年下降 4.5 个百分点。

（7）乌苏里江水系：9 个国控断面中，无Ⅰ类、Ⅱ类、Ⅴ类和劣Ⅴ类水质断面，均与 2014 年持平；Ⅲ类占 55.6%，比 2014 年上升 11.2 个百分点；Ⅳ类占 44.4%，比 2014 年下降 11.2 个百分点。

（8）图们江水系：5 个国控断面中，无Ⅰ类和Ⅱ类水质断面，与 2014 年持平；Ⅲ类占 20.0%，比 2014 年下降 20.0 个百分点；Ⅳ类占 60.0%，比 2014 年上升 20.0 个百分点；无Ⅴ类水质断面，比 2014 年下降 20.0 个百分点；劣Ⅴ类占 20.0%，比 2014 年上升 20.0 个百分点。

（9）绥芬河水系：为轻度污染，主要污染指标为化学需氧量。

（10）淮河流域：94 个国控断面中，无Ⅰ类水质断面，与 2014 年持平；Ⅱ类占 6.4%，比 2014 年下降 1.0 个百分点；Ⅲ类占 47.9%，比 2014 年下降 1.0 个百分点；Ⅳ类占 22.3%，比 2014 年上升 1.0 个百分点；Ⅴ类占 13.8%，比 2014 年上升 6.4 个百分点；劣Ⅴ类占 9.6%，比 2014 年下降 5.3 个百分点。

（11）沂沭泗水系：11 个国控断面中，无Ⅰ类、Ⅴ类和劣Ⅴ类水质断面，与 2014 年持平；无Ⅱ类水质断面，比 2014 年下降 9.1 个百分点；Ⅲ类占 54.5%，比 2014 年下降 18.2 个百分点；Ⅳ类占 45.5%，比 2014 年上升 27.3 个百分点。

（12）海河流域：64 个国控断面中，Ⅰ类水质断面占 4.7%，与 2014 年持平；Ⅱ类占 15.6%，比 2014 年上升 1.5 个百分点；Ⅲ类占 21.9%，比 2014 年上升 1.6 个百分点；Ⅳ类占 6.2%，比 2014 年下降 7.9 个百分点；Ⅴ类占 12.5%，比 2014 年上升 3.1 个百分点；劣Ⅴ类占 39.1%，比 2014 年上升 1.6 个百分点。

（13）滦河水系：6 个国控断面中，无Ⅰ类、Ⅳ类、Ⅴ类和劣Ⅴ类水质断面，Ⅱ类占 50.0%，Ⅲ类占 50.0%，与 2014 年持平。

（14）徒骇-马颊河水系：6 个国控断面中，无Ⅰ类、Ⅱ类和Ⅲ类水质断面，与 2014 年持平；无Ⅳ类水质断面，比 2014 年下降 33.3 个百分点；Ⅴ类占 66.7%，比 2014 年上升 16.7 个百分点；劣Ⅴ类占 33.3%，比 2014 年上升 16.6 个百分点。

（15）辽河流域：55 个国控断面中，Ⅰ类水质断面占 1.8%，与 2014 年持平；Ⅱ类占 30.9%，比 2014 年下降 3.6 个百分点；Ⅲ类占 7.3%，比 2014 年上升 1.8 个百分点；Ⅳ类占 40.0%，与 2014 年持平；Ⅴ类占 5.5%，比 2014 年下降 5.4 个百分点；劣Ⅴ类占 14.5%，比 2014 年上升 7.2 个百分点。

（16）大凌河水系：5 个国控断面中，无Ⅰ类、Ⅴ类和劣Ⅴ类水质断面，Ⅱ类水质断面占 20.0%，均与 2014 年持平；Ⅲ类占 20.0%，比 2014 年下降 20.0 个百分点；Ⅳ类占 60.0%，比 2014 年上升 20.0 个百分点。

（17）鸭绿江水系：14 个国控断面中，Ⅰ类水质断面占 7.1%，与 2014 年持平；Ⅱ类占 85.7%，比 2014 年下降 7.2 个百分点；Ⅲ类占 7.1%，比 2014 年上升 7.1 个百分点；无Ⅳ类、Ⅴ类和劣Ⅴ类水质断面，与 2014 年持平。

（18）浙闽片河流：45 个国控断面中，Ⅰ类水质断面占 4.4%，比 2014 年下降 2.3 个百分点；Ⅱ类占 31.1%，比 2014 年上升 4.4 个百分点；Ⅲ类占 53.3%，比 2014 年上升 2.2 个百分点；Ⅳ类占 8.9%，比 2014 年下降 2.2 个百分点；Ⅴ类占 2.2%，比 2014 年下降 2.2 个百分点；无劣Ⅴ类水质断面，与 2014 年持平。

（19）西北诸河：51 个国控断面中，Ⅰ类水质断面占 7.8%，比 2014 年上升 3.9 个百分点；Ⅱ类占 88.2%，比 2014 年上升 3.9 个百分点；无Ⅲ类水质断面，比 2014 年下降 9.8 个百分点；Ⅳ类占 2.0%，比 2014 年上升 2.0 个百分点；Ⅴ类占 2.0%，比 2014 年上升 2.0 个百分点；无劣Ⅴ类水质断面，比 2014 年下降 2.0 个百分点。

（20）西南诸河：29 个国控断面中，无Ⅰ类水质断面，与 2014 年持平；Ⅱ类占 72.4%，比 2014 年上升 4.7 个百分点；Ⅲ类占 24.1%，比 2014 年下降 1.7 个百分点；Ⅳ类占 3.4%，比 2014 年上升 3.4 个百分点；无Ⅴ类和劣Ⅴ类水质断面，均比 2014 年下降 3.2 个百分点。

2. 湖泊（水库） 2015 年，全国 62 个重点湖泊（水库）中，5 个湖泊（水库）水质为Ⅰ类，比 2014 年减少 2 个；13 个为Ⅱ类，比 2014 年增加 2 个；25 个为Ⅲ类，比 2014 年增加 5 个；10 个为Ⅳ类，比 2014 年减少 5 个；4 个为Ⅴ类，5 个为劣Ⅴ类，均与 2014 年持平。开展营养状态监测的 61 个湖泊（水库）中，贫营养的 6 个，比 2014 年减少 4 个；中营养的 41 个，比 2014 年增加 5 个；轻度富营养的 12 个，比 2014 年减少 1 个；中度富营养的 2 个，与 2014 年持平。

（1）太湖：太湖湖体平均为Ⅳ类水质。20 个国控点位中，Ⅲ类水质点位占 20.0%，Ⅳ类占 75.0%，Ⅴ类占 5.0%。主要污染指标为化学需氧量和总磷。湖体平均为轻度富营养状态,其中西部沿岸区为中度富营养状态,北部沿岸区、湖心区和南部沿岸区均为轻度富营养状态,东部沿岸区为中营养状态。

(2)巢湖:巢湖湖体平均为Ⅴ类水质。8个国控点位中,Ⅳ类点位占50.0%,Ⅴ类占50.0%。主要污染指标为总磷。湖体平均为轻度富营养状态,其中西半湖和东半湖均为轻度富营养状态。

(3)滇池:滇池湖体平均为劣Ⅴ类水质。10个国控点位中,Ⅴ类点位占10.0%,劣Ⅴ类占90.0%。湖体平均为中度富营养状态,其中草海和外海均为中度富营养状态。

(二)地下水

2015年,以地下水含水系统为单元,以潜水为主的浅层地下水和承压水为主的中深层地下水为对象,国土部门对全国31个省(自治区、直辖市)202个地市级行政区的5118个监测井(点)(其中国家级监测点1000个)开展了地下水水质监测。评价结果显示:水质呈优良、良好、较好、较差和极差级的监测井(点)比例分别为9.1%、25.0%、4.6%、42.5%和18.8%。其中,3322个以潜水为主的浅层地下水水质监测井(点)中,水质呈优良、良好、较好、较差和极差级的监测井(点)比例分别为5.6%、23.1%、5.1%、43.2%和23.0%;1796个以承压水为主(其中包括部分岩溶水和泉水)的中深层地下水水质监测井(点)中,水质呈优良、良好、较好、较差和极差级的监测井(点)比例分别为15.6%、28.4%、3.7%、41.1%和11.2%。

超标指标主要包括总硬度、溶解性总固体、pH、COD、"三氮"(硝酸盐氮、亚硝酸盐氮和氨氮)、氯离子、硫酸盐、氟化物、锰、砷、铁等,个别水质监测点存在铅、六价铬、镉等重金属超标现象。

2015年,以流域为单元,水利部门对北方平原区17个省(自治区、直辖市)的重点地区开展了地下水水质监测,监测井主要分布在地下水开发利用程度较大,污染较严重的地区。监测对象以浅层地下水为主,易受地表或土壤水污染下渗影响,水质评价结果总体较差。2103个监测站数据评价结果显示:水质优良、良好、较差和极差的监测站比例分别为0.6%、19.8%、48.4%和31.2%,无水质较好的监测站。"三氮"污染较重,部分地区存在一定程度的重金属和有毒有机物污染。

(三)饮用水水源地水质

2015年,全国地级以上城市集中式饮用水水源地全国338个地级以上城市的集中式饮用水水源地取水总量为355.43亿吨,服务人口3.32亿人。其中,达标取水量为345.06亿吨,占取水总量的97.1%。其中,地表饮用水水源地557个,达标水源地占92.6%,主要超标指标为总磷、溶解氧和五日生化需氧量。

地下饮用水水源地358个,达标水源地占86.6%,主要超标指标为锰、铁和氨氮。

(四)重点水利工程

1. 三峡库区 长江主要支流水体综合营养状态指数范围为25.9~81.2,富营养的断面占监测断面总数的30.5%。回水区水体处于富营养状态的断面比例为35.6%,比非回水区高10.6个百分点。

2. 南水北调(东线) 南水北调东线长江取水口夹江三江营断面为Ⅱ类水质。输水干线京杭运河里运河段、宝应运河段、宿迁运河段、鲁南运河段、韩庄运河段和梁济运河段均为Ⅲ类水质。洪泽湖湖体6个点位均为Ⅳ类水质,营养状态为轻度富营养;骆马湖湖体2个点位、南四湖湖体5个点位和东平湖湖体2个点位均为Ⅲ类水质,营养状态均为中营养。

3. 南水北调(中线) 南水北调中线取水口陶岔断面为Ⅱ类水质。丹江口水库5个点位均为Ⅱ类水质,营养状态为中营养。入丹江口水库的 9 条支流 18 个断面中,汉江有 2 个断面为Ⅰ类水质,天河、金钱河、浪河、堵河、老灌河、淇河、官山河和丹江的 16 个断面均为Ⅱ类水质。

(五)海域

2015 年,中国管辖海域海水中无机氮、活性磷酸盐、石油类和化学需氧量等指标的监测结果显示,近岸局部海域海水环境污染依然严重,近岸以外海域海水质量良好。冬季、春季、夏季和秋季,劣四类海水海域面积分别为 67 150km²、51 740km²、40 020km² 和 63 230km²,分别占中国管辖海域面积的 2.2%、1.7%、1.3% 和 2.1%。污染海域主要分布在辽东湾、渤海湾、莱州湾、江苏沿岸、长江口、杭州湾、浙江沿岸、珠江口等近岸海域。与 2014 年夏季同期相比,渤海和东海劣四类海水海域面积分别减少 1690km² 和 1660km²,黄海和南海劣四类海水海域面积分别增加 1710km² 和 520km²。

1. 近岸海域 全国近岸海域国控监测点中,一类海水比例为 33.6%,比 2014 年上升 5.0 个百分点;二类为 36.9%,比 2014 年下降 1.3 个百分点;三类为 7.6%,比 2014 年上升 0.6 个百分点;四类为 3.7%,比 2014 年下降 4.0 个百分点;劣四类 18.3%,比 2014 年下降 0.3 个百分点。

(1)渤海:近岸海域一类海水比例为 14.3%,比 2014 年下降 12.2 个百分点;二类为 57.1%,比 2014 年上升 10.2 个百分点;三类为 14.3%,比 2014 年上升 8.1 个百分点;四类为 8.2%,比 2014 年下降 6.1 个百分点;劣四类为 6.1%,与 2014 年持平。

(2)黄海:近岸海域一类海水比例为 37.0%,比 2014 年下降 5.6 个百分点;二类为 51.9%,比 2014 年上升 11.2 个百分点;三类为 5.6%,比 2014 年下降 3.7 个百分点;四类为 1.9%,比 2014 年下降 3.7 个百分点;劣四类为 3.7%,比 2014 年上升 1.8 个百分点。

(3)东海:近岸海域一类海水比例为 20.0%,比 2014 年上升 17.9 个百分点;二类为 16.8%,比 2014 年下降 10.6 个百分点;三类为 11.6%,比 2014 年上升 2.2 个百分点;四类为 5.3%,比 2014 年下降 8.4 个百分点;劣四类为 46.3%,比 2014 年下降 1.1 个百分点。

(4)南海:近岸海域一类海水比例为 53.4%,比 2014 年上升 6.8 个百分点;二类为 37.9%,比 2014 年下降 4.8 个百分点;三类为 1.9%,比 2014 年下降 2.0 个百分点;四类为 1.0%,比 2014 年上升 1.0 个百分点;劣四类为 5.8%,比 2014 年下降 1.0 个百分点。

2. 海洋渔业水域 2015 年,全国渔业生态环境监测网对中国渤海、黄海、东海、南海和其他重点区域的 48 个重要渔业水域近 1000 个监测站位的水质、沉积物、生物等 18 项指标进行了监测,监测总面积 486.7 万公顷。结果表明,除部分水域氮和磷营养物质超标严重外,天然渔业水域、重点养殖区及国家级水产种质保护区的生态环境总体保持良好。

(吴志刚)

第三节 水体污染物及其危害

自然因素可引起水体水质某些成分的改变,甚至对人体产生危害,如水中砷含量过高会导致地方性砷中毒。大部分水体污染物来源于人类活动。当人类活动排入水体的污染物量超过其自净能力时,水、水体底质的理化特性和水环境的生物特性、组成等就会发生改变,从而影响水的使用价值,造成水质恶化,严重时危害人体健康或造成生态环境的破坏。进入水体的污染物大致可以分为物理性、化学性、生物性 3 类(表 22-2)。

表 22-2 水体污染分类、来源及污染物

	污染类型	污染物	污染表征	废水来源
物理性污染	热污染	热的冷却水	升温、缺氧或气体饱和、热富营养化	动力电站、冶金、石油、化工等
	放射性污染	铀、钚、锶、铯	放射性沾污	核研究生产、试验、核医疗、核电站
	表观污染	泥、沙、渣、屑、漂浮物	混浊	地表径流、农田排水、生活污水、大坝冲沙、工业废水
		腐殖质、色素、染料、铁、锰	颜色染色	食品印染、造纸、冶金等工业污水和农田排水
		酚、氨、胺、硫醇、硫化氢	恶臭	污水、食品、制革、炼油、化工、农肥
化学性污染	酸碱污染	无机或有机酸碱	pH异常	矿山、石油、化工化肥、造纸、电镀、酸洗等工业、酸雨
	重金属污染	汞、镉、铬、铅、锌等	毒性	矿山、冶金、电镀、仪表、颜料等工业的排水
	非金属污染	砷、氰、氟、硫、硒等	毒性	化工、火电站、农药、化肥等工业
	需氧有机物污染	糖类、蛋白质、油质、木质素等	耗氧、缺氧	食品、纺织、造纸、制革、化工等工业、生活污水、农田排水
	农药污染	有机氯农药、多氯联苯、有机磷农药等	严重时水中无生物	农药、化工、炼油及农田排水
	易分解有机物污染	酚类、苯、醛类	耗氧、异味、毒性	制革、炼油、化工、煤矿、化肥等工业、生活污水及地面径流
	油类污染	石油及其制品	漂浮和乳化、增加水色	石油开采、炼油、油轮等
生物性污染	病原体污染	各种病原体	水体致病性	医院、屠宰、畜牧、制革等工业、生活污水、地面径流
	真菌污染	真菌毒素	毒性、致癌	制药、酿造、食品、制革等工业
	藻类污染	磷、氮	富营养化、恶臭	化肥、化工、食品等工业、生活污水、农田排水

一、物理性污染物

（一）水体感官性状改变

某些污染物进入水体会引起色、臭、味的变化,由暴雨或潮水冲刷陆地而带入水中的黏土、土壤颗粒、动植物组织碎片以及某些矿物质等非溶解性悬浮物是水浑浊的主要原因。

1. 色、臭、味 水中如果存在腐殖质、泥土、浮游生物、铁和锰等金属离子,均可使水体着色。纺织、印染、造纸、食品、有机合成工业的废水中,常含有大量的染料、生物色素、铁、锰和有色悬浮微粒等,是环境水体着色的主要污染源。水色>15度时,多数可察觉;>30度时,所有人均感到厌恶。

食品、制革、炼油、化工、农肥等工农业废水中的酚、氨、胺、硫醇、硫化氢等污染物可引起水臭。水中藻类和细菌过度繁殖,天然物质的分解以及细菌活动的代谢物等也会产生令人不愉快的臭味;当藻类和细菌最终死亡时,水体的有机负荷增加,溶解氧含量下降,水质进一步恶化,发黑发臭。

水色、臭、味的变化大大降低了水的使用价值,影响水体的生态环境,使人产生厌恶感,还提示水体受到污染,可能存在着对人体有害的化学物质和致病菌。

2. 非溶解性悬浮物　水中含有的泥沙、黏土、动植物组织碎片以及某些矿物质等非溶解性悬浮物是水浑浊的主要原因,主要来源于田地、未保护的森林土壤、过度放牧的草地、露天矿及城市拆建房屋等。一些工矿企业的废水中也含有许多固体悬浮物。水中非溶解性固体悬浮物的存在可影响水的感官性状(如外观恶化、浑浊度升高、水色改变等)、增加介水传染病传播和流行(如吸附细菌、病毒等病原体随水流动迁移)以及影响水生生物的生态环境和农业灌溉水质量等。

(二) 热污染

热污染是指天然热能或人类的生产和消费活动过程中产生的废热进入水体造成的污染,主要来源于电力等工业冷却水。水体温度升高,会增加水体中悬浮物的沉降速度,加快水分蒸发,增加水中化学反应的速度,降低水中溶解氧含量,同时造成水中有机物的耗氧速度加快,使水中溶解氧进一步降低。水温及水环境一系列物理、化学的变化,对水生生物的生长、繁殖有很大影响。

1. 水温升高对水生植物的影响　在较低温度时,藻类的生长繁殖随着温度的增高而加快,当水温升至某一值后,如继续升高,则藻类的生长繁殖会受到抑制。水体热污染会减少藻类种群的多样性。随着水温的升高,不耐高温的种类将迅速消失。不同藻类对水温由低到高的适应顺序是:硅藻、绿藻、蓝藻。在20℃时硅藻占优势,在30℃时绿藻占优势,在35~40℃时蓝藻占优势。蓝藻占优势时,则发生水体污染,水质劣化,甚至导致人、畜中毒。

水体增温对大多数水生维管束植物有着不良的影响,尤其是对某些浮水植物,在增温区甚至全部消失。出现这种现象的原因,可能与植物对营养物质吸收的机制受到破坏有关。但在一定的增温范围内,某些沉水植物反而会发育得更好,如沉水金鱼藻等可形成更高大的植株,分布数量也会显著增多。

2. 水温增高对水生动物的影响　水生动物绝大部分是变温动物,体温不能自动调节,随水温的升高而升高。当体温超过一定温度时,即会引起酶系统失活,代谢功能失调,直至死亡。许多昆虫的幼虫等对热污染的忍耐力都很差。一般水生动物的温度上限为33~35℃,对底栖动物生态结构产生影响的水温上限约为12℃。

鱼类有广温种和狭温种,前者对热污染的适应性较强,后者则较差。一般认为40℃是鱼类能够忍受的最大限度。鱼类在繁殖期对水温的要求非常严格。因为水温上升会阻止营养物质在生殖腺中的积累,从而限制卵的成熟。在热污染的水体中,春季产卵鱼类将提前产卵,秋季产卵鱼类则会推迟。一些鱼种在胚胎发育期对水温变化的幅度要求很严,江鳕胚胎的正常发育要求水温变化保持在0.5~1℃,超过1.5℃就会引起胚胎死亡。所以,在繁殖时期,水体的热污染会对鱼类造成灾难性的后果。

水温升高会使氰化物、重金属离子等毒性增强。如水温从8℃升高到18℃时,氰化钾对鱼类的毒性将增加一倍。水温从13.5℃增高到21.5℃时,锌离子对虹鳟鱼的毒性将增加一倍。狄氏剂对鲤鱼的48小时致死浓度,在水温为7~8℃时为0.14mg/L,当水温升高到27~

28℃时,仅为 0.005mg/L。

3. 水温增高对致病微生物的影响　随着水温的升高,一些致病微生物的活性增强,而水生动物的抗病力却相对减弱,染病率增加,导致大量水生动物死亡。同时,水温升高又会加速微生物对有机物的分解,从而消耗大量的溶解氧。而一般水生动物随水温升高10℃,耗氧量将增加一倍。所以,水体热污染导致溶解氧的减少,也是对水生生物的一个致命危害。

热污染引起致病微生物的孳生繁殖,还会给人类健康带来危害。澳大利亚曾流行一种脑膜炎,经研究证实,其祸根是一种能引起脑膜炎的变形原虫,而这种变形原虫孳生繁衍的条件则是发电厂排出的废热水使河水温度增高促成的。当人们取河水饮用或在河中洗涤时,变形虫便进入人体,引起脑膜炎的流行。

(三) 放射性污染物

水体中的放射性物质按来源可分为天然和人工两类。天然放射性物质部分来自地球中的放射性元素及其衰变产物,如 ^{40}K、^{238}U、^{232}Th、^{226}Ra 等,部分是宇宙射线与大气粒子相互作用的产物,如 ^{14}C、^{32}P 等,这些物质可通过降雨、岩石风化、采矿和选矿等过程进入水体。人工放射性物质主要来源于核战争、核试验、核电站、核燃料加工和再处理、核事故以及其他放射性核素生产和应用过程中所产生废水、废渣、废气经排放、雨水冲刷、渗透、溶解或沉降等途径污染水体,放射性废水的排放是地表水体放射性污染的主要来源。另外,大气中气载放射性物质的沉降也在一定程度上导致水体污染。水体中常见的人工放射性核素包括 ^{131}I、^{137}Cs、^{90}Sr、^{3}H 等。

水中放射性物质可通过饮水或食用被放射性核素污染的水生生物、粮食和蔬菜而进入体内。由于各种核素的物理、化学性质不同,进入人体后的吸收和分布也存在很大差别,如 ^{131}I、^{137}Cs、^{24}Na 在胃肠内 100% 被吸收,而 ^{90}Sr 的吸收率仅 30%,^{239}Pu 吸收极少或不被吸收。吸收入血的放射性物质有的均匀分布于全身(如 ^{14}C、^{3}H、^{40}K 和 ^{137}Cs),有的选择性地分布于某个或几个器官组织(如 ^{238}U、^{210}Po 和 ^{222}Rn 主要分布于肺,^{233}U 和 ^{235}U 主要储积于肾,肝中主要为 ^{239}Pu 和 ^{60}Co,亲骨的有 ^{89}Sr、^{90}Sr、^{90}Y、^{239}Pu、^{238}U、^{232}Th 和 ^{14}Ba,而 ^{125}I 和 ^{131}I 则主要分布于甲状腺),未被吸收部分则随尿、粪排出体外。

水体遭受放射性物质污染后,将产生以下几方面的危害:

1. 对人体健康的影响　水中放射性核素对人体的危害分为外照射和内照射。外照射主要是在某些特定条件下,水中放射性核素如 ^{137}Cs 所发射的 γ 射线可能对人造成浸没外照射,水体底质也会对人造成直接外照射。内照射是放射性核素经饮水或食用被放射性物质污染的水生生物、农作物等途径进入人体后,在衰变过程中发射出的不同能量的 α、β、γ 射线或低能 X 线持续作用于组织器官产生的辐射损伤。

根据效应类型不同,可将放射性核素的危害分为确定性效应和随机性效应。确定性效应存在剂量阈值,剂量越大危害越严重,导致确定性效应的放射性核素活度通常较高,放射性皮肤损伤、放射性白内障即属确定性效应。随机性效应不存在剂量阈值,剂量越大危害发生的几率越高,而严重程度与剂量没有明显的相关性,很低活度的放射性核素即可导致随机性效应,如 ^{131}I 所诱发的甲状腺癌、^{90}Sr 所导致的白血病和骨肉瘤即属随机性效应。

根据效应对象的不同,可将放射性核素的危害分为躯体性效应和遗传性效应。躯体性效应是发生在受核素影响者本身的效应;而遗传性效应是发生在受核素影响者后代的效应,如致畸变、致突变效应。大量研究表明:胎儿和青少年对放射性的敏感性比成人高,其损害表现为胎儿畸形及青少年生长发育障碍。

当水体受到人工放射性核素污染时,首先应注意毒理学意义较大的核素,即对公众造成内照射危害较大的核素,如碘、铯、锶。

(1)放射性碘的危害:当摄入一定量^{131}I(如10^5Bq),甲状腺暴露数 Gy 剂量时,起初会引起甲状腺功能增强,而后个别人可能出现持续发展的甲状腺功能低下。甲状腺所受剂量若达 30Gy,便会发生永久性的功能低下;剂量若达 100Gy(相当于摄入 4GBq^{131}I),则甲状腺会遭到破坏,使腺体滤泡萎缩、间质及血管纤维化。儿童摄入放射性碘的危险性比成人大,因为儿童的甲状腺小于成人。同一活度的放射性碘,儿童摄入后甲状腺所受的剂量是成人摄入后的 2~10 倍。放射性碘内照射的远期危害是对甲状腺的致癌效应。甲状腺癌的发生率与剂量有密切关系。当甲状腺剂量达 0.5Gy 时,甲状腺癌的发生率就高于自然发生率。潜伏期因受照条件而异,可长达 40 年,儿童较短,为 10~15 年。

(2)放射性铯的危害:由于铯在体内分布均匀以及^{137}Cs 子体放出的 γ 射线在体内的穿透力较强,体内各组织会受到体内^{137}Cs 较均匀的照射。放射性铯属中等毒性组核素,人体摄入量较多时可造成急性放射病,甚至死亡,主要临床表现为骨髓破坏、造血功能不良、白细胞和血小板显著降低,发生贫血、败血症和出血症、肝功能障碍和肝大;慢性死因主要是各类恶性肿瘤等远期辐射效应,导致寿命缩短。

(3)放射性锶的危害:放射性锶属于高毒性组核素,其生物损伤作用是由于它对骨髓和骨组织持久的照射所致。^{90}Sr 半衰期长,放出的 β 射线能量高、射程远,因此沉积在骨骼无机质中的^{90}Sr 及其子体对骨内膜、骨髓、骨骼中的血管均会造成较强的照射,而且随着时间的延长,剂量增长很快。^{90}Sr 进入骨髓后经过 1 年,剂量成数量级地增高,经过 20 年,剂量将增长 150 倍。所以^{90}Sr 内照射可以破坏造血组织,引起再生障碍性贫血、白细胞增生、白血病以及恶性骨肿瘤(骨肉瘤、软骨肉瘤、骨纤维肉瘤和骨血管肉瘤)。

2. 对水生生物的影响　水生生物有浓缩和蓄积放射性物质的能力。如生长在铀矿废水污染的池塘里的鱼、虾,其体内的放射性比没有受到铀污染的鱼、虾分别高 20 倍和 150 倍,放射性物质影响其正常繁殖,降低其食用价值,并通过生物链途径对人造成内暴露,使人体长期受到内照射。

3. 对农作物的影响　用放射性污染的水灌溉农田,会导致农作物的污染,可使农作物减产且果实中的放射性增高,如用铀矿废水灌溉农田生产出来的稻米,其中铀含量较一般稻米高 6~10 倍。这些受到放射性污染的粮食、蔬菜等农作物再通过生物链途径进入人体。

二、化学性污染物

水体受有害化学物质污染后,通过饮水或食物链传递可使人群发生急、慢性中毒,甚至引起公害病或诱发癌症。水中化学性污染物种类繁多,可分为有机性和无机性污染两类。

(一)有机性污染物

主要来自化工、石化、造纸、食品和纺织等工业部门排放的高浓度有机废水以及大量未经处理的城市生活污水,雨水还可将大气以及地面垃圾中的有机物带入水体。较为重要的有机污染物主要有酚类化合物、卤烃类化合物以及多环芳烃类等。

1. 酚类化合物　酚类化合物是指芳香烃苯环上的氢原子被羟基取代所生成的化合物。含酚废水主要来自炼焦、炼油、制取煤气及以酚为原料的工业企业,其次是造纸、印染等部门及纤维塑料、橡胶、酚醛树脂、炸药、农药、油漆等的生产。酚类化合物还广泛用于消毒、灭螺、防腐等,在其运输、储存及使用过程中,均可能进入水体。卫生学上意义较大的有苯酚、甲酚、甲氧酚、氯酚及其钠盐。

酚可经皮肤和胃肠道吸收,主要分布于肝、血、肾、肺,大部分在肝脏氧化成苯二酚、苯三酚,并同葡萄糖醛酸结合失去毒性,最后随尿液排出。吸收后的酚在24小时内即可排出完毕,不在体内蓄积,因此,酚类化合物的中毒多为各种事故引起的急性中毒。机体大量吸收酚后,对中枢神经系统可产生抑制作用,引起全身反应,发生急慢性中毒。急性酚中毒者主要表现为大量出汗、肺水肿、吞咽困难、肝及造血系统损害、黑尿等。长期饮用低浓度含酚水能引起记忆力减退、皮疹、瘙痒、头痛、失眠、贫血等慢性中毒症状,同时尿中酚含量可显著升高。

有研究表明,酚是一种非致突变剂,但却是一种促癌剂,达到一定剂量后显示出弱的致癌作用。在动物皮肤致癌试验中发现,5%的酚已有弱的促癌作用,20%的酚有弱致癌性。五氯酚及其钠盐具有内分泌干扰作用,并对实验动物有致畸作用。

酚污染水体能使水的感官性状明显恶化,产生异臭、异味。水中的酚达到一定浓度时可引起水生动物中毒乃至死亡。有报道表明,0.005%浓度的酚可影响鱼的平衡功能和协调运动能力;亚致死剂量的酚可引起鱼鳃内黏液分泌增加、鱼鳃坏死甚至使鱼窒息。酚还可导致水生动物细胞数减少,并引起心、肝、脾、皮肤和卵巢的病理改变,严重时可引起水生动植物中毒甚至死亡。高浓度的酚特别是多元酚,能抑制水中微生物的繁殖,影响水体的自净作用。用含酚废水灌溉农作物,还可影响农产品的质量。

2. 卤烃类化合物 卤烃类物质大多微溶于水,卫生学上较有意义的主要有氯仿、四氯化碳、1,2-二氯乙烷(二氯乙烯)、六氯乙烷、二氯甲烷、四氯乙烯、三氯乙烯、氯乙烯等。该类化合物主要来源于石油、煤焦油的精炼,在橡胶、杀虫剂、灭火剂、清洁剂、致冷剂、烟雾剂的生产和使用过程中均会产生一些卤烃化合物;水中游离性余氯可与原水中的有机物反应,生成多种氯化有机物,如氯仿、四氯乙烯等。

卤烃类化合物对人具有直接和潜在的毒性,一般来说,卤代程度越大,毒性越强,碳链越长,毒性越大。水体中低剂量的卤代烃类物质经浓缩萃取后,在多种体内外致突变性检测中获得阳性结果,许多卤代烃类物质被认为是致突变物和致癌物。氯仿是饮水氯化消毒过程中产生的主要副产物,易被人体吸收,主要分布并储存于脂肪组织中。对人和动物的毒性主要表现为肝肾损害,如肝硬化、肝肾坏死等。有研究发现氯仿有一定的胚胎毒性和致畸性。

四氯化碳(CCl_4)性质较为稳定,能迅速从胃肠道、呼吸道和皮肤吸收,分布于全身各主要器官,脂肪组织中浓度最高。四氯化碳可产生肝毒性,表现为血清中相应的转氨酶活性增高、甘油三酯堆积、肝大等一系列病理学改变;随后可出现肾、呼吸系统、血液系统、皮肤、眼、胰等的损害。动物实验表明CCl_4还具有生殖毒性和致癌性,在微生物(酵母)的致突变试验中发现其致突变性,人类接触后也会发生肝癌。

3. 多环芳烃类 多环芳烃(polycyclic aromatic hydrocarbon, PAH)是指两个或两个以上苯环以稠合形式连接形成的碳氢化合物,具有低溶解性和疏水性。环境中的多环芳烃主要是由有机物的不完全燃烧产生,通常以混合物的形式存在。多环芳烃是数量最多、分布最广,与人关系最密切,对人的健康威胁最大的环境致癌物。环境中的多环芳烃来源广泛,不同来源多环芳烃的组分构成比存在差异,学术界多利用多环芳烃单体的比值来判断其来源。已证实,多环芳烃化合物中有许多种类具有致癌或致突变作用。其中苯并(a)芘最具代表性,它分布广泛,性质稳定,致癌性强。

近年来,国内外学者已对当地主要河流、湖泊、海域水体中多环芳烃的污染特性展开大量的研究工作,多环芳烃在我国七大流域、四大海域水体普遍可检出。长江是我国第一大河流,长江流域水环境监测中心于2001年报道了长江干流主要城市江段微量有机物污染检测结果,检出的300多种有机化合物中多环芳烃占14.9%,并且多环芳烃检出种类占总检出有机化合物种类的比例在大多数江段排前2~4位,由此可见多环芳烃在我国水体有机污染物中占主导地位,其对我国水环境的污染应引起高度重视。我国已报道的水体多环芳烃浓度检出结果显示,部分水体的多环芳烃污染有潜在的生态、健康危害效应。2005年有人发现贵州红枫湖部分采样点地表水苯并(a)芘含量已超出我国生活饮用水水源水的限值(2.8ng/L)。多环芳烃的存在,不但会对红枫湖水生生物产生潜在毒副作用,而且可能导致水产品的食用安全隐患。

多环芳烃可导致人体急性、慢性中毒。多环芳烃对人体的急性毒性取决于暴露的程度、途径,也受个体健康状况和年龄的影响。职业暴露高浓度多环芳烃可导致眼睛不适、恶心、呕吐和腹泻,引起皮肤刺激和炎症,造成哮喘患者肺功能受损、冠心病患者血栓形成。长期低剂量多环芳烃暴露能诱发癌症,也可能对生殖、发育和免疫功能产生不良影响,提高心肺疾病的死亡风险。在这些毒性中,最令人关注的、最明确的是其致癌性,而苯并(a)芘是最常见的致癌性多环芳烃。

苯并(a)芘等多环芳烃类主要经胃肠道和肺吸收,迅速分布于各器官组织,急性中毒的症状主要表现为炎症、组织增生,损害淋巴系统、免疫系统和肾上腺等。长期接触苯并(a)芘会导致肝、肾损害。在动物的生殖毒性试验中发现,苯并(a)芘染毒后,可致动物生育力降低甚至不育,还可通过胎盘屏障,影响胎儿的血红蛋白含量。许多研究发现小鼠摄入一定量苯并(a)芘后,可致胃癌、白血病和肺部腺瘤。大鼠出现食管及原胃乳头状瘤和皮肤瘤。

人类接触多环芳烃的致癌性资料通常来自长期暴露在含高浓度多环芳烃的烟气、石油馏分、沥青及煤产品环境中的工人,其皮肤癌和肺癌的发病率很高。烟囱清扫工、用沥青产品的工人、焦炭生产工人的皮肤会接触大量多环芳烃。

一般而言,低分子量(2~3环)多环芳烃呈现显著的急性毒性,而某些高分子量多环芳烃具有潜在的致癌性。多环芳烃以致癌为主的毒性机制主要有以下几个方面:①多环芳烃进入人体后活化转录因子芳烃受体,引发信号通路调节,诱导几种药物代谢酶(如CYP1A1、CYP1B1)。这些酶将多环芳烃转换成活性代谢物,继而与DNA共价结合形成加合物,引起DNA损伤、突变。②多环芳烃的代谢过程可导致活性氧生成,造成细胞生物大分子氧化损伤。③多环芳烃干扰细胞内的细胞信号转导通路和细胞间隙连接通信。④多环芳烃干扰内分泌系统。多环芳烃导致的DNA损伤和细胞结构破坏、信号转导通路及细胞间隙连接通信改变和内分泌干扰效应,最终表现为癌症、脏器功能、生殖发育功能和免疫功能损伤。

(二)无机污染物

水体中的无机污染物主要来源于工矿企业的废水和生活污水,微量金属还可来源于岩石的风化和土壤的沥滤。水体中无机污染物的种类很多,下面主要介绍砷、汞和氰化物。

1. 砷 砷广泛存在于自然界,岩石的风化是水体砷污染的来源之一。在含砷矿石的开采、焙烧、熔炼时,砷可变为蒸气,与空气中的氧结合生成As_2O_3,再凝结成固体微粒,经各种途径进入水体。含砷化合物还广泛应用于工农业生产中,如硫酸、磷肥、农药、玻璃、颜料的生产都离不开砷,在这些物质的生产和使用过程中,均可导致一定程度的砷污染。自然界的砷多为五价,而工业废水中排出的砷多为三价,与体内巯基的亲和力高,蓄积性强,毒性也较五价砷大。

砷可经消化道吸收,无机或有机的五价砷比三价砷更易被吸收。砷吸收后首先在血液中大量蓄积,80%~95%局限在红细胞内,与血红蛋白的珠蛋白结合,分布于脾、肾、骨骼、肠壁、皮肤、毛发、指甲等器官组织中。砷的蓄积性很强,可与头发和指甲角蛋白中的巯基结合而被固定,固定后的砷可保持在头发和指甲的整个生存期中,这也是砷的一种排泄途径。经消化道摄入的砷大多随粪便排出体外,人体长期摄入被砷污染的饮水和食物后,可以引起严重中毒。

砷在体内的代谢主要通过两个类型的反应:①砷酸盐还原为亚砷酸盐。②亚砷酸盐以S-腺苷甲硫氨酸为甲基供体、谷胱甘肽为辅助因子,依次甲基化形成单甲基代谢产物和二甲基代谢产物。近年的研究显示,三价砷的甲基化代谢物具有更强的毒性,提示砷的甲基化可能是一个增强砷毒性和致癌性的过程,三价砷甲基代谢物可能在砷的毒性和致癌性中起关键作用。砷在体内的代谢过程中产生活性氧(reactive oxygen species,ROS)和具有亲核特性的代谢产物,从而导致体内过多活性分子攻击生物大分子 DNA、蛋白质和脂肪,造成广泛的细胞功能和结构损伤。此外,氧化应激还可以影响多种细胞信号转导通路,引发或增加机体肿瘤、心血管疾病、糖尿病、生殖系统疾病及神经系统疾病的发生。当前认为,砷及其代谢物诱导 DNA 氧化损伤,抑制 DNA 损伤修复,以及诱导细胞过度增殖和 DNA 甲基化模式改变是其致癌的分子基础。但目前的这些假说尚不足以阐明砷致癌的机制。砷的非致癌效应机制研究认为,砷致皮肤损害与其抑制体内巯基酶有关;砷的心血管毒性可能与砷致血管内皮细胞损伤、功能障碍有关;砷暴露诱导糖尿病的发生可能是由于砷改变胰腺 β 细胞内胰岛素的合成和分泌,干扰葡萄糖转运以及影响转录因子的表达。

急性砷中毒主要导致重度胃肠道损伤和心脏功能失常。具体症状为剧烈腹痛、呕吐、阵痛性痉挛、脉快而弱且不规则、面容青灰色而焦躁、眼睛凹陷等;部分患者可出现神经系统症状,表现为衰竭、昏迷、麻痹甚至死亡。

饮用含砷过高的水引起的慢性砷中毒有两种情况,一是天然水中含砷过高,二是水源受工业"三废"污染所致。在中国台湾南部的一些沿海地区,由于地质原因,地下水砷的含量较高,可达 1.82mg/L,居民长期饮用这种高砷水,引起慢性砷中毒。除一般的神经衰弱症状外,还可有皮肤色素沉着,呈褐色或灰黑色斑纹,多见于乳晕、眼睑或腋窝等受摩擦和皱褶处,皮肤过度角化和增生,指甲失去光泽、脆薄并出现白色横纹,末梢神经炎,早期表现为蚁行感,进而四肢对称性向心性感觉障碍,四肢无力甚至行动困难。此外,慢性砷中毒还可引起四肢血管神经紊乱,特别是下肢,能使肢体血管狭窄,进而发展到完全阻塞。临床表现为间隙发作性的脚趾发冷、发白、脉搏微弱、疼痛、间歇性跛行,一般是大踇趾先发病,然后向中心发展,皮肤变黑坏死,最后自发脱落或手术切除,称之为"黑脚病"。

有研究提示砷具有致突变性。一些无机砷化物如砷酸钠可以透过胎盘屏障,产生致畸性。1980 年,IARC 根据流行病学及实验室研究资料(包括体外致突变试验),确认无机砷化物可引起人类肺癌和皮肤癌。

2. 氰化物　水体中氰化物主要来自炼焦、电镀、化工、选矿、染料、医药和塑料等工业废水,常见的有 HCN、KCN、NaCN,在水中极不稳定,pH 低时易水解,pH 高且有氧存在时,可被氧化成碳酸盐和氨。

氰化物易被皮肤、消化道吸收,在胃酸作用下,水解成氰氢酸进入血液。游离氰离子与细胞色素氧化酶中的 Fe^{3+} 结合,形成氰化高铁细胞色素氧化酶,使 Fe^{3+} 失去传递电子的能力,中断呼吸链,阻断细胞内氧化代谢过程造成细胞内窒息。当人体摄入一定量的氰化物时就会引起中毒。急性中毒主要表现为中枢神经系统的缺氧症状和体征,严重者可突然昏迷死亡。

氰化物在水中可形成特异的臭和味,恶化水的感官性状,其嗅阈浓度为 $0.1mg/L$,味阈浓度为 $0.5mg/L$。水中氰化物浓度为 $0.04\sim0.1mg/L$ 时,能致鱼类死亡。含氰废水如用于农业灌溉,可使农作物减产。如污染牧草,可致牲畜死亡。

三、生物性污染物

天然水体遭受生物性污染的范围很广,与人类健康关系密切的是病原体的污染和富营养化水体中藻类的繁殖。人们饮用、接触被病原体污染的水可引起介水传染病的发生和流行。水体中藻类及其毒素不仅会危害水的生态环境,也会引起人畜中毒,甚至死亡。

(一)病原体

水中病原体的污染主要来自人畜粪便,其次为生活污水、医院以及屠宰、畜牧、制革、生物制品、制药、酿造和食品工业的废水。通过人粪便进入水体的病原体种类如表 22-3。

表 22-3 通过人粪便进入水体的病原体

细菌	病毒	其他*
沙门菌属	脊髓灰质炎病毒	溶组织内阿米巴
志贺菌属	柯萨奇病毒	蓝氏贾第鞭毛虫
霍乱弧菌	肠细胞病变人孤儿病毒	隐孢子球虫
El Tor 弧菌	呼肠孤病毒	结肠小袋虫
致病性大肠埃希菌	腺病毒	日本血吸虫
分枝杆菌属	肝炎病毒	蛔虫
链球菌属	胃肠炎病毒	蛲虫
芽胞杆菌属	轮状病毒	鞭虫
梭菌属		钩虫
变形菌属		牛肉绦虫
克雷伯菌属		猪肉绦虫
沙雷菌属		短膜壳绦虫
假单胞菌属		细粒棘球绦虫
土拉热弗朗西斯菌		
空肠弯曲菌		
小肠结肠炎耶尔森菌		
钩端螺旋体属		

注:* 以虫卵、包囊或蚴虫等形式进入水体

下面介绍几种重要的病原体:

1. 志贺菌属 志贺菌属于革兰阴性杆菌,是细菌性痢疾的病原体。细菌性痢疾的传染

源为健康带菌者、恢复期带菌者和慢性带菌者。该病主要通过食物污染或人与人的接触传染，但如果饮水水源受传染源粪便的严重污染可引起水型痢疾的暴发流行。

细菌性痢疾是一种全球性疾病，常发生在不发达地区，与贫困、拥挤、卫生条件差、供水不安全及营养不良等密切相关。临床上有两种类型，一种表现为水泻样腹泻，可出现呕吐和脱水症状；一种表现为腹痛及里急后重症状，有时发热，大便带黏液和血。防止粪便污染水体特别是生活饮用水水源，加强健康宣教，培养良好的卫生习惯是控制细菌性痢疾经水传播的重要措施。

2. 沙门菌属　沙门菌属于革兰阴性杆菌，有些仅对人致病，有些专对动物致病，也有些对人和动物都能致病。

通过污染水或食物引起人类患病，称沙门菌病。临床上分为两大类，一种是胃肠炎型，有恶心、呕吐、腹痛、腹泻等症状；另一种是肠热型，主要表现为发热、恶心、厌食、头痛、肌痛等，一般伤寒杆菌、副伤寒杆菌等少数沙门菌才引起此类全身性较严重的疾患。水体受沙门菌污染后，可引起严重的沙门菌病暴发流行。北京市西城区曾发生居民因生食含伤寒杆菌的污水浇灌过的小萝卜，造成伤寒病暴发流行。

3. 致病性大肠埃希菌　致病性大肠埃希菌在自然界中生存力较强，在水中可存活数月，包括：

（1）肠产毒性大肠埃希菌：其毒力因子为菌毛和毒素，是感染性腹泻病的致病菌。

（2）肠致病性大肠埃希菌：这种杆菌不产生肠毒素，不具有致病性菌毛，产生志贺样毒素，病症像菌痢，是流行性婴儿腹泻的病原菌。

（3）肠侵袭性大肠埃希菌：这种病菌较少见，表现与菌痢相似，但不具有志贺毒素。

（4）肠出血性大肠埃希菌 O157:H7：是 1982 年美国首次发现的引起肠出血性肠炎的病原菌，可产生志贺样毒素，有较强的致病性，会导致出血性结肠炎，剧烈腹痛便血，严重的出现溶血性尿毒症，病死率 3%~5%。

4. 霍乱弧菌　霍乱弧菌引起的霍乱是一种烈性消化道传染病，主要表现为剧烈的呕吐腹泻、失水，严重者可致死。人是霍乱弧菌的唯一易感者，主要通过污染的水源和食物经口感染。霍乱曾发生过多次世界性大流行，死亡人数多达数百万。该菌对热、消毒剂的抵抗力不强，干燥后极易死亡，常规饮水氯消毒能将其有效杀灭。

5. 空肠弯曲菌　弯曲菌为革兰阴性菌，是多种动物如牛、羊、狗及禽类的正常寄居菌，人群普遍易感，5 岁以下儿童的发病率最高，夏秋季多见。本菌有内毒素，能侵袭小肠和大肠黏膜引起急性肠炎，污染饮用水或食物会引起腹泻的暴发流行。潜伏期一般为 3~5 天，主要症状为腹泻和腹痛，有时发热，偶有呕吐和脱水。细菌有时可通过肠黏膜进入血液引起败血症和其他脏器感染，如脑膜炎、关节炎、肾盂肾炎等。孕妇感染本菌可导致流产、早产，而且可使新生儿受染。

6. 钩端螺旋体　钩端螺旋体的抵抗力较强，在水中能存活数月之久。致病性钩端螺旋体可引起人、家畜和野生动物的钩端螺旋体病。钩端螺旋体具较强的侵袭力，能通过皮肤的微小伤口、眼结膜、鼻和口腔黏膜侵入人体，迅速进入血液并繁殖，随后侵入肝、肾、肺、脑膜等器官，引起多种症状。临床上钩端螺旋体病主要有黄疸出血型、流感伤寒型和肺出血型。

7. 脊髓灰质炎病毒　脊髓灰质炎病毒在自然环境中的存活力较强，在污水或粪便中可生存数月。感染脊髓灰质炎病毒后可患脊髓灰质炎（小儿麻痹症）。该病的主要症状是四肢麻痹，尤以下肢为甚，其传染源主要为脊髓灰质炎患者及无症状病毒携带者。20 世纪前 30

年,在一些饮水消毒不健全的大城市曾发生过脊髓灰质炎病毒引起的小儿麻痹症的介水暴发流行。

8. 柯萨奇病毒　柯萨奇病毒是一种自然界比较常见的病毒,最容易隐藏在动物身上。患者或病毒携带者从粪便中排出柯萨奇病毒污染水源和食物后,可经口感染人体,引起病毒性感冒、出疹性发热病、疱疹性咽峡炎及婴幼儿腹泻等。在抵抗力弱的情况下易患上急性心肌炎、心包炎、无菌性脑膜炎及肌无力等疾病,新生儿易感。

9. 新型肠道病毒　自 1969 年以来,世界各地病毒实验室陆续分离出一些抗原性与原有肠道病毒不同的新型肠道病毒。已鉴定的有 68、69、70、71 型等,其中最重要的是 70 型,该型能引起急性出血性结膜炎。粪-口途径是主要的传播方式,感染后病毒在咽喉部持续存在1~3 周,通过粪便排毒 1~18 周,粪便污染的食物、水源和用具等是主要的传播方式,流行季节主要在夏、秋季,一般呈散发流行或地区性暴发流行。

10. 甲型肝炎病毒　甲型肝炎的传染源主要为甲型肝炎患者。甲型肝炎病毒经患者的粪便排出体外,通过污染的手、水、食物和食具等经口传染,曾发生过贝类传播甲型肝炎的事件。如 1988 年春,江苏、浙江、山东、上海三省一市发生甲型肝炎暴发流行,共有 40 余万人患病。流行病学调查证明,此次大流行系由生食江苏启东地区所产毛蚶引起,食用毛蚶的相对危险度为 11.1%~23.1%,人群归因危险度为 53.2%~87.6%。就上海市而言,1988 年 1~4 月间发病达 310 746 人,平均罹患率达 4082/10 万。

11. 戊型肝炎病毒　戊型肝炎病毒是一种单股正链 RNA 病毒,类似于杯状病毒,经粪-口途径传播。1955 年冬~1956 年春发生于印度新德里的一次水源性肝炎大流行,充分证实了这种传播方式。在这次大流行期间,自来水厂增加了加氯量,在当时其他细菌性肠道疾病的发病率并未见增加,由此也可说明肝炎病毒对氯的抵抗力较一般肠道致病菌高。1986 年9 月~1988 年 4 月,新疆南部地区发生的水源性戊型肝炎病毒流行,近 12 万人发病,罹患率为 3.0%。

12. 胃肠炎病毒　引起胃肠炎的病毒分别属于 4 个不同的病毒科:呼肠病毒科的轮状病毒,杯状病毒科的小圆形结构化病毒和"经典"人类杯状病毒,腺病毒科的肠道腺病毒 40、41、42 和星状病毒科的星状病毒。它们所致胃肠炎临床表现主要为腹泻与呕吐,流行方式分为 5 岁以内的小儿腹泻和与年龄无关的暴发流行,主要发生在冬季。

人类轮状病毒是引起幼儿腹泻的主要病毒。据 WHO 统计,全球每年死于腹泻的幼儿约50 万~180 万例,其中因感染轮状病毒而死亡的约占 40%~50%。

小圆形结构化病毒是世界上引起非细菌性胃肠炎暴发流行最重要的病原体,可累及任何年龄组,学校、家庭、医院、度假村等集体机构均可发生流行。在美国成人无菌性急性胃肠炎的暴发中有 42%由该类病毒引起。污染的水源和食物,尤其是海产品是引起流行的重要原因。

腺病毒可引起咽结膜热,我国浙江某县曾因腺病毒污染游泳池水而引起咽结膜热暴发,致使 145 名在该游泳池中游泳的学生出现发热、咽痛伴有咳嗽的症状,部分入院治疗。

13. 溶组织内阿米巴　溶组织内阿米巴原虫主要经口传染,主要的传播环节是被含有包囊的粪便污染水源,引起阿米巴痢疾。卫生习惯不良的带虫者是危险的传染源,蝇及蟑螂等昆虫也能对包囊起一定的传播作用。居民点的水源被污染常酿成该地区的暴发流行和异乎寻常的高感染率,手指、食物或用具被污染也可能引起传染。由于缺乏有效的获得性免疫,患过阿米巴病的人仍是易感者。其易感性与性别、年龄无关,流行统计中的男性高发现象,多与生活习惯和职业等因素有关。

14. 蓝氏贾第鞭毛虫 蓝氏贾第鞭毛虫是一种常寄生于人体十二指肠和空肠的多鞭毛虫,人主要通过粪便排出的包囊污染饮水、食物及食具而经口感染,或经粪-手-口途径感染,以腹泻为主要症状,也有部分患者排包囊而无症状。近20年来此病在欧美许多国家曾多次暴发流行,蓝氏贾第鞭毛虫在我国分布广泛,所致疾病也屡见报道。

15. 寄生虫 蛔虫、鞭虫、蛲虫、猪肉绦虫、牛肉绦虫、短膜壳绦虫和细粒棘球绦虫等的虫卵可通过粪便污染水源,从而使饮水者发生相应的寄生虫病。血吸虫尾蚴和钩虫的幼虫等均可通过水侵入人体。

(二) 藻类

藻类对水体的危害常由水体富营养化引起。水体富营养化系指水体中磷、氮含量过多,使藻类等浮游生物获得丰富营养而大量繁殖、生长、死亡,以致水质恶化,生物种群组成发生改变,生态环境受到破坏,甚至危及水生生物生存和人群健康。

生活污水特别是含磷洗涤水和含磷、氮的工业废水(如化肥、化工、食品工业)未经处理排放水体时,或施用含磷、氮化肥的农田地表径流流入地表水体时,水中的磷、氮含量增加,加快藻类特别是有毒藻类的繁殖和生长。

藻类生长和种群组成,随水体富营养化程度不同而变化。在富营养化海域中,有些海藻能产生毒素如麻痹性贝毒素、腹泻性贝毒素、西加鱼毒素等,而在其中生活的贝类(蛤、蚶、蚌)、鱼、蟹能富集此类毒素,人食用这些毒化了的贝、鱼等可发生中毒,甚至死亡。据报道在法国、印度、日本、马达加斯加岛及我国的福建等地曾经发生过这类中毒事件。在富营养化湖泊中,优势生长的蓝藻可产生微囊藻毒素、石房蛤毒素、类毒素-α 等危害人类和动物、植物的健康。

此外,藻类大量繁殖、集成团块,漂浮在水面,使水呈色、混浊、产生异臭,影响水的感官性状。藻类的大量繁殖并死亡,使水中溶解氧含量急剧降低,导致鱼类及其他水生物死亡,会造成重大经济损失。大量藻类进入供水系统,堵塞滤池,促进细菌生长,会影响混凝消毒效果。而且毒素结构稳定,一旦进入水中,一般常规净化处理难以全部去除,从而增加水处理难度,提高制水成本,降低供水安全性。

第四节 水体卫生防护

减少生产、生活污水排放,采用有效的污水处理技术,通过法规、标准的实施,是保护水体特别是生活饮用水水源、保障人民健康的重要措施。

一、水体卫生的相关法规

水体卫生的有关法规是为改善人类生活环境和生态环境,保障居民健康而制定的。全国人民代表大会常务委员会制定了《中华人民共和国水污染防治法》《中华人民共和国水法》等法律,国家有关部门根据上述法律制定了《中华人民共和国水污染防治法实施细则》《关于防治水污染技术政策的规定》等法律规章,以作为各级卫生、环境保护等行政部门执行监督的依据。

《中华人民共和国刑法》和《中华人民共和国环境保护法》对妨害水体卫生的行为制定了相应的处罚条款。对容易造成水体污染的特殊行业也制定有相关法规,如《中华人民共和国防止拆船污染环境管理条例》。表22-4列出了水体卫生相关法律法规。

表22-4　水体卫生相关法律法规

类别	制定机构	法规名称	实施日期
国家法律	第五届全国人民代表大会第2次会议通过 第八届全国人民代表大会第5次会议修订 第十二届全国人民代表大会常务委员会第16次会议通过	中华人民共和国刑法修正案(九)	2015年11月1日
环境保护基本法	中华人民共和国主席令第22号发布 第十二届全国人民代表大会常务委员会第8次会议修订通过	中华人民共和国环境保护法	2015年1月1日
资源法	第六届全国人民代表大会常务委员会第24次会议 第九届全国人民代表大会常务委员会第29次会议修订	中华人民共和国水法	2002年10月1日
环境保护单项法	第六届全国人民代表大会常务委员会第5次会议通过 第八届全国人民代表大会常务委员会第19次会议修订 第十届全国人民代表大会常务委员会第32次会议修订通过	中华人民共和国水污染防治法	2008年6月1日
	第五届全国人民代表大会常务委员会第24次会议通过 第九届全国人民代表大会常务委员会第13次会议修订 第十二届全国人民代表大会常务委员会第6次会议修订通过	中华人民共和国海洋环境保护法(修订)	2014年3月1日
相关法律	第九届全国人民代表大会常务委员会第28次会议通过 第十一届全国人民代表大会常务委员会第25次会议修订通过	中华人民共和国清洁生产促进法	2012年7月1日
法律规章	中华人民共和国中央军事委员会令发布	解放军环境保护条例	2009年7月13日
	国务院公布2016年2月6日国务院令第666号进行修订	中华人民共和国防止拆船污染环境管理条例	1988年6月1日
	中华人民共和国国务院令第284号	中华人民共和国水污染防治法实施细则	2000年3月10日
	国务院环境保护委员会发布	关于防治水污染技术政策的规定	1986年11月22日

续表

类别	制定机构	法规名称	实施日期
法律规章	国家环保局、原卫生部、建设部、水利部、地矿部联合制定,2010 年 12 月 22 日修正	饮用水水源保护区污染防治管理规定	1989 年 7 月 10 日
	2015 年 12 月 15 日经交通部委第 25 次会议通过	中华人民共和国防治船舶污染内河水域环境管理规定	2016 年 5 月 1 日
	国务院令第 183 号发布,根据 2011 年 1 月 8 日《国务院关于废止和修改部分行政法规的决定》修订	淮河流域水污染防治暂行条例	1995 年 8 月 8 日
	交通部、建设部、国家环保局令 1997 年第 17 号发布	防止船舶垃圾和沿岸固体废物污染长江水域管理规定	1998 年 3 月 1 日
	交通部长江航政管理局发布	防止船舶污染长江水域暂行规定	1985 年 11 月 1 日
	中华人民共和国国务院第 45 次常务会议通过	长江河道采砂管理条例	2002 年 1 月 1 日
	国家环境保护局水利电力部发布	关于长江水资源保护工作若干规定	1985 年 2 月
	国务院发布	中华人民共和国防止船舶污染海域管理条例	1983 年 12 月 29 日
	国务院第六十一次常委会议通过国务院令第 61 号发布	中华人民共和国防治陆源污染物污染损害海洋环境管理条例	1990 年 8 月 1 日
	国务院发布,根据 2011 年 1 月 8 日《国务院关于废止和修改部分行政法规的决定》修订	中华人民共和国海洋倾废管理条例	1985 年 4 月 1 日
	国务院令第 62 号发布,根据 2007 年 9 月 25 日《国务院关于修改〈中华人民共和国防治海岸工程建设项目污染损害海洋环境管理条例〉的决定》修订	中华人民共和国防治海岸工程建设项目污染损害海洋环境管理条例	1990 年 8 月 1 日
	中华人民共和国建设部第 30 号令发布	城市地下水开发利用保护管理规定	1994 年 1 月 1 日

二、水体卫生的相关标准

我国水体卫生防护相关标准可概括为"六类三级",即水环境质量标准、水污染物排放标准、水环境卫生标准、水环境卫生基础标准、水监测分析方法标准和水环境标准样品标准六类,分为国家级标准、行业标准和地方标准三级。前三类是水体卫生防护的主体标准,也是强制性标准(表 22-5)。其他类为前三类标准的支持系统或配套的标准,大多是推荐性标准。

下面重点介绍水环境质量标准、水污染物排放标准和水环境卫生标准。

表 22-5　水体卫生防护相关标准目录（部分）

类别	标准编号	标准名称	实施日期
水环境质量标准	GB 3838—2002	地面水环境质量标准	2002-6-1
	GB 3097—1997	海水水质标准	1998-7-1
	GB/T 14848-93	地下水质量标准	1994-10-1
	GB 5084—2005	农田灌溉水质标准	2006-11-1
	GB 11607-89	渔业水质标准	1990-3-1
	GB 5749—2006	生活饮用水卫生标准	2007-7-1
	CJ 3020-93	生活饮用水水源水质标准	1994-1-1
	GB/T 18920—2002	城市污水再生利用,城市杂用水水质标准	2003-5-1
水污染物排放标准	GB 8978—1996	污水综合排放标准	1998-1-1
	GB/T 31962—2015	污水排入城镇下水道水质标准	2016-8-1
	GB 18466—2005	医疗机构水污染物排放标准	2006-1-1
	GB 19821—2005	啤酒工业污染物排放标准	2006-1-1
	GB 19430—2013	柠檬酸工业污染物排放标准	2013-7-1
	GB 19431—2004	味精工业污染物排放标准	2004-4-1
	GB 18918—2002	城镇污水处理厂污染物排放标准	2003-7-1
	GB 14470.1—2002	兵器工业水污染物排放标准 火炸药	2003-7-1
	GB 14470.2—2002	兵器工业水污染物排放标准 火工药剂	2003-7-1
	GB 14470.3—2011	弹药装药水污染排放标准	2011-1-1
	GB 13458—2013	合成氨工业水污染物排放标准	2013-7-1
	GB 3544—2008	造纸工业水污染物排放标准	2008-8-1
	GB 18486—2001	污水海洋处置工程污染控制标准	2002-1-1
	GB 18596—2001	畜禽养殖业污染物排放标准	2003-1-1
	GB 8978—1996	污水综合排放标准	1998-1-1
	GB 15580—2011	磷肥工业水污染物排放标准	2011-10-1
	GB 15581—1995	烧碱、聚氯乙烯工业水污染物排放标准	1996-7-1
	GB 14374-93	航天推进剂水污染物排放标准	1993-12-1
	GB 13456—2012	钢铁工业水污染物排放标准	2012-10-1
	GB 13457-92	肉类加工工业水污染物排放标准	1992-7-1
	GB 4287—2012	纺织染整工业水污染物排放标准	2013-1-1

续表

类别	标准编号	标准名称	实施日期
水污染物排放标准	GB 4914—2008	海洋石油开发工业含油污水排放标准	2009-5-1
	GB 4286-84	船舶工业污染物排放标准	1985-3-1
	GB 3552-83	船舶污染物排放标准	1983-10-1
水环境卫生标准	GB 5749—2006	生活饮用水卫生标准	2007-7-1
	卫法监发〔2001〕161号	生活饮用水水质卫生规范	2001-9-1
相关监测规范、方法标准（暂不列出）			

（一）水环境质量标准

我国制定水环境质量标准的原则是：防止介水疾病的传播，防止引起急、慢性中毒及远期危害，保证水质感官性状良好，保证水体自净过程能正常进行。

现有的水环境质量标准由《地表水环境质量标准》（GB 3838—2002）和系列标准《渔业水质标准》（GB 11607—1989）、《农田灌溉水质标准》（GB 5084—2005）、《地下水质量标准》（GB/T 14848—1993）和《海水水质标准》（GB 3097—1997）等组成，适用于全国领域内的江河、湖泊、运河、水库、海洋、地下水系以及渔业、农田灌溉水源等具有使用功能的水域。

其中《地表水环境质量标准》（GB 3838—2002）规定了地表水环境质量标准基本项目24项，集中式生活饮用水地表水源地补充项目5项，集中式生活饮用水地表水源地特定项目80项。并依据地表水水域使用目的和保护目标将其划分为5类：①Ⅰ类：主要适用于源头水、国家自然保护区；②Ⅱ类：主要适用于集中式生活饮用水地表水源地一级保护区、珍稀水生生物栖息地、鱼虾类产卵场、仔稚幼鱼的索饵场等；③Ⅲ类：主要适用于集中式生活饮用水地表水源地二级保护区、鱼虾类越冬场、洄游通道、水产养殖区等渔业水域及游泳区；④Ⅳ类：主要适用于一般工业用水区及人体非直接接触的娱乐用水区；⑤Ⅴ类：主要适用于农业用水区及一般景观要求水域。

（二）水污染物排放标准

现有的水污染物排放标准的制定兼顾技术上的可行性和经济上的合理性，既满足水污染防治工作的要求，又考虑适宜于经济发展的实际情况。标准系列包括《污水综合排放标准》（GB 8978—1996）和系列标准如《污水排入城市下水道水质标准》（CJ 343—2010）、《医疗机构水污染物排放标准》（GB 18466—2005）、《啤酒工业污染物排放标准》（GB 19821—2005）、《纺织染整工业水污染物排放标准》（GB 4287—2012）和《钢铁工业水污染物排放标准》（GB 13456—2012）等，对废水中的污染物规定了控制浓度或限量要求。排放标准对于控制水污染、维护生态平衡、保护水体水质处于良好状态、保障人体健康起着重要的作用，同时也为工程设计和环境管理提供依据。

《污水综合排放标准》（GB 8978—1996）是一项重要的控制水污染物排放的国家标准，在适用范围上明确了与行业排放标准不交叉执行的原则，除造纸工业、船舶、海洋石油开发工业、纺织染整工业、钢铁工业等12个行业所排放的污水执行相应的国家行业标准外，其他一切排放污水的单位一律执行本标准，用于单位水污染物的排放管理、建设项目环境影响评价、建设项目环境保护设施设计、竣工验收及投产后的排放管理。按地表水水域使用功能要求和污水排放走向，对向地表水水域或城市下水道排放的污水分别执行一、二、三级标准。

标准规定:特殊保护水域不得新建排污口;重点保护水域排入执行一级标准;一般保护水域排入执行二级标准;对排入设置二级污水处理厂的城镇排水系统的污水执行三级标准;排入未设置二级污水处理厂的城镇排水系统的污水,必须根据排水系统出水受纳水域的功能要求执行一级或二级标准。又将排放的污染物按性质及控制方式分为两类,其最高允许排放浓度必须达到相应的标准要求。另外,标准还列出了部分行业的污水最高容许排放定额及污染物最高容许排放浓度。

制定《医疗机构水污染物排放标准》(GB 18466—2005)的目的是为了加强对医疗机构污水、污水处理站废气和污泥排放的控制与管理,预防控制传染病的暴发流行,维护良好的生态环境。标准规定了医疗机构污水和污水处理站产生的废气、污泥中的污染物控制项目及其排放限值、处理工艺与消毒要求、取样与监测、标准的实施与监督等。

(三)水环境卫生标准

我国自 1985 年制定《生活饮用水卫生标准》(GB 5749—1985)以来,卫生部门较长时期一直按照此标准对生活饮用水的卫生安全进行监督和控制。但其水质指标大部分为无机物,其中以重金属离子为主,有机物指标仅 17 项。《生活饮用水水质卫生规范》(卫法监发〔2001〕161号)是在《生活饮用水卫生标准》(GB 5749—1985)基础上由原卫生部发布的,指标由 35 项增至 96 项,其中 34 项列为常规检测项目,62 项大多为增加的指标,列为非常规检测项目。

2006 年底,国家出台了《生活饮用水卫生标准》(GB 5749—2006),是 1985 年以来首次修订饮用水国家标准,与以往标准仅适用于城市集中式供水的生活饮用水不同,该标准适用于城乡各类集中式供水的生活饮用水,也适用于分散式供水的生活饮用水。其制定原则与方法基本上与水环境质量标准相同,要求水质在流行病学上安全,所含化学物质及放射性物质对人体健康无害,确保水的感官性状良好,在选择指标和确定限值时要考虑经济技术上的可行性。标准共规定 106 项指标,分为常规指标和非常规指标。常规指标分为 4 组,即微生物学指标、毒理学指标、感官性状和一般化学指标、放射性指标。其中感官性状和一般化学指标主要是为了保证水的感官性状良好,毒理学指标和放射性指标是为了保证水质对人体健康不产生毒性和潜在危害,细菌学指标是为了保证水质在流行病学上安全而制定。除了上述 4 组常规指标外,《生活饮用水卫生标准》(GB 5749—2006)还新增加了饮用水消毒剂常规指标,包括氯气及游离氯制剂、一氯胺、臭氧和二氧化氯。除常规指标外,该标准还规定了 64 项非常规指标及限值。非常规指标分为 3 组:微生物学指标、毒理学指标和感官性状及一般化学指标。非常规指标主要参照 WHO、欧盟、美国等发达国家的饮用水标准并结合我国的实际情况而制定。

三、污水处理的相关技术

为保护水体卫生,应推行清洁生产,提高工业用水的重复利用率,做好工业废水、生活污水和医院污水的处理。

(一)工业废水处理和利用

在工业生产过程中,冷却水约占生产用水的 50%~60%,除温度升高外无明显污染,可以重复使用。提高工业用水的重复利用率,可以大大减少工业废水的排放。

工业废水处理的方法很多,按原理分为物理处理、化学处理、物理化学处理、生物处理 4 类。

1. 物理处理　通常指借助物理力或机械力使废水中的某些污染物质分离的单元操作过程,其目的是去除那些在大小或性质方面不利于后续处理过程的物质。废水的物理处理方法主要有筛滤、截留、水质水量调节、重力分离等,处理设备或装置主要有格栅、筛网、微滤机、沉砂池、沉淀池、漩流分离器及气浮装置等。根据废水所需处理的程度,这些单元操作可以单独使用,也可以作为整个废水处理系统中的预处理或后处理工艺。

2. 化学处理　是指利用化学反应去除水中的杂质,其处理对象主要是废水中无机或有机的(难于降解的)溶解物质或胶体物质。废水的化学处理方法主要有中和法、化学混凝法、化学沉淀法和化学氧化法。①中和法:目的是中和废水中过量的酸或碱以及调整废水的酸、碱度,使中和后的废水呈中性或接近中性,以适宜下一步处理或外排的要求。②化学混凝法:通过向废水中投加混凝剂,使细小粒径的悬浮物和胶体微粒脱稳后聚集成较粗大的颗粒而沉淀,从而与水分离得到净化。化学混凝法是废水处理中常用的方法,用来降低废水的浊度和色度,去除多种高分子有机物。③化学沉淀法:向废水中投加某些化学药剂,使之与废水中的污染物发生化学反应并形成难溶的沉淀物,然后进行固液分离,去除废水中的污染物质。④化学氧化法:利用强氧化剂氧化分解废水中的污染物质以净化废水的一种方法。通过化学氧化法,可以使废水中溶解性的有机或无机污染物氧化分解,从而降低废水的生化需氧量(biochemical oxygen demand,BOD)和化学需氧量(chemical oxygen demand,COD)。

3. 物理化学处理　是利用物理和化学的综合作用使废水达到净化的方法。常用的技术有吸附法、萃取法、离子交换法和膜过滤法等。①吸附法:采用多孔性的固体物质(如活性炭、磺化煤、煤渣等)吸附废水中某种或几种物质而达到去除的目的,此法能除去废水中难以被微生物降解的或一般氧化法难以破坏的有机物,如芳香溶剂类、氯化芳香烃类、多环芳香烃类、农药及除草剂类、氯化非芳香烃类、高分子烃类等。②萃取法:根据某些溶解性物质在不同液相中分配系数的不同,在废水中加入有机溶剂,使某物质溶解其中,再从溶剂中把该物质分离出来。常用此法处理含酚、苯胺、苯、醋酸等浓度较高的工业废水。③离子交换法:利用固相离子交换剂功能基团所带的可交换离子,与接触交换剂溶液中相同电性的离子进行交换反应,以达到离子的置换、分离、去除和浓缩的目的。在工业用水中,离子交换法用于制取软水或纯水,在工业废水处理中,主要用于去除废水中的氮、溶解性总固体及回收废水中 Hg、Cd、Cr、Cu 等金属。④膜过滤:利用一些特殊的隔膜分离水中离子或分子的方法,如电渗析法是在直流电场作用下,废水中的离子选择性地通过离子交换膜发生定向迁移,从而达到浓缩、纯化分离等目的。膜过滤分离技术主要包括微滤(microfiltration,MF)、超滤(ultrafiltration,UF)、纳滤(nanofiltration,NF)、反渗透(reverse osmosis,RO)、扩散渗析(diffusive dialysis,DD)及电渗析(electrodialysis,ED)。膜分离技术的一般特性见表 22-6。

表 22-6　膜分离技术的一般特性

分离过程	推动力	作用原理	膜孔径(nm)	主要分离范围(μm)	通过成分	主要分离对象
微滤	压力梯度	筛分	大孔(>50)	0.08~2.0	水、溶解性物质	TSS、浊度和一些病毒
超滤	压力梯度	筛分	中孔(2~50)	0.005~0.2	水、小分子	大分子、胶体、大多数细菌、病毒和蛋白质
纳滤	压力梯度	筛分与扩散	微孔(<2)	0.001~0.01	水、非常小的分子、离子态物质	小分子、硬度、病毒

分离过程	推动力	作用原理	膜孔径(nm)	主要分离范围(μm)	通过成分	主要分离对象
反渗透	压力梯度	筛分与扩散	密集孔(<2)	0.0001~0.001	水、非常小的分子、离子态物质	非常小的分子、色度、硬度、硫酸盐、硝酸盐、钠以及其他离子
扩散渗析	浓度梯度	扩散	中孔(2~50)	—	水、小分子	大分子、胶体、大多数细菌、病毒和蛋白质
电渗析	电能	离子选择性通过	微孔(<2)	—	水、离子态物质	电离的盐粒子

物理化学处理经常作为废水的深度处理,废水经过常规二级处理后,不能完全去除某些污染物,包括溶解性无机污染物(如磷和氮,它们会助长受纳水体中藻类的繁殖)、有机物质(会产生 COD、BOD 及色度)、细菌、病毒、胶体(产生浊度)及溶解性盐类(影响水的回用),此时需要对二级处理的水进行深度处理。

4. 生物处理　利用微生物的代谢作用分解废水中有机物的方法,又称生物化学处理法。它广泛用于炼油、焦化、石油化工、造纸、印染、合成纤维等有机工业废水和生活污水的处理。参与处理的微生物有细菌、真菌、藻类、原生动物和多细胞动物(如轮虫、甲壳虫)等,其中以细菌为主。根据微生物需氧情况不同,分为好氧生物处理和厌氧生物处理两类。

好氧生物处理是指一种在提供游离氧的前提下,应用好氧微生物的代谢作用,使废水中的有机物降解、稳定和无害化的处理方法。好氧生物处理可分为悬浮生长好氧生物处理工艺和附着生长好氧生物处理工艺。①悬浮生长好氧处理工艺的代表模型是具有循环系统的完全混合反应器,其中以活性污泥工艺为典型代表。活性污泥法是利用含有大量需氧微生物的污泥,在强力通气条件下使废水净化的方法。活性污泥工艺的基本组成包括曝气池、二沉池和污泥回流装置等 3 个基本组成部分,该工艺主要去除可溶性胶体、颗粒性有机物,此外还有生物硝化、反硝化和除磷的功能。②附着生长好氧生物处理工艺是由完成废水中有机物或营养物质转换的微生物、颗粒物和胞外多聚物附着生长在惰性载体表面并形成生物膜,当废水流经生物膜时,废水得以净化的过程。通常可以分为非浸没式附着生长工艺(如生物滤池等)、带固定膜载体的悬浮生长工艺(如带内部悬浮或固定载体的活性污泥)和淹没式附着生长工艺(如升流或降流填充床和流化床)3 种类型。与活性污泥相比,非浸没式附着生长工艺具有能量消耗低、操作简便、不存在二沉池膨胀污泥分离问题、污泥浓缩特性好、设备维修量少、冲击毒性负荷易于恢复等优点。带固定膜载体的悬浮生长工艺则具有增加处理能力、工艺稳定性增强、污泥量低、污泥沉淀特性好、降低进入二沉池中的固体负荷、不增加运行管理费用等优势。

厌氧生物处理是指在缺氧或无氧条件下,利用厌氧微生物的生命活动,将各种有机物转换为甲烷、二氧化碳、硫化氢、氨等的过程,可分为悬浮生长和附着生长两种厌氧生物处理工艺。①悬浮生长厌氧生物处理工艺早期就用于处理工业废水,常见的有完全混合悬浮生长厌氧消化池、厌氧接触法和厌氧序批式反应器。②附着生长厌氧生物处理工艺,即厌氧生物膜法,是指在厌氧反应器中利用载体上生长的厌氧微生物处理废水的过程。该工艺有机负荷增大,体积减小,处理对象也由生活污水和污泥扩展到有机工业废水的处理。常见的有升流式厌氧填充床反应器、厌氧膨胀床反应器、厌氧流化床反应器、降流式厌氧附着生长反应器等。升流式厌氧污泥床反应器的发明使有机废水高效厌氧处理产生飞跃性发展,保证废水和污泥的充分接触,提高反应器的效率。

工业废水处理按处理程度分为预处理、一级处理、强化一级处理、二级处理和三级处理。预处理主要处理一些大的固体,如砾石、破布等会损坏机器以及对后续工序产生影响的物质。一级处理为物理操作,通常为沉淀,这一工艺可去除废水中的漂浮物质和可沉淀物质。在强化一级处理工艺中,加入一些化学药剂用以去除体积较小的悬浮颗粒,同时也会去除废水中一小部分的溶解物质,经过这些工艺后,悬浮性固体物的去除率可达 70%~80%,但 BOD、COD 的去除率仅 10%~30%,废水净化程度不高,故必须进行二级处理。二级处理为生物处理,是目前各国处理有机废水的主体工艺,其装置设在一级处理后,能去除废水中大量有机物,通过二级处理,废水中的 BOD、COD 可去除 70%~90%。三级处理是废水深度处理,其目的是进一步去除二级处理中未能去除的有机物,包括微生物未能降解的有机物、磷、氮及可溶性无机物。处理方法根据出水水质不同要求,分别采用化学处理或物理化学处理方法。

(二)生活污水的处理与利用

生活污水通常排入受纳城镇污水处理厂,经处理后才能排入水体。进入污水处理厂的污水除生活污水外,还包括雨水和经工厂预处理的工业废水,称为混合污水。生活污水处理常用物理处理(格栅、筛网、沉淀等)和生物处理(活性污泥法或生物滤池),其原理和设备与工业废水处理基本相似,选用何种处理方法应根据污水的水量、水质和接纳水体的具体情况以及城镇经济发展等条件来确定。对于未建污水处理厂的城镇,应构筑化粪池,以接纳和处理冲水式厕所的粪便污水和其他生活污水。

生活污水中含氮、磷、钾等肥料成分,在合适条件下可将处理后的生活污水作为一种资源用于灌溉农田或养鱼。但城镇污水中常混有未经处理的工业废水,直接用于农田灌溉或养鱼,可能会对环境、生态和人群健康产生不利影响。为此在灌溉或养鱼前必须经过预处理,去除其中重金属及难降解有机物,使水质达到农田灌溉水质标准或渔业水质标准。

(三)医院污水的处理

医院污水的特点是含菌量高,并含有病原微生物,特别是传染病医院和结核病医院的污水含有大量致病菌、病毒及寄生虫卵。此外,医院在诊断、医疗、化验检测、洗涤消毒过程中也可排出大量有机物和无机物,甚至放射性核素。若医院污水处理不当,污染了饮用水源,会使人致病或引起某些传染病的暴发流行。

医院污水处理重点是消毒。但为了除去污水中悬浮物或固体残渣,在消毒前可采用一级或二级处理方法进行预处理,然后按《医疗机构水污染排放标准》(GB 18466—2005)中对医院污水的要求进行严格消毒。医院污水消毒最常用的方法是氯化消毒,消毒剂可采用液氯、次氯酸钠、漂白粉等。一般情况下只要消毒剂投加量及与污水接触时间符合要求,即可达到预期消毒效果。

医院污水处理过程中生成的沉淀污泥,含有大量病原体,必须经过彻底消毒处理后,才允许作为肥料使用,一般可采用化学消毒如漂白粉、石灰或高温堆肥等方法。

(四)中水回用

1. 中水　中水主要是指城市污水或生活污水经处理后达到一定的水质要求、可在一定范围内重复使用的非饮用杂用水,其水质介于上水与下水之间,是水资源有效利用的一种形式。中水主要用于厕所冲洗、绿地、树干浇灌、道路清洁、冲洗、基建施工、喷水池以及可以接受其水质标准的其他用水。

2. 中水水源 一类是以城市污水处理厂二级出水为水源,另一类是以建筑污水为水源。具体分为小区生活污水、建筑物内非厕所冲洗的杂排水、较清洁的洗浴水。

3. 中水处理设施的分类 中水处理系统的水体来源是城市污水,是生活污水、工业污水、被污染的雨水和排入城市排水系统的其他污染水的统称。生活污水是人类在日常生活中使用过的,并为生活废料所污染的水。工业废水是在工矿企业生产活动中用过的水,工业废水可分为生产污水和生产废水两类。生产污水是指在生产过程中形成,并被生产原料、半成品或成品等废料所污染的水,此类污染主要由市政中水系统进行处理。生产废水是指在生产过程中形成,但未直接参与生产工艺,未被生产原料、半成品或成品污染或只是温度稍有上升的水。被污染的雨水,主要是指初期雨水,由于冲刷了地表上的各种污物,所以污染程度很高,必须由市政中水系统进行处理。

中水处理设施按照应用的规模,可分为建筑中水系统、小区中水系统和市政中水系统。建筑中水回用系统是指单体建筑、局部建筑群或小规模区域性的建筑小区各种排水经适当处理,循环回用于原建筑作为杂用的供水系统。建筑中水具有灵活、易于建设、不需长距离输水,运行管理方便等优点。建筑中水回用系统的处理站一般设在裙房或地下室。通过收集杂排水进行处理,使中水达标后可作为洗车、冲厕、绿化等用水。小区中水回用系统可采用多种原水,如小区内杂排水、就近污水处理厂的出水、生活污水等。处理后经完全系统、部分系统或简易系统,来发挥水的综合作用和环境效益。根据用户的身体健康、用水方便和供水温度的适宜度来确定不同的用途。市政污水回用系统以生活污水为原水,通过污水二级处理和深度处理后,可回用于城市工业冷却水、河流补水、绿化用水等。

4. 中水处理方法分类 污水处理系统是中水回用的关键,污水回用的目的不同,水质标准和深度处理的工艺也不同。按其机制分物理法、化学法、物理化学法及生物化学法。中水回用采用的方法分为预处理、主要处理及后处理。预处理包括格栅、调节池;主要处理包括沉淀、活性污泥法、生物膜法、膜生物反应器、气浮以及土壤处理等处理单元;后处理包括过滤、活性炭吸附、消毒。工艺流程分为3类:

(1)物理法中水处理工艺:污水→格栅→调节池→物理处理→超滤→消毒→清水池→回用。

(2)生物法中水处理工艺:污水→格栅→调节池→生物处理→消毒→清水池→回用。

(3)膜生物反应器中水处理工艺:污水→格栅→调节池→膜生物反应器→消毒→清水池→回用。

这3类中水处理工艺流程的比较见表22-7。

表22-7 3种中水处理工艺流程比较

处理流程类型 比较项目	以生物处理为主的 处理流程	以物理化学处理为主 的处理流程	以膜生物处理为主 的处理流程
处理水量回收率	>90%	>90%	50%~80%
要求生活污水的水质	A 优质杂排水;B 杂排水; C 生活污水	A 优质杂排水;B 杂排水	A 超滤(F);B 反渗 透(RO)
中水适用对象	A、B、C 冲厕	A 冲厕、B 空调冷却	A 冲厕、B 空调冷却

续表

处理流程类型 比较项目	以生物处理为主的 处理流程	以物理化学处理为主 的处理流程	以膜生物处理为主 的处理流程
水量变化的适应性	小	较大	大
间歇运行的适应性	较差	稍好	好
水质变化的适应性	较适应	较适应	适应
设备密闭性	差	稍差	好
臭气产生量	多	较少	少
处理产生的污泥	稍多	多	很少
占地面积	多	较少	小
基建投资	较大	中等	大
运行管理	较复杂	较容易	容易
动力费	小	较小	A 较小;B 大
处理后水质(BOD/SS)	好/一般	一般/好	好/好
运行经验	多	少	少

建筑小区中水处理采用的工艺也不同,根据中水水源不同,采用相关的工艺流程。

(1)以优质杂排水和杂排水为水源时,其工艺如图 22-1 所示。

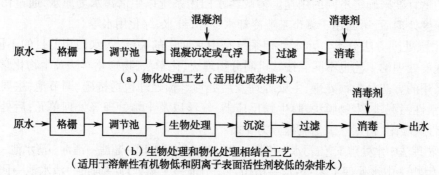

（a）物化处理工艺（适用优质杂排水）

（b）生物处理和物化处理相结合工艺
（适用于溶解性有机物低和阴离子表面活性剂较低的杂排水）

图 22-1　以杂排水或优质杂排水为中水水源的处理工艺

(2)以含有生活污水的排水为中水水源时,宜用二段生物处理和物化处理相结合的工艺,其工艺见图 22-2。

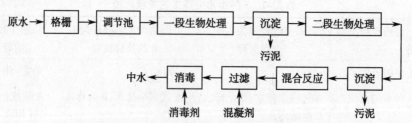

图 22-2　以混合污水为中水水源的处理工艺

（3）以城市二级出水为水源时,可用物化法或者物化与生化处理结合的深度处理工艺,见图22-3。

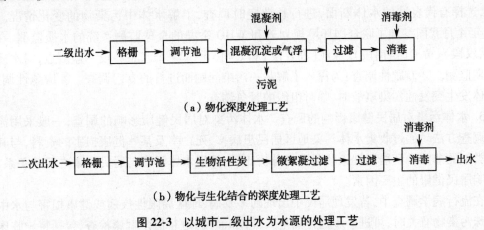

（a）物化深度处理工艺

（b）物化与生化结合的深度处理工艺

图 22-3　以城市二级出水为水源的处理工艺

5. 中水管网系统组成　中水管网系统由中水原水管网系统和中水供应管网系统组成。原水管网用于建筑排水、集流污废水并收集到中水处理站,即以中水处理站前的中水原水集流管网为中水原水管网系统,其布置、敷设、检查井设置、管网水力计算与建筑排水管网相同。中水供应管网系统即中水处理站后的小区内中水供应管道,用于小区建筑内中水设备及小区建筑外的中水用水,如绿化、洗车、水景等。小区内中水供应管道的布置和敷设、管材和闸阀的安装以及建筑内供水方式完全与小区给水管网系统相同。

四、水体污染的调查和监测

水体污染的调查与监测,是水体卫生防护的基础工作,目的是了解某一地区或流域水污染情况及其对居民健康可能产生的危害,并为采取治理对策提供科学依据。水体污染调查与监测的对象包括江河、湖泊、水库、河口、港湾、海域等地表水,也包括浅井、深井等地下水。

（一）水体污染的调查

水体污染的调查工作主要包括经常性调查水污染源的废/污水排放情况及其中污染物的特性、找出水体中污染物的时空变化规律及污染对居民健康的可能危害。

1. 污染源的调查　应了解水体所在地区工业的总体布局及工业企业的生产和废水排放情况。调查内容主要包括:①企业的种类、性质、规模及布局情况;②企业各车间所用原料、生产的半成品、成品、副产品的名称和产生废水的工艺流程等;③工业用水量、水源、水质,各车间排放废水量、废水中含有害物质的种类及其浓度;④废水排放方式(经常性或间歇性)及排放点的位置;⑤废水的回收、综合利用情况,净化设施的类型及效果;⑥工厂废水流经地区对周围环境造成的污染危害及居民的反映。

调查工业废水时,应按照工业废水排放标准的要求,在车间排出口或工厂的总排出口测定废水流量及水质。对废水处理设备的效果进行评定时,应对进出水同时采样测定。未经处理的居民生活污水和城市地表径流污水也应采样测定。对沿岸使用农药、化肥等的农田,应调查其施用农药、化肥的种类、数量,并对土壤的污染情况及是否用污染水进行农田灌溉等方面进行调查。最后将调查、监测所得结果,以每个污染源为单位逐个建立技术档案。

2. 水体污染的调查　水体污染调查按其目的可分为:①基础性调查:用以了解水体污

染的基本状况,调查范围一般较大。如我国曾对长江、黄河、珠江、松花江等水系及渤海、黄海、东海、南海等沿海海域进行了连续 5 年的污染调查。②监测性调查:根据基础性调查的结果,选择有代表性的水体断面,进行长期定时调查,了解水体中污染物的变化情况。如1979 年 4 月我国参加了联合国环境规划署和 WHO 举办的全球监测系统的水质监测,在长江(武汉段)、黄河(济南段)、珠江(高要段)和太湖(无锡)4 个水系各设一监测点,对水质进行定期监测。③专题性调查:为深入了解某一污染问题而进行的专门调查。④应急性调查:在水体发生突发性污染事故时,临时组织的紧急调查。

3. 水体污染对居民健康影响的调查　水体污染对居民健康影响的调查,一般采用流行病学调查方法。通过收集水体污染地区居民患病率、死亡率及某些健康损害的资料,与其他条件类似的非污染区居民健康状况资料分析比较,探索水体污染与居民健康之间的关系,找出影响居民健康的主要因素。

在流行病学调查中,若发现居民中出现的多发病、地区局限性疾病或健康损害与水中某种特殊污染物有关时,可进一步选择高危人群(如渔民)进行医学健康检查,包括特异临床体征检查及生物材料监测等。白求恩医科大学和哈尔滨医科大学都曾发现松花江沿江渔民体内汞负荷及其症状体征如感觉、视野、听力等方面与对照渔民有明显差异。有时还需对可疑的致病因素进行动物实验,最好建立动物模型,以查明发病原因,与现场调查相互验证。

(二)水体污染的监测

水体污染的监测需要根据各水系自身的特点合理地设置采样断面(点)、确定采样时间和频率以及选择相应的监测项目,监测对象除了水体本身外可适当增加水体底质和(或)水生生物。

1. 江河水系的监测

(1)采样断面与采样点的选择:对江河水体进行调查采样时,应先对沿河的大城市与大企业的分布情况有所了解。把沿岸的大城市或工业区作为一个大污染源考虑。每个大污染源河段至少应设置 3 个采样断面:①清洁或对照断面:设在污染源的上游,用以了解河水在基本未受污染时的水质情况;②污染断面:设在紧靠污染源的下游,用以了解水质污染的情况和程度;③自净断面:设在污染源下游一定距离,估计基本已达到自净的地方,以了解污染的范围和河水自净的能力。

各断面的点数可根据河道宽度而定,宽者可设 5 点(分别距两岸边 50m、150m 及江心处),一般按断面四分法测中间 3 点,较小的河流可在河中心点采样。对于水流量较大的河流,应在污水排出口下游靠近岸边处设几个辅助采样点,以查明岸边污染状况。对重要的支流入口也应采样调查,因为有些支流本身就是一个重要的污染源。采样深度,一般在水面下0.2~0.5m,如河水较深,可用深水采样器采取不同深度的水样。

(2)采样时间与采样频率的确定:如人力、条件许可,最好连续每天、每周或每季度采样,至少应在平水期、枯水期及丰水期各采样一次,每次连续 2~3 天。有潮汐的河流,还应分别在高潮及低潮时采样。采样前数天及采样时应避开雨天,以免水样被稀释。但是,研究地表径流对江河的污染时,也可在大雨后进行采样。

(3)水质监测项目:水质监测项目取决于水体的用途、水体污染状况及监测的目的等。在基础性调查时,应包括能反映水质天然性状的指标(如水温、浑浊度、色度、pH、总硬度等)、一般卫生学指标(如溶解氧、生化需氧量、总大肠菌群等)和有毒物质指标(如酚、氰化物、砷、汞、铬、铅、有机氯农药、氨氮、高锰酸盐、耗氧有机物和油类等)。在进行专题调查时,除一般的监测项目外,还应选择特异的监测指标,如已知松花江受汞污染严重,则重点研究汞在松花江的分布与变化动态。

考虑到水中污染物对健康的影响往往呈联合作用,加之逐一分析水中的有害物质(尤其是有机污染物)的技术还不成熟,有人采用各种短期检测致突变物质的试验(如 Ames 试验、蚕豆根尖细胞微核检测法等),研究水质的致突变性。此种监测方法虽然不能鉴别有害物质的名称和种类,但在反映水污染与健康的关系上,较单纯地监测化学物质更有意义。

(4)水体底质的监测:底质是指江河、湖泊、水库等水体底部的淤泥,除了地球化学元素组成异常的地区外,底质中有害物质(尤其是重金属等)的垂直分布一般能反映该水体受污染的历史情况。有些污染物因在水中含量很低而不易检出,但其在水体底质中的含量有时可比水中高出数倍乃至数百倍。例如松花江的某些断面从水中不易检出汞,但却能从底质中检出。底质中的有害物质在某些条件下还可重新进入水中造成二次污染,因此,水体底质监测对查清某些污染物对水体的污染状况及其对水体可能产生的危害具有重要意义。底质监测采样点的选择与项目的确定,可参考水质监测。

(5)水生生物的监测:水体是水生生物生长、栖息和繁殖的场所。水体污染可影响到水体生态系统,使生物的种群、数量、群落组成和结构、生物习性、生长繁殖甚至遗传特性等发生改变。生物监测有助于判断水污染状况和污染物毒性的大小。生物监测项目一般包括:①水生生物种群、数量及分布的测定,以了解和评价水体的污染情况。②生物体内毒物负荷的测定,可进一步了解水体污染及污染物在水体中的迁移、消长规律及对人群健康的可能危害。③水中污染物对水生生物综合作用的检测,有助于了解污染对水生生物的总体效应。例如,观察水生动物的外周血微核发生率、染色体畸变等作为监测水中有害物质对遗传物质影响的指标。④水中大肠菌群和病原微生物的检测,是查明水体生物性污染的常用指标。

2. 湖泊、水库的监测 监测项目与江河水系基本相似,但应考虑其自身特点,可按不同水区设置监测断面,如进水区、出水区、深水区、浅水区、湖心区、污染源废水排入区、不同鱼类的洄游产卵区、水生生物经济区等设置采样点,同时以远离污染的清洁区作为对照。由于湖(库)水流动较少,水体垂直方向不易混合,水体内不同深度的水质有所不同,故需采集不同深度的水样进行检测。此外,由于湖(库)水流动缓慢,沉淀作用较强,故对水体底质和水生生物的监测更有意义。湖泊水库的富营养化问题日益严重,我国的太湖、鄱阳湖、巢湖、滇池等都曾发生过多次藻类大量繁殖的情况,因而对湖(库)水监测时应增加磷、氮及藻类毒素的测定。

3. 海域的监测 主要是了解沿海大型厂矿企业、城市工业废水和生活污水、船舶排油及海上油井等的污染状况及主要水产海域等受污染的情况,重点应对河口与港湾进行调查监测。①河口的调查监测可根据河水入海的流量、流向、地形及污染程度等确定调查范围。除在河口岸边设点外,可以入海口的中心为圆心向外 20~50km 区域内布设若干弧形断面及一个纵断面进行采样监测。②港湾的调查可根据港湾的大小、污染源的分布情况、地形、潮汐、航道等设若干横断面及纵断面进行采样监测。一般应包括污染区、自净区和对照区。监测项目的确定,除根据污染源的性质(如海域的主要污染因子为无机盐、活性磷酸盐、石油类)外,可参考江河水系的调查。

4. 地下水的监测 受污染的地表水、生活垃圾堆放场渗出液、灌溉农田污水等均可透过土壤表层渗入地下水,最常见的污染物是铬、酚、氰化物等。一般污染地区,可利用该地区原有的深层、浅层水井采取水样进行检测。在污水灌溉、垃圾处理场地区,应根据地下水的流向在地下水下游设置若干监测井,并在上游设置本底对照井。采样时间每年应按丰水期和枯水期分别采样。

各地水期不同,应按当时情况确定采样月份;有条件的地方,按地区特点分四季采样;已建立了长期观测点的地方,观测点可按月采样。每一采样期至少采样 1 次,对有异常情况的井应适当增加采样次数。作为饮用水的地下水采样点,每期应采样 2 次,其间隔时间至少10 天。

水质监测项目除常规项目外,可增测总溶解固体、铁、碘、氟、砷、硫化物、氯化物、硫酸盐、硝酸盐、亚硝酸盐以及附近存在的污染物等项目。

在对上述各种水体进行采样和监测时,都要求做好质量控制工作,保证样品的代表性、可比性、分析结果的可靠性。

五、水体污染的管理

我国对水资源和水污染实行的是多部门协同管理体制,水利部门是水资源的综合管理机构,污水排放、治理及事故处理的主管单位是环境保护部门,船舶污染和渔业污染事故分别由交通部门船政机关和渔政管理机构负责处理,而卫生部门负责生活饮用水水源以及娱乐用水的监督与管理。

(一) 水利部门

在水资源利用和水污染的管理上,水利部门依据我国《水法》和《水污染防治法》,承担如下职责:

1. 会同环境保护部门拟定江河、湖泊的水功能区划分。

2. 配合环境保护部门编制流域水污染防治规划。

3. 合理制定水资源开发和利用规划,以维持江河的合理流量和湖泊、水库以及地下水的合理水位,维护水体的自净能力。

4. 按照不同水功能区的水质要求,结合水体的自净能力,核定水域的纳污能力,并据此向环境保护部门提出该水域的排污限量。

5. 对各水功能区进行水质监测,发现重点污染物排放总量超过限量的,或功能区水质未达到相应标准的,及时报告同级人民政府采取治理措施。

6. 对在运河、渠道、水库等水利工程内设置排污口实施行政审批。

(二) 环境保护部门

根据我国《环境保护法》《水污染防治法》中的有关规定,环境保护部门是对水污染实施统一监督管理的机构。具体职责包括:

1. 会同水利、建设等部门制定流域、区域水污染防治规划。

2. 根据水污染防治规划的要求和国家、区域的经济技术条件,制定、修订水环境质量标准和污染物排放标准。

3. 对辖区内的水体进行经常性监测,掌握水体水质现状,摸清各种水体的污染源、污染性质、程度和范围,为制定标准和污染防治规划提供技术依据。

4. 我国对目前已实现污染物达标排放,但仍不能达到水环境质量标准的水域,实行总量控制制度。国家和省级环境保护部门会同有关部门编制重要流域和本行政区内的总量控制计划,包括总量控制区域、重点污染物的种类及排放总量、需要削减的排污量和时限。县级以上人民政府根据计划制订具体实施方案,对辖区内每一个排污单位的排污种类、数量和减排进度做出详细规定。各级环境保护部门根据规定,对辖区内排污单位的排污种类、水量和处理后水质进行监测和监管,对违规单位实施行政处罚。

5. 对新建、改建、扩建的直接或间接向水体排放污染物的建设项目和其他水上项目进行预防性审核。

6. 接收、处理水污染事故信息,组织协调相关应急处置工作,负责现场调查、取样、侦检和善后工作,并依法对造成水污染事故的责任单位和责任人进行行政处罚。

(三) 交通部门

交通部门船政机关和渔政管理机构,分别是船舶污染事故和渔业污染事故的主管部门。根据《中华人民共和国防治船舶污染内河水域环境管理规定》等法律规章,在同级环境保护部门的配合下,对相关水污染事件进行调查和处置。

(四) 卫生部门

为确保饮用水卫生安全,卫生部门根据《水污染防治法》《传染病防治法》《生活饮用水卫生管理办法》等法规,开展如下工作:

1. 会同环保、水利、建设等部门,制定、修订原水质量标准及水源地保护要求。

2. 对新建、改建和扩建的水利、水电工程项目和其他可能影响原水水质的建设项目进行预防性卫生监督,并对建设项目可能产生的水污染和居民健康影响做出卫生评价。

3. 对辖区内的水源地进行监督管理,防止原水受到污染;同时对原水进行经常性监测,发现水质不符合标准,及时报告同级人民政府采取治理和控制措施。

4. 对医院污水,尤其是传染病院、结核病院污水进行监督、监测和卫生管理,严格执行医院污水排放标准。

5. 在利用污水灌溉农田或养鱼地区,定期进行水质、农产品及水产品的监测工作,防止因污水灌溉、养鱼引起疾病传播或健康危害。

6. 针对介水传染病疫情和可能对原水造成影响的污染事故,实行登记和报告制度。疫情和事故发生后,及时赴现场对人群健康影响做出评价,并会同环保、水利、建设、公安等部门进行现场处理。

第五节 水体污染对人体健康影响的调查研究

一、水环境暴露测量

通过饮水经消化道进入体内是最重要的暴露途径。饮水摄入量是人对水体污染物暴露的主要因素。饮水摄入量一般为每天经饮水摄入的水量(ml/d),包括直接饮水摄入量和间接饮水摄入量(通过粥、饭、汤等摄入)。饮水摄入量与性别、年龄、人种及运动量等因素有关,并受季节、气候、饮食习惯和饮食文化等因素的影响。污染物通过饮水暴露剂量的计算公式为:

$$ADD = \frac{C \times IR \times EF \times ED}{BW \times AT}$$

(式 22-1)

ADD:污染物的日平均暴露量,mg/(kg·d);C:饮水中污染物的浓度,mg/L;IR:饮水摄入量,ml/d;EF:暴露频率,d/a;ED:暴露持续时间,a;BW:体重,kg;AT:平均暴露时间,d

由于饮用水暴露评价涉及水中污染物的种类(单一和混合物)和浓度(大多数污染物的

浓度较低或极低),以及与个体行为因素密切关联的饮水量、暴露频率和持续时间等指标,因此增加了暴露评价复杂性,并影响到评价结果的准确性。

水体环境污染检测按其目的可分为:①基础调查检测:了解水体基本状况;②经常性调查检测:长期连续进行,了解污染物消长动态;③专题调查检测:针对某一研究课题等;④突发事件(事故)调查检测:在水体发生严重污染事故时临时组织,主要查明污染的范围和危害程度。

在实际工作中,受人力、物力等条件的限制,不可能不分污染物的主次和危害程度的大小全部进行检测。对水体污染检测项目的选择,应根据以下4点原则进行:①选择国家和地方水环境质量标准中所要求控制的污染物;②根据污染物的性质,选择危害大、影响范围广的污染物质;③选择有可靠分析方法及相应监测手段的污染物;④对本地区有特殊需要和影响的污染物。

二、人群污染物负荷测量

人群污染物负荷常指人群的"内暴露"。内暴露剂量是过去一段时间内机体已吸收入体内的污染物的量。通常情况下检测目标人群的生物材料(血液、尿液、头发、指甲等)中污染物或其代谢产物的含量来确定。环境介质中污染物负荷水平与人群体内负荷水平密切相关,所以进行水环境污染调查的同时,进行人群生物负荷的调查。

通常可根据污染物的特性采集人群血、尿、发、乳汁、指甲或脱落齿等生物样本进行污染物含量和生物标志的检测分析。如怀疑水体重金属镉污染,可采集生物标本血、尿、发进行镉的检测分析,或尿 MT-镉的检测分析,以确定人群镉的负荷水平。

三、人群健康效应测量

环境污染物对人类健康可产生各种效应,如机体的抵抗力低下、功能性改变,甚至引起严重疾病或死亡。环境流行病学调查应根据研究的目的和需要,选取适当的调查对象和健康效应指标进行测量和评价。

在调查研究基础上开展适当规模的环境流行病学调查,了解污染地区人群健康现况和疾病谱,进行环境负荷-动植物负荷-人群摄入量-人群生物负荷-人群健康效应关系分析研究,为疾病防治、污染治理提供依据。一般人群健康效应测量包括两个方面:

1. 疾病频率调查　开展基线调查,了解当地居民疾病谱、死亡谱。调查、收集污染地区和非污染地区居民的发病率、患病率、死亡率、婴幼儿死亡率、癌症发病率等情况,及某些健康损害的资料,进行分析比较,探讨本地疾病或死亡与环境污染之间的关系,探讨发病原因。

2. 效应指标检测　为确定环境污染与居民健康之间的关系,需要进行效应指标检测分析。反映健康的各种效应指标和方法很多,按其手段类型可分为生理、生化、血液学、免疫学、影像学、遗传学、分子生物学等的检测指标和方法;按人体器官系统包括呼吸系统、消化系统、神经系统、造血系统、生殖系统等的功能检测。总之,任何临床的检测指标,环境流行病学都可以借鉴。例如,怀疑环境镉污染,可采集生物标本进行 N-乙酰-β-D 氨基葡萄糖苷酶、尿 β_2-微球蛋白和骨密度或骨 X 线等的检测和分析。

在有条件的地区,可采用生物标志对暴露和效应进行测量评价。生物标志是机体由于接触各种环境因子所引起机体器官、细胞、亚细胞的生活、生理、免疫和遗传等任何可测定的改变,是生物体内与发病机制有关联的"关键事件"的指示物。它分为暴露生物标志、效应生物标志和易感性生物标志。表 22-8、表 22-9 和表 22-10 分别展示内剂量标志、生物有效剂量标志和效应生物标志示例。

表 22-8　内剂量标志示例

标志	环境暴露因素	生物材料
铅	环境中的铅	血、尿和组织(头发、指甲、牙齿)
DDT	DDT	脂肪组织
黄曲霉毒素	食物中的黄曲霉毒素	体液
cotinine(可铁宁)	香烟中的尼古丁	体液
2,5-己二酮	正己烷	尿

表 22-9　生物有效剂量标志示例

标志	环境暴露因素	生物材料
DNA 加合物	苯并(a)芘	淋巴细胞
蛋白质加合物(Hb)	环氧乙烷	红细胞
蛋白质加合物(血清白蛋白)	黄曲霉毒素 B_1	血清

表 22-10　生物效应标志示例

标志	环境暴露因素	生物材料
DNA 链断裂、链内和链间交联等	各种诱变剂	细胞
染色体畸变、SCE、微核	致突变物	淋巴细胞
癌基因活化	化学致癌物	组织
乙酰胆碱酯酶活性降低	有机磷杀虫剂	血浆
点突变:腺苷激酶、HGPRT	致突变物	体细胞

一般来讲,选择生物标志应遵循以下原则:①所选择的生物标志必须具有一定的特异性;②所选择的生物标志必须具有足够的灵敏度;③所选择的生物标志分析的重复性及个体差异都在可接受的范围内;④所选择的生物标志应有足够的稳定性,便于样品的运送、保存和分析;⑤取样时,最好对人体无损伤,能被受试者所接受。

(李述刚)

参 考 文 献

1. 国家环保总局.2015 年中国环境状况公报,2016.

2. 陈学敏,杨克敌.现代环境卫生学.第 2 版.北京:人民卫生出版社,2008.

3. 蔡宏道.现代环境卫生学.北京:人民卫生出版社,1995.

4. 杨克敌.环境卫生学.第 8 版.北京:人民卫生出版社,2017.

5. 陈学敏.环境卫生学.北京:人民卫生出版社,2004.

6. Yassi A,Kjellström T,Theo de Kok,et al.Basic environmental health.New York:Oxford University Press,2001.

7. 赵庆良,任南琪.水污染控制工程.北京:化学工业出版社,2005.

8. 韩剑宏.中水回用技术及工程实例.北京:化学工业出版社,2004.

9. 周宜开,叶临湘.环境流行病学基础与实践.北京:人民卫生出版社,2013.

10. Dean Baker,Mark J Nieuwenhuijsen.环境流行病学.张金良,张衍燊,刘玲,译.北京:中国环境科学出版社,2012.

11. 鲁文清.水污染与健康.武汉:湖北科学技术出版社,2015.

第二十三章

水利工程中的环境卫生问题及其对策

第一节 概　述

一、中国水利开发现状及前景

水利工程(hydraulic engineering)是人类水资源利用的基本方式,是具有兴利(发电、航运、供水、灌溉、水产、旅游等)和除害(防治洪涝、干旱、盐碱化、污染、淤塞等)作用的国民经济基础产业。迄今为止,人类修建的水利工程分两大类,即建坝蓄水发电(building dam and storing water for power generation)和跨流域调水工程(interbasin water diversion project)。

中国是世界上河流、湖泊众多的国家之一,流域面积>100km² 的河流就有 500 多条。全国的年水资源总计有 28 124 亿 m³,其中河川径流 27 115 亿 m³,居世界第 6 位,但人均占有水资源仅有 2163m³/人,居世界第 124 位。

水资源(water resources)是绿色能源,建坝蓄水发电是将水资源转为能源的基本方式。相对于其他能源来说,中国的江河水能资源较为丰富。据统计,理论蕴藏量近 7 亿 kW,经济技术可开发量 4 亿 kW,均为世界第一。中国水电资源主要分布在由青藏高原向云贵高原过渡区域,从西向东依次并行着怒江、澜沧江、金沙江、雅砻江、大渡河。据 2016 年报道,中国坝高 15m 以上的大坝数量已有 3.8 万座,达世界总量的 55.9%,但水坝库容仅为美国的 2/3,说明水电开发还有很大的空间。

表 23-1　世界水电开发情况

地区	水电装机 (万 kW)	水电发电量 (亿 kWh/a)	在建水电装机 (万 kW)	技术开发程度 (以发电量计)%	经济开发程度 (以发电量计)%
亚洲	32 974	11 076	13 048	14.5	24.7
北美洲	16 704	6642	594	37.7	65.4
南美洲	13 791	6076	1133	23.2	39.6
欧洲	17 881	5310	241	47.4	70.6
非洲	2149	941	749	7.2	11.1
大洋洲	1347	403	16	20.6	45.5
世界	84 846	30 448	15 780	20.8	34.9

跨流域调水工程自古以来就被广泛采用。已经实施的引大入秦工程、引滦入津工程的竣工,对解决甘肃省境内的秦王川地区大片沃野以及天津市的缺水起了重大作用。目前正在施工的南水北调工程(south-to-north water transfer project),对缓解中国水资源供需矛盾、改善环境质量将发挥重要作用。

自 1952 年 10 月 30 日毛泽东主席提出"南方水多,北方水少,如有可能,借点水来也是可以的"的宏伟设想以来,相关部门在分析比较了 50 多种方案的基础上,形成了南水北调东线、中线和西线调水的基本方案。通过三条调水线路与长江、黄河、淮河和海河四大江河的联系,构成以"四横三纵"为主体的总体布局,以利于实现我国水资源南北调配、东西互济的合理配置格局。

东线工程利用江苏省已有的江水北调工程,逐步扩大调水规模并延长输水线路。东线工程从长江下游扬州抽引长江水,利用京杭大运河及与其平行的河道逐级提水北送,并连接起调蓄作用的洪泽湖、骆马湖、南四湖、东平湖。出东平湖后分两路输水:一路向北,在位山附近经隧洞穿过黄河;另一路向东,通过胶东地区输水干线从济南输水到烟台、威海。

中线工程从加坝扩容后的丹江口水库陶岔渠首闸引水,沿唐白河流域西侧过长江流域与淮河流域的分水岭方城垭口后,经黄淮海平原西部边缘,在郑州以西孤柏嘴处穿过黄河,继续沿京广铁路西侧北上,可基本自流到北京、天津。

西线工程在长江上游通天河、支流雅砻江和大渡河上游筑坝建库,开凿穿过长江与黄河的分水岭巴颜喀拉山的输水隧洞,调长江水入黄河上游。西线工程的供水目标主要是解决涉及青、甘、宁、内蒙古、陕、晋等 6 省(自治区)黄河上中游地区和渭河关中平原的缺水问题。结合兴建黄河干流上的骨干水利枢纽工程,还可以向邻近黄河流域的甘肃河西走廊地区供水,必要时也可相机向黄河下游补水。

规划的东线、中线和西线到 2050 年调水总规模为 448 亿 m^3,其中东线 148 亿 m^3,中线 130 亿 m^3,西线 170 亿 m^3。2013 年 11 月 15 日,东线一期工程正式通水运行。2014 年 12 月 12 日,中线工程一期正式通水运行。

二、环境影响医学评价工作在水利工程中的重要性

大型水资源开发工程,如水利枢纽工程、灌溉工程或跨流域调水工程等对于生态环境、社会环境可产生巨大的影响。有些工程项目事先没有进行认真的环境影响评价(environmental impact assessment,EIA),建成后对环境产生了严重的不利影响,以致竣工后不能运转,如三门峡水库虽经过多次工程性修改,仍要降低标准运行,有的设施甚至报废。

随着水利工程的规模不断地扩大,水坝愈修愈高,库容愈筑愈大;从建单个水库到梯级开发;从一条河流的开发到跨流域调水工程等。所有这些项目无不对自然环境产生影响,其程度往往超过了自然环境所能承受的压力和恢复动态平衡的能力,可能影响人群生存条件和健康状态。

环境影响医学评价工作(medical assessment on environmental impact)是环境水利工作的重要组成部分,它既研究兴建水利工程可能引起疾病发生、转移和流行问题,也研究利用水利工程措施,改善生态环境、预防或者消灭疾病。通过环境影响医学评价工作,阐明环境医学背景条件,提出控制病媒生物措施,进行移民安置区的卫生规划设计,建立施工区医疗卫生服务体系,提高移民群体的抗病能力,以减免工程带来的负面影响,更好地发挥工程的社会经济效益。

第二节　水利工程对生态环境和人群健康的影响

一、水利工程对江河生态环境的影响

在生态学中,把由生态系统为人类提供的物质和生活环境的功能称为生态系统服务功能(ecosystem service function)。河流生态系统(river ecosystem)对于人类的生态系统服务是多方面的,即为人类提供淡水、食品等各类产品,还能调节气候,减缓洪涝旱灾,维持生物多样性和保存基因库等全方位的服务。

水利工程建成后水文形式和河道生态发生根本的变化,平均水温降低,平均流速可以下降到天然流速的 1/20~1/10,河流生物生存条件和泥沙运动规律也将失去平衡,江河生态巨变为"类湖泊"生态,终结了河流丰富多彩的造物过程,许多珍稀水生生物种类可能消失。例如,密西西比河建坝后,水生态功能减少造成了较大的经济损失,美国政府 1997 年用于该河流的环境管理规划生境恢复工程的费用为 13 000 万美元,用于监测方面的费用约 600 万美元。河流生态系统退化的结果表现在 3 个方面:

(一)水体水质下降

河流生态系统的环境净化功能对于人类的生存环境具有重要意义。水生植物可以吸收、分解和利用水中氮磷等营养物质,并可富集金属及有毒物质;水中的鱼类和浮游动物也可对植物、藻类和微生物进行清除、吸收和分解。通过这些过程,水体中的各种有机物、无机物、溶解物和悬浮物被截留,有毒物质被转化,可以防止物质的过分积累所形成的污染,从而清洁了水体。水库蓄水使河水流速趋于平稳或减小,减弱了水体的扩散能力,影响了河流的自净功能。同时水库淹没了河流两岸原有的植被,又将搬迁的城镇及废弃的农田沉入库底,未清除的污染物都将进入水库。经济发达地区的河流、湖泊以至水库,原已受到不同程度的污染,水库蓄水将使污染更加严重,这也成为当前我国水资源可持续利用的最大威胁。

(二)生物群落多样性下降

生物群落(biotic community)内部一旦形成系统,其内部各要素不能被分割而孤立存在。在一个淡水水域中,各类生物互为依存,互相制约,互相作用,形成了食物链结构。一个生态系统的生物群落多样性越丰富,形成的食物网越稳定,其抵抗外界干扰的承载力也越高。一个健康的河流生态系统,不但生物物种的种类多,而且数量比较均衡,没有哪一种物种占有优势,这就使得各物种间既能互为依存,也能互相制衡,使生态系统达到某种平衡态。

水库形成以后,原来河流上中下游蜿蜒曲折的形态在库区消失了,主流、支流、河湾、沼泽、急流和浅滩等丰富多样的生境代之以较为单一的水库生境,生物群落多样性在不同程度上受到影响。具体表现为河滨植被河流植物的面积减少,微生物的生物多样性降低,鱼类的产卵条件发生变化,鸟类、两栖动物和昆虫的栖息地改变或避难所消失,这会造成物种的数量减少,甚至导致某些物种的消亡。筑坝以后给洄游鱼类造成了不可逾越的障碍,如果没有建设适合鱼类习性的鱼道,对某些濒危的洄游鱼类将是致命的打击。在新英格兰北部,91%的洄游鱼类的生境被大坝阻断,使得大西洋的大马哈鱼数量急剧减少。美国 Snake 河流中80%~95%的大马哈鱼就由于建造的 8 个联邦大坝和水库影响其洄游而死亡。我国长江内的珍奇动物中华鲟,有着在上游产卵的习性,三峡大坝(three gorges dam)的设计充分考虑了对中华鲟的保护。

河流生态系统还具有明显的分层现象(stratification),形成层状结构的根本原因是生物对于太阳光的利用程度。由于库水远深于河水,水库底部光合作用较为微弱,所以水库生态系统生产力较低,物质循环和能量流动都不如河流生态系统那样通畅。再加上水库水相对静止,其流速、水深、水温及水流边界条件都与河水明显不同,因而水库的淡水生态系统较为脆弱,表现为抗逆性较弱,自我恢复能力也弱。

(三)自然灾害风险加大

大型水库的建设还可能因为水体容量和水域面积的增加对河床地质结构产生影响,增加地震以及滑坡等地质灾害的发生。此外,对河流洪水的调节力度过大,使河流减少了汛期的造床流量,造成河床萎缩;行洪滩地和蓄洪湖泊被侵占,压缩了洪水的蓄泄空间,都导致河流的洪水位不断抬高。在有的地方,防洪工程建设和洪水位抬高甚至形成恶性循环。如此,洪涝灾害的发生风险增加。气候异常也可导致自然灾害发生更为频繁。如原苏联的北水南调工程造成原流入喀拉海的淡水量和热量减少,西伯利亚大片森林遭破坏,风速加大、春雨减少、秋雨骤增,严重影响农业生态环境。

(四)下游河湖干涸

一些河流由于上中游过度用水,造成下游河湖干涸,不仅影响下游地区社会经济的发展,而且还使这些地区的地下水严重超采,造成地面沉降、海水入侵等地质灾害。在干旱地区的内陆河,下游河湖干涸不但使当地人民失去生存条件,而且由于下游生态系统的衰亡,造成沙漠扩大,危及全区的生态安全。

(五)近海海域生态系统退化

由于河流入海的淡水减少,近海海域的盐度相应增加,加上大量污染物的排入,使我国近海海域的生态系统都有不同程度的退化,以渤海湾最为严重。珠江口及东南沿海的红树林衰亡,不仅影响生物的多样性,还将加重今后风暴潮的危害。

二、水利工程对人群健康的影响

水利工程常能改变自然疫源性疾病(natural focus-based disease)、虫媒传染病、地方病和介水传染病等的流行条件。有些疾病可因水库水位上升或灌溉面积扩大而传播开来,有的因移民搬迁而扩散流行。有的疾病和健康问题可能在工程施工期间出现,而有的问题却需要较长时间才能显现出来。迄今为止全球因兴建水利大坝而进行移民的人数达数千万人,还有许多人虽没有实际迁移,但也受到了大坝及蓄水工程的影响。

一般情况下,水利工程建设对3类人的健康有影响:施工人员、竣工后继续生活在库区的人群和那些为配合工程建设而迁移的人群(移民)。

(一)自然疫源性疾病的发生或流行

1. 血吸虫病　钉螺是血吸虫病(schistosomiasis)重要的中间宿主。水利工程导致人工湖泊形成,库岸洲滩增多,灌溉面积扩大,给钉螺(snails)的孳生和扩散提供了良好的条件。国内外因水资源开发不当引起血吸虫病传播扩散加剧的事例并不少见。20世纪30年代,埃及Aswan水库建成后,埃及血吸虫中间宿主水泡螺出现大范围扩散,血吸虫人群感染率由2%~11%上升到44%~75%。另外,苏丹、肯尼亚、加纳、马达加斯加、埃塞俄比亚等地的水利工程,国内安徽省泾县的陈村水库灌区、四川丹棱县修建水库,均出现不同程度的血吸虫病扩散或加重(原低度流行区变成重流行区)。

然而,有关大型水库对血吸虫病发生率的影响也有不同的观点。埃及科学院认为

Aswan 高坝建成以后 40 年,从疾病控制的角度来看,一方面改善了灌溉,使血吸虫中间宿主钉螺蔓延,血吸虫病流行范围扩大,但另一方面,水库的建立促进了经济发展,在一定程度上改善了卫生状况,又有利于血吸虫病的控制。当地血吸虫病发病率的升高不在于高坝是否存在,而是其他因素在起作用。

三峡水库(three gorges reservoir)位于我国血吸虫病的流行纬度内。年均气温在 16℃ 以上,年降雨量>1000mm,有利于钉螺孳生。尽管库区土壤的有机质含量较低,但是钉螺在三峡土壤环境中仍能生存繁殖。在重庆市的万州区、开县长江沿岸及主要支流的滩地、山地共调查 28 个点发现有钉螺喜欢食用的植物白茅、莎草和青苔等,植被覆盖度 50%~90%,适宜钉螺滋生。有研究表明,钉螺可以通过多种途径传入三峡库区,如随造纸原料芦苇或通过发展养殖业随鱼虾扩散。但是,连续系统观测结果显示,三峡工程运行后暂未观察到库区及下游洲滩钉螺扩散增加及人群血吸虫感染率增加。库区及下游一些地区疾病主要监测数据如下:①三峡库区重庆段的万州区和开县(2008 年、2010 年、2012 年)当地常住居民血清阳性率为 1.28%,流动人口阳性率为 2.42%,未发现血吸虫病扩散和钉螺输入,血清阳性者经粪检未检测出血吸虫卵,也未发现血吸虫感染阳性的家畜。②湖北省沿江地区血吸虫病疫情总体呈逐年下降趋势:2012 年居民血清学检测阳性率和耕牛感染率分别较建坝前(2002 年)下降了 2.97% 和 92.64%,血吸虫病患者数和病牛数分别较建坝前(2002 年)下降了 48.35% 和 94.48%。③长江中游干流沿岸江滩设立的 25 个钉螺监测点活螺密度均呈下降趋势,有螺面积并不随洲滩面积扩大而增加,钉螺向堤内扩散几率大幅降低,其中 2014 年活螺平均密度与 2003 年比较大幅下降,未见人患血吸虫病例。④洞庭湖区的 26 个螺情监测数据表明,2014 年与 2003 年螺情比较,洞庭湖洲滩有 13 个监测点未查到钉螺,9 个有螺监测点活螺平均密度降低了 96.27%;2014 年有螺点占总监测点的 34%,有螺洲滩面积和分布范围正在快速缩小,洲滩钉螺向垸内扩散几率大幅减小。

2. 疟疾　在疟疾流行区修建水库灌溉工程,因旱地改为水稻田后,浅水区骤增,农作物生长茂盛,水库消落区积水凼出现,以及灌区局地气候趋于湿热等环境条件变化,给按蚊提供了适宜的孳生环境,可能引发疟疾的暴发流行。如山东省安丘县牟山水库区,1950 年疟疾发病率为 40 179/10 万,1960 年建库蓄水,1961 年疟疾暴发,发病率高达 45 901.4/10 万;邹县西苇水库区 1959 年疟疾发病率为 112/10 万,1962 年水库竣工蓄水,1963 年疟疾发病率为 52 516/10 万;广东省新丰江水库 1959 年蓄水,随后流域内发生过 2 次疟疾暴发与流行。

施工阶段外来人群一般缺乏地区性免疫力。蚊子密度高,人口密度高,流动性大,输入性疟疾暴发是常见的。1957 年狮子滩水库工地,施工期间疟疾发病率上升 2~4 倍,1985—1986 年铜街子水库工地有数千人染上疟疾。

3. 肺吸虫病　肺吸虫病(paragonimusis)是一种人兽共患的自然疫源性疾病。在亚热带地区,气候温和,雨量充沛,灌森繁茂,山溪河床水清河浅,这种生态环境条件是肺吸虫病的中间宿主螺、蟹的良好栖息地。捕捉生食螺、蟹是感染的途径。库区加坝后,库区内水面将大量增加,山涧、植被的保护也将促使这些中间宿主大量繁殖和扩散。我国三峡库区、丹江口库区环境有利于中间宿主溪蟹的繁殖和扩散,移民人群均有肺吸虫病的感染。

4. 流行性出血热　流行性出血热(epidemic hemorrhagic fever,EHF)是流行强度大、死亡率高的一种自然疫源性疾病。建坝水库形成后,水位上升,迫使淹没区的鼠类向库岸边迁徙,致使疫源地扩大,对工地施工人员和沿岸后靠的居民威胁很大,特别是从事野外工作和在简易临时工棚居住的人员感染机会多。这种现象在近几年洪涝灾区的灾民中流行得到证实。1984 年,有人通过信访调查了 89 座水库后发现,蓄水后鼠密度升高的有 17 座,出血热发病率升高的也有 17 座。

5. 钩端螺旋体病　钩端螺旋体病(leptospirosis)是由感染钩端螺旋体的鼠、猪等尿液经水传播,感染方式以接触稻田水或接触暴雨后洪水而引起。如果灌溉农田面积扩大或形成浅水滩、鱼塘,均有利于钩端螺旋体病流行。

6. 鼠疫　虽然贵州省历史上无鼠疫记载,但 2000 年夏秋,位于贵州和广西交界处的天生桥水电站库区首次暴发腺鼠疫流行。经调查发现,该地具有鼠疫发生的自然条件(地理环境和生态系统),可能在水电站建设前已存在微小疫源地。库区蓄水后生态环境的变化导致鼠疫宿主与人类一起向高处迁移,种群重新分布,形成相对的高密度,致使原来的微小疫源地扩大,造成鼠疫暴发流行。

(二) 介水传染病

介水传染病(waterborne infectious disease)也是水利工地上常见的疾病。水利工程一般要在短期内集中来自各地的施工人员,居住拥挤,生活、卫生条件差,易发生甲型肝炎等流行。英国在开凿苏伊士运河时,由于生活卫生条件差,水污染引起疾病流行,死亡 2.2 万多人。1971 年葛洲坝开工时,由于对环境医学背景状况不了解,也有多次介水传染病的暴发流行。

(三) 水体富营养化及可能的健康损害

水库形成后水流速度减缓,水体自净能力下降,原来流动的江河变成了类湖泊或者半封闭水体,在适宜的水温下,藻类繁殖增加,有可能导致水体富营养化(aquatic eutrophication)。如果有蓝藻生长,将会出现具有强烈肝肾毒性的微囊藻毒素。

此外,经济的高速发展将导致污染源增加,水体自净能力的降低势必导致水中污染物相对浓度的增加。这些都对人群健康构成严重威胁。

(四) 移民人群心理、行为健康及慢性疾病

移民人群(migrant crowd)由于生活环境、生活方式的巨大变化(人口密度变化、接触新的自然疫源地、饮食习惯改变、邻里关系变化等),可导致多种健康问题。迁移人群与非迁移人群比较而言,承受的心理压力和罹患心理疾病的风险加大。调查显示,人居环境、人脉关系及经济状况的改变,一定程度上影响移民总体发病率、死亡率水平;移民中糖尿病、高血压等基础疾病加重;易出现酗酒、滋事、吸毒、焦虑、抑郁及自杀等不良行为。据此认为,精神压力比生理因素更能影响移民。因此,关注移民的健康是水利工程实施过程中的不可忽视的环节。

第三节　水利工程环境医学评价方法

一、目的和意义

水利工程环境医学评价(environmental medical assessment of hydraulics)是在水利工程开发建设决策阶段,在对拟建工程区域的与健康相关的环境因素进行系统调查的基础上,评估和预测拟建工程对人群健康影响的规律及程度,为制订工程规划和对策提供科学依据。

水利工程的建设,人工湖泊的形成,病媒动物的迁移和居民外迁,均可使某些自然疫源

性疾病的疫区扩大、新老疫区连接和新的疾病输入,对老弱病幼和免疫力低的高危人群威胁很大。淹没区遗留下来的各种污染源,也会影响水库的利用。淹没面积的扩大,局部微小气候的改变,地面水流速降低,为蚊、鼠、软体动物等病媒动物的生长、繁殖提供了良好环境。地下水质的改变,亦可改变某些地方病流行的流行势态。此外,施工区短期内人员的聚集,若不注意预防工作,相关疾病容易发生。因此,在进行水利工程开发建设决策时,其环境医学问题在某种意义上可成为工程的制约因素。有鉴于此,系统地调查、评价和预测水资源开发建设所带来的环境医学问题,并提出相应的预防措施是非常必要的。

水利开发是清洁能源建设,对环境的影响一般是利大于弊,但并不等于无负面影响。水利工程对环境的影响往往是隐性的,某些影响可能要在几年甚至几十年以后才显现出来,如果前期预估不足,最后可能会出现弊大于利的结局。

二、评价内容、范围和原则

按照中华人民共和国国家标准《水利水电工程环境影响医学评价技术规范》(GB/T 16124—1995)的规定,环境水利医学评价主要包括以下内容:①收集自然疫源性疾病、虫媒传染病、介水传染病的疫情,地方病流行状况,饮用水水源水量,水质状况等基础资料;②预测和评价对人群健康的影响:③提出相应的预防对策。

环境水利医学评价范围,一般包括库区、库周、施工区和移民安置区及其下游的一定河段。环境水利医学上所指的库周,是指水库蓄水所引起的人口流动区域和病媒动物活动的半径范围。其大小和范围一般以库岸 1km 的距离划定或以行政乡村为调查单位。

环境水利医学评价应遵循对照原则。收集的人口、疾病、健康资料,应能反映时间动态、地区分布(包括库区和库周)与人群之间直接或间接、定性或定量的关系。现状评价以空间分布资料对照为主;预测评价以时间动态资料作为比较基础。

根据水利工程的投资规模、淹没土地面积、搬迁人口数量及对人群健康影响的性质,从实用性和经济性出发,在可行性研究阶段进行环境影响医学评价,应首选可能对建设决策产生影响的环境医学因子;有些水利工程项目(如调水、防洪、灌溉、挡潮等)和在处女地开发的项目,还应进行初步设计阶段的环境医学措施的技术经济评价。

为了保证环境水利医学评价质量,承担评价的单位,需持有环境影响医学评价资格证书,评价主持人应对评价结论负责到工程运行后 3~5 年。

水利工程对人群健康影响评价步骤为:评价方案确立,基本资料收集,必要的专题调查,现状评价,影响预测,对策制订等几个工作阶段。

三、现场调查方法

(一)医学评价工作区域划分

评价工作需要设立评价区和对照区。评价区是指水库区、库周、施工区和移民安置区;对照区一般是评价区外的本县或本乡的工区或专设的同步调查对照区。

(二)背景资料的收集

大型水利工程一般都远离繁华闹市,多在丘陵山区或地势险峻的急流河滩、岸畔,生态系统近似原始处女地。因而,环境医学背景状况资料掌握很少。要求至少收集拟建工程影响地区内评价工作开始前 3~5 年连续的背景资料,应特别重视收集与工程项目性质及地区特征有关的人群健康资料(表 23-2)。

表 23-2　环境水利医学评价工作需要收集的背景资料

资料性质	需收集的数据
工程基本资料	用途、基本指标（蓄水位、静水面积、总库容、回水长度、调运方式、装机容量、年发电量、经济效益等）、环境影响范围（淹没耕地、迁移人口等）
自然疫源性疾病和虫媒传染病	疾病谱，发病率，死亡率，蚊、鼠、螺、蟹、贝、虾等种群密度 人群带菌（虫）率，血清检查阳性率，螺、蟹压片感染率，人血指数
介水传染病	水中病原微生物检测结果，以往人群发病情况
生物地球化学性疾病	水和食物中碘、氟、砷、汞、硒水平，患病率
环境污染及本底资料	饮用水常规指标；食品污染代表性指标、大气和空气污染指标；土壤基本数据；高压线走廊
居民健康状况资料	平均寿命，死因构成，婴儿死亡率，儿童身高和体重分布范围，生物材料（发、血、尿）中必需或有害元素含量水平、人群免疫水平
气象资料	气温、气湿、风向、风速、降水量、雾天天数、逆温天数
社会经济资料	人口增长率，人口密度，人年均生产总值，人均收入，就业率，成人受教育程度，人均住房面积，每万人中医务人员数，每千人中病床数、保健措施投资

（三）调查方法

常采用调查和观察、普查和抽查、专访和信访相结合的方法。调查是指收集资料，观察包括必要的实验研究。普查是对某一选定人群的全部调查，适用于研究对象少，任务要求高，工作条件好的调查研究，抽查是按统计抽样原则，抽取区域内一部分人数进行有目的、有计划的深入研究。专访是在疾病发生或流行时进行的调查，被调查的对象一般是当事人或知情人，访问的内容可信度大，如果不能直接专访，也可拟定详细调查提纲进行信访。

（四）资料分析

根据水利工程对致病因子、环境条件、易感人群所组成的生态系统具有综合影响的原理，应对收集到的资料进行识别，从中筛选出有直接或间接影响的"三间"（即时间、空间、人群间）分布资料。海量数据可以借助计算机软件进行分析。

1. 时间分布　自然疫源性和虫媒疾病，因感染力、潜伏期、传播途径的不同，呈现发病时间动态曲线规律。其间隔长短，多取决于易感人群补充的速度，分析流行周期性的方法是按一定的时间间隔（旬、月、季、年）和发病人数绘制在坐标纸上，比较历年流行曲线，便可看出疾病周期性的变化水平。

2. 空间分布　自然疫源性、地方性致病因子的空间分布常呈不均匀状态，具有区域特点。可将发病率、死亡率、患病率和疾病类型及危害程度绘制在工程影响范围的地图上，描述其范围和强度变化特征。

3. 人群间分布　疾病的分布有人群特征，这是由于人群间免疫水平和生活方式不同的缘故。

四、医学评价指标

环境水利医学评价指标是从收集到的资料中找出规律并确立主要影响因子，以其数量及其变化动态进行科学评价。

（一）评价指标

评价指标应该有人群健康指标、传病媒介及其感染指标和环境指标。

1. 健康状况指标　发病率,感染率,现患率,死亡率,病死率等。

2. 传病媒介及感染指标　蚊类密度（只/人工小时）及其种类,鼠类密度（只/100 夹）及其种类,螺、蟹、虾、贝等密度（只/m²）及其种类,贮存宿主感染率,媒介带菌（毒）率等。

3. 环境有害因子指标　视种类不同而异。

（二）危害程度评估

常用危险性大小和标准化死亡比进行衡量。

1. 相对危险性　相对危险性=[蓄水后发病率/蓄水前发病率（用于工程运行后影响评价）]或[观察区发病率/对照区发病率（用于工程设计阶段）]。

2. 特异危险性　特异危险性=[观察组发病率-对照组发病率]或[蓄水前发病率-蓄水后发病率]。

3. 标准化死亡比　标准化死亡比=观察到的人群死亡数/该人群预期死亡数。

五、环境影响医学预测方法

水利工程对人群健康影响预测方法的选用,取决于评价工作人员、工作时间、掌握的资料状况及工程项目对人群健康影响的重要程度。目前,环境影响医学预测（medical prediction of environmental impact）常用的仍多为单因子预测方法:

1. 专家预测法　专家预测法,即 Delphi 法。一般成立预测机构或专家小组,该组成员以 20 人左右为宜。专家之间没有直接联系,只与预测机构发生关系。每位专家以已掌握的资料或凭借本人学识经验做出预测性判断,预测机构将其全部"票数"整理成报表,并进行统计处理。

2. 趋势外推法　按照因果关系规律,即预测对象的内在有联系的特点,在对过去和现在的情况认真调查后,假定该事物仍将以同样的速度和方向继续发展下去,以延伸到未来作为预测结果。

例如,三峡库区历史上曾为传染病、自然疫源性疾病和地方病的高发地区,其淹没面积大,人口也较密集,水库形成后的人群健康变化是令人关注的问题。重庆医科大学在库区开县进行了横断面调查。调查对象为该县所有人口的疾病监测资料,选择三峡库区重庆段其他库区县及非库区县人群的疾病监测资料作为对照。方法是收集有关社会发展、人群健康和与公共卫生体系的有关指标,深入有代表性的重点乡镇进行现场调查。在获得的资料基础上,利用定量与定性相结合的方法对三峡工程的潜在人群健康影响做出预测评估。其结论如下:①开县孕产妇病死率、婴儿以及 5 岁以下儿童病死率高于全国和重庆市的平均水平,一般人群健康状况也较差。②重庆市的传染病发病率维持在 250/10 万左右,高于全国水平（190/10 万左右）,开县的传染病发病率逐年升高,近两年的发病率达国内的 1.5 倍以上。③水库形成后对人群健康潜在影响比较大的疾病主要有:介水传染病尤其是病毒性肝炎,自然疫源疾病及虫媒传染病性疾病;肝癌等恶性肿瘤性疾病。

3. 类比预测法　这是一种较为常用的预测方法。根据类比工程的发展过程、条件与被测工程有相似的功能、特性及运行方式,有相似的自然地理环境及一定的运行年限。从研究类比工程所观察到的现象,可能就是被预测工程将产生的结果。

4. 生态机制或成因分析预测法　传染病宿主、媒介动物的数量增加或减少,对疾病流行有直接的影响。因此可从此类动物的分布与数量预测流行趋势。例如,黑线姬鼠是流行性出血热病的传染性宿主,一般其密度在 2% 以下时,流行性出血热病可不发生或仅发生个别病例;在 5% 左右时,可出现散发患者;在 10% 以上时,可出现中等或较大的流行。又例如,可以根据媒介能量和基本繁殖率的大小来预测疟疾流行的规模。

媒介能量是指由一个疟疾原发病例,通过媒介按蚊每天所能传播的新病例数。媒介能量 $=ma \cdot p^{n}/-\ln p \cdot A$。式中:ma(叮人率)为每人每晚(天)受到某种按蚊叮咬的平均次数;p 为媒介按蚊每天存活率;n 为孢子增殖期(或称外潜伏期),一般为 12 天;A(叮人习性)为人血指数除以生殖营养周期(假设 2 天)的商;$p^{n}/-\ln p$ 为媒介按蚊真正起传播作用的寿命。

基本繁殖率为一个无免疫力的疟疾原发病例,通过媒介按蚊总共能传播多少新病例。基本繁殖率 = 恢复率 × 媒介能量。式中:恢复率为患者每天恢复为不具有传染性状态的比率;媒介能量同上。

上述二式的预测值以<1 或>1 表示,数值越大,流行强度越大。

5. 回归预测法　包括一元线性回归、多元线性回归、非线性回归预测等。

6. 模拟实验法　根据生态环境相似性的原理,同时分别在观察点和对照区内对病媒动物进行生存适应能力的实验,利用对比观察资料来预测疾病流行的可行性。

7. 应用数理统计分析方法进行多因素综合预测　前述方法仅从各个单因子描述疾病的趋势,但水利工程中出现的环境医学问题,常常是复杂的、多因子的。进行环境决策时既要考虑单个疾病因子的上升或下降,更要考虑整个环境和人群健康状况的变化及由此而带来的一系列影响。因此,进行多因素的综合评价与预测将更有价值。

应用模糊集理论的评价模式在向家坝水电工程中得到应用。该水库是金沙江流域规划中最下游一个梯级电站,设计水库面积 94.6km²,淹没房屋 208 万 m²,耕地 1493.33 公顷,迁移人口 6.38 万人。1995 年昆明医学院预防医学系成立的专题调查组,在环境监测和流行病学调查的基础上,先确定评价因子与评价水平,从收集的 20 种疫情资料中筛选出疟疾、钩体病、介水传染病、乙脑、地甲病作为评价因子。以近年来上述 5 种疾病的平均发病率为标准,用流行,发病率上升、不变,发病率下降和显著下降五级水平表示。通过建立模糊判断,以预测每个因子在建库后的变化。在此基础上,建立判断矩阵,并用合成法计算判断集,求出综合评定集,得出综合评定值。结果表明,该水电工程的兴建及水库蓄水后,不会因环境生态的改变而对人群健康产生明显的影响。

六、环境医学影响评价报告

环境医学影响评估的报告,应该包括背景资料、现状评价、预测分析,同时还应该提出如何利用有利环境因素、避免有害环境因素、预防疾病发生和健康损害的对策及措施,以供决策部门参考。环境医学影响评估报告是水利工程环境影响评价报告书的重要组成部分。凡缺少环境医学评价内容的报告书,环境保护部门不予审批。

关于对策和措施需要注意以下问题:

1. 生物性和化学性疾病　是在不同医学地理条件下,由不同类别生物群落组成特殊的生态系统。拟定对策方案,应针对该系统中最薄弱的环节,采取相应的措施。

2. 环境安全、卫生　在环境水利影响医学评价、预测的基础上,有目的地除害灭病,清理水库区,消除各类传染源、污染源扩散的可能性。大型水利工程应设立疾病监测机构。

承担环境医学评价的单位应参加水利工程施工区、移民安置区的选择、规划和卫生设计工作,旨在保证满足居民区的环境安全、健康的要求。

供水工程的渠道、水源地应设立"三级"水源卫生防护地带。即第一地带内只许水厂运行、维护、监督、检查人员进出,严格限制发放捕鱼者通行证的数量;第二地带不准新建和扩建住宅、工业企业、野营、开荒、栽种落叶林木,按卫生机构规定限制放养动物群、数量和范围;第三地带不准新建和扩建传染病院,不准建造工业企业。在肠道传染病流行季节应严格执行卫生防疫管理措施。

为了防止拟建水库区的传染病输出或输入,必要时建立临时检疫口岸,对大批进出易感人员及食品进行医学、卫生检疫和必要的卫生处理。

第四节　水利工程施工区卫生规划及保障

水利工程建设项目的施工区(construction area)是在特定条件下确立的,应针对施工区人员多、流动性大的特点和环境条件建立强有力的医疗卫生服务保障体系。

施工区总体规划与布置是以主体工程为中心,在已规定的场地内,从有利于生产,方便生活,在经济、技术上可行为前提条件,力争通过精心设计和施工使其既方便施工,而又有利于安全、健康和保护生态环境,使之成为新兴城镇的雏形,为工程建设创造良好的条件。

一、坝区工程特点

大型水利工程,在施工区常具有如下特点:

1. 建设周期特点　根据国内外资料统计,大型水利工程建设最少需要5年,一般在5~10年,而长江三峡工程规划为17年。目前正在实施的南水北调工程计划分3个阶段进行,时间跨度达40~50年。

2. 施工人员特点　一是施工人员多来自异地,对当地疾病免疫能力差。二是劳动强度大,多为重体力劳动。三是人员数量大,大型工程施工队伍,多在万人左右,有的高达2万~5万。四是青壮年为主。由于具有这些人群的特点,疾病预防工作走在前面十分重要。

3. 场地特点　一是建筑材料多。开挖土石方、混凝土浇筑量均按百万立方米计,安装量在上万吨以上。二是设备种类多。一个大型水利工程施工设备从机、电、风、水到汽运、航运、铁路和所有设备维修使用的机械,按数量计算达几十万台(辆),按种类区分达千万种;按性质划分应有尽有。三是占地面积大。大型水利工程都是具有防洪、灌溉、发电、航运、养殖等专项或综合性的目标,除主体工程外,要建设大量的附属企业及临时建筑,占地面积往往在几平方千米到数十平方千米,相当于我国目前的一个中、小城市。从中国已建成的水利工程项目看,施工区建筑物数量绝大部分是永久性建筑设施,将是未来新型工厂和居住区的一部分。由于水力发电站是无污染工厂,大部分建筑依山傍水,碧波荡漾,为发展旅游事业创造了优越条件。

二、施工区健康危害因子及环境医学规划

(一) 施工区产生的环境污染

1. 污物及污水　施工初期大面积的场地平整、围堰填筑以及大坝、电站、船闸等地基开挖,骨料冲洗,混凝土路养护等均使浑浊水与杂物排入水体。

2. 含油废水　工程多采用高度机械化施工方法,大量机器、运输工具挖掘机等以油料

为动力,在运行与维修中容易污染地面水和江水,甚至在沿岸形成较长的油污染带。

3. 生产性粉尘和有害气体 施工期由于大规模的土石方工程、混凝土工程和众多的机械设备运行,将排放大量的废气、扬尘、炸药浓烟等有害气体污染环境。如果处于特殊的地理环境、气象条件等特点,污染物质不易扩散,有可能在施工期出现大气污染危害事故。

4. 噪声 施工区有采石料系统为主的固定、连续式的噪声源和大吨位汽车运输系统的移动、断续式的噪声源出现。

(二)施工区容易发生的疾病

水利工程一般要在短期内集中大量来自各地的施工人员,居住拥挤,生活、卫生条件差,易将传染病输入或引发当地自然疫源性疾病的流行。施工区常见的流行病有血吸虫病、疟疾、肺吸虫病、流行性出血热、钩端螺旋体病、介水传染病等。已有报道,法国在修建巴拿马运河时,由埃及伊蚊传播的黄热病流行,使 3.3 万人死亡,逼迫停工。英国在开凿苏伊士运河时,由于生活卫生条件差,水污染引起疾病流行,死亡 2.2 万多人。1971 年葛洲坝开工时,由于对环境医学背景状况不了解,不仅引起多次介水传染病的暴发流行,还造成施工人员集体感染血吸虫病,至 1980 年底累计发生血吸虫病患者 164 例。

(三)施工区环境医学规划

施工区环境医学规划(environmental medicine planning in construction area)应遵循全面规划、合理布局的原则,按工业、居住、文教、卫生、商业、仓储、运输等功能分区进行规划。坝区的生产区宜布置在大气污染物本底浓度低和扩散条件好的地段,散发有害物质和产生有害因素的场地,应位于相邻居住区全年最小频率风向的上风侧。产生有害气体、恶臭、烟雾、粉尘、易燃、易爆物及噪声、振动、微波辐射等工业不得在居住区内建设。排放工业废水的工业企业不得在饮用水源上游建厂,防止工业废水排放污染水源,保证下游最近取水点的水质符合地表水水质卫生标准。固体废弃物堆放和填埋场应避免选在废弃物易渗漏、扩散、流失的场所以及饮用水源的近旁,防止污染水源地和土壤。工业企业和居住区之间应设置规定宽度和卫生防护距离。在同一工业区内布置不同卫生特征的工业企业时,应避免互相干扰。

许多水利工地肠道传染病流行多是供水受到污染造成的。妥善解决施工区的生产、生活供水设施和污水、粪便设施等收集、排放问题是保障施工人员和居民健康、安全的重要措施。

高压电线走廊在施工区内应预先留好用地,避免跨越居民区上空,干扰家庭电器、影响青少年身心健康。

三、施工区医疗卫生服务体系的建立

根据水利工程可行性论证与环境影响评价报告书的结论及库区环境影响医学背景状况,建立施工区医疗卫生服务体系(medical service systems in construction area)对保证工程进度十分重要。

(一)施工区卫生防疫机构设置

大型水利工程必须建立疾病控制中心或明确委托当地疾病控制中心代管,其主要工作内容如下:

1. 预防和控制急性传染病。

2. 控制地方病和慢性传染病。

3. 保护环境,监督饮用水源卫生,保证其安全。

4. 对进入施工区人员检疫。

5. 做好消毒、灭菌、杀虫、灭鼠等工作。

6. 食品卫生管理。

7. 公共场所卫生监督。

8. 劳动安全防护,职业病防治。

9. 卫生知识宣传和健康教育。

（二）施工区医疗和急救机构的设置

建立较完善的工地医院,开展对常见病、多发病、职业病、传染病等的防治工作,是水利枢纽工程能够顺利进行的条件之一。医院组建有 3 种方式可供选择:

1. 以当地三级医疗保健网为基础扩大职能,增加投入,配备齐全医护人员成为综合或专科医院。

2. 由承包商自备或自建医疗保健机构。这种方式在施工单位多、小而全时,由于技术水平低,力量分散,不便管理。

3. 业主方投资兴建医疗、急救、保健机构,按区域分布,集中管理,统一服务,避免低水平的重复投资。

第五节　水利工程移民安置区的卫生规划

新中国成立以来,已修建库坝数万座,淹没耕地达 3000 万亩,累计移民上千万,仅三峡工程移民就达 113 万人。移民行动不仅打破了人们对自己的故土、传统、文化和生活方式依恋之情,而且还要增加随新安置区的环境、生活、健康、精神不适应的负担。

一、移民健康与合理安置的重要性

在《水利工程建设征地移民设计规范》(SL 290—2009)中,明确规定"移民安置(migration resettlement)是水库淹没处理的核心,直接关系到群众的切身利益,必须认真制订可行的移民安置规划,妥善安排移民生产和生活,使移民的生活达到或者超过原有水平"的安置标准。我国水利工程移民工作常常没有达到安置标准的要求,分析原因主要有以下几方面:

1. 对《设计规范》的规定没有从行动上落实,未把移民安置当作一个重要的工程问题来对待,习惯于采取行政命令手段或"水赶人跑"的方法,以生活安排为主,配合一些经济补偿措施,打发搬走了事。

2. 水利工程移民主要由风险力脆弱的农业人口及老、弱、妇、幼组成的高危险群体,其对环境、生活变化十分敏感。如果安置区的环境容量小,环境医学背景状况、供水水源、居住条件等生态学问题欠优越,移民对环境不适应就会"水土不服",且与当地原有居民重分土地、相处共事,精神上常受压抑,生产技术不熟悉遇到困难而影响其生计等,这些都会使机体抵抗力降低,致使发病率升高。因此,移民留不住、逆向返回故地或沦为难民成为社会不安定的因素。

3. 现代化水库工程要求进行严谨的大坝和移民安置两个方面的工程规划设计;尽管如此,执行起来,决策者们仍偏重大坝工程建设,自觉不自觉地把库区移民安置工程放在从属或滞后的位置。因此,移民安置常在一些水库区成为严重的遗留问题和突出的矛盾。既影响竣工项目正常运行和拟建工程的再决策,也影响移民的生产、生活和健康,成为当地政府的棘手问题。

二、移民安置区环境医学背景调查

移民安置区卫生调查应与移民实物登记工作结合起来,调查的方式可采取普遍了解和重点深入相结合,并做出移民安置区的医学评价。对于新的安置区,应当在移民迁入前做出卫生规划及时解决调查中发现的问题,使新迁入的移民能在良好的环境中生活。调查内容包括:

1. 供水卫生调查 为了让迁入的移民能得到合乎卫生要求的饮用水,应当对移民安置区(emigration resettlement area)水源的水量、水质进行调查和检验分析,在选择生活饮用水水源时,除注意一般供水卫生问题外,应考虑到由水质引起的地方病,并作特殊项目的化验分析。

2. 地方病、传染病发病情况 调查对于搬迁区和安置区的自然疫源性疾病、虫媒传染病、介水传染病等进行对比调查,分析两地的卫生状况、疾病谱和演变趋势。

3. 病媒动物种群和密度观察 必须掌握新移民安置地区有无潜伏性自然疫源地,了解该地区媒介生物和宿主种类、密度和感染情况等生态环境条件。

4. 居住卫生调查 居住条件的好坏对居民健康影响很大,在调查中应注意安置区建筑物的采光、通风、防潮等卫生问题。在新建或改建旧有房屋时,应提出改进性的卫生要求。

5. 污物处理 新安置区应有粪便、垃圾、污水的收集、处理系统和措施,以免污染水源和环境。

三、移民安置区卫生规划原则

在国务院颁布的"大中型水利工程建设征地补偿和移民安置条例"2013年修订本(2013-12-07)中,有如下相关规定:

第三条,国家实行开发性移民方针,采取前期补偿、补助与后期扶持相结合的办法,使移民生活达到或者超过原有水平。第四条,大中型水利工程建设征地补偿和移民安置应当遵循下列原则:①保障移民的合法权益,满足移民生存与发展的需求;②顾全大局,服从国家整体安排,兼顾国家、集体、个人利益;③节约利用土地,合理规划工程占地,控制移民规模;④可持续发展,与资源综合开发利用、生态环境保护相协调;⑤因地制宜,统筹规划。

移民安置区的卫生规划包括安置环境的选择和卫生服务政策、措施的制定与落实。卫生事业管理是协调社会经济持续发展和对人群健康影响的重要方面,由于种种原因,卫生事业规划往往是被漏列的项目。除了卫生部门应积极争取参与和立项外,更主要的是应有法规、条例的规定。

1. 选择移民安置区最佳地址 规划、设计者的责任是通过合理的移民规划扩大对环境、人群健康有利的方面,尽力缩小或减轻对环境、人群健康不利的影响。卫生规划内容与文化、教育、体育等有所不同,需要有一定的自然环境条件,如能源的质量将会影响大气污染程度,饮用水源地、住房条件和卫生基础设施等均需在基建规划中单独列为篇章才能为居民生活环境条件提供客观保证。

2. 饮用水源与污物处理问题 不论是城镇迁建还是农村沿库岸后靠,供水水源对生产、生活和健康影响极大。绝不能建好城镇再去找水源,而是水源决定城镇的未来。当水库水位升高后,能引起浸水地区的地下水位上升,水井能被污染的渗水浸染,使浅层或深层地下水成分改变,影响使用价值。公共卫生设施如厕所,垃圾容量和排放污水等基础建设也对环境状况总值和人群健康产生重要影响。

3. 做好移民安置区环境医学监测工作　在大规模移民前要做好移民安置区环境医学监测（environmental medicine monitoring of migration resettlement area），如查清移民健康状况，各地应建立传染病患者登记卡和易感人群的免疫接种卡，并进行追踪观察和治疗。一般移民安置区人多地少，毁林开荒，保持水土能力差，宜耕土层流失快，作物从岩层中吸收溶出的有害元素，有可能通过水、食物链导致地方病的流行。

4. 抓好对移民群体的疾病防治工作　在移民安置区通水、通电、修路整地的基础上搞好场地卫生清理，消灭传病媒介，铲除病媒栖息地。沿岸地区易形成沼泽地，常是病媒动物的孳生温床。积极查治移民搬迁区的患者、病畜，阻止新的传染病输入安置区，发现病原携带者应立即根治，方可迁入安置区。在煤烟型氟、砷污染病区，应推行排烟炉灶；在碘缺乏病流行区，特别是高寒山区，应落实碘盐供应渠道，确保优质碘盐到户到人。

5. 卫生事业管理规划　城乡卫生事业是社会、经济和文化发展的重要组成部分。应加强对医疗卫生机构建设，配备卫生技术人员达到国家规定水平，落实环境医学措施等规划。

移民期间应采取传染病暴发流行的预防措施，例如隔离和治疗所有疑似传染病患者。根据搬迁情况，加强对人口较密的地方、集体宿舍等处进行卫生处理及做好迁移途中的卫生防疫工作。居民迁移的时间最好避开炎热或严寒的季节以减少因长途跋涉而引起的中暑、胃肠病、呼吸系统疾病及其他传染病的发生。

第六节　水库库底卫生清理

拦蓄于在水库内的水体质量是一项极为重要的指标，决定着水库本身及其下游河段的水质、生物资源有效利用的程度以及库区人群健康状况。水库库底卫生清理（sanitary clearance of reservoir bottom）是水库淹没处理措施中必须认真做好的重要工作。

一、淹没区卫生清理的意义

淹没区卫生清理（sanitary clearance in inundation area）是保证水库蓄水后的水质在流行病学上安全、卫生的重要步骤。例如，1979 年辽宁省复县碧流河水库蓄水时，淹没了一所麻风病医院，当时设计主要功能为农业灌溉，未进行库底卫生消毒处理。现在拟开发为大连市的补充供水水源，就受到了限制。库底遗留的无机或有机污染物不仅恶化水的理化性状，而且可成为藻类、蚊类、螺类孳生、繁殖的有利条件。我国已建成大量的水库，并执行有库底清理规范，2005 年国家原卫生部和国务院三峡建委专门颁发了《长江三峡水库库底卫生清理技术规范》，2014 年国家水利部颁发了《水利水电工程水库库底清理设计规范》，对于相关工作的开展具有指导意义。

二、库底卫生调查及清理对象与方法

（一）库底卫生清理调查

通过环境医学背景的调查，掌握需要清理的对象、数量及分布，为制订详细的库区清理计划提供了依据，确定清理重点，制定出清库质量要求和办法。

1. 库底卫生清理调查方法　清理与移民是有密切联系的。对移民搬迁区的淹没实物调查时，可与库底卫生清理对象登记结合起来进行。在各级移民机构领导下，按照当地情况,培训一定数量基层卫生或环境保护人员,填写一定格式的统计表来完成此项工作。

2. 库底清理范围 一般以移民范围(即将来水库的淹没区和浸润区)而定。参照工程基本设计参数如蓄水高程、水库效能、调运方式及水库所在河流流域的气象、水文、地质等资料进行综合考虑。重点调查内容包括:淹没区和浸润区的人群健康、生命统计和法定传染病登记资料,以及淹没农田、房屋面积、人口,厕所、粪坑(池),垃圾堆、医院、牲畜圈栏,坟墓和具有污染性质的厂、矿等数量和分布。

(二)淹没区卫生清理对象与方法

1. 淹没区污染物清除与消毒 清理范围上限为设计水位线或居民迁移线,下至水边线的整个区域。作集中式生活饮用水水源的水库的清理工作,必须在蓄水前 6 个月全部完成。对于施工人员撤走后遗留下的污染物,应进行严格的处理,否则,因为距蓄水时间很近,极易造成蓄水污染。

厕所、医院、牲畜圈、垃圾场、粪堆等的污染物及被污染的土壤处理,可将各种污染物连同下面的脏土一道挖出(至净土为止),结合集肥运出水库外利用或处理。在库内清理时除利用自然净化外,应配合进行药物消毒。对于饮用水源的水库,还要用生石灰或漂白粉(有效氯在25%以上)进行消毒或用3%石炭酸溶液消毒。然后深埋约 1m,以净土覆盖夯实。根据辽宁省大伙房水库库底清理消毒的经验,每平方米面积用 2L 20%有效氯漂白粉溶液或0.6kg 生石灰,可以使细菌含量大大减少。在消毒处理时,也可将污染物运走再消毒,以减少用药量提高消毒效果。

对污水沟、渗坑及积肥池中的污泥掏出晒干作肥料,污水坑用净土填平、夯实。无论是生活性还是工业性污染物是否运出库外,取决于水库的功能及对污染物处理深度的要求。如将这些污染物留在库内,应作无害化处理。否则,将会污染水环境,影响开发利用。

2. 淹没区建筑物的卫生清除 为了防止水库受污染和保护沿岸地区养殖扑捞、游泳和码头航道安全,淹没区和浸润区所有建筑物均应清除或迁出库外。所有桥梁、电线杆、水泥桩等均应拆除运走。具有病原性污染物的公共设施如医院、门诊部、屠宰场等,除按上法处理污染物之外,对于受污染的场地、土壤等也应使用漂白粉溶液或石灰水进行严密消毒。

3. 坟墓与死畜掩埋场的消毒 一般认为埋于地下的尸体经过 15 年后基本可以达到无机化。因此,凡不满 15 年的坟墓均应迁出库外,特别在拟建集中式取水构筑物地区的坟墓,必须迁出库外。15 年以上的拆除墓碑后可进行加固,不必外迁。需迁坟墓在尸体迁出后,脏土应反复摊晒,并对其四周的土壤用生石灰或漂白粉消毒(方法与污染物处理同)。消毒后的土壤应深埋约 1m,盖上净土夯实。如棺材完整可以抬走,无主尸骨可就地焚烧或运出库外集中掩埋。开棺时应待有害气体逸散后,用工具拾拣尸骨。工作时应戴口罩、手套,工作后必须消毒。死畜掩埋场的处理,可能时应在当地兽医指导下进行。畜尸可就地焚烧,尸坑按坟墓清理办法处理。库址划定后,应即禁止继续在水库地区内埋葬尸体,另在库外指定新的埋葬地点。

4. 炭疽污染物消毒 炭疽为动物的烈性传染病,炭疽杆菌芽胞能在土壤中存活很多年,并可使人类致病。因此,彻底处理患此病而死的或可疑的尸体和污染物是十分重要的。对于患炭疽病死的人畜尸体,不应运出库外处理,以免病菌蔓延。最可靠的方法是将病尸就地焚烧,对尸坑四周 0.5m 的土壤用生石灰、漂白粉消毒。使用石灰或漂白粉时,可直接撒干粉,然后洒水搅拌连同尸灰一并深埋约 1m,并用净土覆盖夯实。

5. 植被的清除 水库蓄水后,未加清除的枯枝落叶能在水中分解,增加水中的 COD、

BOD 及含氮的溶解性盐类,水中的有机物分解时,能消耗水中的溶解氧,使水的含氧量不足,降低了库水的自净能力。同时,浅水区生长大量杂草时,能给蚊类、鼠类、螺类孳生造成良好的条件。此外,为行船和游泳的安全,还必须清除树木。整个淹没区的一切灌木、乔木、竹林尽可能连根清除,否则,残留的树桩不宜超过 30cm。在拟建集中式给水构筑物的附近、船闸、捕鱼港口以及容易冲坍的地方,树木应清除到与地面齐平。凡有经济价值的苗木应移出库外栽培。对于利用价值很小的树木和杂草及易形成漂浮物质的可就地焚烧,其灰烬用净土掩埋夯实,以保证清库的效果。

6. 拟作供水点的卫生清理 加强对未来取水构筑物场地的卫生清理工作,是保证水库供水水质的重要措施。由正常高水位到最低水位以下 2m 的地带,最低水边线向库内延伸 1km 的地区以及围绕取水点 3km 半径的范围内,如有坟墓都应迁移并彻底消毒墓坑,污染物都应认真消毒。一切植物应清除至与地面平齐。为防止水质污染,引水渠道应尽量避开旧垃圾场、墓地和死畜掩埋场,如必须经过时,对于这些污染地区及土壤,应按照上述方法进行彻底清理和消毒。在血吸虫病流行地区清理库底时,必须同时消灭钉螺。

（曾 惠 舒为群）

参 考 文 献

1. 李海英,冯顺新,廖文根.全球气候变化背景下国际水电发展态势.中国水能及电气化,2010,10:29-37.
2. 熊永兰,张志强,唐霞.美国大坝拆除对大坝建设与管理的启示.生态经济,2016,32(3):20-24.
3. 中国南水北调工程[EB/OL] 2007-1-1:http://www.nsbd.mwr.gov.cn/
4. 张渝,詹平.大型水利工程对环境及人群健康的影响.职业卫生与病伤,2005,20(3):185-187.
5. 吴成果,罗兴建,李珊珊,等. 三峡库区重庆段血吸虫病潜在流行区的风险评估.热带医学杂志,2016,15(1):104-107.
6. 陈艳艳,蔡顺祥,肖瑛,等.三峡工程运行对湖北省血吸虫病流行的影响.中国血吸虫病防治杂志,2014,26(5):498-503.
7. 朱朝峰,曾庆芳,李以义,等.三峡工程运行后长江中游钉螺分布变化分析.人民长江,2015,46(3):74-76.
8. 曾庆芳,朱朝峰,李以义.三峡工程运行对洞庭湖区钉螺及血吸虫病的影响.人民长江,2015,46(15):51-53.
9. 陈贵春,吕太富,王昭孝,等.贵州省天生桥水电站库区沿岸鼠疫疫源地调查.中国地方病学杂志,2003,22(5):414-416.
10. SatishKedia,魏静,陈绍军.Tehri 水电大坝项目对非自愿移民健康的影响评估.水利科技进展,2003,23(2):65-68.
11. 中华人民共和国国家标准.《水利工程环境影响医学评价技术规范》GB/T 16124—1995.北京:中国标准出版社,1997.
12. 汪洋,张成勇,龙倩,等.三峡工程对开县人群健康可能发生的潜在影响的预测评估.中国临床康复,2005,9(39):155-157.
13. 中华人民共和国水利部.2009-07-31.SL 290—2009 中华人民共和国行业标准《水利水电工程建设征地移民设计规范》.北京:中国水利水电出版社,2009.
14. 国务院.2017-4-14.国务院令第 679 号《大中型水利水电工程建设征地补偿和移民安置条例》.北京:中国法制出版社,2017.
15. 卫生部与国务院三峡建设委员会办公室.2005-06-24.《长江三峡水库库底卫生清理技术规范》.2005.
16. 中华人民共和国水利部.2014-07-28.SL 644-2014 中华人民共和国行业标准《水利水电工程水库库底清理设计规范》.北京:中国水利水电出版社,2014.

第二十四章

饮用水卫生

第一节 概　述

水是自然界生物赖以生存和发展的重要物质基础。水在自然界分布广泛,但是可供人类利用的淡水资源却低于全球水总储量的1%。目前全球仍有14亿人生活在缺乏洁净饮水的地区或正在饮用不安全的水,每年因缺水或饮用不洁水而死亡的人数达700万。因此,生活饮用水的质量与国民的健康和生活质量密切相关。饮用水(drinking water)是指供人生活的饮水和生活用水,其水质优劣直接影响人类的生活质量和健康。

一、饮用水分类

(一)公共供水

公共供水(public water supply system)指的是自来水或市政供水,即由不同水源地表水(surface water)或地下水(ground water)集中取水,经统一净化处理和消毒后,由配水管网送到用户的集中式供水(centralized water supply)形式。公共供水是城乡居民的主要生活用水,其水质必须符合中华人民共和国国家《生活饮用水卫生标准》要求。一般情况下,集中式供水是卫生安全的,但在输送过程中,配水设施如水箱、输配水管道受到污染则可导致水的二次污染。

(二)自备供水

自备供水(private water supply system)是指除城建部门建设的各级自来水厂外,城市各用水单位筹集资金自建的供水设施,以便向本单位的生活、生产和其他各项建设提供用水。一般来讲,自备供水设施规模小、管理不规范、配套的水质检测缺乏、制管水人员缺乏培训,因此水质保障程度低。随着水资源的短缺和供水行业规范化管理,自备供水设施的数量正不断减少。

(三)定型包装供水

定型包装饮用水即装在密封容器中或包装物中供人饮用的水。中国定型包装饮用水依据水质类型分为矿泉水、纯净水和净水;依据包装形式可分为瓶装水和桶装水。定型包装供水的特点有以下3条:

1. 由生产厂家或营销人员送抵用户,包装饮用水启封即可直接饮用。

2. 包装饮用水质应符合相关的水质标准,如《饮用天然矿泉水标准》(GB 8537—2008)、《瓶(桶)装饮用纯净水卫生标准》(GB 17324—2003)和《饮用净水水质标准》(CJ 94—2005)等。

3. 包装饮用水有一定的保质期,饮用过期水对健康存在安全隐患。

(四) 分质供水

分质供水(dual water supply)是指为满足人们不同用途的水质要求,在同一供水范围内,采用两套供水管网分别供应不同水质的水。

分质供水可以由一套供水管网专门供给直接饮用水,称为管道直饮水。管道直饮水是对自来水再次深度净化处理以供人们饮用。该供水系统对自来水进行深度处理和净化后,通过独立封闭的专用管道输送给用户。管道直饮水水质应符合《生活饮用水管道分质直饮水卫生规范》(DB 32/761—2005)的要求。

优质直饮水系统源于美国、丹麦、荷兰等国家,目前已成为发达国家普遍采用的供水方式。中国自1997年在上海率先实施优质直饮水工程,继之大庆、江苏、浙江、深圳、珠海等地也推广直饮水的不同净水工艺。

另外,除上述管道直饮水外,分质供水系统还必须具备供应"中水"的设备,以便为居民提供冲洗、保洁、绿化、洗车等用水。中水是由生活废水集中式收集处理后的回用水,其水质要求较生活饮用水低。中水回用可节约水资源,并能降低水处理费。

(五) 分散式供水

分散式供水(dispersal water supply)是相对集中式供水而言的。分散式供水是指分散居户直接从水源取水,无任何设施或仅有简易取水设施和水处理的供水方式。例如人力取水、手压泵、机器取水、雨水收集和水窖等。目前,中国已开展了大规模的农村饮水安全工程建设。截至2015年底,全国农村集中式供水人口比例从2010年的58%提高到82%。

二、相关卫生要求

由于各地水源污染程度存在差异性,以及饮用水生产、运输和贮存等供水环节也存在污染因素,因此居民饮用水水质仍需重视。为减少饮水相关疾病的发生,各类生活饮用水均应符合国家规定的相关卫生要求和技术规范。

(一) 饮用水水质卫生要求

1. 感官性状良好　感官性状是饮用者通过感觉器官,对饮用水水质的初步评价。生活饮用水水质应无色、透明、无臭、无味,不得含有肉眼可见物。

2. 流行病学上安全　生活饮用水中不得含有细菌、病毒、寄生虫虫卵等病原微生物,确保饮用者的健康,确保不引起介水传染病的发生。

3. 化学组成上对人体无害　饮用水中所含的各种化学物质对人体健康无害,不会引起急、慢性中毒或任何远期的不良影响。

4. 水量充足,使用方便。

(二) 水源水水质卫生要求

以地表水为生活饮用水水源时应符合《地表水环境质量标准》(GB 3838—2002)要求。为保证饮用水源,城乡集中式生活饮用水的水源水质(包括各单位自备生活饮用水的水源)和分散式生活饮用水水源的水质应符合《生活饮用水卫生标准》(GB 5749—2006)的要求。供水水源水质应符合《生活饮用水水源水质标准》(CJ 3020—1993)的规定。

采用地下水为生活饮用水水源时,应符合《地下水质量标准》(GB/T 14848—1993)Ⅲ类标准要求。水源水质的总 α 放射性不超过 0.1Bq/L;总 β 放射性不超过 1.0Bq/L。当水源水质不符合要求时,不宜作为供水水源。若限于条件需加以利用时,水源水质超标项目经自来水厂净化处理后,应达到《城市供水水质标准》(CJ/T 206—2005)的要求。

(三)二次供水水质卫生要求

二次供水(secondary water supply)是将来自集中式供水的管道水另行加压、储存或深度处理,通过管道或容器输送给用户的供水方式,包括客运船舶、火车客车等交通运输工具上的供水(有独自制水设施者除外)。二次供水的饮用水水质也应符合《生活饮用水卫生标准》(GB 5749—2006)的规定。

下列环节可影响二次供水质量:①输水管道因材料问题所产生的污染;②长距离配水管道和储水设施未定期冲洗而形成的污染;③楼房管道因供水压力不足而形成空管道导致的金属氧化。

二次供水污染主要发生在城市住宅小区或高层建筑物,多发生在市政自来水储存和供给过程中。屋顶水箱或地下水池是二次供水的重要组成部分,用于调蓄水量和水压。由于处理工艺不当或管理不善等原因,水箱或水池内细菌、病毒、原生动物和藻类可滋生而污染饮水。因此,具备二次供水设施的单位应执行《二次供水设施卫生规范》(GB 17051—1997)的要求。正常情况下,自来水厂出厂水是符合国家《生活饮用水卫生标准》的,但因配水管网和二次供水设施管理不善等原因,可致合格的出厂水在配水过程中遭受二次污染。

(四)家庭水处理水质卫生要求

家庭水处理(household water treatment, HWT)在保障饮用水卫生安全方面有重要的作用,一般包括对市政供水、其他水源供水、未经适当处理的供水或配水及储水过程可能受到污染饮用水的进一步处理。中国家庭水处理一般是指在家庭用水层面和社区用水点供水的处理,从而确保饮用水水质符合《生活饮用水卫生标准》要求,达到饮用水卫生安全的目的。2015年联合国2030年可持续发展目标中也提出了家庭饮用水处理的要求。

(五)饮用水水量卫生要求

针对居民饮用水水量,中国分别制定了《农村生活饮用水量卫生标准》(GB 11730—89)和《城市居民生活用水量标准》(GB/T 50331—2002)。日常生活饮用水量是满足人们日常生活基本需要的饮用水量,包括饮水量和食物烹调、个人卫生和家庭清洁等生活用水量。由于城乡生活和自然条件的差异,饮用水用途的不同,所以分别制定了城乡两个标准。原有的《农村生活饮用水量卫生标准》(GB 11730—89)已经修订,更改为《农村居民生活饮用水量卫生标准》。

确定农村居民日常生活饮用水量数值时,应对本地水源条件、供水方式、生活水平、用水习惯、发展规划等情况进行调查,一般应遵照以下基本原则:生活水平较高地区宜采用高值;有其他清洁水源且取用方便的地区宜采用低值;发展潜力小的地区宜采用低值;制水成本高的地区宜采用低值。

第二节 饮用水与健康

一、饮用水的卫生学意义

水是构成人体的重要成分,在成人体内约占70%,新生儿体内可达80%。水参与体内体温调节、物质的消化与吸收、血液循环等生命活动。人体须从水中摄取必需营养物质,如多种无机盐和微量元素等。此外,水具有润滑关节和减少器官间摩擦力的作用。正常情况下,成人每天生理需水量约2~3L。摄水量不足将导致机体内新陈代谢的紊乱,严重者甚至危及生命。

生活饮用水在保持个人卫生、改善环境卫生、防暑降温等方面发挥着重要的作用。因此,提供足量并符合饮用水标准的水具有重要的意义。

WHO《饮用水水质准则》(2011)指出,安全饮用水是指终生饮用不会对健康产生明显危害的饮用水,在生命不同阶段人体敏感程度发生变化时也是如此。安全的饮用水是一切日常家庭生活所必需的,包括饮用、制作食物和个人卫生等。同时指出,对安全性(或者在特定环境下可接受的风险水平)的判断,需从社会整体层面来考虑。采用准则或准则提供的准则值作为国家或地方标准所带来的效益与其成本相比是否适合,需由各个国家自行判定。

良好的水质是维持体内新陈代谢活动和生理生化效应正常进行的基本保障。反之,将危及人体健康。WHO调查显示:在发展中国家,80%的病例和1/3的死亡是与饮用不洁水有关。目前,自来水中已检出有机化学污染物多达785种,其中致癌物20种,可疑致癌物23种;致突变物568种。WHO制定解决全球水污染问题的"两步走"发展规划,即在2015年之前,使全世界饮用不卫生水的人口减少50%左右;在2025年之前,力争使全球绝大多数人口都能喝上卫生饮用水。2015年联合国2030可持续发展议程中又再次提出饮用水安全的目标(WHO/UNICEF,2015)。

相关研究表明,人们在沐浴、美容、洗脸和洗发等日常生活中,通过呼吸和扩张的毛孔易吸收饮水中的杂质、有机化合物、三氯甲烷和重金属等。这些毒物可累积体内,可能会增加机体患癌的危险性。研究证据显示,与饮用水质不良有关的消化疾病、皮肤病、癌症以及心血管病等有50余种之多,饮用水安全问题已成为民众普遍关注的焦点问题之一。

饮水污染对人体健康造成直接或间接的危害大致经历了3个时期:第一时期主要以致病性微生物污染饮用水引起的霍乱、伤寒、脊髓灰质炎、甲肝等介水传染病的暴发流行为盛。第二时期始于20世纪中叶,以工业废水(尤其是含重金属的废水)、废渣造成的水污染对人体健康造成极大危害为特点。第三时期是自20世纪70年代以来,含有复杂有机物且未经适当处理的工农业废水直接排入天然水体,对人体健康构成的潜在危害性。由此可见,我国饮用水卫生正面临前所未有的严峻形势。恶化的水源水质致使某些直接饮用地表水和浅层地下水的农村居民的饮水质量和卫生状况难以保障。在某些地区,高氟水、高砷水和苦咸水成为当前农村某些地区亟待解决的饮水问题。

二、生物性污染与介水传染病

据报道,全球每年有大约17亿儿童患腹泻病,是全球5岁以下儿童死因的第二位(WHO,2017)(http://www.who.int/mediacentre/factsheets/fs330/en/)。人体接触受人畜粪便、污水和垃圾中的病原体污染的水源或饮用水或食用被这种水污染的食物后可感染此类传染病。在我国39种法定传染病中,霍乱、病毒性肝炎、脊髓灰质炎、阿米巴痢疾、伤寒和副伤寒、钩端螺旋体病、血吸虫病、感染性腹泻病等8种传染病都可以通过水传播。

(一) 饮水污染主要病原体与介水传染病

饮水中的常见病原体包括细菌、病毒和寄生原生动物(parasitic protozoa)3类。细菌和病毒可污染地表水和地下水,而病原虫则主要污染地表水。生活污水,医院污水,屠宰、畜牧、制革和生物制品等工业企业排出的废水以及人畜粪便和生活垃圾等存在病原体污染,尤其是生活废水中的各种细菌、病毒等在适宜环境条件可迅速繁殖,造成严重污染。

1. 细菌 饮水中可存在志贺菌、沙门菌、霍乱弧菌、结核分枝杆菌、军团杆菌、伤寒和副伤寒杆菌、痢疾杆菌、钩端螺旋体等,其中伤寒、痢疾、钩端螺旋体病在我国仍时有流行。饮用水净化消毒可有效控制细菌性肠道传染病发病。

2. 病毒 据报道,人粪便排出的病毒多达 100 余种,有些在水中存活达一年以上,经不同途径污染水源。虽然常规的净化与消毒处理可杀灭大部分病毒,但在自来水厂的出水中仍可能有部分存活的病毒,主要包括脊髓灰质炎病毒、柯萨奇病毒、轮状病毒和甲型肝炎病毒等。我国曾发生甲型肝炎病毒和轮状病毒感染对人民健康造成较大危害的案例。目前诸如病毒感染性腹泻在全世界范围均有流行,其感染对象主要是成人和学龄儿童。

3. 寄生虫 阿米巴原虫、贾第虫、鞭毛虫、纤毛虫、血吸虫、肺吸虫、肝吸虫、姜片虫、蛔虫、钩虫和隐孢子虫等可污染饮水而传播疾病。常规消毒不能有效控制寄生虫的危害。

隐孢子虫病(cryptosporidiosis)是近年备受关注的水介传染病之一。该病是隐孢子原虫(cryptosporidium)引起的人兽共患的寄生虫病。本病呈全球性流行,包括五大洲近 30 个国家。由隐孢子虫引起的腹泻已列为世界上常见的 6 种腹泻病之一,我国南京和安徽在 1987 年最先报道了该病例,其后福州、重庆、山东、天津、西安、呼和浩特等地也陆续有病例报道。隐孢子虫(Cryptosporidium)卵囊可通过水、手、食物和食具而经口感染。正常人感染隐孢子虫多表现为自限性腹泻,也可表现为慢性间歇性腹泻。隐孢子虫病在卫生条件较差的家庭、托儿所及儿童医院内易于流行。隐孢子虫病暴发后流行快,目前尚无有效的药物治疗。

隐孢子虫的卵囊约几个微米直径大小,孢子体周围包裹着一层厚厚的壁,对氯和臭氧(ozone,O_3)有强的抵抗力。一般水处理工艺不能将其完全杀灭。强化常规净水处理工艺,包括混凝沉淀和过滤环节的运行管理和消毒方式的选择和优化仍是优先考虑的方法。粒状活性炭对隐孢子虫有一定的去除效果,膜过滤则能达到更高的去除率;硅藻土过滤效果高于普通滤料。

(二)介水传染病特点

介水传染病(waterborne infectious disease)是人们饮用或接触受病原体污染的水所致的疾病。介水传染病包括霍乱、痢疾、伤寒、副伤寒等肠道传染病,肝炎、脊髓灰质炎、眼结膜炎等病毒性疾病和血吸虫病、钩端螺旋体病、阿米巴痢疾等寄生虫病。不仅饮用不洁水或食用被水污染的食物可引起伤寒、霍乱、细菌性痢疾、阿米巴痢疾、甲型肝炎等传染性疾病;人们游泳和洗浴时若接触不洁水后,水中病原体亦可经皮肤、黏膜侵入机体引起血吸虫病、钩端螺旋体病和军团病等。

1. 介水传染病流行的原因 主要有:①水源受病原体污染后,未经妥善处理和消毒;②处理后的饮用水因输送水管道系统漏水和管网出现负压等被病原体重新污染;③二次供水设施管理维护不善,如水塔顶部未加盖,水池未定期清洗消毒等使饮水污染。

2. 介水传染病的流行特点 表现为:①水源受到严重污染后,可出现暴发流行,绝大多数病例发病日期集中在最短和最长潜伏期之间;②病例的分布与供水范围一致,绝大多数患者都有饮用同一水源的历史;③一旦对污染源采取治理措施,并加强饮用水的净化和消毒后,流行能迅速得到控制。

3. 介水传染病的危害 研究表明,细菌、病毒在未经消毒的水中存活时间较长,如伤寒杆菌和霍乱弧菌能在水中存活 1 个多月,肝炎病毒能存活 70 天,痢疾杆菌能存活 10 多天。介水传染病的危险性很大,其原因是:①地表水和浅井水极易受病原体污染,输送水设施(如水箱和贮水池)因卫生管理和维护不规范受污染的情况也不少见;②病原体在水中存活时间虽受水温、水中营养物质、日照、酸碱度、矿化度等影响,但一般都能存活数天,甚至数月,有的在适宜条件下还能繁殖;③肠道病毒,特别是某些原虫包囊,用常规饮用水消毒方法不易杀灭;④饮用同一水源和同一供水系统的人数往往很多,一旦水源被污染将引起大规模暴发流行。

三、饮水化学性污染对人体健康的影响

饮水受种类繁多的有机或无机化学物污染后,可能导致水相关疾病(water-related diseases)的发生。饮用水中与化学成分相关联的健康风险不同于微生物污染相关联的风险,前者主要由化学成分在长时间暴露后对人体健康产生不利影响所致。除非是在饮用水供应受到大规模意外污染的情况下,水体中很少有化学物质在一次暴露后就能导致健康问题。

(一) 有机物污染的危害

饮水中存在的有机化学物质备受关注,目前已发现 700 余种,其中至少有 40 种已鉴定或怀疑为致癌物质,如氯乙烯、苯和三氯甲基醚。研究显示,常规给水处理工艺难以去除水中所有对人体有害的微量有机污染物。

1. 合成有机物　工业废水、生活污水、大气污染物以及农田径流都可能污染饮水。由于我国现有污水处理率较低,致使大量生产废水或生活污水未经妥善处理即排入水体。据报道,海河、辽河、淮河、巢湖、滇池、太湖等主要水域已污染严重。水中微量有机污染物浓度(ng/L~μg/L)虽很低且占水中有机物总量很小(<10%),但其种类繁多并具有较高的致突变活性,因而对人体的危害较大。目前我国水厂主要采用的传统水处理工艺尚无法有效去除溶于水中的微量有机污染物。

三氯乙烯(trichloroethylene,TCE)是饮水中备受关注的一种有机污染物。该化合物具有挥发性,已广泛应用于汽车和金属加工行业以脱脂和清洁金属元件,故可随工业废水的排放或溢流、垃圾废液渗漏而造成环境污染。2006 年美国国家科学院报道,饮用水中最常见的工业污染物三氯乙烯对人有致癌作用,可能引发肾癌、危害生殖和发育、削弱神经系统功能,造成免疫系统疾病。此外,英国学者报道:淋浴中有 50% 三氯甲烷和 30% 三氯乙烯变成蒸气。高温淋浴时,机体扩张的毛细血管可大量吸收热水中挥发的有毒化学物质。淋浴时间越长,水温越高,吸收蒸气中的有毒物质越多。在此环境下,人体受水中三氯乙烯和三氯甲烷影响程度远大于饮水。加拿大已在新标准中规定饮用水中三氯乙烯最大可接受的浓度为 0.05mg/L。

农药是 20 世纪 40 年代后快速发展的化合物,主要用于控制或扑杀对人类不利的有害生物。目前全世界使用的农药共有 600 余种,常用的农药包括杀虫剂、杀菌剂、除草剂、杀螨剂、杀鼠剂、杀螺剂、植物生长调节剂等 8 大类。我国是世界上农药生产和消费大国,1994 年中国农药中毒人数已超过 10 万人,其中生产性中毒和非生产性中毒比例为 1∶1,非生产性中毒除误食农药外,多数是因食物农药残留而引起的。农药通过大气和饮水进入人体的仅占 10%,通过食物链进入人体占 90%,进入人体的农药对人体产生急性毒性和慢性毒性,甚至远期危害(包括致突变性、致癌性和生殖毒性)。

2. 天然有机物　即动、植物自然循环代谢过程中形成的中间产物,其中主要是腐殖质。腐殖质是一类含有酚羟基、羟基、醇羟基等多种官能团的大分子缩合物质。根据腐殖质在酸、碱溶液中的溶解度将其分为腐殖酸、富里酸和胡敏素。腐殖质是生成氯化消毒副产物的

重要前体物。水中天然有机物含量较高(mg/L 数量级)时,可与消毒剂(Cl₂、O₃ 等)作用,转化为有害的有机物或中间产物。

3. 氯化消毒副产物　饮用水的氯化消毒已有百年历史,在有效控制人类的介水传染病方面功不可没。迄今,饮水氯化消毒仍是我国给水处理中普遍采用的消毒技术。1974 年,美国学者发现,有机物污染的水源水加氯消毒后可生成消毒副产物(disinfection by-products,DBP),其中大部分对人体健康可能存在潜在危害性。水中有机物、腐殖酸、藻类和一些具有活性碳原子的小分子有机物是产生消毒副产物的前体物,是消毒副产物的主要来源。由于氯化消毒剂对类似腐殖酸等天然存在的有机前体物的氯化作用,三卤甲烷(trihalomethanes,THMs)、卤乙酸(haloacetic acids,HAAs)、卤代酮类和卤乙腈类物质是加氯消毒产生的主要DBP。与自由氯相比,氯胺消毒产生较少的 THMs,但会形成其他消毒副产物,如氯化氰。臭氧和自由氯都可以氧化溴化物产生次卤酸,次卤酸进一步和前体物反应生成溴代三卤甲烷。同时包含醛类以及羧酸类在内的很多其他消毒副产物也可能由此过程生成。

挥发性 THMs 和难挥发性 HAAs 是两大类主要氯化消毒副产物。投氯量、水中有机物的浓度、反应时间、水的 pH、氨氮及溴化物浓度等均能影响消毒副产物的生成量。氯化消毒副产物可引起机体发育障碍、生殖缺陷、心脑肾和肝的损害,甚至有潜在致癌作用。近年研究发现,溴代三卤甲烷对人体的潜在危害更大。水中溴离子(Br⁻)被次氯酸(HOCl)氧化成次溴酸(HOBr)后更易与前体物质作用,生成溴代三卤甲烷和溴代卤乙酸。研究报道,降低以腐殖酸为代表的有机物浓度和减少投氯量是降低消毒副产物浓度的最有效、最可行的方法。采用氯胺(chloramine)和二氧化氯(chlorine dioxide)消毒代替液氯也是降低消毒副产物产生的有效措施。加热煮沸的饮水也可驱除大部分的挥发性卤代烃类化合物。

卤代酚(halophenols)是一类难挥发性氯化消毒副产物,主要包括:2-氯酚、3-氯酚、2,4-二氯酚、2,6-二氯酚和 2,4,6-三氯酚。氯酚是氯与酚类化合物的反应产物,以及某些农药的降解产物。当氯与酚的浓度比(Cl₂/酚,以 mg/mg 计)在 1~4 范围内,氯酚是主要的消毒副产物;当氯与酚的比值>4 时,三卤甲烷生成量明显增加,水的感官性能差。Ames 试验证实:某些氯酚如 2,3,4-三氯酚和 2,4,6-三氯酚的致突活性较高;此外,氯化饮水中可检出其他多种氯化消毒副产物,如 MX[3-氯-4-(二氯甲基)-5-羟基-2(5H)-呋喃酮]和其同分异构体E-MX[E-2-氯-3-(二氯甲基)-4-氧-丁二烯酸]及其甲酯形式 Me-MX[3-氯-4-(二氯甲基)-5-甲氧基-2(5H)-呋喃酮],以及卤乙腈(如二氯乙腈、溴氯乙腈)、卤代酮(如 1,1,1-三氯丙酮、四氯丙酮、五氯丙酮、六氯丙酮等)、卤乙醛(如所有氯乙醛)均有强致突变活性,有些甚至有致癌性,如二氯乙腈可引发皮肤癌;三氯乙腈和溴氯乙腈可引发肺癌。卤代硝基甲烷是一种间接的致突变物质。

N-二甲基亚硝胺(N-nitrosodimethylamine,NDMA)可通过二甲肼(火箭燃料的一种组分)的降解以及其他一些工业生产过程而出现在饮用水中,它也是一些农药使用中产生的污染物。最近,NDMA 被认定为氯胺消毒的一种副产物,主要是通过氯胺和二甲胺反应生成,而二甲胺是受污水排放影响的水域中普遍存在的组分,并在一定程度上是氯化消毒的副产物;NDMA 也可能作为进行阴离子交换水处理的副产物而生成。减少消毒过程中 NDMA 生成的方法包括避免使用氯胺、使用折点加氯以及加氯前去除氨氮。目前,已有病例-对照研究等一大批流行病学研究涉及人体暴露 NDMA 的危害,虽未能推导出癌症的定量风险,但支持NDMA 的消耗与消化道癌症(胃癌、结肠癌、直肠癌)呈正相关这一假说。此外,现有研究多通过 NDMA 总膳食摄入估计量来反映个体暴露水平,尚无研究涉及 NDMA 通过饮用水单一途径的暴露量评估。

（二）无机物污染的危害

1. 无机盐 包括氯盐、硝酸盐、亚硝酸盐、磷酸盐等饮水中最常见污染物，也是饮水水质的例行检查指标。其中有些物质具有致癌性。我国多数水厂至今仍采用铝混凝剂。当水中有机物污染严重时，混凝剂药耗增大，造成出厂水中铝离子浓度过高。机体过量摄取铝后出现神经纤维的病变、胃功能异常。

2. 氟中毒 我国是地方性氟中毒病情十分严重的国家，病区分布广泛，受威胁人口众多。我国高氟水的主要分布区域在华北、西北、东北和黄淮海平原等地。水利部《农村饮水安全工程"十一五"规划》总结中指出，"十一五"结束后，我国农村地方性饮水氟中毒的中重病区已经改水，只有一些轻病区尚待改水。这些未改水的村和已改水的水氟超标村中，有很多是水氟含量在 1.5~2.5mg/L 之间。这些地区的人口约 1600 万~1800 万。据调查，目前全国农村有 6300 多万人的饮用水含氟量超过生活饮用水卫生标准。

3. 砷中毒 含砷矿石的开采和冶炼过程排出的三废、皮毛、木材、玻璃、造纸等生产行业排放废水中的砷化物以及含砷农药的使用可污染环境。砷及砷化物的毒性与其水溶性的大小有关。水溶性大，其毒性也大。元素砷极易氧化为毒性很强的三氧化二砷。人长期饮用高砷水可引起慢性中毒。居住在特定地理环境的居民长期通过饮水、空气、食物摄入过多的砷而引起的以皮肤色素脱失、着色、角化及癌变为主的全身性的慢性中毒，称为地方性砷中毒（endemic arsenicosis）。

4. 苦咸水 苦咸水是由于水中含有大量氯化物、镁、钙离子及碘、氟等物质而使饮水的口感发苦发涩。其成因有：①沿海地区海水倒灌所致；②特定水文地质条件所致。苦咸水主要分布在我国北方如山东、甘肃和东部沿海地区。农村饮用苦咸水的人口有 3800 多万人。苦咸水主要是口感苦涩，很难直接饮用。人们长期饮用苦咸水，易引起消化系统疾病，诱发和加重心脑血管疾病。因水质含盐量高，人畜难以饮用，给人们的生活带来极大不便。

（三）重金属

未经处理的工业废水可造成水源中砷、铅、铜、汞、银、铬、镉等重金属（heavy metal）污染。水体中的水生生物能富集重金属，人类如长期食用这类富集重金属的水产品后，机体多个系统和器官可受损害，严重者可引起癌症，甚至公害病，如水俣病和痛痛病。

1. 水俣病 水俣病（Minamata disease）是因长期摄入甲基汞污染的鱼、贝所致的公害病，因 1953 年首先发现于日本熊本县水俣湾附近的渔村而得名。日本九州南部的熊本县水俣镇西面是鱼产丰富的不知火海和水俣湾，当地渔业兴旺。1925 年，日本氮肥公司在此建厂，生产氮肥、醋酸乙烯、氯乙烯等。水俣湾因受未经任何处理的废水直接排入而污染。自1950 年当地家养的猫出现步态不稳、惊恐不安、抽筋麻痹，最后跳入水中溺死的现象。当地居民中陆续出现上肢震颤、共济失调、发音困难、视力和听力障碍、智力低下、精神失常等，轻者终生残疾，重者死亡。

2. 铅中毒 铅及其化合物均有毒性，是累积性毒物，极易被胃肠道吸收。血中形成的可溶性磷酸氢铅或甘油磷酸铅，能迅速被人体组织吸收累积于肝、肾、肺、脑、胰等器官，其中以肝、肾浓度较高。除部分铅可经尿和大便排出外，铅多以不溶性的磷酸铅沉积在骨骼中。长期饮用陈旧老化的铅管输送的饮水可引起机体多种损害，如神经和生殖系统、肾损害、高血压和贫血。铅对儿童的影响尤为明显，可影响胎儿或幼儿脑的发育；严重者可发生铅性脑病。

3. 铬中毒　铬是银白色的坚硬金属，密度为 $7.2g/cm^3$，熔点 1900℃，沸点 2480℃。有二价、三价和六价化合物，其中三价和六价化合物较常见。铬污染来自采矿场、冶炼、电镀、汽车制造、染料、印刷、制药等企业排出的废水与烟尘。所有铬的化合物都有毒性。六价铬的毒性最大，三价次之，二价毒性最小，六价铬的毒性约大于三价铬 100 倍。据报道，六价铬可引起皮肤溃疡和癌症。当六价铬化合物浓度为 0.01mg/L 时，可引起水生生物死亡。此外，三价或六价铬化合物可抑制水体的自净作用。

四、放射性物质污染对健康的危害

放射性是指原子核在衰变过程中放出 a、β、γ 射线的现象。可分为天然放射性和人工放射性两类。人类经常受到本底环境中天然放射性辐射的影响，其中直接来自地球和建筑物的 γ 射线约占整个辐射剂量的 1/2。通常，水体中存在有极低浓度的天然放射性元素。饮水中的放射性来自天然和人为的微量辐射，其含量因当地土壤、岩石条件及工业和其他用途的排放情况而异。1977 年，美国癌症研究协会提出，饮用水中放射性物质的种类主要包括钾$^{-40}$、氢$^{-3}$、碳$^{-14}$、铷$^{-87}$、镭$^{-226}$、镭$^{-228}$ 的裂变物、钋$^{-210}$、钠、钍、氡$^{-220}$、氡$^{-222}$。研究报道，虽然上述物质与癌症发病有关联，但因每人每天饮水量为 2L，故其所受辐射量只有 1%。

水生生物如藻类、鱼类均可受放射性物质的威胁，受放射性污染水灌溉的农作物和养殖的家畜可通过食物链对人体造成损害。因此，我国天然水和饮用水均规定了放射性物质的容许浓度。

五、娱乐用水卫生安全

通常，娱乐用水主要包括供观赏的景观用水，如城市喷泉、湖泊、公园景观水和游泳池水等。这种类型的用水不仅保持城市良好的自然生态，而且为市民提供了一个休闲、度假和观光旅游的好去处。我国《景观娱乐用水水质标准》(GB12941—1991) 中规定的水体为以景观、疗养、度假和娱乐为目的的江、河、湖 (水库)、海水水体或其中一部分。该标准按照水体的不同功能，分为 3 大类：A 类：主要适用于天然浴场或其他与人体直接接触的景观、娱乐水体；B 类：主要适用于国家重点风景游览区及那些与人体非直接接触的景观娱乐水体；C 类：主要适用于一般景观用水水体。

就娱乐用水的卫生安全问题而言，人体接触了不符合标准或不适当的娱乐用水会引起健康问题，如海水和淡水环境安全对使用者健康的危害，尤其是溺水和伤害，游泳过程中暴露于过热、过冷和阳光而产生健康危害。比较常见的娱乐水危害是粪便污染导致的肠道疾病，有些游泳者皮炎与海水和淡水环境的藻类有关。对游泳场馆，一般仍然采用人工投加消毒剂，使用池水循环净化消毒设施，如果浸脚池消毒液不按时更换，游泳池水余氯不符合标准要求，都可能引起游泳者的不适，甚至导致肠道传染病的发生或流行，或皮肤感染等。

第三节　水质净化消毒

一、水源的选择

水源的选择可以从源头上减少污染，提高城乡居民饮用水安全。城市集中式供水水源有地表水和地下水两种，在进行选择时应综合考虑以下因素。

（一）水量充沛

水量是必须考虑的重要因素之一，是供水需首要考虑的重要前提。选择水源时，应能满足城镇远期发展需要的供水量。通过水文学或水文地质学的调查勘探获知天然水源的水量。选择地表水水源时，应保证水源枯水期来水量满足供水量95%保证率要求，以确保可靠的原水水量供应。只有充分掌握水源的水量资料，同时合理地确定设计的供水量后，才能恰当选择拟采用的水源或组合采用多个水源。

（二）水质良好

在饮水水源选择工作中，卫生部门应该对可能选用的水源进行卫生学调查，并在一年时间内按照不同水期或季节在不同地点进行水质的理化和微生物检验，并结合卫生学调查对水源水质进行卫生学评价。

选择水源的工作中，应特别注意高氟、高砷水或地方性氟和砷中毒的地区。当遇到含铁、锰地下水和高浊度的地表水水源时，应与其他水源进行经济技术比较，选择一种较为经济、合理的饮用水水源。例如，高砷水主要为地下水，在砷污染地区应尽量选用低砷水源。

从水质和卫生防护角度考虑，在一般情况下，符合卫生要求的地下水宜优先考虑为生活饮用水的水源。可以考虑的水源包括：地下水尤其是深层地下水，其水质一般较好，水量稳定，不易污染；采用地表水水源时，须优先考虑天然河道中取水的可能性，而后考虑调节径流的河流等。

（三）便于防护

水厂虽有完善的净化处理工艺和严格操作制度，但若水源的卫生防护条件不好也可受到工业废水和生活污水的污染而无法确保饮用水水质。因此，必须调查水源周围的卫生和污染状况，采取保护水源、防止污染的预防性措施。集中式供水水源的卫生防护通常包括两个方面：一是在水源取水点和水厂生产区周围建立卫生防护带；二是在水源集水区域内做好环境保护工作。

（四）技术经济合理和可行

选择水源时，在分析比较各个水源的水量和水质的基础之上，可进一步结合水源水质和取水、净化、输水等具体条件，考虑建设和经常性费用是否经济，施工、运输、管理维护是否方便等方面。

二、水质净化

水质净化处理技术，对防止介水传染病、预防环境污染危害及生物地球化学性疾病均有着重要作用。通常，净化处理技术主要包括混凝、沉淀、过滤。通过净化处理，可以除去95%以上的细菌、虫卵和肉眼可见物。现将其基本原理和要求概要介绍如下。

（一）混凝

1. 混凝　投加混凝剂以后，水中胶体粒子以及微小悬浮物的聚集过程谓之混凝（coagulation）。地表水中常含有各种悬浮物和胶体物质，在静水中的沉降速度与颗粒的形状、大小、比重、水温等因素有关。颗粒细小的悬浮物所受的摩擦力较大，因而沉降相对较慢。一般而言，颗粒比重越大，沉降越快。颗粒小到一定程度的悬浮物，其自然沉降极小。天然水中经常含有硅酸，极细小的黏土和腐殖质等胶体物质，因这些胶体粒子均带有负电荷，彼此互相排斥难以形成较大的颗粒则更不易沉淀。因此，常采用混凝的方法来处理水。

混凝可分为混合和絮凝两个阶段。混合阶段主要靠机械或水力搅拌使颗粒碰撞凝聚，使药剂快速均匀地分散于水中,发生水解。絮凝阶段是絮凝剂与水中悬浮物和胶体发生聚合,形成大的絮凝体,使颗粒脱稳。水处理中的混凝现象比较复杂,不同类型的混凝剂及其作用机制有所不同。

2. 混凝剂　为保证生产饮用水的安全性,用于饮用水处理的混凝剂(coagulant)应满足效果好、对人体健康无害、使用方便、来源充足和价格低廉的基本要求。目前使用的混凝剂种类不少于300种,按照其化学成分可分为无机和有机两大类。无机混凝剂的品种较少,目前主要是铁盐和铝盐及其化合物,在水处理中应用最多。有机混凝剂的品种繁多,主要是高分子物质,在水处理中的应用相对较少。几种常用的混凝剂列于表24-1。

表 24-1　常用无机混凝剂

种类	名称	化学式
铝盐系列	硫酸铝	$Al_2(SO_4)_3 \cdot 18H_2O$
		$Al_2(SO_4)_3 \cdot 14H_2O$
	明矾	$KAl(SO_4)_2 \cdot 12H_2O$(钾矾)
		$NH_4 \cdot (SO_4)_2 \cdot 12H_2O$(铵矾)
	聚合氯化铝(PAC)	$[Al_2(OH)_nCl_{6-n}]_m$ 式中,$n=1 \sim 5$,$m \leqslant 10$
	聚合硫酸铝(PAS)	$[Al_2(OH)_n(SO_4)_{3-n/2}]_m$
铁盐系列	三氯化铁	$FeCl_3 \cdot 6H_2O$
	硫酸亚铁	$FeSO_4 \cdot 7H_2O$
	聚合硫酸铁(PFS)	$[Fe_2(OH)_n(SO_4)_{3-n/2}]_m$
	聚合氯化铁(PFC)	$[Fe_2(OH)_nCl_{6-n}]_m$ 式中,$n=1 \sim 5$,$m \leqslant 10$

3. 助凝剂　为提高低温或低浊度水的混凝效果,常用方法是增加混凝剂投加量、调节水的 pH 或投加高分子助凝剂。水处理厂常用的助凝剂有:骨胶、聚丙烯酰胺及其水解产物、活化硅酸和海藻酸钠等。一般分为 4 大类:①pH 调节:常用石灰水和氢氧化钠等;②矾花核心类:常用投加黏土和活化硅酸的方法,可用于增加矾花密度,利于下沉;③氧化剂类:可破坏影响凝聚的有机物,并将二价铁氧化为三价铁,以促进凝聚作用,如前加氯等;④高分子化合物类:在处理高浊度水时用作助凝剂,效果特别显著,如聚丙烯酰胺。

4. 影响混凝效果的因素

(1)水温:水温对混凝效果有明显影响。我国寒冷地区,冬季地表水温度有时低至 0～2℃,尽管投加大量混凝剂也效果不佳,絮凝体形成缓慢,絮凝颗粒细小、松散。其主要原因是:①无机盐混凝剂水解是吸热反应,低温水混凝剂水解困难,特别是水温低至 10℃ 时硫酸铝的水解常数约降低 2～4 倍;当水温低至 5℃ 左右时,硫酸铝水解速度已经极其缓慢。②低温水的黏度大大减弱了水中杂质颗粒布朗运动强度,使其碰撞机会减少,不利于胶粒脱稳凝聚。同时,水的黏度大时,水流剪力增大也影响絮凝体的成长。③水温低时,增强的胶体颗粒水化作用妨碍了胶体的凝集。而且水化膜内的水由于黏度和重度增大,影响了颗粒之间的黏附强度。④水温低时,水 pH 提高,可提高混凝效果。

(2)水的 pH:水的 pH 对混凝效果的影响程度视混凝剂品种而异。对于硫酸铝而言,水的 pH 直接影响 Al^{3+} 的水解聚合反应,亦即影响铝盐水解产物的存在形态。用以去除浊度时,最佳 pH 在 6.5~7.5 之间。絮凝作用主要是氢氧化铝聚合物的吸附架桥和羟基配合物的电性中和作用;用以去除水的色度时,pH 在 4.5~5.5 之间。采用三价铁盐混凝剂时,由于 Fe^{3+} 水解产物溶解度比 Al^{3+} 小,且氢氧化铁并非典型的两性化合物,故适用的 pH 范围较宽。用以去除水的浊度 pH 在 6.0~8.4 之间;用以去除水的色度时,pH 在 3.5~5.5 之间。

高分子混凝剂的混凝效果受水的 pH 影响较小。例如聚合氯化铝在投入水中前聚合形态基本稳定,故对水的 pH 变化适应性较强。

(3)水中悬浮物浓度:促使杂质颗粒之间或其与混凝剂之间发生絮凝,使颗粒相互碰撞是一个必要条件。推动水中颗粒相互碰撞的动力有两方面:一是颗粒在水中的布朗运动所造成的颗粒碰撞聚集称异向絮凝(perikinetic flocculation)。二是在水力或搅拌作用下所造成的流体运动造成的颗粒碰撞聚集称同向絮凝(orthokinetic flocculation)。

水中的悬浮物浓度很低时,颗粒碰撞速率大大减小,混凝效果差。为提高低浊度水的混凝效果,通常采取以下措施:①在投加铝盐或铁盐的同时,投加高分子助凝剂,如活化硅酸或聚丙烯酰胺等。②投加矿物颗粒(如黏土等)以增加混凝剂水解产物的凝结中心,提高颗粒碰撞速率并增加絮凝体密度。如果矿物颗粒能吸附水中的有机物,效果更好,且能达到同时部分去除有机物的效果。③采用直接过滤法,即原水投加混凝剂后直接进入滤池过滤;滤料(砂和无烟煤)即成为絮凝中心。如果原水悬浮物含量过高,如我国西北、西南地区的高浊度水源,为使悬浮物达到吸附电中和脱稳作用,所需铝盐或铁盐混凝剂量应增加。聚合氯化铝作为处理高浊度水的混凝剂也可获得较好的效果。

5. 助凝剂 为提高混凝效果,常常需要投加助凝剂。常用助凝剂包括:骨胶、聚丙烯酰胺及其水解产物、活化硅酸、海藻酸钠等。一般分为 4 大类:①酸碱类用于调整原水 pH 和碱度,如石灰和氢氧化钠等;②矾花核心类如黏土和活化硅酸等可用于增加矾花重量;③氧化剂类可破坏影响凝聚的有机物,并将二价铁氧化为三价铁,以促进凝聚作用,如氯等;④高分子化合物类在处理高浊度水时用作助凝剂,效果特别显著,如聚丙烯酰胺。

(二)沉淀

沉淀(sedimentation)是使原水中的泥沙或絮凝后生产的絮体依靠重力作用从水中分离而使混水变清的过程。沉淀的方式包括自然沉淀和絮凝沉淀。自然沉淀一般用于含砂量较高的原水的预处理,去除比重较大的泥砂杂质。絮凝沉淀用于处理加过絮凝剂,并且完成了絮凝过程的原水。沉淀过程在沉淀池中完成。传统的沉淀池按照池中水流方向分为平流式、竖流式、辐流式几种。平流沉淀池效果稳定,缺点是占地面积较大。目前采用比较普遍的是斜管(板)沉淀,因其占地少、沉淀效率高,适用于各种规模的水厂。

(三)过滤

过滤(filtration)一般是指以石英砂等粒状滤料层截留水中悬浮物质,从而使水澄清的工艺过程。该过程可去除沉淀池出水中残留的细小悬浮颗粒及微生物。当原水的浊度很低(低于 20NTU)时可直接过滤。在常规水处理过程中,滤池通常置于沉淀池或澄清池之后。其方法是使水通过单层或多层滤料,吸附、截留水中杂质达到过滤的功效,不仅在于进一步降低水的浊度,而且水中有机物、细菌乃至病毒等将随水的浊度降低而被部分去除,使后续消毒工艺的效率大大提高。在原水水质较好时,可以直接过滤或投加絮凝剂后直接进入滤池(称为接触过滤)。

滤池有普通快滤池、重力式无阀滤池、虹吸滤池和 V 型滤池等形式。普通快滤池由人工控制滤料的冲洗,虹吸滤池、无阀滤池、移动罩滤池等可以根据过滤水头损失的大小实现自动反冲洗。滤池的过滤作用由滤料实现,过滤过程中,滤料会吸附饱和或板结。为保证过滤效果,滤料必须定时反冲洗。一般采用单纯水冲洗、气水反冲洗或水冲与气水反冲洗结合的方式。

滤池的滤料常用的有石英砂、无烟煤和重质矿石等,根据需要可采用单层、双层、三层或均质滤料。用颗粒活性炭作为滤料的活性炭滤池,常用作常规处理后的深度处理形式,以吸附去除消毒副产物,滤料上的生物膜还可以去除一些有机物、氨氮、铁锰等。

三、饮用水消毒

饮用水消毒(disinfection)是水处理的最后环节,是预防肠道传染病、保障饮用水安全的重要手段。饮用水消毒的方法可分为物理法和化学法两大类,但运用最多的是化学消毒。现就这两类方法中的常用技术,概要介绍其原理、方法及影响因素。

(一)氯制剂消毒

1. 消毒原理及应用现况　氯制剂消毒主要是通过次氯酸的氧化作用来杀灭细菌。次氯酸是很小的中性分子,能扩散到带负电的细菌表面,穿透细菌的细胞壁到菌体内起氧化作用,破坏细菌的酶系统而致细菌死亡,但是对于水中的病毒、寄生虫卵的杀灭效果较差,需要在较高值(消毒剂浓度乘以接触时间)才能达到理想的除菌效果。

由于氯消毒的操作使用简单,便于控制,消毒持续性好,余氯容易检测且氯消毒剂的价格不高而在饮用水行业被推广应用。迄今,在公共给水系统中,氯制剂消毒成为最为经济有效和应用最广泛的消毒工艺。然而,氯在水中反应是相当复杂的,它不仅可以起氧化反应,还可与水中天然存在的有机物起取代或加成反应,产生各种氯化消毒副产物。研究发现,在饮用水预加氯和消毒工艺过程中,氯可与水中某些有机物如腐殖酸、富里酸等发生氧化反应,同时发生亲电取代反应,产生挥发性和非挥发的氯化有机物,这些氯化副产物有许多具有致癌性或致突变性。

2. 氯化消毒剂的选择　由于常规处理工艺对氯化消毒副产物不能有效去除,因此在使用氯制剂进行预氯化时,应考虑氯化消毒副产物的健康风险。应积极寻找安全高效的氯化消毒剂及其替代品,以提高其安全性。目前,二氧化氯、臭氧和氯胺已被美国列为可替代氯的消毒剂。

(1)二氧化氯:二氧化氯能较好杀灭细菌、病毒且不损伤动植物,杀菌作用持续时间长,兼除臭、去色等特点。二氧化氯是一种强氧化剂,对细菌的细胞壁有较好的吸附和穿透性能,可以有效地氧化细胞酶系统,快速地控制细胞酶蛋白的合成。因此,在同样条件下,对大多数细菌表现出比氯更高的去除效率,是一种较理想的消毒剂。

除上述优点外,二氧化氯几乎不与水中的有机物作用而生成有害的卤代有机物,但还原产物为亚氯酸根。亚氯酸盐也是采用二氧化氯消毒应关注的副产物之一。我国现行《生活饮用水卫生标准》(GB 5749—2006)要求氯酸盐和亚氯酸盐的浓度不超过 0.7mg/L。

二氧化氯成本较氯高,不易压缩储存,一般采用现场制备。我国现场制备二氧化氯一般采用氯酸盐与盐酸或亚氯酸盐与盐酸反应制备,前者应关注其原料来源运输及储存管理、氯酸盐的转化率等,以保证水中二氧化氯含量和氯酸盐的浓度不超标。

(2)氯胺:氯胺消毒作用缓慢,一般不单独使用。但是,氯胺能避免或减缓氯与水中有机污染物质的某些化学反应,从而使消毒后水中氯化副产物的生成量显著降低,同时氯胺在控制管网中细菌的再次繁殖和生物膜的生成也比氯更为有效。因此,氯胺与氯联用的消毒方式被认为能更有效地控制消毒副产物。

现有研究显示,用氯胺消毒的出厂水中卤乙酸的产生量可减少90%,三卤甲烷的产生量可减少70%。一般认为,对于严重污染且有机卤化物含量较高的原水,或水厂的供水管网较长,水流在管中停留时间>12小时,较适合采用氯胺消毒。然而,氯胺消毒对水中的贾第虫和隐孢子虫卵囊的去除效果却不能令人满意。

(3)二氯异氰尿酸钠:该物质属于氯化羟嗪类钠盐,是水中游离氯的主要来源,能形成次氯酸,发挥或维持杀菌作用。作为一种稳定的氯源,二氯异氰尿酸钠广泛用于游泳池和食品行业的消毒。主要是在紧急状况下,能提供易于使用的自由氯进行饮用水消毒。

综合相关数据,仅将消毒后水中所含氯化副产物列于表24-2。

表24-2　化学消毒剂消毒饮用水后水中消毒副产物

消毒剂	主要有机卤代产物	主要无机产物	主要非卤代产物
自由氯/次氯酸（次氯酸盐）	三卤甲烷类,卤乙酸类,卤乙腈类,水合氯醛,三氯硝基甲烷,氯酚类,氯胺类,卤代呋喃酮类,溴醇类	氯酸盐(使用次氯酸盐消毒时多见)	醛类,氰基烷酸类,链烷酸类,苯,羧酸类,NDMA
二氧化氯		亚氯酸盐,氯酸盐	尚未完全研究
氯胺	卤乙腈类,氯化氰,有机氯胺类,氯代氨基酸类,水合氯醛,卤代酮类	硝酸盐,亚硝酸盐,氯酸盐,肼	醛类,酮类,NDMA
臭氧	三溴甲烷,一溴乙酸,二溴乙酸,二溴丙酮,溴化氰	氯酸盐,碘酸盐,溴酸盐,过氧化氢,次溴酸,环氧化物,臭氧化物	醛类,酮酸类,酮类,羧酸类
二氯异氰尿酸钠	与自由氯/次氯酸(次氯酸盐)类似		三聚氰酸

摘自:WHO饮用水水质准则.第4版.2011

(二)臭氧消毒

通过氧化破坏微生物的结构,达到消毒的目的。其优点是杀菌效果好、用量少、作用快,能同时控制水中铁、锰、色、味、臭。可将氰化物、酚等有毒有害物质氧化为无害物质;可氧化臭味和致色物质,从而减少臭味和色度;可氧化溶解性铁和锰,形成不溶性沉淀易于过滤清除;可将生物难分解的大分子有机物氧化分解为易于生物降解的小分子有机物。

臭氧与有机物反应生成不饱和醛类、环氧化合物等有毒物质,在原水含有溴化物时,臭氧处理会产生致癌性副产物,主要是三溴甲烷、乙腈氰甲烷、1,1-二溴酮、溴乙酸等有机性副产物和溴酸盐、次溴酸、次溴离子等无机性副产物。

(三)紫外线消毒

紫外线(ultraviolet)消毒技术是20世纪90年代兴起的一种快速、经济的高效消毒技术。它是利用特殊设计的高效率、高强度和长寿命的波段(110～280nm)紫外线发生装置产生紫外辐射,用以杀灭水中的各种细菌、病毒、寄生虫、藻类等。其机制是一定剂量的紫外辐射可以破坏生物细胞的结构,通过破坏生物的遗传物质而杀灭水生生物,从而达到净化水质的目的。

紫外线消毒是一种物理方法，它不向水中增加任何物质，没有副作用，不会产生消毒副产物。但缺乏持续灭菌能力，所以一般需与其他消毒方法联合使用。紫外线消毒处理水须经过良好的预处理。

（四）其他消毒技术

随着科技的进步，饮用水消毒技术发展很快。目前，自来水生产企业和相关科研机构，应用或尝试的方法有10余种，主要包括膜过滤技术、光氧化技术、光催化氧化技术、超临界水氧化、湿式催化氧化法、超声氧化法、微波消毒、高锰酸钾氧化、电化学氧化、Fenton 反应等。上述技术的研发、推广、应用，标志着此等科技的进步和研究水平快速发展。

四、水质特殊处理

（一）除藻

夏秋季节，藻类生长极为旺盛，藻类的疯长不仅严重破坏水体的生态平衡，而且直接影响城市自来水企业的制水生产过程和水质。含藻原水进入净水厂后，对制水生产工艺、消毒剂的用量以及构筑物池壁都将产生极为不利的影响。在不改变现有水厂的工艺流程，不增加大型设备和构筑物，且经济有效、简便易行的前提条件下可选择不同的优化及强化常规工艺的化学除藻方法和辅助措施去除水中藻类物质。

1. 折点加氯杀藻　加大反应池前的加氯量，以氧化水中的有机物，杀灭藻类。这是一种较为简单的能快速杀藻的方法。国内水厂多使用该法，能有效地杀灭藻类，抑制藻类的产生和繁殖。

2. 二氧化氯杀藻　作为一种强氧化剂，二氧化氯具有更好的灭菌、除藻和除臭效果，并且能够有效地控制卤代烃的生成量，降低矾耗，改善水质。

3. 加助凝剂　二甲基二烯丙基季胺盐的聚合物，属阳离子型线型高分子聚合物，水溶性好。可借助聚合物本身含有的阳离子基团和活性吸附基团，对悬浮胶粒和含负电荷的物质，通过电中和及吸附架桥等作用使之失稳、絮凝。

4. 粉末活性炭预处理　在反应池前，将粉末活性炭（powder activated carbon，PAC）和混凝剂同时连续投加于原水中，经混合吸附水中有机物和无机杂质后，黏附在絮体上的炭粒大部分在沉淀池中成为污泥排除。粉末活性炭作为助凝剂，可强化反应沉淀池对藻类的去除，并能去除异臭异味，特别是在藻类繁殖季节，用此法可作为应急措施。

（二）水质深度净化

水质深度处理通常指在常规处理工艺以后，采用适当的处理方法，将常规处理工艺不能有效去除的污染物或消毒副产物的前体物加以去除，提高和保证饮用水质。较之传统工艺，深度处理成本大，代价高。深度处理国外应用较为普遍，我国尚处于起步阶段。常用深度处理技术主要包括：

1. 生物预处理　可去除氯化副产物及氨氮、亚硝酸盐，从而减轻后续工艺负担，并提高处理效率。已有研究表明，生物预处理进出水毛细色谱峰数相差很小，Ames 试验阳性的耐用消费品水处理后仍呈阳性，处理过程中往往使溴化物等 THM 与溶解性有机物比值增高。

2. 吸附与氧化　以活性炭为代表的吸附工艺是目前对付有机污染物首选实用技术，采用粒状活性炭吸附能有效地去除水中有机污染物，但对重金属离子的去除能力有限，活性炭吸附后的再生问题一直难以得到满意的解决。氧化法常用的有臭氧和 $KMnO_4$ 法。臭氧可氧化部分溶解性有机物,$KMnO_4$ 氧化可控制氯酚、THMs 的生成,并有一定的色、臭、味的去除效果。

3. 膜技术　反渗透、超滤、微滤和纳滤方法能有效去除水中臭味、色度、消毒副产物前体物、悬浮物、胶体、大分子有机物、细菌与病毒等,但不能去除小分子有机物。反渗透系统还能有效地去除水中的重金属离子,但亦能将有益微量元素、矿物质一并去除。

(三) 地下水硝酸盐的去除

据统计,我国约有 70% 的人口以地下水为主要饮用水源。地下水硝酸盐污染的来源主要有两种类型:一种是地表污水排放,通过河道渗漏污染地下水,如城市化粪池、污水管的泄漏以及垃圾堆放的雨水淋溶等,污染源具有点源污染的特征。另一种主要是农耕面源污染,造成农耕区地下水硝酸盐的含量超标。由于饮用硝酸盐污染的地下水危及人类健康,因此,处理受硝酸盐污染的地下水是备受人们关注的问题。物理化学方法(离子交换、电渗析、反渗透等)、生物反硝化和化学反硝化等工艺都可不同程度地去除地下水中的硝酸盐。

1. 离子交换　常规的离子交换(ion exchange)工艺包括用氯离子型和重碳酸根离子型树脂进行阴离子交换等。此法要耗用大量再生药剂,而排放时又会引起二次污染。

反渗透(reverse osmosis)和电渗析(electrodialysis)等膜法可用于深度处理地下水。反渗透法不仅可以去除地下水中 $NO_3\text{-}N$,还可同时去除 Cl^-、SO_4^{2-}、Ca^{2+}、Mg^{2+} 等。

2. 生物脱氮反硝化　在缺氧状态下,$NO_3\text{-}N$ 作为脱氮菌呼吸链的末端电子受体而被还原为气态氮化物和 N_2。生物脱氮具有高效低耗的特点,已受到较广泛的关注。生物反硝化过程包括异养反硝化和自养反硝化两类。

3. 化学反硝化　化学反硝化是利用一定的还原剂还原地下水中的硝酸盐从而去除硝酸盐。与生物反硝化相比,化学反硝化法有潜在的两个优势:其一是单位体积反应器的脱硝速度比生物反硝化法快得多;其二,工艺简单,对运行管理的要求低。化学反硝化主要包括以下技术原理:

(1)金属反硝化:一些金属(如 Al、Fe、Cd 等)在碱性环境中可对 $NO_3\text{-}N$ 进行还原。其中的纳米铁粉(1~100nm)可以将 $NO_3\text{-}N$ 还原为 N_2,反应后的水中几乎没有其他中间产物和 $NH_4\text{-}N$。该反应在室温条件下反应迅速、脱硝完全,且无需要调节 pH。如果纳米铁粉的成本不太高,此方法应有相当的应用前景。

(2)催化反硝化:以通用的 H_2 为还原剂,在负载型的二元金属催化剂(如 $PdCu\text{-}Al_2O_2$)的作用下,将 $NO_3\text{-}N$ 还原。催化剂多为贵金属,如 Pd、Pt、Rh、lr、Ru 等。催化反应在消除污染方面具有高效性和彻底性等优点,近年已引起国内外学者的广泛关注。在催化剂存在的前提下,利用清洁无害的 H_2 作为还原物质,可将 $NO_3\text{-}N$ 还原成 N_2 或 $NH_4\text{-}N$。催化反硝化方法理论上可以使 $NO_3\text{-}N$ 完全转化为 N_2,且在地下水的水温下即可进行,并且催化活性比生物反硝化酶的活性高得多。以 H_2 为还原剂不会对被处理水产生二次污染。因此这一工艺原理受到密切关注,被一些学者认为是最有发展前景的地下水脱氮工艺。

第四节　饮用水卫生存在的主要问题

一、自来水厂供水中的卫生问题

(一) 出厂水水质状况

出厂水水质状况包括两个方面:一是水质的合格率;二是水质的稳定性。如果出厂水的合格率不高,将直接影响管网水的质量,这种情况多见于小型水厂或社区水厂。当出厂水不含氯或加氯量不够时,管网内可能有细菌等微生物大量繁殖,影响管网水质。当出厂水中铁含量超标而水又有腐蚀性时,可导致管内产生铁锈,造成腐蚀,尤其在流量偏低或水呈滞流状态时,铁锈易沉积。当管内水流方向、速度发生变化时,有可能造成局部时间的红水现象。出厂水中剩余铝化合物的浓度和出厂水中颗粒物量与管网局部的腐蚀有关。水浊度是反映水质优劣的重要指标,也是影响消毒的重要指标之一。水中一些微粒性污染物是致病微生物的保护体和寄生体。

水的稳定性与水中重碳酸钙、碳酸钙和二氧化碳之间的平衡有关。如果水中游离 CO_2 含量比平衡量少时,则产生 $CaCO_3$ 沉淀;如超过平衡量时,则产生腐蚀。当水中 pH<6.5 且水中铁的含量超过 3mg/L 或管道为金属管时,将导致自氧型铁细菌繁殖和金属腐蚀,进而造成细菌、浊度、色度和铁等指标的升高。水的不稳定性还可导致管网中的生物性污染。加氯消毒且保持管网末端一定的余氯量是控制管网中生物生长的常用措施。可是,许多研究表明,即使管网中保持一定浓度的余氯,异养细菌在有机物存在下仍然会生长。影响给水管网中细菌繁殖的因素主要包括:出厂水的稳定性与余氯、营养、水力因素和颗粒物含量等,其中有机营养物的量是关系饮用水的生物稳定性的关键因素。降低可同化有机碳和可生物降解有机物才是提高饮用水生物稳定性的根本途径。

(二) 输配水管网状况

从出厂水到用户终端要经过漫长的管网和蓄水措施,往往需要数小时,甚至几天。管网实际上是一个大的反应器,会继续进行出厂水未完成的反应及水与管壁物质的反应。这些反应包括生物性的、物理性的和化学性的。用户终端水除受出厂水水质影响外,与输配水管道的材质、使用年限和施工等因素有一定的关系。

目前我国常用的输配水管材有:铸铁管、钢管、球墨铸铁管、给水塑料管(UPVC 管、PE 管等)、压力水泥管、玻璃钢管、铝塑复合管和衬里钢管(PVC 衬里、PE 粉末树脂衬里)等。虽然建设部已禁用铸铁水管,但是国内城市地下已铺设的管道中铸铁管仍占相当大的比例。当出厂水具有腐蚀性或管道使用年限过长时,铸铁管内壁的腐蚀结垢沉积中含有大量的铁、铅、锌和各种细菌及藻类。当管道内水流速度、方向或水压发生突变时,短时间内水就可发生恶化,出现铁、锰、色度、浊度和细菌等指标值的大幅度上升。作为主要给水管材的镀锌钢管也存在着类似的问题。因此,多年前,日本、新加坡等国就已开始禁止镀锌钢管的使用。上海已从 1999 年 10 月 1 日起逐步淘汰镀锌钢管。有研究表明,未作防腐处理的金属管道的使用年限超过 5~10 年时,污垢就已达到了恶化水质的程度;防腐处理较差的金属管道在使用 3~5 年就开始出现腐蚀现象。管道使用年限越长,腐蚀越严重,水质状况越差。近年水泥砂浆衬里技术的应用和非金属管道的推广对水质状况有所改观。但水的不稳定性仍然影响内衬的水泥砂浆。如水中 CO_2 超平衡量浓度达到 7mg/L 时导致砂浆受损、砂粒流失,在一定程度上也影响了水质。非金属管道如 UPVC 管在使用初期也存在防腐剂、固化剂渗入水中的情况。

二、二次供水中的卫生问题

近年来,关于饮用水污染的报道日益见多,其中二次供水的问题尤为突出。符合生活饮用水卫生标准的出厂水输送到用户后水质下降,甚至恶化为不合格水。其原因包括:①与水质本身性质有关;②与水接触的截面性质有关。水二次污染的实质是污染物在水中的迁移转化。虽然变频供水已用于新建高层建筑,但部分城市老旧高层建筑的二次供水设施仍沿用蓄水池、高位水箱等,其卫生状况不甚理想。有些设施由于管网失压等原因导致水倒流入管网,使局部管网水质恶化。

(一)设计和施工的不合理性

用户用水量小而蓄水池或高位水箱容积较大,使水在水池或水箱中滞留时间较长;生活与消防共用蓄水池,形成消防死水区;工艺管道布局不合理;水池(箱)底部未设计坡度,某些微生物或有机物易于沉积,水池(箱)内壁粗糙易导致青苔等微生物附壁生长;只设一个通气管或不设通气管;水池或水箱的通风孔、入孔密闭性差,导致尘、虫、鼠入内;溢流管未设存水弯,水池的溢流管、排水管直接与市政排水检查井相连,容易造成污水倒流或间接污染,水池位置设置不当,与排水检查井、化粪池距离太近,周围卫生环境差,易受污染。

(二)蓄水体建材选择不当

目前蓄水构筑物多为水池和水箱,水池大多采用钢筋混凝土结构,有的未作内衬处理,使水泥中有害成分析出,有的水池内壁涂料采用水泥涂料、聚胺涂料及一般环氧脂涂料,这些涂料均可能对水质造成不同程度的影响。仍有不少焊接钢板水箱在使用。焊接钢板水箱防腐多以防锈漆为主,其附着力差,一般3~6个月就脱落,尤其不抗水力冲刷,防锈漆脱落会直接影响水质,经过其浸泡水进行分析,有机物种类多于其他涂料,且含致癌物质。冷镀锌防腐层也存在附着力差、脱落物使水中锌含量增高的现象。

(三)蓄水构筑物和供水的监督管理机制不完善

蓄水构筑物运行管理不善,有些地方存在长期无专人维护管理二次供水设施;有的蓄水池、水箱孔盖破损或无盖,池(箱)内蚊虫孳生、藻类漂浮。正因上述原因,使得水池、水箱内浊度、色度、氨氮、亚硝酸盐、耗氧量、大肠菌群、细菌总数等指标较出厂水质发生显著的变化。目前调查显示:造成二次供水污染的原因主要有:①贮水设备内表面涂层:如金属贮水设备防锈漆的脱落、混凝土和钢筋混凝土贮水设备水泥砂浆抹面中的有害渗出物,影响贮水设备内贮水水质。②贮水设备的设计大小不合理:下水池通常是生活用水与消防用水合并,要求安全可靠,致使贮水设备容积过大,水在设备中的停留时间过长,影响饮用水水质。③贮水设备的结构不合理:进出水管的位置不合适,造成水池内出现死水区。泄水管与下水管连接不合理时,一旦停电、停水导致水管内形成负压,下水被吸入自来水管进入供水系统;因此,安装水设备的位置应合适,避免周围环境的污染。④贮水设备的配套不完善:如通气孔无防污染措施,入孔盖板密封不严,埋地部分无防渗漏措施,溢、泄水管出口无网罩和无二次消毒设备等。⑤未定期进行水质检验,未按规范定期进行清洗、消毒,致使水质逐步恶化。

三、分质供水中的卫生标准应用

分质供水是指根据生活中人们对水的不同需要,由市政提供的自来水为生活饮用水,采用特殊工艺将自来水进行深度加工处理成可直接饮用的纯净水,然后由食品卫生级的管道输送到户,并单独计量。

目前常见的管道直饮水所采用的净水工艺流程包括:自来水→一级处理→二级处理→精处理→膜分离→循环回水→杀菌消毒→微滤→用户。经过处理后的出水水质符合《瓶装饮用纯净水卫生标准》(GB 17324—1998)等国家有关标准。

(一)分质供水

按照中华人民共和国《瓶装饮用纯净水卫生标准》(GB 17324—1998),以符合生活饮用水卫生标准的水为原料,通过反渗透膜净化处理后,称为纯水(purified water)。按照《饮用净水水质标准》(CJ 94—2005),用同样符合生活饮用水卫生标准的水为原料,通过纳滤膜或卡提斯(CARTIS)载银活性炭净化处理后,称为净水(cleanly water)。纯水或净水经臭氧气液混合后密封于容器中且不含任何添加物。

通过紫外线照射,经电子(场)水处理器(微电解杀菌器)流经的水在微弱的电场中产生大量具有极强和广谱杀生能力的活性水,由食品卫生级管道供每家每户可直接饮用的水称为直饮水,出水任何时间必须符合《饮用净水水质标准》(CJ 94—2005)规定要求。管道分质直饮水系统的设计生产必须严格按照国家行业标准《管道直饮水系统技术规程》(CJJ 110—2006)的规定执行。

(二) 管道分质供水系统

管道分质直饮水及直饮机是将水处理装置与供水管网、管道直饮机有机的结合,在处理工艺上都有严格要求和卫生规范。工艺中除沉淀、吸附、过滤常规方式外,采用新的水处理材料及工艺,用铜锌滤料替代石英砂;用臭氧(ozone,O_3)与颗粒活性炭(granule activated carbon,GAC)结合成生物-活性炭法(biological activated carbon,BAC)消毒方式替代普通活性炭(activated carbon,AC);用钛金属滤芯替代聚丙烯;用超滤膜(ultrafiltration element,UF)作为预处理;用纳滤膜或卡提斯替代通常的反逆渗透膜,提高水的利用率。国家《生活饮用水管道分质直饮水卫生规范》(DB 32/761—2005)要求管道直饮水用户龙头出水任何时间必须符合《饮用净水水质标准》(CJ 94—2005)。

(三) 管道直饮水机

管道直饮机是在饮水机的基础功能上增加进水自动控制器,使用时只需将管道直饮机与饮用水管道直接联接,实现自动进水,可直接饮用的饮水机。是现代住宅小区、写字楼供水比较常用的终端饮水设备,其水质应符合《生活饮用水管道分质直饮水卫生规范》(DB 32/761—2005)要求。

四、包装饮用水卫生问题

(一) 包装饮用水定义与相关标准

包装饮用水是指密封于符合食品安全标准和相关规定的包装容器中,可供直接饮用的水。《食品安全国家标准包装饮用水》(GB 19298—2014)是在《瓶(桶)装饮用水卫生标准》(GB 19298—2003)及《瓶(桶)装饮用纯净水卫生标准》(GB 17324—2003)的基础上整合修订形成的,自2015年5月24日起实施,标准中对包装饮用水的标签标识要求(4.1和4.2)自2016年1月1日起实施。该标准适用于直接饮用的包装饮用水,但不适用于饮用天然矿泉水。天然矿泉水将另行修订《食品安全国家标准饮用天然矿泉水》(GB 8537—2008)。桶装水周转桶的标签应符合此标准的规定。

(二) 包装饮用水的原料

包装饮用水的主要水源包括公共供水系统和非公共供水系统两类。非公共供水系统的水源又可分为地表水和地下水。来自公共供水系统的水源应符合《生活饮用水卫生标准》(GB 5749—2006)的要求;来自于非公共供水系统的水源应分别符合《生活饮用水卫生标准》(GB 5749—2006)中对生活饮用水水源水质卫生的要求,即采用地表水为水源时应符合《地表水环境质量标准》(GB 3838—2002)的要求,采用地下水为水源时应符合《地下水质量标准》(GB/T 14848—1993)要求。非公共供水系统的水源水经处理后其水质应达到《生活饮用水卫生标准》(GB 5749—2006)的要求后方可进入生产包装饮用水的后续工序。由于非公共供水系统的水源水经处理后,pH 一般不会发生变化,食品加工用水可以参照《地表水环境质量标准》(GB 3838—2002)或《地下水质量标准》(GB/T 14848—1993)的 pH 执行。

(三) 包装饮用水的微生物指标

菌落总数、真菌、酵母属于包装饮用水的卫生指示菌,一般情况下不影响公众健康。过度控制卫生指示菌和杀菌,可能导致饮用水中溴酸盐含量升高。国际食品法典委员会(CAC)、国际食品微生物标准委员会(ICMSF)、国际瓶装水协会(IBWA)、美国、澳大利亚和欧盟等相关标准法规,均未对包装饮用水设立卫生指示菌指标;亦未制定金黄色葡萄球菌、沙门菌及志贺菌的标准。基于上述情况,结合实际监测结果,中国《食品安全国家标准包装饮用水》(GB 19298—2014)保留了大肠菌群指标,新增了铜绿假单胞菌指标,不再保留菌落总数、霉菌和酵母计数、金黄色葡萄球菌、沙门菌及志贺菌指标。

(四) 包装饮用水的名称与标识

包装饮用水的名称应当真实和科学,不得以水以外的一种或若干种成分来命名包装饮用水。包装饮用水的口味和包装标识应分别参照《食品安全国家标准食品添加剂使用标准》(GB 2760—2014)和《食品安全国家标准预包装食品标签通则》(GB 7718—2011)规定执行。包装饮用水的产品名称不得标注"活化水""小分子团水""功能水""能量水"以及其他不科学的内容。

五、农村饮用水卫生问题

(一) 中国农村供水发展历程

从 1980 年联合国第 35 届大会发起《国际饮水供应和环境卫生十年》活动以来,中国开始了大规模的农村供水(rural water supply)改善行动。国际社会对中国的农村供水给予了大力支持,其中投入和影响较大的是世界银行/国际开发协会自 20 世纪 80 年代以来开始的 4 期农村饮水改善贷款。中国在 18 个省(自治区、直辖市)的 178 个县执行,总贷款额约 33 060 万美元。建造农村供水工程 7.2 万处,供水受益人口 2437.71 万人,建造各类卫生厕所 6.45 万座,1504.27 万人次接受健康教育。通过不断的探索,逐步建立了农村供水与环境卫生的"三位一体"(供水、环境卫生与健康教育)模式,所取得的成果得到了国际社会的认可和赞扬。

2000 年联合国首脑会议通过的《千年宣言》,制定了千年发展目标:到 2015 年将没有享有安全饮水人口的比例减少 1/2,将没有享有基础卫生设施的人口比例减少 1/2。联合国还发起了"生命之水十年"(2005—2015 年)活动。中国政府高度重视农村供水与环境卫生工作,并结合国情制定了不同阶段发展目标。中央财政逐步加大了对农村改水的投入,农村改水的资金以中央财政专项转移支付项目在各地落地,拉开了规模化改水的序幕。

由中央政府主导启动了"农村饮水解困项目",开始实施农村饮水解困工程建设。2000—2004 年,全国共安排农村饮水解困总投资 195 亿元,其中,中央投资 103 亿元,解决了26 个省(自治区、直辖市)和新疆生产建设兵团共 6004 万农民群众的饮水困难问题,取得了显著成效。截至 2004 年底,全国农村饮水解困任务基本完成,农村饮水从只解决有吃水的饮水解困阶段进一步发展到保障供水水质安全的饮水安全阶段。为规范化农村饮水安全工程建设和管理工作,2004 年水利部、国家发展改革委和原卫生部编制了《2005—2006 年农村饮水安全应急工程规划》,获得了国务院的批复。规划重点解决高氟水(F>2.0mg/L)、高砷水(As>2.0mg/L)、苦咸水(含盐量超过 2.5g/L)、血吸虫病区水质不达标及局部地区供水保证率不高等问题。2005 年 3 月,国务院常务会议审议通过了该规划。2005 年中央安排投资 20 亿元,地方和群众筹资 20 亿元,截至 2005 年底,共解决了 1104 万人的农村饮水安全问题。

依据 2004 年水利部和原卫生部联合颁布《农村饮用水安全卫生评价指标体系》确立的农村饮水安全评价标准,水利部组织开展了全国农村饮水安全评估工作,在此基础上,国家发展改革委、水利部、原卫生部联合编制了《全国农村饮水安全工程"十一五"规划》,2006 年 8 月 30 日,国务院常务会议原则通过了规划。截至 2010 年底,实际完成总投资 1053 亿元,其中中央补助资金 590 亿元。共解决了 2.1 亿农村人口的饮水安全问题,涉及全国 30 个省(自治区、直辖市)及新疆生产建设兵团。

至 2009 年,中国提前 6 年实现了联合国千年宣言提出的饮水安全发展目标;到 2010 年,全国农村集中供水覆盖率从 38% 增加到 58%,超额完成了"十一五"规划任务。其中,"十一五"规划确定的砷病区村、血吸虫疫区村的饮水安全问题全部得到解决,已查明的中重度氟中毒病区村以及其他涉水重病区的饮水安全问题基本得到解决。

国家发展改革委、水利部、原卫生部、环境保护部联合编制了《全国农村饮水安全工程"十二五"规划》,2012 年 3 月 21 日国务院常务会议讨论原则通过了规划。"十二五"期间,全国共完成农村饮水安全工程总投资 1768 亿元,累计解决了 3.04 亿农村居民(包括国有农、林场职工 813 万)和 11.4 万所农村学校(涉及 4133 万师生)的饮水安全问题,涉及全国 29 个省(自治区、直辖市)及新疆生产建设兵团。

(二) 农村改水的成果

到 2015 年底,全国农村集中式供水人口比例从 2010 年的 58% 提高到 82%,农村自来水普及率提高到 76%,水质合格率得到显著提高。通过农村饮水安全"十一五"和"十二五"规划的实施,显著改善了农村居民的饮水条件,水量不足、取水不便等饮水突出问题得到有效解决;已查明的血吸虫疫区、砷病区、涉水重病区等饮水安全问题得到优先解决,中重度氟病区的饮水安全问题得到妥善解决,加上原有基础,全国农村饮水安全问题基本解决。

据卫生部门统计数据表明:至 2015 年底,中国 9.5 亿农村人口改水受益人口达 96.46%。其中全国农村已建成自来水厂或供水站 674 481 座,供应 7.7812 亿农村人口的饮用水,占农村人口的 81.5%;手压机井(hand-pump well)2759 万台,供 8900 多万农村人口的饮用水,占农村人口的 9.35%;收集雨水的水窖(water cellar)20 多万眼,供 1300 多万农村人口的饮用水,占农村人口的 1.36%;其他形式的改水等,使 4000 多万人的饮用水得到初步改善。

(三) 农村改水的健康效益

改水与健康密切相关。实施农村改水以来,居民与水相关传染病和肠道传染病发病率大幅降低,改水防病效果显著体现,健康水平得到了整体提高。

1. 降低 5 岁以下儿童死亡率　在集中式供水覆盖率大幅提高的情况下,儿童健康水平大幅提高,与水相关肠道传染病和由饮用水水质导致的地方病得到有效控制。5 岁以下儿童死亡率由 1990 年的 59.69‰ 下降到 2012 年的 13.20‰。

2. 降低肠道传染病发病率　伤寒副伤寒发病率由 1990 年的 10.32/10 万下降到 2012 年的 0.89/10 万,痢疾发病率由 1990 年的 127.44/10 万下降到 2012 年的 15.40/10 万,甲肝发病率由 2003 年的 7.37/10 万下降到 2012 年的 1.81/10 万。

3. 解决饮水型地方病问题　高氟高砷地区是农村改水的优先地区,以更换水源、配备除氟除砷设备为主要技术手段的农村改水从根本上改变了这些地区的饮用水水质,保证了人民健康。据统计,氟骨症现症患者数从 2003 年的 1 313 880 人下降到 2015 年的 1 166 268 人。地方性砷病区(饮水型)累计改水受益村为 8094 个,累计改水受益人数约 547 万人。中重度病区的改水问题得到了妥善解决,基本控制了新发病例。

六、应急供水卫生问题

不同类型的灾害可能以不同的途径和方式影响水质,因此灾后应急供水(emergency water supply)在突发公共卫生事件的应急处置中,占有非常重要的地位。结合近几年突发事件应急处置经验,建议从以下几个方面入手,切实做好紧急状态下的供水保障。

(一)制定应急供水预案

制定供水应急预案的目的是为了保障供水安全,增强抗灾防灾意识,提高应对突发性事件的应急供水能力。一般说来,应急预案应该紧扣氯气泄漏、电气设备、水质污染管网爆裂和住户水表设施大面积冻坏等情况,制定相应处置措施,并举行模拟演练。

(二)积极寻找应急水源

大多数紧急情况下可利用的水源是非常有限的,因此应积极寻找水源、筹措足够水量,以供受灾的个人和家庭饮用。为受灾人口提供饮水时,需要考虑如下因素:①可供应的水量和可靠的水质;②水使用的公平性;③原水水质;④污染来源和保护水源的可能性;⑤需要尽快提供足量自来水的处理工艺;⑥水处理工艺的长远考虑;⑦消毒饮水的需要;⑧可接受性;⑨对收集和储水器皿的要求;⑩流行病学考虑。

应急供水地表水和地下水源水质和水量特征及相关工程的运行与维护,必须参照表 24-3 和表 24-4。

表 24-3　应急供水地表水源水质和水量特征及供水设施运行与维护

水源类型	湖泊、池塘	河流	高地河流
水量特征	取决于其大小和再蓄水水平;干旱季节水量减少	通常大河流稳定;有的河流在干旱季节完全干枯	可能是季节性的;有的河流干旱季节完全干枯
质量特征	大池塘和湖泊的细菌学指标为差~良好,小的水体为差~中等;矿物质可能高;浑浊度通常较低,但变化大	一般来水细菌学指标较差;浑浊度通常较高,尤其在雨季	细菌指标一般优于低洼地河流;浑浊度取决于地质和土壤条件
可能需要的处理	沉降、机械辅助沉淀、过滤、消毒和(或)其他措施;对低浊水只需消毒;随地区不同而有变化	沉降、机械辅助沉淀、过滤、消毒和(或)其他措施;随地区不同而有变化	低浊的高山河水只需消毒;高浊度的河水则需沉降、机械辅助沉淀、过滤、消毒和(或)其他措施
可及性	一般容易获得	一般容易获得	地形或地势可导致获水困难
保护要求	保护困难,尤其是地带或边界宽广的地域;需用栅栏或篱笆等隔开,并使用防护装置以限制与水的接触;必须提供替代的用水方式	保护困难,尤其是上游使用的控制;需用栅栏或篱笆等隔开,并使用防护装置以限制与水的接触;必须提供替代的用水方式	保护困难,尤其是上游使用的控制;需用栅栏或篱笆等隔开,并使用防护装置以限制与水的接触;必须提供替代的用水方式。保护需要排除可移动的岩石块

水源类型	湖泊、池塘	河流	高地河流
抽/提水设备和构筑物	取水构筑物和抽水设施	取水构筑物和可能需要抽水设施	若不能使用重力,需取水构筑物和抽水设施
运行维护管理—物理结构要求	取水过滤、构筑物和水泵的维护,以及处理系统;水处理运行监测	取水过滤、构筑物和水泵的维护,以及处理系统;水处理运行监测	取水过滤、构筑物和水泵的维护,以及处理系统;水处理运行监测

表 24-4　应急供水地下水源水质和水量特征及相关工程的运行与维护

水源类型	深井	大口井	泉水	雨水收集
水量特征	水量取决于含水层类型、水面区域、管井的质量,可能比较高;如不过度抽水,一般较稳定	水量取决于含水层类型、井深、水位和水面区域量;一般没有管井的水量高;可能和季节有关	自流井水涌出稳定;干旱季节有的泉水干枯;有的泉水会改变位置	水量变化不定;干旱季节缺乏补充;比较适合于小型用户,如诊所
质量特征	一般微生物学质量较好;由于含有铁锰和低溶解氧,口感不好;浑浊度低	如果水井内衬适当封固、加盖和维持水泵运行,水质会很好;如果没有防护,细菌指标可能高;也可能有化学指标问题,如硝酸盐混浊度在低~中	质量好,除非位于裂隙很多的地区;一般浑浊度低	取决于集水构筑物的清洁情况;矿物质含量低;如果集水系统清洁,则浊度低;严重的空气污染和火山活动能改变水质
可能需要的处理	消毒;如果需除铁或锰,应需曝气和沉淀或过滤	消毒;如果抽取了高浊度水,会应用机械辅助沉淀或过滤	消毒	沉淀(针对固体物质的集水构筑物中)和消毒
可及性	很难定位地下水本身	很难定位地下水本身	通常需要管道输送;常常很难到达泉眼和保护其不受损害	适宜于小的用户;难以获得大量的水
运行维护管理及物理结构要求	水泵设备维护和防护结构;水处理运行监测	水泵维护或其他的提水设备和构筑物维修;水处理运行监测	限于泉水池构筑物和管网维修,以及泉水池和周围环境的清洁;如泉水位低于居住区,需要水泵设备的维护;水处理运行监测	需要的集水构筑物清洗;水处理运行监测

（三）饮水应急处理

1. 快速混凝沉淀　积极创造条件,进行紧急状态下的净水处置。可在原水中快速投放混凝剂,加快水中悬浮物的沉淀。

2. 水质净化装置　在条件允许情况下,可以采用水质净化装置处理饮用水。根据经验,洪水期间可采用超滤技术净化水质供直接饮用,如另加活性炭和消毒功能效果会更佳。

对于受到化学物质污染的水,可以采用反渗透技术。

3. 水质快速消毒　依据现场条件,采用可能获得的消毒剂,快速有效地进行饮用水消毒,以确保"大灾之际无大疫"。

（四）饮水应急监测

正常情况下,卫生和供水部门都有完善的保障措施来保证饮水安全。但在应急或灾害情况下,这些保障运行机制可能无法正常进行,在紧急情况下必须开展饮水安全的应急监测措施,包括:①卫生学检查、水样采集与分析;②水处理工艺监测,包括消毒;③所有取水点和家庭水样的水质监测;④在疾病暴发调查或卫生促进活动的评估中要进行水质评定。此外,应该建立规章制度和管理监测报告系统,以确保紧急情况下尽快采取行动保护人群健康。健康监测信息系统应能及时反映人群健康及饮用水卫生安全状况,以便及时对水质进行调查研究和处理。

（五）紧急开展卫生学调查

紧急开展灾害卫生学调查,可为灾害和事故的应急处置提高科学决策依据。通过快速有效的灾害卫生学调查与评估,可初步查明灾害或事故的原因和范围、饮水中主要污染因子等重要信息,以便有针对性地采取措施。

第五节　饮用水及涉水产品的卫生监督与管理

一、饮用水相关的卫生标准

（一）饮用水卫生标准

《生活饮用水卫生标准》在保障供水,特别是集中式供水方面起着至关重要的作用。进入 20 世纪 90 年代以来,随着流行病学数据的积累,微量分析和生物检测技术的进步,以及人们对水中微生物的致病风险和致癌有机物、无机物对健康危害的认识不断深化,WHO 和世界各国相关机构相继修改了原有的饮水水质标准。值得注意的是,WHO《饮用水水质准则》指出,准则目的旨在支持风险管理策略的发展与实施,通过控制水中的有害成分,确保供水安全。

目前,全世界比较有代表性的饮用水水质标准有 3 部:WHO《饮水水质准则》(第 4 版,2011 年)、欧盟《饮用水水质指令》以及美国环保局(USEPA)《国家饮用水水质标准》。而其他一些国家如澳大利亚、加拿大、俄罗斯、日本同时参考 WHO、欧盟、USEPA 标准或以这 3 种标准为基础或重要参考制定了本国的饮用水水质标准。东南亚的越南、泰国、马来西亚、印度尼西亚、菲律宾、中国香港,以及南美的巴西、阿根廷,还有南非、匈牙利和捷克等国都是采用 WHO 的饮用水标准。

加拿大现行饮用水水质标准(第 6 版)中包括微生物学指标、理化指标和放射性指标,共 139 项,其中最有特点的是该标准中规定的放射性指标有 29 项之多。上述指标值是以危险管理概念为基础制定的,并包括以下几个严格的步骤:确认、评价、定值、核准、颁布。在此过程中,很重要的一步是由加拿大卫生部对人体由饮用水中吸收某种物质所造成的健康危险进行科学的评估,并推荐出适合的饮水水质指标值。

澳大利亚《饮用水准则》(2004)属于国家水质管理战略的一部分,其综合了 WHO、EEC 和 USEPA 标准,准则包括饮用水水质管理、水质特点描述、监测、信息清单和事实清单 5 大部分,对供水水质的管理和指标要求、水质指标及应对等进行了系统的规范和提出了可操作的要求,在水质指标方面,包括了微生物指标、不规则检测微生物项目指标、物理学指标、无机化学物质指标、有机消毒副产物指标、其他有机化合物指标、农药、饮用水中的放射性指标等 200 余项,其中有些项目未列出指标值。澳大利亚《饮用水准则》考虑水质指标比较全面,特别是微生物学项目分为细菌、原生动物、病毒和毒藻等几类,共有 27 项。同时,在确定准则值时,不仅考虑了所列项目可能对健康、水处理设备及供水管网的影响,还考虑到水质感官上的要求和可接受性。除了对水质指标及风险管理等提出要求外,还描述了如何评价水质的统计分析方法并从管理的角度出发,力求饮用水安全保障的及时性,比较好的作了规范性管理要求。

俄罗斯的水质标准包括的指标独具特色,其现行标准(1996 年版)比以前(1982 版)增加了数十项指标,指标值比 WHO 要求的更高(如汞,WHO 的指标值为 0.001mg/L,俄罗斯要求为 0.0005mg/L),同时在感官性参数中列出了 47 项,其中的碲、钐、铷、铋、过氧化氢、剩余臭氧等指标项目在其他国家的水质标准中未曾出现。

在饮用水水质原虫监测及控制方面,英国是率先在饮用水水质中提出隐孢子虫量化标准的国家,在其 1999 年颁布的水质规则中要求水源存在隐孢子虫污染风险的供水企业应对出厂水进行隐孢子虫的连续监测,同时对饮用水中的隐孢子虫提出了强制性的限制标准,即出厂水中隐孢子虫卵囊要少于 1 个/10L。对于违反该限制的供水企业,即使未造成水介疾病暴发的证据,也将予以处罚。

中国台湾的饮用水水质标准,并未直接采用 WHO、欧盟或 EPA 的水质标准。1998 年修订的标准共有指标 54 项,其中大肠埃希菌标准值要求为 6MPN/100ml。

综上所述,饮用水水质标准是以保护人群健康为目标,对生活饮用水水质的要求愈趋严格。总的说来,应符合下列基本要求:①水中不得含有病原微生物;②水中所含化学物质及放射性物质不得危害人体健康;③水的感官性状良好。迄今,我国已颁布的有关饮水卫生标准和法规如表 24-5。

表 24-5 中国饮用水卫生标准颁布时间和部门

时间	标准规范项目	数量	颁布部门
1959	生活饮用水卫生规程	16	原卫生部、建工部
1976	生活饮用水卫生标准	23	原卫生部、国家建委
1985	生活饮用水卫生标准	35	原卫生部、国家技术监督局
1991	农村实施《生活饮用水卫生标准》准则	20	全国爱卫会、原卫生部
2001	生活饮用水卫生规范	96	原卫生部
2006	生活饮用水卫生标准	106	原卫生部、国家标准化管理委员会

我国制定饮用水水质的基本原则有:①应尽量与世界接轨:以 WHO 水质准则为接轨的主要依据,并参考美国、日本、欧共体等国和地区的饮水标准。尽量将 WHO 水质准则中具有可行检测方法的指标列入我国《生活饮用水卫生标准》。②需符合国情和有可操作性:为便于实施,将饮用水水质指标分为常规检测项目和非常规检测项目。③对原标准中水质指标的修订:根据存在问题及发展趋势,对某些指标进行修改。

同时,为了有利于我国农村供水水质改善,2006 年颁布的《生活饮用水卫生标准》(GB

5749—2006)于2007年7月1日实施,标准还提出了"农村小型集中式供水和分散式供水水质要求"。新标准中所增加的项目绝大部分等同WHO《饮用水水质准则》(2004年第3版)中规定的项目限值。针对我国地表水有机物及藻类污染日益严重,水质指标中增加了有关项目,如微囊藻毒物-LR(0.001mg/L)。

在微生物指标中,粪大肠菌群组成与总大肠菌群组成相同,但主要组成是埃希菌属,在此菌属中与人类生活密切相关的仅有一个种,即大肠埃希菌;作为粪便污染的指示菌,检出大肠埃希菌有重要的意义。其次是粪大肠菌群,总大肠菌群检出的卫生学意义略逊色。现行《生活饮用水卫生标准》对部分指标提出了更严格的要求。在实际执行时,通常由于选用一种消毒剂,分析相应消毒副产物的项目也减少。例如,某地采用氯气消毒,则常规检验项目为35项,故实际检验项目数与原标准检验数相仿。新的《生活饮用水卫生标准》(GB 5749—2006)与原标准(GB 5749—85)比较,水质检验项目由原来的35项增至106项,其中:①微生物学指标由2项增至6项,增加了大肠埃希菌、耐热大肠菌群、贾第鞭毛虫和隐孢子虫等4项。②饮用水消毒剂由1项增至4项,增加了氯气、氯胺、臭氧、二氧化氯等项。③毒理学指标:包括无机化合物和有机化合物两大部分。无机化合物:由原10项增至21项,并修订了砷、铅、镉、硝酸盐、四氯化碳等限值;有机化合物:由原5项增至53项。④感官性状和一般理化指标由15项增加至20项,并修订了浑浊度限值。⑤放射性指标仍为2项,但修订了总α放射性限值。

有关《生活饮用水卫生标准》(GB 5749)水质指标修订前后概况归纳如表24-6所示。

表24-6　《生活饮用水卫生标准》修订前后指标比较

指标类别	修订后 (GB 5749—2006)	原标准 (GB 5749—1985)
感官性状和一般理化指标	20	15
毒理学指标		
无机化合物	21	10
有机化合物	53	5
消毒剂	4	1
生物学指标	6	2
放射性物质	2	2
总计	106	35

修订饮用水水质卫生标准的重要依据是本国的水质资料。随着国民经济的发展,我国在水质资料收集、积累方面已有了较好的基础。1983—1985年,在全国爱卫会和原卫生部的组织和领导下首次开展了《全国生活饮用水水质和水性疾病调查》工作。自1991年以来,原卫生部开展了常规的城市和农村饮用水水质监测工作,同时建设部在全国自来水系统开展了城市自来水检测工作;这些前期工作积累了大量全国水质资料,为我国饮用水标准修订奠定了基础。此外,建设部在1992年组织了专家综合研究国内供水安全性等问题,并制定了"国家城市供水行业2000年科技进步发展规划",提出2000年我国城市供水的"水质目标",对全国范围内的城市供水企业致力于水质改善方面起到积极的促进作用。

（二）与生活饮用水有关的卫生标准

为了做好饮水水质的卫生管理,保障饮水安全,原卫生部根据行业自身特点制定了相关水的规章及规范性文件。对集中式供水而言,生活饮用水的卫生管理不仅局限对出厂水和末梢水的水质管理,还应包括从集水区、取水点/口、水处理、给水输配系统和用户末梢水质整个过程的管理。供水任何一个环节受到污染都会影响饮水水质的卫生安全。因此,为了保证饮用水水质,就需引用与此有关的水质标准。目前,与生活饮用水卫生管理有关的卫生标准主要有:《二次供水设施卫生规范》(GB 17051—1997)、《地表水环境质量标准》(GB 3838—2002)、《地下水质量标准》(GB/T 14848—1993)、《饮用天然矿泉水标准》(GB 8537—2008)、《农村生活饮用水量卫生标准》(GB 11730—1989)、《游泳场所卫生标准》(GB 9667—1996)、《饮用天然矿泉水厂卫生规范》(GB 16330—1996)、《瓶装饮用纯净水卫生标准》(GB 17324—2003),另外还有配套卫生标准的分析方法,如《生活饮用水标准检验法》(GB/T 5750—2006)和《地方性氟中毒病区饮水-氟化物的测定方法》(WS/T 106—1999)等。

（三）涉水产品的卫生标准

涉及生活饮用水卫生安全产品繁多,有的可能需要依据同类产品食品卫生标准进行评价。涉水产品(water-related products)即与水有关的产品,主要包括:①与饮用水接触的联接止水材料、塑料及有机合成管材、管件等;②防护涂料;③混凝剂、助凝剂、软化剂、灭藻剂等水处理剂和除垢剂等;④净水器、人工矿泉水器等水质处理器;⑤不锈钢、铝制、陶瓷容器等其他相关制品。目前已经颁布的相关国家标准主要有《饮用水化学处理剂卫生安全性评价》(GB/T 17218—1998)和《生活饮用水输配水设备及防护材料的安全性评价标准》(GB/T 17219—1998)。对于以上标准未包含的材料采用同类产品食品卫生标准进行评价,如采用玻璃钢、橡胶制品的卫生标准。另外《生活饮用水卫生规范》(卫生部卫法监发〔2001〕161号)也涉及涉水产品的卫生要求。该规范共有 7 个附件:附件 1 是生活饮用水水质卫生规范;附件 2 是生活饮用水输配水设备及防护材料卫生安全评价规范;附件 3 是生活饮用水化学处理剂卫生安全评价规范;附件 4 是生活饮用水水质处理器卫生安全与功能评价规范(A 一般水质处理器、B 矿化水器、C 反渗透处理装置);附件 5 是生活饮用水集中式供水单位卫生规范;附件 6 是涉及饮用水卫生安全产品生产企业卫生规范;附件 7 是生活饮用水检验规范。

二、饮用水和涉水产品的卫生监督与管理

1956 年 8 月,建设部、原卫生部颁布了《关于城市规划和城市建设中有关卫生监督工作的联合指示》,首次提出了"卫生监督"问题。在这份法规性文件中,给水、排水和水源保护的卫生问题明确列入卫生监督审查的内容之一。同年,批准颁发了《饮用水水质标准》和《集中式生活饮用水水源选择及水质暂行规则》。1959 年 8 月,建筑工业部和原卫生部批准颁发了《生活饮用水卫生规程》;随着工农业生产和社会经济的发展,环境污染问题的出现,饮水水源污染问题日益突出,原来的规定或饮水标准已经难以适应社会经济发展的需要,因此,1976 年《生活饮用水卫生规程》更名为《生活饮用水卫生标准》,由原卫生部负责标准的制定和管理工作。1982 年,原卫生部组织有关研究机构进行深入研究,在全面总结经验,吸取国内外研究成果的基础上,对 1976 年的《生活饮用水卫生标准》进行了修订,结合我国实际于 1985 年颁布了《生活饮用水卫生标准》(GB 5749 — 85),为了规范《标准》规定的指标,还同时颁布了《生活饮用水标准检验方法》,这不仅对促进生活饮用水卫生监督管理、提高水

质和保障人群健康具有重要的意义,而且还为生活饮用水卫生监督管理工作真正走向法制化管理轨道奠定了良好的基础。随着国家法制建设的不断健全和完善,人们在理论上和实践中越来越深刻认识到提高生活饮用水水质必须实施和加强有效的卫生监督。为此,我国于1996年7月颁布了相应的规范性文件《生活饮用水卫生监督管理办法》,于1997年7月1日实施。这是我国第一部较为系统、完整的饮用水卫生监督管理的法规性文件,其标志着我国饮用水卫生监督管理工作走向了法制化的轨道,进入了以立法手段加以规范的时代。就目前而言,饮用水卫生监督主要包括3个方面:集中式供水单位、二次供水单位和涉及饮用水(涉水产品)卫生安全产品。在检验项目上分为常规检验项目(能普遍反映水质状况、检出频率较高的检验项目)和非常规检验项目(根据地区、时间或特殊情况需要的检验项目)。修订后的《生活饮用水卫生标准》(GB 5749—2006)于2006年12月29日发布,2007年7月1日实施,新饮用水标准在水质指标为水质提出了更高的要求。

我国《生活饮用水卫生监督管理办法》第二十一条规定:涉及饮用水卫生安全的产品,必须进行卫生安全性评价。与饮用水接触的防护涂料、水质处理器以及新材料和化学物质,由省级人民政府卫生行政部门初审后,报卫生部复审;复审合格的产品,由卫生部颁发批准文件。其他涉及饮用水卫生安全的产品,由省、自治区、直辖市人民政府卫生行政部门批准,报卫生部备案。

按照《生活饮用水卫生监督管理办法》的规定,国家已经对涉及饮用水卫生安全的产品实行卫生许可制度。其中由原卫生部审批的产品是:①与饮用水接触的防护涂料;②水质处理器,包括个人、家庭、团体用的各类水质处理器;③与饮用水接触的新材料和化学物质;④涉及生活饮用水卫生安全的各类进口产品。由省级人民政府卫生行政部门审批的产品是:①与饮用水接触的联接止水材料、塑料及有机合成管材(件),各类饮水机;②水处理剂,包括混凝剂、助凝剂、软化剂、灭藻剂及其他饮用水处理剂;③除垢剂。

在涉及饮用水卫生安全的产品使用方面,《生活饮用水集中式供水单位卫生规范》中已明确规定:集中式供水单位使用的涉及饮用水卫生安全产品必须符合卫生安全和产品质量标准的有关规定,并持有省级以上人民政府卫生行政部门颁发的卫生许可批准文件,方可在集中式供水单位中使用。集中式供水单位在购入涉及饮用水卫生安全的产品时,应索取产品的卫生许可批准文件,并进行验收。

(陶　勇　张　荣　张　琦　李洪兴)

参 考 文 献

1. WHO Guidelines for Drinking-water Quality(4th edition).Geneva,2011.
2. http://www.who.int/water_sanitation_health/diseases-risks/en/.
3. Sarah House, Bob Reed.Emergency Water Source, Water, Engineering and Development Center, LoughboroughUniversity, UK, ISBN 0 906055 71 7,2nd edition,2000.
4. 卫生部、国家标准化管理委员会.《生活饮用水卫生标准》(GB 5749—2006).2006.
5. 南福英.优质直饮水系统的技术分析.给水排水,2001,5:71-72.
6. C.J.Vörösmarty et al.Water stress in today's and tomorrow's world .Global water resources:vulnerability from climate change and population growth.Science,2001,289:284-288.
7. 陶勇等.中国农村饮用水与环境卫生现状调查,环境与健康杂志,2009,26(1):1-2.
8. 张琦、李洪兴、张荣,等.典型工艺农村集中式供水工程卫生学风险评价试点研究.中国卫生工程学,2011,10(5):355-358.

9. 张琦,孟树臣,荣光,等.农村水厂水质管理状况及对策.中国水利,2009,(1):30-31.

10. 赵艳玲,姚伟,陶勇.农村饮用水和环境卫生与介水传染病的相关性研究.环境与健康杂志,2009,26(1):6-7.

11. 张荣,田向红,王立新.生活给水处理常用化学品发展趋势.中国卫生工程学杂志,2004,3(1):52-54.

12. 张振荣,汪严华.浙江省农村学校饮用自备水水质卫生状况.中国卫生监督杂志,2005,12(4):269-270.

13. 卫生部.生活饮用水集中式供水单位卫生规范.2001.

14. 严煦世,范瑾初.《给水工程(第四版)》.北京:中国建筑工业出版社,1999.

15. 冯敏.《现代水处理技术》.北京:化学工业出版社,2006.

16. 许保玖.给水处理理论.北京:高等教育出版社,2000.

17. 彭海清,谭章荣,高乃云,等.给水处理中藻类的去除.中国给水排水,2002,18(2):29-31.

18. 刘文君.给水处理消毒技术发展展望.给水排水,2004,30(1):2-5.

19. 张琦,陈国良,陶勇.我国部分地区农村集中式供水单位卫生管理调查.环境与健康杂志,2015,32(5):412-415.

第二十五章

土壤卫生

土壤是人类环境的基本要素之一,是人类赖以生存和发展的物质基础。土壤与水、大气、生物一起构成完整的地表自然环境,各自发挥重要作用但又相互联系。其中,土壤处于各要素相互作用的交界面,即土壤圈(pedosphere)是地球圈层系统中最活跃、最富有活力的圈层之一。土壤是联系无机界和有机界的重要环节;是结合环境各要素的枢纽;是陆地生态系统的核心及其食物链的首端;同时又是许多有害废弃物的处理和容纳的场所。土壤作为自然体和环境介质,是人类生活的一种极其宝贵的自然资源;它承载一定的污染负荷,对污染物有净化作用,具有一定的环境容纳量。但是污染物一旦超过土壤的最大容量将会引起不同程度的土壤污染,进而影响土壤中生存的动植物,最后通过生态系统食物链危害畜禽乃至人类健康。

土壤卫生从卫生学角度来认识土壤和研究土壤环境与人体健康的关系,揭示土壤环境因素的变化通过间接途径对人体健康可能产生的影响,为制定土壤卫生防护措施提供科学依据。

第一节　土壤环境特征

土壤环境是人类环境的重要组成部分,充分认识土壤环境,有利于对土壤资源的进一步利用和对土壤环境的合理调控。从卫生学角度研究土壤的各种特征,是研究土壤对健康的影响、土壤卫生标准和土壤卫生防护的基础。

一、土壤的组成

土壤(soil)是陆地表面由矿物质、有机质、水、空气和生物组成,具有肥力,能生长植物的未固结层。土壤是由固相、液相和气相组成的三相多孔体系。

(一)土壤固相

由土壤中矿物质、有机物质以及生活在土壤中的微生物和动物组成土壤固相。土壤的矿物质是指含钠、钾、钙、铁、镁、铝等元素的硅酸盐、氧化物、硫化物、磷酸盐。土壤矿物质约占土壤固体总重量的90%以上。土壤有机质约占固体总重量的1%~10%。土壤有机质(soil organic matter)系土壤中各种含碳有机化合物的总称,包括腐殖质、生物残体及土壤生物。它与土壤矿物质一起共同构成土壤的固相部分。

(二)土壤液相

土壤液相是指土壤中水分及其水溶物质。土壤水分(soil water)是指土壤孔隙中的水分,主要来源于降水和灌溉水。此外,空气中水蒸汽冷凝成为土壤水分。进入土壤中的各种水分与土体相互作用,经一系列物理、化学、物理化学和生物化学过程,形成土壤溶液。水是土壤中大多数可溶物质的主要载体,一般只有溶解在土壤溶液中的物质才是最活跃的部分。土壤水分既是植物养分的主要来源,也是进入土壤的各种污染物向其他环境圈层(如水圈、生物圈)迁移的媒介。

(三) 土壤气相

土壤气相是指土壤孔隙所存在的多种气体的混合物。土壤是一个多孔体系,在水分不饱和情况下,孔隙里总是有空气的。土壤空气(soil air)是指土壤孔隙中的气体。这些气体主要来自大气,其次为土壤中的生物化学过程所产生的气体。土壤空气的成分在上层与大气相近似,而深层土壤空气中氧气逐渐减少,二氧化碳增加,这主要是由于生物呼吸和有机物分解所致。土壤空气中还可含有氨、甲烷、氢、一氧化碳和硫化氢等有害气体。土壤空气成分的变化受土壤污染程度、土壤生物化学作用和与大气交换程度等因素的影响。

二、土壤的物理学特征

主要指土壤固、液、气三相体系中所产生的各种物理现象和过程。其中以土壤质地、土壤的孔隙度和土壤结构等影响土壤水分等特性居主导地位。土壤的理化性质制约土壤肥力水平,影响着土壤的通透性、持水能力、过滤速度、吸附能力、营养的供应和微域环境的构成,因此土壤的理化与生物特性是探讨土壤中化学物质的转归、污染物的降解等卫生问题的重要影响因素。

(一) 土壤质地

由于土壤中的矿物质颗粒大小相差悬殊,对土壤的性状影响很大,所以,把各种矿物质颗粒按大小和性质的不同进行分组,划成若干等级,称为土壤的粒级,其大小以当量粒径表示。

土壤质地是按土壤粒级及其组合比例而定的土壤名称,反映了土壤固相颗粒系列分布情况,是土壤的一个稳定的自然属性和本质的物理特性指标之一。我国将土壤质地划分为砂土、壤土和黏土共3类(11个级别)。其中壤土类土壤因其物理性能良好,通气透水、保水保肥性能均较好,适种作物范围较广,具有良好的土壤质地。

(二) 土壤的孔隙度

土壤固相是由不同的颗粒和团聚体构成的分散系,它们之间形成了大小不同、外形不规则和数量不等的空间即土壤孔隙。土壤的孔隙度(soil porosity)指在自然状态下,单位容积土壤中孔隙容积所占的百分率。土壤孔隙对土壤性质有多方面的影响:①土壤容水量:土壤颗粒越小,其孔隙总容积就越大,容水量也越大,土壤的渗水性和透气性不良,不利于建筑防潮和有机物的无机化。②土壤渗水性:土壤颗粒越大,渗水越快,土壤容易保持干燥。若渗水过快,地面污染物容易渗入地下水中,不利于地下水的防护。③土壤的毛细管作用:土壤中的水分沿着孔隙上升的现象,称为土壤的毛细管作用。土壤孔隙越小,其毛细管作用越大。建筑物地面和墙壁的潮湿现象等都与土壤的毛细管作用有关。

三、土壤的化学特征

构成土壤的化学元素主要与地壳成土母岩成分有密切的关系。以沉积岩为主形成的土壤中含有人类生命必需的各种元素;以火成岩为主形成的土壤则往往缺少某些必需的微量元素,以致对健康产生不利影响。人体内的化学元素和土壤中化学元素之间保持着动态平衡关系。当地球化学元素的变化超出人体的生理调节范围,就会对健康产生影响,甚至引起生物地球化学性疾病。因此,各地区土壤中各种化学元素的背景值及其环境容量与居民健康之间有着非常密切的关系。

(一) 土壤环境背景值

1. 土壤环境背景值 是指某地区未受或少受人类活动(特别是人为污染)影响的土壤环境本身的各种化学元素组成及其含量。环境背景值(environmental background value)实际上只是一个相对的概念,只能是相对不受污染情况下,环境要素的基本化学组成。在未受污染影响的情况下,环境要素中化学元素的自然组成及其含量水平,又称环境本底值。同一环境要素在不同的地理、地质环境中,自然背景值是不同的。

2. 研究土壤背景值的意义 化学元素含量超过了环境背景值和能量分布异常,表明环境可能受到了污染。土壤中各种元素的背景值是评价化学污染物对土壤污染程度的参照值;是确定土壤环境容量,制定土壤中有害化学物质卫生标准的重要依据;是评价土壤化学环境对居民健康影响的重要依据;也是土地资源开发利用和地方病防治工作的科学依据。由于各地区成土母岩、土壤种类和地形地貌的不同,造成不同地区土壤背景值差别很大。

(二) 土壤环境容量

环境容量(environment capacity)是环境的基本属性和特征,指在一定条件下环境对污染物的最大容纳量。土壤具有一定容纳固相、液相、气相物质的能力,所以土壤环境容量在一定程度上可以反映土壤环境污染的生态效应所容许的容纳污染物的最大量。土壤环境容量(soil environmental capacity)又称土壤负载容量,是一定土壤环境单元在一定时限内遵循环境质量标准,既维持土壤生态系统的正常结构与功能,保证农产品的生物学产量与质量,又不使环境系统产生污染的前提下,土壤环境所能容纳污染物的最大负荷量。计算土壤环境容量的方法有多种,相对简单的应属重金属物质平衡模型:$Q_总 = M \cdot S(R-B)$。式中:$Q_总$ 为某污染区域土壤环境总容量;R 为某污染物的土壤评价标准,即造成作物发育障碍或作物籽实残毒积累达到食品卫生标准时的某污染物浓度;M 为耕层土壤质量;S 为区域面积;B 为某污染物土壤背景值。但这个水平计算出来的容量,仅反映了土壤污染物生态效应和环境效应所容许的水平,没有考虑土壤环境的自净作用与缓冲性能。另外,不同土壤其环境容量是不同的,同一土壤对不同污染物的环境容量也是不同的,这与土壤的净化能力有关。土壤的环境容量是充分利用土壤环境的纳污能力,实现污染物总量控制,合理制定环境质量标准和卫生标准、防护措施的重要依据。

土壤的化学特性在上述特点的基础上还应体现在土壤的吸附性、酸碱性和氧化还原性等。这些性能对土壤的结构、质量及土壤中污染物的转归都有重大影响。

1. 土壤胶体性和吸附性的环境意义 土壤的胶体性使其具有一定的凝聚性和分散性。吸附是化学污染物在生态系统中的一种常见的反应过程,主要是指化学污染物在气-固或液-固两相生态介质中,在固相中浓度升高的过程。土壤吸附性是土壤化学性质之一。研究土壤中重金属的吸附行为对预测重金属的环境效应具有一定的指导意义。

重金属离子进入土壤环境,其吸附有 4 种形式:①与土壤胶体吸附;②与腐殖质发生离子交换;③与腐殖酸或富里酸等结合或螯合;④发生化学反应产生沉淀。前 3 种为物理或物化吸附,这种吸附通常能被中性盐、缓冲液或稀酸等所解吸。不同土壤中的吸附,依其吸附机制的不同,分为专性吸附和非专性吸附。专性吸附也称化学吸附或强选择性吸附,是指在含有大量浓度的介质离子时,土壤对痕量浓度的待测离子的吸附作用,或在吸附自由能中非静电因素的贡献比静电因素的贡献大时,这种吸附作用可称之为专性吸附。一般认为,Cl^-、NO_3^-、碱金属及部分碱土金属如 Li^+、Na^+、K^+、Ca^{2+}、Mg^{2+} 等多为非专性吸附;磷酸根、F^- 和重金属离子 Cu^{2+}、Zn^{2+}、Ni^+、Mn^{2+}、Pb^{2+} 等属于专性吸附。土壤和沉积物中的锰、铁、铝、硅等氧化物及其水合物,对重金属离子的专性吸附,在调控金属元素的生物有效性和生物毒性方面起着重要作用。有实验表明,在被铅污染的土壤中加入氧化锰,可以抑制植物对铅的吸收,土壤对这类金属离子从土壤溶液向植物体内迁移和累积起到一定的缓冲和调节作用。另一方面,专性吸附作用也给土壤带来了潜在的污染风险。土壤胶体特性也影响农药等有机污染物在土壤环境中的转化过程。

吸附可使土壤具有缓冲性能。它将直接影响重金属、有机污染物在土壤及其生态环境中的形态转化,制约这些物质在环境中的迁移和归趋,对植物的有效性及对环境的生物毒性,最终影响农产品的质量及人类的生存环境。

2. 土壤酸碱性的环境意义　土壤酸化的基本原因是土壤中产生过多氢离子。

(1)自然条件下的土壤酸化:土壤中的盐基离子本身就较易淋失,因此淋溶过程实质就等同于酸化过程。

(2)人为活动影响下的土壤酸化:主要包括酸雨和不当的农业措施等:①酸雨:又称酸沉降,是指 pH<5.6 的大气降水,主要包括湿沉降(酸雨、酸雪、酸雾、酸霜)和干沉降(SO_2、NO、HCl 等气体酸性物质)。②不当的农业措施:包括农业生产中大量施用化学肥料尤其是铵态氮肥的使用、不当的施肥量和施肥方式等。有些肥料本身是酸性的或可以变成酸性,如硫酸铵。硫酸铵、氯化铵等肥料导致土壤酸化的原理是铵根离子氧化后被作物吸收,致使土壤中氢离子和铝离子含量增加,土壤 pH 降低。

土壤酸化使原本存在于土壤溶液中的诸多化学平衡遭受破坏。土壤酸碱性显著影响含氧酸根阴离子(铬、砷)在土壤溶液中的形态,影响其吸附、沉淀等特性。土壤溶液中的大多数金属元素(包括重金属)在酸性条件下以游离态或水化离子态存在,毒性较大,而在中性、碱性条件下易生成难溶性氢氧化物沉淀,毒性降低。土壤性质与重金属本身的相互作用决定着其有效性。有报道,英国西南部的 Shipham 矿区的土壤镉含量堪称世界最高,达 998mg/kg,在 20 世纪 70 年代被发现时曾经引起哗然,但到 2000 年被证实并没有给当地居民的人体健康带来显著的影响。日本的痛痛病区的土壤镉含量最高在 6.5mg/kg 左右,我国某地的矿区土壤平均镉含量在 0.5mg/kg,最高不超过 1mg/kg,但当地居民的镉摄取量是 WHO 的 3.6 倍。进一步研究显示,英国矿区的土壤呈碱性、土壤中的镉对植物的有效性很低,只有 0.04%;日本矿区土壤 pH 在 5.0 左右,镉的有效性很高,为 4%。我国该矿区土壤含硫量高,土壤 pH 在 4.0 左右,镉的有效性高达 85%。此等结果提示,土壤中的重金属含量固然重要,但土壤性质对重金属有效性的影响更为重要。

有机污染物在土壤中的积累、转化、降解也受土壤酸碱性的影响和制约。如有机氯农药在酸性条件下稳定,不易降解,只有在碱性条件下加速代谢;持久性有机污染物五氯酚,在中性、碱性条件下呈现离子态,移动性大,易随水流失,而在酸性条件下呈现分子态,易为土壤吸附;有机磷和氨基甲酸酯类农药在碱性环境中易于水解。

铝约占地壳质量的 7.1%,是土壤中最丰富的金属元素。土壤中的铝能以多种化学形态存在,其比例主要取决于土壤溶液的 pH。当土壤溶液 pH<5 时,Al^{3+} 离子浓度较高;当土壤溶液 pH=5~6 时,$Al(OH)^{2+}$ 离子浓度升高;当 pH>6 时,多数以可溶性铝离子的形态存在。

当土壤溶液中活性铝离子浓度超过植物根系耐受限度时,根系表现出短小、畸形卷曲和脆弱易断现象,其生长明显受阻,引起植株生长不良。铝离子与土壤胶体的结合能力远强于土壤中其他盐基离子,因此对钙、镁、钾等植物生长所需养分离子的吸附量会显著减少。这在我国南方红壤多雨地区表现尤为突出。

3. 土壤氧化还原性的意义 当土壤透气性好时,氧化还原电位高,利于氧化反应的进行;反之,土壤透气性差时(如存在太多水分或水淹的情况下),其中的 O_2 浓度降低,还原性物质增多。此类反应与土壤的氧化还原电位密切相关。

土壤中某些变价的重金属污染物其价态变化、迁移能力和生物毒性等与土壤氧化还原状况有密切的关系。如土壤中的亚砷酸(H_3AsO_3)比砷酸(H_3AsO_4)毒性大数倍。当土壤处于氧化状态时,砷的危害较轻,而土壤处于还原状态时,随着氧化还原电位(Eh)值下降,土壤中砷酸还原为亚砷酸就会加重砷对作物的危害。有机污染物如有机氯农药大多在还原环境中才加速代谢。例如,在水淹农田里,DDT 能很快通过脱氯反应转化为 DDD;林丹在水淹土壤中,30 天之内即可发生显著降解。上述降解程度、反应速率均与土壤有机质含量呈正相关,这可能是由于有机质含量高的土壤能够更快地引发土壤的还原条件。

四、土壤的生物学特征

土壤生物是土壤形成、养分转化、物质迁移、污染物降解、转化和固定的重要参与者。其中土壤微生物(包括细菌、放线菌、真菌、藻类和原生动物等)是土壤中重要的分解者,对土壤自净具有重要的卫生学意义。

1. 土壤细菌 土壤细菌(soil bacteria)是土壤中分布最广的生物体。主要特点是:菌体很小,生长繁殖速度非常快,在 20~30 分钟内,就能重复分裂一次。根据土壤中细菌的营养方式可分为自养型和异养型。自养型细菌能利用太阳能或氧化无机物产生的化学能,由空气中摄取的 CO_2 合成碳水化合物,作为自身的营养物质。异养型细菌靠分解有机物获得能量和养料,土壤中的绝大部分细菌都是异养型的。根据细菌对空气条件的要求,又可分为需氧性和厌氧性两类。土壤中多数细菌属兼氧性细菌,在氧气充足或缺氧的条件下均能生存。土壤受人畜排泄物和尸体等污染则可含有病原菌,如肠道致病菌、炭疽芽胞杆菌(*B. anthracis*,俗称炭疽杆菌)、破伤风梭菌、产气荚膜梭菌、肉毒梭菌等,可引起肠道传染病及炭疽、破伤风等多种疾病。许多病原菌在土壤中可存活数十天,有的形成芽胞可在土壤中存活数年。

2. 土壤藻类 土壤藻类(soil alga)是土壤中含有叶绿素的低等植物。藻类能够进行光合作用,合成自身的有机物质。土壤藻类主要分布在土壤表面及以下几厘米的表层土壤中,主要为绿藻和硅藻,其次是黄藻。

3. 土壤动物 在土壤中生存或栖居的动物物种有上千种,多为节肢动物,也有非节肢土壤动物。节肢动物主要有螨类、蜈蚣、马陆、跳虫、白蚁、甲虫、蚂蚁等。非节肢土壤动物主要有线虫和蚯蚓。

第二节 土壤的污染、自净及污染物的转归

一、土壤的污染

土壤污染(soil pollution)是指在人类生产和生活活动中排出的有害物质进入土壤中,超

过一定限量,直接或间接地危害人畜健康的现象。

由于土壤环境的组成、结构、功能以及在自然生态系统中的特殊地位和作用,使土壤污染比大气污染、水体污染要复杂得多。研究土壤环境污染的意义在于土壤环境中积累的污染物质可以向大气、水体、生物体内迁移,降低农副产品生物学质量,直接或间接地危害人类的健康。

(一)土壤污染现状及其基本特点

1. 我国土壤污染现状 2005年4月~2013年12月,我国开展了首次全国土壤污染状况调查。调查范围为中华人民共和国境内(未含香港特别行政区、澳门特别行政区和中国台湾)的陆地国土,调查点位覆盖全部耕地,部分林地、草地、未利用地和建设用地,实际调查面积约630万km^2。《全国土壤污染状况调查公报》显示,中国土壤环境状况总体不容乐观,工矿业、农业等人为活动以及土壤环境背景值高是造成土壤污染或超标的主要原因。全国土壤总的超标率为16.1%,其中轻微、轻度、中度和重度污染点位比例分别为11.2%、2.3%、1.5%和1.1%。污染类型以无机型为主,有机型次之,复合型污染比重较小,无机污染物超标点位数占全部超标点位的82.8%。

从污染分布情况看,南方土壤污染重于北方;长江三角洲、珠江三角洲、东北老工业基地等部分区域土壤污染问题较为突出,西南、中南地区土壤重金属超标范围较大;镉、汞、砷、铅4种无机污染物含量分布呈现从西北到东南、从东北到西南方向逐渐升高的态势。污染物超标情况:①无机污染物镉、汞、砷、铜、铅、铬、锌、镍8种无机污染物点位超标率分别为7.0%、1.6%、2.7%、2.1%、1.5%、1.1%、0.9%、4.8%;②有机污染物六六六、滴滴涕(DDT)、多环芳烃3类有机污染物点位超标率分别为0.5%、1.9%、1.4%。

2. 土壤污染的基本特点 土壤环境的多介质、多界面、多组分以及非均一性和复杂多变的特点,决定了土壤环境污染的特点有别于大气环境污染和水环境污染。

(1)隐蔽性:它不像大气、水体污染容易被人们发现,因为各种有害物质在土壤中总是与土壤相结合,有的有害物质被土壤生物所分解或吸收,从而改变了其本来性质和特征。当土壤将有害物质输送给农作物,再通过食物链而损害人畜健康时,土壤本身可能还会继续保持其生产能力。土壤对机体健康产生危害以慢性、间接危害为主。所以,土壤污染具有隐蔽性。

(2)累积性:土壤中的有害物质不像在大气和水体中那样容易扩散和稀释,而是土壤对污染物的吸附、固定,其中也包括植物吸收。特别是重金属和放射性元素都能与土壤有机质或矿物质相结合,并且不断积累达到很高的浓度,长久地保存在土壤中,表现为很强的累积性、地域性特点,成为顽固的环境污染问题。

(3)不可逆转性:重金属污染物对土壤环境的污染基本上是一个不可逆转的过程。同样,许多有机化合物对土壤的污染也需要较长的时间才能降解,尤其是那些持久性有机污染物不仅在土壤中很难降解,而且可能产生毒性较大的中间产物。例如,农药六六六和DDT在我国已禁用20多年,但至今仍然能从土壤环境中检出,主要由于有机氯难以降解。

(4)长期性:土壤环境一旦被污染,仅仅依靠切断污染源的方法往往很难自我修复,如被某些重金属污染的土壤可能需要100~200年时间才能够恢复。只有采用有效的治理技术才能消除现实污染。但是,就目前的治理方法,仍然存在治理成本较高和周期较长的矛盾。

(5)不均匀性:由于土壤性质差异较大,而且污染物在土壤中迁移慢,导致土壤中污染物分布不均匀,空间变异性较大。

鉴于土壤污染难以治理,而土壤污染问题的产生又具有明显的隐蔽性和滞后性等特点,因此土壤污染问题一般都不易受到重视。

(二)土壤污染源

土壤是一个开放体系,土壤与其他环境要素间进行着不间断的物质和能量的交换。因而土壤污染物的来源极为广泛,有天然污染源,也有人为污染源。

按照污染物进入土壤的途径,可将土壤污染源分为以下几类:

1. 工业污染 是指工矿企业排放的废水、废气和废渣等造成的土壤污染,是土壤环境中污染物最重要的来源之一。该类污染源对土壤环境系统带来的污染可以是直接的,也可以是间接的。工业"三废"在陆地环境中的堆积以及不合理处置,将直接引起周边土壤中污染物的累积,进而引起动物、植物等生物体内污染物的累积。

(1)废水灌溉:废水灌溉是造成土壤污染的主要原因。随着经济的发展,工农业用水资源紧缺状况日益严重。尤其是在北方干旱半干旱气候区,污水资源已经成为了重要的灌溉水资源。根据我国农业部进行的全国污灌区调查,在约140万公顷的污灌区中,遭受重金属污染的土地面积占污灌区面积的64.8%,其中轻度污染占46.7%,中度污染占9.7%,严重污染占8.4%。污灌区主要污染物质为镉,其次为镍、汞和铜。个别重污染区域70~100cm深处土壤中镉和汞仍然超标。《全国土壤污染状况调查公告》显示,在调查的55个污水灌溉区中,有39个存在土壤污染。在1378个土壤点位中,超标点位占26.4%,主要污染物为镉、砷和多环芳烃。

(2)废气:大气中的有害气体主要是工业中排出的有毒废气,其污染面广,会对土壤造成严重污染。工业废气的污染大致分为两类:气体污染,如二氧化硫、氟化物、臭氧、氮氧化物、碳氢化合物等;气溶胶污染,如粉尘、烟尘等固体粒子及烟雾、雾气等液体粒子,它们通过沉降或降水进入土壤,造成污染。如垃圾焚烧处理不可避免地带来二次污染物,特别是二噁英、重金属等。生活垃圾焚烧烟气中的二噁英主要是对大气的污染,但有调查显示,垃圾焚烧烟气中的二噁英可以通过干沉降、湿沉降于周围土壤中,被土壤矿物表面吸附,由于二噁英在常温下为固态,低挥发性,在土壤中半减期可达10年,进而在土壤中积累。

(3)废渣:主要是工矿企业排出的废渣、污泥和选矿尾渣在地表堆放或处置过程中通过扩散、降水淋溶、地表径流等方式直接或间接地造成土壤污染。属点源型土壤污染。

2. 农业污染 主要是指基于农业生产自身需要而施入土壤的化肥、农药以及其他农用化学品(如残留于土壤中的农用地膜)等。相对于工业污染源,农业生产过程排放的污染物具有剂量低、面积大等特点,属于非点源污染。

(1)不合理地使用农药造成土壤污染:自1990年以来,中国农药原药和制剂的发展速度加快,产量不断增长。2007年,我国农药产量首次超越美国跃居世界第一。根据中国农药工业协会数据,2010—2014年全国农药原药生产量增加趋势平缓保持在125.9万~147.8万吨。农药用量偏高、利用率偏低是当前农业病虫防治中的突出问题。据统计,近5年全国农药用量都在31万吨左右(折纯),制剂100多万吨,农药利用率为35%左右。全国受农药污染的农田土壤达933万公顷(1.4亿亩)。我国目前使用的农药主要以杀虫剂为主,许多被禁止的农药依然在使用,其中高毒农药品种仍然占有相当高的比例,特别是有机氯农药及金属类农药,不仅对环境造成损害,而且导致了在食品中的有害残留,使农药成为土壤的污染来源之一。

(2)不合理使用肥料造成土壤污染:中国也是最大的化肥使用国。尽管我国耕地面积不到全世界总量的 10%，但化肥施用量接近世界总量的 1/3，已构成农业面源污染的主要原因。2012 年我国农用化肥施用总量达 5839 万吨（折纯），约占世界化肥施用总量的 1/3，是美国、印度的总和。近几年我国农作物化肥平均施用量约为 21.2kg/亩，远远高于世界平均水平（8kg/亩），是美国的 3 倍，印度、欧盟的 2.5 倍。农业部发布《中国三大粮食作物肥料利用率研究报告》（2013 年）显示：我国农田三大粮食作物氮、磷化肥养分利用率平均仅为 33% 和 24%。过量施肥不仅增加了农业生产成本，而且大量未利用的养分进入了土壤、大气和水体，由此导致土壤剖面中硝酸盐累积、耕层土壤有效磷富集以及与此相关的土壤酸化、地下水硝酸盐超标、地表水富营养化等环境问题。氮肥施用引起 NH_3、N_2O、CO_2 等的温室气体排放，也越来越引起人们的关注。有研究显示 2005 年中国氮肥生产和施用所产生的相关温室气体排放达到 4 亿吨，占全国温室气体排放总量的 7%。

畜禽有机肥含有较多的污染物质（如重金属、抗生素及动物生长激素等），导致耕地土壤污染。畜牧业生产中大量使用微量元素添加剂，如硒、铜、铅、镉、砷等金属元素，而无机元素在畜体内的消化吸收利用极低，在排放的粪尿中含量却很高。长期使用此类添加剂，造成土壤污染。据报道，全国畜禽排泄物年排放量已达 18.84 亿吨，相当于工业废气物年排放量的 3.4 倍。为控制畜禽养殖业产生的废水、废渣和恶臭对环境的污染，促进养殖业生产工艺和技术进步，维护生态平衡，国家环境保护总局和国家质监总局于 2001 年 12 月 28 日发布了《畜禽养殖业污染物排放标准》（GB 18596—2001），并于 2003 年 1 月 1 日实施。

抗生素作为土壤环境的多种新型污染物之一，对土壤微生物及人类健康带来的威胁不容忽视。2005 年统计数据显示，中国每年生产抗生素原料大约 21 万吨，其中 9.7 万吨用于畜牧养殖业，占年总产量的 46.1%。施用畜禽粪肥农田表层土壤土霉素、四环素和金霉素的平均残留量分别是未施畜禽粪肥农田的 38 倍、13 倍、12 倍，说明畜禽粪肥是农田土壤抗生素的重要来源。而大量进入土壤的抗生素通过对土壤微生物的毒性作用，可破坏土壤的生态系统平衡，并通过生物链被人体摄入，威胁人类健康。

（3）设施栽培带来的土壤问题：设施栽培方式主要有塑料大棚、玻璃温室、日光温室、小拱棚等，设施栽培高投入、高产出的集约化种植方式带来了巨大的经济效益。然而，随着种植年限的增加，也存在一系列土壤环境问题。

不合理使用地膜造成土壤污染。2011 年，全国地膜使用量 124.5 万吨，地膜覆盖面积 1979 万公顷。据统计，我国的残膜量每年高达 40 万吨，残膜率高达 40% 以上。残膜自然降解需要几十甚至上百年，大量留于农地对土壤造成了"白色污染"。

设施菜地因更加追求经济效益，复种指数高，肥料投入大，从而增大了重金属的输入量。对上海市松江区"浦南"典型设施菜地的研究表明，耕层土壤中重金属均出现了不同程度的累积，且研究区设施菜地各剖面中 Cu、Pb、Cd、Cr、As 含量均高于露地栽培；对不同类型菜地土壤中重金属含量分析，设施菜地中 Cu、Cr 含量高于其他类型菜地，这表明设施菜地出现了较为明显的重金属富集趋势。进一步研究显示，肥料投入是设施菜地土壤重金属的重要来源，其中磷肥是土壤中 Cd 的最大来源，土壤 Zn 和 Cd 含量会随着有机肥施用量的增加而增大。此外，设施栽培过程中使用的塑料大棚和地膜中往往含有 Cd 和 Pb，也容易造成重金属污染。

一般认为，土壤重金属来源于工业"三废"、城市生活垃圾、农用化学品的投入及大气沉降等，但设施菜地因更加追求经济效益，复种指数高，肥料投入大，从而增大了重金属的输入量。

3. 生活污染 人粪尿及畜禽排泄物长期以来被看作是重要的土壤肥料来源,对农业增产起着重要作用。将这种未经处理的肥源施于土壤,会引起土壤严重的生物污染。城市垃圾的不合理处置是居民生活引起土壤污染的另一个主要途径。随着城市化进程的不断发展,城市生活垃圾产量迅速增长,由于缺乏足够的处理设施,大量的城市生活垃圾只能运往城外郊区常年露天堆放腐烂。由于无任何防渗措施而使大量水质极劣的渗滤液进入土壤、地下水中,造成周围环境的严重污染,直接威胁着人类的健康。有研究资料表明,垃圾堆放区土体净化能力日趋饱和,污染物不断累积,土壤质量明显下降。据报道,徐州荆马河区域土壤重金属污染的成因中,Cr、Cu、Zn、Pb 是由于垃圾施用于土壤引起的,As 是由农田灌溉引起的,Cd 是由农田灌溉和垃圾施用引起的,Hg 污染是由多种途径造成的。

4. 交通污染 交通工具对土壤的污染主要体现在汽车尾气中的各种有毒有害物质通过大气沉降造成对土壤的污染,以及事故排放所造成的污染。公路土壤重金属污染以 Pb 为主,其次是 Zn、Cd、Cr、Cu、Ni 和 Mn 等,其中 Pb 污染主要来源于汽车尾气。自 1932 年四乙基铅被作为汽油抗爆剂使用以来,公路路域铅污染便不断加剧。中国于 2000 年 7 月 1 日起全国所有汽车停止使用含铅汽油,改用无铅汽油。但是,公路路域土壤中已有的铅短期内无法消除。另外,无铅汽油并不是绝对无铅,含铅汽油是指铅含量大于 0.013g/L,无铅汽油是指铅含量不大于 0.005g/L,所以公路土壤重金属污染依然存在。对江苏境内主要公路两侧土壤及农产品研究显示土壤已受到 Pb、Cu、Ni、Cr 污染,土壤 Pb 含量最大值出现在距公路100m 或 150m 处。对 210 国道延安市宝塔区路段两侧农田土壤和玉米叶中金属含量研究显示,土壤受到严重的 Cd 污染,超标率为 87.5%,重度污染达到 75%。玉米叶中污染物主要以 Cd 和 Cr 为主,超标率都达到 100%。Kazuyuki 对日本冈山县某道路两侧的土壤及杜鹃花叶子重金属研究表明,土壤中 Zn 主要来源于轮胎的磨损;Cr 主要来源于沥青;Pb 污染主要来源于汽车尾气以及汽车涂料。

5. 灾害污染 某些自然灾害有时也会造成土壤污染。例如,强烈火山喷发区的土壤、富含某些重金属或放射性元素的矿床附近地区的土壤,由于矿物质(岩石、矿物)的风化分解和播散,可使有关元素在自然力的作用下向土壤中迁移,引起土壤污染。

战争灾害可对战区的生态环境造成严重影响,贫铀弹对土壤的污染主要是由含放射性的爆炸物和空气中灰尘的沉降所致。土壤中的放射性铀和分散在植物叶面上的放射性物质可被植物吸收,人或动物食用这类植物后可能造成再次污染。

6. 电子垃圾污染 电子垃圾可以来自工业生产,也可以来自日常生活的废弃物,是一种污染量逐渐增多的土壤污染源。电子垃圾也称电子废弃物,包括日常生活中使用的各种电脑、家用电器、通信设备,以及在生产、办公过程中淘汰的精密电子仪表等。电子垃圾含有 Pb、Cd、Hg、六价铬、聚氯乙烯塑料、溴化阻燃剂等大量有毒有害物质,比一般的城市生活垃圾危害大得多。

有资料表明,中国是目前世界上最大的电子垃圾进口国。全世界每年约产生 2000 万~5000 万吨电子垃圾,其中 70% 被运往中国。但中国自己产生的电子垃圾数量也与日俱增。据 2010 联合国环境规划署报告,中国已成为世界第二大电子垃圾生产国,每年生产超过 230万吨电子垃圾,仅次于美国的 300 万吨;到 2020 年,中国的废旧电脑将比 2007 年增长 2~4倍,废弃手机将增长 7 倍。2017 年 7 月 27 日,国务院办公厅印发的《禁止洋垃圾入境推进固体废物进口管理制度改革实施方案》对外公布。该方案明确,全面禁止洋垃圾入境,完善进口固体废物管理制度。该方案明确提出,全面禁止洋垃圾入境,完善进口固体废物管理制度,其中就包括电子废物。

电子垃圾集散处理场主要在中国东部地区,包括广东贵屿镇、广东清远龙塘镇、广东南海大沥镇、浙江台州地区、河北黄骅市、湖南省及江西省等地。这些地区的电子垃圾中进口的比例较高。

电子垃圾主要以复合污染为主,特别是电子垃圾拆解场基本属于多种重金属与有机污染物的复合污染,在当地的土壤、沉积物、水体、作物中可同时检出多种重金属和有机污染物,并通过大气、水等影响人体健康。已发现高污染风险的毒物包括多溴联苯醚(PBDE)、多氯联苯(PCB)、二噁英等持久性有机污染物及 Cu、Pb、Cd 等重金属。对当地人群调查结果显示,人体血样中重金属和有机污染物明显偏高,具有明显的有机-无机复合污染特征。中国处理手段极为原始,只能通过焚烧、破碎、倾倒、浓酸提取贵重金属、废液直接排放等方法处理。有毒物质一旦进入环境,就会严重污染土壤和水源。

(三) 污染物污染土壤的方式

污染物污染土壤的方式有 3 种:

1. 气型污染　是由大气中污染物沉降至地面而污染土壤。主要污染物有铅、镉、砷、氟等,例如大型冶炼厂排放含氟的污染物落到附近土壤中。大气中的硫氧化物和氮氧化物形成酸雨降至土壤,使土壤酸化。气型污染还包括汽车废气对土壤的污染。气型污染分布的特点和范围受大气污染源性质的影响(如点源和面源及排放方式的不同),也受气象因素影响,其污染范围和方向各不相同。

2. 水型污染　主要是工业废水和生活污水通过污水灌田而污染土壤。灌区土壤中污染物浓度分布特点是进水口附近土壤中的浓度高于出水口处,污染物一般多分布于较浅的耕作层。水型污染在渗水性强、地下水位高的地方容易污染地下水。污水灌田的农作物容易受到污染,有的作物能大量吸收富集某些有害物质,甚至引起食用者中毒,如含镉污水灌田而富集到稻米中引起镉中毒。

3. 固体废弃物型污染　是工业废渣、生活垃圾粪便、农药和化肥等对土壤的污染。其特点是污染范围比较局限和固定,也可通过风吹雨淋而较大范围地污染土壤和水体;有些重金属和放射性废渣污染土壤,持续时间长,不易自净,影响长久。

二、土壤的净化作用

土壤自净作用(soil self-purification)是指受污染的土壤通过物理、化学和生物学的作用,使病原体死灭,各种有害物质转化到无害的程度,土壤可逐渐恢复到污染前的状态,这一过程称为土壤自净。土壤自净与土壤特性和污染物在土壤中的转归有密切的关系。

1. 物理净化作用　土壤是一个多相的疏松多孔体,进入土壤的难溶性固体污染物可被土壤机械阻留;可溶性污染物可被土壤水分稀释,降低毒性,或被土壤固相表面吸附,但可随水迁移至地表水或地下水层;某些污染物可挥发或转化成气态物质通过土壤孔隙迁移到大气环境中。

2. 化学净化作用　污染物进入土壤后,可发生一系列化学反应,如凝聚与沉淀反应、氧化还原反应、络合-螯合反应、酸碱中和反应、水解、分解化合反应,或者发生由太阳辐射能和紫外线等引起的光化学降解作用等。通过上述化学反应使污染物分解为无毒物质或营养物质。但性质稳定的化合物如多氯联苯、稠环芳烃、有机氯农药、塑料和橡胶等难以化学净化;重金属通过化学反应不能降解,只能使其价态发生变化,进而影响其迁移方向。

3. 生物净化作用　土壤中存在大量依靠有机物生存的微生物,它们具有氧化分解有机物的巨大能力,是土壤自净作用中最重要的途径之一。各种有机污染物在不同条件下分解的产物多种多样,并最终转化为对生物无毒的物质。

(1)病原体的死灭:病原体进入土壤后,受日光的照射,土壤中不适宜病原微生物生存的环境条件,微生物间的拮抗作用,噬菌体作用,以及植物根系分泌的杀菌素等许多不利因素的作用下而死亡。

(2)有机物的净化:土壤中的有机污染物在微生物的作用下,使有机物逐步无机化或腐殖质化。

土壤中的有机含氮化合物主要为蛋白质、多肽、核酸、肽聚糖、几丁质等。蛋白质及多肽通常占有机含氮化合物总量的20%~50%,这些物质不能被植物直接吸收,必须经过微生物分解,将氨释放出来,才能供植物利用。氨作为微生物的代谢产物释放出来,一部分被植物吸收,一部分被土壤颗粒吸附,另一部分被其他微生物吸收利用。

含氮有机物在土壤微生物的作用下,使含氮有机质分解,是土壤氮素循环的主要过程。其过程主要包括:①氨化作用(ammonification):微生物分解有机氮化合物释放出氨的过程。在氨化细菌作用下,第一步是含氮有机化合物(蛋白质、核酸等)降解为多肽、氨基酸、氨基糖等简单含氮化合物;第二步则是降解产生的简单含氮化合物在脱氨基过程中转变为氨。大部分土壤细菌、真菌和放线菌能分解有机氮化合物。细菌中氨化作用较强的有假单胞菌属、芽胞杆菌属、梭菌属、沙雷菌属及微球菌属中的某些种群。这些能分解有机含氮化合物产生氨的细菌统称为氨化细菌。②硝化作用:微生物氧化氨为硝酸并从中获得能量的过程,也称硝化过程。土壤中硝化过程分两个阶段完成,第一阶段是由亚硝酸细菌将氨(NH_3)氧化为亚硝酸的亚硝化过程;第二阶段是由硝酸细菌把亚硝酸氧化为硝酸的过程。硝化过程需在有氧条件下进行。土壤中的亚硝酸转变成硝酸后,很容易形成硝酸盐,从而成为可以被植物吸收利用的营养物质。③反硝化作用:在厌氧条件如水淹、有机质含量过高情况下,微生物将硝酸盐还原为还原态含氮化合物或分子态氮的过程,也称反硝化过程。

不含氮有机物也可在土壤微生物的作用下发生分解。含碳有机物在氧气充足的条件下最终形成二氧化碳和水,在厌氧条件下则产生甲烷;含硫或磷的有机物,在氧气充足的条件下最终分别形成硫酸盐或磷酸盐;在厌氧条件下则产生硫醇、硫化氢或磷化氢等恶臭物质,与含氮、碳有机物产生的氨、甲烷等一起以恶臭污染环境。

有机物经过土壤微生物分解后再合成的一种褐色或暗褐色的大分子胶体物质,称为腐殖质(humus)。形成腐殖质的过程称为有机物的腐殖质化。腐殖质的成分很复杂,其中含有木质素、蛋白质、碳水化合物、脂肪和腐殖酸等,约占土壤有机质总量的85%~90%。腐殖质的存在使土壤具有一定的净化能力,一方面腐殖质通常带有电荷,具有较强的吸收、缓冲性能,对土壤的理化性质和生物学性质有重要影响。另一方面,腐殖质的化学性质稳定,病原体已经死灭,不招引苍蝇,无不良气味,质地疏松,在卫生上是安全的,又是农业上良好的肥料。常用的人工堆肥法就是使大量有机污染物在短时间内转化为腐殖质而达到无害化的目的。

土壤中的污染物被生长的植物所吸收、降解,并随茎叶、种子离开土壤;或被土壤中的蚯蚓等软体动物所食用等也属于土壤环境生物净化作用。

三、污染物的转归

进入土壤中的化学污染物(如重金属、农药)的转归表现为化学污染物在土壤中的迁移、转化、降解和残留。因此,研究污染物的转归对土壤卫生防护有重要意义。

(一)化学农药在土壤中的迁移转化

1. 土壤对农药的吸附　土壤是一个由无机胶体(黏土矿物)、有机胶体(腐殖酸类)以及有机-无机胶体所组成的胶体体系,具有较强的吸附性能。所以,在某种意义上土壤对农药的吸附表现为净化作用。但这种净化作用是有限度的,只是在一定条件下起到缓冲作用,而没有使化学农药得到根本的降解。

2. 化学农药在土壤中的挥发、扩散和迁移　土壤中的农药,在被土壤固相物质吸附的同时,通过气体挥发和水的淋溶在土壤中扩散迁移,进而导致大气、水和生物的污染。

农药在以水为介质进行迁移时,在吸附性能小的砂性土壤中容易移动,而在黏粒含量高或有机质含量多的土壤中则不易移动,大多积累于土壤表层30cm土层内。因此有学者指出,农药对地下水的污染是不大的,主要是由于土壤侵蚀,通过地表径流流入地表水体造成水体的污染。

3. 农药在土壤中的降解过程　主要有光化学降解、化学降解和生物降解等作用。

(1)光化学降解:指土壤表面接受太阳辐射和紫外线能量而引起农药的分解作用。这是农药转化和消失的一个主要途径。大部分除草剂、DDT以及某些有机磷农药等都能发生光化学降解。

(2)化学降解:主要是水解和氧化作用。这种降解与微生物无关,但受土壤的温度、水分和pH的影响。许多有机磷农药进入土壤后,可进行水解。如马拉硫磷和丁烯磷可进行碱水解,二嗪磷则进行酸水解。

(3)生物降解:土壤中的微生物(包括细菌、真菌、放线菌等)对有机农药的降解起着重要的作用。土壤微生物对有机农药的生物化学作用主要有:脱氯作用、氧化还原作用、脱烷基作用、水解作用、环裂解作用等。如有机氯农药DDT等化学性质稳定,在土壤中残留时间长,通过微生物作用脱氯,使DDT变成滴滴滴(DDD),或脱氢脱氯变为[1,1-双(对氯苯基)二氯乙烯(DDE,即DDT的降解产物)],而DDE和DDD都可以进一步氧化为DDA[双(对-氯苯基)乙酸]。DDE和DDD的毒性虽然比DDT低的很多,但DDE仍有慢性毒性和男性生殖危害。在环境中应注意这类农药及其分解产物的积累。

土壤和农药之间的作用性质是极其复杂的,农药在土壤中的迁移转化不仅受到土壤组成的有机质和颗粒、离子交换容量等的影响,也受到农药本身化学性质以及微生物种类和数量等诸多因素的影响。只有在一定条件下,土壤才能对化学农药有缓冲及净化的能力,否则,土壤将遭受化学农药的残留积累及污染危害。

(二)重金属元素在土壤中的转化

1. 土壤胶体、腐殖质的吸附和螯合作用　重金属可被土壤吸附处于不活化状态。土壤腐殖质能大量吸附重金属离子,通过螯合作用使其被稳定地滞留于土壤腐殖质中而不易迁移到水和植物中,使其危害减轻。

2. 土壤pH的影响　重金属一般是以氢氧化物、离子和盐类形式存在,土壤pH越低,金属的溶解度越高,越容易被植物吸收或迁移。而土壤pH偏碱性时,多数金属离子形成难溶的氢氧化物而沉淀,植物难以吸收。实验表明,当土壤pH为5.3时,糙米镉含量为

0.3mg/kg，而 pH 为 8.0 时，糙米镉含量仅为 0.06mg/kg。土壤受镉污染后用石灰调节土壤 pH 可明显降低作物中的镉含量。

3. 土壤氧化还原状态的影响　在还原条件下，许多重金属形成不溶性的硫化物被固定于土壤中，减少了水稻对金属的吸收。但砷与之不同，在还原状态下的三价砷比五价砷更易被植物吸收，且毒性增强。

4. 微生物对重金属污染土壤的净化或修复作用　土壤重金属离子并不会发生微生物或者化学降解。微生物对重金属污染土壤的净化或修复主要是指利用植物、动物以及微生物的吸收、代谢作用，降低土壤中重金属含量或通过生物作用改变其在土壤中的化学形态而降低重金属的迁移性或毒性。即通过对污染土壤中重金属的迁移或钝化来实现生物修复。

（三）重金属和农药的残留

土壤中的重金属由于化学性质不甚活泼，迁移能力低，另外土壤中有机、无机组分吸附、螯合限制了重金属的移动能力。因此，一旦污染，几乎可以长期以不同形式存在于土壤中，同时也可经植物吸收和富集。农药进入土壤中，水溶性农药可随降水渗透至地下水中，或由地表径流横向迁移、扩散至周围水体。脂溶性农药，易被土壤吸附，因移动性差而被作物根系吸收，引起食物链高位生物的慢性危害。污染物在土壤或农作物中的残留情况常用半减期和残留期表示，前者是指污染物浓度减少 50% 所需的时间，后者表示污染物浓度减少 75%~100% 所需的时间。据报道，含有铅、镉、砷、汞等农药的半减期为 10~30 年，有机氯农药也需 2~4 年，有机磷农药为 2 周至数周，见表 25-1。

表 25-1　农药在土壤中的半减期

农药名称	半减期（年）	农药名称	半减期（年）
含有铅、镉、砷、汞农药	10~30	2,4-D、2,4,5-D 等苯氧羧酸类	0.1~0.4
DDT、六六六、狄氏剂等有机氯类	2~4	敌草隆等取代脲类	数月~1
敌百虫、马拉硫磷等有机磷类	0.02~0.2	三嗪除莠剂	1~2
氨基甲酸甲酯类	0.02~0.1	苯酸除莠剂	0.02~0.1
西马津等均三氮苯类	数月~1	尿素除莠剂	0.3~0.8

第三节　土壤污染对健康的影响

由于土壤环境的开放性特点，极易受到人类活动的影响。当土壤中有害物质过多，超过土壤的自净能力，就会引起土壤的组成、结构和功能发生变化，微生物活动受到抑制，使有害物质或其分解产物在土壤中逐渐积累。人为因素是造成土壤重金属、农药、石油污染的主要原因，致使土壤酸化、营养元素流失，进而破坏土壤生态系统、降低作物产量。并通过"土壤→植物→人体"，或通过"土壤→水→人体"间接被人体吸收，形成对人体健康的危害。土壤污染对人体造成的危害是多方面的，如急性、慢性中毒和致癌、致畸、致突变作用等。

一、土壤污染引发急性中毒

有报道，2004 年北京宋家庄地铁工程建筑工地，3 名工人在开挖深层土壤时，出现急性中毒事件，其中一人症状最重，接受了高压氧舱治疗。依据环评报告，该地点原是北京一家农药厂的旧址,该工程基坑土壤中含有 DDT、六六六等农药成分,污染深度从 0~6.5m 范围不规则分布,共计约 5 万 m^3。这些污染物挥发性极强,人体通过吸入、皮肤、眼睛接触导致中毒、昏厥。类似这样的问题在我国逐渐增多,如武汉的某地产项目、苏州南环路筑路等工程皆因施工地为原农药厂或化工企业留下的"棕地(brownfield)",造成施工时人体不适或中毒,被迫停止施工。城市工业污染场地是我国产业结构升级和城市布局调整过程中出现的新环境问题,工业企业腾出来的地方多被用来建居民住宅、商务楼或其他用途,但部分工业用地尤其是化工厂用地却遗留了污染物又未经处理。因此,大量"棕地"问题随之被暴露,制约着城市土地资源的安全与利用,并威胁着周边居民的身体健康。土壤的修复再利用也显得尤为重要。

二、对免疫功能的影响

加拿大一项研究显示,由于食用杀虫剂污染的鱼类及猎物,致使儿童和婴儿表现出免疫缺陷症,耳膜炎和脑膜炎发病率是美国儿童的 30 倍。由于农药对细胞免疫的毒性作用,故可抑制人类淋巴细胞的增殖和转化。有人对在家庭或工作中接触氯丹 4 个月~10 年的 27 人,测定了 T 细胞的 14 种 CD 标志物,发现其 CD4 表达减少。国内外已有众多关于接触农药引起过敏性疾病和自身免疫性疾病,如过敏性皮肤病、哮喘等疾病的报道,部分患者血中检出特异性 IgE。对机体抵抗力影响的现场调查表明,农药用量大的地区居民肠道传染病高发。

三、对内分泌和生殖系统的影响

一些有机氯农药,如 DDT、硫丹、甲氧 DDT、狄氏剂和开蓬等,其作用与人体内存在的典型雌激素如 17-雌二醇等内源雌激素作用类似。虽然它们的结构相差很大,但可直接与激素受体结合,对生殖系统产生影响;也可先与体内其他受体结合,然后共同作用于激素受体,对生殖系统产生影响。此类有机氯农药还可在与激素受体作用中与内源雌激素竞争,从而阻碍 17-雌二醇与雌激素受体结合,产生了抗雌激素的作用,其结果是导致某些生物体的雄性化。有研究表明,DDT 在体内的半减期约为 7.5 年。DDT 具有雌激素效应,能通过与内源性雌二醇竞争雌激素受体(ER),直接改变 DNA 的结构,影响性激素调节的生长因子及其受体的平衡,促进细胞的异常增殖和乳腺癌的形成。一项 Meta 分析显示,长期农药暴露可对女性产生生殖毒性作用,与月经异常、自然流产和早产均有一定程度的相关性。

四、致癌、致畸作用

国际癌症研究机构根据动物实验确证,18 种广泛使用的农药具有明显的致癌性,还有16 种显示潜在的致癌危险性。20 世纪 60 年代初~70 年代中的越南战争期间,美军在越南北部喷洒了 4000 多万升含二噁英的脱叶剂,导致当地居民、参战美军及其后代出现众多健康问题,如癌症、出生缺陷及其他疾病。在德国进行的一项涉及 1658 名农民的研究报告显示,长期暴露于各种农药环境后,不论其是否有吸烟史,农民患肺癌的几率都大大增加,而且发病率与从事农药接触年限成正比。

鉴于有机氯农药的严重危害,中国于 1983 年已停止生产有机氯农药。虽然 1984 年全面停止使用六六六和 DDT 等有机氯农药,但其长远影响尚需逐渐消除。

第四节 土壤环境质量标准

土壤环境质量标准是为防止土壤污染、保护生态系统、维护人体健康所制定的土壤中污染物在一定的时间和空间范围内的限量值。与环境空气质量标准、地表水环境质量标准等相比,土壤环境质量标准的制定更加复杂。这是由土壤和受体的复杂性所决定的:外源污染物进入土壤并达一定数量后,通过多种途径对生物、水体、空气和人体等各种受体产生影响。影响因素有两个方面:一是土壤因素,由于受气候、成土母质、地形、生物、时间和人为活动的影响,土壤类型和性质的不同,因此同一污染物在不同土壤中的活性也有差异;二是受体因素,土壤中同一污染物对各类受体(植物、微生物、动物,人体以及水体、大气等)的影响是不同的,并且同一受体又有地区的差别。

一、国外土壤筛选值体系简介

针对土壤环境问题的特点,许多发达国家和地区如美国、欧盟、加拿大、英国、德国、荷兰、日本以及中国台湾、中国香港地区等普遍采用土壤污染风险管理的思路。

这些国家和地区在制定基于风险的土壤质量指导值时普遍遵循3种指导原则:①保护生态受体,如确保植物(作物)、土壤无脊椎动物、土壤微生物及其生化活动、野生动物等,暴露于土壤污染物不至于产生生态风险;②保护污染场地(土壤)上活动的人群,暴露于土壤污染物不至于产生健康风险;③同时保护生态环境和人体健康,限制土壤污染物对生态受体和人体产生不可接受的健康风险。

自从20世纪80年代初美国国家研究委员会(National Research Council,NRC)提出风险评估的概念,美国、荷兰等欧美发达国家于20世纪80年代率先开展了污染土壤人体健康和生态风险评估方法学研究,先后出台风险评估系列技术导则,并颁布了基于风险的土壤污染物值,统称为土壤筛选值(soil screening levels,SSL)。

欧美国家土壤筛选值的确定,一般根据对应的风险水平和功能大致可分为3类,即目标值、筛选值和行动值。目标值是基于可忽略风险水平制定的,是土壤环境保护的长期目标,接近于土壤环境背景值。筛选值是基于不同用地方式的中度风险水平制定的,若土壤污染物浓度低于相应用地方式的筛选值,则风险仍可以接受。行动值是基于不同用地方式的潜在不可接受风险水平制定的,若土壤污染物浓度介于筛选值和行动值之间,则需要做进一步调查,仍可能通过调整用地方式等途径规避风险,而不一定要修复。若土壤污染物浓度超过行动值,则需要修复,并根据具体场地的风险评估制定土壤修复目标。

土壤筛选值主要用于土壤污染风险的初筛,在制定时考虑一种或多种用地方式(如居住、工业、农业、自然、娱乐等),一种或多种风险类型(人体健康或生态风险)和风险水平(如可忽略风险、中度风险、不可接受风险等)。例如,英国土壤筛选值称为土壤指导值(soil guideline value,SGV),包含种植自食蔬菜瓜果的配额地(allotment)、自然、居住、工商业等用地方式。其中,自然用地土壤筛选值是基于中度生态风险制定的,其他用地方式的土壤筛选值是基于不可接受人体健康风险制定的。

综上可见,国外土壤环境法规标准体系建设具有如下几点共性:

1. 上位法依据充分,标准作用定位明确 如荷兰2006年修订的《土壤保护法》第36条规定政府应制定条例,规定土壤污染对人体健康、土壤陆生生态造成危害或严重影响时的判别标准。2013 年,荷兰修订发布《土壤修复通令》中规定了金属、无机物、芳香烃、多环芳烃、氯代烃、农药和其他物质,共 6 大类 83 种指标的土壤干预值标准。

各个国家的土壤质量指导值名称各不相同,如美国环保局于 2001 年制定了土壤筛选值(SSL)生态土壤筛选值(Eco-SSL),加拿大环境部于 1999 年修订了土壤质量指导值(SQG)。但其功能相似,即用于土壤污染风险的筛查和初步识别,作为启动土壤污染调查和风险评估的依据。

2. 按照土壤用途分类定值 国际上普遍根据不同土地利用方式对土壤环境质量的要求,分别制定标准值。美国根据住宅、商业/工业、建筑施工等用地方式下人群的暴露情景,分别制定土壤筛选值。加拿大则基于农业、住宅、商业和工业用地方式下人群暴露情景,分别制定了土壤质量指导值。英国在制定土壤质量指导值时分别考虑了住宅、租赁农地和工业用地。

3. 污染物项目指标较多 污染物项目指标尤其是围绕保护人体健康、针对建设用地规定的有机污染物指标往往多达数十种、上百种;美国环境保护局 2001 年发布的土壤筛选值标准规定了 109 种污染物指标的限值,包括 16 种无机元素和 93 种有机物。日本土壤环境标准规定了 25 种污染物指标,包括 8 种金属和无机物、17 种有机物。我国香港特别行政区于 2007 年制定发布了 64 种污染物指标的土壤修复目标值标准,包括 16 种金属和无机物、48 种有机物指标。

4. 土壤环境基准研究支撑较强 土壤环境基准研究从方法到数据、从科研到管理形成丰富的基础支撑工具,为适时修订、完善标准打下扎实基础。美国环境保护局于 1986 年建立了污染土壤人体健康风险评估技术方法,1996 年发布了保护人体健康的土壤环境标准的制定方法,2001 年发布了补充性技术文件和关注污染物的土壤筛选值标准,针对污染物的理化性质、毒理效应、暴露评估模型方法等开展了大量针对性的分析与优化研究,为土壤筛选值标准制定所需技术方法和基础数据提供了重要支撑。

二、我国的土壤环境质量标准

(一)《土壤环境质量标准》修订

我国《土壤环境质量标准》(GB 15618—1995)自 1995 年发布实施以来,在土壤环境保护工作中发挥了积极作用,但随着形势的变化,已不能满足土壤环境管理的需要。

从 2006 年起,国家环境保护部门组织开展《土壤环境质量标准》(GB 15618—1995)修订工作。2014 年,初步拟定将《土壤环境质量标准》(GB 15618—1995)修订后的名称改为《农用地土壤环境质量标准》与《建设用地土壤污染风险筛选值》共同构成土壤环境质量评价标准体系。2016 年 5 月,国务院印发《土壤污染防治行动计划》(又称“土十条”),要求对农用地实施分类管理,保障农业生产环境安全;实施建设用地准入管理,防范人居环境风险。这个思路汲取了国外几十年土壤污染治理与修复的经验和教训。

借鉴国际通行的土壤环境风险管控思路,明确修订《土壤环境质量标准》后新标准的功能定位,分类制定、修订形成系列土壤环境保护标准,形成可扩充、可完善的土壤环保标准体系新框架。修订后的土壤环境质量标准,采用了“土壤污染风险管控标准”的名称。于 2018 年 6 月 28 日由生态环境部、国家市场监督管理总局联合发布《土壤环境质量 农用地土壤污染风险管控标准(试行)》(GB 15618—2018)(以下简称《农用地标准》)、《土壤环境质量 建设用地土壤污染风险管控标准(试行)》(GB 36600—2018)(以下简称《建设用地标准》)等两项标准为国家环境质量标准,并从 2018 年 8 月 1 日起实施。

新发布的《农用地标准》和《建设用地标准》,与空气质量标准和水环境治理标准都有所不同。水、气标准用于判定环境质量是否达标,而土壤标准则用于风险筛查和分类。这更符合土壤环境管理的内在规律,更能科学合理指导农用地和建设用地的安全利用,保障农产品质量安全和人群健康。

(二)《土壤环境质量 农用地土壤污染风险管控标准》

1. 标准名称的变更　标准名称由《土壤环境质量标准》调整为《土壤环境质量 农用地土壤污染风险管控标准(试行)》;自实施之日起,《土壤环境质量标准》(GB15618—1995)废止。

2. 标准的定位和保护目标　该标准的定位和保护目标以保护食用农产品质量安全为主,兼顾保护农作物生长和土壤生态的需要。实施农用地分类管理,按照农用地土壤污染程度,结合农产品协同监测情况,将农用地划分为优先保护类、安全利用类、严格管控类。

3. 土壤污染物指标的确定　《农用地标准》风险筛选值共有 11 个污染物项目,较修订前的标准增加了苯并(a)芘。土壤污染物指标的确定,一是保留 8 种重金属指标作为常规项目。包括重在保护农产品质量安全的 5 种重金属污染物(镉、汞、砷、铅、铬),以及影响农作物生长的 3 种重金属污染物(铜、锌和镍)。二是六六六和滴滴涕也继续保留。我国早在1983 年就已经禁止在农业生产中使用六六六和滴滴涕,并分别在 2014 年和 2009 年基本全面禁止生产和使用以来,在农用地土壤中残留量已显著降低,基本不会成为影响稻米和小麦等农产品质量安全的污染物。鉴于全国土壤污染状况调查结果表明,六六六和滴滴涕在部分地区土壤中仍有一定的检出率,保留上述两种污染物作为选测指标,根据实际情况监控其含量变化及风险。三是增加苯并(a)芘指标作为选测项目。我国食品安全国家标准中规定了农产品苯并(a)芘含量限值。我国土壤中苯并(a)芘有一定检出率。虽然目前尚无研究表明土壤中苯并(a)芘是稻米和小麦等农产品中苯并(a)芘的重要来源,但监控土壤中苯并(a)芘含量变化及风险仍有一定的必要性。

4. 标准筛选值和管制值确定及其内涵　标准中规定了农用地土壤中镉、汞、砷、铅、铬、铜、镍、锌等基本项目,以及六六六、滴滴涕、苯并(a)芘等其他项目的风险筛选值;规定了农用地土壤中镉、汞、砷、铅、铬的风险管制值。

(1)风险筛选值确定原则:本标准的筛选值确定原则:一是从保护农产品质量、保护农作物生长和土壤生态环境的系列土壤污染物阈值中,原则上选择最小值作为确定筛选值的依据;二是在保护农产品质量的土壤阈值中,优先考虑基于大田调查数据推导的土壤阈值;三是对现行土壤环境质量标准中的标准定值,若有新的土壤阈值研究数据,则进行修订完善,若没有新的土壤阈值研究数据或数据不足以支撑标准的修订,暂时不作调整。

(2)风险管制值确定原则:本标准中的风险管制值主要针对水稻而制定的,其主要原则为:一是 95% 的水稻品种存在超标风险;二是基于目前技术水平、经济承受能力难以确保稻米质量安全。

(3)风险筛选值和管制值的内涵:风险筛选值的基本内涵,农用地土壤中污染物含量等于或者低于该值的,对食用农产品、农作物生长或土壤生态环境等产生影响的风险低,一般情况下可以忽略。该农用地原则上可以划为优先保护类。风险管制值的基本内涵,土壤中污染物含量超过该值时,产出的农产品超标风险很高,且难以通过农艺调控、替代种植等措施降低超标风险。该农用地原则上可以划为严格管控类,原则上应当采取禁止种植食用农产品、退耕还林等严格管控措施。农用地土壤污染物含量介于筛选值和管制值之间的,农产品存在超标风险,具体需要通过结合农产品质量协同调查确定,一般可通过农艺调控、替代种植等措施达到安全利用。

农用地坚持土壤环境质量反退化原则，即土壤中污染物含量低于标准限值的，应以控制污染物含量上升为目标，不应局限于"达标"；对于超标的土壤，应启动土壤污染详细调查、进一步开展风险评估，准确判断关键风险点及其成因，采取针对性管控或修复措施。

（三）制定土壤环境质量标准的基本方法

地球化学法和生态效应法是制定土壤环境质量标准的两种基本技术路线。地球化学法指根据土壤中元素地球化学含量状况、分布特征进行土壤环境质量标准推断的方法。这种方法制定的标准计算准确，可以充分考虑不同地理区域的实际状况如对于背景值较高地区，但与元素的生态学影响联系不够。生态效应法主要包括下列方法：①建立土壤—植物（动物）—人的系统模型，应用食品卫生标准来推算土壤中有害物质的最高允许浓度值；②以作物产量减少10%的土壤有害物质的浓度作为最高允许浓度；③将土壤微生物减少或活性降低到一定限度时土壤中有害物质的浓度作为最高允许浓度；④对地表水、地下水不产生次生污染时的土壤有害物质的浓度作为最高允许浓度；⑤根据人体血液中有害物质的浓度不得超过规定而推算出的土壤最高允许浓度值；⑥综合上述方法，将上述方法中得出的最低浓度值作为土壤环境质量基准值。

三、我国土壤环境质量标准体系

我国发布的《土壤环境质量　农用地土壤污染风险管控标准（试行）》（GB 15618—2018）、《土壤环境质量　建设用地土壤污染风险管控标准（试行）》（GB 36600—2018），可满足土壤环境分类、分区管理的要求。两个标准的作用服务于土壤环境管理，定位于识别土壤污染风险、启动土壤环境调查与风险评估之用，相当于土壤环境的"体检"标准。也是我国土壤环境质量类标准体系的主体内容，其基本组成包括以下几个方面：

1.《农用地标准》　其作用相当于农用地土壤环境质量评价的筛选值、"体检"标准。

2.《建设用地标准》　借鉴发达国家经验，结合我国国情，本标准主要根据保护对象暴露情况的不同，并根据《污染场地风险评估技术导则》，将《城市用地分类与规划用地标准》规定的城市建设用地分为第一类用地和第二类用地。

第一类用地，儿童和成人均存在长期暴露风险，主要是居住用地。考虑到社会敏感性，将公共管理与公共服务用地中的中小学用地、医疗卫生用地和社会福利设施用地，公园绿地中的社区公园或儿童公园用地也列入第一类用地。

第二类用地主要是成人存在长期暴露风险。主要是工业用地、物流仓储用地等。城市建设用地之外的建设用地可参照上述类别划分。

建设用地规划用途为第一类用地的，适用第一类用地的筛选值和管制值；规划用途为第二类用地的，适用第二类用地的筛选值和管制值。规划用途不明确的，适用于第一类用地的筛选值和管制值。制定《建设用地标准》，作为建设用地土壤环境质量评价的筛选值、"体检"标准。

3. 土壤环境质量评价技术规范　依据《农用地标准》和《建设用地标准》，制定适用农用地土壤环境评价技术导则，并与建设用地土壤环境保护系列技术导则（HJ 25.1~4—2014）相衔接，形成《土壤环境质量评价技术规范》，目前已形成二次征求意见稿。规范不同土地用途土壤环境质量评价的工作程序和内容，从土壤超标评判和土壤污染物累积性评价两个方面对土壤环境质量评价结果进行分类，以满足土壤环境管理的要求。

4. 其他标准　为支撑以上标准的实施，配套制定、修订土壤环境分析方法、标准样品、基础标准等。

第五节　土壤卫生防护

一、土壤卫生防护措施

（一）粪便无害化处理和利用

1. 厕所的卫生要求　厕所是收集和贮存粪便的场所，必须符合以下卫生要求：①位置适当：坑式厕所应选土质干燥，坑底应距地下水位 2m 以上，距分散式供水水源、饮食行业和托幼机构 30m 以外的地方；②粪池要高出地面，防雨雪水流入，应防渗漏，不污染地下水；③有防蝇、防蛆、防鼠、防臭、防溢的设施；④采光、照明、通风良好，使用方便，便于保洁。具体卫生要求见《城市公共厕所卫生标准》（GB/T 17217—1998）、《农村户厕卫生规范》（GB 19379—2012）。

2. 粪便的无害化处理和利用　粪便无害化处理方法很多，依据我国发展需要及《粪便无害化卫生标准》（GB 7959—2012），按好氧、厌氧与兼性厌氧发酵、密闭贮存、粪尿分离干式粪便处理和固液分离絮凝-脱水处理方法的类别，分别提出了卫生要求。

（1）城乡采用的粪便处理技术，应遵循卫生安全、资源利用和保护生态环境的原则。

（2）对粪便必须进行无害化处理，严禁未经无害化处理的粪便用于农业施肥和直接排放。

（3）采用固液分离-絮凝脱水法处理粪便时，产生的上清液应进行污水处理，污泥须采用高温堆肥等方法处理，处理后排放的水总氮总磷等物质含量应符合《城镇污水处理厂污染物排放标准》（GB 18918—2002）。

（4）应有效控制蚊蝇孳生使堆肥堆体、贮粪池、厕所周边无存活的蛆、蛹和新羽化的成蝇。

（5）清掏出的粪渣、沼气池的沉渣、各类处理设施的污泥须采用高温堆肥无害化处理合格后方可用于农业施肥。

（6）肠道传染病发生时，应对粪便、贮粪池及周边进行消毒。

（7）经各种方法处理后的粪便产物应符合《粪便无害化卫生标准》（GB 7959—2012）中的具体要求。

（二）城市垃圾无害化处理和利用

城市生活垃圾（household rubbish）（以下简称垃圾）是指在城市日常生活中或者为城市日常生活提供服务的活动中产生的固体废物，以及法律、行政法规规定视为城市生活垃圾的固体废物。城市垃圾成分复杂，主要受城市规模、地理条件、居民生活习惯、生活水平和民用燃料结构等影响。一些发达国家城市垃圾中有机物含量较高；中国城市垃圾中无机物含量高，多为煤渣和土砂等；有机垃圾中以厨房垃圾为主。所以，中国城市垃圾热值较低，可燃垃圾含水率较高。统计数据显示，1980 年，中国城市生活垃圾无害化处理能力仅为 2107 吨/天，2009 年达到 35.59 万吨/天，无害化处理率达到 71.3%。

1. 城市垃圾的处理方法　城市垃圾已成为困扰城市建设发展的重要环节问题之一，我国不少城市都处于垃圾包围之中。当今，城市垃圾的主要处理方法包括垃圾的回收利用、卫生填埋和焚烧等。

（1）垃圾的压缩、粉碎和分选：垃圾收集后进行压缩，以减少容积，便于运输，有机垃圾易腐败，便于处理。粉碎后便于堆肥、燃烧或填埋。通过分选将垃圾成分进一步分开，以便分别处理和利用。

（2）垃圾的卫生填埋：卫生填埋是最常用的垃圾处理方法，也是多数发达国家对垃圾处理的一种主要方法。此法安全卫生，成本较低，已回填完毕的场地可以作绿化地、公园、游乐场等。我国不少城市已建起了大型垃圾填埋处理场。填埋法看似成本最低、最易实施，但必须做到卫生填埋，要解决渗漏、压实、覆盖、雨水导流、污水处理、环境绿化、沼气引流等一系列问题。所以，垃圾填埋应严格遵守《生活垃圾填埋污染控制标准》（GB 16889—2008）等的有关规定。其局限性一是消耗大量土地资源，不少城市很难找到新的填埋场；二是产生大量渗滤液，污染地下水及土壤，垃圾堆放产生的臭气严重，影响场地周边的空气质量；三是填埋产生的甲烷气体既是火灾及爆炸隐患，排放到大气中又会产生温室效应。基于以上原因，国外自20世纪80年代以来，卫生填埋设施有逐渐减少的趋势，成为其他处理工艺的辅助方法，用来处理不能再利用的物质。但我国2011年污染源调查报告显示，垃圾填埋量1.53亿吨（占全国垃圾处理量的90.5%）。其中无害化填埋量8592.92万吨，简易填埋量6726.82万吨。

（3）垃圾的焚烧：焚烧方法是将垃圾置于高温炉内，使其可燃成分充分氧化的一种方法。垃圾经过焚烧后，体积可以减少80%~90%，是目前世界上一些经济发达国家广泛采用的一种城市生活垃圾处理技术。2015年，我国设市的城市生活垃圾清运量为1.92亿吨，城市生活垃圾无害化处理量1.80亿吨。其中，焚烧处理量为0.61亿吨，占33.9%；卫生填埋处理量为1.15亿吨，占63.9%；其他处理方式占2.2%。无害化处理率达93.7%，比2014年上升1.9%。垃圾焚烧应严格遵守《生活垃圾焚烧污染控制标准》（GB 18485—2014）的有关规定。

2. 城市垃圾的回收利用　城市垃圾含有丰富的再生资源，大约80%的垃圾为潜在的原料资源，可以回收有用成分并作为再生原料加以利用。近年来，世界上许多工业发达国家都大力开展了从垃圾中回收有用成分的研究工作。荷兰垃圾资源回收率平均达65%，德国达58%，法国达28%，英国达18%。

目前，中国城市生活垃圾绝大部分是处于"混合倾倒、混合清运、混合堆放"状态，垃圾的分类回收和利用，基本上处于空白。混合收集是指各种城市生活垃圾不经过任何处理，混杂在一起收集的一种方式。一是增加了垃圾无害化处理的难度，如废电池的混入有可能增加垃圾中的重金属含量；二是降低了垃圾中有用物质的纯度和再利用的价值，如废纸会与湿垃圾粘连在一起，增加后续分拣工作的难度。

国外的垃圾分类方法主要包括：二类法、三类法、四类法以及五类法。以美国为例，垃圾分类采取大类粗分与部分居民分类相结合的方式。美国旧金山率先规定人们必须把垃圾分类后分别投入不同颜色的垃圾桶中，绿桶垃圾由垃圾公司免费回收并加工成优质的有机肥料销售；蓝桶垃圾分类后送往加工企业循环利用；黑桶垃圾则被送到垃圾场填埋。根据其性质，分别进行回收再利用、焚烧或堆肥等处理。

（三）有害工业废渣的处理措施

工业废渣产量更大，约为城市垃圾的10倍以上，其有害成分约占10%。有害工业废渣种类繁多，危害性质各异。如果处理不当，可造成污染环境，破坏生态平衡，引起人畜中毒。

1. 安全土地填埋　亦称安全化学土地填埋，是一种改进的卫生填埋方法。对场地的建造技术比卫生填埋更为严格。如衬里的渗透系数要<8~10cm/s，渗滤液要加以收集和处理，地表径流要加以控制，要控制和处理产生的气体。此法是一种完全的、最终的处理，最为经济，不受工业废渣种类限制，适于处理大量的工业废渣，填埋后的土地可用做绿化地和停车场等。但场址必须远离居民区。

2. 焚烧法　焚烧法是高温分解和深度氧化的综合过程。通过焚烧使可燃性的工业废渣氧化分解,达到减少容积、去除毒性、回收能量及副产品的目的。此法适合于有机工业废渣的处理。对于无机和有机混合性工业废渣,若有机废渣是有毒有害物质,最好也用焚烧法处理,尚可回收无机物。本法能迅速而大量减少可燃性工业废渣的容积,达到杀灭病原菌或解毒的目的,还能提供热能用于供热和发电。要防止固体废物产生的大量酸性气体和未完全燃烧的有机组分及炉渣产生的二次污染。2011 年调查显示我国危险废物实际年处置量117.42 万吨,焚烧处置量占 42.9%。

3. **固化法**　固化法是将水泥、塑料、水玻璃、沥青等凝固剂同有害工业废渣加以混合进行固化。我国主要用于处理放射性废物。它能降低废物的渗透性,并将其制成具有高应变能力的最终产品,从而使有害废物变成无害废物。

4. **化学法**　是一种利用有害工业废渣的化学性质,通过酸碱中和、氧化还原等方式,将有害工业废渣转化为无害的最终产物。

5. **生物法**　许多有害工业废渣可以通过生物降解毒性,解除毒性的废物可以被土壤和水体接纳。目前常用的生物法有活性污泥法、气化池法、氧化塘法等。

6. **有毒工业废渣的回收处理与利用**　化学工业生产中排出的许多废渣具有毒性,须经过资源化处理加以回收和利用。例如:砷矿一般与铜、铅、锌、锑、钴、钨、金等有色金属矿共生。用含砷矿废渣可以提取三氧化二砷和回收有色金属。氰盐生产中排出的废渣含有剧毒的氰化物,可以采用高温水解-气化法处理,得到二氧化氮气体等有用的资源。

(四) 污水灌溉的卫生防护措施

利用城市污水灌溉农田,既解决了城市部分污水处理问题,又为农业生产提供了水和肥料。污水灌田处理污水的原理是利用土壤的自净能力净化污水,同时供给农田水分和肥料。但是,土壤对有机污染物的自净能力和对毒物的容纳量都是有限的,超过了卫生上容许的限度就会造成健康危害。如肠道传染病和寄生虫病增多、癌症患病率增高等。我国利用城市污水灌溉农田已有悠久的历史,取得了丰富的经验。北京、沈阳、天津、广州、哈尔滨等城市多年的经验表明,卫生防护措施是保证污水灌田成功的关键,必须加强卫生防护措施。

1. **污灌水质**　农田灌溉用水需达到《农田灌溉水质标准》(GB 5084—2005)的要求后才能用于灌溉。选择城市污水及与城市污水水质相近的工业废水作为农田灌溉用水水源,尽量避免重金属输入土壤环境和农作物中,有条件的应实行清污混灌。

2. **防止污染水源**　污水沟渠和灌田土壤应防渗漏,灌田区应距水源地 200m 以上,防止污染水源。在集中式给水水源地上游 1000m 至下游 100m 的沿岸农田不得用污水灌田。特别是距村庄较近的渠段,更应做好防渗处理,避免污染饮用水源。

3. **防止污染农作物**　污水中有害物质通过作物的富集经食物链对人体健康造成危害,因此不是所有作物都能利用污水进行灌溉。调查研究表明,作物株体不同部位对污染物累积程度不一,呈现根、茎、叶、籽粒果实递减的规律。因此食用根、茎、叶的蔬菜和土豆等作物应杜绝污灌,小麦、玉米、谷子、棉花等作物可适量引污灌溉。

4. **设定安全检疫期**　污灌田在末次灌溉之后和收获之前要有一定的安全检疫期,时间的长短视不同地区而定。参照国外标准:贫瘠地区(荒漠、半荒漠)不少于 8 天;亚贫瘠地区(草原、森林草原地带)不少于 10 天;腐殖土地区(森林草甸地带)不少于 14 天。每个具体场合的安全检疫期,依据种植的作物及其用途,由当地卫生监督机构规定。

5. **防止污染大气**　灌区应在居民区的下风侧,距居民区 500m 以上。防止灌田污水发生厌氧分解和腐败产生恶臭。

6. 防止蚊蝇孳生　灌区要土地平整,无积水、无杂草,防止有机物堆积腐败,以减少蚊蝇孳生。

7. 个人安全防护　必须对污灌田工作人员进行管理规则的安全技术、个人卫生等知识的培训。直接与污灌田操作有关的个人,每年进行一次蠕虫病和带菌状况的检查。

二、污染土壤的修复

20世纪70年代的美国"拉夫运河事件"是美国最早也最著名的"棕地"事件。棕地泛指因人类活动而存在的已知污染或潜在污染的场地,其再利用需要建立在基于目标用途的场地风险评估与修复基础之上。鉴于土壤污染的危害,世界上许多国家特别是发达国家均制订与开展了污染土壤治理与修复的计划。20世纪90年代,美国用于污染土壤修复方面的投资达近1000亿美元。污染土壤修复的理论与技术已成为当前整个环境科学与技术研究的前沿。

中国的棕地问题由来已久,但是一直没有引起人们足够的重视,也缺乏对其危害的正确认识。近年来,大量"棕地"被开发为住宅用地。这些地块因地理位置优越,在城市化进程加速的状况下面临着巨大的开发动力。2004年,北京宋家庄工人施工中毒事件,被视为中国污染场地修复工作起步的标志性事件。面对这一新污染问题,目前既缺乏相应的处理机制,也缺乏成熟的修复技术。虽然中国修复技术在实验室研究已积累了一定经验,但推广后能否解决实际问题,仍需探索实践。

(一)污染土壤修复的技术原理

1. 改变污染物在土壤中的存在形态或与土壤的结合方式,降低其在环境中的可迁移性和生物的可利用性。

2. 降低土壤中有害物质的浓度。

(二)污染土壤修复的技术体系

根据工艺原理划分,污染土壤修复的方法可分为物理、化学和生物3种类型,其中物理方法主要包括物理分离法、溶液淋洗法、固化稳定法、冻融法以及电动力法。化学方法主要包括溶剂萃取法、氧化法、还原法以及土壤改良剂投加技术等。作为污染土壤修复技术主体的生物修复方法,可分为微生物修复、植物修复与动物修复3种,其中又以微生物与植物修复应用最为广泛。同物理化学方法相比,生物修复具有基本保持土壤的理化特性、污染物降解完全、处理成本低等优点,故目前应用较为广泛。

通常,依据环境工程学基本要求,按处置地点分类,污染土壤修复技术分为异位修复技术、原位修复技术和监测自然衰减技术等。

1. 异位修复技术　首先,对污染土壤或地下水进行挖掘或抽取,然后搬运或转移到其他场所或位置进行处理。常用的技术方法包括:物理分离、固化/稳定化、化学处理、淋洗、浸提、生物降解、焚烧和填埋等。该技术能直接从污染地块去除污染物,适用于高强度污染以及表层土壤或污染物体积有限的地块,而对于污染体积较大或在地下包气带中污染的土体,该方法则不经济也不现实。

2. 原位修复技术　不移动受污染的土壤或地下水,直接在场地发生污染的位置对其进行原地修复或处理。该技术能最大程度减少污染物的暴露和对环境的扰动,常用的技术有土壤气体抽取、原位冲洗、地下水空气扰动、可渗透反应屏障(墙/带)、原位化学氧化/还原、原位生物修复技术等。

3. 监测自然衰减技术　依靠污染物在土壤或地下水中的自然反应和分解过程,让污染物自动降解,此种方法为监测自然衰减技术。该方法适用于污染程度较低的土壤,其衰减原理包括土壤颗粒物吸附、微生物降解、地下水稀释和弥散等。其中,微生物降解是主要途径或机制。

目前,中国某些修复技术已经进入现场应用,并取得了较好的治理效果。如湖北某农药厂地块,检测显示土壤中含有大量的六六六和DDT等有机氯和有机磷农药的化学成分。该修复项目于2011年5月正式开工,用时3年,斥资2.8亿元人民币。对地块内73%的污染土壤外运焚烧处理,剩下27%污染土壤在现场用生物化学还原技术进行处理。施工现场建10多个塑料大棚,大棚中约20cm厚的污染土壤被均匀地铺在防渗膜上。一些褐色的生物化学药剂被掺在土壤中,翻土机定期搅动、翻土。每批污染土壤需要经27天才可彻底修复达标。同时,利用焚烧处理,将有机氯农药污染土壤在水泥回转窑进行高温分解,去除率达99.99%以上。该项目共处理污染土方量29.68万立方,是目前国内最大有机氯农药污染场地修复项目。

(三)污染土壤修复标准发展现状

污染土壤防治主要包括两个方面的内容:一是源头控制,即有效地降低污染物的排放,这主要有赖于国家环境保护政策与法规的建立与完善;二是土壤污染防治技术的应用,即污染土壤的修复。实现农产品安全生产,同时保护地下水免受污染,最终目的是保护生态系统和人类健康。

经过修复的土地是否达到清洁标准,是否满足各种用途的土地再利用要求,需要建立污染土壤修复(清洁)标准。污染土壤修复标准在功能作用和科学内涵上都与土壤环境质量标准存在本质上区别。从国家或区域层面,逐步建立污染土壤修复标准,对农产品安全与生态系统健康具有重要现实意义。

目前,美国、加拿大、丹麦、德国、英国、荷兰、意大利、瑞士等国家已经制定了污染土壤修复标准。在推导和制定污染土壤修复基准和标准时,主要是借用风险评价的工具,以保护人体健康为核心,将生态系统作为单独的保护对象纳入研究范围;同时,地下水也作为一个极其重要的考虑因素,直接或间接地参与到污染土壤修复基准的研究和标准制定中,并且大多考虑了过去的、当前的和将来的土地利用类型。如密歇根州分别制定居住用地和工业用地的清洁标准水平,俄亥俄州制定了居住用地、商业用地和工业用地的广泛性数值清洁浓度标准以及特定场地的浓度标准。

中国被污染的土地中农业用地所占的比重最大,例如,全国最大的重金属污灌区(张士污灌区)、全国最大的炼油废水污灌区(沈抚污灌区)等。上述被污染的农业用地面积大且远离市中心,经过修复后的最佳目标是恢复为农业用地。城市污染土壤修复后,土地利用类型一般为住宅、工业园区、商业区和写字楼等。有鉴于此,按"污染土地修复后再用目的",分类制定土壤污染修复标准体系,比较适合中国实际。

现有土壤环境保护标准包括土壤环境质量标准和土壤监测规范方法标准。其中与土壤污染修复相关的,主要包括《食用农产品产地环境质量评价标准》(HJ/T 332—2006)、《温室蔬菜产地环境质量评价标准》(HJ 333—2006)、《拟开放场址土壤中剩余放射性可接受水平规定(暂行)》(HJ 53—2000)、《土壤环境质量 农用地土壤污染风险管控标准(试行)》(GB 15618—2018)、《土壤环境质量 建设用地土壤污染风险管控标准(试行)》(GB 36600—2018)等5项及土壤污染修复监测方法标准(包括《污染场地土壤修复技术导则》(HJ 25.4—2014)、《污染场地风险评估技术导则》(HJ 25.3—2014)、《污染场地环境监测技术导则》(HJ 25.2—2014)、《场地环境调查技术导则》(HJ 25.1—2014)等4项。

随着《土壤污染防治行动计划》(2016)的发布及《中华人民共和国土壤污染防治法》

（2019年1月1日实施）等法律法规相继实施，土壤环境质量标准体系的逐渐完善，立足国情，借鉴国际经验，建立适合我国的污染治理技术体系，在实践中不断完善土壤污染的风险管控和治理修复技术和管理。

第六节　土壤卫生监督与监测

土壤污染对生态安全和公众健康带来的危害不亚于水污染、大气污染等其他类型的污染。但是，相比水和大气污染防治领域都已颁行了专门立法，我国土壤污染防治的专门立法发展迟缓，这无疑严重制约了土壤污染防治工作。

2016年5月28日，国务院发布了《土地污染防治行动计划》（又称"土十条"），是全国第一份土壤治污领域的纲领性文件，制定了从目前到2020年的土壤污染防治行动。"土十条"的首要任务是"开展土壤污染调查，掌握土壤环境质量状况"：在现有相关调查基础上，以农用地和重点行业企业用地为重点，开展土壤污染状况详查，2018年底前查明农用地土壤污染的面积、分布及其对农产品质量的影响；2020年底前掌握重点行业企业用地中的污染地块分布及其环境风险情况。

2018年8月31日，第十三届全国人大常委会第五次会议通过了《土壤污染防治法》，该法于2019年1月1日起施行。《土壤污染防治法》从列入立法规划到出台，历时5年。这部法律的出台意义重大，将使土壤污染防治监管有法可依，不仅有利于相关土壤治理标准体系建设、污染防治要求等落到实处，而且能不断完善制度体系，规范修复行业秩序，切实减轻土壤污染，科学、系统地保障农产品安全和公众健康。

近年来，中国土壤污染总体形势相当严峻，土壤深度酸化、盐渍化、砷、汞、铅、镉等重金属含量较大，农药等有机污染物残留严重，这对农业生产的可持续发展和人类健康安全造成了威胁。《土壤污染防治法》针对我国的土壤污染防治提出了建设性和针对性较强的制度方案，对于开展土壤污染治理，保护食品安全和居民民众健康提供了可靠的法律保障。在健全相应法律法规的基础上，加强土壤污染监管工作，创新土壤污染阻控修复技术，保障"土净、地绿、食洁、居安"，已成为我国实现可持续发展的战略选择。

一、预防性卫生监督

土壤污染的预防要优先于治理，应预防和控制新的污染产生。对于未污染土壤要防患于未然。卫生部门要从以下几方面强化土壤污染防治管理：

1. **场址选择的审查**　审查有可能污染土壤的工程项目，如粪便垃圾处理厂、污水处理厂、垃圾填埋场、废渣堆积场、污水灌田以及其他各种污染土壤的项目和设施。在场址选择时必须有卫生部门参加经过事先审查，符合卫生要求后，才能实施。

2. **土壤污染的预测**　对已造成土壤污染的工业企业，可预测工厂今后排放污染物在土壤中蓄积的趋势，以便提出限制其排放量的要求。现以土壤气型污染为例，介绍预测方法的建立及其依据。

（1）土壤中污染物的蓄积计算：设某工厂每年通过废气或烟尘向大气排放某污染物的量为 W_1（吨/年），该工厂已排放污染物 T_1 年。现采样测定该厂周围某采样点土壤中该污染物含量的实测值为 C（mg/kg），当地土壤中该污染物背景值为 Cb（mg/kg），则过去 T_1 年中该厂每排放1吨污染物，使该采样点土壤中污染物含量增加 Q（mg/kg），即：

$$Q = \frac{C-C_b}{W_1 T_1} \qquad 式(25-1)$$

（2）土壤中污染物含量达最高容许限值的期限预测：设土壤中该污染物的最高容许限值，即土壤的标准为 S(mg/kg)。假如该厂今后每年排放该污染物的数量为 W_2（吨/年），则该采样点土壤中此污染物含量达到土壤卫生标准（S）的期限为 T_2 年，计算公式为：

$$T_2 = \frac{S-C}{W_2 Q} = \frac{W_1}{W_2} \times \frac{S-C}{C-C_b} \times T_1 \qquad 式(25-2)$$

式（25-2）中其他符号代表的意义同公式（25-1）。T_2 年后土壤中该污染物含量将超过卫生标准。卫生部门和环保部门据此可要求工厂采取相应措施，减少污染物的排放量，以控制土壤污染。

应用上述模式推算时，最好在该厂周围不同方向和不同距离多设几个采样点，计算出不同采样点 Q 值。最后计算的土壤中污染物含量到土壤卫生标准的年限适用于当地该工厂。

3. 验收工作　对一些可造成土壤污染的建设项目和设施建成后，投入使用之前必须经过有卫生部门参加的验收工作，确认是否符合卫生要求，投入使用时是否会造成土壤污染，以及提出改进措施和要求。验收工作是预防性卫生监督工作的重要环节。

二、经常性卫生监督

土壤经常性卫生监督是卫生部门依照国家有关法规，对辖区内废弃物堆放和处理场地及其周围土壤进行经常监督和管理，使之达到卫生标准的要求。土壤环境经常性卫生监督的内容如下：

1. 对居民区内或附近土壤的卫生状况以及垃圾站（堆）、废渣堆、公共厕所等的污染情况，进行定期调查与监督管理。

2. 对废弃物的土地处置（包括土地填埋、土地处理、地面贮池和深井灌注等），其经常性卫生监督的重点在于防止渗出物对地下水和地表水的污染及气态污染物（硫化氢、甲烷、吲哚、甲基吲哚、硫醇等）逸散的危害。因此，必须定期对有害成分进行监测分析与监督管理，检查其有效的管理制度和运行记录制度等。

3. 对污水灌田区的土壤、地下水、空气和农作物，定期进行监督监测，了解居民反映，积累有关资料，进行动态分析。防止因污灌造成生态环境破坏和人群健康危害。

三、土壤卫生监测

土壤卫生监测的任务是要查明土壤的卫生状况，阐明其对环境的污染和对居民健康可能产生的影响，为保证生态环境和保障人体健康提出卫生要求和防护措施的依据；或对个别复杂问题要做专题调查。土壤卫生监测的内容如下：

（一）污染源的调查

查清污染来源和特点，要调查污染源的性质、数量、生产过程、净化设施、污染物的排放规律以及影响因素等。要随时掌握各污染源的污染方式、污染范围、生产规模和净化设施的变化情况，还要随时掌握新出现的土壤污染来源，以便弄清污染性质、范围和危害，为治理提供线索，指明方向。

（二）土壤污染现状调查与监测

根据土壤监测目的，土壤环境监测有 4 种主要类型：区域土壤环境背景监测、农田土壤环境质量监测、建设项目土壤环境评价监测和土壤污染事故监测(按国家环境保护总局颁布《土壤环境监测技术规范》(HJ/T 166—2004)中规定)。

1. 采样点的选择和采样方法　土壤监测时,采样点的分布应根据污染特点决定。点源污染时应以污染源为中心向周围不同方向布设采样点。面源污染时,则可将整个调查区划分为若干个等面积的方格,每个方格内采1个土样品。详细调查时可以2.5～25公顷设一个采样点,粗略调查时可以1000公顷设一个点。采样深度根据调查目的而不同,表层采样可取0～20cm深的土样,用金属采样筒打入土内采样。深层采样深度为1.0m,用土钻采样。

2. 土壤环境背景调查监测　当地天然土壤背景资料是评价土壤污染状况的基础。背景调查的主要内容是各种化学元素的背景值和放射性物质背景值的监测。背景调查的采样点选择必须是当地未受污染的天然土壤,并应包括当地各种不同类型的土壤。

3. 化学污染的调查监测　对污染土壤的有毒有害化学物质的调查,不仅要调查监测土壤中化学物质的含量,还要监测当地各种农作物中的含量,以观察该污染物在农作物中的富集情况。例如,氟污染应以茶叶为指示植物,镉污染则以稻米为指示植物等以观察土壤对各种化学污染物的容纳量,估计污染的危害程度。化学污染物在农作物中的残留是土壤污染调查的重要内容。另外,还应该监测化学污染物渗入土壤的深度,迁移到地下水中的浓度和扩散到空气中的浓度等,以估计其对周围环境的污染程度。

4. 生物性污染的调查监测　生物性污染状况调查常用的监测指标有以下几种:①大肠菌值:发现大肠菌的最少土壤克数称为大肠菌值。它是代表人畜粪便污染的主要指标,也是代表肠道传染病危险性的主要指标。②产气荚膜杆菌值:也是代表粪便污染的指标。因为产气荚膜杆菌(也称产气荚膜梭菌)可以芽胞的形态存在于土壤中,其存活时间比大肠菌群长。所以,研究产气荚膜杆菌和大肠菌在土壤中数量的消长关系,可以判定土壤受粪便污染的时间长短。例如,土壤中产气荚膜杆菌多(或产气荚膜杆菌值小)而大肠菌群相对少,则表明土壤的污染是陈旧性的。反之,则表明是新鲜污染,危害性较大。③蛔虫卵数:对判定土壤污染有重要意义,因为它可以直接说明在流行病学上是否对人体健康有威胁。根据蛔虫卵在土壤中的不同发育阶段以及活卵所占的百分比来判断土壤的自净程度。例如,大部分蛔虫卵是死卵,表明土壤已达到自净,危险性较小。土壤生物性污染的评价指标及其卫生状况分级值列于表25-2。

表25-2　土壤卫生状况评价指标

卫生状况	大肠菌值	产气荚膜杆菌	蛔虫卵(个/kg)
清洁土壤	>1.0	>0.1	0
轻度污染	1.0～0.01	0.1～0.001	<10
中度污染	0.01～0.001	0.001～0.0001	10～100
重度污染	<0.001	<0.0001	>100

(三) 土壤污染对居民健康影响的调查

土壤污染对居民健康的影响多是间接的、长期的慢性危害。对个体的健康状况往往表现不明显,需要在大规模的人群中进行流行病学调查。土壤污染对居民健康影响的调查范围应当与土壤污染调查监测的范围相一致,同时要选择对照人群作对比分析。

1. 患病率和死亡率调查　调查污染区和对照区居民与土壤污染有关的各种疾病的患

病率和死亡率。也可收集和利用现有的死亡和疾病统计资料。例如,卫生部门的人口死亡统计、疾病统计、医院病例统计等。将污染区居民与对照区居民的健康状况进行对比分析,以分析土壤污染与居民健康的关系。

2. 居民询问调查 了解居民对土壤污染的主观感觉及对生活条件影响的反映,进行统计分析。

3. 居民健康检查 选择一定数量有代表性的居民进行临床检查,以及生理、生化和免疫功能等健康状况指标的检测,以便发现居民健康状况的变化与土壤污染的关系。

4. 有害物质在居民体内蓄积水平的调查 应针对污染物质选择敏感指标,例如选用头发、血、尿、乳汁、唾液等,以判定体内蓄积水平和危险程度。

(唐玄乐)

参 考 文 献

1. 周宜开,王琳.土壤污染与健康.武汉:湖北科学技术出版社,2015.

2. 环境保护部自然生态保护司.土壤污染与人体健康.北京:中国环境出版社,2013.

3. 曲向荣.土壤环境学.北京:清华大学出版社,2010.

4. David A.Wright(美),Pamela Welbourn(加),朱琳.环境毒理学.北京:高等教育出版社,2007.

5. 周启星.健康土壤学.北京:科学出版社,2005.

6. 全国土壤污染状况调查公报.环境保护部和国土资源部.2014.4.

7. Zhang T Z, Zhang H Y, Ju L.The characteristics and enlightenment of the new round of EU's Common Agricultural Policy reform. World Agriculture, 2017,(1):18-26.

8. 张继舟,王宏韬,倪红伟,等.我国农田土壤重金属污染现状、成因与诊断方法分析.土壤与作物,2012,(4):212-218.

9. Jennifer HOLDAWAY, WANG Wuyi. From soil pollution to "cadmium rice" to public health impacts:an interdisciplinary analysis of influencing factors and possible responses. Journal of Resources and Ecology, 2018,9(1):1-12.

10. Elizabeth C,Gillispie,Tyler D,et al.Soil pollution due to irrigation with arsenic contaminated groundwater:current state of science. Current Pollution Reports,2015,1(1):1-12.

11. Talukder A, Meisner CA,Sarkar MAR, et al. Effect of water management, arsenic and phosphorus levels on rice in a high-arsenic soil-water system:Ⅱ. Arsenic uptake. Ecotox Environ Saf, 2012,80(80):145-151.

12. 《北京宋家庄地铁站中毒事件》,http://news.sina.com.cn/o/2013-05-19/153927166182.shtml

13. 王夏晖. 我国土壤环境风险管控制度体系构建路径.环境保护,2017,45(10):9-11.

14. 骆永明,滕应,过园.土壤修复—新兴的土壤科学分支学科.土壤,2005,37(3):230-235.

15. 刘武兵.欧盟共同农业政策研究.北京:中国农业科学技术出版社,2016.

16. Zhou Y H,Peng Y,Zhou D. Agricultural development dilemma and agricultural support policy reform and transformation in China-based on the enlightenment of EU's Common Agricultural Support Policy reform. Jiangsu Agricultural Sciences, 2017, 45(11):289-293.

17. "十三五"生态环境保护规划.国发〔2016〕65 号.

18. 土壤污染防治行动计划.国发〔2016〕31 号.

19. 李爱年,肖和龙,彭本利.《土壤污染防治法(草案)》立法评析与修改建议.环境保护,2018,(7):30-35.

20. 《土壤污染防治法》http://www.npc.gov.cn/npc/xinwen/2018-08/31/content_2060158.htm

21. 彭本利,李爱年.我国土壤污染防治立法回溯及前瞻.环境保护,2018,46(1):19-25.

22. 陈卫平,谢天,李笑诺,等.欧美发达国家场地土壤污染防治技术体系概述.土壤学报,2018,(3):527-542.

第二十六章

电器电子产品废弃物污染与健康

第一节 概 述

电器电子产品废弃物(electrical and electronic products waste/e-waste)(简称电子废弃物/电子废物/电子垃圾)污染是全球重要的环境问题之一。自20世纪80年代以来,随着家用电器在我国逐步普及,各种新型家用电器电子新产品层出不穷,电子产品更新换代的周期明显缩短,中国已成为电器电子产品的生产大国、出口大国和消费大国。2014年我国电视机、电冰箱、洗衣机、空调、微型计算机等5类主要电器电子产品(简称"四机一脑")的全社会居民保有量达25.5亿台,2015年我国"四机一脑"的生产量达8.4亿台,占世界总量的60%左右,较2000年增长9倍。国家统计局数据显示,截至2013年"四机一脑"年废弃量达1亿台,手机年淘汰量达7000万部。工信部数据显示,中国主要电器电子产品年报废重量超过500万吨。值得关注的是,中国也是发达国家电子废弃物的重要转移地区,数量惊人的废弃电子产品垃圾从国外非法流入中国。电子垃圾污染是中国亟待解决的一个棘手的环境问题。2017年7月,国务院办公厅印发《禁止洋垃圾入境推进固体废物进口管理制度改革实施方案》提出全面禁止洋垃圾入境。2017年年底前,全面禁止进口环境危害大、群众反映强烈的固体废物;2019年年底前,逐步停止进口国内资源可以替代的固体废物。

废弃家电产品中有多种有毒有害物质,如铅、汞、六价铬、镉、聚氯乙烯塑料、溴化阻燃剂(brominated flame retardant,BFR)、荧光粉和氟利昂等,因其分离、回收、再生利用等技术难度较大,若未经无害化处理将导致环境污染,并影响人体的身心健康。尽管中国电子垃圾处理行业的规模进入了快速增长期,但其回收处理行业尚处于粗放型状态。相关的技术标准规范有待完善,大部分企业仍沿用相对落后的拆解分类和分选技术,在处理产品的种类、数量、工艺等方面呈现"同质化",由此极易造成环境中粉尘、噪声、重金属和持久性有机污染物(persistent organic pollutant,POP)等污染。如能规范拆解处理和回收利用电子垃圾中的有色金属、稀贵金属、塑料等资源,对电子垃圾进行无害化处理,则可有效地减少环境污染以及原生资源的开采和消耗,保护生态环境与人类健康。

为了规范电子垃圾的处理活动,2009年2月25日中国颁布了《废弃电器电子产品回收处理管理条例》(国务院令第551号),并于2011年1月1日开始施行。电视机、电冰箱、洗衣机、房间空调器、微型计算机等5种产品被纳入《废弃电器电子产品处理目录》的首批清单。2015年2月,国家六部委印发了《废弃电器电子产品处理目录》(2014年版)。新版目录新增九类电器电子产品,并于2016年3月1日起实施。至此,总计14种废弃电子产品拆解技术几乎涵盖了所有的家用电器,并且均以大型家电、办公产品和小型通讯产品为主。欧盟废弃电器电子产品目录则包括了6大类、上百小类的产品。

一、电器电子产品的相关定义和分类

(一) 电器电子产品的相关定义

2003年1月27日,欧盟颁布了《电气和电子产品废弃物》(2002/96/EC)法令,并定义"电器电子设备"(electrical and electronic equipment,EEE),即指属于附件ⅠA所列类别下的、设计使用电压为交流电不超过1000V和直流电不超过1500V的、正常工作需要依赖电流或者电磁场的设备和实现这些电流与磁场的产生、传递和测量的设备。该指令采用了废弃电器电子产品(waste electrical and electronic equipment,WEEE,简称电子废弃物)的概念。该指令在第75/442/EEC号指令第1条(a)款还详细定义了废物(waste),即指拥有者处置或国家法律要求进行处置的任何物质或物品;处置(disposal)是指废物的收集、分类、运输和处理、在地下或地上的贮存和堆放,以及为了再利用、回收而必需的转换操作。基于此定义,确定废弃电子或者电器设备是包括在产品抛弃作为其一部分的部件所有成分、部件和消耗件。在指令91/156/EEC中又对其进行了修改,报废实际上是针对WEEE指令中附件Ⅰ中所有类别的产品,即使该产品并未达到使用寿命结束的阶段,只要被消费者丢弃均视为废弃物。

电器电子产品废弃物俗称"电子废物"(e-waste),是指使用电流、电磁场工作的,被废弃不用的电器或电子设备,主要包括电冰箱、空调、洗衣机、电视机等废旧家用电器和计算机等通讯电子产品,以及精密电子仪器仪表的淘汰品等。电子废弃物种类繁多,可分为两类:一类是所含材料、拆解和处理相对较简单的废旧电子产品如电冰箱、洗衣机、空调机等家用电器以及医疗和科研电器等;另一类是所含材料较复杂的废旧电子产品(如电脑、电视机和手机等)。后者原材料中含有砷、镉、铅及其他多种持久性和生物累积性的有毒有害物质。

我国于2008年2月1日起实施的《电子废物污染环境防治管理办法》第二十五条中定义电子废物(e-waste)是指废弃的电子电器产品、电子电气设备(简称产品或设备)及其废弃零部件、元器件和国家环境保护总局会同有关部门规定纳入电子废物管理的物品、物质,包括工业生产活动中产生的报废产品或者设备、报废的半成品和下脚料,产品或者设备维修、翻新、再制造过程产生的报废品,日常生活或者为日常生活提供服务的活动中废弃的产品或者设备,以及法律法规禁止生产或者进口的产品或者设备。

2010年1月4日,国家环境保护部公布的《废弃电器电子产品处理污染控制技术规范》(HJ 527—2010,2014年4月1日实施)中定义的废弃电器电子产品(waste electrical and electronic equipment)是指产品的拥有者不再使用且已经丢弃或放弃的电器电子产品,以及在生产、运输、销售过程中产生的不合格产品、报废产品和过期产品。

2016年1月6日,我国工业和信息化部、发展和改革委员会、科技部、财政部、环境保护部、商务部、海关总署、质检总局等8部委联合公布了《电器电子产品有害物质限制使用管理办法》(第32号令,2016年7月1日起实施),并定义电器电子产品是指依靠电流或电磁场工作或者以产生、传输和测量电流和电磁场为目的,额定工作电压为直流电不超过1500V、交流电不超过1000V的设备及配套产品,其中涉及电能生产、传输和分配的设备除外。该定义基本与欧盟RoHS2.0指令中的定义一致。

(二) 电器电子产品的分类

2015年2月13日我国公布的《废弃电器电子产品处理目录》(2014年版,2016年3月1

日起正式实施)释义了 14 种电器电子产品范围。

1. 电冰箱　电冰箱指封闭式电机驱动压缩式冰箱,是有适当容积和装置的绝热箱体,采用消耗电能的手段来制冷,并具有一个或多个间室。产品范围包括冷藏冷冻箱(柜)、冷冻箱(柜)、冷藏箱(柜)及其他具有制冷系统、消耗能量以获取冷量的隔热箱体(容积≤800L)。非压缩式电冰箱及容积不超过 50L 的电冰箱不在此范围。

2. 空气调节器　空气调节器是一种向密闭空间、房间或区域直接提供经过处理的空气的设备。包括房间空气调节器和单元式空气调节机,制冷和除湿用的制冷系统以及空气循环和净化装置,还可包括加热和通风装置。产品基本结构为制冷系统、空气循环系统、电气控制系统和箱体等。产品范围包括整体式空调器(窗式、穿墙式等)、分体式空调器(挂壁式、落地式)、一拖多空调等制冷量在 14 000W 及以下(一拖多空调时,按室外机制冷量计算)的房间空气调节器具。

3. 吸油烟机　吸油烟机是安装在炉灶上部,用于收集、处理被污染空气的电动器具,其基本结构为机壳、集烟罩、叶轮、电机、风道和控制部件等。吸油烟机按外形特征可分为薄型、深型、塔型和侧吸型 4 种类型。按式样结构分为欧式、中式、近吸式(侧吸式)几类。按吸气方式分为顶吸式和侧吸式(含斜吸式),按积停沥油方式可分为双油路、三油路,按净化空气的方式可分为是脱油外排式和吸附净化内循环式。产品范围包括深型吸排油烟机、欧式塔型吸排油烟机、侧吸式吸排油烟机及其他安装在炉灶上部,用于收集、处理被污染空气的电动器具。

4. 洗衣机　洗衣机是指利用电能驱动,依靠机械作用洗涤衣物(含兼有干衣功能)的器具。产品范围包括波轮式洗衣机、滚筒式洗衣机、搅拌式洗衣机、脱水机及其他依靠机械作用洗涤衣物(含兼有干衣功能)的器具(干衣量≤10kg)。其他方式(不用洗衣粉)的洗衣机,如超声波洗衣机、电磁去污洗衣机、活性氧去污洗衣机、臭氧洗衣机、离子洗衣机等不在该产品范围内。

5. 电热水器　电热水器是指通过电加热管将电能转化为热能,并将热能传递给水,使水加热至低于沸点温度的器具。产品范围包括储水式电热水器、快热式电热水器和其他可将电能转换为热能,并将热能传递给水,使水产生一定温度的器具(容量≤500L)。咖啡壶、电水壶、煮蛋器、热水售卖机等具备液体加热功能的液体加热器和商业售卖机不属于此类。

6. 燃气热水器　是指以燃气作为燃料,通过燃烧加热方式将热量传递到流经热交换器的冷水中以达到制备热水目的的一种燃气用具(热负荷≤70kW)。此类产品的基本结构包括排烟罩、热交换器、燃烧器、控制器、阀门和电池盒,分为燃气快速热水器和燃气容积式热水器。

7. 打印机　打印机是指从自动数据处理设备、网络、平台式扫描仪等来源接收数据,通过多种方法(如静电、喷墨、针打或热成像等)在印刷(打印)介质上打印正文、字符或图像的设备。产品基本结构为机壳、控制电路、成像组件、耗材等,不包含纸和胶片等打印介质。产品范围为激光打印机、喷墨打印机、针式打印机、热打印机和其他与计算机联机工作或利用云打印平台,将数字信息转换成文字和图像并以硬拷贝形式输出的设备,包括以打印功能为主,兼有其他功能的设备(印刷幅面<A2,印刷速度≤80 张/min)。不包括打印头针数≥48 的针式打印机及打印幅面<110mm 的针式打印机、热敏打印机、热转印打印机和热升华打印机。

8. 复印机　是指从书写、绘制或印刷的原稿得到等倍、放大或缩小的复印品的设备,包括以复印功能为主,兼有其他功能的设备(印刷幅面<A2,印刷速度≤80 张/min)。产品基本结构为机壳、控制电路、复印组件、耗材等。产品范围包括静电复印机、喷墨复印机和其他用各种不同成像过程产生原稿复印品的设备,包括以复印功能为主,兼有其他功能的设备(印刷幅面<A2,印刷速度≤80 张/min)。纸和胶片等打印介质不属于此范围。

9. 传真机 传真机同时具有发送原稿和接收并复制原稿两种功能。该电子设备利用扫描和光点变换计算,把文字、图表、相片等静止图像变换成电信号发出去,接收时以记录形式获取复制稿的通讯终端设备,包括以传真功能为主,兼有其他功能的设备。分为激光传真机、喷墨传真机、热成像传真机和多功能一体机等。

10. 电视机 电视机是指用于信号显示的电视接收装置,可接收、显示、播放由地面、有线、卫星或网络传输的模拟和(或)数字彩色电视广播信号的,由电源供电的电子产品,含有电视调谐器(高频头)及遥控器。产品范围包括阴极射线管(黑白、彩色)电视机、等离子电视机、液晶电视机、有机发光二极管(organic light-emitting diode,OLED)电视机、背投电视机、移动电视接收终端及其他含有电视调谐器(高频头)的用于接收信号并还原出图像及伴音的终端设备。

11. 监视器 监视器是指将视频信号转换为光图像信号,用图示的方法显示已处理数据的图像输出设备。产品范围包括阴极射线管(黑白、彩色)监视器、液晶监视器等以显示器件为核心组成的图像输出设备(不含高频头)。按照用途分为主要用于自动数据处理设备的监视器和其他监视器两大类。

12. 微型计算机 微型计算机是微型计算机系统的简称,也称为微机或电脑,是由硬件系统(其基本结构为硬件系统,包括运算器、控制器、存储器、输入设备、输出设备)和软件系统两大部分。产品范围包括台式微型计算机(含一体机)和便携式微型计算机(含平板电脑、掌上电脑)等信息事务处理实体。

13. 移动通讯手持机 手持机是指具有数据存储及计算能力(一般指有操作系统)、有人机界面,自身带有电池,可以使用电池工作特性的便于携带的数据处理终端机器,简称为手机(cellphone,mobile telephone)。如今,智能手机不仅具有独立的操作系统和独立的运行空间,而且可以由用户自行安装软件、游戏、导航等第三方服务商提供的程序,并可以通过移动通讯网络来实现无线网络接入手机类型的总称。产品范围包括 GSM 手持机、CDMA 手持机、SCDMA 手持机、3G 手持机、4G 手持机、小灵通等手持式的,通过蜂窝网络的电磁波发送或接收两地讲话或其他声音、图像、数据的设备。

14. 电话单机 电话单机是将声音转换成可以传送到另一台设备的信号,在接收信号后又可将信号转换成声音的用户终端通讯设备。目录产品范围包括 PSTN 普通电话机、网络电话机(IP 电话机)和特种电话机。

此外,电子电器产品也可按颜色分为白色电器(如空调、冰箱等)、灰色电器(如计算机、传真机)和黑色电器(如音响、电视机);按器具安装方式分为固定安装式器具(包括抽油烟机、换气扇)、固定式器具(洗衣机、电灶)、嵌装式器具、便携式器具、手持式器具等。

(三)废弃电器电子产品

我国在 2006 年 4 月 27 日实施的《废弃家用电器与电子产品污染防治技术政策》(环发〔2006〕115 号)中定义的废弃家用电器与电子产品是指已经失去使用价值或因使用价值不能满足要求而被丢弃的家用电器与电子产品,以及其元(器)件、零(部)件和耗材,包括:①消费者(用户)废弃的家用电器与电子产品;②生产过程中产生的不合格产品及其元(器)

件、零(部)件;③维修、维护过程中废弃的元(器)件、零(部)件和耗材;④根据相关法律法规,被视为电子废物的。

废弃电器电子产品分为计算机产品、通讯设备、视听设备及广播电视设备、家用及类似用途电器产品、仪器仪表及测量监控产品、电动工具和电线电缆等7类,以及构成其产品的所有零(部)件、元(器)件和材料等。《废弃电器电子产品处理污染控制技术规范》(HJ 527—2010)附录A(规范性附录)列出的废弃电器电子产品的类别及清单如下:①计算机产品:包括电子计算机整机产品、计算机网络产品、电子计算机外部设备产品、电子计算机配套产品及材料、电子计算机应用产品和办公设备及信息产品等;②通讯设备:包括通讯传输设备、通讯交换设备、通讯终端设备、移动通讯设备及移动通讯终端设备和其他通讯设备;③视听产品及广播电视设备:包括电视机、录像机、激光视盘机等影视产品、音响产品、其他电子视听产品、广播电视制作、发射和传输设备、广播电视接收设备及器材、应用电视设备及其他广播电视设备;④家用及类似用途电器产品:制冷电器产品、空气调节产品、家用厨房电器产品、家用清洁卫生电器产品、家用美容和保健电器产品、家用纺织加工、义务护理电器产品、家用通风电器产品、运动和娱乐器械及电动玩具、自动售卖机和其他家用电动产品;⑤仪器仪表及测量监控产品:包括电工仪器仪表产品、电子测量仪器产品、检测控制产品、绘图、计算及测量仪器产品;⑥电动工具:对木材、金属和其他材料进行加工的设备,用于铆接、打钉或拧紧或除去铆钉、钉子、螺丝或类似用途的工具,用于焊接或类似用途的工具,通过其他方式对液体或气体物质进行喷雾、涂敷、驱散或其他处理的设备,用于割草或者其他园林活动的工具;⑦电线电缆:电线电缆、光纤、光缆。

二、废弃电器电子产品的污染

废弃电器电子产品具有双重属性。废弃电器电子产品成分十分复杂,如一部废弃手机含有塑料、金属、玻璃等多种成分;废旧电视机含有玻璃、塑料、金属、荧光粉等。由于废弃电器电子产品既含有铜、铝、铁、塑料、稀贵金属等有价值材料,又含有铅、汞、镉、铬等重金属和卤族化学物质等,如直接丢弃或不当处理极易造成环境污染并危害人体健康。因此,规范回收、拆解、分选、提炼和利用废弃电器电子产品中的有价值材料将可节约资源,保护环境和人类健康。

(一)电器电子产品的污染

2016年1月21日,我国工业和信息化部等八部委联合发布的《电器电子产品有害物质限值使用管理办法》(第32号令)定义的电器电子产品污染是指电器电子产品中含有的有害物质超过国家标准或行业标准,对环境、资源、人类身体健康以及生命、财产安全造成破坏、损害、浪费或其他不良影响。

(二)电器电子产品中的有毒有害物质

欧盟于2006年7月1日实施《电气、电子设备中限制使用某些有害物质指令》(the Restriction of the Use of Certain Hazardous Substances in Electrical and Electronic Equipment, RoHS),该指令共列出铅、汞、镉、六价铬、多溴二苯醚和多溴联苯6种有害物质。

为实现电子信息产业绿色制造和清洁生产,2006年2月中国信息产业部、发展和改革委员会、商务部、海关总署、工商行政管理总局、国家质量监督检验检疫总局、环境保护总局等7个部门联合制定了《电子信息产品污染控制管理办法》(第39号),并于2007年3月1日起实施。该管理办法与欧盟2006年7月1日实施的《在电子电气设备中限制使用某些有害物质指令》(RoHS 指令)相似,即在新投放市场的电子电气设备产品中,限制使用铅、汞、镉、六价铬、多溴联苯和多溴二苯醚 6 种有害物质,被业内人士称为"中国版 RoHS"。但是,随着中国电器电子产业的迅速发展,第 39 号令的相关制度凸显出一定的局限性,如仅规范电子信息产品的污染控制,未覆盖冰箱、洗衣机等电器电子产品,不利于全面保护环境和人体健康,致使部分企业采取对出口国外的产品限制使用有害物质、对国内销售的产品不采取相应的措施的两套标准来组织生产。此外,相关管理方式也亟需建立合格评定制度,完善管理机制。

《废弃电器电子产品处理污染控制技术规范》(HJ 527—2010)定义的废弃电器电子产品有毒有害物质(hazardous substance)是指电器电子产品中含有的对人、动植物和环境等产生危害的物质或元素,包括铅(Pb)、汞(Hg)、镉(Cd)、六价铬(Cr^{6+})、多溴联苯(polybrominated biphenyls, PBB)、多溴联苯醚(polybrominated diphenyl ethers, PBDE)、多氯联苯(polychlorinated biphenyls, PCB)、含有消耗臭氧层物质(ozone depleting substances, ODS)以及国家规定的危险废物。

2016 年 1 月 6 日,国家工业和信息化部等 8 个部门联合公布了《电器电子产品有害物质限制使用管理办法》(第 32 号令,以下简称《办法》)。该《办法》借鉴欧盟 RoHS 和其他国家的通行做法,在现已废止的第 39 号令基础上扩大了限制使用的电器电子产品有害物质范围,并将其划分 7 大类:①铅及其化合物;②汞及其化合物;③镉及其化合物;④六价铬及其化合物;⑤多溴联苯;⑥多溴联苯醚;⑦国家规定的其他有害物质。

(三) 电器电子产品的污染来源

废弃电器电子产品产生量虽然不大,但具有不同于工业固体废物和城市生活垃圾的以下特点:①增长快、数量多,如个人计算机更新速度快,由原来 4~5 年缩短至 2 年左右;②种类繁多、组成复杂,包括熔断器、断路器、避雷器、电视机、空调、冰箱、洗衣机、电话、摄录机等各种电器电子产品;③毒性大、危害重,如电视机和电脑元器件含有汞、铅、砷、铬等有毒重金属,冰箱中制冷剂 R12 可破坏大气臭氧层;④兼有资源和废物的双重特性,如 1 吨电子板中可分离出 130kg 铜、0.45kg 黄金和 20kg 锡。因此,在电器电子产品的生产、回收和处置过程中如处理不当,将污染环境,危害人和动植物的安全。

国家统计局数据显示,我国电视机的社会保有量已达 3.5 亿台,冰箱、洗衣机分别达到1.3 亿台和 1.7 亿台,并且多数家用电器是在 20 世纪 80 年代中、后期进入普通家庭的。按照 10~15 年的使用寿命计算,自 2003 年起,我国每年将报废至少 500 万台电视机、400 万台冰箱和 500 万台洗衣机。值得关注的是,目前全社会电脑和手机保有量分别达到近 2000 万台和 1.9 亿部,而此类家电产品更新速度远快于其他家电产品。有学者用销售淘汰模型(sales obsolescence model)方法预测在 2015 年约有 800 万吨淘汰的家用电子产品,其中黑色金属约占 50%,各种塑料约 30%,铜和电缆约 8%,铝约 5%,其他约 7%。

在电器电子产品生产中,不仅所用原料中含有铅、镉、汞、PCB 和 PBDE 等有害物质,废弃电器电子产品再生利用的操作环节(包括拆卸、分解、破碎、分离、贵金属回收和废物不当处置等)也会造成环境污染,如露天燃烧含塑料、橡胶的导线回收铜、露天堆放的含铅显像管发生破裂、回收电子产品中的贵重金属等酸化、破碎和熔融等生产环节等可产生多氯代二苯并二噁英/呋喃(polychlorinated dibenzo-p-dioxin and dibenzofuran, PCDD/F)、多溴二苯并二噁英/呋喃(polybrominated dibenzo-p-dioxin and dibenzofuran, PBDD/F)和铅、铜等重金属等有毒有害物质。

我国废弃电器电子产品的污染主要来源于国内报废的电器电子产品和非法进口的废弃电器电子产品。

1. 电器电子产品生产过程产生的污染源 电子器具包括电器器具和电子器具两大部分,家用电器是这两个部分的统一体,常含有环境危害部件或物质,是电子废弃物的主要来源。例如,电视机含有铅玻璃、荧光粉、含汞荧光灯管、印刷电路板(含溴化阻燃剂);空调含有氟氯烃类(chlorofluorocarbons,CFC)制冷剂,冰箱含氢氯氟烃(hydrogen-containing chlorofluorocarbons,HCFCs)发泡剂。研究显示,一吨电视机主板可含高达150g的金,从笔记本电脑中除能提出黄金外,还可获得25%左右的铜、50%左右的可再生塑料。

由于家用电器产品种类达数百种,因而世界各国的分类尚未统一。如德国和法国是按家用电器产品的大小件分类,美国按家用电器产品的复杂程度和大小件分类,日本则按其用途分类。我国按家用电器的用途分为14类:①制冷器具:如电冰箱、冷冻箱、冷饮机、制冰机和冰淇淋机等;②空调器具:如空调器、电风扇、除湿机和加湿器等;③取暖器具:如板式电暖器、远红外电取暖器和电热毯等;④厨房器具:如电饭煲、电炒锅、电煎锅、电炸锅、电火锅、电蒸锅、电烤箱、家用净水器、油烟过滤器、电水壶、电咖啡壶、微波炉、电磁灶、洗碗机和多功能家用料理机等;⑤清洁器具:如洗衣机、干衣机、真空吸尘器、擦窗机和淋浴器等;⑥整容器具:如电吹风、电推剪、电动剃须刀和烘发机等;⑦熨烫器具:如电熨斗和熨衣机等;⑧电声器具:如录音机、扩音机和立体声组合音响设备;⑨视频器具:如电视机、摄像机和DVD等;⑩娱乐器具:如电子和电动玩具和电子乐器等;⑪保健器具:如按摩器、磁疗机、远红外保健器、电动牙刷、助听器和电灸器等;⑫照明器具:如各品种和规格的灯具等;⑬其他器具:包括定时器、电动缝纫机、电动自行车、电子钟、电子门锁、计算器、电度表等;⑭计算机和通信器具:如电脑、手机和电话等。

RoHS指令列出了限制使用铅、汞、镉、六价铬、多溴二苯醚、多溴联苯六种有害物质的电器电子产品:①水银(汞):温控器、传感器、开关和继电器、灯泡;②铅:焊料、玻璃、PVC稳定剂;③镉:开关、弹簧、连接器、外壳和PCB、触头、电池;④六价铬:金属附腐蚀涂层;⑤多溴联苯:阻燃剂,PCB、连接器、塑料外壳;⑥多溴二苯醚:阻燃剂,PCB、连接器、塑料外壳。

2. 废弃电器电子产品再利用过程中的污染来源 废弃电器电子产品的处理是指将废弃电器电子产品进行拆解,从中提取物质作为原材料或者燃料,用以改变废弃电器电子产品物理、化学特性的方法,减少已产生的废弃电器电子产品数量,减少或者消除其危害成分,以及将其最终置于符合环境保护要求的填埋场的活动,但不包括产品维修、翻新以及经维修、翻新后作为旧货再使用的活动。然而,在处理废弃电器电子产品过程中如采取措施不当将影响环境质量,危及民众健康。例如,焚烧废弃的电器电子产品时产生的多环芳烃、杂环芳烃、二噁英及呋喃等有致癌性的有害气体以及铅和锡等低沸点金属在高温作用下造成的大气污染。

我国《废弃电器电子产品处理目录(2014年版)》释义中列出了废弃电器电子产品的几种污染途径,包括:①露天焚烧;②直接填埋;③在非专门作业场所拆解废弃电器电子产品;④不具备处理资格的单位或个人使用简陋工艺(如冲天炉、简易反射炉和简易酸浸工艺等)拆解、利用和处理;⑤随意丢弃、倾倒电器电子产品产生的固体废弃物或液体废弃物。

三、废弃电器电子产品的回收处理和利用

随着我国人民生活水平的提高,电器电子产品已进入报废的高峰期。废弃电器电子产

品中铜、铝、铁及各种稀贵金属、玻璃、塑料等多种资源有待转化利用。相对传统的再生资源而言,废弃电器电子产品是一类新兴的再生资源,合理回收和综合利用废弃电器电子产品将有利于保护环境和人类健康。如果缺乏完善的回收处理体系则会造成大量资源的浪费,并对人类健康构成安全隐患。因此,废弃电器电子产品不仅具有资源性,而且具有潜在的环境危害性。

废弃电器电子产品的再生利用(recycling)包括收集(collecting)、运输(transportation)、贮存(storage)、分选(sorting)、处理(treatment)、处置(disposal)、再制造(remanufacturing)和再使用(reuse)。我国废弃电器电子产品回收处理的管理包括再生资源和环境保护两个领域,涉及电器电子产品的绿色设计与制造、再制造、回收、处理和资源综合利用和处置多个环节。如今,中国废弃电器电子产品回收处理行业正趋于规范化、规模化和产业化。我国已出台了一系列政策法规,包括十二届全国人大常委会第八次会议审议通过的《环境保护法》(2015年1月1日起实施)修正案、国务院公布的《废弃电器电子产品回收处理管理条例》(国务院令第551号,2011年1月1日起施行)、财政部等6个部委印发的《废弃电器电子产品处理目录》(2014年版,2016年3月1日起实施),而原《废弃电器电子产品处理目录(第一批)》同时废止。此外,环境保护部发布《废弃电器电子产品拆解处理情况审核工作指南》(2015年版),商务部发布《再生资源回收体系建设中长期规划》(2015—2020年)以及财政部发布《关于调整废弃电器电子产品处理基金补贴标准的公告》等一系列法规、规章和制度促进了我国构建标准化、产业化的废弃电子产品回收利用体系的完善。

(一)废弃电器电子产品的基本特性

1. 潜在的环境污染性　在废旧电子电器产品的拆解、开放性焚烧和随意填埋处理过程中,其含有的大量有毒有害物质(如氟利昂、铅等)可排放到环境介质中,导致大气、水体和土壤的污染。

2. 潜在的资源再生性　废弃电器电子产品中蕴含大量有色金属、黑色金属、玻璃等可再生资源。

(二)废弃电器电子产品回收处理现状

1. 境外非法转移废旧电器途径需取缔　美国、日本和韩国等向我国广东贵屿沿海地区非法输出了大量的废旧电器,造成当地环境的污染。

2. 国内电子电器设备更新处于高峰　目前及未来较长时期我国电器设备更新换代总量将持续在较高水平。

3. 废旧电子电器资源有待转化和合理利用　人类可利用的资源分为不可再生资源、可再生资源和再生资源。再生资源是指人类的生产和生活活动中被开发利用一次并报废后还可反复回收加工再利用的物质资源。废旧电子电器中有色金属、塑料、橡胶、纤维等资源有待科学回收与再利用,属于再生资源。

(袁　晶)

第二节　废弃电器电子产品的环境污染

电器电子产品使用和拆解过程可向周围环境排放多类化合物,包括铜、铅、镉和铬等重金属、多氯联苯(生产性多氯联苯,intentionally produced polychlorinated biphenyls,IP-PCB及非生产性多氯联苯,unintentionally produced polychlorinated biphenyls,UP-PCB)和有机氯杀虫剂(包括滴滴涕、三氯杀螨醇、艾氏剂等)、多环芳烃类等挥发性有机物(volatile organic compound,VOC)、四溴双酚 A(tetrabromobisphenol A,TBBPA)和 PBDE 等溴化阻燃剂。

一、废弃电器电子产品的大气污染

电子废弃物的回收过程释放出的多种化合物可造成室内外空气污染。在电子废弃物拆解地的室内外空气中已检出铅、铬、砷、镉等重金属及多种 PBDE 化合物(BDE17、28、47、49、66、85、99、100、153 和 154)。堆放废弃电视、音响和广播器材的室内尘样中也检出了 PBDE(BDE181、183、184、191、196、197、203、206、207、208 和 209)、十溴联苯乙烷(decabromodiphenylethane,DBDPE)和十溴代联苯(decabromobiphenyl,BB209),其中 PBDE 和 DBDPE 的检出浓度最高。

大气中高分子量 PBDE 浓度是相对稳定的,但低分子量 PBDE 浓度则受季节因素影响有差异性。印刷电路板回收过程是大气 PBDE 衍生物羟化多溴联苯醚(OH-PBDE)以及二溴酚和三溴酚的主要污染来源。电视机拆解场地空气 PBDE 检出浓度可高达 16.86ng/m³。据此浓度计算回收过程排放因子推算电视拆解和破碎过程产生的年 PBDE 排放量为 $0.1\times10^{-1}\sim292.7$kg,不过年处理电器电子产品量影响此浓度。印刷电路板拆解场地气溶胶中可检出 5 种 OH-PBDE、多种未定性的单羟基 OH-PBDE 和二羟基 OH-PBDE 的同系物、溴酚类化合物如溴代双酚 A(brominated bisphenol A)、环氧树脂、苯酚类化合物及羟化多氯联苯类(hydroxylated polybrominated biphenyl species)化合物。然而,OH-PBDE 既可源于自然界,也是 PBDE 的衍生物。我国台州电子废弃物拆解场地的大气中检出了多氯代二苯并二噁英呋喃和呋喃(polychlorinated dibenzo-p-dioxins and dibenzofurans,PCDD/F)、多溴代二苯并二噁英和呋喃(polybrominated dibenzo-p-dioxins and dibenzofurans,PBDD/F)和 PBDE。该地夏、冬两季大气中 PCDD/F 的国际毒性当量(toxic equivalent quantity,TEQ)平均浓度分别为 0.45pg WHO-TEQ/m³ 和 0.39pg WHO-TEQ/m³。

用不同工艺或方法处理电路板、手机和硬盘等电子产品产生的挥发性有机化合物(volatile organic compound,VOC)的种类存在差异。例如,在回收电子产品过程中使用电鼓风机产生的芳烃/碳氢化合物占 VOC 总量的 60% 以上,而使用电热熔炉时则主要产生的是芳香族和卤代烃化合物(halogenated hydrocarbons),两者分别占 VOC 总量的 44% 和 48% 以上。电视、硬盘和微型马达处理过程中使用转式焚烧炉(rotary incinerators),虽然 VOC 浓度变化不大,但此过程产生的芳烃/碳氢化合物仍是主要大气污染物,并可造成严重的大气 VOC 污染。此外,在我国某电子废弃物拆解地室内尘样中检出了 12 种有机磷阻燃剂(organophosphorus flame retardants,OPFR),其中从电子废弃物释放的磷酸三甲苯酯(tricresyl phosphate,TCP)约占 40.7%。

尘埃磁性特征研究表明,广东贵屿电子废弃物拆解地尘埃的质量磁化率[mass-specific susceptibility(chi)]和饱和等温剩磁(saturation isothermal remanent magnetization,SIRM)值分别为 $(101\sim636)\times10^{-8}$m³/kg 和 $(10.5\sim85.2)\times10^{-3}$Am²/kg,尘埃颗粒物的质量磁化率主要源于亚铁磁性矿物(ferrimagnetic minerals),尘埃主要是粗颗粒磁性载体,多源于人为污染。我国某电子废弃物拆解地居室尘样中还检出了氯代助燃剂得克隆(dechlorane plus,DP)和有机氯杀虫剂。

人群暴露处置电子废弃物作业场所的大气污染物浓度不尽相同。一项中国香港电子产品回收从业者健康风险的研究显示,在拆解和拆焊作业区地表尘和地板尘样中均检出高浓度 Pb(拆解作业区分别为 $582\mu g/100cm^2$ 和 $486\mu g/100cm^2$,拆焊作业区分别为 $3610mg/kg$ 和 $19\,172mg/kg$)。基于此浓度,按美国环保局成人铅暴露模型推算出暴露于这两种作业场所地板尘工人的血铅浓度分别为 $100\mu g/L$ 和 $395\mu g/L$。结合人群消化道、皮肤和吸入途径暴露地板尘 Pb 水平评估其健康风险显示,当拆解地工人暴露高于 Pb 可接受范围(即第 95 百分位数是百万分之 147),存在癌症风险。根据广东贵屿大气 BDE28、BDE47、BDE99、BDE207 和 BDE209 的浓度估测,贵屿居民每日总摄入 BDE99 的风险是 $9.0\sim34.9ng/(kg\cdot d)$,此值高于最大允许摄入量[the maximal allowed intake level,$0.26ng/(kg\cdot d)$,安全因子为35-135]。研究报道,台州电子废弃物转运场地空气总 PCB 浓度高达 $17.6ng/m^3$,尘埃 PCB 最高检测浓度为 $2824ng/g$(干重),作业区 PCB 按 2005 年的计算公式得到 TEQ 浓度是 $2159pg/g$(干重),其中 PCB126 的 TEQ 最高($21.5ng/g$ 干重),是 PCB 总 TEQs 的 99%。转运工人通过吸入灰尘和皮肤接触 PCB 的 TEQ 分别是 $67.3\times10^{-5}pg/(kg\cdot d)$ 和 $31.3\times10^{-5}pg/(kg\cdot d)$。

二、废弃电器电子产品的水污染

在电器电子产品回收、拆解与加工处理过程中可产生多种全氟化合物(perfluorinated compounds,PFC),包括全氟丁烷磺酸盐(perfluorobutane sulfonate,PFBS)、全氟十三酸(perfluorotridecanoic acid,PFTrDA)、全氟戊酸(perfluoropropanoic acid,PFPA)、全氟己烷磺酸(perfluorohexanesulfonate,PFHxS)、全氟辛酸(perfluorooctanoic acid,PFOA)、全氟壬酸(perfluorononanoic acid,PFNA),尤其是电子回收拆解场地排放到附近河流和池塘的生产废水受此类化合物污染严重。例如,在燃烧电线地场地附近溪水样中已检出全氟己酸(undecafluorohexanoic acid;别名:perfluorohexanoic acid,PFHxA)、全氟十三酸(perfluorotridecanoic acid,PFTrDA)和全氟丁烷磺酸盐(perfluorobutane sulfonate,PFBS)。人类的电子废弃物回收活动也可造成当地水体 PCB 的严重污染。例如,广东典型电子废弃物回收场地周边的水体沉积物中总 PCB 含量高达 $24.5\sim38.6\mu g/g$ 干重。

广东贵屿是全球最大电子废弃物拆解地之一,已存在 20 余年,其排放的各类环境污染物不仅严重污染其附近的连江,并由于径流作用对较远地域的水体水质也造成了影响。如广东贵屿地区水体底泥已检出 Cu、Ni、Hg、Pb、Cd 和 As 等重金属污染,尤其是雨季其他地表水中重金属(如 Cu、Ni、Cd、Pb、Hg 和 As)浓度暂时性升高明显,并且邻近电子废弃物拆解场地附近水体重金属污染已直接危及当地生态环境和人群健康。另外,在浙江海门鱼样中检出 16 种多环芳烃的中位浓度是 $1478ng/g$ 湿重,当地居民终生超额癌症风险(lifetime excess cancer risk)高于严重风险水平(10^{-4})。

三、废弃电器电子产品的土壤污染

电子废弃物拆解企业排放的各种污染物可共存于土壤中,引起生物体的联合毒性效应。例如,电子废弃物场地主要污染物铅和 BDE209 具有生态毒效应。基于 21 种矿物元素和 16 种多环芳烃监测数据的主成分分析表明,交通污染、煤炭燃烧和不确定污染源是电子废弃物拆解场地土壤的主要污染源。另外,PCB 的物理迁移和生物降解可能影响其在环境中的分布。但是,在一定条件下,土壤自净能力也可以降低电子废弃物拆解场地土壤污染物的浓度。如 PCB 是台州电子废弃物场地最常见的污染物之一,但当地农田土壤中的 PCB 可被稀释,尤其是土壤中 PCB 高氯同系物(highly chlorinated congeners)的浓度变化更明显,这归于当地水稻和旱季稻种植时采取不同田间水管理,因为稻田缺氧-富氧环境(anoxic-oxic environment)使PCBs降解和脱氯菌群的数量发生改变,进而影响PCBs的需氧-厌氧生物转化,从而促进土壤中PCBs的自然降解。研究显示,浙江椒江河口表层沉积物样中PCBs总浓度为4.93~108.79ng/g干重,河口内段其浓度始终高于河口外段,邻近电子废弃物排放源的土壤具有PCB毒性潜力(possible toxic potential)。

在电子废弃物回收企业的电子磨碎垃圾、作业地面灰尘和作业区树叶样中检出了11种2,3,7,8-溴代二噁英/呋喃(2,3,7,8-polybrominated PBDD/F)和PBDE的10种同系物。树叶、电子磨碎残渣、土壤、作业场地的地面尘样中总PBDD/F浓度分别为113~818pg/g干重、392~18 500pg/g干重、716~800 000pg/g干重和89 600pg/g干重。电子废弃物回收场地的土壤及其工作场所灰尘样中总PBDD/F平均浓度是最高的,人体每天经土壤/灰尘和皮肤接触暴露电子废弃物回收场地环境中PBDD/F的毒性当量(TEQ)高于PCDD/F。

对5个亚洲国家不同采样点(包括存在未知点污染源的城市、农村和背景点、溴化阻燃剂相关工业场地、电子废弃物拆解场地)的土壤样中PBDE的23种同类物分析表明,溴化阻燃剂相关工业场地以及电子废弃物拆解场地的土壤中PBDE是最高的,其中主要是BDE209同类物,BDE17、BDE85、BDE138、BDE191、BDE204和BDE205的浓度不高。各国城市和农村土壤样中总PBDE(23种同类物之和)的平均浓度的高低依次为日本>中国>韩国>印度>越南。并且当地人口密度是反映各国土壤PBDE污染的一个良好指标。相对大多数非十溴二苯醚(nondeca-BDE)同系物而言,土壤有机质含量和PBDE水平与其长期禁用呈正相关。

BDE209和四溴双酚A(tetrabromobisphenol A,TBBPA)是电子废弃物拆解地的主要污染物,其毒性效应受到广泛关注。研究表明,此两种化合物联合暴露能影响耕种土壤微生物种群和酶活性,即微生物种群抑制率与一定剂量的BDE209或TBBPA存在剂量-效应和时间依赖关系,其效应灵敏度依次为真菌>细菌>放线菌。此两种化学物对土壤酶活性的影响在作用的第7天达到峰值。脲酶相对过氧化氢酶和蔗糖酶对此两种化学物的反应更敏感,BDE209或TBBPA对土壤微生物、过氧化氢酶和蔗糖酶活性有拮抗作用,但对脲酶活性的影响主要是相加作用。

(袁 晶)

第三节 废弃电器电子产品污染的健康危害

浙江台州、广东的贵屿和清远是中国主要的传统电子废弃物回收地。研究报道,人体可经吸入、饮食以及土壤或灰尘摄入等途径暴露电器电子产品处理过程排放的多种有害有毒物质。目前,人的胎盘、脐带血、母乳、血、尿和头发等生物样品中已检出PCB、PBB、PBDE、PCDD/F和重金属等多种污染物。生活在非规范电子废弃物回收场地附近的孕妇、新生儿、儿童等敏感人群暴露电子废弃物与其体内负荷、健康损害评价指标存在关联性,尤其是胎儿或儿童神经发育障碍的风险较高。

机体暴露电器电子产品中铅、镉、铬、汞和镍等重金属和多环芳烃、PCB、PBDE、双酚类、PBDE等有害物质后,其内分泌系统、呼吸系统、生殖系统、发育系统功能会受到影响,表现为生理和病理指标发生变化,甚至引起疾病或死亡。例如,2001—2009年间,贵屿医院与对照医院的门诊病例对比分析显示,2004年和2009年总男性生殖疾病患病率(male genital diseases morbidity,MGDM)平均为 0.753‰和 0.355‰。附睾炎、阳痿和早泄、包皮过长、淋病、尿道炎、性功能障碍、精子缺乏、精子活力不足以及病因不明的男性不育发生的比例较高。显然,当地电子废弃物污染已威胁到男性的生殖健康。研究报道,电子废弃物拆解地附近居民尿中 BPA、双酚 S(bisphenol S,BPS)和双酚 F(bisphenol F,BPF)的检出率>90%,并且其尿 BPA 和 BPF 浓度是高于参照人群(村民),另外暴露电子废弃物与反映机体氧化应激的生物标志物——尿中 8-羟基脱氧鸟苷(8-hydroxy-desoxyguanosine,8-OHdG)存在关联性。

一、废弃电器电子产品的重金属污染对人群健康的影响

电子废弃物中重金属(如铅、镉、铬、锰、镍、汞、砷、铜、锌、铝、钴)污染可致机体多个系统和器官的损伤,出现亚临床症状和疾病,如上呼吸系统轻微刺激症状、肺功能降低、出生体长过短、肛门与生殖器之间的距离过短(lower anogenital distance)、低新生儿 Apgar 评分、低出生体重和较高的注意力不足过动症(attention-deficit/hyperactivity disorder)患病率以及染色体损伤等。

人群暴露电子废弃物拆解场地的环境污染物可致其内暴露剂量增加,由此带来健康隐患。汞是电子废弃物拆解场地的重要污染物。在中国台州电子废弃物拆解地的空气、尘、地表土壤、农作物、家禽、鱼和人发样中均检出总汞(T-Hg)和甲基汞(MeHg)的污染。空气、土壤、尘样中总汞平均浓度分别为 30.7ng/m³、3.1μg/g 和 37.6μg/g;稻米和鱼样中甲基汞平均浓度分别为 20.3ng/g 和 178.1ng/g。电子废弃物从业者发样中无机汞浓度也远高于一般参考人群,并与其逗留作业环境的时间有关,其原因主要是长期吸入污染空气和尘的汞蒸气。一般人群甲基汞的暴露水平与其常食用鱼有关。儿童和成人的甲基汞估计每日总摄入量(estimated total daily intakes,TDI)分别是 696.8ng/(kg·d)和 381.3ng/(kg·d),均远超过一般人群每日膳食参考量(dietary reference dose,RfD)230ng/(kg·d)。

电子废弃物拆解场地的铅和镉污染会影响胎儿的正常发育。研究报道,采自电子废弃物暴露区的胚胎组织中铅和镉的浓度高于一般人群,并且与新生儿的出生体长过短和较长孕龄呈相关性。采自粗放型电子废弃物拆解和回收场地的新生儿脐带血中铅、镉浓度与其双亲居住在电子废弃物拆解地或双亲从事电子废弃物处理工作呈关联性。脐带血中的镉、铬和镍浓度与脐带血浆 8-OHdG 水平呈正相关,提示这些金属的体内负荷可能诱发了氧化性 DNA 损伤。研究报道,电子废弃物拆解从业者的发样中 Zn、Pb、Cu、Cd 和 Ni 浓度显著高于对照人群,当地儿童呈类似情形。另外,电子废弃物从业者的尿铅与其从业时间也呈关联性。铅具有免疫毒性,可影响机体的免疫功能和体内平衡。研究显示,广东贵屿学龄前儿童的血铅浓度与其 NK 细胞百分比呈负相关,并且其血小板数和 IL-1β 水平较高,但白介素 2(interleukin 2,IL-2)、白介素 27(interleukin 27,IL-27)和巨噬细胞炎性蛋白(macrophage in-flammatory protein-1α,MIP-1α)水平却较低。

基于生命周期影响方法(life cycle impact-based methods)揭示,电子产品中 Sb、Ag 和 Cu 的资源潜力较高。简化路径和影响模型(simplified pathway and impact model)分析显示,彩色 CRT 电视中的铅在所有环境介质中均有致癌毒性潜力(carcinogenic toxicity potentials);手提电脑、液晶显示器、液晶电视和手机(等离子电视和彩色显像管电视除外)中的汞主要在空气介质中显现高致癌毒性潜力。镍主要在水和土壤介质中,也显现高致癌毒性潜力。值得关注的是,金属的毒性潜力受径流以及与毒性潜力相关因素的影响。电子产品中的铅几乎在所有环境介质中都显现非致癌毒性潜力,如手机中主要是锌,其次是铅。液晶显示器和液

晶电视中的汞在城乡空气介质中显现高的非致癌毒性潜力。在除手机以外的电子产品中，铜在水和土壤环境中显现高生态毒性，而手提电脑、等离子电视和彩色显像管电视中的铅主要在大气环境中显现生态毒性，其次等离子电视和彩色显像管电视中的锌也在大气环境中显现生态毒性。

非规范性电子废弃物拆解回收过程常进行固体废物焚烧，由此产生的飞灰中的重金属会影响从业者的健康。研究表明，挥发性金属（Zn、Pb、Cu 和 Cd）易被浓缩于细颗粒物中，尤其是可溶性和可交换性且空气动力学当量直径≤2.5μm 的颗粒物。健康风险评价结果显示，空气动力学当量直径为 10~5μm、5~2.5μm、2.5~1μm 和 1μm 颗粒物中非致癌性金属的累积危害指数（cumulative hazard indexes）分别是 1.69、1.41、1.78 和 2.64，均高于可接受阈值 1.0，累积致癌风险（cumulative carcinogenic risk）也高于阈值（10^{-6}）。在该从业人群中观察到 Pb 和 Cr 相关的非癌症和癌症效应，提示细粒度飞尘中重金属对人体有较大的健康风险。

二、废弃电器电子产品的有机物污染对人群健康的影响

持久性有机污染物（persistent organic pollutants，POPs）是指持久存在于环境中，具有长期残留性、生物蓄积性、半挥发性和高毒性，并对人类健康及环境造成不利影响的天然或人工合成的有机污染物质。例如，在印刷电路板中广泛使用的四溴双酚 A（tetrabromobisphenol A，TBBPA）已列为可能人类致癌物。一般人群主要通过灰尘的吸入和饮食途径暴露环境 TBBPA。短链氯化石蜡（short chain chlorinated paraffins，SCCP）是一种持久性有机污染物，可通过水生食物网对人体健康产生影响。例如，在取自电子废弃物污染的密闭新鲜水塘的野生水生生物样品（鱼和无脊椎动物）、水样和底泥样中均检出 SCCP，其浓度范围为 1700~95 000ng/g湿重，计算的生物累积因子（bioaccumulation factor，BAF）介于 2.46~3.49。

在电子废弃物回收过程中，开放焚烧和酸洗是 PCDD/F 的主要污染源。根据公开数据估算，中国两个主要电子废弃物场地成人、儿童和母乳婴儿经饮食、呼吸和土壤/尘暴露的总暴露剂量范围是 5.59~105.16pg TEQ/（kg·d），超过 WHO 建议的日允许摄入量（tolerable daily intakes，TDI）1~4pg TEQ/（kg·d），而且通过饮食和呼吸途径暴露 PCDD/F 量分别占总暴露量的 60%~99% 和 12%~30%。不过，婴儿和儿童体内 PCDD/F 负荷及不同组织 PCDD/F组分的动力学是有差别的。

中国温岭怀孕妇女母婴血样 PBDE 浓度分析显示，当地生活 20 年以上的孕妇血清 PBDE 浓度较高，可能与其暴露当地电子废弃物拆解场地的环境有关；母亲和脐带配对血清样中高溴 PBDE 的中位浓度比小于低溴 PBDE 的中位浓度比，提示 PBDE 跨越胎盘屏障从母体向胎儿转运受限，而且胎盘屏障作用是随高溴同系物而增强的。另外，当地孕妇血清中 BDE153 与其 TT_4 水平也有关联，PBDE 与 TH 的相关性可能与人体暴露 PBDE 的时间期限有关，由此提示电子废弃物污染环境所致人群远期健康危害存在复杂性。

头发作为研究持久性有机污染物的生物样品正受到关注。不过，用头发 POP 来反映机体内外的浓度仍存在不一致性。电子废弃物从业者头发和血清中 PCB 中位浓度分别是 894ng/g 和 2868ng/g 脂质，并且男女两性血清 PCB 中位浓度相近。研究表明，头发和血 PCB 水平基本可反映机体近期的暴露水平。血清 PCB95、132 和 183 的手性特征是非外消旋体。不过，头发手性异构体组成基本是外消旋体。用化学质量平衡模型（chemical mass balance model）进行污染源解析可知，外源性 PCB 是暴露人群发样中 PCB 的主要来源，空

气、血样、室内尘对发样 PCB 的平均污染贡献率分别为 64.2%、27.2% 和 8.79%,提示发样 POP 浓度可以反映人体 POP 的暴露水平。

(袁　晶)

第四节　电子废弃物的防控管理

一、电子废弃物的管理法规

欧美和日本等发达国家在制定和实施电子废弃物的管理法规方面居于领先地位。近年来,我国加强了电子废弃物管理法规的建设,出台了一系列相关的法规和政策来规范电子废弃物回收处理活动。电子废弃物污染防控的法律、法规和政策为有效地回收利用电子废弃物,推动电子废弃物无害化和资源化处置提供了管理体制构架。

(一) 发达国家电子废弃物的管理法规

1. 欧盟的电子废弃物管理法规　欧盟于 2005 年 8 月 13 日实施的《废弃电子电气设备指令》(WEEE)、2006 年 7 月 1 日实施的《关于在电子电气设备中限制使用某些有害物质指令》(RoHS)、2008 年开始分段实施的《用能产品生态设计框架指令》(EUP)是欧盟防治电子废弃物污染的主要法规,这 3 个指令涵盖防控电子废弃物污染环境和电子废弃物污染治理制度化两个方面。

WEEE 主要是有关电子废弃物污染环境的治理制度,即通常所指的电子废弃物管理制度,主要包括电子废弃物的分类回收、处理和无害化处置等内容。WEEE 明确规定:①自 2005 年 8 月 13 日起,欧盟市场上流通的电子电气设备生产商必须在法律意义上承担起废旧产品回收费用的责任,欧盟各成员国有义务制定自己的电器电子产品回收计划,同时建立相应的配套回收设施;②对于电子废弃物的处理,各成员国应确保生产者或其委托的第三方处理企业使用最优的电子废弃物处理技术;③电子废弃物的处理活动应经过成员国的行政审批许可,符合成员国制定的具体处理标准,并接受成员国相关部门的检查监督。

RoHS 指令主要是限制某些有毒有害物质在电器电子产品中的使用,从而减少电子废弃物对环境的危害性。该指令要求从 2006 年 7 月 1 日起,投放欧盟市场的电器电子产品,除法律规定的豁免情况外,不得含有铅、汞、镉、六价铬、多氯联苯和多溴联苯醚等有害物质,管辖范围涉及近 100 种终端产品。

EUP 指令于 2005 年 7 月 6 日通过,于 2008 年起分段实施。电子电气设备作为用能产品的重要组成部分,其产品设计也应该遵循 EUP 的要求,从而有效减少电子废弃物的产生数量。

2. 美国的电子废弃物管理法规　美国联邦政府未制定全国性的电子废弃物管理法令,但现行《资源保护及回收法》明令禁止企业将报废后的废旧电器电子产品作为普通垃圾丢弃,并为各州制定相应的电子废弃物管理立法提供了法律基础。目前,美国半数以上的州已完成了电子废弃物管理立法。例如,2003 年 9 月加利福尼亚州率先通过了《2003 电子废弃物再生法案》,对在加州销售的所有视频显示设备的废弃物的管理和回收做出了相关规定,这些视频显示设备包括阴极射线管、等离子电视机、电脑显示器、笔记本电脑、电脑和电视液晶显示器等。2006 年缅因州实施了《有害废物管理条例》,该法规定家用电视机和电脑显示器实行强制回收,生产商承担指定电子废弃物的收集和处理费用,采取电子废弃物处理时由生产商负责收取费用的收费机制。

3. 日本的电子废弃物管理法规 日本是世界上最早建立和发展循环经济的国家。日本有关电子废弃物的立法是促进循环经济发展的法律法规体系的一部分,可分为 3 类:①基础法律:即 2000 年颁布的《促进建立循环型社会基本法》。该基本法把焦点放在废弃物问题上,在努力确保社会物质循环的同时,抑制自然资源消费和减低环境负荷。②综合性法律:包括《固体废弃物管理和公共清洁法》和《促进资源有效利用法》两部法律。其中《促进资源有效利用法》对家电生产企业提出了加强再生性设计,在外观上加注再生标识的要求。③具体的法律法规:即根据各种产品性质所制定的 6 部具体法律法规。其中,2001 年 4 月开始实施的《家用电器回收法》是针对电子废弃物的,其目的在于促进电视机、冰箱、洗衣机及空调等大型家用电器的回收。该法规定了家电回收利用生产企业必须达到的标准。

(二)中国电子废弃物污染管理的法律与法规

我国政府为积极推动电子废弃物的减量化、无害化和资源化处置,已颁布了一系列相关的法律、法规和政策。这些管理法规主要分为两类:第一类是适用于电子废弃物管理的通用基本法律法规,包括《中华人民共和国环境保护法》《固体废物污染环境防治法》《清洁生产促进法》和《循环经济促进法》等近 10 部法律和法规;第二类是防治电子废弃物污染环境的相关法规,主要包括《电器电子产品有害物质限制使用管理办法》《电子废物污染环境防治管理办法》《旧电器电子产品流通管理办法》《废弃电器电子产品综合利用行业准入条件》《废弃电器电子产品回收处理管理条例》《废弃电器电子产品处理基金征收使用管理办法》等部门规章和政策。

1. 环境保护法 2014 年 4 月 24 日中华人民共和国第十二届全国人民代表大会常务委员会第八次会议修订通过了我国历史上最严格的《中华人民共和国环境保护法》(自 2015 年 1 月 1 日起施行)。该法是我国环境保护的基本法,它规定了环境保护的基本原则、基本制度以及包括政府、公民在内的各参与方的义务和责任,其规定适用于电子废弃物的回收处理,也是电子废弃物回收处理立法的基础性法律。

2. 固体废物污染环境防治法 1995 年 10 月 30 日第八届全国人民代表大会常务委员会第十六次会议通过了《中华人民共和国固体废物污染环境防治法》。2004 年 12 月 29 日第十届全国人民代表大会常务委员会第十三次会议对该法进行了第一次修订。根据 2013 年 6 月 29 日第十二届全国人民代表大会常务委员会第三次会议《关于修改〈中华人民共和国文物保护法〉等十二部法律的决定》,对该法进行了第一次修正。2015 年 4 月 24 日第十二届全国人民代表大会常务委员会第十四次会议通过了全国人民代表大会常务委员会《关于修改<中华人民共和国港口法>等七部法律的决定》,对该法进行了第二次修正。

《固体废物污染环境防治法》主要在工业固体废弃物、生活垃圾、危险废物污染环境防治以及危险废物处置的管理等方面做出各项规定,对电子废弃物的污染防治具有指导意义。《固体废物污染环境防治法》第十七条规定:"收集、贮存、运输、利用、处置固体废物的单位和个人,必须采取防扬散、防流失、防渗漏或者其他防止污染环境的措施;不得擅自倾倒、堆放、丢弃、遗撒固体废物。"第三十七条还规定:"拆解、利用、处置废弃电器产品和废弃机动车船,应当遵守有关法律、法规的规定,采取措施,防止污染环境。"

3. 清洁生产促进法 2002 年 6 月 29 日第九届全国人民代表大会常务委员会第二十八次会议通过了《清洁生产促进法》。2012 年 2 月 29 日第十一届全国人民代表大会常务委员会第二十五次会议对该法进行了修订。《清洁生产促进法》是我国第一部以预防污染为主要内容的专门法律,该法的颁布标志着环保立法观念已从末端治理转向全过程控制。彻底摈弃了过去先污染再治理的被动做法,从生产源头进行控制,减少和避免污染物的产生,实行清洁生产的全过程控制。《清洁生产促进法》第十二条规定:"国家对浪费资源和严重污染环境的落后生产技术、工艺、设备和产品实行限期淘汰制度。国务院有关部门按照职责分工,制定并发布限期淘汰的生产技术、工艺、设备以及产品的名录。"第十九条规定:"企业在进行技术改造过程中,应当采取以下清洁生产措施:①采用无毒、无害或者低毒、低害的原料,替代毒性大、危害严重的原料;②采用资源利用率高、污染物产生量少的工艺和设备,替代资源利用率低、污染物产生量多的工艺和设备;③对生产过程中产生的废物、废水和余热等进行综合利用或者循环使用;④采用能够达到国家或者地方规定的污染物排放标准和污染物排放总量控制指标的污染防治技术。"第三十五条规定:"依法利用废物和从废物中回收原料生产产品的,按照国家规定享受税收优惠。"以上规定有利于推动电子产品的绿色设计和回收利用,并促进电子产业的健康发展。

4. 循环经济促进法　2008 年 8 月 29 日中华人民共和国第十一届全国人民代表大会常务委员会第四次会议通过了《中华人民共和国循环经济促进法》,并从 2009 年 1 月 1 日起正式施行。该法为我国发展循环经济提供了依据和保障,其中部分条款针对电子废弃物作出了相关规定。例如,该法第十九条规定:"对在拆解和处置过程中可能造成环境污染的电器电子等产品,不得设计使用国家禁止使用的有毒有害物质。禁止在电器电子等产品中使用的有毒有害物质名录,由国务院循环经济发展综合管理部门会同国务院环境保护等有关主管部门制定。"第三十八条规定:"对废电器电子产品、报废机动车船、废轮胎、废铅酸电池等特定产品进行拆解或者再利用,应当符合有关法律、行政法规的规定。"第三十九条规定:"回收的电器电子产品,经过修复后销售的,必须符合再利用产品标准,并在显著位置标识为再利用产品。回收的电器电子产品,需要拆解和再生利用的,应当交售给具备条件的拆解企业。"第五十一条规定了应承担的法律责任:"违反本法规定,对在拆解或者处置过程中可能造成环境污染的电器电子等产品,设计使用列入国家禁止使用名录的有毒有害物质的,由县级以上地方人民政府产品质量监督部门责令限期改正;逾期不改正的,处 2 万元以上 20 万元以下的罚款;情节严重的,由县级以上地方人民政府产品质量监督部门向本级工商行政管理部门通报有关情况,由工商行政管理部门依法吊销营业执照。"

5. 电器电子产品有害物质限制使用管理办法　我国工业和信息化部、国家发展改革委员会、科技部、财政部、环保部、商务部、海关总署、质检总局联合制定了《电器电子产品有害物质限制使用管理办法》,并于 2016 年 7 月 1 日起施行。该管理办法的核心内容是减少和限制铅、镉、汞、六价铬、多氯联苯、多溴联苯醚等有害物质在电器电子产品中的使用,并控制和减少电器电子产品废弃后对环境造成的污染,促进电器电子行业清洁生产和资源综合利用,鼓励绿色消费,保护环境和人体健康。该管理办法规定:①设计、生产过程中,通过改变设计方案、调整工艺流程、更换使用材料、革新制造方式等限制使用电器电子产品中的有害物质的技术措施;②设计、生产、销售以及进口过程中,标注有害物质名称及其含量,标注电器电子产品环保使用期限等措施;③销售过程中,严格进货渠道,拒绝销售不符合电器电子产品有害物质限制使用国家标准或行业标准的电器电子产品;④禁止进口不符合电器电子产品有害物质限制使用国家标准或行业标准的电器电子产品。

6. 电子废物污染环境防治管理办法　2007 年 9 月国家环境保护部颁布了《电子废物污染环境防治管理办法》,于 2008 年 2 月 1 日开始实施。该管理办法旨在防治电子废弃物污染环境,加强对电子废物的环境管理,主要是防治电子废物在拆解、利用、处置过程中造成的环境污染。对于电子废弃物的拆解、利用和处置的相关经营企业实行目录管理。管理办法第五条明确规定:"新建、改建、扩建拆解、利用、处置电子废物的项目,建设单位(包括个体工商户)应当依据国家有关规定,向所在地设区的市级以上地方人民政府环境保护行政主管部门报批环境影响报告书或者环境影响报告表。"第八条规定:"建设电子废物集中拆解利用处置区的,应当严格规划,符合国家环境保护总局制定的有关技术规范的要求。"第九条规定:"从事拆解、利用、处置电子废物活动的单位(包括个体工商户)应当按照环境保护措施验收的要求对污染物排放进行日常定期监测。"

7. 旧电器电子产品流通管理办法　2013 年 2 月 17 日我国商务部第 74 次部务会议审议通过了《旧电器电子产品流通管理办法》,于 2013 年 5 月 1 日起施行。该管理办法旨在加强对旧电器电子产品流通的管理,促进资源综合利用,保护环境。该办法所称的旧电器电子产品是指已进入消费领域,仍保持全部或者部分原有使用价值的电器电子产品,并非严格意义上的电子废弃物。该办法要求经营者收购旧电器电子产品时应当对收购产品进行登记,建立旧电器电子产品档案资料,经营者销售旧电器电子产品时严禁经营者以翻新产品冒充新产品出售,应当向购买者出具销售凭证或发票。

8. 废弃电器电子产品综合利用行业准入条件　2010 年 12 月中国家用电器研究院起草了《废弃电器电子产品综合利用行业准入条件》(征求意见稿)。制定该行业准入条件旨在进一步规范废弃电器电子产品综合利用行业管理,提升行业技术水平,减少环境污染,利于行业规范和健康发展。该准入条件规定废弃电器电子产品综合利用企业(含新建、改扩建)必须遵守国家法律法规、产业政策。符合行业发展规划、土地利用总体规划、土地供应政策和土地使用标准。综合利用企业的布局要符合本地区废弃电器电子产品资源综合利用发展的要求,要符合多种渠道回收、集中处理的原则,要有利于企业专业化、产业化和规模化的发展要求。综合利用企业必须具备:①与其综合利用能力相适应的废弃电器电子产品贮存场地、处理车间和场地;②与其综合利用能力相适应的专业拆解处理等综合利用设备;③与其综合利用能力相适应的分拣、包装、运输车辆、搬运设备、压缩打包设备、专用容器、计量设备,以及事故应急救援和处理措施。

9. 废弃电器电子产品回收处理管理条例　2008 年 8 月 20 日国务院第 23 次常务会议通过了《废弃电器电子产品回收处理管理条例》,并于 2011 年 1 月 1 日起实施。制定本条例的目的是为了规范电器电子产品的回收处理活动,促进资源综合利用和循环经济发展,保护环境,保障人体健康。该条例明确规定:国家对废弃电器电子产品处理实行资格许可制度,实行多渠道回收和集中处理制度,建立废弃电器电子产品处理基金,用于废弃电器电子产品回收处理费用的补贴,禁止采用国家明令淘汰的技术和工艺处理废弃电器电子产品。

10. 废弃电器电子产品处理基金征收使用管理办法　我国财政部、环境保护部、国家发展改革委员会、工业和信息化部、海关总署和税务总局联合制定《废弃电器电子产品处理基金征收使用管理办法》,于 2012 年 7 月 1 日起执行。该管理办法规定:电器电子产品生产者、进口电器电子产品的收货人或者其代理人应当按照本办法的规定履行基金缴纳义务;基金全额上缴中央国库,纳入中央政府性基金预算管理,实行专款专用,年终结余结转下年度继续使用;对采用有利于资源综合利用和无害化处理的设计方案以及使用环保和便于回收利用材料生产的电器电子产品,可以减征基金。该管理办法有力推动和促进了废弃电器电子产品回收处理的长效机制。

总之,我国目前尚无一部针对电子废弃物定制的高层次的法律,可参照执行的法律主要是涉及电子废弃物污染的管理,如《环境保护法》《固体废弃物污染环境防治法》《清洁生产促进法》《循环经济促进法》。现阶段电子废弃物污染管理相关的法律和法规多为部门规章,实施效果不甚理想,大量电子废弃物无法得到有效的回收,低级的电子废弃物处理产业仍继续存在和发展。由于电子废弃物的较低回收利用率致使环境负荷加大,环境资源匮乏越来越重。

二、电子废弃物污染的控制措施

目前对电子废弃物的处置方式主要为填埋和焚烧,但电子废弃物中的有毒有害物质在填埋和焚烧过程中会加大其向环境中的排放强度,造成更严重的环境污染。因此,对于电子废弃物的处理,首先应通过拆解方式来降低危险化学物质和元素的浓度,对于具有经济价值的物质进行回收,最后通过填埋或焚烧的方式处置。

电子废弃物拆解过程中会产生大量有毒重金属和有机化合物。为防止电子废弃物在拆解过程中造成环境污染,在拆解区域必须采取有效的污染控制措施。2014年12月5日,由中华人民共和国环境保护部、工业和信息化部联合颁布的《废弃电器电子产品规范拆解处理作业及生产管理指南(2015版)》对电子废弃物拆解制定了明确的环境保护管理制度。

(一) 废气污染控制措施

在电子垃圾拆解回收场地应采取有效防尘、降尘、集尘措施,并设置有害废气集气过滤净化系统,确保生产环境中的大气污染物能达标排放。企业应根据《废弃电器电子产品处理工程设计规范》的要求,参照其他相关规范,针对不同位点粉尘和其他废气中污染物的特点及其污染控制需求等,合理确定除尘设备的集气罩风速、风量、风压、尺寸等各项参数,进行负压设计。废气通过除尘过滤系统净化后引至高处达标排放。

针对电子废弃物拆解回收场地大气环境中的污染物还应采取针对性污染防治措施,如使用含汞荧光灯管的平板电视机及显示器、液晶电视机及显示器,应在负压环境下拆解背光源,拆卸荧光灯管时应使用具有汞蒸气收集措施的专用负压工作台,并配备具有汞蒸气收集能力的废气收集装置(如载硫活性炭过滤装置)。冰箱、空调制冷剂预先抽取等环节产生的有机废气应经活性炭吸附净化后引至高处排放。使用整体破碎设备拆解含戊烷发泡剂冰箱时,应具备环戊烷气体收集系统,收集后的气体通过强排风措施稀释,并引至高处排放。荧光粉收集操作台应当设置集气罩,荧光粉应当在负压环境下收集并保存在密闭容器内。

(二) 废水污染控制措施

建设合适的污水处理系统,并严格实施雨污分流。对于在拆解区域溢出的所有液体以及清洁场地产生的废水应经污水处理系统处理达标后方可排放。

(三) 固体废物污染控制措施

处理企业生产经营过程中产生的各类固体废物应严格按照危险废物、一般工业固体废物、生活垃圾等进行合理分类,应分别委托具有相关资质、经营范围或具有相应处理能力的单位利用或处置,不能自行利用处置。

(四) 噪声污染控制措施

电子废弃物拆解过程中使用的破碎机、分选机、风机、空压机等机械设备,应采用合理的降噪、减噪等措施,如选用低噪声设备,安装隔振元件、柔性接头、隔振垫等,在空压机、风机等的输气管道或在进气口、排气口上安装消声元件,采取屏蔽隔声措施等。对于搬运、手工拆解、车辆运输等非机械噪声产生环节,宜减少固体振动和碰撞,如使用手动运输车辆、车间地面涂刷防护地坪、使用软性传输装置等措施,还可给工作人员佩戴耳塞等劳动保护用品。

(五)处理场所污染控制措施

电子废弃物处理场地应具有适当的防渗措施以及溢出物收集设施,保证生产性污水不会溢出,并能全部通过收集系统进入污水处理设施进行处置。此外,电子废弃物处理场地应设置防风雨覆盖层,所需防风雨覆盖层应根据电子废弃物的种类和数量进行选择使用,如简单的遮盖物或带屋顶的建筑物。电子废弃物处理场地还应设置一定的区域用于贮存电子废物的拆解零部件,并且该贮存区应配备防渗表面和封闭式排水系统。

(王　琳)

参 考 文 献

1. Duan H,Hu J,Tan Q,et al. Systematic characterization of generation and management of e-waste in China.Environ Sci Pollut Res Int,2016,23(2):1929-1943.

2. An T,Huang Y,Li G,et al. Pollution profiles and health risk assessment of VOCs emitted during e-waste dismantling processes associated with different dismantling methods. Environ Int,2014,73:186-194.

3. Li WL,Ma WL,Jia HL,et al. Polybrominated diphenyl ethers (PBDEs) in surface soils across five Asian countries:levels,spatial distribution,and source contribution.Environ Sci Technol,2016,50(23):12779-12788.

4. Zhang T,Xue J,Gao CZ,et al. Urinary concentrations of bisphenols and their association with biomarkers of oxidative stress in people living near E-waste recycling facilities in China. Environ Sci Technol,2016,50(7):4045-4053.

5. Xu L,Ge J,Huo X,et al. Differential proteomic expression of human placenta and fetal development following e-waste lead and cadmium exposure in utero. Sci Total Environ,2016,550:1163-1170.

6. Wang H,Han M,Yang S,et al. Urinary heavy metal levels and relevant factors among people exposed to e-waste dismantling. Environ Int,2011,37(1):80-85.

7. Zheng J,Yu LH,Chen SJ,et al. Polychlorinated biphenyls (PCBs) in human hair and serum from E-waste recycling workers in southern China:concentrations,chiral signatures,correlations,and source identification. Environ Sci Technol,2016,50(3):1579-1586.

8.《中华人民共和国环境保护法》(2015 年 1 月 1 日起施行)http://zfs.mep.gov.cn/fl/201404/t20140425_271040.shtml

9.《中华人民共和国固体废物污染环境防治法》(2015 年 4 月 24 日第十二届全国人民代表大会常务委员会第十四次会议修订通过)http://www.safehoo.com/Laws/Law/201611/463349.shtml

10.《电器电子产品有害物质限制使用管理办法》(2016 年 7 月 1 日起施行)http://www.miit.gov.cn/n1146285/n1146352/n3054355/n3057254/n3057260/c4608532/content.html

第二十七章

我国区域性环境污染与健康

第一节 概　　述

中国长江三角洲(简称长三角)、珠江三角洲(简称珠三角)和环渤海地区是我国最主要的三大城市群,是拉动我国经济增长的重要经济区。但随着工业化、城镇化的加速推进,区域内资源环境压力也日益突出。目前,这三大地区不仅是我国经济发展的重心所在,也是环境矛盾最凸显,公众环保需求最强的地区,是经济和环境双转型最迫切的地区。

针对空气污染问题,"十二五"期间,科技部联合环保部等 8 个部门组织实施了《加强大气污染防治科技支撑工作方案》,重点推动京津冀、长三角、珠三角等 3 个区域大气污染防治协同创新,集中开展区域大气联防联控技术研究。根据大气污染防治行动计划具体指标,至 2017 年,京津冀、长三角、珠三角等区域细颗粒物(fine particulate matter,$PM_{2.5}$)浓度分别下降 25%、20%、15%左右。针对水污染问题,我国提出了水污染防治行动计划,到 2020 年,全国水环境质量得到阶段性改善,京津冀区域丧失使用功能(劣于Ⅴ类)的水体断面比例下降 15 个百分点左右,长三角、珠三角区域力争消除丧失使用功能的水体。到 2030 年,全国 7 大重点流域水质优良比例总体达到 75%以上,城市建成区黑臭水体总体得到消除,城市集中式饮用水水源水质达到或优于Ⅲ类比例总体为 95%左右。针对土壤污染问题,自 2017 年起,将在京津冀、长三角、珠三角等地区的部分城市开展污水与污泥、废气与废渣协同治理试点。争取到 2020 年,全国受污染耕地安全利用率达到 90%左右,污染地块安全利用率达到 90%以上。

区域污染防控任务任重道远。本章仅分别介绍目前珠三角、长三角和环渤海地区环境污染现状及其对人群健康的影响。

第二节　珠三角区域环境污染及对健康的影响

一、大气污染及对居民健康的影响

珠江三角洲位于广东省中南部,珠江入海口与东南亚地区隔海相望,其中包括了广州、深圳、佛山、中山、惠州、东莞、珠海、江门、肇庆以及深汕特别合作区,该区域是我国改革开放的先行者,是中国重要的经济中心区域之一。但随着经济规模的迅速扩大和城市化进程的快速发展,工业生产和生活导致向大气中排放的污染物也随之大量增加,珠江三角洲城市群的空气质量呈现下降趋势,灰霾天气明显增多,其影响呈现出明显的区域性分布特征。

(一)珠江三角洲区域大气污染的基本特征

目前,珠三角地区大量的污染源集中在城市群和城乡复合带,污染物通过转化和城市间输送形成了典型的大气复合污染。这一方面是由于该地区经济的持续高速发展,工业及交通运输业对能源的需求极大升高,大气污染物排放量也随之呈现增加趋势;另一方面是由于大多的工业都集中在珠三角这一区域,加上城市化进程加快导致的"热岛效应"使得该区域内空气污染物的排放不易扩散。其中广州作为经济发展领头羊的同时对大气污染的贡献也是最大的,其次是东莞、佛山、深圳、珠海、江门、惠州、中山以及肇庆等城市。

目前,珠三角地区以燃油、燃煤为主的能源结构没有得到根本改变,这也就意味着经济的增长必然伴随着巨大的能源消耗。针对污染源的相关评价发现,二氧化硫(sulfur dioxide,SO_2)和氮氧化物(nitrogen oxides,NO_x)的最大排放贡献源主要来自电厂、工业部门煤炭和重油燃烧排放,其次为道路移动源,此外,非道路移动源也具有重要贡献,如客货运输船舶和渔业船舶排放等。一氧化碳(carbon monoxide,CO)的排放主要来源于燃料的不完全燃烧,前三大贡献源依次为道路移动源、固定燃烧源和生物质燃烧源。挥发性有机物(volatile organic compound,VOC)排放主要来自有机溶剂使用源和道路移动源,其中,家具制造业和电子产品制造业作为该地区(如深圳和东莞)的支柱产业,其生产过程中使用的高挥发性有机物,使得其成为最主要的 VOC 排放贡献源。氨气(ammonia,NH_3)的排放主要源于农牧源的畜禽养殖和氮肥施用,排放贡献率分别为44.5%和40.7%。此外,珠江三角洲地区汽车尾气排放的 $PM_{2.5}$ 已占到污染物比例的20%~40%,与工业排放一起成为污染源的前两位,而固定燃烧源成为了大气颗粒物的第三大来源。

值得注意的是,SO_2、NO_x、NH_3、VOC 等污染物除了作为一次污染物直接对人体健康产生危害外,也作为臭氧、颗粒物的前体物质形成二次污染物,从而对人群健康造成间接的危害。

据2015年中国环保部环境状况公报显示,珠三角地区 9 个地级以上城市空气达标天数比例在84.6%~97.5%之间,平均为89.2%,比2014年上升7.6个百分点,比2013年上升12.9个百分点;平均超标天数比例为10.8%,其中轻度污染和中度污染天数比例分别为9.6%和1.2%,未出现重度污染和严重污染。超标天数中以臭氧(ozone,O_3)为首要污染物的天数最多,占超标天数的56.5%;其次是 $PM_{2.5}$ 和二氧化氮(nitrogen dioxide,NO_2),分别占39.0%和4.5%。

(二)主要大气污染物及其对居民健康的影响

1. 气态污染物污染及对人体健康影响　O_3 作为重要的大气污染物之一,主要是空气中的 NO_x 和 VOC 等在日光紫外线的作用下经过一系列的光化学反应生成的。它作为光化学烟雾的主要成分,占烟雾中光化学氧化剂的90%以上,是光化学污染的重要指示污染物。珠三角区域是空气污染超标天数中以 O_3 为首要污染物天数最多的地区,其中肇庆、东莞、顺德等地于2014年和2015年连续2年成为珠江三角洲区域 O_3 高污染地区,其他区域 O_3 浓度也逐渐呈现上升趋势。因此其对健康的影响不容忽视。由于 O_3 的水溶性小,使得该种污染物易进入呼吸道的深部。短期暴露高浓度的 O_3 会出现呼吸道的症状,肺部功能改变,气道反应性增高以及呼吸道出现炎症反应。研究还发现,若大气中的 O_3 达到 $1070\mu g/m^3$ 时可引起哮喘发作,导致上呼吸道疾病的恶化,并且对眼睛有刺激作用,使得视觉敏感度和视力下降;若高于 $2140\mu g/m^3$ 时,会导致人体出现头痛、肺气肿和水肿等临床症状。针对广州、东莞

大气中 O_3 与居民死亡风险的研究发现,大气中 O_3 浓度每增加 $10\mu g/m^3$,居民超额死亡风险分别为 0.37% 和 0.44%。

SO_2 是水溶性刺激性气体,易于被上呼吸道和支气管黏膜的富水性黏液吸收。可转变成亚硫酸盐或亚硫酸氢盐被吸收,进入血液循环。SO_2 作为刺激性气体能够刺激呼吸道平滑肌的末端神经感受器,使得气管或支气管收缩,气道阻力和分泌物增加。所以,人若暴露在较高浓度的 SO_2 后,很快就会出现喘息、气短等症状。动物实验也证实,SO_2 可以降低动物对感染的抵抗能力,损伤巨噬细胞参与的杀菌过程。同时它还影响动物呼吸道对颗粒物的清除能力以及呼吸道黏膜纤毛的运动。相关研究也发现 SO_2 的二次颗粒物是变态反应原,能引起支气管哮喘。珠三角地区人群流行病学研究结果发现,在毗邻珠江入海口的区域(包括澳门、广州、深圳、珠海、东莞以及中山),由 SO_2 排放导致的人群全病因超额死亡人数为 1597 人/百万,其中由于呼吸系统而引起的超额死亡人数为 814 人/百万;而其他 4 城市(包括佛山、江门、肇庆和惠州)由于 SO_2 排放导致的人群全病因死亡人数为 2308 人/百万,其中由于呼吸系统而引起的超额死亡人数为 1060 人/百万。

大气中 NOx,主要指的是 NO_2 和 NO,NO_2 的毒性是 NO 的 4~5 倍。针对 NOx 对健康的研究多来自 NO_2。NO_2 较难溶于水,故其在上呼吸道发挥的作用较小,主要是作用于深部呼吸道、细支气管以及肺泡。体外研究结果显示,NO_2 可激活细胞的氧化应激系统,引起肺组织内以淋巴细胞和巨噬细胞为主的炎症反应。动物实验结果表明,NO_2 可导致多系统的病理改变。吸入人体的 NO_2 可通过亚硝酸根和硝酸根的形式进入血液循环中,最终通过尿液排出体外。但在此过程中形成的亚硝酸根离子可与血液中的血红蛋白结合,从而导致机体缺氧。同时有研究显示 NO_2 与大气中的 SO_2 和 O_3 分别具有协同和相加作用,造成呼吸道阻力增加以及对感染的抵抗能力下降。

2. 颗粒物污染及对人体健康影响　颗粒物可以通过呼吸道的防护屏障,深入到支气管和肺部,进而直接影响肺通气功能,诱发支气管炎、哮喘和肺部硬化,甚至导致心血管疾病。同时,由于颗粒物的组分中能够携带病毒、细菌、放射性尘埃和重金属等物质,使得对呼吸系统、心血管系统、免疫系统、生殖系统和神经系统等都有影响。大量研究证据显示,颗粒物中的有机提取物有致突变作用,可引起细胞的染色体畸变、姊妹染色单体交换以及微核率增高,诱发程序外的 DNA 合成。细胞实验和动物实验也证实,颗粒物具有一定致癌性。

流行病学研究发现,短期大气颗粒物污染与人群死亡率存在相关性。通过 2006—2008 年的人群流行病调查发现,PM_{10} 每升高 $10\mu g/m^3$,广州、佛山、珠海及中山地区的人群全病因死亡率分别升高 0.74%、0.50%、0.37% 和 0.44%。参照珠江三角洲地区 $PM_{2.5}$ 背景值($28\mu g/m^3$)及 WHO 大气质量指导值($10\mu g/m^3$),该区域 $PM_{2.5}$ 急性健康效应的经济损失分别为 1.84 亿元和 2.67 亿元。此外,针对广州、东莞、深圳和肇庆 4 个地区颗粒物对人血管内皮细胞毒性的体外实验发现,不同地区颗粒物的细胞毒性表现并不一致,这可能与不同地区颗粒物的组成分不同相关。目前,根据颗粒物的来源、组分及其健康影响研究显示,由于颗粒物中组分的不同,即使同等空气动力学粒径大小的颗粒物,对人体的健康危害效应也会呈现出不同的结果。特别是在珠三角地区,存在许多新型污染物。如对广东清远电子垃圾拆解区大气的研究中发现,清远电子垃圾拆解区大气颗粒态新型卤代阻燃剂(halogenated flame retardants,HFR)浓度处于世界较高水平,HFR 在粗颗粒和细颗粒上的浓度分布相近。对东江流域大气中总多氯萘(polychlorinated naphthalenes)、短链氯化石蜡(short chain chlorinated paraffins,SCCP)、中链氯化石蜡(medium-chained chlorinated paraffins,MCCP)的研究显示,其广泛分布在珠三角地区,其中广州、东莞高于惠州、河源。此等污染物对人群健康的影响尚待深入研究。

总体来说,珠三角地区臭氧、细颗粒物二次污染问题突出,改善珠三角地区的空气污染问题,控制其前体物的排放是关键因素之一。

二、水污染及对居民健康的影响

(一)珠三角区域水污染的基本概况

珠江河口及其邻近水域的自然条件优越,水产资源十分丰富,生态效应极为敏感。近年来,随着珠江三角洲工农业的迅速发展和人口的增长,加之该区域内河网纵横,雨量丰沛,各种来源的污染物质通过地表径流和大气干湿沉降等方式进入珠江水系及珠江口,使环境质量日趋恶化,生态平衡受到严重威胁和破坏。这些物质包括传统的有机氯农药如滴滴涕(dichlorodiphenyltrichloroethane,DDT)和六六六(hexachlorocyclohexane,HCH)、多氯联苯(polychlorinated biphenyls,PCB)和溴化阻燃剂(polybrominated diphenyl ethers,PBDE)、多氯代二苯并二噁英/呋喃(polychlorinated dibenzo-p-dioxin and dibenzofuran,PCDD/F)、六氯苯(hexachlorobenzene,HCB)及多环芳烃(polycyclic aromatic hydrocarbons,PAH)等。水污染严重影响了珠三角饮用水源的水质,使原本淡水资源较丰富的珠三角出现了淡水资源短缺的局面,造成非常突出的水质性缺水问题。

根据《广东省水资源公报(2015)》和《广东省环境状况公报(2015)》,在124个省控断面中,Ⅰ~Ⅲ类、Ⅳ~Ⅴ类和劣Ⅴ类水质的断面比例分别为77.4%、14.5%和8.1%。在所监测评价的水库中,水质Ⅰ~Ⅲ类水库占82.4%。按国家水功能区限制纳污红线主要控制指标(高锰酸盐和氨盐,简称"国控指标")评价,达标率为67.1%。

(二)珠三角区域水污染对居民健康的影响

1. 珠三角区域水重金属和无机盐污染 随着经济的快速发展,珠三角地区涉及重金属排放的行业也越来越多,主要包括矿山开采、印染、电路板、农药、化工、金属冶炼等,加上乱采、乱堆和超标排污等问题,使重金属污染事件一直呈现出高发态势。以珠江为例,其上游和下游的铬、镍、铜、锰、镉和铅年均流量分别为445、256、241、3293、12、317吨/年和1823、1144、1786、15634、74、2017吨/年。在2006—2012年,珠江中重金属每年入海通量(吨)分别为5.8(汞)、471.7(铅)、1524.6(铜)、43.9(镉)和621.9(砷)。

汞中毒可引起神经性头痛、头昏、肢体麻木疼痛、肌肉震颤、运动失调、肝炎、肾炎、蛋白尿和尿毒症等症状。此外,汞均可在一定条件下转化为甲基汞。甲基汞进入人体后遍布全身各器官组织,主要侵害神经系统,还可通过胎盘屏障侵害胎儿,使新生儿患先天性疾病;砷可在毛发指甲中蓄积,引起慢性砷中毒。砷还有致癌作用,能引起皮肤癌;铅对儿童神经系统来说是一种极为敏感的毒物,婴儿接触高浓度铅易引起中毒性脑病,还可导致幼儿血脑屏障功能受损,出现病理性脑水肿。此外,若儿童长期接触低浓度铅,则可引起行为功能改变;急性铬中毒出现肝大、肝功能异常,呼吸道刺激症状甚至发生化学性肺炎和肾衰竭。长期或反复接触低剂量铬酸雾或铬酸盐尘,可发生慢性呼吸道炎症甚至出现哮喘,严重者可出现鼻中隔溃疡和穿孔(铬鼻病)。皮肤长期或反复接触铬化合物,可发生接触性皮炎。除此之外,铬还可引起血液系统的改变。一些研究表明,六价铬还是潜在的致癌物。

重金属污染还可能有致癌、致畸、致突变作用,已发现的所谓癌症村绝大多数与重金属污染有关,如广东韶关翁源县新江镇上坝村,位于著名的多金属矿山——大宝山下游,该村于 2000 年的癌症发病率为 609/10 万,是同期全国平均水平(70/10 万,中国 CDC 公布数据)的 8.7 倍,癌症患者中以食管癌、肝癌居多。

2. 珠三角区域水内分泌干扰物和抗生素污染

(1)水中的内分泌干扰物污染:近几十年来,环境内分泌干扰物(environmental endocrine disruptors,EED)的污染及其带来的生态效应已引起国际社会的广泛关注。环境内分泌干扰物主要经过工业废水和生活污水的排放进入水体环境。由于 EDC 具有疏水亲脂的特性,所以,它们倾向于与溶解相的有机质结合和随水流迁移,它们也易于吸附于悬浮颗粒物和沉积物中,或被水生生物吸收而富集在体内,并有可能通过食物链传递最终危害人体健康。国外尤其是发达国家对环境内分泌干扰物的环境行为进行了大量的调查研究,然而,我国对环境内分泌干扰物污染状况、作用机制及人群健康危害等方面的研究有待进一步加强。

EDC 广泛存在于珠江三角洲河流中,以酚类雌激素为主。表层水中,OP(辛基酚)、NP(壬基酚)、BPA(双酚 A)、E1(雌酮)和 E2(17α-乙炔雌二醇)的浓度范围分别为 <1.6~577ng/L、276~14 936ng/L、8.7~639.1ng/L、<1.5~11.5ng/L 和 <1.1~1.7ng/L。水悬浮颗粒物中,烷基酚(AP)(包括 OP 和 NP)和 BPA 的含量(浓度)范围分别为 347~12 452ng/g(13~723ng/L)和 2.3~758.1ng/g(0.3~38.4ng/L),但是,仅在 2 个样品中检出 E1,其最高含量(浓度)为 14.4ng/g(1.1ng/L);沉积物中,OP、NP、BPA、E1 和 E2 的含量范围分别为 <2.0~210ng/g、107~16 198ng/g、<1.7~429.5ng/g、<1.3~10.9ng/g 和 <0.9~2.6ng/g。

在珠江三角洲河流中,珠江广州河段的 EDC 污染最为严重,东江东莞河段次之,北江和西江的污染水平最低;EDC 的空间分布与沿岸的工业废水和生活污水的排放有关,其含量总体呈现出沿河口方向逐渐降低的趋势。夏季珠江广州河段和东江东莞河段表层水中的 EDCs 含量普遍高于冬季,浓度随季节变化有同步的增减趋势。回归分析显示,3 种环境介质中 BPA、E1、APs 的浓度/含量和 DOC/TOC 均呈显著的正相关,表明水环境中的有机碳与雌激素样化合物的分布、迁移、转化和归趋有密切关系。珠江河流水体中 OP、NP 和 BPA 的 $\log K_p$ 分别为(3.38±0.49)、(3.52±0.35)和(2.8±0.55),$\log K_{oc}$ 值分别为(4.89±0.41)、(5.05±0.33)和(4.34±0.50),均落入国外报道的范围之内,其中 K_{oc} 值高出理论预测值 1~2 个数量级。与国内外其他河流相比,珠江三角洲河流表层水中的烷基酚、双酚 A 的浓度普遍较高,而天然雌激素的浓度较低,处于中下浓度水平;表层沉积物中 AP 和 BPA 的含量也落入国外报道的含量范围的高值区域,E1 和 E2 的含量与国外报道的数据接近,表明珠江三角洲河流已受到酚类雌激素的严重污染。值得注意的是,珠江三角洲河流的一些表层水和沉积物样品中 NP、BPA 和 E2 的浓度/含量达到了某些水生生物的最低效应浓度水平,总的雌激素效应主要来自于 NP 的贡献。珠江三角洲河流中内分泌干扰物已经对水生生物构成威胁,特别是珠江广州河段和东江东莞河段,已经成为生态高风险区。

(2)水中的抗生素污染:珠江广州河段存在严重的抗生素污染,枯水期污染尤为严重,远远高于发达国家河流中抗生素(氟喹诺酮类、大环内酯、磺胺类等 9 种典型抗生素)含量,而与其污水中的浓度数量级相近。在同一时期,分别对深圳河不同河段和深圳湾不同区域进行采样分析。结果表明,深圳河抗生素污染非常严重,药物含量大多在数百 ng/L,特别是红霉素,在所有检测河段含量均高于 1000ng/L。深圳湾也在一定程度上受到抗生素污染,每升含数十至数百纳克之间,不同抗生素的含量特点与深圳河抗生素污染水平相符。维多利亚湾水体中大多数抗生素均未检出,表明该处水体受生活污水影响较小,且水体具有很好的动态更新能力。

3. 珠三角区域水持久性有机污染物污染

（1）水中的持久性有机污染物污染：调查监测发现，珠江8大主要入海口水体中的持久性有机污染物（persistent organic pollutant，POP）主要包括有机氯农药（organochlorine pesticides，OCP）（主要包括六六六和DDT）和多溴联苯醚（polybrominated diphenyl ethers，PBDE）等，其浓度处于较高水平。珠江8大出口每月的 Σ_{21}OCP 和 Σ_{20}PCB 河流输出通量范围分别为 0.64~277kg 和 0.09~19.1kg，而年通量则分别为3090kg和215kg。OCP的两类主要组成物六六六和DDT的年通量分别达到1110kg和1020kg。对DDT的组成分析表明，目前珠三角环境中仍有新的DDT输入源，但目前被广泛关注的含DDT的三氯杀螨醇农药给珠三角环境贡献的DDT量远小于土壤中的蓄积量，历史残留是当前珠江水体DDT的主要污染源。Σ17PBDE的月河流流失通量范围是 0.21~215kg，年河流流失通量为2140kg，其最主要的目标化合物BDE209的年流失通量为1960kg，另两个主要化合物BDE47和BDE99的年流失通量分别为13.3kg和11.7kg。评估结果表明，过去的20年间，珠三角河流向沿岸海域输送了约23吨的PBDE污染物。电子废物（e-waste）是珠三角乃至整个中国环境中PBDE最大的污染来源，每年进口的电子废物给中国带来了约35 000吨的PBDE污染物，远高于国内报废电器电子产品所释放的PBDE量（1000~2000kg）。对珠江口几个环境过程包括水气交换、干湿沉降、降解、沉积和向海洋输出等进行的评估表明，径流是OCP和PBDE污染物从珠三角迁移到沿岸海域的重要途径。

珠江流域河流水体中27种多环芳香烃（简称 Σ27PAH）的总浓度、15种多环芳烃（Σ16PAH除去naphthalene，简称 Σ15PAH）的浓度以及7种致癌多环芳烃的浓度分别为（260±410）ng/L、（130±310）ng/L 和（15±12）ng/L。水体中多环芳烃主要来源于煤和植物燃烧、工业炼焦、汽车尾气以及漏油，来源贡献比例分别为28%、25%、22%和21%。计算得出珠三角珠江流域上游河流中 Σ27PAH 和 Σ15PAH 年通量分别为38.9吨和12.9吨。

（2）珠三角区域沉积物中的POP：广东省东翼沿海沉积物中的PBDE、多环芳烃污染较西翼严重，DDT浓度的最高值在湛江湾检出，而粤东粤西沿海沉积物受生活污水影响的程度没有明显差别。在各种多溴联苯醚单体中，BDE209的丰度最高，与目前世界范围内多溴联苯醚使用状况相关（BDE209含量超过80%）。有机污染物的来源分析表明，广东省东西两翼沿海沉积物中多环芳烃主要源于燃烧质热解；DDT的一个主要来源是渔船防腐漆，而直链烷烃基苯（linear alkylbenzenes，LAB）则指示该地区存在未处理的或处理不足的工业及生活污水的排放。从输入途径来看，大气沉降和河流输运分别是广东省东西两翼沿海沉积物中PBDE和多环芳烃的主要输入途径，而与渔业活动相关的渔船防腐漆的使用是DDT的主要输入源。

东江河段沉积物中，PBDE、DBDPE、DP、TBBPA和HBCD的浓度范围分别为3~2512ng/g干重、0.2~1700ng/g干重、0.01~19.3ng/g干重、0.19~82.3ng/g干重和0.07~31.6ng/g干重，TBBPA和DBDPE的污染水平在全球处于高端水平，并且近年来污染呈逐渐加重的趋势。珠江三角洲区域沉积物中四溴双酚A（TBBPA）及其脱溴产物均广泛检出，说明TBBPA的脱溴反应是TBBPA的一个主要环境行为。

珠江三角洲不同研究区域PBDE含量差别较大，珠江（广州段）和东江（下游河网）PBDE、BDE209的污染相当严重，主要是受当地工业废水排放的影响；西江沉积物中PBDE的含量较低，很可能与西江流经城市的工业发展程度和工业结构有关，并且一定程度上可能受高污染区大气传输的影响；澳门水域也是PBDE的高污染区，但其主要由上游河流和珠江口水体迁移而来,而不是来自本地排放。在研究区域,沉积物中的 PBDE 几乎都是以 BDE209 的为主,比低溴代 BDE 高 1~2 个数量级,这是由于我国十溴联苯醚是现在最主要的溴代阻燃剂。对珠江口东西两岸钻孔沉积物中 PBDE 的研究结果显示,位于东岸的钻孔沉积物中 ΣPBDE(不包括 BDE209)从底部到顶部呈逐渐下降趋势,而 BDE209 则呈现明显的上升趋势;位于西岸的钻孔沉积物中 BDE209 也呈现逐渐增加的趋势,ΣPBDE 呈略微的降低趋势但波动较大,这有可能与该钻孔沉积物沉积后受到干扰有关。PBDE 在珠江口沉积物钻孔中的垂直分布反映了多溴联苯醚阻燃剂在珠三角地区的使用状况:过去溴代阻燃剂以五溴联苯醚为主,近几年则以十溴联苯醚为主,并且其使用量呈现快速增加趋势。钻孔中 PBDE 单体组成的垂直变化可能与溴代阻燃剂的组成、光化学/微生物降解或者沉积后的组分迁移有关。通过西岸的钻孔沉积物的数据对珠江口 PBDE 沉积通量的计算表明,ΣPBDE 和 BDE209 的沉积通量大约分别为每年 $1.81~10.2ng/cm^2$、$2.97~20.2ng/cm^2$。珠江口沉积物中 PBDE 的储量大约为 8.2 吨。

珠江三角洲沉积物中 HFR 主要以 PBDE 和 DBDPE 为主,两者比例之和超过总 HFR 的 90% 以上。新型 DBDPE 在珠三角大多数区域的污染已超过了十溴联苯醚(deca-BDE),成为最重要的卤代阻燃剂污染物之一。除东江和珠江口外,其他区域低溴代 PBDE 的同系物组成也发生了变化:一是 BDE183 的比例显著提升;其次是 BDE47/(BDE47+BDE99)的比值发生了较大变化;再次是 BDE28 和 BDE66 的比例也有了较大提高。珠江三角洲沉积物中六溴环十二烷(HBCD)主要以 γ-HBCD 为主,平均比例占 52.5%~75.0%,且不同区域中三种非对映异构体的组成有差异性。东江沉积物样品中 γ-HBCD 接近外消旋特征,主要受本地点源直接排放的影响,而其他区域大多数沉积物样品(大燕河除外)选择性富集(−)γ-HBCD,不同区域也有较大差别,反映了不同沉积环境对 HBCD 对映异构体的影响。*fanti* 值计算结果与工业品相似,说明珠三角沉积物对 DP 异构体没有显著的选择性富集。

珠江三角洲河流和河口沉积物中 PBDE 的含量范围为 $3.67~2517ng/g$,不同研究区域 PBDE 含量差别较大。东江下游河段和珠江(广州段)PBDE 污染较严重,平均含量分别达 $588ng/g$ 和 $272ng/g$,主要受当地工业生产过程的影响。HBCD 含量较低,为 $nd~31.6ng/g$,东江沉积物中平均含量最高,大燕河最低。TBBPA 含量范围为 $nd~304ng/g$,大燕河含量最高,平均值为 $64.5ng/g$,说明电子垃圾拆解区是珠三角地区 TBBPA 的一个重要来源。DBDPE 作为 deca-BDE 的替代品,其在珠江三角洲沉积物中的含量也较高,含量范围为 $nd~1728ng/g$,同样是东江下游河段和珠江(广州段)污染最严重。DP 整体含量水平较低,BTBPE 最高值出现在大燕河下游河段,说明电子垃圾拆解活动是 BTBPE 的主要来源,其在珠三角工业活动中使用较少。统计分析结果显示,东江下游河段是珠江三角洲 HFR 高污染区,珠江次之。其他地区污染情况依次为:大燕河 > 顺德 > 北江 > 西江 > 珠江口。体现了工业活动以及电子垃圾拆解活动是珠江三角洲河流沉积物中 HFR 的主要来源。

南海大陆架沉积物是珠三角人类活动排放持久性有机污染物的巨大储库,同时对全球海洋系统产生一定的影响。南海大陆架沉积物中多环芳烃和有机氯农药的空间分布趋势显示了上游河口水体输入的重要性,沉积物中菲的相对高含量和主成分分析进一步说明了河流河口输入是南海北部沉积物中多环芳烃和有机氯农药的主要输入途径;线性回归分析表明,上游河口水体携带的多环芳烃和有机氯农药大约能向南迁移距河口 124~276km 和 143~172km 处的储量估算表明,在过去 25 年中珠三角地区排放的多环芳烃和有机氯农药(OCP)分别有 631 吨和 1.9 吨储存在珠江口,有 423 吨和 1.4 吨储存在南海北部大陆架区域,多环芳烃单位面积的储量约为地中海盆地沉积物中的 10 倍。

(3)珠三角区域生物体内 POP 蓄积:研究发现,东江三角洲鱼体中 PBDE、DBDPE 和 TBBPA 的浓度范围分别为 34.5~825.2ng/g 脂重、27~230ng/g 脂重和 nd~65.7ng/g 脂重,处于全球范围内的中高值,而 DP 和 HBCD 的浓度范围分别为 0.1~189.3ng/g 脂重和 nd~832ng/g脂重,位于全球同类数据的中端值。鲮鱼和罗非鱼的 PBDE 同系物组成相似,都是以 BDE47 为主,但清道夫鱼(Chaunacops coloratus)体内 PBDE 同系物组成以 BDE47、BDE99 和 BDE209 为主,这可能由于清道夫鱼对 PBDE 的代谢能力较低以及食物暴露这两种因素造成的。鲮鱼和罗非鱼,相比于清道夫鱼,表现出更容易富集 syn-DP 这一异构体,这与清道夫鱼的食性和栖息环境有关,同时清道夫鱼处较高营养级,其 α-HBCD 的含量以及所占的比例均高于其他两种鱼。PBDEs、DBDPE、DP、TBBPA 和 HBCD 的绝大多数单体的生物沉积物富集因子(biota-sediment accumulation factor,BSAF)值小于 1,表明沉积物中这些有机污染物的生物可利用性很低,不太可能成为水生生物的二次污染源。HFR 的生物累积因子(bioaccumulation factor,BAF)值总体来看随着 log K_{ow} 值(K_{ow}:正辛醇/水分配系数)的增加而增加,但当 log K_{ow}>7 时,生物对 PBDE 的生物富集能力有所下降。γ-HBCD 向 α-HBCD 的生物转化以及生物体对 BDE66 和 BDE99 的代谢导致这几种单体偏离了这个模型预测趋势。在清远电子垃圾回收地各种鸟类的生物富集研究中发现,TBBPA 和 HBCD 在鸟体内的浓度范围分别为 0.9~148.2ng/g 脂重和 nd~505.8ng/g 脂重,TBBPA 在鸟体内浓度处于世界范围内的高值,当地的电子垃圾拆解活动可能是造成该区域 TBBPA 污染的一个重要来源。HBCD 的异构体组成与栖息环境和食源存在较大的关联性。在水生鸟类池鹭体内 α-HBCD是主要甚至唯一被检出成分;在陆生鸟斑鸠和鹧鸪体内则发现 γ-HBCD 是主要组分;而在一些湿地水鸟体内,则没有统一的选择性富集 α-或者 γ-HBCD 的现象。结合稳定碳放射性核素分析,并与鸟类相应食物和环境样品的比对,发现这种生物体内选择性富集某一HBCD 立体异构体的现象,既受生物体内代谢作用影响,也受其食源影响。

(4)POP 的健康影响:采用单次和反复染毒暴露模式,研究十溴联苯醚(deca-BDE)对分娩前后 SD 大鼠的暴露,以及 SD 母鼠通过胎盘、母乳对胎鼠、仔鼠代际传递。结果显示,分娩前后的 SD 大鼠经单次和反复暴露 deca-BDE 后,体内都检测到 BDE209,表明 BDE209 可以被分娩前后的 SD 大鼠吸收富集。BDE209 在大鼠体内主要分布在含血液丰富的肝脏、肾等组织中,而在含血少的甲状腺、脑等组织中分布相对较少。单次染毒暴露后,BDE209 在SD 大鼠各组中的浓度下降很快,其中肝脏中下降得最快(7 天后 BDE209 的浓度比 1 天后低21.5 倍),依次是胎盘、胎鼠、血液、甲状腺、肾、脑。BDE209 在 SD 大鼠体内存在脱溴代谢,主要的代谢物是 3 种 nona-BDE(BDE206、BDE207、BDE208)和 5 种 octa-BDE(BDE196、BDE198/203、BDE197/204)。分娩前单次暴露后的结果表明母鼠体内的 BDE209 及其代谢物可以越过胎盘屏障对胎鼠进行子宫内暴露。分娩前后反复暴露后,母鼠对 BDE209 及其代谢物的暴露程度提高,胎鼠对 BDE209 及其代谢物的暴露程度也相应地提高。但母鼠临近分娩时,母鼠和胎鼠体内 BDE206、BDE196 等个别 BDE209 代谢物的浓度表现出下降;分娩后,母鼠和仔鼠体内 BDE209 及其代谢物的浓度相比于分娩前都表现出降低,其中母鼠肝脏和仔鼠体内 BDE209 的浓度分别低了 6 倍多和 5 倍多。可能原因是母鼠临近分娩时对BDE209 的代谢降低,分娩后对 BDE209 的吸收代谢都降低,新生仔鼠出生后的母乳传递暴露低于分娩前的胎盘转移暴露。哺乳期反复暴露后,仔鼠的体内和母鼠的体内都检测到BDE209 及其脱溴代谢物,表明母鼠体内的 BDE209 及其代谢物可以通过母乳转移对子鼠进行暴露。与分娩前反复暴露相比,母鼠在哺乳期反复暴露后的暴露程度较低,如哺乳期母鼠肝脏比孕期母鼠肝脏中 BDE209 的浓度低了 5.5 倍,新生仔鼠比子宫内胎鼠体内 BDE209 及其代谢物的浓度也相应地降低。所以哺乳期母鼠对 BDE209 及其代谢物的暴露风险相应地低于孕期母鼠的暴露风险,新生仔鼠通过母乳对 BDE209 及其代谢物的暴露风险,也相应地低于子宫内胎鼠通过胎盘转移对 BDE209 及其代谢物的暴露风险。

4. 珠三角区域水藻类污染　由于水体富营养化,造成藻类大量繁殖。藻类在代谢过程中或藻体破裂后能向水体中排出藻毒素,具有机体肝毒性、促癌、胚胎毒性、遗传毒性、免疫损害等作用。

通过对珠江广州段中大码头和鱼珠码头的环境理化因子和浮游植物进行为期 2 年的逐月调查,结果发现两站点总氮平均浓度分别为 (7.02 ± 4.18) mg/L 和 (8.03 ± 5.02) mg/L,总磷平均浓度分别为 (0.47 ± 0.29) mg/L 和 (0.50 ± 0.27) mg/L;浮游植物细胞密度为 $(1.50\sim13.17)\times10^6$ 个/L,硅藻门、绿藻门和蓝藻门为主要优势类群。浮游植物最高细胞密度出现在秋季,最低出现在夏季。以浮游植物作为评价指标,珠江广州段为富营养化水体,需加大对生活污水的治理力度。

5. 珠三角区域水病原体污染　水体中致病微生物的种类繁多,现代技术还不能对水中所有致病微生物进行检测,所以通常需要检测水中指示微生物来评价水体的污染状况。通过检测珠江中的 3 种指示菌发现,上、中和下游总大肠菌群、粪大肠菌群和大肠埃希菌量分别为:$4.20\times10^3\sim9.49\times10^4$ CFU/ml、$1.84\times10^3\sim3.09\times10^4$ CFU/ml 和 $6.45\times10^2\sim1.30\times10^4$ CFU/ml。珠江岸边指示菌高于中心,丰水期的指示菌不低于枯水期。

三、土壤污染及对居民健康的影响

(一) 珠三角区域土壤污染形势严峻

珠三角区域土壤污染形势严峻,《广东省珠江三角洲经济区农业地质与生态地球化学调查项目》显示,珠三角地区一、二级土壤占总面积的 77.2%。其中,适合种植绿色农产品区域占珠三角经济区土地面积的 52.4%,满足无公害农产品土壤环境质量要求的区域占珠三角经济区土地面积的 82.5%,三级和劣三级土壤占到珠江三角洲经济区总面积的 22.8%。

珠三角土壤中 p,p'-DDT(农业源)以历史残留为主,其存储量为 780 吨,而 BDE209(工业源)的储量较低,为 44 吨。相反,由于 BDE209 正在使用中,其大气沉降通量远远高于 p,p'-DDT(分别为 28 100kg/a 和 310kg/a)。最后基于 p,p'-DDT 和 BDE209 在珠三角地区输入以及区域输出质量守恒,模型预测结果表明土壤中 p,p'-DDT 储量将逐步减少,而达到当前储量 1/2 仍需 22 年左右,届时珠三角尚有 20% 的地区土壤中 p,p'-DDT 仍具有潜在生态危害威胁(浓度高于 27ng/g),而当前则为 40%;对于 BDE209 而言,按照目前的使用状况以及电子垃圾的管理情况持续 40 年,那么其土壤储量将达到当前储量的 20 多倍,届时珠三角 50% 的地区土壤中 BDE209 具有潜在生态危害威胁(浓度高于 125ng/g)。

除了传统的农药污染外,在珠三角地区土壤中还存在重金属污染和放射性污染等问题。2013 年广东土壤污染治理专题调研会议指出,广东省内珠三角地区 28% 的土壤重金属超标。重金属元素异常主要分布于广州、佛山及其周边经济较为发达地区,主要超标元素为 Cd、Hg、As、F。广东省环境监测中心相关研究表明,珠三角地区工业型农村耕地以 Cu 超标为主(超标率 22.2%),种植型农村耕地以 Cd 超标为主(超标率 16.7%),其余重金属超标率低或不超标;耕地中农田的重金属污染程度重于菜地。

高度集约化的农业生产方式是造成珠三角农村耕地土壤重金属污染的主要原因。同时,众多的制造业"三废"排放加剧了土壤重金属累积。散布在珠三角的制衣、金属制品制造、化工、电镀、电子制造、印染、造纸等企业数量众多,尽管具备一定规模以上企业都配套有环保治理设施,但达标排放的废水废气中仍存在少量的重金属。废气中的重金属通过大气沉降、废水中的重金属排入河流并通过灌溉等方式进入农田,加重了农村土壤重金属累积。此外,畜禽养殖废弃物、生活垃圾的无序堆放也是造成农村土壤重金属污染的原因。

(二)珠三角区域土壤污染对健康的影响

1. 重金属污染的影响 土壤的重金属污染与水体污染相似,可造成农产品重金属含量超标,乃至农业大面积减产。且重金属作为土壤的重要污染物,可以被作物吸收,并通过食物链进入人体,损害人体健康。不同农作物受重金属污染的程度为:莲藕>水果>茄果类>叶菜类。有研究表明,与《食品中污染物限量》(GB 2762—2005)等相关标准比较,珠三角滩涂围垦农田各类农作物中,除 Cu 以外其他重金属均有不同程度的超标,主要为 Pb、Ni、Cr,农作物中 Pb、Cd、Ni、Cr 超标率分别为 28.9%、2.6%、48.3%、12.3%。

2. 农药残留和新型有机物污染的影响 有人采用气相色谱法对珠三角地区经济发达、环境负荷重的几个城市(广州市、东莞市、佛山市、中山市、深圳市)进行土壤中有机氯农药的测定。结果表明,17 种有机氯农药在珠三角地区土壤中大部分被检出,其中 13 种检出率为100%;DDT 和 HCH 是土壤中主要的有机氯农药污染物。近 10 年来,土壤中 HCH 的残留量尚未出现明显下降趋势,而 DDT 的残留量出现过增高的趋势,后又随时间推移而下降。虽然目前珠三角土壤中有机氯农药残留量尚未超过土壤环境质量标准,但是 DDT 对鸟类和土壤生物体存在一定的生态风险,且可以通过食物链积累、放大转移到人体内,这些有毒有害物质在人体内不易分解,经过长期积累会引起肝肾功能、内分泌、生殖等多个系统受损,造成慢性中毒,对机体健康造成潜在的威胁。

据中国科学院广州地球化学研究所针对珠三角地区 229 个土壤样品中 19 种被忽视的杀虫剂,即苯基吡唑类(氟虫腈)、氯丹、硫丹、九氯、六氯苯、七氯、狄氏剂、艾氏剂、异狄氏剂、甲氧滴滴涕及其代谢产物浓度水平和空间的分布研究,发现这 19 种杀虫剂总的检出率为88%,19 种杀虫剂总浓度比较低,高浓度的杀虫剂集中分布在珠三角中心地区,低浓度的分布在其周边地区,且 19 种杀虫剂的平均浓度在不同土地使用类型中有显著性差异,按照垃圾填埋区>城市居民区>农业区>工业区>林地>水源地的顺序分布。

珠三角地区其他土壤有机物污染形势也不容乐观,呈现进一步恶化的趋势。有人对珠江三角洲地区(广州市、东莞市、佛山市、中山市、深圳市)土壤中多氯联苯残留现状的研究发现,珠江三角洲土壤中 24 种 PCB 的总浓度为 nd~20.68ng/g,平均为 3.77ng/g。其中,7 种指示性 PCB 的浓度为 nd~5.91ng/g,平均为 0.59ng/g。根据环境保护部规定,我国农田土壤中 PCB 的残留量允许浓度标准为 100ng/g[《土壤环境质量标准》(修订草案)农业用地标准值],珠三角地区土壤样品均未超出农业用地土壤质量标准,远低于限定值 100ng/g。但与我国其他地区相比,珠江三角洲地区土壤中 PCB 浓度处于中等水平。

珠三角及其周边地区土壤中 Σ28PAH 和 Σ15PAH(分别为 28 种和 15 种多环芳烃之和)的浓度变化多样,范围分别为 8.2~21 000ng/g 和 5.1~12 000ng/g。来源分析表明,煤和精炼石油的燃烧是人为多环芳烃的主要来源。此外,有研究显示清远电子垃圾拆解区各典型电子垃圾处理区域土壤中氯代多环芳烃(Cl-PAH)和溴代多环芳烃(Br-PAH)浓度分别为473~62 436pg/g 和 42.9~12 594pg/g。各处理区域土壤中 Cl-PAH 和 Br-PAH 的浓度变化顺序为:焚烧点>拆解厂、垃圾堆放场地>排污场地>酸洗厂。各电子垃圾处理点土壤中的 Cl-PAH 和 Br-PAH 浓度均显著高于其周边对照区,证实粗放式电子垃圾拆解活动是 Cl/Br-PAH 的主要污染排放源,尤其是焚烧活动,焚烧区域土壤中的 Cl/Br-PAH 浓度显著高于其他电子垃圾处理区域和含卤化学品工业区。但与潍坊含卤化工厂区和已有的报道类似,清远电子垃圾处理区域土壤中的 Cl/Br-PAH 类化合物也分别以 6-ClBaP、1-ClPyr 和 1-BrPyr为主。

新型卤代阻燃剂(HFR),也就是 DBDPE、DP 和 HBB 在土壤样品中均有检出,检出率分别为 99%、90% 和 61%,且 DBDPE 的浓度显著高于 HBB 与 DP 的浓度。不同类型有机污染物的空间分布与杀虫剂的分布相似,高浓度的有机污染物主要集中在珠三角中心区域,而低浓度的则分布在珠三角周边区域。其中贵屿、清远电子废物拆解地区 DP 的含量(nd~47.4ng/g干重)明显高于珠江三角洲工业地区(0.03~4.65ng/g 干重),且随到中心区距离的增加,DP 的含量迅速降低,表明电子废物拆解活动是该区域土壤中 DP 的最主要来源。

对东江流域 5 种不同土地利用类型共 90 个土壤样品中的多氯萘(PCN)及氯化石蜡(CP)(包括 SCCP 及 MCCP)进行研究,结果显示 PCN 的含量为 5.32~906pg/g,SCCP 和 MCCP 总浓度为 nd~1770ng/g。由于来源不同,PCN 和 CP 浓度分布规律有所不同,但总体上经济相对发达的东莞、广州地区含量较高;经济相对较弱的惠州、河源地区含量较低。不同土地利用类型对土壤中污染物的分布具有显著影响,其中菜地土污染物含量相对其他土壤较高,原生土含量相对较低。燃烧源有关 PCN 的分析显示:东莞同时也是燃烧源 PCN 的源区,而广州地区 PCN 中燃烧源所占比重较低,说明广州 PCN 更多来自非燃烧源的释放。CP 来源分析显示,印染、纺织、机械加工等点源排放可能是其土壤污染的主要来源。各种农药和新型有机物污染的健康影响参见珠三角区域水污染的健康影响。

3. 放射性污染的影响　珠三角地区凭借其便利的交通运输、丰富的人力资源、高尖的技术以及得天独厚的地理条件,已成为我国规模最大、发展速度最快、产品出口所占比重最高的电子信息产品加工密集地区。这些电子工业在生产过程中,可能存在原材料的残余物或者废弃物的处理不当,比如直接掩埋,残留物中含有的放射性物质污染土壤,进而发生放射性衰变,产生放射线。土壤中放射性污染物发出的射线会破坏机体内的大分子结构,直接损坏细胞和组织结构,给人体造成损伤。高强度辐射会灼伤皮肤,引发白血病和各种癌症,破坏人的生殖功能,严重者可在短期内致死。少量累积照射会引起慢性放射病,使造血器官、心血管系统、内分泌系统和神经系统等受到损害,发病潜伏期可达数年甚至数十年。

(冉　勇　胡立文　杨博逸)

第三节　长三角区域环境污染及其对健康的影响

长江三角洲(简称:长三角)是指位于江苏省镇江以东,杭州湾以北,通扬运河以南的区域。根据国务院 2014 年批准的《国务院关于依托黄金水道推动长江经济带发展的指导意见》,长江三角洲城市群共有 30 个城市,包括江苏、浙江、安徽、上海三省一市,区域面积 35.44 万 km²,是长江中下游平原的重要组成部分。作为我国东部沿海经济最发达的地区,长江三角洲是我国能源消耗量最大、污染物排放最为密集的区域之一,该区域产业链集聚、交通网络密集,给环境带来巨大的压力。

一、大气污染及对居民健康的影响

（一）长三角区域大气污染的基本特征

长三角的大气污染已随着城市群的扩张由局地污染演变为区域性、压缩型、复合型特征，不但二氧化硫、二氧化氮、PM_{10}浓度处于高值水平，而且$PM_{2.5}$、臭氧、酸雨为特征的复合型污染呈加剧趋势，大气污染呈局地污染和区域污染相叠加多种污染物相耦合态势。此外，长三角尚未形成区域性治污合力，仍然处于各自为战的阶段，从而导致长三角区域性大气污染和污染一体化的现象发生。

中国环境状况公报显示，2013年，长三角区域25个地级及以上城市达标天数比例范围为52.7%~89.6%，平均为64.2%。超标天数中，重度及以上污染天数比例为5.9%。长三角区域超标天数中以$PM_{2.5}$为首要污染物的天数最多，占80.0%，其次是臭氧和PM_{10}，分别占13.9%和5.8%。长三角区域$PM_{2.5}$平均浓度为$67\mu g/m^3$，超标91%；PM_{10}平均浓度为$103\mu g/m^3$，超标47%；二氧化氮平均浓度为$42\mu g/m^3$，15个城市超标；臭氧按日最大8小时标准评价，有4个城市超标。

（二）$PM_{2.5}$污染及其对居民健康的影响

据中国环境保护部的统计，长三角地区$PM_{2.5}$年均浓度超过WHO推荐的空气质量标准指导值2~4倍，已成为全国4个灰霾污染严重地区之一，每年出现灰霾污染的天数达到100天以上。气象部门统计显示：20世纪70年代，南京市年平均灰霾日数为13.9天，80年代急剧增加到64.6天，90年代达到120.4天，而2000—2009年年平均灰霾日数高达150.5天；在2009年，全市城区灰霾总日数为211天，占全年总天数的57.8%，苏州也达到160天。细小颗粒物含有酸性污染物转化形成的硫酸盐和硝酸盐气溶胶而呈现较强的酸性，这种污染特征也是南方地区普遍出现酸性降水的主要原因。

此外，$PM_{2.5}$会引起支气管上皮粒细胞、巨噬细胞集落刺激因子分泌活动增强，引起和维持颗粒物诱导的气道亲炎症反应和支气管重建；可进入呼吸道深部，并沉积于呼吸道和肺泡中，干扰肺部的气体交换，引发包括哮喘、支气管炎和心血管病等方面的疾病；$PM_{2.5}$易于富集有毒、有害物质，如重金属（铅、砷、石棉）、有机毒物［苯并（a）芘、二噁英、多环芳烃］、细菌、病毒等，可引起肺癌、冠心病等多种疾病的发生。阚海东等在上海的研究发现，PM_{10}、$PM_{2.5}$和$PM_{10-2.5}$浓度每升高$10\mu g/m^3$，总死亡率分别增加0.16%、0.36%和0.12%。殷永文等对上海市霾期间$PM_{2.5}$污染与呼吸科、儿童呼吸科日均门诊人数的相关性进行了分析，发现霾发生当日$PM_{2.5}$日均浓度每增加$34\mu g/m^3$，呼吸科、儿童呼吸科日均门诊人数分别增加3.2%和1.9%。

WHO在2005年版《空气质量准则》中也指出：当$PM_{2.5}$年均浓度达到$35\mu g/m^3$时，人的死亡风险比$10\mu g/m^3$时约增加15%。一份来自联合国环境规划署的报告称，$PM_{2.5}$的浓度上升$20\mu g/m^3$，中国和印度每年会有约3.4×10^4人死亡。2012年长三角的$PM_{2.5}$平均暴露（人口加权）浓度为$57\mu g/m^3$，在计划目标情景下2017年平均暴露浓度为$4\mu g/m^3$，2030年平均暴露浓度为$35\mu g/m^3$。若2017年$PM_{2.5}$浓度达到计划目标，三大城市群将比维持2012年浓度水平时避免约9.6万人的早死，2017年$PM_{2.5}$致总死亡率会比2012年降低27.8%。虽然目前设定的2017年计划目标相对于2012年现状有一定程度的降低，但是绝大部分城市还难以达到我国空气质量标准，2017年仍然有约24.9万人因$PM_{2.5}$污染而死亡。若2030年

PM$_{2.5}$浓度能达到我国空气质量标准,三大区域 PM$_{2.5}$致死率将比 2012 年降低约 50%,2030 年 PM$_{2.5}$致总死亡人数为 19.1 万人,将比维持 2012 年浓度条件下减少约 18.3 万人。

二、长三角区域水污染及对居民健康的影响

(一)长三角区域水污染的基本概况

长三角区域内河湖众多,水网密布,水资源异常丰富,除淮河、长江、钱塘江、京杭大运河等重要河流以外,还有江苏的太湖、洪泽湖、高邮湖、骆马湖、邵伯湖和浙江的杭州西湖、绍兴东湖、嘉兴南湖、鄞县东钱湖等著名湖泊,及江苏的秦淮河、苏北灌溉总渠、新沭河、通扬运河,浙江的瓯江、灵江、苕溪、南江、飞云江、鳌江、曹娥江等水系。但近年来随着工农业生产的快速发展、人口的激增和化肥农药使用量的增加,大量未经充分处理的工业废水和生活污水排入江河,造成该区内各水体都存在着不同程度的水质污染,水资源利用率不断降低,导致了该区严重缺水,属水质性缺水。《上海资源环境发展报告(2016)》指出,长三角地区水环境面临以下五大问题:

1. **区域河网普遍受到不同程度的污染** 太湖流域流经城市区域的河段污染严重。2015年,太湖流域河流水质达到Ⅲ类水标准的断面比例仅为 14.7%,主要超标项目为生化需氧量、氨氮、化学需氧量、总磷以及溶解氧。近年来,长三角地区除长江干流水质略有恶化趋势外,区域河流水质状况总体好于黄浦江、南溪河等集中于平原城市群的河流水体。流经城市地区的河流水质基本维持在Ⅲ类到劣Ⅴ类水平,总体劣于山区河流水质 1~2 个类别水平。总体来看,水质污染多集中于城市地区。

2. **局部地区饮用水水质较差,水源地水质安全面临风险** 长三角地区局部饮用水水源地受到流域和本地污染影响,水质尚未全面达到饮用水标准。江苏省和浙江省饮用水水源地水质相对较好,处于下游的上海市饮用水水质达标率不容乐观。目前,江苏省水源地水质达标率达到 96.9%,浙江省水源地水质达标率为 85.0%,上海市水源地水质达标率仅为68.6%,主要超标因子为氨氮、总磷和粪大肠菌群。此外,受到自然和人为影响,水源地安全还面临其他潜在的风险,一是流域工程和海平面上升等影响,长江口咸潮入侵导致局部水源地安全风险加大;二是流域风险源和流动污染源带来的突发性环境污染事件近年来时有发生,如江苏靖江水污染、杭州苕溪污染、上海黄浦江上游死猪事件等,导致区域饮用水水源地安全仍然面临较大风险。

3. **区域湖泊水库富营养化特征明显,太湖问题较为突出** 由于长江三角洲地区的工业企业较多,居民密集度相对也较高,从而使得排放于周围湖泊内的废水及污水量也越来越多,导致水体中营养盐的含量越来越高,从而使得浮游植物的生物量逐年提升且达到一定幅度。现长江三角洲地区很多湖泊都已存在不同程度的富营养化,营养状态多为轻度~中度富营养。淀山湖处于中度富营养状态,西湖、东钱湖、鉴湖和南湖水质营养状态也以中营养为主。太湖流域七座大型水库中,沙河水库、大溪水库和青山水库为轻度富营养,其余均为中营养。近年来,富营养化程度总体稳定。太湖富营养化问题较为突出。2015 年,太湖各湖区营养状态为轻度~中度富营养,各湖区中梅梁湖、竺山湖、贡湖、东太湖、湖心区、东部沿岸区和五里湖为轻度富营养,其他湖区为中度富营养。

4. **城市废污水排放量居高不下** 导致长三角区域水污染问题的主要因素包括城市工业废水和生活污染排放量居高不下,河网中氨氮、溶解氧、化学需氧量和石油类等污染物不断积累,已远远超出水体的自净能力,从而导致河网水质不断恶化。受河网水质现状的影

响,河网水环境容量严重不足,加上入河污染量较大,使得入河污染负荷仍超过水环境容量,这成为地表水质量长期得不到有效改善的重要原因。

5. 流域协调协作机制有待进一步完善　以往长三角地区内的各个地方政府通过强化横向间的协作来实现共同改善环境质量的目标,例如长三角区域大气污染防治协作机制。但目前的这种协作关系基本处于"集体磋商"的形式,没有形成基于协商谈判的上下游水污染协同治理机制,这种磋商的形式往往在触及实质性的利益问题时由于分歧难以调解而无法形成共识。因此,缺乏有效的区域合作机制,使得跨区域污染治理的问题变得极为艰难。

（二）长三角区域水污染对居民健康的影响

1. 长三角区域水体重金属污染　随着经济的快速发展,长三角废旧电器拆解产业、蓄电池产业、炼铜产业、电镀行业、陶瓷产业等,加上乱采、乱堆和超标排污等问题,使重金属污染事件一直呈现出高发态势。据国家海洋局发布的全国海洋环境质量公报显示,每年由长江携带入海的重金属高达2万~3万吨。与有机污染物不同,重金属污染物不能通过自然过程降解,反而会被水体中的颗粒物吸附并最终累积于受纳水体底部的沉积物中,沉积物既是污染物的载体,又是潜在的污染源。污染来源分析表明,沉积物中大多数重金属的来源具有一定的相似性,主要来源于各种工农业废水、船舶运输、农药和化肥等的污染,进入到沉积物中的重金属分布具有时空上的有序性和相对稳定性,并具有很强的富集性。这些都对底栖生物产生很强的毒副作用,并通过食物链影响人类的健康。研究表明,沉积物中的重金属含量可以反映水环境的污染状况。2009年长江口及其邻近海域表层沉积物中铜27.88mg/kg、铅22.98mg/kg、锌95.88mg/kg、镉0.178mg/kg、铬41.01mg/kg、汞0.031mg/kg、砷11.40mg/kg,铜、铅、锌、镉、汞、砷6种重金属含量均在杭州湾北部及长江口南汇交界处呈现最大值,而铬在调查海域的东部逐渐向近岸海域递减。潜在生态风险系数评价结果表明,长江口沉积物的潜在生态风险主要由镉和汞引起,两者的贡献率分别为62.6%和34.0%,各采样点7种重金属的潜在生态风险指数(the potential ecologicalriskindex,RI)介于565.9~1601之间,均达到极强生态风险。

当环境受到镉污染后,镉可在生物体内富集,通过食物链进入人体引起慢性中毒。镉被人体吸收后,在体内形成镉硫蛋白,选择性地蓄积于肝、肾中。其中,肾脏可吸收进入体内近1/3的镉,是镉中毒的"靶器官"。其他脏器如脾、胰、甲状腺和毛发等也有一定量的蓄积。由于镉损伤肾小管,患者可出现糖尿、蛋白尿和氨基酸尿。特别使骨骼的维生素D代谢受阻,造成骨质疏松、萎缩、变形等一系列症状。有资料表明,镉对人和动物均具有明确的致癌作用。

2017年上海市卫生和计生委公布上海市最新检测数据:该市恶性肿瘤发病率465/10万,高于我国其他城市,低于发达国家。《2015浙江省肿瘤登记年报》显示,浙江省肿瘤登记地区,癌症发病率前5位的肿瘤是肺癌(发病率为57.63/10万)、结直肠癌(35.67/10万)、胃癌(33.07/10万)、甲状腺癌(27.57/10万)、肝癌(26.56/10万)。2012年,浙江省肿瘤登记地区癌症发病率每10万人中有321.46人,差不多每310人就有1人罹患癌症,比例高于全国水平。该地区人群的癌症发生率较高是否与环境污染有关,值得深入研究。

2. 长三角区域水体持久性有机污染物污染

（1）地表水中持久性有机污染物:长三角区域地表水中持久性有机污染物主要以多环芳烃、PCB和有机氯农药为主。2000年太湖水中检测到273种有机化学物,其中21种化学物属于优先控制污染物,有机氯农药类检出率相对较高,另发现多种多环芳烃类有机污染物。其污染水平在近城市或工业地区湖区均远大于近郊区及湖心区。在太湖西南近农业区检测到的 PCB 可危及邻近湖区的鱼,进而对人的健康带来威胁。Feng K 等于 1999—2000 年检测发现,受工业废水污染的河流采样点水样中 DDT 和 HCH 检出率和污染浓度均相对较高。总体看来,太湖水体受持久性有机污染物污染较严重,太湖北区靠近无锡等较发达城市,生活污水和工业废水排放量大,湖水污染最严重,而西区有机氯杀虫剂和 PCB 泄漏污染相对严重,东南区由于周边为小城市,污染小,水体水质相对较好。

1998—1999 年,Sun C 等在长江南京段上游区域北河口取样点采集水样,检测到多种氯有机化合物,例如有机氯杀虫剂、PCB 等,但浓度相对较低,单类浓度 <2.97ng/L,远低于国家饮用水标准浓度 1μg/L。而 1988 年该地区水样中多氯有机化合物,单类浓度达 0.01~0.05μg/L,例如 α-HCH、δ-HCH 和 p, p'-DDT 的浓度分别为 0.011~0.048μg/L、0.010~0.021μg/L 和 0.010~0.015μg/L,几乎是 1999 年水样的 50 倍。这可能与由于近 20 年来禁止使用此等有机氯化合物,环境中残留多氯有机化合物经过稀释、降解、冲刷等各种生化过程而减少有关。总体来说,虽然长江南京段区域受工业污染严重,但进入长江的污水与长江水的比率较小,且长江具有较强自净能力,因此该段水中多种氯有机化合物的浓度较低。

(2)河道、湖泊和入海口沉积中持久性有机污染物:水环境中有机污染物主要吸附于悬浮颗粒物中,水体中的污染物通过悬浮颗粒形成的沉积物,也可影响到底层沉积物和底层沉积物中的生物,最后经食物链到各级生物中,污染的沉积物还能在一定条件下反过来污染水体,引起负面的生态环境效应。因此,分析检测河流湖泊和入海口沉积物中的污染物,具有较大现实意义。

近 10 余年来,长三角地区入河道、湖泊尤其入海口污染较严重。从上游至下游沉积物中有机氯农药含量呈升高趋势。黄浦江上游主要为农业区,中下游以工业区为主,有机氯农药的空间分布说明工业污染对黄浦江中下游水环境中的有机氯农药具有较大的输入贡献。在黄浦江下游与苏州河交汇处,有机氯农药含量远高于黄浦江平均水平,说明苏州河沉积污染较严重,对黄浦江下游水环境中有机氯污染程度贡献较大。裘祖楠等在 1998 年曾对苏州河段底泥污染物进行有机污染物分布测试,发现 POP 的分布与两岸泵站的相应污染物直排排放量呈较好的线性关系,显示了其污染来源。

研究发现,距工业城市近的地区沉积物中测到较高含量的 PCB,这与过去在工业与商业上广泛应用 PCB 有密切关系。多环芳烃在太湖梅梁湾处的含量也显著高于其他点位,达 858~5260ng/g,与油类污染源有关,主要来自无锡、常州、武进及其他城市大量未处理或部分处理的工业废水和生活污水。无论沉积物还是水样,都表明太湖地区受持久性有机污染物污染较为严重,且污染区域集中在北部地区。研究表明,持久性有机污染物对人体的内分泌系统有着潜在的威胁,导致男性的睾丸癌、精子数降低、生殖功能异常、新生儿性别比例失调,女性的乳腺癌、青春期提前等。多数持久性有机污染物具有内分泌干扰作用,不仅对亲代产生健康危害,也会对其后代造成永久性的影响。近年来,随着工业化的迅猛发展,男性不育患者的比例逐年增加,据估计当前我国成年男性不育的发生率达 10% 左右。精液质量低下是男性不育最重要的原因之一,在过去 50 年,人类精子数量几乎减少了 1/2,每年还在以 2.1% 的速度下降;男性生殖系统异常如尿道下裂、隐睾、睾丸肿瘤等发病率有上升趋势。研究显示,上述多种持久性有机污染物如有机氯农药 DDT、六六六等均可通过模拟或阻断激素等方式影响生殖内分泌功能,此等具有激素特征的持久性有机污染物暴露已成为当今危害男性生殖健康的重要因素。

3. 长三角区域水藻类污染　2007年5月,在太湖梅梁湾和贡湖湾交界的贡湖水厂发生了震惊中外的取水口藻类严重污染事件,造成无锡全城数天无饮用水供应的社会群体性恐慌。生活用水和饮用水严重短缺,超市、商店里的桶装水被抢购一空,造成了严重的社会影响。太湖也曾多次(1990年、1994年、1995年、1998年)发生饮用水污染事件,蓝藻被认为是水污染事件的元凶。太湖蓝藻水华的威胁与10年前相比并未见有明显减轻。在浙江的富春江曾发生延绵数十公里长的蓝藻水华,2011年8月21日,受持续高温影响,安徽巢湖局部湖面蓝藻又开始"抬头",出现较大面积蓝藻集聚。藻类污染主要是由于水体受含磷、氮等元素的生活污水污染所致,使得藻类大量繁殖,水质变差,甚至出现厌氧分解,而产生大量 NH_3、硫醇、硫醚以及硫化氢等异味物质,使水质进一步恶化,变黑发臭。在太湖的原位实验研究证实,蓝藻水华堆积腐烂可产生与无锡水污染事件十分类似的异味化合物及同样量级的浓度,为无锡水污染事件中蓝藻水华的角色提供了有力的佐证。藻类在代谢过程中或藻体破裂后能向水体中排出藻毒素,具有肝毒性、促癌、胚胎毒性、遗传毒性、免疫损害等多种有害作用。

(三)长三角区域水污染造成的经济负担和疾病负担

我国水资源监测系统估算约70%的河流水对人体消费是不安全的,但很多农村地区人口以此水资源作为饮用水。有人估计到2020年我国癌症的死亡人数可增加到400万人以上,而水污染是导致癌症增多的重要原因之一。水污染对人体健康存在显著的负面效应,且随着经济的发展,这种负效应越来越明显。李锦秀等(2003)发现,1998年太湖流域水污染经济总损失为467.58亿元,其中人体健康损失95.08亿元,占20.34%。陈晓燕(2006)对2004年杭州市水污染造成的经济成本进行核算,其中人体健康损失为5.27亿元,占总损失的25.6%。王学渊等利用2004—2009年中国19个肿瘤登记地区的数据,采用修正的人力资本法和医疗费用法,从早逝健康损失、疾病医疗费用、误工经济损失和陪床人员陪床费用这4个方面对这19个农村地区6年的水污染健康价值损失进行了评估。从水污染健康价值损失的时间变化趋势来看,水污染造成的公众健康价值损失逐年增加。不同地区水污染水平不同,导致的健康价值损失也不同,但每个地区的健康价值损失都存在上升的趋势。从全国范围来看,水污染健康价值损失由2004年的99 386.97万元增加到2009年的195 188.33万元,为2004年的2倍,且以每年10%的幅度增长(表27-1)。

表27-1　2004—2009年与水污染相关的农村居民健康价值损失分类汇总

年份	2004	2005	2006	2007	2008	2009
过早死亡损失/万元	64 893.65	77 652.96	87 821.57	114 218.48	133 090.04	147 466 062
占总损失%	65.29	68.02	69.29	74.19	75.54	75.55
治病费用/万元	29 491.33	30 434.79	31 721.49	31 188.58	32 859.68	35 624.09
占总损失%	29.67	26.66	25.03	20.26	18.65	18.25
误工损失/万元	2501.00	3034.29	3596.82	4273.82	5116.94	6048.77
占总损失%	2.52	2.66	2.84	2.78	2.90	3.10

年份	2004	2005	2006	2007	2008	2009
陪护损失/万元	2501.00	3034.29	3596.82	4273.82	5116.94	6084.77
占总损失%	2.52	2.66	2.84	2.78	2.90	3.10
合计/万元	99 386.97	114 156.31	126 736.71	153 954.68	176 183.60	195 188.33
占GDP%	0.30	0.29	0.30	0.33	0.33	0.32

研究发现,不同省份农村地区水污染健康价值总损失具有较大的地域差别,农村地区水污染健康损失最大的省份是江苏(0.742亿~1.407亿元),增长最快的省份是河南,而四川、广西等地的污染损失较小。从大的分区来看,东部地区水污染造成的公众健康价值损失(0.572亿~1.098亿元)大于中部(0.422亿~1.091亿元),远大于西部地区(0.26亿~0.43亿元)(表27-2)。

表27-2 不同地区水污染健康价值损失的比较(万元)

地区	2004	2005	2006	2007	2008	2009
河北	4072.77	4261.22	5919.37	7147.52	9404.26	9097.79
山西	3533.51	3270.60	4533.86	5535.23	5777.96	6236.46
江苏	7418.64	7782.65	8934.38	10 864.09	12 454.37	14 070.85
浙江	4894.18	6134.55	5255.49	6495.82	5845.29	8053.06
福建	4650.57	4850.10	5772.67	7215.17	7136.43	7551.48
山东	4689.81	5691.55	6491.90	7806.92	9580.83	10 246.33
河南	4898.09	5257.15	7475.77	10 294.70	13 319.70	15 591.82
广东	4671.09	8689.49	6810.42	7799.92	8661.64	8976.41
广西	1364.70	1250.47	2047.05	2278.43	2669.51	2773.76
四川	3772.59	3278.53	4346.69	4946.28	5569.76	5836.42
东部	5721.21	6739.97	7222.22	8726.67	9923.11	10 981.59
中部	4215.80	4263.88	6004.82	7914.97	9548.83	10 913.64
西部	2568.65	2264.50	3196.87	3612.35	4119.64	4318.59

注:东部地区包括磁县、涉县、海门、启东、建湖、大丰、扬中、泰兴、嘉善、海宁、长乐、临朐、肥城、中山、四会;中部地区:阳城、林州;西部地区:扶绥、盐亭(来自国家统计局网站)

研究者还对不同地区水污染健康价值的人均损失进行了分析。如表27-3所示江苏省水污染人均健康价值损失(104.07~195.9元)依然是10个省区中最大的,增长最快的是河南省(49.24~144.34元)、河北省(86.2~193.6元)等地。这说明工业化程度越高,工业废水排放越多,水污染越严重,对公众造成的健康损失越大。同样,东部地区水污染造成的人均健康价值损失(84.83~163.91元)大于中部(70.08~153.54元)和西部地区(47.81~79.27元)。研究还发现,农村地区水污染造成的人均健康损失(80.47~156.88元)大于城市地区(75.56~147.02元)。

表 27-3　不同地区水污染公众健康价值人均损失的比较(元)

地区	2004	2005	2006	2007	2008	2009
河北	86.20	89.59	124.98	149.77	202.29	193.62
山西	90.91	84.52	117.10	143.60	150.99	162.74
江苏	104.07	107.66	127.78	154.08	178.37	195.90
浙江	98.98	126.70	109.21	134.14	120.66	168.69
福建	70.46	73.48	87.18	108.50	106.47	112.09
山东	60.49	74.67	85.47	103.52	126.57	134.38
河南	49.21	52.26	73.71	101.03	130.26	144.34
广东	43.10	75.83	61.69	71.69	79.43	88.91
广西	32.76	29.80	47.81	52.90	60.90	62.42
四川	62.85	54.57	72.14	81.89	91.68	96.11
东部	84.83	96.87	107.77	130.08	148.97	163.91
中部	70.08	68.39	95.41	122.32	140.63	153.54
西部	47.81	42.19	59.98	67.39	79.29	79.27

注:东、中、西部划分同表 27-2

三、土壤污染及对居民健康的影响

(一)长三角区域土壤污染形势严峻

整体来讲,长三角区域土壤污染形势严峻。根据中科院南京土壤研究所于 2006 年对南京郊区的 3 个蔬菜基地进行测试的结果显示,其中只有 40% 的土壤为安全等级,30% 属尚清洁水平,另外有 30% 的土壤受到了不同程度的污染;污染的土壤中轻度污染占 76%,中度污染占 24%。根据浙江省有关部门调查,全省 Ⅰ 类和 Ⅱ 类土壤占调查区总面积的 82.03%,受到不同程度污染面积占 17.97%。其中,杭嘉湖平原轻、中、重度污染区面积分别占污染土壤的 85.7%、11.3% 和 3%。在长三角的农田土地中,除了常见的农药污染外,还有有机物污染和有毒重金属污染。此外,企业排放的污染物会随着大气直接沉淀落到土壤中,有些则引起了酸雨,间接酸化了土壤。更严重的是,长三角区域土壤污染由原来点状的局部污染,已经发展成面上的区域性污染。

(二)造成土壤污染的主要原因及对健康的影响

1. 农药残留　长三角地区为全国农药使用大区,在 20 世纪 70、80 年代农药使用量达到最高峰。近 10 年来,随着生态环境的恶化,如太湖蓝藻危机、城市地下水污染等,促使该地区大批农药、化工企业搬迁至苏北、安徽、江西等地,但企业造成的环境污染,尤其是农药污染依然威胁着人体健康。我国从 1983 年开始逐步禁止有机氯农药的使用,但目前仍可在多种土地利用类型的土壤中检出。科研工作者利用气相色谱法等对长三角部分地区不同利用类型土壤中 22 种有机氯农药进行测定,测出残留物主要以 DDT 和 HCH 为主,其中 DDT 主要来自往年的农药污染。这些有机氯农药(organochlorine pesticides,OCP)曾是一种广谱型的化学杀虫剂,对土壤的污染范围很广。现已发现,有机氯农药在环境中难以降解,可在环境中存留较长时间,且具有较强的亲脂性,通过陆生食物链和水生食物链的生物放大作用进入人体内,并在人体内特别是脂肪组织中蓄积,对人体健康造成潜在威胁,甚至经过长期积累达到一定量后可引起肝肾功能、内分泌、生殖等多个系统受损,造成慢性中毒,对机体健康造成危害。现已证实,大多数有机氯农药具有内分泌干扰作用,DDT和HCH均为典型的环境内分泌干扰物。有些地方在妇女的母乳中检测出20多年前已经禁用的农药DDT成分,对发育敏感的婴幼儿潜在危害更大。

2. 电子垃圾有机物污染　浙江台州是一个典型的电子垃圾拆解集散地,其中以路桥区最为突出,自20世纪70年代末就开始有零星拆解业,经过持续30多年不断扩展,目前该地区已成为世界上进口废旧电器最多的地区之一,也是我国最大的洋垃圾回收再利用之地。除电子电器废弃物中新型的阻燃剂如多溴联苯醚等污染物之外,与PCB密切相关的电容器、变压器拆解也占了很大比例,且多是小作坊式作业,已对土壤环境造成了较为严重的污染。有研究表明,该地区局部点位农田土壤已存在严重的PCB污染,而且在动植物体内也有大量富集。有些农田土壤甚至发现多达100多种多氯联苯类及10余种二噁英类剧毒物质,其对人群健康可能带来的潜在危害值得高度重视。

2006年,有人对中国东部某地电子垃圾回收站附近的树皮进行二噁英、多溴联苯醚和多氯联苯含量的测定,结果发现电子垃圾回收处附近的二噁英、多溴联苯醚和多氯联苯含量远高于对照区(表27-4)。

表27-4　某地电子垃圾回收处附近二噁英、多溴联苯醚和多氯联苯含量

测定地点	二噁英(pg/g)	多溴联苯醚(pg/g)	多氯联苯(pg/g)
电子垃圾处附近	$(1.3\pm0.1)\times10^3$	$(1.4\pm0.2)\times10^6$	509.6±30.6
对照区	22.8±1.6	$(25.3\pm2.1)\times10^3$	9.5±0.8

另有人对中国浙江省台州市和杭州市某地居民食用的大米、蔬菜和肉、蛋、鱼中二噁英和多氯联苯的含量进行了检测,结果表明,在所选定的食物中,路桥区(电子垃圾回收站周边)居民的食物中二噁英和多氯联苯的含量均显著高于余杭区(表27-5)。表明电子垃圾中的有害物质已通过对土壤和水的污染对当地居民健康构成威胁。

表27-5　台州市和杭州主要食物中二噁英和多氯联苯含量比较(pg/g)

植物	测定指标	台州市		杭州市	
		二噁英样多氯联苯	二噁英	二噁英样多氯联苯	二噁英
大米	平均值	61.35	1.51	9.02	nd
	范围	8.67~253.13	nd~4.37	5.83~13.22	nd
蔬菜	平均值	26.41	0.4866	8.76	nd
	范围	10.85~46.98	0.43~0.59	6.46~15.76	nd
鸡肉	平均值	1508.56	66.86	164.06	8.60
	范围	513.84~2503.28	16.64~228.60	102.53~198.19	0.50~16.63

续表

植物	测定指标	台州市		杭州市	
		二噁英样多氯联苯	二噁英	二噁英样多氯联苯	二噁英
鸡蛋	平均值	2883.02	28.78	76.64	12.33
	范围	671.97~8059.86	2.47~87.00	10.35~129.79	1.34~23.46
鸭肉	平均值	392.44	55.03	76.09	3.87
	范围	355.28~470.51	8.36~185.77	40.03~126.38	4.71~3.04
鲫鱼	平均值	23037.88	14.11	350.84	1.11
	范围	2165.32~100 702.76	7.23~62.38	167.29~507.53	nd~4.34

注:nd—未检出

3. **重金属污染** 星罗棋布的产业集群是当地重金属污染的主要来源。台州因废旧电器电子拆解产业造成重金属污染;长兴县因蓄电池产业造成镉、铅超标;富阳因炼铜产业导致砷、镉、铅超标;金华因电镀行业污染造成重金属污染;江苏宜兴陶瓷产业的三废排放造成重金属污染等。有的城市有万亩连片农田遭受镉、铅、砷、铜、锌等多种重金属污染,致使10%的土壤基本丧失生产力,也曾发生千亩稻田受铜污染及水稻中毒事件。一些主要蔬菜基地土壤镉污染普遍,其中有的市郊大型设施蔬菜园艺场中,土壤中锌含量高达517mg/kg,超标5倍之多。

水和土壤的重金属污染造成农产品重金属含量超标,乃至农业大面积减产。重金属作为土壤的重要污染物,可以被作物吸收,并通过食物链进入人体,损害人体健康。电子垃圾拆解使土壤中铬、镉、铅等多种重金属含量增加,导致当地的谷类中重金属含量明显偏高。宁波市各类蔬菜的铅、镉、铬的超标率都在60%以上,其中镉最高为85%,铬次之为72.3%。长兴县的大米、茶叶、玫瑰等农产品的铅超标。宜兴的辣椒大面积死亡,长兴县的水稻大面积死亡。中国科学院南京土壤研究所的一项调查结果显示,南京一些地区因铅超标,已不适宜种植蔬菜、果品和粮食。据一份科研机构的调查显示,长三角地区已出现"镉米""铅米""汞米"等,其中最严重的大米镉超标近15倍。

4. **放射性污染** 长三角地区是中国三大电子垃圾处置产业圈之一,涉及电子材料、电子元件、电子器件、电源与电池、集成电路、通用电子设备、电子测量与工业控制仪器仪表、洁净技术与设备、电子工艺设备、电子应用产品与设备、消费类电子产品等十几个专业。在生产处置的过程中,并没有对原材料的残余物或者废弃物做很好的处理,大多都是直接掩埋,这些残留物中可含有放射性物质,土壤被放射性物质污染后,通过放射性衰变,能产生放射性射线。这些射线则能够穿透人体组织,对机体的一些组织细胞造成不利影响。此等射线对机体既可造成外照射损伤,又可通过饮食或呼吸进入人体,造成内照射损伤,危害人体健康,甚至引发癌变。此外,某些放射性核素因衰变周期长,一旦进入人体,其通过放射性裂变而产生的射线,将对机体产生持续的照射,使机体的一些组织细胞遭受破坏或变异。此过程将持续至放射性核素蜕变成稳定性核素或全部被排出体外为止。

(宋 杨)

第四节　环渤海区域环境污染及其对健康的影响

环渤海地区,包括北京、天津、河北(简称京津冀)以及山东省和辽宁省,是中国继珠三角和长三角之后的"第三经济增长极"。近年来,随着经济社会的快速发展,该地区的环境污染问题日益突出,特别是京津冀地区的大气污染,已成为全国空气重污染高发地区,也是世界性雾霾问题最突出的地区之一。

一、大气污染及对居民健康的影响

(一)环渤海区域大气污染的基本特征

环渤海区域的工业化、城镇化、机动化与华北地区大气环境变化相关联,目前形成了燃煤-机动车-工业废气排放多种污染物共存的局面。2013 年 1 月,我国环渤海地区在内的中东部大部分省市出现了持续性的雾霾天气,涉及国土面积达 130 万 km^2,污染严重,北京、石家庄、济南、天津、沈阳等城市空气质量为五级以上重度或严重污染,首要污染物均为颗粒物。此次全国性的雾霾天气事件的特点是涉及区域广,持续时间长,污染水平高,危害人数多,在世界空气污染发展史上均较为少见。

至 2015 年,虽然大气污染状况有所好转,如京津冀地区,13 个地级以上城市达标天数比例平均达到 52.4%,比 2014 年上升 9.6 个百分点,比 2013 年上升 14.9 个百分点,但污染状况仍不容乐观,特别是衡水、保定、邢台、邯郸、唐山和石家庄,其达标天数比例均不足 50%。京津冀地区为环渤海地区空气质量超标比例最高的地区,平均超标天数比例为 47.6%,其中重度污染和严重污染天数比例分别为 6.8% 和 3.2%,2015 年全年共发布重污染天气预警 154 次;其次为山东省,平均超标天数比例约为 33%,其中,重污染天数比例约为 8%;辽宁省居后,超标天数比例平均为 28.5%,重度以上污染天数比例为 4.0%。

京津冀地区超标天数中仍以 $PM_{2.5}$ 为首要污染物的天数最多,占超标天数的 68.4%,全年 $PM_{2.5}$ 平均浓度为 77$\mu g/m^3$,超过国家二级标准 1.20 倍;其次是 O_3 和 PM_{10},分别占 17.2% 和 14.0%。各地频发的重污染,特别是"$PM_{2.5}$ 雾霾事件",给当地及周边地区民众带来了严重的健康问题以及巨大的社会健康成本,包括呼吸、心血管、生殖、免疫等各个系统,特别对老年人、儿童及患有心肺疾病的人群危害更大。有研究显示,北京、天津、沈阳地区由此带来的经济损失分别高达 353.9 亿元、111.4 亿元和 89.0 亿元。

(二)主要大气污染物及其对居民健康的影响

目前,针对环渤海地区各城市空气污染与呼吸、心血管系统疾病死亡之间相关关系的研究很多。如表 27-6 所示,大多研究均显示,空气污染对各系统疾病死亡均具有显著影响。

表 27-6　环渤海地区空气污染与系统疾病死亡的关系研究

作者	地区	暴露年份	污染物浓度 ($\mu g/m^3$)	污染物	暴露变化 ($\mu g/m^3$)	疾病死亡类型	事件率 (ER%)	95% *CI*
Tong et al, 2014	天津	2008—2011	75.6±2.9	SO_2	10	循环	0.43	0.03~0.84
			13.5±0.5	NO_2	10		0.52	−0.09~1.13

续表

作者	地区	暴露年份	污染物浓度 （μg/m³）	污染物	暴露变化 （μg/m³）	疾病死亡类型	事件率 （ER%）	95% *CI*
			78.9±1.1	PM₁₀	10		0.19	0.08~0.31
Chen et al, 2012	北京	2007—2008	139	PM₁₀	10	呼吸	0.24	-0.03~0.51
						脑血管	0.16	0.03~0.30
	天津	2005—2008	101			呼吸	0.43	-0.86~1.72
						脑血管	0.92	0.52~1.32
	唐山	2006—2008	98			呼吸	0.21	-0.83~1.25
						脑血管	0.54	-0.06~1.14
	沈阳	2005—2008	114			呼吸	0.66	0.21~1.12
						脑血管	0.28	0.07~0.49
Dong et al, 2012	沈阳	1998—2009	46	NO₂	10	呼吸	2.97	1.60~1.74
			154	PM₁₀	10		1.67	1.60~1.74
Ma et al, 2011	沈阳	2006—2008	75	PM₂.₅	10	呼吸	0.97	0.01~1.94
						脑血管	0.53	0.09~0.97
Zhang et al, 2011	沈阳	1998—2009	63	SO₂	10	脑血管	0.96	0.92~1.01
			46	NO₂	10		2.46	2.31~2.63
			154	PM₁₀	10		1.55	1.51~1.60
Chen et al, 2010	鞍山	2004—2006	110.9	PM₁₀	10	呼吸	0.21	-0.82~1.24
						脑血管	0.67	0.29~1.04
曾强等， 2015	北京	2007—2009	56.6±24.1	NO₂	10	循环	0.83	0.34~1.32
			39.8±40.7	SO₂	10		0.33	0.02~0.64
	天津	2007—2009	41.4±16.4	NO₂	10	循环	1.09	0.25~1.94
			59.5±45.3	SO₂	10		0.38	-0.03~0.80
张亚娟等， 2014	北京	2008—2009	118.6	PM₁₀	10	呼吸	0.56	0.28~0.83
刘楠媚等， 2014	北京	2006—2009	138.4	NO₂+ PM₁₀	10	呼吸	1.88	0.12~3.68
			59.5	NO₂	10		1.46	0.04~2.90
薛江丽等， 2012	北京	2005—2009	139.2	PM₁₀	10	呼吸	0.137	0.001~0.272
						心脑血管	0.124	0.059~0.189
张金艳等， 2011	北京	2004—2008	146.1	PM₁₀	10	呼吸	0.37	-0.02~0.76
			48.7	SO₂	10		1.02	0.02~2.02

续表

作者	地区	暴露年份	污染物浓度（μg/m³）	污染物	暴露变化（μg/m³）	疾病死亡类型	事件率（ER%）	95% CI
杨敏娟等，2008	北京	2003	63.9	NO_2	10		1.61	0.30~2.92
			60.29±56.15	SO_2	10	心脑血管	0.4	0.1~0.8
			71.83±23.50	NO_2	10		1.3	0.2~2.4
			140.81±79.09	PM_{10}	10		0.4	0.2~0.6
林刚等，2007	抚顺	1999—2003	312±96~230±84	TSP	50	呼吸	1.02	1.00~1.04
王慧文等，2007	沈阳	1996—2000	63±48~111±70	SO_2	50	呼吸	5.90	2.26~9.68
常桂秋等，2003	北京	1998—2000	30~50	SO_2	100	呼吸	4.21	1.85~6.83
			300~350	TSP	10		3.19	1.45~4.96

　　对大气污染物暴露与呼吸、心血管系统疾病的就诊率之间关系的研究显示,短期和长期大气污染暴露与支气管炎、哮喘、上呼吸道感染和肺炎等呼吸系统疾病以及高血压、冠心病、心律失常、心衰等心脑血管疾病的入院数和患病率增加之间呈显著正相关,特别是对儿童、老年人门诊影响更为显著。以 2013 年 1 月雾霾期间为例,北京、石家庄和济南的研究均显示,雾霾期间儿科门诊量有明显的增加,且儿童患者相应危险度高于普通呼吸内科患者。肺功能相关研究也提示,长期暴露于大气颗粒物可导致人群肺功能水平的降低,在北京进行的健康人群心血管生物指标及肺功能指标对 $PM_{2.5}$ 污染水平及化学组分改变的早期和持续反应研究中显示,对肺功能有重要影响的化学组分可能包括 Cu、Cd、As 和 Sn 等。

　　此外,妊娠期暴露于交通相关空气污染物,会导致胎儿供氧不足,引起胎儿低出生体重、早产、出生时小头围等不良出生结局,还会导致母体妊娠期高血压、糖尿病等健康损伤。而 $PM_{2.5}$、多环芳烃、苯等,可损害机体的遗传物质和干扰细胞的正常分裂,同时破坏机体免疫监视功能,引起突变和癌症的发生。陶澍等定量分析了我国居民多环芳烃呼吸暴露风险,发现目前我国环渤海地区多环芳烃含量相对较高,人群呼吸暴露风险也相应较高。另有研究报道,北京多环芳烃可高达 405.8ng/m³,济南市总多环芳烃平均浓度也高达 214.54ng/m³。

　　严重的空气污染,特别是硫化物和氮氧化物污染,还会导致酸雨的发生,间接影响居民的健康和生活质量。2015 年环渤海地区发生酸雨的频率天津市为 0.34%,辽宁省为 2.3%,北京市为 4.8%。此外,大量数据统计分析指出,北京市每一个季节大气 $PM_{2.5}$ 细颗粒物的浓度都与能见度之间显示良好的负相关,证明北京市的大气能见度差的原因与 $PM_{2.5}$ 细颗粒物在大气中的高浓度直接相关,这也间接影响了居民的日常生活与公共健康。此外,大气污染相关的生物气溶胶的健康危害也不容忽视,流行性感冒、埃博拉病毒等经呼吸道飞沫传播,也属于生物气溶胶传播性疾病。

二、水污染及对居民健康的影响

（一）环渤海地区水污染的基本概况

　　环渤海地区共包括 100 余条入渤海的内陆河流。除黄河以外,主要有辽河流域、海河流域和淮河流域,另外还包括部分沿海排涝入海河道和直接排入渤海的排污口。环渤海地区主要城市水资源供需情况为,辽宁省大连、锦州、营口、盘锦、葫芦岛市5市多年平均水资源量为80.33亿 m³,天津市2004年水资源量为9.79亿 m³,河北省沿海的沧州、唐山和秦皇岛3市的水资源总量为54.38亿 m³,山东省环渤海东营市、烟台市、滨州市和潍坊市4市的水资源总量为72.69亿 m³。2015年南水北调进津京两地的水质均较为稳定,各项指标达到《地表水环境质量标准》(GB 3838—2002)。

目前,环渤海区域内主要的海河水系和辽河水系均属重度污染,其中海河水系65个地表水国控监测断面中,Ⅰ~Ⅲ类、Ⅳ~Ⅴ类和劣Ⅴ类水质的断面比例分别为22%、24%和54%,主要污染指标为氨氮、石油类和五日生化需氧量;辽河水系37个地表水国控监测断面中,Ⅰ~Ⅲ类、Ⅳ~Ⅴ类和劣Ⅴ类水质的断面比例分别为30%、30%和40%,主要污染指标为氨氮、石油类和高锰酸盐指数。

工业废水造成的污染事件、生活污水造成的水体富营养化、农业污水造成的农药污染,以及城市垃圾、工业固体废弃物存放、海上石油开采、油船泄漏等仍是环渤海地区水体污染的主要原因,不仅破坏了水体生态环境,影响水体的自净能力,使水质感官性状恶化,还导致了接触人群发生各种急慢性中毒,甚至癌症的发生,威胁到了环渤海地区2.6亿总人口的饮水安全。

(二)环渤海地区水污染对居民健康的影响

1. 急性和慢性中毒 中毒大多由饮用受化学性物质污染的水引起,各种有机和无机污染物通过饮水或食物链可造成急慢性中毒,如甲基汞中毒、氟中毒、镉中毒、砷中毒、铬中毒、锰中毒、农药中毒、多氯联苯中毒等。水体中的污染物主要来源于工矿企业的废水、生活污水和农田灌溉等生产生活活动,如表27-7所示,渤海沿岸各省市工业废水中有大量重金属排放。

表 27-7 2001 年渤海沿岸各地工业废水中重金属排海量(吨)

省市	Hg	Cd	Cr	Pb	As
河北	0	0	1	0	4
天津	38	0	42	0	93
辽宁	11	8	41	42	16
山东	0	0	104	3	57

资料来源:国家环境保护总局. 中国环境状况公报(1998—2003 年)

(1)重金属和无机盐:渤海湾天津段潮间带表层沉积物重金属分析显示,Pb、Zn、Cd 3 种重金属元素均远远高于环境背景值,表明这 3 类重金属受到严重的人为污染。针对山东省最大淡水湖南四湖的调查显示,表层沉积物中 As、Cd、Fe 和 Zn 的平均浓度超过了其相应的环境背景值,分别为 14.7、0.43、13.72 和 249.7ng/L。在所有水生植物中 Pb 的浓度都低于检测限;而 Cr 和 Fe 的浓度高于其相应的毒性浓度值。水生植物样品中 Cr 的浓度范围为0.3~12.8ng/g 干重。在动物样品中 As 的平均浓度为 1.2mg/kg 干重,显然超过了中国食品0.5mg/kg 的健康标准值。另两项对渤海沿岸和山东省沿岸的动物(贝类)样品检测显示,Cd浓度分别为 3.51~56.1mg/kg 和 0.11~8.75mg/kg,大多都高于 2mg/kg 的限值。

2012 年,研究者以菲律宾蛤为指示物种,并利用美国环保局提出的人体健康风险评价模式对中国渤海海域不同地区的近岸海域生态监控区 Cr、Pb、Hg、As 的污染状况做出一个系统的健康风险评价,结果表明:几个地区的非致癌污染物 Hg 风险等级处于Ⅰ级,对人类不构成任何威胁;致癌污染物 Pb 的风险等级为Ⅰ级,同样对人类也不构成任何威胁,As 的风险等级只有大连营城子处于Ⅳ级范围,已对人体产生健康风险,其余各地基本处于Ⅲ级水平,为人类可接受水平,对人体健康还不构成威胁。但 Cr 的风险等级除锦州湾生态监控区的 Cr 污染风险等级处于Ⅲ级可接受风险等级范围内,其他地区基本处于Ⅴ级等级范围,可能会对人类产生一定的威胁。

除了水域重金属污染,环渤海区域还存在无机盐的污染。北京和辽宁省区市发现饮水高砷地区存在。在河北省、山东省还涉及高碘危害,引起高碘性健康问题的发生。德州市的深层地下水属于高氟水,长期饮用会引起氟骨病。针对德州市的水质调查还显示,该地区地下水中无机盐污染严重。河北省滹沱河冲积平原地下水水质监测结果显示,影响地下水质量的主要为常规无机组分,如溶解性总固体、总硬度、铁、锰、硝酸盐氮等。此外,可能由于沿海地区海水倒灌或特定水文地质条件所致,天津、山东等局部区域水中含有大量氯化物、镁、钙离子及碘、氟等物质而发苦发涩,成为苦咸水,很难直接饮用。人们若长期饮用苦咸水,易引起消化系统疾病,诱发和加重心脑血管疾病,长期饮用容易导致骨质脆化。

(2)二噁英和多氯联苯:二噁英是一种环境内分泌干扰物。多氯联苯则对肝微粒体酶有诱导作用,能够促进甾族化合物、脂肪酸和脂溶性维生素等的氧化代谢作用,长期作用下,就会引起明显的肝大及脂肪肝、胸腺和脾脏萎缩等,严重者发生"油症"。

2006—2007 年对石家庄、天津、烟台三地采集的母乳样品进行分析测定,二噁英类化合物含量分别为 6.24pg TEQ/g 脂肪、7.54pg TEQ/g 脂肪、6.69pgTEQ/g 脂肪。2007 年 3~5 月在北京市 11 个区县采集母乳样品分析显示,北京市母乳样品中二噁英类化合物含量最高的组分为八氯代二苯并二噁英和 PCB118、PCB105,其含量中位数分别为 20.6pg/g 脂肪、4.07pg/g 脂肪和 1.63pg/g 脂肪。根据 2007—2011 年的水产食品中二噁英类化合物含量测定结果显示,河北、辽宁等膳食样品中二噁英类化合物含量普遍下降,提示这些地区的环境污染状况在改善中。

2. 致癌、致畸、致突变作用

(1)藻类:藻类对水体的危害常由水体富营养化引起。之前渤海浮游植物以硅藻为主,但是近 10 年内随着甲藻显著地增加,渤海由以硅藻为绝对优势转变为硅藻和甲藻的联合占优。2008—2011 年天津近岸海域的调查结果表明,天津近岸海域化学需氧量值变化范围介于 0.38~3.54mg/L 之间,4 年平均值分别为 1.40mg/L、1.63mg/L、1.55mg/L 和 1.94mg/L,均未超过国家一级水质标准,但其无机氮值的变化范围介于 0.204~1.51mg/L 之间,远远超过国家一类水质标准,表明海水一直受到无机氮的污染,营养状态指数 E 变化范围为 0.33~151,93% 的站位 E 值>1,表明天津近岸海域富营养化程度高,处于严重的富营养化状态,易发生赤潮。对北京市城市河湖的调查显示,历史上多次暴发大面积的蓝藻水华,一直至 2015 年,北京湖泊富营养化才有所好转,有 11 个为轻度,8 个为中度,未出现重度富营养。

水体中藻类及其毒素不仅会危害水的生态环境,某些水藻也会产生藻毒素,引起人畜中毒,甚至死亡。微囊藻毒素可在鱼体内存积,通过食物链蓄积在人体,是公认的肝脏毒素,也是引起肝癌的主要原因,长期食用被毒素污染的水和鱼类有可能导致肝脏疾病和肝癌的发生。

(2)放射性元素:放射性 ^{90}Sr 和 ^{137}Cs 由于半衰期长,与生物体关系密切,是各国长期监测的重要放射性核素,其中放射性 ^{90}Sr 内照射可以破坏造血组织,引起再生障碍性贫血、白细胞增生、白血病以及恶性骨肿瘤。但 1997—1998 年对渤海和黄海近海海域生物样品人工放射素活度检测显示，^{137}Cs 和 ^{90}Sr 放射性呈下降趋势。2007—2008 年对京津冀地区表层土壤进行分析显示，该地区的 ^{137}Cs 浓度为(0.3±0.1)Bq/kg 至(12.9±0.4)Bq/kg，平均为 3.7Bq/kg，与周边其他地区相比较低，可以视为基线水平。2015 年中国环境质量公报显示，环渤海地区近岸海域海水中 ^{90}Sr 和 ^{137}Cs 活度浓度为天津未检出、辽宁 ^{90}Sr 2.2～3.1mBq/L 和 ^{137}Cs 0.6～1.0mBq/L、河北 ^{90}Sr 4.3～5.1mBq/L 和 ^{137}Cs 1.5～2.2mBq/L、山东 ^{90}Sr 2.0～3.0mBq/L 和 ^{137}Cs 0.3～1.2mBq/L，总体处于放射安全水平。

（3）有机化学污染物：世界各国饮水中检测出的化学污染物中目前有 117 种被认为或被怀疑有致癌、致畸和致突变作用，20 种被确认为致癌物，23 种为可疑致癌物，8 种为促癌物，56 种为诱变物质。三氯乙烯(trichloroethylene，TCE)，是饮用水中最常见的工业污染物，短时期暴露会导致外周神经退化、肝肾心血管及消化系统功能损伤，甚至昏迷、呼吸或脏器衰竭，慢性暴露可能引发肾癌、危害生殖和发育等。氯化消毒副产物如三卤甲烷、四氯化碳等可导致机体发育、生殖缺陷、心脑肾肝的损害，以及致癌作用、胚胎毒性和致畸性。多环芳烃化合物中有许多种类具有致癌或致突变作用，其中苯并(a)芘最具代表性，它分布广泛，性质稳定，致癌性强。

河北省滹沱河冲积平原地下水水质监测结果显示，有机组分超标地区检出率较高的组分为三氯甲烷、四氯化碳、四氯乙烯和邻二氯苯等。山东省济南市玉清湖水质采样检出四氯化碳、苯、甲苯、二甲苯、邻苯二甲酸酯、阿特拉津和苯乙烯，其余指标均未被检出。山东省最大淡水湖南四湖水质、表层沉积物检测显示，总多环芳烃的变化范围分别为 27.54～55.04ng/L 和 80.31～639.23ng/g。另一项对山东省某一地下水水源地致癌风险进行评价的研究显示，该水源地累积致癌风险主要由三氯乙烯、四氯化碳和苯构成，分析认为与该水源地内石化行业卤代烃和苯系物等特征污染物排放量大密切相关。在辽宁省中部下辽河平原地下水和海河天津段中也检测出较高水平的多环芳烃，这些研究提示，环渤海地区有机化学污染物污染已较为广泛。

（4）农药：农药是饮水主要的污染物之一，进入人体的农药对人体产生急性毒性和慢性毒性，包括致突变性、致癌性和对生殖以及下一代的影响。农民为提高蔬菜和农作物产量，过多地使用化肥和农药，通过灌溉或降水不断渗透到地下可能是重要污染原因。

从渤海 13 个典型区域分时段采取大量贝类、螺类等生物样品，分析得到 DDT 的浓度范围为<0.12～351.77ng/g，平均水平为 38.73ng/g，而 HCH 浓度范围较低，为<0.08～14.27ng/g，平均值为 1.73ng/g。淮河表层沉积物、官厅水库、渤海湾、大辽河以及在海河天津段和大沽排污河表层沉积物中也检测出了 HCH 和 DDT。相对而言，农药对水体污染较为严重的地区为渤海湾天津地区。

对于人体蓄积的研究，于慧芳等从 1982—2002 年期间对北京地区人乳中有机氯农药残留水平进行研究，结果显示母乳中 DDT 含量从 1982 年的 6440ng/g 脂肪下降到 2002 年的 730ng/g 脂肪，HCH 含量从 6960ng/g 脂肪下降到 230ng/g 脂肪，在 20 世纪 80 年代期间 DDT 和 HCH 的变化不明显，从 90 年代起呈明显下降趋势，母乳中 DDT 主要是 P,P'-DDE，HCH 主要以 13-HCH 为主。总体而言，由于农药污染各项控制措施的实施，人体农药蓄积水平整体是下降的。

（5）多溴联苯醚和全氟烷基酸：多溴联苯醚(PBDE)和全氟烷基酸(perfluoroalkyl acids，PFAA)属于新型持久性有机污染物，其易于在生物体内富集。通过食物摄取是 PBDE 和

PFAA 进入人体的一个主要途径。实验和生态学研究表明,其具有多系统的毒性效应,包括肝脏毒性、免疫毒性、生殖和发育毒性以及神经毒性等,甚至有可能诱发肝脏、乳腺等癌变发生。

目前我国环渤海地区 PBDE 污染水平与东海和南海海域地区相比处在相对较低的水平。2006 年 8 月从渤海沿岸表层沉积物和贻贝中测得 BDE209 浓度分别为 $0.30 \sim 2776 \text{ng/g}$ 干重(均值 2.29ng/g)和 $1.01 \sim 1801 \text{ng/g}$ 干重(均值 2.43ng/g),BDE209 是主要的同源物,表明 deca-BDE 混合物已经是多溴二苯醚的主要来源。2015 年 3 月,对渤海湾水体悬浮颗粒物、沉积物和不同生物体内的 6 种 PBDE 进行监测,结果显示总 PBDE 的含量分别为 50ng/L、0.25ng/g 干重和 $0.92 \sim 7.29 \text{ng/g}$ 干重。也有研究者从北京市场收集了 5 种双壳类动物(蓝贻贝、短颈蛤、海浪蛤、方舟壳和剃刀蛤)测定其体内 PBDE 浓度,结果显示不同种类贝壳中的 ΣPBDE 含量范围与辽东湾短颈蛤内含量相当。Meng 等人研究了不同的膳食结构对不同年龄人群 PBDE 摄取的影响,通过对比发现,相对于世界其他地区,中国地区所消费的鱼体内的 PBDE 的含量处于一个较低的水平,并且通过鱼肉消费摄取 PBDE 的量要远低于世界其他地区。

对于 PFAA 的研究我国开展较晚,但目前监测水平已有很大提高,能够完成多种异构体的定性和定量监测。以全氟辛酸铵(ammonium perfluorooctanoate,APFO)和全氟辛烷磺酸盐(perfluorooctane sulfonate,PFOS)为例,对于生物体内的暴露研究显示,大连沿海常见海产品,即鱼、蟹、乌贼、海胆肌肉中 PFOS 和 PFOA 的暴露水平分别为 0.40ng/g、0.07ng/g、0.09ng/g、0.12ng/g(湿重)和 0.06ng/g、0.01ng/g、0.06ng/g、0.10ng/g(湿重),表明大连沿岸常见海产品体内普遍检测到 PFOS 和 PFOA,但低于美、日等国家的沿岸海域鱼类的暴露水平。在渤海的白蛤、毛蚶和文蛤等海产品中也均检测到 PFOA。

对于人体蓄积,有学者对 1987—2002 年辽宁省沈阳市人群的血清 PFOS 和 PFOA 的浓度变化进行了研究,结果显示 PFOS 和 PFOA 分别从 1987 年的 $0.03 \mu\text{g/L}$ 和 $0.08 \mu\text{g/L}$ 显著增加至 2002 年的 $22.4 \mu\text{g/L}$ 和 $4.3 \mu\text{g/L}$。而对 54 例 $22 \sim 37$ 岁初产妇脐带血的检测显示 PFOS 和 PFOA 浓度几何均值分别为 $2.21 \mu\text{g/L}$(范围:$0.48 \sim 9.14 \mu\text{g/L}$)和 $0.26 \mu\text{g/L}$(范围:$0.10 \sim 0.67 \mu\text{g/L}$),表明母亲体内 PFOS 和 PFOA 可以通过胎盘屏障,转移到脐带血中。Wang 等对我国全国范围内血清中 PFAA 的分布做了详细的综述,表明沈阳和石家庄人群的 PFOS 浓度要高于同地区的其他城市。环渤海地区主要的污染来源为氟聚合物生产、纺织、造纸、电镀等行业。

3. 介水传染病　介水传染病的病原体主要来自于生活污水、生产废水以及人类的粪便。通过北京市 CDC 环境卫生所对同期北京市自来水厂出厂水的检测结果显示,所有水厂的 3 项微生物检测合格率为 100%,提示微生物污染的环节未出现在饮用水的配水系统中。

有研究报道,天津地表水体(天然河湖、人工池塘、喷泉等)中军团菌的检出率达 33.3%,北京四星级以上宾馆的冷却塔水检出率达 55.3%。我国山东、天津等地陆续有病例报道小隐孢子虫卵囊污染了水、手、食物和食具而经口感染机体。免疫缺陷者、低龄小儿、医务人员等为易感人群。正常人感染隐孢子虫多表现为自限性腹泻,也可表现为慢性间隙性腹泻。

由于水源被含贾第鞭毛虫包囊的粪便和污水等污染而引起的贾第鞭毛虫病暴发流行也屡有报道,尤以儿童和青少年多见。北京、天津、沈阳等地贾第鞭毛虫病的调查结果表明,贾第鞭毛虫病广泛流行于城市和农村,患者以 $1 \sim 19$ 岁的儿童和青少年为主,感染的原因除了个人卫生习惯较差和在托儿所、学校等处因接触较密切而相互传染的机会较多以外,还可能与其免疫功能尚未发育完全有关。贾第鞭毛虫病主要通过粪便排出的包囊污染饮水、食物及食具而经口感染,也可经粪-手-口途径传播。

三、土壤污染及对居民健康的影响

(一)环渤海地区土壤污染形势

随着经济的快速发展,重金属通过化肥、农药、工业排污、交通排污等途径进入土壤,造成土壤中相应重金属元素的富集,形成土壤污染,进而影响农产品产量与品质,并且可通过食物链危害动物和人类的健康。目前,环渤海地区的主要土壤污染问题是污灌区土壤问题。农业部第二次全国污灌区普查报告显示,在统计的污灌区当中,遭受重金属污染的农业土地面积占污灌区总面积的 64.8%,其中汞是污染面积最大的重金属之一,平均含量为 760ng/g,天津污灌区也是汞污染较为严重区域之一。天津污灌区是具有代表意义的北方典型污灌区之一,引用工业和城市污水进行污灌的历史超过 50 年。

(二)造成土壤污染的主要原因及对健康的影响

1. 重金属污染　大量的研究表明,交通、冶炼和采矿、污水灌溉等人为活动都会使土壤中重金属的含量显著增加。2010 年,李晓燕等对北京不同土地利用方式下城市土壤的采样调查表明,北京市城市土壤 Cd、Cu、Zn 和 Pb 含量(平均值依次为 0.215、25.1、77.2、28.2mg/kg)显著高于其相应的土壤背景值,表明北京市城市土壤 Cd、Cu、Pb 和 Zn 存在一定程度的积累。郑袁明等进一步对北京市不同土地利用类型土壤中铅含量积累的研究表明,北京市 6 种土地利用类型土壤中铅含量有明显差别,其中绿化地土壤中铅含量最高,稻田和自然土壤中铅含量则较低。

一些研究结果指出交通等因素会使道路两旁土壤中的 Cd、Cu、Pb、Zn 的浓度显著增加,且重金属的含量与交通流量呈显著正相关。2008 年 5 月北京中心城区代表样区土壤样品中 Cd、Cu、Zn 的平均含量(依次为 0.23、26.20、72.44mg/kg)均低于 WHO 限值,而 Pb 的平均含量(35.59mg/kg)明显高于 WHO 限值,表明中心城区土壤呈现出较为明显的 Pb 富集特征,这与大气沉降过程有关,机动车尾气排放与工业生产(如煤炭燃烧等)是最大的 Pb 释放源。

但城市土壤中重金属的污染并不是仅由交通等因素造成。2011 年 6 月对北京市石景山原首钢地区的研究表明,该区域表层土壤中 Fe、Cr、Ni、V、As、Cd、Pb、Cu、Zn、Hg 10 种重金属元素可以归结为 4 类:第一类为 Ni、V、As,其含量低于自然背景值,主要受成土母质等自然因素的影响;第二类为 Cd、Cu、Pb、Zn,其含量已经超出自然背景值,其中 Cu、Pb、Zn 属于轻度污染,Cd 属于中度污染,Cd 的最大值是当地背景值的 8 倍,这一类元素主要受到交通和冶炼等人为因素的影响,高值区主要分布于居民区;第三类为 Fe、Cr,它们同时受到自然因素和人为因素的共同影响,高值区集中分布在厂区和部分居民区;第四类为 Hg,Hg 因其是一种非点源污染的元素而单独聚为一类,主要受到人为因素的影响且高值样点位于河流区,其最大值是当地背景值的 38.7 倍。总体而言,首钢地区表层土壤已受到部分污染,需密切关注其对环境的危害及人群的潜在健康风险。

在中国污灌区土壤问题中,重金属污染问题较为严重。对天津市大毕庄工厂污染区、污灌区和背景对比区 8 种污染元素(Cd,Hg,As,Pb,Cr,Cu,Zn,Ni)的含量测定分析显示,土壤中重金属已有一定积累,普遍超过天津地区的背景值。分析发现,该地区主要污染源为工厂粉尘和污水灌溉,并对农田造成较严重的污染。工厂造成的污染最严重,其中 Hg 和 Cd 污染尤为突出。

对于重金属的蓄积作用研究,2011年8~10月对天津北排污河沿岸29块稻田的耕作层土壤及对应的水稻植株样分析发现,稻田土壤Hg含量为$(367.04\pm129.36)\mu g/kg$,显著高于区域土壤Hg背景值$(73\mu g/kg)$,但低于土壤环境质量二级标准$(pH>7.5$为$1000\mu g/kg$,GB 15618—1995)。稻田土壤甲基汞含量占总汞比例为$0.12\%~0.38\%$。水稻各部分MeHg含量依次为:稻米>稻根>稻茎>稻叶,水稻籽粒相比其他部位具有更强的富集甲基汞的能力。2014年的另一项对天津污水灌溉区土壤不同形态汞对水稻不同组织中总汞(THg)和甲基汞(MeHg)富集影响的研究显示,北塘、大沽和北京污灌区稻田土壤THg和MeHg浓度显著高于对照区海河土壤THg浓度,MeHg质量分数分别占THg的0.42%、0.37%、0.28%和0.22%。海河、北京、大沽和北塘污灌区水稻籽粒的MeHg富集系数为$1.63~3.70$。污灌区食用稻米MeHg暴露对居民健康存在较大风险,人体MeHg每天摄入量超标率达到20.83%。

对于土壤中金属铊研究则显示,辽西南部的大凌河流域和辽中的太子河流域土壤中铊含量较高,提示已有铊的环境污染。2006年10月~2007年3月对大连地区125对母血和脐血检测的结果显示,大连地区母血和脐血中均检测出铊元素,母血铊浓度受居住地和饮水来源等因素的影响。铊是一种毒性高、蓄积性强的重金属环境污染物,具有较强的多系统毒性。人群流行病学调查表明,急性铊中毒的症状表现为胃肠道刺激、精神障碍、急性上行性瘫痪和脱发,而慢性铊中毒的主要症状为神经损害、视力下降、毛发脱落等。在动物的整个妊娠期,铊均可透过胎盘屏障进入胎仔体内而影响其正常的生长发育;碳酸铊能增加胚胎的死亡率。研究还表明铊的化合物具有致癌性,可诱导食管癌、肝癌、大肠癌等多种肿瘤的发生。因此局部地区铊元素污染,应引起相关人员的重视。

2. 农药污染 有机氯农药(OCP)是一类典型的持久性有机污染物,曾作为广谱杀虫剂被广泛生产和使用,然而其在环境中具有半挥发性、长期残留性、高毒性和高生物蓄积性,对人体健康及生态环境产生严重威胁。

有机氯农药通过生物富集和食物链进入人和动物体内,能在肝、肾、心脏特别是脂肪组织中蓄积。1998年对北京60人和威海89人的母乳中DDT残留量的研究结果显示,DDT分别为$2040ng/g$和$2210ng/g$。研究显示,有机氯农药能够干扰体内正常内分泌物的合成、释放、运转、代谢、结合等过程,激活或抑制内分泌系统功能,从而破坏其维持机体内环境的稳定性,影响物质代谢的正常调控。研究还发现机氯农药可以不通过激素受体而是通过细胞介导而发挥其致癌性。目前有机氯农药污染主要是指DDT、六六六和各种环戊二烯类等品种的污染。环渤海地区不同区域土壤中农药含量如表27-8所示。

表27-8 环渤海不同区域土壤中农药含量(ng/g)

区域	∑HCH	∑DDT	数据来源
北京污灌区土壤	nd~104(5.9)	nd~158(10.2)	Chen Y et al,2005
北京农业土壤	0.640~32.3(1.47)	1.42~5910(77.2)	张红艳等,2006
天津污灌区土壤	384~4037	606~2702	龚钟明等,2002
天津农业土壤	1.30~1095(45.8)	0.071~972(56.0)	Wang XJ et al,2006;龚钟明等,2003
石家庄汪洋沟污灌区土壤	2.84~9.18(5.89)	31.4~63.5(48.3)	席北斗等,2016

区域	∑HCH	∑DDT	数据来源
海河上游地区土壤	nd~11.0(6.52)	2.75~131(5.77)	迭庆杞等,2015
海河河口地区土壤	nd~1728(93.9)	nd~288(34.4)	赵龙等,2009

3. 多环芳烃污染　多环芳烃是广泛分布于全球环境中的微量有毒有机污染物。由于其毒性及致癌性,早在1976年美国环境保护局就将16种多环芳烃列入优先控制的有毒有机污染物黑名单。土壤是多环芳烃的一个重要的聚集地。已有研究表明,环渤海北部地区各环境介质已遭受不同程度的多环芳烃污染,不同区域土壤中多环芳烃含量见表27-9。

表27-9　环渤海不同区域土壤中多环芳烃含量(均值,单位:ng/g)

区域	多环芳烃	数据来源
环渤海北部地区	68.3~920.4(309.5)	焦文涛等,2010
辽河流域	285~8347(2292)	宋雪英等,2008
环渤海西部	27.9~8428(546)	左谦等,2007
天津市(表土)	199~5190(839)	段永红等,2005
天津市(农田)	—(1083)	Tao S et al,2004
北京市郊区	16~3884(464)	Ma LL et al,2005
北京市城区	467~5470(1637)	Li XH et al,2006
北京市城区	366~ 27 825	Tang LL et al,2005

目前,我国尚无土壤多环芳烃的评价或治理标准,在《农用污泥中污染物控制标准》(GB 4284—84)中只规定了苯并(a)芘的最高允许含量为3mg/kg(干重)。依据该标准,环渤海北部地区35%的土壤属于清洁土壤,剩余的65%属于被污染的土壤,其中轻度污染的为55%,中度污染的比例为10%,无重度污染。土壤中多环芳烃高污染点位主要分布在葫芦岛、大连庄河及丹东等地;清洁土壤主要分布在远离城区或工业点源地区,如唐山地区滦河的入海口(142ng/g),基本可以反映该地区的背景水平。

4. 放射性污染　有研究发现,长江以北地区土壤中天然放射性核素比全国均值要低。如对天津市土壤中^{238}U、^{226}Ra、^{232}Th和^{40}K的检测结果显示,其值分别为(31.2±5.5)Bq/kg、(33.4±12.4)Bq/kg、(40.2±8.1)Bq/kg和(690.3±88.7)Bq/kg。在辽宁省这四种放射性核素水平为(32.7±38.5)Bq/kg、(33.6±2.4)Bq/kg、(42.5±4.0)Bq/kg和(745±17)Bq/kg,均低于全国平均水平。日本福岛核事故后,2011年3月23日~6月30日,使用高纯锗γ谱仪测量系统对北京地区的28个土壤样品中放射性核素^{226}Ra、^{232}Th、^{40}K、^{131}I和^{137}Cs的比活度进行了监测,结果显示28个土壤样品中未检测到人工放射性核素^{131}I,24个样品中检出人工放射性核素^{137}Cs,最高值为6.01Bq/kg;所检土壤样品中放射性核素^{226}Ra、^{232}Th、^{40}K和^{137}Cs的比活度平均值分别为16.76Bq/kg、27.12Bq/kg、451.12Bq/kg和1.24Bq/kg,均低于20世纪80年代北京土壤中放射性水平,不会对该地区居民健康产生明显影响。

(董光辉)

参 考 文 献

1. 古羽舟,李志浩,马文军.珠江三角洲地区大气污染对人群健康影响的研究进展.华南预防医学,2014,40(4):351-354.

2. 韩方岸,陈钧,蒋兆峰,等.苏、浙、鲁地区主要饮用水地表水源挥发及半挥发有机物调查.环境与健康杂志,2011,28(10):890-894.

3. 李婷婷,刘子宁,朱鑫,等.珠三角地区土壤重金属元素异常来源浅析及其环境质量评价.国土资源导刊,2016,13(02):30-35.

4. 冉建平.浅析我国土壤污染的现状危害及其措施.中国农业信息,2013,15:180-180.

5. 上海市环境科学研究院课题组.深化长三角区域大气污染防治联动研究.科学发展,2016,87:76-85.

6. 于玲红,王越,李卫平,等.水污染对人体健康的损害.安徽农业科学,2015,43(13):224-228.

7. 王学渊,潘康婷.与水污染相关的农村居民健康价值损失评估——以中国肿瘤登记点为例.绿色科技,2014,2:152-155.

8. 张悦,陈鹏飞,刘长安,等.环渤海地区 Hg、As、Cr、Pb 污染健康风险评价.海洋环境科学,2012,31(1):67-70.

9. Gong Jian,Chen Diyun,Yang Yu,et al.Association of endocrine-disrupting chemicals with total organic carbon in riverine water and suspended particulate matter from the Pearl River,China.Environmental Toxicology and Chemistry,2012,31:2456-2464.

10. Lai HK,Tsang H,Wong CM.Meta-analysis of adverse health effects due to air pollution in Chinese populations.BMC Public Health,2013,13:360.

11. Ye Zhao,Dong Yan,Qing Zhang,et al.Spatial distributions of 137Cs in surface soil in Jing-Jin-Ji Region,North China.Journal of Environmental Radioactivity,2012,113:1-7.

12. Zhu Chen,JinNan Wang,GuoXia Ma,et al.China tackles the health effects of air pollution.The Lancet,2013,382:1959-1960.

第二十八章

自然灾害发生后的环境卫生问题

第一节 概　述

中国是世界上自然灾害发生最严重的国家之一。自然灾害具有种类多、频度高、强度大等特点，常常造成严重的人员与财产损失。经常发生的自然灾害有地质灾害（如滑坡、泥石流、水土流失、土地沙漠化及沼泽化、土壤盐碱化，以及地震、火山、地热害等）、洪涝、干旱、台风、风雹、雷电、高温热浪、沙尘暴、风暴潮、赤潮、火灾、农作物病虫害以及森林灾害等。我国70%以上的城市、50%以上的人口分布在气象、地震、地质和海洋等自然灾害严重的地区。

新中国成立以来，我国平均每年因自然灾害造成的直接经济损失在1000亿元以上；近15年来因自然灾害造成直接损失年均2000亿以上。2016年，中国自然灾害以洪涝、台风、风雹和地质灾害为主，各类自然灾害共造成全国近1.9亿人次受灾，1432人因灾死亡，274人失踪，直接经济损失5032.9亿元。从2008年四川汶川地震、2010年青海玉树地震和甘肃舟曲特大泥石流，再到2016年长江流域和华北地区的暴雨洪涝，自然灾害给人民生命和财产带来巨大经济损失。

一、自然灾害的概念

自然灾害（natural disaster）是指人类依赖的自然界中发生异常变化，且对人类社会造成了危害的现象和事件。其形成必须具备两个条件：一要有自然异变作为诱因；二要有受到损害的人员、财产、资源作为承受灾害的客体。即由于自然异常变化造成的人员伤亡、财产损失、社会失稳、资源破坏等现象或一系列事件。自然灾害在发生发展的过程中具有突发性、不可预测性、不可控性、危害严重，易引发次生灾害等特征。在各种自然灾害中，灾害的突发性与次生性对人类社会和生命财产破坏最为严重。根据不同的分类标准，自然灾害包括以下种类：

1. 突发灾害与缓发灾害

（1）突发灾害（sudden onset disasters）：有些自然灾害往往是突然发生的、剧烈的、人类无法控制的。当致灾因子变化超过一定强度时，会在几天、几小时甚至几分钟、几秒钟内产生灾害行为，如地震、火山爆发、台风、龙卷风、飓风、海啸、洪水、泥石流、风暴潮、冰雹等。突发性自然灾害发生时令人猝不及防，破坏力极大，往往造成严重的人员伤亡和巨大的财产损失。灾害持续时间越长，灾区人员遭受到的威胁就越大，影响就越深远。如2008年我国四川汶川地震遇难者和失踪人数达8.7万人，直接经济损失8451亿元。又如2010年海地发生的强震,造成 20 余万人死亡,30 余万人受伤。

(2)缓发灾害(delayed disasters):有些自然灾害是在致灾因子长期作用下,需要几年或更长时间,逐渐成灾。如地面沉降、地面塌陷、干旱、土地沙漠化、水土流失、海岸线变化等,其危害在较长时间中才能逐渐显现出来。

2. 原生灾害与次生灾害

(1)原生灾害(original disaster):致灾因子直接造成某类承灾体的破坏与伤亡的灾害。承灾体(hazard bearing body)是指直接受到灾害影响和损害的人类及其活动所在的社会与各种资源的集合,包括人类本身及生命线系统。生命线系统是指城市供水、供电、粮油、排水、燃料、热力、通信、交通等系统。各种建筑物及生产线系统,以及各种自然资源,均是致灾因子的作用对象。

(2)次生灾害(secondary disaster):由原生灾害所诱导出来的灾害,称次生灾害,也称灾害链(disaster chain)。灾害链可分为串发性灾害链与并发性灾害链。几种灾害可以先后发生,也可同时发生,灾害的重叠可产生更大的破坏作用。如地震灾害引发附近海域的海啸灾害,暴雨灾害引发当地泥石流、滑坡灾害;地震后造成的有毒化学品或放射源泄漏、火灾等。2010 年海地地震发生后,很快又出现了自 20 世纪以来单个国家最大的霍乱流行,一年之内造成 17 万余例感染,3600 多例死亡。2011 年日本附近海域发生强烈地震,引发海啸灾害,海啸又引起当地核电站放射性核泄漏而造成新的放射性环境污染灾害。

无论是原生灾害还是次生灾害,都破坏了人与其生活环境间的生态平衡,形成了传染病易于流行的条件。自然灾害发生后,随着旧的生态平衡的破坏和新的平衡的建立,灾害所引起的传染病流行条件的改变还将持续一个时期,这种灾害的"后效应"是灾害条件下的传染病控制与其他的抗灾工作不同的一个重要特征。当自然灾害的直接后果被基本消除之后,消除其"后效应"将成为救灾工作的重点,其主要目的是在此等灾害条件下有效控制传染病发生与流行。

二、自然灾害的类型

(一)自然灾害分类

根据 2009 年国家原卫生部发布的《全国自然灾害卫生应急预案(试行)》,按灾害的性质将自然灾害分为 7 大类:气象灾害、海洋灾害、水旱灾害、地质灾害、地震灾害、生物灾害和森林草原火灾。

1. 气象灾害(meteorological disaster)　如暴雨、洪涝、土地荒漠化、干热风、酷暑高温、热带气旋、冷害、冻害、冻雨、暴风雪、雹害、龙卷风、干热风、雷暴、酸雨、灰霾、浓雾、沙尘暴等。

2. 海洋灾害(sea disaster)　如风暴潮、海啸、海浪、赤潮、潮灾、海岸侵蚀、海平面上升、海水倒灌、厄尔尼诺、拉尼娜的危害等。

3. 水旱灾害(flood and drought disaster)　如暴雨引发江河泛滥、山洪、涝灾、融雪洪水、冰凌洪水、溃坝洪水、干旱等。

4. 地质灾害(geologic disaster)　如滑坡、泥石流、地裂缝、地面下沉、地面塌陷、山崩、岩石膨胀、沙土液化、土地冻融、水土流失等。

5. 地震灾害(earthquake disaster)　如构造地震、陷落地震、矿山地震、水库地震等。

6. 生物灾害(biological disaster)　如农作物和森林的病虫害、草害、蝗灾和鼠害等。

7. 森林草原火灾(forest and grassland fire)　如森林或草原发生大面积火灾。

（二）自然灾害等级

自然灾害的等级是表示自然灾害给人类带来损失大小的重要指标。根据中国国情，采用"灾度"这一概念来表述灾害的程度或等级。灾度分级参考人口的直接死亡数和直接经济损失额划分为 5 个等级（表 28-1）。

表 28-1　自然灾害等级及划分依据

灾度分级		死亡人数	直接经济损失（人民币）
Ⅰ级	巨灾	>10 000 人	亿元以上
Ⅱ级	大灾	1001~10 000 人	千万元~亿元
Ⅲ级	中灾	101~1000 人	百万元~千万元
Ⅳ级	小灾	11~100 人	10 万元~百万元
Ⅴ级	微灾	≤10 人	10 万元以下

注：灾度根据死亡人数或直接经济损失划分

第二节　自然灾害发生后疫病流行问题

自然灾害对人群生存环境产生巨大破坏，尤其对公共卫生工程系统、设施、管网的损坏，直接威胁人群健康。自然灾害造成安全饮用水短缺、垃圾粪便收集困难、污水任意排放，加上食物安全难以保障、居住条件恶化、灾民与病媒生物的接触机会增多、人群抵抗力降低、人口流动加大、公共卫生服务能力受损、卫生服务可及性降低等原因，极易发生传染病的大规模流行。

一、疫病流行的成因

（一）生活环境恶化与受灾人群体质下降

1. **生活环境恶劣**　自然灾害发生时，人们正常的生活居住环境遭到严重破坏，短时间内生活环境迅速恶化。受灾人群被迫露宿或在简易的棚屋中居住，人口集中，居住拥挤。露宿或简易棚屋又使人们失去了对媒介生物的防护屏障，很容易受到吸血节肢动物的袭击，虫媒传染病的发病率也会显著增加。住宿区的生活垃圾无法定点管理，人畜粪便垃圾的污染使生活环境的卫生状况进一步恶化。这些综合因素使一些通过人与人之间密切接触的传染病，如呼吸道传染病、肠道传染病、红眼病等易于发生和流行。

恶劣的卫生环境是滋生疫情的温床。洪灾发生时，大量漂浮物或一些动物尸体存留于生活区地面，受高温等影响，腐败后散发出恶臭。故灾害发生后，以水为媒介的霍乱、痢疾、伤寒等肠道性传染性疾病，在受灾群众人数较多、供水卫生难以保障、人们自身防疫意识不强的情况下，极易暴发蔓延。受灾群众在一定时间内风餐露宿，根本无从谈及卫生。极度疲惫的身体也使人们对疾病的抵抗力大大降低。

2. **受灾人群体质下降**　由于食物短缺以及食品卫生质量问题，受灾人群摄入的营养素不够，容易产生身体疲劳、体质下降。另外，灾区居民不同程度地存在心理问题，但多数人缺乏心理健康知识，特别是缺乏寻求心理服务的意识。灾区居民的持续精神紧张和焦虑等，都有可能造成人群抵抗力的持续下降，导致抵御传染病侵袭的能力下降，使得疾病易于发生和流行。

(二) 供水与排水系统破坏

水是维持生命的必需物质,哪里有了水,哪里就有了生命。饮用水供应系统和排水系统是重要的生命线系统,绝大多数的自然灾害都可能造成两个系统的破坏。灾情严重时,饮用水供应和排水系统被完全摧毁,在灾害后的早期极易引起肠道传染病的大规模暴发和流行。灾后供水系统和排水系统的恢复是一个长期的过程,因此饮用水卫生问题在一段时间内将持续存在。

在洪水灾害发生后,原来安全的饮用水源被淹没、供水系统破坏或管线淤塞,灾民出于求生的渴望,被迫利用地表水作为饮用水源,而地表水往往被上游的人畜排泄物、人畜尸体以及受破坏的建筑中的污染物所污染。特别在低洼内涝地区,灾民被洪水围困的时间较长,更容易引起水源性疾病的暴发流行。河湖密织的水网也可能是病菌微生物繁殖、传播进而导致传染病暴发流行的重要条件。流动不畅的水域中不仅病菌存活较多,且还易于蚊蝇的生长繁殖,民众将生活、生产垃圾直接倾泻水中,又进一步污染了水源。所以,在灾后疫情中,诸如霍乱、痢疾等肠道传染病占了很大比例。

海啸与风灾也对当地的生活设施和环境条件等造成极大破坏。海啸可摧毁灾区的供水设施和输配水管网,居民无法得到安全卫生的饮用水,且海啸造成的海水倒灌使地表水无法饮用。孟加拉国水灾时曾因此造成大量人员死亡。

地震发生后,城市供水系统被破坏,居民供水中断,由于管网的破坏,残存的水源极易遭到污染。地震引起的地质结构改变,使部分水井不能正常使用,加剧了人群的饮水困境。此外,地震造成公共卫生设施如排水系统、化粪池、污水处理系统等的破坏,致使污水横流,病原微生物很容易传播开来。

(三) 食物短缺与食品卫生问题

自然灾害发生之后,食品卫生问题往往是最关键、最敏感的问题之一。食物问题主要表现为以下 3 个方面:

1. 食物匮乏 当灾害发生规模较大、涉及地域较广时,成千上万的灾民需要依靠外部食物供应,常会发生食物严重短缺情况。由于食物供应得不到保障,加之饮食结构不合理,灾民将面临饥饿和死亡的威胁。

2. 食品卫生问题严重 自然灾害造成生态环境破坏,食品资源和基本生活条件同时遭到破坏,人们被迫在恶劣条件下储存食品。食品易遭受污染发生霉变、腐败变质,引发食物中毒及食源性肠道传染病的发生流行。若灾害发生在天气炎热的季节或热带地区时,保存不当的食物更容易变质腐败;水灾常伴随阴雨天气,粮食极易霉变;灾民公用厨房中生熟用具不分,清洗餐具的污水重复使用,也是造成食物中毒和消化道疾病的流行的重要原因。

二、促成疫病流行的条件

(一) 生态环境改变与媒介传染病增加

自然灾害破坏了人类、宿主动物、生物媒介、疾病病原体之间原有的生态平衡,并将在新的基础上建立新的生态平衡。新的生态平衡很可能不利于人体健康。由于灾害影响,人群居住地改变和限制,环境卫生状况恶化,使一些媒介生物如蚊、蝇等易于孳生,鼠类等啮齿动物向受灾人群居住的地方集中,密度增大,这些因素都将造成通过生物媒介传播的疾病发病率大幅度上升。

1. **蝇类**　蝇类是肠道传染病的重要传播媒介。大型自然灾害会对人类生活环境和卫生设施造成严重破坏,灾民的粪便和生活废弃物无法及时清理,不可避免地造成蝇类大量的孳生。此外,地震过后,人、畜尸体及其他有机物质等被埋于废墟之下,在气温较高时,有机成分很快腐败,也为蝇类提供了繁殖条件,常会在短时间内出现大量成蝇。因此,在灾后重建的最初阶段,消灭蝇类将是传染病控制工作中的重要任务。

2. **蚊类**　在传播疾病的吸血节肢动物中,蚊类起着重要作用,与灾害的关系最为密切。在常见灾害条件下,城市给排水管道损坏,生活污水在地表滞留,蚊类得以大量孳生,导致当地蚊类密度升高,增加对人类侵袭的机会。另外,被洪水围困的居民因房屋破坏而被迫露宿,缺乏抵御蚊类侵袭的有效手段,造成由蚊类传播的疾病发病率显著升高。

3. **鼠类**　家栖和野生鼠类是最为重要的疾病宿主,其分布和密度受自然灾害的影响非常明显。洪水期间,大批鼠类逃上大堤或高地,与人争地,鼠媒传染病对人群威胁增加。洪水退后,由于鼠类繁殖能力极强,在被洪水破坏的村庄和农田中遗留下可为鼠类利用的丰富食物,鼠类密度可迅速回升,造成鼠间疾病流行,进而危及人群健康。干旱发生时可使一些湖沼地区干涸,成为杂草丛生的低地,而野草低地适合鼠类繁殖,致使其数量显著增加。地震等自然灾害造成大量房屋破坏,一些原来鼠类不易侵入的房屋被损坏,废墟中遗留下大量食物使得家栖的鼠类获得了大量繁殖的条件。当灾后重建开始,居民陆续迁回原有住房时,鼠患可能成为重大问题,由家鼠传播的疾病发病率也会上升。

4. **其他吸血节肢动物**　在灾害条件下,人群在野外停留时间延长,尤其在野草较多、腐殖质丰富的地方露宿时,受吸血节肢动物如恙螨、革螨侵袭机会增加,可引起吸血节肢动物传播的疾病。又如蜱是许多种脊椎动物体表的暂时性寄生虫,是一些人畜共患病的传播媒介和贮存宿主。我国已记录的硬蜱科约100种,软蜱科10种。蜱常蛰伏在浅山丘陵的草丛、植物上,或寄宿于牲畜等动物皮毛间。不吸血时,小的干瘪如绿豆般大,也有极细如米粒的;吸饱血液后,有的饱满如黄豆大小,大的可达指甲盖大。蜱叮咬的无形体病属于传染病,人对此病普遍易感,灾害条件下,野外停留时间过长或与危重患者有密切接触、直接接触患者血液等体液的医务人员或其陪护者,如不注意防护,也可能感染。

5. **寄生虫**　我国现存的血吸虫病主要分布在四川、江苏、江西、湖南、湖北、安徽、云南等省份的110个县,多处于一些易于受到洪涝影响的区域,而钉螺的分布受到洪水极大影响。在平时,钉螺分布随着水流的冲刷与浅滩的形成而不断变化。洪水条件下,有可能将钉螺带到远离其原来孳生的地区,并在新的适宜环境中定居下来。因而,洪涝灾害常常会使血吸虫病的分布区域明显扩大。

6. **家畜**　家畜是许多传染病的重要宿主,如猪和狗是钩端螺旋体病的宿主,猪和马是乙型脑炎的宿主,牛是血吸虫病的宿主。当洪水灾害发生时,大量的灾民和家畜往往被洪水围困在极为狭小的地区,导致人群与家畜之间的接触异常密切,使人畜共患的传染病易于传播。

(二)医疗卫生资源匮乏

1. **医疗卫生设施损毁严重**　2015年针对日本全国8477家医院实施的调查显示,包括相关设施在内的所有建筑达到震度"6强"(日本标准)以上抗震标准的医院不到七成。而自然灾害对卫生设施造成严重破坏,对依赖卫生机构服务的人群健康带来直接的影响。受灾地区群众卫生设施往往极其简陋,医疗机构不足,药品和医疗设备缺乏。通常,在医院和救护中心受到破坏的情况下,医务人员数量减少、医疗设备受损,大大降低对灾民的医疗救助能力。受灾地区常缺少专业卫生防疫人员，无法对当地社会和自然地理环境进行流行病学情况调查，也缺少卫生检验、消毒、杀虫、灭鼠和防疫等预防措施。另外，特大自然灾害发生后，可能造成交通中断，道路车辆难以通行，供水、供电中断，洗消车、侦检车、防疫车等车辆不能及时投入工作中，给灾后医疗防疫工作造成极大困难。因此，卫生机构的破坏是导致灾后急救困难和幸存者死亡的重要原因。1985 年墨西哥城地震中有 13 所医院倒塌，仅其中的 3 所医院就有 866 人死亡，包括 100 名卫生工作人员。

2. 疾病监测报告系统效率降低　自然灾害的发生，可能对疾病监测报告系统产生严重破坏。一些基层单位，原有基本的传染病报告体系，经历大的自然灾害如地震等的重创，疾病报告效率变得低下，导致疾病监测报告不能顺利完成，上级疾病控制机构难以在第一时间获得疫情发生的准确信息，从而错失灾后疫情防控的最佳时机。因此，迅速重建和完善疾病报告与预警系统，并保障其顺畅运行，是早期发现和控制疫情流行乃至暴发的重要基础性工作。

3. 防控决策滞后，执行不力　在获知疾病流行初期，必须采取及时有效的应对策略，迅速评估疫情的危害，推广简便有效的防控措施。在特定的经济与社会背景下，尤其在经受大的自然灾害重创之后，在出现疫情早期，需要决策机关尽快论证干预措施，当机立断，采取多种防控措施，如有效管理患者、隔离传播源、切断传播途径、供应清洁饮用水、使用有效疫苗保护易感者等，综合举措将有效降低疫情的发生。如果不能迅速决策，并采取综合防治措施，将使疫情流行难以迅速控制。

（三）能源短缺与基本生活条件恶化

在自然灾害中，作为基本生活条件的燃料、热力和电力常常受到破坏，给居民的日常生活造成困难。如洪灾发生时，常因燃料短缺，导致灾民只能喝生水，吃生冷食物，造成肠道感染病的发生与蔓延。此外，燃料、电力和热力短缺可造成城市医院消毒设备不能工作，火葬能力减弱或完全中断，使土葬数量增加；燃料缺乏造成居民生活困难，冬季取暖无法保证等。以上各种情况都直接或间接影响居民身体健康、生活质量及医疗卫生服务质量。例如，2010年海地发生大地震，一年后海地首都太子港成千上万灾民仍住在简易帐篷内，卫生条件恶劣，饮用水安全无法保障，导致霍乱疫情加剧。

三、自然灾害发生后常见疾病

由自然灾害引发的一系列疾病被称为灾害源性疾病（hazard source disease）。按照灾害源性疾病的病因、特点等可将其分为灾害创伤性疾病、灾害感染性疾病和灾害应激性疾病 3 类。

（一）灾害创伤性疾病

由外界物理因素如气流、水流、灰尘、泥沙、辐射等对人体造成的包括死亡在内的各种创伤性疾病，如颅脑损伤（包括颅脑硬膜外血肿、脑疝、脑挫裂伤、脑震荡等）、脏器损伤（包括心挤压伤、肺挫裂伤、肝破裂、脾破裂、肾挫裂伤、胃肠挫裂伤、膀胱挫裂伤等）、创伤出血性休克、骨折（包括肋骨骨折、脊柱骨折、骨盆骨折、四肢骨折等）、胸部损伤（包括血胸、气胸、血气胸等）、软组织损伤（包括冻伤、烧伤、摔伤、挫伤、挫裂伤、切伤、挤压伤等）、挤压综合征等。

（二）灾害感染性疾病

灾害感染性疾病按照其发生原因可分为原发性感染和继发性感染两类。原发感染性疾病,主要指由生物病原引起的传染病暴发与流行,如鼠疫、霍乱、伤寒、炭疽、血吸虫、钩端螺旋体等。继发感染性疾病,主要指继发于非生物性灾害,如地震、洪涝、泥石流等发生时各类创伤后的感染,如创伤性感染、脓毒血症、败血症等,或由于在受灾过程中人们的饮水、摄入食物难以达到卫生要求而发生的肠道感染性疾病。由于自然灾害对传染病发病机制的影响,在自然灾害之后,传染病的发病可能呈现一种阶段性的特点。

1. 消化道传染病及食物中毒　大型自然灾害发生后,由于清洁饮用水的短缺、生活饮用水的污染、食品来源遭到破坏,蝇类的大量孳生,使得经消化道传播的传染病传播并流行的可能性大幅增加。灾后早期的肠道传染病主要包括急慢性细菌性痢疾、急慢性细菌性肠炎(大肠埃希菌、沙门菌)、霍乱、伤寒副伤寒、病毒性腹泻等。而甲型和戊型病毒性肝炎由于潜伏期相对长,一般在后期出现。由于灾后食物易被污染,食物中毒发病率会有所增加。特别是水源污染和食物中毒,往往累及大量人口,应是灾后早期疾病控制的重点。

2. 呼吸道传染病　大型自然灾害发生后,人员露宿或集中居住在简陋的棚屋帐篷中,人口居住拥挤,条件恶劣,局部地区人口密度明显增加,呼吸道传染病将成为重要问题。一旦有呼吸道传染病如急性上呼吸道感染、麻疹、风疹、流行性腮腺炎、流行性脑膜炎等发生,极易在受灾人群中发生大规模传播流行。此外,人口的过度集中,拥挤的居住状态使通过密切接触的传染病发病率上升,如红眼病等。如果灾害的规模较大,灾区人口需要在简易条件下生活较长时间,当寒冷季节来临时,呼吸道传染病的发病率也将随之上升。

3. 虫媒传染病　洪涝、泥石流灾害引起蚊类等吸血节肢动物密度升高,同时大量人口露宿或棚屋居住,使得灾区居民容易受吸血节肢动物的侵袭,造成蚊类侵袭人类的机会增加,其中流行性乙型脑炎和疟疾对灾区居民的威胁最为严重。四川北部和甘肃陇南是黑热病流行区,5月底以后,白蛉成虫开始活动,应密切关注黑热病的传播。要关注既往感染者,因为灾害导致人体抵抗力下降,既往感染者有可能发病,同时要关注来自非疫区救灾的易感人群。由于节肢动物的数量和传染源数量需要有一个积累过程,因此虫媒传染病的发生通常略晚,并可能是一个渐进的过程。

4. 人畜共患病　人与畜禽共患的疾病主要有传染病和寄生虫病两大类。传染病是由病毒和细菌等病原体引起的。在人与畜禽共患疾病之中,当前最重要的传染病有狂犬病、炭疽病、布氏杆菌病、结核病、鼻疽、钩端螺旋体病、土拉杆菌病、沙门菌病、鹦鹉热、日本吸血虫病、日本乙型脑炎和禽流行性感冒等。洪涝、泥石流灾害后引起鼠类增加,而帐篷和简易棚屋使鼠类更易于接触人类,接触或进食被鼠分泌物污染的物品或食物后,发生肾病综合征出血热的可能性增加。啮齿动物的密度增加也可能会出现鼠疫局部流行。水源的污染可使钩端螺旋体病发生率增加。

(三) 灾害应激性疾病

由于灾害给人们造成的恶劣影响及恐怖情景,而导致生理心理失衡而诱发的疾病称为灾害应激性疾病,包括心理应激性疾病、生理应激性疾病及心理生理双重应激性疾病3类。心理应激性疾病主要包括心理障碍、神情错乱、恐惧症、焦虑症、绝望症、精神分裂症等;生理应激性疾病主要包括中暑、冻伤、营养不良、脏器功能不良与衰竭等;心理生理双重应激性疾病主要有急性创伤后应激性疾病、慢性创伤后应激性疾病、消化性溃疡、心血管疾病、糖尿病等。

创伤后应激障碍(post-traumatic stress disorder,PTSD)是指突发性、威胁性或灾难性生活事件导致个体延迟出现和长期持续存在的精神障碍。其临床表现以再度体验创伤为特征,并伴有情绪的易激惹和回避行为,是一种创伤后心理失衡状态。PTSD 患者通常会经历诸如噩梦和头脑中不时记忆闪回,并有睡眠困难,感觉与人分离和疏远。这些症状若足够严重并持续时间够长久,将会严重损害个人的日常生活。

事实上,自然灾害发生后存在着一个生态平衡重建的过程,这一时期可能要持续数年甚至更长一些时间。在生态平衡重建期,人与动物共患的传染病,通过生物媒介传播的传染病,都可能呈现出与正常时间不同的发病特征,并可能具有较高的发病率。

第三节　自然灾害的卫生应急措施

自然灾害发生后,应立即展开自然灾害卫生应急工作,积极保障灾区人员的生命安全和身心健康。总体上讲,我国灾后卫生防疫工作实行属地化管理、各级行政首长负责制。

一、自然灾害条件下疾病预防控制对策

(一) 制定自然灾害应急预案

为及时、有序、规范、高效地开展自然灾害卫生应急工作,不断提高自然灾害卫生应急能力,有效保障灾区公众生命安全和身心健康,维护社会稳定,2009 年国家原卫生部公布了《全国自然灾害卫生应急预案(试行)》。要求地方各级卫生行政部门结合本地区实际情况,参照本预案,组织制订本地区自然灾害卫生应急预案和工作方案,组织各级医疗卫生机构制定本单位的自然灾害卫生应急预案和工作方案,建立相关应急工作制度。同时,要求应急预案、工作方案、技术规范和工作制度应不断适时修订。

为了加强应急预案的可操作性,中国疾病预防控制中心在 2010 年也制定了《自然灾害卫生应急工作指南》(以下简称《指南》)。该《指南》对我国主要自然灾害(洪涝、地震、台风、干旱、雨雪冰冻和泥石流)公共卫生危害和自然灾害卫生应急工作,如对灾前准备和保障,灾害期间卫生应急,灾后恢复和重建都进行了详细的说明。同时,还附有 11 个技术方案附件,其中"环境卫生及饮水卫生技术方案"中对水源保护和饮水消毒、安置点环境卫生、临时厕所和垃圾粪便收集、生活污水消毒、控制病媒生物孳生及人和动物尸体处理都作了技术规定。

(二) 重视对疾病预防控制工作领导

自然灾害条件下的疾病防制工作是一项系统工程。虽然这是卫生部门的工作,但决非卫生系统所能单独完成。因为影响灾民健康因素是多方面的、复杂的,有赖于政府的重视及全社会多方位的参与、合作才能解决。因此,在灾区必须全面动员、全体参与、科学指导进行抗灾防病。同时要建立抗灾防病组织,做好防病物资与器械的贮备,使人力、物力、财力都处于常备状态,并做好技术培训,提高抗灾意识。《中华人民共和国传染病防治法》明确规定,国家对传染病实行"预防为主"的方针,防治结合,分类管理,各级政府领导传染病防治工作,制订传染病防治规划,并组织实施。

(三) 加强机动卫生防疫队建设

当重大自然灾害发生后,必须派遣机动卫生防疫队进入灾区支援疾病控制工作。针对一些易受灾地区,应定期对机动队人员进行训练,使其对主要机动方向的卫生和疾病情况,以及进入灾区后可能遇到的问题有所了解。在人员变动时,机动队的人员也应及时得到补充和调整,使其随时处于能够应付突发事件的状态。

（四）建立灾害监测、评价系统

灾后监测评价按顺序分为即时评价、短期评价和持续评价 3 个阶段。

1. **即时评价**　要尽快获得尽可能多的一般信息，如灾区的地理范围、灾区发生的主要问题、受灾人群的总数等。此资料是救援决策的基本资料。

2. **短期评价**　用更系统的方法进一步收集有关资料，更准确地描述和反映灾区发生的主要情况，救援资源的供应及已开展的救援活动及其效果等问题。短期调查的时间可以短至 4~5 小时或长达 2~3 天。

3. **持续评价**　经短期评价采取了合适的救援措施后，即可开始持续评价，以针对灾害确定救援效果，及时修订救援计划。作为持续监测的一部分，需对已开展的救援工作进行评价和完善。完善的救援计划应包括以下内容：幸存者的营救，紧急医疗救护的准备，人群的疏散，预防性的和日常医疗救护的准备，饮水、食物、布匹、帐篷等的准备，尸体、废墟、垃圾的处理，虫媒传染病的控制等。

（五）控制传染病流行关键环节

自然灾害影响灾民群体健康的因素是多方面的，但应从传染病流行的自然规律入手。控制传染源，切断传播途径，保护易感人群仍然是自然灾害条件下疾病预防与控制的主要手段。首先，要及时发现和处理传染源。在重大自然灾害条件下，人口居住拥挤现象往往难于在短期内得到改善。因此，一旦发现痢疾、肝炎、疟疾等传染病患者，要及时向卫生防疫人员报告并及时处理，在缺少专业人员时，也要尽最大努力做好隔离和消毒等措施，避免疫情扩散。要及时发现灾民中的患者，检出并隔离传染源是降低传染病发病率的基本手段。尤其要注意加强对染疫动物的检查与处理。其次，改善灾区的生活、生产环境，加强饮水、食品卫生的监督与管理，消除环境中的病媒昆虫、鼠类及其他因素的危害，切断一切可能的传播途径，是传染病预防控制的关键环节。再者，加强外流人群，灾后返乡人群，特别是对特殊人群（老、弱、病、残、幼）的检诊与免疫，把疫情消灭在萌芽状态。

（六）加强健康教育与卫生监督

加强健康教育，提高灾区人群的自我保健意识，增强自我保健能力，对维护个体和群体健康水平有重要的意义。灾区人群由于生活环境条件艰苦、营养缺乏、精神心理紧张、情绪忧郁，疾病易于发生和流行。健康教育的目标是增强灾民战胜自然灾害的信心，了解掌握一些疾病流行与防治的基本知识，并自觉参与防病。如灾难中受伤在所难免，骨折、挤压等重伤很难自救，轻伤则可在救援人员到达前及早自行处理，避免小伤口带来大麻烦。应尽可能彻底地去污清创，如果没有过氧化氢溶液、酒精或碘伏消毒液，可以用清洁的水重复清理伤口的泥沙、木刺、铁屑等。又如表皮擦伤的伤口不需包扎，锐而深的木刺或铁钉刺伤更不宜包扎，应及时注射破伤风抗毒素；云南白药、百多邦药膏，甚至眼药膏等居家常备药都可以派上用场；避免伤口接触污水和土壤，以防钩端螺旋体、破伤风杆菌乘虚而入。

部分发达国家的中小学校把防灾教育列入正式教育计划中，编制符合学生年龄特点的防灾教育课程。在理科、社会等课程中指导学生学习地震发生的原理、所在地区的自然环境以及过去所遭受的自然灾害的特征等；在道德课、综合学习课、课外活动等时间培养学生的防灾意识，讲解日常生活中防灾的注意事项，灾害发生时应采取什么行动，以提高学生防灾的实际技能。学校分别针对地震发生在课上、课间、放学途中、家中等不同情形进行防灾训练，并请防灾教育专家或当地消防员来校指导，总结每次训练的经验和不足之处，以便下次演练时改进。由于学校的防灾教育都能做到持之以恒，所以当地震来临时，教师和学生大多能迅速做出正确的避难行动,避免了无谓伤亡。这些发达国家的防灾教育值得我们借鉴。

自然灾害发生期间,卫生设施条件有限,食物易腐败变质。尤其在热天,卫生防疫和监督人员必须注意严把检验关,发现有腐烂变质的食品及时处置。妥善保存食品,防止食品腐烂、发霉、变质。严把食品加工制作关,要求卫生防疫人员定期检查食品和厨房卫生,发现问题及时提出整改意见,同时要求炊事员在加工食品前,再次认真检查,发现过期食品要及时处理。严禁食用不认识的野菜和野果等。加强对饮用水的卫生管理,坚持每天检验水质的相关项目,确保饮用水安全,杜绝介水疾病发生。大力宣传饮水卫生,饮用水必须消毒,尽量饮用煮开的水。若饮用瓶(桶)装水,水质必须符合《瓶(桶)装饮用纯净水卫生标准》(GB 17324—2003)要求。

二、灾区饮用水卫生

为保证灾民能够得到安全的饮用水,必须做好饮用水水源地的保护、水质的消毒处理以及水质检验,严防介水传染病疫情发生。

(一)饮用水水源的选择

1. 对原有水源卫生状况进行评估,集中式供水的水源地受到破坏或污染严重时,应立即选择新的水源地。对被淹没了的水井或供水构筑物应停止供水,待水退后经彻底清洗,过量氯消毒后方可继续供水。

2. 水源选择的原则包括水量充足、水质良好、便于防护。选择顺序依次为地下水、流动的水和水体大的水。

3. 就地打井时,水井周围要保持清洁卫生,附近没有厕所、畜圈、垃圾及废水排出口。

4. 使用河水作水源时应在上游水域选择饮用水水源取水点,严禁在附近排放粪便和垃圾。

(二)保护饮用水水源

1. 清除、转移饮用水源附近堆放的含有毒有害化学物质的废渣或废水池,妥善管理放射性物质,无法转移的有害物质应加强保护,防止扩散或外溢。

2. 迁移饮用水源附近的粪坑、牲畜圈,清除垃圾堆和无害化处理厕所内的粪便。

3. 加强水源卫生管理,河水要分段分时使用,井水应备有专用公用水桶,泉水要注意出水口的卫生防护。

4. 及时打捞水中垃圾、动物尸体和水面的漂浮物。

(三)饮用水的消毒

1. 集中式供水的消毒,要严格按自来水水厂标准进行消毒。

2. 分散式饮水的消毒,用户可直接在井内进行加氯消毒,但井内消毒余氯不易控制,消毒效果也不如容器内消毒可靠。在使用含氯消毒剂消毒井水时,加氯剂量应大于在容器内消毒的量,有效氯约为 $3\sim4mg/L$。并应经常检查余氯量,维持井水中游离余氯在 $0.5mg/L$ 以上。由于取水量不同和地下水不断流动,余氯变化较大,因此须经常检查余氯以确定再次添加消毒剂的时间。通常夏秋季每天消毒 $2\sim3$ 次,时间可在早、中、晚饭后进行。冬季可每天消毒 1 次,在晚饭后进行。如用水量大或需控制肠道传染病流行时,消毒次数应增加。为延长消毒持续时间,可采用竹筒、陶土罐、塑料袋和广口瓶等制成持续加氯装置,以绳悬吊于水中,浸入井水面下 $7\sim10cm$,容器内的消毒剂借水的振荡由小孔中缓慢漏出,可持续消毒 $10\sim20$ 天。

常用便于携带的消毒剂有:漂白粉类(漂白粉片、漂白粉精片)、有机氯氨类(氯氨T、清水龙)、氯氰脲酸类(二氯异氰尿酸钠、三氯异氰尿酸钠、氯溴三聚异氰酸)等含氯消毒剂。在紧急情况下,缺少含氯消毒剂时,可使用2%碘酒(8~10滴/L)、高锰酸钾颗粒(使水微红)消毒饮水,10~15分钟可饮用。

(四)饮用水水质检验

应按国家《生活饮用水标准检验法》(GB 5750—2006)检验水质。水质检验项目一般分感官、化学、毒理、微生物、放射和污染指标。选择检验项目的原则:做一般分析时应选择感官、污染、毒物、化学、消毒剂、微生物指标。如果做最简易的分析也必须包括感官(浑浊度)、污染(氨氮、亚硝酸盐氮)和消毒剂(余氯)指标,以便判断水质有无污染和污染程度,是否在流行病学上安全。

(五)预防和治疗感染性腹泻

1. 灾后可出现大批感染性腹泻患者,应做好预防和临床处理。首先应教育灾民不吃被水浸泡过或腐败变质的食物,不喝生水;可采用煮沸或漂白粉、净水片消毒的办法制备饮用水。上述举措,可杜绝"病从口入"。水煎服马齿苋可治疗和预防感染性腹泻及菌痢;食用生大蒜也是简便易行的应急防治措施。

2. 在感染性腹泻流行时,有可能因药品缺乏而延误治疗。家庭或基层医疗机构,应有一定的应急药品储存(例如喹诺酮类、头孢类药物、呋喃唑酮等),以便在发生疫情时保证供应。

3. 依据症状轻重,分别采取不同的处理方法。腹泻较轻,不宜轻易使用止泻药物,鼓励多喝水,以促进体内致病菌及其毒素排出体外。对高热、里急后重、腹痛、腹泻明显患者,应尽快服用抗生素。腹泻严重伴失水患者,应及时、足量补液。如果没有静脉补液条件,鼓励口服补液。口服补液配方:500ml 洁净水加 10g 蔗糖和 1.75g 精制盐(约半啤酒瓶盖);或500ml 米汤加 1.75g 精制盐,在脱水后 4 小时内按每千克体重 75ml 补充,之后视脱水情况继续补充,可纠正电解质紊乱。

三、灾区临时安置点卫生

地震、泥石流或水灾发生后,多数房屋受破坏,灾民必须临时安置到其他安全地区居住。由于临时住所人口密度大,居住拥挤,生活条件简陋,极易引发一些传染病。因此,应按照卫生学要求,科学选址和规划,保证临时安置点居住安全和卫生。其主要工作原则如下:

1. 临时安置点要求　临时安置点应选择在地势较高、空旷、向阳、通风、干燥、水源丰富、排水方便的地方。避免可能发生洪水、山崩等造成的危害,并远离工业污染区。

2. 临时住所要求　临时住房或帐篷与周围取水点、排水口、公共厨房、临时厕所、垃圾收集点和停车场等保持足够的距离,并注意风向和地势的影响。临时住房的间距要适当,防止过度密集而造成卫生状况恶化,并留有防火通道。房屋四周应清除杂草、挖排水沟,室内采光照明、通风换气良好,地面铺设水泥或撒布石灰吸湿,避免潮湿影响。

3. 及时开展清洁卫生活动　动员安置点群众进行经常性环境卫生清扫,划片包干,实行卫生区域责任制,及时清理帐篷和简易房子内外的杂物;清除垃圾,做到垃圾袋装化,防止垃圾滞存、污水淤积;清理室内外的破罐、空瓶、罐头盒等类似杂物,防止积存雨水、脏水;对临时住房内进行彻底整顿、消毒。环境消毒应由卫生防疫人员确定具体的范围和方法。

4. 临时厕所、垃圾要求　厕所布局合理,数量合适,避免污染环境,禁止随地大小便;设置垃圾收集站(点),周围修建排出污水、雨水等排水沟,禁止乱倒垃圾。

5. 加强安置点安全卫生管理　在安置点制定卫生规章制度,宣传卫生知识,检查临时住所室内外卫生。专人负责做饭、取暖,注意预防一氧化碳中毒和火灾。

四、灾区尸体处理

特大自然灾害发生后,地表可能会留有大量的逝者和动物尸体。尸体腐败后发出尸臭,给附近空气、水源等造成严重污染,对救灾人员生理和心理上产生不良影响。此外,尸体腐烂,苍蝇孳生又可传播疾病,因此,尽快做好尸体处理工作十分重要。

(一) 火葬处理

大型自然灾害发生时,造成的死亡人数往往较多,对尸体的处理应尽量采用火葬方法。由专门机构或人员负责火葬焚烧处理,可修建简易焚烧炉,炉体要保证充分的通风和燃料。燃料可选用煤油、汽油、干树枝、木材等。

(二) 土葬处理

在无火葬的条件下,可进行土葬处理。尸体掩埋在适当地点,使其尽快腐败分解,达到无机化、无害化的卫生学要求。因此,在选择掩埋地点时,不仅要避开人员活动区、生活区、远离水源地,掩埋深度还要考虑土壤结构、通气性、地下水位和土壤生物学有效层的深度等对尸体腐败分解速度影响的因素。一般尸体掩埋在土壤生物有效层中,土壤颗粒越大,透气性越好,湿度适宜,则尸体腐败分解和无机化速度越快。另外,尸体的状况也影响腐败分解速度,如有开放性损伤的部位,细菌易于侵入,腐败较快;高度瘦弱或失血死亡的尸体,因缺少蛋白质和水分,较同年龄的肥胖尸体腐败缓慢;窒息死亡的尸体因血液具有流动性,便于细菌扩散,所以腐败较快;消毒处理过的尸体,因细菌受到消毒剂的作用,延缓腐败过程。

在平均气温低于 20℃ 时,尸体自然存放时间不宜超过 4 天,放入存尸袋者可适当延长存放时间。当尸体高度腐烂时,应及时进行火化或掩埋处理。

(三) 尸体除臭

尸臭的消除是灾后重要的环境卫生问题。尤其在夏季气温较高时,尸体很快分解腐败。尸体腐化后产生的气体包括硫化氢、氨、甲烷、二氧化碳等,尸体流出的液体中有硫醇、尸胺、腐胺、神经碱、草毒碱等,共同构成了尸臭。尸体对人的嗅觉不仅有不良刺激,令人厌恶,而且长时间暴露还可引起中毒。例如硫化氢进入血液,可与组织细胞中的细胞色素氧化酶等作用,抑制细胞氧化过程,造成组织缺氧,引起全身中毒。高浓度硫化氢可直接抑制呼吸中枢,引起窒息而发生迅速死亡。硫醇除有强烈蒜臭味外,还可引起急性吸入性中毒。吸入高浓度硫醇可出现麻醉作用,使人失去知觉。尸体除臭大致可分为感官、物理和化学除臭法。

1. 感官除臭法　利用芳香类化合物等的强烈气味掩盖臭气,或用樟脑、桉油等植物精油等除臭剂在感官上中和臭味。

2. 物理除臭法　利用活性炭、滑石粉、硅胶等吸附臭气化合物或用表面活性剂吸收臭气分子达到除臭目的。

3. 化学除臭法　利用某些化学物质与臭气分子进行氧化-还原、中和、加成、缩合、络合等化学反应,生成挥发性较低的或无臭的化合物。例如氨和胺类可用无机酸、有机酸中和,硫化氢可用强氧化剂进行氧化还原反应。

在实际操作中,常常采用感官、物理和化学方法的综合除臭,可取得较好效果。

五、灾区灭蚊灭蝇灭鼠

自然疫源性疾病大都由媒介生物传播,媒介生物的控制在疾病防控过程中具有十分重要的作用。蚊蝇、鼠类是灾区传染病重要传播媒介,消灭蚊蝇、鼠类是预防传染病的重要措施。要防范虫媒传染病、人畜共患病和自然疫源性疾病的侵袭,最重要的就是消灭病媒生物,管好家禽家畜,做好生活防护措施。积极灭蝇灭鼠,保护食物及水源卫生;采取清除积水、喷洒杀虫药水等措施防蚊、灭蚊,以切断传染病传播途径;猪等家畜是乙脑病毒的主要扩散宿主,要加强猪圈马圈的环境卫生和灭蚊工作;大力开展防鼠灭鼠及环境治理、避免家禽家畜粪便污染环境及水源、防范犬咬伤,预防流行性出血热、钩端螺旋体病、狂犬病等;自觉减少接触疫水的机会,若已发生钩体病病例,接触疫水者应接种疫苗;尽量做好生活防护,减少人与鼠、蚊、螨、蜱类等媒介生物的接触机会。

(一) 灾区灭蚊蝇方法

1. 外环境消灭蚊蝇　使用有机磷类药物或有机磷类药物与菊酯类药物混合进行喷洒。对阴阳沟渠、农贸市场、垃圾站(屋、桶)、垃圾处理(填埋)场、公厕等重点部位每周消杀 3 次;对旱厕喷洒有机磷药物灭杀幼蝇。可采用 5%氯氰菊酯稀释 10 倍,超低容量喷雾,有效剂量 $0.5 \sim 1mg/m^2$;或用 80%敌敌畏稀释 2 倍,超低容量喷雾,有效量 $20 \sim 50mg/m^2$。杀灭粪坑内蝇蛆的方法,可以参考 WTO 推荐用于杀灭蝇蛆的常用药物及其剂型、用量、使用方法。如马拉硫磷 0.2%乳剂,每平方米 500ml 喷洒,12 小时内可杀死全部蝇幼虫。

2. 内环境消灭蚊蝇　可采用粘蝇纸、粘蝇条、诱蝇笼、蚊蝇诱灭器、电蚊拍、苍蝇拍等物理方法。或使用滞留时间较长的菊酯类药物进行喷洒,重点对蚊蝇栖息地、墙面、天花板、门窗等喷洒药物。可采用 5%高效氯氰菊酯加 0.5%胺菊酯混合后稀释 10 倍,超低容量喷雾, $0.05 \sim 0.1g/m^2$;或用 80%敌敌畏稀释 10 倍,超低容量喷雾。

3. 个人防蚊　在帐篷、简易房、临时房等住所内,个人可以使用盘式蚊香或电热蚊香。在临时居住帐篷或住所内与周围 $5 \sim 10m$ 范围外环境,使用 5%顺式氯氰菊酯可湿性粉剂 100 倍稀释(或 10%顺式氯氰菊酯悬浮剂 200 倍稀释,或具有滞留效果的其他拟除虫菊酯类杀虫剂,按照使用说明的剂量)进行滞留喷洒,防止蚊、蝇、蜱、螨、蚤等侵害。注意室内环境主要在墙面、床下等部位施药,用药后室内尽量减少清洗;傍晚、清晨尽量穿长袖衣裤,减少蚊虫叮咬。使用市售驱避剂,如蚊不叮、防蚊灵等含有避蚊胺(DEET)有效成分的个人防护用品,涂抹于皮肤外露的部位,或在衣服上喷洒。也可使用花露水、风油精等。

(二) 灾区灭鼠方法

1. 物理器械灭鼠　小量的鼠采用物理器械灭鼠,如投放鼠笼、鼠夹、粘鼠板等。

2. 化学药物灭鼠　当鼠密度很高,开展化学毒饵灭鼠。如采用磷化锌(0.3% ~ 0.5%)、敌鼠钠盐灭鼠;或采用慢性抗凝血杀鼠剂——溴敌隆、大隆等制作灭鼠毒饵,采取多次饱和投饵法投放毒饵。投饵方法为每一间房(以 15m² 计)投放 2~3 堆,室外按 5m 距离投放一堆,每堆 15~20g。灭鼠只能用国家准用鼠药,建议使用高效、安全的抗凝血灭鼠剂。如果情况紧急,必须使用急性药,应首选磷化锌。

为避免鼠死后,游离鼠体的蚤、蜱螨等病媒生物袭击和叮咬人,应在灭鼠同时,即死鼠高峰期之前在居住区滞留喷洒杀虫剂。

六、灾区垃圾粪便的卫生处置

（一）垃圾的卫生处理

根据安置点实际情况,合理布设垃圾收集站(点)数量和位置。

1. 选择地势较高、远离水源和临时居住点的地方集中堆放,四周要挖排水沟。

2. 垃圾应收集于不同的容器内,有专人负责收集、运送和处理,要做到日产日清,不得任意倾倒。

3. 及时对垃圾站(点)进行消毒、杀虫,喷洒消毒杀虫药剂如漂白粉、生石灰、敌百虫等,防止蚊蝇孳生。

4. 传染性垃圾必须进行消毒处理,有条件的可采用焚烧法处理。

5. 垃圾集中后统一进行无害化处理。

（二）临时厕所的卫生管理

在灾民聚集区域,选择合适地点,就地取材搭建临时厕所。临时厕所和粪便要加强管理,建立保洁制度和专人负责清理处置粪便。

1. 搭建临时厕所要选择地势较高,距水源至少30m以上,且位于安置点的下风向,周围挖有排水沟。大便蹲位数应能满足需求,至少为每45人设置1个蹲位。

2. 厕坑应做到坑深、口小、不渗、不漏,能防蝇、防蛆,粪坑满时应及时清理,减少蚊蝇孳生。

3. 水灾时,尽量利用现有储粪设施来储存粪便。如无储粪设施,可采用大容量塑料桶、木桶等收集粪便,装满后加盖,送到指定地点暂存,待水灾过后运出处理。

4. 对粪便应进行卫生处理,条件允许时,可采用高温堆肥法,通过发酵和堆内产生的高温杀死粪便中病原微生物和寄生虫卵,减少臭气污染环境,达到无害化卫生要求。也可采用密封发酵法处理粪尿,经过一段时间厌氧菌的作用,使粪便中有机物发酵腐熟,产生的氨类杀死病原生物和虫卵,达到无害化卫生要求。

5. 肠道传染病患者的粪便必须用专用容器收集,然后作特殊消毒处理。散居患者的粪便,按粪便与漂白粉5∶1的比例充分搅拌后集中掩埋,或将粪便内加入等量的石灰粉,搅拌后再集中掩埋。

七、灾后环境清理

特大自然灾害发生地会产生数量巨大的废墟及废物,群众居住环境也受到污染或破坏。因此,灾后环境清理工作是灾后重建过程中保护人群健康和保护环境工作的重要组成部分。

（一）开展群众性的爱国卫生运动

动员群众对遭受灾害的室内外环境进行彻底的清理消毒,做到先清理、后消毒、再回迁,尽最大可能消除导致疫病发生的各种隐患。

1. 自然灾害结束后,灾民搬回原居住地时,应首先对原住房的质量进行安全性检查,以确认其安全牢固,然后打开门窗,通风换气,清洗家具,清理室内物品,整修家庭厕所,修缮禽畜棚圈,全面清扫室内和院落,清除垃圾污物。必要时将房间的墙壁和地面进行消毒。对室内和临时居住点带回的日常生活用品可进行煮沸消毒或在日光下曝晒。有条件时,可用2%~5%的洁灭净洗消液将衣被浸泡15~20分钟后再进行洗涤。待室内通风干燥、空气清新后方可搬入居住。

2. 组织群众清理房屋周围环境,整修道路,排除积水,填平坑洼,清除垃圾杂物,铲除杂草,疏通沟渠,掏除水井内污泥,修复厕所和其他卫生基础设施,掩埋禽畜尸体,进行环境消毒,控制疫病发生的危险因素,使灾区的环境卫生面貌在短期内恢复到灾前水平。

(二)政府组织专业人员清理废墟及废物

对自然灾害产生的大量工业废物、危险废物、易腐败废物、传染性废物、医疗垃圾(感染性废物和被感染性废物污染的物品)、生活垃圾等,可采取焚烧热处理、填埋处理和临时贮存等应急措施。

1. 焚烧处理 对于需要采取临时焚烧措施处置的废物,尽可能避免露天焚烧。确需应急露天焚烧的,应控制露天焚烧废物类别,尽可能避免焚烧混合废物。焚烧地点应当远离饮用水源地,尽可能远离人群居住区,并应在当地主导风向的下风向。露天焚烧应在天气状况较好的白天进行,以便于对焚烧过程的监控和利于污染物的扩散。

2. 废物填埋 废物填埋地址要远离环境敏感区域,特别是饮用水源地;远离易受洪水、滑坡、泥石流等自然灾害影响的区域;尽可能选择防渗条件较好的区域;禁止利用湿地填埋废物;禁止填埋工业危险废物、禁止填埋液态废物;因地制宜采取一定的工程防渗措施;尽可能分类填埋,并对填埋边界予以标记,同时考虑后期的清理方案。

3. 临时贮存 临时贮存场所应设置隔离措施(如警戒线)和远离人群居住区,特别是饮用水源地。对于临时贮存量大的,要因地制宜采取修建围堰、导洪设施、表面遮盖设施等措施强化风险防范。

应急废墟废物的临时贮存、填埋和焚烧,应有专人管理,记录填埋或焚烧地点,所焚烧或填埋废物类别及数量、时间,并报有关环保或其他相关部门备案。贮存处置设施要设置专门标识,向公众和废物运输者提供废物接受信息和紧急联系方式等。政府有关主管部门应当加强对临时处置设施的巡视、监管和指导。所有运行记录,应由当地环保或其他相关部门及时报上级环保部门备案。

(杜可军 陈景元)

参 考 文 献

1. 杨克敌.环境卫生学.第8版.北京:人民卫生出版社,2017.

2. 陈景元,姜润生.卫生学(电子书).北京:人民军医出版社,2016.

3. 仲来福.卫生学.第8版.北京:人民卫生出版社,2013.

4. 陈景元.军队卫生学概论.西安:第四军医大学出版社,2007.

5. 国务院.自然灾害类突发公共事件专项应急预案.2006.

6. 环境保护部.灾后废墟清理及废物管理指南(试行).2008.

7. 谭红专.现代流行病学.北京:人民卫生出版社,2008.

8. 郭新彪.环境健康学基础.北京:高等教育出版社,2011.

9. Kyle Steeland,David A Savirz.Topics in Environmental Epidemiology.New York:OXFORD UNIVERSITY PRESS,1997.

10. 陈学敏,杨克敌.现代环境卫生学.第2版.北京:人民卫生出版社,2008.

第三篇

环境因素与健康

　　环境因素通常是指存在于环境中的能直接或间接对人体健康产生影响的因素,既包括对人体健康有益的因素,也包括对人体健康有害的因素。按其属性可将环境因素分为物理因素、化学因素和生物因素。在人类生存环境中存在诸多有益环境因素,如清洁并含有正常化学成分的空气、水、土壤,充足的阳光和适宜的小气候是人类和其他生物生存的必要条件。随着社会经济的发展和科技水平的提高,人类对自然资源的开发能力空前提高,由此造成的生态破坏、环境污染和资源耗竭对人类健康和生存带来的危害和威胁日渐突出,已成为人类共同关注重大环境问题。因此,通常人们更加重视环境有害因素与健康关系的研究,而对有益因素与健康的关系研究较少。由于环境因素的复杂性,且人体的环境暴露多为长期低剂量反复暴露以及多介质多因素的复合暴露,使得环境因素与人体健康的关系非常复杂。因此,全面揭示环境因素与健康的关系,对于充分利用环境有益因素防止有害因素对健康的影响具有十分重要的意义。

　　本篇所涉及的环境因素包括物理因素、化学因素和生物因素。物理因素如电离辐射和非电离辐射、声污染、极端环境条件等与健康的关系是本篇的重要组成部分,重点论述各种物理因素对机体健康的危害及其机制和防护对策等。化学因素在本篇中的内容较多,如微量元素、持久性有机污染物(persistent organic pollutants,POP)、环境内分泌干扰物(environmental endocrine disruptors,EED)、农药、金属污染物等。除微量元素相关内容主要阐述其对机体健康的有益作用外,其他各章重点论述环境化学污染物对机体健康的危害、作用机制、生物标志、预防原则等。考虑到经济建设快速发展的过程中出现的一些新的环境污染问题,本篇增加了特定污染源与健康一章,论述当今航空运输、医院废物、固体废物焚烧、矿山开采冶炼废弃物、规模化畜禽养殖等污染的健康危害问题。此外,环境生物性污染引起的健康危害问题仍是本篇的重要内容之一,主要论述病毒、细菌、真菌及其毒素、藻类污染及其毒素以及寄生虫等对人体健康的影响。

　　本篇共十章,除"微量元素与健康"重点阐述微量元素对健康的有益作用之外,其他各章如持久性有机污染物、环境内分泌干扰物、农药、金属污染物等均属于典型的重要环境化学污染物,重点讨论其环境行为及健康危害和作用机制等,而新增加的"特定污染源与健康"则重点关注不同类型的复合污染对人体健康的潜在危害。"电离辐射和非电离辐射、声、极端环境"等物理因素对健康的影响有时是双向性的,本篇重点阐述其对健康的有害作用及其防护对策等。"环境生物性污染的危害"不论是在发达国家还是欠发达国家都是重要的环境卫生问题,有时甚至可对当地居民的健康和生命财产造成巨大的损失,是在环境卫生研究领域亟待加强的重要方面。

(杨克敌)

第二十九章

微量元素与健康

第一节 概　　述

一、微量元素的定义和分类

（一）微量元素的定义

地球上的各种生命体都是由多种化学元素组成的。就生命化学及分子生物学的本质而言，人的生长发育、繁殖、遗传、生化反应、能量转换、新陈代谢等重要生理功能的物质基础，都是人体与外环境进行多种元素交换，以及不同元素在机体内进行复杂的合成和分解代谢的生物学过程。检测结果表明，地球表层发现的 92 种天然元素，人体内已检测出 81 种。但在已发现的元素中，学术界公认、具有重要营养和生理功能、维持生命所必需的元素仅有 26~28种。

按照化学元素在机体内的含量多少，可分为常量元素或宏量元素（major element，macro-element）及微量元素（trace element，micro-element）。通常将含量大于体重 0.01%，每人每日需要量在 100mg 以上的元素称为常量元素，约占人体重量的 99.95% 以上，包括：碳、氢、氧、氮、硫、磷、钠、钾、钙、镁、氯等 11 种。常量元素主要生理作用是维持细胞内外渗透压的平衡，调节体液的 pH，形成骨骼支撑组织，维持神经和肌肉细胞膜的生物兴奋性，传递信息使肌肉收缩、使血液凝固以及酶活性改变等。微量元素通常是指含量小于体重 0.01%，每人每日需要量在 100mg 以下的元素。微量元素仅占人体元素总量的 0.05%，包括铁、铜、锌、锰、钼、钴、钒、镍、锡、氟、碘、硒、硅、砷、硼、锶、锂、锗、铝、钡、铊、铅、镉、汞以及稀土元素等数十种。

微量元素一词起源于 19 世纪中叶，当时用光谱分析法测定动、植物体内元素时，发现有些元素只能被定性的确定、仅有痕量存在，故谓之痕量元素。但痕量元素一词有不确定的意思，而且现在这些元素均已能准确地测定其含量，故从 20 世纪下半叶，微量元素逐渐成为通用术语。微量元素在维持人类健康中起基础性的作用，人的生老病死，无不与微量元素有关。无论是发展中国家还是发达国家，人群中发病率最高、影响最广泛的疾病是微量元素缺乏症、微量元素中毒症及由此引起的地方病。人体内所含的各种微量元素通常是在一定范围内保持平衡。当人体元素含量改变，导致失衡，则可导致许多疾病发生。

微量元素的主要生理功能有：①构成各种金属酶的必需成分或活化辅助因子；②参与激素的合成或增强激素的作用，使各种激素与维生素有不同的特异功能；③协助输送普通元素；④调节体液的渗透压和酸碱平衡。基于上述作用，微量元素对人体功能主要影响有：

①影响胚胎的生长发育;②促进人体的生长发育;③影响内分泌的功能;④维持中枢神经系统的完整性;⑤参与人体的免疫系统。有人说微量元素生理作用的意义可以和维生素相比,但机体可以自行合成一些维生素而无法合成任何元素,从这点看,必需微量元素对人体较维生素更为重要。

(二) 微量元素的分类

人们对微量元素的分类尚无统一的方法,主要有以下两种分类方法:

1. 根据微量元素对维持机体生命活动的作用分类

(1)必需微量元素(essential trace element):是指那些具有明显营养作用及生理功能,对维持机体生长发育、生命活动及繁衍等必不可少的元素。目前为止,得到公认(WHO 确认)的、对人和哺乳动物必需的微量元素有 14 种,分别是铁(Fe)、铜(Cu)、锌(Zn)、锰(Mn)、铬(Cr)、钼(Mo)、钴(Co)、钒(V)、镍(Ni)、锡(Sn)、氟(F)、碘(I)、硒(Se)、硅(Si)。

所谓"必需",应包含以下含义:①机体必须从外界饮食中摄取这种元素,当从饮食中去除这一元素后,机体就会出现该元素缺乏的相应表现;②补充这一特定元素后,机体的这种缺乏状态将得到缓解;③一种特殊的元素对机体总具有某种(些)特定的生化功能,这种作用不能被其他任何元素完全代替。

微量元素是维持机体某些特殊生理功能的重要成分,构成多种酶系的激活剂或组成成分。当一种元素因摄入不足,引起机体生物学功能障碍,而恢复这种元素的生理水平后,又能缓解或预防这种功能障碍时,就可以认为此种元素为必需元素。机体离开这种元素,则既不能生长,也不能完成它的生命周期。

此外,还有人对必需微量元素规定了几个附加条件:①这种元素以相似的浓度存在于不同动物的组织内;②不论动物的种类如何,去除这种元素后,会出现相似的生理生化异常;③有这种元素存在时,能减轻或预防上述异常;④这种异常改变,在缺乏得到控制时,也能被治愈。

(2)非必需微量元素(non-essential trace element):是指那些无明显生理功能的微量元素。这些元素的生物学效应,或许迄今未被人们认识,或者它们来自外环境的污染,如铅、镉、汞、铊等。非必需微量元素又可进一步分为无毒非必需元素和有害非必需元素,前者如锂、硼、铷、溴等,后者如铅、镉、汞、铊、铝、锑等。

2. 根据微量元素的营养作用特征及生理功能分类

(1)必需微量元素:得到多数国际微量元素学术会议和 WHO 公认,在人体或高等动物体内构成细胞或体液的特定生理成分,具有明显营养作用,人体生理过程中必不可少;缺乏该元素后,产生特征性生化紊乱、病理变化及疾病;补充该元素,能纠正特征性病理变化或治愈,这些元素就称为必需微量元素。如前述的 14 种元素,即为必需微量元素。

(2)可能必需的微量元素:指具有一定的有益生物学作用,以及医疗、预防、保健效能,又具有某些必需微量元素的生物及生化特征(如高度的生物学活性及催化性能等)的元素。这些元素目前尚未被 WHO 和多数国际学术组织认可,例如砷、锂、锶、硼等。动物实验表明,砷对动物的生长发育有较大影响,动物如大鼠、猪、山羊、鸡等缺乏砷时,其生长发育受到抑制、胎仔死亡率增高。因此,有人提出砷可能是一种必需微量元素。居住在奥地利和瑞士山区的人,曾有服用砷化物,以增强体力、耐力和食欲的记载。由于砷的有益作用剂量与中毒剂量之间差别甚微,故目前为止尚未得到一致的认可。

3. 无毒微量元素　凡未发现有营养作用,又无明显毒害作用的元素,称为无毒微量元素,如钡、钛、铌、锆等。

4. 有害微量元素 凡无营养作用,人体又对其缺乏精密调节机制,且在体内具有蓄积倾向和明显毒害作用的微量元素,归入此类,例如铅、汞、镉、铊、铝、锑等。

应该指出,上述微量元素分类,不是绝对的和一成不变的,至今仍然是有争议的。因为所有必需微量元素,摄入超过一定剂量时,就会产生毒性作用;多数微量元素,原来看作是毒物,可是后来又发现,它们对人类是必需的营养物质,如氟和硒等。随着对微量元素生物学效应研究的深入和认识的提高,微量元素的分类方法或目前微量元素所归类别,都可能会发生变化,必需微量元素的数目也可能增加。

二、微量元素对生命的重要性

(一) 环境与机体在微量元素上的统一性

生物体(包括人)通过新陈代谢,与外界环境不断进行物质交换和能量流动,使得机体的结构组分(如生物体中的元素)与环境的物质组成(如环境中的元素),不断保持着动态平衡,并形成了生物与环境之间,相互依存、相互联系的、复杂的统一整体。这一理论,不仅是环境卫生学的重要理论基础,也是研究环境中的微量元素与人体健康关系的基本理论。

有人曾对外界环境中的数十种化学元素含量与人体内的含量进行了分析比较,发现必需微量金属元素,在人体内的含量与在地壳、海水中的含量呈现明显的丰度相关。这说明生物在进化过程中,体内生物元素的丰度,受到环境元素的明显影响,这也为阐明生物地球化学性疾病的发病原因提供了可靠的理论依据。在地球形成的过程中,由于地壳运动和许多其他复杂因素的影响,使地壳表面的元素分布不均匀,导致某些地区某种(些)元素含量过多或过少。当地居民通过饮水、摄食等途径摄入环境中的元素,从而引起人体内该种(些)元素过多或缺乏,这种情况造成人体与环境之间元素交换的平衡紊乱,于是出现某些与之相关的特异性疾病,即生物地球化学性疾病(biogeochemical disease)。最典型的当属碘缺乏病(iodine deficiency disorder,IDD),临床表现为地方性甲状腺肿(endemic goiter)和地方性克汀病(endemic cretinism)两大症状群。

生物为了更好地生存和发展,必须尽快适应外界环境条件的变化,不断从环境中摄入某些元素,以满足机体完成自身生命活动过程的需要。生物在从低级到高级的进化过程中,对其生存环境中某些至关重要的元素进行选择,以保证其能够顺利向更高级的方向演化,因而,这些元素就成了维持生物生存、繁衍等生命过程中必不可少的物质成分。例如,原始海洋中选择铜或钒作为其氧化还原体系的动物(如甲壳类、海鞘等),由于铜或钒的载氧效率和氧化还原能力较低,尽管能够满足于维持其正常的生命活动,但却严重阻碍了自身的生物演化进程。而选择铁作为其氧化还原体系的动物如蠕虫类,由于其营养物质的摄取和铁的载氧效率均高于选择铜或钒者,则蠕虫类的生物演化能顺利进行,达到高级的脊椎动物乃至人类。

(二) 微量元素在维持机体健康上的重要性

人们对必需微量元素在维持机体健康上的认识经历了较长的过程。早在 17 世纪,人们就发现,铁是高等动物(包括人)维持其健康的必需微量元素。1850 年,发现碘在生命过程中的重要作用。20 世纪 60 年代,人们已认识了 9 种对动物和人必需的微量元素。以后又陆续发现了几种微量元素,对维持机体的生命活动是必不可少的(表 29-1)。

必需微量元素是维持机体某些具有特殊生理功能的重要成分,是很多酶系的激活剂或组成成分,在维持机体的生长发育、遗传、新陈代谢、能量转换等方面,发挥极其重要的作用。例如锌,是许多金属酶的组成成分或酶的激活剂,至今已发现约有 300 多种含锌酶,如碱性磷酸酶、醇脱氢酶、碳酸酐酶、乳酸脱氢酶、谷氨酸脱氢酶、胸腺嘧啶核苷激酶、羧肽酶等。此外,锌也是 RNA 聚合酶和 DNA 聚合酶呈现活性所必需。锌为生物所必需,最早可追溯到 1869 年,Raulin 发现,锌为尼日尔曲霉菌生长所必需。1934 年,Todd 等首次证实,锌为哺乳动物生长所必需。至 20 世纪 60 年代,Prasad 等发现,在伊朗和埃及某些地区出现的人类锌缺乏症,就是因严重锌缺乏而引起的生长停滞和性腺发育不良。

现有的研究资料表明,微量元素与机体的健康和疾病有密切关系,例如碘、锌、锰、硒等缺乏,对胎儿的生长发育具有明显的不良影响,甚至可造成胎儿畸形。氟、锰、镍等过量,也可造成胎儿畸形。在儿童的生长发育期,微量元素如铁、锌严重缺乏,可引起贫血、生长发育迟缓、脑发育延迟和结构受损。微量元素铜、锌、铬、铁、锰、钴、硒、硅等,与心血管系统的功能和疾病关系密切。锌、铁、硒等缺乏时,机体的免疫功能受损、抵抗力降低。锌、硒、铜、锰、铁等,具有调控自由基水平、抗氧化作用,在维持生物膜的稳定性、抗衰老方面,发挥重要作用。锌、铜、硒、锰、镍、钒等,在促进精子的发育成熟、保持精子膜的完整性、维持精子的正常活力等方面,具有重要作用。

Rb(铷)与 Li、Na、K、Cs 同属于碱金属,具有类似 K 的功能性作用,应用于治疗人类抑郁症已有 30 多年。同时,Rb 还具有独特的神经生理学功能、心肌生理学功能及抗癌功能,是保护心血管系统的重要微量元素之一。1998 年,Nielsen 就将 Rb 列为可能必需的微量元素。有研究显示,我国长白山矿泉水地区,水源水和生活饮用水中富含 Rb 元素。

表 29-1 微量元素的功能和缺乏症

元素	日需要量(mg)	作用部位	功能	缺乏症
锌	10~15	碳酸酐酶、肽酶、醇脱氢酶、碱性磷酸酶、多聚酶等	细胞分裂、核酸代谢、各种辅酶因子	生殖力低下、侏儒、味觉、嗅觉低下等
铁	10~15	细胞色素、过氧化氢酶、血红蛋白酶	氧和电子传递	贫血、智力和行为异常
铜	1.0~2.8	单氨氧化酶、铜蓝蛋白、酪氨酸酶	血红蛋白合成、结缔组织代谢等	贫血、毛发及动脉异常、脑障碍、骨骼等异常
铬	0.29	葡萄糖耐量因子(GTF)	促进胰岛素的调节和糖代谢、脂肪代谢	葡萄糖耐受性低下、生长发育障碍、寿命缩短
碘	0.1~0.14	甲状腺素	细胞氧化过程	甲状腺肿大、功能低下
钴	0.02~0.16	维生素 B_{12}、造血	甲基化等	恶性贫血
硒	0.03~0.06	谷胱甘肽过氧化物酶、磷脂氢过氧化物、谷胱甘肽过氧化物酶等	细胞内过氧化物分解谷胱甘肽氧化	人类克山病、动物白肌病、肝坏死等
钼	0.1	黄嘌呤氧化酶、醛氧化酶等	黄嘌呤、次黄嘌呤代谢	生长迟缓、尿酸代谢障碍
锰	2.5~5.0	精氨酸酶、丙酮酸羧化酶、超氧化物歧化酶等	生化代谢	生长发育、糖和类脂障碍
氟	0.5~1.7	碱性磷酸酶	钙、磷代谢	生长发育迟缓、龋齿

续表

元素	日需要量(mg)	作用部位	功能	缺乏症
镍	0.05~0.08	核糖核酸	稳定 DNA、RNA	生育低下、磷脂、糖原代谢异常
硅	3.0	黏多糖代谢	维持结缔组织结构、骨钙化	结缔组织异常、骨形成不全
锡	不清楚	脂肪组织	氧化还原触媒	生长发育障碍
钒	<4.5	Na,K-ATP 酶、Ca-ATP 酶	氧传递,胆固醇、CoA 代谢,膜电解质	生长发育不全,骨、脂质代谢异常代谢

(三) 微量元素生物学效应的双重性

微量元素作为维持生命过程和机体健康必需的微量营养物质,与必需氨基酸一样同等重要,但机体自身不能合成微量元素,必须从外界摄入,才能满足机体完成正常的生理过程、生化反应、新陈代谢、遗传、繁衍、能量转换等需要。

从理论上讲,必需微量元素完全缺乏时,机体不能维持正常的生命过程而死亡。当摄入量不足,机体处于微量元素缺乏状态时,造成生物学功能障碍,体内的生理生化反应不能正常进行,机体出现代谢障碍、内分泌紊乱及生长发育受阻等,表现出各种各样的微量元素缺乏症,如碘缺乏引起甲状腺肿、地方性克汀病;硒缺乏引起白肌病(动物)和克山病(人);锌缺乏引起以体格矮小、性腺发育不良等为特征的伊朗村病;氟摄入不足引起人群龋齿发生率明显增加等。

随着微量元素摄入量的进一步增加,逐渐能够满足机体的需要,此时机体维持生命活动所需要的各种正常功能得以充分发挥,机体处于最佳健康状态。微量元素能维持机体处于最佳状态的量,称为最佳剂量(optimal dose)。它有一定的范围,在此剂量范围内,机体均可保持健康。不同微量元素的最佳剂量范围,有较大差别(种群特异性),不同个体对同一微量元素的最佳剂量范围,也不完全相同(个体特异性),同一个体不同组织对某一微量元素的最佳剂量范围,也有差异(组织特异性)。

当微量元素的摄入量超出此最佳剂量范围时,由于机体摄入量过多,机体的正常功能又会受到不良影响。摄入剂量继续加大,超出机体的耐受能力和适应性调节时,机体会出现中毒反应,表现为生理生化功能异常、代谢紊乱、病理损害等一系列中毒现象,更严重时会发生中毒死亡。因此,微量元素对机体生物学效应的剂量关系,与有毒物质的剂量关系有显著的差别,参见图 29-1。

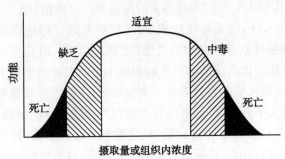

图 29-1　微量元素生物学效应的双重性

鉴于机体对不同微量元素的需要量和调控能力的差异,以及每种微量元素的理化特性、生物学效应和代谢动力学特征等各不相同,有的微量元素安全范围较宽,而有的微量元素安全范围则较窄。安全范围较宽的微量元素,内环境稳定性调节能力较强。例如机体对铁的内环境稳态调节能力较强,肠黏膜吸收的铁,是否被及时释放到血液中,取决于机体对铁的需要程度。而对氟、碘等元素来说,机体就缺乏这种内稳态调节机制。微量元素安全范围较窄时,机体易发生该元素缺乏症或过量中毒,例如硒对牛和羊的安全而必需的摄入含量为 0.1mg/kg 饲料,当牧草含硒量为 0.05mg/kg 时,喂饲澳大利亚羔羊,就会发生硒缺乏性白肌病;但是,如果每天用 0.2~0.3mg/kg 的含硒饲料喂养绵羊时,5~6 个月后绵羊出现食欲降低的症状;而每天喂饲含硒 0.4mg/kg 的饲料,绵羊会发生一定数量的死亡。人对硒的正常需要量与中毒量之间相差不到 10 倍。另外,微量元素在体内的分布极不均匀,不同元素之间或同一元素在不同组织或部位之间含量的差别可达 2~3 个甚至 10 个数量级(微量元素在体内的分布,同样存在种群、个体和组织差异)。因此,在研究微量元素的生物学效应和健康影响时,应全面了解机体对每种元素的需要量、最佳剂量范围、产生缺乏症和中毒的临界剂量、中毒致死剂量等诸多方面的问题。

三、微量元素研究的现状和展望

(一)微量元素研究现状

近年研究表明,微量元素除了与碘缺乏病、Menkes 病和 Wilson 病、伊朗村病、地方性氟病、克山病和大骨节病等有关外,还与糖尿病、心血管疾病、骨质疏松症、男性生殖障碍等密切相关。

1. 微量元素与糖尿病　一些微量元素与内分泌系统有密切的关系,可以直接影响葡萄糖在体内的稳定状况。

(1)锌:锌是糖分解代谢中 3-磷酸甘油脱氢酶、乳酸脱氢酶、苹果酸脱氢酶的辅助因子,直接参与糖的氧化供能途径。胰岛素是降低血糖的唯一激素,锌分布在 β 细胞颗粒中,能促进胰岛素的结晶化,其分子结构中含有 4 个金属原子锌,结晶的胰岛素中大约有 0.5% 的成分是锌。锌可提高胰岛素的稳定性,并可调节胰岛素的降糖作用,故锌的含量直接影响到胰岛素的合成和活性,影响葡萄糖在体内的平衡,并通过激活羧肽酶 B,促进胰岛素原转变为胰岛素。如果体内缺锌,就会使胰岛素原的转化率降低,导致血清中胰岛素水平降低,肌肉和脂肪细胞对葡萄糖的利用也会下降,致使血糖浓度增加。锌的缺乏与胰岛素分泌的减少以及组织对胰岛素作用的抵抗有关。同时锌也可增强胰岛素对肝细胞膜的结合力。锌对胰岛素的影响是双向性的,锌浓度过高或过低,都会引起胰岛素的分泌减少。

(2)铬:铬的生化作用主要是作为胰岛素的加强剂。三价铬(Cr^{3+})是人体必需的微量元素,是葡萄糖耐量因子(GTF)的重要组成成分,可以顺利通过细胞膜直接作用于组织细胞,增加胰岛素的活性(敏感性),使胰岛素的活性(敏感性)加强 10 倍以上,参加体内糖代谢过程,能安全而有效地预防因体内胰岛素产生或利用不足而引起的血糖升高,能使其成为辅助调节 2 型糖尿病患者血糖水平的有效成分。实验表明,铬缺乏导致葡萄糖耐量降低,生长和寿命下降,血清胆固醇水平升高,外周组织对内在和外在胰岛素的敏感性下降。人群研究表明,2 型糖尿病患者血铬明显低于正常对照,且病程越长血铬越低;补充铬后,可加速血糖运转,从而使血糖下降,病情稳定。Polansky 等的研究表明,对糖尿病鼠补铬,能使升高的血糖水平降低 14%~29%,胆固醇降低 35%,甘油三酯降低 45%。而对正常的鼠进行补铬,则没有此种情况发生。

（3）硒：硒可通过谷胱甘肽过氧化物酶（GSH-Px）清除体内氧自由基，减少脂质过氧化，使质膜免受氧化物的损伤，保护胰岛素 A、B 肽链间二硫键免受氧化破坏，从而保证了胰岛素分子的完整结构和功能，起到降血糖的作用。同时，硒通过抗氧化作用，保护胰岛细胞，提高葡萄糖耐量。此外，硒还能促进细胞摄取糖的能力，具有与胰岛素类似的调节糖代谢的生理活性，硒的类胰岛素样作用，能刺激脂肪细胞膜上葡萄糖载体的转运，在肝脏抑制肝糖原的异生和分解，增加肝糖原的合成；在脂肪、肌肉等组织中，促进细胞对糖的吸收和利用。

（4）铁：铁可引发胰岛素抵抗，即通过拮抗胰岛素的作用，而引起外周组织对葡萄糖利用的降低，使血糖升高。研究认为，缺铁的危害主要是减少体内血红蛋白的合成，使胰腺组织缺氧，从而影响胰岛素的合成和释放。此外，人体内自由基的产生以及机体内过多自由基的清除，都需要含铁酶类，如含铁的过氧化氢酶和过氧化物酶的参与。铁缺乏时，自由基产生过多，氧化应激增强，对糖尿病的发生起着促进的作用。

（5）铜：铜引起糖尿病的发病机制尚不明确。由于锌和铜是一对相互拮抗的微量元素，铜增多时则会影响锌的吸收，使得体内锌大量丢失，而锌的减少会促使糖尿病的发生。很多研究表明，糖尿病患者血清铜明显高于健康人。铜和一些含铜酶参与胰岛 β-细胞表面的特殊蛋白 GLUT-2 合成，这种特殊蛋白能促进胰岛素分泌。人体严重缺铜时，GLUT-2 蛋白质合成不足，就会影响胰岛素的分泌。

（6）钒：钒是体内必需微量元素之一，具有类似胰岛素的作用，增加组织的葡萄糖运转，具有氧化和激活糖代谢的主要酶系、抑制脂肪分解及肝脏胆固醇和磷脂的合成、增加钙内流和抑制 ATP 酶等作用。研究表明，钒能够抑制糖尿病 SD 大鼠空肠和回肠的 Na^+，K^+-ATP 酶活性，减少肠道葡萄糖的吸收，从而改善高血糖状态。钒对糖尿病小鼠除有降血糖作用外，对小鼠胰岛形态结构的恢复和改善，也有积极作用。口服小量钒可使高血糖动物血糖下降，与胰岛素的作用类似。

（7）锰：锰可影响胰岛素的合成与分泌，亦可作为葡萄糖激酶的激活剂，并影响与糖异生有关的丙酮酸羧化酶，直接影响血糖水平。缺锰的豚鼠，口服或静脉注射葡萄糖时，葡萄糖的利用能力降低，对葡萄糖负荷反应显示糖尿病样曲线，用补锰方法可以全部扭转糖利用率降低的现象。研究发现，新生豚鼠有严重锰缺乏时，表现为胰腺的所有细胞组成先天发育不全或显著形成不全，胰岛 β 细胞明显减少，导致胰岛素合成和分泌量减少。

（8）非必需微量元素锂的作用：有研究表明，锂能提高胰岛 β 细胞的 DNA 复制，β 细胞数目增多，从而在细胞培养液中蓄积的胰岛素浓度增高，但确切机制还不清楚。

2. 微量元素与心血管疾病

（1）必需微量元素的影响：有关研究指出，镉、铜、铅等元素的过多，可促使动脉粥样硬化和高血压的发生；而铬、锰、锌、硒等元素对心肌有保护作用。克山病、心肌病的发生具有明显的地区性，且与地理环境中硒元素的分布，有显著相关关系。

锌能激活血管紧张素转换酶活性部位，血管紧张素可直接使小动脉平滑肌收缩，外因力增加，从而参与血压的调节。锌是血压的保护因子，高血压患者血中锌含量降低，机体内锌元素的缺乏，可能与高血压的发生有关。锌还是构成生物膜的成分，在维持细胞结构和功能上起着重要的作用。它参与超氧化歧化酶（SOD）合成，并能防止质膜的过氧化作用。当机体抗氧化剂摄入不足时，抗氧化酶合成减少，自由基消除率降低，脂质化反应增加，引起血管结构硬化和纤维性变，导致脑血管粥样硬化。铜/锌比值与心血管疾病（cardiovascular disease,CVD)的发生有密切关系,人体缺铜,可导致生物氧化障碍,线粒体和肌原纤维异常,产生心肌病理变化,出现心脏扩大、心力衰竭及心肌坏死等。高锌低铜饲料可导致动物高胆固醇血症,锌/铜比值高于 14∶1 时,体内胆固醇代谢紊乱。

钼对心脏的作用是参与合成缩醛磷脂。缩醛磷脂是维持动脉壁弹性的必需物质之一,广泛存在于人体磷脂内,在心肌、动脉壁及神经组织髓鞘中,含量特别丰富,是维持心肌能量代谢、维持动脉壁弹性的必要因素。据调查,低钼地区人群的心脏和主动脉的钼含量,显著低于不缺钼地区的人群;尸检也发现,心肌梗死者的心肌含钼量显著降低,心肌中含钼越少的部位,损害越严重。但钼过多,可引起心肌肥大。

硒是自身稳定作用的中枢,具有抗氧化和保护细胞膜等重要生物功能。硒具有保护心肌正常生物代谢、结构与功能的作用。缺硒可致冠状动脉供血不足。

铬的缺乏,导致糖和脂肪代谢障碍,间接影响冠心病。流行病学调查发现,饮用水中铬含量与人群心血管病死亡率有关,含铬量越低,死亡率越高。冠心病患者血浆铬水平明显低于正常人。铬缺乏,可使胰岛素水平增高,最终导致动脉硬化。补充铬,可降低胆固醇及总胆固醇水平,冠心病心绞痛发病时,头发中铬明显降低,提示铬的缺乏,可能是致冠心病危险因素之一。流行病学研究表明,环境饮水中钴水平与 CVD 发病率呈负相关。

(2)非必需微量元素的影响:有学者提出,提高血浆或红细胞内锂的含量,可能降低心血管疾病的发病率及改善心脏功能。锶与心血管的构造和功能有关,锶能降低心血管疾病的死亡率。锶可延缓动脉粥样硬化斑块的形成,并减轻病变程度,其作用可能与减轻血管内皮损伤,减少脂质的吸收和沉积等有关。有研究表明,饮用水中锶水平与高血压和心脏病病死率呈显著负相关,饮用水中锶水平越低,心血管疾病病死率越高。

总之,微量元素与 CVD 的相关性,已不容置疑,但其作用机制尚未完全阐明。

3. 微量元素与骨质疏松症

(1)常量元素的影响:钙是人体矿物质中含量最多的元素,是整个生命期骨重建过程中,骨质形成期所必需的元素。当体内钙缺乏时,出现骨质疏松、佝偻病、坐骨神经病、龋齿、骨骼畸形等。但是,单纯大量摄入钙,会影响体内其他微量元素的均衡,达不到提高骨密度的作用。磷是构成细胞和酶的重要元素,体内的生物合成、能量转换和构成骨骼都需要磷。磷缺乏时,影响骨组织的钙化,出现全身虚弱、体重减轻、骨痛、骨软化和关节强直,可导致骨质疏松。但是,高磷摄入,可引起中等程度的继发性甲状旁腺亢进,和钙调节激素的持续性紊乱,反而影响最佳骨峰值的获得,或加速骨丢失。镁是体内重要的阳离子,镁离子是焦磷酸酶、胆碱酯酶、羧化酶、ATP 酶、己糖激酶、烯醇化酶和肽酶等的激动剂。焦磷酸酶能水解焦磷酸盐,消除焦磷酸盐对骨盐沉积的抑制作用,促进成骨过程。缺镁时,成骨过程障碍,骨密度下降,导致骨质疏松。

(2)必需微量元素的影响:锌是体内许多酶的组成成分,正常生长发育过程,离不开锌。锌是骨碱性磷酸酶的激活剂。锌缺乏,使成骨细胞的活力、胶原蛋白与硫酸软骨素的合成以及碱性磷酸酶的活性下降,可引起骨骼生长异常和佝偻病样改变。锌能调节激素对骨代谢的影响,锌是骨代谢调节的激活剂。锌具有稳定肥大细胞和抑制内源性肝素颗粒释放的作用,而内源性肝素与骨质疏松病理过程有关。锌缺乏时,可降低成骨细胞功能,使胶原和硫酸软骨素合成降低。但高锌可减弱免疫功能,锌过量会引起中毒。铜是赖氨酰氧化酶的辅助因子,参与骨骼内的弹性蛋白和胶原蛋白的交联;铜也是维持骨正常结构的必需元素,铜缺乏,使与骨代谢有关的含铜酶活性降低,骨矿化作用减弱,骨骼生成障碍,骨质疏松,骨骼异常;但铜过量,则引起 Wilson 病。锰参与活化硫酸软骨素合成的酶系统,参与软骨和骨形成所需糖蛋白的合成,在黏多糖合成中起活化糖基转移酶的作用,促进骨质合成,对于维持骨骼完整性有重要作用。人体缺锰时,破骨细胞活性增强,成骨细胞活性降低,动态平衡破坏,出现骨质疏松。氟是生物钙化作用所必需的物质,适量氟,有利于钙和磷的利用及其在骨骼中的沉积,增加骨骼的硬度,抵御某些因素对骨骼的吸收作用。氟缺乏,影响体内钙、磷代谢,易产生龋齿和骨质疏松。氟过量,可引起地方性氟中毒,主要表现为氟斑牙和氟骨症。铁作为酶的活性中心,参与成骨活动过程,作为合成骨基质和 25-$(OH)D_3$ 羟化酶的辅助因子,通过活性维生素 D,刺激钙吸收。铁缺乏的大鼠,可表现为骨矿化不全,以及骨小梁结构的病理改变;重度缺铁性贫血的大鼠,则表现为骨基质形成减少和骨矿化过程减弱。缺铁时,常发生小细胞低色素性贫血,影响儿童骨和肌肉对氧的利用,从而影响生长发育。硒主要通过硒蛋白的抗氧化效应而维护正常骨代谢的作用。硒在体内的活性形式,有含硒酶和含硒蛋白。谷胱甘肽过氧化物酶(GSH-Px)是含硒酶的一种,是体内的抗氧化剂,主要作用是阻断自由基的生成。此外,硒还具有保护细胞和增强细胞膜功能,从而保护细胞间紧密结构,减少铝的吸收并促进排泄,同时促进钙的吸收。因此,硒通过改善钙磷代谢,增加血钙和骨钙沉积,减少骨盐分解,同时降低机体对铝的吸收,对高铝引发的骨质疏松有一定的保护作用,因而降低骨质疏松的产生和发展。锶参与骨的钙化,并且具有促进成骨细胞骨形成和抑制破骨细胞骨吸收的功能,它能促进骨骼的发育和类骨质的形成,并有调节钙代谢的作用,减少骨质疏松患者骨折的发生率。钼参与氟骨症、骨质疏松、痛风性关节变性等病理过程。有研究认为,钼缺乏,可能是肉仔鸡股骨头坏死的主要原因之一。钼中毒,可引起动物关节肿大、屈曲、变形和跛行,并产生严重的关节功能障碍。多数学者认为,过量钼,干扰了铜的吸收和代谢,导致有些铜酶(如赖氨酰氧化酶或胺氧化酶)的生成量减少,使骨胶原的稳定性和强度降低,进而导致骨代谢障碍。

(3)非必需微量元素的影响:镉是一种有害的微量元素,可以干扰肾对钙磷的重吸收,抑制 1α-羟化酶和 24-羟化酶的活性,使得体内 1,25-$(OH)_2D$ 和 24,25-$(OH)_2D$ 水平降低,破坏成骨细胞与破骨细胞的平衡。铅对儿童体格生长有重要影响,铅吸收过多,可直接抑制骨钙素和骨碱性磷酸酶,使钙化过程发生障碍,而致佝偻病。锶是骨骼的重要组成成分,它能促进骨骼的发育和类骨质的形成,并有调节钙代谢的作用。锶与钙非常相似,具有很高的亲骨性。现已证明,锶可能部分通过作用于钙感受器受体,并且能活化第二信使和细胞丝裂原活化蛋白激酶信号途径而发挥作用,从而达到促进前成骨细胞增殖,促进成骨细胞分化和激活,诱导 I 型胶原的合成及骨矿化形成。

4. 微量元素与男性生殖

(1)锌:正常人体血浆锌含量为 18.75~41.56μmol/L,红细胞内锌是血浆锌含量的 10倍;正常男子精液中的含锌量为 4.38mmol/L 左右,约为血浆锌含量的 100 倍以上。锌影响男性生殖功能,主要是与影响脑垂体分泌促性腺激素功能和影响精子合成以及精子功能有关。锌可以通过影响脑垂体分泌促性腺激素功能,影响睾丸生成精子的能力。缺锌时,可抑制脑垂体促性腺激素的释放,使性腺发育不良,或性腺的生殖及内分泌功能障碍。锌是超氧化物歧化酶(superoxide dismutase,SOD)的组成成分,通过 SOD 清除自由基,从而抑制细胞膜发生脂质过氧化反应,保证精子的形态、结构和功能正常。锌直接参与精子的生成、成熟、激活、获能等过程,有利于精子的生成,提高精子的活力。当锌缺乏时,导致精子合成的原料不足;同时因为锌的缺乏,体内过多的氧化产物潴留,精子膜氧化过程缩短,精子活力严重下降。锌缺乏还可影响多种酶活性,进而影响睾丸代谢及精子生成,并对精子的代谢有重要影响。锌还能延缓细胞膜的脂质氧化,为维持细胞结构稳定和活力奠定坚实的基础。锌含量较高时,生精能力活跃,精子密度也随着升高。研究显示,健康对照组中精浆的锌含量显著高于不育组,锌含量与精子质量相关指标呈显著正相关,说明精浆中锌在一定范围内,含量越高,精子活力、活动率及精子密度越高。

(2)硒:硒是人类胚胎发育所必需的微量元素。硒是影响精子产生和代谢的一系列酶的组成成分。缺硒时,精子功能也发生障碍。成年男性缺硒,可表现为不育。男性不育患者精液中硒含量低于正常对照组,而且精浆中硒含量与精子密度及活动度呈正相关。Bleau 报告,精浆中硒浓度为 50~60ng/ml 时,精子运动处于最佳状态;高于或低于这一水平,将导致精子运动下降,这可能是硒与精浆中 GSH-Px 的活性有关。

(3)铜:铜对生殖功能具有重要的影响,直接影响精子的形成和代谢,干扰精子的移动及受精卵着床。体内的铜越多,精子的活力越弱,运动速度越缓慢。男性不育症患者精浆中铜含量高于正常,可抑制精子的活力,且影响精子的存活率,使受孕能力下降。铜在体内的含量与精子的活力呈负相关,铜可直接影响垂体释放促性腺激素、促甲状腺素和肾上腺皮质激素等,抑制精子氧化酵解过程。

(4)铁:男性生殖系统正常功能的维持需要铁。研究表明,铁影响精子的生成过程,铁缺乏使精子生成减少。因此,缺铁也是男性不育症的原因之一。但铁过多,引起曲细精管固有膜中出现大量的铁粒沉着,阻碍睾丸的生精能力,使精子生成受抑制,生殖器官发育不良,性功能紊乱,第二性征发育不良等。

(5)其他必需元素:锰是维持人和动物性功能的必需微量元素。缺锰时,动物生殖功能即可发生障碍,导致睾丸组织变性,精子减少,曲细精管退行性改变,甚至失去交配能力;也可导致性欲减退,动物性周期紊乱及不育症。锰与人体性功能关系密切。锰缺乏时,可干扰精子的成熟,引起曲细精管出现退行性变,精子数量减少,活力下降,导致性功能障碍,性欲减退。

缺碘,引起性欲低下,精液质量下降。镍过多,能影响垂体激素的释放及生殖功能。钼过多,可致睾丸萎缩等。

(6)非必需微量元素的影响:一些非必需元素也可影响男性生殖过程,例如重金属铅、镉、汞等。相关报告有:①铅致少精症、精子活动不足、精子畸形率上升等,精浆中铅的含量越高,对精子的毒性越大,越容易导致男性不育。血液铅浓度直接影响精子的活力,铅含量越低,精子活力越高。中度的铅暴露(血铅<400μg/L),就可以降低人类的精液质量,特别是对精子的活动性产生不良影响;而当血铅浓度超过 400μg/L 时,可降低睾酮浓度、影响精子的生成,使精子总数与精液量减少,精子活动率降低和形态改变。②高硼摄入,可引起精母细胞和精子细胞减少,生殖系统发生异常。③镉可对哺乳动物生殖系统产生毒性,镉可以明显损害睾丸,引起睾丸内分泌功能下降,影响精子在附睾内的成熟和抑制精子的活力等,从而导致精子的数目、精子密度及其精子活动率下降,引起男性不育。④汞能使性欲明显减退、阴茎勃起障碍。⑤钴、银能抑制精子的活动度。

(二)微量元素研究展望

近年来,人们对微量元素健康效应的作用机制进行了大量的研究,并取得了重大成果。随着科学技术的进步,分子生物学和痕量分析技术及学科交叉的发展,人们对微量元素生物学效应的认识将进一步深化,将会在分子、细胞、组织、器官上,多层次和多水平揭示微量元素生物学效应的更多奥秘,对微量元素间的相互作用机制,也将会有更加深入的了解。微量元素在生命科学中的重要价值、在维持机体健康上的重要作用,将会更全面深入地展现在人们面前。

1. 微量元素单一及相互作用的机制有望得到进一步阐明　随着学科的交叉发展,微量元素健康效应的作用机制,得到了进一步的阐明。例如,对 Menke 病(MD)和 Wilson 病(WD)的发病机制研究发现,MD 基因和 WD 基因都编码一种 P 型 ATP 酶,且有 67% 的氨基酸相同。MD 基因被精确定位于 Xq13.3,而且是处于一个仅 100kb 的狭窄区域内。MD 基因全长 8kb,有 23 个外显子,受其控制而编码的产物,是一种 P 型 ATP 酶铜转移膜蛋白,由 1500 个氨基酸组成,称为 ATP7A。WD 基因位于 13 号染色体长臂 1 区 4 带 3 亚带(13q14.3),编码 1411 个氨基酸的产物,也是一种 P 型铜转运 ATP 酶,称为 ATP7B。再如,小肠铁吸收机制研究表明,以往认为铁的吸收,是通过转铁蛋白(transferrin,Tf)和转铁蛋白受体(transferrin receptor,TfR)的途径,完成铁的吸收。但是,小肠上皮细胞不含 TfR,而十二指肠和空肠上段,是铁吸收的主要部位,是调节铁代谢的重要环节。最近研究证实,是小肠上皮细胞中的二价金属离子转运蛋白 1(divalent metal transporter 1,DMT1)、十二指肠细胞色素 b(duodenal cytochrome b,DCb)、铁转运蛋白 1(ferroprotin 1,Fp1)和铁氧化转运辅助蛋白(hephaestin,Hp),这 4 种蛋白相互作用,共同完成铁的吸收。DCb 将肠腔内的三价铁还原为二价铁,之后由 DMT1 将二价铁由肠腔转运至绒毛上皮细胞内;在细胞内,Hp 把二价铁氧化成三价铁,再由 Fp1 介导,离开上皮细胞进入血液循环,完成铁的吸收过程。

微量元素间的相互作用及微量元素对生物大分子的作用,仍是当今微量元素研究领域的热点问题。有人指出,深入研究微量元素间的相互作用,对于阐明微量元素的作用机制具有重要意义。因为环境介质中和机体内的微量元素,都不是孤立存在的,微量元素之间及微量元素与其他物质之间,存在着复杂的相互作用。某一元素的存在,可影响另一种(些)元素或其他营养素的水平、生理功能或毒理学效应。研究发现,多数二价金属元素,由于它们的价态相同或化学性质相似,而产生相互干扰或拮抗作用。例如硼、硒的抗氟作用表明,硼能够在体内与氟形成牢固的络合物(BF_4),并与氟的动力学代谢途径一样,但对靶器官的毒性比氟小,同时易于从尿排出。硼也可拮抗氟对肾小管细胞微绒毛 γ-谷氨酰转肽酶和碱性磷酸酶、线粒体琥珀酸脱氢酶和溶酶体酸性磷酸酶的不良影响,以及氟致肾组织超微结构的损伤。硒是 GSH-Px 的重要组分,具有抑制自由基,增强抗氧化能力的作用。故适宜剂量的硒,可拮抗氟在体内代谢过程中产生的自由基;硒也可促进氟的排出,而减轻氟引起的脂质过氧化损伤。因此,深入研究微量元素间的相互作用及其机制,对于阐明微量元素在生命过程中的整体效应及其内在本质具有重要意义,可更好地利用微量元素的有益作用,为人类健康做贡献。当前,分子生物学技术的发展和痕量分析技术的进步,为微量元素与健康研究,提供了可靠的技术支撑和研究平台。例如,利用组学技术,可同时检测多种元素及不同元素间相互作用在分子水平上的效应。这一技术的应用,将节省大量的人力、物力和经费开支,并使研究周期大大缩短。

2. 微量元素在疾病防治上的开发利用前景广阔　大量的研究表明,许多中草药都含有多种微量元素,并认为所含微量元素是其治疗疾病的重要成分。随着对微量元素生物学效应研究的深入,及针对人群微量元素摄入不足的现状,人们已着手研制微量元素补充剂,用于治疗某些疾病。全国食盐加碘计划的实施,就是预防碘缺乏病的有力措施之一。另外,针对我国微量元素营养不足的现状,人们正在研制多种微量元素补充剂,如锌补充剂、铁补充剂、硒补充剂等。在微量元素健康效应的研究过程中，除针对某些人微量元素缺乏，给予适当的补充剂以外，人们还发现有的微量元素，还可直接用于治疗某些疾病，例如砷用于治疗急性早幼粒细胞性白血病取得成功，就是最好的例证。随着人们生活水平的提高，和对微量元素与健康关系认识的深化，必将给微量元素与健康研究，及微量元素的开发利用，带来更广阔的前景。

近年的研究证据显示，饮食是决定基因组稳定性的关键因素，它可影响所有相关的致病途径，如致癌物的活化和失活、DNA 修复、DNA 合成和细胞凋亡。很多微营养物，在维持关键的 DNA 反应中，起底物和辅因子的作用。微营养缺乏，可模拟放射线或化学物，引起染色体和 DNA 损伤(包括单链和双链断裂、氧化性损伤)。如锌供应量小于营养素供给量(recommended dietary allowance，RDA)50%时，可导致染色体断裂，引起脑功能和免疫功能紊乱以及癌症。硒<RDA 50%时，可导致 DNA 氧化作用，引起前列腺癌。Ames 甚至认为，微营养缺乏，很可能是肿瘤的主要原因。说明现行微量元素 RDA 的研究，有待改进，这对于微量元素的研究，提出了新的挑战。

基因组学(genomics)、蛋白质组学(proteomics)、代谢组学(metabolomics)、营养基因组学(nutrigenomics)等的研究进展，使人们对基因和基因组的认识，对生命本质的认识及认识生命与健康的手段都取得了重要的进展。这给人们深入开展微量元素与健康关系的研究，提供了难得的机遇。使人们可以在整体、器官、细胞和分子不同水平上，进行微量元素作用及其机制的研究。例如可利用体外培养技术(包括干细胞培养技术)，基因芯片(gene chip)或 DNA 微阵列(DNA microarray)、蛋白芯片(protein chip)、组织芯片(tissue microarray)、细胞芯片(cell microarray)、表型芯片(phenotype chip)等的生物芯片技术，转基因和 knockout 技术(如金属硫蛋白的转基因和 knockout 小鼠)，报告基因技术，基因或蛋白质差异表达检测技术，实时定量 PCR(real-time and quantitative PCR)技术，蛋白质组和代谢组技术平台，发光技术，荧光/比色等技术，开展微量元素作用相关基因的筛选和鉴定，揭示微量元素作用的基因表达谱(包括蛋白质组表达谱、代谢组谱)，快速筛选和检测基因多态性与微量元素作用的关系，进行基于基因组或蛋白质组水平的安全性评价等，从而为解决微量元素的联合作用，阐明和评价更接近实际条件下暴露剂量对人体和其他生物的效应及其作用机制，制定更加科学和合理的 RDA 等提供了可能。

随着分子生物学和痕量分析技术的发展，及人们对微量元素与健康关系的高度重视，微量元素的研究必将深入到生命科学的各个领域。从新的水平上，揭示出微量元素在生命过程中的更多奥秘，为消除微量元素水平异常引起的健康损害，防治生物地球化学性疾病，更好地利用微量元素防治疾病，为提高人类的健康水平，做出应有的贡献。

第二节　微量元素在环境中的分布

在环境地球化学中，微量元素指占地球组成部分 0.01%的元素。由于生物体与地球间存在着相互作用与相互影响的复杂关系，因此，自然界中已发现的任何一种元素或其同系物，在人类健康方面都可能扮演着已认识或尚未认识的作用。

人类每天经各种途径从环境中摄取微量元素。环境中微量元素失衡后，可直接或间接地影响生物体。目前已证实，机体生长发育既依赖于环境中的一些基本元素如钙、氯、镁、磷、钠、硫、氢和氧，又不可缺少现已公认的 14 种必需微量元素，即铁、铜、锌、钴、锰、铬、钼、镍、钒、锡、硅、硒、碘、氟;此外,锶、铷、砷及硼(植物必需的元素)也认为可能是机体必需的微量元素。环境中某些微量元素如砷、镉、汞、铅等的毒性作用,也早已被人们认识。通常,机体对微量元素基础需要量与其中毒浓度间,相差是很小的。迄今,在动物和人体,已发现20余种与微量元素缺乏有关的疾病。微量元素广泛分布于植物、土壤、岩石和水体及其沉积物中,生物的微量元素缺乏性疾病与其生长环境土壤、水、植物,甚至空气中微量元素的缺乏或过量以及饮食不当有着密切的关系。鉴于目前尚缺乏有效评估环境要素中微量元素的背景水平,以及机体多途径暴露某种微量元素的剂量及其体内代谢等影响的现状,若能充分认识自然因素和人为活动对地球表面元素运动产生的影响作用,对预防微量元素在机体内失衡所产生的健康危害,有着重要的意义。

一、微量元素在空气中的分布

大气组成比较简单,但随其高度而改变。下层大气几乎完全由氮、氧和氩3种元素组成。大气中的化学元素浓度相对保持恒定,处于动态平衡之中。大气圈是一种传送介质,可以承载地球表面上发生的地球化学反应的产物,以及人类活动的污染物。同时,又可以作用于地球表面上的水圈和岩石圈,以及包括人类在内的生物圈。微量元素通过火山喷发、海洋鼓泡活动、岩石风化作用以及人类的各种活动,进入大气圈,然后又通过沉降作用回到地球表面。空气中的微量元素大多以气溶胶(aerosol)和颗粒物(particle matter,PM)形式存在,气溶胶可通过食物和呼吸等各种途径,进入有机体,由气溶胶携带的微量元素等成分,可诱发各种生理作用。

二、微量元素在水中的分布

地球上的水圈主要由海洋、河流、湖泊、冰雪、地下水和大气水组成。所有处于液态的水,都具有自净化能力,可通过沉淀、生物作用、胶体吸附作用等机制,使水中的微量元素固定到沉积物中,小量的挥发性元素(如碘)也可被转移到大气中。水的化学成分与总的自然历史条件、获得地质条件及人类活动有关。一般情况下,健康成人每天对水的生理需要量为2~3L。水中微量元素含量,可直接或间接影响人体健康。

(一)海洋

海洋起源和主要元素的平衡一直是科学家所关注的研究领域。海洋水占地球总水量的96.5%。海水中微量元素的来源主要有3个:一是由陆地岩石经风化后,通过河流而来;二是由火山喷发经大气进入海洋;三是人类的生产和生活活动产生的"三废"。有人曾对海水元素组成进行研究,尽管海水的总盐度或咸度稍有变化(在开放性海洋中,盐度一般为32‰~37‰,平均为35‰),但海水的微量元素组成,基本上是恒定的,没有显著的地域变化。可是也有报道表明,近岸水和表层海水中某些微量元素含量较高,这可能是"三废"污染、远洋航轮排污和大气输入所致。迄今在海水中检出的微量元素已达60余种。

(二)河流

河流中微量元素的组成和含量随外界条件变化较大,与气候、河流沿岸的地质条件、两岸附近是否有大城市、农业耕作情况等因素有关,因为河流可有效地从其流经的地域环境中富集可溶性物质。温带地区河流的一个特征是磷酸盐和硅酸盐的含量发生有规则的季节变化,因为硅藻季节性地吸收这些元素,随后又将它们释放出来。在硅藻繁殖时,磷的总浓度不变,但可溶性磷酸盐在活体细胞内转化为有机磷酸盐。而在热带的潮湿地区,虽然河水成分被稀释却含有较多的铝、铁、硅和有机物质。流经干旱地区的河流,一般含有较多的钠、氯化物和硫酸盐。

（三）湖泊

湖泊是一个相对封闭的水体,其微量元素主要来源于河流、地下水、降雨以及沉积物的逆向扩散。位于不同气候带和地质背景的湖泊湖水,有不同的元素分布特征。表29-2列出了我国一些湖泊湖水中微量元素的浓度。

表 29-2　中国若干湖泊湖水中的元素含量(μg/L)

元素	湛江湖光岩湖水	新疆天池湖水	长白山地区湖水	吐鲁番盆地湖水
Ag	0.096	—	0.8	—
As	2.5	0.65	0.6	1.2
Au	4.3×10^{-4}	—	0.025	—
Ba	18	—	—	7
Br	22	2	55	3
Ca	4400	1.7×10^4	1.1×10^4	3.1×10^4
Cd	—	—	1.2	—
Co	0.20	0.03	0.92	0.06
Cr	—	0.9	0.95	1.4
Cs	0.11	0.04	2.4	0.04
Cu	0.18	4	25	2
Eu	—	0.02	0.02	0.02
Fe	66.0	23	41	15
Hf	0.044	0.02	—	—
K	8400	—	7400	—
La	0.014	0.02	—	0.01
Lu	—	0.01	0.002	0.01
Mo	—	1.3	0.4	2.6
Na	4700	2.4×10^5	5200	5800
Nd	—	0.8	—	—
Ni	—	—	1.0	—
Rb	4.2	—	45	0.4
Sb	0.058	0.08	0.17	0.1
Sc	0.0044	—	0.003	0.002

续表

元素	湛江湖光岩湖水	新疆天池湖水	长白山地区湖水	吐鲁番盆地湖水
Se	—	0.1	0.20	0.1
Sm	0.0038	0.01	0.06	0.01
Sr	14.0	4		110
Tb			0.007	—
Th		0.01	0.04	—
U		0.13	0.25	0.34
W	0.22	—	0.8	0.14
Zn	5.0	15	16	11

　　矿泉水中含有多种可溶性矿物质,是有利于人类生命和健康的有限且珍贵的自然资源。对长白山矿泉水地区的研究发现,天然矿泉水与纯净水和自来水相比较,其对小鼠可以起到抗衰老、抗疲劳、抗氧化活性和一定程度的镇静作用。苏州市区桶装水微量元素含量调查研究表明,其饮用水中锰、镉、钡、钠、钾等含量比矿泉水高,矿泉水中含有一定量的硒、锂、锌和锶。这是因为水中元素构成及其含量分布具有地域性特征(地域性水土模式),不同区域、不同水体中微量元素构成和含量各有不同。

三、微量元素在土壤中的分布

　　土壤(soil)是地壳岩石在风化和沉积过程中形成的产物,是岩石表层或接近地表的层位,即陆地地表具有肥力并能生长植物的疏松表层。土壤处于大气圈、岩石圈、水圈和生物圈之间的过渡地带,是联系有机界和无机界的中心环节,是连接各地理环境要素的枢纽。天然土壤在其他环境要素作用下,可发生一定的自然变化,而表现在形成物的组成、结构和颜色上。风化壳与土壤中微量元素主要来源于成土母岩。不过,确定成土母岩的本质,仍是十分困难的。

　　土壤中微量元素的组成及其含量水平是在地表自然条件下受多种因素综合作用的结果。这些因素包括母质、土壤类型、酸碱度、氧化-还原电位、胶体的种类和数量、有机质的含量和性质、黏土矿物的类型和数量等。特别要指出的是,人类生产和生活活动对土壤的污染越来越突出,直接或间接影响土壤微量元素的组成和含量。土壤微量元素的来源归纳如下:①岩石的风化:主要来自母岩物质,是土壤中元素最原始的来源。母源地质体不断风化,可不断提供给土壤微量元素。地壳的绝大部分(占95%)是由火成岩组成,其余5%是沉积岩。火成岩和沉积岩中微量元素分布,受大自然现象和土壤的成土过程等因素的影响。②人类地球化学活动:人类的工农业(开发矿产、筑路等)、科学技术活动等,都可将废弃物排放进入土壤,导致土壤污染,尤其是重金属的污染。③化肥农药的使用。④宇宙物质和陨石尘埃物质:地球以外的化学元素和人类核爆炸试验产生的新型元素,可沉降到土壤中。⑤大气降水:大气中微量元素可通过此途径沉降到土壤中。⑥海水飞沫和海洋蒸发:沿岸地区经海水飞沫和海洋蒸发,进入土壤的微量元素如氯、溴、碘、锂、铷、铯在沿岸土壤中含量较高。因此,微量元素在土壤中的分布差别很大,有些地区富含某种(些)元素,而另外一些地方缺乏该种(些)元素,这是引起生物地球化学性疾病的主要原因。

土壤中元素的化学形态和生物有效性,关系到食物链中元素的平衡,进而影响动物、植物的产量和品质,与人类健康息息相关。土壤元素含量分布,是反映特定地区环境状况的一个重要指标,对研究土壤环境质量演变和人为活动对土壤质量的影响,以及合理开发和利用土地资源,具有重要意义。土壤中元素根据能否被植物吸收利用,而分为可给态和不可给态两部分,可给态即指能被植物吸收利用的部分,称为"有效态含量"或"速效态含量";不可给态又称"固定态",是植物无法吸收利用的,至少是暂时不能吸收的部分。中国第二次土壤调查(1979 年开始调查,历时 16 年)发现,全国范围内土壤中微量元素缺乏明显,且北方比南方更为严重。

四、微量元素在动植物中的分布

地球上的生命及包含生命的生物圈,是在一个特定的环境体系中进行演化的。如果地球表面没有大气圈、水圈及土壤(岩石)圈,则生命就不可能存在。生物必须与其赖以生存的环境,发生持续不断的物质交换和能量流动,生物(包括植物、动物和人)可选择性吸收、富集某些元素。因此,微量元素在动植物中的组成和分布均不相同,差异较大。植物体内微量元素主要来源于土壤,岩石体(母岩)是植物赖以生存的土壤的物质基础,是地壳表层化学元素迁移、积聚、转化最活跃地带,是植物微量营养元素的最终来源。土壤中的元素取决于成土母质成分。土壤中倾向聚积的元素有氮、碳、硅、硼和碘等;倾向减少和丧失的元素有钠、钾、钙、镁、铝和铁等。陆地植物从土壤中选择性吸收各种微量元素并积累于植物体内,植物中某元素的数量与其在土壤和岩石中的含量并不一定成比例。土壤溶液的成分对植物中元素的含量有重要的意义,因为植物主要以离子形式吸收微量元素,而土壤溶液是植物吸收元素离子的重要介质,其成分对植物微量元素的含量有重要意义。植物正常生长对微量元素的需要量和耐受量,在质量和数量上都不同于人和动物。当一种植物对某一微量元素达到相应阈值时,植物的生长及代谢将受到严重的影响。而对人和(或)动物而言,则不一定受到影响。如大剂量的硼,可能使某些植物中毒,但除实验的动物外,还尚未见硼中毒报道。某些植物含硒水平,高到足以使动物中毒,但植物仍能正常生长。所以,植物生长所依赖的必需元素也存在一个阈浓度。

微量元素是农作物的必需营养元素,是农作物体内多种酶或辅酶的组成成分,能促进和调节叶绿素和蛋白质的合成。尽管微量元素在农作物体内含量较少,但一旦出现某种或某些元素缺乏,轻则影响农作物的生长发育,造成减产歉收;重则颗粒无收。对农作物施用含有微量元素的肥料,可提高农作物的品质及产量。有研究表明,配合施用含锰、锌和氮的肥料,能够改善小麦子粒的营养品质,增加小麦子粒蛋白质和氨基酸总含量,提高蛋白质中必需氨基酸比例;施用含硼和钼肥料,可改善大豆品质,提高大豆的含油率和蛋白质含量。

人体内微量元素的来源,主要依赖于动、植物。任何一种微量元素,在人体的分布都是不均匀的。如发锌量最高可达 $220\mu g/L$,是血清锌的 200 倍。通常微量元素在生物体内的含量为:脏器>骨、齿>发、指甲>体液,其中差异可达 1~2 个数量级或更多。此外,个体间存在差异,即使同一个体,在同一脏器或组织的不同部位,其元素的分布也不同。同时生物材料中元素的分布,受多种因素的影响,如年龄、性别、饮食及营养水平、居住地区、环境污染程度、是否处于特殊生理阶段、用药、使用洗发剂及化妆品、个人嗜好、采样时间及部位等。表 29-3 给出了人体内全血、红细胞、血浆和血清中的元素水平。

表 29-3　人体全血、红细胞、血浆和血清的元素水平(mg/L)

元素	全血	红细胞	血浆	血清
Ag	<0. 003	0. 010	0. 0036~0. 044	0. 003~0. 2
Al	0. 39	0. 064?	0. 32	0. 23
As	0. 0017~0. 09	0. 0027	0. 0024	0. 03?
Au	0. 00001~0. 00042	0. 0008?	0. 00006?	0. 00008?
B	0. 13	—	0. 12	—
Ba	0. 068	0. 007	0. 058	0. 06
Be	<0. 00001	—	—	—
Bi	0. 016?	—	<0. 0006	—
Br	4. 7	1. 45	4. 3	3. 9
Ca	60. 5	3. 2	96	97
Cd	0. 0052	—	0. 0026	0. 0028
Ce	<0. 002	—	—	—
Cl	2890	2040	3610	3650
Co	0. 0002~0. 04	0. 00016~0. 086	0. 00007~0. 012	0. 0002~0. 062
Cr	0. 006~0. 11	0. 037	0. 026~0. 16	0. 002~0. 02
Cs	0. 0038	—	0. 0031	0. 0016
Cu	1. 01	0. 98	1. 12	1. 19
F	0. 5	0. 45	0. 2?	0. 027?
Fe	447	1050	1. 1	1. 09
Ga	<0. 08	—	0. 00021	—
Ge	0. 44?	0. 65?	<0. 03	0. 29?
Hg	0. 0078	0. 007	0. 0065	0. 012?
I	0. 057	—	0. 069	0. 066
K	1620	3550	157	191
Li	0. 004	0. 028?	0. 03?	0. 009?
Mg	37. 8	57. 2	21. 2	21. 7
Mn	0. 0016~0. 075	0. 035	0. 0006~0. 068	0. 00054~0. 061
Mo	0. 001?	0. 017?	0. 013?	0. 006?
Na	1970	284	3160	3250
Nb	0. 0047?	—	<0. 01	<0. 06
Ni	0. 01~0. 05	0. 083	0. 054?	0. 003
P	345	706	121	142

续表

元素	全血	红细胞	血浆	血清
Pb	0.21	0.46	0.13?	0.016~0.13
Ra	$6.6×10^{-9}$	—	$16.6×10^{-9}$	—
Rb	2.49	4.7	1?	0.2
S	1800	—	330?	1200
Sb	0.0033	0.0046	0.0032?	0.0026
Sc	0.0076?	—		0.00015
Se	0.171	0.22	0.03~0.59	0.122
Si	3.9	4.1?	0.43?	6.9?
Sm	0.008?	—	<0.002	—
Sn	0.29?	0.38?	<0.004~0.1	0.03
Sr	0.031	0.0072	0.36	0.037
Te	0.0055?	—	<0.03	—
Th	0.0002~0.0024	0.00016	<0.00004	
Ti	0.054	0.11?	0.01~0.11	0.09?
Tl	0.00048	—	<0.0025	
U	0.0005	0.00024?	<0.00013	—
V	<0.0002	0.056?	0.056?	0.000066
W	0.001	—	—	0.0004?
Y	0.0047	—	<0.01	—
Zn	7.0	14.2	1.14	1.15
Zr	0.011	0.012?	0.0017?	0.1?

有研究表明,锌、铁、钙、铜和镁在 0.6~7 岁儿童中的缺乏率分别为 19.5%、16.1%、15.2%、2.0%和 2.1%。因为儿童正处于生长发育的快速期,膳食不合理、儿童挑食、偏食、厌食,常会引起儿童微量元素缺乏。随着年龄的增长,缺乏钙、铁和锌的现象均有所改善。

目前已知眼组织中含有铝、溴、钙、镉、氯、铬、铜、钾、铁、镁、锰、钠、钒、硒、锌等 10 多种元素,对维持正常眼部的生理生化过程,是必不可少的。这些微量元素的含量有一定的比例,处于动态平衡之中。一旦过量或不足,均可引起某些眼功能异常及病理性改变。

总之,生物体内微量元素的分布,是生物体与环境相互调节和适应的结果,它遵从如下几个原则:①合理性原则:特定的元素具有产生特定的生物功能的固有能力或潜力,具有这种能力的元素,显然对某些生物是必需的。当然,可能有多种元素具有同种功能。②丰度原则:在有多种元素具有同种生物功能的情况下,生物体首先选择丰度高且易于获取的元素。③有效性原则:有两种或多种合适的元素,其丰度大致相同且获取难易程度相等时,生物体优先摄入生物功能更有效的那种元素。④演化适应性原则:一旦生物体必需某一元素时,该生物体将会建立某种体系,以便最有效地利用该元素。在建立这种体系的生物演化过程中,生物体渐渐变成只摄取这种元素,而排斥具有类似功能的其他元素。

第三节　微量元素间的相互作用

无论是外环境中还是在机体内部,每种微量元素都不是孤立存在的。外环境的岩石圈中微量元素就常常共存,或者是以多种元素结合的形式存在,如铅常与某些亲硫元素(锌、铜)共存;镍多与铁共生,且常与硫、砷和锑结合存在;所以,它们共同进入机体内的机会较多。机体内多种微量元素发生相互作用,也较常见,它们之间相互作用,可以改变单一元素的营养水平、生理功能和毒理学作用。大量的研究结果表明,微量元素之间的相互作用是错综复杂的,概括起来讲,其表现形式主要有:相加作用(additive effect)、协同作用(synergism)和拮抗作用(antagonism)等3种,前两者统称为促进作用,最引人感兴趣的是微量元素间的拮抗作用。当然,微量元素间的促进或拮抗作用,并非固定不变的,可能在某些情况下呈现促进作用,而在另外的环境中却表现为拮抗作用。例如,适量的硒能拮抗氟的毒性作用,以2.0mg/L 的亚硒酸钠拮抗作用最强;较低浓度(0.5mg/L)亚硒酸钠不能起到有效的拮抗作用;而较高浓度(4.0mg/L)则表现出促进氟的毒性作用。另外需说明的是,同样的几种微量元素,对机体某个(些)系统或组织呈现促进作用,而对另外的器官或组织却表现出拮抗作用(即组织差异);或者是对某些种属为促进作用,对另外的种属表现为拮抗作用(即种属差异)。有时一种元素在血液中含量低,并不是体内缺少这种元素,而是另一种元素缺乏或过多造成的。例如,缺铜时,造成血浆中铜蓝蛋白减少,不能把储存在铁蛋白中的三价铁还原成二价铁,导致机体缺铁。肠道内过多的钙存在能抑制锌的吸收,含镁高的食物也会抑制铜从食物中析出;摄入过多铁又会抑制锌的有益作用。元素之间存在相互协同或拮抗作用,某一元素水平异常可影响其他元素水平。研究表明二价金属离子吸收时,需要二价金属离子转运体转运至小肠细胞,因此二价金属离子在肠道吸收时存在竞争。任何一种元素摄入失衡均可影响其他元素的吸收。例如锌、铜共同构成的超氧化物歧化酶(SOD),即 Zn,Cu-SOD 是超氧化物歧化酶中最常见的一种,故锌铜之间存在协同作用,任何一种元素的缺失,可降低 SOD 的水平。正常情况下,人体内的各种微量元素之间的作用,是相对稳定的,但这种均衡是在不断打破、不断重建之中,由于某种疾病或其他因素,会使微量元素之间的均衡状态被打破。

总之,影响元素间相互作用的因素很多,既有剂量、种属的差异,也与元素的价态位、在体内与络合物形成的形态、机体的功能状况、元素发挥作用的微环境等因素有关。因此,能否用一个数学模型分析相关影响因素,推断出联合作用的最终结果——促进或是拮抗,应该是未来的研究方向。

一、微量元素间的促进作用

所谓促进作用,是指几种元素的联合作用效应,等于或大于单个元素分别作用相加的总和,前者称为相加作用(1+1=2),后者称为协同作用(1+1>2)。已有研究表明,许多元素相互间呈现促进作用。例如,硒硼拮抗氟中毒的实验证明,氟中毒大鼠,经亚硒酸钠和四硼酸钠单独或联合给药后,以亚硒酸钠 40μg/kg 和四硼酸钠 18.6mg/kg 联合治疗效果最佳,说明硒与硼有协同抗氧化作用。已有研究资料表明,表现为促进作用的元素还有:三价铁与镍、铁与锰在造血方面的作用,硒与碘、硒与砷、硒与钼、氟与铝、铜与铁、镉与汞、镉和铁对锰的影响等。

　　三价态的铁与镍的作用是协同性的。在动物实验中,当补充的铁是三价态的硫酸铁时,铁与镍之间的作用会影响到红细胞的生成作用。当食物中硫酸铁的含量较低时,缺镍大鼠体内的血红蛋白和血细胞比容均比补充了镍的大鼠低;当食物中铁是以硫酸亚铁和硫酸铁的混合物形式补充时,则没有镍-铁互相作用的迹象。食物中铁的价态,也明显影响镍缺乏的病症。当食物中的铁是三价的硫酸铁而且其含量低时,镍缺乏的病症会相当严重;如在食物中仅仅补充硫酸铁时,缺镍大鼠体内血浆和肝脏中总类脂化合物含量升高,肝脏中铁的含量下降。当以 Fe^{2+} 和 Fe^{3+} 的混合物补充到食物中时,镍的缺乏,会降低血浆中的总类脂化合物含量,而对肝脏中类脂化合物总量没有影响,且肝脏中铁的含量升高。食物中镍不足,也会出现较严重的缺铁症状。

　　锌、硒、碘均是涉及甲状腺内环境稳定的微量元素,它们之间主要呈现促进作用。甲状腺功能紊乱时出现低锌,甲状腺功能亢进时尿锌排出量增加,红细胞内缺锌。锌缺乏和肠道锌吸收降低,可能是甲状腺疾病的诱因之一。低硒饲料喂养的大鼠,除发现肝脏依赖硒的GSH-Px 活性明显降低外,尚发现肝脏 I 型甲状腺原氨酸 5′-脱碘酶(I 型 T_4 5′-DI)活性下降,血清 T_4 升高,T_3 降低及脑 II 型 T_4 5′-DI 活性下降等变化。但在碘、硒均缺乏的大鼠血清中,未发现 T_3 有明显变化。硒可能促进碘的吸收,促进甲状腺素的合成。不过,硒缺乏时对甲状腺激素浓度的影响,远不如碘缺乏时那样明显。当碘、硒都缺乏时,可使大鼠发生严重的甲状腺功能减退及甲状腺肿,并且还与中部非洲地方性黏液性呆小病发病率增加有关。

　　硒和砷处于元素周期表中的同一周期的相邻位置,都属于微量元素。随着砷、硒浓度的变化,硒与砷之间既可出现协同效应,又可显示拮抗作用,特别是两种元素都处于毒性浓度范围时,更易产生协同效应。如亚砷酸盐能提高三甲基硒和二甲基硒化物的毒性等。砷、硒相互作用的途径,可归纳为以下几个方面:①降低吸收;②影响代谢途径;③改变组织分布;④形成解毒复合物。

　　硒与钼不仅有预防克山病的作用,而且这两种元素之间可能存在代谢上的关联。硒与钼对心肌有一定的保护作用,但其机制各不相同。硒是通过提高 GSH-Px 活性而起到保护心肌的作用;而钼则可能是通过减轻亚硝酸盐的毒性,或通过某种代谢途径,改善了心肌细胞膜的通透性,从而发挥对心肌的保护作用。有报道指出,缺硒状态下,钼的生物活性发生障碍,这可能也是硒、钼产生协同作用的原因之一。

　　在实验条件下,氟和铝呈现协同作用,引起动物骨组织软化。铝的生物利用性、体内分布和毒性,可因氟离子的存在而有所改变。动物实验结果表明,单纯给铝的动物,其肝、脾、肾上腺、骨、脑及血浆中,铝含量明显高于对照组;同时给予氟和铝的动物,其肝、脾、肺及肾上腺中,铝含量明显升高;而脑、骨、肌肉和血浆中,铝含量则无明显变化。氟铝联合作用,引起神经内分泌功能的损害更为严重。当然,氟铝联合作用与铝化合物的种类有关。铝既可干扰氟的吸收,也干扰氟的排泄。铝、氟经肠道的吸收和转运到血清,是一个相当复杂的过程。同时,体内 Mg^{2+}、Ca^{2+}、PO_4^{3-} 的含量也能影响铝和氟的吸收。

　　铅与锰的促进作用表现在 3 个方面:①锰和铅可彼此增加各自的吸收和组织中的浓度。动物实验结果显示,大鼠同时摄入铅和锰后脑铅积累量,比单独摄入铅的脑铅积累量增加了数倍,并且体重、脑重、DNA、RNA、蛋白含量及锰在肝中的积累都有显著变化。接触铅可影响血锰正常值,饮水中投放铅可使大鼠组织内锰含量增加,而且大多数组织内锰含量的变化与铅浓度有关。②铅和锰的相互作用,可导致各自与蛋白质的结合量增加。在聚酰胺凝胶电泳谱上,出现两条色带,一条为锰结合蛋白,一条为铅结合蛋白。对于在蛋白质中的共同结合部位,锰与铅似乎不存在竞争作用。③锰对铅致 δ-氨基-γ-酮戊酸脱水酶活性的降低具有重新激活的作用。在研究接触铅的儿童与成人红细胞原卟啉对血锰的影响时发现,血锰量随血铅量的增加而上升。进一步研究认为,这不是由于同时接触铅和锰,也不是铅和锰直接相互作用,而是间接经过锰与红细胞中原卟啉结合,随后者的增高所致。

铅与砷之间存在毒性协同效应。铅和砷对卟啉代谢都有影响,使尿中粪卟啉排泄量增加,铅和砷同时摄入,对血红蛋白的影响更严重。

铜与铁存在有协同作用。铜参与造血过程,主要是影响铁的吸收、运送和利用。铜可通过以下方式调节铁的利用:①使无机铁变为有机铁;②加速血红蛋白和卟啉的合成过程;③促进铁由贮存场所进入骨髓;④促使幼稚红细胞的成熟和释放,特别是中幼到晚幼,以及网状细胞至成熟红细胞两个阶段。体内缺铜,可使血浆铁更换率减少,红细胞成熟障碍,血清铁降低,铁利用减少,铁贮存增加,将产生小细胞低色素性贫血及细胞色素系统的合成障碍;此时口服或注射铁及维生素,均无效果;而给予小量铜盐后,铁代谢紊乱可获得显著改善。

镉和铁对锰具有协同作用。在现实情况下,多种微量元素并存是常见的。多种元素并存,会影响彼此的吸收、代谢和毒性作用。动物实验证实,牛奶中含有不同含量的铁和镉,可显著影响锰的运输和储留。如牛奶中含铁 100mg/L 和不同浓度镉(0.002~2.0mg/L),可显著影响锰的运输和保留,使之分别降低 85%~90% 和 45%;而当牛奶中镉为 2.0mg/L 和不同剂量的铁(130~150mg/L)时,则锰运输降低 75%~80%,保留减少 23%~40%。这说明镉和铁对锰的影响是协同作用的,但认为这些金属离子在体内的结合部位是不相同的。

二、微量元素间的拮抗作用

所谓拮抗作用,是指几种元素的联合作用效应,小于单个元素分别作用相加的总和(1+1<2)。例如,锌与铜在体内的吸收和运转过程中,是相互竞争和相互抑制的。锌是血管紧张素转换酶的活性中心,通过肾素-血管紧张素参与血压的调节。高锌可使胆固醇增高,促进动脉硬化,而铜升高或降低,也会影响脂质代谢。动物或人摄入较多的锌,可使高密度脂蛋白胆固醇明显降低,而甘油三酯和低密度脂蛋白胆固醇明显升高。锌还能提高胰岛素的稳定性,并在体内催化胰岛素原转变成胰岛素。铜与酪氨酸的代谢和多巴胺-β-羟化酶的催化过程有密切的关系,从而影响去甲肾上腺素的合成和血压的调节。锌、铜是两种互相拮抗的元素,故锌/铜比值变化,更能反映这两种元素对人体的影响。大量补锌,可抑制机体对铜的吸收利用。锌可诱导机体合成金属硫蛋白(metallothionein,MT),MT 可与多个金属离子结合,结合力的强弱顺序为镉>汞>铜>锌,故导致铜滞留于肠细胞,减少铜吸收,引起血铜下降;当 Zn/Cu>10 时,就会出现这种损害。流行病学调查表明,冠心病的发病率和死亡率,与锌/铜比值呈正相关,食物锌/铜比值与冠心病发病也呈正相关。因而人们认为,动脉粥样硬化和冠心病的发生,可能是锌/铜比例失调的结果。已有证据表明,下列元素间也存在着拮抗作用:铁与锌、二价铁与镍、铁与铝、锌与锰、锌与铅、硒与锰、硒与汞、硒与铜、氟与硼、氟与硒、铅与硒、铜与钼、硒与镉、镉与锌、硅与铝等。

铁与锌的拮抗作用:铁与锌是人体内含量较高的微量元素,它们之间的拮抗作用表现在以下几个方面:①铁与锌相互抑制对方的吸收与利用。Siewicki 等分别给大鼠含锌290mg/kg及 450mg/kg 饲料(含铁均为 35mg/kg,锌、铁比分别为 8.3:1 及 13:1),结果高锌组小肠铁的含量(18.6mg/kg ±0.96mg/kg)明显低于对照组(23.5mg/kg ±0.70mg/kg,$P<0.05$)。当食物中铁锌比值逐渐增高时(Fe/Zn 从 1:1 到 3:1),血浆锌的浓度逐渐下降,但当铁是以血红蛋白形式加入时,即使 Fe/Zn 为 3:1,也不能抑制锌的吸收;如果 54mg 的锌以牡蛎肉的形式供应时,即使同时加入 100mg 的硫酸亚铁,也不能抑制锌的摄入,提示它们之间的相互作用,可能与存在的形式有关。②铁对锌吸收和利用的影响,还取决于两元素的总量。当总量超过 25mg 时,铁就会对锌的吸收造成影响。通常处于缺铁状态的动物有较高的锌吸收率。③二价铁对锌的吸收和利用的抑制大于三价铁。如果给予三价铁同时补充维生素 C,则抑制作用接近于二价铁。④铁与锌在与硫醇结合方面也存在竞争性的抑制作用。

铜与锌的拮抗作用:锌与铜在元素周期表中同属第四周期元素,化学性质有相似之处。它们在肠黏膜或金属硫蛋白中,可以相互竞争结合部位,从而互相抑制其吸收和利用。如以两种不同含锌量的饮食给受试者,发现摄入含锌高的饮食者,其粪铜丢失量明显高于低锌饮食者。动脉粥样硬化和冠心病的发生,可能与 Cu/Zn 比值失调有关。临床发现有些肠道、乳腺、肺部肿瘤患者的 Cu/Zn 比值增高。可能的解释有:①患肿瘤时,铜在内脏和肿瘤组织中聚集,尿锌增加,因而使 Cu/Zn 比值增高;②肿瘤患者血清铜增高可能是非特异性应激反应所致。与此相反,铜对锌的影响并不大。有人曾用^{65}Zn 测定了 Cu/Zn 比值为 10:1 时,无任何影响;当该比例为 40:1 时,仍有 19% 的放射性核素锌转移到血液、心、肝、肾等器官中;当该比例提高到 50:1 时,只有 7.5% 的锌分布到器官中去。但是,由于人们的饮食中含锌量总是大大高于含铜量,因此,铜的改变,实际上并不影响锌的吸收。铜与锌拮抗作用的另一个表现是与 MT 的结合。因锌摄入多时,所诱导合成的 MT 增多。但铜、镉、汞等与脱辅基金属硫蛋白的结合常数,都要比锌大,因此,MT 中的锌较易为铜、镉等金属离子替代。镰刀红细胞性贫血症的患者和肝豆状核变性患者用锌治疗,可使病情得以缓解或控制,其原因之一是锌诱导了金属硫蛋白的生物合成,促使大量含铜、锌金属硫蛋白生成之故。

硒与镉的拮抗作用:硒对镉或镉对硒在体内的分布、代谢影响相当复杂。硒、镉的给予途径和剂量不同时,硒与镉相互对各自的分布、代谢等影响是不同的;即使是相同的给予途径和剂量时,硒镉联合作用对不同器官的影响也不一样。已有研究表明:①硒、镉经口摄入时,硒能显著降低镉在肝肾中的含量,但却显著增加血液和睾丸中镉的含量;如先给大鼠皮下注射硒,后再注射镉,可使大鼠血液和睾丸镉含量显著增加,而肝肾镉含量则显著减少。高剂量硒和高剂量镉经口同时摄入时发现大鼠血液 GSH-Px 活性显著增加,而对组织的 GSH-Px 活性的影响则因脏器而异。镉制剂能抑制镉从大鼠消化道和泌尿系统的排出,同时使机体各组织中硒潴留增加,从而提高硒的毒性。②有学者对我国云锡冶炼厂工人肠癌发病率高、其血硒含量低做了调查,发现血硒水平与血镉水平呈现明显的负相关。对冶炼工人进行补硒治疗(150μg/d,连续 3 周),结果受试者血硒含量和 GSH-Px 活性明显增高,血清脂质过氧化物含量没有变化,镉的排泄量增加并使红细胞中镉含量降低,从而减少了体内镉的蓄积。由此说明,硒的生物学利用,促进了有毒元素镉的排泄,是硒与镉拮抗作用的又一佐证。③镉能对动物造成多种病理损害,而硒对镉具有广泛的解毒效果。硒防止或对抗镉导致的损害包括:睾丸损伤、卵巢坏死、乳腺损伤、畸胎、胎盘坏死、肺损伤、肾损伤、胰损伤、高血压和贫血。硒对致死剂量的镉,也有解毒作用,而且硒拮抗镉的毒性作用比锌更强大、更有效。④镉导致肝、肾、睾丸等组织损伤,主要是由于镉诱发这些组织发生脂质过氧化。硒作为体内重要的抗氧化酶 GSH-Px 的活性部位元素,在适量摄入的情况下,可提高机体组织的抗脂质过氧化水平,从而拮抗镉诱发的脂质过氧化导致的损伤。⑤硒-镉复合物的形成降低了游离镉的浓度,从而减少镉的毒性。红细胞摄取亚硒酸盐后与 GSH 发生非酶反应,生成硒代三硫化合物,后者被 NADPH 还原,进一步被 GSH 还原酶还原,生成硒化物(H_2Se),然后以这种硒化物形式的硒与蛋白的巯基结合,继而结合镉形成硒-镉复合物。⑥硒能引起镉在器官、组织或细胞内的重新分布。实验发现,硒能使镉在睾丸细胞的可溶性部分中从分子量 10 000~30 000 的蛋白质向大分子量蛋白质转移,其中分子量为 30 000 的蛋白质可能是镉损伤睾丸的主要靶成分。因此,有理由认为,硒对镉致睾丸损伤的保护作用,是由于将镉从代谢上重要的蛋白质转移到在特定代谢过程中较不重要的蛋白质上并与之结合。硒对镉蓄积的影响因组织而异。硒能引起镉在血和睾丸中聚集,但减少镉在肝、肾和肌肉中的蓄积。硒能使肝和肾中镉含量分别降低 48% 和 12%,而且也促使结合于细胞可溶性部分的镉向较高分子量的蛋白质转移。此外,硒还能使血浆中的镉从较低分子量蛋白质向较高分子量蛋白质上转移,但同时也使血浆中镉含量升高。

铬与铁的拮抗作用:铬经过肠道吸收后,进入血浆与蛋白质结合,才能将铬运至肝脏及全身。如果血铁过多,蛋白质处于饱和状态,铬离子与蛋白质结合部位全部被铁离子占有,使铬离子无法与蛋白质结合,则铬离子的运输、代谢和利用也会发生困难。

总之,体内某种微量元素的缺乏或过多,不仅与该微量元素本身的水平有关,有时还取决于与它起拮抗或协同作用的微量元素浓度。微量元素之间相互作用的机制非常复杂,目前大多机制尚未阐明,但大致可归纳为以下几个方面:

1. 一种元素影响另一种元素的吸收 两种微量元素可在肠内生成不溶性盐类,或形成相对稳定的络合物或水溶性化合物,使其不易吸收,从而改变微量元素的生物利用率(bioavailability)。一种微量元素对另一种微量元素的影响,涉及到胃、肠黏膜细胞对微量元素的摄入,微量元素从黏膜细胞到基底膜的转移,以及微量元素从胃、肠细胞进入血液后,向生物体其他器官的输送等过程。

2. 一种元素改变另一种元素在体内的分布 一种微量元素可引起另一种微量元素在体内器官、组织或细胞内的分布。微量元素之间的这种作用,与其给予途径和剂量有关。经口同时摄入硒、镉时,硒能使肝、肾中镉含量分别降低 48% 和 21%,但却显著增加血液和睾丸中镉的含量。

3. 一种元素改变另一种元素在体内的存在形式 不同微量元素及其化合物对生物体内某些器官和系统中的某些生物分子有不同的亲和力。比如汞、铜、镉可置换金属硫蛋白(metallothionein,MT)中的锌,从而将更多的镉以非毒性形式 Cd-MT 贮存于细胞内,使镉这种有毒元素蓄积于非作用部位,降低镉的毒性。

4. 一种元素改变另一种元素在体内的代谢途径 体内微量元素之间可相互形成复合物,或对生物大分子(如酶)产生影响,从而改变微量元素在生物体内的行为。硒与镉在生物体内可形成硒-镉复合物,致使镉化合物能抑制硒从消化系统和泌尿系统的排出,使机体各组织中硒潴留增加,从而加大硒的毒性。另一方面,由于亚砷酸盐对甲基转移酶可产生抑制作用,导致硒化合物不能甲基化,从而减少挥发性硒化合物的生成,大大降低了硒化合物的呼出,抑制硒化物的解毒,致使硒化合物的毒性增加。

5. 化学性质相似的元素在细胞表面及代谢系统中的相互竞争 具有类似的物理和化学性质的元素,将在生物学上相互作用。这些元素大多属于周期表中的同族元素,它们的电子构型和配位空间及化学性质几乎相同,因此可进行同型置换。如锌、镉同属于周期表中 ⅡB 族元素,在许多含锌酶中,锌可被镉置换,致使该酶失去原来的生物学作用。

6. 微量元素与生物大分子相互作用 微量元素与生物大分子的共价结合:①阻断生物分子表现活性所必需的功能基团。例如 Hg^{2+}、Ag^+ 与酶中半胱氨酸残基的-SH 结合,该-SH 是许多酶的催化活性部位,这样就可抑制酶的催化活性。②微量元素与生物大分子的共价结合,可置换生物分子中必需的微量元素。这种作用与金属离子对生物分子的亲和力大小有关。在金属激活酶中,必需的金属元素往往结合得不太牢固,易被其他金属元素置换,导致该金属激酶生物功能丧失。在金属酶中,金属离子与生物分子结合比较牢固,不易被其他离子置换。例如碳酸酐酶和胰肽酶等含锌酶,它们的 Zn^{2+} 可被 Co^{2+} 或 Ni^{2+} 等二价金属离子取代,但只有含 Co^{2+} 的酶,才具有生物活性。由于 Be^{2+} 与酶结合的强度比 Mg^{2+} 大,因此,Be^{2+} 取代 Mg^{2+} 激活酶中的 Mg^{2+},从而阻断酶的活性。③改变生物分子构象或高级结构。生物大分子都具有一定的空间构象,微量元素与生物大分子的结合,可改变它们的构象,从而使它们的功能发生改变。在生物分子中,蛋白质、磷脂、某些糖类和核苷酸,都具有许多能与金属离子结合的配位基团或原子,例如,咪唑(组氨酸)、—NH_2(赖氨酸等)、嘌呤碱基和嘧啶碱基(DNA 和 RNA)中的氮原子,—OH(丝氨酸、酪氨酸等)、COO^-(谷氨酸、天冬氨酸等)和 PO_3^{4-}(磷脂、核苷酸等)中的氧原子,—SH(半胱氨酸)和 SR(蛋氨酸、CoA 等)中的硫原子等,都可作为配位原子。

第四节 微量元素与健康

一、微量元素与健康的关系

(一)微量元素与机体的生长发育

机体的生长发育与微量元素关系极为密切。研究表明,多种微量元素如铁、锌、碘、铜、钼、锰、硅、氟等对机体的生长发育是不可缺少的。

1. 锌与生长发育 锌是人体内重要的微量元素,是多种酶的必需成分,并参与机体免疫、内分泌等多种生理反应和功能调节,对于儿童的生长发育具有重要影响。胚胎期严重缺锌,可引起流产、死胎、胎儿畸形等,母体锌缺乏与胎儿生长受限(fetal growth restriction,FGR)密切相关。妊娠 3 个月缺锌,可影响胚胎细胞增殖周期,造成胎儿生长受限。低锌致胎儿生长受限的机制:①孕妇缺锌,母胎间转运减少,胎儿体内锌浓度降低,影响 DNA 聚合酶和 RNA 聚合酶活性及核酸、蛋白质合成,致 FGR 的发生。②锌能干扰前列腺素(prostaglandin,PG)合成。孕妇缺锌,使前列腺素 E 和前列腺素 F 比率升高,引起胎盘灌注量减少,致 FGR 发生。出生后缺锌,可使儿童生长发育严重障碍,免疫功能减退,抵抗力降低,食欲减退等。同时,缺锌还常伴有脑功能异常,如多动、急躁、注意力不集中、认知功能障碍、嗜睡、学习能力差等。其机制除含锌酶的合成和活性不足外,锌还可影响激素的合成及其活性。严重锌缺乏而引起的伊朗村病(性腺发育不良性侏儒、严重贫血、肝脾大、皮肤粗糙、精神呆滞等),是由于当地居民主食中植酸盐含量过高,导致锌吸收障碍所致。

2. 碘与生长发育 碘是机体生长发育至关重要的另一种微量元素。碘是参与人体合成四碘甲腺原氨酸即甲状腺素的物质基础,甲状腺素对婴幼儿的生长发育至关重要。缺碘会致发育迟缓、智力低下、皮肤粗糙等。在胚胎期和出生后 2 年期间,机体碘供给严重不足,可引起克汀病的发生,因为碘缺乏可影响胎儿和出生后婴儿甲状腺素的合成,而甲状腺素对于机体中枢神经系统的发育,发挥极为重要的作用。

3. 铁与生长发育　所有细胞的分裂增殖都离不开铁。铁是合成血红蛋白的重要元素，除与原卟啉Ⅸ结合形成血红蛋白，而在氧的运输中发挥重要作用外，它还是细胞色素的组成成分，在生物氧化中起重要作用。铁还参与体内多种酶的构成，对胶原、酪氨酸、儿茶酚胺以及 DNA 合成，均有重要影响，是细胞代谢必不可少的微量元素。婴幼儿铁缺乏，不仅可引起缺铁性贫血，影响儿童的智力和行为，而且能降低骨骼肌中肌红蛋白、细胞色素、线粒体氧化酶、脱氢酶和其他含铁复合物的量。由于青春期少年儿童体格上的巨大变化，各系统器官的急剧发育和功能完善，及生殖功能日趋成熟等，铁营养不足在青少年中较常见，缺铁性贫血的发生率，女性显著高于男性。青春期缺铁性贫血的高发，主要是由于此时期所伴随的血容量骤增及月经失血等，增加了机体对铁的需要量。另外，膳食铁不足或吸收不良，不能满足机体快速生长的需要，是青春期缺铁性贫血高发的又一重要原因。脑中的铁可以与血红蛋白和非血红蛋白作用，形成含铁的蛋白质，对于维持神经系统的能量代谢和控制神经递质平衡，具有重要作用。

4. 铜与生长发育　铜的生理作用主要是保护机体细胞免受超氧阴离子的损害，从而促进机体的生长发育。铜元素参与多种酶及蛋白质的合成，在铁离子的氧化、运输、利用方面发挥重要作用，并可促进血红蛋白的合成。人体内有多种含铜酶和需铜酶，缺铜时，这些酶活性下降，可使细胞色素合成和骨质胶原纤维合成受损，骨髓对铁的利用发生障碍，骨骼发育受阻，长骨生长停滞。缺铜孕妇其新生儿体重明显减轻。

5. 锰与生长发育　锰是精氨酸、脯氨酸肽酶、超氧化物歧化酶（SOD）的组成成分，锰依赖酶的激活，参与骨骼系统形成和分化。锰参与遗传信息的传递及甲状腺和性腺的分泌，是硫酸软骨素合成酶的必需辅助因子，与结缔组织的韧性及硬度、黏多糖合成及硫酸软骨素、钙、磷的代谢密切相关。锰是心血管有益的元素，对维持血糖、血脂、血压的正常水平有生物学意义。当人体内缺锰时，软骨生长发生障碍，长骨缩短、弯曲致畸形，发育停滞，引起侏儒症，还可导致贫血。

6. 硅与生长发育　硅对机体生长发育的作用主要是骨骼钙化过程中与钙的协同作用，硅能增加骨矿化作用的速度，尤其是在钙摄入量偏低时效果更显著。缺硅可使骨骼出现异常、畸形、牙齿和牙釉质发育不良。而给生长发育不正常的缺硅动物补充含硅饲料后，动物的生长发育可恢复正常。硅是黏多糖及其蛋白质复合物中的重要成分，硫酸软骨素 A、B、C 都含有硅，尤以硫酸软骨素 A 最显著，软骨的正常发育特别是胚胎时期需要有足量的硅。硅是一种重要的交联剂，以共价键结合于多糖基质，而黏多糖、透明质酸、硫酸软骨素等均通过共价键与蛋白质联结，从而构成细胞外无定形基质，这种基质包围着胶原弹性纤维细胞，有助于结缔组织发育成纤维成分，并通过硅的交联作用加强纤维的强度和弹性，使胶原结构更加完整。

7. 钼与生长发育　机体生长发育的早期对钼的需要量最大。在含硫氨基酸的分解代谢中含钼的亚硫酸氧化酶催化亚硫酸盐转变为硫酸盐，该酶对发育中的组织是必不可少的，特别是对妊娠期胎儿和新生儿格外重要，此酶缺陷或钼辅助因子不足，可引起神经系统损害和生长发育障碍。

8. 铬与生长发育　铬可与机体血中焦磷酸盐、核蛋白、蛋氨酸、丝氨酸等结合，对蛋白质代谢起重要作用。动物实验证明，铬缺乏的动物除糖耐量异常外，甘氨酸、丝氨酸、蛋氨酸等进入心肌的速度及数量均减少，生长发育迟缓，死亡率增高。国外对营养不良的婴儿进行补铬试验治疗，患儿生长发育加速，体重增加，体质改善。

9. 铅与生长发育 铅主要通过消化道进入儿童体内,对生长发育有很大的危害性。血铅浓度高,常引起婴幼儿厌食、烦躁、消化不良等,使营养不良、生长迟缓发生率明显增高。高铅血症及铅中毒会导致儿童出现头晕、头痛,损害儿童的注意力、记忆力、抽象思维能力和阅读能力,影响儿童的智力发育。此外,还会对儿童体内维生素 D 的代谢产生干扰,影响钙的吸收,阻碍骨骼生长。

10. 氟与生长发育 氟参与人体正常代谢,适量的氟能维持机体正常的钙磷代谢,促进牙齿和骨骼钙化,保证牙齿、骨骼的正常生长发育。氟可使钙稳定在骨组织,减少向血中转移,所生成的氟磷灰石,可使牙齿更坚硬,抗龋齿能力更强。

(二)微量元素与生殖

微量元素是体内绝大部分激素、酶和维生素的组成成分。微量元素锌、硒、铜、锰等对维持正常的生殖、生育功能非常重要。

1. 锌与生殖 锌参与生殖系统各种酶的组成,对精子的发育成熟起重要作用,并能显著增加精子的稳定性,有利于精子正常功能的发挥。在男性不育患者中,精液锌含量越低,精子生成量及精子致孕能力越低。锌对精液质量有着很大的影响,能通过控制下丘脑-垂体-睾丸轴(hypothalamus-pituitary-testicular axis,HPTA)功能,影响性腺的发育和内分泌功能,以及精子形成过程,造成男性不育。锌还能延缓精子膜的脂质氧化,维持胞膜结构的完整性和稳定性;与胞核染色质的巯基结合,从而提高精子对卵细胞的穿透能力。精液中锌浓度明显高于其他体液,人类精液锌浓度为 130~170mg/L,前列腺液锌高达 400mg/L。动物精液的锌浓度通常比人低,牛的精液锌为 30mg/L,猪 40~200mg/L,而狗为 60mg/L。牛和猪的精液锌绝大部分与精子呈疏松结合;但人的精子与锌结合较为牢固。严重缺锌的动物,睾丸明显减轻、精曲小管萎缩、精子数量明显减少、活动力减弱、精子畸形率增加。人严重缺锌,可见睾丸发育不全、性功能低下、第二性征发育差。锌对生殖功能的正常发育极为重要。锌缺乏,可导致物质代谢紊乱,从而出现生长停止,性成熟障碍,性功能低下,第二性征不出现或发育不良,月经闭止等。缺锌可影响卵母细胞成熟,即在中期卵细胞中退化的数量,比正常增加 1 倍,且异常形态数目增加。缺锌还会导致 FSH/LH 合成分泌障碍,使卵细胞的生长成熟及排出障碍,而导致不排卵或黄体功能障碍,影响女性的生殖过程。母体妊娠期间,严重缺锌是出现胎儿畸形的重要原因之一。

2. 硒与生殖 硒对精子的形成和发育具有特异作用,含硒的磷脂氢过氧化物谷胱甘肽过氧化物酶(phospholipid hydroperoxide glutathione peroxidase,PHG-Px)是一种通过抑制膜磷脂过氧化,而保护质膜的抗氧化酶,具有多种功能,在人类精子成熟过程中,能变成一种结构蛋白。线粒体 PHG-Px 能保护细胞抵御氧化应激,免受细胞内和细胞膜脂蛋白的各种脂质过氧化物介导的损伤。PHG-Px 在调控各种活性氧的形成方面,可能发挥重要作用。PHG-Px在睾丸细胞的线粒体和胞核中的活性最高,但在精子成熟过程中,PHG-Px 的物理学特性和生物学功能均有变化。PHG-Px 在发育的精子细胞内,以可溶性过氧化物酶的形式存在,而在成熟精子,则以不溶性的、无酶活性的蛋白质形式持续存在。在成熟精子的尾部中段,PHG-Px 蛋白在嵌入线粒体螺旋的内囊物质中占 50% 以上。PHG-Px 在大鼠睾丸高度表达,受促性腺激素的调控。在圆形精子细胞向长形精子细胞转化的过渡期,PHG-Px 基因大量表达,而成熟精子细胞必须用 PHG-Px 作为结构蛋白,这充分说明这种硒蛋白与精子成熟有关。雌性的正常生殖和生育过程也需要硒。

3. 铜与生殖 铜可直接影响垂体释放性激素、促甲状腺素和肾上腺皮质激素以及儿茶酚胺的合成,抑制精子的氧化酵解过程,降低精子活力。男性不育患者精浆中铜含量较高,可抑制精子的活力,导致精子的活动力下降,且明显影响精子的存活率,使精子穿透宫颈黏液的能力显著降低,并可能干扰受精卵着床。铜是人体造血因子之一,它不仅影响卵巢的血氧供应,而且影响肾上腺皮质激素和孕酮的合成。所以,妇女缺铜后,易致卵巢功能受损而不孕。即使怀了孕,若孕妇缺铜,会发生羊膜早破而导致早产。低铜可导致流产、早产、胎膜早破、胎盘功能不良、不孕症和月经过多等。

4. 锰与生殖 锰是维持人和动物性功能的必需微量元素。缺锰时,出现生殖功能障碍、性欲减退,引起不育或发生习惯性流产,并可引起睾丸精曲小管退行性变,精子产生减少,甚至失去交配能力。动物实验表明,严重锰缺乏的雄性大鼠,丧失生育能力,伴有精曲小管退化,精子减少。精液质量与精浆中锌、铜、锰密切相关,缺锰可使精子畸形。临床研究发现,不育男子精液锰含量减少,锰太少不仅使精子数量降低,而且还可影响精子的活动力,导致性功能障碍,使性欲减退。因此,缺锰是引起男性不育的原因之一。女性缺锰时可能出现乳汁分泌减少、发生习惯性流产等病症,也可发生不孕、性欲减退、性周期紊乱等。缺锰对生殖功能的损害,可能是由于锰对类固醇代谢的影响所致。

(三) 微量元素与中枢神经发育

微量元素铁、锌、碘、硒等对脑的结构发育和功能完善至关重要。在大脑发育期,严重缺碘、缺硒或碘和硒同时缺乏,对中枢神经系统会产生严重后果,例如严重碘缺乏引起的地方性克汀病、亚临床克汀病等,就是最好的例证。

1. 铁与中枢神经发育 铁是神经系统发育必需的极为重要的物质。铁分布于全脑,但主要存在于大脑白质,基底神经节中含量最高,包括苍白球、尾状核、豆状核和黑质,而大脑皮质和小脑中含量较低。用 $^{59}FeCl_3$ 标记转铁蛋白的研究也证明,铁结合部位主要在大脑白质。脑吸收铁的高峰期,即为大脑发育期,此时正是髓鞘形成的高峰期。血脑屏障成熟之前,血中的铁、转铁蛋白和铁蛋白可顺利进入脑组织。因此,尽管此时脑中转铁蛋白 mRNA 水平很低,但转铁蛋白浓度却很高。随着血脑屏障的建立和功能完善,脑中转铁蛋白、铁和铁蛋白水平开始下降。此时,铁经血脑屏障进入脑组织的量,受脑内毛细血管内皮细胞中转铁蛋白受体的调控。转铁蛋白(transferrin, Tf)及其转录主要在少突胶质细胞,在少突神经胶质细胞数不再增多的髓鞘质突变体中,转铁蛋白水平降到正常的 50%,转铁蛋白 mRNA 水平降到正常的 20%。少突胶质细胞对氧化损伤很敏感,与其铁含量高有关。少突胶质细胞在维持脑内铁环境的形成上,起重要作用。脑发育期间,铁及其相关蛋白的浓度和分布不断变化。大鼠一般在出生后第 2 天,浓度最高;随后开始下降,至出生后第 17 天,降至最低点;此后又开始上升,直至成年(57 日龄);但年老后又逐渐降低。铁缺乏对脑功能影响的可能机制包括:①对含铁的单胺氧化酶(MAO)、色氨酸羟化酶、醛氧化酶等的影响,因为这些酶的活性降低,会导致脑中一些神经递质如儿茶酚胺、5-羟色胺等的代谢障碍;②使中枢神经系统多巴胺 D_2 受体数目减少,影响多巴胺的合成及多巴胺能神经递质的传导,而引起多巴胺介导的行为活动改变;③影响线粒体电子传递,进而影响能量代谢;④影响髓鞘质的合成,而损害神经系统信号转导。

2. 锌与中枢神经发育 锌作为人体一些重要生物酶的辅酶,是脑细胞结构和功能必不可少的微量元素。在大脑边缘系统的几个区域如海马结构、下丘脑等富含锌。海马结构是中枢神经系统内锌分布最高的区域之一,而约有 8% 的海马锌存在于突触囊泡内。实验表明,海马是中枢神经系统对缺锌较敏感的区域。大量动物实验证明,大脑海马区锌含量高,为了保持与智力能力密不可分的神经元核 DNA 含量和突触小泡数量,海马区贮存足量锌是非常重要的。锌缺乏可使神经元数目减少,神经髓鞘形成障碍,使胎儿大脑发育迟缓。锌被认为是中枢神经系统中的一种神经递质,锌含量的变化,可导致中枢神经系统功能紊乱和神经、精神症状,如癫痫、脑瘫、智力障碍及小儿多动症等。缺锌幼鼠,脑组织 DNA 和 RNA 含量,海马锥体细胞 DNA 含量及其迷宫学习能力等,均明显低于正常对照。缺锌可使幼鼠脑变小,脑细胞数减少,胞核与胞质的比例增大。严重缺锌,可使胎仔出现无脑、脊柱裂等中枢神经系统畸形。一般认为,缺锌使含锌酶合成减少、活性降低,可抑制核酸的合成,特别是在大脑神经元增生关键期,使脑细胞的分裂受阻,影响其正常发育。锌缺乏对脑功能影响的可能机制包括:①对海马结构发育和功能完善的影响。由于海马在脑组织中锌含量最高,并参与学习、记忆、情绪和条件反射的形成过程,锌缺乏,势必损害海马的组织结构和行为功能。②对神经递质的影响。缺锌可使大鼠脑内谷氨酸浓度降低,而 γ-氨基丁酸浓度升高。谷氨酸是脑内兴奋性神经递质,有促进学习、记忆的功能,而 γ-氨基丁酸是脑内抑制性神经递质,与谷氨酸的作用相反。锌缺乏时,含锌的谷氨酸脱氢酶和谷氨酸脱羧酶的活性不足,而使脑内氨基酸水平降低。③中枢神经系统中含锌神经通路受损,这些含锌通路主要分布在小脑、海马、纹状体和膝状体等部位。目前认为,由于缺锌而抑制突触后膜的 NMDA 受体离子通道,从而抑制 NMDA 受体-NO-cGMP 通路,是锌影响脑发育和学习、记忆能力的一个重要机制。

3. 碘与中枢神经发育 碘作为儿童健康成长的又一重要元素,缺碘可引起甲状腺肿大及其功能减退,并伴有生长发育滞后。母亲孕期缺碘,可使胚胎期神经系统发育障碍,出生后表现出失聪、声哑、痴呆、身材矮小及下肢痉挛性瘫痪。

4. 硒与中枢神经发育 硒是人体必需的微量元素,在体内具有重要的生物学功能。大多数硒蛋白都具有抗氧化活性,可通过清除体内的脂质过氧化物和自由基,在维护脑细胞正常功能、抗氧化损伤及防御各种脑病等方面发挥重要作用。流行病学研究发现,硒水平与老年人群认知能力之间呈明显的正相关,并具有显著的剂量-效应关系。阿尔茨海默病(Alzheimer's disease,AD)是一种以进行性智能障碍为主要表现的中枢神经系统退行性疾病,随着对 AD 研究的深入,越来越多的证据显示,β 淀粉样蛋白(β-amyloid,Aβ)可能是 AD 发生的原发性病理因子。有关 AD 的细胞和动物模型实验表明,硒和硒蛋白与 Aβ 产生和脂质过氧化密切相关。

(四)微量元素与免疫

微量元素对免疫系统具有重要作用,体内充足的微量元素是维持正常免疫功能的必要条件,在免疫细胞的生长和正常功能的发挥方面起着不可替代的作用。铁、锌、铜、锰、硒等微量元素是免疫器官正常发育和功能完善不可缺少的。

1. 锌与免疫 锌能调节能量代谢,增强机体免疫功能。胸腺作为中枢免疫器官,对细胞免疫功能的建立及免疫状态的调控,具有重要作用。胸腺分泌的与锌有密切关系的胸腺素,能使萎缩的淋巴组织重新生长、增殖,使不具活性的幼稚淋巴细胞发育成具有免疫活性的成熟细胞。缺锌可造成胸腺萎缩、重量减轻、胸腺素分泌减少。白细胞锌含量是红细胞的 25 倍,因此,锌对白细胞特别是淋巴细胞有重要作用,能维持 T 细胞的功能,增强淋巴细胞对抗原刺激产生抗体的反应能力,促进 B 细胞激活后的抗体生成,其作用方式是锌通过改变细胞膜受体的数目及移动能力,影响膜连接酶的活性及其他离子的流量,改变细胞骨架和(或)一些蛋白酶的分泌或激活。缺锌时,抗体生成减少,影响淋巴细胞发育为免疫活性的 T

淋巴细胞,使 T 细胞总数下降,具杀伤活力的细胞数降低,吞噬细胞的吞噬能力和杀菌活性减弱。锌具有与 B 细胞协同或促进 B 细胞分裂的作用,缺锌可严重影响 B 细胞在骨髓中的分化和成熟。血清锌在淋巴细胞正常发育过程中,发挥着重要的作用。有研究显示,血清锌水平与肝硬化患者免疫功能降低具有相关性,并证实血清锌是肝硬化免疫功能下降的相对危险因素。血清锌具有极强的抗氧化及免疫增强功能,因此,血清锌缺乏,可导致机体免疫功能受损,进一步加剧肝硬化免疫功能紊乱。锌对免疫功能影响的可能机制:①缺锌使胸腺素的合成及其活性降低,影响淋巴细胞的分化、成熟;②锌是多种酶的必需成分,锌缺乏,可影响核酸合成中含锌的 RNA 聚合酶和 DNA 聚合酶活性,使 DNA 复制障碍,进而造成淋巴细胞对各种抗原的增殖反应能力降低;③缺锌使生物膜结构稳定性降低,易遭受自由基攻击而发生膜脂质过氧化反应。

2. 铜与免疫 铜在机体免疫过程中起着重要作用,铜的免疫作用是与其生化功能密切相关的。铜通过含铜酶参与组成机体的防御系统,增加细胞抗炎症和抗氧化能力,增强机体免疫功能。铜缺乏时,免疫器官如胸腺、脾脏等含铜量显著降低,白细胞(特别是中性粒细胞)功能减弱,使免疫系统产生补体和细胞因子的能力减弱,导致 T 淋巴细胞功能缺陷,因而机体对寄生虫、病毒等感染的抵抗力大为降低。

3. 硒与免疫 血清硒在细胞免疫功能方面发挥积极的作用。人体摄入一定剂量的硒,可使 T 细胞和 NK 细胞活性明显增强,免疫活性细胞数量增多,活性增强,使人的免疫功能得以提高。硒还能促进淋巴细胞分泌淋巴因子,特别是白细胞介素(IL)-2,细胞受抗原刺激后可分泌具有免疫调节作用的淋巴因子。此外,硒还能增强淋巴细胞的细胞毒作用。许多实验证明,硒对体液免疫有一定的激活作用,可显著增强淋巴细胞分泌 IL-1 和 IL-2 的能力,并刺激免疫球蛋白的形成,提高机体合成 IgG 和 IgM 等抗体的能力。硒对吞噬细胞的趋化、吞噬和杀灭作用均有一定提高,同时硒还可提高吞噬细胞的杀菌活性。

硒缺乏,可使中性粒细胞的杀菌能力和趋化性移动能力均降低,血清补体水平下降,免疫球蛋白和抗体的产生受抑制。有人对低硒地区人的粒细胞在补硒前后,对金黄色葡萄球菌的吞噬作用和杀伤能力进行了研究,发现吞噬细菌的能力无差异,但杀菌能力在补硒后明显增强。缺硒还会抑制中性粒细胞吞噬过程中的氧化呼吸作用,使细胞内抗氧化酶活性降低,过氧化氢的释放量明显增加。

4. 铁与免疫 铁缺乏和过量,都会引起免疫系统受损。铁可使人体外周淋巴细胞、吞噬细胞、中性粒细胞保持正常功能。缺铁可影响淋巴细胞转化,使巨噬细胞游走因子和抑制因子减少,吞噬细胞活性受损,外周淋巴细胞对抗原的反应下降等,中性粒细胞杀菌能力减弱,抗体生成明显减少,进而影响机体的免疫系统功能。妊娠和哺乳期缺铁,可见子代有较长时间的体液免疫损伤,断乳后补铁 3 周,也不能使已有的损伤恢复,这说明缺铁所致的免疫器官组织损伤,在细胞发育的关键期较为严重。另外,体内铁过多,可引发自由基反应,使体内脂质过氧化增强,进而影响机体的免疫功能。

二、微量元素异常所致特异性疾病

目前已知疾病的发生、发展与微量元素有密切的关系。当今人类的疾病 90% 以上都与体内微量元素水平异常有关。例如,儿童的偏食、厌食、生长发育及智力低下、克山病、心血管疾病、免疫功能缺陷、肝脏疾病、感觉器官疾病、泌尿生殖系统疾病、创伤愈合及肿瘤等,均与微量元素有密切关系(表 29-4)。

表 29-4 必需元素缺乏与积累过多病症

元素	元素缺乏时的病症	积累过多时的病症
铁	贫血	血红蛋白沉积症、肝癌
铬	糖尿病、动脉硬化	肺癌
铜	贫血、Menke 病	Wilson 病
锌	伊朗村病	金属烟雾热
镍	血红蛋白和红细胞减少	肺癌
钴	恶性贫血	红细胞增多症
锰	骨骼畸形	生殖功能障碍
硒	白肌病	硒中毒

现将几种主要元素水平异常及其相关疾病做概要阐述。

（一）机体铁水平异常及其相关疾病

人体中铁主要来自食物，如果长期摄入大量含铁量高的食物，或者人体长期缺少铁元素，或对铁元素的吸收受到障碍时，人体都会相应地出现病症。缺铁除了会导致贫血，对人体还可产生多种危害。缺铁时，人体内的含铁酶功能就会下降，使物质和能量代谢受到影响，对人的行为和智力发育也会产生不良影响。同时，缺铁使吞噬细胞的杀菌能力受到损害，进而影响机体的防御能力，导致人体抗感染能力降低，易患感染性疾病。如果长期过量地摄入铁剂或富铁食物，及长期吸入含铁尘空气，会造成慢性铁中毒。慢性铁中毒主要对肝脏造成损害，干扰肝细胞功能，严重时可导致肝细胞坏死、纤维化，最后形成肝硬化。

（二）机体锌水平异常及其相关疾病

锌对促进机体生长发育、维持细胞功能、调节机体免疫具有重要作用。缺锌时，含锌酶活性下降可引起有关的代谢紊乱，使人体发育和生长受阻，影响生殖能力。缺锌还可引起厌食，味觉减退，发生皮肤病变和并发炎症，并可引发胎儿畸形等。缺锌对生长期儿童影响最大，导致儿童生长发育迟缓，反复呼吸道感染，性发育迟缓，注意力缺陷，甚至会出现智力发育障碍。长期大量补锌，可发生慢性中毒，导致贫血、免疫力下降、出现小细胞低色素性贫血，甚而导致肝铁含量下降，发生顽固性缺铁性贫血。

锌缺乏的原因有：①摄入不足：动物性食物含锌量丰富，同时容易被人体吸收利用；坚果类如核桃、花生等植物性食物含锌也较高，但其吸收利用率不如动物性食物高，因此素食者容易缺锌。此外不良饮食习惯如人工喂养、挑食等可致缺锌。全胃肠道外营养未补锌者，也可致锌缺乏。②锌丢失过多：反复腹泻、自身免疫性溶血、严重烧伤、各种肾脏疾病引起的长期尿蛋白及长期多汗等原因，均可导致锌缺乏。③肠道吸收障碍：婴儿喂养不当、儿童感染等导致的腹泻，尤其是慢性腹泻，可妨碍锌的吸收；锌与谷类食物的植酸和草酸结合，均可形成不溶性复合物，从而影响锌的吸收；锌进入肠道后，依靠锌转运体（zinc transporter, ZIP），该载体缺乏时，可致锌吸收障碍，表现为肠病性肢端皮炎。④锌的需求量增加：儿童时期生长发育迅速，外伤或手术后组织修复等，若不能及时补充锌，可致锌缺乏，使伤口难以愈合。

锌缺乏所致健康损害的可能机制：①体内缺锌，可致 DNA、RNA 和蛋白质合成受阻，生长激素、胰岛素样生长因子合成分泌减少，DNA 聚合酶活性降低，引起成骨细胞分裂速度减慢或停滞，影响儿童的生长发育。②机体免疫力降低：影响巨噬细胞的吞噬作用及细胞内杀伤作用和细胞因子的产生,引起胸腺萎缩和皮质区 T 淋巴细胞减少,导致细胞免疫缺陷。缺锌还可影响免疫递质发挥正常活性,导致抗原刺激后产生的抗体减少,尤其是对于新抗原的作用更为明显。③锌对神经系统发育的影响:锌依赖酶参与大脑发育,锌促进脑细胞的分裂、生长和再生,是智力发育的物质基础。锌还参与神经递质的前体生成,在钙离子的作用下,保证神经递质适时适量释放至突触间隙。锌指蛋白参与大脑结构和神经传导,缺锌导致脑内 DNA 和蛋白质合成减少,脑谷氨酸浓度下降,引起智力发育迟缓。缺锌还可影响 Na^+-K^+-ATP 酶活性,从而改变神经元的兴奋性。④锌对性发育的影响:锌为性器官发育必不可少的物质,通过影响下丘脑-垂体-性腺轴的功能而影响性腺的发育,并影响促性腺激素和性激素的分泌。⑤锌对感觉器官的影响:主要影响视觉和味觉。缺锌影响视锥细胞和视杆细胞色素合成,引起视力减退;缺锌阻碍维生素 A 还原酶合成,导致夜盲症的发生、视力下降、近视等。缺锌时味蕾的营养素味觉素合成减少,导致食欲减退、厌食等。缺锌主要通过影响碱性磷酸酶(ALP)合成及其活性影响味蕾功能,而 ALP 是典型的锌依赖酶,在味蕾中广泛存在。

(三)机体硒水平异常及其相关疾病

硒元素以有机硒和无机硒两种形式存在于自然界,主要以 Se^{2-}、Se^{4+} 和 Se^{6+} 的形式存在。其中有机硒可分为两种:一种常见于细菌中,是可解离的因子;另一种是以与氨基酸键的相互结合而存在。无机硒主要以硒酸盐和亚硒酸盐的形式存在于自然界中。硒元素在自然界中的分布也极不均匀,其因各地土质不同而含量不同。就我国来说,仅有被誉为"世界硒都"的湖北恩施、中国"硒谷"的陕西安康、江西宜春等地区硒含量较高,其余均为硒缺乏地区。人体硒的来源主要取决于摄入的食品,其在机体中主要以含硒蛋白的形式存在,正常人全血硒的浓度为 $40\sim80\mu g/100ml$。硒对人体的作用非常重要,可影响机体的细胞免疫、体液免疫和非特异性免疫,通过合成含硒酶和清除自由基,而发挥抗氧化功能;通过影响人体眼中的光感受器发挥保护视觉的作用;硒通过降低致癌物的诱癌性、选择性抑制癌细胞、作用于机体代谢酶如 GSH-Px 等,增强机体的免疫功能而发挥抗癌作用;硒作为带二价负电荷的非金属离子与带正电荷的有害金属离子结合,形成硒蛋白复合物,从而将有害金属离子排出体外而发挥解毒作用;硒也可影响体内糖分解代谢和胎儿的生长发育等。硒缺乏,可导致人体重要脏器功能失调,从而引起各种疾病,如白内障、糖尿病、缺血性心脏病及纤维瘤等。硒含量过高会引起中毒,可导致自主神经功能紊乱,尿硒增高,甚至会因呼吸衰竭而死亡。急性硒中毒常见于焙烧阳极泥的工业生产,患者因暴露油硒层释放出的烟雾,刺激眼结膜和上呼吸道而致病。其症状表现为头晕头痛、恶心无力、呕吐腹泻、汗液有蒜臭味,可有支气管炎、寒战及肝脏肿大等,严重者可发生化学性肺炎和肺水肿等。慢性硒中毒是由于长期接触硒化物的蒸气和粉尘,症状与急性硒中毒类似。

(四)机体铜水平异常及其相关疾病

铜主要分布于肌肉和骨骼,少部分存在于肝脏。膳食铜主要在十二指肠和小肠吸收,以 Cu^{2+} 的形式参与 ATP7A 和 ATP7B 酶的活性。ATP7A 酶将吸收的铜与血液中蛋白结合,转运至肝脏,ATP7B 酶促使 Cu^{2+} 与铜蓝蛋白结合,并使多余的铜经胆汁通过粪便排出。若 ATP7A 酶缺乏,结果是铜吸收减少,导致 Menke 病;若 ATP7B 酶基因突变,后果是铜蓝蛋白和铜氧化酶活性降低,铜排出减少从而在肝脏沉积,随着铜沉积量在体内的增加,继而影响大脑和肾脏等脏器功能。铜过量常见中毒症状有:蓝绿粪便、蓝绿唾液、行动障碍等。铜在肝内积聚,出现肝豆状核变性,引起肝硬化,导致 Wilson 病的发生。过多的铜在脑、肾和角膜沉积,并可引起神经系统受损(如肌张力改变、肢体震颤、病理反射等)、血尿、蛋白尿及角膜 K-F 环等。

(五)机体锰水平异常及其相关疾病

锰是一种非常重要的生命元素,也是人体必需的微量元素之一。人体内缺锰元素,会造成早期胚胎发育不良、生长发育停滞,甚至会使下一代变成畸形,出现显著性滞呆、罹患先天性愚型和精神分裂症。人体内缺锰元素,可导致胰腺发育不全,可使精子减少、不育、性欲减退、性功能障碍、性周期紊乱。成人体内缺锰元素时,会导致葡萄糖利用率降低,出现食欲缺乏,体重下降。缺锰容易引起高血压、肝炎、肝癌、衰老等病状。锰缺乏与机体衰老有关。有研究发现,老年期锰、钴含量明显低于老年前期,老年期锰/铜比值也明显低于老年前期,并证实锰/铜比值降低是促进机体老化的因素之一,也是老年病发生的一个重要根源。动脉粥样硬化是中老年人的常见病、多发病,在动脉硬化患者的心脏和主动脉内,锰的含量均减少。缺锰地区癌症的发病率高,而含锰量高的地区癌症发病率明显低。有医学专家曾经到广东省肝癌高发区顺德市进行水土、环境、人群的综合调查,发现肝癌患者中的微量元素铁和锰比正常人明显偏低,证实了锰有一定的防癌作用。人体内锰过量时,会影响体内氧化还原和水解过程,可引起神经系统病变、功能失调,引起帕金森病和甲亢等。

(六)微量元素与眼病

研究表明,地方性氟中毒病区老年性白内障高发,与人体摄入过量氟有关。在氟中毒状态下,晶状体及血清、饮水中微量元素有改变时,表现极为一致的就是高氟和低铜。实验证明,在氟蓄积及铜、锌、锰相对缺乏的情况下,晶状体内酶活性障碍,氧化过程加速,白内障成熟或加重。

砷可危害神经细胞,导致视网膜及视神经损害,出现视力下降、视野缩小。砷化物(As_2O_3)与眼表接触后,能导致角膜上皮点状脱落,使患者出现畏光、流泪,并损伤结膜,导致混合性充血;其次砷化物与角膜上皮结合后,影响角膜功能;此外,砷降低视网膜和脉络膜细胞内 GSH-Px 的活性,使细胞线粒体膜电位下降,As_2O_3 可与 GSH-Px 结合,使其活性受抑制,细胞内 H_2O_2 含量增加,促使线粒体内细胞色素 C 和凋亡诱导因子释放,引起细胞质骨架蛋白降解,核膜破裂,导致细胞坏死或凋亡。

眼球是机体内锌含量最高的器官之一。在哺乳动物视网膜中,锌主要存在于视网膜光感受器和视网膜色素上皮细胞,锌和维生素 A 均参与视色质的代谢。视网膜上皮细胞内含有视黄醇结合蛋白特殊感受器,允许视黄醇进入并直接到达视网膜的感光细胞,此时视黄醇转化为视黄醛后与视杆细胞内的视蛋白结合形成视紫质。视杆细胞被长波感光后,视黄醛还原为视黄醇。在视黄醇与视黄醛相互转化的过程中,必须有含锌的视黄醇脱氢酶参与。故认为,锌可通过增强视网膜上视黄醇脱氢酶的活性,使视黄醛再生或直接作用于视网膜神经细胞。视网膜内还含有大量抗氧化酶类,其中以超氧化物歧化酶(SOD)为主,色素上皮细胞内的黑色素颗粒是天然的抗氧化剂。研究表明,随着视网膜成神经细胞分化,SOD 含量逐渐增加。大鼠出生后 9 天,神经节细胞层及内、外丛状层和内核层的某些细胞均含有 Mn SOD 和 CuZn SOD,由成神经细胞分化而来的光感受器内也含有 Mn SOD,类似于成年大鼠体内 SOD 分布。锌与自由基清除剂联合作用可加强其对视网膜缺血损伤的防护作用,可能与 CuZn SOD 的作用有关。晶状体内含有丰富的锌,晶状体代谢所需的乳酸脱氢酶、苹果酸脱氢酶等都是含锌酶,这些酶在晶状体代谢中发挥重要作用,以维持其透明性和正常功能。

正常人眼睛内含硒量很高,虹膜及晶状体含硒丰富,人视网膜含硒量为 7μg。含硒的

GSH-Px 具有抗氧化作用,如果长期缺硒,GSH-Px 减少,晶状体受到 H_2O_2 的损害,引起巯基蛋白氧化,导致白内障。白内障患者晶状体内 H_2O_2 含量比正常人增加 2~3 倍,而硒含量却只有正常人的 1/6。人体血硒水平,随年龄增长而下降,老年人一般缺硒,易致白内障。过量硒,也能导致白内障,因为硒有强还原性,能与分子态氧结合,形成活性氧,后者触发晶状体脂质过氧化反应,在晶状体内形成不溶性高分子聚集体,导致晶状体混浊,形成白内障。

眼组织中含有丰富的铜元素,虹膜睫状体含铜量最多,其次为色素上皮等。在高度近视的眼体中,色素上皮内色素丢失,视网膜发生退行性改变,导致黄斑区色素上皮萎缩。

三、微量元素与癌症

微量元素与癌发生的关系非常密切,是当今微量元素研究领域中的热点之一。近年来取得了一些说服力较强的结果。业已证实,硒、锌、铁、镍、铬等均与癌症的发生有密切关系。现就几种主要元素与肿瘤之间相关关系研究结果,概要阐述如下。

(一) 铜/锌比值与肿瘤

在肿瘤的形成过程中,往往伴有血清铜水平的升高和锌水平的降低,尤其是消化道恶性肿瘤患者,血清 Cu/Zn 比值升高;且食管癌患者明显高于结肠直肠癌患者。恶性肿瘤患者的血清锌含量明显降低,其机制至今仍不清楚。已知患者呈明显贫血与低蛋白血症时,血中白蛋白的减少与血清锌的减少相关,或许载体蛋白的减少是血清锌减少的主要因素。锌参与体内多种酶的合成和代谢,并在细胞的正常及异常分裂、增殖、分化、发育过程中发挥重要作用。另外,缺锌还可导致免疫功能降低,机体的免疫监视能力减弱,促进肿瘤的发生与发展。研究表明,前列腺癌组织与正常前列腺及前列腺增生组织相比,锌离子浓度显著减低。锌离子浓度降低及锌铁调控蛋白低表达,可能与前列腺癌的发病密切相关。

血清铜含量升高是多种肿瘤患者的共同特征。其作用机制可能是恶性肿瘤细胞表面唾液酸转移酶增加,使铜蓝蛋白(ceruloplasmin,Cp)降解受阻,氧化酶活性增强,致体内含铜含量增加。体内过量的铜,能够抑制谷胱甘肽过氧化物酶的活性,使得细胞易受自由基攻击。

另有报道,恶性肿瘤患者血清锌下降,血清铜水平增高,铜/锌比值增高。血清铜及铜/锌比值升高,可见于任何部位的恶性肿瘤,是恶性肿瘤的共同特征。很多人认为铜/锌比值比单纯的铜、锌含量更能反映肿瘤的恶性程度。关于人体癌组织内微量元素的分布,已有文献报道,但报道结果不一致。如乳腺癌、骨癌等几种癌组织内硒、铜含量增高,锌含量或高或低。恶性肿瘤患者血清铜升高有两方面的原因:一是机体内铜本身的过剩;二是恶性肿瘤细胞表面唾液酸转移酶增加,使要分解的铜蓝蛋白重新涎化而不被分解。铜可进入肝细胞,与蛋白质、氨基酸或其他物质形成金属络合物,在体内与酶、核酸等大分子相互作用。此外,细胞内过量的铜离子,可使自由基增多,引发脂质过氧化,造成生物膜损伤,促使细胞癌变。铜离子参与超氧化物诱导的生物损伤过程,超氧化物自由基或其他还原性物质将铜还原成亚铜离子,含亚铜离子的复合物与过氧化氢酶反应,形成羟基自由基,损伤蛋白质、RNA,特别是能裂解 DNA 双链而引起癌的发生。

(二) 硒与肿瘤

流行病学研究表明,低硒地区肝癌的发病率高,肿瘤患者血清中硒含量减少,尤其是消化道肿瘤更为明显。据此,有学者建议,血清硒浓度可作为肿瘤诊断及鉴别的生物标志之一。李文广等对江苏省启东县肝癌高发区不同地区的粮食硒进行相关分析发现,硒水平有明显的地区差异,且与肝癌发生率呈负相关。

来源于动物性食物和植物中硒化合物的多样性,显示其有很强的抗癌作用。1998 年,硒被确认是"功能食品"中的一种活性化合物。近年来研究结果证实,硒在不同肿瘤的形成和发展中起着保护作用。补充蛋氨酸可以显著降低小鼠肺肿瘤及转移的发生,并降低肿瘤大小,补充硒含量高的大豆蛋白混合物,也可出现类似的情况。硒对癌症发病的保护主要在于其保护细胞膜免受氧化损伤、稳定 DNA、增强细胞免疫反应等。同时也发现,硒可通过影响 *p53* 肿瘤抑制基因和 *Bcl-2* 凋亡抑制基因的表达,从而抑制肿瘤细胞增殖。

硒能防治肝癌,主要与其抗氧化功能有关。硒能通过 GSH-Px 阻止自由基引发的脂质过氧化反应,在慢性消耗性疾病及癌症患者中,细胞内 GSH-Px 的活性均降低,而使脂质过氧化反应增强。Baker 等研究显示,补硒可以恢复低硒肝细胞中 GSH-Px 的活力,抑制肝癌细胞增生,促进肝癌细胞凋亡。另外,硒还可直接作用于肿瘤细胞,使肿瘤细胞在活体内的增殖力减弱,控制肿瘤细胞的生长分化,而对宿主的正常细胞并无不良作用。Medina 认为,肿瘤细胞内线粒体可能是硒作用的主要部位之一,硒可以选择性地阻断癌细胞内氧化磷酸化过程,或直接抑制细胞 DNA、RNA 及蛋白质合成,从而抑制瘤细胞的增殖。适当剂量的硒,有利于机体抗肿瘤作用;过量的硒,既会使淋巴细胞数和 $T4^+/T8^+$ 比值降低,发生免疫功能调节障碍,促进肿瘤发生,又可能引起硒中毒。

(三) 与儿童白血病有关联的微量元素

急性白血病是儿童肿瘤中最常见的恶性疾病,其发病机制尚未完全阐明。有研究证实,体内微量元素异常与白血病相关,其机制可能是微量元素及其比例的变化,影响了造血细胞的生长、发育和增殖,进而导致其克隆性恶性转化。综合文献结果,现将白血病患儿体内微量元素含量发生改变的原因概要阐述如下。

1. 锌含量下降　可能是由于:①白血病细胞代谢旺盛,使体内锌消耗明显增加;②肿瘤诱导锌在肝和其他组织器官中积累或排泄增多,导致血液中锌减低;③某些癌基因表达产物可抑制锌吸收蛋白的合成,从而直接导致白血病患者体内锌水平降低。

2. 铁含量降低　其主要原因:①50% 以上参与三羧酸循环的蛋白酶和辅酶含铁或需要铁的存在,白血病细胞快速代谢与增殖,增加了对铁的利用,使铁含量降低;②白血病细胞抑制骨髓造血,红细胞生成减少;③患者食欲减退、营养不良等,铁摄入及吸收减少,使血液总铁含量降低。

3. 铜含量升高　白血病发生使机体本身可能出现铜过剩。铜在肝细胞内与蛋白质、氨基酸等物质形成配位化合物,这种化合物在机体内脂溶性高且较稳定,容易与酶、核酸等大分子相互作用,导致细胞恶性分化和增殖。也可能由于白血病时体内铜蓝蛋白分解减少,使体内铜含量显著增加。

4. 铜/锌比值升高　铜和锌在人体中的含量呈负相关,它们之间具有拮抗作用,肿瘤患者铜水平增加,会引起锌水平的代偿性降低,导致铜/锌比值升高。

5. 锌、硒、镁含量下降,铜含量上升　这 4 种元素在男女性之间差别不显著。按病种划分,急性髓性白血病患者血清锌、硒和镁水平均低于对照组,血清铜水平高于对照组,且差异均有显著性。急性淋巴细胞白血病患者血清锌、硒和镁水平均低于对照组,血清铜水平高于对照组,但只有硒和铜在两组间比较,差异有显著性。在对慢性淋巴细胞白血病和慢性粒细胞白血病患者的研究中,也发现有类似结果。白血病患者化疗缓解后 1 个月,与化疗前比较,血清锌、硒和镁水平均有所升高,铜水平下降;化疗 3 个月后,血清硒含量明显升高,铜含量显著下降,血清锌和镁含量有所升高;化疗 6 个月后,血清硒继续升高,而血清铜继续下降。说明微量元素锌、硒、镁和铜与白血病的发生、发展有一定的相关性,合理调节体内微量元素水平,有助于白血病的预防和治疗。

(四) 与肝硬化有关联的微量元素

肝硬化患者通常食欲较差、摄食少,体内蛋白合成不足,血清铁水平下降。但也有研究表明,肝硬化患者存在明显的铁负荷增加,在肝硬化基础上进展为肝癌时,血清铁水平才下降。肝脏是铜代谢和平衡的重要器官,通过合成铜蓝蛋白和分泌胆汁来保持体内铜平衡。肝硬化时,肝排铜能力降低,肝胆管系统破坏,使铜淤积,从而使肝铜返入血,导致血铜升高,促使病程向肝癌进展。肝硬化时血锌下降,可能与下面因素有关:肠道功能紊乱导致锌吸收减少;白蛋白是锌在血清中的载体,肝硬化时白蛋白减少,使锌只能与氨基酸结合,从而经肾脏排出体外增多。

(五) 砷的致癌作用

砷是确认对人有致癌性的微量元素。生活环境中的砷,可从消化道、呼吸道、皮肤等多种途径进入人体,95%以上先与血中红细胞内的血红蛋白结合,随后迅速分布到全身各组织器官,贮存于毛发、指甲和皮肤、肝、脾、消化道和肺等部位。研究表明,胃癌高发区的土壤、饮用水和人头发中砷含量均明显高于胃癌低发区,且砷含量与胃癌的发病率呈一定的正相关。砷致癌机制目前尚不十分清楚,因为砷致癌动物模型一直未能建立成功,有学者指出染色体异常和氧化应激,可能与砷致癌相关。砷对机体免疫系统的研究表明,大鼠体内砷含量的增加,可致血清补体抑制活性显著下降,致使补体自稳状态遭到破坏,过度活化的补体,可能导致膜攻击复合物(membrane attack complex,MAC)形成于自身组织细胞表面或炎症介质的过表达,而造成组织细胞的损伤。高浓度的砷,可抑制体外培养人淋巴细胞的有丝分裂,甚至诱导细胞凋亡;砷污染区儿童单个核细胞的凋亡率高于非污染区儿童,且凋亡细胞数与尿砷浓度呈正相关。砷中毒患者血清肿瘤坏死因子(TNF)含量显著降低,可抑制IFN-γ、IL-10和IL-17等细胞因子的分泌。胃癌患者体内砷含量的升高,可减弱T细胞免疫,特别是损害Th1和Th17细胞功能,它们分别产生IL-2和IL-17,因此当胃癌患者体内砷含量增加时,无论是淋巴细胞和T细胞数量、CD_4/CD_8比值,还是IL-2和IL-17的分泌,均比低砷含量的胃癌患者进一步降低。

(六) 钼与食管癌、肝癌、直肠癌、宫颈癌和乳腺癌

流行病学研究和动物实验提示,钼与食管癌、肝癌、直肠癌、宫颈癌和乳腺癌等的发生,有一定关系。据对我国四川盐亭、河南林县、山西太行山及国外一些地区的研究发现,缺钼的人群中食管癌的发病率增高,食管癌高发区人群血液、头发和尿中的钼水平均较低。动物实验也显示,钼酸钠和钼酸胺可有效抑制小鼠和大鼠的食管癌和前胃鳞癌。钼作为体内亚硝酸还原酶的成分,能有效地降低亚硝酸胺前体物,抑制亚硝胺类致癌物的产生,同时又能抑制亚硝胺的致突变作用对机体DNA的损伤。

(刘国红　方道奎　严　燕　杨克敌)

参 考 文 献

1. 杨克敌.微量元素与健康.北京:科学出版社,2003.
2. 陈学敏,杨克敌.现代环境卫生学.第2版.北京:人民卫生出版社,2008.
3. 颜世铭,洪昭毅,李增禧.实用元素医学.郑州:河南医科大学出版社,1999.
4. Zalups RK,Koropatnick J,eds.Molecular biology and toxicology of metals.London and New York,Taylor & Fran-

cis Limited,2000.

5. Swaine DJ.Why trace elements are important.Fuel Processing Technology,2000.

6. Jiang Zhao,Xingyou Dong,Xiaoyan Hu,et al.Zinc levels in seminal plasma and their correlation with male infertility:A systematic review and meta-analysis.www.nature.com/scientificreports.1-10.2016.

7. Zofková I1,Nemcikova P,Matucha P.Trace elements and bone health.Clin Chem Lab Med,2013,51(8):1555-1561.

8. Medeiros DM.Copper,iron,and selenium dietary deficiencies negatively impact skeletal integrity:A review.Exp Biol Med(Maywood),2016,241(12):1316-1322.

9. Kieliszek M,Błażejak S.Current Knowledge on the importance of selenium in food for living organisms:A Review Molecules,2016,21(5).pii:E609.doi:10.3390/molecules21050609.

10. Azarm T,Fazilati M,Azarm H,et al.Serum selenium levels in chronic lymphocytic leukemia.Adv Biomed Res,2013,2:44-54.

11. Granados ML,Ortiz MG,Montufar I,et al.Micronutrients and diabetes,the case of minerals.Cir Cir,2014,82(1):119-125.

12. Chu A,Foster M,Samman S.Zinc status and risk of cardiovascular diseases and type 2 diabetes,Mellitus-A systematic review of prospective cohort studies.Nutrient,2016,8(11):pii:E707.

第三十章

持久性有机污染物的危害

持久性有机污染物(persistent organic pollutant,POP)是指通过多种环境介质远距离迁移并长期存在于环境中,可以在食物链中富集放大,对人类健康和环境产生严重危害的一类半挥发天然或人工合成的有机污染物。

POP 具有持久性、生物蓄积性、迁移性和高毒性等特点,通过空气、水和迁徙物种作跨越国际边界的迁移,并通过"全球蒸馏效应"或"蚱蜢跳效应"沉积于远离其排放地点的偏远地区,导致全球范围的污染扩散。监测发现,POP 在全球范围内包括动植物组织器官和人体的多种环境介质中广泛存在,并通过陆地生态系统和水域生态系统积累。许多 POP 不仅具有致癌、致畸、致突变性,而且还具有内分泌干扰作用。环境中 POP 及其对人体健康和生态系统的危害不仅引起了学术界的关注,而且还受到各国政府、各个行业以及公众的广泛关注。

为保护人类健康和地球环境,2000 年 12 月,120 多个国家的代表在南非完成了由联合国环境规划署(United Nations Environment Programme,UNEP)组织的控制 12 种典型 POP 国际法律约束条约起草工作。2001 年 5 月 23 日,包括中国在内的 90 多个国家在瑞典斯德哥尔摩共同签署了旨在减少和(或)消除 POP 排放的《关于持久性有机污染物的斯德哥尔摩公约(Stockholm Convention)》(以下简称《公约》)。该《公约》是继 1987 年《保护臭氧层的维也纳公约》和 1992 年《气候变化框架公约》之后,第三个具有强制性减排要求的国际公约,是国际社会对有毒化学品采取优先控制行动的重要步骤。目前已有 156 个国家签署了该《公约》,83 个国家获政府批准执行条约。

斯德哥尔摩公约涉及禁止使用和生产的 POP,主要包括杀虫剂、工业化学品和工业生产过程或燃烧带来的副产物 3 大类,共计 12 种。杀虫剂包括艾氏剂(aldrin)、狄氏剂(dieldrin)、异狄氏剂(endrin)、毒杀芬(toxaphene)、七氯(heptachlor)、滴滴涕(dichlorodiphenyltrichloroethane,DDT)、氯丹(chlordane)和灭蚁灵(mirex);工业化学品包括六氯苯(hexachlorobenzene,HCB)和多氯联苯(polychlorinated biphenyls,PCB);副产物为多氯代二苯并二噁英(polychlorinated dibenzo-p-dioxin,PCDD)和多氯代二苯并呋喃(polychlorinated dibenzofuran,PCDF)。

2009 年 5 月在瑞士日内瓦举行的斯德哥尔摩公约缔约方大会第四届会议上,全球 160 多个国家和地区代表同意将全氟辛基磺酸及其盐类、全氟辛基磺酰氟、四溴联苯醚、五溴联苯醚、六溴联苯醚、七溴联苯醚、α-六氯环己烷、β-六氯环己烷、林丹、十氯酮、五氯苯、六溴联苯等九种化学物质新增列入公约受控名单。2011 年 4 月增补硫丹、2013 年 5 月增补六溴环十二烷列入公约受控名单。

中国于 2001 年 5 月签署了斯德哥尔摩公约,2004 年 6 月 25 日第十届全国人民代表大会常务委员会第 10 次会议通过《关于批准〈关于持久性有机污染物的斯德哥尔摩公约〉的决定》,并于 2004 年 11 月 11 日正式履行该公约。2013 年 8 月 30 日,第十二届全国人大常委会第四次会议审议批准《关于持久性有机污染物的斯德哥尔摩公约》新增列 9 种持久性有机污染物的《关于附件 A、附件 B 和附件 C 修正案》和新增列硫丹的《关于附件 A 修正案》。2013 年 12 月 26 日,我国政府向《公约》保存人联合国秘书长交存我国批准《修正案》的批准书。按照《公约》有关规定,《修正案》将自 2014 年 3 月 26 日对我国生效。近年来,我国按斯德哥尔摩公约要求积极推动持久性有机污染物削减、淘汰和控制工作,全面禁止了滴滴涕、氯丹、灭蚁灵等 17 种持久性有机污染物的生产、使用和进出口,实现了第一阶段履约目标。

POP 名单是开放的,随着科学技术的发展和人们对 POP 认识的不断加深,根据《公约》规定的持久性、生物蓄积性、远距离环境迁移的潜力、不利影响等 POP 的 4 个甄选标准,将会有更多的有机污染物被确定为 POP 而加以控制和消除。随着公约新增持久性有机污染物审查工作的进展,我国不仅面临履约及削减控制 POP 的挑战,同时也面临发展安全的替代化学品研发等问题。对于一些新增 POP 或最终可能进入受控名单的化学品(如短链氯化石蜡等),应加强污染源解析、演变趋势、运移规律、生物累积及毒性效应等方面的研究。

(王爱国)

第一节　二噁英

二噁英(dioxin),化学名 1,4-二氧杂环己二烯,是美国最早从制浆厂污泥中发现,随后在加拿大纸盒装的牛奶中也检出的一种无色无味的持久性有机污染物。近年来随着二噁英污染事件的频频发生,人们对二噁英的危害也日益关注。目前发现,二噁英不仅具有致癌性、致突变性、致畸胎性,还可引起多发性脑神经病变,而且是所有低分子量毒物中毒性最高的。

一、理化性质

二噁英是一类氯代含氧三环芳烃类化合物,两个苯环通过一个或两个氧原子相连,前者是多氯代二苯并呋喃,后者是多氯代二苯并二噁英,因此,二噁英是多氯代二苯并二噁英(polychlornated dibenzo-p-dioxin,PCDD)和多氯代二苯并呋喃(polychlornated dibenzofuran,PCDF)两类近似平面状芳香族杂环化合物的统称。化合物苯环上的氢可被氯取代,氯取代的数量和位置决定了其同系物异构体的数量。尽管有 210 种氯代二噁英和呋喃分子,但只有 17 种(7 种二噁英,10 种呋喃)被认为有毒。在对二噁英的危险性评价中,指的就是这 17 种物质。从生物学效应上讲,通常将那些能与芳烃受体(aryl hydrocarbon receptor,AhR)结合,并且导致机体产生多种生物化学变化的一大类物质总称为二噁英类化学物质(dioxin-like chemical,DLC)。在美国环保局公布的《二噁英重新评估报告》中,DLC 范围被扩展,共包括 29 种在动物实验中产生相似生化反应的化合物:7 种 PCDD,10 种 PCDF 和 12 种共平面多氯联苯(coplanar polychlorinated biphenyls,Co-PCB)。这 12 种 Co-PCB 具有与 PCDD/PCDF 相似的毒理学性质,通常称之为类二噁英多氯联苯(dioxin-like polychlorinated biphenyls,DL-PCB)。WHO 将这 17 种 PCDD / PCDF 和 12 种 DL-PCB 同系物确定为优先污染物,并建议纳入监测计划。

有文献将具有二噁英活性的更广泛的卤代芳烃化合物统称为 DLC,这还包括共平面氯代二甲苯醚和氯代萘等。除了氯代化合物外,溴代及其他混合卤代化合物也包括在内。

对 PCDD 而言,由于氯原子可任意占据环上 8 个不同位置,可构成 75 种取代物;而氯代二苯并呋喃可形成 135 种不同取代物。在这 210 种氯代物中,具有毒性作用的有 17 种,它们的共同特点是:凡是 2,3,7,8-位有氯原子的化合物就具高毒性,2,3,7,8 位没全被氯原子取代时毒性就小;两环的 2,3,7,8-位外还有取代基团时,毒性也降低;取代基越多,毒性越低。

这类氯代化合物的分子量大约在 300 左右,物理性质相近,如果是纯物质,常温下是固态晶体。它们也有各自的物理化学、生物学等方面的特性。考虑到其对环境的污染与影响,DLC 具有以下几个共同特征:①热稳定性:加热到 800℃ 才降解,要大量破坏则需要超过 1000℃。②低挥发性:蒸气压极低,除了气溶胶颗粒吸附外,在大气中分布极少,而在地面可以持续存在。③脂溶性强:正辛醇/水分配系数的对数值极高(LogKow 在 6 左右),在食物链中可以通过脂质发生转移和生物蓄积。有人对墨西哥 40 余名有关从业人员进行检查,发现每克脂肪组织中测出高达 100μg 以上的 DDT、PCB 等毒物。蓄积于人体脂肪组织中的二噁英类毒物将缓慢释放,从而引起癌症等疾病。比起蔬菜、水果,二噁英类毒物更容易通过奶制食品、蛋类或肉类食品被摄入人体。④环境中稳定性极高:尽管紫外线可以破坏 DLC,但在大气中由于其主要吸附于气溶胶颗粒而可抵抗紫外线。DLC 一旦进入土壤,对理化因素和生物降解具有抵抗作用,平均半减期约为 9 年,可在环境中持续存在。

二、污染来源和环境分布

(一) 形成模式

多氯代二苯并二噁英和二苯并呋喃的产生主要有两条途径:一是工业生产过程的副产品,另一途径就是在焚烧过程中形成。由于第一条途径主要涉及工业生产过程,本章节主要介绍第二条途径中的 3 种形成模式。

1. 模式一 燃烧的原料已被多氯代二苯并二噁英/呋喃污染,在焚化或燃烧过程中由于部分污染物没有被破坏,可能发生再次污染。但这并不是氯代二苯并二噁英/呋喃燃烧中形成的主要来源(模式二和模式三被认为是主要形成途径),实际上它被认为是类二噁英多氯联苯在燃烧中形成的唯一途径,因为多氯联苯具有相当好的热稳定性。

2. 模式二 多氯代二苯并二噁英/呋喃通过前体化合物的热降解和分子重排而形成。前体物质通常是氯代芳香烃,与氯代二苯并二噁英/呋喃有相似的结构。已被确认的前体物质有多氯联苯、氯酚和氯苯。形成过程发生于前体物质吸附浓缩于飘浮微粒时,微粒表面的活性位点可促进多氯代二苯并二噁英/呋喃的形成。已观察到当无机氯化物吸附于微粒上时可催化氯代二苯并二噁英/呋喃的形成反应。该反应最适温度为 250~450℃,温度过高或过低反应都会受到抑制。

3. 模式三 氯代二苯并二噁英/呋喃在模式二中相似的温度区进行从头合成而形成。在这个理论中,氯代二苯并二噁英/呋喃是由那些与其分子结构不相似的非前体物质合成。这些非前体物质包括石油产品、聚氯乙烯、聚苯乙烯、纤维素、木质素、焦炭、煤、碳微粒和氯化氢气体。形成过程需要氯的存在以便首先形成前体物质。

（二）污染来源

1. **工业生产过程**　二苯并二噁英/呋喃可通过氯化自然界存在的酚类物质（如存在于木浆中的酚）而形成。造纸工业中由于使用氯漂白纸浆，从而会形成二苯并二噁英/呋喃，并且存在于纸张和生产废弃物中。

2. **化工生产过程**　二苯并二噁英/呋喃是某些化工产品生产过程的副产品。这些化工产品包括氯和一些氯化物如：氯酚（如五氯酚）、多氯联苯、苯氧基除草剂（如 2,4,5-T）、氯苯、脂肪族氯化物、氯化的催化剂、卤代二苯乙醚。虽然 1977 年后各国陆续停产多氯联苯，但一些地区仍在生产使用。

3. **燃烧和焚化过程**　当存在含氯原料时，各种燃烧过程可产生和释放二苯并二噁英/呋喃。这些过程包括垃圾焚化如固体垃圾、排污管道淤泥、医源性和危险性废物；冶金过程如高温炼钢、熔铁、废旧金属回炉；还有燃料如煤、木材、石油产品等的燃烧。

4. **"蓄积库"来源**　由于二苯并二噁英/呋喃具有不易降解及水溶性小的特性，导致其易积聚于土壤、底泥和有机物中，并可在垃圾填埋场中持续存在。这些存在于"蓄积库"的二苯并二噁英/呋喃可由于灰尘或底泥的重新悬浮等，发生再分布而造成二次污染。例如，底泥中二噁英可由于挥发或挖泥等而再分布。空气中含二苯并二噁英/呋喃的飘尘沉积并蓄积于树叶后可由于森林火灾或树叶堆肥而进行再分布。对全球范围而言，这种再分布并不会产生污染，但对具体的某个范围而言，则可能是其主要的污染来源。

一般来说，工业化国家，如北美、欧洲、南亚和东亚，是二苯并二噁英/呋喃的最大来源地，同时也是二苯并二噁英/呋喃污染最严重的地区。然而，由于交通运输、气候和地理环境以及意外事故或战争等因素的影响，一些工业化程度较低的国家和地区环境中二苯并二噁英/呋喃浓度也较高。对不同的国家和地区，二苯并二噁英/呋喃污染的主要来源可能略不相同。美国等西方国家以燃烧过程为主要污染源。在我国，由于工业生产技术的限制，以工业生产过程为主要污染源。全球范围而言，自 20 世纪 80 年代，工业及化工生产的排放量逐渐得到控制、逐步下降，但是由于非工业来源受多种可变因素影响，难以测量和控制，目前非工业来源的二苯并二噁英/呋喃排放量可能与工业来源的排放量相当。未来的减排研究应着重于测量和控制非工业来源。

（三）环境分布

尽管已经积累了很多资料，但多类二噁英化学物质的环境转归及分布目前还不完全清楚。对二苯并二噁英/呋喃而言，在土壤、底泥、水体和空气（可能）的二苯并二噁英/呋喃由于其高脂溶性和低水溶性，主要与微粒或有机物结合。它们一旦与微粒结合，就很少挥发或被过滤除去。二噁英/呋喃在气相/微粒相分布的研究资料显示，高氯代同系物（如六和七氯代物）主要分布于微粒相；而低氯代同系物（如四和五氯代物）则更显著地分布于气相，这与气相/微粒相的理论分布模式是一致的。

已有资料表明，氯代二苯并二噁英/呋喃在很多环境条件下相当稳定，尤其是四氯及更高氯代的同系物，可在环境中存在数十年之久。它们在环境中唯一发生的显著转化过程，就是那些在气相或土-气或水-气交界面的、未与微粒结合的物质发生的光解反应。溴代物能更显著地发生光解。进入大气的二苯并二噁英/呋喃可通过光解去除，或者发生干或湿沉降。虽然在土壤中的氯代二苯并二噁英/呋喃有小部分会挥发，但它们主要的转归还是吸附于土壤而存在于接近土壤表层的部位，或者由于土壤层的破坏而进入水体，或者吸附于微粒重新悬浮于空气。进入水体的氯代二苯并二噁英/呋喃主要吸附沉积于底泥中。环境中氯代二苯并二噁英/呋喃的最终归宿是水体底泥。

三、体内代谢和蓄积

(一) 人体暴露形式

人体二噁英暴露按途径分为普通暴露、职业暴露与事故暴露。有关二噁英对健康的流行病学调查资料,多来源于职业暴露与事故暴露。

1. 普通暴露　日常生活中所受的暴露 90% 以上来源于饮食,特别是肉类、乳制品等动物性食品的摄取。一般人群通过呼吸途径暴露的二噁英很少,据估计为经消化道摄入量的 1% 左右,婴儿暴露主要来源于母乳。WHO 提出成人的每日可耐受摄入量(tolerable daily intake,TDI)为 4pgTEQ/(kg·d),欧盟食品科学委员会提出的每周可耐受摄入量(tolerable weekly intake,TWI)为 14pgTEQ/(kg·w),约为 2pgTEQ/(kg·d),美国环保署提出 TCDD 的口服参考剂量为 0.7pgTEQ/(kg·d)。基于 26 个欧洲国家的监测数据,欧洲食品安全局评估显示,2002—2010 年间人群的 PCDD/PCDF 和 DL-PCB 膳食摄入量在不同人群中下降 16.6% ~ 79.3%,平均每天的膳食摄入量为 0.57 ~ 2.54pgTEQ/(kg·d)。婴儿所摄取二噁英的量如按单位体重计算则远远大于成人,约为 60pgTEQ/(kg·d)。近几十年来,母乳中二噁英浓度是反映二噁英环境污染程度随时间下降趋势最明显的指标。有资料表明,与 20 世纪 70 年代相比,在许多原先暴露水平较高的国家/地区母乳中二噁英的浓度已经下降到原先水平的 1/10,母乳中二噁英 TEQ 现在大约为 10 ~ 30pg/g 脂肪。普通饮食暴露情况下未见对健康有影响的报道。有报道称,暴露于背景水平二噁英的母乳中,二噁英的浓度与后代的甲状腺激素和免疫功能的异常有关。有关胎儿与婴儿期的暴露对免疫功能、甲状腺功能的影响正在进一步研究之中。鉴于母乳对婴儿的身体与精神发育的有益影响,WHO 在积极采取措施降低母乳中二噁英浓度的同时,仍继续提倡母乳喂养。

2. 职业暴露与事故暴露　职业暴露与事故暴露常引起较高水平的暴露。职业暴露的典型事件是农药 2,4,5-三氯苯氧基醋酸的制造者和散布者受到较高浓度 2,3,7,8-TCDD 的暴露。有调查显示,某些垃圾焚烧从业人员血中的二噁英浓度是一般人群的 40 倍左右。事故暴露的事例有,美国纽约州 Love Cannal 发生的含有二噁英的产业废弃物填埋处理所致的污染(1978),意大利 Seveso 化学工厂爆炸事故(1976),日本(1968)和中国台湾(1978)的食用油污染事件,比利时(1999)和德国(2010)的禽畜饲料污染事件,意大利(2008)的莫扎里拉奶酪污染以及爱尔兰(2008)的畜产品污染事件等。此外还有越南战争时期橙剂的使用等。还有少数人为投毒的报道,其中最知名的事件是乌克兰总统维克多·尤先科二噁英急性中毒案件(2004)。

(二) 体内代谢

1. 吸收　机体暴露二噁英以后,主要经消化道、皮肤和呼吸道吸收;吸收程度与化合物的种类、吸收的途径及染毒介质有很大的关系。有关 2,3,7,8-TCDD 的经口染毒试验表明,溶于植物油中的 2,3,7,8-TCDD 的吸收率约为 90%,与食物混合时的吸收率为 50% ~ 60%。消化道的吸收无明显的种属差异。皮肤的吸收率为 1%,且大多停留于皮肤的角质层。附着在空气粒子上的二噁英约有 25% 被肺吸收。经呼吸道吸入后没有到达肺部的和经肺排出的二噁英,大部分通过吞咽移行至消化道内,被进一步吸收。除了爆炸事故等意外情况外,人日常生活中二噁英总摄取量的 90% 以上来自食物。

2. 分布　实验动物经口摄入二噁英时,主要分布于血液、肝脏、肌肉、皮肤和脂肪,特别是肝脏和脂肪等脂质丰富的器官。2,3,7,8-TCDD 在肝脏和脂肪的分布比例有一定的种属差异,人主要蓄积在脂肪,实验动物除豚鼠外主要蓄积于肝脏。其他同类化合物的分布无明显的种属差异。血清中的 2,3,7,8-TCDD 的浓度与脂肪组织中的 2,3,7,8-TCDD 的浓度有良好的相关性。

3. 排泄 一般来说,二噁英较难代谢,且有显著的种属差异。某些实验动物可将其部分代谢成极性产物,并与葡萄糖醛酸结合,经胆汁和尿排泄。代谢物的毒性较原形物降低。二噁英主要经粪便排泄,排泄速度有显著的种属差异。二噁英在人体内的半减期长达 5~10 年,因此人体内的二噁英蓄积量与年龄呈正相关。人体内二噁英含量从 20~60 岁可能会增加 5~10 倍。而二噁英在啮齿类动物体内的半减期则相对较短,小鼠为 10~15 天,大鼠为 12~31 天,灵长类的半减期为啮齿类的 10~40 倍。二噁英可通过胎盘迁移到胎儿体内,但在胎儿体内的浓度一般不会高于母体。二噁英还可分泌于乳汁中,借助于乳汁转移到婴儿体内。

四、毒性和健康效应

(一) 一般毒性

1. 急性毒性 2,3,7,8-TCDD 的半数致死量(LD_{50})在不同实验动物种属间差异极大。豚鼠对 2,3,7,8-TCDD 的急性致死效应最敏感(经口 LD_{50} 为 0.6μg/kg),而仓鼠最不敏感($LD_{50} > 3000$μg/kg),两种属间相差 1000~10 000 倍。其他种属动物,如猴、兔、大鼠、小鼠和狗的 LD_{50} 在 100~300μg/kg 之间。对小鼠而言,在胎鼠死亡发生之前,二噁英可引起所有胎仔出现腭裂。在其他种属动物,出现腭裂的剂量与致死剂量一致。其他毒性的种属差异列于表 30-1。而且同种动物的不同品系对 2,3,7,8-TCDD 的急性致死效应的敏感性也可能存在显著差异,大鼠中对 TCDD 致死毒性最敏感的 Long-Evans 大鼠的 LD_{50} 为 10μg/kg,而对 TCDD 最不敏感的 Han/Wistar 大鼠的 $LD_{50} > 7200$μg/kg。一些研究也表明 TCDD 的毒性有性别差异。早年的研究仅仅发现人体接触二噁英引起氯痤疮,而且所需剂量较高。随后开展的大量研究表明人体对二噁英的毒性效应极其敏感。二噁英发挥作用的功能性受体在人体许多组织中(包括淋巴细胞、肝、肺和胎盘)被发现。在人肺和胎盘中 CYP1A1 的活性可以经过诱导而增加。接触高水平二噁英的女性,胎盘中表皮生长因子(epidermal growth factor, EGF)受体活性降低,相同的效应也出现在啮齿动物肝和胸腺等组织中。人体接触 2,3,7,8-TCDD 在其血中水平达到 70pg/g(仅仅比对照人群高 10 倍)时,血中雄性激素睾酮水平降低,黄体生成素(luteinizing hormone, LH)和卵泡刺激素(follicle-stimulating hormone, FSH)水平增加。大鼠血中 2,3,7,8-TCDD 水平与血中激素水平(雄性激素睾酮降低、LH 和 FSH 增加)呈现剂量-效应关系。大鼠、小鼠的胚胎与人体器官培养对 PCDD/PCDF 的反应相似。人体和大鼠培养组织对 2,3,7,8-TCDD 的敏感性相似,是小鼠的 1/100。上述研究提示人对 PCDD/PCDF 是敏感种属。

表 30-1 二噁英的主要毒性及其作用剂量的种属差异

毒理学效应	动物种属	剂量(μg/kg)
致死效应(经口 LD_{50})	豚鼠	0.6~19
	猴	50
	大鼠	10~>7200

毒理学效应	动物种属	剂量(μg/kg)
	小鼠	114～2570
	兔	115～275
	仓鼠	>3000
氯痤疮(皮肤角化过度)	猴	0.001(9个月)
	兔	1(涂抹4周)
	小鼠(无毛)	1(涂抹4周)
肝脏毒性	大鼠	5(一次染毒)
	小鼠	50(3周)
肝脏卟啉病	大鼠	1(45周)
	小鼠	100
免疫毒性	豚鼠	0.04
	猴、小鼠、兔、田鼠	0.1
致畸毒性	小鼠	0.001
胚胎毒性	猴	0.0007
	大鼠	0.01
	兔	0.25
	小鼠	3
致癌性	大鼠	0.01
	小鼠	0.01
遗传毒性	体外实验	无
	体内实验	无

2. 慢性毒性　大鼠终生经口摄入 2,3,7,8-TCDD 时,其 NOAEL 为 $1ng/(kg \cdot d)$,观察到的毒性反应有体重减少、肝功能损害等。瑞士小白鼠经口摄入 2,3,7,8-TCDD 一年的 LOAEL 为 $1ng/(kg \cdot d)$,观察到的毒性效应有皮肤淀粉样变性、皮炎。

3. 遗传毒性　有关 2,3,7,8-TCDD 的沙门菌回复突变试验、体外哺乳类细胞培养试验及各种在体实验均为阴性,也无 DNA 的损伤或 DNA 结合的证据,不直接导致体细胞的变异,表明 2,3,7,8-TCDD 可能无遗传毒性。

(二) 二噁英浓度的表示单位

环境中存在的二噁英主要以其混合物形式存在,评价接触这些混合物对健康产生的潜在效应并非是对含量进行简单相加。二噁英的毒性与其结构有很大关系,特别是各种 DLC 的复杂混合物显著增加了对其进行危险性评价的难度。为评价这些混合物对健康影响的潜在效应,提出了毒性当量(toxic equivalent quantity, TEQ)的概念,并通过毒性当量因子(toxic equivalency factor, TEF)来折算。二噁英毒性当量的计量单位为 $ngTEQ/m^3$、$ngTEQ/g$ 或 $pgTEQ/g$。在排列位置为 2、3、7 及 8 的 17 种氯代 PCDD 及 PCDF 异构体中,以 2,3,7,8-

TCDD的毒性最高,其毒性水平一般定为1.0,即毒性当量系数。其余2,3,7,8排列位置的异构体的毒性则较低,因而其毒性当量系数亦较2,3,7,8-TCDD为低。各异构体浓度的综合毒性评价方法一般以2,3,7,8-TCDD为基准,利用其TEQ来表示各异构体的毒性,称之为毒性当量因子,其他异构体的毒性以相对毒性进行评价。二噁英类毒性当量因子是对某个化合物异构体的相对毒性,是二噁英类毒性同类物与2,3,7,8-TCDDs类对Ah受体的亲和性能之比。但TEF并不能表征二噁英类所造成的毒性和生物学效应。需要强调的是:TEF方法参考的活体实验的毒性数据是通过模式动物口服摄入二噁英类化合物获得的,只能外推应用于以饮食摄入为途径的人体健康风险评价,所以直接应用TEF法对土壤、沉积物和飞灰中的各种二噁英类化合物进行潜在的健康风险评价在原则上并不正确。但是TEF制定专家组认可利用TEF法计算这些环境基质中二噁英类的毒性总当量,并以此来表征二噁英类在这些环境基质中的整体污染程度。

相对于2,3,7,8-TCDD,要计算PCDD及PCDF混合物的毒性水平,可先把各2,3,7,8-异构体的毒性当量因子乘以各自的浓度,便可得出个别异构体的毒性当量(TEQ)。公式如下:

$$TEQ = \sum(二噁英类毒性同类物浓度 \times TEF)$$

数值单位与表示个别异构体毒性浓度的数值单位相同。把个别异构体的毒性当量数值相加起来,便可得出混合物的整体毒性当量。各同系物毒性等价因子的值可由于选择毒性观察终点的不同而有不同的值。TEF是基于大量实验(多次离体实验或活体实验)获得的二噁英相对毒性当量,并经过专家组判定其他不同二噁英毒性归一化为2,3,7,8-TCDD的毒性大小。

(三)毒性效应

1. 废物综合征 2,3,7,8-TCDD急性中毒的动物一般在存活数周后才会死亡,在此期间机体表现为"废物综合征"。废物综合征(waste syndrome)的特征为食欲下降,染毒几天之内便出现严重的体重下降,并伴随有肌肉和脂肪组织的急剧减少,体重下降程度与染毒剂量具有剂量-效应关系。但是到目前为止,尚未出现人类因二噁英急性中毒而死亡的报告,人类二噁英急性中毒的症状主要是氯痤疮和暂时性肝毒效应。

2. 氯痤疮 1897年,第一次报道了因二噁英发生氯痤疮的病例。20世纪30年代,氯痤疮(chloracne)成为制药厂制造多氯联苯工人的职业病,至20世纪60年代才予以确证。患者皮肤出疹,出现囊泡、小脓疮,重者全身疼痛,可持续数年。动物实验研究显示,当二噁英量达到23~13 900ng/kg时,就可发生氯痤疮。人则仅需96~3000ng/kg就可发病,此等水平高于美国市民暴露水平的7倍。

3. 癌症 流行病学研究表明,人群接触2,3,7,8-TCDD及其同系物与所有癌症的总体危险性增加有关。1988年,美国发表了全球第一个二噁英危险度评价公报,指出1万个癌症患者中,就有一个是二噁英引起的。1995年,该报告的第2版将这个数值修订为1/1000。5份回顾性研究结果显示,人生活在二噁英污染的环境中易发生癌症,其原因是食用了被二噁英污染的食物。某些特定的人群中,当体内二噁英达到109ng/kg时,易发癌症,超过8倍时,发生率就更高。1997年IARC基于致癌机制和动物实验证据,将2,3,7,8-TCDD列为"已知的人类致癌物"(一类致癌物),但当时所得的人类致癌证据仍有限。2012年,IARC对致癌物质重新评估后,基于更新的流行病学研究证据,将2,3,7,8-TCDD致癌性的人类证据等级从"有限"提高至"足够",同时基于2,3,4,7,8-PeCDF和PCB126具有与2,3,7,8-TCDD相似的致癌机制以及动物实验证据这两点,将2,3,4,7,8-PeCDF和PCB126也列为一类致癌物。

4. **肝毒性**　可在各种动物见到二噁英染毒所致的肝毒性,然而其损害的严重程度则取决于受试动物种属。豚鼠及仓鼠很少表现出肝毒性,而大鼠和小鼠的肝毒性可严重到致死程度。二噁英引起的肝毒性以肝脏肿大、实质细胞增生与肥大为共同特征。大鼠肝损害的特征是变性与坏死,伴有单核细胞浸润,多核巨大肝细胞数量、分裂指数及胞质内脂肪滴增多。此外,光面内质网明显增多,并伴随微粒体酶活性的诱导。在发生肝脏中毒时,肝损害指标为谷丙转氨酶和谷草转氨酶活性增加明显。由于肝脏功能改变,使得卟啉合成与降解酶活性发生改变,进而使卟啉代谢发生障碍,导致血及尿中原卟啉组成发生改变。其他指标在不同的动物中表现不同,如大鼠血清胆固醇升高而甘油三酯没有改变,与此相反,猴血清胆固醇没有改变而甘油三酯升高。在越南战争落叶剂喷洒人员以及米糠油事故受害者中肝脏损害是比较常见的症状。

5. **胸腺萎缩**　二噁英可引起实验动物的胸腺萎缩,主要以胸腺皮质中淋巴细胞减少为主。胎鼠及新生鼠的敏感性较成年鼠高。正处于发育中的动物对PCDD/PCDF胸腺毒作用敏感,胸腺萎缩并伴随免疫抑制。成年小鼠去除胸腺后并未影响2,3,7,8-TCDD诱导的免疫抑制作用。通过将婴儿胸腺移植到小鼠进行研究表明,人类胸腺是二噁英的敏感器官。

6. **免疫毒性**　二噁英对体液免疫与细胞免疫均有抑制作用。免疫抑制可以使小鼠对传染源的易感性增加,如以10ng/kg剂量一次染毒2,3,7,8-TCDD,染毒小鼠感染流感病毒的死亡率增加,提示PCDD/Fs抑制小鼠免疫作用的剂量极低。动物注射SRBC后,体内产生相应的抗体对SRBC发生反应。而产生SRBC抗体需要巨噬细胞、T淋巴细胞和B淋巴细胞的整体反应,这一功能需要这3种细胞间的通信联系。2,3,7,8-TCDD可以增强大鼠PFC试验对SRBC的免疫反应,却抑制宿主对流感病毒的抵抗力。对于小鼠,2,3,7,8-TCDD在PFC的免疫试验中表现为免疫抑制。在对20年前接触2,3,7,8-TCDD的工人进行调查时发现有免疫抑制作用。

7. **生殖毒性**　2,3,7,8-TCDD使大鼠、小鼠及灵长类雌性动物的受孕率、座窝数与子宫重量减少以及以月经周期和排卵周期改变为主要表现的卵巢功能障碍。二噁英可以抑制雌激素的作用,表现为抗雌激素作用。其机制可能是二噁英诱导酶的活化,使雌二醇羟化代谢增强,导致血中雌二醇水平的减低,进而引起月经周期和排卵周期的改变。高剂量染毒,可以引起雌性恒河猴的不育,同时伴有废物综合征。另一机制可能是雌性激素受体水平减少。2,3,7,8-TCDD低剂量染毒时,大鼠、小鼠血清雌激素不发生改变,却使子宫重量降低,伴随子宫中雌激素受体减少。也有报道,二噁英可以引起睾丸形态发生改变,主要以精细胞减少为特征,以及精母细胞及成熟精子退化、数量减少。所涉及的动物种属包括恒河猴、大鼠、小鼠、豚鼠和鸡。2,3,7,8-TCDD染毒可以使发育成熟大鼠的生殖能力受到损害,伴随睾丸及附睾重量与形态异常、生精能力减低。这一效应的ED_{50}为$15\mu g/kg$,同时伴有食物摄入量减少和体重减轻。这些改变与睾丸生成雄激素能力降低,导致血清中雄激素减少有关。最近流行病学研究显示,在1976年意大利Seveso事件中暴露于2,3,7,8-TCDD的1~9岁的男性,成年后的精子密度和活动精子数显著降低。这一结果显示1~9岁这一年龄段是TCDD对精子毒性效应敏感的关键窗口期。在2,4,5-三氯酚生产中接触2,3,7,8-TCDD的男性工人血清睾酮水平减低,而血中卵泡刺激素(FSH)和黄体生成素(LH)增加。血清2,3,7,8-TCDD水平与睾酮水平呈负相关,即血清2,3,7,8-TCDD水平升高则血清睾酮水平随之降低,而 FSH 和 LH 水平相应升高。提示采用动物数据可以很好地推测 2,3,7,8-TCDD 对人体的生殖毒性效应,而且人对 PCDD/PCDF 的抗雄激素作用(雌性化)较鼠类更加敏感。

8. 发育毒性和致畸性　二噁英对多个种属的动物具有致畸性,也对啮齿类动物具有发育毒性。其中以对小鼠的致畸作用最强,给予低剂量二噁英不产生母体毒性,却可使胎鼠发生腭裂和肾盂积水。胎鼠发育受到各种激素和生长因子的调节,这些激素和生长因子控制着细胞的生长、分化和凋亡。人体妊娠时接触固醇样化学品会对子代产生有害效应,如服用人工合成雌激素二乙基己烯雌酚(diethylstilbestrol,DES)的妇女其子代生殖器官癌症无论男女均有增加。PCDD/PCDF 的作用机制与固醇类激素相似,这种相似性使得发育中的胎儿对 PCDD/PCDF 敏感性较成人高得多,对母体不产生致死作用的接触剂量却可使胎儿死亡。参加越南战争的退伍美军的妻子自发性流产和所生子女出生缺陷增加 30%。发育中的雄性大鼠对二噁英的生殖毒性极其敏感,而子宫内接触 2,3,7,8-TCDD 所产生的毒性作用不能逆转。孕鼠在着床 15 天时以 0.064μg/kg 剂量一次染毒,在子代出生 120 天后检查雄性子代大鼠,发现其精子的每日生成量及附睾中精子数减少、睾丸及附睾重量降低。此外,出生前接触 2,3,7,8-TCDD 可以使子代雄性的性行为改变。这些效应敏感性极高,提示人体接触后男性生殖能力发生改变的潜在危险性。另外,有证据表明,30 年前的接触仍然使精子计数下降 50%。Mocarelli 等人调查了 1976 年意大利 Seveso 事件中暴露于 2,3,7,8-TCDD 的女性,在 1977—1984 年所产下的男孩的精子质量和生殖激素水平,发现这些孩子的精子质量显著下降,而且体内的卵泡刺激素水平升高,抑制素 B 降低。另外,有证据证明,在胚胎期和哺乳期暴露于较低水平的二噁英会导致男性精子质量不可逆降低。也有研究显示,母体血中二噁英的水平与子代出生体重负相关。

9. 激素及其受体的改变　机体的内环境平衡依靠各种激素在细胞、组织、器官和整体水平上的调节。固醇类激素参与了生长发育、性别分化、生殖和细胞代谢的调节。其他激素如胰岛素调节糖类和脂肪的代谢,二噁英可以改变这些激素及其受体的水平。已有报道认为,二噁英可降低雌激素受体、糖皮质激素和胰岛素的水平。此外,二噁英也可改变动物及其组织中雌激素、孕激素、雄激素、甲状腺激素以及维生素 A 的水平。

10. 生长因子及其受体的改变　细胞的增殖与分化受到机体的严密调控,如果调控紊乱就会造成发育异常与癌症。这一调控过程受多种生长因子的调节,主要有表皮生长因子(EGF)、转化生长因子-α(TGFα)及生长抑制因子。生长因子通过膜受体进行信号转导,调节细胞的增殖、分化和凋亡。研究表明,二噁英可改变生长因子及其受体的水平。二噁英致生长因子及其受体的改变可以在许多研究中见到,二噁英引起这些因子的增加与降低取决于受试器官或组织、年龄、性别和种属。如 2,3,7,8-TCDD 可以使大鼠肝脏、裸鼠皮肤和小鼠发育中的尿道上皮发生增殖效应。EGFR 受体水平在大鼠肝脏中降低,在裸鼠皮肤中没有改变,裸鼠发育中的尿道和腭板上皮增加。所有 3 种组织都发生增殖,二噁英对生长因子具有细胞特异性。

11. 酶活性的改变　PCDD/PCDF 诱导的特征改变是对细胞色素 P450 的 1A1 和 1A2 亚类(CYP1A1 和 CYP1A2)的作用。CYP1A1 和 CYP1A2 是机体对体内外接触的化学物进行活化与解毒代谢的一组蛋白质。二噁英可增加 CYP1A1 和 CYP1A2 活性,改变涉及细胞代谢的许多酶的活性。如 PCDD/PCDF 可以增加大鼠 UDP-葡萄糖醛酸转移酶的活性,增加肝脏对甲状腺素的代谢,使循环系统中甲状腺素水平降低。甲状腺素水平的降低使垂体分泌促甲状腺激素(thyroid stimulating hormone,TSH)增加,伴随甲状腺的增生与肥大。长期刺激可以诱发甲状腺肿瘤,2,3,7,8-TCDD 可使大鼠、小鼠已诱发出的甲状腺肿瘤明显增加。因此,内源性物质的代谢酶发生改变可能导致严重的效应,甚至发生癌症。

(四) 毒作用机制

二噁英类化学物毒性的分子机制至今仍未完全阐明。目前认为,二噁英类化学物的毒性效应主要是通过芳烃受体(aryl hydrocarbon receptor,AhR)介导,然而大量关于芳烃受体作用机制的研究则表明 AhR 信号通路的复杂性。除了 AhR 经典信号通路,一些非经典的 AhR 作用模式也不断被发现,但当前可以肯定的是,二噁英类化学物质产生毒性作用并不是通过直接的损伤作用,既不与蛋白质和核酸形成加合物,也不直接损害细胞 DNA,而主要是通过芳烃受体诱导基因表达,改变激酶活性,改变蛋白质功能等起作用。

1. 芳烃受体介导的基因表达调节　芳烃受体介导基因表达是二噁英类化学物毒性作用最主要、也是最基本的作用机制。芳烃受体是一高分子量的蛋白质(110~150kDa),与二噁英类化学物有可逆转的高亲和力,主要存在于细胞质中(也有小部分在胞核中),其作用模式类似于甾体类受体,但也有不同。该蛋白属于 basic helix-loop-helix PAS(Per-Arnt-Stim)超家族,该家族均为转录因子,均含有两个功能部位即:basic helix-loop-helix 部位和 PAS 功能部位,该族蛋白对激活基因的转录具有重要意义。且各芳烃受体具有明显的种间、种内和组织差异。芳烃受体在细胞质中是以 380kDa 复合物的无活性形式存在。除自身外,还有 3~4 种蛋白质与之结合,其中只鉴别出了 90kDa 的热休克蛋白(heat shock protein,HSP),该蛋白对受体活性具有重要影响。芳烃受体介导的基因表达基本的作用过程可分为:

(1)二噁英类化学物进入细胞:通常认为二噁英类化学物通过被动扩散方式进入细胞质(由于二噁英类化学物都为脂溶性物质),但也有一些研究显示被动扩散并不能完全解释二噁英类化学物质的毒性反应。例如,该类物质可刺激肝细胞的生长和脂肪的浸润,上皮细胞的肥大增生,这些现象表明细胞膜在二噁英类化学物的毒性作用中起一定作用。

(2)二噁英类化学物与芳烃受体的结合:二噁英类化学物进入胞质后即与胞质中的芳烃受体结合,这种结合过程将导致芳烃受体激活。但此等结合导致的物理化学变化目前并不清楚。实验研究表明,配体-芳香烃复合物的形成并不能与 DNA 结合位点结合,不足以导致生物反应,说明受体的激活是一个多步骤的过程。体外研究中温度对芳烃受体的激活有重要作用,于 4℃ 形成的复合物并不能正确地与基因位点结合,而在高于 20℃ 形成的复合物则有生物活性,说明该过程需要温度依赖性的激活步骤。HSP90 对受体的激活起着重要作用,HSP90 对于配体的结合是必需的,并且可以抑制未与配体结合的受体与 DNA 结合。当配体与受体结合,原结合于受体的 HSP90 即脱落下来,暴露出受体的 DNA 结合位点,导致受体的激活。

(3)配体-受体复合物与 DNA 的结合:二噁英类化学物与芳烃受体的结合使芳烃受体激活,随后配体-受体复合物即转移入细胞核,在细胞核中聚集。该复合物在与 DNA 结合前必须与细胞核中的一种蛋白,即芳烃受体核转位蛋白(Ah receptor nuclear translocator protein,ARNT)结合,才能获得与 DNA 结合的能力。该蛋白质分子量为 87kDa,也属于 basic helix-loop-helix PAS(Per-Arnt-Stim)超家族,含有两个功能部位,即:basic helix-loop-helix(bHLH)部位和 PAS 功能部位。它与同属一个家族的芳烃受体结合形成异二聚体,对于与 DNA 的结合意义重大。仅保留芳烃受体核转位蛋白的 bHLH 和 PAS 部位,可保存 ARNT 形成二聚体及与 DNA 结合的能力,其中 bHLH 部位的两个 α-helilx 结构主要参与二聚体的形成,而 basic 结构则仅与 DNA 的结合有关;PAS 部位包括两个亚结构即 PAS A 和 PAS B,去除两者之一,仅轻微影响异二聚体形成能力,但两者均去除则严重影响异二聚体形成能力。然后,AhR/ARNT 复合物与特异基因上游部位的增强子,即二噁英反应元件(dioxin responsive element,DRE)结合即可激活基因的转录。二噁英/外来物反应元件的核心序列为 5′-T/GNGCGTGA/CG/CA-3′。

(4)特定基因的转录和翻译:二噁英类化学物激活的基因表达包括细胞色素 P4501A1 和 1A2、谷胱甘肽 S 转移酶、甲基醌氧化还原酶、醛脱羟酶等。其中最主要的是细胞色素 P4501A1 和 1A2,同时也研究的最为广泛。AhR/ARNT 复合物与增强子核心序列结合后,通过何种方式激活基因的转录研究较少。一般而言,AhR/ARNT 复合物与增强子核心序列结合后可导致 DNA 链的弯曲,核染色质的断裂,从而增加了激活启动子的几率,增加 CYP1A1 起始转录的几率,导致细胞色素 P4501A1 的 mRNA 在核中的聚集。研究发现,在细胞色素 P4501A1 转录起始点上游 281~950 个碱基间有九个顺式反应元件,其中 3 个为二噁英反应元件,另 6 个元件的作用不详。但当 AhR/ARNT 复合物与二噁英反应元件结合后,其余几个反应元件更易与各自的蛋白作用因子结合。表明基因的转录可能主要是通过 Oozing 方式,转录后的 mRNA 即进入细胞质,结合于核糖体开始蛋白质的翻译。二噁英类化学物介导机体基因表达的基本方式见图 30-1。

(5)表达蛋白作用的发挥:对这一过程的研究很少,主要还是对细胞色素 P4501Al 和 1A2 表达产物的研究,如:芳烃羟化酶可将前致癌物转化为致癌物,从而促进机体癌症的发生。

2. 芳烃受体介导的蛋白激酶途径 二噁英毒性作用的另一条途径是通过激活蛋白激酶,然后通过激酶途径产生各种生物学活性。首先发现的蛋白激酶为酪氨酸蛋白激酶。Enan 等在 1966 年发现,2,3,7,8-TCDD 在非细胞条件下可使豚鼠脂肪细胞胞质中的酪氨酸蛋白激酶的活性增高,且该作用是芳烃受体依赖性的。不久他们又发现:酪氨酸蛋白激酶不仅可被 2,3,7,8-TCDD 激活,而且酪氨酸蛋白激酶在胞质中特异地与芳烃受体复合物结合。Enan 等认为酪氨酸蛋白激酶在胞质中与芳烃受体复合物结合,当配体与芳烃受体结合,则使酪氨酸蛋白激酶被释放且被激活,从而使细胞内蛋白质的酪氨酸残基的磷酸化程度增加。这种磷酸化作用对于细胞的增殖和分化具有重要意义。Blankenship 等通过实验也得出了类似的结论。不久又发现了 cAMP 依赖的蛋白激酶,Enan 等发现 2,3,7,8-TCDD 可通过芳烃受体使细胞内的 cAMP 依赖的蛋白激酶激活,从而使细胞内 Ca^{2+} 水平增高,细胞分泌功能加强,以及对糖原分解和合成途径及葡萄糖的摄取产生影响,这对二噁英致机体脂肪消耗和进行性衰竭具有重要意义。

3. 对机体营养代谢影响的分子机制 二噁英类化学物对机体营养代谢的影响主要体现在:高脂血症(高甘油三酯和高胆固醇)、进行性衰竭及细胞葡萄糖摄取减少。在生化方面的表现主要为:影响脂蛋白脂肪酶,低密度脂蛋白受体和葡萄糖转运蛋白(glucose transport proteins,GLUT)。

二噁英类化学物对细胞摄取葡萄糖的抑制与其影响 GLUT 的作用相关。研究表明,2,3,7,8-TCDD 对细胞摄取葡萄糖的抑制主要是通过 GLUT-4 水平下调而发生作用,芳烃受体拮抗剂可拮抗二噁英类化学物对细胞摄取葡萄糖的抑制,且各二噁英类化学物与芳烃受体的结合能力与其抑制细胞摄取葡萄糖的能力一致。Hugh 等的研究结果说明,二噁英类化学物主要是通过芳烃受体调控 GLUT-4 的水平,从而抑制葡萄糖的摄取,但中间的具体过程目前还不清楚。细胞摄取葡萄糖的减少将导致脂肪组织中脂蛋白脂肪酶的活性降低和肝脏细胞膜

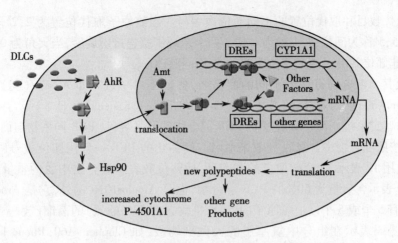

图 30-1 二噁英类化合物的可能作用机制

上低密度脂蛋白受体的下调,这也是二噁英类化学物导致废物综合征的基本原因。脂蛋白脂肪酶主要作用为水解血清甘油三酯,使之转位于脂肪组织,该酶活性的降低则导致高甘油三酯血症和脂肪组织的耗竭。肝脏细胞膜上低密度脂蛋白受体途径为低密度脂蛋白代谢的主要途径,该受体的下调导致血清低密度脂蛋白浓度上升,则血清胆固醇浓度也上升。

　　二噁英类化学物毒性的分子机制经过 10 余年的研究,至今已有一个大致的轮廓,但很多细节问题还没有完全研究清楚,尤其是基因表达后,表达产物如何发挥作用;蛋白激酶激活后如何导致毒性效应;以及芳烃受体存在于机体的意义也就是其生理作用和内源性配体。上述问题是当前二噁英类化学物毒理机制研究的重点及热点,加强其深入研究,将对二噁英毒性的评价、预防和治疗都具有十分重要的意义。

（徐顺清）

第二节　多氯联苯

　　多氯联苯(polychlorinated biphenyls,PCB)亦称氯化联苯(chlorinated biphenyls),是在金属催化剂作用下,联苯分子 1~10 位上氢原子被氯原子取代而生成的一类非极性氯代联苯芳烃化合物。自 1881 年德国人 Schmidt 和 Schults 成功合成 PCB 后,美国的孟山都(Monsanto)公司于 1929 年首先开始工业化生产。PCB 具有极好的阻燃性、低电导率、热稳定性和化学稳定性,以及低蒸气压、高电解常数等优点,曾广泛用作变压器、电容器的绝缘油。此外,PCB 还被用作油漆、塑料、树脂、油墨、黏胶剂等的增塑剂,以及热交换剂、润滑剂、绝缘介质、无碳复写纸、农药延效剂、化妆品、皮革以及建筑材料等多个领域。由于 PCB 的高残留性、高富集性、远距离扩散性以及对生态系统和人类健康的危害作用,因而被国内外环境保护部门列入优先监测和控制的有机污染物名单,并于 2001 年被列入《关于持久性有机污染物的斯德哥尔摩公约》受控物质名单之中。

一、理化性质

　　PCB 化学通式为 $C_{12}H_{10-n}Cl_n$,联苯苯环上有 10 个氢原子,按氢原子被氯原子取代的数目不同,理论上 PCB 有 210 种同系物异构体。目前,已确定结构的有 102 种,根据氯原子在两个苯环上取代数目和取代位置的不同而依次编号。当氯原子取代位置为 2,2',6,6'时称为邻位;3,3',5,5'称为间位;4,4'称为对位。两个苯环围绕连接键旋转,当夹角为 0°时,称为共平面结构,非邻位共平面的 PCB 被称为共平面同族体。

PCB 及其与混合物有许多不同的商品名,各国不尽一致。如 Aroclor(美)、Phenochlor(法)、Clophen(德国)、Fenchlor(意大利)、Sovol(前苏联)、Kanechlor(日本)等,各厂家均有其各自产品的鉴定系统。Aroclor 是美国 PCB 混合物的商品名,是 PCB 同系物与商业混合物的混合体系,按照混合物中含氯百分数来命名。商品化的 PCB 一般用四位数号码来表示,通常前两位数用 12 表示 12 个碳原子的联苯环,后两位数表示混合物中氯的重量百分比。如 Aroclor1260 表示含氯量为 60%的 PCB 混合物,但是 Aroclor1016 例外,它是 Aroclor1242(仅含有 1%带有 5 个或 5 个以上氯原子的组分,平均含有 42%的氯)的蒸馏产物。另外一些商业产品,其号码表示在组分中氯原子的大致平均数,如 Clophen A60,Phenochlor Dp60 和 Kanechlor 600 表示每个分子中大约平均含有 6 个氯原子的联苯(相当于以重量计氯含量为 59.0%)。我国习惯上按联苯上被氯取代的个数(不论其取代位置)将 PCB 分为三氯联苯(PCB3)、四氯联苯(PCB4)、五氯联苯(PCB5)、六氯联苯(PCB6)、七氯联苯(PCB7)、八氯联苯(PCB8)、九氯联苯(PCB9)、十氯联苯(PCB10)。在 PCB 工业产品中,含量>0.05%的 PCB 同系物有 130 种,氯元素含量范围是 20%~70%。因 PCB28、52、101、118、138、153 和 180 代表了食物中 PCB 总量的 50%,联合国 GEMSP Food 中规定把上述 6 种 PCB 同系物作为 PCB 污染状况的指示性单体。其中 PCB153 与 $\sum$ PCB 高度相关,故常将 PCB153 作为 $\sum$ PCB 的指示物。

纯 PCB 化合物为结晶态,混合物为油状液体,低氯代 PCB 化合物呈液态,流动性好,随氯原子数目的增加,其黏稠度也相应增高,呈糖浆状乃至树脂状。PCB 沸点是 340~375℃,比重 1.4~1.5(30℃),密度 1.44g/cm³(30℃),熔点 143~144.5℃,饱和蒸气压:三氯联苯为 4kPa(200℃),五氯联苯为 1.2kPa(200℃)。PCB 理化特性极为稳定,具有较高的辛醇/水分配系数(octanol-water partition coefficient,Kow),一般不溶于水,其 Kow 在 10^4~10^8 范围内,在水中溶解度仅 12μg/L(25℃)左右。分子量大小影响 PCB 在水中的溶解度和挥发性,25℃时三氯联苯在水中浓度为 10^{-1}mg/L,而十氯联苯的浓度为 10^{-6}mg/L。易溶于脂肪和有机溶剂。常温下 PCB 的蒸气压很小,不容易挥发,属难挥发性物质。但其蒸气压受温度的影响很大,温度升高,蒸气压升高,如在 150℃时,PCB1254 的蒸气压为 50Pa。蒸气压还和氯的含量有关,氯含量越高,蒸气压越小,挥发性越小,在 100℃时,6 小时内其挥发部分不超过 0.2%。

尽管 PCB 同系物异构体的数目繁多,结构类似,但是结构上微小的差别却能造成其环境行为的巨大差异。如联苯分子上氯代程度和位置的不同,PCB 同系物的物理、化学、生物和毒理等性质以及在环境中的降解能力可能会有较大差别。有研究证实,苯环上氯原子的个数增加会阻碍 PCB 的降解,氯原子在苯环上的位置也影响其降解。根据分子结构中联苯基有无邻位氯原子,可将 PCB 分为平面结构和非平面结构两类,因为空间构型的不同,PCB 同系物对机体的毒性效应也有差异。

二、污染来源和环境分布

(一)环境中来源

环境中 PCB 主要来自工业生产过程中的使用,以及后期不合理的处置,使得大量 PCB

进入环境,造成广泛污染。美国调查结果显示,PCB 年产量中只有 20%在使用中消耗,其余 80%都进入环境。环境中 PCB 的主要来源:①含 PCB 的变压器、电容器等工业产品的使用;②含 PCB 工业废水废渣的排放和蒸发;③含 PCB 工业液体的渗漏;④从密封存放点渗漏或在垃圾场堆放沥滤;⑤焚化含 PCB 的物质;⑥增塑剂中的 PCB 的挥发;⑦用含 PCB 的回收材料作为原料生产的产品,如轮船、汽车塑料制品等;⑧生产泡沫乳胶、玻璃纤维、防水化合物等绝缘绝热固体材料;⑨作为含氯溶剂、油漆、墨水、塑料等工业产品生产时的副产品;⑩汽车尾气排放与光化学反应生成物。

进入环境的 PCB 由于受气候条件、水文地质和生物等因素的影响,在不同的环境介质间会发生一系列的迁移转化。尽管 PCB 同系物在环境中的生物降解非常缓慢,但最后的归宿主要是土壤、河流和海洋水体的沉积相。沉积物可看作是 PCB 的储存库,尤其是水生系统,沉积相作为参与地球化学循环的重要贮存器,随着原发污染源的消失,在今后几十年甚至更长时间内,它有可能作为次生污染源再次将 PCB 释放到环境中。

(二) 环境暴露水平

尽管 1968 年 3 月因日本发生 PCB 污染米糠油而造成有名的米糠油事件后,世界各国陆续开始减少或停止生产 PCB,但全世界已生产的 PCB 总量已超过 120 万吨,其中约 30%已经释放到环境中,60%仍存在于旧电器设备以及垃圾填埋场中,并将继续向环境中释放。由于 PCB 的理化性质稳定,自然条件下不易降解,其半减期在水中>2 个月,在土壤和沉积物中>6 个月,在人体和动物体内则为 1~10 年,再加上目前 PVC 等生产过程中,PCB 作为副产物仍不断释放进入环境,以及一些潜在污染源如底泥的不断释放,以致 PCB 仍然广泛存在于大气、水体、水体的沉积物、土壤、飘尘,甚至房屋和工厂的表面,在环境中的残留量并无明显下降,PCB 已造成全球性(从赤道到两极)多介质(大气、水、土壤、底泥及生物体)的污染。

1. 大气环境中的 PCB　主要来源于直接排放、挥发以及远距离扩散。生产和加工 PCB 时,几乎不会造成广泛的大气污染,但随后对其使用和废弃则可造成大气污染,焚烧工业废物和城市垃圾时可进一步污染大气。大气污染的第二个来源是来自土壤和污泥干燥过程中的蒸发。此外,水体 PCB 也可通过水表面向大气挥发。北极圈六氯环己烷的空气/海洋交换通量的研究结果表明,PCB 正以一定速率从污染的土壤和水体向大气挥发,而且挥发速率超过沉积速率。据估算,全球大气中 PCB 累积量已达 100~1000 吨。

PCB 是半挥发性污染物,进入大气后以气态和吸附态两种方式存在,参与气团运动,扩大污染范围。因此,PCB 在空气中广泛存在,甚至在人迹罕至的两极大气中都监测到了 PCB。Motone RC 发现,南极洲 KingGeorge 岛大气中 PCB 为 nd~33.2pg/m³,低氯取代物占总量的 66.7%。随蒸气相进入大气的 PCB 会迅速吸附于颗粒物上,依据颗粒物的大小将以一定速度沉降下来或随雨水冲洗掉,在大气中的平均存留时间为 2~3 天。

发达国家对空气中 PCB 浓度的检测做了大量工作,主要包括城市空气、湖泊上空、特定场所(如垃圾焚烧装置附近和变压器堆积场所)空气中 PCB 的监测。研究发现空气中较高浓度的 PCB 主要分布在室内、工厂以及人口密集的城市。美国丹佛、芝加哥空气中 PCB 分别为 2.2ng/m³、1.3ng/m³,日本 Kobe 为 0.16~1.5ng/m³,瑞典斯德哥尔摩为 0.06~0.7ng/m³,英国伦敦、曼彻斯特、Cardiff 为 0.6~10.5ng/m³,法国巴黎为 5~19ng/m³,希腊雅典为 348.6pg/m³。法国空气中 PCB 污染最为严重,主要原因是因为法国是较大的 PCB 生产国,其 PCB 产量占全球总量的 10%。

从 20 世纪 90 年代起,韩国、印度、中国台湾等地区纷纷开始大气中 PCB 污染的调查,发现印度 Bombay、Goa、Bangalore 和 Calcutta 大气中 PCB 为 $0.5 \sim 4.5 ng/m^3$,韩国安盛大气中 PCB 为 $6.13 \sim 71.9 pg/m^3$,中国台湾大气中 PCB 为 $2.2 \sim 6.9 ng/m^3$。

由于采样技术及分析方法的限制,国内对空气中 PCB 检测近乎空白。近年来,有人对珠江三角洲地区大气中 PCB 污染水平进行了测量,发现夏季空气中 PCB 平均浓度为 $0.217 ng/m^3$,其中气态 PCB 为 $0.183 ng/m^3$,是颗粒态的 5.47 倍。而冬季空气中 PCB 总浓度为 $0.176 ng/m^3$,其中气相中的浓度为 $0.123 ng/m^3$,仅为颗粒相浓度的 2.31 倍。深圳市空气中 PCB 为 $0.42 \sim 0.51 ng/m^3$,略低于欧美国家空气中 PCB 水平。大连市内 PCB52 含量较高,浓度范围为 $36.09 \sim 314.75 pg/m^3$,而郊区含量较高的是 PCB44,浓度范围为 $4.67 \sim 843.73 pg/m^3$,其浓度主要受到东北地区、山东半岛以及朝鲜半岛气团的影响。

工业生产的 PCB 65%用于生产变压器和电容器,故对废旧变压器和电容器的不正确处置必将导致严重的 PCB 污染。如泰国一废旧电容器堆积场空气中 PCB 为 $820 ng/m^3$,下风向 5km 处为 $570 ng/m^3$。国内不同场所计算机内灰尘中 PCB 平均含量为 $0.723 ng/g$。在一些工业作业场所,空气中 PCB 浓度达 $4.1 \sim 396.5 ng/m^3$。2014 年的一项调查显示,我国南方电子垃圾拆解区的空气(气体和颗粒物)中 PCB 浓度高达 $7825 \sim 76\,330 pg/m^3$,主要成分是 5,6-二氯联苯,结合土壤中 PCB 的含量,提示土壤蒸发是造成空气中 PCB 浓度较高的主要原因。

2. 水体环境中的 PCB　主要是通过大气沉降和随工业、城市废水向河、湖、海洋和沿岸水体排放等方式进入,也存在部分局部的污染源如船舶的渗漏等。据报道,流入北美苏必利尔湖的 PCB 有 85%~90%来自大气沉降,密歇根和 Hudson 湖中 PCB 也有 58%~63%来自大气沉降。

存在于湖泊、海洋等水体中的 PCB 主要附着在颗粒物上,并且最终依颗粒物大小以一定的速度沉降到底泥中。另一方面则通过水表面微层向大气挥发。水环境中 PCB 的最终贮存场所主要是河流和沿岸水体的底泥,当水体中 PCB 浓度突然降低,底泥中 PCB 将被释放至水中,底泥在水体中 PCB 的迁移转化过程中发挥重要作用。一般河流水体中 PCB 浓度较低,而沉积物中含量较高,两相之间的分布迁移受多种因素影响,如水文、地质、温度等。Larson(1983)研究 PCB 从底泥到水体、从水体到空气的迁移变化,发现控制这一变化过程的主要因素包括温度、水流、生物干扰等。Bremle 等的研究发现,解吸是 PCB 由底泥向湖水转移的一个重要机制。此外,PCB 同系物组成随其总浓度变化而变化,当 PCB 浓度下降时,同系物组成向高氯物质多格局变化。另外,水温对 PCB 同系物组成也有影响,温度高时低氯物质较多。污水处理可去除水体中附着在颗粒物上的 PCB,但不能去除溶解于水体中的 PCB。PCB 在颗粒物上的吸附程度与颗粒大小和本身的溶解度成反比,与颗粒的有机碳含量成正比。贾可欣等通过对珠江广州河段不同粒径沉积物中 PCB 分布特征的分析发现,不同粒径组分中的有机质对 PCB 的富集能力是不同的。粒径 $63 \sim 220 \mu m$ 组分中有机质对含较多氯原子(≥ 4)的 PCB 同系物富集能力强,而粒径 $< 22 \mu m$ 组分中有机质对含有较少氯原子($2 \sim 3$)的 PCB 同系物富集能力强。Formica 等人利用放射性核素标记方法测量 PCB 在底泥中的迁移行为,64 天后 PCB 的迁移深度不超过 1cm,说明 PCB 在沉积相中的迁移性很弱。

(1)水体:PCB 在水体中的分布及其迁移变化规律一直是 PCB 污染研究的重点。相对于其他环境介质,PCB 在水环境中污染研究主要集中于大江大湖(如塞纳河、莱茵河、哈德逊河、密执安湖、Ontario 湖、北大西洋和北太平洋)的污染调查。美国国家环保局自 1977 年起对哈德逊河的上、下游水体、底泥、鱼体中 PCB 含量分布变化等进行了长达 10 年的监测,结果发现哈德逊河中 PCB 含量已超过食品与药物管理局(FDA)规定的 5.0mg/L 的可接受标准。Chevreuil 等在 1987 年研究了法国塞纳河的 PCB 污染状况,采样点覆盖了塞纳河 200km 干流及其主要支流,包括 PCB 的季节变化、来源及在底泥、水体之间的迁移变化。结果发现塞纳河水体中 PCB 含量丰水期为 50~150ng/L、枯水期为 500ng/L,而这个时期饮水公司 80% 的水取自塞纳河,有可能对人体健康构成威胁。Stuart 等调查研究了英国环境中土壤、淡水、海水、海底沉积物、牧草、排污水中的 PCB 含量、来源、分布、迁移、归趋等环境行为,发现残留于土壤中的 PCB 占环境中残留总量的 93.1%,海水中占 3.5%,底泥中 2.1%,淡水牧草排污水及人体约为 1.4%。有研究报道,地下水中发现 PCB 的可能性与地表水相当,有可能对工业地区饮用水的供应造成长期影响。表 30-2 概括了文献报道的国外主要河流湖泊中 PCB 的污染现状。虽然 PCB 已被停止使用一段时间了,但是目前这些河流水质仍令人担忧,如欧洲的莱茵河和美国的哈德逊河等。

表 30-2　国外水体中 PCB 污染状况(ng/L)

河流名称	PCB 浓度	河流名称	PCB 浓度
北大西洋	1~100	哈德逊河	530
莱茵河	100~500	北太平洋中途岛	9.1~63
密执安湖	100~450	北美安大略湖	44~49
英国 Humber 河口	1.0	美国加州 PalosVerdes	0.06~1.14
孟加拉湾 Chennai 港	4.458	孟加拉湾 Cuddalore 港	1.934

在严重污染的水体中,PCB 吸附在悬浮颗粒物上,其浓度可比其溶解度高数倍。瑞典河水进入水处理厂时,其 PCB 浓度达 0.5ng/L,而水龙头水为 0.33ng/L。日本京都自来水中 PCB 浓度为 10~100ng/L。北美安大略湖未污染的淡水,其 PCB 的浓度不超过 0.5~5ng/L,中等污染的河流和港湾为 50ng/L,重度污染的河流为 500ng/L。

20 世纪 80 年代,中国学者开始对水体、底泥、土壤、鱼类等环境和生物体中 PCB 浓度及分布进行研究。结果发现,PCB 在自然水体中的浓度多在 μg/L 级以下。李敏学等对第二松花江中水体 PCB 进行检测,检出率达 31.5%,平均含量为 0.013μg/L;底泥检出率为 100%,平均含量达 0.12~1.05μg/L;鱼体中检出率为 100%,含量达 6.4~214μg/L。习志群等研究武汉东湖水体中 23 种 PCB 污染现状,检出率超过 90%,含量为 0.002~1.12ng/L,其中低氯取代的 PCB 相对含量明显高于工业用商品 PCB。黄业茹等发现,水体中 PCB 以五氯代最多,其次为四氯代、六氯代、三氯代等。张祖麟等在对闽江口及九龙江自然水中 PCB 分析的同时,还检测了底泥间隙水中 PCB 浓度,发现后者远高于前者,水中 PCB 以 3~6 氯 PCB 为主。我国河口和海域的 PCB 污染较水库、江河严重,主要是因为区域经济发达,PCB 输入量大,水体负荷重。由于我国地表水环境标准中没有 PCB 的相关规定,参考美国环保局相关标准(PCB 不超过 0.014μg/L),部分水体 PCB 含量远远超过美国标准。

(2)悬浮物:悬浮物作为一种重要的环境介质,对 PCB 在潮滩环境中的迁移扩散过程起着重要的作用。作为疏水性有机污染物,PCB 在水环境中主要吸附于悬浮颗粒物中,悬浮物的大量沉降,使得潮滩沉积物成为 PCB 的主要环境归宿之一。同时,悬浮物的再悬浮作用也会引起 PCB 向水体释放,从而加重水体的 PCB 的污染。Achman 等的研究显示,美国

Hudson 河口 PCB 的再悬浮通量是河流、排污口及大气沉降通量的 2~100 倍。

美国切萨皮克湾悬浮物中 PCB 含量为 59.30ng/g,欧洲西南部的瓜迪亚纳河口地区 10 月和 5 月份悬浮物中 PCB 的含量分别为 0.14~3011ng/g 和 0.18~812ng/g。程书波等对长江口滨岸带 14 个采样点水体悬浮物中的 PCB 进行 GC-ECD 测试,发现 PCB 含量水平为 215~5115ng/g。Jiang 等利用 GC/MS 手段也对长江(南京段)水体悬浮物中的 PCB 进行测定,发现其含量明显低于欧洲国家河流 PCB 水平。PCB 含量与悬浮物的粒径和有机质含量无明显关联,但与有机质来源和矿物组成存在一定关系。在大多数采样点,低氯代联苯(2~5CB)占 PCB 总量的 70% 以上,其中 2CB 在悬浮物中占有绝对优势地位,这一组成特征可能与我国生产和使用低氯代联苯有关,但与过去表层沉积物中以 3CB 为主的特征不同,表明可能有新的 PCB 输入。

(3)底泥:一般来讲,人口密集区附近水体底泥中 PCB 含量较高,城市附近底泥中 PCB 高于农村,且距离市区越远,底泥 PCB 含量越低。由于 PCB 在底泥中普遍存在,有些国家为保护水环境生态,已制定了底泥中 PCB 污染标准。我国目前还没有制定底泥中 PCB 污染标准,通常参考美国国家海洋和大气管理局(National Oceanic and Atmospheric Administration, NOAA)的沉积物质量指南(sediment quality guidelines,SQG)。

3. 土壤环境中的 PCB 主要来源于颗粒物沉降,少量来源于用污泥作肥料、填埋物的渗漏以及在农药配方中 PCB 的使用。土壤中 PCB 含量一般要比空气中含量高出 10 倍以上。

由于 PCB 是一类亲脂性化合物,一旦进入土壤,就容易被土壤有机质牢固吸附,其半减期可长达 9~12 年。土壤中 PCB 的蒸发速度随土壤中黏土含量和联苯氯化程度的增加而降低,但随着温度的增高而增高。PCB 在土壤中迁移能力很弱,横向迁移可以忽略,纵向分布最高浓度出现在 0~10cm 表层土,随着深度的增加,PCB 含量迅速降低。生化转化在低氯化合物从土壤的消失中起一定的作用。

国外有关 PCB 污染土壤的报道较多。在未直接受污染土壤中 PCB 为数个 ng/g,而在工业污染区可高达数十个 ng/g。Covaci 报道,罗马尼亚农村、城市地区土壤中 PCB 浓度分别为 8ng/g、134ng/g。巴伐利亚森林土壤中 PCB 为(39.1±19.4)ng/g。Nimmo 等发现某工厂 PCB 事故性排放点污染源下游 6.5km 处浅滩的土样中 PCB 为 1.4~1.7ng/g。日本农田土壤中 PCB 含量<1ng/g,但在生产电器元件工厂附近的土壤中高达 510ng/g。Backe 等人报道在瑞典南部不同采样区土壤中 PCB 浓度表现出较大的差异,其范围为 213~332ng/g。尽管 PCB 浓度并未显示出与土壤质地明显的相关性,但不同采样点土壤中 PCB 同系物组成不同,即 PCB 同系物具有明显地域特征。近年有研究发现,波兰北部格但斯克的一些垃圾填埋场附近的土壤中,7 种 PCB 的含量为 0.025~0.041ng/g,而 ∑PCB 则高达 2.5~12ng/g,Aroclor1242 是其主要来源。

中国虽然也生产和使用过 PCB,但时间和广泛性远不如一些发达的工业国家。总的来说,PCB 对土壤的污染不是很严重。刘耕耘等人测定了北京土壤中 PCB 含量,其总量约为 3.1ng/g,而储少岗等报道,怀柔附近土壤中 PCB 仅为 0.42ng/g。此外,PCB 总含量的高低顺序为:路边土壤>公园土壤>农田土壤>山地土壤,城区与近郊>远郊,推测城市机动车辆尾气排放以及农用化学品的使用是造成背景土壤 PCB 增高的不可忽视的因素。李勇等测定了天津市区 41 个表层(1~10cm)土壤样品中 84 种 PCB 含量,结果显示平均含量为 3.56ng/g,工业区>路边绿化带>公园,经分析国产变压器油、电容器油、Aroclor1242、Aroclor1248、Aroclor254、Aroclor30、Kanechlor300 以及现有工业排放是天津市区表层土壤中 PCB 的主要来源。安琼等调查发现,长江三角洲苏南市区农田土壤中普遍检出 PCB 残留物,其残留量范围在数十至数千 ng/kg 的水平,远低于欧、美农田土壤中 PCB 的含量,残留量大小依次为 PCB138＞PCB126＞PCB101＞PCB118＞PCB153;检出率大小顺序是:PCB180＞PCB138＞PCB185 ＞PCB153,检出率最低是 PCB77,其次是 PCB167,其余同系物的检出率约在 30% 左右。另外还发现,土壤的不同利用方式对 PCB 残留量有明显影响。水稻田土壤中 PCB 残留量最高 (1636.8pg/g),其次为蔬菜基地和大棚菜地(分别为 1172.8pg/g 和 919.2pg/g),传统菜地最低(553.5pg/g)。水稻土壤中能检出绝大多数同系物,大棚土壤中所检出的 PCB 同系物多为高氯取代物,说明水稻田土壤中 PCB 主要来源于灌溉水,而蔬菜地 PCB 主要来源为大气降尘,大棚土壤中 PCB 则主要来自于农用化学品。2013 年,天津、青岛、大连、黄河三角洲调查结果发现,天津 PCB 浓度最高,达 373ng/g,其次是黄河三角洲,而青岛和大连 PCB 浓度低于 15ng/g,尚未发现确切的污染源。根据我国 2008 年土壤环境质量标准(修订),居住用地以及工业用地二级标准分别为 100～1500ng/g,超过该标准即提示存在潜在危害,需要引起注意。此外,电子垃圾拆解区土壤中 PCB 含量普遍偏高。王学彤等测定了电子垃圾拆解区路桥表层土壤中 144 种 PCB,其浓度为 0.779～937ng/g,与国外相比,该区域土壤 PCB 污染处于中高水平。某些地区,由于居民擅自拆解含 PCB 的变压器,造成局部地区土壤中 PCB 污染浓度高达 788ng/g,且以4～6氯取代为主,占总量的 85% 以上。

城市污水处理厂消化污泥中含有丰富的 N、P 等营养元素,在某些国家曾作为农田肥料,也造成了 PCB 对土壤的污染。早在 1968 年,Jones 等研究了污泥对土壤中 PCB 含量的影响及变化趋势,发现在 1917 年的土壤中未检出 PCB,而在 1918 年使用污泥后的土壤中 PCB 浓度为 137ng/g,至 1972 年增加到 229ng/g。

根据国内外不同地区土壤中 PCB 浓度的测定结果,不难看出工业区以及电子垃圾拆解区土壤中 PCB 含量较高,这提示要加强可能产生 PCB 的工业区的生产管制,尽可能减少其产生,并防范意外泄漏等事故的发生;加强电子垃圾拆解区居民健康状况的监控,同时运用适当方法降低土壤 PCB 浓度。

4. 动植物体内的 PCB　食物链中 PCB 迁移变化过程是环境毒理学最为关心的一个环节。由于 PCB 水溶性很小,脂溶性大,易富集于生物体内特别是生物体脂肪组织中,其在生物体不同部位的含量随其脂肪量的不同而异,在含脂量高的脏器中含量明显要高,其生物富集系数可高达 10^5。

处于食物链最低营养级的浮游生物易于从周围环境中吸收和蓄积 PCB,常作为局部地区 PCB 污染程度的指示生物。考虑到水样中可能包括含高浓度 PCB 的非浮游生物颗粒而产生误差,因此,有人建议以浮游生物为食物的鲱鱼、处于食物链较高营养阶段的狗鱼和海鸟作为指示生物。在淡水中,端足动物已被用作氯代烃的指示生物。

许多研究结果表明,从重污染区和轻污染区采集的类似品种生物中 PCB 浓度不同。Jensen 等发现从斯德哥尔摩附近工业区水中打捞的鲱鱼中 PCB 含量是从瑞典西海岸清洁水中捕捞的鲱鱼的 5 倍。同样,沿着离斯德哥尔摩不同距离的瑞典海捕获的浮游动物中,PCB 含量随着离污染区域距离的增加而逐渐降低。在中等污染区海洋浮游生物的可提取脂类中 PCB 浓度为 5mg/kg,而在非污染区则含量较低。在中等污染区,以浮游生物为食的鲱鱼肌肉组织中 PCB 浓度约为 0.5mg/kg(在可提取的脂肪中为 10mg/kg),而鲽鱼和比目鱼(均以底层生物为食物)约为该值的 1/3,说明水底生物 PCB 含量较低。

多个调查发现须鲸体内也有 PCB 存在,不同地区差别各异。Dorneles 等在 2000—2001 年发现南极须鲸体内 30 种 PCB 总量为 4.4~761ng/g,2008—2011 年间,Waugh 等发现澳大利亚摩尔顿湾须鲸体内 32 种 PCB 总量为(3.1±0.7)ng/g,2010—2011 年间 Krishna Das 等发现印度洋须鲸体内 30 种 PCB 总量为 0.6~16ng/g。

孙成等对香港海域翡翠贻贝(PernaviridisL)中 PCB 含量分析发现,翡翠贻贝体内 PCB 的污染现状与中国香港周边环境污染状况相符,在中国香港某些海域中翡翠贻贝体内 PCB 有较高的含量,特别是靠近中国香港陆地的海域,PCB 总浓度最高达 303ng/g(干样)。运用二噁英毒性当量(TEQ)表征翡翠贻贝中 PCB 的毒性,TEQ 最高值达 4.96ng/kg,低于美国 FDA 允许值。有人对浙江部分地区淡水鱼中 PCB 含量进行测定,发现鲫鱼、鲢鱼组织中指示性 PCB 浓度范围分别为 150~1757pg/g 湿重和 48~524pg/g 湿重,认为鲫鱼的污染水平要比鲢鱼高。

鸟类是食物链中的高级消费者,体温高、新陈代谢旺盛的特点决定了其需要从环境中获取较多的物质,其受环境污染物质的影响也更明显。食鱼鸟类 PCB 浓度较高,如鲱鱼鸥和鱼鹰 PCB 浓度分别为 18mg/kg(可提取脂肪中为 650mg/kg)和 17mg/kg(可提取脂肪中为 420mg/kg),而食无脊椎动物鸟类的 PCB 浓度较低,如长尾鸭脂肪 PCB 含量为 14mg/kg。在食物链的最高水平,雕鸮体内 PCB 含量为 96mg/kg(可提取脂肪中为 9.7g/kg),以瑞典东南沿海死亡的雕鸮中 PCB 含量最高,脑中含量为 260mg/kg(可提取脂肪中为 3.4g/kg),在肌肉中为 110mg/kg(可提取脂肪中为 12g/kg)。

南极食物链顶端海鸟卵中 PCB 分布情况是:南极海鸟贼鸥、巨海燕卵中检出 9 种 PCB 同系物,PCB180>PCB153>PCB194>PCB138>PCB118>PCB170> PCB101>PCB163>PCB149,七氯、六氯取代物的 PCB 同系物 PCB180,PCB153 含量在 17.5~205.5ng/g,占总 PCB 的 62%;巨海燕含量在 14.5~30.5ng/g,占总 PCB 的 69%。企鹅卵中检出 5 种 PCB 同系物,其中 PCB153 为最高,说明生物体内的 PCB 同系物主要以高氯取代物为主,这主要是由于高氯取代物 PCBs 有较高的脂溶性,不仅易在生物体内富集,而且不易被生物代谢,其毒性也远大于低氯取代 PCB。1980—1990 年期间,从格陵兰岛东部以及斯瓦尔巴特群岛的北极熊的体内也检测出较高浓度 PCB,且雄性高于雌性。

关于陆栖生态系统中 PCB 的资料较少。蛞蝓、蛇和蚁的新鲜组织中 PCB 浓度约 0.01mg/kg,蚯蚓的含量稍高。草食哺乳动物组织 PCB 浓度一般为 0.01mg/kg。野兔的脂肪中,72 次测定中 20 次平均浓度为 0.22mg/kg,对狐的脂肪组织 5 次测定中有 1 次较高(2.5mg/kg)。瑞典的美洲水貂的浓度较高,肌肉中含 0.58mg/kg(脂肪中为 45mg/kg),这可能是由于其以鱼为饲料。杂食野鸟组织中 PCB 含量较低,但食肉鸟含量较高。数项研究已经证明,海鸟蛋中 PCB 含量较高。

此外,由于可从土壤吸收,植物体内含有一定 PCB。Chen 等在 2007—2008 年期间,收集了某地一电子垃圾拆解场附近的桉树和马松的叶子,通过 GC-EI-MS 检测到叶子中 PCB 含量为 27.5~1993ng/g,同时发现桉树叶对于 PCB 的阻旋异构体的代谢能力强于马松叶。

已经证实,生物体内 PCB 浓度在食物链中逐渐蓄积。海藻类对 PCB 的富集能力约 1000 倍,虾、蟹类为 4000~6000 倍,鱼类可高达数万倍甚至十余万倍。

5. 食物中的 PCB 美国 FDA 和瑞典对其市场上多种食品中 PCB 含量进行了测定,发现瑞典食品中 PCB 含量明显低于美国。加拿大调查也发现,蛋中 PCB 含量低于0.01mg/kg,

国产和进口乳酪 PCB 含量平均为 0.042mg/kg,最高达 0.27mg/kg。某些包装食品中 PCB 含量较高,可能是包装材料中 PCB 转移至食品之故。在包装材料中 PCB 最大可能的来源是含有压敏复写纸废纸的再利用。

(三) PCB 在环境中的降解

在自然条件下,PCB 的降解主要有光降解和生物降解两种方式。Safe 等人研究发现,PCB 在波长为 280~320nm 紫外线作用下可产生芳烃自由基和氯自由基,2,2′,6,6′邻位氯-碳键的断裂优先发生。在 PCB 的光解脱氯反应中,氯含量高的比含量低的 PCB 更易发生光解反应且反应速度更快。而对于生物降解刚好相反,因为生物降解的性能主要取决于碳氢键的数目,氧原子数量越少,碳氢键的数目越多,越容易进行生物氧化。

PCB 的生物降解过程最开始也是最重要的一步是厌氧还原脱氯。一般认为,PCB 生物降解分两步:第一步是生成吸收波长在 400nm 的黄色中间产物;第二步为该中间产物裂解为氯代苯甲酸。Bremle 发现,低氯代 PCB 易被微生物降解同时也更具水溶性和易挥发。PCB 分子中含氯原子数目越多,则其在土壤水环境系统中生物降解速度就越慢,因为 PCB 分子量越高,其吸附分配系数就越大,这使得可逆吸附于土壤固定相的 PCB 解吸并扩散到外部水相所需时间越长,相应 PCB 被降解的速度也就越慢。另外,PCB 在土壤固定相中停留时间的增长,使得 PCB 与土壤有机质反应被土壤屏蔽的量也相应增加。PCB 的吸附特性,对 PCB 在土壤水环境系统中生物降解过程起着非常重要的作用,也是控制 PCB 在系统中总降解速度的关键因素之一。

另外,燃烧源的废物没有完全热解会排放出 PCB,焚化炉使用不合理,或者燃烧温度不够高,尤其是户外和其他露天废物焚烧均可导致多氯代二苯并二噁英和多氯代二苯并呋喃的产生。

三、体内代谢和蓄积

(一) 进入机体途径

人类接触 PCB,除了职业暴露外,食物摄入是最重要的途径,超过人体接触量的 90%。通常 PCB 首先被植物、海洋微生物及昆虫所吸收,然后以上生物又被高营养级生物捕食,PCB 随着其在食物链中的传递,最终会污染鱼、肉及奶乳食品。这些受污染的食品被人类食后,PCB 就会蓄积于脂肪组织中,并且可通过胎盘和哺乳传给胎儿和婴儿。

由于 PCB 广泛应用于建筑材料,室内空气中 PCB 浓度也较高,故室内空气吸入也是 PCB 暴露的主要途径。

由于 PCB 广泛使用于多个工业生产领域,除 PCB 的生产者外,使用 PCB 的操作人员及贮运人员均有接触机会。职业性接触的主要途径是经皮肤吸收和经呼吸道吸入,空气暴露被认为是职业中毒的主要途径之一。Wolff 等研究发现在电容器制造工人的体内大约有80%的 PCB 来自空气暴露。而临床病例多为经口摄入中毒。

(二) 代谢过程

不同途径进入体内 PCB,起初在组织中浓度迅速升高,随后缓慢增加并达到稳定状态。PCB 在体内各组织中的存留量主要取决于各组织中脂肪含量,以脂肪组织中 PCB 含量最高。

目前可通过测定人类血液、乳汁和脂肪等组织中 PCB 含量反映体内 PCB 负荷水平。在美国,723 个志愿者中有 43%的人血浆含有 PCB,平均值约为 5mg/L。芬兰的研究表明,对

PCB 无特殊接触者全血中 PCB 含量为 3.1~12μg/L。日本 20~85 岁成人体内 PCB 含量为 0.09~5.27ng/g 湿重。Anna 等在 2011—2012 年间，对意大利 6 个区域的育龄女性血中 PCB 进行检测，发现体内类二噁英-PCB 为 5.7pg 的 WHO-TEQ$_{1998}$/g 脂肪，3.5pg 的 WHO-TEQ/g 脂肪，提示体内负荷明显增加。Eliška 等对欧洲 3 个国家母乳中 PCB 进行调查，发现 PCB 的水平依次为 PCB153>PCB180>PCB138>PCB28>PCB101>PCB52。斯洛伐克的 PCB 的中位数是 144ng/g，高于挪威和荷兰。德国调查发现，在 PCB 污染的学校内工作，教师血液 PCB 较高。有研究发现电容器工人 28 年前暴露 PCB，到 2011 年血中 PCB 负荷为 6ng/g，是 2003—2004 年间美国公众体内负荷的 10 倍。婴儿通过乳汁暴露，体内负荷可达 3ng/g，在一些重度污染的地区甚至可高达 10ng/g。

徐承敏等通过测定某固废拆解基地妇女乳汁中 PCB 浓度发现，拆解区和对照区母乳中总 PCB 浓度分别为 0.39~3.92μg/g 脂肪和 0~0.46μg/g 脂肪，拆解区妇女乳汁中总 PCB 高于大多数国家和地区的水平。在人乳样品中，单个或两个邻位被氯取代的 PCB 含量于产后 4 周显著下降，而对位和间位氯化的平面构型的 PCB 平均水平未见变化。

动物实验证明，PCB 可通过胎盘进入胎儿体内，并且胎儿组织中 PCB 浓度与染毒剂量有关。在油症(oil disease)患者中也观察到 PCB 经胎盘转移，其脐带血 PCB 浓度约为母体血液的 25%。体内 PCB 的主要排泄途径是粪便，仅少量通过尿排泄。从粪便中排泄的大部分是 PCB 的代谢产物。

PCB 的生物半减期和清除率由代谢率决定，氯化程度低的 PCB 半减期短，清除迅速。给虹鳟鱼一次服用含有 31 种 2~10 个氨基的 PCB，发现氯化程度较低的 PCB 半减期为 5 天，而氯化程度较高的 PCB 则无明显清除。Brown 等在监测电容器工人的血浆时也发现，氯化程度较低的 PCB 能迅速代谢而清除，而氯化程度较高的 PCB 却持续存在，故可作为长期接触 PCB 的指示物。同时还发现，一氯联苯和三氯联苯的半减期约为 1.4 年，而二氯联苯和六氯联苯则约为 12.4 年。

（三）生物转化

尽管 PCB 在环境中有很高的残留性，但其在生物体内尚可缓慢转化成其他代谢产物。PCB 属于卤代芳香化合物(HAC)或二噁英类化合物(DLC)的范畴，其体内代谢通常由细胞色素 P450(CYP450)超家族酶系参与。目前研究认为，生物体内的 PCB 生物转化有两条主要途径(图 30-2)：一种是形成甲磺基 PCB(methylsulfonyl polychlorinated biphenyls, MeSO$_2$-PCB)；另一种是转化成羟基 PCB(hydroxylated polychlorinated biphenyl, OH-PCB)，其中以形成羟基化代谢产物为主。

PCB 的体内代谢由 CYP 酶系介导，先与谷胱甘肽结合形成间位-对位-环氧化物，后通过硫醚氨酸途径代谢生成持久稳固并具有生物蓄积性的 2-、3-或者 4-MeSO$_2$-PCB。但在生物体内多以 3-和 4-位取代为主。MeSO$_2$-PCB 能够停留在脂肪组织中，并且易分布于肝脏、肺和肾脏等器官。MeSO$_2$-PCB 较 OH-PCB 在生物体内有更高的持留性。

OH-PCB 主要是借助 CYP450 酶系统，通过 PCB 芳环上间、对位的氧化作用，包括氯原子的 NIH 转换(芳环在羟基化的过程中分子内氢原子位置的转换)，或者直接加上羟基形成。一般情况下，取代氯原子多于 6 个和对位氯原子取代的同系物较难羟基化，因而其半减期较长。类二噁英 PCB 主要通过 CYP1A 代谢，而非二噁英类 PCB 则主要通过 CYP2A 进行代谢。有些 OH-PCB 在体内依然具有滞留性，能够长期存在于血液中，而另一些 OH-PCB 能够与葡糖醛酸或者硫酸盐结合，增加 OH-PCB 的水溶性而通过胆汁排泄。具有 4-OH-3,5-

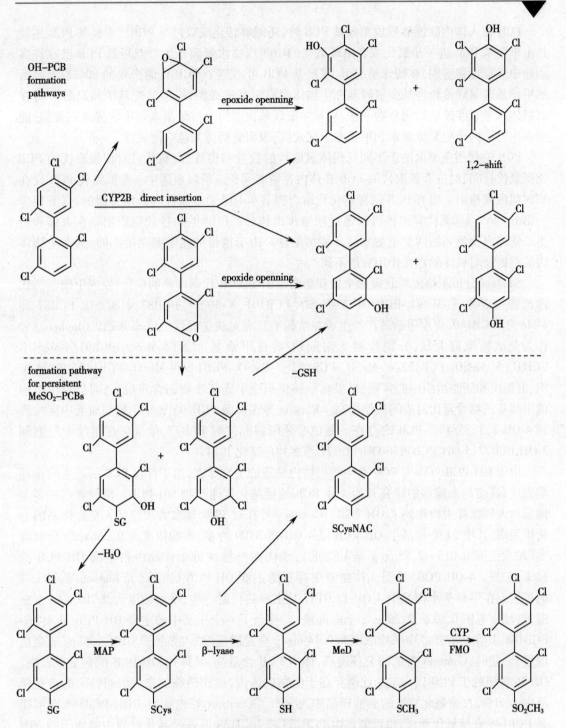

图 30-2　多氯联苯在生物体内的两种代谢途径

Cl$_2$ 分子结构的 OH-PCB 异构体能够与血浆中的蛋白质结合或者分布在脂肪组织中,因而可以在血液中长期存在。由于 PCB 结构复杂,异构体多达 209 种,其形成的羟基化产物也是多样的,某些 OH-PCB 不仅来源于其对应的 PCB,同时也可能是其他几种异构体的代谢产物。人血清中 OH-PCB 含量超过 PCB 的 10%,在人体血浆中已经发现有 38 种 OH-PCB。

PCB 在人体内除能够形成单羟基 PCB 外,还能够转化成双羟基 PCB。双羟基 PCB 主要是由单羟基 PCB 进一步氧化或者由环氧化的中间产物水解而产生。双羟基 PCB 已在许多动物中被发现和鉴别,在特殊情况下,双羟基 PCB 可占整个 PCB 代谢产物的 80% 以上。虽然甲磺基多氯联苯较羟基多氯联苯在生物体内有更高的滞留性,但与烷基酚和双酚 A 等在有机体内半衰期较短的化合物一样,羟基多氯联苯在结构上与雌激素和甲状腺激素类似,能够在生物体内产生类雌激素和甲状腺干扰效应,因而受到越来越广泛关注。

PCB 的代谢速率取决于不同异构体氯取代的数量和位置,高氯代且对位氯取代的 PCB 比低氯代且间、对位非氯取代的 PCB 在体内存留时间长。所以血清中一些低氯代 PCB 仅在短时间内被检出。所有 PCB 的羟基化代谢产物基本上是通过胆汁和粪便排泄的,仅有很少一部分(<5%)低氯代异构体可以通过尿液排出体外。PCB 的两种代谢产物是在人体和野生动物体内检测到的两类很重要的环境污染物。由于携带的化学基团的不同,其在生物体内的存留及对机体的毒性作用有所不同。

Sandala 分析东格陵兰北极熊全血和脂肪组织中 PCB 代谢产物的成分,发现甲磺基类代谢产物主要是 3′-MeSO$_2$-PCB101、4′-MeSO$_2$-PCB101、3′-MeSO$_2$-PCB87、4′-MeSO$_2$-PCB87 和 4-MeSO$_2$-PCB149,提示甲磺基产物生成在结构上具有对映选择性。Christina 以 Clophen A50 作为受试物染毒大鼠,分别检测 3 对间位/对位甲磺基 PCB(5-MeSO$_2$-PCB91/4-MeSO$_2$-PCB91、5′-MeSO$_2$-PCB132/4′-MeSO$_2$-PCB132、5-MeSO$_2$-PCB149/4-MeSO$_2$-PCB149)在肺组织、肝组织和脂肪组织中的含量,结果显示肺组织中甲磺基产物的含量最高,而且对位结构的甲磺基产物含量比对应间位结构高。Klasson 等在口服 PCB105 成年小鼠的血液中能检测到 4-OH-2,3,3′,4′,5-PCB 的存在。变色窄牙鲷腹腔注射 PCB77,结果可在胆汁中检测到 2-OH-PCB77、5-OH-PCB77、6-OH-PCB77 等多种羟基化 PCB。

由于 OH-PCB 可作为 PCB 在生物机体内暴露的生物标志,用于评价 PCB 所产生的毒理学效应,目前越来越多的研究开始关注 PCB 的羟基化代谢产物 OH-PCB。研究者已在多个地域的人群血样中检测到了 OH-PCB。Courtney 等在对 30 个加拿大因纽特人全血样品的分析中发现,其中 21 个样品中 OH-PCB 以 4-OH-PCB109 为主,平均浓度为 0.266ng/g 全血湿重(浓度范围 0.015~2.55ng/g 全血湿重),该代谢产物在每个样品中占全部 OH-PCB 的 12%~62%。4-OH-PCB109 是人体血液中存在的主要 OH-PCB 已得到了 Klasson-Wehler 等的证实。在另外 7 个样品中 4-OH-PCB187 是主要的代谢产物,平均浓度为 0.202ng/g 全血湿重(浓度范围 0.022~2.26ng/g 全血湿重)。在余下一个样品中的主要 OH-PCB 是 4-OH-PCB146,其在所有样品中平均浓度为 0.149ng/g 全血湿重(浓度范围 0.010~1.88ng/g 全血湿重)。同时,Courtney 等的研究还发现,体内 PCB 含量高,其体内 OH-PCB 的含量也较高,OH-PCB 相对于 PCB 以一定的比例存在于生物机体内,该比例在加拿大因纽特人的全血样品中为 11%,在南魁北克人的血液样品中为 33%。Courtney 等也认为 4-OH-PCB146 既可能是 PCB146 直接氧化而成,也可能是由 PCB153 或 PCB138 通过羟基化过程中氯原子的 NIH 转换(芳环在羟基化过程中分子内氢原子位置的转换)而来。同样,4-OH-PCB109 既可能是由 PCB109 直接氧化而成,也可能是 PCB118 或者 PCB105 在形成芳环氧化中间体的过程中通过氯原子的 NIH 转换而形成的。有意义的是,Courtney 等还发现女性血液中的 OH-PCB 的含量低于男性,这主要是由于女性哺乳时一些 OH-PCB 随分泌的乳汁而排出体外。其他研究也发现母乳中含有 OH-PCB,这无疑会给母乳喂养婴儿的健康构成威胁。此外,还发现 OH-PCB 和其母体化合物 PCB 一样,与年龄呈显著正相关。

Britta 等在分析来自法罗群岛怀孕妇女的血清样品时发现,血清样品中 OH-PCB 与 PCB 的比例为 10% 左右(范围 5%~20%),有 5 种主要的 OH-PCB(4-OH-PCB107、3-OH-PCB153、4-OH-PCB146、3′-OH-PCB138、4-OH-PCB187)的浓度与其饮食习惯有密切关系。较少食用鲸脂的妇女体内 5 种 OH-PCB 的总浓度为 19~750ng/g 脂肪,而经常摄入鲸脂的妇女体内 5 种 OH-PCB 的总浓度为 25~1800ng/g 脂肪。在 5 种主要的 OH-PCB 中,4-OH-PCB187 的含量最高。SjÖdin 等也发现 4-OH-PCB187 是含量最高的 OH-PCB。此外,在北太平洋信天翁、加拿大北极圈北极熊、白尾海雕以及 13 种来自受污染河流的鱼体内均发现 4-OH-PCB187 是主要的代谢产物。因而可以说 4-OH-PCB187 是不同生态系统中不同脊椎动物体内最重要的 PCB 代谢产物。但是,Guvenious 在人类肝脏和脂肪组织中检测到 OH-PCB 的主要成分是 3′-OH-PCB138 和 4′-OH-PCB130,并发现 OH-PCB 在肝脏中的浓度高于脂肪组织。

四、毒性和健康效应

PCB 是具有亲脂性、难降解性和高富集性的物质,一旦进入生物体后很难排出体外,可在生物体富集,达一定浓度时对生物产生毒性,所以可对生物体尤其是人体健康构成极大威胁。

20 世纪 30 年代末,PCB 生产商孟山都公司已意识到工人因暴露 PCB 可产生健康危害,同时被罚款 7 亿美元赔偿工厂所在地安尼斯顿镇的居民健康影响。现有资料显示,PCB 对生物的急性毒性作用不明显,一般更多表现为对生物的亚急性和慢性毒作用,对免疫系统、生殖系统、神经系统和内分泌系统均会产生不良影响,并且是导致与之接触过的人群出现癌症的一个可疑因素。

(一)毒性作用及其机制

1. 一般毒性 PCB 对哺乳动物的急性毒作用较小。其 LD_{50} 值家兔为 3~11g/kg、小鼠为 2g/kg、大鼠为 4~11.3g/kg。严重中毒的动物主要表现为体重减轻、运动失调、腹泻和血泪,进行性脱水和中枢神经系统抑制可能是死亡的原因。在大鼠可观察到肝和肾的空泡形成以及胃和十二指肠的溃疡。动物反复给药后,可产生蓄积毒性作用,长期小剂量接触后可产生慢性毒性,表现为体重减轻、眼睑水肿、脱毛、痤疮样皮肤损害等。在体外引起人血小板凝集、黑色素分泌增加,也可刺激多核中性粒细胞产生磷肌醇,从而激活蛋白激酶 C,改变大鼠大脑粒细胞内的钙水平稳定。

一般而言,PCB 的代谢速率随氯化程度的增加而降低,因此氯化程度越高,其毒性作用越大。毒理学家的长期研究发现,类二噁英结构的非邻位取代共平面结构体 PCB 具有远高于其他同系物的毒性,其中以 3,3′,4,4′-四氯联苯、3,3′,4,4′,5-五氯联苯和 3,3′,4,4′,5,5′-六氯联苯(IUPAC 编号依次为 77、126 和 169)最为典型。按 WHO 和国际化学品安全规划署(IPCS)计算方法,PCB77、PCB126 和 PCB169 的毒性当量因子 TEF(相当于 2,3,7,-TCDD)分别为 0.0005、0.1 和 0.01。

2. 生长发育毒性 实验证明,3,3′,4,4′-PCB 使雄性大鼠的出生体重降低并阻碍生长发育,但对雌性大鼠无影响。Hoffman 等发现夜鹭卵中 PCB 浓度与孵化出来的雏鸟体重呈负相关,PCB 可对雏鸟的成活率产生影响。接触过 Aroclor1254 的母体哺乳的婴儿产后 22 周出现指甲损害和齿龈萎缩。淡水龟具有居住地点稳定、寿命长等特性,是研究 PCB 长期毒性作用的理想模型生物。多项研究表明,PCB 暴露影响幼龟的骨骼发育,表现为骨密度降低、龟壳变小、质量减轻。雌龟暴露于 PCB126 可导致其自身个体较小,同时其所产蛋也较小。密执安湖周围的妇女由于吃鱼而慢性接触 PCB,导致初生儿的个体小、头围小和惊吓反射增强。Aroclor1242、Aroclor1248 和 Aroclor1254 能刺激子宫肌肉收缩,这可能是引起职业接触孕妇早产的潜在因素。此外,母亲急性暴露于 PCB 也可导致胎儿以及儿童期生长缓慢,同时影响其神经发育。

已证明邻位取代 PCB 对神经细胞的影响最大。Elnar 等对哺乳期的小鼠喂食 PCB 污染的鱼,结果显示 PCB100pg/g 暴露组子鼠 PND7、9 天翻正反射时间延长,1pg/g 和 10pg/g 暴露组的一般活动也减少。PCB 的作用有性别差异,雌性动物反射受影响,而雄性运动能力受影响。此外,PCB 暴露组子鼠出现持续性焦虑行为。Seegal 等在孕期和哺乳期给大鼠口服 2,2′,4,4′-PCB 和 3,3′,4,4′-PCB,2,2′,4,4′-PCB 使 F1 代大鼠的大脑中多巴胺含量显著降低,可一直持续到成年。荷兰学者在研究母乳喂养和配方奶喂养时发现,在调整出生时婴儿血清中 PCB 浓度后,母乳中 PCB 浓度高者,婴儿发生轻微神经紊乱的危险性增加,母亲产后初乳中总 PCB 浓度≥1.25μg/g 或脐带血清浓度≥4.7ng/g 者,其儿童 IQ 水平比母亲产后初乳中总 PCB 浓度<1.25μg/g 或脐带血清浓度<4.7ng/g 的儿童低。薛建华等报道,高浓度 PCB 对人体中枢神经有麻痹作用,如果母亲摄入受 PCB 污染的鱼肉也可对儿童的学习能力造成缺陷。多项研究均表明,PCB 影响动物的神经发育和认知能力而导致行为异常,如影响雌性大鼠的性行为等。但 PCB 对神经系统发育的影响尚有争议。如荷兰 Sietske 发现,母亲产前较高水平 PCB 暴露与其 3 个月婴儿较好的神经系统功能表现相关,但出生前 2-OH-PCB107 暴露,男婴则表现出较差的神经系统功能。一项 2002—2004 年间的出生队列研究发现,与斯维德尼克较低水平 PCB 相比,较高水平 PCB 暴露的斯洛伐克东部米哈洛夫采的儿童精神运动能力以及智力发育指数得分均较低。故 PCB 对生长发育的影响尚待深入研究。

3. 肝脏毒性　PCB 染毒动物可出现肝细胞肿大、中央小叶区小脂肪滴及滑面内质网大量增生。无邻位氯原子平面结构 PCB 和有邻位氯原子非平面结构的 PCB 均可诱导大鼠肝脏脂质过氧化和 CYP450 酶活化。目前认为,PCB 肝毒性作用是 PCB 与细胞内多环芳烃受体(AhR)结合,诱导体内代谢酶尤其是 CYP450 酶活化所致。

CYP450 的变化作为一种环境污染物的生物标志现已广泛应用。Hasch 等研究报道了笼养鲶鱼(catfish)、大嘴鲈鱼(largemouth bass)和野生 killifish 暴露于含 PCB、多环芳烃的水中 2~6 周,与对照相比,鲶鱼乙氧基异吩噁唑酮-O-脱乙基酶活性(EROD)增加 4 倍,CYP1A 蛋白含量增加 3 倍,杂合 CYP1AmRNA 增加 5 倍;相应的大嘴鲈鱼为 5 倍、1.4 倍、0.8 倍;野生 killifish 为 3 倍、2~4 倍、4~8 倍。Jarsen 等认为 CYP1A 和 EROD 可被用作鲈鱼 PCB 暴露的生物标志,CYP1A 蛋白的诱导和 EROD 活性被认为是平面 PCB、二噁英、多环芳烃等对鱼暴露的早期信号和敏感生物响应。Goksoyr 等报道鱼体中 CYP1A 的减少被许多生物监测项目成功地用作检测某些 PCB 同类物和其他共平面碳氢化合物的暴露。Forlin 等发现,在 PCB 污染的 Jarnsjon 湖水体中鱼体内 EROD 活性、CYP1A 及 CYP1AmRNA 水平显著增加。Blom 等报道,受 PCB 污染的 Jarnsjon 湖,笼养在湖中的幼年虹鳟鱼出现 EROD 活性下降、肝损伤、胆管增生、肾上腺皮质组织的增生和繁殖功能不全以及皮损伤和鳍损伤,虹鳟鱼的平均 EROD 活度比上游较少污染的阿斯玻达门湖高 2.6 倍。Custer 等研究了印第安纳一污水处理厂附近的水鸭,其体内 PCB 含量与暴露时间呈显著正相关,在暴露 100 天后,体内 PCB 含量达 16mg/kg(湿重),并且 CYP450 依赖的 EROD 和 PROD 活性超过对照 5 倍。临床研究发现,PCB 暴露的工人体内,随血液中 PCB 浓度升高,肝脏相关酶如 γ-谷氨酰转肽酶、丙氨酸转氨酶、天门冬氨酸转氨酶、碱性磷酸酶、乳酸脱氢酶等也随之升高。PCB 暴露 17 年的工人体内,受肝脏调节的血清脂类如胆固醇以及丙氨酸转氨酶和血清蛋白/球蛋白比值均有明显升高。PCB 暴露还可导致尿中总卟啉以及其同类体含量升高。

MeSO$_2$-PCB 能够与机体蛋白非共价结合而选择性滞留于组织中,具有对 CYP450 酶系的诱导以及内分泌干扰作用。日本学者发现,一些 MeSO$_2$-PCB 可诱导大鼠肝微粒体药物代谢酶 CYP450 和 b$_5$。以 3-MeSO$_2$-PCB132、4-MeSO$_2$-PCB132、4-MeSO$_2$-PCB91 和 4-MeSO$_2$-PCB149 作用于人肾上腺皮质瘤 H295R 细胞株和原代人乳腺成纤维细胞,发现这几种甲磺基类代谢产物能够降低芳香酶活性,且酶活性的降低与受试物间呈剂量依赖性,由于没有检测到酶的 mRNA 水平变化,提示相关机制可能为催化抑制。

OH-PCB 能显著地抑制小鼠肝细胞线粒体氧化磷酸化,但是不同异构体对氧化磷酸化的影响具有底物特异性,但羟基的位置与抑制作用无明显关系。虽然 OH-PCB 对氧化磷酸化的作用机制尚不清楚,但是 Narasimhan 等的研究揭示了 OH-PCB 对小鼠肝细胞线粒体电子转运系统具有多个抑制位点,特别是在线粒体呼吸链中细胞色素 b-辅酶 Q-烟酰胺腺嘌呤二核苷酸(cytochrome b-coenzyme Q-NADH)复合物形成前的位点。此外,OH-PCB 还能够抑制 3-羟基苯并(a)芘的葡糖醛酸化和硫酸盐化作用。OH-PCB 对 3-羟基苯并(a)芘的葡糖醛酸化和硫酸盐化作用的抑制说明 OH-PCB 的另一个毒性机制,即干扰外源化合物羟基代谢产物的 Ⅱ 相酶解毒作用。还有报道,OH-PCB 能干扰鱼体金属硫蛋白的作用及视黄醇的转运等。

4. 生殖毒性　PCB 暴露所致生殖毒性已有不少报道。李娜等以浮游生物大型溞为研究对象,为期 21 天的 PCB28 和 PCB153 暴露发现 PCB 可影响大型溞的生长,并随暴露浓度增加还可使其生殖周期滞后,表现为首次产卵时间延迟,产卵总数减少。PCB 可造成鱼类性腺发育异常和生殖力低下,使性腺卵黄磷脂蛋白水平和卵重量下降,卵母细胞畸形增加,而雄性的精液减少,甚至发生雌雄同体的现象。如波罗的海和荷兰瓦登海的海豹、加拿大圣劳伦斯海上航道的白鲸均出现生殖功能受损,英国鲽鱼体内卵黄磷蛋白水平下降、卵母细胞畸形率增加、产卵率下降等。

依赖温度进行性别分化的巴西红耳龟也受到 PCB 的影响。Yuiko 等人工孵育龟蛋,用 100~200μg 的 4-OH-2′,4′6′-PCB 以及 4-OH-2′,3′,4′,5′-PCB 进行干预后发现,孵育的雌性比例增加,同时可以观察到明显的输卵管畸形或者缺失,芳香酶 FoxL2、Rspo1 活化,而睾丸标志 Dmrt1 和 Sox9 活性受抑制。Huang 等发现小鼠接触 3,3′,4,4′-PCB,其 F1 代的卵子体外受精(IVF)率降低。Faqi 等对成年大鼠实施为期 8 周的 PCB77 处理,结果 18 和 60mg/kg 暴露组大鼠每日精子生成量减少,同时精子畸形率增加。Wu 等在出生后 3~7 天对 SD 鼠进行 PCB153 灌胃处理,结果 2.5mg/kg 处理组大鼠每日生精量减少,且影响了睾丸支持细胞的成熟。还有研究显示成年大鼠暴露于 Aroclor1221,可引起亲代及子代大鼠的循环血中雌激素、睾酮、孕激素水平的改变,这个变化并不能完全用 PCB 可能影响下丘脑-垂体-性腺轴来解释。还有研究发现,PCB 可造成精子活力下降、运动速度减慢,穿透卵细胞的能力下降,从而影响雄性生育能力。Earl 等从怀孕到分娩给猎犬喂饲 Aroclor1254,造成怀孕率低以及出生时和产后 2 周时的窝仔数减少,胚胎吸收增加,胎儿畸形。在猪繁殖前 21 天喂饲 Aroclor1254,也得到类似结果。在繁殖前 37 周给罗猴喂饲 Aroclor1254,使其受孕率降低、胎儿死亡率增加、幼仔头围小。Gellert 发现 Aroclor1221 显著加速大鼠阴门的成熟,使阴道持久地处于发情期。同时,还观察到 Aroclor1221 可使子宫显著增重,但其重量仅为服用 17β-雌二醇的动物子宫的 1/2。公鸡对 PCB 有较高的敏感性,使公鸡的生精功能受损,睾酮分泌减少。而相同剂量的 PCB 处理后,母鸡所产蛋除蛋重量下降外,其他品质均无显著变化。Sanders 和 Kirkpatrick 报道,接触 Aroclor1254 的男子睾酮水平下降,每 mg 睾丸组织的精子数也下降。Rignell-Hydbom 等发现 PCB153 暴露也可导致男性精子数目下降。Bush 等人报道,欧洲人以及因纽特人 PCB 暴露可损伤人体精子染色体的完整性。人体暴露 PCB 可影响胎儿幼体的生长与发育,主要表征有致畸、智力损伤等改变。还有研究发现,PCB 可能与不良妊娠结局有关。BitaEslami 等进行病例-对照研究(病例 45 人,对照 70 人)发现,控制其他混杂因素后血中 PCB 含量与先兆子痫的发生呈正相关($OR = 1.77, 95\%CI: 1.34 \sim 2.32$),提示进一步调查孕产妇 PCB 暴露途径,以降低其暴露水平是非常必要的。

此外,人群调查发现 Aroclor1221 暴露可增加成功受孕所需要的交配次数,这可能是 PCB 影响了女性交配的节奏,因为女性控制交配节奏的能力对于成功生育是非常重要的。

5. 内分泌干扰效应　PCB 及其代谢产物都具有内分泌干扰活性,可从激素的合成、转运、结合、代谢和反馈调节等多层面干扰雌/雄激素系统、甲状腺激素系统等多个内分泌系统的功能。

(1)对雌/雄激素系统的干扰效应及其机制:Bitman 和 Cecil 早在 1970 年就报道了低氯代 Aroclor 混合物及邻位取代 PCB 同系物具有类雌激素活性。随后发现 PCB 的羟化代谢产物在结构上与雌激素类似,可竞争性结合雌激素受体(ER),并表现出 ER 激动剂活性。OH-PCB 与雌激素受体的结合能力比相应的 PCB 高 $25 \sim 650$ 倍,因而 PCB 暴露对雌激素影响可能主要是来自 OH-PCB 的作用。

陶贤继等采用活体注射和卵巢体外培养 2 种方式研究 Aroclor1254 对异育银鲫血清和离体卵巢中睾酮、雌二醇的影响,结果发现 Aroclor1254 可使睾酮降低、雌二醇增加,提示 PCB 的类雌激素作用可能是通过影响多种激素来发挥作用的。研究发现,低氯代的 Aroclor1221、1232 和 1242 在子宫增重试验中均表现较弱的类雌激素活性,比 17β-雌二醇低 $4 \sim 5$ 个数量级。单个 PCB 同类物如 4,2′,4′,6′-PCB 也可使大鼠子宫湿重增加。

Conner 等比较了 4 种 4-OH-2-Cl 异构体和 4 种 4-OH-3-Cl 异构体的雌激素和抗雌激素活性。除 4-OH-2′,3,4′,6′-PCB 外,其他 7 种 OH-PCB 都能与大鼠雌激素受体结合,结合能力为 17β-雌二醇的 $5.3 \times 10^{-5} \sim 1.4 \times 10^{-3}$ 倍。几种 OH-PCB 在小鼠子宫称重实验中均显示了抗雌激素活性,其中 4-OH-2,2′,3′,5′,6-PCB 和 4-OH-2,2′,3′,4′,6′-PCB 能够抑制雌二醇诱导的子宫增重。Conner 等发现,2 位氯取代或者 3 位氯取代对于 4-OH-PCB 的雌激素活性影响不太大,而另一苯环上的 2,4,6 位氯取代或 2,3,4,6 位氯取代则是必需的。由于空间位阻效应,OH-PCB 上羟基邻位的氯取代可降低 OH-PCB 的雌激素活性,OH-PCB 的苯环氯取代对 OH-PCB 雌激素活性的影响还与苯环上的氯取代有关。Moore 等利用 Hela 细胞研究 OH-PCB 时发现一个有趣的现象,当 4-OH-PCB 的 2 位或者 3 位被氯取代时,雌激素活性下降,而抗雌激素活性增加。

也有人认为,虽然 OH-PCB 能够与雌激素受体结合,但是 OH-PCB 与 α 和 β 两种雌激素受体亚型的结合能力都较低,因而认为 OH-PCB 的雌激素效应可能是通过其他途径实现的。Kester 等发现 OH-PCB 能够显著抑制人类的雌激素磺基转移酶,从而增加雌二醇在靶器官的生物利用性,间接表现出雌激素活性。而且 OH-PCB 对雌激素磺基转移酶的抑制与羟基化和氯取代的位置有关,共平面结构的 OH-PCB 更容易与雌激素磺基转移酶结合,其中带有对位羟基取代并且羟基两个邻位氯取代的异构体呈现出最强的抑制作用。进一步的研究表明,苯本身并不能影响雌激素磺基转移酶的活性,氯元素的取代使 OH-PCB 对雌激素磺基转移酶产生了抑制。

Garner 等在实验中还观察到双羟基 PCB 也有雌激素效应,发现在离体实验中双羟基 PCB 能够诱导氯霉素乙酰转移酶活性,其诱导的浓度范围与其他环境雌激素如壬酚和 o,p'-DDT 相近,活性最大的异构体的作用浓度比 17β-雌二醇高 2~3 个数量级。而且,双羟基 PCB 的雌激素活性与其氯代程度和双羟基的取代位置有关。2,3 位羟基取代的羟基 PCB 的雌激素活性低于实验系统的检测限,而 3,4 位羟基取代的羟基 PCB 的雌激素活性随着氯代程度的增加而增加。这说明具有雌激素效应的单羟基 PCB 在机体内进一步氧化生成双羟基 PCB 并不能降低 PCB 暴露产生的雌激素影响。因此,在分析 PCB 暴露引起雌激素效应时,不仅要考虑单羟基 PCB 的活性,双羟基 PCB 的作用也不可忽视。

一些 PCB 同类物和 OH-PCB 还可与雄激素受体(AR)结合,从而拮抗 AR 介导的转录活性,表现出抗雌激素活性。PCB 商品混合物 Arocler1016、1221、1232、1242、1248、1254 和 1260,同类物 PCB42、49、66、74、105、118、128、138、153 和 156 在雄激素受体介导的基因表达试验中均可拮抗二氢睾酮(DHT)活性,表现抗雄激素活性。高氯代的 OH-PCB 具有抗雌激素活性,其共平面的 AhR 激动剂一般来说也具有抗雌激素活性。在人血清中发现的几种 OH-PCB 与大鼠子宫细胞雌激素受体(ER)的结合能力都很弱,且在 10^{-5} ~ 10^{-8} mol/L 的浓度时并不能诱导 MCF-7 细胞的增殖,当与 17β-雌二醇共同加入培养液时,均表现出抗雌激素活性。进一步的研究表明在动物体内能检测到的 13 种 OH-PCB 有 11 种在 3 个不同浓度 17β-雌二醇作用下呈现抗雌激素活性,但这种活性与细胞活力有关,不能只用 ER 介导的内分泌干扰活性来解释,而且在生理浓度 17β-雌二醇情况下,抗雌激素活性显著下降。基于这一结果,正常人体内的 OH-PCB 可能不会在正常生理状态下表现抗雌激素活性。由于 OH-PCB 的雌激素/抗雌激素活性与分子结构的关系很复杂,并且其结果依所用方法的不同而不同,说明仅从结构上不易推测其活性。

PCB 对雌/雄激素系统的干扰作用机制目前还不清楚,一般认为 PCB 本身并不是雌激素受体的有效激动剂,PCB 的代谢产物 OH-PCB 能与 ER 结合,形成的复合物可转移至细胞核内与雌激素反应元件结合,发挥生理功能,表现类雌激素活性。另外,PCB 还可通过干扰雄激素与雄激素受体(androgen receptor,AR)的结合,而发挥抗雄激素活性,表现为类雌激素作用。

研究发现,食用五大湖鱼的母亲,其女儿血中可以检测到芳香化酶和雌激素受体的 β 基因表达增加,这可能是 PCB 作用的一个可能机制。但不同的 PCB 对生殖系统的影响是不同的,如血中较高浓度的 PCB187、156、99 可导致孕期延长,而较高浓度的 PCB105、138、183 暴露,则又会造成孕期缩短。

近年来有研究认为 PCB 的内分泌干扰作用可能与下丘脑-垂体-性腺轴有关,PCB 可以通过神经递质来调节促性腺激素释放激素,如神经递质谷氨酸可通过 NMDA 受体发挥调节作用,而 PCB 可造成下丘脑 NMDA 受体表达下降。神经激肽 B 对于生殖系统的发育非常关键,同时对于环境内分泌干扰物也非常敏感。非二噁英类 PCB 混合物可导致视前区神经激肽 B 受体减少。此外,Aroclor1221 也可造成幼年及成年大鼠前腹侧室周核(AVPV)*Kiss1* 基因表达水平的下降。但与之相反的是 Aroclor1221 能造成雌性大鼠 AVPV *Kiss1* 基因表达水平上调,两种性别均可见到促性腺激素释放激素水平的下降。这提示 PCB 对生殖系统的内分泌干扰作用涉及神经递质、神经营养因子及激素受体,其可能的机制尚需深入探讨。

（2）对甲状腺激素的干扰效应及其机制：PCB 对于甲状腺的影响主要表现在 3 个方面：甲状腺组织形态学改变、标志甲状腺功能的甲状腺激素水平的改变及标志潜在自身免疫反应的甲状腺抗体的改变。

Langer 等在 1998 年、2005 年、2007 年通过超声检查 PCB 暴露的甲状腺，均表现为随 PCB 负荷增加，甲状腺体积增大。2003 年研究发现，与低暴露区相比，高暴露区的男性甲状腺肿以及甲状腺结节的发病率增高。但随后 2007 年调查结果却显示 PCB 无论男性还是女性，均不会提高甲状腺结节的发病率。上述结果提示，PCB 对甲状腺形态学的影响尚不能确定，还需深入探讨。

动物实验发现，PCB 染毒可导致大鼠甲状腺组织和超微结构改变，主要表现为甲状腺滤泡细胞肥大和增生，滤泡上皮细胞变性，淋巴细胞浸润。超微结构可见滤泡细胞胞质内聚集大量的胶体小滴及形态不规则的溶酶体。随后的一些研究也得出类似的结果，如胶质面积缩小，滤泡上皮细胞高度增加等。PCB 引起甲状腺超微结构的改变与外源性的促甲状腺激素（TSH）、甲状腺素及长期缺碘所致结果截然不同，提示甲状腺是 PCB 作用的重要靶器官，PCB 可直接引起甲状腺损伤。

同时有研究发现，PCB 对甲状腺细胞结构的损伤呈剂量依赖性正相关，甲状腺细胞形态结构、激素 T_4 和甲状腺球蛋白的浓度随着 PCB 剂量的增加发生显著变化。随 PCB 剂量的增加甲状腺细胞凋亡增加，且呈剂量相关性。其具体机制目前并未完全阐明，其可能原因有以下几个方面：①PCB 可能直接损伤甲状腺细胞结构；②PCB 能模拟甲状腺素，竞争性与甲状腺球蛋白结合，从而降低甲状腺细胞合成和分泌甲状腺激素；③PCB 能与甲状腺转运蛋白结合，抑制其功能。在 DNA 水平，PCB 能干扰甲状腺激素受体（TR）介导的转录，此外 PCB 还能影响甲状腺合成相关蛋白如甲状腺过氧化物酶等。

某些 PCB 分子如 PCB153 等与天然甲状腺素很相似，能干扰钠/碘转运体，与甲状腺激素竞争转运蛋白，呈现甲状腺受体拮抗剂的作用。几乎所有 PCB 商品混合物和同类物都可干扰甲状腺激素系统的自身稳态。大部分 PCB 与甲状腺素有关的报道都来自实验动物（大鼠、小鼠、猴等）单剂量短期暴露 PCB 同类物或混合物的结果。暴露 PCB 混合物（Aroelor1254、1260 和 Clophen A50）或单个同类物（PCB77、105、118、126、169 和 153）均可使血浆 T_4 水平显著下降，而对 T_3 水平影响不大。依 PCB 同类物的半寿期的不同，腹腔内一次注射 PCB 后 24~48 小时，血浆甲状腺素水平下降并可保持几天到几个月。Li 等报道美国伊力诺斯南部一家工厂大气、粉尘及土壤表土的抽提物均可明显降低小鼠血液 T_4 的含量，并且表现出明显的剂量-效应曲线关系，EROD、PROD 和 BROD 也表现出类似关系。Wu 等以单纯 PCB153 在 PND3~7 天对新生 SD 大鼠进行灌胃，在 PND8 可观察到血清总 T_4 和 FT_4 水平明显下降，但未见 TSH 改变。Michael 等对哈德逊河、爱德华兹堡、格伦斯福尔斯地区的居住时间长达 25 年以上的 2707 名居民（55~74 岁）进行横断面调查，结果发现 PCB 对甲状腺激素水平的影响存在性别差异。在女性中，随 PCB 增加，T_3 水平在增加，而对于男性，随 PCB 增加，T_3 水平在下降。

共平面的 PCB 同类物如 PCB77、126、169 等主要与 AhR 结合，诱导肝脏产生尿苷二磷酸葡萄糖醛酸转移酶（UDPGT），甲状腺素经葡糖醛酸化作用后，可加速排泄，导致血清 T_4 降低。非共平面二邻位取代的 PCB153 及 PCB 混合物也能诱导 T_4 的葡糖醛酸化。PCB 还可影响甲状腺素脱碘酶（ID）和磺基转移酶（SULT）活性。大鼠暴露 PCB77 后可抑制肝脏 ID-1 活性，该酶催化 T_4 向 T_3 及 rT_3 转化。OH-PCB 在大鼠微粒体中竞争性抑制 ID-1 活性。另一方面,母体暴露 PCB169、77 后,胎鼠和初生大鼠脑内 ID-2 活性增加(该酶特异性地催化 T_4 到 T_3 的转变)。OH-PCB 也可竞争性抑制 SULT 的活性,抑制甲状腺素的硫酸结合作用。ID 或 SULT 活性的抑制均可影响细胞内 T_3 的利用。

流行病学研究发现,血中 3-OH-PCB118、3OH-PCB180 与 FT_4 的水平相关,孩子血中甲状腺激素水平比母亲高,而体内 PCB 总量则母亲高于孩子,这可能是甲状腺激素通过母乳或胎盘传递给了子代。此外,对儿童体内主成分分析结果显示,4-OH-PCB107 和 3′-OH-PCB138 与 FT_4/FT_3 以及 T_3/TT_3 呈负相关。对母亲体内主成分分析显示,4′-OH-PCB 172 和 4-OH-PCB187 与 TT_3 呈负相关,提示年轻的发育个体较成年个体对 OH-PCB 的甲状腺毒性作用更加敏感。OH-PCB 具有与甲状腺激素类似的结构,可竞争性地将 T_4 从转甲状腺蛋白(TTR)中置换出来,使 T_4 更容易被诱导酶代谢,加速排出,导致甲状腺激素水平的降低,干扰甲状腺激素的代谢。特别是具有间位或对位羟基取代的 OH-PCB,羟基邻位上有 1 个或者两个氯原子的异构体具有很高的与甲状腺转运蛋白结合能力。例如,4-OH-3,3′,4,5′-PCB 与甲状腺转运蛋白的结合能力比 T_4 强 4 倍,某些 OH-PCB 异构体与甲状腺转运蛋白的结合能力甚至是 T_4 的 10 倍。OH-PCB 与甲状腺转运蛋白的结合很可能是 OH-PCB 在人类和野生动物血液中具有滞留性的原因。由于 OH-PCB 与甲状腺结合球蛋白并非竞争性地相互作用,人和非人灵长类动物具有甲状腺结合球蛋白和转甲状腺蛋白两种甲状腺素转运蛋白,故 OH-PCB 对其血浆 T_4 影响较小。

外周甲状腺素水平的改变可影响下丘脑-垂体-甲状腺轴系统,PCB 对甲状腺素反馈调节影响的研究结果不太一致。一些研究指出,动物暴露 PCB 后 T_4 水平下降,同时 TSH 水平上升;另一些研究指出,暴露 PCB 如 PCB95、101、153 后,虽然 T_4 水平明显下降,但对 TSH 并未影响。Khan 等人推测邻位取代的 PCB 同类物可能与 TR 结合使下丘脑-垂体轴不能检测到甲状腺素的下降,从而不升高 TSH 的水平;另一方面,细胞间 Ca^{2+} 可以调节激素分泌等细胞功能,PCB95 能通过干扰 Ca^{2+} 通道而打破细胞间 Ca^{2+} 平衡,故推测 PCB 也可以通过干扰脑垂体 Ca^{2+} 的稳态而抑制 TSH 的释放。邻位取代的 PCB 如 PCB95、101 还可通过降低脑垂体和甲状腺对促甲状腺激素释放激素(TRH)反应性而干扰甲状腺激素系统。有研究发现,PCB 能促进大鼠体内甲状腺激素的排泄,这可解释体内 FT_4 水平下降,但 TSH 代偿性增加受抑制却不能解释。PCB 除对雌/雄激素系统、甲状腺激素系统有影响外,还对视黄酸系统、肾上腺激素系统有干扰作用,PCB 对机体的影响涉及整个神经-免疫-内分泌网络系统,加上 PCB 种类繁多,毒性差异大,作用机制不同,还有种属和性别差异等,综合评价 PCB 的内分泌干扰效应还需做大量工作。

6. 潜在的致癌效应 许多 PCB 混合物,特别是氯化程度低的及许多其他 PCB 类似物的致癌性小而氯化程度高(>50%)的混合物则是啮齿动物的致肝癌物。长期口服 Aroclor1254 可使小鼠肝脏纤维化和产生肝癌。长期接触 Aroclor1260 的大鼠,184 个肝脏有 170 个产生赘生物,大鼠肝脏肿瘤发生率升高。给大鼠长期饲喂 Aroclor1260,出现肝大和肝脏瘤性结节,后来则出现肝癌。这些癌不转移到其他器官,也不侵害血管,大鼠的死亡率亦未增加。有实验结果显示,2,2′,4,6,6′-PCB 可以阻止 NIH 3T3 成纤维细胞有丝分裂纺锤体的形成,引起遗传不稳定性,从而与肿瘤的发展有关,机制与 p53 相关。John Whysner 等人认为,PCB 对于实验动物的致癌性不是直接影响 DNA 的结果,而是涉及其他的机制。Dubois 认为,Aroclor1254 作用于大鼠肝细胞和 HepG2 细胞,DNA 加合物的水平并没有产生明显的增加;用小牛胸腺 DNA 与几种 PCB 同类物分别孵育,与背景水平相比,均没有观察到 DNA 氧化产物 8-羟基脱氧鸟苷(8-OHdG)含量的显著上升,提示 PCB 直接引起 DNA 损伤缺乏足够证据。Yoichi Nakanishi 等人在 PCB 与 1-硝基芘的联合作用研究中发现,PCB(Kanechlor-400)能够促进 1-硝基芘诱导肺癌的发生,但并没有检测到 *K-ras* 基因的突变。

PCB 对于人的致癌性至今仍有争论。多数研究证明,PCB 与人类的癌变有关,此结论主要来自对电厂职业接触工人的研究。然而,也有部分研究结果认为接触 PCB 与癌症的发生无关,他们认为职业人员除接触 PCB 外,还同时接触许多其他工业溶剂,给研究增加了混杂因素。美国职业病安全与健康协会调查了 1940—1976 年这段时间内,电容器工厂接触 PCB 的 2567 工人死亡数。全部工人至少有 3 个月的 PCB 接触史,全部死亡数低于预期死亡数(观察数/期望数比为 163/182.4),其中肿瘤死亡数也低于期望死亡数(观察数/期望数比为 39/43.79),但直肠癌和肝癌死亡数却超过期望死亡数(观察数/期望数比分别为 4/1.19 和 3/1.07)。在直肠癌的死亡总数中,其中工厂女性直肠癌的观察数/期望数比为 3/0.50 ($P<0.05$),具有明显差异性。Ruder 等在 1998 年队列研究的基础上,2008 年又调查了印第安纳州、马萨诸塞州以及纽约的 3 家电容器生产厂的 24 865 个工人,发现所有癌症、肠道癌症和肌萎缩性脊髓侧索硬化症(女性)、黑色素瘤(男性)、黑色素瘤和大脑和神经系统癌症(印第安纳工厂)、黑色素瘤、多发性骨髓瘤(纽约工厂)的死亡率均增加。意大利一家使用含 42% 和 54% 氯的 PCB 生产电容器的工人中,癌症的发生率高于期望值,其中以淋巴组织和消化道的癌症最常见,然而吸烟史和社会经济因素没有考虑,故很难说 PCB 是诱发癌变中的主要因素。加拿大的一家用含有 PCB 的液体生产少量的变压器,其工人胰腺癌的患病率高于期望值,但这家工厂也使用矿物油,这种矿物油是从含萘的原料中提炼的,所以这种矿物油的致癌性绝不可忽视。一项试图证明接触 PCB 与乳腺癌有关的调查发现,患乳腺癌妇女的脂肪组织中 PCB 和 p,p′-DDE 的平均水平比正常人高 50%~60%,回归分析表明 PCB 水平与乳腺癌发生的相关性极为显著;而 p,p′-DDE 要不吸烟的才显著,但也有 PCB 与乳腺癌的发生无关的报道。瑞典的 Lennart Hardell 等进行病例对照研究发现,与对照组相比,睾丸癌患者的母亲血中 38 种 PCB 含量明显增加($OR=3.8,95\%CI:1.4\sim10$),提示睾丸癌的发生可能与 PCB 有关。

1997 年 IARC 将 PCB 定为Ⅲ级致癌物,美国毒理学委员会(NTP)、美国政府工业联盟(AGGIH)和美国环境保护局(EPA)等机构将 PCB 定义为确认致癌物,EPA 则将所有 PCB 混合物归类为潜在人类致癌物。

7. 氧化应激效应 PCB 经代谢可生成单羟基和双羟基化产物,其中的双羟基产物可以进一步氧化成为苯醌类化合物,同时产生活性氧,活性氧的形成可能与 PCB 参与 CYP1A1 的电子传递过程有关。体外实验和细胞实验均显示,PCB 代谢过程中可以产生活性氧,从而导致 DNA 的氧化损伤,如 DNA 链的断裂以及 8-OHdG 的形成。利用分光光度计、荧光光谱法以及流式细胞技术法揭示,在 HL-60 细胞中,PCB 派生的苯醌可以 1:1.5 的比例结合 GSH,造成细胞内 GSH 的耗竭,并且能够与含巯基蛋白,如拓扑异构酶Ⅱ结合。这些作用均可导致氧化应激,可能是 PCB 代谢产物毒性作用的重要方面。

Blom 等报道 Jarnsjon 湖下游的幼年虹鳟鱼 GST 活性低于参照点,抗氧化酶 GR 活性在 Jarnsjon 湖高于其下游的布兰卡恩湖(Blankan),CAT 活性在各笼养点没有差异。Otto 等发现被 PCB 污染的 Lawrence River 中大头鱼(brown bullhead)体内 PCB 浓度是没被污染的 Lae La Peche 水体中大头鱼的 22 倍,肾组织 CAT 及肌肉谷胱甘肽过氧化物酶(GPX)以及肝肾、肌肉中总谷胱甘肽(TGSH)明显降低。

8. 免疫毒性　Yu 等测量了美国肯塔基州 PGDP 工厂附近的水域中红耳龟不同组织的 PCB 的含量,发现总 PCB 在肝脏、脂肪和卵中的浓度分别为 0.002~0.48μg/g、0.028~0.839μg/g 和 0.001~0.011μg/g。而单独 Arochlor1260 在肝脏、脂肪和蛋中的浓度分别为不超过 0.43μg/g、0.419μg/g 和 0.007μg/g。虽然浓度较低,但却影响了白细胞的数目,PCB 较低浓度暴露导致白细胞以及异嗜细胞数目减少。

（二）健康效应

1. 急性中毒　PCB 的商业性生产始于 1929 年,但在 20 世纪 30 年代就有生产工人中毒病例的报道。该种职业病是以痤疮样疹的皮肤损伤为特征,伴随乏力,偶尔损及肝脏,引起某些病例的死亡。此外,高浓度 PCB 空气暴露可出现眼睛刺痛、流泪、灼热感等临床表现,结膜炎、眼睑水肿以及异常的结膜色素沉着也有见报道。随后采取的安全措施在很大程度上防止了由于生产 PCB 而引起该病的暴发。

1968 年 6 月,在日本福冈市九州大学医院皮肤科门诊发现了患氯痤疮的患者。大学的一个调查组对此进行了广泛的临床、化学和流行病学研究,发现是由于食用 1968 年 2 月供应的一批米糠油而引起的,所以将该病称为油症（米糠油病）。这批米糠油受到 Kanechlor 400（含氯 48%,2000~3000mg/kg PCB,5mg/kg PCDF）的污染。该食用油厂在生产米糠油时,因管理不善、操作失误,致使米糠油中混入了在脱臭工艺中使用的热载体 PCB 而造成食用油的污染。在这次因食用被 PCB 污染的米糠油中毒事件中,平均每个受害者体内摄入 PCB 为 2g,有几十万只鸡中毒死亡,1867 人中毒,其中包括很多儿童,30 人死亡。在中毒者中 37%~45% 的人有恶心、腹痛,11% 的患者有黄疸,并伴有其他消化系统症状。该病的主要特征是皮肤、指甲、眼结合膜和口腔等部位的色素沉着,并有皮肤痤疮。一些病例有上眼睑肿胀和眼板腺分泌亢进,同时伴有疲劳、恶心与呕吐等症状。受害年轻女性在 7 年后所产的婴儿色素沉着过度、指甲和牙齿畸形,到 7 岁时智力发育仍然不健全。至 1973 年,上述 1800 多位中毒者中有 22 位死亡,41% 的受害者患上了不同程度的恶性肿瘤。截至 1978 年,因 PCB 中毒而死亡的人数达百余人。

1979 年春,中国台湾有 4 个县也发生了与日本类似的米糠油事件,称为"台湾油病",到 1980 年已有 1800 多人发病。患者血液中 PCB 含量为 3~1156mg/L。Hsu 等人对此次中毒者进行 5 年追踪调查,发现数月后腹部脂肪 PCB 含量为 13.1mg/kg,皮下脂肪 75.5mg/kg,指甲 59mg/kg。中毒后 1~3 年肠系膜脂肪组织中的 PCB 平均含量为 2.5mg/kg,明显高于正常值。接触 5 年后,患者血中 PCB 浓度为 0.6 或 0.7μg/100ml（一般人群为 0.3μg/100ml）。在死亡的 24 人中,有 1/2 死于肝癌、肝硬化。妇女所生子女,7~12 岁时发育迟缓。

1999 年春,塞尔维亚中部地区发生 PCB 泄漏,造成大面积环境污染。采集事件发生后 12 个月以及 18 个月出生的健康新生儿外周血,通过胞质阻滞微核试验观察到,12 个月出生的新生儿与对照组和 18 个月出生的新生儿相比,淋巴细胞中微核率明显增高;而 18 个月出生的新生儿并没有受到 PCB 污染的明显影响,提示 PCB 宫内暴露对胎儿具有一定的遗传毒性,并且在出生后即可检测到。1970 年 12 月美国纽约也发生 PCB 污染事件,造成蛋鸡产蛋量下降、孵化率降低及大批死亡。

1999 年,比利时饲料污染引起著名的"污染鸡"事件:比利时福格拉公司使用装过 PCB 商业混合物的废油灌装动物油和废植物油,并提供给动物饲料生产厂作为生产饲料的原料,饲料生产过程中将动物油和废植物油以及桶中残留 PCB 混在一起加热,导致鸡饲料受 PCB 和二噁英严重污染,此次污染造成了 50 亿美元的经济损失,引起了国际社会对食品安全的关注。

2. 慢性影响　资料报道,电容器厂工人暴露 PCB 浓度为 $48\sim275\mu g/m^3$ 的空气中,19% 的工人皮肤有痤疮、毛囊炎、油性皮炎等;浓度为 $410\sim11\,000\mu g/m^3$ 时,有 10% 的工人有消化系统症状如饭后腹部不适、上腹痛、厌脂肪食物等,20% 的工人有不同程度的肝大和肝功能异常。

（王爱国　李　佩）

第三节　多溴联苯醚

多溴联苯醚(polybrominated diphenyl ethers,PBDE)是一种溴代阻燃剂(brominated flame retardants,BFR)。由于 PBDE 具有阻燃效率高、热稳定性好、添加量少、对材料性能影响小、价格便宜等优点,因而常作为一种重要的工业阻燃添加剂,加入树脂、聚苯乙烯和聚氨酯泡沫等高分子合成材料中,作为防火材料应用广泛。由于 PBDE 是通过添加掺入而非通过化学键束缚的方式存在于产品中,因而含 PBDE 产品在生产、使用或回收再加工时,PBDE 可通过蒸发、渗漏的方式逸散进入环境。1981 年,瑞士科学家在狗鱼、鳗鱼和鳟鱼等海洋生物体内首次检测到结构上类似多氯联苯的物质 PBDE 后,许多国家已在多种环境介质、动物以及人体组织中发现了 PBDE,且含量呈现逐年增加的趋势。

2003 年 2 月,欧盟报废电子电气设备指令(The EC Directives on Waste Electrical and Electronic Equipment,WEEE)和电气电子设备中限制使用某些有害物质指令(The EC Directives on the Restriction of the Use of Certain Hazardous Substances,RoHS)的公布,唤醒了世界各国对 PBDE 危害性的极大关注。2009 年 5 月,在日内瓦举行斯德哥尔摩公约缔约方大会第四届会议,同意逐步禁止生产和使用阻燃剂六溴联苯醚和七溴联苯醚、四溴联苯醚和五溴联苯醚,并将其列入《关于持久性有机污染物的斯德哥尔摩公约》名单。至此,PBDE 作为一类国际上备受关注的优先控制的新型持久性有机污染物,其对环境和健康的潜在危害已引起人们的高度重视。

一、理化性质

PBDE 的化学通式为 $C_{12}H_{10-n}Br_nO(n=x+y\leqslant10)$,氢原子和溴原子之和为 10,PBDE 的结构式与 PCB 和多溴联苯(PBB)类似。在室温下 PBDE 具有疏水性、低蒸气压和高脂溶性等特性。

溴原子数的多少不仅决定 PBDE 本身的理化性质,同时也决定了其在环境中的降解能力。因溴原子数目和取代位置的不同,PBDE 按 IUPAC 编号系统编号分为 10 个同系组,共 209 种同系物。在催化剂存在时,通过联苯醚的溴化生成 PBDE 的产物主要为十溴联苯醚、八溴联苯醚和五溴联苯醚 3 种。

PBDE 在高温下可释放溴原子,在一定条件下,如制备、燃烧及高温分解时可生成毒性更强的多溴代二苯并二噁英和多溴代二苯并呋喃。十溴联苯醚溶解于有机溶剂中,在光照(紫外线或太阳光)条件下可生成低溴联苯醚、多溴代二苯并二噁英及多溴代二苯并呋喃。

二、污染来源和环境分布

（一）环境中来源

BFR 广泛使用和生产始于 20 世纪 70~80 年代。1994 年，WHO 曾经报道，1992 年全球 PBDE 的生产量为 40 000 吨。2013 年消费量 195 万吨，其中 BFR 消费量为 41 万吨。随着经济的飞速发展，亚洲已经成为阻燃剂最大的消费市场，消费量占全球总消费量的 42%，而中国阻燃剂消费量占全球总消费量的 15%。BFR 与其他阻燃剂相比，其阻燃性能好、制造工艺成熟、稳定性好、价格适中，而有明显的优势，加之寻找 BFR 代用品困难等原因，BFR 在世界范围内，尤其是在发展中国家不仅会使用相当长的时间，而且还将保持相当快的增长速度。但近年来，随着欧美国家相继停止或计划停止生产和销售 BDE209 等多溴联苯醚，一些跨国企业将 BDE209 的生产及相关产业转移到发展中国家。目前，中国已成为全球最大的 BDE209 生产基地。

环境中 PBDE 最重要的释放源是生产和使用 PBDE 作阻燃剂的工厂，其他污染源还有城市、医院、垃圾焚烧、电器的循环利用、垃圾填埋以及意外的火灾等。电子垃圾拆解过程中释放的 PBDE 是我国环境中 PBDE 的另一个主要来源，有人对广东省贵屿镇电子垃圾拆解场及其周边地区采集了电子工业废料、室内尘埃、土壤、河流沉积物及地下水的样本进行分析，均检出了多溴联苯和多溴联苯醚类物质。另外，非法使用含多溴联苯醚的发泡塑料食品包装，也是 PBDE 的一个重要的污染源。1999—2013 年，中国内地将一次性发泡塑料餐具列入《产业结构调整指导目录（2011 年版）》的淘汰类产品目录，一定程度限制了非法使用多溴联苯醚的发泡塑料食品包装的发展，而中国香港一直没有出台相关禁止方案，故发泡塑料的使用相对普遍。2012 年，中国香港食物安全中心抽检出 71 种含有毒化合物"多溴联苯醚"的食物，也提示生活中存在的"多溴联苯醚"食品包装的风险。

由于 PBDE 是一种添加型阻燃物质，在产品中缺少化学键的束缚，比反应型阻燃物质更容易从聚合物中溶解或逸散出来，加之在室温（20℃）条件下，其蒸气压很低，四溴联苯醚仅为 $2.7×10^{-4}$~$3.3×10^{-4}$ Pa，五溴联苯醚和八溴联苯醚的蒸气压更低，通电加热后，PBDE 很容易从电子元件中挥发出来扩散到环境中。因此，当含 PBDE 的物品在生产、使用过程或回收再加工时，PBDE 可从产品中迁移出来进入到空气、下水道、泥土和沉积物中（图 30-3），也可通过"蚱蜢跳效应"广域迁移，导致全球污染。

（二）环境暴露水平

目前使用的 PBDE 以高溴代物为主。高溴代联苯醚由于具有低挥发性、低水溶性而极易吸附于泥土和颗粒上，其在环境中比较稳定。高溴代联苯醚大部分沉积于距污染源较近河流的底泥和空气中的悬浮颗粒中，而在海洋生物体或人体中很少检出。而低溴代联苯醚因其具有较高的挥发性和水溶性，在底泥、海洋生物、水和空气中都可检出，其扩散迁移范围较广，生物暴露途径更多。因此，虽然十溴联苯醚是世界上使用最多的 PBDE 产品，但在环境中，尤其是生物圈中含量最高的是 BDE47 和 BDE99。

PBDE 的结构和 PCB 相似，其结构中的溴原子使此类化学物质在大气、土壤、水体等介质中难降解，对生物降解、光降解作用有较高抵抗能力。其一旦进入环境体系，可在水体、土壤和底泥等环境介质中存留数年，甚至更长时间。光降解、微生物降解和生物转化是 PBDE 在环境中降解的主要途径，PBDE 在光照、微生物作用的条件下会降解脱溴，从高溴代联苯醚转变为低溴代联苯醚。PBDE 的毒性随着分子中溴原子数的减少而增加，释放到环境中

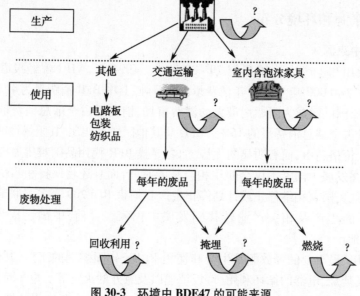

图 30-3　环境中 BDE47 的可能来源

的低溴代联苯醚对环境和人类健康的危害更大,但是随着溴原子的减少,其正辛醇/水分配系数也随之降低,因此 PBDE 通过在环境中的降解可减少其在生物体或沉积物中的富集;除降解为低溴代苯醚外,PBDE 可被海洋藻类、啮齿动物及部分鱼类摄入并经生物降解转化为羟基-PBDE(hydroxylatedpolybrominated diphenyl ethers,OH-PBDE)和甲氧基-PBDE(methoxy polybrominated diphenyl ethers,MeO-PBDE);通过溴氯原子的置换转化成溴氯混合化合物也是重要的转化途径之一。

1. 空气和灰尘　由于 PBDE 的蒸气压随溴含量的增加而线性降低,因此,高溴代联苯醚更易结合在颗粒上而不是在蒸气相中。大量的研究证明,高溴代联苯醚 BDE209 主要存在于空气粉尘中,而低溴代联苯醚主要分布在气相中,显示低溴代联苯醚更容易在大气中远距离迁移,而 BDE209 远距离迁移能力差。Soderstrom 等人通过添加示踪剂监测发现,PBDE 在空气传输过程中可通过光解作用降解,进入大气的 PBDE 可通过干湿沉降向土壤和水体转移。

已有资料显示,室外空气中 PBDE 的水平在 $5 \sim 300pg/m^3$ 之间,且城市高于农村。Yang 等人分析了 2008—2009 年中国 15 个地区的空气样本,发现总 PBDE 含量为 $11 \sim 838pg/m^3$,且受城市人口数量和工业总产值的影响。de Wit 报道中国台湾、日本、美国等地大气 PBDE 含量在 pg/m^3 水平。Hayakawa 等报道 2000—2001 年日本京都市大气中 PBDE 含量为 $6.5 \sim 80pg/m^3$,主要是 BDE47、99、153、183 和 209。日本大阪地区大气 PBDE 含量达到了 $104 \sim 347pg/m^3$,其中 BDE209 含量最高,占 96% 以上。Strandberg 等人研究发现在悬浮颗粒及污染源附近挥发性较低的 PBDE 同系物,尤其是 BDE209,比重越来越高。1991 年,Watanabe 等报道中国台湾北部的金属回收区域空气样品中 PBDE 含量为 $100 \sim 190pg/m^3$。2013 年,Tue 等报道越南的电子垃圾回收点室内空气 PBDE 含量为 $620 \sim 720pg/m^3$,灰尘 PBDE 含量为 $130 \sim 12\ 000pg/g$。同时,Hale 等人研究发现空气中 PBDE 具有远距离传输的特性。Möller 等报道,在 2009 年采集的北极空气样品中检测到了 PBDE($0.09 \sim 1.8pg/m^3$)。

室内装饰材料、汽车内饰、家具和电器中大多添加 PBDE 作为阻燃剂,在使用过程中因温度上升致使 PBDE 逸散到空气中。Mandalakis 等人对 41 辆汽车车内空气进行检测,发现 PBDE 平均含量为 396pg/m³,且车内 PBDE 浓度受车龄及车内温度等因素的影响。Harrad 等对英国 14 辆私家车乘客区和行李区内灰尘进行分析,结果发现前排座位灰尘中 BDE154、206、207、208 和 209 的浓度显著高于后排座位。由于电视机、计算机等电子设备长期于室内存放或运行,故室内空气中 PBDE 水平普遍高于室外。Tamade 等报道电视机内粉尘中 PBDE 含量达到了 mg/g 的水平,表明 PBDE 可以从 BFR 产品中释放到室内空气中。Wijesekera 等在英国工作室和居室内均检出 PBDE,其中具有大量计算机的工作室内 PBDE 含量最高。室内空气中总 PBDE 可达 800pg/m³,在一些职业环境如生产电子产品的工厂甚至可达 67 000pg/m³。对加拿大普通居民家庭的研究发现,室内空气中 PBDE 含量为 100pg/m³,约为室外浓度的 50 倍,家庭灰尘中 PBDE 平均含量为 1800ng/g。可见,室内空气和灰尘也是 PBDE 暴露的重要来源。

2. 水体和底泥 由于 PBDE 与颗粒物具有较强的结合能力,进入水体中的 PBDE 除小部分溶解外,大部分会在沉积物中积累。尽管 PBDE 在水中含量极低,但一旦被生物吸收,就有可能在生物体内积累并通过食物链放大几十万倍。因此,溶解于水中的 PBDE,一旦被藻类和鱼类吸收,就进入鱼体内,人摄食了此等鱼类,使得 PBDE 可长期蓄积于人体。

Moon 等发现,2008 年韩国某湖泊及附近河流中 PBDE 含量为 0.16~11ng/L。2013 年,Xiong 等报道华南某电子垃圾拆解区的地表水 PBDE 含量为 0.31~890ng/L。Guardia 等人报道在美国塑料产品生产厂流出的废水中 BDE209 含量可达 12μg/L。de Boer 等人研究发现荷兰的废水颗粒物中 BDE209 含量超过 100ng/g。瑞典沿海水中 PBDE 含量为 0.1~1pg/L。

由于河口和海湾水流相对较缓,因此沉积物中 PBDE 浓度相对较高,但各地水底淤泥中总 PBDE 含量相差很大。Sellström 等检测瑞典纺织品生产工厂附近河流底泥中 PBDE 含量时发现,河流下游污泥中 PBDE 浓度明显高于上游污泥。Xiong 等于 2013 年报道华南某电子垃圾拆解区底泥 PBDE 含量为 5.6~103ng/g。Scheldt 河的河口沉积物中 PBDE 含量为 14~22ng/g。杨永亮等测得我国青岛近岸河底沉积物中 PBDE 总含量为 177~5510pg/g 干重,平均为 1380pg/g 干重。Wang 等报道电子垃圾处理中心广东贵屿河流底泥中 PBDE 含量为 0.26~824ng/g,比其他污染区高 10~60 倍。徐奔拓等检测上海河流底泥 PBDE 含量,30 个底泥样品中 PBDE 检出率 100%,其中上海西部和北部河流底泥 PBDE 含量为 124~4203.3pg/g 干重和 933.9~2184.1pg/g 干重,平均 2567.36pg/g 干重和 1543.96pg/g 干重,中部人口稠密区 PBDE 含量为 876.0~8697.8pg/g 干重,平均 3113.23pg/g 干重;东南部化工园区 PBDE 含量为 1008.5~13 087.1pg/g 干重,平均 3502.59pg/g 干重;在所分析的样品中,BDE209 占总 PBDE 含量的 90% 以上。Mai 等从珠江三角洲和南海北部海域采集了 66 个表层沉积物样品,发现东江和珠江是 PBDE 的高污染区,含量为 12.7~7361ng/g 干重,其中 BDE209 平均含量为 1199ng/g 干重,是目前世界上含量最高的区域之一,在几乎所有样品中 BDE209 是最主要的同系物(表 30-3)。

表 30-3 珠江三角洲和南海北部海域表层沉积物中 PBDE 含量(ng/g)

目标化合物	珠江	珠江口	西江	东江	南海	澳门
BDE28	0.02~0.76 (0.33)	0.01~0.07 (0.10)	0.01~0.03 (0.02)	0.06~1.04 (0.30)	n. d. ~0.02 (0.01)	0.01~0.14 (0.12)

续表

目标化合物	珠江	珠江口	西江	东江	南海	澳门
BDE47	0.2~14.3 (3.25)	0.1~5.5 (0.81)	0.05~0.17 (0.10)	0.72~20.9 (6.60)	0.02~2.04 (0.18)	0.09~10.5 (2.04)
BDE66	0.01~0.79 (0.27)	0.01~0.74 (0.12)	n.d.~0.03 (0.01)	0.04~1.40 (0.39)	n.d.~0.05 (0.01)	n.d.~0.53 (0.13)
BDE100	0.03~0.97 (0.50)	0.03~1.27 (0.17)	n.d.~0.09 (0.02)	0.14~5.15 (1.75)	n.d.~0.37 (0.03)	0.03~3.39 (0.64)
BDE99	0.43~13.10 (3.69)	0.2~6.67 (0.98)	0.05~0.14 (0.10)	0.87~32.30 (10.45)	0.01~1.47 (0.18)	0.30~19.5 (4.66)
BDE138	n.d.~4.76 (1.03)	n.d.~0.31 (0.07)	n.d.~0.03 (0.01)	0.07~11.4 (1.97)	n.d.~0.02 (<0.01)	n.d.~0.43 (0.13)
BDE153	0.06~4.29 (1.20)	0.02~2.39 (0.35)	n.d.~0.06 (0.03)	0.13~7.49 (2.11)	n.d.~0.13 (0.02)	0.08~3.56 (1.25)
BDE154	0.05~1.61 (0.47)	0.02~1.01 (0.16)	n.d.~0.04 (0.03)	0.08~3.58 (1.10)	n.d.~0.07 (0.02)	0.06~2.33 (0.81)
BDE183	0.07~7.52 (2.12)	n.d.~3.32 (0.38)	n.d.~0.08 (0.05)	0.1~11.69 (2.25)	n.d.	n.d.~1.22 (0.40)
BDE209	27.23~3575.33 (890.31)	0.68~111.90 (18.51)	1.95~77.41 (16.06)	10.46~7340.75 (1440.65)	0.41~4.81 (2.79)	6.73~149.40 (43.83)
ΣPBDE	0.78~49.28 (12.87)	0.33~21.83 (3.13)	0.13~0.59 (0.36)	2.21~94.72 (26.92)	0.04~4.48 (0.46)	0.56~41.31 (10.17)

a:括号中数值为平均值;b:n.d.表示未检出

由于 PBDE 在水中的溶解度一般随溴含量的增加而减小,logKow 随溴含量的增加而增加,因此低溴代联苯醚如 BDE47、99 比高溴代联苯醚水溶性高且流动性强。PBDE 远距离水污染已成世界性的问题,许多远离人类活动地区的水体也已受到 PBDE 污染,甚至有人在南极及北极水域检出了 PBDE。Salvado 等于 2016 年报道水样中 PBDE 浓度与纬度呈负相关。

de Boer 等对荷兰的水环境进行调查,证实 PBDE 广泛存在于水环境中不同营养级的生物体内(表 30-4)。

表 30-4 不同样本中 PBDE 的浓度(ng/g 干重)

样本类型	BDE47	BDE99	BDE153	BDE209
悬浮颗粒物	<0.2~9	<0.1~23	<0.1~9.7	<9~6400
沉积物	0.3~7.1	<0.2~5.5	<0.1~5	<4~510
比目鱼	0.6~20	<0.01~4.6	<0.02~<1	<0.2~<6
鲤鱼	0.2~130	<0.01~<0.8	<0.04~4.1	<0.03~<21
咸水藻类	0.9~4.3	0.3~1.6	<0.1~<0.2	<4~<5
淡水藻类	0.7~17	0.4~11	<0.1~1.5	<4~<34

续表

样本类型	BDE47	BDE99	BDE153	BDE209
污水处理厂进水	<0.1~68	0.3~33	<0.02~<5	<0.5~330
污水处理厂出水	11~35	<1~<1	<0.4~<7	310~920
工业废水	<0.1~68	0.3~66	<0.02~2.6	<0.5~200

3. 土壤 释放入环境中的大部分 PBDE 可经各种途径回归土壤,土壤中 PBDE 来源包括电子垃圾和住宅废物的倾倒、土法拆解和燃烧、PBDE 工厂排污、农田灌溉以及随空气颗粒物和大气雨水沉降等。不同地区土壤中 PBDE 种类及含量差异较大,且受污染源排放浓度、距污染源距离、地形、季节及地表植被等影响。Tombesi 检测了阿根廷 Bahía Blanca 沿海地区的土壤样本,发现 PBDE 含量为 0.16~2.02ng/g 干重,其中 80% 是 BDE209;巴基斯坦境内的印度河流域土壤中 PBDE 含量为 0.05~2.38ng/g 干重。北京通州区废水浇灌的土壤中 PBDE 含量为 1.75~14.2ng/g,其中 BDE209 占比 90% 以上。每年处理约 220 万吨电子垃圾的中国台州地区,土壤中 PBDE 总含量为 2.96~200ng/g 干重。

由于欧盟、美国、日本等国家陆续制定了越来越严格的法规限制 PBDE 的生产和销售,其 PBDE 高污染产业(如电子垃圾拆解)陆续转移至发展中国家,而发展中国家对 PBDE 污染产业监管力度有限,大量电子垃圾拆解作坊占用农业土地。已有研究显示,土壤中 PBDE 可以被植物吸收,进而通过食物聚集于人体,已成为深受关注的公共卫生问题。广东省贵屿镇是我国最著名的电子垃圾拆解区,2015 年郝迪等人对贵屿表层农业土壤样品进行分析,发现贵屿镇及周边农业土壤 PBDE 总含量达 30~9400ng/g。Jiao 等人对广东清远市龙塘镇和石角镇农田土壤进行分析,发现农田土壤含量为(19±20.7)ng/g 干重,其中 4 月份农田土壤中 PBDE 含量最高,而 8 月份农田土壤中 PBDE 含量相对较低。污染源附近地区最主要的 PBDE 是高溴代联苯醚(如 BDE209),而低溴代联苯醚可长距离扩散,使 PBDE 污染面积显著扩大。Wu 等对上海地区土壤样本进行分析,发现汽车制造区土壤 PBDE 含量最高,为 15.9ng/g,其中 BDE209 含量占 44.6%。Hassanin 等从英国和挪威采集了 45 个远离城市、道路和其他人类活动的自然区域中的土壤样本并进行分析,发现表层土壤中 PBDE 总含量为 0.065~12ng/g 干重,且林地中 ΣPBDE 含量较草地高,说明远离人类活动地区的土壤中也含有 PBDE。

4. 生物体 富含脂肪组织的鱼是人体组织 PBDE 最重要的来源。不同地区不同种类鱼总 PBDE 含量差异较大,一般在 ng/g~μg/g 脂肪不等。Johnson 等分析了华盛顿州淡水鱼体内 PBDE 含量,发现总 PBDE 浓度由虹鳟鱼体内 1.4ng/g 湿重增加到白鲑体内 1.25μg/g 湿重。北美鱼类总 PBDE 含量高于欧洲,几何均数分别是 310 和 49ng/g 脂肪。哥伦比亚河中白鱼总 PBDE 含量为 12~1060ng/g 脂肪。智利鲑鱼中平均 PBDE 含量为 1.46ng/g 湿重。日本鱼类总 PBDE 含量低于 10ng/g 脂肪。Natsuko 等人最近报道 PBDE 在亚洲海豚体内的含量从印度的 6.0ng/g 脂肪到中国香港的 6000ng/g 脂肪。Linclstrom 等在大西洋的长鳍引航鲸体内发现了 19 种 PBDE 同系物,平均浓度为 1~3μg/g 脂肪,其中主要同分异构体是四溴联苯醚和五溴联苯醚,占这 19 种同分异构体的 70%。Scheldt 河虾体内的 PBDE 为 1765~2962ng/g(脂肪)。Ueno 等检测了全世界各海域非海岸区正鲣鱼肌肉中 PBDE 含量,几乎所采集的样本都能检出 PBDE,其中中国东海及南海海域所取的 3 个点是除中国台湾海之外检出最高的。我国青岛贝类 PBDE 含量为 860pg/g 干重,珠海贝类 PBDE 含量为

27.0~83.7ng/g干重,远远低于欧洲国家。新加坡海域蚌体内 PBDE 总含量为 8.6ng/g 湿重,比任何国家都高。

通过比较水生生态系统中不同营养级生物体内 PBDE 浓度发现,PBDE 在食物链中具有生物放大作用。生活在底泥中的贝类、虾类体内也富集了沉积物中的 PBDE,浓度较高,这些生物可作为 PBDE 污染的指示物。Darnerud 和 Thuvander 发现,在食物链中 BDE47 的生物放大作用很强,由低级消费者鲱鱼体内大约 50ng/g 上升到顶级消费者鱼鹰体内大约 1900ng/g,其浓度放大近 40 倍。Kelly 对加拿大哈德逊湾水生生物体内 PBDE 的检测发现,PBDE 平均浓度随食物链关系的上升而增大。因此进入环境的 PBDE,即使是极其微量的,由于生物放大作用,也会使处于高位营养级的生物受到危害。目前已经发现三溴联苯醚、四溴联苯醚和五溴联苯醚的生物放大作用明显高于 PCB。鉴于 PBDE 在食物链中的生物蓄积和生物放大作用,推测 PBDE 对生物尤其是人类的潜在危害是很大的。Birnbaum 和 Staskal 研究表明,BDE27、47、99、100 对甲壳类动物的半数致死浓度值低于 1mg/L,说明 PBDE 对水生生态系统具有较强的毒性。

由于生物对 4~6 溴代联苯醚吸收强且代谢慢,生物富集性强,因此尽管 PBDE 污染水平、生物种类和采样点不同,但世界各地生物体内的 PBDE 同系物是相似的。生物体内主要的 PBDE 有 BDE47、99、100、153 和 154,随着营养级位置增高,低溴代联苯醚比例逐渐增加。Gandhi 等对 2006—2013 年间加拿大各大湖鱼类 PBDE 含量进行分析,发现食物链底层小鱼体内 BDE209 为主要 PBDE,而顶级食肉鱼类体内 BDE47 为主要 PBDE。Gustafsson 等人采用波罗的海贻贝测定 PBDE 在水中的生物富集因子,得出 BDE47、99 和 153 的生物富集因子分别为 $1.3×10^6$、$1.4×10^6$ 和 $2.2×10^5$。尽管 BDE99 和 153 的半减期比 PCB 的同系物要短,但 BDE47 和 99 的生物富集因子远比 PCB 的高。

生物体内 BDE209 的检出报道很少。Watanabe 等在大阪海湾贻贝体内仅测到很少量的 BDE209。瑞典鱼中 BDE47 含量为 40~2000ng/g 脂肪,而 BDE209 仅有痕量存在。de Boer 等报道在荷兰采集的 35 条比目鱼和鲷鱼以及 16 个贻贝中,虽然 BDE47 和 99 的浓度在 ng/g 干重的级别,但 BDE209 还没有达到检出限。Kierkegaard 等发现红鳟可以通过食物摄入 BDE209,但经过 120 天的暴露才吸收了 0.02%~0.13%,认为这是因为生物体对十溴联苯醚吸收差而且代谢快,致使其生物富集较低。Stapleton 等对鱼进行了 BDE209 暴露实验,在鱼肝组织中检测到 4 种 PBDE(五溴、六溴、七溴和八溴联苯醚)的存在,这表明 BDE209 在生物体内可进行脱溴作用。但也有报道称在瑞典的鹰蛋中检测到 BDE209 和低溴代联苯醚。

有关 PBDE 在陆地生态系统中的水平报道不多。有报道在菠菜、土豆、胡萝卜、水果、猪肉、牛肉、鸡肉、鸡蛋、奶制品和油脂等食品中 PBDE 也有明显检出。瑞典的检测结果显示,水果(5.8pg/g 湿重)、蔬菜(7.9pg/g 湿重)和根茎类(7.4pg/g 湿重)中 PBDE 含量较低,而肉和肉制品(109.2pg/g 湿重)、蛋(64.5pg/g 湿重)和油脂(587.7pg/g 湿重)中 PBDE 含量则相对较高。

三、体内代谢和蓄积

(一)进入机体途径

1. 消化道　PBDE 主要通过食物链进行生物蓄积和生物放大,最后经食物进入人体。食物摄入是体内 PBDE 的最主要来源,富含脂肪组织的鱼类是其最主要的暴露源。Törnkvist 等发现瑞典人 PBDE 摄入量为每天 0.7ng/kg 体重,主要来自鱼(38%)和乳制品(31%)。瑞典人血液中 PBDE 含量与食用海鱼密切相关,每月吃 12～20 次鱼的人体内 PBDE 水平在 2.2ng/g 脂肪,而不吃鱼的人体内 PBDE 水平为 0.4ng/g 脂肪。Domingo 等对西班牙 12 个城市食物进行分析,发现鱼类和贝类中 PBDE 浓度最高(563.9pg/g 湿重),其次是油脂(359.3pg/g 湿重)和烘焙食品(98.8pg/g 湿重)。中国台州地区成人每日 PBDE 摄入量为 130.9ng/kg、儿童为 614.1ng/kg,主要来自鸭蛋、鸡蛋和鱼类。

母乳是哺乳期婴儿摄入 PBDE 的主要来源,婴儿体内的 PBDE 很可能是由于母乳含有 PBDE 所致。许多报道都证实,母乳中含有 PBDE,含量最高的是 BDE47、99 和 153。如美国和加拿大哺乳期女性乳汁 PBDE 含量为 6～321ng/g 脂肪,其中 40% 的女性乳汁 PBDE 含量超过 100ng/g,90% 以上的女性乳汁中 BDE47 含量最高。Mazdai 等在母体和婴儿的血液中检测到了 6 种 PBDE 同系物,母亲血液中 PBDE 总含量为 15～580ng/g,而婴儿血中为 14～460ng/g,母亲体内 PBDE 含量与婴儿相差不大,由此推测母体中存在的 PBDE 可能是通过乳汁传递给婴儿。Anderson 和 Darnerud 分别报道指出,母乳中 PBDE 的含量,与其在婴儿体内的含量及婴儿所表现的发育行为异常有很大的相关性。基于 1999 年在瑞典母乳中测定的数据,假定一个 5kg 的婴儿每天食用 700ml 母乳,那么每天通过母乳摄入的 PBDE 量估计为 50～100ng。婴幼儿通过舔咬塑料玩具及手拿遥控器和手机等电子产品可使更多 PBDE 进入体内。如 Roosens 等人发现比利时婴儿通过咬玩具及电子产品摄入的 PBDE 量尽管低于母乳,但高于食物和灰尘摄入。

2. 呼吸道　PBDE 可通过空气,也可通过颗粒物(尤其是细颗粒物)经呼吸道进入体内。2016 年,Han 等报道上海居民通过呼吸暴露于 PBDE 的量为夏季每天 1.96ng、冬季每天 2.93ng,其主要成分为 BDE209。电器、橡胶等产品中 PBDE 可逸出,故其生产、维修、回收场所空气中含 PBDE 较高,职业人员可通过吸入空气颗粒物而摄入 PBDE。Sjödin 等检测生产电子产品工厂工人体内 PBDE 含量发现,与对照组相比,这些工人血液中 PBDE 含量偏高,其血液中 PBDE 总浓度在受测试的工人、办公室职员和清洁工体内分别为 37.0pmol/g、7.3pmol/g 和 5.4pmol/g。调查发现成人 PBDE 呼吸道暴露量占非饮食暴露的 91.8%～99%,1～2 岁儿童 PBDE 呼吸道暴露量占非饮食暴露的 45.1%～82.2%。成人与儿童 PBDE 经呼吸道暴露量差异较大,如中国上海市成人每天经呼吸道暴露 PBDE 量为 3.44ng、儿童每天暴露量为 1.33ng。

3. 皮肤　有研究表明,皮肤接触也是暴露途径之一。Kim 等人对首尔室内儿童设施中 PBDE 的暴露途径进行评估之后发现,儿童在游戏室、幼儿园、免费室内游乐场和收费室内游乐场中经皮肤暴露 PBDE 的比例占总暴露的 0.1%、0.4%、0.4% 和 0.2%。

4. 胎盘　PBDE 可通过胎盘屏障增加胎儿产前 PBDE 暴露的风险。2009 年,继 Dassanayake 等人首次在美国芝加哥地区胎盘中检测出 PBDE 之后,Leonetti 等人亦对 102 例美国北卡罗来纳州的产妇胎盘组织进行分析,发现 BDE47 检出率为 91%,BDE209 的检出率超过 50%。丹麦产妇胎盘组织中 PBDE 含量为 0.51～17ng/g 脂肪。中国产妇胎盘组织中也检测到 PBDE,其中 BDE28、BDE99 和 BDE47 胎儿/胎盘比例较 BDE197、BDE209 和 BDE153 高,提示低溴代联苯醚较高溴代联苯醚更易穿过胎盘屏障进入胎儿体内。

(二) 代谢过程

PBDE 经多种途径进入生物体后,主要分布于肝、肺、肾和大脑等脏器。人类脂肪组织 PBDE 半减期为 1～12 年,含溴越多的同系物,半减期越长。Geyer 等发现,成年人脂肪组织中 BDE47、BDE99、BDE100、BDE154 和 BDE153 半减期分别为 3.0 年、2.9 年、5.4 年、5.8 年和 11.7 年。鼠类脂肪组织中 PBDE 的半减期为 19～119 天。Staskal 等人将 1.0mg/kg 的 BDE47 经口连续 5 天染毒 C57BL/6 小鼠,发现 BDE47 在体内呈非线性分布,与单次染毒相比,连续染毒使其在体内停留时间更长、在脂肪组织中蓄积更多、排出更少,说明连续暴露可使 PBDE 更多蓄积和更持久的毒性。

PBDE 不仅可在肠道进行脱溴转化成低溴代联苯醚,而且可发生羟基化和甲基化作用而形成 OH-PBDE 和 MeO-PBDE。研究发现,暴露于 BDE99 的肝细胞可产生羟基五溴联苯醚和一种目前不明的四溴代谢产物。体内 PBDE 能诱导Ⅰ相和Ⅱ相毒物代谢酶的活性。在 PBDE 同系物中,低溴代联苯醚对肝脏酶的诱导作用会更强,因此 PBDE 经代谢常产生毒性更强的代谢产物。PBDE 不仅能诱导细胞色素 P450 的 CYP1A1、CYP1A2、CYP3A4 和Ⅰ型脱碘酶活性,而且对肝微粒体 EROD 和 PROD 的活性也具有诱导作用,同时还可诱导尿苷二磷酸葡糖醛酸基转移酶(UDPGT)的活性(十溴联苯醚除外)。

血液(包括全血、血清和脐带血)、母乳、组织(包括脂肪组织、肝组织、乳房组织和胎盘组织)、胆汁等生物材料中不仅检测出 PBDE,而且发现不同时间、不同地区居民体内 PBDE 水平变化较大。日本于 1970 年最早报告了人群生物监测结果,3 种 PBDE 同系物(BDE47、99 和 100)的含量分别为 0.017ng/g 脂肪、0.004ng/g 脂肪和 0.002ng/g 脂肪,总 PBDE 含量为 0.023ng/g 脂肪。最近分析结果显示,日本人群脂肪组织中 PBDE 的含量升高,总 PBDE 含量已达 1.8～46ng/g 脂肪,男性高于女性。新加坡研究人员在本地居民脂肪组织中主要检测到 BDE47,平均浓度为 2.89ng/g 脂肪。欧洲国家的研究表明,瑞典和芬兰居民脂肪组织中 PBDE 含量最高,其中瑞典居民中 4 种 PBDE 同系物(BDE47、99、100 和 153)含量分别为 8.80ng/g 脂肪、1.10ng/g 脂肪、1.80ng/g 脂肪和 1.70ng/g 脂肪,总含量为 13.4ng/g 脂肪。法国研究人员检测到本地居民脂肪组织 PBDE 浓度为 2.73ng/g 脂重。比利时居民脂肪组织中 7 种 PBDE 同系物(BDE28、47、99、100、153、154 和 183)浓度为(5.3±3.0)ng/g 脂肪。Ronalda 综合分析了全球已公布的人群监测结果,计算出 5 种 PBDE 同系物(BDE47、99、100、153 和 154)在人体内含量分别为 5.21ng/g 脂肪、1.36ng/g 脂肪、1.02ng/g 脂肪、1.12ng/g 脂肪和 0.36ng/g 脂肪,分别占 54.9%、14.4%、9.7%、20.2% 和 5.0%,总含量为 8.73ng/g 脂肪。

WHO 已将 11 种 PBDE 同系物(BDE17、28、47、66、99、100、138、153、154、183 和 209)纳入全球母乳生物监测计划。不同时间、不同地区居民母乳中 PBDE 相差可超过 100 倍。目前母乳中 PBDE 含量报告最高的国家是美国,其次是中国。2009—2012 年采集的加利福尼亚州妇女乳汁 PBDE 浓度为 41.5ng/g 脂肪,较 2003—2005 年的 67.8ng/g 脂肪降低了 39%。目前尚未见中国产妇乳汁 PBDE 下降趋势的报道。在多伦多"TOXIN 2005"国际会议上美国研究人员公布的研究报告表明,人体和自然环境中 PBDE 含量可能超过已被禁用的有毒物质 PCB。有人将太平洋西北地区 40 名妇女母乳中 PBDE 和 PCB 含量进行比较,发现 30% 的妇女母乳中,PBDE 含量高于 PCB 含量。Kalantzi 等对英国 54 名母亲乳汁中 PBDE 含量进行分析,其变化范围是 0.1～69ng/g,该含量虽然低于美国,但仍然高于欧洲和日本,并且 BDE47 是含量最高的同系物。

20 世纪 70 年代至今,世界各地居民血液中 PBDE 含量为 0.44～6.03ng/g 脂肪。发达国家居民血清中 PBDE 浓度已见下降趋势,如 1996—2010 年瑞典居民血清中 BDE209 浓度无变化,但 BDE47、BDE99 和 BDE100 浓度逐渐降低。Sjodin 等通过长时间的调查发现,大多数 PBDE 的同系物在受测试人群血液中的含量与血液采集的时间(不同年份)呈正相关关系,即随着暴露时间的增加,PBDE 在生物体内的含量会增加。

脐血中也可检出 PBDE,表明 PBDE 可以通过胎盘转移给胎儿。美国孕期母亲血清中总 PBDE 含量为 41.1ng/g 脂肪,脐血中总 PBDE 为 41.3ng/g 脂肪。Guvenius 等同时测定了孕期母亲血清、母乳和脐血中 PBDE 总含量,分别为 1.79ng/g 脂肪、1.84ng/g 脂肪和 1.29ng/g 脂肪,脐血中的含量与孕妇血和母乳中含量之间具有良好的相关性,说明胎儿高水平暴露于 PBDE。Strandman 等在胎盘中检测到 PBDE 总含量为 1.58ng/g 脂肪进一步证实上述观点。

由于环境中 PBDE 暴露水平在不断增加,在过去 30 年间人体内 PBDE 水平增加了 100 倍以上。北美地区居民体内总 PBDE 含量最高,其次为欧洲和日本。在几种受测试的生物样体(淡水鱼、引航鲸和人体肝脏等)中,以 BDE47 和 BDE99 含量最高。

过去 10 年,PBDE 代谢产物 OH-PBDE 和 MeO-PBDE 已经成为研究的热点。环境及生物体中均可检出 OH-PBDE 和 MeO-PBDE。2014 年,Weijs 等报道成人与海豹肝脏中总 OH-PBDE 含量分别为 90~230pg/g 湿重和 70~1850pg/g 湿重,总 MeO-PBDE 含量分别为 10~270pg/g 湿重和 20~1460pg/g 湿重。鲸鱼脂肪样本中未检出 OH-PBDE,总 MeO-PBDE 含量为 1500~4400pg/g 湿重。突尼斯地区健康母亲乳汁中总 MeO-PBDE 含量为 0.23~4.70ng/g 脂重,且与初产妇年龄有关。2008—2009 年孕妇血清 OH-PBDE 最高浓度出现在美国三藩市,其孕中期孕妇血清中 OH-PBDE 含量为 0.084ng/ml;2011—2012 年研究者在同一调查点进行调查,发现孕妇血清 OH-PBDE 总浓度降低 80%以上,这可能与美国立法限制消费类产品中多溴联苯醚的使用有关。

四、毒性和健康效应

体内外的研究证实,PBDE 的健康危害包括肝脏毒性、生殖和神经发育毒性、内分泌干扰作用及致癌作用等,靶部位主要是神经系统、脂肪组织、甲状腺和生殖发育系统。不同 PBDE 同系物对健康的危害不完全相同,3 种主要 PBDE 同系物中,毒性最强的是五溴联苯醚,其次是八溴联苯醚,毒性最弱的是十溴联苯醚。商业产品中工业五溴联苯醚毒性最大,在很低剂量下就可产生毒性,而十溴联苯醚则需很大剂量才表现出毒性。

目前 PBDE 对人的健康危险评价是建立在动物模型研究之上,而且所使用的染毒剂量明显高于人群实际暴露剂量。人体组织中 PBDE 含量是否已达到危害人类健康的水平尚不明确,但人类每天摄入 PBDE 量远低于对动物产生影响的最低剂量,这两种剂量相差 10^6 倍。目前对 PBDE 在人体内的毒物动力学研究很少,如果基于人体的承受水平或 PBDE 在某个器官中的浓度来评价,对于人体的安全限可能会很低。

(一)毒性作用及机制

1. 肝、肾毒性 Dunnick 等对 Wistar 大鼠进行亚急性经口染毒,PBDE 染毒大鼠肝脏、肾脏重量明显增加。含有商业五溴联苯醚的饲料 100mg/(kg·d)喂养大鼠 13 周后可使大鼠肝脏和尿中卟啉浓度明显升高。加入 10μg/ml 商业八溴联苯醚的鸡胚肝细胞培养后明显地合成和分泌卟啉,提示 PBDE 可致慢性肝性卟啉病发生。Albina 等研究发现, 1.2mg/(kg·d)的 BDE99 染毒成年雄性大鼠发现,肾脏过氧化氢酶活性明显下降,氧化型谷胱甘肽(GSSG)及 GSSG/GSH 显著升高,组织病理检查显示肾小管溶酶体数量与 BDE99 暴露浓度有关,提示 BDE99 可致肾损伤,氧化应激是肾毒性的可能机制之一。

2. 免疫毒性 Van der Ven 等人发现商业五溴联苯醚染毒的 Wistar 大鼠胸腺重量也出现下降。Darnerud 发现用 BDE47 按 18mg/(kg·d)染毒 C57BL/6 小鼠,可明显降低脾细胞数量。Fernie 研究发现 PBDE 可影响脾和胸腺结构,造成免疫抑制,但 Fernlof 却认为淋巴细胞对 PBDE 不敏感,不会造成明显的免疫毒性。而何国群等以小鼠为研究对象,认为 BDE209 可降低 T 淋巴细胞增殖能力,对免疫功能具有抑制的作用。

3. 生殖发育毒性　动物实验研究发现,孕期大鼠 PBDE 染毒后,可导致仔鼠肛-殖距(anogenital distance,AGD)缩短、进入青春期时间延迟、骨骼弯曲等发育异常现象。成熟仔鼠前列腺、大脑性别分化区域、子宫中性激素调控基因表达受抑制,成年雄性仔鼠血清中雌二醇和睾酮下降。汪超等人研究发现,对 10 日龄雌性大鼠进行 PBDE 灌胃染毒可使其卵巢脏器系数明显降低。

Dunnick 等发现,PBDE 可使染毒 Wistar 大鼠附睾、精囊和前列腺重量降低,精子头部畸形率明显增高。Stoker 研究发现,青春期持续暴露于 BDE71,不但可造成甲状腺激素水平降低,还可使青春期发育延迟,如包皮分离时间和阴道打开时间明显延迟、精囊和前列腺重量下降,进一步的研究证实这种作用与性激素干扰作用有关。Kuriyama 等发现,低剂量BDE99染毒可影响生精过程,导致精子和精细胞数量下降。发育期暴露 BDE99 可影响成年鼠下丘脑腹内侧核孕酮受体基因的表达,同时可干扰前脑啡肽原和雌激素受体基因的表达。有研究显示,BDE47 可使甲状腺和子宫的脏器系数降低,并降低血清 T_4 浓度,但却增加卵巢的脏器系数。

有报道指出,食用受 PBDE 污染鱼的母亲怀孕期会较正常的短,婴儿出生时体重偏低,且运动神经系统发育不成熟。由此可见,PBDE 存在于母亲体内,不仅会影响自身健康状况,而且可能还会影响胎儿的正常发育,对胎儿产生比母亲更强的毒性,在较低浓度胎儿即可表现出发育异常现象。对中国南部地区 103 名男性的血液和精子分析发现,BDE153、BDE154 和 BDE183 含量与精子密度呈负相关,但 PBDE 与精子活性不相关。Damerud 和 Eriksen 对大量研究资料总结后,认为 PBDE 对人体毒性效应的最低可见有害作用水平(LOAEL)为每天 1mg/kg。

4. 神经毒性　PBDE 神经毒性是目前最受关注的问题。许多动物实验证实,神经发育早期暴露于 PBDE 可损害学习与记忆功能,影响感觉运动和自主行为的发育等。瑞典研究人员在小鼠神经系统发育关键时期(出生第 10 天),用 BDE47 和 BDE99 对小鼠进行单一剂量(0.7~12mg/kg)染毒,发现成年后无论暴露于最低剂量还是最高剂量,均表现出行为异常。其中,接受 BDE99 最高剂量小鼠在穿越迷宫中的表现最差。所有剂量染毒的小鼠神经系统均受到损害,且随年龄的增长而日益加重。其他研究结果也显示,出生第 10 天的小鼠给予两种在环境中含量最高的同系物 BDE47 或 BDE99,均导致小鼠运动行为异常,成年后学习和记忆能力明显下降,且 BDE99 对神经系统的毒性比 BDE47 强。两者对神经系统的毒性作用随其年龄的增长而更加明显,且具有显著的剂量-效应关系。BDE99 对小鼠神经系统毒性的 LOAEL 值为 8mg/kg。

大量流行病学研究也发现类似的情况。如美国俄亥俄州的一项队列研究(2003—2006年)发现,孕期 BDE47 暴露与儿童智商(IQ)呈负相关,随后在纽约和加州均发现了类似的证据。2014 年,Chen 等报道孕期 PBDE 暴露与儿童多动症有关。研究者同时发现母亲孕期 PBDE 内暴露水平与儿童精细运动协调能力、注意力、口头表达能力等有关。

目前认为 PBDE 至少可通过 3 个途径影响脑发育:甲状腺激素干扰、神经递质改变和第二信使信号干扰。研究证明,饲喂高剂量 PBDE 的啮齿动物出现甲状腺素缺失症状,胆碱能受体数量减少。体外实验表明 BDE71 可影响钙稳态和蛋白激酶 C(PKC)活性,而且发现

PKC 效应与 PBDE 在神经元中的蓄积有关。因此,PBDE 的神经发育毒性与其通过降低血液中甲状腺素的含量、破坏甲状腺素平衡状态、减少大脑可利用的甲状腺素水平,进而导致神经系统发育异常有关。PBDE 神经发育毒作用的机制尚待进一步研究。

5. 内分泌干扰作用

(1)甲状腺的毒性效应:PBDE 染毒可致大鼠甲状腺肥大;体内甲状腺素和维生素 A 含量降低,且呈剂量-效应关系;EROD 和 PROD 等酶活性均明显增加,但 UDPGT 酶的活性增加不明显;PBDE 不但可与甲状腺激素受体 α(TR-α)和 β(TR-β)结合,还可与芳烃受体(AhR)、甲状腺激素结合蛋白结合。PBDE 的分子结构与甲状腺激素 T_3 和 T_4 非常相似,所以一些 PBDE 同系物可增强、降低或模仿甲状腺激素的生物学作用。Darnerud 等调查发现,职业暴露 PBDE 会导致工人甲状腺功能减退。Abdelouahab 等人对加拿大 380 名妊娠早期孕妇的调查发现,孕妇血中 PBDE 浓度与总 T_3、T_4 呈负相关。Makey 等人研究发现,北美健康办公室职员血中 BDE47 每上升 1ng/g,总 T_4 降低 2.6μg/g。但韩国的一项研究发现,BDE47 与总 T_3 及游离 T_3 呈负相关,但是与总 T_4 及游离 T_4 正相关。研究者对来自瑞典和拉脱维亚的 110 名成年男性分析发现,成年男性血浆 BDE47 与 TSH 呈负相关,但与 T_3 和 T_4 无关联。

关于 PBDE 对甲状腺的毒作用机制还不十分清楚,但至少可从两个方面解释:一是 PBDE 可诱导不同酶的活性,包括 UDPGT、P4501A1 和 P4502B 等,而且含溴越低的 PBDE 同系物对大鼠肝脏中酶的诱导作用越强,对甲状腺的毒性也就越大。二是 PBDE 的羟基化代谢产物 OH-PBDE 可与甲状腺转移蛋白竞争性结合甲状腺受体蛋白,引起甲状腺素的失调(缺失症状)可能在其中扮演重要的角色。也有人认为,尽管 PBDE 分子结构与甲状腺素相似,但是扰乱甲状腺素并不是造成 PBDE 伤害身体的全部原因。PBDE 对肝脏和甲状腺素的毒性效应通常发生在相对低的剂量,最大无作用剂量(NOEL)为每天 2~18mg/kg。

(2)对性激素的影响:关于 PBDE 对性激素的干扰作用,研究结论尚不一致。Meerts 等发现一些 PBDE 同系物(如 BDE153、166 和 190)在很低的浓度(μmol 级)时可与雌二醇共同作用拮抗雌激素。Legler 等使用不定期转染的人类乳腺癌细胞建立的体外雌激素受体报告基因分析系统(ER-CALUX)检测 PBDE 同系物、OH-PBDE 和溴化苯酚的雌激素样作用,发现 PBDE 能结合并激活雌激素受体。但 Stoker 用 60mg/kg 的 DE-71 染毒成熟小鼠 3 天后,发现促黄体生成素水平明显增高,睾酮、雄烯二醇、雌酮水平也轻度升高,认为 PBDE 具有雄激素干扰作用。日本学者发现血清 BDE153 浓度与精液质量、睾丸大小呈负相关。Meeker 等发现,室内浮尘 PBDE 浓度与游离雄激素指数、黄体生成素和卵泡刺激素呈负相关,而与抑制素 B 和性激素结合球蛋白呈正相关。在马萨诸塞州的一项研究显示,室内灰尘中 PBDE 浓度(BDE47、99 和 100)与男性游离雄激素指数呈负相关。关于 PBDE 对性激素的毒作用效应尚待深入研究。

6. 致癌、致畸和致突变作用　所有研究结果显示,PBDE 可能无致畸和致突变作用,其致癌作用也有争论。在瑞典一项病例-对照研究发现,成年睾丸癌患者的母亲血清 PBDE(BDE47、99 和 153)浓度较对照组高。Pavine 等人发现,BDE209 可以促进正常卵巢细胞及卵巢癌细胞的增殖。美国 NTP 动物实验发现十溴联苯醚可致癌。用 3 个剂量组(0g/kg、25g/kg、50g/kg)分别染毒 B6C3F1 小鼠和 F344/N 大鼠 103 周,高剂量组胰腺瘤和肝腺瘤发生率明显升高,甲状腺滤泡细胞腺瘤发生率也有轻度升高。但 Dow 公司利用 1mg/(kg·d)的 BDE209 进行染毒发现十溴联苯醚暴露不会引发肿瘤。Briseis 等对 104 例甲状腺癌患者和 208 例健康者进行研究,发现血液 PBDE 浓度与甲状腺癌患病之间也无明显的关联。

(二)健康效应

PBDE 作为阻燃剂广泛生产和使用始于 20 世纪 70~80 年代,但至今尚未见有 PBDE 中毒的临床病例报道。早期人群流行病学研究并未发现 PBDE 对接触人员的健康损害。Julander 的研究表明,PBDE 职业暴露并未引起甲状腺激素水平改变,所检测 11 名暴露 PBDE 的工人,其血清 T_3、T_4 和 TSH 水平都在正常值范围内。

目前,有关 PBDE 的健康效应研究主要针对动物如大鼠、小鼠或不同组织的细胞进行,其染毒剂量远高于人群实际暴露水平。如对实验动物产生甲状腺素减少的 PBDE 浓度,可能是人体实际暴露水平的 100 万倍,即把人类摄取的 PBDE 放大 100 万倍才会产生动物甲状腺素那样的改变。但也有研究人员认为,即使低剂量 PBDE,也可能导致人甲状腺素轻微失调。不同 PBDE 同系物对健康的危害效应不完全相同,其中低溴联苯醚对健康的危害更大。

实验研究发现,PBDE 的健康危害包括肝脏毒性、免疫毒性、生殖毒性、神经发育毒性、内分泌干扰作用和致癌作用等。此外,PBDE 也可能与糖尿病等疾病的发生有关。Lignell 对瑞典 POPUP 队列中新生儿出生体重进行分析发现,新生儿出生体重与母乳中 PBDE(BDE47、99、100、153)浓度呈负相关,且在男婴中这种相关性更强。美国 NHANES 数据显示,成人血液中 PBDE 浓度与糖尿病风险增加相关。

(王爱国　周郭育)

第四节　全氟化合物

全氟化合物(perfluorinated compounds,PFC)是指碳链上氢原子全部被氟原子取代的一类人工合成的有机化合物。PFC 具有良好的表面活性、很高的化学稳定性,以及疏油疏水特性,因而被广泛应用于纺织、涂料、塑料、防火泡沫、光刻、电化品、洗发水、杀虫剂、皮革、室内装潢、包装、医药、阻燃剂、黏合剂、石油化工等领域。PFC 在多种环境介质如水、土壤、大气中广泛分布,通过食物链的传递放大,在生物体内富集。PFC 具有 POP 的基本特点,与有机氯农药、二噁英和多氯联苯等 POP 相比,该物质在环境中的滞留持续时间更长,在生物体内的蓄积性也更强。有鉴于此,在 2009 年 5 月召开的《关于持久性有机污染物的斯德哥尔摩公约》第四次缔约方大会上,正式将 PFC 列入新增 POP 名单中,以限制其在全球范围内的生产和使用。作为一种全球性环境污染物,PFC 对环境和人体健康的危害已引起世界范围内的广泛关注,并已成为环境科学研究热点。

一、理化性质

PFC 化学通式为 $F(CF_2)_n$-R,其中 R 为亲水性官能团。其代表为全氟烷基磺酸(perfluoroalkyl sulfonic acids,PFSA)和全氟烷基羧酸(perfluoroalkyl carboxylic acids,PFCA),因碳链长度不同而有多种同系物。

PFC 是新型 POP,具有高水溶性、低挥发性及疏水疏油等特性。PFSA 和 PFCA 都属于离子型的 PFC,在环境中最常见、最受关注的两种典型代表性物质分别是全氟辛烷磺酸盐(perfluorooctane sulfonate,PFOS)和全氟辛酸(perfluorooctanoic acid,PFOA)。

PFOA 的 pK_a 较低,在 pH 为 7 时,每 100 000 个 PFOA 分子中仅有 3~6 个是以分子态存

在，其余为离子状态；当 pH 为 4 时，每 100 个 PFOA 分子中约有 6 个是以分子态存在。和 PFOA 相比，PFOS 的酸性更强，在水中的解离度更高。自然水体 pH 一般为 6~9，因此 PFOA 和 PFOS 均主要以离子的形态存在。固态的 PFOA 极易升华，在 40℃ 即可升华为气态 PFOA。在 20℃ 时 PFOS 的蒸气压与 DDT 和 PCB 处于同一数量级。

由于氟是电负性最大的元素，PFC 中所含 C-F 化学键具有强极性且是自然界中键能最大的共价键之一，因此 PFC 具有很高的稳定性和生物惰性，在环境中很难发生水解、光降解和微生物降解，在动物体和人体内也很难经代谢排出。PFOS 被认为是最难降解的物质之一，即使在硫酸中煮沸 2 小时，其分子结构中的 C-F 键亦不会断裂，只有经过高温焚烧后才能几乎全部分解，其热解温度高达 1200℃。

PFOS 和 PFOA 极难分解，在人体内的半减期分别为 5.4 年和 3.8 年，随着时间延长在体内聚集程度越高。PFOS 和 PFOA 在生物体内的蓄积水平非常高，是已知有机氯农药和二噁英等 POP 的数百倍甚至数千倍。

二、污染来源和环境分布

(一) 环境中来源

环境中 PFC 的来源可分为直接来源和间接来源。直接来源是指 PFC 在生产、运输、使用及废弃的过程中进入环境，包括使用后通过废渣填埋场和污水处理厂向环境中排放，是环境中 PFC 的主要来源。间接来源是指反应中的杂质或氟调醇 (fluorotelomer alcohol，FTOH)、全氟辛烷磺酰氟 (perfluorooctane sulfonyl fluoride，PFOSF) 等前体物质的降解。上述前体物质在远距离运输中被大气中的自由基氧化，发生化学键的断裂与重排，进而生成稳定的 PFSA 与 PFCA，并通过干湿沉降进入到水环境等系统中。间接来源虽仅占环境中 PFC 很小一部分，但其在 PFC 的空间迁移、不同介质中的分配中具有举足轻重的作用，是偏远地区 PFC 污染最主要来源。

PFOS 及其相关产品的生产主要是通过电化学氟化法 (electrochemical fluorination，ECF)，其反应产品 PFOSF 是 PFOS 和与 PFOS 有关物质合成的主要中间体。ECF 法会产生带有 35%~40% 的 PFOSF 异构体和同系物混合物。1970—2002 年间，全球直接 (生产、工业和民用产品) 和间接 (PFOS 前体物质或杂质) 释放到空气和水体中的 PFOSF 约为 6800~45 250 吨，其中超过 95% 的量直接排入到水环境，而不到 5% 排入大气。PFOS 的主要来源是与 PFOSF 相关的产品，如防污剂、防水服装的生产和水成膜泡沫灭火剂 (aqueous fire fighting foam，AFFF) 等的直接排放，导致 450~2700 吨 PFOS 释入环境。通过 PFOSF 相关前体物的降解产生的 PFOS，由于相关降解信息的缺乏，目前尚无法估算。

2002 年世界最大 PFC 生产商美国 3M 公司停止生产 PFOS 及其相关产品后，广大的市场需求被其他氟化学公司承接，且生产地逐渐向发展中国家和地区转移。我国对 PFOS 类产品的商业生产起步较晚，最早报道于 2001 年，生产地集中在湖北、福建、广东、上海、江苏等中部和沿海地区。由于国外对 PFC 类产品生产的严格限制，2003 年后我国 PFOS 类产品产量逐年提升，2004—2006 年产量分别为 91 吨、165 吨和 247 吨，此后至 2011 年，年产量则稳定在 200~300 吨。除满足本土的纺织、金属电镀、灭火器材应用外，大量 PFOS 用于出口。

商品化的 PFCA 主要是以全氟辛酸铵 (ammonium perfluorooctanoate，APFO) 和全氟壬酸铵 (ammonium perfluorononanoate，APFN) 为主要成分的混合物。APFO 和 APFN 是生产氟聚合物 (如聚四氟乙烯和聚偏二氟乙烯) 过程中常用的 2 种助剂。1951—2004 年，直接和间接释放至环境中的 PFCA 总量为 3200~7300 吨,其中 80% 以上来源于氟聚合物的生产和使用。PFOA 的全球总产量为 3600~5700 吨,总排放量高达 400~700 吨。氟聚合物生产过程中排放到环境的 PFOA 为 2000~4000 吨。PFNA 全球总产量为 800~2300 吨,其中约 10% 排入大气和水体。

虽然间接污染源产生 PFCA 的量远低于直接污染源,但是间接污染源存在着很多不确定因素,存在的环境风险难以估计。使用 ECF 生产 PFOSF 时,产物中含有 PFCA 杂质,且生产氟调聚物的副产物中也含有痕量的 PFCA(<1~100mg/kg)。在 1960—2002 年期间,通过这一途径释放到环境中的 PFCA 总量为 20~130 吨。20 世纪 70 年代后,消防企业及供应商首选 PFOSF 产品代替 PFCA 作为 AFFF 的表面活性剂使用,而 PFOSF 产品中含有 0.1%~1.0% 的全氟辛酸盐,虽然后期不再生产 PFCA 产品,但 PFOSF 产品的大量使用仍然使得 1970—2004 年间 PFCA 的全球排放总量达到 3~30 吨。此外,生产 PFOSF 或氟调聚物使用的原材料发生降解也可产生 PFCA,通过这两类原材料降解释放到环境的 PFCA 总量为 7~160 吨。

(二)环境暴露水平

PFC 的环境归宿与各自的物理化学性质有关,主要取决于其碳链长度和酸性官能团。PFCA 和 PFSA 是离子型 PFC,性质非常稳定,具有较好的水溶性,酸度系数较低,所以在环境相关 pH 下呈解离状态。由于离子具有较低的蒸气压,水体是 PFCA 和 PFSA 类 PFC 在环境中最主要的归宿。此外,这类污染物也吸附在颗粒物、沉积物或者土壤中。

1. 水体　水被认为是 PFC 存在的主要环境介质。研究表明,在海水、地表水、地下水和自来水中均检测到一定浓度的 PFC。由于 PFC 能够通过洋流迁移到全球各地,故开放性海域被认为是 PFC 的最终归宿之一。Nobuyoshi 等研究发现,各大洋包括东太平洋海域、中国南海海域、苏禄海海域、大西洋中北部海域、拉布拉多海域,以及日本、韩国、中国内地沿海海域中均可检出 PFC,浓度为数十到数千 pg/L,且 PFOA 和 PFOS 含量排在前两位。我国大连海湾 PFOS 和 PFOA 的浓度分别为 <0.10~2.25ng/L 和 0.17~37.55ng/L,中国南海水域 PFOS 和 PFOA 的浓度为 0.008~0.113ng/L 和 0.160~0.420ng/L,中国香港附近海域的两种物质浓度分别为 0.09~3.1ng/L 和 0.73~5.5ng/L。

内陆河流是 PFC 从陆地输送到海洋的重要通道,其 PFC 浓度普遍高于海域中的浓度,在有些污染严重的河流内 PFC 浓度高达数万 ng/L。我国 PFC 污染浓度处于世界中等水平,一些纳污水体的河流和排污河中该类物质的含量较高,长江入海口处、珠江广州段等工业发达地区 PFOS 的污染严重。国外对一些污染严重地区的 PFC 来源的分析表明,工业污染排放和农业非点源排放是引起 PFC 浓度升高的主要原因之一,而湖泊水库中 PFC 含量相对较低。

多个国家的自来水中均检测到一定浓度的 PFC。Takagi 等采集日本大阪市自来水厂的源水及出厂水,发现在所有样品中都检出有 PFOA 和 PFOS,表明这两种化合物存在的普遍性。在源水中 PFOA 和 PFOS 的浓度分别为 0.26~22ng/L 和 5.2~92ng/L,而在出厂水中的浓度分别为 0.16~22ng/L 和 2.3~84ng/L,源水和出水中两者浓度相差很小,表明自来水厂对于 PFOA 及 PFOS 的去除效率很低。在对德国 26 个自来水样品的检测发现,PFOS、PFOA 和 PFNA 浓度中位数分别为 1.3ng/L、2.6ng/L 和 1.4ng/L。沈阳、大连、长春、济南等 7 个城市自来水中均检测到 PFOS,其浓度为 0.40~1.62ng/L。在 PFC 使用较少的新疆乌鲁木齐和阿图什自来水中也检出低浓度 PFOS 和 PFOA,表明饮用水 PFC 的污染不容忽视。

目前城市污水处理厂的污水处理工艺对于一些新型污染物尚达不到理想的处理效果,

污染物出水浓度甚至有可能高于进水的浓度。在对 PFC 的处理过程中,几乎所有污水处理厂出水中都监测到高浓度的 PFC,且以 PFOA 及 PFOS 为主,由此可以推测污水处理厂有可能是地表水中 PFOA 及 PFOS 的一个重要污染源。

2. 空气和灰尘　PFC 具有高水溶性和低亨利定律常数的 PFOA 和 PFOS,挥发性较差、易发生湿沉降,理论上不具有以气相形式进行远距离传输的能力,其在室内外空气中的浓度大多为 pg/m^3。Harada 等对日本乡村和城市地区(交通负荷高)室外空气中 PFC 进行调查,发现乡村和城市大气中 PFOA 的平均浓度分别为 $2.0pg/m^3$ 和 $0.6pg/m^3$,而 PFOS 的浓度分别为 $372pg/m^3$ 和 $5.6pg/m^3$。对挪威北部城市室内空气颗粒物中 PFCA 和 PFSA 的分析显示,PFHxA 和 PFOA 是浓度最高的 PFCA,浓度分别为 $17.1pg/m^3$、$4.4pg/m^3$。PFSA 化合物中只有 PFOS 浓度超过检出限,浓度为 $2.6pg/m^3$。降雪是湿沉降的一种,大气中污染物可能通过降雪而迁移到地表水中,所以降雪中污染物浓度和大气、地表水密切相关。刘薇等在我国沈阳地区不同采样点的降雪样品中均检测到 PFOS 和 PFOA,浓度分别为 $0.6\sim46.2ng/L$、$1.6\sim22.4ng/L$,表明该地区大气中广泛存在 PFOA 和 PFOS 污染。对美国纽约地区 21 个采样点降雪样品的分析显示,PFOA 和 PFOS 的中位数分别为 $2.72ng/L$、$0.52ng/L$,且降雪被认为是 PFC 进入湖水的一个重要途径。

Strynar 等对美国俄亥俄州和北卡罗来纳州室内灰尘中 PFC 进行研究,发现 PFOS 和 PFOA 是灰尘样品中最主要的两种 PFC 污染物,检出率高达 95%,其中位数分别为 $201ng/g$、$142ng/g$,PFOS、PFOA 及 PFHxS 的最大浓度分别为 12 100ng/g、1960ng/g、35 700ng/g。Mofiwaki 等对 16 个日本家庭室内灰尘 PFC 进行分析,PFOS 和 PFOA 浓度分别为 $10\sim2500\mu g/g$、$70\sim3700\mu g/g$。Goosey 和 Harrad 对采自澳大利亚等 7 国和美国家庭以及英国汽车内、教室和办公室内灰尘样品中 PFC 进行分析,发现家庭和办公室内的甲基全氟辛烷磺胺明显高于教室,并且车内、家庭和办公室内 PFOS 浓度也显著高于教室,表明家庭、办公室和车内灰尘有可能是继直接摄入的食物后人体又一重要的 PFC 暴露源。夏慧等对上海市 11 个家庭、5 个宿舍以及 25 个办公室的室内灰尘样本中的 6 种 PFC(PFHpA、PFOA、PFNA、PFBS、PFHxS、PFOS)进行检测,发现室内灰尘样本中 PFC 的浓度为 $5.6\sim1489.1ng/g$,6 种 PFC 在室内灰尘样本中都有检出,尤其是 PFOA 和 PFBS 检出率达到 100%,PFHpA、PFNA 和 PFOS 的检出率也都超过 90%。其中,PFOA、PFBS、PFOS 的最大浓度分别达 1111.6ng/g、880.8ng/g、562.9ng/g。PFOA 的平均浓度最大,为 279.4ng/g,占 PFC 总浓度的 60% 以上;其次是 PFBS(57.1ng/g)和 PFOS(51.7ng/g)。PFOA、PFBS 以及 PFOS 这三者的总平均浓度达到 PFC 总浓度的 90% 以上。总的来说,日本及欧美地区发达国家室内灰尘中 PFOA 和 PFOS 总量要普遍高于中国,说明室内灰尘中 PFC 浓度与当地的发展情况、工业化程度有密切联系。

3. 沉积物和土壤　监测结果显示,自然水域的沉积物和土壤成为疏水性有机污染物的重要归宿。沉积物和土壤中 PFC 可通过食物链的生物放大和生物蓄积作用累积在动植物体内,从而造成人类的暴露。河流沉积物中 PFC 浓度远小于污泥中的浓度,不同地区沉积物中所含有的占主导地位的 PFC 有所不同,这可能与沉积物中的有机质含量及水体中 PFC 的浓度有关。相对于 PFOA 而言,PFOS 在沉积物中的浓度要高一些,而同样采样点的水体中,一般 PFOA 的浓度较高,这表明 PFOS 更容易分配到底泥中。有研究表明,短链的 PFCA(C<8) 更容易存在于水环境中,而长链 PFCA 和 PFOS 更容易被底泥吸附。

Meng 等对采自淮河附近的 18 个表层土壤样品进行分析,结果表明 PFOA、PFNA 和 PFOS 是主要的 PFC。Pan 等分析了天津城郊地区农田中采集的 86 个土壤样品,发现 PFOS

为主要污染物,浓度为 0.02~2.36ng/g,其次为 PFOA,浓度范围为未检出~0.51ng/g。对潮海湾土壤中 PFC 的污染水平的监测显示,大多数样品中受检的化合物低于检出限,但是长链 PFDoA 和 PFUnA 在土壤中的检出率达到 100% 和 75%。土壤中 PFC 浓度为 1.3~11ng/g(均值 3.5ng/g),PFOS 及 PFOA 的浓度分别为未检出~9.4ng/g、未检出~0.93ng/g。刘晓湾等人对深圳市表层土中氟化物的组成及分布进行了研究,发现 PFOS 和 PFOA 是主要的污染物,平均值分别为 0.32μg/kg、0.15μg/kg,占总 PFC 的 43% 和 20%,污染水平低于北京、天津及上海地区,其原因可能是因为不同地区其产业结构不同造成的,深圳市主要的污染源企业是五金电镀及电子行业等。

4. 生物体 国内外对部分地区生态系统中生物体内 PFC 的累积研究涉及鱼类、鸟类和海洋哺乳动物,其中以淡水和海洋生物报道最多。例如,分析印度、马来西亚、泰国、日本淡水鱼(如鲫鱼、鲶鱼)鱼肉组织,发现 PFOS 残留量分别为 <0.05~0.2ng/g、<0.05~0.2ng/g、<0.05ng/g、≤5.1~22ng/g。Shi 等发现中国青海湖的鱼肉中 PFOS 的检出率为 96%,检出浓度为 0.21~5.20ng/g,而 PFOA 仅有 3 例检出,表明 PFOS 是主要的 PFC 污染物。韩国西海岸的蛤蜊、牡蛎、蟹、条纹鲻鱼、贻贝、石斑鱼等水生生物体内则主要为 PFOS 和 PFOA,其平均浓度分别为 64.2ng/g、0.94ng/g。Pan 等对环渤海地区海域中蛤蜊体内的 PFC 污染情况进行调查,PFOA 和 PFOS 的检出率分别为 72%、61%。Chen 等测定了天津渤海湾地区可食用的海产品样品,滨海新区的水产品中 PFOS 浓度是 0.10~241ng/g,并且浓度最高的乌鱼样品中 PFOS 浓度明显高于同一地区低营养级生物,生物富集现象明显。而在加拿大西北部浮游生物、北极鳕鱼和海豹组织中也检测出 PFOS,浓度范围为 0.20~34.00ng/g,且浮游生物到北极鳕鱼的生物富集因子为 8.7,北极鳕鱼到海豹的富集因子为 7.0,可见 PFOS 在食物链中显著放大。在北京某养殖的猪和鸡肝脏、肾脏、心脏等组织中也检测到 PFC(主要成分为 PFOS),且在肝脏中含量最高,其中猪肝为 3.438ng/g,鸡肝为 0.098 ng/g,表明肝脏可能是 PFC 蓄积的主要靶器官。世界各地动物体的血液和肝脏中均检出 PFC,其中 PFOS 浓度较高。

三、体内代谢和蓄积

(一) 吸收

人体暴露 PFC 的途径有多种,按暴露来源大致可分为两类:一类为经膳食和饮水摄入、空气吸入及皮肤接触等途径直接暴露 PFC;另一类由摄入体内的 PFC 前体物质在体内代谢转化而来。

一般人群经饮食途径慢性暴露是其 PFC 暴露的主要途径。Fromme 等考虑到饮食和非饮食的摄入途径,来估算西方国家人群每天摄入 PFOS 和 PFOA 的量,结果显示 PFOS 每天摄入量平均值和最高值分别为 1.6ng/kg、8.8ng/kg,PFOA 每天摄入量平均值和最高值分别为 2.9ng/kg、12.6ng/kg,其中 91% 的 PFOS 和 99% 的 PFOA 都是通过饮食途径摄入。Tittlemier 等估算加拿大人通过饮食的摄入量为 250ng/d,通过与饮水、空气等途径比较,饮食占 PFOS 和 PFCA 总暴露量的 61%。

灰尘是人体 PFC 暴露的重要来源之一。室内灰尘中的 PFC 可通过呼吸道吸入、直接摄入和皮肤吸收 3 种途径进入人体。人们的日常活动和习惯都可能导致灰尘进入人体,尤其是儿童的一些独特生活习惯(如啃指甲、舔手指等),会使其摄入更多灰尘。据美国环保局对暴露参数的调查统计发现,初学走路的儿童(1~5 岁)平均灰尘摄入量约 100mg/d;异食癖儿童摄入量平均值甚至高达 10 000mg/d,远高于青少年儿童及成年人 50mg/d 的摄入水平。由于儿童身体器官尚未发育完全且对一些异源有毒物质耐受性差,高灰尘摄入量必然导致儿童比成年人面临更大的健康风险。

母婴传播也会造成婴幼儿 PFC 暴露。Inoue 等测试了 15 对配对的母体血清和脐带血,结果显示 PFOS 母体血清和脐带血之间浓度高度相关,PFOS 母体血清浓度与脐带血浓度比值为 3.16,表明 PFOS 可以透过胎盘屏障造成胎儿的暴露。Liu 等通过分析孕妇血清、脐带血和母乳中 PFC 含量发现,PFC 能通过胎盘屏障引起胎儿暴露,并在产后通过哺乳导致婴儿暴露,特别是具有高输送率的 PFOA,表明儿童从胎儿期到出生后可能持续暴露 PFC。

从事 PFC 生产的职业人群暴露 PFC 的风险较高,随着 3M 公司 2002 年减少 PFC 产量,工人血清中 PFC 含量也随之减少,表明 PFC 生产排放是环境及生物体中 PFC 的重要来源,且呼吸和皮肤接触是 PFC 暴露的重要途径。

PFC 前体物在环境和人体中广泛分布,是 PFC 污染的重要间接来源。由于这些前体物质可以转化为半减期更长的 PFSA 和 PFCA。如在大鼠肝微粒体、胞质、肝切片,以及人与鼠细胞色素 P450 酶(cytochromeP450,CYP450)的体外代谢实验中,PFSA 前体物质 N-乙基全氟辛基磺酰氨基乙醇(N-ethylperfluorooctane sulfonamideethanol,EtFOSE)首先在 CYP450 酶作用下脱去乙基生成 FOSE,FOSE 接着在 CYP450 酶作用下快速生成 PFOSA,最终在肝切片内转化为 PFOS。暴露于 8∶2 氟调醇(fluorotelomer alcohol,FTOH)下的瑞典滑雪板涂蜡工人的血液中,PFOA 含量(112ng/ml)几近普通瑞典人群含量(2.5ng/ml)的 45 倍,明显体现出 8∶2 FTOH 在人体内向 PFOA 的转化,并在此类人群血液中检测到转化过程的中间体 FTCA 和 FTUCA。

（二）分布

PFC 具有既疏水又疏油的独特理化性质,使其在生物体内的蓄积并不遵循许多常见 POP 在脂肪中聚积的"经典"模式,而是通过与蛋白质结合进行累积,如在血浆中与白蛋白和脂蛋白结合,在肝脏中与肝脏脂肪酸结合蛋白结合等。进入生物体内的 PFC 大多存在于血液和肝脏,其中血液多于肝脏,其次为肌肉、肺、肾脏、脂肪及心脏。心脏、脑、胸腺及甲状腺中 PFC 浓度相似。此外,PFC 还存在于乳汁、唾液、头发和指甲中,并作为其内暴露水平的重要指征。

（三）代谢

PFC 具有较复杂的代谢动力学特征,一般而言,碳链长度越长,PFC 在体内的存留越多。4 个碳原子的全氟丁基磺酸盐从人体内清除的平均时间超过 1 个月,8 个碳原子的 PFOA 和 PFOS 从人体内清除的时间则分别为 3.8 年和 5.4 年,而 6 个碳原子的全氟己基磺酸盐的清除时间为 8.5 年。另外,相同 PFC 在动物体内的代谢速度存在明显的种属差别,PFOA 的清除速率由快到慢依次为:雌性大鼠(小时)>雄性大鼠(天)>小鼠>猴(周)>人(年)。例如,成年雄性大鼠的 PFOA 生物半减期为 4~6 天,雌性仅为 2~4 小时;而雄性猕猴 PFOA 生物半减期较雌性短,两者分别为 21 天和 30 天。引起这种种属和性别差异的机制可能与体内激素水平和肾脏中有机阴离子转运蛋白的表达量差异有关。此外,PFC 的代谢动力学特征还可能与其异构体形式有关。人体监测数据表明,PFOS 含量中可能包括了约 50% 的支链异构体,而人肝微粒体和重组人细胞色素 P450 对支链异构体的转化比线性更迅速,因此 PFOS 的支链异构体对生物转化率有显著影响。

PFOA 和 PFOS 具有非常稳定的化学性质,迄今为止,尚未发现其在生物体内降解的任何证据和相关报道,也未发现其任何自然降解途径。

(四)排泄

动物实验表明,尿液是啮齿类动物和猴类体内 PFC 的主要排泄方式。一次性腹腔注射 PFOA 后,雄性大鼠 120 小时内由尿液排出总量的 55%,而雌性大鼠尿液中相同时间内排出的 PFOA 约为总量的 80%,摘除雄鼠的生殖器官则雌雄两性尿液中 PFOA 排泄量的差异消失。另外,雄性激素睾酮可抑制摘除生殖器的雄鼠和雌鼠尿液中 PFOA 的排泄量,说明 PFOA 在大鼠的肾脏清除主要受性激素,特别是睾酮的调节。Harada 等对 20 名日本人 24 小时尿液中 PFOA 和 PFOS 的研究结果显示,人体通过尿液平均每天可以排出 19.8ng PFOA 和 21.4ng PFOS。此外,少量的 PFC 还可通过粪便、头发和指甲等途径排出。

四、毒性和健康效应

(一)毒性作用及机制

1. 急性毒性 PFOA 经口染毒的急性毒性作用较弱,雄性和雌性大鼠的半数致死量(LD_{50})分别为 >500mg/kg、250~500mg/kg。主要毒效应为颜面潮红、会阴部污垢、黏膜分泌物增多、性功能障碍、步态蹒跚、眼睑下垂、竖毛、共济失调和角膜浑浊等。

PFOS 大鼠经口 LD_{50} 为 250mg/kg,吸入 1 小时半数致死浓度(LC_{50})为 5.2mg/L,属中等毒性化合物。短期大量暴露于 PFOS,实验动物可出现明显的体重下降,胃肠道反应,肝中毒症状,甚至引发肌肉震颤和死亡。

2. 肝脏毒性 肝脏是 PFC 的主要蓄积器官,也是其毒作用的重要靶器官之一。研究表明,PFOA、PFDA、PFOS 及 PFDoA 等暴露均能导致啮齿动物肝脏肿大、肝脏相对重量及绝对重量增加、肝实质细胞肿胀、细胞质空泡化、局部炎症、嗜曙红细胞数量呈剂量依赖性增加、胆管上皮厚度略显增加等病变。进一步以电镜观察超微结构发现,PFOA 暴露小鼠及 PFDoA 暴露大鼠,肝实质细胞呈现剂量依赖性肿大、肝糖原颗粒减少或消失、脂滴增多、线粒体增殖及肿胀、过氧化物酶体增殖、粗面内质网脱粒或断裂、核空泡化及核染色质固缩等。一般认为,PFC 诱导过氧化物酶体增殖、激活过氧化物酶体增殖物激活受体(peroxisome proliferators-activated receptors,PPAR)及其下游基因的表达,促进肝内脂类累积可能是肝脏重量增加及肝细胞增生的重要原因。

PFC 暴露可影响肝脏物质代谢,PFC 暴露对肝脏的脂肪分解、合成、分泌及转运均能产生不同程度的影响。肝细胞的一些关键基因如过氧化物酶体增殖物激活受体 PPAR 及其下游基因的表达,对肝脏脂代谢起重要的调控作用。PFC 可激活啮齿动物 PPAR,增加脂肪酸氧化,抑制极低密度脂蛋白分泌和胆固醇从肝脏输出,从而导致肝内甘油三酯和胆固醇水平增加,而血清中甘油三酯和游离胆固醇水平降低。此外,PFC 暴露还对肝脏蛋白质和外源物质代谢产生影响。PFOA 连续暴露小鼠 7 天,对肝脏进行基因组学分析发现,与甲硫氨酸、半胱氨酸、丝氨酸、苏氨酸及谷氨酸代谢相关的基因均表达下调,但与外源物质代谢相关的基因(如氧化、结合、转运过程)均显著增加。基因组学分析 PFDoA 暴露大鼠肝脏也发现类似的结果。PFC 暴露引起肝脏外源物质代谢能力增强,可能有利于机体对有毒有害物质的清除。

PFC 暴露能影响肝脏物质转运。有机阴离子转运多肽(organic anion transporting polypeptide,OATP)和钠离子牛磺胆酸盐协同运输多肽(Na+ taurocholate cotransporting polypeptide,NTCP)是吸收胆汁酸和其他有机化合物进入肝细胞的主要转运蛋白。Cheng 等研究表明,PFOA 能减少肝脏有机阴离子转运多肽 OATP1a1、OATP1a4 和 OATP1b2 的基因及蛋白表达,但对 NTCP 无影响,而同等剂量的 PFDA 能同时降低这 4 种蛋白的表达,表明 PFOA 能减少肝细胞对胆汁酸的摄取。另一种肝脏转运蛋白耐多药相关蛋白(multidrug associated protein,MRP)能将肝脏中有毒代谢物运送到胆汁和血液中,协助肝脏解毒。PFDA 暴露能通过激活 PPARα 和 Nrf2 从而显著增加 MRP3 和 MRP4 的表达,同时血清胆红素和胆汁酸明显增加。因此,PFC 暴露可通过影响肝脏物质转运相关基因及蛋白的表达,既减少肝细胞对胆汁酸的摄入,又增加胆汁由肝脏向血液输送,从而促进肝脏排毒。

不论是整体水平还是细胞水平,一定剂量 PFC 暴露均能导致动物肝脏内活性氧(reactive oxygen species,ROS)释放增加、脂质过氧化加剧和抗氧化系统紊乱,最终导致肝脏氧化损伤。其机制涉及:①通过激活 PPARα,增加脂肪酸 β 氧化,在该过程中产生大量 ROS;②ROS 的产生还与线粒体呼吸链的功能密切相关。研究表明,一定剂量 PFOA、PFOS、FOSA 等处理大鼠肝脏,均能改变线粒体膜电位,使质子渗漏。PFDoA 急性暴露斑马鱼后,显著抑制解耦联蛋白 UCP-2 的表达,UCP-2 的表达抑制在减少能量流失的同时增加了 ROS 的生成。

PFC 暴露可诱导肝细胞凋亡。淡水罗非鱼原代培养细胞经 PFOS 和 PFOA 分别暴露 24 小时后,凝胶电泳检测到典型的 DNA 断裂片段。另外,凋亡蛋白 caspase-3、caspase-8 和 caspase-9 的活性显著增加。Guruge 等的芯片研究发现,PFOA 可诱导大鼠肝细胞凋亡因子 caspase-11 及 caspase-12 的表达。同样在 PFDoA 作用下 caspase-12 的表达量升高 1.88 倍。Caspase-12 酶原位于内质网膜侧,是内质网应激诱导细胞凋亡关键和特异的蛋白酶,表明内质网应激介导的细胞凋亡途径参与 PFDoA 致肝脏毒性过程。

PFC 暴露在细胞水平和分子水平上均能对肝脏免疫系统产生一定影响。分别以 0.002% 和 0.005%(w/w)PFOS 连续暴露雄性 C57BL/6 小鼠 10 天,发现 PFOA 能显著增加肝内免疫细胞数量,特别是红细胞祖细胞的数量;而 PFOS 只增加红细胞祖细胞的数量,对肝内其他免疫细胞数量无影响。另外,PFOA 和 PFOS 暴露减少肝内肿瘤坏死因子-α(tumor necrosis factor-α,TNF-α)、γ-干扰素(interferon-γ,IFN-γ)和白介素-4(interleukin-4,IL-4)水平,刺激促红细胞生成素的分泌,增加肝内红细胞生成。采用 100mg/L PFOA 暴露日本青鳉一周,肝脏炎性因子 TNF-α、IL-6 和 IL-1β 的基因表达显著增加。PFOA 连续暴露小鼠 7 天,对肝脏进行基因组学分析发现,肝脏炎症反应相关基因均发生不同程度改变。

动物实验表明,PFOA、PFOS 等暴露还可增加大鼠肝脏肿瘤的发生率,以及诱导肝外细胞肿瘤,如生殖细胞肿瘤、甲状腺滤泡细胞肿瘤及胰腺细胞肿瘤等的发生。PFC 诱导啮齿动物肝脏肿瘤的可能机制:①增强肝脏过氧化物酶 β 氧化,在脂肪酸氧化过程中产生大量 H_2O_2 及 ROS 等,造成 DNA 氧化损伤,导致肝细胞瘤形成,如 PFOA 暴露 HepG2 细胞能导致细胞内 DNA 氧化损伤的标志 8-羟基脱氧鸟苷(8-hydroxy-2-deoxyguanosine,8-OHdG)水平呈剂量依赖性增加;②通过调节多种基因或蛋白的表达从而促进机体多种细胞分化,诱导肿瘤产生。如 PFOA 暴露雌性稀有鮈鲫,其肝脏中翻译调节肿瘤蛋白(translationally controlled tumor protein,TCTP)的表达显著增加。

3. 甲状腺毒性　研究发现,PFOA 和 PFOS 暴露能引起啮齿动物和灵长类动物甲状腺激素水平降低,甲状腺功能低下。Thibodeaux 等以 SD 大鼠和 Dc-1 小鼠为受试对象直接灌胃染毒,大鼠 PFOS 染毒期为妊娠 2~20 天,染毒剂量为 1mg/kg、2mg/kg、3mg/kg、5mg/kg 和 10mg/kg,小鼠 PFOS 染毒期为妊娠 1~17 天,染毒剂量为 1mg/kg、5mg/kg、10mg/kg、15mg/kg 和 20mg/kg。结果显示,两种受试动物在妊娠期体重增加量以及食物和水摄入量均受到

PFOS抑制。PFOS染毒的大鼠及小鼠血清甲状腺素T_3和T_4水平在毒物暴露1周后明显下降;在妊娠第2、3周,血清总T_4(total thyroxine,TT_4)和总T_3(total triiodothyronine,TT_3)以及游离T_4显著降低,TT_3降低幅度小于TT_4,但血清促甲状腺激素(thyroid stimulating hormone,TSH)水平没有明显改变。此外,子代SD大鼠血清T_4水平受PFOS暴露影响明显降低,但T_3及TSH水平则未受影响。

关于PFC对甲状腺激素水平影响的机制:①PFC能与甲状腺素T_4竞争结合甲状腺激素转运蛋白(transthyretin,TTR),导致甲状腺激素水平下降;②PFC能够诱导激活肝脏Ⅱ相酶尿苷二磷酸葡萄糖醛酸转移酶(uridine diphosphateglucuronosyl transferases,UGT),催化T_4与尿苷二磷酸葡萄糖醛酸(uridine 5′-diphosphoglucuronicacid,UDPGA)结合而代谢,从而导致肝脏中游离T_4减少。

4. 神经毒性　动物实验研究表明,PFC对不同种属动物暴露模型均具有神经发育损害效应,主要表现为自主活动增强,认知及学习记忆和习服能力下降。如Butenhoff等以雌性大鼠为模型,从孕期第1天至产后20天进行了不同剂量(0.1mg/kg、0.3mg/kg和1.0mg/kg)PFOS染毒,结果显示各染毒组仔鼠自主活动增强,且1.0mg/kg的PFOS染毒导致出生后17天仔鼠习服能力下降。Fuentes等对孕期12~18天的小鼠进行6mg/kg的PFOS灌胃染毒,导致其子代成年后空间记忆功能损伤以及行为缺陷。我国学者金一和的研究发现,出生前、后不同时期PFOS暴露均导致出生后大鼠空间学习和记忆能力损伤,尤其出生前PFOS暴露对子代空间学习和记忆能力损害效应更明显。Johansson等用低剂量的PFOS和PFOA(1.4μmol/kg、21μmol/kg),单次经口给出生10天的NMRI雄性小鼠染毒,在2个月和4个月后观察小鼠的自发行为(运动、饲育和总体活性)和习惯化行为,结果发现与对照组相比,PFOS和PFOA暴露均会导致小鼠持久的自发行为错乱、习惯化能力降低。

目前认为PFC发育神经毒性的机制主要包括:①影响神经元的生长分化、突触发生和脑的发育;②影响多巴胺、谷氨酸和乙酰胆碱等神经递质水平;③通过ROS诱导神经细胞凋亡;④影响蛋白激酶和钙离子等信号转导途径;⑤诱导星形胶质细胞活化与增殖;⑥对甲状腺激素的干扰作用;⑦影响血脑屏障通透性和诱发炎症反应;⑧引起突触传递和神经递质转运等相关miRNA异常表达。

5. 胚胎发育与生殖毒性　研究表明,PFOA暴露可导致动物早期流产、子代出生呼吸窘迫、生长发育迟缓和青春期性发育异常。小鼠妊娠第1~17天分别经口给予1mg/kg、3mg/kg、5mg/kg、10mg/kg、20mg/kg和40mg/kg的PFOA染毒,40mg/kg剂量组全部表现为吸收胎,20mg/kg剂量组孕鼠体重与对照组相比显著下降。在妊娠第18天处死部分孕鼠进行母体及胎仔相关指标检测,结果发现PFOA可引起各剂量组孕鼠肝脏增大,但不改变孕鼠的胎仔数目。20mg/kg剂量组胎仔存活率(74%)下降(对照组94%),胎仔体重减轻,但各剂量组均未见明显的致畸效应。其余受试对象持续染毒PFOA直至生育,结果显示,PFOA可降低仔鼠存活率(10mg/kg、20mg/kg组为70%,对照组为96%)。其中10mg/kg、20mg/kg组仔鼠表现程度不等的出生呼吸窘迫症状。除1mg/kg组外,其余各组仔鼠均呈现剂量依赖性生长障碍。在5mg/kg、40mg/kg剂量组仔鼠表现出睁眼时间延迟,雄性后代出现性早熟现象,而雌性仔鼠无此表现。

PFOS同样对大鼠具有胚胎发育毒性。接触高浓度PFOS(10mg/kg)的孕鼠所生仔鼠在30~60分钟内出现皮肤苍白、衰弱、垂死症状,不久后全部死亡。5mg/kg组幼仔同样出现垂死症状,且多在生存8~12小时后死亡,95%以上的仔鼠生存时间不超过24小时。另外,雌性大鼠在交配前一段期间内连续每天摄入 PFOS 后,即使孕期不再摄入 PFOS 也影响胎鼠的正常发育,活胎率显著降低。当母鼠孕前每天摄入 PFOS 为 3.2mg/kg 时,初生仔鼠在出生后 1 天之内全部死亡。剂量降为每天 1.6mg/kg 时,30% 的仔鼠在出生后 4 天内死亡。怀孕大鼠在胚胎器官发生期(妊娠第 7~17 天)连续每天摄入 PFOS 剂量>5mg/kg 时,出生仔鼠体重下降、甲状腺肿大、内脏器官畸形、骨骼成熟滞后或变形。

生殖毒理学研究表明,PFOS 隔日经口染毒 1 次(观察期 35 天),结果发现暴露组小鼠精子活动率显著下降,5.0mg/kg、10.0mg/kg 组小鼠精子畸形率显著增加。PFOS 喂饲雄性 Wistar 大鼠,4.5mg/kg 组大鼠体重和睾丸重量与对照组相比均显著降低。1.5mg/kg、4.5mg/kg 组大鼠睾丸组织中乳酸脱氢酶同工酶 x(lactate dehydrogenase isoenzyme,LDHx)和山梨醇脱氢酶(sorbitol dehydrogenase,SDH)活力降低,精子数量减少,精子畸形率升高。4.5mg/kg 组大鼠睾丸组织中丙二醛(methane dicarboxylic aldehyde,MDA)含量明显高于对照组,精子活动率显著下降。分析认为 PFOS 诱导大鼠体内自由基代谢失衡,异常水平的 ROS 引发生物膜磷脂产生脂质过氧化,导致细胞膜损伤。PFOS 暴露引起的精子数量减少,一方面是由于 PFOS 影响睾丸中线粒体功能,造成细胞内能量供应不足而导致各级生精细胞的变性坏死;另一方面 PFOS 可以通过脂质过氧化直接损害生殖细胞。PFOS 引起精子活力降低可能与睾丸中 LDHx 和 SDH 酶活性降低干扰能量代谢有关。此外,线粒体多集中在精子头部,线粒体功能受到抑制,精子头部发育不良,容易形成畸形。

6. 心脏毒性　Harada 等利用全细胞膜片钳技术检测暴露于 PFOA 和 PFOS 的豚鼠,探讨 PFOA 和 PFOS 对豚鼠心室肌细胞动作电位(action potential,AP)和 L 型钙离子通道电流 I (L-type calcium channel current,CaL)的影响。结果显示,当 PFOS>10mmol/L 时,心肌细胞自律性降低、AP 时程缩短、电位减小。电压钳试验中,PFOS 可提高 CaL,使非活性 L 型钙通道超极化而被激活。PFOA 对豚鼠心室肌细胞具有类似作用,但强度较弱。由此推测,PFOS 和 PFOA 可通过改变心肌细胞膜表面动作电位及钙通道,加速钙内流,导致细胞内的钙超载对心肌产生损伤。

7. 遗传毒性　姚晓峰等用 PFOA 作用于人类肝脏 HepG2 细胞,探讨 PFOA 的遗传毒性及氧化性 DNA 损伤作用。结果表明,50~400μmol/L PFOA 作用 HepG2 细胞 1 小时后,引起细胞 DNA 链断裂程度明显增加;100~400μmol/L PFOA 作用 HepG2 细胞 3 小时后,引起细胞内氧化性 DNA 损伤标志 8-OHdG 明显增加;作用 24 小时后,引起细胞微核率明显增加。有学者研究认为,PFOA 和 PFOS 可抑制机体多脏器谷胱甘肽过氧化物酶活力并激活过氧化氢酶,使体内自由基产生和消除平衡失调,造成氧化损伤,直接或间接地损害遗传物质,从而引发肿瘤。

8. 免疫毒性　Yang 等研究发现,PFOA 能够降低小鼠血清中 IgG 和 IgM 水平,降低 T 细胞和 B 细胞免疫功能,导致免疫抑制。在胸腺细胞中未成熟的 CD4+ 和 CD8+ 细胞显著减少,脾脏中 T 淋巴细胞和 B 淋巴细胞数目减少,导致小鼠胸腺以及脾脏萎缩。此外,PFOA 可通过作用于细胞周期的 S 期和 G_2/M 期,间接导致胸腺细胞及 CD4+ 和 CD8+ 细胞的数量减少。PFOA 所致过氧化物酶增生先于胸腺和脾脏萎缩。小鼠停止 PFOA 染毒后,胸腺和脾脏质量可在 5~10 天内迅速得以恢复,而过氧化物酶增生作用持续存在。

(二)健康效应

虽然动物实验表明 PFC 暴露可以与肿瘤形成、新生儿死亡、甲状腺受损以及血脂异常等联系起来,但 PFC 对人类健康影响的因果关系数据很少。

有研究发现,血清中 PFOA 和 PFOS 含量与肝脏功能的血生化指标丙氨酸氨基转移酶活性呈线性正相关,与体内脂质(高密度脂蛋白除外)含量呈显著正相关。Sakr 等通过对杜邦公司 1025 名工人的血清横断面研究及 454 名工人的血清纵向研究发现,血清 PFOA 水平与总胆固醇、低密度脂蛋白含量呈正相关,但与高密度脂蛋白的相关性不明显。Nelson 等对参加 2003—2004 年美国国家健康与营养调查的 12~80 岁的人员血清进行检测,发现 PFOA、PFNA 及 PFOS 水平与总胆固醇、低密度脂蛋白及极低密度脂蛋白含量呈正相关,但与高密度脂蛋白胆固醇的相关性不明显。针对儿童和青少年的研究结果也表明,血清中 PFOA 和 PFOS 含量与总胆固醇和低密度脂蛋白含量呈正相关,在饮用水进行处理后,人群血清 PFOA 水平下降,低密度脂蛋白水平也显著下降。

3M 公司与杜邦公司的流行病学研究均表明,甲状腺是 PFOA 毒作用的靶器官,接触高剂量 PFOA 的工人血 TSH 水平升高,甲状腺激素水平减少,甲状腺功能低下。Lin 等招募了 567 位 12~30 岁的志愿者,经检测发现这些志愿者血清 PFNA 水平与血清平均游离四碘甲腺原氨酸(free tetraiodothyronine,FT_4)水平呈正相关,尤其在 20~30 岁高体质指数的吸烟男性中更明显;而血清 PFOA 和 PFOS 的浓度变化与血清 FT_4 水平和血清 TSH 水平则无明显相关性。Melzer 等在美国通过对一个 3974 人的成年队列研究发现,血清中 PFOA 和 PFOS 的含量与目前美国普通成年居民甲状腺疾病呈正相关。在女性人群中;血清 PFOA 大于 5.7ng/ml 的人群比小于 4.0ng/ml 的人群更有可能患甲状腺疾病,在男性人群中也有类似的趋势。男性血清 PFOS 高于 36.8ng/ml 的人群比小于 25.5ng/ml 的人群更有可能患甲状腺疾病,但在女性人群中未见这一趋势。

值得关注的是,PFC 对婴幼儿童的生长发育可能有重要影响。脐带血血浆中 PFOS 水平与胎龄、出生体重、头围呈负相关,而且早产、低出生体重和胎龄减小的概率随着 PFOS 暴露水平的升高而增加,但未观察到 PFOA 对出生结局的影响。Chen 等对 239 对母子的研究发现,产前 PFOS 暴露能抑制儿童的神经系统发育,特别是儿童的大肌肉动作。另外,来自美国国家健康和营养检测调查(NHANES)的数据显示,1999—2000 年和 2003—2004 年间,12~15 岁的青少年,随着血清 PFC 水平升高,患有多动症的概率增加。

研究发现,3M 公司一个工厂的工人(高暴露于 PFOA)血中雌二醇浓度升高、睾酮浓度降低。Toft 等对一个 588 人的队列研究发现,男性血清 PFOS 和 PFOA 含量与正常形态精子计数呈负相关。Joensen 等研究发现,血清 PFOS 水平与总睾酮、游离睾酮、游离雄激素指数等呈负相关性,但与精子密度、总精子数、正常形态精子比例、正常形态精子数等无明显相关性。Raymer 等的研究也表明,男性血清 PFOA 和 PFOS 含量与其精子的数量和质量以及促卵泡激素水平无相关性,但与促黄体激素水平呈正相关,而精液中的 PFOS 浓度与促黄体激素水平无相关性。目前关于 PFC 生殖健康效应的研究结果尚不一致,有待深入探讨。

此外,美国环保局科学顾问组提出对啮齿动物致癌的 PFC 也可能同样危害人类,并在 2005 年将 PFOA 列为"可能"或"疑似"致癌物质。3M 公司一些暴露于 PFOA 的工人患前列腺癌、睾丸癌和胰腺癌的数量增多,参与生产 PFOA 的工人(有 10 年以上的接触史)死于前列腺癌的人数是对照组的 3.3 倍,这些工人平均生存年龄为 54.2 岁,但 PFOA 与这些癌症的发生是否有直接的联系还不完全清楚。对 PFOS 职业暴露者进行流行病学调查,结果显示 PFOS 职业暴露与癌症并无直接关联。PFC 是否对人体具有致癌性目前仍有争议。

(张 舜)

参 考 文 献

1. 陈学敏,杨克敌.现代环境卫生学.第 2 版.北京:人民卫生出版社,2008.

2. Grimm FA,Hu D,Kania-Korwel I,et al.Metabolism and metabolites of polychlorinated biphenyls.Critical reviews in toxicology,2015,45(3):245-272.

3. Van den Berg M,Kypke K,Kotz A,et al.WHO/UNEP global surveys of PCDDs,PCDFs,PCBs and DDTs in human milk and benefit-risk evaluation of breastfeeding.Archives of toxicology,2017,91(1):83-96.

4. Yue C,Li LY.Filling the gap:estimating physicochemical properties of the full array of polybrominated diphenyl ethers (PBDEs).Environmental pollution,2013,180:312-323.

5. Linares V,Belles M,Domingo JL.Human exposure to PBDE and critical evaluation of health hazards.Archives of toxicology,2015,89(3):335-356.

6. Goosey E,Harrad S.Perfluoroalkyl compounds in dust from Asian,Australian,European,and North American homes and UK cars,classrooms,and offices.Environment international,2011,37(1):86-92.

7. 杨帆,施致雄.全氟辛烷磺酸和全氟辛酸的人群暴露水平和毒性研究进展.环境与健康杂志,2014,31(8):730-734.

第三十一章

环境内分泌干扰物与健康

第一节 环境内分泌干扰物及其分类

一、环境内分泌干扰物概述

合成化学品极大地促进了工农业生产的迅猛发展,也改善了人类生活质量。然而,合成化学品的使用和排放污染了人类赖以生存发展的自然环境、生活环境和生态环境。严重的环境污染不仅使生态环境遭受前所未有的破坏,也可危及生物种群的正常生长发育、繁衍和生存,与此同时,也不可避免地影响了人类健康。研究发现,某些环境污染物能够干扰生物体内激素的作用,在自然界中引起野生动物性别分化和生殖系统发育异常、不育、畸形等,同时也带来了人类疾病谱的改变,不育不孕、生殖发育异常和生殖内分泌相关肿瘤发病率升高。最初这类物质因具有雌激素干扰作用,被称作"环境雌激素(environmental estrogens,EE)",随后逐渐发现,环境内分泌干扰物(environmental endocrine disruptors,EED)可干扰人体雌激素、雄激素、甲状腺激素和肾上腺激素等多种激素,通过竞争性结合、抑制分泌和释放等干扰人体各种激素的生理功能。

20世纪30~70年代,临床上利用人工合成雌激素己烯雌酚预防流产,造成子代生殖器官发育异常、阴道癌发生率增加,化学物的雌激素干扰效应开始受到关注。1991年首届内分泌干扰物专家会议在美国威斯康星州温斯布雷德会议中心召开,科学家们就化学物在野生动物和人类中造成内分泌紊乱的危害达成共识。1996年环保科普著作"Our Stolen Future"(中译《我们被偷的未来》)一书的出版,在全球范围内激起了人们对环境激素类物质的广泛关注,极大地促进了相关领域科学研究的发展。

美国、欧盟和日本等国家和地区以及一些国际机构在环境内分泌干扰物管控和研究方面一直处于世界前列。1996年美国国会通过了食品和饮用水相关法令,要求美国环境保护局(U. S. Environmental Protection Agency,U. S. EPA)对食品、饮水中的内分泌干扰物质实施严格管控。美国环境保护局随后成立了"内分泌干扰物筛选测试顾问委员会"等一系列组织机构,并启动了内分泌干扰物筛选项目。1996年,欧盟召开会议,讨论内分泌干扰作用对人类和野生动物的影响并制订了短期、中期、长期研究计划,覆盖了整个领域的诸多方面。1998年,日本环境厅部署了开展环境内分泌干扰物监测工作,研究其对人类的危害、建立毒理学数据库和实验评价体系等战略计划。经济合作与发展组织(Organization for Economic Co-operation and Development,OECD)和世界自然基金会(World Wide Fund For Nature,WWF)等国际组织主导内分泌干扰物领域的研究,对成员国之间的合作进行协调,对已有发现进行总结分析,并开展其他具体工作,其中 OECD 在内分泌干扰作用测试评价方法的开发中发挥核心作用。环境内分泌干扰物相关领域的研究因此得以飞速发展。

（一）环境内分泌干扰物的概念与内涵

随着研究的深入和认识的提高,环境内分泌干扰物的概念与内涵不断地完善修正。目前国际机构对于"内分泌干扰物"的定义与理解存在分歧。在许多学术著作和论文中,也经常出现"内分泌干扰化学物（endocrine disrupting chemicals,EDC）""环境雌激素"等术语;而"环境激素（environmental hormones,EH）"最早由日本学者提出,随着术语的规范,EH 一词目前多为民众使用。这些术语的内涵既有交叉重叠,又各有侧重,但共同之处是它们所指的都是那些来自体外、与人类内分泌系统息息相关的化学物质。因此,有必要追根溯源,从人体内部的激素与内分泌系统开始理清其概念产生、发展的脉络。

1. 激素 20 世纪初开始出现"激素"这一术语,它是指由体内特定器官产生的、通过血液输送到其他器官的、以极其微小的量产生调节生物体代谢、平衡作用的生理化学物质的总称。"激素"早期也称为"荷尔蒙",它源自希腊语 hormao（"刺激"）的音译。目前"激素"一词使用得更为普遍,但"荷尔蒙"的叫法也常见于某些报道或杂志中。

激素对人体生长发育既能产生刺激作用,又能产生抑制作用。具体地说,激素是能够启动或抑制某些特殊生理功能的源动力,它能减慢或加快靶细胞发挥正常功能的效率。不同激素作用于靶细胞后发挥生理作用所需要的时间长短也有很大差别,有的激素分泌数秒钟即可产生短期效应,有的激素则需要较长时间才能产生效应,但在生物体内的作用比较持久。

迄今为止,科学家已发现上百种激素。随着新激素的不断发现,激素种类还将进一步增加。其中消化系统至少可分泌 5 种激素,卵巢可分泌 6 种不同的雌激素,脑垂体和下丘脑约合成 16 种激素,肾上腺至少分泌 30 多种类固醇激素。这些激素为维持机体内稳态和自身健康生长发挥重要作用。内分泌腺分泌的激素过多或过少,均可导致疾病的发生,激素失衡可导致疲劳、口渴、尿多、发育迟缓或过快、体毛多、体重增加或减轻、焦虑等一般症状,也可以导致皮肤病变、巨人症与侏儒症、低血糖和糖尿病等疾病。另外,研究表明服用某些药物相当于利用人工合成激素代替机体自身分泌的激素,能够改变动物和人体激素的正常分泌。

2. 环境雌激素 随着工农业生产的发展与科技的进步,人们发现在生产和生活活动中释放到环境中的大量物质,可扰乱人体内和动物体内原本正常的激素功能,并带来一系列健康危害。最初,研究者发现这类物质具有类似雌激素的作用,将其称为"环境雌激素"。其后,随着研究的深入,人们逐步发现除了"环境雌激素",还存在许多能够干扰雄激素、甲状腺素、糖皮质激素等作用的化学物质,鉴于"环境雌激素"这一术语不能全面涵盖这些物质,研究者逐渐开始使用"环境内分泌干扰物"来统称这类物质。环境雌激素是最早识别并且迄今为止数量最多的一类内分泌干扰物。

3. 环境内分泌干扰物 1996 年,美国环境保护局、食品药品管理局等多家单位联合组建的"内分泌干扰物工作组",将环境内分泌干扰物定义为对机体内负责维持内稳态和调节发育过程的天然激素的产生、释放、运输、代谢、结合、功能发挥或清除产生干扰作用的外源性物质。美国内分泌学会将这一定义在语言上简化为能够干扰激素作用任何方面的外源性物质或混合物。此外,欧盟和 WHO 等国际机构也先后对内分泌干扰物进行了定义。欧盟提出内分泌干扰物是指能够引起完整机体或其后代产生继发于内分泌功能改变的不良健康效应的外源性物质。WHO 指出,内分泌干扰物是指能够改变内分泌系统功能从而引起完整机体或其后代/亚群有害效应的外源性物质或混合物。

综上所述,美国环境保护局和美国内分泌学会的定义关注外源性化学物对激素作用的干扰,而欧盟和 WHO 的定义更强调内分泌功能改变带来的不良健康效应。对于风险管理中的危害鉴定来说,从干扰激素作用的角度对内分泌干扰物进行界定更有意义。

(二)环境内分泌干扰物问题的提出与由来

环境内分泌干扰问题的提出可以追溯至临床上已烯雌酚的使用。20 世纪 30~70 年代已烯雌酚因具有雌激素干扰作用,主要用于预防流产和早产。估计全球有 500 万名孕妇曾服用已烯雌酚。然而已烯雌酚实际上并不能有效预防流产、早产,反而会使子代出现已烯雌酚综合征,主要表现为子代中的女性生殖道发育异常、阴道癌发病率增加,子代中的男性附睾囊肿发病率增加。20 世纪 70 年代各国陆续停止使用已烯雌酚。

1962 年美国出版的科普著作"Silent Spring"(中译《寂静的春天》)一书也反映了环境内分泌干扰问题对环境生态和人类健康的影响。作者在书中指出当时在全球范围内应用日益广泛的农药正是导致环境污染、野生动物死亡、生殖繁衍障碍和生态危机的罪魁祸首。但是该书主要关注农药的遗传毒性和潜在致癌性,并没有意识到内分泌干扰效应可能是潜在原因。该书的出版挑战了传统观念,在西方国家引起轰动,拉开了全球环境保护运动的帷幕,在世界环境保护史上具有划时代的意义。该书的出版在全世界范围内推动了禁止滴滴涕(dichloro diphenyl trichloroethane,DDT)等有机氯农药的继续生产和使用。

自 20 世纪 70 年代以来,全球尤其是欧美、日本等发达国家和地区环境内分泌干扰物带来的问题日益突出。多国相继报道了鱼类、鸟类、爬行类动物出现生育力下降,性别分化异常,孵化率降低,生殖发育障碍,危及子代存活能力和物种延续。如在污水处理厂下游发现斜齿鳊鱼(Parabramis pekinensis)出现生殖器畸形、雄性鳟鱼(Salmo playtcephalus)出现睾丸发育迟缓,在造纸厂下游发现"两性"鱼。又如,DDT 的大量使用导致猛禽类蛋壳变薄,孵化率下降,生产率降低;美国曾出现 80% 的雕类蛋壳变软和丧失生育能力。DDT 等有机氯污染也是美洲鳄种群下降和白鲸等海洋哺乳动物种群遭到破坏的主要原因。丹麦科学家于 1991 年发表的研究发现,近 50 年来男性精子数量下降了 1/2。

针对这些问题,1977 年,日本最早提出了"环境荷尔蒙"或"环境激素"的术语,专指环境中那些能够对激素产生影响的化学物质。1979 年,马克拉克兰博士等人召开了关于"环境中雌性激素"的会议,专门针对于环境中雌性激素引起的哺乳动物生殖器官癌变等生殖方面的改变。1991 年 7 月,来自不同领域的 20 余位科学家参加了在美国威斯康星州温斯布雷德会议中心召开的会议,探讨了在动物正常发育过程中激素的作用,以及内分泌干扰物质对野生动物、实验动物和人类的破坏性影响,在会后发表的温斯布雷德宣言中首次提出了"内分泌干扰物"的概念,并在化学物对野生动物、实验动物和人类的影响方面取得一致看法:这类人工合成化学物在生物体内具有类似于雌性激素的作用,即扰乱性激素作用的内分泌系统;许多野生动物已受到种类繁多的合成化学物的影响,其中有些具有类似激素的作用;这些人工合成化学物在人体内也有积累。鉴于环境内分泌干扰物的生态环境影响在水生生态的失衡方面显得更为突出,1995 年 7 月,鱼类学学者们召开了"化学物质对鱼类生存和生殖变化的影响"会议,讨论环境内分泌干扰物对鱼类生长、生殖和生理方面的影响,并在对环境内分泌干扰物研究的必要性上达成共识。

(三)环境内分泌干扰物的研究方向

环境内分泌干扰物的研究自 20 世纪 90 年代以来已开展了近 30 年,尽管近年来在多个方面取得了巨大进展,但仍有许多关键问题尚待解决并不断有新的问题涌现出来。环境内分泌干扰物的筛选与测试、内分泌干扰效应的定性和机制研究、危险度评价仍是未来的主要研究方向。

在环境内分泌干扰物的筛选和测试方面,美国、日本、欧洲均建立了自己的体系,其中美国环境保护局的内分泌干扰物筛选项目成为该领域第一个强制性筛选项目,这些现有筛选测试体系的有效性应重新审视。与此同时,为满足急剧增加的筛选测试需求,需要积极开发高通量的体外测试实验和计算机筛选系统、利用统计模型和计算方法解决目前筛选体系中存在的一些问题。干细胞具有多向分化能力,能够分化产生机体中几乎所有细胞类型,是内分泌干扰物体外测试非常有前景的发展方向。

环境内分泌干扰作用的机制以及各种干扰物之间的相互作用有待进一步阐明。关于作用机制的研究不应局限于少数核受体,还应纳入更多的核受体和类固醇激素膜受体,还需要研究内分泌干扰物对类固醇生成、激素代谢、蛋白加工过程所涉及酶的作用。实验动物不应局限于啮齿类动物,而要扩展到非人灵长类等更多的物种,利用转基因动物,更好地理解内分泌干扰与健康的关系。内分泌干扰物在肥胖、代谢性疾病和行为免疫缺陷中作用和机制的研究尤为迫切。这些研究结果最终可能改变现行的筛检和测试程序。

在危险度评价方面,需要了解环境内分泌干扰物整体的污染状况、内分泌干扰物的环境行为以及对人和动物的影响。对健康结局的观察应覆盖不同生命阶段,开展基于多代的研究。考虑人类遗传多样性和不同人群的暴露和结局差异。内分泌干扰物的非单调剂量-反应关系、低剂量效应、非阈值效应与混合暴露仍是危险度评价所面临的巨大挑战。需要设计科学的研究来解决危险度评价中低剂量效应的生物可行性等问题,需要建立新的模型和方法评价多种环境内分泌干扰物低剂量混合暴露的效应。

另外,环境中新型化学物的不断涌现迫切需要继续研究和加强监测以确保环境的安全性。环境内分泌干扰物的处置和处理问题也迫在眉睫。环境化学研究在这些领域中有着相当重要的地位。总的来看,未来需要基础科学、公共卫生、转化科学、临床医学开展多学科交叉的研究工作,为该领域的发展开创新局面。

二、环境内分泌干扰物分类

环境内分泌干扰物根据其来源可分为:天然激素和合成激素。根据受影响的内分泌腺体和激素可分为:环境雌激素干扰物、环境雄激素干扰物和环境甲状腺素干扰物等。根据证实程度不同,美国环境保护局将其分为:确认的内分泌干扰物、可能的内分泌干扰物和可疑的内分泌干扰物。

(一)根据来源分类

1. 天然激素　天然激素来自生物体的合成与排放。环境中的天然激素主要包括天然雌激素和天然雄激素。天然雌激素包括动物和人体合成分泌的雌激素、植物雌激素和真菌雌激素。动物和人体内天然存在的雌激素包括雌二醇、雌酮和雌三醇,其中以雌二醇作用最强。它们主要由人或哺乳动物的卵泡颗粒细胞分泌,此外,肾上腺皮质和睾丸间质细胞也能分泌少量雌激素,主要作用是促进第二性征发育和调控女性月经周期等。

植物雌激素是一组在植物中天然存在、自身或其代谢产物具有与雌激素受体结合诱导产生弱雌激素作用的非甾体结构为主的植物化学物。目前已知至少有400多种植物含有具生物活性的雌激素样物质,如异黄酮(黄豆苷原、染料木黄酮)和香豆雌酚。

真菌雌激素由环境中的真菌毒素产生,如玉米赤霉烯酮,其合成的衍生物——玉米赤霉醇常被用作家畜促进生长激素。它进入体内,与雌激素受体结合,使雌激素依赖的基因活化发生转录,从而产生雌激素效应。

环境中的天然雄激素由人体和脊椎动物合成,主要经粪便排放至外界环境。普通男性日均排放 10mg 雄激素,女性日均排放 5.6mg 雄激素。欧盟每年由畜禽向环境中排放的雄激素总量为 7.1 吨,美国为 4.4 吨。天然雄激素包括睾酮、雄酮、雄烯二酮等。睾酮由睾丸间质细胞分泌,是生物体内最重要的雄激素,其活性是雄酮的 6 倍。

2. 合成激素　环境中的内分泌干扰物多属于此类。合成激素有些是与天然激素结构相似的衍生物,有些是结构简单的同型物,其中一些常被作为药物使用。环境雌激素己烯雌酚是其代表,还有己烷雌酚、炔雌醇、炔雌醚等口服避孕药和一些用于促进家畜生长的同化激素。这类激素对生殖系统不良影响的证据最为确凿。

(二) 根据干扰的内分泌功能分类

1. 环境雌激素干扰物根据化学结构,环境雌激素类干扰物可分为多氯联苯(polychlorinated biphenyls,PCB)、二噁英类、烷基酚类,邻苯二甲酸酯类(phthalate esters,PAE)、金属类等。

(1)多氯联苯:用于电容器、油墨等,是一类难降解、难代谢脂溶性环境激素,可经胎盘进入胎儿体内,并蓄积在肝、肾中。

(2)二噁英类:是环境中具有持久性和高毒性的三环有机氯化合物。主要来源于有机氯化工厂中的副产品和杂质、城市固体废物焚烧以及纸浆漂白过程等,具有强烈的致畸、致突变性和抗雌激素作用,与雌激素竞争受体结合位点,影响内源雌激素的作用。

(3)烷基酚类:包括壬基酚和双酚 A(bisphenol A,BPA)等,是非离子表面活性剂烷基酚聚氧乙烯醚(alkylphenol ethoxylates,APE)的主要降解产物,雌激素活性较高,而且污染广泛。

(4)邻苯二甲酸酯类:又名酞酸酯类,是塑料制品的主要原料,可用作聚氯乙烯塑料的增塑剂和软化剂。橡胶、润滑油的添加剂中也含有这类物质,已成为全球性的污染物,可造成大气、土壤、水体的严重污染。

(5)金属类:已发现某些金属对天然雌激素有拮抗作用,如四乙基铅用于含铅汽油中作防爆添加剂,具有很强的生殖毒性,能影响雌激素对成熟前期小鼠子宫各型细胞的作用;镍可使大鼠孕酮分泌下降。

2. 环境雄激素类干扰物　环境雄激素类干扰物对生物体内分泌系统的干扰表现为环境雄激素或抗雄激素作用。纸浆厂废水和常用的畜禽促生长剂群勃龙及其代谢产物均能引起雌鱼雄性化,子代雄性个体异常增多,该类物质对内分泌系统的干扰表现为雄激素样作用。苯乙烯、二硫化碳使男性血清睾酮水平降低,铅、林丹及多数邻苯二甲酸酯类物质使受试鼠血清睾酮下降,这些环境化学物对内分泌系统的干扰表现为抗雄激素作用。

3. 环境甲状腺类干扰物　二硫代氨基甲酸酯类(dithiocarbamates)主要包括烷基二硫代氨基甲酸酯类(alkyl dithiocarbamate,ADTC)和乙烯二硫代氨基甲酸酯(ethylene dithiocarbamate,EBDC)。口服 EBDC 可使大鼠血清三碘甲腺原氨酸(3,5,3'-triiodothyronine,T_3)、甲状腺素四碘甲腺原氨酸(tetraiodothyronine,T_4)降低,并反射性地升高促甲状腺激素(thyroid stimulating hormone,TSH)水平,导致甲状腺增生和小结节状肿。多卤代芳烃主要包括四氯联苯二噁英(2,3,7,8-tetrachlorodibenzo-p-dioxin,TCDD),多氯联苯和多溴联苯醚(polybrominated diphenyl ethers,PBDE),能直接干扰甲状腺功能,影响甲状腺素代谢酶以及血浆中甲状腺素转运系统。酚类化合物如五氯酚、双酚 A、壬基酚等都具有甲状腺干扰作用。

4. 其他　除了对雌激素、雄激素和甲状腺素功能产生干扰作用的环境内分泌干扰物外，还有许多化学物质可对其他内分泌腺（如胰腺、肾上腺、腺垂体、松果体、下丘脑等）的激素产生干扰作用，这些化学物质也属于环境内分泌干扰物的范畴。如：双酚 A、己烯雌酚等能够干扰胰岛素的作用；铅、可卡因、去甲可卡因、二硫化碳等能够干扰儿茶酚胺的作用；二硫化碳、铅等还能够干扰促卵泡激素（follicle-stimulating hormone, FSH）、促黄体生成激素（leuteinizing hormone, LH）的作用；铅还能影响生长激素抑制激素；植物雌激素能刺激催乳素合成与分泌。

（三）美国环境保护局的分类

美国环境保护局根据内分泌干扰物的证实程度将其分为 3 类：

1. 确认的内分泌干扰物　目前已确认的内分泌干扰物包括以下 20 种：莠去津、十氯酮、开蓬、二氯二苯二氯乙烷（dichlorodiphenyldichloroethane, DDD）、二氯二苯二氯乙烯（dichloro-diphenyl dichloroethylene, DDE）、DDT、1,2-二溴三氯丙烷、氯苯三氯乙醇、三氯杀螨醇（开乐散）、狄氏剂、二己基己烯雌酚、二噁英、硫丹、2,3,7,8-四氯二苯并呋喃、氯丹、甲氧氯、p-壬基酚、多氯联苯、毒杀芬和丁基锡。

2. 可能的内分泌干扰物　包括以下 29 种：甲草胺、艾氏剂、氨基三唑、苯菌灵、双酚 A、镉、2,4-二氯苯氧乙酸（2,4-dichlorophenoxyacetic acid, 2,4-D）、邻苯二甲酸二（2-乙基己基）酯（di-2-ethylhexyl phthalate, DEHP）、异狄氏剂、七氯、环氧七氯、六氯苯、六六六、铅、代森锰锌、代森锰、汞、甲基对硫磷、代森联、灭蚁灵、辛基酚、对硫磷、五氯苯酚、多溴化联苯、苯乙烯、2,4,5-涕、氟乐灵、烯菌酮和代森锌。

3. 可疑的内分泌干扰物　包括以下 26 种：涕灭威、邻苯二甲酸二丁苄基酯、叔丁基甲氧酚、邻仲丁基酚、对叔丁基酚、胺甲萘、氯氰菊酯、2,4-二氯苯酚、邻苯二甲酸二环己酯、己二酸、邻苯二甲酸二丁基酯、邻苯二甲酸二正己酯、邻苯二甲酸二苯基酯、邻苯二甲酸二丙基酯、S-氰戊菊酯、氰戊菊酯、马拉硫磷、灭多威、草克净、除草醚、八氯苯乙烯、多环芳烃（poly-cyclic aromatic hydrocarbons, PAH）、戊基酚、对叔戊基酚和氯菊酯。

第二节　环境内分泌干扰物的作用机制

人体内分泌系统主要由下丘脑、垂体、性腺（卵巢、睾丸）、甲状腺、肾上腺、胰岛等内分泌腺体和一些散在的内分泌细胞组成。它们所合成与分泌的激素作用于相应靶细胞与靶器官，具有维持机体内稳态、调节新陈代谢及生长发育与生殖等功能。根据化学性质的不同，人体激素主要分为 3 类：胺类激素（肾上腺素、甲状腺素等）、多肽和蛋白质类激素（下丘脑、垂体、甲状旁腺、胰岛等分泌的激素）、脂类激素（类固醇激素、脂肪酸衍生物）。根据激素的可溶性及其与受体结合的部位分为 3 类：与胞内受体结合的亲脂性激素（如：类固醇激素、甲状腺素）、与膜受体结合的亲水性激素（如：肾上腺素、多肽和蛋白质类激素）、与膜受体结合的亲脂性激素（如：前列腺素、花生四烯酸）。体内激素对细胞和机体进行调节的机制主要有第二信使学说和基因表达学说。亲水性激素和少数亲脂性激素能够作为第一信使与细胞膜受体发生特异性结合，激活胞内的环磷酸腺苷、环磷酸鸟苷等第二信使，引起一系列生化反应，从而调控细胞的生理功能，即第二信使学说；类固醇激素和甲状腺素等亲脂性激素能够直接穿透细胞膜，与胞质受体结合形成复合物，然后转位至细胞核内，形成激素-核受体复合物,调控基因表达,引起相应生物学效应,即基因表达学说。因此,激素与受体作用是体内激素发挥正常生理功能的重要机制。

传统观点认为,环境内分泌干扰物主要通过与受体作用干扰内分泌系统的正常功能,受体介导机制最受关注。但是,随着研究的深入,发现内分泌干扰效应的作用机制非常复杂,目前对其了解还很有限,其他的非受体介导机制同样也很重要,如:影响内源性激素的合成、释放、转运、清除等过程,作用于细胞信号转导通路,干扰下丘脑-垂体-腺体轴,直接引起靶器官损伤,表观遗传学调控等,此外还涉及混合暴露效应的问题。本节主要介绍目前研究较多的环境雌激素、抗雄激素、环境甲状腺素等内分泌干扰作用所涉及的作用机制。

一、环境雌激素作用机制

环境雌激素可通过多种途径进入机体,模拟内源性雌激素的作用,干扰内分泌系统的正常功能。它们通过与受体的作用、非基因组的信号转导通路、影响雌激素的合成与代谢、表观遗传学机制等,产生与内分泌改变密切相关的效应,可导致与内分泌系统相关的生殖、免疫、神经、发育等的异常,甚至诱发对激素敏感的肿瘤。

(一)受体途径

1. 基因组途径　内源性雌激素穿过胞膜,与存在于细胞内的雌激素受体(estrogen receptor,ER)即雌激素核受体结合,通过直接的或是间接的基因组途径调控下游基因表达。亲脂性的雌激素直接进入胞内,与胞质中的雌激素受体结合,形成雌激素-雌激素受体二聚体,转位至细胞核内,直接与 DNA 中的雌激素反应元件结合,启动下游基因转录,蛋白表达,产生生物学效应,此为雌激素的直接基因组调控途径。而在间接基因组调控途径中,前述过程中形成的雌激素-雌激素受体二聚体并不直接与 DNA 结合,而是先与其他蛋白转录因子如 Fos 和 Jun 结合,然后结合于 DNA 中的相应反应元件,如活化蛋白 1(activation protein 1,AP-1)反应元件,启动下游基因的转录。

环境雌激素能通过 ER 基因组途径介导的通路诱导下游基因的表达,刺激子宫增生及DNA 的合成明显增加,促进有丝分裂。环境雌激素进入细胞后首先与雌激素受体发生可逆可饱和的结合,随即受体复合物发生构型变化,在核内与雌激素反应基因的特异 DNA 序列结合,启动基因表达,从而在特异性靶组织中表现出生物学效应。

2. 非基因组途径　20 世纪 70~80 年代,研究人员发现体外培养的子宫内膜细胞在接触17β-雌二醇(17β-estradiol,17β-E_2)后的 1 分钟内即可发生形态学改变,这一快速反应能力不同于需要数小时才能引发下游信号转导事件的雌激素基因组途径。雌激素膜受体(membrane estrogen receptor,mER)的提出与证实为解释这一现象提供了理论基础。非基因组途径正是由 mER 介导的细胞信号磷酸化级联反应的改变实现的,mER 通过激活促有丝分裂原活化蛋白激酶(mitogen-activated protein kinase,MAPK)和磷脂酰肌醇-3 激酶(phosphatidyl-inositol-3-kinase,PI3K)等信号通路,产生生物学效应。

一些化学物是膜结合受体的强激动剂,它们在子宫增重试验中是弱阳性激动剂。mER除了常见的 ERα、ERβ 亚型,还有 G-蛋白偶联受体雌激素受体(G-protein coupled estrogen receptor,GPER/GRP30)等亚型。除草剂莠去津并不与 ERα 和 ERβ 结合,而似乎是与 GPER发生作用。

(二)影响内源性雌激素的合成与代谢

在由胆固醇合成雌激素的过程中,胆固醇首先转化为雄烯二酮和睾酮,然后进入颗粒细胞,在芳香化酶的催化作用下雄烯二酮和睾酮分别转化为雌酚酮和雌激素。一些环境雌激素能够影响芳香化酶的活性,干扰内源性雌激素的生物合成。

磺基转移酶是内源性雌激素代谢的关键酶,通过磺化作用促使雌激素转化为无活性的形式,降低体内雌激素水平。某些环境雌激素能够通过抑制磺基转移酶干扰内源性雌激素的生物灭活。研究表明,长链烷基酚(C≥8,如辛酚和壬酚)能够抑制磺基转移酶的活性,不能有效灭活内源性雌激素,延长其在血液循环和组织中的半减期,增加雌激素的生物利用度,导致长时间的雌激素高暴露。

(三) 影响内源性雌激素的生物利用度

雌激素在血液中与性激素结合球蛋白(sex hormone-binding globulin,SHBG)或白蛋白结合,只有未结合的游离雌激素能够扩散至靶细胞引起效应。某些环境雌激素对SHBG或白蛋白有很强亲和力,通过这种作用,减少血液激素结合蛋白对内源性激素的吸附,增大靶细胞对内源性激素的利用度,从而增强内源性激素的作用。

(四) 表观遗传学调控

表观遗传是指在不改变基因组DNA序列的情况下,表型上出现稳定可遗传的或有潜在可遗传性的变化。DNA甲基化是最常见的一种表观遗传学调控方式,主要发生在CpG岛。CpG岛是基因组中胞嘧啶(C)和鸟嘌呤(G)出现频率高的区域,长约1kb,多位于启动子和第一外显子区。DNA甲基化抑制基因在转录水平的表达,而DNA去甲基化或低甲基化则激活基因的转录。表观遗传调控机制在环境雌激素效应中发挥重要作用。例如,围生期暴露于己烯雌酚的小鼠中雌激素调控基因乳铁传递蛋白持续性表达,这与启动子区CpG岛的正常甲基化受到抑制有关。

环境雌激素等内分泌干扰物的健康危害并非局限于直接暴露的个体,还可能具有跨代效应(transgenerational effect)。跨代效应可能与生殖细胞系的非基因组改变有关,通过DNA甲基化、组蛋白乙酰化等表观遗传学改变实现。跨代效应可发生于子一代,也可发生于随后继续繁衍的子代中。

(五) 环境雌激素混合暴露的协同作用

环境雌激素等内分泌干扰物与其他环境化学物一样,并非单独存在,具有混合暴露的特点,表现为独立作用、协同作用、相加作用和拮抗作用等联合作用类型。目前主要开展的是具有相同/相似作用模式和靶点的环境雌激素的联合作用研究。结果发现,这些具有相同或相似作用模式的混合物主要表现为加和作用,组分浓度均低于各自的无作用水平时混合暴露仍能诱发效应。此外,也有研究发现环境雌激素的混合暴露表现为拮抗作用。

Mclachlan等利用基因技术对酵母细胞进行改造,使其在细胞膜表达与雌激素反应的人类受体,将改造后的酵母细胞分别置于拟雌激素活性较低的狄氏剂、硫丹、毒杀芬和氯丹等杀虫剂中,发现酵母细胞的受体蛋白几乎没有任何反应,而4种杀虫剂混合后的雌激素反应强度可增加150~1600倍。

(六) 诱变效应

己烯雌酚、雌二醇以及其他雌激素可诱导体外培养的叙利亚仓鼠胚胎成纤维细胞发生形态学上的改变,甚至癌变。在成纤维细胞中非毒性剂量水平的己烯雌酚诱导其染色体数量发生变化,而且与诱导细胞形态变化平行的剂量-反应曲线相关。己烯雌酚和双酚A能诱导中国仓鼠V79细胞分裂间期过渡到分裂期时,多重微管成核位置的形成,导致V79细胞有丝分裂停滞,纺锤体畸形。己烯雌酚和雌二醇均能诱导微核的产生。以上结果表明,某些环境雌激素具有潜在的诱变性。

二、环境抗雄激素作用机制

长期以来,对环境内分泌干扰物的研究侧重于对环境雌激素样作用的不良健康影响、筛检和作用机制的探索。近年来环境雄激素干扰作用也日益受到重视。环境雄激素干扰物的确认较晚,直到 2001 年才发现环境中存在人工合成的雄激素干扰物,具体包括环境雄激素和抗雄激素。目前关于外源性化学物拟雄激素活性的报道较少,很多化学物与雄激素受体(androgen receptor,AR)结合后表现为抗雄激素作用而不是拟雄激素作用。

在正常生理过程中,内源性雄激素睾酮在外周组织被代谢成活性更强的双氢睾酮(dihydrotestosterone,DHT),通过 AR 的介导发挥生物学作用。AR 本质上是雄激素诱导的转录因子,含有 3 个结构域,即与激素结合的 C 端结构域,与 DNA 位点结合的中间结构域及活化基因转录的 N 端结构域。雄激素进入靶细胞后在胞质内与 AR 结合引起 AR 构型改变,然后进入细胞核,与核内靶基因上的雄激素反应元件序列结合,调控下游基因表达,促进性分化和性发育。双氢睾酮能稳定 AR 防止其降解。

目前较受关注的一些环境抗雄激素多与 AR 受体作用,具有 AR 拮抗剂的作用。然而与环境雌激素类似,某些环境抗雄激素还能够通过非受体介导途径影响内分泌系统的功能。目前已知可能的环境抗雄激素作用机制主要包括以下途径:

(一)影响内源性雄激素合成、代谢、分布或清除,改变体内雄激素水平

研究表明,农药莠去津(atrazine)在雄性大鼠的急、慢性染毒试验中,能够直接抑制睾丸间质细胞睾酮的产量,从而显著降低血清和睾丸内睾酮水平。邻苯二甲酸酯能够抑制雄激素的合成。

雄激素在水中的溶解度小,主要以与蛋白质相结合的方式在体液中运输,如睾酮能与睾酮结合球蛋白和白蛋白两者结合而运输。某些环境抗雄激素能够影响相关结合蛋白,通过改变雄激素的分布和代谢而产生抗雄激素作用。

(二)改变 AR 水平,影响组织对雄激素的反应性

某些环境抗雄激素能够使组织中 AR 水平下调,从而影响组织对雄激素的反应性。如大鼠孕期暴露除草剂利谷隆(linuron)能导致其子代附睾 AR mRNA 表达的显著性下降。

(三)直接与 AR 结合,降低与雄激素的亲和力

在目前已确认和可疑的环境抗雄激素中,大多数能够直接与 AR 竞争性结合,产生抗雄激素样作用。如,农药 DDT 及其代谢产物 p,p'-DDE 都可与 AR 竞争性结合,阻止体内雄激素与 AR 的结合,从而抑制雄激素活性,发挥抗雄激素作用。

环境抗雄激素不仅能够与内源性雄激素竞争性结合 AR,还可能具有转录抑制作用。AR 拮抗剂的转录抑制机制可能包括:①能与 AR 结合,但抑制了 AR-DNA 的结合和转录活化;②促进 AR-DNA 的结合,但却不能启动转录。其中环境抗雄激素抑制 AR-DNA 结合的具体机制可能包括:①通过不适当构型增加了 AR 降解,或者不能快速解离配体以稳定 AR;②混合配体二聚体不易形成,或混合配体二聚体不能与 DNA 结合;③不能解除 AR 结合蛋白,影响了 AR-DNA 的结合。环境抗雄激素可能抑制氨基和羧基端反应或增加结合配体的分解,降低 AR 的稳定性,增加 AR 的降解,抑制 AR 的二聚反应,或减少释放与特定 DNA 结合转录活化所必需的受体结合蛋白,或联合辅抑制物抑制转录活化。与雄激素结合的高度亲和力能促进 AR 的氨基和羧基端的相互作用而促进二聚反应和稳定性。AR 的氨基和羧

基端反应介导的二聚作用是特定的与 DNA 结合、诱导转录活化所必需的。抗雄激素的结合导致 AR 形成不同的构型而干扰其氨基和羧基端的相互反应。

此外,有研究报道,某些环境抗雄激素还可改变激素后受体(postreceptor)的活性;干扰细胞信号转导通信系统,影响内分泌配体受体结合物诱导的细胞反应;干扰下丘脑-垂体-睾丸轴中的某些环节等。

需要注意的是,某些环境抗雄激素,在适当条件下可表现为雄激素样作用。多数情况下,中等亲和力的抗雄激素使内源性雄激素与 DNA 的结合和随后的转录活化受到抑制;然而,较高亲和力的抗雄激素能竞争性结合 AR,浓度足够高时显示部分激动作用;更高亲和力的抗雄激素具有雄激素拮抗和激动的双重作用。有研究推测,类固醇激素受体的拮抗是由于二聚体的形成中单个受体与不同配体的结合,单个受体结合相同的配体将导致激动作用。因此,高浓度拮抗剂(在明显多于内源性激素的情况下)能显示部分激动作用。在内源性雄激素缺乏时,结构相似的两种抗雄激素可能因为形成近似的配体而促进转录。

(四)表观遗传学调控

AR 拮抗剂如杀菌剂烯菌酮(vinclozolin)能够导致可跨代的表观遗传学改变。研究发现,大鼠于胚胎性腺发育性别决定期暴露于烯菌酮,雄性后代出现多种异常,该效应在雄性后代中至少传三代,而雌性个体无畸形表现,这表明是配子表观遗传发生改变的结果。雄性大鼠受烯菌酮染毒后其精子 DNA 甲基化程度增加,这些异常的甲基化模式是可以遗传的。环境因素诱导的表观遗传改变可以在后代中保留下来。跨代表观遗传作用仍然有很多问题没有解决,尚需进一步研究。

三、环境甲状腺激素的作用机制

甲状腺激素对于维持机体正常生长发育和代谢平衡具有重要作用。甲状腺出现结构、功能改变或甲状腺激素受到干扰将影响正常发育、代谢或生理功能。环境中的甲状腺激素干扰物对机体的影响机制主要有以下几个方面:

(一)引起甲状腺形态学改变

研究发现,多氯联苯类物质可导致大鼠甲状腺淋巴滤泡细胞肥大和增生、滤泡上皮细胞变性、甲状腺组织出现淋巴细胞浸润,超微结构可见滤泡细胞胞质内聚集大量胶体小滴和形态不规则的溶酶体。

(二)影响甲状腺激素的合成、贮存、释放、转运、代谢和清除

甲状腺的主要功能是合成甲状腺激素,许多外源性化学物能够影响甲状腺功能,改变体内甲状腺激素水平。碘是合成甲状腺激素的原料,高氯酸盐能够抑制钠碘转运体,影响甲状腺对碘的摄入,从而影响甲状腺激素的合成。流行病学研究表明,$5.2\mu g/(kg \cdot d)$的剂量足以降低甲状腺对碘的摄入;尿液中高氯酸盐浓度与女性血清 TSH 水平有关。甲状腺细胞摄入碘后,在甲状腺过氧化物酶(thyroperoxidase,TPO)的催化作用下,甲状腺球蛋白发生碘化,蛋白分子中的二碘酪氨酸残基结合形成甲状腺素。6-丙基-2-硫氧嘧啶(6-propyl-2-thiouracil,PTU)等物质能够阻断 TPO 的作用,降低循环中 T_4 和 T_3 水平,导致 TSH 水平上升。

血液中的甲状腺激素与载体蛋白结合后分布至全身各个部位。某些环境甲状腺激素干扰物通过与甲状腺激素转运载体作用或结合,影响血中甲状腺激素的水平。如,多氯联苯及二噁英能够与甲状腺素结合蛋白结合,影响体内 T_4 的水平。一些化学物通过诱导或抑制肝脏代谢酶的活性、抑制外周组织中脱碘酶活性,影响甲状腺激素代谢,破坏甲状腺激素系统

的动态平衡。

（三）影响甲状腺素受体

许多环境化学物能与甲状腺激素受体（thyroid hormonereceptors，TR）结合，对甲状腺激素信号通路产生影响。例如，某些多氯联苯在体内具有 TR 激动剂的作用。研究发现多种羟基多氯联苯能够与大鼠 TR 结合，半数有效浓度低至 $5\mu M$。某些多氯联苯通过与 TR 受体模拟 T_3 的作用，促进少突胶质细胞分化，具有弱甲状腺素活性。

然而，也有一些研究发现有的多氯联苯对 TR 有拮抗作用。如：一些羟基多氯联苯能够干扰 T_3 依赖的神经突生长；多氯联苯混合物与 TRβ 发生特异性结合后可抑制其对苹果酸酶启动子的作用；一种羟基化多氯联苯在 0.1nM 浓度水平对 TR 介导的转录激活具有抑制作用。多氯联苯与 TR 作用的复杂性可能与该类物质及其代谢产物种类繁多，研究多仅涉及 TRβ 一种受体亚型等因素有关。

此外，某些环境甲状腺激素干扰物能够通过影响组织中 TR 的表达，改变组织对甲状腺素的反应性。研究发现，除草醚等能作用于 TR，调节该受体基因表达，影响甲状腺激素的作用。

四、其他

随着环境内分泌干扰效应研究的深入，人们逐渐发现除了比较常见的环境雌激素、雄激素和甲状腺激素干扰效应外，一些外源性化学物还能够对胰岛素、孕激素、糖皮质激素等产生干扰效应，导致相关疾病的发生。

研究表明，环境内分泌干扰物可能与糖尿病的发病风险增加有关。这类物质作用于胰岛 β 细胞，调节胰岛素的正常分泌，所导致的高胰岛素水平可使胰岛素信号通路过度活化而引起胰岛素抵抗，导致 2 型糖尿病的发生。例如，低剂量的双酚 A 和己烯雌酚均能诱导胰腺 β 细胞释放胰岛素，抑制胰腺 α 细胞释放胰高血糖素，从而影响糖代谢。环境内分泌干扰物可以通过 ERα、ERβ、GPER 等雌激素受体途径影响胰岛素分泌，还可通过 AR、TR、芳香烃受体、糖皮质激素受体途径影响胰岛细胞分泌胰岛素。除了与受体作用，还可通过诱导胰腺细胞氧化应激损伤影响胰岛素的分泌。

常见的环境孕激素干扰物包括在人类和动物中使用的孕酮、炔诺酮等天然或人工合成的孕激素药物。常见的环境糖皮质激素干扰物包括氢化可的松和倍他米松等药物、多氯联苯代谢产物甲磺酰基多氯联苯、砷等。环境孕激素和糖皮质激素干扰物主要通过与孕激素受体、糖皮质激素受体、盐皮质激素受体作用的方式产生毒性。另外，也可以直接损伤内分泌腺体组织。如，黄磷可直接引起肾上腺皮质束状带细胞损伤，影响糖皮质激素的合成。

第三节　环境内分泌干扰物与胚胎和胎儿发育

环境内分泌干扰物对人和野生动物的生殖、发育危害已经成为当今国际毒理学界的重要前沿研究领域。环境内分泌干扰物具有与其他外源性化学物相似的孕期生物转运和转化机制以及胚胎毒性作用机制。然而，环境内分泌干扰物对胚胎和胎儿生长发育的影响主要体现在暴露时间和暴露水平两个方面。环境内分泌干扰物通过干扰机体内分泌系统的正常功能和扰乱激素整体水平影响胚胎发育，因而，不同发育期的胚胎对环境内分泌干扰物的敏感性存在差异，故环境内分泌干扰物对胚胎和胎儿生长发育的影响有别于其他外源性化学物。本节主要针对胚胎着床期、胚胎发育期和出生早期探讨环境内分泌干扰物的特殊毒物动力学,以及对胚胎和胎儿的影响和可能的作用机制。

一、孕期环境内分泌干扰物的吸收和分布

环境内分泌干扰物等外源性化学物质在孕期是否可到达孕体及以何种形式到达孕体,属毒物动力学的研究领域。环境内分泌干扰物等外来化学物的分布和生物转化,都受孕期生理状态的影响。母体、胎盘和孕体 3 个生理隔室组成相互独立而又相互影响的系统,在整个孕期发生深刻的变化。

(一) 母体孕期生理状态的影响

人体在妊娠早期即可发生多种生理学改变,可能导致外来化学物的吸收增加。经口摄入的物质经胃排空和通过小肠速度变慢,但吸收增加。妊娠期间,母体呼吸潮气量增加和残气量减小,导致挥发性和可溶性物质经呼吸道吸收增加。妊娠早期开始(并在整个妊娠期中持续),心排血量增加 30%,致使到达组织的化学物量增加,特别是到达高度充血的子宫和胎盘中的量增加。妊娠期内皮肤和黏膜的血流也将加快,因此,当化学物经皮肤接触时,其吸收也将增加。

孕期血浆水分增加而血浆蛋白相对减少,母体血液组分会随着机体的生理状态的改变而变化。一方面,孕妇易发生水肿,细胞外空间最高可增多 70% 造成外来化学物分布范围增加。另一方面,血浆白蛋白浓度可降低 20% 左右导致血浆中化学物比例增加,因而更易进入孕体。孕期化学物的分布也会因体脂量改变而变化。妊娠前期和中期,母体体脂量增加,脂溶性化学物的贮存库增加,而妊娠后期,体脂向血浆转移,使血浆内游离脂肪酸增加。后者与脂溶性外来化学物竞争白蛋白的结合位点,导致游离的外来化学物增多,更易进入孕体。

肾脏是环境内分泌干扰物等外来化学物的主要排泄器官。人类自妊娠 6 个月末至分娩这段时间,肾血浆流量和肾小球滤过速度均增加为原来的 2 倍。孕期肾功能变化较为明显。目前,对孕期环境内分泌干扰物等外源性化学物活化和解毒速度的改变所知甚少,研究提示孕期肝脏对外来化学物的生物转化速度变慢。

总之,孕期母体生理改变增加了环境内分泌干扰物等外来化学物的吸收、分布,降低了肝脏的生物转化。

(二) 胚胎对内分泌干扰物的生物转运和生物转化作用

胎盘可看作母体和孕体之间双向转运的脂质膜。母体化学物经胎盘进入胚胎的量取决于胎盘的类型、外来化学物的理化性质和胎盘的生物转化等因素。多数哺乳动物在器官形成期有两种截然不同的胎盘:啮齿类以卵黄囊为主,灵长类以尿囊绒膜为主。目前认为,胎盘屏障的血管内皮是影响大分子物质扩散的关键组织层,而血流是脂溶性较大物质胎盘转运的限速因素。胎盘血流速度随孕体增大而加快,但胎盘体积相对于孕体却是逐步相对地变小。弱极性分子通过胎盘的能力与具有固定直径的含有组织液的孔道孔径大小有关。通常水溶性化学物且相对分子量较小的物质易通过人类胎盘。

环境内分泌干扰物等化学物可经胎盘后再经脐静脉进入胎儿血液循环。胚胎肝脏位于脐静脉和下腔静脉之间,因此,化学物进入胎儿心脏和体循环之前,先流经胎儿肝脏。脐静脉血流在胎肝中改道,一部分绕过肝脏进入静脉导管,另一部分进入门静脉并灌流肝实质细胞,胎儿肝脏的解毒和代谢功能低而有限。

　　羊水有可能成为环境内分泌干扰物等外来化学物的慢平衡贮存库。人胎表皮在孕 20 周以前具有高度通透性,羊水和胎儿的细胞外液成分一致;孕 20 周后,胎儿表皮开始角化,限制了羊水和细胞外液的物质交换。此时,羊水中的外来化学物的来源是胎尿,而其消除则需由胎儿吞饮后,经脐动脉回到母体血液。此时羊水的成分以及容量代表胎尿排出和胎儿吞饮之间的平衡。

二、环境内分泌干扰物对胚胎着床期的影响

　　动物实验研究表明,环境内分泌干扰物对生物体的受精、受精卵发育、胚胎植入等胚胎着床前期以及着床期的生长发育有着潜在的有害效应。农药、多氯联苯等内分泌干扰物可对精子的顶体反应、受精能力、受精后胚胎早期发育产生影响。有研究认为,性成熟期雄鼠接触多氯联苯,其精子的致孕能力降低,受精过程中进入正常卵母细胞后难以完成对卵母细胞的受精激活。而某些农药则可以破坏或抑制卵母细胞的减数分裂,降低卵母细胞的第一极体的释放和受精能力,影响受精卵的正常形成和胚胎的着床前发育。

　　值得注意的是,有研究发现二噁英对动物的非生殖器官造成的损害,如引起食欲减退、体重下降以及肿瘤发生等临床可见症状的剂量远比生殖和胚胎发育毒性的剂量要高。该结果表明个体生殖和胚胎发育过程对二噁英具有较高的敏感性,而这种生殖发育敏感性高的原因可能是 TCDD 在生殖器官中的分布量高所致。因此,小鼠器官组织中 TCDD 的分布对解释妊娠毒性机制具有重要价值。

　　子宫作为胎儿生长发育、营养和代谢的器官,TCDD 的高浓度蓄积无疑对胚胎的正常发育具有很大的影响,且子宫内产生的活化毒性代谢产物极易通过胎盘,使发育中的胚胎遭受有毒化合物的损害。有研究者对 NIH 小鼠染毒 2,3,7,8-四氯二苯并-对-二噁英,发现脂肪、肝脏和子宫组织中毒物的蓄积量最大,$50ng/(kg \cdot d)$ 和 $100ng/(kg \cdot d)$ 剂量时可造成着床前后胚胎的丢失、着床后胚胎发育迟滞、胎仔出生率下降以及循环雌激素和孕激素的紊乱等,提示 TCDD 对小鼠早期妊娠胚胎所造成的影响与 TCDD 在组织中的分布量有关。

三、环境内分泌干扰物对胚胎发育期的影响

　　胚胎发育期是致畸物的敏感期。除致畸作用外,可伴有或仅有生长迟缓或胚胎死亡。此期,因各种器官原基先后形成,有明显的时空顺序,故各器官或结构有其最敏感阶段,即"靶窗"(target window)。不同器官的"靶窗"可在一定时间内相互重叠,故可见多种器官和结构出现畸形。

　　很多人工合成的药用雌激素、有机氯农药、多氯联苯、TCDD、铅和甲基汞等有较高的脂溶性,易通过胎盘屏障并积聚于胚胎组织。二噁英可在母体无任何毒性的剂量下影响后代的生殖系统,出现睾丸发育不良、隐睾、睾丸重量减轻,性成熟后精子数目减少和精子质量下降。而孕大鼠经腹腔注射邻苯二甲酸二乙酯[$3g/(kg \cdot d)$]能诱发胎重减轻及骨骼、神经管畸形等致畸效应。

　　体外实验技术也广泛应用于环境内分泌干扰物的毒效应研究。李勇等用体外全胚胎培养研究雌激素样化合物甲基汞对胚胎发育的影响,发现甲基汞能通过卵黄囊胎盘,诱发神经管未闭、小头、无眼泡、心包积液等胚胎畸形,并且发现甲基汞能诱导胚胎细胞的过度凋亡,过度凋亡部位与畸形部位吻合,认为其转录水平上多种基因的表达异常与其毒作用机制有

密切联系。Greelee 等应用二原核胚胎与 DDT 共培养 96 小时,与对照组比较,发现 DDT 能明显影响早期胚胎的发育,减少发育至胚泡的胚胎数和平均细胞数,增加凋亡细胞的百分比。体外实验技术的优势是便于在细胞和器官水平上连续观察外来化学物的毒作用机制和作用的环节。

四、环境内分泌干扰物干扰胚胎发育过程中多种基因的表达

胚胎发育的分子基础是亲代全套遗传基因在时空上的有序选择性激活、转录和翻译。在受精卵中,基因通常是不活动的,其与碱性蛋白质—组蛋白紧密结合成复合体。发育开始后,一定的基因被激活或解抑制,从与组蛋白结合的状态中解离出来,这些解抑制的 DNA 代表了具有功能的基因,这一 DNA 解抑制的过程称为基因激活。首先解抑制的是那些参与细胞增殖和一般代谢的基因;随着卵裂的进行,胚胎进入原肠形成期,此时第一批组织特异性基因被激活;在随后的器官和组织发生期中,其他控制已分化细胞更为专一性活动的基因开始发挥作用。

在发育的特定阶段,若干基因被激活;而另一阶段,同样的基因则被抑制,但另一些基因却可被激活。在基因表达过程中,某些环节如受内外环境的影响而发生改变超过胚胎本身生理耐受阈值时就可导致其整体性调控失衡,最终导致某些组织器官发育异常。

gadd 基因家族其表达与细胞周期动力学效应和 DNA 合成抑制一致,它是控制细胞周期进程的关键基因。研究表明甲基汞能诱导胚胎中脑及肢芽细胞的 *gadd45* 和 *gadd 453* 基因表达,提示其可干扰细胞周期调控基因而影响胚胎发育。孕期暴露己烯雌酚、炔雌醇、大豆苷原、辛基酚、双酚 A 等环境雌激素能改变胎鼠睾丸水通道膜孔蛋白-1(aquaporin-1,AQP-1)的免疫表达。孕鼠较高剂量暴露己烯雌酚和辛基酚可使胎鼠睾丸间质细胞 P450cl7 在 mRNA 和蛋白水平表达,并降低雌激素合成因子 1 的 mRNA 和蛋白表达,提示了外源性雌激素在睾丸发育早期能直接影响睾丸基因表达。

胚胎性腺分化主要取决于生殖腺细胞膜表面有无雄(男)性化信号:H-Y 抗原。没有可识别的 H-Y 抗原,胚胎性腺将自然朝卵巢方向分化。H-Y 抗原受 Y 染色体上的基因所控制。其基因表达调控很复杂,但受性激素影响。另外,哺乳动物 Y 染色体性别决定区基因启动睾丸分化,然后由胎儿睾丸分泌米勒抑制物和雄激素控制雄性生殖管道分化。

五、环境内分泌干扰物对胎儿出生早期的影响

胎儿出生早期的主要特点及环境内分泌干扰物的作用特点决定了婴幼儿对环境内分泌干扰物的敏感性较成人高,神经系统发育、细胞分裂和激素活性等正常生命活动很容易受到环境类激素样物质的干扰而导致免疫功能失调,大脑发育障碍、肿瘤和出生缺陷性疾病等不良效应。

二噁英、多氯联苯、甲基汞等环境内分泌干扰物质从胚胎时期就开始影响胎儿发育,出生后若仍继续暴露于这些有害化学物中,将导致婴幼儿体格发育不健全、神经发育滞后等不良效应。有研究者发现,婴幼儿时期即使暴露"超微量"的二噁英,也将造成不可挽回的损害。动物实验表明,TCDD 低于 100ng/kg 即可引起鱼类、鸟类及哺乳动物胚胎出现永久不可逆的发育损害。

第四节　环境内分泌干扰物与人群健康

一、对男性生殖系统的影响

生殖系统较其他系统对某些外来化学物更加敏感。环境内分泌干扰物对男性生殖系统可造成诸多危害。来自人群的证据表明,自 20 世纪 40 年代以来全球男性精子数量和精液体积降低,生育力下降,同时,环境污染对雄性鱼类及两栖类动物生殖系统影响的报道大量涌现,引起了人们对环境内分泌干扰物影响男性生殖健康的关注。环境内分泌干扰物对男性生殖系统的危害主要表现如下。

(一)男性生殖系统发育和功能异常

出生前暴露于某些环境内分泌干扰物,不仅会对发育阶段的男性生殖系统产生影响,导致发育障碍;而且还有可能对成年后男性生殖功能造成损害。胚胎发育阶段睾丸组织的正常分化对出生后及青春期生殖系统的发育成熟有重要作用。配子形成和体内性激素平衡受下丘脑-垂体-性腺轴调控,所以下丘脑-垂体-性腺轴中某一部分的发育异常往往会影响男性生殖功能。

20 世纪中叶以来,男性人群隐睾、尿道下裂的发病率,几乎增加了一倍,同时成年男子的精液质量下降。Carlsen 等系统分析 1938—1990 年间 61 篇文献的数据,发现男性精子数量和精液体积均表现为下降趋势,并认为与内分泌干扰物暴露有关。跟踪性调查发现,美国和欧洲男性精子浓度年均下降率分别为 1.5% 和 3.1%。环境雌激素在动物实验中可引起睾丸萎缩、睾丸和附睾重量减轻;生精细胞、睾丸支持细胞、睾丸间质细胞减少;精子数下降、无精、隐睾、性欲下降、不育等各种形式的雄性生殖系统发育障碍。来自人群的证据表明,某些有机磷农药能够损伤男性生精上皮和附属性腺,使精子浓度和精液体积下降,引起精子头部畸形。某些有机氯农药能够作用于下丘脑-垂体-睾丸轴,并可与 AR 直接作用,引起精子浓度和精子活力下降。体内邻苯二甲酸酯和双酚 A 水平与雄激素水平呈负相关。

(二)男性出生比例下降

在非人为干预条件下,婴儿出生的男女性别比应在 103～106∶100 之间,即 100 个女婴出生的同时有 103～106 个男婴出生,此时出生婴儿处于"性别均衡"状态。战争或重大灾害后,女婴出生比例往往高于男婴。此外,环境内分泌干扰物也可能造成"性别均衡"状态的破坏。研究表明,父代暴露于环境雌激素,子代新生儿中性别比例可发生明显改变。20 世纪 70 年代,意大利 Seveso 地区发生的二噁英污染事件导致该地区新生儿中女婴比例上升。父亲血清二噁英水平超过 100pg/g 时,出生的全部为女婴。污染清除后,新生儿性别比例逐步恢复正常。在 21 个国家开展的流行病学调查也发现了类似的情况,在可能的和已确定的内分泌干扰物污染区,男婴出生率呈明显下降。

(三)睾丸与前列腺肿瘤发病率上升

睾丸癌和前列腺癌均为男性生殖系统高发肿瘤。睾丸癌好发于 15～35 岁的青壮年男性,前列腺癌发病率在全球男性恶性肿瘤发病率中位居第二位。睾丸与前列腺肿瘤的发病率在不同国家间存在较大差异,总体上呈增长趋势。在丹麦和挪威,男性睾丸癌的终生发病概率约为 1%。近 20 年,美国的睾丸癌患者约增加 25%,加拿大睾丸癌发病率上升约 50%。1998—2002 年间,挪威男性睾丸癌发病率比西班牙高 5 倍。白种人睾丸癌发病率高于黑人等其他人种。北美和斯堪的纳维亚半岛是前列腺癌发病率最高的地区,中国等大多数亚洲国家发病率较低。但我国发达地区前列腺癌发病率增加迅速,上海1997—1999年发病率比1985—1987年上升3.5倍。流行病学调查发现,多氯联苯、六氯苯、p,p′-DDE、多溴联苯醚等内分泌干扰物的暴露与睾丸癌的发病呈正相关,农药、二噁英、双酚A等的暴露与前列腺癌的发病有关联。

二、对女性生殖系统的影响

女性生殖系统的正常发育和功能离不开复杂的生物学调控,在发育关键阶段或不同生命时间来自内源性或外源性因素的干扰,可危及女性生殖功能和健康。

(一) 多囊卵巢综合征

多囊卵巢综合征是一种具有生殖功能障碍和代谢异常的内分泌紊乱综合征。该病发病机制尚不完全清楚,患者体内多种内分泌功能异常协同作用导致雄激素处于较高水平,内分泌干扰物可能与其发病有关。多囊卵巢综合征患者体内双酚A浓度高于对照组,体内睾酮水平增加与双酚A清除下降相一致。两者间因果联系尚未确定,但具有生物学可能性。

(二) 卵巢早衰

女性40岁前卵巢正常功能停止为卵巢早衰,在育龄妇女中的发病率约为1%。女性出生前总卵泡数已经确定,卵泡静息池中的卵泡数量受到干扰后减少,将引起卵巢早衰。出生前己烯雌酚暴露导致绝经期提前,该效应随着剂量增加而加重。尼古丁具有内分泌干扰效应,尼古丁可影响成年女性生育力和卵巢储备能力,导致绝经期提前和流产率增加。在某生殖中心进行的研究发现,妇女尿中羟基苯甲酸酯水平与窦卵泡数目变化趋势相反,而与促卵泡生成素变化趋势一致,可能会降低卵巢储备,促进卵巢早衰。

(三) 生殖道畸形

出生前暴露于内分泌干扰物己烯雌酚可在胎儿、新生儿和成人中引起T型子宫、输卵管结构和功能异常。这可能与己烯雌酚对 *ERα* 和 *Hox* 等基因的异常调控有关。

(四) 子宫肌瘤

生育期妇女子宫肌瘤发病率约为25%~50%,是最常见的女性生殖系统良性肿瘤,可导致月经量增多、腹痛、不孕和流产等症状。体内雌激素水平过高是患子宫肌瘤的主要危险因素。环境雌激素的暴露可能与子宫肌瘤的发病有关。体内外实验结果证实了出生前内分泌干扰物暴露与子宫肌瘤发生间有关联。但流行病学资料尚未得出一致结论。

(五) 子宫内膜异位症

子宫内膜异位具有雌激素依赖性,患者出现下腹痛、不孕等症状,生育期妇女发病率约为10%~15%。环境雌激素暴露与子宫内膜异位症的发生可能存在关联。研究发现子宫内膜异位症患者血中多氯联苯和邻苯二甲酸酯类物质DEHP浓度较高。在比利时进行的临床研究发现,二噁英类与子宫内膜异位症发病有关联。

(六) 乳腺癌

近年来,乳腺癌的发病率在全球范围内呈上升趋势,内分泌干扰物与女性乳腺癌发病间存在关联。儿童期或青春期有机氯农药DDT的暴露与乳腺癌发病相关联。乳腺癌的发生还可能与生命早期过多暴露于双酚A有关。此外,对职业人群的调查发现二噁英与乳腺癌的发病风险增加有关。

（七）影响怀孕和出生结局

流行病学研究表明，双酚 A、邻苯二甲酸酯、有机氯农药的暴露与早产有关。出生前双酚 A 暴露会影响出生体重、体长、头围等。出生前邻苯二甲酸酯的暴露使胚胎生长发育受到影响，孕周长度增加，并影响女婴肛殖距。孕期农药等内分泌干扰物的暴露除了影响胚胎发育外，还可增加受孕时间。

三、对神经发育的影响

神经系统对内分泌系统具有调节作用。已知几乎所有下丘脑激素的分泌都受神经系统的调节。腺垂体、内分泌腺和散在的内分泌细胞也不同程度地接受神经系统的支配。反过来，内分泌激素也能影响神经系统的功能。许多激素可调节突触传递的效率，使神经调节更加准确和有效。

有越来越多的证据表明，环境中的内分泌干扰物质对人体的神经系统可造成潜在的损害，影响智力发育与行为模式。在许多国家与地区对于人群暴露环境内分泌干扰物所引起的神经行为进行了研究，所有的研究都以神经发育为终点，大部分的研究涉及多氯联苯、多氯代二苯并呋喃（polychlorinated dibenzofurans，PCDF）、DDE 及其代谢物。

人类历史上发生过数次多氯联苯引起的公害事件。1968 年日本某地米糠油受到多氯联苯的严重污染，出生前暴露于已污染米糠油的幼童出现反应迟钝、智力障碍、自闭等症状。这起事件引起了人们对多氯联苯可能导致神经毒性的重视，遗憾的是，在这次事件中并没有暴露相关资料。20 世纪 70 年代中国台湾也发生了食用油被多氯联苯污染的事件，被污染的油中同时含有毒性更强的高浓度 PCDF。之后开展的产前产后暴露水平与儿童认知能力关系的跟踪调查发现，出生前暴露的儿童在 5 岁时出现认知功能受损等表现。发生于日本和中国台湾的公害事件表明出生前多氯联苯高浓度暴露可导致认知能力下降和神经行为的改变。

在美国密歇根湖进行的一项长期研究，探讨了经饮食低剂量暴露于多氯联苯对后代认知能力的影响。该研究分析了脐血、母亲血液和乳汁中多氯联苯浓度，母亲血中多氯联苯平均浓度仅为 6ng/ml，脐血浓度为 3ng/ml，乳汁中浓度为 841ng/g。4 岁时进行的测试发现，出生前暴露影响了 4 岁幼童的短时记忆力，使视觉辨认力降低、短时记忆错误增加。产后暴露与认知能力和视力无关。11 岁时的随访结果表明出生前的暴露导致理解力和智商得分较低。出生前暴露水平最高的组别 IQ 平均值低于其他 4 组。出生前多氯联苯暴露浓度若略高于一般环境中人类所能承受的水平，即可对智力发育产生深远影响。1978—1982 年间在美国北卡罗来纳州进行的环境中多氯联苯和 DDE 引起的幼儿神经功能变化的研究显示，经过幼儿早期后，前述两种物质对其不再产生影响。

四、对机体免疫功能的影响

免疫系统由中枢淋巴器官、外周淋巴器官、免疫细胞和免疫分子组成。免疫系统的主要功能是不同的免疫细胞和细胞因子协同作用产生免疫应答、识别和清除外来异物，对机体进行防御和保护。免疫系统与内分泌系统、神经系统有着紧密联系，三者之间互相影响、互相调节，组成神经免疫内分泌网络，调节生物生长发育和防御等功能，机制极为复杂。研究表明一些环境内分泌干扰物不仅对神经和内分泌系统有不良作用，还可能具有免疫毒性。外来化学物对免疫系统的影响比一般毒性出现早，损害剂量低，个体差异大。

化学毒物可直接损伤免疫细胞,或通过干扰神经内分泌网络使机体免疫功能低下即免疫抑制,也可影响免疫细胞的抗原识别能力或敏感性,引起病理性免疫应答,表现为过敏反应或自身免疫性疾病。化学物对免疫系统的作用具有双向性,同一化学物可在不同条件下分别表现为对机体的免疫抑制或过敏,也可导致个体易受感染因素或肿瘤的攻击。

（一）激素与免疫系统的关系

雌激素可以调节机体的免疫能力。免疫组织中分布着类固醇激素受体,类固醇激素与免疫系统组织和细胞密切相关,并且类固醇激素对这些组织和细胞产生规律性影响。有报道指出,免疫系统和内分泌系统因不同的类固醇激素相互作用而引起反应异质性。因此,各种不同的刺激(包括暴露于环境污染物)都能造成非特异性的免疫效应。

在雄性和雌性实验动物的免疫反应中,雌激素与雄激素之间所表现出的差异是值得重视的。"免疫性别二态性(immunologic sexual dimorphism)",就是指雌性体液的免疫能力与雄性相比有普遍的增强和具有一些细胞免疫反应的差异,以及由此产生的影响效应。例如,与男性相比,女性易患与自身免疫性有关的疾病,如慢性甲状腺炎、风湿性关节炎、系统性红斑狼疮、甲状腺病和脱髓鞘症等。

免疫的差异也可见于怀孕女性和未怀孕女性间。怀孕女性的免疫系统反应与未怀孕女性相比,表现得较为消极。免疫系统这种消极的作用可能是必要的,因为在孕期内要抑制胎儿的排斥反应和防止胚胎发育不全或胎儿畸形,同时由于孕期内性类固醇升高所致。然而,这也是导致怀孕妇女对一些传染性疾病如天花、脊髓灰质炎、流感等感染风险增大的部分原因。人工合成雌激素己烯雌酚已经显示出能改变免疫性作用,这些研究都为激素如何影响免疫系统提供了例证。

（二）淋巴组织结构改变

胸腺是早期 T 淋巴细胞生长的主要器官,同时也是成人体内免疫系统调节激素分泌的源头。因此,早期胸腺组织结构的破坏能导致免疫系统的异常。当前,对暴露于环境内分泌干扰物而导致位于第一循环和第二循环中淋巴组织结构变化的研究,主要集中在胸腺萎缩上。普遍认为,多氯联苯可引起哺乳动物胸腺衰退和第二循环淋巴器官的破坏。这些化合物能够改变胸腺和滑囊的淋巴生长。特别是 TCDD 能促使鱼类和小鼠的胸腺萎缩以及胸腺、脾、淋巴结的细胞衰竭。

某些内分泌干扰物,例如 TCDD 和多氯联苯的作用机制,是通过芳香族羟基化合物受体机制调节的,不能认为是内分泌干扰物的直接作用。但是,内分泌系统和免疫系统之间的调节途径是非常复杂的,胸腺结构和功能的变化都能影响内分泌系统中性激素和肾上腺激素的分泌。这是由胸腺-丘脑-垂体多个轴联合调节的。

（三）免疫抑制和过敏性免疫反应

环境内分泌干扰物对过敏性免疫反应影响的研究结果主要来自毒理学研究,已证实环境内分泌干扰物能够调控白介素-4、IgE 产生和 Th_1/Th_2 平衡,提示它可能对过敏性免疫反应产生影响。另有研究表明,许多植物雌激素除具有雌激素干扰效应外,还能够造成免疫系统损伤。在体外培养的人类细胞中,植物雌激素染料木黄酮能够抑制 T 细胞受体激活诱导蛋白的酪氨酸磷酸化、细胞因子基因表达和细胞增殖。高水平大豆异黄酮饮食的绝经期妇女体内 IL-6 水平与对照组相比明显增高。

大豆蛋白用于婴儿喂养已有近百年历史,大豆配方饮食的婴儿血清中血清染料木黄酮和黄豆苷原浓度是对照组的 60~150 倍。在食用豆类制品的婴儿中,染料木黄酮在引起雌激素干扰效应的血清浓度可能引起胸腺和免疫异常以及其他免疫损伤。包括该类物质在内的环境内分泌干扰物对免疫系统和过敏性疾病的作用机制值得进一步研究。

五、对机体心血管疾病的影响

环境内分泌干扰物对心血管系统的干扰效应是一个新兴领域。以往认为环境内分泌干扰物可导致肥胖和糖尿病,从而增加机体患心血管疾病的风险,两者之间并非直接的联系。近年来,一些新的研究表明,环境内分泌干扰物可能是导致肥胖和糖尿病的独立因素,并且与心血管系统疾病之间存在直接联系。人群流行病学研究发现双酚 A、邻苯二甲酸酯、有机氯农药等具有心血管干扰物的作用,能够影响心血管系统,引起冠心病、动脉粥样硬化、高血压等疾病,但其具体机制尚不十分清楚。

(一)冠心病

来自美国国家健康与营养调查的横断面数据发现尿液双酚 A 水平与冠心病发生有关联,之后进行的前瞻性随访调查进一步证实了这一关联。在瑞典老年人群中开展的一项前瞻性研究(PIVUS 研究),报道了邻苯二甲酸酯与冠心病风险的关联。当血液中邻苯二甲酸酯代谢产物邻苯二甲酸单异丁酯(mono-isobutyl phthalate,MiBP)、邻苯二甲酸单甲酯(mono-methyl phthalate,MMP)、邻苯二甲酸单乙酯(monoethyl phthalate,MEP)、邻苯二甲酸单(2-乙基)己酯(mono-2-ethylhexyl phthalate,MEHP)的水平升高时,罹患冠心病的风险随之增加。

(二)动脉粥样硬化

瑞典老年人群前瞻性研究发现血清中邻苯二甲酸酯代谢产物 MMP 浓度与颈动脉斑块呈倒置的 U 形关系,并且这一联系不受体重指数、血糖、血压、血脂等心血管危险因素的影响。其他邻苯二甲酸酯代谢产物 MiBP、MMP 和双酚 A 也与动脉粥样硬化中的斑块形成有关。血清有机氯农药 p,p'-DDE、狄氏剂等水平与动脉粥样硬化外周血管疾病有关。

(三)高血压

儿童期尿液中邻苯二甲酸酯与血压关系的横断面研究发现,仅尿液中高分子量邻苯二甲酸酯类物质 DEHP 代谢产物的水平与高血压有关联。出生队列研究发现出生前 p,p'-DDT 暴露与自报高血压有关联。孕妇尿液中邻苯二甲酸酯的邻苯二甲酸丁基苄基酯(butyl-benzyl phthalate,BBzP)的代谢产物邻苯二甲酸单苄酯(monobenzyl phthalate,MBzP)的浓度,与舒张压增加和孕期高血压有关联。

第五节 环境内分泌干扰物与人类癌症

近数十年来,我国乃至全球范围内睾丸癌、前列腺癌、乳腺癌、甲状腺癌等内分泌相关肿瘤发病率呈增加趋势,这一方面可能与肿瘤早期筛查和临床诊断技术的进步、饮食习惯和生活方式改变等密不可分,另一方面可能与环境污染水平的加剧有关。毒理学和流行病学证据表明,一些环境内分泌干扰物尤其是环境雌激素与内分泌肿瘤的发病具有一定相关性。

一、与睾丸癌和前列腺癌的关联性

(一)发病情况

睾丸癌和前列腺癌均为男性最常见的恶性肿瘤之一。自 20 世纪 50 年代以来,西方发达国家睾丸癌发病率持续上升,年均增长率为 1%~2%,部分地区年均增长率高达 4%。我国男性睾丸癌年发病率约为 1/10 万,前列腺癌为 11/10 万,属于睾丸癌和前列腺癌低发病风险国家,但两者发病率均呈增长趋势,来自出生队列的数据表明,出生于 20 世纪 60 年代以后的男性其睾丸癌发病率呈逐年上升趋势,另有数据表明我国前列腺癌发病率年均增长高达 12%。

(二) 病因

睾丸癌和前列腺癌的病因仍不清楚。已证实隐睾是睾丸癌的主要危险因素。生殖系统发育不良的男童成年后患病风险增加,患者往往在肿瘤诊断之前已经有精子质量和生育力下降等表现。有学者提出睾丸癌发生的雌激素假设,即睾丸癌与睾丸分化发育阶段过多地暴露于雌激素有关。睾丸癌还可能与环境污染和生活方式有关,基因多态等遗传因素可增加个体的易感性。

前列腺癌是一种雄激素依赖性肿瘤,其发病具有一定的家庭聚集性,遗传因素是主要危险因素之一,此外,还与生活方式、饮食结构、酒精摄入量、性行为方式、环境暴露等有关。低脂、富含豆类的饮食可能具有一定保护作用。

(三) 环境内分泌干扰物与睾丸癌

环境内分泌干扰物与睾丸癌相关性的证据主要来自流行病学研究。一些研究认为多氯联苯、六氯苯、p,p'-DDE、多溴联苯醚等持久性有机污染物与睾丸癌的发病呈正相关。在瑞典开展的配对病例-对照研究分析了 61 例睾丸癌患者、58 名对照及其中 44 例病例和 45 名对照的母亲血液中有机污染物浓度,结果发现子代血液中目标污染物浓度与睾丸癌发病没有关联,而母亲血液中 38 种多氯联苯、六氯苯、多溴联苯醚 47、99、153 的浓度与睾丸癌的发病增加有关。意大利的一项研究发现,血清中 p,p'-DDE 和六氯苯总量与睾丸癌发病增加呈正相关。

还有一些研究认为环境内分泌干扰物暴露与睾丸癌发病两者间没有关联。在美国华盛顿州进行的以人群为基础的病例-对照研究,检测了 246 名病例和 630 名对照血清中包括六氯苯、p,p'-DDE、氯丹在内的 11 种有机氯农药,没有发现其与睾丸癌之间存在关联。挪威开展的研究,募集了 49 名病例和 51 名对照,发现血清 DDT、DDE、氯丹等有机氯农药、六氯苯、总多氯联苯等与睾丸癌的发病均无关联。

甚至有一些研究发现环境内分泌干扰物暴露与睾丸癌发病呈负相关的关系。在美国献血军人中进行的研究,发现多氯联苯血清浓度与睾丸癌尤其是非精原细胞癌的下降有关。美国北卡来罗纳州进行一项研究,发现分娩后母亲血清中 p,p'-DDE 与睾丸癌发病呈负相关。

有观点认为睾丸癌的发生与胚胎期过多地暴露于环境雌激素有关。上述流行病学研究在进行暴露评估时多检测成年后的血样浓度,以此代替发育早期的浓度,这可能会带来偏差。流行病学研究结果的不一致可能受到暴露评价准确性、样本量等多重因素的影响,目前结论并不一致,还需要进一步证据的支持。

(四) 环境内分泌干扰物与前列腺癌

植物雌激素黄酮、异黄酮、木质素等,能够抑制雄激素合成过程中 5α 还原酶活性,降低二氢睾酮的浓度,对前列腺癌可能具有预防和抑制作用。饮食中富含植物雌激素的大豆摄入量的差异,可能是东西方国家前列腺癌发病率相差悬殊的原因之一。植物雌激素染料木黄酮能够引起细胞周期阻滞,降低前列腺特异性抗原 mRNA 的表达。异黄酮能够抑制前列腺癌细胞增殖和转移。大豆在动物实验中能够抑制肿瘤生长,病例-对照研究也提示大豆能够降低前列腺癌的风险。

流行病学研究表明在某些地区从事农业生产的人群患前列腺癌的风险增加,提示农药暴露可能是危险因素之一。美国一项纳入 5.5 万研究对象的前瞻性队列研究发现,甲拌磷、丁草特等农药暴露与有家族史的研究对象前列腺癌风险增加有关联,表明存在环境因素与遗传因素的交互作用。另有研究表明,某些外源性化学物代谢酶基因的单核苷酸多态性与农药间的交互作用,能够增加罹患前列腺癌的风险。此外有机氯农药 DDT 和代谢产物 DDE 也可能与前列腺癌的发病有关。

内分泌干扰物二噁英具有潜在致癌性,在环境和生物体内不易降解。美国越战退伍军人中前列腺癌发病率增加,可能与战争期间暴露于含 TCDD 杂质的脱叶剂——橙剂有关。毒理学研究发现啮齿类动物出生前暴露于 TCDD 可增加成年后前列腺肿瘤发生率,这可能与芳香烃受体的激活,从而启动下游基因转录和细胞内反应有关。

化工原料双酚 A 具有雌激素干扰效应,在前列腺癌的发生发展中也起到一定作用。流行病学研究发现前列腺癌患者尿液中双酚 A 水平高于对照组。实验研究表明双酚 A 不仅能够促进细胞增殖影响前列腺癌进程,还可能与前列腺癌细胞的迁移和侵袭有关。双酚 A 能够引起前列腺干细胞的重新编程和异常自我更新,干扰前列腺细胞中心粒的扩增,干扰雄性体内激素代谢,引起 DNA 甲基化等表遗传学改变,增加机体对前列腺癌的易感性。此外多氯联苯与前列腺癌发生也有一定关联。

二、与乳腺癌的关系

(一)发病情况

乳腺癌是目前最常见的女性恶性肿瘤。乳腺癌的发病水平与经济发展、生活习惯等有关,发达国家发病率高,在我国东部经济发达地区高于中部和西部经济欠发达地区,城市高于农村。自 20 世纪 70 年代末,乳腺癌在全球的发病率呈上升趋势。我国乳腺癌发病率在全球范围内处于较低水平,但增长速度较快,如上海乳腺癌标化发病率年均增长 2.9%,高于美国一个多百分点。

(二)病因

乳腺癌的发病受到遗传因素和环境因素的相互作用。环境污染尤其是环境内分泌干扰物暴露与乳腺癌发生相关。生育年龄晚或不生育、哺乳时间短或不哺乳、初潮提前、绝经年龄推迟等也是乳腺癌发病的危险因素。

(三)环境内分泌干扰物与乳腺癌

1. 有机氯农药　研究表明有机氯农药 DDT 和代谢产物 p,p'-DDE 与乳腺癌有关。DDT 及其代谢产物能够促进人乳腺癌细胞的增殖,抑制雌二醇与雌激素受体的结合。p,p'-DDE 能够拮抗雄激素信号通路,促进肿瘤演进,影响乳腺癌发生发展。

有关乳腺癌的流行病学研究结果并不一致。一些研究发现,血清 DDE 含量与乳腺癌发病增加有关联,并且患乳腺癌的风险随着 DDE 含量的增加而增加,而另一些研究表明两者之间并无关联。这些研究多为回顾性病例-对照研究,测量的往往是乳腺癌诊断时的暴露水平。即使是队列研究,最多只能获得确诊前数年间的暴露资料。生命早期发育过程的暴露可能与成年后肿瘤等疾病的发生有关,乳腺癌发病与儿童期或青春期的 DDT 暴露更为相关。而肿瘤发生时或发生前不久的 DDT 暴露与乳腺癌发病可能关联不大。

2. 双酚 A　乳腺癌的发生可能与生命早期双酚 A 过多暴露有关。啮齿类动物实验表明,出生前、围生期和青春前期等发育阶段的双酚 A 暴露能够促进成年小鼠乳腺细胞和乳腺导管增生,影响乳腺细胞分化,增加乳腺对雌激素的敏感性,诱发乳腺组织癌前病变,增加了成年后乳腺癌发病风险。一系列分子事件的改变均支持双酚 A 与乳腺癌的关联,如激活乳腺癌细胞中 MAPK、STAT3、血管内皮生长因子等多条信号通路,影响 DNA 修复和凋亡相关基因的 DNA 甲基化,干扰长链非编码 RNA HOTAIR 和 HOXC 的表达等。

尽管有大量实验室证据表明双酚 A 与乳腺癌间的关联,但是相关流行病学研究开展得并不多,且认为两者间无关联。这可能与暴露评价的准确性有关,这些研究采用血液或尿液中双酚 A 或其代谢产物双酚 A-葡糖苷酸反映暴露水平,由于双酚 A 在体内代谢较快,不能有效反映人体的长期暴露水平。

3. 其他 职业流行病学调查发现,二噁英 TCDD 与乳腺癌的发病风险增加有关。此外烷基酚、邻苯二甲酸酯、多氯联苯、重金属镉等内分泌干扰物,大多能刺激人乳腺癌细胞的增殖。而植物雌激素能够对抗内分泌干扰物引起的乳腺癌细胞增殖。

三、与甲状腺癌的关系

(一)发病情况

甲状腺癌是最常见的内分泌系统恶性肿瘤,也是近年来发病率增长最快的恶性肿瘤,全球年均增长率高达 4%。甲状腺癌的发病率具有女性高于男性,发达国家高于发展中国家,经济发达地区高于经济落后地区等特点。从全球来看,我国属于甲状腺癌发病率较低的国家,但是在 1988—2009 年 22 年间,年均发病率增加 5.92%。

(二)病因

甲状腺癌的病因尚不完全明确。其中电离辐射是甲状腺癌最为明确的危险因素。碘摄入量过多、过少和血清 TSH 水平可影响甲状腺癌的发生。某些亚型具有家族遗传性。此外也可能与雌激素的作用有关,甲状腺癌组织中可检测到雌激素受体表达,雌激素又可促进雌激素受体阳性的甲状腺癌原代培养细胞增殖,雌激素可能为诱发女性甲状腺癌的重要因素。

(三)环境内分泌干扰物与甲状腺癌

一些环境污染物能够干扰甲状腺的正常功能和甲状腺激素水平,诱发甲状腺器质性改变。流行病学调查发现,内分泌干扰物污染严重的地区,甲状腺癌等甲状腺疾病的发病率显著升高。甲状腺癌具有雌激素依赖性,体外研究发现 17β-雌二醇、植物雌激素——染料木黄酮、抗雌激素药物——4-羟基他莫昔芬可经 G 蛋白偶联受体和丝裂原激活蛋白激酶途径诱导甲状腺癌细胞的增殖。双酚 A 在一定剂量范围内也能够促进甲状腺乳头状癌细胞增殖。许多有机氯农药能够干扰甲状腺功能,可能引起甲状腺癌。

第六节 几种常见的内分泌干扰物的健康效应

一、邻苯二甲酸酯

邻苯二甲酸酯又名肽酸酯,是一类人工合成化合物,按照化学结构可分为长链和短链邻苯二甲酸酯类。DEHP 等长链邻苯二甲酸酯,主要用作聚氯乙烯产品的增塑剂,而邻苯二甲酸二甲酯(dimethyl phthalate,DMP)、邻苯二甲酸二乙酯(diethyl phthalate,DEP)、邻苯二甲酸二正丁酯(di-n-butyl phthalate,DnBP/DBP)等短链邻苯二甲酸酯,主要用于化妆品等个人护理产品、涂料、肠溶性药物外衣等。另外，医用塑料制品的广泛使用使得医源性暴露也成为邻苯二甲酸酯暴露的重要途径之一。大气、水、土壤等环境介质和食物普遍受到邻苯二甲酸酯污染。目前在发达国家 DEHP 和 DBP 等强毒性增塑剂的使用量正逐步下降，而在我国 DEHP 和 DBP 仍是常用的增塑剂。

（一）体内代谢

邻苯二甲酸酯可经胃肠道、皮肤和呼吸道进入人体。DEHP 在啮齿类动物中以肝脏和脂肪中含量最高，主要通过尿液排至体外，在脂肪中半减期为 3~5 天，在其他组织中半减期更短。邻苯二甲酸酯在体内的代谢分为两种情况：①邻苯二甲酸酯在肠道或体内被水解为生物活性更高的邻苯二甲酸单酯，短链邻苯二甲酸酯主要以单酯形式经尿液排出；②长链邻苯二甲酸酯在尿苷二磷酸葡萄糖醛酸基转移酶作用下，发生羟基化或氧化反应，形成亲水的葡糖苷酸结合物，经尿液排出。为避免环境邻苯二甲酸酯对样本的干扰，通常采用尿液中邻苯二甲酸酯的单酯代谢产物作为人群暴露的生物标志。

（二）健康效应

1. 一般毒性　邻苯二甲酸酯急性毒性较低，如 DEHP 啮齿类动物经口 LD_{50} 约为 30g/kg，根据急性毒性分级标准，属于低毒物质。较高剂量的邻苯二甲酸酯暴露可导致肝脏、肾脏、心脏等脏器发生功能性和器质性损伤。DEHP 具有肝脏毒性，能够导致血清谷草转氨酶等降低、肝细胞肿胀变性、静脉扩张充血、炎症细胞浸润等；引起心率和心肌细胞收缩力下降、心肌细胞水肿、横纹模糊、肌纤维断裂；引起肾小管肿胀、细胞浊肿、间质充血，内皮细胞肿胀、增生。邻苯二甲酸酯暴露与动脉粥样硬化斑块形成、青少年血压升高和老年冠心病发病等有关。

2. 生殖发育毒性　邻苯二甲酸酯具有类雌激素活性，表现为抗雄激素作用，主要影响雄性个体生殖和发育。成年雄性啮齿类动物暴露于 DEHP 导致雄激素依赖器官组织如睾丸和生精小管萎缩，生精细胞受损，支持细胞的正常作用受到干扰。雄性个体发育阶段对邻苯二甲酸酯更为敏感，较低剂量即可引起更为严重的生殖系统损害。出生前及出生后早期暴露于邻苯二甲酸酯可引起尿道下裂、隐睾和肛殖距变短等睾丸发育不全综合征的表现。这一系列改变可能涉及邻苯二甲酸酯引起的睾酮和胰岛素样因子 3 下降、表遗传学改变等机制。睾丸支持细胞和间质细胞是邻苯二甲酸酯睾丸毒性的主要细胞靶点。对于雌性大鼠，DEHP 可引起雌二醇活性下降，动情周期延长，作用于卵巢颗粒细胞，抑制卵巢功能。

出生前 DEHP 暴露除了作用于生殖系统，还可引起死胎率和胚胎吸收率增加、胚胎身长和体重下降、神经系统畸形、骨骼发育异常等。流行病学调查表明，出生前邻苯二甲酸酯暴露与低出生体重、出生后生长发育迟缓等有关。

3. 肿瘤　研究表明，啮齿动物长期暴露 DEHP 可诱发肝癌，这可能与过氧化物酶体增殖物激活受体（peroxisome proliferators-activated receptors，PPAR）有关。DEHP 对人类致肝癌性尚缺乏证据。此外，DEHP 还可增加乳腺癌、卵巢癌、睾丸癌的风险，这可能与其类雌激素活性有关。

4. 其他　邻苯二甲酸酯具有免疫毒性，一方面可引起免疫抑制，另一方面还可诱发超敏反应，导致哮喘。邻苯二甲酸酯具有心血管毒性。邻苯二甲酸酯还能够影响脂质代谢，与肥胖的发生有关。

（三）相关标准和限值

WHO《饮用水水质准则》和我国《生活饮用水卫生标准》（GB 5749—2006）规定生活饮

用水 DEHP 限值为 8μg/L。美国环境保护局规定饮用水中 DEHP 的限值为 6μg/L。2015 年日本颁布实施的饮用水水质标准规定自来水 DEHP 限值为 0.08mg/L 以下，DBP 限值为 0.01mg/L。

二、双酚 A 和壬基酚

（一）主要污染来源

双酚 A(bisphenol A，BPA)又名二苯酚基丙烷和 4-二羟基二苯基丙烷，作为一种重要化工原料是工业上生产聚碳酸酯、环氧树脂、聚酚氧树脂等的前体物，广泛用于餐具、食品包装材料、婴儿用品、牙齿密封剂和填充剂等塑料制品的生产。而壬基酚(nonylphenol，NP)是主要由对-壬基酚组成的异构体混合物，是合成非离子型表面活性剂壬基酚聚氧乙烯醚的重要原料，用于生产合成洗涤剂、增湿剂、增塑剂等。全球壬基酚年产量约为数十万吨，70%以上用于生产表面活性剂。其中大部分壬基酚可进入水体，降解缓慢，并可在食物链中富集。

（二）体内代谢

双酚 A 经消化道能够被人体快速吸收，主要由肝脏微粒体代谢，在血浆和尿液中检测到的主要代谢产物为双酚 A 葡糖苷酸，双酚 A 大部分经尿液排至体外。大鼠的研究结果表明双酚 A 能够透过胎盘和血脑屏障。灵长类动物经口摄入双酚 A 的生物半减期约为 9 小时。

壬基酚主要经消化道吸收，分布于肝、肾、性腺组织、血液和大脑，蓄积于富含脂肪组织的器官，在体内的半减期为 2~3 小时，其代谢分为快速相和慢速相，在快速相中，其在肝脏和胃肠道发生葡萄糖醛酸化等反应，经胆汁或粪便排出，尿液中也可检测到其原形或代谢产物。在慢速相中，壬基酚氧化代谢生成对羟基苯甲酸，通过尿液排至体外。

（三）健康效应

双酚 A 属于低毒性化学物，大鼠经口摄入 LD_{50} 为 3250mg/kg。双酚 A 具有类雌激素和抗雄激素活性，能够与雌激素受体 α 和 β 结合，可产生相当于雌二醇 $1/10^6$~$1/10^5$ 的雌激素活性。经典的啮齿类动物多代繁殖实验表明，双酚 A 暴露能够引起生殖发育异常，如亲代子宫重量下降、产仔数下降、子代体重下降、睾丸重量下降、输精管发育异常、包皮分离迟滞、阴道开口延迟等。基于以上研究提出双酚 A 生殖发育毒性的未观察到有害效应的作用水平为 50mg/(kg·d)。目前关于在更低剂量水平双酚 A 暴露的生殖发育毒性效应尚存争议。实验研究表明，双酚 A 对大鼠生精功能有明显影响，引发睾丸支持细胞凋亡，并可干扰多个信号转导通路如 PI3K/Akt、MAPK 等。此外一些研究表明，双酚 A 具有神经发育毒性，可改变子代小鼠的记忆与神经行为。双酚 A 还能够增加肿瘤细胞对致癌物的易感性。人群流行病学调查表明，双酚 A 高暴露人群罹患肥胖、2 型糖尿病、胰岛素抵抗和心血管疾病的风险更高。双酚 A 暴露与甲状腺激素水平、男性生殖障碍、女性性早熟、多囊卵巢综合征等有关。

壬基酚能够干扰机体内分泌系统，影响生殖发育，此外还具有免疫毒性、神经毒性、促癌作用等。壬基酚具有类雌激素效应，它与雌二醇结构相似，可竞争性地与雌激素受体结合，继而影响下游靶基因转录，引起一系列生理生化反应。壬基酚能够增加雌鼠子宫湿重、使阴道口开放时间提前、延长动情周期；可引起多种雄性生殖系统异常，包括睾丸和附睾萎缩、隐睾、雄激素水平下降、生精细胞和支持细胞数目减少、生精能力下降等，并可干扰 AMPK/mTOR 信号转导通路。壬基酚作用于小鼠脾脏淋巴细胞中的雌激素受体，从而抑制淋巴细胞增殖;还能引起胸腺细胞凋亡;抑制免疫细胞产生 IL-4 和 IFN-γ,从而干扰细胞免疫和体液免疫的正常功能。壬基酚干扰下丘脑-垂体-性腺轴,影响神经内分泌和相关神经网络,干扰胆碱能和多巴胺能神经递质系统,导致脂质过氧化,对神经系统产生影响。壬基酚可能具有促癌作用,它能够促进人乳腺癌细胞等肿瘤细胞的增殖。

(四) 相关标准和限值

2015 年日本颁布实施的饮用水水质标准规定自来水壬基酚限值为 0.3mg/L,双酚 A 限值为 0.1mg/L。我国《生活饮用水卫生标准》(GB 5749—2006)规定饮用水中双酚 A 限值为 10μg/L。

三、五氯酚和五氯酚钠

五氯酚(pentachlorophenol,PCP)和其钠盐——五氯酚钠(Na-PCP)具有广谱灭菌作用,自 20 世纪 30 年代以来,作为木材防腐剂、除草剂、杀虫剂、抗真菌剂、消毒剂、除藻剂等曾在全世界工农业生产和家庭生活中广泛使用。在我国,五氯酚及其钠盐因能杀灭血吸虫中间宿主钉螺,在血吸虫病的流行控制中曾大量使用。鉴于其健康危害,20 世纪 80 年代后,许多国家先后禁止或限制生产和使用五氯酚和五氯酚钠,但在发展中国家因其价廉有效,仍然具有较大生产效益。空气、水、底泥、土壤、食物以及野生动物和人类体液、组织内均可检出 PCP,并且因降解缓慢,其环境浓度呈持续上升的态势。最新研究表明,除了其应用过程带来的污染,环境中的五氯酚污染还可来自大气环境中持久性有机污染物六氯苯的氧化降解。

(一) 体内代谢

五氯酚和五氯酚钠可经由皮肤、消化道和呼吸道等途径快速吸收进入机体,在人体中主要沉积于肝脏、肾脏、大脑、脾脏和脂肪组织等。它主要在肝脏进行代谢,与葡萄糖醛酸结合后,在肝脏细胞色素 P450 酶系的作用下产生四氯氢醌(tetrachlorohydroquinone,TCHQ)等物质。五氯酚及其钠盐主要以原形通过尿液排出机体,少量可通过粪便和呼吸排至体外,此外还可在尿液中检测到其代谢产物四氯氢醌等。五氯酚和五氯酚钠可少量地通过胎盘。单次暴露后在大鼠血液中的生物半减期约为 15 小时,在人体中约为 30~50 小时。重复染毒或慢性暴露时,其半减期为一周或更久。当肝、肾受损时,五氯酚易于在体内蓄积。

(二) 健康效应

研究表明,五氯酚具有肝肾毒性、生殖发育毒性、免疫毒性,对人类可能致癌。20 世纪 90 年代发现五氯酚具有内分泌干扰效应,主要干扰甲状腺功能。因其具有致癌性等高毒性和生物降解缓慢、易于蓄积和扩散等特性,PCP 及其钠盐和酯类于 2015 年被《斯德哥尔摩公约》正式列为持久性有机污染物。

1. 一般毒性　五氯酚对皮肤、眼睛和呼吸系统具有刺激作用,引起流泪。肝肾疾病会增加五氯酚暴露的健康风险。急性高剂量暴露可引起成人和儿童高热、高血压和代谢性酸中毒等,患者可因癫痫发作和心血管衰竭而死亡。短期暴露于高剂量 PCP 能够引起肝肾、血液、肺、神经系统、免疫系统和胃肠道的有害效应。

2. 生殖发育毒性　五氯酚和五氯酚钠具有弱雌激素作用,能够通过血睾屏障,直接损害睾丸和附睾组织,导致生殖器官萎缩、生精功能下降、干扰精子的正常生长发育和成熟,对雄性小鼠具有明显的生殖毒性,发生精子畸形和精子数量下降。五氯酚可使母牛黄体功能不全和卵母细胞发育异常。

研究表明,发育期五氯酚暴露,能够导致子代个数、新生儿体重、存活率下降,死胎率增加,胚胎发育迟缓。器官形成早期的个体对五氯酚的发育毒性最为敏感,此时暴露可导致胚胎重吸收、皮下水肿、输尿管扩张、骨骼畸形等改变。发育期五氯酚暴露会导致个体甲状腺功能更易受到损伤,成年后睾丸肥大和脑基因表达异常等改变。

3. 遗传毒性与致癌性　五氯酚和五氯酚钠还具有遗传毒性,可引起 DNA 链断裂、染色体畸变等。长期慢性染毒五氯酚能够导致雌性和雄性 B6C3F1 小鼠肝细胞腺瘤、肝细胞癌、肾上腺嗜铬细胞瘤发生率显著性增加,雌性小鼠血管瘤/血管肉瘤发生率增加。五氯酚使 F344/N 雄性大鼠间皮瘤和鼻鳞状细胞癌发生率增加。职业流行病学调查发现五氯酚暴露与淋巴瘤、骨髓瘤和肾癌等的发生相关联。

尽管有充分的实验动物证据表明五氯酚具有致癌性,但流行病学资料较少,且研究结果不一致。国际癌症研究机构将五氯酚归为 2B 类,即"可能的致癌物",美国环保局也将其列为 B2 类,对人类可能致癌。

4. 甲状腺干扰效应　中高剂量五氯酚暴露可导致实验动物血清 T_3 和 T_4 水平下降,肝脏脱碘酶等基因表达水平发生改变,甲状腺滤泡上皮细胞增生,滤泡壁增厚。低剂量暴露在不改变甲状腺激素水平的情况下即可引起轻度的组织病理学改变。

体外研究发现,五氯酚对 T_3 与甲状腺素转运蛋白的结合具有很强的抑制作用,半数抑制浓度(IC_{50})仅为(6.3 ± 3.8)nmol/L,其相对亲和力较 T_3 高。五氯酚与血液中的甲状腺素转运蛋白竞争性结合,干扰甲状腺激素的作用,影响胎儿发育尤其是脑发育。此外,五氯酚还可以抑制类固醇激素的作用。

5. 免疫毒性　五氯酚能够激活 T 细胞与自身免疫,导致 B 细胞失衡,改变 NK 细胞的溶细胞作用和结合功能,改变促炎症反应细胞因子干扰素 γ 和肿瘤坏死因子 α 等的分泌。居住于经 PCP 防腐处理木材所建造木屋的居民因暴露五氯酚而使免疫系统受到抑制。

（三）相关标准和限值

WHO《饮用水水质准则》和我国现行《生活饮用水卫生标准》(GB 5749—2006)均规定饮用水中五氯酚限值为 9μg/L。美国环境保护局规定饮用水中五氯酚的最大污染水平为 1μg/L,最大污染水平目标为 0μg/L。这些参考值的提出均基于五氯酚的致癌效应,而其内分泌干扰效应并未纳入考虑。

四、有机锡

有机锡类(organotins,OT)是重要的化工原料,广泛应用于塑料制品稳定剂、工业催化剂、船舶防污涂料、农林业生产中的杀虫杀菌剂、木材防腐剂等。全球有机锡产品年产量的 60% 用于塑料制品中聚氯乙烯的稳定剂(主要为有机锡二取代物),2%~10% 用于船舶防污涂料(主要为有机锡三取代物)。由于有机锡的广泛应用,特别是含有机锡船舶防污涂料的大量使用,自 20 世纪 60 年代以来,大量三丁基锡和三苯基锡排放进入生态环境,被认为是人为排放至海洋环境中危害最强的化学物之一。国际海事组织已于 2008 年全面禁止将有机锡用于防污剂。有机锡类降解缓慢,限制使用多年后海水和底泥中三丁基锡含量并无明显下降。此外,有机锡还可从聚氯乙烯塑料管中渗出,污染饮水。有机锡也可在食物链中检测到。

（一）体内代谢

有机锡类可经由消化道、呼吸道和皮肤黏膜进入机体,吸收程度、分布和代谢因物质种类不同而有很大差异。三乙基锡、三丁基锡、二丁基锡和三甲基锡在大鼠中经胃肠道几乎是完全吸收。三苯基锡在大鼠中的胃肠吸收率约为 10%。在啮齿类动物中有机锡主要分布于肝脏和肾脏,在甲状腺肾上腺和垂体中也有少量分布。烷基锡类可通过肝脏微粒体的脱烷基作用进行代谢。三丁基锡代谢形成二烃基锡、羟基丁基锡、丁醇和丁烯等。经口暴露后有机锡类主要经粪便排出,某些有机锡也可经胆汁排出,唾液、乳汁中可排出少量有机锡,还有一些物质以代谢产物二氧化碳的形式经呼吸道排出。

（二）健康效应

有机锡化合物可在生物体内高度富集,危及环境生态和人体健康。有机锡的化学式为 R_4Sn、R_3SnX_1、R_2SnX_2、R_1SnX_3,R 为烷基或芳香基等有机基团,X 为 Cl、O、OH 等阴离子。R_3SnX_1 即三取代有机锡,其毒性最强,能破坏线粒体,与蛋白质键合;R_4Sn 本身毒性很低或无毒,但在体内可转化为三烃基锡从而毒性增强;R_2SnX_2 和 R_1SnX_3 毒性介于两者之间。同类烃基锡的毒性随分子量增高而下降,有侧链结构者较正异构体毒性大,卤素元素取代烃基基团后将使毒性增强。

1. **急性毒性**　啮齿类动物二辛基锡的经口 LD_{50} 为 $880\sim8500mg/kg$,大鼠二氯二丁基锡的急性经口 LD_{50} 为 100mg/kg。大鼠三甲基锡的经口 LD_{50} 为 12.6mg/kg。氯化三丁基锡和氧化三丁基锡的经口 LD_{50} 分别为 $117\sim122mg/kg$ 和 $10\sim234mg/kg$。氯化三苯基锡和羟基三苯基锡的经口 LD_{50} 分别为 $80\sim135mg/kg$ 和 $108\sim500mg/kg$。

2. **生殖发育毒性**　有机锡具有内分泌干扰作用,影响生殖发育。生态学证据表明,有机锡能够引起水生腹足类生物雌性个体出现阴茎和输精管等雄性特征,发生性畸变。大鼠二代繁殖实验表明,三丁基锡使胎仔数和幼仔成活率下降,雌性仔鼠阴道口开放时间延迟,肛殖距增大,有雄性化趋势,雄性仔鼠肛殖距减小、发情周期时间变长,睾丸和附睾重量下降,生精细胞和精子计数均下降,血浆雌二醇浓度下降。暴露于三丁基锡的雄鼠青春期性发育受到影响,包皮分离延迟,生殖器官重量和睾酮浓度下降。孕期三丁基锡暴露还可导致流产率、重吸收胎数和唇腭裂等畸形率增加,幼鼠骨骼发育异常,母鼠血液甲状腺素水平降低。有机锡可以与核受体 RXR 和 PPARγ 受体高亲和力结合,干扰内分泌功能,影响生殖发育。

3. **免疫毒性**　大鼠暴露于三丁基锡,其胸腺、脾相对重量下降,胸腺萎缩,胸腺细胞出现损伤和凋亡改变。三丁基锡能影响大鼠 NK 细胞、T 淋巴细胞和血清 IgG 和 IgM 水平。三苯基锡对 NK 细胞也有抑制作用。

4. **神经毒性**　三烃基锡为强神经毒物。大鼠经食物连续 2 周摄入三甲基锡 $0.8mg/(kg \cdot d)$,引起大脑组织病理学改变,大鼠脑组织间隙发生水肿、神经元出现弥漫性改变,其神经毒性可逆但却更加持久。有机锡的神经毒性主要通过线粒体起作用,抑制氧化磷酰化,影响能量生成,进而对中枢神经系统造成损伤。

5. **遗传毒性**　在不加 S9 的条件下,三丁基锡能诱导鼠伤寒沙门菌 TA100 回复突变,氧化三丁基锡能够诱导 TA98 回复突变。在 S9 存在的条件下,氧化三丁基锡可引起中国仓鼠卵巢细胞发生染色体畸变。羟基三苯基锡在哺乳动物细胞致突变试验和小鼠早期显性致死试验中的结果为阳性。彗星试验表明,三丁基锡能够引起哺乳动物细胞 DNA 损伤。三甲基锡可抑制纺锤体,使人淋巴细胞染色体长度变短。

（三）相关标准和限值

三丁基锡被列入欧盟水框架指令 2000/60/EC 和欧洲危险物质指令 76/464/EEC 优先控制名单。2009 年欧盟通过 2009/425/EC 指令，进一步限制有机锡在消费品中的使用。WHO《饮用水水质准则》提出氧化三丁基锡在饮用水中的指导值为 2μg/L。2015 年日本颁布实施的饮用水水质标准规定自来水有机锡化合物（氧化三丁基锡）限值为 0.6μg/L。

五、三氯生

三氯生（triclosan），又称三氯新、三氯沙、玉洁新 DP-300、玉洁纯 MP，化学名为 2,4,4′-三氯-2′-羟基二苯醚，是一种广泛使用的人工合成广谱抗菌剂，能够高效杀灭或抑制细菌、真菌和病毒。三氯生自 20 世纪 60 年代首次用于商业用途以来，被广泛添加于牙膏、洗发水、肥皂、洗衣粉等个人护理产品和家用化学品、服装等纺织品、伤口消毒喷雾剂、抗菌缝线等医疗用品中，此外还用于厨具、家具和儿童玩具等。据估计欧盟每年三氯生的产量为 10~1000吨，其中 85% 用于个人护理产品，其余的用于塑料、食品接触材料和纺织品。美国 1998 年三氯生的产量已达 450~4500 吨。在 1999—2000 年间，美国 75% 液体皂和 29% 块状皂中添加了三氯生，随后该比例继续升高。我国三氯生的基础数据还比较缺乏，估计年产量达上百吨。从全球来看，在抗菌剂中三氯生的使用以每年 5.4% 的速度递增。在水体、自来水、土壤、食物以及人体血液、尿液中，均已普遍检测出该物质。

（一）体内代谢

三氯生是一种脂溶性物质，可经消化道快速完全吸收，经皮肤吸收的速度较为缓慢，此外还可经呼吸道吸收。三氯生在体内经肝脏微粒体代谢形成硫酸化物和葡萄糖醛酸化物。研究表明，人体血浆三氯生浓度在接触后的 1~2 小时达到峰值，半减期约为 13~29 小时，主要以结合形式由尿液排至体外，50% 暴露量在 24 小时内经尿液排出，至 96 小时经尿液排出量可达 83%，8 天内完全清除。

血液和尿液中三氯生浓度可反映人体三氯生暴露水平。调查显示美国普通人群尿液中的三氯生水平较高，几何均数可达 11.80~18.50μg/L。欧洲的调查和我国为数不多的三氯生暴露研究均提示，其人群尿液三氯生浓度低于美国人群的调查结果。

（二）健康效应

三氯生呈亲脂性，能在生物体内蓄积。因其具有潜在的内分泌干扰作用而被称为"新型环境内分泌干扰物"。

1. 一般毒性　三氯生属于低毒类物质，小鼠经口染毒半数致死剂量（LD_{50}）为 1470mg/kg，大鼠经皮染毒 LD_{50}>2000mg/kg。慢性大剂量染毒可导致大鼠出现肝、肾损伤及免疫系统影响。三氯生对人体皮肤和眼部黏膜具有一定刺激作用，能够抑制肌肉的功能，使心肌收缩减弱，引起过敏性反应。

2. 内分泌干扰效应三氯生对甲状腺内稳态的影响备受关注。三氯生与甲状腺激素的化学结构相似，根据结构活性关系推断三氯生可能会干扰甲状腺激素的正常作用。三氯生暴露能够加速两栖动物依赖于甲状腺激素而进行的变态发育过程，改变依赖于甲状腺激素的基因表达，如引起增殖细胞核抗原表达增加和甲状腺受体 β 基因表达下降。三氯生暴露可导致啮齿类动物血清总甲状腺素（T_4）水平下降，且具有剂量依赖性。这可能与三氯生激活 CAR 和 PXR 等受体介导的代谢通路、导致肝脏 I 相和 II 相代谢酶表达上调、加强对血清中甲状腺素的清除能力有关。

三氯生能与雌激素受体发生作用。体外实验结果关于三氯生是具有雌激素样作用还是抗雌激素作用尚有争议。但大多数体内研究结果表明,三氯生是一种潜在的雌激素受体激动剂。它能够增加成年雄性鱼类肝脏卵黄蛋白原基因的表达,引起青春前期大鼠子宫重量和 C3 等基因表达增加。三氯生还能与 AR 结合,具有抗雄激素活性,使 Leydig 细胞产生的睾酮量下降,睾丸等器官重量减轻,精子密度下降。

3. 发育毒性　出生前暴露三氯生,可引起活胎率下降,吸收胎增加,脑组织抗氧化能力下降。三氯生对内分泌的干扰效应与发育毒性密切相关,围生期亲代暴露三氯生导致出生早期低甲状腺素血症,而甲状腺素对生长发育有重要作用。三氯生还能够抑制山羊胎盘雌激素磺基转移酶活性,从而干扰胎仔的雌激素供应,影响胚胎生长和发育。

4. 遗传毒性　正常人肝细胞彗星试验表明三氯生能够引起 DNA 损伤,且损伤程度随时间和剂量的增加而加剧。三氯生导致泥鳅红细胞微核率显著增加,且具有时间依赖性。

(三) 相关标准和限值

欧盟规定化妆品中三氯生含量不超过 0.3%,德国于 2009 年禁止在食品相关材料中添加三氯生。美国食品药品监督管理局重启三氯生安全性评估,2016 年颁布新规定,禁止含有三氯生的非处方类洗涤用品进入市场。我国于 2009 年实施的《牙膏用原料规范》(GB 22115—2008),规定三氯生作为允许添加的防腐剂,其含量不得超过 0.3%。我国 2016 年开始实施的《化妆品安全技术规范》(2015 年版)将三氯生列为准用防腐剂,规定洗手皂、浴皂、沐浴液等化妆品中的最大允许浓度为 0.3%。

第七节　环境内分泌干扰物对野生动物种群的影响

一、种群的概念和特征

种群(population)是指在一定时间内,分布于同一环境空间的同一种生物个体的集合体。同一种群内的个体彼此间可自由交配、繁殖后代,并将基因传递下去。种群内的所有生物个体隶属于同一个基因库。在自然界中物种是以种群的形式存在、繁殖和进化的。同一物种由于地理隔离等原因发展成为多个种群,种群内部在进化的过程中可产生新的亚种,甚至新物种。个体与种群是部分与整体的关系。

种群并不是内部个体间简单的堆积关系,而是形成了一个更高生命组织层次的有机整体。该整体具有年龄结构、出生率、死亡率、性别比等一些新的属性。种群这一存在形式可以充分利用环境资源,利于生物的生存、发展和进化。种群的基本特征主要表现在数量变动、空间分布和遗传学 3 个方面:①数量特征(大小或密度):种群大小是指种群中个体的绝对数量。种群密度是一个相对值,指单位面积或单位体积中个体的数量。种群基本参数的出生率、死亡率、迁入率和迁出率可影响种群数量大小。②空间分布特征:指种群内个体间的排布方式,表现为均匀分布、随机分布、成群分布。种群在小范围内的空间分布称为分布格局(distribution pattern),在大范围内的空间分布则称为地理分布(geographical distribution)。种群在一定范围内分布,空间界限并不完全固定。种群分布中心往往具有最适合个体生活的环境资源条件,种群密度大。③遗传特征:每一个种群形成一个基因库,种群内部个体通过杂交进行遗传信息交换,与其他种群在形态和特征上有所差异。每个种群的基因库也是不断变动的。

在生态系统中种群是构成生物群落的基本单元。在生物群落中不同种群间存在各种联系,共同维持生态系统的能量和物质平衡。人类通过种群获取自然生物资源,维持生存。不幸的是,由于过度开发、猎捕和人为污染对栖息地的破坏等诸多原因,使许多生物种群数量持续性下降,走向衰落甚至灭亡。

二、环境内分泌干扰物对野生动物种群的影响

自 20 世纪 40 年代以来,环境内分泌干扰物对野生动物种群的危害日益显现,早期的报道来自于有机氯农药的使用导致大量猛禽蛋壳变薄、破裂,出现繁殖障碍。在 1962 年出版的环保科普著作《寂静的春天》一书中,作者蕾切尔·卡逊指出大量农药和杀虫剂的使用造成野生动物数量明显减少,在全世界引起了关注。在 1996 年出版的又一环保科普著作《我们被偷走的未来》一书中,作者西奥·科尔伯恩等系统描述了人工合成化学物对野生动物的内分泌干扰效应,进一步引起了公众的重视并促进了相关研究的发展。欧盟、美国、日本、WHO 等多个国家和组织均将内分泌干扰物对野生动物生态效应的影响纳入内分泌干扰效应研究框架。环境内分泌干扰物主要危及鱼类、两栖类、鸟类、爬行类、哺乳类、无脊椎动物等野生动物,可导致生育力下降,子代发育异常、存活力降低,影响种群规模,甚至导致物种灭绝。

(一) 鱼类与两栖类

环境内分泌干扰物可在生物体内富集,鱼类位于水体生物食物链的较高等级,因此,鱼类是研究水体内分泌干扰物污染的良好指示生物。过去 20 年的研究表明,内分泌干扰物在鱼类中普遍存在。在欧洲一些国家的污水处理厂下游发现雄性斜齿鳊鱼发生雌性化改变、雄鱼血浆可检测到高浓度的卵黄蛋白原(一种雌性血浆蛋白)、出现雌雄同体。除了淡水鱼类,海洋鱼类也出现了雌雄同体等现象,尤其是在受到工业、生活排放物污染的河口地区。这类改变主要是受到环境雌激素的干扰。此外,还存在雌鱼雄性化现象,如在接纳纸浆厂排放废水的河水中发现雌性食蚊鱼出现雄性化改变。内分泌干扰物作用于鱼类生殖系统还有其他一些表现。如某水域受到有机氯农药 DDT 和其降解产物 DDE 的污染,其中生长的胭脂鱼性腺小于正常个体,性成熟周期变长,雄鱼体内睾酮浓度降低,雌鱼产卵数下降。在野生鱼类中还发现了内分泌干扰物的甲状腺干扰效应。在污染严重的美国五大湖地区鲑鱼甲状腺增生广泛存在,在某些水域发现鱼类血浆甲状腺素水平下降。

野生两栖类种群正在下降。在多个国家的农药污染区发现两栖类出现雌雄同体、第二性征的雌性化和性激素水平改变。在美国中西部开展的研究发现,在实验室中使用环境浓度的除草剂莠去津可干扰林蛙的发育,且这些地区普遍存在林蛙性腺发育异常。

(二) 鸟类

对鸟类种群的影响是内分泌干扰物领域关注的重点之一。鸟类主要通过摄食暴露于外源化学物,食物中的污染物可通过食物链进入鸟类体内,多具有生物富集和生物放大作用。多氯联苯、有机氯农药等一些脂溶性内分泌干扰物很容易通过排卵途径从体内清除,可在卵黄中检测到。因此,鸟类在发育早期即可显著暴露于这些内分泌干扰物。自 20 世纪 40 年代开始,有机氯农药的大量使用导致鸟类种群下降。来自欧美等国家的研究证实,在很多鸟类种群中出现的蛋壳变薄现象与环境受到有机氯农药 DDT 污染有关。这主要是由于其代谢产物 DDE 阻断了相关信号通路,妨碍了钙在蛋壳中的沉积。环境内分泌干扰物影响鸟类种群的证据还包括:极低的鸟类雄雌性别比、求偶交配等性别行为异常、遗弃鸟卵、不愿孵

化、雄性生殖器雌性化、雌性生殖腺发育异常、子代个体心脏、骨骼等发育畸形。

(三)爬行动物

环境内分泌干扰物对爬行类动物影响的研究受到美国佛罗里达州美洲鳄鱼研究的推动。1980 年,大量有机氯农药 DDT 及其降解产物 DDD 和 DDE 等排放至该州 Apopka 湖,生活在湖中的美洲鳄出现明显的阴茎短小、血浆睾酮浓度下降等改变,种群明显减小,至 1984 年幼鳄数量下降 90%,同时湖中可发育的鳄鱼卵数也明显下降。近年来 Apopka 湖幼鳄数缓慢上升,可孵化鳄鱼卵数逐渐增加,但大多数情况下仍低于其他湖泊。DDT 及其降解产物对鱼卵孵育和幼鳄生长的影响是鳄鱼种群下降的主要原因。在 Apopka 湖中鳄鱼卵中检测到较高浓度的 DDE、DDD、狄氏剂和顺式氯丹。

除了美洲鳄之外,关于爬行类动物的研究较少。在多氯联苯和多氯二苯并二噁英污染区发现雄性鳄龟雌性化改变,可能与发育早期暴露有关。

(四)哺乳动物

在位于食物链高位的哺乳动物体内可检测到高浓度的持久性有机污染物。如在美国小棕蝙蝠体内可检测到极高浓度的多溴联苯醚,可能原因是捕食大量被污染的昆虫。在海豹、鲸鱼、北极熊等体内可检测到高浓度的多氯联苯和溴代阻燃剂等持久性有机污染物。关于环境内分泌干扰物对野生哺乳动物种群影响的数据主要来自水貂、水獭,以及海豹、北极熊等大型哺乳动物。

鼬科动物水貂和水獭均为生活于淡水的哺乳动物,主要以鱼类等为食。20 世纪 60 年代,北美五大湖污染日趋严重、水质恶化,利用北美五大湖产出的鱼喂饲养殖场的水貂,造成其产量下降,多氯联苯高暴露区水貂的产量低于低暴露区。来自纽约州靠近安大略湖和圣劳伦斯河 4 个郡的数据表明,自 20 世纪 70 年代以来水獭的种群数量在回升,这与湖水水质得以改善密不可分。除了种群规模受到影响外,研究还发现水獭阴茎骨重量下降、患隐睾症等。

多氯联苯、DDT 等持久性有机污染物引起海豹种群的下降。20 世纪下半叶,荷兰瓦登海斑海豹、波罗的海地区的环斑海豹、灰海豹生殖能力和种群数量下降,主要与食物受到多氯联苯等有机氯化学物的污染有关。受到影响的海豹出现子宫狭窄、闭塞、子宫肌瘤和肾上腺皮质增生、颅骨病变、免疫抑制等改变。研究者认为,免疫抑制使得海豹难以抵御病毒的感染,这与 20 世纪 80 年代和 21 世纪初欧洲西北部出现的海豹大量死亡有关。

有确凿证据表明,环境中内分泌干扰物对北极熊的健康产生了影响。挪威的研究发现,北极熊出现雌性雄性化、体内激素改变等。在污染严重的种群中,北极熊血中高浓度的多氯联苯和 DDE 与雌性个体孕酮浓度升高、雄性个体睾酮浓度下降有关,还可观察到甲状腺激素和皮质醇激素浓度下降,血中多氯联苯水平与血清免疫球蛋白呈负相关。此外,多氯联苯还可降低北极熊阴茎骨密度,使其变小变脆。

(五)无脊椎动物

无脊椎动物自身也具有内分泌信号转导系统,当该系统受到某些环境化学物的干扰时,可能阻碍其正常生长、发育和生殖。内分泌干扰物对无脊椎动物影响的主要证据来自软体动物、甲壳类和昆虫类,对其他种类的研究很少。环境内分泌干扰物对无脊椎动物的影响最典型的例子是三丁基锡造成海洋腹足类动物的性畸变。三丁基锡曾经是一种广泛使用的船舶防污油漆,可以减少软体动物在船舶底部的附着。大量研究表明,低至 ng/L 水平的三丁基锡能引起腹足类动物发生性畸变或出现雌雄同体。水中三丁基锡的污染曾导致腹足类动物种群下降,然而在各国逐渐禁止使用三丁基锡作为防污油漆后,其种群下降的趋势得到缓解。内分泌干扰物还能够干扰甲壳类动物蜕化类固醇和保幼激素的调节过程、干扰昆虫正常蜕皮和导致畸形的发生。

三、环境内分泌干扰物对野生动物种群影响的特点

(一) 食物链效应

许多内分泌干扰物在环境中性质稳定、不易降解、生物半减期长,可经食物链的生物富集(bioenrichment)和生物放大作用(biomagnification),使高位营养级的捕食者体内达到有害浓度,从而造成这些捕食者更易遭受内分泌干扰物的危害。例如在北美某些地区以鱼类为食的鸟类体内 DDT 和多氯联苯的浓度分别可达 $5×10^{-3}$ mol/kg 及 $1.4×10^{-4}$ mol/kg,富集系数高达 $8×10^5$ 及 $2.5×10^7$。

污染物经由食物链传递的潜能取决于生物体内对污染物代谢的特征、物种的觅食和生活习性,而污染物暴露引起被捕食者行为和数量改变,可能影响捕食者的暴露水平,由此体现出食物链或食物网的复杂性。例如,鲑鱼(*Oncorhynchus keta*)可以在洄游过程中将海洋中的外源性雌激素转移到阿拉斯加淡水湖泊,从而使外源性雌激素浓度高于其他湖泊,鉴于鲑鱼对环境内分泌干扰物的富集作用以及鲑鱼本身在食物链的位置,这种由生物迁徙造成的环境激素的再分配具有重要意义。

(二) 种群与群落效应

生物群(biota)是基本的,也是最重要的群体水平。环境内分泌干扰物对野生动物种群生殖和发育等方面的危害会带来年龄结构、性别比例、种群大小上的改变。一定时间和区域内的多个生物种群构成了生物群落,而生物群落又是生态系统的重要组成部分。环境内分泌干扰物对生物种群的影响最终可殃及生物群落和生态系统的平衡,例如群落中食物链的破坏、生态系统中物种多样性的减少等。

(三) 敏感性差异

不同种群以及种群内个体对环境内分泌干扰物的效应存在敏感性差异,敏感个体更易出现毒效应甚至死亡,对化学物不太敏感的个体易于生存并繁殖后代,这也是一种自然选择的方式。这种敏感性差异取决于遗传性因素和生活方式、外界环境等非遗传因素,可利用遗传学检测等技术研究种群敏感性差异的遗传学基础。

生命周期长的物种比生命周期短的物种对环境内分泌干扰物产生适应性反应可能需要更长的时间,而且它们通常处于高位营养级,由于食物链的生物富集和生物放大作用,体内富集更高浓度的污染物,从而导致生命周期长的物种对内分泌干扰效应更加敏感,在相关研究中有必要对这类生物更加关注。

(四) 效应的时间与空间差异

在评价环境化学物的生态效应时,接触时间与空间是非常关键的因素。以接触时间来讲,一些种群因终生生活于相对固定的栖息地而持续暴露于该环境的污染物,另一些则由于冬眠或迁徙等一些特殊习性而周期性地接触某一环境的污染物。以暴露空间来讲,内分泌干扰物并非均匀分布于各个空间,种群的空间分布也不完全是均匀分布,还存在斑块分布和随机分布。不同的空间分布会影响种群接触内分泌干扰物的时间和总量。这些差异使得准确评价野生动物真实的暴露量更加困难。

（五）内分泌干扰物对野生动物种群影响与人类健康的关系

环境内分泌干扰现象最初是在野生动物中观察到的，对野生动物的研究是确定环境内分泌干扰物风险大小的重要方法。在某些情况下，野生动物和人同样暴露于环境污染物，且许多内分泌干扰物在细胞或分子水平上对野生动物和人也有相似的作用机制。因而，当人群资料不易获得时，敏感的野生动物作为"岗哨"在人类风险评估和预警方面起到重要作用。但将野生动物的数据外推到人时必须非常谨慎，因为两者之间存在诸多不确定因素，即使在条件控制较好的动物实验中，由于这些不确定因素的存在将实验结果外推时也应非常慎重。

（王　霞　屈卫东）

参 考 文 献

1. Mariana M，Feiteiro J，Verde I，et al.The effects of phthalates in the cardiovascular and reproductive systems：A review.Environment International，2016，94：758-776.

2. SifakisS，Androutsopoulos VP，Tsatsakis AM，et al.Human exposure to endocrine disrupting chemicals：effects on themale and female reproductive systems.Environmental Toxicology and Pharmacology，2017，51：56-70.

3. Gore AC，Chappell VA，Fenton SE，et al.EDC-2：The Endocrine Society's second scientific statement on endocrine-disrupting chemicals.Endocrine Reviews，2015，36（6）：E1-E150.

4. Diamanti-Kandarakis E，Bourguignon JP，Giudice LC，et al.Endocrine-disrupting chemicals：an Endocrine Society scientific statement.Endocrine Reviews，2009，30（4）：293-342.

5. Znaor A，Lortet-Tieulent J，Laversanne M，et al.International testicular cancer incidence trends：generational transitions in 38 countries 1900-1990.Cancer Causes Control，2015，26：151-158.

6. Bonde JP，Flachs EM，Rimborg S，et al.The epidemiologic evidence linking prenatal and postnatal exposure to endocrine disrupting chemicals with male reproductive disorders：a systematic review and meta-analysis.HumanReproductionUpdate，2017，23（1）：104-125.

7. Di Donato M，Cernera G，Giovannelli P，et al.Recent advances on bisphenol-A and endocrine disruptor effects onhuman prostate cancer.Molecular and Cellular Endocrinology，2017，http://dx.doi.org/10.1016/j.mce.2017.02.045.

8. European Environment Agency.The impacts of endocrine disrupters on wildlife，people and their environments.2012，doi：10.2800/41462.

9. Matthiessen P.Endocrine disrupters：hazard testing and assessment methods.Hoboken，NJ：John Wiley& Sons Inc，2013.

10. DarbrePD.Endocrine disruption and human health.Elsevier，Oxford，2015.

11. Khetan SK.Endocrine disruptors in the environment.Hoboken，NJ：John Wiley &Sons Inc，2014.

12. 金泰廙.毒理学原理和方法.上海：复旦大学出版社，2012.

第三十二章

农药污染的危害

农药(pesticides)是指用于预防、消灭或者控制危害农业、林业的病、虫、草和其他有害生物以及有目的地调节植物、昆虫生长的化学合成或者来源于生物和其他天然物质的一种或几种物质的混合物及其制剂。根据农药原料来源可将其分为矿物源农药、化学合成农药和生物源农药;根据农药防治对象可分为除草剂、杀虫剂、杀菌剂、杀螨剂、杀线虫剂、杀鼠剂、脱叶剂、植物生长调节剂等;根据化学结构可分为有机氯类、有机磷类、酰胺类、氨基甲酸酯类、拟除虫菊酯类、三嗪类农药等;根据农药毒性大小可分为剧毒、高毒、中毒、低毒、微毒类农药。剧毒和高毒类农药只要接触少量就会引起中毒或死亡,微毒类农药虽然毒性低,但接触多或抢救不及时也会引起中毒或死亡。

病虫害和杂草是农业生产大敌,农药则是农业增产不可缺少的物质。世界农业生产中,每年因病、虫、草及鼠害造成的粮食损失占总产量的 50% 左右,使用农药可以夺回 30% 左右。目前世界上生产使用的农药已达 1300 余种,其中大量使用的有 250 余种,每年化学农药的产量约 220 万吨。2012 年,全球销售量较高的农药品种为:除草剂(草甘膦、百草枯、2,4-滴、甲基磺草酮、异丙甲草胺、乙草胺);杀虫剂(噻虫嗪、吡虫啉、氯虫苯甲酰胺、氟虫腈、毒死蜱、高效氯氟氰菊酯、噻虫胺);杀菌剂(嘧菌酯、吡唑醚菌酯、代森锰锌、丙硫菌唑、肟菌酯、铜杀菌剂、戊唑醇)。我国农药工业已走过近 50 年的历史,从无到有,从小到大,时至今日,无论是生产的农药品种,还是生产规模,在世界上均名列前茅。据中国农药工业协会统计,2013 年我国化学农药原药总产量 146.07 万吨,其中杀虫剂 31.7 万吨,杀菌剂 15.5 万吨,除草剂 94.0 万吨,植物生长调节剂 1.8 万吨,杀鼠剂 60.0 吨,其他 3.0 万吨。农业用药量 96.72 万吨,其中杀虫剂 11.64 万吨,杀螨剂 9604.05 吨,杀菌剂 8.03 万吨,除草剂 10.06 万吨,植物生长调节剂 3945.54 吨,杀鼠剂 55.40 吨。然而,其中大多数均是仿制品种,真正创新研制的农药品种很少。随着我国南北农药创制中心的建立,一些具有我国自主知识产权的农药品种如杀虫双、杀虫单、硫肟醚、呋喃虫酰肼、硝虫硫磷、氯胺磷、氟吗啉、叶枯唑、井冈霉素、单嘧磺隆、甲硫嘧磺隆、丙酯草醚等不断涌现出来。农药是控制有害生物的重要手段和农业可持续发展的重要支柱。为了防治病虫草鼠害,人们把农药撒入农田、森林、草原和水体,而农药被直接喷洒在防治对象上的比例是很小的,即其有效利用率是很低的(只有 1%),只有 10%~20% 会落到作物上,其余大部分则散布于大气、土壤和水体中。

尽管全球转基因作物栽培技术的应用增加了粮食产量,减少了农药使用及其对环境的危害,不断改变着农药市场的格局和发展趋势。但在 21 世纪,化学农药依然是保证粮食高质高产的重要手段。然而,任何事物都是一分为二的。农药在给人类带来巨大利益的同时,也给人类和生态环境带来一定的副作用,特别是那些毒性大、又不易降解的农药,所带来的环境和健康危害问题不容忽视。随着社会的进步和人类环境保护意识的日益提高,世界各国都建立了相关法律规章,严格农药管理,这也说明农药的环境污染与治理已成为一个全球性问题。当今对农药特别是对创制新农药的卫生毒理、环境行为以及生态效应的研究已受到世界各国环境科学家的高度重视。

第一节 农药在环境中的污染与残留

农药在生产和使用过程中可导致环境污染。农药对环境的污染是指由于人类活动直接或间接地向环境中排入了超过其自净能力的农药,从而使环境的质量降低和恶化,以致影响人类及其他环境生物安全的现象。在 20 世纪 60 年代,农药对环境的不利影响首次被关注。有机氯化合物(如滴滴涕和狄氏剂)通过生物放大作用在捕食的鱼类和鸟类中高度残留,使猛禽的蛋壳变薄,威胁着物种生存安全。有机氯农药的这种作用不是针对特定物种,而是使多种生物可能处于慢性中毒的风险中,对自然界的多种生态系统造成长期危害。现在许多国家已经将在环境中能迅速水解且不会明显蓄积的有机磷、氨基甲酸酯和除虫菊酯类农药取代了有机氯农药,但如果任意和不加节制地使用,仍会带来较高风险的环境生态危害。农药对生态环境的污染和危害首先表现在其对土壤、水、大气和动植物等环境介质的污染。由于农药可经水、土壤、大气、生物体等携带而迁移,农药的分布和污染不一定是局限在生产与使用该农药的地区,而经常是全球性的,特别是那些难以转化和降解的农药更是如此。农药在环境中的分布与迁移同环境中的物理、化学和生物学等多因素有关。概言之,影响分布与迁移的内因有农药本身的溶解度、极性、挥发性、电荷分布、分子大小、离解常数等;外因包括土壤吸附作用、水及空气的流动、光线、温度、pH 等非生物作用及植物、动物、微生物等各种生物作用。

农药残留(pesticide residues)是指农药施用后一定时期内没有被分解而残存于生物体、农产品和环境中的微量农药原体及其具有毒理学意义的杂质、代谢转化产物和反应物等所有衍生物的总称。施用于作物上的农药,其中一部分附着于作物上,一部分散落在土壤、大气和水等环境中,之后又可被作物吸收。根据使用的有机溶剂和常规提取方法能否从基质中提取出来,农药残留可分为可提取残留(extractable residues)和不可提取残留(unextractable residues),不可提取残留又可分为结合残留(bound residues)与轭合残留(conjugated residues)。结合残留与轭合残留在一定条件下可以重新游离、释放出来造成对生态环境的再污染,因此有时被称为化学定时炸弹。农药残留是农药施用后的必然现象,但如果超过最大残留量,将会对人畜产生不良影响或通过食物链对生态系统中的生物造成毒害。最大残留限量(maximum residues limits, MRLs)是指在生产或保护商品过程中,按照农药使用的良好农业规范使用农药后,允许农药在各种食品和动物饲料中或其表面残留的最大浓度。最大残留限制标准是根据良好的农药使用方式和在毒理学上认为可以接受的食品农药残留量制定的。

一般农药对人畜或多或少都具有一定毒性。一些化学性质不稳定的农药及其代谢产物或生产杂质,在水溶液中被水解失效,或暴露于作物与田间被光解氧化,或在土壤中被微生物降解,或在生物体内被酶系降解而消失毒性,其残留毒性较小,残留问题不突出。相反,一些化学性质稳定的农药在农作物及环境中消解缓慢且毒性较大,其残留毒性较大,残留问题就比较严重。此外,同种农药不同异构体也因其性质不同而表现出不同程度的残留毒性。有机砷、汞等农药因其代谢产物砷、汞无法被降解更易残存于环境和植物体中而被禁用。有机氯农药(六六六、DDT)及其代谢产物化学性质稳定,在农作物及环境中降解缓慢,易在生物体脂肪中蓄积,尽管因其降解缓慢而被禁用,但仍有残留问题。有机磷、氨基甲酸酯类农药化学性质不稳定易受外界条件影响而分解。部分高毒和剧毒(甲胺磷、涕灭威、克百威等)的农药品种,如果被施用于生长期较短、连续采摘的蔬菜,可能会因残留量超标导致人畜中毒。有些农药性质虽十分稳定,但因其对高等动物有异常的生理效应,也会有残留毒性问题。例如,除草剂2,4,5-涕(2,4,5-T)在土壤中的半减期为5个月左右,由于制剂中含有微量的二噁英物质,它对动物有致畸作用,因而已被禁用。

一、土壤中农药的来源、污染与残留

土壤中的农药主要来源于:①农业生产过程中为防治病菌、害虫、杂草直接向土壤施用的农药;②农药生产加工企业排放废气或农业生产采用喷粉喷雾时,粗雾粒或大粉粒直接降落到土壤;③被污染的植物残体分解或随被污染的灌溉用水进入土壤;④农药生产加工企业的废水废渣向土壤的直接排放以及农药运输过程中的事故泄漏等。进入土壤的农药,将发生被土壤胶粒及有机质吸附、随水向四周移动(地表径流)或向深层土壤移动(淋溶)、向大气中挥发扩散进而被作物吸收、被土壤微生物降解和迁移等一系列物理和化学过程。

农药对土壤的污染取决于所用农药的理化性质、农药施用方式、施药地区的自然环境条件以及农药使用历史等因素。不同农药,因其理化特性不同,其在土壤中的降解速率不同,从而决定了其在土壤中的残留时间也不同。一般而言,农药在土壤中的降解速率越慢,残留期就越长,越易造成土壤污染。用药地区的自然环境条件如土壤性质(土壤矿物质组成、土壤有机质含量、pH、含水量及温度)、土壤微生物种类和数量、气象条件(光照和降水)以及栽培的作物种类、耕作方法等众多因素都影响着农药在土壤中的残留。农药使用历史决定了某一地区土壤受农药污染的类型与程度。在水中溶解度大的农药,容易在土壤中迁移,脂溶性强的农药在土壤中迁移困难。如果每年连续使用残留性比较强的农药,农药的残留就会逐年增加。虽然土壤自身对农药有一定净化能力,但当进入土壤的农药量超过土壤的环境容量时就会造成土壤污染,对土壤生态系统(如土壤酶、土壤微生物种群与数量等)产生影响,使农作物产量和质量下降,同时残留于农作物的可食部分,构成对人体健康的潜在危害。

近年来,我国农药的年施用量达到90万吨,70%以上为高毒农药品种。杨明金等在20世纪80年代初对福建省沿海和山区不同土壤的农药污染及其稻谷的残留水平进行检测,发现沿海土壤六六六含量为29.6~134.2ng/g,平均64.7ng/g;DDT为49.9~138.3ng/g,平均96.3ng/g。山区土壤六六六含量为23.0~128.2ng/g,平均62.1ng/g;DDT为1.3~167.2ng/g,平均58.7ng/g。沿海有机氯农药含量为161.0ng/g,山区为120.8ng/g。由于沿海地处于水网地带,雨量充沛,吸附在土壤表面的农药可被雨水冲刷,含量低;沿海气温高于山区,也可加快有机氯农药的降解速率。因此,沿海农药施用量大于山区,而残留量差异并不很大。沿海稻米六六六含量为44.1~993.1ng/g,平均582.3ng/g;DDT为15.5~90.5ng/g,平均47.5ng/g。山区稻米六六六含量为40.6~256ng/g,平均84.3ng/g;DDT为1.29~132.6ng/g,平均40.4ng/g。稻米有机氯农药含量沿海为629.8ng/g,山区为124.7ng/g,两者相差5.1倍。这是由于沿海气候温和、病虫害较山区严重,农药使用次数多、数量大,有的在临收割之前还在继续使用,施用的农药将很快被稻谷所吸收,从而使稻谷中的残留量存在很大的差别。王万红等于 2010 年对辽北农田土壤中除草剂和有机氯农药残留量进行分析显示,阿特拉津和乙草胺最大残留量分别为 21.20ng/g 和 203.18ng/g,丁草胺在稻田最大残留量为 30.87ng/g。8 种有机氯农药仅六氯苯、狄氏剂和艾氏剂有检出,其中六氯苯残留量为蔬菜地>水稻地>玉米地,最大残留量为 7.07ng/g,狄氏剂和艾氏剂残留量较低。杨国义等于 2002—2005 年对广东省典型区域农业土壤中有机氯农药进行分析的结果表明,有机氯检出率为 99.8%,含量在未检出 ~ 936.94ng/g,主要残留物为硫丹硫酸盐、甲氧滴滴涕、硫丹 I 和 p,p′-DDE,不同土壤残留量为菜地>香蕉地>水稻田>旱坡果园地>甘蔗地。DDT 类有机氯农药对研究区域的生物可能存在一定的生态风险。施国涵等于 1988 年在西藏高原未使用过 DDT 和六六六的不同海拔高度(2100~5400m)采样,结果在地衣和苔藓中均检测出微量有机氯农药。

值得注意的是,我国设施农业发展迅速,栽培面积不断增加,大棚温暖潮湿的环境使病虫害多发,农民普遍缺乏用药安全意识,农药投入大、混用情况严重,从而对农产品质量安全和生态环境安全构成严重威胁。张占利和陈安良对设施蔬菜的调查结果表明:设施蔬菜化学农药存在使用不合理(高频高剂量)、蔬菜农药残留超标、生态环境污染严重等问题。每亩土壤农药用量 20kg 以上占 10%,10~20kg 占 20.9%,5~10kg 占 53.3%,5kg 以下仅占 6.7%;黄瓜中乐果、三氟氯氰菊酯(功夫乳油)、敌敌畏、甲基托布津和百菌清的残留量依次为 0.344mg/kg、0.264mg/kg、0.286mg/kg、0.628mg/kg 和 2.805mg/kg,分别是国际限量标准的 3.4 倍、1.3 倍、1.3 倍、1.3 倍、2.8 倍。黄瓜全生长期用药次数高达 39 次,高峰期隔 2~3 天喷施 1 次,甚至隔 1 天喷施 1~2 种农药。周威和虞云龙对设施蔬菜生产中 92 种农药风险评价结果表明,高风险农药主要为呋喃丹、毒死蜱、多菌灵、甲拌磷、敌敌畏、代森锰锌、乙酰甲胺磷、百菌清、代森锌、氰戊菊酯等。大棚相对封闭的环境和季节变化能改变农药在蔬菜及其土壤中的消解行为。相同季节下,农药在大棚蔬菜及其土壤中的消解速率慢于露地;相同大棚栽培条件下,冬季农药在蔬菜及其土壤中的消解速率慢于夏季。施药浓度大和施药量多都可以使多菌灵、百菌清、毒死蜱在青菜地中明显积累。

针对农药在农产品中的残留问题,根据农药残留田间试验数据、居民膳食消费数据、农药毒理学数据以及国内农产品市场监测数据,经过风险评估后,原国家卫生计生委、农业部、食品药品监管总局于 2016 年 12 月颁布《食品安全国家标准食品中农药最大残留限量》(GB 2763—2016)。标准规定了 433 种农药在 13 大类农产品中 4140 个残留限量,其中制定了苯线磷等 24 种禁用、限用农药 184 项农药最大残留限量,并对不存在膳食风险的 33 种农药,豁免制定食品中最大残留限量标准。此标准不仅推荐了限量配套检测方法,还同步发布了 106 项农药残留检测方法国家标准。标准为违规使用禁限农药监管提供了判定依据,增强了我国食品中农药残留标准的科学性、实用性和系统性。

二、水体中农药的来源、污染与残留

水体中的农药主要来源有:①直接向水体施药;②农田施用的农药随雨水和灌溉水横向迁移到地表水或经土壤纵向渗透至地下水;③农药生产加工企业废水的排放;④大气中的残留农药随降雨进入水体;⑤农药喷洒产生的雾滴或粉尘微粒随风飘移或清洗施药器械的废水排入水体。

各种水体受农药污染的程度和范围因农药品种和水体环境而异。农药对水生态环境的污染首先与农药的性质、使用方法、次数、用量等因素有关。施用区域的自然条件、农药应用率和使用方式、农药品种和物理化学特性均可影响农药在水环境中的含量,进而造成不同程度的污染。通常情况下,水体的农药含量与农药的水溶性和水中悬浮物含量有关,经土壤渗透至地下水时还与土壤的类型有关,沙质土壤比黏质土壤的渗透性大得多。易溶于水、残效期长的农药易污染水体,即溶解度>30mg/kg、土壤有机吸附常数<300及田间降解半减期>3周的农药对水环境易造成污染。据调查,喷施的农药是粉剂时,仅有10%左右的粉剂附着在植物上;若是液体时,也仅有20%左右附在植物上,1%~4%接触到目标害虫,其余0%~60%降落到地面上,5%~30%药剂漂浮于空气中,进而又可通过降水返回到水体或陆地污染水资源。其次,农药品种结构不合理、使用已明确禁用的农药、农药工业废水排放、施用技术和机械落后和农药监督与管理不到位等都会引起农药对饮用水源的污染。一些不生产农药的非洲国家至今仍然在使用一些对水污染较重的农药。在印度,被禁用的有机氯杀虫剂品种中仍有70%被使用。

一般情况下受农药污染最严重的是农田水,最高可达到每升数十毫克数量级,但其污染范围较小。随着农药在水体中的迁移扩散,从田沟水至河流水,污染程度逐步减弱,其浓度通常在μg/L至mg/L数量级之间,但污染范围逐渐扩大。自来水与深层地下水因经过净化处理或土壤的吸附作用,污染程度减轻,其浓度通常在每升纳克至微克数量级之间。海水因其巨大水域的稀释作用而污染最轻,其浓度常在ng/L以下。不同水体遭受农药污染的程度依次为农田水>田沟水>塘水>浅层地下水>河流水>自来水>深层地下水>海水。

地表水体中残留的农药,除发生水解作用外,还可通过光解、向大气层中挥发、底泥吸附、被水生生物吸收、富集、代谢以及向水域其他地区迁移等一系列转化过程而逐渐消失,因而地表水体中农药的消失速率比实验室测定的农药水解速率要快得多。与地表水体不同,由于地下水埋于地下,水温低,微生物数量少活性弱,缺乏阳光的直接照射,农药在地下水中的消失速率就缓慢得多。如涕灭威在地表水中的半减期一般在2个月左右,但进入酸性地下水中,其半减期可长达数年之久。

联合国教科文组织1998年报告显示,世界上适合作为饮用水的水源减少了50%,河流、湖泊、地下水的质量也逐年下降,其主要原因是农药污染。美国环境保护局于1980年对1349口饮用水井进行农药污染调查,检测出127种农药,约10%的社区饮用水井和约4%的家庭用水井都含有至少1种可检出的农药残留物。饮用水源的污染将会造成居民饮水困难,居民癌症和胃肠病等流行病的发病率逐年上升以及自来水制成成本逐年提高等问题。

2008年,迟杰对海河干流水体中有机氯农药六六六和DDT的采样调查表明,水体中六六六和DDT分别为3.95~20.15ng/L和6.88~35.23ng/L,平均为11.11ng/L和15.34ng/L。李定龙等2009年对淮河某地浅层地下水45个监测点监测分析结果表明,各监测点农药检出率较低,主要检出的农药有马拉硫磷、氧化乐果、久效磷、阿特拉津、磷胺、甲基对硫磷。2013年,王未等对我国区域性水体农药污染现状分析表明,长江流域有机磷、氨基甲酸酯及部分拟除虫菊酯类农药的残留量很高;珠江流域农药污染情况较轻,检出量均低于我国地表水环境质量标准;黄淮海流域和松辽流域主要检出农药为酰胺类和三嗪类农药。各流域农药污染与该区域的农作物种类有重要关系。

水中的有机氯农药如DDT、狄氏剂、艾氏剂和七氯等,由于溶解度极低,常附着于颗粒物上悬浮于水中,在静止水体或缓流水体中可逐步沉积于河流或湖泊的底泥中。在湍流的水环境中,残留农药可以被输送至较远的地方。经各种途径到达地表水和地下水的农药及其代谢物最终会影响水质,不仅对水生态系统中的动物、植物、微生物产生负面影响,也会直接或间接地影响人类健康,造成居民饮水困难、消化道疾病发病率上升以及自来水制作成本提高等问题。

三、大气中农药的来源、污染与残留

大气中农药污染的主要来源有:①农业生产中农药直接喷洒;②农药生产加工企业废气直接排放;③残留农药的挥发等。大气中的残留农药可被大气中的颗粒物所吸附,或以气体和气溶胶的状态悬浮于空气中。空气中残留的农药可随着大气的流动而扩散。一些具有高稳定性的农药(如有机氯农药)能够进入到大气对流层中,从而传播到很远的地方,使污染区域不断扩大。

农药对大气造成的污染程度主要取决于施用农药的品种、数量及其所处的大气环境密闭状况和介质温度。在一个封闭空间内,空气中农药可以达到很高水平。粮仓、温室以及果树苗木灭虫杀菌用的四氯化碳、氯化苦、溴甲烷、二氯硝基乙烷等熏蒸剂类农药,由于熏蒸导致蒸气压增大,很快弥漫于整个密闭环境中,农药可达每立方米几千毫克,即使不断地降解消失或被粮食、温室作物、苗木与墙壁等吸附,在通风透气前一定时间内,农药浓度一般可保持在每立方米数十至几百毫克之间。农药生产加工企业的生产车间、厂区内以及废气排放口周围,大气中农药残留通常也较高,其农药污染程度与所生产的农药品种,农药生产、加工、处理工艺水平的先进程度,生产条件以及企业管理水平等有关。空气中的农药可以在每立方米零点几毫克至几十甚至近百毫克之间,一般在每立方米十个毫克范围内。

农业生产过程中使用的农药,有一部分将通过挥发作用进入大气中。各种农药通过挥发作用而损失的量,因所用农药的品种、剂型、施药方式以及用药时的自然环境与气象条件(风速、气温等)的不同而异。如在有风时进行飞机喷雾或喷粉时,其损失率可达到70%以上,而土壤穴施颗粒剂类农药,其挥发损失率几乎可以忽略不计。一般情况下农药挥发有以下规律:①农药挥发性:农药蒸气压越高,其挥发能力越强,进入到大气中的农药量也越大;②农药剂型:烟剂>粉剂与水剂>乳剂>颗粒剂;③施药方式:飞机喷施>地面喷施>地面泼浇>地面撒施>条施或穴施;④气象因素:风速越大,气温越高,挥发量就越大。

邵丁丁等对长江沿岸四省大气中有机氯农药残留量调查的结果显示:安徽、江苏、湖南、湖北四省大气中残留的有机氯农药为总DDT、六氯苯和氯丹,浓度最高的为湖南省,其次为江苏省、安徽省和湖北省。有机氯农药残留总量介于$0.458\sim1.20ng/m^3$之间。各省市浓度较高的采样点多集中在现在或历史上使用或生产过农药的地方,如农药厂。而七氯、艾氏剂、狄氏剂、异狄氏剂和灭蚁灵未检出。王俊等对珠江三角洲地区大气中有机氯农药的监测结果表明,广东省大气中有机氯农药主要是DDT、六六六及氯丹,其中DDT约占总有机氯农药的54.5%;香港大气中农药残留主要是氯丹和DDT,氯丹约占总含量的51.3%。珠三角地区大气中有机氯农药含量在$580\sim5500pg/m^3$。

大气中农药的残留浓度与距施药地区的距离和使用后的时间有关。距离越远,时间越长,浓度越低,反之则越高。通常农田上方空气中的农药浓度在农药使用后的1~2天内最高。因此,为防止污染中毒,在使用农药的农田内,有些国家规定在一定时期内禁止人员再进入。在农药生产、加工与使用以外的地区,大气农药残留量一般均很低,通常在ng/m^3数量级水平以下。

四、人体内农药的来源及危害

农药能促进农作物增产,但同时又会造成环境污染。无论哪个国家,从土壤、空气、水体

到粮食、蔬菜和畜产品,都受到了不同程度的污染。由于农药在环境中的残留不断累积,从而也就威胁着人类健康。人与环境的密切关系使得人难以逃避农药对健康的危害。人体接触农药的途径通常是饮食、皮肤接触和呼吸3个途径,其中经由食物进入人体为主要途径,估计约占80%~90%以上。农产品和食品中的残留农药主要来自3个方面:一是农药施用后对农作物或食品的直接污染;二是从被污染的环境中吸收或吸附农药;三是通过生物富集(bioenrichment)或生物浓缩(bioconcentration)和食物链(food chain)而产生间接污染。其中农药生物富集是农药进入生物体后逐渐蓄积,并经食物链使其浓度逐级提高的现象。农药可以在作物与生物体之间经过生物富集和食物链发生残留和转移,从而对生物体健康造成危害。农药从施用、分布、转化和残留到对生物体产生危害的过程,可以用图32-1模式说明。图中实线所表示的途径普遍易于理解,而需注意的是虚线所表示的途径:被污染的农作物残体分解后可再次进入土壤;土壤中结合残留的农药重新游离和释放后可再次污染农作物;直接向水体喷洒的农药或农药企业生产排放的废水可经灌溉农田污染土壤;地表水中残留的农药也可挥发至空气中造成大气污染。

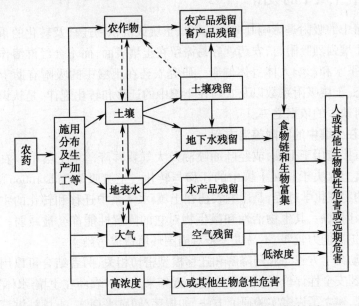

图 32-1　农药在环境中的分布、转归及其进入生物体途径

进入生物体内的农药是否会在体内蓄积并产生健康危害,取决于农药在体内的代谢情况。一些易于排泄或者易于代谢降解的农药及其代谢物在体内蓄积量较少,而一些脂溶性高和卤代农药在体内蓄积量会较大。难以降解的有机氯农药仍是人体中高残留农药,且主要分布于脂肪组织。环境中含量较低的农药可以通过体内含量的蓄积和功能损害的蓄积对人体健康产生有害作用。

第二节　农药在环境中的转化与降解

农药施于环境后可通过物理、化学或生物学作用而发生转化,使其化学结构与性质发生改变;也可发生降解,由复杂化合物逐步转变为简单化合物,有的农药可被彻底降解直到生成二氧化碳和水及不可再降解的简单无机物。农药在环境中的转化和降解与农药在环境中是否残留，即农药在环境中的稳定性和持久性有关。对农业生产而言，农药持留时间越长，控制病虫害和杂草等的效果越好，但对环境的污染可能越重。研究各种农药的稳定性和持久性的目的旨在筛选高效、低毒和低残留的农药。

农药在环境中的转化和降解是一个相对复杂的过程。引起农药转化和降解的因素众多，包括非生物学因素和生物学因素。非生物学因素包括光、热、电、pH、通气等，生物学因素包括植物、动物、微生物等，其中以光解作用和微生物转化作用最为重要。农药种类繁多、理化性质各异、施用方式多样，加之环境本身的复杂性，因而农药的转化和降解方式也有不同。研究农药在环境中的转化与降解对于农药合理使用、环境污染预防与修复具有重要意义。

有关农药等有机污染物在环境中的转化与转归问题，可以参考张宗炳等编著的《杀虫药剂的环境毒理学》、刘维屏编著的《农药环境化学》和 Schwarzenbach R. P. 等编著的《Environmental Organic Chemistry》等。

一、农药在土壤中的吸附

农药在土壤中的吸附是影响其向大气、水、土壤或沉积物迁移及转化的重要环境化学行为。当农药被土壤强烈吸附时，农药就容易滞留在土壤表面，而不会经淋溶作用进入土壤深层，乃至污染地下水和影响人体身体健康。研究农药在土壤中的吸附有助于了解农药在土壤中的存在状态、土壤吸附系数以及农药在土壤中的迁移和转化规律，是认识和分析农药土壤环境行为不可缺少的依据之一。

（一）农药在土壤中的吸附等温方程

农药可以直接施用于土壤，或经叶面喷洒及大气飘移降落于土壤中。农药在土壤中的行为在很大程度上取决于其在土壤中的迁移与转化。土壤吸附（adsorption）是农药分子被土壤颗粒束缚的物理化学过程，是影响农药在土壤-水体系中迁移和转化的主要因素。当农药被土壤强烈吸附以后，其生物活性和微生物对它的降解性能都会被减弱。吸附性强的农药，其移动性和扩散能力较弱，不易进一步对周围环境造成污染。

吸附/解吸动力学方程与农药降解和迁移模型密切相关，两者结合可以用来预测农药的环境行为，为农药安全性评价提供可靠依据。近年来人们对农药在土壤-水体系中的吸附-脱附研究颇为重视，建立了许多实验研究方法，如振荡/间歇平衡法、土壤柱淋溶法、正辛醇/水分配系数法和高效液相色谱法等。目前大多数采用平衡吸附法，描述平衡吸附常用的公式主要有 Freundlich 等温式、Langmuir 等温式和 BET 等温式等。

（二）影响土壤对农药吸附行为的因素

1. 土壤有机质　土壤中的有机质是吸附农药的主要成分。Mingelgin 等认为有机污染物在土壤上发生表面吸附作用，浓度相当低时可以观察到线性关系。然而，土壤中有机质和黏土矿物不是单独与农药发生作用，而是发生相互作用，进而减少了农药吸附的作用点。例如，黏土矿物与腐殖酸的复合体会降低对异丙甲草胺的吸附；有机质与黏土矿物缔合后还会引起一些表面性质的改变（如比表面积和 pH 等），从而影响对农药的吸附。

土壤有机质不仅对有机农药有增溶和溶解作用，而且因腐殖酸具有能与有机农药结合的特殊位点，其对有机农药还具有表面吸附作用。李克斌等认为除草剂苯达松与土壤腐殖酸之间存在络合机制，两者作用时因腐殖酸所含官能团种类和数量不同而形成不同的吸附机制。含有羧基较多的腐殖酸易与苯达松形成离子键，而含有胺基和低羧基的腐殖酸则易与苯达松以氢键相结合。此外,苯达松与腐殖酸作用时两者之间还可发生电荷转移而形成更大的共轭体系。

土壤对农药的吸附随着有机质的增加和含水量的减少而增加,这是因为当有机质含量增加时其吸附位点也相应增加,从而增大对农药的吸附。杨克武等通过对单甲脒在黑龙江黑土、北京浅色草甸土、江西红壤土和河南潮土中的吸附研究发现单甲脒在土壤中的吸附与土壤有机质含量密切相关,其吸附系数与土壤有机质间呈显著正相关。郑巍等对除草剂普杀特在土壤-水两相中的吸附-脱附的研究结果表明,土壤有机质含量是影响离子型农药吸附大小的最重要因素,原因在于有机质含量越高,土壤中能与普杀特发生键合的官能团越多,吸附越强烈。

2. 土壤黏土矿物　有机质含量较低的土壤中,黏土矿物对有机物的吸附-脱附起主要作用,这种作用会影响有机物在环境中的迁移、滞留、生物化学作用及光降解。在黏土矿物成分中,蒙脱石含量较多,且具有双层晶体结构、阳离子交换容量大等特点,对有机物或无机离子有很大的吸附能力。农药在黏土矿物中的吸附有利于农药的降解,这是由于黏土矿物层间的金属阳离子能与农药分子发生反应。蒙脱石对农药的吸附模式可分为分子吸附模式、氢键吸附模式、不可逆交换吸附模式、质子化吸附模式、吸附分解模式等。研究发现,由于无机矿物与水分子之间强烈的极性作用,使得极性小的有机物分子很难与土壤矿物作用,其对农药的吸附量也就很小。郭江峰等对^{14}C-抗蚜威在土壤中的吸附-解吸附特性的研究发现影响^{14}C-抗蚜威吸附-解吸附的主要因素是pH及黏粒含量,而有机质对^{14}C-抗蚜威在土壤中的吸附及解吸附没有显著影响。抗蚜威在土壤中的吸附与蒙脱石含量呈正相关。与其他类型黏粒相比,蒙脱石黏粒具有较高的阳离子交换容量和表面积。在土壤溶液pH较低时,抗蚜威以盐形式存在,质子化能力加强,从而以质子化作用或阳离子交换作用吸附于黏粒上。此外,土壤中有机质或黏土含量对吸附影响的大小还取决于农药本身的结构。对于非离子农药的吸附,有机质的量起决定作用,矿物组分影响不大,而离子型农药则反之。有机质和黏土矿物均是土壤的活性成分,两者之间必然存在缔合问题。但是,有机质与黏土矿物的缔合对农药的吸附到底是增强还是减弱仍有待于进一步研究。

3. 土壤pH　土壤pH随土壤类型和组成不同而有较大变化,是影响土壤吸附农药的一个重要因素。通常pH降低,农药吸附量升高。对于离子型及有机酸农药,pH影响较大,当pH趋近农药的pK_a时吸附最强。而对于非离子型农药,其氢键吸附机制使其与pH亦有联系。对利谷隆的研究发现,土壤pH的降低有利于利谷隆的吸附,且pH在4~6时变化较明显,说明当pH降至4以下,利谷隆可能质子化而形成的阳离子有利于与土壤中阳离子进行交换,亦有利于与土壤有机质及黏土矿物形成分子间氢键,从而增强了吸附的可能。

4. 土壤温度和湿度　农药从溶液中被吸附到土壤上所引起的熵变要比从溶液中缩合所需要的热量大,所以吸附过程会放出大量的热量来补偿反应中熵的损失,因而与温度有很大的关系。温度可通过改变农药的水溶性和表面吸附活性而影响农药的吸附特性。许多研究已证实,农药在土壤中的吸附随温度的升高而减弱,但也有例外。以除草剂为例,在土壤众多因素中,土壤含水量与土壤微粒间空隙是否被除草剂溶液占据、吸附以及药剂分子能否下渗到杂草发生部位密切相关,并直接影响除草剂的淋溶性。土壤含水量还可间接影响土壤微生物活动,从而影响除草剂的滞留与降解。土壤湿度是许多土壤处理剂药效的重要影响因素,也是有些酰胺类和磺酰脲类除草剂药效好坏的主要决定因素。适宜的土壤湿度有利于除草剂发挥最佳除草效果,从而减少除草剂用量。

5. 土壤表面活性剂 在土壤-水的体系中,表面活性剂与农药的相互作用是一个很复杂的过程。表面活性剂不仅影响土壤对农药的吸附,而且表面活性剂本身的吸附也需要考虑。一些研究表明,表面活性剂不仅可通过提高憎水化合物的溶解度显著降低憎水化合物在土壤中的吸附,而且可通过吸附到土壤上而影响土壤对农药的吸附。较低浓度的表面活性剂即可显著改变土壤的物理和化学性质,如土壤水的表面张力、持水量、毛细管扩散、渗滤作用、pH、离子交换容量和氧化还原电位等,从而影响农药在土壤中的吸附行为。这种影响是非常复杂的,既可以是正向的,也可以是反向的,这主要取决于土壤和农药的性质。对于相同的农药和表面活性剂,土壤的有机碳含量不同,其影响也不一样。例如土壤经表面活性剂十六烷基三甲基溴化胺(HDTMA)修饰后,导致土壤对污染物的吸附能力增强。Werkheiser等的研究表明,在有机碳含量低(<0.7%)的土壤中,表面活性剂三硝基甲苯 X-77 可以增加土壤对除草剂氟嘧磺隆的吸附,而当有机碳含量达到 1.7% 时,土壤对嘧氟磺隆的吸附则减小。

6. 土壤阳离子交换量 土壤阳离子交换量对农药吸附的影响,目前报道不多。杨克武等对单甲脒在土壤中的吸附研究发现,土壤阳离子交换容量与吸附系数 K_d 之间呈现正相关,是影响单甲脒在土壤中吸附的因素之一。

(三) 吸附机制

目前主要存在着两种理论即传统的吸附理论和分配理论(partition theory)。前者认为颗粒物表面存在许多吸附位点,农药通过范德华力、色散力、诱导力和氢键等分子间作用力与吸附位点作用而吸着于土壤颗粒物表面。而分配理论则认为有机污染物(农药)是在水溶液和土壤有机质之间进行分配。但文献中对两者的概念并没有明确区分,通常说"吸附",往往也包含了分配过程。一些研究显示吸附作用是分配作用和表面吸附共同作用的结果。

农药在土壤中的吸附机制是非常复杂的。在吸附过程中,存在着离子键、氢键、电荷转移、共价键、范德华力、配体交换、疏水吸附和分配、电荷-偶极和偶极-偶极等作用力。由于化合物和土壤的性质不同,其吸附机制亦不同。在溶液中呈阳离子态或可接受质子的农药,一般都可以通过离子键机制吸附。许多非离子极性农药可以与土壤有机质形成氢键而被吸附。非离子非极性农药会在吸附剂的一定部位通过范德华力实现吸附,其作用力随着农药分子与吸附剂表面距离的减小而增大。对于某种特定化合物在土壤上的吸附过程,往往是多种作用力共同作用的结果,且一种作用力起着支配地位。离子型农药可以通过静电相互作用、离子交换反应和表面络合作用与有机碳含量较低的吸附剂表面位点相互作用。在有机质含量较高的土壤中,由于腐殖质的多孔性和大的比表面,农药的吸附受有机碳含量的控制。这种吸附主要依靠非离子型有机化合物与土壤组分之间的各种键合作用进行。

目前,已建立的土壤淋溶柱色谱法以及超临界流体等研究方法,以及已采用的红外光谱、电子自旋共振波谱、X-衍射、荧光光谱等分析测试技术,为农药的土壤吸附机制研究提供了先进的方法和手段,这不仅可以有效地指导农药使用,而且还可减少农药在土壤-水-生物圈等环境中的污染。

二、农药在水环境中的化学降解

施于环境中的农药会通过各种途径进入水体,农药水解(hydrolysis of pesticides)是指农药在水环境中的微生物降解、化学降解和光降解,是评价农药在水体中残留性的重要指标。农药在水中降解速率除与农药性质和水环境条件等有关外,还与农药施用量、稀释程度、光解、吸附、生物富集、挥发等其他因素有关。目前农药水解研究主要集中于实验室研究,对自然环境中各因子贡献及其水解机制了解相对较少。

(一) 农药水解的机制

农药在水体中的水解反应是指农药在水体中的化学降解。农药的水解是农药分子与水分子之间相互作用的一个化学反应过程。农药水解时,一个亲核基团(水或 OH⁻)进攻亲电基团(C、P、S 等原子),并取代离去基团(Cl⁻ 和苯酚盐等)。

(二) 影响农药水解的因素

反应介质的溶剂化能力会影响农药、中间体或产物的水解反应,而离子强度和有机溶剂含量则影响溶剂化的能力,并因此改变水解速率。此外,还可能存在酸、碱、沉积物和痕量金属所催化的特殊介质反应。一般而言,水体中的农药水解时,杀虫剂较杀菌剂、除草剂和植物生长调节剂易于发生水解,有机磷酸酯类农药和氨基甲酸酯类农药的水解活性高于有机氯类农药,一些拟除虫菊酯类农药也易发生水解反应。温度和溶液 pH 是影响水解程度的主要因素。部分农药可以在 pH=8~9 的溶液中水解。溶液的 pH 每增加一个单位,水解反应速率可能增加 10 倍左右。例如丙体六六六在酸性和中性溶液中水解速率极慢,当溶液 pH ≥9 时则明显加快。克百威和甲基对硫磷在 pH=5 的溶液中水解速率较慢,但随着溶液 pH 升高水解速率会迅速增大。

三、农药在环境中的光化学降解

农药光化学降解是指农药暴露于光线时,吸收可见光或紫外线而发生的一定程度的化学反应过程。环境中只有在光线能穿透达到的地方才可能发生光解作用,如土壤表面、叶面、水面及谷物果实表层等。悬浮于大气中的农药,光解作用亦较为普遍。

(一) 农药光化学反应的条件和类型

农药必须吸收光能才能进行光化学反应。光化学反应是由于化合物分子吸收光能产生过剩能量,变成"激发态"才发生的。这些过剩能量可通过多种途径如荧光或热等释放出来,使化合物回到原始状态,或进行光化学反应。光分解是光化学反应的一种,与光分解有关的光谱主要是紫外部分。一般情况下,<286nm 的短波紫外线被高空臭氧等吸收或散射,与光降解有关的只是 290nm 以上的光线,其所激发的能量约为 412.8kJ/mol,这些能量可引起有机化合物许多共价键基团解离而成为游离基。农药分子中所含有的 C-C、C-H、C-O、C-N 等键的离解所需光谱正好在太阳光波长范围内,农药在吸收光子后就会变成激发态分子,导致上述键的断裂而发生光解反应。

光化学反应类型主要有分子重排、光异构化、光氧化、光水解和光还原等反应。狄氏剂吸收光能后形成光化狄氏剂是分子内的重排过程;有机磷农药的光异构是分子中硫逐型转化为硫赶型,如对硫磷的芳香异构化和乙基异构化;光氧化是农药转化的重要途径,进行速度较快,如杀螟松在非极性溶剂中光解,其苯烷上的甲基氧化为羰基,在极性溶剂如甲醇中光解时则氧化为羧基;许多含有酯键或醚键的农药,在紫外光照射下如遇水或湿气时能发生光解反应,水解部位常发生在具有酸性的酯基上。

(二) 农药光化学反应机制

农药在环境中的光解过程可分为直接光解、光敏化降解、光催化降解和羟基攻击降解等4 类。后 3 类光解会使那些对日光有很微弱甚至根本没有吸收能力的农药也能发生光化学反应。研究农药光解过程就是研究农药分子如何获得能量造成自身裂解的过程。

　　直接光解是指农药分子直接吸收太阳能而进行的分解反应。大多数农药对较短的紫外线均表现出吸收带。由于<290nm的紫外线到达地面的强度非常低,因此短波紫外线对农药的直接光降解作用是很有限的。目前的研究大多采用稳态或激光脉冲紫外辐射进行。直接辐射可引起农药产生激发单重态,再进行系统内跃迁产生三重态,然后激发态发生均裂、异裂和光致电离反应。

　　光敏化降解是指环境中一些天然物质(如腐殖酸等)被太阳能激发,激发态的能量转移给农药而使其产生的光降解反应,涉及还原过程如光 Fenton 反应等。敏化光解最大的优点是可以利用比农药吸收光谱较长的光波来降解农药等有机污染物。因此,在太阳光下难于发生光解的农药,只要有光敏物质存在,就很容易发生分解。光敏化作用有两种类型:一是由于能量转移而产生敏化作用:敏化剂首先吸收光而激发,然后把激发能转移到农药,而使农药发生光化学反应。另一种是敏化剂吸收光能后自身发生光化学反应生成自由基,自由基再与农药作用,其结果与直接光解反应相同。

　　光催化降解是指天然物质(如半导体粉末 TiO_2)经太阳光辐射之后产生自由基和纯态氧等中间体,使农药与这些中间体反应(如 H_2O_2 等)而被降解。光催化降解属于敏化光解的特例。光催化降解涉及氨基甲酸酯类、有机磷类、拟除虫菊酯类、三嗪类、酰胺类、磺酰脲类及其他农药的降解。郑巍等的研究结果表明,在负载 TiO_2 的体系中吡虫啉的光降解效果显著提高,光照 3 小时后降解率可达 50% 以上,其光降解机制可能有二:一是 TiO_2 光照产生高活性物质(OH^- 等),使农药发生氧化;二是吡虫啉先吸附于 TiO_2 表面再进行光降解,或吸附后与高活性物质反应。

　　羟基攻击降解是指羟基自由基可通过电子转移、夺氢反应或芳环加成反应等与农药分子发生反应而被降解。羟基自由基 HO^- 可以通过以下方式得到:①过氧化氢光解时均裂产生;②臭氧光解产生单线态氧,后者与水反应产生,或者臭氧直接与水反应产生过氧化氢;③过氧化氢氧化 Fe^{2+} 产生 Fe^{3+},Fe^{3+} 水溶液光解产生;④水辐射降解产生,即 $H_2O \rightarrow H^+ + HO^- + e_{eq}^-$。

　　需注意的是,环境中农药的光解受许多因素的影响,如光波长、光敏物、光照时间、农药性质、介质或溶剂性质、水与空气是否存在等均可影响光解反应。地表水和土壤中的腐殖质能强烈吸收紫外线而能加速农药光解,农药在湿土中光解速度较干土中快。此外,光解作用使农药结构发生了变化,其光解产物的毒性常与农药母体不同。一些光解产物可能增加了农药的生物活性或产生了具有类似活性的化合物,如狄氏剂异构为光化狄氏剂,对某些蝇类的毒性增强;对硫磷经光解成为对氧磷,对胆碱酯酶的抑制能力明显增加。一些光解产物可能降低农药的生物活性及其对哺乳动物的毒性,但有些光解产物对哺乳动物的毒性也可能增加。大部分农药经光解后更易为微生物利用并被其彻底分解。

四、农药在土壤中的微生物降解

　　土壤栖息着丰富的微生物,其对土壤肥力、土壤生态系统的物质循环和土壤团粒结构的形成等具有重要意义。一方面农药的施用会影响土壤微生物种群、数量和土壤酶的活性;另一方面土壤微生物和土壤酶会通过各种方式代谢与降解进入土壤的农药。生物降解(biodegradation)是决定土壤中农药转化和转归的最终因子,也是农药环境安全性评价的重要指标。

(一)降解农药的微生物种类

　　大量研究表明,自然环境中多种微生物在农药降解方面起着重要作用,富集培养和分离筛选等技术的应用使降解农药的微生物筛选工作取得较大进展。降解有机磷类农药的细菌有假单胞菌属(如施氏假单胞菌、铜绿假单胞菌和类产碱假单胞菌等)、芽胞杆菌属(地衣芽胞杆菌和蜡样芽胞杆菌)、不动杆菌属、黄杆菌属和邻单胞菌属;真菌有华丽曲霉和鲁氏酵母菌等。降解拟除虫菊酯类的细菌主要是产碱菌属。降解除草剂阿特拉津的细菌有农杆菌属、假单胞杆菌属、芽胞杆菌属以及某些真菌属等。降解有机氯农药则以白腐菌的酶促降解研究为多。上述曲霉菌、酵母菌及不动杆菌是近年新发现的农药降解微生物种群。

(二) 微生物降解农药的基本过程

微生物对农药的降解过程可表示为:土壤农药(土壤)+微生物(酶)→微生物(酶)+降解产物(中间产物、CO_2、H_2O)。其中包括农药的吸附和固定、微生物分布、酶形成、土壤酶(脱离活体的酶)分解农药。降解过程可分为 3 个步骤:①农药被微生物细胞膜吸附:吸附过程较为迟缓,如产碱菌 *YF11* 对氰戊菊酯的降解,在最初 $0~2$ 小时内的降解比中期的降解缓慢。②农药穿透细胞膜进入细胞内:这是农药降解的限速步骤。农药的穿透率与农药分子结构参数(如亲脂性和空间位阻参数)相关。农药亲脂性和疏水性不同会引起降解速率的不同,如甲基对硫磷、对硫磷、杀螟硫磷、氰戊菊酯、溴氰菊酯、氯氰菊酯、氯菊酯等疏水性不同可引起降解速率的差异。农药对细胞膜的穿透需要合适的疏水参数。③细胞内酶促反应:农药在细胞内与降解酶结合发生酶促反应而被降解。这是一个快速过程,不会成为限速步骤。

(三) 微生物降解农药的方式

土壤中微生物能以多种方式代谢农药,对同一微生物和同一农药来讲,可能会有不同的代谢方式。微生物代谢和降解农药的方式可有两类:第一类为酶促作用,大多由微生物直接作用于农药引起,一般所说的农药微生物降解多属此类。这种方式又可分为不以农药为能源的代谢、以农药为能源的分解代谢和解毒代谢 3 种方式。不以农药为能源的代谢包括以农药作为底物或农药作为电子受体或供体通过广谱性酶(水解酶、氧化酶等)进行降解或者通过共代谢进行降解;以农药为能源的分解代谢多发生在农药浓度较高且化学结构适合于微生物降解以及农药作为微生物的碳源被利用时;解毒代谢是微生物抵御外界不良环境的一种抗性机制。第二类为非酶促作用,由于微生物活动改变了环境的化学或物理条件而使农药降解。微生物活动可通过使环境 pH 发生变化或产生某些辅助因子和化学物质参与农药的转化和降解。例如微生物产酸使环境 pH 下降时,不稳定杀虫剂如特普在无菌条件下亦可分解;藻体中黄素蛋白和铁氧化还原蛋白是稳定的光合作用产物,可参与农药的光化学反应;微生物生成的氨基酸、肽和有机酸可参与农药降解。

(四) 微生物降解农药的化学反应类型

微生物使农药发生转化与降解,需经过一系列的化学反应或化学变化才能实现。不同的农药种类、不同的微生物种群和不同的环境条件都可能影响微生物降解农药的化学反应。归纳起来主要有以下几种反应类型:

1. 水解反应　许多农药可以被微生物释出到细胞外的水解酶作用而分解,即为水解反应(hydrolysis)。水解酶多为广谱性酶,包括酯酶、酰胺酶或磷酸酶等。水解酶在不同条件下较为稳定,水解无需辅助因子参与,其水解产物的毒性亦较低。对具有醚、酯或酰胺键的氨基甲酸酯类、有机磷和苯酰胺类农药,水解是常见的解毒反应和自然净化过程。此外,由于非生物因素如 pH、温度等也可以引起农药水解,因此由酶引起的水解作用一般只有在分离到水解酶后才能确认。

2. 氧化反应 氧化反应(oxidation)是微生物降解农药的重要酶促反应,包括羟基化、脱烷基、β-氧化、脱羧基、醚键开裂、环氧化、氧化偶联、芳环或杂环开裂等反应方式。以羟基化为例,首先将羟基引入到农药分子中,使其极性加强和易溶于水,从而容易被生物作用。羟基化在芳烃类化合物的生物降解中尤为重要,苯环羟基化是苯环开裂和进一步分解的先决条件,也是一种重要的解毒过程。苯胺的 N-烷基和其他农药芳环上的烷基常常是微生物作用的第一个位点。氧化反应在加氧酶作用下进行。加氧酶可分为单加氧酶(又称双功能氧化酶)和双氧酶。单加氧酶需要 NAD⁺ 或 NADP⁺ 为辅酶。加氧酶类的作用需要分子氧存在。

3. 还原反应 在氯代烃类农药如 DDT、六六六的生物降解中常是去氯还原反应(reduction)。如微生物将 DDT 转化成 DDD,在厌氧条件下 DDT 还原脱氯与细胞色素氧化酶和 FAD 有关。微生物的还原反应还常使带硝基的农药还原成氨基衍生物,如硝基苯还原成苯胺类,这在某些带芳环的有机磷农药代谢中较为常见。

4. 合成反应 合成反应(synthesis)可分为缩合和结合两类反应。农药在土壤中通过微生物活动而进行缩合反应是十分常见的,如苯酚和苯胺类农药及其转化产物在微生物的酚氧化酶和过氧化物酶作用下可与土壤腐殖化过程中产生的腐殖酸类物质缩合,从而使其结合到土壤腐殖质中,但这种现象对环境的后果还难以预料。微生物引起的结合常见的有甲基化和酰化反应,如苯酚类经甲基化反应生成甲氧基苯而失毒,苯胺类经酰化反应生成酰替苯胺等。

(五)微生物降解农药的结局

农药被微生物转化或降解后生成的中间体或终产物的毒性,可不同于农药母体。农药被微生物降解或转化后的结局可归纳为以下几种形式:

1. 完全降解 农药经微生物转化或降解后可变成无机化合物,使其毒性下降或消失,这一过程与矿化有关。矿化(mineralization)是土壤中有机化合物在微生物作用下完全分解为无机化合物或彻底降解的过程。证明农药的矿化有两种方法:①在封闭的实验体系中加入用 ^{14}C 标记的农药作为微生物培养液,如果可以收集到 $^{14}CO_2$,说明标记农药完全分解,微生物利用这种农药为碳源而生长;②用以农药为唯一碳源来培养微生物时可见到微生物增长,且这种增长与农药降解的加快有相关性。矿化作用能使农药彻底分解,避免了具有潜在危害的中间产物,因而是微生物降解农药的理想方式。

2. 不完全降解 有些人工合成的有机农药,微生物不能利用其作为碳源和能源,但是若另有可提供碳源及能源的辅助化合物存在时,这些农药可被降解,称为共代谢作用。共代谢作用只是改变了农药结构,产生与母体近似的中间体,农药只是被转化并没有完全被降解。这与在多步骤的酶促反应中,各种酶对底物的专一性有关。共代谢在农药微生物代谢过程中十分常见。在纯培养时的共代谢中,农药等有机物不能被彻底降解,只能转成不完全的中间产物。但在混合培养和自然环境条件下,这种转化可以为其他生物降解铺平道路,其中间产物可被其他微生物或物理化学因子利用,使难降解农药经微生物协同作用而被彻底分解。例如,直肠梭菌不能降解丙体六六六,但有蛋白胨类物质存在时则可被降解;DDT 转化为对氯苯乙酸,是通过产气杆菌及一种氢单胞菌协同作用而降解。应注意的是,有些农药中间体的毒性比农药母体小,有些则比农药母体大。共代谢作用已为不少研究所证明,尽管其还不十分清楚,但已经作为一种生化技术在一些难降解农药的生物降解研究中得到应用。

3. 生物富集 微生物菌体细胞通过吸附和吸收方式可以蓄积环境中的残留农药。这种情况主要发生在水环境中。一般可以用生物浓缩系数评价浓缩作用,它是微生物菌体内某农药的浓度与培养液中或生长的水环境中该农药的浓度之比。浓缩系数的大小与微生物种类、农药种类以及环境条件有关。在已报道的微生物蓄积农药的实例中，浓缩系数的大小可由几百到几万不等。据 Woodwell 研究，DDT 最初在海水中的浓度为 5.00×10^{-5} mg/kg，到藻类体内变为 4.00×10^{-2} mg/kg，浓缩系数为 800 倍。微生物菌体对农药的吸收最初是被动吸附，这一过程很快，因为许多农药是亲脂性的，很容易与细胞膜的类脂结合；而后被吸附的农药再被菌体细胞吸收，这一过程与微生物代谢有关，农药往往可能被转化。

需注意的是，农药在环境中的降解速度和降解程度受农药本身的理化性质和化学结构以及所处环境中的物理、化学和生物学等诸多因素的影响。在研究微生物对农药的直接作用时，实验室结果可能代表不了自然条件下的代谢规律。例如，微生物在农药较低浓度时表现出矿化作用，而在实验室相对较高浓度条件培养下可能只是共代谢的转化作用。

4. 次生化学降解　由于微生物的作用改变了微环境中 pH，降低了土壤的氧化还原电位，造成还原环境，从而引起农药的次生化学降解。这在淹水的土壤环境中已有不少例证。然而，国内有关这方面的研究还不多。

（六）土壤酶在农药降解中的作用

土壤中的一切生物化学反应，实际上都是在酶的参与下进行。土壤中的酶活性决定了土壤中进行的各种生物化学过程的强度和方向，它是土壤的本质属性之一。正因为如此，有的学者将土壤看作是由众多被结合的酶（固定化酶）系统构成的实体。土壤酶的重要性在于参与了土壤中的物质循环和能量代谢，并使作为陆地生态系统重要组成部分的土壤与土壤生态系统的其他组分有了功能上的联系，并使土壤生态系统得以生存和发展。应用土壤酶学知识来解决现代农业问题和环境问题，包括研究土壤酶降解累积在土壤的化学物质（特别是各种农药及工业废弃物）中的作用，日益受到国内外学者的高度重视。

1. 土壤酶的来源　土壤酶来自微生物、植物和动物。有些学者认为，微生物是脱离活体的酶的唯一来源。许多微生物能产生胞外酶。研究表明，植物根能将一些酶分泌到根际土壤。但是，由于技术原因，目前还难以区别根际土壤中植物和微生物对于土壤酶活性的贡献。有关土壤动物对土壤中脱离活体的酶含量的贡献，研究仍较少，但有些研究表明土壤动物在某种程度上增添了土壤酶含量。

2. 土壤酶的分类　土壤中存在的酶类很多，与农药转化有关的主要有氧化还原酶类、转移酶类和水解酶类。在氧化还原酶类中的加氧酶系（多功能氧化酶系）对农药的转化起重要作用。在转移酶类中，对农药解毒有重要作用的是谷胱甘肽-S-环氧化物转移酶、谷胱甘肽-S-芳基转移酶和谷胱甘肽-S-烷基转移酶 3 组转移酶。水解酶类能在一定程度上催化水解许多含有磷酸键、酯键或酰胺键的农药，例如有机磷酸酯、拟除虫菊酯和氨基甲酸酯等杀虫剂，二硫代氨基甲酸酯和二硝基苯酚等杀菌剂以及脲类同系物除草剂。水解酶与氧化还原酶类及转移酶类不同之处是不需要任何辅酶，但有时需要阳离子予以激活。

3. 土壤酶与农药降解　除非施用了大量的或剧毒的农药，一般来说，在农药施入土壤中的最初时间里（数天至数周），土壤酶活性仅有稍许的降低，随着时间的延长，酶活性逐渐恢复到原有水平，甚至略有提高。这说明土壤中存在着能降解不同农药的相应酶类。绝大多数的土壤酶类（特别是水解酶类）均可诱导生成。例如，改善高等植物和土壤生物的营养状况，有助于各种降解农药的酶类的生成和泌出。适宜的土壤耕作及其他农业技术措施，有助于改变土壤的微环境，从而增强土壤酶活性，这对于参与农药降解的土壤氧化还原酶类尤为重要。需要指出的是，残留农药在土壤中降解，并不一定意味着其毒性完全消除，相反，其降解产物的毒性有时比农药母体更大,这就要求我们对农药降解的系列产物及参与降解的酶系进行深入研究,以定向地调节农药的降解。

(七)酶工程技术在农药污染治理中的应用

国外不少研究证实,农药微生物降解在农药废水处理和土壤生物修复等领域具有广阔的开发应用前景。农药生产、储存、销售和使用过程中所产生的废药、废水和残留的去毒处理和消除特别引人注目。一方面,生物处理设备相对简单、去毒效果彻底,非常适用于农药废水的分散就地处理,但微生物作用的目标专一,易受环境条件影响,因而也存在一定局限性。另一方面,农药品种繁多而分离到的能高效降解农药的微生物菌株很少,因此筛选有高效降解性能的新菌株,提高已有菌株的降解性能,对研究农药的降解机制具有十分重要的意义。此外,目前农药微生物降解研究多是在实验室条件下液体纯培养进行,与田间的农药使用存在较大差异,有必要进一步研究农药降解菌的诱变,通过基因工程技术构建多功能高效降解新菌株,抑或采用微生物降解酶制剂和固定化酶反应器技术,为低成本利用微生物消除农药污染提供有效手段。

微生物对农药的降解多是在酶的作用下完成。这些降解酶有的是微生物固有的组成酶,有的是诱导酶。降解酶通常比产生这类酶的微生物菌体更能忍受异常环境条件,且降解效果远胜于微生物本身,其原因是在这种异常环境下降解菌将优先利用其他碳源而不能有效地利用农药为碳源。因此人们设想利用降解酶作为净化农药污染的有效手段。但利用降解酶净化土壤中的农药污染尚有许多工作要做:首先要解决降解酶的稳定性问题。降解酶在土壤中易受非生物变性、土壤吸附等作用失活,难以保持长时间的降解活性;其次酶在土壤中移动性差;再次就是如何获取大量的降解酶。

综观国内外农药微生物降解现状,目前的研究主要集中于以下方面:①农药微生物降解菌的富集培养、降解机制及其控制因子的研究;②降解酶的生化特性及其作用机制的研究;③筛选突变质粒的菌株以及降解基因构建杂种质粒,并使其在合适的寄主中高效表达,同时通过基因工程构建高效和多功能降解菌。

(谭凤珠)

第三节 农药污染与健康危害

农药是一种特殊的化学品,它既能防治病虫害,也会对环境和人畜产生有害效应。一般认为农药的利用率低于10%,大量散失的农药可以挥发到空气、流入水体或沉降到土壤中。其中未被利用的农药在气象条件和生物作用下,可以在各环境介质间循环,造成农药在各环境介质中重新分布,极大地增加污染范围,致使全球大气、水体、土壤和生物体都含有残留农药。

据报道,全球每年有460多万吨化学农药喷洒到自然环境中,环境中的农药可以通过污染农产品、水果、鱼和禽畜等,并通过食物链传递到人,对人体健康产生危害。由于农药品种繁多,暴露人群和暴露特征不确定,使得农药对人体健康危害的效应复杂多样。这些健康危害与暴露的农药种类、暴露时间、暴露剂量和暴露人群等特征密切相关。

人体大致有3种方式暴露于农药:一是偶然高剂量暴露,如误食或投毒;二是长期接触一定水平的农药,如农药厂的工人、周围居民和使用农药的农民;三是日常生活接触环境和含有农药残留的果蔬、食品等,这种情况通常是一般居民遭受低浓度农药残留暴露的主要原因。

农药对人体的危害主要表现为 3 种形式,即急性中毒、慢性危害和远期的致癌、致畸和致突变作用。在环境安全越来越受到关注的今天,农用化学品对环境的影响,尤其是与人类健康密切相关的农药暴露问题越来越受重视。

一、农药污染对人群健康的影响

所有农药对人类健康都有一定程度的健康危害,但其危害的大小与农药的化学结构、毒性,以及人类暴露于农药的途径、频率、时长和暴露时是否采取防护措施等因素有关。不同的农药作用于人体的不同器官和系统,可引起多种不良的健康后果。迄今,通过世界各地大量的毒理学研究和流行病学研究资料获得的由农药引起的不良健康结局可分为急性中毒、慢性中毒和远期危害。急性中毒通常由偶然的高剂量农药暴露所致;慢性中毒通常由长期、低剂量的农药接触(包括工作环境和生活环境中的农药暴露)所引起,这也是普通人群暴露于农药的主要方式,由此带来的健康不利影响包括神经精神异常、内分泌受到干扰、增加慢性病的发生、肝功能损伤、皮炎等。农药接触的远期危害包括致癌、生殖功能损伤和先天畸形等。以下分别叙述与农药有关的主要健康问题。

(一)急性中毒

据 WHO 估计,全球每年约有 300 万人发生农药的急性中毒,其中 210 万发生在发展中国家,造成约 25 万人死亡。Levins 等的关于世界范围内农药急性中毒资料的综述指出,1972 年全球发生 50 万例农药急性中毒,1990 年剧增至 2500 万例。1951—1990 年至少发生过 184 起大规模的农药急性中毒事件,共计 24 731 人发病,死亡 1065 人,病死率为 4.3%。在这 184 起大规模农药急性中毒事件中,经食物引发的有 83 起,皮肤接触的 26 起,呼吸道暴露的 16 起,多种方式暴露的 23 起。在这些报道中,引发急性中毒的农药以有机磷类居首位,其次为氨基甲酸酯类、有机氯类和有机汞类。有机磷农药是一种神经毒物,其毒作用机制是抑制体内胆碱酯酶活性,使其失去了分解乙酰胆碱的能力,造成乙酰胆碱聚积,进而导致神经功能紊乱,中毒者出现一系列症状,如恶心、呕吐、流涎、呼吸困难、瞳孔缩小、肌肉痉挛和神志不清等。在农药急性中毒的案例中,即使是在美国这样的发达国家,每年也有一定数量的农业相关人员发生农药急性中毒。我国农药急性中毒的情况与世界其他国家相似,全国农药中毒报告数据库资料显示,1997 年新发的农药中毒病例有 10 万余人。以湖北省进行分析,1997—2000 年湖北省共发生农药中毒 5559 例,相关的农药品种多为中、低毒农药,其中有机磷类占 59.35%、呋喃丹 5.67%,杀虫脒 4.44%,杀虫双 5.94%、杀鼠剂 4.41%、混合制剂 4.21%、其他 15.99%。可见,即使是中、低毒农药,也不能忽视其带来的急性中毒危害。又如,2009—2014 年湖州市急性农药中毒 2538 例,死亡 177 例,死亡率 6.97%。多因素回归分析发现,中毒类型为非生产性农药中毒,主要原因是农药的误服误用和自杀或他杀。此外,国内外都有进食富含高浓度农药残留的果蔬而引起急性中毒案例的报道。涕灭威(aldicarb),是一种氨基甲酸酯类农药,其急性毒性大,大鼠 LD_{50} 雄性为 0.8mg/kg,雌性为 0.6mg/kg。美国曾发生涕灭威中毒事件:1985 年 6 月 29 日,美国某州的卫生部门接到病情报告,有 2 个家庭共计 6 人中有 5 个吃西瓜后 30 分钟出现不同程度的恶心、呕吐、腹痛、腹泻、流涎和肌纤维震颤,这些均为胆碱酯酶受抑制的病状;次日又有几起病例发生。后在西瓜中检出涕灭威,浓度范围为 0.01~6.3mg/kg。在中国也有类似的涕灭威中毒事件:一个家庭用少量的 10% 涕灭威颗粒剂处理玫瑰花丛周围的土壤,24 小时后,处理者摘了几片生长在玫瑰花丛附近的薄荷叶食用,30 分钟后发病,患者使用阿托品药物治疗有效。调查证明引起中毒系土壤中涕灭威转移到西瓜或薄荷叶所致。涕灭威属于内吸性杀虫剂,可从植物根部吸入植物体内。用 2.4g 和 3.0g 薄荷叶喂家兔,食用 2.4g 的家兔发病,食用 3.0g 的家兔死亡,测得薄荷叶中含涕灭威 186~312mg/kg,可见涕灭威从土壤转入薄荷叶是极为迅速的。此外,历史上也有由于农药厂事故导致的人群大规模受害事件,如 1984 年在印度博帕尔市发生的 Bhopal 灾难事件(Bhopal disaster)是历史上最严重的工业化学事故,就是由作为原料生产西维因和滴灭威等农药的异氰酸甲酯(methyl isocyanate,MIC)发生泄漏所致。异氰酸甲酯很容易挥发,沸点为 39.6℃,只要有极少量短时间停留在空气中,就会使人感到眼睛疼痛,若浓度稍大,就会使人窒息。第二次世界大战期间德国法西斯正是用这种毒气杀害过大批关在集中营的犹太人。在博帕尔农药厂,这种剧毒化合物被冷却贮存在一个地下不锈钢储藏罐里,达 45 吨之多。虽然农药厂在毒气泄漏后几分钟就关闭了设备,但已有 30 吨毒气化作浓雾以 5km/h 的速度迅速四处弥漫,很快笼罩了 25km² 的地区,数百人在睡梦中被悄然夺走了性命。事故发生后几小时内,博帕尔市满街都是人和动物(水牛、奶牛、狗和鸟)的尸体,估计有 3800 人当即死亡,大部分是邻近农药厂的贫民窟人群,死因可能是支气管坏死或肺水肿。据印度官方估计,此事件造成死亡总人数约 2.5 万人,20 万人致残。由于死亡人数多,故被认为是历史上最严重的工业化学事故。此外,也有部分农药急性中毒是因为自杀,在我国和一些发展中国家例如印度、斯里兰卡、越南等,由于农药的普遍可及,其成为农村居民自杀的常用工具。在世界范围内,使用农药自杀大约占所有自杀的 1/3。

(二) 生殖毒性

大量研究表明,人群暴露于农药会影响人类精子的正常发育与成熟。一项系统性文献研究分析了 2007—2012 年间发表的 17 项环境或职业暴露农药与精子质量的关系,其中 15 项研究发现农药暴露与反映精子质量的指标之间有显著相关性。所涉及的农药包括 DDT、六六六和拟除虫菊酯等,此等农药暴露会导致精子浓度下降和精子活动下降,有 2 项研究报告了农药暴露会使精子形态发生变化。另一项系统性的文献回顾分析了现有的农药暴露与精子质量之间关系的 20 项研究,发现 1/2 以上的研究显示精子质量下降与农药暴露之间存在相关性。此外,也有研究提示农药暴露与出生缺陷、胎儿死亡、胎儿生长异常以及其他异常妊娠结局有关,并且人群暴露于农药会产生遗传毒性,表现为血液中淋巴细胞染色体发生畸变。国外也时有出生缺陷与农药有关的病例报道,如四肢畸形(甲基对硫磷)、并腿畸形(DDT)以及先天性心脏缺陷(男性接触多种农药)。

(三) 神经精神异常

流行病学研究显示,农药暴露与许多神经系统疾病有关,如帕金森病。另外,已有大量研究证据表明,有机磷农药具有神经毒性,特别是女性孕期和儿童早期暴露于有机磷农药对儿童的神经行为发育可产生明显不良影响,并且这种影响具有一定剂量-效应关系。有 10 项队列研究评估了母亲产前暴露于有机磷农药对儿童神经行为发育的影响,发现认知障碍见于 7 岁儿童,行为障碍主要见于 2~3 岁幼儿,运动障碍主要见于新生儿。这些证据表明,儿童暴露于有机磷农药会引发神经缺陷。在中国开展的研究发现,产前和产后暴露于有机磷农药可导致儿童神经发育延迟。世界其他地区的研究也发现,产前和产后暴露于有机磷农药可导致学龄前和学龄儿童的神经发育和行为障碍。有机磷农药对儿童神经系统发育产生影响可能的作用机制包括:抑制脑内乙酰胆碱酯酶,降低毒蕈碱受体,降低脑 DNA 合成并使子代脑重量减轻。此外,在临床实践中某些农药引起的神经危害效应也比较明确,靶器官和危害机制较为清楚,如下列农药与病患:烷基汞(杀真菌剂)引发运动、感觉与中枢神经损害;铊盐(杀鼠剂)引发多种神经疾病与中枢神经系统的损害;含砷农药(除草剂)引发皮炎;开蓬(杀虫剂)引发脑及末梢神经和肌肉综合征。

(四)癌症

大量研究发现,人群暴露农药与非霍奇金淋巴瘤和白血病有关联,并具有剂量效应关系。儿童时期、妇女怀孕期或者父母双方在工作中暴露于农药与儿童的某些癌症具有相关关系。也有不少研究显示,农药暴露与某些实体瘤如脑癌和前列腺癌的关联。另外儿童的肾癌与其父母在工作中的农药暴露有关。这些关联性在高浓度和长时间的农药暴露中表现得更为明显。大量流行病学调查表明,农药使用与肿瘤发生具有相关性,有的农药动物实验证实具有致癌性,体外细胞实验显示某些农药具有明确的遗传毒性。已研究过的农药与癌症的关联如下:食管癌与艾氏剂、狄氏剂和异狄氏剂,胃癌与氯丹、艾氏剂和 TCDD,肠癌与DDT、艾氏剂、狄氏剂和六六六,肝癌与除草剂,肺癌与 DDT、六六六、毒杀酚、含铜杀真菌剂、4,6-二硝基甲酚和含砷农药,女性乳腺癌和膀胱癌与 DDT,皮肤癌与氯代苯氧基除草剂,白血病与 DDT 以及霍奇金病与五氯酚、DDT、2,4-D 和 2,4,5-T 有关联。需要指出的是,与其他毒物类似,农药的致癌机制复杂,且与暴露时间、暴露剂量和个体易感性密切相关,因此,很难确定某种农药的致癌风险。上述农药的致癌作用之所以未能确定,主要是因为流行病学研究方面的缺陷,特别是难于得到准确的农药接触品种和接触量等信息。

(五)其他健康影响

除上述几点健康危害以外,农药对人类健康还存在其他方面的影响。因此,即通常认为是"低毒、低残留"的新型农药,对人类的健康影响也不容忽视。例如,一项系统性的文献回顾分析了新烟碱类农药对人类健康的影响,提示这类农药的慢性暴露与不良健康结局有关,包括法洛四联症、无脑儿、自闭症、记忆力减退、手指震颤等。此外,农药暴露对人体的呼吸系统和中枢神经系统都有影响。也有研究发现,暴露于有机磷农药和多环芳烃与肥胖相关的健康风险有关。此外,接触和使用农药的人群身体不适症状的发生高于对照人群。

二、有机氯农药污染对生殖健康的影响

目前有机氯农药(organochlorine pesticides,OCP)污染主要是指滴滴涕(DDT)、六六六(HCH)和各种环戊二烯类等品种的污染。这类化合物结构稳定,难氧化、难分解和毒性大,易溶于有机溶剂,尤其是脂肪组织。因此,有机氯农药属于高效、高毒和高残留农药,极易在环境中积累。据报道,六六六在土壤中分解 95% 所需要的最长时间约为 20 年,DDT 被分解95% 需 30 年之久。有机氯农药通过生物富集和食物链进入人体和动物体,能在肝、肾、心脏等组织中蓄积,由于有机氯农药脂溶性大,所以在脂肪中蓄积最多。有机氯农药进入机体后,可干扰体内正常内分泌物质的合成、释放、运转、代谢、结合等过程,激活或抑制内分泌系统功能,从而破坏其维持机体稳定性和调控作用的物质,属于环境内分泌干扰物(environmental endocrine disruptors,EED)。1945—1992 年全球消耗混合六六六 140 万吨,其中 1980 年消耗 4 万吨,1990 年消耗 2.9 万吨。中国作为农业大国,在 20 世纪 60~80 年代曾大量生产和使用过 DDT、六六六、六氯苯(HCB)等 5 种有机氯农药,尤其是 DDT,30 多年来,累计生产和施用量约 40 多万吨,占全球 DDT 用量的 22%。据统计,1970 年我国共使用DDT、六六六等有机氯杀虫剂 $19.17×10^4$ 吨,占当时农药总量的 80.1%。而 20 世纪 80 年代初,在调查统计的全国 2258 个县市中,有机氯农药使用量仍然占农药总量的 78%。

农药进入土壤的途径主要有 3 种:一是农药直接进入土壤;二是直接喷施于作物上再进入土壤;三是通过大气沉降、灌溉水和动植物残体而进入土壤中。除了起作用的农药外,大部分的农药汇集在土壤中。由于有机氯杀虫剂性质稳定,当这些有机氯农药进入土壤后,可以在土壤中长期残留,所以尽管有机氯农药已经禁止使用,但在各国土壤中有机氯农药都有不同程度的检出,如美国、德国、韩国、英国、印度等国土壤中均能检出有机氯农药。20 世纪 80 年代初对我国不同种植作物农田中有机氯农药残留情况的研究表明,果树园中土壤残留有机氯农药很高,DDT 达 404mg/kg,六六六为 10.24~197.69mg/kg。

随着对农产品安全的关注,各国对农产品中农药残留加大了检测力度,我国环境工作者也对我国农产品农药残留做了大量的调查工作。1990 年,中国预防科学院营养与食品卫生研究所对我国进行了首次膳食调查研究,结果发现,DDT 和六六六在肉类、蛋类及水产品中含量较高。DDT 在肉类中平均含量达 238μg/kg,在水产品中达到 141μg/kg,而后者的最大残留量标准仅为 1.0μg/g。1992 年,原卫生部食品卫生监督检验所对全国食品中有机氯农药进行了第二次大规模调查,以黑龙江、北京、四川、浙江和广东等省市为检测点,选择最能代表中国人群基本膳食的 8 大类食品:粮食、蔬菜、水果、肉禽、水产、植物油、蛋、乳,在市场上采集样品 355 件。这些样品六六六的检出率为 69%,DDT 检出率为 42%,而且动物性食品中六六六和 DDT 残留量显著高于植物性食品。2000 年又进行一次全国性的调查,选择北京、重庆、吉林、河南、陕西、浙江、福建、广东、湖北、山东 10 省市作为全国食品污染物监测区域,2001 年又增加了江苏为监测点。结果表明,我国食品中六六六、DDT 的含量均低于国家标准;与 1992 年相比,六六六、DDT 均呈下降趋势,我国食品中有机氯农药的污染水平已降至安全限量之下。除了全国性普查,各地区也对食品中有机氯农药残留情况进行了调查。2001 年,赵玲等对宁波市蔬菜抽查了 109 个样品,虽然蔬菜中有机氯农药含量没有超过标准允许值,但是蔬菜中六六六的检出率为 86.8%,DDT 为 72.4%,而且蔬菜对六六六的富集能力明显高于 DDT。

有机氯农药残留危害的严重性在于此等农药的污染会随着食物链而浓缩放大,使得居于食物链末端的一些捕食性鸟类和哺乳动物甚至人体内积累较大量的农药。近年来,在自然界曾发现奇形怪状的鸟、大量的畸形蛙、发育不良和生殖器异常的鳄鱼和贝类。更加引人注意的是,有报道表明有机氯农药暴露与男子精子数目锐减、精子运动能力低下、精子畸形率上升、男性不育症以及睾丸癌、前列腺癌发病率上升有关。此外,还可能导致女性性早熟、月经失调、子宫内膜异位症、不孕症、子宫癌、卵巢癌、乳腺癌等发病率增加。有机氯农药污染造成的生殖健康危害总结如下。

(一) 有机氯农药残留对动物体生殖健康的危害

鸟类是食物链中的高级消费者,它们体温高、新陈代谢旺盛等特点决定了其需要从环境中获取相对多的物质,因而受环境中农药残留的影响也就更明显。自 20 世纪 60 年代以来,不断发现有机氯农药对鸟类产生毒害作用的现象,如慢性中毒、贫血、卵壳变薄易碎、孵化率降低、繁殖能力减弱、致死、致畸等。有研究表明,有机氯农药 DDT 的代谢产物 DDE 可使食肉鸟类蛋壳厚度变薄。Ryckman 等研究 DDT 和 DDE 对加拿大安大略湖地区鸟类的影响发现,当地鸟类蛋壳的平均厚度低于 DDT 污染发生前,同时有些种群的鸟嘴发生畸形。20 世纪 50~70 年代,由于 DDE 导致繁殖成功率及成鸟存活率降低,致使北美许多地区的白头海雕数量剧减。当有机氯农药使用减少后,鸟类的蛋壳厚度、繁殖成功率和幼鸟数量都有显著提高。环境内分泌干扰物可干扰动物的内分泌功能,已确定环境内分泌干扰物有 70 种,其中 44 种属于有机氯农药。此外,在动物实验中,Kelce 等发现 DDT 的代谢物 p,p′-DDE 与雌激素受体(ER)结合能力很小,但具有抗雄激素作用,能抑制雄性大鼠雄激素活性,对精子发育成熟造成明显影响。p,p′-DDE 也可通过影响睾丸支持细胞的信号转导途径如死亡受体途径、线粒体途径、MAPK 等引发细胞凋亡。

(二) 有机氯农药残留对人体生殖健康的危害

现有的流行病研究表明,暴露有机氯农药可对人体的生殖健康产生不利影响,经食物暴露有机氯农药会使女性患乳腺癌(breast cancer)、子宫癌等生殖器官恶性肿瘤和子宫内膜疾病的可能性明显增加。不少研究发现,血液中有机氯农药浓度与乳腺癌有很强的相关性。此外,通过调查欧美国家男性精子数量发现,男性精子数平均数值从 20 世纪 40 年代的 113×10^6/ml 下降为 90 年代的 66×10^6/ml,这与某些有机氯农药的暴露有直接的关系。许多农药可以对人类生殖功能产生影响,使精子数量减少和质量降低,致使其受孕和生殖能力降低,并可导致胚胎发育障碍、子代发育不良或死亡。刘国红等研究表明,有机氯农药体内残留物对胎儿的生长发育有毒性作用,可导致不良妊娠结局的增加。

近年研究表明,体内有机氯农药残留会影响女性的内分泌系统,对女性生殖功能产生有害影响。2010 年,Cooney 等研究发现,女性暴露有机氯农药会增大患子宫内膜异位的风险。2011 年,Buck 等研究表明,血清中高浓度的有机氯农药会引起女性内分泌紊乱、月经失调。Gaspari 等对一个性早熟女孩调查发现,造成该女孩性早熟的原因是其生活的家庭农场受到有机氯农药的污染。卵巢是女性生殖系统中的重要器官,直接关系到女性生殖力,也是类固醇激素合成的内分泌器官。而有机氯农药能抑制卵巢合成孕酮,对胚泡着床产生不良影响,在人体积累后还可导致女性妊娠丢失和流产。2010 年,Cioroiu 等做了 1 项病例-对照试验发现,产妇乳汁 p,p′-DDE 和 γ-HCH 的含量越高,越容易早产。Pathak 等调查也发现,孕产妇脐带血中 β-HCH 含量越高、早产的风险越高,同时 γ-HCH 在血清中的含量与女性习惯性流产存在正相关关系。很多研究认为,有机氯农药对卵巢的毒理作用是通过雌激素受体(ER)非依赖性途径激活凋亡通路或者氧化损伤所致。

DDT 是一种典型的内分泌干扰物,其结构类似于人体内的多种激素,具有抗雄激素作用和拟雌激素样作用,主要抑制雄激素与雄激素受体的结合,从而对内分泌系统的正常功能起到干扰作用,进而影响机体整体、细胞和分子水平的信号转导作用,最终引起生殖内分泌紊乱和生殖障碍。已有研究表明 DDT 能够引起精子活力下降,并影响精子的正常形态,干扰细胞周期,产生生殖毒性作用。

王冰冰等和宋杨等的研究发现,DDT 的代谢产物 p,p′-DDE 作用于生殖系统的原始靶点为睾丸支持细胞,导致睾丸支持细胞轮廓不清、核膜破损、各级生精细胞内均可见到呈空泡样改变的线粒体,核内基质变空,胞质内容物排列紊乱,生精小管管腔内可见成熟精子位于多个空泡变性的精子细胞间,线粒体琥珀酸脱氢酶活性降低、抑制生精小管液的形成等,这些损害引起精母细胞和精子细胞的改变,导致它们与支持细胞分离、脱落。结果表明,p,p′-DDE 造成的损伤,将会破坏生殖细胞的微环境,阻断能量供应,干扰生精细胞的正常发育,最后引起生殖毒性。

虽然有机氯农药在农业上已禁止使用,但是由于其持久性及难降解性,仍然长久存在于环境中和生物体内,尤其是很难找到有机氯农药的替代产品。另外,除农业外,有机氯农药还在其他领域有应用,这又增加了有机氯农药在环境中的积累。故此,在长时间内,仍然不能忽视有机氯农药对自然界动物体和人类生殖健康造成的危害。

三、农药暴露对神经发育的影响

近年来,农药对人体健康的危害日益受到国内外学者的广泛关注。在我国,由于农药的过量使用,农村水源、土壤中农药污染和农产品、食物中农药残留较严重。国外有文献报道,孕妇、儿童等人群已成为农药暴露的敏感群体,农药对神经系统的损害是其重要的毒性作用之一。墨西哥的一项调查表明,儿童发育期暴露于农用化学品对运动技能、记忆能力、注意力和学习能力等都有不良影响;美国科学院在1993年的一份报告中估计,人一生中有1/2的农药暴露发生在生命开始的前5年,即出生前胚胎期和儿童脑发育的早期,在这个时期接触对成人来说被认为是安全剂量的农药,仍然可导致儿童脑功能的永久性损伤。由于农药在环境中的广泛性和暴露的普遍性,同时儿童因血脑屏障功能、代谢解毒能力尚未发育完全,便可能导致不良效应,且在相同的环境中,就单位体重或单位体表面积而言,儿童接触到的农药更多。因此应该特别重视农药对生长发育期儿童可能引起的神经发育毒性。目前对于影响儿童神经发育的农药研究多集中在有机磷,少数也有拟除虫菊酯的报道。

(一)有机磷农药

有机磷农药(organophosphate pesticides,OP)是目前使用最为广泛的一种化学合成杀虫剂,具有品种繁多、药效好、用途广、易分解、在人畜体内一般不积累等优点,因而在农业、园艺、公共卫生、医学治疗(如头虱)中长期大量应用。近年来,由于有机磷农药的多途径暴露,人们也逐渐开始关注其可能带来的环境和健康问题。

1990年,WHO将有机磷农药认定为对脊椎动物最具危险的杀虫剂之一。根据有机磷农药的毒性特点可分为4大类:剧毒类,包括甲拌磷、对硫磷、氧化乐果等;高毒类:甲基对硫磷、二甲基吸磷、敌敌畏、亚胺磷;中毒类:敌百虫、乐果、毒死蜱等;低毒类:马拉硫磷、氯硫磷等。1998年,《鹿特丹公约》将甲胺磷、对硫磷、甲基对硫磷、久效磷、磷胺等5种高毒类有机磷农药列入严格控制的名单之中。然而,中低毒类有机磷农药如毒死蜱、乐果等依然在大量使用,并广泛存在于环境中,通过大气、水体、食物和生物富集等方式影响人类,危害人类的健康。国家质检总局公布的资料显示,我国食品中农药残留问题十分严重,蔬菜中农药残留检出率为9%~44%,其中有机磷农药超标率为1%~35%。

1. 有机磷的神经毒作用 有机磷农药属于有机磷酸酯类,在常温下具有易挥发性和脂溶性等特点,因此,在生产和使用过程中可经口、皮肤、呼吸道等方式进入体内。研究表明,有机磷农药对生物神经系统、内脏器官、生殖系统、免疫系统等都会产生毒性,其中最主要的表现为神经毒性。胎儿及发育中的婴幼儿体内由于各项功能不够完善,有机磷农药对其造成的损伤则更加严重,且这种损害往往持续终生。

(1)流行病学资料:传统观念认为,由于母体具有生理性保护机制,并且有机磷农药在体内经过水解、还原、结合反应后其生物活性往往降低,妊娠期接触有机磷农药不会影响到胎儿。然而近年来流行病学资料证实,在孕妇的羊水中可以检测到有机磷农药的存在,并通过血脑屏障和胎盘屏障使胎儿暴露。一项对美国加利福尼亚州农业生产区人群有机磷农药暴露的研究发现,<2月龄婴儿的神经发育障碍与母亲孕期和产后有机磷农药暴露密切相关。该研究对母亲产前和产后尿中有机磷农药的代谢产物二烷基磷酸酯(dialkyl phosphate,DAP)进行检测,并采用新生儿行为评价量表(brazelton neonatal behavioral assessment scale,BNBAS)测量新生儿的神经功能,发现随着有机磷农药暴露量增加,量表中反射指标的得分值降低。此研究结果表明,母亲产前尿中有机磷农药代谢物的水平增高与婴儿异常反射以

及>3 项异常反射的婴儿所占比例增高之间存在联系,但未发现母亲产后有机磷农药的尿代谢物水平与婴儿异常反射之间有相关性,提示孕期暴露于有机磷农药可能会影响新生儿的神经功能。

人类在胚胎期受到有机磷农药暴露会导致后期的神经发育障碍。厄瓜多尔的一项研究发现,儿童高暴露有机磷农药后会影响其粗大运动、精细运动以及适应社会能力,一些在胚胎期暴露于有机磷农药的小学生,则出现视野缺失症状。对暴露于有机磷农药的孕妇进行流行病学追踪调查显示,其子女出现明显的智力发育指数和运动发育指数异常、注意力缺陷及多动症等问题。有机磷农药对胚胎的神经毒性与母亲的遗传因素有关,对氧磷酶(PON1)是人体的一种可以水解有机磷农药的酯酶,该酶低表达的妇女在孕期暴露于毒死蜱,其子代会出现严重的神经发育障碍。

儿童期暴露有机磷农药也会导致轻度神经功能障碍。美国的一项研究发现,暴露于有机磷农药的儿童较对照组简单反射时间延长,并且有机磷农药甲基对硫磷组暴露儿童,短期记忆和注意力等方面相比对照组均下降,同时有机磷农药暴露组的家长反映儿童较易表现出多动症的情况。该项研究提示,有机磷农药暴露与儿童的短期记忆力和注意力方面可能存在关联性。可见,长期低剂量有机磷农药暴露能够引起中枢神经系统高级认知功能的损伤。在墨西哥进行的一项调查发现,有机磷农药高暴露组的儿童短程记忆下降、手眼协调性不佳、作画能力减弱。此外,研究还提示有机磷农药过度暴露可能会对胚胎及儿童的神经发育造成一定程度的影响。

(2)动物实验研究:大量动物实验发现,在胚胎期或幼年期染毒有机磷农药,会导致动物中枢神经功能障碍和病理改变等神经毒性作用:胚胎期大鼠用有机磷农药染毒后会出现神经发育延迟;妊娠期染毒对硫磷的大鼠,其子代出生后听觉惊跳反射和翻正反射的形成受损,开眼时间延迟;大鼠在幼年暴露毒死蜱,成年后会表现出自发选择能力、活动能力与学习能力减弱,还会出现类似抑郁的情感障碍,表现为在架高十字迷宫试验中停留时间延长,对喜食的食物欲望降低等;发育期动物受有机磷农药染毒会出现神经系统病理学改变。研究还发现,出生 11 天的 SD 大鼠经皮下染毒毒死蜱 4 天,在出生 20 天处死后病理检查发现毒死蜱引起幼鼠隔核、纹状体和躯体感觉皮层 3 个脑区胶质细胞减少等轻微的形态学改变。而对氧磷可导致大鼠海马 CA1 区锥体神经元基部的树突状棘突密度下降。其他研究也表明有机磷农药可导致发育期动物脑组织的病理变化。此外,有机磷农药所致神经发育毒性具有敏感的时间窗,即在大鼠出生后前 2 周最为敏感。

2. 有机磷农药的神经发育毒性机制　有机磷农药的神经发育毒性机制尚未完全阐明。目前,得到学术界普遍认可的包括以下几个方面:

(1)有机磷农药所致的胆碱能神经递质代谢障碍:传统研究认为,有机磷农药的毒性主要来自对乙酰胆碱酯酶(AChE)的抑制作用。乙酰胆碱(ACh)与神经细胞的凋亡、分裂增殖、突触可塑性、能量代谢有密切关系,乙酰胆碱过多聚积或不足都会对神经细胞的正常功能产生影响,从而影响神经发育。有机磷农药的毒作用途径之一是使乙酰胆碱酯酶的活性位点——丝氨酸羟基磷酸化,抑制乙酰胆碱酯酶活性导致乙酰胆碱不能降解而大量聚积。有机磷农药与乙酰胆碱酯酶形成磷酰化酶后,脱磷酰基反应速度极慢,很难自发活化发挥作用,且随着时间推移其磷酰基的部分基团脱落而发生老化,从而彻底失去恢复水解乙酰胆碱的活性。若长期大剂量暴露有机磷农药,中枢神经胆碱能细胞内的乙酰胆碱酯酶处于持续抑制状态,失去水解乙酰胆碱的能力,脑内乙酰胆碱含量则维持在较高水平。机体为适应这种高浓度乙酰胆碱状态,一方面,胆碱能受体将产生负向调节,表现为 M 受体数目减少,亲和力下降,使得机体处于对乙酰胆碱耐受状态。由于突触后膜的 M 受体在学习记忆等认知功能过程中起重要作用,可以推断 M 受体的表达下调与认知功能障碍具有密切相关性。另一方面,机体对乙酰胆碱的合成也将逐渐减少。通过以上两种适应性调节,即胆碱能受体下调和乙酰胆碱合成减少从而产生耐受,这可能是有机磷农药长期低剂量暴露人群出现认知功能损伤的一个重要原因。但有机磷农药低剂量暴露情况下,乙酰胆碱酯酶抑制作用并不明显,有机磷农药可能通过直接作用于胆碱能受体发挥对乙酰胆碱系统功能的作用。此外,有机磷农药长时间染毒或停止染毒一段时间后,乙酰胆碱系统功能可能由亢进状态转为不足状态。有研究发现,大鼠在发育期反复接触低剂量的对氧磷,会导致乙酰胆碱的合成酶——胆碱乙酰化酶(ChAT)活力明显下降,减少乙酰胆碱的合成;长期暴露于有机磷农药的动物也会出现胆碱能受体下调;而有机磷农药染毒结束后乙酰胆碱酯酶活力会逐渐恢复,从而增加了乙酰胆碱水解。乙酰胆碱受体下调、合成减少及乙酰胆碱酯酶活力恢复的综合作用可能会导致乙酰胆碱系统功能不足,最终对发育期神经系统产生损伤作用。

(2)有机磷农药导致细胞氧化损伤及凋亡:除抑制乙酰胆碱酯酶的活性外,有机磷农药诱导细胞产生的氧化应激、细胞凋亡及坏死等生物学效应更具有潜在性和危险性。由于神经细胞特殊的膜结构以及大脑所处的富氧状态,使得大脑相对身体其他部分更易受到氧化损伤。发育期的脑组织因代谢活动频繁,抗氧化物质较少,相比成熟脑而言,氧化损伤对其造成的损伤则更加严重。研究发现,有机磷农药可以在体内和体外实验中诱导产生 H_2O_2、超氧阴离子(O_2^-)、羟自由基($HO\cdot$)等活性氧族(ROS),这些自由基能与生物大分子反应,引起机体抗氧化酶(谷胱甘肽氧化酶和超氧化物歧化酶 SOD)的活性降低,造成脂质过氧化和 DNA 的损伤。如果这些潜在的氧化剂持续存在,机体会发生氧化应激,使细胞遭受氧化损伤。有研究表明,有机磷农药的毒性也可通过 ROS 的产生引起有机体抗氧化防御能力的下降。不同类别的有机磷农药可诱导产生 ROS,而其形成的细胞应激是理化因子诱发细胞凋亡的重要触发机制。研究证实,有机磷农药可能以 ROS 作为共同的中介因子诱导细胞凋亡。总的来说,有机磷农药可通过多种途径诱导细胞凋亡,但具体机制目前还不完全清楚。

(3)有机磷农药影响基因表达水平:多种基因表达水平改变与有机磷农药所致的神经发育毒性密切相关。刚出生的大鼠染毒毒死蜱后,对 252 个差异表达基因采用基因芯片技术分析发现,这些基因参与神经细胞生长、神经胶质和髓磷脂的发生、神经细胞分化、细胞凋亡、氧化应激、神经递质的合成等诸多有关神经发育的重要过程。进一步的研究表明,有机磷农药中的毒死蜱可上调如 γ 干扰素、胰岛素信号通路中磷酸化的细胞外信号调节激酶1/2、致炎因子白细胞介素-6、胶质原纤维酸性蛋白等多种细胞因子的表达。有机磷农药对基因表达的显著差异很可能揭示其潜在的毒性反应。

有机磷农药的广泛暴露严重威胁人类的健康,甚至可以在无明显全身中毒症状的情况下对人类健康造成潜在的危害,尤其是快速生长发育中的胚胎期和婴幼儿期暴露有机磷农药能对中枢神经系统发育产生严重影响,并可能在短期或远期内诱发某些神经精神类疾病。因此,积极研究有机磷农药的神经发育毒性及其具体机制,对有机磷农药加强管理和改进施用,对防治儿童疾病、提高人口素质及优生优育政策的实施等均具有重要意义。

(二)拟除虫菊酯

拟除虫菊酯(synthetic pyrethroids,SP)是一类从天然除虫菊素(pyrethrin)发展而来的有机化学合成物,在 20 世纪 70 年代迅速成为一种新型农药,取代之前的有机氯农药而被广泛应用。拟除虫菊酯杀虫剂具有更高的光稳定性,可以保留天然除虫菊素的杀虫活性,且对作物和多种虫害具有高选择性、高效率、低毒性、快速杀虫和少残留等优点,因此在现代农业生产中占据了较大市场份额。到目前为止,国内登记的拟除虫菊酯杀虫剂产品近 80 个,已成为第二大农药杀虫剂品种。拟除虫菊酯的分子构型及作用机制与除虫菊素相似,都是通过破坏轴突离子通道而影响神经功能。根据拟除虫菊酯的结构中是否含有氰基,可将其分为Ⅰ型和Ⅱ型两型。由于与Ⅰ型制剂相比,Ⅱ型制剂在环境中更加稳定(光、大气和温度),且具有高效性和广谱性,因此Ⅱ型拟除虫菊酯类制剂,如氯氰菊酯、溴氰菊酯、氰戊菊酯等,多用做农药普遍使用。

然而,随着使用拟除虫菊酯杀虫剂的广泛应用,也开始显现出越来越多的健康相关问题。早在 20 世纪 90 年代,美国就已经注意到,儿童暴露拟除虫菊酯杀虫剂可能出现潜在健康危害。因此美国《食品质量与安全条例》规定,美国环境保护局(Environmental Protection Agency,U. S. EPA)在设定食物中农药的容许检测值时,要考虑婴儿和儿童对拟除虫菊酯杀虫剂累积暴露的危险性。研究发现,人类暴露拟除虫菊酯杀虫剂的急性症状有呼吸困难、咳嗽、支气管痉挛、恶心和呕吐、头痛等,甚至出现皮肤变态反应。虽然拟除虫菊酯杀虫剂的长期暴露效应尚不明确,但越来越多的证据表明,拟除虫菊酯杀虫剂(尤其是Ⅱ型)是神经毒物,新生儿和成人暴露此杀虫剂都可能会产生神经发育毒性、生殖毒性和免疫系统毒性。

1. Ⅱ型拟除虫菊酯类农药的神经毒性　溴氰菊酯是菊酯类杀虫剂中毒性作用最强的一种,对害虫的毒性可达 DDT 的 100 倍、马拉硫磷的 550 倍、西维因的 80 倍、对硫磷的 40 倍。动物实验发现,出生前长期低剂量暴露溴氰菊酯可能引起脑中外源性细胞色素 P450 酶类长久蓄积;出生 10~16 天后,口服给予较高剂量溴氰菊酯则会引起动物海马蕈毒碱受体及大脑皮层烟碱受体的改变;在出生 20~37 天后口服给予 7.0mg/kg 的溴氰菊酯会使动物海马的重量明显降低,而对小脑延髓、脑桥、丘脑、额叶皮层等则无影响,同时自发活动明显增加,学习功能受损,但攻击性行为未见明显影响。Wu 等人发现经腹腔注射 12.5mg/kg 的溴氰菊酯,动物海马和皮层在 24 小时和 48 小时后能观察到大量退行性细胞。

有研究指出,在动物交配前经口给予 10mg/kg 的氯氰菊酯能够明显增加其后代行为能力丧失的风险,而暴露发生在出生后早期则会增加成年期动物多巴胺神经元改变的易感性。大鼠在出生前的脑发育关键时期暴露较低剂量的三氟氯氰菊酯,可引起成年后脑功能的不可逆改变。

此外,即使在拟除虫菊酯杀虫剂暴露停止后很长一段时间,动物依旧表现出持续性的行为和神经化学方面的改变。意大利曾有一例 19 月龄女婴病例,该患儿因误食联苯菊酯和丙烯菊酯的混合农药,导致周期性挛缩性强直和昏迷。Ahlbom 等将新生大鼠暴露于不同浓度的丙烯菊酯,发现丙烯菊酯在新生小鼠体内对毒蕈碱胆碱能受体抑制具有剂量依赖性,并能永久性地改变毒蕈碱胆碱能受体和成年大鼠肌肉活动能力。大鼠哺乳期过后第 1~50 天给予 1.0mg/kg 或 3.0mg/kg 的三氟氯氰菊酯会影响其握力和学习活动,而停止暴露后仍可产生持续作用,提示长期低剂量暴露三氟氯氰菊酯会引起选择性行为能力的改变。

人群流行病学调查也发现,如果妇女在怀孕前或者是在孕初期住在有拟除虫菊酯农药使用的地方,将大大增加其所生育的孩子患自闭症谱系障碍和发育迟缓的几率,且相对危险度 OR 值在 1.7~2.3 之间。因此,可以推测拟除虫菊酯杀虫剂是造成神经发育障碍的一个危险因素。

2. 拟除虫菊酯类农药的神经毒作用机制　自 20 世纪 70 年代以来,拟除虫菊酯农药已经被广泛应用,而作为一种神经毒物,其神经毒性日益引起学者的关注。一般认为拟除虫菊酯农药通过对哺乳动物中枢神经和外周神经的损害造成神经毒性作用,且这种神经毒性作用和拟除虫菊酯农药的受试对象的生物状况有关,包括体质、年龄及其发育阶段等方面。综合现有的研究结果认为,拟除虫菊酯农药神经毒理的分子机制是多方面的,主要包括:对脑组织生物膜的影响、对神经递质的影响、对神经信号转导过程的影响等。

早期对溴氰菊酯引起大鼠脑电生理变化方面的研究发现,脑电图呈现先兴奋后抑制的变化特征,且染毒剂量与脑电节律变化的速度和程度密切相关。通过采用大脑皮层贴敷及脑内核团微量注射方法,探查神经毒性作用靶点,发现中枢神经系统为其主要毒作用部位,对中枢神经系统多部位神经元皆有影响,对大脑皮层的影响尤为显著。氰戊菊酯亚急性染毒后,观察动物的平衡能力、昼夜自主活动、整体活动变化及学习记忆(T型水迷宫试验)等指标,发现氰戊菊酯可降低实验动物的运动协调能力。而多种体外的研究模型发现神经细胞较其他细胞对拟除虫菊酯更敏感,大多数拟除虫菊酯在低浓度时即可对神经细胞生长产生抑制作用。拟除虫菊酯农药作用于神经细胞中的相关靶分子很多,其中有相当一部分是与细胞增殖和凋亡相关的分子。在经 10^{-7}mol/L 溴氰菊酯处理的原代中枢神经细胞中,诱导细胞凋亡的 P53 蛋白呈高表达状态。

目前,关于拟除虫菊酯农药与哺乳动物神经行为和神经生理关系的研究报道不多。McDaniel 分析了二氯苯醚菊酯和氯氰菊酯对啮齿类动物神经行为的影响,结果发现其对实验动物的神经行为和神经系统的功能都有一定影响。对大鼠脑突触体膜的研究发现,含氰基的 II 型拟除虫菊酯可使膜表面负电荷密度及膜流动性降低,增加脂双层极性头部的活动程度;不含氰基的 I 型拟除虫菊酯也能增加膜的流动性,但对脂双层极性头部的活动无明显影响;而溴氰菊酯可以使多层脂质体中磷脂头部的运动及疏水尾的活动度增加,从而升高磷脂膜的流动性。上述研究均表明,拟除虫菊酯对生物膜流动性的影响可能与其改变多种膜结合蛋白的功能有关,而膜流动性的改变会导致神经行为的改变。此外,拟除虫菊酯还影响脑组织中参与能量代谢的一些相关酶。研究显示,二氯苯醚菊酯和氯氰菊酯可改变神经突触细胞膜上的总 ATP 酶和 Mg^{2+} 依赖的 ATP 酶活性。因此 ATP 酶的活性也被认为是一种潜在的评价拟除虫菊酯神经毒性的生物标志分子。

拟除虫菊酯有可能损伤哺乳动物的神经细胞,造成神经细胞的凋亡或神经细胞膜的损伤等。体内研究结果显示,氰戊菊酯可以影响小鼠脑组织脂质的过氧化及抗过氧化能力,提示氰戊菊酯可能通过影响脂质过氧化而改变细胞膜的完整性。分子生物学和细胞生物学的研究发现,有些菊酯类化合物可诱导神经细胞的凋亡,高浓度时可以造成神经细胞的坏死。氰菊酯可以诱发大鼠神经细胞凋亡,表现为分离的神经细胞 DNA 受到损伤,出现类似凋亡的形态学改变等,流式细胞术检测发现大鼠大脑皮层、海马和小脑等部位 DNA 片段化的细胞数明显增加,且氯菊酯还可能通过使 *c-fos* 基因低表达进而影响神经细胞的凋亡。而在以细胞模型为主的体外研究中也发现拟除虫菊酯可以影响神经细胞的生长。在大鼠 PC12 细胞模型中研究发现联苯菊酯可以显著抑制神经细胞的生长和延伸。

总之,拟除虫菊酯杀虫剂的使用变得日益广泛,已经从农业生产逐渐渗透至人类的日常生活中,如何有效控制拟除虫菊酯杀虫剂在环境中的迁移、降解及对有益生物和人体健康的影响,是人们十分关注的重要研究课题。从现有研究来看,长期使用拟除虫菊酯农药的确会对人体健康造成极大危害。此类杀虫剂可以通过直接接触和吸入等途径进入人体,作用于不同的组织器官进而损害其功能。育龄妇女和儿童都是易感人群,因此,保护易感人群是值得高度关注的重要问题。同时，要安全使用农药，杜绝过度使用农药，按照推荐的方法使用农药以降低残留，并要做好对农业生产者及易感人群的防护工作。

四、农药暴露与甲状腺功能异常

在影响甲状腺疾病的因素中，甲状腺干扰物的作用不容忽视，我们把能够作用于下丘脑-垂体-甲状腺轴或直接作用于甲状腺激素受体，影响体内甲状腺激素代谢及作用的外源性化合物，称为甲状腺干扰物（thyroid disrupting chemicals，TDC）。

在已知的甲状腺干扰物中，农药及其代谢产物占的比例最高，约为60%以上。大部分是除草剂、杀菌剂和杀虫剂，包括有机氯类（如 DDT 及其代谢产物 DDE）、有机磷类（如马拉硫磷）、氨基甲酸酯类（灭多威）、拟除虫菊酯类（如联苯菊酯）、二硫代氨基甲酸酯类（代森锰锌）等。尽管许多国家对一些有机氯农药如 DDT 和六氯苯（HCB）已经禁用，但由于其具有持久性污染物的特点，在环境中母体及代谢产物难于降解，因此对生物体内分泌干扰作用较为突出。

（一）农药对甲状腺激素的影响

近年来，大量流行病学研究表明，低剂量暴露甲状腺干扰物可引起生物体甲状腺系统调节紊乱，包括甲状腺功能亢进或低下、诱发自身免疫性甲状腺疾病、致甲状腺癌等。关于农药类甲状腺干扰物的人群流行病学调查研究，主要集中在有机氯和有机磷农药，调查对象主要包括一些污染区或非污染区的成年人、孕妇、新生儿和儿童。由于在胚胎发育期甲状腺激素对胎儿的神经系统、大脑发育起到至关重要的作用，且有机氯农药可通过胎盘屏障影响新生儿的甲状腺激素水平，所以农药对特殊人群如孕妇和新生儿甲状腺激素水平的影响受到特别关注。

1. 有机氯农药　有机氯农药（organochlorine pesticides，OCP）是指用于防治植物病、虫害的组成成分中含有氯元素的有机化合物，主要为含有苯和环戊二烯分子结构两大类：前者中包含使用最早、应用最广的杀虫剂滴滴涕（DDT）和六六六，以及杀螨剂三氯杀螨砜和三氯杀螨醇等；杀菌剂五氯硝基苯、百菌清、道丰宁等；以环戊二烯为主的如作为杀虫剂的氯丹、七氯、艾氏剂等。此外，以松节油为原料的莰烯类杀虫剂、毒杀芬也属于有机氯农药。

有机氯农药在环境中半减期较长，属于持久性污染物，且具有内分泌干扰作用，因此对环境和生物体的危害较大。对斯洛伐克东部工业污染区 20~70 岁的 2046 名成年人进行调查，发现血清中 DDT 和六氯苯（HCB）含量高于非污染区，且被调查者自身有免疫性甲状腺疾病症状、血清促甲状腺激素（TSH）水平和甲状腺过氧化物酶（thyroid peroxidase，TPO）抗体升高，这些症状和指标出现的几率与性别、年龄、有机氯农药暴露水平有关。进一步研究发现，食用受含氯有机物多氯联苯（PCB）、DDT、六氯苯、六氯环己烷污染的鱼类是当地居民主要暴露途径。血清中这些含氯有机物水平与鱼类的消费量成正比，并可使血中游离甲状腺素 FT_4 水平升高。

在一项巴西儿童有机氯农药长期暴露的研究中，对 193 名 15 岁以下儿童的血清中 19 种有机氯农药和甲状腺激素包括总 T_3、游离 FT_4 以及 TSH 进行检测。其中 60% 儿童血清中测出了有机氯农药残留，28% 儿童 TT_3 水平超过正常值范围，并与农药含量呈正相关，FT_4 水平与有机氯农药暴露也呈正相关，而 TSH 水平与农药残留量无关。

除儿童外，不同地区研究结果均表明孕期和胎儿期有机氯农药暴露也可能会对孕妇和新生儿的甲状腺激素水平产生影响。韩国的一项研究表明，虽然孕妇的甲状腺激素水平均在参考值范围,但血清中总 DDT 和总六氯苯有使 T_3、T_4 水平降低,TSH 水平升高的趋势,提示这些含氯有机物具有干扰孕妇甲状腺激素的效应,应引起重视,避免对胎儿产生影响。而我国进行的胎儿期有机氯农药暴露对新生儿甲状腺激素影响的研究中发现,DDT、β-HCH 和六氯苯残留在母体和脐带血中均有检出,并且母体血清中 DDT、β-HCH 水平与脐带血中的呈正相关,脐带血清中 TSH 水平与六氯苯呈负相关,提示母亲血液中的有机氯农药可以通过胎盘屏障影响新生儿的甲状腺激素水平。

为进一步了解农药暴露与甲状腺相关疾病发生的关系,有学者开展了一些病例-对照研究。日本以先天性甲状腺功能减退或呆小症儿童的母亲乳汁中有机氯化合物含量作为胎儿期暴露量,与对照组相比,发现这些化合物可能是造成先天性甲状腺功能减退或呆小症的重要诱因。

2. 有机磷农药 大部分有机磷农药的半减期比有机氯短,在环境和生物体内较易降解,人群有机磷农药暴露与甲状腺激素水平相关性研究一般以尿液中的代谢产物为生物监测指标。

一项有关毒死蜱对甲状腺激素作用的研究中,对 322 名成年男性尿样中毒死蜱和甲基毒死蜱的代谢产物 3,5,6-三氯-2-吡啶酚(3,5,6-trichloro-2-pyridinol,TCPY)进行了检测,发现血清 TSH 水平和 FT_4 与 TCPY 均有相关性。尿中 TCPY 可升高血清 TSH 水平,而与 FT_4 呈负相关。提示毒死蜱、甲基毒死蜱或其代谢产物可能导致成年男性甲状腺功能改变。在墨西哥针对 136 名男性花农的一项纵向研究中,对尿液中有机磷农药 6 种二羟基磷酸盐(dialkylphosphate,DAP)代谢产物进行检测,并与血清中 TSH、总 T_3、T_4 水平进行相关性分析。结果表明,有机磷农药暴露可引起血清 TSH 和 T_4 水平升高,而使 T_3 降低。Golder 等对 2 万多名使用过 50 种农药,并自述有甲状腺功能减退或亢进等甲状腺疾病的男性进行调查研究,结果表明,有机氯农药包括 DDT、林丹、杀毒芬、七氯以及有机磷农药马拉硫磷和二嗪农与甲状腺功能减退有关,剂量-效应关系研究表明,DDT、艾氏剂、草不绿、对硫磷等农药的使用可使甲状腺疾病发病的危险性升高。

(1)动物实验研究:20 天青春期大鼠试验是一阶段试验中较为全面的通过了解动物甲状腺素和甲状腺组织学变化来检测改变甲状腺功能、抑制芳香酶和干扰下丘脑-垂体-甲状腺轴的化合物的方法,此研究被广泛用于对甲状腺干扰物的初步筛选。噻二唑类农药噻枯唑、噻森铜、噻菌铜对 20 天青春期大鼠染毒,发现噻枯唑、噻菌铜显著降低大鼠体内血清的 T_3、T_4 水平,增加 TSH 水平;而噻森铜显示出低中剂量组能显著降低血清 T_3 水平。3 种杀菌剂都能使大鼠甲状腺重量增加,促进甲状腺滤泡上皮细胞的增殖,并可影响大鼠体内肝脏激素代谢关键酶的活性和体内激素水平。

有报道,杀菌剂叶枯宁可导致大鼠 T_4 降低,随即这种负反馈作用于下丘脑,使垂体分泌 TSH 增加,从而促使甲状腺组织增生和一些酶活性增强,代偿性的增高 T_4 浓度。对于妊娠期或出生后 1~4 天的大鼠,毒死蜱可能会轻微影响动物大脑甲状腺激素 T_4 水平,而对于其是否具有神经毒性有待于进一步证明。p,p'-DDT 对 Wistar 大鼠的亚急性毒性试验表明,该化学物可引起动物 TSH 升高,甲状腺组织肥大增生,导致甲状腺功能减退和胶状样甲状腺肿。另有研究表明,拟除虫菊酯类农药可影响大鼠血清 TSH 水平。

(2)体外细胞实验:目前,国内外在体外实验中研究农药对甲状腺功能的干扰及机制研究较为广泛。如利用大鼠甲状腺滤泡上皮细胞 FRTX-5 具有摄碘功能和分泌甲状腺球蛋白的性质,对乙烯硫脲、二甲戊乐灵、杀草强和五氯苯酚的甲状腺激素干扰作用进行研究,通过放射性核素示踪法、放免法、细胞免疫荧光法和细胞免疫化学法发现,杀草强和乙烯硫脲可影响 FRTX-5 细胞的总摄碘能力,抑制甲状腺球蛋白的合成和影响促甲状腺激素受体的表达,五氯苯酚和二甲戊乐灵可影响 FRTX-5 细胞总摄碘能力和甲状腺球蛋白合成或分泌。

（二）农药干扰甲状腺功能的作用机制

由于甲状腺对机体生长发育、代谢调节具有极其重要的功能,甲状腺干扰物对甲状腺的影响可在细胞、蛋白、基因等不同水平、多个层次上发挥作用。目前,关于农药对甲状腺干扰机制的研究主要集中在以下两个方面。

1. 对甲状腺激素合成、转运以及代谢的影响　甲状腺干扰物(thyroid disrupting chemicals,TDC)可通过干扰甲状腺过氧化物酶(thyroid peroxidase,TPO)、钠碘转运体以及促甲状腺激素(thyroid stimulating hormone,TSH)受体来影响甲状腺激素(thyroid hormone,TH)的合成。TPO 在 TH 合成中起到很重要的作用,能催化碘的活化、酪氨酸残基碘化及碘化酪氨酸的偶联过程。研究发现丙基硫氧嘧啶(PTU)能够影响偶联反应、一碘酪氨酸(MIT)碘化为双碘酪氨酸(DIT)、酪氨酸残基碘化为 MIT 等过程。Lawrence 等的研究发现,体内的甲状腺过氧化物酶抗体水平较高的青少年,其体内的多氯联苯(PCB)和二氯苯基二氯乙烯(DDE)水平也相对较高。位于基底膜的特异性钠碘转运体介导甲状腺细胞对血液中碘的吸收,这一过程需要依赖 Na^+ 的存在。盐酸胺碘酮能抑制细胞膜上钠钾通道活性,从而抑制细胞对碘的摄取。此外,一些甲状腺干扰物(如杀草强)的暴露可以显著上调肝脏组织中甲状腺激素转运蛋白(transthyretin,TTR)mRNA 的表达,使血浆中 TTR 蛋白含量增加,更多的甲状腺激素同运载蛋白结合,最终影响血浆中 FT_3 和 FT_4 的含量。

2. 对促甲状腺激素的影响　促甲状腺激素(TSH)能全面促进甲状腺的功能,促进甲状腺激素(TH)的合成,包括加强钠碘转运体活性,增强抗甲状腺过氧化物酶(TPO)活性,促进甲状腺球蛋白(TG)合成及酪氨酸碘化等多个环节。促甲状腺激素受体主要存在于甲状腺滤泡细胞。Santini 等人发现滴滴涕(DDT)和多氯联苯(PCB)能抑制促甲状腺激素受体(TSHR)的活性。甲状腺干扰物对甲状腺激素转运的影响主要是由于许多化学物及其代谢产物与 T_4 的结构类似,可以竞争性结合转运蛋白上 T_4 的结合位点,T_4 与结合蛋白的结合减少,使血液中游离的 T_4 浓度增大,从而导致血液中 T_4 的代谢和清除增强,干扰甲状腺激素的功能。甲状腺激素在体内主要的代谢方式是脱碘。脱碘酶(deiodinase)能够调节体内 T_4 转化为 T_3 以及 T_4、T_3 的灭活等脱碘转化,从而保证体内 TH 合成与代谢的动态平衡以维持体内活性 TH 的量。近年的研究发现,四溴联苯醚(BDE 47)破坏小鼠甲状腺激素稳态的作用机制之一可能是影响肝脏脱碘酶的活性。

甲状腺激素的分泌受下丘脑-垂体-甲状腺轴(hypothalamic-pituitary-thyroid axis)的调节。下丘脑分泌促甲状腺激素释放素(thyrotropin releasing hormone,TRH),促进腺垂体分泌 TSH。TSH 与促甲状腺激素受体(TSHR)结合,促进甲状腺合成 TH。当血液中 TH 浓度增高时,TH 可反馈性地作用于腺垂体,使 TSH 分泌减少。甲状腺干扰物能在不同水平和不同层次作用于 HPT 轴,从而影响 TH 的水平。动物实验发现,暴露久效磷农药 21 天后能使金鱼血浆 TT_3 水平显著下降,其机制可能与久效磷促进肝脏中 TH 的代谢,同时 HPT 轴调节 TH 合成、转运与转化等相关基因的表达有关。血液中 TSH 的浓度随 PCB 剂量增加而增加,孕妇体内甲状腺激素水平降低和 TSH 浓度改变与环境中 PCB 含量呈正相关。

五、农药暴露与糖尿病

目前,糖尿病已成为全球最严重的公共卫生问题之一。2015 年国际糖尿病联盟公布的数据显示,全球成年糖尿病患者数量已经达 4.15 亿,糖尿病的死亡率高于艾滋病、结核和疟疾死亡率的总和。已确认的糖尿病危险因素包括年龄、性别、种族、肥胖、体力活动不足、饮食结构、家族史和遗传多态性等。除此之外,环境中的有毒有害物质,特别是农药暴露可能在糖尿病的发病过程中起到非常重要的作用,已引起人们的高度关注。

(一)人群流行病学调查资料

流行病学调查研究显示,健康人群暴露农药会增加糖尿病患病率和死亡率;急性有机磷农药中毒患者常表现为短暂的高血糖症且伴有糖尿。资料表明,在发达国家人们暴露杀虫剂,特别是有机氯农药,会增加 2 型糖尿病及其并发症的发生率;农药暴露和糖尿病的发生发展可能存在某种激素途径的联系,农药暴露可能是 2 型糖尿病发病的环境危险因素之一。

第 51 届欧洲糖尿病研究协会年会上公布的一项由希腊艾奥尼亚大学和英国伦敦帝国学院 3 位学者联合进行 Meta 分析显示,接触农药与糖尿病发病风险增加 61% 相关,且不同类型农药对糖尿病发病风险的影响会有一定差异。研究者对文献进行了系统回顾与 Meta 分析,共纳入 21 项研究,包括 66 714 例受试者(试验组 5066 例,对照组 61 648 例)。其中,大多数研究未对受试者的糖尿病进行分型,且基本均通过血液或尿液生物标志物(如胆碱酯酶、农药的代谢产物等)检测来确定受试者农药暴露情况。结果发现,所有类型农药暴露与整体糖尿病风险增加 61% 相关;对 12 篇仅涉及 2 型糖尿病的文献进行分析发现,农药暴露可导致 2 型糖尿病风险增加 64%;按照研究类型和农药检测方法进行分类的亚组分析显示,不同亚组的糖尿病风险无明显差异;对不同种类农药进行分析发现,接触氯丹、氧氯丹、反式九氯、滴滴涕(dichlorodiphenyltrichloroethane,DDT)、狄氏剂、七氯和六氯苯(hexachlorobenzene,HCB)与糖尿病风险增加有关。

有文献评估了妇女在怀孕期间接触杀虫剂后患妊娠糖尿病的风险,参与该研究的 11 273 名妇女中有 506 名妇女(占总数的 4.5%)患过妊娠糖尿病,其中在妊娠前 3 个月直接接触杀虫剂的妇女患妊娠糖尿病的风险是未接触农药妇女的 2 倍多,患妊娠糖尿病的风险与甲拌磷、敌匹硫磷、虫螨威这三种有机磷农药密切相关。但是,那些仅在居室里存放而没有直接接触杀虫剂的妇女患妊娠期糖尿病的风险并无显著性提高。该研究提示,尽管人们对引发妊娠糖尿病的因素已有较多了解,但探索环境因素对孕妇葡萄糖耐量潜在的影响,仍具有重要的公共卫生意义。

(二)动物实验研究资料

大量实验研究结果表明,农药暴露能够通过多种途径干扰哺乳动物糖代谢,诱发实验动物高糖血症,并可能存在某种潜在的致糖尿病效应。

1. 农药暴露诱发实验动物高血糖症　糖尿病是一种常见的以慢性血糖浓度增高为主要特征的内分泌代谢疾病。在哺乳动物体内,脑、肝脏、骨骼肌参与机体糖原合成、分解、糖原异生及糖酵解等代谢途径;胰岛通过分泌胰岛素和胰高血糖素参与调控机体糖代谢稳态。多数哺乳动物实验研究表明,农药(马拉硫磷、乐果、二嗪农、敌敌畏、乙酰甲胺磷等)暴露后,脑、肝脏、骨骼肌及胰岛正常糖代谢功能会受干扰,诱发实验动物高血糖症。其主要的机制有:①抑制中枢和外周胆碱酯酶活性,诱导糖原分解并释放至血,导致机体血糖升高。②以非胆碱能机制,干扰脑、肝脏、骨骼肌和胰岛糖代谢等诱导的氧化应激。③研究表明,对氧磷酯酶可通过多种途径降低体内高氧化应激状态和脂质过氧化。研究显示,多种农药可抑制机体对氧磷酯酶的活性,减弱机体对氧自由基的清除能力。④抑制肝脏芳基甲酰胺酶的活性,影响色氨酸的代谢,进而干扰糖代谢。虽然这些动物实验结果不能直接外推到人,但提示农药对糖代谢的潜在危害效应,健康人群长期暴露于农药可能会增加患糖尿病的风险。

2. 干扰哺乳动物大脑糖代谢 人体大脑有别于其他组织,其代谢率极高,并且只能依靠直接氧化葡萄糖来提供能量,维持正常的神经功能。有资料显示,有机磷农药不仅能增强哺乳动物脑组织中糖原分解途径的关键酶糖原磷酸化酶(glycogen phosphorylase,GP)的活性,还能降低糖酵解途径的关键酶己糖激酶(hexokinase,HK)、磷酸果糖激酶(phosphofruc-tokinase,PFK)及乳酸脱氢酶(lactate dehydrogenase,LDH)的活性,进而干扰脑组织的糖代谢稳态,影响大脑的正常功能,诱发实验动物的高糖血症。

国外有学者用农药敌敌畏给 Wistar 大鼠慢性暴露 $6mg/(kg \cdot d)$,皮下注射,共 8 周,发现对大鼠脑组织中不同区域糖代谢及不同时间段血糖水平有明显影响。与对照组相比,敌敌畏染毒组的大鼠血糖水平在 42 天及 56 天(实验结束)都显著增高;脑组织(大脑、小脑、脑干)糖原含量显著降低,GP 的活性显著升高,PFK 的活性明显降低,大、小脑 LDH 的活性均显著下降,并且脑组织对 C_{14} 标记葡萄糖的利用率也下降。因此,敌敌畏可能通过干扰实验动物的脑组织葡萄糖代谢稳态来诱发实验动物高糖血症。

3. 干扰胰岛糖代谢 胰岛是哺乳动物体内调节糖代谢过程中最重要的内分泌腺体,可以通过 α 细胞分泌胰高血糖素和 β 细胞分泌胰岛素来调节机体糖代谢。有研究对离体大鼠胰岛细胞在培养液中分别用马拉硫磷($25\mu g/ml$、$125\mu g/ml$、$625\mu g/ml$)染毒(1 小时、3 小时、5 小时),染毒 3 小时、5 小时后各染毒组与对照组相比,胰高血糖素水平明显升高,且在 5 小时后胰岛素、C-肽浓度均显著升高;提示有机磷农药可通过非胆碱能机制干扰胰岛细胞正常的内分泌功能。同时,有学者研究了不同剂量的马拉硫磷急性、亚慢性暴露对大鼠胰岛素分泌关键酶谷氨酸脱氢酶(glutamate dehydrogenase,GDH)和葡萄糖激酶(glucokinase,GK)的影响。该实验将 48 只 Wistar 大鼠随机分为两组,急性组(染毒组、对照组)和亚慢性组(染毒组、对照组),急性染毒组下设 $3mg/kg$、$15mg/kg$、$75mg/kg$($1\% \sim 25\%\ LD_{50}$)3 个剂量组(腹腔注射),分别于染毒后 1 小时采血并分离胰岛细胞,测定血糖、谷氨酸脱氢酶、葡萄糖激酶活性和胰岛素浓度;结果显示,急性和亚慢性染毒组的大鼠与各自对照相比,血糖水平和胰岛细胞的 GDH 活性都显著升高;且急性染毒组($15mg/kg$、$75mg/kg$)及亚慢性染毒 $10mg/(kg \cdot d)$ 和 $20mg/(kg \cdot d)$ 大鼠胰岛素水平和 GK 活性均显著升高。该实验表明,马拉硫磷急性、亚慢性暴露可能会刺激胰岛细胞的胰岛素分泌关键酶(谷氨酸脱氢酶、葡萄糖激酶),促进胰岛素的分泌,遗憾的是,胰岛素水平升高不足以对抗马拉硫磷诱发的高血糖症,其中可能的机制是体内产生了胰岛素抵抗。

哺乳动物体内外实验研究结果均表明,农药可以导致胰岛细胞脂质过氧化,产生活性氧自由基、直接破坏胰岛细胞;还可以通过干扰胰岛细胞胰岛素分泌关键酶的活性,影响胰岛素分泌,导致胰岛素绝对或相对不足,而由于胰岛细胞功能受损导致的胰岛素的绝对或相对不足是引发糖尿病的最根本原因之一。

4. 干扰哺乳动物肝脏糖代谢 肝脏是哺乳动物体内参与糖代谢的主要器官之一,在糖代谢中的作用主要通过糖原合成、分解及糖异生作用来维持血糖浓度的稳定,确保全身各组织、特别是脑与红细胞的能量来源。在多数糖尿病病例中发现,糖原代谢受到刺激、磷酸烯醇丙酮酸羧激酶(phosphoenolpyruvate carboxyl kinase,PEPCK)活性增高、PEPCK 基因表达增强。实验动物急性或亚慢性暴露有机磷农药能增强肝脏 PEPCK 与 GP 的活性,进而干扰肝脏糖原分解和糖异生,导致机体糖代谢异常,诱发高糖血症。

有学者研究了马拉硫磷亚慢性经口暴露对大鼠血糖水平及肝脏糖原分解、糖异生途径关键酶 PEPCK 及 GP 的影响;研究者将 24 只雄性 Wistar 大鼠随机分为 4 组,设立对照组及 5mg/(kg·d)、10mg/(kg·d)和 20mg/(kg·d)染毒组,采用混饲法染毒 4 周,之后空腹 18 小时,测定血糖水平、PEPCK 和 GP 活性。与对照组比较发现,马拉硫磷各染毒组大鼠的血糖浓度分别增加 25%、17%和 14%;肝脏 PEPCK 活性分别增强 25%、16%和 21%;GP 的活性分别增强 22%、41%和 32%;但各组间差异均无剂量依赖性。该实验证实农药马拉硫磷具有干扰肝脏糖原分解与糖异生的作用,可能具有致糖尿病的作用。

5. 干扰哺乳动物骨骼肌糖原代谢　骨骼肌是哺乳动物参与糖代谢的又一重要器官,主要通过糖酵解和糖原分解途径来满足自身对能量的需求。农药暴露能增强哺乳动物骨骼肌 HK、磷酸果糖激酶(phosphofructokinase,PFK)和 GP 活性,进而干扰了骨骼肌糖酵解和糖原分解,诱发实验动物高糖血症;且农药可通过干扰骨骼肌糖代谢,诱发高胰岛素血症和胰岛素抵抗,而胰岛素抵抗是 2 型糖尿病的发病机制之一。

国外学者通过测定骨骼肌糖酵解和糖原分解途径关键酶(HK、PFK 与 GP)活性,探讨马拉硫磷亚慢性经口暴露对 Wistar 大鼠血糖水平和骨骼肌糖代谢的影响。与对照组相比,染毒 10mg/(kg·d)和 20mg/(kg·d)马拉硫磷的大鼠血糖水平分别上升了 44.4%和 60.6%,胰岛素水平升高了 36.6%和 143.2%;染毒马拉硫磷 5mg/(kg·d)、10mg/(kg·d)和 20mg/(kg·d)组骨骼肌 PFK 活性分别上升 40.4%、53.5%和 83.1%;染毒马拉硫磷 20mg/(kg·d)组大鼠骨骼肌 GP 活性升高 91.6%;但骨骼肌 HK 活性未见显著性改变。可见,农药马拉硫磷可干扰骨骼肌的葡萄糖代谢并影响胰岛素分泌,也提示马拉硫磷可能具有某种潜在的致糖尿病效应。

流行病学调查和动物实验资料均已证实某些农药暴露是糖尿病发生的危险因素,农药可能通过干扰大脑、肝脏、骨骼肌、胰岛等器官的糖代谢导致血糖升高,诱发高糖血症,最终可发展为糖尿病。

六、农药暴露与癌症

WHO 在 2017 年 2 月 4 日世界癌症日公布数据表明,全球每年有 880 万人死于癌症,占全球每年死亡总人数近 1/6,死者大多数在中低收入国家。每年有 1400 多万新发癌症病例,预计到 2030 年这一数字将增加到 2100 多万。癌症的发病原因复杂多样,其中,农药作为潜在的化学致癌物可能参与癌症的发生发展。

(一)流行病学调查研究资料

流行病学调查发现,非霍奇金淋巴瘤(non-Hodgkin lymphoma,NHL)、胰腺癌、白血病、前列腺癌、乳腺癌、胃癌等癌症的发生与农药暴露密切相关。在农药与癌症关系的研究中,有关于非霍奇金淋巴瘤的研究相对较多,非霍奇金淋巴瘤的发生与家庭杀虫和农业种植所使用农药量之间有相关性。国外学者报道了 29 项关于农药和非霍奇金淋巴瘤关系的流行病学研究,其中 18 项研究中暴露人群(主要是农民)非霍奇金淋巴瘤的发生率均高于非暴露人群。胰腺癌的相关研究发现,在美国、西班牙和瑞典暴露一定水平除草剂的工人中 60%的个体以及暴露杀真菌剂的工人中 50%个体胰腺癌的发生风险增加。在大量使用敌菌丹(captafol)、狄氏剂(dieldrin)、五氯硝基苯的地区,常住居民的胰腺癌死亡率升高。在对美国爱荷华州和北卡罗来纳州农药使用者及其配偶的研究表明,除草剂特别是二甲戊灵(pendimethalin)和丙草丹(EPTC)可能与胰腺癌的发生风险增加有关。某些造血系统恶性肿瘤的发生与农药嗪草酮的使用可能有关。另外,多项研究表明,从事农业的人群前列腺癌的发生风险比普通人群高；欧洲和北美洲前列腺癌发生的风险增高与农药的使用相关。对乳腺癌的研究表明，印度妇女暴露有机氯农药可能与其乳腺癌发生的风险性增高相关；乳腺癌的死亡率增高与农民种植的土地面积呈正相关。除此，对美国联合农业工人的研究显示，加利福尼亚州农场中西班牙人胃癌的发生风险与接触 2,4-滴（2,4-D）、氯丹、三氯乙烯、炔螨特（propargite）等相关。上述一系列的研究结果提示，农药暴露与多种癌症的发生发展密切相关。

此外，儿童作为特殊群体，由于身体各系统尚未发育完善，若长期接触农药，更容易诱发肿瘤。接触农药与儿童癌症关系的流行病学研究多集中在儿童脑肿瘤和白血病。研究发现，与儿童时期接触农药的儿童相比，母体怀孕期或围生期暴露农药的儿童脑肿瘤发生率较高。有学者对 7 个国家共 2223 例患有脑肿瘤的儿童进行病例-对照研究，结果发现儿童脑肿瘤患病率与母体接触农药的频率之间存在正相关。妊娠期间经常在家中（$OR=3.8$）或庭院（$OR=6.5$）接触农药的妇女所生子女患白血病的危险性增加；儿童时期在家中接触农药的次数越多，剂量-反应关系越明显；白血病、脑肿瘤、非霍奇金淋巴瘤、尤文肉瘤（Ewing's sarcoma）、肾母细胞瘤、生殖细胞肿瘤发生的风险增加与父母在孕前、孕期或分娩后的农药暴露有关。总之，多项结果表明，家中杀虫剂和农药的频繁使用可能与儿童白血病等多种癌症的发病相关。

（二）动物实验研究资料

动物实验研究提示，在全世界范围内使用的农药产品中至少有 50% 的产品存在潜在致癌风险。EPA 在有关农药的研究报告中指出，马拉硫磷可使雄、雌性 B6C3F1 小鼠肝肿瘤以及雌性 Fischer344 大鼠肝脏和鼻部肿瘤发生率增高；代森锌（zineb）可诱导雄性大鼠的甲状腺 C-细胞肿瘤和血管瘤及雌性小鼠的肺部肿瘤发生率增高；氯菊酯（permethrin）可致雄性和雌性 CD-1 小鼠肝细胞良性肿瘤及雌性 CD-1 小鼠的肺部肿瘤发生频率增加；炔草酸（clodinafop-propargyl）可增加雌雄小鼠的肝肿瘤、雄性大鼠前列腺肿瘤、雌性大鼠卵巢肿瘤及雌性小鼠的血管肿瘤的发生率。2004 年 EPA 探讨并证实了乙草胺（acetochlor）可通过非遗传作用的方式导致大鼠鼻嗅觉上皮肿瘤。还有些农药如滴滴涕、莠去津（atrazine）和七氯等具有雌激素作用，可增加患乳腺癌、子宫癌和前列腺癌等癌症风险。毒理学实验证实，杀虫脒经代谢生成的 2 种化合物对小鼠有致癌作用，其中在已证实与长期接触农药相关的癌症中，常见的为淋巴癌、白血病、骨髓瘤和软组织肉瘤。

（三）农药致癌的机制

致癌作用是一种多阶段、多基因参与并且长期累积的复杂过程，涉及基因表达、细胞生理和生化在内的多种因素相互作用。目前已知农药的可能致癌机制大致如下：

1. 导致 DNA 损伤　农药可以通过与细胞的 DNA 发生加成反应、诱导细胞 DNA 发生单链和（或）双链断裂而导致细胞的 DNA 损伤，在癌细胞形成中扮演重要角色。有学者采用紫外光谱移动法测定了马拉硫磷、氯氰菊酯、呋喃丹两两混合后对小牛胸腺 DNA（ctDNA）的损伤作用，发现混合农药可以加合到 ctDNA 的亲核位点而形成 DNA 加合物（DNA adduct）。研究结果提示，这些农药的联合使用可通过形成 DNA 加合物的形式而产生诱变作用，最终对有机体的 DNA 产生化学损伤。随后又有学者利用紫外光谱法研究了 3 种氨基甲酸酯类农药乙霉威、甲萘威、克百威对 ctDNA 的损伤；探讨了氰戊菊酯、马拉硫磷、毒死蜱与 ctDNA 相互作用，结果均表明，农药中的活性分子可能嵌插进 ctDNA 的碱基对之间，或与 DNA 的磷酸基团发生静电结合，从而改变了 DNA 的空间构象，使得一些具有紫外吸收的官能团发生变化，导致

DNA 特征性紫外最大吸收峰波长的位移。随后有研究通过紫外吸收光谱法、圆二色谱法、荧光光谱法、电化学技术等对二嗪农与 DNA 相互作用进行探索,结果发现二嗪农可以显著诱导 DNA 螺旋构象的变化,并可在 DNA 双螺旋的大沟中与 DNA 发生作用,并且二嗪农可直接绑定到 DNA 表面,而不是与 DNA 发生嵌插作用。综上所述,一些农药在导致细胞 DNA 损伤的过程中,确实会有 DNA 加合物的形成,有些是嵌插在 DNA 碱基对之间,有些是作用于 DNA 双螺旋的大沟影响双螺旋构象,有些是直接共价绑定到 DNA 的表面。但是,并不是所有的农药都是通过产生加合物的形式损伤 DNA,还会有另外的 DNA 损伤形式存在。

彗星试验能够简单、快速、敏感地检测 DNA 单链和(或)双链断裂。有学者通过彗星试验发现,农药氯氰菊酯在低浓度(半数致死浓度 LC_{50} 的 1/10)时就可导致 DNA 单链断裂,且随着浓度的增加,细胞 DNA 损伤的程度也随之加重。同时,在低暴露浓度时,可观察到染色体畸变的存在,且通过核型分析显示有染色体随体联合和断裂。另外,有学者发现,有机磷农药甲基对硫磷、毒死蜱、马拉硫磷除了可造成 DNA 单链或双链的断裂外,还可形成 DNA-蛋白交联而导致 DNA 损伤,这一结论通过荧光发射试验来证明。并且,一项通过彗星试验的研究在探索久效磷与鲫鱼外周血红细胞 DNA 作用机制时,发现农药以 DNA 单链和双链断裂以及碱不稳定性位点的形式广泛损伤 DNA;其中,单链断裂是主要的损伤形式。此外,农药溴氰菊酯造成的神经母细胞瘤细胞 DNA 损伤、有机磷农药对氧磷造成的人唾液腺细胞 DNA 损伤形式也是使 DNA 链断裂。还有学者发现,最初 DNA 断裂碎片的形成是由农药溴氰菊酯与钠离子通道的相互作用和由此产生的钙内流引起的,最终导致细胞凋亡。综上所述,DNA 单链和(或)双链的断裂也是多种农药致细胞 DNA 损伤的重要机制。

2. 促进细胞增殖 多种农药可通过增强细胞的增殖能力诱导癌症的发生。有研究探讨过常见有机磷农药敌敌畏与小鼠前胃上皮细胞的相互作用,发现敌敌畏可诱导 DNA 进行复制合成,并且可使前胃组织增生,该结果表明敌敌畏的有害效应可能是增强细胞增殖,而不是细胞毒性或基因毒性。随后的研究发现,有机氯农药异狄氏剂可以显著并且选择性地促进小鼠和大鼠肝小叶的中心区肝细胞 DNA 合成,表明异狄氏剂具有促分裂并诱发肝癌能力。低剂量马拉硫磷、甲氟磷也能够促进有丝分裂,最后导致细胞增殖。

3. 内分泌干扰效应 大量研究显示,很多农药对机体具有内分泌干扰作用,诱导生殖系统肿瘤的发生。已有证据表明,具有雌激素样作用的农药有 40 余种,其中杀虫剂占有较大的比例,部分除草剂、杀菌剂也有此作用。农药不仅可直接或间接对组织的 α 雌激素受体和 β 雌激素受体起促进作用而诱发乳腺癌,也可通过激活 α-芳香化酶而作为外源性的肿瘤促进剂。二氯二苯二氯乙烯、艾氏剂、狄氏剂、氯丹、毒杀芬和阿特拉津等农药可能通过增加内源性的天然雌激素在周围组织以及局部微环境中的浓度,间接地对乳腺癌和前列腺癌发挥促进作用。4 种拟除虫菊酯农药(氰戊菊酯、溴氰菊酯、氯氰菊酯和苄氯菊酯)通过激活雌激素受体显示其拟雌激素活性,可能诱发乳腺癌产生。o,p′-DDT 的类雌激素效应就具有明显的对映体选择性,R-(-)-o,p′-DDT 的雌激素活性远远高于 S-(+)-o,p′-DDT,而且 o,p′-DDT的类雌激素效应与经典的雌激素受体介导的信号通路有关;o,p′-DDT 雌激素效应的对映体选择性差异,可能是造成 o,p′-DDT 对乳腺癌作用具有选择性的一个主要原因。

4. 影响免疫系统的功能 在正常情况下,免疫系统随时都监视并及时消灭机体自身产生的异常细胞。在此过程中,由 T 细胞介导的细胞免疫和 B 细胞介导的体液免疫共同发挥作用。但是,当人体的免疫系统减弱或被抑制时,癌细胞就会继续增殖下去,形成临床上可见的肿瘤。大量研究显示,多种农药可通过影响免疫系统功能从而诱导肿瘤的发生。李冰燕曾将农药的免疫毒性总结为 6 个方面,即对体液免疫的毒性作用、对细胞免疫的毒性作用、对非特异性免疫功能的影响、对机体抵抗力的影响、对免疫器官的毒性作用及引起过敏性疾病和自身免疫性疾病等。具有免疫毒性的农药不仅包括现已经禁用的有机氯类,也包括部分仍在使用的农药,如马拉硫磷、氟氯菊酯、乐果、氯氰菊酯、氰戊菊酯和草甘膦等,而且生物农药苏云金杆菌(*Bacillus thuringiensis*, Bt)也位列其中(表 32-1)。此外,多种农药的联合作用可通过影响免疫功能而导致癌症在内的多种疾病。有研究根据《食品安全国家标准 食品中农药最大残留限量》(GB 2763—2012)中规定的每日允许摄入量,将动物随机分成毒死蜱(0.01mg/kg)、氯氰菊酯(0.02mg/kg)、马拉硫磷(0.3mg/kg)、氯氟氰菊酯(0.02mg/kg)单独作用组、联合作用组、溶剂对照组及空白对照组共 7 组,每组实验动物 20 只,雌雄各半,经口灌胃给予受试物,连续实验 30 天,每周称量体重。采用乳酸脱氢酶法测定实验小鼠脾细胞 NK 细胞的活性变化,采用脾淋巴细胞转化试验检测 T 细胞的免疫功能,采用酶联免疫吸附法(ELISA)检测小鼠外周血的 IgG 浓度,采用流式细胞术检测待测农药对 T 细胞亚群的影响。结果发现,雄性联合作用组的 NK 细胞杀伤活性低于溶剂对照组及毒死蜱、氯氰菊酯、马拉硫磷的单独作用组,雄性联合作用组 $CD4^+T$ 的细胞数量高于 4 种农药单独作用组及溶剂对照组,雌性联合作用组 $CD4^+T$ 细胞数量高于溶剂对照组,$CD8^+T$ 细胞的数量低于溶剂对照组,雄性及雌性联合作用组 $CD4^+/CD8^+$ 均显著高于溶剂对照组,差异有统计学意义。该研究证实 4 种农药联合作用可能引起免疫功能紊乱,具有引起癌症和其他自身免疫性疾病的风险。

表 32-1 影响免疫系统功能的农药

影响机制	农药种类
对体液免疫的毒性作用	乐果、稻瘟光、草甘膦、马拉硫磷、林丹、DDT、西维因、氰戊菊酯、高效氯氰菊酯
对细胞免疫的毒性作用	DDT、氰戊菊酯、氯氰菊酯
对非特异性免疫功能的影响	七氯、氯丹、毒杀芬、西维因、灭虫威、克百威、涕灭威、马拉硫磷、敌敌畏、对硝苯磷酯、速灭磷、久效磷
对机体抵抗力的影响	马拉硫磷
免疫器官的毒性作用	林丹、乐果、甲基对硫磷、西维因、Bt
过敏性疾病和自身免疫性疾病	艾氏剂、狄氏剂、异狄氏剂、氯丹、林丹、七氯

根据:李冰燕(2002)

农药的致癌机制复杂,涉及 DNA 损伤、细胞增殖、雌激素效应、免疫等多个方面,同时与暴露剂量、暴露时段、暴露时长、个体易感性及与其他因素的联合作用等密切相关;同时,长期低剂量农药暴露以及农药的联合作用所引起的健康危害效应尤其值得关注。

(张遵真)

参 考 文 献

1. 陈学敏,杨克敌.现代环境卫生学.第 2 版.北京:人民卫生出版社,2008.
2. 邵丁丁,史双昕,周丽,等.长江沿岸四省大气中的有机氯农药残留量调查.环境保护,2007,386:12B.
3. 王未,黄从建,张满成,等.我国区域性水体农药污染现状研究分析.环境保护科学,2013,39(5):5-9.

4. 王万红,王彦红,王世成,等.辽北农田土壤除草剂和有机氯农药残留特征.土壤通报,2010,41(3): 716-722.

5. 李定龙,那金,张文艺,等.淮河流域盱眙段浅层地下水有机污染物特征及成因分析.水文地质工程地质, 2009,(5):125-132.

6. 窦磊,杨国义.珠江三角洲地区土壤有机氯农药分布特征及风险评价.环境科学,2015,36(8):2954-2963.

7. 曾鸿鹄,覃如琼,莫凌云,等.有机氯农药对人体健康毒性研究进展.桂林理工大学学报,2014,34(3): 549-553.

8. 王冰冰,郎朗,季宇彬.滴滴涕对睾丸支持细胞的影响.北京联合大学学报,2013,27(1):76-81.

9. 金勇,于仲波,吴南翔.有机磷农药与糖尿病.环境卫生学杂志,2008,35(1):20-23.

10. 李冰燕,童建.农药的免疫毒性及机制.工业卫生与职业病,2002,28(2):121-124.

11. 胡洁,王以燕,许建宁.农药致癌性的研究进展.农药,2009,48(10):708-711.

12. 陈洁,张积仁.农药致慢性细胞毒性及基因毒性机制研究进展.生态毒理学报,2017,12(1):82-88.

13. Yu M H,Tsunoda H,Tsunoda M.USA:environmental toxicology(biological and health effects of polutants). CRC Press,Taylor & Francis Group,2011.

14. Freire C,Koifman RJ,Sarcinelli P,et al.Long term exposure to organochlorine pesticides and thyroid function in children from Cidade dos Meninos,Rio de Janeiro,Brazil.Environmental Research,2012,117(2):118-127.

15. Sunmi Kim,Jeongim Park,Hai-Joong Kim,et al.Association between several persistent organic pollutants and thyroid hormone levels in serum among the pregnant women of Korea.Environment International,2013,59: 442-448.

16. Chengcheng Li,Yibin Cheng,Quan Tang,et al.The association between prenatal exposure to organochlorine pesticides and thyroid hormone levels in new borns in Yancheng,China.Environment Research,2014,129:47-51.

17. DeMicco A,Cooper RK,Richardson RJ,et al.Developmental neurotoxicity of pyrethroid insecticides in zebrafish embryos.Toxicological Sciences,2010,113(1):177-186.

18. Giampreti A,Lampati L,Chidini G,et al.Recurrent tonicclonic seizures and coma due to ingestion of Type I pyrethroids in a 19-month-old patient.Clinical Toxicology,2013,51:497-500.

19. Shelton FJ,Geraghty ME,Tancredi JD.Neurodevelopmental disorders and prenatal residential proximity to agricultural pesticides:The CHARGE study.Environmental Health Perspectives,2014,122(10):1103-1109.

第三十三章

金属污染的危害

　　金属是元素周期表中由硼(B)至砹(At)连接线左侧除氢以外的所有元素的总称。重金属则是指比重在4.0以上约60种金属元素或比重在5.0以上的45种金属元素。金属元素是地壳的天然组成成分,自然界的空气、土壤和水中均含有一定量的各种金属元素。由于人类的生产活动如采矿、冶炼及使用重金属的工农业生产过程,煤和石油等燃料的燃烧,通过废气、废水和废渣将金属元素及其化合物排放入环境,均可造成环境的金属污染。

　　金属与人体健康有着密切而复杂的关系。生物在演化过程中,为了适应外环境的变化,不断地从环境中选择某些元素去完成所需的功能,因而使得某些元素成为维持生命活动必需的物质组成;对于那些非必需的甚至有毒的金属元素,由于在生命起源和生物演化早期阶段未被选择利用,生物体对它们的适应能力较差,当它们污染环境并进入人体后,则可对人体产生较大的危害。特别是人体的物质组成(如机体中的元素)和环境的物质组成(如环境中的元素),不仅形成一个统一的整体,而且通过不断交换,保持着动态平衡关系。这是阐述环境金属污染与人体健康关系的理论基础。

　　各种重金属元素在生物体内的正常含量均小于人体体重的0.01%,属于微量元素范畴,本章所讨论的铬(Cr)和镍(Ni)属于必需微量元素,而镉(Cd)、铍(Be)、铊(Tl)和铝(Al)则属于非必需微量元素。当其污染环境并进入人体,如超过人体的生理负荷,不仅会引起生理功能改变,甚至产生各种健康损害。

(余日安)

第一节　镉污染与健康

一、镉的理化性状

　　镉(cadmium,Cd),银白色金属,略带淡蓝光泽。原子量为112.4,比重8.65,熔点320.9℃,沸点765℃。镉原子序数48,在元素周期表与锌、汞同属Ⅱb族。天然存在的放射性核素为106(1.22%)、108(0.88%)、110(12.39%)、111(12.75%)、112(24.07%)、113(12.26%)、114(28.86%)和116(7.50%)。

　　镉富有延展性,抗腐蚀、耐磨,加热易挥发,有相当高的蒸气压。在空气中镉的蒸气很快被氧化成氧化镉。当存在反应的气体或蒸气(如二氧化碳、水汽、二氧化硫、三氧化硫或氯化氢)时,镉蒸气与之反应分别生成碳酸镉、氢氧化镉、亚硫酸镉、硫酸镉或氯化镉等。镉主要以正二价形式存在,有时可见正一价。金属镉、氧化镉和氢氧化镉难溶于水,硝酸镉、卤化镉(氟化镉除外)及硫酸镉均溶于水。镉化合物在酸性溶液中易溶解,而在碱性溶液中可形成沉淀。镉及其化合物在酸性的胃液中比在碱性的肠液中溶解度大。但镉化合物在生物体液中(如消化道与呼吸道)的溶解性,资料仍不详尽。在哺乳动物、禽类和鱼体内的镉,大多以蛋白质结合的形式存在。镉及其化合物的毒性随品种的不同而异,金属镉属微毒类物质;硫化镉、碳酸镉属低毒类物质;氧化镉、氯化镉、硫酸镉、硝酸镉属中等毒性物质。

二、镉污染来源和环境分布

1. 镉的污染来源　镉在自然界的丰度并不高,但可通过人类的生产和生活活动污染环境,随后经各种途径进入生物体。环境中镉污染的最主要来源是有色金属矿产开发和冶炼排出的废气、废水和废渣。煤和石油燃烧排出的烟气也是镉的污染来源。在工业上,镉在电镀、汽车、航空、颜料、油漆、电池、印刷、塑料等行业中用途非常广泛,在其生产使用过程中排放的含镉废物可形成环境污染。在农业中,含镉肥料和含镉农药的使用,可直接造成土壤的镉污染。在生活中,餐饮具和食品包装也有镉污染问题。

2. 镉在环境中的分布　镉与氧、氯、硫等元素形成无机化合物分布于自然界中,且多以硫镉矿存在,并常与锌、铜、铅、锰和铝矿共生。这些矿石含镉量为 $0.1\% \sim 0.5\%$,有的也可高达 $2\% \sim 5\%$。土壤、水体和空气中也含有镉。

根据我国《土壤环境质量标准》,土壤内镉含量的自然背景值为 $\leqslant 0.2mg/kg$,遭受污染则可使镉含量增高。如日本某炼锌厂周围土壤中镉的含量在厂区附近高达 $40mg/kg$,到 $3km$ 远的地方镉仍有 $3 \sim 8mg/kg$。我国上海市郊某炼锌厂地区镉的含量已超过当地土壤背景值的 100 倍左右;四川西昌市农田土壤镉超过国家二级标准 11 倍,最高达到 18.3 倍;哈尔滨市不同绿地功能区超过国家背景值的样品数占 68.6%,说明土壤表层镉含量相较于背景值已有污染。湖南省是全国土壤镉污染最严重的省份之一,具有覆盖范围广、面积大的特点。全省范围内多区域均出现土壤镉污染现象,株洲市受害最为严重,据调查,2013 年该市镉污染超标 5 倍以上的面积达 1.6 万 hm^2,重度污染达 3.44 万 hm^2,该范围内的耕地不宜耕种。土壤中的镉一般在地表 $6 \sim 20cm$ 左右的耕作层中,在严重污染地区在深 $30 \sim 45cm$ 的土壤中仍在 $1mg/kg$ 以上。全国土壤镉污染点位超标率达 7%。

水中镉浓度的自然背景值一般为 $0.01 \sim 10\mu g/L$,平均为 $0.05\mu g/L$。工业含镉废水的排放、大气镉的沉降、土壤中镉向水中的迁移都可以使镉进入江河湖海中。含镉废水污染均可导致江河水中镉浓度明显增高。曾有检测结果发现,湖南湘江株洲段水中镉的浓度为 $330\mu g/L$;云南滇池水系上游水中的镉为 $193\mu g/L$;广东北江韶关段镉浓度为 $2.37mg/L$,超标 23.7 倍。湖南湘江株洲和长沙段镉污染事件在湘江株洲、湘潭交接断面马家河右岸,2006 年监测镉超标 25.6 倍,2010 年 8 月湘江干流株洲段镉污染负荷区间增量 630.12kg。

大气中镉浓度为 $0.002 \sim 0.005\mu g/m^3$。非污染地区大气中镉浓度:农村为 $0.001 \sim 0.005\mu g/m^3$,城市 $0.005 \sim 0.05\mu g/m^3$。据统计,世界每年由冶炼厂和镉加工厂释放到大气中的镉大约为 1000 吨,在工业城市和冶炼车间附近,空气浓度可高达 $0.06\mu g/m^3$ 以上。

3. 镉在环境中的迁移与转归

(1)大气沉降:大气中的镉借助沉降物和降雨进行迁移。镉的大气沉降在一定范围内有增加的规律,即背景<农村<城市<工业区。在美国的田纳西州农村,镉的年总沉降率为 $0.4 \sim 0.9g/hm^2$,而欧洲农田土壤中镉的年总沉降率达到 $3g/hm^2$。

表层土的镉污染可以反映镉的长期大气沉降历史。工业含镉废气的集中高空排放,可以使镉在大气中广泛扩散。通常小于10%的排放物在局部地区沉降,而绝大部分则在更大范围播散。一般说,距污染源越近,镉的大气沉降越高,反之则逐渐降低。金属冶炼的废气不仅使大气中镉含量增高,也使镉的大气沉降增多,如在历史悠久的冶炼场所周围,土壤含镉量甚至超过100mg/kg。除了金属冶炼或火力发电,其他大气污染源也使镉的大气沉降增加,如在美国,某磷肥厂下风向表层土中镉含量高达40mg/kg,垃圾焚化炉周围也存在严重的镉的大气沉降。对燃煤电厂周围土壤环境的调查发现,电厂周围4个方向都受到不同程度的污染,其中镉的污染较重。镉是燃煤过程中主要排放的重金属污染物,且易挥发,富集于飞灰中通过沉降作用进入土壤。大气沉降和土壤扬尘对蔬菜中镉的贡献率达到33.7%,可见大气沉降不仅污染土壤,还带来蔬菜重金属污染风险。

(2)镉从水体向土壤迁移:镉污染水体后通过农田灌溉、挖掘沉积物或河水泛滥污染土壤。工业生产排放的含镉废水污染水体后,能很快被水中的颗粒物吸附。根据水体的具体条件,镉在水中可呈悬浮状态或沉降于河底。在河水中常常含有微量的溶解性镉。在日本的某个地区,在距离污染源50km以外,由于利用河水灌溉仍可造成土壤镉污染。德国曾有报道,用挖掘的河底沉积物施肥,使农田土壤镉含量超过70mg/kg。中国河南省某河各采样点沉积物中,镉含量高,其他点位含量较低,整体呈"倒钟型"分布;随着沉积物深度的增加,其镉含量呈数量级降低,说明沉积物中镉主要来源系污水排放累积,而非河道岩石重金属淋溶所致。

(3)镉从土壤向植物迁移:土壤镉含量增加时,植物(特别是农作物)的镉吸收量也会相应增加。影响植物镉吸收的最主要因素是土壤的pH及其含镉量。

植物只能吸收土壤中的溶解性镉,而土壤pH是决定土壤中镉溶解度的主要因素。在酸性条件下,土壤中溶解性镉含量增加,而植物从中吸收的镉将多于中性和碱性的土壤。当土壤pH升高时,植物镉吸收随之减少。

影响土壤中镉的溶解度的因素还包括土壤的阳离子交换能力、镁和铁的氢氧化物、有机物和碳酸钙的含量。当这些因素增加时,土壤中镉的溶解度降低,植物吸收的镉就会减少。

含镉肥料的使用可使土壤镉含量增加,镉的大气沉降和水体向土壤的迁移也都可增加土壤镉含量。在丹麦,由于施用含镉磷肥和大气沉降使当地镉含量每年增加0.6%。虽然土壤的镉含量可以升高,但是对正在生长的植物,镉含量并不总是随之升高。植物从土壤中吸收镉是不稳定的,可以维持固定水平,也可以随时间不同而降低或升高。

植物根系对镉的吸收有主动吸收和被动吸收两种机制,主动吸收则是依靠能量逆浓度差进行,并有载体参与;被动吸收包括阳离子交换和扩散两个过程。镉在某些植物体中是以离子形式存在和运输的,Cd^{2+}可沿着Ca^{2+}路径被根系吸收,也可在植物体内沿Ca^{2+}运输路径被运输。在一些镉富集型的植物中,镉以有机结合态存在。印度芥菜中绝大部分镉与植物螯合肽(PC)结合。镉在植物体内长距离运输的速率为0.35~0.60m/h。植物对镉的吸收和运输受其体内的代谢活动的影响,不同生长期对镉的吸收运输和积累量不同。一般植物镉吸收最快的时期,也是植物代谢最旺盛的时期。如水稻在开花期对镉的吸收速率最大,其次是分蘖期和幼穗形成期。镉在植物体内的分布通常是根>茎>叶>籽实,但烟草及某些蔬菜如胡萝卜叶片中镉含量高于根部。

(4)镉向水生生物和陆栖生物的迁移:镉在海洋生态系统中有很强的迁移性。在海水从海底向上翻动的地区,浮游植物含有较高水平的镉,甚至在仅有中度污染的岸边地区,隔离喂养的软体动物也能蓄积大量的镉。某些海洋禽类和哺乳动物的肾和肝含有大量的镉。镉在水体中的迁移能力取决于镉的存在形态和所处的环境化学条件。就其形态而言,迁移能力:离子态>络合态>难溶悬浮态。就环境化学条件而论,酸性环境能使镉的难溶态溶解,络合态离解,因而离子态的镉增多利于迁移。相反,碱性条件下镉容易生成多种沉淀,影响其在水中的迁移。镉能被水生植物、水生动物、藻类和其他微生物摄取,并能富集到很高的浓度。水生生物吸附富集是水体中重金属迁移转化的重要形式,通过食物链的生物放大作用,对人类健康造成威胁。各种水生动植物对镉的富集能力不同。

地面的苔藓和地衣类有从大气阻留镉的能力。在非污染区,某些大型真菌的菌体也含有大量的镉。贝壳类动物、甲壳动物和真菌都是镉的天然蓄积体。除人以外,一些寿命长的哺乳动物的肝和肾也蓄积大量的镉。

在非污染区和地球化学镉丰度相对低的地区,水生生物和陆栖生物体的含镉量低,但在某些情况下,镉具有明显的生物蓄积倾向。

三、镉的体内代谢

1. 镉的吸收　镉主要通过消化道和呼吸道吸收,虽镉溶液也可经皮肤吸收,但吸收量相当有限。

(1)呼吸道途径:空气中的镉和烟草中的镉可经呼吸道吸收。呼吸道镉吸收率约30%(也有报道为10%~40%)。烟草能蓄积大量的镉,尤其是污染区所产烟草含镉量更高。每支卷烟大约含镉1~2μg,吸烟时约10%的镉被吸入体内,致肾镉含量明显增高。一般正常人每天经呼吸道吸入0~1.5μg镉,而吸烟者吸收的镉则更多。据估计,每天吸20支烟,可吸收镉2~4μg。

生产环境中的镉尘及镉烟经呼吸道进入人体,吸入的大颗粒镉尘存积在上呼吸道,可经吞咽进入消化道;氧化镉烟尘在呼吸道吸收缓慢,约11%滞留于肺组织。

(2)消化道途径:镉可通过饮水和食物进入消化道,主要在小肠吸收,镉化合物在胃肠道可吸收5%~7%,其余由粪便排出。大多数情况下,天然水的镉浓度在1μg/L以下,因此通过饮水摄入镉不是主要途径。

大多数食品中均含有镉。米和面粉含镉量一般<0.1mg/kg,鱼和肉的含镉量约为5~10μg/kg湿重。动物内脏(肝、肾)含镉量高达1~2mg/kg湿重。某些海产品含镉量较高,甚至可达10mg/kg。食品加工可使部分镉丢失,如面粉含镉量比小麦约减少50%,蔬菜的洗涤、去皮和烹调也可使镉含量减少。餐饮具和食品包装也存在镉的污染问题,如上釉的陶器中储存食品可致明显的镉污染,如果是酸性食品,则污染更严重。

(3)镉的总摄入量:非污染区不吸烟的一般人群镉暴露的主要途径是食品,经口摄入,其他途径的镉摄入只占总量的小部分;烟草是吸烟者镉摄入的主要来源;在污染区通过食品的镉暴露量每天可达数百微克。吸入工作环境中的空气是镉职业暴露的主要来源,食品污染和吸烟都会增加工人的镉吸收量。

(4)影响镉吸收的因素:机体缺钙对镉的吸收和储留有影响,低钙使镉在肝、肾的蓄积增加。机体缺锌可增加镉的吸收。细胞表面没有镉的特异离子通道或者运输蛋白。镉被认为是通过必需元素 Fe、Ca、Zn、Mn 和 Cu 的吸收系统进入细胞的,镉是如何通过上皮细胞基质进入血液循环还不是很清楚,Fe 和 Zn 输出蛋白可能参与该过程。二价金属转运蛋白 DMT-1 能顺着 H^+ 梯度运送 Fe^{2+},膜片钳测量发现 Cd^{2+}、Zn^{2+} 和 Mn^{2+} 都可以通过 DMT-1,DMT-1 运输

Cd^{2+} 的能力甚至高于 Fe^{2+}。由于 Ca^{2+} 和 Cd^{2+} 的大小相近,Cd^{2+} 被认为能够通过钙离子通道。膜蛋白 TRPM7 含有一个离子通道和激酶结构域,Ca^{2+}、Mg^{2+} 和 Cd^{2+} 等能通过该离子通道。在成骨样细胞 MG-63 中,TRPM7 可能参与 Cd^{2+} 的吸收。介导锌运输的膜蛋白有两大类,一类是 ZnT 家族能够将 Zn^{2+} 运出细胞质,另一类是 ZIP 家族能够将 Zn^{2+} 运进细胞质的 ZIP 家族,ZnT 是否参与镉运输还不清楚,锌转运蛋白 ZIP8 和 ZIP14 与镉的吸收密切相关。膳食缺少维生素 D 可导致镉的吸收增加。膳食蛋白质的质和量对镉的摄取和毒性有显著影响。新生儿胃肠道对镉的吸收率比成人高,可达 55%(成人约 6%),并在整个乳儿期保持高的吸收率。消化道对镉的吸收率与镉化合物的种类、摄入量、共存营养物质和化学物质有关。

2. 镉的体内分布　镉的体内含量随年龄而增加,婴儿体内一般检不出镉,从 20 岁左右开始,体内的镉具有蓄积倾向,50 岁时蓄积最多,60 岁以上逐渐减少。一般无职业镉接触的中年男子体内镉含量 5~20mg。

(1)血液:正常人血液中含镉量很低,绝大多数在 10μg/L 以下,在非职业接触人群中,血镉水平通常在 1μg/L 以下。吸烟者的血镉水平可明显高于非吸烟者。与镉接触后可增加,停止接触后则逐渐恢复正常。新生儿血镉水平与母亲的镉水平有关。WHO 指出,正常人全血镉一般低于 0.089μmol/L,而个体血镉临界值为 0.178μmol/L。血液中的镉主要与血红蛋白结合,一部分与金属硫蛋白结合,形成镉-金属硫蛋白。血液中的镉主要存在于红细胞中;血浆中的镉虽仅占血镉的 1%~7%,但可通过血液循环而释放至全身组织器官中。

(2)肝、肾:肝和肾是镉的最大储存处。镉接触量增大时,人体内较大部分的镉存在于肝中,肝内镉含量随时间延长递减,而肾脏镉含量则逐渐增多。长期低剂量接触镉时,大约体内负荷的 1/2 集中在肾脏和肝脏,肾脏中镉的浓度比肝脏高数倍。在人的肾脏,镉的浓度呈梯度分布,肾皮质层镉的含量约为肾髓质的 2 倍。妇女的肾脏镉含量一般较男性高。

(3)其他组织:较之肝、肾,镉在其他组织中的浓度要低得多,能蓄积镉的其他器官有:睾丸、肺、胰、脾、甲状腺和肾上腺,而骨、脑、心、肠、肌肉和脂肪组织镉含量很低。毛发中含有镉,其范围为 0.5~3.5mg/kg。

3. 镉的排泄、蓄积和每日摄入限量　经口摄入的镉未吸收部分随粪便排出,吸收后主要经肾由尿排出,少量经胆汁随粪便排出;经呼吸道吸收的镉主要通过肾脏由尿排出。估计每天排出的镉小于体内负荷的 0.01%,通过尿液排出是主要途径,尿镉的排出量随年龄增加而缓慢增加。有资料提示,血镉反映的是近期镉暴露情况,而尿镉含量代表着体内镉负荷水平。另外,毛发、指甲、乳汁、唾液、汗液也可排出镉,但数量有限。有研究发现,产妇血中镉含量与母乳中镉含量基本相同,两者无明显差异($P>0.05$),提示产妇血液镉可以通过乳汁分泌,当产妇血镉含量过高时,要注意镉对婴儿的影响。

镉具有很强的蓄积性。有学者报道,肾镉的生物半减期为 17.6 年,肝为 6.2 年,全身镉的生物半减期为 9~18 年。虽各学者的报道不一,但一般认为镉的生物半减期是 10~30 年。

镉摄入人体后蓄积于细胞中,当镉含量达到使细胞功能开始改变时(含可逆变化)的含量叫临界浓度。当脏器中的全部细胞都达到临界浓度时,脏器的平均含镉量为器官临界浓度。在各器官中首先达到临界浓度的器官称为靶器官。临界浓度所引起的有害效应称为临界效应。长期慢性镉暴露的靶器官是肾,肾皮质首先受损,临界效应是肾小管功能障碍,尿中出现低分子蛋白。所以评价暴露-反应关系时肾皮质的镉含量是最重要的。一般认为引起近端肾小管功能障碍的肾皮质临界浓度为 200μg/g 湿重。

根据镉的吸收率、排泄率、生物半减期和临界浓度等,可以计算每天镉的摄入量,推断到50岁时能否达到肾皮质镉的临界浓度(200μg/g 湿重)。从镉摄入量计算肾皮质镉(以消化道的镉吸收率为 5%,肾镉占体负荷的 1/3,肾重为 310g 左右,肾皮质镉与全肾镉之比为1.5∶1,镉在肾中存留 30 年计),如以每人每日摄入 150μg 镉,肾皮质最终含镉量达 131μg/g,根据我国各地的食品含镉量调查,污染区人群健康调查及动物实验结果,提出我国食品镉的限量标准为每人每日 150μg。

四、镉的生物学效应

(一) 镉与金属硫蛋白

金属硫蛋白(metallothionein,MT)是一类低分子量、富含半胱氨酸的金属结合蛋白。MT在组织中分布十分广泛,但以肝、肾、肠和胰脏为主。MT 的主要生物学功能和生理作用有:①参与体内微量元素的代谢;②重金属解毒作用;③清除自由基;④应激保护作用;⑤参与DNA 的复制和转录,影响蛋白质和能量代谢等。MT 是 1957 年在研究镉的生化功能时发现的,此后关于 MT 和镉的毒理学作用的关系开展了大量的研究,取得重要进展。

镉被认为是 MT 的最好的诱导剂。镉具有调控 MT 基因表达的能力,一次性染镉后(CdCl$_2$),肾脏 MT 基因的表达与染镉剂量存在剂量-效应关系。重复性 CdCl$_2$ 染毒后,随着CdCl$_2$ 剂量的增加,肾皮质 MT1 和 MT2 基因表达的变化趋势基本相同,其 mRNA 水平都相应升高并与 CdMT 呈剂量-效应关系。研究发现,镉处理 1 小时后肝脏 MT mRNA 即有明显的诱导表达,3 小时达高峰;睾丸支持细胞也有明显的诱导表达,6 小时达高峰,说明 MT 基因的镉诱导转录不仅具有组织和细胞依赖性,而且具有时间依赖性。睾丸支持细胞和肝脏MT1 mRNA 的变化低于 MT2 mRNA,可能与 MT 基因的甲基化程度有关。由于睾丸和肝脏细胞 MT mRNA 翻译成 MT 的比例或 MT 降解速率上的差异,可能导致镉诱导睾丸细胞中MT 基因翻译产物不增加;而在肝脏细胞中,由镉诱导的 MT 基因翻译产物则明显增加。

哺乳动物体内的镉绝大部分以 Cd-MT 形式存在。组织中的镉与 MT 结合是镉在体内蓄积的主要原因。细胞内的镉与 MT 结合降低镉与其他重要细胞器结合的能力,从而起到保护作用。目前认为 Cd-MT 是镉的储存形式并承担着机体对镉的解毒作用。

MT 是镉吸收、转运、蓄积、排泄等代谢过程的焦点,其在镉致癌作用中也占有重要地位,镉致癌作用的种属差异和器官组织特异性与 MT 密切相关。许多学者认为,MT 可作为镉的生物标志。在一定范围内,机体接触镉的剂量越大,MT 受诱导的作用越强,血、尿中的 MT含量也会随之增加;血液中的镉含量越高,对血中的淋巴细胞和单核细胞 MT mRNA 的表达影响越大,这是 MT 作为镉接触生物标志的理论依据;尿中 MT 含量随肾小管重吸收功能受损加剧而升高,这是 MT 作为镉效应生物标志的理论依据;个体可能存在合成 MT 能力的差异,从而使 MT 保护细胞免受或减轻损害的能力不同,是 MT 作为镉易感性生物标志的理论依据。抗金属硫蛋白抗体可以存在于健康人的血液循环中,具有高水平的抗 MT 抗体的人群更容易出现镉所致的肾损伤,血浆抗 MT 抗体可以作为镉接触工人的易感性生物标志。随着有关方法的建立和完善,将 MT 作为镉暴露、效应和易感性生物标志具有一定可行性。

(二) 镉与氧化应激

大量的研究表明,镉的毒性与氧化损伤密切相关。镉暴露工人和动物出现损伤时,过氧化指标也同时增高,包括机体氧化防御系统的破坏。给予抗氧化剂和自由基清除剂可有效拮抗镉的毒性。

　　镉能引起肝、肾、睾丸、心脏、肺、神经组织、胃黏膜、血液等的脂质过氧化,并使超氧阴离子自由基、羟自由基、过氧化氢等活性氧(reactive oxygen species,ROS)生成增多。镉引起的氧化应激使细胞膜的结构和功能受到损害,进而引起细胞成分的损害,还可导致 DNA 损伤、基因表达的改变、细胞凋亡、影响细胞信号转导等。

　　镉可以削弱机体抗氧化损伤能力,如镉与超氧化物歧化酶(superoxide dismutase,SOD)、谷胱甘肽还原酶(glutathione reductase)的巯基结合,与谷胱甘肽过氧化物酶(glutathione peroxidase,GSH-Px)中的硒形成硒镉复合物,或取代铜锌超氧化物歧化酶(CuZn-SOD)中的锌形成 CuCd-SOD,使这些酶的抗氧化活性降低或丧失。谷胱甘肽(GSH)是富含半胱氨酸的三肽,可以直接灭活 ROS 活性。GSH 状态是影响镉毒性的重要因素,GSH 水平低时使镉毒性显现,GSH 水平高则降低镉的毒性。镉可降低 GSH 水平,妨碍细胞 GSH 执行抗氧化功能,而维持机体 GSH 水平对防止镉毒性具有重要意义。

　　硒、锌是具有抗氧化作用的微量元素,适量给机体补充硒、锌能有效抑制镉引起的氧化损伤;MT 是有效的抗氧化剂,可灭活过氧化氢、超氧阴离子、羟自由基。MT 灭活 ROS 的能力可达 GSH 的 100 倍。MT 和 GSH 可有效抑制镉的毒性。

　　氧化应激被认为是金属污染物产生毒性作用的重要机制。不少研究表明,镉可诱导机体产生过量 ROS,使氧化/抗氧化系统失衡,最终导致各系统氧化损伤。转录因子 NF-E2 相关因子 2(nuclear factor E2 related factor 2,Nrf2)信号通路是细胞抗氧化应激的中枢调节者,可以有效清除自由基、对抗致癌中间物、参与抗氧化蛋白酶的表达与调控,在细胞介导的抗氧化应激防御反应中具有重要的作用。在镉诱导机体产生过量自由基而导致氧化损伤的过程中,过量自由基可触发细胞 Nrf2 信号通路介导的抗氧化机制以及抑制细胞的炎症通路的启动,可以有效清除自由基、促进 DNA 损伤修复、对抗致癌中间物、参与抗氧化蛋白酶及 Ⅱ相代谢酶基因的表达与调控,在镉暴露导致的肾脏损伤中具有重要的拮抗作用。Nrf2 信号通路可以通过激活下游 Ⅱ 相代谢蛋白上调 GSH、HO-1 等的含量,削弱镉所致的氧化损伤。

　　内质网是细胞内重要亚细胞器之一,其主要功能是使蛋白质合成和修饰与加工后,正确折叠、组装和运输。当细胞受到体内外不同强度刺激如氧化应激后,内质网将产生未折叠蛋白/错误折叠蛋白积聚,诱发内质网发生不同程度的内质网应激(endoplasmic reticulum stress,ERS)。适度内质网应激可通过扩张内质网腔,减少蛋白质翻译,增加伴侣蛋白和修饰酶表达,从而增强折叠蛋白和修饰蛋白功能和(或)加速错误折叠蛋白降解,促进细胞功能。时间过长或过强的内质网应激,则可引起内质网内环境的紊乱而不能有效折叠蛋白和(或)修复错误蛋白,主要是通过未折叠反应(unfolded protein response,UPR)信号通路活化相关分子而介导细胞损伤。研究发现,镉可以通过氧化应激引起内质网应激,从而产生毒理作用。

(三) 镉与 DNA 损伤

　　DNA 损伤作为外来化合物对机体毒作用的一个指标,在分子毒理学上的应用越来越广泛。外来化合物引起的 DNA 损伤,有多种不同的类型,归结起来,可分为链断裂与碱基修饰2 大类。镉引起的 DNA 单链断裂已被多个实验所证实,镉还能诱导 8-羟基脱氧鸟苷(8-OHdG)的生成增多。任何 DNA 损伤,只要修复无误,突变就不会发生,如果修复错误或没有修复,即可导致损伤,发生突变。因此在任何指定的时间范围内观察到的 DNA 损伤程度是 DNA 损伤与 DNA 修复之间相互平衡的结果。在镉的作用下,DNA 损伤之所以明显增强,是由于镉既诱导了 DNA 损伤,同时又损害了 DNA 修复系统。研究表明,抑制 DNA 修复所需的镉的剂量要比诱导 DNA 单链断裂所需的剂量要低得多。DNA 修复的抑制增加了基因突变的危险性。

（四）镉与基因表达

1. 镉与即刻早期反应基因 即刻早期反应基因（immediate early response genes，IEG）是一类原癌基因，当静息细胞遇到分裂原刺激时，能早期转录激活。IEG 编码转录因子通过控制细胞生长和分化影响靶基因的表达，从而在化学致癌作用中发挥关键作用。IEG 参与细胞增殖和分化，在肿瘤中往往表达增强。镉与 IEG 研究最多的是 c-myc、c-fos 和 c-jun。大量研究表明，镉能诱导大鼠成肌细胞、大鼠肾脏 NRK-49F 细胞、猪肾脏 LLC-PK1 细胞、大鼠和人类肾小球膜细胞、人前列腺上皮细胞 IEG 的表达。尽管存在细胞间的轻微差异，总的说来，低剂量镉可诱导 IEG 的快速、短暂地过表达，如低至 0.1μmol 的镉可引起大鼠肾小球膜的 c-fos 过表达。镉诱导的 IEG 过表达在暴露 15~30 分钟就可观察到，2~6 小时诱导达到最高值，24~30 小时降到基线水平。在细胞转化实验中，c-jun 和 c-myc 的过表达甚至可持续 2 周。在氯化镉转化的 BALB/C-3T3 细胞中，观察到 c-fos、c-jun 和 c-myc 的持续表达增高。整体动物实验表明，小鼠皮下注射氯化镉 3 小时，c-jun 表达增强在 3 小时不仅可观察到，而且存在剂量依赖关系。IEG 的表达产物参与细胞信号转导，刺激细胞增殖，在致癌作用的促长阶段发挥重要作用。

2. 镉与应激反应基因 细胞和整体动物接触镉后可以诱导应激反应基因的表达增强，如诱导编码金属硫蛋白合成的基因、编码热休克蛋白的基因、介导氧化应激反应的基因、参与谷胱甘肽合成的基因或其他相关基因的表达。与镉诱导 IEG 的表达不同，镉在离体和在体条件下诱导应激反应基因的过表达需要相对较高的剂量。

3. 镉与转录因子基因表达 研究表明，镉可以影响转录因子的活性从而下调一些基因的表达。原癌基因 c-fos 和 c-jun 编码的蛋白质可以结合构成二聚体活性蛋白 AP-1；而 AP-1 则可发挥转录因子功能，调节着许多"控制细胞生长和分化"的基因表达。镉是 c-fos 和 c-jun 的较强诱导剂，AP-1 的含量增高和活力增强被认为是细胞恶性转化和致癌作用的重要机制。其他转录因子如金属调节转录因子 1（metal regulatory transcription factor 1，MTF1）、上游刺激因子（upstream stimulator factor，USF）、核因子 κB（NF-κB）和 NF-E2-相关因子（NF-E2-related factor，Nrf2）也能被镉激活。但是镉却使转录因子 Sp1 和缺氧诱导因子 1（hypoxia-inducible factor-1，HIF-1）的 DNA 结合能力下降，HIF-1 参与控制红细胞生成素基因的表达控制，而 Sp1 则参与控制细胞增殖周期，如果失活将导致细胞死亡。

4. 镉与翻译因子基因表达 近年来也有研究报道，镉通过影响基因表达调控蛋白质的合成即翻译过程（包括启动、延长和终止）。在镉转化细胞 BALB/c-3T3，翻译启动因子 3（translation initiation factor 3，TIF3）和翻译延长因子-1δ（translation elongation factor-1δ，TEF-1δ）的表达增强。克隆 TIF3 和 TEF-1δ 的 cDNA 并转染哺乳动物细胞可引起细胞的恶性转化和肿瘤，说明 TIF3 和 TEF-1δ 具有癌基因的作用。用反义 mRNA 则可抑制 TIF3 和 TEF-1δ 的过表达，并使镉转化细胞 BALB/c-3T3 的转化表型发生逆转。所以，在镉引起的细胞恶性转化和致癌作用中翻译因子基因的过表达至少部分发挥了作用。

（五）镉与细胞凋亡

细胞主要有两种死亡方式：一为坏死；二为凋亡。凋亡是细胞在分化与发育过程中，受一系列基因调控而发生的主动的自发性死亡方式，是机体维持自身稳定的一种基本生理现象。但是在不利的条件下，过早、过晚以及过多凋亡都属异常。许多外来化合物造成的机体损害与细胞凋亡有关，从细胞凋亡角度探讨外来化合物的毒性作用机制是目前分子毒理学研究中的热点之一。

1994 年，El Azzouzi 首次报道了镉对人类 T 细胞系凋亡的影响。此后，大量研究表明，镉可使雄性大鼠肾脏、前列腺、精囊、睾丸、附睾的细胞凋亡。镉对免疫细胞、对肾脏近曲小管细胞、对肝细胞的凋亡具有诱导作用。现就镉诱导细胞凋亡的可能机制，综合归纳为以下几个方面：

1. 镉诱导癌基因表达增强　引起细胞凋亡细胞发生凋亡时，c-myc 表达增强，c-myc 蛋白能诱导成纤维细胞 Rat-1 凋亡。用针对 c-myc 的反义寡核苷酸转染或转化 T、B 细胞及 HL-60 细胞，可抑制凋亡的发生。c-myc 基因表达失调，可促进白血病及其他细胞的凋亡。有人认为，c-myc 本身并不能直接导致细胞凋亡，可能是通过提高细胞对凋亡诱导剂的敏感性而发挥作用。c-fos、c-jun 在淋巴细胞凋亡、c-jun 在神经细胞凋亡中也发挥重要作用。

2. 镉通过增加细胞内钙引起细胞凋亡　正常细胞内有 Ca^{2+}、Mg^{2+} 依赖的核酸内切酶，是双链内切酶，可使 DNA 降解，作用后的 DNA 最小单位是 185bp，其他的 DNA 是 185bp 的倍数。细胞凋亡时激活的核酸内切酶，将连接核小体的 DNA 切断，产生核小体和寡聚核小体。将核小体和寡聚核小体用酚抽提，去除组蛋白，再做琼脂糖电泳，可见特征性 DNA 梯状条带。Ca^{2+} 除了激活核酸内切酶，还与 ATP 一起作用于染色质，使原来折叠很紧的染色质变得松散，暴露出水解的部位，便于核酸内切酶的水解。

关于镉通过细胞内钙水平的调节诱导肾细胞的凋亡，研究表明，镉进入肾细胞后，一方面可以与钙通道作用并通过钙通道从而激活三磷酸肌醇（IP3）的形成和钙的流动，增加肾细胞内钙的水平；同时镉还能抑制肾细胞的 Ca^{2+}-ATP 酶（Ca^{2+}-ATP 酶的作用是将细胞内 Ca^{2+} 转运至钙库或跨膜转移到细胞外），使细胞内钙浓度持续增高。胞内 Ca^{2+} 急剧的升高加速了黄嘌呤脱氢酶/黄嘌呤氧化酶的转化，增加了 ROS 的生成，使细胞的完整性受到破坏，氧化磷酸化功能受损，引起一系列继发性反应，导致细胞死亡。另一方面，镉与钙通道内阴离子结合位点的亲和力比钙高，这就使得镉占据质膜、线粒体膜、微粒体膜等钙离子转运、贮存的特殊位置，阻碍了 Ca^{2+} 的内流。肾细胞内的镉与钙调蛋白结合，可激活某些蛋白激酶，干扰细胞内与钙相关的信息传递系统，产生细胞毒性，引起肾细胞凋亡。

3. 镉通过氧化应激引起细胞凋亡　氧化应激也是诱导细胞凋亡的重要因素。活性氧中间产物介导的 DNA 损伤导致聚 ADP 核糖转移酶的活化，聚 ADP 核糖转移酶的活化导致细胞内 NAD/NADH 的快速耗竭，ATP 储存消耗，造成细胞死亡。氧化应激可以导致细胞膜脂质过氧化，形成的活性氧中间产物很容易与细胞膜上的各种不饱和脂肪酸及胆固醇反应，这种发生在细胞膜上的氧化损伤可能导致凋亡，特别是花生四烯酸的氧化衍生物如过氧羟基二十四碳四烯酸，是很强的细胞凋亡的诱导剂。脂质过氧化还可以引起细胞内钙的显著增加。Ca^{2+} 的增加激活了细胞凋亡的信号转导途径。

4. 镉通过胱天蛋白酶激活导致凋亡　胱天蛋白酶（caspases）是细胞凋亡的关键调控因素。胱天蛋白酶家族可大致分为两类：一类是启动 caspases（initiator caspases），如 caspase-8、9 和 12，其主要作用是激活下游激酶；另一类是执行 caspases（executor caspases），如 caspase-3、6 和 7，其主要作用是引起细胞内蛋白质的降解。在 caspases 家族中，caspase-3 因为能与 caspase-9、细胞色素 c、PARP 密切合作引起凋亡特征性变化如染色质浓缩、DNA 片段化和凋亡小体形成，被认为在细胞凋亡中发挥最重要的作用。镉暴露引起细胞内钙水平快速而稳定的升高，随后 caspase-3 激活、PARP 切割，这些反应均发生在 DNA 片段化之前。用特殊的钙螯合剂 BAPTA 可抑制镉诱导的 Ca^{2+} 超载，随即抑制 caspase-3 激活、PARP 切割和细胞凋亡的发生。细胞内钙水平增高可直接激活 caspase-3 或者通过线粒体途径或者通过 Ca^{2+} 依赖的蛋白酶激活途径。研究证实,镉可诱导激活 caspase-9,再激活下游的 caspase-3。因此 caspases 的激活级联反应在镉诱导的细胞凋亡中发挥重要作用。

5. 镉上调 MicroRNA 表达诱导凋亡　　miRNA 是一类广泛存在于机体内,由内源基因编码的长度约为 22 个核苷酸的非编码单链 RNA 分子。miRNA 参与一系列重要的生物学进程,包括细胞增殖、凋亡和分化等。miRNA 与其靶基因的 3′非编码区完全或部分互补结合,诱导靶基因 mRNA 的降解或抑制靶蛋白的表达,进而对各种生理和病理过程发挥调控作用。近年来,miRNA 对细胞凋亡的调控作用受到越来越多的关注。许多 miRNA 被证实对细胞凋亡发挥重要的调控作用。研究发现,miR-143-5p 的高表达,可促进镉诱导的 LLC-PK1 细胞凋亡。miR-143 调控细胞凋亡的机制,主要通过直接作用于凋亡相关靶基因或信号通路来实现。当转染 miR-143-5p 模拟物联合加镉处理后,其下调 p-Akt/p-Bad 表达及上调 caspase-9、caspase-3 蛋白表达水平的趋势更加明显,提示 miR-143-5p 很可能是通过 Akt 信号通路并抑制 Akt/Bad 信号通路的活性,促进镉诱导的细胞凋亡。

6. 镉通过线粒体途径诱导凋亡　　镉主要通过以下几种方式引起线粒体结构和功能性改变:①镉和巯基之间具有很强的亲和能力,而线粒体上含有丰富的 MT 和谷胱甘肽等含巯基蛋白(肽),这一结构特点也就决定了线粒体往往是镉攻击的亚细胞靶部位。镉可以结合于线粒体膜的-SH 上,使得邻近的两个还原性的-SH 形成共价二硫键,而线粒体膜蛋白二硫键的形成被认为是镉诱导膜通透性增加的主要机制。②基于镉与钙的相似性,所以镉可以通过钙运输方式进入线粒体基质并与线粒体基质侧蛋白巯基结合,这一结合为镉进入所必需,并且伴随它们的结合是质子(H^+)的流入以及氧化磷酸化的解偶联。③镉还可以引起呼吸链上的某些重要蛋白如细胞色素等的氧化还原态发生改变。④镉导致线粒体氧化应激,增强线粒体膜通透性,干扰线粒体钙稳态,妨碍线粒体正常能量代谢,氧自由基的大量生成造成线粒体膜结构蛋白质和脂质过氧化反应,使线粒体结构的完整性受到破坏,损害线粒体膜的通透性,降低电子传递链的活性,呼吸链的损伤可使线粒体合成 ATP 的功能发生障碍,氧化磷酸化功能受损,这样又导致 Ca^{2+} 内流、氧自由基生成,形成"恶性循环"。镉引起的上述级联反应,互相促进互相作用,共同引发线粒体上与凋亡相关事件的发生。

(六) 镉与细胞内钙稳态

细胞内的钙有两种类型,游离的 Ca^{2+} 和与蛋白质结合的钙,只有 Ca^{2+} 才具有生理活性。细胞内 Ca^{2+} 浓度的变化呈稳态状,称为细胞内钙稳态。激动剂刺激镉可引起细胞 Ca^{2+} 动员,调节细胞的多种生物学功能如细胞的增殖和分化。Ca^{2+} 在细胞功能的调节中起到信使的作用,负责将刺激信号传递给细胞内各种酶反应系统或功能性蛋白。钙调蛋白(calmodulin, CaM)是真核细胞内 Ca^{2+} 的重要受体,用于传递 Ca^{2+} 对各种细胞功能的调节信息。CaM 具有 4 个 Ca^{2+} 结合位点,任何一个位点与 Ca^{2+} 结合后引起 CaM 构象的明显改变,活化的 Ca-CaM 与无活力的靶酶结合,通过激活靶酶发挥其生物学效应。

镉可通过多种方式影响细胞内游离钙水平,导致细胞钙稳态失调。镉可直接与 Ca^{2+}-ATP 酶和 Ca^{2+}、Mg^{2+}-ATP 酶的巯基结合,使酶活性丧失。Ca^{2+}-ATP 酶和 Ca^{2+}、Mg^{2+}-ATP 酶活性丧失后,进入细胞内的 Ca^{2+} 不能及时排出细胞或不能被细胞内 Ca^{2+} 池所摄取,造成细胞内 Ca^{2+} 浓度持续升高使细胞内钙超载。

Ca^{2+} 与 CaM 的结合并不专一,凡离子半径为 (0.1±0.02) nm 的金属离子均能取代 Ca^{2+} 与 CaM 作用,镉与钙的电荷数相同,离子半径相近,镉为 0.097nm,钙为 0.099nm。镉能和

CaM 上与钙结合的位点结合,并导致与钙相同的构象变化,激活某些酶类如蛋白激酶 C,可干扰细胞内与钙相关的信息传递系统,从而产生细胞毒性。

此外,镉还可以取代钙与肌动蛋白、微管、微丝结合,破坏细胞骨架的完整;Cd^{2+} 可取代 Ca^{2+} 激活 CaM 依赖性核酸内切酶,模拟 Ca^{2+} 激活依赖性磷酸二酯酶的活力,引起机体功能紊乱。

上皮细胞钙黏蛋白(E-cadherin)是普遍存在于各类上皮细胞中的一类钙依赖性黏附分子,作为跨膜蛋白 E-cadherin 与细胞外的 Ca^{2+} 结合引起分子结构的变化,启动黏附区域,发挥细胞间的黏附作用。镉和钙可以竞争 E-cadherin 上的结合部位,镉能选择性地破坏 E-cadherin 依赖的细胞间连接,降低细胞内 E-cadherin 的含量,破坏细胞连接的结构和功能,增加细胞间的通透性。

(七) 镉与其他元素的相互关系

1. 镉与锌　锌是机体必需的微量元素,在生长发育、细胞功能发挥等方面都有重要作用,锌作为许多金属酶和调节蛋白的辅基,可以调节复制、转运、翻译过程中的酶活性,因此干扰锌的功能和代谢,将会严重影响机体健康。

镉、锌在肠道吸收阶段的相互作用表现在,一方面,镉干扰锌的吸收,即使低剂量的镉摄入也阻碍锌吸收;另一方面,锌摄入量的多少也影响镉吸收。膳食锌摄入不足是镉吸收和储存增加的重要原因,而补充锌至少可部分阻止镉的吸收。在染镉之前、同时和之后给予锌可降低不同种属实验动物的镉蓄积,并改变镉在器官和组织中的分布。镉可以诱导体内锌的分布发生改变,使锌在肝和肾中储留增加,妨碍其他组织对锌的利用和许多生化过程。镉使肝、肾中锌浓度增加的原因在于镉在肝、肾中蓄积可诱导大量 MT 合成,新合成的 MT 与锌结合,导致锌的储留。在镉污染较严重地区生活的人群,其肝和肾中锌含量高于非污染地区。锌在某一部位的蓄积可导致其他组织中包括重要的生物作用位点锌不足。镉暴露人群尿中锌排出量增加,而且尿镉、锌排出量显著相关,其原因可能是镉损害了肾小管导致锌重吸收减少所致。

大量研究资料证实,在染镉之前、同时或之后补充锌可以防止或大幅度降低镉的急慢性毒性作用,包括睾丸和骨损害、肾毒性、肝毒性、细胞毒性、致死、致癌、致畸和胚胎毒性等。锌对镉致多个器官系统的损伤均具有拮抗作用,是因为锌诱导合成的 MT 在其中发挥了重要作用,而在不同器官系统中,MT 发挥的作用也不同,在肾脏、睾丸、骨组织等器官系统中锌对镉毒性的拮抗可能存在 MT 以外的其他途径。

人群资料表明,人体通过多种途径在接触 Cd^{2+} 的同时可能摄入过量的 Zn^{2+},其来源为生活环境中污染的长期接触或特定生产环境中作业人群的职业高暴露,从而对人群健康构成不同程度的威胁,如广东某矿区尾矿水污染导致人群 Cd^{2+} 和 Zn^{2+} 高暴露而出现体内高水平,研究证实细胞内锌稳态变化(过量或耗竭)可明显增强 Cd^{2+} 诱导的人未成熟树突状细胞 C 的毒性作用和促进 DNA 断裂损伤相关的细胞凋亡。

2. 镉与钙　钙代谢紊乱是镉毒性的重要方面。镉作用于肠道和肾脏,可导致肠道对钙的吸收减少、肾脏对钙的排泄增加,使机体处于负钙平衡;作用于骨骼引起骨骼矿化障碍、骨钙溶出增加,临床表现为骨软化、骨质疏松。

细胞对钙的主动转运主要包括钙通道开放,钙离子进入细胞,然后在细胞质中与钙结合蛋白结合,从细胞腔膜侧迅速扩散到基底膜侧,最后由基底膜侧的钙泵利用水解 ATP 的能量主动将钙离子从细胞内泵出。镉离子与钙离子携带相同的电荷数,而且离子半径十分接近,因此镉离子可能存在与钙离子相同的转运机制,通过与钙竞争而直接抑制细胞对钙的主动转运。另外,镉通过损伤肾脏减少 $1,25-(OH)_2D_3$ 合成可能是镉影响钙代谢的间接机制。肾脏是镉的主要靶器官,主要损伤部位是肾近曲小管,而近曲小管是 $1,25-(OH)_2D_3$ 合成的部位,因此镉通过损伤肾脏,导致 $1,25-(OH)_2D_3$ 合成下降,间接影响钙代谢。

3. 镉与硒　硒与镉的相互作用是多方面的,有关硒对镉或镉对硒在体内分布、代谢影响的研究较多。硒镉经口摄入时,硒能显著降低镉在肝、肾中的含量,但却显著增加镉在睾丸中的含量;另一方面,同时摄入高硒、高镉可使大鼠血液和组织中硒含量显著降低,提示在高硒高镉地区,镉对地方性硒中毒的发生、发展可能产生有益的影响。一般说来,硒能防止或拮抗镉引起的多种损害,如睾丸损伤、卵巢坏死、乳腺损伤、畸胎、胎盘坏死、肝损伤、肾损伤、胰损伤、高血压和贫血,甚至对致死剂量的镉也有解毒作用。研究表明,高硒高镉联合作用时,硒不仅可使实验动物肝、肾中镉蓄积明显下降,还可拮抗镉引起的 GSH-Px 活性下降、GSH 水平下降、LPO 含量增高,也能拮抗镉引起的小鼠骨髓细胞 SCE 频率和精子畸形率升高。当低剂量硒和高剂量镉联合作用时,对实验动物氧化应激,免疫功能下降、心肌损伤、精子畸形率升高则表现为协同作用。进一步的研究表明,一定剂量的硒可以拮抗镉诱导的自由基生成增加、DNA 损伤、原癌基因表达的增强、细胞凋亡、细胞增殖周期的变化和 DNA 相对含量的下降。硒能抑制镉引起的端粒酶活性增强和端粒酶逆转录酶(telomerase reverse transcriptase,TERT)mRNA 的表达增强,为阐述硒对镉致癌的抑制作用机制提供了重要思路。但硒对镉毒性的拮抗作用机制尚未完全明了,可能与硒的抗氧化作用、硒镉复合物的形成及镉在器官和细胞中的重新分布等有关。最近的研究发现,硒对镉引起的表观遗传学作用具有一定的拮抗或抑制作用。

4. 镉与铁　铁在氧的运输和利用、维持各种含铁酶或铁依赖酶的活性、参与激素的合成或增强激素的作用、维护机体正常免疫功能及肌肉的正常功能等方面都起着不可替代的作用。已有大量研究表明,镉可影响铁的吸收、分布和功能,同时机体的铁状态对镉的吸收及毒作用也有明显的作用。消化道慢性接触镉,在机体处于正常铁稳态时就能抑制铁的吸收,在缺铁的情况下使缺铁加重;经肠道外的途径染镉,尤其是急性毒性试验中,引起组织中铁含量呈增高趋势。引起组织中铁增高是代偿机制,还是镉毒作用的表现,尚需深入揭示。铁缺乏时镉经消化道吸收增加,镉对动物的毒作用更加明显,而补铁能抑制镉吸收,并对镉造成的损害有一定的保护作用。针对缺铁对镉吸收的影响,在人群中做了大量的研究,表明缺铁能促进镉吸收,致使镉进入体内的量增加,而且还具有性别差异,女性更为明显。镉可拮抗铁的生物学作用,并且两者在小肠可产生竞争性抑制,铁可能参与镉引起的氧化应激过程。

五、镉的毒性和健康效应

(一)急性中毒

1. 急性吸入中毒　吸入大量含镉烟尘或蒸气后,口腔有金属异味,经 4~10 小时潜伏期,出现鼻咽部刺激症状、胸闷、头晕、头痛、呼吸困难、倦怠无力、恶心呕吐、腹痛腹泻。20~36 小时后可出现肺水肿、病理改变呈间质性肺水肿和继发增生性间质性肺炎,胸部 X 线检查可见多数散在性支气管与肺的片状浸润。病程 8~14 天,死亡率 15%~20%。氧化镉烟尘急性吸入毒性以致死浓度(mg/m^3)和时间(分钟)乘积,即 LCt 值表示,小鼠 700,大鼠 500,豚鼠 3500,兔 2500,狗 4000,猴 1500。估计人的 LCt 值为 2500~2900。急性吸入毒性比经口大 60 倍,导致化学性肺炎和肺水肿而致死。死亡病例解剖发现支气管黏膜上皮细胞变性、坏死、脱落,肺毛细血管扩张、充血,肺间质高度水肿,肺泡内充满大量的蛋白浆液。

2. 急性口服中毒　经口急性中毒在10分钟至数小时的潜伏期后出现恶心、呕吐、腹痛、腹泻,较严重者伴有头痛、眩晕、大汗和上肢感觉障碍,甚至抽搐。病程短,一般恢复较快。氯化镉对猫的最小催吐剂量为4mg/kg,给狗0.25~0.5mg/kg经10~25分钟引起呕吐,大鼠经口 LD_{50} 为88mg/kg,家兔70~150mg/kg。小鼠经口 LD_{50}($\mu g/kg$):氧化镉为72,硫酸镉为88,氯化镉为150,硫化镉为160。对口服碘化镉致死病例的病理解剖发现,镉主要蓄积于肝、肾;占总摄入量的15%在脏器、血和尿中检出,约80%随呕吐物和粪便排出体外。

(二) 慢性中毒

长期吸入镉尘或镉烟可损害肾或肺,主要症状为肺气肿,嗅觉减退或丧失,牙釉黄色环,肾小管功能障碍,蛋白尿,体力减退等。冶炼工人慢性吸入镉,一般在接触1年以上,才会出现以尿镉增高和肾脏损害为主要临床表现的中毒症状。

1. 肺气肿与肺纤维化　由于镉的损害,使肺泡膨胀、肺泡壁增厚,在X线片上可有典型的肺气肿表现。一般病程进展缓慢,并多有慢性支气管炎病史。大鼠慢性吸入氧化镉时,可出现间质性肺炎和局灶性肺气肿。另有动物实验及镉中毒死亡案例的肺镜下改变结果证实,经呼吸道吸入可导致肺纤维化,其可能机制为镉诱导 EGFR 受体信号转导通路的活化,引起镉诱导上皮细胞-间质转化及肺纤维化。

2. 肾损害　长期吸入镉对肾脏损害的早期变化是低分子蛋白尿排出增加,初期呈间歇性,以后发展为持续性。随着镉对肾的进一步损害,还可出现大分子蛋白尿。除有蛋白尿外,还可出现糖尿、氨基酸尿、钙排出量增加。家兔慢性喂饲实验,尿中有蛋白和管型,病理解剖发现肾间质纤维化伴有肾小球纤维化和肾皮质凝固性坏死、肝坏死及炎症细胞浸润、脾大、肺气肿、心脏肥大等。

3. 肝损害　低剂量长期接触镉可引起肝组织坏死。镉还能引起实验动物肝脏脂质过氧化和自由基生成增多、肝细胞 DNA 损伤和 DNA 合成下降、肝细胞凋亡,肝细胞原癌基因 *c-myc*、*c-fos* 和 *c-jun* 的表达增强,肝细胞端粒酶活性增高和端粒酶逆转录酶基因表达增强。

4. 生殖毒性　动物实验表明,镉对雌性哺乳动物的生殖系统具有明显的毒害作用。镉可引起卵巢组织病理学改变,造成卵泡发育障碍;并可干扰排卵和受精过程,引起暂时性不育。抑制卵巢颗粒细胞和黄体细胞类固醇的生物合成,影响卵巢内分泌功能。镉还对垂体内分泌功能、雌激素受体、孕酮激素受体及其基因表达产生影响。睾丸是镉毒性的敏感器官,镉可引起睾丸出血、水肿和坏死,精子畸形、生殖能力下降和性功能障碍以及致癌作用,可抑制睾丸间质细胞分泌睾酮。镉对附属性腺的毒性较睾丸轻,注射镉后附睾、精囊和前列腺体积缩小、重量减轻。镉对男性生殖、特别是血清睾酮有明显影响。对接触镉6个月以上的150名女工进行生殖情况调查,早产率、死胎率、低体重儿发生率均高于对照组。镉接触女工的月经周期明显紊乱、未成年女工尤为突出,镉还可致原发性闭经或40岁前绝经。吸烟和血镉浓度呈正相关,与精子密度呈显著负相关;吸烟也可致镉在卵巢中蓄积,引起卵巢积液、出血、萎缩等病理改变。

5. 心血管损害　镉可引起高血压和动脉粥样硬化。流行病学调查表明,空气中镉浓度和高血压、动脉硬化性心脏病死亡率之间有高度相关关系。慢性低剂量镉暴露可以增高狗、兔、猴和各种品系大鼠的血压。大鼠慢性喂养试验发现,雌性比雄性更容易发展成高血压。环境镉暴露可提高人群高血压的患病率并损伤肾小管。镉对血压的影响和镉的剂量有密切关系。动物染毒高剂量的镉,却不引起高血压,人群资料也表明高和很高剂量的镉暴露很少导致高血压。而且,职业暴露很高水平的镉时,工人的血压倾向于降低。日本的痛痛病患者摄入很高剂量的镉,却没有高血压病例的报道。因此,对于一般人群,低剂量镉暴露是引起高血压的重要因素。

研究发现,镉促使血管内皮细胞死亡,显著减少内皮细胞的数量,形成剥脱细胞层。镉减少内皮细胞对胸腺嘧啶的摄取,抑制蛋白质合成,减弱细胞增殖能力和修复能力,还破坏血管内皮细胞的单层排列。当血管内皮细胞功能受损时,可导致血管舒缩异常、张力增加;血小板黏附和聚集,凝血活性增加和血栓形成。血管内皮细胞功能障碍是心血管疾病的始动因素。平滑肌细胞在许多血管疾病中也发挥不可忽略的作用,如动脉粥样硬化与平滑肌细胞的增殖并向内皮迁移有关。比较人、兔和大鼠的平滑肌细胞对镉的敏感性,证实平滑肌细胞不仅对镉高度敏感,而且种属间无显著差异。镉在低于细胞毒性的剂量时促进平滑肌细胞增殖,在达到细胞毒性剂量时则抑制平滑肌细胞的 DNA 合成和增殖,从而引起平滑肌细胞凋亡和细胞基质的蛋白水解。另外,前列腺素(PGI2)和血栓素(TXA2)分别由血管内皮细胞和血小板合成,PGI2 能抑制血小板聚集,而 TXA2 则促进血小板聚集,镉不仅使内皮细胞和平滑肌细胞的纤溶能力下降,还降低 PGI2/TXA2 比例,促使血栓形成。

6. 神经系统损害　慢性染镉可导致血脑屏障通透性增加。中枢神经系统的另一保护机制即血-脑脊液屏障,随着其重要组成部分脉络丛不断蓄积镉后出现损伤,导致其屏障功能的破坏。幼年大鼠染毒镉后,其顶叶皮质、纹状体、海马、小脑等部位出现不同程度的神经元固缩、坏死、间质水肿、毛细血管充血等病理形态学改变,但各部位的损伤程度与其镉含量之间无明显相关。成年大鼠慢性低剂量经鼻吸入染镉,脑内镉含量升高,以嗅球的镉含量升高明显。神经元的体外培养研究发现,低剂量的镉诱导细胞凋亡,高剂量的镉导致细胞坏死,表现为神经突起消失,胞体肿胀,胞质内颗粒形成及空泡化,核固缩,细胞溶解。实验动物染镉后,不仅影响单胺类神经递质和氨基酸神经递质的改变,还影响脑组织中乙酰胆碱酯酶、ATP 酶、腺苷酸环化酶、单胺氧化酶等的活力。

孕妇血清镉水平高是导致胎儿神经管缺损的重要因素之一。镉可能与帕金森病的发生有关。职业工人慢性镉接触可引起嗅觉丧失。镉与儿童智力发育障碍有关,长期暴露于镉污染环境,儿童的记忆能力受损,主要表现为长时记忆和短时记忆的损害,对瞬时记忆无明显影响。镉还影响儿童认知能力的发展。儿童脑组织发育不够完善,中枢神经系统对镉的敏感性比成人高,在相同的污染环境中,镉致儿童神经系统的危害比成人严重。

7. 致癌作用　1993 年,国际癌症研究机构(International Agency for Research on Cancer, IARC)明确指出,镉及其化合物是人类和实验动物肺癌的肯定致癌物,已被 IARC 归类为第一类致癌物。大量的研究表明,镉的职业暴露可以引起肺癌。镉也可以引起人类前列腺、肾脏、肝脏、造血系统、膀胱和胃的癌症。也有研究发现,镉可以引起胰腺癌。动物实验证实,慢性镉吸入可引起动物的肺腺癌。镉致癌作用的其他靶组织包括注射部位、睾丸、肾上腺、肝脏、肾脏、胰腺和血液系统。

8. 镉的内分泌干扰作用　近年来,学术界发现了一种新型的环境内分泌干扰物,称为金属类雌激素或金属类激素,这些金属类雌激素有镉、锑、钙、钴、铜、镍、铬、铅、汞和锡等。这些金属类雌激素具有类雌激素作用,被发现与雌激素相关疾病(乳腺癌、子宫内膜移位、子宫肌瘤和子宫内膜癌等)的发生有密切关系。随着对环境内分泌干扰物研究的不断深入,镉的类雌激素作用逐渐被发现和认识。

乳腺癌是一种具有代表性的雌激素相关肿瘤,不少学者对镉与乳腺癌的关系进行流行病学调查,发现乳腺癌患者的尿镉浓度高于健康女性;尿镉的浓度越高,患乳腺癌的风险越大。乳腺癌组织中镉浓度高于正常组织。镉的类雌激素作用可能影响男性前列腺肿瘤的发生,膳食镉接触可能在前列腺癌的发生、发展中有一定的作用。

镉的类雌激素作用与雌激素受体(estrogen receptor,ER)有关。ER 是存在于细胞内的一种蛋白,可被 17β-雌二醇激活。ER 主要有两类:一类是细胞内受体核激素家族的 ERα 和 ERβ,它们既可以形成同源二聚体,也可以形成异源二聚体;另一类是 G 蛋白偶联受体 30(G protein-coupled receptor 30,GPR30)。ER 中的 ERα 和 GPR30 能介导镉发挥类雌激素作用,但 ERβ 对镉却没有介导作用。但另外的研究却认为,镉的金属类雌激素作用不一定完全由 ER 介导,有可能存在其他效应作用。不过,也有可能仅仅是因为各自的实验条件不同而得出不同的结论。

镉能提高乳腺癌和前列腺癌的发病风险。离体实验表明镉对乳腺癌细胞具有促增殖的作用,并调控一些相关的基因和信号通路;体内实验则表明镉的类雌激素作用具有剂量-效应关系,而且能对雄性生殖细胞和雄性生殖器官造成影响。虽然目前主流的观点认为其主要的毒理学机制是通过 ER 介导,镉与 ER 的配体结合域(ligand binding domain,LBD)结合后诱导各种效应。但也有观点认为其存在非 ER 介导的途径。鉴于镉可以通过类雌激素效应和非雌激素效应起到致乳腺癌的作用,近年开展的镉的表观遗传学作用研究,主要涉及 DNA 甲基化、组蛋白修饰和 microRNA(miRNA)的调控。在乳腺癌的研究中,DNA 异常甲基化对 miRNA 的调控起到重要作用,miRNA 基因启动子区域是 DNA 甲基化的靶点。组蛋白修饰所引起的染色质结构改变是揭示乳腺癌发病机制的关键因素,而组蛋白脱乙酰酶抑制剂可以改变乳腺癌细胞 miRNA 的表达模式。可见,DNA 甲基化和组蛋白修饰都可以通过 miRNA 的表达调控发挥表观遗传学效应。因此,从表观遗传学角度特别是从 microRNA 的表达调控方面,揭示镉的金属类雌激素作用及其机制,具有良好的研究前景。

9. 其他损害　镉所致的鼻部改变以干性鼻炎最为普遍,其次为萎缩性鼻炎,再次为鼻中隔黏膜溃疡、鼻出血。长期接触镉的工人约 66% 有嗅觉减退或丧失。镉接触者可出现低色素性贫血。镉对骨骼的慢性损害表现为骨质疏松。接触氧化镉粉尘的工人可在牙齿颈部釉质处出现黄褐色"镉环"。

(三)镉与痛痛病

痛痛病(itai-itai disease)是发生在日本神通川流域由镉污染引起的公害病。由于神通川上游锌矿冶炼排出的含镉废水污染神通川,河水灌溉使镉进入稻田而被水稻吸收。居民长期食用含镉米(每天仅从大米便可摄入 300~400μg 镉),并饮用被镉污染的神通川水,使痛痛病流行。其流行病学特征为,痛痛病患者的分布与米镉浓度的分布极为一致,在痛痛病高发区,米的含镉量与痛痛病的发生强度呈明显的剂量-反应关系。本病多发生在 40~60 岁绝经期妇女,常为多胎生育者,男性病例少。

痛痛病一般可分潜伏期、警戒期、疼痛期、骨骼变形期及骨折期等 5 期。潜伏期一般为 2~3 年。初发患者多有大腿和腰部疼痛,并逐渐扩展至全身各部。主要症状是骨质疏松、全身疼痛、四肢弯曲变形,脊柱受压且缩短变形,全身多发性骨折,行动困难。患者尿镉含量高、尿糖增高,尿中低分子蛋白增多,尿酶有改变。尿中镉含量可高达数 10μg/L,最高可达 100μg/L(正常人尿镉在 2μg/L 以下)。镉沉积于肾脏使肾小管上皮细胞变性,再吸收能力发生障碍,出现蛋白尿、血尿。此外,患者还可出现贫血、睾丸损伤以及癌症等。患者由于运动受限而长期卧床不起,疼痛难忍,睡眠不安,营养不良,最后可衰竭致死。

痛痛病的主要发生机制可能是镉对肾功能的损害,使肾维生素 D_3 合成受到抑制,从而影响了人体对钙的吸收和成骨作用。同时,镉使骨胶原肽链上的羟脯氨酸不能氧化产生醛基,妨碍骨胶原的固化与成熟,导致骨骼软化。患者骨质软化萎缩,身躯显著缩短(重症者可缩短 20~30cm)。典型痛痛病的骨 X 线表现呈高度骨萎缩。骨盆、肋骨、胸部、腰椎等发生明显变形。

痛痛病的诊断:1967 年以前日本将患者分为 5 类,即确诊患者、非常可疑患者、可疑患者、需要进一步随诊及不可疑患者。1965 年制定了诊断标准,结合流行病学方法进行观察。1972 年日本的痛痛病诊断标准确定必须具备以下全部条件:①在镉污染区居住,有镉接触史;②无肾小管功能障碍及骨质疏松伴有骨软化的先天性疾患,而是成年后发现的(主要是更年期后的女性);③出现肾小管功能障碍;④X 线及活检证实骨质疏松伴有骨软化。若不能确诊为骨软化(或疑似骨软化),但符合痛痛病确诊时必要的医学检查项目者也可确定。

(四)镉中毒诊断

2015 年 12 月我国颁布了《职业性镉中毒的诊断》(GB Z17—2015)。

1. 急性镉中毒　根据短期内吸入高浓度氧化镉烟尘的职业接触史,出现以呼吸系统损害为主的临床表现,参照实验室检测结果,结合现场职业卫生学调查,进行综合分析,排除其他类似疾病后,方可诊断。

(1)轻度中毒:短时间内吸入高浓度氧化镉烟尘,在数小时后出现咳嗽、咳痰、胸闷、乏力等症状,两肺呼吸音粗糙,可伴有散在的干、湿啰音,胸部 X 线检查表现为肺纹理增多、增粗、延伸或边缘模糊,符合急性气管-支气管炎表现。

(2)中度中毒:在轻度中毒的基础上,出现下列表现之一者:①急性肺炎;②急性间质性肺水肿。

(3)重度中毒:吸入高浓度氧化镉烟尘后,出现下列表现之一者:①急性肺泡性肺水肿;②急性呼吸窘迫综合征。

2. 慢性镉中毒　根据 1 年以上接触镉及其化合物的职业史,出现以尿镉增高和肾脏损害为主的临床表现,参照实验室检测结果,结合现场职业卫生学调查,进行综合分析,排除其他原因引起的肾脏损害后,方可诊断。

(1)轻度中毒:一年以上密切接触镉及其化合物的职业史,尿镉连续两次测定值高于 $5\mu mol/mol$ 肌酐($5\mu g/g$ 肌酐),可伴有头晕、乏力、腰背及肢体痛、嗅觉障碍等症状,实验室检查具备下列条件之一者,可诊断为慢性轻度镉中毒。①尿 β_2-微球蛋白含量在 $9.6\mu mol/mol$ 肌酐($1000\mu g/g$ 肌酐)以上;②尿视黄醇结合蛋白含量在 $5.1\mu mol/mol$ 肌酐($1000\mu g/g$ 肌酐)以上。

(2)重度中毒:在慢性轻度中毒的基础上,出现慢性肾功能不全,可伴有骨质疏松症或骨质软化症。

(五)镉中毒的治疗

急性职业中毒时应迅速脱离现场,保持安静及卧床休息,视病情需要早期给予短程大剂量糖皮质激素,有利于防治肺水肿。急性吸入中毒者注意急性肺损伤,对症治疗。EDTA 等络合剂能使镉排泄明显增加,在急性中毒时对病情有好处,但在慢性中毒时尚可引起镉在体内重新分布,使肾镉蓄积量增加、肾脏病变加重,使用时须慎重,必要时可从小剂量开始,目前多不主张使用。慢性中毒者包括肾损伤、肺气肿及骨病,以对症支持治疗为主。镉中毒患者如需劳动能力鉴定,按劳动能力鉴定(GB/T 16180—2014)处理。

六、镉污染防制原则

环境镉污染清除十分困难,其主要措施在于加强含镉工业三废综合治理。含镉废水应进行回收利用和处理,防止污染土壤和水体。我国制定的环境中镉的限量标准为,地表水 0.01mg/L;污水综合排放标准 0.1mg/L;生活饮用水 0.005mg/L;渔业用水 0.05mg/L;灌溉用水 0.05mg/L;土壤 1.0mg/kg。

对于普通人群,防止镉对食品的污染,加强食品监测是杜绝镉进入人体的有效措施。烟草中镉含量较高,应倡导戒烟和控烟。镀镉器皿不能用于盛放食品、饮料。含镉颜料的陶瓷釉料和搪瓷器皿应高温处理,以免镉逸入器皿盛放的食物中。我国制定的食品中镉的限量标准为,大米 0.2mg/kg;面粉 0.1mg/kg;杂粮(玉米、小米、高粱、薯类)0.05mg/kg;蔬菜 0.05mg/kg;肉、鱼 0.1mg/kg;蛋类 0.05mg/kg;水果 0.03mg/kg。

对于作业人群,应进行就业前体检及定期体检。慢性呼吸系统疾病、肝肾疾病、贫血、高血压、骨质软化症被列为我国镉职业禁忌证。应定期测定镉作业车间空气中的镉浓度。熔炼镉及产生氧化镉烟尘的车间应有良好的通风除尘、排气及局部密闭隔离设施。镀镉零件及镀镉金属板避免无防护措施下进行切割、焊接及热加工。严格执行个人防护用品的使用。我国《工作场所有害因素职业接触限值》中规定镉的职业接触限值为,PC-TWA 为 $0.01mg/m^3$;PC-STEL 为 $0.02mg/m^3$。

(余日安　钟怡洲)

第二节　铬污染与健康

一、铬的理化性状

铬(chromium,Cr),是金属元素,原子序数为 24,原子量为 51.996,属元素周期表中的第Ⅵ副族,常见化合价有 0、+2、+3 和+6。铬有 4 种稳定的放射性核素:^{50}Cr、^{52}Cr、^{53}Cr 和^{54}Cr,其含量分别为 4.355%、83.779%、9.501% 和 2.365%。金属铬呈银白色,质极硬,耐腐蚀,密度为 $7.20g/cm^3$,比重为 7.1,熔点为 1900℃,沸点为 2480℃。

环境中的铬主要以两种不同的稳定氧化态存在:三价铬[Cr(Ⅲ)]和六价铬[Cr(Ⅵ)]。这两种形态的铬可以相互转化;Cr(Ⅲ)在碱性条件下可氧化为 Cr(Ⅵ),Cr(Ⅵ)可经还原作用还原成 Cr(Ⅲ)。Cr(Ⅲ)是铬最稳定的氧化态,几乎所有天然存在的铬均以三价形式存在。环境中的铬以 Cr(Ⅲ)占主,Cr(Ⅵ)主要来源于工业活动。Cr(Ⅵ)具有较高的正电荷和较小的半径,不论在晶体中还是在溶液中总是以酸根阴离子的形式存在,因此 Cr(Ⅵ)化合物都能溶于水。Cr(Ⅵ)主要是与氧结合成铬酸盐或重铬酸盐,是一种很强的氧化剂。

二、铬污染来源和环境分布

1. 铬的污染来源

(1)天然来源:铬在地壳中含量约为 0.037%,主要存在于铬铁矿中。环境中天然产生的铬来自含铬岩石的侵蚀、火山喷发,广泛分布在大气、土壤、水及动植物体内。自然环境介质中铬的浓度主要取决于岩石性质、环境条件和风化过程,浓度变化很大。

(2)工业污染:铬及其化合物工业用途广泛。铬可用于制作不锈钢,金属镀铬可以防锈。

金属铬可用作铍合金、钴合金、钛合金及高温合金、电阻发热合金的添加剂。氧化铬可用作耐光耐热的涂料、玻璃与陶瓷的着色剂,化学合成的催化剂。碱式硫酸铬可用作皮革的鞣剂。铬矾、重铬酸盐可用作织物染色的媒染剂、浸渍剂及各种颜料。这些生产、应用铬及其化合物的工业,可产生含铬的废水、废气和废渣,对环境造成污染。地球上铬矿资源丰富,集中分布在哈萨克斯坦和南部非洲。全世界每年铬的总生产量约为 1000 万吨,大约 2/5 的铬矿是在南非开采的,哈萨克斯坦、印度、俄罗斯和土耳其也是主要生产国。约 60%~70% 的铬用于制造包括不锈钢在内的合金,15% 用于化学工业,特别是皮革鞣制。环境中铬的污染主要来自含铬矿石加工、金属表面处理、皮革鞣制和印染工业排放的含铬工业生产废水。仅在印度,每年约 2000~3000 吨铬从制革工业排放到环境中,其废水含有 2000~5000mg/L 的铬,远高于推荐的允许排放限值 2mg/L。

(3)其他:除上述污染来源外,环境中的铬污染还包括来自垃圾焚烧、垃圾填埋和交通运输造成的污染,商品废弃物的腐蚀也将大量铬和其他重金属释放到环境中。铬在工业领域的广泛应用导致环境中铬浓度的持续增加。

2. 铬的环境分布

(1)土壤中的铬:在正常的土壤 pH 条件下,铬常以 Cr^{3+}、CrO_2^-、$Cr_2O_7^{2-}$ 和 CrO_4^{2-} 形态存在。各形态铬离子在土壤中的迁移转化与土壤 pH、有机质含量、无机胶体组成、土壤质地及其他化合物的存在有关。土壤有机质可使 Cr(Ⅵ)还原成 Cr(Ⅲ),对 Cr(Ⅵ)的还原能力随着 pH 的升高而降低。

土壤铬的本底含量因地质条件和土壤性质不同有很大差别,通常为 1~300mg/kg。含铬废渣的渗滤和含铬废水灌溉对土壤中铬含量具有重要影响。另外,水体中的铬可通过沉淀、吸附两种形式沉积到土壤;沉积的程度取决于水-土壤系中的 pH。

(2)水体中的铬:水体中铬的含量既受地壳中含铬岩石风化的影响,又受附近含铬生产工业的影响,因此不同水资源中铬的含量差别很大。通常铬的浓度在海水中为 5~800μg/L,在河流和湖泊中为 26μg/L~5.2mg/L。天然水体中,在正常的 pH 条件下,Cr(Ⅲ)和 Cr(Ⅵ)可以相互转化。由于亚铁离子、有机物和某些还原性物质存在,Cr(Ⅵ)可被还原成 Cr(Ⅲ)。水中溶解氧及二氧化锰等物质可使 Cr(Ⅲ)氧化为 Cr(Ⅵ)。

地表水和地下水易受工业排放的铬污染。城市自来水中的铬含量主要取决于饮用水源中的含铬量,我国城市自来水中铬的含量为 0~35μg/L,平均 0.43μg/L。

(3)大气中的铬:未受污染的空气中铬含量很低,在南极观察到空气铬浓度为 5~13pg/m³。由于工业含铬废气的排放及铬在环境介质中的循环和转化,使得大气中铬的含量和分布非常不均匀,平均大气浓度可从农村地区的 1ng/m³ 到城市地区的 10ng/m³。任何特定时间和位置的大气中铬的量,取决于区域工业过程的强度、与污染源的距离以及污染源释放铬的量和气象因素。大气是铬远距离转移到不同生态系统的主要途径。

三、铬的体内代谢

1. 铬的吸收　铬及其化合物可通过呼吸道、消化道和皮肤侵入人体。职业人群主要通过呼吸道吸入和皮肤接触暴露,而一般人群则主要通过食物及饮水经消化道摄入。Cr(Ⅵ)和 Cr(Ⅲ)有两个重要区别:一是前者是强氧化剂,后者不是;二是 Cr(Ⅵ)通过细胞膜比 Cr(Ⅲ)快许多个数量级。Cr(Ⅲ)几乎不能通过细胞膜,在肠道的吸收率仅约 1%。Cr(Ⅵ)氧化性强,可氧化皮肤表面蛋白,自身被还原成 Cr(Ⅲ)。胃酸可以很快将 Cr(Ⅵ)还原 Cr(Ⅲ)

(但不是所有的 Cr(Ⅵ)在消化道均转化为 Cr(Ⅲ),因此经皮肤和消化道吸收的 Cr(Ⅵ)很少。含铬颗粒随空气吸入,沉积在呼吸道上部的铬颗粒通常通过咳嗽、吞咽排出呼吸系统,部分沉积在肺深处的铬颗粒溶解,透过肺内壁进入血流。

人体消化道对铬的吸收率与膳食中摄入水平呈负相关。膳食摄入量为 $10\mu g/d$ 时,铬的吸收率为 2%;增加到 $40\mu g/d$ 时,铬的吸收率减少到 0.5%;摄入量大于 $40\mu g/d$ 时,铬的吸收率几乎恒定在 0.4% 左右。动物实验表明,锌和铁缺乏都有助于铬的吸收。其他阴离子的存在也可影响铬的吸收;如在体内条件下,草酸盐可明显增加 Cr(Ⅲ)通过大鼠小肠的转运,植酸盐则明显抑制 Cr(Ⅲ)在大鼠小肠的转运,而枸橼酸盐和 EDTA 对铬在小肠的转运没有明显的影响。

2. 铬在人体内的分布　人体内铬的含量很低,成人体内 Cr(Ⅲ)的总量一般为 5~10mg,且随着年龄的增加而逐渐下降。铬在体内广泛分布于各个组织器官和体液中。吸收进入血液的 Cr(Ⅲ)与血浆转铁蛋白结合,随血流分布到全身。与 Cr(Ⅲ)不同,吸收入血液的 Cr(Ⅵ),可被血液中的各种抗氧化剂(如抗坏血酸、谷胱甘肽)还原成 Cr(Ⅲ);部分经非特异性磷酸盐/硫酸盐阴离子载体穿过细胞膜的 Cr(Ⅵ),在细胞内被还原剂(如抗坏血酸、谷胱甘肽、半胱氨酸)迅速还原为 Cr(Ⅲ)。人体全血铬的正常值为 $0.2\mu g/L$,空腹血清铬浓度为 $0.14\mu g/L$。血铬与组织铬的贮存量不平衡,组织中铬浓度比血液中要高 10~100 倍。疾病因素可能影响人体组织铬含量。糖尿病患者肝组织和胰组织中的铬含量低于健康人。

3. 铬的排泄　铬在人体内的生物半减期为 27 天。经口摄入的铬大部分随粪便排出。吸收到血液中的铬,经过短时间贮存后,吸收的铬 80% 由肾脏随尿液排出,小部分由粪便排出,乳汁和毛发中亦可检出铬。

四、铬的健康效应

1. 铬的生理功能　目前,虽然通常认为 Cr(Ⅲ)是人体正常能量代谢所必需的元素,但其作用的生物学机制未知。Cr(Ⅲ)可能作为葡萄糖耐量因子的组成部分,促进胰岛素和受体间的反应,使之在体内充分发挥作用。胰岛素在人体内既可促进葡萄糖的摄取、贮存和利用,又可促进脂肪酸的合成,还能促进蛋白质的合成和贮存,因而在血糖调节、生长发育中起关键作用。美国国家科学研究委员会医学研究所建议,青少年和成人每天摄入 20~45μg Cr(Ⅲ)。当然,对于铬作为营养素是否必不可少,还有争议。由于缺少人体中存在 Cr(Ⅲ)缺乏的直接证据,并且在健康的人体受试者中,也没有证据表明铬摄入会产生有益的健康影响。2014 年,欧洲食品安全局专家小组指出:根据现有证据,确定铬的适当摄入量不合适。

2. 铬的毒性　各种铬化合物的毒性强弱不同。金属铬和二价铬化合物本身毒性很小或无毒。Cr(Ⅲ)不易进入细胞,Cr(Ⅲ)化合物毒性不大。Cr(Ⅵ)不但具有强氧化性和腐蚀性,而且其在还原过程中产生具有很强毒性的五价铬、四价铬及活性自由基,因而 Cr(Ⅵ)化合物毒性最强。环境铬暴露的毒效应主要由 Cr(Ⅵ)所致。Cr(Ⅵ)已被许多国家指定为需优先控制的环境污染物。

Cr(Ⅵ)化合物对大鼠的急性经口致死毒性、对人包皮成纤维细胞的细胞毒性分别比 Cr(Ⅲ)化合物大 10~100 倍、1000 倍。Cr(Ⅲ)化合物在用完整细胞进行的大多数遗传毒性研究中不具有遗传毒性效应,而 Cr(Ⅵ)化合物的溶液几乎在所有细胞遗传毒性测试系统中呈现阳性反应。动物经胃肠道摄入 Cr(Ⅵ)导致的主要危害是胃、小肠的刺激、溃疡和贫血。动物实验也发现铬具有生殖毒性。饮用水 Cr(Ⅵ)暴露可导致雄性猴精子生成减少以及附睾组织病理学改变。经口暴露于 Cr(Ⅵ)的雄性小鼠,生精小管外层细胞变性和生育力降低。Cr(Ⅲ)或 Cr(Ⅵ)暴露的雄性大鼠性行为改变。Cr(Ⅵ)化合物具有遗传毒性、致突变性和致癌作用。Cr(Ⅵ)在 Ames 试验、姐妹染色单体交换试验、骨髓细胞染色体畸变试验、细胞转化试验中呈现阳性结果。2008 年,美国国家毒理学项目启动了一项为期 2 年的啮齿动物研究,以检查长期饮用含 Cr(Ⅵ)饮用水的可能影响,发现 180mg/L Cr(Ⅵ)导致 F344/N 大鼠口腔癌、B6C3F1 小鼠小肠(十二指肠和空肠)肿瘤。

3. 铬的健康危害效应　铬的过量摄入或长期慢性接触可引起严重的健康问题。美国环境保护局将 Cr(Ⅵ)确定为威胁人类最大的化学物质之一。

(1)急性中毒:铬的过量摄入会造成中毒,主要是偶然吸入极限量的铬酸或铬酸盐后,引起肾脏、肝脏、神经系统和血液的广泛病变,能导致死亡。也有铬酸钠经灼伤创面吸收引起中毒的事例。经口摄入导致铬中毒的最初症状是腹痛、呕吐、腹泻和肠出血,继而出现肾小管管状坏死引起的肾衰竭。继发于原发性肝细胞损伤的肝衰竭、肝性脑病、高铁血红蛋白血症和溶血也是常见的并发症。

(2)皮肤损伤:Cr(Ⅵ)是皮肤敏化剂和刺激剂。皮肤直接接触 Cr(Ⅵ)化合物可引起铬性皮肤溃疡(铬疮)、铬性皮炎及湿疹。形成铬疮前,皮肤最初出现红肿,具瘙痒感;不作适当治疗,溃疡侵入深部,上盖有分泌物的硬痂,四周隆起,中央深而充满腐肉,边缘明显呈灰红色,局部疼痛。接触 Cr(Ⅵ)也可发生铬性皮炎及湿疹,患处皮肤瘙痒并形成水泡,湿疹常发生于暴露部分。此外,眼皮及角膜接触铬化合物可能引起刺激及溃疡。

(3)呼吸道损伤:由于具有极高的沸点,铬很少以气态的形式存在。职业场所空气中的铬主要结合在颗粒上或溶解在液滴中,以气溶胶的形式出现。呼吸道是吸入暴露于铬化合物的主要靶点,常见的呼吸道损伤是导致铬性鼻炎。该病早期症状为鼻黏膜充血、肿胀,鼻腔干燥、瘙痒、黏液分泌增多,继而发生鼻中隔溃疡,甚至穿孔。

(4)致癌效应:Cr(Ⅵ)被 WHO 和美国环境保护局确认为"人类致癌物"。长期通过呼吸暴露于 Cr(Ⅵ)增加肺癌、鼻和鼻窦癌的发病风险;长期饮用 Cr(Ⅵ)污染的饮水增加胃癌的发病风险。铬致呼吸系统癌症是公众最关心的健康危害,也是政府控制 Cr(Ⅵ)污染的科学依据。多种铬化合物的动物致癌性研究表明水不溶性物质,特别是 $CaCrO_4$,是导致铬相关呼吸道癌症的可疑病因。应当注意的是,毒理学和流行病学证据显示,不是所有 Cr(Ⅵ)化合物(例如铬酸盐)都致癌。

(5)其他危害:慢性铬化合物暴露还可能引起肾脏损伤。对 98 名铬作业工人进行调查,当受检者尿蛋白和尿 β_2-微球蛋白均在正常范围内时,尿 γ-谷氨酰转肽酶活性已显著高于对照组。对 122 名(84 名男性、38 名女性)接触水溶性 Cr(Ⅵ)化合物的铬铁制造工人肾脏损伤相关尿生物标志进行检测,暴露组尿铬浓度大约为对照组的 1.8 倍;当尿铬浓度超过 45mg/g 肌酐时,工人尿中 γ-谷氨酰转肽酶、N-乙酰-β-D-葡萄糖苷酶、碱性磷酸酶的活性明显高于对照组。迄今没有证据显示吸入、口服或皮肤暴露于铬化合物会影响人类生殖功能,但对铬职业暴露妇女的研究表明,铬可以通过胎盘转移到胎儿。

4. 铬毒作用机制　Cr(Ⅲ)毒性不大,不易进入细胞,不容易由消化道吸收,因而对人体几乎不产生有害作用,未见引起工业中毒的报道。此外,Cr(Ⅲ)在皮肤表层与蛋白质结合,形成稳定的铬化合物,可能是 Cr(Ⅲ)化合物不引起皮炎和铬疮的原因。

Cr(Ⅵ)化合物不但具有刺激性和腐蚀性,而且能够快速通过生物膜,与其代谢中间产物和细胞内蛋白质、核酸相互作用,导致广泛的损伤效应,如引发过敏反应,产生肾脏毒性、生殖毒性和诱导癌症发生。$Cr(VI)$ 化合物的致敏作用是由于 $Cr(VI)$ 通过汗腺侵入皮肤,在真皮还原为 $Cr(III)$;$Cr(III)$ 与蛋白质反应形成抗原-抗体复合物,继而导致过敏性皮炎的产生。$Cr(VI)$ 诱导癌症的机制尚未完全阐明。实验证明 $Cr(VI)$ 不能直接与核酸分子反应;而 $Cr(VI)$ 还原产物五价铬、四价铬和 $Cr(III)$ 可与 DNA 结合,引起多种 DNA 损伤(铬-DNA 加合物、DNA-DNA 交联、DNA-蛋白质交联、DNA 去碱基化及氧化反应)。$Cr(VI)$ 在还原过程中与分子氧反应可产生活性氧。体外实验证实,五价铬、四价铬和 $Cr(III)$ 均可与过氧化氢相互作用产生羟基自由基。铬离子诱导的 DNA 断裂与 8-羟基脱氧鸟苷形成可被羟基自由基清除剂抑制。$Cr(VI)$ 除对 DNA 的损伤作用外,还可干扰 DNA 损伤修复、诱导细胞凋亡调控异常和扰乱细胞信号转导途径以及诱导表观遗传改变也可能是其诱导癌症发生的分子机制。

五、铬污染防制原则

在环境中控制铬污染的主要目的是降低铬暴露相关的肺癌、皮炎发生的风险。铬污染及其危害防制包括以下内容:

1. 环境铬排放与暴露控制　美国环境保护局规定,每升饮用水中总铬含量限值为 $100\mu g$ [$Cr(VI)$ 和 $Cr(III)$]。WHO 将饮用水中总铬含量的临时限值定为 $50\mu g/L$。我国生活饮用水水质标准中规定 $Cr(VI)$ 最高容许浓度为 $50\mu g/L$。美国职业安全与健康管理局规定,对于 8 小时工作班和 40 小时工作周,工作场所空气中水溶性 $Cr(III)$ 化合物的限值为 $500\mu g/m^3$、金属铬和不溶性铬化合物的限值为 $1000\mu g/m^3$、$Cr(VI)$ 化合物的限值为 $52\mu g/m^3$。我国"三废"排放标准规定工业废水中 $Cr(VI)$ 的最高容许排放浓度为 $0.5mg/L$,农田灌溉用水标准 $Cr(VI)$ 不得超过 $0.1mg/L$。对于含铬废渣必须设置具有防水、防渗措施的堆放场,禁止埋入地下或排入地表水。应该基于这些限制值和卫生要求,特别是我国制定的铬化合物卫生标准,加强环境监测和执法,控制铬排放量以及人群暴露水平,以减少铬健康危害的发生。工作环境中可采取的减少铬暴露的措施有:对任何使用铬的可能产生粉尘、烟雾、气溶胶的生产工程进行严格控制,做到密闭化、机械化作业。尽可能消除铬颗粒暴露多的工作任务,最大限度地减少执行这些任务的工人人数,并指导工人最大限度地减少铬接触(如注意个人卫生,工作时穿戴工作服和鞋帽,工作后淋浴,禁止用手直接接触铬化物和铬金属)。对含铬"三废"要回收综合利用。工业废水除铬可以通过常规处理方法如化学沉淀、离子交换和电化学处理技术来实现,做到不影响或少影响环境。

2. 铬作业职业禁忌证　凡从事铬及其化合物作业的人员,要注意职业禁忌证。患有慢性皮炎、慢性肾炎、慢性鼻炎、慢性阻塞性肺病、慢性间质性肺病的人员,均禁止从事该作业。

3. 铬暴露工人健康监测　铬接触工人均须定期进行体格检查,以便确定潜在的铬暴露工人,尽早识别和减少高风险的工作区域与工作任务。铬轻微中毒的处理方法在于脱离铬接触,采用螯合剂治疗;高糖摄入可使铬排泄量增多。较严重口服中毒,透析是最佳疗法;推荐给予抗坏血酸,将高毒性 $Cr(VI)$ 还原为毒性较小的三价形式。

4. 铬污染环境修复　环境中 $Cr(VI)$ 的大量存在,可以超出环境的还原能力,导致 $Cr(VI)$ 作为污染物在环境中存在很长时间。将 $Cr(VI)$ 还原为 $Cr(III)$ 是从污染环境中除去 $Cr(VI)$ 的可行方法。许多微生物有将 $Cr(VI)$ 还原为 $Cr(III)$ 的能力,可用于铬污染土壤的生物修复。另外,可利用一些能够积累铬的植物来修复受污染的土壤。

(刘爱林)

第三节　铍污染与健康

一、铍的理化性状

铍(beryllium,Be)是最轻的碱土金属元素,原子序数为4,原子量为9.01。铍在地壳中的含量约为 $5\times10^{-4}\%$,主要存在于绿柱石、硅铍石和金绿宝石矿中。金属铍呈银灰色,硬度比同族金属高,密度为 $1.85g/cm^3$,熔点为1285℃,沸点为2970℃,不溶于冷水,微溶于热水,可溶于稀盐酸和强碱。铍的化学性质活泼,能形成致密的表面氧化保护层,在空气中稳定存在。铍由于原子半径和离子半径特别小、电负性相对较高,形成共价键的倾向比较显著,可以形成聚合物以及具有显著热稳定性的一类共价化合物。

铍是广泛用于核能、航天、电信、电子、金属合金、生物医药和半导体行业的不可缺少的宝贵材料。铍能生成、反射中子,被用作原子反应堆的反射层、中子减速剂;具有重量轻、强度大、抗腐蚀、导电导热性能优良、热稳定性高的卓越性能,被用作制造火箭、卫星的结构材料以及用于电信、电子、半导体行业的元器件制作;具有 X 射线易穿透性,是制造 X 射线管小窗口不可取代的材料。此外,由于铍与其他金属生成合金,可增加其他金属的强度和导电性,铍合金被用于制造冶金、石油、矿山工业专用的抗腐蚀性好、高导电性的产品以及不产生火花的工具。

二、铍的环境分布

铍元素在自然界中以化合物形式存在于岩石、煤炭、石油、土壤和火山灰中,从这些源头可以通过土壤侵蚀或煤、油燃烧的天然过程释放到水和空气中。另外,由于现代工业的发展,铍及其化合物的应用越来越广泛,可通过工业生产中产生的废气、废水和废渣扩散到环境中。

(一) 土壤及食物中的分布

铍在土壤中虽普遍存在,但量极少。土壤中天然存在的铍平均浓度变化较大,通常为0.1~40mg/kg。煤灰、焚化炉灰和工业废物的处理可影响土壤中铍的量。1996 年、1997 年西班牙巴塞罗那一个城市固体废物焚烧炉附近土壤金属监测结果显示,土壤铍浓度明显增加,分别为(0.48±0.14)mg/kg、(0.62±0.13)mg/kg。印度新孟买一家铍处理厂周围土壤样本中铍浓度为 1.42~2.75mg/kg,与当地土壤铍背景浓度相当。不溶于水的铍可以结合到土壤中,不向深层渗透进入地下水。美国 38 个不同食品种类的调查显示含铍的平均浓度为22.5μg/kg,范围在 0.1~2200μg/kg。没有证据显示铍可在食物链内累积。

(二) 水中的分布

水体中的铍有天然和人为两种来源。自然环境的铍通过含有铍的岩石、土壤的风化进入水体;人为来源包括铍相关工业的废水排放、含铍废弃物的径流和工业活动大气气溶胶的沉积。铍在地表淡水中的浓度约为 1ng/L。排放到水体的铍大部分沉降到底泥中与土壤颗粒结合,很难迁移。因此,铍很少成为饮用水污染物。美国饮用水中铍的平均浓度为 190ng/L,其范围为 10~1220ng/L;1992 年美国环境保护局规定饮用水中铍的容许浓度限值为 4μg/L。铍在地下水中的浓度通常高于地表水,靠近铍矿床附近浓度增高。1973 年,美国铀矿资源调查结果显示,新墨西哥州地下水铍的平均浓度为 3μg/L,水体沉积物中平均铍浓度为 1.7mg/kg。美国地下水铍的标准限值为 0.004mg/L,比大多数其他有害金属(如砷、镉、铬、铅)的限值低。

(三) 大气中的分布

自然界的铍可经风吹起的粉尘、喷发的火山颗粒排放到大气中,占空气中铍含量的 2.7%。空气中铍的主要来源为化石燃料(煤、油)的燃烧,其释放含有铍的颗粒和飞灰进入大气,占大气中铍总量的 97.1%。大气中铍总量的 0.2% 来自铍的生产排放。燃煤电厂、排铍的工厂存在相对高浓度铍排放的情况。1998 年,美国环境保护局估计每年美国煤炭燃烧排放铍高达 180 吨,另有 7.1 吨铍由燃料油排放。美国规定工厂 24 小时的铍空气排放量不能超过 10g,或者低于工厂周围空气中 30 天铍平均浓度 0.01μg/m³ 的限值要求。大气中铍的其他来源还包括城市固体废物焚化。另外,一支香烟中含有约 0.5~0.7ng 铍,约 5%~10% 可从侧流烟气排放到大气中。在美国,空气中铍平均浓度为 0.03ng/m³,而城市空气中铍的中位数浓度为 0.2ng/m³。工业硅铍石、绿柱石制粉产生的工作区域空气中铍浓度在 0.001~2.1μg/m³ 之间。

三、铍的体内代谢

铍化合物主要通过肺吸收,但由于信息缺乏,尚不能确定其在人肺中沉积、吸收的速度和程度。铍在肺的吸收取决于含铍颗粒的大小、溶解性和肺泡巨噬细胞的活性。进入肺部的可溶性铍化合物溶于呼吸道液体内迅速清除,沉积在上呼吸道、气管支气管的不溶性铍化合物通过纤毛运输缓慢清除,而沉积在肺区域的主要通过肺泡巨噬细胞清除。大鼠肺部不溶性铍颗粒清除 1/2 所需的时间约为 180~260 天。由于大多数铍化合物不容易溶解,铍甚少通过胃肠道或完整的皮肤吸收。经口摄入的铍吸收率很低,一般<1%。经创伤表皮进入体内的铍量比经无创伤表皮大 50 倍。

吸收入血的铍,大部分与血清无机阴离子结合,小部分与血浆蛋白结合,并以无机磷酸铍、氢氧化铍的形式运送至全身各个器官。动物实验显示,铍在体内的分布视铍化合物的溶解度而异。吸入可溶性铍盐(如氟化铍、硫酸铍)时,主要沉积于骨骼系统;吸入不溶性铍盐(如氧化铍),主要滞留于上呼吸道和肺脏。静脉或肌内注射胶体铍时,首先沉积于肝脏,然后部分排出,部分移入骨中。随食物摄入硫酸铍时,除胃肠道、肝脏和骨骼外,其他组织基本不含铍。铍可穿透胎盘屏障,长期蓄积于动物的骨、肝中,排泄很缓慢。由呼吸道吸入的铍,通过肾脏由尿排出;经口摄入的铍由粪便排出。

四、铍的毒性和健康效应

(一) 铍的毒性

铍及其化合物有较高的全身毒性作用,毒性大小取决于铍化合物的理化性质、侵入机体途径和剂量。一般而言,可溶性铍化合物的毒性大,难溶性铍化合物的毒性小;静脉注入时毒性最大,呼吸道次之,经口、经皮毒性最小。铍硫酸盐对小鼠的半数致死剂量为 80mg/kg,氯化铍对大鼠的半数致死剂量为 86mg/kg。大剂量可溶性铍盐中毒可引起肝、肺、脾、肾及骨髓明显的病理改变,甚至呈坏死性改变。腹腔注射 1mg/kg 硫酸铍的小鼠肝组织损伤严重,肝细胞出现点状坏死和小灶性坏死。气管一次性 10mg 氧化铍注入的大鼠 6 个月后出现肺组织纤维化和肉芽肿结节。此外,铍金属吸入可致大鼠肺癌。

（二）铍的健康效应

铍是人体非必需元素,铍暴露的不良健康效应与铍入体途径、铍颗粒理化特性与浓度以及个体的遗传因素有关。如铍的化学形式是决定其毒性的一个重要因素。水溶性铍化合物导致的皮炎、肺炎,在停止暴露后可以恢复正常,而吸入不溶于水的铍化合物（如氧化铍）可能造成病程不能逆转的慢性铍病（chronic beryllium disease,CBD）。人类铍暴露导致的疾病通常与铍的加工处理过程有关;工作场所中铍及其化合物暴露可引起以呼吸系统损害为主的全身性疾病。

1. 肺组织相关损害　铍化合物的主要入体途径为呼吸道,吸入铍会导致3种不同的症状。

（1）铍致敏:铍致敏是一种过敏性免疫应答,通过铍淋巴细胞增殖试验（beryllium lymphocyte proliferation test,BeLPT）或其他方法测量铍的特异性免疫应答呈阳性,但还没有任何疾病的证据。部分诊断铍致敏的个体可能会发展为CBD,因而铍致敏应当被视为铍作业工人的不良健康效应,且有必要进行后续的医学监测。虽然目前还不明确铍致敏工人停止铍接触是否降低发展为CBD的可能性,审慎认为铍致敏的个体应当避免铍暴露,因为CBD的发生可能与累积的铍暴露量有关。横断面研究表明,铍作业工人的铍致敏患病率在5%～21%之间。迄今没有研究从"自然"来源查明铍致敏的情况。

（2）急性铍病:急性铍病是一种暴露于高浓度铍所引起的急性肺炎样症状（呼吸困难、咳嗽、胸痛）,每立方米空气中只要有1mg铍的粉尘,就会使人染上急性肺炎——铍肺病。急性铍病除呼吸系统症状外,常有消化系统症状以及肝脏肿大。大部分急性铍病患者经治疗后可恢复,少数转归为CBD。随着生产技术、工艺改进和预防措施的应用,急性铍病在现代工业中很少见到。对体内铍含量较高或中毒者,可酌情使用特殊解毒剂——金维三羧酸,将铍离子固定于组织内,形成稳定的络合物。使用剂量为5mg/kg体重,用生理盐水配成1.5%的溶液,静脉缓滴,一般疗效较好。对于进入体内的铍,目前无有效的促排药物。

（3）慢性铍病:慢性铍病（CBD）是一种过敏性肉芽肿性肺病,可由高水平或非常低水平的铍暴露引起,特征在于肺的肉芽肿或单核细胞浸润以及铍淋巴细胞增殖试验阳性或皮肤斑贴试验阳性。CBD的主要症状为肺部受累,表现在肺容积、弥散能力逐步下降,最终出现肺纤维化、呼吸衰竭和肺心病。文献报道的CBD的死亡率差异较大,在5.8%～38%之间。人类白细胞抗原HLA-DPβ链的第69位置的多态性与CBD的易感性有关,暴露个体中存在HLA-DPβ1基因第69位谷氨酸残基的疾病风险增加8倍。尽管过去一直在努力减少工作场所铍的暴露,铍作业工人CBD的发病率依然为2%～5%。工人脱离铍暴露数十年后仍可发生CBD。目前尚不明确CBD是否只与肺部铍吸入有关,或是否与皮肤铍接触、铍的全身负荷有关。当前CBD的处理主要是停止铍接触和全身应用皮质类固醇激素。这些措施对CBD自然史的影响还没有采用随机对照试验来评估,予以证实。此外,可通过肺功能检查、胸部高分辨率计算机断层扫描监测治疗的效果。对于没有生理功能损伤的早期CBD,一般处理方法是每1～2年定期评估,确定是否有临床症状、肺部影像和生理功能恶化的现象。对于继续恶化的CBD,一般建议口服泼尼松治疗（20～40mg/d）,通常治疗3～6个月后缓慢降低到最低有效剂量。虽然CBD是可以治疗的,目前还不能治愈。治疗的目标是减少疾病进展和死亡率。然而,一旦出现肺纤维化发展,治疗不能逆转已有的损害。在激素治疗的同时,根据病情可应用辅助、支持治疗（如应用支气管扩张剂、利尿剂和补充氧气）。

2. 皮肤黏膜损害　接触铍尘或可溶性铍化合物可引起皮肤疾病,其特点是伤口愈合不良和疣样突起。有研究指出,25%新员工裸露的皮肤接触铍盐后3～10天可出现皮炎。也有报道,新员工入职几天至数月即可出现鼻咽炎、气管支气管炎。皮疹也可以是 CBD 的早期症状之一。由于皮肤在一些全身性疾病如免疫性疾病的发展中起重要作用,铍及其化合物的皮肤暴露可能的潜在健康影响不容忽视。

3. 致癌效应　目前对铍的致癌作用仍有争议。美国国家毒理中心将铍及一些铍化合物[铍-铝合金、$BeCl_2$、BeF_2、$Be(OH)_2$、BeO、$BeSO_4$、铍磷酸盐、铍硅酸锌和绿柱石矿]列为可能会致癌的物质。国际癌症研究机构将铍及其化合物归为第 1 类致癌物(对人类有致癌作用)。美国环境保护局将可吸入铍归在致癌物 B1 组(可能对人类有致癌作用)。美国职业安全健康管理局建议将铍作为一个潜在的人类致癌物处理。根据现有的流行病学研究证据,尚不能认为职业性铍接触增加癌症发生的风险。

(三) 铍的毒作用机制

铍的毒性机制目前尚未完全阐明,主要的假说有:一是免疫病理假说,认为铍作为一种半抗原,在机体内与蛋白质(载体)结合,触发细胞介导的过敏反应,诱导包括肺部肉芽肿的病变;二是酶系统扰乱假说,认为铍能扰乱多种酶系统,主要是抑制碱性磷酸酶、磷酸葡萄糖变位酶、三羧酸循环中的脱氢酶活性,严重影响细胞、组织的代谢功能导致如组织坏死和血管内血栓形成的病理改变。

五、铍污染防制原则

(一) 环境铍排放与暴露控制

铍的毒害主要产生于工作场所含铍粉尘、烟雾、气溶胶的吸入和接触,虽然目前美国职业安全健康管理局规定车间工作时间内空气中铍的平均浓度不得超过 $2\mu g/m^3$,但健康监测发现这个允许暴露限值未能保护工人免受铍过敏或 CBD。现有证据支持进一步降低铍暴露水平,以减少健康危害的发生。美国政府工业卫生学家会议推荐,将容许浓度限值降低到 $0.2\mu g/m^3$。最近德国建议工作环境空气铍暴露的限值标准为 $0.06\mu g/m^3$。美国能源部颁布的 CBD 预防计划规定工人铍暴露区域非工作时间铍表面污染限值为 $3\mu g/m^2$,非铍作业区铍表面污染限值为 $0.2\mu g/m^2$。工作场所可采取的减少铍暴露的措施有:有条件时替代应用铍的生产工艺过程;对任何使用铍可能产生粉尘、烟雾、气溶胶的生产工程进行严格控制,即密闭化、机械化、湿式作业以及避免高温加工;尽可能消除铍颗粒暴露多的工作任务,最大限度地减少执行这些任务的工人人数,并指导工人最大限度地减少铍接触(如注意个人卫生,工作时穿戴工作服和鞋帽,工作后淋浴,禁止用手直接接触铍化物和铍金属);排放含铍空气应经净化处理,做好含铍废水、废渣的处理。

(二) 铍暴露工人健康监测

依据目前对铍疾病的了解和可以获得的医疗诊断测试,接触铍工人均须定期进行体格检查,在尽可能早的阶段检测铍过敏和(或)CBD,以便确定潜在的铍暴露工人、尽早识别和减少高风险的工作区域与工作任务。对铍致敏、CBD 的敏感主要与 HLA-DP 基因 β 链的第 69 位置为谷氨酸有关,但很多带有这个遗传标记的个体并不发展 CBD,一些 CBD 的患者也没有这个遗传标记。铍致敏、CBD 的发病可能还与其他遗传因素有关。因此,目前不推荐在工作场所进行大规模工人遗传筛查。

另外,凡从事铍及其化合物作业的人员,要注意职业禁忌证。患有上呼吸道炎症、慢性肺部疾患及皮肤破损者,均禁止从事该作业。

(刘爱林)

第四节　铊污染与健康

一、铊的理化性状

1861年,英国化学家威廉·克鲁克斯(William Crookes)在制备硒时,意外地发现了一种新元素,取名为"铊"。铊(thallium,Tl)是一种人体非必需的微量元素,稍带蓝色的银白色金属,四方型晶体,质软,原子量为204.37,相对密度为11.83g/cm³(20℃),熔点为303.5℃,沸点为1457℃,不溶于水及碱溶液,易溶于酸,与空气接触时易氧化形成淡棕黑色的氧化物。铊在元素周期表中位于汞和铅之间,具有类似铅的柔软性和可锻性,与卤族元素在常温下能起化学反应。在自然界中铊常作为"杂质"存在于其他矿物中,与锌、铜和铅等硫化矿物共生,煤炭和原油中也含有少量的铊。铊盐是无色、无臭和无味的结晶。铊化合物易水解成亚铊化合物,其中醋酸亚铊易溶于水。常见的铊化合物有溴化铊、碘化铊、氯化铊、硫化铊、硫氧化铊、碳酸铊和硫酸铊等,其中铊的硫酸盐比任何其他铊类化合物使用更为广泛,因此,通常用铊的硫酸盐来代表铊化合物的属性。

二、铊在环境中的分布

(一)岩石和土壤中的分布

铊是地壳中自然产生的一种稀散的微量元素,以极少的量混合在各种岩石、土壤、煤及各种金属矿如黄铁矿和锌、铅、铜等硫化矿中,金属铊矿的矿物主要有红铊矿、硒铊铜矿和硫铊银矿等。纯铊主要是经含铊的硫化铅、铜、锌和银矿加工过程中,以副产品方式回收制备而成。目前,世界上唯一可以单独开采、冶炼、回收铊金属的独立大型铊矿床位于我国贵州省兴仁县境内。

铊在地壳中分布广泛,主要以单价元素的形式存在。铊在土壤中分布不均,世界土壤铊的中位数值为0.2mg/kg,范围值为0.1~0.8mg/kg,中国土壤中铊的95%置信度含量为0.29~1.17mg/kg,中位数值为0.58mg/kg,略高于世界平均值。中国土壤的含铊量随着土壤性质的不同而发生变化,从燥红壤到红壤随着从南到北的纬度变化基本呈现逐渐降低的趋势;同一类土壤中随着由东到西的经度变化,铊有逐渐降低的规律。铊的分布也表现在地域上的差异,总的趋势是南高北低。江西土壤铊较相邻各省明显偏高,居全国最高值。随着工业化以及一系列富铊矿床的开发利用,铊已成为潜在的土壤污染元素,在靠近富含铊的页矿或某些金属矿藏的地方浓度会更高一些。人为产生的铊主要来自于煤燃烧和铁矿产生的逸散物和固体废弃物。因此,在使用黄铁矿的水泥厂附近,土壤铊含量可高达21mg/kg干重,碱金属冶炼厂附近土壤中铊也可达2.1mg/kg干重。在我国贵州省西南部的蓝牧昌地区,硫化矿中铊浓度达到100~35 000mg/kg干重,煤矿中铊浓度达到12~46mg/kg干重。该矿区土壤中铊的浓度高达40~124mg/kg干重,天然坡面冲洗的土壤中铊浓度高达20~28mg/kg干重,下游冲积层浓度为14~62mg/kg干重,而非矿区未被污染的土壤中铊浓度只有1.5~6.9mg/kg干重。

土壤中的铊对陆生生物也有一定的影响。研究结果显示,在铊浓度为1~10mg/kg干重的土壤中,微生物的结构就会遭到破坏。非污染土壤生长的植物每千克干重含铊0.01~0.3mg,而在使用富铊黄铁矿的水泥厂附近生长的植物中铊含量则会高达100~1000mg/kg干重。

（二）水中的分布

铊一般存在于土壤中，酸性条件下易溶于水，在溶解状态下主要以一价铊的化合物形式存在，在海水和局部强氧化的淡水中，则主要以三价氧化物形式存在，三价铊以氧化物或氢氧化物沉淀的形式从水中析出。海水中铊含量极微，平均浓度在 $0.01 \sim 0.015 \mu g/L$ 之间。铊在海洋中的残留时间为 2.6×10^8 年。

在铊的非污染地区，地表水中铊浓度很低，在 $0.01 \sim 0.05 \mu g/L$ 之间。饮用水中铊的浓度一般低于 $0.3 \mu g/L$，很少高于 $1 \mu g/L$，绝大多数人每天通过饮水摄入铊的总量 $<1 \mu g$。无污染的浅层地下水铊含量在 $0.078 \sim 0.437 \mu g/L$ 之间，受污染的水中铊含量可高出环境背景值几十倍甚至上百倍，而污染严重的可超出背景值几千倍甚至上万倍。比如在一些富铊的地区，地下水中铊浓度可达 $2.7 mg/L$。由于矿石废渣中的铊化合物可溶于水中，因此在一些含铊量较高的金属矿的开采和冶炼过程产生的废水中铊含量较高，有报道工业废水中铊浓度可高达 $2.4 mg/L$，如果没有经过铊的回收处理，就会污染水源，从而引起生活性铊中毒。

（三）大气中的分布

在没有铊源的地区，空气中铊的浓度 $<1 ng/m^3$，从空气中每天总的铊摄入量 $<0.005 \mu g$。微量铊常以杂质的形式存在于铅、铜和锌等金属矿石中，煤炭和原油中也含有少量的铊。因此，燃煤发电厂、水泥厂以及金属冶炼厂等排放的废气是铊污染大气最重要的来源。与此同时，铊化合物的应用，也可释放少量的铊进入大气，从而导致工厂附近空气中铊含量要比正常空气高出数个数量级，因而导致生活在这种环境下的人群，对铊的吸入量也有明显增多。按许多国家工厂空气铊浓度的最低控制水平（$0.1 mg/m^3$），以每天吸入 $10 m^3$ 空气计算，每人每天单纯从空气中吸入铊就达 $1000 \mu g$，这大约是非污染地区非职业接触人群每天从空气中吸入铊总量的 500 倍。

（四）植物中的分布

铊有生物富集作用，能明显以高含量存在于植物中，但在水中或陆生食物链中无生物放大作用。在非铊污染的土壤中生长的植物含铊量一般都低于 $0.05 mg/kg$ 干重，而那些使用富含铊的黄铁矿的水泥厂附近生长的植物中铊含量则高达 $100 \sim 1000 mg/kg$ 干重。据报道一些比较敏感的植物接触单价铊后，当铊浓度达到大约 $1 mg/kg$ 干重时，生长就会缓慢。因此，在水泥厂附近生长的植物很可能受到铊的毒性影响。

（五）食物中的分布

正常食物含铊量甚微，在没有被铊污染的地区，成人每天经膳食摄入的铊量约为 $2 \mu g/d$，主要由蔬菜摄入，吸烟也能明显增加铊的摄入量。被铊污染的土壤中蔬菜含铊量比非污染地区高出 $1 \sim 2$ 个数量级，食用这种蔬菜的人摄入铊的量就会相应增加。在自然高铊含量的国家，如前南斯拉夫和以色列，许多饲养动物由于摄入高铊植物而发生铊中毒。有资料报道，母牛每天摄入铊量 $0.75 mg/kg$ 体重，第 6 周即可出现铊中毒症状。

三、铊在人体内的代谢和蓄积

（一）吸收

铊几乎能完全经呼吸道、消化道和完好的皮肤等途径很快地进入机体。随新鲜蔬菜、水果摄入和经呼吸道吸收是铊进入体内的主要途径。可溶性铊化合物经肠道易吸收，不溶性的硫酸铊及氧化铊则不易被吸收。粉尘和烟雾状态的铊化合物可经呼吸道吸收。铊盐还可经皮侵入，如 2% 碳酸铊经皮肤的吸收率约为 $0.0025 mg/cm^2$。

（二）分布

吸收入血的铊主要以离子状态存在，不与血清蛋白结合，主要存在于红细胞中，并可迅速转运到全身各器官和组织。组织对铊的吸收类似于钾，体内铊离子几乎全部转运进入细胞内（约 2 小时），所以血液中的铊浓度并不能准确反映铊在体内的负荷量和摄入量以及组织中铊的水平。动物经口摄入铊后 45~60 分钟血铊浓度达最高水平，而人在摄入铊后 2 小时血铊才达最高值，24~48 小时血铊浓度明显降低。在静脉注射时，由于铊离子可被组织细胞迅速摄取，血铊浓度降低更快。放射性核素示踪发现，经静脉注射进入血液的铊，其放射活性的 91.5% 在 5 分钟内消失，剩余铊的生物半减期约为 40 小时。这可能与铊离子较强的离子特性及铊离子早期药代动力学与钾离子相似等特点有关。通过细胞膜的钠-钾-ATP 酶的主动运转，铊离子可被机体各组织迅速吸收。

急、慢性动物试验和铊中毒患者体内铊测定结果表明，铊在动物和人体组织内的分布相似。由于铊对组织器官的亲和力不同以及组织细胞对铊的吸收速率和富集能力上的差异，各组织器官中铊的浓度具有明显的差异性。其中以肾脏中铊含量最高，睾丸次之，其他依次为肌肉、骨骼、淋巴结、胃肠、心脏、脾和肝，但绝对量则以骨骼及肌肉中贮存最多。尽管在不同的器官，铊的吸收速率不同，但随着时间的推移，铊可以发生再分配，一旦分布完毕，再从蓄积的细胞内动员出来却很缓慢。如动物染毒最初几天，肾脏中铊浓度最高，脂肪组织和脑组织中含量甚微，其他器官浓度中等，但连续染毒数天之后，神经系统铊含量明显增加，可超过肝脏含量，骨骼中含量降低，其下降速度比肌肉中铊减少要快得多。当人发生铊中毒时，肾脏铊含量最高，而肝、脂肪和脑组织中相对较低。

铊能通过胎盘屏障进入胎儿体内并在胎儿体内蓄积，铊在胎儿体内的分布类似于母体，但含量低于母体。孕妇在妊娠 7~8 个月时发生铊中毒，其婴儿的尿和粪便中可以检出铊。另外，中毒母体的乳汁中含有铊，达到一定浓度时，对婴儿也有毒性。

由于血脑屏障的作用，铊离子进入大脑比进入其他器官慢，但脑中铊含量的下降速度也比其他器官慢。大脑中铊含量（按单位重量计）低于体内铊含量的均值，灰质中铊含量高于白质。

（三）排泄

体内的铊主要蓄积在骨骼、毛囊、皮肤、肾髓质和中枢神经系统中，其排泄缓慢。动物和人体内的铊除主要通过肾脏和肠道排泄外，还有一小部分则是通过泪液、汗液、乳汁和唾液等途径排出体外。从长远观点看，头发和指甲也是缓慢排出体内铊的另一重要途径。铊在哺乳动物体内的生物半减为 3~8 天，而在人体的半减期则为 10~30 天。铊从体内呈指数排出至少持续 3 周，与给药途径无关，在 4 周内约排出 86%。不同种类哺乳动物，铊从尿和粪便中排出的比例不完全相同。大鼠、狗和牛主要经肠道排出铊，而人和兔则以肾脏排出为主。由于受许多因素的影响，人体铊的排泄不同于动物。人体铊几乎全从尿液排泄，此外铊在体内的排泄情况，还会受到铊的接触水平、接触持续时间、排泄器官的功能状况、钾的摄取量以及急性中毒后的治疗措施等方面的广泛影响。经肾脏排出的铊，在肾小球滤过后，60%被肾小管重吸收，同时也伴有肾小管分泌铊；铊经肾脏排出的机制与钾相似。成人每天铊的排泄量约 1μg。由于尿液是反映人体摄取食物链中微量元素最敏感的生物样本，因此尿铊浓度是一种比较可靠的暴露指标，尿液中铊含量高低可反映铊的接触水平和吸收状况。因个体敏感性差异较大，难以确定安全的尿铊浓度。正常人尿铊浓度在 0.6~2.0μg/L 之间，平均浓度为 1.3μg/L。生活在铊污染区附近的人群尿铊浓度平均为 5.2~8.3μg/L。1996

年,WHO 正式提出:无明确铊接触史者,如尿铊浓度高于正常参考值(0.3~0.4μg/L)的 15 倍时,机体可出现铊接触后异常症状;尿铊低于 5μg/L 时,吸收的铊可能对人体健康不会产生损害,亦无临床症状;当尿铊浓度升至 5~500μg/L 时,体内铊有可能对人体构成危害,机体可出现异常表现,但尚无中毒症状;尿铊浓度高于 500μg/L 时,人体表现出明显的铊中毒临床症状。流行病学调查结果显示,尽管尿铊浓度并不能完全与临床反应(如胃肠症状)成正比,特别是对于那些长期接触铊的患者,但其尿铊浓度与多发性神经炎及神经衰弱症状之间的确存在明显的剂量-反应关系。以此评价长期低剂量接触铊的中毒危险性是最可行的。另外,头发和指甲铊含量,也可作为评价铊接触水平的重要参考依据。在急性中毒者死亡或中毒早期,由于人体吸收毒物后血液循环尚未渗透到毛发,因而急性中毒者的头发中无法检测出毒物。头发可反映金属类毒物长期的接触情况。因此,发铊检测适用于长期慢性接触铊类毒物,是判断其中毒时间、中毒程度的重要手段。

四、铊的毒性和健康效应

(一)铊的毒性

1. 一般毒性 铊及其化合物的毒性高且蓄积作用较强,是一种环境优先污染物,具有强烈的神经毒性,并可引起肝和肾损害。三价铊毒性大于一价铊。一般认为铊化合物经口 LD_{50} 大鼠为 10~25mg/kg,小鼠为 50~60mg/kg。对人的急性毒性剂量为 6~40mg/kg,对成人的最小致死剂量为 12mg/kg 体重。儿童较为敏感,最小致死剂量为 8.8~15mg/kg 体重。给药途径和铊的价态对致死量影响不大;不同种属的动物间,对铊的急性毒性的敏感性也不一样,年老的小鼠比成年小鼠更敏感,青春期和妊娠期敏感性稍低。

2. 生殖毒性 铊具有一定的生殖毒性。铊进入机体后,睾丸组织中铊含量较高,仅次于肾脏,说明铊对睾丸的亲和力较强,睾丸也是铊的主要蓄积部位和主要靶器官之一,这就决定了铊的特殊危害性。也有实验结果证实,铊能抑制精子能量代谢,故也能改变附睾精子功能。小鼠经饮水摄入不同浓度的铊化合物后,除表现为慢性蓄积性铊中毒如生长发育受阻、毛发脱落、死亡率增加外,动物的睾丸也受到严重损害,表现为曲精小管排列紊乱,管腔大小不一,生精细胞层次明显减少,精子的抗酸能力,运动能力下降,精子数量减少,死精子和精子畸形率上升等特征,还可见附睾中出现大量未成熟精子,严重时精曲小管内仅见有精原细胞和精母细胞。中毒大鼠性欲丧失和滑面内质网扩张,支持细胞和生殖细胞中 β-葡萄糖醛酸酶活性明显降低等。同样,在现场流行病学调查中也发现男性铊中毒患者睾丸萎缩,性欲和性交能力降低等现象。铊对睾丸的损伤作用比铊中毒的一些典型症状如脱发和周围神经系统紊乱的出现时间要早,说明雄性生殖系统对铊的早期作用特别敏感。

3. 致突变作用 铊能抑制细胞的有丝分裂而干扰 DNA 合成,诱发哺乳动物体细胞和胚胎成纤维细胞 DNA 单链断裂。DNA 分子断裂的数量取决于铊化合物的剂量。实验结果证实,铊化合物能在骨髓中蓄积,并抑制骨髓细胞的有丝分裂,从而引起 CHO 细胞染色体畸形、断裂以及姐妹染色单体交换率升高,小鼠骨髓多染红细胞微核和精子畸形率增高。在大鼠的显性致死试验中,铊表现为明显的致突变效应;对中国地鼠肺成纤维细胞(V_{79})也表现出一定的致突变性。

4. 致畸作用 在动物整个妊娠期,铊均可透过胎盘屏障进入胚胎和胎仔体内而影响胎仔的正常发育。妊娠早期铊主要滞留于内脏卵黄囊,后期除内脏卵黄囊外,还滞留于绒膜尿囊胎盘和羊膜中。由于铊的高度蓄积毒性,整个妊娠期间小量铊经胎盘转运和在胚胎/胎仔中滞留都会对后代造成危害。有资料表明,小鼠妊娠期间,1mg/kg 铊可使 44% 的胎仔软骨发育不全和严重的骨骼畸形,大鼠妊娠第 12 天、13 天、14 天给予硫酸铊,可使胎仔发生肾盂积水和椎体缺陷。肾盂积水的发生可能是由于铊在肾内蓄积并对肾产生的直接危害所致。研究发现,鸡胚在孵化第 7 天经卵黄囊给予硫酸铊,可使 95% 的鸡出现畸形,主要表现为典型的鹦鹉嘴,四肢对称性短小弯曲畸形。骨骼检查发现,胫骨短粗,有的呈弧形弯曲,甚至呈 70°～90°角;骨皮质变薄,结构紊乱,骨板排列无规则;软骨细胞肿胀,粗面内质网扩张,线粒体肿胀,胞质内呈现不规则空隙,胞核肿胀,软骨细胞间质的黏蛋白、酸性黏多糖、硫酸软骨素 A 和 C 含量减少。骨骼中的铊可改变葡萄糖胺聚糖合成的代谢途径,使其合成量减少 17%,并伴有软骨细胞坏死和分化缺陷等。

5. 神经毒作用　铊中毒性神经系统损害包括铊中毒性周围神经病、铊中毒性脑病和铊中毒性脊髓病。铊中毒以多发性周围神经损害为主,感觉神经和运动神经均受累,但感觉障碍较运动受损严重。患者首先出现双下肢酸胀、麻木、蚁走感,以及疼痛、触觉过敏等症状。双脚踏地时异常疼痛,由足底部向上扩散,可累及腿部和躯干,上肢受累少见。运动障碍出现较晚,开始时表现为双下肢发沉、乏力,随之出现下肢麻痹,站立及行走困难,严重时出现肢体瘫痪或肌肉萎缩。在周围神经系统,轴突对铊更为敏感,病理改变以轴突变性为主,随病情进展加重,髓鞘出现变性。铊中毒时多数脑神经可受累,出现视神经、动眼神经、三叉神经和面神经的损伤,表现为视力下降、球后视神经炎、视神经萎缩、上睑下垂、眼外肌麻痹、周围性面瘫。当累及舌咽、迷走神经时,表现为声音嘶哑、饮水呛咳、吞咽困难、咳嗽无力及心动过速等,严重时出现延髓麻痹,导致死亡。铊中毒时自主神经损害也比较常见,患者可出现心动过速、心律不齐、直立性低血压、尿潴留、多汗或无汗等自主神经损害症状。

铊中毒性脑病早期表现为焦虑、抑郁、记忆障碍、注意力不集中等神经衰弱综合征,继而出现幻觉、智能下降、意识障碍等脑病症状。上述症状多于中毒后 5～7 天出现,晚于周围神经受损,可能与铊透过血脑屏障后分布延迟以及排出缓慢有关。有数据表明,血铊含量下降后,脑病症状仍继续加重,可能与此有关。铊中毒时锥体外系亦可受累,表现为头颈、舌、躯干的不自主运动等。有研究指出,丘脑、纹状体和视丘下部铊浓度高,且蓄积速度快。对铊中毒致死病例尸解中发现,苍白球、黑质、锥体束的神经细胞肿胀,染色质不同程度的溶解。中毒性脑病时,铊中毒患者脑电图呈弥漫性 e 波,提示皮质功能受抑制,脑干听觉诱发电位和躯体诱发电位的传导时间延长。

铊中毒性脊髓病表现为铊中毒时颈髓灰、白质局灶坏死,毛细血管呈水肿性改变,胸髓侧索变性,且中毒性脊髓损害以腰骶段为主,表现出典型的染色质溶解,脊髓侧束及背束脱髓鞘改变。

铊神经毒性的确切机制尚不完全清楚,目前有几种假说:①铊与钾有相似的半径和电荷,能与钾离子竞争细胞膜上的 Na^+-K^+-ATP 酶。且铊离子对神经细胞的 Na^+-K^+-ATP 酶、微粒体磷酸酶具有较高的亲和力,易与蛋白巯基或酶结合,特别是线粒体膜的巯基结合,从而抑制细胞氧化磷酸化,干扰能量代谢。②铊离子能改变膜的流变学,影响膜相关的物质转运以及酶活性,这在一定程度上解释了铊的神经毒性。③铊中毒时某些神经系统的表现与维生素 B_2 缺乏症极为相似。铊离子与核黄素结合,使黄素蛋白的合成减少、黄素二腺苷代谢出现紊乱,导致丙酮酸代谢异常,并影响其他能量代谢。④铊可透过血脑屏障,在脑组织中蓄积,使脑中鸟嘌呤脱氢酶和琥珀酸脱氢酶的活性减弱,加速了脑组织的过氧化,致使儿茶酚胺代谢紊乱而产生剧烈的神经毒性。

6. 全身其他系统损害　铊中毒时也伴发其他系统的损害。胃肠道症状一般出现在急性中毒早期，但缺乏特异性，表现为恶心、呕吐、腹绞痛、腹泻或顽固性便秘，可伴有肝损害，出现转氨酶升高等，较其他金属中毒少见。皮肤黏膜损害主要表现为脱发，为铊中毒的典型症状，也是区别其他金属中毒的重要标志。一般起病后第 1~3 周出现头发呈束状脱落，严重时头发终生不能再生，第 3~4 周出现甲面白色横纹(Mees 纹)。胃肠道症状、周围神经病和脱发为诊断铊中毒的三联症。

(二) 铊的生物学效应

1. 铊与钾离子相互作用　由于铊的理化性质与钾相似，故进入细胞后不易再排出。铊与钾的相关受体部位结合后，可竞争性抑制钾离子的作用，尤其是影响体内与钾离子有关的酶系。如铊对脑神经组织和肌肉中的 Na^+-K^+-ATP 酶、微粒体磷酸酶的亲和力比钾大 10 倍，这种大的酶系亲和力使 Tl^+ 置换 K^+ 而引起胞内缺钾，破坏细胞的 Na^+、K^+ 离子平衡，从而干扰细胞的正常活动。如肌细胞不能识别钾离子和铊离子，离体蛙心在不含钾离子的溶液中处于停跳状态，在添加铊离子后则可恢复心跳。铊引起离体腹直肌收缩的作用也与钾类似。在实验系统中若提高钾离子的浓度，可减少细胞对铊的摄取，也说明铊离子可与钾离子竞争钠离子泵而抑制其主动转运功能。当铊在细胞内浓度增高时，就产生明显的毒性效应。铊离子的毒性效应与高钾状态相似，使心肌和神经纤维的兴奋性受到抑制而出现心律失常、血压降低和恶心、疲倦无力等现象。

2. 铊与巯基特异性结合　实验表明，铊盐可使哺乳动物的血清巯基含量下降。铊与细胞膜表面的 Na^+-K^+-ATP 酶竞争结合进入细胞后，可与蛋白或酶分子上的巯基结合而抑制巯基酶的活性，并使某些含巯基氨基酸缺乏，抑制细胞有丝分裂，从而继发性引起还原型谷胱甘肽含量减少，脂质过氧化作用增强。线粒体中氧化呼吸链的含巯基酶的巯基与铊结合后，可导致氧化-磷酸化脱偶联。另一方面，铊在无离子掺入情况下可刺激琥珀酸氧化，也可引起氧化-磷酸化脱偶联，从而干扰能量的产生。

在正常情况下，角蛋白的形成需含巯基蛋白的参与，这种巯基被氧化成二硫键桥而发挥生化功能。铊与半胱氨酸上巯基的结合则明显抑制半胱氨酸加入角质蛋白的合成，使角蛋白合成障碍，从而直接抑制毛囊角质细胞生成而导致毛发的脱落。过量的半胱氨酸可对抗其脱发效应。

3. 铊的脂质过氧化作用　相关实验表明，用亚致死量的铊染毒大鼠，其脑组织的纹状体和小脑组织与对照组比较，表现出明显的脂质过氧化。铊中毒后表现出的神经系统的症状与铊引起的脑组织脂质过氧化作用相关，铊抑制了谷胱甘肽和谷胱甘肽过氧化物酶的防御系统，导致自由基生成，过量的自由基在脑组织中蓄积，造成脑组织损伤，产生相应的神经系统症状。而脑之所以能成为铊中毒的重要靶器官，与脑组织富含脂质且氧化代谢率高密切相关。

4. 铊的细胞毒性　有研究表明，铊具有明显的细胞毒性。铊进入体内可以抑制细胞的有丝分裂，造成细胞代谢紊乱，对脑和周围神经系统糖代谢影响最大，并且干扰 DNA 的合成，使生物体产生畸变。铊还能拮抗钙离子，从而影响生物体的心脏功能。

5. 铊与核糖体结合，干扰蛋白质的生成　核糖体是细胞内一种核糖核蛋白颗粒，主要由 RNA 和蛋白质构成。核糖体是细胞内蛋白质合成的分子机器，它的功能是按照 mRNA 的指令将氨基酸合成蛋白质多肽链，其活性依赖于 Mg^{2+} 和 K^+。铊中毒时，伴随铊离子浓度升高，竞争性抑制钾离子，破坏核糖体稳定性，从而影响生物体的蛋白质合成。

6. **铊能改变脂质体的膜属性** 研究表明,铊可与细胞膜上的磷脂结合,增加膜表面电位,使得阳离子在该区域流动性显著增加,阴离子流动性显著降低,膜流动性以及细胞膜脂质体排列顺序的改变,影响了细胞膜表面相关酶类的活性以及膜的物质转运,从而影响其生物活性。

7. **铊能损害线粒体功能从而诱导氧化应激** 铊可与线粒体中的巯基结合,导致线粒体氧化磷酸化脱偶联,造成能量合成受阻。此外,Tl^+ 及 Tl^{3+} 可导致过氧化氢等活性氧的增加,激发细胞色素 C、胱天蛋白酶家族成员 caspase-9、caspase-3 释放,导致细胞死亡。

8. **铊透过血脑屏障及胎盘屏障对机体产生影响** 铊中毒后表现出的神经症状,可能与铊能通过血脑屏障有关;而铊能通过该屏障的原因,可能与铊离子引起的细胞膜表面电位以及膜两侧离子流动性的改变相关。此外,铊中毒导致的焦虑、抑郁、注意力不集中、记忆障碍、幻觉等一系列神经精神症状,则可能与铊在脑组织中蓄积导致神经变性、脱髓鞘和脂质过氧化产物在脑组织中堆积有关。有文献报道,铊能通过胎盘屏障,对胎儿造成损害,会使新生儿出现体质羸弱、毛发稀少、指甲发育不良等症状。

9. **铊与维生素 B_2 结合而使细胞能量代谢发生障碍** 铊在体内可与维生素 B_2 结合,干扰其代谢,使得黄素蛋白合成减少和黄素二腺苷代谢紊乱,进一步导致丙酮酸代谢发生障碍,从而干扰电子传递机制,造成许多依赖维生素 B_2 和巯基的酶活性改变及相应的生化过程障碍,最终导致能量代谢紊乱。所以,铊中毒的一些神经症状与维生素 B_2 缺乏症十分相似。

(三)铊的中毒表现

1. **急性铊中毒** 急性铊中毒的临床表现可以在接触铊后数小时或数天出现,主要表现为胃肠道和神经系统症状。最初症状在铊进入人体后 8~24 天出现厌食,口中有金属味、恶心、呕吐、腹痛、腹泻、便血并伴有蛋白尿、少尿或血尿。可出现循环衰竭,继之出现精神症状,高热、谵妄、惊厥、昏迷反复发作,甚至可出现心肌梗死。通常,上述症状会逐渐减轻,仅仅表现为轻微胃肠功能紊乱、多发性外周神经炎、脑病、心动过速、痛觉过敏(由足底向上波及躯干,尤其是足底和胫骨部,床单触之也疼痛难忍)、皮肤和指甲病变。有的患者出现蛛网膜下腔出血、幻觉和痴呆。患者可死于肺炎、呼吸麻痹、心律失常和严重脱水。如患者幸免于死,则在 10~20 天内出现典型的铊中毒症状——毛发脱落。先为斑秃,后头发全部脱落,随后甚至胡须、眉毛、腋毛和阴毛也全脱尽,唯眉毛内侧 1/3 幸存。脱发作用一般不会导致永久性毛发脱失,因为在铊诱导的脱发后长出的新毛发比脱失毛发更坚固,并也可在铊中毒前已无毛发的区域长出新发。因此,已有人成功地使用了铊治疗毛发疾病所致的脱发。在 3~4 周后出现皮肤损害和指甲米斯线等营养不良表现。皮肤症状主要表现为掌红斑、粉刺、无汗症和鳞癣。

病情恢复需数月时间,偶有部分神经系统障碍和精神错乱长期存在,若有球后视神经炎和视神经萎缩则会发生永久性失明。急性铊中毒可留下神经系统的后遗症,主要表现为神经衰弱综合征、精神异常、性格改变,还可能出现周围神经炎、肌肉萎缩、舞蹈样病及视力障碍,但对体重几乎不会有影响。

2. **慢性铊中毒** 慢性铊中毒首发症状为神经系统症状,如疲劳、头昏、头痛、全身乏力、视力减退、四肢酸麻痛及蚁行感,手套袜套感觉障碍,重者有肌肉萎缩、记忆力减退、失眠或嗜睡和多梦等神经衰弱综合征。对智力存在有害影响不仅见于癫痫治疗的患者中,也见于多例化学专业的学生在实验室发生慢性铊中毒的报道。其次为食欲减退、恶心、呕吐、腹痛,少数有指甲米斯线。典型的症状是脱毛,可出现斑秃,也可在短期内全秃,脱发前常有头发和足底发痒、发热的先兆。患者的尿液、粪便、血液和头发均可检出铊。尿中 β_2-M 增高是诊断慢性铊中毒的重要依据之一。

五、铊污染防制原则

目前,铊在工业上使用还不多,一般不会造成机体危害,但随着铊使用量的增多,可能造成环境污染。污染源主要是采矿工业。铊在矿石中含量虽微,但因分布甚广,且冶炼厂缺乏回收措施,日积月累,势必造成污染。因此,建议使用以下方法对铊污染进行预防:①对含铊矿床的开采、选矿、冶炼、尾矿等操作过程进行严格的控制;降低含铊废石、废渣、工业废水的排放量;集中处理含铊工业废水,加大废渣中铊的回收力度:对废渣的堆放进行严格的选址和进行合理的管理,并对其周围进行严格的环境监测。②对含铊矿石冶炼厂的烟囱进行安装过滤网和铊回收装置,降低含铊气体的排放。③对含铊矿区进行环境监测,评估矿区铊的扩散迁移和环境生态危害潜力;调查铊的传播途径,不在矿区种植蔬菜等食物。④对厂区操作工人、矿区附近居民等进行定期体检,对铊慢性中毒者及时发现、及时治疗。⑤制定铊的卫生标准。目前我国规定车间空气中铊的最高容许浓度为 $0.01mg/m^3$(以铊计)。由于可利用的资料有限,目前还不足以确定可以采纳的排放标准。然而,应该采取措施以最大限度地控制污染,在可能有铊释入环境的地区,应该进行大气中的排放量和尘土沉积速率的监测。在环境监测结果显示铊水平已显著地高于本底的地区,建议要对居住在污染源附近的人群进行生物学监测,如果生物学监测显示有过量的铊暴露,就应该重新评估污染源的排出量,并努力使其降低。对于工业废水,常采用活性氧化铝和离子交换的方法降低废水的铊浓度。对于一些可能导致职业接触或生活在污染环境的人定期检测尿铊,以早期监测其体内铊水平,做到早发现、早诊断、早治疗。

对铊中毒者,宜采用综合治疗。治疗铊中毒的原则在于:脱离接触,其中包括阻止消化道的继续吸收,加快毒物由尿液或其他途径的排泄。钙盐、活性炭、胱氨酸、二乙氨磺酸钠、二硫腙、组织胺和茶碱等,都可用于铊的解毒,而普鲁士蓝是一种公认的比较有效的解毒剂,安全范围优于其他解毒剂。它通过用钾取代体内的铊以形成非吸收性化合物,从而干扰铊的肠肝循环,加速铊的排泄,对治疗经口急慢性铊中毒有一定疗效,辅以导泻,可以明显增加铊元素在肠道的排泄。用量一般为每天 250mg/kg,分 4 次,溶于 50ml 20%甘露醇中口服。

(程锦泉　黄素丽)

第五节　镍污染与健康

一、镍的理化性状

镍(nickel,Ni)的原子序数为 28,外层电子构型为 $3d^8s^2$,原子量为 58.70。镍是银白色硬金属,相对密度为 $4.9g/cm^3$($20℃$),熔点为 $1455℃$,沸点为 $2900℃$;具有良好的导电性和导热性、高度延展性和磁性,强度和硬度中等;可与铁、铜、铝、铬等形成合金,用于生产耐高温、高硬度合金、磁性合金和合金钢,主要应用于冶金、化工、机械制造、轻工等工业。

镍加热时可与氧、硫、氯、溴等发生化学反应,Ni^{2+} 与碱金属的氢氧化物和碳酸盐、硫化铵等发生沉淀反应,中性镍盐可与氨水、碱金属的氰化物等发生络合反应。

二、镍在环境中的分布

（一）岩石及土壤中的分布

镍元素在地球上分布较广，平均含镍量为 2.43%，居第六位。其在地壳中的丰度为 80mg/kg，约占地壳总量的 0.009%。地壳中的镍多与铁共生，在自然界中主要以与硫、氧、砷、锑和（或）二氧化硅结合的形式存在，最重要的矿物是镍黄铁矿和硅镁铁矿，含镍量在 5% 以上。在大部分煤中也含有微量镍，煤灰最高含镍量可达 1.6%，而泥制沉淀物一般含镍量较低，约 0.0024%。我国镍矿储量约为 37 万吨，不足世界储量 4738 万吨的 2%。迄今为止，我国已开采的镍矿全部来自岩浆熔离硫化矿床和砷镍矿，主要分布于我国西北、东北及川、滇、青等省区，其中甘肃金川是我国最大矿区，素有"镍都"之称。

岩石长期风化变成土壤，其中的镍部分被转移到土壤中，大多数的镍被淋溶入水中，所以土壤中含镍量比地壳含量低，约为 40mg/kg；而生物吸收土壤中的镍，其中部分镍又随生物排泄物或遗体回到土壤中。为保障农业生产，维护人体健康，我国环境质量标准中对一般农田、蔬菜地等土壤含镍量规定了限制值的 II 级标准。

（二）水中的分布

岩石风化进入土壤中的镍部分被雨水淋溶进入江、河、湖、海洋中，动植物吸收的镍又经排泄物或动植物死亡回到土壤或水中。排入水中的镍还包括工业生产和社会生活排放的镍，主要是硫酸镍（$NiSO_4$）和氯化镍（$NiCl_2$）等可溶性镍盐，另外也有少量的 NiO 等不溶性镍化合物，因而对水、土壤都有不同程度的污染。

海水中含镍量为 3mg/kg。进入海洋的镍一般以 $Ni(H_2O)_6Cl_2$ 或 $Ni(OH)_2$ 等形式存在，通过简单的理化吸附和食物链作用在许多海洋生物体内富集，因此它们体内镍的浓度比海水高出 1~5 个数量级。所有这些生物的遗体及分解生成的固态物，可使进入海洋中的镍部分沉降到海底，但在沉降过程中又溶出部分镍。江、河、湖水中的镍浓度一般均高于海水。

（三）大气中的分布

大气中的镍多来自岩石风化、烟尘污染及海洋蒸发等。不同性质工业生产过程镍的污染程度差异较大。我国 12 家职业性接触镍厂矿的 2852 个作业场所空气镍监测结果表明，镍生产厂矿空气中镍浓度高于镍使用厂。在镍生产厂矿中，不同单位的空气镍浓度差异较大，趋势表现为随着采矿、选矿、冶炼等加工程序中镍的浓度依次递增，即空气镍浓度与不同生产阶段物料中镍含量一致；进行火法处理的工序或生产环节，空气中镍浓度较高；产生粉尘的工序镍浓度也高。在镍化合物生产厂中，空气镍浓度与生产工序中需处理粉状物料和加热燃烧的镍逸出有关。使用镍的工厂中空气镍浓度与生产中是否涉及金属镍粉处理有关，在含镍合金钢冶炼和镀镍作业场所很低，在蓄电池厂、镍粉厂可达每立方米数十毫克。

由于香烟的有害气体中含镍，吸烟也是造成室内空气镍污染的一个重要原因，而其对人体的危害更为直接。

从岩石、土壤、水、烟尘等进入大气中的镍，部分又被动植物及微生物吸收，部分随降雨和沉淀作用又回到地表土壤和水中。

（四）植物和动物中的分布

植物中的含镍量一般为 15~55mg/kg，接近镍在土壤中的平均含量（40mg/kg）。但不同种类、不同地区的植物中镍的含量不同，陆地植物对镍的浓缩系数也有很大的差异，多数植物的浓缩系数都<1；海洋植物对镍则有不同程度的富集，如海藻的浓缩系数约为 500，海带

中含镍量为 131mg/kg。植物中的镍含量还与地理环境有关,富镍环境中的植物会积累一定程度的镍。在富镍土壤中常生长嗜镍的植物,如蛇纹岩上部土壤中生长的灌木、苔藓、地衣类、紫草类等可以耐受高含量的镍;而在镍冶炼厂邻近的植物中镍含量比同地区未接触镍的植物高 4 倍左右,因此可以选择性分析一些对镍"敏感"的指示植物中镍含量来反映环境中镍的污染情况。

镍在动物体内的分布,研究较多的是鼠、兔和山羊等,而对这些动物的组织器官研究的较多的是血液、肝、肾、心和脑等。

三、镍在人体内的代谢和蓄积

镍在人体内的含量<0.01g,人体每天镍的摄入总量因食物摄入量和成分不同而有很大的差别。影响镍在体内代谢的因素很多,包括镍与其他微量元素之间的相互作用以及机体因素两大方面。

(一) 镍的吸收

人体除了从饮食中摄入一定量的镍外,也通过皮肤和呼吸道吸收极少量的镍。正常人体血液中镍含量为 30μg/L。金属镍不易从消化道吸收,也不能从皮肤吸收,主要由呼吸道吸收,且吸收率较高。镍化合物的粉尘不能经皮肤吸收,经呼吸道和消化道吸收均较缓慢。将镍盐涂于人体和动物皮肤后,用光谱分析检查血液和组织中镍含量,未发现有吸收的证据。但脂溶性的羰基镍是个例外,其可以透过皮肤进入人体。经食物和水摄入镍的量为 0.6mg/d,吸收率为 5%;从空气吸入的吸收率为 0.4%。

镍的化学形态决定其脂溶性和溶解度等。例如,游离 Ni^{2+} 几乎不被机体吸收,但转化成其他形式(如有机态或与载体结合)可增加其吸收;镍羰基化后形成 $Ni(CO)_4$,可通过呼吸道黏膜和皮肤进入人体,也可经消化道进入血液循环。

(二) 镍的分布

经消化道、呼吸道和皮肤吸收的镍进入血液后,总镍的 95.7% 与血清蛋白结合,4.2% 与氨基酸(组氨酸)结合,0.1% 与高分子量的巨球蛋白结合分布于血浆中,然后通过血液输送到各个器官。因此,血清蛋白是人体和动物体内主要的运镍蛋白。

正常人体内含镍约为 6~10mg,全血正常浓度为 1.0~5.0μg/L,不同年龄的人体含镍量差异不大。镍在人体内分布均匀,主要分布于肾、肺、脑、脊髓、软骨、结缔组织和皮肤等组织,但只有部分镍在骨及其他造血组织中被利用。而 $Ni(CO)_4$ 则易在脂肪组织中储存。镍在某些器官中的含量与性别有一定的关系:男性肝内含镍量高于女性,女性毛发、肋骨含镍量高于男性。日本检测镍在人体中的主要蓄积部位是皮肤,占 18%。

动物经口、皮下及静脉注射时,镍在肾、脾和肝的储留量最多,并可广泛分布于体内各组织,包括脑脊液、脑、肺和心肌等,摄入 72 小时后肺内占 38%,脑占 16.7%。给予大鼠腹腔注射 $^{63}NiCl_2$,观察 6 小时、18 小时和 24 小时镍在各器官中的贮存情况,发现在肾和尿中的浓度最高,随着时间的推移,各组织中镍浓度降低,说明镍在体内的蓄积并不严重。

(三) 镍的排泄

摄入人体内的镍只有不到 5% 残留在体内或被人体组织吸收利用,其他多随粪便和尿液排出体外。镍主要是通过肠道从粪便排出,尿和汗液中也有一定量的镍;少量的镍也可经皮肤和头发排出。人体每天镍的排泄量接近吸收量,保持体内平衡。镍在人体内的生物半减期为 667 天。

四、镍的毒性和健康效应

(一) 镍的毒性

摄入过量的镍和镍盐,对人体的健康危害很大。镍盐的吸收受饮食结构(水和食物)的影响,毒性大小也不同。一般认为,250mg 水溶性镍对人体便可产生毒性症状;金属镍的毒性小,吞入一定量也不会产生急性中毒,但吸入金属镍的粉尘易导致呼吸器官功能障碍。现将镍化合物的毒性归纳为以下几个方面:

1. 一般毒性与器官毒性 动物急性染毒,胶态镍或镍盐的经口毒性较低,直接进入血液的镍盐毒性较高,而气管内注入和吸入镍及氧化镍粉尘可呈现明显的全身毒性作用。镍盐对大鼠的经口半数致死量(LD_{50})为 2000mg/kg,金属镍粉末按每天 1000~3000mg/kg 的剂量与食物混合喂饲狗和猫,200 天后仍可忍受;经口给予大剂量时主要引起呕吐和腹泻。静脉注射氧化镍,猫的 LD_{50} 为 10mg/kg,狗的 LD_{50} 为 7mg/kg;用 10~20mg/kg 的胶体镍或氧化镍一次静脉注射对狗有致死作用,且见中枢性循环紊乱和呼吸紊乱,心肌、脑、肺和肾表现为水肿、出血和变形;可溶性镍盐皮下注射的 LD_{50},兔为 7~8mg/kg,猫为 9~16mg/kg。大鼠分别作镍及氧化镍粉尘的气管内注入和吸入,均有明显的全身毒性作用,主要损害肺脏。值得注意的是,羰基镍是急性毒性最强的镍化合物,急性肺损伤是急性羰基镍中毒最常见的表现,常可见肺泡细胞退行性改变及肺泡间隙内成纤维细胞增殖。急性或亚急性吸入羰基镍还可造成多器官功能障碍,用浓度为 273.2mg/m^3 的羰基镍给大鼠做静式染毒,每天 1 小时,45 天后观察其病理改变亦以肺、肝损害为主,与一次染毒相似,但损伤较重;亚微结构可见肺泡 II 型上皮细胞、肺巨噬细胞、肝细胞等的细胞器有明显改变。

慢性动物染毒,醋酸镍和氯化镍按每天 6~12mg/kg 的剂量混入食物中长期给猫、狗喂饲,100~200 天未见明显损害;但给兔饮含硫酸镍的水 160 天,出现心肌、肝和肾实质的严重损害;狗每天吸入 5~6mg/m^3 直径为 0.19μm 的金属镍粉尘 10 分钟,染毒 20 个月可见血管功能紊乱,心肌功能减退。长期接触低浓度羰基镍常可引起神经衰弱综合征和呼吸系统损害,还可以损伤人体免疫功能,但具体的靶器官仍不清楚。

镍化合物可经多种途径进入机体,通过机体的膜屏障与组织细胞内的生物分子相互作用,导致各种毒性作用。现已证实,镍化合物是一种多器官毒物,可累及肝、肾、肺及心血管系统等多种重要器官。用低剂量氯化镍染毒可诱导大鼠的肝脏毒性;用 10mmol/L 氯化镍离体肝灌流可导致大鼠肝脏某些生化指标异常,肝细胞出现明显浊肿、变性和不同程度的灶性坏死。小鼠给予硫酸镍经口持续染毒 40 天、60 天和 80 天,对肾细胞的损伤早期表现为线粒体的异常增加和形态改变。

2. 遗传毒性和致癌毒性 镍的遗传毒性一直是争议较大的问题,不同种类和物理形态的镍化合物、不同的染毒途径、不同的实验系统以及不同的实验室,其研究结果差别较大,表明镍与机体相互作用的复杂性。整体实验研究表明,小鼠硫酸镍灌胃,在使小鼠中毒的剂量下未能诱发小鼠骨髓嗜多染红细胞微核率和骨髓细胞 SCE 水平的增高,未显示硫酸镍在整体动物中的遗传毒性。既往一直认为氯化镍是一种非遗传毒性的致癌物,但近年有越来越多研究表明,氯化镍更有可能是遗传毒性致癌物,5 天氯化镍染毒已足以诱导出微核试验的阳性结果。

体外实验证实,硫酸镍、氯化镍能诱发叙利亚地鼠胚胎细胞(SHE)形态学恶性转化,在促癌物佛波酯(TPA)联合作用下恶性转化率显著增高。镍与苯并(a)芘、镍与重铬酸钾联合致 SHE 细胞转化呈协同作用,细胞转化率明显升高;氯化钴对镍致细胞转化具有轻度促进作用;镍与砷则呈独立作用;铜对镍的转化作用无影响。5 种镍化合物体外诱发大鼠气管上皮细胞(RTE)恶性转化的能力由强到弱依次为:二硫化三镍>结晶型硫化镍>无定型硫化镍>氯化镍>硫酸镍,均有诱发 V79 细胞次黄嘌呤磷酸核糖基转移酶(HPRT)位点突变的能力,均可使 SHE 细胞姐妹染色单体互换(SCE)频率增加。实验表明,上述 5 种镍化合物都能诱发哺乳类动物基因突变和在一定条件下引起染色体水平的改变,但其能力大小与致癌性无一致关系。硫酸镍可大量诱发人外周血淋巴细胞非程序 DNA 合成(UDS);但氯化镍达到一定程度后 UDS 不再随镍而增高,提示在一定实验条件下 DNA 的修复合成能力有一定限度。

镍可以引发职业暴露的工人出现肺癌和鼻咽癌,鉴于镍对人类和动物的致癌性证据充分,IARC 将镍的化合物划分为 1 类致癌物,而金属镍划分为 2B 类致癌物。镍的致癌性取决于其化合物种类和水溶性,水溶性镍盐(如氯化镍)的致癌性最强。

镍及其化合物诱导肿瘤的机制,据现有报道,至少包括如下机制:①镍通过诱导 DNA 甲基化和组蛋白乙酰化等表观遗传学变异诱导肿瘤;②镍可诱导活性氧(ROS)生成,进而改变 DNA 结构,或干扰肿瘤相关的信号转导通路,影响肿瘤发生;③镍可以直接影响多条信号转导通路,进而诱导肿瘤,这些信号通路如:Calcinuerin/NFAT、NF-κB、MAPK、HIF-1 等;④镍可以直接影响多种肿瘤调控因子、原癌基因或抑癌基因的功能如 Cap43、Ect-2、Fhit 等。

3. 生殖毒性和胚胎毒性　镍化合物对雌雄两性的生殖功能均有不良影响,但对雄性小鼠生殖功能影响的报道不尽一致。给小鼠氯化镍连续腹腔注射染毒 5 天,发现 5mg/kg 即可引起精子数量减少,精子活动能力降低及畸形率增高,其可能机制在于 Ni^{2+} 对精子能量代谢过程产生抑制,并损伤精子鞭毛轴丝;10mg/kg 使支持细胞受损明显,精原细胞、精母细胞、精细胞及精子都受到不同程度的损害。而采用人精子与金黄地鼠去透明带卵子体外受精实验系统研究,观察到镍能诱发离体人精子染色体畸变,但受精率和存活率未见明显影响。给予 10~12 周龄的 LACA 系雄性小鼠一次腹腔内注射氯化镍,剂量分别为 20mg/kg、30mg/kg 和 40mg/kg,染毒后 12 小时和 24 小时睾丸精曲小管和间质细胞中,NADH-黄素酶、琥珀酸脱氢酶、Mg^{2+}-ATP 酶、非特异性酯酶、细胞色素氧化酶、己糖激酶、5′-AMP 酶水平均无明显变化,提示睾丸不是 $NiCl_2$ 毒性的敏感器官。此外,Ni^{2+} 进入体内可产生自由基,使睾丸组织细胞发生脂质过氧化,从而造成睾丸细胞损伤,导致血清睾酮含量降低,而随着睾酮含量降低,生精细胞凋亡增加。

氯化镍在 0.4~6.4mmol/L 时能降低人离体子宫肌肉的自发收缩强度、张力和曲线下面积,且其抑制作用随剂量增加而增加;当半数抑制浓度为 1.64mmol/L±0.65mmol/L 时,可显著抑制催产素引起的依赖细胞内 Ca^{2+} 的收缩反应,而对依赖细胞外 Ca^{2+} 收缩反应无显著影响。给予雌性 Wistar 大鼠 3.0mg/kg 硫酸镍连续皮下注射 30 天可致雌鼠动情周期延长和孕酮分泌下降,但对雌二醇、黄体生成素和卵泡刺激素的释放无明显影响,而且镍在卵巢的蓄积较弱,其机制是镍干扰了下丘脑-垂体-卵巢轴的正常生理功能。但亦有研究表明,硫酸镍可以诱导卵巢早衰,且显著降低雌二醇和孕酮的分泌能力。

镍化合物具有胚胎毒性。体外实验发现,Ni^{2+} 对大鼠胚胎神经细胞的半数分化抑制浓度(ICD_{50})<1μg/ml,半数存活抑制浓度(ICV_{50})与 ICD_{50} 的比值(V/D)>6.0,表明 Ni^{2+} 有体外致畸胎活性;硫酸镍可抑制胚胎细胞分化、增殖,蛋白质合成,并导致脂质过氧化,从而使大鼠胎仔的存活率下降,生长受阻、发育受抑。氯化镍对小鼠胚胎肢芽细胞增殖和分化及肢芽细胞蛋白聚糖合成有抑制作用,且与 $CdCl_2$ 联合染毒对增殖和分化分别表现为相加和协同作用。体内实验研究表明,氯化镍可以影响雌性小鼠的生殖能力,使受孕率下降,着床数和活胎数减少,吸收胎和死胎数增加;对 F1 子代则表现为生长发育(体重)、神经行为发育(运动反射)和仔鼠的生殖能力受到不良影响。但上述效应的详细机制目前仍不完全清楚。

4. 免疫毒性　免疫器官是镍化合物毒作用的重要靶器官之一。一方面,金属镍暴露可引发免疫应答而导致接触性皮炎和哮喘;镍作为过敏原,与调节主要组织相容性复合体的 T 细胞有关,能激活金属特异性的 T 细胞。另一方面,镍化合物具有免疫毒性,可引起人体和实验动物体液免疫及细胞免疫的抑制,改变参与免疫应答的特定类型细胞的活性,受影响的免疫细胞包括 T 淋巴细胞、B 淋巴细胞、自然杀伤细胞和巨噬细胞等,其中自然杀伤细胞对镍毒性的敏感度在不同个体间差异较大。

镍主要可以诱导人体出现两大类有害免疫反应,一类是变应性接触性皮炎,大约有 20% 的皮肤暴露者会在接触部位出现以红斑、空泡形成为特征的皮肤炎症反应;另一类是系统性接触性皮炎,通常由食物中的镍暴露引起,以皮肤湿疹、腹泻、头痛、发热为特征的全身性皮肤炎症。此外,对密切接触羰基镍的工人外周血进行的淋巴细胞转化试验发现,长期接触者的植物血凝素-淋巴细胞转化率(PHA-LTR)比低工龄接触者有减低趋势,表明长期接触羰基镍可降低机体免疫功能。在冶炼镍的工人(特别是熔炼车间工人)中,也发现 T 淋巴细胞亚群的 $CD4^+/CD8^+$ 比值显著高于对照组。

动物实验发现,硫酸镍可广泛抑制小鼠的免疫功能,使染毒小鼠的巨噬细胞吞噬率、血清凝集率效价、脾淋巴细胞介导的溶血试验、酸性 α-醋酸萘酯酶染色 T 淋巴细胞阳性率(NAE)等指标均降低;肿瘤细胞攻击试验发现黑色素瘤瘤体增大。氯化镍染毒对 BALB/c 小鼠 $CD4^+T$ 淋巴细胞亚群(T_H)有抑制作用,且可能存在着免疫耐受作用。黑色氧化镍(Ni_2O_3)和醋酸镍对体外小鼠脾淋巴细胞增殖功能具有显著抑制作用,呈明显的剂量-效应关系,且醋酸镍的抑制作用更强;而高剂量 Ni_2O_3(0.5~2.0mmol)对小鼠腹腔巨噬细胞体外诱导肿瘤坏死因子(TNF)产生明显抑制作用。此外,镍可能抑制巨噬细胞的吞噬功能和杀菌作用,导致宿主免疫监视机制的破坏。

研究表明,镍对动物的黏膜免疫功能也存在抑制效应,使用 300mg/kg、600mg/kg 和 900mg/kg 的氯化镍对肉鸡进行染毒后,其肠黏膜 IgA^+B、sIgA、IgA、IgG 和 IgM 等免疫球蛋白水平均出现显著下调。

(二)镍的生物学效应

1. 镍与某些酶活性的关系　对于高等动物和人类,镍的生化功能尚不清楚。虽然在植物和微生物中发现镍酶,预示着在动物体内也有可能发现镍的相同功能。但是,在高等动物中镍可能作为一种专一的辅助因子而发挥作用,或者作为某些特殊金属酶中的结构成分,至今尚未得到证实。总的来说,镍对高等动物的作用具有双面性,一方面是其确实存在毒性作用,另一方面,动物实验表明,镍对动物体确实存在潜在的益处。近年研究表明,镍可以通过影响人体肠道菌群的组成与功能,进而影响人体健康。

镍可以通过激活或抑制一系列的酶对机体产生影响。镍是多种酶的激活剂,在生物体内能激活许多酶,包括精氨酸酶、酸性磷酸酶、脱羧酶、脱氧核糖核酸酶等。镍还可以激活肽酶,促进细胞生成。镍缺乏时,肝脏中苹果酸及葡萄糖-6-磷酸脱氢酶的活性显著减低。人体蛋白质组研究已经证实,人体蛋白中存在可以与镍结合的活性功能域,所以镍对人体酶活力的影响可能是广泛的。

尽管镍对人和高等动物存在毒性,但是其对植物、细菌、古细菌、单细胞真核生物行使正常的生理功能均是必不可少的。尤其是在微生物体内,镍作为酶的核心组分或是活性小分子伴侣发挥着重要作用,目前至少已经发现了 8 种微生物酶类是含镍的,其中包括尿素酶、氢化酶、一氧化碳脱氢酶、乙酰辅酶 A 合成酶、甲基辅酶 M 还原酶、镍超氧化物歧化酶等。

镍还参与多种酶蛋白的组成。在人体和兔血清中发现了镍血纤维蛋白溶酶,相对分子量大约为 700kDa,每摩尔分子中镍的含量大约为 0.90g 原子;具有酶水解活性,其中的镍在体内或体外都不易与 ^{63}Ni 交换;其生理作用还不太清楚。

2. 镍与 DNA 和 RNA 的结合及对核酸代谢的作用　镍大量存在于 DNA 和 RNA 中,在 RNA、DNA 和蛋白质的结构或功能方面起作用。镍可能与 DNA 中的磷酸酯结合,使 DNA 结构处于稳定状态,进而影响 DNA 的合成、RNA 的复制以及蛋白质的合成。实验证明,适量的镍对 DNA 和 RNA 发挥正常生理功能是必需而且是有益的。Ni^{2+} 可以在磷酸酯和碱基两个位置与 DNA 结合。其中,镍倾向于与磷酸酯结合,该结合可认为是专一的,对 DNA 的双螺旋结构具有稳定作用;而在核酸的展开部分,镍易于与碱性受体结合,使有序的 DNA 不稳定,导致核酸变性。因此,过量镍进入胞核内可损伤 DNA 分子,引起 DNA-蛋白质交联和 DNA 单链断裂,导致 DNA 损伤和细胞毒作用,改变存活细胞的基因表达。此外,镍与外源性化合物的共同暴露,可进一步加重其他外源性化合物本身诱导的 DNA 损伤,如 NiO 和可溶性氯化镍暴露会影响苯并(a)芘诱导的 DNA 加合物的去除。

3. 镍对血液系统的影响　镍具有刺激造血、促进红细胞再生的作用。长期职业接触镍及其化合物的工人,外周血检查发现红细胞计数偏高。各种贫血及肝硬化患者血镍均降低。硫酸镍和溴化镍等镍盐曾用于治疗贫血。动物实验和临床观察提示,补充适量的镍,可使红细胞、白细胞及血红蛋白的生成增多。研究表明,注射氯化镍可使动物红细胞和白细胞增生旺盛,血细胞比容及体重增加;供给人 5mg/d 剂量的镍盐,可使血红蛋白的生成及红细胞的再生明显加快;含镍 20~50μg/kg 的饮食可减轻许多轻度缺血的表现。

镍对造血功能影响的机制尚未完全清楚,可能是镍能与 Fe^{3+} 协同作用,明显提高了铁的吸收,或者在铁的吸收过程必须有镍。也可能是镍作为生物配位体的辅助因子来促进小肠对 Fe^{3+} 离子的吸收;或是镍活化使 Fe^{3+} 转化成 Fe^{2+} 的酶,从而促进铁的吸收和利用,共同产生造血效应。此外,镍可提高饮食中不足量的和不易利用的 Fe^{3+} 的吸收;当 Fe^{2+} 离子在饮食中既不足量也不严重缺乏时,镍很少或几乎不影响 Fe^{2+} 离子的吸收。实验研究发现,缺镍的大鼠对铁的吸收较差,引起严重贫血;给予含铁饲料,表现为在缺镍后 30 天仍然会出现严重的贫血,与镍正常的大鼠相比,红细胞减少 36%,白细胞减少 37%,血红蛋白减少 44%;而在大鼠腹腔注射氯化镍后红细胞及白细胞均见增多。还发现镍可以在体内稳定凝血机制中的易变因子。近期有研究表明,镍可以直接干扰人类骨髓内皮祖细胞的分化,进而对造血细胞的生成产生影响,这可能也是镍的血液毒性的重要机制。

4. 镍对心血管的影响　镍对冠心病的发病具有一定作用。实验发现,外源性镍对冠状动脉和冠状动脉血流均有一定影响,尤其是在心肌缺血、缺氧的条件下,冠状动脉对镍的敏感性明显增加,使扩张的冠状动脉收缩。给实验动物冠状动脉内滴注含镍溶液,15 分钟后就出现心肌细胞超微结构的变化,线粒体、肌浆膜受损。同时,缺血心肌释放的镍可使冠状动脉进一步痉挛,使冠状动脉供血不足,加重心肌损伤,镍直接作用于心肌,引起冠心病。

研究发现,镍对心血管的收缩作用是双相的,浓度低时产生血管收缩,高浓度则抑制血管收缩,这可以用镍对 Ca/电压感受器亲和力高,却又是低效能激活剂来解释。镍浓度>100μmol/L 时,1μmol/L 钙条件下激活了骨骼肌的 BK(Ca)通道;钙低于此浓度时,镍将竞争

BK(Ca)通道;而高于此浓度时,镍使 Ca/电压感受器饱和,使 BK(Ca)开放频率在生理电位出现最大。Evans 等研究了镍离子对血管张力的影响,发现镍离子特异性作用于血管平滑肌,在 6mol/L 以上时对一种鲨鱼腹部动脉平滑肌分离的游离内皮细胞产生明显的血管收缩作用。用离体小猫心脏灌流发现,镍使心室收缩力下降,但不影响心室的活动;镍可使心室肌钙浓度-收缩反应曲线平行右移,但不引起曲线倾斜度变化,该变化可受哇巴因的阻止。在镍存在时,要产生最大收缩力需要较高浓度钙,提示镍可能激活收缩装置位点,使兴奋-收缩偶联脱偶联。也曾观察到镍可抑制离体豚鼠乳头肌的收缩,且这种抑制可被过量的钙完全拮抗。此外,镍的暴露还会引起人体心率和心率变异性的迅速改变。

除了影响心脏收缩外,慢性镍暴露还可能引发心血管系统出现广泛炎症反应和氧化应激损伤,并可以进一步影响内皮祖细胞的功能和分化,并引起一系列心血管疾病,如动脉粥样硬化等。流行病学研究也表明,镍与颈动脉粥样硬化斑块的形成呈倒 U 型剂量-反应关系。

5. 镍对内分泌系统的影响 镍可能是胰岛素分子中的一个成分,相当于胰岛素的辅基(酶)。镍对血糖的影响与剂量有关,小剂量镍使血糖下降,随镍剂量增加血糖升高;血糖升高的机制可能包括镍可以抑制胰腺分泌胰岛素,但促进胰高血糖素的分泌。镍还可促进肝脏的糖异生和糖原分解,抑制外周组织对葡萄糖的利用,并诱发机体出现胰岛素抵抗。动物实验表明,经不同途径给大鼠一定剂量氯化镍(腹腔注射 8mg/kg,气管内注射 1mg/kg),均可引起血清葡萄糖快速而暂时的升高,同时血清胰岛素和尿葡萄糖下降;进一步的实验肯定了 Ni^{2+} 可使血糖升高,并测得血浆高血糖素增高。但也有相反的报道,给小鼠每天皮下注射 $10\mu mol/L$ 氯化镍或硫酸镍,40 天后发现血糖显著下降,对血清胰岛素却没有明显影响;也发现小量镍能使狗胰岛素分泌增加,血糖降低。原因可能是给药途径、给药剂量和动物种属、品系的不同。

镍也可能通过垂体激素而间接影响胰岛素分泌。给鼠腹腔注射氯化镍或硫酸镍,30 分钟后出现高血糖;肾上腺素能 α-受体阻断药酚妥拉明和 β-受体阻断药普萘洛尔不影响 Ni^{2+} 所致的高血糖反应;切除肾上腺和垂体虽不能完全阻止,但表现较大程度的抑制。镍诱导的高血糖被 α_2-受体拮抗剂育亨宾所抑制,说明镍诱导高血糖通过 α_2-肾上腺素受体介导。因此,镍的作用机制应考虑肾上腺分泌的儿茶酚胺,包括中枢神经系统刺激释放的内源性儿茶酚胺对胰腺激素分泌的影响。

在染毒镍的动物中,镍在垂体中浓度相当高,并可以影响垂体激素如生长激素(GH)和促肾上腺皮质激素(ACTH)的分泌。体外实验证实,5mol/L 镍离子使离体的牛垂体释放催乳素受明显抑制,增大剂量可增加 ACTH、TSH、GH、FSH、LH 释放;但动物实验中皮下注射氯化镍和硫酸镍未发现血清皮质醇变化。授乳期大鼠缺镍时生长速度减慢,死亡率升高,可能与镍影响催乳激素的调节有关。

研究发现,镍可能对肾上腺皮质球状带有直接作用,通过肾素-血管紧张素-醛固酮系统使醛固酮升高导致高血压。大鼠给 Ni^{2+} 使肾上腺皮质球状带增厚,细胞增生,0.005mol/L 及 0.001mol/L 硫酸镍使血浆肾素水平升高,给 0.01mol/L 和 0.02mol/L 氯化镍使血浆醛固酮含量增加。

此外,一定剂量的镍可使血清 T_3、T_4 含量下降,电镜观察可见甲状腺细胞受损,而 TSH 无明显改变,提示镍可能先直接作用于甲状腺,使其受损,并导致功能下降,分泌减少。

（三）镍的健康效应

1. 镍与肿瘤　过量镍的健康危害中最引人关注的是镍的致癌作用。国际研究镍对人类致癌委员会（ICNCM）以国际协作方式,对10个主要的职业性接触镍人群进行了大规模的流行病学调查,综合分析所获得的资料认为,在所研究的队列里,呼吸系统癌危险度增高应归因于接触硫化物镍、氧化物镍及可溶性镍,但没有证据提示金属镍与肺癌及鼻癌危险度有关。1990年,IARC综合流行病学和动物实验研究结果对镍致癌性的评价认为,镍的化合物（即硫酸镍,在镍精炼工业联合接触镍硫化物与镍氧化物）对人的致癌性证据充分,划归为1类致癌物;金属镍对人可能是致癌的,划归为2B类致癌物。ICNCM的研究还指出,空气镍水平超过一定浓度才会与呼吸道癌危险度有联系,如接触浓度超过1mg/m³可溶性镍化合物或接触浓度高于10mg/m³不溶性镍化合物,但这些数值来自估计浓度,只能用来估测实际浓度的数量级。镍化合物的致癌能力主要取决于其溶解度和化合物特性,其致癌机制包括遗传毒性致癌、表遗传毒性致癌和非遗传毒性致癌（如诱导DNA链破损、染色质损伤和干扰DNA修复等）。此外,镍还可通过一些间接作用,如影响肿瘤微环境促进肿瘤产生。例如,氯化镍可以通过激活低氧诱导因子-1（HIF-1）,进而激活一系列与血管新生密切相关的转录因子,促进肿瘤的发生发展。

（1）镍与肺癌和鼻癌:1933年,首先在威尔士Clydach镍精炼工中发现肺癌和鼻癌增多。Doll等的调查发现,845名精炼厂工人中死于肺癌的人比全国死亡率预期率高5~6倍,而死于鼻癌的工人数比预期值大100~900倍。在1938—1956年,全部镍工人死亡数的35.5%都患了肺癌或鼻癌。1958年,Morgen总结威尔士镍精炼场所有工人情况,共发生肺癌131例,鼻癌62例。欧美和日本的镍矿工人中,肺癌发病率比一般居民高2.6~16倍,鼻癌高37~196倍。从1921—1977年间,世界各地记载的接触镍致肺癌和鼻癌的病例达1100例以上。据统计,镍精炼厂工人呼吸道癌症的潜伏期肺癌为5~40年,平均为27年;鼻癌为10~40年,平均为23年。

国内选择3991名接触镍的作业人群,进行肺癌回顾前瞻性队列研究,结果在某镍矿和某镍精炼厂男性肺癌标化死亡比（SMR）分别为229.9和451.1,接触镍作业工龄最短为11.4年,平均死亡年龄提前6.3岁,证实我国镍冶炼工肺癌危险度增高;肺癌死亡病例的工种集中,分别为反射炉、电解和备料等工序的工人,与职业因素密切联系。肺癌死亡危险度是否增高与空气中镍浓度有直接关系,接触镍的浓度需要达到一定水平才有可能发挥致癌效应,表明接触镍水平在肺癌发病中具有重要作用。镍与其他环境污染物（如多环芳烃）的协同作用在镍与肺癌病因学中可能具有一定作用。

肺癌病理组织检查发现,鳞状细胞癌最高,其次为未分化癌。关于精炼镍作业工人肺癌高发的原因,目前较一致的看法是工作环境中的污染物,如亚硫化镍、氧化镍尘粒、羰基镍蒸气及镍粉尘等吸入人体所致。动物实验表明,大鼠吸入Ni_3S_2可诱发肺癌,肌内注射可诱发肉瘤;羰基镍为镍精炼过程的中间产物,给大鼠吸入或者静脉注射,均可诱发肺癌。

（2）镍与鼻咽癌:鼻咽癌（nasopharyngeal carcinoma,NPC）是我国常见的恶性肿瘤。根据WHO的统计,约80%的鼻咽癌发生在中国。鼻咽癌在我国南方人群中发病率较高,其中广东省是世界上突出的高发中心。广东省地质矿产局研究了环境中微量元素与鼻咽癌死亡率分布的关系,发现在高发区（四会县）的井水、河水、土壤和岩石中镍含量都比低发区（五华县）高得多,甚至高发区内的相对高发区井水、河水中的镍含量比相对低发区高,而且镍含量均与鼻咽癌死亡率呈正相关。对广东鼻咽癌高、中、低发地区的调查发现,大米、饮水、人发、血清等样品中的微量元素只有镍含量与鼻咽癌的死亡率呈正相关;同时进行的细胞遗传学实验和实验肿瘤学研究首次发现,易溶于水的硫酸镍具有协同诱变作用,对鼻咽癌有促癌作用。镍的促癌作用在有小剂量的亚硝胺存在下才会发生。此外,还发现大鼠鼻咽癌组织对镍有亲和作用。

(3)镍与白血病:我国对微量元素的研究报告表明,镍与白血病有一定关系。急性白血病患者和慢性白血病患者血清中镍含量都高于健康人。但不同的是急性白血病患者起病初期即有血清镍明显升高,而且在病情恶化时持续增高,在病情缓解时明显下降;而慢性白血病患者血清镍含量与病情变化始终呈正相关。另外,急性白血病患者比慢性白血病患者的血清镍增高更为显著,且血清镍含量过高的患者生存时间较短,这提示镍可能是促使急性白血病发病的一种因素。因此,血清镍的测定可以作为诊断白血病的辅助指标,并可根据患者血清中镍含量的变化估计病情严重程度和预后,具有一定的临床实用价值。

(4)镍与其他癌症:镍精炼厂工人其他癌症的发生也受镍暴露程度的影响。挪威和加拿大报道,镍暴露可能使肾癌增加;前苏联报道,镍暴露可能使胃癌和软组织肉瘤的发生增加。在国内,食管癌高发区的食物中镍含量比低发区稍高,江苏启东肝癌高发区的土壤中镍含量最高,并与肝癌发病率呈正相关。离体实验表明,镍还可增加乳腺癌和前列腺癌的发病风险。此外,尽管氯化镍是一种弱的致癌物,但裸鼠染毒试验表明,尽管单独作用时氯化镍不具备致皮肤肿瘤活性,但是,如果与紫外线联合暴露,则会大幅增加紫外线诱导的皮肤肿瘤风险。

2. 镍与皮肤损害　镍是一种潜在的致敏因子,镍及其化合物对人类最常见的损害是镍接触性皮炎,其发病率较高。调查表明,对镍过敏的发病率为 4%~13%。目前认为,镍接触性皮炎主要由皮肤吸收镍引起的。镍可以穿透皮肤,激活上皮细胞分泌各类趋化因子和细胞因子,进而激活抗原呈递细胞(APCs),一旦致敏的免疫细胞再次接触镍,即会引起严重的迟发型超敏反应,但具体分子机制目前尚不清楚。

镍可引起皮肤过敏,临床上有用电烙术治疗引起过敏性接触皮炎的报道。据报道,欧洲大约有 10%的人对镍过敏,这些人只要经常与镍金属接触,经皮肤侵入的微量镍离子便会引发湿疹。经常接触镍制品会引起皮炎,一般情况下是由佩戴含镍首饰引起的,如有些妇女戴镀镍的耳环,2~6 周后耳垂可出现湿疹;戴镍制手表的皮肤开始出现痒和痛,继之会发生红斑;流通中的含镍硬币也会引发镍过敏。食入受镍污染的自来水和食物会加重镍过敏者手上的湿疹。

金属镍及镍盐对皮肤的影响在生产中较为常见,如镀镍工人中多由于接触硫酸镍而引起镍痒疹,表现为接触性皮炎或过敏性湿疹。有学者认为,汗液溶解金属镍是发生皮肤过敏的重要原因。皮肤损害往往从接触部位开始,有时可蔓延至全身;皮肤先有剧烈痒感,瘙痒于晚间和炎热气候更甚,故称"镍痒症";有时在 1 周后才出现皮疹,表现为接触部位呈红斑、丘疹或毛囊性皮疹,可出现浅表性溃疡、湿疹或湿疹病损,严重者可化脓、溃疡。急性期伴有发热,慢性期皮肤可出现色斑或色素脱屑斑,也会引起过敏性皮损。在脱离接触后 1~2 周可自愈,少数病例症状可持续数月。在停止接触和皮炎愈后,患者仍然保持皮肤的敏感性。镍作业工人在初次发生皮炎 2~17 年后进行皮肤过敏试验,仍有 90%的人对镍过敏。过敏试验可用 10%氧化镍乙醇溶液做皮肤斑贴试验,阳性反应者局部出现针头大簇集的红色丘疹。

3. 镍与眼损害　1971 年 Swanson 等发现,镍在白内障晶体中含量比正常透明晶体中高。Heygenreich 认为镍离子是白内障的致病因子，对晶体有破坏作用。Jacob 等则发现当有钙存在时，镍可增加钾和钠离子的通透性，从而损伤晶体。国内从某镍矿区随机抽取 414 名镍钴作业人员进行晶状体检查，结果晶状体浑浊检出率为 53.5%，明显高于对照组（17.0%）；与之相对应的是作业场所空气中镍浓度升高，镍污染程度是对照组的 2.7~18 倍，作业工人尿镍、发镍含量明显增高。因此认为作业环境中的镍可能是导致晶状体浑浊的原因，而且晶状体以混合性浑浊为主。

4. 镍的其他损害作用　早在 19 世纪后半叶，镍被用作治疗贫血和中枢神经兴奋药物时，可出现眩晕、恶心、呕吐等不良反应，对症治疗后会好转。

镍矿经过浮选进行冶炼，其金属镍粉和烟雾对人体有毒害作用。接触后对呼吸道、鼻、咽、结膜可有刺激作用，出现咳嗽和咳痰。有研究显示镍烟雾可致急性肺炎病变，但目前尚无肺尘埃沉着病的病例报道。此外，镍可引起各种临床症状如过敏性肺炎（嗜酸细胞性肺浸润）、支气管炎或支气管肺炎，还可并发肾上腺功能不全。镍是常见的工业毒物之一，还可引起肾脏损伤，出现血尿、蛋白尿和管型尿等。

1944 年，Chashchin 等已报道镍精炼厂中，暴露于空气镍（浓度为 $0.08~0.31mg/m^3$）的作业女工中自然流产相对危险度为 1.8，与对照相比出生缺陷和早产发生率有明显差异。这提示某些镍化合物能通过胎盘产生胚胎毒性和致畸性。资料表明，在妊娠期，人对镍的吸收增加，镍在胎儿体内有蓄积的趋势，因此在妊娠期应避免接触镍。

五、镍污染防制原则

防制措施包括：镍冶炼应自动化、密闭化和通风排毒。根据不同行业的职业性接触镍水平分析，我国接触镍作业防护工作的重点应放在镍熔炼和镍精炼，即涉及镍处理的生产和（或）工序及可能接触硫化物镍、氧化物镍或可溶性镍盐的作业场所。以抓好防尘为中心，促进空气镍浓度的下降。对于那些具有潜在危害而表面上似乎与镍无关的行业，如不锈钢生产或焊接、玻璃生产厂，职业防护同样不可忽视。我国车间空气卫生标准中金属镍及其难溶性镍化合物的最高容许浓度为 $1.0mg/m^3$（按 Ni 计），可溶性镍化合物的最高容许浓度为 $0.5mg/m^3$（按 Ni 计）。

镍作业工人应加强个人防护，生产中需注意防止皮肤对含镍电镀液和含镍粉尘的接触。存在含镍烟尘的车间要加强密闭与通风，操作时应戴防尘口罩。有慢性呼吸系统疾病和皮肤过敏者不宜从事镍作业。依地酸二钠、半胱氨酸、谷胱甘肽和维生素 C 等能抑制镍的过敏反应；二乙基二硫代氨基甲酸钠（Na-DDC）对镍皮炎有治疗和预防价值，治疗效果较好；对湿疹可用 2% 二巯基丙醇软膏局部涂用。

为了有效地预防和治疗镍化合物对机体的损害，筛选有效的镍解毒药也是镍毒性防治的重要任务之一。目前探索的思路主要包括 3 个方面：镍的金属拮抗剂，镍的螯合剂，抗氧化剂与自由基清除剂。

镍的金属拮抗剂的应用：例如，培养体系中 Mg^{2+} 的减少与补加可分别增强与降低 Ni^{2+} 的胚胎毒性与致畸作用；亚硒酸钠可有效地拮抗 $NiSO_4$ 染毒引起的大鼠脂质过氧化作用，且硒对镍作业工人脂质过氧化有保护作用。

镍螯合剂的应用：二乙基二硫代氨基甲酸钠对大鼠吸入染毒羰基镍中毒的驱镍作用较好，而不带巯基（-SH）的螯合剂 H-73-10 对硝酸镍（腹腔注射）染毒大鼠的驱镍作用较优。应用小鼠和大鼠急性硫酸镍中毒模型进行的实验治疗研究发现，职业病临床上常用的喷替酸钙钠(DTPA)中 Ca-DTPA 和 H-73-10 都有显著的治疗作用,但 Zn-DTPA 没有保护作用;而驱镍最多的是 H-73-10。给腹腔注射氯化镍(5mg/kg)染毒的小鼠注射 N-苯甲基-D-葡萄糖胺二硫代氨基甲酸钠(BGD,400μmol/kg)及间-2,3-二巯基琥珀酸(DMSA,400μmol/kg),发现这两种新型螯合剂对镍的肝脏毒性有较好的解毒作用。

抗氧化剂与自由基清除剂的应用。应用不同剂量(10~100μg/ml)的稀土化合物(镧 La、铈 Ce 和混合稀土)与 Ni_2O_3 同时作用于豚鼠肺巨噬细胞(AM),均可显著抑制 AM 产生超氧阴离子自由基(O_2^-)。通过观察抗氧化剂与自由基清除剂对氯化镍作用的影响发现,过氧化氢酶、Trolox(商品名,一种水溶性维生素 E)和甘露醇可有效地抑制镍引起的穿梭质粒 pZ189 DNA 氧化和致突变作用。

(程锦泉　吕子全)

第六节　铝污染与健康

一、理化性质

铝(aluminium,Al)占地壳总重量的 7.45%,仅次于氧和硅。铝的原子序数为 13,原子量为 27。它的主要存在形式是硅铝酸盐,在工业生产上,冰晶石 Na_3AlF_6 和铝土矿 $Al_2O \cdot nH_2O$ 是制造金属铝的重要矿石。铝为两性金属,在空气中,铝表面形成一层极薄且十分致密的氧化铝膜,保护着金属铝不致进一步氧化,但不能抵御酸和碱的侵蚀。它既溶于大多数酸,也溶于强碱。长期以来,铝被认为是安全无害的物质而被广泛地用于食品添加剂、药物、水处理剂和各种容器炊具。随着铝生物学效应的研究进展,人们逐渐认识到铝的毒性作用。1989 年,WHO 和 FAO 正式将铝定为食品污染物加以控制,1994 年,我国提出了面粉及其制品中铝的卫生标准。

二、铝在环境中的分布

铝与其他微量元素一样,参与了自然界的循环。工业生产中产生的废气、废水和废渣,农业生产中化肥和杀虫剂的使用,以及岩石的风化等过程,使铝等微量元素随之扩散到空气、土壤和水中。人可通过动植物性食物,也通过其他途径将这些元素摄入体内。同时,人在活动中和死亡后又将这些元素输送到自然环境中。金属元素在陆地、大气、海洋和人之间的循环为自然界的大循环,而在大气、土壤、水及人之间,陆地食物与人之间,海洋食物与人之间也都进行着小循环或局部循环。

(一)岩石及土壤中的分布

在岩石圈里有多种含铝的岩石,如钢玉 $\alpha\text{-}Al_2O_3$、水铝石(水矾土)$\alpha\text{-}AlO(OH)$ 等。当含铝的岩石风化时,一部分成为可溶成分,另一部分则生成另一种难溶物质。可溶成分便成为岩石铝的来源。

土壤中金属铝含量的平均值为 71g/kg 干重,仅次于硅(330g/kg 干重)。土壤中的铝通过酸化溶解而迁移到水流中。土壤中固相铝存在于矿石的晶体结构中,也存在于土壤的层状结构之间以及组成结构无序的矿石中(天然的水合硅酸铝及氧化物的水合物)。天然的酸化过程可增加铝的溶解度。在弱酸性环境中(pH<5.5),铝存在于下层矿化土壤的可交换阳离子中,且先以多核羟化离子,以后又以简单的单核离子形式存在。研究表明,铝溶解度取决于 H^+ 与 Al^{3+} 及有机质之间的离子交换反应。最重要的无机铝复合物是单核的铝复合物及少量的多核

水化物。这些复合物的形成主要与 pH 有关，也与离子强度有一定关系。在低 pH 时，多半形成六水铝阳离子 $[Al(H_2O)_6]^{3+}$。四羟铝阴离子铝酸 $[Al(OH)_4]^-$ 的形成要求 pH 较高(pH>6.2)。

（二）水中的分布

1. 饮用水　饮用水中铝的主要来源包括水源水背景值、水处理后的残留铝以及自来水二次加工等。不同类型水源水中铝的平均背景值通常较低。然而，严重的酸雨危害造成大范围土壤和沉淀物中铝的溶出释放，采矿及冶炼行业排放的含铝废矿水经由各种途径汇入江河、湖泊及水库之中，均导致水中铝的含量增加。当水源水流入水厂后投加铝盐净水剂进行絮凝沉淀处理，也是造成出厂水中铝含量增加的原因，并明显改变原有铝分布平衡。一般认为，有 40%~50% 的净化水铝含量超过水源水。此外，气候条件等因素也会影响水中有机物的含量，使得自来水中的铝含量不但随季节改变而变化，而且即使在一天里也不恒定。

据美国城市统计调查，因絮凝效果不佳而过量投放铝盐净水剂以及不合理的过滤和氯化等问题，均可使水中铝的含量明显增加，或改变水中铝的化学形态分布。此外，水中铝残留与水处理后期投加石灰以调节出水 pH 也有关。自来水供水中铝的问题备受关注，一些国际组织和部分发达国家已先后制定出饮用水中铝含量的警戒水平和上限。而我国也已经在 2006 年制定的《生活饮用水卫生标准》（GB 5749—2006）中规定了铝的限值为 0.2mg/L，与 WHO 和欧洲共同体的标准一致。国外也有人建议饮水 $Al^{3+}<10\mu g/L$、食物铝<3mg/kg 作为长期使用标准。

2. 河水　检测结果表明，河水中的铝含量较高。热带河流中悬浮物的金属含量以铝和铁含量最高，钙和钠最低，这种悬浮颗粒物主要来自土壤。此外，温带与北极河流中铝和铁含量低很多，其颗粒物主要源于岩砾。在酸雨反复冲刷下，铝以溶解态自土壤和岩石向水转移，使得天然水中的铝含量高层多，底层少，这对鱼类的生存势必产生有害作用。酸雨的这种释放 Al^{3+} 的作用比酸性水的直接作用更能危害人和鱼类。此外，有些家用自来水中铝含量较高，可能是天然水源的原因，也可能是由于在水净化过程中使用了明矾。

（三）大气中的分布

大气中的微量元素主要以颗粒形态存在。含有金属的颗粒物主要来自燃烧和冶炼。例如，金属硅酸盐氧化物的颗粒物就是由煤燃烧时的飞灰、熔炉散发的金属及金属氧化物在燃烧过程中产生的铝氧化物和硅酸盐所组成。燃用木料、煤和石油等燃料中含有铝等多种元素，在燃烧后的剩余物质中也含有铝。此外，土壤和火山喷发物也是铝的来源。由火山喷发出而进入大气的气体是一种从地表深处喷发出的岩浆挥发性成分，其铝含量约为 15mg/kg。

（四）食物中的分布

1. 食物　食物中铝的含量取决于食品种类、原料产地、加工方式及含铝食品添加剂的使用情况。大部分食物都含有少量的铝，各类食物铝含量差别较大。通常植物性食品中以干豆类含量最高(20~100mg/kg)，谷物和蔬菜、水果类较低(5~15mg/kg)；动物性食品中，畜禽类稍高(5~10mg/kg)，蛋、奶、鱼很低，有的甚至低于检出限。而茶叶中铝含量极高，可达 0.7~17g/kg。人每天从天然食物中摄入铝的量为 3~10mg 左右。

2. 食品添加剂　含铝食品添加剂的使用是人类摄入铝的主要来源。我国目前使用的含铝食品添加剂主要为发酵粉，铝含量高达 2400~172 000mg/kg。添加发酵粉加工的面制食品，其铝含量明显增高。我国居民每天来自含铝食品添加剂的食物摄入铝量达 215mg，为膳食铝的主要来源。一些研究认为，铝制炊具和容器也是膳食中铝的主要来源之一。从炊具和容器中转移出来的铝受食物的 pH、烹饪时间、存放时间及使用方式等多种因素的影响。

通常铝制炊具迁移到食品中的铝是很少的，但在烹饪酸性食物时，可增加铝溶出转移到食物中。WHO/FAO 提出，铝的暂定每周容许摄入量为 7mg/kg 体重。我国制定的面制食品中铝的限量卫生标准为 ≤100mg/kg，但对铝的每日允许摄入量尚无规定。

（五）环境垃圾中的分布

因为铝的熔炼而消耗的电量可以占到美国总发电量的 10%，澳大利亚总发电量的 13%。对于 2000℃ 才能融化的氧化铝矿石而言，这种水平的能源消耗是可以理解的。如果熔炼氟化钠铝矿石，熔解温度会降低到仅有 900℃。世界银行的数据显示，因为铝矿石熔炼而排放出的废气中包括铝尘、焦炭粉、颗粒态或者气态的氟化物、过氧化钠、焦油蒸气以及焙烧炉总释放的碳颗粒。铝冶炼工厂释放的废物包括铝土矿尘埃、石灰石尘埃、红泥尘埃、芒硝和冷却塔释放的腐蚀性气溶胶。红泥是铝冶炼释放的主要废料（每生产 1 吨铝，便会产生 2 吨红泥）。

三、铝在人体内的代谢和蓄积

（一）铝的吸收

铝的吸收部位主要在小肠上段，吸收率约 0.3%～0.5%。同 Ca^{2+} 的吸收部位相同，因此一些影响 Ca^{2+} 吸收的因素也对 Al^{3+} 有影响。铝的吸收机制可能与 Ca^{2+} 竞争可溶性蛋白有关，从而影响钙和磷的代谢。接触铝的工人血清磷下降，尿磷和尿钙升高。此外，铝的吸收可干扰体内微量元素的稳态。通过动物摄入铝的实验和老年人血液生化指标观察，摄入铝增加，体内铝的蓄积量增大，血锌和血硒相对下降，且铝可促进肠道镉的吸收。目前已知，磷酸盐、硅、铁和氟等具有降低铝生物利用率的作用，而枸橼酸、调味剂麦芽酚、甲状旁腺素和膳食维生素 D 具有提高铝生物利用率的作用。

铝的吸收率很低，很多因素都可影响其吸收，如消化道 pH、维生素 D、甲状旁腺素及铝盐的种类等。酸性环境有利于铝的吸收，因此铝在胃和接近十二指肠部位的酸性环境较容易被吸收。人体对氯化铝吸收比氢氧化铝、碳酸铝等高得多。动物实验可见，枸橼酸、乙酸、乳糖、维生素 D、甲状旁腺素及低钙和低锌膳食都能增加铝的吸收及其在组织中的存留。现已证实，饮食中铝含量增加能够增加组织和血清中铝含量。铝的平衡试验中发现，正常受试者每天摄入中等量的铝（125mg），通过机体的调整作用，血清铝略有增加，组织中不存留。只有当每天摄入的铝>1g 时，铝才可在人体内存留。铝与氟化物形成紧密的化合物，增加铝的溶解性，因此饮食中的氟化物可增加铝的吸收。吸收的铝大部分与血浆蛋白结合，特别是转铁蛋白和白蛋白。

（二）铝的分布

铝分布于人体所有组织，但主要蓄积在骨、甲状旁腺和脑皮质。铝经呼吸道进入人体时，肺组织铝的含量最高。用掺入铝化合物的饲料喂饲大鼠后，大鼠的肝、脑和血中铝水平增加，而肺的铝含量未见增加。正常人肺以外的组织铝含量较恒定，一般约 2mg/kg 干重，而肺中铝的含量则随年龄增加而增加。兔皮下注射 $AlCl_3$，28 天后检测组织中铝的分布，发现铝含量骨>肾皮质>肝>睾丸>骨骼肌>脑白质>脑海马。脑组织中铝水平较低，说明机体的血脑屏障在发挥作用。

1. **血液**　一般认为，血清铝含量与年龄和性别无关。正常人血中铝随生物钟变动，也受自主神经系统调节。副交感神经兴奋可增加脑组织中铝的蓄积，减少血液和脑脊液中的铝含量；而交感神经系统兴奋的作用相反。动物实验表明，正常对照组的血清铝含量很低，摄入铝的动物血清铝含量较高。人体实验研究表明,健康人服用抗酸制剂 Al(OH)₃ 后,血中铝明显增加;停止使用后,血中铝浓度快速下降,这可能与肾脏对铝的清除作用有关。由此可知,血液铝只能反映近期铝暴露,而不能反映体内铝总负荷。

大部分研究者认为,正常受试者血清铝浓度低于 $30\mu g/L$,而肾衰竭患者一般 $>100\mu g/L$,且这种患者血清铝与骨铝之间并不存在相关性。对于肾病患者来讲,若血清铝 $>200\mu g/L$,患者将出现明显的铝超负荷症状,故一般认为血清铝 $>100\mu g/L$ 时就应引起人们的密切关注。研究发现,机体内含有大量铝时,发铝含量也增高,因此认为发铝可以作为反映机体铝负荷的指标。

2. 肌肉　健康人肌肉铝含量约 $1\sim2mg/kg$。尿毒症患者(未进行透析治疗)的肌肉铝水平通常增高,甚至未曾口服铝化合物的患者也是如此。

3. 骨骼　正常人骨骼铝含量为 $7.8\sim10.8mg/kg$。骨骼铝含量与人体骨组织学研究证实,骨骼铝蓄积与透析性骨软化相关。在慢性肾衰竭(血透析治疗)患者之中,有骨软化症状者骨铝含量高于无骨软化者。长期透析治疗的尿毒症患者骨铝含量远高于健康人。

人体对铝络合物吸收增多时,可使组织铝持续增加和蓄积,特别是对于服用 Al(OH)₃ 作为磷酸根结合剂的尿毒症患者更是如此。近年来,Meyer 等的研究结果表明,铝枸橼酸络合物能有效地抑制磷酸钙沉淀,且在恒定浓度的 Ca^{2+} 和 PO_4^{3-} 溶液中,随 Al^{3+} 浓度的加大,其抑制作用加强。其原因是铝离子被吸附于羟基磷灰石晶体表面,阻止了晶体的生长。一般情况下,水中的铝能干扰此种矿化作用,而且枸橼酸铝络合物的形成又可阻止 Al^{3+} 的水解,因而阻碍骨骼的矿化作用。此种络合物主要形成于 pH 为 $2\sim5$ 的环境中,因此枸橼酸对铝的络合可能是在消化道上部吸收铝的一个有效方式。由此推测,服用含铝制剂时,若同时摄入富含枸橼酸的水果或饮料则具有潜在的危险性。

4. 牙齿　由于铝与龋齿发生有关,以及铝与氟有较强的络合作用,因此铝在口腔医学中的应用备受关注。在研究含铝溶液 pH、铝浓度、处理牙齿时间等因素对牙釉质溶解的影响时发现,在 pH 为 4 的缓冲液中、铝浓度 $>0.005mol/L$、处理时间在 4 分钟以上时,铝盐溶液有抑制牙釉质溶解的作用。

(三) 铝的排泄

铝主要通过肾脏排泄。随着铝摄入量增加,尿铝排出量也增加。一般尿铝排出量每天约为 $15\sim55\mu g$。目前还不能肯定肾功能正常的情况下机体大量口服铝后,能否排出所有吸收的铝。有学者提出,当摄入铝超过肾脏排泄能力时,铝即可储留于体内,肾功能受损的患者不能完全排出经口摄入而吸收的铝。因此,肾功能的好坏直接影响铝在体内的蓄积和毒性。胆汁虽是排泄许多微量元素的主要途径,但不是铝排泄的主要途径。

四、铝的毒性和健康效应

(一) 铝的毒性

1. 神经毒性　哺乳动物脑中铝含量一般为 $1\sim2mg/kg$ 干重。猫和兔铝中毒时,脑中铝含量约为 $4\sim8mg/kg$ 干重。大鼠和小鼠对铝毒性耐受能力较强,一般不会发展成进行性脑病。在颅内注射时,不同的铝化合物显示出的毒性不同。

铝对中枢神经系统的有害作用有两方面:一是进行性脑病,早期特征为进行性的学习记忆改变;二是动物神经纤维变性细胞堆积。这种脑病使猫的学习记忆功能改变,而对其视力或辨别力影响不明显,说明铝是有选择性损害执行记忆功能的神经元区域。随后出现运动功能失调和屈肌群与伸肌群的紧张状态,动物变得神情淡漠,也可能发生肌肉抽搐,甚至癫痫发作。若用抗癫痫药治疗,受试动物(特别是猫)可存活,但仍处于一种慢性非进展性的脑损害状态。

铝致大鼠中枢神经病理形态学改变的研究表明,铝可引起大脑顶叶、小脑及海马神经元细胞数目减少,而神经元细胞数目与学习记忆密切相关,说明铝引起神经元细胞数目减少也是导致学习记忆障碍的机制之一。电镜观察发现,以 25mg/kg 剂量染毒铝达 12 周的大鼠,海马神经细胞核内出现空泡变性。上述病理变化必然导致核功能受损,进而影响到正常染色体的功能,使其不能正常转录 RNA,引起相关结构蛋白和递质等合成减少,导致神经元结构受损和功能障碍。铝选择性蓄积在海马神经元内,神经微丝、微管排列不规则,互相交织,核膜溶解,髓鞘分离,突触明显变性。这些病变会干扰轴突运输和突触对递质的摄取,神经冲动通路受阻。铝可特异性地改变神经元细胞骨架蛋白,抑制细胞内 DNA 和蛋白质的合成,采用体外细胞培养法发现高剂量铝($10\mu mo/L$)可以抑制人胚大脑神经细胞的生长发育,神经细胞各种膜结构损害及神经微管微丝排列紊乱。动物实验发现铝能降低脑组织中胆碱乙酰化酶、乙酰胆碱酯酶的活性,尤其在神经元纤维缠结的邻近部位,胆碱乙酰化酶明显下降。铝离子能抑制参与磷酸化过程的多种酶活性,干扰脑能量代谢。铝可以直接或与运铁蛋白及其受体结合使血脑屏障通透性增加,提高脑运转。研究发现,阿尔茨海默病患者的脑铝含量是正常人的 1.5~30 倍,在神经元纤维缠结区铝含量明显升高。

曾有报道,两名死于透析性脑病的患者皮质中,神经元细胞质含有大量的铝,且全脑与全血的铝水平都高。这一发现表明,在透析性脑病患者体内,铝在神经元蛋白合成上显示出特殊的作用,造成皮质神经元内神经丝的聚集。神经元的这种退化状况,类似于试验性铝中毒。

2. 免疫毒性 免疫系统对 Al^{3+} 的毒性很敏感,淋巴细胞对 Al^{3+} 的亲和力相当强,故认为 Al^{3+} 对机体具有免疫抑制作用。研究表明,高剂量的铝对实验动物的免疫功能有明显的抑制作用,铝对体外培养人 T、B 淋巴细胞的生长密度及其合成分泌的细胞因子 TNF 有明显的抑制作用。近年发现与铝中毒有关的老年性痴呆、透析性脑病和帕金森病等也属于免疫功能紊乱性疾病。

3. 生殖和遗传毒性 铝对大鼠精曲小管具有损害作用,使精原细胞核变小,退行性变,数量减少。此外,醋酸铝染毒小鼠睾丸精原细胞,初级精母细胞染色体畸变率与染毒剂量呈正相关关系。雄性 Wistar 大鼠染毒硝酸铝的实验表明,高剂量组大鼠睾丸及附睾重量分别下降了 24.06%、20.7%,中高剂量组雄性大鼠使雌性大鼠怀孕率分别为 25%、18.8%,明显低于对照组(62.5%),且睾丸及附睾内的精子数目明显减少,并出现精原细胞和精细胞的坏死。

体外培养小鼠卵母细胞实验显示,铝可显著抑制卵母细胞第一极体的释放。这种抑制作用可能是由于铝离子在细胞中置换了镁离子,从而影响微管的正常聚合,导致有丝分裂器不能正常形成和正常移动,细胞分裂无法正常进行。铝可以使小鼠生殖细胞及骨髓细胞染色体畸变率升高。育龄妇女接触过量的铝及其化合物,有可能导致生育能力降低甚至造成不育或不孕。

4. 骨骼毒性 动物实验发现,铝摄入浓度与骨骼蓄积之间存有明显正相关性;过量摄入铝可导致血磷降低,骨质脱钙。在依赖肾透析的北美患者中,与铝有关的骨量减少和肾性骨营养不良疾病分别占 20% 及 30%。临床资料及动物实验均已证实,肾性骨营养不良与铝有关。铝可通过以下 3 个方面影响骨骼:①铝竞争性抑制 Ca^{2+} 吸收,并使甲状旁腺激素浓度降低;②铝与胶原蛋白结合,沉淀于骨骼,抑制成骨细胞和破骨细胞功能;③干扰骨磷酸酶产生、骨内钙和磷结晶的形成。铝与骨骼疾病尤其是与骨质疏松的关系尚未明了,但铝在骨骼疾病中的作用不可低估,因骨骼中有明显的铝沉积而无骨疾患者很少见。此外,还发现铝蓄积于甲状旁腺并抑制其分泌甲状旁腺激素。

进一步研究表明,铝对骨骼的成骨和破骨效应是双相的。离体细胞实验表明,成骨细胞在低浓度铝的刺激下会加速分裂,而当铝的浓度累积到一定程度后,成骨细胞开始出现代谢异常和生长抑制。人类流行病学和动物实验也表明,当血浆铝浓度增高时,会诱导甲状旁腺功能亢进,而一旦铝浓度持续增高,机体便会出现甲状旁腺功能减退。

5. 肾脏毒性 铝的肾脏毒性很大程度上源于肾脏是排泄铝的主要器官。显微穿刺研究和组织学染色表明,Al^{3+} 会在肾脏的近曲小管以液滴的形式被重吸收。长期慢性铝暴露的大鼠在衰老后,其肾脏近曲小管的细胞质和细胞核都会出现非水滴状的铝沉积。对流产婴儿的肾脏进行铝染色,可以发现 Al^{3+} 呈现阴性结果。而与此形成鲜明对比的是,对因慢性肾衰竭而死亡的一成年男性肾组织进行铝染色发现,肾脏铝染色呈强阳性反应。

(二)铝的生物学效应

1. 铝对三磷酸腺苷(ATP)的作用 Mg-ATP 络合物在生命体系中是个重要的辅助因子;与其相类似的有 Al-ATP 络合物,它是天然存在的还是 ATP 分离过程中形成的尚不清楚。有些 ATP 商品含有铝,其中 1% 的 ATP 呈 Al-ATP 形态。Al-ATP 络合物的稳定常数为 pH 6.7 时,将铝离子加入到 2×10^{-4} mol/L ATP 溶液里,溶液 pH 降低表明磷酸基氧配位结合铝,而氢离子被置换出来。铝与 ATP 形成络合物的能力大于镁,铝与 ATP 的络合主要是在磷酸基上。在细胞水平上的研究表明,由于高浓度铝抑制磷酸化反应,而造成血液里 ATP 水平和 ATP/ADP 比值的下降。细胞内铝过量时,将干扰含 ATP 和镁的磷酸转移酶系统,同时也干扰糖类的代谢。

2. 铝对脱氧核糖核酸(DNA)的作用 在细胞核内铝的生理作用尚未明了时,体外实验已通过热变性和荧光结合等方法证实了铝与 DNA 间的反应,发现铝与 DNA 相互作用的变化同 pH 和浓度有关。例如,在 pH 为 5~7.5 时,Al^{3+} 与 DNA 形成 3 种明显不同的络合物,其中一种络合物在中性时出现,它使一部分 DNA 稳定;第二种络合物在 pH 为酸性时出现,它使 DNA 双螺旋分子的一部分不稳定,引起双链间的交联;第三种络合物由上述两种络合物结合而成。这三种络合物往往同时存在。铝与 DNA 的可能结合部位是磷酸基。体外实验表明,铝可减少 DNA 的合成,可影响 RNA 聚合酶、核苷酸前体物或模板,造成核苷酸前体物掺入 DNA 减少 50%。

3. 铝对酶的影响 铝能刺激丙酮酸的酶促脱羧反应,抑制己糖激酶活性,并抑制异枸橼酸转变为 α-酮戊二酸。胞内糖酵解的第一步骤就是葡萄糖被 ATP 磷酸化,生成 6-磷酸葡萄糖,这一过程受己糖激酶的催化,己糖激酶需要 Mg^{2+} 参与,原因是 Mg^{2+} 首先同 ATP 结合,形成酶的底物 Mg-ATP 络合物。反应中 Mg-ATP 内末端磷酸基转移到葡萄糖分子上,生成 6-磷酸葡萄糖,而 Mg-ATP 变成 Mg-ADP。当 Al^{3+} 形成 Al-ATP 络合物后,就能干扰 Mg-ATP 的作用,成为己糖激酶的竞争性抑制剂。Al-ATP 与酶的结合部位仍是 Mg-ATP 的作用位点。

4. 铝对铁代谢的影响 游离的 Al^{3+} 和游离的铁离子对神经元而言都有毒性。细胞内的游离 Al^{3+} 可以自由参与或干扰细胞内的生化反应。与之形成鲜明对比的是,神经元细胞内的铁离子浓度是受到铁离子调节蛋白(IRPs)控制的,这种蛋白可以感应细胞内的游离铁离子浓度,并对之进行调节。如果细胞内的铁离子浓度过高,IRP-1 会增加铁蛋白的合成,铁蛋白可以与过量的游离铁离子结合,并只释放少量的游离铁离子供细胞质内的生化反应使用。如果铁离子浓度过低,IRP-2 会感应这种变化,并增加铁蛋白受体的合成,进而促进铁的摄入。

Al^{3+} 暴露的大鼠和细胞实验均证明,神经元内聚集的 Al^{3+} 会显著干扰铁离子代谢。Al^{3+} 与 IRP-2 稳定结合,且降解较慢,进而上调铁蛋白受体的合成并阻止铁蛋白本身的合成。随着神经元内 Al^{3+} 的不断聚集,细胞内的游离铁离子水平也会随之增高,神经元产生氧化应激损伤的风险也越来越大。Al^{3+} 暴露会使铁诱导的脂质过氧化加重数倍。阿尔茨海默病患者的脑组织,普遍存在铁离子代谢异常。因 IRP-2 降解减少,致使神经元细胞内游离铁离子浓度达到毒性水平,并通过 Fenton 反应诱导氧化损伤。这种反应是阿尔茨海默病的早期特征之一。4-羟基壬烯酸和异构前列腺素 8,12-iso-iPF2a-VI 均是氧化应激损伤的生物标志,其在阿尔茨海默病患者的大脑中的水平显著高于健康对照人群。此外,对啮齿类动物进行的长期低剂量的 Al^{3+} 慢性染毒试验也证明,其大脑中的上述标志确实显著增加。

5. 铝对细胞酶活性的影响 在活细胞中,绝大多数的化学反应都发生在占细胞容积 80% 的水相中。细胞中铝通常是以 Al^{3+} 的形式与配体结合。因此,细胞中的 Al^{3+} 含量具有显著的生物学意义。Al^{3+} 对细胞的毒性,主要表现在以下 3 个方面:①Al^{3+} 与体内必需阳离子竞争,尤其是 Mg^{2+}、Ca^{2+} 和 Fe^{3+},干扰葡萄糖代谢和其他重要的细胞功能;②Al^{3+} 可以干扰铁代谢,进而诱导铁浓度异常增加,从而引起自由基生成和氧化应激损伤;③Al^{3+} 本身也可以直接引起氧化应激损伤。

激酶、磷酸酶、多聚酶、三磷酸腺苷(ATP)和三磷酸鸟苷(GTP)正常活性的维持均需要 Mg^{2+} 的参与(细胞内浓度约为 $1\sim2mmol/L$)。而 $nmol/L$ 水平的 Al^{3+} 就可以与这些分子结合。例如,由于 Al^{3+} 超高的电荷/质量比,与 ATP 磷酸链的结合能力比 Mg^{2+} 强 1000 倍,且体积小于 Mg^{2+},Al^{3+} 可以轻易替代酶中 Mg^{2+} 的催化位点。而 Al^{3+} 作为配体的交换时间比 Mg^{2+} 长 10^5 倍,所以 Al^{3+} 的暴露会显著干扰依赖 Mg^{2+} 的酶促反应。ATP-Mg^{2+} 所形成复合物是所有消耗 ATP 的生化反应所必需的底物,所以 Mg^{2+} 的存在对细胞中几乎所有信号通路和酶促反应都极其重要。因此,Al^{3+} 对细胞功能的干扰也是广谱的。在某些特定条件下,Al^{3+} 暴露甚至会导致细胞出现功能性 Mg^{2+} 缺乏。

Al^{3+} 比 Ca^{2+} 的尺寸小 9 倍,且其可以利用钙通道。由于热动力学的不同,Al^{3+} 无法轻易取代 Ca^{2+} 在蛋白中的位置。然而,Al^{3+} 会与 Ca^{2+} 和 Mg^{2+} 竞争小分子配体(如羧酸盐和磷酸盐基团、核苷酸、多聚核苷酸以及无机磷酸盐),并形成不溶性复合物。另外,Al^{3+} 与配体的交换速率比 Ca^{2+} 慢 10^8 倍,Al^{3+} 暴露会诱导钙缺乏,其与无机磷酸盐结合也会诱导后者的耗竭。

Al^{3+} 的离子半径与 Fe^{3+} 接近,且两者均是三价离子。这些相似之处使得 Al^{3+} 很容易取代蛋白质中 Fe^{3+} 占据的位点。细胞内 Al^{3+} 的聚集,可抑制铁调节蛋白-2。上述原因均增加细胞内游离铁离子浓度,并加大氧化应激损伤风险。Al^{3+} 可使铁或铜离子诱导的氧化应激损伤增加数倍;而 Al^{3+} 自身也可干扰超氧化物歧化酶活性,从而直接诱导氧化损伤。

(三)铝的健康效应

1. 铝中毒 当血铝水平>$1.0\mu mol/L$ 为高铝血症,即铝中毒。高铝血症的一般症状,主要有乏力、全身不适、体重下降、厌食、恶心、呕吐及腹绞痛。铝中毒时可对人体造成一系列的危害。

2. 铝与骨骼疾病 流行病学研究表明,透析性脑病高发者的透析液里含有大量的铝。

患严重骨软化症进行血透析的患者,骨铝主要位于类骨质和钙化基质的交界面。病理学研究发现,随着铝摄入量和骨骼铝含量的增加,骨组织出现骨细胞的排列紊乱,基质疏松且不均匀,骨细胞萎缩。其原因可能是过量铝诱导骨代谢异常,影响骨矿化或干扰骨骼的磷酸盐代谢。模拟实验表明,铝可影响骨中酸性磷酸酶和碱性磷酸酶的活性。1979年,英国Parkinson等首先报道,透析患者中30%发生透析性骨软化症。英国New Castle地区骨软化症发生率颇高,与该地区水中铝含量高有关。观察207例高铝血症患者,有64例表现肌痛和骨痛;X线检查见骨质疏松和病理性骨折,血清铝高而血磷不高,用维生素D治疗效果不佳;常伴有贫血或透析性脑病。

铝暴露对骨骼的损伤机制比较复杂,可能是通过影响成骨细胞/破骨细胞的动态平衡,或是干扰钙/维生素D/甲状旁腺激素内分泌轴而发挥作用。此外,铝暴露还可以直接抑制羟基磷灰石的形成,从而阻碍骨的钙化。骨组织中铝的蓄积,可诱导维生素D抵抗性骨质软化症,再生障碍性骨病和骨折。Al^{3+}可抑制1,25-二羟基维生素D的合成。骨组织中铝羟基磷灰石的沉积,可干扰羟基磷灰石钙的有序沉积,且在血浆铝低至0.1mmol/L仍可发生。

3. 铝与造血系统疾病 1978年,Elliott首次描述贫血与铝蓄积的关系;发现3/4的患者血红蛋白下降伴有血清铝升高。Elliott和Short皆认为,铝致贫血是铝蓄积的最早且最主要的表现。现已证实,铝是小细胞性贫血和肾脏病晚期恶性贫血的发病因素。铝可抑制亚铁氧化酶的活性,并与转铁蛋白结合,影响铁的吸收。δ-氨基-酮戊酸脱水酶(δ-ALAD)参与血红蛋白合成,而铝可影响其活性,造成血红蛋白合成障碍。体外实验表明,低浓度Al^{3+}(10~50μmol/L)可激活δ-ALAD,而高浓度(1~5mmol/L)时抑制其活性,但目前铝导致贫血的机制仍不清楚。

4. 铝与神经性疾病

(1)神经失调:研究发现,关岛居民的肌萎缩侧束硬化症和帕金森病痴呆症的病因与铝摄入有关;在高发区的土壤和饮用水中含有铝浓度高而钙和镁浓度低。该地区钙和镁缺乏所引起的继发性甲状腺功能亢进可使肠道吸收铝增多,促进铝在中枢神经内沉积,随后导致此类疾病的高发。

(2)透析性脑病:人们对铝的神经毒性的认识最早是从铝致透析性脑病(DE)开始的。20世纪70年代,一些国家的透析中心发现肾衰竭患者经透析后出现言语障碍、震颤、痴呆和癫痫发作等神经系统异常表现,严重者可致死亡。研究发现,其原因是透析液中高浓度的铝所致(>200μg/L),DE患者大脑灰质铝含量比对照组人群高数倍之多。Hughes指出,铝致人类慢性神经毒性早期表现为言语障碍、肌肉痉挛,长期透析者有运动功能不全综合征,接着出现精神异常,常伴有贫血、骨软化症表现。该病的严重程度与体内铝负荷及脑中铝含量相关,通常发生在透析1年以上的患者。除了透析性脑病外,还有8例肾衰竭者口服铝制剂(枸橼酸盐口服液和氢氧化铝)引起急性中毒的案例,其临床表现为精神错乱、谵妄、肌肉痉挛、癫痫样发作、昏迷,甚至死亡。提示口服铝可以通过消化道吸收引起急性中毒,其机制可能与铝的主动运转机制有关,因为铝与钙离子载体蛋白相结合而转运,从而干扰钙离子的正常功能。脑内铝含量与透析性痴呆症发生率呈正相关性。经检测分析,死于透析性脑病患者脑灰质、白质组织铝含量明显高于非肾病患者。同老年性痴呆的差别在于透析性脑病无明显组织病变,仅由于脑组织内铝浓度过高,其变化范围是正常水平的10~20倍,同时,铝可蓄积于所有的脑组织。流行病学研究发现,透析性脑病多发生于透析中心,因配制透析液中含有高浓度的铝。

（3）阿尔茨海默病：许多研究表明，神经系统是铝的主要靶器官之一。一些退行性神经疾病，如透析性脑病综合征、阿尔茨海默病（Alzheimer disease，AD）以及肌萎缩性侧索硬化症等可能与铝毒性有关。流行病学研究表明，饮用水中铝含量升高，可使 AD 患者患病危险度增加。AD 患者大脑新皮质内铝含量超过 $5\mu g/g$（干重），而正常情况下仅为 $1.25\mu g/g$（干重）。铝主要沉积于神经纤维缠结（NFT）和老年斑中，而 NFT 和老年斑是 AD 最重要的 2 个病理特征，说明铝是导致 AD 发病的重要因素之一。动物实验表明，家兔、大鼠和小鼠无论经静脉、腹腔或皮下注射，还是经胃肠道途径给予铝化合物，均可见动物脑中铝含量明显增加。在脑铝含量增加的同时，伴有脑组织胆碱乙酰基转移酶活性降低及乙酰胆碱酯酶活性升高，而导致胆碱能神经功能减退，记忆力下降。

铝诱导的动物脑组织神经元纤维变性和 NFT 形成也有许多报道。铝化合物可引起成年雄兔神经元纤维变性，而给予去铁胺将铝移除后，可部分逆转铝所诱导的神经元纤维变性。使用可溶性铝盐能在家兔体内诱导 NFT 的发生，其结构混乱，由直径为 10nm 的神经丝组成；其超微结构与正常神经丝相似，免疫细胞化学染色也与在 AD 患者中所观察到的相似。Mull 等用体外培养的鸡胚脑神经细胞研究铝神经毒性时发现，较低浓度的铝即可对神经细胞的分化产生影响，且神经元比神经胶质细胞对铝的敏感性更高。另有报道，体外培养的原代大脑皮质神经细胞暴露于氯化铝 48 小时后，发现许多神经细胞胞体肿胀，轴突呈串珠状，轴突间的网络连接破坏。

（4）帕金森病：帕金森病是一种神经退行性病变，其特征是患者的语言和运动技能会受到显著影响，比如颜面、下巴、手的震颤，肌肉强直和移动缓慢等。这是由于大脑运动皮层基底核的神经刺激频率降低导致的，黑质与苍白球的神经元是负责合成与分泌肾上腺素（还有多巴胺）的主要神经元，其大量死亡正是上述现象的主要原因。帕金森病可能有多种病因，包括头颅外伤、脑炎病毒、四氢吡啶和某些杀虫剂暴露都可能诱导帕金森病。

Al^{3+} 的毒性可能与帕金森病的发生有关，某些帕金森病患者可出现阿尔茨海默病类似的痴呆症状。此外，对于重要的神经递质肾上腺素和多巴胺而言，其重要的分子结构儿茶酚胺部分可能是 Al^{3+} 的潜在结合位点。尽管肾上腺素和多巴胺对 Mg^{2+} 的结合力很弱（Mg^{2+} 需要达到 mmol/L 水平），但其对铝离子的结合能力会强很多（Al^{3+} 达到 nmol/L 水平）。在帕金森病患者的大脑中，黑质和蓝斑中的神经黑素颗粒和路易小体，均含有极高水平的 Al^{3+} 和 Fe^{3+}。帕金森病患者大脑相关区域中存在异常高浓度的铁离子，而其铁蛋白水平却没有升高；此种现象表明"Al^{3+} 可能诱导铁代谢异常"。由此而导致的氧化应激损伤，可能引起脑黑质或其他脑区的神经元死亡。

5. 铝与过敏性疾病　铝诱导的接触性致敏症，多发生在接种疫苗或使用含铝制剂脱敏疗法之后。当患者注射氢氧化铝、磷酸铝时，无论是与抗原提取物还是与可吸收疫苗一起注射，均可诱导肉芽肿。常规应用含铝的止汗剂，可诱导腋窝湿疹或皮疹；含醋酸铝的滴耳剂可能会诱导外耳炎。铝暴露诱导的致敏性疾病在儿童中最为常见。

6. 铝与小细胞低色素性贫血　血液中的 Al^{3+} 在红细胞和血浆中是等比例分布的。红细胞中含有大约 4nmol/L 的 2,3-二磷酸甘油酸，它是一种强力的 Al^{3+} 结合蛋白。Al^{3+} 可与血红蛋白竞争性结合 2,3-二磷酸甘油酸，最终干扰红细胞的氧气运输，诱导小细胞低色素性贫血，且在慢性肾衰竭患者中极为常见。

7. 铝与慢性肾衰竭　肾衰竭，又称终末期肾病（ESRD），指肾脏功能发生不可逆地衰退，使患者只能依赖肾替代治疗（肾移植和透析），以维持正常生命需要的病理状态。此类患者无法自行排泄体内 Al^{3+},其血浆和组织的 Al^{3+} 水平极易升高,并发生各种因 Al^{3+} 暴露引起的疾病,包括:①透析性脑病(透析性痴呆);②骨骼疾病(主要为骨折,维生素 D 抵抗性骨质软化症和再生障碍性骨疾病);③甲状旁腺疾病;④小细胞低色素性贫血;⑤脑淀粉样变性;⑥肾病(铝本身具有肾毒性,会使原有肾病恶化)。

五、铝污染防制原则

首先要改进各类含铝工业生产的工艺,做好废水治理工作,减少铝的排放。其次减少铝的摄入。鉴于幼儿更易吸收铝,预防铝蓄积应从幼儿开始。减少铝摄入的具体措施包括:①慎用含铝食品,不用含铝的明矾或高岭土处理水,不吃或少吃加用铝膨松剂或成形剂的食物,少用或不用氢氧化铝凝胶作为磷结合剂,少用铝炊具和铝容器,尤其不能用铝容器盛含有酸碱和盐的食物,尽量少用或不用铝含量高的胃肠道外营养剂,血液净化治疗时尽可能采用空心纤维透析器、反渗装置或去离子器制备透析用水。②提倡少吃味精,因谷氨酸钠(味精)能促进铝的吸收。③应用硅酸减少铝摄入。在溶液中,硅与铝易形成羟基铝硅酸盐 $[(HO)_3Al_2O_3 \cdot SiOH]$,由于它具有稳定管式结构,难被肠道吸收,可以利用这一特性,降低饮用水中铝离子浓度。④服用降铝饮料。有人观察了 5 位 36~49 岁的健康男性志愿者,让他们口服含 ^{26}Al 的橘子汁,于服后 1 小时和 6 小时测定其血铝浓度;6 周后再服含 ^{26}Al 的橘子汁,且同时服用含 $100\mu mol/L$ 硅的水溶液,同法测定其血铝浓度。结果表明,加硅后无论于 1 小时或是 6 小时,血铝浓度都显著低于不加硅时。

增加铝的排出,利用脱铁氧胺(DFO)与组织中的铝结合,使组织中沉积的铝释放入血流,从而排出体外。铝中毒可致一系列的临床症状,目前认为 DFO 可治疗铝引起的贫血。

(程锦泉　吕子全)

参 考 文 献

1. 陈学敏,杨克敌.现代环境卫生学.第 2 版.北京:人民卫生出版社,2008.

2. 蔡宏道.现代环境卫生学.北京:人民卫生出版社,1995.

3. 陈学敏.环境卫生学.北京:人民卫生出版社,2004.

4. 杨克敌.微量元素与健康.北京:科学出版社,2003.

5. 周启星,孔繁翔,朱琳.生态毒理学.北京:科学出版社,2004.

6. 孟紫强.环境毒理学.北京:中国环境科学出版社,2000.

7. Klaassen CD.Toxicology.北京:人民卫生出版社,2002.

8. Yu RA,He LF,Cai RD,et al.Heavy metal pollution and health risk in China.Global Health Journal,2017,1(1):47-55.

第三十四章

特定污染源与健康

第一节 航空运输的环境卫生问题

近年来,随着经济不断发展,我国航空运输业也发展迅速。2016 年我国境内民用航空机场共有 218 个,其中定期航班通航机场 216 个,定期航班通航城市 214 个。全年旅客吞吐量突破 10 亿人次,包括国内航线完成 9.14 亿人次,国际航线突破 1 亿人次。完成货邮吞吐量 1510.4 万吨。我国有许多大型机场,2016 年旅客吞吐量 1000 万人次以上的机场有 28 个,其中首都机场突破 9000 万人次,上海两大机场合计突破 1 亿人次。随着航空运输业高速发展,航空运输带来的卫生问题也逐渐显现。机场作为公共场所,有人员流动性大、设备及物品易污染等特点,同时机场是旅行者、当地人群和机场工作人员发生密切接触的地方,尤其是在登机和离机期间。乘客带着行李到达不同的目的地,空运的货物可能来自世界各地,而中转的乘客和货物可能又被运输到其他地区,然后频繁地与其他航线或者其他地区的交通工具接触。这也为人与周围环境提供了互相接触的机会,从而增加了暴露健康危险因素的可能性。

总的来说,航空运输的环境卫生问题主要有机舱空气污染、机场空气污染、机场噪声等方面。研究航空运输的环境卫生问题并有效地解决,对空乘人员、乘客、机场周围居民及机场工作人员的健康有重要意义。

一、航空运输对传染病流行的影响

通过飞机输送病原体造成全球传染病流行的例子在历史上屡见不鲜。1992 年,一架从布宜诺斯艾利斯开往洛杉矶的飞机中途降落在利马,几天之内就把霍乱弧菌传播到整个环绕太平洋盆地边缘地区。2003 年,严重急性呼吸综合征(SARS)全球累计发病共 8422 例,涉及 32 个国家地区。2009 年,甲型 H1N1 流感病毒的影响更为广泛,截止到 2009 年 12 月 30 日,全球有 208 个国家或地区遭遇病毒侵袭,感染数十万人,死亡人数超过 12 220 人。这些都是由于国际航空旅行更加便捷和人口流动更加频繁造成传染病流行范围快速扩大的典型事例。除此之外,病媒生物也可以通过航空运输到达世界各地。例如,在美洲大陆造成严重危害的埃及伊蚊首先应该是通过航空运输由非洲传入美国北部,随后再传到美国南部并扩散到阿根廷和智利,引起美洲大陆黄热病和登革热的流行。1957 年在索罗门群岛发现的传播罗斯河热的主要媒介警觉伊蚊,在 1975 年借飞机传入斐济,引起了斐济全岛罗斯河热大流行。当年一名来自澳大利亚的旅客是罗斯河热的患者,他抵达斐济机场被警觉伊蚊叮咬从而将该病传播开来。

因此,机场卫生检疫和环境卫生工作非常重要。对航空器来说,要定期进行卫生检查,对发现的啮齿动物立即杀灭,对病媒昆虫按国家标准进行检查处理;对来自疫区的染疫人、染疫嫌疑人以及航空器上的垃圾、污物、污水需要进行消毒,对染疫人、染疫嫌疑人要实施隔离、留验、就地检验;对来自疫区或传染病流行区的旅客要查验健康申明卡和预防接种证书,发放就诊方便卡,并通过建立疾病监测网来加强后续管理。对货物来说,对来自疫区和发现与传染病有关的病媒昆虫和啮齿动物的行李、货物、集装箱须进行卫生处理,对进口的废旧物品要进行严格管控。对机场来说,要对口岸内饮食、服务行业进行严格卫生监督,对公共设施定期进行消毒,定期灭鼠、灭蝇、灭蚊,对口岸内垃圾、污物、污水实施卫生管理;对口岸内的传染病进行流行病学调查,建立口岸传染病疫情监测点,实行疫情报告制度;建立和完善突发公共卫生事件应对处理体系,增强对重大公共卫生事件的应急处理能力。

二、机舱内空气污染

在航空运输中,机舱作为乘机人长时间逗留的环境,其空气质量对于人体健康有很大影响。机舱内微小环境由飞机的环境控制系统控制,该系统可调控机舱内的压力、温度、湿度、空气流动与气流分布、空气循环与过滤、空气中污染物等,是飞机的几个主要系统之一。目前大部分商用飞机机舱内空气循环采用50%的新风加50%的回风,新风是指来自外部的由发动机引入的新鲜空气。

机舱环境与办公室、住宅等环境不同,具体表现在人员密集、低压、低湿、高密闭性等。机舱内人员密度大,每个乘客平均拥有的空间只有$1\sim2m^2$,远小于一般的办公环境。商业飞机在巡航状态下,机舱内的空气压力比较低,一般相当于$1676\sim2134m$高度处的大气压,约为$77.8\sim82.2kPa$,即只有标准大气压的3/4左右。一般商业客机的巡航高度在$5490\sim12\,500m$之间,在这个高度上大气中水分含量很低。机舱内水分主要来源于乘客的呼吸与汗液蒸发,因此机舱内相对湿度很低,通常低于20%,一般只有14%~19%。有研究表明,过低的相对湿度会造成乘客与乘务人员身体干燥瘙痒、眼睛干涩及呼吸道不通畅等多种症状。机舱内的空气污染物主要有颗粒物、微生物及气态污染物3类,其来源主要为飞机到达与离开机场时的地面气态污染物进入,飞机巡航状态时引入的新风中的臭氧,乘客及乘务人员呼出的CO_2、丙酮、乙醇及微生物,氧与有机物反应产生的一些二次污染物。

机舱内的臭氧主要来自外部大气,而其他污染物主要来自机舱内部,所以臭氧的处理通过新风系统,而舱内污染物的去除主要在回风系统中进行。一般商用客机的新风、回风系统都装有高效过滤器。污染处理技术主要有吸附技术、光催化技术、低温等离子技术和热催化技术等。通过这些处理能够有效地控制机舱内气态污染物,但是对于一些致病微生物可能在通过空气处理系统之前已经被易感人群接触,所以对乘机人员进行有效的健康排查,严格控制隔离染疫人、染疫嫌疑人,按时进行机舱内消毒,是有效控制舱内空气微生物,避免传染病传播的有效途径。

三、航空造成的空气污染

飞机能源消耗和废气排放量相当惊人。有研究认为,在各种交通方式中,定期航线对环境的污染最为严重,每年约16 000架次商业飞机累计产生超过60亿吨二氧化碳。当今世界最大的运输机双层舱空中客车 A380 可以载运 550 名旅客,其发动机功率相当于 3500 辆轿车,乘客在航空旅行途中相当于平均每人要同时乘坐 6 辆轿车。而一架喷气式客机从英国伦敦飞到澳大利亚悉尼消耗的汽油相当于 400 辆大众牌越野汽车各自行驶 1.6 万多千米能源消耗量。因此商用飞机能源消耗及相应的废气排放人均量远高于汽车。飞机大量的废气排放是大气污染的重要来源。

机场的大气污染也不容忽视。污染的来源是飞机排放、地面保障设备排放和停车场车辆排放,其中飞机尾气排放为主要污染来源。飞机尾气中的污染物主要包括二氧化碳、一氧化碳、氮氧化物、硫氧化物、挥发性有机物以及其他有害气体和颗粒物。飞机尾气中的许多有害气体是臭氧生成的前体物质。飞机燃气涡轮发动机产生的颗粒物空气动力学直径 < 2.5μm,其对人体呼吸系统和心血管系统影响很大。此外,飞机在巡航阶段处于对流层和平流层时,排出的气体和颗粒能够改变大气的构成,导致气候变化,改变大气地球系统的能量平衡,加剧地球的温室效应。地面保障设备排放和停车场车辆排放导致的机场空气污染,其对人类的危害与汽车尾气相同,但是在机场地面保障设备中,燃煤锅炉是其主要的污染源设备,燃煤锅炉会产生废气、粉尘和废水,对大气、水和人类健康产生危害。

航空空气污染治理是全球性课题。国际清洁交通委员会(International Council on Clean Transportation,ICCT)对飞机 CO_2 排放制定了严格标准。同时可以通过技术改进、定期排烟检查、及时更换用于维护的地面车辆、优化飞行路线、降低机身重量、采用生物燃料等方法减少污染物的产生和危害。

四、航空噪声

航空噪声是飞机在机场及其附近活动(起飞、降落、滑行、试车)产生的噪声。飞机噪声可分为两类,一类是推进系统噪声,另一类是空气动力噪声。推进系统噪声是因飞机推进系统工作产生的噪声,空气动力噪声则是因气流流过机身引起的气流压力扰动产生的噪声,也称机体噪声。中国采用国际民航组织(ICAO)推荐的计权等效连续感觉噪声级 L_{WECPN}(单位分贝,dB)来衡量飞机噪声的强度。机场噪声污染具有一般环境噪声污染即感觉性公害、局部性公害、即时消除性公害的共同特点,同时又具有独特之处,如声压级高,其噪声的声功率级可达 150dB 以上,影响范围广,其声辐射范围可达数十平方千米。有人检测了某机场跑道断电不同距离的噪声强度及飞机噪声对周围环境污染情况(表 34-1 和表 34-2)。

表 34-1　跑道轴线端侧不同距离飞机噪声监测结果

监测点	n	LA_{max}(dB)	持续时间(s)	L_{EPN}(dB)	$\bar{L}_{EPN}$(dB)	L_{WECPN}(dB)
北端 500m	19	64.0~102.2	4~23	83.2~108.9	104.5	83.0
北端 1000m	15	64.0~95.0	4~48	78.8~101.0	94.0	72.8
北端 2000m	13	63.6~79.9	7~33	75.4~89.4	84.6	63.1
南端 1000m	28	77.0~104.0	1~16	71.3~108.8	101.6	80.1
南端 2300m	28	75.0~94.0	2~82	84.8~103.8	98.7	77.2
南端 5000m	25	65.0~81.0	8~22	78.4~91.6	87.7	66.2

表 34-2 跑道两侧环境敏感点飞机噪声监测结果

监测点	n	LA$_{max}$(dB)	持续时间(s)	L$_{EPN}$(dB)	$\bar{L}_{EPN}$(dB)	L$_{WECPN}$(dB)
跑道北侧最近 200m 村落	24	60.1~88.9	10~39	73.1~100.0	89.8	68.2
跑道北侧 5000m 小学	19	63.0~76.0	11~40	75.3~86.4	82.4	60.8
小学外 1000m	17	62.0~72.2	5~25	73.2~84.3	79.4	58.0
跑道南侧 300m 村落	40	63.9~79.2	4~29	68.4~90.6	84.5	62.0
跑道南侧 800m 村落	25	68.0~93.0	8~30	78.8~99.0	93.8	72.2

引自：赵明,田丽江,陈晓冬.飞机噪声对机场周围环境污染的调查.中国公共卫生,1999,15(8):716-716

　　噪声对人体的影响一方面取决于噪声的性质和强度,另一方面取决于人体所处的生理状态。高频或突发的噪声危害较大,人在精神高度集中、休息或患病时对噪声刺激更为敏感。噪声单独作用或与其他有害因素联合作用对听觉系统、心血管系统、骨骼系统、生殖系统、免疫系统等均可产生不良影响,长期处在强噪声环境中还可能产生一些精神心理症状。因此航空噪声不仅严重干扰人们的正常工作与休息,还对人体健康产生不利影响。研究表明,飞机噪声长期接触者有明显的情感状态改变,表现为紧张、焦虑、忧郁、沮丧、疲惫、易疲劳等。噪声污染问题如不能得到妥善解决,还将直接对民航业的健康发展造成负面影响,如我国某机场是国内重要的干线机场,运营不到一年就发生附近居民因难以忍受航空噪声而闯入机场阻止飞机起降的极端事件,还有的机场周边居民因航空噪声污染问题多次到国家民航局集体上访。因此解决机场航空噪声问题是非常必要的。

　　减少航空噪声问题可以从管理、设备、技术、工程设计等方面着手。建立管理制度,强化机场噪声管理意识。尽量避免夜间飞行。根据相关调查,傍晚飞行产生的噪声是白天飞行噪声的 3 倍,夜间飞行产生的噪声是白天飞行噪声的 15 倍,因此机场飞行管理要尽量避免安排夜间飞行。飞机起落要避开机场的噪声敏感区域。飞机停放要与建筑物保持适当距离,在飞机试飞时也要尽量避开机场周围的建筑物。选择低噪声的飞机,限制高噪声的大型飞机进入机场区域。要根据机场噪声的预测和机场飞行的实际情况,合理设置机场建筑物,办公区和生活区等对噪声敏感的建筑物要尽量远离机坪、滑行道和跑道。

　　综上所述,航空业的高速发展给人类健康和环境保护带来了很多挑战。航空运输业的发展和健康有序的运行,应该是各国政府、企业与人民的共同愿望。因此,要在机场规划建设阶段就要充分考虑到公共卫生和环境保护的因素,这样才能有效保障航空业健康发展。

第二节　医疗废物污染与健康

　　随着社会的发展、人口数量的增长以及居住环境的不断变化,人类的疾病谱也随之不断更新扩大,人的医疗行为越来越多,由此产生的医疗废物在种类和数量上呈几何级数增长,由此带来一系列医疗废物污染问题。国外许多国家十分重视医疗废物的管理,针对医疗废物颁布了相关条例法规。1988 年英国颁布了《废物收集处理法案》,1991 年日本颁布了《医疗废物处理法》,1998 年美国通过了《医疗废物管理法案》(MWTA),印度于 1998 年颁布了《生物-化学废料管理及处理法规》(EPA)。从 1998 年起,我国也开始将医疗废物列为《国家危险废物名录》,2016 年 8 月 1 日实施的最新《国家危险废物名录》将其列为首要危险废物,可见我国也十分重视对医疗废物的管理。关于医疗废物的概念,国务院 2003 年 6 月 4 日发布实施的《医疗废物管理条例》将其定义为:医疗废物是指医疗卫生机构在医疗、预防、保健以及其他相关活动中产生的具有直接或者间接感染性、毒性以及其他危害性的废物。医疗废物作为一种特殊的危险品,如处置不当,极有可能引起严重医疗卫生事件。2017 年 2 月,浙江省某中医院因重复使用吸管造成交叉污染,导致 5 名患者感染艾滋病病毒。2017 年 1 月,山东省某医院血液透析室违反院感操作规程,造成 9 名血透患者感染乙肝病毒。这两起医疗事故的共同特点是违反操作规程,违规重复使用医疗废物。这些严重的医疗事件也使得医疗废物重新被人们所关注,它的处置和管理工作对预防和消除医疗废物的危害至关重要。

一、医疗废物分类和主要成分

医疗废物的分类,不同国家有不同的分类标准。美国将医疗废物分为病理性废弃物、感染性废弃物、损伤性废弃物、化学性废弃物、药物性废弃物、放射性废弃物、爆炸性废弃物。新加坡将医疗废物分为生物危险性废弃物、细胞毒性废弃物、药物性废弃物、化学性废弃物、放射性废弃物。英国则将医疗废物划分为 A、B、C、D、E 5 大类,即 A:可识别的人体组织、血液制品、患者或动物的排泄物,来自兽医中心、医院和医学实验室的生物体器官组织、手术敷料、棉签和其他类似的来自于诊疗中心的废物。B:医用针头、与传染病患者接触过的碎玻璃及其他医用锐器。C:微生物培养基,来自病理和其他医学研究实验室的有潜在感染性的废物。D:废弃的药品。E:处理人体排泄物的用品,包括尿盆和失禁护垫等。目前国际上通常采用 Chin-Shan 分类方法,把医疗废物分成感染性废物、病理性废物、锐器性废物、药物性废物、基因毒性废物、化学制品废物、高重金属含量性废物、压力容器、放射性废物。

我国《医疗废物管理条例》规定,医疗废物分类目录由国务院卫生行政主管部门和环境保护行政主管部门共同制定、公布。2013 年 6 月 5 日,原国家卫生和计划生育委员会公布了《医疗废物分类目录》,根据医疗废物的性质不同,对医疗废物的分类及其主要成分做了如下界定:

1. 感染性废物　携带病原微生物具有引发感染性疾病传播危险的医疗废物。包括被患者血液、体液、排泄物污染的物品,例如棉球、棉签、引流棉条、纱布及其他各种敷料;一次性使用卫生用品、一次性使用医疗用品及一次性医疗器械;废弃的被服;其他受患者血液、体液、排泄物污染的物品;医疗机构收治的隔离传染病患者或者疑似传染病患者产生的生活垃圾;病原体的培养基、标本和菌种、毒种保存液;各种废弃的医学标本;废弃的血液、血清;使用后的一次性医疗用品及一次性医疗器械等。

2. 病理性废物　诊疗过程中产生的人体废弃物和医学实验动物尸体等。例如手术及其他诊疗过程中产生的废弃的人体组织、器官等;医学实验动物的组织、尸体;病理切片后废弃的人体组织、病理蜡块等。

3. 损伤性废物　能够刺伤或者割伤人体的废弃的医用锐器。例如医用针头、缝合针;各类医用锐器,包括解剖刀、手术刀、备皮刀、手术锯等;载玻片、玻璃试管、玻璃安瓿等。

4. 药物性废物　过期、淘汰、变质或者被污染的废弃的药品。包括废弃的一般性药品,如抗生素、非处方类药品等,废弃的细胞毒性药物和遗传毒性药物,如致癌性药物硫唑嘌呤、苯丁酸氮芥、萘氮芥、环孢素、环磷酰胺、苯丙氨酸氮芥、司莫司汀、三苯氧氨、硫替派等,可疑致癌性药物顺铂、丝裂霉素、阿霉素、苯巴比妥等;免疫抑制剂;废弃的疫苗、血液制品等。

5. 化学性废物 具有毒性、腐蚀性、易燃易爆性的废弃化学物品。包括医学影像室、实验室废弃的化学试剂，废弃的过氧乙酸、戊二醛等化学消毒剂，废弃的汞血压计、汞温度计。

二、医疗废物的潜在危害

（一）生态学环境影响

医疗废物含有细菌、真菌、病毒、支原体、螺旋体、衣原体等大量病原体、有害微生物，如处置不当，可使土壤环境、水环境和大气环境受到污染，使生态环境遭到破坏。

1. 土壤环境影响 医疗废物经过毁形消毒或者经过焚烧后，大多被装入密闭装置堆存或填埋到地下，若密闭措施不到位，或将医疗废物随意丢弃，极易使医疗废物及渗液渗漏到土壤中，医疗废物或其废液中多含有多种复杂化学成分，其中的有毒有害成分可杀灭土壤中的微生物等，使土壤丧失腐败降解能力和生物净化作用，影响植物生长。

2. 水环境影响 医疗废物或废液可经过天然降水进入到周围的地表水体造成水体污染。更有甚者将未经处理的医疗废物、废液直接排入江、河、湖、海，除了造成水体污染，更破坏水环境平衡，造成病原体污染，其中的磷、氮等成分可以引起水体富营养化，导致如藻类污染、水葫芦暴发式繁殖等生物性污染。

3. 大气环境影响 医疗废物表面的微生物可经过气流作用扩散到空气中，医疗废物中的有毒有害成分挥发，都可造成空气污染。医疗废物不仅孳生苍蝇、蚊虫等引起疾病流行，在腐败分解过程中还会释放出 NH_3、H_2S、SO_2、碳氢化合物等恶臭气体和多种有害物质。这些有害物质、病原体等大量附着在废物的微粒物质上，在风和气流的作用下，飘散于空气中，污染大气，危害人体健康。

（二）对人体健康的危害

医疗废物引起的职业暴露现象呈多发趋势。王丽娟等调查发现，在 1000 名医务人员中发生过职业暴露的有 481 人，占 48.1%，其中针刺伤引起的职业暴露占 92.1%。李素英等在对医护人员职业损伤调查中发现，3366 人中有 2428 人发生了利器伤，发生率为 72.13%。在医疗机构中，经受医疗废物感染性危害、损伤性危害的高危人群主要是护士、医生、医疗辅助人员及医疗废物处理人员，医护人员的工作十分繁忙辛苦，尤其是三级医院，在当前的医疗体制下工作量较大，容易因疲劳导致被医疗废物损伤。大多数医疗废物回收人员不是医学专业人员，他们对医疗废物的危害性以及相关处理条例知之甚少，防护意识淡薄，防护措施不到位，从而增加职业暴露的危险。

人体的皮肤黏膜伤口创面接触未经处理的医疗废物，或人体的皮肤黏膜被未经处理的医疗废物刺伤，皆有可能被病原微生物感染而致病。皮肤黏膜途径是医疗废物最主要的暴露途径。医疗废物若处理不当，病原菌也可污染饮用水和食物，通过消化道进入人体引发疾病。误服用药物性废物也会引发感染、中毒等症状。医疗废物表面含有大量病原体微生物，在空气气流作用下，可以飘浮于空气中，通过呼吸系统吸入引发疾病。医疗废物对人体健康的危害主要有如下几类：

1. 感染性危害 病原体感染是医疗废物对人体产生的最普遍的健康危害，其中危害最大的是 HBV、HCV、HIV。感染的对象可能是医护人员，也可能是医疗废物处理者，甚至有可能是普通儿童、成人，但以医护人员居多。在医院中，医疗废物是医院感染的重要感染源，针具、刀片及钝器等医疗废物大多被病原微生物污染，若被这些医疗废物刺伤，受伤者被病原微生物感染的可能性极大。医院中的医护人员和医疗废物处理人员感染风险较高，其中护士发生医院感染、职业暴露的比例最大。

2. 致癌性危害　化学性医疗废物中含有细胞毒性药物和遗传毒性药物,硫唑嘌呤、苯丁酸氮芥、萘氮芥、环孢素等都具有致癌作用。此外,医疗废物焚烧过程中产生的烟气通常含颗粒物、二氧化硫、氮氧化物、重金属和二噁英等,某些挥发性、持久性有机污染物,可引起人体免疫功能降低、生殖和遗传功能改变,增加恶性肿瘤发生的可能。

3. 放射性危害　医疗废物中含有放射性物质,不经处理可对生物产生慢性危害,表现为致畸、致癌、致突变作用等。用于医疗科研的放射性物质,其核素源的放射性强度应在低水平。即便放射性强度低,如若处置不当,仍可能损害暴露人群健康。

（三）医疗废物处理过程引起的二次污染危害

我国目前处理医疗废物主要有焚烧、高温蒸汽灭菌、化学消毒及微波处理等方法,这些处置方式会产生新的废气、废水、固体废物等。废气主要来源于焚烧过程,尤其在低温焚烧过程中会产生大量有毒有害气体。水污染物主要来源于清洗医疗废物转运车辆消毒冲洗废水、周转箱消毒冲洗废水、烟气净化系统废水、消毒废液、卸车场地暂存场所和冷藏贮存间等场地冲洗废水等。固体废物主要为焚烧残渣、飞灰和烟气净化装置产生的其他固态物质。新产生的污染物会对环境造成二次污染,加重土壤环境、水环境和大气环境的污染,其中大气污染是最主要的二次污染问题。

三、我国医疗废物的处置与管理

（一）我国医疗废物处置方法

目前,我国医疗废物处置方法主要有焚烧处置技术、非焚烧处理技术、处理处置新技术3大类。医疗废物焚烧处置技术主要是高温焚烧,非焚烧处理技术主要包括高温蒸汽处理技术、化学处理技术、微波处理技术、卫生填埋法。医疗废物处理处置新技术包括电子辐照技术、高压臭氧技术、等离子体技术。其中焚烧处置技术是我国危险废物集中处理中心主要采用的方法,也是当前技术最成熟、应用最广泛的处理方法,在欧美等国家也得到了广泛应用。

1. 医疗废物焚烧处置技术　《医疗废物集中处置技术规范(试行)》中明确了我国目前医疗废物的处理方法是以高温热处置为主。其原理是采用高温热处理方式,断裂有机化合物的化学键,使医疗废物中的有机成分发生氧化、分解反应,实现无害化、减量化、稳定化和资源化的处理目标。焚烧处理的优点是安全、简便、有效,可以彻底杀灭微生物,而且能使医疗废物中的有机物燃烧,大部分变为气态无机物,毁形效果明显,大幅降低了医疗废物的体积和重量。目前焚烧处置技术已经比较成熟,已经可以将焚烧过程中的热能回收利用。不足之处在于焚烧易产生大量有毒有害气体,如多氯联苯、二噁英等,处理不当将造成大气二次环境污染,危害人体健康。基于此,为降低二次污染,国家也出台了《医疗废物焚烧炉技术要求》《危险废物污染防治技术政策》《医疗废物焚烧环境卫生标准》等文件对相关技术指标进行了限定。该技术主要包括热解焚烧技术和回转窑焚烧技术。焚烧产生的炉渣可送至生活垃圾卫生填埋场填埋处置;焚烧飞灰、吸附二噁英和其他有害成分的活性炭等残余物应按照危险废物进行处置,应送危险废物填埋场进行安全填埋处置。焚烧处置技术适用于感染性、损伤性、病理性、化学性和药物性等大部分医疗废物的处置,不适用于放射性医疗废物、废弃的细胞毒性药品和重金属(如铅、镉、汞等)含量高的医疗废物等。

2. 医疗废物非焚烧处理技术

(1)高温蒸汽处理技术:高温蒸汽处理技术原理是利用水蒸气释放出的潜热使病原微生

物发生蛋白质变性和凝固,达到杀灭微生物、消毒医疗废物的效果。此技术具有投资少、运行费用低、操作简单、对环境污染小等特点,缺点是废物的体积重量减量程度相对较低,需处理冷凝液和蒸汽锅炉废气,适用于感染性和损伤性医疗废物的处理。医疗废物高温蒸汽处理工艺有先蒸汽处理后破碎、蒸汽处理与破碎同时进行、先破碎后蒸汽处理等 3 种工艺形式。目前挪威、瑞典、丹麦、西班牙、葡萄牙、德国、法国和英国等发达国家正在将蒸汽灭菌技术作为处理医疗废物的首推技术。

(2)化学处理技术:化学处理技术原理是利用化学消毒剂对医疗废物中传染性病菌的灭活作用和对有机物的分解作用,对医疗废物进行消毒处理。化学处理技术可以分为干式化学消毒法和湿式化学消毒法两种,化学消毒药剂主要有含氯消毒剂和环氧乙烷,可采用石灰粉、次氯酸钠、次氯酸钙、二氧化氯等,优先选用石灰粉等干式化学消毒药剂。常与机械破碎处理相结合使用。该技术具有投资少、运行费用低、操作简单、对环境污染小等优点,缺点是化学处理法容易有死角区,化学消毒液易残留,对人体有害。该技术适用于感染性和损伤性医疗废物的处理,不适用于药物性、化学性和放射性医疗废物。

(3)微波处理技术:微波处理技术原理是通过微波作用于微生物,产生电磁共振效应,通过微波振动水分子产生的热量实现对传染性病菌的灭活,对医疗废物进行消毒处理。该技术具有杀菌谱广、无残留物、除臭效果好、消毒效率高等优点,缺点是破碎和微波消毒处理过程中容易产生挥发性有机污染物、废气、恶臭和病原微生物。微波处理技术适用于感染性和损伤性医疗废物的处理,不适用于血液品和危险化学物质的处理。

(4)卫生填埋法:卫生填埋法包含两种情况:第一种情况是将废物进行灭菌和消毒,经毁形后送往选定的地点进行安全填埋;第二种情况是填埋医疗废物焚烧后的炉渣和烟气净化系统产生的烟尘等废物。炉渣不属危险废物,可作为生活垃圾填埋处理;烟气处理产生的烟尘等固体废物属于危险废物,经固化稳定后进行安全填埋。填埋法处理医疗废物需占用大量土地资源,造成严重的土地资源浪费,填埋后需长期管理,后期投入大。此外,由于医疗废物的有机物含量高,很难分解,可能使土地和地下水源受到二次污染,故目前已经不建议采用填埋法直接处置医疗废物。

3. 医疗废物处理处置新技术

(1)电子辐照技术:电子辐照技术是通过高能脉冲破坏活体生物细胞内的脱氧核糖核酸(DNA),改变分子原有的生物学或化学特性,对医疗废物进行消毒。该技术具有成本低、处理量大、无有害物质残留、操作安全、可控性强等特点。该技术目前已应用于医疗用品消毒领域。

(2)高压臭氧技术:高压臭氧技术是以臭氧为消毒剂,在高压作用下进行医疗废物的消毒处理。影响该技术应用的关键因素是臭氧的浓度水平。通过电脑程控装置,确保处置舱的臭氧浓度达 $2000mg/m^3$,消毒时间>10 分钟。该技术适用于感染性、损伤性和部分病理性医疗废物的处理。

(3)等离子体技术:等离子体技术通常包括两种方式,一种是通过直流高压产生快脉冲高能电子,达到破膜、分子重组、除臭和杀菌的效果;另一种是通过对惰性气体施加电流使其电离而产生辉光放电,在极短时间内达到高温使医疗废物迅速燃烧完全。该技术具有减容率高、适用范围广、处置效率高、有害物质产生少等优点。该技术系统稳定性有待验证与提高,还在不断研发与完善中。可以肯定的是,基于这些优点,等离子体技术将是今后重点研发的医疗废物处理技术之一。

截至 2011 年底,我国建成投运的医疗废物处理设施达到 272 个,其中采用热解及焚烧的设施 137 个(包括 7 个回转窑焚烧和 130 个热解焚烧),占设施总数的 50%。目前我国医疗废物处理处置技术已经形成了焚烧技术、非焚烧技术多种技术并存、优势互补的格局。

(二)我国医疗废物管理

《2014 年全国大、中城市固体废物污染环境防治年报》数据显示,2013 年 261 个大、中城市产生的医疗废物处置率达到 99%。城市大部分医疗单位基本已经按照国家相关规定规范收集、运送、贮存及处置医疗废物。韩颖等调查发现,湖北省 73 所医院的医疗废物管理软硬件建设基本符合规范要求,组织与制度管理、科室分类处置情况各项合格率均在 90% 以上,说明我国医疗废物从收集、运送、贮存到终端处置整个流程中,大多数医疗机构基本能按照国家的相关行文规定管理医疗废物。但特殊类别的医疗废物处置,如输液袋(瓶)、骨科钢板、病理科化学性废液处置均存在不同程度的问题,不少医院对医疗废物暂存处建设仍欠缺。此外,在管理上可能还存在如下问题:

1. 医疗废物处置尚待规范　相当一部分医疗机构,尤其是基层个体医疗机构不重视医疗废物处置,没有落实医疗废物处置的相关规范制度,医疗废物未按要求分类放置,医疗废物与生活垃圾混放、交接过程不规范、暂存管理不严格、相关人员防护措施不到位以及医疗机构内部管理不到位等。例如,肖年英等对某市辖区 150 家中小型个体医疗机构调查发现,56.67% 的医疗机构未采用带有警示标示的医用塑料袋进行分类。这些个体医疗机构规模小数量多,分布广,日产医疗废物量少,未将医疗废物交医疗废物处置中心处置,只由内部人员进行分类,由环卫工人上门收集,最终由生活垃圾填埋场进行处理。

2. 医疗废物处置职责不够清晰　医疗废物收集、运送、贮存、处置整个流程中,涉及到医疗机构、环保部门、医疗废物处置中心、生活垃圾处置中心等部门,国家相关文件指南虽然规定了医疗废物处理相关技术方法,但是对相关部门权责没有划分清楚。部门之间缺乏有效沟通、协调,相关人员职责不清,以至于医疗废物管理的各个流程没有很好的衔接。

3. 医疗废物处置技术相对落后　我国对医疗废物资源的重新利用技术还不够成熟,医疗废物的处置技术目前还落后于发达国家。当前我国的医疗废物处理还是单纯的终末处理,高效回收利用医疗废物资源的技术欠缺。

因此,为适应医疗卫生安全与环境保护的相关要求,我国应该尽快重新修订医疗废物处置的相关条例、指南,以法规形式对医疗废物各个管理方的职责做出明确规定,加强对相关医务人员、医疗废物管理人员的培训,加强落实各级医疗机构医疗废物处置制度建设,加大投入,鼓励研发医疗废物处置高新技术与回收利用技术,进一步提高对医疗废物的规范管理,早日实现我国医疗废物无害化、减量化、稳定化和资源化的处理目标。

第三节　固体废物焚烧炉污染与健康

一、概述

固体废物是指在生产、生活和其他活动中产生的丧失原有利用价值或者虽未丧失利用价值但被抛弃或者放弃的固态、半固态和置于容器中的气态的物品、物质以及法律、行政法规规定纳入固体废物管理的物品、物质。它具有以下几个特点:①已经失去原有使用价值的、被消费者或拥有者丢弃的物品(材料);②在生产、生活过程中产生的、无法直接被用作其他产品原料的副产物;③包含多种形态、多种特征,表现出复杂性;④固体废物具有错位性。按照固体废物产生的原因,可将其分为农业固体废物、工业固体废物、危险固体废物、医疗废物、城市生活垃圾。据我国环境保护部发布的资料,2013 年全国 261 个大、中城市的一般工业固体废物产生量为 23.8 亿吨,工业危险废物产生量为 2937.05 万吨,医疗废物产生量约为 54.75 万吨,生活垃圾产生量约为 1.61 亿吨;2 年后的 2015 年,全国 246 个大、中城市一般工业固体废物产生量达 19.10 亿吨,工业危险废物产生量为 2801.80 万吨,医疗废物产生量约为 68.90 万吨,生活垃圾产生量约为 1.86 亿吨。

固体废物处理是指通过物理、化学、生物等不同方法,使固体废物转化成适于运输、储存、资源化利用以及最终处置的一种过程。其处理方式主要有卫生填埋、生物堆肥和焚烧处理,其中,卫生填埋与生物堆肥均需消耗大量的土地资源,随着能源技术的发展,垃圾焚烧技术逐渐应用并成为垃圾处理的主要方式。焚烧是在氧气充足的情况下,使有机物彻底氧化,产生热量,使可燃废物与空气产生化学反应的过程,其中主要目的是破坏和减少可燃物质的大小和规模,是一种比较有效的垃圾处理方法,它的减量化、资源化和无害化效果都比较理想。近年来,随着我国经济的发展和固体废物污染控制的实际需要,焚烧技术开始有了较大的进展,通过引进关键技术和设备,建造了处理工业固体废物和城市垃圾的焚烧装置,并开发了一些适合中国国情的焚烧炉,为发展中国的焚烧技术打下了一定基础。该技术可使工业固体废物和城市垃圾减容 90%以上,最大限度地延长现有固体废物填埋场的使用寿命。不仅如此,固体废物焚烧还有以下优势:病原菌被彻底消灭,燃烧过程中产生的有害气体和烟尘可经过无害化处理后排入大气;焚烧所产生的高温烟气,经过余热锅炉换热产生高温蒸汽,可用来供热和发电;焚烧处理可 24 小时进行,不受天气影响。世界上很多国家在早些时期已经开始使用焚烧技术处理垃圾,英国于 1870 年最先将焚烧技术用于垃圾处理,建成了世界上第一座焚烧炉,随后德国和美国也相继应用垃圾焚烧处理。日本于 1963 年起推行垃圾焚烧处理措施。此后,越来越多的国家采用焚烧法。目前,世界上很多国家采用焚烧法处理垃圾的比例,都已经超过填埋法,垃圾焚烧技术经过几十年的发展现在已经比较成熟。但固体废物焚烧炉在给人类处理垃圾带来诸多便利的同时,其导致的二次污染问题也随之而来。

二、固体废物焚烧炉对空气的污染

固体废物焚烧炉的主要问题是当焚烧尾气处理不当时所带来的空气污染。目前,垃圾焚烧技术发展的关键问题是如何防治焚烧烟气排放的环境污染及其对人体造成的伤害,垃圾焚烧烟气排放的污染物主要包括:颗粒物($PM_{2.5}$ 和 PM_{10} 等)、无机有害物(SO_2 等)和有机有害物(二噁英等)。

大气颗粒物(atmospheric particulate matter)是大气中存在的各种固态和液态颗粒状物质的总称,各种颗粒状物质均匀地分散在空气中构成一个相对稳定的庞大悬浮体系,即气溶胶体系,因此大气颗粒物也称为大气气溶胶(atmospheric aerosol)。大气颗粒物分为一次颗粒物和二次颗粒物两种,前者是由天然污染源和人为污染源释放到大气中的颗粒物,二次颗粒物是由大气中某些污染气体组分之间,或这些组分与大气中的正常组分之间通过光化学氧化反应、催化氧化反应或其他化学反应转化生成的颗粒物。实践中发现焚烧垃圾的过程中,焚烧尾气含有大量的飞灰,而飞灰经检测发现,其表面吸附了一定量的强致癌物质二噁英。此外,飞灰中还含有有毒的重金属,如砷、铅、汞等。飞灰若随意抛洒,在自然因素的作用下,这些有害成分又会转入大气、水体和土壤,成为新的污染源。

文献显示,我国部分城市的大气颗粒物来源与固体废物焚烧有关。张智胜等研究发现,成都城区 $PM_{2.5}$ 的来源,生物质燃烧源贡献率在 4 个季节均维持在较高水平。陈诚等运用因子分析法初步分析的结果表明,生物质燃烧是江苏沿江城市可吸入颗粒的主要污染来源之一。毕丽玫等运用主成分分析法的源解析结果表明,在昆明城区几个点上,生物质燃烧占多环芳烃来源的 7.30%、7.98% 和 9.73%。张懿华等调查得出机动车尾气、燃煤排放、生物质燃烧以及道路尘是上海城区 $PM_{2.5}$ 中有机碳和元素碳的主要来源,可贡献 $PM_{2.5}$ 中含碳组分的 69.8%~81.4%。以上事例说明焚烧固体废物对我国大气颗粒物的增加有重要贡献,应该采取相应措施减少其对空气的污染。

事实上,二噁英作为环境污染的重要物质,很多都来源于固体废物焚烧。二噁英是一类能与芳香烃受体结合并能导致各种生物化学变化的物质的总称,由于其对环境和健康的显著危害,长期以来一直是全球普遍关注的环境问题。二噁英主要来源于自然分解过程和人类活动过程。城市固体废物焚烧若处理不当,极易产生二噁英,并随烟气排放到大气中。20世纪 70 年代,荷兰首次在都市固体废物焚烧炉中检测到二噁英。据估计,自然界中约有30%~50% 的二噁英来自固体废物的焚烧,城市固体废物焚烧是二噁英的重要排放源。我国黄惠等通过对废弃物焚烧企业的调查发现,焚烧企业主要处理一般工业固体废物、生活垃圾、医疗垃圾和危险废物。广东省持久性有机污染物的主要成分二噁英,来源于固体废弃物焚烧、制浆造纸、水泥窑处置固体废物等 9 大行业,其中,二噁英总排放量最大的行业是废弃物焚烧,占广东省二噁英总排放量的 31.0%。付建平等以广东城乡结合部的市政生活垃圾为主的焚烧厂、生活垃圾露天焚烧点为研究区域,通过主成分分析和聚类分析表明,垃圾焚烧厂可能对周边环境空气产生一定影响,烟道气二噁英毒性当量浓度为 $52.3pg/m^3$,远高于焚烧厂周边环境空气二噁英毒性当量浓度 $0.35~0.95pg/m^3$。从当量浓度监测结果看,焚烧厂区二噁英浓度较低,上、下风向以及厂界浓度较高,超过日本环境空气质量标准($0.60pg/m^3$);同时,生活垃圾露天焚烧点空气中二噁英毒性当量浓度为 $0.84pg/m^3$,高于厂界外监测点,是可能的污染源。刘劲松等系统研究了某城市生活垃圾焚烧炉周边地区 6 个焚烧炉废气样品、14 个环境空气样品和 3 个表层土壤样品二噁英的组成及其含量,并对其来源进行了解析。结果表明,焚烧炉排放废气中二噁英含量较高,其中两座生活垃圾焚烧炉排放废气中二噁英国际毒性当量均值分别为 $1.08ng/m^3$ 与 $1.52ng/m^3$,均超出我国生活垃圾焚烧废气排放标准。中国台湾屏东科技大学环境科学系相关专家研究认为,类二噁英多氯联苯和溴化二噁英/呋喃的毒性当量(WHO-TEQ)分别占总毒性当量(即 PCDD/F、PBDD/F、类二噁英PCB 毒性当量的总和)的 8.9% 和 16%,提示生活垃圾焚烧厂是空气中类二噁英化合物的重要排放源。

三、固体废物焚烧造成的其他影响

除了对空气造成不同程度的污染外,固体废物焚烧对土壤、地表水也可产生诸多隐患。总体来讲,焚烧底渣、飞灰中的重金属是主要污染来源,原因在于废物经过焚烧,从炉排、余热锅炉、除尘器收集下来的灰渣主要成分是金属和非金属氧化物。另外,在雨水长期溶淋下,有可能会使其焚烧底渣中的无机盐类和其他污染物质融入地表水,其中无机盐污染将持续较长时间,从而造成环境污染。不仅如此,受害群众健康经济损失亦不容忽视。

1. 与城市生活垃圾焚烧有关的危害 随着生活垃圾焚烧处理方式在我国大中城市的不断推广,焚烧底渣和飞灰的产生量也不断增加。根据我国的《危险废物名录》,飞灰属于危险废物,必须进行安全处置,而底渣被视为惰性废物,可以直接填埋或利用,致使底渣中的重金属和有机污染物可能对环境造成二次污染,原因在于生活垃圾焚烧容易形成烟尘颗粒物、酸性气体、重金属和二噁英等二次污染物,而焚烧飞灰是二次污染的主要载体。生活垃圾焚烧飞灰主要因其重金属浸出毒性较大而被归为危险废物,在某些有利于浸出的环境下,浸出量会显著增加并造成污染。飞灰中可含有少量剧毒的有机污染物,在飞灰运输、贮存、处理和处置时,这些污染物对人类健康和环境可能造成污染风险和实际危害。邝薇等对广西和重庆两地的生活垃圾焚烧飞灰中重金属的污染特性研究中,发现广西垃圾焚烧飞灰中含有 5 种重金属,且都是以残渣态为主要存在形态;重庆垃圾焚烧飞灰中铬以残渣态为主要存在形态,锌、铜和镉以醋酸可提取态为主要存在形态,具有较大的潜在毒性,毒性较强的铅以醋酸可提取态和可还原提取态两种形态存在,危险性非常大。有学者通过比较日本、中国大陆和中国台湾 3 个地区间生活垃圾焚烧飞灰重金属污染特性发现,这 3 个地区的飞灰中重金属均具有生态风险,其风险程度有所不同。飞灰堆放过程中重金属浸出污染地下水进而对人体造成的风险情况是,三地区均会污染地下水,但中国大陆地区>日本>中国台湾;飞灰堆放过程中颗粒物逸散对人体造成的风险是,随距离的增加先增大后减小,其中由手口摄入的重金属是造成人体风险的最主要途径,其中我国台湾的飞灰风险值最高,其次是我国大陆地区,最后是日本。

目前,塑料在全球的使用越来越普及,我国是世界上十大塑料制品生产和消费国之一,尤其是食品包装用塑料的使用更是无处不在,由于塑料对环境所造成的污染问题很难处理,一些地区已经开始进行塑料减量。食品包装塑料是生活垃圾的重要来源之一,其主要由聚对苯二甲酸乙二醇酯(PET)、聚碳酸酯(PC)、聚乙烯(PE)、聚丙烯(PP)等几种单一材质和复合材质组成,塑料在生活垃圾一起燃烧时可生成硝基多环芳烃和氯代持久性有机污染物、溴代阻燃剂与多溴代二苯并-对-二噁英、多溴代二苯并呋喃等多卤代持久性有机污染物质。持久性有机污染物质不仅具有使人体致畸、致癌、致突变作用,而且有内分泌干扰作用,对生殖系统、免疫系统、神经系统等产生毒性,是生殖障碍、出生缺陷、发育异常、代谢紊乱以及某些恶性肿瘤发病率增加的潜在原因之一。表 34-3 列出了近年来我国工业产品的塑料生产量,可以看出我国塑料生产量呈快速增长之势。

表 34-3 近年来我国工业产品中初级形态的塑料产量

年份	产量(万吨)
2009	3629.97
2010	4432.59
2011	4992.31
2012	5330.92
2013	5836.70
2014	7088.84
2015	7807.66

来源:《中国统计年鉴》

2. 与医疗废物及危险固体废物焚烧有关的危害　医疗废物通过焚烧法可以实现将危险废物无害化、减量化,甚至在严格的控制条件下实现其资源化的目的,但最终仍然会有一定量的固体废物以飞灰和灰渣的形式进入到环境,而存在于飞灰与灰渣中的有毒与有害物质则将经过自然环境中的物理、化学以及生物作用,通过迁移转化,以各种可能的途径进入人体,从而导致人类健康受到危害。研究显示,铬在医疗飞灰和灰渣中个人年风险最大,超过国际辐射防护委员会(ICR)推荐的最大可接受风险 $5.0×10^{-5}/a$,医疗废物焚烧处置后的飞灰、灰渣存在健康风险隐患,应该按危险废物进行处置与环境管理,原因在于炉渣与飞灰是医疗垃圾焚烧的主要副产物之一。大部分炉渣由医疗垃圾中的不可燃物质如玻璃、针头构成,其中的高沸点金属元素无法通过焚烧手段去除。飞灰则主要由未完全燃烧的颗粒物质组成,烟气净化装置中喷入吸收烟尘的活性炭最终也转换为飞灰,一般来说飞灰的毒性大于炉渣的毒性,它是重金属和二噁英的吸附载体。郭玉文等通过飞灰浸出毒性试验发现,危险废物焚烧飞灰中含镉、铅、锌等重金属。熊祖鸿等对广东省典型生活垃圾焚烧飞灰的物化及固化特性研究结果表明,飞灰中重金属铅和镉的浸出浓度均超过《危险废物鉴别标准浸出毒性鉴别》(GB 5085.3—2007)的限定,因此被列为危险废弃物,在 Ca/Si 比为 0.53 的情况下,虽然所有固化体均不属于危险废物,但是重金属铅和镉的浸出浓度仍然超出《生活垃圾填埋场污染控制标准》(GB 16889—2008)的限定,需要进一步加工处理。

综上所述,固体废物焚烧炉是一种比较有效的垃圾处理方法,具有减量化、资源化和无害化等优点,在各项技术成熟尤其是对焚烧尾气、底渣处理得当情况下,值得兴建和推广。但如果对固体废物焚烧炉的尾气和底渣处理不当,尾气有可能携带着 $PM_{2.5}$、PM_{10} 等颗粒物、二噁英、重金属等有毒物质,对空气造成污染。焚烧底渣可通过浸出、雨水溶淋等途径污染周边土壤、地表水等环境。焚烧对空气的污染经过许多研究,已经被证实对不同人群在不同时间、地点均可产生不良健康效应,而由健康损害而引发的经济损失也不容忽视。今后应注重改进处理固体废物焚烧所产生尾气、底渣的技术,加强对焚烧厂和周边环境的日常检测和监督管理,减少其对空气等环境的影响,达到保护人群健康的目的。

第四节　矿物开采、冶炼废弃物与健康

矿产资源是人类赖以生存的重要物质,其开发利用对人类经济社会的发展有着巨大的推动作用。我国矿产资源十分丰富,矿种齐全,已探明的多达 198 种,是世界上第三矿业大国,矿业已成为我国国民经济建设的重要支柱产业。目前我国 95% 以上的能源、80% 以上的工业制品原料和 70% 以上的农业生产资料都来源于矿产。然而,长期大规模的矿山开采、选矿和冶炼活动也给生态环境带来了一系列的问题。例如,露天开采矿山不仅破坏矿区及周边地表植被、地表景观和水文条件,还会污染大气、土壤及水体,甚至还可能引起地面崩塌、山体滑坡、泥石流等地质灾害。冶炼废弃物和尾矿渣的堆放、矿山酸性废水的排放也可将多种潜在的有毒有害物质如有机污染物、重金属、氰化物、酸、氟化物等释放到环境中。自然界的淋滤风化、地表径流、下渗等过程则可加速这些有毒有害物质的释放和迁移,从而对环境和人类造成严重的危害。此外,在矿山的开采过程中,大量的废气、有毒气体、沙尘和粉尘等被排放到空气中,不仅污染环境,还对农业造成破坏。

矿山类型不同,其所含的矿物成分及其可开采的矿物成分也就不同,矿山开采后对周围环境造成的破坏与影响也有差别。总体而言,重金属矿山的开采、选矿、冶炼、固体废弃物和废水排放等对生态环境的影响要远高于非金属矿山。目前,矿业活动已成为水体、农田土壤及农作物中重金属含量超标的重要原因之一。作为一种潜在有毒污染物,重金属进入水环境和土壤后因其性质稳定不能被微生物降解而持久性存在,并可能通过食物链不断地传递和富集,危害生态安全和人类健康。环境重金属还可通过农产品、饮水、地表扬尘吸入、人体皮肤直接接触等途径进入人体。近年来,我国发生了多起与健康相关的环境污染事件,例如2008年发生于陕西某县的儿童"血铅事件",总共有615名儿童被检测出血铅含量超标,其中有166名儿童属于中重度铅中毒。2008年广西某市一家冶炼企业因含砷废水外溢造成地下水污染,导致450多人尿砷含量超标,其中4人确诊为轻度砷中毒。此外,近年来中国多个省区检测出大米镉含量超标,引发所谓"镉米"事件。以上这些由于矿业造成的环境污染事件已引起社会的广泛关注。

一、矿物开采及冶炼对环境的影响

在矿山采矿、选矿、冶炼等生产活动中,可产生粉尘、废气、废水和废渣,对周围大气、水和土壤造成污染,严重时可对人群健康产生影响。

1. 对大气环境的污染　虽然采矿活动及其伴生的矿山废弃地(指被采矿剥离土、废矿坑、废石、矸石、尾矿、洗选矿废水沉淀物等占用的非经治理而无法使用的土地)不是主要的大气污染源,但仍会引发区域性较严重的大气污染。采矿过程由于使用炸药爆破等可产生大量的粉尘和有毒物质,冶炼可形成废气烟尘,煤矿开采可排放瓦斯气体,燃煤、煤层及煤矸石自燃等也会产生有毒有害气体,如 SO_2、CO、CO_2 等,这些是矿区大气环境污染的主要污染源。此外,矿区空气中也可能含有多环芳烃类、苯系物、酚类、苯胺类化合物,某些矿石还含有放射性物质镭并由此产生氡和氡子体。对于矿山废弃地而言,尾矿、矸石等固体废弃物的堆积很容易风化破碎,导致扬尘和粉尘的飘散,若尾矿库建在公路边,大量的运输车形成的气流将尾矿砂直接扬起,也会产生大量的粉尘,污染当地的大气环境。

2. 对水环境的污染　采矿活动对矿区及周边水资源的破坏也非常严重,主要表现为:①在采矿过程中需进行矿床疏干排水,这易造成地下水位的下降,使矿区内地下水循环及地表水渗透条件发生变化,影响矿区水环境与生态平衡。②在生产中排放的矿坑水、岩石孔隙水、地下含水层的疏放水、选矿废水、冶炼废水、尾矿废水和废石场的雨淋污水等废水大多呈酸性,含有大量的有机污染物、重金属离子、氰化物、氟化物、可溶性盐类等有害物质,其中部分废水未经处理或处理未达标就排放到矿区附近河流或海域,造成河流和海域的污染,还有部分废水可通过地表径流汇入河流或下渗至地下含水层,导致地表及地下流域水环境的污染。另外,酸性废水污染水源后会对鱼类及其他水生生物产生危害;若使用酸性废水浇灌农田,还会使农田土壤板结,导致农作物生长不良。③采矿区地表被破坏后水土流失严重,矿山堆放的各种固体废弃物经雨水冲刷流入到湖泊、河流、海洋等水体中,影响水质,污染水体。

3. 对土壤环境的污染　矿区采矿活动完成后产生的大量矿废石、废渣、尾矿等固体废弃物未经妥善处理而直接堆放在地表,不仅侵占了大量的土地资源,还造成了地表植被和自然景观的破坏、水土流失、土地沙漠化等。据资料统计,中国因矿产资源开发破坏的土地面积约140万~200万公顷,且每年仍以4万公顷的速度递增,全国每年矿山开发占用的耕地面积为98.6万公顷,占全国耕地面积的1.04%。此外,矿山堆放的固体废弃物在地表径流、雨水淋滤、风化作用下,其含有的污染物成分向周围土壤渗滤扩散,造成土壤中污染物含量增加。例如,韩国某一矿山附近土壤中铜(450mg/kg)、砷(75mg/kg)和锌(900mg/kg)的含量显著高于国家土壤质量标准(铜150mg/kg、砷25mg/kg、锌300mg/kg);中国汕头某钨矿区农田土壤中总砷含量为3.5~935mg/kg,均值为129mg/kg,远高于世界未受污染土壤中总砷含量水平(范围为1~40mg/kg,均值为6mg/kg)和中国农田土壤总砷含量的平均水平(11.2mg/kg)。

二、废弃矿山对周围环境的污染

废弃矿山是指采矿活动结束后没有及时进行边坡治理、复垦绿化等生态修复和环境恢复性治理工作的矿山。由于缺乏科学的管理,废弃矿山往往比正在开采的矿山造成更为严重的环境问题。废弃矿山在中国、韩国、巴西、波兰、斯洛伐克等多个国家地区普遍存在,它给当地的生态环境和人们的生活带来了极大的影响,也带来安全上的隐患,各国政府部门都高度重视。在矿产资源开采过程中,选冶废水、废气、冶炼废渣中的重金属成分、矿坑排水、尾矿、废石、粉尘和烟尘中的有毒物质等都是废弃矿山的主要污染物。废弃矿山堆弃的固体废弃物通过风化、渗透、淋滤等方式使固体中的有毒有害物质逐渐释放,导致大气、地表及地下水体和土壤受到污染。已有研究表明,即使在矿山关闭数十年甚至更长的时间内,矿山废弃物中的重金属对周围环境生态系统的严重影响仍然存在。

三、金属冶炼废渣对周围环境的污染

冶炼工业为社会经济的发展做出了巨大的贡献,但同时在冶炼过程中产生的固体废渣所引发的生态、环境问题也引起了世界各国的关注。冶炼废渣堆放在废渣场,不仅侵占了大量紧缺的土地资源,而且在雨水淋滤、浸渗作用下,其中含有的大量砷、镉、铬、铜、镍、铅和锌等重金属及其他有害元素通过物理、化学、生物等作用,极易向周边迁移、扩散,进入渣场周围的水体、土壤和植物中,导致周围及下游生态环境的破坏,威胁生态安全和人类健康,因此冶炼废渣的堆积问题日益突出。

重金属属于毒性较大的无机污染物,也是许多国家优先控制的污染物之一。重金属进入土壤环境后不能被生物降解,当其在土壤中蓄积到一定程度时,不仅对土壤自身的理化性质造成较大影响,而且严重影响农作物的产量和品质。据有关资料显示,中国受重金属污染的耕地面积至少有2000万公顷,每年生产的受重金属污染的粮食高达1200万吨。国内外许多学者对矿区的土壤重金属污染状况进行了许多调查,如Sipter等对匈牙利东北部某一铅锌废弃矿区附近的蔬菜地土壤及蔬菜中重金属含量调查、Ji等对韩国Goseong金属矿区周边土壤及农作物的重金属分布情况进行的调查及健康风险评价、袁艺宁等对铅锌冶炼厂渣堆场周边土壤铅污染特征的调查、项萌等对广西铅锑矿冶炼区土壤剖面及孔隙水中重金属污染分布规律的研究、Cui等对广西南宁某冶炼厂附近环境重金属复合污染特征及对人群健康影响的研究等,均表明冶炼矿区周边的土壤受到了重金属的污染。

由于水具有渗透性的特性,当地表水、雨水通过渣场废渣时或废渣自身所含水分中所含的有毒有害物质均能以一定的速率溶出,由此产生重金属浸出液。如果贮存、填埋或堆放不当,经雨水淋溶被浸泡出来的有毒有害物质就会随雨水一起流入水系中,同时这些物质也会改变土壤性质和结构,并迁移至地下水,对饮用水源造成污染。如张江华等研究陕西某金矿区的一条河流,结果发现该水系的主要污染源来自于采矿废渣,由于黄金矿石和围岩中富集的方铅矿、黄铜矿等受到了河水冲刷和降雨淋溶,其中的重金属元素进入河流,不仅造成了河水水质的恶化,还可在水系沉积物中累积,对水环境造成了严重的污染。再如我国某矿山冶炼厂,每年堆放铬渣达 25 万吨,使周围约 $70km^2$ 范围内的地下水受到严重的污染,导致1800 多口水井的水质变味不能饮用。

四、矿山环境污染对人群健康的影响

矿山的开采造成的污染,不仅会降低大气、水体、土壤和农产品的质量,更重要的是影响人类健康。如居民长期饮用含砷的饮用水或摄入含砷化物的食物可造成慢性砷中毒,表现为皮肤病变(如色素沉着、角化过度、皮肤黑变)、血管病变、周围神经病变(如多发性神经炎、神经麻痹、视神经萎缩)等。根据国际癌症研究机构(IARC)分类,砷被列分为第一级(Group 1)致癌物,即对人类为确认致癌物。已有研究表明,砷与多种癌症的发生存在剂量-反应关系,可导致皮肤癌、膀胱癌、肾癌、肺癌、肝癌等。此外,某些非致癌性疾病,如智力缺陷、贫血、糖尿病、高血压、心脑血管疾病等也被证实与慢性砷暴露有关。Lăcătuşu 等人报道,长期摄入富镉的蔬菜使罗马尼亚工业污染区居民的平均期望寿命减少 9~10 年。Itoh 等人对日本妇女的研究也发现,膳食镉的摄入量与妇女绝经后患乳腺癌风险增加之间存在相关性。人长期食用含镉的食物(如大米)可能会造成肾脏和骨骼损伤,引发肾结石症和骨软化症等。镉暴露还可严重影响女性的内分泌系统和生殖系统,抑制孕酮、雌二醇分泌和卵巢孕酮合成。

铅是另一种广泛存在的有毒污染物,环境中铅元素主要来源于金属冶炼。许多研究表明,即使低浓度铅暴露也可导致儿童行为和学习障碍、智力低下、多动、发育迟缓、听觉障碍等问题。铅进入孕妇体内则可通过胎盘屏障使胎儿暴露,导致流产、死产、早产、低出生体重以及轻微的畸形等,成年人铅暴露还可导致心血管效应(血压升高、增加高血压患病率等)、肾功能下降、生殖系统问题。汞是一种持久性污染物,汞矿开采和冶炼过程可以释放大量的汞,其毒性与形态密切相关,甲基汞是毒性最强的汞化合物。以往的研究普遍认为,鱼类及其他水产品摄入是人体甲基汞暴露的主要来源,但近期研究发现,在以谷物为主食的内陆地区,尤其是汞矿区的居民由于长期摄入含汞量高的大米导致其成为当地居民甲基汞暴露的主要途径,从而对人体健康构成威胁。甲基汞进入人体后,主要损害大脑中枢神经系统,导致感觉异常、共济失调、视觉障碍、听力损失等。此外,甲基汞还可通过胎盘屏障在胚胎中富集,引发胎儿先天性水俣病。

砷、镉、铅、汞等重金属为人体非必需元素,即使在低剂量浓度下也会对人体健康造成损害。而某些重金属(铬、锰、锌等)是动植物和人体所必需的微量元素,当摄入过量时才对机体产生毒害作用,如吸入高浓度的铬(六价铬)化合物可导致哮喘、支气管炎和肺炎。有研究还表明,六价铬暴露与 DNA 损伤、肺纤维化、肺癌及其他某些癌症风险增加有关。人群长期摄入过量的锰会引起慢性锰中毒,表现为头晕、头痛、失眠、认知能力下降、性功能减退、帕金森综合征等。环境锰暴露还与学龄前儿童不良神经行为表现(记忆力、注意力、运动功能、多动等方面)、智力下降、学习认知能力降低等相关。

由于在金矿开采过程中要用氰化物(如氰化钠)作为溶剂提取黄金,因此氰化物可随废水和废弃尾矿被排放到环境中。大多数的氰化物属于剧毒、高毒物质,极少量的氰化物就能引起鱼类、家畜及人急性中毒甚至死亡,它还可通过皮肤吸收对皮肤有刺激作用。此外,在有色金属加工和选冶、石油的开采、炼制等生产工艺过程中,大量含石油类化学物质的废水、废渣被排入水环境和土壤中,严重影响整个水体和土壤生态系统,并可通过食物链最终危害

人类健康。有关研究表明,石油类污染物,如苯系物、多环芳烃[苯并(a)芘、萘、蒽等]、酚类等进入机体,对人的造血系统、神经系统、免疫系统和生殖系统造成危害。人体长期暴露于苯可导致骨髓异常、白血病、再生障碍性贫血和癌症;慢性吸入甲苯、乙苯和二甲苯会对中枢神经系统产生不良影响(如神经衰弱综合征)。许多流行病学研究表明,人群职业暴露于环境中多环芳烃类化合物与皮肤癌、肺癌、膀胱癌和胃肠道肿瘤的发生之间存在正相关。

飘散在矿区大气中的粉尘、颗粒物往往含有许多有毒成分,如有机物(含硫有机物、多环芳烃等)、重金属(锰、镉、铬、铅、汞、砷、镍、铜、锌、钒等)、某些酸根离子(SO_4^{2-}、NO_3^-、NH_4^+、H^+等),当人体吸入或摄入这些粉尘、颗粒物后,可造成多种健康危害。例如,大量含重金属成分的颗粒物进入机体后,可诱发炎症及氧化应激反应、DNA甲基化、DNA损伤等。国内外研究显示,大气污染颗粒物与呼吸系统疾病(呼吸道炎症、支气管炎、支气管哮喘等)、心血管疾病发病率和死亡率、心肌梗死、室颤、心脏自主神经功能紊乱等有相关关系。人群暴露大气颗粒物中的某些有毒成分(如铬、镉、砷、多环芳烃等)还可导致肺癌等癌症发生。

五、废弃矿山及土壤污染治理

矿山开发可对矿区及周边地区的生态环境造成重大的影响。因此,对矿区废弃地实施生态恢复是解决矿区生态环境问题的重要措施之一。由于矿山废弃地单靠自然植被的修复难以达到原生态生物多样性的要求,因此需人为地利用生物技术、工程技术等进行复垦和植被重建。矿区生态环境修复的范围主要包括:被污染土壤的治理改良,被破坏的地表植被的复种、修复和保护,被破坏的原有自然景观的恢复。而对污染土壤的修复已成为当今环境科学研究领域的热点,并极具挑战性。常用的土壤修复技术主要有以下几种:客土法、土地填埋法、热解析法、化学淋洗、电动修复法、堆肥法、土壤改良剂投加技术、物理化学固化、植物修复、生物修复等。目前,国内外学者利用某些修复技术对土壤污染进行治理已取得显著的效果。Navarro等人采用热解析修复技术对西班牙废弃的Valle del Azogue矿区汞污染的土壤进行修复,实验数据显示其成功地将土壤汞含量从116~2070mg/kg降至<15mg/kg。Khan等人以生物炭(biochar)作为土壤改良剂添加到土壤中对中国某地重金属污染的农田土壤进行修复,实验结果表明,与对照组相比,可以显著降低土壤中砷(13.6%~22.7%)、镉(9.63%~14.5%)、钴(15.1%~25.6%)、铜(21.1%~28.9%)和铅(24.9%~30.1%)的含量。

金属冶炼区大量废渣堆积造成矿产资源的浪费和环境污染。为了资源化利用废渣,减少渣场对土壤和水环境的污染,保护周围人群的健康安全,有必要对各种冶炼废渣进行无害化处理、再生和利用。针对金属冶炼废渣具有多、繁、杂的特点,近期国家有关部门公布了亟需进行重点治理的5种危险重金属废渣。分别是砷渣、镉渣、铅锌渣、汞渣和铬渣。这些重金属废渣的处理方法主要有湿法回收其中有用的金属、固化/稳定化填埋、做水泥熟料或生产建材、焙烧、化学氧化法和电化学氧化法等。重金属废渣具有双重性,一方面废渣的堆积可以直接或间接的危害环境,另一方面废渣中又含有大量的贵金属,随着矿产资源的日益枯竭,这些废渣又会成为非常有价值的资源。因此,我们应当更加重视对金属冶炼废渣的处理。

第五节　集约化畜禽养殖的环境卫生问题

随着我国社会与经济的不断发展,社会对畜禽产品的需求不断增加,传统的散养畜禽养殖模式已经不能满足需求,在这种背景下,集约化畜禽养殖的出现成为了一种必然。与传统的散养畜禽的养殖方式相比,集约化畜禽养殖可以缩短畜禽的生长周期,提高畜禽产品产量,降低养殖成本,提高养殖的经济效益,满足社会对畜禽产品的需求。但是,集约化畜禽养殖过程也会产生大量污染物质,如畜禽粪便、尿液、污水、饲料残渣、垫料、畜禽尸体等,这些污染物量大且集中,难于处理,严重污染环境。2002 年和 2003 年,我国畜禽粪便产生量分别为 27.5 亿吨和 31.90 亿吨,是工业固体废弃物的 2.91 倍和 3.2 倍。集约化畜禽养殖污染已成为继工业污染、生活污染之后的第三大污染源。为控制畜禽养殖业产生的废水、废渣和恶臭对环境的污染,促进养殖业生产工艺和技术进步,维护生态平衡,国家环境保护总局和国家质监总局于 2001 年 12 月 28 日发布了《畜禽养殖业污染物排放标准》(GB 18596—2001),并于 2003 年 1 月 1 日实施。该标准规定集约化畜禽养殖业恶臭污染物的排放标准值为 70(臭气浓度无量纲—三点式比较臭袋法)。集约化畜禽业水污染物最高允许日排放浓度限值为:五日生化需氧量 150mg/L;化学需氧量 400mg/L;悬浮物 200mg/L;氨氮 80mg/L;总磷(以磷计)8.0mg/L;粪大肠菌群 1000 个/ml;蛔虫卵 2.0 个/L。

集约化畜禽养殖为社会创造经济效益的同时,所产生的一系列的环境卫生问题已引起了人们的高度关注。这些问题主要包括空气污染、水污染、土壤污染以及对生态环境的破坏,而且这些问题随着集约化畜禽养殖发展而日益凸显,甚至超过集约化畜禽养殖的发展速度,阻碍了它的进一步发展。如何妥善处理好畜禽养殖过程带来的环境污染问题,使畜禽养殖业健康可持续发展已成为当前需要关注的重大问题。集约化畜禽养殖产生的主要环境卫生问题有如下几类:

一、气态污染物污染

集约化畜禽养殖场造成空气污染的气体主要有氨气、硫化氢和挥发性有机化合物等有毒有害气体以及二氧化碳和甲烷等温室气体。前者排放到空气中,人体吸入会刺激呼吸道,引起头晕、恶心、乏力、呼吸困难等症状,给人体健康带来直接危害。后者会造成温室效应,破坏生态环境,间接影响人类健康。科学研究和生产实践均也已证明,污染臭气中的氨气、硫化氢、硫醇和甲烷等,浓度低时可减缓畜禽的生长速度,浓度高时可使幼畜中毒死亡,使养殖工作人员健康受损,呼吸道疾病患病率增加。集约化畜禽养殖过程中,由于大量的动物聚集在一个有限的空间内,一方面,动物本身会散发大量的废气,这些废气包括皮肤分泌物、黏附污物等散发的特有难闻气体以及呼出气体,如反刍动物生产过程中排出大量的甲烷和二氧化碳。据估测,全球甲烷排放量每年大约为 0.4 亿~0.6 亿吨,而且排放量平均每年大约以 2.34% 的速度增长,其中大部分甲烷是来源于动物生产,尤其是反刍动物的生产。另一方面,动物排泄的粪便、尿液,以及冲洗水也会产生大量的废气。动物粪尿中由于含有大量有机物质,在堆放过程中这些有机物发生厌氧发酵,腐败分解,产生一系列有害气体,其中含臭味气体的化合物有粪臭素、脂肪族的醛类、硫化氢、硫醇、吲哚、有机酸、氨气等,不仅造成空气污染,还会造成畜禽的应激反应,影响其生长发育,降低畜产品质量,从而降低经济效益。畜禽养殖废水挥发的废气成分更为复杂,含有硫化氢、氨、醇、甲烷等 200 多种有机恶臭物质,这些气体一方面污染空气、水源、土壤,另一方面可刺激人畜呼吸道,引起呼吸道疾病及导致畜禽生产能力降低。

二、颗粒物与生物气溶胶污染

集约化畜禽养殖过程中,大量的动物在相对狭小的空间内高密度聚集,不仅会散发大量的气体污染物,还会产生大量的有机无机尘埃颗粒物、生物气溶胶等。直径小的颗粒物对环境影响较大,一方面可以作为载体,携带病原微生物,另一方面可以直接进入人体,影响人类健康,引起人类呼吸道和心血管疾病,颗粒物空气动力学直径越小,这种危害越大。生物气溶胶是指具有生命的气溶胶粒子(包括细菌、真菌、病毒等微生物粒子)和活性粒子(花粉、孢子等)以及由有生命活性的机体释放到空气中的质粒。而畜禽养殖场的生物气溶胶则主要指养殖场空气中存在的细菌、真菌、病毒和放线菌等微生物颗粒,畜禽自身、畜禽粪便、饲料和垫草附着的微生物均可形成生物气溶胶,这些微生物颗粒以气溶胶的形式存在于有机无机尘埃颗粒物中,是颗粒物的重要组成成分。畜禽养殖过程逸散的生物气溶胶中含有大量致病微生物,可通过空气远距离传播,并且能较长时间停留于空气中,尤其是携带休眠体的微生物更是能存活相当长的一段时间,在适宜条件下可以直接在空气中繁殖,也可以在沉降基质上繁殖,引起人类的人畜共患病、过敏反应、皮肤疾病以及呼吸道疾病等。已经有报道称,奶牛场的养殖工作人员肺功能损伤和呼吸道疾病的高发病率与奶牛场空气中含有大量的微生物(致病菌、选择性致病菌以及非致病菌)有关。而且,近些年抗生素在畜禽养殖业大量使用,导致空气中出现抗生素耐药菌,使得畜禽养殖空气环境中生物气溶胶的潜在危害性进一步增加。生物气溶胶不仅污染了环境,影响人类健康,导致各种疾病的发生,同样也会影响畜禽的健康及生产能力,降低畜禽养殖的经济效益,进而阻碍集约化畜禽养殖的健康发展。

三、畜禽养殖场空气污染物的检测

畜禽养殖空气污染物的检测主要应该包括生物气溶胶的检测与气体污染物的检测。

(一) 生物气溶胶检测

生物气溶胶检测的方法主要有微生物培养计数法、染色计数法、生物传感器技术、基因芯片技术、PCR 法等。

1. 微生物培养计数法　是常用的传统微生物气溶胶检测方法。该法是通过空气采样器采集样品,置于特定的培养介质上培养,待培养结束后进行计数,利用显微镜对其进行形态学观察,并结合其生理生化特征鉴定种属分类,主要用于气溶胶中微生物的定性检测与计数。早期空气中微生物的发现就是得益于这种以培养为基础的平板计数与形态学研究方法,它在空气微生物学发展过程中起到了非常重要的作用。早在 20 世纪 70 年代,Julianne、Lindermann 和 Bruce Lishthart 等人就利用传统的培养方法做了大量的空气微生物学研究,并取得了丰硕的成果。迄今为止,该法仍然是研究空气微生物的一种很好的方法。刘凤芝等人曾利用这种方法检测不同季节鸡舍内空气中的菌落总数。该法简便易于操作,为空气微生物研究的基础方法,但也存在一定的局限性。如不能准确反映微生物的实际数量。据报道,仅有 0.3%~10% 的微生物可被培养计数,而且对培养条件要求比较严格、数量比较少、不可培养的微生物则不能检出,所以培养得到的空气微生物在种类、数量和功能上可能都无法反映微生物群落的真实情况。

2. 染色计数法　是通过将微生物 DNA 用特定染料进行染色后,借助显微镜进行观察的一种微生物检测方法。4,6-二脒基-2-苯基吲哚(DAPI)染色法已经被公认为标准的检测浮游生物总量的方法,不仅可以检测空气中活的微生物,也可以检测死的微生物,是一种比较快捷简便准确的空气微生物检测方法。刘畅等人分别采用直接培养法和 DAPI 染色法测定畜禽养殖场鸡舍、猪舍和牛舍环境内微生物气溶胶的浓度,发现对于鸡舍 A、B 而言,培养计数法所测试得出的浓度仅仅占 DAPI 计数法所得出浓度的 2.34% 和 1.63%,猪舍 C、牛舍 D、E 培养得出的微生物浓度也只占 DAPI 染色计数法得出浓度的 1.93%,2.50% 和 1.59%。表明通过染色后的直接荧光镜检计数检测结果比培养计数法更准确。

3. 生物传感器技术　是一种将微生物内生物敏感物质转换为电信号进行检测的技术,由用作识别的生物敏感元件(包括酶、抗体、抗原、微生物、细胞、组织、核酸等生物活性物质)、适当的理化换能器(如氧电极、光敏管、场效应管、压电晶体等)及信号放大装置构成分析系统。生物传感器技术是检测领域发展最快的技术之一,目前已经用于多种微生物及其产生的毒素的检测。Liang 等人利用压电石英晶体生物传感器成功在 pH 为 7.6 的缓冲液和 0.64mol/L 的 NaCl 溶液中检测出产气荚膜梭菌 α 毒素。生物传感器的出现为人们提供了更加快速、可靠和灵敏的检测平台,其作为一种高新检测手段具有向更多领域拓展的潜力和前景。因此,生物传感器也可作为快速检测气溶胶微生物的一种方法。

4. 基因芯片技术　是同时将大量的探针分子固定到固相支持物上,借助核酸分子杂交配对的特性对 DNA 样品的序列信息进行高效的解读和分析。基因芯片技术可实现对样品的高通量检测,所需检测时间短,特异性强。目前基因芯片技术已应用于粪便、临床样本、环境和食品样本等的微生物群落结构研究,主要包括功能基因、特定细菌和病毒的检测及其菌群分析。曹三杰等人构建了 NDV-IBV、AIV-IBDV 基因芯片,可同时检测家禽的几种主要气源性疫病病原体,包括新城疫病毒(NDV)、传染性支气管炎病毒(mV)、禽流感病毒(AIV)和传染性法氏囊病病毒(IBDV)等,其检测灵敏性好,特异性高,检测结果也与 RT-PCR 方法基本一致。Brodie 等人使用高密度 DNA 微阵列监测了美国两个城市的细菌种群,发现这些城市气溶胶中包含至少有 1800 不同的细菌种类,可能比某些土壤细菌群落更丰富。

5. PCR 技术　是通过采样器采集空气的微生物样品,再经过 DNA 或 RNA 提取、PCR 扩增和凝胶电泳图谱分析等达到检测微生物的目的。Fallschissel 等人通过实时定量聚合酶链反应(qPCR)来检测禽舍空气中的沙门菌,证明该法检测沙门菌属气溶胶的可行性。Nehme 等人利用 DGGE-PCR 方法研究了高分娩期猪圈内空气中生物气溶胶粒子的季节分布特征。RT-PCR 技术具有灵敏度高、特异性好、性能稳定、操作简便的特点,并能克服常规PCR 不能准确定量和易污染引起假阳性的问题,已被广泛应用于多种病原体的 DNA 或者RNA 定量检测。因此,最近几年在空气微生物气溶胶检测领域中应用越来越多。如徐潜等人曾分别用 RT-PCR 和病毒分离培养方法在 ICU 病房空气样中发现了 SARS 病毒;Kim 等人建立了一种新的基于 SYBR Green 的多重 RT-PCR 方法,针对特定基因序列可以快速检测和鉴别军团菌属;华利忠等人用荧光定量 PCR 检测猪舍内的气溶胶中的猪肺炎支原体。

(二) 空气中气体污染物的检测

空气中气体污染物的检测主要有光谱技术和化学方法。光谱技术主要有非分散红外技术、紫外荧光法、傅里叶变换红外光谱、差分光学吸收光谱法;而主要的化学方法有电化学、化学发光、色谱分析和气相色谱-质谱联用技术等。

1. 光谱技术

(1)非分散红外技术:是一种新型的快速准确的气体分析技术。具有无接触、可实现多组分气体同时测量的优点,主要用于 CO_2、CH_4、SO_2 和 NH_3 等气态污染物的监测。徐鑫等人在研究 AOS-80 空气净化机对冬季蛋鸡舍空气的净化效果时,采用了非分散红外技术测定 CO_2、NH_3、H_2S 的浓度,效果较好;丁学智等人用该法对反刍动物 CH_4 和 CO_2 污染气体排放进行了实时长期自动监测。

(2)紫外荧光法:某些物质被紫外线照射后处于激发态,激发态分子经历一个碰撞及发射的去激发过程能产生反映出该物质特性的荧光,据此可以进行定性或定量分析。目前主要用于测定大气中的 SO_2,具有选择性好、适用于连续自动监测等特点。冯永超等人采用便携式紫外荧光仪测定环境空气中 SO_2 浓度,认为该法具有检测灵敏度高、实时性强、检测范围宽和重复性好等优点,Jin 等人用该法检测养牛场的 H_2S 和 SO_2 气体浓度,也取得较好结果。

(3)傅里叶变换红外光谱法:是根据不同气体对不同波长的红外线具有选择性吸收特性对气体进行检测,根据吸收光谱的位置和强度可以分别判别出气体的种类和被测气体的浓度,具有分辨力高、扫描时间快的特点,适于微少试样的研究。所有对红外线产生吸收的化合物都能用傅里叶变换红外光谱进行分析鉴定。该法在红外光谱法中的应用,解决了传统红外光谱法分辨率低等缺点,可以有效测定 NO、N_2O、SO_2 等无机气体及 CH_4、C_2H_6、C_3H_6 等有机气体。Bjorneberg 等人采用傅里叶红外探测仪检测美国爱达荷州奶牛场、蓄粪池及堆肥区域空气中 NH_3、CH_4 和 N_2O 气体成分含量,结果发现每个监测周期牛栏区 NH_3 浓度是蓄粪池的 2~3 倍,而牛栏区 CH_4 浓度和排放速率有时会小于蓄粪池。

(4)差分光学吸收光谱法:是一种基于痕量气体分子在紫外-可见波段具有特征吸收的检测方法,根据吸收峰的位置和吸收线的强度对多种气体成分进行识别与定量,具有检测迅速、灵敏度高、应用范围广和自动化程度高等优点,可用于 SO_2、NO_2、NO_3、乙二醛、卤素化合物及芳香烃等气体的测量。周斌等人利用该法对周围环境中的 SO_2、O_3 和 NO_2 进行了长期监测,得到的结果与实际情况相符合;沈仕亮等人也用该法测量了上海城市大气中甲醛和乙二醛的浓度。

2. 化学分析法　化学分析法是利用化学反应过程中颜色变化或发出声光信号等现象来测定气体的成分和浓度,主要有电化学法、化学发光法、气相色谱法、气相色谱-质谱联用技术等。

(1)电化学法:根据化学反应所引起的离子量的变化或电流变化来测量气体成分和浓度。Bicudo 等人采用热催化法检测了养猪场内 H_2S 气体浓度。

(2)化学发光法:利用化学发光测定发光反应的反应物、催化剂、增敏剂、抑制剂,偶合反应中的反应物、催化剂、增敏剂的方法。具有仪器简单、灵敏度高、检测快速、适合自动化等优点。吴婉娥等人利用化学发光法检测空气中 NO_2,得出该法可用于大气环境中的 NO_2 测定的结论。

(3)气相色谱法:具有高分离效率、高灵敏度、选择性强和应用范围广等特点,是各种分离技术中效率最高和应用最广的一种方法。王美飞等曾使用便携式气相色谱法快速测定恶臭气体样品中的硫化物浓度。

(4)气相色谱-质谱联用技术:是利用气相色谱法对混合物的高效分离能力和质谱法对纯化合物的准确鉴定能力而开发的分析方法。与气相色谱法相比,GC-MS 还能够检测尚未分离的色谱峰,测定总挥发性有机物中各组分的种类和浓度。刘喜等人使用便携式气相色谱-质谱联用仪在应急现场测定了空气中 54 种总挥发性有机物,结果表明,该方法准确可靠、灵敏度好、分析速度快、操作简便。

四、畜禽养殖废物造成的水污染

集约化畜禽养殖过程中,产生大量废水,如尿液、冲洗场地的污水、雨水冲刷粪堆等,这些废水除了会对大气造成污染,对水体也会造成污染,是水体污染的重要来源。由于动物粪尿中含有大量的氮磷钾,它们成为畜禽养殖场污水中的重要物质。这些污水未处理直接排进河流或者被雨水带到地下,对水质造成不同程度的影响,具体表现为以下几个方面:第一,污水排入江河,会导致水体富营养化,水体逐渐恶化、发臭,最终造成江河湖泊中的生物大量死亡,从而改变水生生物的种类,破坏水体生态平衡。第二,畜禽粪便尿液中有毒有害成分一旦进入地下水中,污染地下水,不仅使地下水失去饮用和灌溉功能,也可使溶解氧含量减少,水体中有毒成分增多,严重的可造成持久性有机污染,而地下水污染的治理恢复难度极大。第三,高浓度污水不加处理,用于灌溉会造成土壤板结、盐化,甚至伤害农作物,使农作物陡长、倒伏、贪青、晚熟、不熟,甚至死亡,造成减产。抗生素污染也是近年受到关注的问题,Halling-Serensen 等人的研究表明,抗生素类药物进入动物体内后,大约60%~90%以药物原形或初级代谢产物的形式随动物粪便尿液排出体外污染水体,而现有水处理技术并不能有效完全去除污水中残留的抗生素。目前,已有不少在土壤、水体、甚至地下水等环境中检测出残留兽药的报道。在香港维多利亚湾水中检测出氧氟沙星和诺氟沙星浓度分别为53~108ng/L 和117~251ng/L,脱水红霉素和罗红霉素浓度分别为 13~423ng/L 和 0~105ng/L。越南湄公河检出了磺胺甲基异噁唑、磺胺二甲嘧啶、甲氧苄啶和脱水红霉素等抗生素,浓度在 7~360ng/L。表 34-4 和表 34-5 分别列举了养殖场四环素类和磺胺类抗菌药物的检出情况。

表 34-4 污水中四环素类抗生素含量检测结果

样本	四环素($\mu g/ml$)	土霉素($\mu g/ml$)	总四环素含量($\mu g/ml$)
猪场污水	0.1293	0.2378	0.3671
牛场污水	0.1108	0.1832	0.2940
灌溉渠水	0.1128	0.1973	0.3101

表 34-5 磺胺类抗生素含量检测结果

样本	磺胺嘧啶($\mu g/ml$)	磺胺二甲嘧啶($\mu g/ml$)	磺胺甲噁唑($\mu g/ml$)	总磺胺类含量($\mu g/ml$)
猪场污水	0.1199	0.04786	0.1429	0.3107
牛场污水	0.1342	0.07464	0.1142	0.3230
灌溉渠水	0.08353	0.04199	0.07215	0.1977

引自:冀秀玲,刘芳,沈群辉,等.养殖场废水中磺胺类和四环素抗生素及其抗性基因的定量检测.生态环境学报,2011,20(5):927-933

五、畜禽养殖废物造成的土壤污染

畜禽养殖废物对土壤的影响主要体现在以下几个方面:首先,长期性的污水灌入农田,会导致种植作物发生大面积倒伏,成熟期延迟,最终引起减产;较高浓度的污水还可能引起土壤空隙堵塞,导致土壤透气性和透水性下降甚至发生板结,土壤质量随之下降。其次,造成土壤重金属污染。现代畜禽养殖业为了追求最大的经济效益,使用各种能促进禽畜生长、提高饲料利用率、抑制有害菌的微量元素添加剂,如 Zn、Cu、As 等金属元素添加剂,而这些无机元素在畜禽体内的消化吸收利用率极低,在排出的粪便中含量相当高。重金属污染的影响一方面包括土壤中重金属聚积,从而对农作物的生长产生毒害作用,以致减产。另一方面畜禽粪便施入土壤后,其中的重金属元素在土壤-水-植物系统中积累转化,并可通过食物链对人体健康造成威胁。再次,造成土壤的盐渍化。动物饲料中通常添加了矿物盐,而矿物盐在动物体内的吸收率较低,大部分通过粪便排泄出来,并随着畜禽粪便进入土壤,同样可以污染环境,导致土壤的盐渍化。最后,造成土壤抗生素污染。抗生素随畜禽的排泄物污染土壤,被土壤吸附后能长期存在并积累,进而对土壤中微生物的种群、群落结构、耐药性以及植物的生长等产生影响。研究发现,土壤中 1mg/kg 的四环素即可显著抑制土壤脱氢酶和磷酸酶的活力,泰乐素对土壤生物群落功能和结构也有明显影响。

六、传播疾病

集约化畜禽养殖的废物破坏生态环境的同时,也导致一些人畜共患病的传播,危害人类健康。据统计,畜禽因环境卫生恶劣引起的疾病和死亡可占到总死亡的 50% 以上。粪便、尿液、废水、气体中含有大量的病原微生物,是传播人畜共患疾病重要的污染源。全世界"人畜共患病"种类很多,这些传染病大部分是通过家畜家禽粪便及排泄物传播的。首先,畜禽养殖废弃物中含有大量的致病菌和寄生虫卵,直接进入水体或农田,导致蚊蝇孳生、病菌大量繁殖、导致疾病流行;其次,畜禽养殖过程中还产生大量微生物气溶胶,通过空气传播,被人吸入体内后,引发疾病;最后,病死畜禽如果不进行无害化处理,病原微生物通过蚊蝇等媒介可以传播给其他畜禽和人类。

（张志勇）

参 考 文 献

1. Hocking MB.Passenger aircraft cabin air quality:trends,effects,societal costs,proposals.Chemosphere,2000,41(4):603-615.

2. Str m-TejsenP,Wyon DP,Lagercrantz L,et al.Passenger evaluation of the optimum balance between fresh air supply and humidity from 7- h exposures in a simulated aircraft cabin.Indoor Air,2007,17(2):92-108.

3. Yao M,Zhang Q,Hand DW,et al.Adsorptionandregeneration on activated carbon fiber cloth for volatile organic compounds at indoor concentrationlevels.Journal of the Air & Waste ManagementAssociation,2009,59(1):31-36.

4. Zhang Y,Mo J,Li Y,et al.Can commonly-usedfan-driven air cleaning technologies improve indoor airquality? A literature review.AtmosphericEnvironment,2011,45(26):4329-4343.

5. 韩颖,赖晓全,熊薇,等.湖北省医疗机构医疗废物管理现状调查.中国感染控制杂志,2016,07:492-494.

6. 中华人民共和国环境保护部.医疗废物处理处置污染防治最佳可行技术指南(试行)HJ-BAT-8.北京,2011.

7. 环境保护部.2014年全国大、中城市固体废物污染环境防治年报[EB/OL].(2015-01-01).http://www.sepa.gov.cn/zhxx/hjyw/201501/t20150105_293794.htm.

8. Rostanu I,Jubasz AL.Assessment of persistent organic pollutant(POP)bioavailability and bioaccessibility for human health exposure assessment:A critical review.Crit Rev Environ SciTechnol,2011,41:623-656.

9. Levei E, Frentiu T, Ponta M, et al. Characterization and assessment of potential environmental risk of tailings stored in seven impoundments in the Aries river basin, Western Romania. Chemistry Central journal, 2013, 7(1): 1-14.

10. Liu X, Song Q, Tang Y, et al. Human health risk assessment of heavy metals in soil-vegetable system: A multi-medium analysis. The Science of the Total Environment, 2013, 463-464: 530-540.

11. Ji K, Kim J, Lee M, et al. Assessment of exposure to heavy metals and health risks among residents near abandoned metal mines in Goseong, Korea. Environmental Pollution, 2013, 178: 322-328.

12. Zhang Le, Mo Z, Qin J, et al. Change of water sources reduces health risks from heavy metals via ingestion of water, soil, and rice in a riverine area, South China. The Science of the Total Environment, 2015, 530: 163-170.

13. Liu CP, Luo CL, Gao Y, et al. Arsenic contamination and potential health risk implications at an abandoned tungsten mine, southern China. Environmental Pollution, 2010, 158(3): 820-826.

14. Dong J, Yang Q-w, Sun L-n, et al. Assessing the concentration and potential dietary risk of heavy metals in vegetables at a Pb/Zn mine site, China. Environmental Earth Sciences, 2011, 64(5): 1317-1321.

第三十五章

电离辐射和非电离辐射污染与健康

辐射是能量通过物质或空间的传播，包括不同能量的电磁波(如微波、紫外线、可见光等)，以及由放射性物质因衰变放出的高能粒子(如 α 粒子、β 粒子、γ 射线及中子等)。它可以分为电离辐射和非电离辐射。电离辐射(如 α 粒子、β 粒子、中子，以及 X 射线、γ 射线等)通常具有放射性，它有足够的能量使原子电离;非电离辐射(如微波、紫外线、可见光及红外线等)通常称电磁辐射，它的能量较低，还不足以使原子中的电子游离而形成带电的离子。

第一节　电离辐射污染与健康

一、放射性物质的物理特性

(一)物理性质

自然界的物质是由元素构成的，元素的基本单位是原子。具有给定质子数 Z 和中子数 N 的一类原子核所组成的元素称为核素。同一种元素可有多种核素，目前发现的核素约 2500 种，分别归属于 100 种元素。不会受外来因素(如高能粒子轰击)影响而发生核内成分或能级变化的核素称为稳定性核素;而核内质子数不变，因中子数发生变化致使原子核处于不稳定状态的核素称为不稳定核素，又称放射性核素。后者需要通过核衰变趋于平衡。核衰变的类型很多，主要是 α 衰变、β 衰变和 γ 跃迁。

衰变常数(λ)是放射性核素重要的物理特性参数，指特定能态的放射性核素在单位时间内衰变的百分比。单位时间内原子核衰变的数量称为放射性活度，其变化规律为:

$$I_t = I_0 e^{-\lambda t} \tag{式35-1}$$

式中:I_0 是初始时间($t=0$)时的放射性活度;I_t 是经过时间 t 以后的放射性活度;e 是自然对数的底数，此公式说明放射性活度随时间呈指数规律减少。在实际工作中物理半衰期($T_{1/2}$)要比衰变常数(λ)更常用，两者关系可表示为:

$$T_{1/2} = 0.693/\lambda \tag{式35-2}$$

故放射性活度变化规律也可表示为:

$$I_t = I_0 e^{-0.693t/T_{1/2}} \tag{式35-3}$$

(二)电离辐射的概念、种类

电离辐射是一种由 α 粒子、β 粒子、中子、X 射线、γ 射线等微观粒子引起物质电离的辐射，分为直接电离辐射和间接电离辐射。直接电离辐射是指带电的粒子如电子、质子、α 粒子等与物质作用时直接使物质电离或激发;间接电离辐射是指不带电的粒子如光子、中子等与物质作用时不能直接引起物质电离,而是使靶物质释放电离粒子或引起核反应。例如,中子或光子与物质作用产生次级带电粒子或次级电子,这些次级带电粒子或电子能使物质再发生电离。

二、环境电离辐射的来源

环境电离辐射的来源主要包括土壤、水、空气等环境介质中天然放射性辐射和采矿、核医学、生活用品、军事以及工业生产等使用放射性物质而产生的人为放射性辐射。

(一) 天然放射性辐射

人类每天都暴露于来自空气、食物、地面、建筑材料和宇宙射线,甚至自身的辐射之下。在日常生活情况下,天然源性的电离辐射主要来自氡及其衰减产物。它能够放射出高、低线性能量转移或传能线密度(linear energy transfer,LET)。在通风不良的地下室等建筑物中氡气会大量累积。联合国原子辐射效应科学委员会(UNSCEAR)估计全球每年天然源性辐射(包括高、低 LET 辐射)强度大约在 1~10mSv,中间值约为 2.4mSv(表 35-1)。其中,大约 1/2 来源于氡及其子体。

表 35-1　天然辐射源的年剂量

来源	全球平均值(mSv)	典型范围(mSv)
外照射		
宇宙射线	0.4	0.3~1.0
地表 γ 射线	0.5	0.3~0.6
内照射		
吸入(主要是氡)	1.2	0.2~10
摄入	0.3	0.2~0.8
总计	2.4	1~10

除了氡之外,在天然源性辐射中所占百分比较高的是宇宙射线,其次是陆地源性和内源性辐射。宇宙射线是指地球以外宇宙空间存在的混杂高能辐射入射到地球大气层的电离辐射,其主要来源是太阳,还有超新星的大爆炸。宇宙射线的强度可以随着纬度改变而发生变化。纬度越低,宇宙射线强度也越低,尤其以赤道与南北纬45°之间最为明显。

陆地源性辐射主要来源于岩石、土壤及各种地理因素,其辐射程度的不同主要是由于氡水平的不同所致。内源性辐射主要来源于食物、饮水以及人体自身的放射性核素,如食物和饮用水中含有的碳-14(^{14}C)、铀和钍族放射性核素等。^{14}C 是宇宙射线与氮原子撞击产生的,与氧气结合即为二氧化碳气体。植物在光合作用中吸收这类二氧化碳,动物又食用这些植物。通过这种方式 ^{14}C 进入食物链,并成为内源性辐射的主要物质。

(二) 人为放射性辐射

除了暴露于天然的辐射环境外,人类还暴露于人为辐射中,如 X 射线以及应用于医疗、科研、工业上的放射性物质所产生的其他高、低 LET 辐射。医用 X 射线及核医学是人为放射性辐射的主要构成部分,约占 79%;基础消费品,如烟草、家庭饮水设施、建筑材料以及部分烟雾探测器、电视机、电脑显示器等,发出的辐射约占人为辐射的16%;另外,工业上特殊的职业暴露,如放射性微尘以及核燃料生产环节产生的辐射约占人为辐射的5%。

(三)辐射事故

辐射事故是另一类放射性辐射的接触源。尽管有保护措施,不同的国家在1945—1987年之间约有285个事故报告(不含切尔诺贝利核反应堆事故),导致超过1350人的暴露和33人死亡。例如,1981年,一个铯-131的放射性治疗源无意中被垃圾经销商拆除,导致巴西的戈亚纳地区严重污染,超过120人辐射暴露,其中54人住院治疗,4人死亡。2011年3月,日本特大地震引起核电站停止运行,并造成放射物泄漏,引起核辐射量倍增。在事故发生20天后,距该核电站半径30~45km区域内,仍有多处地点核辐射超标。

三、放射性污染对机体的生物学效应

(一)电离辐射引起的致癌、致突变及染色体损伤

1. 电离辐射对细胞的损伤

(1)DNA损伤:电离辐射引起的DNA损伤能直接影响复制、转录和蛋白质合成,进而影响到细胞遗传、发育、生长和代谢等生命活动。此外,DNA损伤还是突变的重要原因,严重的突变可引起细胞癌变,最终导致肿瘤的发生。电离辐射引起DNA分子损伤的类型包括:碱基改变、脱氧核糖分解、DNA链断裂和交联。

部分辐射引起的DNA链损伤会被正确有效地修复,但不是所有辐射损伤都可以被准确无误的修复,即使低剂量暴露后也是如此。由于修复是有缺陷的,因此会导致基因重组和染色体突变。对于不同DNA损伤,细胞有不同的修复反应,主要包括回复修复、切除修复、重组修复和SOS修复。

电离辐射所引起的DNA损伤频率通常随剂量增大呈线性增加,不同类型突变的剂量效应关系也不同。在染色体畸变和突变及动物致癌试验中,每单位剂量高LET辐射比低LET辐射能够产生更大的生物学效应。

(2)细胞损伤:电离辐射可破坏细胞的结构和代谢功能,主要表现为细胞周期延长、染色体畸变和细胞恶性转化或死亡。辐射可延长细胞周期,但在不同阶段辐射的敏感性不同,细胞在增殖期时对辐射作用敏感,而细胞的分化程度越大,其对辐射的敏感性就越小。G_2期是极敏感的阶段,"G_2阻断"是照射后即刻发生细胞分裂延迟的主要原因。

电离辐射诱发畸变是由于电离粒子在穿透染色体或到达其附近时,使染色体分子发生电离从而引发化学变化而断裂。辐射导致染色体数目和染色体结构异常,常发生黏着、断片、环着丝粒体和双着丝粒体等畸变。由于辐射诱发基因组的不稳定性,可引起细胞多代子体的染色体畸变。由于<0.01Gy的辐射剂量也能引起染色体畸变,因此染色体畸变可作为生物剂量指示计,可依据它来推测辐射损伤的大小。

2. 动物实验研究 电离辐射的动物实验研究对于预测放射线对人体的长期影响非常重要。诱导动物肿瘤发生的实验从内、外照射两方面研究了剂量-反应关系,以及射线诱发肿瘤发生的最低剂量值。诱导实验动物肿瘤的剂量-反应关系有3种类型:无阈值线性关系(电离辐射暴露后,无论剂量多低,都有一个非零的患癌风险)、线性二次关系和二次剂量-反应关系。实验动物多用啮齿类动物,一般是各系列大鼠。实验表明,低LET和高LET辐射暴露都能诱导肿瘤的产生。

3. 流行病学调查 辐射致癌、致突变的流行病学调查来源于天然放射性高本底值地

区、放射性事故及医疗活动中的放射性暴露。在原子弹爆炸幸存者、经放射线治疗的患者、放射科医生、镭工作者、铀矿工和其他从事与射线有关的人群中，可以发现癌症的发生率呈增加趋势。报道最多的癌症是白血病、乳腺癌和甲状腺癌。

对 1945 年日本广岛和长崎原子弹爆炸后的幸存者的研究表明，经辐射照射 2~5 年后开始发病，平均每年每 10 000 人中有 1~3 例白血病，特点是 25 岁前骨髓经照射后发病。爆炸后第 6 年，当地的白血病发病率为对照区的 11 倍。此外，受照射的妇女乳腺癌发病率也增加。爆炸 35 年后，白血病的发病危险已经下降，而实体癌则仍保持增加水平，两者的年变化值分别为 -10.9% 和 +4.8%。1986 年 4 月切尔诺贝利核电站发生泄漏事故，12 年后的研究发现，该地儿童甲状腺癌共发生 1791 例，显著高于核事故前的发病水平。前苏联南乌拉尔 Chelyabinsk 地区，某核工厂在 1949—1956 年间发生过放射性废液污染 Techa 河事件。当时曾有 7500 人受到辐射，部分居民骨髓中辐射剂量达 2~4Sv，对其随访观察发现癌症死亡率明显高于对照组。

儿童时期接受高于 100mGy 的外辐射时，甲状腺癌的发病率显著上升。孕妇在接受 10~20mGy（低 LET）辐射后，其子女（15 岁以下）发生白血病和其他肿瘤的风险性显著提高了 40%。

（二）电离辐射的兴奋效应及旁观者效应

1. 低剂量辐射的兴奋效应

（1）免疫功能：现已证明低剂量辐射（low dose radiation，LDR）可上调免疫反应，其可能的机制包括：①加快胸腺细胞的更新，加速其成熟分化的过程，表现为 CD_4/CD_8 双阴性细胞百分率增加，细胞上的 TCR/CD_3 和 CD_{80}/CD_{86} 等复合物表达增强。胸腺细胞由 G_0/G_1 相进入 S 相的比率升高，有丝分裂相增加，自发性和 ConA 诱导的 DNA 合成增强，反应性升高。②促进克隆刺激因子（CSF）的分泌，刺激巨噬细胞 IL-1 的产生；促使细胞因子与免疫细胞之间相互作用，提高机体的免疫监视、调节和反应能力。③增强胸腺细胞和脾细胞内多种蛋白的表达，使脾细胞中空斑形成细胞（PFC）反应增强，脾及其他外周淋巴样组织的外周 T 细胞供应能力提高。④提高巨噬细胞的吞噬和消化活性，促使 Th 细胞对 IL-1 和干扰素 γ 的分泌，IL-2 受体表达增强，最终导致克隆扩增，形成免疫放大效应。⑤LDR 可刺激外周血 CD_4^+、CD_8^+ T 淋巴细胞和 B 淋巴细胞的增殖、活化，而且 LDR 增强细胞功能的作用大于抑制细胞毒性作用。⑥调节神经和内分泌功能，降低血清皮质酮水平，下调下丘脑-垂体-肾上腺皮质轴功能，减轻免疫系统所受张力性抑制。同时，提高儿茶酚胺类神经递质含量，刺激 T 淋巴细胞的增殖反应。LDR 一方面改变免疫细胞的神经内分泌环境，另一方面提高免疫细胞对某些神经内分泌因子的反应性。

（2）细胞遗传与基因表达：预先用几个 cGy（1Gy=100cGy）的低剂量辐射照射细胞，当此细胞再次受到较大剂量辐射作用时，损伤效应可以减弱，染色体损伤减少，基因突变率降低，这种现象称为适应性反应（adaptive response，AR）。低剂量辐射可激活细胞内某些酶系如腺苷二磷酸核糖转移酶、DNA 聚合酶和核糖核苷还原酶等，诱导某些修复体系和修饰体系包括自由基清除和连接蛋白的产生，可使 DNA 双链保持原位不变，易于连接修复。低剂量辐射可以提高 *c-fos* 和 *c-jun* 等基因转录水平，启动早期基因表达，进而发生早期直接基因反应，提高剂量后基因未表现出抑制。

（3）保护性蛋白的产生：机体（或细胞）受到损伤时，能防御性产生抵御环境致死（损伤）效应的蛋白。这些早期基因表达产物，可能参与细胞增殖、分化、细胞信息传递过程和基因表达调控。

2. 旁观者效应　在接受辐射细胞附近的未照射细胞也会发生辐射反应,称为电离辐射诱发的旁观者效应(bystander effect,BE)。即使是低到 mGy 水平的辐射或单个 α 粒子照射也能诱发该效应,而且并不随剂量的增加发生明显的变化。造成这种效应的原因可能是受照射细胞的损伤信号传递到未照射的细胞中。旁观者效应包括:基因表达的改变、姐妹染色单体交换、染色体断裂和基因突变。

研究表明,当只有 1% 的细胞受到 α 粒子照射时,30%~50% 的细胞发生了姊妹染色体互换。20% 随机选择的 A_1 细胞受 α 粒子照射时,导致比预期高 2 倍的突变发生。

(三)电离辐射对淋巴系统及造血系统的损伤

1. 电离辐射对淋巴系统的影响　高剂量照射后可造成 E-玫瑰花结形成率下降,巨噬细胞、淋巴细胞总数降低,T 淋巴细胞亚群失调,CD_4^+T/CD_8^+T 比例倒置,NK 细胞活性减弱,淋巴细胞转化能力降低,血清补体含量低于正常值等一系列免疫功能紊乱。一般认为,CD_8^+T 淋巴细胞对辐射最敏感,其次是 B 淋巴细胞,CD_4^+T 淋巴细胞对辐射比较耐受。

2. 电离辐射对造血组织的影响　电离辐射不仅可以抑制和破坏造血干细胞和造血祖细胞,也能损伤骨髓血窦;早期激活凝血系统,出现高凝状态,后期凝血功能减弱;同时能使血小板发生质和量变化,引起机体广泛性出血。

(四)电离辐射后的主要临床表现

高强度的照射可引起多种急性和慢性组织反应,取决于被照射的组织和器官、照射剂量和暴露的条件。暴露于辐射后,出现皮肤红斑反应、血细胞计数下降、生育障碍、晶状体浑浊;在暴露部位,辐射也会引发发育不良,功能紊乱,并可使暴露部位发生萎缩。血液系统、胃肠道、肺或脑受高强度的辐射后,可引发急性辐射症状,这些症状有不同的表现形式,食欲缺乏、恶心、呕吐是比较典型的症状,在经辐射几分钟或几小时后即可出现,而后会出现一个无症状的间歇期,直到再出现新症状。

四、切尔诺贝利核电站事故的环境灾难

(一)切尔诺贝利核电站事故产生的放射性暴露

1. 事故发生的过程　1986 年 4 月 26 日晚,位于乌克兰境内的切尔诺贝利核电站第 4号反应堆爆炸,高放射性的核碎片被喷射到现场和建筑物的屋顶。10 天内,放射性物质以气体、蒸气、气溶胶和"热粒子"的形式被喷射出去。随后,放射性物质通过气流向欧洲散播,主要是白俄罗斯、乌克兰和俄罗斯(切尔诺贝利核电站位于这些国家共同边界的附近)。近20% 的放射性排放物扩散到欧洲以外的国家。在世界核工业史上,切尔诺贝利事故是最严重的核泄漏事故。

2. 环境放射性污染　在事故排放至大气的混合型放射性核素中,大多数半衰期短的放射性核素释放量较多,而半衰期长者则释放量少,其中 ^{131}I 和 ^{137}Cs 是最主要的放射性核素。超过 20 万 km^2 的欧洲,^{137}Cs 的放射水平在 $37kBq/m^2$ 以上。受影响最严重的 3 个国家是白俄罗斯、俄罗斯和乌克兰,其放射性核素超过总放射性核素的 70%。由于锶和放射性核素钚的粒径较大,大多数沉积在爆炸反应堆的 100km 范围内。几十年来,^{137}Cs 污染仍是最重要的,其次是 ^{90}Sr。钚放射性核素和镅-241 将继续长期存在,据预测其影响可持续"数百年至数千年"。

3. 辐射暴露量　大约有 500 万人生活在受到切尔诺贝利事故放射性核素污染的白俄罗

斯、俄罗斯和乌克兰地区（^{137}Cs 剂量在 37kBq/m^2 或 1Ci/km^2 以上）。约有 40 万人生活在被前苏联当局归类为"严格的辐射控制地区"（^{137}Cs 剂量在 555kBq/m^2 或 15Ci/km^2 以上）。切尔诺贝利事故造成放射性核素大面积的污染地面，使当地居民多器官和组织受到暴露。急救人员和恢复操作工人主要受工作场所的 γ 和 β 射线的外照射，少部分是由于吸入空气中的放射性物质和摄入受污染食品的内照射。事故发生后几周，对于半衰期短的 ^{131}I，人们暴露的主要途径是储存于牧草中的放射性核素转移到牛奶，导致甲状腺受到 ^{131}I 的内照射。对于半衰期长的放射性核素，如 ^{137}Cs 和 ^{90}Sr，可长期通过牛奶和肉类中的 ^{137}Cs 和 ^{90}Sr 内暴露。

1986 年春夏，11.5 万人从切尔诺贝利核电站周边地区（禁区）被疏散到无污染地区。在随后的几年中又有 22 万人被疏散。但是仍有约 500 万人继续生活在受切尔诺贝利放射性沉降物污染的白俄罗斯、俄罗斯和乌克兰地区。

（二）切尔诺贝利核电站事故导致的急性放射性疾病

1. 急性放射性疾病

（1）定义：急性放射病（acute radiation sickness，ARS）是由于人们在短时间内全身暴露电离辐射剂量高于 0.7~1.0Gy 而发生的一种复杂综合征。最常见且最重要的症状是骨髓综合征（0.7~10.0Gy）、胃肠综合征（8.0Gy 以上）、心血管综合征（20.0Gy 以上），中枢神经系统（或神经）综合征（80.0Gy 以上）、皮肤综合征（10.0Gy 以上）。在某些情况下也可能导致其他器官的放射性损伤，如口腔黏膜、肺、心和眼睛。能够引发 ARS 的辐射来自于外部能源和更具穿透性的 γ 射线、X 射线、中子、电子或其组合。

（2）病因：电离辐射是 ARS 的病因，其临床类型和特点取决于辐射的类型、穿透能力、暴露的剂量和放射剂量率，以及吸收的剂量在体内器官和组织的分布情况。由于不同的器官和组织对电离辐射的敏感性不同，组织、器官的损伤程度表现不同。通常血细胞、口腔和肠道上皮细胞、表层皮肤对电离辐射非常敏感，而肌肉和神经细胞对电离辐射不太敏感，肺、心脏和血管对电离辐射的敏感性居中。辐射效应出现的时间取决于辐射剂量，剂量越高效应出现越早。表 35-2 列出了重要器官和系统产生最小影响的放射剂量，造成有临床意义的组织损伤的剂量，以及这些效应出现的时间。

表 35-2　对人体组织和器官产生最低效应和最显著影响的放射剂量的水平

组织和器官	最低有效作用剂量（Gy）	显著作用剂量（Gy）	产生最低效应的时间（天）
骨髓	0.5~0.7	>1.0	28~30
口腔黏膜	2.0	>3.0	14~15
肠上皮细胞	5.0~6.0	>10.0	10~12
皮肤	4.0~6.0	>8.0	18~21
肺	6.0~8.0	>10.0	>90
血管	8.0~10.0	>25.0	>90
心脏	10.0~20.0	>40.0	
大脑	~20.0	>50.0	

（3）切尔诺贝利核电站事故导致的急性放射性疾病：在事故发生的当天晚上，消防队员和核电站的人员受到了最高辐射剂量。在 237 名工人中可观察到急性放射病（ARS）的症

状。1992 年,有 134 人被确诊为 ARS,其外照射全身剂量范围见表 35-3,其中 28 人死于 ARS 和辐射性皮肤损伤。在被确诊 ARS 的 134 名急救人员中,8 例患者的皮肤 β 辐射剂量估计是全身 γ 辐射剂量的 10~30 倍,外剂量远大于内剂量。

表 35-3　外照射全身剂量和急性放射病应急人员的健康状况结局

急性放射性疾病等级	剂量范围(Gy)	治疗患者的数量	死亡数
轻度(Ⅰ)	0.8~2.1	41	0
中度(Ⅱ)	2.2~4.1	50	1
重度(Ⅲ)	4.2~6.4	22	7
极重(Ⅳ)	6.5~16	21	20
总计	0.8~16	134	28

2. 急性放射病的分类

(1)血液型:是一种临床可识别的辐射性造血功能抑制——急性辐射骨髓综合征。造血组织发育不全导致全血细胞减少及其并发症,包括血小板减少、出血和贫血。此种类型放射病有 4 个临床阶段,即前驱期、潜伏期、临床期(危险阶段)、结局/迟发效应。前驱期是机体对急性照射的初始反应,有恶心、呕吐、乏力和疲劳等症状,严重者会出现头痛、体温升高和腹泻。早期皮肤红斑和血液中淋巴细胞数量减少是诊断依据。潜伏期是辐射损伤的一个特征。ARS 在所有前驱症状平息后开始进入潜伏期,通常为暴露后的 24~48 小时。潜伏期的持续时间为 1~3 周(有时会更长),该阶段的患者没有任何不适,直到出现中性粒细胞和血小板减少。实验室检查可见外周血中淋巴细胞数量减少。潜伏期后,当粒细胞数减少到 $500×10^9/L$ 时出现临床症状,进入临床期,表现为粒细胞、血小板数减少。轻度者可完全康复。放射性骨髓综合征患者死亡的主要原因是严重感染,如败血症、肺炎,以及血小板减少引起的出血。

(2)胃肠型:通常发生在全身辐射剂量接近或超过 10Gy 的穿透性辐射。大多数情况下,前驱期伴有反复呕吐、疲劳和体温升高,2~3 天后患者一般状况略有改善,并经历 1~4 天的潜伏期。严重持续性腹泻是胃肠型的主要临床表现。由于高热、水电解质紊乱、多器官功能衰竭,患者多于 10~14 天内死亡。

(3)心血管型:平均辐射剂量 20~50Gy 照射后,可发展为心血管型。早期出现反复呕吐、虚弱、体温升高、淋巴细胞深度减少(淋巴细胞数量下降到零)等严重原发性反应,甚至可导致意识障碍。心血管型病情进展迅速,几乎不出现明显的潜伏期症状,而直接进入临床期。其发病机制是血管放射性损伤所导致的全身微循环障碍和组织灌流不足;患者可出现表情淡漠、心率增快、脉搏细速、四肢冰冷、心律失常、肾功能损害,多于 4~7 天后死亡。

(4)中枢神经型:此型进展迅速,预后凶险。由于整个身体(或身体的大部分)的辐射剂量高于 50.0Gy 后,受辐射者从有意识变为无意识状态;多于暴露后 24~48 小时内因脑水肿死亡。

(5)皮肤综合征:由非均匀辐射事故导致的 ARS 中常见的类型。除放射性皮肤损伤本身外,还可出现皮肤细胞辐射性炎症、坏死改变。临床过程分别为三拨红斑阶段、愈合阶段和痊愈。第一拨红斑(早期红斑)出现在暴露后的几分钟到几小时,并且持续 12~24 小时;在一些严重情况下可能发生疼痛或热感觉,在某些情况下,这波红斑可能消失或毫无察觉地终止。第二拨红斑(主要红斑)主要表现为水肿、水疱、溃疡或皮肤坏死,是由于皮肤细胞放射性损伤所致。在皮肤近乎完全恢复(1~2个月)后,出现第三拨红斑(晚期红斑),通常是高能量的β辐射引起暴露部位的血管辐射性损伤。

(6)放射性肺炎:胸部大剂量辐照情况下,肺组织损伤较为严重。辐射暴露剂量越高,放射性肺损伤症状出现得越早。如果仅7~8Gy辐射吸收剂量分布于全肺,则可在4~6个月内发生放射性肺炎。

(7)放射性白内障:全身、部分上半身、颈颅局部照射,均可能导致放射性白内障。发病机制通常是前晶状体上皮细胞损伤,受损的细胞向晶状体后方推移并退化,导致晶状体混浊。晶状体不透明度发展的速度取决于辐射的剂量和类型。γ照射后白内障的阈剂量约为3Gy,中子照射后约为2Gy。

(三)切尔诺贝利核电站事故对免疫系统的影响

1. 急性辐射损伤后的免疫效应

(1)早期效应:事故发生后,499名成人因急性血液综合征被送往医院,包括237名ARS。造血和免疫功能改变是这组人群中最重要的表现。在134例患者中,典型的白细胞计数下降是暴露后早期的改变,伴有中性粒细胞和淋巴细胞大幅减少和非特异性抗体免疫的丧失。辐射后免疫功能的特点是获得性免疫缺陷与免疫抑制,包括T和B淋巴细胞数量减少和功能降低;免疫球蛋白A、M、G浓度降低;细胞对激活刺激反应不敏感。免疫功能变化与暴露年龄呈负相关。

(2)迟发效应:在暴露后的11~15年,观察到10% ARS患者免疫功能恢复,30%以上的患者有短暂的免疫缺陷病,但大多数患者有不同类型的免疫缺陷。免疫缺陷包括继发性抗体型、细胞型或T、B细胞的形态和功能改变的联合免疫缺陷、非特异性抗体、抗感染免疫功能不全。一部分患者有细胞、抗体或复合型稳定缺陷,伴有造血细胞的克隆性增殖。在急性辐射损伤的第6年,209名的幸存者中诊断出第一个癌症病例,在事故后的20年间,共确诊13例。没有确凿的证据证明自然杀伤细胞(NK)功能受损与切尔诺贝利受害者在辐射暴露后所诱发的癌症有关,但有迹象表明癌症与辐射诱导的体细胞突变比例相关。整个随访期间(现已超过20年),肿瘤疾病患者未显示迟发性免疫效应。

辐射剂量低于2Sv的患者,其基础免疫参数波动性变化趋向恢复,T细胞($CD3^+$,$CD5^+$)和B细胞($CD19^+$)亚群数量趋于正常值,血液氧化酶活性恢复正常。剂量高于3Sv的患者,具有免疫缺陷,$CD4^+$辅助/诱导和NK细胞计数低,$CD8^+$计数高,细胞毒性T细胞亚群显著减少并伴有低免疫细胞活性指数。根据暴露剂量不同,辐射诱导的联合免疫缺陷的恢复期从7~20年不等。

2. 清理工人的免疫效应

(1)早期效应:1986—1989年期间,招募清洁工人总数超过60万人,其中30万人是乌克兰公民。在事故的前3个月,清理工人受到外辐射和放射性碘摄入的综合影响,其中摄入放射性碘占总剂量的10%~20%。放射性碘可通过调节免疫-激素相互作用影响甲状腺的免疫功能。早期的反应特点是免疫缺陷、T细胞数量减少、激活试验中功能下降、淋巴细胞膜的改变和脂质过氧化程度增加。

(2)迟发效应:大多数清理工人,辐射诱导的早期免疫效应通常可以恢复。然而,32%工人的联合型免疫缺陷与血管疾病、呼吸系统和胃肠道系统紊乱有关。随访期间,检测到各种重要功能的淋巴细胞亚群的变化,即几年中$CD4^+$细胞计数稳定下降,$CD8^+$淋巴细胞的数量增加。

3. 暴露于内照射的人群免疫效应 从放射生物学的角度来看,受切尔诺贝利事故影响的人群被分为两组,一组是在早期甲状腺摄入大剂量放射性碘的患病组,另一组是在事故后几年摄入放射性铯、锶和其他放射性核素。从 30km 范围内撤离的人口,最初免疫功能的变化包括 T 细胞百分比和绝对数减少,在 PHA 活化试验和吞噬作用中淋巴细胞功能下降。在暴露后 2 年,高甲状腺照射剂量的成人,其非特异性 B 细胞免疫参数减少(B 细胞计数减少和 IgA 浓度降低)和甲状腺自身抗体滴度增加。有人认为,上述改变可能是自身免疫性甲状腺炎和甲状腺癌发展的基础。对生活在受污染地区儿童的研究显示,B 细胞和 T 细胞功能受到影响。对儿童的主要影响是甲状腺疾病,其特征是存在明显的剂量-效应关系。儿童甲状腺组织抗原抗体与 NK 细胞功能受损,促进甲状腺癌和自身免疫性甲状腺疾病等的发展。

五、核设施周围居民的健康风险

自从和平利用原子能以来,核反应堆的放射性排放物对健康潜在的不良影响一直在争论中,其主要焦点:核爆炸试验后暴露于巨大的辐射剂量会发生什么健康影响? 居住在核设施附近,其暴露剂量非常低,会发生什么健康影响?

1. 大气层核试验暴露人群的患癌风险 全世界目前对核试验造成的辐射暴露信息很少,健康影响研究更少。20 世纪 50~60 年代,英国对 21 357 名"大气核试验参与者"和 22 333 个对照者进行了流行病学研究,结果发现:0.4% 的参与者暴露剂量>50mSv,未被观察到癌症死亡风险增加;但不能排除白血病风险的增加。英国曾经对 10 983 名"大气核试验参与者"进行队列研究,发现癌症发病率和死亡率的风险增加,特别是白血病风险增加显著。估计暴露剂量范围从<1mSv 到 50mSv 以上,且 80% 的暴露剂量低于 1mSv。

在马绍尔群岛的一个研究表明,甲状腺癌的患病率与暴露于核试验的 ^{131}I 有关。另一项研究调查了在哈萨克斯坦核试验中暴露于 ^{131}I 的 2994 名甲状腺疾病患者,没有证据表明甲状腺癌数量增加,但超声检测甲状腺结节的患病率显著升高。一项暴露于内华达试验场辐射沉降物的儿童的研究表明,暴露于放射性碘后 30 年,甲状腺癌及自身免疫性甲状腺炎的风险增加。对居住在哈萨克斯坦(靠近塞米巴拉金斯克试验场)的人口进行队列研究,结果显示:辐射剂量与患实体癌风险之间有明显相关关系。

2. 核设施附近居住人群的健康风险 在所有的核设施中,核电站最可能造成环境破坏,因为它们含有高浓度和足够能量的放射性物质。核电力能源从核反应堆第一次输送到发电站至今已有 50 多年,然而核电对环境健康的影响仍然存在较大的争议。一方面,核能作为一种相对成熟又低碳的电力能源,在缓解气候变化对全球环境和人类健康方面具有深远影响。另一方面,核能以其独特的发电技术也带来了一定的风险,其后果具有持久性和全球性。

一份报告显示,居住在英国西北地区的塞拉菲尔德核设施附近的年轻人(≤24 岁)白血病风险增加 14%。随后多个报告证实,居住在其他核设施附近的人群其白血病的风险增加。2008 年,一项来自德国的病例-对照研究表明,16 个核电站周围的 0~4 岁儿童白血病有增加趋势。白血病的风险似乎随着居住地与核电站之间的距离的减少而增加。在该地区 5km 范围内,白血病风险大约增加 2 倍。上述结果表明,与核设施位置有关的因素可能会影响白血病的风险。然而,不同的研究结果不尽一致。但对核设施附近居民的健康风险,特别是核电站附近,应重点关注儿童白血病发生的风险。

第二节　非电离辐射污染与健康

一、电磁辐射

电流通过电路时,周围伴有与其频率相同的交变电磁场。电磁场(electromagnetic fields, EMF)能量以波的形式由源向四周空间发射的过程称为电磁辐射(electromagnetic radiation)。电磁辐射现已成为最普遍的环境影响因素之一,世界上几乎每个人都暴露在范围为 0～ 300GHz 的混合电磁场中。联合国人类环境会议已将电磁辐射列为必须控制的公害之一,国际上称之为继水、空气和噪声污染以后的第四大污染。

EMF 暴露来源主要有自然和人工电磁辐射两大类。自然电磁辐射常由雷电、地震、火山爆发和太阳黑子活动导致的磁爆等自然现象产生。而人工电磁污染主要由人工制造的若干系统或装置设备引起,主要来自广播电视发射塔、雷达站、卫星通讯地面站、微波导航及测距、移动通讯设施、电介质加热器和工业感应加热器(如高频热合机、烘干机、淬火机、焊接切割机等)、各种电压等级输电线路和变电站以及各种家用电器设备(微波炉、电视、电脑等)等。此外,EMF 暴露还可来源于科研、医疗设备的电磁能应用,如治疗疼痛和炎症的医疗透热设备以及(核)磁共振影像设备等(表 35-4)。在一个典型的住宅内,个体暴露可能源于室外,如广播、电视和移动电话基站,也可能源于室内,如移动电话、家用电器设备等,但暴露水平通常低于职业暴露;在职业背景下,电磁暴露虽不经常发生但暴露水平较高,如美国海军雷达工人的潜在暴露>100mW/cm^2。

表 35-4　电磁波的频谱及应用

波长(km)	频率(kHz)	频段名称	应用
10^3～10^2	3×10^{-1}～3	极低频(ELF)	家用电器,输电,海底通信,无线电导航
10^2～10	3～3×10	甚低频(VLF)	无线电导航
长波 10～1	3×10～3×10^2	低频(LF)	无线电导航
中波 1～10^{-1}	3×10^2～3×10^3	中频(MF)	无线电导航,电话通信,海军,工业射频加热装置,调幅广播
短波 10^{-1}～10^{-2}	3×10^3～3×10^4	高频(HF)	调幅广播,国际通讯,工业射频装置,医用透热
超短波 10^{-2}～10^{-3}	3×10^4～3×10^5	甚高频(VHF)	警用,调频广播,VHF-TV,工业射频装置
分米波 10^{-3}～10^{-4}	3×10^5～3×10^6	特高频(UHF)	卫星通信,雷达,微波转播,警用,无线电导航,UHF-TV,微波炉,医用透热,工业加热
厘米波 10^{-4}～10^{-5}	3×10^6～3×10^7	超高频(SHF)	
毫米波 10^{-5}～10^{-6}	3×10^7～3×10^8	极高频(EHF)	地形回避,雷达,微波转播

（一）一般性质

电磁辐射以电磁波的形式传播，具有一切波的特性。其在介质中的波动频率 f，单位用"赫兹"（Hz）表示，也常采用千赫（kHz）、兆赫（MHz）和吉赫（GHz），其相互关系为 1kHz = 1000Hz，1MHz = 1000kHz，1GHz = 1000MHz。

除表 35-4 所示各频段分类外，也有将频率在 0.1～300Hz 之间的电磁辐射称为极低频（extremely low frequency，ELF）电磁辐射，在 ELF 中，以 50Hz（美国定为 60Hz）的工频（power frequency）电磁场与人类关系最为密切；频率在 100kHz～300GHz 的电磁辐射，称为射频（radio frequency，RF）电磁辐射或无线电波，包括高频电磁场（high-frequency electromagnetic field）（分为长波、中波、短波、超短波）和微波（microwave，MW）。当长、中、短波、超短波和微波中有两种或两种以上波段混合在一起时，称为混合波段。磁场可以通过两种方式来表示，一种是磁通量密度 B，单位是特斯拉（T），另外一种是磁场强度 H，单位是安培/米（A/m）。出于防护目的而描述磁场时，只需用 B 或 H 中的一个物理量来说明。

电磁辐射一般以场源为中心，以其波长 1/6 为界，相对划分为近区场（感应场）和远区场（辐射场）。近区场内，电场强度 E 与磁场强度 H 的大小没有确定的比例关系，空间内的不均匀度较大，场的模式也比较复杂。实际工作中，要分别测量近场区域的 E 和 H。当频率高达 300MHz 以上时，工作人员都处在远区场内。在远场区域内，电场强度 E 与磁场强度 H 有如下关系：E = 377H（国际单位制表示，E：伏/米（V/m）；H：安/米（A/m），且平面波模型是一种表示电磁场传播的很好的近似模型。在远场区域可测定功率密度 S，它显示了其与电场和磁场的关系：$S = EH = E^2/377 = 377H^2$。它的计量单位常用瓦特/平方米（W/m²），或毫瓦/平方厘米（mW/cm²）、微瓦/平方厘米（μW/cm²）表示，其中 1W/m² = 0.1mW/cm² = 100μW/cm²。

为定量生物体吸收的电磁能量，引入了比吸收率（specific absorption rate，SAR）的概念，其表示单位质量受照生物组织所吸收的电磁功率，单位是瓦特/千克（W/kg）。在身体组织中，SAR 与内部电场强度的平方成正比。在 10MHz 及其以上频带常用 SAR 来衡量，但在高于 10GHz 的频率范围内，各种场强渗入组织的深度非常有限，SAR 无法精确测量，通常还是测量相应的功率密度 S。

电磁辐射对人体的影响与波长、频率、辐射强度、波的性质（连续波或脉冲波）、照射的面积和部位、辐射时间、辐射源的距离和方位、个体差异以及有无防护措施等有直接关系。波长越小、频率越高、功率越大、距离越近、时间越长，对人体的作用越大，通常是微波>超短波>短波>中长波，但在微波段以厘米波危害最大。场强相同时，脉冲波比连续波危害更大。

（二）作用机制

电磁场和生物体相互作用可以产生致热和非致热两种生物效应。关于热效应的机制已经比较清楚，人体接受电磁辐射后，体内的水分子会随电磁场方向的转换而快速运动，致使机体升温。如果吸收的辐射能很多，靠体温调节不能及时把吸收的热量散发出去，即体内热调节机制失衡，则最终引起体温升高。超出正常组织温度 1℃ 就能引起有害的生物效应，且中枢神经系统、睾丸和眼晶状体可能更加敏感。除了温度的绝对升高以外，加热持续时间和身体温度调节能力都是组织受损程度的重要决定因素。高强度的体力活动和温暖湿润的环境将降低人体对附加热负荷的耐受力。值得注意的是，全身致热对老年人、服用某种药物的人和胎儿、婴儿的危害更加明显，它还可以增加心血管疾病死亡率和出生缺陷率，降低执行复杂工作的能力。

反复长时间接触低强度弱电磁辐射,机体体温虽无明显上升,但也能造成机体结构改变和功能紊乱,即所谓的非致热效应。非致热效应是电磁辐射生物医学研究领域中最关注的热点之一,它对生物体的生物物理及生物化学过程产生的影响十分复杂,主要发生在分子及细胞水平。对非热效应的解释多种理论并存,诸如粒子对细胞膜的穿透理论、生物系统的相干振荡理论、射频能量的谐振效应理论、自由基理论、跨膜离子的回旋谐振理论及电磁干扰因子理论等。这种非致热效应表现为微波的听觉效应以及有待证实的 RF 辐射的致癌效应等。一般居民区内的辐射强度较低,不足以引起明显的致热效应,而以非致热效应为主。

(三) 辐射危害

短期电磁辐射暴露的急性危害有末梢神经和肌肉的表面刺激、触摸导体产生的电击和灼伤,以及吸收 EMF 能量而引起的组织温度升高等。潜在的长期影响表现为神经衰弱综合征、癌症风险增加、出生缺陷、眼晶状体病变和非特异性免疫功能的改变等。

1. 对中枢神经系统的影响　电磁辐射对中枢神经系统的影响是最早研究的内容之一。中枢神经系统对 EMF 有很高的敏感性,以中枢神经系统的功能障碍为主要表现。患者可出现头晕、头痛、疲劳乏力、失眠多梦、记忆力减退等神经衰弱症状群,并伴有手足多汗、易激动、消瘦和脱发等症状,甚至出现"脑震荡综合征"及帕金森病等。动物实验证明,EMF 可导致动物神经行为障碍,学习和记忆能力降低。大鼠 Y 迷宫试验表明,$6mW/cm^2$ 微波照射能使动物行动迟缓,逃避反射错误率增加,攻击性行为、探究性行为和警戒性辨别行为能力降低。

2. 致癌作用　2001 年 6 月,国际癌症研究机构(IARC)将 ELF 电磁场定为"可疑的人类致癌剂"。但到目前为止,并不认为 RF 电磁辐射具有直接的致癌性,其可能存在促癌和联合促癌的作用。高强度电磁波可能引起白血病、脑瘤、乳腺癌、消化系统癌症、皮肤癌以及眼部黑色素瘤等。流行病学调查显示,电磁辐射极可能是造成儿童肿瘤(尤其是白血病)的原因之一,其 OR 值为 2~3,甚至达到 6~7。美国、瑞典等国家对长期使用手机者的研究发现,脑部肿瘤的发生可能有增多趋势,并可能与使用方向具有一致性(如右侧使用者,肿瘤多见于右侧)。

3. 对生殖系统和子代的影响　睾丸结构和生理功能特殊,更容易受到微波等辐射的影响。流行病学调查表明,电磁场对生殖系统产生的影响主要表现为男性精子质量、数量下降;女性自发流产、早产、死产;新生儿出生缺陷、低体重、先天畸形等增多。有学者认为,电磁辐射可使化学致畸物的致畸作用增强,但尚需在"暴露评估"的前提下,方能得出有关生殖危害的结论。

4. 对心血管系统的影响　1987 年,WHO 认可在 3~300Hz 之间,电流密度大于 $1000mA/m^2$ 的电磁场可能产生期外收缩和心室纤维颤动,并取得一致意见。而有关 RF 辐射和心血管症状及疾病的研究文献不能得到肯定结论。报道的主要心血管影响有心律减慢,心区疼痛,心电图异常(心电图检查可有窦性心律不齐、心动过缓、传导阻滞等改变,少数有 T 波倒置、S-T 段压低,甚至出现缺血性改变)和心肌梗死危险度上升等。但在大强度影响的后阶段,有些暴露者则可出现与上述症状相反表现,例如心动过速、血压波动及高血压倾向等。血管病变一般较心脏轻,严重时可出现血管痉挛、血容量减少,以致皮肤苍白、全身无力甚至晕厥。目前为止,EMF 对心血管系统影响的流行病学调查结果缺乏一致性。

5. 对视觉系统的影响　高强度电磁辐射可使人眼晶状体蛋白质凝固,轻者出现点状或小片状的局灶性混浊,严重者形成白内障甚至眼部黑色素瘤,还能损伤角膜、虹膜和前房,导致视疲劳、眼干、眼不适、视力减退或完全丧失。一般认为,微波加速晶状体老化,其主要危害频率在0.8~10GHz范围,频率越高,损伤越大。流行病学研究较多支持上述损伤,但有关的研究设计受限,没有考虑到白内障危险因素如太阳辐射暴露等方面的影响,而且暴露评估资料有限。有学者对工程技术人员进行临床观察和随访,发现暴露于高水平的RF和MW的技术人员患眼部黑色素瘤危险性增高,并通过剂量-反应线性模型计算得出其EMF暴露范围为$10\sim100mW/cm^2$。动物实验也表明,单次照射约$100mW/cm^2$,反复照射$80mW/cm^2$或更低EMF导致白内障等损伤。

6. 对内分泌系统的影响 低剂量短时间的电磁辐射对内分泌可能具有兴奋效应,而长期大剂量暴露则可能出现抑制作用。

7. 对免疫系统的影响 免疫系统对电磁波较为敏感,可呈现双相反应。在较低强度电磁辐射接触时,表现为淋巴细胞增多,免疫球蛋白增高等适应代偿性反应;较高强度电磁辐射则可引起外周血淋巴细胞减少,白细胞吞噬能力下降,T细胞及其亚群比例失调,免疫球蛋白降低(尤以血清IgG最为敏感),脾、淋巴结和胸腺淋巴细胞变性、凋亡和坏死等。

(四)卫生标准

1. 中国电磁辐射的防护标准 我国现行的电磁辐射防护标准为国家环境保护部和国家质量监督检验总局发布的《电磁环境控制限值》(GB 8702—2014)。该标准(表35-5,表35-6)规定了电磁环境中控制公众暴露的电场、磁场、电磁场(1Hz~300GHz)的场量限值、评价方法和相关设施(设备)的豁免范围。

表35-5 公众暴露控制限值(GB 8702—2014)

频率范围 (Hz)	电场强度 (V/m)	磁场强度 (A/m)	磁感应强度 (μT)	功率密度 (W/m²)
1~8	8000	$32\,000/f^2$	$40\,000/f^2$	—
8~25	8000	$4000/f$	$5000/f$	—
25~1200	$200/f$	$4/f$	$5/f$	—
1200~2900	$200/f$	3.3	4.1	—
2900~57 000	70	$10/f$	$12/f$	—
57 000~100k	$4000/f$	$10/f$	$12/f$	—
0.1M~3M	40	0.1	0.12	4
3M~30M	$67/f^{1/2}$	$0.17/f^{1/2}$	$0.21/f^{1/2}$	$12/f$
30M~3000M	12	0.032	0.04	0.4
3000M~15 000M	$0.22/f^{1/2}$	$0.00059/f^{1/2}$	$0.00074/f^{1/2}$	$f/7500$
15G~300G	27	0.073	0.092	2

注:f-频率

表35-6 可豁免设施(设备)的等效辐射功率(GB 8702—2014)

频率范围(MHz)	等效辐射功率(W)
0.1~3	300
>3~300 000	100

2. 国际电磁辐射的防护标准　国际非电离辐射防护委员会（International Commission on Non-Ionizing Radiation Protection, ICNIRP）制定了一系列相应限值，适用于职业人员和一般公众的暴露，对 EMF 暴露提供了足够的保护水平。ICNIRP 推荐，50Hz（美国 60Hz）工频电磁场的基本限值；职业接触：电场<10kV/m（对 60Hz 工频电磁场要求电场<30kV/m）；非职业接触：电场<5kV/m，磁场<0.1mT（24 小时内）。

频率低于 10GHz 范围 EMF 的基本限值：职业暴露：全身平均 SAR<0.4W/kg；公众照射：全身平均 SAR<0.08W/kg（SAR 值为任意 6 分钟内的平均值）。

频率为 10GHz~300GHz 范围 EMF 的基本限值：职业性暴露：S<50W/m²；公众暴露：S<10W/m²。

（五）电磁辐射防护

无论是对从事电磁波作业的工人或接触电磁波的公众，抑或是对战时遭受高功率电磁波损伤的人员，防护都是非常重要的。最重要的预防措施是对电磁场辐射源的屏蔽，即场源屏蔽；其次为增加操作距离，即距离防护，并在危险区周围设有明显标记，如竖立警示牌；再次为缩短工作时间，加强个人防护，就业前体检排除职业禁忌证，并进行健康教育和安全防护培训。1~2 年进行一次健康检查，重点观察眼晶状体的变化，其次为心血管系统，外周血象及男性生殖功能，发现异常及时调离。可试行短期疗养以减轻不良影响。各种电器产品、移动电话等也应尽量避免长时间操作和使用。家用电器避免集中摆放，同时注意不要多种电器同时开启，不要把住宅建在高压电线、变电站、雷达等设施附近。

二、红外线

（一）概述

红外线（infrared ray, IR）是一种电磁波，其波长范围为 0.76~1000μm，介于微波和可见光之间。其分类如下：

物理学分类：短波红外线（0.76~1.4μm）、中波红外线（1.4~3.0μm）、长波红外线（3.0~1000μm）。

实际工作中的分类：近红外线（0.76~3.0μm）、中红外线（3.0~30μm）、远红外线（30~1000μm）。

国际照明协会（International Commission on Illumination, CIE）按照生物组织对红外线的吸收特性以及产生的不同生物效应，将其分为红外线 A 段 IRA（0.78~1.4μm）、红外线 B 段 IRB（1.4~3.0μm）、红外线 C 段 IRC（3.0~1000μm）。

红外线可来源于各种各样天然或者人造的物体，任何温度高于绝对零度的物体都在不停地辐射红外线。物体温度越高，辐射强度越大，其辐射波长越短。自然界中的红外线辐射源以太阳为最强，日常生活用品如日光灯、火炉和热熨斗等都是红外线的辐射源，人体也能辐射红外线。因此，人们在日常生活中都会暴露于小剂量的红外辐射中。

在工业生产、科学研究和医学领域中使用特殊用途的照明器具或者高温操作过程中，都会产生较强的红外辐射。由于红外线的来源不同，人群暴露剂量的等级也不同。户外工作者和普通市民接受来自日光的红外线暴露量一般是 500W/m²，钢厂工人接受铁水红外线照射的暴露量是 10^5W/(m²·sr)，在用于工业加热、干燥的大批红外灯下的工人的暴露量为 $1×10^3~8×10^3$ W/m²。

红外线照射体表，绝大部分可被吸收，只有 1.4% 左右被反射。不同波长的红外线穿透皮肤的能力不同。波长 $300\mu m$ 以下的红外线,仅有 10% 穿透毛细血管层;波长达 $800\mu m$ 的红外线,有 65% 能穿透毛细血管层到达真皮层,有 21% 能穿透真皮层到达皮下组织。

（二）生物效应

红外线的粒子能量<1.6ev,不足以造成化学键的破坏或离子化效应,$4\sim14\mu m$ 的远红外线频率与人体内分子运动的频率一致,因此远红外线易被人体吸收,与体内细胞发生共振和共鸣,在真皮层下产生热效应。热效应将激活水分子、蛋白质和其他生物分子,促进人体所需生物酶的合成,加快细胞和血液中的物质交换,提高吞噬细胞的吞噬功能,激活生物大分子的活性,活化组织细胞等功能,从而提高人体的免疫力、生长功能和抗病能力。因此,远红外线尤其是 $8\sim14\mu m$ 的红外线对人体是有利的,在工业和医疗等行业及实际生活中广泛应用。$5\sim7\mu m$ 的红外光能导致蛋白质分子中的酰胺键的振动,从而促使生物能量沿蛋白质分子传递,使生物组织健康生长,这属于红外线的非热生物效应。

短波红外线以及不正确条件下使用长波红外线对人体有害。高强度辐射或者长时间暴露会造成表层组织热负荷过重,导致不同程度的局部热效应,甚至严重的灼伤。即使红外线剂量远远低于痛阈剂量限值,长波段红外线暴露也会引起皮肤的局部热效应和损伤,且与暴露时间密切相关。人体在 $10kW/m^2$ 的暴露量下 5 秒内即可产生疼痛感,若暴露量降至 $2kW/m^2$,即使暴露时间延长至 50 秒也不会产生类似的疼痛感,但是暴露时间越长,人体的承热负荷就会越大,例如钢铁熔化炉前大量的热负荷,可造成作业工人机体损伤。红外辐射不能穿透组织深部,其主要靶器官是眼睛和皮肤。

1. 对眼的作用　长期接触红外线可引起白内障、角膜损伤和日光性视网膜脉络膜烧伤。最常见的危害是白内障,多见于工龄长的玻璃厂和炼钢厂的工人。诱发白内障的主要是 $0.8\sim1.2\mu m$ 和 $1.4\sim1.6\mu m$ 的短波红外线。由于眼球含有较多的液体,对红外线吸收较强,红外线易透入透明介质而达眼内,加上屈光间质无血管,散热性能差,以及邻近的葡萄膜能吸收大量放射线,故眼球易受到损害而形成白内障。

红外线引起日光性视网膜脉络膜烧伤是由于 IRA 区段红外辐射经屈光间质曲折聚集点所产生的热能所致,青年人及正视眼多见,而高度近视者少见;且与日食、时间、天气等因素有关。

角膜主要吸收中远红外波段。角膜吸收红外辐射后通过热传导引起眼内温度增高,从而导致角膜热损伤。但由于角膜表面细胞更新很快,加上强辐射能够引起刺痛感导致眨眼保护,因此角膜灼伤在实际生活中并不多见,即使有也是一过性的。

2. 对皮肤的作用　短时间较大强度的红外线照射,皮肤局部温度会升高,血管扩张,出现红斑反应,停止照射不久红斑即消失。反复照射,可产生褐色大理石样的色素沉着,这与热作用加强了血管壁基底细胞层中黑色素细胞的色素形成有关。过量照射,特别是近红外线,可引起局部高温和灼伤,如皮肤血管扩张,出现皮肤红斑反应,有火辣样疼痛感,严重时可出现大小不等的水疱。

（三）防护

避免强烈的红外辐射是预防红外辐射危害的根本措施。最有效的措施是封闭光源和光路。其次是加强个人防护,避免直接裸眼观看强光源。强红外辐射作业工人要常规佩戴合适的防护眼镜,镜片内含有氧化亚铁及 GRB 无色镜,能有效地吸收 90% 以上的红外光谱。采用远距离隔离和材料隔离防护,高温作业工人作业时穿白色的防护衣帽。此外,加强卫生教育,开展定期检查,也有助于保障强辐射作业工人的健康。

（四）暴露标准

红外线暴露的生物效应与其波长和暴露时间密切相关,因此在制定红外线暴露标准时,应充分考虑这两个因素。WHO、国际劳工部(ILO)、国际非电离辐射防护委员会(ICNIRP)和美国国家工业卫生协会(American Conference of Industrial Hygienists, ACGIH)提出了红外线暴露量限定值的建议,现在大多数国家和国际性的限定值基本上与 ACGIH(1993/1994)发行的建议阈限值(threshold limit value, TLV)一致。

1994 年版本的 ACGIH 关于暴露量限值做出如下规定:

1. 在强光源暴露下,为防止视网膜发生热损伤,红外线波长为 400~1400nm 的限值:

$$\Sigma L_\lambda R_\lambda \triangle_\lambda \leqslant \frac{5\times 10^4}{\alpha \times t^{L/4}} \tag{式 35-4}$$

L_λ:光谱辐射强度;R_λ:视网膜热风险系数(表 35-7);$\triangle_\lambda$:波长之差;t:持续观察时间,在 $10^{-3} \sim 10$ 秒之间,对于偶然性观察来说是非固定注视。

2. 当强视觉刺激物不存在时,肉眼观看时为防止视网膜危险暴露于红外线热照灯或者其他附近红外线光源等,红外线波长为 770~1400nm 的限值:

$$\Sigma L_\lambda \triangle_\lambda \leqslant \frac{6\times 10^3}{\alpha} \tag{式 35-5}$$

这个限定假定瞳孔平均直径为 7mm,所以就不会发生像闭眼这样的保护性反射。

3. 当暴露时间超过 1000 秒时,防止晶状体可能的迟发反应(比如迟发性白内障)的发生,另外要避免角膜过量照射,波长>770nm 的红外线强度必须限值在 100kW/m² 以内,还有:

$$\Sigma E_\lambda \triangle_\lambda \leqslant 1.8\times 10^4 \times t^{-3/4} \tag{式 35-6}$$

或者缩短暴露观察时间。

4. 对于摘除晶状体的患者,在紫外线波段和可见光(305~700nm),有单独的加权系数以及随之生成的 TLV。

表 35-7　视网膜热风险系数

$\lambda(nm)$	400	405	410	415	420	425	430	435	440	445	450	455
R	1.0	2.0	4.0	8.0	9.0	9.5	9.8	10.0	10.0	9.7	9.4	9.0

$\lambda(nm)$	460	465	470	475	480	485	490	495	500~700	700~1050	1050~1400	
R	8.0	7.0	6.2	5.5	4.5	4.0	2.2	1.6	1.0	$10\{(700\sim\lambda)/500\}$	0.2	

来源:ACGIH

三、可见光

（一）概述

可见光(visible light)是指电磁波谱中人眼可以感知的部分,波长范围在 400~760nm 之间。天然可见光是太阳辐射作用到眼睛视网膜上可引起视觉的光线,由红、橙、黄、绿、青、蓝、紫 7 色组成。

太阳辐射可见光区的能量占其总量的 50%。不同纬度和不同时间的太阳辐射强度是不同的,低纬度地区太阳辐射强度的年变化小,高纬地区太阳辐射强度的年变化大。太阳辐射穿过大气层时,大气中某些成分如水汽、氧、臭氧、二氧化碳及固体杂质等,均具有选择吸收一定波长辐射性能的特性,但由于大气主要吸收物质(臭氧和水汽)对太阳辐射的吸收带都位于太阳辐射光谱两端能量较小的区域,因而大气吸收对可见光的削减作用不大。

白炽灯发射的能量中大约有7%~8%变成可见光,其余为红外线。白炽灯的发光效率虽然比较低,但其辐射光谱是连续的,显色性好,使用方便。另外,荧光灯也是一种常见的人工可见光源,广泛应用于办公室、学校和各类作业场所。

(二)可见光的生物学效应

1. 可见光的正常生理功能　可见光通过视觉感受器产生神经冲动,经间脑可达脑下垂体及其他内分泌腺,这些内分泌腺产生的激素进入血流,从而影响组织器官和整个机体的功能。

可见光经分光可分为不同颜色,按其不同的生理作用和医疗保健作用主要分为红橙光和蓝紫光两类。

(1)红橙光:红光照射能增强神经系统兴奋性,戴1小时红色眼镜可使人体血压上升。红光照射可提高细胞的新陈代谢,使糖原含量增加,促进细胞合成,促进伤口和溃疡的愈合,促进毛发的生长,促进骨折愈合,促进受损神经的再生和白细胞的吞噬作用,因而在临床上用它可以治疗多种疾病。

(2)蓝紫光:蓝光和紫光照射能使神经系统兴奋性降低,戴蓝色、紫色眼镜可以减轻疼痛、减少癫痫发作。蓝紫光可辅助治疗新生儿的高胆红素血症和溶血性黄疸,并且能有效控制褪黑激素的分泌,可用于冬季抑郁症和生理节律紊乱的治疗。

2. 可见光的不良生物效应

(1)对眼的作用:视觉疲劳是可见光引发的最常见症状,通常可由不充分照明、眩光、闪烁光引起。

近年来研究发现蓝光和紫光对眼底视网膜有一定的破坏作用,它们通过影响视觉感受器和视网膜色素上皮细胞的功能,最终导致光化学反应和细胞凋亡的发生,尤其是对老年性视网膜黄斑变性患者来说,蓝光和紫光会加快病情恶化。

低强度可见光作用于眼时,仅可在显微镜下观察到一些细胞结构的损伤。高强度的光辐射能对眼造成损伤,其作用效果主要取决于辐射波长和能量的吸收率。暴露于强光源时,由于视觉色素的脱色,视野中会产生一种余象(afterimage)或暂时性盲区(盲点),出现闪光盲的症状。当强脉冲辐射照射到视网膜上时,光辐射的热效应能灼伤视网膜,且无法修复。当灼伤发生在视神经的聚集处——盲点的时候,视网膜灼伤将会致盲。

(2)对皮肤的作用:包括即时晒黑和耐久晒黑,即时晒黑是由存在于表皮中的一种少量物质的光化学氧化所致,其产物是黑色素,停晒后颜色开始消褪,几小时后消失。除此之外,可见光辐射还可引发其他光化学反应,这些反应主要发生在表皮细胞里,在角质层中也有部分发生,其结果是导致皮肤耐久不退的晒黑。耐久晒黑意味着皮肤细胞受到损伤,所以皮肤晒黑本身并不代表健康。

1)光毒性反应:光毒性(phototoxicity)反应是一种非免疫性反应,任何人都易感。多发生在接触太阳光后几小时内,少数由接触人工光源(荧光灯)引起。主要见于部分服用某些药物或使用某种化妆品后外出活动接触光线的人,其皮肤出现如发热、红肿、瘙痒、刺痛、疱疹等类似于日光性皮炎的症状。

2)光变态性反应:光变态性(photoallergy)反应是一种免疫性反应,最常见的是日光性荨麻疹(solar urticaria),其作用的波长在400~600nm之间。光变态反应只发生于少数过敏体质的人,在其首次接触光感物质或被日光辐射后,通常需1~2天或更久才会发生炎症反应。损伤开始时在受照射部位出现,以后可扩展到未被照射的皮肤,主要表现为红肿、风团或丘疹、水疱。

(3)季节性情感障碍(seasonal affective disorder,SAD):SAD 又被称为忧郁综合征或冬季抑郁症,它属于一种精神疾病,通常发生在青春期以后,男女发病比例约为 1 ∶ 5,主要症状是明显的情绪低落、易怒、易疲劳和嗜睡等。视网膜敏感性低于正常的人群更易患此疾病,随着冬天的到来,光周期逐渐缩短,忧郁也就随之发生。缩短的光周期引起血液中褪黑激素水平增高,从而向大脑发出睡眠信号,继而引起季节性情感障碍。夏天到来后,光周期延长,褪黑激素的水平下降,可使症状缓解。

(三)光污染

光污染(light pollution)是指过量的光辐射对人类的生活和生产环境造成不良影响的现象,它包括可见光、激光、红外线和紫外线等造成的污染,其中最主要的是可见光污染,又称为噪光。光污染是一种新的环境污染,可分成 3 类,即白亮污染、人工白昼污染和彩光污染。

1. 光污染的来源及其危害

(1)白亮污染:阳光照射到城市中建筑物的钢化玻璃、釉面砖墙、铝合金板和高级涂料等装饰上所产生的明晃白亮、炫眼夺目的现象称为白亮污染。其光反射系数比绿色草地、森林、深色或毛面砖石装修的建筑物大 10 倍之多,常常使人感到头昏心烦、情绪低落和失眠等类似神经衰弱的症状。白亮污染会损害人体的视网膜和虹膜,从而引起视觉疲劳、视力下降。

(2)人工白昼污染:当夜幕降临后,酒店和商场上的广告牌、霓虹灯发出的光使附近的居室被照得如同白昼。它严重扰乱了人的昼夜生物节律,导致失眠和神经衰弱,甚至使乳腺癌和直肠结肠癌的发病风险增加。

(3)彩光污染:由歌舞厅的荧光灯和闪烁的彩色光源发出的光引起的污染均属于彩光污染,它可引起视觉敏锐度降低、视力下降。旋转活动灯及彩色光源,不仅对眼睛有影响,还可干扰大脑中枢神经,使人注意力不集中,出现头痛、失眠等症状,严重者可有体温、心跳、脉搏和血压的紊乱。

2. 光污染的防治措施　在城市规划和日常生活中应注意防止各种光污染对健康的危害,避免过多过长时间暴露于光污染。

(1)限制建筑物大面积采用高反射系数的玻璃幕墙,采用亚光材料代替或采用隔光等措施减少光污染;设计使用大面积凹面玻璃幕墙时,要防止光反射焦点区域对其他建筑物和行人造成不利影响。

(2)在规划设计城市夜景照明时应注意防止光污染,如合理选择光源和灯具,尽量少用大功率强光源,对灯箱广告和霓虹灯的亮度和数量应加以管控。

(3)玻璃幕墙建筑物要远离主要交通路口和住宅小区,在建筑物周围和城市街道两侧进行绿化可改善和调节光环境。

(4)室内装修时应尽量避免使用刺眼的颜色和过于炫目的装饰材料;要合理分布光源,防止眩光;光线照射方向和强弱要适宜,避免直射眼睛;照明光源不要时明时暗或闪烁。

四、紫外线

(一)概述

紫外线(ultraviolet,UV)波长范围为 100～400nm,是非电离辐射波谱中波长最短(100nm),能量最大(12eV)的电磁辐射。根据波长和生物学作用的不同 UV 分为 3 个波段:UV-A 波长 315～400nm;UV-B 波长 280～315nm;UV-C 波长 100～280nm。

UV-A 穿透性最强,可以直达皮肤的真皮层。太阳光谱中,UV-A 比重为 UV-B 的 100~500 倍。UV-B 可穿透空气和石英,但无法穿透玻璃。对白种人而言,有 40%~50% 的 UV-A 可穿透表皮,但穿透表皮的 UV-B 只有 10%~30%。UV-C 几乎完全被臭氧层吸收,它的穿透能力最弱,主要来源于人工光源。

描述紫外线的单位主要有辐射照度(W/m^2),辐射暴露剂量(J/m^2)和生物剂量[最小红斑剂量(minimal erythema dose,MED)或标准红斑剂量(standard erythema dose,SED)]。MED 是引起皮肤红斑,其范围达到照射点边缘所需要的紫外线照射最低剂量(J/m^2)或最短时间(秒)。对于最小红斑,最强的作用光谱是 250~290nm,并且随波长增加效能降低。由于 MED 在不同个体中存在差异,国际照明协会(CIE)提出了 SED,以对紫外线皮肤效应进行客观定量。SED 是对可致红斑紫外线的一种标准计量方法,1SED 相当于 $100J/m^2$ 红斑有效的辐照暴露。

自然光是人类紫外线暴露的主要来源。到达地球表面的紫外线辐射量受太阳高度角、海拔、纬度、云层、地面反射、平流层中臭氧浓度以及大气透明度等多种因素的影响。太阳高度角越大、海拔越高、纬度越低、云量越少,到达地面的紫外线越强。光反射强度与地面状态密切相关,草地、土地和水面对紫外线的反射小于 10%,干海滩沙地约为 15%,海水泡沫约为 25%,新鲜的雪反射约为 80%。平流层臭氧量每减少 1%,地面受到的太阳紫外线辐射量将增加 2%。同时,大气中的污染物也能降低大气透明度,吸收太阳辐射,减少到达地面紫外线的辐射强度,削弱紫外线的生物效应(图 35-1)。

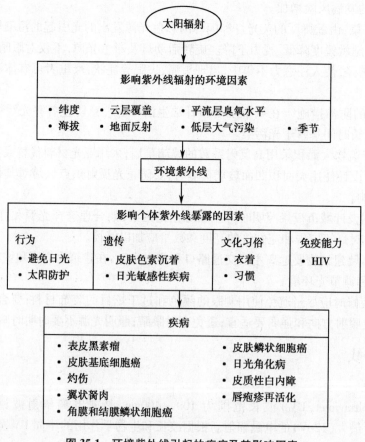

图 35-1 环境紫外线引起的疾病及其影响因素

人工紫外线来源主要有以下几方面:白炽源,气体放电,电流放电,荧光照明,激光,以及医疗、实验室、健身房中的日照灯或日照亭。

个体环境紫外线暴露除了取决于到达地面的环境紫外线量外,还取决于个体的皮肤类型、个体行为及室外(包括职业)活动期间防晒物品(如衣服、帽子、防晒霜和太阳镜)的使用等因素。个体人工光源的紫外线暴露通常低于日光紫外线的暴露量,然而对某些个体而言,来自人工光源的紫外线可能会占其一生总暴露量的绝大部分。目前,对个体紫外线暴露剂量的评价方法有聚砜薄膜法、枯草杆菌孢子生物膜法、仪表式测量法和调查问卷法等。

(二) 紫外线引发机体生物效应的机制

紫外辐射是机体合成维生素 D 的重要因素之一。太阳光中的紫外辐射(波长 290～315nm)可穿透皮肤,将 7-脱氢胆固醇合成维生素 D_3 前体,经过自发异构化为维生素 D_3 进入循环系统,在肝脏 27-羟化酶(CYP27A1)作用下转化为 25-$(OH)D_3$,而后在肾脏 1α-羟化酶(CYP27B1)作用下转化为维生素 D 的生物活性形式 1,25-$(OH)_2D_3$。它通过维生素 D 受体(VDR)发挥多种生物效应。维生素 D 的缺乏将不仅在儿童期能导致如佝偻病等许多骨性及非骨性疾病,而且成人期所患的心血管疾病、代谢性疾病、自身免疫病及癌症也与之密切相关。但过量紫外线辐射可引发机体一系列复杂的生物效应,其效应机制包括 DNA 光产物形成、DNA 修复、原癌基因和抑癌基因突变、免疫抑制、活性氧与自由基损伤等方面。

1. DNA 损伤及修复　DNA 是紫外线的主要靶分子。当 DNA 分子吸收紫外线光子后产生激发态,使电子重新分布,继而形成环丁烷嘧啶二聚体(cyclobutane-type pyrimidine dimers, CPD)和 6-4 光产物(6,4 photoproduct,6-4PP)等 DNA 损伤产物,从而使 DNA 受到直接损伤。其中 CPD 是最主要的形式,约占 80%,其次是 6-4PP,可由 TC、CC 和 TT 等二聚体形成。此外,还有其他的损伤形式,如单链断裂、DNA 交联、嘌呤光产物等。

DNA 损伤后未能得到及时修复导致基因突变,突变积累导致肿瘤的发生。机体中存在多种 DNA 修复途径,核苷酸切除修复(nucleotide excision repair,NER)是最常见的一种机制,可识别并修复多种 DNA 损伤,尤其是紫外线导致的 DNA 损伤主要通过此种机制修复。由内切核酸酶切断损伤两侧的 DNA 磷酸二酯键,多聚酶催化合成核苷酸,即切除并取代受损片段,然后由连接酶将新合成的片段与 DNA 相连接。

2. 基因突变　癌基因与抑癌基因的某些变化,在紫外线致皮肤肿瘤过程中起重要作用。癌基因编码蛋白的过度表达及其突变产物将引起细胞转化;抑癌基因的突变或缺失会使生长抑制功能丧失。

原癌基因 *ras* 家族有 *Ha-ras*、*ki-ras* 和 *N-ras* 3 个成员。在基底细胞癌(basal cell carcinoma,BCC)和鳞状细胞癌(squamous cell carcinoma,SCC)标本中都能发现其突变体。在非黑素性皮肤肿瘤中 *ras* 基因突变没有 *p*53 基因突变出现频率高。

3. 紫外线的免疫抑制作用　紫外线辐射可导致抗原呈递细胞(antigen presenting cell,APC)即朗格汉斯细胞密度下降,LC 树状突变圆,并降低细胞表面 MHCⅡ抗原(组织相容性复合体Ⅱ型抗原)的表达,改变细胞表面 CD80、CD86、ICAM-1 等的表达,影响 LC 的抗原摄取、处理功能及其迁移、分化和成熟。紫外线引起尿刊酸(urocanic acid)的异构作用,使其由反式尿刊酸转化为顺式尿刊酸,并通过真皮进入循环系统,改变机体抗原递呈和处理能力,导致免疫抑制,产生抗原特异的 T 抑制细胞(Ts)。紫外线诱发角质形成细胞产生 TNF-α 和 IL-10 等细胞因子,促使 Th_2 的功能增强,引发免疫抑制;抑制 Th_1 的活化,从而抑制接触性过敏反应。

皮肤是机体免疫系统的重要组成部分。紫外线的免疫抑制作用在皮肤肿瘤形成过程中起重要作用。与自然发生的肿瘤和化学致癌因子诱发的肿瘤不同,紫外线照射诱发小鼠的皮肤肿瘤移植到正常同源受体后,遭受强烈排斥。然而,如果受体小鼠之前(先)接受亚致癌剂量的紫外线照射,移植的肿瘤将迅速增长,并且不发生排斥反应。因此,紫外线除了引发皮肤肿瘤外,还抑制宿主通过增加免疫反应抵抗肿瘤抗原的能力。

4. 活性氧与自由基　紫外线照射可使色基(色氨酸、尿刊酸等)分子从基态升至激发态,并通过电子传递链生成活性氧和自由基,进而导致氧化损伤。大量研究表明紫外线,尤其是 UV-A,通过氧化损伤导致 DNA 损伤和基因突变。氧化性 DNA 损伤表现为 DNA 链断裂、5,6-二羟基二氢胸腺嘧啶和 8-羟基鸟嘌呤产物形成。8-羟基鸟嘌呤可引起 DNA 发生 G-T 突变。

UV-B 还可通过活性氧族产生的氧化应激反应,对 DNA 造成间接损伤。UV-B 照射后,在核酸水平上发生电子转移,或产生单分子氧作用于 DNA 碱基上的鸟嘌呤,在 DNA 链上产生 8-羟基脱氧鸟嘌呤核苷(8-hydroxy deoxyguanosine,8-OHdG)。8-OHdG 是氧化应激的通用标志,尽管仅占 UV-B 对 DNA 损伤的少部分,但其错误编码引起的 G-T 易位可导致 DNA 的突变。

(三)紫外线辐射的生物效应

WHO 已确定由紫外线辐射暴露可引起 9 种不良健康后果,包括皮肤恶性黑素瘤、皮肤鳞状细胞癌、皮肤基底细胞癌、角膜或结膜鳞状细胞癌、光老化、灼伤、皮质性白内障、翼状胬肉和唇疱疹再激活。

1. 紫外线辐射对皮肤的作用

(1)皮肤肿瘤:国际癌症研究机构已从动物实验中得出结论,日光照射、宽谱 UV 和 UV-A、UV-B 或 UV-C 的照射都能致癌(IARC,1992)。人群流行病学研究表明,主要有 4 种证据支持紫外线辐射可引起皮肤肿瘤:居住在太阳辐射强地域的居民皮肤肿瘤发病率较高;对日光敏感的人种和某些遗传性疾病患者皮肤癌高发;太阳辐射高暴露的个体易患皮肤癌;皮肤癌多见于阳光暴露下的身体部位。在美国和澳大利亚,越靠近赤道,非黑素瘤性皮肤癌的发病率就越高,其增长斜率在男性、女性和所有年龄都相近。这表明非黑素瘤性皮肤癌的发病率与接近赤道的程度相关,纬度每减少 8°~10°,SCC 发病率就增长一倍。UV 是引起白种人皮肤鳞状上皮癌的确定因素,是引发基底细胞癌的可能性因素。种族是患非黑素瘤性皮肤癌的重要危险因素之一。对于有色人种而言,UV 导致皮肤癌的可能性非常小。白人与有色人种在非黑素瘤性皮肤癌发病率上有明显的差异,特别是高加索人具有较高的易感性,黑人、亚洲人和西班牙人中非黑素瘤性皮肤癌发病率很低。同一地区不同肤色人种的调查结果显示,白人的非黑素瘤性皮肤癌发病率最高,为 232.6/10 万,而黑人仅为 3.4/10 万。在个体紫外线累计暴露很高的人群中(如农民、渔民及野外工作者,或那些经常从事户外运动的人)非黑素瘤性皮肤癌的发病率也相应增高。经常日光浴的人发生非黑素瘤性皮肤癌的危险性较高,其个体紫外线暴露量要比常人大。非黑素瘤性皮肤癌,特别是 SCC,其发生部位与机体暴露阳光的部位有很好的一致性,80% 以上的非黑素瘤性皮肤癌发生在经常暴露于阳光的部位,60% 以上分布在头和颈部。黑素瘤发生在直接暴露于阳光的部位和数量通常要高于衣服遮盖处,但前臂和手较低。据联合国环境规划署(United Nations Environment Programme,UNEP)估计,O_3 每减少 1%,UVR 剂量增加 1.4%,非黑色素瘤发生率增加 2.3%。

WHO 有关"太阳紫外线辐射的全球疾病负担"报告估计,全世界每年多达 6 万人的死亡是由过度紫外线辐射暴露造成的。过度紫外线辐射的最严重后果是恶性黑素瘤。在这6万死亡者中,估计有4.8万是由恶性黑素瘤造成的,1.2万是由皮肤癌造成的。每年总共损失150多万疾病调整生命年。

儿童时期接受的紫外线照射量相当于终生累积剂量的1/3,80%的日光损伤发生在18岁以前,但紫外线辐射的后果会在多年后以皮肤光老化和皮肤癌的形式出现。青少年时期的紫外线照射量与成年后皮肤肿瘤的发病率密切相关。

(2)急性红斑效应:通常皮肤经紫外线照射,1~6小时后出现可辨别的红斑,并在几天后逐渐消退。一定量的紫外线能否引起皮肤红斑由紫外线的波长和个体皮肤类型决定。在对未晒黑、肤色较浅的个体进行的研究中发现,红斑的阈值在1.5~3 SED。280~320nm的紫外线是引起皮肤红斑的主要波段,要达到同样的红斑反应所需UV-A的量是UV-B的3倍。皮肤的不同部位对日晒红斑的敏感程度不同,躯干部最为敏感,手足部最差。肤色深浅对红斑也有一定影响。

(3)皮肤光老化:不同肤色的人群中皮肤光老化程度不同,肤色浅的人光老化更为严重,主要表现在经常暴露于日光中的面部、颈部及上肢的伸侧部位。UV-B能够作用于表皮角质形成细胞,还能直接作用于真皮成纤维细胞。与UV-B相比,UV-A穿透力更强。UV-A可增加皮肤中氨基葡聚糖的含量,但对胶原几乎没有影响。UV-A与UV-B有相加作用,大剂量UV-A可能会增强UV-B引起的弹力纤维变性。由于UV-A比UV-B更多、更易达到真皮层,UV-A是导致皮肤结缔组织严重损伤的主要因素。此外,慢性晒伤可导致日光性角化病(癌前病症)。由日光性角化病造成的疾病负担,可100%归因于紫外线辐射暴露。

(4)色素沉着:色素沉着可分为即刻色素沉着(immediate pigment darkening,IPD)和迟发性色素沉着(delayed tanning,DT)。UV照射后,皮肤中已有的黑色素变黑,IPD迅速发生,主要由UV-A引起。足够的UV照射可引起DT,由于黑素小体(黑素颗粒)的数量、体积以及色素合成的增加,DT比IPD更为持久。UV-B产生DT的效力高于UV-A。暴露部位皮肤色素沉着随年龄增长而增加,而非暴露部位与年龄无关。

(5)光敏作用:使用某些药物或局部皮肤应用某些物质,如一些香水、外用制剂等,在接受UV照射后,皮肤即刻或在数小时后出现烧灼疼痛、红斑、水疱、皮疹等光敏性表现。光敏性反应包括光变应性反应(皮肤的变应性反应)和光毒性(皮肤刺激)。许多光毒性致敏物的作用波长在280~430nm,引发光变应性反应的药物浓度要比光毒性反应所需剂量小得多。另一方面,在足够的暴露水平下,暴露人群中发生光变应性反应的比率很小,而光毒性反应则较为常见。

2. 紫外线辐射对眼的作用

(1)白内障:眼睛长期暴露于太阳辐射,可增加罹患皮质性白内障的危险。在所有与白内障有关的疾病负担中,有5%可直接归因于紫外线辐射暴露。地理纬度、海拔高度、光反射、户外暴露时间及职业均可影响紫外线辐射强度,进而影响白内障的发病危险性。有资料表明,在控制年龄、性别、种族和收入等因素后,白内障手术量与居民居住的纬度关系密切,美国最南部地区与北部相比白内障的手术量增加2倍,并可定量为纬度每减少1度,白内障手术增加3%。与室内工作者相比,室外工作者的白内障发病危险性更高($RR=2.1,95\%CI$: 1.2~3.6)。每年平流层臭氧量每减少1%,全球白内障发病人数就会增加16万~17.5万。

(2)光性角膜炎和光性结膜炎:角膜上皮细胞和结膜吸收过量紫外线后引起浅表组织灼伤,发生急性炎症,称为光性角膜炎和光性结膜炎,其多由长时间在自然环境中的冰雪、沙漠、盐田、广阔水面行走或作业所致。而在人工环境中由于电焊或金属熔锻所致职业性光性角膜炎和光性结膜炎又称为电光性眼炎。一般在接触紫外线后 0.5~24 小时内发病,表现为眼刺激症状,出现炎症和水肿。大多数患者发病后 1~3 天内痊愈,但如反复发病,可引起慢性睑缘炎和结膜炎。

(3)翼状胬肉:由翼状胬肉造成的疾病负担 40%~70% 可归因于紫外线辐射暴露。流行病学研究支持 UV 长期暴露是翼状胬肉发生、发展的主要因素,两者有一定的相关性。赤道附近居民的翼状胬肉发病率高,暴露于较多的 UV 是其危险因素之一。

3. 紫外线辐射对免疫系统的作用 紫外线照射可影响机体免疫功能,与照射剂量、照射时间、波长及机体的状态等因素有关。小面积阈红斑量和较大面积的亚红斑量照射可刺激机体血液凝集素的作用,使凝集素的滴定效价增高并增强机体的免疫力。而过大剂量紫外线则抑制机体的免疫功能。有动物实验发现,小剂量 UV-A($210~1680mJ/cm^2$)照射可提高 T 细胞功能,而剂量$\geqslant 3360mJ/cm^2$ 时则导致 T 细胞的功能抑制。使用免疫抑制药物的患者鳞状细胞癌的发病率要高于普通人群。因此,除了在皮肤癌始发阶段中的作用,日光暴露还能减少机体对皮肤肿瘤发展的抑制能力。许多研究表明,环境紫外线暴露水平能改变人体一些细胞依赖免疫反应,因此,高紫外线水平可能会降低所接种疫苗的效力。日光暴露能增加病毒、细菌、寄生虫或真菌感染的危险性,均在许多动物研究中得到证实。

4. 紫外线的其他生物效应 作为一种重要的环境因素,紫外线 UV-B 波段还具有抗佝偻病效应。紫外线人工光源(UV-C)具有杀菌消毒作用。

(四)紫外线辐射防护

1. 全球紫外线项目(INTERSUN)和紫外线指数 围绕着紫外线防护,国际社会开展了INTERSUN、紫外线指数预报等项目和计划。INTERSUN 项目旨在减少紫外线暴露导致的疾病负担,鼓励开展研究活动以填补科学空白,定量评估健康危险程度,并为政府部门及其他机构提供规划指导,以提高职业暴露者、旅游者、学龄儿童和一般大众对日光的认知。

紫外线指数(UV index,UVI)是指当太阳高度角最高时,到达地面的紫外线辐射对人体皮肤可能造成的损伤程度。其变化范围用 0~15 或 16 的数字表示,夜间的紫外线指数为 0,热带或高原地区晴天时可达 15 或 16。紫外线指数越高,皮肤和眼睛损伤的风险就越大。WHO 把紫外线指数分为下列等级:0~2,低;3~5,中等;6~7,高;8~10,甚高;$\geqslant 11$,极高。

2. 健康教育 向公众进行紫外线危害及其防护方法的健康教育是公共卫生医师、皮肤科医生和社区医生的责任。减少暴露是预防紫外线不良生物效应发生的根本措施,尽可能避免在中午前后暴露于阳光下,建议不做长时间的日光浴,不使用晒黑灯照射皮肤,高度注意避免夏季周末户外活动引发的晒伤。

3. 防晒剂 有研究显示,在生命早期使用防晒剂对预防基底细胞癌有一定作用。从婴幼儿期到 18 岁每天使用日光防护系数(sun protection factor,SPF)为 15 的防晒化妆品,可使皮肤癌的发生率减少 78%。防晒剂可通过化学吸收或物理反射和散射衰减紫外线穿透皮肤的量。吸收紫外线的有效化学成分有对氨苯甲酸、桂皮酸盐、二苯甲酮、水杨酸等,阻蔽紫外线的不溶性颗粒物有氧化锌、钛白粉等无机粉质。有许多生物指标可以评价防晒剂的防护效果,如日光防护系数、UV-A 防护系数(protection factor of UV-A,PFA)及免疫防护系数(immune protection factor,IPF)。SPF 指使用防晒剂防护的皮肤产生红斑所需要的 MED 与未被防护的皮肤产生红斑所需 MED 的比值。在一定范围内,防晒品的 SPF 值越大,表示防晒效果越好,SPF 值为 30 的产品,对 UV-B 的阻断率可达到 95% 以上。PFA 由最小持续色素黑变量(minimum persistent pigment darkening dose,MPPD)求得,即:PFA=涂防晒化妆品部位 MP-PD/未涂防晒化妆品部位 MPPD,主要反映防晒剂对 UV-A 的防晒黑效果。

正确使用防晒剂可以有效地预防晒伤,使用时涂抹的厚度、皮肤的吸收状况、皮肤发汗程度和是否接触水等因素都可直接影响防晒剂的效果。国际上推荐能够吸收 UV-B 的广谱防晒剂其 SPF 至少在 15 以上。使用时不要忽视对耳部和下肢的保护。即使在使用防晒剂后,也不要做过长时间的日光浴。

4. 防晒服装、眼镜和帽子　对皮肤的防护,国外有人提出 3 个"c"字,即出门戴帽子(cap),穿长袖衣服(clothes),涂抹防晒剂(cream),以防止紫外线对皮肤的过量照射。紫外线防护服是减少紫外线暴露的最简单的方式之一。帽子对避免颜面皮肤受过量紫外线照射具有保护作用,但帽子的形状,特别是帽檐的大小对面部不同解剖部位的紫外线防护效果有直接影响。通常将帽檐的宽度<2.5cm 的称之为小檐帽;2.5~7.5cm 之间的为中檐帽;>7.5cm 的为大檐帽;还有尖顶帽。其中后三者对前额的 SPF 通常>20,小檐帽 SPF 则为 15;对鼻有一定保护作用;但对于颊、下颚和后颈部,除了大檐帽仍有些保护作用外,其他 3 种帽型防护效果均不佳。不透明、机织的防护服对紫外线屏蔽效果较好,而手工针织衣物对防护效果贡献不大。

5. 对人工紫外线光源的防护　对生产环境中紫外辐射的防护,存在非常成熟有效的措施,然而仍不断有电光性眼炎等职业危害发生。因此,在职业接触过程中应严格遵守操作规程,采取个人防护措施,佩戴防护眼镜和防护面罩。紫外线消毒还可产生臭氧,导致个别敏感个体的呼吸道过敏症状,如呼吸困难、咽喉水肿等,应在使用过程中增强自我保护意识。

五、激光

(一) 概述

激光是"因受激辐射而产生的放大光"(light amplification by stimulated emission of radiation,laser)。它是 20 世纪 60 年代问世的一种新型光源,是一种人造的、特殊类型的非电离辐射。

由于激光具有高亮度、高单色性、强方向性和相干性好的独特优点,被广泛应用于军事、医学、工业和科研等领域。此外,激光雕刻、激光排版、激光唱片等技术已进入人们的文化生活。近年来,用于娱乐场所照明的激光灯提供了令人兴奋的视觉现象;高能量激光笔的使用在教学和各种会议中得到普及;甚至在玩具中也出现了类似低能量的激光技术。

产生激光的装置称为激光器,激光器的工作方式有连续波和脉冲波两种。激光的工作波谱包括红外线、可见光和紫外线等辐射波谱。自第一台激光器问世以来,激光器发展迅速,已记录到的激光波长有 1 万多种。

(二) 激光辐射的生物效应

1. 生物效应的机制　在激光作用下生物体所发生的物理、化学和生物学的反应,称为激光生物学效应,主要表现为热效应、光化学反应、压强效应、电磁效应和生物刺激效应。这些生物学效应能直接或间接地影响生物体,引起染色体畸变效应、细胞 DNA 或 RNA 的损伤和酶的激活或钝化等。

(1)热效应:激光照射生物组织使其温度升高称为激光的热效应,进一步表现为生物组织的汽化、炭化、热凝等。

(2)光化效应:激光作用生物体能产生生物化学反应,可引起酶、氨基酸、蛋白质、核酸活性发生变化,出现红斑、色素沉着等相应生物效应。

(3)压强效应:激光照射生物组织后可产生压强,主要是来自光子直接撞击的光压,也有因热效应继发引起的气流反冲压、内部气化压及电致伸缩压等。不同于热效应,压强效应引起的组织损伤可远离直接照射部位,可引发组织爆炸,如发生在眼内可使眼内压剧增,甚至可导致眼球爆炸。

(4)电磁场效应:激光也是电磁波,当它的功率密度大到使其电磁场强度达到 $10^6 \sim 10^9 V/cm$ 可出现电磁场效应,从而引起生物分子电离作用和极化作用,导致组织损伤。

(5)生物刺激效应:当用弱激光照射生物体时,激光成为刺激源,其生物反应可能是兴奋,也可能是抑制。因不引起生物组织产生最小可检测的急性损伤而又具有刺激或抑制作用,故属于生物刺激效应。低功率激光可加快伤口愈合、镇痛及增强免疫力等。

2. 对机体的损伤　激光照射量较低时对生物是刺激作用,随着照射量的增加,会产生抑制、损伤、诱变甚至致死作用。激光对眼、皮肤、神经系统、生殖系统等都有损伤作用,由其引起的电击和火灾等间接损伤也会对人的生命构成威胁。

(1)对眼的危害:由于眼是一个外露的光学器官,对各种光线刺激非常敏感。大部分不连贯的光源被认为是安全的,因为到达眼睛的光仅占总输出量的小部分,并且能量分散到整个视网膜。然而激光辐射是连续光,光束能穿过瞳孔并经眼的屈光系统聚焦于视网膜上,其辐射量较之角膜入射量增加约 1 倍,所以低剂量的激光辐照就可能对眼造成损伤。

激光对眼的损伤与激光波长、强度、发射方式、受照时间和距离等因素有关。眼的不同解剖部位对不同波长激光的透射、反射和吸收率不同,因而不同波长的激光对眼的损伤部位也不同。$200 \sim 315nm$ 范围内的紫外激光主要由角膜吸收,可引起光性角膜炎。$315 \sim 400nm$ 近紫外激光大部分被眼晶状体吸收,可引起光化学性白内障。而可见光段激光与近红外段激光则以损伤视网膜和脉络膜为主,其中视网膜损伤又以绿色波段最为敏感,低剂量照射即可造成较重损伤,如果累及视神经,可导致视力丧失甚至失明。在中、远红外区域的激光束主要导致角膜变性,也可引起红外性白内障。

相同照射条件下,随激光辐射量的增加,眼损伤发生率增多,损伤程度加重。在激光功率密度相同的情况下,脉冲宽度越窄,视网膜上光斑处的热量就越易累积,损伤就越严重。

短时间接受激光辐射主要是热损伤,长期暴露则为光化学损伤。可见光激光及近红外激光,连续和长脉冲照射多表现为热效应,紫外激光则通过光化学作用损伤重要生物大分子。

(2)对皮肤的危害:激光对皮肤的急性损伤通常是可以修复的,急性暴露可能导致从轻微变红到炭化等不同程度的损伤。长期接触紫外激光可增加皮肤癌的相对危险性。不同波段的激光束对皮肤的损伤不同:UV-B 段和 UV-C 段的激光束可引起晒伤性红斑、皮肤老化加速和皮肤色素沉着增加。UV-A 段和可见光段的激光束可引起皮肤暗化、光敏反应和晒伤性红斑。红外线段的激光束也可产生晒伤性红斑。

(3)其他危害:激光作业对心功能、血脂和血流变等方面都有一定影响,但目前的研究结论尚不一致。激光作业可对女工月经产生明显影响。CO_2 激光治疗所产生的烟尘对外科医生可能具有潜在危害。

除了上述激光对机体的直接损害外,在激光的使用过程中还存在着许多其他危害:①电危害,如电击危险;②化学危害,如低温冷却剂、重金属危害等;③间接辐射危害;④其他,如激光电源的噪声、失火等。

（三）激光的安全与防护

随着激光的发展和广泛应用,对于激光的安全防护不能局限于激光职业上,日常生活中的防护也应引起重视。因为无论何时,一个高强度的激光束只需不到一秒的时间就会对人体造成严重的损害,尤其是眼睛的损害。为避免激光产生的危害,保护相关人员的安全,要做好安全教育和培训,使接触人员具有自我保护意识,并掌握一定的应急处理方法。

通过激光安全分级,制定相应的安全防护措施是激光安全防护的重要方面。激光分级是依据原发束或反射光束对眼睛或皮肤的损伤能力划分的,根据可接受的最大的输出功率可分为4级。

Ⅰ级为最低的激光能量等级,如超市里的扫描仪,通常被认为是不能产生辐射危害的水平,所以它不需要防护。

Ⅱ级为在小心控制暴露条件下可以直视的可见范围内低能量激光,如激光笔,一般不会产生伤害,因为人的眨眼反应能防止引起伤害的一般暴露。但是,Ⅱ级激光确实能够产生伤害,因此应贴上标签,警告人们不要盯着光束。

Ⅲ级为中等功率的激光和激光系统,典型的有理疗激光。Ⅲ级通常又分为Ⅲa和Ⅲb两个亚级别,Ⅲa级用肉眼注视激光在极短的时间内不会产生危害,Ⅲb级是直视可产生危害的水平。Ⅲ级激光正常使用不会对皮肤产生伤害并且无漫反射危害反应,但使用时应注意以下事项:①应在激光场所显要位置张贴警示标志;②室内要明亮,避免因光线过暗使瞳孔处于放大状态,同时应尽量避免人眼和激光相处同一高度;③要防止无意的镜反射,应使用漫反射材料和吸收材料;④激光器或激光系统上装设防护罩和触发连锁装置;⑤选择合适的防护镜。

Ⅳ级为大功率激光和激光系统,属最危险的激光,能灼伤皮肤,有漫反射危险。大多数手术激光属于4级。这一级激光需要更多的限制措施和警告,除Ⅲ级激光防护措施之外,还要注意如下几方面:①封闭所有光路;②有条件时,应采用远距离遥控操作和电视监视系统,激光器和工作间应分开;③设置用钥匙控制的主控连锁开关,配备光束截止器、滤光器、屏蔽罩等装置;④对红外激光可能照射到的地方,要用易于吸收红外线的材料或耐火材料;⑤使用紫外激光要进行光束屏蔽,注意工作环境的通风。

Ⅲb、Ⅳ级激光下必须佩戴防护眼镜。根据波长、暴露时间和辐射量等,选用特定的防护眼镜。激光防护眼镜的主要类型:吸收型、反射型、复合型、相干式、全息式、光化学反应式和其他防护镜。使用前必须经专业人员选择、鉴定,并需要定期测试其效率。对操作Ⅲb、Ⅳ级激光的全体人员要进行医疗监督,在使用激光之前应接受眼睛和皮肤检查,且要求每3年一次。

（席淑华　刘　扬）

参 考 文 献

1. 陈学敏,杨克敌.现代环境卫生学.第2版.北京:人民卫生出版社,2008.

2. 郑钧正.放射防护标准概论.中国公共卫生,2005,21(8):1022-1024.

3. 郑钧正.我国电离辐射防护基本标准的沿革与进展.辐射防护通讯,2003,23(3):19-29.

4. 强永刚.医学影像辐射防护学.广州:广东世界图书出版公司,2001.

5. 彭开良,杨磊.物理因素危害与控制.北京:化学工业出版社,2006.

6. UNSCEAR. Sources and effects of ionizing radiation. UNSCEAR 2000 report to the general assembly with

scientific annexes.New York：United Nations Publication，2000.

7. Krewski D，Byus CV，Glickman BW，et al.Recent advances in research on radiofrequency fields and health.Journal of toxicology and environmental health，2001，4(1)：145-159.

8. Anders Ahlbom，Elisabeth Cardis，Adele Green，et al.Review of the epidemiologic literature on EMF and health. Environmental Health Perspectives，2001，109(6)：911-933.

9. ICNIRP GUIDELINES：Guidelines for limiting exposure to time-varying electric，magnetic，and electromagnetic fields(up to 300 GHz).Health Physics April，1998，74(4)：494-522.

10. Schieke SM.Photoaging and infrared radiation.Hautarzt，2003，54(9)：822-824.

11. Robyn Lucas，Tony McMichael，Wayne Smith，et al.Solar Ultraviolet radiation：global burden of disease from solar ultraviolet radiation.Environmental Burden of Disease Series，Geneva：WHO，2006.

第三十六章

声污染与健康

声波广泛存在于自然界，是人类生产和生活环境中重要的物理因素。物体产生的振动在弹性介质中（如气体、固体、液体）以机械波的方式传播，这种振动波被称为声波（sound wave）。能够产生声振动的物体称为声源或发声体。声音不仅可以在空气内传递，也可以在水、土壤、金属等物体内传递。声波在气体、等离子体和液体中主要以纵波（longitudinal waves）的形式传播，也称压缩波；而当其在固体中传播时，既可以是纵波方式传播，也可以是横波（transverse waves）方式传播。声音在空气中的传播速度为 340m/s（15℃时）。

声波在单位时间内的振动次数称为频率（frequency），单位为赫兹（Hz）。只有一定频率范围内的声波才能引起人耳声响的感觉，正常人感音的灵敏程度依频率不同而异，在频率 1000~4000Hz 人耳感音最敏感，在此范围以外（或高或低）均较不敏感。频率低于 20Hz 的声波为次声波；频率高于 20 000Hz 的声波，为超声波。这两种声波人耳均不能察觉。人耳能够感觉的声波频率范围在 20~20 000Hz 之间，这一频率范围内的声波为可闻声波。

第一节 环境噪声

一、噪声的定义和分类

（一）噪声的定义

物理学认为，在可闻声波的频率范围内，具有节律感的周期性振动属乐声；无规律的不具周期性特征的声响属噪声。而卫生学上则认为，不论物理学上称为乐声或噪声的声响，当其干扰睡眠休息、交谈思考，给人以烦恼的感受，造成听觉危害的声响统称为噪声（noise）。因此，即使是悦耳动听的乐声在主观上不需要时出现亦可以被认为是噪声。当达到一定强度时，噪声可以引起听力的损害，或使机体出现其他有害的生理、心理变化。

（二）噪声的分类

按照不同的标准，噪声可以有不同的分类。

1. 根据噪声的物理特点，噪声可分为：

（1）稳态噪声（steady state noise）：指噪声声压级的变化较小（一般不大于 3dB），且不随时间有大幅度的改变。如电机、风机及其他电磁噪声，固定转速的摩擦、转动等噪声。

（2）非稳态噪声（fluctuating noise）：指噪声强度随时间而有起伏波动（声压变化>5dB）。有的呈周期性变化，如工厂生产过程中有规律的锤击声；有的呈无规律的起伏变化，如交通噪声。

（3）脉冲噪声（impulse noise）：指持续时间<1秒的单个或多个突发声组成的噪声，声压级原始水平升至峰值又回至原始水平所需的持续时间短于500毫秒，其峰值声压级>40dB。脉冲噪声往往是突发的高强噪声，如爆破、火炮发射等所产生的噪声。

2. 从环境保护的角度，按照城市噪声的来源，可以将城市环境中的噪声分为3类，即交通噪声、生产性噪声和生活噪声。

（1）交通噪声：城市环境噪声70%来自交通噪声，而汽车、火车、飞机等交通运输工具都是活动的噪声源，其影响面广。交通噪声随时间而变化，是一种不稳定的噪声，其强度与机动车的类型、数量、速度、运行状况、相互距离、路面宽窄、城市绿化条件等因素有关。交通噪声值域较宽，一般为50~100dB（A）。交通噪声主要来自交通运输工具的行驶、振动和喇叭声，如载重汽车、公共汽车、拖拉机等重型车辆在行进过程中的噪声约89~92dB（A）。我国城市交通噪声普遍高于国外，20世纪80年代初仅有14万辆汽车的北京，比拥有200万辆汽车的东京的交通噪声还要高，成为世界有名的噪声城。国外一些城市的航空噪声十分严重。一般大型喷气客机起飞时，距跑道两侧1km内语言通讯受干扰，4km内不能正常睡眠和休息，超音速飞机在15 000m的高空飞行，其压力波可达30~50km范围的地面，使很多人受到影响。

（2）生产性噪声：生产性噪声来自生产过程和市政施工中机械振动、摩擦、撞击以及气流扰动等产生的声音。此类噪声中，一般电子工业和轻工业的噪声在90dB（A）以下，纺织厂噪声约90~106dB（A），机械工业噪声为80~120dB（A），凿岩机、大型球磨机达120dB（A），风铲、风镐、大型鼓风机在130dB（A）以上。生产性噪声是造成职业性耳聋的主要原因，甚至可以导致青年人脱发。它不仅给生产工人带来危害，而且厂区附近居民也深受其害，特别是市区内的一些街道工厂，与居民区一墙之隔，振动与噪声使居民不能忍受。在城市建设中，如地下铁路、高速公路、桥梁、电缆等公用设施以及工业和民用建筑的施工现场，对附近居民的生活造成很大的干扰，建筑工地现场噪声源具有多样性、突发性、冲击性和不连续性等特点。

（3）生活噪声：生活噪声是指街道和建筑物内部各种生活设施、人群活动等产生（除交通噪声、生产性噪声之外）、影响四邻生活环境的噪声。主要有集贸市场嘈杂声、娱乐场所、家庭收录机、音响设备、电视机、洗衣机等电器发出的声音等，其噪声级可达60~80dB（A）。生活噪声一般在80dB（A）以下，对人没有直接生理危害，但都能干扰人们谈话、工作、学习和休息，使人心烦意乱。

二、噪声对机体的影响

外界声波传入内耳有两条途径：一是气传导，即声波经由外耳道进入，使鼓膜振动，然后通过中耳的听骨链（槌骨、砧骨、镫骨）传至内耳前庭窗的前庭膜，引起耳蜗管中外淋巴振荡，内淋巴也受影响而振荡，致基底膜感受声频振动。耳蜗螺旋器底部的基底膜纤维感受高频声，顶部基底膜纤维感受低频声，感受处产生的共振振幅最大，从而引起听神经冲动，这种兴奋性冲动经第八对脑神经（位听神经）传达到中枢，产生音响感觉。另外一条途径是骨传导，即声波由颅骨直接传入耳蜗，通过耳蜗骨壁的振动传入内耳。这两种途径不仅与噪声影响的研究密切相关，对于听力测量和耳聋的诊断、鉴别诊断等也有重要价值。

噪声对人体的影响是全身性的，既可以引起听觉系统的变化，也可以对非听觉系统产生影响。这些影响的早期主要是生理性改变，长期接触比较强烈的噪声，可以引起病理性改变。此外,作业场所中的噪声还可以干扰语言交流,影响工作效率,甚至引起意外事故。

(一) 噪声对听觉系统的影响

听觉系统是人体感受声音的系统,噪声对听觉系统的影响最早引起人们注意。直至目前,噪声危害的评价以及噪声标准的制定等主要还是以听觉系统是否出现损害为依据。噪声对听觉器官的影响是一个从生理移行至病理的过程,造成病理性听力损伤必须达到一定的强度和接触时间。长期接触较强烈的噪声引起听觉器官损伤的变化一般是从暂时性听阈位移逐渐发展为永久性听阈位移。

1. 暂时性听阈位移　暂时性听阈位移(temporary threshold shift, TTS)是指人或动物接触噪声后引起暂时性的听阈变化,脱离噪声环境后经过一段时间听力可恢复到原来水平。

(1)听觉适应:短时间暴露在强烈噪声环境中,感觉声音刺耳、不适,停止接触后,听觉器官敏感性下降,对外界的声响有"小"或"远"的感觉,此时听力检查可发现听阈提高 10~15dB,这种现象在离开噪声环境后 1 分钟之内可以恢复,这种现象称为听觉适应(auditory adaptation)。听觉适应是一种生理保护现象。

(2)听觉疲劳:较长时间持续暴露于强噪声环境或多次接触脉冲噪声,引起听力明显下降,离开噪声环境后,听阈提高超过 15~30dB,需要数小时甚至数十小时听力才能恢复,称为听觉疲劳(auditory fatigue)。一般在十几小时内可以完全恢复的属于生理性听觉疲劳。在实际工作中常以 16 小时为限,即在脱离接触后到第二天上班前的时间间隔,在此期间内恢复至正常水平。随着接触噪声的时间继续延长,如果前一次接触引起的听力变化未能完全恢复又再次接触,可使听觉疲劳逐渐加重,听力不能恢复而变为永久性听阈位移。永久性听阈位移有病理变化的基础,属于不可恢复的改变。

听觉适应和听觉疲劳均属于可逆性听力损失,可以被视为生理性保护效应。听觉适应和听觉疲劳发生时,听力下降,能听到声响的阈值提高,从而减轻噪声的伤害。

2. 永久性听阈位移　永久性听阈位移(permanent threshold shift, PTS)指噪声或其他有害因素导致的听阈升高,不能恢复到原有水平。出现这种情况时听觉器官具有器质性的变化,通过扫描电子显微镜可以观察到听毛倒伏、稀疏、脱落,听毛细胞出现肿胀、变性或消失。永久性听阈位移又可以进一步分为听力损失、噪声性耳聋以及爆震性声损伤。

(1)听力损失:听力损失(hearing loss)是指长期处于超过听力保护标准的环境中[>85~90dB(A)],听觉疲劳难以恢复,持续累积作用的结果,可使听阈由生理性过程移行至不可恢复的病理性过程。主要表现在高频(3000Hz、4000Hz、6000Hz)任何频段出现永久性听阈位移>30dB,但无语言听力障碍,这种听力损伤的状态又称高频听力损失。

高频听力损失(特别是在 3000~6000Hz)可作为噪声性耳聋的早期指标。对其发生原因有几种解释:①耳蜗接受高频声的细胞纤毛较少且集中于基底部,而接受低频声的细胞纤毛较多且分布广泛,而耳蜗基底部往往由于其解剖学位置的关系而最早出现损伤,故听力损伤早期一般表现为高频听力的下降;②螺旋板在感受 4000Hz 的部位血液循环较差,且血管有一狭窄区,易受淋巴振动的冲击而引起损伤;③3 个听小骨对高频声波所起的缓冲作用较小,故高频部分首先受损;④共振学说:外耳道平均长度 2.5cm,根据物理学原理,对于一端封闭的管腔,波长是其 4 倍的声波能起最佳共振作用,相当于 10cm。3000Hz 声音的波长为11.40cm,因此,能引起共振的频率介于 3000~4000Hz 之间。

(2)噪声性耳聋:当高频听力损失扩展至语言频率范围(500~2000Hz),造成平均听阈位移>25dB,伴有主观听力障碍感,称噪声性耳聋(noise-induced deafness)。听力检查可以在

4000Hz 处发现有一听力突然下降的听谷存在。依据听力下降的程度,噪声性耳聋可区分为微聋(听力下降 25~40dB)、轻度聋(听力下降 41~55dB)、中度聋(听力下降 56~70dB)、重度聋(听力下降 71~90dB)和全聋(听力下降>90dB)。噪声性耳聋是由于长期遭受噪声刺激所引起的一种缓慢性、进行性的感音神经性耳聋。

(3)爆震性耳聋:爆震性耳聋(blast-induced hearing loss)又称爆震性声损伤。爆震性耳聋是在一次强脉冲噪声和与其相伴随的弱冲击波的复合作用下造成的听力损伤,如职业环境中筑路、采矿等爆破作业,军事环境中火器发射或其他突然发生的巨响等。在此过程中,外耳道气压瞬间达到峰值,强大的压强可使鼓膜充血、出血或穿孔,严重时甚至可导致听骨链骨折。瞬间高压还可传入内耳,造成内淋巴强烈振荡,导致基底膜损伤并出现听力障碍,并可由于前庭受到刺激而引起眩晕、恶心、呕吐等症状。由于引起爆震性耳聋的噪声冲击波在生理反应起到保护作用之前就已经抵达鼓膜并造成损伤,因此必须加强听觉器官的个体防护。

3. 耳蜗形态学的改变　噪声引起的听觉系统损伤是物理(机械力学)、生理、生化、代谢等多因素共同作用的结果。在这些因素的共同作用下,可使听毛细胞受损伤,严重时 Corti 器全部消失或破坏。损伤部位常发生在距前庭窗 9~13mm 处。耳蜗螺旋器损伤多发生在第 3 排外毛细胞,其显微结构的改变主要包括 4 个方面:①听毛细胞散乱、倒伏、折断、融合乃至完全破坏与消失,细胞体肿胀变形,核移位,最终导致细胞死亡;②支持细胞部分或全部发生退行性变,乃至全部消失;③螺旋神经纤维及螺旋神经节变化;④血管纹及螺旋血管的改变。以上噪声引起的病变,不是所有的损伤都发展到 Corti 氏器消失和螺旋器显微结构改变。损伤的程度与噪声暴露的剂量(强度、时间、频谱)有关,也同个体差异有关。

(二) 噪声的听觉外影响

1. 神经系统的影响　神经系统的影响与噪声的性质、强度和接触时间有关。机体在噪声的反复、长期作用下,生理性的应答变化已经无法抵抗噪声引起的损伤。中枢神经系统在噪声的作用下,脑皮层兴奋与抑制平衡失调,出现条件反射的异常、脑血管功能紊乱和脑电位改变,可出现以头痛、头昏、耳鸣、易疲倦以及睡眠不良等表现的神经衰弱综合征。强声刺激还可引起交感神经紧张,引起呼吸和脉搏加快、皮肤血管收缩、血压升高、发冷、出汗、心律不齐、胃液分泌减少、胃肠蠕动不佳及食欲减退等症状。

2. 内分泌系统的影响　噪声可通过下丘脑-垂体系统,促使促肾上腺皮质激素、肾上腺皮质激素、性腺激素以及促甲状腺激素等分泌的增加,而引起一系列的生化改变。

3. 心血管系统的影响　长期强噪声接触者心血管异常发生率增高。对 1923 名噪声接触者的调查表明,当长期接触高于 90dB(A)的噪声时,有 26.23%的人心电图改变。而且这类人群的高血压发生率比同年龄对照组显著增高。

4. 其他　Carosl 在调查 300 个职业性强噪声接触者的家庭后发现,与对照组相比,职业强噪声可降低人的生育力和性冲动。接触强噪声后,人们可出现食欲缺乏、胃液分泌减少等消化功能紊乱。噪声还可以引起机体的电解质平衡失调(钾、钠、钙、镁等),嗜酸性细胞减少和尿中肾上腺素与去甲肾上腺素排出增加等,但这些反应是暂时的,可随噪声刺激的停止而恢复正常。

(三) 噪声的非特异性效应

1. 对睡眠、休息的干扰　噪声可影响休息,而老年人和患者对噪声的干扰更为敏感。噪声可影响人的熟睡,使之多梦、惊醒。研究发现,在人们入睡后,如果突然出现 40dB(A)的声响,将有10%的睡眠者惊醒,而当声响达到60dB(A),则可使70%的人从睡眠中惊醒。

2. 对心理的影响　噪声对心理影响主要表现为:使人烦躁、易激动,甚至无故暴怒。噪声的干扰易导致疲劳提早发生,使精力不集中和工作效率降低。此外,噪声还具有掩蔽效应,即噪声往往可以掩盖一些危险信号的声响示警从而引起危险,因此吵闹的施工区域或生产场所往往更容易发生工伤事故。

3. 对语言、通讯的干扰　通常在办公、学习和会议等活动中,引起人们烦躁的主要因素是噪声对语言的干扰。正常交谈时,若相距1m能满意地听清对方的语言,其背景噪声应<55dB。通讯中,尤其是以有线或无线通话或指挥调度时,若环境噪声>75dB,则通话效果差、难以听清对方声音,这既是噪声对通话过程造成的直接影响,也是掩蔽效应对通话效果产生影响的表现。

(四) 影响噪声对机体作用的因素

1. 噪声的强度和频谱特性　一般地讲,噪声强度大、频率高则危害大。现场调查表明接触噪声作业工人中耳鸣、耳聋、神经衰弱综合征的检出率随噪声强度增加而增加。

2. 接触时间和接触方式　同样的噪声,接触时间越长对人体影响越大,缩短接触时间有利于减轻噪声的危害。距离噪声源越近,听力越易受损。

3. 噪声的性质　脉冲声比稳态声危害大,接触脉冲噪声的人群无论耳聋、高血压,还是中枢神经系统调节功能等异常改变的检出率均较接触稳态噪声的人群高。

4. 其他有害因素共同存在　振动、高温、寒冷或有毒物质共同存在时,能加重噪声的不良作用,对听觉器官和心血管系统方面的影响更为明显。

5. 机体健康状况及个人敏感性　在同样条件下,对噪声敏感或有其他疾病的人,特别是患有耳病者,噪声的危害程度将会加重。

6. 个体防护　有无防护设备以及是否正确使用也与噪声危害程度有直接关系。

三、噪声评价与噪声标准

(一) 噪声计量与频谱

噪声的强弱,可用客观的物理量评价,也可把客观物理量与人耳的主观感觉相结合作出量化评价。尤其对具有复合音的噪声,更需要进行量化的分析。

1. 声压与声压级

(1)声压:声波在空气中传播时,引起介质质点振动,使空气产生疏密变化,这种由于声波振动而对介质产生的压力称声压(sound pressure),声压可以看作垂直于传播方向上单位面积所承受的压力。声压单位用帕(Pa)或牛顿/米^2(N/m^2)表示,1Pa=1N/m^2。

(2)声压级:声压大则音响感强,声压小则音响感弱。能引起正常人耳声响感的声压称听阈声压或听阈(threshold of hearing),为$2×10^{-5}$N/m^2。当声压增大至人耳产生不适疼痛感时称痛阈声压或痛阈(threshold of pain),为$2×10$N/m^2。由此可知,从听阈到痛阈的声压值相差达100万倍。因此用声压的绝对值表示声音的强弱很不方便,而且人耳对声响强度的感觉量与声强的对数成比例。因此,声压级(sound pressure level,SPL)的定义为将待测声压有效值p(e)与参考声压p(ref)的比值取常用对数,再乘以20,其单位为分贝(decibel),缩写为dB。

通常以1000Hz纯音的听阈声压作为基准声压级,定为0dB,痛阈的声压级为120dB。将相差100万倍的声压范围缩小成为0~120dB之内。其方程为:

$$SPL = 20lgP/P_0 (dB)$$

式中:SPL——声压级(dB)

P——被测声压(Pa 或 N/m²)

P₀——基准声压(2×10⁻⁵Pa 或 N/m²)

据该公式可知,声压(Pa)与声压级(dB)的关系为:声压级变化 20dB,相当于声压值变化 10 倍;声压级变化 40dB,相当于声压值变化 100 倍;声压级变化 60dB,相当于声压值变化 1000 倍。声压级的变化使人耳对声响感的强弱有明显不同的感受。

2. 响度级与等响曲线 噪声在不同的频率和声压级条件下,给人的主观响度感觉不同,为此将频率与声压级两个物理参数根据人耳的感音特性联系在一起,定出主观声响感觉的物理量,称响度级(loudness level),单位为呋(phon)。呋是指以 1000Hz 纯音的声压级作基准音,与其他不同频率的纯音比较,当产生与基准音有同等的响度时称等响。根据大量的实验与统计结果,应用等响与基准音比较,可得出从听阈至痛阈范围内各频段等响的响度级,由于同一条曲线上响度级都是相等的,故称等响曲线(equal-loudness contour)或称等感觉强度曲线。声学中称弗莱休-蒙森(Fletcher-Munson)曲线(图 36-1)。

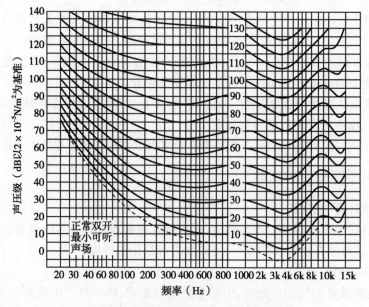

图 36-1 弗莱休-蒙森曲线(等响曲线)
引自:程天民.军事预防医学.北京:人民军医出版社,2014

等响曲线图是根据大量年龄在 18~25 岁之间的青年进行听力测试后所得出的平均值绘制而成的,每一曲线表示相同的响度级,彼此之间相差为 10 呋。

可听到的声响区域包括听阈和痛阈,即最上面的等响曲线为痛阈曲线,最下面的一条为听阈曲线。

3. 噪声的频谱 人耳能够感知声响的声音频率从最低至最高有 1000 倍之差,这不利于实际的测量和分析。为便于应用,将宽广的声频由低到高排列成为连续的频率谱称为声频频谱(sound spectrum)。整个频谱可划分成若干个频段,称频程或频带,常见的有倍频程或 1/3 倍频程。频程的划分采用恒定带宽比,即每个频带的上、下限值之比为一常数。实验证明,当声音的声压级不变而频率提高 1 倍时,其听起来音调也提高 1 倍。若使每一频带的上限频率比下限频率高 1 倍,即频率之比为 2,这样划分的每一个频程称 1 倍频程,简称倍频程(octave),往往以其中心频率代表该段频程(表 36-1)。

表 36-1　倍频程中心频率和频率范围

中心频率(Hz)	频率范围(Hz)
31.5	22.5~45
63	45~90
125	90~180
250	180~355
500	355~710
1000	710~1400
2000	1400~2800
4000	2800~5600
8000	5600~11 200
16 000	11 200~22 400

引自:程天民,主编. 军事预防医学. 北京:人民军医出版社,2014

为获得比倍频程划分更细的频程,则可采用 1/3 倍频程,即把一个频程再分为 3 份,从而使其中心频率的划分比倍频程更为细致(表 36-2)。

表 36-2　1/3 倍频程中心频率和频率范围

中心频率	频率范围(Hz)	中心频率(Hz)	频率范围(Hz)
50	45~56	1000	900~1120
63	56~71	1250	1120~1400
80	71~90	1600	1400~1800
100	90~112	2000	1800~2240
125	112~140	2500	2240~2800
160	140~180	3150	2800~3550
200	180~224	4000	3550~4500
250	224~280	5000	4500~5600
310	280~355	6300	5600~7100
400	355~450	8000	7100~9000
500	450~560	1000	9000~11 200
630	560~710	12 500	11 200~14 000
800	710~900		

引自:程天民,主编. 军事预防医学. 北京:人民军医出版社,2014

由于噪声往往是由从低频声到高频声的无数频率的声响组成的,为了解噪声源的声频组合特性或噪声控制的效果,通常可测量 63~8000Hz 共 8 个频段倍频程的 dB 值,进而来分析噪声源的特点,这一方法称为频谱分析。频谱分析是对噪声源的频率属性和强度加以综合分析的方法。

(二)噪声的评价指标

噪声对人的危害早被公认,但对噪声的合理评价则有赖于掌握噪声评价指标,运用仪器测定其量度,并依据接触者所处的时间(白天或晚上)、环境、噪声强度,参照相应的卫生标准进行评价。评价指标不能局限于噪声引起的听力损伤,还应注意噪声产生的听觉外效应。

1. A 声级[dB(A)]　A 声级是模拟人耳对 40 呐声响所对应的声压级,公认 dB(A)为卫生评价声级,并为国际标准化组织(ISO)所采用。研究表明,dB(A)评价噪声所致的听力损失与噪声评价数(noise rating number,NR)评价曲线同样精确,但较其方便;dB(A)监测噪声强度与人的主观声响感接近一致,加以操作计量方便,国内外广泛应用。应注意的是 dB 与 dB(A)并不相同,dB 表示物理声压级的计量,通常用于听力测听或频谱分析的线性档(Lin);dB(A)是将声压和频率变化联系在一起的声响感的生物物理量,用于噪声的卫生学评价。

亦有测量 dB(C)即 C 声级,用以表示声源的总声压级。因 dB(C)的特性是模拟 100 呐的响度,在该响度下对各倍频程都具有近似平直的声响应。

2. D 声级[dB(D)]和感觉噪声级　现代喷气飞行器噪声是一种复合噪声,与 dB(A)以纯音为基础的等响声显然不同,以 dB(A)测量现代航空噪声有较大偏差,低估了高频连续噪声使人产生的烦躁和讨厌感,为此,人们又提出了感觉噪声级以纠正误差。感觉噪声级(perceived noise level,PNL)为测量 dB(D)的实测值再加 7dB,即为感觉噪声级,单位为PNdB。

3. 统计声级(L_{10}、L_{50}、L_{90})　统计声级(statistical sound level)也称为累计百分位数声级。通常用 L_{10}、L_{50}、L_{90} 表示,单位为 dB(A),用于评价非稳态噪声强度的变化。采用统计声级是由于非稳态噪声数据多呈偏态分布且为对数表达,故用一般算术平均值难以准确表达并需校正,统计声级可消除此缺点。统计声级中的 L_{10} 代表测量时限内非稳态噪声的峰值;L_{50} 表示中位数;L_{90} 表示被测时限内的环境噪声本底值。

统计声级的测量方法:①将声级计固定于慢档,稳定在同一测定点,用 dB(A)每隔 5 秒记录一次读数,连续记 200 个读数;②将连续测得的 200 个数据,按数值大小顺序由大到小次序重新整理排列,并核对无误;③整理排列后的第 20 位数据即为 L_{10},第 100 位数据为 L_{50},第 180 位数据为 L_{90},单位为 dB(A)。L_{10} 代表最大噪声值,L_{50} 代表噪声中数,L_{90} 表示最低噪声值,亦可视为该噪声环境中的本底噪声。

4. 等效噪声级[LeqdB(A)]　亦可称为等效连续 A 声级(equivalent continuous A sound level),它表示在被测时间内,噪声环境中连续 dB(A)的对数平均值。由于 LeqdB(A)是被测量一段时间内的噪声能量平均值,所以能较为客观地反映接触者实际暴露的噪声强度。研究表明等效噪声级与听力损失、神经和心血管疾病阳性率之间有较好的相关性。

5. 本底噪声　在被测声源不发声时所测得的环境噪声称之为本底噪声。当本底噪声过强时,与被测声源的声压级相差在 3~10dB 之间时,将增大被测声源的噪声值,从而造成误差,故需加以修正。若本底噪声强度低于被测声源噪声强度超过 10dB,则此误差可略而不计。

（三）噪声标准

工作环境和生活环境的噪声容许标准并不相同,前者要求长期接触噪声,不致对听觉器官造成听力损害。后者要求保持一定的宁静环境,避免干扰睡眠休息和交谈思考。马大猷于 20 世纪 70 年代曾提出我国噪声标准的建议(表 36-3),它概括了人们日常活动主要环境噪声标准的基本范围。

表 36-3　保护健康与安宁环境噪声指标

适用范围	理想值 dB(A)	最大值 dB(A)
睡眠	30	50
交换思想	50	70
听力保护	70	90

引自:程天民,主编. 军事预防医学. 北京:人民军医出版社,2014

为贯彻《中华人民共和国环境保护法》及《中华人民共和国环境噪声污染防治条例》,保障城市居民的生活声环境质量,2008 年,中国环境保护部和国家质量监督检验检疫总局联合发布了《声环境质量标准》(GB 3096—2008),替代了我国在 1993 年颁布的《城市区域噪声标准》(GB 3096—93)。本标准规定了城市五类区域的环境噪声最高限值,并特别规定夜间突发的噪声,其最大值不准超过标准值 15dB。城市 5 类环境噪声标准值列于表 36-4。

表 36-4　环境噪声限值　单位:dB(A)

声环境功能类别		时段	
		昼间	夜间
0 类		50	40
1 类		55	45
2 类		60	50
3 类		65	55
4 类	4a 类	70	55
	4b 类	70	60

注:0 类声环境功能区:指康复疗养区等特别需要安静的区域。

1 类声环境功能区:指以居民住宅、医疗卫生、文化教育、科研设计、行政办公为主要功能,需要保持安静的区域。

2 类声环境功能区:指以商业金融、集市贸易为主要功能,或者居住、商业、工业混杂,需要维护住宅安静的区域。

3 类声环境功能区:指以工业生产、仓储物流为主要功能,需要防止工业噪声对周围环境产生严重影响的区域。

4 类声环境功能区:指交通干线两侧一定距离之内,需要防止交通噪声对周围环境产生严重影响的区域,包括 4a 类和 4b 类两种类型。4a 类为高速公路、一级公路、二级公路、城市快速路、城市主干路、城市次干路、城市轨道交通(地面段)、内河航道两侧区域;4b 类为铁路干线两侧区域。

(引自:GB 3096—2008)

根据统计,我国重点城市区域环境噪声总体平均水平在 1993 年为 57. 8dB(A),1996 年为 56. 8dB(A)。区域环境噪声平均值超过 60dB(A)的城市占 10%。有 70%左右的城市处于中等污染水平,处于轻度污染的城市不超过 20%。有 2/3 的城市人口生活在高噪声的环境中。

四、噪声预防与控制原则

在影响城市环境的各种噪声来源中,工业噪声占 8%～10%,建筑施工噪声占 5%,交通噪声占 30%,社会生活噪声占 47%。社会生活噪声影响面最广,是干扰生活环境的主要噪声污染源。因此,应当根据噪声的来源特点,采取相应的控制措施。

(一)城市的环境规划

做好城市中各项功能区域的科学规划,合理地进行城市防噪声布局,是降低城市环境噪声的有效措施。工矿企业应当远离生活区,并且对住宅区、商业区、工业区、混合区等功能区域的规划采用隔离分区设计。随着我国城市化进程加快,许多城市的规模日益膨胀,通过建设卫星城等方式,分散城市功能,有助于在一定程度上降低城市的噪声水平。城市在道路建设时,应当充分考虑对周围居民可能产生的影响,并适当采取建立隔离带、使用隔音墙等措施。如果在立交桥周围增设了隔声板,就能够有效地隔绝噪声对立交桥周边居民的干扰和影响。另外,增加地下交通网以减少地面噪声也是降低城市环境噪声水平的有效方法。控制城市环境噪声源的焦点在于改进运输工具与机械设备的结构和性能,提高有关部件装置的质量,采用吸声、消声、隔声的技术以及发展减振、隔振技术等。合理的城市规划,对于未来的城市环境噪声控制具有战略意义。

近年来,加强城市绿化,通过建设绿化带的方式控制噪声正越来越受到人们的关注。绿化带被认为是自然降噪物,尽管绿化带不像实体墙那样能成为隔离空气声传播的有效屏障,但是树木有浓密的枝叶,比粗糙的墙壁吸声能力强,能够减少声音的反射。当噪声通过树木时,树叶表面的气孔和粗糙的毛能够吸收一部分声能,尤其能隔离高频的车辆噪声。又由于树木对声波有散射作用,通过枝叶摆动,使声波减弱而逐渐消失。枝叶吸收噪声后能通过声场中空气分子动能转化为叶子的振动,因此,从声能中分离出来的振动能一部分因枝叶的摩擦转变为热能而散失。植物消减噪声的效果相当明显,通过发展绿化带来减小周围环境的噪声污染是公认的控制城市环境噪声最经济的方法。

(二)噪声传播的控制技术

控制城市环境噪声水平的根本办法是控制声源,但往往由于技术或经济等原因,有时候直接治理声源难度甚大,因而采取噪声传播控制技术进行噪声治理也是一个行之有效的措施。

1. 吸声　如果声波在传播的过程中进入吸声材料,则会在材料的细孔或缝隙内引起空气振动,振动时产生的摩擦阻力和黏滞阻力,能够促使声能转化成热能,从而降低噪声强度,该过程称为吸声。

成为吸声材料的条件为:应在 125Hz、250Hz、500Hz、1000Hz、2000Hz、4000Hz 6 个倍频程,其吸声系数(α)的平均值>0.2,才能视为吸声材料。α 值越大,表明吸声效果越佳。常用吸声材料属多孔、透气物质,如玻璃棉、矿渣棉、泡沫塑料、毛毡、麻纤维、吸声砖等。吸声材料适用于高频噪声,其吸声效果较好;而低频噪声,因其波长较长,可产生绕射,减弱了低频吸声效果。低频噪声可采用共振腔吸声结构加以解决。木质家具的纤维常属于多孔性,能够吸收噪声,购置家具时可适当予以考虑。另外,在建筑装修中使用软木地板也是一种有效的选择。

通常吸声材料越厚,吸声系数增大,但材料厚度达到一定程度以后,吸声效果增长缓慢。一般认为最佳吸声厚度为 8～11cm,再增加厚度则经济上不合理。

共振吸声结构常采用穿孔或细孔板材构成表面,板后设空腔形成空气垫,入射声在空腔内产生共振而消耗声能,降低噪声。共振吸声只有在入射声频率与吸声结构的共振频率接近时才能获得较好吸声效果,故其吸声频带较窄。近年采用微穿孔板吸声,既具备多孔吸声特性,又能产生共振吸声作用,可拓宽吸声频带的范围。

室内声源产生的声波,通常可经墙面、顶棚和空间物体产生反射形成混响,室内混响大则明显影响听觉效果,可采用吸声材料或共振腔结构装饰壁面及顶棚,加强声的吸收,减少反射混响。

2. 消声　消声主要用于降低空气动力噪声,如空调通风噪声。允许气流通过,又可减少噪声转播的装置,通常称消声器。优良的消声器应具备下述性能:消声能量大—噪声衰减明显;空气动力性好—阻力损失小;结构性能优—抗腐蚀性、坚固耐用、体积小。

按照消声原理可将消声器区分为阻性消声器、抗性消声器、阻抗复合消声器、小孔和多孔扩散消声器等。

阻性消声器的消声效果取决于吸声材料的 α 值、消声结构的合理性和消声器通道断面的气动阻力。阻性消声是将吸声材料衬贴于气动管道上,空气动力噪声通过时激发吸声材料上无数小孔的空气振动和克服摩擦、黏滞阻力产生热能,从而降低噪声声能。用于降低气动噪声的吸声材料,由于需抗高温、抗水汽、抗腐蚀性气体,通常采用细玻璃棉、微孔消声砖等。消声器结构呈片式、筒式、菱式。阻性消声器的优点为消声频带宽,对中高频范围噪声,尤其是刺耳高频噪声有显著的消声效果。但对低频噪声或管道截面大、气体流量大、窄束高频噪声等的消声效果较差。

抗性消声器是运用波干涉原理达到衰减噪声的目的。其原理为传播的声波在管道腔内与产生的反射波出现波的干涉现象而使声能衰减。抗性消声器能较好地衰减吸声材料难以解决的低频噪声,但消声频段相对较窄。由于阻性消声器对中高频的消声效果较好,尤其对刺耳的高频噪声有显著的效果,为弥补各自缺点,通常将两者同时使用而组成阻抗复合消声器,其消声效果更佳。

3. 隔声　隔声指采用屏蔽物降低空气中传播的噪声,是噪声控制中常用而有效的措施。如隔声墙壁、门窗,可阻挡室外噪声的传入。但声波属弹性波,作用于屏蔽体上会激发屏蔽体的振动,从而使减弱的声响从一侧传向另一侧,因此使用多层门窗屏蔽,隔声作用更为有效。

4. 阻尼与隔振　机械振动必引起噪声,采用阻尼与隔振措施能有效地降低机械噪声。阻尼是利用强黏滞性的高分子材料,涂于金属板材之上,使板材弯曲振动能量转换成热能而耗损。隔振则是采取一定措施防止振动的机械与其他刚性结构直接连接,如使用弹簧、胶垫等弹性物间接连接,降低振动的传递而减弱噪声。隔振要求隔振系统的固有频率远远低于机械振动系统的频率,避免产生共振作用。对隔振材料的要求有耐压、耐高温、耐潮、耐腐蚀等。

5. 听力保护器　听力保护器适用于个人的噪声防护,常使用的听力保护器有耳塞、耳罩、耳栓、头盔等。可单独使用,也可合并使用。不仅可以预防听力损伤,还可以改善语言联系。对听力防护器的基本要求有下列 6 点:①具有较高的隔声值;②佩戴后要舒适,无明显的胀痛感觉;③对外耳道及耳部周围皮肤无有害刺激;④在高噪声环境中,不降低语言联系的清晰度;⑤使用方便,便于清洗和保存;⑥价钱便宜,牢固耐用。声音的骨导阈值是耳防护器隔声值的上限,即使是最好的耳防护器,也不能把外界的声音完全隔绝,只能阻隔从外耳道传人的大部分声音。

（1）耳塞：耳塞（ear plus）是插入外耳道的个体听力保护器，造价低，便于普及。优良的防噪声耳塞应具备下列卫生要求：①250～8000Hz倍频程范围内，隔声值平均超过20dB；②戴耳塞后对语言清晰度无明显影响，不妨碍语言联系；③结构简单，使用方便；④戴耳塞后，对皮肤无刺激性，耳部无不适感。

（2）耳罩：耳罩（ear muff）是将整个耳廓套封起来的个体听力保护器。通常防噪声耳罩隔声效果优于耳塞，防噪声耳罩其卫生学要求除同耳塞外，还需具备以下两个条件：连续佩戴2小时耳罩不产生明显压迫疼痛感；构造上应不影响眼镜等物的佩戴。

第二节　环境次声

振动频率低于20Hz的声波称为次声（infrasound）。在空气中，次声的波长长于17m。还有的定义将次声的频率上限定为16Hz。这种人耳听不到的声波的物理特征是：频率低、波长长、穿透力强。

一、次声的来源

在高声压级的情况下，次声很少单独产生，而往往伴随着可闻声波同时出现。

（一）自然来源

在自然界中，次声波到处都有。蝴蝶飞舞时，由于其翅膀振动很慢，它发出的就是次声波。人在挥手时也会产生次声波，不过其强度较小。许多自然现象都能发出次声波，如雷电、龙卷风、台风、海啸、地震、瀑布、磁暴、火山爆发、陨石落地等，就连流星以及极光等也可发出次声波。人的心脏，除了人们熟悉的脉动之外，也可发出频率为1.2Hz左右的次声波；人的肺也同样如此，它在呼吸的同时，也会发出频率在0.25～0.3Hz的次声波。

（二）人为来源

随着科学技术的发展，人工次声源日益增多。

1. 交通工具　汽车能够产生频率1～20Hz，强度达120dB的次声。喷气式发动机、直升机、潜艇以及大型火箭能够产生频率1～20Hz，声强115～150dB的次声。载重平板拖车、自动装卸车、内燃船舶、地铁、电气列车等都可以产生不同强度的次声。芬兰进行的一项研究表明，在一些小轿车以及列车车厢中，次声强度可达到120dB。当关闭窗户时，车内次声的强度为90～110dB。在飞机座舱中的声压级在80～100dB之间。超音速飞机在飞行过程中发生的"音爆"能够产生高强度的次声。因此，居住在公路、铁路沿线，机场以及火箭发射场周围的居民常常受到次声的干扰，而汽车驾驶员、飞行员以及其他运输工具的作业人员也是次声的高暴露人群。

2. 医疗设备　医疗设备也是次声的重要来源。一些利用振动按摩原理的医疗设备在使用过程中，也会产生次声波。另外，还有一些产品直接利用次声作为治疗手段，例如荷兰一家生公司生产了一种名为SonoMat医疗设备，据称能够利用次声的原理打通动脉血管中的阻塞部分。而丹麦一家公司则生产了一种次声按摩仪，据称可以利用次声起到按摩的效果。

3. 工业来源　在工业生产中，许多工业设备能够产生次声。鼓风机、泵、燃油炉、空气压缩机、气体干燥塔、冷却塔、打桩机和气锤以及一些重型转动仪器都是次声的重要来源，能够产生高强度的次声。此外,电炉熔炼、马丁炉、转炉、推土机、掘土机、港口起重机等都可以产生不同强度的次声。

4. 非致命性武器　据报道,美军有一个次声性非致命性武器的研究计划,该计划试图通过研究这种武器,利用次声来控制骚乱以及其他一些特殊情况。高强度的次声可以使受照射者出现恶心以及其他一些胃肠道的反应,失去抵抗能力。目前,这类武器已经在北爱尔兰地区的骚乱控制中使用。

5. 其他来源　爆炸、桥梁的振动、空气的加热、冷却装置、滚筒洗衣机等也都能产生一定强度的次声。

二、次声的生物效应

由于生物体各器官的固有频率多处于 5~20Hz 的次声频段范围内,在次声波的作用下,生物体器官会产生共振。这种共振作用是次声生物作用的基础。但次声生物作用的强弱却取决于次声作用的强度和持续的时间。如次声强度在 140dB 以下,短时间作用,一般只引起主、客观的可逆性的生理或心理反应;但当次声强度上升到 150dB 时,便会产生明显的反应;若强度在 170dB 以上,作用 10 分钟就足以致死。

次声对人体的作用可表现为多方面的效应。人体对次声的反应各有不同,一般中年妇女比较敏感,反应亦较为强烈。长期受到一定强度次声影响的人,可产生空晕症或醉酒样等反应。主要表现为:头晕、头痛、耳鸣、心悸目眩、恶心、烦躁、胸闷、腹泻、耳鼓膜移动感、中耳压力感或痛感、吞咽困难、胸腹振动、呼吸和说话困难、视觉模糊、失眠、食欲缺乏、记忆力衰退、疲倦乏力、注意力不集中、工作效率低等。对长期受到次声影响的人进行体检发现,血压、呼吸、心率、心电图、脑电图、血液生化等方面均会发生不同程度的变化。

(一) 对中枢神经系统的影响

次声主要的中枢神经系统效应包括烦躁、失眠、感觉异常、诱发电位异常、脑电图改变以及认知功能障碍。次声对人体影响最早的表现可能是烦躁。一些学者对受试者的观察和检测发现,频率为 10Hz、强度为 135dB 的次声,短时间(15 分钟)作用,即可引起中枢神经系统抑制过程的扩散。110dB 的次声,短时间作用可降低中枢神经系统的易变性。但 100dB 以下,短时间作用,则未发现对中枢神经系统有明显的影响,然而长时间(60 分钟)作用,仍然可引起某些抑制过程的扩散。美国学者发现,飞行员和宇航员在受到人工次声作用之后,解答算术题的速度比平常缓慢。

次声导致的神经系统的功能改变可能源于其对神经递质释放的影响。有研究发现,将 4 组大鼠分别暴露于 8Hz、16Hz 在 90dB、120dB 下作用 2 小时。在暴露于 16Hz、120dB 组,大鼠脑中的谷氨酸盐浓度明显升高。另外,将 Wistar 大鼠暴露于 2Hz、105dB、7Hz、122dB 以及 16Hz、124dB 的次声 1 小时后,发现暴露于 7Hz、16Hz 的大鼠脑内去甲肾上腺多巴胺浓度明显下降,其条件反射性躲避行为比未经处理者差。另有实验证实,暴露于次声振荡下的大鼠,根据对乙酰胆碱和乙酰胆碱酯酶的测试,显示胆碱神经活动中有频率依赖的阶段性改变。

神经结构及形态在次声暴露后也会发生改变。研究发现,以 16Hz、110dB 和 140dB 作用大鼠时,大脑皮层第 3、4 神经元结构变化明显,淡染色细胞增多、血管中度扩张且周围水肿,作用到第 5 天时,在上述部位发现出血灶,可见软脑膜充血、蛛网膜下腔出血、皮质区点状出血,病变神经元内神经纤维分解。4Hz,100dB 或 130dB 次声作用于大鼠,每天 3 小时,为期

40 天的实验,发现脑组织中琥珀酸脱氢酶活性呈现初期下降,然后恢复,最终又下降的规律。而用 6Hz,100dB 和 130dB 作用时,脑组织中该酶在前 15 天显著增强;以 16Hz、140dB 的次声作用时,无论时间长短,均可见软脑膜充血、蛛网膜下腔出血、皮质区点状出血,病变神经元内神经纤维分解。以 8Hz、120dB 次声作用于大鼠,每天作用 2 小时,作用 7 天大鼠血脑屏障轻度损伤,14 天表现为严重损伤。在一定参数的次声作用后,小鼠的学习记忆能力下降,并随声压级增高而加重,脑皮质、海马等超微结构发生病理性改变。

(二)对听觉及平衡系统的影响

听觉器官的反应可作为次声对人体影响的观察指标之一。如频率 5Hz 以下,120～125dB 的次声可造成中耳压力感、阻塞感,耳鼓膜随次声频率变化作内外移动感等;140dB 以上,可引起不适感直至疼痛感。亦有报道,次声频率为 2～15Hz、强度为 115dB,作用 40 分钟,未见引起暂时性听阈位移;而频率为 10Hz、强度为 135dB,作用 15 分钟,听阈提高不超过 10dB。然而,强度增大至 137dB(频率分别为 2Hz、10Hz、11Hz 和 22Hz)作用 3 分钟,有半数受试者听阈提高超过 10dB。但若长期受次声影响,110dB 亦可导致音频听力障碍。

次声对人体平衡系统的影响,主要表现为眼球震颤。但由于实验方法的差异,结果亦不完全一致。110～120dB 的次声可使部分受试者出现眼球震颤。研究还发现,眼球震颤出现的时间与次声的强度成正比,即次声强度越大,出现眼球震颤的时间愈早,眼球震颤的幅度也愈大。次声刺激持续时间愈长,眼球震颤反应时间维持愈久。英国学者 Tempester 等用 2Hz 及稍高频率、强度在 140dB 以上的次声对人进行试验,发现受试者表现出相同的症状:轻度恶心、旋转感、眼球不由自主地转动,最后是不舒适感。研究者认为这些症状的产生是由于人体平衡器官功能受到干扰或破坏所致。另一位英国学者 Hood 在研究船舶发动机运转产生的次声对人的影响时,也发现 7Hz、118dB 的次声可使人感到头晕、精神不振、失去平衡感等。但也有一些报道对次声引起眼球震颤持否定态度。

(三)对视觉器官的影响

次声对视觉器官影响的实验研究不多。美国国家航空航天局(National Aeronautics and Space Administration,NASA)的研究人员证实,150dB 以上的次声不但会使眼球发生振动,而且还会造成视觉模糊。

(四)次声对消化系统的影响

次声暴露导致鼠食欲减退,体重减轻。次声对消化功能的影响包括对胃肠道及肝脏功能的影响。有研究采用 16Hz、120dB 的次声暴露 20 分钟,19.1% 大鼠显示出明显的胃黏膜血流减少,这种减少在暴露 10 分钟之内出现,后 10 分钟表现更为显著。在一定作用条件下,次声暴露可造成鼠的肝细胞核、细胞内膜以及线粒体损伤。暴露于 2Hz、4Hz、8Hz、16Hz 和 90～140dB 的次声下,每天 3 小时共 40 天,小鼠的肝细胞组织病理学和大体外观上发生改变。次声(8Hz、120～140dB)暴露导致腺实质和窦状肝细胞的病理性改变。变化包括有:受损细胞间的接触消失、受损细胞的外观改变、核变形、染色质重新分布、胞浆的 RNA 含量增加、RNA 呈强烈的嗜碱性。在 16Hz、120dB 的次声作用下,出现弥散性的变化如线粒体肿胀,基质密度,峭变形;在第 25 天时,出现髓脂体;在第 40 天时,出现脂粒。

(五)次声对呼吸系统的影响

Evans 和 Tempest 等利用可控活塞式次声源,研究人体全身暴露于次声的主观感觉,表现有憋气感、呼吸节律改变及咳嗽、窒息感等症状。次声对呼吸系统的影响源自于其对肺部造成的损伤。研究发现,次声作用于大鼠 3 小时,急性期表现为胸膜下肺表面出现个别的散在小点状出血;8Hz、16Hz,120~140dB 次声作用后,表现为肺表面出现大的出血灶。组织病理学观察发现,2Hz、4Hz,90~110dB 次声作用后,肺小血管管径扩大,导致渗出性出血和肺泡周围水肿,以上病变主要局限在肺泡毛细血管网扭曲处及毛细血管后小静脉处。8Hz、16Hz,110dB 的次声作用后,肺泡毛细血管被红细胞充盈,造成受损处气体代谢障碍,其后果是造成黏膜及黏膜下动脉丛以及大、小气管发生形态学改变;8Hz、16Hz,120dB 及 140dB 的次声作用后,在支气管肺段的结缔组织间隙部有广泛的出血灶,有的部位小血管壁断裂,外移的红细胞聚集造成肺泡通道严重变形。次声作用强度不超过 120dB 时,停止次声暴露后上述病理变化可逐渐消失。8Hz、16Hz,140dB 的次声对肺是特别危险的,由于共振效应,不仅造成肺泡壁的破坏,而且引起肺较大血管的破裂。

次声暴露对肺部损伤表现为细胞形态结构的改变,电镜下可见次声暴露的肺,一型及二型细胞中细胞核膜模糊,细胞核固缩,溶酶体数量增加,线粒体肿胀,结构空泡化,线粒体嵴部分溶解、消失,板层体增多,结构疏松,血管内皮细胞空泡增多,肺毛细血管内皮细胞膜破坏,肺泡腔内可见脱落的肺一型及二型细胞及红细胞。16Hz、90dB 的次声单次作用,就可发生 PO_2(氧分压)、$SO_2\%$(血氧饱和度)的下降和肺组织的损伤,100dB、110dB、120dB、130dB 单次作用后损伤明显加重,不仅造成肺泡壁的破坏,而且引起较大血管的破裂。同样 16Hz,90dB、130dB 次声多次作用后(3 次、7 次、14 次、21 次)其损伤逐渐加重,进而又逐渐表现为一种适应性的变化。

(六) 对工作效率的影响

次声对工作效率的影响与次声对心理的作用有关。长期在次声环境下工作,即使次声强度只有 90~110dB,亦可引起一系列生理或心理改变。如厌烦、情绪波动、注意力不集中、易疲劳、不同程度的神经衰弱综合征、自主神经系统失调等,从而影响工作效率。

(七) 对心血管系统的影响

研究发现,频率 6~16Hz,声强 95~130dB,暴露时间约 1 小时的次声可以引起个体舒张压的增高以及收缩压的下降,同时脉率下降。Landstromm 用 6Hz、12Hz、16Hz,低于 135dB 的次声给人暴露 20 分钟,结果发现 125dB 次声暴露时,心跳次数明显减慢,心跳减慢与次声频率无关;6Hz 的 125dB 次声暴露时舒张压降低,而 12Hz、16Hz 则无明显变化,收缩压在 6Hz、12Hz 及 16Hz 暴露时均降低;相同频率时 95dB 及 110dB 次声暴露则心脏活动及血压均无明显变化。Yanmada 等观察了 8Hz、16Hz 的 60~100dB 的次声对人体的影响,结果发现部分受试者表现为呼吸频率增加,心率加快。田时秀等用高于听阈曲线 20dB 的次声对 40 名男性和 20 名女性受试者进行了次声暴露试验,部分受试者表现为血压和脉搏有影响,特别是在频率为 4Hz 时,血压异常变化最大。

目前对次声对心血管系统影响的机制有大量研究。研究采用 10Hz、100~110dB 的次声,每天作用于兔 6 小时,可引起心肌细胞线粒体相关酶的活性早期快速的变化,表现为琥珀酸脱氢酶和细胞色素氧化酶活性降低;次声可抑制心肌细胞内的生物氧化过程,引起组织呼吸酶的活性下降,减少 ATP 合成,心肌糖原含量下降。另外,观察心肌超微结构发现,90dB 次声可致部分毛细血管收缩,内皮水肿,线粒体肥大;135dB 次声作用后,心肌变化显著,毛细血管狭窄、水肿、心肌细胞膜破坏。组织损伤的程度与次声作用时间、强度密切相关。

大鼠和豚鼠心肌暴露于 4~10Hz 的 120~125dB 次声,导致大动脉血管、冠脉血管收缩。延长暴露时间导致心肌细胞核变形,线粒体损害。随着暴露时间延长,心肌细胞的病理性改变、微循环紊乱、毛细血管内皮细胞和线粒体破坏加重,在心肌中局灶性缺血形成,暴露停止后,其病理变化是可逆的。Hexop 观察到 8Hz、16Hz,120~140dB 次声作用于大鼠心肌细胞 3 小时即出现心肌肌原纤维挛缩溶解、氧化还原酶活性下降、分布异常。

（八）次声对内分泌的影响

次声作为一种应激因素,可引起机体神经内分泌系统的活性改变。有报道表明小鼠暴露于 5Hz 或 16Hz,110dB 和 135dB 的次声 20 分钟,血中的 ACTH 和皮质醇含量明显增高。比较变动次声(2~20Hz,100~110dB)和稳态次声(16Hz,110dB)作用 15 分钟后大鼠血中 ACTH 浓度的变化,发现变动次声较稳态次声作用更强烈。赵志刚等报道,16Hz,130dB 次声作用大鼠 1~7 天,每天作用 2 小时,于作用后不同时间点观察大鼠血浆内血管紧张素 II (AT II)的变化,发现 AT II 含量随次声作用时间不同而呈不同的规律性改变。次声作为一种刺激源,可引起机体非特异性生理反应,称为刺激,通过神经和心理因素,使垂体-肾上腺皮质系统分泌发生改变。小鼠在声强 110~135dB,频率 8Hz 或 16Hz,作用 20 分钟后,血中 ACTH 含量明显升高,血清中皮质醇含量也明显升高。还有研究认为次声引起的 ACTH 浓度上升可造成微循环障碍。

大量研究表明,次声往往伴随有可闻低频声,因此学者们认为次声的生物效应与低频噪声有关。同时,单一次声的损害作用多半不会比"次声与低频噪声联合作用"所产生的损害作用强。因此,次声伴随低频噪声的生物效应更值得重视。已有报道,在次声及低频噪声环境中长期工作的人员,易出现工作能力下降、体力疲劳等问题。因此,对次声及伴随的低频噪声对机体的危害问题,有必要作进一步的深入研究。

三、次声的测量与评价

次声测量包括接收、记录和分析等内容。

1. 次声波的接收　次声波的接收主要包括信号的接收和抗干扰两部分。次声在大气中传播时,使空气的压力、密度和质点产生微小变化,要接收次声波,只需用仪器测出这些参量的任何一种变化即可,故接收次声的方法及所用仪器也就有很多种。其中以测定声压变化的方法应用得最普遍,其所用的设备是次声传声器。传声器将次声信号的声能转换为可供放大、传输或记录的电信号,然后记录下来,供分析、处理和研究。

2. 次声波的记录系统　最早使用的是检流计滚筒感光记录器。随着电子技术的发展,次声频电子放大器技术有了很大的进步,现已制造出放大倍数高而噪声低的放大器。次声传声器输出的微弱信号经过它的放大,可直接输入到多笔记录仪上。近年来,通过利用计算机技术已发展了数字化次声记录系统。

一些精密的声级计,已将接收、抗干扰、记录以及数字显示、频谱分析等功能集于一身,而且体积小,携带方便。

次声的评价主要利用声压级(sound pressure level,SPL),单位是分贝(decibel)。

四、次声的防护措施

由于次声对人体的生物效应还未完全阐明,加上次声独特的物理特性(在大气中传播能量衰减特别小,可沿波导层传播,几乎可完全绕过障碍物,引起人体内脏器官和躯体共振等),无疑给卫生防护带来一定困难。

目前一般认为,次声的卫生防护应从下列两方面考虑:

（一）限制暴露量

我国目前还没有正式的次声暴露的卫生标准。日本学者认为，115dB及其以下强度的次声，对人不产生危害。美国环境保护局对130dB以下的次声不定义为公害次声强度。美国职业安全与卫生管理局（American Occupational Safety and Health Administration，OSHA）提出的次声防护限制标准规定，当暴露时间达到8小时，声压级不得超过90dB（A）；当暴露时间为15分钟时，声压级不得超过115dB（A）。但是OSHA没有对次声的频率作出规定。美国政府工业卫生学家会议（American Conference of Governmental Industrial Hygienists，ACGIH）提出，除了持续时间少于2秒的脉冲噪声之外，1/3倍频程频率在1~80Hz之间的噪声声压值不能超过145dB；而最高值不得超过150dB。但是，并没有对时间限制作出特别要求。美国国家航空航天局提出宇航员在太空飞船以及空间站中工作时，24小时暴露情况下，频率在1~16Hz的次声强度不得超过120dB。Nixon曾提出关于次声作用于人耳的暴露界限，分短时间的和长时间的两种（分别见表36-5和表36-6）。

表36-5　短时间（8小时）的次声暴露界限

频率（Hz）	强度（dB）
1~7	150
8~11	145
12~20	140

表36-6　长时间（1~24小时）的次声暴露界限（dB）

时间（小时）	频率（Hz）			
	1	5	10	20
1	145	138	135	132
8	136	129	126	123
24	131	124	121	118

（二）技术措施

现有的研究显示，次声控制应与低频噪声、振动的控制同时考虑。应设法降低工作和生活环境中的人工次声和低频噪声源的强度（如降低航空航天人员坐舱中的次声及低频噪声强度；在通风管道中避免截面积的急剧变化和气流运动路径上的不均匀性，以防产生低频振动等）。采用消声器，有源吸声器（电子吸声器）可减弱次声和低频声辐射。对于人体局部如耳的防护，如在次声环境中短时间暴露，可采用无孔插入式耳塞外加耳罩的方式进行防护。但有学者在研究后得出的结论认为，常见的听力保护器（耳罩、耳塞等）对次声的防护效果并不明显。

第三节　环境超声

一、概念

超声（ultrasound）是指振动频率>20 000Hz，高于人耳听觉上限阈值的声波。超声的频率段很宽,有时还把 $1 \times 10^9 Hz$ 以上的声波称为特超声或微波超声。超声波的物理特性是:频率高、波长短、穿透力强、衍射现象少。在液体、固体中传播时,衰减很少。由于超声波具有非常短的波长,可以聚集成狭小的发射线束而呈束状直线播散,故其在传播时具有一定的方向性。超声波碰到杂质或媒质分界面时产生反射波,这一特性使得超声波成为探伤、定位等技术的重要工具,从而在工业、医疗等领域被广泛应用。

描述超声声场的主要物理量有声压和声强。

1. 声压　即声能的压力,代表超声波的强度。超声传播时在稠密区产生正压,在稀疏区产生负压。超声波由于其频率非常高,因而声压也非常大。中等治疗剂量的超声波在组织中产生的附加声压约为 ± 2.6 个大气压。

2. 声强　为单位时间内声能的强度,即在每秒内垂直通过每平方厘米面积的声能。常用测量单位是瓦特/厘米 ^{2}(W/cm ^{2})。

二、超声的生物学作用

超声波可被生物介质吸收。吸收程度基本上决定于介质的特性和超声的频率。气体对超声的吸收能力最强,液体次之,固体的吸收能力最弱。超声在空气中的吸收程度比在水中约大 1000 倍。介质的吸收程度又与超声波频率的平方成正比,故高频超声在空气中衰减异常剧烈。因此,介质中的含水量越大,吸收越少;频率越高,吸收越多。

在实际工作中常用半吸收层来表明一种介质对超声波的吸收能力。半吸收层是指超声波在某种介质中衰减至原来能量 1/2 时介质的厚度。半吸收层厚度大,表示吸收能力弱。不同组织对同一频率的超声波其半吸收层厚度不同,如频率 300kHz 的超声波,肌肉半吸收层厚度为 3.6cm,脂肪为 6.8cm。同一组织对不同频率的超声波吸收也不同,超声频率愈高吸收愈多,穿透愈浅。如 90kHz 的超声能穿透软组织 10cm,1MHz 的超声能穿透 5cm,而 4MHz 的超声只能穿透 1cm 深度。因此,目前常用于理疗的超声波选用 8000kHz/s,穿透深度为 5cm 左右。

超声波是一种机械波,目前主要是从物理的观点出发来揭示和讨论超声波与机体相互作用的机制。

(一) 超声生物效应的机制

超声波对人体组织的生物学效应的机制可以简单地分为热效应和非热效应。

1. 超声的热效应　超声的热效应(thermal effects)是指超声波在生物体内传播过程中,其振动能量转化为热能,从而使自身温度升高所产生一系列生物效应。被组织吸收的超声波对生物体产生两种作用:第一,分子振动和转动能量转化为热能,导致组织温度升高;第二,分子振动导致蛋白质分子结构永久性地被改变。由于生物组织对微波有相当高的吸收系数,而热传导性较差,如果组织中温度升高太大将对组织产生损伤。一般超声波的热效应在骨和结缔组织中最强,脂肪与血液中最弱。如超声波 5W/cm ^{2} 作用 1.5 分钟后,温度在肌肉中上升 1.1℃,在骨质中上升 5.9℃。频率越高,越易为机体组织吸收而产热;强度越大,其致热作用越强;组织动力学黏性越高,吸收能量越多,产热也越多。在生物组织中,似乎绝大部分损耗掉的声能是由大的蛋白分子经各种构象改变过程所吸收。超声波产生的热有79%~82%由血液循环所带走,18%~21%由邻近组织的热传导散布,因此缺少血液循环的组织如眼角膜、晶状体、玻璃体、睾丸等对超声热效应相对敏感,易发生损害。强度低,持续时间长的超声主要产生热效应。

健康细胞的活性依赖于酶所参与的细胞化学反应。当超声造成的热效应超过一定幅度（例如，组织温度>45℃）就会造成酶变性，导致酶活性降低直至消失。这种效应最终导致细胞结构和功能的破坏。超声热效应造成的组织损伤依赖于组织温度升高的幅度以及热效应的作用时间。例如，在体外实验中观察到 Hela 细胞在 41℃时，100%致死的时间是 96 小时；而 46℃造成 100%致死的时间则缩短至 30 分钟。

2. 超声的非热效应　在某些生物效应中，超声使生物体的热量升高不超过 1℃而产生的效应称为非热效应（nonthermal effects）。这种效应也被称为超声的机械效应。超声非热效应产生的物理性机制包括：声音的机械效应，空化效应（acoustic cavitation），化学作用，辐射力（radiation force）以及声流（acoustic streaming）。具体效应机制如下所述：

（1）超声的机械效应：机械效应是指超声波在介质传播过程中，引起介质的质点移位、振动速度或加速度及声压的变化等，都可能产生生物效应。这便是超声波所产生的机械效应。超声波在人体中传播时的振动和压力会对细胞和组织结构产生直接的效应。如细胞和细胞器可被高强度超声波产生的剪切力所粉碎，这一损伤属非热效应。超声波在生物组织中传播时，其压力和温度的变化可引起组织化学特性的改变，如化学动力学特性和化学通路的变化。一般来说，超声波的频率越高，对生物的机械作用越显著。

（2）超声的空化效应：空化效应是指在超声波入射的介质中产生气泡，并通过气泡的种种动力学行为引起相应的效应。当所产生的气泡破裂时，将会释放大量的能量，形成震荡波，可足以使空化中心附近的细胞等生物物质受到严重的损伤乃至破坏。习惯上，把超声空化分为稳态空化（非崩溃性空化）与瞬态空化（崩溃性空化）。在超声生物效应中，空化效应受到人们的特别重视，其原因是：①应用于医学临床的超声在大多情况下可在生物组织中引起不同程度的空化。空化可以由于温度升高而影响生物系统或通过施加机械力来影响生物系统，还可以通过产生自由基引起化学变化。猛烈的超声空化会引起高热和更大的机械力，可能给组织造成严重的损伤或破坏。②空化的机制相当复杂，在对超声空化的研究中还有许多未知的领域。在超声强度高，辐照时间短的情况下，引起生物效应的机制以空化效应为主。空化阈值（即产生空化效应的最低声强）随着频率的升高而升高，剂量愈小空化阈值就愈高，脉冲波的空化阈值比连续波的空化阈值高。脉冲持续时间越短，空化阈值就越高。因此，采用较高频率、低剂量、较窄的脉冲波有利于避免空化效应的产生。

（3）超声的化学作用：超声的机械、致热及空化效应均可诱发许多化学变化，从而对生化和物质代谢过程产生一定的影响。如超声作用可导致化学键断裂从而对高分子化合物、蛋白质的解聚反应和聚合反应发生作用，故对许多酶的活性会产生影响。在一定强度超声作用下，胸腺核苷酸的含量增加，纤维细胞中蛋白合成增加，组织蛋白内巯基化合物增加。在大剂量超声能量作用下，因超声的化学作用还会破坏组织中的蛋白质。而强度<10mW/cm² 的低剂量超声一般不会产生化学作用。

当超声波引起气泡破裂之时，气泡内部压力增大导致瞬时温度升高，在局部温度升高可能达到数千开尔文。高温促使水裂解化学反应发生，最终产生自由如·H 和·OH。这些自由基一般存在时间非常短（大约 1 纳秒左右），因此对组织伤害不大。但是，这些自由基会转变为过氧化氢，过氧化氢在组织内的存在时间较长，对组织造成的损伤包括 DNA 链断裂、蛋白质变性。

（二）超声对机体的影响

超声所致的种种生物效应与其强度、频率、暴露时间以及超声的种类（连续波或脉冲波）

密切相关。超声的生物效应在很大的程度上取决于超声的强度和持续时间。在一定的阈值范围内，超声对人体的损伤可以忽略不计，并且可以应用于临床。总的来说，强度高时主要起抑制和破坏作用，可造成组织细胞形态及功能的改变；强度低时则有调节和刺激作用。由于机体各种组织对超声的感受性不同，所产生的生物效应也有差异。

1. 神经系统　神经系统对超声很敏感。小剂量超声波能使神经兴奋性降低，传导速度减慢，因而对周围神经疾病（如神经炎、神经痛）具有明显的镇痛作用。大剂量超声波作用于末梢神经，可引起血管麻痹、组织细胞缺氧、继而坏死。中枢神经对超声波显示较高的敏感性。有研究采用 $2kW/cm^2$（8MPa）剂量超声照射猫的脑部，由于超声的空化效应造成脑室周边及脑血管周边不规则损伤。但是脑实质未受损伤，表明超声造成的损伤可能局限于脑组织与流体组织（如血液或脑脊液）的界面处。除此之外，即使更低的超声也可能会造成脑损伤。有研究发现，即使用强度为 $0.1W/cm^2$ 的超声直接作用脑组织，也可造成不可逆的损伤。因此，国外有学者指出"超声波禁用于脑部"。但近年来国内不少单位通过实验研究和临床实践证明，使用强度为 $1.5W/cm^2$ 以下的脉冲式超声波移动法作用于头部，对脑实质无损害（由于大部分超声波能量被头皮及颅骨吸收和反射，只有 $2.5\% \sim 20\%$ 透入颅内），并且采用脉冲式超声在治疗脑血管意外偏瘫及某些神经系统疾病方面具有一定疗效。因此，超声对脑组织损伤可能与照射方式及强度有关。超声照射亦可造成周围神经系统损伤。有研究用 1MHz、$0.75w/cm^2$ 的超声辐照猫的裸露坐骨神经 20mm，脊髓 11mm，可致损伤。另外，相对于成熟的神经组织而言，哺乳动物胚胎的神经组织比成体更容易遭受超声的损害。

2. 免疫系统　孕妇在妊娠期的胚胎期、胎儿早中期及胎儿中晚期接受超声辐照，新生儿 RBC-C3b-R 下降，而 RBC-IC-R 则上升，证实了超声对红细胞 C3b 受体活性有明显抑制作用。由于红细胞 C3b 受体活性受抑制而其数目减少，以致红细胞不能及时有效地清除循环系统中的免疫复合物，导致了 RBC-IC-R 的升高。Anderson 等也发现，诊断剂量的超声波辐照小鼠的脾脏部位，可引起免疫抑制效应，使早孕蜕膜中巨噬细胞明显减少，必然会导致蜕膜组织抗感染能力下降。而早孕蜕膜中 T 淋巴细胞亚群和单核细胞亚群的分布和数目未发生改变。

3. 消化系统　适量超声辐照可增加胃的分泌和蠕动，强度高（$2.6W/cm^2$）时，如直接作用于肠壁可造成损伤。肝组织对超声的耐受性比脑组织高，对猫肝组织的超声生物效应研究表明，引起肝组织结构非可逆变化的超声阈值为脑组织的 2 倍。实验性超声照射可使哺乳类动物肝脏发生一系列的损害，包括：①宏观性细胞损害；②超微结构如线粒体损伤；③生物化学变化如 DNA 减少、RNA 增加、脂肪变性、糖原损失、谷胱甘肽水平下降、抗坏血酸水平上升。损害的主要原因可能是热效应。

4. 心血管系统　超声可通过对心脏神经和冠状动脉的作用，进而影响心脏的活动及节律。强度低时，仅表现为心脏毛细血管充血，间质细胞增多；强度适当可改善血液循环，表现为血管扩张，血管通透性增加；较高的强度（$2W/cm^2$）时可引起血管收缩。强度更高时（$2.5W/cm^2$）可使心肌发生灶性坏死及散在性细胞浸润。大剂量超声波可使心律减慢，诱发心绞痛，严重时发生心律失常，最后导致心脏停搏。大剂量超声还可引起血管内皮肿胀，血液循环障碍。

5. 生殖系统　生殖器官对超声很敏感。强度低时，超声对卵巢功能有刺激作用；强度高时，对卵巢及睾丸均有抑制以至损害作用。Wilson 对 918 例 $7 \sim 12$ 孕周接受超声者调查发现，超声可增加自发流产和胎儿异常。生殖腺超声可使实验动物体温升高至 $38 \sim 40℃$，从而抑制其精子发生。超声对精子发生的抑制作用超过 $60℃$ 沐浴、红外线照射以及微波暴露。

这从另一方面说明,超声对生殖腺的影响机制可能不限于高温。因此有人提出用超声波作为一种男性可逆性避孕的方法。

6. 内分泌系统　超声可通过中枢神经系统而影响内分泌功能。有报道,超声作用于兔脑可引起肾上腺功能改变。超声直接作用于内分泌腺,也能引起功能与形态的变化。0.8MHz,0.2~2W/cm² 的超声暴露,可使动物甲状腺的摄碘量减少、腺泡上皮改变、滤泡减小以及甲腺原氨酸水平下降。

7. 视觉系统　由于眼球的形态、液体成分及血液循环独特等特点,对超声的反应也比较特殊,如热容易积聚而致损伤引起白内障。动物实验发现,超声对眼的损害包括晶状体混浊、角膜肿胀、眼压升高、瞳孔反射迟钝、玻璃体溶解、视网膜萎缩、视神经脱髓鞘和视皮质受累。晶状体似为对超声损害最敏感的部位。超声暴露引起的白内障,从轻度混浊至整个晶状体混浊,轻重不等。这些损害的原因主要是热效应。

8. 血液系统　将血小板离体暴露于超声,由于凝集素原释放于外围血浆而使其胀大、凝集或断裂。动物离体实验表明,0.75~3MHz,1W/cm² 超声可使微循环中的血小板凝集。超声照射小鼠,可引起血小板凝集、血管内栓塞和血管闭合,从而影响血流。高强度超声可使红细胞溶解,细胞膜对亮氨酸和钾离子的通透性改变,表面抗原丧失,以及氧-血红蛋白解离曲线改变。超声照射还可使白细胞溶解、吞噬作用减弱、杀菌活性降低、利用氧的能力减弱。上述研究结果表明,超声对血液中的有形成分有多种生物效应。对心血管系统超声可使鸡胚血液循环停滞。1MHz、2.4W/cm² 超声照射大鼠心肌 10 分钟,可改变其静止张力。

9. 肾脏　实验证明,强度为 1~20 000W/cm²、频率 80kHz~6MHz 的超声暴露时间 1 秒~20 分钟,由于其热效应,可对肾脏可产生一系列的影响,包括:肾小球和肾小管功能改变、出血、水肿和肾体积减小。而 Taylor 和 Pond 的实验发现,10 毫秒的脉冲超声在 0.5MHz、1MHz、2MHz 频率条件下作用 5 分钟,造成大鼠肾中央静脉细胞结构改变,但是,随着超声频率的升高,例如 6MHz 就不会造成损伤效应。

10. 肺脏　因为肺脏含有大量气泡,而气体对超声的吸收较其他物质强,因此极易受到超声影响甚至造成肺损伤。由于超声对肺脏造成损伤的低阈值性,肺脏是研究超声生物效应最好的靶器官。大量的证据指出,即使是检测剂量的超声暴露,亦可导致局灶性的肺出血(图 36-2)。但是由于胎儿肺脏中并无气泡,因此超声并不会对婴儿肺脏造成损伤。

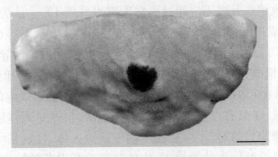

图 36-2　超声造成的大鼠肺部局灶性出血
引自:Church et al. J ultrasound Med,2008;27:565-592

超声造成肺脏出血的阈值非常低,甚至低于正常超声身体检测时仪器所采用的剂量。但是,超声造成的肺脏出血点非常小,一般经过数周后,损伤就会修复。目前,研究不同物种的超声损伤发现,超声对不同物种肺脏损伤的阈值并不相同。在超声检测过程中,超声的频率与超声造成的损伤并不相关。但是,超过阈值的超声造成的损伤程度与超声暴露时间及每次超声波的持续时间相关。目前的研究认为,超声造成的损伤与声压、暴露时间以及超声暴露的波束宽度相关。

11. 运动系统　超声可致骨骼骨膜丧失、股骨外层改变、骨髓抑制和钙代谢失调。$0.28\sim2MHz$、$1\sim4W/cm^2$ 的超声暴露,可导致实验动物肌肉抗坏血酸水平升高、谷胱甘肽水平下降、DNA、RNA 和糖类减少、蛋白质含量增加、肌肉组织成分破坏、平滑肌收缩性能发生变化。

12. 对胚胎发育的影响　哺乳动物的胚胎和胎儿对于环境的影响非常敏感,故超声生物效应对于胚胎和胎儿的威胁远远超过成年人。即使检测剂量的超声也会对胚胎产生影响,例如有研究发现临床的超声检测可导致动物胚胎的运动增加,这可能与超声对胎仔听觉系统刺激产生的效应相关。而大强度的超声暴露的热效应极易对快速分裂细胞产生影响。有研究发现,实验动物子宫内超声暴露的热效应,极易损伤胚胎和胎儿迅速增殖的细胞以及正处于分化过程中的器官。快速发育的血管系统也极易受到超声影响,例如超声暴露小鼠后,其骨组织周围发育的血管病理切片显示局灶性出血。而大强度超声导致胚胎温度升高 $2.5\sim5℃$ 即可导致畸胎和胎仔死亡。

人群流行病学证据显示,检测时超声暴露对婴幼儿影响与暴露剂量相关。例如大于检测剂量的超声暴露,可致新生儿抓握反射和紧张反射异常以及此后的诵读困难。到目前为止,检测剂量的超声暴露相关的生物效包括:儿童肿瘤,出生重量降低,儿童生长异常,神经发育异常可能与超声暴露并无相关性。总之,超声达到一定强度时,对生物机体各个层次的组织器官及细胞和生物物质都可产生不同程度的生物效应。但也有大量研究资料表明,临床诊断用的超声强度,对人体是相当安全的。

三、超声的卫生防护

随着科技的进步,超声得到了广泛的应用。在医学上,超声广泛地应用于临床诊断、治疗和手术。而根据大量的研究,未发现低强度的超声可对人体造成损害。世界超声医学和生物学联合会安全委员会和美国医用超声学会(American Institute of Ultrasound in Medicine, AIUM)超声生物效应委员会等业已相继成立。中国超声医学工程学会也已于 1994 年 8 月 21 日正式成立了超声生物效应委员会。AIUM 于 1987 年修订了医用超声使用参考原则,指出妇产科诊断超声所致组织升温不应超过正常生理水平的 $1℃$。认为原位温度若达到或超过 $41℃$ 即可对胎儿造成损害,并且暴露时间越长,损害越大。米勒等也指出,诊断超声升温不应超过正常值的 $2℃$,若原位温度超过 $39℃$,就可导致胎儿发育的异常。

因此,在卫生防护措施方面,限制超声辐照剂量成为首要问题。但是目前还没有一个国际公认的卫生标准。WHO 曾广泛收集和分析研究关于超声生物效应的资料,并从环境卫生学的角度提出如下建议:①只有在医学上具有明确理由时,才对人体使用诊断超声;②以商业显示和获得实验图像为目的时,不应把超声用于辐照人体,特别是孕妇;③在保证获得良好图像质量和取得必要诊断信息的前提下,应使超声诊断设备的输出强度尽可能小。中华人民共和国国家计量检定规程(JJG 639—98)和《JJG 806—93》两个规程中规定:医用超声诊断仪超声源输出声强一般不应大于 $10mW/cm^2$,对超出 $10mW/cm^2$ 的仪器,应公布其输出声强值,并在明显位置警示"严禁用于孕产妇",而医用超声治疗机超声源最大有效输出声强应当小于 $3W/cm^2$。

(骆文静　陈景元)

参 考 文 献

1. 郭新彪.环境健康学.北京:北京大学医学出版社,2006.

2. 程天民.军事预防医学.北京:人民军医出版社,2014.

3. Dalecki D.Mechanical bioeffects of ultrasound.Annu Rev Biomed Eng,2004,6:229-248.

4. Moller H,Pedersen CS.Hearing at low and infrasonic frequencies.Noise Health,2004,6(23):37-57.

5. 曹鹏冲,尹文.次声的研究进展.中国康复,2004,19(5):311-312.

6. 王彩凤.诊断超声遗传学效应的研究进展.国外医学·妇幼保健分册,2002,13(3):101-102.

7. 中华人民共和国国家标准.城市区域噪声标准 GB 3096—93.北京:国家环境保护局,1993.

8. 中华人民共和国国家标准.声环境质量标准 GB 3096—2008.北京:环境保护部、国家质量监督检验检疫总局,2008.

9. William D.the risk of exposure to diagnostic ultrasound in postnatal subjects:thermal effect.J Ultrasound Med,2008,27:517-535.

第三十七章

极端环境因素与健康

　　随着经济、社会、科技的发展,人类的活动范围逐渐扩大,所涉及的生活和作业环境也日益多样,如寒区、热区、高原、荒漠等特殊环境。特殊环境中的气象因素(温度、湿度、气流、辐射、气压等)往往极其复杂,其强度也常常明显超出适宜人类生存的范围。如我国青藏高原面积约占国土面积的1/4,平均海拔高度为4000m以上,大气压和氧分压大幅度低于平原地区;东北、华北和西北北部(三北)地区冬季气温低、寒期长,极端最低气温可达-50～-20℃;沙漠和戈壁主要分布在新疆、青海、甘肃等地,占国土面积的11%,其主要的气候特点为温度高、温差大、风速大、相对湿度低。上述地区在我国的经济发展、国防安全等方面均有重要的战略意义,而其极端的气象因素对人类的生活、劳动作业和健康可产生严重的威胁。本章我们将主要讨论热环境、冷环境、高原环境和沙漠戈壁环境中的极端环境因素对人体健康的影响及相关健康危害的防治措施。

第一节 热 环 境

一、炎热气候

(一) 炎热气候的类型和特点

　　环境气温、湿度、辐射热、风速等气象因素综合作用于穿着适宜服装的人体造成热负荷增加,并对生理功能和作业能力产生不利影响的环境,称为热环境(hot environments)。全球热环境的分布主要受其自然地理环境的影响。另外,随着人类社会工业化的发展,温室气体大量排放,温室效应(green house effect)的加剧也造成地球变暖和极端气候的增多,而人类活动造成的城市建设、地表植被、地形地貌等方面的改变也使得热环境的分布更加复杂。一般而言,热环境的气候可以简单分为湿热气候和干热气候两类。湿热气候(humid-hot climate)的特点除了气温高、热期长、太阳辐射强以外,还有湿度大、雨量多等特点,部分地区还可能经常受到雷暴、台风等的袭扰,如我国长江以南的东南沿海省区。干热气候(dry-hot climate)地区主要是一些远离海洋,降水稀少的内陆地区,其主要气候特点包括气温高、太阳辐射强、湿度小、雨量少、风速大等,如我国西北内陆的部分地区,拥有广阔的沙漠、戈壁,夏季为典型的干热气候。而许多位于南、北纬15°～30°之间的地区,包括非洲北部、西南亚和澳大利亚中西部,常年处在副热带高气压和信风的控制下,年降雨量不足200mm,且变化很大,甚至多年无雨,加以日照强烈,蒸发量大,炎热、干燥也成为这些地区气候的主要特征。

（二）热环境中的气象因素及其综合评价

热环境中的气象因素主要包括空气温度、湿度、风速和热辐射，在这些因素的综合作用下，人体可产生不同的冷热感觉，并引起机体热平衡的变化。

1. 气温　环境中的气温主要取决于大气温度，并受到太阳辐射、附近热源和人体散热等的影响。在各种气象因素中，气温对机体的散热起主导作用，不同的环境气温下机体的代谢和散热方式可产生较大差异。例如气温在 15~25℃ 时，机体能量代谢保持基础水平；高于 35℃ 时，能量代谢随气温升高而增高。气温低于 20℃ 时，人体可通过辐射、传导、对流、蒸发等多种方式散热；而随着气温升高，蒸发散热所占比例逐渐增大，至 38℃ 时，蒸发几乎成为唯一的散热形式。

2. 气湿　气湿（humidity）指空气中的水蒸气含量。由地表的水体、土壤、植被等蒸发的水分是空气中水蒸气的主要来源。环境中的气湿一般以相对湿度表示。相对湿度在 80% 以上称为高气湿，低于 30% 称为低气湿，适宜的气湿为 40%~70%。气湿并不直接影响加于人体的热负荷，但可制约体表汗液的蒸发效率，从而对人体热平衡产生重要的影响。例如，人体在高温环境中主要依靠汗液蒸发散热，若空气湿度过高，汗液蒸发量小，称为"无效出汗"，机体失水多却不能起到应有的蒸发散热作用，可造成体内热蓄积。

3. 气流　气流是空气由低温、高压处向高温、低压处流动而形成。气流对人体热平衡的影响受其他气象因素的影响。例如，当气温低于皮肤温度时，可促进对流散热及汗液蒸发；而当气温高于皮温时，空气对流又可使人体获得热量。另外，气流还可促进体表汗液蒸发，在高温低气湿环境中，气流可加速汗液蒸发而有助于散热；而在高温高湿环境中时，气流对蒸发散热的作用则显著减小。

4. 热辐射　任何具有温度的物体都可以以电磁波的形式向外散发热量，称为热辐射，其形式主要是红外线及一部分可见光。当物体表面温度超过人体表面温度时，物体向人体传递热辐射而使人体受热，称为正辐射。反之，当周围物体表面温度低于人体表面温度时，人体向周围物体辐射散热，称为负辐射。热辐射不直接加热空气，但可使受照物体或人体加热升温。太阳、高温物体、火焰等是环境中常见的热辐射来源。当热环境中存在热源时，高温加上正辐射可造成人体热负荷显著增加。热辐射受其他气象因素的影响较小，热源辐射的能量大小主要取决于辐射源的温度，与辐射源的表面积和表面温度等因素也有一定关系。热源温度愈高，表面积愈大，辐射能量也愈大。另一方面，辐射能量与辐射源距离的平方成反比，故离辐射热源越远，物体受到的辐射强度也越小。

上述气象因素对机体热平衡的作用是相互联系而又相互制约的。而人体对于环境的冷热感觉是空气温度、湿度、风速和热辐射综合作用产生的效果。所以，在评价热环境对人体影响及制定相关卫生标准时，应考虑采用能够反映多种气象因素综合作用的指标。例如：有效温度（effective temperature，ET），它是根据大量受试者在各种温度、湿度和风速的环境体验热的主观感觉制定出来的综合指标，可反映温度、湿度和气流等气象各因素对人体热感觉的影响，但未包括热辐射的作用。湿球黑球温度（wet-bulb globe temperature，WBGT）亦称湿球黑球温度指数，是湿球、黑球和干球温度测定值加权相加的数值，可综合反映温度、湿度、气流和热辐射的影响。还有波球温度（bots ball，BB）、表现温度（apparent temperature，AT）、热负荷指数（heat stress index，HSI）等。但是，这些指标也有其局限性，多没有考虑代谢产热、衣着、身材等因素。

二、热环境对机体的影响

（一）体温调节

人体暴露在热环境中即受到热的影响。人体与环境之间的热交换可以用热平衡公式来表示：

$$S = M - E \pm R \pm C_1 \pm C_2 \qquad \text{（式37-1）}$$

式中：S（storage）为热蓄积的变化；M（metabolism）为代谢产热；E（evaporation）为蒸发散热；R（radiation）为经辐射的获热或散热；C_1（convection）为对流的获热或散热；C_2（conduction）为传导的获热或散热。在热交换过程中，热量总是从热的物体传向温度较低的物体。当气温在30℃以下，或周围物体温度低于皮肤温度时，人体通过辐射（45%）、对流（30%）、蒸发（25%）散热；气温在30℃以上，或周围物体温度高于皮肤温度时，人体不仅不能借助辐射和对流散热，而且热空气反而通过对流方式加热体表；同时周围的高温物体可以辐射方式直接向体表和深部组织传递热量。因而，此时蒸发散热几乎成为机体唯一的散热方式。汗液蒸发受气流和气湿所制约。在湿热气候下，当湿度高、气流小时，汗液蒸发量小，称为"无效出汗"，机体失水多却不能起到应有的蒸发散热作用。

人体产热、散热的动态平衡是在中枢神经系统和内分泌系统的调控下，通过心血管系统、皮肤、汗腺和内脏等组织器官的协同作用而维持的。当人体受热时，热刺激皮肤温热感受器，感受器兴奋产生神经冲动，传至下丘脑体温调节中枢；同时，外环境的附加热和劳动时机体产生的热使血液加温，通过血液循环直接加热视前区-下丘脑前区（PO/AH）中枢性温热感受器，此时热敏神经元放电频率明显增加，导致散热中枢兴奋，引起心输出量增加，内脏血管收缩，皮肤血管扩张和汗腺分泌增强等反应；另一方面，产热中枢受到抑制而减少产热，使体温保持在正常范围。但是，机体对体温的调节能力有一定限度，当机体产热和接受外界附加热之和超过了自身的散热能力和空气的冷却力时，即造成体内蓄热或过热，出现不同程度的体温升高。因此，体温升高是体温调节紧张的重要标志。

（二）水盐代谢

长时间处于热环境时，由于排汗可丧失大量水分和无机盐。出汗量的多少主要取决于热强度和活动量，故出汗量可作为人体受热程度和活动量的综合指标。大量出汗可致水盐代谢障碍，当一天出汗量达5L以上时，可丢失水和电解质，引起酸碱平衡失调，同时组织缺氧，乳酸增多，碱贮备下降，酸性物质排出减少，从而引起代谢性酸中毒。一个工作日出汗量6L为生理最高限度，失水不应超过体重的1.5%。汗液是低渗性液体，固体成分占0.3%~0.8%。其中电解质占绝大部分，主要是氯化钠（0.1%~0.5%）和多种常量元素和微量元素；还有尿素、肌酐、葡萄糖、乳酸、氨基酸、水溶性维生素等。

（三）心血管系统

1. 心率　心率是评价机体在热环境时心血管系统紧张程度的重要指标。机体单纯受热时，心率增加，心输出量增高。但在热环境中运动或体力作业时，心脏既要向高度扩张的皮肤血管网输送大量血液以有效散热；又要向工作肌输送足够的血液，同时由于出汗丧失大量水分致使有效血容量减少，这种供求矛盾使得循环系统处于高度应激状态。故当心率过高时，舒张期缩短，冠脉流量不能满足心肌活动需要，心输出量反而降低。通常心率应保持在生理安全上限145次/min以下，如心率超过162次/min，表明机体已难以适应，应减轻体力活动强度；耐受极限为174次/min，此时应暂停体力活动。

2. 血压　热环境中人体血压改变没有明确的规律。一般来说,视运动的升压因素与高温的降压因素之间的拮抗结果而定。单纯高温作用下,末梢血管紧张度降低,血压稍降。如体力活动的影响超过高温作用,则收缩压升高,舒张压变化不大或稍下降,因而脉压趋向于增加。高温环境下运动时,若心率和收缩压显著升高,是机体不适应的表现。

3. 心电图　人体受高温作用后,心电图可显示心肌相对缺氧、T 波倒置、S-T 段压低,偶可见 P 波增宽、P-R 间期延长、T 波和 R 波电压增高以及室性期外收缩等。长期在热环境中活动,心脏经常处于紧张状态,久之可使心脏出现生理性肥大,心电图显示窦性心动过缓或过速、窦性心律不齐等。

(四)消化系统

热应激时,交感肾上腺系统广泛兴奋,消化系统功能受到抑制。由于血液重新分配,消化道处于贫血状态。而大量排汗和氯化物的损失,使血液中形成胃酸所必需的氯离子储备量减少,因而消化道分泌减弱,唾液、肠液,尤其是胃液分泌减少,分泌的潜伏期延长而分泌期缩短。唾液淀粉酶、胰酶、肠酶活性和胃液酸度降低,胃黏液蛋白减少。胃的收缩和蠕动减弱,对固体食物排空减慢,对水的排空加速;小肠运动受到抑制,吸收营养物质的速度减慢。同时,口渴、脱水抑制食欲中枢和大量饮水冲淡胃液等,都可引起食欲减退和消化不良,胃肠道疾患的发病率增高。

(五)呼吸功能与能量代谢

在高温环境的影响下,呼吸频率和肺通气量增高,以利于气体交换和肺蒸发散热。气温在 25~35℃时,能量代谢略降;超过 35℃时,能量代谢随气温升高而增高。当肛温从 37℃增至 42℃时,肛温每升高 1℃,代谢率增加约 10%~20%。

(六)神经及内分泌系统

机体受热时,体温调节中枢兴奋性增高,通过神经体液调节机体的产热和散热,从而维持体温的稳定。同时,体温调节中枢的兴奋产生负诱导而使机体产生保护性反应,其他中枢抑制过程加强,可表现为注意力不集中,肌肉活动能力下降,动作的准确性与协调性差,反应速度降低,易发生意外伤害。如果人体热负荷超过一定限度而导致体热蓄积,则随着体温升高,大脑皮层的兴奋性持续下降。当体温超过 41℃时,中枢神经系统出现严重紊乱,体温调节功能障碍,甚至发生昏迷、惊厥和谵妄等精神行为学的改变。

(七)泌尿系统

高温使大量汗液蒸发,引起机体水盐的丢失和血容量的下降。肾血流量平均减少 51%,肾小球滤过率下降 21%,对尿素、菊淀粉、对氨基马尿酸盐清除率明显下降,经肾脏排出的尿液大量减少,有时达 85%~90%。如不及时补充水分,由于血液浓缩使肾脏负担加重,加上高热状态对氧的需要增加,可导致肾缺氧,甚至出现轻度肾功能不全,尿中出现蛋白、红细胞、管型等。当 24 小时尿量少于 800ml,尿盐低于 5g 或 8 小时劳动尿盐低于 2g,清晨第一次尿液的盐浓度低于 2g/L,则表示补水不够,体内缺盐。

三、热适应与热习服

机体接触热环境一段时间后,各器官系统都会产生一系列有利于适应热环境和提高耐热能力的变化,以维持内环境的相对稳定,建立对高温环境的适应机制。这种适应分为热适应和热习服两种。

（一）热适应

热适应（heat adaptation）是指机体对于长期热环境刺激产生的耐热性提高的生理性适应过程，多见于世居热环境人群，是机体经过若干代对热的适应性调整过程，对热气候条件建立起来的稳定协调关系，亦称为生物性热适应（biological heat adaption）。热适应不仅表现为多种生理功能的适应性变化，而且机体的外形、器官结构也发生了适应性改变，如皮肤颜色、汗腺的分布和密度、汗腺对温度敏感阈值、外周血管的分布和舒缩能力、热损伤的临界阈值等。热适应者体温调节能力提高，代谢减缓，产热减少，汗腺数量和活动强度均增加，汗量显著增多，蒸发散热能力明显提高。热适应具有可遗传性和永久性，因此热适应者脱离高温环境一段时间后，对热的适应能力依然存在。

（二）热习服

热习服（heat acclimatization）是指对热环境不适者反复接触热环境刺激，通过调整机体相关生理代偿功能，个体耐受热的强度渐进性增强的生理适应过程。热习服又称为获得性热适应（acquired heat adaptation）或生理性热适应（physiological heat adaptation）。随着热习服的建立，机体汗液分泌的体温阈值降低，汗量增加，汗液含盐量减少，蒸发散热率升高，水盐代谢趋于平衡；心血管功能得到显著改善，表现为心率增加不多而心搏出量增加明显，有效循环血量增多，从而使机体散热功能增强，热耐受能力显著提高。同时肾小管和汗腺对钠和氯的重吸收加强，盐损失量减少。由于水盐代谢和心血管功能明显改善，机体易于保持热平衡。

热习服者对热的耐受能力增强，不仅可提高高温作业的劳动效率，且有助于防止中暑发生。但人体对热环境的适应能力有一定限度，超出限度仍可引起生理功能紊乱。另外，热习服的状态并不稳定，脱离热环境 1~2 周后可出现迅速消退，并可在 1 个月左右返回到适应前的状况，即脱习服（deacclimatization）。所以，在重返热环境时应注意重新建立习服。

四、中暑及其预防

（一）定义

中暑（calenture，heat illness）是指长时间接触高温环境，或由于高强度运动使产热量大大超过机体的散热能力，人体热平衡和（或）水盐代谢紊乱等而引起的一种以中枢神经系统和（或）心血管系统功能障碍为主要表现的急性热致疾病（acute heat illness）。

（二）致病因素

环境气象条件、劳动强度、身体状况与中暑的发生都有重要关系。高温是引起中暑的基本条件，气象因素中气湿、风速和作业时的劳动强度、劳动时间等也是重要的影响因素。一般气温超过 34℃ 可有中暑病例发生；如果气湿高（相对湿度超过 80%）、气流小，在 31~32℃ 甚至更低温度时也可能发生中暑。此外，过度疲劳、未热适应、睡眠不足、年老、体弱、肥胖等都易诱发中暑。

（三）中暑的类型

按病因和发病机制把中暑分为 4 种类型：热射病（heat stroke）、热痉挛（heat cramp）、热衰竭（heat exhaustion）和日射病（sun stroke）。按病情程度不同，又可分为先兆中暑（threatened heat stroke）、轻症中暑（light heat stroke）和重症中暑（severe heat stroke）3 种。

先兆中暑症状较轻，主要表现有头晕、头痛、全身乏力、大汗、口渴、胸闷、心悸、呼吸急促、注意力不集中、动作不协调，甚至恶心、呕吐，体温一般不超过 37.5℃。发现先兆中暑或轻症中暑患者,应迅速将患者扶至阴凉通风处休息,解开腰带,敞开衣服,用湿毛巾敷头,扇风,补充盐水,必要时给予葡萄糖生理盐水静脉滴注。如果处理不当,则病情进一步发展。各种类型中暑的临床表现和现场救治如下:

1. 热射病　在热环境中,人体内部和外部总体热负荷超过了散热能力,或散热功能障碍,导致身体过热所致。其临床特点为突然发病,体温升高可达40℃以上,开始时大量出汗,以后闭汗、皮肤干热,出现意识障碍和昏迷等中枢神经系统症状,甚至死亡。

热射病的处理原则为:

(1)迅速降低体温:尽快降低体温是抢救的关键。肛温在38.8℃以上时应立即采取降温措施。如果肛温超过41℃,需采取有效的降温治疗,使肛温在1小时内降至40℃乃至39℃以下。降温措施主要采用物理降温,如冷湿毛巾敷头、颈部,也可使用冰帽、冰枕,或在颈部、腋窝、腹股沟等浅表大血管区放置冰袋;也可用冰水(可加适量酒精)擦浴身体,同时扇风,或向身上喷浇冷水,甚至将患者颈部以下浸泡在井水、冰水或溪流里。在物理降温的同时要不断按摩四肢,每15分钟测肛温一次,待肛温降至38℃后,应逐步撤除降温措施。但应继续观测,若体温再度上升,应重复降温治疗。有条件时可配合药物降温。用冷水或冰盐水200~1000ml间歇反复灌肠,也有良好的效果。

(2)对症处理:呼吸困难者,可肌注或静注洛贝林1~3mg。循环衰竭者,若脱水已纠正而血压仍未上升时,可用去甲肾上腺素2~4mg,加于输液中滴注,使收缩压维持在12.0~13.3kPa(90~100mmHg)上下。脉搏微弱时,可皮下注射安钠咖0.25g。热射病患者一般失水不多,补液不宜过多、过快,以防引起肺水肿。吗啡、阿托品等在急救时绝对禁用。对恢复期重症患者需严密观察,防止复发,不要马上步行,可用车辆或担架运送。

2. 热痉挛　主要发生在热环境中从事剧烈运动和工作时,特征为肌肉痉挛,是由于大量出汗,钠盐等电解质丢失过多,又未能及时补充,导致低钠血症,进而造成细胞中钙浓度增加,引发骨骼肌抽搐。主要表现为明显的肌肉痉挛和疼痛,以四肢肌肉和腹肌多见,尤以腓肠肌痉挛疼痛最重。体温多正常,神志清楚。

处理原则:纠正水电解质平衡紊乱,每小时给含盐1~2g盐水,总补盐量为10~15g;还可酌给咸菜、咸鱼;只有严重的反复发作的重症患者,才输注生理盐水或5%葡萄糖生理盐水1000ml,或口服1.5%~3.0%甚至5%的高渗盐水。使患者于阴凉处躺卧,放松肌肉,按摩痉挛部位。精神紧张、烦躁不安时,可给予镇静剂,肌注西地泮10mg。若痉挛不止时,肌内注射苯巴比妥钠0.1g,或服8%水合氯醛10ml,辅以针刺合谷、足三里、承山、内关穴。过度换气造成血钙过低时,可酌给10%葡萄糖酸钙或氯化钙10ml静脉缓注。

3. 热衰竭　热衰竭是在炎热的环境下运动及工作,身体大量出汗而没有足够水分和盐分补充时,出现的虚脱的情况。在长时间的高温环境下,机体皮肤血流的增加不伴有内脏血管收缩或血容量的相应增加,因此不能足够地代偿,致脑部暂时供血减小而晕厥。另外,在高温环境中机体过度换气而引起的呼吸性碱中毒也可能是热衰竭的另一重要原因。热衰竭在受热长达数天时容易发生,临床表现为头晕、头痛、恶心、呕吐,皮肤湿冷、面色苍白、出冷汗,脉搏细弱、血压下降,发生晕厥,体温不高。

处理原则:迅速移至阴凉通风处平卧,头稍放低,双腿抬高以促进血液回流;根据体温升高程度采取适当的降温措施,给予含盐清凉饮料,安静平卧休息。神志不清或呼吸困难者给予苏合香丸(孕妇慎用)或生脉散;嗅闻10%氨水或芳香氨醋液,皮下注射安钠咖0.25g;若输液后血压低于12.0kPa(90mmHg),可用升压药,使组织灌注良好,排尿恢复正常。

4. 日射病 由于太阳辐射或热辐射直接作用头部,使颅内温度增高而引起的一种急性神经系统功能障碍。临床表现为剧烈头痛、头晕、眼花、耳鸣、恶心、呕吐、兴奋不安、意识不清等,头皮温度超过 39℃,并不一定有体温过高。

处理原则:头部降温是首要措施。用湿冷毛巾或冰袋冷却头颈部,辅以全身降温。必要时给予对症处理,其方法参见热射病的救治措施。

(四)中暑的预防措施

1. 避免烈日暴晒 高温天气应合理安排室外活动日程,尽量避开高温和强太阳辐射时段。提前备好防晒用具,出门前应做好必要的防护工作,如打遮阳伞、戴遮阳帽、戴太阳镜,涂抹防晒霜等。外出时的衣服宜穿宽松透凉、浅色、导热系数小且对潮湿渗透性好的布料服装。老年人、孕妇、有慢性疾病的人,特别是有心血管疾病的人,在高温季节要尽可能地减少外出活动。

2. 进行耐热锻炼 对于需要在炎热环境下工作的人员增强抗热能力也很重要,可以进行一系列的耐热锻炼,促进热习服的建立。基本方法是:①特异性锻炼,包括自然热气候锻炼和人工热环境锻炼。一般可在每天较热时间内进行锻炼,以气温在 31~37℃ 为宜。可采用长跑、球类或其他能提高心血管系统耐力的较重体力活动,但不要采取仅侧重于锻炼肌肉力量的活动,如俯卧撑等。要坚持热中炼,动中炼。②非特异性锻炼,包括体力锻炼和缺氧锻炼。体力锻炼可引起体温升高和机体缺氧,增强心功能。

3. 合理补充水盐 不断地补充汗液中丢失的水和盐,保持机体水盐平衡,是提高机体耐热能力的重要措施,故高温环境中活动时应准备充足的水和饮料。正常情况下,人体由于出汗减少的水分大约占体重的 2% 时才会感到口渴。因此,以口渴可作为机体需要水分的指标是不够敏感的。然而,单凭口渴感的饮水量不足以保持体液平衡,所以每次饮水时在满足口渴感以外,再尽量多饮一些。大量出汗时提倡少量多次饮水,以免加重胃肠道负担。口服补水的效率受到胃排空速度和小肠中水分吸收速度的限制。胃和小肠对水的最大吸收速率大约为 1~1.2L/h。但是,当汗液分泌导致总体重 5% 的水分丢失时,胃排空的速率将降低约 20%~25%。所以一旦机体发生脱水,口服补水的效果会变差,快速口服补水甚至可能引起恶心、呕吐,进而加重脱水问题。所以,在热环境中合理补水,防止机体发生脱水的关键是在热暴露之前适量饮水,并在暴露过程中和之后维持经常的水分摄入。饮水温度以 8~12℃ 为宜,天然水温也可,但不宜超过 30℃。补水时可供应水或淡盐水,也可供给含盐饮料、茶、绿豆汤、酸梅汤等。

4. 保证休息和饮食 夏天日长夜短,气温高,人体新陈代谢旺盛,消耗也大,容易感到疲劳。充足的睡眠,可使大脑和身体各系统都得到放松,既利于工作和学习,也是预防中暑的措施。另外,高温劳动时,体力消耗大,食欲和消化功能减退,因而适当改善伙食,保证摄取充分的营养素和热量(尤其是蛋白质、维生素和无机盐),对于保持体力、预防中暑十分重要。

第二节 寒冷环境

一、寒冷气候特点

寒冷气候可以简单地分为干寒气候(dry-cold climate)和湿寒气候(humid-cold climate)。干寒气候主要见于地球的高纬度地区,例如纬度高于 66.5°的南、北极地区,俄罗斯的西伯利亚地区、我国的东北、华北和西北北部(即三北地区)等地区。干寒气候的特点有:气温低、寒期长,纬度越高,寒期越长;温差大、寒潮多;雪期长、积雪深;结冰期长、冻土层厚等。另外,干寒气候地区降水相对较少,空气相对湿度高而绝对湿度低。如两极地区的大气中水汽含量很低,降水量也都比较少,其中北极地区年降水量约 200mm;南极大陆年降水量自沿海向内陆剧减,中部高原地区年降水量仅为 50mm 左右。湿寒气候主要见于温带甚至部分亚热带地区,如美国东北部、西欧、我国华北和西北的南部、华南北部等。这些地区冬季虽较短,但有一段气温持续低于 0℃,极端气象条件下(如 2008 年我国南方冰冻雨雪灾害)甚至可低至 -5℃左右;另外,空气相对湿度和绝对湿度均较高,由于空气导热系数随湿度增加而增高,可加快人体表面散热,加之湿冷气候地区一般缺乏取暖设备,冬季的冻伤问题和防寒问题同样不容忽视。

二、寒冷环境对机体的影响

(一) 体温调节

寒冷刺激皮肤冷感受器产生神经冲动传入到下丘脑体温调节中枢,通过神经体液调节产生一系列保护性反应,从而维持体温恒定。一方面,交感神经兴奋,释放大量儿茶酚胺,皮肤和上呼吸道黏膜血管收缩,流经皮肤血管的血流量大大减少,使皮肤温度降低,体表散热减少。另一方面,机体能量代谢增强引起产热增加,表现为以肌肉紧张度增加为特征的寒战性产热(shivering thermogenesis)和以肌肉以外器官(尤其是肝脏)糖脂代谢水平提高为主的非寒战性产热(nonshivering thermogenesis),也称代谢性产热。

1. 寒战性产热 人体在冷刺激下肌肉紧张度增加,出现骨骼肌不随意的周期性收缩(寒战),肌肉代谢率显著升高,氧耗量和产热增加。寒战是人体在冷环境中快速代谢产热的重要机制,运动时骨骼肌随意收缩消耗的能量有 60%~70% 转变为热量,而寒战时肌肉收缩消耗的能量几乎全部转变为热量,产热效率明显增高。通常寒战产热可达基础产热量的 3~4 倍,中心体温可升高 0.5℃ 并维持较长时间。最大寒战产热可达基础产热量的 6 倍,但持续时间较短。寒战出现在体温下降之前,并随体温下降逐渐加剧,当中心体温接近 35℃ 时寒战最剧烈,此后随着体温的进一步降低而逐渐减弱。当中心体温低于 33℃ 时寒战大部分停止。寒战的不利影响是耗能多,干扰有目的的、协调的肌肉运动,寒战时肢体血流量增加、组织隔热作用降低,使机体的散热量增多。

2. 非寒战性产热 持续受冷时除寒战性产热外,肌肉以外其他器官糖代谢增强,脂肪动员增加,血清游离脂肪酸含量升高以及有关的酶活性增强,氧耗量及产热量显著增加,但肌电活动增加不明显。

冷暴露时,对寒冷未建立适应者以寒战产热为主,而适应之后寒战明显减少,以非寒战性产热完全或者部分替代寒战产热。人体对低温环境虽有一定的适应能力,但如果在冷环境下暴露时间过长,或浸于冷水中(皮温及中心体温可迅速下降),可能导致体温调节障碍而体温降低,影响机体功能,甚至出现体温过低和冻伤。

(二) 寒冷环境对人体其他生理功能的影响

1. 内分泌系统 冷暴露时,由于应激反应,垂体前叶促肾上腺激素及促甲状腺激素分泌增多,使肾上腺皮质激素和甲状腺激素分泌增加,加速细胞能量代谢、肝糖原分解、糖原异生。此外,胰高血糖素、肾上腺素、生长激素等也相应分泌增加。上述反应对提高组织代谢、增加产热、保持体温都具有重要的作用。

2. 循环系统　寒冷引起交感神经兴奋、血中儿茶酚胺浓度增加,使心输出量增加,血压上升,心率加快。还使血液浓缩,血液黏度、红细胞比积和血小板总量增加,增大血流阻力和心脏负担。吸入的冷空气常使舒张压升高,使冠状动脉收缩,有诱发心绞痛的危险。

3. 皮肤血管反应性　冷刺激作用于人体冷感受器,人体第一个明显的反应就是外周血管和四肢小动脉收缩,使皮肤血流量减少、温度降低,以减少散热。皮肤血管收缩一定时间后,皮肤的动-静脉吻合支突然开放、皮肤温度回升,称为冷致血管舒张反应(cold induced vasodilation,CIVD)。实验中将手浸入冰水时,手指皮肤温度迅速下降至接近0℃,在此温度水平持续1~5分钟后手指皮肤温度急剧回升,回升幅度在1~8℃之间。温度回升持续1~2分钟后,又呈指数曲线方式下降至接近0℃。如此反复,称为波动反应。随着手指皮肤温度的升降交替,痛觉也呈现缓解或加剧的变化。皮肤血管周期性的舒缩交替使皮肤温度在一定范围内波动,可明显提高肢端的抗冻能力。如冷暴露超过生理耐受限度,可使局部血管活动减弱甚至麻痹、血流减少或停滞,引起冷损伤。目前已经证实,CIVD 的强弱与机体的耐寒能力有关,CIVD 强者抗冻能力也较强。耐寒锻炼可增强 CIVD;增加全身体热量的因素均可增强 CIVD。

4. 呼吸系统　吸入极冷空气可直接损伤上呼吸道黏膜,引起支气管收缩,分泌物增多、排出困难,严重时可发生呼吸道黏液溢出;还可使呼吸道阻力增高,成为诱发冬季运动性哮喘的主要因素。大量过冷空气的吸入对呼吸道以及肺实质的血流有明显影响,表现为肺静脉收缩,严重时可引起进行性肺动脉高压甚至右心衰竭,可见于严寒季节在户外从事重体力劳动者。

5. 泌尿系统　冷暴露后,皮肤血管收缩使体内血流量增加,刺激胸内压力感受器导致抗利尿激素(antidiuretic hormone,ADH)分泌减少,造成多尿。寒冷性利尿是冷暴露后最常见的现象。实验发现,人在10~15℃环境中裸体暴露1小时尿量增加1.1倍,Na^+、Cl^-以及磷酸盐排出量增多,K^+、Ca^{2+}排出量无变化。尿量增加时造成血液浓缩、血浆蛋白含量和血细胞比容增高,血液流变性质异常。冷暴露造成的机体失水与冻伤和低体温的发生密切相关。

6. 肌肉协调与作业效率　寒冷影响神经系统、肌肉和关节的功能,减弱肌肉的收缩力、协调性和灵活性,使人体的作业效率和精细作业能力下降,更容易发生疲劳。手皮肤温度降低时对寒冷、疼痛的感觉能力下降,而知觉和触觉鉴别能力降低。冷暴露后脑作业效率也下降,表现为注意力不集中、作业错误率增多、反应时延长等,特别是观察距离较远的物体时视觉灵敏度减弱,还容易产生幻觉和错觉。

(三) 人体对寒冷的习服

人体长期接触寒冷之后,通过自身生理生化调节过程,可产生冷习服(cold acclimatization),在一定程度上可提高耐寒能力。根据其产生机制的不同,冷习服主要分为以下类型:①代谢型冷习服表现为肌肉以外器官(尤其是肝脏)糖脂代谢水平提高为主的代谢性产热增加和机体冷应激反应的减弱;②隔热型冷习服主要表现为遇冷时外周血管收缩作用加强,皮肤温度降低,提高外周组织的隔热值以减少散热,在较低的体温时才启动产热反应;③肢端血管反应型冷习服主要表现为肢端等皮肤血管冷致血管舒张反应的加强,从而有利于预防手指冻伤和维持手指功能。以上各种类型冷习服常难于截然划分,同一个体可具有不同的冷习服表现。有时在同一条件下进行耐寒锻炼,肥胖者倾向于以增加外周组织隔热值为主,而瘦者倾向于以增强产热反应为主。

人体的冷习服现象是一种后天获得的能力,其产生可能与接触寒冷的强度、接触时间、方式、机体状态等因素有关。人体受到的寒冷刺激越充分,则冷习服的建立更为迅速、其程度亦更为充分和巩固。而生活于寒区的居民,如果日常生活工作中未经常接触寒冷,也不能充分获得冷习服。耐寒锻炼可加速人体冷习服的产生,如在秋冬季节进行体育锻炼(长跑等室外运动),延长室外活动时间,结合冷水洗脸、洗手脚、冷水浴或冷水擦身等。耐寒锻炼一般坚持4~6周即显效果,表现为心血管功能改善,全身或局部冷暴露时肢端冷致血管舒张反应明显改善,在寒冷中保持较佳的手操作功能,与寒冷有关的疾病发病率明显降低等。但是,已经产生冷习服的个体,当脱离寒冷环境1~3个月后,已建立的冷习服会逐渐消失。所以,需要保持足够的寒冷接触强度,并坚持一定频率的耐寒锻炼,以维持和巩固冷习服水平。

三、寒冷损伤的危险因素

机体暴露于寒冷环境中时,是否发生寒冷损伤以及损伤的严重程度可受到环境因素、个体因素、作业特点和防护装备等的影响。这些因素可分别通过影响人体产热和散热过程、妨碍局部组织血液循环、减弱身心应激反应能力,从而增加人体对寒冷损伤的易感性。

(一) 环境因素

1. **低温**　低气温是引起寒冷损伤的主要致伤因素。严寒暴露时,人体局部组织温度下降至$-3.6 \sim -2.5℃$时,即可呈现冻结状态;长时间暴露于$0 \sim 10℃$的湿冷环境可以引起冻疮、战壕足、浸渍足等非冻结性冷损伤。冷暴露导致中心体温降至35℃或者更低时,即为低体温。因此,应当尽量避免在寒冷环境中长时间暴露,以防止冷损伤的发生。

2. **风速**　气流是影响人体冷感的重要因素,在有风的冷环境中发生冷损伤的危险性明显增大。气流本身并不降低环境气温,但却可以通过空气对流加快裸露皮肤表面的散热,而且能破坏体表及各层服装之间相对静止的空气保温层,使人体与外环境间的温度梯度增大,散热加快。风速越大散热越快,越容易发生冷损伤,如2m/s和5m/s的风速可使服装保暖作用分别降低12%和22%。

3. **湿度**　空气的导热系数随湿度的增加而显著升高,所以与干冷环境相比,湿冷环境更易造成体热的散失。在冷环境中作业时,体表的水分(如汗、雨、雪等)可造成衣服潮湿而降低其保暖性;体表水分蒸发时的散热量为干燥体表散热量的25倍,特别是有风的情况下蒸发散热更快。此外,在干冷条件下呼吸道的蒸发散热量也较大(可达720kJ/h),在救治低体温伤员时需注意。

4. **海拔高度**　海拔高度每上升1000m,气温将下降$5 \sim 6℃$,故高原气温常年较低。而且高原风大(树线以上基本无遮蔽物)也使机体散热增多,加之低氧为冷损伤的易感因素,所以高原冷损伤发病率更高。

5. **辐射**　太阳或作业环境中的高温物体可以释放红外线而使人体获得热量,具有增温作用。但在夜间,特别是晴空时,机体向外环境辐射的热量明显增多,成为机体散热的重要方式之一。

(二) 人体因素

1. **机体的构造以及形态学特点**　皮肤、脂肪组织以及骨骼肌构成了机体的热保护屏障。在各种组织中,皮下脂肪组织导热系数小,隔热能力最强。研究发现,人类脂肪组织含水量少,其热传导能力仅为血液的35%,骨骼肌的50%。因此,个体皮下脂肪组织含量越高,隔热能力越强,对寒冷的适应能力也相应增强。此外,人体体表的散热除与组织的导热性有关外,主要依赖血液的流动将体内热量输送到体表释放;皮下脂肪组织中血管少,血流量小,可减少体内热量通过体表的散失。皮下脂肪的隔热作用在冷水浸泡性冷损伤发生时最为明显,因而体质瘦弱者由于皮下脂肪少易发生冷损伤。

人体表面积/体重之比对人体的耐寒能力有重要的影响。该比值越小,则热损耗相对较低,有利于对寒冷的适应;该比值越大,则散热越强,热损耗相对较高,代谢率也增高。身体较高者及体型较瘦者由于表面积/体重之比较大,因此容易损失热量,对寒冷的耐受程度要低于矮胖者。

2. 性别　男女之间在体温调控上存在着一定的差异。与男性相比,女性的体表温度相对较低,即使在进行一定的锻炼之后也是如此;且女性的体表血流量相对较低,对皮肤温度下降的耐受性要强于男性;同时暴露于冷环境时,其皮肤-环境温度梯度也要低于男性。研究发现,女性的月经周期能够对体温产生周期性的调控作用,在整个月经周期过程中,中心体温的变化可以达到 0.7℃,这可对血管的神经控制产生重要的影响。月经周期以及性激素之间的相互作用能影响体液及电解质的调节、热舒适程度、产热阈值。在雌激素的作用下,下丘脑神经元的热敏感性能产生一定的可塑性变化。另外,女性在黄体期以及卵泡期对寒战反应的敏感性要比男性低得多。

3. 年龄　不同年龄阶段人体的体温调节功能和身体适应能力存在较大差异。如婴幼儿由于体温调节中枢发育不成熟、皮肤表面积大、能量贮备少等原因,在暴露于冷环境中时易发生体温过低。而随着年龄增高,人体对冷环境的适应能力也逐渐下降,可表现为能量代谢水平降低、皮肤血流对各种应激的反应性下降、体温稳定能力减弱等。另外,老年人服用的一些药物中可能含有能够影响温度感受器敏感性以及效应器功能的成分,从而干扰体温调节功能。此外,儿童和老人与健康的青年人相比,其皮下脂肪的储存相对较少,也不利于维持体热平衡状态。

4. 能量摄入不足　机体在冷环境中散热量增多,因此需要增加食物摄入以补偿额外的热量散失。如食物供应不足或因各种原因引起摄食减少,均可造成机体产热量不足,促使冷损伤发生。

5. 疾病、创伤和过度疲劳　疲劳、创伤、精神病、心、肺、肝、肾疾患以及饮水不足等可使机体散热多于产热;用药过量或不当可影响代谢和血液循环,导致机体对寒冷的反应迟钝或异常,易引发冷损伤。既往有冷损伤史者发生冷损伤的危险性更大。

6. 局部血液循环障碍　在低温环境下,肢体长时间静止不动,鞋袜狭小或扎止血带时间过长等,均可引起局部血液循环障碍,促使冷损伤发生。

7. 耐寒锻炼　科学的耐寒锻炼可增强机体耐寒力,缺少锻炼者在冷环境中易发生冷损伤。需要注意的是,过度锻炼导致的急性疲劳可能会使热调节功能受损,从而对机体的耐寒能力产生不利影响。但是,急性疲劳本质上不会对寒战以及机体的隔热能力产生影响。

8. 寒区生活经历和冻伤知识不足　缺少寒区生活经验和防冻知识,不了解或忽略肢端的冷、痛、麻木等冻伤先兆症状,未及时采取相应的预防措施,均易导致冻伤发生。

9. 嗜好烟、酒　乙醇抑制神经系统功能和寒战产热,使感觉迟钝、产热减少;乙醇还能扩张皮肤和黏膜的血管,促进散热。过量饮酒者可能感觉不到冷损伤的前兆症状,对正在发生的冷损伤危险以及症状不能做出正确的判断,甚至醉倒野外、长时间冷暴露引起冻伤或冻亡。吸烟可使外周血管收缩、皮肤血流量减少,增加冻伤的易患性。

10. 种族差异　不同种族人群的冷损伤易感性可能存在差异,目前已知黑人的冷损伤易患性明显高于白人,因而在同样的环境条件下,黑人的冷损伤发生率高于白人。

（三）着装及活动情况

1. 着装的数量或者抗寒性能不足　穿着衣物过少、保暖性差,各种原因造成的防寒衣物潮湿,着装不当造成的身体活动受限等,均可能导致冷损伤的发生。

2. 接触过冷的物体　身体直接接触极冷的金属、石块等导热性强的物品,接触低沸点的物质如过冷的燃油、干冰、氟利昂等可使局部组织温度突然下降或冻结,引起损伤。

3. 户外活动时受限或者时间过长　长时间在户外活动时,各种原因尤其是外来因素(如作业类型、事故等)造成长时间身体活动受限,或过长时间暴露于寒冷环境,都可能是寒冷损伤的诱发因素。

四、冻伤及其防治

长时间暴露于低温环境可导致冻伤(frostbite)。冻伤按发生部位可分为全身性冻伤和局部性冻伤。全身性冻伤又称冻僵或体温过低(hypothermia),局部性冻伤按损伤性质又可分为冻结性损伤和非冻结性损伤两类。

（一）全身性冻伤

在寒冷条件下,机体不能继续维持其正常体温,而致中心体温(直肠温度)降至35℃或以下则称为体温过低。常发生于在风雪中迷路、突然遭遇寒潮袭击、落水、飞机失事迫降等在冷环境中停留时间过长时。疲劳、饥饿、醉酒等是重要的诱发因素。另外,在寒冷刺激下,体表与四肢血管收缩,大量血液由外周流向内脏器官,中心和外周之间形成很大的温度梯度,所以体温过低发生之前,可发生四肢或头面部的局部冻伤。

1. 发病过程　当人体暴露于严寒环境时,先表现为以兴奋为主的功能代偿期,随后表现为以抑制为主的功能衰竭期。在代偿期,机体中心体温多在34℃以上,处于高应激状态,表现为精神亢奋、皮肤血管收缩、强烈寒战,皮肤呈青紫或苍白、手足疼痛,心跳加快、血压上升,呼吸深而快,糖原分解加速、代谢增强。当中心体温降至35℃时,机体寒战可达到最大程度。如果冷暴露持续,体温继续下降,则进入衰竭期,则寒战停止,且逐渐出现系列临床症状和体征,主要表现为体温迅速下降,中心体温降至35℃时代谢开始减弱;降至33～30℃时战栗停止,发生肌僵;降至31℃时意识障碍;低于27℃时则肌僵消失、出现心室房颤;低于25～24℃时出现室颤,有死亡危险。冻亡的过程极为缓慢,并有高度的可逆性,在呼吸停止数十分钟后,心脏还可能跳动。曾有肛温低至18℃而被救活的事例,故决不可轻易放弃抢救时机。

陆地上发生的体温过低过程常较为缓慢,机体可出现明显的代偿、抵抗、衰竭和垂危等四个阶段;而在低温水中体温过低的发生过程则更加迅速,在短时间内可造成体温急剧下降,机体无明显的阶段性反应。

2. 急救处理

(1)保暖:注意保暖并迅速将伤者撤离冷环境,搬运动作要轻柔,防止折断和扭伤僵硬的肢体。

(2)复温:复温时应遵循由里向外、由躯干到四肢的原则,切忌先行四肢复温。体中心复温效果较好,如体腔灌流复温、体外血液循环复温、腹膜透析等,首先提高内脏温度;如无上述条件,可行体表加温,用42℃温水浸泡躯干和颈部,或用电热毯、热水袋等加温体表;上述条件均不具备,则可在温度较高的室内自然复温,并在前胸、腋下、腹股沟等处热敷。复温持续至出现寒战或肢体温热、神志清醒10分钟后停止;复温时应防止周围血管扩张引起循环衰竭,或因外周冷血回到深部引起体温骤降而死亡。

(3)其他:包括维持心、肺功能,纠正水、电解质平衡和酸碱平衡,抗休克,防止脑水肿、肺水肿及肾衰竭和其他并发症。

（二）局部冻伤

1. 非冻结性冻伤　多发生于 0~10℃ 的低温潮湿环境,损伤部位不发生组织冻结,但引起皮肤血管反应,伴有红肿、灼痒、皮肤青紫等症状。非冻结性冻伤的类型主要包括冻疮、战壕足及浸渍足等。

(1)冻疮(chilblain):常发生于机体裸露部位或肢体远端,如手、耳、足、面等局部组织器官,初期有皮肤发绀、弥散性水肿、红斑、明显的感觉障碍等症状,复温后有灼痒、胀痛等表现,严重时可有水疱和溃疡形成。

(2)战壕足及浸渍足:一般发生于战争期间。战壕足(trench foot)是指长时间在低温潮湿的战壕或掩体中停留,由于活动过少、鞋靴紧窄等因素导致足部血液循环障碍、冷痛、麻木、红肿、水疱、肢端溃疡等非冻结性冷损伤病变。浸渍足(immersion foot)是指脚长时间浸泡在 0~10℃ 的冷水而引起足部损伤。初期表现为局部组织温度逐渐下降,苍白而肿胀;后期局部血管扩张充血,出现点状出血、水肿和水疱,严重时可导致肢体远端溃疡和坏死。

2. 冻结性冻伤　冻结性冻伤(freezing frostbite)是指组织经历冻结和融化两个阶段而发生的损伤,多发生于肢端和暴露部位。当皮肤温度降至 0~-2.2℃,肌肉组织温度降至 -2.2℃ 时,发生组织冻结,即组织中的水分形成冰晶体。

(1)发病过程:可分为冻伤反应前期和反应期:①反应前期指组织开始冻结至复温以前的阶段。受冻部位开始时有冷感、刺痛、皮肤发红;继之血管收缩、皮肤苍白或紫红、失去弹性,甚至呈蜡块状;主观感觉逐渐麻木乃至感觉消失。此期损伤多属可逆性的,如能及时复温,可减轻冻伤的程度。②反应期指组织经复温后,冻伤组织血管网恢复血液供应后出现的各种症状,主要表现为发红、灼热、肿胀、水疱形成,甚至发生组织坏死。冻结和融化是相互联系的两个阶段,冻结对组织细胞产生初始损伤,复温融化是冻伤组织病理改变发展到充分暴露的阶段。

(2)冻伤分度:复温后按组织损伤程度可分为 4 度。

Ⅰ度冻伤:伤及表皮层,又称红斑性冻伤。表现为皮肤潮红,轻度水肿,皮温正常或略高,自觉瘙痒、轻度疼痛。一般不需治疗,经 7~10 天自愈,不留瘢痕。

Ⅱ度冻伤:伤及真皮层,又称水疱性冻伤。表现为皮肤暗红,水肿明显,皮温升高,疼痛加重,有显著水疱形成,为浆液性水疱,疱液橙黄、清亮,疱底鲜红,无组织坏死。大约 4~5 天后水疱减轻并逐渐吸收。经 2~3 周表皮脱落,真皮再生,但新生上皮长时间内有感觉异常,如对寒冷的敏感性增高(如遇冷时刺痛)和多汗症等。

Ⅲ度冻伤:伤及皮肤全层及皮下组织,又称坏死性冻伤。表现为皮肤青紫或青灰,水肿明显,皮温低,感觉迟钝,有血性水疱形成。水疱大、散在出现,疱壁厚,疱底暗红。可造成皮肤全层及皮下组织坏死。如并发局部甚至全身感染,须进行全身及对症治疗。

Ⅳ度冻伤:伤及肌肉、骨骼等深部组织,又称重度坏死性冻伤。表现为皮肤青灰,中度水肿,皮温低,感觉丧失,肢体痛,无水疱或小水疱,疱壁厚,疱液疱底污秽。全层组织坏死。无感染时坏死部位逐渐转变为干性坏疽,合并感染时呈湿性坏疽,常伴有恶臭分泌物。坏死组织完全脱落后形成残端,病程为 2~3 个月。Ⅳ度冻伤若并发局部甚至全身感染,须进行手术及全身支持治疗,如营养支持、维持水、电解质和酸碱平衡、抗感染等。

3. 急救处理　非冻结性冻伤可用 40℃ 的温水或 0.1% 氯己定(洗必泰)溶液温浸,局部涂抹冻伤膏,有感染或溃疡时可用 1% 硫酸新霉素霜和消炎药物。冻结性损伤应采取以下救治措施:

(1)脱离冷环境:应尽早使患者脱离低温环境,采取保暖措施,但应注意避免冻伤部位发生融化后再冻。

(2)复温:将患者转送至医院后(如无条件也可在现场进行),应尽快对冻伤部位进行快速温水复温,水温应严格控制在 38~42℃,以 42℃ 温水效果最佳。浸泡患处至冻伤组织融化、皮肤红润、感觉恢复为止,一般约需 20~30 分钟。复温时,如衣服、鞋袜潮湿要迅速更换,不易解脱时要剪开或连同肢体一起浸入温水中复温,融化后再行解脱。如患者就医时冻伤组织已自然融化,则应采用氯己定溶液多次温浸治疗,即以 0.1% 氯己定醋酸盐溶液加热至 40℃ 并保持恒温,浸泡冻伤部位,每次 20~30 分钟,2 次/天,连续 6 天。

(3)保护患部:对冻伤部位严禁火烤、雪搓或冷水浸泡,亦应避免患者冻伤部位受到较强外力作用,如用冻伤的足部走路或猛力捶打患处等。

(4)对症及全身治疗:复温后应在充分保暖的条件下,继续治疗,进行局部涂抹冻伤膏,改善血液循环,预防感染等。

(三)冻伤的预防

1. 提高耐寒能力　可通过主动的耐寒锻炼来促进人体冷习服的形成,如从每年秋季开始进行冷环境体育锻炼(长跑等室外运动),结合冷水洗脸、洗手脚、冷水浴或冷水擦身等,逐渐提高对低温的适应性。

2. 改进膳食结构　研究表明一些营养物质具有提高抗寒能力的作用。如适度的高脂肪膳食可增加能量供给,加速冷习服的形成。也有报道提出高维生素,特别是维生素 B_2、维生素 E 等有助于增强人体在寒冷环境中的适应能力,并可增强机体抵抗能力、改善血液循环,预防和减少寒冷所诱发的多种疾病。

3. 加强个人防护　在冷环境中应穿着导热性小,吸湿和透气性强的服装,若衣服、鞋袜浸湿,应及时更换或烘干;同时注意肢体远端或裸露部位(如手、脚和头部)的防护。手套、鞋袜不宜过紧,保证局部血流。

第三节　高原环境

一、高原环境的特点

(一)大气压

地球表面任意一点距海平面的垂直高度即为海拔高度,海拔高度越高,大气压越低。一般海拔每升高 100m,大气压下降 5mmHg。此外,大气压还受到季节、气候和纬度的影响。如同地区的大气压冬季较夏季低。当海拔增高,气压降低时,水的沸点也随之降低。海拔每增高 100m,水的沸点下降约 0.33℃,在海拔 5000m 处,水的沸点下降到 85℃ 左右。

(二)氧分压低

空气中的氧分压为大气压与氧体积分数的乘积。虽然高原上空气中的氧体积分数与平原相同,但由于高原地区随着海拔上升气压降低,大气中的氧分压亦成比例的下降,即高原上单位容积空气中氧的分子数较平原地区减少(表 37-1)。吸入气体氧分压的下降,使得肺泡气氧分压降低,弥散入肺毛细血管血液内的氧量减少,动脉血氧分压和氧饱和度降低,导致机体缺氧。氧分压降低引起的低压缺氧是高原环境影响人体的最主要因素。

表 37-1　不同海拔高度下气压、吸入气与肺泡气氧分压、动脉血氧饱和度的变化

海拔高度 （m）	大气压 （mmHg）	吸入氧分压 （mmHg）	肺泡气氧分压 （mmHg）	动脉血氧饱和度 （%）
0	760	159	105	95
3000	530	110	62	90
4000	460	98	50	85
5000	405	85	45	75
6000	355	74	40	70
7000	310	65	35	60
8000	270	56	30	50

引自:程天民. 军事预防医学. 北京:人民军医出版社,2006

（三）太阳辐射与紫外线

1. 太阳辐射　在高原地区,随着海拔高度增加,大气透明度增加,太阳辐射的透过率增加。一般海拔每升高 1000m,辐射强度增加 10%。在海平面人体吸收的太阳热量为 962kJ/（m^2·h）,而在 5790m 晴朗的高原上,穿着衣服者体表所吸收的太阳热量为 1465kJ/（m^2·h）,高出海平面值的 1.5 倍。

2. 紫外线　在高原地区,由于空气稀薄,水汽和尘埃少,紫外线被空气吸收减少,辐射强度增加,尤其是中波紫外线的增加更为明显。一般海拔每升高 100m,紫外线强度增加 1.3%～3%,而且出现波长较短的短波紫外线。其中波长 290～320nm 的紫外线过多照射可损伤皮肤组织,轻者皮肤发红,轻度肿胀;重者引起水疱和疼痛。波长 320～400nm 的紫外线照射主要引起皮肤色素增加、变暗,因而颜面等暴露部位在长时期高强度紫外线作用下,可出现日照性皮炎或红斑及色素沉着。

强烈持久的太阳辐射和紫外线作用于人眼,可损伤眼结膜和角膜,引起眼结膜炎和角膜炎,造成眼组织细胞生物性死亡、水肿、充血等现象,出现眼痛、流泪、怕光、视物模糊等症状,尤其是长时间在雪地中活动,可发生急性辐射性角膜炎,造成视力障碍,即所谓的“雪盲”(niphablepsia),并可产生白内障。

（四）寒冷

高原气温受海拔和地形影响大。气温随海拔高度增加而降低(一般每升高 100m,气温下降约 0.6℃)。高原年平均气温<10℃,日温差大,可达 30～40℃。但因纬度、季节、主要风向以及其他条件的不同,温度变化的幅度有很大的差异。我国的大部分高原地区因较少受到海洋季风的影响,多为大陆性气候,气温一般较低。由于高原地面植被少,降雨量小,风大,气体流动快,气候干燥,致使大气层保温能力降低,虽然白天太阳辐射强,但夜晚散热快,致使气温的日差较大。一日之内常呈现“早上冰,中午晒,午后风,夜间寒”;“年无炎夏,日有四季”;“早穿棉袄午穿纱,夜间外出大衣加”的特殊情景。

（五）风大

随着海拔高度的升高,气流的速度也增大。由于高原地形复杂,风速、风力、风向常因当

地地形条件的变化而变化,我国高原地区年平均风速在 $1.5 \sim 3.1\text{m/s}$,最大可达 40m/s。强风可增加体表热量散失,加重寒冷损伤,此外大风还妨碍人的活动,增加氧耗,容易导致疲劳与衰竭。

(六) 干燥

空气的绝对湿度(absolute humidity)随着高度增加而降低,海拔愈高,空气中的水蒸气含量愈少。如以海平面大气中水蒸气绝对含量作为 100%,则在海拔 3000m 时,空气中的水蒸气绝对含水量还不及海平面的 1/3;而达海拔 6000m 时,只有海平面的 5%。因此,高原地区气候干燥,年平均相对湿度多不到 70%。由于干燥加上风大,通过体表不感蒸发和呼吸丧失较多水分,因此在高原容易出现皮肤皲裂。

二、高原低氧对机体的影响

高原低氧可对机体的功能和代谢产生一系列广泛和特异性的影响,在各个水平和层次上均有表现。其影响的程度和结果,除了与海拔高度有关外,还取决于进入高原的速度、停留时间以及机体的功能代谢状态等因素。

(一) 对神经系统的影响

1. 中枢神经系统 在机体的所有器官中,中枢神经系统的氧耗量最高,因此对缺氧最敏感,但不同部位的脑组织和脑组织中的不同成分对缺氧的敏感性不同。如灰质较白质敏感;大脑皮质与小脑皮质较延髓敏感;神经突触又较神经细胞胞体敏感。高原缺氧对中枢神经系统的影响取决于缺氧的程度和时间。轻度缺氧可使神经系统兴奋性增高,主要表现为通气量增大,心跳加快,心输出量增多,血流加快,心理活动上有情绪不稳、兴奋等现象。经过一段时间后或缺氧进一步加重,则神经系统的反应性下降,大脑皮质的功能可由兴奋转向抑制,表现为抑郁、表情淡漠、反应迟钝、注意力不集中等。严重缺氧时,可出现嗜睡、昏迷。严重的急性缺氧可导致突然意识丧失,昏迷。

2. 自主神经系统 进入高原后,自主神经系统功能可出现不同程度的异常。在轻度缺氧时出现交感神经兴奋性占优势的表现,如面部发红以及全身燥热、易怒、手指和眼睑颤动等。缺氧严重时出现副交感神经占优势的表现,如剧烈头痛、恶心、呕吐、脉搏减慢等。此外,高原缺氧引起的自主神经功能紊乱还可表现为口渴、皮肤干燥、脱发、遗精、阳痿和月经不调等。

3. 感觉异常 高原缺氧可引起感觉神经功能异常。缺氧使嗅神经末梢感受器兴奋性降低,嗅觉减退,甚至完全丧失。在高原,味觉也有不同程度的改变,味敏阈值下降。此外,听力和视力都有所下降。高原缺氧还可影响皮肤的感觉功能,出现四肢麻木、瘙痒和蚁行感等。

4. 神经行为改变 高原缺氧影响人的神经行为,主要表现为记忆力、反应能力、思维判断能力、计算能力和手眼协调能力减弱,心理活动迟钝,注意力持续集中的能力减弱,自我评价能力降低,部分人警觉性降低。长期在特高海拔高原者回到高原后的一段时间内会有智力减退。这种改变的程度和持续时间与到达的高度和停留时间有关,通常可持续数周,但可自行恢复,一般不造成永久性损害。高原缺氧影响神经系统功能的机制较为复杂,主要与缺氧引起的脑细胞能量代谢障碍、多种酶的活性和神经递质合成释放的改变,颅内压增高,以及组织、细胞结构损伤等因素有关。

（二）对呼吸系统的影响

由于高原环境大气氧分压低，使得肺泡氧气分压明显降低，血液携氧和结合氧在组织内释放能力减弱，动脉血氧分压降低，刺激颈动脉体、主动脉弓和机体其他外周化学感受器，造成呼吸中枢兴奋，使肺通气量增加，这种平原人进入高原后肺通气量明显增大的现象称为低氧性通气反应，是机体对低氧的一种代偿性反应。低氧引起的肺通气量增加主要是由于潮气量增加，潮气量上升50%，肺泡通气量增加70%。初入高原早期呼吸频率可立即增快，随着时间的推移，逐渐稳定在15~20次/分钟，一般不超过20次。

高原世居者的低氧通气反应敏感性较低，出现"钝化"。平原人久居高原后，低氧通气反应的敏感性出现降低。低氧通气反应"钝化"的机制可能与颈动脉体等外周化学感受器敏感性降低，以及中枢神经系统对呼吸的驱动作用因持续性低氧而减弱有关。

（三）对循环系统的影响

1. 心率和心排血量　进入高原初期，心率和每搏排血量均增加，心排血量功能增强。平原进入高原后心率立即增快，海拔越高，心率增快越多，但最大心率随高原缺氧程度的加重而降低。进入高原5天后心排血量达到高峰，以后逐渐恢复，大约2周后接近平原水平。心排血量增加的原因除与心率加快，心收缩力增强有关外，还与缺氧时呼吸加深加快，胸腔负压加大，静脉回心血量增多有关。随着在高原停留时间的延长，机体对高原缺氧代偿机制的逐渐建立，心率逐渐恢复，但仍然高于世居者。高原世居者和长期移居高原的平原人，其心率与平原人无明显差别。

2. 血压　高原低氧环境中血压的变化不尽一致。进入高原早期，血压大多升高，但随着在高原停留时间的延长血压逐渐恢复，接近平原水平。部分久居高原者，血压可出现异常变化，称为高原血压异常。其中部分人表现为血压升高（高原高血压），部分人血压反而降低（高原低血压），部分人表现为脉压减小（为高原低脉压）。血压升高者以舒张压升高为主，其原因可能与长期缺氧致使小动脉痉挛、肾素-血管紧张素-醛固酮分泌增多，以及血液黏滞度增加致外周血管阻力增大有关。血压降低者，以收缩压降低为显著，其原因可能与低氧环境下心排血量下降和肾上腺皮质功能减退有关。高原血压异常在返回平原一段时间后大多可恢复正常。

3. 肺循环　低氧引起肺小动脉和微动脉的收缩，造成肺动脉高压。长期作用还可引起肺血管壁平滑肌细胞和成纤维细胞的肥大和增生，导致肺血管结构重建形成稳定的肺动脉高压。缺氧引起肺小动脉收缩和肺动脉压升高在早期有一定的代偿意义，一方面可使肺血流重新分配，使平原环境下灌流相对不足的肺尖或肺的其他区域得到较多的血液；另一方面启用肺毛细血管储备，使关闭的肺毛细血管开放，从而改善肺部血流灌注以及扩大肺部气体弥散面积，有利于氧的摄取和二氧化碳的排出，改善机体氧的供应。但肺动脉压升高又是高原肺水肿和高原心脏病发病的中心环节。持续的肺动脉压力增高可导致右心室负荷过重，从而发生右心室肥大。在此基础上如有劳累、感染或其他原因使机体缺氧加重时，则肺动脉压进一步增高，有可能发生心功能的代偿失调，引起心力衰竭。

4. 血液循环　高原缺氧使人体内的血液重新分配。冠状血管扩张，血流增加，使心肌供氧增多。脑血管扩张，血流量增多。而骨骼肌、内脏的血液减少。血液重新分配保证心、脑等重要生命器官的血液和氧的供应。但脑血流量增加必然增大脑组织的体积，使颅内压升高，脑组织受压迫，引起头痛及恶心、不适等症状。因此，一般认为急性高原病的发生与脑血流量增加、颅内压增高有关。

（四）对血液系统的影响

1. 红细胞增多　缺氧导致机体红细胞和血红蛋白增多,早期为生理性代偿增加,有利于提高机体携氧能力。长期作用时的红细胞增多主要是由骨髓造血增强所致。当低氧血流经肾时,能刺激肾小管旁间质细胞,使之生成并释放红细胞生成素(erythropoietin,EPO),促进红细胞以及血红蛋白的合成。红细胞过度增多,出现红细胞增多症,则可使血液黏滞度和血流阻力明显增加,加重心脏负担,而对机体不利。

2. 血红蛋白氧离曲线　正常人在短时间内进入高原早期(6~24 小时),红细胞中的 2,3-二磷酸甘油酸(2,3-DPG)可迅速增加,36 小时左右达高峰。2,3-DPG 可降低血红蛋白与氧的亲和力,使氧离曲线右移,促使氧和血红蛋白解离,有利于红细胞释放出更多的氧,供组织、细胞利用;但同时又可减少肺毛细血管中血红蛋白与氧的结合。因此,缺氧时,氧离曲线右移究竟对机体有利或有弊,取决于吸入气、肺泡气及动脉血氧分压的变化程度。

3. 凝血和纤溶系统　急进高原环境,机体存在明显的凝血功能紊乱,表现为凝血与纤溶系统被激活的同时伴有纤溶系统受抑制,导致凝血与纤溶之间的生理平衡遭破坏而产生高凝状态。加上血小板和内皮受损,从而使微血管内易形成微血栓而致组织器官的微循环障碍。

（五）对消化系统的影响

高原缺氧对整个消化系统都有影响。进入高原初期,唾液、胃液、胃酸、胃蛋白酶和肠液分泌减少,胃肠蠕动缓慢,胃排空时间延长,可出现食欲降低,恶心、呕吐、腹痛、腹胀、腹泻等胃肠道反应。肝脏对缺氧敏感,缺氧可引起血清谷丙转氨酶、谷草转氨酶、乳酸脱氢酶增高,严重时出现肝脏充血、间质性水肿、肝细胞变性、坏死。高原缺氧引起消化系统功能障碍的机制与自主神经功能紊乱和缺氧引起的胃肠道黏膜充血水肿等因素有关。

（六）对肾功能的影响

高原低氧环境引起尿量变化与缺氧程度有关,轻度低氧可引起多尿,严重低氧则引起少尿。进入高原,机体可出现蛋白尿,尿蛋白含量与海拔高度呈正相关,而且活动后加重,返回平原后可自行消失。高原缺氧引起尿内蛋白含量增高的机制可能主要是由于交感-肾上腺髓质系统兴奋,肾动脉收缩或痉挛,导致肾缺血缺氧,肾小球基膜损伤,毛细血管壁通透性增大,蛋白质滤出增多,以及肾小管上皮细胞对蛋白的重吸收减少,最终使尿内蛋白含量增多。

（七）对免疫功能的影响

进入高原初期,人体免疫功能增强,免疫球蛋白含量增加。随着对高原低氧环境的习服,免疫功能逐渐恢复,但慢性高原病患者的免疫功能降低。高原缺氧、低气压有可能直接或间接地抑制细胞免疫功能,这也是在高原环境下,适应能力和抗感染能力下降的因素之一。

（八）对神经-体液反应的影响

人类为适应高原低氧、寒冷环境,机体各系统必然在神经-体液-自身调节作用下做出相应的调整。进入海拔 3000m 以上高原,交感-肾上腺髓质系统活性增强,血浆和尿内的儿茶酚胺含量增高。随着对高原环境的习服,该系统活性逐渐恢复。

高原低氧迅速激活丘脑-垂体-肾上腺皮质系统,促使肾上腺皮质激素和糖皮质激素分泌增多。糖皮质激素分泌增多促进蛋白质和脂肪分解,促进糖异生以提高血糖浓度,为机体提供更多的能源,有利于适应高原低氧环境中活动的需要。

甲状腺功能在早期出现亢进,T_4/T_3、rT_3、游离 T_4 指数随海拔升高而上升,T_3 和促甲状腺激素(thyroid stimulating hormone,TSH)在高海拔时的测量值明显高于海平面。长期居住在高海拔地区的居民,虽然 TSH 在正常范围内波动,但其血清中具有生物活性的 T_4、T_3 含量较平原及中度高原减少,而 T_4 转变成无生物活性的 rT_3 增高,显示其甲状腺功能低下。高海拔地区老年人甲状腺功能减退更为显著。

肾素-血管紧张素-醛固酮系统早期活性增加,肾素和醛固酮升高的时间过程与急性高原病发病时间一致,其变化在急性高原病发病中具有重要意义。然而,长期居住高原则肾素-血管紧张素-醛固酮系统活性降低。

(九) 高原习服

在高原低氧环境下,人体的细胞、组织和器官发生功能性适应性变化,并逐渐产生稳定性的适应称为高原习服,约需 1~3 个月。人对缺氧的适应有很大的个体差异,在海拔 3000m 以内一般人能较快适应,3000~5330m 开始出现症状,部分人需要较长时间适应,5330m 为人适应的临界高度,是人类能长期生活的最高海拔高度。

三、高原病的分型与救治原则

世居平原的人登上高原,对缺氧不能适应时所发生的急、慢性反应性临床症状称高原病(mountain sickness)。按发病急缓分为急性和慢性两大类。又可根据临床表现,把急性高原病分为急性高原反应、高原肺水肿和高原脑水肿 3 型,把慢性高原病分为慢性高原反应、高原红细胞增多症、高原心脏病、高原高血压症和高原低血压症 5 型。

(一) 急性高原病

急性高原病(acute mountain sickness,AMS)泛指由低海拔地区进入高海拔地区,尤其是超过 3000m 地区,在 2 周内出现的不适应以至代偿功能失调所直接引起的一类高原疾病,当下降至低海拔地区,病情可缓解或痊愈。按病情轻重、临床表现可分为:

1. 急性高原反应　低海拔地区人员进入高海拔地区,机体对高原低氧环境产生不适应,表现为心血管系统、神经系统和消化系统的功能紊乱,但无明显器质性损害,称急性高原反应。患者可出现头痛、头晕、乏力、目眩、心悸、脉速、气短、胸闷、嗜睡、失眠、噩梦、恶心、呕吐、食欲差、腹胀、发绀、面部水肿、精神抑郁等,并可出现暂时性听觉和视觉障碍。多发生在登山后 24 小时内,最初的 3 天中症状最重,患者一般在 1~2 周内病情缓解或痊愈、降至低海拔地区可迅速恢复正常。

目前认为急性高原反应,是轻度颅内压升高,水转运失调,呼吸性功能障碍和胃肠功能紊乱等共同作用的结果。高原反应的许多症状与轻症颅内压升高的症状相似。急性高原反应发病率一般为 60%~90%,发病率和反应轻重与上升高度、速度、疲劳、锻炼适应情况、气候条件等因素有关,精神心理因素和感冒、饮酒都可促进或加重高原反应。

对急性高原反应患者可采取以下措施:①病情轻者,一般不需特殊治疗,进入高原后减少活动,卧床休息。②头晕、头痛明显者可给予纯氧或混合 3%CO_2 的氧吸入。③呕吐者可服舒必利 10~20mg,维生素 B_6 20mg,每天 3 次。④有心慌、气促、发绀、轻度水肿者给氨茶碱 0.1mg,每天 3 次;或采用地塞米松,第一次剂量 8mg,以后每 6 小时给 4mg;并吸氧。⑤当发现有手足发麻或抽搐时,应防止病员过度换气,除给氧外,必要时通过静脉注射 10% 葡萄糖酸钙 10ml,并根据病情对症处理。同时进一步检查有无并发高原脑水肿和肺水肿的可能。

2. 急性高原肺水肿　急速进入高原或由高原进入更高地区时发病,在 2~5 天内出现剧烈头痛、胸闷、气促、咳嗽、发绀、吐粉红色或血性泡沫痰,双肺大小湿啰音等肺水肿临床表现。X线检查见双肺中、下部有云絮状边缘不清的片状阴影改变。多在进入高原后24～60小时内发病,多为未经习服的人员。寒冷、感冒、饮酒、过度劳累等是常见的诱因。其发病是由于缺氧造成肺动脉压升高,使肺毛细血管通透性增加。肺泡Ⅱ型上皮细胞板层小体体积增大,肺泡表面活性物质降低,线粒体肿胀。加以利尿系统失调,多种功能因素的失控导致。

高原肺水肿起病快、发展迅速、病情重,必须早发现、早治疗。出现感冒症状时应当及早采取措施,发病则应积极抢救,处理原则为:

(1)严格卧床、保暖、保持呼吸道畅通。

(2)吸氧,流量2～3L/min。重症者用面罩吸氧,流量6～8L/min,直至水泡音消失,改为间断吸氧。

(3)抗感冒和抗感染治疗。

(4)强心利尿,采取解除血管痉挛的对症治疗。

(5)病情较轻或初发时,疑似高原肺水肿,可急速向低海拔地区转送;确诊后则应就地治疗。

3. 急性高原脑水肿　又称高原昏迷,是急性高原病的危重类型。由于高原低氧引起神经精神症状,发生剧烈头痛、呕吐、表情淡漠、精神抑郁,甚至神志恍惚、烦躁不安、意识朦胧、嗜睡、抽搐以至昏迷,检查有脑脊液压力增高,眼底见视网膜、乳头水肿或出血。发病急,多发生在海拔4000m以上地区,发病率占急性高原病总数的2%左右。患者多为未经习服的初入高原人员。上呼吸道感染、寒冷及劳累是主要诱因。

脑水肿的发病机制为高原缺氧使脑细胞代谢发生障碍,特别是ATP的形成减少和耗竭,"钠泵"失去正常运转,导致细胞内钠离子的积累越来越多,细胞内的渗透压增高,水分进入细胞内,产生脑细胞内水肿。同时缺氧导致脑血管扩张和脑血流量增加,脑微循环内流体静压升高。缺氧还可使脑微血管内皮细胞受损,导致微血管通透性增高,液体渗出形成间质性脑水肿。

高原脑水肿起病急,以神经精神症状为主要表现。根据临床表现的前驱症状分为抑制型和兴奋型。抑制型表现为神志恍惚、表情淡漠、视力减退、定向障碍和嗜睡状态,常坐卧蜷曲于一角,对询问懒于回答。兴奋型则有头晕头痛、胸闷气促、恶心呕吐、欣快多语、哭笑无常、行动不稳、打人毁物、寻衅滋事等。如未经及时发现和处理,可在3小时～3天内进入昏迷期。患者死亡率高,早期预防、早期诊断、早期治疗是降低本病死亡率的关键。综合性治疗及给氧是救治的重要措施。其关键在于恢复脑细胞钠泵的正常运转和改善脑部血液循环,消除脑水肿。处理原则为:

(1)高浓度、大流量(6～8L/min)面罩吸氧,可显著减轻脑血流量和血管壁通透性。

(2)ATP 20～40mg/d,磷酸精氨酸15～20g/d加入葡萄糖液静脉滴注,可改善和恢复钠泵正常运转。

(3)用50%葡萄糖100ml或甘露醇250ml,15分钟内静脉推注,实施脱水疗法以维持脑循环血流通畅。

(4)其他抗感染等对症常规处理。

4. 急性高原病混合型　同时出现肺水肿和脑水肿,并以其中一种为主,但伴有两个以上器官功能损害或衰竭的复杂临床表现。处理应由具有丰富治疗高原病经验的医生进行。

(二)慢性高原病

慢性高原病(chronic mountain sickness, CMS)是指低海拔地区者移居高原,尤其在

3000m 以上地区停留 3 个月或更长时间,出现与低氧有关的综合征,伴有多器官功能障碍,经治疗或转入低海拔地区,病情可逐渐恢复的高原病。依据不同表现可分为:

1. 慢性高原反应　指虽在高原居住一定时间,但仍存在高原反应症状,常表现为神经衰弱综合征,还可出现心律失常或短暂昏厥。

2. 高原红细胞增多症　久住高原的移居或世居者,当血红蛋白男性 ≥210g/L,女性 ≥190g/L,伴有头痛、头晕、疲乏、睡眠障碍、发绀、结合膜充血及皮肤紫红等症状临床表现,并排除其他原因引起的红细胞增多者,称高原红细胞增多症。红细胞增多症迄今尚无满意治疗方法。最有效的治疗是下到平原或低海拔地区。处理措施重点在于提高机体摄氧能力和抗缺氧耐力,降低红细胞数,改善微循环。本病在治疗的同时,需避免颅内高压、弥漫性血管栓塞或动脉栓塞的出现,并注意防止脑出血或上消化道出血,进行相应的治疗。

3. 高原心脏病　是由慢性低压低氧引起肺组织结构和功能异常,产生肺血管阻力增加,肺动脉压力增高,使右心扩张、肥大,伴或不伴右心衰竭的心脏病。多见于高原移居者及其在高原出生的子女中,无先天性和后天性心血管病史,以儿童多见。主要表现为心悸、咳嗽、发绀、水肿等。当患者进入低海拔区,病情可缓解,心脏逐渐恢复正常。

4. 高原高血压病　移居高原者,尤其是青年人,出现以舒张压增高,脉压相对减小的高血压,而血红蛋白<180g/L 并伴有高原病的某些症状。一般移居高原 1 年内为适应不稳定期,血压波动明显而升高者多,以后血压趋于稳定。调查表明,高血压患病率并不随海拔增高而上升。当患者进入低海拔区尤其是平原,血压可较快恢复正常。

5. 高原低血压病　多见于移居高原较久的人。收缩压持续 ≤10.7kPa(80mmHg),以收缩压降低为主,伴有明显头晕、头痛、眩晕、困倦、食欲差、睡眠障碍等临床表现,但降至低海拔地区,症状消失或缓解,血压恢复正常。

6. 慢性高原病混合型　见于迁居高原久住者,除出现高原红细胞增多症外,伴有心、肺两个器官以上的功能损害或衰竭,以及相应的临床症状。有时可出现胃肠道、眼底、脑出血、尿血、脑栓塞等,或出现左心衰竭为主的全心衰竭。

慢性高原病的处理需要抓住主要症状,给予相应的综合治疗处理措施。鉴于慢性高原病的病因是低氧性缺氧,因此对较重患者,只有转移到平原或低地才能治愈。

四、高原病的预防措施

(一)适应性锻炼

阶梯适应是指在进入高原的过程中,先在较低的高原上居留一定时期,使机体对较低海拔高原有一定的适应后,再上到中等高度地区并停留一段时间,最后到达预定高度。如在进入 3000m 以上高原时,先在一个中等高度(如 1600~2300m)地域停留 3~4 天,使初进高原的平原居留者生理代偿潜力得以逐步发挥,能较好地减少或减轻急性高原反应。

锻炼适应是指在进入高原的过程中,结合阶梯适应,开展适应性体格锻炼。特别是组织好在海拔 2000~2500m 地区的适应性体格锻炼,对促进高原环境适应效果更加显著。

(二)体格检查

患有严重疾病者进入高原后不仅更容易患各种高原病,还可因高原缺氧等因素使原有疾病加重,严重者可危及生命。因此,进入高原前应对进入者进行体检,掌握进入人群的健康状况,以便居留高原后进行对比观察;同时检出不宜进入高原人员,或体质较差者。凡有明显心、肺、肝、肾等疾病,高血压、严重贫血者均不宜进入高原地区,体质较差者应列入进高原途中重点观察对象。

（三）药物预防

凡能提高机体缺氧耐力、减少或减轻急性高原病发生的药物，均有利于促进高原习服。这类药物包括乙酰唑胺、高原安、红景天、复方党参、西洋参等，在进入高原前 3 天服用。

乙酰唑胺是美国 FDA 批准的急性高原反应的首选防治药物。使用乙酰唑胺 250mg 每天 2 次或 500mg 缓释片每天 1 次，可改善大多数人的气体交换和运动效率，减轻急性高原反应症状。地塞米松(4mg，每天 4 次)是短期防治急性高原反应比较有效的药物，但使用时间不应超过 2~3 天。乙酰唑胺加小剂量地塞米松效果优于单用乙酰唑胺。通过低压低氧环境模拟和在 3454m 高原现场进行的观察表明，口服缓释氨茶碱(250~375mg)可改善血氧饱和度，减轻急性高原反应症状。

（四）防寒、保暖，保证休息

高原环境昼夜温差大，夜间极为寒冷。在乘车上升途中，应注意保暖，防寒，避免受凉感冒，控制运动强度。保证营养充足、可口的热饮热食。睡前用热水洗脚，保证充分睡眠和休息。进入高原后第 1 周是急性高原病的发病高峰，要注意休息，保证睡眠，每天睡眠不少于 8 小时。前 3 天避免剧烈活动及重体力活动。1 周后，逐步增加活动量。一般认为，在高原的劳动强度较平原降低一个劳动等级，应合理安排劳动强度和时间，每天不超过 6 小时。

（五）营养防护

缺氧条件下的有氧代谢以糖为主，这是机体在缺氧条件下节约用氧进行产能的一种有效的代偿适应方式。因此，在高原上应以高糖、高蛋白、低脂肪饮食为主，适当多饮水、多食新鲜蔬菜和水果。在缺乏新鲜蔬菜的地区，每天需补充一定量的多种维生素。注意少吃多餐，杜绝饮酒。

（六）供氧器材防护

在高原地区，通过氧气瓶、便携式氧气罐、氧气袋、弥散式制氧机、集中供氧站等多种供氧措施为进入高原的人群提供氧气，可有效提高人员作业能力，预防高原病发生。

第四节　沙漠戈壁环境

沙漠(desert)和戈壁(gobi)都是荒漠的不同类型之一。沙漠又称沙质荒漠，其地面完全被沙所覆盖、几无植被、雨水稀少、空气干燥。据联合国环境规划署 2006 年《全球沙漠展望》报告显示，全世界沙漠化地区的面积约为 3370 万 km^2，超过陆地总面积的 25%，生活在沙漠地区的人口已达 5 亿。沙漠一般是风成地貌，因此沙漠地域大多是随时间而改变形态的沙滩或沙丘，沙下岩石也经常出现。我国沙漠自西向东有塔克拉玛干沙漠、古尔班通古特沙漠、库姆塔格沙漠、柴达木沙漠、巴丹吉林沙漠、腾格里沙漠、乌兰布和沙漠及库布齐沙漠等八大沙漠，总面积约 70 万 km^2。戈壁又称砾质荒漠，其地面由砾石、沙砾覆盖；土壤发育微弱，石膏化过程和积盐过程突出，表层具极不稳定的孔状结皮，其下为棕红色紧实层及石膏层；植被覆盖稀疏，盖度通常不足 10%，生长旱生、极旱生灌木-半灌木植物。我国戈壁广泛分布于温都尔庙-百灵庙-鄂托克旗-盐池一线以西北的广大荒漠、半荒漠地区，总面积约 45.5 万 km^2。

沙漠和戈壁同属荒漠，由于沙漠和戈壁的恶劣气候特点和地理环境对人类的生活、劳动会带来不良影响。因此，为了保障人们在沙漠和戈壁中生活和劳动作业的顺利完成，研究沙漠和戈壁环境特点及其对人体的影响,采取必要的防护措施,对保障健康,提高作业能力,有重要的现实意义。

一、沙漠戈壁地域气候特点

(一)太阳辐射强烈、日照时间长、气温日较差大

有些戈壁沙漠地区全年有 2/3 的时间是晴天,平均每天日照 8 小时以上,最长可达 15~17 小时。由于空气中水蒸气和颗粒物少,强烈的太阳辐射线直接照射到地面,地面土壤干燥,无法蒸发降温,使地面和地面附近的空气温度很快增高。夏季白天极端最高气温可高达 45℃,地表温度可高达 75℃。夜晚戈壁滩地面缺少保持热量能力,散热快,地面和地面附近气温迅速下降,因此早晚气温剧变,昼夜温差大,日较差甚至可达 30℃以上。某些荒漠地区地处大陆内地,远离海洋,湿润的海洋气流难以到达,形成了极端干燥的大陆性气候。夏秋季节素有"晨春、午夏、晚秋"和"早穿皮袄午穿纱,围着火炉吃西瓜"之说。而在冬季气候严寒干燥,气温极低。

(二)降雨量少、蒸发量大、空气干燥、相对湿度低

沙漠戈壁地区首先是在特定地理条件下形成的。在我国,它的形成发生于西北内陆腹地、太阳辐射强烈、年降水量通常不足 200mm、蒸发量高于 2000mm、干燥度 K 值>4 的区域,干旱、极干旱为其发生的前提条件。如我国与蒙古国接壤的内蒙古西部阿拉善左旗地区,年平均降雨量只有 169mm,蒸发量却有 2000mm,平均相对湿度只有 44%。而在某些地区,甚至数年没有降雨。此外,联合国环境规划署的报告显示,随着自然和人为因素的影响,沙漠戈壁地区的降雨量一直处于下降趋势。例如伊朗,过去的 10 年里沙漠地带的降雨量已减少了 16%。随着降雨量的减少,大部分沙漠地区的地下水位显著下降。而报告还预测,到 21 世纪末,喜马拉雅山区 40%~80% 的冰川都有可能消失,而随着河流干涸现象加剧,以及灌溉需求提高和人口持续增长,沙特阿拉伯、巴基斯坦、乍得、伊拉克、尼日尔、叙利亚等国家以及中国的西部地区缺水问题将更加严重。

(三)风大

由于沙漠戈壁地域主要是干旱及大风侵蚀等气候因素长期作用形成的,因此这些区域气候干燥,植被稀少,地势平阔,常年风力特别大。如我国温性干旱极干旱戈壁区,暖性干旱极干旱戈壁区,以及青藏高原北部高原亚寒性干旱极干旱戈壁区,年大风日都在 20 天以上,个别地区年大风日可达 75 天。而我国沙漠区域长期受干燥的季风控制,风力强劲,最大风力可达飓风程度。

(四)春、秋季节短促,冬、夏季节较长

由于荒漠地区干旱,缺乏水分调节,春季气温直线上升,秋季气温直线下降,因此,春、秋季节较短,冬、夏季节相对较长。

二、沙漠戈壁环境对人体的影响

(一)夏季干热环境对人体的影响

夏季干热环境太阳辐射强度大,空气干热,相对湿度低,地面缺水,蒸发量大。如果在此环境中活动,由于肌肉活动大量产热,同时被迫接受环境外加热(辐射热、对流热),可引起一系列的生理反应,主要表现为体温调节、水盐代谢、心血管系统、消化系统、神经系统和内分泌系统等方面的变化。

1. 机体体温调节　人体受热时,皮肤温热感受器受到刺激,转化为神经冲动传至下丘脑体温调节中枢;同时,环境外加热和肌肉活动的内源性加热使血液加温,通过血液循环直接加热视前区-下丘脑前区中枢性温热感受器。在体温调节中枢的作用下,通过心输出量增加、内脏血管收缩、皮肤血管扩张和出汗等加强散热;同时产热减少,从而使体温维持在正常范围。当超出机体的调节能力时,可导致体内蓄热和过热,出现不同程度的体温升高。

2. 水盐代谢　出汗量的多少主要取决于热强度和运动强度的大小。机体对水盐代谢的调节有一定限度,一般失水不应超过体重的 1.5%。当机体失水量达原体重 2% 以上时,即为脱水,稍有口渴感;至 3% 时,即开始影响工作效率,出汗率明显降低,并有口渴、少尿等表现;超过 6%,则脉搏增快、体温升高,人处于疲惫状态,口渴明显,尿量减少;脱水达体重的15%~20%,可因渗透压过高而昏迷、死亡。

3. 心血管系统　在高温低湿气候条件下机体为适应散热和供氧的双重需要,需要提高心脏输出量。心输出量取决于心率和每搏输出量。在高温时,心脏每搏输出量因热作用而减少,主要藉增加搏动次数来补偿。心率的增加与热强度、运动强度直接相关,故心率是评价高温劳动者心血管系统紧张度的重要指标。高温作用下,皮肤血管舒张引起血压下降。如果运动产生的效应超过高温作用,则收缩压升高,舒张压变化不大,脉压趋于增加。如果心率和收缩压过度升高,或收缩压过度下降,都是机体不适应的反应。

4. 消化系统　高温条件下,人体血液重新分配,引起消化道贫血。各种消化液的分泌受到抑制。胃收缩和蠕动减弱,对固体食物排空减慢而对水排空加速;小肠运动抑制,吸收速度减慢。常出现食欲减退、消化不良等表现。

5. 中枢神经系统　中枢神经系统先兴奋、后抑制。当抑制过程占优势时,可出现注意力不集中,肌肉活动能力降低,动作的准确性和协调性差,反应迟钝以及视觉-运动反应时间潜伏期延长等现象,容易发生意外伤害。

（二）冬季干冷环境对人体的影响

冬季干冷环境的主要问题是:气温低、寒期长,风速特别大,空气绝对湿度极低,鼻黏膜、口唇、皮肤水分蒸发快,容易发生冻伤、皮肤干裂和上呼吸道感染。皮肤温度与外界气温的温差越大,散热越快。风大可加快对流散热,导致体温下降。为维持体温相对恒定,机体在体温调节、能量代谢、内分泌活动和皮肤血管等方面产生一系列应激性反应,以增加产热、减少散热。

1. 冷环境对散热影响　在寒冷条件下,人体散热主要有 3 种方式:①辐射散热,气温低于皮肤温度时,人体表面的热量以波长较长的红外线方式向四周放散(负辐射)。周围物体温度越低负辐射失热越多。②传导对流散热,寒冷条件下,机体皮肤直接接触低于皮温的衣物,将体热放散,温差越大,传导散热越多。一般皮肤表面空气温度比皮温低,皮肤将附近空气加温,密度减小,向上流动,而稍远处的冷空气流来补充,形成冷热空气对流。当皮肤表面空气层相对静止时,有保温作用,但当外界风速较大时,促进对流散热,机体有明显冷感。③蒸发散热,寒冷条件运动时人体仍会出汗,暴露部位的皮肤如额、面颊、手等发散热过快,易发生冻伤。另外,衣着吸附水分过多,保暖性能下降,停止运动后,特别是有风时可加快体热放散,加快身体变凉,容易发生感冒。

2. 体温调节　在寒冷条件下,人体皮肤冷感受器受到冷刺激,通过传入神经将冲动传入中枢;人体皮肤散热增加,皮温和血液温度下降也刺激体温调节中枢。在大脑皮层及下丘脑体温中枢的统一调节下,通过神经体液调节产生冷应激反应,调节机体的产热和散热过程,以维持体温。但这种调节功能是有限的,当外界冷强度超过人体的生理调节能力,或冷暴露时间过长,则将引起局部乃至全身体温下降,并呈现一系列病理反应,发生局部或全身冻伤。

3. 能量代谢 人在冷环境中主要通过寒战来增加产热和通过肌肉以外的器官(主要是肝脏)代谢增强来增加热量,表现为糖代谢增强,脂质动员增加,血清游离脂肪酸含量升高以及有关的酶活性增强。

4. 内分泌功能 在寒冷条件下,由于应激反应,垂体前叶促甲状腺激素分泌增多,使肾上腺皮质激素和甲状腺激素分泌增加,加速细胞能量代谢、肝糖原分解、糖原异生。此外,胰高糖素、肾上腺素、生长激素等的分泌也相应增加,这些反应对提高组织代谢,保持体温具有重要作用。

5. 皮肤血管 机体减少散热主要是通过皮肤血管的反应来实现。人体受冷时,外周血管和四肢小动脉收缩,流经皮肤血管的血液减少,以完成循环的中心化,保证不使躯体及其重要器官血液温度下降。外周血管和四肢小动脉收缩也造成了皮肤温度下降,从而减少了机体散热。

三、沙漠戈壁生存

沙漠戈壁地域广阔,植被稀少,夏日高热,光照强烈,冬季寒冷,气候干燥,昼夜温差极大,各种有害动物肆虐,沙尘暴频发,因此常给人以巨大的生命威胁。在沙漠戈壁地区求生和其他任何地区一样,取决于对该地区地形及常规天气情况的了解以及处理这些情况的能力。

(一) 沙漠影响生存的主要因素

影响沙漠环境生存的主要因素包括急性脱水,其次有眼睛损伤和有毒动物侵扰。出汗可导致水分的大量丢失。沙漠中照射到沙面的太阳光的反射率可达80%,接近雪地的反射量。反射的紫外线和红外线可造成角膜、结膜损伤,其症状和防护方法同雪盲。沙漠里还存在着一些危险动物如毒蛇、毒蜥蜴、狼等。

(二) 沙漠生存技能

在沙漠中的生存时间取决于气温、供水量、劳动强度和遮阴措施的实施效果。

1. 遮阴 遮阴可有效减少出汗量。遮阴最好的方法是停留在自然的阴影处,如岩石的突出部下方。能找到岩洞遮阴更为理想。如果是飞机迫降或汽车抛锚,可在机翼下和汽车底遮阴,也可挖一沙坑,用双层布(两层之间不接触)遮盖支撑在沙坑上面,也可取得较好的遮阴效果。

2. 衣着 在沙漠里穿着衣戴帽,既能隔断外界的热空气,也可防止热辐射。衣服的颜色最好是白色或浅色,因为白色衣物反射太阳光的量最大,可反射50%的太阳辐射。衣服的质地要轻柔,式样要宽松,利于通风。在沙漠里不应穿短袖衬衫和短裤,应尽量让衣服包裹全身。头部切忌暴晒,除了戴帽外,可在帽檐下面放一块布或头巾,头巾从颈背垂下来,遮盖头部和颈背。

3. 减少体力活动 体力活动使产热增加,出汗量增多,对水的需要量增加。所以减少活动是节水的好方法。必要的工作应放在夜间或阴天时做,避免重体力劳动。行走应选择在清晨或傍晚,中午则在阴凉处休息。

4. 寻找水源和食物 在沙漠里携带的饮用水往往有限,应设法寻找自然界的水源,可

能有水源的地方有凹地、有树木野草生长的地方、干涸的河道等。根据前人的经验,在沙漠里按以下的规律可获得饮用水:

(1)寻找有水"标志"的植物:在比较潮湿并长有芨芨菜、白刺、三角叶杨、梧桐、柳树、香蒲等植物的四周,往下挖,一般可以找到水源。

(2)留心观察有水"标志"的动物:尤其是在早晨和傍晚,有昆虫、走兽、飞鸟出没的地方,附近一定有水,跟踪它们的足迹,常常可以找到地下水源。

(3)寻找水井:凡有水井的地方,当地牧民都习惯在附近山顶或地势较高处垒石作为标志,以示附近有水井。

(4)从植物中取水:在沙漠里形形色色的仙人掌是天然的水库,如从啤酒仙人掌顶部切开,捣烂内部髓浆,可获得大量汁液。其他含水植物有霸王树、暗绿龙舌兰、野葫芦、凤凰棕榈、猢狲面包树、稻子豆树等。

(5)自制露水收集器:在沙漠里寻找水源是困难的,常受到人的体力、知识、经验以及所处的地理位置的制约,如果找不到水源,可以收集露水,此法虽然不能获得大量的饮用水,但可解燃眉之急。方法是,在沙地挖一浅坑,铺上一块塑料布或其他不吸水的料子,其上堆放一些清洁光滑的石头,在夜间,水分就会凝结在石头表面,滴到塑料布上,第二天早晨移除石头,收集塑料布上的露水,即可饮用。

在沙漠里,供水不充分时应尽量限制进食。沙漠里的植物如仙人掌既可充饥又可补充部分水分,其他的如野菜、沙枣等也可食用。沙漠里的野生动物大部分也可以食用,但是要注意的是,捕猎和采集食用动物要在供水充分的情况下进行,因为这些活动要消耗大量体力。

5.　防沙暴　在沙漠地区,沙暴比较常见,同时破坏力强。遇到沙暴时应当保持镇静,切忌在沙丘后躲避,因为沙漠里的沙丘是流动的。正确的做法应当是在沙暴到来之际停止前进,记住或做好前进方向的标志,背向风沙伏在地上,同时应该戴上护目镜,用衣服将口鼻都遮起来。如果有骆驼,应让骆驼迅速卧倒,人趴在骆驼背风的一侧。

6.　防止动物的侵扰　沙漠中的各种动物是对人类的重要威胁,尤其是沙漠中的各种蛇。遇到蛇时应当保持镇静,在没有能力杀死蛇之前不要主动攻击。如果不幸被毒蛇或蝎子咬伤,切忌惊慌,应立即用结实的绳子或带子扎紧伤口的上方,捆扎完毕后,为防止蛇毒损伤组织、神经、血管,要对伤口进行切割,并立即用嘴吸出毒液,动作一定要迅速。沙漠里有大量的昆虫,几乎包括了所有的昆虫种类,可以捕捉它们作为水和食物的来源,但食用前要煮熟以避免所携带的病毒等致病微生物。另外,在各种场合都需要留意周围环境中的蜘蛛、蝎子、蜈蚣等昆虫。

（陈景元　骆文静）

参 考 文 献

1. 侯悦.军队卫生学.北京:人民军医出版社,1998.

2. 李天麟.高原与健康.北京:北京科学技术出版社,2001.

3. 程天民.军事预防医学.北京:人民军医出版社,2014.

4. 郭新彪.环境健康学.北京:北京大学医学出版社,2006.

5. 王红,汪春红.环境与健康.武汉:武汉大学出版社,2002.

6. 吕永达.高原医学与生理学.北京:天津科技翻译出版公司,1995.

7. 高钰琪.高原军事医学.重庆:重庆出版社,2005.

8. Wu T,Kayser B.High altitude adaptation in Tibetans.High Alt Med Biol,2006,7(3):193-208.

9. Sun Z,Zhang Z,Cade R.Renal responses to chronic cold exposure.Can J Physiol Pharmacol,2003,81(1):22-27.

10. 格央.高原气候环境与人类健康.西藏科技,2006,4:50-51.

第三十八章

环境生物性污染的危害

第一节 概　述

一、空气生物性污染与危害

由于人类、动物、植物的活动，及其他自然因素的影响，造成空气尤其是室内空气受到微生物的污染，使得生物生存、人群健康及其活动受到影响甚至对生命产生危害，这种现象称之为空气生物性污染。

空气微生物主要来源于陆地，吸附微生物的尘埃随着气流运动四处扩散；工农业、养殖业、城市建设、交通运输等活动也可造成微生物的扩散。空气中微生物的分布受许多因素的影响，不同高度、不同水平、不同时间段空气中微生物的数量均有不同。

客观上，空气缺乏微生物生长所需的水分和可利用的养料，因此它并不是微生物生长的良好环境。加之日光的照射、干燥及空气的稀释和流动，更不利于微生物生长，而一些对人类或动物致病的微生物一般抵抗力较低，更易死亡。因此，一般在室外环境条件下并不容易发生呼吸道疾病的传播。但在特殊情况下，如有大量致病微生物或变应原不断地进入小的封闭空间，使某些人群接触空气中致病微生物或变应原，也可能发生感染而致疾病发生甚至是聚集性发病。

在室内局部环境中，特别是在通风不良、人群密度高的情况下，如空气中存在致病微生物，通过空气传播，可以导致易感人群感染甚至发病。室内空气中的致病微生物主要通过3种不同方式进行传播：①附着于尘埃上，微生物在空气中悬浮或散布于较小尘埃（一般粒径在 $10\mu m$ 以下）可被吸入呼吸道，较大尘埃则因地心的引力作用很快沉降或被阻留于鼻腔。②附着于从鼻腔和口腔喷出的飞沫小滴上，人在咳嗽或喷嚏时，可喷射百万个细小的飞沫，称飞沫小滴；呼吸道疾病患者的飞沫小滴中可含有致病微生物，通过飞沫小滴直接传染给健康人。③附着在飞沫蒸发后所形成的"飞沫核"（droplet nuclei）内，较小的飞沫喷出后，在空气中很快蒸发形成非常细小的粒子（粒径大多为 $0.5\sim12\mu m$），在空气中悬浮播散，包裹其内的微生物可存活较长时间。

尘埃、飞沫、飞沫核被人类吸入后是否进入肺内，主要取决于粒径的大小，粒径在 $10\mu m$ 以下的颗粒通常称"可吸入颗粒物"（inhalable particle，IP）或气溶胶（aerosol），附着有微生物固体或液体的可吸入颗粒物称为微生物气溶胶。实验表明，一般粒径大于 $5\mu m$ 的，多被阻留于鼻腔黏膜；小于 $5\mu m$ 可通过鼻腔进入呼吸道内；$2\sim5\mu m$ 的颗粒附着在上呼吸道黏膜上,可被黏膜纤毛排出,也可能转而进入消化道内;0.2~2μm 的可到达肺内,并滞留在肺泡内,但<1μm 的也可能由于布朗运动重新被呼出。

可以通过空气传播的致病微生物所致的疾病种类繁多,分别由病毒、细菌、真菌等微生物所引起(表 38-1)。

表 38-1　主要通过空气传播的病原微生物及所致疾病

疾病名称病	病原微生物
细菌性疾病	
肺结核	肺结核分枝杆菌
肺炎球菌性肺炎	肺炎链球菌
葡萄球菌呼吸道感染	葡萄球菌
链球菌呼吸道感染	酿脓链球菌
流行性脑脊髓膜炎	脑膜炎奈瑟菌
白喉	白喉棒状杆菌
百日咳	百日咳博德特菌
猩红热	酿脓链球菌
肺鼠疫	鼠疫耶尔森菌
肺炭疽	炭疽芽胞杆菌
军团病	嗜肺军团杆菌
病毒性疾病	
流感性感冒	流感病毒(正黏病毒科)
人感染禽流感	禽流感病毒(正黏病毒科)
传染性非典型肺炎 SARS	冠状病毒(冠状病毒科)
中东呼吸综合征	Mers 冠状病毒(冠状病毒科)
麻疹	麻疹病毒(副黏病毒科)
流行性腮腺炎	腮腺炎病毒(副黏病毒科)
天花	天花病毒(豆病毒科)
水痘	水痘病毒(疱疹病毒科)
风疹	风疹病毒(披盖病毒科)
急性咽炎、病毒性肺炎等	腺病毒(腺病毒科)
其他病原微生物引起的疾病	
Q 热	伯氏立克次体
原发性非典型性肺炎	肺炎支原体
奴卡菌病	星状马杜拉放线菌
组织胞浆菌病	荚膜组织胞浆菌
隐球菌病	新型隐球菌
农民肺	甘草小孢菌

对于空气生物性污染及其危害的防治措施主要有:消除或减少污染来源,可采取物理通风、紫外线照射、负离子发生器、化学喷雾或熏蒸消毒等。

二、水生物性污染与危害

致病微生物进入水体或某些藻类大量繁殖,导致水质恶化,直接或间接危害人类健康或影响渔业生产的现象,称为水体微生物污染。

水是人类生存的重要资源,自然条件下几乎各种水体都有微生物的存在,不论是地表水或是地下水,甚至雨水或雪水,都含有多种微生物。水中的微生物绝大多数是水中天然寄居者,一部分来自土壤和空气中降落的尘埃,它们对人群一般无致病性。此外,尚有一部分是随地表径流、垃圾污水、人畜粪便以及某些工农业废弃物进入水体,其中包括某些病原体。进入水体的病原体往往因不适应水环境而逐渐死亡,但也有些可较长期生活在水环境中。某些病原微生物污染水体后,可能引起介水传染病的暴发流行。水中常见的病原体包括:沙门菌、志贺菌、大肠埃希菌、霍乱弧菌、副溶血弧菌、嗜肺军团菌、结核分枝杆菌、肠道病毒、肝炎病毒、轮状病毒、诺如病毒等。

水体中致病微生物的污染主要来自人畜粪便。经水传播致病微生物所致的疾病种类繁多,可分别由细菌、病毒、寄生虫等所引起,按传播方式的不同,可以分为两大类。

一类是由于摄入了受病原微生物污染的水而发生的,如沙门菌病、志贺菌病、致病性大肠埃希菌和霍乱弧菌所致的腹泻等。这类疾病的流行病学特征:①病例的发生与饮水有关,有饮用相同水源的历史;②不分年龄、性别凡饮用此水源的一般皆可发病;③如水源不断受到污染,则疾病常表现为不断发病的慢性流行过程,如水源一次受到严重污染,则可发生暴发流行;④对饮用水采取相应的消毒或净化措施后,疾病的发生和流行即可停止。饮用水被污染的方式一般有:含病原微生物的粪便、污水直接或通过地表径流等进入水体;在水源中洗刷马桶、粪担、患者衣服等;供水管网破损或井水渗漏使污染物进入水体。

另一类是由于人通过劳动、游泳、抗洪等活动接触了受污染的水体,病原生物通过皮肤、黏膜感染导致发病,如血吸虫病、钩端螺旋体病、红眼病等。

三、土壤生物性污染与危害

一个或多个有害的微生物种群,从外界环境侵入土壤,大量繁衍,破坏原来的生态平衡,对人体健康或生态系统产生不良影响的现象,称为土壤微生物污染。

土壤是多种微生物的天然栖居地,其中的绝大部分是自然存在的,而一些致病微生物往往是由人畜粪便污染带来的"外来"微生物。造成土壤微生物污染的原因主要是用未经处理的人畜粪便、城市生活污水和污泥、饲养场和屠宰场的污水和污物进行灌溉或施肥等,其中危险性最大的是医院未经消毒处理的污水和污物、病死畜禽及其排泄物、患者或带菌者粪便,它们往往带有致病性细菌、病毒、放线菌、真菌、寄生虫卵等。

土壤并非是病原微生物生存的适宜环境。病原微生物在土壤中的存活时间,受土壤有机质种类与数量、pH、温度、日照、水分等因素影响。如在潮湿的冬季,沙门菌能在污水灌溉的土壤中存活 70 天,而在干燥的夏季仅存活 35 天。一般而言,无芽胞的细菌存活时间为几小时至数月,芽胞杆菌则能存活更长时间。病毒易吸附于土壤颗粒内而延长存活时间。据报道,在污灌土壤中,脊髓灰质炎病毒冬季存活 96 天,夏季存活 11 天;灌溉停止 23 天后仍可在该土壤的蔬菜叶面上检出病毒。土壤的黏土含量愈高,对病毒的吸附力愈大。实验表明,砂壤土对污水中病毒的滤除率高达 99.9%;而在砂土中,病毒可透过土层污染地下水。此外,pH 低有利于病毒吸附,pH 升高则有利于病毒释放。

土壤中病原体通常可经口或经皮肤感染人类,其主要途径有 3 种:一是人-土壤-人途径,即人体排出的病原体直接或经施肥和污灌污染土壤,在被污染的土壤上种植粮食与蔬菜瓜果,人通过与污染土壤接触或生吃这些蔬菜瓜果而感染致病,如沙门菌、志贺菌、肠道病毒等;二是动物-土壤-人途径:即患病动物排出病原体或病畜尸体处理不当污染土壤,然后感染人体致病,如炭疽芽胞杆菌、布鲁菌、钩端螺旋体等;三是土壤-人途径,即自然土壤中存在的致病菌,人体与此土壤接触而感染得病,如炭疽杆菌、破伤风梭菌、产气荚膜梭菌、鞭毛虫等。

由于人和动物粪便、动物尸体、污水、污泥、垃圾和医疗废弃物是土壤致病微生物污染的主要来源,因此防治土壤微生物污染的主要措施是对这些污染物进行无害化处理,如建立污水处理厂、新建无害化厕所等。

第二节　病毒污染与所致疾病

一、禽流感病毒与人感染禽流感

(一) 禽流感病毒

1. 病毒的基本特性　禽流感病毒是正黏病毒科的甲型流感病毒,为分节段的单股负链 RNA 病毒,病毒颗粒呈多形性,其中球形直径 80~120nm,有囊膜。病毒基因组分 8 个不同节段,分别编码至少 11 种蛋白:位于病毒包膜上糖蛋白、血凝素(hemagglutinin,HA)和神经氨酸酶(neuraminidase,NA)、基质蛋白(M1)、离子通道蛋白(M2)、核蛋白(NP)、非结构蛋白 NSl 和 NS2 以及组成 RNA 依赖的 RNA 聚合酶的 3 个亚基蛋白(PBl、PB2 和 PA)。病毒 RNA 的 5′和 3′端均具有保守性。病毒可经狗肾上皮细胞、9~11 日龄鸡胚分离培养。决定病毒抗原性的主要是 HA 和 NA,根据表面抗原 HA 和 NA 的不同病毒分为若干不同亚型,如 H5N1、H7N9 等;目前已从禽鸟类分离到 16 种 HA 和 9 种 NA 基因型。

2. 在环境中的稳定性　禽流感病毒普遍对热敏感,对低温抵抗力较强,65℃加热 30 分钟或煮沸(100℃)2 分钟以上可灭活。该病毒在较低温下如冷冻的禽肉和骨髓中可以存活较长时间,自然条件下因粪便或分泌物保护可长期存活。粪便中病毒的传染性在 4℃可保持 30 天之久,37℃粪便中可以存活 6 天。在羽毛中可存活 18 天,0~4℃水中可以存活 1 个月。在 pH<5 或>9 时,病毒感染性受到影响,即使在 pH=4.0 左右仍然具有一定的抵抗力。紫外线直接照射可迅速破坏其活性。病毒对可破坏包膜的常用消毒剂如氧化剂、稀酸、漂白粉、碘剂和有机溶剂等均敏感,75%乙醇 5 分钟、1%有效氯的含氯消毒剂 5 分钟可灭活该病毒。

3. 病毒的致病性　影响病毒致病性的因素包括病毒株的亚型、家禽种类/品种、家禽的营养、健康状况及年龄等。不同禽流感病毒亚型,甚至同一亚型不同病毒株之间对不同宿主的毒力也有很大差异。根据其对易感鸡的致病性,可分为高致病力、低致病力和无致病力 3 种。历史上发生的高致病性禽流感都是由 H5 和 H7 亚型毒株引起的,但并非所有 H5 和 H7 亚型病毒株都是强毒株。

禽流感病毒主要在禽鸟类动物中传播、某些亚型还导致禽鸟的发病甚至大量死亡;禽流感病毒可以通过不断变异和进化,从而具备感染人类细胞并在人体内有效复制的能力。病毒的 HA 与含有唾液酸受体的上皮细胞表面结合,即可启动感染。嗜人类流感病毒的 α-2,6 受体存在于上、下呼吸道,主要是在支气管上皮组织和肺泡Ⅰ型细胞;而嗜禽流感病毒的 α-2,3 受体存在于远端细支气管、肺泡Ⅱ型细胞和肺泡巨噬细胞,感染后主要引起下呼吸道的病理改变和超敏反应。

4. 动物宿主　禽流感病毒广泛分布于世界范围内的许多家禽和野禽、迁徙水禽。禽类是流感病毒的天然储存宿主,病毒可以在禽鸟类特别是在水禽中存在。禽流感病毒可以感染大多数家禽、野禽、水禽和水鸟,最敏感者为鸡、火鸡、鸭、鹅等,水禽多为隐性感染。除感染禽外,还可以感染其他动物,如人、猪、马、海豹以及鲸鱼和水貂等海洋哺乳动物。

(二) 人禽流行性感冒

人禽流行性感冒(以下称人禽流感)是由禽甲型流感病毒某些亚型中的一些毒株引起的急性呼吸道传染病。根据禽流感病毒对鸡和火鸡的致病性的不同,分为高、中、低/非致病性 3 级。由于禽流感病毒的血凝素结构等特点,一般感染禽类,但当病毒在复制过程中发生基因重配,致使结构发生改变,获得感染人的能力,就可能造成人感染禽流感疾病的发生。在 1981 年,美国发现 H7N7 感染人类引起结膜炎的个案。1997 年,我国香港发生高致病性 H5N1 型人禽流感,18 人发病,导致 6 人死亡,在世界范围内引起了广泛关注。1998 年,我国郭元吉等首次发现 H9N2 感染人的病例。近年来,先后发现有 H7N7、H7N2、H7N3、H7N9、H5N6、H10N8 亚型禽流感病毒感染人类的证据。2013 年 3 月,我国上海首次发现 H7N9 病毒亚型感染人类,之后不断发生人类感染甚至死亡。因此,将禽流感病毒引起的人禽流行性感冒简称为人禽流感。

(三) 人感染高致病性禽流感

1. 病原　引起高致病性禽流感(high pathogenic avian influenza,HPAI)的病原为 H5N1 亚型的禽流感病毒,该病毒于 1995 年在苏格兰鸡中首次发现。其他 H5 亚型禽流感病毒还有 H5N6,它是 H5N1 与 H6N6 禽流感病毒重配后产生的,对家禽具有高致病性。2014 年,我国报道 1 例重症肺炎死亡病例感染 H5N6 禽流感病毒,之后陆续发现确诊了 14 例病例,其中 10 例死亡。

2. 临床表现　HPAI 主要临床表现为呼吸道症状,且较快发展为重症。患者起病急,体温多持续在 39℃ 以上,伴有全身不适、头痛及呼吸道感染症状。约半数病例出现肺部炎症,X 线检查显示肺及胸腔积液。部分患者可有恶心、腹痛、腹泻、稀水样便等消化道症状。重症患者可出现高热不退,病情发展迅速,几乎所有患者都有临床表现明显的肺炎,可出现急性肺损伤、急性呼吸窘迫综合征(ARDS)、肺出血、胸腔积液、全血细胞减少、多脏器功能衰竭、休克及瑞氏(Reye)综合征等多种并发症。可继发细菌感染,发生败血症。

3. 流行病学　WHO 统计,自 2003 年至 2016 年 12 月,全球共有 16 个国家报告 856 例人感染 H5N1 高致病性禽流感病毒,死亡 452 例,病死率 52.8%。埃及、印度尼西亚、越南报告病例较多。患者发病分布主要在冬春季节。我国内地报告 51 例病例,其中死亡 34 人,病例主要分布在南方省份,84%病例发生在冬春季节,发病年龄在 2~27 岁之间。大部分病例发病前直接或间接暴露于被感染的活禽或病死禽类,或者暴露于被污染的环境中(如活禽市场)。

H5N1 亚型感染病例潜伏期较季节性流感长,一般为 1~7 天,通常为 2~4 天,最长甚至有可能达到 17 天。任何年龄的人都可能被感染,但已确诊的病例中,13 岁以下儿童所占比例较高,而且病情必较严重。

患禽流感或携带禽流感病毒的鸡、鸭、鹅等家禽,特别是感染了 H5N1 病毒的鸡、鸭是主要的传染源,目前还没有证据显示人禽流感患者为传染源。人禽流感的传播途径可能是近距离的空气飞沫经呼吸道传播,也可通过密切接触受感染的禽类及其分泌物、排泄物和被污染的水等感染。

（四）人罹患 H7N9 禽流感

1. 病原　自 1996 年至 2012 年,加拿大、意大利、墨西哥、荷兰、英国和美国曾报告发生过人类感染 H7 流感病毒(H7N2、H7N3 及 H7N7)的情况。所发生的大部分感染与家禽疫情相关,感染主要导致结膜炎和轻微上呼吸道症状,唯一一例死亡病例发生在荷兰。2013 年发现的 H7N9 亚型病毒为一种东亚地区野鸟和中国上海、浙江、江苏鸡群的基因重配病毒,编码 HA 的基因来源于 H7N3,编码 NA 的基因来源于 H7N9,其 6 个内部基因来自于 H9N2 禽流感病毒;与 H5N1 病毒不同,该病毒可以同时结合唾液酸 α-2,3 型受体和 α-2,6 型受体(比 H5N1 更易与人上呼吸道上皮细胞结合,比季节性流感病毒更易感染人下呼吸道)。目前监测该病毒对禽类是低致病性的。

2. 流行病学　本病为新发传染病,人群普遍易感。传染源为带病毒的禽类及其污染的环境,人主要是以呼吸道传播或密切接触受感染禽类的排泄物和分泌物、或通过接触病毒污染的环境而感染。截至 2016 年 10 月,已报告 776 人感染 H7N9 禽流感,其中死亡 319 例,病死率 41%;分布在 19 个省份,主要集中在华东地区的浙江、江苏、上海及华南的广东;病例呈高度散发状态,病例间无流行病学关联。病例有季节性流行特征,以 11 月至次年 5 月为流行期,发病人群以老年人居多、男性居多,农民、离退休人员、家务及待业人员为主,约 85% 的病例有活禽相关暴露史。除中国内地以外,中国香港、中国台湾、加拿大、马来西亚共从中国内地输入 16 例、4 例、2 例、1 例病例。

3. 临床表现　人感染 H7N9 禽流感病例的潜伏期一般在 7 天以内。患者一般表现为流感样症状,如发热、咳嗽、少痰,可伴有头痛、肌肉酸痛、腹泻等全身症状。重症患者病情发展迅速,多在发病 3~7 天出现重症肺炎,体温大多持续在 39℃ 以上,出现呼吸困难,可伴有咳血痰。常快速进展为急性呼吸窘迫综合征、脓毒症、感染性休克,甚至多器官功能障碍,部分患者可出现胸腔积液等表现。临床检查白细胞总数一般不高或降低;生化指标多种酶升高。

（五）人禽流感的实验室检测

实验室病原学检测是人禽流感诊断的确诊依据,且要求在具备资质、符合生物安全的实验室进行。

1. 病毒核酸基因检测　对可疑患者呼吸道标本采用逆转录-聚合酶链状反应(reverse transcription-polymerase chain reaction,RT-PCR)方法,检测 H5N1、H7N9 禽流感病毒特异性核酸片段。早期识别禽流感首选核酸检测。对重症病例应定期行呼吸道分泌物核酸检测,直至阴转。有人工气道者优先采集气道内吸取物(ETA)。

2. 病毒分离　取患者呼吸道标本(如鼻咽分泌物、口腔含漱液、气管吸出物或呼吸道上皮细胞),用 MDCK 或鸡胚分离禽流感病毒。

3. 血清学检查　采用血细胞凝集抑制实验方法,检测患者发病初期和恢复期双份血清中的抗体,如禽流感病毒亚型毒株抗体滴度 4 倍或以上升高,可以进行回顾性诊断。

4. 甲型流感病毒抗原检测　患者呼吸道标本中甲型流感病毒 NP 或 M1 蛋白。但阳性者不能确定病毒亚型,阴性不能排除诊断,仅作为初筛。

（六）防治

我国卫生部门将人感染高致病性禽流感及 H7N9 禽流感列为乙类法定传染病进行管

理,颁布了相关诊疗指南及预防控制方案,明确对发现的患者及疑似患者进行隔离治疗,对密切接触者进行追踪和医学观察。鉴于禽流感在引起人类严重疾病、造成禽流感大流行的可能性,WHO要求每个国家或地区要向其报告确诊的人禽流感病例。

1. 隔离管理传染源 优先控制高致病性禽流感病毒在禽类的流行,以降低人群暴露的机会。一旦发生禽流感疫情,农业部门应就地及时销毁病禽及受感染禽类动物,对疫源地进行封锁,并对禽舍及禽粪等垃圾进行彻底消毒和无害化处理。邻近疫区的家禽要进行禽流感疫苗免疫接种。

目前人感染禽流感大部分病例为散发病例,有多起家庭聚集性病例,尚无持续的人际间传播的证据,但应警惕医院感染的发生。

2. 切断传播途径 人感染禽流感主要是以呼吸道传播或密切接触感染禽类的排泄物和分泌物为主,或通过接触病毒污染的环境而感染。医院收治患者的门诊和病房做好隔离消毒,防止患者排泄物及血液污染院内环境及医疗用品。少数人类病例与生食受到感染的禽类血液所污染的菜肴相关。屠宰受感染禽类、拔毛和处理尸体及制备供食用的禽类时,尤其是活禽市场、家庭散养环境,是重要的危险因素。关闭活禽市场进行消毒净化,减少人群直接或间接暴露于被感染的活禽或病死禽、被污染的环境,是防止人感染H5N1、H7N9禽流感的主要措施。

3. 保护易感人群 一般认为,人类对禽流感病毒并不易感。高危人群包括从事家禽养殖业者及其同地居住的家属、经常到家禽饲养、销售及宰杀等场所者、接触禽流感病毒感染材料的实验室工作人员、与禽流感患者有密切接触的人员等,中老年人、患慢性病的人群也是H7N9禽流感的高危人群。高危人群应采取相应的防护措施,如戴口罩、戴手套等。目前尚无人禽流感疫苗,H5N1亚型疫苗正在研制中。

4. 病例治疗 对疑似病例和确诊病例应尽早予以隔离治疗和抗病毒治疗,对重症患者应当送入ICU病房加强救治。

(1)一般对症治疗:发热时可用适量的解热剂,但儿童忌用阿司匹林及含水杨酸制剂的药物,以避免引起儿童Reye综合征。抗菌药物应在有继发细菌感染时酌情使用。重症病例可吸氧,根据缺氧程度可采用鼻导管、开放面罩及储氧面罩进行氧疗。

(2)抗病毒治疗:在发病48小时内应用效果最好,抗流感病毒药物神经氨酸酶抑制剂:①奥司他韦(oseltamivir,达菲):是一种新型抗流感病毒药物,可降低病毒复制的持续时间并提高患者存活的可能。成人剂量每天150mg,分两次服用。1~12岁儿童剂量根据体重计算每次给药剂量,每天2次,疗程5~7天,重症病例剂量可加倍,疗程可延长一倍以上。②帕拉米韦(peramivir):对重症病例或无法口服者可用帕拉米韦氯化钠注射液,成人用量为300~600mg,静脉滴注,每天1次,共1~5天,重症病例疗程可适当延长。③扎那米韦(zanamivir):对成人及7岁以上青少年用法:每天2次,间隔12小时;每次10mg(分两次吸入)。

离子通道M2阻滞剂、金刚烷胺(amantadine)和金刚乙胺(rimantadine)可抑制禽流感病毒复制,但监测显示H7N9禽流感病毒对其有耐药,不建议使用。

二、冠状病毒与传染性非典型肺炎和中东呼吸综合征

(一)冠状病毒

冠状病毒于1965年由Tyrrell等用人胚气管培养从感冒患者中分离的一批病毒,代表株OC43株,因病毒外膜有明显的棒状突起,形似皇冠,故命名为"冠状病毒"。

冠状病毒种类很多,可以引起人类普通感冒甚至严重的呼吸道综合征,还可引起许多动物猪、鸡、狗、猫的呼吸系统、消化系统疾病。冠状病毒引起的人类疾病主要是呼吸系统感染,冬季和早春流行,是成人普通感冒的主要病原之一,儿童感染率较高。自 2002 年冬到 2003 年春,肆虐全球的严重急性呼吸综合征(severe acute respiratory syndrome,SARS,)病原就是冠状病毒的一种。2012 年 9 月,在中东沙特发现一种新型冠状病毒,也可引起人类严重的呼吸道综合征,WHO 命名为中东呼吸综合征(Middle East respiratory syndrome,MERS)。

冠状病毒为单股正链 RNA 病毒,病毒颗粒呈不规则形状,直径约 $60\sim220nm$。病毒颗粒外包着双层脂膜,膜表面有 3 种糖蛋白:S 蛋白(刺突糖蛋白 spike protein);E 蛋白(小包膜糖蛋白,envelope protein);M 蛋白(膜糖蛋白,membrane protein)。病毒核酸 RNA 长 $27\sim31kb$,是 RNA 病毒中最长的,5′端有甲基化"帽子",3′端有 polyA"尾巴"结构。这一结构与真核 mRNA 非常相似,也是其基因组 RNA 自身可以发挥翻译模板作用的重要结构基础,而省去了 RNA-DNA-RNA 的转录过程。冠状病毒对外界的抵抗力较强,在人体外可存活数小时,在人类排泄物中存活长达 4 天,在 0℃ 时甚至可"无限期"存活,但对热敏感,37℃可存活 4 天,56℃ 90 分钟、75℃ 30 分钟能够灭活病毒;紫外线照射 60 分钟可以破坏病毒的感染性;病毒对常用的有机溶剂、消毒剂敏感,乙醚在 4℃ 24 小时可以完全灭活病毒,用过氧乙酸、70%乙醇 5 分钟病毒即失去活力,含氯消毒剂 5 分钟可以灭活病毒。

(二)传染性非典型肺炎

2002 年底,我国广东河源市等地出现多例原因不明、以肺炎为主要表现并危及生命的呼吸系统疾病。随后,越南、加拿大和中国香港等地也先后报道了类似病例。WHO 于 2003 年 2 月 28 日将此类疾病命名为 SARS,并在其后各国病原研究基础上正式宣布导致 SARS 的病原体为一种新的冠状病毒,并命名为 SARS 冠状病毒(SARS coronavirus,SARS-CoV)。我国称 SARS 为传染性非典型肺炎(infectious atypical pneumonia,IAP),简称"非典"。

1. 病原 SARS-CoV 形态、大小与冠状病毒相似,颗粒的核心为螺旋状排列的单股正链 RNA 和衣壳(N 蛋白)组成的核壳体,其外为包膜。N 蛋白结合于 RNA 上,是 SARS 病毒的重要结构蛋白,在病毒转录、复制中起重要作用。病毒核酸全长约 29.7kb,编码 20 多种蛋白,除编码 RNA 多聚酶外,编码的主要结构蛋白是 N、S、M、E 等。各病毒株的基因序列同源性达 89%以上,但与已知的人和动物冠状病毒基因序列的差异甚大。

SARS-CoV 病毒用 VeroE6 细胞体外培养滴度高。SARS-CoV 在环境中的稳定性较好:室温 24℃ 以下在尿液中可以存活 2 天,在腹泻患者的痰液和粪便里能够存活 4 天以上,在血液中可以存活 15 天,在塑料、玻璃、马赛克、金属、布料、复印纸等物体表面可存活 $2\sim3$ 天。

2. 临床表现 该病的潜伏期一般为 $1\sim12$ 天,多数患者在 $4\sim5$ 天发病。起病急,以发热(体温高于 38℃)为首发症状,多为高热,并持续 $1\sim2$ 周以上,偶有畏寒;呼吸道症状体征不明显,可有咳嗽,多为干咳、少痰,偶有血丝痰,常无上呼吸道感染的卡他症状;可伴有头痛、关节酸痛、全身酸痛、乏力、胸痛、腹泻等。严重者出现呼吸加速、气促,或进展为急性呼吸窘迫综合征。肺部体征不明显,部分患者可闻少许干、湿啰音,或有肺实变体征。部分病例有腹泻症状,且粪便中的病毒量高于血液。

3. 实验室检测 血清学方法主要用间接免疫荧光(IFA)和酶联免疫吸附反应(ELISA),检测 SARS 病毒的 N 蛋白或 IgM 和 IgG 抗体,N 蛋白、IgM 阳性可以用于早期诊断,约在患者发病 7 天出现;RT-PCR 是常用的分子生物学检测方法,主要用于 SARS 疑似病例的呼吸道分泌物、血液和粪便中检测 SARS 病毒 RNA。

4. 流行病学　传染性非典型肺炎的患者是本病的主要传染源。患者出现症状后即具有传染性,症状明显的患者传染性较强,退热后传染性下降。研究表明,在一些地区的蝙蝠、果子狸、山猪等野生动物中,经过 PCR 方法或血清学方法检测到 SARS 冠状病毒阳性结果。中科院病毒所石正丽的研究表明,中华菊头蝠是 SARS 冠状病毒的自然宿主。

本病的传播途径以近距离飞沫传播为主,也存在通过接触呼吸道分泌物或粪便传播的途径,可由受污染的手、玩具等经口鼻黏膜、眼结膜而传播。人群普遍易感,医护人员在治疗、护理非典型肺炎患者时,因为近距离接触而成为本病的高危人群。患者的密切接触者、从事病毒检测研究的实验室人员也是本病的危险人群。

自 2002 年 11 月 16 日,首例 SARS 病例出现,次年 2 月在广东暴发流行,之后 2 个月内扩散至 23 个省(直辖市、自治区),并造成亚洲、美洲、欧洲等 26 个国家或地区的流行。至 2003 年 7 月流行终止时,29 个国家报告临床诊断病例 8096 例,死亡 916 例;2003—2004 年广东局部发现 4 例患者、北京发生实验室感染事件之后,再未发现 SARS 病例。SARS 疫情地区分布:中国内地 24 个省(直辖市、自治区)、中国香港、中国澳门、中国台湾共发病 7748 例,死亡 774 例(分别占全球的 91.3% 和 89.5%);中国以外的 28 个国家(美国、新加坡、加拿大、英国、越南等)发病 674 例,死亡 87 例(分别占全球总数 8.7% 和 10.5%,病死率 12.9%)。

5. 防治　在疫情发生阶段,我国将本病列入《中华人民共和国传染病防治法》的乙类法定传染病,并按甲类传染病进行强制管理;WHO 向全球发出预警,向要求援助的国家派遣专家组、发送专门防护设备,帮助严重受害医院的传染病控制,使用全球流感网络实验室开展病因学调查和病例的检测。对 SARS 防控执行早发现、早报告、早隔离、早治疗,采取以控制管理传染源和切断传播途径为主的综合性防控措施,具体包括病例检测、隔离和感染控制、密切接触者的追踪和不明原因肺炎监测等。

患者诊疗主要采取对症治疗,以缓解机体严重的综合征症状。其次采取综合的抗病毒治疗,包括使用利巴韦林、选用干扰素、胸腺肽及免疫球蛋白等。我国临床专家还建议对有严重中毒症状、高热不退的重症病例应用糖皮质激素。

(三) 中东呼吸综合征

2013 年 12 月 23 日,WHO 发布全球预警,称一名曾前往沙特旅游的卡塔尔男子被英国确认感染了一种新型冠状病毒,该男子表现为急性呼吸系统综合征并伴随肾衰竭,类似 SARS 症状。该病例被命名为中东呼吸综合征,病原命名为中东呼吸综合征冠状病毒(MERS coronavirus, MERS-CoV)。

1. 病原　MERS-CoV 属于冠状病毒科,β 类冠状病毒的 2c 亚群,病毒颗粒呈球形,直径为 120~160nm。基因组全长约 30kb。病毒受体为二肽基肽酶 4(dipeptidyl peptidase 4, DPP4,也称为 CD26),该受体与 ACE2 类似,主要分布于人深部呼吸道组织。

研究表明,MERS-CoV 病毒主要的自然宿主为骆驼,在沙特、埃及、阿曼、卡塔尔的骆驼体内分离出 MERS-CoV,并在非洲和中东的骆驼体内发现 MERS-CoV 抗体,但不排除蝙蝠或其他动物也可能是中东呼吸综合征冠状病毒的宿主。

2. 临床表现　该病的潜伏期为 2~14 天。早期主要临床表现为发热、畏寒、乏力、头痛、肌痛等,随后出现咳嗽、胸痛、呼吸困难,部分病例还可出现呕吐、腹痛、腹泻等症状。重症病例多在一周内进展为重症肺炎,可发生急性呼吸窘迫综合征、急性肾衰竭、甚至多脏器功能衰竭。年龄>65 岁、肥胖、患有其他疾病(如肺部疾病、心脏病、肾病、糖尿病、免疫功能缺陷等)为重症高危因素。部分病例可无临床症状或仅表现为轻微的呼吸道症状,无发热、腹泻和肺炎。

3. 实验室检测　主要检测包括病毒分离、病毒核酸检测。多种标本(咽拭子、鼻拭子、鼻咽或气管抽取物、痰或肺组织,以及血液和粪便)可以用于检测,其中以下呼吸道标本阳性检出率最高。恢复期血清中 MERS-CoV 抗体较急性期血清抗体水平转阳或呈 4 倍以上升高,此等指标也可以用于病例确诊依据。

4. 流行病学　截至 2016 年 12 月 31 日,中东地区 11 个国家(沙特、阿联酋、约旦、卡塔尔、科威特、阿曼、也门、埃及、巴林、黎巴嫩和伊朗)、欧洲 8 个国家(法国、德国、意大利、英国、希腊、荷兰、奥地利和英国)、非洲 2 个国家(突尼斯和阿尔及利亚)、亚洲 5 个国家(马来西亚、菲律宾、韩国、中国、泰国)及美国,共 27 个国家,报告中东呼吸综合征病例 1917 例,其中死亡 677 例。同时在沙特、韩国、阿联酋、英国、法国等在内的国家报告了至少 10 起多发生在医院和家庭聚集病例。2015 年 5~7 月在韩国有 186 例发病、36 例死亡的中东呼吸综合征疫情,多数病例为医院感染。

目前已知的病毒学、临床和流行病学资料显示,MERS-CoV 已具备一定的人传人能力,虽然大多数第二代病例发生在医务人员、在院的其他患者或探视的家属,尚无证据表明该病毒具有持续人传人的能力,但应警惕社区传播的可能性。

MERS-CoV 的确切来源和向人类传播的准确模型尚不清楚。从现有的资料看,单峰骆驼可能为 MERS-CoV 的中间宿主。人可能通过接触含有病毒的单峰骆驼的分泌物、排泄物(尿、粪)、未煮熟的乳制品或肉而感染。而人际间主要通过飞沫经呼吸道传播,也可通过密切接触患者的分泌物或排泄物而传播。

5. 防治　我国卫生部门制定了相应的防控方案和诊疗指南,WHO 要求各国继续加强监测,重点关注中东旅行史者,及时通报疫情。防止 MERS-CoV 在卫生保健机构的可能蔓延至关重要:对临床诊断和确诊病例实行隔离治疗,同时对参与诊疗的医护人员实施有效防护措施(标准预防+飞沫传播预防+接触传播预防),减少感染者将病毒传给其他患者、医务人员和探访者的危险。对病例的密切接触者进行追踪、实施 14 天医学观察。疑似、临床诊断和确诊病例应在具备有效隔离和防护条件的医院隔离治疗;危重病例应尽早入重症监护室(ICU)治疗。转运过程中严格采取隔离防护措施。

目前尚无明确有效的抗病毒药物。主要开展一般支持治疗,包括卧床休息,维持水、电解质平衡,密切监测病情变化(定期复查血常规、尿常规、血气分析、血生化及胸部影像);根据氧饱和度的变化,及时给予有效氧疗措施,包括鼻导管、面罩给氧,必要时应进行无创或有创通气等措施。

三、埃博拉病毒与埃博拉出血热

1976 年,在中非靠近热带雨林的偏远村庄,同时暴发两起烈性疫情,一起发生在现在的南苏丹恩扎拉,另一起发生在扎伊尔(今刚果民主共和国)北部的埃博拉河沿岸,该病由此得名。由于其疫情以出血热为主要症状,因此命名为埃博拉出血热,其病原被确认为一种新的病毒"埃博拉病毒"。由于病毒的高致命力且目前尚无疫苗可以预防,而被列为生物安全等级最高的病毒,也被视为生物恐怖工具之一。

(一)病原

1. 病毒基本特性　埃博拉病毒属丝状病毒科,为不分节段的单股负链 RNA 病毒,有

18 959个碱基,分子量为4.17×10^6。病毒呈长丝状体,可呈杆状、丝状、L形等多种形态。病毒颗粒长度平均1000nm,直径约80~100nm。病毒有脂质包膜,包膜上有刷状排列的突起,主要由病毒糖蛋白组成。病毒颗粒由一个螺旋形核糖核衣壳复合体(包含负链线性RNA分子和4个结构蛋白)构成。埃博拉病毒基因组编码7个结构蛋白(NP、VP35、VP40、GP、VP30、VP24及一个小的糖蛋白)和1个非结构L蛋白。埃博拉病毒可在人、猴、豚鼠等哺乳类动物细胞中增殖,对Vero和Hela等细胞敏感。给猕猴接种埃博拉病毒后可产生与人类疾病相似的症状体征并引起死亡。在鸟类、爬行类、节肢动物和两栖类动物细胞内不能复制,在仓鼠与豚鼠中,需多次传代才能引起死亡。

2. 病毒分型　埃博拉病毒可分为扎伊尔型、苏丹型、塔伊森林型(象牙海岸型)、莱斯顿型和本迪布焦型等亚型。除莱斯顿型对人不致病外,其余4种亚型感染后均可导致人发病,其中扎伊尔型毒力强,人感染病死率高,苏丹型次之,塔伊森林型对黑猩猩有致死性,对人的毒力较弱。扎伊尔型、苏丹型、本迪布焦型曾引起非洲大规模埃博拉疾病暴发。莱斯顿型在菲律宾和中国曾有发现,可感染人类但至今尚无引起疾病或死亡的相关报道,但在非人灵长类中有致死性。

扎伊尔型是最早发现、对人致病性最高、导致人发病和死亡最多的一种埃博拉病毒型别。在流行地区,病死率1976年为53%~88%、1977年为100%、1994年为59%、1995年为81%、1996年为73%、2001—2002年为80%,2003年则是90%,2007年平均为83%。该型病毒2014年引起西非大规模疫情暴发,并蔓延至欧洲、美国等多个国家和地区,确诊病例和死亡数超过所有其他疫情总和,疫情最严重的塞拉利昂、利比里亚和几内亚,共有26 593人被感染,11 005人死亡,其中包括622名医务人员感染、346人死亡。2014年8月8日,WHO宣布西非埃博拉出血热疫情为"国际关注的突发公共卫生事件"。

3. 病毒在环境的稳定性　埃博拉病毒对热有中度抵抗力,在室温及4℃存放1个月后,感染性无明显变化,60℃灭活病毒需要1小时,100℃5分钟即可灭活。该病毒对紫外线、γ射线、甲醛、次氯酸、酚类等消毒剂和脂溶剂敏感。紫外线照射2分钟可使之完全灭活;对化学药品敏感,乙醚、去氧胆酸钠、β-丙内酯、甲醛及含氯消毒剂、过氧乙酸、戊二醛等高效消毒剂和75%乙醇溶液等中效脂溶性消毒剂也可以完全灭活病毒感染性;钴60照射、γ射线也可使之灭活。

(二) 临床表现

埃博拉出血热的潜伏期可持续2~21天。患者在出现症状后才具有传染性。早期症状为突然出现发热、乏力、肌肉疼痛、头痛和咽喉痛症状。随后会出现呕吐、腹泻、皮疹等,之后出现持续高热、肾脏和肝脏功能受损等感染中毒症状,某些情况下会有内出血和外出血(如牙龈渗血、便中带血)。严重者可出现意识障碍、休克及多脏器受累,多在发病后2周内死于出血、多脏器功能障碍等。临床化验白细胞、淋巴细胞和血小板计数减少,早期可有蛋白尿,AST和ALT升高。

(三) 实验室检测

鉴于埃博拉病毒的危险性,实验室检测需要在经过批准具备资质的生物安全实验室开展:病毒培养在生物安全水平(biosafety level,BSL)-4级实验室、未经培养的感染材料的操作在BSL-3级实验室、灭活材料的操作在BSL-2级实验室。主要方法包括用免疫学方法检测血清特异性IgM、IgG抗体、免疫层析方法检测病毒的特异性抗原、RT-PCR方法检测患者血液的病毒核酸片段。

（四）流行病学

1. 传染源和宿主动物　感染埃博拉病毒的患者和灵长类动物为本病传染源。该病的首发病例与续发病例均可作为传染源而造成不同程度的疫情流行。目前认为,埃博拉病毒的自然宿主为狐蝠科的果蝠,尤其是锤头果蝠、富氏前肩头果蝠和小领果蝠,但其在自然界的循环方式尚不清楚。在非洲大陆,埃博拉病毒感染与雨林中死亡的黑猩猩、大猩猩、猴子等野生动物接触有关。蝙蝠可能在维持埃博拉病毒在热带森林的存在中充当重要角色。有实验证实,蝙蝠感染埃博拉病毒后不会死亡,在 3 种非洲果蝠的血清中检测到埃博拉病毒 IgG 抗体,在其肝和脾中检测到埃博拉病毒核酸。

2. 传播途径　接触传播是本病最主要的传播途径。人可以通过接触患者和被感染动物的血液、体液、呕吐物、分泌物、排泄物(如尿、粪)及其污染物而感染。其他可能传播的途径包括气溶胶传播、注射、性传播等。医院内传播是导致埃博拉出血热暴发流行的重要因素。患者自急性期至死亡前,血液中均可维持很高的病毒含量,医护人员在治疗、护理患者时或处理患者尸体过程中容易受到感染,患者的转诊还可造成医院之间的传播。文献报道,患者的血液、排泄物、呕吐物中病毒含量最多、感染性最强,在患者的乳汁、尿液、精液中也能发现病毒,唾液和眼泪有一定的传染风险。

3. 人群易感性　人类对埃博拉病毒普遍易感。发病主要集中在成年人,这与其暴露或接触机会多有关。尚无资料表明不同性别间存在发病差异。

（五）防治

1. 病例和接触者管理　一旦发现可疑病例,应采取严格的隔离措施,以控制传染源,防止疫情扩散。因陪护、救治、转运患者及尸体处理可能接触其患者血液、分泌物、排泄物等的密切接触者,需要进行追踪和 21 天的医学观察。患者死亡后,应尽量减少尸体的搬运和转运。

2. 医疗卫生机构控制感染　对埃博拉病毒疑似者或确诊患者进行医护时,医护人员应采取额外感染控制措施,防止与患者的血液和体液以及受到污染的表面或衣物及床上用品等材料接触。当与感染埃博拉病毒患者密切接触(1m 之内)时,医护人员应当佩戴面部保护用品(面罩或者医用口罩和防护眼镜)、干净但非无菌的长袖罩衣以及手套。同时注意手部卫生、安全注射和安全埋葬。实验室工作人员也面临风险,有报道明确的埃博拉实验室感染至少有 2 次。因此,从人体和动物身上采集检测标本时,应由训练有素的专业人员进行,配备规范的个人防护装备,未经过灭活的标本检测在三级以上生物安全实验室进行。

对患者的分泌物、排泄物及其污染物品均需严格消毒,可采用化学方法处理;具有传染性的医疗污物(污染的针头、注射器等)可用焚烧或高压蒸汽消毒处理。对患者尸体,应尽量减少搬运和转运,应经消毒后用密封防渗漏物品双层包裹,及时焚烧或按相关规定处理。

3. 治疗　目前尚无针对病毒的特异性治疗措施,主要是对症治疗和支持治疗,包括注意水和电解质平衡、预防控制出血、控制继发性感染、治疗肾衰竭和弥散性血管内凝血等并发症。口服补液或者静脉输液等支持性疗法,以及针对特定症状的治疗可改善生存率。临床上对血液制品、免疫疗法和药物疗法效果均处在评价阶段。尚没有获得许可的疫苗供预防用,有两种疫苗 cAd3-ZEBOV 和 rVSV-ZEBOV 进入三期临床试验。

四、肝炎病毒与肝炎

肝炎病毒(hepatitis virus)是指以侵害肝脏为主,引起病毒性肝炎的一组病原体。目前公认的肝炎病毒至少有 5 种,即甲型肝炎病毒(HAV)、乙型肝炎病毒(HBV)、丙型肝炎病毒(HCV)、丁型肝炎病毒(HDV)和戊型肝炎病毒(HEV)。在病毒分类学上,这些病毒分属于不同的病毒科属。致病特点也各不相同。本节仅对经由消化道传播的 HAV 和 HEV,以及所致肝炎作阐述。

(一)甲型肝炎病毒与甲型肝炎

1. 病原 甲型肝炎病毒(hepatitis A virus,HAV)属于小 RNA 病毒科(*Picornavirus*)嗜肝 RNA 病毒属(*heparnavirus*),该属仅有 HAV 一个种。HAV 直径 27~32nm,呈球形,由 32 个壳粒组成 20 面体对称衣壳,无包膜。每一壳粒由数种不同的结构多肽(VPn)组成,VP_1 与 VP_3 部分暴露于病毒颗粒表面,系病毒壳蛋白的主要表面抗原多肽,能产生中和抗体,而其他结构多肽则位于颗粒里面。HAV 负染后在电镜下可见实心的和空心的两种颗粒,实心颗粒为完整的 HAV,具有传染性;空心颗粒为未成熟的不含 RNA 的 HAV,具有抗原性,但无传染性。HAV 的核酸为单股正链线性 RNA,由 7478 个核苷酸组成。根据株间核苷酸序列的同源性,可将 HAV 分为 I ~ VII 7 个基因型。目前我国已分离的 HAV 均为 I 型。在血清学方面,世界各地分离的 HAV 毒株均属同一血清型,与其他肝炎病毒亦无交叉反应。

2. 临床表现 潜伏期一般为 15~45 天,平均 30 天。1988 年,上海甲型肝炎暴发,平均潜伏期为 21 天(12~36 天)。非肠道途径与经口感染的潜伏期无差异。感染的第一指征为 HAV 随粪便排出,其在症状出现前约 10 天左右可以检测到。甲型肝炎亚临床与临床感染之比最高达 10:1。我国两次详细的流行病学调查报道,甲型肝炎隐性、亚临床及典型临床感染的百分比分别占 24%~25%、46%~50% 及 20%~25%。儿童症状通常温和,无黄疸,成人病情重,病程长。患者最先表现的症状通常是非特异性的,表现为起病急、发热(38℃以上)、疲劳、头痛、恶心、呕吐、腹部不适,部分人有腹泻、肌肉痛、喉痛,偶尔还可见红疹。以上前驱症状通常持续 1~7 天。前驱症状过后,特异性症状出现,尿黄,皮肤、巩膜不同程度黄染,腹区隐痛,肝脾大。甲型肝炎病程也可有迁延,表现为有些患者转氨酶经过 14 周以上仍有较高活性。除同时患有乙型和丙型肝炎者外,甲型肝炎不转为慢性。1988 年上海甲型肝炎暴发流行时,310 746 例患者中只有 47 人死亡,其中 25 例是因患重症甲型肝炎,另 15 例因过去还患有慢性活动性乙型肝炎,7 例死于其他的心脏及血液系统等病症。

3. 实验室检测 早期诊断甲型肝炎的方法是检测患者血清抗-HAV IgM。该方法简便、快捷、可靠,也是流行病学上新近感染的证据。检测患者粪便中 HAV 和 HAAg,可作为 HAV 感染的最早指标,发现潜伏期感染者,并可及时控制感染进一步传播。体外细胞培养分离病毒比检测 HAAg 更灵敏,但技术要求高、耗时长,仅用于研究;商用核酸检测试剂盒(RT-PCR)可以检测细胞培养物、血清、肝组织和粪便中的 HAV RNA。患者感染甲型肝炎病毒后,可以获得终生免疫力。

4. 流行病学 家庭人口众多,居住拥挤,给排水卫生条件差有利于甲型肝炎病毒传播。遭受自然灾害地区及喜食生食或半熟食的地区易发生甲型肝炎的流行。传染源为患者和亚临床感染者。甲型肝炎患者潜伏期末及急性期早期,粪便具有传染性。但没有慢性 HAV 携带者。生食或食用未煮熟的双壳软体动物在世界某些地区也是一种重要的甲型肝炎传播途径。1988 年 1~4 月,上海地区(主要为市区)甲型肝炎大流行主要是由于居民食用不洁毛蚶所致。通过水源污染引起甲型肝炎也不可忽视。1976 年我国辽宁省某农村因大雨使粪窖漫溢以致污染水井,使该地暴发甲型肝炎,患者达千余人。

5. 防治 HAV 对理化因素有较强的抵抗力,pH = 3 时及在乙醚、氯仿或氟利昂有机溶剂中稳定。在 60℃ 条件下可存活 4 小时,室温或更低温度下,病毒在一般环境中甚至在干燥情况下可保持其感染性达几周,温度为 25℃ 时,HAV 在地下水、红壤土及海洋底泥中经 56 天后仍不能 100% 的灭活,甚至 86 天后仍有可能分离到病毒。温度 100℃,5 分钟可使 HAV 灭活。过氧乙酸是灭活 HAV 的有效消毒剂,适于医院消毒用。

有甲型肝炎密切接触史者,可用免疫球蛋白进行预防注射,注射时间越早越好,不宜迟于 14 天。预防控制甲型肝炎流行的主要措施是广泛开展疫苗接种,2008 年我国将甲肝疫苗纳入扩大免疫规划。甲肝疫苗包括我国研制的减毒疫苗(1 剂次)和国外生产的灭活疫苗(2 剂次),均具有很好的安全性和免疫保护效果。此外,为减少 HAV 的传播,可对水产捕捞水域是否受到粪便污染进行监测。水产品食用前,在净化池放置几天,可能会降低已受污染的软体动物所浓集的病毒数量。最为重要的是教育公众为了保证水产品食用的安全性,必须煮熟后食用。在农村需进一步加强卫生宣传教育,搞好粪便管理,改善环境卫生,保护水源,落实饮水消毒工作,提高饮水质量。急性甲型肝炎患者应按消化道传染病进行隔离,隔离期自发病日算起共 3 周。托幼机构的患者须隔离至肝功能正常,病原学标志阴性。

(二)戊型肝炎病毒与戊型肝炎

戊型肝炎病毒(hepatitis E,HEV)引起的戊型肝炎(hepatitis E)过去曾称为消化道传播的非甲非乙型肝炎。1989 年 9 月,东京国际肝炎学术会议上,将此种肝炎正式命名为戊型肝炎。

1. 病原　HEV 为单股正链 RNA 病毒,呈球状,无包膜,直径 27~34nm,表面有锯齿状刻缺和突起,故将其归类于杯状病毒科(Calicivirus),但未最终确定。在镁或锰离子存在的情况下易于保持其完整性,在碱性溶液中较稳定,加热至 56℃ 持续 1 小时或用乙醚处理 5 分钟均不能破坏 HEV 的抗原性,但对氯仿、冻融、超速离心敏感,在氯化铯中不稳定,易裂解。多数资料显示,HEV 在 4~8℃ 贮存超过 3~5 天会自发降解,贮存在 -20℃,病毒颗粒数也会减少,但在液氮中保存稳定。

HEV 基因组全长约 7.5kb,由编码区和非编码区组成。编码区共有 3 个开放阅读框。HEV 至少存在 8 个基因型,与人类疾病相关的分为 4 个基因型,各基因型有一定的地域性分布规律,HEV 基因 I 型从非洲和亚洲大流行的患者体内分离而得,基因 II 型则以墨西哥株为代表,且报道较少,近来也有尼日利亚株的报道,基因 III 型从欧、美、日、韩等发达国家以及阿根廷急性戊型肝炎患者中分离而得,基因 IV 型主要分布于中国大陆、中国台湾。迄今的戊肝大流行仅与基因 I 或 II 型有关,目前我国感染人群中分离的 HEV 为 I 型和 IV 型。

现已证明,部分灵长类动物和非灵长类的脊椎动物对 HEV 敏感。食蟹猴、恒河猴、非洲绿猴、须绒猴、黑白混血猴、黑猩猩等灵长类动物均是 HEV 的良好宿主,可用之建立动物模型,并可连续。体外细胞培养 HEV 方法尚不成熟。

2. 临床表现　人感染 HEV 后可表现为亚临床型或临床型感染,两者的比例约为 4~5:1。儿童感染 HEV 后表现为亚临床者较多,成人感染 HEV 后则以临床型多见,临床表现酷似甲型肝炎。潜伏期 2~9 周,平均为 6 周,起病急,黄疸型为多,黄疸与无黄疸之比约为 6.4:1。约 50% 患者有发热、关节痛,多数黄疸型病例发病一周后黄疸消失。

戊型肝炎为自限性疾病,多数患者于发病 6 周内所有症状消失,转氨酶恢复正常,无慢性过程,病后有一定免疫力。少数病例表现为重症肝炎,可发生急性或亚急性肝坏死。成人戊型肝炎病死率高于甲型肝炎,戊型肝炎的病死率为 1%~2%(较甲型肝炎高 10 倍)。患戊型肝炎的孕妇病情较重,尤其是怀孕 6~9 个月者最为严重,常发生流产或死胎,孕妇患者病死率可高达 10%~20%。

3. 实验室检测　对 HEV 感染的实验室检测方法包括用抗 HEV 抗体、血清和(或)粪便 HEV RNA 检测。HEV 感染一般伴随着数周的病毒血症和粪便排毒,因此 HEV RNA 的检出是 HEV 现症感染的最直接证据。抗 HEV IgM 在患者出现临床症状时大多能检测到,在恢复期迅速消退。IgG 抗体是随 IgM 抗体以后出现且浓度迅速升高,并将持续数十年。

4. 流行病学　世界上首次有记载的戊型肝炎发生于 1955 年 12 月~1956 年 1 月的印度新德里,约近 10 万人发病,患者主要为成年人,孕妇的病死率较高。流行病学调查显示,为饮用水源受粪便污染而引起的水型暴发。戊型肝炎流行地域呈世界性,一般在发展中国家以流行为主,发达国家以散发为主。

基因 I 型和基因 II 型戊型肝炎的传染源为戊型肝炎患者和亚临床感染者,基因 III 型和 IV 型的主要传染源为猪和戊型肝炎患者。戊型肝炎可能的传播途径主要有 3 种:①饮用 HEV 污染的水源或食用 HEV 污染食物造成感染;②通过使用受感染的血制品而感染;③母婴垂直传播。其中最常见传播途径为消化道,人群对戊型肝炎病毒普遍易感,患者主要为青壮年,一般男性发病率高于女性,但受感染的妇女病死率高。水源性污染流行的持续时间取决于其污染是持续性的还是一次性的。

5. 防治　特异性预防措施是进行预防接种。2012 年中国厦门大学等多家机构成功研制世界上首个戊型肝炎疫苗,获得国家食品药品监督管理局(SFDA)的批准可应用于临床。该疫苗为大肠埃希菌表达的基因重组亚单位疫苗,适用于 16 岁以上人群接种。采取以切断传播途径为主的综合性措施,注意饮食卫生,管理好水源、食品、患者及粪便等,我国《食品安全法实施条例》(2009)规定,食品从业人员必须检测戊肝病毒。

五、轮状病毒与腹泻

(一) 病原

轮状病毒在全球范围内都是幼儿严重腹泻性疾病的最常见病因。轮状病毒(rotavirus,RV)属呼肠病毒科(Reoviridae),病毒颗粒直径约 60~80nm,负染电镜下观察病毒呈车轮状,故名轮状病毒(RV)。完整的病毒颗粒由三层二十面体的蛋白质衣壳围绕一核心组成。核心含双股 RNA,为 RV 的基因组,由 11 个基因片段组成。每个片段含一个开放阅读框,分别编码 6 个结构蛋白(VP1~VP4、VP 6、VP7)和 5 个非结构蛋白(NSP1~NSP5)。VP6 位于内衣壳,带有组和亚组特异性抗原;VP4 和 VP7 位于外衣壳,决定病毒的血清型;VP1~VP3 位于核心,分别为病毒聚合酶、转录酶成分和与帽形成有关的蛋白。具有三层衣壳的、结构完整的病毒体才具有传染性。

根据内衣壳 VP6 的抗原性,RV 可分为 A~G 7 个组,其中 A 组又分为 4 个亚组。A 组 RV 根据其表面的 VP4 和 VP7 又可分为 19 个 P 血清型和 14 个 G 血清型。引起人感染致病的主要属 A 组和 B 组,少数报道 C 组 RV 也可致人感染。A 组 RV 主要引起婴幼儿腹泻;B 组 RV 也称成人腹泻轮状病毒(adult diarrhea rotavirus,ADRV),主要引起成人腹泻。AB 组 RV 抗原间无交叉反应。

自然环境中病毒的感染性相对稳定。病毒对理化因子的作用有较强的抵抗力,耐酸、耐碱,能在 pH 为 3.5~10 的环境中存活,对温度较为稳定,在室温下,粪便中病毒可存活数天到数周。经乙醚、氯仿、反复冻融、超声处理、37℃ 1 小时或室温(25℃)24 小时,仍不失其感染性。能够去除病毒外壳的消毒剂均可灭活其感染性,55℃ 30 分钟可被灭活,浓度为 95% 的乙醇对轮状病毒的灭活效果很好,酚、甲醛、氯等也是轮状病毒的有效消毒剂。

(二) 临床表现

人轮状病毒感染仅限于小肠。A 组 RV 主要侵袭婴幼儿。潜伏期 48~72 小时,起病急,临床特征为腹泻、呕吐、发热、腹部不适及脱水。病程 2~23 天,平均 6 天左右。A 组 RV 感染还可引起新生儿坏死性小肠炎、婴儿肠套叠、婴儿肺炎、脑炎、脑膜炎。此外,婴幼儿 RV 感染还可伴有突发性婴儿死亡综合征、瑞氏综合征、溶血性尿毒综合征、川崎病和克罗恩病。B 组 RV 感染多为成人。潜伏期 3 天左右,突然出现严重腹泻,大量水样便,伴有呕吐、腹痛、恶心、腹胀、乏力等。病程 5~6 天,少数持续到 2 周左右。

在腹泻高峰时,患者粪便中存在大量病毒颗粒。临床上传统方法为直接凝胶电泳法,目前常用胶体金免疫层析方法直接测定粪便中轮状病毒抗原,该方法快速、简便、特异性好。有条件的实验室可用 RT-PCR 方法检测病毒核酸,该方法有较高的敏感度和特异性,还可以对病毒进行分型。

(三) 流行病学

轮状病毒性胃肠炎主要发病人群是 5 岁以下儿童,具有季节性,温带地区居住的儿童感染多数发生在秋冬季节。

A 组轮状病毒感染遍及全世界,每年有 1.3 亿婴幼儿患轮状病毒腹泻,死亡约 87.3 万人。发病率高的年龄组为 6~24 个月及 6 月以下的婴幼儿。据 WHO 统计,腹泻患儿中 11%~71% 由轮状病毒引起。我国每年约有 1000 万婴幼儿患轮状病毒腹泻。传染源为患者和带毒者。患儿粪便中可发现大量轮状病毒(高峰期每克粪便可达 10^6),而 10 个病毒即可感染儿童导致发病。

B 组 ADRV 的显性感染,目前主要发生在我国,以暴发流行为主,一次发病可达数万人。其流行病学特点为流行面广、流行强度高。1982 年以来,ADRV 胃肠炎在我国流行的省份已有 20 多个。1982 年底到 1983 年初,兰州和锦州暴发了水型大流行,患者 3 万余人,老少皆有,但主要患者为青壮年。其后其他省份先后发生过较大流行,近年较少报道其暴发流行。

C 组 RV 引起的胃肠炎报道较少,其在人群中分布有限,尚不是引起人类腹泻的重要病因。英国、日本和我国湖南曾有流行报道,澳大利亚、巴西、芬兰及我国的福建、大连等地有散发病例,以侵袭儿童为主。

(四) 防治

由于轮状病毒具有高度的传染性且主要通过粪-口途径传播,要特别注意洗手、消毒及处理好污染物,婴儿室、托儿所及医院更应如此。ADRV 已被证明主要是水源性暴发流行,因此防止水源污染、搞好饮水消毒、不喝生水则显得尤为重要。目前儿童口服轮状病毒减毒活疫苗已经研制成功,WHO 已在 84 个国家推行轮状病毒疫苗免疫计划,全球覆盖率估计为 23%。疫苗均可安全有效地预防轮状病毒引发的胃肠道疾病。

轮状病毒感染后的治疗主要是维持正常的血容量,纠正电解质紊乱和酸中毒等对症支持疗法。轻度脱水者可口服补液盐(oral rehydration salts,ORS),中、重度脱水伴电解质紊乱的患者宜静脉补液。含有抗轮状病毒抗体的母乳及血清免疫球蛋白既有预防作用也有一定的治疗作用,可使轮状病毒排泄推迟及症状减轻。

第三节　细菌污染与所致疾病

一、军团菌与军团病

军团菌属（*Legionella*）是军团菌科家族的成员,因其在 1976 年引起美国越战退伍军人聚会暴发的不明原因肺炎（后称军团病 legionnaires disease）而得名,包括嗜肺军团菌（*Legionella pneumophila*,LP）、约旦军团菌（*Legionellajordanis*,L. jor）、长滩军团菌（*Legionella longbeachae*,L. long）等,目前已确认的军团菌达 58 个种属、3 个亚群、70 个血清型,均能从环境中分离,其中大约 30 种与人类疾病有关。

（一）病原

军团菌为革兰阴性无芽胞杆菌,广泛存在于天然淡水和人工水体中。在环境中该菌主要寄生在阿米巴原虫（*amoebae*）内。人工水体（如空调冷却塔水）的温度、湿度都有利于阿米巴原虫的生长繁殖。因此这些水体的军团菌污染率可高达 97%。军团菌对氯消毒剂的抵抗力比肠道菌强。本菌虽为需氧菌,但需要 2.5%~5.0% CO_2 环境,适宜生长温度为 25~42℃,最适温度为 35~36℃,其生长及原代分离培养需要 L-半胱氨酸,固体培养基上一般在 48 小时左右可见生长;不同培养基菌落形态有所不同。军团菌在 BCYE 培养基上培养 3~4 天可形成灰色菌落。约 90% 的军团病由嗜肺军团菌引起。嗜肺军团菌有 16 个血清型,血清 1 型（LP1）是引起该病的主要病原菌,血清 2 型（LP2）和 4 型（LP4）也可致肺炎,血清 6 型（LP6）常引起庞蒂亚克热（Pontiac fever）。我国已定型者有 LP1、LP3、LP5、LP6、LP9 等。

（二）临床表现

嗜肺军团菌常从呼吸道侵入人体,也可从体表创面进入人体。沾染此菌的气溶胶进入肺泡管和肺泡,附着于吞噬细胞、中性粒细胞并侵入细胞进行繁殖,直到细胞破裂产生一些淋巴因子和细胞毒性因子,该菌还可直接产生、释放各种毒素和酶。军团病引起肺部感染为主,也可合并肺外多个系统的损害。另外,某些型（如 LP6 型）的军团菌感染也可表现为无肺炎的急性自限性流感样疾病——庞蒂亚克热,发病率高,病程（5 小时~3 天）及症状与感冒相似,血清抗体调查表明多为无症状感染。对免疫抑制剂治疗和患其他严重疾病合并肺部感染者,应用青霉素、链霉素治疗无效时应考虑到本病。

根据感染途径的不同,可将军团病分为社区获得性感染、医院获得性感染和旅游相关性感染 3 种类型。欧洲已有旅游相关性感染的报道。

（三）实验室检测

目前,军团菌疾病的检测诊断方法包括细菌分离培养、尿抗原测定、血清抗体检测、直接免疫荧光染色和 PCR 等。细菌学培养法是实验室诊断和确认军团菌的"金标准"。目前国际上比较通用的军团菌培养检测细则是国际标准化组织公布的《军团菌的检测方法》（Water Quality-Detection and Enumeration of Legionella,ISO 11731:1998）。受实验人员技术和实验室条件的影响,细菌学培养的敏感度在 10.0%~80.0% 间波动,但其特异度能达到 100%,可用于病原鉴定和临床确诊。该方法的技术要求较高、费时费力,不利于快速诊断及大样本检测。

近年来尿抗原检测方法在国际上较为普及,该方法简便快速且花费低。检测尿抗原常用的诊断方法包括放射免疫检测法等。以上检测方法只能用于检测 LP1 型军团菌,特异性近100%,敏感性70%~90%。该方法逐渐替代了传统的血清学抗体检测。直接免疫荧光染色是取患者呼吸道分泌物或肺组织,与荧光素标记的抗军团菌抗体作用,然后观察细菌形态,方法灵敏度较低(25.0%~70.0%),技术要求高,但其简便、快速且特异性较好(>95.0%),4小时内可出结果。

利用PCR技术检测临床标本和自然环境水样中特异性的嗜肺军团菌DNA基因,其特异性近100%,敏感性较培养法高,尤其在前期暴露的检测和后期恢复阶段的诊断中要优于培养法,且对除LP1类型以外的军团菌属也有很好的灵敏度。由于能够快速(4~5小时)地获得检测结果,在临床上及环境大样本检测中有重要意义。刘洪亮等研究认为,在对环境水体中军团菌分布进行调查时,采取先增菌分离,再进行半套式PCR检测的方法,比单纯细菌培养或PCR检测有一定优势。近年来,一些传统的检测方法也在军团菌检测上得到了开发利用,包括质谱法(mass spectrometry,MS)和流式细胞仪法(flow cytometry,FCM)等。

(四)流行病学

1. 流行情况　1976年美国发生越战退伍军人聚会集体暴发不明原因肺炎,被首次定名为军团病,1977年分离出军团菌。1968年7~8月,美国密歇根州庞蒂亚克(Pontiac)市曾发生一起不明原因的疾病流行,症状为发热、头痛、肌痛、腹泻及呕吐,144人发病,无死亡病例。回顾性研究认为是军团菌引起的不同临床表现,后称庞蒂亚克热。此后在各大洲、不同气候的国家均有散发或暴发的报道。流行病学调查认为,该病的传播与公共场所的集中空调冷却塔关系密切。2002年8月,西班牙相继暴发113例军团病病例,其中84例(74%)居住在距可疑冷却水塔500m的区域内。2005年9月,加拿大多伦多某养老院由于空调冷却塔污染造成军团病暴发,至少20人死亡。

美国军团病的流行特征,总体上呈现出一定的季节性和区域性,在人群分布上男性发病率高于女性,高年龄组发病率高于低年龄组。我国军团菌肺炎以LP1、LP6为主。1983年我国康晓明等首次报告军团病以来,至今已报道了多次军团病暴发。我国军团病暴发流行的高峰季节是夏秋季,与有利于军团菌增殖的温暖潮湿环境条件有关,但全年都有散发病例的报道。

2. 感染源　人工水环境的污染是军团病的主要感染源。军团菌属虽是很多淡水环境(如河流、溪水和池塘)中的正常菌群,但浓度相对较低。由于某些人工水环境非常适合军团菌及其寄生宿主阿米巴原虫的生存,因此军团菌可污染这些水体并大量繁殖。国内近年的调查表明,宾馆空调冷却塔军团菌检出率可达20%以上,如北京四星级以上宾馆的冷却塔水检出率达55.3%。天津地表水体(天然河湖、人工池塘、喷泉等)中军团菌的检出率达33.3%,空调冷却水检出率为27.78%。

3. 感染途径　军团菌最常见的感染途径是吸入含菌气溶胶。污染的冷却塔、温水淋浴器、加湿器和按摩池可产生气溶胶,随气流播散到室外人员流动处或从集中空调新风口进入室内,即有可能引起军团病的暴发。在某些与污染的水、食物和冰块有关的病例中,经口摄入也是可能的感染途径。

4. 易感者　军团病的易感者主要包括:①老人、幼儿及免疫缺陷者;②嗜烟酒者;③透析、器官移植或其他原因导致的免疫抑制状态者;④肿瘤和糖尿病患者;⑤原有肺部其他疾病者;⑥终末期肾脏疾病或肝功能衰竭的患者;⑦有近期的旅游史者等。通过健康人群LP1型抗体水平的调查,阳性率可达10%~15%,提示可能存在隐性感染。人感染军团菌是否可获得巩固的免疫力目前尚不完全清楚。

（五）防治

军团菌污染容易造成军团病的暴发，使公共场所卫生存在潜在的风险。原卫生部先后颁布了《公共场所集中空调通风系统卫生规范》（2003）、《公共场所集中空调通风系统卫生管理办法》（2006），并于2012年修订为《公共场所集中空调通风系统卫生规范》（WS 394—2012），规定集中空调冷却水、冷凝水中不得检出嗜肺军团菌。加强大型建筑物集中空调通风系统的卫生管理和公共场所水环境中军团菌的日常监测，并定期对冷却塔、空气处理机组、表冷器、过滤器等重点部位进行清洗和消毒，是预防军团病的重要措施。

物理与化学消毒方法能有效杀灭军团菌。热力消毒和紫外线消毒均比较有效，含氯消毒剂、过氧化物类消毒剂、醛类消毒剂等也都能有效杀灭军团菌。目前，人工水环境消毒应用最广泛的是加氯消毒法，但是军团菌消毒效果受水环境中其他因素影响明显，消毒效果需进行评估。医院应建立对军团菌感染的常规监测方法。对重症免疫缺陷或器官移植者的下呼吸道标本，应通过培养和抗原快速检测监测军团菌的感染情况。喷雾治疗器和空调设备内不应存在本菌，当受军团菌污染时，一般采用高氯消毒法（水中游离氯含量为 $1 \sim 2mg/L$）或提高水温（$50 \sim 60℃$）法进行消毒。医院中凡与呼吸道接触的水均应采用无菌水。

免疫缺陷者在本病暴发流行时，给未发病者口服低于治疗量的红霉素（$1.5 \sim 3g/d$），也可选用四环素、大剂量复方磺胺甲噁唑（SMZ），均可预防军团病的发生。

二、沙门菌与沙门菌病

沙门菌属（*Salmonella*）是肠杆菌科（*Enterobacteriaceae*）最主要也是最大的一属，如以血清学分型现已超过 2000 种。亦有学者主张沙门菌属只分三大种，即猪霍乱沙门菌（*Salmonella choleraesuis*）、伤寒沙门菌（*Salmonella typhi*）及肠炎沙门菌（*Salmonella enteritidis*），其他的数以千计的沙门菌皆归类于肠炎沙门菌，但仍附原血清学名称，如鼠伤寒沙门菌称为肠炎沙门菌鼠伤寒血清型（*Salmonella enteritidis sero typhimurium*）。

（一）病原

沙门菌为革兰阴性杆菌，有周身鞭毛，无芽胞和荚膜，需氧和厌氧生长。细菌抗原主要有 O 抗原（菌体抗原）和 H 抗原（鞭毛抗原）两种，O 抗原起内毒素作用，在血清学分类上有属特异性，H 抗原有 1 相与 2 相之分，在流行病学调查确定感染来源时，对 H 抗原的分析鉴定有着重要意义。少数菌中尚有一种表面抗原，功能上与大肠埃希菌的 K 抗原类同，称为 Vi 抗原，一般认为与毒力有关。我国曾对沙门菌型开展全国性调查，收集分离鉴定的 27 000 多株各种来源的沙门菌分属 26 个菌属 161 个血清型，其中属 A~F 群的菌株占 99.69%。

（二）临床表现

沙门菌引起的疾病称沙门菌病（Salmonellosis），在临床上沙门菌病分为 4 种类型：①胃肠炎型：也称食物中毒型，多由食入受污染的食物或饮水所致，在婴幼儿也可能直接由粪-口途径传播。潜伏期约 6~48 小时，有发热、恶心、呕吐、腹痛、腹泻等症状，病程一般为 2~7 天。②肠热型：也称伤寒型，一般仅伤寒沙门菌及甲、乙型副伤寒沙门菌等沙门菌才引起此种较严重的全身性疾病。可通过水、食物和带菌者传播，动物受感染。潜伏期约 10~14 天，主要有发热、恶心、厌食、头痛、肌痛等症状。病情严重者可出现菌血症和毒血症，感染肝、脾、胆囊、骨髓、淋巴组织等，并引起肠壁溃疡、出血甚至穿孔，如不及时用抗生素等治疗，可引起死亡。③败血症型：多见于儿童和免疫力低下的成人。经口感染后，病菌早期即侵入血液循环。临床有高热、寒战、厌食、贫血等症状，但肠道症状常常缺失。细菌随血流传播，还可出现局部化脓性感染,如脑膜炎、骨髓炎、胆囊炎、关节炎等。致病菌主要是猪霍乱沙门菌、希氏沙门菌、鼠伤寒沙门菌和肠炎沙门菌。④无症状带菌者:约有 1%～5%伤寒或副伤寒患者在症状消失后 1 年或更长的时间内,可在其粪便中检出相应的沙门菌,即转变为无症状带菌者。这些细菌主要存留在胆囊中,也可在尿道中检出。

(三)流行病学

沙门菌广泛存在于家畜、家禽、鸟类、啮齿类动物中,也可感染人类,有些沙门菌如伤寒沙门菌只感染人类,动物不受感染。伤寒沙门菌和其他沙门菌从患者的粪便排出后,在外界环境中具有一定的抵抗力,可存活一段时间,故可从生活污水、农场污水、屠宰场污水、灌溉用水、氧化塘水、地表径流水甚至一般地表水中检出。水产养殖场受污染后,也可从水产品中检出沙门菌。沙门菌病多发生于婴幼儿,夏秋季发病较多。家禽、家畜等是此菌的保存宿主,因此有较多的机会传染给人。据 WHO 报道,通过消化道进入人体伤寒沙门菌的数量与发病有关,如健康成人食入 10^7～10^9 个菌,则 100%可发病,食入 10^5 个菌,25%～50%可发病。

我国目前局部地区仍然有副伤寒暴发流行,大多是水源型,也有食源型。由于水源或食物被污染或直接饮用未经消毒的自来水、井水,或是食堂管理不善致食物受污染。伤寒暴发流行时强度大、持续时间长,患者病情重、病程长、并发症多,耐药谱发生明显的改变,给预防、治疗和控制带来许多新问题。

(四)防治

很多家禽、家畜都带有沙门菌,因此要在环境中消除沙门菌是十分困难的。伤寒的预防应采取综合措施,包括加强农村饮水改良和管理,做好粪便无害化处理,大力开展卫生宣教等。伤寒或副伤寒慢性带菌者如从事饮食业、保育机构等工作,有可能成为潜在的传染源。因此,应认真查清、管好、治好伤寒患者和带菌者,对待定地区和重点对象开展有效的伤寒疫苗注射,伤寒是能够有效预防和控制的。

三、致病性大肠埃希菌与所致疾病

(一)病原

大肠埃希菌(*Escherichia coli*)俗称大肠杆菌,属埃希菌属(*Escherichia*),此菌是人类和大多数温血动物肠道中的正常菌群,并能为宿主合成、提供如维生素 B、维生素 K 和大肠菌素等营养物质。当宿主免疫力下降或细菌侵入肠道外的组织和器官时可引起肠道外感染,特别是泌尿道感染。也有某些血清型的大肠埃希菌可引起不同症状的腹泻,被称为致病性大肠埃希菌,也称为致泻性大肠埃希菌。某些血清型还可以引起肠出血被称为出血性大肠埃希菌。

大肠埃希菌为中等大小的革兰阴性杆菌,无芽胞,多数菌株有周身鞭毛,能运动,有普通菌毛(common pili)和性菌毛(sex pili),有些菌株还有致病性菌毛,兼性厌氧。该菌属抗原结构复杂,主要有 O 抗原(菌体抗原)、H 抗原(鞭毛抗原)和 K 抗原(包膜抗原),大肠埃希菌血清型的表示方式按 O∶H∶K 排列。根据 O 抗原分型,寄生人体的非致病性大肠埃希菌只有 10 个菌种,而致病性大肠埃希菌约有 60 个血清型。

根据血清型、毒力性质、致病机制、临床症状以及流行病学特征的不同,致病性大肠埃希菌可分为 5 类,它们是肠致病性大肠埃希菌(Enteropathogenic *E.coli*,EPEC)、肠产毒性大肠埃希菌(Enterotoxigenic *E.coli*,ETEC)、肠侵袭性大肠埃希菌(Enteroinvasive *E.coli*,EIEC)、肠出血性大肠埃希菌(Enterohemorrhagic *E. coli*,EHEC)和肠黏附性大肠埃希菌(Enteroadhesive *E. coli*,EAEC)。

（二）临床表现

1. EPEC 性腹泻　EPEC 作用部位是小肠,其侵袭力主要为质粒介导的细胞黏附和染色体介导的微绒毛损伤。临床主要表现为发热、腹痛、恶心、呕吐和腹泻,粪便带有大量的黏液,病程呈自限性,常为 2~3 天,但也可能转为慢性,迁延半月以上。

2. ETEC 性腹泻　ETEC 菌体表面有菌毛,此细胞器能使 ETEC 黏附在小肠黏膜细胞上,克服小肠蠕动对它的清除作用,因此亦被称为定居因子(colonization factor antigen,CPA)。定居于小肠黏膜细胞表面的 ETEC 还可产生不耐热肠毒素(heat-labile enterotoxins,LT)或耐热肠毒素(heat-stable enterotoxins,ST)或两者兼而有之。ETEC 性腹泻的主要症状是分泌性水样腹泻、腹部痉挛、恶心、呕吐、头痛、乏力,很少发热,病程一般 4~7 天,个别可持续约 20 天。

3. EIEC 性腹泻　EIEC 性腹泻与志贺菌所致的细菌性痢疾发病机制相似。EIEC 侵入结肠黏膜细胞,并在细胞内繁殖,导致黏膜炎症与溃疡。此菌的侵袭力与其质粒有关。临床表现主要为发热、头痛、无力、痉挛性腹痛和腹泻,粪便初为水样,随后呈痢疾样黏液脓血便,量少,病程呈自限性,常为 2~5 天。

4. EHEC 性腹泻或出血　EHEC 定居于肠道,能产生 Vero 细胞毒素和志贺样毒素,破坏肠绒毛,并使肠黏膜细胞坏死,病变主要在结肠。临床症状可从轻型胃肠炎到伴有急性溶血性尿毒综合征(hemolytic uremic syndrome,HUS)。典型病例的主要特征为右下腹剧烈痉挛性腹痛,初为水样腹泻,继而排大量鲜血性粪便,低热或不发热,病程约 1 周左右,也有长达 2 周者,轻型病例不治疗也可痊愈。

5. EAEC 性腹泻　EAEC 通过菌毛黏附于小肠黏膜上皮细胞,并在其表面大量繁殖、聚集并形成砖状,阻止液体吸收,不侵袭细胞,可产生毒素和黏附素,毒素为肠集聚耐热毒素(enteroaggregative heat-stable toxin,EAST)。EAEC 主要是旅游者腹泻和婴儿慢性腹泻的病原体,典型临床症状是发热、血便、呕吐和持续性腹泻。

（三）实验检测

主要根据 IMViC 试验结果进行血清学试验和一些特异性的检测,进一步确定病原菌型别。EPEC 鉴定目前主要依靠血清学试验:将从粪便中分离并鉴定的大肠埃希菌分别与特异性多价和单价 O、H 抗血清作凝集试验,测定特异血清型。亦可用 ELISA、细胞培养法和 DNA 探针来检测黏附因子。ETEC 可通过检测 LT 和 ST 肠毒素来确定(因其在肠道可产生引起霍乱样腹泻的肠毒素),过去常用动物或细胞培养方法测定,较为复杂,现可用 ELISA 法、RIA 法和基因探针来检测这些肠毒素。EIEC 的鉴定主要根据可疑菌株的生化试验和血清学试验以及侵袭力的测定。EIEC 的生化反应结果与志贺菌非常相似,由于 EIEC 利用乙酸盐为唯一碳源,在克氏枸橼酸盐培养基上生长及黏质酸盐产酸等特征而与志贺菌相区别。侵袭力测定亦称 Sereny 试验:EIEC 制成菌悬液接种于豚鼠结膜囊内,可产生典型角膜-结膜炎,在角膜上皮细胞内可见大量 EIEC,是为豚鼠角膜试验阳性。EHEC 中 O_{157}：H_7 血清型最为常见,菌株分离可用患者粪便、食品及外环境标本,*E. coli* O_{157}：H_7 多数对山梨醇不发酵或缓慢发酵。VT 毒素可用 ELISA 法测定,亦可用 PCR 法结合基因探针检测 VT 基因。$EHECO_{104}$：$H4_4$ 可用粪便标本进行分离,鉴定还需要 STX2 毒素监测或其基因检测阳性;或从粪便标本中检测到至少 *stx2*、*terD*、*rfbO104* 及 *fliC H4* 基因扩增阳性。EAEC 可用液体培养-集聚试验（liquid-culture clump aggregation）检测细菌的黏附性或用探针技术测定 EAST 基因。

（四）流行病学

EPEC 是发现最早的致病性大肠埃希菌腹泻病原，为流行性和散发性婴儿腹泻的主要病因，特别是在热带国家。EPEC 引起的腹泻多见于 6 月龄以下的婴儿，新生儿特别易感，在欧洲和美国多发生于冬春季，发展中国家以夏季为多见。EPEC 最可能的传播途径为直接接触污染的手、乳制品和用具。也可先从空气吸入，随后咽下而进入胃肠道。母乳喂养的婴儿不常发生。EPEC 可通过被污染的饮水引起腹泻的暴发。

人群对 ETEC 普遍易感，发生 ETEC 性腹泻的年龄范围较广。研究表明，ETEC 必须达到较大的菌量才能发病，大约为 $10^6 \sim 10^9$ 个菌。从卫生条件良好和温带地区，到卫生条件较差主要位于热带地区发展中国家的旅游者中，腹泻最常见的病原是 ETEC。我国卫生条件较差的农村地区，ETEC 也是婴幼儿腹泻的重要病原。EIEC 性腹泻，自 20 世纪 40 年代中期被认为是一种腹泻病原以来，已报道过多次食源性或水源性 EIEC 性腹泻的暴发流行。

EHEC 出血性肠炎，自 1982 年在美国俄勒冈州和密歇根州发生 $O_{157}：H_7$ 分别引起暴发流行以来，本病呈全球性分布，是发病严重的食源性疾病，可以通过饮、食用被牛排泄物污染的水或食物而感染，但人-人传播仍时有发生。在卫生条件较好、大多数肠道传染病已基本控制的地区和国家，本病发病率反呈上升趋势。2011 年夏，德国发生 $O_{104}：H_4$ 型肠出血性大肠埃希菌感染暴发疫情，至 5 月 26 日，德国报告 276 例与此次暴发相关 HUS 病例，其中 2 例死亡，疫情波及瑞典、丹麦、荷兰和英国。家禽、家畜为本病储存宿主和主要传染源，如牛、羊、猪等，以牛带菌最高。发病有明显的季节性，7、8、9 三个月为流行高峰。EAEC 性腹泻主要与旅游者腹泻和小儿慢性腹泻有关。自 1982 年，EAEC 从曾去墨西哥旅行的美国成人腹泻患者中被分离出来后，亦有研究表明 EAEC 与小儿顽固性腹泻有关。

（五）防治

寄居于肠道中的大肠埃希菌不断随粪便排出，广泛分布于自然界，一旦水源、牛乳、饮料、食品及其他物品检出大肠埃希菌，即意味着这些物质直接或间接受到粪便污染，有被肠道致病菌污染的可能性。因此，大肠埃希菌在卫生学上被作为卫生监督的指示菌。

搞好饮水、饮食卫生，切断传播途径，对于降低和控制致病性大肠埃希菌所引起的腹泻发生和流行是十分重要的。大肠埃希菌很多菌株都已获得耐一种或几种抗生素的质粒，耐药性非常普遍，因此抗生素治疗应在药物敏感试验结果的指导下进行。疫苗免疫预防已在畜牧业领域中开展了广泛研究。在家畜中，用菌毛疫苗防治新生畜崽腹泻已获得成功。一种使用 ST 与 LT 亚单位交联的人用疫苗正在研究中。

四、志贺菌与细菌性痢疾

（一）病原

志贺菌属（Shigella）属肠杆菌科，为革兰阴性短小杆菌，无芽胞，无鞭毛，无荚膜，有菌毛，兼性厌氧。根据生化反应和 O 抗原的不同，志贺菌属分为 4 群 40 余血清型（包括亚型），即痢疾志贺菌（Shigella dysenteriae），称 A 群，含 12 个血清型；福氏志贺菌（Shigella flexneri），称 B 群，含 6 个血清型；鲍氏志贺菌（Shigella boydii），称 C 群，含 18 个血清型；宋内志贺菌（Shigella sonnei），称 D 群，1 个血清型。痢疾志贺菌 I 型和 II 型可产生强烈的外毒素，称志贺毒素（Shiga toxin）。志贺菌所有菌株都有强烈的内毒素。

（二）临床表现

志贺菌所致疾病称志贺菌病（Shigellosis），又称为细菌性痢疾，简称菌痢。临床上有两种类型，一种由宋内志贺菌引起，一般病情较轻，表现为水泻样腹泻，可出现呕吐和脱水症状；一种由福氏志贺菌所引起，病情较重，表现为痢疾，有腹痛及里急后重症状，有时发热，大便带黏液与脓血。

（三）流行病学

目前，引起志贺菌痢疾的病原菌，欧美发达国家以宋内志贺菌为主（美国在 60% 以上，英国在 80% 以上），中国以福氏志贺菌为主，其次为宋内志贺菌，再次为鲍氏志贺菌；近几年在一些发达地区宋内志贺菌分离率逐年上升，并一度成为当地的优势血清群。我国有研究认为福氏志贺菌（B 群）和宋内志贺菌（D 群）比例变化，即 B∶D 比值变低，往往表明该地区卫生条件的改善。

人是志贺菌的自然和储存宿主。传染源为急、慢性菌痢患者和带菌者，尤其是非典型患者、慢性患者及带菌者，易被忽视，成为隐蔽的病原菌散布者，在流行病学中具有重要意义。传染方式为粪-口途径。据文献报道，感染志贺菌病所需摄入菌量明显少于感染沙门菌病，吞入 10 个志贺菌可使 10% 志愿者发病，吞入 500 个志贺菌则可使 50% 志愿者发病。胃酸对志贺菌的杀灭作用也不如对沙门菌明显。细菌性痢疾终年散发，但有明显的季节性，以夏秋两季多见，通常 5 月开始上升，8~9 月达高峰，10 月以后逐渐减少。菌痢年龄分布有 2 个高峰，第 1 个高峰为学龄前儿童；第 2 个高峰为青壮年。

（四）防治

细菌性痢疾是一种全球性疾病，各地流行程度不同，主要是一种不发达地区的疾病，与贫困、拥挤、个体卫生水平差、供水不安全及营养不良等密切相关。5 岁以下儿童最为多见，是婴幼儿死亡的主要原因。控制志贺菌病发生，最主要的方法是管好饮用水和处理好粪便，同时加强健康教育，注意培养良好卫生习惯。口服活疫苗，保护率可达到 80% 左右，有效期可维持 6~12 个月。

菌痢患者及时口服补液，应用合适有效的抗菌药物，以缩短病期和减少病菌排泄。但近年来志贺菌因质粒介导，出现多重耐药菌株，同一菌株可对 5~6 种甚至更多抗生素耐药，应引起医疗及疾病预防控制部门的重视。

五、小肠结肠耶尔森菌与所致疾病

（一）病原

小肠结肠耶尔森菌（*Yersinia enterocolitica*，YE）属肠杆菌科耶尔森菌属，为革兰阴性杆菌，无荚膜和芽胞，25℃培养生长良好，有周生鞭毛，37℃培养时很少或无鞭毛。YE O 抗原（菌体抗原）有 50 多个型，H 抗原（鞭毛抗原）约有 20 种，菌毛抗原有 3 型。根据 O 抗原和 H 抗原的不同，YE 分为 17 个血清群，50 多个血清型。有毒菌株多包含有 V/W 抗原，且具有侵袭性，能产生耐热肠毒素。

（二）临床表现

此病菌经口进入人体后，经 4~7 天潜伏期可引起发热、腹痛、腹泻、里急后重、黏液便等小肠和结肠发炎症状，有时腹泻可持续 1~2 周。重症者可引起肠黏膜下集合淋巴结坏死，肠系膜淋巴结肿大等。少部分患者的病变以末端回肠、阑尾和肠系膜淋巴结的炎症为主。此型多见于年长儿童和青年，表现为突然发热，右下腹痛或压痛，伴有或不伴有腹泻，类似于急性阑尾炎。

免疫功能低下者,如老人,或有糖尿病、慢性肾衰、肝硬化、贫血和免疫抑制状态等疾患者可发生败血症。部分患者还有迁徙性病灶,如肝脾大、腹腔内脓肿、肝炎、尿道炎、心肌炎、骨髓炎、肺脓肿和脑膜炎等。本病还可出现由变态反应所致的多种肠外表现,如关节炎、结节性红斑、虹膜睫状体炎、动脉炎、肾小球肾炎、溶血性贫血、Reiter 综合征等。

（三）流行病学

小肠结肠耶尔森菌分布很广,在人、动物及环境中广泛存在。从奶类、肉类、水产等食品,以及猪、牛、羊、狗、鼠等哺乳动物和鸡、鸭、鹅、鸽等禽类的排泄物中皆可检出此菌,家畜尤其是猪,为此菌的主要储存宿主。此病在寒冷地区及寒冷季节发生较多,这与此菌在较低温度(22~25℃)生长良好有关。传染源是带菌动物和此病患者。

人群对 YE 普遍易感,主要通过食入受粪便、尿液污染的食物、水等消化道途径感染,或与感染动物接触受感染。发病年龄较广,1~85 岁均可发病,以 1~4 岁儿童发病率最高,男女发病率相似。流行特征多为散发,亦可暴发流行。全年均可发病,以冬春季节较多。

（四）防治

小肠结肠耶尔森菌在 0~4℃仍可存活。因此,预防的主要措施为注意饮食卫生,避免食物和饮水受污染,冷藏食品应加热煮沸后再食用。密切接触病人者须勤洗手,避免与有病动物接触。此病为自限性疾病,轻者不用抗菌治疗。但病情重、有肠外感染症状者,首选抗菌疗法,再辅以对症支持疗法。

第四节　真菌及其毒素污染对健康的危害

一、真菌及其毒素的污染

真菌在自然界分布广泛,种类繁多、数量庞大,不但是引起人畜感染、中毒和致病的病原菌,而且是速发型变态反应的重要致敏原。真菌及其毒素不仅存在于人们生活的室内外环境中引起人类感染性和过敏性疾病,而且经常污染粮食、食品和饲料,导致人畜中毒或感染,造成巨大的经济损失。1997 年,对上海市 6 个功能区的大气真菌的监测结果表明,上海市空气中常年飘散着多种真菌,芽枝菌属、交链孢属、红酵母属、酵母菌属和青霉属等为优势菌群;单细胞真菌以冬春季为高峰,夏秋季下降,而多细胞真菌则以夏秋季较高,冬春季较低。近年来,一些公共场所及家庭广泛使用的采暖、通风、空调系统,在特定条件下成为真菌和细菌污染的聚居处,许多产毒真菌如青霉属、镰刀菌属、链格孢属、曲霉属等已被证实在室内空气中广泛存在。湖南省对 34 家三星级以上宾馆和大型商场、超市集中空调风管系统卫生状况的一项调查结果表明,空调风管积尘量中位数为 4.85g/m²,细菌含量中位数 8400cfu/g,真菌含量中位数为 15 000cfu/g,此结果表明集中空调及相关的室内环境污染严重,尤其是真菌污染特别严重。

真菌产生的有毒代谢产物,称为真菌毒素(mycotoxin),俗称霉菌毒素。以往对真菌毒素的研究多集中于其对粮食、食品的污染,近年来对空气中真菌毒素的报道亦日见增多。真菌毒素分子量相对较高而挥发性相对较低,因此在空气中主要以悬浮颗粒物(包括尘埃和真菌成分)的形式存在。有关农作物处理现场、家畜饲料厂车间、实验室的现场调查表明,扬尘中有高浓度的黄曲霉毒素。由于室内空气处理系统和不同建筑材料的运用,室内空气被产毒真菌污染的可能性日益增加,如在一有不良建筑物综合征的办公楼通风系统中,经薄层层析法检出 4 种不同的单端孢霉烯族化合物。

二、真菌毒素概述

自然界的真菌很多,并不是每种真菌都能产生毒素。通常,把能产生真菌毒素的真菌称为产毒真菌。产毒真菌产生毒素并不具有严格的专一性,即一种菌种或菌株可以产生几种不同的毒素,而一种毒素也可由不同的真菌产生。如岛青霉可以产生岛青霉毒素、黄天精、环氯素和红天精等多种毒素;黄曲霉毒素可由黄曲霉、寄生曲霉等真菌产生。粮食、食品中常见的产毒真菌有 3 个属,即曲霉属、青霉属和镰刀菌属。研究资料报道,目前已发现的真菌毒素达 300 余种。主要真菌毒素及其产生菌见表 38-2。

表 38-2　主要真菌毒素及其产生菌

毒素种类	毒素名称	主要的产毒菌
肝脏毒	黄曲霉毒素	黄曲霉、寄生曲霉
	杂色曲霉素	杂色曲霉、构巢曲霉
	黄天精	岛青霉
	环氯素	岛青霉
	岛青霉素	岛青霉
	红青霉毒素	红青霉
	赭曲霉毒素	赭曲霉
肾脏毒	桔霉素	桔青霉
	曲酸	米曲霉
神经毒	棒曲霉素	荨麻青霉、棒形青霉
	黄绿青霉素	黄绿青霉
	麦芽米曲霉素	米曲霉小孢变种
造血组织毒	拟枝孢镰孢霉毒素	梨孢镰孢霉
	雪腐镰孢霉烯醇	雪腐镰孢霉
	葡萄穗霉毒素	葡萄穗霉
光过敏性皮炎毒	孢子素	纸皮思霉
	菌核病核盘霉毒素	菌核病核盘霉

1. **不同真菌的产毒素情况**　不同真菌的产毒情况较为复杂,可见以下几种情况:①不同菌种可产生同一毒素,如黄曲霉与寄生曲霉均可产生黄曲霉毒素,荨麻青霉与棒形青霉均可产生青霉杀菌素。②同一种菌可产生不同毒素,如岛青霉能产生岛青霉毒素、黄天精及环氯素。③同种的不同菌株,毒性不同。如在相同条件下培养不同的白地霉菌株,有的可产生致癌物,有的则否;甚至在同一平皿上分离的同种不同菌株,亦有产毒株和不产毒株之别。④同一菌株在新分离出来时产毒力强,而后可能失去产毒力;不产毒菌株在适宜天然培养基上生长可能获得产毒力。⑤活的产毒真菌进入人体或动物体内,特别是呼吸道内以后,还能产生毒素,并诱发一定的病变。人们在生产及生活过程中接触真菌及其孢子机会甚多,对其在人体内产毒并发生病变问题,值得深入研究。

2. **真菌产毒的条件**　只有在一定条件下,真菌才能产生毒素。这些条件主要包括:①真菌产生毒素必须有产毒菌株,因为在一种产毒菌种中也只有部分菌株产毒,产毒真菌的产毒性能存在着可变性,有的经过几代培养后,可失去产毒能力。②真菌的营养来源主要是糖、氮及矿物质,因此极易在各种含糖的食品、粮食等物质上生长。不同的基质对真菌的生长和产毒性能有一定影响。通常情况下,真菌在天然食品上比在人工合成培养基上更易繁殖与产生毒素。③各种真菌繁殖最适温度为 25~30℃,在 0℃ 以下或 30℃ 以上,不能产毒或产毒能力减弱。但有些镰刀菌如梨孢镰刀菌、拟枝孢镰刀菌、雪腐镰刀菌的最适产毒温度为 0℃ 或 -7~-2℃;一般真菌的产毒温度,略低于生长最适温度。④食品中水分和环境中的温度,是影响真菌繁殖和产毒的重要因素,粮食水分达 17%~18% 时是真菌繁殖产毒的最适宜条件。⑤大部分真菌繁殖需要氧气,低浓度的二氧化碳对真菌生长有一定刺激作用,因此通风不良也是真菌繁殖产毒的条件。

3. 常见真菌毒素　真菌毒素有很多种。在此仅介绍对人类健康危害较大的几种真菌毒素。

(1)黄曲霉毒素:黄曲霉毒素(Aflatoxin, AF)的主要产毒菌种是黄曲霉(*Aspergillus flavus*)和寄生曲霉(*Asp. parasiticus*)。产黄曲霉毒素真菌在粮谷、蔬菜、烟草、豆类、水果、乳品、肉类以至干果等物质上均可见其踪迹,尤以玉米和花生最为常见,大米、小米、高粱次之。

AF 是结构类似的一组化合物,均为二呋喃香豆素的衍生物,根据紫外线下照射发荧光颜色的不同,分为二大类:B 族发蓝色荧光,G 族发绿色荧光。已发现的 AF 有 20 多种,其中以 AFB_1 的毒性最大,致癌性最强。AFB_1 是真菌毒素中最稳定的一种,为甲氧基、二呋喃环、香豆素、环戊烯酮的结合物。AFB_1 耐高温,分解温度为 237~299℃,故烹调中一般加热处理不能消除此毒素。在有氧条件下,紫外线照射能破坏此毒素。黄曲霉毒素耐酸性和中性,只有在 pH 9~10 的碱性条件下可迅速分解。次氯酸钠、氯气、NH_3、H_2O_2、SO_2 等可使之破坏。AF 难溶于水、己烷、石油醚和乙醚,溶于氯仿、甲醇、苯、丙酮和乙醇等有机溶剂。

AF 有很强的急性毒性,其 LD_{50} 为 0.294mg/kg,也有明显的慢性毒性,属于肝脏毒性。最敏感的动物是雏鸭,一次经口中毒剂量后,可出现一些特征性改变,如肝实质细胞坏死、胆管增生等。AF 是目前已知最强的致突变和致癌物之一,靶器官为肝脏,亦有引起胃、肠、肾病变者,长期持续摄入较低剂量或短期摄入大剂量的 AF,可诱发多种实验动物原发性肝癌。AF 和人类肝癌的关系正在研究中,流行病学调查发现,凡食物中 AF 污染严重和人实际摄入量较高的地区,肝癌发病率也较高。

AF 主要污染粮油作物及制品,污染最严重的是花生、花生制品及玉米;大米、小麦、面粉污染轻;动物食品含量较少,牛奶中可含 AFM1。世界各国都制定了食品和饲料中 AF 的限量标准,主要以 AFB1 为污染检测与评价指标。在我国的有关标准中,玉米、花生油、花生及其制品不得超过 20μg/kg;大米及其他他食油不得超过 10μg/kg;其他粮食、豆类、发酵食品不得超过 5μg/kg;婴儿代乳食品不得检出。牛乳、乳粉中 AFM1 不得超过 0.5μg/kg,炼乳不得超过 1.3μg/kg,婴幼儿食品不得检出。

(2)单端孢霉烯族化合物:单端孢霉烯族化合物(trichothecenes)是一组生物活性和化学结构相似的化合物。迄今,从真菌培养物及植物中分离得到的化学结构基本相同,即为四环倍半萜的单端孢霉烯族化合物共 148 种。污染谷物和饲料的单端孢霉烯族化合物比较常见的有以下几种:T-2 毒素(T-2 toxin)、二醋酸藨草镰刀菌烯醇(diacetoxyscirpenol, DAS)、雪腐镰刀菌烯醇(nivalenol, NIV)和脱氧雪腐镰刀菌烯醇(deoxynivalenol, DON)。T-2 毒素和 DAS 的产毒菌种,经常可以从粮食和饲料中分离出来,主要是三线镰刀菌、拟枝孢镰刀菌、梨孢镰刀菌和木贼镰刀菌。DON 和 NIV 主要由禾谷镰刀菌和黄色镰刀菌产生。在这些镰刀菌中,最重要的是产生 DON 和 NIV 的禾谷镰刀菌。

单端孢霉烯族化合物为无色结晶,微溶于水,可溶于极性溶剂(丙酮、乙酸乙酯、氯仿),化学性能稳定,加热不被破坏。单端孢霉烯族化合物毒性作用的共同特点表现为较强的细胞毒性,主要抑制蛋白质和 DNA 的合成。T-2 毒素是此类毒素中毒性最强的毒素之一,主要危害造血组织和免疫器官,引起出血、白细胞减少、贫血、胃肠功能受损等。NIV 和 DON 主要引起动物拒食、呕吐、腹泻等。单端孢霉烯族化合物主要污染玉米、大麦、小麦和混合饲料,美国、加拿大小麦 DON 限量标准是 1000～2000μg/kg;前苏联麦类 DON 限量标准是 500～1000μg/kg。在我国对此类毒素的限量标准中,小麦、面粉、玉米及玉米粉中 DON 限量标准是 1000μg/kg。

(3)玉米赤霉烯酮:玉米赤霉烯酮(zearalenone)又称 F-2 毒素,是唯一由镰刀菌产生的非甾类雌激素型毒素。主要产毒菌种是禾谷镰刀菌、黄色镰刀菌、木贼镰刀菌和半裸镰刀菌。

玉米赤霉烯酮可直接污染玉米、小麦、大麦、燕麦及小米等作物,从而进入人或动物体内,也可通过受污染的肉、奶等动物性食品进入人体。玉米赤霉烯酮对动物的毒性主要是雌激素效应,表现为对生殖器官及其功能的影响,可导致雌激素过多综合征。此外,还表现出免疫毒性和肝毒性,对肿瘤的发生也有一定影响,IARC 将其列为"有限证据"致癌物类。目前,只有巴西、罗马尼亚和前苏联制定了食品中玉米赤霉烯酮的限量标准。

三、真菌毒素污染的危害

人畜食用了受真菌毒素污染的粮食、食品和饲料后发生的食物中毒,称为真菌毒素食物中毒或真菌性食物中毒,又称真菌毒素中毒症(mycotoxicosis)。麦角中毒是人类历史上第一个有记载的真菌性食物中毒。早在 9～14 世纪,欧洲就频繁发生;18 世纪法国由于麦角中毒死亡 8000 余人。历史上还发生过多起真菌性食物中毒,如黑葡萄穗霉毒素引起的马中毒、多起黄曲霉毒素中毒、T-2 毒素引起的食物中毒性白细胞缺乏症等。我国比较常见的真菌毒素食物中毒包括赤霉病麦中毒、霉变甘蔗中毒和霉变谷物中毒等,其产毒真菌及毒素分别为禾谷镰刀菌与单端孢霉烯族化合物(DON、NIV、T-2 毒素等)、节菱孢霉(Arthrinium spp.)与3-硝基丙酸(3-nitropropionic acid,3-NPA)、产黄曲霉霉素和脱氧雪腐镰刀菌烯醇(DON)的真菌等。

空气中存在着大量的真菌孢子,从真菌孢子和菌丝体基质中可分离出真菌毒素。空气中的真菌毒素可通过呼吸道吸入和皮肤吸收进入体内。许多真菌孢子的粒径约 5μm,这样大小的颗粒可沉积在肺泡,其所附真菌毒素由于其低分子量和可溶性,易通过呼吸道黏膜吸收。真菌毒素亦可经皮吸收,且皮肤含水量、皮肤调节因素及毒素与孢子结合的紧密程度,均可影响毒素经皮吸收的速率和数量。通过呼吸道和皮肤进入体内的真菌毒素,其毒作用类似于消化道吸收所产生的作用。有报道指出,空气中存在的真菌毒素包括黄曲霉毒素、单端孢霉烯族化合物及玉米赤霉烯酮等,由于其可影响机体的免疫功能及宿主对感染和过敏原的反应,尤应引起注意。流行病学调查结果提示,空气中真菌毒素与肿瘤发生有关;波兰对 210 名肿瘤患者回顾性调查发现,其居室较对照组人群有更多的产毒真菌株存在。亦有调查结果提示,吸入单端孢霉烯族化合物与某些中毒症状有关。对一长期有疲倦、头痛、流涕等症状的家庭现场调查发现,空气中存在大量黑葡萄状穗霉孢子,同时检测到单端孢霉烯族化合物如黑葡萄状穗霉毒素、疣孢漆斑毒素等。清除了真菌毒素污染后,所有症状均消失。

真菌毒素致病有如下特点:①中毒发生主要通过受真菌污染的食品,在可疑食品中可检出真菌或其毒素。②真菌毒素中毒主要损害实质器官,按毒素损害器官的部位及病变特征,可将真菌毒素分为肝脏毒、肾脏毒、神经毒、造血组织毒、生殖系统毒等,许多真菌毒素在主要作用于某一系统或某一器官的同时,还作用于其他系统或器官,引起相应的病变和症状。③药物或抗生素对真菌毒素中毒症的疗效甚微。④真菌毒素一般都是小分子化合物,对机体不产生抗体。⑤真菌繁殖及产毒需要一定的温度和湿度,因此中毒经常有比较明显的季节性或地区性。

第五节　藻类及其毒素污染对健康的危害

一、藻类和水体富营养化

大量磷、氮等营养物质进入水体,引起蓝细菌、微小藻类及其他浮游生物恶性增殖,最终导致水质急剧下降的一种污染现象被称之为水体富营养化(eutrophication)。目前一般采用的判断水体富营养化标准为:水体含氮量>0.2~0.3mg/L,含磷量>0.01~0.02mg/L,BOD>10mg/L,淡水中细菌总数>10^5个/ml,叶绿素 a>10mg/m^3。富营养化可分为天然富营养化和人为富营养化。在自然条件下,湖泊也会从贫营养状态过渡到富营养状态,沉积物不断增多,但此过程非常缓慢,常需几千年甚至上万年;而人为排放含营养物质的工业废水和生活污水所引起的水体富营养化现象,可以在短时期内出现。

水体发生富营养化时,以藻类为主的浮游生物大量繁殖。藻类的主要类型有绿藻、蓝藻、甲藻、硅藻等,由于占优势的藻类颜色不同,水面往往呈现绿色、红色、棕色、乳白色等。这种现象在海水中称作赤潮(red tide),在淡水中称作水华(water bloom)。

二、藻类和藻毒素污染的危害

(一)藻类污染的危害

水体富营养化后,以藻类为主的浮游生物大量繁殖,可破坏水体内的生态平衡,对环境与健康将造成一系列危害。

1. 水体的感官性状恶化　由于藻类与浮游生物的大量繁殖,可致湖泊水表面形成一层"绿色浮渣",或使江河水体变色;海洋中藻类的暴发性增殖可使海水变色,使水体透明度明显降低。一些藻类能够散发出腥味异臭,死亡的藻类细胞在厌氧条件下被微生物分解,产生硫化氢臭气。

2. 降低水体的溶解氧　水体表层的密集藻类使阳光难以透射入湖泊深层,而且阳光在穿射过程中被藻类吸收而衰减,所以水体深层的光合作用明显受到限制而减弱,使溶解氧来源减少。其次,由于藻类的旺盛生长和不断死亡,水中的有机负荷日益加重,消耗水中的溶解氧,特别是水底,缺氧现象更加严重,使得好氧生物难以生存,致使水体自净能力减弱,并导致水生生态系统的破坏。湖泊藻类死亡后不断向湖底沉积,不断地腐烂分解,消耗深层水体大量的溶解氧;严重时可使深层水体溶解氧消耗殆尽而呈厌氧状态,继之发生厌氧分解,产生硫化氢、甲烷等气体。

3. 对浮游生物和底栖生物的影响　由于富营养化水体中藻类大量繁殖,可破坏水中原有的生态平衡,对水生动植物产生一定的影响。一些藻类能产生或分泌黏液,黏附于鱼类等水生动物的鳃上,妨碍其呼吸导致窒息死亡。由于水中以藻为主的浮游生物丰富,可为以吞食浮游生物为生的鲢鱼、鳙鱼、鲫鱼等提供了充足的食料,致使此类鱼群大量繁殖。同时,富营养化水体中溶解氧逐渐减少,对那些需氧量较高的冷水鱼,如鳟鱼、鲑鱼等生长不利。所以,水体由贫营养转化为富营养的过程中,鱼类总量可能变化不大,但其种群可发生变化。

由于水体分层,有机物的垂直对流量是很小的。因此,水体中的有机物就大量堆积,而无机营养物质随着时间的推移而逐渐减少,直到某种营养物的枯竭才停止,通常为 N 或 P。随着藻类的大量死亡和水体中有机物大量向底层转移,至底层后以及在腐烂过程中消耗大量的氧。另一方面,以沉降下来的有机物为食物的底栖动物大量繁殖也要消耗大量的氧气,某些厌氧细菌通过消耗硫酸盐和硝酸盐来进行新陈代谢产生 H_2S、NH_3 等有毒气体,使底层生态环境恶化,从而影响底栖生物的生长。

4. 产生有毒物质　某些藻类能够分泌、释放毒性物质,直接毒死养殖的水生物或随食物链转移,引起人类的中毒。藻毒素按其作用方式可分为肝毒素类(微囊藻毒素和蓝藻毒素)、神经毒素类[类毒素-a、石房蛤毒素和类毒素-a(S)]、刺激剂或致炎因子(脂多糖)。

5. 影响供水水质并增加制水成本　水源水含有大量藻类细胞时,可堵塞滤池,影响混凝沉淀效果。为了杀灭藻类细胞,需增加消毒剂的用量,这不仅提高了制水成本,且含氯消毒剂还可与水中有机物反应,产生更多的致突变、致癌物质。

(二)藻毒素污染的危害

水环境中的某些藻类能够产生、分泌藻毒素。海洋中属于甲藻纲的一些藻所产毒素是藻中对人类最具毒性者;淡水中常为蓝藻(蓝细菌),主要使鱼类、家畜、水鸟类致死;盐水中常由金藻纲的某些藻生成毒素,使鱼类大量死亡。最主要的藻类毒素分别产自于以下 3 类藻:

1. 甲藻　甲藻(dinoflagellate)常见于北纬或南纬 30°的海水中,是单细胞具有两根鞭毛的生物,体内含有光合色素,使细胞呈现深褐、橙红、黄绿等色。赤潮常因甲藻旺盛繁殖,使局部海水变成红、赤、褐等不同颜色,甲藻数可达 50 000 个/ml。有 4 种甲藻产生的藻毒素可使人致死,其中 3 种为膝沟藻属(*Gonyaulax*),发生赤潮时常见此属藻。藻类毒素可在贻贝及蛤体中富集,当人们食入此含毒毒素的贝类后,可发生麻痹性贝类中毒(paralytic shellfish poisoning)。其毒性急,短期(2~12 小时)可以致死,但如患者能度过 24 小时病程,则能康复,无后遗症。盐类、醇类可减弱其毒力,但尚无有效的解毒药。从贻贝及蛤中可提取到纯毒素,命名为石房蛤毒素(saxitoxin);继又从链状膝沟藻(*Gonyaulax catenella*)培养物中提取到同样毒素,说明有毒贝类的毒素来自甲藻类;后来又发现几种结构上与石房蛤毒素相似的新石房蛤毒素、膝沟藻毒素和 11-羟石房蛤毒素等。

石房蛤毒素在已知低分子毒物中的毒性最强。对小鼠的 LD_{50} 为 $10\mu g/kg$(腹腔注射),人口服 1mg 即致死,其毒力与神经毒气沙林相同,国际条约已将其列为化学武器。该毒素为水溶性物,对热稳定,罐头加工过程只能破坏 70%。

2. 蓝藻　蓝藻(蓝细菌)广泛存在于湖泊、水库、池塘和流速缓慢的河流。有许多种蓝藻能产生毒素。蓝藻水华所产生的藻毒素主要有 3 种化学结构,包括环肽、生物碱和脂多糖。这些毒素可导致肝脏损害、神经损害、胃肠功能紊乱和一系列免疫反应。不同蓝藻属产生的几类毒素见表 38-3。

表38-3　蓝细菌及其毒素的类型

属	产生的毒素
鱼腥藻属	鱼腥藻毒素 a、肝脏毒素、内毒素
束丝藻属	石房蛤毒素、新石房蛤毒素、肝脏毒素
筒孢藻属	肝脏毒素
节球藻属	节球藻毒素
颤藻属	神经毒素、肝脏毒素
微囊藻属	微囊藻毒素、内毒素

微囊藻毒素(microcystins)是迄今研究较为深入的一类蓝细菌毒素,由微囊藻属、鱼腥藻属、束丝藻属和念珠藻属所产生。微囊藻毒素主要存在于蓝细菌活细胞内,当蓝细菌在水华过后大量死亡时,其所含毒素释出。鱼类、水鸟等水生生物因饮用含此毒素的水而中毒死亡,人在饮用含此等毒素水体的水后,可引起头晕、头痛、肠胃炎、肝脏损伤、呼吸失调等症状。直接接触含有毒素的水体,如在湖泊、河流、水库中进行游泳等娱乐活动,会引起皮肤、眼睛过敏、发热、疲劳以及急性肠胃炎。中国科学院水生生物研究所对我国多个湖泊的调查表明,淡水藻污染引起的水华中,80%以上的微囊藻水华含有微囊藻毒素,滇池、太湖、巢湖在夏秋季蓝藻水华严重发生,有时长达 7~8 个月,且水体微囊藻毒素含量冬春季比夏秋季高。我国江苏省海门市及广西壮族自治区扶绥县原发性肝癌发病率很高,调查研究发现与当地饮用的宅沟水和池塘水中的藻毒素有关;有人在海门等地的许多塘沟中检出大量蓝藻,其微囊藻毒素最高达 1558pg/ml。动物实验表明,微囊藻毒素是一种肿瘤促进剂,对生物体内蛋白磷酸酶 PP1 和 PP2A 有强烈的抑制作用,而 PP1 和 PP2A 被认为是正常细胞中肿瘤形成的阻遏物。

3. 金藻　金藻中报道最多的为一种小定鞭金藻(*Prymnesium parvum*)。此藻能在盐浓度>0.12%的水中生长。在实验室内培养时,含盐浓度为海水 3 倍的水中亦能生长。金藻所产生的毒素能引起盐湖中鱼群大量死亡,此外尚有溶血及溶菌等作用。

4. 其他藻类　主要包括:①厥藻属(*Caulerpa*)为菲律宾最常食用的藻类,能产生两种毒素,尤以雨季易于产生。②红藻门(*Rhodophyta*)中某些种可以提取角叉藻聚糖(carrageenan)。高分子量的角叉藻聚糖对人体较为安全而无毒害,其分子量在 100 000~800 000者多用做食物乳化剂及稳定剂。低分子量的角叉藻聚糖易为人体肠胃吸收,其分子量在 5000~30 000 者可用于治疗消化道肿瘤;但如长期服用时则又可能致癌。③小球藻(*Chlorella*)中的某些种能合成致癌物苯并(a)芘,其量可达 $0.8\mu g/kg$ 藻体,有的能生成 1,2-苯并(a)芘($0.5\mu g/kg$ 菌体),苯并(b)萤蒽 $62\mu g/kg$ 菌体。

三、藻类和藻毒素污染的预防与控制

水中藻类和藻毒素污染从根本上是来源于水体富营养化,对此污染的预防与控制也应从控制水体富营养化开始,即防止各类富含有机物、磷、氮等物质的污水和(或)废水污染水体,以控制藻类的过度繁殖。而对于已有藻类和藻毒素污染的水体,可采用物理、化学、生物方法及其联合的方式进行处理,减少其对环境及健康的危害。随着人们对饮用水质量要求的不断提高,藻毒素污染已引起社会的广泛关注,世界各国对各种水体中微囊藻毒素的检测结果表明,有的水体检出率高达87%,藻毒素浓度为0.13~2.9μg/ml,经加氯消毒等处理后仍有0.09~0.6μg/L不等。WHO推荐,美、英等国已采用,饮用水中的微囊藻毒素限定值<1μg/L。我国现行的《生活饮用水卫生标准》(GB 5749—2006)中已将微囊藻毒素列为非常规监测项目,执行标准为1μg/L。

(一)藻类污染的控制与去除

有许多保护和管理水源的措施可减少水华的发生,也有一些包括过滤和加氯处理在内的水处理方法可用于除去蓝绿藻和其毒素。使用化学药剂控制藻类可在水源地、水处理厂进行,美国等国家常采用此法控制藻类在湖泊、水库中的生长,常用的除藻剂有硫酸铜、氯气、二氧化氯等,但使用不当会使水体增加新的对环境与健康有害的化学物质。水中藻类密度一般较小,其絮凝体不易沉降,自来水厂采用气浮处理水源水可以取得较好的除藻效果,但气浮法产生的藻渣难以处理,气浮池附近藻的腥臭味重。由于湖泊水浊度较低,有时可采用直接过滤和微絮凝过滤处理工艺除藻,能有效提高出水水质。

近年来,在给水净化工艺中,国内外对生物处理藻类污染进行了广泛深入的研究与探索。例如,应用噬藻病毒或细菌、食藻生物、建立人工复合生态系统等方法,来控制水体中的P、N等营养物质和藻类的数量。

(二)藻毒素污染的控制与去除

过滤不但能够有效除去蓝绿藻细胞,还可同时除去一大部分毒素。用足够浓度和足够接触时间的臭氧或氯进行氧化反应,能有效地除去大部分溶解在水中的藻毒素。采用臭氧、光化学氧化、氯氧化、活性炭和膜过滤技术以及微生物降解等方法,均能较好地去除藻毒素污染,但在实际应用中各自存在着一定的局限性。

随着人们对饮用水质量的要求不断提高,在加强对饮用水源管理,对水质进行跟踪监测的同时,探索一种高效、经济的藻毒素处理技术已成为给水处理领域一个亟待解决的问题。此外,为预防因食入含藻毒素的水产品而发生的食物中毒,应尽量不食用来自赤潮频发海域的水产品(鱼、虾、贝等)。由于藻毒素多富集于贝类的内脏中,如将此类贝中含藻毒素60%~80%的消化腺(肝、胰腺等)除去,即可使贝肉内藻毒素达到安全限量,可保安全食用。

第六节 寄生虫污染与所致疾病

一些原生类和蠕虫类寄生虫可经过水、土壤和食物进入人体内,导致人群感染寄生虫病。在发展中国家甚至发达国家,寄生虫病都可能对人们健康和经济发展产生巨大的影响。例如,隐孢子虫、贾第鞭毛虫可形成卵囊和包囊,并能在经过消毒的饮用水中存活,因而对食品、饮用水安全造成一定的风险和隐患。

一、贾第鞭毛虫与贾第鞭毛虫病

蓝氏贾第鞭毛虫(*Giardia lamblia*)是一种常寄生于人体的多鞭毛虫,属双滴虫目六鞭虫科(*Hexamitiade*)、贾第鞭毛虫属(*Giardia*)。1681年由Leeuwenhoek在人粪便中发现,1915年由Stiles命名为蓝氏贾第鞭毛虫。虫体主要寄生于人体十二指肠和空肠,导致人体发病称为贾第鞭毛虫病(giardiasis),主要表现为腹泻。近几十年来,此病在欧美许多国家曾多次流行或暴发流行,在旅游者中此病也甚为常见,故有"旅游者腹泻"之称。近年来发现艾滋病患者常可合并蓝氏贾第鞭毛虫感染,在同性恋的人群中本虫可相互传播。

（一）病原

蓝氏贾第鞭毛虫生活史包括滋养体（营养繁殖阶段）和包囊期（传播阶段）。滋养体呈梨形,长 $9\sim21\mu m$,宽 $5\sim15\mu m$,厚 $2\sim4\mu m$,侧面观时背面隆起,腹面扁平。滋养体有 4 对鞭毛,在腹面前半部有分左右两叶的吸盘,每叶吸盘背侧各有一个具明显核仁的圆形泡状胞核,在 2 个胞核的后端有一对中间体。部分增殖的滋养体进入回肠后段可形成包囊,包囊呈椭圆形,$(8\sim14)\mu m\times(7\sim10)\mu m$,囊壁较厚,成熟包囊内有 4 个核,多偏于一端,成熟包囊被人吞食后,经胃酸作用,在十二指肠脱囊形成滋养体,不断增殖后形成新的循环。滋养体还偶尔寄生于胆囊或胰管。包囊在外界抵抗力较强,在潮湿的粪便里能存活 10 天以上,在水里能存活 5 周,在经氯化消毒后的水里也可活 $2\sim3$ 天,但在 50℃ 或干燥环境中很快死亡。

（二）临床表现

人感染蓝氏贾第鞭毛虫后的临床表现以腹泻为主,部分患者能排出包囊而无症状。如虫体寄生胆道可以发生胆囊炎、胆管炎。该病急性期典型症状是暴发性具恶臭的水泻,伴腹胀、腹痛、恶心、呕吐、厌食、乏力及低热等。慢性患者典型表现是周期性短时间的腹泻,粪便稀薄,表面有黄色泡沫并有恶臭。

（三）实验室检测

粪便涂片查到活包囊或滋养体是该病明确诊断的"金标准"。醛醚浓集法可提高包囊检出率,水样稀薄便常含活泼的滋养体,及时检查容易识别。多种免疫学试验可用于检测血清抗体或粪便中包囊囊壁抗原,检出率较高,常用的有酶联免疫吸附、间接荧光抗体试验等。目前,运用分子生物学方法（如 real-time PCR、等温扩增）检测包囊中特异性 DNA 片段,其方法技术正处于探究研究之中。

（四）流行病学

贾第鞭毛虫病是人类 10 种主要寄生虫病之一。蓝氏贾第鞭毛虫感染在世界各地均有发生,在热带、亚热带地区尤为普遍。全世界感染率为 $1\%\sim30\%$,儿童的感染率更高,可达 $50\%\sim70\%$。贾第鞭毛虫在我国分布广泛,感染率约为 $1\%\sim20\%$,以儿童和青少年多见。国内外调查研究结果表明,贾第鞭毛虫病确属影响公众健康、阻碍儿童发育的一种较为严重的传染病。贾第鞭毛虫病主要通过粪便排出的包囊污染饮水、食物及食具而经口感染,也可经粪-手-口途径传播。

因水源受人或动物粪便和污水等污染而引起的贾第鞭毛虫病暴发流行屡有报道。美国将其作为水传播疾病中最常见的病因之一。1965—1984 年间,美国共报道 90 起暴发流行,累计患者约 23 766 例,其中 69% 的暴发和 74% 的病例与公共给水系统污染有关。饮水消毒、过滤不合要求时,水样中可检出贾第鞭毛虫包囊。

传染源为排出包囊的人和动物。动物储存宿主颇受关注,它还寄生于多种啮齿动物以及哺乳类动物的胃肠道中,如猪、犬、羊、牛、猴、兔、水獭、长爪沙鼠、豚鼠、海豹等;感染有贾第鞭毛虫的河狸被认为是介水传播贾第鞭毛虫病的一个重要来源。

（五）防治

贾第鞭毛虫病主要是感染的人和动物通过粪便排出包囊经口传播,因此做好环境卫生、粪便管理、饮水卫生和个人卫生是预防本病的主要措施。目前,饮水常规的净化措施如过滤与加氯等对去除和杀灭包囊是有效的。在我国建设部发布的《城市供水水质标准》（CJ/T 206—2005）中,蓝氏贾第鞭毛虫已被列为检验项目,限值为<1 个/10L。在新颁布的国家

《生活饮用水卫生标准》(GB 5749—2006)中,蓝氏贾第鞭毛虫限值也定为<1 个/10L。

常用于治疗贾第鞭毛虫病的药物有阿的平(米帕林)、呋喃唑酮(痢特灵)、甲硝哒唑(甲硝唑、灭滴灵)、甲硝磺酰咪唑(替硝唑)、硝基吗啉咪唑(尼莫唑)等,其中甲硝哒唑疗效尤佳,但由于对人可能有致畸或致突变作用,孕妇或哺乳期妇女不宜服用。

二、隐孢子虫与隐孢子虫病

隐孢子虫(Cryptosporidium)是细胞内专一性寄生球虫,属顶端复合物亚门、孢子虫纲、球虫亚纲、真球虫目。迄今已确认 26 种,其中感染人类的主要是微小隐孢子虫(C. parvum)和人隐孢子虫(C. hominis),其他种偶能致病。在 1907 年,隐孢子虫被 Tyzzer 在无症状的小鼠胃黏膜中检出,并定名为小鼠隐孢子虫(C muris),直到 1976 年才被发现感染人类,1984 年首次确定为水源传播。在 20 世纪 80 年代早期,隐孢子虫病被视为造成艾滋病患者慢性腹泻的主要原因,可引起人畜共患病和水源性腹泻的暴发,也可引起儿童腹泻。到 20 世纪 90 年代中期,隐孢子虫已广为人知,在一些贫穷落后的地区与儿童营养不良和过早死亡有关。隐孢子虫病已被列为世界最常见的 6 种腹泻病之一,并被 WHO 和美国 CDC 列为新发传染病。

(一)病原

隐孢子虫生活史分为无性生殖、有性生殖和孢子生殖 3 个阶段,无需转换宿主,随宿主粪便排出的卵囊(oocyst)有感染性。隐孢子虫卵囊呈圆形或椭圆形,直径 $4\sim6\mu m$,成熟卵囊内含 4 个裸露的月牙形子孢子和 1 个由颗粒物组成的残留体(residual body)。粪便中的卵囊用改良抗酸染色,镜下呈玫瑰红色,背景为蓝绿色,对比性很强。

(二)临床表现

隐孢子虫寄生于肠黏膜,使表面出现凹陷或呈火山口状,肠绒毛萎缩,变短变粗,或融合、移位和脱落,上皮细胞出现老化和脱落加速现象,但感染轻者肠黏膜的变化不明显。由于虫体的寄生破坏了肠绒毛的正常功能,影响消化吸收而发生腹泻,但其致病机制很可能是多因素的,如肠黏膜表面积缩小、多种黏膜酶减少。

本病的临床症状和严重程度取决于宿主的免疫功能与营养状况。免疫功能正常的人感染后,主要表现为急性水样腹泻,一般无脓血,严重感染的幼儿可出现喷射性水样腹泻。腹痛、腹胀、恶心、呕吐、食欲减退或厌食、口渴和发热也较常见。病程长短不一,短者 1~2 天,长者数年,但多数在 20 天~2 个月之间,常见由急性转为慢性而反复发作。免疫功能受损者感染隐孢子虫后,通常症状明显且病情重,持续性霍乱样腹泻最为常见,同时可并发肠外器官(如呼吸道)寄生,其病情更为严重复杂。有研究表明,本病为艾滋病患者主要致死病因之一,在艾滋病患者中隐孢子虫感染率高达 48%。

(三)实验室检测

刘洪亮等在国内建立了水源水中隐孢子虫的检验方法,包括固定、洗脱、悬浮及洗涤、染色及检测、镜检等步骤。检测水中隐孢子虫主要从水中检测卵囊。水中卵囊检测一般包括以下 3 个步骤:①卵囊浓集:目前主要有过滤法、膜溶解法、超滤法、沉淀法、连续流式离心法等。其中超滤法适用于大量低浓度水样(如环境地表水和某些净化处理后水样)浓集。②卵囊纯化:常用密度梯度离心法(如 Percoll 梯度离心法、氯化铯密度梯度离心法、不连续蔗糖密度梯度离心法、不连续溴化钾密度梯度法)、漂浮法(如饱和氯化钠漂浮法、饱和硫酸锌漂浮法、Wheathers 蔗糖漂浮法)、免疫磁珠分离法(immunize magnetic sand,IMS)等。环境水样的大样本检测多使用不连续蔗糖密度梯度离心法和 IMS 法。③卵囊检测：主要有免疫荧光检测（IFA）、流式细胞仪与细胞分类法（flow cytometry and cell sorting，FCCS）、PCR 法等。PCR 及以 PCR 为基础的检测技术（如套式 PCR）成功地用于检测河水、地表水和污水中的隐孢子虫。

（四）流行病学

1. 流行情况　迄今已有除南极洲外六大洲的 90 多个国家发现了隐孢子虫病病例。在发达国家和发展中国家腹泻患者中，隐孢子虫感染率分别为 0.6%～20% 和 4%～20%。在欧洲和北美洲的腹泻粪便标本中，隐孢子虫检出率为 2.2%～2.5%；南美部分地区、印度和非洲撒哈拉以南地区为 18.7%～25%。血清学研究表明，北美洲的暴露率为 25%～55%，南美洲和印度部分地区为 75%～90%。隐孢子虫病在寄生虫性腹泻中占首位或第二位。国外时有其暴发流行的报道，多发生于与患者或病畜接触后的人群，或幼儿园和托儿所等集体单位。隐孢子虫病是造成 5 岁以下儿童死亡的主要原因，隐孢子虫感染也与儿童营养不良、生长发育迟缓、免疫应答受损和认知缺陷有关。1987 年，韩范在南京市区首先发现了人体隐孢子虫病病例，随后在江苏、安徽、山东、湖南、云南、黑龙江、河南、上海等省（直辖市、自治区）都有了本病的报道。在腹泻患者（多为儿童）中，隐孢子虫的检出率为 1.4%～13.3%。

2. 感染源　许多动物都是微小隐孢子虫的储存宿主，家畜尤其幼畜是人类感染最主要的来源，病小牛每天可排出 10^{10} 个卵囊。有报道，受卵囊污染的地表水中每升可高达 5800 个。卵囊在新鲜水中可存活数周至数月，在饮用水和娱乐性水体中也均能检出卵囊。现用的标准检验技术只能间接测定卵囊的活力，尚不能确定对人是否有感染性。

3. 感染途径　隐孢子虫经粪-口途径传播。据统计，90% 的隐孢子虫病暴发流行与隐孢子虫污染饮用水水源有关，食用受污染的食物、接触受污染的物品等也可引起传播。1993 年，由于饮用水供应系统污染隐孢子虫，造成美国密尔奥基 40 万人被感染，是有记载以来最大的一次水源性暴发，至少 69 人死亡。2005 年，美国纽约州塞内卡湖公园水上乐园喷水装置的水因受隐孢子虫污染，造成至少 700 人腹泻，其中大部分感染者为儿童和青少年。动物模型、人类病例报告和少数流行病学研究结果表明，隐孢子虫可通过吸入飞沫或接触受飞沫沾染的媒介物而传播，提示隐孢子虫也可能经呼吸道传播。

4. 易感者　人对隐孢子虫普遍易感。隐孢子虫卵囊的感染性较高，对健康志愿者的研究表明，吞入 10 个卵囊就可导致感染。婴幼儿、艾滋病患者、接受免疫抑制剂治疗的患者以及各种原因所致免疫功能低下者则更易感染。

（五）防治

隐孢子虫病为人畜共患病，预防本病应防止患者病畜的粪便污染食物和饮水，注意个人卫生，保护免疫功能缺陷或低下者，增强免疫力，避免与病人病畜接触。

饮用水在隐孢子虫传播以及隐孢子虫病暴发流行中的作用已很明确。由于隐孢子虫卵囊体积较小、对外环境和氯等氧化性消毒剂有很强的抵抗力，难以用常规的自来水处理工艺杀灭或消除。因此在饮用水处理中，应首先预防人和家畜排泄物对水源水的污染，采用适当的水处理方法，如超滤或反渗透可有效滤除隐孢子虫卵囊，同时保护输配水系统免受二次污染。

1999 年，英国政府颁布的《水质规则》中要求，水源存在隐孢子虫风险的供水企业，应对出厂水进行隐孢子虫的连续监测，出厂水中隐孢子虫卵囊应少于 1 个/10L。2001 年，美国将隐孢子虫作为检测指标，其目标值为 0。我国建设部颁布的《城市供水水质标准》（CJ/T

206—2005)首次把生活饮用水中的隐孢子虫定为检验项目,限值为<1 个/10L。现行的《生活饮用水卫生标准》(GB 5749—2006)中隐孢子虫限值为<1 个/10L。2016 年 10 月,原国家卫生和计划生育委员会实施的卫生行业标准《隐孢子虫病的诊断》(WS/T 487—2016),规范了我国人体隐孢子虫感染调查和隐孢子虫病临床诊治工作。

隐孢子虫感染至今尚无特效药物治疗。美国食品和药物管理局(FDA)批准硝唑尼特用于治疗一岁以上儿童和成人隐孢子虫感染,但硝唑尼特在营养不良的儿童和免疫力低下的人群中效果不显著。口服补液盐(ORS)治疗廉价且高效,可缓解急性隐孢子虫病症状。抗菌药物(如螺旋霉素)能减少感染的持续时间,可用作 ORS 治疗的重要补充。

第七节 医院环境的生物污染与危害

一、医院内感染概述

医院内感染(nosocomial infection)又称医院获得性感染(hospital acquired infection)或简称医院感染(hospital infection),是指住院患者、门诊患者、陪护家属、探视人员及医院内医护工作人员等在医院内获得的感染性疾病的总称。由于门诊患者、探视陪护人员等在医院内时间短,流动性大,受感染因素多,难以判定感染是否来自医院,一般医院内感染主要对象是指住院患者和医护工作人员。住院患者在医院内感染出院后才发病的,也属医院内感染范畴。医院内感染是住院患者感染性疾病发病率和死亡率增高的主要原因之一,既增加了患者痛苦又增加了医疗费用。因此,这一问题受到国际上普遍关注。

医院感染按来源又可有内源性和外源性之分。内源性感染(endogenous infection)是指微生物来自患者自己,这种从患者自体获得的感染也称自身感染(self infection),其微生物往往是人体固有的正常菌群。外源性感染(ectogenous infection)是指微生物来源于医院中的患者、医务人员,这种从他人获得的感染也叫交叉感染(cross infection)。微生物的传播可发生在患者与患者之间、患者与医务人员之间。此外,还有外环境感染,是指因接触医院内被微生物污染的环境、物品或器械等而导致的感染,也叫环境感染(environmental infection),这些外环境可包括空气、水、食物、日常生活用品等。

二、医院内感染与微生物污染

(一) 医院环境微生物污染的特点

医院作为一个特殊的环境对于微生物的生存、感染和传播有其特殊性,概括而言,医院环境微生物污染有如下特征:

1. 多数为正常菌群或条件致病菌 由于医院内患者机体抵抗力减弱,许多药物的使用又干扰了体内正常菌群的平衡,住院患者除了对诸多致病菌普遍易感外,还常常发生由正常菌群引发的感染,因而发生在院内感染的微生物多数为正常菌群或条件致病菌。

2. 病原体对外界的抵抗力较强 多数引起院内感染的病原体生命力较强,对外环境中各种理、化因素的抵抗力较强。如将铜绿假单胞菌接种于新鲜蒸馏水中,经 48 小时培养可以繁殖,且经蒸馏水传代的细菌对醋酸、戊二醛、二氧化氯等均具有抵抗力。

3. 耐药菌株多见 发生院内感染的微生物多数具有耐药性。耐药性的产生既可以是基因突变,也可以是基因转移的结果,如院内感染中占主要比例的革兰阴性杆菌常发生耐药基因的转移,不但在同种各株间发生,也可发生在异种异属间。有些院内感染微生物还具有多重耐药性,即微生物对某一种药物发生抵抗力的同时,也可对化学结构相似的药物产生耐药,如多黏菌素 B 与黏菌素,新霉素与卡那霉素等都是化学结构相似的抗生素。

(二)医院环境微生物的种类

医院内感染的病原微生物种类繁多,包括病毒、立克次体、细菌、真菌以及寄生虫等,其中细菌是院内感染的主要病原微生物,以金黄色葡萄球菌、革兰阴性杆菌、无芽胞厌氧菌等为多见。据 1999 年 6 月~2000 年 12 月全国医院感染监控网医院感染病原菌分布状况报道,分离到的病原菌以革兰阴性杆菌为主,占 47.98%,其次为革兰阳性杆菌,占 26.56%。居前 5 位的病原菌为:铜绿假单胞菌、大肠埃希菌、肺炎克雷伯菌、阴沟杆菌、鲍曼不动杆菌。

1. 葡萄球菌　凝固酶阳性的金黄色葡萄球菌是人的主要致病菌。由于葡萄球菌广泛栖居于正常人群的鼻前庭部,医务人员常成为医院内金黄色葡萄球菌的带菌者。葡萄球菌感染的特点是化脓性病变。除此之外,也可以引起严重的胃肠炎、食物中毒、心内膜炎、尿道炎、脑膜炎和败血症等,在新生儿可引起剥脱性皮炎和脐带感染。此外,耐甲氧西林金黄色葡萄球菌(methicillin resistant staphylococcus aureus,MRSA)引起的感染已经引起医务界的广泛重视。我国不同地区感染状况差别很大,其原因与应用抗菌药物情况有关,也与使用方法及判断结果的标准有关。

2. 铜绿假单胞菌　在革兰阴性败血症中,虽然铜绿假单胞菌仅次于大肠埃希菌居第二位,但在外科系统的创伤感染,以铜绿假单胞菌检出率最高。铜绿假单胞菌的感染见于身体各部,严重者可引起败血症、心内膜炎、脑脊髓膜炎、脑膜炎以及内脏感染等。

3. 大肠埃希菌、克雷伯菌及沙雷菌　大肠埃希菌、变形杆菌、普罗威登斯菌是引起原发性、继发性败血症的主要细菌,又是尿道感染、胆道感染、腹膜炎、创伤化脓最重要的病原菌。由于它们对抗生素有相当数量的耐药菌株,成为当前治疗上的一大难题。

4. 副伤寒沙门菌、鼠伤寒沙门菌等沙门菌　伤寒患者和伤寒杆菌带菌者,可以作为传染源,通过消化道而传播沙门菌。

5. 结核菌　结核病以肺结核为最多,有开放性与非开放性肺结核之分。开放性肺结核患者不仅是医院内,而且也是社会上重要的传染源,咳痰量多的患者传染性更强。

6. 其他细菌　溶血性链球菌,特别是 A 群链球菌是院内感染重要的病原菌之一,近年来虽有下降趋向,但由本菌感染的风湿热和肾炎的发病仍然常见,B 群链球菌的感染有所增加,尤其是引起新生儿败血症和脑膜炎等。

7. 厌氧菌　厌氧菌是人体上呼吸道、胃肠道、妇女生殖道和皮肤正常菌群的一部分。当皮肤和黏膜破损,局部血液供给障碍,组织坏死或已有需氧或兼性厌氧菌感染时,都能为厌氧菌的生长创造条件。厌氧菌感染绝大多数是在机体抵抗力下降时引起的内源性感染,多数是医源性的,常与需氧菌混合感染。厌氧菌感染可遍及临床各科,人体各部位、组织相关器官,常见的有腹腔内感染,胆道感染、女性生殖系统感染、泌尿系统感染、胸腔感染、颅内感染、心内膜炎、菌血症等。常见的厌氧菌为无芽胞厌氧菌和梭菌等。

8. 病毒　医院内感染涉及的病毒种类很多,主要是肝炎病毒、艾滋病病毒等。此外,还有风疹病毒、腺病毒、流感病毒、疱疹病毒、轮状病毒等。近年来新发传染病 SARS、禽流感、MERS、埃博拉病毒病、发热伴血小板减少综合征等均可经呼吸道、血液等发生医院感染,并造成包括医护人员在内的死亡发生,其严重程度受到高度重视。

三、医院内感染的预防与控制

医院内感染的预防与控制需采取综合性措施,涉及医院的各部门,主要包括以下方面:

1. 建立医院感染管理组织,健全规章制度　医院内感染是一项与医院各部门各科室密切相关、内容复杂烦琐的管理工作。应在院长领导下组成全院性医院感染管理机构,如医院感染管理委员会、感染控制科,负责医院感染管理事宜。

2. 完善医院的消毒隔离制度　医院消毒、灭菌是预防医院内感染的重要措施之一。完善医院的消毒隔离制度,认真做好消毒工作,及时杀灭外环境中的病原微生物,可大大降低医院感染的发生率。

3. 做好特殊人员的防护培训　对发热门诊、肠道门诊、手术室、产房、ICU 监护、内镜检查等重点科室,开展控制感染相关知识培训;做好直接接触感染患者的人员防护,减少消化道、呼吸道、血液感染的发生。

4. 合理使用抗菌药物,加强耐药性监测　抗菌药物特别是抗生素类使用是否恰当对耐药菌株的产生有重要关系,耐药菌株的产生不仅影响疗效,且将成为难以控制的传染源。

第八节　微生物学实验室环境的生物污染危害

从事微生物检测的实验室,在检测过程中会产生大量的含有病原微生物的气溶胶、液体或固体污染物,如果处理不当,可以不同方式、不同程度地污染实验室环境乃至实际操作人员。产生环境污染或造成人员感染的原因,多数是由于实验室未严格执行实验室生物安全管理规范,未正确使用实验设备、设施,个人防护不规范,消毒灭菌不彻底,对未知病原、新发传染病病原(尤其是病毒)的认知不够等造成的。

不同类别的微生物学实验室具有各自特殊性,其实验室环境的生物污染与危害亦不同。医学临床检验实验室面临众多患者,标本来源复杂,数量大,内含病原种类繁多。疾病预防控制机构微生物实验室主要针对传染病病原体开展检测,标本多来自于传染病患者,具有感染性强、致病性高、危险性大等特点。高等院校微生物教学实验室,主要以低致病性、已知微生物为主;虽然风险明确,但实验操作者以实习学生、不熟练人员为主,操作规范程度低,易造成实验室环境的生物污染。科研机构特定实验室,仅针对某种特定微生物开展研究,虽然污染风险或人群危害可以预见,但亦须加强感染预防控制。

一、实验室环境生物污染的特征

1. 病原微生物种类多　由于各种标本内的病原微生物具有多样性,产生病原菌污染的种类因实验室工作性质的不同而有所差异,污染的微生物可能包括各种致病性细菌、病毒、真菌、衣原体、立克次体等。实验室空气、物体表面、废水、废弃物均可成为病原体的污染源,这些病原体经过实验操作后数量多,对营养、环境的要求较低,极易繁衍,生长速度快,有些病菌还能产生有毒的代谢产物。

目前,WHO 及美国(US)、英国(UK)和中国(CN)等国家或国际组织,根据微生物对个体和群体的致病性、传播途径和宿主范围、是否有有效的预防措施和治疗方法,将微生物的危险性分为 4 个级别(表 38-4),每一等级都有相应的最低安全操作条件、工作人员操作能力水平和需具备的防护措施等要求。

表 38-4　对感染性致病微生物危险性的分级

分级者	危险性由低至高			
US(1999)	1 级	2 级	3 级	4 级
	无或极小	一般可能性	对个体较高危险性	对个体和公众高度危险性
UK(1978)	C 类	B 类	A 类	
	非特异危险性	对个体较高危险性	对个体和公众高度危险性	
WHO(2004)	Ⅰ 级	Ⅱ 级	Ⅲ 级	Ⅳ 级
	无或极低的个体和群体危险	个体危险中等,群体危险低	个体危险高,群体危险低	个体和群体危险均高
CN(2004)	4 级	3 级	2 级	1 级
	无/极小	一般可能性	对个体较高危险性	对个体和公众高度危险性

2. 危害程度严重　工作人员在实验室,如果感染了"非高致病性"微生物,其危害可能仅是个体的、容易治愈的;一旦感染了"传染性和致病性均强"的微生物,其危害则可能是群体性的、不易治愈的。例如,感染 MERS、口蹄疫等病原,则可能引起传染病疫情发生,致使人和动物机体功能损害,甚至导致死亡。

3. 废弃物多具有感染性　微生物学实验室的许多废弃物含有致病微生物,常常成为环境污染的媒介,例如培养物和储存物、人血和血检材、病理标本、实验动物尸体、生物制品(菌苗、疫苗等)、污染的食品、污染的器具等。上述废弃物如果处理、存储、转运不当,则可导致实验室感染的发生。

二、实验室环境生物污染的危害

1. 实验室感染数量与种类　1978 年,Pike 等人调查结果表明,在各国实验室获得性感染 4079 例中,死亡 168 例;引起感染的微生物达 164 种,其中细菌 37 种、病毒 90 种、衣原体 3 种、真菌 9 种和寄生虫 16 种。细菌感染 1669 例,死亡 69 例;病毒感染 1049 例,死亡 54 例;立克次体感染 573 例,死亡 23 例。前 10 位实验室感染疾病分别是布鲁菌病、Q 热、肝炎、伤寒、土拉菌病、结核病、皮肤真菌病、委内瑞拉马脑脊髓炎、鹦鹉热与球鞋孢子菌病。

Sulkin 和 Pike 还报道了不同类型微生物学实验室(包括研究机构、临床诊断、生物制品、实验教学和其他实验室等)的感染发生情况,感染总数的 58.8%发生在研究机构,这与科研人员每天接触各类致病微生物有关。临床诊断实验室感染人数占总数的 17.3%,说明临床实验室虽然接触多种致病微生物,但培养种类与数量远不及科研单位。

未受到专业培训的实习大学生、进修人员、实验室辅助人员是实验室感染的高危人群,实验室的来访者、勤杂工、清洁工也可能因为管理制度不落实而存在感染的风险。

2. 健康危害　由于实验室环境污染,致使微生物感染人员发病,甚至发生聚集性疫情。例如,2004 年我国某病毒所由于实验室感染发生的 SARS 疫情,导致患者"生活和就医场所"

中多人发病;发病者包括患者家属、医护人员、同病房患者等,其中 1 人死亡。2011 年 3~5 月,东北某大学学生开展羊体解剖实验时,因使用未经检疫的羊,造成 27 名大学生和 1 名教师确认感染布鲁菌。

3. 对社会与经济的影响 由于实验室感染,可导致传染病疫情发生,尤其是那些传染性和致病性较强的病原微生物。例如,2003—2004 年 SARS 流行期间,新加坡、中国台湾和大陆等微生物学实验室,发生了多起 SARS 病毒感染、病例扩散事件,对当地人民生活、经济发展造成了一定的影响。

4. 对实验结果准确性的影响 如果实验室环境发生了微生物污染,可能在某个实验过程中产生交叉污染,可导致假阳性结果出现,或者出现多种阳性结果。此种情况影响实验室检测结果的准确性,从而对临床诊断造成严重偏差。

三、实验室环境生物污染的预防与控制

为减少和消灭实验室环境生物污染,预防实验室感染事件的发生,各国和国际组织制定了相关的技术规范,在制度建立和落实上采取了一系列措施,取得了明显的成效。

1. 管理制度 坚持预防为主的原则,加强实验室的制度化管理,在实验室新建、扩建和改造的同时,建立并完善生物安全管理体系,包括管理组织与机构、管理制度、工作程序与作业指导书,做好组织协调、监督落实、检查改进。实验室尤其是高等级实验室要建立应急保障措施,制定安全应急预案并定期开展演练,包括污染事件的应急处置、感染发生后的医疗救护、医学观察等;实验室应对开展实验活动的病原微生物进行危害评估,以从各个环节减少人员的暴露危险、使环境污染降至最低限度。否则,即使有了硬件设备设施,如果管理不善,同样会造成实验室环境生物污染、相关人员发生感染、甚至死亡的情况发生。

2. 生物安全防护实施设备 防止实验室污染最重要的设施是实验室分区布局和防护结构,大多数国家和国际组织包括 WHO 将从事微生物活动的实验室分为四级,由实验室操作技术、安全设备和实验室设计的组合构成四级生物安全水平(biosafety level, BSL)。每一种组合是根据所进行的微生物实验操作、已证实的或可疑的传播途径和实验室功能或活动特殊性而建立的。根据研究对象的危险性级别不同,相应将微生物学实验室分为 BSL1~BSL4 四个级别(表 38-5)。

生物安全柜(biological safety cabinet, BSC)是最重要的防止微生物污染的实验设备。用于研究或实验的微生物可通过气溶胶、实验溅洒液等污染实验室空气与物体表面,BSC 的使用可以有效减少污染。根据生物安全实验室级别和实验要求的不同,有 Ⅰ~Ⅲ级 BSC。Ⅰ级气流单向由外至内,仅保护实验者;Ⅱ级有向内气流和经过高效滤器的由上至下的垂直气流;Ⅲ级的进风和排风均经过高效滤器,并且是全封闭的手套箱型。

处理可经空气传播的感染性物质或进行极有可能产生气溶胶的操作时,包括离心、研磨、混匀、剧烈摇动、超声破碎、密闭容器、动物鼻腔接种以及从动物或卵胚采集感染性组织等的操作,应在生物安全柜内进行。

个人防护用品(personal protective equipment, PPE)是操作人员防止病原微生物实验室污染的重要设施,尤其是操作高致病性病原体时,准确穿戴个人防护用品是防止污染的重要环节。个人防护用品包括橡胶手套、防护口罩、工作服或防护服、防护眼镜、防护面罩、呼吸正压防护装置等。

表38-5　对应微生物危险性级别的微生物学实验室生物安全水平、操作和设备

微生物危险性级别	生物安全水平	实验室类型	实验室操作	安全设施
1级（WHO 4级）	BSL-4（P4）	危险病原体研究	在三级生物安全防护水平上增加气锁入口、出口淋浴、污染物品的特殊处理、移出物120℃灭菌	Ⅲ级BSC或Ⅱ级BSC并穿着正压服、双开门高压灭菌器（穿过墙壁）、经过滤的空气
2级（WHO 3级）	BSL-3（P3）	专门特殊的诊断、研究	在二级生物安全防护水平上增加特殊防护服、准入进入制度、定向气流、移出物120℃灭菌	BSC和（或）其他实验室工作所必需的基本设备
3级（WHO 2级）	BSL-2（P2）	初级卫生服务、诊断、研究	标准微生物学实验操作加防护服、生物危害标志	开放的实验台，加BSC/高压灭菌器
4级（WHO 1级）	BSL-1（P1）	基础的教学、研究	标准微生物学实验操作	不需要；开放的实验台面有洗手池

3. 良好的微生物操作技术规范　执行良好的实验室微生物操作规范能有效减少实验室污染，从而降低对实验室人员伤害以及实验室感染的发生。防止气溶胶在实验室内的产生与扩散是减少污染的重要环节。这些操作规范包括：安全操作实验室中的标本，采用避免感染性物质扩散的措施，正确使用生物安全柜或负压罩，规范进行血清分离操作，正确使用离心机，正确开启与储存装有冻干感染性物质的安瓿，尽量使用一次性塑料接种环等。

4. 人员的健康监护和免疫接种　从事微生物检验和科研人员，如接触的微生物种类较为单一，或临时进入疫源地或疫区工作，应接种相关的疫苗，进行预防性免疫。从事危险性1和2级微生物工作的实验室，要常备消毒液、洗眼药、含漱消毒药和抗毒素血清等，供发生实验室生物污染时的紧急处理和救治使用。

5. 环境消毒处理　清除实验室局部环境的污染时，可应用液体和气体消毒剂来清除实验室空间、用具和设备的污染。清除表面污染时可以使用次氯酸钠溶液；通过加热多聚甲醛或煮沸甲醛所产生的甲醛蒸气熏蒸，可以清除房间和仪器的污染。甲醛熏蒸应当在合适的温、湿度条件下进行，也可采用过氧化氢溶液，使用专门的蒸气发生设备对小空间进行气雾熏蒸。

6. 废弃物处置　实验室生物废弃物如处理不当会污染实验室环境、设备及相关环境，危害有关的工作人员。废弃物处置应先对废弃物进行分类，对不同类型废弃物采取不同的处理方法，包括热力消毒和灭菌、焚化等，处置前应注意收集容器、袋等没有渗漏，以免造成新的污染。

热力是最常用的清除微生物污染的物理手段。干热没有腐蚀性，可用来处理实验器材中许多可耐受160℃或更高温度2~4小时的物品。燃烧或焚化也是一种干热方式，对于一般实验室不建议使用，因为焚烧会对环境空气造成污染。煮沸不一定能杀死所有的微生物或病原体,但如果其他方法(化学杀菌、干热灭菌、高压蒸汽灭菌)不可行或没有条件进行时,也可作为一种消毒措施。高压蒸汽灭菌对实验材料进行消毒与灭菌最为有效。根据灭菌器工作原理可分为重力置换式(下排气式)、预真空式、燃料加热压力锅式高压灭菌器。

在处理动物尸体、组织或其他实验室废弃物时,焚烧是一种兼有消毒与销毁的有效方法,但焚烧可能带来的空气污染。一般情况下,焚烧炉内的灰烬可以作为普通家庭废弃物处理,并由地方有关部门运走。高压蒸汽灭菌过的废弃物可经焚烧后处理,或在指定垃圾场填埋处理。

关于实验室和医学感染性废弃物的处理,各个地区、国家和国际组织均颁布了有关管理规定,如我国 2003 年制定了医疗废弃物分类目录、管理条例。在设计和执行关于生物危害性废弃物处理、运输的方案之前,必须参考最新版的相关管理文件。

(霍细香　刘宏亮)

参 考 文 献

1. 陈学敏,杨克敌.现代环境卫生学.第 2 版.北京:人民卫生出版社,2008.

2. 侯云德.急性呼吸道病毒感染的病原学与防治.北京:中国协和医科大学出版社,2005.

3. Avian Influenza A(H7N9)virus. H7N9 situation update http://www. fao. org/ag/againfo/programmes/en/empres/H7N9

4. 人感染 H7N9 禽流感防控方案.北京:中华人民共和国国家卫生和计划生育委员会,2014.

5. 中东呼吸综合征病例诊疗方案.北京:中华人民共和国国家卫生和计划生育委员会,2015.

6. Middle East respiratory syndrome conronavirus(MERS-CoV)Confirmed globe cases ofMERS-CoV.http://www. who.int/emergencies/mers-cov

7. 埃博拉出血热诊疗方案.北京:中华人民共和国国家卫生和计划生育委员会,2014.

8. 埃博拉出血热防控方案.北京:中华人民共和国国家卫生和计划生育委员会,2014.

9. 李鹏媛,刘佑琼,张定梅.埃博拉病毒与埃博拉出血热研究进展.中华预防医学杂志,2015,16(8):632-637.

10. EboLa outbreak2014-2015 http://www.who.int/csr/disease/ebola

11. 王晶晶,田德英.戊型肝炎的研究现状和展望.临床肝胆病杂志,2013,29(2):84-87.

12. 余凤,许红梅.中国轮状病毒分子流行病学及疫苗保护效率研究进展.临床儿科杂志,2015,33(2):191-194.

13. MontseSoriano-Gabarró,JacekMrukowicz,TimoVesikari et al. Burden of Rotavirus Disease in European Union Countries.The Pediatric Infectious Disease Journal,2006,25(1 Suppl):S7-S11.

14. Cunha BA,Burillo A,Bouza E.Legionnaires' disease.Lancet,2016,387(10016):376-385.

15. Tronel H,Hartemann P.Overview of diagnostic and detection methods for legionellosis and Legionella spp.Lett Appl Microbiol,2009,48(6):653-656.

16. Wang XY,F Tao,D Xiao,et al.Trend and disease burden of bacillary dysentery in China(1991-2000).Bull World Health Organ,2006,84:561-568.

17. 杨晓华,侯炎昌.实时荧光 PCR 检测蓝氏贾第鞭毛虫和隐孢子虫方法的建立.热带医学杂志,2013,13(6)741-744.

18. Schuurman T,Lankamp P,van Belkum A,et al.Comparison of microscopy,real-time PCR and a rapid immunoassay for the detection of *Giardia lamblia* in human stool specimens.Clinical Microbiology and Infection,2007,13(12):1186-1191.

19. WS/T 487—2016,隐孢子虫病的诊断.北京:中华人民共和国国家卫生和计划生育委员会,2016.

第四篇

环境相关性疾病

环境相关性疾病(environment-related disease)是指其发病原因与环境因素暴露有着密切关系的疾病。环境因素对人类的生长、发育和进化都有着重要的作用,而人类的健康、生长发育和疾病状态(除创伤和少数单基因遗传病外)都是机体与环境相互作用的结果,其相互作用的关键位点是基因组和(或)蛋白质组。自1990年人类基因组计划(human genome project,HGP)实施以来,已完成了人类23对染色体约60亿个核苷酸排列顺序的测定,不断发现人类基因组中所包含的约3万个基因中与人的重要生命功能和重要疾病相关的基因。在人类基因组中,某些基因对环境因素的作用会产生特定的反应,称为环境应答基因(environmental response gene),现已筛选出600多种候选环境应答基因。环境基因组(environmental genome)是指基因组中环境应答基因的总和。1998年美国启动了环境基因组计划(environmental genome project,EGP),其主要目标是推进有重要功能的环境应答基因多态性研究,确定其引起环境暴露致病危险性差异的遗传因素,并以此开展和推动环境-基因相互作用对疾病发生影响的人群流行病学研究。2002年开展的国际人类基因组单体型图谱(international haplotype map,HapMap)计划,旨在构建不同人群的高密度单核苷酸多态性(single nucleotide polymorphism,SNP)图谱,人们可根据此等遗传图谱和所揭示的群体分子遗传机制,发现复杂性疾病的易感性基因,确定研究方案和选择标签SNP。HapMap的重要价值在于揭示复杂疾病如高血压、肿瘤、糖尿病等的遗传因素,其发生通常是遗传与环境因素综合作用的结果。因此,深入研究环境有害因素在细胞水平(如细胞行为和功能、细胞信息传递与调控等)、蛋白质水平(如应激蛋白的形成、蛋白质的功能、代谢酶的多态性等)和基因水平(如基因的应答、损伤、修复与调控、基因的多态性等)上的相互作用,对于揭示某些环境相关疾病的发病原因和多种环境因素的致病机制及人群易感性或耐受性的差异,具有是非重要的意义。

人们已经认识到,生命早期(包括孕期)是环境有害因素对机体产生终生不良后果的高度敏感期,生命早期及出生后不同发育阶段的环境暴露(复合暴露)会对成年后的健康和疾病产生显著影响。因此,有人提出了"胚源性成人病"(fetal origins of adult disease)的概念。而暴露组学(exposomics)概念的提出,则重点关注从妊娠(受精卵)开始贯穿于人一生整个生命周期的环境暴露全过程,采用全暴露组关联研究(exposome-wide association study,EWAS)方法检测所有可能的暴露标志,通过分析病例组和对照组差异最显著的暴露标志,确定有效的生物标志,进而阐释暴露-效应关系、作用机制等。这两个概念的提出为今后深入开展环境与健康的研究拓宽了新的领域。

综上所述,人们在开展环境相关性疾病研究时,既要对自然环境中某些特殊条件所引起的疾病、环境污染所致的公害病以及有关工作环境的某些特殊场所条件所诱发的疾病进行研究,更要重视环境因素与遗传因素相互作用对健康的危害甚至引发疾病的研究。因为前者发病原因相对单一、发生机制相对较为简单,而后者的发生发展机制要复杂得多,既要考虑遗传易感性差异,又要考虑环境因素暴露的时效性差异及低水平多因素暴露的复杂性等问题。本篇共6章,在保留第2版各章(环境与肿瘤、生物地球化学性疾病、环境与呼吸系统疾病、环境与神经系统疾病)的基础上,增加了环境暴露与出生缺陷、环境暴露与儿童健康和疾病两章,其内容在深度和广度上尚难令人满意,但其目的在于引起人们更加重视环境暴露对胎儿发育及儿童健康成长的影响,更加关注环境有害因素对后代的不良影响,希冀有识之士对此开展更加深入全面的研究,以更好地保护后代健康。对本篇的不完善之处,欢迎批评指正。

(杨克敌)

第三十九章

环境暴露与出生缺陷

出生缺陷(birth defect)或先天异常(congenital anomalies)是指胚胎或胎儿在发育过程中发生解剖学和功能上的异常。这些异常可由染色体畸变、基因突变引起,也可由于环境致畸因素所致,或是遗传因素和环境因素共同作用所致。WHO 在《疾病和有关健康问题的国际统计分类》第 10 次修订本(ICD10)中将出生缺陷定义为"出生时存在包括代谢障碍在内的结构性或功能性异常"。所以,出生缺陷既包括胎儿形态结构的异常,也包括功能、代谢、行为的异常,如先天性智力低下、遗传代谢性疾病等。按照美国 March of Dimes 出生缺陷基金会的定义,出生缺陷还包括低出生体重、死胎和流产等。由此可见,出生缺陷是一大类疾病的总称。

出生缺陷是世界范围内围生儿、婴儿死亡的主要原因,是导致小儿患病或残疾的重要原因,不但影响人口素质,而且给社会和家庭带来沉重的经济和精神负担,是各国关注的公共卫生问题,已成为与经济发展和人民正常生活密切相关的社会问题。我国是人口大国,也是出生缺陷高发国家。2011 年《中国妇幼卫生事业发展报告》显示,我国出生缺陷问题日益显现,根据全国出生缺陷医院监测数据(监测期限为妊娠满 28 周至产后 7 天),出生缺陷发生率呈上升趋势,由 1996 年的 87.7/万,上升到 2010 年的 149.9/万,增长幅度达 70.9%。2010 年医院监测的前 5 位出生缺陷种类是先天性心脏病、多指(趾)、总唇裂、先天性脑积水和神经管畸形,这些缺陷共占全部出生缺陷的 49.1%。我国每年因出生缺陷造成的经济损失超过 200 亿元。

随着传染性疾病和感染性疾病逐渐得到控制或消灭,出生缺陷逐渐成为导致婴儿死亡的重要原因之一。如不及时采取适当干预措施,将严重制约我国婴儿死亡的防控和人均期望寿命的提高。

(尹立红)

第一节 环境化学污染物暴露与出生缺陷

近年来,伴随着现代工业的发展,人们的物质生活得到明显改善,但同时环境污染进一步加重,越来越多的环境毒物进入人们日常生活,使得出生缺陷的发生率较过去有明显的增高。研究显示,出生缺陷是遗传因素、环境因素或几种因素相互作用的结果,其中遗传因素占 25%,环境因素占 10%;而大多数是遗传因素与环境因素相互作用的结果,这两种因素兼有及原因不明者占 65%。目前,国内外关于环境化学污染物暴露与出生缺陷的研究报道较多,流行病学回顾性调查发现,许多出生缺陷的发生与父母接触某些化学物质有关,动物实验和体外研究发现,多种环境危险因素具有致畸、致突变作用。

一、重金属

近年来,随着矿产开采、废气或废水排放、污水灌溉以及重金属制品的使用,环境重金属污染越来越严重,不仅给环境整治增加困难,也对人体健康造成极大威胁。孕妇和新生儿属于对重金属污染非常敏感的人群,已有研究表明,一些分布在环境中的重金属元素(如铅、砷、镉、铜、锰、汞等)可造成不良妊娠结局(adverse outcome of pregnancy),可能会引起婴儿严重的出生缺陷,元素间的交互作用也可导致出生缺陷。

(一) 铅

铅是一种具有神经毒性的有毒重金属,对人体无任何生理功能。动物实验以及人群流行病学研究结果显示,铅暴露与神经系统缺陷之间存在一定的相关性。胚胎发育阶段是对铅最敏感的时期,在孕周内暴露于不良环境可影响胎儿神经系统分化发育,即使低剂量的铅也能明显抑制分化中的神经元分裂及增殖速度,使其数量减少,造成脑功能损伤。胎儿期低水平铅暴露,可使婴儿精神发育指数和心理活动发育指数均下降,对子代神经系统发育存在潜在的远期影响,从而使儿童智商降低、记忆力下降、运动行为失调等。母亲妊娠期铅暴露水平高,可使新生儿注意力和运动控制力均下降。目前认为,宫内铅暴露所致的神经系统的损害是不可逆的。铅的生殖毒性可能有两方面的作用,一是直接作用于双亲的生殖细胞,并可通过胎盘转移至胎儿,影响胚胎和胎儿的发育;另一方面,铅作用于下丘脑、垂体、性腺和精液等,间接干扰和损害生殖功能。孕妇铅暴露能降低婴儿出生体重、身长及头围,引起流产、早产、死胎、死产及畸形的发生。

(二) 汞

汞及其化合物对胎盘和子代均有潜在危害,孕期暴露可导致子代发育障碍。其中甲基汞通过胎盘的能力最大,具有高度脂溶性、神经毒性和扩散性,可以透过胎盘屏障和血脑屏障,直接损害胎儿中枢神经系统,导致神经畸形。最典型的例子就是发生在日本的甲基汞中毒引起的先天性水俣病。现有大量研究证明,甲基汞具有潜在的胚胎毒性及致畸性,可造成细胞 DNA 损伤和染色体异常,从而导致胎儿畸形。妊娠期胎儿对甲基汞的聚集性和敏感性均显著高于母体,当孕妇摄入一定量甲基汞,母体没有任何症状,而胎儿则可能出现明显的神经损伤。另外的研究表明,汞暴露与婴儿智力发育迟缓相关。目前,关于汞的致畸作用仍集中在动物实验上,在人类胎儿先天畸形方面的报道还是很少。硒、锌、镁等元素对汞的拮抗作用及维生素 C 的抗氧化作用,可以干预汞对机体的危害,降低先天畸形的发生。

(三) 砷

砷在自然界分布广泛,在金属矿的开采、冶炼及以砷为原材料的工业生产中,人类均可接触到砷。过量砷暴露可导致细胞脂质过氧化,进而产生大量的自由基,损伤 DNA,导致 DNA 单链断裂、碱基氧化损伤等。砷可以通过胎盘屏障和卵黄囊到达胎儿体内,从而干扰胚胎发育。在器官形成阶段,砷暴露可引起胚胎或胎儿畸形、出生前生长速度降低,神经管缺陷、心血管畸形和唇腭裂,甚至死亡率升高。畸形发生与否、畸形种类与妊娠期暴露的时间、剂量和处于妊娠期阶段相关。砷对机体的危害是一个慢性蓄积过程,有研究表明孕早期砷暴露与学龄儿童智力障碍呈正相关。也有研究发现,砷暴露与儿童孤独症或行为问题显著相关。人暴露于用砷酸铜或类似物处理过的木头燃烟,可使后代患神经管缺陷的风险增加。胚胎砷暴露还会导致涉及细胞周期、发育、泛素化和肌肉组织发育的基因表达的改变;

据此可解释砷暴露导致出生时体重降低并损害运动功能的机制。砷通过不同途径进入机体后作用于神经系统,损伤外周神经及中枢神经系统,进而影响人或动物的神经行为功能、子代神经发育、神经调节系统作用。

(四) 镉

镉是人体非必需元素,是一种对人类健康危害严重的重金属,广泛存在于生产和生活环境中。镉在环境中不能降解,一旦进入环境很难被消除,可通过食物链转移到人体,且在体内生物半减期长,长期暴露可造成多系统、多器官的损伤。研究表明,镉对动物有明显的发育毒性,主要表现为:①干扰母体内锌的水平。锌是许多金属酶的正常组分,锌缺乏可导致胚胎发育异常。②干扰胎盘的正常结构和功能。已知胎盘是镉的靶器官之一,镉可通过干扰胎盘的子宫胎盘血流量、物质转运和内分泌及物质代谢等功能,进而影响胚胎的正常发育。③改变卵黄囊的功能。人类卵黄囊在胚胎发育过程中具有重要价值,是人体造血干细胞的发源地;人类原始生殖细胞也来源于卵黄囊尾侧的内胚层细胞,进而分化为生殖细胞并诱导生殖腺的形成。

动物实验显示,镉有胚胎毒性和致畸性,对生殖系统和神经系统有明显损害作用。处于生长发育中的胎儿和婴幼儿的神经系统更容易受到镉的损害,可影响其体格和神经精神发育。流行病学研究表明,孕期妇女镉暴露,可影响妊娠结局和新生儿发育,并可导致胎盘结构改变、胎盘物质转运功能失调、早产、胎儿发育受损和出生体重下降。由于目前对拮抗镉毒作用尚无较好的手段,故早期发现镉对健康的不良效应以及识别易感者,在预防镉中毒、保护和促进人群健康上显得尤为重要。

二、环境内分泌干扰物

环境内分泌干扰物(environmental endocrine disruptors,EED)是对维持机体内环境稳态和调节发育过程的体内天然激素的生成、释放、转运、代谢、结合和效应造成严重影响的一类外源性物质。此类物质涵盖范围广,包括邻苯二甲酸酯类(phthalate esters,PAE)、双酚化合物(bisphenols,BP)、有机氯杀虫剂、多氯联苯(polychlorinated biphenyls,PCB)、植物和真菌激素等。环境内分泌干扰物化学性质特别稳定,彼此之间的化学结构差异很大;其物理特性多表现为亲脂性、不易降解、残留期长;在体内和体外都不易分解,不易排出或不排出;可通过食物链的放大作用在人和动物体内富集,并可通过不同方式导致子代胚胎早期、胎儿、新生儿产生不可逆的损害。

(一) 邻苯二甲酸酯类

邻苯二甲酸酯类(又称酞酸酯),作为增塑剂广泛应用于塑料工业中。PAE对人体健康的影响是一个慢性的过程,并且可能通过胎盘和母乳喂养对胎儿产生影响,造成不良妊娠结局和婴幼儿神经发育障碍。研究表明,孕前PAE代谢物暴露与早期流产、新生儿低体重有关;产前PAE及其代谢物暴露与0~12岁儿童认知及行为发育呈负相关,并且存在性别差异。各类PAE代谢物均能够增加男童注意力缺陷、违纪行为、攻击行为、品行问题、躯体问题和对立行为等的发生风险,但邻苯二甲酸单苄酯与女童"焦虑症状得分降低"有关。孕期PAE暴露与6~10岁儿童神经行为发育之间存在关联。此外,孕期接触邻苯二甲酸酯可引起生殖器与肛门距离减小和尿道下裂,可导致男性胎儿泌尿生殖系统发育异常,如尿道下裂、隐睾、睾丸和精子异常等。

(二) 多氯联苯

多氯联苯是一组氯代芳烃类化合物,是环境持久有机污染物中的一类,具有生物蓄积性、持久性、远距离迁移等特性。多氯联苯主要通过食物链进入人体,也可以通过胎盘和乳汁到达胎儿和婴儿体内。孕期暴露此类物质,对胎儿及儿童体格生长、神经行为发育、认知水平等产生不良影响,这可能是 PCB 及其同系物中某些化合物,如多氯代二苯并二噁英(polychlorinated dibenzo-p-dioxin,PCDD) 和多氯代二苯并呋喃(polychlorinated dibenzofuran,PCDF),与甲状腺素(T_4) 有类似的分子结构,可影响体内 T_4 和三碘甲腺原氨酸(T_3) 的代谢,从而干扰了甲状腺素的正常生理功能,进而引起个体的生长发育及智力发育障碍。日本和中国台湾都发生过数千人因食用 PCB 污染的米糠油导致的大剂量 PCB 中毒事件,中毒新生儿表现为体重降低、皮肤黏膜色素沉着、眼眶周水肿、齿龈增生、颅骨异常钙化等。追踪随访发现,中毒新生儿生长发育迟缓,肌张力过低、痉挛、行动笨拙,智商降低。即使是低水平 PCB 暴露,对胎儿及年幼儿童的神经系统的毒性作用仍然存在。此外,儿童生长发育迟滞主要与胚胎期或父母怀孕前期的暴露情况有关,而与出生后的暴露没有显著相关性。

(三) 有机氯农药

有机氯农药中许多是环境持久性有机污染物,在环境中持久存在很难降解,且可长距离输送到北极、南极、珠峰那些人迹罕至的地方。有机氯农药可污染所有动植物,特别水生动植物,可通过食物链进行富集,对人体健康和生态环境带来严重危害。研究表明,许多农药具有致畸、致突变、致癌作用,可以影响胚胎发育、导致出生缺陷,严重危害儿童的健康。研究表明,父母孕期经常暴露于有机氯杀虫剂,可能与儿童期白血病、脑瘤和生殖细胞肿瘤呈正相关关系,但其机制尚不明确。这可能是由于孕期或受孕前父母暴露于有机氯杀虫剂,导致父母的生殖细胞改变、遗传物质损害、内分泌激素和免疫功能改变,继而导致子女在儿童期发生内分泌相关肿瘤。Schreinem Achers 等调查发现,使用含氯杀虫剂人群,其循环和呼吸系统出生缺陷发生率均高于同地区未使用杀虫剂人群。在一年之中的 4~6 月份(使用杀虫剂高峰期)受孕的胎儿,呼吸和循环系统(排除心脏畸形)畸形发生率高于其他月份受孕儿。

农药杀虫剂甲氧滴滴涕(methoxychlor,MXC)是一种人工制造的有机氯杀虫剂,其杀虫效果明显,而且对人畜毒性低,因而在许多国家得到广泛应用,可以杀灭苍蝇、蚊子、蟑螂和其他害虫,还可以直接应用到粮食、牲畜、家庭花园和宠物上。但研究发现,MXC 也仍然具有诸多方面的毒性作用,尤以生殖毒性最为突出。胚胎和胎儿是 MXC 最敏感的靶器官之一,对母体几乎不产生毒性作用的低水平 MXC 可使胚胎和胎儿出现一系列的生物效应,包括妊娠结局改变、神经系统分化的调节、免疫系统的改变等,最严重的可以导致胎儿宫内死亡,其效应在日本鹌鹑、大鼠、小鼠及人类等均已证实。动物实验表明,甲氧滴滴涕影响胎儿宫内生长及出生后发育。

环境内分泌干扰物种类繁多,对人类健康产生极大危害。为了减少环境内分泌干扰物对人类健康,尤其是女性生殖健康的危害,首先应加强有关环境内分泌干扰物知识的公共宣教,提高公众自我保护意识,如不用塑料容器加热食品;怀孕期间避免接触与环境内分泌干扰物相关的生活用品或药品;少吃罐头等带有防腐剂的食品;尽量减少脂肪类食物的摄入,如奶酪、肥肉等;避免食用可能污染水源的鱼、虾、蟹等;尽量少用或不用化学材料制成的室内装修材料;减少家庭杀虫剂、洗涤剂的用量;蔬菜、水果食用前要反复清洗;避免使用含有环境内分泌干扰物的化妆品等。其次,应加强环境治理,从源头上减少环境内分泌干扰物对人类健康尤其是女性生殖健康的危害。

三、有机溶剂

有机溶剂通常指能溶解一些不溶于水的物质如染料、蜡、油脂等的一类有机化合物,具有亲脂性、不易降解、易挥发、残留期长的特点;可通过生物富集和食物链的放大作用引起生物体内蓄积。有机溶剂应用面广,其种类已达 30 000 余种,其中最常用的有 500 多种,多数可通过消化道、呼吸道进入人体,或通过皮肤接触吸收。有机溶剂经胎盘可直接接触宫内胎儿,从而对发育中的胚胎产生毒性作用,干扰器官的形成和胎儿的发育。大量动物实验和流行病学调查表明,有机溶剂对动物雌激素、甲状腺素、肾上腺皮质激素、儿茶酚胺等呈现显著的干扰效应,是生殖障碍、出生缺陷、发育异常、代谢紊乱以及某些恶性肿瘤发病率增加的原因之一。有机溶剂包括芳香烃类、氯化物类、脂肪烃类、含氮化合物及含硫化合物等。许多有机溶剂对妊娠过程及结局产生影响,导致自然流产、早产、死产、孕期异常、异常分娩、子代先天缺陷及妊娠期高血压疾病等。研究表明,孕期职业暴露于有机溶剂,可增加神经管畸形风险。有机溶剂的毒作用机制尚不十分清楚,可能通过与靶分子结合、直接抑制激素合成、小分子物质氧化等机制,从而发挥其内分泌干扰作用。

(一)正己烷

正己烷属饱和脂肪烃类,是常见的工业有机溶剂类毒物,属低毒类化学物,具有高挥发性和高脂溶性,可经呼吸道、消化道和皮肤进入机体。职业中毒主要通过呼吸道吸入所致,且与吸收入血的毒物呈剂量-效应关系。正己烷分布特征与器官的脂肪含量有关,主要分布在脂肪含量较高的器官,如脑、肾、肝、脾、睾丸等,被认为是高度危险物质。正己烷生物转化主要在肝脏,微粒体细胞色素 P450 及细胞色素 C 直接参与其氧化代谢。研究表明,2,5-己二酮是正己烷代谢的主要产物,也是产生神经毒性的主要物质,该代谢产物能通过胎盘作用于胚胎。妊娠期化学物暴露对子代健康,特别是子代成年后生殖系统的发育意义重大。由于正己烷及其活性代谢产物己二酮可迅速透过胎盘屏障,因此其很可能在胚胎发育阶段即能作用于子代。近年研究表明,正己烷及其代谢产物对雌性生殖内分泌有明显的干扰作用;毒理学资料表明,妊娠期正己烷暴露有可能造成子代生长发育障碍,但正己烷无明显的致突变效应。目前有明确的证据表明,妊娠期正己烷暴露具有明显的胚胎毒性和子代发育毒性。动物实验表明,妊娠期暴露于正己烷,子代可出现体重下降等发育毒性。DNA 甲基化很可能在妊娠期正己烷暴露影响子代卵巢发育和功能中扮演重要角色。胚胎生长发育过程经历了全面的去甲基化和甲基化过程,妊娠期胎儿对于外来化学物的影响十分敏感;妊娠期化学物暴露能引起子代基因启动子区甲基化状态的改变;卵巢颗粒细胞的凋亡和功能相关基因的表达可能受到甲基化机制的调控。

为了减少正己烷对人体生殖健康的危害,应通过工艺改革,减少正己烷的直接接触与使用量,加强局部密封通风等措施,降低空气中正己烷浓度;加强个人防护与健康监护,应戴防护口罩、穿防护服,严禁用正己烷洗手;完善管理,应提高防患意识,加强健康教育,加强职业卫生监督,健全法律法规。

(二)二硫化碳

二硫化碳是一种应用广泛的有机溶剂,同时也是生产人造纤维、人造丝、人造毛、玻璃纸的原材料,女工暴露人数众多。二硫化碳能通过胎盘屏障影响胎儿,因此母亲接触二硫化碳对胚胎的影响直接而且明显。动物实验已证实,二硫化碳具有胚胎毒性和致畸作用,主要表现为脑和肢体的畸形。二硫化碳的代谢产物二硫代氨基甲酸酯有致畸作用,主要引起脑畸形,在仔鼠第二代中没有观察到胚胎致死迹象,但致畸作用延续到仔鼠第二代,畸形的类型及发生率几乎同仔鼠第一代,从而证明了二硫化碳代谢产物能干扰二代以上出生前后的发育。流行病学调查表明,孕前和孕期暴露于二硫化碳,可使婴儿先天畸形患病率高于一般水平。染毒小鼠卵母细胞和受精卵染色体畸形率明显增高,提示其生殖毒性作用机制可能与染色体损伤有关。关于子代发育迟缓问题,常采用低出生体重指标进行衡量。

为保护女性工人的生殖健康,应采取相应的优生对策,以提高其子代的健康素质。最根本的措施为控制生产场所空气中二硫化碳的浓度在国家卫生标准限值($10mg/m^3$)以下。对育龄女工最好限制在($3mg/m^3$)以下。其次,未孕及待孕女工应避免接触二硫化碳,或至少应根据作业地点二硫化碳监测值调整其作业岗位,保证其接触二硫化碳浓度在 $10mg/m^3$ 以下,以预防和减少二硫化碳对早期胚胎的损伤效应。

随着社会经济的加速发展,孕期职业性暴露、环境污染、气候变化等均能对胎儿的发育产生不良影响。其中环境化学物已经成为威胁人类生殖健康的潜在危险因素,关系着人类的生存繁衍。随着工业化进程加速,环境污染有进一步扩大的趋势,而且环境化学物种类繁多。生殖毒性作用机制复杂多样,不同的环境化学物之间可能存在协同作用,这就增加了其对机体生殖毒性作用的复杂性和研究难度。环境化学物暴露对胎儿生理功能发育的影响,甚至可作用于儿童期或成年期,未来需要更多的流行病学研究和实验研究来揭示孕前和孕期环境化学物暴露与胎儿生长发育、出生缺陷、心理行为问题等方面的病因关联,并致力于探究环境化学物暴露对胎儿影响及其发生机制,为预防出生缺陷、促进儿童健康成长提出适宜措施。

(张志红)

第二节　物理因素暴露与出生缺陷

一、放射性照射

在原子能和平利用日益广泛的今天,接触放射性物质的人员日益增多,在工业(核电站的建立、放射性矿产的开发、放射性物质加工等)、农业(辐射育种、植物生态研究)、商业(食品保鲜、消毒等)、医药卫生(放射性核素实验室、临床应用放射性核素诊断与治疗)、航海航天科技等行业都在使用或接触放射性物质。

电离辐射是一切能引起物质电离的辐射总称。在通常情况下,能够使被辐射的物质发生电离辐射,它们能破坏细胞内分子的化学键,产生电离作用,其种类很多,如高速带电粒子有 α 粒子、β 粒子、质子,不带电的粒子有中子、X 射线及 γ 射线。电离辐射对胚胎发育有不良影响,可致胚胎死亡或出现各种类型的发育缺陷。电离辐射对机体的损伤可分为急性放射损伤和慢性放射损伤,引起生物的分子、细胞、器官受损和整体反应。放射线是主要的物理致畸因素,胎儿受放射线的影响程度取决于 3 个因素,即放射剂量、受照射时胚胎发育阶段和胚胎对辐射的敏感性。

已有研究表明电离辐射具有致畸作用。吴艳桥等的研究证实,孕早期接触放射线与神经管缺陷(neural tube defects,NTD)有关。胚胎处于发育过程中的神经系统,有较高的电离辐射敏感性,这一时期神经细胞存在增殖、分化和转移 3 种活动过程,其中任一活动过程受到影响,都将严重影响神经系统的功能和结构。电离辐射可使未成熟的神经细胞有丝分裂延迟,甚至停止增殖,因而在发育早期干扰细胞分裂活动或者杀死少量的神经细胞,导致神经系统结构和功能异常。放射性照射诱发的畸形主要发生在器官形成期,在主要器官形成期(对人类而言受孕后3~7周),使某些特殊畸形的敏感性明显增加。1945年,日本广岛、长崎原子弹爆炸后出生的婴儿,多患有小头畸形和智力低下。

辐射照射诱发的畸形主要发生在受孕后3~7周的主要器官形成期。孕8周前,大多会造成较严重的影响,而孕9周后,可能不会造成畸形的发生,但可使胎儿全身或颅脑生长迟缓或中止发育。张爱莲等研究发现,孕妇在胚胎发育的敏感期接受大剂量的X线和镭照射,产下的婴儿中有50%出现先天畸形。放射线可引起的畸形主要有中枢神经系统、心血管、胃肠道和泌尿道发育障碍、指(趾)发育异常如多指、并指和蹼指等。

二、噪声与振动

声音由物体振动引起,以波的形式在一定的介质(如固体、液体、气体)中进行传播。噪声是发声体做无规则振动时发出的声音,凡是妨碍人们正常休息、学习和工作的声音,以及对人们要听的声音产生干扰的声音都称为噪声。当噪声对人及周围环境造成不良影响时,就形成噪声污染。噪声污染主要来源于交通运输、车辆鸣笛、工业噪声、建筑施工、社会噪声如音乐厅、高音喇叭、早市和人的大声喧哗等。随着现代工业的不断发展,噪声的危害范围日益扩大,噪声污染日益严重,噪声已成为必须解决的全球性问题之一。噪声除了可引起听力损伤外,还可引起神经系统,心血管系统及内分泌、消化、呼吸系统的变化。对女性来说危害尤为突出,因为噪声可影响生殖功能并危及子代的健康,特别是噪声和振动联合作用时危害更大。

(一) 噪声对月经的影响

噪声可引起月经紊乱,表现为经期不规则及经血过多。常继增研究表明,接触噪声的女工经期延长、周期不规则、痛经的检出率均与对照组有显著性差别。胡怡秀测定接触噪声的大鼠尿中香草扁桃酸含量,发现其含量增高,据此认为当噪声强度达到一定水平时,对交感内分泌系统有一定影响。当黄体生成素分泌相对不足时,可使黄体发育不健全而引起月经周期缩短;当黄体生成素持续分泌时,会导致黄体萎缩不全而引起月经周期延长。在噪声的刺激下,卵泡期促卵泡素可能分泌相对不足,使卵泡发育延迟,从而导致月经周期延长。

(二) 噪声对妊娠的影响

周华等人调查表明,噪声组的女工自然流产率明显高于对照组,其原因可能是噪声可引起子宫、胎盘缺血,导致胎儿缺氧,使胎儿发育障碍,从而引起流产。血流图检查发现,噪声可引起盆腔器官的血液循环改变。对孕妇来说,可因子宫血液灌注量的改变引起胎盘供血不足,从而对胎儿产生不良影响。

研究表明,孕期30周的妇女,接触噪声后血浆胎盘生乳素浓度低于对照组,表明胎盘功能低下。胎盘生乳素是胎盘合成的蛋白类激素,它可以促进母体代谢发生某种变化,以适应胎儿发育的需要,被称为"代谢调解因子",对胎儿发育具有重要意义。

(三) 噪声对子代的影响

噪声与新生儿听力受损显著相关。孕早期时胎儿的听觉器官就已经开始发育。耳蜗从孕妇妊娠第20周起开始发育,其成熟过程在婴儿出生后30多天时仍在继续进行。由于胎儿的听觉系统处于不断发育的过程,85dB(A)以上的噪声即可对胎儿造成伤害,在出生前可能会丧失听觉的敏锐度。因此,女性在怀孕期间应该避免接触超过噪声卫生标准(85~

90dB）的噪声。如果噪声持续且强度过高,还可能造成直接损害听力、影响大脑正常发育、造成智力损伤等严重后果。

噪声还可影响胎儿的发育,引起婴儿出生体重降低,甚至可引起先天性缺陷发生率增高。研究表明,居住在机场附近的人群,其常见类型的先天性畸形发生率较高。另一项调查表明,飞机场附近人群的婴儿出生体重低于对照人群,这一调查结果得到了动物实验的证实。有实验研究表明,大鼠在噪声和振动的联合作用下,胎鼠的体重明显低于对照组。安徽一项调查发现,母亲在怀孕期间接触噪声的儿童,其智能发育异常发生率高于对照组。

有学者发现神经管缺陷(NTD)与噪声有一定的关系。美国一位儿科医生对1万多名婴儿做了研究,结果表明,住在机场附近的家庭婴儿畸形率由0.8%上升到1.2%,表现为脊椎畸形、腹部畸形和脑畸形。

目前,伴随人们对音乐功能的进一步理解,利用音乐进行胎教的人也越来越多,但孕妇最好从孕26周开始,每次不超过20分钟,频率、节奏应尽可能与宫内胎音合拍,节奏过强、声音过大的音乐,会损害胎儿内耳,使其出生后听不到高频声音,进而导致听力下降。怀孕期间经常播放激烈音乐,可使胎动加快;高频率噪声能干扰体内的激素水平,可使胚胎死亡率增加。据美国洛杉矶所做的流行病学调查显示,生活在高噪声区的黑人不育症患者和后代的先天性畸形的发生率远远高于低噪声区。高分贝噪声能损伤胎儿的听觉器官,超声波可使某些动物子代神经免疫等系统发育不良,从而出现先天性疾病。

噪声可使人体内分泌紊乱,引起精液和精子异常。长时间的噪声污染可以造成男性不育;对女性来说,则会引起流产和胎儿畸形。

三、电磁辐射

电磁场是电场与磁场的合称。电磁场的波幅很宽,按其生物学作用可分为电磁辐射和电离辐射。电磁辐射能量较低,无法引起周围物质电离,因此又称非电离辐射。随着科学技术的发展,电脑、手机、家用电器等与人们的生活和工作日益密切,微波辐射的电磁波区域是电磁辐射生物效应的重点区域。微波通常指波长为1m～1mm、频率为300MHz～300GHz的电磁波。微波技术广泛应用于通讯、广播和医疗等领域,给人们生活带来便利的同时也会对健康造成潜在危害。

电磁辐射对人体的影响程度与电磁辐射的频率、强度等因素有关,通常妇女和儿童最为敏感,特别是孕妇和胎儿更容易受到影响。据1998年WHO的调查,过量电磁辐射对人体有以下影响:①电磁辐射是心血管疾病、糖尿病、癌症的主要诱因;②电磁辐射对人体生殖系统、神经系统和免疫系统造成直接伤害;③电磁辐射是造成流产、不育、畸胎等病变的诱发因素;④过量的电磁辐射直接影响大脑组织发育、骨髓发育;⑤电磁辐射可使男性性功能下降,女性内分泌紊乱,月经失调。虽然迄今电磁辐射对妊娠的影响还存在一定的争议,但国内外通过流行病学和动物实验研究发现,电磁辐射对于妊娠具有一定的影响,这些影响主要包括流产、早产、先天畸形、围生期死亡、基因病、儿童肿瘤(尤其是白血病)等。

雄性生殖系统是微波辐射最敏感的靶部位之一。有研究证实,不同频率的微波辐射可以引起细胞的增殖,影响细胞的形态和功能以及细胞的凋亡。高频的微波辐射可以明显影响睾丸组织和激素水平,从而增加不育,微波辐射甚至可造成流产和发育畸形。生殖系统对微波电磁辐射比较敏感,主要是致热效应所产生的生殖系统损害。由于睾丸对微波辐射的热效应较敏感,微波对该系统的影响主要集中于对睾丸的影响。主要表现在以下几个方面:

（一）微波辐射对睾丸的影响

男性生理结构特点是睾丸血液循环薄弱、温度较低,且组织散热较差。微波辐射的热效应会明显损伤睾丸组织,因而是造成男性不育的一个重要因素。研究证实,微波辐射可明显改变睾丸组织的形态,从而影响睾丸的功能。微波辐射导致睾丸组织细胞凋亡,是造成男性不育的重要因素。微波辐射对小鼠睾丸氧化应激及 ATP 酶有重要的影响,可引起睾丸组织细胞的凋亡。微波辐射导致睾丸细胞变性、生精上皮变薄、生精阻滞、睾丸重量减轻以及生精细胞坏死凋亡。

（二）微波辐射对附睾的影响

研究证实,采用 0.9/1.8GHz 全球移动通信系统(GSM)微波照射大鼠,附睾组织中脂质过氧化物含量显著增加,而谷胱甘肽(GSH)含量明显降低。同时有实验证明,采用 950MHz 微波辐射,2 小时/天,连续 1 周,雄性兔子附睾上皮的直径、高度明显改变,上皮细胞凋亡显著。

（三）微波辐射对精子的影响

微波辐射显著影响精子质量,使精子运动发生障碍,微波辐射可引起精子活动力下降、存活率降低、精子畸形率增加等。有数据显示,近年来男性生育能力下降的百分比明显增加与微波辐射有关。

（四）微波辐射对输精管的影响

研究证实,采用 900MHz 射频的微波辐射照射大鼠每天 3 小时,连续 1 年,可导致精子的畸形率显著升高,输精管直径、膜厚度及睾丸活检等明显改变。

已有证据表明,微波对中枢神经系统和神经内分泌系统有一定的影响作用,对于生殖健康的影响也可因影响中枢和神经内分泌而起作用。阎素文等调查后指出,长期低强度微波辐射对男性性功能有不良影响(导致男性性欲减退),导致女性自然受孕时间滞后;该研究还提示,长期低强度微波暴露,可能会加速作业人员性功能随年龄性衰退的进程。微波导致女性自然受孕时间滞后,与微波引起精液质量下降及性功能异常等有直接关系。

（张志红）

第三节　孕期感染及孕期用药与出生缺陷

一、孕期感染与出生缺陷

寨卡病毒(Zika virus)属于黄病毒科的虫媒病毒。寨卡病是主要靠蚊媒传播寨卡病毒所引起的传染病。1947 年,在乌干达的寨卡森林首次发现寨卡病毒。2015 年 5 月,在巴西首次发现疫情之后,病毒已经在西半球蔓延了 23 个国家。2016 年初期,WHO 宣布小头畸形及其他神经疾病与寨卡病毒感染之间存在明显关联。寨卡病毒感染表现为被感染的蚊子叮咬 1 周后持续几天的轻微症状,多数患者表现为低热、皮疹、头痛、关节痛、肌痛及流感样症状。孕妇更容易受寨卡病毒的感染,严重者可通过胎盘传播使胎儿发生畸形。寨卡病毒暴发地区的报道表明,胎儿小头畸形、吉利-巴雷综合征及自身免疫综合征,与妊娠期感染寨卡病毒及先天性神经系统畸形之间存在时间上的先后顺序,且在羊水和胎儿的组织中都可以检测到病原体;产前寨卡病毒感染与小头畸形及其他严重的脑发育异常有着必然的因果关联。

巨细胞病毒(cytomegalovirus,CMV)是一种疱疹病毒组 DNA 病毒,分布广泛,人群和其他生物皆可感染。巨细胞病毒可以引起以生殖泌尿系统、中枢神经系统和肝脏疾患为主的各系统感染，从轻微无症状感染直到严重缺陷或死亡。巨细胞病毒是严重宫内感染的常见原因之一，平均发病率为 0.15%~2%。事实上，至少有 1/2 以上的妇女在生育年龄之前感染过 CMV。母亲在怀孕期间感染 CMV，可使 90% 的新生儿垂直传播感染，但出生时无症状，只有 5%~7% 受感染的婴儿出现急性症状。典型的临床表现包括胎儿生长受限、小头畸形、各种皮肤症状（包括淤血、紫癜、黄疸）、血液异常（特别是抗血小板减少症）、肝脾大、脉络膜视网膜炎、肝炎等。CMV 病毒多为隐性感染，可通过母乳、唾液、母体分泌物对围生期胎儿感染。在胎儿生长发育中，胎盘起到至关重要作用，巨细胞病毒感染会导致胎盘绒毛细胞结构改变，造成胎儿在母体内慢性缺血缺氧，引发宫内窘迫。CMV 是引起先天感觉神经性听力损失和精神运动性阻滞的主要感染源。先天性巨细胞病毒感染可能会导致严重的长期后遗症，40%~58% 有症状新生儿及 14% 无症状的新生儿会发生进行性感觉神经性听力损失和发育迟滞。多达 50% 的孕妇巨细胞病毒感染有非特异性的临床表现，但许多感染者只有作特异血清学检测才被发现。所有早产儿 CMV 感染的产后疾病都较轻且都预后较好。先天性感染 CMV 的婴儿比产后感染的婴儿有更严重的影响。

风疹病毒（rubella virus）属于节肢介体病毒中的披盖病毒（togavirus）群，为风疹的病原病毒。风疹是一种由风疹病毒引起的通过空气传播的急性呼吸道传染病，以春季发病为主。在妊娠早期感染风疹病毒，可引起先天性风疹综合征。对于儿童和成年人，风疹病毒通常会引起轻度发热和皮疹。然而，在怀孕期间感染，尤其在妊娠前 3 个月，可能导致流产、死胎、死产，或一系列先天畸形，被称为先天性风疹综合征（congenital rubella syndrome，CRS）。先天性风疹综合征是一种罕见的疾病，常表现出婴儿身体发育一系列畸形。先天性畸形包含心脏、眼睛、耳朵、大脑等重要器官和内分泌系统，较少涉及牙齿。我国流行病学调查表明，育龄妇女感染率平均为 4.5%。妊娠妇女是风疹的易感人群，其发病率为正常人群的 5 倍。在妊娠早期感染风疹病毒，不论是显性感染还是隐性感染均可导致死胎、流产或引起婴儿先天性风疹综合征，给家庭和社会带来危害。

疱疹病毒（herpes simplex virus，HSV）是一种具有包膜的 DNA 病毒，分为Ⅰ、Ⅱ两种类型。HSV 是通过性传播的病原体，孕妇 HSV 传播给胎儿以经产道感染最为常见。据报道，如母亲感染 HSV，无论有无症状，当新生儿通过产道时，30%~50% 都可感染 HSV，其中近半数死亡，幸存者多数遗留中枢神经系统后遗症。HSV 孕早期感染者大约 33.33% 引起流产，妊娠中、晚期感染者，早产、极低体重儿发生率增高。新生儿 HSV 感染可分为播散型或局限型，最常受累的器官为皮肤和黏膜。皮肤水疱、结膜炎或口腔溃疡占有症状婴儿的 80%，分娩期 HSV 感染的皮损易发生在头皮、面部或胎先露的身体部位。播散型 HSV 感染可影响多个内脏器官和中枢神经系统，如肺炎、多器官衰竭及出血倾向；患有脑炎的患儿，其预后最差。

人乳头状瘤病毒（human papillomavirus，HPV）属于乳多空病毒科的乳头状瘤空疱病毒 A 属，是一种球形 DNA 病毒，可引起人类上皮的良性和恶性肿瘤。传播途径有性传播、密切接触、间接接触、医源性感染及母婴传播。研究表明，HPV 感染的患者以及怀孕期间接种 HPV 疫苗的妇女，在 1752 例的妊娠结局中，自然流产和先天畸形的发生率并没有高于一般人群。

弓形虫（toxoplasma）为孢子纲球虫目原虫，其中间宿主广泛，包括爬虫类、鱼类、昆虫类、鸟类、哺乳类等动物和人；终宿主则仅有猫和猫科动物。弓形虫直接损害宿主细胞，宿主对之产生免疫应答导致变态反应，其中弓形虫素（toxoplasmin）有致畸作用。先天性弓形虫病在婴儿出生时可导致各种严重的神经缺陷如脑积水和脉络膜视网膜炎,也可能在婴儿后期导致并发症出现。

人微小病毒 B19 是 20 世纪 70 年代发现的单链 DNA 病毒中最小的一种,也是微小病毒属中目前唯一已知的致人类多种疾病的病毒。妊娠期感染人微小病毒 B19,会导致严重的不良结局。人微小病毒 B19 可自由地通过胎盘屏障进入羊膜腔,母婴垂直传播率为 25%~33%,有 5%~16%的孕妇可使胚胎停止发育、自然流产、胎儿水肿、胎儿畸形、胎死宫内、死产、早产、胎儿生长受限、出现先天性心脏病、不明原因新生儿病理性黄疸等异常妊娠结局;80%可以分娩正常婴儿,少数发生自限性感染或生产后亚临床感染。人微小病毒 B19 感染呈非特异性病毒感染症状,而大部分感染者无明显的临床症状。妊娠妇女感染人微小病毒 B19,可发生垂直传播。胎儿感染后可发生贫血、非免疫性水肿、窦性心肌炎、胸腔积液、抗磷脂综合征等。有研究发现,人微小病毒 B19 感染可能是引起流产的原因之一;血清人微小病毒 B19 IgM 阳性与流产、死胎有关。

二、孕期用药与出生缺陷

从 20 世纪 60 年代初期,西方国家孕妇服用安眠镇静药酞胺派啶酮(现已不作镇静药用)导致 7000 例胎儿无肢、短肢畸形的畸胎事件后,各国对药物的致畸作用给予了高度重视。了解畸胎或可能致畸的药物,对指导孕妇合理用药,避免药物所致的畸形发生,有着十分重要的意义。

预防出生缺陷的最佳时机也称致畸因子敏感期,为受精后 15~56 天。此期用药能干扰胚胎组织细胞正常分化,导致不可逆损伤,致使胎儿发生出生缺陷。

1. 抗生素　此类药物是孕妇最常用的药物之一。文献报道,氨基苷类如新霉素、链霉素、庆大霉素、妥布霉素可导致前庭损坏及先天性耳聋。四环素可使儿童牙釉质发育不全、手指发育畸形、骨骼或心脏畸形、先天性白内障。红霉素可引起白内障、四肢畸形、胎儿肝损伤;卡那霉素可致听神经损伤;氯霉素可致胎儿心血管衰竭。

2. 磺胺类药物　磺胺类药物极易通过胎盘,无论早孕阶段还是临产前,无论长效磺胺类药物,还是短期磺胺类药物,都易引起胎儿畸形、新生儿肝功损伤。

3. 解热镇痛药　此类药物在妊娠 12 周以内影响胎儿发育。孕妇若在此期服用解热镇痛药,可导致胎儿小脑畸形、唇裂、腭裂等。曾有报道,孕妇在妊娠初期因关节疼痛服用安乃近,而致胎儿畸形;妊娠头 3 个月服水杨酸盐的妇女,生育有缺陷小儿的几率比未服药者明显增加。

4. 激素类药物　性激素类药物可导致胎儿两性分化以及躯体和内脏多处畸形。另外,雌激素尚有潜在致畸、致癌作用,使男女婴儿在青春期发生生殖系统癌症。糖皮质激素在受孕 14 周前大量应用,会导致死胎、早产、腭裂畸形。

5. 镇静及催眠药　苯巴比妥、戊巴比妥、地西泮、氯氮䓬、甲丙氨酯都可导致畸形,其中地西泮和氯氮䓬可致多种畸形。巴比妥类影响胎儿脑细胞发育;在妊娠头 3 个月服地西泮、甲丙氨酯、氯氮䓬、导眠能均可导致胎儿畸形,女胎男性化;氯丙嗪对含黑色素组织有较强的亲和力,故孕妇长期服用可致胎儿视网膜病变;碳酸锂引起新生儿出现青紫和肌肉松弛、先天性心脏病;氟哌啶醇可致胎儿四肢畸形;酞胺派啶酮可导致无肢或短肢、肠管闭锁、心脏畸形。

6. 口服降糖药　如苯磺丁脲可引起早产、死胎胎儿畸形,如心脏畸形。

7. 抗肿瘤药　此类药物几乎都有致畸作用,如甲氨蝶呤、羟基脲、卡培他滨、氟尿嘧啶和氮芥类可引起流产和胎儿脑部畸形(无脑儿、脑积水、兔唇、腭裂);环磷酰胺、白消安(马利兰)、博来霉素、紫杉醇、秋水仙碱等可破坏细胞有丝分裂过程,故均有致畸胎作用。

8. 血液系统的药物　双香豆素、苄丙酮香豆素可致胎儿出血、死胎或鼻骨发育不全、软骨发育不全、视神经萎缩、小脑儿等。

9. 止血药和抗凝药　维生素 K_3、双香豆素、华法林等止血和抗凝血药可致胎儿凝血酶原过低,出现出血性倾向,并可引起脑障碍、死胎,也可致手指畸形、先天性白内障、骨生长障碍等。

10. 维生素类　维生素 A 过量或缺少均可致畸。当孕妇维生素 A 严重缺乏时,生出的婴儿为小脑症和无眼症;当孕妇在易感期每天服用较大剂量维生素 A,出生的婴儿有泌尿生殖系统畸形,并伴有小耳,小眼症。维生素 B_6 长期大量服用亦可出现类似反应停样畸形——四肢短小,还可出现新生儿维生素 B_6 依赖症、抽搐。孕妇长期大量服用维生素 C,不仅可影响胚胎发育,且胎儿出生后患维生素 C 缺乏症;故孕妇服用维生素 C 时,每天不应超过 2g。维生素 D 参与钙的吸收和利用,佝偻病、骨骼畸形与缺乏维生素 D 有关,但过量摄取维生素 D,可致胎儿主动脉狭窄及硬膜裂,且出生后可患高钙血症、智力发育迟。大量使用维生素 K,可引起高胆红素血症、核黄疸。

11. 抗癫痫药　国外报道,对服用过抗癫药的母亲所生的 1760 名儿童进行调查,发现畸形发生率为未服本类药的 2 倍多。其中苯妥英钠可引起面部及手发育畸形;去氧巴比妥类、苯巴比妥、扑痫酮均可引起胎儿腭、唇裂。致畸机制可能是本类药物干扰叶酸及维生素 D 的代谢,引起染色体畸变及影响内分泌代谢所致。丙戊酸是治疗癫痫的一线广谱药物,其致畸性是公认的,主要与神经管畸形、尿道下裂、心血管畸形有关。另有研究表明,丙戊酸可以增加尿道下裂、唇腭裂、心脏室间隔缺损、肢体残缺等发生的风险。尽管丙戊酸对胎儿有明显的毒性作用,但是丙戊酸在孕妇群体中还是有所应用,因为它是治疗特发性全身性癫痫,尤其是青少年肌阵挛性癫痫的有效药物。此外,产前暴露于丙戊酸钠还与神经发育延迟和孤独症有关。怀孕期间暴露卡马西平可致腭裂、神经管畸形、尿道下裂、心血管缺陷发生风险增加。

12. 抗疟药　长期或大量使用奎宁可造成死胎、先天性耳聋,并使胚胎肾脏停止发育、畸形;氯喹、乙胺嘧啶可引起视网膜损伤、耳聋、脑积水及四肢缺陷等畸形。

13. 抗甲状腺药　硫脲嘧啶、甲巯咪唑、碘剂可影响胎儿甲状腺功能,导致死胎、先天性甲状腺功能低下或甲状腺肿大,甚至因腺体肿大压迫而引起窒息。

14. 抗精神病药　氟哌啶醇可导致胎儿四肢畸形、卷曲指、胎儿生长受限和胃肠功能不全。氯丙嗪可导致脑发育不全、无脑畸形、脑积水、腭裂、小头畸形、卷曲指等,长期应用可致胎儿锥体外系发育不全、婴儿视网膜病变。妊娠中、晚期可致胎儿和新生儿中枢抑制、呼吸困难、肌无力、吸吮困难等。

15. 心血管系统药物　奎尼丁、可乐定、甲基多巴、哌唑嗪等在妊娠早期可致死胎或畸胎,妊娠中、晚期可影响胎儿心脏功能。血管紧张素转换酶抑制剂在妊娠 3 个月内应用,对胎儿无危害,但妊娠 3 个月后应用,可影响胎儿发育,引起胎儿和新生儿肾衰竭、面部及头颅发育畸形、肺发育不良等。动物实验显示,妊娠 3 个月后应用血管紧张素 Ⅱ 受体拮抗剂(氯沙坦和缬沙坦),可致胎儿发育损害和死亡。动物实验显示,大剂量钙离子拮抗剂,如尼莫地平、尼卡地平、尼索地平、非洛地平、氨氯地平,均可致胎儿畸形和死胎,但对人体的致畸作用尚未确定。

16. 中药　麝香、斑蝥、水蛭、虻虫、关木通、雷公藤、商陆、巴豆、牵牛、三棱、莪术可致畸形、流产和死胎,故妊娠期妇女应禁用(包括含上述药物的中成药)。

综上所述,孕期用药应十分谨慎,在妊娠早期(12周以内)尤为重要。应在医生指导下安全用药,达到既能治愈疾病,又不影响胎儿发育之目的。

(张志红)

第四节　孕期营养异常与出生缺陷

一、营养因素与出生缺陷

出生缺陷主要有两大原因,一是遗传因素占25%,二是环境因素占10%,而大多数是遗传因素和环境因素相互作用的结果。机体所必需的营养素有蛋白质、脂类、糖类、维生素、水和无机盐(矿物质)、膳食纤维(纤维素)7类、还包含许多非必需营养素。其中与出生缺陷涉及最多的是维生素和矿物质。随着医学的不断发展,对孕期营养与出生缺陷的相关研究越来越多。孕期营养对胎儿生长发育至关重要,孕期营养不良可直接影响胎儿脑细胞发育,造成神经和智力发育障碍,低出生体重儿和早产儿可伴有先天畸形。

1. 矿物质和微量元素　研究发现,微量元素Cu、Zn、Fe、Mn、Ni在缺乏和过多时,均能影响胚胎及胎儿的正常分化和发育。对怀孕的动物观察发现,锌缺乏可能会限制胎仔生长发育。人群研究发现,缺硒可能导致复发性流产、先兆子痫和胎儿生长受限。碘缺乏病可导致死产、早产、地方性聋哑、新生儿甲状腺功能低下症等。母亲铁缺乏可直接影响新生儿的铁储存和出生体重,并可导致儿童出现认知和行为问题。研究发现,发锌含量是神经管畸形一个显著的保护性标志,且动物性食品的摄入频率与孕妇发锌含量呈正相关。镁可调节体温、核酸和蛋白质的合成,并维持神经和肌肉细胞的电位。在怀孕期间补充镁,可降低胎儿生长受限及先兆子痫的风险。钙缺乏与先兆子痫和胎儿生长受限有关;适当补充钙,可能会降低低出生体重的风险和先兆子痫的严重程度。

2. 维生素　维生素E经常用于预防和治疗反复或先兆流产和先兆早产。产前补充维生素可以降低先天性泌尿生殖道畸形的风险,不仅在妊娠的头8周,而且在怀孕后也依然有效。动物实验发现,维生素B_6缺乏会导致仔鼠产生腭裂、露脑和腹壁疝等出生缺陷。维生素E的缺乏会导致无脑、脊柱侧弯、唇裂等畸形。维生素D的缺乏会引起胎儿骨骼发育异常,新生儿易患先天佝偻病。有病例-对照研究表明,先天性心脏病患儿的母亲在孕期摄入的维生素B_6和维生素B_{12}都要低于正常对照组。维生素A过量则通过抑制层粘连蛋白和纤维粘连蛋白的合成,使心内膜垫不能正常形成,从而导致先天心脏畸形的发生。肌醇(inositol)属于维生素B族物质,是一种细胞生长与存活的重要营养物。肌醇与神经管缺陷(NTD)发生密切相关,其代谢通路在神经管发育过程中有着重要作用。

3. 叶酸　在正常情况下,细胞进行增殖的基本条件是有足够的物质合成DNA,而叶酸和维生素B_{12}是DNA合成所必需的物质,当两者或其中一种缺乏时,细胞分裂与成熟均不能正常进行,可出现巨幼红细胞性贫血。妊娠时,叶酸需要量增加,而摄入量相对不足,导致叶酸缺乏。孕早期高剂量叶酸补充,可降低圆锥动脉干畸形(conotruncal defects,CTD)患病率,能显著减少大动脉的转位。神经管缺陷(NTD)包括大脑异常(无脑畸形、脑膨出)和脊柱异常(脊柱裂),其发生、发展与母体叶酸缺乏有关。研究表明,育龄妇女在怀孕前和怀孕早期服用叶酸,对预防 NTD 有一定作用,可阻止 90%的神经管缺陷和 40%的先天性心脏病的发生。

4. 饮食类型　母亲怀孕期间,多食肉、蛋、豆、奶类食物与中枢神经系统先天畸形呈负相关($OR=0.23,95\%CI:0.08\sim0.66$);而孕期多食腌菜或泡菜则呈正相关($OR=7.27,95\%CI:1.35\sim39.13$)。在孕早期,孕妇摄入牛奶、新鲜水果和坚果等副食,可降低后代神经管缺陷(NTD)风险。孕期多吃蔬菜水果、鱼虾肉蛋对出生缺陷的发生有预防作用。孕早期早孕反应往往较重,由于偏食、呕吐、脱水、叶酸及其他维生素缺乏、微量元素缺乏,易造成出生缺陷的发生。孕妇孕前体重过低(BMI<18.5),其胎儿发生圆锥动脉干畸形(CTD)的可能性较大。国内一项出生缺陷及儿童发育前瞻性队列分析,探究了孕妇饮食模式与妊娠结局尤其是小于胎龄儿的关联,结果表明,孕期饮食模式分为 5 种类型,分别为"动物蛋白"型饮食、"健康"型饮食、"传统"型饮食、"咖啡因"型饮食和"加工"型饮食。"动物蛋白"型饮食以禽肉、牛羊肉和鱼虾等为主;"健康"型饮食以奶类、蛋类和坚果类为主;"传统"型饮食以米及其制品、蔬菜和水果为主;"咖啡因"型饮食以可乐、咖啡和茶类所占比重最大;"加工"型饮食主要包括腌制食品和油炸食品。每一种饮食模式均与不同的社会人口统计学特征、生活方式和医学特征变量存在较强的关联;其中"咖啡因"型和"传统"型饮食模式可增加小于胎龄儿发生的风险。膳食平衡和生活方式指导应纳入孕前健康咨询中。

二、食品污染与出生缺陷

食品污染分为物理性、生物性和化学性污染,其中化学性食品污染与出生缺陷关系较为密切。化学性污染自身具有隐蔽性,人们不易分辨,所以孕妇食用后可导致新生儿出生缺陷的可能性较大。物理性、化学性、生物性有害物质,在母亲受孕前或是在妊娠期间,通过呼吸、饮水、食物链等途径进入母体,并作用于胎儿,从而导致出生缺陷的发生。

(一) 食品的物理性污染

切尔诺贝利核电站爆炸事故后的监测表明,长期低剂量辐射暴露与出生缺陷有关。经过对 344 名妇女进行饮食和活动调查后发现,蘑菇和浆果等野生食物和当地生产的与牛奶有关的食物,是主要的辐射暴露食品。在切尔诺贝利核事故的 24 年后,妇女继续长期暴露于超过目前建议的低剂量电离辐射水平,同时酒精的滥用和微量营养素缺乏是导致出生缺陷发生率高的主要原因。

(二) 食品的化学性污染

食品化学性污染物侵入孕妇机体后,经胎盘进入胎儿血液循环,可直接危及胎儿体细胞,引起染色体断裂,导致细胞分化障碍,造成早产、先天畸形、婴儿发育迟缓和智力低下等。动物实验中有机氯农药、有机磷农药、有机汞农药等均有明显的致畸作用,表现为骨骼畸形、露脑、唇裂、脊柱裂和脐疝等。

许多有机氯农药具有较强的雌激素活性,尤其是 DDT 及其代谢产物 DDE、DDD 等,均已证实可引起动物的雌性化,并可增加乳腺癌等激素相关肿瘤发生的危险性。有机氯可通过胎盘屏障进入胎儿,部分品种及其代谢产物对动物有明显致畸性。人群流行病学调查也表明,在使用此类农药较多地区的人群中,畸胎率和死胎率比对照地区高 10 倍左右。

重金属是一类毒性很大的无机污染物。大量资料显示,孕妇长期暴露某一种或几种重金属(镉、铅、锰、铝)可能会引起婴儿严重的出生缺陷、低出生体重、生长发育迟缓、死胎、智力发育障碍等。孕妇摄入大量的含有机汞污染的鱼,可引起胎儿的脑损伤和畸形。在妊娠期间,建议限制摄入金枪鱼、鲨鱼、旗鱼和马林鱼等。食物中钒含量显著偏高,可能是导致出生缺陷发生的重要因素。镁和钼含量异常及元素间协同或拮抗作用,可能对出生缺陷的发生起到关键作用。

出生缺陷发生率变异趋势与土壤元素含量分布趋势具有一定的相似性,其中元素钒(V)、硒(Se)、钼(Mo)、砷(As)、镁(Mg)、钠(Na)含量与出生缺陷发生率变化的空间相关性较大,说明土壤元素含量异常与出生缺陷发生率之间存在相关关系。不同孕期六价铬染毒不仅可引起母体毒性,还可引起胎鼠不同程度的生长发育迟缓、短尾等;以器官形成期六价铬染毒表现最为严重。

动物实验已证实,多氯联苯(PCB)化合物是强致畸物和生殖发育毒物,除具有明显的拟雌激素活性外,某些 PCB 还可致甲状腺功能和其他内分泌功能紊乱,并有一定致癌性。

邻苯二甲酸酯类(PAE)亦可通过摄入污染的食品和接触医用塑料制品等途径进入人体。许多 PAE 具有较强的生殖内分泌毒性,对多种性激素有明显干扰作用;可致雄性动物生长发育和生殖功能障碍、睾丸发育不全、精曲小管萎缩、精子生成障碍、精子活力降低、畸形精子数增多和雄性内分泌功能异常等。

二噁英类物质具有明显的抗雌激素作用,其机制可能是此类物质诱导雌二醇代谢酶的活性,从而使其分解代谢增强,而致血中雌二醇的浓度降低,进而引起性周期的改变和生殖功能异常。

玉米赤霉烯酮(醇)可干扰动物和人体的性周期,引起雌激素综合征,表现为性早熟、乳腺肿大、子宫内膜增生、睾丸萎缩和脑垂体催乳素分泌增加等,大量摄入可致胚胎畸形和不孕症。

丙烯酰胺(acrylamide,ACR)是日常饮食中常见的污染物,广泛应用于油炸薯片的制作中。利用模式动物斑马鱼对 ACR 的致畸效应进行系统评价,发现该物质具有明显致畸作用,并呈现剂量-效应关系(高剂量致胚胎死亡、低剂量致胚胎畸形)。

国外研究显示,三氧化氯(饮用水的消毒剂)可增加子代心脏缺损危险性,表明饮用水的安全问题应引起人们的重视。

孕妇长期摄食霉变、熏烤、腌制食品也会导致胎儿先天性缺陷,其中含有大量亚硝胺、联苯胺、黄曲霉毒素等,这些化学致癌物能通过胎盘屏障诱发肿瘤;胚胎组织对化学致癌物和诱变剂较为敏感,易诱发基因突变和染色体畸变。

(三) 食品的生物性污染

赭曲霉毒素 A(ochratoxin A,OTA)是由曲霉属(*Aspergillus sp.*)和青霉属(*Penicillium sp.*)真菌产生的一种次级代谢产物。研究表明,OTA 具有致畸作用,同时具有肾毒性、肝毒性、神经毒性、免疫毒性。

伏马菌素(fumonisin FB)是一种真菌毒素,由串珠镰刀菌(*Fusarium moniliforme Sheld*)产生的水溶性代谢产物,是一类由不同的多氢醇和丙三羧酸组成的双酯化合物。目前研究发现,伏马菌素有 15 种,其中 fumonisin B1(FB1)对食品污染的情况在世界范围内普遍存在,主要污染玉米及玉米制品。在南非的特兰斯凯地区,当地居民的原发性肝癌和食管癌发病率高,与居民食用 FB1 污染的玉米有关。在美洲中部的一些国家(如墨西哥和洪都拉斯),儿童神经管缺陷的发生也与 FB1 污染的玉米类食品有关系。

常年以土豆及其制品为主要食物,不能提供给孕妇足够的营养;特别是发芽土豆含有龙葵素等强致畸物,可导致神经管畸形发生率增高。

鼠弓形虫是一种寄生虫,可通过食用生肉或未煮熟的肉、食用被污染的蔬菜水果、摄入被猫粪便污染的物质等途径感染母体,并经胎盘感染胎儿。当母亲原发感染发生在妊娠期间,有40%的机会感染胎儿,且感染率和感染严重程度与感染孕龄有关。大脑和视网膜往往受到影响,在出生时,80%～90%的婴儿具有先天性弓形虫病的症状;脉络膜视网膜炎、脑积水、颅内钙化和抽搐是先天性弓形虫病的典型临床表现。

(张志红)

第五节 不良行为生活方式与出生缺陷

一、吸烟

早在20世纪40年代,有研究发现吸烟是自然流产的危险因素,接下来的几十年中,积累了各种关于香烟烟气对孕妇及胎儿健康影响的证据。香烟烟气中含有多种致畸、致突变物质,吸烟可引起胎儿神经系统、泌尿系统等缺陷,同时易发生自然流产、死胎和围生期死亡等不良影响;怀孕期间被动吸烟也可增加出生缺陷的危险性。

(一) 吸烟对母体和胎儿影响的基础研究

香烟烟气中的烟酸、一氧化碳等物质,可刺激神经末梢释放儿茶酚胺,促使子宫肌肉及血管收缩,导致子宫缺血,影响胎儿生长发育。由于一氧化碳和血红蛋白结合形成的碳氧血红蛋白阻止了氧与血红蛋白的结合,进而影响了体内血氧供应。严重者使组织器官供氧不足而形成一系列反应,对孕妇和胎儿有很大的危害,可使小于胎龄儿(small for gestational age,SGA)、早产、胎膜早破、新生儿窒息的发生率增高。

吸烟可引起母亲心率增加和血压增高,同时引起胎儿脐动脉收缩期血流速与舒张期流速的比值增高,阻力增加将影响氧交换并导致围产期的死亡率增高。胎儿心率增加与吸烟引起体内儿茶酚胺释放增多有关,吸烟孕妇所生胎儿血浆氨基酸浓度明显低于正常体重胎儿氨基酸浓度。

香烟烟气中镉暴露可改变胎盘的各种代谢酶的功能,从而使胚胎死亡、畸形、胎儿生长受限(fetal growth restriction,FGR)和胚胎功能不全的发生率上升。镉是锌的拮抗物,吸烟除导致血清镉升高,还可通过高镉与锌竞争置换含锌酶中的锌,而不利妊娠中的锌代谢,使孕妇血清及新生儿脐血清具有低锌高镉的代谢特点。

研究发现,吸烟孕妇血清一氧化氮含量显著低于正常妊娠孕妇,且孕妇一氧化氮含量的降低与所吸烟量的多少有关。一氧化氮在妊娠期合成分泌增加,参与妊娠期血管平滑肌、子宫平滑肌张力的调节,对于调节胎盘微循环,维持营养物质和氧气的交换起着重要作用,是保证胎儿正常生长发育的重要调节因子。

近年来,一些有关基因多态性与胎儿先天性畸形关系的研究显示,当母亲吸烟且为GSTT1缺失型时,子代发生唇腭裂的危险性增加;当母亲吸烟且母亲及婴儿均为GSTT1缺失型时,发生唇腭裂的可能性更大。吸烟可产生大量氧化剂,引起脂质过氧化或与细胞凋亡有关基因的表达。研究显示,随着吸烟时间延长、剂量的增加,细胞凋亡和细胞增殖的平衡被破坏,将会导致胚胎发育异常和先天性畸形的发生。被动吸烟可抑制胚胎神经管上皮细胞中Bcl-2的生物合成,促进Bax的表达,这二种凋亡相关基因的协同作用可能导致胚胎神经管上皮细胞的过度凋亡,从而引发神经系统畸形。

(二)吸烟对妊娠结局的影响

1. 神经管缺陷 神经管缺陷(neural tube defects,NTD),又称神经管畸形,是一种严重的出生缺陷。研究表明,妇女吸烟及在怀孕前后被动吸烟显著增加生育 NTD 患儿的危险性。NTD 危险性随着妇女吸烟频率增加而增加,存在显著的剂量反应关系。

2. 子代总唇裂 唇腭裂是常见的一类出生缺陷,而唇腭裂中绝大多数病例为总唇裂(单纯唇裂或唇裂合并腭裂)。唇裂主要表现为患儿的上唇形成一侧或双侧的裂隙,轻者只累及上唇红唇部,严重者表现为患儿红唇到鼻底部的全层裂开。山西省是世界上神经管畸形率最高的地区,也是唇腭裂发生率最高的地区之一。唇腭裂属于多因素疾病,受遗传和环境因素共同作用。一些研究发现,妇女在孕早期吸烟增加子代总唇裂发生的危险性,而妇女怀孕前后被动吸烟也显著增加了子代发生总唇裂的危险性,被动吸烟频度越高,危险性越大。

3. 胎儿生长受限 胎儿生长受限,是指胎儿出生体重低于同胎龄平均体重的第 10 个百分位或 2 个标准差。如果胎龄已达 37 周,新生儿体重低于 2.5kg,也称为胎儿宫内发育不良。胎儿生长受限是造成围生儿死亡的重要原因之一。相关人群研究表明,父亲吸烟会导致胎儿生长受限的发生率大大增加,而父亲吸烟能够从家庭这个侧面反映孕妇被动吸烟的情况。

4. 自然流产、死产、早产 国内一项有关早产的社会因素调查发现,早产的产妇在妊娠期间每天被动吸烟 5 支以上者占 89.76%,表明孕妇吸烟是早产的一个危险因素,非吸烟的孕妇由于被动吸烟而增加了早产的危险性。不同程度吸烟的育龄妇女自然流产率不同,随着被动吸烟程度的加深,自然流产发生率增加。

当今社会产妇孕期吸烟率虽然较以前有所降低,但是被动吸烟率仍然很高,家中是孕妇被动吸烟的主要场所。此外,孕妇有关吸烟的相关知识掌握不够,虽然意识到对自己和胎儿的危害,但仍然不能采取有效的行为回避吸烟。因此,对香烟烟气危害的健康教育应该进一步加强。被动吸烟属于"可控"环境危险因素,家庭和工作场所的被动吸烟可以通过实施计划怀孕和健康教育等围孕期保健措施,减少和避免其暴露,对于促进优生优育,提高人口质量具有重要意义。

二、酗酒

酗酒和酒精滥用已成为全球性的医学和社会问题,在我国酒精滥用也日趋严重。资料显示,我国目前男女饮酒率分别为 84.1% 和 29.3%,其中有 16.1% 的男性和 2.5% 的女性皆为每天饮酒。我国女性饮酒有逐年上升的趋势,近 10 年来饮酒率增长了 73.1%。

(一)酗酒对母体和胎儿影响的基础研究

乙醇脱氢酶(ADH)和微粒体乙醇氧化体系是体内重要的乙醇代谢系统,在微粒体乙醇氧化体系中占主导作用的酶是 P450 2E1(CYP2E1)。酒精在 ADH、CYP2E1 和过氧化氢酶的作用下,通过氧化反应在肝脏中转化为乙醛。即使在正常的生理条件下,该氧化反应的过程也会产生过多的乙醛、ROS 和其他有害产物,从而导致氧化应激。由于酒精可以通过胎盘,胎儿酒精暴露浓度与母体血液中酒精浓度可以达到相同的水平,并且持续更长时间。胎儿长时间酒精暴露产生大量 ROS 和自由基,导致氧化应激,而氧化应激可以改变染色体结构,从而发生胎儿畸形。

表观遗传学研究显示,乙醇暴露可以改变染色体结构,可能与胎儿酒精综合征的发生有关。对长期暴露酒精的人类和啮齿类动物组织标本进行研究,发现 DNA 甲基化酶 Dnmt1 和众多基因调控区域内 DNA 甲基化这两个水平都发生了改变。另外,大量体外实验已经证明酒精暴露引起组蛋白翻译后修饰方面的改变。

男性酗酒将导致性功能减退并影响后代发育。正常的受精过程需要有正常的精子功能及结构来保证,精子功能障碍和结构异常则对受精过程及胚胎发育造成损害。酒精损伤精子早已得到证实,酒精对睾丸超微结构的直接作用,可以通过破坏血睾屏障作用于各级的生精细胞及支持细胞,引起细胞结构及功能改变,致使精子畸形而导致不育。

(二)酗酒对妊娠结局的影响

1. 流产、死胎或死产,出生低体重儿 研究显示,每天饮酒 30~60ml,胎儿慢性酒精中毒的发病率为 10%,超过 60ml,胎儿慢性酒精中毒的发病率为 19%;每天喝两杯酒会使出生婴儿的智力降低,还会同时发生其他方面的出生缺陷;大量喝酒,可使腹内胎儿患上胎儿酒精综合征,表现为胎儿头小、个子矮、出生体重轻,长大后智力低下,学习落后,视力、听力和行为等不正常。

2. 与出生缺陷有关 孕妇在怀孕早期大量饮酒对胎儿的影响更大。研究显示,酒精摄入与增加的先天畸形疾病负担存在正相关,特别是神经系统、心血管系统的异常和唇腭裂。已有证据证明,母亲孕期饮酒可增加伴有或不伴有腭裂的唇裂,这是最常见的颅面部出生缺陷。饮酒可导致与"胎儿酒精综合征"相关的一种先天性心脏病,急性酒精暴露可引起心室改变和心脏瓣膜缺陷。

3. 胎儿酒精综合征 20 世纪 60 年代,Lemoine 等首次在研究中描述了 127 例典型容貌异常且与孕期酒精暴露相关的儿童病例。直到 1973 年,研究人员公布了研究结果,并将其命名为胎儿酒精综合征(fetal alcohol syndrome,FAS)。胎儿酒精综合征(FAS)是指由于父母双方嗜酒,尤指女性孕前及怀孕期间饮酒,而导致后代出现的一系列临床症状及亚临床功能障碍的永久性出生缺陷。母亲在怀孕期间酗酒,酒精会通过胎盘影响胎儿,阻碍胎儿的生长及体重,造成独特的胎儿脸部畸形,破坏神经元及脑部结构,并引起体质、学习困难或多动症等行为问题。突出表现为出生前及出生后的生长发育迟缓、颜面部形态异常、心血管系统发育障碍及永久性神经发育异常等。

三、吸毒

毒品种类繁多,对人体的毒副作用极大,吸食后极易上瘾,使吸食者产生顽固的生理依赖和心理依赖,难以自拔,孕妇吸毒会对胎儿造成多方面的严重危害。孕妇如果过多摄入阿片类止痛药会存在较大的健康风险。

(一)吸毒对母体和胎儿影响的基础研究

阿片类药物可通过血脑屏障,在胎儿组织及神经系统中均可被检测到。内源性阿片类物质和阿片类受体,在大脑、器官的发育以及 DNA 的合成中起到抑制细胞增殖的作用,并被认为是生长的负调控因子,其可阻断 DNA 合成,减少细胞增殖。阿片拮抗剂阻断阿片类生长因子受体,增加多个胎儿组织内的 DNA 合成,包括神经和心脏组织。外源性阿片类物质也可能在胚胎形成期作用于阿片类生长因子受体,导致在发育的关键时期细胞生长和迁移发生延迟,从而增加某些先天缺陷的风险。因此,如果观察到反应因果关系的相关性,可能外源性阿片类药物与内源性阿片类药物及其受体在发育过程中的相互作用,导致神经管畸形。

有研究表明,在怀孕早期服用曲马多,可对婴儿产生微弱的致畸作用,特别容易导致心血管畸形和先天性足内翻。曲马多导致畸形的可能机制:①通过与阿片受体结合,但其亲和力很弱,对 μ 受体的亲和力相当于吗啡的 1/6000,对 κ 和 δ 受体的亲和力仅为 μ 受体的 1/25;②通过对 NA 和 5-HT 再摄取的抑制作用。

关于吗啡作用于胚胎的机制尚不十分清楚。有实验研究表明,吗啡直接作用于胎盘细胞;已在胎盘绒毛上发现有类鸦片活性肽受体亚型 kappa、sigma 和 mu 受体。这些受体亚型存在于胎盘血管;激活后可使血管收缩,从而减少胚胎的血液供应。另外,吗啡可透过胎盘屏障,并与胚胎细胞上的某些受体结合,从而延迟胚胎细胞发育。吗啡通过激活类鸦片活性肽受体亚型(mu、kappa、delta 受体)来发挥作用,这些受体的激活会引起 cAMP 产生减少,从而导致钾外流增加,钙内流减少。

(二) 吸毒对妊娠结局的影响

1. 增加出生缺陷风险　研究表明,母亲在怀孕期间使用阿片类药物与孕期不使用阿片类药物相比,其子代神经管畸形发生风险增加 2.2 倍。对于依赖类鸦片活性肽药物的母亲来说,胎儿畸形是很常见的,且这些孩子常伴随一些行为异常,包括过度活跃、低智力发育指数等。上述表现可能与神经系统发育延迟有关。国家出生缺陷预防研究,其病例-对照研究结果显示,孕期服用阿片类药物与不服用相比,其子代患脊柱裂和无脑儿的 OR 值分别为 2.0 和 1.7。此外,Bracken 等报道,怀孕早期使用毒品与中枢神经系统异常有关($OR = 2.9$),包括脊柱裂。

2. 流产、死胎、出生低体重儿　孕妇吸毒造成血管收缩,容易发生胎盘早期剥离,使胎儿得不到氧及营养物质的供给,流产、胎儿死亡率明显增加。胎儿宫内发育远远落后于正常孕妇的胎儿,出生时体重很低。即使持续到足月,娩出的新生儿也很容易出现药物(毒品)戒断症状,表现为肌张力低、哭声弱、呼吸差、缺氧,甚至死亡。

(尹立红)

第六节　出生缺陷的监测、调查与预防策略

《中国出生缺陷防治报告(2012)》统计数据显示,目前我国每年新生儿约为 1600 万人,出生缺陷发生率约为 5.6%;全国每年新增出生缺陷患儿约 90 万例,并呈逐年上升趋势;其中约 35% 的患儿在出生后死亡,40% 患儿出现终生残疾。根据 WHO 估计,全球低收入国家的出生缺陷发生率为 6.42%,中等收入国家为 5.57%,高收入国家为 4.72%。我国出生缺陷发生率与世界中等收入国家的平均水平接近,但由于人口基数大,每年新增出生缺陷病例总数庞大。随着出生缺陷问题的日益突出,出生缺陷监测越来越受到重视。多个国家或地区先后开展了出生缺陷监测,如英国、以色列、芬兰等。1998 年,美国国会决定:每个州均要开展出生缺陷监测工作。目前,美国大多数州建立了出生缺陷监测系统。1974 年,"国际出生缺陷监测信息交换所"成立。该组织的任务是开展国际性协作研究及咨询援助,定期交换资料,及时发现致畸因素,积极采取干预措施。目前,有 40 多个国家或地区加入该组织。20 世纪 80 年代,中国加入国际出生缺陷监测信息交换所,并开展了卓有成效的国际协作研究。

一、出生缺陷的监测内容与方法

出生缺陷监测是在某一地区(或全国范围内)选择有代表性的医院或人群,对发生的出生缺陷进行长期、持续的动态观察,将监测期的出生缺陷发生率与事先设置的标准(基线率)进行比较、评估,及时获得出生缺陷的动态变化信息,分析其消长原因。通过监测可以及时发现致畸因素,提出干预措施,以预防及减少出生缺陷。

(一)监测内容

主要包括两方面:①出生缺陷发生的时间、地区和人群分布及临床资料,填写统一制定的《出生缺陷儿登记表》;②出生人群的相关资料,填写统一制定的《出生情况及婴儿随访登记表》。

出生缺陷的识别和诊断是监测的关键环节,涉及多个临床学科。一些复杂的病例需要临床观察、体格检查以及特殊的辅助检查,才能做出正确诊断。1986 年,我国建立了以医院为基础的出生缺陷监测系统,监测期为孕满 28 周至出生后 7 天,重点监测围生儿中 23 类常见的结构畸形、染色体异常及少部分遗传代谢性疾病。该系统获得的围生期出生缺陷发生率主要反映了出生时临床明显可辨认的出生缺陷的发生水平,在一定程度上受到诊断水平、监测期等因素的影响。全国出生缺陷监测数据表明,我国围生期出生缺陷总发生率呈上升趋势,由 2000 年的 109.79/万上升到 2011 年的 153.23/万。为了帮助基层监测人员掌握常见疑难、微小畸形的识别和报告,在《中国出生缺陷监测系统疑难和微小畸形报告指南(试用版 2012)》中介绍了纳入原则和相关标准。

由于出生缺陷的种类繁多,不可能将所有出生缺陷全部纳入监测范围,监测结果往往受监测对象、种类、监测范围、监测时间、监测手段、监测质量等因素的影响。因此,对各种出生缺陷发生率进行分析、比较时,一定要结合上述因素进行综合考虑。

目前,我国出生缺陷监测病种的种类有 23 类,依次为:无脑畸形、脊柱裂、脑膨出、先天性脑积水、腭裂、唇裂、唇裂合并腭裂、小耳、外耳其他畸形、食管闭锁、直肠肛门闭锁或狭窄、尿道下裂、膀胱外翻、马蹄内翻足、多指(趾)、并指、肢体缩短、先天性膈疝、脐膨出、腹裂、联体双胎、21-三体综合征、先天性心脏病。此外还有"其他",将不能归类为上述 23 种的出生缺陷都计入"其他"类。我国已发现肉眼可见的出生缺陷有约 101 种,有 20% 以上的出生缺陷无法归类而被列为"其他"类。

(二)监测方法

目前,中国出生缺陷监测仍采用"被动病例确认"方法,因为在全国范围内开展"主动病例确认"方法尚不具备条件。与许多采用"主动病例确认"方法的发达国家相比,我国的出生缺陷监测系统还存在明显差距。我国出生缺陷监测工作是以人群为基础(不论是在医院或是在家庭出生的婴儿),每个区/县作为一个监测点,对医院内住院分娩的孕满 28 周到产后 7 天内的围生儿(包括活产、死胎、死产,不包括孕 28 周后的计划外引产)进行监测,监测期限为 0~1 周岁。按照全国出生缺陷监测中心要求,统一填写《围生儿数季报表》《出生缺陷儿登记表》,所有参与监测的助产士、产科医师和儿科医师均经过统一培训。

出生缺陷监测网络逐步健全,监测能力和水平不断提高。1986 年,原卫生部开始建立全国出生缺陷医院监测网,目前覆盖近 800 所医院,全部实现了监测数据的网络直报。从 2006 年开始,在 64 个区县开展了出生缺陷人群监测。各省(区、市)也逐步建立了省级出生缺陷监测系统。同时,全国新生儿疾病筛查信息系统得以发展并不断完善。

1. 资料收集和上报

（1）及时收集：各监测医院指定专人负责，对在本机构出生的每一例新生儿及时进行检查，收集有关资料。如发现缺陷儿，要将有关内容填入医疗机构出生缺陷儿登记卡，并在其背面粘贴相关出生缺陷辅助诊断资料；每季度按月份将所有围生儿相关数据填入围生儿数季报表。

（2）逐级上报：①监测医院于每年 2 月、5 月、8 月、10 月的 20 日前将上一季度的围生儿数季报表、出生缺陷儿登记卡及出生缺陷辅助诊断资料报至辖区县区级妇幼健康服务机构；②县区级妇幼健康服务机构审核无误后，每年 2 月、5 月、8 月的 28 日，10 月的 31 日前，将上一季度的围生儿数季报表、出生缺陷儿登记卡及出生缺陷辅助诊断资料上报至市妇幼保健所；③市妇幼保健所核实后，每年 3 月、6 月、9 月的 5 日前，11 月 10 日前，将上一季度的辖区内省级监测医院的监测资料上报至省妇幼保健所；④所有表卡均要求一式两份，一份留存以备查漏，一份上报。

2. 质量控制　质量控制是保证出生缺陷医院监测质量的重要环节，各级监测单位都要进行质量控制。

（1）质量控制系统：①监测医院应使用全省统一的分娩登记簿，登记要清晰、完整，出生时间记录精确到日、时、分，同时把好出生、体检、洗澡等关键时期，反复检查有无畸形漏诊，做好监测资料的自查工作；②县区级妇幼健康服务机构对收集的表卡进行审核，每年进行本地区监测医院的质量抽查和审核；③市级妇幼健康服务机构负责审核全市各监测医院的表卡，每年进行一次全市监测医院的质量抽查和审核。

（2）质量检查内容：①漏报调查：包括出生数漏报和出生缺陷漏报。漏报调查方法：在质量抽查中，对被抽查的监测医院进行检查。检查其产房分娩登记本记录，并将其与上报的表卡核对，即可得到漏报数。必要时，检查其儿科病房记录，明确出生缺陷诊断，同时了解有无出生缺陷儿漏报。②表卡质量检查：完整性检查：检查各种数据资料的完整性和每一份表卡中各项目填写的完整性。正确性检查：检查各种表卡填写方法的正确性，以及各项目数据范围和逻辑关系的正确性。③质量要求：表卡填写完整率 100%，表格中项目填写错误率<1%，严重出生缺陷漏报率≤1%，出生数漏报率≤5%，报表完整率≥99%，错漏项率≤1%，计算机录入错误≤1‰。④质量检查方法：监测医院专业人员在填写原始表卡后，应仔细自我检查，对所发现的错误及时更正。县区级妇幼健康服务机构每季度由专人负责，对收集的出生缺陷儿登记卡进行抽样检查与核对。每年对本辖区所有监测医院进行至少一次的监测数据质量控制检查，填写出生缺陷医院监测质量调查表，于每年 10 月 31 日前上报至市妇幼保健所。

市级妇幼保健所每年抽取一定比例的市级监测医院（包括省级监测医院），进行数据质量控制检查，填写出生缺陷医院监测质量调查表，于每年 11 月 10 日前将省级监测医院相关质量调查资料上报至省妇幼保健所。

3. 组织管理

（1）市卫生计生委负责全市出生缺陷监测工作的组织领导，市妇幼保健所负责全市出生缺陷医院监测工作的具体组织实施、技术指导、数据审核、质量控制、统计分析、报告撰写等工作。

（2）各县（市、区）卫生计生委负责本地区出生缺陷监测工作的组织领导，各县区级妇幼健康服务机构负责本地区监测医院的人员培训、资料收集、审核、保存、质量控制及技术指导等工作。

(3)监测医院负责本机构出生缺陷儿的发现、表卡填写、审核及上报。

二、出生缺陷监测的分析指标

1. 描述性分析指标 利用描述性分析方法,通过纵向比较和横向比较相结合,分析出生缺陷性别、城乡差距;产妇家庭收入、学历水平、年龄对出生缺陷的影响;分析出生缺陷发生顺位情况,了解防控重点;分析出生缺陷儿转归、引产情况,了解出生缺陷的存活情况;分析发现出生缺陷的方式及时间。

2. 统计分析指标

(1)主要出生缺陷的发生率及其特征别发生率与围生儿病死率:①早产率=早产例数/统计妊娠次数×100%;②死胎死产率=死胎死产率数/统计妊娠次数×100%;③低出生体重儿出生率=出生活婴中低体重儿例数/被调查人群中出生活婴数×100%;④出生缺陷发生率=出生活婴中出生缺陷例数/被调查人群中出生活婴数×1000‰;⑤新生儿死亡率(或早期及晚期新生儿死亡率)=新生儿死亡例数/被调查人群中出生活婴数×1000‰;⑥围生儿死亡率=(妊娠满28周死胎死产数+出生后7天内新生儿死亡例数)/(妊娠满28周死胎死产数+活产新生儿数)×1000‰。

(2)出生缺陷的发生类型及其发生率:①新生儿体质量衡量标准:巨大儿为新生体质量不少于4kg的无出生缺陷、单胎的足月(过期产、正常产)活产儿;正常体质量儿为新生体质量介于2.5~4kg之间的活产儿。②助产率计算公式:助产率=(产钳助产的例数+吸引助产的例数)/(产钳助产的例数+自然产的例数+吸引助产的例数)×100%。③剖宫产率计算公式:剖宫产率=剖宫产的例数/(阴道分娩的例数+剖宫产的例数)×100%。

(3)出生缺陷的性别、母龄和城乡的发生率。

3. 年度指标统计时限 上一年度10月1日至本年度9月30日。

三、全国出生缺陷监测系统

(一)以医院为基础的出生缺陷监测

1986年,原卫生部组织在全国范围内进行了为期一年(1986.10—1987.9)的出生缺陷监测,对全国原29个省、直辖市、自治区945所医院、妇幼保健院(所)的1243284例围生儿进行调查,第一次获得我国出生缺陷的发生率、种类、顺位及地域、人群和季节分布资料。1988年,原卫生部在华西医科大学建立了"中国出生缺陷监测中心",组织进行全国常规的出生缺陷监测,参加出生缺陷监测的县级及以上的医院共有589所,每年监测的出生约有65万~80万。1996年,在原卫生部的统一部署下,各省份先后在国家级监测医院的基础上扩大监测点,相继开展出生缺陷监测工作。

1995年,原卫生部本着经济有效原则,将全国5岁以下儿童死亡监测(开始于1991年,由首都儿科研究所负责,全国81个市(县)以人群为基础的检测项目,覆盖人口达855万)、全国孕产妇死亡监测[开始于1989年,由北京市妇幼保健所负责,该项目由全国247个监测市(县)参加,覆盖人群1亿]和全国出生缺陷监测3个监测网的监测点进行了统一和调整,监测点调整为分布全国31个省、直辖市、自治区的116个监测市县(出生缺陷监测另增加了16个监测点),覆盖人群8000多万和500所县级或以上医院,并于1996正式实施了"中国妇幼卫生监测方案",即三网合一监测方案。1998年,在中国出生缺陷监测中心的基础上成立了全国妇幼卫生监测办公室,全面负责3个监测网项目的工作,从而实现了3个监测网从监测点到国家级的全面统一。

利用现有的妇幼卫生保健网络,项目在城市监测点建立了居委会-街道-区级、在农村监测点建立了村级-乡级-县级的三级监测网络,逐层培训各级妇幼监测人员,逐层收集原始资料。"三网合一"后的出生缺陷的监测医院分布在132个市、县,对全国不同类型的地区有一定的代表性,并结合当前出生缺陷的诊断水平和国家对检测系统的投入,重点监测23种主要的和高发的先天畸形,还分别确定了相应的定义、临床特征及诊断标准,并登记畸形儿母亲早期的患病、服药、接触农药及其他有害因素,为病因分析提供线索。但由于各地住院分娩率差异较大,所获得的监测结果具有一定的局限性。

(二) 以人群为基础的出生缺陷监测

以人群为基础的出生缺陷监测,可以比较全面地了解某地区出生缺陷的发生状况,也是WHO推荐的监测方法,国际出生缺陷中心多数成员国家如美国、加拿大、匈牙利等均采用人群监测。2003年,天津市城区、辽宁省北宁市、福建省建瓯市、河南省巩义市、湖北省罗田县,实施了出生缺陷人群监测试点项目。中美合作预防神经管畸形国际项目亦在32个区县建立了人群出生缺陷监测系统,积累了丰富经验。2006年,在现有工作基础上,原卫生部妇幼保健与社区卫生司决定,全国30个省、自治区、直辖市选择部分区县开展人群出生缺陷监测。监测对象为居住在监测地区的孕妇;监测期限为妊娠满20周(或体重达500g)至出生后一年。以人群为基础的出生缺陷监测,可克服医院监测的局限性,比较全面的了解某地区出生缺陷的发生状况,但需要人力、财力和物力的较大投入,需要进一步完善适合我国国情的监测方案,提高监测工作的质量和价值。

四、出生缺陷的流行病学调查

在出生缺陷的病因学研究中,流行病学方法有着广泛的应用。病例-对照研究是分析流行病学方法中最基本和最重要的研究方法,多项出生缺陷研究成果都是应用病例-对照的研究方法的典型案例,例如孕妇服用反应停与婴儿短肢畸形、母亲吸烟与子代先天畸形、母亲孕早期接触有机氯农药与子代尿道下裂及隐睾、母亲孕期服用己烯雌酚与子代阴道透明细胞腺癌等。

(一) 病例-对照研究

病例-对照研究收集信息快、费用低、收效快、可同时检测多种暴露与结局变量的关联,特别对发病率较低疾病的研究显示出明显优势。对于潜伏期很长的疾病,要观察很长时间才能看到结果,而且结果受失访偏倚的影响很大,此类情况更要优先选择病例-对照研究方法。我国成功开展的神经管畸形病因研究,是病例-对照的典型范例。在实际工作中,要取得病例-对照研究的功效,应该注意以下两方面问题:

1. 合理选择对照 保证研究结论正确的关键是合理选择对照。对照的选择应该选自产生病例的源人群,而不是非患病人群,否则将会产生偏倚。以医院为基础的出生缺陷监测系统,很难识别源人群;在一个流动人口比例较大的地区,更是无法识别源人群,由此造成的偏倚显而易见。对照选择不当,研究结果会大相径庭。

2. 暴露信息的准确收集 在收集资料过程中,研究人群暴露信息测量是否准确将会严重影响信息偏倚。例如,研究对象需要回忆既往暴露史,其时间愈久偏倚愈大。因此,研究者必须充分认识可能存在的多种偏倚,并在研究设计和研究结果解释中给予充分阐述。研究中尽量采用客观指标,并认真做好相关调研人员培训。在调查时间、检测技术等方面做好质量控制,如果条件允许,可使用盲法收集暴露信息,尽可能降低诱导偏倚的发生。

(二) 队列研究

队列研究是通过直接观察法,确定特定人群危险因素暴露与观察结局之间的关联,从而克服暴露因素测量的回忆偏倚。1948 年,美国国立卫生研究院(National Institutes of Health, NIH)在美国新英格兰地区建立了 Framingham 心脏研究(Framingham Heart Study,FHS),率先开展了心血管疾病病因探索的队列研究。经过半个多世纪的艰辛研究历程,FHS 使人们对心血管疾病有了全新的认识,为人类与心血管病的斗争做出了杰出贡献。虽然队列研究检验病因假设的效能优于病例-对照研究,但在实际工作中也要考虑以下问题:

1. 耗费巨大的人力、物力、财力和时间　队列研究因耗费巨大的人力、物力、财力和时间,给研究方案的实施带来很多困难。同时,队列研究也不适合发病率低的罕见病的病因研究。截至目前,我国开展的接触苯乙烯男工生殖结局队列研究,已得了许多有价值结果。

2. 暴露信息测量的科学选择　暴露信息测量是否准确对研究至关重要。由于研究对象的暴露资料是在结局发生之前收集的,样本的处理应该考虑到该研究可能出现的多种结局。因此,在队列研究设计中,暴露信息采集是关系到研究成败的关键环节。

五、出生缺陷的预防策略与措施

WHO 提出了出生缺陷的三级预防策略,包括婚前检查、遗传咨询、选择最佳生育年龄、孕期合理营养、谨慎用药、戒烟戒酒、避免接触放射线和有毒有害物质等。防止缺陷儿出生,主要举措有孕期筛查和产前诊断,以便尽早识别胎儿先天缺陷。目前,加强多种有害因素共同作用下出生缺陷风险的综合性研究,已经成为我国优生优育领域重大研究方向。

(一) 加强优生优育的宣教

优生涉及每个孕产妇家庭,需要育龄夫妇的参与和配合。要采取各种形式广泛宣传优生知识,让新婚家庭和孕产妇了解影响出生缺陷发生的因素,积极主动采取相应措施进行干预。可以利用社区卫生服务站,通过板报、咨询、讲座以及新媒体等多种形式,进行优生优育知识宣教;通过社区的力量,唤起全社会特别是育龄妇女及其家庭的积极参与。内容包括普及婚前保健知识,倡导主动进行婚前检查;开展遗传与优生咨询服务,加强孕前指导、孕期保健、围生期保健;加强劳动保护,避免接触有毒有害作业;教育新婚或准备生育的夫妇禁烟戒酒,谨慎用药;加大宫内感染常见病原体的筛查力度,通过对孕早期孕妇进行宫内感染的筛查,从而达到一级预防的目的。

(二) 加强基层妇幼保健人员的培训

切实加强对技术人员基本知识和技能的规范培训,重点培训遗传病及其预防、出生缺陷及其预防、优生咨询、生殖健康保健、孕期保健、出生缺陷诊断的实验室技术等。通过培训,使各级技术人员了解和掌握出生缺陷干预的相关知识和技能。负责孕产妇系统管理的基层妇幼保健所,要切实担负起二级预防的责任,对怀孕>3 个月的孕产妇建立孕妇保健卡;专业技术人员要充分利用优生遗传监测设备,定期进行产前检查,监测胎儿畸形。进一步对孕产妇进行优生优育科学知识宣教,使所有的孕产妇对产前筛查和新生儿筛查的目的和重要性有充分的认识。对妊娠并发症、妊娠合并内科疾病、遗传性疾病、不良孕产史、有毒有害工种等各种高危因素,要加强实验室检查,实现早期明确诊断,降低出生缺陷的发生。基层妇幼保健所应不断加强自身建设,以便更好地担负起出生缺陷二级预防责任。

（三）加强有害环境因素暴露监测

出生缺陷相关有害环境因素暴露水平的监测,对提高出生缺陷风险评估水平十分重要。利用分子生物学、色谱-质谱、高通量检测等先进技术,提高有害环境因素暴露监测的灵敏性和特异性,探讨育龄人群和围生期环境有害因素暴露与出生缺陷的关系,是构建和完善出生缺陷风险评估体系的基础,也是出生缺陷预警策略的重要保证。

（四）新生儿筛查

新生儿早期筛查与及时干预,旨在促进出生缺陷儿的有效康复。通过系统的新生儿体检(髋关节脱臼、马蹄内翻足、先天性心脏病、21-三体综合征)、新生儿遗传病筛查(苯丙酮尿症、先天性甲状腺功能低下、葡萄糖-6-磷酸脱氢酶缺乏症)、新生儿听力筛查等措施,及早诊断并及积极治疗,提高出生缺陷儿的生活质量,帮助出生缺陷儿回归社会。

（尹立红）

参 考 文 献

1. 陈学敏,杨克敌.现代环境卫生学.第 2 版.北京:人民卫生出版社,2008.

2. 杨克敌.环境卫生学.第 8 版.北京:人民卫生出版社,2017.

3. 杨克敌.环境优生学.北京:人民卫生出版社,2007.

4. 中国妇幼卫生监测.http://www.mchscn.org/

5. 卫生部.中国出生缺陷防治报告.2012.

6. 赵炳礼.出生缺陷预防.北京:中国人口出版社,2014.

7. 陶芳标.出生缺陷环境病因及其可控性研究.合肥:合肥工业大学出版社,2010.

8. 余海燕,王晓东,刘兴会.出生缺陷的产前诊断与围生期处理.成都:四川大学出版社,2015.

9. Ahmed S,Mahabbate Khoda S,Rekha RS,et al.Arsenic-associated oxidative stress,inflammation,and immune disruption in human placenta and cord blood.Environ Health Perspective,2011,119(2):258-264.

10. 曹巧玲,张俊明.环境内分泌干扰物研究的进展.中华预防医学杂志,2007,41(3):224-226.

11. Ejaredar M,Nyanza EC,Ten Eycke K,et al.Phthalate exposure and childrens neurodevelopment:A systematic review.Environ Res,2015,142:51-60.

12. 安郁宽,徐艳岩.物理因素与出生缺陷.生物学通报,2013(12):17-19.

13. 云小云,欧凤荣.叶酸缺乏与出生缺陷相关性研究进展叶酸缺乏与出生缺陷相关性研究进展.实用药物与临床,2016,19(2):244-248.

第四十章

环境暴露与儿童健康和疾病

儿童期是人从出生至青春期的阶段,联合国《儿童权利公约》将"儿童"界定为"18岁以下的任何人"。儿童这一特殊群体,有许多不同于成人的特点,这使得儿童对环境因素更为敏感,环境对儿童的影响也更为显著。全世界共有23亿儿童,关爱儿童,为儿童提供安全、健康和清洁的环境,以满足其生存、成长和发展的需要是全社会的共同目标。

人类生产生活活动带来的环境污染日趋严重,对儿童健康造成了不同程度的影响,许多儿童疾病已被证实与环境污染有关。WHO统计数据表明,全球5岁以下儿童中超过40%的疾病负担是由于环境因素造成的。每年有超过300万的5岁以下儿童死于大气污染、水污染和其他环境有害因素。我国正处于快速发展时期,工业化和城市化进程不断推进,发展所带来的经济繁荣和物质文明的进步往往以生存环境恶化为代价。与发达国家相比,发展中国家儿童正暴露于更多种类和更高浓度(水平)的环境有害因素之中。

第一节 概 述

一、儿童环境暴露的特点

儿童受环境影响的危险度与成人相比有明显的质和量的不同,对环境有害因素的作用更敏感,环境暴露的影响比成人更严重。

1. 儿童处于持续生长阶段 从受孕、出生到发育长成,细胞都在不断分裂增殖,器官在逐渐生长。由于功能尚未完善,体质脆弱敏感,极易受到环境有害因素损伤。例如,儿童的呼吸频率明显高于成人,成人呼吸每分钟16~20次,新生儿每分钟达44次,以后随年龄增长而递减。新生儿约有1000万个肺泡,8岁时总肺泡量增加到约3亿个,与成人相仿;而肺泡总面积从出生时约3m^{2}增至成人时的75m^2。再如,儿童体表面积与体重之比相当于成人的1.68倍,就单位体重而言,儿童较成人吸入更多的空气,消耗更多的食物和饮水。因此,在同样的环境暴露水平下,儿童经呼吸道、消化道和皮肤暴露的有害物质(按每千克体重计算)可以显著高于成人。

2. 代谢特点与成人不同 儿童的某些代谢比成人高,另一些代谢可能比成人低。环境中的化学物质进入体内后,儿童与成人的吸收、代谢和清除率明显差别。由于生物膜通透性的差异及其对外源性化学物的结合和贮存等方面的不同,造成儿童与成人在药代动力学和(或)毒物代谢动力学上存在显著差异。儿童对某些药物的葡萄糖醛酸化要到青春发育期才与成人相当。对有些药物的羟基化,有的比成人快,有的则比成人慢,随药物不同而不同。

对某些基质来说,甘氨酸结合可能在儿童早期就成熟了,而谷胱甘肽结合或解毒则要到较晚期才逐渐成熟。新生儿的白蛋白与某些药物的结合能力明显较低,在出生 10~12 个月后才达到与成人相当的水平。新生儿对化学品经肾脏清除的能力也较低,肾小球过滤和肾小管分泌排出要在数周至数月后才发育成熟,所以儿童肾脏排出废弃物或毒物的能力比成人差。因此,儿童对某些环境化学物质表现出与成人不同的敏感性。儿童临床毒理学和药代动力学的数据可以有助于评估儿童暴露于环境化学物质对健康的影响,但是目前还缺少足够的数据。

3. 器官功能尚未发育完善 儿童的中枢神经系统、免疫系统、生殖和消化系统处于不断发育和成熟的过程。在发育早期阶段,暴露于某些环境毒物或有害因素可造成终生不可逆的损伤。

4. 生活环境和行为方式与成人不同 儿童一天中大部分时间在室内度过,每天的活动规律也与成人不同。即使居住在同一楼层或同一屋内,儿童的环境暴露也可能和成人不同。由于身体较矮小和生活习性等原因,儿童的生活范围离地板或地毯比较近,儿童的手、口与周围环境的接触较多,室内空气污染对儿童健康的影响比室外大气污染更为严重。

5. 儿童存在特殊暴露途径

(1)经胎盘暴露:母亲孕期暴露多种环境污染物,其中有些可透过胎盘屏障进入胎儿体内,对其正常发育造成严重危害,甚至可引发畸形和(或)胎儿死亡。

(2)经母乳或配方奶粉暴露:对婴幼儿来说,母乳及其替代品是维持生命和正常发育所需营养的唯一来源。某些不利于婴幼儿健康的物质可以通过母乳或配方奶粉进入婴幼儿体内。

(3)儿童不良习惯:儿童不懂得卫生知识或有不良习惯,喜欢在地上玩耍,手上可沾染多种有害物质,不少儿童还有吸吮手指的不良习惯。这些都增加了儿童暴露环境污染物的机会。

由于上述特点,即使儿童与成人处于同一暴露环境下,对外环境中各种物质的摄入量和"内剂量"(internal dose)可能与成人不尽相同;即使在"内剂量"相同的情况下,其剂量-反应也不尽相同。据此,可以认为儿童是对环境有害因素"具有高度敏感性"的特殊群体。

二、影响儿童健康的主要环境危险因素

WHO 估计,全球疾病负担的 24%、死亡构成的 23% 与环境因素有关,儿童受影响最大。对儿童的环境健康危害可以分为两大类,即传统环境危害和现代环境危害。传统环境危害主要是由缺乏安全饮用水、卫生设施和个人卫生不良、室内空气污染、昆虫媒介疾病,以及意外事故和伤害等造成。现代环境危害主要是由化学品的不安全使用、气候变化、臭氧层空洞、持久性有机污染物污染、环境退化等环境因素造成。上述环境因素与人类传染病和非传染性疾病的发生密切相关,是影响儿童健康的主要环境危险因素。

(一)化学性有害因素

有毒有害化学物质的生产、运输、使用和处置过程对儿童健康构成了潜在的威胁。一些天然存在的化学物质,如砷、氟和食品中的黄曲霉毒素也可导致儿童面临低水平的长期暴露甚至发生中毒的威胁。

环境化学物质影响儿童健康,特别是重金属、杀虫剂、空气污染物和持久性有机污染物。某些重金属或化学毒物既可以通过胎盘,也可通过母乳进入胎/婴儿体内,干扰儿童正常的

生长和发育。此外,由于婴儿更乐于将手或其他物品放入口中,导致蓄积在玩具表面或土壤中有毒化学物质的摄入。

1. 农药 全世界已开发出的农药有 1200 多种,其中常用的有 200 余种,例如有机氯、有机磷、有机砷、有机汞、氨基甲酸酯、菊酯类化合物等。农药污染对人体造成的危害是多方面的,如急性中毒、慢性中毒及致癌、致畸、致突变等危害。生活在农村地区或者参与农业活动的儿童,可通过多途径暴露于农药。城市儿童可暴露于家用化学物品,例如灭鼠药、杀蚊剂、庭院除草剂、灭蟑螂药、杀菌剂等。此等化学物不但具有急慢性危害,同时还可能具潜在遗传毒性和发育毒性。2015 年,国际癌症研究机构将广泛使用的除草剂有机磷农药草甘膦确认为人类可能致癌物。孕妇和儿童暴露低浓度农药可增加健康风险,出现注意力不集中、低智商、行为改变、发育迟缓、脑功能改变、哮喘、呼吸系统综合征和儿童白血病等。

2. 重金属 儿童对重金属的毒性高度易感。环境中常见的重金属污染物有铅、汞、砷、镉、铬等。目前全球铅的使用量增加,电脑、手机和汽车电池等含铅产品的广泛使用,导致人群铅暴露增加。40% 的儿童血铅水平超过 $5\mu g/dl$,其中 90% 的儿童生活在发展中国家。急慢性铅中毒是威胁发展中国家儿童健康的重要问题。汞是高毒性金属,在环境中以多种形式存在,甲基汞毒性最大,具有神经发育毒性,可通过胎盘屏障,进入胎儿脑中,对发育的脑产生持久性损伤。工业污染是环境汞的主要来源,占环境汞的 70%。此外,食用甲基汞污染的鱼也是人类汞暴露的主要来源。砷是地壳中自然存在的类金属,饮水砷是环境砷的主要暴露途径。砷是国际癌症研究机构确认的人类致癌物,与皮肤癌、肺癌、膀胱癌有关。围生期砷暴露可导致胎儿生长受限,新生儿和婴儿死亡率增加,神经发育异常等。儿童生命早期暴露砷,其肺癌和膀胱癌的发生风险增加 2~4 倍。

3. 电子废弃物 俗称"电子垃圾",是指被废弃不再使用的电器或电子设备,主要包括电冰箱、空调、洗衣机、电视机等家用电器和计算机等通讯电子产品。在一些发展中国家,电子垃圾的污染十分严重,为重复利用电子垃圾中贵重金属,如铜、金等,电子垃圾循环利用已成为一项重要的产业。电子垃圾含有许多有害化学物质,包括铅、镉、汞、铬、镍、钡、砷和持久性有机污染物(如 PCB)、溴化物阻燃剂(如 PBDE)等。

在电子垃圾拆解处理现场,产生剧毒的二噁英、呋喃、多氯联苯类等有害化学物质,以及铅、汞、砷、铬等重金属毒物,其造成的环境污染严重威胁着当地儿童的身体健康。随着电子产品更新换代越来越快,家庭淘汰的废旧电子产品也越来越多。2014 年全球产生 4180 万吨电子垃圾,预计 2018 年将达到 5000 万吨。

4. 儿童玩具 玩具是儿童健康成长的伙伴,但是玩具在给儿童带来快乐的同时,也可能带来一些伤害。常见伤害主要有:机械物理伤害、噪声伤害、潜在化学伤害及有害病菌伤害等。不合格的喷漆玩具、塑料玩具、彩泥等的颜料中可能含有多种化学物质包括铅等。现已明确,铅暴露可明显影响儿童的中枢神经系统发育,且铅的有害作用可能没有阈值。不合格的金属材料玩具中含有砷和镉等金属,一些儿童有舔咬玩具的习惯,长时期与金属玩具接触会对儿童健康造成影响;毛绒玩具不经常清洗容易引起细菌传播,不合格的毛绒玩具可能有污染填充物,玩具的衣服也可能存在有害化学成分,造成对儿童健康的潜在威胁。

(二) 生物性有害因素

1. 病原微生物 环境中的细菌、病毒、寄生虫等病原微生物是引起儿童各类传染病的病因,包括呼吸道疾病、感染性腹泻和手足口病等。

(1)儿童急性呼吸道感染:儿童急性呼吸道感染(acute respiratory tract infection, ARTI)

是一组急性呼吸道感染性疾病的总称。按其原发的病理部位,可分为急性上呼吸道感染(acute upper respiratory tract infection,AURTI)和急性下呼吸道感染(acute lower respiratory tract infection,ALRTI)。90%的 AURTI 是由黏病毒、副流感病毒、呼吸道合胞病毒、腺病毒、柯萨奇病毒以及鼻病毒等引起,症状一般比较轻。ALRTI 指气管、支气管、细支气管和肺组织等部位的炎症。急性气管炎、支气管炎多是由鼻病毒、合胞病毒、流感病毒和风疹病毒等病毒与肺炎球菌、溶血性链球菌、葡萄球菌、流感杆菌、沙门菌属和白喉杆菌等细菌混合感染而引起。肺炎是严重威胁婴幼儿健康的首位感染性疾病,腺病毒、合胞病毒、副流感病毒、流感病毒等病毒是急性肺炎发生的主要病原体。

WHO《世界健康报告 2000》指出急性呼吸道感染是造成 5 岁以下儿童死亡最重要的原因。在 5 岁以下年龄组中,每年因 ARTI 死亡的儿童达 200 万。我国每年有 35 万左右 <5 岁儿童死于肺炎,占全世界的 10%。

(2)感染性腹泻:感染性腹泻是一组由多病原、多因素引起的以大便次数增多和大便性状改变为特点的消化道综合征,可由病毒、细菌、真菌、寄生虫引起,以前两者多见,尤其是病毒。寒冷季节的婴幼儿腹泻 80% 由病毒感染引起。病毒性肠炎的主要病原为轮状病毒,其次有星状和杯状病毒、柯萨奇病毒、埃可病毒、肠道腺病毒、诺沃克病毒和冠状病毒等。细菌感染也是引起小儿腹泻的重要病原,常见的有致腹泻大肠埃希菌、空肠弯曲菌、耶尔森菌和沙门菌等。

儿童感染途径多,且婴幼儿胃肠系统免疫功能不够完善,很容易发生感染性腹泻。婴幼儿感染性腹泻症状多较重,常发热较高,容易发生代谢性酸中毒。加之本身的消化、吸收等功能不够成熟完善,故极易发生营养不良和消化功能紊乱。在发展中国家有 17% 的儿童死于腹泻。感染性腹泻也是我国婴幼儿最常见的疾病之一。6 个月~2 岁婴幼儿发病率高,1 岁以内约占半数,是造成小儿营养不良、生长发育障碍的主要原因之一。

(3)手足口病:手足口病是由肠道病毒引起的传染病,表现为口痛、厌食、低热、手、足、口腔等部位出现小疱疹或小溃疡,多数患儿一周左右自愈,少数患儿可引起心肌炎、肺水肿、无菌性脑膜脑炎等并发症。个别重症患儿病情发展快,导致死亡。引发手足口病的肠道病毒有 20 多种(型),其中以柯萨奇病毒 A16 型(Cox A16)和肠道病毒 71 型(EV 71)最为常见。2016 年,我国手足口病报告例数已超过 247 万例,连续数年成为传染病发生率最高的病种之一。每年 4~6 月是手足口病高发季。手足口病多发生于 5 岁以下儿童,从 6 月龄开始发病逐渐增加,1~2 岁儿童发病风险最高。

2. 病媒生物媒介传播的疾病,如疟疾、登革热、黑热病、流行性乙型脑炎造成每年大约 100 万人死亡,主要发生在发展中国家,5 岁以下儿童所占的比例更高。水环境管理不当、全球气候变化、环境与社会变迁都可加速生物媒介疾病的传播。

(1)疟原虫:疟疾是由疟原虫传播引起的疾病,是重要的全球性健康问题。世界上大约 1/2 的人口(特别是生活在贫困国家的人群)面临着疟疾的危险。受疟原虫感染的蚊虫叮咬是引发疟疾的主要原因。疟疾是非洲国家较严重的儿童健康问题,每 5 个死亡儿童中就有 1 个是死于疟疾。大多数疟疾病例和死亡病例都发生在非洲撒哈拉以南地区,在亚洲、拉丁美洲、中东和欧洲的部分地区也有发生。疟疾流行会因水的储存与管理不当、住房不足、森林砍伐和生物多样性锐减而加重。

(2)血吸虫:血吸虫是诱发血吸虫病的寄生虫。血吸虫病是水源性寄生虫病,其幼虫通过钉螺释放到水中,儿童接触这种疫水时血吸虫尾蚴可穿透人体皮肤而感染,可严重影响儿童和青少年的健康。血吸虫病多发生在发展中国家,主要病区是非洲,超过 80% 的受感染者生活在撒哈拉以南的国家。血吸虫病的发生与缺乏安全的卫生设施,以及在血吸虫污染水域中玩耍和游泳有关。人体感染血吸虫后,可造成严重的肝脏或膀胱损害,并最终导致过早死亡。

(3) 蚊虫:蚊虫是多种疾病的传播媒介。流行性乙型脑炎是一种严重的病毒性脑炎,在南亚和东南亚地区,由于稻田灌溉蚊虫孳生,该地区的居民受感染蚊子的叮咬而传播本病。登革热也是最常见的由蚊虫传播的病毒性疾病,近年来已成为重要的国际公共卫生问题。其传播媒介主要为埃及伊蚊,通过蚊虫叮咬传播病毒,导致全球性登革热的流行。儿童感染可以发展为登革出血热或登革休克综合征。在很多国家中,登革出血热是导致儿童住院和死亡的主要原因之一。蚊虫在人类住所和周围孳生繁殖,特别是家庭储水池旁、固体废物处置不佳的地区等有利于蚊虫孳生地点。城市化进程的加速,使城市人口快速增加,增加了与蚊虫媒介接触的机会。

(三) 物理性有害因素

环境物理因素可影响儿童健康,如气候变化、噪声、紫外辐射、电离和电磁辐射等。气候改变不仅能通过改变环境生物种类而影响人体健康,而且可通过所引起的极端天气、自然灾害等影响人类。气候改变能影响农业、清洁饮水、社会安定、移民等,从而影响儿童健康。温室气体排放,导致气温升高,谷物和豆类蛋白、铁、锌含量下降,造成发展中国家儿童营养不良加重。噪声可引起儿童不可逆的耳损伤,导致听力下降。环境污染造成大气圈臭氧损耗,增强太阳紫外线辐射强度,加剧紫外线对皮肤、眼睛和免疫系统的损伤。

电离辐射具有致癌性,自然界的电离辐射是最大的暴露源,其次是 X 射线、放射治疗、核试验和核泄漏事件等。儿童对电离辐射非常敏感,最容易受到伤害,尤其是在生命早期暴露。儿童期暴露电离辐射可增加甲状腺癌的风险,1986 年前苏联切尔诺贝利核泄漏事件中生活在污染最严重地区的儿童和青少年,其甲状腺癌患病率显著增高。此外,儿童易发生意外暴露电离辐射事件,如 1987 年 9 月巴西 2 个儿童捡到了一个闪闪发光的物体,误将这个放射性物质铯-137 当成"宝贝"带回家中,最终导致多人因辐射患病,其中 4 人因辐射病死亡。

(四) 社会心理和生活方式因素

社会、文化、人口和生活方式因素可影响儿童对环境危险因素的暴露状况,最终影响儿童的健康。这些因素可以影响儿童的饮食习惯,并影响食品中化学物质或微生物的污染类型和程度。在许多非洲国家,儿童的饮食以玉米和花生为主,这两种食物易受黄曲霉毒素的污染。儿童摄入后,能够影响儿童的免疫功能,导致生长发育障碍,增加肝癌的患病风险。文化因素也可影响儿童环境危害因素的暴露,如室内燃烧的香或蜡烛以及吸烟等,可造成室内空气污染,增加儿童空气污染物的暴露。儿童期不良生活方式与成年后相关疾病的发生有关。不健康的饮食、长期静坐、缺乏体育锻炼、吸烟、饮酒与成年期的高血压、糖尿病、冠心病、骨关节疾病及一些癌症有关。母亲受教育程度影响儿童环境危害因素的暴露和儿童的营养状态。由于一些发展中国家缺乏立法或立法不足,难以实现对环境有害因素致儿童健康影响的保护。

三、环境与儿童健康学科发展与研究重点领域

2000 年以来,环境污染与儿童健康问题已引起各国政府、学者和公众的高度关注,儿童

健康研究愈加深入广泛。儿童环境卫生（children's environmental health，CEH）日渐成熟，已经成为一门科学性、应用性兼备的新兴学科。该学科涵盖环境因素和儿童健康多方面问题，是环境科学、公共卫生学、儿科学等多学科的交叉，并涉及科学研究、政府决策、预防控制等多个环节。

如前所述，环境暴露对儿童健康的影响具有多样性。不同暴露时间和不同生长发育阶段的暴露对儿童的健康影响可有显著不同；从呼吸道疾病到神经发育和生殖发育的影响，涉及学科众多；且目前缺乏比较完整的环境暴露数据和与之有关的疾病记录资料，很难确定环境暴露与儿童健康之间的关系。因此，基于《儿童环境卫生学》的思路与方法，应深入开展以下几方面的研究。

（一）确定我国环境与儿童健康的优先领域

目前，已有不少关于不良环境因素对儿童健康影响的研究报道，但多分布于不同专业领域、期刊和书籍。可按照健康危险度评价的基本思路，对现有环境有害因素影响儿童健康的状况进行系统性综述，并在此基础上确定优先领域和项目。

环境中化学性污染物特别是重金属和环境内分泌干扰物，对儿童健康的影响是环境因素对儿童健康影响研究的重要内容。建议列出与我国儿童健康有关的环境化学品清单，并不定期修订。美国 EPA 列出的与儿童健康相关的化学品优先清单为：砷、苯并（a）芘、甲醛、锰、汞、硝酸盐/亚硝酸盐、邻苯二甲酸酯类、PCB、三氯乙烯、氯乙烯、2,4-D、莠去津、敌敌畏和拟除虫菊酯等。

（二）逐步建立环境暴露与儿童健康的数据库

目前，对从婴幼儿到青少年生长发育异常还缺少全面完整的监测和记录，长期数据很少，更少有对观察对象从出生追踪到成年的资料。由于环境暴露和出现健康损害之间的潜伏期长，终点不很明确，记录不够完整，常常不易确定两者之间的因果关系。

环境暴露的各种变异因素，如暴露时间、暴露方式、环境监测方法、样本大小等，常常不足以满足明确回答环境暴露对健康影响所需要的灵敏度和可信度。而且，由于环境暴露对生物影响的多样性，许多体内和体外的研究数据很难直接外推到儿童。因此，需有计划地逐步建立环境暴露与儿童健康研究的数据库，应包括从受精、着床、胚胎、出生后生长发育等各个"关键窗口期"。充分利用和依托国际已有的数据库，并逐步开展对环境和健康监测数据的质量考核。

为了更好地开展儿童环境卫生工作，WHO 建议各国应逐步建立和完善"国家环境与儿童健康概况一览"，其内容应包括：儿童健康概况、婴儿和 5 岁以下儿童发病率和死亡率、儿童环境相关疾病负担、关键环境问题以及儿童环境卫生概况等，为提高全球儿童健康水平作出贡献。

（三）加强儿童环境卫生的信息交流

由于缺少经常有序地向社会各阶层通报研究情况，缺乏及时向公众告知环境暴露危险性的正常渠道，使环境与儿童健康研究成果未能及时得到应用，社区公众接受并采取相应的预防措施面临困难。

应通过各种形式，加强专业人员与公众和决策者的信息交流，引导公众正确认识并预防各种可能威胁儿童健康的环境因素。WHO 指出：需要关注的有关儿童健康的环境卫生问题包括家庭用水安全（饮用水安全）、生活环境卫生、室内空气污染、病虫媒介、化学品危害以及意外事故和外伤。应把调查研究的信息及时传递到社区，把复杂的科研成果变成大众能够接受的知识,找到解决某些影响儿童健康环境问题的办法,使整个社会都关心儿童环境卫生。

(四)加强多学科协作,组织重点项目研究

维护儿童健康除了儿科学、环境卫生学、毒理学、流行病学、儿少卫生学、基础医学研究人员以外,还要有环境保护、城市规划、交通、社区建设等各方面人员的共同努力。既要组织多学科、多部门参加的重大研究项目,也要鼓励结合各地实际开展专项研究。2005年,美国开始了一项遍布全美96个城镇10万名儿童的队列研究,拟从出生跟踪到21岁。这项研究由美国国家卫生研究院下属的儿童健康和人类发展研究所、疾病控制中心和环境保护局共同组织和领导,以了解环境对儿童健康的影响。

(五)建立多部门参与的协调管理机构并逐步制定规章制度

做好儿童环境卫生工作必须有政府、社区、学校、研究机构等多个部门参加。涉及的政府部门有卫生计生、环保、城乡规划和建设、农业、能源和教育部门等,这些部门应逐步制定相应的规章和制度。

（叶 琳）

第二节 儿童发育的关键窗口期及对环境毒物的敏感性

个体的生长发育从生殖细胞形成开始,经历受精、胚胎发育、新生儿期、婴幼儿期、儿童少年期和青春期,可分为出生前和出生后两个阶段。从妊娠到青春期,个体处于快速生长发育期,暴露于一定剂量环境有害因素可导致生长发育破坏或中断。这一时期的生长发育过程非常复杂,各器官的发育并不完全同步,而是依照既定的基因表达程序有规律地开启或关闭某些程序,使胚胎得以有序地发育和器官逐渐发育成熟。处于不同阶段的各器官对外界环境有害因素的敏感性不同,表现为不同结局的生长发育障碍或出生缺陷。

一、儿童发育的关键窗口期

儿童的生长发育是一个连续渐进的动态过程,在整个过程中,各器官系统的生长发育具有不平衡性,这与年龄密切相关。如神经系统发育较早,脑在出生后2年发育最快;淋巴系统在儿童少年期增殖迅速,于青春期前达到高峰,以后逐渐下降;生殖系统发育较晚,在青春期骤然增快并迅速成熟。

儿童发育的关键窗口期是指"儿童器官或系统生长发育的关键时期和特殊敏感期"。由于儿童生长发育的不平衡性,儿童对环境因素的特殊敏感性与不同生长阶段的生长发育、生理、代谢和行为特征密切相关。从出生到青春期,机体各器官系统由于其生长、发育和成熟时期不同,对环境有害因素的敏感性不同,所以受到的损害不同。在儿童不同器官系统发育的关键窗口期,相同剂量的环境因素暴露也可产生迥然不同的后果。因此,识别儿童发育的关键窗口期非常重要。

(一)婴幼儿期

自出生到3周岁之前为婴幼儿期。又可细分为婴儿期和幼儿期。自出生到1周岁为婴儿期。此期是生长发育极其迅速的阶段,各系统的生长发育虽然也在继续进行,但是不够完善。1~3周岁为幼儿期。此期智能发育迅速,接触事物渐多,语言、思维和社交能力的发育日趋增速。

　　婴幼儿时期是个体神经系统发育的关键时期,对可造成神经系统损害的环境有害因素最为敏感。由于此时的血脑屏障尚未发育成熟,环境有害物质暴露更容易进入中枢神经系统,从而对神经系统发育造成不良影响。

　　神经系统起源于神经外胚层,由神经管和神经嵴分化而成。人胚第3周初,在脊索的诱导下,出现了由神经外胚层构成的神经板。随着脊索的延长,神经板也逐渐长大并形成神经沟。在相当于枕部体节的平面上,神经沟首先愈合成管,愈合过程向头、尾两端进展,最后在头尾两端各有一开口,分别为前神经孔和后神经孔。胚胎第25天左右,前神经孔闭合,第27天左右,完整的神经管形成。神经管的前段膨大,衍化为脑;后段较细,衍化为脊髓。在由神经沟愈合为神经管的过程中,神经沟边缘与表面外胚层相延续的一部分神经外胚层细胞游离出来,形成左右两条与神经管平行的细胞索,位于表面外胚层的下方,神经管的背外侧,称神经嵴。神经嵴分化为周围神经系统的神经节和神经胶质细胞、肾上腺髓质的嗜铬细胞、黑色素细胞、滤泡旁细胞等。

　　大脑发育经过重叠的几个阶段:脑细胞的形成、迁移、分化,突触发生,胶质细胞形成,髓鞘形成和凋亡(图40-1)。在神经管内,最内层的细胞反复分裂增殖,首先使这些细胞变成神经细胞或神经元。一旦这些神经细胞形成并完成迁移,就很快扩展出轴突和树突,并开始建立突触的连接,使得神经细胞能够互相交流信息。这个过程开始于胎儿期并持续到婴幼儿期。虽然神经元的数目在2岁以后不再增加,但是突触形成和凋亡会一直进行至5岁左右,而髓鞘形成在整个儿童及青春期始终进行着。

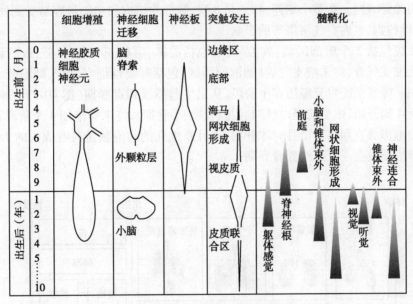

图40-1　人类大脑发育过程

　　人脑的早期发育是指胚胎期和婴幼儿期的脑发育。脑细胞的增殖共有两次高峰期。第一次是在胎龄10~18周,是胎儿脑细胞迅速增殖期;第二次是出生后3个月内,是婴儿脑细胞迅速增殖期,6个月后脑细胞分裂减慢,2岁后分裂完全停止,以后脑细胞的数目不再增加;脑细胞体积自6个月开始逐渐增大,一直持续到青春期,以后脑细胞的体积停止增大。胎儿及婴幼儿时的大脑是未成熟脑,未成熟脑可塑性最强,表现在可变更性和代偿性上,此时的脑已具有接受外界刺激的能力。出生时大脑成百亿细胞必须通过环境的反复刺激才能转化成有组织的、已发生结构性分化的、功能在新层次上完善的细胞网络。研究证实大脑两半球沟、回在出生后之所以迅速地加深，是受到丰富多彩和适宜环境的刺激后，大脑组织加快发育的结果。智力是脑结构和功能的体现，智力的提高与大脑的成长平行发展。婴幼儿出生时智力为"0"，随着年龄的增长智力逐渐提高，1岁内最敏感。智力发育最迅速的时期是从出生至2岁（脑细胞迅速增殖的第二次高峰期）。发育成熟的脑一般都比较稳定，但是处在发育阶段，尤其是早期发育阶段的脑极易受到外界不利因素的损伤。

发育中的大脑对环境有害物质的敏感性取决于两个因素：暴露的时期、环境有害物质或其活性代谢产物是否可以进入大脑。这两点与大脑发育过程及其特点有关。出生后大脑发育过程中，婴幼儿时期对环境有害物质最为敏感。这一时期是神经元的增殖和迁移、突触形成、胶质细胞形成、髓鞘形成和凋亡过程，许多神经毒物可以影响神经细胞的增殖，如有机磷农药等。当细胞增殖受影响后，增殖后的细胞迁移和分化也受影响，如甲基汞可影响实验动物与人神经细胞的增殖、迁移与分化。影响突触发生的环境有害物质包括X线、铅、甲基汞、PCB、乙醇、一些农药（如对硫磷）等。神经胶质细胞是神经系统的支持细胞，其增殖、迁移和分化过程破坏，可导致一系列神经毒性效应。

（二）儿童少年期

儿童少年期介于婴幼儿期和青春期之间，是自3周岁至青春期之前的一段时期。此期儿童的体格和智能处于稳步发育状态，除生殖系统外，各系统器官外形均已接近成人。

个体呼吸系统的发育从妊娠期开始，大约在儿童少年期基本成熟。儿童少年期是呼吸系统发育的关键时期。在整个期间，特别是8岁，肺部的结构和功能最容易受到外部因素如烟草烟雾、颗粒物、室内空气污染等的影响。

呼吸系统包括3个解剖区域：胸腔外区，包括前鼻、后鼻、咽、喉、口腔；气管区，包括气管、支气管、细支气管、终末细支气管；肺泡间质区，包括呼吸性细支气管、肺泡管、肺泡和间质结缔组织。呼吸系统发育经历多个阶段，从出生前持续到青春期（图40-2）。肺的发育大约在妊娠第4周开始，出生前经过胚期、假腺管期、小管期和终末囊泡期4个阶段，出生后继续发育。肺泡形成直到第9个月时才开始，而且新生儿的肺泡数量只有成人的1/2。气道、支气管和肺泡形成会一直持续到青春期。

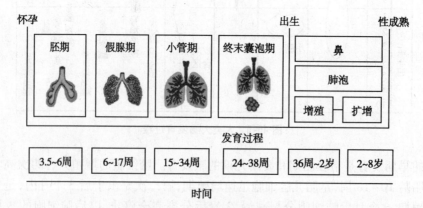

图 40-2　人类呼吸系统发育过程

暴露时期、呼吸道的形态学特征、一些关键酶的发育导致环境有害因素对儿童与成人呼吸系统的毒作用存在较大差别。

1. 暴露时期 呼吸系统的发育涉及 40 多种细胞的分化与增殖和高度有序的气道分支系统的建立。环境有害因素暴露可影响细胞分化、分支系统形成,甚至整个肺的生长发育和功能完善。胚胎发生和发育是细胞分化和分支系统形成的关键时期。在胚胎发生和发育期,气道和肺泡的细胞数量、类型和功能都会受到环境有害因素的影响。因为这些细胞在出生后继续分化和分裂,所以出生后环境有害物质的暴露也同样会影响呼吸系统。不同的是,由于处在细胞分化和形态发生的阶段不同,作用方式不同,所以环境有害物质对成人和儿童呼吸系统的作用后果不同,其对儿童,尤其是对处于少年期的儿童肺发育产生的不良影响更为严重。

2. 呼吸道的形态学特征 空气被吸入和呼出过程中,呼吸道的形态学特征可以影响气流的压力、速度、方向和湿度。儿童与成人呼吸道的通气速度、上呼吸道的结构、呼吸道的大小和分支模式等形态学特征存在差异,这些差异可以影响颗粒物的沉积和体内运输。儿童胸腔外区域相对位置更高、气管区域的总沉积更多,这些特征可能可以解释为什么空气颗粒物引起的儿童死亡率比成人高。吸入颗粒物和气体的理化性质也可影响其分布,物质理化性质及呼吸道形态学特征的共同作用影响着毒物的代谢。

3. 一些重要的酶 出生时发育不完全的细胞色素 P450 酶系是外来化学物生物活化过程中重要的酶系。P450 酶系在妊娠晚期开始出现,但发育却在出生后。许多研究表明,儿童少年期暴露于环境有害物质可以改变这些酶的活性特点。

(三)青春期

青春期是个体从童年向成年逐渐过渡的时期,是生长发育过程中一个极其重要的阶段。WHO 在"青少年妊娠与流产"全球会议上根据现代青少年的生理、心理和社会性发育特点把青春期定义为:①个体从出现第二性征到性成熟的生理发展过程;②个体从儿童认知方式发展到成人认知方式的心理过程;③个体从经济的依赖性到相对独立状态的过渡。

青春期的发育特点主要表现为:①体格生长加速,以身高为代表的体格指标出现第二次生长突增;②全身血容量显著增加,各内脏器官体积增大、重量增加,功能日臻成熟;③内分泌功能活跃,与生长发育有关的激素分泌明显增加;④生殖系统功能发育骤然增快并迅速成熟,到青春晚期已具备繁殖后代的能力;⑤男女外生殖器和第二性征发育,使男女两性外部形态特征差别更明显;⑥在体格、功能发育的同时,青春期心理发展加快,产生相应的心理、行为变化,出现很多青春期所特有的心理行为问题。

一般将青春期分为早、中、晚 3 个阶段。青春早期主要表现为生长突增,是个体身高发育的第二个关键时期;青春中期以性器官、第二特征的迅速发育为特点,是个体性发育的关键时期;青春晚期生理发育减慢,社会心理发育加速,是个体心理发育的关键时期。

青春期是生殖系统发育成熟的关键时期,环境有害因素(尤其是环境内分泌干扰物)的暴露可导致儿童性早熟,甚至生殖功能障碍。生殖细胞的发育开始于胎儿期,至青春期发育成熟。

男性胎儿的精原细胞在宫内开始发育,但其分裂(减数分裂和有丝分裂)只有在青春期才开始,并持续到成年期,产生成熟的精子。女性胎儿的卵原细胞在宫内完成有丝分裂和第一次减数分裂,进入青春期后,每个月经周期有一个初级卵母细胞继续减数分裂成熟为卵子。

青春期男性睾丸大小和生殖细胞数量增长迅速,是毒物作用的特殊敏感期。对于女性来说,胎儿期形成的卵母细胞数量在出生后急剧下降,青春期后下降更迅速,直至绝经期全部消失。出生后毒物暴露可以加速卵母细胞数量减少,影响成年女性的生殖能力。生殖系统发育过程中,对环境有害物质暴露敏感时期如图40-3所示,不同敏感期暴露导致的效应不同,可表现为配子发生障碍、胚胎死亡、性腺畸形、青春期发育障碍等。

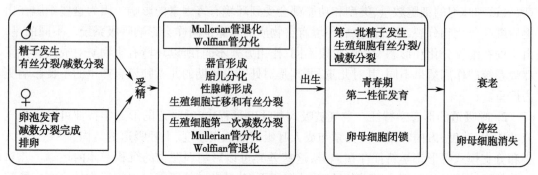

图 40-3　人类生殖系统发育的关键暴露时期

一些环境化学污染物(如环境内分泌干扰物)可引起儿童性早熟的发生,是儿童假性性早熟的直接病因、真性性早熟发病的重要促进因素。接触环境雌激素后,女孩出现同性性早熟或男孩出现异性性早熟的情况已有不少报道,某些暴露-效应的因果关系已被证实。

青春期接触内分泌干扰化学物还可产生生殖毒性。越来越多的证据表明,环境污染物,尤其是卤代烃类,在人体内可通过其破坏雌激素功能和其他信号功能对人体健康产生不良作用。DDT 是人们熟知的有机氯农药,具有拟雌激素样作用;而 DDT 的代谢产物 p,p'-DDE 则具有抗雄激素作用,能封阻雄激素受体,干扰生殖系统的正常发育。植物雌激素是一类生物活性较弱的雌激素,与哺乳类动物雌激素受体的结合能力较弱。体内外研究证实,植物雌激素表现出双相作用,在体内外表现出弱的拟雌激素和抗雌激素活性。在近年的病例-对照研究和前瞻性研究中发现,青春期谷类纤维素的摄入量与月经初潮年龄、血浆促性腺激素、雌激素和乳腺癌可能有关。

二、儿童对环境有害因素的特殊易感性

儿童的疾病谱和死亡谱与成人均有明显差别。统计资料表明,腹泻、支气管炎和肺炎、哮喘、肥胖或营养不良、意外伤害是发病率较高的儿童常见疾病,而且有些疾病如肾母细胞瘤、成神经管细胞瘤、热能不足导致的认知发育障碍等主要发生于儿童;对于成人而言,发病率较高常见病主要是心脑血管疾病、恶性肿瘤、糖尿病、慢性阻塞性肺疾病等。在美国,0~1岁儿童前5位死因分别是早产及其相关疾病、先天异常、婴儿猝死综合征、产科疾病及其他疾病;1~19岁儿童的前5位死因分别是意外伤害、自杀或他杀、恶性肿瘤、先天畸形、心脏病;25~34岁青年人的前5位死因分别是意外伤害、自杀或他杀、恶性肿瘤、心脏病、HIV;45~54岁人群前5位死因分别是恶性肿瘤、心脏病、意外伤害、慢性肝病和脑卒中;65岁以上老年人的前5位死因分别是心脏病、恶性肿瘤、脑卒中、慢性肺病、流感和肺炎。以恶性肿瘤为例,儿童常见的恶性肿瘤依次为白血病(急性淋巴性白血病居多)、淋巴瘤和中枢神经系统恶性肿瘤;而成年男性常见的恶性肿瘤依次为肺癌、前列腺癌和结直肠癌,成年女性最常见的恶性肿瘤依次为肺癌、乳腺癌和结直肠癌。这些差异既是由于不同疾病病因和发病机制的不同,也与不同年龄段

的人群对同一病因或同一环境有害因素的敏感性不同有密切关系。

对于某些病因,儿童与成人的敏感性不一样,儿童具有特殊脆弱性(special vulnerability)。表40-1~表40-3列出了儿童与成人对化学因素、物理因素、药物、感染的敏感性差异。

表40-1　儿童与成人对化学和物理因素的敏感性差异

化学与物理因素	不同年龄的效应	受影响最大的年龄	
石棉	石棉可导致工人肺间皮瘤,是确认的致癌物,致癌性与石棉颗粒的形状和大小、暴露剂量、是否吸烟有关。尚未发现教室石棉暴露可导致学生肺间皮瘤发病升高	儿童	成人
铅	高水平铅暴露可以引起脑病、高血压、贫血等,低水平暴露可以引起智力障碍。铅暴露引起的儿童智力障碍没有阈值。儿童年龄越小,对铅暴露的敏感性越大	婴儿/儿童	
甲基汞	可引起胚胎神经系统发育障碍和先天畸形	胎儿	
多氯联苯(PCB)	母乳中可检测出PCB。胎儿低水平PCB暴露的效应还不清楚	婴儿/儿童	
电离辐射引起的乳腺癌	青春期电离辐射暴露可引起成人乳腺癌,青春期前的暴露引起乳腺癌的关联性低		成人
电离辐射引起的白血病	儿童暴露引起白血病危险性更高	婴儿/儿童	
环境烟草暴露	儿童更容易发生下呼吸道感染、哮喘、婴儿猝死综合征、中耳炎、行为问题和认知障碍。成人更容易发生肺癌	婴儿/儿童	

表40-2　儿童与成人对药物的敏感性差异

药物	不同年龄的效应	受影响最大的年龄	
对乙酰氨基酚	成人服用后可导致肝脏毒性死亡;但儿童罕见		成人
α-干扰素	可引起婴儿先天性痉挛性麻痹	婴儿	
氨基糖苷类	婴儿更容易发生神经肌肉阻滞和严重的麻痹症状;成人可发生前庭平衡和听力障碍、肾脏疾病,而儿童罕见	婴儿	成人
阿司匹林	可引起儿童碱中毒、酸中毒、呼吸窘迫、死亡,儿童多见	儿童	
β-受体阻滞剂	可导致婴儿和儿童低血糖症	婴儿/儿童	
氯霉素	可导致新生儿发生(婴儿)灰色综合征	婴儿	
六氯酚	用于皮肤消毒抗菌,对新生儿和成年期前的儿童毒性更大	婴儿	
苯巴比妥	可导致婴儿或老人异常的应激与兴奋	婴儿/儿童	老人
甲氨蝶呤	可导致肝硬化,主要发生在成人		成人
四环素	可使牙齿与骨骼色素沉着。低剂量不产生毒作用,高剂量可影响骨骼生长和牙齿结构,这种影响在骨骼发育前最敏感。还可以引起婴儿囟门凸出、颅内压升高和不可逆的生长迟缓	婴儿/儿童	

续表

药物	不同年龄的效应	受影响最大的年龄
维生素 A	过量摄入可中毒。儿童表现为颅内压升高、发热、骨骼生长发育迟缓、骨外膜增生。成人表现为颅内压升高、头痛、骨痛	婴儿/儿童　成人

表 40-3　儿童与成人对感染的敏感性差异

感染	不同年龄的效应	受影响最大的年龄
急性骨髓炎	婴儿和儿童的危害更大	婴儿/儿童
沙眼衣原体	只在婴儿中引发肺炎	婴儿
E.coli O157：H7	引起的溶血性尿毒性综合征几乎只发生在年龄较小的儿童	儿童
脑膜炎	只发生在新生儿	新生儿
甲乙丙型肝炎	—	成人
疱疹病毒	对儿童无影响,有 HIV 感染的成人可发生卡波西肉瘤	成人
SARS	儿童症状较轻;成人病死率为 10%	成人
葡萄球菌败血症	儿童多见	婴儿/儿童
肺炎球菌引起的大叶性肺炎	成人多见	成人
成人流感病毒	成人临床表现更严重,死亡病例多为老年人	成人
副流感病毒	儿童多见,成人罕见	婴儿/儿童

（叶　琳）

第三节　环境暴露对儿童健康的影响

　　儿童正处于机体生长发育阶段,呼吸系统、神经系统、内分泌系统各组织器官功能及免疫功能等还未发育完善,对外界环境中不利因素抵抗力差,因此,当儿童暴露于环境有害因素时,引起的健康损害较成人更为严重。

　　许多儿童疾病如急、慢性呼吸道感染、腹泻、疟疾等都与环境因素有关。根据 WHO 的资料,全球每年有 100 万儿童死于 ARTI,其中 60% 的 ARTI 与环境因素有关;因腹泻死亡者达 150 万,其中有 88% 的腹泻与不安全的饮用水、环境卫生设施不足有关。污染的空气、不洁的食物和饮水、媒介昆虫和拥挤的住房都是发展中国家儿童不得不面对的生活环境问题。

一、儿童呼吸系统疾病

（一）大气污染与儿童肺功能发育

　　儿童呼吸系统与成人存在较大差异,使得暴露于相同大气条件下,会有更多的大气污染物吸入并沉积于儿童呼吸系统,产生更大的毒性。大气污染长期作用于儿童呼吸道,可造成呼吸道炎症的反复发作,使支气管上皮的分泌物大量排出,内膜增厚,产生痉挛,并有瘢痕压迫,造成气道狭窄,呼吸道阻力增加,进而影响儿童的肺功能。

在大气污染较严重地区,儿童户外活动时间越长,其肺功能发育受空气污染的影响越大。因此,空气污染严重时,应尽量减少儿童的户外活动。大气污染对儿童肺功能发育的影响还表现出性别差异,女童较男童对大气污染更为敏感。20世纪90年代初,美国环境保护局、美国环境健康科学研究所与我国武汉市环境保护科研所合作,在武汉市开展了"城市大气污染对儿童肺功能的影响"的研究,结果表明,住在汽车流量大的闹市区小学生肺功能及发育状况,明显差于住在风景区的小学生。

大气污染长期暴露对儿童肺功能发育造成的影响可以是终生性的。美国南加州大学的研究人员对该州南部12个社区的1759名儿童进行了8年的跟踪调查。调查之初,儿童年龄为10岁,肺部处于发育的最后阶段。跟踪研究8年以后,在空气污染最严重的地区,7.9%被调查者肺部扩张能力仅为正常水平的80%;而在空气最清洁地区,被调查者中只有1.6%肺部扩张能力低于正常水平。研究人员还对120名移居到别处的儿童逐个追踪,将移居到环境质量优良地区的儿童与移居到污染严重地区的儿童进行比较分析,发现前者的肺部发育明显好于后者。

(二) 环境因素对儿童哮喘的影响

支气管哮喘,简称哮喘(asthma),是由多种炎性细胞(包括嗜酸性粒细胞、肥大细胞、中性粒细胞、T淋巴细胞和上皮细胞等)及其组分参与的呼吸道慢性炎症。这种呼吸道炎症易使感染者对各种敏感因素产生呼吸道强烈反应,并出现相应的临床表现。

近年来,哮喘和其他过敏性疾病的发病率呈持续上升趋势。统计显示,全世界大约有1.5亿哮喘患者,我国大约有2000万哮喘患者。流行病学调查显示,我国0~14岁的城市儿童哮喘患病率从1988—1990年的0.11%~2.03%,上升至2000年的0.12%~3.34%。大多数哮喘患者的发病年龄在5岁之前,儿童患者中3岁以前发病的占50%。

哮喘的发病机制尚不十分清楚,多为遗传和环境的共同作用。尤其在少年儿童时期,某些环境因素在哮喘发病中起重要作用。诱发哮喘的环境因素包括室内过敏(变应)原、室外过敏(变应)原、烟草烟雾、空气污染、呼吸道感染、细菌内毒素、气候因素等。

1. 室内致敏原

(1)尘螨:螨虫有5000多种,有致敏原作用的主要是屋尘螨。尘螨在世界各地均有分布,多孳生于人类居住和工作的环境中。尘螨生存的最适温度为25℃左右,相对湿度为75%~80%。哮喘多发于春季和秋季,符合尘螨的季节消长。儿童对螨的过敏比成人更多,且多在晚上发作,对螨过敏引起哮喘的特点是病症出现早。有人调查在143例儿童哮喘患者中,首次发作哮喘年龄在3岁以内者占61.5%,此种婴幼儿哮喘可能是变态反应性或以后将转变成变态反应性哮喘。

(2)宠物:猫、狗等家庭宠物的唾液、粪便、尿和毛发皮屑中含有过敏原,如猫的毛皮、皮脂腺分泌物以及尿中含有强烈的呼吸道过敏原。猫的主要过敏原是Feld1蛋白,它一般附着于直径3~4μm的颗粒物上,可较长时间悬浮于室内空气中。该蛋白还可通过猫主人的衣物等带入公共场所,诱发哮喘发作。狗产生的主要致敏原是Canf1和Canf2蛋白,尽管狗引起的过敏反应较猫引起的少见,但调查显示30%以上的过敏者对狗致敏原的皮试试验呈阳性。

(3)蟑螂:人群对蟑螂过敏与对尘螨过敏一样常见。蟑螂一般生长于温暖的热带地区,但室内空调系统的普及使其在寒冷地区也很常见。蟑螂的躯体皮屑、粪便和虫卵都有很强的致敏性。国内的一项研究显示,哮喘患者对我国南方常见的一种蟑螂黑胸大蠊抗原的皮试阳性率高达 61.8%，而健康对照人群仅为 8.1%。

（4）真菌：真菌和酵母菌是重要的空气传播致敏原。室内常见的真菌有青霉菌、曲霉菌、交链孢霉菌、支孢霉菌和念珠菌等，其中交链孢霉菌和支孢霉菌已被确认为诱发哮喘的致敏原。天气阴暗、潮湿、闷热、室内通风不良等均有利于真菌生长。空调和加湿器的使用增加了室内空气真菌污染的风险。

2. 室外致敏原

（1）花粉：吸入某些花粉可引起儿童哮喘症状发作加剧。与哮喘有关的花粉一般有以下特点：①大多数为风媒花粉，少数为虫媒花粉；②植物分布广泛；③花粉体积小、产量大、授粉时间长；④花粉的抗原性强。

（2）真菌：真菌和酵母菌也是重要的室外致敏原。在夏秋季节，室外空气中真菌孢子的数量较多，室外空气是室内空气真菌的主要来源。

3. 烟草烟雾　烟草燃烧时会产生以颗粒物、多环芳烃、CO、CO_2、NO_X、尼古丁、丙烯醛为主的超过 4500 种化合物。我国研究者调查发现，10 岁以上儿童被动吸烟率为 59.4%，10 岁以下儿童被动吸烟率为 57.3%；被动吸烟的场所 67.7% 在家里，37.1% 在公共场所。针对被动吸烟诱发儿童哮喘的分析发现，儿童对香烟烟雾的接触率与哮喘发生率成正比。母亲吸烟的儿童比母亲不吸烟的儿童更容易出现哮喘和下呼吸道疾病。孕期和婴儿早期处于肺快速发育阶段，对炎症刺激更敏感，这一时期儿童和母亲亲密接触时间更长，因此母亲吸烟对孕期胎儿和婴儿早期的影响更大。吸烟与哮喘发作频率高、出现喘息症状早、用药量大、哮喘发作恢复时间长密切相关。短期吸烟可增加支气管对刺激物的强烈反应，至少需要 3 周的时间才能使肺功能恢复正常。

4. 空气污染　大气 SO_2、NO_X、O_3 等污染物可引起儿童支气管收缩、气道反应性增强以及加剧过敏反应。然而，目前尚缺乏大气污染与儿童哮喘发生直接关系的证据。一些研究提示，室内甲醛污染可以作为变应原引起变态反应，引发过敏性哮喘；室内颗粒物和 NO_X 污染均与儿童鼻咽部刺激症状、呼吸道感染、支气管炎和肺功能损害的发生有关。除上述室内过敏原外，室内化学性污染物与儿童哮喘发生的关系还不清楚。

5. 呼吸道感染　儿童呼吸道感染与哮喘的关系比较复杂。流行病学研究证实，呼吸道病毒感染与哮喘发病之间关系密切，尤其是 5 岁以下的儿童。我国的调查显示，95.2% 哮喘患儿的发作诱因为呼吸道感染。

引起婴幼儿哮喘和支气管炎的最常见呼吸道病毒是呼吸道合胞病毒（respiratory syncytial virus，RSV），其次是副流感病毒；鼻病毒感染主要诱发学龄儿童和成人哮喘患者的发作。病毒侵入机体后，除作为感染原引起呼吸道局部和全身感染症状外，还可作为致敏原刺激机体不断产生特异性 IgE。许多研究证实，婴幼儿期的严重呼吸道感染与以后的哮喘发病有密切关系。

6. 细菌内毒素　细菌内毒素是一种存在于普通屋尘中的气道刺激物，是革兰阴性菌外膜的组分。细菌内毒素普遍存在于环境中，一旦被吸入即可诱发儿童气道炎症。有研究报道，在婴儿出生后的第一年，居室中若有高水平的细菌内毒素，婴儿发生哮喘的几率较高。

7. 气候变化　儿童支气管哮喘的发病与气候变化有密切的关系。儿童对外界气温突变的适应能力较差，因此在秋末时节更容易发病。调查资料表明，在哮喘患者中，60% 以上在 12 岁之前发病，所以哮喘患者中多为儿童，而 80% 以上又在秋末时节发病或复发，故医学上将其称之为"儿童秋末哮喘"。由于秋季合适的气温和湿度，室内尘螨大量繁殖，空气中的致敏成分明显增加,哮喘患儿气道内过敏性炎症会由此加重,使得患儿气道处于十分敏感的高反应状态。秋末时节,气温骤降,气道如受到寒冷空气、呼吸道病毒感染等外界刺激,就会诱发哮喘发作,形成了一个哮喘发作的高峰。

8. 其他　社会经济状况与哮喘等过敏性疾病的发病率呈负相关。发达国家儿童的哮喘和特应性疾病患病率高于发展中国家,发达地区高于贫困地区,其原因可能与饮食习惯、生活方式、过敏原暴露、医疗卫生条件等因素有关。有研究表明,患食物过敏性肠炎的儿童更易患哮喘。

(三) 环境因素对儿童急性呼吸道感染的影响

儿童急性呼吸道感染(ARTI)是一组急性呼吸道感染性疾病的总称。按其原发的病理部位,可大致分为急性上呼吸道感染(AURTI)和急性下呼吸道感染(ALRTI)。AURTI 一般由病毒引起,患者的症状一般比较轻。ALRTI 指气管、支气管、细支气管和肺组织(包括肺泡和肺间质)等部位的炎症,其中肺炎是严重威胁婴幼儿健康的首位感染性疾病。

ARTI 是全球仅次于心脏病、恶性肿瘤和脑血管疾病的第四位死因,构成6%的疾病和死亡率负担。WHO 的《世界健康报告2000》估计,ARTI 是造成5岁以下儿童死亡最重要的原因,每年因此死亡的儿童达100万。ARTI 引起的死亡数占呼吸道感染总死亡数的60%以上,以婴幼儿的病死率最高。1997—1999 年间,全世界因急性下呼吸道感染死亡的人数约有300 万~400 万人。小儿肺炎占5岁以下儿童死亡总数的1/4~1/3。目前,ARTI 仍是我国小儿最主要的感染性疾病。我国肺炎死亡人数为全球的7%,占西太平洋地区的2/3。因肺炎死亡的人数,75%为婴幼儿,85%发生在农村和边远地区。我国每年有35万左右5岁以下儿童死于肺炎,占全世界的10%。

影响儿童急性呼吸道感染的环境因素主要包括病原微生物感染、室内空气污染、大气污染和气候等。

1. 病原微生物　对 AURTI 而言,病毒占其感染的90%左右,常见的病毒有:①黏病毒:流行性感冒病毒(A 及 B 型)、副流感病毒(1、2、3、4 型)、呼吸道合胞病毒等;②腺病毒:目前有30 余种血清型,可致轻重不等的上呼吸道感染;③小核糖核酸病毒:柯萨奇病毒 A、B 组,ECHO 病毒和鼻病毒。

细菌感染多为继发,因为病毒感染损害了上呼吸道局部防御功能,致使上呼吸道潜伏菌乘机侵入。少数为原发感染,常见细菌有 A 族 β 溶血性链球菌、肺炎球菌、葡萄球菌及流感嗜血杆菌等。亦可为病毒与细菌混合感染。对急性气管炎、支气管炎,多由病毒与细菌混合感染。病毒主要为鼻病毒、呼吸道合胞病毒、流感病毒及风疹病毒等;较常见的细菌为肺炎球菌、溶血性链球菌、葡萄球菌、流感杆菌、沙门菌属和白喉杆菌等。

对急性肺炎,病毒是其发生的主要病原体。以往我国北方地区以腺病毒3、7 型多见,且7 型多致重症肺炎;近来腺病毒感染有下降趋势,而合胞病毒上升至首位,其他如副流感病毒、流感病毒、轮状病毒等感染的肺炎亦有报道。引起支气管肺炎的细菌很多,多继发于病毒感染,亦有原发即为细菌感染者。常见的细菌有肺炎球菌、金黄色葡萄球菌、溶血性链球菌、大肠埃希菌、流感杆菌等。支原体肺炎多见于年长儿,而真菌性肺炎多见于长期滥用抗生素、肾上腺皮质激素的婴幼儿和营养不良患儿。

2. 室内空气污染　室内空气污染是对儿童健康造成威胁的一个主要环境因素,是急性和慢性呼吸系统疾病和其他疾病的危险因素。室内空气污染物包括燃料燃烧产生的可吸入颗粒物、SO_2、NO_x 等,居室装修、建筑材料和家具所散发出来的挥发性有机物如甲醛、甲苯、二甲苯等,以及香烟烟气和放射性氡等。使用生物燃料如木材、农作物秸秆、牛粪等进行炊事和取暖等,也可在室内产生大量颗粒物和有害气体,如果通风不良,会产生严重的室内空气污染。

据估计,全世界目前有 20 亿人仍然主要依赖生物燃料作为主要能源。室内空气污染是发展中国家与急性呼吸系统感染有关的主要因素。在亚洲和非洲进行的研究显示,受到木柴烟雾暴露的儿童患 ALRTI 的人数比未受暴露的儿童要多出 2.3 倍。

3. 大气污染 流行病学研究提示,大气污染与婴幼儿的 ARTI 死亡率和发病率的增高有关。大气污染可使儿童肺功能和免疫水平明显降低,从而易感染传染性疾患。在大气污染物中,细颗粒物和臭氧的危害可能更为严重。据估计,大气 $PM_{2.5}$ 的日平均浓度每升高 $20\mu g/m^2$,急性下呼吸道感染的危险将增加 8%。

4. 气候因素 ARTI 多发于冬季,而夏季的发病率明显较低,10 岁以下儿童受季节的影响较大。肺炎的死亡率与 1 周前的平均气温、湿度和风速有密切关系。空气干燥引起呼吸道黏膜弹性降低、黏液生成、纤毛运动以及血流量减少。温度和湿度会影响细菌、病毒等病原体的增殖以及对组织的侵入能力。一般来说,革兰阴性菌易在湿度较高的环境中增殖,而革兰阳性菌、流感病毒等则容易在低温无风的环境中增殖。

二、儿童铅中毒

随着工业和民用铅消耗量的剧增,排放到环境中的铅日益增加。一般来说,国家愈发达,铅的消耗量愈大,铅对环境的污染愈严重。儿童对铅污染的反应比成人敏感,铅对儿童健康的损害也较严重。据统计,美国儿童每年通过呼吸道、消化道和皮肤接触的铅比一般工业发达国家高 30 倍,铅中毒的儿童也大大增加,至少每年有 40 万儿童遭受铅污染的危害,其中大约有 1/4 的儿童神经系统遭受永久性损伤,每年死于铅中毒的儿童达 200 人以上。我国铅污染也比较普遍,问题较为突出,为保护儿童健康,应给予高度重视。

铅对儿童的危害是多方面的。血铅水平达到 $1200\mu g/L$ 以上可以直接引起脑水肿,导致儿童昏迷或死亡;$800\mu g/L$ 时仍可出现中毒性脑病。血铅水平为 $700\mu g/L$ 时可引起中毒性肾病和严重贫血,$600\mu g/L$ 时可以引起儿童肠绞痛。$400\mu g/L$ 时可引起血红蛋白合成障碍,出现贫血症状;$300\mu g/L$ 时可以干扰儿童体内维生素 D 代谢,引起维生素 D 缺乏病。血铅水平为 $200\mu g/L$,可影响神经传导速度,同时干扰红细胞内原卟啉的代谢,导致血液中卟啉水平的升高。即使儿童血铅水平在 $100\mu g/L$ 以下,仍具有神经毒性,足以对快速发育过程中的儿童(尤其是 6 岁以下儿童)的神经系统造成危害,造成儿童智力和行为发育的损害。多数学者均认为,铅对儿童的危害没有阈值。

(一) 儿童铅代谢的特点

无论是经呼吸道还是消化道,儿童均较成人吸收更多的铅。消化道是儿童吸收铅的主要途径。儿童对铅的吸收率可高达 42%～53%。儿童单位体重摄入食物量比成人明显增多,通过食物途径摄入的铅量也相对较多。铅在儿童的呼吸道中的吸收率也较成人高,为成人的 1.6～2.7 倍。儿童铅的排泄率仅为吸收量的 66% 左右,约有 1/3 的铅留在体内。少年儿童有 70% 的铅沉积于骨骼中,蓄积铅的次要部位是肝脏、肌肉、皮肤和血液。血液、软组织和骨骼中的铅交换量相对较大,生物活性铅浓度相对高,更易造成敏感组织铅水平升高。

(二) 对脑发育的影响

1. 智力 儿童神经发育的关键时期是从胎儿期到出生后 6 年以内,特别是前 3 年以内。

这一阶段儿童神经系统正处于快速发育时期,对外界有毒物质的抵抗能力最为脆弱。铅对儿童的危害最受关注的是其对儿童脑发育的影响。国内外研究发现,在环境铅污染越严重的地区,儿童智力低下的发生率越高。

2. 认知功能 人类主要是通过感觉、知觉、注意、记忆思维、想象等认识客观事物,智商是认知能力的测试结果。儿童处于快速的生长发育阶段,对铅的神经毒性特别敏感,即使儿童血铅水平在 $100\mu g/L$ 左右时,也可导致神经发育方面的损害,造成认知功能下降,智商降低。儿童血铅水平每上升 $100\mu g/L$,其智商评分降低 $6\sim8$ 分。

3. 行为发育 研究表明,铅可影响儿童的神经行为发育;儿童血铅水平过高与小儿多动症、注意力不集中、学习困难、攻击性行为以及成年后犯罪行为密切相关。铅对儿童造成的脑损害是儿童多动症的病因之一。研究发现,当儿童血铅水平为 $100\mu g/L$ 时,即可引起诸如多动症等行为方面的改变。在波士顿开展的一项调查,收集检测了 3329 所小学 $1\sim2$ 年级小学生乳牙中的铅水平,并由老师根据学生在课堂上的表现填写行为问卷,结果发现乳牙铅水平高的儿童具有行为问题的比例显著高于铅水平低的儿童。有报道显示,多动症门诊儿童的血铅水平明显高于普通门诊;多动症儿童的血铅水平显著高于正常儿童;尿铅水平也较正常儿童高。还有研究表明,有铅中毒病史的儿童,成年后犯罪几率显著高于没有铅中毒的儿童,可见铅不仅影响儿童行为发育,且有些行为损害可能持续至成年。

(三) 对造血系统的影响

造血系统是铅毒性作用的重要靶系统。当血铅水平在 $200\mu g/L$ 左右时可抑制红细胞内 δ-氨基-γ-酮戊酸(ALA)合成酶和亚铁络合酶的活性。这两种酶是血红素合成的关键酶,血铅水平升高,此等酶的活性受到抑制,使血红素合成受阻,血红蛋白合成障碍,同时还会产生过量的 ALA 和原卟啉(EP),并大量堆积。其结果使血红蛋白合成减少;同时 ALA 产生神经毒性和导致血液中 EP 升高。铅可影响珠蛋白的合成特别是 α 珠蛋白链的合成,使 α 珠蛋白链和 β 珠蛋白链的合成不同步;此外,铅还促进红细胞溶血,使红细胞的平均寿命缩短。

铅中毒与儿童贫血的因果关系十分明确。一般认为,当血铅水平上升达到 $250\sim300\mu g/L$ 时,血红蛋白下降至贫血水平;血铅水平为 $400\sim450\mu g/L$ 时,开始出现明显的贫血症状。

(四) 对循环系统的影响

铅暴露与高血压有密切关系,在成人职业性铅暴露人群中,高血压患病率明显升高,但目前对儿童的研究报道不多。有研究者对 20 世纪 30 年代诊断为儿童铅中毒患者的随访中发现,曾患儿童铅中毒人群 50 年后发展为高血压的危险性比对照组高出 7 倍,提示儿童铅负荷过高对高血压的发生存在远期影响。

(五) 生殖毒性

铅具有生殖毒性、胚胎毒性和致畸作用。铅对人类生殖功能的影响与剂量有关,有报道血铅水平在 $250\sim400\mu g/L$ 已可影响男性生殖功能,造成精子畸形。即使是低水平暴露仍可影响宫内胎儿的生长发育过程,导致胎儿畸形、早产和低出生体重等危害。铅与钙在体内的代谢途径相似,妊娠期为了满足胎儿发育和骨骼钙化的需要,由母体向胎儿转运较多钙的同时,也使较多的铅转运至胎儿体内。孕妇体内的铅可通过胎盘作用于胚胎,如果孕妇前 3 个月处于较大剂量铅暴露可导致死胎、流产、胎儿畸形。

(六) 内分泌干扰作用

铅已被确认为内分泌干扰物,机体铅负荷增高可对某些激素的代谢产生影响,这可能是铅引起儿童体格生长发育落后和高血压的重要机制。血铅水平升高可以降低血清维生素

D_3 的活性,1,25-$(OH)_2D_3$ 水平下降,导致活性维生素 D_3 的代谢障碍,继而引起广泛的功能障碍,影响细胞成熟和骨骼生长。铅可引起肾素分泌增加、抑制生长激素和甲状腺素的功能,从而影响儿童生长发育。

(七) 对免疫功能的影响

有报道,人血铅浓度达到 $290\mu g/L$ 就能引起免疫功能改变。铅与其他免疫毒性化合物不同,轻、中度铅暴露一般不影响免疫细胞的数量,却可使细胞功能发生显著改变。铅的免疫毒性特点是 T 辅助细胞功能的显著失衡,改变免疫反应的性质和范围、影响宿主对各种疾病的易感性。

生命不同时期的铅暴露产生的免疫毒性不同,孕后期是铅免疫毒性的敏感期。血铅对免疫功能的影响具有长远性,早期的铅暴露可产生持续的免疫毒性改变。高浓度铅暴露人群即使血铅浓度恢复正常,但在以后的很长一段时间内,免疫系统的变化仍可被检测到。胎儿或新生儿长期铅暴露,可产生与成人相似的免疫功能改变,但引起效应的剂量水平显著低于成人。

三、儿童肿瘤

一般而言,肿瘤的主要发病人群集中于中老年。但近些年来,儿童肿瘤发病率也逐渐升高,已成为儿童疾病死亡的第一位死因。据国际癌症研究机构的统计,2000 年全球儿童癌症发病人数约 16.6 万,其中男性儿童发病 9.6 万,发病率 10.4/10 万,女性儿童发病 7.0 万,发病率 8.0/10 万。尽管发达国家的发病率略高于发展中国家,但 83% 以上的儿童肿瘤病例集中在发展中国家。

儿童在社区、学校、幼儿园以及其他生活环境中可广泛接触多种化学物质。环境中化学物如杀虫剂、挥发性有机物、室内外空气污染、硝酸盐和亚硝酸盐、汽油及其添加剂等暴露,均可能与儿童肿瘤发生有关。已知电离辐射可导致急性淋巴细胞白血病、急性中幼粒细胞白血病、脑肿瘤和骨肉瘤等;高浓度苯暴露也可导致白血病。有研究者认为,儿童肿瘤与电磁场、宫内和产后感染有关;某些食品(如腌制食品)、农药、父母的职业暴露、孕期酒精或香烟烟气等都是儿童发生肿瘤的潜在危险因素。

美国环境保护局强调:包括儿童阶段的生命早期,对致癌物更为敏感;其主要原因是围生期、婴儿期的快速生长和发育,婴幼儿和儿童代谢系统及免疫监视尚未成熟。此外,儿童饮食和行为习惯等的不同均增加了对环境污染物的暴露。因此,应该对儿童暴露致癌物的危险度评价做出专门规定,EPA 拟单独制定儿童暴露于致癌物的危险度评价指南。

(一) 杀虫剂与儿童肿瘤

研究表明,儿童白血病、脑瘤与父母使用或以其他形式暴露于杀虫剂有关。部分研究提示,成神经母细胞瘤、Ewing 肉瘤、非霍奇金淋巴瘤(non-Hodgkin lymphoma,NHL)与杀虫剂的使用有关;还有研究报道,父亲使用杀虫剂与儿童神经系统肿瘤危险度上升有关。2002 年,一项生态学研究显示,在杀虫剂应用较多的地区,白血病患病率显著上升。还有研究显示,儿童敏感期暴露于杀虫剂,可能导致成年后肿瘤发病风险增加;尤其是出生前 1 年或出生后 3 年内家中应用杀虫剂,可导致儿童白血病发病率升高;父母使用除草剂、杀真菌剂也可能与儿童脑瘤发病率上升有关。有研究报道,除草剂的应用(尤其 2,4-二氯苯氧基乙酸)可能使 NHL 的危险度上升 2~8 倍,并且随着暴露时间延长,危险度增高。

（二）室内外空气污染与儿童肿瘤

儿童气道狭窄、呼吸频率高，因而每千克体重儿童吸入的大气污染物可能更多。室内外的空气污染物中含有致癌物或可疑致癌物，如苯、氡、烟草烟气、石棉、甲醛和颗粒物等，并且通常情况下多种污染物同时存在，多种污染物之间的协同作用可能会增加儿童肿瘤的发病风险。室内空气苯污染是已确认的职业人群白血病致癌因素，但尚不明确"儿童低浓度空气苯暴露"是否有类似效应。

空气质量与儿童肿瘤的研究报道多来自于发达国家，且主要集中在交通污染暴露与儿童肿瘤之间的关系。美国的研究发现，居住在靠近交通繁忙区域的儿童更易死于肿瘤。病例-对照研究发现，居住在交通污染严重区域的儿童肿瘤发病率是轻污染区域儿童的 3.1 倍，其中白血病的危险度为 4.7。瑞典的病例-对照研究，利用大气监测资料、交通信息、居住史等建立模型估计个体 NO_2 的暴露，发现 NO_2 暴露浓度高于 $50\mu g/m^3$ 的儿童肿瘤危险度大约是低暴露浓度的儿童（$39\mu g/m^3$）的 2.7 倍。丹麦的一项研究，计算儿童出生前后苯和 NO_2 暴露浓度，发现苯和 NO_2 浓度提高 1 倍，儿童霍奇金淋巴瘤的危险度分别上升 25% 和 50%。

（三）汽油及其添加剂与儿童肿瘤

儿童在加油站、马路上、靠近石油加工和汽油运输机构的社区中，都可能吸入汽油雾气和与汽油有关装置排放的废气，其中所有毒有害成分可对儿童的健康产生危害，甚至导致癌症的发生。

汽油中重要的致癌物质包括苯、1,3-丁二烯、1,2-溴乙烷、甲苯、乙苯、抗震因子和它们的氧化物。其中，苯是一种可以导致白血病和骨髓瘤的多环芳香族碳水化合物，其重量占汽油的 4%。汽油中某些成分及其潜在致癌性见表 40-4。

表 40-4　汽油中的几种成分的潜在致癌性

化学物质	相关癌症	可能性
苯	白血病、骨髓瘤	白血病已证实；骨髓瘤可能
1,3-丁二烯	淋巴瘤、白血病、骨髓外增生	可能
三甲基丁醚	睾丸癌、淋巴癌	在动物实验中已充分证明，目前尚无人群流行病学证据

来源：李廷玉，戴耀华. 儿童环境健康. 重庆：重庆大学出版社，2011

四、水传播疾病

水的生物性污染所引起的水传播疾病是全球重要的公共卫生问题之一，也是婴幼儿胃肠道疾病高发病率和高死亡率的主要原因。WHO 资料显示，经水传播的胃肠道疾病占婴幼儿死亡率的第二位，仅次于呼吸道疾病。儿童腹泻可引起儿童营养不良、贫血、生长缓慢和死亡，而 80%~90% 儿童腹泻是由环境因素引起的。不洁饮水是引起婴幼儿胃肠道疾病的最主要原因，尤其在一些不发达国家或地区许多家庭没有清洁供水设施，导致饮用水不洁。

2004 年，在匈牙利布达佩斯举行的"第四届欧洲环境和卫生部长会议"上，WHO 出版发行了世界上第一本"儿童环境卫生和环境的图表集"。该"图表集"中列举的影响健康的水环境污染有：①恒河生物性污染，每分钟有 1100 万升未经处理的污水倾入恒河，这些未经处理的水中每克粪便可能含有 1000 万个病毒、100 万个细菌、1000 个寄生虫孢子和 100 个蠕虫卵。②不清洁用水导致腹泻,据估计全球每年因腹泻性疾病死亡 180 万人,其中绝大多数是 5 岁以下儿童。不清洁用水可引起霍乱、痢疾、麦地那龙线虫病、伤寒和肠道蠕虫等多种疾病。目前,水污染引起的介水传染病仍然是威胁发展中国家儿童健康的主要因素。

(叶　琳)

第四节　发展中国家儿童环境与健康

一、发展中国家儿童健康状况

(一)环境相关的儿童疾病

随着全球工业化和城市化进程的加快,环境污染对儿童及其家庭生活环境产生了严重影响。儿童环境相关疾病高于成人,特别是 5 岁以下儿童占环境相关疾病人群的 40%。空气、水和食物中的污染物、疾病传播媒介、有毒化学物质和紫外线辐射等对儿童健康的影响已引起世界各国的广泛关注。

儿童环境危害因素的暴露类型、强度和产生的健康后果,会因儿童所在国家和地区经济条件的不同而有很大差异。在发展中国家,不洁净的饮水和食物、室内空气污染、生活卫生条件不良、媒介传播疾病等对儿童健康的影响仍广泛存在。人口和社会经济状况也是威胁儿童健康的重要因素,贫困、营养不良和传染病可加剧环境因素的危害作用,导致发展中国家儿童的发病率和死亡率明显高于发达国家。此外,社会冲突、自然灾害和生活压力也是影响发展中国家儿童健康和疾病发生的重要因素。

在发达国家,传统的环境危害和传染病在很大程度上得到了控制,儿童所面临的主要疾病是慢性非传染性疾病和致残,被称为"新儿科发病率"。包括我国在内的发展中国家,多种不良环境因素并存,对儿童健康产生了诸多危害。世界上 1/3 以上的儿童疾病源于环境因素,在 0~14 岁的儿童中,环境因素所致疾病占所有死亡病例的 36%、儿童整体疾病的 34%。

在发展中国家,环境因素导致的疾病发病率远远高于发达国家。在环境因素所致的婴儿死亡率分析中,发展中国家是发达国家的 12 倍。据估计,全球每年有近 160 万人死亡可以归因于"饮用不安全的水和不良的卫生条件",其中 90% 来自发展中国家的儿童。有研究表明,环境危险因素所引起的疾病中,腹泻、下呼吸道感染、疟疾和围生期问题在儿童死亡中所占比例最大;大约 88% 的儿童腹泻病是由于饮用不安全水和恶劣卫生条件所致;儿童下呼吸道感染与固体燃料燃烧产生的室内空气污染、二手烟草烟雾和室外空气污染有关。在发达国家,约有 20% 下呼吸道感染是由环境因素引起的,而在发展中国家则高达 42%。疟疾每年导致近 80 万人死亡,其中约 80% 发生在非洲儿童。近年来,中国儿童白血病的发病人数逐年增加,可能与家庭居室装修污染、药物滥用、农药和杀虫剂的使用、电离和电磁辐射等环境因素有密切关系。

全球每天有 2000 多名儿童死于可预防的伤害,大多数发生在环境特别不安全的低等和中等收入的国家。在农村地区,伤害主要源于农药中毒和溺水。在城市地区,伤害主要源于交通、电器、坠落或儿童摄入家用化学品和药品而导致的中毒。由于人们对环境危险因素尚缺乏充分认知,更多的是采取"治疗"对策,尚无有效的"预防"方法。例如,用抗生素治疗儿童呼吸道感染,口服补液治疗腹泻性疾病,而没有提供"如何使用安全燃料、如何获得安全饮用水、如何改善卫生条件"等方面的措施。

（二）发展中国家儿童对环境有害因素易感

在环境因素所引起的疾病分析中，发展中国家儿童与发达国家儿童相比，人均失去 8 倍的健康生活年。在一些非常贫困的地区，差距更为显著，如儿童下呼吸道感染所失去健康生活年数是发达国家儿童的 800 倍；道路交通伤害和腹泻病是发达国家儿童的 25 和 140 倍。

通常，贫困和营养不良是环境相关疾病的重要促进因素。贫困和营养不良儿童身体较为羸弱，正常机体保护机制和生理反应较差，从而提高了对环境危害因素的易感性。

二、发展中国家环境污染对儿童健康的影响

随着工业的快速发展，环境污染日趋严重，儿童暴露的环境有害物质日益增多，环境污染已成为儿童疾病的主要原因。WHO 估计，发达国家 17% 的儿童死亡归因于环境暴露，而发展中国家 24% 的儿童死亡是由环境暴露造成的。环境暴露引起的死亡病例，远远高于艾滋病、结核病和疟疾死亡病例总和。传统的环境污染引起的疾病主要有腹泻、肺炎和其他感染性疾病。现代环境的威胁主要是慢性疾病，如哮喘、神经发育障碍、出生缺陷、肥胖、糖尿病、心血管疾病、精神健康问题和儿童肿瘤。发展中国家的快速工业化，使儿童同时面临"传统和现代"环境危害的双重威胁。

（一）饮用水污染对儿童健康的影响

目前全球 11 亿人不能获得足量的安全饮用水，其中有 10 亿人生活在发展中国家。WHO 调查显示，80% 的疾病和 1/3 死亡与污染的水有关。中国有 12.7% 的儿童饮用未经基础卫生设施集中处理的地下水、地表水或窖水。饮用水中的致病因素大致可分为 3 类，一是病原微生物，引起介水传染病；二是超量或不足的各种矿物质，可引发各种生物地球化学性疾病；三是水中的各种污染物（重金属、有机物、有毒物质），可引起急慢性中毒。

不安全饮用水是发展中国家儿童腹泻病的主要原因，中国饮水传播的感染性腹泻主要发生在学校，特别是小学。儿童腹泻病也是发展中国家儿童生长迟缓的潜在原因，已成为发展中国家备受关注的公共卫生问题。儿童腹泻病通常是由于生活在不良卫生条件的环境中，通过粪便污染的饮水和食物暴露细菌、病毒和寄生虫。摄入的病原微生物可刺激小肠，引起慢性肠道炎症，致使肠道上皮吸收障碍，吸收面积减少，消化酶分泌减少及活性降低。上述病理改变，影响儿童所需营养素的消化和吸收，进而造成营养不良和生长发育迟缓。据估计，发展中国家 5 岁以下儿童低身高和低体重达到 32% 和 20%，早期儿童肠道感染是生长发育迟缓的危险因素。病原微生物及其代谢产物可使消化道渗透性增加，导致机体慢性免疫激活，使摄入的营养素主要用于抵抗感染而不是生长发育，从而造成生长速度减慢。儿童腹泻病也可导致儿童神经认知发育障碍，特别是生命早期，肠道寄生虫感染、腹泻、发育障碍与不良的神经认知发育有关。儿童腹泻病也可引起儿童疫苗接种效价降低。据报道，发展中国家儿童口服疫苗产生的免疫保护效能明显低于发达国家，其原因是慢性肠道炎症和全身炎症。2014 年，中国环境保护部的调查结果显示，饮用水污染是威胁农村儿童健康的主要隐患。家庭使用自来水可以显著降低农村儿童腹泻的患病率。因此，改善饮水卫生、食品卫生和卫生条件是预防儿童腹泻病的有效措施。

（二）室内空气污染对儿童健康的影响

WHO 报告，每年由室内空气污染引起的死亡者达 430 万，其中儿童为 33.4 万。在发展中国家，3.7% 的死亡率由室内空气污染引起，高于发达国家。发展中国家儿童暴露的室内

空气污染物主要为:①烹饪、取暖、采光时的固体燃料燃烧的废气;②居室装修、建筑材料和家具所释放的挥发性有机物(如甲醛、甲苯、二甲苯等);③香烟烟气;④放射性氡等。固体燃料包括木柴、秸秆、大牲畜粪便和煤等,能够释放燃烧不完全的气体(如 CO)和颗粒物、NOx 等。

在发展中国家使用室内低效的烹调用炉对居住者具有较大的健康风险。50%以上的 5 岁以下儿童下呼吸道感染与室内固体燃料燃烧产生的烟雾有关。2016 年的一项调查显示,中国有 26.8%的儿童暴露于固体燃料做饭或取暖带来的室内空气污染。通常,使用固体燃料的家庭比较贫穷,室内烹饪炉灶没有排气烟囱,固体燃料燃烧产生的污染物不能有效排至室外。由于儿童在室内逗留的时间较长,受室内空气污染物的危害较大。国内外研究均表明,较高浓度的燃烧产物可引起儿童死亡率和患病率明显增加。

采暖和照明也是低中收入国家室内空气污染的来源,煤油灯和蜡烛可产生黑炭烟。在气候极端地区(如尼泊尔、北印度),为取暖而减少通风来保存热能,加重室内空气污染。非洲城市贫困家庭经常使用简单炉灶敞开燃烧保持夜间的温暖,使儿童长时间暴露于室内空气污染的环境中。其他室内空气污染物包括二手烟草烟雾、家具释放的挥发性有机化合物和生物性污染物(如动物皮屑、粉尘螨、蟑螂等)等,都可以引发儿童呼吸系统疾病。

室内空气污染与多种疾病有关,包括呼吸道感染、慢性肺部疾病、肿瘤、心血管疾病等。室内空气污染物对儿童健康影响范围广泛,包括低出生体重、肺功能减退、急性和慢性呼吸道感染、哮喘、肿瘤、神经认知功能的改变等。儿童早年暴露于较高浓度的空气污染物与成年后的呼吸道疾病有关。室内污染物暴露水平与儿童肺功能减退、呼吸道症状发作频率、哮喘严重程度均密切相关。虽然儿童对空气污染物的易感性取决于"环境暴露和遗传因素",但使用清洁高效的烹调炉灶,可以明显降低室内空气污染水平,进而降低儿童健康损害程度。

(三)大气污染对儿童健康的影响

在发展中国家,城市大气污染是一个严重的公共卫生问题。WHO 报道,全球每年大气污染引起儿童死亡 12.7 万人,主要是下呼吸道感染。全球 88%的城市居民生活在空气质量超过 WHO 标准的地区,发展中国家尤为严重。我国大气污染问题持续严峻,城市的大气污染特征已由单一的煤烟型向煤烟-机动车尾气污染型转变。大气污染物种类繁多,包括可吸入颗粒物、SO_2、NO_x、铅、多环芳烃和 O_3 等,这些污染物均可对儿童健康产生影响。

近年来,一些发展中国家工业不断发展,煤和石油燃料的使用和汽车保有量持续增加,导致城市大气污染物浓度增高,儿童面临的大气污染所致呼吸系统疾病的风险增大。在一些城市,大气中颗粒物、多环芳烃等致癌物的浓度与机动车尾气排放量高度相关。由于儿童组织细胞增殖、分化快速,对氧和营养物质需要量大,对空气污染更为易感,患病风险增加。研究发现,中国城市大气污染物 SO_2 日均浓度与儿童上呼吸道感染、气管炎和肺炎日门诊人次呈正相关关系。大气 $PM_{2.5}$ 浓度与低出生体重、宫内生长发育迟缓、早产、出生缺陷和婴儿死亡率有关。儿童交通污染物暴露,可致急性淋巴母细胞白血病发病率增加 50%,还可增加生殖细胞肿瘤、视网膜母细胞瘤发病率。同时,区域性交通污染加重可以诱导儿童哮喘的发生率增加。空气污染与儿童神经系统发育不良有关。大气污染增加温室气体的排放,引起全球气候改变,也是哮喘发病率升高的间接因素。

(四)儿童意外伤害事件

意外伤害可能与家庭或社区的环境危害有关。每年有 85.5 万名 18 岁以下的儿童因意外伤害而死亡。意外伤害的种类主要有道路交通伤害、中毒、跌落伤、火灾、烧伤和溺水等。此外,还有暴力、自杀和战争等人为伤害。年幼的儿童主要受中毒、溺水、烧伤、虐待的威胁,年长的儿童和青少年更容易受到道路交通事故、人际暴力、体育运动损伤的威胁。世界范围内,道路交通事故和溺水是儿童伤害死亡最常见的原因,其次是烧伤和跌落伤。发展中国家儿童更易受到意外伤害的威胁,来自贫困家庭的儿童和青少年比生活在富裕家庭的儿童和青少年受到伤害的可能性更大。中国每年有 7 万多儿童死于跌落、中毒、溺水、交通事故等意外伤害;意外死亡占儿童总死亡率的 26.1%;农村留守儿童意外伤害发生率更高。意外伤害也是儿童致残的主要原因,我国每年有上千万儿童因意外事故而受伤或致残。意外伤害能造成儿童身心发育障碍,给家庭和社会带来沉重负担。

三、贫困与营养不良对儿童健康的影响

(一)营养不良的概念

营养不良是由不适当或不足饮食所造成的一种健康状况差的状态。通常指的是起因于摄入不足、吸收不良或过度损耗营养素所造成的营养不足,但也可以是"暴饮暴食或过度的摄入特定营养素"而造成的营养过剩。如果长期不能摄取由适当数量、种类或质量的营养素所构成的健康饮食,将会导致营养不良的发生。儿童长期营养不良可能引发多种疾病,甚至死亡。营养素缺乏性营养不良主要发生在经济落后的发展中国家;不适当的节食、暴饮暴食或缺乏平衡的饮食而造成的营养不良,常见于发达国家。

与成年人相比,营养不良的儿童更容易出现生长缓慢、感染性疾病、身体和智力发育受损。在发展中国家,32%的 5 岁以下儿童(1.78 亿)有发育障碍,有 1900 万儿童患有严重营养不良,中、东部非洲地区比例更高,且大部分发生在 2~3 岁以下儿童。消瘦在发展中国家的患病率大约是 13.2%,随国家的经济发展而变化;在低收入国家平均患病率是 21.6%,明显高于中等收入国家(11.1%)和高收入国家(4.34 %)。

(二)营养不良对儿童健康影响

儿童营养不良在全球广泛存在,是发展中国家婴儿、儿童死亡和疾病的主要原因,亚洲、非洲和拉丁美洲是主要的受害地区。在低、中收入国家,每年因营养不良引起 350 万人的死亡。在全球 5 岁以下的儿童中,超过 35%的死亡与营养不良有关。

儿童时期对各种营养素缺乏比较敏感,膳食中铁、锌、维生素 A 和蛋白不足,可影响其生长发育。2~3 岁儿童会因为慢性营养缺乏而出现生长发育迟缓和学习障碍。在亚洲、非洲和拉丁美洲的发展中国家,由于不安全饮水和不良的卫生条件导致每天 1.26 万儿童因腹泻性疾病而死亡。腹泻性疾病进一步导致食物摄入减少,营养吸收障碍,儿童发生营养不良,降低对感染的抵抗力,延缓身体和智力发育。

营养不良使儿童免疫功能下降,增加对一些疾病如腹泻和肺炎的易感性。大约 50%~70%的腹泻、痢疾、麻疹、疟疾、下呼吸道感染的发生都可能与儿童营养不良有关。全世界每年有 200 万儿童死于急性呼吸道疾病,包括上呼吸道感染、支气管炎和肺炎,其中 99%的死亡发生在发展中国家。营养不良、维生素 A 缺乏、低出生体重、非母乳喂养、拥挤和暴露室内空气污染物等是急性呼吸道疾病的危险因素。如果疾病早期得不到有效治疗,病情会迅速加重,造成死亡。因此,对于患有肺炎和急性呼吸道疾病的营养不良儿童,更应给予及时的营养支持和有效的临床治疗。

营养不良的主要原因包括贫困、能源缺乏、不安全食物和卫生保健知识缺乏等,这些因

素均可增加营养不良的发生风险。贫穷是儿童营养不良的重要因素,其对健康的影响还与所处的环境条件密切相关。贫困地区的儿童更多的暴露于有害的环境中,在面对环境危害时,往往由于贫困而无法获得医疗卫生服务,使儿童营养不良发生率远远高于富裕地区。贫困导致营养不良,使儿童抵御有毒物质和病原体感染的能力下降,发生疾病的风险增高。贫困和营养不良对儿童健康影响已受到联合国的高度重视,并在 2000 年制定了目标,要求所有联合国成员国"到 2015 年贫穷和饥饿人数减少 50%"。

在过去 20 年中,尽管营养状况得到改善,但营养不良仍然是严重的公共卫生问题。目前,大部分发展中国家儿童营养缺乏和营养过剩同时存在。有报道指出,发展中国家的肥胖从 1980 年到 2013 年增加了 11%,比发达国家高 2%;低收入国家超重率的增长速度要高于高收入国家。中国儿童单纯性肥胖检出率也呈现快速增长,学生体质健康调查显示:2010 年城市儿童肥胖和超重率男生为 23.2%,女生为 12.7%,显著高于 1985 年的 1.3% 和 1.5%,并有继续上升的趋势。发展中国家儿童生长发育障碍和微量营养素缺乏与超重和肥胖共存,其原因可能与儿童膳食组分和质量有关。儿童肥胖还与哮喘、睡眠紊乱、高血压和慢性炎症等的发生有关。发育障碍的儿童在成年后更易肥胖,肥胖儿童很可能对未来成年后的健康状况产生影响。因此,营养缺乏和营养过剩是发展中国家面临的双重负担,对社会发展、经济增长和疾病负担产生不利影响,对人类健康构成新的威胁。有鉴于此,对于发展中国家儿童既要注意营养缺乏,又要预防营养过剩。

(三)微量营养素缺乏对儿童健康的影响

营养不良与机体必需的微量营养素(如维生素 A、维生素 B、碘、铁、锌和叶酸等)缺乏有关。当富含微量营养素的食物如水果、蔬菜、畜牧产品、强化食品等摄入不足,将可导致营养不良。微量营养素在细胞和体液免疫反应、细胞信号转导、生殖健康、认知功能等方面发挥重要作用。机体不能合成必需的微量营养素,必须通过饮食摄入。微量营养素缺乏可影响所有年龄的人群,但对孕妇和儿童影响最大。尽管在过去 20 年儿童营养不良患病率下降,但全球有 20 亿人缺乏维生素 A、碘、铁、锌、叶酸和 B 族维生素。2011 年全球 5 岁以下儿童死亡大约 690 万,其中 1/3 死亡和 11% 的疾病是源于微量营养素缺乏,特别是维生素 A 和锌缺乏。大约 1.65 亿 5 岁以下儿童患有发育障碍,1.01 亿儿童体重过轻,5200 万儿童消瘦,其中 90% 的发育障碍儿童生活在东南亚和非洲撒哈拉。微量营养素缺乏往往是几种营养素缺乏共同存在。贫血是全球关注的主要营养问题,不仅与缺铁有关,而且与维生素 A、维生素 B_1、维生素 B_6、维生素 B_{12}、维生素 B_2(核黄素)、叶酸缺乏有关。除了营养缺乏,一般的感染、慢性疾病、疟疾和寄生虫感染也可导致贫血。微量营养素缺乏引起的营养不良,已经成为发展中国家主要公共卫生问题之一。

1. 缺铁对儿童健康的影响 缺铁是全球最常见和最普遍的营养缺乏,广泛影响发展中国家儿童和妇女的健康。缺铁作为一种营养缺乏症,主要是肉、鱼、家禽等肉类食物摄入不足。在贫困地区,感染性疾病可加重缺铁性贫血,如疟疾、钩虫感染和血吸虫病等。环境铅污染与缺铁性贫血有关,是发展中国家的重要环境健康问题。孕妇缺铁可致早产、新生儿低体重、感染和死亡风险增加。儿童缺铁出现体格和认知发育受损,学习能力下降。

2. 缺锌对儿童健康的影响 锌是 200 多种酶的组成成分,参与体内很多代谢合成反应,婴幼儿和儿童青少年生长发育阶段对缺锌敏感;孕妇补锌可增强儿童免疫功能,进而减少婴儿腹泻和呼吸系统疾病的发生。锌在体内代谢快速,不能组织储存,特别是在胃肠道感染时,机体可随排泄物丢失大量锌。世界上 1/3 人口生活在缺锌地区。发展中国家儿童缺锌更为普遍,主要发生在南亚、非洲撒哈拉和南非。发展中国家儿童低营养饮食和肠道致病菌感染,使锌缺乏的风险提高。锌缺乏导致儿童生长发育迟缓,增加腹泻、肺炎、疟疾的发病风险。

3. 钙和维生素 D 缺乏对儿童健康的影响　钙和维生素 D 缺乏是发展中国家广泛存在的公共健康问题。在许多发展中国家,儿童和青少年膳食钙摄入量大约为发达国家儿童膳食建议值的 1/3 ~ 1/2。孕妇缺乏维生素 D 可引起子代生长发育迟缓、骨骼异常、1 型糖尿病、哮喘和精神分裂症。由于钙和维生素 D 缺乏导致营养不良性佝偻病,是常见的青少年儿童公共健康问题。动物奶制品是钙和维生素 D 的来源,奶制品供应不足、饮食低钙是营养不良性佝偻病的原因。在发展中国家,由于人群居住拥挤、大气污染、日照不足,维生素 D 缺乏较为普遍。在中国,由于儿童日照不足,特别是学龄期儿童户外活动时间少,维生素 D 缺乏较为普遍,而且随着年龄的增长,缺乏比例升高。

4. 维生素 A 缺乏对儿童健康的影响　维生素 A 在维持黏膜功能上起重要作用,可增加局部对细菌和病毒的抵抗力。维生素 A 缺乏影响至少 60 个国家 280 万学龄前儿童。在发展中国家,孟加拉、印度、印度尼西亚和菲律宾等国家维生素 A 缺乏者较多。非洲和美洲的中、南部国家也存在维生素 A 缺乏问题。缺乏维生素 A 的易感人群是 5 ~ 6 岁以下的儿童,主要发生在 2 ~ 3 岁儿童。缺乏维生素 A 临床表现为眼干燥症,并可增加儿童腹泻和麻疹的发病率和死亡率,导致儿童生长迟缓,发育障碍。维生素 A 缺乏是一些地区性儿童夜盲症的原因。眼干燥症几乎全部发生在贫困地区,特别是发生在南亚和东南亚以大米为主食的困难儿童家庭。有研究显示,补充维生素 A 可降低儿童死亡风险的 23%。

5. 叶酸和 B 族维生素缺乏对儿童健康的影响　叶酸和 B 族维生素缺乏与不良的妊娠结局有关,包括低体重儿和早产。发展中国家孕妇和授乳期妇女叶酸摄入量不能满足生理需要,导致叶酸缺乏者较多。叶酸缺乏干扰 DNA 合成,引起异常细胞复制,导致婴儿神经管缺陷(无脑与脊柱裂)。母亲叶酸缺乏与子代巨幼红细胞性贫血有关。围妊娠期妇女补充叶酸可以降低婴儿神经管缺陷疾病的发病率。核黄素和 B 族维生素缺乏可导致唇干裂、口角炎、皮炎、角膜血管形成、贫血和神经功能异常等。核黄素缺乏具有地方性,主要是由于膳食中缺乏乳制品和肉类。

6. 碘缺乏对儿童健康的影响　碘是合成甲状腺激素的原料,而甲状腺激素是促进细胞新陈代谢、调节机体发育所必需的物质。碘缺乏涉及 130 个国家,影响世界 13% 的人口。全球 7.4 亿人受甲状腺肿影响,2 亿人面临碘缺乏病的风险。碘缺乏是引起儿童脑损伤最重要的原因。发展中国家每年有 2000 万儿童受缺碘影响,缺碘通过影响大脑发育危害数百万人。孕妇缺碘影响胎儿发育,严重碘缺乏可引起胎儿死亡或身体和神经发育迟缓,导致克汀病。碘盐是广泛采用的防治措施,可通过食盐加碘来预防碘缺乏病。

（席淑华）

第五节　环境污染对儿童健康影响的防护策略

一、加强儿童环境健康的法律法规建设

儿童正处于生长发育阶段和学习文化科学知识的特殊时期,是社会重点保护的对象。我国为保护儿童健康成长,制定了多项相关的法律法规和文件。主要有《全国儿童保健工作

规范》《儿童安全与健康一般指南》和《学校卫生标准》。此外,我国还有一些保护儿童健康的法规性文件,如《学校卫生工作条例》《中共中央国务院关于加强青少年体育增强青少年体质的意见》《关于进一步加强学校卫生管理和监督工作的通知》《农村寄宿制学校生活卫生设施建设及管理规范》《国家学校体育卫生条件试行基本标准》《国家中长期教育改革和发展规划纲要(2010—2020)》《中华人民共和国传染病防治法》《中华人民共和国食品安全法》《突发公共卫生事件应急条例》《中国儿童发展纲要(2011—2020)》等。

（一）全国儿童保健工作规范

《全国儿童保健工作规范》是根据不同年龄儿童生理和心理发育特点,提供基本保健服务,包括出生缺陷筛查与管理(包括新生儿疾病筛查)、生长发育监测、喂养与营养指导、早期综合发展、心理行为发育评估与指导、免疫规划、常见疾病防治、健康安全保护、健康教育与健康促进等。

（二）儿童安全与健康一般指南

《儿童安全与健康一般指南》(GB/T 31179—2014)是国家标准化管理委员会于 2014 年 9 月 3 日正式发布,2015 年 1 月 1 日起实施。该指南以保护儿童健康为原则,根据我国儿童安全与健康的特点,针对儿童学习生活环境和用品的安全性方面制定的卫生标准,使其学习生活环境及相关产品符合卫生标准。内容包括儿童安全和健康保护的方法和途径及与儿童相关的健康危害,例如机械安全危害、热源危害、噪声健康危害、溺水健康危害、化学品健康危害、触电危害、辐射健康危害、生物健康危害、道路交通危害、不良生活方式对健康的危害、学习疲劳对健康的危害、不良学习环境对健康危害和不充分信息对健康危害等。该指南提出了儿童安全与健康应该考虑的特殊因素,如儿童伤害的可能性、儿童伤害与各种因素的相互影响、儿童发育水平、儿童行为特点、儿童缺乏知识及经验、缺乏对社会/环境有害因素的认知和躲避能力等,并提出了预防和减少伤害的措施。该指南对儿童在使用或可能接触到的产品及使用过程或服务中面临的潜在的、非故意的身体伤害(危害),提出了儿童安全和健康的影响因素和对策框架,为从事儿童健康与安全的相关人员、儿童产品的生产和服务者提供重要指导。

（三）学校卫生标准

《学校卫生标准》主要涉及学校建筑设计与设施、学校生活服务设施、学校家具及教具、儿童青少年卫生用品教育过程、儿童青少年健康检查及管理、健康教育规程等方面制定的卫生标准。该标准是国家立法的重要基础,也是学校卫生行政部门进行预防性和经常性卫生监督的重要依据。标准强调在实际执法监督工作中的技术法规的制约作用,对儿童青少年生存生活学习活动的各种环境条件和学习用品卫生质量的导向和评价作用,是改善环境、减少疾病、提高儿童青少年健康水平的重要保障。《学校卫生标准》在实际应用中有效地改善了学校卫生状况,促进了儿童青少年身心健康,对改善学校卫生工作状况及教育教学环境发挥了重要作用。标准适用对象较为广泛,涵盖 0~18 岁的儿童青少年,全面关注幼托机构儿童和大、中、小学学生。

二、消除贫困,加强儿童营养

发展中国家儿童营养不良发生率高是由多因素造成的,其中最重要的因素是长期贫困。贫困是发展中国家的主要问题。贫困的原因有资源匮乏、战争和人口过多等。在发展中国家,家庭食物消费的支出比例是食物安全性的标志。WHO 指出,全球微量营养素缺乏大约有 20 亿人口,大部分生活在发展中国家。发展中国家的贫困状态显著增加婴儿低出生体重发生率、新生儿死亡率和孕产妇死亡率。营养、健康和教育之间相关联和相互影响,儿童长期营养不良可影响身体和智力发育,学习能力降低,并可影响成年后的生育能力。家庭食物的不安全也是营养不良的因素之一。全球持续营养不良或发生率增加,可进一步危害社会经济,加剧全球经济危机的发生。因此,发展中国家对营养不良问题的公共健康干预应优先进行;有效干预包括疾病控制措施、饮食多样化、补充或食物强化微量营养素、母乳喂养和儿童饮食安全意识教育等。有研究指出,改善营养不良可以防止儿童 10%~15% 的生长发育迟缓和 1/8 的 3 岁以下儿童死亡。

营养对呼吸系统的正常发育起重要作用。胚胎和生命早期营养不足能够影响呼吸系统的完整性,导致肺功能减弱,降低抗感染能力。生命早期营养不良和肺发育不良,导致呼吸系统感染频率增加、程度加重。流行病学研究已证明营养不良和感染之间密切相关,其机制可能是营养不良使细胞免疫功能受损,T 细胞反应能力降低,先天免疫力下降。在发展中国家进行营养不良干预,对减少呼吸系统疾病的发病率和死亡率有很大作用。

微量营养素缺乏是儿童营养不良的主要原因,维生素 A、维生素 C、维生素 D、锌、铁、叶酸都是重要的微量营养素,补充微量营养素可以改善儿童营养状态,预防和治疗儿童感染性疾病,降低多种疾病的患病率。补充微量营养素是目前最切实可行的干预措施。维生素 A 在机体抵抗感染的免疫反应中起重要作用,其缺乏可增加儿童发病率和死亡率。呼吸系统疾病和腹泻的发病风险与维生素 A 的营养水平密切相关。补充维生素 A 和微量元素锌能够降低儿童死亡率和一些疾病的流行。据报道,在社区为 5 岁以下儿童补充维生素 A,可减少 24% 死亡率和 28% 腹泻相关的死亡。补锌可减少儿童腹泻和呼吸系统感染。孕妇补碘能减少子代先天性甲状腺功能低下,降低死亡率。孕期补钙减少妊娠高血压风险,减少先兆子痫和早产的发生率,增加新生儿出生体重。孕妇补充叶酸和铁可增加血红蛋白水平,减少贫血。饮食中充足的维生素 C、铁、锌可以减少儿童感染的发病率。儿童补充维生素 D 可以减少肺炎的发生风险。

已有多种加强儿童营养的战略被提出,包括健康教育、改变饮食习惯、保障食物供应、农业干预、强化微量营养素等。食品强化是有效的方法,可以增加食物中必需的微量营养素,改进食物的营养质量。食品强化方式有一般人群的大规模强化和少量人群特殊食品强化(如儿童强化食品)。强化措施的实施要考虑食物的生物利用度、强化物质与食物的交互作用、可用性、可接受性和费用。还要考虑靶向人群、产品质量和强化食品的消费量。也可通过改进传统培育技术,提高主要作物的微量营养素质量,对低收入人群改善营养状态是有效的办法。

三、保护环境,防止环境污染对儿童健康的影响

为发展中国家的儿童提供安全和健康环境是一项巨大的挑战。儿童的环境相关疾病具有独特性,儿童对环境有害因素具有特殊易感性,因此,采取措施保护环境,防止环境污染危害儿童健康具有重要意义。从全球和区域范围开展环境保护措施,对儿童的环境健康具有重要的促进作用,而国家和儿童生活地区的环境保护行动将更能直接保护儿童、家庭和社区的环境健康。保护儿童环境健康的主要措施包括评估环境因素导致的公共卫生问题、环境保护规划和实施、环境危害因素对健康影响的宣传教育和培训、开展科学研究控制环境污染对健康的危害等方面。

（一）多部门联合控制环境污染，从根本上保护儿童健康

儿童的环境健康受许多因素影响，解决儿童的环境健康问题需要国家各部委协调与合作。政府机构要联合非政府组织、社区、群体（家长和教师）共同发挥作用。加强对儿童环境相关疾病管理和预防保健专业人员的培训，更新知识，满足工作需要。这些人员可以成为儿童环境健康的倡导者，为政府相关部门提供建议和可靠证据，推动环境保护措施的实施。宣传教育能够提高家长和社区的儿童环境健康意识，积极改善儿童生活条件，使保护儿童健康的措施更加有效。另外，儿科医生、护士、助产士等在儿童环境健康方面也起关键作用，作为身处临床一线医务工作者，可为识别、评估和管理儿童与环境有关疾病的发生提供最新信息。总之，社会各部门都可以为倡导儿童健康环境做出贡献。

（二）开展科学研究，提出保护儿童健康的理论和方法

了解和认识环境暴露、营养、传染病和遗传易感性之间的相互作用是保护儿童健康、促进公共卫生安全的内在需求。发展中国家与发达国家科学家间的合作研究至关重要，有利于解决国内和全球的环境与健康问题。也有利于技术转让、能力建设、资源共享和建立一个训练有素的科学家网络。如通过长期队列研究，识别和评估环境因素对儿童健康的影响；其研究成果可用于规划、预防和采取补救策略和措施，为制定保护儿童健康的国家公共卫生政策提供基础数据。

（三）积极参与国际社会儿童环境健康保护行动

为应对环境污染对儿童健康影响的挑战，WHO公共卫生和环境部与相关合作部门共同参与，采取多种促进儿童环境健康的措施，包括提高认识和相关培训活动、使用指示标语、协同国际研究，为儿童、家庭和社区提供预防和教育的健康"模板"。这些措施在发展中国家和全球范围内实施，以减少儿童环境健康疾病，促进儿童健康发育和成长。

2003年，世界卫生日的主题是"让儿童拥有一个健康的环境"，旨在加快发达国家和发展中国家采取保护儿童环境健康的行动。2002年在约翰内斯堡召开的世界可持续发展首脑会议、在纽约召开的联合国大会儿童问题特别会议、2004年第四届欧洲环境与卫生部长级会议等，都提出了保护儿童免受环境威胁的行动和措施。呼吁相关部门采取行动促进认知、评估和研究对儿童健康发展有影响的环境因素。美国的国家儿童权利宣言提出健康环境权是儿童和青少年普遍的权利。

联合国于2000年签署《千年宣言》，并制定千年发展目标，倡导国际社会共同行动，在2015年实现将"无法持续获得安全饮用水和基本环境卫生服务的人口比例"减半的目标。2015年9月，联合国在充分评估千年发展目标实现状况基础上，制定新的可持续发展目标，对包括安全饮用水和环境卫生设施在内的17项发展总体目标提出要求。联合国倡导和推动安全饮用水和环境卫生可持续发展目标是：到2030年，消除露天排便；住户、学校和卫生机构普遍享有基本的饮用水、环境卫生和个人卫生服务；将"不能在家享有安全管理的饮用水和环境卫生服务的人口"减半。美国环境保护局提出采取措施，减少大气污染，改善儿童健康，有效降低了大气中NOx和颗粒物浓度，明显改善了儿童肺功能。由于空气污染物能在世界范围内播散，影响污染源以外的地区。因此，在区域、国家和全球改进大气污染状况是必要的。

肺炎和腹泻是5岁以下儿童的主要死因，每年导致超过200万儿童的死亡。导致肺炎和腹泻的原因很多，单一的干预并不能有效地防治和控制肺炎或腹泻。充足的营养和良好的环境卫生条件有助于保护儿童免受感染。"应对儿童肺炎和腹泻的全球行动计划"明确提出 2025 年的全球目标,将因严重肺炎和腹泻造成的 5 岁以下儿童死亡率在 2010 年的水平基础上减少 75%;基本上消除这两种疾病造成的 5 岁以下儿童死亡;并将全球 5 岁以下儿童发育迟缓数量减少 40%。

中国确立了"2020 年全面建成小康社会"的宏伟目标,构建生态文明、保障安全供水是其中两项重要指标。另外,改变传统厕所观念,确保人人享有安全卫生的厕所设施,特别是针对儿童、妇女、偏远地区、特殊条件、特殊人群,避免厕所对土地、水源等环境造成污染,同时废物得到生态利用。保护环境,减少环境污染,需要世界各国加强协作,共同建设绿色生态环境,为儿童健康成长提供优良的环境条件。

(席淑华)

参 考 资 料

1. 季成叶.儿童少年卫生学.第 7 版.北京:人民卫生出版社,2015.

2. 叶细标,阚海东,桂永浩.环境与儿童健康.北京:人民卫生出版社,2006.

3. 李廷玉,戴耀华.儿童环境健康.重庆:重庆大学出版社,2011.

4. 王卫平.儿科学.第 8 版.北京:人民卫生出版社,2013.

5. 马军.学校卫生标准应用及需求.中国学校卫生,2015,36(11):1601-1603.

6. 徐勇.《儿童安全与健康一般指南》的制定意义和实用价值.大众标准化,2015,3:8-11.

7. Robert B.Wallace.Public health & Preventive Medicine.5th edition.McGraw-Hill Companies,2008.

8. OECD.Economic Valuation of Environmental Health Risks to Children.2006.

9. Milligan KL,Matsui E,Sharma H.Asthma in urban children:epidemiology,environmental risk factors,and the public health domain .Curr Allergy Asthma Rep,2016,16(4):33.

10. Hashim D,Boffetta P.Occupational and environmental exposures and cancers in developing countries .Ann Glob Health,2014,80(5):393-411.

11. Pettifor JM.Calcium and vitamin D metabolism in children in developing countries.Ann Nutr Metab,2014,64(suppl 2):15-22.

12. Khan Y,MD,Bhutta ZA.Nutritional deficiencies in the developing world:current status and opportunities for intervention.Pediatr Clin N Am,2010,57(6):1409-1441.

13. Miller MD,Marty MA,Landrigan PJ.Children's environmental health beyond national boundaries.Pediatr Clin N Am,2016,63(1):149-165.

14. Karim T,Muhit M,Khandaker G.Interventions to prevent respiratory diseases- Nutrition and the developing world.Paediatr Respir Rev,2016,S1526-0542(16):30112-30119.

15. Abdullah A.The double burden of undernutrition and overnutrition in developing countries:an update.curr obes rep,2015,4(3):337-349.

16. Bhutta ZA,Salam RA,Das JK.Meeting the challenges of micronutrient malnutrition in the developing world.Br Med Bull,2013,106:7-17.

17. Watanabe K,Petri WA Jr.Environmental enteropathy:elusive but significant subclinical abnormalities in developing countries.EBio Medicine,2016,10:25-32.

18. J Pronczuk,MN Brune,F Gore.Encyclopedia of environmental health,USA,2011:601-610.

第四十一章

环境与肿瘤

随着社会经济发展和人民生活水平提高,饮食结构改变以及人口老龄化、城市化,我国的疾病谱和死亡谱发生显著变化,慢性非传染性疾病已经成为导致死亡的主要原因。其中,恶性肿瘤是目前全世界的主要死亡原因之一,已经成为严重危害人类生命健康、制约社会经济发展的一大类疾病。近年来,恶性肿瘤的发病率呈现上升趋势。从世界范围来看,2000年全球新发癌症病例1010万,死亡620万,现患癌症病例2240万,2012年癌症发病人数和死亡人数分别上升到1266万和756万,估计到2025年将有1500万新发病例。

恶性肿瘤已不再只是发达工业国家的严重疾病,发展中国家面临着更大的疾病负担。2008年恶性肿瘤发病人数发展中国家占56%,2009年80%的癌症患者集中在中低收入国家,到2025年发展中国家估计有900万人死于癌症。近年来,我国不仅肿瘤发病率和死亡率呈明显上升趋势,而且兼有发展中国家和发达国家高发谱并存的特点。研究表明,我国每年新增肿瘤患者160万~170万人,死亡达130万人,平均每死亡5个人中,就有1人死于癌症,癌症已成为我国居民死亡的主要原因之一。而且,随着乡镇工业化、居住城市化、人口老龄化进程的加速、环境污染、不良生活习惯及不合理生活方式的普遍存在,多数癌症还将呈上升趋势,尤其是肺癌、肝癌、肠癌急剧上升。恶性肿瘤作为全球重大公共卫生问题之一,极大地危害人类的健康,并将成为新世纪人类的第一杀手。

目前恶性肿瘤的病因尚未完全清楚,细胞癌变是一个受多因素作用(包括外源性因素:化学、物理、生物、营养等与内源性因素:遗传、免疫、激素、精神等)及多阶段的基因(癌基因、抑癌基因、DNA修复基因和化学致癌物活化相关的代谢酶基因、凋亡基因及抗凋亡基因、肿瘤转移基因、抑制转移基因等)改变的积累过程。流行病学调查、实验研究及临床观察发现,环境与行为对人类恶性肿瘤的发生有重要影响。据估计,约80%以上的恶性肿瘤与环境因素有关,主要包括环境污染物、烟草、食物、感染以及有关化合物和射线等。环境致癌物按其性质可分为化学性、物理性和生物性3大类,其中以化学性致癌物的种类最多,约占80%~85%。

第一节 环境化学因素与肿瘤

化学致癌物(chemical carcinogen)是指能引起人或动物形成肿瘤的化学物质。目前已发现2000余种化学物质具有致癌作用,它们与人们饮食、生活方式有着密切联系,已成为最主要的肿瘤病因。目前,动物实验证明致癌的化学物质有千余种,随着现代分子生物学理论及技术的发展,为研究化学致癌物的致癌机制及肿瘤的预防提供了实验和理论的依据。

一、多环芳烃类化合物

多环芳烃(polycyclic aromatic hydrocarbons,PAH)类化合物是指两个以上苯环以稠环形式相连的化合物及其衍生物,是煤、石油、木材、烟草、有机高分子化合物等有机物不完全燃烧时产生的挥发性碳氢化合物。多环芳烃是人类最早发现的致癌物质,来源于各种有机物的不完全燃烧,总量占所有致癌物质的 1/3 以上,不完全燃烧有机物、煤炭、石油及直接用烟熏制鱼、肉等均能产生多环芳烃化合物,是重要的环境和食品污染物,对环境和人体健康的危害很大。

(一)多环芳烃的来源

多环芳烃的来源可分为人为和天然两个方面。森林火灾、火山活动、植物和生物的内源性合成等自然过程构成了环境中多环芳烃的天然本底,是环境背景值中的主要组成部分。与天然多环芳烃相比,人为来源的多环芳烃数量要大得多,人类活动是造成多环芳烃环境污染的主要因素。任何有有机物加工、废弃、燃烧或使用的地方都有可能产生多环芳烃,例如炼油厂、炼焦厂、橡胶厂和火电厂等排放的烟尘,各种交通车辆排放的尾气,煤气及其他取暖设施甚至居民的炊烟等均可产生多环芳烃。多环芳烃最早发现于高沸点的煤焦油中,后来证实煤、石油、木材、有机高分子化合物、烟草和许多碳氢化合物在不完成燃烧时都能生成多环芳烃。当温度在 650~900℃、氧气不足而未能深度氧化时,最易生成多环芳烃。

(二)多环芳烃的环境暴露情况

多环芳烃类化合物是一类具有"三致"效应的有机污染物,其中的许多化合物具有强致癌性和诱变性。目前,已发现的致癌性多环芳烃及其衍生物已有 400 多种,按其化学结构特点可分为 3 类:即苯环类[苯并(a)芘];芴、荧蒽及胆蒽类(如甲基胆蒽 MAC);杂环类(如二苯并吖啶)。在上述 3 类致癌性多环芳烃中,具有强烈致癌性的大多是 4~6 环的稠环化合物。根据国际癌症研究机构(IARC)列出的可诱发实验动物肿瘤的 94 种化合物中多环芳烃占了 15 种,包括苯并(a)芘[B(a)P]、苯并(e)芘[B(e)P]、苯并(a)蒽[B(a)A]、苯并(K)荧蒽[B(K)F]、二苯并(a,h)蒽[DB(a,h)A]、二苯并(a,l)芘[DB(a,c)P]、二苯并(a,h)芘[DB(a,h)P]、苯并(b)芴等。

苯并(a)芘是致癌性最强的多环芳烃类化合物之一,见表 41-1。苯并(a)芘占环境中全部致癌多环芳烃的 1%~20%,在大气中的浓度大致为 $0.001~10\mu g/100m^3$。由于致癌性强、分布广、性质稳定,且与其他多环芳烃有一定的相关性,而被人们作为研究多环芳烃的代表,并将其作为环境受多环芳烃污染的重要指标。目前,随着化工工业的发展,常见的多环芳烃环境污染物数量和种类有不断增加趋势。20 世纪 90 年代,国内外评价多环芳烃人体暴露水平和食品污染程度主要以苯并(a)芘作为客观指标。目前,在各种环境介质中都发现了比苯并(a)芘数量和毒性都大得多的 DB(a,h)A 等多环芳烃。因此,诸多学者认为不能再仅以苯并(a)芘作为反映人体暴露水平和评价食品污染程度的唯一指标,而应强调对样品中多环芳烃进行全面分析和评价。

多环芳烃在环境中分布极为广泛,目前在各种环境介质,如空气、土壤、水、植物以及食物中都发现有多环芳烃存在(表 41-2)。自然界的大部分物质中都含有微量的多环芳烃,且随着工业化的发展,全球环境中多环芳烃的含量有增加的趋势。进入环境中的多环芳烃大多吸附在大气和水中的微小颗粒物上;大气中的多环芳轻又可通过沉降和降水冲洗作用而污染地表水和土壤;多环芳烃还可存在于熏制的食物和香烟雾中。多环芳烃在环境含量虽微,但分布广泛,人们可通过大气、水、食物、吸烟等途径摄取,是人类癌症的重要原因,因此多环芳烃也已被世界各国列为优先控制的环境污染物。

表 41-1　常见多环芳烃类化合物致癌性比较

物质名称	致癌活性	物质名称	致癌活性
萘	-	苯并(a)芘	++++
苊	-	苯并(e)芘	-
芴	-	苯并(k)荧蒽	++
菲	-	芘	-
蒽	-	苯并(g,h,i)芘	++
苊	-	晕苯	-
荧蒽	+	茚并(1,2,3-c,d)芘	*
苯并(a)蒽	-/+	二苯并(a,h)蒽	++
䓛	+	苯并(b)荧蒽	++

注:"-":不致癌;"+":弱致癌;"++":致癌;"++++":很强致癌;"*":已由动物实验验证致癌

表 41-2　环境中多环芳烃的污染来源

环境	多环芳烃污染来源
空气	大气、室内空气、汽车库内的空气、焦油和沥青的处理工厂、焦炭炉、煤气工厂、隧道空气
排烟	各种燃烧炉(窑、锅炉、焚烧炉等)、废弃物的炉外焚烧、火山
排气	汽油车、柴油车、液化丙烷车、飞机、木炭粉尘、煤炭粉尘、石油粉尘、石墨碳黑
煤焦油类	煤焦油、柏油、沥青、杂酚油
石油类	汽油、煤油、轻油、柴油、页岩油、釜底油
土壤	城市土壤、沼泽、湖泊、河川和海底的沉泥
水	河川水、排放水
食品	熏制品、海藻类、野菜类、麦类
嗜好品	人造黄油、烧鱼、烧鸡、咖啡、威士忌、香烟
其他	雪、石棉、化学肥料

目前,国内外各种环境空气都普遍受到多环芳烃化合物污染。多环芳烃在大气中的浓度随时空不同而变化很大。美国 131 个城市和农村大气的苯并(a)芘含量调查表明,农村大气苯并(a)芘含量为 $0.01 \sim 1.9ng/m^3$,城区则在 $0.1 \sim 61.0ng/m^3$ 之间。英国和法国大气苯并(a)芘含量为 $32ng/m^3$。北爱尔兰和苏格兰大气的苯并(a)芘含量为 $28ng/m^3$。哥本哈根市冬季空气中苯并(a)芘为 $(4.4\pm1.2)ng/m^3$。波兰高度工业化的西里西亚地区空气亦受到严重的多环芳烃污染,其污染源是煤燃烧产物。一般情况下,苯并(a)芘只占总多环芳烃的 $3\% \sim 7\%$。我国空气多环芳烃污染主要是燃煤型污染,其污染程度与城市功能区类型、季节、交通流量及燃料种类等诸因素有关,其中城市化工区和采暖季节空气中多环芳烃浓度和种类明显增高;主要交通路口处由于受到各种燃油车辆尾气污染,其空气中多环芳烃浓度和种

类亦高于其他地区。人类活动(如汽车、烹调、采暖、抽烟等)排放的多环芳烃可直接进入大气,并吸附在颗粒物,特别是直径<5μm 的可吸入颗粒物上。空气中的多环芳烃可以与 O_3、NOx、HNO_3 等反应,转化成致癌或诱变作用更强的化合物。

近年调查也表明,国内外各种水体都普遍受到多环芳烃污染,特别是某些工业废水排出大量多环芳烃污染水体,焦化厂和加压煤气化工艺废水中分别含有苯并(a)芘等 10 余种多环芳烃。国内外不同地区土壤中都可含有不同种类和数量的多环芳烃。水体沉积物中多环芳烃是水生生物,特别是海洋生物多环芳烃重要来源,江河湖海,特别是各国近海及海湾区域沉积物富集了大量多环芳烃。另外,多种食品都已受到多环芳烃污染,其污染源主要是食品加工(熏烤、烹炸)、食品包装污染,其次为环境污染和植物、细菌、藻类等内源性合成。

我国一些地区仍有相当一部分家庭以煤炭、木材作为燃料,不少居民有抽烟的习惯。此外,我国特有的烹调方式均会造成室内空气多环芳烃污染,北京居民室内空气中苯并(a)芘浓度比东京约高 15 倍。因此,室内空气多环芳烃的污染程度、来源及对人体健康的影响日益受到关注。城市居室环境燃煤等产生的污染较少,但由于室内环境较为密闭,烹调和吸烟造成的多环芳烃污染也不容忽视。烟草及香烟烟雾中含有较多的多环芳烃,尤其是对人体健康危害较大的苯并(a)芘。IARC 已确定烟草烟气中苯并(a)芘含量为 $0.01 \sim 0.05 \mu g/m^3$。研究表明,吸烟严重的家庭室内空气中苯并(a)芘浓度比不吸烟的家庭要高 10 倍以上,暴露于香烟烟雾的儿童体内致癌性复合物(PAH-蛋白)含量及生物学效应明显增强。

环境中多环芳烃经过一系列化学反应还可产生多环芳烃衍生物,如 OH^- 与 NO_3^- 反应可产生 NO_2-PAH 及其他硝基多环芳烃,后者多具有强致癌活性,系直接致突变物;氨基多环芳烃(NH_2-PAH)可衍生乙酰氨基多环芳烃(NHAC-PAH);煤的蒸馏物中即含有 NHAC-PAH;氯与多环芳烃反应产生多环芳烃的氯化或氧化衍生物,氯化可使多种非致癌性和致癌性多环芳烃转变成具有直接致突变活性的多环芳烃氯化衍生物。上述多环芳烃衍生物对环境多环芳烃致癌物活性具有重要意义。目前,多种环境介质中都存在多环芳烃衍生物,大气颗粒物中含有多种 NO_2-PAH,北京地区空气中含有 β-硝基萘(β-NNa)、2-硝基芴(2-NF)、1-硝基芘(1-NP)等,其中 1-NP 含量为 $300 \sim 30 pg/m^3$。国内外多种水体和沉积物也普遍存在各种 NO_2-PAH,在地表水中可检出 1-NNa 等 17 种 NO_2-PAH。氯化消毒自来水中含 9 种 Cl-PAH,如氯化萘、氯化芴、氯化菲等,因此氯对自来水消毒作用及对人体健康影响的综合评价值得深入研究。

(三)多环芳烃的致癌性

人类暴露于多环芳烃可产生多种毒性,其中致癌性最引人关注。流行病学调查和动物实验均已证实,多环芳烃可引发皮肤、肺脏、肝脏和阴囊等部位的肿瘤。多环芳烃的生物活性与其分子结构有关,包括分子的形状、大小、厚度、位阻等都对其生物活性有影响。研究表明,多环芳烃随分子量从 2 环到 3 环的增大而毒性增强,当分子量继续增大时 4~5 环多环芳烃除荧蒽仍具有较强毒性外,其他化合物毒性反而减弱。多环芳烃致癌性定量-结构活性相关研究(QSAR)表明,可以根据多环芳烃的定量化结构推测出其致癌性。多环芳烃进入体内后,少量以原形随粪便和尿液中排出,大部分经混合功能氧化酶进行代谢,生成多种中间产物和终产物,其中有的代谢产物可与 DNA 等大分子共价结合形成 PAH-DNA 加合物,如果得不到修复即可导致 DNA 损伤和遗传信息改变,诱发基因突变而构成癌变基础。

动物实验表明,多环芳烃对局部或全身都有致癌作用,许多国家相继用 9 种动物进行实验,采用多种给药途径,均得到了诱发癌症的阳性报告。多环芳烃的局部作用就是在直接接触部位呈现出其致癌活性,如涂抹皮肤可以诱发皮肤肿瘤、皮下和肌内注射可以诱发肉瘤、气管内注射可以诱发肺肿瘤、胃内给予可以诱发贲门乳头状瘤和癌。多环芳烃也有全身作用,即引起远隔部位脏器的肿瘤,如胃内给予 7,12-二甲基苯并(a)芘,可引起乳腺肿瘤等。

流行病学研究表明,多环芳烃通过皮肤、呼吸道、消化道等均可被人体吸收,长期吸入含多环芳烃的空气,饮用或食用含有多环芳烃的水和食物,会造成慢性中毒,且可诱发皮肤癌、肺癌、直肠癌、胃癌、膀胱癌等。关于皮肤癌与多环芳烃关系的研究由来已久,可追溯到 18世纪。早在 1775 年,英国医生 Pott 报道清扫烟囱工人患阴囊癌,认为阴囊癌的发生与职业暴露煤烟有关;到 20 世纪 30 年代才最后确认煤烟中的致癌物质是多环芳烃,特别是苯并(a)芘。目前已有大量的流行病学资料证明,接触沥青、煤焦油等富有多环芳烃的工人,易发生职业性皮肤癌。关于胃癌与多环芳烃的关系,动物实验的报道较多,但流行病学调查资料则较少。北欧冰岛人胃癌发病率高,可能与其长期食用多环芳烃含量很高的烟熏食品有关。当地烟熏食物苯并(a)芘含量高达数 $10\mu g/kg$,但目前尚不能充分肯定两者之间的因果关系,因为在烟熏食品中除有大量苯并(a)芘等多环芳烃外,还有相当量的亚硝胺致癌物。

近几十年来,肺癌死亡率不断上升,在许多国家中肺癌死亡率已占肿瘤死因的前列,因此肺癌的病因研究已成为全球瞩目的重大问题。我国云南省宣威县由于室内燃煤,空气中多环芳烃,特别是苯并(a)芘污染严重,成为肺癌高发区,有些乡的肺癌死亡率高达 100/10万以上,其肺癌发病率是其他地区的 5 倍,且该地区妇女肺癌发病率在中国是最高的。职业中毒调查表明,在 $3\mu g/m^3$、$2\mu g/m^3$ 浓度下工作 5 年和 20 年的工人,前者大部分诱发肺癌,后者患多种癌症。焦炉工人多环芳烃日暴露量是一般人群的十至数百倍,焦炉工的肺癌死亡率同接触多环芳烃浓度密切相关,高浓度暴露于多环芳烃的焦炉工人肺癌死亡率较高。

多环芳烃致癌靶器官多认为是肺,但动物实验提示肝脏也可能是多环芳烃致癌的靶器官。肝脏作为机体的主要解毒器官,也是多环芳烃致癌的靶器官之一。动物急性经口、腹膜内、皮下注射多环芳烃后可出现癌前肝脏毒性,包括肝实质细胞(如谷氨酰转肽酶族)的诱导、羧酸酯酶和醛脱氢酶活性的改变、肝重量增加和刺激肝再生。尽管上述肝毒性并非属于严重的不良效应,但已有研究表明其发生率和严重性与多环芳烃的致癌潜能有关。新生B6C3F1 小鼠慢性吸入苯并(a)芘染毒,可诱导肝脏肿瘤,并呈时间、剂量-反应关系,肝脏中DNA 加合物水平明显上升。相对于动物实验资料,多环芳烃致肝脏损伤的人群流行病学资料比较缺乏,国内外均有焦化厂作业工人肝癌死亡率增高的报道,国内标化死亡比 SMR =3.91,国外标化死亡比 SMR = 3.07。另有临床研究也提示,多环芳烃可能具有肝脏毒性,研究发现肝血管肉瘤患者肿瘤组织中 PAH-DNA 加合物的水平明显高于非肿瘤组织,调整年龄、性别和乙肝表面抗原等混杂因素后,肝内 PAH-DNA 加合物水平高者患肝血管肉瘤的相对危险性明显高于 PAH-DNA 加合物水平低者。

哥伦比亚大学的一项前瞻性队列研究首次显示,出生前暴露于多环芳烃可导致与肿瘤危险性增加有关的细胞遗传学损伤,如 DNA 损伤、染色体改变,而染色体改变与白血病及其他肿瘤有关,从而增加儿童期肿瘤的危险性。尽管上述结果尚需进一步验证,但可再次证明"保护儿童免受有害暴露"的重要性。

(四) 多环芳烃的致癌作用机制

多数多环芳烃为前致癌物,其本身不具有生物学活性,必须在生物体内经过代谢酶的作用,被活化后再转化成有反应活性的亲电子终致癌物,并与细胞内的大分子(DNA、RNA、蛋白等)结合才能表现出致癌性。

多环芳烃可以在体内各种组织中代谢,在多环芳烃代谢的过程中有许多酶参与活动,其中以微粒体混合功能氧化酶、环氧化物水解酶和谷胱甘肽-S-转移酶(glutathione-s-transferases,GST)最为重要。混合功能氧化酶位于细胞内微粒体内质网上,在多环芳烃代谢中起氧化作用。多环芳烃进入人体后,主要经过混合功能氧化酶组分之一细胞色素 P450(cytochrome P450 system,CYP450)中的 CYP4501A1 代谢活化,生成具有强致癌活性的亲电子环氧化物,因此 CYP4501A1 同工酶的活性成为决定多环芳烃致癌性的关键。CYP4501A1 是多环芳烃体内代谢最重要的 I 相酶,具有芳烃羟化酶(aryl hydrocarbon hydroxylase,AHH)活性,能被多环芳烃诱导。有研究证明,CYP4501A1 的可诱导性存在遗传学差异,即与其基因多态性高度相关。CYP4501A1 基因型在人群中的分布存在很大种族差异。CYP4501A1 高诱导性基因型(C 型,Val Val 型)者体内 CYP4501A1 酶活性易被多环芳烃诱导,从而具有较高的活化多环芳烃的能力,可能易于发生癌变;而非高诱导性基因型(A 型,Ile Ile 型或 B 型,Ile Val 型)者,活化多环芳烃的能力相对较低,故不易癌变。已有研究证明,CYP4501A1 高诱导性基因型者患肺癌和肠癌的危险性显著高于非高诱导性基因型者。

环氧化物水解酶(epoxide hydrolase,EH)存在于肝、肾、肺等组织中,能使环氧化物转变成二氢二氧,其中有些二醇如 4,5 二醇-苯并(a)芘属已解毒产物,而有些二醇环氧化物如 7,8 二醇-苯并(a)芘具有很强的活性,它可以继续氧化生成 7,8 二醇 9,10 环氧化物,后者是很强的致突变和致癌物,因此 EH 在多环芳烃的致癌作用中具有双重作用。GST 存在于睾丸、肝、肾、肠和肾上腺的胞液中,催化环氧化物与谷胱甘肽结合生成谷胱甘肽结合物,从而阻止多环芳烃代谢产物与 DNA 的结合,在多环芳烃代谢中起灭活解毒作用。

由于多环芳烃必须经过酶的代谢活化才能发挥致癌作用,故如能抑制活化酶的活性或促进解毒酶的活性,对降低多环芳烃的致癌活性具有一定作用。芳烃受体(aryl hydrocarbon receptor,AhR)是近年研究的热点之一。芳烃受体是一种公认的配体激活的转录因子,在几种I相解毒的细胞色素 P450 基因的表达中有调控活性。AhR 敲除小鼠不易被苯并(a)芘诱导形成肿瘤,也提示多环芳烃的致癌作用可能是通过 AhR 依赖的途径诱导 CYP1A1 和 CYP1B1 表达,这些诱导的 P450 参与苯并(a)芘的激活,生成有关的致癌物,从而导致肿瘤的启动。多环芳烃影响细胞周期调控作用也是由 AhR 介导的。在细胞水平上,多环芳烃影响细胞周期调节机制和信号转导机制,其作用方式多种多样,甚至经常是相互矛盾的。例如,不同的细胞系暴露于这些化合物可能引起不同的结果,细胞增殖或终止分化、凋亡,这些作用是由 AhR 介导的。对 AhR 功能的分子机制研究揭示,AhR 在细胞周期中起新的作用,被激活的 AhR 可作为环境传感器和细胞周期的控制点,使暴露于负面环境刺激的细胞 DNA 复制在启动前即停止。另值得一提的是,AhR 不仅起到 CYP450 酶系(CYP1A1、CYP1A2、CYP1B1)的代谢诱导作用,还可能通过其他途径产生生物学效应,如对许多基因的表达起调控作用或是作为促癌剂。而另有研究表明,多环芳烃的代谢激活在小鼠肝脏存在不依赖 AhR 和 CYP1A1 的机制,说明多环芳烃致癌存在不依赖 AhR 和 CYP1A1 的途径,这对多环芳烃致癌机制的研究有重要意义。

恶性表型由多基因改变引起,包括原癌基因的激活和抑癌基因的失活。绝大多数多环芳烃及其代谢产物具有致突变性,可与靶细胞 DNA 形成加合物,造成 DNA 损伤和染色体畸变;在 ras 基因编码序列的易感位点产生突变或诱导 ras 基因的过量表达,激活 ras 原癌基因,最终导致细胞癌变。反式-7,8-二羟-9,10-环氧苯并芘(反式-BPDE)有引发气管上皮细胞 H-ras 癌基因 12 位点密码子点突变的作用,而且癌基因的点突变早于细胞形态学的改变。

经多环芳烃处理的妊娠 *Balbc* 小鼠,其后代 *Ki-ras* 基因呈现高突变率。初步资料提示,早期暴露于甲基胆蒽诱导的 *Ki-ras* 基因突变的类型可能影响肺肿瘤的进展。*Ki-ras* 原癌基因的激活在人类和实验动物肺腺癌模型中可作为早期变化指标。*ras* 基因的激活常常发生在癌变的早期,其表达产物 P21 蛋白可以从细胞内分泌到胞外,血清 P21 蛋白阳性发生在患者出现临床症状之前,对癌症的发生有极高的预报价值。

p53 基因是迄今为止发现的与人类肿瘤相关性最高的基因。此外,DNA 受损可反馈性地激发 *p53* 基因的表达,引起细胞内野生型 P53 蛋白的表达增加。多环芳烃作为遗传毒性物质,在 DNA 损伤的早期,可能通过以上机制引起细胞内突变型 P53 蛋白和野生型 P53 蛋白的表达。实验表明,许多肿瘤中常有 *p53* 突变,突变率约为 25%~80%,多为点突变,集中在第 4~8 外显子。苯并(a)芘的终活性产物能在 *p53* 基因的易突变区域与 DNA 形成加合物,造成 *p53* 基因突变,其诱发的小鼠皮肤癌和肺癌中 *p53* 基因突变为 G→T 突变。*p53* 发生突变后,可发生空间构象的改变,进而影响到转录活化功能及 P53 蛋白的磷酸化过程,这不但使野生型 P53 失去抑制肿瘤增殖的作用,而且突变本身又使该基因具备癌基因功能。突变的 P53 蛋白与野生型 P53 蛋白相结合形成的寡聚蛋白不能与 DNA 结合,使得一些癌变基因转录失控,进而导致肿瘤发生。

(五)多环芳烃的预防控制措施

由于多环芳烃在环境中分布非常广泛,人们在日常生活工作中对其暴露是不可避免的(如呼吸、饮食甚至一些皮肤接触),日积月累对健康可能产生潜在危害,综合评价人体对多环芳烃的暴露程度及风险水平成为人们日益关注的问题。目前,关于暴露剂量风险评价的研究主要集中于两个方面:一是生物监测指标的研究,以全面评价个体在环境中暴露的状况;二是健康风险评价的研究,以制定合理的环境卫生标准和法规。多年的研究证实,芘的代谢物 1-羟基芘是人体接触多环芳烃的一个灵敏而实用的指标。在职业环境、燃煤城市和室内小煤炉采暖的环境中,用人尿中 1-羟基芘作为人体接触环境中的多环芳烃的指标都获得了较好的结果。尿中 3-羟基芘、血浆中的苯并(a)芘、血液中 PAH-DNA 加合物也可以作为生物监测指标。

多环芳烃是最主要的全球性有机污染物之一,开展多环芳烃污染防治应集中于以下几个方面:①改变工业锅炉和生活炉灶的燃料结构,尽量使用天然气或以燃油代替燃煤。②集中供热,消除小煤炉取暖,并逐步实现煤气化。③减少有机污染,边生产,边治理;改进汽车燃料,使燃烧更为充分。④改变烹饪方式,尽量少用熏、炸、炒等方式。⑤提倡少抽烟,公共场合禁止抽烟。⑥翻耕土地,为微生物降解土壤污染的活动提供更有利的条件。

二、二噁英

二噁英(dioxin)是指含有 2 个或 1 个氧键连接 2 个苯环的含氯有机化合物,包括多氯代二苯并二噁英(polychlorinated dibenzo-p-dioxin,PCDD)和多氯代二苯并呋喃(polychlorinated dibenzo furan,PCDF)两类化合物,它们的化学结构式如图 41-1(a,b)所示。PCDD 有 75 个同族体,PCDF 有 135 个同族体,两者加起来一共有 210 种化合物,这类物质化学性质非常稳定,有极性、熔点高,极难溶于水,常温下水中溶解度仅为 $7.2×10^{-6}$ mg/L,有研究表明其在水中的溶解度随氯化程度的增强而减小;可以溶于大部分有机溶剂,易溶于二氯苯,常温下在二氯苯中溶解度高达 1400mg/L,具有很强的亲脂肪性,是无色无味的脂溶性物质,所以非常容易在生物体内积累,对人体危害严重。自然环境中的微生物降解、水解及光分解作用对其分子结构的影响均很少,在750℃以上的高温下才会分解,具有很长的物理、化学或生物降解期(需几十年甚至更长的时间)。人和其他动、植物都没有分解和氧化二噁英的功能和条件,因而其毒性很难在环境中消除。一旦产生和受污染,将随着食物链逐级传递和富集,给人类和各种动物带来灾难性的影响。

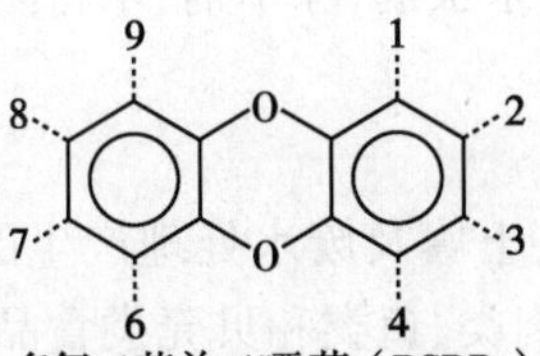

多氯二苯并二噁英(PCDD$_s$)
(a)

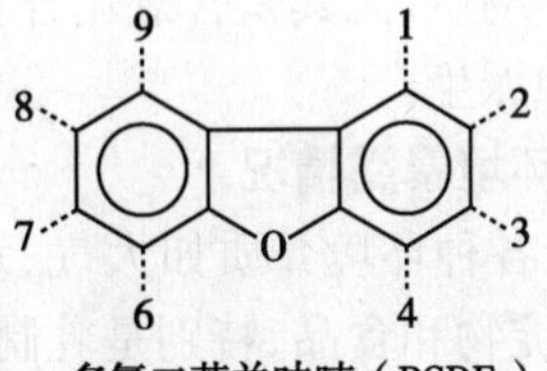

多氯二苯并呋喃(PCDF$_s$)
(b)

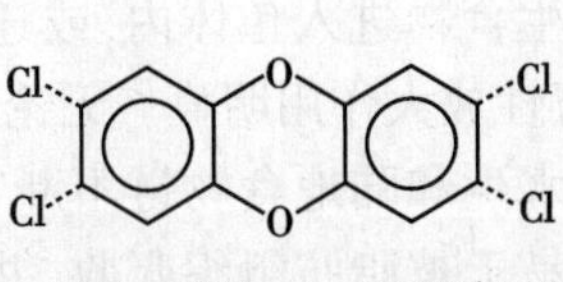

2,3,7,8-四氯二苯并-p-二噁英(TCDD)
(c)

图 41-1 二噁英类的化学结构

(一) 二噁英的来源

二噁英类化合物在自然界中几乎不存在,只有通过化学合成才能产生,是目前人为产生的最可怕的化学物质,被称为"地球上毒性最强的毒物"。二噁英常以微小的颗粒存在于大气、土壤和水中,主要的污染源是化工冶金工业、垃圾焚烧、造纸以及生产杀虫剂等企业,含氯芳香族化合物的工业品及农药杀虫剂、除草剂等生产过程中的副产品或杂质是环境中二噁英的一个重要来源。其中主要是化学农药,在20世纪60年代,用于农业杀虫、除草、灭鼠而合成的有机氯农药很多,美国环境保护局估计有100种左右与二噁英有关,例如:六六六、DDT、氯丹、五氯酚钠等。另一与二噁英相关的大宗化学品是多氯联苯(PCB),据统计,世界各国总计生产过120万吨以上的PCB,主要用作一些电器设备的冷却剂、润滑剂和某些油漆、塑料、黏合剂、树脂、油墨的添加剂。此外,一些使用或涉及氯及含氯化学品的工艺过程,例如氯碱工业、纸浆和织物漂白、饮水消毒等都会形成少量二噁英,随废水、废气、废渣、污泥而进入环境。

环境中二噁英类物质的另一重要来源是燃料燃烧。含铅汽油由于添加了由四乙基铅及含氯有机物,如1-氯萘、二氯乙烷等配成的铅水,燃烧时就容易产生少量二噁英。日常生活所用的胶袋,PVC(聚氯乙烯)软胶等物都含有氯,燃烧这些物品时便会释放出二噁英,悬浮于空气中。焚烧氯丁橡胶制品、聚氯乙烯制品(废弃轮胎、管线、一次性医疗用具、日用品等)、含PCB和PHA等化学品污染物、废弃物,甚至焚烧城市垃圾,其烟气、飞灰和残渣中都含有二噁英。大量研究发现,许多焚烧过程都可以产生二噁英物质,包括以处理废物为目的的焚烧炉,以获取能源或材料为目的的工业燃烧、冶炼炉窑,甚至家庭中以煤、木材为燃料的民用生活炉,机动车辆燃料燃烧过程等。焚烧过程产生二噁英的机制尚未完全了解,目前比较一致的认识是"与不完全燃烧造成的复杂热反应有关";当排气处理设备的温度达到300℃时,烟尘表面的催化作用最可能形成二噁英。此外,火山爆发、森林火灾、含氯有机物受自然光线的照射等均会产生少量的二噁英。

城市工业垃圾焚烧过程中二噁英的形成机制仍在研究之中。目前认为主要有 3 种途径：①在对氯乙烯等含氯塑料的焚烧过程中，焚烧温度低于 800℃，含氯垃圾不完全燃烧，极易生成二噁英。燃烧后形成氯苯，后者成为合成二噁英的前体。②其他含氯、含碳物质如纸张、木制品、食物残渣等经过铜、钴等金属离子的催化作用不经氯苯生成二噁英。③在生产包括农药在内的化学物质，尤其是含氯化合物，如杀虫剂、除草剂、木材防腐剂、落叶剂、多氯联苯等产品的过程中派生。

（二）二噁英的环境暴露情况

二噁英可存在于各种环境介质如大气、水体、土壤及废水处理产生的污泥中，其中聚积最多的是在土壤、沉淀物和食品，特别是乳制品、肉类、鱼类和贝壳类食品等，而在植物、水和空气中的含量相对较低。空气中的二噁英毒物，可经呼吸道直接侵入人体内。二噁英进入地表水环境，会通过鱼类的食饵及水生食物进入鱼体内，或迁移到植物和农作物中，通过食物链、食物网等过程进入人体，且其毒性放大作用明显。无论存在于空气、水还是土壤中，它都能强烈地吸附于颗粒物上，借助于水生和陆地食物链不断富集，一旦进入人体，就会长久驻留，因为其本身具有化学稳定性并易于被脂肪组织吸收，并从此长期积蓄在体内，二噁英毒物在体内的半衰期估计为 7~11 年。食物链中依赖动物食品的程度越高，二噁英的聚积程度就越高。

二噁英类化合物由于两个方面的原因造成对环境的特殊影响：高度稳定性使二噁英在环境中难降解而长时间累积；高度脂溶性则使其在生物特别是在动物体内通过食物链传递而高度富集，图 41-2 概括了二噁英在环境中累积的大致途径。

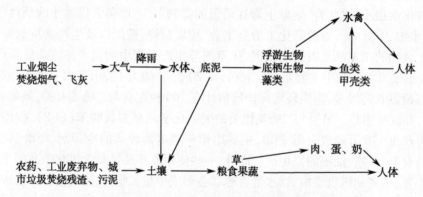

图 41-2　从环境到人体二噁英的食物链传递

吸入空气中带有二噁英的颗粒物和摄入被二噁英污染的食物，是人类受二噁英危害的主要途径。人体接触的二噁英 90% 来自膳食方面，1998 年 WHO 将日允许摄入量（TDI）从原来的 10pg/kg 降低至 1~4pg/kg。几乎所有的人均由于食物而受到二噁英污染，二噁英主要污染鱼、肉、蛋及奶制品。此外，人体二噁英的另一个污染途径是通过母婴传递，胎儿通过胎盘从母体获得，而婴儿通过母乳受到影响，经胎盘和哺乳可以造成胎儿和婴幼儿二噁英暴露。

与农村相比，城市、工业区或离污染源较近区域的大气中含有较高浓度的二噁英。一般人群通过呼吸途径暴露二噁英的量很少，即估计仅为经消化道摄入量的 1%，约为 0.03pgTEQ。在某些特殊情况下，经呼吸途径暴露二噁英量也应不容忽视。有调查显示，垃圾焚烧从业人员血中的二噁英含量为 806pgTEQ/L，约为正常人群水平的 40 倍。

（三）二噁英的致癌性

1988年，美国发表了全球第一个二噁英危险评价报告，指出10 000个癌症患者中就有1个是因二噁英引起的，1995年该报告的第2版已将这个数值修订为1‰。二噁英是迄今所知最具毒性的有机化合物之一，其致癌毒性比已知的致癌物质黄曲霉素高10倍，比3,4-苯并芘、多氯联苯和亚硝胺还要高数倍。二噁英不仅具有致癌性，而且还具有生殖毒性和遗传毒性、免疫毒性和内分泌毒性等，特别是具有环境雌激素效应，可能造成男性的雌性化。由于二噁英来源广泛、毒性强，可直接危害子孙后代的健康和生活，已被世界各国公认为对人类健康具有极大潜在危害的全球性重要有机污染物。

二噁英的毒性与氯原子的取代位置密切相关，其中2-、3-、7-、8-，4个共平面取代位置上均有氯原子的二噁英化合物是有毒的，即2,3,7,8上的四氯二苯并二噁英（简称2,3,7,8-TCDD）在二噁英各同族体中毒性最强，致癌作用最大，1997年IARC已将其列为Ⅰ类人类致癌物。TCDD是目前世界上已知的一级致癌物中毒性最强的有毒化合物，其化学结构式如图41-1(c)所示。TCDD的毒性相当于氰化钾（KCN）的1000倍，是迄今为止化合物中毒性最大且具有多种毒性的物质之一。当前2,3,7,8-TCDD最受人们关注。由于环境二噁英类主要以混合物的形式存在，在对二噁英类的毒性进行评价时，国际上常把各同类物折算成相当于2,3,7,8-TCDD的量来表示，称为毒性当量（toxic equivalent quantity，TEQ）。

二噁英类化合物与人类呼吸系统、造血系统、结缔组织和软组织、肝脏、胸腺等几乎所有的肿瘤均有关，IARC将二噁英定为2B类，即对人类可能是致癌物。动物实验研究发现，TCDD及其类似物具有很强的致癌性，致癌的主要靶器官有肝脏、甲状腺、肺、皮肤和软组织。大鼠在妊娠第15天给予1μg/kg的TCDD后，能引起子代发生乳腺癌；较长时间（80～100天）给予TCDD灌胃0.5mg/(kg·d)，可导致大鼠肝细胞癌、硬腭及鼻甲和肺的扁平上皮癌的增加，并引起小鼠肝细胞癌、甲状腺腺泡细胞瘤的增加。体外实验发现，TCDD能影响细胞的增殖和分化，引起体外培养的人细胞株的恶性转化。职业流行病学研究也表明，TCDD与人类呼吸系统、肺、胸腺、结缔组织和软组织、造血系统、肝等多种肿瘤有关，其中以引发软组织肉瘤的危险性增加最为显著。目前，美国每年可能有3500人死于暴露于二噁英引起的癌症，而每年二噁英引起的新发癌症患者可能在2.5万~25万人之间。

到目前为止，有关研究结果表明，TCDD的致癌模型与已知的化学物质的致癌模型有不同之处：①对器官的特异性不清楚；②剂量-效应关系不明确；③在高暴露群体中相对危险度（RR）较低，其原因有待于深入研究。

（四）二噁英的致癌作用机制

目前TCDD的毒性作用机制还不十分清楚，一般认为主要在细胞水平上通过体内一个特殊的受体，即芳烃受体（aryl hydrocarbon receptor，AhR）介导而发挥作用。芳烃受体是一种配体激活转录因子，该受体既可以与AhR核易位体蛋白（AhR nuclear translocator，ARNT）在核内形成异二聚体，诱导许多外源性化学物代谢酶的表达，还可参与许多毒性反应及其他重要的生物学过程，如信号转导、细胞分化和细胞凋亡等。AhR和ARNT均属于basic helix-loop-helix PAS（bHLH-PAS）超家族的转录因子。没有结合配体的AhR存在于细胞质中，它结合2个hsp90分子和1个P43分子，形成一个9S的复合体，P43帮助维持该复合体的稳定性，hsp90则使AhR保持能够和配体结合的构象。二噁英进入胞质后与AhR结合成复合物，进入细胞核，并与DNA上特定的二噁英反应元件结合，使DNA构象发生变化，引起参与细胞增殖、凋亡、分化及生物转化的下游基因表达混乱，从而干扰正常的生物功能。受AhR调节发生代谢激酶表达活性改变的基因主要有:细胞色素 P450、二磷酸尿苷葡萄糖醛酸转移酶、谷胱甘肽 S 转移酶、乙醛脱氢酶等,这些基因被统称为 AhR 基因群。上述酶类在正常情况下主要使外来毒物降解为低毒或无毒物质而排出体外,当受二噁英等侵害时,可发生异常激活或基因突变,丧失其解毒功能,从而导致一系列病变。

除了经典的基因组作用机制外,配体结合的 AhR 能够通过胞内蛋白激酶的激活进而影响细胞功能,其中包括酪氨酸蛋白激酶(c-Src)以及丝裂原激活的蛋白激酶家族,即蛋氨酸/苏氨酸蛋白激酶(MAPK)。研究证明,c-Src 是胞内与 AhR 特异性连接的最主要的蛋白激酶,配体与 AhR 的结合激活 c-Src 的酪氨酸酶活性。c-Src 通过酪氨酸激酶活性可以转导生长因子信号,包括磷酸化生长因子受体,募集辅助蛋白,进行下一步的转导。毒性浓度的 TCDD 结合 AhR,配体激活的 AhR 复合物释放原来与之结合的 c-Src,导致该蛋白激酶的膜转位,同时激活其酪氨酸酶活性。被激活的酶通过磷酸化相应的生长因子受体,如表皮生长因子受体(EGFR)、血小板来源的生长因子受体(PGFR)的酪氨酸残基,激活受体后的信号转导,引发生物效应。TCDD 可以激活胞外信号调节激酶(ERKs),在白血病 T 细胞可以激活 Jun-N-terminal 激酶(JNKs)。ERK、JNK 和 p38 一起共同组成丝裂原激活的蛋白激酶家族(MAPK),且在胞内发挥信号调节子作用,并能通过磷酸化胞内的转录因子调节相关基因的表达。血清因子和 TCDD 均能诱导 MAPK 途径。血清因子激活 ERK,导致转录因子 ELK 的磷酸化,结果诱导 ELK 靶基因的表达,如原癌基因 c-fos 的活化表达。另外,JNK 的激活可以磷酸化 JUN 家族蛋白,形成的转录复合物,并参与一系列胞内事件,包括细胞的增生、转化和凋亡。

此外,TCDD 能引起胞内钙内流增加,促进钙的转移,增加细胞内钙离子浓度,TCDD 这种作用不依赖与 AhR。胞内游离钙是重要的胞内第二信使,可以直接激活 MAPK 途径,提示钙离子信号参与了 TCDD 对 MAPK 的激活。

(五) 二噁英的预防控制措施

普遍存在的二噁英类化合物污染,可能已经对人类健康造成大范围的影响。由于二噁英危害的严重性,发达国家对环境中二噁英的迁移转化、人体暴露、健康影响、毒性、生态毒理及风险评价等方面已经做了大量系统的研究。目前,世界上主要的工业化国家在以往调查研究的基础上都制定了防治二噁英污染的具体措施,基本包括以下几个方面:①源头治理,降低污染。针对二噁英的来源,控制产生渠道,是世界各国普遍采用的防治措施。全面禁止垃圾、农作物秸秆的无序焚烧,生活垃圾焚烧炉要严格控制温度不低于 850℃。对工业三废及纸浆漂白液进行净化处理;加强汽车尾气净化等。②加强二噁英的检测和食品安全管理。世界各国除对环境中的二噁英进行控制外,也对食品中的二噁英含量规定了很低的限量标准。但目前各国的最低标准还不统一,因此制定适宜的限量标准,加强二噁英的检测预报,是全球环保组织和机构的共同的责任。③提高人们的自我防范意识。二噁英具有高度的脂溶性,易积存在人体内脂肪多的部位。富含纤维素和叶绿素的食物如菠菜、萝卜叶等有助于消除体内富集的二噁英,建议人们多食用低脂肪食品,多吃蔬菜、水果、谷物,均衡饮食。

目前我国二噁英类化合物的暴露水平不容乐观。鉴于二噁英能够对人体和环境造成重大危害,既要考虑减少二噁英的产生和排放,也要考虑如何降低二噁英毒性、加快二噁英的降解等方面的问题;其中二噁英的降解已成为当前的研究热点。二噁英降解处理技术包括焚烧法、化学法、光降解、微生物法、物理吸附法等,但各有优缺点。二噁英降解方法的进展,可为环境中二噁英的控制管理提供基础。只要措施得当,人类是可以控制和消除二噁英的。

三、重金属类

重金属主要是指汞（Hg）、镉（Cd）、铅（Pb）、铬（Cr），以及具有重金属特性的类金属砷（As）等生物毒性显著的元素，有时也泛指铜（Cu）、锌（Zn）、钴（Co）、镍（Ni）等一般重金属。随着工农业迅速发展，重金属在人类生产和生活中的应用越来越广泛，使得环境中存在着各种各样的重金属污染源。重金属既可以直接进入大气、水体和土壤，造成各类环境要素的直接污染，也可以在大气、水体和土壤中相互迁移，造成各类环境要素的间接污染。进入大气、水体和土壤等环境介质的重金属，可通过呼吸道、消化道和皮肤等各种途径进入动物体内。由于重金属不能被微生物降解，在环境中只能发生价态的相互转化，污染持续时间长，消除往往更为困难，对生物引起的影响和危害是人们关注的重要问题。

（一）砷

砷（arsenic，As）在自然界的分布极为广泛，是地壳的组成成分之一，存在于地壳、土壤、海水、河水、大气及食物中。砷是人体的一种正常成分，人体内含砷约 14~21mg，居人体中微量元素的第 12 位。自然环境中的砷主要来源于地壳的风化和火山爆发，多以重金属的砷化合物和硫砷化物的形式共存于金属矿石中，其主要矿物有砷硫铁矿、雄黄、雌黄和砷石等，但多伴生于铜、铅、锌等硫化矿中。除发现少量的天然砷外，已知有 200 多种含砷矿物，含砷化合物广泛应用于工农业生产中，如硫酸、磷肥、农药、玻璃、颜料的生产都离不开砷，在这些物质的生产和使用过程中，均可导致一定程度的砷污染。自然界中岩石的风化也是环境水体砷污染的来源之一，淡水中砷的本底值<0.01mg/L，海水含砷 0.006~0.03mg/L，矿泉水含砷约 6~10mg/L，有些温泉水含砷可高达 25mg/L。

1. 环境暴露情况　环境中的砷多以化合物形式存在，可通过呼吸道、消化道和皮肤吸收进入人体。人类摄入砷的主要途径是饮水和食物，从食物中摄入砷约 1mg/d，从空气中仅吸入约 14μg/d，吸收量只占总量的百分之几。食物中含有机砷和无机砷，而饮水中则主要含有 As^{3-}、As^{1-}、As^0、As^{1+}、As^{3+} 和 As^{5+} 等多种形式的无机砷。各种砷化合物的毒性不同，其毒性变化取决于接触砷的种类、含砷物质的化学形式、接触途径、接触速度以及持续时间。一般来说，在各种砷化物中，无机砷比多数有机砷的急性毒性大，其中 As^{3+} 比 As^{5+} 的毒性大 35~60 倍。砷是一种蓄积性元素，人体吸收后首先在血液中大量蓄积，80%~95% 都局限在红细胞内，与血红蛋白的珠蛋白结合，随后随血流分布和贮存于脑、肝、心、脾、肾、胸腺、胰腺、前列腺、甲状腺、主动脉、卵巢、子宫、肠壁、肌肉等全身各种组织中，其中以毛发（0.46mg/kg）、指甲（0.28mg/kg）、皮肤（0.08mg/kg）含量最高，从而引起慢性中毒。

世界上许多国家如孟加拉国、印度、日本、智利、美国、墨西哥及一些欧洲国家都报道有饮水型砷中毒病区。环境砷污染引发明显的全球健康问题，据估计印度和孟加拉国约 6000 万~1 亿人目前处在饮水砷污染的风险中；中国大陆某些地区和中国台湾，以及越南、尼泊尔等国家也有砷中毒流行。自 20 世纪 80 年代初，我国在新疆发现地方性砷中毒以来，又先后在内蒙古、山西、吉林等 12 个省（自治区）发现地方性砷中毒病区，其中不但有饮水型病区，还有世界上独有的燃煤污染型病区。目前我国饮水型地方性砷中毒病区主要分布在山西、内蒙古、新疆、宁夏、吉林、四川、安徽、青海、黑龙江、河南、山东等省（自治区），其中以山西、内蒙古病情为重，且流行范围广，主要分布在比较贫困的农村地区；燃煤污染型地方性砷中毒病区主要分布在贵州省的 3 个县，病情非常严重。不同地区的煤炭含砷量多少不等，如在无排烟、抽风装置的室内敞开式燃烧，可造成室内空气砷污染，并可使室内储存、烘干的粮、菜等食物中砷含量增高。我国贵州省西南部农村,煤炭含砷量为 876.3~8300mg/kg,个别地区达35 000mg/kg。煤砷含量与尿砷浓度、发砷浓度、砷中毒发病率之间有相关关系。

流行病学调查已表明,长期砷暴露导致部分人群出现慢性砷中毒。个体之间对砷中毒的易感性存在差异,砷代谢基因遗传多态性的存在可能导致了人群对慢性砷中毒的易感性不同。近年来,有关砷代谢转运关键酶及其基因多态性的研究取得了一些进展。砷代谢产物在慢性砷中毒中起重要作用,一般认为砷在体内的活性代谢产物是导致机体发生砷中毒的主要因素,砷在体内代谢转运的个体间的差异,可能是个体间砷中毒易感性及多样性不同的原因之一。慢性砷中毒的分子作用机制研究进展一直滞后,而对砷代谢相关基因多态性的深入研究,将有助于最终从基因水平阐明砷中毒的作用机制。

2. 砷的致癌作用 砷对健康的危害是多方面的,长期接触砷及其化合物可以导致肺损伤、外周神经损伤、皮肤病或心血管病。现有研究证明,砷是一种细胞原浆毒,与组织中某些物质具较强的亲和力,且能从细胞水平、分子水平影响机体正常代谢,从而产生诸多不良生物学效应。

砷是 IARC 确认的人类致癌物之一,与皮肤癌、膀胱癌、肺癌、肝癌、胃癌、前列腺癌及直肠癌等多种癌症的发生有密切关系。但是,砷代谢及毒性作用存在很大种属差异,动物实验研究结果和人类中毒不相符,砷作为确定的人类致癌物,至今未能获得动物致癌模型。肺脏是砷致癌的靶器官之一,长期砷暴露可导致肺癌发病率升高。有研究表明,砷对呼吸系统的影响并非局限于致癌作用,砷中毒和砷暴露能导致呼吸系统的功能改变,如限制性通气功能的障碍等。智利有 2 项研究报道了砷暴露及致癌情况,一项为生态队列研究,使用估计生物群落饮水砷的量和年龄构成比摄入率作指标,该研究发现当饮水砷含量在 50mg/L 时与皮肤癌和 4 种内脏器官肿瘤有关;另一项为病例-对照研究,发现膀胱癌与砷暴露有关联。由饮水摄入无机砷能引发人体多部位癌症,暴露于饮水砷水平 $\geq 0.05mg/L$ 的人群其癌症风险高达 1/100。有报道在中国台湾、阿根廷和智利暴露饮水砷的人群,通常每升数百微克水平或更高时,皮肤、膀胱和肺癌的风险增加。

暴露无机砷也可增加肝脏和肾脏癌症的风险。我国对贵州燃煤型砷中毒病区患者恶性肿瘤死亡情况调查发现,砷中毒患者癌症年病死率显著高于非砷中毒组,病死率与总砷摄入量呈明显的剂量-反应关系,癌症构成中肝癌仅次于肺癌,居第 2 位。目前,砷对妇女和儿童的危害已引起极大关注,由于男女在砷的生物代谢(甲基化)方面存在差异,导致妇女更容易受到砷的危害,尤其是砷对母体及其胚胎产生双重毒害将影响子代的健康。动物实验研究证明,砷对大鼠和小鼠具有胚胎毒性和致畸作用,并影响子代发育和行为异常,这表明在胚胎时期大量摄入砷除对母体本身产生危害外,还可能同时对胎儿或新生儿有明显的危害。在智利饮水型砷中毒地区,已观察到砷可能导致新生儿死亡率增加。在贵州省燃煤型砷中毒病区,调查近 30 年有生育史的妇女,观察先天畸形出生情况及与砷中毒的关系,结果显示砷中毒妇女出生缺陷或出生畸形率高于非砷中毒妇女,表明当地高畸形率与砷中毒密切相关。

3. 砷的致癌作用机制 砷致癌的作用机制是一个非常复杂的问题。砷与大多数致癌物不同,它不是诱变剂,不能诱发基因的点突变,而是断裂剂,能使染色体断裂,诱发细胞染色体畸变;可损伤 DNA,形成基因重排,激活癌基因而致癌。近年来大量研究表明,砷能引起人和动物体内和体外诱导的染色体畸变,包括微核(MN)、姐妹染色单体交换(SCE)发生率升高。一系列的细胞遗传毒理学指标证实,砷损伤人二倍体细胞染色体、DNA,如 Backman

等报道,饮用含砷 400μg/L 水的人群,外周血细胞染色体畸变率增加;Gonsebatt 等在 1997 年也报道,砷暴露人群口腔和膀胱脱落细胞的微核率增加。我国内蒙古自治区饮水型砷中毒病区的调查结果显示,砷中毒患者外周血淋巴细胞姐妹染色单体交换率和微核率均增高。饮水型砷中毒病区的患者染色体畸变(CA)的发生率与发生癌症的危险度之间有着显著的相关关系。

砷对 DNA 损伤修复过程抑制的分子机制,是研究砷致癌机制的重要途径。大量研究表明,砷对细菌和培养细胞的 DNA 修复有抑制作用。用低浓度砷处理哺乳类细胞,可明显降低其 DNA 修复能力。砷可通过抑制与 DNA 修复有关的 DNA 连接酶或与 DNA 修复酶的巯基结合,从而抑制细胞 DNA 损伤的修复;砷可影响信号传输通道,影响诸多基因的表达;砷也可通过基因转录水平或翻译修饰影响 DNA 的修复功能。

研究表明,砷的致癌作用与活性氧族(reactive oxygen species,ROS)也有关系。1990 年,Yamanak 首次提出砷通过引起氧化应激(oxidative stress,OS)而致癌的理论,并详细阐述了砷的代谢途径。二甲基砷(三价砷)能与氧分子形成$(CH_3)_2As$ 基团和过氧离子,$(CH_3)_2As$ 可加入另一分子或氧分子形成$(CH_3)_2AsOO$ 基团,DNA 可因暴露于这些自由基而发生损害,如 DNA 单链的断裂。砷引起氧化应激而致癌理论,较好地解释了为什么砷暴露可引起肺、膀胱和皮肤癌高发。羟基被认为是最为关键的活性物质,可直接损伤 DNA。8-羟基脱氧鸟苷(8-OHdG)是主要的由 ROS 引起 DNA 损伤的产物之一。Malsui 等调查了 28 例与砷有关的皮肤肿瘤和 11 例与砷无关的鲍文病,通过免疫化学研究,28 份与砷有关的皮肤样品中有 22 份(78%)8-OHdG 阳性,而 11 例鲍文病患者中只有 1 例(9%)8-OHdG 阳性,提示砷暴露的氧化应激可能与砷致癌相关。对人和动物组织样品进行中子活化分析和电离共振实验,直接证明砷急性暴露可引起体内某些自由基产生,从而导致 DNA 损伤。砷还可抑制 CAT 和谷胱甘肽过氧化物酶(GSH-Px)活性,使细胞 H_2O_2 蓄积,抑制超氧化物歧化酶(SOD),使 O_2^- 增加,砷亦可刺激 NADH 氧化酶,使 O_2^- 蓄积,而引起 DNA 氧化性损伤。有实验证明,自由基清除剂可以显著减轻砷引起的 DNA 氧化性损伤,使得氧化损伤学说得到更多的关注。

砷致 DNA 甲基化损伤学说也是目前对砷毒作用机制的研究热点之一。真核生物染色体 DNA 甲基化是基因表达调控的一种方式,DNA 异常甲基化可引起染色体结构、DNA 构型、DNA 稳定性及蛋白因子相互作用方式的改变,控制着基因的表达,影响着细胞的增殖和分化。研究发现,砷可抑制甲基化碱基切割的 DNA 修复过程,导致 DNA 母链上的碱基活化位点增加和非甲基化的子链生成;无机砷在体内甲基化代谢过程与 DNA 甲基化修饰过程之间,存在着对甲基供体的竞争,而影响 DNA 甲基化-去甲基化修饰,从而导致 DNA 损伤。

此外,砷对 DNA 合成的刺激作用可能导致基因扩增,砷的致癌作用可能通过癌发生相关基因(癌基因、抑癌基因)扩增而实现。

4. 砷的抗肿瘤作用 砷作为一种具有多种毒作用的元素已成定论,但砷本身的药理作用及营养学作用也不可忽视。1971 年,哈尔滨医科大学率先应用 As_2O_3 治疗急性早幼粒性白血病(APL)获得显著疗效,砷剂治疗 APL 的成功为白血病和恶性肿瘤的治疗提供了一种新的途径,具有十分重大的理论和临床意义。从此,砷对肿瘤细胞的拮抗作用得到了人们的广泛关注。体外研究显示,砷剂不仅对 APL,而且对淋巴瘤等其他淋巴、血液系统肿瘤以及肺癌、肝癌、口腔鳞癌、胃癌、食管癌、结肠癌、宫颈癌、卵巢癌、神经母细胞瘤等实体瘤均有较好的抗癌作用。当今,砷剂已成为肿瘤治疗研究热点之一,其抗癌作用广泛,对多种癌细胞都有增殖抑制作用。砷的抗癌作用机制目前普遍认为与其通过不同途径诱导肿瘤细胞凋亡有关,砷剂诱导肿瘤细胞凋亡的机制为:As 与含巯基(-SH)结构的蛋白有高度亲和力,与巯基酶结合后,抑制酶的活性产生氧化性损伤,从而抑制肿瘤细胞的增殖,并且可选择性抑制癌细胞由 G 期进入 S 期,抑制核分裂,而对正常细胞无影响,具有化学药品缺乏的选择性,从而达到治疗作用。此外,有报道 As_2O_3 可上调肝癌细胞凋亡促进基因 *bax* 和 *Fas* 表达,下调凋亡抑制基因 *bcl2* 表达,使 *bcl2/bax* 比例下降。体外细胞培养和体内动物实验还观察到 As_2O_3 作用于细胞后,可上调肝癌细胞的抑癌基因 *p16*、癌转移相关基因 *nm23* 表达,下调抑癌基因 *Rb* 的表达,已知 *p16*、*Rb* 基因参与细胞周期的调控,*nm23* 基因为肿瘤转移抑制基因。As_2O_3 可通过调空这些基因水平而影响细胞周期,使有的癌细胞阻滞于细胞周期 G_0/G_1 期,有的阻滞于 S 期。上述反应均可能是 As_2O_3 诱导肿瘤细胞凋亡的分子机制。

5. 砷的预防控制措施　我国已成为地方性砷中毒危害最为严重的国家之一,为有效预防和控制地砷病的流行,维护病区群众身体健康,应大力加强地方性砷中毒病情和相关危险因素监测,全面掌握我国高砷区和地方性砷中毒病区的分布及病情现况,以便采取有效防治措施;通过改造病区群众的生产生活环境,认真落实以改水、改炉改灶为主的综合防治措施,减少并努力消除各种致病因素。我国西南地区的煤烟污染型砷中毒病区,对于高砷煤矿采用封闭、禁采政策,从而减少砷的环境排放,降低人群外暴露水平。在煤烟污染型砷中毒病区,应加强宣传教育,开展多种形式的健康教育活动,使病区群众普遍掌握地方性砷中毒防治知识,增强防病意识,提高自我防护能力,改变不利于健康的传统生产生活方式,自觉采取有效措施,如改变敞开式燃烧炉灶,修建烟囱加强室内通风换气,同时应把粮食、蔬菜等食物储藏室与厨房分开,以防止含砷煤烟污染食物,预防和减少地方性砷中毒的危害。

（二）镍

镍(Nickel,Ni)是人体必需微量元素之一,同时也是一种用途很广的金属材料,在我国职业性镍所涉及的作业和生产达 30 多种,其主要用途是制造不锈钢、镍钢、镍铬合金、催化剂等,是人类在职业和环境中广泛接触的一种金属。

1. 环境暴露情况　环境中镍的主要污染来源包括:镍矿的开采和冶炼;合金钢的生产和加工过程;煤、石油燃烧时排放的烟尘;电镀、镀镍的生产过程。工业上常见的镍化合物有一氧化镍、三氧化二镍、氢氧化镍、硫酸镍、氯化镍和硝酸镍等。天然水中的镍常以卤化物、硝酸盐、硫酸盐以及某些无机和有机络合物的形式溶解于水。水中的可溶性镍离子能与水结合形成水合离子 $[Ni(H_2O)_6]^{2+}$,与氨基酸、胱氨酸、富里酸等形成可溶性有机络离子。镍在水中的迁移,主要是形成沉淀和共沉淀以及在晶形沉积物中向底质迁移,这种迁移的镍共占总迁移量的 80%,溶解形态和固体吸附形态的迁移仅占 5%。为此,水体中的镍大部分都富集在底质沉积物中,沉积物含镍量可达 18~47mg/kg,为水中含镍量的 38 000~92 000 倍。土壤中的镍主要来源于岩石风化、大气降尘、灌溉用水(包括含镍废水)、农田施肥、植物和动物遗体的腐烂等。

2. 镍的致癌性　微量镍对体内某些功能是有帮助的,例如有助于稳定 DNA 及 RNA;活化某些重要的酶,如胰蛋白酶、精胺酸酶。镍缺乏可影响铁、锌的正常代谢,并可引起生长抑制,肝功能异常等表现,但过量的镍对机体有害。镍化合物可经多种途径进入机体,通过机体的膜屏障与组织细胞内的生物分子相互作用,导致各种毒效应。业已证实,镍化合物是一类多器官毒物,可累及肝、肾、肺和心血管系统。金属镍几乎没有急性毒性,一般的镍盐毒性也较低,但羰基镍却能产生很强的毒性。羰基镍以蒸气形式迅速由呼吸道吸收,也能由皮肤少量吸收,前者是作业环境中毒物侵入人体的主要途径。羰基镍在浓度为 $3.5\mu g/m^3$ 时就会使人感到有如"灯烟"的臭味,低浓度时人有不适感觉。吸收羰基镍后可引起急性中毒,10分钟左右就会出现初期症状,如头晕、头疼、步态不稳,有时恶心、呕吐、胸闷;后期症状是在接触12~36小时后再次出现恶心、呕吐、高热、呼吸困难、胸部疼痛等。接触高浓度时可发生急性化学性肺炎,最终出现肺水肿和呼吸道循环衰竭而致死亡;接触致死剂量的镍,可于事故发生后的4~11天时间内死亡。

镍也是一种比较明确的致突变剂和致癌剂,是人类呼吸道的重要致癌物,可诱发鼻咽癌和肺癌。流行病学调查表明,镍是造成肺癌死亡危险度增高的基本因素,在所调查的镍冶炼厂肺癌的标化死亡比值(SMR)不论是以全国还是地方资料作参比标准,在统计学方面均有显著性。对硫化镍铜矿从业人员的调查结果显示,其肺癌居肿瘤死亡首位;肺癌死亡人员中从首次接触镍到肺癌死亡最短的工龄为13年,最长27.9年,平均22.3年。

3. 镍的致癌作用机制　过量接触镍可对机体产生不良影响,尤其是某些镍化合物的致癌作用已被大量研究所证实。自20世纪80年代起,我国学者开始研究镍的遗传毒性和致癌性,从分子水平探讨镍化合物毒性和致癌机制,是近年来镍毒理学研究进展最为迅速,成果最为丰富的领域。主要结论有以下几个方面:①镍化合物可引起的DNA-蛋白质/氨基酸交联,庄志雄等应用自己建立的[125]I-后标记方法,证实了$NiCl_2$在体外细胞培养、整体动物实验条件下均可引起DNA蛋白质交联,且存在着剂量-效应关系。DNA-蛋白质交联是一种较难修复的损害,在细胞周期中持续时间较长,在DNA复制过程中,这段与蛋白质交联的DNA往往不能被复制酶识别,从而造成某些重要基因如肿瘤抑制基因的丧失,乃至引起肿瘤。②镍化合物可引起氧化应激,对DNA、蛋白质造成氧化损害。③应用单细胞凝胶电泳技术和[3]H-NAD掺入法,分别观察$NiCl_2$和Ni_3S_2对MRC5细胞和人外周血淋巴细胞的DNA断裂和多聚腺苷二磷酸核糖基聚合酶(PARP)的变化,发现两者均可引起DNA单链断裂,并引起PARP活性的改变,在低剂量时即可引起PARP的激活作用,但当剂量超过一定限度,反而抑制PARP活性。④分别用HLPC-EC方法和穿梭质粒pZ 189突变检测系统,观察二价镍($NiCl_2$)与SHE细胞核蛋白相互作用对质粒DNA氧化(8-OHdG形成)和突变频率的影响,其结果如下:SHE核蛋白的存在明显加剧由$NiCl_2$和H_2O_2引起的pZ 189 DNA氧化;在未提供H_2O_2和其他氧化剂的条件下,仅氧化型的核蛋白(由[60]Co辐射产生)与$NiCl_2$相互作用才具有激发DNA氧化和致突变作用;非氧化型的正常核蛋白与$NiCl_2$作用未增加DNA氧化和自发突变频率,提示核蛋白与二价镍的相互作用及核蛋白氧化是引发DNA氧化损害和致突变的重要因素之一。⑤有研究利用随机引物PCR(AP-PCR)技术,对黑色氧化镍(Ni_2O_3)染毒处理的人胚肺二倍体细胞株进行甲基化水平分析表明,染毒后细胞基因组DNACpG岛甲基化水平明显升高,据此推测镍化合物可能通过使基因组甲基化,造成亲环蛋白(cyclophilin)等与细胞分化、衰老、死亡等相关的活性基因表达抑制,最终导致肿瘤。

流行病学调查和实验研究均表明镍化合物具有致癌效应,但其致癌的分子机制还远未阐明。揭示镍化学物的致癌机制,对于评估镍化学物暴露可能引起的危害,制定行业安全工作标准,探索镍化学物诱导肿瘤的预防和治疗都具有重要意义。

4. 镍的预防控制措施　镍是人类在职业和生活环境中广泛接触的一种金属,到目前为止人对镍的平均标准需要量及其安全范围仍没有一个全球统一的标准值。镍及化合物对人体的严重危害已被大量的流行病学调查和实验研究所证实,因此必须采取有效措施,控制和消除生产和生活环境中的镍及其化合物。根据国家制定的一系列卫生标准,定期检测作业环境中镍及化合物的浓度,控制镍作业工人的环境在安全范围之内;镍生产作业过程应大力改革生产工艺,实现机械化、自动化,从而减少工人与有害因素接触的机会;制订和严格遵守安全操作规程,防止发生意外事故;镍作业工人应加强个人防护,养成良好的卫生习惯,防止有害物质进入体内。使用含镍的不锈钢饮具可增加不必要的镍摄入量,生活中应注意金属炊具的使用,尽量用玻璃炊具代替金属炊具;牙科手术和牙科使用的镍合金也可导致镍中毒,应询问牙科医生所用材料是否含镍。

(三) 铬(Cr)

铬是广泛存在于自然界的一种元素,在地壳中的储量排在第 10 位。土壤中铬分布极广,含量范围很宽,在水体和大气中铬含量较少,动、植物体内也含有微量铬。各种物质含铬量如表 41-3 所示。

表 41-3　各种物质的含铬量

物质	含铬量/$\times 10^{-6}$ Cr	物质	含铬量/$\times 10^{-6}$ Cr
泥土	5~3000	海生植物	1
火成岩	100	陆生动物	0.075
页岩	90	海生动物	0.02~1
砂石	35	植物细胞	0.08~3.5
煤	60	哺乳动物细胞	0.0025~0.85
新鲜水	0.0001~0.08	海生甲壳细胞	0.2~0.85
	平均 0.00018	哺乳动物血液	0.26
海水	0.00005	血浆	0.24
陆生植物	0.23	红血球	0.0015

1. 环境暴露情况　岩石中的铬,由于风化、火山爆发、风暴、生物转化等自然作用进入土壤、大气、水及生物体内。铬在自然界中以多种氧化态形式存在(从 1 价至+6 价),三价铬(Cr^{3+})及六价铬(Cr^{6+})是自然界水中主要的存在形式,但由于其浓度很低,故很难测定。不同价态铬的毒性是不同的,Cr^{2+} 易被氧化,在生物体内不存在,Cr^{2+} 和金属铬本身的毒性很小或无毒;Cr^{3+} 对生物体具有有益的作用,是人体必需的,能够参与人体糖和脂肪代谢,对人体的健康有着重要的生理功能,是人体的必需微量元素。自然界中的铬以三价最稳定,生物体内三价铬也是最为稳定的存在形式,这是因为三价铬很容易和配位体生成一种比较稳定的络合物。六价铬则是一种强氧化剂,对人体有毒,职业性铬中毒是由六价铬化合物所致。由于铬有很多重要的化学性质,其工业用途极广,约有 104 种行业存在铬接触。

水中的铬来源于矿物冶炼过程、泥土及沉淀的淤泥中可溶性的有机铬、自然沉降等。土壤中铬的含量与形成这些土壤的母岩的组成有关,一般说来土壤中铬的浓度为 0.005~15mg/kg。空气中的铬主要以 Cr^{3+} 形式存在,其浓度随着地域的不同而不同,主要来源于工业污染。铬主要用于制造工业,含铬的合金可以增加金属的机械性能,如增加抗拉及坚硬度等,还可以改善金属的化学特性如耐磨及耐腐蚀性等。六价铬常用于印染、木材防腐保存、有机合成及某些催化剂的制造,铬还用于皮革染色等。随着人们对铬元素的化学性质的认识,铬化合物的研发利用发展很快,许多从事冶炼、印染、制革等职业的工人,通过呼吸及皮肤直接接触铬的机会大大增加。

2. 铬的致癌作用　由于铬的毒性及营养价值的双重作用,其对人体的健康影响一直是学术界争论的焦点。三价铬化合物被认为是毒性最小的化合物,同时它对糖尿病起到一定的治疗作用,因此被用作营养补充剂。六价铬化合物在 20 世纪就被认为是一类致癌物。实验表明,六价铬化合物具有免疫毒性、神经毒性、生殖毒性、肾脏毒性及致癌性等。长期接触铬化合物的临床症状包括皮肤溃疡、鼻黏膜穿孔、肝炎及喉炎、哮喘及呼吸道癌症(主要是鼻癌及肺癌)。1990 年,芬兰职业卫生部的调查数据表明,与铬有关的癌症患病率占 25%,其次是镍(20%)、石棉(15%)及苯(4%)。

流行病学调查显示,职业铬暴露与呼吸系统癌症密切相关,因此由铬导致的癌症引起人们的极大关注。20 世纪 30 年代,德国首先报道铬化合物制造工人肺癌多发。1985 年,我国全国调查铬酸盐生产工人的肺癌发生率为 52.63/10 万,是一般人群的 3.58 倍;肺癌死亡率是 43.85/10 万,是一般人群的 3.28 倍,平均潜伏期是 15.6 年。日本报道,铬作业者肺癌发生率比一般人群高 16.6 倍,多在从事铬作业 19.5 年后发现肺癌,肺癌以鳞状细胞多见,多发肺癌的部位与铬沉着部位一致,常在支气管分支部位;此外还发现有肝癌、食管癌、胃癌、上颌窦癌、胆总管癌等。大量流行病学调查及职业危害调查证实,暴露于六价铬化合物会明显增加肺癌的发病率。有动物实验研究了一些六价铬化合物对大鼠的致癌活性,气管灌注实验结果表明,铬酸锶、铬酸锌及铬酸钙染毒组的癌症发病率高于对照组,说明部分溶解的六价铬化合物具有致癌性,而高溶解度或不溶解的六价铬化合物无致癌性。目前,国际上权威的癌症研究机构(IARC)及美国政府工业卫生学家协会(ACGIH)都已确认六价铬化合物具有致癌性。

3. 铬的致癌作用机制　目前普遍认为,Cr^{6+} 化合物的主要毒性是由 Cr^{6+} 在细胞内还原为 Cr^{3+} 过程中的产物,如在还原过程中产生的化合价为五价的铬中间体及活性氧自由基(或羟基自由基)所致。关于铬的中毒机制有几种假说:①Cr^{6+} 诱发 DNA 单链断裂、DNA-蛋白质交联和 Cr-DNA 加合物形成,从而造成 DNA 的损伤;②Cr^{6+} 是一种强氧化剂,在细胞内还原为 Cr^{3+} 过程中可产生活性氧,从而诱发脂质过氧化作用。此外,Cr^{6+} 可与抗氧化防御酶谷胱甘肽过氧化物酶(GSH-Px)的巯基(-SH)结合,而使其活力降低。与还原型谷胱甘肽(GSH)结合可使之氧化为氧化型谷胱甘肽(GSSG),消耗机体 GSH,致使机体过氧化氢(H_2O_2)不能被清除。H_2O_2 可抑制 SOD,从而诱导活性氧产生增加,导致脂质过氧化。

4. 铬的预防控制措施　铬化合物是污染环境最常见的有害物质之一,对人的健康危害较为严重,因此必须认真对待,采取综合防治措施。加强工艺改革,以无毒或低毒物质来代替,采用低铬纯化或用三价铬代替六价铬进行电镀,以减少六价铬的排放;对含铬"三废"要回收综合利用,可采用离子交换法、电解法、活性炭吸附法、药物还原法等综合利用含铬废渣,做到不污染环境或少污染环境;加强卫生安全措施,对工作场所的浓度要定时进行定点采样和个体监测,对从事六价铬作业工人要加强个人防护和医学监护,加强卫生健康教育等。我国为防止铬危害,规定生活饮用水中六价铬的浓度应低于 0.05mg/L;农业灌溉用水和渔业用水中三价铬的最高允许浓度为 0.5mg/L,六价铬为 0.05mg/L;工业废水排放标准中将六价铬列为第一类污染物,最高允许排放浓度为 0.5mg/L。只要了解铬的危害机制,采取必要的防治措施,铬对人体的危害就完全可以得到预防和控制。

四、石棉

石棉(asbestos)是天然的纤维状硅酸盐类矿物质的总称,广泛分布于地球岩石层,也存在于许多土壤中。由于具有良好的隔热性、耐磨性、耐腐蚀性、绝缘性、不易燃烧等特性,石棉被广泛应用于建设材料、石油、电力、交通、军工及家庭用品等现代工业中,是常见的职业危害因素和环境污染物。据估计,石棉有数千种商业和工业用途,但70%的石棉用于建筑行业,主要产品有石棉水泥制品、乙烯石棉地板材料、石棉纸和石棉毡、石棉摩擦材料以及石棉纤维等。

石棉的种类很多,最常见的3种是温石棉(白石棉)、铁石棉(褐石棉)及青石棉(蓝石棉),其中以温石棉含量最为丰富,用途最广,占全球石棉产量95%,其纤维柔软、卷曲、细长。铁石棉和青石棉来自闪石,刚性大、纤维短而坚韧、端部锐利,容易进入肺泡中,在人体内性质稳定,所以危害性大,角闪石石棉在全世界已被全面禁止,如果不作特别说明,现在提到的石棉都是指温石棉。WHO和国际劳工组织多次呼吁停止使用石棉,目前全世界已有52个国家全面禁止青石棉,部分国家已禁止使用温石棉。

(一) 环境暴露情况

石棉进入环境主要有两种途径:一是自然途径,主要通过风化、滑坡、火山爆发等自然过程进入大气。早在1750年,Bowes等人在格陵兰岛冰帽空气中发现温石棉的存在,而当时还未曾大规模使用石棉。有科学家认为,自然途径较人为途径进入环境中的石棉量更多,但目前尚无法估计因自然过程进入环境的石棉量。另一途径为人为途径,是由于人类生产和生活过程中使用石棉及其制品所致,主要来源有石棉采矿及选矿、石棉制品的生产使用和处理、建筑活动,尤其是清除和维护建筑物中安装的石棉材料等。环境中的石棉主要通过空气和水迁移,石棉纤维在空气中相当稳定,并能通过空气从污染源迁移到很远的距离。直径<0.3μm的纤维在空气中的沉降速度非常小,用点源扩散模型推得空气中小石棉纤维的浓度随着距离增大下降非常缓慢。石棉可以在水中部分或全部溶出某些成分(如温石棉中的镁、铁石棉中的铁),留下不能溶解的硅骨架,石棉还可以在水中扩散到很远的距离。

石棉对人体健康影响很大,这种影响不仅仅局限于劳动环境,人们在日常生活中也能接触到石棉,其产品数量达300余种。在我国有些地区,居民用含石棉的黏土、矿石制造石棉炉、刷墙、修房、铺路,由于石棉制品的废弃、表面暴露、磨损、自然风化脱落,造成了广泛的石棉污染。在建筑过程中,尤其是在拆除房屋时,会引起一时性的石棉污染。石棉厂矿周围的环境、石棉作业人员的家庭均可受到石棉粉尘的污染。同样,在交通繁忙的地区,由于汽车制动器的磨损,使得大气环境中石棉的含量逐年增加。对于普通人群而言,则可通过接触受污染的室外空气(如居住在石棉生产厂矿及工业中心附近)和室内空气(如石棉材料装修居室而逸出)吸入石棉纤维。石棉水泥管道可能污染饮水、饮料等,含滑石粉的各种日常生活用品、化妆品、药品及其他物品常含有石棉。另外,石棉作业工人工作服上吸附的石棉纤维被带回家,则会增加家人的接触机会。

(二) 石棉的致癌性

石棉对健康的危害早已为人所知,除引起石棉肺外,还可引起肺癌的发病率升高,并可引起间皮瘤,这些疾病统称为石棉有关疾病。流行病学调查结果显示,长期接触石棉纤维的工人,肺癌和间皮瘤的发病率明显高于非接触人群,石棉所造成的死亡占职业性肿瘤所致死亡的1/2以上。石棉对人体的危害主要是由于它进入肺叶后发生沉积,并引起一系列的病理变化。不同品种、不同长度、不同直径的石棉对人类健康的危害是不同的,具有针状结构的石棉纤维(长度>5μm,直径<0.25μm)才具有较强的细胞毒性、遗传毒性和致癌性。

石棉是IARC早已确认的人类致癌物,主要导致人类的恶性间皮瘤和肺癌。因肺癌可由多种致癌因素引起,故较少作为石棉致癌的特征性肿瘤来研究,而恶性间皮瘤则普通人群罕见,与石棉接触存在明显的相关性(80%~85%),所以常作为石棉致癌的特征性肿瘤而受到关注。调查表明,我国石棉污染区居民肺癌发病率为一般居民的 6.23 倍。从石棉纤维进入肺部到确诊肺癌,可能要经过 20~25 年,通常在 20 年以上,而吸烟者则能加快肺癌的发生。间皮瘤是一种罕见的胸膜和腹膜癌症,我国石棉区间皮瘤的发病率高达 $85/10^6$ 人,而一般人群仅为 $1/10^6$ 人。从石棉纤维进入肺部到确诊间皮瘤,可能要经过 20~25 年后才发病,而且这些疾病很难早期发现。间皮瘤唯一病因就是石棉,一经确诊,患者的生命一般不会超过 2 年。间皮瘤的患者多见于闪石类石棉作业者,温石棉作业者则少见。我国已将从事石棉生产所引起的石棉肺、肺癌和间皮瘤列为职业病。

近年来,石棉和咽喉癌的相关性也受到关注。Paget-Bailly 等总结了 8 个病例-对照研究和 55 个队列研究,分析石棉暴露与患口腔癌、咽癌的相对危险度为 1.25(95%CI:1.10~1.42),该结果表明石棉暴露是口腔癌、咽癌患病的危险因素。Camargo 等对女性职业暴露于石棉的 18 个队列研究分析发现卵巢癌的 SMR 为 1.77(95%CI:1.37~2.28),由此得出石棉暴露可增加卵巢癌发病风险的结论。国内外的一些石棉致癌研究发现,石棉接触工人胃肠道癌死亡率增加。美国于 1979 年的流行病学调查发现,石棉接触工人中胃肠道的癌症死亡率是非石棉接触工人的 2.17 倍;Selikoff 等对 17 800 名石棉接触男工进行前瞻性研究,结果发现胃肠道癌显著增加。国内有研究应用历史前瞻性队列调查方法,对青岛石棉厂石棉接触工人的胃癌死亡情况进行了分析,结果显示该厂石棉接触工人胃癌死亡率为 440.96/10 万,与当地居民的 23.78/10 万相比,高出 17.54 倍。石棉接触与胃肠道肿瘤的关系目前正在观察中,尚需要更多的系统研究加以验证。

(三)石棉的致癌作用机制

石棉与多种肿瘤发生有关,引发肿瘤的机制也是多方面的。目前广泛认同的是诱发肺癌和恶性间皮瘤,对于口腔癌、咽喉癌、卵巢癌和消化道肿瘤虽有一定量的文献报道,但尚缺乏系统的研究。动物实验和人群流行病学资料都表明,石棉是一种致癌物。有证据表明,石棉是一种全致癌剂,并能作为肿瘤启动因子和促长因子。石棉的致癌过程涉及广泛的染色体畸变,当胸膜间皮细胞接触具有一定长度和直径的石棉纤维时,细胞立即发生吞噬作用,吞噬了纤维的细胞进行有丝分裂时,细胞内这种外来固体纤维结构就对染色体的运动产生机械性干扰作用,这些纤维缠住染色体,迫使细胞骨架结构重排,导致染色体数目和结构发生畸变。体内染色体和体外石棉转化细胞核型研究均显示,恶性间皮瘤普遍存在染色体畸变,包括:1、2、3、4、5、6、7、9、10、11、13、15、16、17、19、20、22 及 Y 染色体,几乎累及了所有的染色体,涉及染色体的缺失、重排、易位、倒位及倍性改变,如此广泛的染色体畸变,必将累及位于其上的各种基因,从而发生失活、缺失、激活、重排。染色体畸变的后果可分为两类:一是累及多个抑癌基因所在染色体区域的等位基因的丢失和抑癌基因的突变、失活;二是多种原癌基因(或其他与细胞增殖有关的基因)以多种形式被活化,从而使细胞克隆获得生长优势发生恶性转化。这两类基因的变异和其他一些遗传改变的进行性积累,对恶性间皮瘤的发生具有重要意义。

其次,石棉诱导细胞增殖也是致癌机制研究的重要方面。石棉诱导靶细胞增殖对其致癌作用具有重要意义,无论是癌变,还是纤维化,其病理改变过程都与细胞增殖有关。在癌变组织中,癌细胞数量失去控制而过度增长;在纤维化组织中成纤维细胞及炎细胞大量增殖,导致胶原纤维异常沉积。石棉所诱导的细胞增殖不仅涉及间皮细胞、上皮细胞等与癌变有关的细胞,也涉及大量与癌变无直接关系的细胞,因此有学者认为由石棉刺激产生的细胞增殖是一种非特异的损伤反应。石棉诱导细胞增殖的主要机制是由于石棉纤维对靶细胞的直接促分裂作用、石棉对细胞直接损伤后的修复、石棉激活炎细胞及其他肺部细胞并促进释放细胞因子,进而导致组织损伤和细胞增殖。在石棉纤维介导的促细胞分裂的过程中,胞内信号传递系统被活化,自分泌生长调节受到刺激,生长因子及生长因子受体的表达均增强。石棉刺激细胞增殖的机制是复杂的,不同的作用机制彼此互相关联、交错,并与石棉纤维的种类、长度、染尘时间及染尘方法以及受累组织的特征有关。

目前,石棉致癌的研究逐渐深入至基因水平。对石棉相关肿瘤癌基因和抑癌基因的研究,可有助于从分子水平揭示其致癌机制。研究发现,石棉可诱导一些细胞原癌基因表达增强,如诱导间皮瘤细胞原癌基因 *c-fos*、*c-jun*、*c-sis*、血小板源性生长因子呈一致性的表达增强。在石棉、肺癌、吸烟三者与 *ras* 基因的关系研究中发现,*K-ras* 基因突变与患者肺内石棉纤维数量有关,也与吸烟量有关,两者呈相互增效作用,为此认为石棉所致肺癌存在 *K-ras* 基因的突变。另外,抑癌基因的失活,如 *p53*、*p16* 和 *NF2* 等也是石棉致癌的重要因素。研究发现,石棉暴露可使 P16/CDKN2A 失活,从而引起肺癌和间皮瘤的发生。在石棉相关肺癌组织中,*p53* 基因的突变率较高,表明在肺癌发生过程中突变的 *p53* 基因不具有抑制癌细胞增殖的作用。间皮瘤也是与石棉暴露密切相关的恶性肿瘤,然而在间皮瘤中却十分少见 *p53* 基因突变。基于诸多研究结果,有学者建议:将 *p53* 表达下降及 DNA 氧化损伤产物 8-羟基脱氧鸟苷(8-OHdG)作为监测石棉特异性疾病的效应指标。

自由基是石棉诱导基因突变和 DNA 损伤过程中重要的调节物,且具有剂量-效应关系。石棉暴露可引起肺泡巨噬细胞释放一系列细胞因子和活性氧自由基,导致体内氧自由基反应增加、脂质过氧化反应提高,从而造成一系列病理生理改变(包括肺癌和间皮瘤)。石棉可诱导巨噬细胞产生活性氧类(包括 O^{-2}、OH^-、H_2O_2 等),这些活性氧类自由基具有介导染色体和 DNA 损伤的活性。石棉还能刺激巨噬细胞产生 NO·自由基。NO 的某些代谢产物,如 NO_2、N_2O_3、N_2O_4 是公认的硝化剂,能产生有强烈致癌性的亚硝胺。NO 还可与 O_2 生成 $ONOO^-$,$ONOO^-$ 是一种强效氧化剂,可通过脂质过氧化过程和对含巯基组分蛋白的氧化作用引发细胞损伤。石棉还能通过纤维表面的铁催化产生活性氧类(O^{-2}、OH^-),这种催化性铁还与诱导脂质过氧化和 DNA 链断裂有关。

(四)石棉的预防控制措施

随着科学研究的纵深,人们逐渐认识到石棉对健康的危害,控制石棉污染已经受到重视。中国是世界最大的温石棉消费国、生产国,目前仍在使用温石棉,有鉴于此,应采取措施对温石棉进行控制和管理,维护劳动者的健康和居民健康的生活生产环境。

早在 1987 年,我国已将石棉所致肺癌、间皮瘤定为职业性肿瘤,有关部门还制定了若干防止石棉危害的法律法规。预防石棉对人体健康的危害,首先要减少石棉的使用,寻找石棉替代材料,尽量以无毒或低毒的材料代替石棉,控制人为途径的石棉污染;其次在工作场所严格要遵守政策和法规,在石棉开采及制品工业采取严格的防尘除尘措施,尽量采用湿法生产工艺,降低工作环境的石棉粉尘浓度,并使之达到规定的卫生标准。严禁在没有防护措施的条件下,从事石棉加工生产。接触石棉的工人应加强个人防护,正确使用和保管好个人防护用品,经常换衣,严禁将工作服携带回家,使用封闭式防护服,不让石棉粉尘污染内衣。进入工作场所要戴口罩,工作场所禁止吸烟、进食和饮水等。从事石棉生产者应定期体检,以利疾病的早期发现,早期治疗;对已脱离粉尘的工人应继续跟踪观察。为了控制从业人员的石棉接触年限,建议企业在改善车间生产环境的同时,对工人的雇用采取一定工龄期限的动态轮换方式。

(杨巧媛　蒋义国)

第二节　环境物理因素与肿瘤

人类生存环境中存在很多物理因素,如日光辐射、高温、噪声、振动、电离辐射和非电离辐射等。它们与人类健康密切相关,其中与肿瘤发生有密切联系的物理因素有紫外线、电离辐射及低频非电离辐射等。本节将主要阐述紫外线辐射和电离辐射与肿瘤的关系及前苏联切尔诺贝利核事故案例分析。

一、紫外线

(一) 环境暴露

紫外线也称为紫外线辐射(ultraviolet radiation,UVR)。环境中紫外线辐射主要有两个来源:日光照射和人工紫外线照射。日光中的紫外线到达地球表面的量及强度取决于多种因素,如太阳顶角、平流层臭氧、大气污染、气候、地面反射以及海拔高度等。一般日光照射中紫外线大约占 5%。紫外线的波长范围在 100~400nm 之间,按照波长及生物学作用可分为 3 种类型:即 UV-A(315~400nm)、UV-B(280~315nm)和 UV-C(100~280nm)。

不同波长紫外线的特征和生物学作用不同,日光中的 UV-A 不被大气层吸收,可透过玻璃,长期 UV-A 暴露对人体有害;日光中的 UV-B 部分被臭氧层滤除且不能透过玻璃,可引起日晒斑、皮肤皱纹、皮肤老化及皮肤癌;日光中的 UV-C 全部被臭氧层所滤除,可引起皮肤灼伤和皮肤癌。日光中紫外线到达地球表面包含大约 95% 的 UV-A 和 5% 的 UV-B,UV-C 完全被大气层滤除,因此 UV-C 照射主要来源于人工紫外线照射等。很多职业可以接触到紫外线辐射,如电焊工人,医院接触光线治疗设备的人员,暴露于荧光灯或紫外线灯照射的个体等;另外室内晒黑设备(如晒黑灯)的使用也会增加人工紫外线辐射的接触。实验研究表明,皮肤的表皮和角质层在一定程度上可减弱紫外线照射,只有少部分 UV-A 可通过真皮到达基底层,起到保护皮肤基底层细胞的作用。UVR 暴露方式一般有间歇性暴露和慢性暴露两种方式。间歇性暴露一般指户外活动或日光浴等非连续性的接触紫外辐射;而慢性暴露是指连续性的接触紫外辐射,如职业接触紫外辐射。

(二) 人群流行病学研究和动物实验研究

流行病学研究表明,日光 UVR 暴露增加了患皮肤癌的危险性,包括非黑色素皮肤癌(基底细胞癌和鳞状细胞癌)和皮肤恶性黑色素瘤。一项对美国渔民的研究表明,累积暴露于 UV-B 与鳞状细胞癌有肯定的关联,但与基底细胞癌的发生未见关联。大量的病例-对照研究显示,黑色素瘤与日光 UVR 暴露具有明显的关联。目前有充分的证据表明,日光 UVR 可引起皮肤恶性黑色素瘤、基底细胞癌和鳞状细胞癌发生。除了皮肤癌外,相关研究还认为日光 UVR 与一些眼部癌症(如结膜鳞状细胞癌和眼黑色素瘤等)和唇癌密切相关。几个流行病学病例-对照研究表明,人工来源 UVR(如晒黑灯、日光浴床等)与黑色素瘤有显著性联系。流行病学研究和 Meta 分析表明,接触人工 UVR 增加患皮肤恶性黑色素瘤的危险度,而且接触年龄越小危险性越大。另外,使用人工 UVR 设备还能增加眼部黑色素瘤的发生。还有研究表明,接触人工 UVR 和皮肤鳞状细胞癌有着密切联系。动物实验表明,日光 UVR 可诱导小鼠和大鼠皮肤及结膜鳞状细胞癌的发生。单一的 UV-A、UV-B 和 UV-C 均可诱导小鼠皮肤鳞状细胞癌发生;单一的 UV-B 可诱导剑尾杂交鱼、转基因小鼠及免疫缺陷性小鼠皮肤黑色素瘤发生。IARC 综合评价认为,日光 UVR(包含 UV-A、UV-B 和 UV-C)肯定对人类有致癌性。人工 UVR 中使用晒黑灯设备,对人类和实验动物也具有充足的致癌性证据,肯定对人类致癌。

(三)环境-基因相互作用

过度紫外线照射(UV-B 和 UV-C)可引起皮肤肿瘤,主要为非黑色素瘤皮肤癌(基底细胞癌和鳞状细胞癌)和恶性黑色素瘤。据联合国环境项目组估计,全球每年将新增 200 万以上非黑色素瘤皮肤癌病例和 20 万以上恶性黑色素瘤病例。日光 UVR 诱导皮肤癌发生受个体遗传特性、居住地区纬度、年龄、文化和社会习性等因素的影响。皮肤干燥症患者罹患非黑色素瘤皮肤癌和恶性黑色素瘤的几率高于正常人;非黑色素皮肤癌患病率随居住地区纬度的增高有逐渐增加的趋势;移居澳大利亚的英格兰人非黑色素皮肤癌患病率和死亡率明显低于本土居民;儿童和青少年时期接触过多日光紫外线辐射的人群,患皮肤癌的危险性显著性增加;户外工作者非黑色素皮肤癌患病率明显高于从事室内工作者,皮肤色素低的种族(如白种人)黑色素瘤患病率高于皮肤色素高的种族(如黑种人)。

目前,紫外线照射能引发皮肤癌已得到公认,但是其致癌机制还不是很清楚,其主要分子机制可能有:①UVR 诱导 DNA 损伤,日光 UVR 可诱导多种 DNA 光化产物,如环丁烷类嘧啶二聚体、嘧啶和嘌呤损伤、DNA 链断裂及 DNA 蛋白质交联等。②DNA 损伤修复缺陷或发生错误修复。③诱导抑癌基因 $p53$、$PTCH$ 突变,最终导致皮肤癌的发生。

在暴露于日光辐射而患皮肤鳞状细胞癌人群和暴露于紫外线辐射(特别是 UV-B)的实验动物中,均发现抑癌基因 $p53$ 发生碱基置换。UV-A 照射可诱导体外培养的人类细胞 DNA 损伤和突变。UV-B 照射对体外培养的人类细胞具有致突变性,并能诱导其 DNA 损伤;UV-B 照射哺乳动物皮肤可诱导皮肤细胞 DNA 损伤。UV-C 照射对体外培养的哺乳动物和人类细胞,均具有致突变性,并能诱导其 DNA 损伤;UV-C 照射哺乳动物皮肤,可诱导皮肤细胞 DNA 损伤。

二、电离辐射

(一)环境暴露与个体易感性

电离辐射(ionizing radiation)是指能够对其穿过的物质产生电离的高能辐射。它包括 X 射线、γ 射线和亚原子粒子(如电子、质子、中子、α 粒子和 β 粒子等)。电离辐射普遍存在于环境中,最常见的电离辐射暴露来自天然存在的放射源,其次来自医疗诊断和治疗过程中运用的 X 射线、γ 射线和放射性药物,中子的暴露人群主要为核作业工人和航天器上的乘客及职员。资料显示,电离辐射对人类致癌最主要的暴露源是核武器使用、核事故导致放射性物质泄漏以及医疗过程中放射性物质的应用;而在环境中人群长期低剂量接触电离辐射对人类致癌性证据还不足。

电离辐射的致癌危险度受诸多因素的影响,除暴露的放射剂量外,还包括年龄、性别、遗传和暴露持续时间等。不同个体对电离辐射致癌敏感性存在较大差异,某些人类遗传性疾病如着色性干皮病(XP)、共济失调性毛细血管扩张症(AT)、遗传性视网膜母细胞瘤(RB)等的患者,在暴露于电离辐射或接受放射治疗后肿瘤易感性增高。电离辐射对不同组织的致癌敏感性相差也较大,容易诱导发生的肿瘤包括白血病、乳腺癌、甲状腺癌以及一些胃肠道肿瘤(胃癌和结肠癌),而在骨骼、软组织、子宫、皮肤和直肠等组织较少诱导肿瘤发生。

(二)人群流行病学研究和动物实验研究

目前,关于电离辐射对人类致癌性的人群流行病学研究很多,其因果联系的证据主要来自对日本原子弹爆炸后幸存者以及接受放射性治疗的患者的流行病学研究。日本广岛和长崎原子弹爆炸的幸存者主要暴露于γ射线,在暴露后45年里,该人群中发现很多白血病和其他癌症病例。同样,在接受放射性治疗的良性或恶性疾病患者中,也发现较多的白血病和其他肿瘤病例。另有报道,在童年时期接触放射性照射的儿童,患甲状腺癌的危险度明显增高,如1986年前苏联切尔诺贝利核事故发生后,当地及附近地区儿童甲状腺癌发病率上升。绝经期前的妇女接触放射性照射后,乳腺癌的发病危险度明显增加。目前研究表明,X射线、γ射线照射可导致人类唾液腺癌、食管癌、结肠癌、胃癌、肺癌、乳腺癌、肾癌、膀胱癌、脑癌、甲状腺癌和白血病发生,同时还观察到与直肠癌、肝癌、胰腺癌、前列腺癌、卵巢癌、非霍奇金淋巴瘤及多发性骨髓瘤等肿瘤的发生有着密切的联系。关于中子暴露的人群流行病学资料尚少,还不足以说明其对人类具有致癌性。

电离辐射的动物致癌试验表明,X射线、γ射线照射,可诱导成年小鼠恶性淋巴瘤、髓样白血病、乳腺癌、卵巢癌、肝癌、小肠和结肠肿瘤、血管肉瘤和皮肤基底细胞癌。X射线、γ射线照射,可诱导大鼠恶性乳腺肿瘤和甲状腺癌发生。X射线照射可导致猴子发生多器官肿瘤(如肾皮质癌)。X射线、γ射线照射可诱导兔、狗、恒河猴发生白血病、乳腺癌、甲状腺癌及肺癌,且呈剂量-反应关系。相关报道显示,小鼠在出生以前胎仔晚期暴露于X射线、^{60}Coγ射线可明显增加肺部和肝脏肿瘤的发病率;狗在胎仔晚期暴露于^{60}Coγ射线可显著增加恶性淋巴瘤、血管瘤及乳腺癌的发病率;而亲代在胚胎早期暴露于X射线、γ射线,未见后代这些肿瘤的发病率增加。中子暴露可诱导成年实验动物(如小鼠、大鼠和猴)发生白血病、卵巢癌、乳腺癌、肺癌和肝癌,且呈剂量-反应关系。亲代小鼠的中子暴露能使后代肝癌发病率增加。研究表明,中子的动物实验致癌效应比X射线、γ射线更强。因此,尽管目前中子的人群流行病学致癌证据不足,但鉴于其在动物实验中显现的强致癌性,IARC依然将中子辐射归类为确定的人类致癌物。

(三)致癌机制

电离辐射致癌的机制较为复杂,可归纳为以下几个方面:①引起DNA损伤或影响DNA损伤的修复,电离辐射导致的DNA损伤主要表现为DNA单链断裂、碱基结构改变和染色体畸变。②诱导癌基因或抑制基因突变,如诱导抑癌基因 *p53* 突变。有文献报道,在氡及其子体辐射诱发的铀矿工人肺癌中,3/7肿瘤有 *p53* 突变。由γ射线诱发的小鼠骨肉瘤中,18/31的肿瘤有 *p53* 突变。另外,从切尔诺贝利事故污染地区儿童甲状腺癌的调查看,发病率与 *ret* 基因变异有一定关系,放射性尘埃污染地区甲状腺癌发生率呈增长趋势,其中60%以上的癌病例都发生 *ret* 基因重组。③DNA修复系统的缺陷,可使辐射造成的细胞基因突变不能得以正常修复,使正常细胞发生恶性转化,最终导致肿瘤形成。④信号转导途径,蛋白质磷酸化、蛋白质酪氨酸磷酸化是细胞信号转导过程中的重要事件,在细胞转化和肿瘤的发生发展过程中起重要调节作用。相关研究表明,电离辐射能诱导蛋白激酶C(PKC)、蛋白质酪氨酸激酶(PTK)活性表达,引起正常细胞增生,恶性转化,最终诱导肿瘤发生。⑤基因组不稳定性。基因组不稳定也是电离辐射导致肿瘤发生的一个重要机制。研究认为,电离辐射诱导的端粒酶功能降低或缺失是引起基因组不稳定的一个重要原因。端粒酶缺失能造成更多染色体畸变(如染色体基因扩增和染色体不平衡等)。⑥电离辐射还可通过引起表遗传改变介导肿瘤发生。例如 DNA 甲基化和非编码 RNA 等均参与电离辐射诱导的肿瘤发生。

三、切尔诺贝利核电站事故引起的癌症

（一）切尔诺贝利核电站事故概况

切尔诺贝利核电站位于乌克兰北部，距首都基辅以北 130km，它是前苏联时期在乌克兰境内修建的第一座核电站。曾经被认为是最安全、最可靠的核电站。切尔诺贝利核电站事故（Chernobyl accident）发生于 1986 年 4 月 26 日，当时由于操作人员违反规章制度，核电站的第 4 号核反应堆在进行半烘烤试验中突然失火，引起爆炸，其辐射量相当于 400 颗美国投在日本的原子弹。造成 30 人当场死亡，逾 8 吨强辐射物泄漏。这起核泄漏事故还使核电站周围 6 万多 km^2 土地受到直接污染，尘埃随风飘散，致使俄罗斯、白俄罗斯和乌克兰许多地区遭到核辐射的污染。320 多万人受到核辐射侵害，成为迄今人类和平利用核能史上最严重的事故。

（二）环境中放射性物质暴露

事故发生后环境中主要放射性物质有放射性碘（特别是 ^{131}I），随尘粒沉积到地面上的放射性核素有 $^{95}Zr+^{95}Nb$、^{103}Ru、^{106}Ru、$^{132}Te+^{132}I$、$^{140}Ba+^{140}La$、^{141}Ce 和 ^{144}Ce 等；摄入的主要是放射性铯（如 ^{134}Cs 和 ^{137}Cs）。事故发生后，暴露于放射性物质的主要有 3 类人群：一类是在核污染区参与清理工作的工人，约有 60 万暴露者；二类是事故发生后从污染区疏散或迁移的居民，约有 33.8 万人；三类是事故发生后未从污染区疏散的居民，据统计约有 500 万居民依然生活在核污染区。

（三）人群流行病学研究

1. 甲状腺癌　人群流行病学调查发现，事故发生当年，婴幼儿和青少年人群，以及居住在（白俄罗斯、俄罗斯联邦和乌克兰）污染最严重地区的人群甲状腺癌发病率大幅度上升。这是由于在事故发生后的最初几天中，切尔诺贝利反应堆释放出大量的放射性碘，积存在喂牛的牧草中，儿童饮用这种放射性碘污染的牛奶后导致甲状腺癌高发。当地膳食一般缺乏碘，从而进一步加剧了放射性碘污染导致甲状腺癌的发生。据 WHO 统计，截至 2016 年，在白俄罗斯、俄罗斯联邦和乌克兰等污染区，超过 11 000 例甲状腺癌患者被诊断。这些甲状腺癌很可能是由于事故发生后放射性碘暴露引起的。尽管难以量化长期的患癌危险度，预计因切尔诺贝利事故引起的甲状腺癌发病率上升还将持续多年。

2. 其他癌症　有报道表明，污染区人群中白血病和非甲状腺实体癌发病率显著性增加。近期的流行病学调查表明，在接触放射性剂量最高的切尔诺贝利事故清理工人中白血病发病率成倍增加，但在受污染地区的儿童或成年居民中并没有明确显示出白血病发病率的增加。除了最近发现切尔诺贝利事故清理者中存在白血病风险外，在受污染最严重的地区，绝经前乳腺癌发病率略有增加，这似乎与辐射剂量有关。但是这两种其他癌症是否归因于核事故辐射，目前尚未通过流行病学研究的确认。科学家们开展多项研究以确定辐射是否可引起其他器官的癌症，WHO 专家小组的调查显示，除甲状腺癌外，目前还没有证据表明其他癌症风险的增加可明确归因于切尔诺贝利事故的辐射。

第三节　环境生物因素与肿瘤

人类生存的自然环境中存在各种生物，某些生物因素可对人类致癌。常见的对人类致

癌的生物因素主要有病毒、细菌、寄生虫和某些植物等。本节主要阐述病毒、细菌和寄生虫与肿瘤的关系。

一、病毒与肿瘤

　　IARC 致癌因素危险度评价专著中（monograph 100B，2012 年）认为对人类肯定致癌的病毒有：EB 病毒（Epstein-Barr virus，EBV）、乙型肝炎病毒（hepatitis B virus，HBV）、丙型肝炎病毒（hepatitis C virus，HCV）、人乳头状瘤病毒（human papillomaviruses，HPV）HPV 16 型和 18 型等 12 种、人类免疫缺陷病毒 1 型（human immunodeficiency viruses，HIV-1）、人 T 淋巴细胞病毒 1 型（human T-cell lymphotropic viruses，HTLV-I）、Kaposi 肉瘤疱疹病毒（Kaposi's sarcoma herpesvirus，KSHV）。对人类很可能有致癌性的病毒有：HPV 68 型。可能对人类具有致癌性的病毒有：HPV 26 等 12 种、人类免疫缺陷病毒 2 型（HIV-2）。环境中对人致癌性尚不能确定的病毒有：人 T 淋巴细胞病毒 2 型（HTLV-II）、丁型肝炎病毒（hepatitis D virus，HDV）。由于对人类致癌的病毒很多，在此不一一详述，仅阐述常见的几种病毒与肿瘤的关系。

（一）乙型肝炎病毒与肿瘤

　　1. 环境暴露与个体易感性　乙型肝炎病毒（HBV）是一种小 DNA 病毒，为环状双链 DNA。大量流行病学和实验研究表明，全球范围内估计约 20 亿人感染过 HBV，其中慢性感染者约为 3.6 亿人。慢性 HBV 感染与肝细胞癌的发病密切相关。慢性 HBV 感染率在全球范围内各不相同，高感染地区如中国、东南亚、亚马逊河流域等地感染率（HBsAg 阳性率）达 8% 以上，在高感染区 50%~90% 的肝细胞癌与 HBV 感染有关。而西欧、北美、澳大利亚等地感染率低于 2%，为低感染地区，其他地区感染率介于 2%~7% 之间。

　　人类是 HBV 感染的主要宿主。HBV 在人群中传播主要通过母婴传播、性接触传播、静脉用药等方式。在高感染地区如亚洲，儿童之间传播和母婴传播扮演着重要的作用。HBV 感染后的结局不同个体各不相同，取决于个体的年龄、性别、免疫力等。而病毒因素、围生期感染及儿童期早期感染，很可能是导致 HBV 慢性感染的重要危险因素。

　　2. 人群流行病学研究和动物实验研究　多个 HBV 携带者队列研究表明，肝细胞癌危险度增加与血清乙肝表面抗原水平有着密切联系，相对危险度（RR）在 5.3~148 之间。很多病例-对照研究表明，肝细胞癌与慢性 HBV 感染有强相关性，其相对危险度的估计值（OR）在 5~30 之间。一般来说，队列研究未见报道慢性 HBV 感染可增加其他肿瘤（除肝细胞癌外）发病危险度，但也有个别病例-对照研究结果显示慢性 HBV 感染可增加肝胆管癌和非霍奇金淋巴瘤的发病危险度。

　　除了人类，某些动物也对 HBV 易感。以往的研究表明，黑猩猩、狒狒和树鼩可感染 HBV 并成为病毒携带者，但未见引起肝细胞癌的报道；也有报道认为亚洲短尾猿对 HBV 感染敏感，并可导致进行性的肝损伤及肝细胞癌。目前，尚缺少对慢性 HBV 感染动物的长期致癌性研究。

　　3. 致癌机制　目前，有关 HBV 诱导肝细胞癌的机制还不明确。可能的致癌机制主要有 3 方面，一是 HBV DNA 整合到宿主细胞 DNA，在 HBV 携带者引起的肝细胞癌病例中，绝大多数均可发现 HBV DNA 整合到宿主 DNA 中。HBV DNA 整合到宿主 DNA 的具体细节还不清楚，有报道认为慢性肝炎及肝硬化引起频繁的细胞分裂和 DNA 链断裂增加了 HBV DNA 整合到宿主 DNA 的机会。HBV DNA 整合到宿主 DNA 后介导肝细胞癌发生的机制有以下几点：①当 HBV DNA 插入位点位于某些癌基因附近时，可能会引起相关细胞基因（如视黄

酸受体 β、cyclin A2、端粒酶等)表达改变,从而影响细胞分裂或增殖,介导肝癌的发生。②整合的 HBV DNA 序列导致邻近的细胞 DNA 序列结构改变。这种结构的变化会诱导 DNA 的不稳定性,有报道认为整合的 HBV DNA 序列与染色体迁移有联系,也有报道认为 HBV DNA 整合到宿主 DNA 中可使突变发生的敏感性增高,可能对肝癌的发生具有一定的作用。但是,目前在人肝细胞癌病例中尚未发现由于 HBV DNA 引起的癌基因过度表达。虽然有报道认为在肝细胞癌中可发现诱导染色体数目的改变及抑癌基因 *p53* 突变,但目前尚无证据表明这些改变对慢性 HBV 感染导致的肝细胞癌具有特异性。二是 HBV 蛋白表达,一些 HBV 蛋白(如 HBx 蛋白和 PreS/S 蛋白等)可能转录激活某些基因,影响细胞增殖、分化或凋亡,从而介导肝癌的发生。三是表观遗传学机制,相关研究表明,在肝细胞癌发生过程中,广泛存在某些癌基因 CpG 岛的甲基化或抑癌基因沉默,提示表观遗传学机制也参与到 HBV 诱导的肝癌发生。

(二)人乳头状瘤病毒与肿瘤

1. 环境暴露与个体易感性 人乳头状瘤病毒(HPV)属于乳多空病毒科,由 Strauss 于 1949 年首先发现,目前已经发现和鉴定 70 多种类型的 HPV,具有高度的宿主特异性,仅感染人类,不能在组织培养中繁殖。根据其致癌危险性可将 HPV 分为两大类,一是低危型(low risk)HPV,如 HPV-6、11、30、40、42、43、44、54 等;二是高危型(high risk)HPV,如 HPV-16、18、31、33、39、56、58 等,此类 HPV 和宫颈癌等肿瘤的发病有关。HPV 主要存在于人口腔、肛门和会阴等处,感染皮肤或黏膜部位的上皮细胞。HPV 主要通过性行为传播,全球妇女每年约有 10%~15% 的新增感染病例,有性生活的人群 30%~50% 可能会感染 HPV。HPV 感染的高峰年龄为 18~28 岁,大约 80% 的妇女会感染 HPV,绝大多数个体不会出现临床症状和体征。只有少部分感染个体呈持续感染状态,并会进一步发展为 HPV 相关肿瘤。

2. 人群流行病学研究和动物实验研究 流行病学研究表明,一些类型的 HPV 对人类具有致癌性。在所有浸润性宫颈癌中,超过 90% 的病例可检测到 HPV。Bosch 和 Manos 等人对来自 22 个国家的 1000 多份宫颈癌进行活体组织切片检查,发现 93% 的肿瘤组织中可检测到 HPV DNA。IARC 的综合评价认为,HPV 16、18、31、33、35、39、45、51、52、56、58 和 59 型肯定对人类致癌(Group 1);HPV 68 很可能对人类致癌(Group 2A);HPV 26、53、66、67、70、73、82、30、34、69、85 和 97 可能对人类致癌(Group 2B);其他一些类型如 HPV 6 和 11 未分类为对人类有致癌性(Group 3)。在全世界病例中,超过 50% 的宫颈癌和重度宫颈上皮内瘤样变(cervical intraepithelial neoplasia,CIN)患者中可检测到 HPV-16 DNA。多个病例-对照研究表明,HPV-16 与宫颈癌、重度 CIN 之间有密切的联系(OR 值大于 20)。另外,一些流行病学病例-对照研究结果显示 HPV-16 还能导致肛门、阴道、阴户、阴茎、口腔、咽部及扁桃体等部位癌症发生。HPV-16 还与喉癌的发生存在明显正相关,而与其他肿瘤的联系目前还缺乏足够的证据。除 HPV-16 外,流行病学资料表明 HPV-18 也是对人类肯定的致癌物,HPV-18 可导致宫颈癌发生,且与阴户、阴茎、肛门、口腔及喉部癌症的发生密切相关。有资料显示,HPV 31、33、35、39、45、51、52、56、58 和 59 型也可导致宫颈癌发生,且 HPV 33 与阴户及肛门部位的癌症发生密切相关。

动物实验表明,几种动物的乳头状瘤病毒与恶性肿瘤的发生有着密切的联系。有报道,将野兔乳头状瘤病毒感染家兔进行实验发现,病毒感染与一些肿瘤的发生存在直接的因果联系;牛乳头状瘤病毒 2 型和 4 型分别与牛的膀胱癌和食管癌存在较强的因果关系。通过构建 HPV 16 转基因小鼠模型,研究者观察到转基因小鼠出现高侵袭性的宫颈癌表型,说明

HPV 16 对动物宫颈癌的发生起重要作用。

3. 致癌机制　目前对高危型 HPV 致癌的分子机制研究较多。细胞和分子生物学实验表明,在宫颈癌及其癌前病变组织切片检查通常会检测到特定类型 HPV DNA,而且能检测到特定的癌基因。高危 HPV 除了促进细胞生长外,还可诱导染色体不稳定并能独立地诱导肿瘤发生。通过对几种 HPV 阳性的人类来源的宫颈癌细胞株进行检测,结果表明肿瘤的恶性表型取决于病毒癌基因的活性。目前,高危 HPV 致癌的可能机制为:①首先,病毒 DNA 整合入宿主染色体中,一些流行病学研究也证实宫颈癌变与 HPV 病毒 DNA 整合到宿主染色体密切相关。②诱导癌基因及抑癌基因表达异常。病毒 DNA 整合到人染色体后,HPV DNA 中 E6 和 E7 蛋白可干扰抑癌基因 $p53$ 和 pRB 的正常表达,高危型 HPV 的 E6 蛋白使 P53 失活,使其失去正常的抑制癌基因表达的功能,从而使某些癌基因如 c-myc 和 H-ras 表达增强;E7 蛋白可与 pRb 结合,从而促进细胞增殖,最终导致细胞恶性转化,引起肿瘤发生。体外细胞转化试验也表明,HPV DNA 中的 E6 和 E7 是导致细胞恶性转化和肿瘤形成的主要因素。此外,还可通过 E5 蛋白改变表皮生长因子受体作用及抗凋亡作用介导癌症发生。③引起宿主细胞染色体改变。病毒 DNA 整合入宿主染色体,可引起宿主细胞染色体不稳定和染色体畸变等。④近年的研究表明,HPV DNA 整合入到人染色体还可激活端粒酶和上皮细胞生长因子,从而促进细胞的增殖和永生化,最终导致宫颈癌等肿瘤的形成。值得注意的是,高危型 HPV 致宫颈癌等肿瘤形成是一个多因素、多基因参与、多阶段的过程,其确切的致癌机制还有待进一步研究。

由于宫颈癌等肿瘤的发生和 HPV 感染密切相关,因此预防 HPV 感染诱导的宫颈癌,最根本的措施是避免感染 HPV。然而,如前所述 HPV 在人类环境中广泛存在,不可避免会接触 HPV,因此研究者们较为注重 HPV 疫苗的研究。目前市场上有三种类型的 HPV 疫苗。一是针对 HPV 16 和 18 的含 VLP 抗原的二价疫苗;二是针对 HPV 16、18、6 和 11 的含 VLP 抗原的四价疫苗;三是在四价疫苗基础上增加了 HPV 31、33、45、52 和 58 5 种高危 HPV 基因型的九价疫苗。3 种疫苗均能很好地预防所覆盖基因型引起的相关疾病。相比四价疫苗,九价疫苗明显增加了宫颈癌的保护率,可达90%以上,保护时间可持续5~6 年。

（三）EB 病毒与肿瘤

1. 环境暴露与个体易感性　EB 病毒（Epstein-Barr virus,EBV）属疱疹病毒科,是双链 DNA 病毒。EBV 广泛存在于人类生活环境中,在世界范围人群中普遍易感,90%以上的成年人都感染过 EBV。儿童早期阶段感染 EBV,可无任何临床症状,一旦感染 EBV 将终生携带病毒。EBV 主要通过人类唾液传播,有嗜人 B 淋巴细胞特性,体外实验表明 EBV 能诱导人类和灵长类 B 淋巴细胞生长改变。首先感染人口咽部组织上皮细胞,随后播散到周围血 B 淋巴细胞呈潜伏感染状态,从最初的感染状态转变为潜伏感染的携带者需要在体内细胞和体液免疫系统的参与下完成,在携带 EBV 的 B 淋巴细胞株和肿瘤活检标本中可检测到 3 种类型的潜伏型 EBV（types Ⅰ~Ⅲ）。近年来,越来越多的证据表明 EBV 与多种肿瘤发生相关。

2. 人群流行病学研究和动物实验研究　由于 EBV 在人群中普遍易感及其嗜人 B 淋巴细胞特性,在肿瘤组织和肿瘤淋巴细胞中检测到 EBV 并不能证明 EBV 与相关肿瘤的因果联系,为此还应该考虑其他因素:①在某肿瘤患者中 EBV 阳性病例所占比例;②在任意病例中携带 EBV 的肿瘤细胞所占比例;③EBV 在肿瘤中无性繁殖情况;④EBV 蛋白的表达水平。只有结合以上因素进行综合评价,才能正确判断 EBV 与各种相关肿瘤的因果联系。

大量流行病学研究表明,EBV 可诱导 Burkitt 淋巴瘤、非霍奇金淋巴瘤（non-Hodgkin's

lymphomas，NHL)、霍奇金淋巴瘤(Hodgkin's lymphomas)、鼻型结外 NK/T 细胞淋巴瘤、鼻咽癌(nasopharyngeal carcinoma，NPC)发生。流行病学研究也观察到 EBV 与淋巴上皮癌呈明显正相关。另外，EBV 与其他肿瘤的发生(如肺癌、胃癌、唾液腺癌等)也有关系。

一项病例-对照研究表明，非洲 Burkitt 淋巴瘤患者 EBV 衣壳蛋白抗体滴度比正常人高得多。在乌干达进行的一项队列研究结果显示，Burkitt 淋巴瘤患者 EBV 衣壳蛋白抗体(antibodies to Epstein-Barr viral capsid antigens，VCA)滴度比对照组儿童显著增高。EBV 诱导 Burkitt 淋巴瘤的发生随不同时间、不同地区、不同人群而变化。研究表明，儿童时期感染 EBV 对 Burkitt 淋巴瘤的发生起着重要作用。在 Burkitt 淋巴瘤流行区(赤道非洲和新几内亚)，90%以上病例可检测到 EBV DNA，患病人群主要为 6~10 岁的儿童；在非流行区散发 Burkitt 淋巴瘤病例中检测不到 EBV DNA，其发病人群多见于青年人。以上研究表明，EBV 感染并不是诱导 Burkitt 淋巴瘤发生的唯一因素，可能还有其他因素参与，如流行病学研究表明，非洲疟疾高发地区与 Burkitt 淋巴瘤高发区分布一致。目前研究表明，EBV 在 Burkitt 淋巴瘤的发生过程起着重要作用。

鼻咽癌是一种高度恶性的肿瘤，在我国南方地区高发，鼻咽癌的发生受多种因素的影响，如 EBV 感染、遗传因素、饮食习惯(腌鱼等腌制食品)、吸烟等。大量流行病学、动物实验及分子生物学的研究表明，EBV 感染与鼻咽癌关系密切。曾毅等人曾对我国鼻咽癌高发区广西苍梧县和梧州市进行血清学普查和前瞻性队列研究，发现鼻咽癌患者血清中 EBV 衣壳蛋白抗体(IgA-VCA)滴度明显高于正常人；在梧州市 40 岁以上 20 726 名被调查者中，查出 1136 人 EBV 衣壳蛋白抗体阳性；对阳性人群进行临床和病理学检查，发现鼻咽癌 18 例，对其他阳性者追踪观察 10 年，又发现 29 例鼻咽癌患者；上述结果表明，EBV 在鼻咽癌发生过程中起着重要作用。目前的研究结果表明，所有低分化鼻咽癌与 EBV 感染具有较强的因果联系，在低分化鼻咽癌病例中可检测到 EBV IgA-VCA 和早期抗原 IgA 抗体(antibodies to early antigens，IgA-EA)滴度明显增高。以往一般认为，高分化鼻咽癌与 EBV 无关，但近年的研究表明，高分化鼻咽癌细胞中也可检测到 EBV DNA，说明高分化鼻咽癌也与 EBV 有关，其机制有待深入研究。

动物实验表明，一些自身未携带类 EB 病毒的灵长类和啮齿类动物感染 EBV 后，经转化后的 EBV 能诱导一些良性和恶性淋巴组织肿瘤的发生，而未转化的 EBV 则不能诱导肿瘤的发生。那些携带自身类 EB 病毒的灵长类感染 EBV 后，不会出现临床症状及肿瘤；给 scid 小鼠接种 EBV 阳性的 B 淋巴细胞后可诱导肿瘤的发生。

3. 致癌机制　环境中 EBV 广泛存在，并且与鼻咽癌等肿瘤密切相关，这些肿瘤的发生是环境与基因相互作用的结果。

(1)EBV 编码的基因产物在其诱导细胞转化及肿瘤形成中起着重要作用：主要编码的基因产物有 3 类。一是 EBV 核抗原(EBNA)，包括 EBNA-1、-2、-3A、-3B、-3C 及 LP 6 种核抗原；二是潜伏期膜蛋白(latent membrance protein，LMP)，包括 LMP-1、LMP-2A 和 LMP-2B 三种；三是 EBV 编码的非编码 RNAs，包括两种非编码 RNA(EBER-1 和 EBER-2)以及至少编码 22 种微小 RNA(microRNA)。研究人员通过建立 EBNA-1 转基因小鼠和 LMP-1 转基因小鼠模型，发现转基因小鼠肿瘤发生频率及进展速度明显增加，提示这些基因产物在 EBV 诱导肿瘤发展过程中发挥着中心作用。可诱导癌基因和抑癌基因表达异常，如在鼻咽癌高分化细胞株(CNE-1)和鼻咽癌低分化细胞株(CNE-2)中，可发现几种癌基因的过度表达；相关研究发现，鼻咽癌活检组织中 Rb 基因可发生部分丢失；鼻咽癌组织中存在 P53 蛋白的过量表达。表明 EBV 相关肿瘤的发生与癌基因及抑癌基因的表达异常有关，但其确切机制有待进一步研究。

（2）EB 病毒基因中含致癌基因 *BARF1*：法国 Ooka 实验室曾用 *BARF1* 基因诱导小鼠 3T3 细胞和 EBV 阴性的 B 细胞系 Louckes 细胞恶性转化，将 *BARF1* 逆转录病毒感染猴肾上皮细胞可诱导其永生化，裸鼠成瘤实验为阴性，但将永生化细胞接种至免疫力缺陷的 *scid* 小鼠可诱导肿瘤的发生。

（3）表观遗传机制：近来有报道表明，EBV 编码的微小 RNA（如 miR-BART1）可通过调控 PTEN 信号通路影响鼻咽癌细胞的迁移；EBV 编码的核抗原、潜伏期膜蛋白也可通过表观遗传机制调控鼻咽癌的发生发展。

（4）环境与遗传因素的协同作用：移民流行病学研究表明，移居海外的广东居民鼻咽癌的发病率远比当地居民高，提示鼻咽癌的发生可能与遗传因素有关，但遗传因素和 EBV 之间的协同作用机制还不清楚，需要进一步研究。有研究报道 TPA 和丁酸能激活 EBV，促进 EBV 对淋巴细胞的转化。腌鱼等腌制食品中的亚硝胺类物质、吸烟也可能是诱发鼻咽癌的危险因素；另外流行病学调查表明，疟疾的流行也是 EBV 诱发 BurKitt 淋巴瘤的协同因素。

防制 EBV 相关肿瘤的发生，必须遵循疾病的三级预防原则。①一级预防：主要措施为尽量避免感染 EBV，鉴于 EBV 在环境、人群中普遍存在，目前预防的重点是对 EBV 疫苗的研制，已经有几种 EBV 疫苗成功地在动物实验中起到了预防 EBV 感染的作用，但还缺乏临床实验。其次是避免接触相关的促癌物及一些协同危险因素。②二级预防：主要原则为早期发现，早期诊断，早期治疗。通过在 EBV 相关肿瘤高发区进行普查，早期发现高危人群，提高对早期肿瘤诊断水平，并对其进行及时的治疗。③三级预防：主要是对 EBV 相关肿瘤患者进行针对性的临床治疗。

二、细菌与肿瘤

与人类肿瘤有关的细菌主要有幽门螺杆菌（*Helicobacterpylori*，*H. pylori*），IARC 于 1994 年综合评价 *H. pylori* 为人类肯定致癌因素。研究表明，*H. pylori* 与人类胃癌和胃部的淋巴瘤密切联系，另外还与肝脏和肠道的肿瘤有关。

（一）环境暴露与个体易感性

H. pylori 为螺旋状的革兰阴性杆菌，全球范围均有分布，通常在人类和某些其他灵长类的胃黏膜上繁殖生长，引起人类的急、慢性胃炎，特别慢性感染，很难自愈，可转化为胃癌。这种慢性感染在发展中国家流行，且 20 岁前的人群感染率急剧上升，其中 80%~90% 是在 16~20 岁之间感染。在大多数发达国家，*H. pylori* 慢性感染在各年龄段均较低，特别在儿童期的感染率持续下降，随着年龄增长感染率呈逐渐上升的趋势。另外，*H. pylori* 感染流行程度还与人群的社会经济地位和阶层有关，一般在社会经济地位较低的人群中感染率较高。*H. pylori* 可在人与人之间传播，主要通过口-口和粪-口方式传播。另外还可通过水源或医源性感染等方式传播。

（二）人群流行病学研究和动物实验研究

大量研究结果显示，*H. pylori* 感染的流行程度与胃癌的发病率和死亡率有关联。3 个流行病学队列研究曾对先期 *H. pylori* 阳性人群进行追踪观察，最后发现了 29~109 例胃癌。在所观察的队列研究中，均可观察到先期 *H. pylori* 感染与随后发生的胃癌之间有显著性的联系。综合分析 3 次队列研究，其相对危险度为 3.8，且具有显著性意义。文献报道中有 9 项病例-对照研究进行了 *H. pylori* 感染与胃癌发病率的关联程度的研究,其中的 6 项研究结果显示 *H. pylori* 阳性人群发生胃癌的相对危险度明显增高,相对危险度为 1.2~4.2,其中 3 项结果具有显著性意义。有报道认为,*H. pylori* 感染与胃癌的关联程度在年轻病例中更强。目前认为,*H. pylori* 慢性感染主要引起非贲门胃癌发生。一些研究还表明,*H. pylori* 感染与胃部淋巴瘤的发生也有关,对两组胃 B 细胞黏膜相关淋巴组织(gastric B-cell mucosa-associated lymphoid tissue,MALT)淋巴瘤患者进行检测,发现 *H. pylori* 阳性者均达 90% 以上,对分别选取的两组 MALT 淋巴瘤患者 6 人和 12 人进行根除 *H. pylori* 治疗,分别有 5 例和 12 例患者的肿瘤出现衰退。美国和挪威对 *H. pylori* 感染者进行的队列研究追踪,观察到 33 例胃非霍奇金淋巴瘤病例,其相对危险度约为 6.3,且具有显著性意义,表明 *H. pylori* 感染与胃部非霍奇金淋巴瘤也密切相关。慢性 *H. pylori* 感染可导致低级别 B 细胞 MALT 胃淋巴瘤等非霍奇金淋巴瘤的发生。目前,已有多例 *H. pylori* 感染长爪沙鼠动物致癌性报道,有的课题组得出阳性结论,有的得出阴性结论,故关于 *H. pylori* 感染是否导致长爪沙鼠胃腺癌目前还存在争论。有报道显示,纯系小鼠(如C57BL/6 和 BALB/c 小鼠)感染 *H. pylori* 80 或 100 周后,仅观察到胃损伤,而未观察到胃腺癌。但是,在多个转基因小鼠模型(如胃泌激素过表达转基因小鼠、P27 缺失型小鼠等)感染 *H. pylori* 均可观察到胃腺癌发生。目前,关于 *H. pylori* 感染的动物致癌试验资料还不多,值得进一步研究。

(三) 致癌机制

H. pylori 诱导相关肿瘤的发生是在环境因素、多基因参与下经过多阶段演变形成的。

1. 环境因素作用　已有报道,社会经济条件和 *H. pylori* 感染率直接相关,全球范围内社会经济条件差的国家和地区人群的 *H. pylori* 感染率较高。一些流行病学研究表明,萎缩性胃炎的发生除与 *H. pylori* 感染有关外,还与一些不良的饮食习惯有关,如摄盐过多、新鲜蔬菜水果摄入过少等。

2. 肿瘤相关基因作用　有报道认为,在 *H. pylori* 感染诱导的胃癌病例中,可检测到相关癌基因的突变和异常表达,如 *H-ras* 基因突变以及 *c-myc*、*bcl-2* 等基因表达增强;另外还可诱导抑癌基因 *p53* 突变和 *p16* 部分缺失。Correa 等人在 *H. pylori* 阳性患者中发现一种细胞毒素相关基因 A(cytotoxin-associated gene A,CagA),可促进胃黏膜细胞增生。另有研究表明,*H. pylori* 感染可导致人端粒酶 RNA 表达增强,端粒酶活性增加可促进胃癌的发展和形成。Rieder 等人的研究发现,*H. pylori* 感染引起的慢性炎症可诱导自由基的产生,氧化损伤能引起某些癌基因和抑癌基因发生点突变,在 *H. pylori* 感染诱导肿瘤发生过程中也发挥着一定的作用。近年的研究还表明,*H. pylori* 感染还可诱导胃黏膜环氧合酶(COX-2)表达增强,从而促进肿瘤的发生,但其确切机制目前还不是很清楚,有待进一步研究。

三、寄生虫与肿瘤

(一) 血吸虫病与肿瘤

1. 环境暴露与个体易感性　血吸虫(*Schistosoma*)是一种寄生在人类和其他动物血流中的一种吸虫,感染人类的血吸虫主要有 3 种,分别是埃及血吸虫、曼氏血吸虫和日本血吸虫。血吸虫的中间宿主为某些特殊类型的淡水螺(如钉螺),人类主要因接触含有感染性尾蚴而感染。血吸虫病(Schistosomiasis)至少波及世界上 74 个国家,约 7 亿人受到血吸虫病的威胁,其中超过 2 亿人已感染血吸虫。血吸虫病的分布与中间宿主钉螺的分布具有一致性,因此血吸虫病具有较强的地区性,85% 的病例发生在撒哈拉以南的非洲地区。血吸虫感染还受年龄、性别、职业等因素的影响，儿童、男性、农民感染较多见。人类感染血吸虫后并不意味着一定会发病，很多时候表现为无症状。感染血吸虫后的结局受多种因素的影响，如遗传因素、个体的免疫反应、是否伴随其他感染性疾病等。

2. 人群流行病学研究和动物实验研究

（1）埃及血吸虫：埃及血吸虫（*Schistosoma haematobium*）与膀胱癌之间存在病因学联系。大量研究表明，埃及血吸虫感染高发区膀胱癌的发病率明显高于埃及血吸虫感染低发区，如埃及男性平民中膀胱癌占所有癌症的比例是阿尔及利亚男性平民的 10 倍。在埃及血吸虫流行区，大多数膀胱癌是分化程度较高的鳞状细胞癌，相关报道显示，含有埃及血吸虫卵的膀胱癌标本所占比例与当地膀胱癌的发病率直接相关。几个病例-对照研究表明，膀胱癌与埃及血吸虫感染之间具有显著性的联系，其相对危险度估计值为 2~14 之间。另外有报道表明，除膀胱癌外，埃及血吸虫感染还与其他肿瘤的发生有联系，其中特别应引起注意的是宫颈癌。

埃及血吸虫感染小鼠、大鼠、仓鼠、袋鼠以及非人类灵长类等动物致癌试验表明，在小鼠、仓鼠和袋鼠可观察到膀胱的增生肥大，非人类灵长类动物也可观察到膀胱的增生肥大以及少量肿瘤样变损害。对感染埃及血吸虫后的小鼠给予 2-氨基芴，可增加膀胱肿瘤的发病率。有充分的人群流行病学证据表明，埃及血吸虫感染可导致人类膀胱癌发生，但实验动物学研究致膀胱癌的证据不足。IARC 将埃及血吸虫归类为对人类确定的致癌物（Group 1）。

（2）曼氏血吸虫和日本血吸虫：有报道认为，曼氏血吸虫（*Schistosoma mansoni*）感染与肝癌、结肠癌、直肠癌、巨滤泡淋巴瘤以及其他肿瘤有关。中国的多项研究表明，曼氏血吸虫感染与结肠癌和直肠癌的病死率呈正相关关系。有报道表明，曼氏血吸虫感染可致黑猩猩等动物肝脏肿瘤发生，但目前曼氏血吸虫感染小鼠的致癌性证据还不足，感染曼氏血吸虫的小鼠同时给予 2-氨基-5-偶氮甲苯或 2-氨基芴可增加肝脏肿瘤的发生。有报道表明，小鼠感染日本血吸虫可诱导肝脏肿瘤发病率增加，同时给予 2-氨基芴可增加肝脏肿瘤发病率。

来自日本的报道认为，日本血吸虫（*Schistosoma japonicum*）感染与肝癌的死亡率之间存在着肯定的联系，这一结论与中国的研究结果并不一致。中国在多个省、市、地区进行的多项研究表明，日本血吸虫感染与肝癌相关目前还没有足够的证据，但日本血吸虫感染与结肠癌、直肠癌的发病率之间有着较强的联系，而且具有显著性意义。也有研究认为，日本血吸虫感染与直肠癌发生有关，但与结肠癌无关。综合分析日本和中国的几个病例-对照研究结果可见，日本血吸虫感染与肝癌之间关联的相对危险度估计值在 2~10 之间。日本的一项病例-对照研究还表明，日本血吸虫感染与胃癌有联系，其相对危险度估计值为 1.8。目前可以确定日本血吸虫感染与直肠癌有关，但与结肠癌、肝癌和胃癌的关系还存在争论，有待进一步的研究确证。

3. 血吸虫致癌机制　目前，对埃及血吸虫致癌机制研究报道较多，归纳起来可能有以下几点：①埃及血吸虫感染后引起的下泌尿道慢性炎症可刺激上皮细胞鳞状化生，促进膀胱鳞状细胞癌的发生；②血吸虫感染后引起的反复细菌感染也与膀胱鳞状细胞癌的发生密切相关；③血吸虫感染可增加人体内源性诱变物和致癌物的产生，促进肿瘤的发生发展；④在一些膀胱鳞状细胞癌病例可发现抑癌基因 *p53* 的突变，研究表明也与埃及血吸虫感染有关。还报道认为，曼氏血吸虫和日本血吸虫致癌主要与其可诱导肝脏的纤维化和大肠的炎性损伤有关。有些报道还发现，感染日本血吸虫可使肝脏对致癌物代谢转化能力发生改变，这些改变也可能与其致癌作用有关。

（二）肝吸虫与肿瘤

肝吸虫（liver fluke）主要有麝猫后睾吸虫（*Opisthorchis Viverrini*）和华支睾吸虫（*Clonorchis sinensis*）等几种类型，其中麝猫后睾吸虫于 1994 年被 IARC 归类为对人类确定的致癌物，2012 年华枝睾吸虫也被 IARC 归类为对人类确定的致癌物。两种肝吸虫慢性感染均可导致人类胆管癌发生。

1. 环境暴露与个体易感性　肝吸虫是一类通过食物传播而发生感染的吸虫，主要慢性感染人类和其他动物的胆管，也可感染胰管、胆囊。主要由于生食或食未煮熟的含有肝吸虫后囊蚴的淡水鱼而感染。目前，在泰国北部和老挝至少 1/3 的人口感染麝猫后睾吸虫；全球约有 900 万人感染麝猫后睾吸虫。华支睾吸虫主要分布在朝鲜、中国南部（包括香港和澳门地区）和越南等地，大约有 700 万人口受到感染。人类感染肝吸虫的分布受多种因素的影响，如年龄、饮食习惯、社会经济条件、社会卫生条件、环境、地理等，10 岁以下的儿童为易感人群，感染未见明显的性别差异，有吃生鱼习惯、社会经济条件较差的人群感染率较高。

2. 人群流行病学研究和动物实验研究　流行病学调查显示，在泰国东北麝猫后睾吸虫感染最高的地区，胆管癌的发病率也是最高，两者之间具有一致性。对泰国 5 个地区进行一项流行病学调查表明，麝猫后睾吸虫抗体平均滴度与胆管癌的发病率之间具有较强的联系，其相对危险度估计为 5.0，具有显著性意义；而与肝细胞癌发病率的关联强度很弱，其相对危险度估计为 1.7，无显著性意义。在一项仓鼠感染麝猫后睾吸虫的动物实验中曾发现 2 例胆管癌；感染麝猫后睾吸虫的仓鼠给予 N-亚硝胺类致癌物，可增加胆管癌的发生以及诱导肝细胞结节增多。

中国、朝鲜、日本等地的研究报告表明，华支睾吸虫感染与肝癌之间具有相关性。朝鲜曾经进行 2 项病例-对照研究，结果显示，华支睾吸虫感染与胆管癌之间关联的相对危险度分别为 6.0 和 6.5，且具有显著性意义，而与肝细胞癌的关联无显著性意义。中国香港进行的一项病例-对照研究，排除了性别和年龄因素的影响后，认为华支睾吸虫感染与胆管癌关联的相对危险度估计值为 3.1，而与肝细胞癌关联的相对危险度估计值仅为 0.7。动物感染华支睾吸虫的致癌试验资料较少，仅在猫和狗发现 1~2 例胆管癌；华支睾吸虫感染也可增加 2-氨基芴和 N-亚硝基二甲胺等致癌物对仓鼠的致胆管癌作用。

3. 肝吸虫致癌机制　虽有研究表明肝吸虫代谢产物可刺激细胞增殖和抗凋亡，但目前认为肝吸虫感染导致胆管癌发生的主要原因在于肝吸虫感染引起的慢性炎症。各种肝吸虫感染在感染早期主要引起胆管水肿、急性炎性反应等，慢性感染可见胆管 G 细胞（goblet-cell）明显变形、腺瘤样增生、管壁增厚。上述改变可能在胆管癌的发生过程中起着重要的作用。在感染麝猫后睾吸虫的仓鼠动物实验中，发现 CYP2A 表达增加，提示可能麝猫后睾吸虫感染诱导内源性致癌物产生增多。在感染麝猫后睾吸虫的人尿液中，可检测到硝酸盐和亚硝胺含量增加；另外还可见 NO 合酶活性增加，NO 合成增加，可能刺激机体内自由基产生增多，引起 DNA 氧化损伤。这些研究结果都可能在肝吸虫感染诱发胆管癌等肿瘤的发生过程中起着重要作用，但确切致癌机制尚待深入研究。

（吴建军　蒋义国）

参 考 文 献

1. 陈学敏，杨克敌.现代环境卫生学.第 2 版.北京：人民卫生出版社，2008.

2. 汤钊猷.现代肿瘤学.第 3 版.上海：复旦大学出版社，2011.

3. 李桂源,刘华英,周鸣,等.鼻咽癌癌变的分子机理.生物化学与生物物理进展,2006,33(10):922-931.

4. Spika D,Bannon F,Bonaventure A,et al.Life tables for global surveillance of cancer survival(the CONCORD programme):data sources and methods. BMC Cancer,2017,17(1):159.

5. Preker AS,Adeyi OO,Lapetra MG,et al.Health care expenditures associated with pollution:exploratory methods and findings. Ann Glob Health,2016,82(5):711-721.

6. Tomioka K,Saeki K,Obayashi K,et al.Risk of lung cancer in workers exposed to benzidine and/or beta-naphthylamine:a systematic review and meta-analysis. J Epidemiol,2016,26(9):447-458.

7. Collins JJ,Bodner KM,Aylward LL,et al.Mortality risk among workers with exposure to dioxins. Occup Med (Lond),2016,66(9):706-712.

8. Li L,Chen F.Oxidative stress,epigenetics,and cancer stem cells in arsenic carcinogenesis and prevention. Curr Pharmacol Rep,2016,2(2):57-63.

9. Zambelli B,Uversky VN,Ciurli S.Nickel impact on human health:an intrinsic disorder perspective. Biochim Biophys Acta,2016,1864(12):1714-1731.

10. Camargo MC1,Stayner LT,Straif K,et al.Occupational exposure to asbestos and ovarian cancer:a meta-analysis. Environ Health Perspect,2011,119(9):1211-1217.

11. IARC(2012).Radiation.Lyon,France,IARC Monograph 100(D).

12. McColl N,Auvinen A,Kesminiene A,et al.European code against cancer 4th edition:ionising andnon-ionisingradiation and cancer.Cancer Epidemiol,2015,39(Suppl 1):S93-100.

13. IARC(2012).Biological Agents.Lyon,France,IARC Monograph 100(B).

14. Wasil LR,Wei L,Chang C,et al.Regulation of DNA damage signaling and cell death responses by Epstein-Barr virus latent membrane protein 1(LMP1)and LMP2A in nasopharyngeal carcinoma cells.J Virol,2015,89(15):7612-7624.

第四十二章

生物地球化学性疾病

地球在自然形成的过程中,使地壳表面的一些化学元素分布不均匀,加之人类生产生活活动的原因,产生与人类生存相联系的水、土、食物、空气和煤中某些化学元素含量的差异,一旦人群长期暴露于该生活环境而导致对这些化学微量元素摄入量过多或过少,从而影响健康并可能发生相关疾病。由于这些疾病的发生发展来自于生物地球化学原因,还有可能同时受到其他环境生物因素的共同作用,因而统称为生物地球化学性疾病。又因其地域性明显,所以成为我国地方病分类中的最为重要的一部分。

本章对碘缺乏病和碘过多病、地方性氟中毒、地方性砷中毒、大骨节病、地方性硒中毒与硒缺乏相关疾病等地方病的病因、环境特征、流行概况、诊断标准、发病机制和防治措施等方面进行了阐述。

第一节 碘缺乏病与碘过多病

一、碘缺乏病

(一)碘缺乏病的概念

由于自然环境碘缺乏造成机体碘营养不良所表现的一组有关联的疾病统称为碘缺乏病(iodine deficiency disorder,IDD)。它包括地方性甲状腺肿、地方性克汀病和亚临床克汀病、单纯性聋哑、胎儿流产、早产、死产和先天畸形等。碘缺乏病实际上是由于甲状腺激素合成不足而导致的功能障碍和病理改变,所以也属于内分泌疾病。人类对碘缺乏的认识,首先是从地方性甲状腺肿和地方性克汀病开始的,后来发现缺碘的损害是由轻到重的一个广泛谱带,不仅表现在亲代,还严重累及子代,影响妇女的生育能力,特别是造成为数众多的以轻度智力落后为主要特征的亚临床克汀病。

(二)碘缺乏的原因

1. 外环境碘缺乏因素 碘是一种活泼的具有氧化剂作用的非金属元素。在自然界中以能溶于水的碘化物形式存在。碘在自然界含量稀少,在地壳中的含量位居第 47 位;除在海水中含量较高以外,在大部分土壤、岩石和水中的含量都很低。大约在 100 万年以前的第四纪冰川期,由于冰川的融化、洪水的冲刷,地壳表面含碘丰富的土壤几乎完全被冲刷掉而流入海洋。冲刷后的地壳,由母岩重新形成新土壤,新土壤的碘含量很少,只有旧土壤的1/4。目前世界上现存的碘缺乏病病区的分布,大致与第四纪冰川覆盖区是相同的。世界上大多数国家都有不同程度的碘缺乏病流行，其原因是全球性广泛缺碘。在一些山区、半山区、丘陵、河谷地带以及河流冲刷地区缺碘更为严重。在洪水泛滥或冲积平原地区，如果反复遭受洪水冲刷，表层土壤丢失，也会使碘含量下降，故某些洪泛区或冲积平原也可能是缺碘地区。喜马拉雅山、安第斯山、阿尔卑斯山和中国的广大山区都是著名的严重缺碘地区。人类生活的外环境碘缺乏是碘缺乏病大规模流行的最根本原因。如果人类生存环境中的土壤和水缺碘，当人们以当地的水、植物、动物为主要食物时，就会因为摄入的碘量较低而不能满足其正常碘需要量，这种状态就叫作环境碘缺乏。我国是碘缺乏病流行最广的国家之一，病区遍及除上海市以外的其他各省、直辖市、自治区。

人体对碘的储存能力很有限，甲状腺是储碘的最主要器官。甲状腺储碘饱和后，若不再摄入碘，储存的碘只够 2~3 个月之用，故一旦缺碘，甲状腺很容易受累。外环境缺碘，机体摄碘不足是碘缺乏病的基本病因，其根据有以下 3 点：

（1）碘缺乏病区的外环境缺碘：世界上任何碘缺乏病流行的地区，其外环境的含碘量都是低的。病区的水、土、粮菜的碘含量远远低于非病区，而甲状腺肿的患病率显著高于非病区。

（2）补碘干预有效：采用补碘的干预措施（碘盐或碘油）后，甲状腺肿很快得到控制，尿碘水平上升，甲状腺功能减退状态得到纠正，不再有新的克汀病发生。瑞士和美国都曾是碘缺乏病严重流行的国家，从 20 世纪初实施食盐加碘后，完全消除了碘缺乏病。

（3）实验研究证实：动物实验发现，用低碘饲料饲养 Wistar 大鼠 2~3 个月后出现甲状腺肿、尿碘下降、甲状腺碘含量下降、血中四碘甲腺原氨酸（tetraiodothyronine，T_4）下降。缺碘动物出现与人类相类似的碘缺乏病病理改变；而补碘后则可完全预防，说明碘摄入不足是发病的基本病因。

2. 其他发病因素　缺碘是碘缺乏病的基本原因，但其他因素，如致甲状腺肿物质、营养因素，都起到了辅助作用。

（1）致甲状腺肿物质（goitrogens）：是指能影响或干扰甲状腺激素合成、释放、代谢，而最终引起甲状腺肿大的物质。常见的致甲状腺肿物质有：含硫有机物包括硫氰化物、黄酮类、多羟基酚和酚的衍生物。另外药物、水源的微生物污染等也可导致甲状腺肿。

（2）其他微量元素：①钙：在碘缺乏时摄入高钙可加重甲状腺肿。中国、前苏联、希腊等地均发现含高钙的饮水与地方性甲状腺肿流行有关。高钙导致甲状腺肿的机制可能与钙抑制碘的吸收，促进碘从肾脏排出有关。②氟：氟也属卤族元素，高氟条件下，氟与碘在进入甲状腺滤泡上皮时存在竞争性抑制，高氟也可抑制甲状腺过氧化物酶（thyroid peroxidase，TPO）的活性。国内不少省高氟地区甲状腺肿发病率增高。一般来讲，只有在低碘条件下，高氟才显示出它对甲状腺的作用。③硒：在中国的碘缺乏地区与硒缺乏病区往往是重叠的。硒是Ⅰ型和Ⅱ型脱碘酶以及谷胱甘肽过氧化物酶的重要组成成分，大量实验资料证实缺硒能加重缺碘所造成的对甲状腺的损害。④锂：长期服用锂剂可造成甲状腺肿。锂对甲状腺的作用主要是抑制激素的释放和碘的摄取。从流行病学上看，锂作为致甲状腺肿物质仅见于饮水锂或土壤锂含量过高，这样才会影响当地人群甲状腺肿的发生。

（3）营养因素：严重的碘缺乏病多流行于经济欠发达的地区，除缺碘外，其他营养物质的缺乏也是明显的，低蛋白、低热量与地方性甲状腺肿的流行有关。我国的上海市儿童尿碘水平在 70μg/L 左右，属碘营养不足，却没有 IDD 流行；但同一碘营养水平发生在我国西部贫穷地区就会造成 IDD 流行，这不能说与营养状况无关。

3. 遗传因素　碘缺乏病的病因非常复杂。流行病学研究发现，甲状腺肿是碘缺乏的普遍结果,几乎所有的碘缺乏病病区都存在着不同程度的甲状腺肿病例;甲状腺肿的发生可能与遗传因素关系不大,因为在严重碘缺乏地区几乎所有人都有不同程度的甲状腺肿。但地方性克汀病的发生在一些地区有明显的家族聚集性,因为不是所有的严重缺碘地区都有该病的发生。在一个地方性克汀病流行区内,尽管水碘含量接近,但克汀病患者的分布却是不均匀的,往往集中于一个或几个自然村,在这些克汀病集中的村寨,克汀病的发病经常表现出家庭聚集现象。因此,除碘摄入严重不足以外,遗传因素和环境因素可能也参与了地方性克汀病的发病过程。1979 年,国内有人首次提出地方性克汀病与遗传因素有关,提出了多基因遗传病因学说。但仅有家庭聚集性不能说明该病具有遗传性,要判断地方性克汀病的遗传性,就要对其进行系谱分析和对遗传度进行估计。1982—1994 年,我国安徽、贵州、山西、吉林、新疆等地报道的克汀病遗传度差别较大,跨度自 21%~100% 不等,推测与抽样误差、病例判断标准和遗传度估算不一致有关。除家系系谱和遗传度研究外,国内相关研究还发现地方性克汀病患者染色体畸变率和脆性位点表达频率增高,受研究手段的限制,至今也没有深入到基因水平。根据已有的国内外研究,可以认为地方性克汀病是环境与遗传共同起作用的疾病,先天存在的碘缺乏易感基因,在一定条件下促成疾病的发生,但仍然是以环境(碘缺乏)因素为主的多基因遗传病,最有力的证据是:在全世界实施食盐加碘后的地区,已不再有新发地方性克汀病的发生。

(三) 碘缺乏的危害

碘缺乏危害后果严重,可以对机体生长发育,尤其是神经系统、大脑的发育造成损害。更严重的是缺碘还影响胚胎、婴幼儿、儿童的脑发育,造成不同程度的智力损害。缺碘对人体的损害以及损害的程度与缺碘的严重程度、缺碘发生的时期、个体对缺碘的反应性三方面因素有关。轻度缺碘会引起地方性甲状腺肿。地方性甲状腺肿俗称"粗脖子""大脖子"或"瘿脖子",是以缺碘为主的代偿性甲状腺肿大。大部分地方性甲状腺肿患者起病缓慢,除了颈部逐渐变粗外,一般无明显症状。但是,当甲状腺肿大发展到一定程度时,可压迫喉、气管、咽、食管、喉返神经等,导致呼吸困难、吞咽困难和声音嘶哑等症状。缺碘越严重,地方性甲状腺肿发病率越高。当缺碘至一定程度时,可能会有地方性克汀病、亚临床地方性克汀病的发生,严重影响儿童智力发育和体格发育。缺碘的严重程度不同,对人体的危害不同。人体碘主要通过肾,从尿中排除,尿中碘含量能反映出一个人的碘营养水平,一个地区碘营养是否充足采用尿碘中位数进行评价,如果"8~10 岁儿童尿碘中位数 ≥100μg/L,且尿碘水平低于 50μg/L 的比例不超过 20%",故可以认为这个地区普通人群的碘营养是充足的。

缺碘发生的时期不同,对人体的危害不同。缺碘对各年龄段的人群都有影响。表 42-1 中列出了机体不同发育时期碘缺乏的危害。

个体对缺碘的反应性,主要表现为性别及年龄差异。一般而言,女性比男性更容易受到缺碘的影响。一方面因为女性的生理特点不同于男性,另一方面女性对碘的需求量大于男性。因此,处于同样缺碘环境,女性的甲状腺肿大率要高于男性。儿童和青春期少年因生长发育较快,对碘的生理需要量大,特别是青春期的女孩表现得更突出,一旦缺碘,她们是最容易出现甲状腺肿的人群。孕妇因怀孕而使碘的需求量提高,如果碘摄入不足,不仅妇女本身会出现甲状腺肿大,而且其胎儿受碘缺乏威胁的可能性也显著增加,胎儿容易患有地方性克汀病。此外,碘缺乏病还明显影响家畜的生长发育、繁殖和生产力,影响肉、蛋、乳等的产量和质量。

表 42-1 机体不同发育时期碘缺乏的危害

发育期	碘缺乏表现
胎儿期	流产、死产、先天畸形
	围生期死亡率增加
	地方性克汀病
	神经型：智力落后、聋哑、斜视、痉挛性瘫痪、不同程度的步态和姿势异常
	黏肿型：黏液性水肿，体格矮小，智力落后
	神经运动发育落后
	胎儿甲状腺功能减退（甲减）
新生儿期	新生儿甲状腺功能减退、新生儿甲状腺肿
儿童期和青春期	甲状腺肿、青春期甲状腺功能减退
	亚临床克汀病
	智力发育障碍、体格发育障碍
成人期	甲状腺肿及其并发症、甲状腺功能减退
	智力障碍
	碘性甲亢

引自：陈学敏，杨克敌主编．现代环境卫生学．第 2 版．北京：人民卫生出版社，2008

（四）流行病学特征

1. 全世界的流行概况　碘缺乏和 IDD 是全球性公共卫生问题。1990 年，全球有 118 个国家存在 IDD，15.7 亿人口受碘缺乏的威胁，有 6.5 亿地方性甲状腺肿患者，1120 万地方性克汀病和 4300 万患不同程度的智力障碍者。2000 年，WHO 统计，受 IDD 威胁的国家已上升至 130 个，人口达 22 亿，缺碘人群的平均智商（IQ）丢失 13.6 个智商点。2001 年，消除 IDD 取得了很大进展，目前合格碘盐已覆盖了 2/3 的人口，比 20 世纪 90 年代提高了一倍。据联合国报道，全球每年有 9000 万新生儿受到了碘的保护，从而预防了可能发生的脑发育落后，然而还有 4100 万新生儿没有受到碘的保护。消除营养缺乏症，就 IDD 来讲，通过普遍食盐加碘（universal salt iodization，USI）可以建立可持续消除的机制，当然还要有立法、管理、技术和宣传教育的支持。

2. 中国碘缺乏病的流行概况　中国是受碘缺乏严重威胁的国家之一。据 20 世纪 70 年代防治前的粗略统计，有地方性甲状腺肿 3500 万人，典型地方性克汀病 25 万人。20 世纪 90 年代，估计约有 7.2 亿人生活在重度和中度缺碘地区，分布于 1807 个县，27 128 个乡。更为严重的是还有数目更大的亚克汀病患者，估计有数百万之多。病区学龄儿童的 IQ 比正常人低 10~11 个百分点，而病区每年约出生 600 万人，若不加以控制，将严重影响儿童的智力发育，众多的弱智儿童对我国人口素质和经济发展带来难以弥补的损失。我国从 1995 年实施 USI 后在消除 IDD 和改善人群碘营养水平上取得了历史性的成就。

1991 年 3 月 18 日，李鹏总理在世界儿童问题首脑会议上通过的《儿童生存、保护和发展世界宣言》上签字，向国际社会做出了到 2000 年实际消除碘缺乏病的政治承诺。为此，1993 年国务院召开了"中国 2000 年实现消除碘缺乏病目标动员会"，通过了《中国 2000 年消除碘缺乏病规划纲要》，采取了以普遍食盐加碘为主的防治战略。1994—2000 年间，中国完善了碘缺乏病防治相关的各项法规，建立了各项行业标准，开展了 3 次全国碘缺乏病病情监测，并根据监测结果实时调整了防治措施。2000 年，8 部委对全国的考核评估结果表明，17 个省份达到了消除 IDD 的目标;7 个省份实现了基本消除目标,两者(共 24 个省份)占全国的77%,其甲状腺肿率在 6.4%左右;7 个省份未达到消除目标,甲状腺肿率在 15.3%。就国家水平而言,中国已基本实现消除 IDD 的阶段目标。2010 年,省级水平上,中国 28 个省(自治区、直辖市)实现消除碘缺乏病阶段目标,西藏、青海、新疆基本实现消除碘缺乏病阶段目标;县级水平上,全国有 97.9%的县实现消除碘缺乏病目标。2015 年,省级水平上,中国 28 个省(自治区、直辖市)实现消除碘缺乏病阶段目标,西藏、青海、新疆基本实现消除碘缺乏病阶段目标;县级水平上,全国 31 个省份和兵团的 94.2%的县达到消除碘缺乏病目标。因此,中国自 2000 年以后至今保持持续消除状况。具体数据见表 42-2。

表 42-2　我国碘缺乏病消除进展情况

年份	IDD 消除省份	IDD 基本消除省份	IDD 未消除省份
2000	17	7(新疆、甘肃、青海、西藏、四川、重庆、海南)	7(内蒙古、宁夏、陕西、贵州、云南、福建、辽宁)
2007	23	4(新疆、青海、西藏、海南)	4(甘肃、四川、重庆、云南、)
2010	28	3(新疆、青海、西藏)	—
2015	28	3(新疆、青海、西藏)	—

(五) 地方性甲状腺肿

1. 病理生理　碘摄入不足所形成的甲状腺肿(endemic goiter)不应单纯视为是一种病,甲状腺对缺碘有一个适应代偿过程,而甲状腺肿实际上是这种适应代偿的结果。其基本的病理生理变化如下:

(1)吸碘率升高:当血碘浓度下降时,甲状腺滤泡上皮细胞摄碘能力发生代偿性增强,故24 小时吸碘率升高。严重缺碘者,上皮内无机碘浓度仍下降,即小于正常值(0.25mg/g)。吸碘率的升高不仅表现在地方性甲状腺肿和地方性克汀病患者,病区所谓正常人的吸碘率也升高,反映了病区所有人都是碘缺乏的受害者。

(2)碘的有机化过程增强:酪氨酸的碘化过程增强,使一碘酪氨酸(monoiodotyrosine,MIT)合成增多,而二碘酪氨酸(diiodotyrosine,DIT)相对减少。过氯酸盐排泌试验正常,说明碘的有机化过程没有问题。

(3)碘化酪氨酸偶合过程增强:由于 MIT/DIT 比值升高,故三碘甲腺原氨酸(3,5,3'-triiodothyronine,T_3)合成增多,T_4 减少,即 T_3/T_4 升高。甲状腺内 T_4 绝对量的下降,是碘缺乏病的重要表现之一。从代偿角度上看,它有两个意义:合成 T_3 多于合成 T_4,可以节约碘;T_3 的生物活性比 T_4 大 4~5 倍。由于 T_3 正常或代偿性增高,使周围组织不出现明显甲状腺功能减退或黏液性水肿。然而,由于脑组织主要利用 T_4 而不是 T_3,因此 T_4 水平降低对脑发育和脑功能的维持是极其危险的。病区的调查结果也证实,患者多表现为血 T_3 正常或代偿性增高,血 T_4、特别是游离四碘甲腺原氨酸(free tetraiodothyronine,FT_4)明显下降。

(4)甲状腺球蛋白的合成代偿性增强:此时有些甲状腺滤泡呈现胶质潴留。但胶质中常含碘化不全或不够成熟的甲状腺球蛋白,胶质的更新也较正常为快。

(5)甲状腺激素分泌改变:缺碘时,甲状腺激素分泌加快。当甲状腺内有机碘含量下降至正常(10mg/g 组织)的 1/2 或 1/2 以下时,T_3、T_4 才明显下降,因此分泌入血的甲状腺激素量减少。此外,碘化酪氨酸脱碘后,碘的重新利用率增高,而碘的漏出量(入血)大大降低。

（6）促甲状腺激素的变化：因 T_4 下降，反馈性引起促甲状腺激素（thyroid stimulating hormone，TSH）升高，这是缺碘的最重要表现之一。TSH 有两类作用，一类是促进甲状腺的功能，表现在碘的摄取、T_3 和 T_4 的合成、激素的分泌等；另一类是 TSH 长期增高而显示出对甲状腺上皮细胞促进生长的作用（慢效应）。TSH 的慢效应往往是在持续低碘数周或数月后逐渐出现，与缺碘的程度和机体的反应性有关。一般而言，严重缺碘 2~3 个月内，患者可出现甲状腺肿。值得注意的是，缺碘不太严重或患者代偿较好时，TSH 轻度升高或处于正常偏高值水平，这是常常被忽视的一种缺碘性损伤。

2. 病理解剖　缺碘性甲状腺肿发生的基本病理机制是由于 TSH 对上皮细胞生长的促进作用所致，上皮和滤泡的增生最终使甲状腺体积逐渐增大。但缺碘所引起甲状腺的适应性代偿直至病理性损伤是一个动态的发展过程，具体变化如下：

（1）腺体的增生-复原性变化：正常生理情况下，机体对激素的需要有波动或呈周期性变化。当需要量增加时，滤泡则呈增生性改变，如：上皮呈柱状、胶质减少、滤泡密集。当激素需要量趋于缓和时，滤泡呈复原状，缺碘时这种增生-复原变化幅度变大，周期延长、反复下去则呈弥漫性肿大。①弥漫性甲状腺肿：甲状腺呈弥漫性肿大，两叶多对称，重量一般可达 40~50g，严重者达 100g 以上。上皮细胞增生肥大而呈高柱状，可见增生的小滤泡或增生的细胞团、索；滤泡间血管增多，管腔扩张充血。在重病区，因母亲缺碘流产的 3.5~4 月胎龄的胎儿就可以出现弥漫性甲状腺肿大。②胶性甲状腺肿：这是弥漫性甲状腺肿长期发展的结果。因缺碘而合成的甲腺原氨酸代偿增多或质量不合格，不易被分泌而潴留于滤泡中，故许多滤泡高度扩张，胶质增多，则形成胶性甲状腺肿。滤泡扩张后，上皮细胞呈扁平状，胀大的滤泡可融合成小囊，有的破裂，胶质溢出而引起小叶间纤维组织增生。

（2）结节性甲状腺肿：结节性甲状腺肿是弥漫性甲状腺进一步发展的结果，结节形成的过程如下：在已形成的甲状腺肿组织中，组织形态的变化并非一致。部分甲状腺组织可能对 TSH 敏感，"过度增生"表现十分明显，而另外一些甲状腺组织则呈现"过度复原"现象。随着缺碘时间的延长，反反复复的变化，过度增生或过度复原的区域逐渐扩大，融合形成结节，结节可以是单个或多个。弥漫性甲状腺肿补碘后可以复原，甲状腺肿的复原需要一定的时间，一般需数月到数年。但结节一旦形成是不能复原的，标志着甲状腺肿进入了不可逆阶段。

（3）继发性病变：有的结节有继发性坏死、液化、变性而形成囊性变或囊肿。也可以发生纤维组织增生，形成瘢痕、钙盐沉积、甚至骨化。有的增生性结节可以演变成腺瘤。腺瘤样增生结节有可能进展为甲状腺癌，癌变结节大多为滤泡癌，其他的还有乳头状癌、隐匿性癌和未分化癌。结节性甲状腺肿还可能并发甲状腺炎，以慢性淋巴性甲状腺炎为多见。有的结节由于反复增生，最终失去了对 TSH 的依赖性，而形成"自主功能性结节"，在补碘后，特别是碘摄入量增加过快时可发生甲状腺功能亢进（简称甲亢）。极少数结节可发展为毒性甲状腺结节，患者则伴发甲亢症状。

3. 临床分型和分度

（1）分型：地方性甲状腺肿可分为以下 3 种类型：①弥漫型：甲状腺均匀肿大，触诊摸不到结节，属早期甲状腺肿，多见于儿童和青少年，补碘后易于恢复。②结节型：在甲状腺上可摸到一个或多个结节，继发于已形成的甲状腺肿上。约 60% 的结节型甲状腺肿为多结节。此型多见于成人，特别是妇女和老年人，说明缺碘时间较长。③混合型：在已经有弥漫肿大的甲状腺上摸到一个或多个结节。

（2）分度：根据 WHO、联合国儿童基金会（United Nations International Children's Emergency Fund，UNICEF）和全球碘营养联盟（Iodine Global Network，IGN）的建议分为 3 度。

0 度：没有任何可触及的或可见的甲状腺肿，即看不见，摸不着。

Ⅰ度：当颈部处于正常位置，可触及肿大的甲状腺，但肉眼看不到。当患者做吞咽动作时，肿块可以在颈部上下移动；即使甲状腺不肿大，触及结节或看到结节上下移动，也属Ⅰ度。其特点是"摸得着"。"摸得着"这一描述在触诊实践中很难掌握，因此用受检者的拇指末节作为度量参照标准，即：触诊时，当一侧甲状腺的体积大于受检者的拇指末节则可判定为Ⅰ度。

Ⅱ度：当颈部处于正常位置时，颈部可见明显肿大，触诊时同时可发现肿大的甲状腺，其特点是"看得见"。

4. 临床症状和体征

（1）甲状腺肿大：甲状腺体积、重量的增加是其共同特征，但肿大是渐进的。近年来一致认为，当甲状腺的任何一个侧叶大于受检者拇指末节，可称为甲状腺肿。弥漫性甲状腺肿质地较软、光滑、有韧性感。若质地较硬，说明缺碘较重或时间较长。有时让患者仰头伸颈，可见肿大的甲状腺呈蝴蝶状或马鞍状。结节较硬，因此触诊时易被发现。巨大的甲状腺由于压迫血管，故在腺体表面有的可听到吹风样杂音。压迫气管时可听到气管的喘鸣音，类似"笛音"，患者常不能平卧。

一般用触诊法检查甲状腺，但 B 超法更能准确地确定甲状腺的大小。因此 B 超法值得推荐。

（2）呼吸困难：由于甲状腺在解剖上恰好包绕气管的前面和两个侧面，因此肿大的甲状腺可压迫气管。当气管直径缩小到正常的 1/3 时，可出现呼吸困难，而老年人则更明显。巨大甲状腺肿的长期压迫可造成气管狭窄、弯曲、变形、移位或软化，诱发肺气肿及支气管扩张，严重者右心肥大。

（3）吞咽困难：巨大的甲状腺肿把气管推向一侧而压迫食管，有的肿大腺体伸入气管与食管之间，造成吞咽困难。

（4）声音嘶哑：多数原因是甲状腺功能减退造成声带水肿，少数是肿大的甲状腺压迫喉返神经所致。早期为嘶哑、痉挛性咳嗽，晚期可失声。另一种原因是由于静脉受压，引起喉黏膜水肿，使发声沙哑。

（5）面颈部瘀血：多见于巨大甲状腺肿压迫喉返神经所致。胸骨后的甲状腺肿压迫颈内静脉或上腔静脉，造成胸臂静脉怒张或皮肤瘀点。

（6）其他：颈交感神经受压，同侧瞳孔扩大，严重者出现 Horner 综合征（同侧眼球下陷、瞳孔变小、眼睑下垂和面部无汗）。

5. 实验室检查　凡地方性甲状腺肿患者在补碘治疗前，其尿碘一般低于 100μg/L；吸碘率升高；血清 T_3 正常或代偿性增高；T_4 下降，特别是 FT_4 下降；TSH 升高。

6. 诊断　我国的诊断标准有三条：①生活于缺碘地区或高碘病区；②甲状腺肿大超过本人拇指末节且可以观察到；③排除甲状腺功能亢进症、甲状腺炎、甲状腺肿瘤等疾病外，病区 8~10 岁儿童的甲状腺肿大率>5%，尿碘低于 100μg/L，可以判定地方性甲状腺肿的流行已构成公共卫生问题。

（六）地方性克汀病

1. 发病机制　地方性克汀病（endemic cretinism）和地方性亚临床克汀病是由碘缺乏所

造成的,以精神发育迟滞为主要特征的神经-精神综合征。地方性克汀病的发病机制主要是由于胚胎和胎儿期碘缺乏导致甲状腺激素合成不足而严重影响脑发育造成的。Dobbing 指出,人脑的生长突发期有两个:第一期为神经细胞的增殖期,约开始于妊娠 12~18 周,于妊娠中期完成。该期对外环境因素如:放射性照射、母亲感染等极为敏感。第二期是脑发育最主要时期,表现为脑细胞分化、迁移、髓化、树突发育、突触发育、神经联系的建立及胶质细胞的增殖。这一时期开始于妊娠中期,至出生前后其发育达到高峰,并持续到出生后 2 岁。第二期对营养因素及激素的缺乏(包括甲状腺功能减退)极为敏感。甲状腺激素对脑发育的影响有一定的时间性,在这个时间段内,甲状腺功能减退会造成脑发育落后,一旦过了这个时间段再补充甲状腺激素,脑发育障碍也不能纠正(不可逆),故这个时间段又叫脑发育的临界期,通常是指怀孕到生后 2 岁。在临界期内,甲状腺激素对于促进神经细胞的分化和迁移、神经元微管的发育、轴突的延伸、树突的分枝和树突棘的发育、突触的发育及神经联系的建立、轴突的分枝和树突棘的发育、突触的发育及神经联系的建立、轴突的髓鞘化、神经介质的合成等都是必不可少的。中枢神经系统最引人关注的特征就是各种神经元之间复杂而又精确的网络联系,它是完成各种行为的结构基础。现代心理学认为智力活动的物质基础是与脑组织中树突、树突棘、突触及神经联系的发育水平有关。Oppenheimer 首先证实 T_3 与核受体结合后才发挥激素的作用,T_3 是甲状腺激素的主要活性形式。周围组织细胞核受体上的 T_3,主要来自血浆中 T_3。Larson 则发现,脑细胞与周围组织有区别,其核受体结合的 T_3 主要来自血浆 T_4,T_4 进入脑细胞,经 2 型脱碘酶(type 2 iodothyronine deiodinase)作用转变为 T_3 后,再与 T_3 受体(3,5,3'-triiodothyronine recepter,T_3R)结合而发挥作用。缺碘时甲状腺轴系最先受累的就是 T_4 下降。T_4 下降将直接影响脑发育和脑功能。胚胎发育及婴幼儿发育不同时期的甲状腺功能减退均可能与地方性克汀病的发病有关,其中胎儿甲状腺功能减退是最主要的,其次是母亲甲状腺功能减退,新生儿甲状腺功能减退和一过性甲状腺功能减退或亚临床甲状腺功能减退也会在一定程度上影响脑发育或脑功能。

2. 临床分型

(1)神经型:以明显的精神发育迟滞(一组精神发育不全或受阻的综合征,特征为智力低下和社会适应困难,起病于 18 周岁以前)和神经综合征(听力、言语和运动神经障碍)为主要表现的地克病。

(2)黏肿型:以黏液性水肿、体格矮小或侏儒、性发育障碍、克汀病形象、甲减为主要表现的地克病。

(3)混合型:兼具上述两型主要表现的地克病。

3. 临床分度　地方性克汀病依临床表现分为重、中、轻 3 度,极轻型的属亚克汀病,这种分类主要是依照精神发育迟滞的分度方法(表 42-3)。

4. 诊断及鉴别诊断

(1)地方性克汀病:地方性克汀病的诊断包含两个方面:一是必备条件:①患者应出生和居住在碘缺乏地区;②IQ≤54。二是辅助条件:①神经系统障碍:具备以下任何条件之一或以上者判定为神经系统障碍:a)运动神经障碍(锥体系和锥体外系),包括不同程度的痉挛性瘫痪,步态和姿态异常,斜视;b)不同程度的听力障碍;c)不同程度的言语障碍(哑或说话障碍)。②甲状腺功能减退:具备以下任何条件之一或以上者判定为甲状腺功能减退:a)不同程度的体格发育障碍,不同程度的克汀病形象(傻相、傻笑、眼距宽、鼻梁塌,并常伴有耳软、腹膨隆和脐疝等);b)不同程度的甲减(黏液性水肿、皮肤干燥、毛发干粗);c)实验室和

X 线检查,甲减时,血清 TSH 高于正常,$TT_4(FT_4)$在正常范围内,X 线骨龄发育落后和骨骺愈合延迟。

表 42-3　地方性克汀病的临床分度

地方性克汀病和亚克汀病	IQ 分级 *	精神发育迟滞的分度	教育学等级	人群中大致百分比%	在成年期的大致智力年龄范围
重度地方性克汀病	<25	极重度	需监护	0.05	<3 岁 2 个月
中度地方性克汀病	25~39	重度	可训练（依赖型）	0.10	3 岁 2 个月~5 岁 6 个月
轻度地方性克汀病	40~54	中度	可训练	0.20	5 岁 7 个月~8 岁 2 个月
亚克汀病	55~69	轻度	可教育	2.70	8 岁 3 个月~10 岁 9 个月

　＊IQ 分级是以中国联合型瑞文测验和韦克斯勒智力量表为依据($\bar{X}=100, SD=15$)

　　凡具备上述的必备条件,同时再具备辅助条件中任何一项或一项以上者,在排除由碘缺乏以外原因所造成的疾病后,即可诊断为地方性克汀病。

　　(2)亚克汀病:亚克汀病诊断的必备条件:①患者应出生和居住在碘缺乏地区;②同时,具有轻度精神发育迟滞,IQ 为 55~69 之间。其辅助条件为:①神经系统障碍:具备以下任何条件之一或以上者判定为神经系统障碍:a)极轻度的听力障碍,电测听时,听力阈值升高,高频或低频有异常;b)轻度或极轻度神经系统损伤,表现为精神运动障碍和(或)运动技能障碍;c)极轻度言语障碍或正常。②轻度体格发育障碍:具备以下任何条件之一或以上者判定为轻度体格发育障碍:a)不同程度的骨龄发育落后以及骨骺愈合不良,实验室检查,没有甲减;b)可发现亚临床甲减,或者单纯性低甲状腺素血症(血清 TSH 正常,TT_4 或 FT_4 低于正常)。

　　凡具备上述的必备条件,同时再具备辅助条件中任何一项或一项以上者,在排除由碘缺乏以外原因所造成的疾病后,即可诊断为亚临床克汀病。

　　(七)碘缺乏与精神发育迟滞

　　严重缺碘可引起地方性克汀病的发生和流行,这是因碘缺乏导致脑发育落后的最严重的表现形式,人们很易识别。而较轻的缺碘虽不会造成克汀病发生,但可引起亚临床克汀病。专业人员用智力测验方法可检出其智商在 70 以下,属轻度智力落后。我国的调查发现,轻度智力落后的儿童约占学龄儿童的 5%~15%,有些重度缺碘病区可高达 30%。更为严重的是碘缺乏地区整体人群的平均智商比非缺碘地区低 11~12 个智商点,智商曲线明显左移,人群中低智商的比例明显增高,而高智商的比例明显下降。这意味着人群中智商正常但处于低水平的比例大大增高,尽管这些人的智力均属"正常",但处于低水平状态而使病区人口的总体素质下降,从而进一步影响缺碘地区的政治、经济、文化的发展。

　　(八)预防与治疗

　　1. 防治原则　碘缺乏病是由于碘摄入量不足所致,因此防治的主要手段是采用补碘等干预措施,这种措施必须符合下述原则:

　　(1)长期性原则:碘缺乏病的本质是人类所生存的外环境碘缺乏,因此生长在这种环境的植物和动物的碘含量或碘摄入量不足,故人的碘摄入量也不足。外环境,特别是土壤的碘是靠雨水中的碘来补充的,由降水向陆地补充碘的过程相当缓慢。新土壤中的碘靠雨水补充至熟土壤中丰富的碘含量水平,大约需 1 万~2 万年,有的可能还要更长。因此人群的补碘绝非是短期行为。人体对碘的储存能力很差,因此要持续补碘,才能确保病区人群的健康。

(2)生活化原则:由于补碘是长期采取的措施,因此补碘的办法也必须是生活化措施。食盐就是一种好的载体,盐是日常生活必需品。所以食盐加碘防治碘缺乏病是全世界都采用的普遍、积极、利于推广的补碘干预措施。

(3)普遍性原则:补碘不仅仅是对患者的防治措施。缺碘引起的地方性甲状腺肿和地方性克汀病是人们最容易察觉到的碘缺乏病,实际上病区的所有人都是程度不同的碘缺乏受害者。调查发现,病区的"正常"人,尽管甲状腺不肿大,但吸碘率、激素水平已发生改变,因此补碘是对病区全体人民的防治措施。

2. 防治措施

(1)碘盐(iodized salt):1833 年,Boussingault 首次提出用碘盐防治地方性甲状腺肿,但真正作为干预措施用于人群却始于 20 世纪 20 年代。瑞士最先使用碘盐,1923—1928 年,该国新兵的地方性甲状腺肿由 51.8% 下降至 13.5%,到了 1950 年几乎降至零,也无新发克汀病出生。我国从 20 世纪 50 年代先从北方个别省份开始,到 70 年代所有缺碘地区均供应了碘盐。近年来,又发现所谓非病区,包括一些大城市,居民的尿碘水平也不高,低于 $100\mu g/L$,一些地区,如上海市尽管没有碘缺乏病的流行但人群的碘营养水平仍不高,儿童尿碘水平低于 $100\mu g/L$。因此,我国绝大多数地区属不同程度的缺碘地区或碘营养不良地区。从 1995 年起在全中国实行食盐加碘,以改善我国人民普遍存在的碘营养不良状况和实际消除碘缺乏病。为保证居民碘营养状况处于适宜水平,我国在实施普遍食盐加碘政策以来,不断对实施情况进行监测,并根据监测结果、防治状况和科研进展,适时调整食用盐的碘含量标准。2012 年 3 月,我国按照"因地制宜、分类指导、科学补碘"的原则,实施新的食品安全国家标准《食用盐碘含量》,将食用盐中碘含量的平均水平(以碘元素计)调整为 $20\sim30mg/kg$,各省级卫生行政部门根据当地人群碘营养水平的实际情况,选择适合本地情况的盐中碘含量的平均水平,碘盐中碘含量的允许波动范围为所确定的加碘水平的 ±30%。

(2)碘油(iodized oil):碘油即乙基碘油,是用植物油与碘化氢加成反应后所形成的一种有机碘化物。碘油有 3 种:碘化豆油、碘化核桃油和碘化罂粟油。其主要成分大都是碘化甘油酯,碘都是与不饱和脂肪酸的双键相结合。

碘油肌内注射与口服,因给药方式不同,碘油的供碘有效期(碘在体内储留时间,即:有效纠正碘缺乏的持续时间)有很大差异。肌注碘油后,在注射局部形成硬结而成为"碘库",碘缓慢释放,供机体使用。据药代动力学研究,大约只有 42%~70% 的碘缓慢释放而维持正常的甲状腺功能,有效时间大约为 3 年,因此 3 年后可重复注射。口服碘油则完全不同于注射,口服后,碘油作为脂肪酸甘油三酯主要在小肠吸收,在淋巴和血液中运输,最后主要储存于脂肪组织,随脂肪分解,碘被释放而供机体需要。因此口服后 3 天,大部分在胃内脱碘被排出体外(通过尿和粪),几乎达 80%,一周后稍稳定。鉴于此,口服的剂量要大一些,一般为注射的 1.4~1.6 倍。但口服的有效期仅为 1~1.5 年。碘化油作为碘盐的辅助措施,适用于偏僻、交通不便的深山边远地带和地旷人稀、居民食用盐(当地分散的自产盐)不通过商业渠道的地区,以及那些暂时尚不能供应碘盐或不能有效地供应碘盐的地区。对于那些地方性克汀病发病率高和经济不发达的地区更应首先选用,特别是在一些高发地区即使供应了碘盐,为确保防止该病的新发,对新婚育龄妇女、领取生育指标的妇女、妊娠 3 个月以内的孕妇和哺乳期妇女口服碘油。口服碘油的注意事项:①加强对基层防治人员的培训,使之掌握使用指征、不良反应和意外事故的预防、处理等技术;②对投服对象要做好深入细致的组织和宣传工作,以取得充分的合作,减少"群体不良反应"的发生;③必须在医务人员指导和监督下服用;④餐后服用,不要空腹服用;⑤感冒、发热、胃肠炎等患者不要服用,待病愈后再服用;⑥患严重心、肝、肺、肾疾病者禁用,有药物过敏史者慎用,尤其是有碘过敏者(包括直系亲属)者禁用;⑦患有结节性甲状腺肿、甲亢及其他不应服用碘剂的甲状腺疾病患者原则上不要投服碘油。

(九) 监测

鉴于碘缺乏病是个涉及大量人群的公共卫生问题,而补碘又是长期要坚持的防治措施,故一旦碘供应不足,已经得到控制的地区,碘缺乏病还会"死灰复燃"。所以,对本病需要进行监测。监测是个长期的、常规性的工作。在制订监测计划时,首先要选择监测的指标、监测的目标人群以及最符合流行病学原则的最佳抽样调查方法。

1. 甲状腺大小 属病情监测指标,目标人群为 7~14 岁儿童,因为他们处于生长发育期,对碘缺乏敏感,其甲状腺肿大情况对普通人群有代表性。一般 7~14 岁的总甲状腺肿大率>5%被认为碘缺乏纠正不彻底。检查方法可以用触诊法,有条件的地方最好用 B 超法。

2. 尿碘 是反映碘营养水平的敏感指标。实践证明,采集儿童随机一次尿样即可,男女各半,一般 50~100 例标本就具有代表性。尿碘值以中位数表示,正常应>100μg/L。

3. 碘盐监测 从工厂、销售和居民户 3 个水平上检查盐的碘含量,合格的碘盐比例要在90%以上。

2007 年,WHO/UNICEF/IGO 提出了基于尿碘中位数(median urinary iodine, MUI)的人群碘营养状况评价标准,见表 42-4。普通人群碘营养水平适宜的标准是 MUI 在 100~199μg/L 之间,且尿碘水平低于100μg/L 的人群比例不高于 50%,低于 50μg/L 的人群比例不高于 20%。该评价标准是反映人群碘营养状况的较好指标,但不适用于个体碘营养状况评价,见表 42-4。

表 42-4 WHO/UNICEF/IGO 推荐的人群碘营养状况评价标准

人群	MUI(μg/L)	碘营养状况
儿童和成人	<20	严重碘缺乏
	20~49	中度碘缺乏
	50~99	轻度碘缺乏
	100~199	适宜
	200~299	大于适宜量
	≥300	碘过量
孕妇	<150	不足
	150~249	适宜
	250~499	大于适宜量
	≥500	碘过量
乳母	≥100	适宜
<2 岁婴幼儿	≥100	适宜

WHO/UNICEF/ICCIDD. Assessment of iodine deficiency disorders and monitoring their elimination, A GUIDE FOR PROGRAMME MANAGERS. 3rd edition. 2007

1995年,我国开始实施普遍食盐加碘(universal salt iodization,USI)防治碘缺乏病策略。从1995年到2014年,我国先后进行了7次大规模全国碘缺乏病监测,结果显示,我国实施USI后,在消除IDD方面取得了显著的成果,8~10岁儿童地方性甲状腺肿患病率由1995年的20.4%降至2005年的4.0%,智商总体较补碘前提高了近12%;于2000年在总体水平上消除了碘缺乏病。2010年的碘营养状况评估结果表明,实施USI后我国居民碘营养状况处于适宜和安全水平。2011年和2014年,我国继续开展了2次全国碘缺乏病病情监测,结果表明,8~10岁儿童甲状腺肿大率呈继续下降趋势,甲状腺肿大率由2005年的4.0%下降至2014年的2.6%(B超法),继续将我国儿童甲状腺肿大率保持在"消除标准"以下(低于5.0%)。具体数据见表42-5。

表42-5 我国碘缺乏病可持续消除的历史进程(技术指标)

主要指标	1995年	1997年	1999年	2002年	2005年	2011年	2014年
1 甲肿率							
(1)8~10岁儿童触诊法甲肿率(%)	20.4	10.9	8.8	5.8	5.0	—	
(2)8~10岁儿童B超法甲肿率(%)	—	9.6	8.0	5.1	4.0	2.4	2.6
(3)8~10岁儿童Ⅱ度甲肿率(%)	2.1	0.5	0.3	0.3	0.2	—	—
2 盐碘							
(1)碘盐覆盖率(%)	80.2	90.2	93.9	95.2	94.9	98.0	96.3
(2)合格碘盐食用率(%)*	39.9	69.0	80.6	88.8	90.2	95.3	91.5
3 尿碘							
(1)8~10岁儿童尿碘中位数(μg/L)	164.8	330.2	306.0	241.2	246.3	238.6	197.9
(2)中位数<100μg/L的省份数	5	1	1	1	2	0	0
(3)中位数>300μg/L的省份数	0	18	14	3	5	4	0

*合格碘盐标准:1995年为盐碘含量≥20mg/kg;1997、1999年盐碘含量为20~60mg/kg;2002年、2005年和2011年盐碘含量为20~50mg/kg;2014年为18~50mg/kg、20~50mg/kg

(十)膳食碘摄入量

碘的膳食摄入量评价标准包括碘平均需要量(estimated average requirements,EAR)、推荐摄入量(recommended nutrient intake,RNI)和每日可耐受摄入量(tolerable daily intake,TDI)或可耐受最高摄入量(tolerable upper intake levels,UL)等。对于人群碘营养状况进行评价,可以比较人群碘摄入量中位数与RNI。对于个体,可以通过比较碘摄入量与EAR,来判断个体碘膳食摄入量是否适宜。当个体的碘摄入量低于EAR时,发生碘缺乏的风险可达50%,需要进行改善。当个体的碘摄入量处于EAR与RNI之间,并不一定代表绝对能达到摄入充足状态,仍需要适当提高。当个体碘摄入量达到RNI水平时,发生碘缺乏的概率<3%,即绝大多数个体发生碘缺乏的风险很低。当摄入量继续增加超过UL时,个体出现毒副作用的几率增加,但并不等于超过UL就会造成碘中毒,发生碘中毒的几率取决于超过UL

的程度、持续时间和机体状态。一般认为,在 UL 水平之下,随着碘摄入量的增加,碘缺乏的风险越来越低;而介于 RNI 和 UL 之间的碘摄入量是一个"安全摄入范围",在此范围内发生碘缺乏和中毒的风险都很低(图 42-1)。

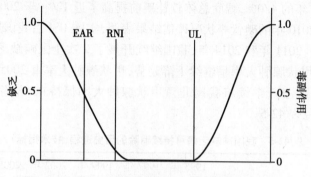

图 42-1　微量营养素摄入水平及其意义

WHO 制定了不同人群碘的推荐摄入量(recommended nutrient intake,RNI):0~59 个月为 90μg/d,6~12 岁为 120μg/d,13 岁以上为 150μg/d,孕妇和乳母为 250μg/d。2009 年,国际化学品安全规划署(International Program on Chemical Safety,IPCS)发布了碘的风险评估报告,该机构以易感人群(7~15 岁)产生可逆性的亚临床型甲减为观察终点,提出碘的 TDI 定为 0.01mg/(kg bw)(不确定系数为 1)。WHO 认为,每日碘摄入量在 1000μg 以下一般是安全的,通过食盐加碘使摄入量保持在 150~300μg/d,可以保证所有人群的碘摄入量处于安全范围。美国 FNB 和加拿大卫生部联合制定了成人碘暴露的 UL 为 1100μg/d。欧洲食品科学委员会根据人群资料将成人碘暴露的 UL 确定为 600μg/d,并考虑不同人群的易感性,设定了不同年龄段人群的 UL。

2013 年,中国营养学会发布新版《中国居民膳食营养素参考摄入量》,推荐我国不同人群碘的 EAR、RNI 和 UL(表 42-6)。总体来看,碘的膳食参考摄入量有所下降,以成人为例,成人 RNI 从每日 150μg 下降到 120μg,UL 从每日 1000μg 下降到 600μg。我国 UL 调整的主要依据是两项健康成人的碘安全摄入量双盲试验。两项试验周期各为 4 周,以甲状腺功能、甲状腺大小和尿碘水平为观察指标,得出碘的未观察到有害效应水平(no-observed adverse effect level,NOAEL)和最低观察到有害效应水平(lowest observed adverse effect level,LOAEL)分别为 564μg/d 和 658μg/d。中国营养学会参照欧盟以及 WHO 相关资料,最终制定出中国居民成人碘的 UL 为 600μg/d,并依据体重比例推导出其他年龄组的 UL。

表 42-6　中国居民碘的膳食参考摄入量

年龄(岁)	EAR(μg/d)	RNI(μg/d)	UL(μg/d)
1~	65	90	—
4~	65	90	200
7~	65	90	300
11~	75	110	400
14~	85	120	500
18~	85	120	600

续表

年龄(岁)	EAR(μg/d)	RNI(μg/d)	UL(μg/d)
孕妇	160	230	600
乳母	170	240	600

引自:中国营养学会.中国居民膳食营养素参考摄入量(2013版).北京:人民卫生出版社,2014

二、碘过量

(一)碘过量的危害

长期碘摄入量过高或一次性摄入相当高剂量的碘,会危害人体健康,碘摄入过量既可以导致甲状腺功能亢进,也可以导致甲状腺功能减退,甲状腺肿大也是长期碘过量的临床表现之一,但碘过量与甲状腺癌的关系目前仍存在争论。

(二)碘过量的类型

1. 水源性碘过多病　由于饮水中碘含量过高,长期饮用会造成人群以高碘性甲状腺肿为主的碘过多病流行,这种公共卫生问题目前主要在我国流行。高碘地区和高碘病区主要集中在黄河冲积扇平原,呈蝶型分布。南部片区位于江苏、安徽、河南、山东4省交界处。其次分布在山西晋中平原。涉及人口约3100万。

2. 食源性碘过多病　主要是由于食物中碘含量过高所致,典型的是发生在日本北海道食用海藻过多而导致高碘性甲状腺肿流行。在我国山东庆云部分人群因食用腌制海带而发生高碘性甲状腺肿。

3. 医源性碘过多病　由于长期服用某些碘含量过高的药物所致,例如服用治疗严重心律不齐的胺碘酮,会导致高碘性甲状腺肿或碘性甲亢。

(三)与碘过量有关的疾病

1. 高碘性甲状腺肿

(1)流行历史和现状:地方性高碘性甲状腺肿(iodine excess goiter)根据发病的地区可分为滨海性和内陆性两类。1964年,Suzuki首次报道了日本北海道沿海居民食用大量海藻,每天约摄碘10~50mg,学龄儿童甲状腺肿患病率为6.6%~7.0%,而北海道的内地为1.3%。20世纪80年代,马泰首次报道河北省黄骅县滨海居民因饮用高碘水而造成高碘甲状腺肿的流行,甲状腺肿大率高达28.36%。而后在山东、广西也有类似报道,均在滨海地区,属水源或食物性。后又在新疆、山西、内蒙古发现了内陆性高碘甲状腺肿,这些地区多为盆地或山脉延伸的高地,系古代洪水冲刷,含碘丰富的水沉积所致。高碘可以导致甲状腺肿,并已为大量的流行病学资料所证实。许多学者对碘摄入量与甲状腺肿肿大率的关系进行了深入探讨,1987年于志恒等编制出了著名的"U"曲线,表明碘摄入量与人群甲状腺肿大率之间存在明显的剂量-效应关系,碘摄入量在一定的适宜范围内,甲状腺肿处于散发水平,摄入量超过一定水平,甲状腺肿大率就会升高。从流行病学上看,水碘>300μg/L,尿碘>800μg/L就会发生高碘甲状腺肿流行。截至目前,我国高碘病区(指有高碘性甲状腺肿流行的地区)分布于92个县,约1600万人口。

(2)发病机制:高碘甲状腺肿的发生机制尚不清楚,通常的解释是碘阻断效应所致,即Wolff-Chaikoff效应。当摄入高碘时,碘抑制了甲状腺过氧化物酶的活性,使 T_3、T_4 合成减少,反馈性TSH分泌增高,促进了甲状腺肿的发生。近年的研究表明,高碘摄入后主要是抑制钠-碘转运体(sodium-iodide symporter,NIS),使碘向甲状腺细胞内转运减少,造成细胞内碘水平下降,T_3、T_4 合成减少,反馈性 TSH 分泌增高,促进了甲状腺肿的发生。然而,碘阻断效应是暂时的,多数人能很快适应,称为碘阻断的逃逸现象(escape),故大多数人并不发生高碘甲状腺肿。长期摄入高碘,尽管机体的适应可使激素代谢维持正常,但由于胶质合成过多而潴留,高碘又抑制蛋白脱碘,最终导致滤泡腔扩大而形成甲状腺肿。

(3)临床表现:主要表现为甲状腺形态和功能的异常:①甲状腺肿大,多呈弥漫型,与低碘性甲状腺肿相比质地较坚韧,触诊时比较容易同低碘性甲状腺肿相鉴别(表 42-7)。新生儿高碘甲状腺肿可压迫气管,甚至窒息。②甲状腺功能,多数报道血清 T_3、T_4、TSH 正常,也有报道 T_4 低、TSH 高,出现甲状腺功能减退或亚临床甲状腺功能减退,但在高碘病区的绝大多数人群,包括甲状腺肿患者在内,其甲状腺功能多数正常。③高碘性甲状腺肿患者 24 小时甲状腺吸碘率下降,一般低于 10%。④在水源性高碘甲状腺肿病区,在未采取任何干预措施的情况下,儿童期的高碘甲状腺肿进入成年期后多自行消退,显示人们对高碘的摄入有较强的耐受性。⑤长期高碘摄入可有自身免疫过程增强的改变,如出现自身免疫抗体。自身免疫性甲状腺疾病或甲状腺功能减退的发病率增高,甲状腺癌的类型发生改变(主要是乳头状癌增多)。

表 42-7 高碘与低碘性甲状腺肿触诊与 B 超检查的鉴别

		高碘性甲状腺肿	低碘性甲状腺肿
触诊	质地	较硬、很容易摸得着	较软、仔细触诊可摸得着
	边界	光滑、界限很清楚	界限较清楚
望诊		容易看得见、Ⅰ度肿大可以看见其轮廓	不易看见、Ⅱ度才容易看得见
B 超		回声粗糙、边界清晰	回声均匀、边界模糊

引自:陈学敏,杨克敌.现代环境卫生学.第 2 版.北京:人民卫生出版社,2008

(4)高碘病区的判定和诊断:①高碘地区的判定:是指在特定的自然环境中,人们长期通过饮水摄入过量碘,但还不足以引起高碘甲状腺肿等疾病流行的地区。以行政村为单位,按照标准中规定的抽样方法进行调查,居民饮用水碘中位数>100μg/L 的地区。②高碘病区的判定:是指在特定的自然环境中,人们长期通过饮水摄入过量碘,引起高碘甲状腺肿等疾病流行的地区。水源性高碘地区中,按照标准规定的抽样方法进行调查,具备以下两项指标的地区:a)8~10 周岁儿童甲状腺肿大率>5%;b)8~10 周岁儿童尿碘中位数>300μg/L。两项指标不一致时以 8~10 周岁儿童甲状腺肿大率为主。

(5)高碘防治和控制策略:高碘问题病因清楚,预防和控制策略是限制人群的高碘摄入,更不能食用碘盐。当碘摄入量、甲状腺肿大率达到病区划分标准时就应立即采取干预措施,以降低碘的摄入量,保障人民群众身体健康。对一些尽管不是高碘病区,但碘摄入量较高,即高碘地区,也不能食用碘盐,否则会造成高碘性甲状腺肿的流行。对于严重的高碘病区,解决的根本问题是"改水",即用碘含量适宜的饮水代替高碘水。

2. 甲状腺功能异常 医学界普遍认为,碘超足量和碘过量会引起甲状腺功能亢进和甲状腺功能减退。碘过量提供了甲状腺激素合成的原料,在一些敏感的个体中,容易出现因激素产生过多引起的甲状腺功能亢进。19 世纪初,Coindet 首次报道了碘过量引起的甲亢,研究发现与没有甲状腺肿大的患者相比,患有地方性甲状腺肿的患者补碘后更容易发生甲亢,即 Job-Basedow 现象。WHO 和国际防治碘缺乏理事会调查表明,自 1995 年津巴布韦实施全民加碘后,甲亢发病率增加;在澳大利亚等地补碘研究也发现患者出现甲亢。

碘过量引起甲状腺功能减退的主要表现为亚临床型和临床型的甲状腺功能减退。滕卫平等人选取了盘山(轻度碘缺乏地区)、彰武(碘超足量地区)、黄骅(碘过量地区)3 个地区 3761 名村民,在碘摄入量增加后进行了为期 5 年的横断面研究,结果显示在过去的 5 年中临床甲减的发病率分别为 0.3%、0.9%、2%,亚临床甲状腺功能减退的发病率 0.9%、2.9%、6.1%。该横断面研究得出结论,碘摄入增加会导致甲状腺功能减退发病率增加。匈牙利学者 Szabolcs 等人对尿碘中位数分别为 $72\mu g/L$、$100\mu g/L$、$513\mu g/L$ 的 3 个地区老年人的调查也显示,随碘摄入量增加,甲状腺功能减退、临床和亚临床甲状腺功能减退的患病率均呈上升趋势。

3. 甲状腺癌　近 30 年来,甲状腺癌(thyroid carcinoma)发病率持续、快速增长,引起了社会广泛关注。美国临床内分泌学会和美国内分泌学院进行的一项系统综述发现,从 1973 年到 2013 年,美国甲状腺癌发病率增加了 3 倍(3.4/10 万~13.1/10 万),美国甲状腺癌发病率增加主要来自于微小型乳头状癌,滤泡状甲状腺癌增加较少;美国全人群甲状腺癌死亡率一直保持在 0.5/10 万左右。进一步分析发现,辐射是美国甲状腺癌发病率增加的明确贡献因素,未发现碘不足、碘过量、肥胖、糖尿病与甲状腺癌发病率增加有关联关系。美国营养与健康调查资料显示,此期间美国人群尿碘中位数从 $320\mu g/$ L 降到约 $150\mu g/L$。

近年来,我国甲状腺癌发病率亦呈增加趋势,甲状腺癌组织类型也出现明显变化。中国国家癌症中心统计发现,我国近 10 年甲状腺癌发病率迅速增加,从 2004 年的 3.5/10 万上升到 2012 年的 8.8/10 万,但甲状腺癌死亡率与国际趋势一致,基本保持在 0.5/10 万水平。对我国甲状腺癌组织类型进行分析发现,甲状腺乳头状癌构成比明显升高,滤泡状癌以及未分化癌比率明显下降,表明甲状腺癌恶性程度下降。北京协和医院 1986—2015 年临床数据库资料显示,甲状腺微小乳头状癌自 2008 年开始检出,并不断增加,提示我国甲状腺癌发病率增加,尤其是早期微小型细胞癌病例的增加,可能主要与医疗保健程度的迅速提高和超声影像学检查的普及应用密切相关。韩国的研究表明,甲状腺癌高发率与 B 超在筛查中的应用直接相关。

碘摄入过量与甲状腺恶性肿瘤发生的关系是近些年来国内外研究者和公众关注的热点。Zimmermann 等对 8 项关于实施碘盐项目或者盐碘水平增加对甲状腺癌亚型影响的研究进行了综合分析,结果显示,乳头状甲状腺癌与滤泡状甲状腺癌比率呈增加趋势,其中 7 项研究显示未分化型甲状腺癌百分比降低,没有研究发现随着碘摄入增加,未分化型甲状腺癌的发病率增加。这些研究结果与 Williams 的早期报道一致。中国国家癌症中心分析了我国甲状腺癌发病率与居民碘盐摄入量的相关性,结果均未发现甲状腺癌发病率、死亡率与碘盐摄入量存在明显的相关性。综上所述,目前尚无明确的科学证据表明食盐加碘或者碘摄入过量与甲状腺癌发病率上升有关。

4. 自身免疫性甲状腺疾病　研究表明,碘摄入过量人群中 1.3% 人发现有自身免疫性甲状腺疾病(autoimmune thyroid diseases,AITD),碘摄入缺乏的人群中 0.3% 的人发现自身免疫性甲状腺疾病。滕卫平对国内 2 个地区 3813 名居民进行横断面的流行病学调查,结果发现,碘超足量($261\mu g/L$)地区甲状腺功能减退和自身免疫性甲状腺疾病患病率较碘足量($145\mu g/L$)地区显著增高。Sloegi 等人统计波兰 15 年接受细针穿刺的 3500 例甲状腺疾病患者资料,发现实行食盐加碘后,自身免疫性甲状腺疾病的发病率由 1.5% 增至 5.7%。

桥本甲状腺炎是自身免疫性甲状腺疾病的一种,20 世纪 20 年代美国密歇根州外科手术患者中桥本甲状腺炎供应碘盐后比供应碘盐前有所增加;1968 年国外有人在日平均碘摄入量为 214~523μg 的地区调查 5179 人发现 230 名甲状腺肿大患者,其中 31% 被诊断为桥本甲状腺炎。另有国外学者在美国 4 个州的调查发现,碘摄入量高的 530 名甲状腺肿大的学生中,有 101 人(19%)属于桥本甲状腺炎。国内学者对高碘地区甲状腺肿大患者和一般人群进行了观察,结果显示:甲状腺球蛋白抗体和甲状腺微粒体抗体均高于对照区人群。

(苏晓辉　刘　鹏　孙殿军)

第二节　地方性氟中毒

地方性氟中毒(endemic fluorosis)简称地氟病。在特定的自然环境中,人体通过饮水、空气、食物、茶等介质摄入过量氟而导致的全身性慢性中毒病变。其主要病理改变在骨骼和牙齿,表现为氟骨症和氟斑牙,是流行面广、危害严重的一种常见地方病。本节介绍氟的理化特性、环境氟水平和氟的毒性、地方性氟中毒流行病学、地方性氟中毒临床表现与诊断、氟中毒作用机制研究、氟卫生标准与地方性氟中毒防治、氟的有益作用、环境氟砷及氟与其他微量元素联合作用等 7 个方面。

一、氟的理化特性、环境氟水平和氟的毒性

(一) 氟的理化特性

氟(fluorine,F)是构成地壳的元素之一,其丰度排第 13 位,原子序数为 9,原子量 18.9984,在标准状况下,氟为苍白、黄色气体。氟为卤族元素,由于它的核外电子结构最外层有 7 个电子,因而很容易获得 1 个电子,变成负 1 价的氟离子。在所有元素中,氟的负电性最强,具有很强的氧化能力。因此,其化学性质极为活泼,在常温下能与许多元素特别是金属元素发生作用,在高温下几乎能与一切元素发生作用。在中性与碱性介质中以阴离子形式存在,在酸性介质中能与铅、钛等多价阳离子形成络合物。

自然界中的氟为氟化合物(fluoride)而不是以元素氟形式存在,如氟化钠、氟化钙、氟化镁、氟化铅和氟磷灰石等等。同时可以化学合成产生多种有机化合物,其性质也发生了根本变化。本节所论述的均是氟与无机氟化物,简单地说就是氟离子在机体内的作用。在氟的生物作用研究中,常以氟化钠(NaF)为代表。

自然界产生的氟放射性核素 ^{19}F,其半衰期特别短,由核反应人工产生的放射性核素为 ^{18}F,它的半衰期为 1.87 小时,尚未应用于氟代谢的研究中。

(二) 环境氟水平

1. **氟来源**　包括自然界的氟与人为污染的氟。由于氟在自然分布广泛,形成多种矿石,因此各种水源,特别是不同岩层的深井水源,含氟量差异很大。火山爆发也可散发大量的氟到环境中。人为污染分为工业污染与生活污染。前者如钢铁厂、磷肥厂等应用含氟矿石为原料的工厂,均可排放大量的氟化物,污染车间空气、大气、水源、土壤与农作物。室内燃煤,特别燃高氟煤排出的气体是污染室内空气与食物的重要来源。在一些地区,黏土中的氟含量也非常高,甚至超过煤中的氟含量,在利用黏土制作成泥煤或蜂窝煤后,黏土在燃烧

过程中释放的氟成为空气中氟的主要来源。

2. 环境氟水平 未受到特殊氟污染的空气氟浓度,包括室内空气与大气均$<0.007mg/m^3$,如受到燃煤氟污染后,室内空气氟可达$0.05\sim1mg/m^3$。地表水氟浓度一般低于$0.5mg/L$。井水与泉水中的氟随不同地区岩层氟含量及析出到水中的程度而异,最高水氟浓度可达$10\sim20mg/L$。食物氟含量一般$<1mg/kg$。烟煤、无烟煤和石煤等不同类型的煤及不同地区的煤含氟量差异很大,可达$100\sim3000mg/kg$或更高。

3. 地球化学性高氟 在地球地质演变过程中,逐渐形成包括氟在内的元素分布不均匀,而导致一些地区岩石和土壤及与此相关的地下水,以及一些煤炭中高氟。人群一旦长期饮用高氟地下水或生活燃用高氟煤就可能发生慢性氟中毒流行。由于这类慢性氟中毒与地球化学高氟分布相一致,又有显著性地域性特点,已通称为地方性氟中毒,也是一种地球化学性疾病。由于地球化学性原因造成的$>1.2mg/L$高氟地下水地区,可分为浅层地下水高氟区、深层地下水高氟区、泉水和地热水高氟区以及富氟岩矿地下水高氟区。我国典型面广的高氟地下水主要分布于东北、西北、华北地区和黄河流域地区;$>100mg/kg$的典型生活用煤高氟地区主要分布在长江三峡和云贵高原。

(三)氟代谢

氟的代谢过程是指从氟进入体内到排出体外的整个过程,包括氟在体内的吸收、分布、生物转化、生化反应和排泄。随着研究的深入,氟的代谢过程逐步清晰。环境中的氟主要通过消化道和呼吸道进入人体。经胃肠壁吸收迅速,约10分钟后达到血液,以氟离子进入组织,其中90%以上的氟蓄积于骨骼和牙齿。骨骼和牙齿是氟化物作用的主要靶器官。体内氟的排泄途径是经肾、肠道及汗腺。摄入的氟50%可在24小时内排出,尿氟占总排出量的80%,其余少量经肠道、唾液腺和汗腺排出。在一定条件下,人群尿氟水平可反映人群氟暴露及氟中毒的危险性,是一个较好的接触指标。人体内血氟水平相对比较恒定,与摄氟水平密切相关。

关于氟进入胃肠内是以何种形式被吸收有不同观点,一般认为氟化物主要是以单纯氟离子的形式被机体吸收并参与代谢。近来通过体外实验研究,氟可以氟氢酸的形式被吸收并参与代谢。还可能有多种复合的氟化物如CaF、MgF等在体内形成并参与代谢。进入血液中的氟有与蛋白质结合的氟和游离态氟(F^-)两种形式。

氟经黏膜和肠道吸收,消化道的氟90%~100%被吸收,30~60分钟血浆氟达到高峰。未离解的氟化物分子和氢氟酸(HF)沿着完整的胃肠道迅速被动扩散而吸收,这主要是由于上皮细胞与细胞膜的半渗透作用。

(四)氟毒理学特征

1. 急性毒性 NaF经口一次致死量为$20\sim100mg/kg$,NaF对大鼠的LD_{50}为$126\sim167mg/kg$,小鼠为$171\sim196mg/kg$。大鼠和小鼠5分钟吸入氟化氢的LC_{50}分别为$144\,000mg/m^3$与$5000mg/m^3$。氟属中等毒性。

成人经口摄入氟化物发生的急性中毒很少见,以面粉、糖或小苏打的形状而一次误食$3\sim5g$氟硅化钠(sodium silicofluoride)或$5\sim10g$氟化钠可引起急性中毒而死亡。儿童耐受剂量更低。

2. 慢性毒性 经空气和饮水接触的氟几乎全被吸收;食物中的氟吸收率达80%。氟吸收进入体内后主要蓄积于骨骼与牙齿。因此人群或动物摄氟过量而发生慢性氟中毒,表现为氟斑牙和氟骨症。氟的非骨相毒性也有许多研究与报道。

3. 三致毒性

（1）致突变性：迄今，氟是否具有遗传毒性尚无定论，可概括 3 个方面的结果：一是氟无致突变性，即无遗传毒性，这种观点占主导地位；二是氟有致突变性，能引起 DNA 和染色体损伤；三是氟与其他已知致突变剂有协同作用或促进作用。高氟暴露人群的遗传流行病学研究结果也不一致。有个别作者报道接触高氟水的氟骨症患者姊妹染色单体交换（SCE）频率比对照组增加，而梁超轲和 Li 等关于不同水氟、不同燃煤空气氟水平和不同总摄氟量的1200 人的外周血 SCE 分析研究，未见高氟组人群的 SCE 频率增加。相关数据见表 42-8 和表 42-9。

表 42-8 人群饮水氟浓度、总摄氟量与外周血淋巴细胞 SCE 频率

饮水氟浓度（mg/L）	总摄氟量［mg/（人·d）］	调查人数	SCE/每个细胞 $\overline{X}\pm SD$
0.11	1.20	126	4.74±1.14
0.23	1.70	126	3.83±0.97
0.90	2.61	129	3.17±0.48
1.02	3.49	117	3.05±0.55
4.75	15.32	120	2.30±0.70
5.03	14.80	128	3.37±0.87

引自：梁超轲. 长期饮用不同浓度水氟人群外周血淋巴细胞 SCE 频率分析. 卫生研究，1996，1：25-28

表 42-9 室内燃煤空气氟浓度、总摄氟量与外周血淋巴细胞 SCE 频率

室内空气氟（mg/m³）	总摄氟量［mg/（人·d）］	调查人数	SCE/每个细胞 $\overline{X}\pm SD$
0.001	2.48	120	2.90±0.35
0.004	2.42	119	3.38±0.26
0.066	3.57	126	2.91±0.49
0.086	8.54	120	3.46±0.71

引自：陈学敏，杨克敌. 现代环境卫生学. 第 2 版. 北京：人民卫生出版社，2008

（2）致癌性：关于氟的致癌性研究包括动物致癌试验与人群流行病学调查两个方面，尚未得出可以证明氟具有致癌性的资料。

（3）致畸性：到目前为止，没有可靠的资料证明氟有致畸性。

二、地方性氟中毒流行病学

（一）地方性氟中毒分类

地方性氟中毒主要分为饮水型地方性氟中毒（drinking water type of endemic fluorosis）、燃煤型地方性氟中毒（coal-burning type of endemic fluorosis）和饮茶型地方性氟中毒（brick-tea type of endemic fluorosis）3 种类型。慢性地方性氟中毒主要表现为氟斑牙和氟骨症，近年来对于氟致非骨相组织的损伤也逐渐增多并得到了一些确定的结果。

（二）流行概况

地方性氟中毒的流行特点具有广泛的地区性，与生活环境介质中氟的浓度密切相关，在欧洲、亚洲、美洲、大洋洲和非洲的 35 个国家和地区，存在不同程度饮水高氟地区和饮水型地方性氟中毒流行。中国为世界地方性氟中毒流行面广、危害严重的国家。中国大陆除上海市外其他省、直辖市、自治区都有不同程度的流行。

1. 饮水型地方性氟中毒　是指居民长期饮用高氟水，导致体内摄入过量氟而引起的一种慢性氟中毒。按照病区成因类型分类可以分为浅层高氟地下水病区、深层高氟地下水病区、高氟温泉型病区和富氟岩矿型病区。我国浅层高氟地下水病区主要分布在长白山以西、长江以北的广大区域内，包括东北西部平原、华北平原、西北干旱盆地以及华东、中原、新疆、青海、西藏的部分地区，尤以低阶地、平原和河流冲积扇前缘交接洼地氟中毒病情最为严重。深层高氟地下水病区主要分布在辽河平原、华北平原中东部及滨海平原，这类病区分散存在，也有连接成片的，如渤海湾一带，北至辽宁的锦县，南至山东的德州等。高氟温泉型病区在我国东北到南方沿海地区几乎都有散在分布，一般局限分布在受温泉影响的地区周围。我国还有富氟岩矿型病区，主要分布在萤石矿、磷灰石矿和冰晶石矿等富氟岩矿的出露区或开采区。目前，我国饮水型氟中毒病区分布在 28 个省份和兵团的 1115 个县 6652 个病区乡 75 287 个病区村，受威胁人口约 7207 万。

2. 燃煤污染型地方性氟中毒　生活在特定地区的居民，因长期使用无排烟设施的炉灶在室内燃烧含氟量较高的煤炊事、取暖及烘烤食物等，造成室内空气与食物污染而摄入过量氟导致的慢性氟中毒。此种类型的氟中毒是 20 世纪 70 年代后期确认的我国特有的氟中毒病区类型，主要分布在长江两岸及其以南的边远山区，涉及 12 个省份、171 个县的 32 076 个病区村，受威胁人口约 3336 万。

3. 饮茶型地方性氟中毒　居民长期大量饮用含氟量较高的砖茶水或奶茶、酥油茶等其他茶饮料，导致体内摄入过量氟而引起的一种慢性氟中毒，病区分布在西藏、四川、青海、甘肃、内蒙古、宁夏、新疆等有长期饮用砖茶习惯的少数民族聚居地区，各民族均可发病，以藏族、蒙古族、汉族和回族患病率最高。目前病区范围包括上述 7 个省区 229 个县 2192 个乡 13 229 个村，病区村人口 1310 万。

"十一五"和"十二五"期间，我国政府在地方性氟中毒防控方面投入力度非常大，对饮水型氟中毒病区落实以降氟改水为主要措施的防治措施，对燃煤污染型氟中毒全部落实了以健康教育为基础、以改炉改灶为主的综合防治措施，均收到了显著的效果。

（三）环境流行病学调查

环境流行病学调查是地方性氟中毒防治研究中常用且重要的方法。环境氟采样点选择和暴露人群样本量的大小要有充分的代表性和可靠性，使之氟化学分析结果和统计的氟斑牙和氟骨症患病率或检出率，能反映真实的暴露效应和防治效果。

环境氟化学分析中一般采用按方位布点采样，计算人群对氟的暴露水平与日总摄氟量。人群的流行病学调查，有现况调查、病例-对照研究和前瞻性研究等。现况调查包括普查和抽样调查，后者又分为整群抽样、随机抽样和分层抽样等。

三、地方性氟中毒临床表现与诊断

（一）临床表现与诊断原则

1. 临床表现

（1）氟斑牙：又称"氟牙症"或"斑釉症"（enamel fluorosis）。牙发育形成期间，因摄入过量氟化物而引起病理性改变的牙齿。氟斑牙（dental fluorosis）是氟中毒的主要临床表现之一，特征性改变发生在牙釉质，包括釉面呈白垩色、黄棕色或缺损等，但也可累及牙本质和牙骨质。氟斑牙既影响牙齿局部美现,也影响功能与健康。氟斑牙是诊断氟中毒敏感、特异而简便易行的指标,作为个体或群体氟中毒的诊断、流行病学调查、预防与监测以及治疗,氟斑牙是重要的指标之一。

(2)氟骨症:因摄入过量氟化物而引起以颈、腰和四肢大关节疼痛、变形,肢体运动功能障碍以及骨和关节 X 线征象异常为主要表现的代谢性骨病。是氟中毒对人体最为严重的危害,严重者可导致瘫痪。氟骨症(skeletal fluorosis)的特征是氟引起骨骼组织的骨增多(hyperostosis)、骨减少(osteopenia)和骨转换(bone turnover)的交替病变过程,导致骨骼 X 线病理改变,以及骨与关节变形,功能障碍、疼痛等临床症状与体征。其临床症状主要表现为四肢、腰背及关节疼痛,功能障碍,活动受限,严重者弯腰驼背,影响或丧失劳动力。骨 X 线片改变是诊断氟骨症的关键指标。

(3)生物材料氟:尿氟、血氟和发氟等反映接触氟或总摄氟量水平。尿氟浓度随氟摄入量变化很大,采集 24 小时尿的一般波动范围为 1.0~3.0mg/L。血氟浓度相对稳定,一般参考值范围为 0.5~1mg/L。发氟易受外源氟污染的影响。

(4)血液生化指标:地方性氟中毒中有关酶指标的改变规律性不强。有常规生化指标、骨形成和骨吸收相关的生化指标。现将后二类生化指标列举如下:

骨形成相关的主要生化指标有:①血清总碱性磷酸酶(total alkaline phosphatase, TALP 或 ALP)和骨碱性磷酸酶(bone alkaline phosphatase, BALP);②血清骨钙素(osteocalcin, BGP);③血清Ⅰ型前胶原羧基端前肽(carboxy terminal propeptide of type Ⅰ procollagen, PICP)或Ⅰ型前胶原羧基展开肽(procollagen Ⅰ extension peptide);④骨粘连蛋白(osteonectin);⑤骨唾液酸蛋白(bone specific sialoproteins, BSP);⑥骨蛋白聚糖(bone proteoglycans, BPG);⑦基质 γ 羧基谷氨酸蛋白(matrix GLP protein, MGP);⑧a2-HS 糖蛋白(a2-HS glycoprotein);⑨骨特异性磷蛋白(bone specific phosphoprotein)。

骨吸收相关的主要生化指标有:①血浆抗酒石酸盐酸性磷酸酶(tartrate resistant acid phosphatase, TRAP);② γ-羧基谷氨酸(γ-carboxyglutamic acid, GLA);③尿羟脯氨酸(hydroxyproline, HOP);④尿羟赖氨酸糖苷(hydroxylysine glycoside, HOLP);⑤尿中胶原吡啶交联(pyridinoline, Pyr)及脱氧胶原吡啶交联(deoxypyridinoline, D-Pyr);⑥Ⅰ型胶原交联氨基末端肽(crosslinked N-telopeptides of type I collagen, NTx);⑦Ⅰ型胶原交联羧基末端肽(crosslinked C-telopeptides of type I collagen, CTx);⑧空腹尿钙/肌酐比值(Ca/Cr)。

2.诊断原则 具有因地球化学原因的长期高氟环境暴露史,日总摄氟量超过卫生标准,临床检查有肯定氟斑牙或氟骨症,或氟斑牙和氟骨症同时存在,即可诊断为地方性氟中毒。其生物材料氟水平可作为接触高氟指标,生化指标供诊断参考。

(二)氟斑牙诊断

1.氟斑牙的诊断标准 氟斑牙的诊断方法虽然较多,但除四川省等少数地区使用 TF 法诊断氟斑牙外,全国大多数省份都采用 Dean 法。Dean 法是 Dean 在 1934 年制定的,在 1935 年、1938 年、1942 年进行了 3 次修改,该标准最终将氟斑牙分为可疑、极轻、轻度、中度、重度 5 级。此方法几经修改,目的都是为了使标准更加精炼,便于掌握,既可以对个体氟斑牙进行诊断,又可以对群体氟斑牙流行强度进行分析。然而,Dean 法不是规范性的氟斑牙诊断标准,由于是从国外引进的,翻译的版本较多,而且个别分度指征比较模糊,诊断误差较大。2007 年,原卫生部地方病标准专业委员会工作会议讨论决定,由原卫生部卫生政策法规司委托中国疾病预防控制中心地方病控制中心负责,贵州省疾病预防控制中心、山东省地方病防治研究所和西安交通大学参与,在原 Dean 法的基础上重新修订氟斑牙诊断分度标准。2011 年,卫生行业标准氟斑牙诊断标准(WS/T 208—2011)正式颁布实施。该标准对氟斑牙的分度进行了明确规定,将氟斑牙分为可疑、极轻、轻度、中度和重度 5 级。

(1)可疑:釉质的透明度与正常釉质比有轻度改变,可从少数白纹到偶有白色斑点,既不能确诊为极轻氟斑牙,又不能确诊为正常牙。

(2)极轻:细小的白色条纹或似纸样的白色不透明区不规则地分布在牙面上,且不超过牙面的 1/4。常见于前磨牙和第二磨牙的牙尖顶部,呈 1~2mm 的白色不透明区。

(3)轻度:白垩色不透明区超过患牙牙面的 1/4,甚至累及整个牙面,牙齿无光泽。牙面的某些部位显露磨耗现象,上颌前牙有时可见模糊着色。

(4)中度:白垩色不透明区遍及整个牙面,并且在唇颊面有微小的独立的窝状缺损。牙齿可有明显的磨损,但牙齿形态无明显改变,常见棕色着色。

(5)重度:牙釉质表面严重受累,明显发育不全,釉质缺损出现融合,呈带状或片状,甚至影响牙齿的正常形态。牙面有广泛着色,其颜色可自棕色至接近黑色不等,牙齿常呈侵蚀样外观。

该标准要求,在检查每个牙唇颊面牙釉质损害状况后,选择 2 颗病损最重的牙,依其釉面损害程度逐个进行氟斑牙分度诊断,若被选的 2 颗牙受损程度不同,则以受损程度较轻的氟斑牙诊断,代表受检者的氟斑牙诊断分度。此外,乳牙、恒牙氟斑牙应分开记录,乳牙、恒牙同时存在时只查恒牙氟斑牙。

该标准与原 Dean 法标准比较,主要发生如下变化:一是明确了"可疑"的诊断标准;二是扩大了"轻度"判定标准中白垩改变的范围,弥补了漏项的缺陷;三是将"中度"和"重度"判定标准中"缺损"指征进行了具体的规定;四是将氟斑牙指数的流行病学意义进行了重新修订,使氟斑牙指数分级与氟斑牙分度诊断标准能够相互对应。

2. 氟斑牙的鉴别诊断 非氟引起的釉质浑浊的原因有创伤、感染、放射线作用、环境因素、药物(如四环素)或遗传因素等,为局部整体原因之结果,一般说来对釉质损害有分界线,分散,不对称,某个牙齿多,而影响到整个全口牙少。特发性或原发性牙釉质损害,一般没有明显过量氟摄入史。

根据氟接触史及某一诊断分级标准,对氟斑牙诊断分级似乎并不困难。但是对于非流行区,极轻度和轻度氟斑牙的诊断常会出现混淆或偏差。氟化物可能引起氟斑牙,但斑釉牙不一定都为氟化物所引起,而且观察对象中缺损的严重度越低,则出现诊断的问题多。这就清楚指出,氟斑牙诊断的问题会随流行率的减少而增加,也可以说氟斑牙诊断的可靠性随流行及缺损的程度增加而增加。

氟斑牙是在牙齿发育期摄入过量氟而引起的慢性中毒过程,釉质矿化不良,而受到损害。这种损害常为牙列双边对称分布,一般呈对称性分布是氟斑牙重要特点之一,而且与接触氟的剂量成正相关。因此在地方性氟中毒流行地区,由氟引起的牙釉质特殊损害不易误诊,同时对氟斑牙进行鉴别诊断也是十分重要的。

(三)氟骨症诊断

1. 临床氟骨症 对有高氟暴露史的人群,通过主观症状问询以及骨关节临床体征检查,在排除其他已知疾病的影响后而诊断的氟骨症(skeletal fluorosis)。

(1)临床氟骨症的症状:主要表现为疼痛和僵硬。疼痛是氟骨症最普遍的自觉症状,通常由腰、背部开始,逐渐累及多个部位和关节,乃至全身,但以颈、腰和四肢大关节为主。疼痛呈持续性休息痛,不受季节及气候变化的影响,晨起时加重,活动后缓解。性质为酸痛或针刺样痛,少数患者可有痛觉过敏的现象。大部分患者在出现疼痛症状的同时,伴有关节发紧,肌肉张力增强。

(2)临床氟骨症的体征:主要表现为骨关节运动功能障碍,严重者可导致肢体变形。颈、脊柱、肩、肘、髋、膝等关节活动均可受限。颈部活动受限时表现为颈部前屈、后伸、左右旋转受限。上肢活动受限时表现为伸曲受限,严重者屈曲固定,不能伸直;肩关节的上举、外展、旋后都可受到限制;肩、肘、腕关节受损时,屈肘中指不能触及同侧肩峰,经枕后中指不能触及对侧耳廓,经后背中指不能触及对侧肩胛下角。腰部活动受限时表现为前屈、后伸、左右旋转受限,重者脊柱全部固定。髋、膝关节受侵犯时,多表现为患者行走缓慢,下蹲困难,起立时用手扶地才能站起,重者不能站立,甚至瘫痪。胸廓固定,肋骨活动范围减小,致使胸式呼吸受限,肺活量减小和代偿性腹式呼吸增强。肢体变形多见于重度疏松型或软化型氟骨症患者,脊柱、胸廓和骨盆几个部位变形常同时存在。

(3)临床氟骨症诊断标准:出生并居住在地方性氟中毒病区或出生后迁居病区1年以上。轻度的判定标准为:仅有颈、腰和四肢大关节持续性休息痛症状(3个以上部位),不受季节、气候变化影响,可伴有肢体抽搐、麻木,关节晨僵,腰部僵硬;中度的诊断标准为:除上述骨和关节疼痛症状外,伴有颈、腰、上肢、下肢关节运动功能障碍体征,生活、劳动能力降低;重度的诊断标准为:除骨和关节疼痛症状外,伴有严重的颈、腰、上肢、下肢关节运动障碍,肢体变形,生活、劳动能力显著降低或丧失,甚至瘫痪。根据流行病学史、临床症状、体征和(或)骨、关节X线改变可以进行诊断。

2. X射线氟骨症 对有高氟暴露史的人群,经X射线摄片后,根据骨和关节X射线征象,并排除其他已知疾病的影响而诊断的氟骨症。X射线氟骨症(X-ray skeletal fluorosis)可分为软化型氟骨症(malacic skeletal fluorosis)、硬化型氟骨症(sclerous skeletal fluorosis)和混合型氟骨症(mixed skeletal fluorosis)3种X射线特征的亚型。2008年颁布的《地方性氟骨症诊断标准》(WS 192—2008)中的相关规定如下:

(1)轻度:诊断为轻度氟骨症需满足下列征象之一:①骨小梁增粗、紊乱或砂砾样、颗粒样骨结构、骨斑;②骨小梁变细、稀疏、结构紊乱、模糊,或单纯长骨干骺端硬化带并有前臂、小腿骨周软组织轻微骨化;③桡骨嵴增大、边缘硬化、表面粗糙;④前臂或小腿骨间膜钙化呈幼芽破土征。

(2)中度:诊断为中度氟骨症需满足下列征象之一:①骨小梁结构明显异常,表现为粗密、细密、粗布状骨小梁或骨小梁部分融合;②普遍性骨疏松并有前臂或小腿骨间膜骨化;③四肢骨干骺端骨小梁结构明显紊乱、模糊并旋前圆肌附着处骨皮质松化;④前臂、小腿骨间膜或骨盆等肌腱、韧带附着处明显骨化。

(3)重度:诊断为重度氟骨症需满足下列征象之一:①多数骨小梁融合呈象牙质样骨质硬化;②明显的骨质疏松或骨质软化并有前臂或小腿骨间膜骨化;③破毯样骨小梁或棉絮样骨结构、皮质骨松化、密度增高伴骨变形;④多个大关节严重退行性改变、畸形及骨周软组织明显骨化。

(四)氟对骨外软组织的影响

尽管许多文献中都阐述了过量氟对骨外软组织与其他器官系统的毒性,但大多是以动物染毒与细胞实验的研究结果,其作用剂量大,重复性差,缺乏有力的高氟暴露人群相联系的环境流行病学研究资料与骨外中毒表现,因此难以作为地方氟中毒的肯定诊断依据。这是地方性氟中毒的研究方向之一。

1. 神经系统 近来过量氟对神经系统的影响受人关注。有动物实验结果表明,高氟可透过血脑屏障使脑组织含氟水平增高,并作用于海马细胞,影响动物学习记忆和行为能力,影响神经递质和受体,抑制脑组织核酸和蛋白质合成,抑制能量代谢等。高氟暴露能够导致儿童智力受到影响已基本得到学术界的认可,笔者利用我国地方性氟中毒病区现场开展的流行病学调查,确认了低剂量氟暴露的情况下,儿童 IQ 值也有所降低,且与尿氟水平呈现明显的剂量-反应关系。近期在观察长期高氟暴露对老年人认知的研究结果,也表明长期高氟暴露可以显著影响老年人的认识能力。氟对外周神经的影响主要体现在氟中毒导致的脊椎及其周围韧带骨化,压迫脊髓和神经根,引起神经系统损害与症状,其特点是沿受损神经根走向的放射性疼痛,重者可致瘫痪。当然,也有学者认为,高氟可以直接作用于神经。

2. 心血管系统 近年来,氟对心血管系统损伤的证据越来越明确。笔者曾利用黑龙江省的地方性氟中毒病区现场,观察了高氟暴露对原发性高血压和颈动脉粥样硬化发生的影响,均得到了明确的结论,即高氟暴露可导致原发性高血压患病率和颈动脉粥样硬化患病率明显升高。

3. 其他非骨相组织 机体内的氟主要经肾脏排出,一些研究指出高氟对肾脏有毒性作用,导致肾脏功能不全,重者肾组织结构改变。肝脏是机体代谢与解毒器官。过量氟对大鼠肝脏产生毒作用,致肝细胞肿胀和空泡样变性,酶活性改变,肝功能异常。有关高氟对生殖系统、内分泌系统、免疫系统的影响也有报道。

四、氟中毒作用机制

(一)氟斑牙发生机制

氟斑牙主要损害牙釉质,但也可累及牙本质和牙骨质。牙本质常见矿化不全,牙骨质可见继发性萎缩,特征性改变发生在牙釉质。近年来,对于氟斑牙发生机制的认识逐渐集中到釉质中的基质蛋白、特别是釉原蛋白的水解和移出延迟方面。

成釉细胞的发育经历分泌前期、分泌期、转换期、成熟期等阶段,从分泌期开始就不断分泌釉基质,主要包括釉原蛋白和釉蛋白两大类。在釉质发育成熟和矿化过程中,釉原蛋白将被蛋白酶分解并被吸收。而釉原蛋白一旦过量储留在基质中,将影响磷灰石的生长,釉质就不能发育成熟和充分矿化。氟暴露情况下,导致釉基质蛋白水解、清除障碍,使成熟期釉质中蛋白质潴留,阻碍羟基磷灰石晶体的形成,导致牙齿釉质出现多孔性和低矿化的特征性改变。

氟引起基质釉原蛋白滞留的具体机制尚不十分明确,其研究成果主要集中在以下几个方面:

(1)氟对牙齿发育各期成釉细胞的实质性损害:氟对成釉细胞发育的 4 个时期有不同的影响,造成内质网、线粒体、Tomes 突、溶酶体等细胞器的变化。另外,氟降低 G 蛋白与粗面内质网和高尔基复合体的结合,可能是导致成釉细胞内蛋白转运障碍的原因。

(2)氟对釉基质蛋白的影响:氟对釉基质蛋白的影响,目前尚存在争议。大多数实验都显示釉基质分泌总量减少,但也有研究表明,在高氟饮水地区的人牙釉质中的蛋白含量高于正常釉质中的蛋白含量,说明高氟暴露影响了釉基质的合成与分泌。

(3)氟对蛋白酶活性的影响:成釉细胞在其发育的过渡期和成熟期,分泌蛋白水解酶基质金属蛋白酶 20(matrix metalloproteinase-20, MMP-20)和激肽释放酶 4(kallikrein-4, KLK-

4），在 MMP-20、KLK-4 的共同作用下，基质蛋白被降解，基质降解所留下的空隙为釉质晶体生长提供空间，钙、磷等元素沉积在长大的釉质晶体表面，使釉质矿化，最终成为矿化程度极高的硬组织。在牙釉质的形成和矿化过程中，氟化物能损害釉质发育各期的牙胚成釉细胞，通过影响成釉细胞在发育的不同时期所分泌的釉基质蛋白及酶类的合成、分泌及水解，导致釉质的成熟缺陷。

（4）氟对釉基质 pH 的影响：成熟期成釉细胞发生平滑缘成釉细胞和纹状缘成釉细胞间的循环转换时，可以造成细胞外环境的局部 pH 变化。有研究表明，平滑缘成釉细胞周围的釉基质 pH 为 7.2 左右，而纹状缘细胞周围的 pH 约为 6.2。由于釉原蛋白的溶解度和蛋白水解酶的活性与周围 pH 的变化密切相关，所以，平滑缘成釉细胞和纹状缘成釉细胞间的循环转换可以不断地调整釉基质中的 pH，来控制釉原蛋白的水解。氟可以减少这种循环转换的次数，降低釉原蛋白溶解度，改变釉质蛋白水解酶最适 pH，并影响蛋白水解酶活性，降低蛋白水解酶作用的时间，造成蛋白水解障碍，从而使蛋白潴留。另外，当高浓度氟进入成熟期釉质中时，釉基质的羟基磷灰石会转化为氟磷灰石，同时，pH 升高，也会导致釉原蛋白的水解延迟。

（5）氟影响釉质中的钙离子浓度：大量氟进入机体后，由于氟对 Ca^{2+} 的高度亲和力，两者结合成氟化钙，导致游离 Ca^{2+} 浓度下降。而 Ca^{2+} 依赖性细胞黏附分子——钙黏蛋白（cadherin），在同型细胞间的黏附中起重要作用。因此，钙黏蛋白缺乏可能是成釉细胞排列疏松、紊乱的原因，成釉细胞不能紧密排列，缺乏相互间识别的信号，因而导致釉质发育紊乱。同时，稳定的 Ca^{2+} 也是基质蛋白酶活性稳定的保障，在 Ca^{2+} 浓度下降的情况下，也会影响到相关酶类的活性，进而影响基质蛋白的降解。

（6）其他分子机制：牙胚的发育过程，是成釉细胞和成牙本质细胞分化、牙齿硬组织形成的过程。转化生长因子 β（transforming growth factor β，TGF-β）超家族成员作为信号分子，参与早期的牙胚发育和细胞外基质形成。氟可以降低 TGF-β/Smad 信号通路各因子的表达，干扰上皮和间充质之间正常的信号转导，进而抑制造釉细胞和成牙本质细胞的分化及随后的基质合成与分泌，这可能是氟斑牙发生的细胞内机制之一。高氟暴露后，成釉细胞免疫球蛋白结合蛋白（immunoglobulin binding protein，BiP）和细胞生长抑制与 DNA 损害诱导蛋白153、45α（growth arrest and DNA damage-inducible proteins，GADD153/CHOP，GADD45α）内质网应激反应因子表达上调，引起成釉细胞 DNA 断裂和细胞凋亡，推测内质网应激在氟斑牙的发生中可能有一定的作用。氟还能激发成釉细胞的蛋白激酶受体样内质网激酶（protein kinase receptor - like endoplasmic reticulum kinase，PERK）通路，由此可能损害分泌期成釉细胞的功能，从而导致氟斑牙的发生。此外，氟的摄入不仅可促使成釉细胞增殖，同时过量氟可诱导成釉细胞凋亡，从而影响成釉细胞的正常分泌功能。

（二）氟骨症形成的机制

1. 氟对成骨细胞的作用　成骨细胞（osteoblast，OB）起源间充质细胞或叫间充质干细胞。过量氟引起的骨病变复杂多样，涉及参与骨转换的各种细胞。其中成骨细胞功能活跃是一个发生较早并起主导作用的环节。无论在整体内还是体外培养细胞，过量氟的基本作用是激活成骨细胞，促进成骨活动。现有资料表明，过量氟可以促进成骨细胞内 Ca^{2+} 的一过性升高，同时影响 c-fos、c-jun 及 FGG2、PDGF-BB 的表达，并且通过影响 BMP/Smad 信号传导途径、PI3K/Akt 信号转导途径激活成骨细胞系。

2. 氟对破骨细胞的作用　破骨细胞（osteoclast，OC）是一个高度分化的、具有多个核的大细胞(直径 $30\sim100\mu m$),在骨吸收与骨再建中发挥启动作用,并在局部微循环中通过分泌酸及溶酶体使骨矿物质溶解及骨胶原降解。在氟骨症发生发展中,OC 功能活跃和破骨性吸收增强起重要作用。破骨性吸收增强和骨转换加速,促使氟骨症向骨质疏松和骨软化的方向发展。在影响氟中毒发生的众多激素中,甲状旁腺激素(parathyroid hormone,PTH)对破骨细胞的刺激作用最强。低血钙引起继发性甲状旁腺功能亢进,PTH 分泌增多。超生理剂量的 $1,25-(OH)_2D_3$ 对 OC 也起活化作用,与 PTH 在促进破骨性吸收方面互相协同。在骨组织微环境中 C-fos、骨保护蛋白配体(osteoprotegerin ligand,OPGL)又称破骨细胞分化因子,对破骨细胞的影响甚大,多种激素或细胞因子对 OC 的作用需通过调节 OB 分泌 OPGL、OPG 和巨噬细胞集落刺激因子(M-CSF)发挥其对破骨细胞的作用。氟化物也可通过上调 OB 中 OPGL mRNA 和 M-CSF mRNA 表达水平,并通过调节基质金属蛋白酶(matrix metalloproteinases,MMP)和基质金属蛋白酶组织抑制因子(tissue inhibitor of metalloproteinases,TIMP)的表达促进破骨性吸收。

3. 氟对骨、软骨中细胞基质的影响 正常骨组织由骨基质和骨细胞构成。细胞生存的外环境称为细胞外基质(extracellular matrix,ECM)。细胞外基质由 4 种成分组成:胶原蛋白(collagen)、蛋白多糖(proteoglycan)、弹性蛋白(elastin)及结构糖蛋白(structural glycoprotein)。过量氟对骨组织 ECM 的影响是其干扰骨代谢的重要方面。骨组织中的 ECM 主要是由成骨系细胞合成和分泌的,转过来又能对细胞功能发挥重要影响。氟中毒时成骨细胞功能活跃,形成未成熟的编织骨,其胶原的结构、排列明显不同于成熟的板层骨,可能是过量氟致胶原改变的原因之一。同时,过量氟影响 OC 的功能,促进 OC 分泌一些溶酶体酶,主要包括一些酸和 MMP 而促进基质的降解,导致骨转换过程加速。

4. "钙矛盾"疾病学说 20 世纪 90 年代,李广生教授提出了地方性氟中毒发病机制的"钙矛盾"学说。该学说的建立依据或理由,主要有以下 3 点:

(1)氟中毒患者机体整体缺钙:氟与钙有很强的亲合力,吸收入血的氟可能即刻与钙发生反应形成氟化钙,造成血清 Ca^{2+} 暂时性下降。氟掺入骨盐晶体,可提高骨盐结晶度,降低溶解度,致骨钙释入缓慢,从而降低体液中的 Ca^{2+} 浓度。过量氟激活成骨细胞,骨形成增多,增加化骨前沿对 Ca^{2+} 的需求,造成机体相对缺钙,如果摄入过量氟和膳食低钙结合在一起,则机体缺钙就会明显加剧。

(2)氟中毒患者有继发性甲状旁腺功能亢进:氟中毒时,血 Ca^{2+} 浓度下降,刺激甲状旁腺功能亢进,PTH 分泌增多,血清 PTH 上升,使骨转换加速,破骨性吸收加强。

(3)细胞钙离子内流增多:慢性氟中毒时体内普遍存在细胞 Ca^{2+} 内流增多的现象,这可能除了通过甲状旁腺激素(PTH)升高这一机制来介导,还可能与细胞内 Ca^{2+} 的排出机制受抑制以及细胞膜系统对 Ca^{2+} 的转运能力受损有关。由于缺钙和甲状旁腺功能亢进,钙从骨释出后可进入关节软骨而引起软骨变性、坏死、脱失和骨赘生成,进而形成退行性关节病。氟骨症患者骨间膜、韧带、肌腱等骨周软组织的移位钙化、骨化都与细胞 Ca^{2+} 内流有关。

(三)氟的非骨相损伤机制

1. 氟致氧化应激引起的软组织损伤 无论是动物实验还是流行病学调查已证实,过量氟可导致机体活性氧自由基和脂质过氧化物(lipid peroxides,LPO)的显著增多。体内的活性氧族(reactive oxygen species,ROS)主要由谷胱甘肽过氧化物酶(glutathione peroxidase,GSH-Px)、超氧化物歧化酶(superoxide dismutase,SOD)、过氧化物酶(peroxidase,Prx)等清除,这些酶具有较强的抗氧化作用。慢性氟中毒时机体出现广泛性损伤与 LPO 含量增多有关。氟中毒早期,随 LPO 升高,机体 GSH-Px、SOD 活性升高,尤以 GSH-Px 更为明显,此变化是机体保护组织免受脂质过氧化损伤的代偿作用。随氟中毒时间延长和程度加重,此代偿作用不足以有效消除 LPO,导致 GSH-Px、SOD 和谷胱甘肽(glutathione,GSH)下降,LPO 堆积,导致氧化损伤持续性加重。在脑损害方面,我国学者证明,氟中毒大鼠脑组织和过量氟处理的 PC12 神经细胞氧化应激水平升高,造成生物膜性脂质构成改变,细胞膜性磷脂和辅酶 Q 减少,两种主要的尼古丁受体类型与配体的结合能力下降,受体 a3、a4、a7 亚单位的蛋白表达水平降低,认为这些可能是氟中毒时神经系统功能紊乱的重要分子机制。在肾脏损害方面,在揭示氧化应激参与作用的同时,还发现氟对肾小管上皮的 Ca^{2+}-ATP 酶(Ca^{2+} 泵)泵活性有低剂量时兴奋、高剂量时抑制的双相作用,过量氟对钙泵的抑制促进了细胞内 Ca^{2+} 浓度升高和细胞凋亡。

2. 氟中毒诱发细胞凋亡　在实验条件下过量氟对多种组织细胞均可造成损伤,这种损伤大多以细胞凋亡的形式所表现。已有大量的研究资料表明,体外细胞培养条件下,氟化物可以诱导胰岛、胸腺、肺、脑、肝、肾等细胞发生细胞凋亡。同时也发现一些与细胞凋亡调控相关的基因如 *ICE*、*Bax*、*Bcl2* 等发生相应变化。细胞内钙离子浓度的升高及氧化应激损伤也是细胞凋亡发生的机制之一。

五、氟卫生标准

(一)环境氟卫生标准

1. 饮水氟卫生标准　该标准值在国际上差异较大。WHO 推荐饮水氟基准值为 1.5mg/L;美国一级饮水氟卫生标准为 4.0mg/L,二级饮水氟卫生标准为 2.0mg/L(一级为强制性标准旨在控制可能产生健康影响氟骨症;二级为非强制性标准旨在控制氟斑牙,即可能产生牙齿着色的影响);我国生活饮用水卫生标准(GB 5749—2006)将大型集中式供水的氟含量限值定为 1.0mg/L,而小型集中式供水和分散供水的氟含量限值定为 1.2mg/L。

2. 食品氟卫生标准　以往对食品中氟含量限值的规定是作为污染物处理的,在 2005 年版的食品安全标准对各种食物中的氟含量限值做了明确的规定。2012 年修订以后,在食品安全国家标准-食品中污染物限量(GB 2762—2012)中,取消了对氟限量的规定。其主要依据是参考了国际食品法典委员会(Codex Alimentarius Commission,CAC)和欧盟未将氟作为食品污染物进行管理,仅有 WHO 和 CAC 对生活饮用水和矿泉水中的氟进行了限值规定。因我国已经有生活饮用水卫生标准及饮用天然矿泉水标准,所以参照国际上的管理要求,不再将氟列入我国食品污染物管理。

3. 空气中氟化物参考浓度限值　环境空气质量标准(GB 3095—2012)中规定,环境空气中氟含量参考限值为 0.02mg/m³(1 小时平均)和 0.007mg/m³(24 小时平均)。

4. 砖茶中氟含量标准　根据我国饮茶型氟中毒病区氟源调查结果、病情流行现状、病区群众生活习惯、年人均砖茶消耗量以及砖茶氟摄入量与氟骨症病情的剂量反应关系,综合考虑砖茶生产实际,制定了砖茶氟含量(GB 19965—2005)标准,砖茶氟含量标准限值为 300mg/kg。

(二)人群氟暴露相关标准

1. 人群总摄氟量卫生标准　2016 年,原国家卫生计生委颁布了新修订的人群总摄氟量(WS/T 87—2016)卫生标准,该标准规定了 8 周岁以上人群总摄氟量限值要求,适用于地方性氟中毒病区的划分和防控效果的综合评价。标准规定:8~16 周岁(含 16 周岁)人群,每人每日总氟摄入量≤2.4mg;16周岁以上人群,每人每日总氟摄入量≤3.5mg。

2. 人群尿氟正常值标准　2005年,原卫生部发布了人群尿氟正常值标准(WS/T 256—2005),该标准推荐了非地方性氟中毒病区儿童和成人群体尿氟含量正常值上限。适用于地方性氟中毒病区与非病区的区分和防治措施效果评价及人群氟暴露情况的评价。标准规定:儿童群体尿氟几何均值≤1.4mg/L;成人群体尿氟几何均值≤1.6mg/L。

(三)地方性氟中毒病区相关标准

1. 地方性氟中毒病区划分标准

(1)病区的判定:①饮水型地方性氟中毒病区:生活饮用水含氟量>1.2mg/L,且当地出生居住的8周岁~12周岁儿童氟斑牙患病率>30%;②燃煤污染型地方性氟中毒病区:居民有敞炉敞灶燃煤习惯,且当地出生居住的8~12周岁儿童氟斑牙患病率>30%;③饮茶型地方性氟中毒病区:16周岁以上人口日均茶氟摄入量>3.5mg,且经X线检查证实有氟骨症患者。

(2)病区程度的划分:①饮水型和燃煤污染型地方性氟中毒病区:a. 轻度病区:当地出生居住的8~12周岁儿童中度以上氟斑牙患病率≤20%,或经X线检查证实有轻度氟骨症患者但没有中度以上氟骨症患者。b. 中度病区:当地出生居住的8~12周岁儿童中度以上氟斑牙患病率>20%且≤40%,或经X线检查证实有中度以上氟骨症患者,但重度氟骨症患病率≤2%。c. 重度病区:当地出生居住的8~12周岁儿童中度以上氟斑牙患病率>40%,或经X线检查证实重度氟骨症患病率>2%。②饮茶型地方性氟中毒病区:a. 轻病区:经X线检查,36~45周岁年龄段人群没有中度以上氟骨症发生。b. 中等病区:经X线检查,36~45周岁年龄段人群中度以上氟骨症患病率≤10%。c. 重病区:经X线检查,36~45周岁年龄段人群中度以上氟骨症患病率>10%。

2. 地方性氟中毒病区控制标准

(1)饮水型氟中毒病区:同时满足以下两项要求,可以判定病区达到控制标准:①饮水含氟量,农村大型集中式供水≤1.0mg/L;农村小型集中式供水≤1.2mg/L。②当地出生居住的8~12周岁儿童氟斑牙患病率≤30%。

(2)燃煤污染型氟中毒病区:同时满足以下两项要求,可以判定病区达到控制标准:①合格改良炉灶率(包括使用清洁能源,如电能、液化气、沼气等)和炉灶正确使用率均在90%以上;②当地出生居住的8~12周岁儿童氟斑牙患病率≤30%。

(3)饮茶型氟中毒病区:同时满足以下3项要求,可以判定病区达到控制标准:①砖茶含氟量≤300mg/kg,符合国家标准;②连续3年,36~45周岁当地居民临床氟骨症患病率降低,经X线检查证实无新发中度及以上氟骨症患者;③当地出生居住的8~12周岁儿童氟斑牙患病率≤30%。

3. 燃煤污染型地方性氟中毒病区消除标准　在排除生活饮用水氟含量超标和工业氟污染的情况下,同时满以下4条者,可判定病区达到消除:①通过改良炉灶(改炉、改灶或改烟囱)或使用沼气、液化气、电等清洁能源有效避免室内燃煤污染,病区合格改良炉灶率达到95%以上;②病区群众能够密闭使用炉灶并保持烟道畅通,炉灶长期闲置时及时清除炉渣和烟道灰、给铁部件上油并放置于干燥处保存,病区合格改良炉灶正确使用率达到95%以上;③病区群众能够采用避免煤烟污染的方式干燥供人食用的玉米和辣椒,如室外晾晒、烤烟房烘炕、在有完善排烟设施炉灶上方干燥等,病区供人食用的玉米和辣椒正确干燥率达到95%以上;④按照WS/T 208诊断氟斑牙,当地出生居住的8~12周岁儿童氟斑牙患病率≤15%。

（四）环境氟与生物材料氟的化学测定方法标准

包括饮水氟、食品氟、空气氟、煤氟、尿氟和血氟的标准测定方法。饮水氟含量测定标准为:《生活饮水卫生标准-检验方法》（GB 5750—2006）;食品氟含量测定标准为:《食品中氟的测定》（GB/T 5009.18—2003）;空气氟含量的测定标准为:《环境空气——氟化物的测定滤膜采样氟离子选择电极法》（HJ 480—2009）;煤氟测定的标准方法为:《煤中氟的测定》（GB/T 4633—2014）;尿氟测定的标准方法为:《尿中氟化物的测定——离子选择电极法》（WS/T 89—2015）;血氟测定的标准方法为:《血清中氟化物的测定——离子选择电极法》（WS/T 212—2001）。

六、地方性氟中毒防治

（一）饮水型地方性氟中毒的预防

降低饮水氟含量,使之符合饮水卫生标准是饮水型氟中毒防治的根本有效措施。其方法基本分为两大类:一是改换水源,二是饮水除氟。

1. 改换低氟水源　常用低氟水源的种类包括深层地下水、低氟地表水和天然降水等。在利用深层地下水水源时,要与地质部门沟通,进行地下水水质分析,在成井之后要注意封井,确保验收和长期的监测,确保长期足量的低氟水源供应。改换低氟水源的形式包括建低氟深水井,引江、河、湖泊、泉水等低氟地表水和蓄水（窖水）等。其中建低氟深水井是我国饮水型病区所采用的一种主要预防措施。在病区附近有天然低氟地表水源时,可以开渠引水或利用管道输水。在缺水地区,找不到低氟水源的情况下,可兴建小型水库或水窖,蓄积天然降水（雨水或雪水）用于饮用。在低氟水源水量不足时,也可将高氟水与低氟水混合,使其含氟量符合饮用水卫生标准。不论哪种形式的水源改换,一定要确保水源水量充足、水质符合卫生要求、水源容易防护。

2. 饮水除氟　饮水除氟是通过物理、化学作用,将水中过量的氟除去,降到适于饮用的范围。在一些无低氟水源可供饮用的病区,应开展饮水除氟。饮水除氟方法很多,目前主要采用的方法有铝盐混凝沉淀法、活性氧化铝吸附过滤法、羟基磷灰石及骨炭过滤法、电渗析法等。

（二）燃煤污染型地方性氟中毒的预防

燃煤污染型地方性氟中毒防治总原则,应坚持以健康教育为基础、改良炉灶为主的综合防治措施,达到减少人群总摄氟量的目的。

1. 改良炉灶,降低室内空气氟污染　改良炉灶必须有可靠的排烟设施,有效地将燃烧过程中释放出来的氟及其他有害烟尘排到室外稀释;同时,通过改良炉灶减少用煤量,以降低氟的总释放量。其基本要求为:保证需要、安全卫生、节约煤炭、经济易行。

2. 降低（防止）食物的氟污染　降低食物的氟污染,是燃煤污染型病区居民降低摄入氟量的关键措施。仅靠改良炉灶还不能满意地解决食物污染,还应该倡导地膜育种或改变种植结构以达到作物提前成熟、适宜日晒、提高经济效益等目的。在粮食正常储存时应避免烟气直接接触食物,可以利用烤烟房干燥粮食,避免将食物长期悬挂在锅台炉灶上方。腊肉在腌制、柴火熏烤后,应挂在无煤烟的房间内。辣椒晒干后,应采用塑料袋密闭保存,并包干石灰作干燥剂,必要时定期日晒防潮。干燥好的粮食要放进密闭容器内保存。

3. 改善住宅建筑条件　采取住宅的保温措施,墙壁门窗不应漏风,室内设天棚,由于住宅保温,室内温度很容易升高,这样可以减少燃料的用量,使总污染物的排出明显减少。但还必须注意住宅的通风换气,避免空气污染。居室应与厨房分隔开,厨房单独一间。

4. 其他措施　应采取综合性的防治措施,如改变居民的不良生活习惯,做饭时粮食要淘洗干净,不吃"扬尘辣椒"和"烤焦辣椒";加强营养;使用清洁能源,如沼气、秸秆化气等,有条件的地方可用电饭煲、电磁炉、电暖器等;最根本的就是提高病区经济发展水平,改善人民的生活,使病区居民彻底改变落后的敞炉灶燃煤的生活习惯。

(三) 饮茶型地方性氟中毒的预防

饮茶型氟中毒的根源在于长期大量饮用氟含量较高的砖茶,因此各有关部门应密切合作,促使生产厂家改变砖茶的品种结构,按照《砖茶含氟量》(GB 19965—2005)控制茶叶的氟含量,大力推广氟含量较低的优质砖茶。在买不到低氟砖茶的情况下,而普通砖茶质量不稳定含氟量达不到卫生标准时,应采取综合防治措施。

1. 茶叶降氟　茶叶颗粒越小越有利于茶氟的浸出,实验证实在第一泡中茶氟浸出率高达65%以上,因此可以将砖茶尽可能捣碎,用80℃热水洗茶一次,然后再加水熬煮,这样可以减少1/2的茶氟摄入。

2. 开展健康教育,改变饮茶习惯　在饮茶型氟中毒病区,大力宣传茶氟对健康的危害,教育牧民少饮含氟量高的砖茶,自觉改变熬茶的制备方法及大量饮用砖茶的饮食习惯,增强自我保护能力。如选择色香味接近砖茶,但含氟量低的红茶等代替砖茶;减少熬煮时间以及改喝奶茶替代清茶(砖茶水)等,这些方法是当前减轻饮茶型氟中毒危害切实可行的防治措施。

3. 改善营养结构　改变单一的饮食结构,摄取足量的肉类、奶制品,以满足身体对蛋白质和钙等营养物质的需要。同时,多吃新鲜的蔬菜、瓜果,以补充足够的维生素,增强机体对氟的拮抗、解毒作用,减少氟在人体骨组织中的蓄积。

4. 发展当地经济　从某种程度上讲,一个地区的经济条件对于疾病的防治是非常重要的。一方面,经济发展可保障居民有更好的饮食条件、更科学的营养结构并可以获得更好的医疗卫生服务;另一方面,经济发展之后可以使人们开阔视野,适应更健康的生活方式等,而这些对于疾病的预防都有不可忽视的作用。

(四) 治疗

机体摄入过量氟可导致多器官不同程度的中毒性损害,严重的地方性氟中毒患者的症状、体征常常是多系统、多方面的,其治疗也较为复杂。但就大多数地方性氟中毒患者来说,其典型临床表现是以牙齿、骨骼病变为主要特征的,因此本节主要介绍氟斑牙、氟骨症的治疗。

1. 氟斑牙的治疗　虽然氟对牙齿的损伤是不可逆转的,但只要根据患者的实际情况和需要,选择恰当的治疗方法,就会改善症状,增进美观,恢复功能。需要说明的是氟斑牙的治疗并不是从根本上解决问题,治疗方法并不十分完美,它只是一种美学处理。目前,临床上治疗氟斑牙的方法可分为漂白法和修复法两大类,这两种方法既可单独使用,也可相互配合使用。

2. 氟骨症的治疗　地方性氟骨症目前尚无理想的治疗方法及治疗药物,虽然在多年防治实践中已经总结出了一些治疗方法和药物,但仍处于探索阶段,还需进一步观察和验证。地方性氟骨症的治疗主要是减轻痛苦、对症处理,重症患者手术治疗,同时提高膳食营养。在未采取防治措施的病区还应减少氟的摄入,促进氟的排泄。目前已经有所应用的地方性氟骨症治疗药物包括钙剂、维生素 D、维生素 C、氢氧化铝、苁蓉丸、骨苓通痹丸、骨质增生丸等。当氟骨症出现严重的骨关节畸形,影响劳动、生活能力,或发生感觉异常、疼痛加剧、肢体活动受限、甚至大小便失禁和瘫痪等椎间孔、椎管狭窄症时,应考虑骨关节矫形、椎板切除减压、脊柱截骨矫形等外科手术治疗。

七、氟的有益作用

氟被认为是人体必需微量元素,尽管近年来对"必需"二字看法有所变化,而适宜量的氟有益于健康为公认的观点。摄氟不足是人群特别是儿童龋齿流行的重要因素之一,因而在一些国家实施饮水加氟防龋。氟还用于治疗骨质疏松,摄入适量的氟可减轻中、老年人群骨质疏松的程度,降低骨折发生率。氟还具有其他生理作用。

(一) 氟与龋齿

自从 Dean 于 1942 年报道暴露于不同饮水氟浓度儿童的龋齿患病率剂量-反应曲线与儿童的氟斑牙患病率剂量-反应曲线相交于 1mg/L 以来,不但进行了氟斑牙的研究,同时进行氟与龋齿关系的研究,提出了饮水氟低于 0.5mg/L 时宜加氟。通过大量环境流行病学调查与现场干预试验以及实验研究,证明适量氟可防龋,有益于牙齿功能。另一方面,也有防龋效果不一致的报道。

美国自 1945 年开始饮水加氟防龋,现推广到大多数州。其他许多国家和地区特别是在发达国家推行了这一措施。我国在饮水加氟防龋措施上应持慎重态度,因地方性氟中毒流行严重,还经饮茶等其他途径摄氟;饮水加氟还会使大量氟进入环境中,因此尚不宜于采用。另外,还有牙膏加氟防龋的问题。

(二) 氟与骨质疏松、骨折

美国每年大约有 150 万骨折病例与骨质疏松相联系,其中每年髋部骨折大约为 250 000 例,大部分发生于 60 岁以后的女性。尽管骨质疏松性骨折主要出现于发达国家,随着发展中国家老龄化人口的增长,特别在亚洲一些国家骨质疏松和骨折发生率将不断增长,在中国预测也将上升。对氟暴露和骨折之间潜在联系的解释,认为人体摄入氟离子后,经代谢后进入骨晶格,氟可以代替羟基磷灰石羟基而影响骨的强度。有研究报道饮用氟化水人群增加了骨的密度,降低骨折发生率。有关氟治疗骨质疏松症患者的研究指出,适宜氟剂量导致骨矿物质密度的中度增加,有利于降低骨折的潜在危险。也有不同结果认为用氟治疗骨质疏松使骨折危险性降低,而骨量并没有增加,还可能增加非脊椎部位骨折危险。同时也有饮水氟与骨折的相关性不强的报道。

高彦辉等在黑龙江省农村对 2152 名成人开展了人群流行病学调查,对调查人群按照饮水氟浓度进行了分层,分别为 0.20mg/L 以下、0.21~0.40mg/L、0.41~0.60mg/L、0.61~0.80mg/L、0.81~1.00mg/L、1.01~1.20mg/L、1.21~1.40mg/L、1.41~1.60mg/L、1.61~2.00mg/L、2.01~3.00mg/L、3.01~4.00mg/L 和 4.01mg/L 以上 12 层;利用超声波骨密度仪对受试人群的跟骨骨密度进行了检测,结果表明,校正了年龄、体质指数、经济水平、文化程度、吸烟和饮酒等混杂因素后,水氟暴露浓度与骨质疏松的检出率之间呈现 U 型曲线关系,水氟含量在 1.01~1.20mg/L 范围组人群骨质疏松检出率最低,水氟浓度在 0.20mg/L 以下、0.21~0.40mg/L 和 0.61~0.80mg/L 组人群骨质疏松检出率明显高于 1.01~1.20mg/L 组,差异具有统计学意义($P<0.05$);水氟浓度为 1.41~1.60mg/L 和超过 2.0mg/L 的各组人群,骨质疏松检出率明显高于 1.01~1.20mg/L 组,差异具有统计学意义($P<0.05$)。但明显水氟含量高的人群,骨质疏松患病率增加得更加明显一些。骨量减少则没表现出明显

的规律性。结果见图 42-2。

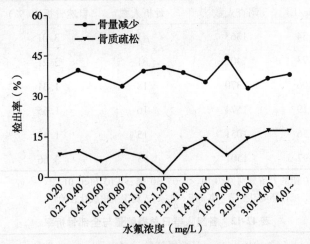

图 42-2　不同水氟暴露人群骨量减少和骨质疏松检出率

引自:梁超轲,吉荣娣,曹静祥,等. 中国人群长期饮水氟接触与骨折关系调查研究.
卫生研究,2001,30(5):287-293.

有人研究了 6 个饮水氟浓度与≥50 岁饮水氟接触人群骨折的关系。结果表明,饮水氟是调查人群的主要摄氟来源,占总摄氟量的 56.16%~96.09%。6 个组人群总骨折率、自然骨折率与饮水氟浓度之间呈现 U 型曲线相关关系。其中以 1.00~1.06mg/L 饮水氟人群组的骨折流行率最低,与最低和最高饮水氟接触人群组骨折率比较有显著性差异。具体数据见表 42-10 和表 42-11。

与此同时,还探讨了人群骨折率与总摄氟量关系。无论是从饮水、食物或其他途径摄入的氟,进入机体后均以氟离子(F^-)状态发挥生物效应,所以人体的总摄氟量决定于氟对机体的作用是有益还是有害。表 42-12 结果表明,接触人群总摄氟量和饮水氟浓度与骨折同样显示一种近似的 U 型相关关系。以 0.73、14.13mg F^-/(人·天)两个组的骨折率最高,这两组人群的骨折率显著高于 3.37mg F^-/(人·天)组,$P<0.01$。

以上结果提示,适宜饮水氟浓度与日总摄氟量可能降低人群骨折的危险性。

表 42-10　饮水氟浓度与人群 50 岁以后全部总骨折率的关系

组别	饮水氟 (mg/L)	调查人数	骨折人数	总骨折率(%)	相对危险度(RR)
A	0.25~0.34	1363	101	7.41	1.50
B	0.58~0.73	1407	90	6.40	1.25
C	1.00~1.06	1370	70	5.11	1.00
D	1.45~2.19	1574	95	6.04	1.17
E	2.62~3.56	1051	64	6.09	1.18
F	4.32~7.97	1501	111	7.40	1.47

注:A、B、D、E、F 组对 C 组的 P 值分别为 0.01、0.17、0.33、0.35 和 0.01。

引自:陈学敏,杨克敌. 现代环境卫生学. 第 2 版. 北京:人民卫生出版社,2008

表 42-11 饮水氟浓度与人群自然跌倒骨折率的关系

组别	饮水氟（mg/L）	调查人数	骨折人数	自然骨折率(%)	相对危险度(RR)
A	0.25~0.34	1363	41	3.01	2.30
B	0.58~0.73	1407	31	2.21	1.69
C	1.00~1.06	1370	18	1.31	1.00
D	1.45~2.19	1574	16	1.65	1.26
E	2.62~3.56	1051	15	1.43	1.09
F	4.32~7.97	1501	55	3.66	2.79

注：A、B、D、E、F 组对 C 组的 P 值分别为<0.01、<0.05、>0.05、>0.05 和<0.01。
引自：陈学敏，杨克敌. 现代环境卫生学. 第2版. 北京：人民卫生出版社，2008

表 42-12 各组人群日总摄氟量与全部骨折率

组别	日总摄氟量 （mg F⁻/人·d）	骨折率(%)
A	0.73	7.41
B	1.62	6.40
C	3.37	5.11
D	6.54	6.04
E	7.85	6.09
F	14.13	7.40

注：A、B、D、E、F 组对 C 组的 P 值分别为 0.01、0.17、0.33、0.35 和 0.01。
引自：陈学敏，杨克敌. 现代环境卫生学. 第2版. 北京：人民卫生出版社，2008

（三）氟的其他生理作用

氟是骨骼牙齿组织重要的组成成分，正常的骨外软组织也含有氟。尽管氟对机体的生理作用还不完全清楚，但一些实验研究和流行病学调查表明，适宜量的氟还有其他生理作用。氟能维持机体正常的钙磷代谢与平衡，促进钙磷代谢酶的活性。氟能促进生长发育，有利于神经兴奋性传导，刺激造血功能，还可能有益于生殖功能。

（高彦辉 孙殿军）

第三节 地方性砷中毒

一、概述

（一）概念

地方性砷中毒（endemic arsenicosis）简称地砷病，是一种生物地球化学性疾病。居住在特定地理环境条件下的居民，长期通过饮水、空气、食物摄入或吸入过量的无机砷而引起的以皮肤色素脱失和（或）过度沉着、掌跖角化或癌变为主的全身性慢性中毒。

（二）病因

地方性砷中毒病因清楚，主要是通过长期饮用含高浓度无机砷的水或燃用含高浓度无机砷的煤所致。前者称为饮水型地方性砷中毒（drinking water type of endemic arsenicosis），后者称为燃煤污染型地方性砷中毒（coal-burning type of endemic arsenicosis）。到目前为止，发生在世界多个国家和地区的饮水型地方性砷中毒，均为长期使用管井（压把井、自流井或机井）抽取的被天然无机砷污染的地下水作为饮用水后引起的。这种井的深度多在 20～30m 的富砷含水层，水砷含量在 0.2～2.0mg/L 不等，有的地区水砷平均浓度超过原 WHO 推荐的饮水砷浓度限值 0.05mg/L 的数倍乃至数十倍，居民长期饮用这种高砷水而逐渐发病。

燃煤污染型地方性砷中毒仅发生在我国贵州、陕西等省的一些山区、半山区或丘陵地带。上述地区夏秋季阴雨连绵，冬季寒冷，居民燃用当地开采的含高浓度无机砷的煤，并有敞炉燃烧取暖、做饭和烘烤粮食、辣椒等习惯，致使室内空气、烘烤的粮食和辣椒被砷严重污染，而引起砷中毒。燃煤污染型砷中毒为我国所特有，世界其他地区罕见。

（三）国内外最新流行概况

在过去的 30 年中，饮水中高浓度砷的出现被认为是世界上许多国家地区的主要公共卫生问题。最新报道显示，砷污染已累及全世界 42 个国家和地区，尤其是在亚洲地区的情况发生了很多改变。2000 年之前，在亚洲发现的地下水砷污染地区主要为孟加拉、印度西孟加拉邦以及中国的一些地区。从 2000 年至今，亚洲其他国家相继发现高砷污染区和地方性砷中毒病区，包括越南、柬埔寨、缅甸、巴基斯坦、蒙古国、尼泊尔、阿富汗和朝鲜等。最近，又有来自伊朗西部 Kurdistan 省份砷污染的报道，该地区有数百万人处于慢性砷中毒的巨大威胁之中。

虽然砷的致病机制尚不十分清楚，但砷的危害效应与暴露的剂量和时间呈显著相关。临床上除明显的皮肤病损害外，慢性砷暴露还可导致人类生殖系统、神经系统、心血管系统、呼吸系统、肝脏、血液系统的疾病和糖尿病，并且无机砷的摄入还是皮肤癌、膀胱癌和肺癌的确定病因。上述健康损害在所有砷中毒病区具有共性。

在我国，发现最早的饮水型病区为中国台湾西南沿海病区，时间为 20 世纪 50 年代，当地居民流行一种原因不明的地方病，被 WHO 定为"乌脚病"（blackfoot）。在内地，首先于 20 世纪 70 年代在贵州发现了燃煤污染型病区；接着于 20 世纪 80 年代初期，在新疆准格尔盆地首次确认了饮水型病区。迄今，我国已发现 16 个省、自治区和地区有地砷病病区或高砷区的存在。这些省份和地区分别是新疆、内蒙古、山西、宁夏、吉林、青海、甘肃、湖北、安徽、江苏、河南、四川、云南、中国台湾、贵州和陕西。而贵州和陕西省是我国乃至世界上唯一的燃煤污染型砷中毒病区，其中贵州省病情最为典型。饮水型砷中毒病区村分布于 11 个省份及兵团的 64 个县 147 个乡 914 个病区村，受威胁人口约 56 万，同时 14 个省份有 2102 个高砷村，受威胁人口约 115 万；燃煤污染型地方性砷中毒区分布于 2 个省份的 12 个县，受威胁人口约 97 万。

我国各级政府对地砷病的防制予以高度重视。1992 年，原卫生部正式将地砷病纳入地方病管理，投入了大量人力、物力和财力开展流行病学调查，高砷水井筛查，砷中毒普查以及实施改水改灶工程。并围绕砷代谢、转化、早期诊断、发病机制和防治等多方面展开深入研究，制定了地方性砷中毒诊断和高砷区判定标准。由于上述举措，地砷病病情的严重局面得到基本控制。

但是，由于地砷病在我国发现历史短，发现时大面积病区已形成，涉及人口多，病情重，新病区还在陆续被发现，加上世界范围内对该病发病机制和治疗的研究尚未有突破性进展，防治和研究的任务繁重。

二、地方性砷中毒流行病学特征

我国大陆饮水型砷中毒的发生,主要是 20 世纪 80 年代初以来,随着农村经济和农民生活水平的提高,为改善水源质量,预防氟中毒及方便用水而打手压井代替以往地表大口井后引起的。我国贵州省一些山区燃煤污染型砷中毒几乎也是在这同一时期,因地方小煤矿开采,煤砷含量高,加上当地居民敞灶烧煤的习惯,从而引发砷中毒。

(一)地区分布

1. 饮水型砷中毒病区分布特征 饮水型地砷病呈明显带状、块片状、灶状和点状分布。从宏观上看地砷病病区呈条带状,例如内蒙古的河套地砷病病区和山西省的山阴病区相接,呈现明显的条带状分布特征。我国地砷病病区居民的生活饮用水主要来自井水。调查表明,在一个地砷病病区内,井水砷含量超过生活饮用水卫生标准的可占 40%~60%。相邻两户,一墙之隔,井水砷含量也不一样,因而显示出该病在病区呈点状分布。饮水型地方性砷中毒病区的成因包括以下 3 种:

(1)淋溶-蓄积作用:砷化物迁移最简单的方式,即岩矿被风化释出的砷随降水而淋溶→随水流动而迁移→在低洼处蓄积、富集。降水使地势高处可溶性砷溶于水中,随水流逐渐搬迁到地势低洼处蓄积、富集。迄今为止,发现我国饮水型地砷病病区均位于盆地、低洼的河套或平原,高砷水源往往在地势最低之处。地砷病病区的形成是多因素综合作用的结果,如当地气候干燥、水蒸发量大于降水量、地下水以垂直循环为主、地下水径流不良等。

(2)富砷矿对流经水的污染:砷在自然界主要以化合物的形态存在于各种岩矿中,且往往与硫、铁、金、银、铜、汞、铝、钴等有色金属伴生。因此,当水流经这些岩矿时,砷可溶于其中,使水砷含量超过饮用水标准。当人类以溶有大量砷的水作水源时,便会造成机体慢性中毒,从而形成地砷病病区。

(3)水源的含水层为富砷的湖沼相地层水:地球在漫长的演变过程中发生了巨大的变迁,从湖泊地带迁移来的砷易在相对静止的湖水中沉积,被水生生物摄取,并随水生生物死亡而沉于水底,故而这些湖泊往往成为砷汇集处,并使砷得以保存下来。由于砷化物溶解度较低,随水蒸发而向地表迁移能力不及 Cl^-、F^-、SO_4^{2-} 等离子。因此,富集的砷多存积于原位,不易穿过后来形成的沉积物而露出。在此类病区,更近代的地表沉积形成的土壤中含砷量并不高,因此病区浅层井水往往含砷也不高,但当打深井时,则水砷浓度上升。

2. 燃煤污染型砷中毒病区成因 燃煤污染型砷中毒病区主要分布在使用高砷燃煤、具有敞灶燃烧习惯的地区,属于生活污染所致的砷中毒,其成因主要是由于在室内敞灶燃烧高砷煤,用以取暖、做饭和烘烤粮食、辣椒等,引起家庭室内空气和食物污染并导致慢性砷中毒。高砷煤不仅我国有,国外也有,如捷克生产的煤,砷含量可高达 1500mg/kg,美国有些高达 2200mg/kg。但此类病区是我国特有的一类地砷病病区,主要分布在有敞灶烧煤、灶上烘烤粮食习惯的贵州及陕西的部分地区。在开放式炉灶中,煤燃烧时逸出大量烟尘污染居室空气,导致空气和被烘干食品受砷污染,含砷量大幅度上升,居民长期从空气和食物中摄入大量的砷,导致机体慢性砷中毒。

(二)时间分布

地方性砷中毒的潜伏期较长,饮水型一般约 10 年,高浓度暴露者 5 年、6 年也可发病。中国台湾病区冬季乌脚病病情加重,提示低温加重砷中毒的血管损害。燃煤污染型砷中毒在冬季的症状较重,可能与冬季居民在室内逗留时间较长,且在这一季节燃用高砷煤烘烤食物,通过呼吸道接触砷污染空气的机会增多有关。地方性砷中毒发病没有一定的周期性,而是呈持续上升趋势。随着病区人群暴露年限的不断增多,加上研究和调查的深入,该病的发病和检出人数正在逐年增多。据文献记载,地方性砷中毒引起皮肤癌变在30年左右,中国大陆病区砷暴露开始于1970年代末期,已超过30年,因此未来可能是癌症发生的高峰期,也是中国地方性砷中毒防治的关键时期。

(三) 人群分布

1. 特点 无论是饮水型还是燃煤污染型地方性砷中毒,只有暴露于高砷水或敞灶燃用高砷煤者才会发病。在同一病区内,若居民不饮用高砷水或不燃用高砷煤或燃用高砷煤但不敞灶,则不会发病。由于饮水型砷中毒病区高砷水井呈散在、点状分布,而一般情况下,一口高砷井多为一个家庭所用,故患者呈家庭聚集性。燃煤污染型患者发病类似饮水型,也以同一燃用高砷煤的家庭发病为特点。在高砷井所占比例较大的村,可见某一小片区域的高砷井相对集中,所以患者在这一区域也相对集中,但发病的突出特点是家庭聚集性,大部分受累家庭有2名或2名以上的患者,有些则全家发病。在摄砷状况相同的人群中,也并不是每个人都出现同样的病情,即使是同一家人,病情也存在很大差异。新疆在病区调查的85户居民中,81户有患者,且大部分有2例以上的患者,有一户6口人均患病。内蒙古调查111户居民,有2个以上患者的家庭为53户,最多的一家有7人患病。

2. 年龄 在饮用高砷水的人群中,任何年龄均可受害。据现场调查资料,最小患者3岁,最大年龄80岁,患病率随年龄的增长而上升,20岁以上居民患病率明显高于20岁以下者,40~50岁年龄段是患病的高峰期。因为随年龄增长,累积砷暴露量增高,砷对机体作用时间亦长。但值得注意的是在砷浓度较高的地区,出现了相当数量的儿童砷中毒,主要为中小学生。

3. 性别 饮水型地方性砷中毒的性别差异各地不尽相同,一些地区调查表明砷中毒在成年男性和重体力劳动者中居多,有些地区则是男性明显高于女性,并且病情严重。这可能与机体砷摄入量、免疫力和排泄机制有关,但造成这种差异的原因还没有确切的流行病学资料证实。

4. 职业 该病的发病人群主要为农民。

(四) 影响发病和病情的因素

在地方性砷中毒病情调查中发现,过量砷暴露是砷中毒发生的根本原因,但在相同暴露情况下,即便是在同一家庭,病情表现却有很大差异。根据中国病区的情况,除尚不清楚的个体差异外,以下几个方面因素可能影响病情。

1. 总砷摄入量 在饮用高砷水的人群中,居民砷中毒的发病率随饮水中砷含量增高而增加,患病率与饮水砷浓度呈显著正相关。但具体检查某些暴露相同水砷浓度的患者时,发现皮肤改变程度却不同,某些人发生严重角化,而另一些人则仅为色素改变;同样的角化或色素改变,但轻重不同。详细调查追访发现,真正通过饮水摄入到体内的总砷量是影响病情轻重的重要因素。判定剂量-效应关系时,一定要计算总砷摄入量。燃煤型病区情况更复杂,除燃煤污染空气被吸入外,烘烤时受污染粮食、辣椒含有的砷可经消化道进入体内。在燃煤型病区的调查结果表明,虽然体内过量砷负荷大部分经砷污染的粮食、辣椒进到体内,但食用前如何清洗和烹饪,对计算总砷摄入量进而判断对病情的影响至关重要。

2. 砷的价态、形态 众所周知,无机砷(iAs)比有机砷毒性大,而iAs^{3+}比iAs^{5+}更具毒性,大约为 60 倍,因为 iAs^{3+} 与巯基(-SH)有很强的亲和力,而 iAs^{5+} 的亲和力则很弱。我国饮水型砷中毒病区饮水中砷主要是无机砷,其 As^{3+} 和 As^{5+} 含量多少直接影响到病情的严重程度,即使在总砷浓度相同的情况下,这两种价态的砷所占的比例在很大程度上决定了病情的轻重。根据饮水中 As^{3+}/As^{5+} 比值可以解释为什么饮用相同砷含量饮水,砷中毒发生轻重不同的现象。我国各病区地下水氧化还原状态、As^{3+}/As^{5+} 比值以及抽出地面后价态的变化等,尚未找出一定规律。

3. 地下水中其他化学成分　中国台湾发生的"乌脚病"曾引起轰动,并认为与地方性砷中毒有关。其后,中国台湾其他学者在该地区高砷饮水中又发现以腐殖酸为代表的荧光物质含量高,并认为可能与之相关,但至今尚无最后结论。截至目前,中国大陆、孟加拉和印度地方性砷中毒病区,尚无"乌脚病"流行的报道。在中国内蒙古病区某些水井,在压水时有可燃性气泡冒出并伴有特殊气味,被检测到有大量荧光物质存在,但是否影响病情尚不清楚。在山西和内蒙古病区,水中同时伴有高氟存在,砷中毒患者同时也是氟中毒患者。此外,一些病区水中伴有高碘,而另一些病区低碘。拮抗砷、氟毒性的硒元素在各病区饮水、土壤及食物中的含量也尚不清楚。这些因素可能对发病和病情有重要影响。

4. 遗传易感性　体内砷主要在肝脏代谢转化,通过甲基化代谢过程,形成一甲基胂酸(monomethylarsonic acid,MMA)和二甲基胂酸(dimethylarsinic acid,DMA),并具有三价和五价两种价态。砷的三价化合物的毒性远远高于五价化合物,特别是中间代谢产物三价 MMA(MMA^{III}),在砷的代谢产物中具有最强的毒性。参与砷的甲基化代谢及清除的多种酶基因的多态性,与人群砷中毒的易感性密切相关。这些酶基因主要包括,利用 GSH 作为还原剂催化五价砷化物还原为三价砷化物的谷胱甘肽硫转移酶(glutathione S-transferase,GST)家族成员 GSTO1 和 GSTO2,在外源性化合物进入机体后发挥防御作用,拮抗砷诱导的氧化应激的 GST 家族成员 GSTP1、GSTZ1、GSTM1 及 GSTT1 以 S-腺苷蛋氨酸(S-adenosyl methionine,SAM)为甲基供体,催化生成 MMA 及 DMA 的三价砷甲基转移酶(trivalent arsenic methyltransferase,$AS^{+3}MT$),发挥砷酸盐还原作用、参与机体重要代谢的嘌呤核苷磷酸化酶(purine nucleoside phosphorylase,PNP),以及一碳单位代谢环路中与甲基供体生成相关的甲基四氢叶酸还原酶(methylenetetrahydrofolate reductase,MTHFR)等。这些酶的基因多态性与砷甲基化代谢能力及砷相关疾病的易感性,如皮肤损伤及肿瘤发生等密切相关。

5. 膳食营养　研究表明,高砷暴露人群饮食中钙盐、动物性蛋白、膳食纤维、部分维生素特别是叶酸摄入不足,均可增加砷相关疾病的易感性。我国以及包括印度、孟加拉在内的一些亚洲国家地方性砷中毒多发生在经济状况落后的不发达地区,这些地区常常存在营养物质摄入不够,饮食不平衡,特别是蛋白质、叶酸摄入不足,因此膳食营养因素也是影响地砷病发生及病情轻重的原因之一。

(五)病区的判定和划分

1. 病区判定

(1)在居民生活的自然环境中,生活饮用水含砷量>0.01mg/L;或在以煤为生活燃料的地区,居民使用无排烟设施的炉灶在室内燃烧含砷量>40mg/kg 的煤。

(2)暴露人群中只有可疑患者(见 WS/T 211—2001)。

(3)暴露人群中有轻度及以上患者(见 WS/T 211—2001)。

(4)排除其他砷污染所致的砷中毒。

(5)同时满足(1)、(2)、(4)判定为潜在病区,同时满足(1)、(3)、(4)判定为病区。

2. 病区划分

（1）轻病区：砷中毒患病率≤10%，但无重度和（或）经活体组织病理检查确诊的鲍文病、皮肤癌患者即为轻病区。

（2）中病区：满足以下其中一条即为中病区：①砷中毒患病率≤10%，但有重度和（或）经活体组织病理检查确诊的鲍文病、皮肤癌患者；②砷中毒患病率>10%且≤30%；③砷中毒患病率>30%，但无重度和（或）经活体组织病理检查确诊的鲍文病、皮肤癌患者。

（3）重病区：砷中毒患病率>30%，且有重度患者和（或）经活体组织病理检查确诊的鲍文病、皮肤癌患者即为重病区。

三、地方性砷中毒发病机制

地方性砷中毒是一种慢性全身性中毒，除引起皮肤损伤，特别是掌跖角化外，越来越多的证据表明，慢性砷中毒可导致包括神经、智力发育及其他多脏器损伤。由于砷是确定的人类致癌物，除致皮肤癌和肺癌外，近年流行病学调查表明还诱发多种其他内脏癌。因此，慢性砷中毒发生机制的研究深受关注，许多研究者从不同领域和层面开展研究并提出了实验和理论依据。但是，由于砷代谢及毒性作用的种属差异大，至今砷致癌的实验动物模型未能获得成功，其发病机制至今仍不清楚，尚不能用一种理论解释地砷病这种全身病变发生过程。在此仅就最近10年来，关于慢性砷中毒毒作用机制研究进展做一简要介绍。

（一）不同形态砷化物的毒性

吸收入血的无机砷（iAs）主要与血红蛋白结合，随血液分布到全身各组织和器官，并沉积于肝、肾、肌肉、骨、皮肤、指甲和毛发。少量砷可经粪便、皮肤、毛发、指甲、汗腺、乳腺及肺排出。砷可通过胎盘屏障。无机砷在体内半减期约10小时。五价砷化物在体内转变为三价砷后，与还原型GSH结合，生成砷与GSH的复合物，再经过多次酶促和非酶促反应，生成MMA和DMA从尿中排出。该过程可以表述为：iAs^V—还原—iAs^{III}—甲基化—MMA^V—还原—MMA^{III}—甲基化—DMA^V—还原—DMA^{III}。

在研究不同形态砷化物对多种培养细胞的毒性中发现，MMA^{III}在所有细胞株中毒性都是最强的。三价二甲基胂（DMA^{III}）毒性与iAs^{III}相似，五价砷化合物的细胞毒性都小于三价。Chang等的研究表明，各种形态砷化物对人肝细胞株的毒性大小顺序依次为：$MMA^{III}>iAs^{III}>iAs^V>MMA^V=DMA^V$。

砷化合物在肝脏代谢后，主要通过尿液排出体外，尿中的砷主要包括iAs、MMA、DMA。尿中不同形态砷的百分比约为10%~30% iAs、10%~20% MMA、60%~70% DMA。尿不同形态的砷既是近期砷暴露的指标，同时也是机体对无机砷甲基化代谢能力的指标。尿MMA浓度或百分比与砷致皮肤损伤的严重程度及砷性膀胱癌的发生率呈显著正相关。由此可见，个体对砷甲基化代谢能力的差异与砷相关疾病的发生关系密切。影响砷甲基化代谢能力的因素包括性别、遗传、营养和环境等，不同地区、不同人群的研究结果不尽相同，目前尚无统一定论。关于遗传因素对砷甲基化代谢能力影响的研究中，多个国家的研究者对包括多个民族和种族砷暴露人群的研究结果表明，直接或间接参与砷甲基化代谢过程的一些酶类在人群中存在多态性，代谢酶的多态性可能是不同个体砷代谢能力存在差异的重要原因。这些酶类主要包括 $AS^{+3}MT$、PNP、MTHFR 以及 GST 家族的 $GSTO_1$、$GSTO_2$、$GSTP_1$、$GSTZ_1$、$GSTM_1$ 和 $GSTT_1$ 等。此外，对不同国家砷暴露人群膳食营养的流行病学研究表明，膳食中叶酸摄入量的不同也可影响砷的甲基化。

（二）砷诱导氧化应激

1. 砷诱导自由基生成　砷暴露可导致多种属来源的细胞中产生 ROS。砷暴露诱导产生的 ROS 包括超氧阴离子自由基（$O_2^-·$）、单线态氧（$^1O_2$）、羟自由基（·OH）、过氧化氢（H_2O_2）、烷过氧基（ROO·）、一氧化氮（NO·）、二甲基胂过氧自由基（$[(CH_3)_2AsOO·]$）和二甲基胂自由基（$[(CH_3)_2As·]$）。砷诱导 ROS 产生的确切机制尚不清楚，主要可能包括以下几条途径：一是中间代谢产物在代谢转化过程中产生 ROS；二是在三价砷氧化为五价砷的生理过程中产生 ROS；三是砷诱导生成的 ROS 可通过进一步反应，衍生成新的 ROS；四是砷诱导线粒体产生 ROS。除了 ROS 以外，砷暴露也可诱导活性氮自由基（reactive nitrogen species，RNS）的产生。有研究表明，砷暴露可诱导内皮型一氧化氮合酶（endothelial nitric oxide synthase，eNOS）催化生成 NO·，且具剂量-效应关系和时间-效应关系，而氮氧化物水平与砷暴露所导致的 DNA 损伤和嘧啶切除功能抑制有关。

2. 砷对生物大分子氧化损伤

（1）砷对 DNA 的氧化损伤：砷对 DNA 的氧化损伤主要包括生成 DNA 加合物和诱导 DNA 链断裂。亚砷酸盐可在钙离子介导下，诱导过氧亚硝基、次氯酸和羟自由基的产生，从而引起 DNA 加合物生成。亚砷酸盐短期（0.5~3 小时）作用于人体细胞即可引起 DNA 断裂。MMA^{III} 和 DMA^{III} 均可引起 DNA 链断裂，且具剂量-效应关系，砷在体内的甲基化代谢过程可能与砷诱导的遗传毒性或致癌性有关。砷诱导的 DNA 链断裂主要可能源自对 DNA 加合物和 DNA-蛋白质交联的切除作用。DNA 单链断裂可活化 ADP-核糖多聚合酶（PARP），从而导致 ATP 消耗和细胞死亡。此外，DNA 链断裂也会导致染色体重排。

（2）砷对脂质膜氧化损伤：砷可诱导动物发生氧化应激，并引起脂质膜损伤。以红细胞为实验模型的细胞学研究发现，砷化物可影响红细胞的膜蛋白和脂质。亚砷酸盐在细胞内的胞质侧与细胞膜发生结合，而砷酸盐则在细胞外侧与细胞膜结合。膜蛋白巯基水平的下降表明，两者与细胞膜的结合作用都是通过与巯基相结合而发生的。亚砷酸盐和砷酸盐与细胞膜的结合导致膜脂质流动性发生改变，同时使得细胞膜外表面呈现负电性。

（3）砷对蛋白质氧化损伤：自由基对蛋白的损伤主要来源于金属离子依赖性反应以及脂质和糖自氧化过程中释放出的电子。砷暴露与蛋白质氧化损伤显著相关，砷诱导产生的·OH 和 O_2^- 是砷致蛋白质氧化损伤的主要 ROS。此外，砷与蛋白质上的功能性巯基结合，导致砷-蛋白质交联也是砷致蛋白损伤的原因之一。其中，砷作用于调节细胞增殖及细胞周期信号通路中的蛋白，作用于 DNA 损伤修复酶、作用于微管蛋白等，是砷致肿瘤发生的可能机制。

（三）砷对酶活性的干扰

砷是一种亲硫元素，可与活体细胞广泛存在的蛋白质巯基（-SH）结合，从而导致蛋白质、酶、辅酶的生物活性及功能发生改变，甚至使其丧失活性。-SH 是人体内许多酶的重要催化功能基团，三价砷在体内以 AsO_2^-（O＝As-O-O）或与有机物结合成的苯砷（R-As＝O）的形式与巯基结合，通过单巯基反应或双巯基反应形成 As-S 复合物，从而使酶活性丧失。还有一些酶的金属成分也可与砷结合，导致酶活性下降或丧失。砷与-SH 的结合可使得一些酶在数量及活性上发生变化，从而抑制了由这些酶所催化的正常生物化学反应，如丙酮酸氧化酶、琥珀酸脱氢酶等是机体能量代谢的重要酶类，砷可通过抑制这些酶的活性而使机体能量代谢受阻。上述过程可能与砷中毒患者早期即出现末梢神经系统症状有关。再如，砷可直接作用于皮肤中的酪氨酸酶，使其活性增强，从而产生大量的黑色素，但随着砷蓄积量增大，黑色素细胞在砷的毒性作用下逐渐失去正常功能甚至发生凋亡，导致黑色素产生减少或完全消失，结果引起皮肤色素脱失。

（四）基因突变和染色体畸变

研究表明，砷不是一种直接致突变物，但无机砷及其代谢产物却可以改变染色体的完整性，常常作为辅助因子增强其他致癌物的致癌作用。细胞学实验表明，砷暴露可导致遗传物质发生损伤。用培养的人成纤维细胞实验发现，$1.25 \sim 10\mu mol/L$ 的亚砷酸盐作用 24 小时可诱导微核形成，而过氧化氢酶（CAT）和 N-乙酰半胱氨酸可抑制微核的形成，表明微核形成是由砷诱导的氧化应激引起的。人群流行病学研究表明，砷暴露不但可引起遗传物质发生损伤甚至诱导肿瘤发病率增高。研究发现，智利饮用水含砷（$54 \sim 137\mu g/L$）的人群，膀胱剥落物中有微核形成。对中国台湾西南部乌脚病流行地区，用淋巴细胞染色体畸变试验观察癌症发生危险性的研究结果表明，在 686 人组成的研究队列中，4 年内有 31 人发生癌症，其中 11 例皮肤癌，4 例膀胱癌，3 例肺癌，3 例子宫和宫颈癌。另一项对饮用高砷自流井水约 30 年的 22 位病例和 22 位配对对照的淋巴细胞遗传学指标检测研究表明，虽然姐妹染色单体交换率（sister chromatid exchange，SCE）和染色单体类型畸变率在两组间无差异，但各染色体类型畸变（如缺口、断裂和断裂交换）频率和总染色体类型畸变频率在病例组显著增加，总染色体类型畸变率>4.023%的病例发生癌症的危险性增加 9 倍。

（五）砷致癌的动物模型

1888 年，英国内科医生首次报道药用砷剂可导致人类皮肤癌。1973 年，IARC 在其出版的关于化学物质致人类癌症危险性评价的专著中指出，吸入或经口摄入无机砷均可引起人类皮肤癌的发生，但无机砷致实验动物肿瘤的证据尚缺乏。此后，IARC 在其 1980 年及 1987 年的专著中曾先后提出：砷化合物对动物致癌性的证据仍不充足（1980）；无机砷化物对动物致癌性的证据有限，有机砷化物对动物致癌性的证据尚不足（1987）。2004 年，IARC 在其专著中特别提出：虽然已有很多研究表明，砷代谢产物 DMA^V 可引起实验大鼠及小鼠膀胱癌，但其对实验动物致癌性的依据仍然有限。

此后，美国著名砷致癌性研究专家 Waalkes 的研究团队对 2004 年以后发表的有关砷对实验动物致癌性的研究进行了归纳、总结及评价。这些研究主要集中于 iAs 及 DMA^V，前者是人类环境暴露的最主要砷化物，而后者则是人类对砷代谢的主要代谢产物。研究包括多种暴露途径，如经口摄入、经呼吸道吸入、经气管注入、经静脉注射以及经皮肤局部植入等。此外，这些研究还包括了围生期在内的动物生命阶段各个时期的暴露结局。结果表明，剔除了一些存在实验设计缺陷或实验结果不可信的研究之后，仍有部分在实验设计及报告资料均令人信服的研究指出，无机砷化物经口摄入可引起小鼠肺癌，经呼吸道吸入可引起大鼠肺癌、肾上腺癌及白血病，经气管注入可引起仓鼠肺癌及腺癌，围生期暴露可引起 3 个种系小鼠的子代出现肺癌、肝癌、卵巢癌、肾上腺癌及子宫癌。DMA^V 经口摄入可引起小鼠肺癌及大鼠膀胱癌。Waalkes 的研究团队据此提出，截至目前研究资料已经充分证实了砷化物对动物的致癌性，以往关于砷化物在动物中无法复制出致癌模型的说法有待进一步商榷。

四、地方性砷中毒的临床诊断

（一）临床表现

本病发病为慢性过程，由于砷摄入量及其他因素的影响，临床表现不尽相同。一般在轻病区，患者可仅有较轻的皮肤改变，而无明显的临床症状。在重病区，摄入砷量较大时，临床表现往往很明显,可出现一些非特异症状,如食欲差、乏力、失眠、头晕、全身不适等。稍后可有手足麻木,以后逐渐出现皮肤色素改变、掌跖角化等,若不及时防治,久之可并发心血管病、皮肤癌、内脏癌等远期效应所致继发性疾病或并发症。在摄砷量很高的病区,心、肾及消化道症状接近亚急性砷中毒的临床表现。

1. 临床症状

(1)神经系统:神经系统症状是砷中毒患者常见症状,常见有乏力、睡眠异常(失眠、多梦等)、头疼、头晕、记忆减退等非特异性表现。可伴有耳鸣、听力减退、眼花、视力下降、味觉、嗅觉减退等。肢体可出现麻木、感觉异常、感觉迟钝、自发疼,尤其表现为手套、袜套样麻木及感觉异常的末梢神经炎较为常见。自主神经功能紊乱可见多汗、烧热感。

(2)循环系统:重者可有心慌、心跳、胸闷、胸疼、胸部不适、背疼,稍活动即感气短,怕冷、四肢凉感,尤其冬春季节明显。

(3)消化系统:消化系统症状常见有食欲减退,重者可出现恶心、呕吐、腹痛、腹泻、便秘、腹胀、肝区疼。在燃煤污染型病区,肝痛较饮水型病区多见。

2. 体征 地方性砷中毒是以皮肤改变为主要特征的全身性中毒性疾病,典型病例常具有掌跖角化、躯干色素沉着和色素脱失斑点,常称为皮肤三联征。病程较久者可继发鲍文病、皮肤癌、内脏癌。

(1)皮肤色素改变:地方性砷中毒患者皮肤色素改变包括色素沉着和色素脱失两种。病变以躯干为重,尤其在腹、腰非暴露部位明显,向四肢逐渐减轻。两种色素改变常同时存在,使躯干皮肤呈花皮状,在病区人们称其为"花肚皮"。此外,色素沉着也可发生在口腔黏膜、生殖器、视网膜等处。躯干皮肤色素沉着包括弥漫性灰黑色色素沉着和斑点状棕褐色色素沉着两种。棕褐色色素沉着呈棕褐色斑点,类似于雀斑,轻者散在分布,重者密集如雨点状,在水砷相对不很高的轻病区即可发生。色素沉着斑点皮肤表面光滑平坦。色素脱失斑点为针尖到黄豆大的圆形脱色斑点,与皮肤色素沉着共存或单独存在,亦以腹、腰、胸、背等躯干为重向四肢逐渐减轻,重者四肢皮肤也很明显。一般情况下不涉及颜面。病程较长的患者躯干部常见类似于老年斑的圆形或不规则褐色斑块。

(2)皮肤角化:皮肤角化是地方性砷中毒常见体征,尤其是掌跖角化具有特异性。角化基本形态为隆起于掌跖部的硬性丘疹或半球状角化斑疹,对称分布,轻者仅限于掌跖,重者累及手、足背部。早期可为单个散在小米粒大丘疹,或多个隐于手掌大小鱼际皮肤针尖大小的疹,呈半透明状,水洗后更清晰。丘疹逐渐增大,可达黄豆或蚕豆大。角化物可相互连接融合成斑块、条索状。重者可累及整个掌跖,使皮肤呈蟾蜍皮状,大片状的角化物表面常发生皲裂呈菜花状。手足局部皮肤多干燥,增生角化物局部干裂,硬变,水疱后可刮脱,刮除物呈豆腐渣样或糠皮状,有时角化物局部可有出血、渗出、溃疡、黑变和四周红晕。除掌跖角化外,躯干、四肢其他部位也可出现角化斑,为圆形扁平高于皮肤斑(丘)疹块,米粒至指甲盖大,边缘清晰,为棕色、褐色、黑色或暗红色,表面粗糙。

(3)皮肤恶变及内脏肿瘤:地方性砷中毒患者易继发鲍文病或皮肤癌,多为掌跖角化病灶和躯体四肢部位角化物恶变而来。一般多发生于病程较久者,恶变常呈多发性。典型皮肤癌周边隆起,中间溃烂,表面不平整或呈菜花状,迁延不愈,且不断扩大。地方性砷中毒还常继发肺癌、肝癌等内脏肿瘤,呈现相应症状体征。

3. 病理组织改变 地方性砷中毒皮肤病理改变可概括为:角化过度、角化不全、色素沉着、色素脱失、表皮增生、表皮萎缩、空泡变性、增生活跃、恶变。

4. 实验室检查 特异指标主要涉及体内砷负荷状况,包括尿砷、发砷、血砷及指甲砷含量增高。

(二)诊断与鉴别诊断

1. 诊断原则

(1)基本指标:生活在地方性砷中毒病区的居民,依据食品中砷的检测方法(GB/T 5009.11—2014)、生活饮用水标准检验方法(GB/T 5750.6—2006)以及尿中砷的测定——氢化物发生原子荧光法(WS/T 474—2015)确定有过量砷暴露史,并符合以下临床症状之一者可诊断为地方性砷中毒:①掌跖部位皮肤有其他原因难以解释的丘疹样、结节状或疣状过度角化;②躯干非暴露部位皮肤有其他原因难以解释的弥散或散在的斑点状色素沉着和(或)边缘模糊的小米粒至黄豆粒大小不等的圆形色素脱失斑点。

(2)参考指标:尿砷或发砷含量明显高于当地非病区正常参考值。

2. 诊断

(1)皮肤病变分级:①掌跖部皮肤角化,Ⅰ级:掌跖部有肉眼仔细检查可见和(或)可触及的 3 个及以上散在的米粒大小的皮肤丘疹样或结节状角化物;Ⅱ级:掌跖部有较多或较大的明显丘疹样角化物;Ⅲ级:掌跖部有广泛的斑块状或条索状等不同形态角化物,或同时在掌跖部和手足背部有多个较大的疣状物,甚至表面有皲裂、溃疡或出血。②皮肤色素沉着,Ⅰ级:以躯干非暴露部位为主的皮肤颜色变深或有对称性散在的较浅的棕褐色斑点状色素沉着;Ⅱ级:以躯干非暴露部位为主的皮肤呈灰色或有较多的深浅不同的棕褐色斑点状色素沉着;Ⅲ级:以躯干非暴露部位为主的皮肤呈灰黑色或有广泛密集的棕褐色斑点状色素沉着,或有较多的深棕黑色或黑色直径 1cm 左右的色素沉着斑块。③皮肤色素脱失,Ⅰ级:以躯干非暴露部位为主的皮肤有对称性散在的针尖大小的色素脱失斑点。Ⅱ级:以躯干非暴露部位为主的皮肤有较多的边缘模糊的点状色素脱失斑点。Ⅲ级:以躯干非暴露部位为主的皮肤有广泛密集的边缘模糊的点状色素脱失斑点。

(2)鲍文病和皮肤癌:掌跖角化物出现糜烂、溃疡、疼痛;躯体角化物或色素斑黑变,表面毛糙、糜烂、溃疡、疼痛及周围皮肤红晕,并经活体组织病理检查确诊。

3. 临床分度

(1)可疑:出现以下情况之一者:①皮肤仅有Ⅰ级色素沉着或Ⅰ级色素脱失斑点,或仅在掌跖部皮肤有 1~2 个米粒大小的丘疹样或结节状角化物;②在燃煤污染型病区有明显视物不清、味觉减退和食欲差等表现。

(2)轻度:在可疑基础上出现以下情况之一者:①掌跖部皮肤有Ⅰ级角化,或躯干Ⅰ级皮肤色素沉着和Ⅰ级皮肤色素脱失同时存在;②在可疑对象中,依据 GB/T 5009.11—2014、GB/T 5750.6—2006 和 WS/T 28—1996 等方法检测尿砷或发砷含量明显高于当地非病区正常值者亦可列为轻度。

(3)中度:在轻度基础上,掌跖部皮肤角化、躯干皮肤色素沉着和色素脱失中有一项为Ⅱ级者为中度。

(4)重度:在中度基础上,掌跖部皮肤角化、躯干皮肤色素沉着和色素脱失中有一项为Ⅲ级者为重度。

(5)鲍文病和皮肤癌:经活体组织病理检查确诊者。

4. 鉴别诊断 地方性砷中毒基本诊断指标为掌跖角化和色素异常,并存在明显地方性,大部分病例存在"掌跖角化-躯干皮肤色素沉着-躯干皮肤色素脱失斑点"皮肤三联征,这是其他疾病所没有的,故易于鉴别。但是,单独出现某一皮肤改变,而其他改变不明显时则需要加以鉴别。

(1)与掌跖角化鉴别的疾病和病变:包括对称性掌跖角化病、胼胝、鸡眼、寻常疣和手掌非特异性角化点等。除对称性掌跖角化病外,根据发生部位和角化特点与其他几种疾病很容易鉴别。对称性掌跖角化病的病因不明,但幼年开始发病,角化物周围有充血色圈,而地方性砷中毒幼年发病时角化多不明显,角化物周围也无充血色圈,又常伴皮肤色素改变,容易鉴别。

(2)与色素沉着鉴别的有关疾病和病变:包括雀斑、Riehl 黑皮病、黑棘皮病、艾迪生病、血色病和老年斑等。雀斑多发生于儿童少年,多见于面部;Riehl 黑皮病多发生于接触石油及制品者,以颜面和颈部多见,躯干四肢少;黑棘皮病罕见,常并发内脏肿瘤,色素沉着多发生于腋窝、颈项、乳房、肘窝、腘窝、腹股沟等皮肤皱褶处;艾迪生病系慢性肾上腺皮质功能减退所致,以身体暴露部位、易摩擦、受压部位皮肤及黏膜色素沉着为明显;血色病为铁代谢障碍,皮肤呈灰棕色,初以暴露部位为明显,晚期遍及全身,但无色素脱失改变;老年斑常见于60 岁以上老人,一般无对称性。

(3)与色素脱失斑点鉴别的疾病和病变:包括白癜风、非特异点状白斑、花斑癣和老年性色素脱失斑。白癜风可发生于皮肤任何部位,大小不一,形状不规则边缘清晰的脱色斑,砷中毒脱色斑点较小,边缘不清晰,常同时伴色素沉着;非特异点状白斑可在各年龄发生,为针头到黄豆大乳白色斑,边缘清晰,常散在分布;花斑癣俗称汗斑,为夏季多见的真菌感染,斑点呈圆形,大小不等,表面有米糠状鳞屑,呈淡褐色或色素减退斑,可发生在躯干和上肢近端;老年性色素脱失斑同老年斑一样,一般无对称性。

五、地方性砷中毒的防治

(一)饮水型地方性砷中毒的预防

饮水型地砷病最有效的预防措施就是改饮低砷水(简称改水),即寻找新的低砷水源,废弃原来的高砷水源或采用物理-化学的方法降低水砷含量,使其达到国家生活饮用水卫生标准。

1. 改换水源

(1)改饮同村居民的低砷井水:流行病学调查已证实,一个多水源病区,往往高砷、低砷水源同时存在,改饮同村低砷水源是最简便、最经济的方法。

(2)打建新的低砷水井:根据已知的水文地质资料,打建新的低砷水井,作为生活饮用水。但无论是采用深层地下水还是浅层地下水,水质都必须符合国家生活饮用水卫生标准。并在使用中定期进行水质监测,严防使用过程中水砷、水氟和其他有害物质含量上升。

(3)引江、河、湖泊、泉水作水源:在有条件的病区可将含砷量低的江、河、湖泊、泉水引入病区,经沉淀、过滤、消毒后作生活饮用水。

(4)窖水:在缺水或无低砷水源的地方,可收集雨雪水贮存,消毒后供饮用。

(5)混合水源:在既有高砷水源,又有低砷水源的病区,当低砷水源水量不足时也可采用混合稀释的办法,将高砷水的砷含量稀释至国家生活饮用水卫生标准后饮用。

2. 饮水除砷　饮水除砷是通过物理、化学的方法,将水中过量的砷除去,使饮水含砷量达到国家生活饮用水卫生标准。但这一方法需要一定设备和技术条件,在循环使用中较费事,在无低砷水源地区可采用此种方法。

现有的净水剂较多,目前认为活性氧化铝除砷效果高于其他净水剂。此外,还可将硫酸铝、碱式氯化铝、三氯化铁等混凝剂,按一定比例投入待降砷的水中,经搅拌形成一定的絮凝物(矾花),随着絮凝物的沉淀,其中集结和吸附了待除去的砷,使水砷含量降低。

使用净水剂的缺点是比较麻烦,每次使用都需要添加净水剂,且沉淀需一定时间,1~2天还需清洗一次盛水容器;沉淀物中含有大量的砷易造成环境污染;加入净水剂后,使饮用水中氯化物、硫酸根、铁离子等含量升高。但在无其他改水条件时,选用混凝剂除砷,无疑是一种好方法。

饮水降砷的设备,可分为集中供水和分散供水。集中供水可供较多户数用水,如几户、1个村或几个村连片供水。分散供水,主要指可供一家一户使用的家庭除砷罐。但集中供水的除砷设备,国内至今还未见报道。

(二)燃煤污染型地方性砷中毒的预防

燃煤污染型地砷病最根本的预防措施是改变敞灶烧煤以及用之烘烤粮食和辣椒的习惯,不使用高砷煤。在暂时找不到低砷煤源的病区,一定要进行改炉改灶,将煤烟排出室外,避免居室和食物遭受砷污染。

1. 停用高砷煤,改烧低砷煤 在燃煤污染型病区要通过对矿区煤含砷量的普查,划出高砷煤矿区,在可能的情况下禁采,而改换低砷煤。流行病学调查表明,贵州开阳病区敞灶燃用含砷量达 100mg/kg 的煤时,导致当地砷中毒流行。根据煤砷含量与发病关系的调查和理论上的推算,认为煤砷含量达到 40mg/kg 以上,长期敞灶使用,暴露人群可出现砷中毒症状。亦有研究认为当煤砷在 30mg/kg 左右时即应考虑控制使用。

2. 改炉改灶 燃煤污染型地砷病区居民多年养成敞灶燃煤,明火取暖、做饭、烘干粮食等习惯,且敞煤火昼夜不熄,造成了室内严重的砷、氟等有毒有害物的污染。通过改良炉灶,将煤烟排出室外,并坚持正确使用,就能有效降低砷、氟污染,防制地砷(氟)病。

3. 改变食物干燥、保存、食用方式 调查证明,病区新鲜粮食和蔬菜含砷量均低于国家卫生标准,而用高砷煤敞灶烘烤过的食物,其砷含量可超过国家卫生标准几倍至十几倍。因此,不用敞煤火烘烤食物,干燥后的食物不敞放,是预防燃煤型地砷病的重要措施。

可利用烤烟房、封闭式火坑、过火管道、自然晾晒等方式干燥食物。在主食玉米的山区,可调整种植结构或利用地膜育秧技术提前玉米成熟期,避开阴雨季节,创造自然晾晒的条件。干燥后的食物,一定要用袋子、箱子或储仓密闭保存,避免含砷烟尘的污染。另外,食物在加工或食用前要用清水淘洗几次,可去除食物表面附着的砷污染物。

4. 改变燃料结构 在有条件的病区,可修建家庭用沼气池,用沼气代替煤做燃料,或改用煤气、电力作热源,从根本上阻断地砷病的病因链。

5. 调整住房结构和改变取暖方式 新建或改造原有住房结构,将厨房与居室分开,能有效避免炊事过程中煤烟污染居室。冬季采暖时,使用有排烟设施的铁炉、火墙、火炕、土暖气等,都具有良好的取暖和防污染效果。

(三)地方性砷中毒的治疗

地方性砷中毒尚无特异及有效的治疗方法,一般采用对症治疗方法,特别是对掌跖角化。重度掌跖角化影响劳动、生活时,可采用 5%~10%水杨酸软膏,20%尿素软膏或 1%尿囊素软膏,或 0.1%维 A 酸软膏等溶解角化物。维 A 酸除有角质溶解作用外对上皮细胞代谢有一定作用,促进表皮细胞增生分化。此外,可用维生素 E 软膏保护角质溶解后的皮肤。口服维 A 酸或同类药品,可增强治疗效果。

对于急性和亚急性砷中毒患者,可采用驱砷治疗,但对慢性砷中毒患者应慎用。驱砷治疗的具体方法可参照化学中毒治疗的相关书籍。

(孙殿军 高彦辉)

第四节 大骨节病

一、概述

大骨节病(Kashin-Beck disease,KBD)是以发育中儿童四肢关节透明软骨的变形、坏死以及继发性骨关节病为主要病变特征的地方性、多发性、慢性变形性骨关节炎。严重者身材矮小畸形、终生残疾。本病常呈多发性、对称性侵犯软骨内成骨型骨骼,导致软骨内成骨障碍、管状骨变短和继发的变形性关节病。其基本病变是发育中儿童的关节透明软骨的变性与坏死以及继发的骨关节炎。临床表现为关节疼痛、增粗变形,肌肉萎缩,运动障碍。

大骨节病最初(1849年)由俄国的界标师尤林斯基在远东贝加尔地区乌洛夫河流域发现并做了报道。其后,俄国哥萨克军医卡辛对病区进行了调查,比较详细地对这种病进行了研究。为纪念最早发现和研究该病的卡辛和贝克夫妇,从1906年起国际上称这种病为卡辛-贝克病(Kashin-Beck disease,KBD)。又因这种病最早发现于乌洛夫河流域,所以在前苏联也称之为乌洛夫病。

在我国,最早的记载见于"山西安泽县志",1908年吉林省"长白山江岗志略"中也有描述。1934年,张风书的报道是我国最早的可靠文献资料。大骨节病这一名称是1949年中华人民共和国成立后,我国科研防治工作者根据患者关节增粗变形的临床特征而命名。

历史上报道大骨节病研究结果的,主要有中文、俄文和日文文献,英文文献甚少。我国对大骨节病的系统研究,是中华人民共和国成立后开始的,与国外相比起步较晚,但进步较快,主要创新性工作表现在流行病学、病因学和诊断学等方面。

二、大骨节病病因研究

发现大骨节病至今已有160多年的历史,有诸多医生和学者对大骨节病病因进行研究,并提出了各种学说,归纳起来大致有3种:生物地球化学学说、饮水中有机物中毒学说和食物性真菌毒素中毒学说。

(一)生物地球化学学说

最初由原苏联学者提出,认为本病由一种或几种元素过多、不足或不平衡所引起。早期曾认为与水、土壤中钙缺少及锶和钡过多有关。后又主张因病区水土和主副食中含磷、锰过多而致病。这些都未能在患者体内或实验研究中找到证据。

我国有些学者发现大骨节病与环境低硒有密切关系:①我国大骨节病病区分布与低硒土壤地带大体上一致,大部分病区土壤总硒含量在0.15mg/kg以下,粮食硒含量多低于0.020mg/kg;②病区人群血、尿、头发硒含量低于非病区人群,患者体内可查出与低硒相关的一系列代谢变化;③病区人群头发硒水平上升时,病情减轻;④补硒后能降低大骨节病的新发病率,促进干骺端病变的修复。但是,也有一些重要的事实不支持低硒是本病的病因:①有些地区低硒,并不发生大骨节病,如陕西的榆林、洛南以及四川、云南的一些克山病病区;而有些地方硒并不低,却有本病发生,如山东的益都,山西的左权、霍县,陕西的安康,青海的斑玛等。②细胞培养表明,软骨细胞生长对硒并无特殊需要。③更重要的是,补硒并不能完全控制大骨节病新发,而且低硒动物实验不能造成软骨细胞坏死。因此,目前许多学者倾向于认为低硒只是大骨节病发生的一个条件。

(二) 饮水中有机物中毒学说

认为本病系由于病区饮水被腐殖质污染所致。在我国许多病区,民间早就把本病归因于水质不良。日本学者泷泽等人研究饮水中植物性有机物与大骨节病的关系,认为有机物中阿魏酸、对羟基桂皮酸可能为致病因素。

1979—1982 年期间,我国在永寿县大骨节病科学考察中,测得水中腐殖酸总量和羟基腐殖酸含量与大骨节病患病率呈正相关,与硒含量呈负相关。近年来对病区饮水中有机物的分离鉴定表明,病区与非病区腐殖酸结构的核心部分无明显差异,小分子有机物如酚醌类、含硫和氮的苯丙噻唑类化合物在病区饮水中较多出现。用电子自旋共振(ESR)进行检测,发现病区饮水中有明显的自由基信号。

(三) 食物性真菌毒素中毒学说

食物性真菌毒素中毒学说是近些年研究最深入、最系统的一种学说,并取得了突破性进展。食物性真菌毒素中毒学说是由原苏联的谢尔盖耶夫斯基等 50 多年前(1943—1948 年)通过对大骨节病多年的观察研究提出来的,认为大骨节病的致病因子可能是镰刀菌在粮食中产生的毒素或破坏蛋白质产生的有毒物质。20 世纪 40 年代末,鲁宾斯坦因从病区小麦中分离出镰刀菌有毒菌株,用其毒素培养物饲喂大白鼠和犬,可引起骨骼组织的病变。

20 世纪 50 年代,我国在一些病区做过复试,因甚少发现苏联人报道的可疑致病的 *F. Sporotichielle* 菌株,而在 1960 年代初被多数人否定。中国疾病预防控制中心地方病控制中心大骨节病防治研究所自 1965 年始,持续进行系统研究,获得了一些新认识:①鉴于大骨节病病情大起大落形式的年度波动,认为致病因子是生物性的;②鉴于大骨节病的发病与病区农民食用自产粮关系密切,认为致病因子是随口粮进入人体的;③人类熟食,微生物经加热一定受到破坏,所以致病因子是毒素而不是微生物本身;④对病区的粮食化验分析证明,小麦、玉米受真菌特别是镰刀菌污染严重,而大米基本不受侵害,这些皆可与流行病学观察到的现象相互印证。

近年研究发现:①将病区分离的有毒谷物镰刀菌接种于非病区玉米,制成菌粮,饲喂雏鸡,获得了阳性结果。用 CC/MS 法分析菌粮,检出了大量 T-2 和 HT-2 毒素。T-2 毒素是镰刀菌产生的次级代谢产物,是毒性最强的真菌毒素之一,通过污染粮食和饲料对人畜造成损害。用 T-2 毒素纯品饲喂雏鸡,获得了同样的阳性结果,证明了两类实验结果一致性的来源是 T-2 毒素。②用 ELISA 法直接从病区、病户以及当地市售的面粉、玉米粉中检出了大量的 T-2 毒素,与对照点区相比差别很大,而且表现出明确的规律性,同时,无论在病区或是对照区产的大米、小米与黄米均没有或仅痕量检出。玉米曾经是 20 世纪 60~70 年代形成病情高涨的重要因素,但近 20 年来,伴随生活、生产水平提高,已基本停止食用,专用于饲料。所以当前在大部分病区实际上持续起到传递病因作用的是面粉。③新近在西藏重病区采用换粮措施,主食大米,大骨节病病情急剧下降,新病例减少,这与以前全国其他重病区换粮防治效果一致。

三、大骨节病流行病学特征

（一）地域分布

大骨节病主要分布在我国境内的黑龙江、吉林、辽宁、河北、山东、河南、内蒙古、山西、陕西、甘肃、四川、青海、西藏等，从川藏到东北的狭长地带，延及波及西伯利亚东部和朝鲜北部少数地区。它的走向恰好相当于中国大陆东南温暖潮湿季风带与西北寒冷、干旱地带的交界部位，它的南端受阻于世界屋脊而与印度次大陆隔绝，它的北部终止于前苏联的冻土层。世界上其他地方没有大骨节病。

1. 病区与地理地形有一定关系　在我国西北黄土高原病区，以沟壑地带发病较重；在川藏等南方病区，低海拔无病，病区仅存在于千米以上的高海拔地带；在陕西、山西、河北等中部病区，病区主要发现于数百米以上的中高海拔地带；在东北病区，病区地形多为浅山与丘陵地，其中以河谷甸子、山间谷地等低洼潮湿地段发病最重。但是，发病与地形的关系是相对的，在个别地方，平原亦有发病，如松嫩平原、松辽平原皆有很重的病村。病区皆属大陆气候，暑期短，霜期长，昼夜温差大，共同的气候特点是一定程度的冷凉和相对的潮湿。

2. 在病区内病村呈灶状分布　大骨节病是一种典型的地方病，病区与病区、病区与非病区相邻或相间，在一个行政区划内也不是所有的地方都发病，常见彼此交错，即在一大片患病村屯中，可以出现一个或几个不发病的"健康岛"，在一大片不发病的村屯中也可以出现一个或几个"病岛"，形成此发彼不发的灶状或镶嵌分布；或许多患病村屯断断续续接连成片，或沿山麓或沿沟谷接连成带状分布。

3. 病区的可变性与相对稳定性　大骨节病病区或非病区都是可变的，某些非病区可以变成病区，某些老病区可以再次多发，也可以自然趋于不再发生，由病区变为非病区，但在空间分布上，大骨节病明显区别于传染病，未见由甲地向乙地传播的现象；某地某村屯一旦发生大骨节病，它可以在很短时间内不再发生大骨节病新病例，也可以在数年、十数年直至数十年内不同程度的断续或连续的发生新患者，而邻近的非病区又可以始终保持为非病区。

（二）人群分布

1. 发病年龄　大骨节病主要发生在儿童，少年、成人中新发病例甚少。儿童一般在7~8岁开始发病，在重病区，发病年龄提前，两三岁即可发病，在轻病区发病年龄错后，可迟至10岁以后。发病初期，只有 X 线改变，临床检查看不到明显体征，如不脱离病因，病情将逐步加重，一两年后有的可出现干骺早期闭合、骨端严重破坏等改变，可是临床检查，有的患者体征仍不明显。成年之后，不论当地人或迁入者，因骨骺发育已完成，不可能再出现短指畸形或侏儒状体态。显然，Ⅱ度、Ⅲ度重症病例，都是在幼年发病的。

2. 发病与口粮种类的关系　病区居民口粮各地不同，本病主要发生于病区内以当地产玉米和麦类为食的农户，特别是贫困农户，在病区中以大米为主食的人群不发生大骨节病。

3. 发病与父兄职业的关系　病区中农民户发病，职工户不发病或甚少发病，患病职业差别的实质是口粮来源不同。

4. 大骨节的易感性问题　大骨节病没有种族易感性，与病区人群生活方式和习惯一致的民族均可患病。在我国已知患病的民族有汉、满、回、蒙、藏、达斡尔以及不以大米为主食的朝鲜族。

流行病学调查看到，由非病区迁入病区的人群，八年左右这批人的患病率可达到当地人群的患病率水平或略高，有"欺外现象"。生活在同一家庭中的人，接触致病因子和致病条件的机会基本相等,因此大骨节病具有一定的家庭多发性。

(三)时间分布

1. 具有明显的年度波浪性　一般观察认为霜期早、秋雨大的翌年多是大骨节病的多发年。波浪性的显现与否,取决于致病因子活跃程度如何,当致病因子不活跃时,连续观察多年也不会看到波浪性,只会看到轻微的"年度波动"。

在我国,大骨节病的发病高峰大致有两次,一次发生在农业合作化后的 1955—1956 年,一次发生在普遍秋涝的 1969—1970 年。1984 年以后,随着改革开放国策的实施、人民生活水平的提高,大骨节病发病率普遍降低。

2. 病情的季节性变化　大骨节病素有"跑桃花水"季节或"翻浆"季节多发的说法,春季多发。但是,在大骨节病致病因子非常活跃的地方,四季都有新发病患者,季节性多发现象就难以看到;反之,致病因子不活跃的地方,发病率很低,季节性多发现象也难以看到。

四、病理改变

(一)软骨的基本病理变化

本病主要累及软骨内成骨的骨骼,特别是四肢骨,表现为透明软骨的变性坏死及伴随的吸收、修复性变化。软骨细胞常见凝固性坏死,细胞核固缩、碎裂、溶解消失后,残留红染的细胞影子。进而残影消失,基质红染,成为灶状、带状的无细胞区。坏死区还可以进一步崩解、液化。坏死灶周围存在的软骨细胞常可见反应性增生,形成大小不等的软骨细胞团。在邻近骨组织处,坏死部位可发生病理性钙化,初级骨髓的血管和结缔组织侵入坏死灶内,出现机化、骨化,最终为骨组织所代替。

软骨坏死以累及成熟中的软骨细胞(肥大软骨细胞)为主,呈现近骨性分布。坏死扩大时,也会波及其他层次的软骨细胞。坏死灶常为多发性,大小不一,呈点状、片状或带状。

(二)骺板软骨病变

骺板软骨的坏死主要发生于肥大细胞层,重者可贯穿骺板全层。骺板深层发生坏死后,该部由干骺端来的血管不能侵入,正常的软骨内成骨活动停止,但坏死灶上方存活的增殖层软骨细胞还能继续增生、分化,导致骺板的这一局部增厚。在坏死灶的近骨缘常发生退行性钙化,并可沿坏死灶的干骺缘沉积骨质,形成不规则的骨片或横梁,表示正常骨化过程停顿,而骺板的其他部分成骨活动仍在继续,因而造成骺板的厚薄不均和骨化线参差不齐。

当坏死灶贯穿整个骺板时,由骺板和干骺端两个方向进行坏死物的吸收、机化和骨化,最终导致骺板"提前骨性闭合",该管状骨的纵向生长早期停止,造成短指(趾)或短肢畸形。骺板软骨病理变化与 X 线变化的对应关系见表 42-13。

表 42-13　骺板软骨病理变化与 X 线所见的相互关系

病理变化	X 线所见
骺板深层点状、小灶状坏死,未影响骺板厚度	骺线正常,显示不出变化
坏死波及骺板软骨最下层,局部临时钙化带消失	干骺端临时钙化带模糊、中断、消失
坏死部位上方骺板软骨局性增厚	干骺端凹陷阴影
坏死灶近骨界出现病理性钙化	干骺端硬化阴影

续表

病理变化	X线所见
坏死灶干骺缘形成横骨梁并向干侧推移	生长障碍线
坏死灶干骺缘多层瘢痕性骨组织	干骺端硬化阴影增厚
坏死贯穿骺板全层,并吸收、机化、骨化	骺线穿通,早期闭合

由于干骺端血管丰富,骺板软骨坏死后的吸收、机化和骨化发展较为迅速,因而其X线影像在较短时间(数月~1年)内可明显加重或好转愈复。

（三）关节软骨病变

和骺板软骨的坏死灶一样,关节软骨的病变也呈近骨性分布,即首先是深层成熟中的软骨细胞受累。由于此部坏死物质的吸收较为缓慢,坏死存在时间较久,故坏死灶周边部增生软骨细胞团往往更引人注目。在较大的坏死灶,当坏死物质崩解、液化后,形成裂隙或囊腔。在重力和摩擦等机械作用下,其表层软骨组织易成片剥落(分离性骨软骨炎),形成关节游离体(关节鼠),而局部关节面则留下大小不等的溃疡。重者病变部关节软骨可全层破坏、消失,造成大片骨质裸露。在关节面的边缘部分,软骨坏死常伴随有软骨增生反应,导致关节边缘部分增厚,且可骨化而形成骨性边缘增生物,由此而引起患者骨端增大,关节变形和活动受限。后期关节滑膜结缔组织增生、钙化和骨化,更加重了关节粗大。由于关节软骨的变性坏死、崩解脱落和修复增生等过程反复进行,以致晚期病例表现为变形性关节病的改变,但从未见发生骨性关节强直。本病关节软骨病理变化与X线变化的对应关系见表42-14。

表42-14 关节软骨病变与X线所见的相互关系

病理变化	X线所见
关节软骨深层坏死、钙化带及其下方骨质未受破坏	无变化
关节软骨钙化带破坏、下方骨板被侵蚀、吸收	骨性关节面变薄、毛糙、中断
坏死部机化,结缔组织增生,下方骨板受推挤	骨性关节面变平直、凹陷
坏死部斑痕性骨组织形成	硬化影
关节边缘软骨增生、骨化	骨端增大、关节变粗
关节软骨下方松质骨微小骨折,塌陷	关节变形

关节软骨坏死的吸收修复反应相对较弱,病变发展较为缓慢。因此,在X线下,关节面(骨端)的病变往往比干骺端的病变显影较晚,修复过程发展缓慢,历经较长时间而变化甚微。

五、大骨节病临床诊断标准及鉴别诊断

（一）临床表现

大骨节病发病缓慢,病程长,1年、2年、数年或更长。初期病情轻微,部分可自行停止进展,直至成年亦无明显变化;部分患者病情逐年恶化,直至关节增粗、变形。

1. 早期 发病初期多数患者无明显症状,常在不知不觉中发生。部分患者自觉疲乏、皮肤感觉异常(如有蚁走感、麻木感等)、肌肉酸痛、四肢发紧、动作不灵活、关节摩擦音或轻

微的疼痛。上述症状尤其晨起时最为明显,常需活动片刻后缓解。在关节明显变大、出现短指(趾)畸形之前,早期症状、体征多缺乏特征性。根据大量调查和随访观察,以下几种表现值得重视。

(1)关节疼痛:往往为多发性、对称性,常先出现于活动量大的指关节和负重量大的膝、踝关节。患者感觉为胀痛、酸痛或"骨缝痛"。

(2)指末节弯曲:即第2、3、4指的末节向掌心方向弯曲,常大于15°。这是本病出现最早的体征,在病区对早期诊断具有一定意义。但非病区少数儿童也可有程度较轻(小于15°)的指末节弯曲现象;病区没有指末节弯曲的青少年也可发生本病。指末节弯曲常与手指歪斜并存。歪斜以示指多见,其次是中指、环指。

(3)弓状指:手指向掌侧呈弓状屈曲。

(4)凝状指节增粗:一般发生在中节。

2. 进展期　本病病情进展以后,除关节疼痛等早期表现继续加重外,主要有以下症状体征:

(1)关节增粗:最多见的是多发性、对称性指间关节增粗,常先出现在第二、三、四指的第一指间关节。一般右手指关节增粗比左手明显,受机械损伤的关节或妇女带顶针的指关节增粗较重。

(2)关节活动障碍:在手表现为晨起感觉握拳僵硬,握拳不紧,指尖不能接触掌横纹,握住的拳头不能迅速伸展。肘关节屈伸受限,呈屈曲挛缩。肩关节受累时患者用手从头后摸不到对侧的耳朵,甚至洗脸洗不着前额。膝关节内翻或外翻,呈罗圈腿("O"形腿)或剪刀形腿("X"形腿)。由于膝、髋关节屈曲变形,患者下蹲困难,腰部脊椎代偿性前凸,臀部后凸,走路时步幅小,出现摇摆或瘸拐,呈"鸭行步态",踝关节跖屈和背伸障碍。患者的疼痛和活动障碍常表现为休息后或晨起加重,稍事活动后症状减轻。不少患者晨起后,需先扶床沿"遛遛",然后才能迈步。

(3)关节摩擦音:从细小捻发音到粗糙的摩擦音不等,因关节面不光滑、关节囊滑膜绒毛的增生、脱落等因素引起。

(4)关节游离体(关节鼠):即可来源于剥落的关节软骨碎片,也可由增生的滑膜绒毛脱落而来,后者多为细小的米粒小体。游离体在关节腔内活动可能被卡住,形成关节绞锁而引起剧痛,随关节活动使游离体松动而得到缓解。

(5)骨骼肌萎缩:本病患者的四肢肌肉,特别是小腿和前臂的屈侧肌肉常见萎缩,有时甚至出现在关节有明显改变之前。本病后期由于疼痛和关节活动受限制,更有失用性因素参与,以致萎缩更加严重。

(6)短指(趾)畸形:指节发育比常人短,手小形方。或因各指(趾)发育障碍程度不同,其长短失去正常间的比例关系。

(7)短肢畸形,身材矮小:各管状骨发育障碍、程度常不均等。有的患者桡骨早期生长停止,尺骨相对较长,尺骨茎突向下手背侧移位,手向桡侧倾斜,造成巴德隆畸形(Madelung's deformity)。发病年龄小而病变重者可形成大骨节病性侏儒,患者肢体与头及躯干不成比例,一般上臂明显短于前臂,小腿明显短于大腿,躯干接近正常人,出现"坐如常人高、立起矮半截"的现象。

3. 大骨节病的临床表现特点　包括以下多个方面:①受累关节多;②左、右双侧肢体关节同时受累,持重侧略重于对侧;③关节增粗、疼痛,不发红、发热和肿胀,无炎症表现;④疼痛多为酸痛或钝痛,休息后和晨起后重,活动后缓解;⑤患者智力、生育力和寿命不受影响;⑥不传染、不遗传。

(二)诊断与临床分度标准

1. 诊断原则　根据病区接触史、症状和体征以及手部 X 线拍片所见掌指骨、腕关节骨性关节面、干骺端先期钙化带的多发对称性凹陷、硬化、破坏及变形等改变并排除其他相关疾病即可诊断本病。指骨远端多发对称性 X 线改变为本病特征性指征。

2. 临床诊断及分度　根据 6 个月以上病区接触史,有多发性、对称性手指关节增粗或短指(趾)畸形等体征并排除其他相关疾病。

Ⅰ度:出现多发性、对称性手指关节增粗,有其他四肢关节增粗、屈伸活动受限、疼痛、肌肉轻度萎缩。

Ⅱ度:在Ⅰ度基础上,症状、体征加重,出现短指(趾)畸形。

Ⅲ度:在Ⅱ度基础上,症状、体征加重,出现短肢和矮小畸形。

3. X 线诊断及分度

(1)诊断:手部 X 线片具有骨端 X 线征或干骺端多发对称性 X 线征者,诊断为大骨节病 X 线病例。

(2)分型:可分为 3 种类型:

1)活动型:具有以下条件之一者判定为活动型:①干骺端先期钙化带呈轻度凹陷,并有骺核歪斜或骺线变窄,可伴有骨小梁结构紊乱;②干骺端先期钙化带有明显凹陷,呈无结构"空明"状;③干骺端先期钙化带呈各种形状的凹陷、硬化,同时伴有骨端或伴有骨骺及腕骨的改变、骨小梁结构紊乱。

2)非活动型:具有以下条件之一者判定为非活动型:①干骺端先期钙化带凹陷,呈修复期双层影像或不均匀中等密度的硬化;②不伴有干骺端改变的骨端各种 X 线征。

3)陈旧型:干骺闭合后具有大骨节病 X 线征者判断为陈旧型。

(3)分度:根据骨骼 X 线表现可分为:

1)轻度:具有以下条件之一者,判定为轻度:①仅有干骺端病变且为"+";②仅有骨端病变且为"+";③足部距、跟骨病变为"+"。

2)中度:具有以下条件之一者,判定为中度:①仅有干骺端病变且为"++";②仅有骨端病变且为"++";③干骺端和骨端均有病变;④骨骺、干骺端均有病变;⑤腕骨、骨端均有病变;⑥足部距骨病变为"++"。

3)重度:具有以下条件之一者,判断为重度:①干骺端病变为"+++";②骨端病变为"+++";③干骺端、骨端、骨骺、腕骨 4 个部位中,有 3 个或全部 4 个部位出现病变;④干骺早闭;⑤足部距、跟骨病变为"+++"。

(三)鉴别诊断

1. 骨关节炎(退行性关节病)　大骨节病的重症患者常继发骨关节炎样改变,因而须与原发性及其他疾病继发的骨关节炎相鉴别。原发的骨关节炎发病年龄常在中年以上,青年人少见,几乎不见于儿童。主要受累部位为脊柱、膝、踝、髋等负重关节,患病关节的外形变化通常较轻。手指受累时多表现为远端指间关节病,有时因骨质增生而形成 Heberden 结节,但无短指(趾)畸形。此外,关节受累为非对称性,肌萎缩不明显。大骨节病的不同点主要在于发病有地区性,儿童青少年多发并影响骨骼的生长发育,手部受累多见于掌、指关节和近端指间关节。

2. 类风湿关节炎 多见于青壮年,起病初期患者可有周身不适、发热、白细胞增多等全身症状,有时还伴有皮下结节、心包炎、胸膜炎等。病变大多开始于四肢小关节,早期有红、肿、热、痛等炎症表现,且有较多渗出液,类风湿因子阳性。晚期肌肉萎缩,关节呈梭形肿大,逐渐发生屈曲畸形,直至完全强直。大骨节病起病缓慢,脊柱受累少,不强直,受累关节变形为骨性增大,无较多的关节渗出液,且指、趾关节不呈梭形肿胀。

3. 分离性骨软骨炎 膝关节较常见,踝关节次之,表现为软骨下小块骨坏死,关节与骨质一并发生坏死、分离。碎片脱落后,形成关节内的游离体。病因未明,多有外伤史,可反复出现关节疼痛、积液和交锁现象。病变常见于双膝关节或某单关节。与大骨节病的主要区别在于受累部位不同,手指改变少见。

4. 软骨发育不全 是一种遗传性疾病,无地区性。出生后即与正常儿童不同,其四肢短小,躯干相对较长,生长迟缓;前额明显突出,鼻梁深度凹陷;X线全身多处有软骨发育不全畸形;骨骼增大呈喇叭形,长骨两侧膨大非常明显;关节不痛或很轻。根据病史及临床表现,可与大骨节病形成的侏儒区别。

5. 佝偻病 多见于婴幼儿。表现为囟门关闭迟,出牙晚,方颅,肋骨与肋软骨交界处呈串珠样,胸廓呈"鸡胸"状。四肢长骨骺端增大,下肢弯曲。主要X线征象是骨化中心出现晚,骺线模糊不整,呈毛刷样,干骺端凹陷呈杯状,以及骨质疏松。下肢骨干弯屈,形成"X"型或"O"型腿。化验检查可见血清磷降低,血清钙正常或稍低,血清碱性磷酸酶升高。这些在鉴别诊断上有意义。

6. 氟骨症 详见地方性氟中毒一节。

7. 趴病 是一种地方性疾病,主要发生在四川川西平原的大邑、广汉以及川南丘陵地区的内江、资中、资阳、简阳等市县部分农村,认为与红薯霉变产生的真菌毒素有关。临床表现与大骨节病类似,特征性改变是腰椎扁,耻骨联合宽。

8. 克汀病 详见碘缺乏病一节。

六、大骨节病防治

大骨节病病变后果与老年性骨关节病、骨质增生没有本质上的不同,其基础病理改变均为关节软骨原发性坏死和继发性骨性关节炎。大骨节病无有效治疗药物,仅以预防为主,但正确的对症治疗可有效延缓病情进展、减少残疾的发生、提高生存质量。

(一) 治疗

1. 早期治疗 骨节病的早期发现、早期治疗是阻断病情进展,防止关节增粗、变形的关键,最有效的方法是离开病区或换食非病区的粮食。某些具有解毒和抗氧化作用的药物,也有一定的辅助治疗作用。可选用药物主要有维生素C、维生素E、硫酸软骨素片剂、硫酸盐和硒制剂。

2. 晚期治疗 大骨节病未能及时发现、早期治疗,迁延至晚期关节增粗、变形,就成为继发性骨性关节炎,俗称骨质增生,其治疗原则同变形性骨关节病(OA),主要原则是缓解疼痛、保护和改善关节功能。物理疗法如离子透入、热电刺激、按摩、针灸、拔火罐、热浴、矿泉浴、蜡疗等,对关节疼痛、肌肉挛缩、关节弯曲、运动功能障碍都有一定的对症治疗效果,必要时可酌情选用。对于Ⅲ度重症患者,其关节畸形、关节内骨质增生、变形、用力过猛或外伤引起骨质碎裂或坏死关节软骨剥脱在关节内形成游离体,可实施外科手术予以矫形,剔除严重增生的赘生物,清除关节内游离体。

（二）预防

国内各病区所采取的大骨节病主要预防措施如下：①改旱田为水田，改主食为大米；②在交通方便或靠近城镇病区，改种蔬菜或其他经济作物，由市场购入食粮；③在边远山区实施退耕还林或退耕还牧，口粮由国家供给；④推广科学种田，干燥储存，降低粮食的真菌污染程度；⑤在不适宜人类居住的地区，采取搬迁的方法，但一定要科学论证，保证搬到非病区；⑥补硒，常用硒碘盐的方法，目的是拮抗大骨节病致病因子的作用。还可服用维生素 C、E 等其他抗氧化剂。

（孙殿军）

第五节　地方性硒中毒和硒缺乏

自从 1818 年瑞士科学家 Berzelius 发现硒（selenium，Se）以来，人类对硒的研究已近 2 个世纪。起初，人们仅认为硒是一种有害元素，对硒的研究主要集中于其毒性方面。从 20 世纪 60 年代开始，硒成为生命科学的研究对象，硒对人体健康的影响成为学者们争论的焦点。1957 年，美国科学家 Schwarz 和 Foltz 首先发现硒可以预防鼠肝坏死和鸡渗出性素质，首次证实硒是动物体内必需的微量元素。1972 年，Roetruck 证实硒是 GSH-Px 的活性成分。1973 年，WHO 专家委员会确定硒是人和动物生命活动必需的微量元素。1985 年，Muth 用补硒治疗新生羔羊白肌病获得成功。但是，硒的有效生物学剂量和中毒剂量之间范围非常窄，美国鱼和野生动植物服务机构的生物学家 Joseph Skorupa 认为"硒在所有具有毒性的化学制品中，具有最狭窄的安全和危险界限"。美国卫生部 2005 年公布的致癌物名单中将硫化硒（selenium sulfide）列为 188 种"有理由预料是引起癌症的物质"之一。

一、硒的基本特征及对健康的影响

（一）硒的化学特征

硒的原子序数 34，原子量为 78.96，在地壳中的丰度为 0.09mg/kg，居元素丰度第 70 位，广泛分布于硫化物矿中。单质硒为有金属光泽的固体，熔点 217℃，沸点 684.9℃，密度 4.81g/cmμ。硒能导电、导热，电导率能随光照的强弱而急剧变化，是光导材料。硒的金属性介于硫和碲之间，能与氢气、卤素、金属直接反应。硒具有光电性，可用于制造光电管，高纯度硒用于高效整流器，也用作塑料、油漆、搪瓷、陶瓷和墨水的颜料等。

硒有 6 种同素异形体，在自然界中以 Se^{6+}、Se^{4+}、单质硒和 Se^{2-} 形式存在。硒的六价硒酸（盐）呈碱性，在氧化条件下稳定，易溶于水并被植物吸收利用。环境中四价硒在自然状态下以亚硒酸（盐）形式稳定存在，在碱性溶液中易转化为六价，在 317℃二氧化硒升华，是燃烧过程造成的空气硒污染主要形式。Se^{4+} 与 Fe^{3+} 形成难溶化合物，如 $Fe_2(SeO_3)_3$ 和 $Fe_2(OH)_4SeO_3$。因此，一般认为四价硒在土壤中以难溶盐形式存在，是造成饮水硒含量低的主要原因。四价和六价硒在环境介质中的相对比例与环境介质的酸碱性及氧化还原电位有关。环境中存在的单质硒是四价硒的还原产物，水溶性极差，因此植物利用度不高，当 pH 从 5 升高到 7 时，单质硒的氧化速率明显加快，某些微生物能够将其氧化为 Se^{4+} 或 Se^{6+}。Se^{2-} 主要以硒化氢、甲基硒化合物和硒代氨基酸形式存在，可以和过渡金属形成难溶盐，如 CuSe。与硫相比，六价硒酸的氧化性较强，而负二价 H_2Se 的还原性和酸性较强，在空气中迅速氧化为元素硒。

（二）硒在环境中的分布

硒在地表的分布极不均匀。地壳平均含硒量<0.1mg/kg，主要通过火山活动带入地面，然后通过风化过程，从岩石和土壤中淋洗出来，经过雨水的淋溶和浓缩使硒在环境中重新分布和蓄积。在各类岩石中，火成岩和变质岩含硒量较低（10~50μg/kg），沉积岩一般含硒量较高，特别是由火山活动形成的海相页岩中，硒含量可高达28mg/kg。世界范围内，土壤硒含量的中位数为0.4mg/kg，且在地表土壤中的分布呈现出明显的地带性差异。一般情况下，表层土壤硒含量高于其相应的亚层和母质层。土壤中以亚硒酸盐的含量为最高，硒酸盐量很少。元素硒主要存在于火山活动地区的土壤中，不溶于水，植物不能吸收。有机态硒化物主要来源于生物体的分解产物，其成分极其复杂，目前很少有单独的资料。

全世界的淡水和海水含硒量分别接近0.2μg/L和0.1μg/L。地下水和地表水的含硒量主要受水流流经地区的基岩和土壤含硒量的影响，变化范围较大。如美国科罗拉多州地表水中平均含硒1μg/L，最高可达400μg/L。世界河流中水溶性硒的含量均值为0.02μg/L；地下水平均都低于100μg/L，但个别可达900μg/L。中国大部分城市和正常地区饮用水中的硒含量均值约为（0.65±1.06）μg/L，克山病病区水硒含量均值为（0.16±0.20）μg/L。

一般而言，水果、蔬菜和日常食品中的硒含量较低（<0.3mg/kg），在谷物中的含量变化范围较大，达0.02~0.8mg/kg。在富硒土壤上的一些黄芪属植物含硒量很高，如黄芪含硒可达5560mg/kg之多。

（三）硒在人体内的分布、代谢

人体对硒的吸收率很高，约为50%~100%。在体内，硒经胃肠道吸收，与蛋白质结合并在血液中运送到组织，主要分布在肝、脾、肾及心脏等脏器中。硒主要是经肾脏排泄，尿中排泄以三甲基硒化物为主，其排出量决定于体内的硒水平，且受食物的影响，少量的硒也从粪便和汗中排出，体内硒吸收量剧增时，部分硒以二甲基硒和三甲基硒形式经肺排出。

人体内的硒依据其来源有几种不同的代谢途径，当外源性硒蛋氨酸含量较少时，硒蛋氨酸能够贮存在蛋白质库中，否则就分解释放硒到其他库中；硒半胱氨酸被直接分解导致硒进入库中直到以后被利用，也可以结合成硒蛋白；而无机硒（硒盐酸、亚硒酸）不依赖其来源而直接进入硒库。所有的硒都被用于合成硒蛋白，过量硒全部被排泄掉，当硒含量超过排泄能力以后，硒的一些毒性就会在组织中表现出来。

硒以两种共价键的形式参与蛋白质的形成：一种为硒代半胱氨酸（seleno cysteine，Sec），另一种为硒代蛋氨酸（selenomethionine，Se-Met）。一般认为Se-Met参入蛋白质是一种随机事件，而Sec是由密码子UGA介导的翻译行为，也因其重要性被称作第21个必需氨基酸。通常，把以Sec形式参与形成的蛋白质称为硒蛋白，把以其他形式硒参与形成的蛋白质称含硒蛋白。目前，在哺乳动物研究较多的硒蛋白有GSH-Px家族、硫氧还蛋白还原酶（thioredoxin reductase，TR）家族、碘化甲腺氨酸脱碘酶（iodothyronine deiodinase，ID）家族、硒蛋白P（selenoprotein P，SeP）、硒蛋白W（selenoprotein W，SeW）等。

在有酶活性的硒蛋白中，Sec往往参与构成酶的活性中心，故又称之为硒酶，GSH-Px、ID和TR是具有明确功能的酶类。其中GSH-Px又根据存在的部位分为：细胞谷胱甘肽过氧化物酶（GSH-Px1）；血浆谷胱甘肽过氧化物酶（GSH-Px2）；胃肠道谷胱甘肽过氧化物酶（GSH-Px3）；磷脂氢谷胱甘肽过氧化物酶（GSH-Px4）4种，在体内主要执行抗氧化功能，如清除过氧化氢及磷脂自由基,保护膜结构,保护脂蛋白等。

ID 分 3 种亚型,分别为 ID1、ID2 和 ID3,分布在肝脏、肾脏、神经、胚胎、褐色脂肪、皮肤、肌肉和甲状腺等组织中,主要功能为催化 T_4 脱碘,合成并调节 T_3 水平。TR 也分为 TR1、TR2 和 TR3 三种类型,能催化还原性辅酶 II(nicotinamide adenosine dinucleotide hydro-phosphoric acid,NADPH)依赖的硫氧还蛋白还原,体内的功能主要表现为:还原核苷酸参与 DNA 合成,再生氧化体系,维持细胞内还原状态,在细胞生长和增殖中起重要作用等。

目前,已知两种非酶活性的硒蛋白,即 SeP 和 SeW。SeP 的 cDNA 含 9 个或 10 个 UGA 密码子,SeP 占血浆总硒的 40%~60%,在补硒时,SeP 比 GSH-Px 优先合成,因此认为 SeP 在贮存、转运硒和维持硒稳态方面有重要作用。SeW 主要存在于心肌和骨骼肌,可能与维持肌肉的正常功能有关。

(四)人体对硒的需求范围

1973 年,WHO 专家委员会正式宣布,硒是人体必需微量元素之一。1988 年,中国营养学会将硒列为人体必须的每日膳食营养元素之一。随着对硒研究的不断深入,硒作为必需微量元素的同时也是一种剧毒物质。与其他生命元素不同,硒的特性是治疗剂量和中毒剂量之间的安全范围很小,摄入量超过生理需要量 10 倍就可能达到中毒阈剂量水平,30~50 倍可导致中毒。甚至治疗性的摄入也可导致硒中毒。

血浆和全血硒水平与饮食硒摄入量在相当大的范围内具有很好的相关性。通常平均血浆硒低于 0.63~0.76μmol/L(50~60μg/L),称为低硒;高于 1.27~1.52μmol/L(100~120μg/L)称为高硒,处于两者之间为正常值。尿硒一般低于 0.38μmol/L(30μg/L)。

中国居民膳食营养素参考摄入量(2013 版)对不同人群硒的 RNI 或适宜摄入量(adequate intakes,AI)做了说明,0.5 岁以下的为 15μg(AI),0.5~4 岁为 20μg(AI),其他年龄段的 RNI 分别为:4~7 岁为 25μg,7~11 岁为 35μg,11~14 岁为 45μg,14 岁以上为 50μg。但对于乳母而言 RNI 为 60μg。

硒最大安全摄入量可以根据高硒中毒地区出现中毒症状的日硒摄入量推算。1992 年,杨光圻对 349 名高硒区居民指甲症状的出现为指标,得出了以下成人最大安全摄入量的范围,见表 42-15。而中国居民膳食营养素参考摄入量(2013 版)对硒的 UL 作了说明,0.5 岁以下为 55μg,0.5~1 岁为 80μg,1~4 岁为 120μg,4~7 岁为 180μg,7~11 岁为 240μg,11~14 岁为 300μg,14~18 岁为 360μg,18 岁以上为 400μg。

表 42-15　成人膳食硒摄入量及与人体健康的关系

日硒摄入量(μg)	对健康的影响
15 000~38 000	地方性硒中毒流行,居民普遍脱发脱甲,部分伴有皮炎、腹泻及神经症状
4990	慢性硒中毒,偶有脱发脱甲病例
800~910	最大安全膳食摄入量的观察值,对硒的毒性耐受能力低的居民出现指甲症状,反复不愈。硒在血浆和血细胞之间分配异常
550	高硒地区居民最大安全摄入量推荐值
400	一般地区居民最大安全摄入量推荐值
50	膳食硒生理需要量推荐值

日硒摄入量(μg)	对健康的影响
22	最低膳食需要量推荐值
17	与克山病、大骨节病病区相邻非病区日硒摄入量
2~16	克山病、大骨节病病区日硒摄入量报道值

引自：中国营养学会．中国居民膳食营养素参考摄入量（2013 版）．北京：人民卫生出版社，2013

（五）硒缺乏及硒过量对健康的影响

由于地表化学元素分布的不均匀性，有些地区的土壤、水及食物中严重缺硒，生活在这些区域的人群也相应缺硒，从而产生一些由于缺硒而引发的疾病。局部地区由于土壤及燃煤硒含量较高，同时由于当地特殊的生活方式（如敞灶燃煤）等，导致生活环境及膳食硒含量过高，机体摄入量增加，引起地方性硒中毒。

硒主要通过抗氧化和保护细胞完整性来维持组织器官的正常结构和功能。硒缺乏可引起机体 GSH-Px 活性下降，分解和清除过氧化物的能力减弱，H_2O_2 等活性氧和自由基在组织和体液内堆积，导致一系列的病理生理反应，如引发心肌纤维坏死，心肌小动脉和毛细血管损伤，诱发细胞及体液免疫机制受损，进而对感染的抵抗力降低等。硒缺乏还会导致碘缺乏病发生的危险性增加，这是由于硒缺乏时脱碘酶合成不足，T_4 向 T_3 的转化过程受阻，进而影响了甲状腺的功能。大量的流行病学和实验室研究资料均显示，低硒同多种癌症的高发有关，特别是消化道和呼吸道肿瘤。另外，低硒同白内障、肝炎、哮喘、糖尿病的发生也有密切关系。

急性硒中毒多见于工业生产中，患者头晕、头疼、无力、嗜睡、恶心、呕吐、腹泻，呼吸和汗液有蒜臭味。上呼吸道和眼结膜有刺激症状。重者有支气管炎、寒战、高热、出汗、手指震颤以及肝大等表现。

二、地方性硒中毒

世界上许多国家相继发现一些富硒并产生毒害作用的土壤，如欧洲的爱尔兰岛、美国的洛杉矶山脉、澳洲的昆士兰地区等。我国最早证实的高硒地区为湖北省恩施州，以后又报道陕西省紫阳县，随后在湖北省其他县也发现了高硒地区。在恩施州境内，有 6 个县市、240 个村属于高硒区，其中人畜中毒的有 3 个县市，这些县市主要分布在湖北的西南地带，然后呈带状向北跨越长江三峡，向鄂西北地带延伸，到陕西省的紫阳县境内。我国高硒地区分布与高硒煤岩分布一致，呈片状或灶状分布。另外，高硒地带的边缘邻接于贫硒带，呈南北走向。湖北省利川市是一个典型的贫硒与高硒相交的地带，以齐岳山为界，山的西侧为贫硒区，甚至有克山病流行，山的东侧为高硒区，石煤硒含量高达 111.4mg/kg。

（一）地方性硒中毒的流行特征

1959—1963 年，湖北省恩施州就发现原因不明大批脱发脱甲病患者，有的村发病率高达 82.6%，牲畜亦因脱毛脱蹄而死亡。后经杨光圻等调查研究，确定该地区为高硒地区，硒来源于石煤，有地方性硒中毒（endemic selenium poisoning）流行。经流行病学调查，鄂西地区地方性硒中毒于 1923 年即发现过患者，截至 1987 年，该地区发现患者 477 例，最小年龄 3 岁，最大 66 岁，发病无性别差异。所有病例均分布在高硒石煤出露区。本病在该区干旱年为高发年，连续 3 年旱灾的 1963 年，某村 23 人中有 19 人硒中毒，发病率高达 82.6%，牲畜死亡殆尽,村民不得不迁居他乡。

经测定,恩施市居民生活用煤硒含量为 32~1150mg/kg。土壤硒水平则由含石煤碎块多少而不同,范围为 3.07~31.08mg/kg,因此造成作物含硒量亦随之变化。玉米硒含量范围为 0.54~7.56mg/kg。高硒区人群饮用水硒虽然高出国内一般水平,但没有发现饮高硒水中毒的证据。

中毒区稻谷硒含量为 3.4mg/kg,玉米 15.70mg/kg,正常硒区小麦硒含量为 0.076mg/kg,玉米 0.034mg/kg,相差很显著。高硒区居民比正常区血硒含量高近 6 倍,达到了(0.430 ± 0.021)mg/L,但是 GSH-Px 活性却为(47.59 ± 13.34)U/ml,远低于本地正常地区的(83.21 ± 12.92)U/ml,而且中毒区血清 MDA 含量($3.50mmol/L\pm0.96mmol/L$)高于正常地区($2.93mmol/L\pm0.43mmol/L$),这一现象说明硒中毒可能与自由基有关。

对陕西紫阳高硒地区进行过环境硒水平调查。调查村乡选硒中毒病点,以下为硒水平调查结果:水均值 0.053mg/L,土壤 29.21mg/kg,玉米硒含量为 37.41mg/kg,小麦硒含量为 9.02mg/kg,土豆硒含量为 1.43mg/kg,干辣椒硒含量为 27.59mg/kg,茶叶硒含量为 2.31mg/kg。紫阳县硒中毒发生最早有记载是 1943 年,1943—1990 年共发病 28 起,29 户 156 人发病,其中男性 76 例病情特征为皮疹、发热、四肢无力、脱发、手足指甲脱落等。据调查是由于该地区主要生产含硒高的石煤所致。

（二）地方性硒中毒的临床表现

发病由食用含超量硒元素的玉米所致。其特点是成批发病,无年龄和性别差异,潜伏期 5~30 天,一般 7~10 天。最初口味发酸,食欲减退,精神不振,疲倦。之后主要表现有以下几个方面:

1. 毛发和指甲损害　头发枯萎变脆易折,脱落,眉毛、腋毛、阴毛、胡须及汗毛亦可受累。毛发脱落分为急脱型和慢脱型两种,前者一般由于一次大量摄入高硒食物所致,一二天内毛发全部或大部脱落,脱发均可再生。脱发是由于长期慢性摄入高硒食物所致。指甲损害可表现为指甲脱落,分为干脱和湿脱两种,干脱指再生甲将病甲推出,使病甲由甲床脱落。湿脱指甲床、甲沟组织发红、肿胀、化脓、黏液或脓液可从甲沟溢出,历时长达 2~3 个月之久。

2. 皮肤损害　四肢皮肤出现灶性充血肿胀、水疱,可形成溃疡,疼痛,愈合缓慢。恢复后有色素沉着,遗留红色斑块。

3. 神经系统损害　严重者可发生多发性神经炎,开始皮肤感觉迟钝,四肢麻木,疼痛,感觉异常,腱反射亢进。晚期出现肌肉无力,运动障碍,甚至四肢瘫痪。

4. 其他症状　个别患者亦可伴有口角炎、阴囊炎和痤疮的发生。

临床过程按病情、病程,分为 3 型。单纯型恢复较快,病程月余,且可完全恢复。炎症型需时略久,毛发恢复在先,而甲周炎消退需时 2~3 个月不等,且可复发,愈后甲留残迹。毒性型病程更久,四肢无力,复原更慢,需及时治疗。

（三）地方性硒中毒的发病机制

硒毒性可能是由于亚硒酸与谷胱甘肽反应形成活性的三硫化硒产生毒性的过氧化物及过氧化氢而引起的。在对硒的组织毒性未有深入了解之前,从饮食中补硒的方法要慎重使用。另外,硒的毒性不仅取决于硒化物的化学结构和摄入数量,也取决于包括动物种类、年龄、生理状况、营养与饮食的交互作用及摄入途径在内的其他多种因素的影响。

硒化物毒性作用的可能机制之一是影响与细胞呼吸有关的酶。在某些脱氢酶系统中的巯基可被-SeH 基团所取代,从而使脱氢酶活性受抑制,尤其使琥珀酸脱氢酶失活,-SeH 对细胞色素氧化酶也有强烈的抑制作用。硒中毒亦可能与 S-腺苷蛋氨酸的消耗有关,一方面是无机硒被代谢为相对低毒的二甲基硒化合物要消耗 S-腺苷蛋氨酸作为甲基供体;另一方面合成 S-腺苷蛋氨酸的酶,即蛋氨酸腺苷转移酶能被亚硒酸盐失活,其机制仍可能和巯基基团有关。

从体外实验得到亚硒酸盐与还原型谷胱甘肽(GSH)反应可导致活性氧产生。其可能机制为亚硒酸盐与还原型 GSH 反应生成硒代三硫化物 GSSeSG,然后,O_2、H_2O_2 或 ROOH 氧化 GSSeSG 为亚硒酸盐,同时释放出活性氧。若形成大量的活性氧,超过机体的抗氧化能力,导致新的脂质过氧化反应发生,其产物(ROOH、H_2O_2 等)又会促进 GSSeSG 的氧化,造成恶性循环,从而使机体受到氧化损伤。

(四) 地方性硒中毒的诊断

目前,尚没有明确的地方性硒中毒的诊断标准。地方性硒中毒是一种地方病,除了要满足地方病的基本特征以外,还要依据以下几个方面:

1. 环境硒水平　富硒土壤生长的谷物和蔬菜中的硒能够通过土壤-植物-人体这一食物链而作用于人体。一般认为,土壤中的硒含量达到 0.5mg/kg,植物中的硒达到 5mg/kg,即可以发生慢性硒中毒。在敞灶燃烧高硒煤的地区,硒可以通过空气以及污染的粮食、辣椒等食物进入人体而引起中毒。

2. 特殊的症状体征　硒中毒主要临床表现为食欲减退、恶心、头皮疼痛、皮肤发痒、指甲疼痛难忍、四肢无力、麻木、抽搐、腱反射亢进、皮肤感觉迟钝等症状体征。呼气有大蒜臭味被认为是硒吸收的早期特征,这是由于形成二甲基硒的缘故。但大蒜臭味非硒所特有,碲也有类似的特征。后期出现典型的毛发、指甲、皮肤和周围神经的症状体征。

3. 实验室检查　尿硒水平一般作为判定接触高硒的实验室指标。正常尿硒范围为 0~0.15mg/L,一般不超过 0.3mg/L。在高硒地区,人群尿硒含量为 0.2~1.1mg/L。

(五) 地方性硒中毒的防治

1. 土壤的处理　治理土壤和水源,减少植物对硒的摄取。方法是采取排灌措施,但在排灌之前应清除硒的污染源、聚硒植物及残骸。土壤中施加石膏、硫、碳酸钙、氯化钡等,以降低植物对硒的吸收。弄清硒在土壤及岩石中的分布情况,改变农作物的种类,对于不适合种植粮食作物的地区,可改种其他经济作物,如油料及棉花等。

2. 改变膳食及生活方式　对高硒地区的植物进行含硒量分析,剔出高硒植物(粮食和饲料)。膳食中加入能在组织和体液内拮抗或抑制硒毒性作用的物质。高蛋白质含量的食物能减轻动物的硒中毒症状。亚麻籽粗粉和亚麻籽油对动物硒中毒有良好的保护作用。对于燃煤污染型硒中毒病区,改变敞灶烧煤的习惯,避免用煤烟烘烤粮食和辣椒等,可以避免硒中毒的发生。

3. 患者的治疗　对于硒中毒的患者,首先避免高硒食物的继续摄入。患者在脱离高硒环境,或中断对高硒粮食或蔬菜的食用,一般均能自愈。慢性中毒的治疗主要是对症及支持疗法。给予高蛋白饮食,口服维生素 E、胱氨酸,口服或注射维生素 B_1 和维生素 B_{12},给予解毒保肝药物,以及其他对症治疗。排硒药物主要有硫代硫酸钠和二巯基丙醇,均能减轻肝脏损害。

三、硒缺乏及相关疾病

（一）低硒环境分布特征

世界上低硒地区分布广泛,各大洲都有低硒地区。南北半球的30°以上中高纬度地带均属于低硒地区,如瑞典、德国、芬兰、中国、泰国、菲律宾、哥斯达黎加等,土壤母质多由火成岩衍生。欧洲的大部分国家,居民硒的摄取量较低,如英国、比利时、法国、德国、荷兰、丹麦、瑞典、瑞士、波兰、斯洛伐克。这与欧洲地区土壤中缺硒有关。1958年,美国、澳大利亚、加拿大、日本、瑞典、新西兰等国流行的动物白肌病即是缺硒引起的。我国存在一条从东北三省起,向西南延伸斜穿至云贵高原的低硒地带。土壤平均硒含量由西北经中间带再向东南沿海分别为0.19mg/kg、0.13mg/kg和0.23mg/kg。低硒带以棕褐土系列为中心,包括半干旱、半湿润的东北平原和黄土高原以及干旱的塔里木盆地和准噶尔盆地边缘地区。该低硒地带占我国国土面积的72%,其中30%为缺硒地区,涉及22个省市的部分地区,覆盖人口约7亿人。

（二）硒缺乏及相关疾病

1. 硒缺乏与心血管疾病　　WHO已将硒元素列入与冠心病有关的元素之一,并加以推荐研究。大量流行病学调查资料证明,心血管疾病的发病率与人体硒水平呈明显负相关。Shamberger等报道了硒与心血管疾病的流行病学关系,美国高硒地区的心、脑、肾血管疾病及高血压、心脏病的发病率比低硒地区明显偏低,饮水中含硒量高的地区,其高血压死亡率低。我国冠心病和心肌病患者的血硒水平较正常人群低。在临床上,硒制剂对冠状动脉供血不足有良好的预防和治疗效果,应用硒和维生素E治疗心绞痛患者,疗效明显提高,临床症状改善。大部分冠心病患者的平均血硒水平低于对照组,随着血硒水平降低,心肌梗死及其死亡率的相对危险度显著增高,特别是血清硒低于45μg/L时,因心肌组织受损,使死亡率显著增加。

硒抗心血管疾病发生的机制与其抗氧化功能有密切联系。研究表明,机体过氧化损伤是血管粥样硬化及心肌纤维化的起始;由于血管壁过氧化过程增强,促进动脉粥样硬化形成、脂质代谢失调、冠脉血流减小。上述病理改变可使硒的抗冠脉痉挛、抗高血压作用减弱。机体硒缺乏时,GSH-Px活性下降,脂质过氧化产物浓度增高,从而抑制了前列环素的生成。前列环素是血管扩张剂和血小板凝聚抑制剂,因此前列环素下降,可能促进血栓形成。此外,硒缺乏时,还可引起血小板聚集性增强,血液黏滞性增强,在动脉内皮损伤的基础上,更有利于胆固醇沉积及血管壁平滑肌细胞增殖,从而促进动脉粥样硬化及心血管疾病的发生。实验表明,低硒使体内动脉粥样硬化形成,还造成心脏组织和血管蛋白质和磷脂的损害,从而引发冠心病。据此可以认为,低硒能直接促进冠心病的发展,是冠心病的死亡原因之一。

克山病(Keshan disease,KSD)是一种原因不明的地方性心肌病,临床主要表现为不同程度的急性或慢性心功能不全和各种类型的心律失常。急性患者可迅速死亡,死亡率高达86%。大量研究证实,克山病均发生在低硒地带,病区内的水、土、粮食等均处于低硒状态。患者的头发、血液、脏器中的硒水平亦明显低于非病区居民,补充硒使病区居民硒水平提高到非病区村的水平,即可显著预防急型和亚急型克山病发病。上述现象表明,低硒是克山病发病的基本因素,其在克山病呈地区性发病上起重要作用。补充硒和维生素E可通过影响红细胞膜骨架而改变红细胞的变形性及聚集性,使红细胞聚集性降低,变形能力趋于正常,从而有效改善克山病患者血液流变学指标。但缺硒并不能解释克山病年度多发、季节多发的特点,因此,硒可能不是克山病发病的唯一因素。硒能够加强机体抗氧化防御能力,提高机体免疫功能,降低血小板的高活性状态,改善甲状腺激素代谢,而影响心脏代谢功能;同时硒能促进核酸蛋白质的生物合成,参与辅酶 Q 的生物合成,参与细胞的氧化磷酸化及能量代谢过程,有效地降低心肌过氧化损伤,使谷胱甘肽过氧化物酶活性增强,对心肌线粒体具有保护作用,使心肌收缩功能得到改善,从而预防克山病的发生。

　　2. 硒缺乏与其他疾病　　硒缺乏除了与心血管疾病的发生密切相关之外,在其他系统疾病的发生发展过程中也起着关键作用,如甲状腺疾病、生殖功能障碍、肿瘤、免疫功能低下、肝病、糖尿病、白内障等。其原因除与硒是某些功能器官特殊蛋白的功能基团的组成成分之外(如 ID 是甲状腺素代谢的关键酶、GSH-Px4 是精子顶体蛋白的主要成分),大多还与含硒酶的抗氧化功能有关。

(高彦辉)

参 考 文 献

1. 孙殿军.地方病学.北京:人民卫生出版社,2011.

2. 孙殿军.地方病学名词.北京:科技出版社,2016.

3. 孙殿军,于光前,孙贵范.地方性砷中毒诊断图谱.北京:人民卫生出版社,2015.

4. 孙殿军,孙贵范.地方性砷中毒防治手册.北京:人民卫生出版社,2006.

5. 孙殿军,高彦辉.地方性氟中毒防治手册.北京:人民卫生出版社,2012.

6. WHO/UNICEF/ICCIDD.Assessment of iodine deficiency disorders and monitoring their elimination, A GUIDE FOR PROGRAMME MANAGERS.3rd edition.2007.

7. 孙殿军,刘运起.大骨节病诊断学.北京:人民卫生出版社,2017.

8. 陈学敏,杨克敌.现代环境卫生学.北京:人民卫生出版社,2008.

9. 中国营养学会.中国居民膳食营养素参考摄入量(2013 版).北京:人民卫生出版社,2013.

10. 葛可佑.中国营养科学全书(上册).北京:人民卫生出版社,2004.

11. 梁超轲,吉荣娣,曹静祥,等.中国人群长期饮水氟接触与骨折关系调查研究.卫生研究,2001,30(5):287-293.

12. 梁超轲.长期饮用不同浓度水氟人群外周血淋巴细胞 SCE 频率分析.卫生研究,1996,1:25-28.

第四十三章

环境与呼吸系统疾病

呼吸系统疾病是危害健康的常见病和多发病,严重影响患者的生活质量。发达国家和发展中国家的疾病谱尽管有所不同,但都面临着呼吸系统疾病带来的日益加剧的社会负担和卫生资源压力。本章重点叙述与支气管哮喘、慢性阻塞性肺疾病、肺癌和军团菌肺炎的发生和发展有关的环境因素以及环境与机体的相互作用。

第一节　支气管哮喘

支气管哮喘(bronchial asthma)简称哮喘(asthma),是多种细胞如嗜酸性粒细胞、肥大细胞、T淋巴细胞、中性粒细胞、气道上皮细胞等以及细胞组分(cellular elements)参与的气道慢性炎症性疾患。这种慢性炎症导致气道反应性增高,通常出现广泛多变的可逆性气流受限,并引起反复发作性的喘息、气急、胸闷或咳嗽等症状,常在夜间和(或)清晨发作或加剧,多数患者可自行或经治疗后缓解。

一、病因和发病机制

(一) 环境因素

1. 室内环境因素　引发支气管哮喘的环境因素有多种,包括生物性变应原、多种化学污染物等。

(1)生物变应原:最常见的生物变应原有尘螨、蟑螂、真菌孢子等。

1)尘螨:尘螨(dust mite)是引起哮喘的最重要因素。与哮喘密切相关的尘螨有屋尘螨、粉尘螨、宇尘螨和多毛螨,其中屋尘螨是最常见的室内变应原。

尘螨只有170~500μm长,肉眼不易观察到。尘螨主要以人和动物脱落的皮屑为食物,一些特殊粉尘如面粉、花粉、真菌孢子等也能成为其食物。尘螨平时隐藏于植物纤维及灰尘中,在22~26℃,相对湿度>55%时易在地毯、被褥、枕头、毛毯、沙发、毛衣等处大量繁殖。春秋季节为尘螨繁殖的高峰期,此时患尘螨过敏的人也较多。空调的普遍使用,使房间内始终维持一定的温度和湿度,为尘螨的繁殖提供了有利条件。

尘螨不像其他病原微生物那样以活体进入人体内而致病,它引起哮喘的变应原成分主要存在于其蜕皮、分泌物和粪便中。研究表明,尘螨的粪便中主要有第Ⅰ类变应原半胱氨酸蛋白酶、第Ⅲ类变应原丝氨酸蛋白酶以及第Ⅳ类变应原淀粉酶。尘螨的第Ⅱ类变应原主要存在于其躯体中。在室内的尘螨变应原主要是第Ⅰ类和第Ⅲ类,它们共同的特点是具有蛋白水解活性,因此容易作用于免疫细胞。引发哮喘症状的室内尘螨密度还不清楚,有研究指出,每克尘土中的尘螨超过 0.5μg 将易引起尘螨过敏。哮喘患者常常对尘螨过敏,而儿童的过敏率远大于成人。临床流行病学调查显示,中国哮喘患儿的尘螨皮试阳性率为 69.7%,而正常儿童仅为 12.1%。

2)蟑螂:在一些地区或人群中,对蟑螂过敏与对尘螨过敏一样常见。蟑螂一般生长于温暖的热带地区,但室内空调系统的普及使其在寒冷地区也很常见。蟑螂的躯体、皮屑、粪便和虫卵都有很强的致敏性,其主要变应原是 Blag 2 蛋白。国内的一项研究显示,哮喘患者对我国南方常见的蟑螂——黑胸大蠊抗原的皮试阳性率高达 61.8%,而健康对照人群仅为 8.1%。

3)宠物:家庭宠物如猫、狗等的唾液、粪便、尿和毛屑中含有变应原。猫的毛皮、皮脂腺分泌物以及尿中均含有强烈的呼吸道变应原,主要是 Fel d1 蛋白。该蛋白还可附着在猫主人的衣物等被带入其他家庭或一些公共场所如医院、影剧院、公共交通工具内,诱发高度敏感者的哮喘症状发作。狗产生的主要变应原是 Can f1 和 Can f2 蛋白。尽管狗引起的过敏反应较猫引起的少见,但调查显示 30% 以上的过敏者对狗变应原的皮试试验呈阳性。20%~30% 的动物变应原附着在 1~5μm 的颗粒物上,可较长时间悬浮于室内空气中。与此不同,来自尘螨和蟑螂的变应原主要附着在 10~40μm 的较大颗粒物上。因此,空气净化器对于降低悬浮于空气中的动物变应原有较好的效果,但对于降尘中的变应原效果较差。

4)真菌:真菌是重要的气传变应原。室内常见的真菌有青霉菌、曲霉菌、交链孢霉菌、支孢霉菌和念珠菌等,其中交链孢霉菌和支孢霉菌已被确认是诱发哮喘的变应原。天气阴暗、潮湿、闷热、室内通风不良等均有利于真菌生长。空调和加湿器的使用增加了室内空气真菌污染的危险。

(2)环境烟草烟雾(environmental tobacco smoke,ETS):烟草燃烧时会产生颗粒物、多环芳烃、一氧化碳、二氧化碳、氮氧化物、尼古丁、丙烯醛等 4500 种以上的化合物。研究发现,香烟的侧流烟雾对呼吸道黏膜的刺激作用比主流烟雾更大。20 世纪 80 年代以来,大量流行病学研究观察到父母吸烟与儿童哮喘之间有显著相关性。母亲怀孕期间吸烟以及婴儿出生后的被动吸烟,均可增加儿童患哮喘的危险。芬兰的研究表明,母亲怀孕期间的吸烟量<10 支/天时,儿童患哮喘的 OR 为 1.25(95%CI:1.09~1.44);吸烟量>10 支/天时,OR 为 1.36(95%CI:1.14~1.63)。吸烟可加速哮喘患者的肺功能损害、加重哮喘患者的症状、影响哮喘患者对治疗的反应性,并可增加职业性致喘物暴露者患哮喘的危险性。

(3)其他室内污染物:一些研究提示,室内颗粒物污染与鼻咽部刺激症状、呼吸道感染、支气管炎和肺癌的发生有关。室内氮氧化物污染与鼻咽部刺激症状、呼吸道感染、肺功能损害的发生有关。室内甲醛污染与呼吸困难、哮喘样症状的发生有关。但是,除上述室内变应原外,室内其他化学性污染物与哮喘发生的关系还不清楚。

2. 室外环境因素

(1)生物变应原:目前,关注度较高的室外生物变应原有花粉和真菌。①花粉(pollens):许多研究结果显示,吸入某些植物花粉可引起哮喘症状发作加剧,但目前还没有充分证据显示花粉过敏与哮喘患病的直接关系。②真菌:真菌和酵母菌也是重要的室外变应原。交链孢霉菌和支孢霉菌已被确认是诱发哮喘的变应原。

(2)大气污染:大量的研究证据表明,大气污染可加剧哮喘患者的症状。大气中的二氧化硫、臭氧、氮氧化物等污染物,可引起支气管平滑肌收缩、气道反应性增强以及加剧过敏反应。然而,大气污染与哮喘发生有直接关系的证据还很有限。荷兰的出生队列研究发现,交通污染与出生后 2 年内幼儿喘鸣、哮喘发生的相对危险度增加有关。德国的一项研究表明，大气污染物二氧化氮、$PM_{2.5}$ 以及煤烟与 1 岁幼儿夜间干咳发生之间有显著的关联。美国南加州的一项研究显示，在臭氧污染较严重时，从事体育活动可增加儿童哮喘发生的危险度。美国加州的一项大气污染与成人哮喘的研究也显示，臭氧污染与哮喘发生有明显的关联。实验研究表明，柴油车尾气颗粒物可作为卵白蛋白的佐剂，可致实验动物 IgE 分泌增加、过敏性炎症反应加剧以及气道高反应性。

3. 职业性因素 职业性因素暴露引起的哮喘，约占成人哮喘的 15%~25%。目前已明确与职业性哮喘有关的物质达数百种，常见的可分为以下几类：

（1）动物蛋白：主要来自蚕、实验动物、禽鸟、海洋生物（海绵、牡蛎、蛤贝、蟹、虾等）、螨、蜜蜂、蟑螂、蛾等。哮喘多见于与上述动物相关的管理、饲养、加工及实验工作者。

（2）植物蛋白：主要来自于木材（西洋红杉、橙木、黄杨木、紫檀木等）、粮食、茶、咖啡豆、油料、花粉（甜草花粉、豕草花粉、除虫菊花粉等）、真菌孢子（平菇、香菇、石松等的孢子）、棉、麻、剑麻、烟草等。哮喘多发生于与上述植物有关的种植或加工人员。

（3）无机化学物：主要有镍及其盐类、铂盐、铬盐、钴、镉、矾等。

（4）有机化学物：主要有：①异氰酸酯类：甲苯二异氰酸酯、二苯甲撑（烷）二异氰酸酯、六甲撑（烷）二异氰酸酯等；②胺类：乙二胺、对苯二胺、二乙烯二胺、三乙烯四胺、氨基乙烯乙醇胺、二甲基乙醇胺、氯胺等；③苯酐类：邻苯二甲酸酐、苯三酸酐、四氯苯二酸酐等；④醇类：甲醇、乙醇等；⑤刺激性气体：甲醛、硫化氢、氯、氨等；⑥染料：芝加哥酸、活性橙 7、碱性蕊香红等；⑦农药：敌敌畏等有机磷农药、滴滴涕等；⑧其他：醋酸、氯化亚矾、环氧树脂、玻璃纤维等。

（5）致喘药物和酶制剂：青霉素类、四环素、链霉素、磺胺类、胰酶、胃蛋白酶、淀粉酶等。

（6）其他：果胶、阿拉伯胶、印度树胶、松香、医用黏合剂等。

根据暴露因素的不同，职业性哮喘大致可分为 3 类：①由高分子物质引起：其发生机制中 IgE 起重要作用；②由低分子物质引起：其引起免疫介导的反应，但不一定有 IgE 的产生；③由高浓度的职业性刺激物质引起：其引起非免疫介导的急性反应。病理变化以支气管壁纤维化、上皮脱落和黏膜下出血渗出为主要特征，且不发生嗜酸性粒细胞参与的炎症反应。

4. 其他因素 社会经济状况与哮喘等过敏性疾病的发病率呈负相关。但发达国家儿童的哮喘和特异反应性疾病患病率高于发展中国家，发达地区高于贫困地区，其原因可能与饮食习惯、家庭人口数、卫生保健系统是否完善、被动吸烟、变应原暴露等因素有关。

（二）个体因素

1. 遗传 目前认为，哮喘属于有家族聚集倾向的多基因遗传性疾病。父母一方有哮喘的儿童患哮喘的可能性是 40%，如双亲患哮喘则增高为 80%，而双亲均无哮喘的儿童患哮喘的可能性仅为 10%。研究发现，同卵双胞胎之间哮喘发病呈高度相关，遗传因素与哮喘的严重程度、呼吸道感染以及运动激发哮喘的反应大小有关。据估计，不同人群中遗传因素对哮喘发病的贡献率在 35%~70% 之间，存在一定的差异。与哮喘有关的遗传表型可通过患者的症状、气道反应性和血清 IgE 水平的测定等做出初步判断。由于其多基因遗传和遗传异质性的特点，哮喘基因定位存在一定的困难。尽管人们做了很大的努力，与哮喘发生有明确关联的基因或基因群还难以确定。表 43-1 列出的是一些与哮喘有关的候选基因及其染色体定位。

表 43-1 与哮喘有关的候选基因及其染色体定位

染色体定位	候选基因	功能
2q33	CD28,IGBP5	T 淋巴细胞分化
3p24. 2-p22	CCR4	趋化免疫细胞
4q35	IRF2	
5q23-q33	IL-3，IL-4，IL-5，IL-13，IL-9，CSF2，GRL1，ADRB2，CD14，β₂-激动剂受体	B 淋巴细胞同种型转换；上调嗜酸性粒细胞、嗜碱性粒细胞、肥大细胞和 IgE 的功能；膜结合的 G 蛋白偶联受体；炎症调节受体
6p21. 1-p23	HLA-D,TNF-α	抗原呈递；介导炎症反应
7p15. 2	TCRγ,IL-6	特异性 IgE 反应
7q35	TCRβ	T 淋巴细胞的抗原识别
9q31. 1	TMOD	
11q13	FcεRI-β,CC16/CC10,GST-P1	嗜碱性粒细胞、肥大细胞和树突细胞的信号传导；呼吸道抗炎作用
12q14-q24. 33	STAT6,IFN-γ,SCF,IGF1，LTA4H,NFYβ,BTG1,NOS-1	控制细胞因子所必需的转录因子；抑制 IL-4 激活；诱导 IL-4；上调 IL-4 和 HLA-D 基因的转录
13q14. 3-qter	TPT1	
14q11. 2-q13	TCRα/δ,MCC	激活 T 淋巴细胞
14q32	IgHG	
16p12. 1	IL-4R	调节 IL-4 的作用
17p11. 1-q11. 2	C-C 趋化因子簇	嗜酸性粒细胞介导的炎症反应
19q13	CD22	B 淋巴细胞黏附和活化
Xq28/Yq28	IL-9R	调节 IL-9 的作用

引自：陈学敏，杨克敌. 现代环境卫生学. 第 2 版. 北京：人民卫生出版社，2008.

CD：细胞分化抗原；IGBP：胰岛素样生长因子结合蛋白；CCR：C-C 趋化因子受体；IRF：干扰素调节因子；IL：白细胞介素；CSF：克隆刺激因子；GR：糖皮质激素受体；ADR：肾上腺素能受体；HLA：人类白细胞抗原；TCR：T 淋巴细胞受体；TMOD：原肌球蛋白结合蛋白；FcεRI-β：高亲和性 IgE 受体 β 链基因；CC16/CC10：Clara 细胞 16kDa/10kDa 分泌蛋白；GST：谷胱甘肽硫转移酶；STAT6：转录子 6 的信号转导和转录激活因子；IFN-γ：γ-干扰素；SCF：干细胞因子；IGF：胰岛素样因子；LTA4H：白三烯 A4 水解酶；NFYβ：核因子 Y 的 β 亚单位；BTG：B 细胞易位基因；TPT1：翻译控制的肿瘤蛋白 1；IgHG：免疫球蛋白重链 G；NOS：一氧化氮合酶

2. 特异反应性 特异反应性(atopy)是指与遗传有明显关系的一类变态反应(过敏)性疾病如哮喘、湿疹和变应性鼻炎等。特异反应性在临床上的特征为：①有明显的遗传因素和个体差异。②对多种变应原过敏，且敏感性高。过敏后不易脱敏。③血清总 IgE 水平高，接触花粉和屋尘螨易产生特异性抗体。哮喘患儿往往有特应性症状如脂溢性皮炎、湿疹、变应性鼻炎、丘疹样荨麻疹等。变应性鼻炎是诱发支气管哮喘的危险因素之一，两病常同时或先后发生。有研究表明，出生后第一年即有变应性鼻炎的幼儿以后患哮喘的危险性很大，而学龄期后患变应性鼻炎的儿童发生哮喘的危险明显降低。家族研究显示，非哮喘患者的特应性特征与其亲属患哮喘的危险关系不大，而哮喘患者具有特应性特征将显著增加其亲属患哮喘的危险性。一些研究表明,患食物过敏性肠炎的儿童更易患哮喘。

3. 气道高反应性　气道高反应性(airway hyperresponsiveness)与血清 IgE 水平和气道炎症有密切关系。由于调节气道高反应性的基因与调节血清 IgE 水平的主要基因在染色体 5q 上的位点很接近,血清总 IgE 水平高者往往同时有气道高反应性。无症状的气道高反应性与气道炎症和重塑有关,提示气道高反应性是哮喘发生的危险因素。

4. 呼吸道感染　流行病学研究证实,呼吸道病毒感染与哮喘发病之间有密切的关系,尤其是在 5 岁以下的婴幼儿。我国的调查显示,95.2%哮喘患儿的症状发作诱因为呼吸道感染。引起婴幼儿喘鸣和支气管炎最常见的呼吸道病毒是呼吸道合胞病毒(respiratory syncytial virus,RSV)。鼻病毒感染主要诱发学龄儿童和成人哮喘患者的症状发作。病毒侵入机体后,除作为感染原引起呼吸道局部和全身感染症状外,还可作为变应原刺激机体不断产生特异性 IgE。许多研究认为,婴幼儿期的严重呼吸道感染与以后哮喘发病有明确的关系。

与上述研究结果相反,最近的一些研究提示,婴幼儿期频繁的上呼吸道感染对于以后特异反应性和哮喘的发生有明显的保护作用。1989 年,英国学者 Strachan 根据变应性疾病和哮喘的发病率与家庭子女的数目呈负相关关系这一结果,提出哮喘和其他变态反应性疾病发生的卫生假说(hygiene hypothesis)。该学说认为,微生物抗原暴露可起到免疫保护作用,有利于形成临床耐受。西方发达国家日益增加的变态反应性疾病,被认为与卫生条件的改善以及各种微生物性感染机会的减少有关。与发展中国家相比,卫生条件较好的发达国家人群的哮喘患病率较高;家庭人数少和生活水平较高与儿童湿疹的患病率以及血清变应原特异的 IgE 水平有显著的相关关系。英国进行的队列研究发现,家庭人数与花粉热发生之间呈明显的负相关关系;与在家中照管的儿童相比,幼儿园儿童的哮喘患病率较低;与农村非牧场家庭的儿童相比,牧场家庭的儿童患花粉热、哮喘和其他过敏性疾病的危险度较低。以上研究结果均支持哮喘发生的卫生假说。

从上述可以看出,呼吸道感染与哮喘的关系比较复杂,机体的免疫反应、感染微生物的特征、环境微生物的暴露水平以及个体的遗传特征等,均可能对两者的关系产生显著影响。

5. 性别　男童在 3 岁之前患哮喘的可能性是女童的 2~4 倍,可能与男童的呼吸道窄且弹性高、血清 IgE 水平较高,受到刺激后易发生气流阻塞有关。一般 10 岁以后,男、女性儿童呼吸道的解剖差异将逐渐消失。但是,女童在青春期后患哮喘则不易缓解,且病情往往比男童严重。

6. 肥胖　许多流行病学研究提示,肥胖者的哮喘患病率较高,且患重症哮喘的比例也高。此外,肥胖儿童的哮喘更易持久,且女童更为明显。出生队列研究显示,28%的女性哮喘发生与超重有关。还有队列研究表明,肥胖的发生早于哮喘,且随着肥胖程度的增加,患哮喘的相对危险度显著增高。

（三）发病机制

目前认为,哮喘是由多种细胞参与的气道慢性炎症,并伴有气道对多种刺激因子的反应性增强。

1. 气道炎症的发生机制　气道炎症的发生发展过程中,细胞和体液免疫反应起重要作用。哮喘免疫反应的关键是抗原激活 T 淋巴细胞,此过程需要树突状细胞、巨噬细胞和 B 淋巴细胞等的抗原呈递作用。在各种 T 淋巴细胞中,$CD4^+T$ 细胞,又称辅助性 T 细胞(Th)的作用最大。Th 细胞在未被活化前称为 Th0 细胞,被活化之后分化为具有不同功能的 Th1 和 Th2 亚群。Th1 细胞的功能以促进细胞免疫应答为主,其分泌的 IL-2、IFN-γ、TNF-β 等 3 种细胞因子协同作用,加强吞噬细胞的功能、刺激 T 细胞增殖、抑制 B 细胞活化和 IgE 合成。Th2 所分泌的 IL-4、IL-5、IL6、IL-10 和 IL-13 等可趋化 B 细胞、嗜碱性粒细胞、肥大细胞和嗜酸性粒细胞,与迟发型和细胞介导的超敏反应有关。

IL-4 是在过敏反应中起"关键"作用的细胞因子。它调节 B 细胞分泌 IgE、促进 T 细胞向 Th2 细胞分化,控制血管细胞黏附分子-1(VCAM-1),IgEFcε、细胞因子和趋化因子受体的表达,以及各种白细胞的活动。研究发现,哮喘发作组患者的 IL-4 分泌阳性细胞率明显增高,导致 IgE 合成过多。IL-5 是嗜酸性粒细胞分化、存活和激活所必需的细胞因子,而嗜酸性粒细胞在气道黏膜内的聚集和激活能直接促进气道炎症反应。

参与哮喘发病的炎症细胞在气道聚集、激活后,释放大量的炎性介质,主要有组织胺、白三烯、缓激肽、前列腺素、内皮素等,引起支气管平滑肌收缩、气道黏膜充血水肿、黏液分泌亢进以及气道上皮损伤。变应原可穿过受损的气道上皮直接到达黏膜下层,刺激已暴露的感觉神经末梢而产生激惹,导致气道高反应性形成。

2. 气道的神经控制机制　某些刺激物如烟雾、二氧化硫、颗粒物和冷空气可刺激气道的感觉受体,引起反射性的支气管收缩,这是正常人和哮喘患者都存在的生理保护机制。但是,哮喘患者对刺激物的反应有更低的阈值。目前认为,人类气道的神经分布十分复杂。除经典的胆碱能与肾上腺素能机制外,还存在非胆碱能与非肾上腺素能的调节途径。

二、支气管哮喘的临床表现

(一) 症状和体征

1. 儿童哮喘　由于患儿往往表达能力较差或无表达能力,许多前驱症状仅能依靠家属或医生的观察,其临床表现主要有以下几方面:

(1)发作先兆:患儿受到变应原、冷空气或其他诱因的刺激时,往往首先表现为上呼吸道过敏的症状,如眼痒、鼻痒、打喷嚏、流清涕等,进一步表现为上颚痒、咽痒、干咳和呛咳。婴幼儿因不能诉说,仅可见揉鼻搓眼等表现。这些症状通常在哮喘发作前可持续数小时或数天。

(2)发作时的表现:突然发作的喘息为儿童哮喘的主要特征,且喘息症状根据哮喘的严重程度而有较大的差异。患儿可出现高调喘鸣声,不用听诊器或相隔一定距离即可听到。呼吸频率加快、呼吸困难,婴幼儿可表现为张口呼吸、鼻翼扇动。许多患儿可伴有咳嗽,一般病初为干咳,发作消退时咳出白色黏液样痰。严重发作时可表现为烦躁不安、发绀、面色苍白、出冷汗。查体可见三凹征、心率加快、双肺有哮鸣音。进一步加重可出现心力衰竭的表现如颈静脉怒张、水肿、肺底水泡音、肝脏肿大。慢性哮喘患儿可见肺气肿体征,如桶状胸、两肺叩诊过清音等。

2. 成人哮喘

(1)症状:常有诱因,如接触变应原、上呼吸道感染等。发作前可有流泪、眼痒、打喷嚏、流涕等症状,发作时有呼吸困难、喘鸣,伴有咳嗽、咳痰。重症发作者呼吸困难严重、端坐呼吸、大汗淋漓,有濒死感。

(2)体征:发作时双肺常有哮鸣音和干性啰音,严重发作时患者端坐呼吸、鼻翼扇动,可有发绀、大汗、精神紧张。长期反复发作者,可有两肺叩诊过清音、肺底降低等。

(3)胸部 X 线:两肺过度充气、透光度增加,可有两肺底降低。

(4)肺功能:呈阻塞型通气功能障碍、气道阻力增加、肺过度充气,肺活量、时间肺活量降低,功能残气量增加,残气量占肺总量比值增大。

(二)诊断

1. 儿童哮喘

(1)婴幼儿哮喘:①年龄<3岁,喘息发作≥3次;②发作时双肺闻及呼气相哮鸣音,呼气相延长;③具有特应性体质,如湿疹、过敏性鼻炎等;④父母有哮喘病等过敏史;⑤除外其他引起喘息的疾病。

凡具有以上第①②⑤条即可诊断哮喘。

如喘息发作2次并具有第②⑤条者,可诊断为可疑哮喘或喘息性支气管炎。在此基础上如还具有第③和(或)第④条时,可考虑给予哮喘治疗性诊断。

(2)儿童哮喘:①年龄>3岁,喘息呈反复发作者(或可追溯与某种变应原或刺激因素有关);②发作时双肺闻及呼气相哮鸣音,呼气相延长;③支气管舒张剂有明显疗效;④排除引起喘息、胸闷和咳嗽的其他疾病。

对各年龄组疑似哮喘同时肺部有哮鸣音者,可作以下任何一项支气管舒张剂试验:①用β_2受体激动剂的气雾剂或溶液雾化吸入;②0.1%肾上腺素0.01ml/kg皮下注射,每次最大不超过0.3ml。在进行以上任何一项试验后15分钟,如果喘息缓解及肺部哮鸣音明显减少,或FEV_1上升率≥15%,支气管舒张剂试验阳性,可作哮喘诊断。

(3)咳嗽变异性哮喘(cough variant asthma)(儿童年龄不分大小):①咳嗽持续或反复发作>1个月、常在夜间和(或)清晨发作、运动后加重、痰少、临床无感染征象,或经较长期的抗生素治疗无效;②支气管舒张剂治疗可使咳嗽发作缓解(基本诊断条件);③有个人过敏史或家族过敏史、变应原试验阳性可作辅助诊断;④气道呈高反应性特征,支气管激发试验阳性可作辅助诊断;⑤排除其他原因引起的慢性咳嗽。

2. 成人哮喘

(1)反复发作喘息、呼吸困难、胸闷或咳嗽,多与变应原或冷空气接触、物理和化学性刺激、病毒性上呼吸道感染、运动等有关。

(2)发作时双肺可闻及散在或弥漫性、以呼气相为主的哮鸣音,呼气相延长。

(3)上述症状可自行或经治疗缓解。

(4)症状不典型者(如无明显喘息或体征)应至少具备以下一项试验阳性:①支气管激发试验或运动试验阳性;②支气管扩张试验阳性,即FEV_1增加15%以上,且FEV_1增加的绝对值>200ml;③最大呼气流量(PEF)日内变异率或昼夜波动率≥20%。

(5)排除其他疾病引起的喘息、胸闷和咳嗽。

三、支气管哮喘的流行病学

(一)流行概况

全世界有哮喘患者1.5亿,我国至少也有千万以上的哮喘患者。在世界范围内,近年来哮喘的患病率和死亡率一直呈上升趋势。但是,不同国家和地区报道的哮喘患病率相差很大,从0.3%~34%不等。

在哮喘患病率的统计上常常使用累积患病率和现患率两种表示方法。累积患病率是指某一人群中新患哮喘人数与曾患哮喘人数之和占该人群的百分比。现患率是指2年内有哮喘发作的人数在人群中的百分比。新西兰、澳大利亚、新加坡等太平洋地区国家的哮喘患病率较高。新西兰的调查显示,1975年、1989年的累积患病率分别为26.2%和34%。中国台湾 5~15 岁儿童的哮喘累积患病率从 1974 年的 1.3% 上升至 1994 年的 10.8%。中国大陆地区 1988—1990 年对 27 个省市 952 240 名 0~14 岁儿童的调查显示,哮喘的现患率为 0.91%。但各地患病率的差异较大,重庆最高,为 2.60%,拉萨最低,为 0.09%。84.8% 的患儿在 3 岁前发病,以 1~6 岁患病最多。2000 年,我国再次对上述 27 个省市的 287 329 名 0~14 岁儿童的哮喘患病情况进行了调查。结果显示,哮喘现患率较 10 年前明显上升,平均增加 64.8%。1990 年,北京儿童的哮喘现患率为 0.77%,而 2000 年则上升为 2.05%,是 1990 年的 2.66 倍。

20 世纪 70 年代中期以来,一些发达国家的哮喘死亡率有上升的趋势。例如,美国的哮喘死亡率 1980 年为 0.26/10 万,1991 年增加至 0.49/10 万。目前认为,重症哮喘患者的增多、缺乏有效的自我管理和正确的医疗措施是造成哮喘死亡率上升的主要原因。

(二) 调查方法

一些疾病如呼吸道肿瘤的调查可通过收集医生的诊断资料来完成,而绝大多数呼吸系统疾病患者与非患者的区分并不那么容易,特别是一些慢性病患者在疾病早期往往不去就诊。临床功能检查和生化检验可提供较为准确的疾病信息,但在大样本人群的流行病学研究中很难使用。因此,调查问卷(questionnaire)是进行呼吸系统疾病流行病学研究最为方便的基本工具。

用于呼吸系统疾病研究的标准调查问卷有多种。最早的标准调查问卷在 20 世纪 60 年代开始使用,当时调查的重点疾病是一般人群的慢性支气管炎、肺气肿以及职业人群的尘肺。之后,哮喘引起了人们的普遍关注,调查问卷中涉及哮喘的项目逐渐增多。最近,世界各地过敏性鼻炎的患病率普遍上升,问卷中有关上呼吸道疾患的内容也相应增加。早期的问卷中有关呼吸系统疾病危险因素的内容主要集中在吸烟和职业暴露;目前使用的问卷还包括大气污染、室内空气污染、饮食习惯以及与儿童期健康状况和环境有关的问题。

1. 用于调查慢性支气管炎、呼吸困难以及呼吸道感染的问卷 1960 年,英国医学研究委员会(British Medical Research Council,BMRC)经过多年的研究和验证后发布了 BMRC 标准调查问卷。与以往的调查问卷比较,BMRC 标准调查问卷增加了信度和效度验证。因此,学术界认为:该问卷的出现是呼吸系统疾病流行病学研究的一个重要进展。1960 年版 BMRC 标准调查问卷主要用于慢性支气管炎的调查,问卷中着重询问与慢性咳嗽、咳痰以及反复急性呼吸道感染有关的内容。该问卷在 1966 年、1976 年以及 1986 年进行了 3 次修订。

1962 年,欧共体发布了用于煤矿和钢铁工人呼吸系统疾病的调查问卷,简称 ECSC 问卷。该问卷的内容基本上是基于 BMRC 标准调查问卷,只是补充了一些有关疾病史和职业史的内容。该问卷于 1987 年进行了修订。

1971 年,美国国立心脏和肺脏研究所肺疾病部(Division of Lung Disease,National Heart and Lung Institute,NHLI)对 BMRC 标准调查问卷进行了修改,研制了 NHLI 调查问卷。之后,美国胸科学会(American Thoracic Society,ATS)与美国国立心脏、肺脏和血液研究所肺疾病部(Division of Lung Disease,National Heart,Lung,Blood Institute)于 1974 年开始联合研制用于呼吸系统疾病的调查问卷,形成了著名的 ATS-DLD-78 标准调查问卷。该问卷分成人和儿童用两部分,设计中充分考虑了 BMRC 调查问卷存在的不足。后来的研究显示,ATS-DLD-78 标准调查问卷同样适合于被调查者自行填写完成。

2. 用于调查哮喘和哮喘样症状的问卷 哮喘没有公认的流行病学定义。1960 版 BMRC 标准调查问卷中仅含有几个问题涉及喘息和非特异性肺部疾患。1966 年修订时,增加了询问是否有气急和喘息发作的内容。ATS-DLD-78 标准调查问卷明确增加了有关哮喘的内容,如"您患过哮喘吗?"等问题。

1984 年,国际防痨与肺病联合会(IUATLD)研制了 IUATLD 支气管症状调查问卷。该问卷试图通过最合适的症状组合判断哮喘,内容中没有涉及医生诊断的哮喘。在以后的验证研究中发现,夜间被气急惊醒、与动物、灰尘或皮毛接触时出现胸闷等症状与气道高反应性有较好的一致性。1986 版 BMRC 标准调查问卷以及 1987 版 ECSC 问卷均吸收了 IUATLD支气管症状调查问卷中有关哮喘内容的一些问题。

1994 年,欧共体呼吸健康调查(ECRHS)根据目前广泛使用的标准问卷,研制了用于成人哮喘调查的 ECRHS 调查问卷。1995 年,国际儿童哮喘及过敏性疾病研究(international study of asthma and allergies in childhood,ISAAC)发布了用于儿童哮喘及过敏性疾病调查的问卷。在这个问卷中,首次增加了有关哮喘严重程度的问题。

3. 用于调查变应性鼻炎的问卷 BMRC 和 ECSC 问卷的早期版本中都有关于鼻黏膜炎症的内容,以后又增加了有关花粉热的内容。ATS-DLD-78 问卷的相关内容更为详细。ECRHS 调查问卷中特别询问了鼻炎是常年性还是季节性。ISAAC 问卷中包含了有关鼻炎的 6 个问题。

四、支气管哮喘的防治原则

(一)预防措施

1. 避免与变应原接触,控制室内空气污染、减少室内尘螨数量、消灭蟑螂、清除真菌、忌养宠物、在花粉季节避免外出和尽量少开窗户。

2. 减少在冷而干燥环境下参加剧烈的体育运动。

3. 树立信心,正确了解和掌握哮喘防治知识。哮喘发作时泰然处之,避免惊慌失措。

4. 禁用某些致敏药物如阿司匹林和其他非激素类抗炎药物;避免食用致敏食物。

5. 生活规律、避免过度疲劳、预防呼吸道感染、注意气候变化。

(二)治疗原则

坚持长期、持续、规范、个体化的治疗。在发作期着重快速缓解症状、抗炎、平喘,在缓解期应长期控制症状、抗炎、降低气道反应性、避免触发因素、自我保健。

第二节 慢性阻塞性肺疾病

慢性阻塞性肺疾病(chronic obstructive pulmonary disease,COPD,简称慢阻肺)是一种常见的、以持续性呼吸道症状和气流受限为特征的疾病,通常指具有气流阻塞特征的慢性支气管炎和(或)肺气肿。最常见的呼吸症状包括呼吸困难、咳嗽和(或)咳痰。呼吸道症状和气流受限是由有毒颗粒或气体导致的气道和(或)肺泡异常引起的。大多数慢阻肺患者同时伴随其他慢性疾病,从而增加了慢阻肺患者的致残率和病死率。

慢性支气管炎是具有慢性咳嗽、咳痰特征的一种疾病。临床表现为咳嗽、咳痰每年至少3 个月、连续 2 年并排除其他原因所致的慢性咳嗽。哮喘的气流阻塞具有可逆性,目前认为它不属于慢阻肺。但是,某些哮喘患者在疾病发展过程中可出现不可逆性气流阻塞。当哮喘与慢性支气管炎和(或)肺气肿重叠存在或难以鉴别时,也可列入慢阻肺的范畴。没有气流阻塞的慢性支气管炎或肺气肿不属于慢阻肺。已知病因或具有特异病理表现并有气流阻塞的疾病如囊性纤维化、弥漫性泛细支气管炎或闭塞性细支气管炎等也不属于慢阻肺。

一、病因和发病机制

慢阻肺是遗传-环境相互作用导致的疾病,包括基因、年龄、性别、空气污染暴露、社会经济因素、哮喘、气道高反应性、慢性支气管炎和感染等因素。慢阻肺最主要的危险因素是吸烟,但其他的环境暴露,如生物燃料暴露和空气污染也具有促进慢阻肺发生和发展的作用。除环境暴露外,个体因素也可促进个体发展为慢阻肺,包括基因异常、肺发育异常及加速老化。

(一)环境因素

1. 烟草烟雾 大量的流行病学研究表明,吸烟是慢阻肺最重要的危险因素。据估计,发达国家80%~90%以上慢阻肺病例的发生与吸烟有关。与不吸烟者相比,吸烟者中呼吸系统症状率、肺功能异常率以及慢阻肺死亡率较高。我国西安的研究表明,与非吸烟者相比,男性和女性吸烟者因慢阻肺死亡的调整后 RR 值分别为 4.1 和 26.6。上海的一项前瞻性研究也得出类似的结论。吸烟还增加慢阻肺的发病率,戒烟或减少吸烟可使 FEV_1 的下降速率减慢。戒烟持续时间、戒烟年龄、原吸烟量、戒烟时疾病的状态都对慢阻肺的结局有影响。调查发现,在调整了身高变化、性别、年龄和原有 FEV_1 水平后,吸烟青少年的 FEV_1 增加速率明显低于非吸烟的青少年。WHO 认为,在 65 岁以下的男性中,吸烟是 75%慢性支气管炎和肺气肿患者的死亡原因。

吸烟引起慢阻肺发生的机制很复杂。目前,一般认为吸烟诱发的呼吸道炎症反应是慢阻肺发生的基础。烟草烟雾中含有的刺激性物质,可引起呼吸道黏膜的黏液腺增生、黏液分泌增多、纤毛运动减弱、纤毛脱落、使呼吸道的防御功能降低而容易继发感染。研究发现,吸烟者的外周气道在慢阻肺形成之前就可出现早期的结构变化;T 淋巴细胞和巨噬细胞是气道的主要浸润细胞,但没有明显的结构破坏和纤维化。慢阻肺发生后,在 T 淋巴细胞和巨噬细胞浸润进一步增加的基础上,出现中性粒细胞在气道的浸润,患者的肺功能加速衰退。烟草烟雾可通过增加肺泡炎症细胞数目而释放大量的氧化剂,使 α_1-抗胰蛋白酶及其他蛋白酶抑制剂失活,干扰蛋白酶与抗蛋白酶的平衡。氧化剂还可直接损害肺细胞外间质中的弹性蛋白和胶原蛋白。

环境香烟烟雾暴露是慢阻肺的危险因素之一。经常暴露于环境香烟烟雾中的儿童和成人出现呼吸系统症状增加、肺功能降低。父母吸烟的儿童呼吸道感染率要比父母不吸烟的儿童高。

2. 其他室内空气污染物 室内空气污染与慢阻肺的关系在发展中国家较为明显。一些地区的妇女在矮小、通风不良的住宅中用生物燃料(木柴、牛粪)做饭取暖,长期暴露于高浓度的颗粒物、一氧化碳等。尽管这些妇女不吸烟,所在地区也没有明显的大气污染,但她们的呼吸系统症状以及慢性支气管炎、慢阻肺的患病率甚至高于当地的男性。

3. 室外环境因素 严重的大气污染可使人群呼吸系统疾病的患病率和死亡率增加,但长期暴露于低浓度空气污染物是否会引起慢阻肺尚有争议。美国的研究发现,大气 PM_{10} 浓度每增加 $10\mu g/m^3$,65 岁以上人群哮喘和慢阻肺的入院率增加 1%。我国北京的一项研究表明,大气 SO_2 浓度每增加 1 倍,慢阻肺的死亡率增加 29%。对我国大气颗粒物污染与健康效应的 Meta 分析显示,TSP 浓度每升高 $100\mu g/m^3$,慢性支气管炎的死亡率增加 30%,肺气肿的死亡率增加 59%。

4. 职业性因素　职业性因素对慢阻肺的影响往往被吸烟的作用所掩盖。但是,大多数研究显示,职业性粉尘、烟尘和有害气体暴露是患慢阻肺的危险因素。在同一吸烟量的人群中,职业性粉尘、烟尘和有害气体暴露者的 FEV_1 下降更明显,其影响程度与粉尘、烟尘和气体的理化特性有关。目前认为,煤尘、矽尘、铁尘、石棉尘、水泥尘、木尘、SO_2、NO_x、以松节油为基质的涂料油等的暴露与慢阻肺的关系密切。一项横断面研究显示,男性和女性自我报告暴露于工作粉尘和烟雾,不仅与气流受限和呼吸道症状增加相关,而且 CT 扫描也显示出更多的肺气肿和气体陷闭。

5. 社会经济状况和居住条件　20 世纪 50~60 年代,英国的研究表明,慢阻肺的患病率以社会经济状况低和居住条件差的人群为高。随后,在其他国家进行的多项研究也得出了一致的结论。目前研究提示,慢阻肺不仅与患者目前的社会经济条件有关,还与其婴幼儿期的家庭社会经济条件有密切关系。

（二）个体因素

1. 遗传因素　吸烟引起慢阻肺的危险度有明显的个体差异或个体易感性,仅 10%~20% 的长期吸烟者最终发展为症状性的慢阻肺。慢阻肺的发生还有明显的家族聚集性,慢阻肺患者亲属中该病的患病率明显高于其他人群。与一般吸烟者相比,慢阻肺患者有吸烟习惯的兄弟姐妹中,患慢阻肺的 RR 为 2~4。双生子研究发现,即使在不同的环境中成长,单卵双生子对烟草的易感性却基本一致。此外,不同国家、不同民族的慢阻肺患病率也有差异。与西方国家相比,我国人群的慢阻肺患病率相对较低。生活在夏威夷的日裔美国人吸烟者的慢阻肺患病率为 7.9%,而与之配对的白种美国人吸烟者为 16.7%。上述资料提示,在慢阻肺的发生、发展过程中,遗传因素也起一定的作用。目前认为,慢阻肺的易感性为多基因遗传,其中遗传性 α_1-抗胰蛋白酶缺乏是目前唯一肯定的与慢阻肺易感性相关的遗传因素。

（1）α_1-抗胰蛋白酶基因:在肺泡的新陈代谢中,巨噬细胞和中性粒细胞分泌的弹性蛋白酶起着对弹性蛋白的降解作用。α_1-抗胰蛋白酶可抑制弹性蛋白酶的活性,避免弹性蛋白的过度降解。正常生理状态下,弹性蛋白酶与 α_1-抗胰蛋白酶保持着平衡状态,是防止肺气肿发生的重要因素。正常血清抗胰蛋白酶的浓度和结构受到基因的控制。按照蛋白酶抑制物（Pi）分型,可将 α_1-抗胰蛋白酶的遗传表型分为 PiZZ 型、PiMZ 型和 PiMM 型。PiZZ 型人的血清 α_1-抗胰蛋白酶活性仅为 PiMM 型的 16% 左右,因此患慢阻肺的危险性较大。PiZZ 型多见于北欧后裔的高加索种人群中,美国人群的发生率在 1% 以下。有研究表明,中国人群中 PiZZ 型的发生率极低。因此,遗传性 α_1-抗胰蛋白酶缺乏在中国人群的慢阻肺发生中的作用非常有限。

（2）微粒体环氧化物水解酶（mEPHX）基因:mEPHX 是体内重要的 II 相代谢酶,参与对多种外源性氧化剂和环氧化物的水解。在白种人,不同个体间肝脏、肺脏以及白细胞中 mEPHX 的活性相差 50 倍之多。目前已知,mEPHX 基因的多态性在人群中表现为 4 种等位基因。两个点突变基因分别在外显子 3 和外显子 4 上,相应的蛋白表型为 Tyr113→His 和 His139→Arg。Tyr113→His 突变型的酶活性减少 50% 以上,称为慢等位基因。His139→Arg 突变型的酶活性却增加 25% 以上,称为快等位基因。有些人同时具有上述两种点突变,但其酶活性在正常范围。英国的研究发现,慢阻肺患者的慢等位基因纯合突变频率为 19%,明显高于对照组（6%）。与其他基因型相比,慢等位基因纯合突变型个体患慢阻肺的比值比（odds ratio,OR）为 4.1。但是,在韩国、日本以及我国的研究未能证实 mEPHX 基因突变与慢阻肺易感性的关系。

（3）其他：日本的研究发现，与谷胱甘肽硫转移酶 pi（GSTP）基因的其他基因型相比，Ile^{105} 纯合突变型者患慢阻肺的 OR 值为 3.5。维生素 D 结合蛋白（VDBP）又称为特异性成分球蛋白（Gcg），除与维生素 D 结合外，还可通过增强补体 5a 的趋化活性来提高中性粒细胞的趋化型。此外，它还通过修饰一种寡糖的侧链形成巨噬细胞激活因子。VDBP 基因外显子 11 有两种常见的点突变，形成 3 种基因型（1S、1F、2）以及 3 种蛋白表型。研究发现，慢阻肺患者中 2-2 基因型较少，而 1F-1F 型的频率较高，VDBP 不同基因型患慢阻肺的易感性有显著差异。慢阻肺患者的支气管肺泡灌洗液和痰中的肿瘤坏死因子（TNF-α）浓度往往较高。最近的研究提示这可能与 TNF-α 的基因多态性有关。TNF-α 基因 5′启动子区-308 位碱基的改变（G→A）导致 TNF-α 基因的转录活性增加两倍，TNF-α 浓度也增加 2 倍。在亚洲人种，这种基因突变型个体患慢阻肺的危险性明显增高。

2. 呼吸道感染　儿童早期呼吸道感染可增加成人期呼吸道症状和肺功能降低的危险性。下呼吸道的病毒感染可能导致气道的狭窄而使婴幼儿出现支气管阻塞。在发展中国家，下呼吸道感染率与慢阻肺的死亡率同时较高，两者可能有着一定的联系。

（三）发病机制

目前认为，慢阻肺与哮喘的发病机制不尽相同。感染、环境刺激物等使具有 α_1-抗胰蛋白酶 PiZZ 型及其他易感因素的人产生肺气肿，引起小气道异常，逐步发展成慢阻肺。吸烟通过肺泡巨噬细胞和中性粒细胞的作用引起气道炎症反应和肺实质损伤，最终导致慢阻肺。与上述有所不同，环境刺激物、变应原和感染引起易感个体产生气道高反应性，导致气管痉挛，诱发哮喘。

慢性支气管炎时，支气管黏液腺增生、腺管扩张、杯状细胞增生，出现灶状鳞状细胞化生，气道平滑肌肥大。黏膜表面多型核中性粒细胞和淋巴细胞浸润。平滑肌增生及纤维化最终导致小支气管扭曲、气管的变形，引起气道阻塞。

有 3 种类型的肺气肿。小叶中心肺气肿从呼吸性细支气管向周围扩展，在肺上部明显；全小叶型肺气肿影响全肺，在肺下部明显，多见于 α_1-抗胰蛋白酶 PiZZ 型患者；远端腺泡型肺气肿或旁间隔肺气肿常局限于肺小叶间纵隔或位于胸膜下，累及远端气道、肺泡管和肺泡囊。

小气道病变是气流阻塞的根本原因。炎症性纤维化、杯状细胞化生、黏液栓或黏液脓栓、终末细支气管平滑肌肥大、附着于细支气管的肺泡受破坏以及支气管和细支气管痉挛性收缩等均在气流阻塞形成过程中起重要作用。

二、慢性阻塞性肺疾病的临床表现

（一）症状和体征

1. 症状　患者常有咳嗽、咳痰和气短的症状。疾病初起时咳嗽多为早晨较重，以后逐渐发展为晚上也明显。患者咳出的痰一般呈黏液状，合并感染时可出现脓性痰。气短症状随病情逐渐加重，活动后明显。有些患者也可出现喘息症状。慢阻肺患者常有反复呼吸道感染史，冬季发病多。随着病情加重，各种症状发作更趋频繁，严重时发生低氧血症和（或）高碳酸血症，并可发生肺源性心脏病。

2. 体征　病程早期体检可以无异常。胸部听诊可有呼气延长或呼气时干啰音。病情进展可出现胸廓增大、横膈运动受限、呼吸音减弱、心音遥远。两肺底或肺野可有湿性啰音和(或)干性啰音。疾病晚期,患者呼吸困难加重,常采取身体前倾位,颈和肩部辅助呼吸肌参加呼吸运动。呼吸时常呈缩唇呼气,有口唇发绀以及右心衰竭体征。

(二) 诊断

要根据患者的病史、体征以及实验室检查等进行慢阻肺的诊断。肺功能检查对慢阻肺的诊断以及估计其严重程度、疾病进展和预后有重要意义。第 1 秒用力呼气容积(FEV_1)、FEV_1 与用力肺活量(FVC)的比例($FEV_1\%$)常用来确定气流阻塞。$FEV_1\%$ 下降即可诊断有气流阻塞,是轻度慢阻肺的一项敏感指标。根据 $FEV_1\%$ 下降还可对慢阻肺进行分级,Ⅰ级(轻度)、Ⅱ级(中度)、Ⅲ级(重度)慢阻肺的 $FEV_1\%$ 分别为>70%、50%~70%以及<50%。胸部 X 线检查对于慢阻肺的诊断敏感性不高,但对于确定肺部并发症以及鉴别其他肺部疾病(肺间质纤维化、肺结核)有一定意义。与胸部 X 线检查相比,CT 检查、特别是高分辨率 CT(HRCT)检查有更高的敏感性和特异性。

三、慢性阻塞性肺疾病的流行病学研究概况

WHO 估计,慢阻肺造成 45 岁以上人口死亡占该年龄组人群总死亡的 10% 以下。在 65~74 岁年龄组人群,慢阻肺死亡率最高的国家依次为罗马尼亚、爱尔兰、苏格兰、前东德、英格兰和威尔士、波兰、匈牙利等,最低的国家是日本和希腊。女性的慢阻肺死亡率普遍比男性低,是后者的 1/3~1/2。慢阻肺是美国的第四位死因,且死亡率呈持续增加的趋势。由于慢阻肺并发其他疾病而死亡时常常被列入其他死因,慢阻肺对总死因的实际贡献可能还要大。例如,美国 1985 年以慢阻肺为主要(直接)死因的占全部死亡的 3.6%,慢阻肺为死亡促因的占总死亡的 4.3%。但是,我国上海的调查显示,慢阻肺的死亡率自 20 世纪 90 年代起呈逐年下降的趋势。

美国的研究表明,14% 的男性和 8% 的女性患有慢阻肺。另一项研究显示,从 40 岁到 80 岁慢阻肺的患病率由 5% 增加到 25%。1991 年,我国北京农村的调查显示,15 岁以上居民中,慢阻肺的患病率男性为 4.38%,女性为 1.94%。2002—2003 年,对北京另一农村地区 40 岁以上居民的调查显示,慢阻肺的患病率男性为 15.05%,女性为 3.76%。采用类似方法对广东部分地区的调查表明,城市地区慢阻肺的患病率男性为 13.8%,女性为 3.0%;农村地区男性为 18.3%,女性为 7.1%。在上海针对 60 岁以上居民进行的调查显示,城市地区慢阻肺的患病率男性、女性分别为 12.94% 和 4.69%;农村地区男性、女性分别为 24.15% 和 8.90%。

随着年龄增加,慢阻肺的患病率和死亡率也随之升高。年龄本身可能是独立的危险因子,但有可能是吸烟或环境暴露及其健康效应累积的结果。

大多数研究显示,慢阻肺的患病率男性高于女性。慢阻肺的死亡率趋势显示 45 岁后男女性有显著差别,但尚难排除吸烟和职业暴露的影响。随着女性参加职业工作及吸烟人数的增多,女性患慢阻肺的人数也会增加。

四、慢性阻塞性肺疾病的防治原则

(一) 预防措施

1. 戒烟　对预防慢阻肺很重要。药物治疗和尼古丁替代疗法可以提高长期戒烟成功率。患慢阻肺的危险度在戒烟后逐年降低。戒烟后 3 个月,咳嗽、咳痰和喘息等症状很快下降,肺功能降低的速率也减缓。

2. 避免接触空气污染物　接触有害粉尘、烟雾和有害气体均可加重呼吸道症状,应尽

力避免接触空气有害物质暴露。

3. 预防呼吸道感染 应避免病毒、支原体或细菌对呼吸道的感染。流感疫苗、肺炎球菌疫苗等对于预防慢阻肺、减少其发作有一定作用。

4. 加强对慢性支气管炎的监测 对慢性支气管炎患者特别是其肺通气功能监测,及早发现气流阻塞并及时采取措施。

5. 避免接触有害物质、养成良好卫生习惯 避免室内外空气有害物质暴露、改善机体的营养状况、养成良好的卫生习惯对于预防慢阻肺也有重要意义。

(二) 治疗原则

慢阻肺的治疗应达到阻止症状发展和病情加重、保持最适当的肺活量、改善活动能力以及提高生活质量的目的。主要方法有:

1. 停止吸烟 停止吸烟是治疗慢阻肺的重要措施,应采取各种方法使患者戒烟。

2. 应用抗生素 慢阻肺的加重多与病毒、细菌等感染有关,控制感染是治疗慢阻肺急性加重的主要措施。但对于慢阻肺稳定期,无需应用抗生素。

3. 应用气管扩张剂 尽管慢阻肺的呼吸受限不像哮喘那样可逆,使用支气管扩张剂仍然是慢阻肺治疗的重要方法之一。

4. 糖皮质激素治疗 慢阻肺患者应慎用糖皮质激素。在慢阻肺急性加重期,有合并哮喘或对 β_2 受体激动剂有肯定效果时,可考虑口服或静脉滴注糖皮质激素。

5. 使用祛痰药 祛痰药可通过溶解呼吸道黏液或减少其黏稠度,避免痰液潴留而继发感染,保证呼吸道通畅。

6. 长期无创通气 对于严重的慢性高碳酸血症和因急性呼吸衰竭而住院的患者,长期无创通气可降低其死亡率,预防再入院。

7. 慢阻肺急性加重的治疗 慢阻肺急性加重是指呼吸道症状急性恶化需要额外治疗。慢阻肺急性加重可由多种因素诱发,最常见的原因为呼吸道感染。慢阻肺急性加重的治疗目标为"最小化本次急性加重的影响",其主要措施为预防和控制呼吸衰竭、肺性脑病、感染中毒性休克。

(三) 稳定期慢阻肺管理

慢阻肺稳定期的管理策略应主要基于个体症状评估和未来的急性加重风险;主要治疗目标是缓解症状和降低未来急性加重的发生风险;不应仅限于药物治疗,应辅以适当的非药物干预,例如建立慢阻肺患者档案、健康指导、冬病夏治、定期随访等;此外,还应从全社会的角度,积极倡导全民戒烟。

第三节 肺 癌

最常见的肺部原发性恶性肿瘤是支气管肺癌(bronchogenic carcinoma),简称肺癌(lung cancer)。一般将肺癌分为非小细胞肺癌(non-small cell lung cancer, NSCLC)和小细胞肺癌(small cell lung cancer, SCLC)两大类,其中 NSCLC 占 80% 左右。NSCLC 又可分为鳞状细胞癌(squamous cell carcinoma, SCC)、腺癌(adenocarcinoma)、大细胞癌(large cell carcinoma)、腺鳞癌(adenosquamous carcinoma)和多形性肉瘤样癌(carcinoma with pleomorphicsarcomatoid)。

一、肺癌的病因

（一）环境因素

1. 吸烟　吸烟已是公认的肺癌发生的危险因素。自从英国学者 Hill 和 Doll 采用病例-对照研究和队列研究的方法证明吸烟与肺癌的因果关系以来,大量的研究证实吸烟可引起肺癌和其他内脏癌症。目前,肺癌的全球流行特征在很大程度上反映了 20~30 年前世界各地烟草的消费情况。与非吸烟者相比,吸烟者患肺癌的相对危险度男性和女性分别为 8~15 和 3~10。研究认为,吸烟对男性和女性肺癌的人群归因危险度分别为 85% 和 47%。

吸烟与肺癌的关系与烟草种类、开始吸烟年龄、吸烟年限和吸烟量有关。与抽雪茄和烟斗者相比,吸香烟者患肺癌的危险度最高。开始吸烟年龄越早,吸烟年限越长,则患肺癌的危险度越高。当吸烟年限确定后,男、女患肺癌的危险度随吸烟量的增加而升高,且有明显的剂量-反应关系。研究还发现,戒烟可降低肺癌的死亡率。据估计,吸烟 30 年者,如坚持戒烟 15 年,肺癌的年超额危险度可减少 80%。在各类肺癌中,吸烟与鳞状细胞癌发生的关系最为密切,其次为小细胞肺癌和腺癌。我国上海的研究表明,男、女吸烟者患鳞癌的相对危险度分别为 8.4 和 7.2,患小细胞肺癌的相对危险度分别为 7.4 和 7.9,而患腺癌的相对危险度则为 1.6 和 1.5。

不同性别对吸烟所致肺癌的易感性没有明显差异。但是,不同种族人群对肺癌的易感性受吸烟量的影响。一项针对非洲裔美国人、日本裔美国人、拉丁裔美国人以及美国白人的队列研究发现,在吸烟量不超过 30 支/天的前提下,与其他种族的人群相比,非洲裔美国人患肺癌的危险度明显增高。当吸烟量超过 30 支/天时,各种族人群患肺癌的危险度没有明显差异。

有许多研究指出,被动吸烟(passive smoking)是非吸烟者肺癌死亡的重要原因。在不吸烟的妇女中,丈夫吸烟的妇女患肺癌的危险性是丈夫不吸烟的 2 倍以上。

研究表明,烟草中的致癌物主要来自:①烟草燃烧过程中产生的各类致癌物,如多环芳烃、芳香胺类、酚等;②烟草本身含有的肼、砷、镍、镉等;③在香烟生产加工过程中产生的亚硝胺类化合物等。

2. 室内空气污染　除室内烟草烟雾污染外,在通风不良的条件下燃煤所致的室内空气污染与肺癌的发生有关。我国云南省宣威县当地妇女的吸烟率仅为 0.2%,但该县女性肺癌粗死亡率为 21.35/10 万,中国标准人口年龄调整死亡率为 24.49/10 万,世界标准人口年龄调整死亡率为 33.28/10 万。该地妇女习惯在室内火塘上燃煤取暖和烹调食物,长期暴露于燃煤引起的室内空气污染。煤燃烧时可释放大量以苯并(a)芘为代表的多环芳烃类致癌物,可显著增加暴露者患肺癌的危险度。在美国以及我国沈阳、哈尔滨和中国台湾的研究也观察到类似的结果。动物实验研究也证实,煤燃烧产物的暴露可诱发大鼠和小鼠肺部肿瘤发生率的显著增高。IARC 将燃煤所致的室内空气污染物列为第 1 类致癌物。

中国台湾以及欧洲的研究发现,烧木柴所致的室内柴烟污染与暴露人群中肺癌的高发有关。日本和墨西哥的研究也发现,烧木柴和秸秆所致的室内空气污染可增加不吸烟妇女患肺癌的危险度。根据以上人群研究的结果以及动物实验的证据,IARC 将生物燃料(biomass),主要是木柴燃烧所致的室内空气污染物列为第 2A 类致癌物。

我国香港的研究发现,烹调油烟暴露与患肺癌的危险度增加有关。我国上海和甘肃的研究也提示上述关联。烹调时产生的菜油和豆油油烟凝聚物中含有致突变物和致癌物。

IARC 将烹调油烟所致的室内空气污染物列为第 2A 类致癌物。

　　住宅和办公室密闭化造成的室内氡高浓度蓄积问题,20 世纪 80 年代中期开始受到人们的关注。氡是一种无色无味的放射性气体,主要由天然的放射性元素镭衰变而来。氡还可进一步衰变产生不同寿命的氡子体。氡的每次衰变过程,都会有放射性辐射产生。目前认为,吸入空气中氡子体所产生的辐射剂量是人所受自然辐射的主要来源,占一般情况下人受到的放射线辐射量的 1/2 左右。随呼吸进入肺部的氡子体可使肺组织受到持续性的放射线照射,造成细胞中的遗传物质损伤,最终引起肺癌。目前认为,在与肺癌发生有关的生活环境因素中,氡暴露是仅次于香烟的第二位危险因素,所引起的肺癌占肺癌总发生的 10% 左右。

　　3. 大气污染　近几十年来,国内外许多研究表明,大气污染程度与肺癌的发生和死亡率呈正相关关系。与农村人群相比,城市人群的肺癌死亡率较高,提示大气污染是肺癌发生的危险因素之一。我国的研究发现,上海、沈阳和天津等大城市居民肺癌死亡率与大气中苯并(a)芘浓度有显著的相关关系。空气中的砷、苯并(a)芘等污染物已被毒理学实验或流行病学研究证实具有致癌作用。但是,有关大气污染和肺癌关系的流行病学研究,大多数报道属于不同地区或不同时期的大气污染程度与人群肺癌死亡率之间的相关性研究。美国癌症协会对约 50 万居民的前瞻性调查资料进行的分析显示,大气 $PM_{2.5}$ 和 SO_2 污染与居民肺癌死亡率之间有相关关系。据估算,$PM_{2.5}$ 浓度每升高 $10\mu g/m^3$,肺癌死亡率增加 8%。上海曾对居住在不同大气污染程度的市中心、近郊以及远郊的 22 万成人按吸烟习惯分组,进行了为期 5 年的前瞻性研究,其结果发现 3 个地区非吸烟者的肺癌死亡率没有明显的差异,但大气污染与男性吸烟者的肺癌死亡率之间有剂量-反应关系。该研究提示,吸烟与大气污染可能有协同作用,即在大气污染严重的地区,吸烟的肺癌危险度比一般情况下更高。

　　4. 职业因素　多种职业暴露因素与肺癌的发生有关。表 43-2 列出了被 IARC 认定为可引起人类肺癌的职业因素或职业环境。尽管职业暴露引起的肺癌对人群肺癌总死亡的贡献相对较小,但它在职业肿瘤中占有较高的比例。此外,许多职业致肺癌因素与吸烟有协同作用。

表 43-2　可引起人类肺癌的职业因素或职业环境

职业暴露因素	职业环境
砷及其化合物	铝生产
石棉	煤气生产
铍及其化合物	焦炭生产
镉及其化合物	铁和钢的铸造
六价铬化合物	油漆作业
双氯甲醚和氯甲甲醚	蚊香生产
二噁英	垃圾焚烧
镍化合物	陶瓷生产(氧化镍)
钚-239	核燃料生产
氡-222 及其子体	地下赤铁矿开采伴随的氡暴露

续表

职业暴露因素	职业环境
结晶型二氧化硅	石英生产
含石棉样纤维的滑石	造纸工业
X 射线和 γ 射线	电厂发电
煤焦油沥青	煤焦油加工
煤焦油	焦炭生产
煤烟	煤炭燃烧

引自:陈学敏,杨克敌.现代环境卫生学.第2版.北京:人民卫生出版社,2008

在我国的职业病名单中,规定为职业性肺癌的有石棉、氯甲醚和砷所致肺癌,以及焦炉工人肺癌和铬酸盐制造业工人肺癌。大量的职业流行病学研究表明,柴油机尾气暴露与卡车司机中肺癌的高发有密切关系。

5. 其他 国内外研究都显示,既往肺部疾患、特别是肺结核与肺癌的发生有一定的关联。加拿大进行的队列研究发现,肺结核患者患肺癌的危险性是一般人群的 1.5 倍。近年的研究表明,长期饮用砷含量过高的水可使居民中肺癌的死亡率显著升高。一些研究指出,增加蔬菜和水果的摄入可降低患肺癌的危险性。

(二) 遗传因素

1. 细胞色素 P450 酶 细胞色素 P450 酶为 I 相代谢酶。目前已发现,CYP1A1、CYP2D6、CYP2E1 等细胞色素 P450 酶的基因存在多态性,与肺癌的个体易感性有关。

CYP1A1 参与多环芳烃的代谢激活,其基因已发现有 4 种多态位点,其中 Msp I 和 Exon7 多态与肺癌相关。对高加索人群的研究发现,Msp I 纯合突变型个体患肺癌的 OR 为 2.36(95%CI:1.16~4.81)。但是,包括高加索人群和亚洲人群的 Meta 分析没能得出上述结论。日本的研究显示,Msp I 或 Exon7 多态可能是非吸烟者肺癌易感性的标志。在低剂量吸烟组中,鳞状细胞癌患者有 Msp I 或 Exon7 多态的频率为 45.2%,而对照组为 19%,差异有显著性。

CYP1B1 可激活外源性的前致癌物和雌激素样物质。在日本人群的研究发现,CYP1B1 的 Ser119 多态与鳞状细胞癌易感有关。

CYP2D6 可代谢许多临床上重要的药物,并可催化烟草中亚硝胺、4-(甲亚硝胺)-1(3-吡啶基)-1-丁酮(NKK)的代谢活化。目前发现 CYP2D6 有至少 40 个 SNPs 和等位基因变异,其表型可分为正常酶活性型、酶活性降低型、酶活性缺失型和酶活性增高型。CYP2D6 表型有种族差异,东方人种中 99% 以上个体的 CYP2D6 活性较高,具有较强的致癌物活化能力。

CYP2E1 是代谢活化香烟中亚硝胺的重要代谢酶之一。CYP2E1 基因有 Rsa I、Pst I、Dra I 和 Tag I 等限制酶多态。Rsa I 和 Pst I 的多态位点位于 CYP2E1 基因的 5′区且紧密连锁,有 c1/c1、c1/c2 和 c2/c2 三种基因型,其分布频率存在种族差异。在研究美裔墨西哥人 CYP2E1Rsa I 和 Pst I 多态与肺癌的易感性关系时发现,男性吸烟者中,具有 c1/c1 基因型的比其他基因型(c1/c2,c2/c2)个体患肺癌的危险性增加 14 倍。肺癌患者中,c1/c1 基因型者比其他基因型患者患肺癌的年龄和烟草消耗量都低。Dra I 多态有三种基因型,即 DD、DC 和 CC,其分布也有种族差异。研究表明,与其他基因型相比,DD 型个体患肺癌的危险性增高 2.4 倍,而 DD 型吸烟者患肺癌的危险性增高达 22.7 倍。

2. 谷胱甘肽硫转移酶 谷胱甘肽硫转移酶(GST)属Ⅱ相代谢酶,有多个亚族,其中 μ、θ 和 π 三个亚族呈多态性分布。

GSTM1 属 μ 亚族,主要参与多环芳烃的的解毒过程。GSTM1 基因型有三个等位基因型,即 GSTM1a、GSTM1b 和 GSTM1 缺陷型,它们的频率分布有种族差异。研究发现,GSTM1 缺陷型个体患肺癌的危险性显著增高。与其他类型的肺癌相比,鳞状细胞癌的易感性增高更为明显。最近的研究发现,μ 亚族的 GSTM3 也存在基因多态性,且与 GSTM1 存在强烈的基因-基因交互作用,与肺癌的易感性有关。

GSTP1 属 π 亚族,分为野生型 GSTP1A 和变异型 GSTP1B、GSTP1C 三种类型。GSTP1B 和 GSTP1C 所造成的变异均位于 GSTP1 酶的亲电子底物结合区,对 GSTP1 酶活性的影响因底物不同而有所差异。以 7,8-二羟基-9,10-环氧苯并(a)芘(BPDE)为底物时变异导致酶活性升高,促进多环芳烃在体内的解毒。对欧裔澳大利亚人、日本人以及芬兰人的研究显示,鳞癌患者的型频率显著低于对照组,提示 GSTP1 基因变异可降低患肺癌的危险性。

3. N-乙酰基转移酶 N-乙酰基转移酶(NAT)也属于Ⅱ相代谢酶,多种致癌物和化学毒物需通过该酶的作用而解毒。编码 NAT 的基因为 *NAT1* 和 *NAT2*,其等位基因的多态性导致个体的乙酰化能力存在差异。NAT 分为快代谢型和慢代谢型两种表型。研究发现,与快代谢型相比,NAT1 和 NAT2 的慢代谢型个体患肺癌的危险性增高。

在多环芳烃等前致癌物的体内代谢中,细胞色素 P450 酶起活化作用,而 GST 等Ⅱ相代谢酶使活化的致癌物失活。因此,Ⅰ相代谢酶和Ⅱ相代谢酶的联合多态将会显著影响肺癌的遗传易感性。日本的研究证实,同时具有 CYP1A1 的 Exon7 多态和 GSTM1 缺陷型的个体患肺癌的危险性显著增加。此外,还有研究提示 p53 和 GST 的基因-基因相互作用与肺癌的易感性有关。

4. DNA 修复酶 DNA 修复是保护细胞免于发生突变和癌变的重要机制。DNA 修复酶基因的遗传变异会导致个体发生癌症的危险性增高。一些研究发现,人类 8-羟基鸟嘌呤的切除修复酶基因 *hOGG1* 的外显子 1 多态、326 位密码子的 Ser-Cys 多态或 *hOGG1* 基因的杂合性丢失将显著增加患肺癌的易感性。其他与肺癌易感有关的 DNA 修复酶基因多态包括 XPD 密码子 312 多态、XRCC1 密码子 280 和 399 多态和 poly(ADP-ribose)polymerase(PAD-PRP)基因 193bp 缺失等。

二、肺癌的临床表现

(一)症状和体征

1. 症状 早期肺癌常无症状。咳嗽在中心型肺癌较早出现,常以阵发性、刺激性干咳为首发症状,无痰或仅有少量的白色泡沫状黏液痰。此外,还可伴有胸痛、咯血、呼吸困难等。全身症状有发热、乏力、食欲减退、体重减轻等。

2. 体征 早期可无阳性症状。肿瘤增大时可有气管移位。肿瘤压迫症状,上腔静脉可出现颈部、胸壁浅表静脉怒张。如肺癌转移到肝、骨、脑、肾上腺等,可出现相应的症状和体征。

(二)诊断

1. 上述临床症状和体征。

2. 实验室检查

（1）痰脱落细胞学检查：应连续送痰液 6~9 次，验痰次数越多阳性率越高。

（2）免疫学检查：肺腺癌可有癌胚抗原（CEA）升高。

（3）胸腔积液检查：癌性胸腔积液多呈血性。

（4）活组织检查：为病理学诊断，可确定肺癌及其病理类型，是诊断肺癌的重要方法。

3. 纤维支气管镜检查　可直接观察支气管内肿瘤病变及其管壁浸润。通过支气管镜可做活组织检查、细胞刷或生理盐水冲洗，获得细胞学和病理学标本。

4. X 线检查

（1）胸部 X 线片：是肺癌诊断的重要手段，可初步确定病变的部位、范围和性质。

（2）电子计算机横断体层扫描（CT）：快速、准确、分辨率高，能清楚显示胸腔内部的空间结构和肿瘤大小、浸润范围、扩散方向等，可早期诊断肺癌。

三、肺癌的流行病学特点

肺癌是目前世界范围内最常见的癌症，占新发癌症病例的 13%、癌症总死亡数的 18% 左右。近 30 多年来，肺癌发病率和死亡率有不断上升的趋势，尤其是女性肺癌发病率的增高更为明显。在一些发达国家，肺癌在各种恶性肿瘤中占第一位或第二位。在我国，肺癌死亡率已占恶性肿瘤之首。

（一）地域差异

肺癌的发病率和死亡率有明显的地理差异。欧洲、北美、俄罗斯以及南美洲南部为高发地区，而亚洲相对低发。例如，美国的肺癌调整死亡率（世界人口调整死亡率，世调率）男女分别为 57.2/10 万和 25.4/10 万，而同期我国分别为 29.7/10 万和 11.7/10 万。我国肺癌死亡率分布也有明显的地理差异，由东北向南、由东向西呈逐步下降的趋势。此外，肺癌死亡率的城乡差异明显。据 1990—1992 年的全国调查结果，城市男性的肺癌死亡率为 38.1/10 万，而农村 19.1/10 万；城市女性的肺癌死亡率为 16.2/10 万，农村为 8.8/10 万，无论男女，均为城市高于农村。我国 12 个恶性肿瘤登记点 1993—1997 年的资料显示，城市男性的肺癌死亡率为 45.3~67.1/10 万，城市女性为 13.8~40.3/10 万。

（二）性别差异

肺癌的发病率和死亡率几乎在所有的国家均为男性高于女性。我国肺癌的男女性比例为 2.24 ∶ 1，法国为 6.73 ∶ 1，俄罗斯为 6.28 ∶ 1，美国为 1.85 ∶ 1。近年来，发达国家女性肺癌明显增加且速度较快，使性别比例有所下降。肺癌的死亡率随年龄增大而增加，主要死亡年龄在 35~69 岁之间。

（三）种族和民族差异

不同的种族和民族中，肺癌的发病率和死亡率有所不同。调查发现，女性澳大利亚人肺癌的标化死亡率为 11.35/10 万，而女性澳大利亚华人为 17.38/10 万。新加坡华人、马来人和印度人男性肺癌的世调率分别为 73.3/10 万、26.6/10 万和 21.3/10 万，女性为 22.7/10 万、6.9/10 万和 6.5/10 万。美国的统计结果显示，土著夏威夷人和黑人男性的肺癌发病率最高，其次的顺序为白人、华裔和日裔，最低为西班牙裔和土著印第安人。另一方面，从肺癌低发区移居到高发区后，移民人群的肺癌发病率也随之升高。例如，20 世纪 60 年代末，日本 35~64 岁男性的肺癌发病率为 23.7/10 万~29.9/10 万，而同期美国夏威夷日裔男性相应的发病率为 37.9/10 万。

（四）组织学类型的差异

在各种肺癌中,小细胞肺癌约占20%,大细胞癌约占9%。其他组织学类型的百分比在男女差异较大。鳞状细胞癌在男、女性肺癌中的百分比分别为44%和25%,而腺癌在男、女性分别为28%和42%。亚洲国家的女性肺癌中,腺癌的比例尤其高,在日本、韩国和新加坡分别高达72%、65%和61%。但是,近年来在一些亚洲国家如我国和日本,北美的美国和加拿大等国家,男性腺癌的发病率超过了鳞状细胞癌。

（五）时间变化趋势

由于吸烟是肺癌的重要危险因素,人群的烟草消费特征,如消费量、吸烟的持续时间、香烟的种类等可显著影响肺癌的发病率和死亡率。出生队列研究表明,伴随着吸烟率的降低,一些国家的肺癌发病率和死亡率均显著下降。然而,如上所述,男性的肺癌中,腺癌的比例呈逐年上升的趋势。这些变化可能与肺癌分类的改变以及诊断方法的改进有一定的关系。但更重要的是由于人群中戒烟者增加而降低了肺癌危险因素,使鳞状细胞癌发生的比例明显降低。

四、肺癌的防治原则

（一）预防措施

1. 控制吸烟　吸烟是肺癌的重要的危险因素。我国是香烟生产大国,也是烟民最多的国家,为了预防与吸烟有关的疾病,应该从政策上限制香烟的生产。另外,应该加强卫生教育和健康促进活动,让国民远离香烟。

2. 控制环境污染　特别是要加大大气污染控制力度,减少煤炭消耗量、减少工业企业废气排放、控制汽车尾气排放及地面扬尘的发生等。

3. 控制室内空气污染　应加强室内通风,减少室内空气污染,如吸烟烟气、取暖和烹调的烟气的污染。居室建筑材料的选择很重要,应避免使用含放射性高的大理石装修居室。石棉不宜作为居室隔热材料,因为它可污染环境,特别是当墙体表面破损时,大量石棉飞散。

（二）治疗原则

1. 外科治疗　除广泛转移的非小细胞肺癌或大部分小细胞肺癌外,手术切除是肺癌的首选治疗。

2. 放射治疗　适用于无条件进行外科治疗的患者,对于小细胞肺癌尤为敏感。

3. 化学治疗　主要适用于小细胞肺癌及不能手术治疗的非小细胞肺癌。此外,还作为手术者及放射治疗的辅助治疗以及局部并发症的缓解治疗。

4. 介入治疗　主要适应证为已经失去外科手术机会的中晚期肺癌者、不能耐受全身静脉化疗的患者,特别是老年肺癌患者。另外,中央型肺癌、动脉血供丰富和巨大的周围型肺癌介入疗效更佳。

第四节　军　团　病

军团菌肺炎(legionella pneumonia,LP)是由嗜肺军团菌(*Legionella pneumophila*,LP)引起的肺炎,以肺部感染伴全身多系统损害为主要表现,可散发或暴发流行。1976年7月21~24日,在美国宾夕法尼亚州费城一宾馆召开宾州地区退伍军人团体年会。从7月21日至8月3日,参加会议的部分人员暴发一种主要症状为发热、咳嗽、胸痛、腹泻和呼吸困难为主要症状的疾病,连同当时在同一宾馆参加其他会议的人员以及进入或接近这家宾馆的当地居民中共计221人发病,其中死亡34人,病死率达15.3%。数月后,从死者肺组织中分离出一种新的革兰阴性杆菌,1978年将其命名为嗜肺军团菌。

一、军团病的病因和发病机制

(一) 环境因素

已报道的军团菌科军团菌属细菌有58个种70多个血清型,但临床上只分离到22个菌种,其中90%是嗜肺性军团菌。嗜肺性军团菌有15个血清型,以血清1型(Lp1)最为多见。国内已定型的有Lp1、Lp3、Lp5、Lp6、Lp9、Lm等血清型。

军团菌在自然环境中广泛分布,可存在于天然淡水和人工管道水中,偶亦存在于土壤。军团菌可以增殖的水温为20~50℃,最适宜的温度为35~40℃。水温低于20℃时军团菌难以增殖,而高于60℃时则难以存活。军团菌在自来水中可存活约1年,在河水中可存活约3个月,在蒸馏水中可存活2~4周。

研究发现,至少有30种阿米巴和2种纤毛原虫中有军团菌寄生。军团菌进入原虫后,首先由线粒体和细菌囊泡将它包围在一个吞噬体中,后者阻止了与溶酶体的融合。随着这种吞噬体的形成,军团菌在里面开始增殖。这是军团菌在环境中扩增的唯一方式,其增殖周期约为4天。原虫中寄生的军团菌对高温、酸性以及高渗透性的外界环境的抵抗力增强,同时对消毒剂等耐受性也明显增强。

目前,已从海岸水、河水、温泉水、中央空调冷却塔水、超声雾化器水和呼吸医疗器械等中分离到军团菌。中央空调冷却塔等处常生长着大量的藻类、原虫等,在某些季节其水温能达到35℃以上,为军团菌的生长繁殖提供了有利的条件。

(二) 个体因素

军团菌是条件致病菌,易感者为高龄男性、体弱多病者和吸烟酗酒者。其他易感者还有心肺疾患、糖尿病、肾功能不全、癌症、艾滋病患者以及其他原因所致免疫功能低下者。

(三) 发病机制

只有当含军团菌的水形成气溶胶,以1~5μm的飞沫被吸入后才有可能感染人。军团菌肺炎的发病取决于进入机体的军团菌数量、菌株的毒力及机体的免疫力。有调查显示,空气中的军团菌浓度为1cfu/50L时即有可能诱发军团菌肺炎。

进入肺泡的军团菌被肺泡巨噬细胞吞噬后不易被杀灭,可在细胞内增殖。巨噬细胞对军团菌的吸附至少部分是通过补体系统来实现,即由补体包裹的军团菌与细胞上的补体受体结合。军团菌感染细胞后可释放各种活性酶和毒素溶解细胞,引起肺组织的急性化脓性、浆液化脓性或纤维素性化脓性炎症反应,并常伴有渗出性胸膜炎。嗜肺性军团菌可产生内毒素和外毒素,主要侵犯肺组织。少数毒素可进入血液引起菌血症,与患者出现的肺外多脏器损害机制有关。

二、军团病的临床表现

(一) 症状和体征

军团菌肺炎的潜伏期为2~10天。患者可有短暂的乏力、全身肌肉酸痛和头痛等前驱症状,然后突发高热、伴有寒战、干咳、胸痛、呼吸困难等。此外,60%的患者有心动过缓。胃肠道症状也很多见,1/3的患者有无菌性腹泻。军团菌肺炎的病死率高达15%~20%。

军团菌肺炎患者的胸部 X 线表现无特异性,主要为肺实质性浸润阴影。实验室常规检查表现为炎症反应相:外周血白细胞增高、血沉加快、C 反应蛋白增加等。

(二) 诊断

按照 WHO 推荐的军团菌肺炎诊断标准,军团菌肺炎的诊断包括以下几个方面:

1. 临床特征　主要表现为下呼吸道感染症状,具有肺炎典型体征和(或)影像检查支持肺炎的诊断。

2. 实验室诊断标准

(1)初筛:一个或多个下列试验阳性:①在呼吸道分泌物或尿液中检测到 Lp 特异性抗原。②呼吸道分泌物或肺部组织直接荧光抗体试验阳性。注意使用经过评价的单克隆抗体。③排除 Lp1 以外的其他 Lp 血清型,血清抗体效价升高 4 倍或以上。

(2)确认:一个或多个下列试验阳性:①从呼吸道分泌物、肺部组织、胸膜表面的黏液或血液中分离出 Lp 菌体;②间接免疫荧光抗体试验或微凝集试验,Lp1 特异性血清抗体效价升高 4 倍或以上。

符合军团菌肺炎的临床特征,初筛试验阳性者为可能的病例。符合军团菌肺炎的临床特征,确认试验阳性为确诊的病例。

三、军团病的流行概况

军团菌肺炎可散发或流行,夏末秋初是本病流行的高峰季节。我国北京、唐山等地曾发生过该病的暴发流行。军团菌肺炎的暴发流行常见于旅馆、医院、工厂和某些建筑物内及其附近,与其供水系统带菌有关。军团菌主要通过带菌的气溶胶传播,目前尚未能证实人与人之间的传播。

该病的发病率波动较大,且各地的报道不一。美国监测的年发病率为 12/10 万。据报道,军团菌肺炎占社会获得性肺炎的 2%~6%,占医院内获得性肺炎的 8%~12.5%。我国的一项调查表明,军团菌肺炎占成人肺部感染的 11%,占小儿肺部感染的 5.45%。国内外还有报道 Lp1 型以外血清型引起的非肺炎型军团菌感染暴发流行。

一般人群的嗜肺性军团菌抗体阳性率差异较大。我国江苏和山西的调查表明,部分人群的抗体阳性率高达 20% 以上。云南的调查显示,嗜肺性军团菌抗体阳性率为 13.52%,其中以 3 型最为多见。我国人群的 Lp1 抗体阳性率一般为 1%~5%。

军团菌是重要的医院内感染病原体。有报道,军团菌存在于喷雾治疗器和使用的蒸馏水中,可经喷雾进入患者肺部而引发军团菌感染。

四、军团病的防治原则

(一) 预防措施

军团菌肺炎目前尚缺乏切实有效的预防措施。为防止源于空调系统的感染,应定期对空调系统的冷却塔、蒸发器、输送管道等进行清洗和抑菌处理,对循环用水进行消毒处理。

(二) 治疗原则

治疗军团菌肺炎首选红霉素。重症患者可采用红霉素和利福平联合应用。最近的研究表明,新一代大环内酯抗生素如阿奇霉素、克拉霉素、罗红霉素对军团菌肺炎的疗效优于红霉素。

（郭新彪　邓芙蓉）

参 考 文 献

1. 沈华浩.哮喘手册.第 3 版.北京:人民卫生出版社,2016.

2. 陈学敏,杨克敌.现代环境卫生学.第 2 版.北京:人民卫生出版社,2008.

3. 中华医学会呼吸病学分会哮喘学组.2016.支气管哮喘防治指南(支气管哮喘的定义、诊断、治疗及教育和管理方案).中华结核和呼吸杂志,2016,39(9):1-24.

4. 张翔,邢春燕.呼吸系统疾病.北京:人民卫生出版社,2012.

5. 蔡映云.慢性阻塞性肺疾病.北京:科学出版社,2010.

6. 中华医学会呼吸病学分会慢性阻塞性肺疾病学组.2013.慢性阻塞性肺疾病诊治指南.中华结核和呼吸杂志,2013,36(4):484-491.

7. 廖美琳,周允中.肺癌.第 3 版.上海:上海科学技术出版社,2012.

8. 陈亚红.2017 年 GOLD 慢性阻塞性肺疾病诊断、治疗及预防的全球策略解读.中国医学前沿杂志(电子版),2017,9(1):37-47.

9. 李明华,唐华平.过敏性鼻炎-哮喘综合征.北京:人民卫生出版社,2015.

10. 黄婧,郭新彪.交通相关空气污染的健康影响研究进展.中国环境科学,2014,34(6):1592-1598.

第四十四章

环境与神经系统疾病

在神经系统疾病中,与环境因素密切相关的疾病有两类。一类是由环境毒物直接引起的中毒性神经系统疾病,如铅、有机汞及有机磷农药中毒等。此类疾病,在疾病的发生上,环境因素起了关键的作用。与此同时,对于有的环境相关性疾病而言,现实表明尽管在同等暴露条件下,但某种污染物引起的个体毒性效应有着显著性差别,提示遗传因素的影响也不可排除。另一类是至今病因还不十分清楚,但有证据表明其病因与环境因素参与有关,这类疾病正是美国环境基因组计划中着手研究的退行性神经系统疾病。前一类致病的环境毒物因其选择性地损伤神经系统,并以神经系统为靶器官,故称这类毒物为神经毒物(neurotoxicant)。神经毒物对神经系统产生的损害性生物学效应,包括对神经组织结构与功能的改变。结构改变的部位则视其毒物种类不同而异,有的主要引起中枢神经系统的改变,有的则主要作用于周围神经系统,有的则两者兼而有之;功能的损害则可使生物体在整体水平上出现意识、认知、行为、运动、感觉及反射等障碍。后一类退行性神经系统疾病,主要包括阿尔茨海默病(Alzheimer's disease,AD)与帕金森病(Parkinson disease,PD)。这两种疾病的确切病因与发病机制至今都不十分清楚,反映出这类疾病的复杂性及揭示其病因与发病机制的迫切性。越来越多的证据显示,这一类疾病可能是遗传因素和环境因素共同作用的结果。

第一节　神经系统铅中毒

铅广泛存在于环境中。在现代社会中,全世界每年大约消耗 400 万吨铅,其中 40%用于制造蓄电池、20%以烷基铅的形式加入汽油中作抗爆剂、12%用作建筑材料、6%用作电缆外套、5%用于制造弹药、17%用于其他用途(如用于制造铅字、防射线的屏蔽材料、油漆、颜料等)。研究表明,在过去 3 个世纪中,由于人类的工业活动,环境铅水平比以往提高了超过1000 倍,最大的增加幅度发生在 1950 年和 2000 年之间。同时,由于铅在环境中不可降解,半减期可达几年到几十年,并可通过水、空气、土壤和食物链进入人体,因而人们的铅暴露(lead exposure)机会很多。铅进入人体后可以长期蓄积,进而对人体产生危害,表现出程度不一的铅中毒(lead poisoning)症状。近年来,随着各国对环境铅污染的积极治理、工业防护工作的不断加强,重症铅中毒和职业性铅中毒已经很少见,但长时间、低浓度的环境铅暴露造成的危害日益突出,其中受害最为严重者为胎儿和婴幼儿,因为他们是铅危害的敏感人群。故此本节主要论述儿童铅中毒的有关内容。此处所谓的儿童铅中毒,并非临床意义上的中毒,而是表示体内铅负荷(lead burden)已经处于有损于儿童健康的危险水平。1991 年美国国家疾病控制中心规定儿童铅中毒诊断标准血铅为≥100μg/L,而不管是否有相应的症状和其他血液和生物化学变化,这一标准已为各国学者所接受。不过,随着研究的深入,美国国家疾病控制中心咨询委员会于 2012 年在一份题为《儿童铅中毒预防的报告》中也明确提出,对于儿童而言,并无安全的铅浓度下限。随后,上述血铅诊断标准被降至 50μg/L。

人体铅暴露的主要途径是呼吸道吸入和胃肠道摄入。与摄入相比,铅吸入暴露更为常见,其比值约为 10∶1,通过呼吸道吸入的铅通常附着于大气颗粒物上。铅通过胃肠道的吸收需要依赖于载体转运,其中有可能参与铅吸收转运的蛋白有二价金属转运蛋白(divalent metal transporter 1,DMT1)和钙离子结合蛋白,但具体机制目前仍未阐明。吸收后,在血中大约 90%的铅存于红细胞中。铅在红细胞中至少是以两种主要的状态存在,一种是同细胞膜结合,另一种是同血红蛋白或其他的红细胞成分相结合,并通过血液循环分布于软组织和骨膜下表面,最终至骨基质。铅能透过胎盘和血脑屏障,但铅进出中枢神经系统的速度比进入其他组织慢得多。铅可能以自由离子形式($PbOH^+$)或者是与小分子配体结合形式通过血脑屏障,并且该过程极有可能是被动扩散的方式,但也有研究认为,Pb^{2+}进入大脑是通过 DMT1 转运,并且 ERK-MAPK 信号通路参与了 DMT1 介导铅转运至大脑血管系统内。肾是铅的主要排泄器官,胆汁、母乳等也可排泄少量铅。接触无机铅所产生的毒效应,从多器官、多系统细微的生物化学效应到临床上的明显变化均可观察到,其中神经系统是幼儿和儿童最敏感的靶系统。

一、病因与发病机制

(一) 病因

1. 环境因素　环境铅污染主要来源于汽车尾气、工矿企业和含铅的生活用品 3 个方面。由于含铅汽油的使用,汽车排出的含铅废气和颗粒物既可污染城市空气,也可污染公路两旁的蔬菜与谷物。工矿企业主要是铅冶炼厂、蓄电池厂、铅制品厂(如电缆、铅板及铅合金等)等,在其生产过程中均可产生大量铅烟或铅尘。鉴于颜料、油漆、陶瓷、搪瓷、塑料及空气颗粒物中均含有铅及其化合物,因而生活中从房屋的装饰、阅读的铅印报纸杂志、日用的塑料容器制品、供儿童玩耍的五颜六色的玩具、室内尘土及某些饮用水和食品中等,无处不存在着铅的污染。

儿童发生铅中毒的重要原因之一,还可能由于在胎儿期,母体暴露于铅污染环境中,铅通过胎盘进入到胎儿体内。此外,生活方式对血铅水平也很有影响。例如葡萄酒对血铅水平的影响大于啤酒;饮食中低铁、低钙,可增加铅吸收等。

2. 遗传因素　尽管对神经性毒物的遗传易感性早有认识,但是仅在近 10 余年来才有较为系统的研究。现有的研究结果表明,至少有 3 个多态性基因,可使个体对铅的易感性发生明显的差异,这是因为它们可影响铅在人体内的蓄积和毒物动力学特征。

第一个基因为氨基乙酰丙酸脱水酶(δ-aminolevulinic acid dehydratase,ALAD)基因。人 ALAD 基因普遍具有基因多态性,它包含两种等位基因 ALAD1 和 ALAD2。这两种等位基因又有 3 种不同的遗传表型:ALAD1-1、ALAD1-2 和 ALAD2-2。Ziemsen 等首次报道了 ALAD 基因型对血铅水平的影响,他们在相似铅暴露环境下发现 ALAD2-2、ALAD1-2、ALAD1-1 三组人群的血铅水平分别为 560μg/L、440μg/L 和 380μg/L。Astrin 等随后的研究发现 ALAD2 和儿童血铅水平增高有关,携带 ALAD2 的人群中,血铅水平超过 300μg/L 的比例明显增高。Wetmur 等的研究发现 ALAD2-2 和 ALAD1-2 个体在受到铅暴露时更容易发生高血铅和铅中毒,是铅中毒的易感人群(susceptible group)。以上结果提示,在高水平铅暴露环境下,ALAD2-2 和 ALAD1-2 基因型可能是相对"危险"的基因型,携有 ALAD2 等位基因的个体是铅中毒的高危人群(high risk group)。ALAD2 基因型之所以有如此变化,其一是因为 ALAD2 等位基因编码的蛋白质与带正电荷的铅离子具有更大的亲和力;其二是因为 ALAD2 的基因序列上第 59 位氨基酸发生 G→C 突变,如此不同类型的氨基酸替换的结果改变了 ALAD 酶的构象和活性,增加了 ALAD2 亚单位(ALAD2-2 和 ALAD1-2)与铅的结合力,使 ALAD2 亚单位与铅结合更为紧密,从而导致携有 ALAD2 亚单位的个体,在受到铅暴露时,更容易发生高血铅和铅中毒。最近的研究进一步发现,ALAD 基因最为常见的一个多态性位点,即其编码区第 177 位点存在着一个 G-C 位置颠换,导致其蛋白产物当中相应位点的天冬氨酸被替换为赖氨酸,ALAD G177C 有两个共显性等位基因即 ALAD1 和 ALAD2,其中 ALAD2 与脑部肿瘤的发生具有十分明显的关联。同时,ALAD G177C 多态性可能使得铅代谢时的血流动力学改变,导致血铅升高和更高的神经毒性风险,并极有可能成为铅神经毒性的重要易感性生物标志之一。

第二个基因是维生素 D 受体(vitamin D receptor,VDR)基因。人类 VDR 基因位于第 12 号染色体上,其表达水平受维生素 D_3 的活性形式调控。目前研究发现数个 VDR 基因多态性的存在,其类型取决于采用不同限制性内切酶 Taq Ⅰ、Fok Ⅰ、Apa Ⅰ 以及 Bsm Ⅰ 切割 DNA 后所产生的限制性片段长度多态性(restriction fragment length polymorphisms,RFLP)。VDR 基因多态性的存在对铅所致人体听力下降具有明显的影响,例如 VDR 等位基因中,BsmI B、VDR TaqI t 和 VDR FokI F 基因型携带者比 BsmI bb、VDR TaqI TT 和 VDR FokI ff 基因型携带者更容易出现铅所致听力下降,而 BsmI BB 和 BsmI Bb 基因型携带者在受到铅暴露时比 BsmI bb 基因型携带者更容易发生高血铅和铅中毒,是铅中毒的易感和高危人群,其作用机制可能与 VDRB 基因型影响铅在机体中的代谢有关,但其确切的分子机制尚不完全清楚。

第三个基因是血红蛋白沉着病(hemochromatosis,HFE)基因。与 HFE 野生基因型相比,H63D 基因变异型携带者体内血铅升高与体内铁含量升高或降低的转铁蛋白水平有明显关联,由此改变人体内铅和铁代谢之间的关系。因此,对于具有铅职业暴露的人群来说,H63D 基因变异型携带者可能是一个潜在的高危险亚人群。

(二)发病机制

铅是环境中一种重要的神经毒物,能影响神经系统的多种功能,其毒作用机制迄今仍未完全阐明,但普遍认为,铅对神经系统损伤的机制是多方面的。

1. 铅对脑的发育及血脑屏障的影响　脑的正常结构和功能取决于其发育过程中诸多事件,包括细胞分裂、细胞程序性死亡、细胞迁移、分化及突触形成等的有序出现。这些事件中每一步都必须在时间上、空间上准确无误地进行。如细胞分裂受损,将导致产生较少的神经元;细胞分化或突触形成受到干扰,则会引起细胞联系的发育不全。总之,任一过程发生障碍均将导致某些神经功能的丧失。所以,发育中的脑对外界有害因素的作用尤为敏感。铅对于发育期的中枢神经系统可直接阻碍神经细胞的分化、成熟和定向迁移,抑制神经元树突和轴突的生长、延伸,破坏中枢神经纤维联系,阻碍神经网络的形成和构建。这一切都会严重干扰或阻碍大脑的正常发育。

血脑屏障是由脑微毛细血管的内皮细胞及细胞间的紧密连接、基底膜、血管周足的星形胶质细胞和脑细胞间液构成的。血脑屏障同时也是铅毒性的靶部位,大脑血管内皮细胞对铅有着特殊的亲和力,其对铅的蓄积多于其他类型的脑细胞。铅可通过钙通道和 DMT1 介导转运等方式进入和蓄积在脑屏障系统中,下调紧密连接蛋白 claudin-1 的表达,增加屏障系统的通透性。

发育中的脑(胎儿期和婴幼儿期),由于血脑屏障发育不健全,不仅对铅具有较高的通透性,且铅还可蓄积于血管内皮细胞中,当浓度达到一定程度时,则会进一步损害未成熟大脑的血脑屏障。铅对婴幼儿血脑屏障的影响有别于对成年人的生物学效应,其原因有:①儿童经呼吸道和消化道对铅的吸收率明显高于成人;②铅对未成熟的脑屏障系统损伤大,且更易通过该屏障其进入脑;③发育中的脑对外源性的铅敏感,易造成不可逆性的损伤。这可能是不同年龄段铅靶器官差异的原因之一。

2. 铅对神经递质与信息传递的影响 突触是神经元信息传递的结构,突触联系的正常建立是维持脑正常发育的重要环节,绝大多数突触信息的传递是通过神经递质介导的。如果铅影响了神经递质的释放、摄取和突触的形成,则必然对神经传导网络产生直接和间接的毒作用。目前研究表明,铅可能作用于好几个神经递质系统,现简要介绍如下:

(1)阻断钙通道:铅离子通过阻断突触前电压依赖性钙通道以竞争性抑制 Ca^{2+} 进入突触前神经末梢,从而影响突触神经信号传递。除了细胞外阻断钙通道,铅还可通过细胞内作用改变钙通道活性。

(2)干扰蛋白激酶活性:铅进入细胞后,主要是通过替代 Ca^{2+} 与钙调蛋白(calmodulin, CaM)结合(因为 CaM 与 Pb^{2+} 有高度亲和力,且超过与 Ca^{2+} 的亲和力),干扰细胞内许多酶及载体的活性,从而影响细胞内信息传递过程。蛋白激酶 C(PKC)在神经系统中主要参与神经递质的合成与释放。新近的研究表明,铅在低浓度水平($1×10^{-12}$ mol/L)时对 PKC 有激活作用,而在较高浓度水平($1×10^{-9}$ mol/L)时则对其有抑制作用。铅取代钙后可干扰 PKC 的活性和分布,影响 PKC 从细胞膜到细胞质的转移,导致 PKC 反应敏感性下降,影响神经递质的正常释放。

(3)抑制神经递质受体:N-甲基-D-天冬氨酸受体(N-methyl-d-aspartic acid receptor, NMDAR)主要是谷氨酸的效应受体,在突触的兴奋性传递和可塑性、学习与兴奋性毒性中起着重要作用。动物实验发现,Pb^{2+} 能够以电压依赖性方式与 NMDAR 的锌指调节位点结合,为强力的非竞争性 NMDAR 拮抗剂,并严重影响实验动物海马的学习功能。其次,发育期的慢性铅暴露还会造成实验动物海马组织内 NR2A(NMDAR 亚单位之一)合成降低以及 NR1 剪接变异体的表达改变,从而引发 NMDAR 信号通路的下游信号改变,例如 MAPK 信号系统、钙/钙调蛋白激酶Ⅱ(CaMKII)活力,以及环腺苷酸反应元件结合蛋白磷酸化状态和亲和力均可发生异常变化。由此,在细胞和组织水平上表现为突触的可塑性损害,以及对长时程增强(long-term potentiation,LTP)效应的诱导和维持的不良影响。

(4)影响突触前膜神经递质释放:动物实验发现,长期暴露低水平 Pb^{2+} 的大鼠海马组织中出现 Ca^{2+}-依赖性谷氨酸和 γ-氨基丁酸(γ-aminobutyric acid,GABA)释放减少。体外培养海马神经元和脑片经铅暴露后被发现兴奋性突触后电流(excitatory postsynaptic currents,EPSC)和抑制性突触后电流(inhibitory postsynaptic currents,IPSC)均发生异常。由于 EPSC 和 IPSC 均依赖于突触前神经元释放的神经递质,因此减少的 EPSC 和 IPSC 表明铅可导致谷氨酸能和 γ-氨基丁酸能神经递质的释放障碍,该过程的作用机制之一可能与突触前膜的 Syt 蛋白有关。Syt 是一种 Ca^{2+} 敏感性蛋白,存在于神经递质囊泡中,经由 Ca^{2+} 信号调节,负责促进膜泡融合。Pb^{2+} 可通过干扰 Syt 对 Ca^{2+} 的敏感性,从而掩盖 Ca^{2+} 信号所介导的囊泡内神经递质的释放。

（5）抑制一氧化氮合酶：NO 是一种生物信使分子和典型的神经递质,它参与突触传递长时程增强和突触传递长时程抑制的形成和学习记忆功能。研究表明,生长发育期的铅暴露可导致突触后膜 NMDAR 介导的钙信号转导异常,由此改变神经元一氧化氮合酶(nitric oxide synthase,NOS)的定位和激活,并进一步对 NO 的产生和突触前膜 NO-cGMP 的信号转导通路造成不利影响。这也是铅损害学习、记忆的重要机制之一。

3. 诱导神经细胞凋亡　研究表明,醋酸铅染毒 SH-SY5Y 细胞后,细胞凋亡率明显上升,细胞内 Bcl-2 蛋白表达水平降低而 Bax 蛋白表达水平升高。同时还发现,细胞色素 C 释放进入细胞质,并激活 Caspase-3 酶原,参与了醋酸铅诱导的细胞凋亡进程,故铅诱导神经细胞凋亡至少是通过线粒体途径所致。另有研究证实,海马 CA1、CA3、DG(齿状回)区随铅染毒剂量的增加,其脱氧核糖核酸末端转移酶介导的 dUTP 缺口末端标记阳性神经元细胞数逐渐增多,大脑海马组织神经细胞凋亡上升。铅暴露所致神经细胞凋亡是铅神经毒性的重要表现之一,特别是对于正处于生长发育中的中枢神经系统而言,异常增加的细胞凋亡不可避免地会对脑正常结构和功能带来不可逆转的严重损害。

4. 氧化应激损伤机制　氧化应激损伤是铅导致脑神经毒性的最重要机制,其核心内容是体内产生的氧自由基不能通过机体自身的新陈代谢排出或者消除,并且损伤后的细胞和生物大分子机体又不能及时得到完整修复。超氧化物歧化酶(superoxide dismutase,SOD)、过氧化氢酶(catalase,CAT)、谷胱甘肽过氧化物酶(glutathione peroxidase,GSH-Px)都是含金属的蛋白质,通过酶反应分别清除体内的自由基。这些酶与体内的微量元素密切相关,是铅作用的重要靶分子。研究表明,孕鼠在受铅暴露至哺乳期,其雄性仔鼠在幼年及成年期海马区的 SOD 活力均下降。还有研究发现,昆明鼠铅暴露后,其活性氧(reactive oxygen species, ROS)水平明显升高、总抗氧化能力(total antioxidant capacity,TAC)明显降低。

二、流行病学特征及影响调查研究结果的因素

（一）流行病学特征

1. 铅中毒流行病学研究发展的特点　近年来人们对铅毒性危害的研究侧重点有几个变化,即铅暴露水平从高浓度到低浓度;暴露人群从职业人群转移到婴幼儿及儿童;健康损害部位从造血系统转向神经系统。近 30 年的研究主要集中在对儿童神经行为和智力的影响。

2. 铅暴露的途径　铅污染空气,经呼吸道进入体内;铅污染食品(如食物和饮料罐头的焊接用铅的污染)与饮水(水源含铅量高,或含铅自来水管污染饮水),儿童舔、咬带色的玩具或铅笔及吞食剥落的含铅油漆皮,经消化道进入体内。铅对婴儿、初学走路的幼儿到 4 岁的儿童主要是通过手-口途径。

3. 易感人群　从环境卫生学关注的普通人群来说,铅中毒的易感人群为婴幼儿及儿童。

4. 我国儿童血铅水平　我国城市工业区儿童血铅平均水平多在 $200\sim400\mu g/L$ 之间,儿童铅中毒的发生率在 85% 以上,远高于西方发达国家。即使在没有明显工业污染的普通市区,儿童血铅的平均水平也在 $100\mu g/L$ 左右,上海地区在推广使用无铅汽油前(1997 年 10 月前)儿童血铅水平均值为 $83\mu g/L$(1998 年、1999 年分别下降到 $80\mu g/L$、$76\mu g/L$),其中 $\geq$ $100\mu g/L$ 的比例为 37.8%(1998 年、1999 年其比例分别下降到 25.7%、24.8%),成都市为 59.9%,北京市则高达 68.7%。总的来看,据美国全国健康和营养调查数据表明,过去 30 多年美国儿童血铅水平显著下降,从 1976 年的 $150\mu g/L$ 降为 $13\mu g/L$,铅中毒率从 88.2% 降为

0.8%。在中国，自 1994 年以来儿童整体血铅浓度呈下降趋势，由 92.90μg/L 下降为 63.15μg/L，铅中毒率从 33.80%下降到 12.31%；其中农村儿童血铅比城市儿童血铅浓度更高。综上，从 1976 年以后，美国采取各种防控策略，促使儿童血铅浓度逐步下降，而中国儿童血铅浓度呈现居高不下之势。

5. 含铅汽油的使用　含铅汽油是全球铅污染最主要的来源。美国自 20 世纪 80 年代末期全面禁止含铅汽油的使用以来，1979—1999 年间儿童铅中毒的发病率由 88.2%下降到 8.9%，血铅水平由 10 年前的 150μg/L 降至近年的 36μg/L。加拿大安大略省血铅研究的数据显示，随着汽油中铅含量的降低，使得 1984—1990 年间该地儿童血铅水平平均每年下降 13μg/L。目前，美国、日本、澳大利亚和许多欧洲国家均已实行汽油无铅化，许多发展中国家也紧跟其后，如印度、南非宣布 1995 年全国普及无铅汽油。由于各国政府的努力，全球儿童血铅水平正以每年 8~15μg/L 的速率下降。中国含铅汽油开始禁用时间比美国要晚 30 年，这也许是中国儿童血铅浓度居高不下的原因之一。

6. 胎儿期铅暴露的危害　胎儿期铅暴露较出生后暴露对子代的危害更为严重。胎儿期铅暴露可以在许多方面对胎儿及其出生后造成不良影响。很多研究资料表明，出生前铅暴露与早产、死产、低出生体重有关，并对婴幼儿的神经行为和认知能力产生有害影响。陶勇等研究出生前后铅暴露对婴幼儿智商发育的影响，结果表明胎儿期铅暴露与婴幼儿智商水平呈负相关，而出生后血铅水平与婴幼儿智商没有关系。上海的资料也表明，精神发育指数（mental development index，MDI）与新生儿脐带血铅水平呈负相关，而出生后血铅水平与同期智力发育无关。

7. 儿童铅负荷与健康效应　儿童出现可观察到各种健康不良效应时的血铅水平如表 44-1 所示，但近年的研究表明，即使血铅浓度低于 100μg/L 仍可导致神经发育方面的损害。因此有学者认为，儿童的血铅水平无安全范围可言。

表 44-1　儿童中可观察到的健康效应与血铅浓度的关系

开始出现效应的血铅水平（μg/L）	神经系统效应	血红蛋白合成效应	其他效应
100~150（产前和产后）	神经行为发育缺陷；电生理变化	ALAD 抑制	孕龄缩短；从出生至 7~8 岁生长发育减慢
150~200		FEP[a] 升高	影响维生素 D 代谢；Py-5-N[b] 抑制
<250	智商降低；反应时间减慢		
300	神经传导速度减慢		
400		血红蛋白减少；CP[c] 和 ALA-U[d] 升高	
700	周围神经病	明显贫血	
800~1000	脑病		结肠和其他肠胃道效应，肾效应

引自：潘小琴，等．环境污染的流行病学研究方法．北京：人民卫生出版社，1997.
注：a：红细胞游离原卟啉；b：5-核苷酸吡啶；c：粪紫质；d：尿中排出的 δ-氨基乙酰丙酸

（二）影响流行病学调查研究结果的因素

1. 研究对象的选择　要说明低水平铅暴露对健康的影响,需要大量有代表性的儿童作为研究对象,但由于有的家长有种种顾虑,采取不支持的态度,致使不易获得足够的样本。如采用门诊病例作为研究对象,这也是欠妥的,因为他们缺乏代表性。比较好的方法是在相似的两个社区选择小学一、二年级学生作为研究对象为宜。

2. 暴露指标的选择　外暴露指标是指环境介质中铅的测定。在测定时应考虑铅的不同暴露途径,因为铅可在不同环境如气、水、食品中同时存在,且可相互转移。内暴露指标,目前常用的是血铅,因为它能真实反映体内近期对铅的吸收情况,同时血铅水平与铅的某些毒性效应之间存在明显的剂量-反应(效应)关系。再者,测定血铅的采样、测定方法均较简单、易行。但是,如用血铅作为出生前铅暴露指标则有很大的局限性。因为铅在血液中停留时间大约 $30 \sim 45$ 天,而后,大部分沉积在骨骼等组织,因此一个人的血铅水平主要反映近一个月来的铅暴露情况,不能客观评价慢性、长期铅负荷状况。尽管脐带血铅水平作为反映胎儿期铅暴露状况的指标,已经得到肯定并广泛应用,但脐带血铅水平只能反映孕末期较短的一段时间内胎儿的铅暴露水平,难以反映整个妊娠过程中胎儿在所暴露环境中铅的变化情况。骨骼铅含量历来被认为是体内铅负荷的最客观指标,但由于采样的创伤性而一度限制了它的应用。可喜的是,近年开始使用 X 线荧光分析(X-ray fluorescence,XRF)技术,可以无痛苦测定活体骨骼铅含量来评价体内铅负荷。在具有长期蓄积性环境铅暴露情况下,骨骼铅含量测定比血铅测定更能反映机体的暴露水平。测定脱落乳牙的铅含量,不失为一种评价机体组织铅含量的可靠方法,因为脱落乳牙样本容易获得,且齿铅与体内铅负荷呈剂量相关,与胫骨铅浓度及体内平均骨铅水平存在极显著相关性($P<0.01$)。

除了血铅、脐带血铅和骨骼铅含量等接触生物标志的检测以外,某些效应生物标志检测也可作为铅中毒暴露评定的依据。铅的血液系统损伤标志有锌原卟啉(zinc protoporphyrin,ZPP)、δ-ALAD 等。研究表明 δ-ALAD 与血铅呈负相关,而 ZPP 水平与血铅呈正相关。此外,铅中毒患者血浆中铅能取代铜与血浆铜蓝蛋白氧化酶结合,导致铜蓝蛋白氧化酶活性降低,故铜蓝蛋白氧化酶也可作为铅的监测指标。

3. 对照组的选择　要注意克服设计偏倚、选择偏倚。在有些铅对儿童智力影响的研究中,铅接触人群选自郊区,而对照选自市区。也有的接触组和对照组来自同一地区,但周围环境不同,如对照组选自某大学附属幼儿园,暴露组选自某工厂幼儿园。如此的设计是不恰当的。在研究铅暴露对智商的影响时,要考虑环境、文化、教育、社会与家庭的影响。因此,在选择对照组时,其人群的社会背景情况应与观察组人群相似,否则,研究结果即会偏离真实情况。

4. 混杂因素的排除　儿童智力及神经行为受多种因素的影响,如遗传、大脑发育期儿童的营养状况、社会环境、家庭教育、经济状况及儿童的相关疾病等,如何控制这些因素的影响,合理判断铅与智商的关系也是影响研究结果真实性的重要因素。

三、铅暴露人群神经系统不良健康效应

（一）亚临床型

环境污染引起的铅中毒绝大多数无明显的症状,只是在监测或健康检查时发现儿童血铅高,才引起注意。此时铅负荷增高(血铅可在 $100 \sim 200 \mu g/L$ 范围)的儿童可能被查出智商得分低、某些神经行为功能下降(如神经反应速率、视觉分辨能力下降)、学习成绩较差等。

值得注意的是,研究表明即使通过某些干预手段降低患儿血铅浓度,这些认知障碍和行为能力缺陷也很难得到恢复。这种情况提示,在生长发育关键阶段发生的铅暴露,很有可能会对中枢神经系统造成长期甚至是永久性的功能改变。事实上,已有发现胚胎期铅暴露与其在青年时期出现的反社会行为甚至是违法犯罪行为发生具有明显关联。

(二)轻度和中度型

神经系统是铅中毒最主要且最敏感的靶向性系统。铅中毒同时影响中枢神经和周围神经,对于成人,其对外围神经系统的影响比较突出,而对于儿童,其对中枢神经系统的损害更为明显。神经系统铅中毒多发于5岁以下学龄前儿童。何时起病不易觉察,最初的表现多为非特异症状,如注意力缺陷伴多动症(attention deficit hyperactivity disorder,ADHD)以及情绪不稳、烦躁和学习困难,甚至出现破坏性行为。稍重时可出现食欲缺乏、腹泻、腹绞痛及面色苍白等。此型的血铅水平可在200~600μg/L范围。慢性职业型铅中毒患者临床主要表现为:腹痛、便秘、恶心、呕吐、食欲缺乏等消化系统症状,严重的患者会发生腹部剧烈绞痛,也有患者伴有肝肾损害。神经系统症状主要包括头晕、头痛、记忆力减退、睡眠障碍、听力及视力受损和神经衰弱,严重者可伴有肢端麻木和四肢末端呈手套袜子型感觉障碍。

(三)重度型

重度型即铅中毒脑病,发生在长期高浓度或急性高浓度铅暴露的条件下,但生活环境污染所致重度型极为少见。患儿往往先有头痛、记忆力减退、急躁、震颤等。待血铅突然升高达800μg/L以上时,可以癫痫发作起病,出现持续性呕吐、共济失调和昏迷。

四、防制对策

铅中毒的预防和控制应着眼于控制环境污染、健康教育和驱铅治疗相结合的原则。健康教育是基本手段、控制环境污染是根本办法,完善环境标准和监测制度是有效措施,对中度及以上铅中毒,临床治疗是重要环节,三者有机结合是成功防制儿童铅中毒的基本保证。

(一)控制环境污染

全面取缔含铅汽油,积极、彻底推广使用无铅汽油;严格控制铅冶炼厂、蓄电池厂排放的铅烟、铅尘污染空气、水、土壤和食物,这是控制环境铅污染的根本办法。此外,停止含铅制品(如含铅颜料、油漆及自来水管等)的生产,对于减少儿童铅暴露的机会也是非常重要的。自2004年以来,全国各地至少发生50起与铅蓄电池生产、回收企业相关的群体性铅中毒事件,针对铅酸蓄电池生产和回收过程中涉及环境和健康问题,中国出台了一系列管理铅酸蓄电池的生产、收集、运输和回收的法律法规。2012年,随着《重金属污染综合防治"十二五"规划》全面实施,重金属污染防治已成为中国当前和今后一个时期的工作重点。

(二)逐步完善中国环境铅含量标准

针对多途径铅暴露,制定实施铅暴露削减战略,多部门协调,多措并举,全面降低儿童血铅水平和暴露水平,从根本上预防和控制铅污染。中国应继续加强对铅环境空气质量标准和排放标准的限制,完善法律制度和提高环境标准,针对中国实际情况制定多部门协调实施的铅污染防控战略,从源头上控制环境铅污染,保护人群健康,尤其是儿童身心健康。

(三)健康教育

提高家长对铅中毒的认识是预防儿童铅中毒的重要前提。健康教育的内容包括让家长了解环境中铅的来源、儿童铅中毒的危害、儿童铅中毒的预防等。此外,还要帮助家长如何去除或减少环境中的铅源(如不让儿童玩涂有颜料的玩具等),提高合理膳食的知识,增加儿童膳食钙的摄入量,以降低肠道铅的吸收。中国于 2006 年由原卫生部印发的《儿童高铅血症和铅中毒预防指南》,在指导各部门进行铅污染危害预防工作中应该发挥重要作用,但目前来看,中国家庭对于该指南的认识和了解远未达到预期。

(四) 逐步建立儿童血铅监测制度

血铅筛查是发现儿童铅中毒最有效的手段,有助于卫生部门识别铅来源,避免儿童接触铅。根据中国环保部公布铅蓄电池生产、回收企业名单以及国土资源部绘制的土壤重金属污染地图等数据确定中国铅污染区,并对高危地区 6 岁以下儿童进行血铅筛查。非铅污染区可根据本地区经济发展水平决定是否进行儿童血铅筛查,或可将血铅检测列入儿童入托儿所、幼儿园时的必选体检项目,以此监测儿童血铅水平。中国国情决定了中国儿童血铅普查是行不通的,但可以分阶段逐步建立儿童血铅筛查制度。此外需对高血铅水平儿童进行监测、随访和干预。

(五) 驱铅治疗

通过控制环境污染和健康教育等措施,可有效地降低轻、中度铅中毒儿童的血铅水平,而对于中、重度铅中毒儿童来说,尚需驱铅治疗。传统的驱铅药物对神经保护具有积极的作用。临床上常用的药物主要有两类:一类是以羧基螯合铅,其代表药物为依地酸二钠钙(calcium disodium edetate,CaNa$_2$-EDTA),它能够与多种二价、三价金属螯合,形成稳定的可溶性金属络合物,经肾脏随尿排出体外;另一类是以活泼的巯基螯合铅,其代表药物为二巯基丁二酸(dimercaptosuccinic acid,DMSA)。血铅在 250~450μg/L 的儿童可用口服螯合剂二巯基丁二酸。剂量:每次 10mg/kg,每天 3 次,连用 5 天。

但这两种临床上常用的铅络合剂有一定的副作用,尤其是 CaNa$_2$-EDTA,服用后有胃肠道不适和肾脏损害。中药是我国传统的药物,随着科技和分析技术的不断进步,中草药里的有效组分不断被发现并提取,已有众多有效组分用于铅中毒研究。研究显示,没食子酸酯、枸杞多糖、槲皮素、人参皂苷、党参多糖等都具有改善铅致脑损伤的作用。

(陈　军)

第二节　慢性甲基汞中毒

20 世纪 50 年代中期,在日本九州水俣市出现了一种以神经系统症状为主的、原因不明的疾病,经过约 10 年的研究,确定为甲基汞(methylmercury,MeHg)污染引起的中毒性疾病,由于本病最早发现于水俣湾,故名水俣病(Minamata disease)。此后,日本新潟地区以及加拿大、伊拉克、美国、瑞典、委内瑞拉等国都陆续发生过甲基汞中毒事件。

甲基汞是一种短链烷基汞,其脂溶性高,沸点低,易挥发,极易经消化道、呼吸道和皮肤吸收,饮食是甲基汞接触的主要途径。进入消化道的甲基汞几乎全部(>95%)被吸收入血。甲基汞主要与蛋白质和氨基酸的巯基及谷胱甘肽结合,大量浓集(>90%)于红细胞内,随之迅速分布到全身各组织器官,并可通过血脑屏障和胎盘屏障进入脑和胎儿体内,在各脏器中的蓄积量由高到低依次是脑、肝、肾、血液和头发等。尽管甲基汞在肝脏、肾脏中蓄积量较高,但甲基汞对肝、肾毒效应较低,而脑是其靶器官,因而接触甲基汞后对人的损害,成人主要表现为神经毒作用,怀孕期间接触会产生对胎儿脑的侵害,出生后成为先天性水俣病患儿。甲基汞可在体内分解,但代谢速度很慢,一部分以甲基汞形式,另一部分经无机化,以与低分子蛋白结合成复合物的形式主要由肠道途径排出体外。甲基汞在人体内的生物半减期约为70天。

一、病因与发病机制

（一）病因

在用无机汞盐作触媒，以乙炔合成乙醛、乙酸、氯乙烯等的化工厂，其废水中含有汞及副产物甲基汞，废水排入江河，积存于水体底泥中的汞，由于微生物的甲基化作用，不断转化为甲基汞，当某种原因搅动河底污泥时，甲基汞又可从底泥返回水中。然后，通过食物链可使鱼、贝体内富集的甲基汞浓度比水体高上千万倍。甲基汞能以与水溶性蛋白质结合的形式存在于大部分鱼类组织中，尤其重要的是存在于鱼类的可食部分（主要是肌肉）中。由于甲基汞不像多氯联苯那样主要蓄积在脂肪里，因此烹调鱼类并不能降低组织中甲基汞的含量。人长期食用此等鱼、贝类后从而引起慢性甲基汞中毒（chronic methylmercury poisoning）。

另一件严重的甲基汞中毒暴发事件发生在20世纪70年代早期的伊拉克，是由于误用以甲基汞农药拌种的小麦烤制面包，造成数千食用者中毒，其中包括459人死亡。患者所表现出的病理学症状与在水俣湾中毒事件中报道的早期研究结果相吻合。

近年来，有研究表明稻米对甲基汞具有很强的捕获能力，尤其是在内陆汞矿开采地区，大米中甲基汞占了总汞含量的1/2以上。大米是世界上超过1/2人口的主粮，长期食用汞污染大米可能会导致严重的甲基汞暴露风险。目前国内的大部分研究还停留在大米中总汞含量的检测，对大米中甲基汞含量的研究大多集中在贵州汞矿地区，食用大米造成的甲基汞负荷风险评价方面的研究还不多。未来非常有必要在更多的地区开展大米中甲基汞水平的调查，以评价大米中低剂量甲基汞长期暴露对人群健康造成的风险。

至于在甲基汞中毒发生过程中，由遗传因素决定的易感性研究，至今还未见报道。

（二）发病机制

甲基汞诱导的神经毒性及其潜在机制的探索是神经毒理学领域的研究重点。多年来，各国学者对甲基汞的神经毒作用机制进行了广泛的研究，提出了多种作用机制。甲基汞是一种亲巯基物质，易引起与-SH基有关酶催化的代谢紊乱；甲基汞可引起中枢神经系统脂质过氧化；甲基汞可破坏神经细胞的钙稳态。还有报道认为，中枢谷氨酸能神经元功能活动异常，大脑单胺氧化酶活性水平下降，也可能与甲基汞神经毒作用机制有关。尽管如此，目前对甲基汞的神经毒作用机制仍众说纷纭，莫衷一是。因此甲基汞的神经毒作用机制研究，仍然是神经毒理学研究中的一个热点。现将当前研究概况简要分述如下：

1. 甲基汞的胚胎毒作用　甲基汞因脂溶性强，易于透过胎盘屏障和血脑屏障，进入胎儿脑组织，使脑细胞发生退行性改变，对中枢神经系统造成不可逆的损害，影响视觉、听觉功能，引起神经行为的改变，并对学习、记忆能力产生损害等。这是因为甲基汞通过胎盘进入胎儿体内后，与胎儿血红蛋白具有很高亲和力，不能再返回到母体血液循环中，因此胎儿体内甲基汞含量总是高于母体中的含量，所以，往往母亲还没有任何症状，而胎儿就可能产生明显的神经系统损伤。

2. 甲基汞易与含巯基的物质结合而产生毒作用　细胞膜富含-SH，体内一些重要酶，如ATP酶、细胞色素氧化酶等的活性中心都含有-SH，甲基汞易与其结合，改变膜结构，影响细胞膜的功能并使有关酶失去活性，影响酶在体内的正常功能。另外，甲基汞还可对大、小脑突触体蛋白质合成产生明显的抑制作用。

3. 甲基汞引起氧化应激作用　甲基汞在体内代谢转化过程中，C-Hg键断裂时能够产生自由基而诱发脂质过氧化作用,其中诸如超氧阴离子、过氧化氢及羟基活性氧被认为是引起过氧化损害的激发者,这些损伤包括 DNA 链断裂、碱基与核糖氧化、碱基缺失以及蛋白质交联等。

4. 甲基汞引起神经细胞钙稳态失调　甲基汞可使大脑、小脑神经细胞内游离 Ca^{2+} 水平显著升高,且有剂量-效应关系。其结果轻则引起神经细胞损伤,重则死亡。

5. 甲基汞可使谷氨酸递质突触传递过程发生紊乱　甲基汞不仅引起谷氨酸递质释放增加,而且还可明显抑制脑突触体谷氨酸摄取能力,因而干扰谷氨酸递质的正常突触传递过程。

6. 甲基汞诱导脑细胞凋亡　体外细胞培养及动物实验均证明甲基汞可诱导神经细胞中凋亡相关基因的异常表达,从而导致细胞凋亡。甲基汞可诱导脑区神经细胞凋亡及即早基因 c-fos、c-jun 及 p53 基因的高表达。研究显示,甲基汞通过多条通路,包括线粒体或胱天蛋白酶依赖性通路、钙离子或钙蛋白酶通路、组织蛋白酶等溶酶体酶的参与以及凋亡诱导因子(apoptosis inducing factor,AIF)到细胞核的转位诱导细胞凋亡的发生,并且这几条通路存在相互交叉,显示出甲基汞暴露对诱导脑细胞凋亡发生机制的复杂性。

二、流行病学概况

(一)日本水俣病流行历史

早在 1950 年,日本水俣湾水域曾出现过不少奄奄一息的鱼类漂浮在水面及海鸟突然坠入海中的异常现象。1953 年当地居民饲养的猫出现疯癫发狂、步态不稳,并时有跳海自杀。

1956 年 4 月末,水俣市新日本氮肥株式会社水俣工厂附属医院相继有 5 岁和 3 岁女孩以特殊的神经症状(如走路不稳、言语不清、四肢末端麻木和狂躁不安等)来院就诊,引起了医院院方的注意,5 月 1 日即向市卫生当局做了报告。1956 年 8 月熊本大学医学部等组成水俣病研究组,开始调查病因,1958 年 3 月在一位英国神经病学家提出"水俣病的症状与英国发生过的甲基汞农药中毒症状相似"的见解启示下,水俣病研究组从环境调查、临床、病理、动物实验等各方面进行研究,直到 1960 年后才陆续从水俣工厂醋酸乙醛反应管排出的汞渣中和水俣湾的鱼贝中提取出氯化甲基汞(CH_3HgCl)结晶,并用此结晶和从水俣湾捕捞的鱼贝做动物实验,成功地再现了与水俣病一致的病变。对污染源的调查发现水俣工厂采用无机汞盐作触媒,使乙炔合成乙醛、醋酸、氯乙烯等,用于乙醛合成过程的 $HgSO_4$ 可生成副产物 CH_3HgCl。这些事实充分证明水俣病的发生是水俣工厂排出的含有甲基汞废水造成的。

(二)日本水俣病流行特征

1. 地区分布　患者多集中发生在水俣湾沿海岸的渔村。以 1971 年确认的 702 例病例作分析,水俣湾沿岸地区发病率为 15%,而对岸御所浦的港口仅 1.3%。

2. 时间分布　从 1953 年水俣市出现第 1 例患者后至 1956 年陆续发现 51 例患者(包括死亡者),此后发病人数愈来愈多,至 1974 年,官方不得不承认水俣病患者已达 1400 人。此外,还有先天性水俣病,新生儿时期看不出异常,到乳儿时期出现咀嚼障碍、运动功能障碍、言语困难、智力发育障碍等。到 1999 年末,水俣病患者人数达 2263 人。

3. 人群分布　本病多发生于当地长期居住者,无明显性别差异,1~70 岁的人都有发病。通过病例-对照调查,发现死者多数为渔民家庭成员。本病有明显的家庭聚集性,在1960 年 111 例发病的患者中,一家有 2 名以上患者的家庭有 20 户,这些家庭的患者占患者总数的 47%。

4. 暴露-反应关系 甲基汞暴露水平与水俣病各类症状存在明显的剂量-反应关系。血汞浓度愈高的人群,其感觉障碍、共济失调、视觉变化、语言障碍、听力损害等症状在人群中的发生率也愈高(如图 44-1)。此外,人群流行病学调查还发现,随着母亲发汞量的增加,胎儿神经系统损害程度也加重。

(三)我国慢性甲基汞中毒地区分布

自 20 世纪 60 年代以来,我国松花江受上游吉林化工厂所排的含汞废水的影响,其水质、底泥和江中鱼贝类均受到了甲基汞的污染,松花江上游肇源江段水中、鱼体内、渔民和居民头发中甲基汞的含量都有不同程度的增高,其发汞含量依次为渔民>沿江居民>城市居民>农民,部分渔民体内有一定量的甲基汞蓄积,少数渔民还出现了轻度甲基汞中毒的体征,并发现了慢性甲基汞中毒的患者。此外,天津的蓟运河、新疆石河子污灌水库等均曾受到汞污染,并出现相应的人群健康危害。

湘江也是我国重金属污染较为严重的水体,目前经过治理,汞污染得到初步控制,污染程度大大减小。虽然湘江沿江地区人群中迄今还未出现慢性甲基汞中毒的流行,但沉积在江底淤泥中大量的汞对水环境和人群健康的潜在危害仍然值得高度警惕,定期对此类污染区人群健康的监测十分必要。

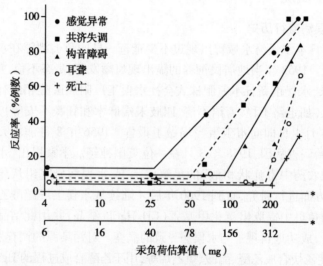

图 44-1 甲基汞剂量-反应关系

* 图中横坐标高剂量值基于实际摄入量的估算值,低剂量值是基于血液中的汞浓度及其与摄入量的关系数据,该数据来源于一项采用放射性同位素技术对志愿者的甲基汞的代谢动力学研究

引自:陈学敏,杨克敌. 现代环境卫生学. 第 2 版. 北京:人民卫生出版社,2008

三、临床表现

甲基汞中毒的典型表现是感觉障碍、视力障碍、听力障碍和语言障碍。然而,成人中可观察到的甲基汞对人体有害的最低或临界效应是感觉异常。在临床上,大多数患者表现为亚临床型,仅有部分上述症状或类似多发性神经病的表现,或全无临床症状。一般临床上分为 4 种类型。

（一）急性或亚急性中毒

因急性与亚急性在临床表现上无明显区别,故一并论及。其表现有感觉障碍,自觉先有口周围麻木,继而出现手足末端麻木感、语言障碍、说话不清或失语、视力障碍、向心性视野缩小等,但视力往往正常。听力障碍表现为听力下降甚至听力丧失。

（二）慢性中毒

往往没有自觉症状,多半在本人受检查时才被发现。常见的神经系统症状和体征有不同类型:①Hunter-Russell 综合征型;②多发性神经炎型(手套袜套型感觉障碍和口周围感觉迟钝);③肌萎缩型(肌肉萎缩合并感觉障碍);④脑血管障碍型(缓慢出现偏瘫);⑤痴呆型(智力与性格障碍)。此外,神经系统的症状还有共济失调、平衡障碍、视野缩小及眼球运动障碍、语言障碍等。

（三）先天性甲基汞中毒

患儿具有明显的神经系统发育障碍,多在出生后 3 个月内表现出来。临床表现为智力障碍,重者对任何事物无反应,多数呈白痴。性格障碍呈呆板无表情、易怒、易惊恐以及视力障碍(如斜视)和听力障碍(听力减退以致全聋)。运动功能失调及出现原始反射、病理反射等。患儿血、尿、发汞含量明显高于对照组儿童。

四、防制对策

水俣病是由于甲基汞污染环境而引起的公害病。全球汞的长期应用已经对世界生态环境造成了严重的污染,虽然各国已经采取了一定的措施并取得了相应的成果,但总体来说汞污染防治形势依然严峻。继 2013 年各国签署联合国环境规划署国际公约《水俣公约》之后,缔约国都将面临不同的挑战。我国作为其中的一员,汞污染防治工作更是十分严峻。因此,加强生产过程的工艺改革,尽量避免或取消采用汞工艺流程,消除含汞(或甲机汞)废水的排放,免除汞(或甲基汞)污染环境是防制水俣病的关键举措。

（一）消除污染源,改进工艺,严格执行含汞工业废水的排放标准

在改进工艺方面分为生产工艺改革和除汞装置的改革,前者是指从工程设计上根本取消使用汞的工艺流程,如在乙醛生产中以非汞法代替汞法,而后者是指目前还无法避免用汞的情况下,采用除汞回收的装置,如化学或生物学除汞等方法。

我国污水综合排放标准中规定的最高允许排放浓度总汞为 0.001mg/L,烷基汞则不得检出。一切排污单位必须严格遵守此项规定。

（二）加强环境监测和人群健康监测

对于用汞的工业企业或可疑的工业企业排放的废水要加强检测,同时对接纳废水的水体,也要注意对其中的水生物进行汞污染的检测,并及时做出环境污染的预报工作。

对于有关的工业企业附近的居民或废水接纳水体沿岸的居民要定期进行健康检查与汞暴露测定以便及早发现病情。对汞的接触状况进行真实可靠的评估,需根据不同的汞接触形态、途径、类型等选择合适的监测指标,血汞和发汞可作为接触甲基汞的生物监测指标。一些效应标志如尿中 8-OHdG、原卟啉等可作为职业接触汞及其化合物的早期生物监测指标,但特异性稍差。

（三）控制甲基汞的摄入

积极宣传《水污染防治法》和《环境保护法》,增强国民的环保意识,使汞污染企业的排放与危害情况能够得到及时监督与控制。在已知被甲基汞污染的地区,应根据污染的程度,

限制捕捞或食用鱼、贝类水产品。WHO 规定鱼体内汞含量应低于 0.4mg/kg。

(四) 驱汞治疗和对症治疗

对于慢性甲基汞中毒应进行驱汞治疗,常用药物有二巯基丁二酸。保护神经、心脏、肾脏等可用大量维生素 C、细胞色素 C、三磷酸腺苷和辅酶 A 等。也有越来越多的研究发现天然植物提取物对甲基汞生物毒性有着较好的拮抗作用,因此,加强利用植物提取物防治甲基汞神经毒性的研究,探索预防及治疗慢性甲基汞中毒的有效途径也具有一定意义。

(常　薇)

第三节　阿尔茨海默病

老年性痴呆是一组与年龄相关的渐进性认知和记忆障碍性疾病。随着全球人口老龄化的日趋严重,该组疾病已经成为人类面临最大的全球公共卫生问题,日益受到政府和学者的高度重视。老年性痴呆主要包括阿尔茨海默病(Alzheimer's disease,AD)和多发性脑梗死性痴呆两类,其中 AD 是最常见的一种类型,约占 60%~80%。本节着重介绍 AD 的相关内容。

AD 是一种以渐进性记忆障碍、认知障碍及运动障碍伴日常生活能力下降和行为改变为主要临床特征的老年性疾病。2015 年全球报告 AD 患者约 4680 万人,预测至 2050 年全球 AD 患者将增至 1.315 亿人。AD 作为一种中枢神经系统退行性变性疾病,其发病率随年龄增加而增高,至今尚无有效治疗方法。本病病理上以细胞外 β-淀粉样蛋白(β-amyloid,Aβ)为中心的老年斑(senile plaque,SP)与脑细胞内高度磷酸化的微管相关蛋白(Tau)构成的脑细胞内神经纤维缠结(neurofibrillary tangles,NFT)为两大特征。因 AD 患者大脑萎缩比较广泛,又称为弥漫性脑萎缩。其病因和发病机制至今尚未完全明了,但大量研究表明,AD 的发生是包括环境和基因在内的多种因素共同作用的结果。

一、病因与发病机制

(一) 病因

1. 环境因素　近年来的研究发现,阿尔茨海默病的发生除与个体的遗传因素有关外,多种环境因素可促使其发生发展。

(1)铝:大量研究表明,铝是 AD 疾病的环境高危因子。曾发现 AD 患者脑内神经细胞核染色质中铝含量较正常人高 10~30 倍,进入大脑中的铝富集在内嗅皮层、海马、杏仁核中,并集中在细胞核的 DNA、神经原纤维缠结和老年斑的 Aβ 中。另有研究发现 AD 患者神经元内均存在铝的选择性蓄积,其结合部位是 Tau 蛋白中的半胱氨酸、核组氨酸,与铝结合的 Tau 蛋白更容易被磷酸化而失去功能,继而损害轴浆运输最终导致神经元变性,形成神经原纤维缠结,促使 AD 的发生。铝可干扰 Tau 蛋白磷酸化和去磷酸化的平衡,增加过度磷酸化的 Tau 蛋白,并改变其蛋白正常构象,形成稳定交联,促进 Tau 蛋白的异常沉积。铝离子可以上调淀粉样 β 前体蛋白(amyloid precursor protein,APP)基因表达,产生大量 APP 蛋白,同时上调 β 分泌酶表达,促进 APP 的异常水解,从而产生大量的 Aβ。同时,铝可诱导 Aβ 蛋白构象发生改变,形成异常聚积,导致 SP 的产生。研究也发现,铝可通过多种途径诱导神经细胞凋亡。铝可引起多种神经递质传递异常,从而干扰神经系统的功能。流行病学调查发现,AD 的发病率和死亡率升高与环境铝暴露过量有关。当饮水中铝含量过高时,人群患 AD 的危险性比饮用普通水人群高 4.5 倍。在动物实验中,采用铝刺激鼠脑,其神经细胞内部出现神经原纤维缠结,与本病的病理改变颇为相似。但有学者提出,铝诱导的 NFT 缺乏典型的双股螺丝状微丝结构,尚不能确定其直接的因果关系。

(2)微量元素:金属离子被认为是 Aβ 错误折叠和聚积的重要调节因素之一。研究表明,Zn^{2+}、Cu^{2+} 和 Fe^{2+} 离子可结合 Aβ 并影响其聚集通路,在细胞外老年斑中心或周边形成淀粉样纤维或无定形聚集体。Zn^{2+} 和 Cu^{2+} 可促进 APP 表达和 Aβ 分泌增加,并诱导形成无定形聚集体,而锌和铜螯合剂可抑制 Aβ 斑块沉积。锌在 AD 患者神经细胞的含量分布常表现为细胞内低外高,其在发病机制中的作用具有双重性。有研究表明,在老年斑中高浓度锌离子促进 Aβ 沉积;但低浓度的锌则抑制 Aβ 的毒性。其原因可能由于细胞外高浓度的锌与 Aβ 结合后掩盖了 Aβ 的酶降解作用点,导致 Aβ 的无法降解。另外,Zn^{2+} 可结合 Tau 蛋白促使其高度磷酸化,并在高浓度时诱导颗粒聚集体形成。Cu^{2+} 和 Fe^{2+} 均可诱导产生 ROS,并且 Cu^{2+} 与 Aβ 结合产生超氧化物和羟自由基直接导致氧化应激和神经元损伤。脑内过量的 Fe^{2+} 能增加 Aβ 的产生,并导致环形原纤维形成,抑制有序的交叉 β 纤维产生。Fe^{2+} 也能结合磷酸化 Tau 蛋白,促使其聚集形成双股螺丝状微丝(paired helical filaments,PHF),最终导致 NFT 产生。

(3)铅:研究表明,铅可促进啮齿和灵长动物脑内 APP、Aβ 和 Tau 等 AD 相关基因表达,增加 DNA 氧化损伤。早在大鼠发育阶段给予铅,20 个月以后,动物脑中淀粉前体蛋白和 β-淀粉样蛋白出现过表达,提示在动物早期发育阶段的环境铅暴露与生命后期的 AD 发病有一定关联。

(4)麻醉剂:研究表明,乙醚、氟烷、异氟烷、七氟烷、异丙酚等麻醉剂均可引起动物短期或长期的空间学习记忆功能减退,并具有增加脑细胞内 β-淀粉样蛋白聚集和 Tau 蛋白磷酸化的作用。体外实验发现,氟烷和异氟烷通过结合中间聚体增加细胞内 Aβ 低聚化而加大其细胞毒性。小鼠吸入乙醚 30 秒或 5 分钟,或腹腔注射戊巴比妥钠麻醉 5 分钟或 1 小时,均可引起脑内 Tau 蛋白的 Thr181、Ser199、Thr205、Thr212、Ser262 和 Ser404 位点磷酸化,并激活 MAPK 和 JNK 蛋白磷酸化现象。研究提示在麻醉和职业过程中麻醉剂暴露可能是 AD 发病的原因之一。

(5)病原微生物感染:目前研究发现,与 AD 发生发展过程有密切关系的病原微生物,主要有单纯疱疹病毒 1 型(herpes simplex virus type 1,HSV-1)、两类螺旋菌(牙周病原密螺旋体和伯氏疏螺旋体)和肺炎衣原体。HSV-1 是一种常见的嗜神经病毒,老年人群感染率较高。由 HSV-1 感染导致的单纯疱疹病毒性脑炎受损区域主要集中在前额和颞叶皮质部分,并且发现 HSV-1 的感染可促进 AD 脑内病变相关的 Aβ 积聚和 Tau 蛋白磷酸化。另实验结果也表明,慢性螺旋菌(牙周病原密螺旋体和博氏疏螺旋体)感染可导致大脑皮质萎缩和脑组织内淀粉样蛋白沉积。感染肺炎衣原体的小鼠脑内可检测到老年斑块样 β 淀粉样蛋白沉积。这些研究发现病原微生物感染导致的脑组织改变与 AD 病理特点十分相似。流行病学资料也显示,上述病原微生物的 DNA 在 AD 患者脑内的检出率可高达 90%。近年来,Aβ 被证实是一种具有较高生物活性的抗菌肽,属于脑内固有免疫的一部分,故推测 Aβ 的聚集可能是脑内抵抗外源病原微生物入侵的一种免疫应答反应。

(6)电磁场:研究发现一定程度电磁场暴露与 AD 疾病存在关联,并呈现剂量-反应关系,在性别发病上也存在着明显差异,男性暴露于电磁场更容易罹患 AD。实验表明,大鼠暴露于电磁场(0.5mT 和 50Hz)28 天可表现出行为消极;若电磁场达到 8mT,可引起大鼠明显的空间记忆障碍。流行病学资料表明,电磁场暴露是 AD 发病的危险因素之一。队列研究发现,暴露于极低频电磁场(extremely low frequency electric and magnetic field,ELF-EMF)的职业男性患 AD 疾病风险明显增加($RR=2.05$)。体外细胞实验也表明 ELF-EMF 可增加神经细胞内钙离子浓度,从而诱导细胞凋亡发生。但也有研究未能发现两者的关联。近年来,也有报道 ELF-EMF 具有改善 AD 动物模型的认知能力,提示有一定治疗作用。

(7)杀虫剂:流行病学资料表明,职业性杀虫剂暴露与 AD 疾病存在高度关联。其中有机磷和有机氯农药与 AD 的发病关系密切。研究发现 AD 患者血浆中检出的杀虫剂滴滴涕(dichlorodiphenyltrichloroethane,DDT)的代谢产物 1,1-双(对氯苯基)-2,2-二氯乙烯[1,1-bis(chloro phenyl)-2,2-two vinyl chloride,DDE]的浓度高于正常对照人群 3.8 倍。体外实验表明,DDT 和 DDE 均可明显增加神经细胞中淀粉样 β 前体蛋白表达水平。

(8)臭氧:研究表明长期暴露于臭氧($0.025\ ppm \approx 0.054mg/m^3$)环境中可导致机体的氧化应激反应,明显提高脑组织内的脂质过氧化物水平。脑内细胞氧化应激水平与细胞中 β-淀粉样 1-42 肽($A\beta_{42}$)产生呈正相关。$A\beta_{42}$ 的积累可导致海马神经细胞功能异常,并可通过线粒体和内质网信号通路诱导神经细胞凋亡。实验显示大鼠暴露于 0.25ppm(约为 $0.536mg/m^3$)臭氧浓度 60 天和 90 天,其海马神经元中的过氧化物和 $A\beta_{42}$ 产生明显增加。但也有研究表示,臭氧本身可能不会导致 AD 产生,它只是协同其他危险因素促进 AD 疾病的产生。

2. 遗传因素　大量临床和遗传学研究发现 25%~40% 的患者有家族史,AD 患者家族成员患病危险比一般人群高,单卵双生者 AD 的患病率比双卵双生者高。对于家族性 AD 而言,一般发病年龄较小,遗传因素可能是主要病因。研究表明,基因变异与易感基因遗传多态性是 AD 的重要病因。

(1)位于 21 号染色体上的淀粉样蛋白前体(APP)基因:10%~15% 的早发型 AD 患者是由 APP 基因突变引起。有研究报道,APP 基因突变位点中 49 个已明确其功能,主要是引起 APP 蛋白异常表达或水解改变,从而导致 C 末端片段、总 $A\beta$ 和 $A\beta_{42}$ 含量的增加或 $A\beta_{42}$/$A\beta_{40}$ 比值的改变。这些突变位点大多数分布在分泌切割位点或 APP 跨膜区的第 16、17 外显子。另外,某些 APP 基因突变位点也参与神经保护机制,如位点 A673T 突变具有"抵制年龄相关的记忆损害"作用。该基因突变所致表达异常与 $A\beta$ 在脑组织中的积累有关。β-APP 基因点突变可能是某些染色体显性家族性 AD 发生的主要原因。

(2)位于 14 号染色体上的早老素 1(presenilin-1,PS-1)基因:是一种常染色体显性基因,其突变可能是早发型家族性 AD 的主要病因。PS-1 基因突变最常见,曾在 390 个 AD 家系中发现有 176 个不同的基因突变,近年来不断有新的突变被发现。研究显示,PS-1 基因突变可导致 APP 的异常裂解,影响 APP 的加工处理,使 $A\beta_{42}$ 产生增加。通过影响蛋白转运功能,导致过磷酸化 Tau 蛋白在细胞内异常沉积。PS-1 的 Leu286Val 突变使神经细胞更容易凋亡。在我国 AD 家系的患者中,曾发现该基因第 6 号外显子 507-509 位点存在 ATC 三个核苷酸缺失,导致所编码的丝氨酸缺失,该序列变异与早发型家族性 AD 发病高度相关。最近,PS-1 基因 F388L 和 p. F386I 突变被发现与早发型 AD 发病关系密切。另外,PS-1 基因多态性也与 AD 的易感性差异有关。

(3)位于 1 号染色体上的早老素 2(presenilin-2,PS-2)基因:与 PS-1 基因具有很高的同源性,但其基因突变较少。有研究报道,AD 家系患者中 PS-2 基因第 6、12 号外显子非编码区曾发现点突变,其具体作用尚不清楚。研究表明,PS-2 在不同脑区的表达程度与 AD 的病程进展有关。

（4）位于 19 号染色体上的载脂蛋白 E（apolipoprotein E，ApoE）基因：ApoE 基因上有 3 个等位基因，即 ε_2、ε_3 和 ε_4，并由此产生了 6 种遗传表型，该基因频率和表型分布存在着人种和地域差别。研究发现，ε_4 等位基因数量与 AD 的患病率及发病年龄有关，随着其基因拷贝数的增加，AD 的患病率增加而发病年龄降低。相反，ε_2 等位基因似乎能降低发病危险并推迟 AD 的发病年龄。大量研究表明，携带 ApoE ε_4 等位基因是 AD 发病的高危易感因素。动物实验表明，ApoE $\varepsilon 4$ 所涉及的分子病理机制包括内质网应激，星形胶质细胞功能障碍，老年斑中脂质沉积物的增加等神经毒性作用。最新研究报道，ApoE $\varepsilon 4$ 可加剧 Tau 蛋白介导的神经毒性作用，增加 TNF-α 的释放导致一系列的神经元炎性反应。

（5）位于 12 号染色体上的 α_2M 蛋白（alpha-2-macroglobulin，A2M）基因：A2M 基因编码的 α_2M 蛋白能阻止 Aβ 纤维沉积，介导 Aβ 的清除和降解，增强神经细胞对 Aβ 毒性的耐受。A2M-2 外显子的缺失使 AD 的患病风险增加 4 倍。

（6）位于 17 号染色体上的微管相关 Tau 蛋白（microtubule associated protein Tau，MAPT）基因：又称 Tau 蛋白基因，其编码的 Tau 蛋白主要定位于神经元轴突内，具有调节微管稳定性和活性。Tau 蛋白过度磷酸化可导致轴突运输障碍，促进 Tau 蛋白的聚集和 PHF/NFT 的形成。异常磷酸化的 Tau 蛋白可干扰线粒体正常功能而产生氧化应激反应，并涉及到钙调蛋白酶、糖原合成酶 3 和周期蛋白依赖性激酶 5 等一系列激酶的激活。在 AD 患者中发现，过度磷酸化 Tau 蛋白还存在糖基化等异常修饰，其参与维持 PHF/NFT 结构的稳定。MAPT 基因突变可引发 Tau 蛋白的过度磷酸化，从而加速神经元纤维缠结，影响神经元和突触的功能完整性。有研究表明，MAPT 基因 rs242557G/A 和 rs2471738C/T 遗传多态性可增加 AD 患病风险。

（7）位于染色体 4q21.3-22 上的 α-突触核蛋白（α-synuclein，SNCA）基因：SNCA 基因多态性 GG（rs10516846）携带者和脑脊液中 SNCA 基因表达水平增高可促使早发型 AD 患病风险增加。SNCA 基因第 4 内含子 CT 富含区的单倍型增加路易体变异型 AD 的患病风险。

（8）位于染色体 6q21.1 上的髓样细胞激发受体 2（triggering receptor expressed on myeloid cells 2，TREM-2）基因：在小胶质细胞上特异性表达，该基因变异是迟发性 AD 的危险因素之一。研究发现 TREM-2 基因序列变异体 rs75932628（R47H）与 AD 发生具有显著关系。有研究显示，85 岁以上老年人 TREM-2 基因突变率可达 0.46%，并且携带该变异体的患者更容易发生认知功能障碍。

（9）位于染色体 11p13 上的脑源性神经营养因子（brain-derived neurotrophic factor，BDNF）基因：研究发现携带 BDNF 基因变异体（Met/Met、Met/Val）的患者可在早年即出现大脑皮质厚度降低和记忆功能受损。另外，BDNF 基因多态性 C270T 可增加亚洲人群 AD 患病风险。多项研究提示 BDNF 基因变异是 AD 疾病的危险因素。

（10）位于染色体 11q24.1 上的神经元分拣蛋白相关受体 L1（neuronal sortilin-related receptor 1，SORL1）基因：编码一种脂蛋白膜受体，主要在中枢神经系统表达。SORL1 是迟发性 AD 的易感基因，该基因表达蛋白穿梭于胞膜、胞质和高尔基复合体，参与 APP 的再循环途径。研究表明，SORL1 的低表达可导致 APP 向 Aβ 生成增多，从而增加了 AD 发病风险。另外，SORL1 基因变异可能是迟发 AD 的重要危险因素。该基因存在多个遗传多态性位点，其基因编码在独立人群及不同种族中的 AD 的相关性不同。在不同的欧美人群中已证明 SORL1 基因 3′和 5′端单核苷酸多态性（SNP）与 AD 密切相关，其中 3′端的三个 SNP 位点（rs1699102、rs2070045 和 rs3824968）为高度相关。在中国汉族 AD 患者分析中，发现 SORL1

基因中 rs3824968 与 AD 患病风险增高相关,而 rs1784933 的 G 等位基因和 rs2298813 位点 (A528T)则与 AD 患病风险降低有关。也有研究表示 *SORL1* 基因作为 AD 风险性基因证据仍不充分。

(11)位于染色体 8p21-42 的簇连蛋白(clusterin,CLU)基因:编码一个含有 449 个氨基酸的多肽链(簇连蛋白),是神经系统中一种重要的载脂蛋白,其参与 Aβ 的神经毒性作用。研究表明,AD 患者脑皮质、老年斑和脑脊液中 CLU 含量增高。*CLU* 基因的 rs2279590、rs11136000 和 rs9331888 三个位点与 AD 相关。在三个标志位点连锁不平衡分析中发现,相比 TTC 型,CCC 和 CCG 型的 AD 罹患风险增加。

(12)位于染色体 11q23.2 的淀粉样前体蛋白 β 位点裂解酶 1(β-site amyloid precursor protein-cleaving enzyme 1,BACE1)基因:又称 β-分泌酶 1 基因,编码一种具有 501 个氨基酸的跨膜天冬氨酸蛋白酶,是 Aβ 生成的限速酶,在 AD 的发生发展中起着重要作用。大多数 AD 患者存在 *BACE1* 基因表达增高,具体机制尚不清楚。有关 *BACE1* 基因单核苷酸多态性与 AD 发病关联性目前说法不一。有研究提出,该基因启动子区 rs4938369(-918G/A)和 rs3017608(-2014T/C)多态性与迟发型 AD 发病相关。rs638405 位点的 GG 基因型可能存在增加 AD 发病风险。

3. 生活方式与社会精神因素 研究表明,不健康的个人生活方式是 AD 疾病的危险因素之一。其中包括吸烟、偏食导致某些维生素或矿物质的缺乏,作息时间不规律,生活紧张和抑郁导致的心理障碍等问题。另外,家庭社会矛盾和缺乏关爱,社交活动少,受教育程度低等社会精神方面的问题也是 AD 疾病发生发展过程中值得关注的危险因素。

总之,AD 的病因非常复杂,具有多因素共同致病的特点,在某一具体病例的发病过程中,环境因素和遗传因素相互影响,共同发挥不同程度的作用。

(二)发病机制

1. 中枢神经递质代谢障碍 大量研究证实,AD 伴有脑内多种神经递质的紊乱。目前认为与 AD 发病有关的神经递质系统有:乙酰胆碱(acetylcholine,ACh)系统、单胺(monamine,MA)系统、氨基酸及神经肽类,其中尤以 ACh 的减少最为突出。

(1)ACh 系统:AD 患者大脑皮质及海马中,胆碱乙酰化酶(choline acetylase,ChAT)、乙酰胆碱酯酶(acetyl cholinesterase,AChE)活性降低,ACh 的合成不足,ACh 减少的程度与痴呆的严重性呈正相关,动物实验还提示脑内 ACh 不足主要与学习记忆能力缺陷有关。这种情形见于 AD 早期的异常表现,可能是 AD 患者记忆减退的原因。

(2)MA 系统:AD 患者脑内去甲肾上腺素(norepinephrine,NE)和苯乙醇胺氮甲基转移酶(phenylethanolamine-N-methyltransferase,PNMT)的活性明显降低,后者是突触前神经元退行性变的结果。5-羟色胺(5-hydroxytryptamine,5-HT)是维持大脑智能活动的重要递质,近年研究发现 AD 患者脑内 5-HT 系统严重受损,表现为 5-HT 浓度、受体结合点明显降低。

(3)氨基酸类:脑内兴奋性氨基酸和肽类递质与 AD 亦有相关,其中以谷氨酸(glutamic acid,Glu)、γ-氨基丁酸的变化最为显著。Glu 是脑内兴奋性神经递质,在学习记忆、突触可塑性、神经元发育和退化等方面具有重要作用,AD 患者 Glu 水平早期升高,而后期则由于 Glu 能神经元继发性损害导致脑内 Glu 水平下降。

2. 神经细胞凋亡 大脑皮质和海马选择性神经元丢失是 AD 的主要病理特征。目前认为,神经元丢失与 AD 智力衰退的程度关系最为密切,而神经元丢失的机制与细胞凋亡有关。AD 患者脑细胞凋亡至少存在两条途径,一条是与促凋亡基因 *Bax* 的高表达和抑凋亡基

因 *Bcl-2* 低表达或缺表达有关,另一条与磷酸化 Tau 蛋白的积累及神经原纤维缠结的形成有关。AD 患者脑神经细胞凋亡过多的另一个有力证据是,Aβ 无论是在体或是离体条件下均可引起神经细胞的凋亡,同时伴有 P53 蛋白表达增加,这从另一个侧面说明细胞凋亡参与了 AD 的发病。

3. 自由基损伤 大脑含有大量易被氧化的脂肪酸,因此,脑细胞很容易受到自由基的攻击。许多神经退行性疾病,均不同程度地与自由基损伤有关。研究表明,AD 患者脑内脂质过氧化程度、蛋白碳酰化程度及线粒体 DNA 氧化程度均较同龄正常老年人增加,一个可能的原因是 AD 患者脑内存在多种抗氧化酶的缺陷,而抗氧化酶是脑内清除自由基的主要防御机制。

4. 脑内自身免疫反应 AD 患者脑脊液中含有抗胆碱能神经元抗体,这可能是引起胆碱能神经元损伤的原因之一。AD 患者脑内存在补体和补体激活,多种补体和抑制因子参与了老年斑的形成。研究显示,淀粉样变作为非自身抗原可激活补体系统并加速合成补体及各种抑制因子,造成各种神经元损伤和功能丧失。脑内的炎性反应和激活的小胶质细胞是 AD 发病机制之一。研究表明,脑内一系列炎性细胞因子和趋化因子可导致小胶质细胞激活产生吞噬应激神经元的作用。

5. 细胞骨架改变 AD 患者脑中神经原纤维缠结是细胞骨架的异常改变,以 PHF 为特征,而 Tau 蛋白是构成 PHF 的唯一必需成分。Tau 蛋白过度磷酸化并形成 PHF 被认为是 AD 神经元退化的基础。由于 Tau 蛋白被异常磷酸化,失去了诱导微管蛋白与 GTP 结合的能力,因而降低了微管组装能力,继而损害轴浆,致使一些在胞体与神经末梢之间正常运输而又不被迅速降解的神经元成分聚集在受累神经元内,最终导致神经细胞退变。

6. 脑能量代谢障碍 AD 患者脑中存在葡萄糖或能量代谢障碍。细胞内钙超载和自由基生成过多导致线粒体能量代谢障碍。实验表明,脑内胰岛素/胰岛素受体信号系统功能紊乱导致的糖代谢障碍可引起认知障碍和空间记忆障碍。

7. 内源性甲醛损伤 由于活细胞的正常代谢均可产生甲醛,且内源性甲醛的产生和代谢可能是多途径的,因此不同的细胞其甲醛含量不同。其中脂质过氧化是甲醛产生的重要途径之一。当机体在应激等因素影响下,若调节内源性甲醛的功能下降,则甲醛含量会异常升高。内源性甲醛可导致中枢神经系统毒性作用。体内外实验表明,内源性甲醛可与神经细胞内重要蛋白分子反应,产生神经细胞毒性聚集物,使细胞变性、坏死。另外,甲醛还可与某些神经递质(甘氨酸和 γ-氨基丁酸)发生反应,从而影响神经系统相关功能。

8. Tau 蛋白异常修饰 Tau 蛋白是一种分布于中枢神经系统内的低分子量含磷糖蛋白。它与神经轴突内的微管结合,具有促进微管蛋白聚合,防止微管解聚和维持其功能稳定的作用。研究表明,Tau 蛋白的异常修饰(高度磷酸化、异常糖基化、异常糖化、泛素蛋白化),都会失去对稳定微管的束缚,导致神经纤维退化和功能丧失。研究还证实,Tau 蛋白的异常修饰可导致其蛋白成为毒性分子聚积形成 PHF 和 SF,从而形成 NFT。通过对 AD 转基因小鼠或 AD 患者的研究发现,轴突肿胀与淀粉样斑块沉积是相伴随的,而淀粉样斑块附近总伴随着大量 Tau 蛋白的磷酸化。

9. 非编码 RNA 的调控作用 近来发现,一些非编码 RNA 如微小 RNA(microRNA)和长链非编码 RNA(lncRNA)在 AD 的发病机制中起到重要的调控作用。研究显示,microRNA9、

microRNA128 和 microRNA125b 在 AD 患者海马中有特异性高表达,而 microRNA 29a/b1 在其大脑组织呈现低表达。其中 microRNA 29a/b1 被证实可靶向于 *BACE1* 基因的 3′-UTR,具有负反馈调控 *BACE1* 表达,以减少 Aβ 生成作用。除此之外,可调控 BACE1 基因表达的非编码 RNA 还有 miR-15b、miR-339-5p、miR-195、miR-135b、miR-29c、miR-186 以及 BACE1-AS lncRNA 分子,这些转录分子的具体调控机制目前尚不十分清楚。另有研究报道,AD 患者受累脑组织中 BC200 lncRNA 分子表达量显著增高,并且其表达量与患病严重程度成正相关。由此可见,AD 患者脑组织中被检测出组织特异性的 microRNA 和 lncRNA 表达异常,从分子的转录水平提示了 AD 发病机制的复杂性。

二、流行病学特征

(一)流行概况

AD 普遍发生于世界各地,几乎包括所有国家、地区和不同的民族,但不同国家或同一国家不同地区 AD 分布是不同的。贫困国家和欠发达地区发病率高于发达国家和地区。该病和其他类型的老年痴呆是老年人死亡的第四位原因。据 2015 年报告,美国 AD 患者有 530 万人,65 岁以上者超过 95%,并且以女性为多,男女比例为 1∶2 以上。国内流行病学调查结果表明,我国 65 岁以上老年人 AD 患病率为 3.21%,其中农村地区 AD 患病率(4.25%)明显高于城市(2.44%),这个数字仍在不断上升过程中。

(二)阿尔茨海默病发病危险因素

阿尔茨海默病(AD)的发病原因很多,发生机制复杂,至今尚未完全阐明。现有的研究资料表明,AD 的发生与以下多种因素有关:

1. 痴呆的家族史　在所有危险因素中,最为肯定的是痴呆家族史。AD 患者一级亲属中患病危险性较一般人明显增加,75 岁时的累积发生率为 15%,到 90 岁时近 50%。

2. Down 综合征和帕金森病家族史　Down 综合征和帕金森病患者均出现与 AD 相似的神经病理变化,而一些 AD 患者的父母则常患有帕金森病或 Down 综合征,提示以上两病可能是 AD 的危险因素。

3. 头部创伤　尤其是曾因头部外伤出现意识丧失者易于患病,另外遭受反复击打的拳击运动员也很容易患 AD,即所谓拳击痴呆。

4. 既往病史　AD 与甲状腺病史有关,有甲状腺功能减退史者,患 AD 的机会增加(*RR* 为 2.3),说明甲状腺直接或间接影响神经系统,另外还有研究发现在 AD 发作前 10 年有精神压抑史者,则该病发生率提高(*RR* 为 1.8)。

5. 雌激素　雌激素在 AD 发病过程中具有重要的调节作用,绝经期后雌激素的降低增加女性患者患 AD 的危险性,与男性相比,女性 AD 发病率高,且认知缺失严重。雌激素替代疗法可以显著降低患 AD 的危险性,改善认知功能和延缓疾病的进程,这可能是由于雌激素通过与其受体结合直接影响基因转录,或通过间接方式对胆碱能神经元起到保护作用的缘故。另外,体外细胞培养显示雌激素具有抵抗氧化剂诱导的细胞损伤和死亡、改变 APP 的加工过程和阻断 Aβ 的神经毒性作用。

(三)阿尔茨海默病的早期生物标志

对阿尔茨海默病(AD)的诸多研究表明,AD 发病的早期可出现一些与其发生机制密切相关的生物标志。这些生物标志对于早期发现和诊断 AD 具有较大的参考价值。

1. β 淀粉样蛋白　β 淀粉样蛋白(β-amyloid, Aβ)是一种随时间变化的生物标志物,可在脑脊液、血浆和唾液中检出。在 AD 患者早期脑脊液中 Aβ$_{1-42}$水平明显增高,随着病情进展,其蛋白水平逐渐下降;但其在血浆浓度表达水平可持续增高。

2. Tau 蛋白和磷酸化 Tau 蛋白 脑脊液中的总 Tau 蛋白和磷酸化 Tau 蛋白(p-Tau181、p-Tau231)水平是 AD 早期生物标志。通过检测这些蛋白水平可以预测早期 AD 患者全脑、海马和内嗅皮层部位的萎缩速率。

3. 视锥样蛋白 1 视锥样蛋白 1(visinin-like protein-1,VILIP-1)可通过影响神经元细胞内钙离子介导的信息传递,诱导细胞凋亡。研究显示,AD 患者脑脊液和血液中 VILIP-1 浓度均明显增高。该蛋白在脑脊液中的水平以及它与其他生物标志组合比值(如 VILIP-1/Tau、VILIP-1/p-Tau181 和 VILIP-1/p-Tau231)变化可成为 AD 早期有价值的评估指标。

4. 神经颗粒素 神经颗粒素(neurogranin,NG)是脑特异性突触后蛋白,该蛋白参与学习记忆功能的信号转导通路及突触可塑性。最近研究发现,脑脊液中的 NG 蛋白水平与大脑萎缩率和淀粉样蛋白负荷密切相关,提示它可作为一种早期标志预测 AD 患者病情发展和预后。

5. 尿中 AD 相关神经丝蛋白 研究发现,AD 患者的脑脊液、血浆和尿液中的 AD 相关神经丝蛋白(Alzheimer-associated neuronal thread protein,AD7C-NTP)浓度明显增高,尤其是在早期患者的脑脊液和尿液中具有较高的灵敏性和特异性。因此,可检测疑似患者尿中 AD7C-NTP 水平,为 AD 的早期诊断提供参考依据。

三、临床表现及其诊断

1. 临床表现 多数患者起病隐匿,一般不易被他人察觉。本病早期主要特征为近记忆障碍或遗忘,对几分钟前的事情可完全不能记忆;情景记忆能力下降,易遗忘近期接触过的事物,常无意编造情节或远事近移,出现错构或虚构。认知障碍也是本病的特征性表现,主要包括语言功能障碍、视空间功能受损、失认、失用、计算力障碍等症状。视空间功能受损可在本病早期出现,患者可表现为不能区别左右,辨别不清衣服的上下和内外,在熟悉的环境中迷路等定向力障碍。以上临床表现随着病情进展逐渐明显,但严重程度不尽相同。

精神障碍可在病程的任何时期出现。主要表现为抑郁、情感淡漠、焦虑不安、兴奋、欣快、失控、失眠及夜间谵妄等。部分患者可出现思维和行为障碍,如幻觉、错觉、片段妄想、攻击倾向及性格改变等。也有患者表现出贪食或忘食行为,本病晚期可出现四肢僵直、姿势及步态障碍,肌张力增加、平衡障碍等。躯体方面,外貌苍老,皮肤干燥多皱,色素沉着,发白,齿落,肌肉萎缩。

本病病程平均经历 5 年(1~10 年)左右发展至严重痴呆、淡漠、卧床不起,大小便失禁,晚期患者常因感染并发症而死亡。根据 AD 的临床表现,目前临床上亦将本病划分为 3 个阶段:临床前期、轻度认知障碍期(mild cognitive impairment,MCI)和痴呆期。这种划分将疾病谱拓宽至临床前期,即 AD 病理存在但并无临床症状。由于患者可在 AD 临床症状出现的数年,甚至数十年之前,体内已产生一系列的病理生理变化。因此,AD 的早期诊断和干预对疾病的预后具有重要意义。

2. 临床诊断 目前本病诊断主要依靠临床表现,以病理学结果为确诊依据。AD 疾病最新国际诊断标准是通过定义临床表型和整合本病生物标志,对 AD 各个时期进行全面评价和诊断。有研究指出,AD 临床表型(典型/非典型)联合本病病理相一致的生物标志即可诊断本病。AD 相关病理生理学指标如下：①脑脊液中 $A\beta_{1-42}$ 水平的下降以及 T-Tau 或 p-Tau 蛋白水平的上升；②淀粉样 PET 成像，示踪剂滞留增加；③AD 常染色体显性突变的存在；④在磁共振成像（magnetic resonance imaging，MRI）上出现的特定解剖区域（外侧和内侧顶叶、后扣带回以及外侧颞叶）的皮层变薄/灰质丢失和（或）海马萎缩；⑤氟脱氧葡萄糖-正电子发射型计算机断层成像（2-deoxy-2［（18）F］fluoro-D-glucose-positron emission tomography，FDG-PET）显示 AD 样的葡萄糖低代谢模式。这些诊断指标可在疾病前驱期便开展更早的预防手段，并且有利于临床前期 AD 二级预防的研究。

四、防治对策

（一）治疗

AD 的治疗至今尚没有特别有效疗法，药物治疗主要是对症处理。

1. 促进脑代谢药物　这方面的药物主要有氢化麦角碱、脑复康、吡硫醇、都可喜、脑活素、胞二磷胆碱等，这些药物的共同药理作用是促进脑细胞代谢、增进脑细胞腺苷酸激酶活性，促进 ATP 的合成运转，增加葡萄糖的作用，增加蛋白、酯类及 RNA 的合成。

2. 脑血管扩张药　有罂粟碱、环扁桃酯、乙酰胆碱等，都有松弛平滑肌，增进大脑血流量，提高痴呆患者的注意力，改善患者情绪。

3. 精神药物应用　对有兴奋、幻觉妄想、行为紊乱者可适量服用抗精神病药，如奋乃静、氟哌啶醇、甲硫哒嗪等。对有焦虑抑郁者，可选择三环类抗抑郁剂，如去甲替林或阿米替林、多虑平，或抗焦虑药，如阿普唑仑、氯硝西泮、地西泮、甲基三唑安定等。

4. 胆碱能系统药物应用　是目前治疗 AD 的主要药物之一，用于提高中枢神经系统乙酰胆碱水平和胆碱能神经系统功能。其代表性药物有：多奈哌齐、加兰他敏、利斯的明。

5. 钙离子拮抗剂应用　可选择性地作用于脑血管，改善脑部血液循环，增加脑血流量和携氧量，防止血管痉挛，调控乙酰胆碱的释放，保护神经元。如尼莫地平、维拉帕米、奈非西坦、氟桂利嗪等钙离子拮抗剂已被用于临床治疗。

6. N-甲基-D-天冬氨酸（NMDA）受体拮抗剂应用　该代表性药物是美金刚，用于中重度 AD 患者治疗，其药物对机体正常生理功能影响较小。它的作用机制主要是能调节谷氨酰胺释放，从而缓解谷氨酰胺的神经毒性。

7. 抗氧化剂应用　抗氧化剂能消除或阻止活性氧和自由基的形成，保护神经细胞。在 AD 的临床前期和轻度认知功能障碍患者中应用抗氧化剂，具有一定的预防和改善病情的作用。目前主要药物有维生素 E、维生素 C、褪黑素和具有抗氧化功能的中药提取物等。

8. 中医药的应用　主要应用有中药和针灸。该类治疗充分体现了中医治疗辨证论治及整体施治的观念。如一些安神补脑、通经活络、补肾益智等传统中药汤方和针灸手法对 AD 患者具有一定改善大脑供血，改善认知功能，延缓病情发展的作用。虽然目前作用机制尚不十分清楚，但在 AD 疾病控制和治疗方面也是非常值得探索的。

（二）预防对策

1. 病因预防　要避免或消除各种可能引起 AD 的危险因素，全社会应提倡关心、尊重老年人，重视老年人的身心健康问题。老年人本身应该勤用脑，多交流、积极参加各种文娱活动，生活保持有规律，保证充足睡眠。

2. 二级预防　针对 AD 症状出现前的一些潜在或隐匿的症状或表现，争取早期发现、早期诊断和早期治疗，阻止或减缓疾病的发展，同时积极治疗精神压抑和失眠，对于预防 AD

的发生具有十分重要的意义。

3. 临床期预防　对于已经罹患 AD 的患者,可采取各种方法对其进行康复治疗和训练,如作业疗法、音乐疗法、运动疗法和一定的认知训练。通过以上措施可减轻患者的抑郁情绪,改善其生活适应能力及协调性,提高记忆力、理解力,调动其耐力及集中性,从而使患者脑力及体力的活动性大大增强,防止长期孤独及卧床,将痴呆患者的精神生活及社会生活的功能障碍减少到最低程度。

(傅　娟)

第四节　帕金森病

帕金森病是一类以静止性震颤、肌肉强直、运动迟缓和姿势步态异常为主要特征的神经退行性疾病。该病好发于 50 岁以上的中、老年人,发病率和患病率有随着年龄增加而增加的趋势,散发于世界各地,但有少部分病例表现出家族性的特点。帕金森病重要病理特征是黑质多巴胺能神经元的损失、路易小体(Lewy body)形成以及神经炎症反应。研究认为,帕金森病的发生与多个基因的突变有关联,这些突变的基因可以在部分帕金森病患者中检测出。但是这部分患者多为早发型或者家族遗传型患者,其他部分患者多无此特征。另一方面依据研究调查结果,还发现帕金森病与多种环境有害因素具有关联性,例如农药暴露、有机物及有机溶剂暴露、环境金属暴露等。但是这些环境有害因素诱发帕金森病具体的机制仍未阐明,因此目前的观点认为帕金森病更有可能是由遗传和环境等多种因素相互作用而诱发。综上所述,有关帕金森病的相关机制仍需进一步研究。

一、病因与发病机制

(一) 遗传因素

对帕金森病发病原因的研究由来已久,但是直到最近的十几年,遗传因素作为病因理论之一才开始逐渐受到重视。最初认为,与帕金森病有关的突变基因是 α-突触核蛋白(α-synuclein)基因,虽然这个突变基因只是在少数的家族遗传病例中发现,SNCA 突变基因的发现开启了对帕金森病的遗传因素研究的先河。此后有关遗传因素方面的研究不断深入。

目前认为,可能与帕金森病常染色体显性遗传有关的突变基因有 6 个:SNCA、富亮氨酸重复激酶 2(leucine-rich repeat kinase 2,LRRK2)基因、液泡分拣蛋白 35(vacuolar protein sorting 35,VPS35)基因、真核细胞翻译起始因子 4 伽马 1(eukaryotic translation initiation factor 4 gamma 1,EIF4G1)基因、DNA 热休克蛋白家族(热休克蛋白 40)C13 成员[DNAJ(Hsp40)homolog,subfamily C,member 13,DNAJC13]基因、卷曲螺旋结构域蛋白 2(coiled-coil-helix-coiled coil-helix domain containing 2,CHCHD2)基因。这些突变基因可以在部分帕金森病患者中检测到。SNCA 基因编码的 α-突触核蛋白是路易小体的重要组成部分,该基因突变与家族性帕金森病有关。另有研究发现,在散发性帕金森患者中也可检测到 SNCA 基因的突变。LRRK2 基因与轴突生长和突触形态、细胞膜的转运、细胞自噬、蛋白质的合成有关,此外在先天免疫系统也扮演重要角色。LRRK2 基因突变患者约占家族性帕金森病患者的 4%,占散发性帕金森病患者的 1%,被认为是最常见的帕金森病遗传影响因素。VPS35 是一个多亚基复合物,与细胞内蛋白转运有关。EIF4G1 基因突变也被认为与帕金森病有关,但是另外也有研究发现有未受影响的 *EIF4G1* 突变基因携带者,所以还需要进一步研究 *EIF4G1* 突变基因在帕金森病发病中的作用。*DNAJC13* 基因编码的蛋白名为受体介导的内吞蛋白 8(receptor-mediated endocytosis 8,REM-8),这个蛋白也与细胞内蛋白转运有关。*CHCHD2* 基因是最近在日本家族性帕金森病患者中发现的,*CHCHD2* 基因编码的蛋白是一个线粒体内的蛋白。Parkin、PINK1、和 DJ-1 则被认为与帕金森病常染色体隐性遗传有关,它们编码的蛋白质主要参与维持线粒体正常功能。

虽然基因突变作为帕金森病的发病原因,具有很大的潜力,但目前的研究资料显示,这些突变基因的携带者占帕金森病患者的比例较低。并且携带这些基因的患者主要是家族性和早发型的帕金森病患者,只涵盖了一部分的帕金森病患者,其他大部分的患者并没有帕金森病家族史。此外,除了遗传因素外,调查研究还发现了大量的环境因素与帕金森病的发病具有关联。因此,把遗传因素作为帕金森病的主要病因还为时尚早。尽管基因突变在帕金森病的病因理论中具有重要地位,总体而言帕金森病更有可能的是一种基因与环境等多因素共同作用下的结果。

(二)环境因素

1. 农药暴露与帕金森病　农药作为在农业上广泛使用的一类产品,对农作物的保产增收起着重要的作用。依据使用的目的和场所不同,可将农药分为以下几类:①预防、消灭或者控制危害农业、林业的病、虫(包括昆虫、蜱、螨)、草和鼠、软体动物等有害生物;②预防、消灭或者控制仓储病、虫、鼠和其他有害生物;③调节植物、昆虫生长;④用于农业、林业产品防腐或者保鲜;⑤预防、消灭或者控制蚊、蝇、蜚蠊、鼠和其他有害生物;⑥预防、消灭或者控制危害河流堤坝、铁路、机场、建筑物和其他场所的有害生物。人类可通过职业接触、食物和饮水途径暴露农药,尤为重要的是经由职业暴露,例如农药生产企业的工人和田间施用农药的农民。人类可以通过食用这些农产品或者饮用了污染水源而暴露农药。存留于环境中的农药,可以经由食物链不断的蓄积在人体内,对人类的健康产生潜在的持续性危害。

随着研究的深入,有学者发现一部分农药的中毒机制与帕金森病的发病机制相似或者相同,并且可以诱发与帕金森病相似的临床症状。在最初发现 1-甲基-4-苯基-1,2,3,6-四氢吡啶(methylphenyltetrahydropyridine,MPTP)可以引起与帕金森病相似的临床表现之后,环境农药暴露作为帕金森病的一个潜在致病因素,逐渐受到研究学者的重视。

流行病学研究提示,经由环境暴露农药,可以增加罹患帕金森病的风险。主要影响的因素有:职业因素、饮水因素、居住环境因素等。依据职业的不同,环境暴露农药与帕金森病的发病风险也不一样。经职业暴露的人群,发病风险高于经非职业暴露的人群。饮用净化水源的人群,其发生帕金森病的风险低于饮用污染水源的人群。除此之外,居住在乡村或者居住环境周围有大面积农作物种植区的人群,发病风险高于居住在其他地区的人群。暴露剂量和暴露时间也是影响发病风险的一个因素,暴露剂量较高、暴露时间较长会增加发病风险。然而受限于研究条件,这些暴露因素与帕金森病之间的关系还存在诸多未明之处。

在使用过的农药制品中,与帕金森病相关的主要是杀虫剂和除草剂。其中相关的主要有:鱼藤酮类农药、百草枯、有机氯类农药、有机磷酸酯类农药、拟除虫菊酯类农药。实验研究资料提示,它们可以通过抑制线粒体活性、引发氧化应激、影响神经递质的正常功能、扰乱金属离子稳态等机制对神经系统产生毒作用。染毒后实验动物也表现出与帕金森临床症状相似的神经行为异常表现。除此之外,部分农药还被应用于帕金森病动物模型的造模中,为帕金森病的体内研究提供了新的思路和方法。

(1)鱼藤酮类农药:鱼藤酮是从植物中提取的天然农药,为一种常用杀虫剂。由于是从植物中提取的,最初被认为对人体不具有毒作用。然而随着研究的深入,发现这类农药与帕金森病有关联,并且具有神经毒作用,主要表现为线粒体毒性。通过抑制线粒体复合物Ⅰ的电子传递链,影响线粒体产能功能,多巴胺和非多巴胺能神经元因为供能不足而发生功能障碍,最终导致神经功能的衰退。在动物实验中,对实验动物每天静脉注射鱼藤酮后,表现出运动迟缓、姿势不稳等症状。病理检查发现,实验动物黑质和纹状体有近1/2的神经元损失,并且可在神经元观察到α-突触核蛋白的累积等病理学改变。其他研究发现,对实验动物进行不同剂量处理后,神经功能的衰退并不完全与多巴胺能神经元的损失相平行。由此猜测,鱼藤酮引起线粒体功能障碍可能是广泛性的,中枢神经系统和外周神经系统均可受累。不同于实验室研究,关于鱼藤酮类农药的流行病学资料较少。有资料显示鱼藤酮类农药的暴露可以增加帕金森病发病风险,但是也有部分研究得出不同的结果。所以还需要更多的流行病学调查来阐明其中的关系。

(2)百草枯:百草枯是一种除草剂,属于双吡啶类化合物,具有施用后起效快,施用效果好以及遇土钝化等特点。但是其急性毒性较大,中毒后致死率高,因此被许多国家限制或禁止使用。实验研究认为,暴露百草枯可以引起氧化应激和炎症反应、线粒体功能抑制、抗氧化物质过度消耗、α-突触核蛋白合成增多、细胞凋亡等表现。流行病学资料显示,经由环境暴露百草枯可以增加帕金森病发病风险。在百草枯施用地区,发病风险高于不使用或者用量较少的地区。即使是被动暴露(居住于施用区域附近),也会明显增加发生帕金森病的风险。职业暴露还可以将发病风险提高至2倍。另外随着暴露时间的增加,帕金森病的发病风险也相应地增加。但由于缺乏低剂量、慢性暴露的实验室研究资料,以及单独评价百草枯暴露风险的流行病学资料,百草枯暴露与帕金森病的关系还有待于进一步验证。

(3)有机氯类农药:有机氯类农药是20世纪40年代最常用的一类杀虫剂,由于其对环境和人体具有较大毒性,在数十年前已经被禁止使用,但是在一些发展中国家仍在使用。有机氯类农药化学性质稳定,自然环境中难以降解,所以即使已经禁用多年,在环境中仍有一定的残留。这类农药还具有亲脂性,可以蓄积在动物的脂肪组织中,这部分农药可以经由生物放大作用(biomagnification)影响人类的健康。有机氯类农药中与帕金森病有关的主要是环戊二烯类(狄氏剂)和氯代苯类。实验室研究表明,狄氏剂具有增加神经元的氧化应激、激活小胶质细胞、抑制线粒体功能等神经毒性。此外,狄氏剂还可以显著诱导实验动物多巴胺能神经元中的纤维化、α-突触核蛋白的聚集,并且损害降解α-突触核蛋白的泛素-蛋白酶体系统,造成多巴胺能神经元的功能障碍。有流行病学调查显示,帕金森病患者脑中狄氏剂的浓度显著高于对照人群。职业暴露狄氏剂也可以增加帕金森病的发病风险。氯代苯类农药中与帕金森病有关的主要是林丹,暴露林丹后可以显著地减少实验动物大脑多巴胺的水平,并且增加神经元氧化应激。另外与狄氏剂联合作用可以扰乱金属离子的稳态,抑制线粒体功能,诱导多巴胺能神经元的死亡。此外帕金森患者大脑黑质中林丹的浓度显著高于对照人群。但由于研究证据较少,有机氯类农药与帕金森病的关联程度还需要进一步验证。

(4)有机磷类农药:有机磷农药是我国使用广泛、用量最大的一类杀虫剂,主要包括敌敌畏、对硫磷、甲拌磷、内吸磷、乐果、敌百虫、马拉硫磷等。与有机氯农药不同，有机磷类农药不会在环境中长时间残留，但其具有与帕金森发病相似的毒作用机制，受到研究学者关注。有机磷类农药毒作用机制主要是抑制乙酰胆碱酯酶的活性，造成神经细胞信号传递的失调。实验室研究认为，反复暴露有机磷农药后，还可表现出其他非胆碱能的影响，包括扰乱轴突的信号传递、干扰神经营养因子的作用、抑制线粒体复合物Ⅰ的功能、增加氧化应激水平。有关有机磷农药与帕金森病的流行病学资料较少，虽有研究认为暴露有机磷农药可以增加帕金森的发病风险，但是这些关联证据较弱，还有待于进一步的研究。

（5）拟除虫菊酯类农药：拟除虫菊酯类农药是一类杀虫剂，由天然化合物除虫菊酯合成而来，因为具有良好的杀虫效果，同时对哺乳动物毒性较低，被广泛应用于农业生产活动和家庭除虫中。依据结构的不同，拟除虫菊酯类农药可以分为两种类型，但是它们主要的神经毒作用机制是一样的，即与钠离子通道相互作用，不断激活钠离子通道并且减缓其失活率，导致钠离子通道持续的激活。由于哺乳动物对于钠离子通道异常的敏感性比昆虫低，所以对哺乳动物毒性较低。近年有实验研究发现，这类杀虫剂（主要是其Ⅱ型化合物）可以干扰体内多巴胺转运，但其可能的机制尚未阐明。长期暴露拟除虫菊酯类农药可引起黑质纹状体功能异常，是由于其具有诱导氧化应激的能力。但依据现有的研究，只有少部分流行病学资料显示暴露这类农药与帕金森病风险有关联，而且关联强度不高。

在实验室研究方面，多数实验设计是了解农药中毒的机制，暴露剂量多足以致中毒，但是有关低剂量、慢性暴露的实验室研究较少。随着大众健康意识的增强和个体防护技术水平的进步，通过职业环境暴露农药的水平已经有所下降，相反日常生活中暴露农药对人类健康具有潜在威胁。在流行病学研究方面，个体暴露量的判定是限制研究进展的一个因素。大多数通过问卷调查进行评估，这样对于实际暴露情况的判断可能会产生偏倚。然而目前暂时没有技术手段对个体暴露量进行准确的判断。另一方面，虽然研究单一因素更能解释农药对健康的影响。但在实际研究过程中，同时暴露多种农药的情况更为常见。

2. 金属暴露与帕金森病　金属及其化合物广泛存在于自然环境中，与人类健康息息相关。部分金属属于必需微量元素，在维持机体的正常生理功能中具有无法替代的作用。这部分金属在人体中保持一个高度的稳态，当有其他因素出现时，这些金属可能会导致机体损伤。除了必需微量元素的有益作用外，有一些金属元素对人类健康具有潜在危害，能扰乱人体正常的生理功能。研究表明，与帕金森病有关的金属主要有铁、铅、锰等几类。实验研究发现，此等金属元素具有增加机体氧化应激、抑制线粒体功能等毒性作用。流行病学调查资料显示，暴露于这些金属元素也可增加帕金森病的发病风险。

在帕金森病受累的神经细胞中可观察到铁累积的特征。有研究发现，帕金森患者脑组织中铁的含量显著高于正常人，主要累积于壳核、苍白球、红核、黑质，累积水平与年龄增加有一定关联。铁累积受多种机制共同作用，例如转铁蛋白受体/二价金属转运蛋白的内吞作用或枸橼酸铁的扩散作用、铁代谢紊乱导致的细胞内平衡下降、损伤导致的铁外流等。在脑组织中不断累积的铁，可以抑制线粒体功能，产生过多的自由基造成氧化应激水平增高，还可以与神经黑素结合产生毒效应。但是关于铁暴露的人群调查研究资料有限，所以在帕金森病和脑组织中铁累积的因果关系仍存在争议，还需加强这方面的研究。

环境中铅暴露的主要来源曾经是汽车尾气和印刷品，最近发现环境土壤中的铅也是一个重要的暴露源。铅对于人体没有任何生理功能,其主要机制是抑制酪氨酸羟化酶活性,降低多巴胺的合成,它还可以降低中脑神经元多巴胺的再摄取,减少突触后受体的表达及敏感性。铅暴露还与氧化应激、脂质过氧化、神经纤维化、突触核蛋白累积有关。骨铅可以作为评价铅累积暴露的生物指标。有研究认为骨铅量与帕金森病发病的风险正相关,但是也有研究未发现两者之间的关联性。

锰作为必需微量元素,对维持正常的生理功能有着很重要的作用,但是过多暴露锰则可以造成机体的损害。在毒效应浓度下,锰积聚在线粒体并破坏正常氧化呼吸作用,抑制线粒体功能。此外,锰还能催化多巴胺氧化,激活小胶质细胞。受累的脑组织主要是苍白球、黑质网状带。慢性锰中毒的临床表现称为帕金森综合征,虽然临床表现与帕金森病的表现相似,但是两者是有差别的,受累部位、临床表现及治疗方法有所不同。关于锰中毒机制的研究由来已久,但是支持锰暴露与帕金森病发病有关系的流行病学研究资料较少,两者之间的关系需要进一步验证。

金属元素的过度暴露与神经退行性疾病的关系受到研究学者的关注。在实验室研究中,发现一些金属的中毒机制与帕金森病的发病机制有着一定的联系,这部分金属被认为与帕金森病的发病有关联。但是受制于实验研究动物与人体的差异,将这些实验结果外推到人尚有不少困难。在流行病学调查方面,由于大部分金属缺乏有效的暴露评价指标,暴露量和暴露时间无法得到准确的判断,因此对于金属暴露的流行病学研究结果也不尽相同。虽然研究资料甚少,但是这些资料一定程度上反映了部分金属暴露与帕金森病发病的关联。

3. 多氯联苯与帕金森病　多氯联苯(polychlorinated biphenyls,PCB)是一种高亲脂类化合物,难溶于水,化学性质极为稳定,依据取代基的不同,具有多种同系物。由于其稳定性好、对金属不具有腐蚀性并且不导电,PCB 曾被广泛应用于润滑油和冷冻剂等,但是因其健康风险现已禁用。自然环境下,PCB 性质稳定难以分解,是一种持久性有机污染物(persistent organic pollutant,POP)。此外,PCB 还可大量富集于动物脂肪组织,通过食物链不断在人体内蓄积。

PCB 主要影响脑组织的黑质、纹状体和嗅束这几个区域。实验室条件下,暴露 PCB 可引起实验动物黑质多巴胺能神经元减少,脂质过氧化以及其他氧化应激标志增多等。其机制可能是 PCB 引起铁代谢的失调、血脑屏障的破坏、小胶质细胞的激活以及影响突触前末梢和囊泡对多巴胺的再摄取。流行病学研究认为,摄入含 PCB 较多的动物脂肪可以增加帕金森病的发病风险。帕金森病患者体内 PCB 的水平高于对照人群。有研究表明在帕金森病的死亡病例中,职业暴露 PCB 与帕金森病的死亡率升高有联系。但也有部分研究资料认为,PCB 的暴露与帕金森病并无关联,可能与 PCB 代谢相关的基因多态性有关。目前实验室研究及流行病学调查资料,在某种程度上说明 PCB 暴露与帕金森病的关联性。

4. 有机溶剂与帕金森病　有机溶剂由多种结构不同的化学物质组成,被广泛应用于工业生产。职业接触是其主要暴露途径,但有机溶剂会随着工业生产活动进入环境中,其中部分溶剂可长时间存留于环境介质内。依据目前的研究资料,从毒理学和流行病学的角度,还没有确凿的证据表明暴露其中一种或者几种有机溶剂会引起帕金森病。但是有研究显示,三氯乙烯(trichloroethylene,TCE)可能与帕金森病具有潜在的病因相关性。

TCE 曾作为清洁剂和脱脂剂等被应用于工业中,还作为添加剂应用于普通家用清洁产品。此外它也被用于全身麻醉、皮肤消毒剂、粮食熏蒸剂和涂料的稀释剂等。虽然 TCE 在脂肪组织中的半减期只有几小时到几天，但它可以长时间的存留于地下水中。国外调查资料显示，TCE 可以在空气、土壤、食品和饮用水中检测出来。实验动物在暴露 TCE 后观察到线粒体功能受到抑制、氧化应激水平增高、α-突触核蛋白不断积累以及与剂量有关的黑质多巴胺能神经元损失等表现。流行病学调查指出，居住在 TCE 污染区或者职业暴露的人群，帕金森病的发病水平显著增加，不过这些研究样本量较小。虽然对 TCE 的实验室研究已经较为深入，但是这些研究结论需要更多的人群研究进行验证。鉴于现有流行病学研究的人群样本量较小，为支持目前的理论，还需要进行大样本量流行病学研究。

二、发病机制

帕金森病是一种渐进性的神经退行性疾病，其发病机制主要包括线粒体功能抑制、氧化应激、α-突触核蛋白累积、功能性蛋白降解、谷氨酸盐毒性、钙超载、炎症反应、神经营养失调等多个方面。通过以上综合作用，最终由于纹状体多巴胺缺乏导致黑质致密部多巴胺能神经元不断退化，表现出特征性的临床症状。

1. 线粒体功能抑制 主要机制包括线粒体电子传递链异常、线粒体形态和功能改变、基因多态性和钙紊乱。部分还涉及有毒物质进入神经细胞后可以抑制线粒体复合物 I 功能，扰乱氧化呼吸链，造成三磷酸腺苷合成受阻，神经细胞因为供能不足而发生功能障碍，最终导致神经功能衰退。

2. 氧化应激 线粒体功能受抑制和炎症反应以及多巴胺的摄取异常，可引起神经元的氧化应激。氧化应激水平增高，则可引起细胞凋亡。当神经元损失过多时，神经功能便会发生异常。部分毒物自身具有较强氧化性，可以在细胞中产生过多的自由基，或者消耗抗氧化物质，也会使神经细胞氧化应激水平增高。

3. α-突触核蛋白 病理学研究发现，帕金森病患者脑组织中可以观察到路易小体特征性的病理改变，α-突触核蛋白则是路易小体的主要组成部分。有人认为，α-突触核蛋白是一种朊病毒，可以在神经细胞之间不断扩散，将正常的蛋白转变为异常形态。由于异常蛋白的分布和扩散与疾病的症状和进展密切相关，因此认为它们可能直接或间接地影响神经元和神经胶质细胞。也有人认为，α-突触核蛋白本身即具有毒作用，但是需要累积到一个阈值才能影响神经细胞功能。虽然看法不同，但都是以 α-突触核蛋白的累积作为理论基础的。

三、流行病学特征

帕金森病是仅次于阿尔茨海默病的第二类常见神经退行性疾病。发达国家的调查发现，年龄标化的年发病率中位数是 14/10 万，65 岁以上老年人为 1.6%。最新资料表明，我国 65 岁以上老年人帕金森病的患病率为 1.7%。在 <50 岁的人群中，帕金森病的发病率较低，但是在 >50 岁的人群中，发病率随着年龄增长逐渐增加，峰值出现在 80 岁左右。综合考虑其他疾病的因素后，世界上大部分地区男性的发病率高于女性 1~2 倍，但是在亚洲这个比率只有 0.95，这可能与生活方式有关。调整了年龄因素后，非洲地区低于欧洲和美洲地区，而亚洲地区的发病率与欧洲和美洲地区相似。此外，人种也是影响帕金森病发病的一个因素，白种人与其他肤色人种相比，发病率较高。

研究发现，帕金森病的发病率受到年龄、性别、生活方式等因素影响。帕金森病是一个渐进性的神经退行性疾病,因而会表现出随着时间推移,神经系统功能不断下降,造成发病率逐渐增高的现象。但是这种神经功能的退化,是一种不断累积的过程,所以帕金森病的发病率会在某个年龄段开始逐渐增高。性别差异出现的原因,可能与生活方式以及激素水平有关,有研究认为雌激素可能是帕金森病的一个保护因素。而造成人种以及地区差异的原因,则可能与生活环境、生活习惯或者基因多态性等因素有关,也可能是这些因素共同作用的结果。

四、临床表现

帕金森病的特征性临床表现包括运动迟缓、肌肉强直、静止性震颤、姿势步态障碍等,除了这些运动症状,还有一些非运动症状例如嗅觉障碍、认知功能障碍、精神症状、睡眠障碍、自主神经功能障碍、疼痛和疲劳。对于经典运动症状,依据是否有震颤表现等,还可以将帕金森病患者分为震颤性和非震颤性为主的多个疾病亚型。不同亚型之间,病因以及发病机制具有一定差异且疾病的预后也不同。例如,相对于非震颤为主的帕金森病,震颤为主的帕金森病进展缓慢并且较少引起功能性残疾。帕金森病表现的震颤多在静止时和休息时症状明显,运动时则减轻或消失,故称为静止性震颤。随着疾病的进展,拇指与屈曲的示指震颤明显时,还可表现出"搓丸样(pill-roling)动作"。肌肉强直也是帕金森病症状之一,始发于一侧上肢近端,上肢症状比下肢严重,被动做肌伸展运动时可出现齿轮样强直或铅管样强直,并且还可以出现头前倾、躯干下肢屈曲的特殊姿势,称为屈曲体姿。由于肌肉强直,患者还可出现运动迟缓的症状,可观察到"面具脸"、小写征、慌张步态等表现。非运动症状主要出现在疾病早期,并且这些前驱症状会持续相当长的时间,影响帕金森病患者的生活质量。另一方面,由于自主神经系统受到疾病的影响,还会表现出便秘、低血压、皮脂腺分泌亢进等症状。

五、防制对策

帕金森病的发病受到多种因素的影响,在这些影响因素中,乳制品的摄入、农药、脑外伤、酒精消费、基因多态性等因素是与帕金森病相关的危险因素,而饮用咖啡与茶、非甾体类抗炎药的使用等则是保护因素。

乳制品在一些高收入国家的日常消费中占有很大比重,在这些乳制品消费高的地区,帕金森病的发病率也呈现增高的现象,有流行病学调查认为乳制品的摄入可以增加帕金森病的发病风险。乳制品在生产、运输和销售过程中受到农药制品及其他有害因素的污染可能是帕金森病发病增加的原因之一,另一方面乳制品具有减少尿酸的作用也有可能与帕金森病有关。农药暴露与帕金森病发病风险的关系已如前述,所以农药暴露也是一个危险因素。甲基苯丙胺是一种中枢神经兴奋剂,毒作用机制与帕金森发病机制相似,并且流行病学调查发现,这类药物的使用与帕金森病也是有关联的。黑色素瘤也被认为是帕金森病的危险因素,已有大量的研究支持这一观点,但是这两者之间的关联的原因尚需探讨。脑外伤时由于可造成血脑屏障的破坏、引起脑组织炎症反应、使 α-突触核蛋白聚集等与帕金森病发病相关的不良效应,对于帕金森病而言也属于危险因素。除此之外,帕金森病的危险因素还有:糖尿病、体质指数(bodymass index,BMI)过高、酒精和饱和脂肪的过量摄入、激素水平的降低等。保护因素则包括:香烟、咖啡与茶饮料的消费、药物使用、体育锻炼、良好的饮食习惯和高尿酸含量等。

在日常生活中,保持健康的生活方式如低盐低油健康饮食、坚持体育锻炼,可以一定程度减少帕金森病的发病风险。此外,由于帕金森病还与多种环境因素有关,在平时生活中,应该注意远离环境污染的地区,尽量减少暴露此等环境有害因素。

(邹云锋)

参 考 文 献

1. Senut MC,Cingolani P,Sen A,et al.Epigenetics of early-life lead exposure and effects on brain development. Epigenomics,2012,4(6):665-674.

2. Neala AP,Guilarte TR.Mechanisms of lead and manganese neurotoxicity.Toxicol Res(Camb),2013,2(2): 99-114.

3. Mason LH,Harp JP,Han DY.Pb neurotoxicity:neuropsychological effects of lead toxicity.Biomed Res Int,2014, 2014:840547.

4. Fernandes KC,Martins AC Jr,Oliveira A ,et al.Polymorphism of metallothionein 2A modifies lead body burden in workers chronically exposed to the metal.Public Health Genomics,2016,19(1):47-52.

5. Wani AL,Ara A,Usmani JA.Lead toxity:a review.Interdiscip Toxicol,2015,8(2):55-64.

6. Rodosthenous RS1,Burris HH2,Svensson K,et al.Prenatal lead exposure and fetal growth:Smaller infants have heightened susceptibility.Environ Int,2017,99:228-233.

7. Huang S,Hu H,Sánchez BN,et al.Childhood blood lead levels and symptoms of attention deficit hyperactivity disorder(ADHD):a cross-sectional study of Mexican children.Environ Health Perspect,2016,124(6):868-874.

8. Ascherio A,Schwarzschild MA.The epidemiology of Parkinson's disease:risk factors and prevention.Lancet Neurology,2016,15(12):1257-1272.

9. Barnham KJ,Bush AI.Biological metals and metal-targeting compounds in major neurodegenerative diseases. Chemical Society Reviews,2014,43(19):6727-6749.

10. Engelender S,Isacson O.The threshold theory for Parkinson's disease.Trends in Neurosciences,2017,40(1): 4-14.

11. Environmental toxins and Parkinson's disease.Annual review of pharmacology and toxicology,2014,54:141-164.DOI:10.1146/annurev-pharmtox-011613-135937.

12. Farina M,Avila DS,Da RJ,et al.Metals,oxidative stress and neurodegeneration:a focus on iron,manganese and mercury.Neurochemistry International,2013,62(5):575-594.

13. Ghaisas S,Maher J,Kanthasamy A.Gut microbiome in health and disease:Linking the microbiome-gut-brain axis and environmental factors in the pathogenesis of systemic and neurodegenerative diseases.Pharmacology and Therapeutics,2015,158:52-62.

14. Goedert M.Alzheimer's and Parkinson's diseases:The prion concept in relation to assembled Aβ,tau,and α-synuclein.Science,2015,349(6248):1255555.

15. Guella I,Evans DM,Szu-Tu C,et al.α-synuclein genetic variability:a biomarker for dementia in Parkinson disease.Annals of Neurology,2016,79(6):991-999.

16. Hare D J,Arora M,Jenkins N L,et al.Is early-life iron exposure critical in neurodegeneration?.Nature Reviews Neurology,2015,11(9):536-544.

17. Kamel F.paths from pesticides to Parkinson's.Science,2013,341(6147):722-723.

18. Soldner F,Stelzer Y,Shivalila CS,et al.Parkinson-associated risk variant in distal enhancer of α-synuclein modulates target gene expression.Nature,2016,533(7601):95-99.

19. Trinh J,Farrer M.Advances in the genetics of Parkinson disease.Nature Reviews Neurology,2013,9(8): 445-454.

20. Ward R J,Zucca FA,Duyn JH,et al.The role of iron in brain ageing and neurodegenerative disorders.Lancet Neurology,2014,13(10):1045-1060.

21. Klaassen CD.edit.Casarett &Doull's Toxicology-The Basic Science of Poisons.7th edition.New York:McGraw-Hill Medical,2008.

附 录

附录1 《环境空气质量标准》(GB 3095—2012)(摘录)

附表 1-1 环境空气污染物基本项目浓度限值

序号	污染物项目	平均时间	浓度限值		单位
			一级	二级	
1	二氧化硫(SO₂)	年平均	20	60	μg/m³
		24 小时平均	50	150	
		1 小时平均	150	500	
2	二氧化氮(NO₂)	年平均	40	40	
		24 小时平均	80	80	
		1 小时平均	200	200	
3	一氧化碳(CO)	24 小时平均	4	4	mg/m³
		1 小时平均	10	10	
4	臭氧(O₃)	日最大 8 小时平均	100	160	
		1 小时平均	160	200	
5	颗粒物(粒径≤10μm)	年平均	40	70	μg/m³
		24 小时平均	50	150	
6	颗粒物(粒径≤2.5μm)	年平均	15	35	
		24 小时平均	35	75	

附表 1-2 环境空气污染物其他项目浓度限值

序号	污染物项目	平均时间	浓度限值		单位
			一级	二级	
1	总悬浮颗粒物(TSP)	年平均	80	200	μg/m³
		24 小时平均	120	300	
2	氮氧化物(NOₓ)	年平均	50	50	
		24 小时平均	100	100	
		1 小时平均	250	250	

续表

序号	污染物项目	平均时间	浓度限值		单位
			一级	二级	
3	铅 （Pb）	年平均 季平均	0.5 1	0.5 1	μg/m³
4	苯并(a)芘[B(a)P]	年平均 24 小时平均	0.001 0.0025	0.001 0.0025	

附录 2　《地表水环境质量标准》(GB 3838—2002)(摘录)

附表 2-1　地表水环境质量标准基本项目标准限值　　　　　　单位：mg/L

序号	标准值　　分类 项目	I 类	II 类	III 类	IV 类	V 类
1	水温(℃)	人为造成的环境水温变化应限制在： 周平均最大温升≤1 周平均最大温降≤2				
2	pH(无量纲)	6 ~ 9				
3	溶解氧　≥	饱和率90% （或7.5）	6	5	3	2
4	高锰酸盐指数　≤	2	4	6	10	15
5	化学需氧量(COD)≤	15	15	20	30	40
6	五日生化需氧量(BOD₅)≤	3	3	4	6	10
7	氨氮(NH₃-N)≤	0.15	0.5	1.0	1.5	2.0
8	总磷(以 P 计)≤	0.02 (湖、库 0.01)	0.1 (湖、库 0.025)	0.2 (湖、库 0.05)	0.3 (湖、库 0.1)	0.4 (湖、库 0.2)
9	总氮(湖、库,以 N 计)≤	0.2	0.5	1.0	1.5	2.0
10	铜≤	0.01	1.0	1.0	1.0	1.0
11	锌≤	0.05	1.0	1.0	2.0	2.0
12	氟化物(以 F⁻计)≤	1.0	1.0	1.0	1.5	1.5
13	硒≤	0.01	0.01	0.01	0.02	0.02
14	砷≤	0.05	0.05	0.05	0.1	0.1
15	汞≤	0.00005	0.00005	0.0001	0.001	0.001
16	镉≤	0.001	0.005	0.005	0.005	0.01
17	铬(六价)≤	0.01	0.05	0.05	0.05	0.1

序号	标准值　　分类 项目	I 类	II 类	III 类	IV 类	V 类
18	铅≤	0.01	0.01	0.05	0.05	0.1
19	氰化物≤	0.005	0.05	0.2	0.2	0.2
20	挥发酚≤	0.002	0.002	0.005	0.01	0.1
21	石油类≤	0.05	0.05	0.05	0.5	1.0
22	阴离子表面活性剂≤	0.2	0.2	0.2	0.3	0.3
23	硫化物≤	0.05	0.1	0.2	0.5	1.0
24	粪大肠菌群(个/L)≤	200	2000	10 000	20 000	40 000

附表 2-2　集中式生活饮用水地表水源地补充项目标准限值　　　　单位:mg/L

序号	项目	标准值
1	硫酸盐(以 SO_4^{2-} 计)	250
2	氯化物(以 Cl^- 计)	250
3	硝酸盐(以 N 计)	10
4	铁	0.3
5	锰	0.1

附表 2-3　集中式生活饮用水地表水源地特定项目标准限值　　　　单位:mg/L

序号	项目	标准值	序号	项目	标准值
1	三氯甲烷	0.06	41	丙烯酰胺	0.0005
2	四氯化碳	0.002	42	丙烯腈	0.1
3	三溴甲烷	0.1	43	邻苯二甲酸二丁酯	0.003
4	二氯甲烷	0.02	44	邻苯二甲酸二(2-乙基己基)酯	0.008
5	1,2-二氯乙烷	0.03	45	水合肼	0.01
6	环氧氯丙烷	0.02	46	四乙基铅	0.0001
7	氯乙烯	0.005	47	吡啶	0.2
8	1,1-二氯乙烯	0.03	48	松节油	0.2
9	1,2-二氯乙烯	0.05	49	苦味酸	0.5
10	三氯乙烯	0.07	50	丁基黄原酸	0.005
11	四氯乙烯	0.04	51	活性氯	0.01
12	氯丁二烯	0.002	52	滴滴涕	0.001
13	六氯丁二烯	0.0006	53	林丹	0.002

续表

序号	项目	标准值	序号	项目	标准值
14	苯乙烯	0.02	54	环氧七氯	0.0002
15	甲醛	0.9	55	对硫磷	0.003
16	乙醛	0.05	56	甲基对硫磷	0.002
17	丙烯醛	0.1	57	马拉硫磷	0.05
18	三氯乙醛	0.01	58	乐果	0.08
19	苯	0.01	59	敌敌畏	0.05
20	甲苯	0.7	60	敌百虫	0.05
21	乙苯	0.3	61	内吸磷	0.03
22	二甲苯①	0.5	62	百菌清	0.01
23	异丙苯	0.25	63	甲萘威	0.05
24	氯苯	0.3	64	溴氰菊酯	0.02
25	1,2-二氯苯	1.0	65	阿特拉津	0.003
26	1,4-二氯苯	0.3	66	苯并(a)芘	2.8×10^{-6}
27	三氯苯②	0.02	67	甲基汞	1.0×10^{-6}
28	四氯苯③	0.02	68	多氯联苯⑥	2.0×10^{-5}
29	六氯苯	0.05	69	微囊藻毒素-LR	0.001
30	硝基苯	0.017	70	黄磷	0.003
31	二硝基苯④	0.5	71	钼	0.07
32	2,4-二硝基甲苯	0.0003	72	钴	1.0
33	2,4,6-三硝基甲苯	0.5	73	铍	0.002
34	硝基氯苯⑤	0.05	74	硼	0.5
35	2,4-二硝基氯苯	0.5	75	锑	0.005
36	2,4-二氯苯酚	0.093	76	镍	0.02
37	2,4,6-三氯苯酚	0.2	77	钡	0.7
38	五氯酚	0.009	78	钒	0.05
39	苯胺	0.1	79	钛	0.1
40	联苯胺	0.0002	80	铊	0.0001

注:①二甲苯:指对-二甲苯、间-二甲苯、邻-二甲苯。

②三氯苯:指1,2,3-三氯苯、1,2,4-三氯苯、1,3,5-三氯苯。

③四氯苯:指1,2,3,4-四氯苯、1,2,3,5-四氯苯、1,2,4,5-四氯苯。

④二硝基苯:指对-二硝基苯、间-二硝基苯、邻-二硝基苯。

⑤硝基氯苯:指对-硝基氯苯、间-硝基氯苯、邻-硝基氯苯。

⑥多氯联苯:指 PCB-1016、PCB-1221、PCB-1232、PCB-1242、PCB-1248、PCB-1254、PCB-1260。

附录3　《医疗机构水污染物排放标准》
（GB 18466—2005）（摘录）

附表 3-1　传染病、结核病医疗机构水污染物排放限值（日均值）

序号	控制项目	标准值
1	粪大肠菌群数（MPN/L）	100
2	肠道致病菌	不得检出
3	肠道病毒	不得检出
4	结核分枝杆菌	不得检出
5	pH	6~9
6	化学需氧量（COD） 　　浓度（mg/L） 　　最高允许排放负荷（g/床位）	 60 60
7	生化需氧量（BOD） 　　浓度（mg/L） 　　最高允许排放负荷（g/床位）	 20 20
8	悬浮物（SS） 　　浓度（mg/L） 　　最高允许排放负荷（g/床位）	 20 20
9	氨氮（mg/L）	15
10	动植物油（mg/L）	5
11	石油类（mg/L）	5
12	阴离子表面活性剂（mg/L）	5
13	色度（稀释倍数）	30
14	挥发酚（mg/L）	0.5
15	总氰化物（mg/L）	0.5
16	总汞（mg/L）	0.05
17	总镉（mg/L）	0.1
18	总铬（mg/L）	1.5
19	六价铬（mg/L）	0.5
20	总砷（mg/L）	0.5
21	总铅（mg/L）	1.0

续表

序号	控制项目	标准值
22	总银(mg/L)	0.5
23	总α(Bq/L)	1
24	总β(Bq/L)	10
25	总余氯[1)2)](mg/L) (直接排入水体的要求)	0.5

注:1)采用含氯消毒剂消毒的工艺控制要求为:消毒接触池的接触时间≥1.5小时,接触池出口总余氯6.5~10mg/L。
　2)采用其他消毒剂对总余氯不作要求。

附表3-2　综合医疗机构和其他医疗机构水污染物排放限值(日均值)

序号	控制项目	排放标准	预处理标准
1	粪大肠菌群数(MPN/L)	500	5000
2	肠道致病菌	不得检出	—
3	肠道病毒	不得检出	—
4	pH	6~9	6~9
5	化学需氧量(COD) 　　浓度(mg/L) 　　最高允许排放负荷(g/床位)	 60 60	 250 250
6	生化需氧量(BOD) 　　浓度(mg/L) 　　最高允许排放负荷(g/床位)	 20 20	 100 100
7	悬浮物(SS) 　　浓度(mg/L) 　　最高允许排放负荷(g/床位)	 20 20	 60 60
8	氨氮(mg/L)	15	—
9	动植物油(mg/L)	5	20
10	石油类(mg/L)	5	20
11	阴离子表面活性剂(mg/L)	5	10
12	色度(稀释倍数)	30	—
13	挥发酚(mg/L)	0.5	1.0
14	总氰化物(mg/L)	0.5	0.5

序号	控制项目	排放标准	预处理标准
15	总汞(mg/L)	0.05	0.05
16	总镉(mg/L)	0.1	0.1
17	总铬(mg/L)	1.5	1.5
18	六价铬(mg/L)	0.5	0.5
19	总砷(mg/L)	0.5	0.5
20	总铅(mg/L)	1.0	1.0
21	总银(mg/L)	0.5	0.5
22	总 α(Bq/L)	1	1
23	总 β(Bq/L)	10	10
24	总余氯[1)2)](mg/L)	0.5	—

注:1)采用含氯消毒剂消毒的工艺控制要求为:

　　排放标准:消毒接触池接触时间≥1 小时,接触池出口总余氯 3~10mg/L。

　　预处理标准:消毒接触池接触时间≥1 小时,接触池出口总余氯 2~8mg/L。

　　2)采用其他消毒剂对总余氯不作要求。

附录4　《生活饮用水卫生标准》(GB 5749—2006)(摘录)

附表4-1　生活饮用水水质常规指标及限值

指标	限值
1. 微生物指标[①]	
总大肠菌群(MPN/100ml 或 CFU/100ml)	不得检出
耐热大肠菌群(MPN/100ml 或 CFU/100ml)	不得检出
大肠埃希菌(MPN/100ml 或 CFU/100ml)	不得检出
菌落总数(CFU/ml)	100
2. 毒理指标	
砷(mg/L)	0.01
镉(mg/L)	0.005
铬(六价,mg/L)	0.05
铅(mg/L)	0.01

指标	限值
汞（mg/L）	0.001
硒（mg/L）	0.01
氰化物（mg/L）	0.05
氟化物（mg/L）	1.0
硝酸盐（以 N 计，mg/L）	10（地下水源限制时为 20）
三氯甲烷（mg/L）	0.06
四氯化碳（mg/L）	0.002
溴酸盐（使用臭氧时，mg/L）	0.01
甲醛（使用臭氧时，mg/L）	0.9
亚氯酸盐（使用二氧化氯消毒时，mg/L）	0.7
氯酸盐（使用复合二氧化氯消毒时，mg/L）	0.7
3. 感官性状和一般化学指标	
色度（铂钴色度单位）	15
浑浊度（NTU-散射浊度单位）	1（水源与净水技术条件限制时为 3）
臭和味	无异臭、异味
肉眼可见物	无
pH（pH 单位）	不小于 6.5 且不大于 8.5
铝（mg/L）	0.2
铁（mg/L）	0.3
锰（mg/L）	0.1
铜（mg/L）	1.0
锌（mg/L）	1.0
氯化物（mg/L）	250
硫酸盐（mg/L）	250
溶解性总固体（mg/L）	1000
总硬度（以 $CaCO_3$ 计，mg/L）	450
耗氧量（COD_{Mn}法，以 O_2 计，mg/L）	3（水源限制，原水耗氧量>6mg/L 时为 5）
挥发酚类（以苯酚计，mg/L）	0.002
阴离子合成洗涤剂（mg/L）	0.3

指标	限值
4. 放射性指标[②]	指导值
总 α 放射性(Bq/L)	0.5
总 β 放射性(Bq/L)	1

①MPN 表示最可能数;CFU 表示菌落形成单位。当水样检出总大肠菌群时,应进一步检验大肠埃希菌或耐热大肠菌群;水样未检出总大肠菌群,不必检验大肠埃希菌或耐热大肠菌群

② 放射性指标超过指导值,应进行核素分析和评价,判定能否饮用

附表 4-2　饮用水中消毒剂常规指标及要求

消毒剂名称	与水接触时间	出厂水中限值	出厂水中余量	管网末梢水中余量
氯气及游离氯制剂(游离氯,mg/L)	至少 30 分钟	4	≥0.3	≥0.05
一氯胺(总氯,mg/L)	至少 120 分钟	3	≥0.5	≥0.05
臭氧(O_3,mg/L)	至少 12 分钟	0.3		0.02 如加氯,总氯≥0.05
二氧化氯(ClO_2,mg/L)	至少 30 分钟	0.8	≥0.1	≥0.02

附表 4-3　水质非常规指标及限值

指标	限值
1. 微生物指标	
贾第鞭毛虫(个/10L)	<1
隐孢子虫(个/10L)	<1
2. 毒理指标	
锑(mg/L)	0.005
钡(mg/L)	0.7
铍(mg/L)	0.002
硼(mg/L)	0.5
钼(mg/L)	0.07
镍(mg/L)	0.02
银(mg/L)	0.05
铊(mg/L)	0.0001
氯化氰(以 CN-计,mg/L)	0.07

指标	限值
一氯二溴甲烷(mg/L)	0.1
二氯一溴甲烷(mg/L)	0.06
二氯乙酸(mg/L)	0.05
1,2-二氯乙烷(mg/L)	0.03
二氯甲烷(mg/L)	0.02
三卤甲烷(三氯甲烷、一氯二溴甲烷、二氯一溴甲烷、三溴甲烷的总和)	该类化合物中各种化合物的实测浓度与其各自限值的比值之和不超过1
1,1,1-三氯乙烷(mg/L)	2
三氯乙酸(mg/L)	0.1
三氯乙醛(mg/L)	0.01
2,4,6-三氯酚(mg/L)	0.2
三溴甲烷(mg/L)	0.1
七氯(mg/L)	0.0004
马拉硫磷(mg/L)	0.25
五氯酚(mg/L)	0.009
六六六(总量,mg/L)	0.005
六氯苯(mg/L)	0.001
乐果(mg/L)	0.08
对硫磷(mg/L)	0.003
灭草松(mg/L)	0.3
甲基对硫磷(mg/L)	0.02
百菌清(mg/L)	0.01
呋喃丹(mg/L)	0.007
林丹(mg/L)	0.002
毒死蜱(mg/L)	0.03
草甘膦(mg/L)	0.7
敌敌畏(mg/L)	0.001
莠去津(mg/L)	0.002
溴氰菊酯(mg/L)	0.02

指标	限值
2,4-滴（mg/L）	0.03
滴滴涕（mg/L）	0.001
乙苯（mg/L）	0.3
二甲苯（mg/L）	0.5
1,1-二氯乙烯（mg/L）	0.03
1,2-二氯乙烯（mg/L）	0.05
1,2-二氯苯（mg/L）	1
1,4-二氯苯（mg/L）	0.3
三氯乙烯（mg/L）	0.07
三氯苯（总量,mg/L）	0.02
六氯丁二烯（mg/L）	0.0006
丙烯酰胺（mg/L）	0.0005
四氯乙烯（mg/L）	0.04
甲苯（mg/L）	0.7
邻苯二甲酸二(2-乙基己基)酯（mg/L）	0.008
环氧氯丙烷（mg/L）	0.0004
苯（mg/L）	0.01
苯乙烯（mg/L）	0.02
苯并(a)芘（mg/L）	0.00001
氯乙烯（mg/L）	0.005
氯苯（mg/L）	0.3
微囊藻毒素-LR（mg/L）	0.001
3. 感官性状和一般化学指标	
氨氮（以 N 计,mg/L）	0.5
硫化物（mg/L）	0.02
钠（mg/L）	200

附录5 《土壤环境质量 农用地土壤污染风险管控标准（试行）》(GB 15618—2018)(摘录)

表5-1　农用地土壤污染风险筛选值(基本项目)　　　　　单位:mg/kg

序号	污染物项目①②		风险筛选值			
			pH≤5.5	5.5<pH≤6.5	6.5<pH≤7.5	pH>7.5
1	镉	水田	0.3	0.4	0.6	0.8
		其他	0.3	0.3	0.3	0.6
2	汞	水田	0.5	0.5	0.6	1.0
		其他	1.3	1.8	2.4	3.4
3	砷	水田	30	30	25	20
		其他	40	40	30	25
4	铅	水田	80	100	140	240
		其他	70	90	120	170
5	铬	水田	250	250	300	350
		其他	150	150	200	250
6	铜	果园	150	150	200	200
		其他	50	50	100	100
7	镍		60	70	100	190
8	锌		200	200	250	300

注:①重金属和类金属砷均按元素总量计。
　　②对于水旱轮作地,采用其中较严格的风险筛选值。

表5-2　农用地土壤污染风险筛选值(其他项目)　　　　　单位:mg/kg

序号	污染物项目	风险筛选值
1	六六六总量①	0.10
2	滴滴涕总量②	0.10
3	苯并(a)芘	0.55

注:①六六六总量为 α-六六六、β-六六六、γ-六六六、δ-六六六 4 种异构体的含量总和。
　　②滴滴涕总量为 p,p'-滴滴伊、p,p'-滴滴滴、o,p'-滴滴涕、p,p'-滴滴涕 4 种衍生物的含量总和。

表 5-3　农用地土壤污染风险管制值　　　　　　　　　　　单位:mg/kg

序号	污染物项目	风险管制值			
		pH ≤ 5.5	5.5<pH ≤ 6.5	6.5<pH ≤ 7.5	pH>7.5
1	镉	1.5	2.0	3.0	4.0
2	汞	2.0	2.5	4.0	6.0
3	砷	200	150	120	100
4	铅	400	500	700	1000
5	铬	800	850	1000	1300

附录6　《土壤环境质量 建设用地土壤污染风险管控标准（试行）》（GB 36600—2018）（摘录）

表 6-1　建设用地土壤污染风险筛选值和管制值（基本项目）　　　单位:mg/kg

序号	污染物项目	CAS 编号	筛选值		管制值	
			第一类用地	第二类用地	第一类用地	第二类用地
重金属和无机物						
1	砷	7440-38-2	20[①]	60[①]	120	140
2	镉	7440-43-9	20	65	47	172
3	铬（六价）	18540-29-9	3.0	5.7	30	78
4	铜	7440-50-8	2000	18 000	8000	36 000
5	铅	7439-92-1	400	800	800	2500
6	汞	7439-97-6	8	38	33	82
7	镍	7440-02-0	150	900	600	2000
挥发性有机物						
8	四氯化碳	56-23-5	0.9	2.8	9	36
9	氯仿	67-66-3	0.3	0.9	5	10
10	氯甲烷	74-87-3	12	37	21	120
11	1,1-二氯乙烷	75-34-3	3	9	20	100
12	1,2-二氯乙烷	107-06-2	0.52	5	6	21
13	1,1-二氯乙烯	75-35-4	12	66	40	200
14	顺-1,2-二氯乙烯	156-59-2	66	596	200	2000
15	反-1,2-二氯乙烯	156-60-5	10	54	31	163
16	二氯甲烷	75-09-2	94	616	300	2000
17	1,2-二氯丙烷	78-87-5	1	5	5	47

序号	污染物项目	CAS 编号	筛选值		管制值	
			第一类用地	第二类用地	第一类用地	第二类用地
18	1,1,1,2-四氯乙烷	630-20-6	2.6	10	26	100
19	1,1,2,2-四氯乙烷	79-34-5	1.6	6.8	14	50
20	四氯乙烯	127-18-4	11	53	34	183
21	1,1,1-三氯乙烷	71-55-6	701	840	840	840
22	1,1,2-三氯乙烷	79-00-5	0.6	2.8	5	15
23	三氯乙烯	79-01-6	0.7	2.8	7	20
24	1,2,3-三氯丙烷	96-18-4	0.05	0.5	0.5	5
25	氯乙烯	75-01-4	0.12	0.43	1.2	4.3
26	苯	71-43-2	1	4	10	40
27	氯苯	108-90-7	68	270	200	1000
28	1,2-二氯苯	95-50-1	560	560	560	560
29	1,4-二氯苯	106-46-7	5.6	20	56	200
30	乙苯	100-41-4	7.2	28	72	280
31	苯乙烯	100-42-5	1290	1290	1290	1290
32	甲苯	108-88-3	1200	1200	1200	1200
33	间二甲苯+对二甲苯	108-38-3, 106-42-3	163	570	500	570
34	邻二甲苯	95-47-6	222	640	640	640
半挥发性有机物						
35	硝基苯	98-95-3	34	76	190	760
36	苯胺	62-53-3	92	260	211	663
37	2-氯酚	95-57-8	250	2256	500	4500
38	苯并(a)蒽	56-55-3	5.5	15	55	151
39	苯并(a)芘	50-32-8	0.55	1.5	5.5	15
40	苯并(b)荧蒽	205-99-2	5.5	15	55	151
41	苯并(k)荧蒽	207-08-9	55	151	550	1500
42	䓛	218-01-9	490	1293	4900	12 900
43	二苯并(a,h)蒽	53-70-3	0.55	1.5	5.5	15
44	茚并(1,2,3-cd)芘	193-39-5	5.5	15	55	151
45	萘	91-20-3	25	70	255	700

注:①具体地块土壤中污染物检测含量超过筛选值,但等于或者低于土壤环境背景值(见本标准3.6)水平的,不纳入污染地块管理。土壤环境背景值可参见本标准的附录A。

表 6-2　建设用地土壤污染风险筛选值和管制值（其他项目）　　单位：mg/kg

序号	污染物项目	CAS 编号	筛选值		管制值	
			第一类用地	第二类用地	第一类用地	第二类用地
重金属和无机物						
1	锑	7440-36-0	20	180	40	360
2	铍	7440-41-7	15	29	98	290
3	钴	7440-48-4	20①	70①	190	350
4	甲基汞	22967-92-6	5.0	45	10	120
5	钒	7440-62-2	165①	752	330	1500
6	氰化物	57-12-5	22	135	44	270
挥发性有机物						
7	一溴二氯甲烷	75-27-4	0.29	1.2	2.9	12
8	溴仿	75-25-2	32	103	320	1030
9	二溴氯甲烷	124-48-1	9.3	33	93	330
10	1,2-二溴乙烷	106-93-4	0.07	0.24	0.7	2.4
半挥发性有机物						
11	六氯环戊二烯	77-47-4	1.1	5.2	2.3	10
12	2,4-二硝基甲苯	121-14-2	1.8	5.2	18	52
13	2,4-二氯酚	120-83-2	117	843	234	1690
14	2,4,6-三氯酚	88-06-2	39	137	78	560
15	2,4-二硝基酚	51-28-5	78	562	156	1130
16	五氯酚	87-86-5	1.1	2.7	12	27
17	邻苯二甲酸二(2-乙基己基)酯	117-81-7	42	121	420	1210
18	邻苯二甲酸丁基苄酯	85-68-7	312	900	3120	9000
19	邻苯二甲酸二正辛酯	117-84-0	390	2812	800	5700
20	3,3'-二氯联苯胺	91-94-1	1.3	3.6	13	36
有机农药类						
21	阿特拉津	1912-24-9	2.6	7.4	26	74
22	氯丹②	12789-03-6	2.0	6.2	20	62
23	p,p'-滴滴滴	72-54-8	2.5	7.1	25	71

序号	污染物项目	CAS 编号	筛选值		管制值	
			第一类用地	第二类用地	第一类用地	第二类用地
24	p,p'-滴滴伊	72-55-9	2.0	7.0	20	70
25	滴滴涕[3]	50-29-3	2.0	6.7	21	67
26	敌敌畏	62-73-7	1.8	5.0	18	50
27	乐果	60-51-5	86	619	170	1240
28	硫丹[4]	115-29-7	234	1687	470	3400
29	七氯	76-44-8	0.13	0.37	1.3	3.7
30	α-六六六	319-84-6	0.09	0.3	0.9	3
31	β-六六六	319-85-7	0.32	0.92	3.2	9.2
32	γ-六六六	58-89-9	0.62	1.9	6.2	19
33	六氯苯	118-74-1	0.33	1	3.3	10
34	灭蚁灵	2385-85-5	0.03	0.09	0.3	0.9
多氯联苯、多溴联苯和二噁英类						
35	多氯联苯(总量)[5]	—	0.14	0.38	1.4	3.8
36	3,3′,4,4′,5-五氯联苯(PCB 126)	57465-28-8	4×10^{-5}	1×10^{-4}	4×10^{-4}	1×10^{-3}
37	3,3′,4,4′,5,5′-六氯联苯(PCB169)	32774-16-6	1×10^{-4}	4×10^{-4}	1×10^{-3}	4×10^{-3}
38	二噁英类(总毒性当量)	—	1×10^{-5}	4×10^{-5}	1×10^{-4}	4×10^{-4}
39	多溴联苯(总量)	—	0.02	0.06	0.2	0.6
石油烃类						
40	石油烃(C_{10}-C_{40})	—	826	4500	5000	9000

注:①具体地块土壤中污染物检测含量超过筛选值,但等于或者低于土壤环境背景值(见本标准3.6)水平的,不纳入污染地块管理。土壤环境背景值可参见本标准的附录A。

②氯丹为α-氯丹、γ-氯丹两种物质含量总和。

③滴滴涕为o,p′-滴滴涕、p,p′-滴滴涕两种物质含量总和。

④硫丹为α-硫丹、β-硫丹两种物质含量总和。

⑤多氯联苯(总量)为PCB77、PCB 81、PCB105、PCB114、PCB118、PCB123、PCB126、PCB156、PCB157、PCB167、PCB169、PCB189 十二种物质含量总和。

附录7 《室内空气质量标准》(GB/T 18883—2002)(摘录)

序号	参数类别	参数	单位	标准值	备注
1	物理性	温度	℃	22~28	夏季空调
				16~24	冬季采暖
2		相对湿度	%	40~80	夏季空调
				30~60	冬季采暖
3		空气流速	m/s	0.3	夏季空调
				0.2	冬季采暖
4		新风量	$m^3/(h \cdot 人)$	30[a]	
5	化学性	二氧化硫(SO_2)	mg/m^3	0.50	1小时均值
6		二氧化氮(NO_2)	mg/m^3	0.24	1小时均值
7		一氧化碳(CO)	mg/m^3	10	1小时均值
8		二氧化碳(CO_2)	%	0.10	日平均值
9		氨(NH_3)	mg/m^3	0.20	1小时均值
10		臭氧(O_3)	mg/m^3	0.16	1小时均值
11		甲醛(HCHO)	mg/m^3	0.10	1小时均值
12		苯(C_6H_6)	mg/m^3	0.11	1小时均值
13		甲苯(C_7H_8)	mg/m^3	0.20	1小时均值
14		二甲苯(C_8H_{10})	mg/m^3	0.20	1小时均值
15		苯并(a)芘[B(a)P]	ng/m^3	1.0	日平均值
16		可吸入颗粒物(PM_{10})	mg/m^3	0.15	日平均值
17		总挥发性有机物(TVOC)	mg/m^3	0.60	8小时均值
18	生物性	菌落总数	cfu/m^3	2500	依据仪器定[b]
19	放射性	氡(^{222}Rn)	Bq/m^3	400	年平均值 (行动水平[c])

a　新风量要求≥标准值,除温度、相对湿度外的其他参数要求≤标准值。

b　见附录D。

c　行动水平即达到此水平建议采取干预行动以降低室内氡浓度。

中英文对照索引

呫	phon	1086
1,1-双(对氯苯基)-2,2-二氯乙烯	1,1- bis(chloro phenyl)-2,2- two vinyl chloride, DDE	1362
1,3-丁二烯	1,3-butadiene,BD	593
17β-雌二醇	17β-estradiol,17β-E_2	914
1-甲基-4-苯基-1,2,3,6-四氢吡啶	methylphenyltetrahydropyridine,MPTP	1370
2,4-二氯苯氧乙酸	2,4-dichlorophenoxyacetic acid,2,4-D	913
2型脱碘酶	type 2 iodothyronine deiodinase	1271
3,5,6-三氯-2-吡啶酚	3,5,6-trichloro-2-pyridinol,TCPY	968
^{32}P 后标记法	^{32}P-postlabeling	158
3-(4-甲苯基亚甲基)-d-1樟脑	4-methylbenzylidene camphor,4-MBC	625
3-硝基丙酸	3-nitropropionic acid,3-NPA	1157
5,10-亚甲基四氢叶酸还原酶	5,10-methylenetetrahydrofolate reductase,MTHFR	282
5-羟色胺	5-hydroxytryptamine,5-HT	1364
6-4 光产物	6,4 photoproduct,6-4PP	1073
6-丙基-2-硫氧嘧啶	6-propyl-2-thiouracil,PTU	917
8-羟基脱氧鸟苷	8-hydroxy-2-deoxyguanosine,8-OHdG	903
8-羟基脱氧鸟嘌呤核苷	8-hydroxy deoxyguanosine,8-OHdG	1074
a2-HS 糖蛋白	a2-HS glycoprotein	1284
AD 相关神经丝蛋白	Alzheimer-associated neuronal thread protein,AD7C-NTP	1367
AhR 核易位体蛋白	AhR nuclear translocator,ARNT	1239
Bhopal 灾难事件	Bhopal disaster	958
Cox 比例生存模型	cox proportional survival models	571
DNA-DNA 交联	DNA-DNA crosslink	592
DNA-蛋白质交联	DNA-protein crosslink	592
DNA 测序	DNA sequencing	203,255
DNA 反应性致癌物	DNA-reactive carcinogen	164
DNA 加合物	DNA adduct	973
DNA 甲基化	DNA methylation	141,241
DNA 甲基转移酶	DNA methyltransferase,DNMT	141,241,269
DNA 双链断裂	DNA double-strandbreak,DSB	270

DNA 损伤	DNA damage	138
DNA 微阵列	DNA microarray	203,254,826
DNA 芯片	DNA chip	254
EBV 衣壳蛋白抗体	antibodies to Epstein-Barr viral capsid antigens,VCA	1258
EB 病毒	Epstein-Barr virus,EBV	1255,1257
Framingham 心脏研究	Framingham Heart Study,FHS	1198
G-蛋白偶联受体雌激素受体	G-protein coupled estrogen receptor,GPER/GRP30	914
G 蛋白偶联受体 30	G protein-coupled receptor 30,GPR30	991
Kaposi 肉瘤疱疹病毒	Kaposi's sarcoma herpesvirus,KSHV	1255
L 型钙离子通道电流 I	L-type calcium channel current,CaL	905
N-二甲基亚硝胺	N-nitrosodimethylamine,NDMA	698
N-甲基-D-天冬氨酸受体	N-methyl-d-aspartic acid receptor,NMDAR	1350
N-乙基全氟辛基磺酰氨基乙醇	N-ethyl perfluorooctane sulfonamideethanol,EtFOSE	901
RNA 测序	RNA sequencing,RNA-seq	257
RNA 干扰	RNA interference,RNAi	242,268
SARS 冠状病毒	SARS coronavirus,SARS-CoV	1138
S-腺苷蛋氨酸	S-adenosyl methionine,SAM	1300
S 期不依赖断裂剂	S-independent clastogen	142
S 期依赖断裂剂	S-dependent clastogen	142
T_3 受体	$3,5,3'$-triiodothyronine recepter,T_3R	1271
T-2 毒素	T-2 toxin	1156
UV-A 防护系数	protection factor of UV-A,PFA	1076
X 射线氟骨症	X-ray skeletal fluorosis	1286
X 线荧光分析	X-ray fluorescence,XRF	1353
《生物多样性公约》	Convention on Biological Diversity	10
《烟草控制框架公约》	Framework Conventionon Tobacco Control,FCTC	601
Ⅰ型胶原交联氨基末端肽	crosslinked N-telopeptides of type Ⅰ collagen,NTx	1284
Ⅰ型胶原交联羧基末端肽	crosslinked C-telopeptides of type Ⅰ collagen,CTx	1284
Ⅰ型前胶原羧基端前肽	carboxy terminal propeptide of type Ⅰ procollagen,PICP	1284
Ⅰ型前胶原羧基展开肽	procollagen Ⅰ extension peptide	1284
α_2M 蛋白	alpha-2-macroglobulin,A2M	1363
α-突触核蛋白	α-synuclein	1363,1369
β-肾上腺素能受体	β-adrenergic receptors	595
β 淀粉样蛋白	β-amyloid,Aβ	842,1360,1366
γ-氨基丁酸	γ-aminobutyric acid,GABA	1350
γ-干扰素	interferon-γ,IFN-γ	903
γ-羧基谷氨酸	γ-carboxyglutamic acid,GLA	1284

A

阿尔茨海默病	Alzheimer's disease,AD	259,842,

		1347,1360
阿米巴原虫	amoebae	1147
埃博拉病毒	Ebola virus	4
埃及血吸虫	Schistosoma haematobium	1261
埃希菌属	Escherichia	1150
癌基因	oncogene	168
癌症干细胞	cancer stem cell,CSC	172
艾氏剂	aldrin	851
安全系数	safety factor	394
氨化作用	ammonification	731
氨基乙酰丙酸脱水酶	δ-aminolevulinic acid dehydratase,ALAD	1348
氨气	ammonia,NH_3	768

B

巴德隆畸形	Madelung's deformity	1313
靶窗	target window	920
白介素-4	interleukin-4,IL-4	903
斑试小室	finn chamber	616
斑釉症	enamel fluorosis	1283
办公场所	working place	544
半挥发性有机化合物	semi-volatile organic compound,SVOC	351,561
		572,611
胞噬	phagocytosis	94
胞饮	pinocytosis	94
保湿性	moisture retention	608
鲍氏志贺菌	Shigella boydii	1152
暴露-反应关系	exposure-response relationship	215
暴露界限值	margin of exposure,MOE	407
暴露科学	exposure science	207
暴露来源	exposure sources	205
暴露浓度	exposure concentration	205
暴露评价	exposure assessment	404
暴露生物标志	biomarker of exposure	8,212
暴露水平	exposure level	205
暴露途径	exposure pathway	205
暴露重建	exposure reconstruction	213
暴露组	exposome	270
暴露组学	exposomics	8,15,207,
		253,270
爆震性耳聋	blast-induced hearing loss	1084

倍频程	octave	1087
被动吸烟	passive smoking	599,1338
苯	benzene	556
鼻咽癌	nasopharyngeal carcinoma,NPC	1017,1258
比较基因组学	comparative genomics	254
比吸收率	specific absorption rate,SAR	1064
必需微量元素	essential trace element	816
变异性	variability	355
变应性接触性皮炎	allergic contact dermatitis	615
标准	standard	344
标准红斑剂量	standard erythema dose,SED	1072
标准化	standardization	345
标准值	standard value,SV	357
表达序列标签	expression sequence tags,EST	258
表达序列标签技术	expression sequence tags technology	257
表观基因组学	epigenomics	8,240,253,266
表观遗传不稳定基因	epigenetically labile gene	243
表观遗传效应	epigenetic effect	138
表观遗传学	epigenetics	7,171,240,266
表观遗传学标记	epigenetic marker	266
表观遗传致癌物	epigenetic carcinogen	164
表面活性剂	surfactant	609
表皮生长因子	epidermal growth factor,EGF	856
表突变	epimutation	138,240
表现温度	apparent temperature,AT	1105
表型芯片	phenotype chip	826
丙二醛	methane dicarboxylic aldehyde,MDA	905
丙烯酰胺	acrylamide,ACR	1189
丙型肝炎病毒	hepatitis C virus,HCV	1255
病例-队列研究	case-cohort study	229
病例-对照研究	case-control study	227
病例-交叉研究	case-crossover study	229
波球温度	bots ball,BB	1105
不典型分化	atypical differentiation	182
不可提取残留	unextractable residues	942
不良建筑物综合征	sick building syndrome,SBS	214,518,546,555
不良妊娠结局	adverse outcome of pregnancy	1176

不耐热肠毒素	heat-labile enterotoxins,LT	1151
不确定区间	uncertainty interval,UI	415
不确定系数	uncertainty factor,UF	355,400
不确定性	uncertainty	355
不适指数	discomfort index,DI	531

C

采光系数	daylight factor	522
参考剂量	reference dose,R_fD	400
残留体	residual body	1163
仓储区	warehouse district	330
侧流烟草烟雾	sidestream smoke,SS	586
长链非编码 RNA	long non-coding RNA,lncRNA	141
长期日摄入量	chronic daily intakes,CDI	401
长时程增强	long-term potentiation,LTP	1350
长滩军团菌	*Legionella longbeachae*,L. long	1147
肠产毒性大肠埃希菌	Enterotoxigenic *E. coli*,ETEC	1150
肠出血性大肠埃希菌	Enterohemorrhagic *E. coli*,EHEC	1150
肠杆菌科	*Enterobacteriaceae*	1149
肠集聚耐热毒素	enteroaggregative heat-stable toxin,EAST	1151
肠黏附性大肠埃希菌	Enteroadhesive *E. coli*,EAEC	1151
肠侵袭性大肠埃希菌	Enteroinvasive *E. coli*,EIEC	1150
肠炎沙门菌	*Salmonella enteritidis*	1149
肠炎沙门菌鼠伤寒血清型	*Salmonella enteritidis sero typhimurium*	1149
肠致病性大肠埃希菌	Enteropathogenic *E. coli*,EPEC	1150
超声	ultrasound	1097
超细颗粒物	ultrafine particle,UFP	495
超氧化物歧化酶	superoxide dismutase,SOD	823,983,1289,1351
巢式病例-对照研究	nested case-control study	228
巢式空间随机效应生存模型	nested spatial random-effects survival models	571
尘螨	dust mite	564,1324
沉淀	sedimentation	703
沉积物质量指南	sediment quality guidelines,SQG	868
沉默突变	silent mutation	140
成骨细胞	osteoblast,OB	1288
成人腹泻轮状病毒	adult diarrhea rotavirus,ADRV	1145
成人疾病的胎儿起源	fetal origins of adult disease,FOAD	59
成釉细胞免疫球蛋白结合蛋白	immunoglobulin binding protein,BiP	1288
承灾体	hazard bearing body	799

城市道路系统	urban road system	337
城市防灾	urban disaster prevention	339
城市公共安全	urban public safety	339
城市公共安全规划	urban public safety planning	339
城市功能分区	city functional district	329
城市规模	city size	328
城市环境容量	city environmental capacity	329
城市交通	urban transportation	338
城市绿地	urban greenbelt, urban green space	333
城市绿地系统	urban green space system	333
城市绿化	urban afforestation	332
城市生态系统	urban ecosystem	324
城市峡谷风	urban canyon wind	327
城乡规划卫生	urban and rural planning health	323
迟发性色素沉着	delayed tanning, DT	1075
持久性生物蓄积有毒污染物	persistent bioaccumulativetoxic pollutant, PBT	3
持久性有机污染物	persistent organic pollutant, POP	1,3,59,748, 772,851,1373
赤潮	red tide	1158
抽动秽语综合征	tourette's syndrom	244
臭氧	ozone, O_3	551,696, 710,768
臭氧层破坏	ozone depletion	6
臭氧消耗物质	ozone depleting substances, ODS	10
出生缺陷	birth defect	178,1175
除虫菊素	pyrethrin	964
处置	disposal	749
传染性非典型肺炎	infectious atypical pneumonia, IAP	1138
串珠镰刀菌	*Fusarium moniliforme Sheld*	1189
创伤后应激障碍	post-traumatic stress disorder, PTSD	468,804
纯水	purified water	710
磁共振成像	magnetic resonance imaging, MRI	1368
磁共振技术	magnetic resonance, MR	263
雌激素膜受体	membrane estrogen receptor, mER	914
雌激素受体	estrogen receptor, ER	914,991
雌马酚	equol	249
次生环境	secondary environment	5,29
次生灾害	secondary disaster	799
次声	infrasound	1092
刺激性接触性皮炎	irritant contact dermatitis	615

促黄体生成激素	leuteinizing hormone, LH	913
促甲状腺激素	thyroid stimulating hormone, TSH	860, 904, 912, 969, 1121, 1269
促甲状腺激素释放素	thyrotropin releasing hormone, TRH	969
促卵泡激素	follicle-stimulating hormone, FSH	913
促有丝分裂原活化蛋白激酶	mitogen-activated protein kinase, MAPK	914
簇连蛋白	clusterin, CLU	1364
错义突变	missense mutation	140

D

大肠埃希菌	*Escherichia coli*	1150
大段损伤	large fragment damage	139
大骨节病	Kashin-Beck disease, KBD	1308
大规模平行信号测序	massively parallel signature sequencing, MPSS	257, 258
大气颗粒物	atmospheric particulate matter	1039
大气气溶胶	atmospheric aerosol	1039
大气圈	atmosphere	2, 24, 485
大气污染	atmospheric pollution	488
大气自净	atmospheric self-purification	488
大细胞癌	large cell carcinoma	1337
代谢组学	metabolomics	8, 253, 263, 826
单纯病例研究	case-only study	229
单纯疱疹病毒 1 型	herpes simplex virus type 1, HSV-1	1361
单端孢霉烯族化合物	trichothecenes	1156
单核苷酸多态性	single nucleotide polymorphism, SNP	7, 202, 279
单链断裂	single strand break	150
单细胞凝胶电泳	single-cell gel electrophoresis, SCGE	157
胆管 G 细胞	goblet-cell	1262
胆碱乙酰化酶	choline acetylase, ChAT	1364
弹性蛋白	elastin	1289
蛋白多糖	proteoglycan	1289
蛋白激酶 C	PKC	1350
蛋白激酶受体样内质网激酶	protein kinase receptor-like endoplasmic reticulum kinase, PERK	1288
蛋白芯片	protein chip	826
蛋白质表达特征	protein expression signature, PES	262
蛋白质组	proteome	260, 272
蛋白质组学	proteomics	8, 253, 271,

		826
氮氧化物	nitrogen oxides, NO$_x$	499,768
等响曲线	equal-loudness contour	1086
等效连续 A 声级	equivalent continuous A sound level	1088
低剂量暴露的生物效应	biological effects of low-level exposures, BELLE	409
低剂量辐射	low dose radiation, LDR	1057
滴滴涕	dichlorodiphenyltrichloroethane, DDT	770,851, 910,970, 1362
狄氏剂	dieldrin	851,972
敌菌丹	captafol	972
地表水	surface water	692
地方病	endemic disease	5
地方性氟中毒	endemic fluorosis	1280
地方性甲状腺肿	endemic goiter	817
地方性克汀病	endemic cretinism	817,1270
地方性砷中毒	endemic arsenicosis	699,1296
地方性硒中毒	endemic selenium poisoning	1319
地理分布	geographical distribution	936
地下水	ground water	692
地震灾害	earthquake disaster	799
地质灾害	geologic disaster	799
点频率	point frequency	402
碘化甲腺氨酸脱碘酶	iodothyronine deiodinase, ID	1317
碘缺乏病	iodine deficiency disorder, IDD	817,1264
碘盐	iodized salt	1273
碘油	iodized oil	1273
电磁场	electromagnetic fields, EMF	1063
电磁辐射	electromagnetic radiation	1063
电化学氟化法	electrochemical fluorination, ECF	897
电离辐射	ionizing radiation	1252
电喷雾电离	electrospray ionization, ESI	273
电喷雾离子化	electrospray ionization, ESI	261
电器电子产品废弃物	electrical and electronic products waste/e-waste	748
电器电子设备	electrical and electronic equipment, EEE	749
电渗析	electrodialysis	707
电子废物	e-waste	749,772
淀粉样 β 前体蛋白	amyloid precursor protein, APP	1360
淀粉样前体蛋白 β 位点裂解酶 1	β-site amyloid precursor protein-cleaving enzyme 1, BACE1	1364
凋亡诱导因子	apoptosis inducing factor, AIF	1357

调查问卷	questionnaire	509,1331
丁型肝炎病毒	hepatitis D virus, HDV	1255
钉螺	snails	678
定居因子	colonization factor antigen, CPA	1151
定量微生物风险评估	quantitative microbial risk assessment, QMRA	359,424
定组研究	panel study	233
氡	radon, Rn	551,564
动脉粥样硬化	atherosclerosis	145
动态队列	dynamic cohort	230
动作电位	action potential, AP	905
冻疮	chilblain	1116
冻结性冻伤	freezing frostbite	1116
冻伤	frostbite	1115
毒理蛋白质组学	toxicoprotenomics	272
毒理基因组学	toxicogenomics	8,237,272
毒理学	toxicology	272
毒杀芬	toxaphene	851
毒物兴奋效应	hormesis	7,34,107
毒性当量	toxic equivalent quantity, TEQ	756,857, 1239
毒性当量因子	toxic equivalency factor, TEF	857
毒性潜力	possible toxic potential	758
端粒	telomere	170
端粒酶逆转录酶	telomerase reverse transcriptase, TERT	988
短链氯化石蜡	short chain chlorinated paraffins, SCCP	760,769
断裂剂	clastogen	142
队列研究	cohort study	230
对流层	troposphere	485
对照断面	comparison section	474
多哈假说	developmental origins of health and disease, DOHaD	244
多化学物质过敏症	multiple chemical sensitivity, MCS	548
多环芳烃	polycyclic aromatic hydrocarbon, PAH	276,587, 650
多环芳烃	polycyclic aromatic hydrocarbons, PAH	500,562, 770,913, 1231
多介质环境目标值	multimedia environmental goal, MEG	133
多氯代二苯并二噁英	polychlorinated dibenzo-p-dioxin, PCDD	851,1178, 1236
多氯代二苯并二噁英/呋喃	polychlorinated dibenzo-p-dioxin and dibenzofuran, PCDD/F	753,770

多氯代二苯并呋喃	polychlorinated dibenzofuran, PCDF	851, 924, 1178, 1236
多氯联苯	polychlorinated biphenyls, PCB	753, 770, 851, 863, 912, 1177, 1373
多氯萘	polychlorinated naphthalenes	769
多水平模型	hierarchical Model	220
多肽组学	peptidomics	8
多形性肉瘤样癌	carcinoma with pleomorphicsarcomatoid	1337
多溴代二苯并二噁英/呋喃	polybrominated dibenzo-p-dioxin and dibenzofuran, PBDD/F	753
多溴联苯	polybrominated biphenyls, PBB	753
多溴联苯醚	polybrominated diphenyl ethers, PBDE	753, 772, 884, 912

E

轭合残留	conjugated residues	942
儿童环境卫生	children's environmental health, CEH	1205
耳塞	ear plus	1092
耳罩	ear muff	1092
二次供水	secondary water supply	694
二次污染物	secondary pollutant	4, 37
二醋酸麃草镰刀菌烯醇	diacetoxyscirpenol, DAS	1156
二碘酪氨酸	diiodotyrosine, DIT	1268
二甲苯	xylolo	557
二甲基胂酸	dimethylarsinic acid, DMA	1300
二甲戊灵	pendimethalin	972
二价金属离子转运蛋白 1	divalent metal transporter 1, DMT1	825
二价金属转运蛋白	divalent metal transporter 1, DMT1	1348
二硫代氨基甲酸酯类	dithiocarbamates	912
二氯二苯二氯乙烷	dichlorodiphenyldichloroethane, DDD	913
二氯二苯二氯乙烯	dichlorodiphenyl dichloroethylene, DDE	913
二羟基磷酸盐	dialkylphosphate, DAP	968
二羟异黄酮	daidzein	249
二十二碳六烯酸	docosahexaenoic acid, DHA	283
二十碳五烯酸	eicosapentaenoic acid, EPA	283
二手烟	second hand smoke, SHS	586
二烷基磷酸酯	dialkyl phosphate, DAP	962
二维凝胶差异电泳技术	two-dimensional gel difference electrophoresis, DIGE	278

二氧化氮	nitrogen dioxide, NO_2	499,768
二氧化硫	sulfur dioxide, SO_2	498,768
二氧化氯	chlorine dioxide	698
二乙基己烯雌酚	diethylstilbestrol, DES	562,860
二噁英	dioxin	852,1236
二噁英反应元件	dioxin responsive element, XRE	862
二噁英类化学物质	dioxin-like chemical, DLC	852

F

发育毒性	developmental toxicity	178
法律责任	legal liability	442
翻译调节肿瘤蛋白	translationally controlled tumor protein, TCTP	903
翻译启动因子3	translation initiation factor 3, TIF3	984
翻译延长因子-1δ	translation elongation factor-1δ, TEF-1δ	984
反渗透	reverse osmosis	707
反事实分析	counterfactual analysis	415
返祖	atavism	182
芳烃羟化酶	aryl hydrocarbon hydroxylase, AHH	1235
芳烃受体	aryl hydrocarbon receptor, AhR	852,861, 1235,1239
芳烃受体核转位蛋白	Ah receptor nuclear translocator protein, ARNT	861
防护绿地	green buffer	333
防晒指数	sun protection factor, SPF	458,608
飞沫核	droplet nuclei	1131
非必需微量元素	non-essential trace element	816
非定标性突变	non-targeted mutation	145
非寒战性产热	nonshivering thermogenesis	1111
非霍奇金淋巴瘤	non-Hodgkin lymphoma, NHL	972,1218
非可控性炎症	non-resolving inflammation	172
非热效应	nonthermal effects	1099
非稳态噪声	fluctuating noise	1081
非小细胞肺癌	non-small cell lung cancer, NSCLC	1337
非整倍体	aneuploidy	142
肺癌	lung cancer	1337
肺吸虫病	paragonimusis	679
废弃电器电子产品	waste electrical and electronic equipment	749
废物	waste	749
废物综合征	waste syndrome	858
分贝	decibel	1085,1096
分布格局	distribution pattern	936

分层现象	stratification	678
分类归因	categorical attribution	415
分配理论	partition theory	950
分散式供水	dispersal water supply	693
粉末活性炭	powder activated carbon,PAC	706
风冷指数	wind chill index,WCI	532
风险比	hazard ratio,HR	589
风险评价	risk assessment	470
风疹病毒	rubella virus	1184
伏马菌素	fumonisin FB	1189
氟	fluorine,F	1280
氟斑牙	dental fluorosis	1283
氟调醇	fluorotelomer alcohol,FTOH	897,901
氟骨症	skeletal fluorosis	1284,1285
氟硅化钠	sodium silicofluoride	1281
氟氯烃类	chlorofluorocarbons,CFC	754
氟三氯甲烷	fluorochloromethane,CCl_3F	74
辐射力	radiation force	1099
福氏志贺菌	*Shigellaflexneri*	1152
辅致癌物	cocarcinogen	174
腐殖质	humus	731
负荷力	carrying capacity	27
富营养化	eutrophication	1158

G

改性活生物体	living modified organisms,LMO	459
钙调蛋白	calmodulin,CaM	986,1350
钙黏蛋白	cadherin	987,1288
干寒气候	dry-cold climate	1110
干球温度	dry-bulb temperature	524
干热气候	dry-hot climate	1104
肝吸虫	liver fluke	1262
肝炎病毒	hepatitis virus	1142
感觉噪声级	perceived noise level,PNL	1088
肛-殖距	anogenital distance,AGD	894
高碘性甲状腺肿	iodine excess goiter	1277
高氯同系物	highly chlorinated congeners	757
高频电磁场	high-frequency electromagnetic field	1064
高危人群	high risk group	33,215,1349
高原病	mountain sickness	1122

高致病性禽流感	high pathogenic avian influenza, HPAI	1135
戈壁	gobi	1125
镉	cadmium, Cd	977
个人防护用品	personal protective equipment, PPE	1169
个人护理用品	personal care products, PCP	624
个体匹配	individual matching	228
铬	chromium, Cr	993
工频	power frequency	1064
工业废水	industry wastewater	638
工业区	industrial district	330
弓形虫	toxoplasma	1184
弓形虫素	toxoplasmin	1184
公共场所	public place	568
公共供水	public water supply system	692
功能分析	functional analysis	203
功能基因组学	functional genomics	254
功能畸胎学	functional teratology	179
功能缺陷	functional deficits	180
宫颈上皮内瘤样变	cervical intraepithelial neoplasia, CIN	1256
共平面多氯联苯	coplanar polychlorinated biphenyls, Co-PCB	852
钩端螺旋体病	leptospirosis	680
购买力评价法	purchase power parity method	430
估计暴露量	estimated exposure dose, EED	407
估计的人群效应阈值	estimated population threshold for human, EPT-H	400
估计每日总摄入量	estimated total daily intakes, TDI	759
谷氨酸	glutamic acid, Glu	1364
谷氨酸脱氢酶	glutamate dehydrogenase, GDH	971
谷胱甘肽	glutathione, GSH	1290
谷胱甘肽-S-转移酶	glutathione-s-transferases, GST	1235
谷胱甘肽过氧化物酶	glutathione peroxidase, GSH-Px	983, 1289, 1351
谷胱甘肽还原酶	glutathione reductase	983
谷胱甘肽硫转移酶	glutathione S-transferase, GST	1300
谷胱甘肽硫转移酶 P1	glutathione S transferase P1, GSTP1	269
骨保护蛋白配体	osteoprotegerin ligand, OPGL	1289
骨蛋白聚糖	bone proteoglycans, BPG	1284
骨钙素	osteocalcin, BGP	1284
骨减少	osteopenia	1284
骨碱性磷酸酶	bone alkaline phosphatase, BALP	1284
骨特异性磷蛋白	bone specific phosphoprotein	1284

骨唾液酸蛋白	bone specific sialoproteins，BSP	1284
骨增多	hyperostosis	1284
骨粘连蛋白	osteonectin	1284
骨转换	bone turnover	1284
固定队列	fixed cohort	230
固相 pH 梯度	immobilized pH gradient，IPG	261
关键效应	critical effect	400
关键性研究	critical study	400
关联	association	197
冠心病	coronary heart disease，CHD	596
光变态性	photoallergy	1070
光变应性皮炎	photoallergic dermatitis	616
光毒性	phototoxicity	1070
光毒性反应	phototoxic reaction	614
光毒性皮炎	phototoxic dermatitis	616
光化学烟雾	photochemical smog	502
光污染	light pollution	336，1071
胱天蛋白酶	caspases	985
广义线性模型	generalized linear model	217
广义相加模型	generalized additive model，GAM	219
归因疾病负担	attributable burden of disease	414
鲑鱼	*Oncorhynchus keta*	939
国际癌症研究机构	International Agency for Research on Cancer，IARC	3，588，990
国际暴露科学学会	International Society for Exposure Science，ISES	199
国际儿童哮喘及过敏性疾病研究	international study of asthma and allergies in childhood，ISAAC	1332
国际放射防护委员会	International Commission on Radiological Protection，ICRP	360，393
国际非电离辐射防护委员会	International Commission on Non-Ionizing Radiation Protection，ICNIRP	1067
国际化学品安全规划署	International Program on Chemical Safety，IPCS	1276
国际环境流行病学学会	International Society for Environmental Epidemiology，ISEE	199
国际清洁交通委员会	International Council on Clean Transportation，ICCT	1032
国际人类基因组单体型图谱	international haplotype map，HapMap	7
国际食品法典委员会	Codex Alimentarius Commission，CAC	1290
国际室内空气质量与小气候学会	International Society for Indoor Air Quality and Climate，ISIAQ	199
国际照明协会	International Commission on Illumination，CIE	1067
过滤	filtration	703
过氧化氢酶	catalase，CAT	1351
过氧化氢酶活性	catalase activity	277

| 过氧化物酶 | peroxidase, Prx | 1289 |
| 过氧化物酶体增殖物激活受体 | peroxisome proliferators-activated receptors, PPAR | 902,930 |

H

海洋灾害	sea disaster	799
含氯氟烃	chlorofluorocarbons, CFC	73
寒战性产热	shivering thermogenesis	1111
合成反应	synthesis	954
合成洗涤剂	synthetic detergent	606
合作协同作用	coalitive synergism	42
河流生态系统	river ecosystem	677
核苷酸切除修复	nucleotide excision repair, NER	1073
横波	transverse waves	1081
红外线	infrared ray, IR	1067
红细胞生成素	erythropoietin, EPO	1121
红藻门	*Rhodophyta*	1160
宏量元素	major element, macro-element	815
后基因组学	post-genomics	254
后受体	postreceptor	917
呼吸道合胞病毒	respiratory syncytial virus, RSV	1214,1328
花粉	pollens	1325
华支睾吸虫	*Clonorchis sinensis*	1262
化学拮抗作用	chemical antagonism	43
化学特异性调节因子	chemical-specific adjustment factors, CASF	358
化学需氧量	chemical oxygen demand, COD	662
化学致癌物	chemical carcinogen	163,1230
化学致畸物	chemical teratogen	179
化妆品	cosmetics	605,606
化妆品痤疮	acne induced by cosmetics	616
还原反应	reduction	954
还原性辅酶Ⅱ	nicotinamide adenosine dinucleotide hydro-phosphoric acid, NADPH	1318
环孢素 A	cyclosporine A	276
环丁烷嘧啶二聚体	cyclobutane-type pyrimidine dimers, CPD	1073
环境背景值	environmental background value	723
环境表观基因组学	environmental epigenomics	240,269
环境雌激素	environmental estrogens, EE	908
环境感染	environmental infection	1165
环境基因组	environmental genome	7,202,207, 237,256

环境基因组计划	environmental genome project, EGP	7,10,34, 202,237, 256,412
环境基因组学	environmental genomics	202,237, 256,412
环境激素	environmental hormones, EH	909
环境健康法学	science of environmental health law	436
环境健康危险度管理	environmental health risk management	408
环境健康危险度交流	environmental health risk communication	407
环境健康危险度评价	environmental health risk assessment	394
环境介质	environmental media	1
环境扣扳机	environment pulls the trigger	32
环境内分泌干扰物	environmental endocrine disruptors, EED	4,771,908, 959,1177
环境浓度	environmental concentration	205
环境卫生基准	environmental health criteria, EHC	354
环境卫生学	environmental hygiene/environmental health	1
环境污染性疾病	environmental pollution-related disease	5
环境相关疾病	environmental related disease	276
环境烟草烟雾	environmental tobacco smoke, ETS	551,560, 586,1325
环境因素	environmental factor	2
环境应答基因	environmental response gene	7,12,34, 202,237,256
环境影响评价	environmental impact assessment, EIA	379,676
环境影响医学评价工作	medical assessment on environmental impact	676
环境影响医学预测	medical prediction of environmental impact	683
环境与机体间的相互作用	environment-organism interaction	1
环境质量	environmental quality	285,362
环境质量监测	environmental quality monitoring	285
环境质量监测网	environmental quality monitoring network	285
环境质量评价	environmental quality assessment	363
环境质量指数	environmental quality index	370
环氧化物水解酶	epoxide hydrolase, EH	593,1235
缓发灾害	delayed disasters	799
黄曲霉	*Aspergillus flavus*	1156
黄曲霉毒素	Aflatoxin, AF	1156
黄体生成素	luteinizing hormone, LH	856
挥发性气体	volatile gas	587
挥发性有机化合物	volatile organic compound, VOC	551,587,

		610,611,
		756,768
回复突变	back mutation／reverse mutation	140
回顾性队列研究	retrospective cohort study	230
混合二甲苯	xylol	557
混合型氟骨症	mixed skeletal fluorosis	1286
混凝	coagulation	701
混凝剂	coagulant	702
混杂	confounding	223
活化蛋白 1	activation protein 1, AP-1	914
活性氮自由基	reactive nitrogen species, RNS	1302
活性炭	activated carbon, AC	710
活性氧	reactive oxygen species, ROS	652,903,
		983,1351
获得性热适应	acquired heat adaptation	1108
霍奇金淋巴瘤	Hodgkin's lymphomas	1258

J

肌醇	inositol	1187
基底细胞癌	basal cell carcinoma, BCC	1073
基线反应	benchmark response, BMR	411
基线剂量	benchmark dose, BMD	411
基因表达系列分析	serial analysis of gene expression, SAGE	257,258
基因测序	gene sequencing	255
基因多态性	gene polymorphism	32
基因芯片	gene chip	254,826
基因组	genome	253
基因组突变	genome mutation	142
基因组学	genomics	8,253,254,
		826
基质 γ 羧基谷氨酸蛋白	matrix GLP protein, MGP	1284
基质辅助激光解吸电离	matrix-assisted laser desorption/ionization, MALDI	273
基质金属蛋白酶	matrix metalloproteinases, MMP	1289
基质金属蛋白酶 20	matrix metalloproteinase-20, MMP-20	1287
基质金属蛋白酶组织抑制因子	tissue inhibitor of metalloproteinases, TIMP	1289
基准	criteria	345
基准剂量	benchmark dose, BMD	356
激光	light amplification by stimulated emission of radiation, laser	1077
激光解吸离子化	matrix assisted laser desorptionionization, MALDI	261
激肽释放酶 4	kallikrein-4, KLK-4	1287

极低频	extremely low frequency, ELF	1064
极低频电磁场	extremely low frequency electric and magnetic field, ELF-EMF	1362
极易挥发性有机化合物	very volatile organic compound, VVOC	555,611
即刻色素沉着	immediate pigment darkening, IPD	1075
即刻早期反应基因	immediate early response genes, IEG	984
急性放射病	acute radiation sickness, ARS	1059
急性高原病	acute mountain sickness, AMS	1122
急性呼吸道感染	acute respiratory tract infection, ARTI	1202
急性热致疾病	acute heat illness	1108
急性上呼吸道感染	acute upper respiratory tract infection, AURTI	1203
急性下呼吸道感染	acute lower respiratory tract infection, ALRTI	419,1203
疾病成本法	cost-of-illness, COI	428
疾病负担	burden of disease, BOD	413
疾病综合负担	comprehensive burden of disease, CBOD	414
集中式供水	centralized water supply	692
己糖激酶	hexokinase, HK	971
季节性情感障碍	seasonal affective disorder, SAD	1071
剂量-反应关系	dose-response relationship	40,399
寄生曲霉	*Asp. parasiticus*	1156
寄生原生动物	parasitic protozoa	695
加合物	adducts	592
加合物位点特异性诱变	adduct site-specific mutagenesis	158
家庭水处理	household water treatment, HWT	694
家用化学品	household chemicals	605
甲苯	toluene	557
甲磺基 PCB	methylsulfonyl polychlorinated biphenyls, MeSO$_2$-PCB	872
甲基汞	methylmercury, MeHg	1355
甲基化可变位点	methylation variable positions, MVP	266
甲基四氢叶酸还原酶	methylenetetrahydrofolate reductase, MTHFR	1300
甲醛	formaldehyde	551
甲型肝炎病毒	hepatitis A virus, HAV	1143
甲氧滴滴涕	methoxychlor, MXC	1178
甲氧基-PBDE	methoxy polybrominated diphenyl ethers, MeO-PBDE	886
甲藻	dinoflagellate	1159
甲状旁腺激素	parathyroid hormone, PTH	1289
甲状腺癌	thyroid carcinoma	1279
甲状腺干扰物	thyroid disrupting chemicals, TDC	967,969
甲状腺过氧化物酶	thyroid peroxidase, TPO	967,969,1265

甲状腺过氧化物酶	thyroperoxidase,TPO	917
甲状腺激素	thyroid hormone,TH	969
甲状腺激素受体	thyroid hormonereceptors,TR	918
甲状腺激素转运蛋白	transthyretin,TTR	904,969
甲状腺肿	endemic goiter	1268
贾第鞭毛虫病	giardiasis	1161
假刺鼠	pseudoagouti	243
间接致癌物	indirect acting carcinogen	163
碱基对替换	base-pair substitution	139
建筑物相关疾病	building related illness,BRI	547
健康城市	health city	325
健康风险评价	health risk assessment,HRA	391
健康和疾病的发育起源	developmental origins of health and disease,DOHaD	59
健康寿命年	healthy life years,HeaLY	414
健康效应谱	spectrum of health effect	44
健康效应终点	health endpoint	214
健康住宅	health residence	522
交叉感染	cross infection	1165
交互作用	interaction	224
胶原吡啶交联	pyridinoline,Pyr	1284
胶原蛋白	collagen	1289
焦油	empyreumatic oil	587
角叉藻聚糖	carrageenan	1160
接触点测量	point-of-contact measurement	209
接触性皮炎	contact dermatitis	613
节菱孢霉	*Arthrinium spp.*	1157
拮抗作用	antagonism	43,833
结构基因组学	structural genomics	254
结构糖蛋白	structural glycoprotein	1289
结合残留	bound residues	942
姐妹染色单体交换率	sister chromatid exchange,SCE	1303
介水传染病	waterborne infectious disease	680,696
金属调节转录因子 1	metal regulatory transcription factor 1,MTF1	984
金属硫蛋白	metallothionein,MT	835,837,982
近致癌物	proximate carcinogen	163
浸渍足	immersion foot	1116
经济合作与发展组织	Organization for Economic Co-operation and Development, OECD	908
精神发育指数	mental development index,MDI	1352
净水	cleanly water	710

居室进深	depth of living room	521
居室净高	net storey height	521
居室面积	room area	521
居室容积	volume of living room	521
居住建筑密度	density of residential building	331
居住区	residential district	329
巨细胞病毒	cytomegalovirus, CMV	1183
聚丙烯酰胺凝胶电泳	polyacrylamide gelelectrophoresis, SDS-PAGE	273
聚集研究	aggregation study	226
绝对湿度	absolute humidity	1119
厥藻属	*Caulerpa*	1160
军团病	legionnaires disease	547, 1147
军团菌	legionella	547
军团菌肺炎	legionella pneumonia, LP	1343
军团菌属	*Legionella*	1147

K

抗酒石酸盐酸性磷酸酶	tartrate resistant acid phosphatase, TRAP	1284
抗利尿激素	antidiuretic hormone, ADH	1112
抗原呈递细胞	antigen presenting cell, APC	1073
拷贝数变异	copy-number variation, CNV	244
颗粒活性炭	granule activated carbon, GAC	710
颗粒物	particle matter, PM	827
咳嗽变异性哮喘	cough variant asthma	1330
可比较风险评估	comparative risk assessment, CRA	414
可持续发展	sustainable development	12
可见光	visible light	1069
可接受的安全水平	acceptable safety level, ASL	400
可接受的日摄入量	acceptable daily intake, ADI	400
可耐受最高摄入量	tolerable upper intake levels, UL	1275
可提取残留	extractable residues	942
可替宁	cotinine	587
可吸入颗粒物	inhalable particle, IP	419, 495, 1131
可遗传性遗传损伤效应	heritable genetic effects	399
克劳泽小体	Krause's corpuscle	526
克山病	Keshan disease, KSD	1322
空化效应	acoustic cavitation	1099
空气离子化	air ionization	487
空气污染预报	air pollution forecasting	515

空气质量分指数	individual air quality index, IAQI	372
空气质量指数	air quality index, AQI	370,372,494
控制段面	controlling section	474
库底卫生清理	sanitary clearance of reservoir bottom	689
跨代效应	transgenerational effect	915
矿化	mineralization	954

L

蓝氏贾第鞭毛虫	*Giardia lamblia*	1161
老年斑	senile plaque, SP	1360
类二噁英多氯联苯	dioxin-like polychlorinated biphenyls, DL-PCB	852
累积危害指数	cumulative hazard indexes	760
累积致癌风险	cumulative carcinogenic risk	760
冷紧张	cold stress	527
冷习服	cold acclimatization	1112
冷致血管舒张反应	cold induced vasodilation, CIVD	1112
利谷隆	linuron	916
痢疾志贺菌	*Shigella dysenteriae*	1152
联合毒性作用	joint toxic effect/combined toxic effect	42
联合国儿童基金会	United Nations International Children's Emergency Fund, UNICEF	1270
联合国环境规划署	United Nations Environment Programme, UNEP	415,851, 1074
链终止突变	chain terminal mutation	140
良好实验室操作规范	good laboratory practice, GLP	356
邻苯二甲酸单(2-乙基)己酯	mono-2-ethylhexyl phthalate, MEHP	926
邻苯二甲酸单苄酯	monobenzyl phthalate, MBzP	926
邻苯二甲酸单甲酯	monomethyl phthalate, MMP	926
邻苯二甲酸单乙酯	monoethyl phthalate, MEP	926
邻苯二甲酸单异丁酯	mono-isobutyl phthalate, MiBP	926
邻苯二甲酸丁基苄基酯	butylbenzyl phthalate, BBzP	926
邻苯二甲酸二(2-乙基己基)酯	di-2-ethylhexyl phthalate, DEHP	913
邻苯二甲酸二甲酯	dimethyl phthalate, DMP	929
邻苯二甲酸二乙酯	diethyl phthalate, DEP	625,929
邻苯二甲酸二正丁酯	di-n-butyl phthalate, DnBP/DBP	929
邻苯二甲酸酯类	phthalate esters, PAE	912,1177
邻二甲苯	o-xylene	557
磷酸果糖激酶	phosphofructokinase, PFK	971,972
磷酸三甲苯酯	tricresyl phosphate, TCP	756
磷脂氢过氧化物谷胱甘肽过	phospholipid hydroperoxide glutathione peroxidase,	840

氧化物酶	PHG-Px	
磷脂酰肌醇-3 激酶	phosphatidyl-inositol-3-kinase, PI3K	914
磷脂酰肌醇聚糖 A	phosphatidyl inositol glycan class A, *Pig-a*	155
鳞状细胞癌	squamous cell carcinoma, SCC	1073, 1337
流式细胞仪法	flow cytometry, FCM	1148
流式细胞仪与细胞分类法	flow cytometry and cell sorting, FCCS	1164
流行性出血热	epidemic hemorrhagic fever, EHF	679
硫化硒	selenium sulfide	1316
硫氧还蛋白还原酶	thioredoxin reductase, TR	1317
六氟化硫	SF₆	66
六氟化硫	sulphurhexafluoride	72
六六六	hexachlorocyclohexane, HCH	770
六氯苯	hexachlorobenzene, HCB	770, 851, 970
卤代酚	halophenols	698
卤代阻燃剂	halogenated flame retardants, HFR	769
卤乙酸	haloacetic acids, HAAs	698
鲁菲尼小体	Ruffini's corpuscle	526
铝	aluminium, Al	1020
绿地率	greening rate	333
绿色生态住宅	green ecosystem residence	523
氯胺	chloramine	698
氯痤疮	chloracne	858
氯丹	chlordane	851
氯氟碳化物	hydrofluorocarbons, HFC	72
氯氟烃	chlorofluorocarbon, CFC	6, 492
氯化联苯	chlorinated biphenyls	863
氯菊酯	permethrin	973
卵囊	oocyst	1163
卵泡刺激素	follicle-stimulating hormone, FSH	856
轮状病毒	rotavirus, RV	1145
落射荧光显微镜	epifluorescence microscope	255

M

麻痹性贝类中毒	paralytic shellfish poisoning	1159
脉冲场凝胶电泳	pulsed-field gel electrophoresis, PFEG	157
脉冲噪声	impulse noise	1082
曼氏血吸虫	*Schistosoma mansoni*	1261
慢性高原病	chronic mountain sickness, CMS	1123
慢性甲基汞中毒	chronic methylmercury poisoning	1356
慢性铍病	chronic beryllium disease, CBD	1000

慢性阻塞性肺疾病	chronic obstructive pulmonary disease，COPD	12，59，419，597，1332
锚定酶	anchoring enzyme	258
每日可耐受摄入量	tolerable daily intake，TDI	357，855，1275
每周可耐受摄入量	tolerable weekly intake，TWI	855
美国国家工业卫生协会	American Conference of Industrial Hygienists，ACGIH	1069
美国国家航空航天局	National Aeronautics and Space Administration，NASA	1094
美国国立环境卫生科学研究所	National Institute of Environmental Health Sciences，NIEHS	237
美国国立卫生研究院	National Institutes of Health，NIH	1198
美国环境保护局	U. S. Environmental Protection Agency，U. S. EPA	908
美国胸科学会	American Thoracic Society，ATS	1331
美国医学会杂志	The Journal of theAmerican Medical Association，JAMA	589
美国政府工业卫生学家会议	American Conference of Governmental Industrial Hygienists，ACGIH	1097
美国职业安全与卫生管理局	American Occupational Safety and Health Administration，OSHA	1097
锰超氧化物歧化酶	Mn superoxide dismutase，MnSOD	277
孟山都	Monsanto	863
免疫编辑	cancer immunoediting	172
免疫磁珠分离法	immunize magnetic sand，IMS	1163
免疫防护系数	immune protection factor，IPF	1076
免疫性别二态性	immunologic sexual dimorphism	925
免疫性甲状腺疾病	autoimmune thyroid diseases，AITD	1279
免疫荧光检测	IFA	1164
灭蚁灵	mirex	851
膜攻击复合物	membrane attack complex，MAC	849

N

钠-碘转运体	sodium-iodide symporter，NIS	1277
钠离子牛磺胆酸盐协同运输多肽	Na$^+$taurocholate cotransporting polypeptide，NTCP	902
耐多药相关蛋白	multidrug associated protein，MRP	903
耐甲氧西林金黄色葡萄球菌	methicillin resistant staphylococcus aureus，MRSA	1166
耐热肠毒素	heat-stable enterotoxins，ST	1151
男性生殖疾病患病率	male genital diseases morbidity，MGDM	758
南水北调工程	south-to-north water transfer project	676
脑源性神经营养因子	brain-derived neurotrophic factor，BDNF	1363
内（吸收）剂量	internal（absorbed）dose	206
内定假设	default assumption	398
内分泌干扰化学物	endocrine disrupting chemicals，EDC	63，172，248，

	togavirus,V	909
内剂量	internal dose	212,1201
内皮型一氧化氮合酶	endothelial nitric oxide synthase,eNOS	1302
内源性感染	endogenous infection	1165
尼古丁	nicotine	586
尼古丁-乙酰胆碱受体	nicotinic acetylcholine receptors,nAChR	595
尼古丁替代疗法	nicotine replacement therapy,NRT	603
拟除虫菊酯	synthetic pyrethroids,SP	964
逆转录-聚合酶链状反应	reverse transcription-polymerase chain reaction,RT-PCR	1136
逆转录病毒池内 A 颗粒	retroviral intracisternal A particle,IAP	243
黏合剂	adhesive	606
尿碘中位数	median urinary iodine,MUI	1274
尿苷二磷酸葡萄糖醛酸	uridine 5′-diphosphoglucuronicacid,UDPGA	904
尿苷二磷酸葡萄糖醛酸转移酶	uridine diphosphateglucuronosyl transferases,UGT	904
尿刊酸	urocanic acid	1073
脲醛树脂隔热材料	urea-formaldehyde foam insulation,UFFI	556
镍	nickel,Ni	1009,1244
农村供水	rural water supply	711
农药	pesticides	941
农药残留	pesticide residues	942
农药水解	hydrolysis of pesticides	950
浓度-反应关系	concentration-response relationship	215

O

欧盟化妆品规程	The Cosmetics Directive of the Council European Communities	626

P

帕金森病	Parkinson disease,PD	1347
排放环境目标值	dischargemultimedia environmental goal,DMEG	133
庞蒂亚克热	Pontiac fever	1147
旁观者效应	bystander effect,BE	1058
疱疹病毒	herpes simplex virus,HSV	1184
胚胎毒性	embryotoxicity	62,178
胚胎干细胞	embryonic stem cells,ESC	191
胚胎源性成人病	fetal origin of adult disease	8
配比	matching	228
配体结合域	ligand binding domain,LBD	991
配置拮抗	dispositional antagonism	43
烹调油烟	cooking fume	559

披盖病毒	togavirus	1184
铍	beryllium, Be	998
铍淋巴细胞增殖试验	beryllium lymphocyte proliferation test, BeLPT	1000
偏差信息准则	deviance information criterion, DIC	222
偏倚	bias	201,222
嘌呤核苷磷酸化酶	purine nucleoside phosphorylase, PNP	1300
频率	frequency	1081
频数匹配	frequency matching	228
平均每日剂量	average daily dose, ADD	417
平均皮肤温度	weighted mean skin temperature, WMST	526
平均需要量	estimated average requirements, EAR	1275
平流层	stratosphere	485
破骨细胞	osteoclast, OC	1288
破坏臭氧层潜能值	ozone-depleting potentials, ODP	74
葡萄糖激酶	glucokinase, GK	971
葡萄糖转运蛋白	glucose transport proteins, GLUT	862
普遍食盐加碘	universal salt iodization, USI	1267,1275
普通菌毛	common pili	1150

Q

七氯	heptachlor	851
气道高反应性	airway hyperresponsiveness	1328
气溶胶	aerosol	495,827, 1131
气湿	humidity	1105
气象灾害	meteorological disaster	799
起始点	point of departure, POD	401
千年发展目标	Millennium Development Goals, MDG	425
铅暴露	lead exposure	1347
铅负荷	lead burden	1347
铅中毒	lead poisoning	1347
前列腺素	prostaglandin, PG	838
前瞻性队列研究	perspective cohort study	230
前致癌物	procarcinogen	163
潜伏期膜蛋白	latent membrane protein, LMP	1258
潜在剂量	potential/administered dose	205
潜在生态风险指数	the potential ecologicalriskindex, RI	780
潜在寿命损失年	potential years of life lost, PYLL	414
潜在蒸散量	potential evapotranspiration, PET	85
羟基 PCB	hydroxylated polychlorinated biphenyl, OH-PCB	872

羟基-PBDE	hydroxylatedpolybrominated diphenyl ethers，OH-PBDE	886
羟赖氨酸糖苷	hydroxylysine glycoside，HOLP	1284
桥梁生物标志	bridging biomarker	239
切尔诺贝利核电站事故	Chernobyl accident	1254
亲电子剂	electrophilic reagent	166
亲环蛋白	cyclophilin	1245
青霉属	*Penicillium sp.*	1189
轻度认知障碍期	mild cognitive impairment，MCI	1367
轻离子	light ion	487
轻症中暑	light heat stroke	1108
清洁生产	clean production	12
情景评估方法	scenario evaluation method	209
曲霉属	*Aspergillus sp.*	1189
全暴露组关联研究	exposomc-wide association study，EWAS	15，41，271
全氟化合物	perfluorinated compounds，PFC	757，896
全氟化碳	perfluorocarbons，PFC	72
全氟壬酸铵	ammonium perfluorononanoate，APFN	897
全氟烷基磺酸	perfluoroalkyl sulfonic acids，PFSA	896
全氟烷基酸	perfluoroalkyl acids，PFAA	792
全氟烷基羧酸	perfluoroalkyl carboxylic acids，PFCA	896
全氟辛酸	perfluorooctanoic acid，PFOA	757，896
全氟辛酸铵	ammonium perfluorooctanoate，APFO	793，897
全氟辛烷磺酸盐	perfluorooctane sulfonate，PFOS	97，793，896
全氟辛烷磺酰氟	perfluorooctane sulfonyl fluoride，PFOSF	897
全基因组关联研究	genome-wide association study，GWAS	15，47，208，244
全胚胎培养	whole embryo culture，WEC	191
全球碘营养联盟	Iodine Global Network，IGN	1270
全球疾病负担	global burden of disease，GBD	413
全球气候变暖	global warming	6
炔草酸	clodinafop-propargyl	973
炔螨特	propargite	973
缺氧-富氧环境	anoxic-oxic environment	758
缺氧诱导因子1	hypoxia-inducible factor-1，HIF-1	984

R

燃煤污染型地方性砷中毒	coal-burning type of endemic arsenicosis	1297
燃煤型地方性氟中毒	coal-burning type of endemic fluorosis	1282
染色单体型突变	chromatid-type aberrations	142
染色体型畸变	chromosome-type aberrations	142

染色质重塑	chromatin remodeling	141,242
热病	heat illness	528
热层/热成层	thermosphere	486
热促疾病	heat-aggravated diseases	528
热岛效应	heat island effect	327
热负荷指数	heat stress index,HSI	1105
热紧张	thermal stress	527
热痉挛	heat cramp	1108
热平衡指数	thermal equilibrium index,TEI	534
热强度指数	heat stress index,HSI	532
热射病	heat stroke	1108
热适应	heat adaptation	1108
热舒适	thermal comfort	524
热衰竭	heat exhaustion	1108
热习服	heat acclimatization	1108
热效应	thermal effects	1098
热休克蛋白	heat shock protein,HSP	31,276,861
热应激反应	heat stress response	31
人T淋巴细胞病毒1型	human T-cell lymphotropic viruses,HTLV-I	1255
人居环境	human settlement environment	322
人居环境科学	science of human settlement	322
人口机械增长	mechanical growth of population	328
人口净密度	net residential density	331
人口毛密度	residential density	331
人类表观基因组计划	human epigenome project,HEP	240
人类基因组	human genome	202
人类基因组计划	human genome project,HGP	7,236,240
人类健康风险评价	human health risk evaluation,HHRE	393
人类免疫缺陷病毒1型	human immunodeficiency viruses,HIV-1	1255
人类圈	anthroposphere	26
人力资本法	human capital method	429
人力资本法	human capital,HC	379
人群归因分值	population attributable fraction,PAF	415
人群研究	population-based epidemiology	203
人乳头状瘤病毒	human papillomavirus,HPV	8,592,1184, 1255
人隐孢子虫	*C. hominis*	1163
壬基酚	nonylphenol,NP	931
妊娠期高血压疾病	hypertensive disorder complicating pregnancy,HDCP	529
日本血吸虫	*Schistosoma japonicum*	1261

日光防护系数	sun protection factor,SPF	1076
日光性荨麻疹	solar urticaria	1070
日射病	sun stroke	1108
日允许摄入量	tolerable daily intakes,TDI	760
容积率	plot ratio,floor area ratio	331
溶血性尿毒综合征	hemolytic uremic syndrome,HUS	1151
乳酸脱氢酶	lactate dehydrogenase,LDH	971
乳酸脱氢酶同工酶 x	lactate dehydrogenase isoenzyme,LDHx	905
乳铁蛋白	lactoferrin	248
乳腺癌	breast cancer	961
软化型氟骨症	malacic skeletal fluorosis	1286

S

三碘甲腺原氨酸	3,5,3'-triiodothyronine,T_3	912,1268
三价砷甲基转移酶	trivalent arsenic methyltransferase,$AS^{+3}MT$	1300
三卤甲烷	trihalomethanes,THMs	698
三氯生	triclosan	17,935
三氯乙烷	1,1,1-trichloroethane,CH_3CCl_3	74
三氯乙烯	trichloroethylene,TCE	697,792, 1373
三羟异黄酮	genistein	244,248
三峡大坝	three gorges dam	677
三峡水库	three gorges reservoir	679
森林草原火灾	forest and grassland fire	799
沙门菌病	Salmonellosis	1149
沙门菌属	*Salmonella*	1149
沙漠	desert	1125
沙漠蝗	schistocerca gregaria	246
山梨醇脱氢酶	sorbitol dehydrogenase,SDH	905
膳食参考量	dietary reference dose,RfD	759
伤残调整期望寿命	disability adjusted life expectancy,DALE	414
伤残调整生命年	disability adjusted life year,DALY	360,414
伤残寿命损失年	years lived with disability,YLD	414
伤寒沙门菌	*Salmonella typhi*	1149
上游刺激因子	upstream stimulator factor,USF	984
上皮细胞钙黏蛋白	E-cadherin	987
射频	radio frequency,RF	1064
涉水产品	water-related products	718
摄入	intake/uptake	205
摄入路径	exposure route	205

麝猫后睾吸虫	*Opisthorchis Viverrini*	1262
砷	arsenic，As	1241
神经氨酸酶	neuraminidase，NA	1134
神经毒物	neurotoxicant	1347
神经管缺陷	neural tube defects，NTD	1180，1191
神经颗粒素	neurogranin，NG	1367
神经纤维缠结	neurofibrillary tangles，NFT	1360
神经元分拣蛋白相关受体 L1	neuronal sortilin-related receptor 1，SORL1	1363
渗漏突变	leaky mutation	140
生长发育迟缓	growth and development retardation	179
生长过度	overgrowth	182
生化需氧量	biochemical oxygen demand，BOD	662
生活环境	living environment	1
生活垃圾	household rubbish	739
生活污水	domestic sewage	639
生理性热适应	physiological heat adaptation	1108
生理药代动力学模型	physiologically based pharmacokinetic model	403
生理药物代谢动力学	physiologically based pharmacokinetic，PBPK	392
生命法学	science of life law	436
生命周期分析	life cycle analysis，LCA	392
生命周期影响评价	life cycle impact assessment，LCIA	420
生态基础设施	ecological infrastructure，EI	334
生态系统	ecosystem	26
生态系统服务	ecosystem service	28
生态系统服务功能	ecosystem service function	677
生态系统健康	ecosystem health	28
生态学偏倚	ecological bias	227
生态学研究	ecological study	226
生物安全柜	biological safety cabinet，BSC	1169
生物安全水平	biosafety level，BSL	1141，1169
生物半减期	biological half-life	40
生物标志	biomarker	211，262
生物沉积物富集因子	biota-sediment accumulation factor，BSAF	774
生物地球化学性疾病	biogeochemical disease	5，817
生物多样性	biodiversity	87
生物多样性减少	reduction of biodiversity	6
生物放大作用	biomagnification	36，939，1371
生物富集	bioenrichment	939，947
生物累积因子	bioaccumulation factor，BAF	760，774
生物监测	biological monitoring	211

生物降解	biodegradation	952
生物利用率	bioavailability	837
生物浓缩	bioconcentration	947
生物圈	biosphere	2,25
生物群	biota	939
生物群落	biotic community	677
生物燃料	biomass	1338
生物炭	biochar	1046
生物统计学和生物信息学	biostatistics/bioinformatics	203
生物信息学	bioinformatics	273
生物性热适应	biological heat adaption	1108
生物蓄积	bioaccumulation	36
生物学有效剂量	biologically effective/target dose	206
生物有效剂量	biologically effective dose	212,403
生物灾害	biological disaster	799
声波	sound wave	1081
声流	acoustic streaming	1099
声频频谱	sound spectrum	1086
声压	sound pressure	1085
声压级	sound pressure level,SPL	1085,1096
施工区	construction area	685
湿寒气候	humid-cold climate	1110
湿球黑球温度	wet-bulb globe temperature,WBGT	532,1105
湿热气候	humid-hot climate	1104
十二指肠细胞色素 b	duodenal cytochrome b,DCb	825
石房蛤毒素	saxitoxin	1159
石棉	asbestos	1247
时间-活动模式	time-activity pattern	210
实际安全剂量	virtually safe doses,VSD	394
食物链	food chain	947
世界卫生大会	World Health Assembly,WHA	600
世界自然基金会	World Wide Fund For Nature,WWF	908
视锥样蛋白 1	visinin-like protein-1,VILIP-1	1367
适宜摄入量	adequate intakes,AI	1318
适应性反应	adaptive response,AR	1057
适应性突变	adaptive mutation	143
室内空气质量	indoor air quality,IAQ	545,550
室内小气候	indoor microclimate	523
嗜多染红细胞	polychromatic erythrocyte	156
嗜肺军团菌	*Legionella pneumophila*,LP	1147,1343

手机	cellphone, mobile telephone	751
首过效应	first pass effect	95
寿命损失年	years of life lost, YLL	414
受体拮抗	receptor antagonism	43
受体介导的内吞蛋白8	receptor-mediated endocytosis 8, REM-8	1370
双酚A	bisphenol A, BPA	8, 248, 912, 931
双酚化合物	bisphenols, BP	1177
双股螺丝状微丝	paired helical filaments, PHF	1361
双链断裂	double strand break	150
双氢睾酮	dihydrotestosterone, DHT	916
双三丁锡氧化物	ditributylene oxide, TBTO	622
双微体	double minute chromosomes, DM	169
双向电泳	two dimensional electrophoresis, 2-DE	261, 272
水成膜泡沫灭火剂	aqueous fire fighting foam, AFFF	897
水旱灾害	flood and drought disaster	799
水华	water bloom	1158
水窖	water cellar	712
水解反应	hydrolysis	953
水利工程	hydraulic engineering	675
水利工程环境医学评价	environmental medical assessment of hydraulics	680
水圈	hydrosphere	2, 25
水体富营养化	aquatic eutrophication	680
水体污染	water pollution	638
水跳蚤	daphnia magna	246
水通道膜孔蛋白-1	aquaporin-1, AQP-1	921
水相关疾病	water-related diseases	697
水俣病	Minamata disease	699, 1355
水质指数	water quality index	370
水资源	water resources	675
斯德哥尔摩公约	Stockholm Convention	851
四碘甲腺原氨酸	tetraiodothyronine, T_4	912, 1265
四氯化碳	carbon tetrachloride, CCl_4	74
四氯联苯二噁英	2,3,7,8-tetrachlorodibenzo-p-dioxin, TCDD	912
四氯氢醌	tetrachlorohydroquinone, TCHQ	932
四溴双酚A	tetrabromobisphenol A, TBBPA	756, 758, 760
宋内志贺菌	*Shigella sonnei*	1152
送达剂量	delivered dose	206
酸雨	acid rain	6, 492
随访	follow up	232

| 随机误差 | random error | 223 |
| 髓样细胞激发受体 2 | triggering receptor expressed on myeloid cells 2,TREM-2 | 1363 |

T

铊	thallium,Tl	1002
胎儿毒性	fetotoxicity	178
胎儿酒精综合征	fetal alcohol syndrome,FAS	180,1192
胎儿生长受限	fetal growth restriction,FGR	838
肽质量指纹谱	peptide mass fingerprinting,PMF	262,273
碳氧血红蛋白	carboxyhaemoglobin,COHb	501
糖原磷酸化酶	glycogen phosphorylase,GP	971
逃逸现象	escape	1278
特殊脆弱性	special vulnerability	1211
特异反应性	atopy	1327
体内剂量	internal dose	205
体温过低	hypothermia	1115
体质指数	bodymass index,BMI	1375
涕灭威	aldicarb	957
条件价值法	contingent valuation method,CVM	429
铁氧化转运辅助蛋白	hephaestin,Hp	825
铁转运蛋白 1	ferroprotin 1,Fp1	825
听觉疲劳	auditory fatigue	1083
听觉适应	auditory adaptation	1083
听力损失	hearing loss	1083
听阈	threshold of hearing	1085
同向絮凝	orthokinetic flocculation	703
同义突变	synonymous mutation	139
铜蓝蛋白	ceruloplasmin,Cp	847
统计生命价值	value of statistical life,VSL	429
统计声级	statistical sound level	1088
痛痛病	itai-itai disease	991
痛阈	threshold of pain	1085
突变	mutation	137
突发环境事件	environment emergency accident	466
突发环境污染事件	abrupt environmental pollution accidents	467
突发事件	emergency	466
突发灾害	sudden onset disasters	798
涂料	paints	610
土壤	soil	721,829
土壤的孔隙度	soil porosity	722

土壤环境容量	soil environmental capacity	723
土壤空气	soil air	722
土壤圈	pedosphere	721
土壤筛选值	soil screening levels,SSL	735
土壤水分	soil water	721
土壤污染	soil pollution	725
土壤污染综合指数	comprehensive index of soil pollution	426
土壤细菌	soil bacteria	725
土壤有机质	soil organic matter	721
土壤藻类	soil alga	725
土壤质量指数	soil quality index	370
土壤自净作用	soil self-purification	730
推荐摄入量	recommended nutrient intake,RNI	1275,1276
脱碘酶	deiodinase	969
脱习服	deacclimatization	1108
脱氧胶原吡啶交联	deoxypyridinoline,D-Pyr	1284
脱氧雪腐镰刀菌烯醇	deoxynivalenol,DON	1156

W

外显子组测序	ExomeSeq	240
外源化学物	xenobiotics	257
外源性雌激素 DES	diethylstilbestrol	248
外源性感染	ectogenous infection	1165
豌豆蚜	acyrthosiphon pisum	246
烷基二硫代氨基甲酸酯类	alkyl dithiocarbamate,ADTC	912
烷基酚聚氧乙烯醚	alkylphenol ethoxylates,APE	912
危害评价	hazard assessment	396
危害指数	hazard index,HI	407
危险度特征分析	risk characterization	405
危险商值	hazard quotient,HQ	406
危险因素	risk factor	225
微波	microwave,MW	1064
微管相关 Tau 蛋白	microtubule associated protein Tau,MAPT	1363
微核	micronucleus	156
微粒物质	particulate matter,PM	611
微量元素	trace element,micro-element	815
微囊藻毒素	microcystins	1160
微团培养方法	micromass cultures	191
微小 RNA	microRNA,miRNA	243,268
微小隐孢子虫	*C. parvum*	1163

微阵列技术	microarray technology	257
维生素 D 受体	vitamin D receptor, VDR	1349
卫生法学	science of health law	436
卫生防护距离	sanitary protective zone	330
卫生假说	hygiene hypothesis	1328
未观察到效应水平	no-observed effect level, NOEL	394
未观察到有害效应水平	no-observed adverse effect level, NOAEL	355,394, 1276
胃 B 细胞黏膜相关淋巴组织	gastric B-cell mucosa-associated lymphoid tissue, MALT	1260
温室效应	green house effect	65,1104
温室效应	greenhouse effect	492
稳态噪声	steady state noise	1081
乌脚病	blackfoot	1297
污染物标准指数	pollutant standard index, PSI	371
无义突变	nonsense mutation	140
五氯酚	pentachlorophenol, PCP	932
戊型肝炎病毒	hepatitis E, HEV	1144
物种灭绝	species extinction	6

X

吸附	adsorption	948
硒	selenium, Se	1316
硒代半胱氨酸	seleno cysteine, Sec	1317
硒代蛋氨酸	selenomethionine, Se-Met	1317
硒蛋白 P	selenoprotein P, SeP	1317
硒蛋白 W	selenoprotein W, SeW	1317
烯菌酮	vinclozolin	917
膝沟藻属	*Gonyaulax*	1159
系统毒理学	systems toxicology	238
系统误差	systematic error	223
细胞毒素相关基因 A	cytotoxin-associated gene A, CagA	1260
细胞关卡	checkpoints	144
细胞色素 P450 酶	cytochromeP450, CYP450	901
细胞生长抑制与 DNA 损害诱导蛋白 153、45α	growth arrest and DNA damage-inducible proteins, GADD153/CHOP, GADD45α	1288
细胞外基质	extracellular matrix, ECM	1289
细胞芯片	cell microarray	826
细胞组分	cellular elements	1324
细颗粒物	fine particle	495
细颗粒物	fine particulate matter, $PM_{2.5}$	495,767

细粒子	particle matter,PM$_{2.5}$	495
下丘脑-垂体-睾丸轴	hypothalamus-pituitary-testicular axis,HPTA	840
下丘脑-垂体-甲状腺轴	hypothalamic-pituitary-thyroid axis	969
先天畸形	congenital malformation	178
先天性风疹综合征	congenital rubella syndrome,CRS	1184
先天异常	congenital anomalies	1175
先兆中暑	threatened heat stroke	1108
限制性片段长度多态性	restriction fragment length polymorphisms,RFLP	1349
线性能量转移或传能线密度	linear energy transfer,LET	1055
线性烷基苯磺酸钠	linear alkylbenzene sulfonates,LAS	609
腺癌	adenocarcinoma	1337
腺鳞癌	adenosquamous carcinoma	1337
乡村	rural area	340
相关伦理、法律和社会意义的研究	ethical,legal and bocial implications	203
相加作用	additive effect	42,833
香豆雌酚	coumestrol	249
响度级	loudness level	1086
消毒	disinfection	704
消毒副产物	disinfection by-products,DBP	698
消耗臭氧层物质	ozone depleting substances,ODA	492,753
消减断面	decreasing section	474
销售淘汰模型	sales obsolescence model	753
小肠结肠耶尔森菌	*Yersinia enterocolitica*,YE	1153
小定鞭金藻	*Prymnesium parvum*	1160
小干扰 RNA	short interfering RNA,siRNA	243,268
小气候	microclimate	2,523
小球藻	*Chlorella*	1160
小缺失	small deletion	139
小鼠隐孢子虫	*C muris*	1163
小鼠中心	mouse center	203
小细胞肺癌	small cell lung cancer,SCLC	1337
小于胎龄儿	small for gestational age,SGA	1190
校正有效温度	corrected effective temperature,CET	531
哮喘	asthma	1213,1324
效应生物标志	biomarker of effect	8,212
效应修饰因子	effect modifier,EF	224
协同变量关系	covariation	234
协同致癌作用	syn-carcinogenesis	174
协同作用	synergism	42,833
斜齿鳊鱼	*Parabramis pekinensis*	910

斜率系数	slope factor, SF	401
心脑血管疾病	cardiovascular/cerebrovascular disease, CVD	596
心血管疾病	cardiovascular disease, CVD	821
辛醇/水分配系数	octanol-water partition coefficient, Kow	864
锌原卟啉	zinc protoporphyrin, ZPP	1353
锌转运体	zinc transporter, ZIP	844
新风量	fresh wind capacity	536
新质	emergent property	27
兴奋性突触后电流	excitatory postsynaptic currents, EPSC	1350
行为致畸作用	behavioral teratogenesis	178
性激素结合球蛋白	sex hormone-binding globulin, SHBG	915
性菌毛	sex pili	1150
雄激素受体	androgen receptor, AR	879,916
溴代氟烃（哈龙,Halons）	bromofluorocarbon	74
溴代双酚 A	brominated bisphenol A	756
溴代阻燃剂	brominated flame retardants, BFR	748,884
溴化阻燃剂	polybrominated diphenyl ethers, PBDE	770
雪腐镰刀菌烯醇	nivalenol, NIV	1156
雪盲	niphablepsia	1118
血红蛋白沉着病	hemochromatosis, HFE	1349
血凝素	hemagglutinin, HA	1134
血吸虫	*Schistosoma*	1260
血吸虫病	Schistosomiasis	1260

Y

亚硫酸氢盐 DNA 测序法	bisulfite DNA sequencing	268
亚铁磁性矿物	ferrimagnetic minerals	756
亚稳态表等位基因	metastable epialleles	243
亚硝基-氨基酸	nitrosamino acid	593
淹没区卫生清理	sanitary clearance in inundation area	689
延长突变	elongation mutation	140
严重急性呼吸综合征	severe acute respiratory syndrome, SARS,	1138
岩石圈	lithosphere	2
氧化反应	oxidation	954
氧化亚氮	N$_2$O	66
氧化应激	oxidative stress, OS	1243
药品与个人护理用品	pharmaceutical and personal care products, PPCP	624
一次污染物	primary pollutant	4,37
一碘酪氨酸	monoiodotyrosine, MIT	1268
一甲基胂酸	monomethylarsonic acid, MMA	1300

一氧化氮	nitrogen monoxide,NO	499
一氧化氮合酶	nitric oxide synthase,NOS	1351
一氧化碳	carbon monoxide,CO	501,768
医院感染	hospital infection	1165
医院获得性感染	hospital acquired infection	1165
医院内感染	nosocomial infection	1165
医院污水	hospital sewage	640
移码框突变	frameshift mutation	139
移民安置	migration resettlement	687
移民人群	migrant crowd	680
遗传毒理学	genetic toxicology	137
遗传毒性	genetic toxicity/genotoxicity	137
遗传多态性	genetic polymorphism	412
遗传负荷	genetic load	143
遗传饰变生物	genetically modified organisms,GMO	459
遗传危险度评定	genetic risk assessment	399
遗传学	genetics	240,266
遗传易感性	genetic susceptibility	212
乙草胺	acetochlor	973
乙烯二硫代氨基甲酸酯	ethylene dithiocarbamate,EBDC	912
乙酰胆碱酯酶	acetyl cholinesterase,AChE	1364
乙型肝炎病毒	hepatitis B virus,HBV	1255
异狄氏剂	endrin	851
异氰酸甲酯	methyl isocyanate,MIC	958
异向絮凝	perikinetic flocculation	703
抑癌基因	tumor suppressor gene,TSG	171
抑制突变	suppressor mutation	140
抑制性突触后电流	inhibitory postsynaptic currents,IPSC	1350
易感基因	susceptible gene	12,34
易感人群	susceptible group	45,1349
易感性	susceptibility	45,215
易感性生物标志	biomarker of susceptibility	8,212
逸散层/外大气层	exosphere	486
饮茶型地方性氟中毒	brick-tea type of endemic fluorosis	1282
饮水型地方性氟中毒	drinking water type of endemic fluorosis	1282
饮水型地方性砷中毒	drinking water type of endemic arsenicosis	1297
饮用水	drinking water	692
隐孢子虫	*Cryptosporidium*	696,1163
隐孢子虫病	cryptosporidiosis	696
印记丢失	loss of imprinting,LOI	245

印记基因	imprinted genes	243
印记控制区	imprint control region, ICR	244
印记中心	imprinting center, IC	244
印记组	imprintome	245
应急供水	emergency water supply	713
应急监测	emergency monitoring	474
应急响应	emergency response	472
应急准备	emergency preparation	469
应用剂量	applied dose	205
英国医学研究委员会	British Medical Research Council, BMRC	1331
英国医学杂志	British Medical Journal, BMJ	589
营养基因组学	nutrigenomics	826
营养基因组学	nutrigenomics 或 nutritional genomics	278
营养素供给量	recommended dietary allowance, RDA	826
营养遗传学	nutrigenetics	278
影响分值	impact fraction, IF	417
硬化型氟骨症	sclerous skeletal fluorosis	1286
永久性听阈位移	permanent threshold shift, PTS	1083
永生化	immortalization	170
幽门螺杆菌	*Helicobacterpylori*, *H. pylori*	1259
游离四碘甲腺原氨酸	free tetraiodothyronine, FT_4	906,1268
有害物质	hazardous substance	753
有机磷农药	organophosphate pesticides, OP	962
有机磷阻燃剂	organophosphorus flame retardants, OPFR	756
有机氯农药	organochlorine pesticides, OCP	772,785, 959,967
有机锡类	organotins, OT	933
有机阴离子转运多肽	organic anion transporting polypeptide, OATP	902
有效排出高度	effective height of emission	384
有效温度	effective temperature, ET	531,1105
莠去津	atrazine	916,973
余象	afterimage	1070
玉米赤霉烯酮	zearalenone	1157
预警	warning	470
阈限值	threshold limit value, TLV	559,1069
原癌基因	proto-oncogene	168,171
原生环境	primary environment	5,29
原生灾害	original disaster	799
圆锥动脉干畸形	conotruncal defects, CTD	1187
约旦军团菌	*Legionellajordanis*, L. jor	1147

Z

灾害链	disaster chain	799
灾害源性疾病	hazard source disease	803
载脂蛋白 E	apolipoprotein E, ApoE	1363
暂时性听阈位移	temporary threshold shift, TTS	1083
早老素 1	presenilin-1, PS-1	1362
早老素 2	presenilin-2, PS-2	1362
早期抗原 IgA 抗体	antibodies to early antigens, IgA-EA	1258
噪声	noise	1081
噪声敏感建筑物	noise-sensitive buildings	335
噪声评价数	noise rating number, NR	1088
噪声性耳聋	noise-induced deafness	1083
寨卡病毒	Zika virus	4,1183
战壕足	trench foot	1116
折扣率	discount rate	418
赭曲霉毒素 A	ochratoxin A, OTA	1189
真菌毒素	mycotoxin	1154
真菌毒素中毒症	mycotoxicosis	1157
整倍体	euploidy	142
正向突变	forward mutation	140
支付意愿	willingness to pay	429
支付意愿法	willing to pay, WTP	379
支气管肺癌	bronchogenic carcinoma	1337
支气管哮喘	bronchial asthma	1324
脂质过氧化物	lipid peroxides, LPO	1289
直接致癌物	direct acting carcinogen	163
直链烷烃基苯	linear alkylbenzenes, LAB	772
植物毒素	plant toxins	56
志贺毒素	Shiga toxin	1152
志贺菌病	Shigellosis	1153
志贺菌属	*Shigella*	1152
质量调整生命年	quality adjusted life years, QALY	414
质谱	mass spectrum, MS	261,273
质谱法	mass spectrometry, MS	1148
致癌毒性潜力	carcinogenic toxicity potentials	759
致癌强度系数	carcinogenic potency factor	401
致断裂性	clastogenicity	138
致畸物	teratogen	61
致畸性	teratogenicity	178

致畸作用	teratogenesis	178
致甲状腺肿物质	goitrogens	1265
致死突变	lethal mutation	140
致突变性	mutagenicity	138
中东呼吸综合征	Middle East respiratory syndrome, MERS	1138
中东呼吸综合征冠状病毒	MERS coronavirus, MERS-CoV	1139
中国控制吸烟协会	Chinese Association on Tobacco Control, CATC	601
中间层	mesosphere	486
中链氯化石蜡	medium-chained chlorinated paraffins, MCCP	769
中暑	calenture, heat illness	1108
中性突变	neutral mutation	140
终生超额癌症风险	lifetime excess cancer risk	757
终生日平均剂量	lifetime average daily dose, LADD	417
终致癌物	ultimate carcinogen	163
肿瘤坏死因子-α	tumor necrosis factor-α, TNF-α	903
肿瘤免疫监视	cancer immunosurveillance	171
肿瘤抑制基因	tumor suppressor gene	249
种群	population	936
重金属	heavy metal	699
重离子	heavy ion	487
重症中暑	severe heat stroke	1108
周围环境目标值	ambient multimedia environmental goal, AMEG	133
猪霍乱沙门菌	*Salmonella choleraesuis*	1149
主流烟草烟雾	mainstream smoke, MS	586
主要穹隆蛋白	major vault protein, MVP	278
助癌物	cocarcinogen	164
住宅	residential building	517
住宅朝向	direction of building	519
住宅间距	distance of building	520
注意力缺陷伴多动症	attention deficit hyperactivity disorder, ADHD	1354
转化生长因子 β	transforming growth factor β, TGF-β	1288
转录后基因沉默	post-transcriptional gene silencing, PTGS	242, 268
转录组	transcriptome	257
转录组学	transcriptomics	253, 257
转铁蛋白	transferrin, Tf	825, 841
转铁蛋白受体	transferrin receptor, TfR	825
转座元件	transposable elements	243
转座子	transposon	243
着色性干皮病	xeroderma pigmentosum	152
紫外线	ultraviolet, UV	705, 1071

紫外线辐射	ultraviolet radiation, UVR	1251
紫外线指数	UV index, UVI	1076
自备供水	private water supply system	692
自然环境	natural environment	1
自然疫源性疾病	natural focus-based disease	678
自然灾害	natural disaster	798
自身感染	self infection	1165
自由基	free radical	588
纵波	longitudinal waves	1081
总 T_3	total triiodothyronine, TT_3	904
总 T_4	total thyroxine, TT_4	904
总挥发性有机化合物	total volatile organic compound, TVOC	546,558
总碱性磷酸酶	total alkaline phosphatase, TALP	1284
总抗氧化能力	total antioxidant capacity, TAC	1351
总悬浮颗粒物	total suspended particulates, TSP	495
综合暴露吸收生物动力学模型	integrated exposure uptake biokinetic model, IEUBK	393
综合危险信息系统	integrated risk information system, IRIS	401
综合污染指数	comprehensive pollution index, CPI	316
棕地	brownfield	734
组蛋白甲基转移酶	histone methyltransferase, HMT	242,267
组蛋白密码	histone code	242,267
组蛋白去乙酰化酶	histone deacetylase, HDAC	241
组蛋白修饰	histone modification	141,241
组蛋白乙酰转移酶	histone acetyltransferase, HAT	241
组蛋白印记	histone imprints	267
组织芯片	tissue microarray	826
最大残留限量	maximum residues limits, MRLs	942
最大容许浓度	maximum allowable concentration, MAC	400
最低观察到有害效应水平	lowest observed adverse effect level, LOAEL	355,400, 1276
最佳剂量	optimal dose	819
最小持续色素黑变量	minimum persistent pigment darkening dose, MPPD	1076
最小红斑剂量	minimal erythema dose, MED	1072
鳟鱼	*Salmo playtcephalus*	910

45